Hilarion G. Petzold

Integrative Therapie

Modelle, Theorien und Methoden für eine
schulenübergreifende Psychotherapie

1. Klinische Philosophie

(1991a/2003a)

– natura sanat –

Dieses Werk widme ich

Ilse Orth

in Dankbarkeit für viele Jahre der Unterstützung, des Mitdenkens und der kreativen Beiträge zur „Integrativen Therapie"

Hilarion G. Petzold

Der Band II, 1: „Klinische Philosophie" ist meinen Leitbildern und Lehrern in der Philosophie zugeeignet

Maurice Merleau-Ponty, Gabriel Marcel, Paul Ricoeur, Michel Foucault

„Die Klarheit des erkenntnistheoretischen Standorts, die Konsistenz der anthropologischen Konzepte und die Eindeutigkeit der ethischen Position sind die Grundvoraussetzung jedes therapeutischen Handelns. Hier einen verläßlichen Boden zu gewinnen, ist das Ziel der theoretischen Bemühungen in der Integrativen Therapie." – Hilarion Petzold

Integrative Therapie
Schriften zu Theorie, Methodik und Praxis Bd. II/1

Hilarion G. Petzold

Integrative Therapie

Modelle, Theorien und Methoden für eine schulenübergreifende Psychotherapie

1. Klinische Philosophie: Transversale Diskurse

Junfermann Verlag • Paderborn

2. überarbeitete und erweiterte Auflage 2003

Satz: adrupa Paderborn
Druck: PDC – Paderborner Druck Centrum

CIP-Titelaufnahme der Deutschen Bibliothek
Petzold, Hilarion G.:
Integrative Therapie: Modelle, Theorien und Methoden für eine schulenübergreifende
Psychotherapie / Hilarion G. Petzold. –
Paderborn: Junfermann, 1993
ISBN 3-87387-066-6
NE: GT

ISBN 3-87387-066-6

Inhaltsübersicht

3. Teilband

Inhaltsverzeichnis Teilband II,1

Vorwort zur ersten Auflage (1991)

Ich lege hiermit den zweiten Band meiner „Ausgewählten Schriften" in drei Teilbänden vor. Nachdem der erste Doppelband über „Integrative Bewegungs- und Leibtherapie" sich mit einem bedeutsamen Bereich aus dem methodischen Fundus der **Integrativen Therapie** auseinandergesetzt hat – Arbeit mit dem Leib, mit der Bewegung – und wir ein anderes zentrales Gebiet unserer Praxeologie, die „Arbeit mit kreativen Medien", ausführlich dokumentieren konnten (*Petzold, Orth* 1990a), werden die hier zusammengestellten Texte metatheoretisches, theoretisches und praxeologisches Terrain abstecken. Dabei ist der erste Hauptbeitrag des zweiten Teilbandes (S. 383ff) von besonders grundsätzlicher Natur, da er die „Wissensstruktur" des gesamten Integrativen Ansatzes in sehr kompakter Form umreißt (siehe die Abb. S. 396). Wie ein *Baum*, von den Wurzeln zur Krone, wird aus dem *„Boden der Praxis"*, aus der *„Praxeologie"*, der *Stamm* von Theorien „mittlerer Reichweite", die die Wirklichkeit explizieren, aufgebaut, über dem sich die *Krone* der Metatheorie wölbt. Wie bei einem Baum können Wurzeln, Krone und Stamm nicht voneinander losgelöst betrachtet werden. Sie wirken zusammen – e i n System. Theorie *und* Praxis sind im „Integrativen Ansatz" miteinander verschränkt. Er wird aus ihrer Dialektik geboren. Der *„Tree of Science"*, wie dieses Modell genannt wurde, läßt die Struktur von Psychotherapie, Soziotherapie, ja, jeder „angewandten Humanwissenschaft", deutlich hervortreten und verlangt nach *konsistenten Abstimmungen* zwischen Erkenntnistheorie und Interventionslehre, Anthropologie und Persönlichkeitstheorie, Krankheitslehre und Behandlungsmethodik.

Neben dem Moment *hinlänglicher Konsistenz* ist von gleicher Gewichtigkeit das der *Offenheit*, wenn man nicht in die Probleme kohärenztheoretischer Wahrheits- und Geltungsansprüche geraten will (vgl. S. 106ff). Ein therapeutisches System kann heute nicht mehr als geschlossenes mit zeitüberdauerndem Anspruch erarbeitet werden. Es würde ansonsten zur Dogmatik geraten. Es ist vielmehr in den *Fluß* sich verändernder Gesellschaftsverhältnisse und in den Strom wissenschaftlichen Erkenntnisgewinns eingelassen, also beständiger Veränderung unterworfen. Nur so kann es Teil des *Lebens* sein, in Lebensprozessen angemessen zur Wirkung kommen. Die Charakterisierung des Integrativen Ansatzes als *„herakliteische Therapie"* kann gar nicht deutlich genug herausgestellt werden. So haftet allen Arbeiten in diesem Band eine *systeminhärente Vorläufigkeit* an. Es handelt sich um die Entfaltung von *Konzepten*, die in theoretischen und praxeologischen *Ko-respondenzprozessen* über *Konsens*bildungen gewonnen wurden und so für eine Zeitlang Grundlage von *Kooperation* werden können, solange die *Konsensgemeinschaft* sie trägt, sie sich in der Praxis *bewähren* und sie im kritischen Diskurs mit den Konzepten anderer Ko-respondenzgemeinschaften sich als überzeugend und legitimierbar erweisen (vgl. S. 108f, 114ff). Eine solche *Flüssigkeit* der theoretischen Konzeptbildung macht die Aneignung eines therapeutischen Verfahrens nicht gerade einfach, aber sie entspricht in besonderer Weise dem *Wesen* von Psychotherapie als *Prozeß*, der die sich beständig verändernden Situationen des Patienten mit seinem sich unablässig wandelnden Lebenszusammenhang aufnehmen und bearbeiten muß. Die *Polymorphie* solcher komplexen Lebenszusammenhänge in ihrer Geschichtlichkeit, die Vielschichtigkeit und Vieldeutigkeit der „Lebenswelt" als Kontext/Kontinuum mit ihren mannigfaltigen Sinnbezügen kann nicht mit *ein*dimensionalen Erklärungsmodellen, mit der Herstellung linearer Ursache-Wirkungs-Bezüge und nicht allein mit einer – zumeist funktionalistischen und ahistorischen – „systemischen" Betrachtungsweise erfaßt, verstanden und beeinflußt werden. Hier wird Mehrperspektivität in der „Sicht der Dinge", eine Durchdringung der Zusammenhänge des Lebens in der Tiefendimension notwendig, *Mehrdimensionalität* auch in der theoretischen Betrachtungsweise, ein *polytheoretischer Diskurs*. Ein solcher ist ohnehin schon durch die verschiedenen Ebenen in der Wissensstruktur von Psychotherapie gegeben: Persönlichkeitstheorie muß mit Entwicklungstheorie, diese mit Gesundheits- und Krankheitslehre korespondieren. Praxeologie muß mit den Positionen der Ethik und diese wiederum mit dem Menschenbild und gesellschaftstheoretischen Vorstellungen abgestimmt sein: theoretische **Polyloge**.

Die Probleme *polytheoretischer* Argumentation sind bislang in der psychotherapeutischen Theorienbildung sowohl schulenimmanent als auch schulenübergreifend noch kaum behandelt worden. Insofern bewegen wir uns auf schwierigem, unüberschaubarem Gelände. Obgleich ich schon mehr als 20 Jahre mit Vorstudien für die verschiedenen Bereiche des von mir entwickelten *Integrativen* (Psycho)therapieverfahrens befaßt bin, gibt es noch viele offene Fragen, aber immerhin: mit dem „*Tree of Science*" (*Petzold* 1975h, revidiert 2000, hier S. 65) wurde der Rahmen abgesteckt und seine tentative Ausarbeitung hat die unkartierten Bereiche in der Landschaft der Psychotherapie, die „weißen Flecken" auf der Landkarte klinisch-therapeutischer Arbeit kleiner werden lassen. An Feinausarbeitungen bleibt noch viel zu tun.

Mit diesem Hauptbeitrag sind auf jeden Fall die Konturen des „offenen Systems" und „offenen Erfahrungsprogrammes" der **Integrativen Therapie** umrissen. Er liefert auch die Struktur für die Gliederung der Teilbände: Bd. II,1 „**Klinische Philosophie**" als Metatheorie, Bd. II,2 „**Klinische Theorie**" und Bd. II,3 „**Klinische Praxeologie**". In Bereichen, zu denen schon Veröffentlichungen in größerer Zahl vorliegen, fielen die Unterkapitel des „Tree of Science" knapper aus, in anderen wurde etwas weiter ausgeholt. Für Sektoren, die bislang noch nicht ausführlicher dargestellt werden konnten, sind zumindest skizzenhaft die Grundkonzepte aufgewiesen und Entwicklungslinien bzw. -richtungen angedeutet worden, die ich in späteren Arbeiten ausführlicher darzustellen gedenke. Es ging mir zunächst einmal darum, das Gesamtkonzept, wie es aus dem Entwurf vor zwanzig Jahren durch die *praktische Arbeit* erwachsen ist und in vielfältigen Praxisfeldern umgesetzt wird, als Übersicht darzustellen. Ich muß deshalb den Leser um Nachsicht für manche Ausführungen bitten, die gegenwärtig nur umrißhaft vorgestellt werden konnten und in den nachfolgenden Bänden breiter behandelt werden. Ich arbeite ja nicht nur oder gar überwiegend als Theoretiker und in der universitären Forschung und Lehre, sondern auch als Praktiker in der Psychotherapie mit Patienten, in der Weiterbildung von Psychotherapeuten und als Supervisor in klinischen Einrichtungen und psychosozialen Projekten (*Sieper*, *Schmiedel* 1993). *Hier* liegen die Grundlagen für die Theorien des Integrativen Ansatzes. Die Projekte und Aufgaben im Praxisfeld jedoch begrenzen die Zeit für die Niederschrift der vorhandenen theoretischen Konzepte und lassen die Publikation des Materials langsamer voranschreiten als es mir lieb ist, zumal – soweit ich sehe – im Bereich der Psychotherapie ein derartig systematischer, praxisgegründeter und praxisbegründender Aufriß der Wissensstruktur eines *Verfahrens* in solcher Form noch nicht vorgelegt worden ist. Man war bislang stets darauf verwiesen, aus den Werken eines Schulengründers und den Arbeiten seiner Schüler die implizite Wissensstruktur herauszufiltern. Mir war es deshalb darum zu tun, für die Vielzahl meiner explorativen Studien und Veröffentlichungen zu verschiedenen Feldern psychotherapeutischer, leibtherapeutischer, kreativtherapeutischer, soziotherapeutischer, supervisorischer und agogischer Praxis eine *„metahermeneutische Folie“* bereitzustellen, die den Zusammenhang in diesen Arbeiten verstehbarer macht, die deutlich werden läßt, *warum* ich die Begriffe *Polylog, Mehrperspektivität, Differenzierung, Konnektivierung, Integration, Ganzheitlichkeit* und *Offenheit* als Eckpfeiler meines theoretischen und praxeologischen Diskurses gewählt habe, die zeigen, weshalb mein Ansatz keineswegs eine eklektische Zusammenstellung verschiedener Therapiemethoden ist oder eine pragmatische Kombination von Techniken oder Weiterentwicklung einer psychotherapeutischen Richtung, etwa der Gestalttherapie von *Perls* bzw. der aktiven Psychoanalyse *Ferenczis*. Ich hoffe vielmehr, daß erkennbar wird: die **Integrative Therapie** ist ein Verfahren, das aufgrund seiner synthetisierenden Charakteristik als eigenständiger Ansatz „**biopsychosozialer Therapie in der Lebensspanne**“ betrachtet werden muß (*Zundel* 1987).

Da es in jeder Therapie um Verstehensprozesse geht, darum, Wirklichkeit *wahrzunehmen*, zu *erfassen*, zu *verstehen* und zu *erklären* – gemeinschaftlich ko-respondierend –, müssen die Folien einer solchen Hermeneutik offengelegt werden. Ich hoffe, daß dies gelungen ist. Polytheoretische Diskurse sind nicht einfach, und doch werden sie die psychotherapeutische Praxis in der Zukunft zunehmend bestimmen. So ist zu wünschen, daß die Komplexität des Ansatzes nicht entmutigt, sondern eine Faszination für *„mehrperspektivische Betrachtung“* (vgl. 1990o, dieses Buch, S. 146ff) weckt. Man muß dabei seine therapeutische Identität nicht verlieren. Im Gegenteil! Es wird möglich, sie adäquat zu bestimmen (1991p).

Zwei weitere Arbeiten werden in diesem Band (II,1, S. 141-179, 181-297) vorgelegt, die bisher nur als Institutspublikationen des FPI zugänglich waren (1988a,b). Sie befassen sich ausführlicher mit Fragen der Hermeneutik: dem Verstehen „bewußter und unbewußter Lebenswirklichkeit“ und den Grundlagen für das Erfassen „sprachlichen und nicht-sprachlichen Ausdrucks“ im therapeutischen Handeln. Ausgangslage für die Integrative Therapie sind die *Phänomene*, wie sie sich den Sinnen des Leibes darbieten. Der in der *Wahrnehmung* erfolgende phänomenologische Zugriff auf die dem Leibe gegebene Lebenswelt (an der er partizipiert), verbindet sich im Akt des *Erfassens* mit dem Niederschlag vorgängiger Wahrnehmungen, wie sie in den „Archiven des Leibes“ festgehalten sind. Damit wird ein Zugang *„von den Phänomenen zu den Strukturen“* als sich im Zeitkontinuum gleichförmig wiederholenden Konstellationen und ein Ausgreifen auf *kreative Entwürfe* möglich, und es erfolgt eine Überschreitung der *Phänomenologie* in die *Hermeneutik*, ja *Tiefenhermeneutik*, in dem Moment nämlich, in dem die Dimension des Unbewußten mit Hilfe eines anderen ko-respondierend ausgelotet und auf diese Weise Verdrängtes verstehbar und erklärbar wird. Unbewußtes kann damit auch in seinen Auswirkungen verändert werden, wenn der hermeneutische Verstehensprozeß in praktischem Handeln Konsequenzen hat. Wird dieser Prozeß auf seine kulturhistorischen und neurobiologischen Voraussetzungen reflektiert, eröffnet sich die transversale Ebene der *Metahermeneutik.*

Die Themenkreise Phänomenologie und Hermeneutik, und damit verbunden die Dimensionen des Bewußten und Unbewußten, des Sprachlichen und Nicht-Sprachlichen, des Verstehens und Handelns, der Diagnostik und der Intervention sind für das *Verfahren* der **Integrativen Therapie** von größter Wichtigkeit. Dies gilt auch für ihre *Methoden* (vgl. Abb. 4, S. 974), die Integrative Leib- und Bewegungstherapie (1988n, Bd. II,3, S. 851-884), ihre kreativtherapeutischen Ansätze: die Integrative Musiktherapie (*Frohne-Hagemann* 1989), Integrative Tanztherapie (*Willke* et. al. 1991; Bd II,3, S. 905-925), die Integrative Kunsttherapie (*Petzold, Orth* 1990; Bd. II,3, S. 885-904). Die Probleme der hermeneutischen Durchdringung phänomenalen Materials und seiner handlungsorientierten Strukturierung stellen sich für jede Psychotherapie, die auf die Erschließung sprachlichen und nicht-sprachlichen *Sinnes* bewußter und unbewußter Wahrnehmungen und Handlungen gerichtet ist. Fragen nach dem Theorie-Praxis-Verständnis, dem Ziel-Mittel-Verhältnis, dem Bezug von erkenntnis- und handlungstheoretischer Dimension müssen deshalb beständig thematisiert werden.

Es wird deshalb eine Auseinandersetzung mit dem Konzept des Bewußtseins und des Unbewußten versucht und eine heuristische Differenzierung von Bewußtseinszuständen, wie sie uns in therapeutischen Prozessen begegnen, vorgelegt, um damit eine Grundlage für therapeutische Verstehensprozesse – für Therapeuten wie Patienten gleichermaßen – anzubieten. Dabei wird in unserer Hermeneutik konsequent *Sprache als Handlung* (*Mead, Merleau-Ponty, Wittgenstein*) und *Handlung als Text* betrachtet, wird die nicht-sprachliche Dimension, wie sie sich z.B. in Bildgeschichten, in „*ikonischen Narrationen*" zeigt, ernstgenommen und in die therapeutische Praxis integriert. „Aktionale Deutungen", ikonische, prosodische, gestische, tonale Interpretationen sind fester Bestandteil des Interventionsrepertoirs in der Integrativen Therapie (1988p, *Frohne-Hagemann* 1989; *von Schnakenburg* 1990). Sie dienen der Auslegung der eigenen Biographie, die in den „Narrationen des Lebens" das Subjekt als Zeitliches konstituiert. Zeitlichkeit, Subjektivität und Narrativität unter einer „*Mead*schen Perspektive" werden in einem Kapitel (S. 299-340) als Abrundung der beiden Hermeneutikbeiträge reflektiert und in anderen Kapiteln (S. 663-679, 681-700) anhand drama- und gerontotherapeutischer Überlegungen exemplifiziert. Um die Ausführungen des ersten und zweiten Teilbandes, zu deren Illustration ja auf eine Vielzahl von Veröffentlichungen aus der Praxis der **Integrativen Therapie** zurückgegriffen werden kann, nicht gänzlich im Bereich des theoretisch-konzeptuellen Diskurses zu belassen, wurden für den dritten Teilband behandlungspraktische Arbeiten ausgewählt, die mir geeignet erscheinen, einige Aspekte der Theorie im konkreten therapeutischen Tun aufzuzeigen: in einem leibbezogenen, intermedialen Vorgehen, wie es für die Integrative Therapie charakteristisch ist (*Petzold/Sieper* 1993).

Aktionale Therapieverfahren erfordern handlungsbezogene Verstehensprozesse, in denen Sprache und Aktionen verschränkt sind, miteinander ko-respondieren. Es wurde deshalb der für die **Integrative Therapie** grundsätzliche Text über das „*Ko-respondenzmodell*" (1978c) für diesen Band bearbeitet. Mit diesem Modell soll in bezug auf die „Erfordernisse der Lage" und in kritischer Reflexion ihrer Hintergrundsdimension durch „Begegnung und Auseinandersetzung zwischen den an einer Situation beteiligten Menschen" zu „*Konsens/Dissens* und *Konzep-*

ten als Grundlagen für *Kooperation*" im Praxisfeld gefunden werden. Damit wird eine „kritisch-pragmatische Konsenstheorie der Wahrheit", eine „interaktionale Handlungstheorie", ein „Modell für supervisorische Prozesse", eine „Theorie der therapeutischen Beziehung" (1980g) – sie werden in eigenen Kapiteln (S. 781ff, 947ff) ausgeführt – vorgelegt. Auf der Grundlage des **Ko-respondenzmodells** – *Herzstück meiner Theorie und Praxis* – können alle Revisionen, die im Laufe der Zeit durch die Veränderung der Verhältnisse und den Fortschritt in den Wissenschaften notwendig sind, von der „*Konsensgemeinschaft* integrativer Therapeuten" und anderen ko-respondierenden *Konsensgemeinschaften* vorgenommen werden. Es wird keine „Theorie für die Ewigkeit" geboten, keine Metaerzählung *(Lyotard)* festgeschrieben und kein Credo aufgestellt, außer dem, das *Jamblichos* dem *Heraklit*, dem „Weisen von Ephesus", zuschreibt: πάντα ῥεῖ – „Alles fließt."

Gleichfalls in den „Themenbereich aktionaler Hermeneutik" gehört die überarbeitete Fassung eines Aufsatzes zu „dramatischer Therapie und Szenentheorie" (1981i), in dem die zwischen 1967 und 1969 formulierten theoretischen Grundlagen für die Praxis „atmosphärischen und szenischen Erfassens" und „szenischen Verstehens" (Bd. II,2, S. 681ff) dargestellt werden. Dramatherapeutische Elemente spielen seit jeher in der Integrativen Therapie (1969c, 1982a) als Erbe von *Moreno*, *Iljine* und *Perls* eine große Rolle, so daß eine Explikation von Lebenszusammenhängen und therapeutischen Situationen „unter *dramatistischer Perspektive*" mit den Größen Atmosphäre, Szene, Rolle, Stück, Narration ausgearbeitet werden mußte, um die Dynamik des *mimus vitae*, des Lebensspiels, zu erfassen (1982g,o). Eine solche Psychotherapie, die das Leben als Ganzes in den Blick zu nehmen sucht, die konsequent einen „*life span developmental approach*" und eine „*ökologische Perspektive*" vertritt, muß entwicklungspsychologischen Fragestellungen besondere Aufmerksamkeit zuwenden. In Bd. II,2, S. 515-605 finden sich hierzu zentrale Beiträge, die Erkenntnisse der Babyforschung, Emotions- (S. 607-661) und Gedächtnispsychologie (S. 549-563, 322ff, 670ff) zu integrieren suchen.

Die Bedeutung der „*Psychologie des Erwachsenenlebens*" (*Faltermaier* et al. 1992) ist für die Psychotherapie noch kaum erkannt – von der „*Psychologie des Alterns und des Alters*" (*Saup* 1991), ja der Thanatopsychologie einmal ganz zu schweigen. Die Behandlung älterer Menschen und die psychotherapeutische Begleitung Sterbender ist außer von der **Integrativen Therapie** (1965, 1977g, 1985f, 1999l; *Spiegel-Rösing, Petzold* 1984; *Lückel* 1981; *Petzold, Bubolz* 1976, 1979; *Bubolz* 1983; *Petzold/Petzold* 1991, *Müller, Petzold* 2002a,b) kaum von einem anderen Verfahren so systematisch entwickelt und integriert worden. Man ist vielmehr auf die Entwicklung im Kindesalter (und in geringerem Maße auf die Entwicklung bei Jugendlichen) zentriert, weil hier die verursachenden Faktoren für spätere Erkrankungen gesehen werden. **Integrative Therapie** vertritt im Sinne einer **klinischen Entwicklungspsychologie** dezidiert, daß Pathogenese auf dem Hintergrund multipler Entfremdungsphänomene (*Vygotsky*) durch *zeitextendierte Überlastungen* in Form von Summationseffekten erfolgt („Ketten negativer Lebensereignisse" bei „Abwesenheit *salutogener, protektiver Faktoren*", vgl. *Petzold* et al. 1991) und daß deshalb nicht nur die Symptomatik und ihre Genese, sondern die *gesamte Lebenslage und Lebensspanne* in den Blick genommen, die „Ursachen hinter den Ursachen" (1991c) angeschaut werden müssen. So wurden – entsprechend der Anlage des ersten Bandes (I, 2, S. 455ff, 519ff) – in die Teilbände II,2 und II,3 Beiträge aufgenommen, die das Spektrum des „*life span developmental approach*" umreißen sollen: einmal ein Text über Einflüsse in den frühesten Entwicklungsphasen des Lebens (vgl. jetzt grundlegend *Petzold, van Beek, van der Hoek* 1994), zum anderen ein Text mit Überlegungen zur Behandlung alter Menschen (jetzt *Müller, Petzold* 2002a,b) und über die „Chance der Begegnung" in der therapeutischen Arbeit mit terminalen Patienten (idem 1999l).

Der abschließende Beitrag (S. 1051ff) vermittelt vielleicht etwas von der Lebensphilosophie, die hinter den in diesem Band zusammengestellten Arbeiten und der gedanklichen Grundkonzeption der **Integrativen Therapie** steht, eine Grundhaltung, die auf den heraklitischen Fluß des Lebens vertraut – auch in widrigen Zeiten.

Dieses Werk ist nicht einfach. Man muß es sich aneignen, denn es legt einen komplexen Integrationsversuch von natur-, sozial-, kultur- und geisteswissenschaftlichen Perspektiven vor. Es beabsichtigt weiterhin biopsychologische, phänomenologisch-hermeneutische, tiefenpsychologische, sozialwissenschaftliche und klinisch-psychologische Ansätze zu integrieren – in Theorie und Praxis. Diejenigen Leser, die deshalb einen kompakten Einstieg zu diesen Bänden im Bezug zur Anwendung wünschen, seien die Beiträge Seite 851-884 (Erwachsenentherapie, Fokaltherapie) und Seite 809-850 (Kindertherapie) zum Einlesen empfohlen.

Der vorliegende Band sollte mit Teil 1 noch vor dem Jahreswechsel 1991/92 als Doppelband erscheinen. Die Texte waren zum großen Teil fertiggestellt. Der Umfang des Materials machte aber eine Aufteilung in drei Teilbände erforderlich und damit eine Neugliederung, die die Herstellung sehr verzögert hat, so daß das Werk in dieser Form erst 1992 fertiggestellt werden konnte. Der Band wird aufgrund der zahlreichen bibliographischen Querverweise unter der Sigle **1991a** (jetzt 1991a/2003a) zitiert. Wichtige theoretische und klinische Konzepte (z.B. Zeit, Bewußtsein, Gedächtnis, Identität, Krankheit, Gesundheit, Beziehung usw.) werden in mehreren Beiträgen dieses Bandes (II, 1-3) und des vorausgehenden (I, 1-2) entfaltet, und für ihr Verständnis ist die Gesamtheit der spezifischen Texte erforderlich, die über die differenzierten Gliederungen, die jedem Band vorangestellt sind, und über das Schlagwortverzeichnis gefunden werden können.

Für das Verständnis der Praxeologie und die Praxis der Integrativen Therapie sind die beiden zeitgleich mit diesem Werk erschienenen Bände „Integration & Kreation" (Hrsg. *H. Petzold, J. Sieper*, 1993, 760 Seiten) unverzichtbar, weil sie einige Grundlagentexte bieten: zur „prozessualen Diagnostik und Therapeutik" (S. 125-153), zur „Fokaltherapie" mit den „Vierzehn Therapeutischen Wirkfaktoren" als Strategie forschungsgegründeter Psychotherapiepraxis (repr. hier Bd. 3, S. 985-1050), zur Arbeit mit „protektiven Faktoren" auf dem Boden longitudinaler, klinischer Entwicklungspsychologie (S. 173-262ff), zur angewandten Symboltheorie (S. 153ff), Leibtherapie (S. 519ff) u.a.m. Vor allen Dingen dokumentieren sie die mehr als zwanzigjährige Arbeit der von uns aufgebauten Einrichtungen psychosozialer und klinischer Weiterbildung, Forschung und Behandlung mit ihren Aubildungszweigen (S. 443ff) und Ausbildungskliniken (S. 703ff). FPI und EAG, staatlich anerkannte Einrichtungen der beruflichen Bildung, haben bis 1993 mehr als 4.400.000 Unterrichtsstunden psychosozialer Weiterbildung auf der Grundlage des Integrativen Ansatzes vermittelt (S. 43-50), bis 2000 mehr als 9.100.000. Diese von mir und meinen Kolleginnen und Kollegen geleistete Innovationsarbeit (S. 407-438) muß mit dem vorliegenden Werk in unmittelbarem Zusammenhang gesehen und gewertet werden.

Ich möchte deshalb an dieser Stelle all denen danken, die zur Entwicklung der Integrativen Therapie und zum Zustandekommen dieses Buches beigetragen haben. An erster Stelle möchte ich den Kolleginnen und Kollegen aus dem Lehrkörper des „Fritz Perls Institutes" (FPI) und der „Europäischen Akademie für psychosoziale Gesundheit" (EAG) danken für zwanzig Jahre Zusammenarbeit, Gespräch und Auseinandersetzung über Theorie und Praxis, Ko-respondenz über meine Konzepte, das Beitragen von Ideen, Modellen und Methoden. Ohne ihre Mitarbeit wäre die „Integrative Therapie" in ihrer heutigen Form und wäre auch dieses Buch nicht entstanden. Für viele seien genannt: *Hildegund Heinl, Johanna Sieper, Jürgen Lemke, Ilse Orth, Bernd Heinermann, Renate Frühmann, Astrid Schreyögg, Waldemar Schuch, Apostolos Tsomplektsis, Isabelle Frohne-Hagemann* u. a. Besonderer Dank gilt meinen Mitarbeiterinnen im Sekretariat *Isabelle Schmiedel* und *Ruth Frangenberg-Wolter*, die die umfangreichen Arbeiten der Texterfassung und -verarbeitung mit größtem Einsatz und viel Geduld erledigt haben, und meinem Kollegen in der Redaktion der Zeitschrift „Integrative Therapie", *Christoph Schmidt*, der mir viele nützliche Hinweise und Anregungen gegeben hat.

Für Lern- und Erfahrungsprozesse, die ich in der Arbeit mit meinen Patienten, Klientinnen, Weiterbildungskandidaten, Studentinnen machen konnte, stehe ich bei vielen Menschen in einer Dankesschuld, die ich nur dadurch abtragen kann, daß ich all das, was ich mit ihnen gemeinsam entdecken und von ihnen lernen konnte, in meinen theoretischen und praxeologischen Arbeiten und meinem klinischen und agogischen Alltag zu integrieren versuche, damit es möglichst vielen Menschen zugute kommt.

Hilarion G. Petzold
La Palma, Mai 1992

Vorwort zur zweiten Auflage (2003)

Seit der Fertigstellung des ersten Teilbandes dieses dreibändigen Werkes meiner „Ausgewählten Schriften“ im Herbst 1991*[1] sind nunmehr zehn Jahre vergangen. Das ist eine kurze Zeit, schaut man auf die Geschichte der Psychotherapie seit ihren Anfängen mit *J.C. Reil, J.-M. Charcot, P. Janet (Micale, Lerner* 2001) im 18. Jahrhundert, und eine lange Zeit, betrachtet man die weitreichenden Entwicklungen, die die Behandlung psychischer Störungen seitdem genommen hat. Nachdem der erste Band mit einem leib- bzw. körperpsychotherapeutischen Schwerpunkt und psychosomatischer Orientierung (1988n) im Jahre 1996 eine dritte überarbeitete Auflage erfahren hat, kann jetzt dieser für die „Integrative Therapie“ zentrale Text in einer Neuauflage erscheinen. Zwischenzeitlich konnte ich den Band III „Integrative Supervision“ (1998a) veröffentlichen, der mit einer klinisch-sozialwissenschaftlichen Sicht auch für das Verständnis einer modernen Psychotherapie und psycho-physiologischen Leibtherapie wesentliche Perspektiven bietet.

Insgesamt wurde die komplexe Auffassung von Therapie, die im „Integrativen Verfahren“ als ***methodenintegrativem*** und ***methodenübergreifenden*** Ansatz (beides gilt es zu differenzieren) vertreten wird, in den weiterführenden Ausarbeitungen der vergangenen Jahre vertieft.

Wenn ein so umfangreiches Werk wieder aufgelegt wird, wird es erneut in die fachliche Diskussion gestellt und steht dazu noch in einem neuen *Kontext*, denn in den vergangenen zehn Jahren hat es im deutschsprachigen Bereich und auf internationaler Ebene im psychotherapeutischen Feld erhebliche Veränderungen gegeben. Zu diesen seien einige Ausführungen erlaubt, um meinen Text, der durchaus als Grundlagentext einer **biopsychosozial** konzipierten „**allgemeinen Psychotherapie**“ bzw. „**Humantherapie**“ gesehen werden kann, im aktuellen Rahmen der gegenwärtigen Diskussionen und Fragestellungen zu verorten. Anschließend soll dann ein kurzer Überblick über konzeptuelle Entwicklungen der *Integrativen Therapie* gegeben werden. Am Schluß des dritten Bandes werden zwei Grundlagentexte neu veröffentlicht, wobei der Beitrag zum „Informierten Leib“ ein „cornerstone“ des gesamten Werkes ist.

Aufgrund verschiedener glücklicher Konstellationen in der frühen Periode der Erarbeitung der *Integrativen Therapie* als *methodenverbindendes* und *methodenübergreifendes* Verfahren im Paris der sechziger Jahre, wo *Interkulturalität*, ein Angebot vielfältiger Therapiemethoden, ein Klima der Nonkonformität und des Aufbruchs gegeben war, ein intellektuelles Milieu, in dem in **transversalen Diskursen** vielfältige Wissensbereiche durchquert wurden, hatte ich

---

* Die Anmerkungen finden sich auf S. 79ff

die Chance, auf der Basis einer differentiellen und integrierenden Konzeptentwicklung, meiner theoriepluralen Modellbildung und der experimentierenden Konnektivierung von Methoden (*Sieper* 2001) eine eigenständige, nicht-eklektische *„transversale" Therapietheorie* [2] und eine originelle, *„multimodale" Praxeologie* zu entwickeln, nicht zuletzt durch vielfache *Synergieeffekte* mit meinen wichtigen Mitarbeiterinnen[3] in der Anfangszeit. Dabei brachte ich in diese Entwicklungsarbeit für die Theorie wie für die Praxis die klinisch-psychologischen und allgemeinpsychologischen Wissensstände, die *lifespan developmental perspective* sowie die philosophischen/anthropologischen Perspektiven ein und kreativtherapeutische (1965, 1971j), bewegungs- und körperpsychotherapeutische Methoden, Techniken und Medien, seit 1972[4] auch supervisorische Ansätze. *Prof. Dr. phil. Johanna Sieper,* mit der ich seit Anfang des Studiums [1963] zusammenarbeite, steuerte kultur- und sozialwissenschaftliche Perspektiven sowie kunsttherapeutisch-bildnerische und dramatherapeutische Methoden bei, darüber hinaus pädagogisch/andragogische Orientierungen, auf deren Grundlage wir eines der differenziertesten und bestevaluierten Modelle der Psychotherapieausbildung im Bereich der Psychotherapie entwickeln konnten[5]. *Dr. med. Hildegund Heinl* vertrat [seit 1972] die klinisch-ärztliche Perspektive und fokussierte in der Weiterentwicklung des Verfahrens auf die psychosomatische Behandlungsmethodik. *Dipl.-Sup. Ilse Orth* [seit 1974] vertiefte den Fundus an kreativitätspsychotherapeutischen Ansätzen in der Integrativen Therapie (mit differenzierenden Beiträgen zur Tonarbeit, Bewegungstherapie, Poesie- und Bibliotherapie) nicht zuletzt in störungsspezifischer Hinsicht (Angststörungen, Persönlichkeitsstörungen) und trug zu einer Elaboration der Therapie- und Supervisionsdidaktik bei. All diese Einflüsse und die zahlreicher anderer MitarbeiterInnen konnten zu einem *ganzheitlichen* und *differentiellen* Verfahren integriert werden (*Rahm* et al. 1993; *Schuch* 2000). Innovation in der Psychotherapie – das dürfte hier wieder einmal deutlich werden –, ist nicht nur eine Sache theoretischer Modellarbeit, praxeologischer Methodenelaboration, klinischer Erprobung, empirischer Forschung und ausbildungsdidaktisch konsistenter Vermittlung, sondern wesentlich das *kokreative Zusammenwirken* von Menschen, ihre **Polyloge**, ihre **Ko-respondenz** (S. 114ff), die Verbindung ihres Wissens und ihres Könnens in einer *schöpferischen Synergie.* In dieser Weise sind die Entwicklungen in der Integrativen Therapie weitergegangen und haben die Beiträge vieler Kolleginnen und Kollegen in zahlreichen Ländern einbinden und ihre Kompetenzen in einem „**Konflux**", dem *kokreativen*[6] Zusammenfließen von Erfahrungen, nutzen können, wie er sein lebendiges psychotherapeutisches Verfahren kennzeichnet.

Es war und ist das Anliegen der Integrativen Therapie, zu einer *„Psychotherapie der Zukunft"* (1999p) mit einer menschengerechten, *breiten Praxis* kurativer, gesundheitssichernder, persönlichkeitsentwickelnder und ein kritisches Bewußtsein fördernder Maßnahmen beizutragen. Ein solch umfassender Ansatz war bei der Erarbeitung des vorliegenden Werkes der Leitgedanke, und an dieser Orientierung hat sich in der Integrativen Therapie nichts geändert. Im Gegenteil, dieser Weg wurde konsequent weiterverfolgt (2001a).

Sein Ziel und Anliegen ist, die Wissensstruktur der Psychotherapie insgesamt zu berücksichtigen: also ihre metatheoretische Fundierung (Bd. II, 1 *Klinische Philosophie*), ihre theorieplurale Verortung (Bd. II, 2 *Klinische Theorie*) und ihre methodisch-praktische, behandlungstechnische Seite (Bd. II, 3 *Klinische Praxeologie*).

Integrationsmodelle müssen beim *heutigen* Erkenntnisstand so weit greifen – zu dieser von der Integrativen Therapie seit Ende der sechziger Jahre vertretenen Position ist man inzwischen gekommen (*Wagner, Becker* 1999, 43ff) –, um die menschliche Wirklichkeit nicht reduktionistisch einzugrenzen. Die diesem Werk zugrundeliegende, von mir Ende der sechziger Jahre entwickelte Metafolie für die Wissensstruktur der Psychotherapie, das Modell des „**Tree of Science**" (S. 383ff, 396 und Neuauflage S. 65) weist aus, welche Wissensbereiche in einem psychotherapeutischen **Verfahren** – etwa im Unterschied zu einer bloßen Methode (S. 706 und 1993h) – mit differentieller Gewichtung zu berücksichtigen sind. Auch eine solche Metastruktur hat sich inzwischen mehr und mehr durchgesetzt, seitdem ich sie dem vergleichenden Psychotherapieforschungsprojekt „Wege zum Menschen" (*Petzold* 1984a) zugrunde gelegt habe, das ich zusammen mit *Ludwig Pongratz,* diesem Pionier des Methodendialogs, durchgeführt habe.

Viele der in dem vorliegenden Werk vertretenen Modelle und Konzepte haben nicht nur ihre Aktualität behalten, sondern wurden durch die inzwischen eingetretenen Entwicklungen bestätigt. Die zentrale Berücksichtigung der empirischen Entwicklungspsychologie, der Säuglingsforschung (S. 529ff, 1993c) und des *lifespan developmental approach* mit der Betonung von protektiven Faktoren und Resilienzen (S. 740ff; *Petzold, Goffin, Oudhof* 1993, *Müller, Petzold* 2002b, 2003) gewinnt Bedeutung – die *Integrative Therapie* war der erste Ansatz, der diesen Schwerpunkt in der Psychotherapie setzte und das Modell einer „klinischen Entwicklungspsychologie" (S. 521ff, 1994j) und entwicklungspsychologischen Psychotherapie vertrat. Heute beginnt die „**klinische Entwicklungspsychologie**" (*Oerter* et al. 1999) zu einer unverzichtbaren Perspektive therapeutischer Theorienbildung und Praxis zu werden. Ähnliches gilt für die Berücksichtigung von Salutogeneseperspektiven (S. 554ff) und Ressourcenmodellen (S. 586ff, 1997p) einer „**klinischen Sozialpsychologie**" (*Petzold* 2000h), die mehr und mehr an Einfluß gewinnen (*Schüffel* et al. 1998). Der Einbezug moderner Entwicklungs-, Emotions- und Gedächtnispsychologie und -theorie (S. 607, 549ff, 1995g) und die klare Referenz zu klinisch relevanten Konzepten der Sozialpsychologie – z.B. Netzwerkforschung, soziale Repräsentationen (*Moscovici, Duveen* 2001), Attributionstheorie, ein innovatives Identitätsmodell (S. 529ff, 871ff)[7] – machen deutlich: hier wurde eine klinisch-psychologische Therapie entwickelt, die seit den siebziger Jahren das von *Grawe* (1998) postulierte Konzept einer „***psychologischen Psychotherapie***" zu realisieren bestrebt war. Sie überschreitet aber auch immer wieder deutlich dieses Modell, indem sie die nachstehenden **fünf** Zugehensweisen der Behandlung verbindet gemäß ihrer anthropologischen Sicht, die den „*Menschen – Frau und Mann – als Körper*^{I}*-Seele*^{II}*-Geist*^{III}*-Subjekt im sozialen*^{IV} *und ökologischen*^{V} *Kontext/Kontinuum*" sieht (vgl. S. 27, Abb. 1) und deshalb diese fünf Aspekte des menschlichen Wesens auch in der Therapie berücksichtigt und zwar jeweils in der *sozioökologischen Lebenslage* und der *Kontinuumsdimension* einer „*life span developmental perspective*", sowie unter besonderen Zupassungen einer ethniespezifischen, schichtspezifischen (*Heinl, Petzold, Walch* 1983) und vor allem einer *genderspezifischen* Sicht (1998h), ein Bereich, in dem auch für die Integrative Therapie noch viel Arbeit zu leisten ist (*Petzold, Sieper* 1998; *Frühmann* 1985). So entstand das Verfahren einer „***differentiellen und integrativen Humantherapie***"

I. *mit ihrem Ansatz* ***integrativer Leibtherapie****: Integrative Therapie ist Therapie „vom Leibe her", ist Arbeit mit dem „****informierten Leib****" (S. 1051-1092,* ***2002j****) durch Bewegungs-,*

*IDR-Entspannungs-, Sporttherapie und körperorientierte Psychotherapie/Thymopraktik – eine **medizinisch-biowissenschaftliche Perspektive**[8] (1970c, 1974j, 19975e, 1977n, 1988n, 1992b, 2000g, **2002j**, Petzold, Orth 1988a, 1998a; van der Mei, Petzold, Bosscher 1997; vgl. Berthoz 2000; Morris 2000);*

II. *mit ihrem Ansatz einer **differentiellen und integrativen Psychotherapie**, die in multimodalem Vorgehen (1974j, 103) tiefenspychologische Perspektiven (1969b; 1988a), kognitive, emotions-, willen-psychologische und behaviorale Konzepte (1969a; Petzold, Osterhues 1972; Sieper, Petzold 2003; Petzold, Sieper 2003) und humanistisch-psychologische Ansätze (Morenos Psychodrama, Perls' Gestalttherapie, Iljines Therapeutisches Theater 1972a, 1973a) auf dem Boden einer „**komplexen Lerntheorie**" (Sieper, Petzold 2003) **methodenintegrativ** verbindet und durch eigenständige kreative Entwicklungen in Theorienbildung und Behandlungsmethodik eine **methodenübergreifende** Orientierung der (psycho)therapeutischen Arbeit erarbeitet hat (1974j, 1988n, 2001a; Schuch 2000) – nicht zuletzt durch die integrierte Verbindung dieser **fünf** Zugehensweisen in einer wissenschaftlich-psychologischen Perspektive (vgl. Petzold, Orth et al. 2002; Petzold, Schay, Ebert 2003).*

III. *Mit ihrem Ansatz einer **Nootherapie*** (von νοῦς = *Geist) überschreitet Integrative Therapie den rein psychologischen Rahmen auch durch den Einbezug philosophischer Perspektiven (grundlegend 2002h, Kühn, Petzold 1991). Diese Arbeitsform greift einerseits die Fragen der Werte (S. 98ff), der Ethik (S. 412ff) und des Sinnes (S. 101ff, 147, 1052; 2001k) auf – und dazu gehören unverzichtbar Fragen der öffentlichen und politischen Moral und der Humanität –, andererseits wendet sie sich auch Fragen des „geistigen Lebens", des persönlichen Lebenssinnes, der Lebensweisheit und des Lebenswissens, der Transzendenz, der weltanschaulichen und religiösen Orientierung zu, wenn diese von den PatientInnen in der therapeutischen Situation angesprochen werden (1972c, 1978c, 1999l; Ladenhauf 1988; Lückel 1981) – eine **kultur- und geisteswissenschaftliche Perspektive**. Formen der „narrativen Praxis" (S. 325; grundlegend Petzold „et al." 2001b; McLeod 1997), des sokratischen Gesprächs, der Erzählgruppe oder Schreibwerkstatt (Petzold, Orth 1985, 1998), meditative Zugänge, aber auch konkrete Aktivitäten des parrhesiastischen und (kritisch reflektierten) altruistischen Engagements werden hier Methoden der Wahl (1983e, 2001k) – Nootherapie ist keineswegs nur ein Weg kontemplativer Innerlichkeit, sondern immer auch Praxis humanitärer Hilfeleistung und parrhesiastischer Auseinandersetzung (Petzold, Sieper 2000, 2001c).*

IV. *Mit ihrem Ansatz der **Soziotherapie** (1997c, Petzold, Schay, Ebert 2003) ist Integrative Therapie immer Arbeit mit dem „sozialen Netzwerk" (S. 914), sei es nun real oder virtuell präsent, mit „social worlds" (S. 669; Hass, Petzold 1999), verstanden als kollektive mentale Repräsentationen (kollektive Kognitionen, Emotionen und Volitionen), und mit „sozialen Lagen" (2000h) – fördernden, prekären, destruktiven – eine **sozialwissenschaftliche Perspektive** (Moscovici, Duveen 2001, Petzold 2002g).*

V. *Weiterhin kann Integrative Therapie mit ihren Methoden der **ökologischen Intervention** den ökologischen Raum einbeziehen, seine „affordances and constraints" (Gibson 1979; Reed 1996; Heft 2001), den Aufforderungscharakter des Feldes (Lewin 1931, 1963; Petzold, Ebert, Sieper 2001), die mikroanalytische Betrachtung von nonverbalen Interaktionen, Settingeinflüssen, environmental effects – eine **sozialökologische und ökopsychosomatische***

Perspektive *(Petzold 1995a,b; Petzold, Orth 1998a; Saup 1993; Willi 1996). Konkrete Maßnahmen des environmental modelling – etwa in der Gestaltung von Klinikräumen oder in der Beratung der persönlichen Wohnsituation –, Anregungen und Projekte, die „heilende Qualität von Landschaft" zu nutzen, geben nicht nur Hilfen für die Verbesserung von Lebensqualität, sondern haben oft eine wichtige Funktion im Prozeß der Wiedergewinnung von Gesundheit, Arbeitsfähigkeit und Wohlbefinden.*

Ein solch *komplexes* Therapieverständnis wird in den *komplexen* Lebenswelten einer transversalen Moderne mit ihren vielfältigen sozialen Welten und *life styles* (*Müller, Petzold* 1999) unverzichtbar, will man Hilfen und Orientierungen in der entstandenen und noch wachsenden Komplexität geben, Entlastung und Unterstützung für die Hyperflexibilität (*Sennett* 1998) und die multiplen Streßsituationen, Gesundheitsprobleme und Krankheitsrisiken (*Petzold* 1996f; *Hafen* et al. 1996) bereitstellen, die Menschen heute und in Zukunft abverlangt werden, und will man gerüstet sein für die zahlreichen neuen psychischen Probleme (z.B. *cyberspace syndromes, lifestyle distortions, burn-out disorder, new addictions, postfamilial conflicts*), aus denen sich neue Störungen mit Krankheitswert oder neue Varianten bekannter Störungen entwickeln werden. Das Spektrum herkömmlicher Psychotherapie muß sich und wird sich damit um Schwerpunktbildungen im Bereich der Job-Stress-Situationen, Gesundheitsrisiken, Sinn- und Orientierungsfragen, Kompetenz-, Performanz- und Kommunikationsprobleme erweitern (*Petzold, Engemann, Zacher* 2003) – und dies sind durchaus gesellschaftlich relevante Probleme, deren Vernachlässigung das Krankheitsrisiko von Menschen erheblich erhöhen wird bzw. die Rehabilitation bei eingetretenen Erkankungen erschweren kann, was mit erheblichen Kostenbelastungen für das Gesundheitswesen zu Buch schlagen könnte. Präventionsprogramme, Gesundheitsberatung, job support, personality coaching, life style counseling werden neue Aufgabenfelder für PsychotherapeutInnen sein bzw. als unverzichtbare „flankierende Maßnahmen" bei der Behandlung und Rehabilitation von PatientInnen hinzukommen, denn mit der Symptombeseitigung oder -minderung ist z.B. die „Wiederherstellung der Arbeits- und Leistungsfähigkeit" – und das muß differenziert werden – in komplexen Berufswelten ja noch keineswegs immer gegeben, von Wohlergehen und Lebenszufriedenheit einmal ganz zu schweigen. Die hier kurz umrissenen und sich in Zukunft noch verschärfenden Probleme sind bislang noch völlig ausgeblendet – auch von den Kostenträgern, denn es geht hier um Risiken, die nicht nur in die Verantwortung des Einzelnen delegiert werden können, sondern neue Überlegungen zu Prävention und Krankheitsverständnis notwendig machen.

Moderne, nicht reduktionistische Therapieformen für komplexe Störungen mit Krankheitswert in komplexen und belastenden Lebens- und Berufswelten können – dies ist meine Überzeugung – sicher nicht von zwei oder drei psychotherapeutischen „Schulen" entwickelt und realisiert werden, sondern das wird eine Aufgabe aller Orientierungen im Feld der Psychotherapie werden müssen, eine Aufgabe, die die **Kokreativität** Vieler braucht, breite Kooperationen ohne Ausgrenzungen in wechselseitiger Wertschätzung von Andersartigkeit und *différance* (*Derrida*). Sie braucht eine **Kultur der Wertschätzung von Dissens**, denn ohne diesen gibt es keinen wissenschaftlichen Fortschritt und wird weiterführender Erkenntnisgewinn behindert. Sie erfordert eher „Leitlinien" als „Richtlinien" (2000a, dieses Buch, S. 1050) und – wichtiger noch – Möglichkeitsräume (*Winnicott*) sowie beständige Weiterarbeit.

Andere wesentliche Themen, Vertiefungen und Weiterentwicklungen wurden in größeren Arbeiten zum Thema *Sinn* (2001k; *Petzold, Orth* 2004), *Wille/Wollen* (2001i; *Petzold, Sieper* 2003), *Biographiearbeit* (2003g), *Trauma* (*Petzold, Wolf* et al. 2000, 2002), *Therapiemythen und -schäden* (*Petzold, Orth* 1999; *Märtens, Petzold* 2002), *Supervision* (1998a; *Petzold, Schigl* et al. 2003), *komplexes Lernen* (*Sieper, Petzold* 2003), *Suchttherapie* (*Petzold, Schay, Ebert* 2003), *Therapieforschung* (*Petzold, Märtens* 1999; *Steffan, Petzold* 2001) vorgelegt und sollten dort eingesehen werden.

Für die Neuauflage dieses Werkes (Bd. II, 1-3) mußten nur kleinere Veränderungen und Überarbeitungen vorgenommen werden,weil seine Inhalte nach wie vor höchst aktuell sind. Die Perspektive einer „klinischen Entwicklungstherapie in der Lebensspanne" (II, 2) ist im Felde der Psychotherapie noch lange nicht in der erforderlichen Breite aufgenommen worden. Eine reflexive Fundierung durch eine differentielle „**klinische Philosophie**" steht für die meisten therapeutischen Ansätze noch aus. Hier können die Überlegungen von Bd. II, 1 Anregungen geben, denn sie sind keineswegs nur für meinen Integrationsansatz relevant. Die kreative Praxeologie (Bd. II, 3) bietet metatheoretisch und theoretisch wohlbegründete und inzwischen durch Forschung abgesicherte (1997m, 2001a; *Steffan* 2002; *Märtens* et al. 2003) Methoden, die eine Bereicherung für die Arbeit mit verschiedensten Patientengruppen und Störungsbildern (*Petzold, Schay, Ebert* 2003) darstellen und einen lebendigen und vielseitigen Interventionsstil unterstützen.

Ich hoffe, das dieses Werk mit seiner Neuauflage vernetzende, *transversale Diskurse* im psychotherapeutischen Feld anregt und weiterhin zu einer *differentiellen* und *integrativen* Psychotherapie substantielle Beiträge zu liefern vermag, die vielen Kollegen und Kolleginnen und unseren **Partnerinnen** und **Partnern** in der Therapie, den KlientInnen und PatientInnen (*Petzold, Gröbelbauer, Gschwend* 1998), zugute kommen können, denn um ihre *Sicherheit*, ihr *Wohlergehen* und ihre *Würde* (*patient security, welfare, and dignity*, vgl. *Müller, Petzold* 2002a) geht es in der Therapie an allererster Stelle.

Mein besonderer Dank für die engagierte Unterstützung bei der Bearbeitung dieser Neuauflage gilt meinen Mitarbeiterinnen *Johanna Sieper* und *Petra Telsemeyer*.

H.G. Petzold
Beversee im Juni 2003

Integrative Therapie in Kontext und Kontinuum (2002a)

„Es gibt nur eine übergreifende, universale Kultur:
das wertschätzende Miteinander aller Kulturen"
(*Petzold* 1999r)

Einführung zur zweiten Auflage

Die Einführung für eine Neuauflage sollte in einer Bewußtheit für das *Kontinuum* gründen, in dem Entwicklungen stattfanden, sich vollziehen und weitergehen. Es wird also *retrospektiv* ein Blick in die Vergangenheit nötig, *aspektiv* eine auf den gegenwärtigen *Kontext* fokussierende Betrachtung vorzunehmen sein, und *prospektiv* wären Ausblicke auf neue Orientierungen (zu diesen vgl. 1999p) zu geben. Dies soll in kompakter Weise geschehen, dokumentiert durch vertiefende Ausführungen in den Anmerkungen, die für diesen Text wesentlich sind (z.B. Anmerk. 32, 40, 45). Dabei muß zunächst einmal das Therapieverständnis des „**Integrativen Ansatzes**" umrissen werden, der seit seinen Anfängen aufgrund der vielfältigen transversalen Diskurse, in denen er stand, auf dem Boden der Basiskonzepte des „**Informierten Leibes**" und der „Intersubjektivität" (S. 781ff, 1662ff) einen *„erweiterten Therapiebegriff"* und eine *„übergreifende therapeutische Kultur"* vertreten und entwickelt hat sowie eine **Grundregel** für die Arbeit in der Praxis (dieses Buch, S. 1150, idem 2000a). Viele ihrer Orientierungen verbreiten sich inzwischen zunehmend im psychotherapeutischen Feld.

Transversale Diskurse durchqueren Wissensfelder. Sie *konnektivieren* disziplinübergreifend Wissensbestände zu spezifischen Themen – z.B. den Themen „Mensch", „Persönlichkeit", „Entwicklung", „Beziehung": biologische, philosophische, anthropologische, psychologische usw. Perspektiven (vgl. Abb. 3), so daß aus *interdisziplinärem* Austausch *transdisziplinäre* Erkenntnisse hervorgehen können und diese „Transqualitäten" (1998a) auch für die Praxis der Therapie fruchtbar werden. Transversale Diskurse bringen aber nicht nur Vertreter der verschiedenen Wissenschaften ins Gespräch, sie ermöglichen TherapeutInnen, in unterschiedlichen Diskursen denken zu lernen, mehrsperspektivisch zu sehen, vielfältige Optiken (S. 966) einzusetzen. Transversale Querungen der Wissensstände der Psychotherapie und ihrer Referenzwissenschaften haben mich zu einem Therapieverständnis in der Integrativen Therapie geführt, das vier Dimensionen hat:

1. Therapie hat eine ***klinische***, d.h. kurative und palliative Dimension. Deren Ziel ist es, Pathologie zu beseitigen oder zu mindern im Sinne des medizinischen Modells, wobei man in zentraler Weise die *Frage nach Hilfe*, das *Unterstützungsbegehren* der PatientInnen, berücksichtigen sollte;

2. Therapie hat eine ***salutogene***[9], d.h. gesundheitsfördernde[10] und -erhaltende Dimension. Ziel ist es, einen gesundheitsbewußten und -aktiven Lebensstil zu fördern im Sinne des (gesundheits)psychologi-

schen Modells[11], das die *Fragen der KlientInnen* und ggf. *KundInnen* nach Gesundheit (*health*), Leistungsfähigkeit (*fitness*), Wohlbefinden (*wellness*) und guten sozialen Beziehungen (*connectedness*)[12] in Form von Aktivitäts-, Gesprächs- und Erzählgemeinschaften[13] berücksichtigt;

3. Therapie hat eine ***persönlichkeitsentwickelnde***[14], d.h. die persönliche *Souveränität*[15], die *Ressourcen* und *Potentiale* des Subjekts[16], seine personalen und sozialen Kompetenzen und Performanzen fördernde Dimension, in der die *Entwicklungsaufgaben*[17] des Menschen, seine Fragen nach Persönlichkeitsbildung, Selbsterfahrung, Selbsterkenntnis, Selbstverwirklichung[18], seine **Lebenskunst**[19] als Fähigkeit der „Sorge um sich"[20] und um Andere[21] in persönlich gelebter Ethik[22] praktizierter Verantwortung[23] für die gemeinsame Lebenswelt berücksichtigt werden;

4. Therapie hat eine ***kulturschaffende und kulturkritische*** Dimension, ist **Kulturarbeit**[24] im Sinne des soziokulturellen Modells. Sie fördert nicht nur die *Exzentrizität* mit Blick auf persönliche, sondern auch auf die gesellschaftliche Situation und die Kraft und den Mut zur Offenheit, Klarheit und freimütigen Rede, d.h. zur **Parrhesie**[25], die Devolution[26] und Entfremdung[27] entgegentritt und für ein „gutes Leben"[28] in kultureller Vielfalt und Freiheit[29] eintritt. Sie ermutigt und berücksichtigt die *Fragen des Mitbürgers nach den Möglichkeiten, sich in der Gesellschaft, einer civic society*[30], *zu engagieren* und sie aktiv mitzugestalten (in Bürgerinitiativen, kulturellen, humanitären, ökologischen, politischen Projekten etc.). Nicht nur Menschen im Klientenstatus[31], auch Patienten können von einer bewußten Teilnahme an solcher Gesellschafts- und Kulturarbeit für ihre Gesundheit und Persönlichkeitsentwicklung profitieren.

Transversale Diskurse konnektivieren diese vier Dimensionen und sie gewährleisten, daß sie über alle Ebenen der Wissensstruktur der Integrativen Therapie (Tree of Science – S. 65) zum Tragen kommen, von der Ebene der **Metatheorie** bis zu der der **Praxis** (Konzepte wie das der *Ko-respondenz* finden sich in spezifischer Modifikation ebenenüberschreitend). Sie sind dabei weder von einem anthropologischen Pessimismus, wie ihn *Freud* mit seiner Psychoanalyse vertritt, geprägt noch von einer anthropologischen Idealisierung, wie wir sie bei *Carl Rogers* finden. Der Integrative Ansatz vertritt eine „desillusionierte Anthropologie" (1986h, 1996k) und meint mit *Pittakos von Mytilene*, einem der „Sieben Weisen von Athen": „Schwer ist es, gut zu sein!" Aber es geht, kostet indes Arbeit, den *Willen zum Guten* (2001k), zu Vernunft, Besonnenheit, Einsatz und Engagement! Das alles vermögen Menschen – ob sie es tun, ist eine andere, eine *offene* Sache! **Hominität** zu realisieren, sein Menschenwesen als ein *humanes* auszugestalten, stellt sich dem Menschen als Aufgabe. Der *Freud*sche Mythos vom Unbewußten als einem von aggressiven und destruktiven Triebimpulsen und vom Begehren bestimmten, ist dabei in seiner überwiegend negativen Konnotierung wenig hilfreich. Wir ziehen heute in der Integrativen Therapie neurowissenschaftliche Modelle vor, sehen mit *Moreno* Unbewußtes stärker als kreatives Potential, ohne seine destruktiven Möglichkeiten zu leugnen. Der psychoanalytische bzw. tiefenpsychologische **Diskurs** der Verdüsterung des Menschen in seiner geradezu Augustinischen Qualität mit einer einseitig pathomorphen Betrachtung, imprägniert vom Mythos des Todestriebes und gesättigt von *Inkompetenzattributionen* – vom Mythos des „inkompetenten", triebgeschüttelten Säuglings bis zum Ideologem der „hilflosen Helfer" – führt für Patienten und für Helfer, eigentlich für jedermann/frau zu einer *„disenabling strategy"*, in der nur der deutungsmächtige Analytiker Durchblick und Macht hat und behält. Diese kultivierte Kultur der Inkompetenzzuweisungen an „die *Welt*" (vgl. *Freud* 1910/1969, 123), dieser **Diskurs** muß dekonstruiert werden. Ich weiß, ich begehe ein Sakrileg, aber: das *Freud*sche Unbewußte, einstmals ein faszinierendes Theorem (von *Nietzsche, Schelling, Schopenhauer, Janet* u.a. entlehnt und inspiriert), hat sich im Lichte der Neuro- und Biowissenschaften und der kulturkritischen Arbeit von *Foucault* oder *Derrida* heute, nach mehr als hundert Jahren, *banalisiert* und sollte nicht mehr monopolistisch im Expertenanspruch einer „community" stehen. Es muß überdies weitgehend neu bestimmt werden (*Met-*

zinger 1995; *Edelman, Tononi* 2001a, b), gereinigt vom Mythos der Erbsünde, der Unvernunft und Blindheit des Menschen, „der im Finsteren wandelt“, von all den kryptoreligiösen *Diskursen*, die *Freud* und *Nietzsche* in die Bewußtseinstheorie hineingetragen haben, und deren Spuren sich im gesamten psychotherapeutischen Feld finden – auch in Aspekten meiner Bewußtseinstheorie (S. 181ff) durch die Einflüsse meiner Psychoanalyse.

Die „**Integrative Therapie**“ mit ihrer „Anthropologie des schöpferischen Menschen“ (*Orth, Petzold* 1993) setzt im Unterschied zum anthropologischen Pessimismus von *Freud* auf die *Ressourcen* und *Potentiale* der Menschen, der Menschheit (was bleibt anderes übrig?), wohl bewußt ihrer immensen destruktiven Fähigkeiten und ihrer Tendenzen zum Widersinn und Wahnsinn (2001k). Im Lichte moderner philosophischer und biowissenschaftlicher Anthropologie, werden Grundkonzepte der Psychotherapie, der psychoanalytischen sowie der behavioralen, neu zu überdenken und zu denken sein – die integrativen sind davon nicht ausgenommen.

Ein solcher breiter Ansatz ist erforderlich, wenn man sich entschieden hat, mit dem Blick auf den „*ganzen Menschen in seiner Lebens- und Sozialwelt*“ und ausgerichtet an einer komplexen anthropologischen Position, die körperliche, geistige, seelische, soziale und ökologische Apekte des Menschen in Kontext/Kontinuum berücksichtigt (vgl. Abb. 1), ein Konzept von Therapie zu vertreten, das dezidiert von reduktionistischen Positionen Abstand nimmt und das *psychologische* Modell mit dem *soziokulturellen* und dem *medizinischen* zu verbinden bestrebt ist.

Durch seine Leiblichkeit und seine soziale Identität verfügt der Mensch *zugleich* über eine Einzigartigkeit/**Unizität**, aber auch über eine Vielfalt, ja Vielheit/**Pluriziät** – er partizipiert an Vielem, hat viele Menschen verinnerlicht (2001b, 2002c).

Integrative Therapie – anthropologische und therapeutische Grundpositionen

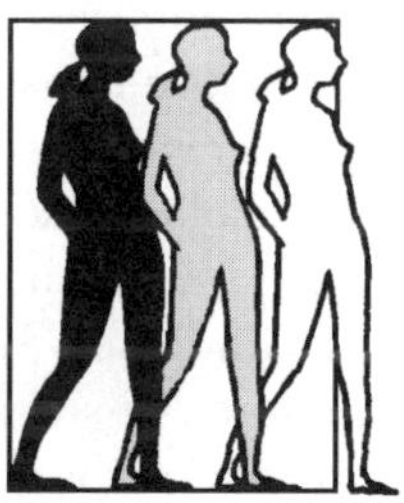

Der MENSCH ist ein	BEREICHE	INSTRUMENTE	ZIELE
KÖRPER-	**Körpertherapie**	Integrative Bewegungs- u. Tanztherapie, thymopraktische Leib- und Atemtherapie, Expression Corporelle, IDR Diäthetik	*Integrierte Leiblichkeit* Gewinn von Mitte, Gesundheit, Sensibilität, Spannkraft, Anmut, Kongruenz innerer und äußerer Haltung – body awareness
SEELE-	**Psychotherapie**	aktive Analyse, narrative Praxis, Gestalttherapie, Psychodrama, intermediale Kunstpsychotherapie	*Integrierte Emotionalität* Gewinn an Selbstregulation, Willenskraft, Selbstverwirklichung, Spontaneität, Kreativität, Empathie, emotionaler Flexibilität u. Differenziertheit – complex awareness & consciousness
GEIST- WESEN (= *Leib-Subjekt*) im	**Nootherapie**	Meditative Wege der Besinnung, Betrachtung, Versenkung, dialogisches Sinngespräch, kreative Medien	*Integrierte Existenz* Gewinn von Positionen zu den Fragen nach Lebenssinn u. -zielen, nach Werten, der Liebe, dem Tod, der Transzendenz – ontological awareness & consciousness
SOZIALEN und	**Soziotherapie**	Netzwerktherapie, Soziodrama, Familientherapie, Selbsthilfegruppen, Wohngemeinschaften, Projektarbeit	*Integrierte soziale Bezüge* Gewinn von tragfähigen sozialen Netzwerken, Freundschaften, Familien, von vielfältigen „social worlds“, Reduktion von Entfremdung – social awareness & consciousness
ÖKOLOGISCHEN KONTEXT UND KONTINUUM (= *Lebenswelt*)	**Ökotherapie**	Interventionen auf der Mikro-, Meso-, Makro- u. Megaebene, environmental modelling, Projektarbeit	*Integrierte ökologische Bezüge* Bewahrung und Gestaltung des Wohn- und Lebensraumes – ecological awareness & consciousness

Abb. 1: Das komplexe anthropologische Modell der Integrativen Therapie und seine Praxeologie (aus *Petzold* 1974j)

In diesem Modell wird eine medizinische Sicht herangezogen, die die Förderung von psychosomatischer und sozialer Gesundheit neben der Behandlung von Pathologie zu ihrem Anliegen macht und eine psychologische Sicht, die mit Entwicklungs- und Sozialpsychologie die klinisch-psychologischen Perspektiven ergänzt. Sieht man Psychologie und Medizin weiterhin unter einer kulturalistischen Perspektive (*Janich* 1996) als Kulturwissenschaften – und beide Disziplinen tragen zu unserer Kultur, ihrem Bild vom Menschen, ihren Stilen und Trends der Lebensführung maßgeblich bei, genauso wie sie von kulturellen Strömungen ihrerseits bestimmt und beeinflußt werden –, dann kann man Psychotherapie nicht nur als klinische Disziplin sehen, selbst wenn man hier, wie es durchaus sinnvoll ist und wie es auch der Integrative Ansatz tut (2001a), einen Schwerpunkt setzt. Die Reduktionismusgefahr, die letztlich immer auf Kosten der PatientInnen geht, wird durch eine solche breite Herangehensweise maßgeblich gemindert. PsychotherapeutInnen müssen sich darüber klar sein, daß reduktionistische Ansätze in Psychotherapie und psychosozialer Versorgung nicht nur eine *Reduktion von Humanität* für Menschen in Krankheit, Leid und Problemlagen zur Folge haben, sondern auch für die „Menschenarbeiter", die sozialen und medizinischen Berufe, die für diese Menschen Hilfeleistungen erbringen und mit ihnen beruflich zu tun haben. *TherapeutInnen und PatientInnen sind* ***ein System****. Geht es den PatientInnen schlecht, werden ihre Behandlungsmöglichkeiten und Gesundungschancen eingeschränkt, kann es den TherapeutInnen nicht gut gehen.* Es darf nicht sein, daß Politiker, Kostenträger, Krankenkassen, Behörden *dominierend* – und dagegen muß man sich wenden – bestimmen, wie dies derzeit geschieht, was und wieviel unsere Patienten an Behandlungsmaßnahmen notwendig haben und erhalten dürfen. Psychotherapeuten werden damit in ihrer Expertise nicht ernst genommen, ja abqualifiziert und das wird noch durch das unsägliche „Antrags- und Gutachterverfahren" in seiner gegenwärtigen Praxis (vgl. Anmerk. 32) aus den „eigenen Reihen" unterstützt. Hier geht es mir in keiner Weise darum, gegen eine wirtschaftliche, kostenbewußte Praxis zu sprechen: im Gegenteil, ich halte sie für sehr wichtig, aber eine solche Praxis braucht rationale und forschungsbegründete Fundamente. Man muß vor allen Dingen Sicherheit, Wohlergehen und „best practice" für die PatientInnen im Auge haben und ihre Wünsche und Aufträge berücksichtigen. Daß dies häufig *nicht* geschieht, wird von PatienntInnen immer wieder schmerzlich erfahren und wurde von PsychotherapeutInnen – ärztlichen wie psychologischen – in unzureichender Weise realisiert, ja wird z.T. immer noch nicht ausreichend wahrgenommen. Sonst hätten TherapeutInnen viele berufspolitischen und gesundheitspolitischen Ausrichtungen, Strategien und Aktionen ihrer Funktionäre nicht akzeptiert oder durch Passivität unterstützt. Zu tun hat dies nicht zuletzt mit den *Unmündigkeitsattributionen*, die PsychotherapeutInnen ihren PatientInnen gegenüber immer noch haben, in ihrer Praxis aktualisieren, zementiert durch die Regelungen der Richtlinien[32], die wiederum im gesamtgesellschaftlichen verdeckten und offenen **Diskurs** der Ablehnung und Stigmatisierung von psychisch Kranken wurzeln. Das, was sich in den sogenannten „Richtlinienverfahren" herausgebildet hat, was im Rahmen des deutschen Psychotherapiegesetzes geschehen ist, ist für den Zustand und die Entwicklung der deutschsprachigen Psychotherapie (und als Ausdruck dahinterstehender kultureller **Diskurse**) in höchstem Maße bedeutsam und muß wieder und wieder auf verschiedenen Ebenen thematisiert, reflektiert und in parrhesiastischer Offenheit diskutiert werden. In diesem Text komme ich deswegen immer wieder auf dieses Thema zurück, bietet es doch einen Explikationsrahmen für viele Phänomene, etwa auch dafür, daß Ansätze zu Formen der *kooperativen Partnerschaft* sich im Felde kaum finden, weder zwischen den TherapeutInnen verschiedener Schulen, noch von Seiten der TherapeutInnen zu den PatientInnen hin. Stattdessen setzt man mit dem medizinalisierten **Diskurs** auf „*compliance*“ – eine „doppelte compliance“: bei den TherapeutInnen, daß sie sich richtlinienkonform verhalten, bei den PatientInnen, daß sie sich richtliniennormiert behandeln lassen. Die Reflexionen der Machtproblematik auf der Therapeut-Patienten-Ebene (*Märtens, Petzold* 2002; *Petzold, Orth* 1999) kann nicht abgekoppelt werden von den „Machtspielen“ (*Foucault* 1998), die auf der institutionellen, berufs- und standespolitischen Ebene laufen. *Compliance*, der Begriff ist denunzierend: er bedeutet „Willfährigkeit, Botmäßigkeit“. „You must comply *with* (obey) the rules“, „to act in accordance (*with* a request, command, sb.'s wishes etc.“ belehrt uns das *Oxford Dictionary*. Compliance = „tendency to give way to others, unworthy submission“[33]. Wenn man „die Geschichte des Wahnsinns im Zeitalter der Vernunft“ (*Foucault* 1969) zur Kenntnis und *ernst nimmt* – und das ist offenbar immer noch nicht im Feld der Psychotherapie geschehen –, dann kann ein „obey to the rules“, den „Richtlinien gehorchen“, keine akzeptable Strategie für eine emanzipatorische Psychotherapie sein, für eine klinische Psychotherapie nicht minder, die darum weiß, daß das „Erleben der eigenen Wirksamkeit“ (*Flammer* 1990), das Verfügen über den „locus of control“ mit Gesundheit und Wohlbefinden korreliert. Die Hintergründe, warum die moderne Psychotherapie immer noch in weiten Bereichen von einem *Submissionsmodell* der Patienten ausgeht, das sich bei genauer Betrachtung in subtiler Weise auch als ein *Subordinationsmodell* der Psychotherapeuten reproduziert, gilt es nicht nur auszuleuchten, sondern es gilt diesen *Tendenzen zum Reduktionismus* in klinischer Praxis und Forschung, in Theorienbildung und gesundheitspolitischer Positionierung aktiv entgegenzutreten. Einer solchen Sicht ist dieses Werk, diese Orientierung von Integrativer Therapie, ist meine Arbeit, *mein Werk* verpflichtet. Diese Einführung soll dies verdeutlichen.

1. Ein Blick „durch“ die Vergangenheit auf das „Feld“ der Psychotherapie – metahermeneutische Mehrebenenreflexion

Will man Gegenwart verstehen oder gar zukünftige Entwicklungen abschätzen, so ist es unerläßlich, in die Geschichte zu blicken, um durch sie hindurch auf den gegenwärtigen Kontext zu schauen. Das gilt für die Gegenwartslage eines Individuums genauso wie für die von Kollektiven – Gruppen, Organisationen, Institutionen, Feldern (1998a). Weil die Psychotherapie ein „soziales Feld“ ist, muß man das gesamte Feld in den Blick nehmen, und auch „genealogisch“ in seinen Untergründen graben (*Nietzsche*), „Archäologie“ (*Foucault*) betreiben.

„Ein *soziales Feld* ist als ein von Individuen und Kollektiven erlebter Bereich sich wechselseitig beeinflussender ‚sozialer Tatsachen' zu sehen, ein durch kollektive *Kognitionen, Emotionen, Volitionen* (auch Gruppen, ja Völker können *wollen*) und *Symbolsysteme*, durch Ökonomie, Macht und Interessen bestimmter ‚sozialer Raum' mit sich verstärkenden oder begrenzenden, zuweilen konflikthaften ‚sozialen Kräften' (*Bourdieu* 1980) – z.B. zwischen Gruppen, Schichten, Werte- und Glaubensgemeinschaften, Minoritäten (*Moscovici* 1979), Berufsgruppen, Therapie- oder Supervisionsschulen, Fachverbänden etc.. Diese konstituieren eine *Felddynamik*, die Geschichte hat, in der ggf. ‚alte Rechte und Privilegien', ‚alte Vorurteile, Konflikte und Feindschaften', ‚alte Vasallenschaften und Loyalitäten', alte Denksysteme, Weltanschauungen, Ideologien zum Tragen kommen“ (*Petzold* 1999r).

Das Erleben von Individuen und Kollektiven ist nicht voraussetzungslos. Das eigene Erleben ist nicht voraussetzungslos. In ihm kommen die Bedingungen der eigenen Biographie und der historischen Situationen zum Tragen, in denen ein Lebenslauf, ein „persönliches Schicksal" sich vollzogen hat. Ein individualisierender Blick, der *Zeitgeist* (1989f), kultur- und sozialgeschichtliche Lagen (2000h; *Berlin* 1998) außer acht läßt, wie dies in der Mehrzahl der Psychotherapien geschieht, greift für das Verstehen einer persönlichen Geschichte zu kurz und natürlich auch für das Verstehen von sozialen Bewegungen, z.B. psychotherapeutischen „Schulen". Als Psychotherapeut kommt man deshalb nicht darum herum, die eigene Geschichte, auch die seiner professionellen Position und damit auch die Geschichte seines Verfahrens, ja seiner Disziplin, der *Psychotherapie* insgesamt, in den Blick zu nehmen, um Mythen- und Legendenbildungen, die Hagiographien von Schulengründern (zu *Freud* vgl. z.B. *Gay* 1989), bestimmende kulturgeschichtliche Einflüsse (zu *Perls, Goodman* und die Gestalttherapie vgl. 2001d) zu erfassen und zu verstehen, damit man die Chance erhält, „sich selbst im Lebensganzen zu verstehen" (2000b), seinen Kontext in dem und mit dem zugehörigen Kontinuum begreifen und hinlänglich erklären zu können. Wer einen Beitrag zu einer Disziplin leistet, wie ich das zu meiner Disziplin, der Psychotherapie, tun konnte, wird sich und seinen Beitrag in die Geschichte stellen müssen, um das, was er geschaffen hat, gedacht und geschrieben, entwickelt und getan hat (mit und für PatientInnen, KollegInnen, AusbildungskandidatInnen, im theoretischen, methodisch-praktischen, berufs-/gesundheitspolitischen Bereich usw.), *aus der Perspektive auf das Kontinuum* zu verstehen. Allerdings genügt es nicht, dies alleine zu tun. Ich habe solche Reflexionen mit meinen MitarbeiterInnen immer wieder unternommen (*Petzold, Orth, Sieper* 1999, 2000), aber auch dann bleibt man auf die Perspektiven einer „in group" begrenzt: Deshalb wurden profilierte *Positionen* in Veröffentlichungen – Publikationen oder Kongreßbeiträge – bewußt und gezielt in den „*Diskurs*" der fachlichen „community" gestellt[34]. Auf diese Publikationen muß verwiesen werden.

Die Formulierung von *Positionen* (*positions*) als „Szenen, Akte, Figuren der *dissémination*" (*Derrida* 1986, 184) eröffnet Möglichkeiten zu *spezifischer Unterschiedlichkeit* (*différance*), d.h. *Positionen* stellen durch ihre *temporäre Prägnanz* bei gleichzeitiger Offenheit und struktureller Unfertigkeit eine Differenzen erzeugende Tätigkeit dar – nach innen ins eigene System und nach außen zu umliegenden Systemen hin. Damit einher geht eine Verzögerung abschließender Wertungen, so daß durch diesen *Aufschub* (ibid. 154) Verbindungen, „*Konnektivierungen*" (1994a) möglich werden, die das „*Emergenzpotential*" (1998a, 312) des Systems, des Feldes (z.B. der Psychotherapie, der Sozialarbeit, der Psychoanalyse, Gestalttherapie, der Integrativen Therapie etc.) steigert, also die Fähigkeit, Neues, Innovation hervorzubringen durch die Vielzahl und Dichte der ermöglichten Vernetzungen. Im Folgenden sollen einige *Positionen*, die ich mit der Integrativen Therapie vertrete, hier exemplarisch angesprochen werden, denn das „**gantze Werck**" (S. 371) ist eine „Ausbreitung" von Ideen, Materialien, Konzepten, die in praktischer Umsetzung zu Szenen und Akten führen.

Mit Blick auf die moderne Psychotherapie, zu der dieses Werk einen Beitrag leisten will, ist meine Position, daß ihre Geschichte im ausgehenden 18., beginnenden 19. Jahrhundert ihren Anfang nimmt und zwar im Kontext und in der Folge der europäischen Aufklärung (*Imhof* 1995; *Möller* 1993; *Pütz* 1991). Die Aufklärung postulierte ein *freies, selbstbestimmtes Subjekt*, die Würde des Menschen, vernunftbestimmte Erkenntnisprozesse und hatte eine Absage an absolute Wahrheitsansprüche auf ihre Fahnen geschrieben, denn in absolutistischen wie auch in totalitären Systemen ist eine moderne, kritischer Bewußtseinsarbeit und persönlicher Souveränität und Emanzipation verpflichtete Psychotherapie nicht möglich. Gewaltregime setzen allenfalls Psychotechniken für Manipulation und Folter ein. Einer Psychotherapie, die auf die Vermögen des reflexiven Subjektes setzt, die auf die Erkenntnisprozesse sich emanzipierender Persönlichkeiten zentriert, einer solchen aufgeklärten und aufklärerischen Perspektive sehe ich mich mit der von mir vertretenen Orientierung verpflichtet. Dabei muß natürlich die Aufklärung mit ihren Hintergründen und Problemen (z.B. dem Fortschrittsoptimismus, der rationalistischen Vernunftskonzeption, den kryptoreligiösen Elementen des Humanismuskonzeptes etc.) durchaus selbst kritisch-metakritisch – etwa mit *M. J.-F. Lyotard, J. Derrida, G. Böhme* – in den Blick genommen werden (*Böhme, Böhme* 1983), die „dunkle Seite" der Aufklärung (*M. Foucault*), in der Identität um den Preis der Kontrolle und Kontrollierbarkeit gewonnen wird, um durch solche Metakritik *zu einer Aufklärung zu kommen, die über sich aufgeklärt ist.* Die „zweite Aufklärung" der Frankfurter Schule (*Horkheimer, Adorno* 1944/1997) hatte mit diesem Unterfangen begonnen, ist aber in diesem Projekt stagniert. Die Psychotherapie müßte beginnen, sich darum zu bemühen, über sich, ihr Herkommen, ihre Funktionen in der und für die Gesellschaft des vergangenen zwanzigsten Jahrhunderts und in einer radikalisierten Moderne *aufgeklärt* zu sein. Sie ist davon, wieder einmal, weit entfernt, da das, was in ihrer Felddynamik geschieht – etwa in ihrer Verrechtlichung oder im nachkriegsgeschichtlichen bundesdeutschen Phänomen der „Richtlinienpsychotherapie" und ihrer derzeitigen ökonomisierten Determinierung –, nicht hinreichend metareflektiert wird. Was sich in der Dynamik der übergeordneten gesellschaftlichen Felder zeigt, wird nicht gemeinsam durch alle Beteiligten und Betroffenen diskursiv bearbeitet, so daß keine übergreifenden „starken" politischen Positionen und Handlungsstrategien entwickelt und umsetzungsorientiert angegangen werden. Man ist eben *nicht* „gemeinsam stark", weil das Feld der Psychotherapie zersplittert ist – selbst die großen Gruppen, z.B. die Richtlinientherapien werden als solche auf Dauer nicht stark genug sein, um ein gesundheitspolitisches „*momentum*" zu generieren. Und so findet sich eher eine Passivität mit einer hohen Tendenz zu Konservativität und Toleranz gegenüber restriktiven Entwicklungen, die ihren Trend zu verdinglichender Ökonomisierung statt zu optimierender Ökonomie ungestört verfolgen können. Man setzt auf eine „Moral der Reglemente" statt auf eine „engagierte Ethik", favorisiert weiterhin alleinig und einseitig (und nur das ist das Problem!) positivistische Forschung, manualisierte, störungsspezifische Therapien – sie fragmentieren Probleme und Leiden eines „ganzen Menschen" – unter der Perspektive von Zweckmäßigkeit und Wirtschaftlichkeit, wobei *patient welfare, patient security* und *patient dignity* (*Müller, Petzold* 2002a) keine prioritären Forschungsziele zu sein scheinen. Das alles verweist darauf, daß die „**Diskurse** der Kontrolle", der Disziplinierung, der Normalisierung, die so verschiedene DenkerInnen wie *Adorno, Foucault, Baudrillard, Berger/Luckmann, Pohlen/Bautz-Holzherr, Bauriedl* u.a. für die Psychotherapie aufgezeigt haben, aus ihren historischen Untergründen wieder auftauchen.

Es gibt natürlich für diese Disziplin der „*wissenschaftlichen Seelenheilkunde*" Vorläufer. Die angesprochenen Untergründe sind nicht homogen. *Freuds* Argumentationen lassen dies z.B. erkennen, wenn er die Psychonanalyse einerseits in die Tradition der traditionellen Medizin, ihrer Praxis des „*ignis et ferrum*" stellt[35], andererseits die Psychotherapie als „Nachfolgerin der Seelsorge" sieht und Ähnlichkeiten von Psychoanalyse und Beichtpraxis durchaus zugestand[36]. Damit steht die Psychoanalyse im **Diskurs** medizinalisierter Kontrollmacht und pastoraler Deutungsmacht, der sich in ihrer Geschichte immer wieder zeigte (*Castel* 1973; *Petzold, Orth* 1999) – etwa im Umgang mit „Dissidenten" –, ohne daß er jemals in breiter Weise kritisch und metakritisch bearbeitet wurde (vgl. jedoch die Arbeiten von *Pohlen/Bautz-Holzherr*). Aber das Verdrängte kehrt wieder, reproduziert sich, generalisiert zuweilen! Das wissen wir durch *Nietzsche* und *Freud*, und so nimmt es nicht Wunder, daß dieser **Diskurs** wieder virulent wurde und sich mit seiner restriktiven *Macht* (*Foucault* 1976, 1978, 1984) in Deutschland für die gesamte Psychotherapie in den berufspolitischen Ereignissen der vergangenen Jahre (es ist zu hoffen, nur vorübergehend) durchsetzte mit dem Resultat der Unterordnung der Psychotherapie *unter die Medizin* im „Integrationsmodell" (de facto Subordinations- und Ausgrenzungsmodell) des deutschen Psychotherapeutengesetzes.[37] Dieses Resultat ist, daran ist leider nicht zu rütteln, maßgeblich durch die Aktivitäten psychoanalytischer Berufs-/Machtpolitik zustandegekommen – ganz gegen die Intentionen *Freuds* übrigens, der nämlich mit Verve vertreten hatte, „daß die Psychoanalyse kein Spezialfach der Medizin ist. Ich sehe nicht, wie man sich sträuben kann, das zu erkennen. Die Psychoanalyse ist ein Stück Psychologie, auch nicht medizinische Psychologie im alten Sinne ..." (*S. Freud*, Nachwort zur Frage der Laienanalyse, 1927/1969, S. 342). Die Machtinteressen mächtiger Gruppen haben indes zu anderen Sichtweisen geführt.[38]

Die Geschichte hinterläßt Spuren. Vorgängiges bleibt nicht folgenlos, wie gerade *Freud* hätte wissen müssen, nicht zuletzt aufgrund der Einflüsse *Nietzsches*, die er –, um die Originalität seiner Gedanken fürchtend', wie er sich einmal *Lou Andreas-Salomé* gegenüber äußerte – stets heruntergespielt hatte, obwohl er ihnen Wesentliches verdankt. Nun, *Freud* hat die Nachwirkungen vorgängiger **Diskurse** (d.h. im Sinne von *Foucault*[39] verdeckte Einflußlinien und Dispositive) in seinem Werk nicht untersucht. So ist ihm die „ekklesiale Organisation und Praxis" seiner psychoanalytischen Bewegung (Hierarchien: Kandidaten, Analytiker, Lehranalytiker, Kontrollanalytiker ≈ Akolythen, Diakone, Presbyter, Archipresbyter; Sanktionssysteme: Disziplinarmaßnahmen „Dissidenten" gegenüber, Ausschlüsse/Exkommunikationen, vgl. *Bos* 2000) genausowenig aufgefallen wie die Fortführung ekklesialer und medikaler Arcandisziplin, des Prinzips der Geheimhaltung von Wissen und Praxen, obgleich ihm solche Tendenzen ab und an aufkamen, wenn er sich z.B. dagegen verwahrt, daß die Psychoanalyse ein Geheimbund sei.[40] Er hatte indes die Charakteristik seines Verfahrens nicht reflektiert, genausowenig wie die Form der Weitergabe: einerseits das Lehren der Psychoanalyse als Verbreitung einer „*arcanen, initiatischen Praxis*" durch Bevollmächtigte, die über eine „Ermächtigung" verfügen und den obligatorischen Weg der „Läuterung" in Lehr- und Kontrollanalyse durchlaufen haben[41], und andererseits als Übermittlung einer autorisierten „*Lehre*"[42] – ein von ihm und seinen Epigonen, Nachfolgern (Jüngern zuweilen) sehr häufig gebrauchter Terminus, dessen kryptoreligiöse Qualität durch Zufügungen wie „rein", „wahr", „unverfälscht", „Gold" deutlich wird[43]. *Freud* hat vor allem nicht seine eigene Position und Rolle in seiner Bewegung *strukturell* reflektiert (*Roazen* 1998), und ein gleiches gilt für all die anderen psychotherapeutischen „Schulengründer" von *Jung* bis *Frankl*, von *Moreno* bis *Perls*. Sie kamen – völlig verschieden von Leitfiguren in den Naturwissenschaften – in die Position von „Begründern einer Heilslehre" mit der Fama des Außergewöhnlichen und dem Privileg der „Deutungsmacht". In der Regel erzeugten sie in den von ihnen inaugurierten Bewegungen Phänomene, die sich ähnlich bei Religionsstiftern oder religösen bzw. politischen Führern und ihrem Gefolge finden lassen. Solche Positionen werden keineswegs immer und von allen Protagonisten in der Psychotherapie angestrebt – von einigen jedoch (*Freud, Jung, Frankl, Lowen, Bandler* u.a.) zielstrebig und „mit Macht". Solche Positionen werden ihnen aber auch zugeschrieben, angetragen, und das gilt in gleicher Weise für ihre Vasallen, Stellvertreter, Ermächtigten, auch für den „einfachen Psychotherapeuten" in seiner Praxis, der nur allzuleicht für seine Patientinnen und Patienten in die Position eines „Seelenführers" oder „Gurus" kommen kann. Viele Menschen wollen zweifelsohne Führung, Seelenführung!

Gerät man in die Situation, zu einer „Leitfigur der Psychotherapie" (*Zundel, Zundel* 1987) zu werden – und mir hat man das in „**DIE ZEIT**" zugeschrieben (*Zundel* 1987), die *Zeit* wird letztlich über die Richtigkeit einer solchen Einschätzung entscheiden –, dann ist es nicht einfach, den evolutionspsychologisch zu begründenden Effekten von Alpha-Positionen, den von der Sozialpsychologie untersuchten „Salienzeffekten" (*Stroebe* et al. 1992), den idealisierenden oder negativierenden Projektionen, mit denen sich die Psychoanalyse befaßt, zu entgehen. Den Phänomenen unbilliger Idealisierungen (und – polarisierend – den dann häufig auftauchenden Gegnerschaften und ungerechten Negativierungen) muß man dann gegensteuern und auch dem Sog, über die eigenen faktischen, wissenschaftlichen und klinisch-praktischen Leistungen, die durchaus Leitbildfunktion haben können, hinaus die Rolle eines *hegemonialen* „Führers" einzunehmen. Die eigenen Macht- und Geltungswünsche gilt es anzusehen und ansehen zu lassen, denn sie sind weder aus der „*Felddynamik*" noch aus der biographischen Bestimmtheit (*Petzold* 2002h) herauszulösen (vgl. Anmerk. 44). *Nietzsches* Mahnung: „*Ich bin ein Geländer am Strom – fasse mich, wer mich fassen kann! Eure Krücke bin ich nicht*" (Also sprach Zarathustra II, 305) hatte wenig gefruchtet (*Petzold, Orth, Sieper* 2000). Es hat dennoch Nietzscheaner, Freudianer, Jungianer, Perlsianer usw. gegeben – es gibt sie noch! Dem zu begegnen – so man es denn will – macht Beobachtungen, Reflexionen, Analysen, Interpretationen auf *mehreren Ebenen* notwendig, um Phänomene, Strukturen, Dynamiken *wahrzunehmen*, zu *erfassen*, zu *verstehen*, zu *erklären* und, wo erforderlich, zu *verändern* (S. 162ff.). Für ein solches hermeneutisches bzw. metahermeneutisches Vorgehen, wie es in Supervision und Therapie zur Steigerung der **Sinnerfassungs-**, **Sinnverarbeitungs-** und **Sinnschöpfungskapazität** (2002b) unverzichtbar ist, habe ich das folgende Modell entwickelt (1994a, 1998a). Es kann und sollte durchaus der Reflexion des eigenen Tuns dienen:

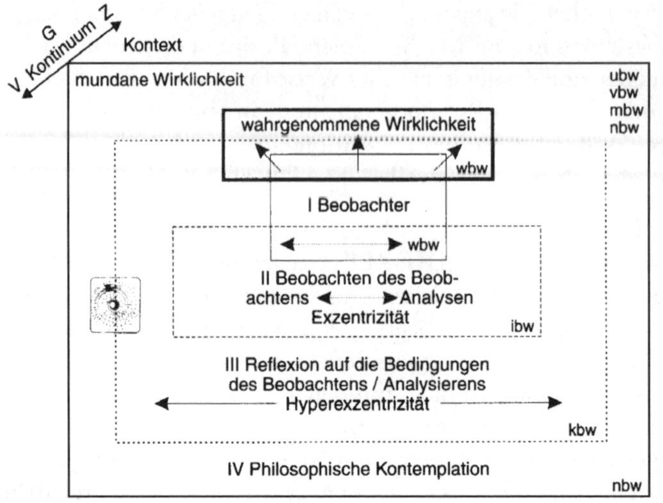

Legende:

Mehrperspektivität — Intersubjektive Ko-respondenz
Intrasubjektive Ko-respondenz
Interdisziplinäre, transversale Ko-respondenz

V = Vergangenheit G = Gegenwart Z = Zukunft

ubw = unbewußt, zum Teil nicht bewußtseinsfähig, *areflexiv*
vbw = vorbewußt, bewußtseinsfähig, *präreflexiv*
mbw = mitbewußt, *koreflexiv*
wbw = wachbewußt, *reflexiv*
ibw = ich-bewußt, *vollreflexiv*
kbw = klarbewußt, *hyperreflexiv*
nbw = nichts-bewußt, *transreflexiv* (vgl. *Petzold* 1988a/1991a, 264f)

„Heraklitische Spirale des Erkenntnisgewinns"
(*Petzold, Sieper* 1988)
ohne Anfang, ohne Ende, kontinuierlich – diskontinuierlich
(vgl. die wechselnde Dichte der Spirale)
voranschreitend (vgl. *Petzold* 1988n, 565)
△ Dreiecke in der Spirale als mehrperspektivische Plateaus
Kern der Spirale („Auge des Zyklons"),
Ort „philosophischer Kontemplation"

Abb. 2: **Metahermeneutische Mehrebenenreflexion** als Praxis von **Transversalität** für mehrperspektivisch wahrgenommene und ko-respondierend analysierte Arbeit in Therapie und Supervision (aus

Legende und Erläuterungen:
Ich habe dieses Modell in verschiedenen Kontexten eingesetzt: z.B. bei „metahermeneutischen Reflexionen von Ideologemen und Konzepten in der Psychotherapie" (*Petzold, Orth* 1999, 110ff), bei der Analyse von Gewalt gegen PatientInnen im Bereich der Gerontologie (*Petzold* 1994a) oder bei der Untersuchung von destruktiven Identitätsprozessen (1996j). **Hier** soll es anhand einer *Skizze* zu **meiner eigenen Arbeit** in der und an der *Integrativen Therapie* kurz exemplifiziert werden.

→ **Ebene I:** Es gilt die eigene Position, Rollen und Funktionen anhand der Beobachtung des eigenen Handelns und seiner Wirkungen in den verschiedenen „Arealen" bzw. „Sektoren" des Feldes[44] aufmerksam wahrzunehmen, zu beobachten, zu reflektieren als einen Mikroausschnitt aus der mundanen Wirklichkeit und globalisierten Realität (*Wallner* 1990), in der mein Leben und Tun sich vollzieht: Ich beobachte mich in einer

Therapie, bei einer Supervision, in einer Ausbildungsgruppe, auf einem Kongreß, *wachbewußt* (*wbw*), *reflexiv* vor dem Hintergrund meiner persönlichen Geschichte mit ihren zeitgeschichtlichen Kontexten (2002h; *Petzold, Petzold Heinz* 1985). Ich sehe, wie Menschen auf mich reagieren, und der Wahlrheinländer in mir hat dann vielleicht gesagt: „Hilarion, hab ich zu mir gesagt, hab ich gesagt, du kriegst schon 'ne Menge Aufmerksamkeit, kommst auch gut rüber, mach's nicht zu komplex!" ↔ *intrasubjektive Ko-respondenz.*

→ **Ebene II:** Dann schau ich mir zu, wie ich mir zuschaue[45], beobachte den Beobachter, das Beobachten *ichbewußt* (*ibw*), *vollreflexiv*. Ich analysiere die Situation aus der *Exzentrizität*: „Ich weiß, daß ich hier auf einige Leute bedrohlich wirke. Mein Frageduktus, das Hinterfragen, die Wissensmengen, die ich zur Verfügung habe, das kann erschlagend wirken, arrogant vielleicht. Andere finden das faszinierend, wieder andere ‚kennen sich nicht aus'. Das alles sehe ich und frage mich: Muß ich alles sagen, was ich weiß und sage? Welche Funktion hat das für mich, welche für die ‚Integrative Therapie'? Wie übe ich in *Diskursen* Macht durch Wissen aus? Sehe ich genügend von dem, was ich sehen müßte, bedenke ich hinreichend (good enough), was ich bedenken müßte: bei meinen Aktionen, Interaktionen, bei denen der Anderen? Was blende ich aus? Bin ich mutig genug zu sagen, was ich meine sagen zu müssen?" ↔ *intrasubjektive Ko-respondenz.* Das *punctum caecum* ist bei solchen Fragen nicht zu hintersteigen. Deshalb darf die Reflexion der eigenen *Position* keine einsame sein. Sie bedarf des anderen Blickes, des korrigierenden Feedbacks, der Koreflexion, des *Polylogs* mit anderen ↔ *intersubjektive Ko-respondenz.* Dazu ist es notwendig, die eigenen *Positionen* transparent zu machen. Sie müssen deutlich deklariert werden, um Differenzqualitäten zu ermöglichen: „Ich, *Hilarion G. Petzold*, sehe mich *nicht* als einen *Schulen*(be)gründer in der Psychotherapie."

Ich habe im Rahmen moderner Psychotherapie und klinischer Psychologie durch meine Lebensarbeit eine *Orientierung mit* angestoßen und *mit* vorangebracht, die insgesamt als das „**neue Integrationsparadigma**" (S. 701ff, 1992g) bezeichnet wird – das „alte" Integrationsparadigma wird z.B. von *Reil, Janet, Iljine, French, Alexander* vertreten. Viele andere moderne Psychotherapeutinnen und Therapeuten arbeiten mit an der Entwickung dieses neuen „main stream" als Leitparadigma (klinisches *Makroparadigma*, S. 706). In ihm stellt das von mir und meinen MitarbeiterInnen erarbeitete „Verfahren" als *Mesoparadigma* (ibid.) eine spezifische Ausprägung dar, die zu vielen ähnlichen Orientierungen und Verfahren hin in unterschiedlichem Grad der *Konnektivierbarkeit* „anschlußfähig" ist (vgl. S. 769ff, Abb. 1, S. 773). Psychotherapeutische Verfahren *kann man heute seriöser Weise nicht mehr im Alleingang begründen* – man sollte es auch nicht. Die Zeit der „Schulengründer" sollte vorbei sein. Das ist meine *Position*, die ich aus der Beobachtung und Reflexion meiner Arbeit und der Entwicklungen im psychotherapeutischen Feld sowie aufgrund von Koreflexionen und von kollegialen Feedbacks aus diesem Feld entwickelt habe.

→ **Ebene III:** Kann diese Position gehört werden, will sie gehört werden? Diese Frage stellt sich mir, ich stelle sie vor dem Hintergrund der Beobachtungen des Feldes in Ebene 2, aufgrund von Diskussionen, Ko-respondenzprozessen mit Kolleginnen und Kollegen meiner eigenen Richtung, anderer Richtungen, aus anderen Disziplinen, denn wirklich grundlegende Themen – z.B. das des Friedens, der Gefühle, des Sinnes, der Menschenwürde, der Gerechtigkeit (2003o), Schuldfähigkeit (2003d), Liebe, der Tugend (2000h), des Willens (1986a, 1995g, 2001a) – kann man ohne transversale Diskurse ↔ *interdisziplinäre Ko-respondenz,* nicht hinlänglich substantiell bearbeiten. Vor diesem Hintergrund lege ich mir selbst dann neue Fragen vor: „Warum argumentierst du in dieser Weise, hast immer in dieser Weise argumentiert? Persönlich: Hast du nicht genügend Mut, Selbstvertrauen, Bewußtsein für die eigene Qualität und Leistung, nicht genügend ‚Willen zur Macht' oder Chuzpe?" Und aus mir *spricht es* – in einer *Bakhtin*schen Perspektive (*Holquist* 1990) kollektive Aspekte zu Wort kommen lassend: „Mit meiner intellektuellen Biographie und der meiner Eltern (2002h), mit dem Blick auf die vergangenen beiden Jahrhunderte mit ihren Totalitätsphilosophien bzw. -ideologien, den Weltkatastrophen, die sie ausgelöst haben, ist es mir, ist es uns – Menschen wie mir – nicht mehr möglich, umfassende Geltungsbehauptungen zu ertragen, da wir *‚die Ursachen hinter den Ursachen und die Folgen nach den Folgen'* abzusehen vermögen." Ich weiß – zu einem guten Teil zumindest –, welche ‚Bedingungen des Denkens' hier Ausdruck finden, wer hier *aus mir* spricht, welches Denken, welche Vorbilder, welche Autoren, welche ↔ *interdisziplinäre Ko-respondenzen* von Konsens-Dissens-Prozessen hier im Sinne eines *„transversalen Diskurses"* argumentieren, eines Diskurses also, der die wissenschaftlichen Disziplinen und die kulturellen Felder quert. Ich weiß einigermaßen, welche Seiten von mir in mir im *POLYLOG* (2002c) sprechen – mit *Mikhail Bakhtin*[46] muß ich mich zudem fragen: „Welche der Persönlichkeiten meines ‚pluralen Selbst' sprechen zu wem. Wer sind meine AdressatInnen in mir, wer sind sie in meinem sozialen Feld, in meiner Leserschaft (konsenter, dissenter, hostiler) und in welchem Diskurs, in welchen Formen der Kommunikation (*Kent* 1998) stehe ich mit ihnen?" – Die richtigen Fragen sind Wege zu möglichen Antworten.

Lyotards (1982) Idee vom Ende der *Metaerzählungen* hatte mich unmittelbar angesprochen. Warum hat er, haben *Theodor W. Adorno, Mikhail M. Bakhtin, Jean Baudrillard, Seyla Benhabib, Gilles Deleuze, Jaques Derrida, Michel Foucault, Julia Kristeva* so gedacht wie sie dachten? Warum muß man, kann man in unserer Zeit so denken? Und was bedeutet das für die psychotherapeutische Arbeit, die Konzeptentwicklung, für eine moderne Psychotherapie, für meine, unsere Arbeit an einer integrativen Orientierung der Therapie in einer globalisierten Welt, in einer „*transversalen Moderne*" (1998a; *Welsch* 1988, 1996)? Daß man solche Fragen stellen kann, in persönlichen wie in übergeordneten Bereichen, wird möglich aufgrund der Beobachtungen und Reflexionen von Beobachtungen und Reflexionen auf dieser dritten Ebene, durch disziplinübergreifende Diskurse, Ko-respondenzen, durch ***POLYLOGE***, durch *Multidisziplinarität*, die sich in *Interdisziplinarität* überschreitet und immer wieder *transdisziplinäre* Qualitäten generiert.

In einer von mir (1988t) entwickelten Systematik für Kulturarbeit, Psychotherapie, Supervision und Metaconsulting (idem 1998a, 27; *Petzold, Ebert, Sieper* 1999) differenziere ich wie folgt:

→ **Monodisziplinarität**, in der die Disziplinen voneinander isoliert ein Problem bearbeiten; sie wird überschritten in

→ **Multidisziplinarität**, in welcher die Disziplinen bzw. ihre Vertreter in einfacher Juxtaposition an einem Thema arbeiten und Ergebnisse austauschen;

→ **Interdisziplinarität** geht darüber hinaus, wenn die Disziplinen aus ihrem spezifischen Fundus heraus sich im Bezug auf ein Thema koordinieren (round table model), d.h. ihre Möglichkeiten differentiell einsetzen und in *Polylogen* miteinander kooperieren.

→ **Transdisziplinarität** indes ermöglicht einen Grad der *Ko-respondenz* der Beteiligten, eine Dichte der *Konnektivierung* (1998a, 131, 176) disziplinspezifischer Erfahrungen, Wissensbeständen und Praxen, eine Bereitschaft, aufeinander zu hören, eigene Positionen zu hinterfragen oder zurückzustellen und voneinander zu lernen, so daß neue, die vorgängigen Eigenheiten der Disziplinen und Positionen der Fachvertreter *transgredierende* Erkenntnisse und Methodologien *emergieren*, denn E m e r g e n z wird bei der Vernetzung komplexer Systeme (ibid. 41, 240) durch den Zusammenfluß von Informationen, Kompetenzen und Performanzen, im K o n f l u x kokreativer Zusammenarbeit als „Synergieeffekt" möglich (ibid. 132, 267f, 318).

Die **interdisziplinäre** Zugehensweise ermöglicht dem Psychotherapeuten als Spezialisten für individuelle Schicksale, persönliche Biographien, die Sicht des Historikers als Spezialisten für geschichtliche Bedingungen und Zeitgeisteinflüsse zu nutzen (*Schuch* 2001). Sie hilft ihm, den Soziologen als Spezialisten für die Einflüsse gesellschaftlicher Organisationsformen und die Probleme und Chancen, die mit ihnen verbunden sind, zu hören, um daraus Konsequenzen für die Einschätzung der Geschichte, Gegenwart und Zukunft eines Patienten oder einer Patientengruppe zu ziehen. Der interdisziplinäre ***POLYLOG*** ermöglicht es oftmals erst, relevante Fragen zu stellen. Auf diese Fragen gibt es zahllose tentative Antworten und noch mehr neue Fragen. Dieses dreibändige, *interdisziplinär argumentierende* Werk ist ein Bündel von Antworten und es ist voller Fragen.

Eine Konklusion der Reflexionen auf dieser dritten Ebene ist: Wir beginnen gerade einmal zu erfassen, was *Komplexität* ist. Wir beginnen in den Wissenschaften die Bereiche unseres *Nichtwissens*, die mit jeder neuen Erkenntnis exponentiell wachsen, zu kartieren (*Ivainer, Lengelet* 1996; *Granger* 1993) und ein wenig zu verstehen, welche Ausmaße die Ozeane unseres Unwissens haben. Um auf ihnen einigermaßen sicher *navigieren* zu können, brauchen wir das Wissen der Anderen, anderes Wissen, andere Kenntnisstände, andere Diskurse, Dialoge, ***POLYLOGE***, weil wir jetzt *erahnen* können, was es heißt, „Mensch im Chaos/Kosmos" (S. 491), im „Chaosmos" zu sein. Wir stehen an der Schwelle des Begreifens, was es bedeuten könnte – das Genom entschlüsselt – sich selbst zu erschaffen oder Cyborgs oder Androiden (*Brooks* 2002). „Bladerunner" (*Dick* 1982) werden die dabei auftauchenden Probleme für uns nicht lösen!

Die Instrumente unseres Wahrnehmens und Denkens wurden für den *Mesokosmos* entwickelt (*Vollmer* 1975), den wir immer radikaler überschreiten. Sie wurden nicht für die Welt der Antimaterie, nicht für die Unendlichkeiten des interstellaren oder intergalaktischen Raumes oder für die molekularen, atomaren, subatomaren Mikrobereiche ausgebildet (2002k). Myon- und Tau-Neutrinos werden nie Gegenstände der Wahrnehmung oder des Erlebens werden können, aber sie werden wie viele andere Erkenntnisse der Grundlagenforschung zu Determinanten unseres Weltbildes, unserer Kosmologie, zu der wir *Positionen* mit erlebnishaften Qualitäten entwickeln können, indem wir uns selbst als Denkende, Nachsinnende erleben. Die Bedingungen unseres Fühlens und Denkens in einer *individuellen Biographie* statten uns mit Erlebnisparametern aus, die durch *Enkulturation* (*Fend* 1971) und *Sozialisation*[47], Einflüsse der sozialen Welt geformt wurden: von der materiellen

Lage unseres Elternhauses, Kriegs- oder Friedenszeiten, die Arbeit, die wir zu verrichten hatten, über unsere Lektüre, die Spiele die wir spielten (2002h, *Petzold-Heinz, Petzold* 1985), die Lieder die wir sangen (*Müller, Petzold* 1999), die Gedanken, die wir dachten (*Kühn, Petzold* 1992). Mit diesen Parametern greifen wir in die Geschichte, die Geschichte unseres kulturellen, sozialen, privaten Raumes, um sie zu begreifen – in *eurozentrischen* Weisen des Denkens, Fühlens, Wollens/Nichtwollens, Handelns oder Nicht-Handelns, *bien sur*, das gilt es metakritisch zu beachten! Aber ein solcher Zugang wird in Prozessen der Globalisierung nicht ausreichend sein. Fragen stehen vor uns: Wie werden uns Überschreitungen gelingen, wenn uns fremde Kulturen nahe kommen, wenn neue Erkenntnisse alte überholen, wenn wir neue Weltbilder schaffen, die neuen Kosmologien uns die fast schon vertrauten Modelle erschüttern, wie das des „Big Bang"? Welche *Transgressionen* (*Petzold, Orth, Sieper* 2000) liegen noch vor uns und wohin führen sie, in welchen Sinn, Hypersinn, in welchen Wahnsinn und Abersinn vielleicht (2001k)?

→ **Ebene IV:** Wenn wir uns mit unseren Seelen in den Cyberspace wagen (müssen) oder der Cyberspace in unsere Seelen hineinfiltert, kaum merklich noch, was für eine Psychotherapie werden wir brauchen, denn wer werden wir sein? Wenn unser Bewußtsein, „Kaskaden tanzender Informationen", an die Grenzen dessen kommt, was mit unserer Art des Denkens zu denken ist (*Metzinger* 1995) und mit unseren Weisen des Fühlens gefühlt werden kann, und diese Grenzen sind nahe, wird es uns möglich sein, *uns selbst anders zu denken*, werden wir uns *anders fühlen* können? Wer wollen wir werden, wer will ich sein? Wer will ICH sein, werde ich sein? Über derartige Fragen kann man nicht nur nachdenken, sondern man muß dieses Nachdenken durch *Nach*spüren, *Nach*fühlen, *Nach*sinnen anreichern, durch *Voraus*denken, Prévoyance, Visionen, prevision (of danger auch), so daß es zu einer wechselseitigen Durchdringung dieser Möglichkeiten des Erfahrens kommt. Ich habe von einem „perichoretischen Erfassen", einer wechselseitigen Durchdringung der Erkenntnisströme, -ebenen und -formen gesprochen (*Petzold* 1981e; *Schuch* 2001) – durch das, was man mit *B. Russell* (1964) als „philosophische Kontemplation" bezeichnen kann, für die es sich in einer „perspektivischen Lebensform" (*Tiedemann* 1993) zu öffnen gilt. Ich schlage mich dabei oft mit dem Problem des Mutes herum (und das ist immer mit dem der Angst verbunden), wenn ich mich daran mache, *mich anders zu denken*, die Menschen anders zu denken, die Psychotherapie anders zu denken, anders zu *sehen* ... Visionen, die oft genug *nicht* aus meinem Psychotherapeuten-Selbst kommen – es ist ein hybrider Anspruch, ein zu *dekonstruktivierender Mythos*, durch die Eigen- bzw. *Lehranalyse* an alle wesentlichen Dinge (die wesentlichsten gar) zu kommen. Die Einsichts- und Übersichtsleistungen der großen Geister aller Zeiten der Menschheitsgeschichte und die doch sehr begrenzten Einsichten der psychotherapeutischen Schulen in den hundert Jahren ihrer Geschichte stehen gegen einen solchen Mythos. Meine Sichtweisen über die Menschen waren von der Kunst, der Literatur, der Philosophie (jeweils der neuen *und* der alten) mehr bestimmt (1999q, 2002h) als von den Theoremen traditioneller, schulengebundener Psychotherapie. Das zwingt mich, mein Denken in Richtung einer „Humantherapie" zu öffnen. Meine Gedanken laufen quer zum Denken von zelotischen Schulenmonisten, zu jeder Form von Dogmatik. Meine Visionen von Menschen und Cyborgs, meine Meditationen über diese Welt und ihre Zukunft sind, so glaube ich, weniger für Psychotherapeutenohren aus den traditionellen Mainstreams bestimmt, weniger für Gesprächs- und Erzählgemeinschaften (2003g) mit konservativen Psychoanalytikern und Behavioristen – mit *Donna Haraway* könnte ich mich gut unterhalten, *William Gibson* (1992) und *Stanislaw Lem* kann ich fasziniert zuhören, mit *Sherry Turkle* (1998) kann ich chatten. Die Frage: „Wer würde mir zuhören?" beginnt für mich zunehmend unwichtiger zu werden und es gewinnen die Fragen an Gewicht: Mit wem kann ich denken, in ***POLYLOGE*** eintreten, wer hat Bedeutsames zu sagen, mit wem kann ich sprechen, mit wem Visionen teilen, wer kann verstehen, ... welchen *Menschenarbeitern*, die wesentliche Arbeit für Leute machen, die es not-wendig brauchen, kann ich mich zugesellen, um in diesem kurzen, langen Leben Sinnvolles zu tun.

„Quid de rerum natura querimur? Illa se benigne gessit. Vita, si uti scias, longa est" (*Seneca*, De brevitate vitae 2.1)[48]

Mehrebenenreflexionen werden immer wichtiger werden, um zu lernen, sein Leben in rechter Weise zu gebrauchen, um sich selbst in sich wandelnden Lebenswelten (*Andreas, Scherpe* 1997; *Huyssen, Scherpe* 1986) zu verstehen, um zu wissen, wofür man sich einsetzt – in seiner persönlichen Lebensgestaltung, in seiner professionellen Rolle, im Zusammenleben mit anderen Menschen, in der professionellen Zusammenarbeit, im Versuch, Psychotherapie in der Gesellschaft zu verstehen, Gesellschaft zu verstehen, Menschsein zu verstehen, weiterzukommen als Person. Mehrebenenreflexionen führen in Polyloge, vielfältige Diskurse. Sie zeigen, daß man in Bezügen und Bezogenheiten denkt (*Bakhtin*), daß Andere in mir und mit mir denken, daß jeder Satz, der hier geschrieben wird, noch ehe er mir zu Bewußtsein kam, fertig war: erarbeitet von meinen Archivaren, Redakteuren, Lektoren in der Wissenschaftsabteilung meiner cerebralen „Mentopolis" (um diesen Term von *Marvin Minsky* auszuborgen). Das macht klar: Selbst wenn man ein wichtiger, vielleicht bedeutender Ideengeber, ein besonders kreativer Geist ist, entsteht ein psychotherapeutisches Verfahren immer nur durch Zusammenarbeit – mit den PatientInnen, mit KollegInnen, mit ForscherInnen. Was wäre *Freud* ohne die „Anna O.", den „Wolfsmann", den „Rattenmann", ohne *Ferenczi*, ohne *Abraham*, ohne die Prinzessin *Bonaparte,* ohne seine Tochter *Anna*, ohne ... ? Ich setze deshalb hinter meine Arbeiten gerne ein „*et al.*" (vgl. 2001b „et al.").

Durch den genialen Ansatz *Nietzsches*, in der Analyse von kulturellen *Phänomenen* der Gegenwart – etwa der Moral – nach *Strukturen,* die in ihnen zum Tragen kommen, zu suchen, indem er eine *genealogische* Betrachtungsweise einführte, eine Untersuchung des Herkommens, der Überlieferungswege, wurde *Michel Foucault* zu seiner Methodik histographischer – oder besser „histodynamischer" – Untersuchung von Wissensbeständen, von Traditionen des Wissens inspiriert, zu seiner „Archäologie des Wissens", durch die er verborgene **Diskurse**, d.h. wirkmächtige Dynamiken in Regelsystemen und Praxen von gesellschaftlichen Institutionen aufzufinden und aufzudecken vermochte (*Dauk* 1989; *Petzold, Orth* 1999; *Bublitz* et al. 1999): Dispositive der Macht, Wahrheitsspiele, Bedingungen der Subjektkonstitution (*Foucault* 1978f, 1998). Diese Zugehensweise, die wir in seinen Arbeiten und Projekten miterleben durften (*Petzold, Orth, Sieper* 1999, 2000), haben unseren eigenen Weg, die Geschichte von Subjekten, sozialen Bewegungen zu untersuchen, geprägt: einen diskursanalytischen, dekonstruktivistischen Weg, „**von den Phänomenen zu den Strukturen zu den Entwürfen**" zu kommen durch die Beobachtung und Analyse von Materialien auf mehreren Ebenen, die immer eine historische Betrachtung einschließt (*Petzold, Orth* 1999; *Schuch* 2001). Deshalb ein Blick in die, durch die Geschichte:

Im Altertum und Mittelalter findet sich noch kein moderner, „psychologischer" Begriff von „Psyche", der Phänomene des menschlichen Erlebens und Verhaltens (Gefühle – besonders selbstreferentielle –, Willensakte, Motive) umfaßt, die nicht auf materielle Prozesse reduziert werden können, sich aber auch nicht von diesen trennen lassen. Man findet vielmehr religiöse Seelenbegriffe – die Seele als Hauch, als feinstofflicher Äther (*Rhode* 1925), im platonischen Denken und im Christentum als unsterblicher Wesensteil des Menschen (*Jüttemann* 1991). Die damit einhergehende Körper-Seele-Spaltung wird von *Descartes* mit seiner Differenzierung von *res extensa* und *res cogitans* in den Rahmen eines neuzeitlichen rationalen Wissenschaftskonzeptes gestellt (*Röd* 1995). Der platonisch-christliche Dualismus gelangt auf diesem Wege als „verdeckter **Diskurs**" (*Foucault*) in säkularisierter Form in die moderne *Psycho*logie und *Psycho*therapie, die damit ein schwerwiegendes anthropologisches Problem – in der Regel unproblematisiert – mit sich fortträgt. In der asklepiadischen und hippokratischen Medizin hingegen war das *ganze Menschenwesen* Ziel ärztlicher bzw. heilkundlicher Tätigkeit (*Petzold, Sieper* 1990b), ein integrativer Zugang, auf den man sich durchaus zurückbesinnen sollte. Das, was in den antiken und spätantiken Formen der *cura*[49] der heutigen Psychotherapie wohl noch am nächsten kommt, war die Anleitung der antiken Ärzte zur rechten Lebensführung (*dieita*) und die Unterweisung der Philosophen in der Entwicklung einer „Sorge um sich" (*Sokrates*) und um das „Gemeinwohl" (*Demokrit*), die Pflege von Tugenden (*Marc*

Aurel) und einer spezifischen *Lebenskunst*, die die Grundlage von Gesundheit, Wohlbefinden und Glück (*Seneca*) darstellt (*Domanski* 1996; *Hadot* 1969, 1991; *Rabbow* 1954; *Voelke* 1993). Diesen antiken Quellen – es seien neben den genannten Autoren noch *Heraklit, Diogenes von Sinope, Epictet, Epikur* und *Cicero* genannt – verdank ich auch die Integrative Therapie viel (*Petzold, Wolf* et al. 2000, 446f). Hier liegen die Quellen der Haltung und Praxis, die ich als „*clinical wisdom*" (S. 339) bezeichnet habe – und das ist keineswegs nur „klinische Erfahrung". Die antike Seelenführung zentrierte auf das „rechte Maß", auf Gelassenheit und Heiterkeit des Gemüts, auf die Fähigkeit, sich zu bescheiden, sich um seiner selbst willen wertzuschätzen und *Sinn* für sein Leben zu gewinnen, Leitwerte und Prinzipien, die wir im Integrativen Ansatz im Rahmen der „narrativen Praxis" mit Gewinn und mit sehr positiver Resonanz von Seiten der PatientInnen einsetzen. Hier liegen ungehobene Schätze! Die „philosophischen Praxen" (*Achenbach* 1984; *Marinoff* 2001) florieren, Bewegungen wie „Un Caffée pour Socrate" haben eine große Resonanz. PsychotherapeutInnen nehmen das nicht zur Kenntnis. Ich selbst habe das Thema „Philosophie und Psychotherapie/Philosophie als Psychotherapie" stets als sehr bedeutsam eingeschätzt (2002k, *Kühn, Petzold* 1991) und kann aus meiner Erfahrung in Therapien auch mit sehr kranken PatientInnen (schwere Persönlichkeitsstörungen, Belastungsstörungen, PTSD) sagen, daß diese Wege *nootherapeutischer* Arbeit, d.h. berührender, sinnorientierter „narrativer Praxis" (2001 „et al."), „sokratischer Sinngespräche" (2000k, 2001k) und „parrhesiastischer Auseinandersetzung" (*Petzold, Orth, Sieper* 2000), selbst in reiner Form angewandt, keineswegs weniger wirksam erscheinen, als gestalttherapeutische oder tiefenpsychologische Vorgehensweisen, und daß ich in der *Kombination* dieser nootherapeutischen Wege mit erlebnisaktivierender und übender Therapie ganz ausgezeichnete Erfahrungen mache.

Es ist befremdlich – wenngleich nicht verwunderlich –, aber auch irgendwie bedrückend zu sehen, wie ein Jahrhundert des „orthodoxen" Mainstream-Freudianismus und technokratischer Verhaltenstherapie als einer Art „behavioral engeneering" jeden Kontakt mit diesen Formen der Menschenführung und Begleitung voller Lebensweisheit verloren haben (taoistisches und konfuzianistisches *säkulares* Lebenswissen bietet einen ähnlichen Fundus). Was stattdessen an Konzepten, Ideologemen und Praxen geboten wird, was an anthropologischen und Orientierung gebenden *Dialog-/Polylogthemen* – und um diese geht es immer wieder – in Therapien offeriert wird, ist doch in der Regel recht dürftig. Klinisch-psychologische Literatur gibt es zu diesen Themen praktisch nicht.

Die **Diskurse**, die dieser Situation zugrunde liegen, sind bislang noch kaum unter einer ideengeschichtlichen Perspektive betrachtet worden (vgl. aber *Yaloms* „Und Nietzsche weinte"). Kurz aufgewiesen ergibt sich folgendes Bild: Der idealistischen Idolatrie des „Bewußtseins", dem Hohen Lied der aufgeklärten „kritischen Vernunft", stellt sich die Idolatrie des (romantischen und freudianischen) Unbewußten entgegen (mit Einflüssen von *Schopenhauer* und *Nietzsche*) und das Faszinosum der Irrationalität. Verhaltenstherapie und Tiefenpsychologie sind Facetten dieser Inszenierungen der Kultur im 19. und 20. Jahrundert. Eine Mittelposition konnte sich im Felde der Psychotherapie nicht wirklich entwickeln. In ihm sind die sogenannten „humanistisch psychologischen Verfahren" (von *Rogers, Perls* bis *Gendlin*) aufgrund ihrer Defizite an humanistischem und philosophischem Wissensfundus und offenbar auch von Lebenswissen für „ganz normale Leute" einerseits und psychologischer und sozialwissenschaftlicher Fundiertheit und Forschungsarbeit andererseits mit dem Aufbau eines „mittleren Weges“ gescheitert. Die New Age- und Esoterikszene füllt dieses Vakuum, Lebensorientierungen zu geben, mit harmlosen, aber auch sehr problematischen Angeboten. Die Situation ist ziemlich desolat, blickt man darauf, was Menschen in Krankheit, Belastung, Leiden, Verwirrtheit, Orientierungslosigkeit *brauchen*, um gesund zu werden oder Bewältigungsleistungen erbringen zu können, neue Orientierungen, Sinn- und Zukunftsperspektiven zu finden und was die „Richtlinienverfahren“ und viele Nicht-Richtlinienverfahren hierzu *anbieten*. Eigentlich wären nur „Gesprächspartner“, die für diese Fragen offen sind, erforderlich, aber diese Themen sind für einen Antrag auf Kostenübernahme nicht geeignet. Sie würden keine Gutachter passieren und dabei geht es doch bei Menschen etwa mit Borderlinepersönlichkeitsstörungen um Sicherheit, Sinn, Trost, Orientierung, das rechte Maß, Lebensbewältigung, Lebenskunst *gegen* Unsicherheit, Sinnlosigkeit/Widersinn, Verzweiflung, Verwirrung, Maßlosigkeit, Scheitern, Chaos!

Das Thema der ***Lebenskunst*** wäre ein wichtiges Thema für die Psychotherapie mit belasteten und kranken Menschen. Es wurde dort noch kaum gesehen. Über die Geschichte hin, z.B. der „Weimarer Klassik“, war diese Thematik von *Herder, Schiller, Goethe* in breiter Weise aufgenommen worden (*Borchmeyer* 1998) und wurde in neuerer Zeit von *Michel Foucault* in einer für psychotherapeutische Arbeit höchst relevanten Art und Weise bearbeitet (*Schmid* 1999; *Petzold* 1999q), in der unsere integrativtherapeutische Position bekräftigt wird, daß breit gefaßte Psychotherapie, als Disziplin zumal, sich nicht *nur* auf *klinische Ziele* wie die Beseitigung von Symptomen, Minderung von Störungen, Heilen von Krankheit begrenzen darf, sondern auch die Ziele der „Förderung von Gesundheit“, „Persönlichkeitsentwicklung“, „Souveränität“, von „kritischem Bewußtsein“, „Verantwortungsfähigkeit bzw. -bereitschaft“ zu verfolgen hat.

Die Psychotherapie begann im neuzeitlichen medizinalisierten **Diskurs** des anatomischen Erkenntnisweges der Zergliederung in Feinstrukturen (*Attali* 1981) als *klinische Praxeologie* des Umgangs mit psychischen bzw. mentalen Störungen, Geisteszerrüttungen bzw. Geisteskrankheiten. Sie hatte die ganzheitliche Sicht des Menschen, die seit *Alkmaion von Kroton* bis *Galenus* in der antiken Medizin bestimmend war, zu Gunsten der Untersuchung von Mikroprozessen verlassen (*Sigerist* 1963; *Schipperges* 1990; *Flashar* 1971), war auf dem Weg sie zu verlieren, als *Johann Christian Reil* (1759-1813) sein bahnbrechendes Werk „Rhapsodien über die Anwendung der psychischen Curmethode auf Geisteszerrüttungen“ (*Reil* 1803, vgl. *Hoffbauer, Reil* 1808) abfaßte, in dem noch ein sehr breites Verständnis des menschlichen Wesens zum Tragen kommt. Als *klinische Wissenschaft* wurde sie im Rahmen der Medizin mit dem ersten deutschen Lehrstuhl für „Psychische Heilkunde“ in Leipzig (1811) begründet, den *J.A. Heinroth* (1773-1834) innehatte. Mit Blick auf diese sehr vielfältigen und durchaus fundierten Anfänge der Psychotherapie mit zahlreichen Protagonisten könnte man *Sponsel* (1997, 276) zustimmen, wenn er schreibt: „Die ‚Mächtigen‘ der offiziellen Richtlinien-Psychotherapie haben sich arrangiert und man ist übereingekommen, die Psychotherapie mit *Freud* beginnen zu lassen, was historisch völlig falsch ist und von wirklich grober Unkenntnis der Psychotherapiegeschichte zeugt.“ Aber es ist wohl nicht die Unkenntnis, sondern Ausdruck von **Diskursen**, die auf andere Hintergründe schließen lassen. *Heinroth* (1818) entwickelte ein Modell systematischer *Heuristik* und ein Konzept der Gesundheitspsychologie, stellte also wie die Integrative Therapie heute (S. 51) auf einen pathogeneseorientierten *und* salutogeneseorientierten Ansatz ab. Die frühe Psychotherapie war nicht schulenbildend, sondern *prinzipiell integrierend.* Sie trug das gesamte Wissen des medizinischen, psychiatrischen und psychologischen Feldes im europäischen Raum zusammen, wie im Werk von *Reil* ersichtlich, der eine differenzierte, erfahrungsbegründete klinische Pragmatik der psychotherapeutischen Behandlung als integrative Leistung vorlegte, und ihn, der den Begriff „Psychiatrie" einführte, zum Begründer moderner stationärer *psychiatrischer Psychotherapie* machte, die durchaus in Kooperation mit Vertretern anderer Disziplinen entwickelt wurde, wie mit dem Psychologen *Hoffbauer* (1807; *Hoffbauer, Reil* 1808). Seine Verwendung vielfältiger psychologischer „Heilmittel", dramatherapeutischer Methoden und verschiedener Materialien in einer Weise, die wir später als „kreative Medien" bezeichneten (1965; *Petzold, Sieper* 2001b) haben schon früh unsere Aufmerksamkeit gefesselt (1972a, 24f; *Petzold, Sieper* 1990b). Diese Linie *psychiatrisch psychotherapeutischer Praxis* entwickelte sich bis in die Gegenwart weiter in einer Kombination von psychophysiologischen Anwendungen, Medikamenten, psychoedukativen und heuristischen psychotherapeutischen Maßnahmen, die durchaus Elemente der schulenspezifischen Psychotherapie – etwa der Psychoanalyse – übernimmt, ohne indes damit schulenorientiert zu werden. Sie bleibt an einer phänomenologischen Orientierung und an einer klinischen Pragmatik ausgerichtet. Das ist ein nützlicher und durchaus erfolgreicher Weg, wie die Arbeiten von *J.M. Benoit, W. Blankenburg, H. Ey, K. Jaspers, D. Langen, Ch. Scharfetter, W. Schulte, B. Stockvis, H. Tellenbach* zeigen – um nur einige zu nennen – ein Beitrag, der immer eine integrative Orientierung hatte und von den rein *psychologischen Psychotherapien* in der Regel nicht ausreichend gesehen und wertgeschätzt wird, von den Psychiatern selbst aber auch unzureichend repräsentiert wird. Kombinatorische Behandlungen von Medikation und psychologischen Therapiemaßnahmen erweisen sich aber gerade heute bei vielen Erkrankungen – z.B. bei Depressionen und Angststörungen – als ein höchst erfolgversprechender, ja unverzichtbarer Weg. In die Anfangszeiten dieser Bewegung gehören die Arbeiten von *Pièrre Janet* (1859-1947), deren Bedeutung gar nicht hoch genug eingeschätzt werden kann. Zunächst Philospoh, dann Arzt, wurde er der erste „klinische Psychologe" – *Charcot* richtete ihm [1890] das erste psychologische Laboratorium an einer psychiatrischen Universitätsklinik ein, der Salpetrière in Paris. *Janet*s Forscherleben zentriert auf systematischen Untersuchungen seit 1885, zunächst zu unbewußten Handlungen (*Janet* 1886), dann zu den Auswirkungen traumatischer Erfahrungen (idem 1889) bis hin zu seiner differenzierten, forschungsgegründeten Behandlungsmethodik. Sein Werk „Les médications psychologiques" (3 Bde. 1919) und seine späteren Arbeiten zu einer *klinischen Entwicklungspsychologie* (idem 1928, 1935) – *Piaget* bezeichnete ihn als seinen Lehrer – machten ihn zum Begründer einer als *wissenschaftlich* zu bezeichnenden Psychotherapie, der seine therapeutischen Konzeptionen auf die langjährigen, wohldokumentierten Beobachtungen von hunderten von Patienten und ihre Behandlung stützen konnte. Für die Integrative Therapie war *Janet*, der das Konzept einer „integrativen Psychologie" entwickelte, und dessen Werk wir in unseren Pariser Studienjahren rezipierten (*Sieper* 2001), durchaus bedeutsam, bot es doch einen Brückenschlag zur allgemeinen Psychologie und wissenschaftlichen Entwicklungspsychologie, wie er sonst in der Psychotherapie nicht üblich ist und damit ein Beispiel für einen breiten Ansatz psychiatrischer und psychologischer Psychotherapie mit einer Fülle von Behandlungsmethoden und -techniken. *Freud* kannte *Janet*s Arbeiten seit seinem Aufenthalt bei *Charcot.* Er übernahm zunächst durchaus begriffliche und konzeptuelle Anregungen, aber er beschritt einen anderen Weg: er entwickelte weitreichende, höchst spekulative Theorien auf der Grundlage nur *relativ weniger* behandelter Patienten, deren Therapien zudem eher literarisch als mit wissenschaftlicher Systematik dokumentiert wurden.[50] *Freud* ist zu den Gründervätern der Psychotherapie zu rechnen, indes er ist – hier müssen die gängigen Meinungen revidiert werden – durchaus nicht der solitäre Begründer (*Sponsel* 1997), als der er oft gesehen und dargestellt wird. Er strebte allerdings systematisch und gezielt die Gründung einer „Schule" an, die mit hohen Geltungsansprüchen auftrat, welche zum Teil aber keinen wissenschaftlichen Bestand hatten (etwa die der Metapsychologie oder der Entwicklungstheorie – auch die Theorie des Bewußten/Unbewußten, das Paradigma seiner Krankheitslehre geraten aufgrund der Forschungslage mehr und mehr unter Druck usw.). Durch die beanspruchte und umgesetzte Deutungsmacht (*Pohlen, Bautz-Holzherr* 1994) und die Strömungen des Zeitgeistes im 20. Jahrhundert konnte *Freud* mit seiner Psychoanalyse eine immense Wirkungsgeschichte entfalten, über deren letztendliche Fruchtbarkeit die Geschichte – jenseits allen „*Freud bashings*" – entscheiden wird. *Freud* zentrierte auf die Behandlung des Individuums mit der von ihm entwickelten, sehr differenzierten Methodik der „Einzeltherapie". Damit wurden das *soziale Netzwerk,* die Gruppe, der Familienverbund in ihrer Bedeutung nicht erkannt und ausgeblendet. Genau hier setzt ein anderer früher Pionier der Psychotherapie an: *J.L. Moreno* (1909, 1924) mit seiner aktionalen und auf soziale Realitäten in Gruppen gerichteten Behandlungsmethode, die allerdings für eine dyadische Behandlungsmodalität kaum Konzepte bietet. Auch *Moreno* gründete eine „Schule" mit durchaus anspruchsvollen Geltungsbehauptungen, aber er war stets – seiner Philosophie getreu – offen für Begegnungen. „*Einladung zu einer Begegnung*", so das Motto einer seiner frühesten Schriften (*Moreno* 1914) und so das Programm seiner Praxis. In seiner gruppenpsychotherapeutischen Bewegung gab es – anders als in *Freuds* psychoanalytischer Bewegung – keine „Dissidenten", keine Ausgrenzungen und Ausschlüsse, wie sie *Adler, Rank, Reich* u.a. getroffen haben. Es ist bedenkenswert, was dieser Unterschied mit dem jeweils gewählten Ansatz des Einzel- oder des Gruppensettings zu tun hat, den Leitkonzepten des „Triebdeterminismus" oder der „Spontaneität/Kreativität", der praxeologischen Position des deutungsmächtigen Analytikers und der spielmächtigen Gruppe, des Blickes auf den Einzelnen und des Blickes auf die und aus der Gemein-schaft. *Moreno* baute für den Austausch mit anderen Orientierungen der Gruppenpsychotherapie schulenübergreifende und methodenplurale internationale Gesellschaften auf, regte schon in den fünfziger Jahren Diskussionen zu spezifischen und wichtigen Fragen (code of ethics, Übertragung/Tele etc.) zwischen führenden Vertretern verschiedener psychotherapeutischer Schulen an, die in seinen Zeitschriften publiziert wurden, und kann damit als ein Pionier des Dialoges zwischen den psychotherapeutischen Schulen gelten. Mit der Polarisierung „*Einzeltherapie*"/ „*Gruppentherapie*", wie sie sowohl von Vertretern der orthodoxen Psychoanalyse als auch von zelotischen Morenoanhängern (weniger von *Moreno* selbst) aufgebaut wurde, entstand ein Graben und eröffnete sich die Notwendigkeit einer Integration. Genau diese Notwendigkeit spürte ich, als ich Mitte der sechziger Jahre eine orthodoxe Couchanalyse durchlief und gleichzeitig in Gruppen mit dem „Psychodrama" *Morenos* und dem „Therapeutischen Theaters" *Iljines* in Kontakt kam. In der Psychoanalyse wurde ich mit Phänomenen unbewußter Dynamik konfrontiert, im Psychodrama kam ich mit den Phänomenen der sozialen Interaktion und des Rollenhandelns in Kontakt und im universitären Studium der Psychologie mit den an offenem Verhalten ausgerichteten Modellen des Behaviorismus und der Verhaltenstherapie. Auch das verlangte Integrationsarbeit – zumindest sah ich das so (vgl. *Sieper* 2001).

In der Psychoanalyse erfuhr ich strikte Abstinenz und Berührungsverbot und in der Leib- und Bewegungstherapie bei *Lily Ehrenfried, Laura Sheleen, Ola Raknes* erlebte ich die „heilende Kraft der Berührung“. Meine Analyse mit der „aktiven Technik“ bei dem *Ferenczi*-Schüler *Vladimir Iljine* bot hier einen Weg der Integration, und die Gestalttherapie, wie ich sie bei *„Fritz“ Perls* und *„Dick“ Price* erlebte, schien einen weiteren Weg zu bieten. Aufgrund der verschiedenen, jeweils für mich überzeugenden Erfahrungen, die ich machen konnte, wurde die Integration der unterschiedlichen Wissensbestande und methodischen Wege der „Schulen“ für mich eine persönliche Aufgabe, und Vorbilder einer integrierenden Theorie-Praxis-Arbeit wie *Janet* oder *Iljine* (S. 726ff) waren für mich eine Ermutigung, die Entwicklung eines schulenverbindenden und schulenübergreifenden Modells in Angriff zu nehmen. Die frühen Integrationsbemühungen von *Perls* (S. 728ff) und die der mittleren Schaffensperiode von *Moreno* (S. 730ff), die dennoch wieder zu Schulenbildungen führten, waren mir von Anfang an eine Warnung, daß man sich allzu leicht in einem „geschlossenen System“ mit Allgemeingültigkeitsansprüchen fangen kann. Hier hilft nur immer wieder, aus „exzentrischer Position“ die eigene Arbeit anzuschauen und von KollegInnen in einem metahermeneutischen Prozeß betrachten und diskutieren zu lassen, um blinde Flecken, die Sicht eingrenzende Optiken, aber auch überzogene Geltungsansprüche, wie man sie bei den psychoanalytischen Schulen leider gemeinhin findet, zu vermeiden, einer Hermetik des Denkens, „Closed system“-Tendenzen der institutionellen Praxis und Hegemonialstreben des berufspolitischen Agierens zu entgehen. Ich habe mich deshalb um die Zusammenarbeit von psychotherapeutischen Richtungen, um „schulenübergreifende Dialoge“ (*Petzold, Orth* 1998b) bemüht, vier große Verbände bzw. Dachverbände gegründet[51] (S. 708f; *Dudler, Sieper, Zimmermann* 1997). Eine **polylogische Kultur** zwischen den Schulen und Orientierungen ist mir nach wie vor ein Anliegen (*Petzold, Sieper* 2001a, e).

Wir finden seit den Anfängen der modernen Psychotherapie, das dürfte deutlich geworden sein, Ansätze, die einen *integrierenden* Weg der Entwicklung in Theorie und Praxis verfolgten wie die Werke von *Reil* oder *Janet*, und Ansätze, die monomethodische Wege einschlagen wie *Freud* oder *Moreno, Reich* oder *Perls* – und beide Wege haben ihre Berechtigung, denn sie bergen ein innovatives Potential, wobei die monomethodischen Ansätze (zu denen wir die neuere Verhaltenstherapie bei ihrer heterogenen Orientierung nicht zählen können, *Sieper* 2001), wie ein Blick in die Psychotherapiegeschichte bislang zeigt, regelhaft einseitig werden und in der Gefahr von Hegemonial- und Hermetiktendenzen stehen. Der „integrierende Weg“ indes bietet die Möglichkeit, von den Erkenntnissen der monomethodischen Entwicklungen zu profitieren. Er sollte und kann deshalb kein Interesse daran haben, die differentiellen Wege zu assimilieren oder zu „überwinden“. Sollte er solche Tendenz entwickeln, hat er sich selbst verfehlt. Wozu er allerdings beitragen möchte und im Interesse der Gesamtdisziplin Psychotherapie und der PatientInnen auch beitragen muß ist, daß die monomethodischen Orientierungen in *intermethodische Diskurse* (vgl. 6) eintreten, ihre Hermetik und ihre Hegemonialpolitik zu Gunsten einer *Kultur der Wertschätzung von Differenz und Andersheit* aufgeben, daß sie durchlässiger werden, weniger dogmatisch – einfach integrativer. Die Zeit ist reif dafür! (*Castonguay, Goldfried* 1997; *Petzold, Orth* 1998b).

2. Ein Blick auf den Kontext – Psychotherapie unter einer „parrhesiastischen" Perspektive

Es ist sinnvoll, von Zeit zu Zeit zu versuchen, seine eigene Disziplin – hier die Psychotherapie – aus „exzentrischer Position" zu betrachten, um sie damit und auch sein eigenes Werk besser *wahrzunehmen,* beides im Rahmen einer solchen beobachtenden Sicht (*Luhmann* 1992) klarer zu *erfassen* und damit auch besser zu *verstehen.* Manches läßt sich dann besser in diesem hermeneutischen Prozeß *erklären* (S. 162ff). Eine solche „Mehrebenenbeobachtung" kann, wird sie in den Diskurs mit Kolleginnen und Kollegen der eigenen Orientierung und angrenzender Orientierungen gestellt und erhält sie kritische oder bestätigende Rückmeldungen oder ergänzende Perspektiven, eine Reflexion der Reflexion, eine ***metahermeneutische Analyse*** (S. 391ff, 1998a, 153ff) anregen, die fruchtbaren Erkenntnisgewinn bringen kann. Dabei sind Konfrontationen nicht vermeidbar, die es erforderlich machen, die eigenen Positionen erneut zu überdenken oder Perspektiven zu verändern. Wir haben solche „Blicke aus der Exzentrizität" verschiedentlich unternommen – z.B. in „Die Mythen der Psychotherapie. Ideologien, Machtstrukturen und Wege kritischer Praxis" (*Petzold, Orth* 1999) oder unlängst in „Therapieschäden. Über Risiken und Nebenwirkungen von Psychotherapie" (*Märtens, Petzold* 2002). Der vorliegende Ansatz entstand vor dreißig Jahren im kritischen Blick auf die Psychotherapie, auf ihre monomethodischen Begrenzungen durch die traditionellen großen „Schulen", die durchaus Bedeutendes geleistet haben, aber auch groß sind in ihren Einseitigkeiten, zuweilen auch in ihren Irrtümern. Das vorliegende Werk entstand vor zehn Jahren als eine Art „Zwischenreflexion auf dem Weg" in der metakritischen Auseinandersetzung mit der „disunity" in der Psychotherapie, ihrer „chaotic diversity" (vgl. S. 714f), einem „Markt" der *Psychotherapie,* die in einem *Spektrum* gesehen werden kann: zwischen der prägnanten Orthodoxie klassischer Psychoanalyse und puristischer klassischer Verhaltenstherapie einerseits, weiterhin in der Pluralität zum Teil mäßig elaborierter tiefenpsychologischer und humanistisch-psychologischer Richtungen im Mittelfeld und dem Methodensammelsurium des „Psychobooms" (*Bach, Molter* 1976) und der transpersonalen und „New Age"-Therapien andererseits. Meine drei Bände wollten zu einer solchen Polarisierung eine Alternative eröffnen, Möglichkeiten zu übergeordneten, transversalen Betrachtungsweisen, die sowohl psychodynamischem Denken Anknüpfungspunkte bietet als auch behavioralem (*Sieper* 2001), nicht zu reden von den humanistisch-psychologischen Richtungen (vgl. S. 954, Abb. 1). Da alle Schulen der Psychotherapie – wie der **Integrative Ansatz** – von der Phänomenwahrnehmung bzw. -beobachtung ausgehen, also eine *phänomenologische* Komponente haben, alle auch versuchen, die Phänomene zu verstehen, also eine *hermeneutische* Komponente haben, die meisten auch inzwischen in diese Verstehensprozesse empirisch-positivistisch gewonnene Forschungsergebnisse aus der biologischen, psychologischen und neurowissenschaftlichen Grundlagenforschung sowie aus Psychotherapieforschung (z.B. Effizienz- und Prozeßforschung) einbeziehen, weil schließlich alle auch aus diesen Zugehensweisen „soziale Konstruktionen" und „Sprachspiele" erarbeiten, also eine *sozialkonstruktivistische* Komponente haben, war und bin ich der Meinung, daß das hier vorgelegte Integrationsmodell als Modell des „***konnektivierenden Integrierens***" *durch In-Kontakt-Bringen und ggf. Verbinden von Differentem* nützliche und in der Gemeinschaft entwicklungsfähige Perspektiven bieten könnte für *eine* „community of psychotherapists", die bereit ist, voneinander und miteinander zu lernen

– ohne einen hegemonialen Gestus der Überlegenheit. Selbst wenn man der Auffassung ist, daß man im psychotherapeutischen Feld ein Spektrum zwischen *bereichernder Vielfalt* in einem Möglichkeitsraum und *inflationärer Diversifizierung* mit bedenklichem Jahrmarktscharakter (*Goldner* 1997) findet, wäre eine Politik diskursiver Differenzierungen, die im Sinne des wissenschaftlichen Pluralitätsprinzips Vielfalt zu erhalten bestrebt ist, nach *common ground* Ausschau hält und gemeinsam Kriterien von Professionalität und Wissenschaftlichkeit zu erarbeiten bemüht ist – wie in der „Schweizer Charta für Psychotherapie" (*Petzold, Sieper* 2001d) –, ein besserer Weg als der der Beschneidung von Vielfalt und der machtpolitisch motivierten Restriktion. An der Situation, die ich vor zehn Jahren vorfand, hat sich bis heute prinzipiell nicht viel geändert – außer, daß es in geschickter Nutzung politischer Situationen durch machtbewußte Schulen in Deutschland zu einer gesetzlich basierten Festschreibung auf zwei bzw. drei „wissenschaftlich seriöse" Verfahren gemäß den „Richtlinien" gekommen ist, ein Akt, der als Implikat alle anderen Ansätze als „unwissenschaftlich" (= unseriös) stigmatisiert, *was dann in der Tat unseriös ist.*

In dieser Einleitung mit einem Blick auf *Kontext* und *Kontinuum* fühle ich mich dem – für die Psychotherapie so wesentlichen – Prinzip der **Parrhesie** verpflichtet, der offenen, freimütigen Rede[52], einem Prinzip, das in den antiken Wahrheitsdiskursen gründet, Dinge ohne Scheu und in verantworteter Wahrheitsverpflichtung zu benennen. In der Psychotherapie und klinischen Psychologie hat dieses Prinzip in moderner Zeit bedeutsame Vertreter mit *J.L. Moreno*, dem Begründer der Soziometrie und des Psychodramas, mit *Michel Foucault*, der – seit 1962 ordentlicher Professor für Psychologie und Psychopathologie an der Universität in Clermont-Ferrand – durch sein Buch „Histoire de la folie à l'âge classique" [1961 „Wahnsinn und Gesellschaft"] eine neue Ära in der Auseinandersetzung mit der Psychiatrie inaugurierte. In diese Reihe gehören auch *Paul Goodman*, ein Mitbegründer der Gestalttherapie und engagierter Kulturkritiker, der „politische" *Wilhelm Reich* mit seinen mutigen Faschismusanalysen, *Georges Politzer*, der kritische französische Psychologe, der von den Nazis umgebracht wurde. Die Psychoanalytiker *Horst Eberhard Richter, Manfred Pohler, Paul Parin* wären da noch zu nennen – fast jede Richtung oder „Schule" der Psychotherapie hat kritische Geister hervorgebracht, die der *Parrhesie* verpflichtet waren. Ich vertrete die Position, daß diese Verpflichtung zum Wesen der Psychotherapie gehört, also keineswegs nur die Sache einiger besonders kritischer oder politisch und sozial bewußter Protagonisten dieser Disziplin ist und sein sollte und darf.

„***Wer hat das Recht, die Pflicht und den Mut, die Wahrheit zu sprechen?***" fragte *Foucault* (1996, 25), denn „Wahrsprechen", d.h. „*Parrhesia*, erfordert den Mut, trotz einer gewissen Gefahr die Wahrheit zu sprechen" (ibid. 15). Das *Recht* hat jede Frau und jeder Mann – natürlich. Die *Pflicht* haben neben anderen „Menschenarbeitern" – wie ich die Angehörigen psychosozialer, medizinischer und pädagogischer Berufe zu nennen pflege (1970c, 2000h) – in besonderer Weise PsychotherapeutInnen. Ob sie den *Mut* haben? Die Leser mögen dies selbst entscheiden. Warum sie den Mut haben sollten: weil es in ihrem Beruf um die Gesundheit von Menschen in und mit ihren sozialen Netzwerken geht, um die Gesundheit ihrer „Psyche", ihrer Person als ganzer. Es geht oft genug um ihre Identität und um ihre Entwicklungschancen oder um Risiken, um persönliches Scheitern und um zerbrochene Lebenskarrieren – nicht um die Behandlung von Erkältungskrankheiten. Die Zusammenhänge von sozialen Belastungen, Stress, Erkrankung, die uns die Sozialepidemiologie, Neurobiologie (*Friedmann* et al. 1995) und die Soziopsychosomatik so deutlich zeigen, erfordern den *Mut,* gesellschaftliche Verursachungen von Leid, Entfremdung, Krankheit, Verelendung zu untersuchen, zu benennen und anzugehen, eben weil wir in einer gut funktionierenden Demokratie das *Recht,* ja die *Pflicht* haben, dies zu tun. Es ist ja *unsere* Gesellschaft: „The society I live in is mine", wie *Paul Goodman* (1962) ein Buch mit Dokumenten seiner „eingreifenden Praxis" sozialen Engagements überschreibt. Wir gestalten die Qualität von Sozialität mit – als Bürger und als Professionelle. Psychotherapie ist eingebettet in gesellschaftliche Gemeinwohlorientierung und Fürsorgepflicht und eingebunden in Möglichkeiten *partizipativer Verantwortung* und *kritischer Bewußtseinsbildung.* Nimmt sie diese Möglichkeiten nicht wahr, reflektiert sie nicht ihre eigene Praxis und deren gesellschaftliche Funktion, gerät sie leicht in die von *Berger* und *Luckmann* (1970) klarsichtig analysierte Position einer Anpassungs-, Kontroll- und Disziplinierungsinstanz oder zu einer reparativen Agentur, die Menschen wieder *fit* für Produktion und Konsum macht, nicht aber wirklich produktiv für eine Partizipation am gesellschaftlichen Leben und nicht sensibel für die Entwicklung einer persönlichen „Lebenskunst" (1999q; *Schmid* 1999): den achtsamen Umgang mit der eigenen leiblich-biologischen Realität in ihrem (mikro)ökologischen Kontext im Lebensvollzug, das aktive Bemühen um das eigene psychologische und geistige Wachstum und Wohlbefinden, die eigene **Souveränität** (*Petzold, Orth* 1998), die Pflege der eigenen sozialen Beziehungen und Bindungen – das alles zugleich aber verbunden mit dem Bemühen um konviviale Lebens- und Weltverhältnisse, um auch Anderen dieses zu ermöglichen.

Derartige Überlegungen haben uns dazu geführt, die „**Integrative Therapie**" seit ihren Anfängen als **biopsychosoziales Verfahren (BPS-Modell)** zu konzipieren, in diese Richtung zu entwickeln (1965, 2000h, 2001a, 2002j, dieses Buch, S. 1051ff) und als eine „**engagierte, kulturkritische Humantherapie**" zu praktizieren. Damit kann als Konsequenz nur eine *parrhesiastische* Praxis, was die Fragen um Krankheit, Gesundheit und Gesellschaft anbelangt, verbunden sein, die die „*Ursachen hinter den Ursachen und die Folgen nach den Folgen*" (*Petzold* 1994c) unter einer ethischen bzw. metaethischen Perspektive (27ff, 500ff) umsetzungsbezogen thematisiert – wieder und wieder.

Bei *Moreno* – neben *Freud* einer der frühen Pioniere der Psychotherapie und einer der bedeutenden Referenztheoretiker der Integrativen Therapie – finden wir eine solche explizite ethische Grundposition mit einer Praxis des „Wahrsprechens"(παρρησία)verbunden. Für ihn sind PsychotherapeutInnen/PsychodramatikerInnen „Träger der Wahrheit, *bearer of the truth*" im Engagement für das Wohl von Patienten und für eine humane Welt, in der sie Humanität und Wahrheit repräsentieren und zur Verwirklichung verhelfen: „Ein wahrhaft therapeutisches Verfahren darf nicht weniger zum Ziel haben als die gesamte Menschheit" (*Moreno* 1953). Ich sehe dieses Postulat als ein *prinzipielles,* nur so macht es Sinn und ist dann kein überzogener Anspruch, denn die Psychotherapie als Disziplin und Profession hat nur geringe Möglichkeiten und kann nur kleine Beiträge leisten, nicht anders als die anderen humanwissenschaftlichen Disziplinen auch – man sollte sie nicht überschätzen. *Aber jeder hat ein Recht auf seelische Gesundheit,* auf eine gesunde Persönlichkeitsentwicklung, und dafür gilt es einzutreten, denn das „Elend der Welt", wie *Bourdieu* (1997) in seinem gleichnamigen Buch beeindruckend zeigte, *geht alle an.* Gegen brennende Not „Gegenfeuer" zu legen (idem 1998), darum ist es der therapeutischen Ethik von *Moreno* zu tun, der ein *fundamentales „Wir"* mit seinen Konzepten des „sozialen Netzwerkes" und der „Lage" in den Raum stellt und affirmiert, daß Probleme nur gemeinsam angegangen und beseitigt werden können, wenn Menschen sich *begegnen* und Verantwortung füreinander und für die Welt übernehmen. In diesen Kontext stellte *Moreno* Wissenschaft, praktizierte er *engagierte und interventionsorientierte Wissenschaft*[53]. Neben *Bourdieus* (1980, 1998) Konzepten einer „eingreifenden Wissenschaft"[54] findet man hier eine Metaposition für eine Praxis der Psychotherapie, die sich nicht auf die Mikroperspektive der Symptombeseitigung oder störungsspezifischen Behandlung – so wichtig diese ist – begrenzt und damit in der Gefahr steht, reduktionistisch zu werden. Mit *Moreno* kann und muß gefragt werden: „*Was hat uns ins diese Lage gebracht? Worin besteht diese Lage? Was führt uns aus dieser Lage heraus?*" (idem 1923). Diese Frage ist als eine systematische nicht nur für die *Lage* von Patienten zu stellen (2000h), sondern auch für die Lage ihrer Therapeuten, denn sie beide, TherapeutInnen und PatientInnen – das wird immer noch zu wenig gesehen – bilden zusammen *eine „community*". Die besondere Kondition von Therapie und Therapieforschung, von *therapiebezogener Wissenschaftlichkeit* und therapeutischer *Praxeologie* und *Praxis* besteht darin, daß alles im Dienste *einer community* steht, die die PatientInnen, ihre Angehörigen und Netzwerkmitglieder und ihre TherapeutInnen umfaßt. Ihre gemeinsame Wahrheit, Verantwortung und Aufgabe ist es, Leiden und Krankheit zu überwinden und miteinander an menschenwürdigen Verhältnissen in konkreten Situationen und in der Gesellschaft zu arbeiten, indem sie sich für Gesundheit und Wohlbefinden, aber auch für Gerechtigkeit und Humanität engagieren. Das überschreitet die individualisierenden Perspektiven der traditionellen „Humanistischen Psychologie" (*Quittmann* 1985) bei weitem, wie ich schon früh herausgestellt hatte (1977q). *Gerechtigkeit* ist auf verschiedenen Ebenen für die Psychotherapie ein Thema von eminenter Bedeutung, nicht zuletzt weil „*just therapy*"[55] (*Petzold* 2002h) aufgrund der vielfältigen Vorurteilsstrukturen und Ungerechtigkeiten in der Psychotherapie selbst (es seien nur Gender-, Störungs- und Schicht-Biases genannt) erst noch hergestellt werden muß – immer wieder. Mit einer solchen ethischen bzw. metaethischen Position und aus der Analyse der Kontextereignisse im gegenwärtigen psychotherapeutischen Felde unter der *Moreno*schen Frage: „Was hat uns in diese Lage gebracht?" läßt sich Psychotherapie in Theorie und Praxis nicht mehr reduktionistisch auffassen und betreiben.

Das vorliegende Werk kann immer nur *mit seiner Praxis* verstanden werden – meine Bücher sind Dokumente einer *Praxis* von Psycho-, Körper- und Kreativtherapie, von Agogik, Soziotherapie, Selbsthilfearbeit, Supervision, Kulturarbeit.[56] Und diese Praxis, *meine* Praxis ist durchaus *auch* von Erfahrungen meiner Familie mit Verfolgung und Vertreibung einerseits und dem altruistischen Engagement meines Elternhauses andererseits bestimmt (2002k, *Petzold, Schobert, Schulz* 1991). Wesentlich ist sie noch – über die individuelle Perspektive persönlichen Schicksals hinausgehend – aus permanenten gesellschaftskritischen Analysen menschlicher Lebensbedingungen[57] entwickelt worden und auf dem Boden umsetzungsbezogener Konzepte altruistischer Philosophie, wie sie *P. Kropotkin, P. Florensky, L. Tolstoy, V.N. Iljine* und natürlich auch *J.L. Moreno, P. Goodman* oder der späte *Foucault* mit z.T. recht verschiedenen Argumentationen vertreten haben, die jede in ihrer Weise von mir als „sinnvoll", für mich sinnstiftend erlebt wurden (2001k).

„Der Träger der Wahrheit tut, was er tut, aus dem innersten Verlangen, Wahrheit und Gerechtigkeit und Menschenliebe zu verwirklichen ohne Rücksicht auf die Folgen für sich ... Er tut, was er tut, weil es getan werden muß. Es ist ein *moralischer Imperativ* ... Er interveniert in eine Situation, die eine Korrektur benötigt ... mit seiner eigenen Person ... er hat selbst zu intervenieren, denn es ist seine Verantwortung" (*Moreno* 1964, unsere Hervorhebung). In ähnlicher Radikalität haben *Emmanuel Levinas* (1983) mit seinem Konzept grundsätzlicher Verantwortung und bedingungsloser Wertschätzung der „Andersheit des Anderen" und *Gabriel Marcel* (1949, 1967) mit seiner existentiellen Verortung der „Menschenwürde in der Intersubjektivität" (1980g, 1996j), die nicht funktionalisiert werden darf (*Marcel* 1956, 23), Maßstäbe gesetzt, von denen her Therapie Sinn, Zweckhaftigkeit und *Legitimierung* erhalten kann (2002k).

Die Sorge um die Gewährleistung von Therapie in einer Qualität, die Menschen (und damit der Gesellschaft, meiner, unserer Gesellschaft) zugute kommt und das auf einem Niveau, das Humanität mit seriöser professioneller Fachlichkeit und optimaler Sicherheit verbindet, das ist eine zentrale Zielsetzung für unsere Arbeit in der „Integrativen Therapie", ja für die Entwicklung und das Lehren dieses Verfahrens selbst und auch eine Position, die sie innerhalb des Gesamtfeldes der Psychotherapie als wünschenswerte Qualität dieses Feldes vertritt. Deshalb – aus prinzipiellen Erwägungen – tritt sie auch restriktiven oder hegemonialen Tendenzen in diesem Feld parrhesiastisch entgegen.

3. Wider eine restriktive Psychotherapie und einen hegemoniemotivierten Schulenstreit

„Offene Sprache (παρρησία) ist das Kennzeichen der Freiheit; über das Risiko dabei entscheidet die Bestimmung des richtigen Zeitpunkts." *Demokrit* (Fragment 226)

Zu den angesprochenen „anderen Kontexten" möchte ich noch weitere Anmerkungen machen – parrhesiastische! Durch die rasanten Fortschritte der biologischen und neurowissenschaftlichen Grundlagenforschung, die beachtlichen Entwicklungen der Psychotherapieforschung, weiterhin durch die Entwicklung neuer Medikamente – etwa im Bereich der Depressionsbehandlung – vor allen Dingen aber durch die erfolgten oder auf den Weg gebrachten Psychotherapiegesetze, z.B. in Italien, den Niederlanden, Deutschland, Österreich, hat sich die „Landschaft der Psychotherapie" (einer meiner inneren Archivare reicht mir gerade *Lewins* erste Publikation über „Kriegslandschaft"[58] von 1917 herüber) ... hat sich also die „Landschaft der Psychotherapie" am *fin de siècle* gravierend verändert. Weitere Faktoren seien genannt: der ökonomische Druck im Gesundheitswesen, in dem – das ist zu unterstreichen – die Psychotherapie noch die geringsten Kosten verursacht, vielmehr Kosten einspart. Hinzu kommt die nicht zu unterschätzende gegenwärtige, und m.E. durchaus notwendige, kritische Diskussion über die „Psychotherapie und die Psychotherapeuten" in der Öffentlichkeit, auf die leider von Seiten der „professional community" mit Nicht-zur-Kenntnisnahme oder defensiv reagiert wird, keineswegs aber mit der Frage: Warum kommt es zu diesem Phänomen und wo hat die Kritik recht! Nicht zuletzt seien auch die z.T. sehr unschönen Polemiken zwischen den psychotherapeutischen Schulen und berufsständischen Richtungen im Rahmen der deutschen Psychotherapiegesetzgebung genannt und – gravierender noch – nach der Verabschiedung des Gesetzes die z.T. entwürdigenden Prozeduren sogenannter Nachqualifizierungen für viele der in der Regel theoretisch wie praktisch sehr qualifizierten TherapeutInnen (vgl. z.B. die Untersuchung *Petzold, Hass* et al. 2000) und die z.T. schikanöse Durchführung der Approbations- und Anerkennungsverfahren für KollegInnen, die einfach die „falsche Konfession" hatten: GesprächspsychotherapeutInnen, GestalttherapeutInnen, SystemikerInnen, Integrative TherapeutInnen etc. Von kollegialer Solidarität und Integrität war da nicht viel zu spüren, „wissenschaftliche" Argumentationen wurden ins Feld geführt und berufspolitisch funktionalisiert, deren Geltungsanspruch nicht einzulösen ist. Das war und ist jedem, der mit Psychotherapieforschung etwas vertraut ist, klar. Die Kämpfe gehen im „wissenschaftlichen Beirat" und den entscheidenden Ausschüssen weiter: die Psychologen (fünf Stimmen) ordnen eine Studie der Gesprächspsychotherapie zu, die Ärzte (sechs Stimmen) halten dagegen, so geschehen im Mai 2001[59].

Es ist im *Felde* der Psychotherapie, zwischen den psychotherapeutischen Schulen eine bellizióse Situation eskaliert, die schon lange schwelte – seit den frühen Glaubenskämpfen zwischen *Freud, Adler* und *Jung. Fronten* sind entstanden, *Gefechtsdinge* („wissenschaftliche Studien") werden eingesetzt – die Psychotherapeuten sollten hierzu *Lewin* (1917) lesen. So ist im Streit der Richtungen die absurde Situation eingetreten, daß in der Bundesrepublik Deutschland drei (*redlicherweise* eigentlich nur zwei) psychotherapeutische Verfahren als „wissenschaftlich" anerkannt wurden: Verhaltenstherapie und Psychoanalyse, denn die „tiefenpsychologisch fundierte Psychotherapie" muß doch als eine Variante des psychoanalytischen Paradigmas gesehen werden, die allerdings im Machtspiel berufs- und standespolitischer Strategien, die Position des analytischen Paradigmas verdoppelt. Gleichzeitig wird im psychoanalytischen Diskurs der tiefenpsychologische Ansatz deklassiert als Verfahren von geringerer Güte. Empirische Psychologen monieren, daß für diese Orientierung kaum substantielle Nachweise durch empirische Wirksamkeitsstudien vorliegen, und aus theoriekritischer Sicht muß vermerkt werden, daß keine Darstellung *kohärenter* Theorienbildung als *Grundorientierung* erbracht wurde. Das ursprünglich als eine maßgebliche Grundlage der politischen Entscheidungsfindung erstellte Gutachten von *Meyer* et al. (1991) läßt dies jedenfalls nicht erkennen. Es finden sich unter diesem Label „Tiefenpsychologie" höchst heterogene Ansätze (*Wyss* 1977), was eigentlich begrüßenswert ist, würde nicht eine Politik der Hermetik betrieben – Gestalttherapeuten oder Neoferenczianer und Neoreichianer hätten derzeit keine Chance, unter das „tiefenpsychologische Dach" zu kommen. Da ist keine „Politik der Freundschaft" (*Derrida* 2000), keine Wertschätzung der „Andersheit des Anderen" (*Levinas* 1983), keine experimentierende Offenheit (*Freud, Moreno, Perls*), aus der die Psychotherapie ursprünglich hervorgegangen ist – man stelle sich vor: *Freud, Adler, Jung* oder *Winnicott, Anna Freud, Dolto* oder *Kohut, Kernberg, Parin* unter Bedingungen der „*Richtlinien*"!

Die Verhaltenstherapie steht in einer teilweise ähnlichen und doch recht anderen Situation – sie kann ihre Behandlungen im nomothetischen Paradigma der Psychotherapieforschung dokumentieren – und das ist *ein* unverzichtbarer Weg des Nachweises von Wirkungen und Nebenwirkungen (letztere werden, wie schon gesagt, von allen Richtungen notorisch und in ganz unwissenschaftlicher Weise vernachlässigt, vgl. *Märtens, Petzold* 2002). Unter dem Label Verhaltenstherapie, die zu einem *Synonym für empirisch fundierte, klinisch-psychologisch ausgerichtete Psychotherapien* geworden ist, (*behavioral therapies*, vgl. *behavioral medicine*) sind in Deutschland eigentlich drei – im internationalen Raum durchaus unterschiedliche und unterschiedene – Orientierungen als differente Mikroparadigmen zusammengefaßt: die klassische *Verhaltenstherapie*, die z.B. dem Konditionierungs-, Desensibilisierungs-, Expositionsparadigma verpflichtet ist (*H.J. Eysenck, C.M. Franks, F. Kanfer, J. Wolpe*), und die *kognitive Therapie* (*A. Beck, M.J. Mahoney*), wobei die Verbindung dieser beiden Richtungen schon als Integrationsleistung betrachtet wurde (*Meichenbaum* 1977). Als dritte und zunehmend bedeutende Richtung ist die empirisch fundierte, eklektische (*A. Ellis, S.L. Garfield, A.A. Lazarus*) bzw. integrative Richtung (*K. Grawe, J. Norcross, D.E. Orlinsky, H.G. Petzold*) zu sehen. Der „mainstream" ist also keineswegs als „homogen" zu betrachten oder auf eine hinlänglich einheitliche Theorie des Lernens und Verhaltens gegründet – *Kanfer* (1989) bezieht in seine Bilanz über dreißig Jahre Verhaltenstherapie auch „systemische" Ansätze der Konzeptentwicklung ein, aber was besagt das? Auch die Integrative Therapie verfügt über ein deutliches behaviorales Moment und eine differenzierte Konzeption des Lernens (*Sieper* 2001, *Sieper, Petzold* 2002) sowie eine spezifische systemische Orientierung am „dynamic systems approach" in sozialökologischer Ausprägung (1974j, 1998a; *Petzold, van Beek, van der Hoek* 1994; *Ebert* 2001). Berufspolitisch – und damit auch zulassungsrechtlich – ist diese offensichtliche Heterogenität der Verhaltenstherapie aber de facto unerheblich, wenn man in der richtigen „Sukzessionslinie" steht, der richtigen „Seilschaft" angehört, denn ansonsten sind Affiliationen schwierig. Nur das Spiel berufs- und verbandspolitischer Macht- und Interessengruppen brachte die absurde Situation zuwege, daß die empirisch gut abgesicherte „wissenschaftliche Gesprächspsychotherapie" nach *C. Rogers* und die innovative und von der Forschung her durchaus solide „systemische Therapie" (*Schiepek* 1999) in Deutschland nicht als *wissenschaftliche* Verfahren der Psychotherapie anerkannt wurden!

Ganz anders sieht die Situation in Österreich aus, wo die wissenschaftliche Expertenkommission aufgrund der Gesetzeslage inzwischen 19 Psychotherapieverfahren anerkannt hat, darunter das Psychodrama (in Deutschland abgelehnt), die „Integrative Gestalttherapie" (eine Verbindung von klassischer Gestalttherapie und Integrativer Therapie), der Ansatz von *Rogers*, die Systemische Therapie usw. – nicht aber eine besondere Richtung „tiefenpsychologisch fundierter Psychotherapie". In welchem Lande sind nun die wissenschaftlichen Gutachter wissenschaftlicher? Diese Frage stellt sich oder: Wo spielen welche politischen Kräfte? In den Niederlanden wurden Verhaltenstherapie, Psychoanalyse, „experientielle Therapie" (d.h. phänomenologisch-hermeneutische Ansätze wie das Verfahren von *Carl Rogers*) und die systemische Richtung anerkannt. Auch für diese beiden Nachbarländer gilt: es haben sich bei den Anerkennungen als „wissenschaftlich" begründete Verfahren – und das ist zweifelsohne ein konsensfähiges Leitkriterium, wenn auch ein unterschiedlich interpretiertes – die jeweils etablierten „*communities*" durchgesetzt. In der Schweiz ist derzeit noch offen, in welche Richtung die Entwicklungen gehen werden.

Die Fronten der Berufsgruppen und hinter ihnen die der psychotherapeutischen Interessengruppen – die psychoanalytisch/tiefenpsychologischen dominieren bei den Ärzten – treffen also aufeinander. Jeder, der sehen kann und *will*, *weiß*, daß es nur um Macht- und Einflußsphären bei der nunmehr [2001] fünfmaligen Ablehnung der wissenschaftlichen Gesprächspsychotherapie geht. Der *Parrhesiast* muß dies als Absurdität, als unbillige Vorteilsnahme, als unethisch benennen. – Man soll hier nicht, wie dies geschieht, mit dem „Wohl und der Sicherheit der PatientInnen" argumentieren, die vor möglichen Schäden durch die „nicht genügend wissenschaftliche" wissenschaftliche Gesprächspsychotherapie bewahrt werden sollen. Dieses Argument ist heuchlerisch, solange nicht ein solider empirisch-wissenschaftlicher Nachweis über die Freiheit von „Risiken und Nebenwirkungen" für die bislang anerkannten Verfahren der Richtlinientherapie erbracht wurde. Ein solcher Nachweis fehlt weitgehend – wie insgesamt bei den psychotherapeutischen Verfahren (*Märtens, Petzold* 2001z), was eigentlich für den Kontext ärztlicher Heilkunde ein Unding ist. Durch all diese Vorkommnisse hat, das meine ich und ist auch in der Öffentlichkeit zu sehen, die *Integrität der Psychotherapie* als Profession und Disziplin, hat ihre „credibility and trustworthyness" *auf Jahre Schaden genommen*, auch wenn das nicht erfreulich zu hören ist, nicht zuletzt weil diese Disziplin vom Anspruch her eine intersubjektive oder zumindest doch beziehungsorientierte Grundhaltung gemeinhin zu vertreten vorgibt. Die Dominanz des ökonomisierten *medizinalisierten Paradigmas* (ich spreche nicht von einer patientenzentrierten Medizin, die zu schätzen ist und ohne die die Seelenheilkunde nicht denkbar wäre) zu Lasten des *psychologischen* und *soziokulturellen* bzw. sozialwissenschaftlichen Paradigmas ist für die Psychotherapie eine Bürde. Bestimmte Reglementierungen der „Richtlinien" beeinträchtigen Patientenrechte, etwa das der freien Wahl des Behandlers und des Behandlungsverfahrens. Auch eine optimale Behandlung bestimmter Patientengruppen – besonders benachteiligter – scheint gefährdet. Die Einschränkung der Psychotherapie in Deutschland auf die Richtlinienverfahren *in der derzeitigen Form der Richtlinienverfahren* – denn Verhaltenstherapie und Psychoanalyse sind mehr als das, was die Richtlinien ermöglichen – wiegt schwer. Viele niedergelassene PsychotherapeutInnen klagen über so manche Einschränkung – und keineswegs nur über finanzielle, denn sie sehen für viele PatientInnen eine optimale Behandlung behindert. Weiterhin sehen sie die kreative Entwicklung ihrer Praxeologie beschnitten. Meines Erachtens wird auch die wissenschaftliche Entwicklung der Disziplin „Psychotherapie" eingeschränkt und das dürfte und müßte nicht sein.

In einer solchen Situation ist die Neuauflage meines Werkes durchaus von Interesse, repräsentiert es doch eine Entwicklung in der Psychotherapie, die die Vielfalt und Verschiedenheit psychotherapeutischer „Mikroparadigmen" (S. 706) wertschätzt – Wissenschaft braucht Pluralität, sie ist „vielstimmig" (*Derrida* 1972, 1982). Sie betont differentielle Vorgehensweisen und Ansätze und affirmiert zugleich doch die Notwendigkeit von *Integrationen* (plur.) – verstanden als *„Konnektivierung von Verschiedenem"*, nicht als Assimilation (2000k, *Petzold, Orth, Schuch, Steffan* 2001). Ohne Differenziertheit ist keine Integration möglich. *Differentielle Entwicklungen a u ß e r h a l b der Richtlinienverfahren sind aber praktisch unmöglich gemacht worden.*

Der Weg von der Konzeptidee oder der Entdeckung wirkungsvoller Techniken und Praxisprinzipien, der dann notwendigen Methodenentwicklung und Erprobung, um erste empirische Evaluationen möglich zu machen, dann zur Weiterbildung von FachkollegInnen ist blockiert (kommen die, wenn es sich um ein nicht anerkanntes Verfahren handelt, mit dem man kein Geld verdienen kann, ja das man eigentlich als nicht anerkanntes *kassenfinanziert* gar nicht praktizieren darf? Und wie kommt man – ohne Kassenleistungen – an PatientInnen, um dadurch eine breitere Anwendung zu gewährleisten, damit wiederum die erforderliche breite Palette von Störungsbildern behandelt und beforscht werden kann?). Dieser Weg bis zu dem Punkt, wo man einen Antrag auf Anerkennung einreichen kann, ist praktisch heute in

Deutschland nicht zu realisieren. In der entscheidenden Gutachterkommission sitzen dann Repräsentanten von konkurrierenden Altverfahren und berufsständische Interessenvertreter als „Gutachter" – von Gutachterneutralität und einem ordentlichen Gutachterverfahren ohne Interessenkollisionen und Befangenheiten kann also keine Rede sein. Eigenständige Entwicklungen, die diesen Weg gehen wollen, werden ihn bei den derzeitigen Regelungen nie mehr gehen können, **nie mehr** an sein Ende kommen. Sollte es ihnen aber doch gelingen, so ist mit hoher Wahrscheinlichkeit damit zu rechnen, daß sie abgelehnt werden: **closed system**! Das in dieser Regelung und in ihrer praktischen Umsetzung, wie wir sie derzeit miterleben können, zum Ausdruck kommende Wissenschaftsverständnis, Ethik- und Demokratieverständnis spotten jeder Beschreibung. Deshalb müssen neue Wege gefunden werden!

4. Für eine plurale Psychotherapie als engagierte Wissenschaft und altruistische Praxis

In *diesem Kontext* ist die Neuauflage meines Buches auch eine „message", denn die Integrative Therapie vertritt in der Tat einen anderen Diskurs: eine breite Sicht von Psychotherapie (neben der spezifisch klinischen), welche eine allgemeine Psychohygiene, die seelische Gesundheit der Bevölkerung, die Belastungen in einer hyperflexibilisierten Moderne (*Sennett* 1998) im Blick hat, die Qualität sozialer Netzwerke, die Entwicklung der Wertewelt in einer „radikalisierten Moderne" mit in die Betrachtung einbezieht. Von seiner Haltung her fordert der Integrative Ansatz dazu auf, *engagiert* für Intersubjektivität und Humanität Sorge zu tragen, wo auch immer sie bedroht sind.

Ich habe in drei Jahrzehnten mit einem immensen Einsatz eine „*Orientierung*" im Bereich der Psychotherapie und klinischen Psychologie aufgebaut, die keine modische Welle einfacher „tools" und schneller Lösungen bietet, sondern einen *wissenschaftlich breit fundierten*, ernsten aber auch kreativen Weg der Auseinandersetzung mit dem Leben und der Lebensgestaltung von PatientInnen, ihren Belastungen, Störungen, Leiden, ihrem Lebensglück und ihren Kompetenzen – und das nicht nur für privilegierte Gruppen. Integrative Therapie ist für die Gewährleistung und Entwicklung von „**Hominität**" (S. 409, *Petzold, Orth, Schuch, Steffan* 2001), d.h. für das Menschenwesen und ein menschliches Leben „auf Menschenweise" engagiert. Für mich zählt, PatientInnen, die bei PsychotherapeutInnen zu einer Psychotherapie kommen, ein Optimum an Hilfeleistungen und Unterstützung für ihre Gesundung und persönliche Entwicklung bereitzustellen. *Deshalb* nehme ich mir die Freiheit, das zu sagen, was ich über die Phänomene und Tendenzen im derzeitigem Kontext denke – ganz im Sinne meines Ansatzes einer metahermeneutischen Reflexion der „*Ursachen hinter den Ursachen und der Folgen nach den Folgen*" (1994c, 2000h). Ich hoffe, daß ich dadurch viele Kolleginnen und Kollegen und viele Patientinnen und Patienten ermutigen kann, sich für ihre eigene Sache zu engagieren, denn das wird dazu beitragen, die eigene „persönliche Souveränität" (*Petzold, Orth* 1998) – ein Kernkonzept der Integrativen Therapie – zu kräftigen und an einer tragfähigen Solidargemeinschaft mitzuwirken – ein m.E. äußerst gesundheitsförderndes Unterfangen!

Die Zukunft der Psychotherapie hat eine andere Richtung genommen, als manche es sich noch in den achtziger Jahren träumen ließen. Neue Horizonte und Visionen werden deshalb erforderlich (vgl. 1999p), die sich erst allmählich klarer abzuzeichnen beginnen. Aber alte Probleme scheinen sich fortzuschreiben. So lassen die Regelungen, gerade in den deutschsprachigen Ländern, die nach langjährigen, schwierigen Gesetzgebungsverfahren (in Deutschland mehr als zwanzig Jahre) unter Mobilisierung einer großen Expertise zu extrem verschiedenen Resultaten geführt haben, ein Grunddilemma der Psychotherapie erkennen, nämlich die Schwierigkeit, ihre Wirksamkeit zu beurteilen. Eine andere Schwierigkeit ist offenbar, die in der Entwicklung dieser Disziplin erfolgte Auffächerung in eine Vielzahl von „Schulen" oder besser „Orientierungen" angemessen zu werten.

Aber eine Differenzierung macht *Integration* im Sinne „methodenübergreifender" Konzeptbildung oder „methodenverbindender" Methodik und Praxeologie überhaupt erst möglich, bietet die Basis für wissenschaftliche *Diskurse*, die in den Konsens-Dissens-Prozessen fachlicher *Ko-respondenz* neue Entwicklungen vorantreiben und letzlich zu einer Wissenschaftlichkeit kommen, in der aus der *Differenz* zu Fortschritt und zu Innovationen gefunden wird, aber auch zu Selektivität, Nachhaltigkeit und – wo erforderlich – verantwortetem Verzicht auf Innovation und auf das Schaffen weiterer Komplexität (*von Hentig* 1975). Beides, Wissenschaft und Praxeologie müssen an dem Metaziel einer „Humanisierung von Lebenszusammenhängen und -bedingungen" (S. 936; 1979c, 156f) orientiert sein.

Da die Pluralität von Paradigmen Voraussetzung von wissenschaftlichem und praxeologischem Fortschritt ist, weil diese Erkenntnis u.a. das Recht der „Freiheit von Forschung und Lehre" begründet, kann für *Integrative* Ansätze der Psychotherapie, die immer auch zugleich *differentielle* sein müssen, kann für eine differenzierende und integrierende Wissenschaft (und das ist das Wesen von „science" und „humanities") die derzeitige Situation der Psychotherapie als wissenschaftlicher Disziplin in Deutschland nur als höchst unbefriedigend betrachtet werden. Es geht ja nicht primär um einen Streit von Fakultäten (*Derrida* 1982), um strittige wissenschaftliche *Diskurse* (*Habermas* 1981a), es geht um ekklesiales Gezänk zwischen den „Schulen", um Geltungsansprüche von Weltanschauungen und Ideologien (*Petzold* 1995h), um den untergründigen kulturellen **Diskurs** einer Pastoralmacht (sensu *Foucault* 1982). In diesen Auseinandersetzungen werden m.E. Prinzipien von Wissenschaftlichkeit, werden demokratische Prinzipien und Positionen psychotherapeutischer Ethik verletzt. Das kann bei einer kontextuellen Betrachtung aus der Perspektive des Integrativen Ansatzes nicht unthematisiert bleiben – einerseits aufgrund ihres eigenen metahermeneutischen Wissenschaftsverständnisses (S. 391ff), das sich selbst und seine eigene Situation aus systematischen Gründen immer wieder selbst in den Blick nimmt (vgl. Abb. 2, 2002h), andererseits aufgrund ihres Verständnisses von Psychotherapie, das dieser Disziplin neben ihrer curativen Aufgabe auch eine kulturkritische zuweist (*Petzold, Orth* 1999) und *last but not least* aufgrund ihres Demokratieverständnisses, das die Freiheit der Meinungsäußerung (damit auch die Freiheit von Forschung und Lehre), den Schutz von Minderheitsrechten (nicht nur in einem formaljuristischen Verständnis), den Schutz von Persönlichkeitsrechten (dazu gehört die freie Wahl des Behandlers und die Mitentscheidung über die Wahl der Behandlungsmethoden) und den Respekt vor den Formen demokratischer Entscheidungsfindung hoch einschätzt. Dies gilt umsomehr, weil moderne Psychotherapie – wie ausgeführt wurde – ein neuzeitliches, emanzipatorisches Phänomen ist. Mir geht es mit dem **Integrativen Ansatz** – *immer wieder neu* **anset-**

zend – um *diese* Psychotherapie, nicht um eine, die sich auf eine „Technologie der Symptomreduktion" reduziert, sondern um eine Psychotherapie, die als Grundanliegen die persönliche Emanzipation, die reflexive Persönlichkeitsentwicklung und ein kritisches Bewußtsein mit dem Ziel der Gesundung verbindet, und das erfordert eine für Menschen engagierte Position.

Die theoretische Auseinandersetzung mit der Psychotherapie als Profession und als Disziplin und die praktische leibtherapeutische, psychotherapeutische, soziotherapeutische und agogische Arbeit[60] – auch das gehört für mich in einem integrativen Ansatz zusammen – führte mich zu dem Schluß: Ohne *altruistisches Engagement* sollte man diesen Beruf nicht wählen und ausüben, denn er ist in erster Linie *eine Arbeit mit und für Menschen* (*Marcel* 1956).[61] Ein motivkritisch reflektierter, *„kultivierter Altruismus"* (2000h), der sich nicht von dem defizienzorientierten, stigmatisierenden Ideologem des „hilflosen Helfers" infizieren läßt, hatte für mich auch immer die Konsequenz, in der Psychotherapie eine selbstwirksamkeits-bewußte, *politische Position* zu beziehen. Der mir wichtige, wegen seiner kritischen Positionen und Widerstandsarbeit von den deutschen Besatzern ermordete und in der Psychologie weithin vergessene französische Psychologe *Georges Politzer* hatte das vorgelebt. Es geht um Positionen[62], wie man sie bei *Derrida*s „Politik der Freundschaft" oder in *Bourdieu*s „Das Elend der Welt" findet. Auf solchem Boden kann man sich reflexiv fundiert für PatientInnenrechte und für humane Lebensbedingungen in der Gesellschaft einsetzen, „gegen Inhumanität antreten" (1994c) – ganz gleich, ob es um das „Elend alter Menschen", die Verelendung von Abhängigen, Situationen inhumanen „klinischen Sterbens", die Situation Gefolterter oder anderweitig Traumatisierter geht.[63] Das Miterleben durch Feldforschung und Supervision im gerontologischen bzw. gerontotherapeutischen Bereich (1985a; *Petzold, Petzold* 1991) von Kontexten schlimmer Verletzungen der Würde von PatientInnen bis hin zu PatientInnentötungen haben mich dazu geführt, das Konzept der *„patient dignity"* einzuführen und engagiert zu vertreten[64]. Eigene Fehler in der Arbeit mit KlientInnen – wer ist vor ihnen gefeit – haben mich für die Probleme von *„informed consent"*, *„client welfare"* und *„client security"* sensibilisiert[65]. Weiterhin haben mir umfängliche Erfahrungen als Supervisor, Lehrsupervisor und Kontrollanalytiker (1993m, 1998a) die Negativwirkungen von *Deutungsmacht* und dogmatisch vertretenen Psychotherapieideologien gezeigt. Das sind Phänomene, die in unserer Profession viel zu wenig thematisiert werden.[66] Man kann das gar nicht oft genug benennen, macht sich allerdings damit – wie überhaupt mit psychotherapiekritischen Äußerungen, das ist meine Erfahrung, – keine Freunde.

5. Integrative Therapie – persönliche „Wege des Integrierens" in der Bewegung des „neuen Integrationsparadigmas"

Integrative Therapie ist ein „**Werk**" in der Vielsinnigkeit dieses Wortes – *work in progress* natürlich. Das ist eine systematische Aussage! Mit diesen Büchern wird etwas über den Hintergrund *dieses* Werkes (dieser drei Bände), *meines*[67] Werkes (dieses Therapieverfahrens und seiner klinischen Einrichtungen und Ausbildungsstätten) mitgeteilt, etwas über *unser* Werk (das meiner PatientInnen, meiner MitarbeiterInnen, meiner AusbildungkandidatInnen, StudentInnen, KollegInnen) ausgesagt, etwas über mein *Werkleben* vermittelt, denn ich schreibe ja nicht nur Bücher, bemühe mich nicht nur um Theorienbildung und Forschung, sondern stehe in vielfältigen Feldern der Praxis von Psychotherapie, Soziotherapie, Ausbildungsarbeit, Supervision, Organisationsberatung, Berufspolitik – in *Menschenarbeit* also (*Sieper, Petzold* 2001c).

Die Texte stehen in einer „Bewegung", im Strom eines „gemeinsamen Werkes", der wissenschaftlichen und klinischen Arbeit von Menschen in der „community of psychotherapists", die sich um theoretische, praxeologische, institutionelle, praktische und empirisch-forschende *Differenzierungsarbeit* und *Integrationsarbeit* bemühen – keine Schulengründer also -, und da wären viele zu nennen: von *P. Janet,* dem ersten klinischen Psychologen, über *S. Ferenczi, F. Alexander* zu *J. Frank* oder *A.A. Lazarus* – im deutschsprachigen Bereich seit Mitte der siebziger Jahre *L. Pongratz, H. Strotzka, D. Wyss, R. van Quekelberghe.* Viele Psychologen haben den Integrationsgedanken vorangebracht – *R. Bastine, J. Norcross, M. Goldfried, D. Orlinsky, R. Sponsel* u.a. –, weil sie sich als „klinische Psychologen" verstanden mit der ganzen Breite ihrer Disziplin „Psychologie" im Hintergrund, wie es *Klaus Grawe* oder *Peter Fiedler* u.a. in ihren neueren Veröffentlichungen zu einer „psychologischen Psychotherapie" deutlich machen – und hier liegt ein spezifischer Beitrag *psychologischer Psychotherapeuten* zur Psychotherapie, ein Fundus, dessen Fehlen und dessen Vernachlässigung in der (überwiegend aus dem ärztlichen Bereich bestimmten) Psychoanalyse sich für diese äußerst nachteilig bemerkbar macht – etwa in konzeptuellen Einseitigkeiten, Fehlauffassungen und Antiquiertheiten. Aus dem ärztlichen Bereich von den *ärztlichen Psychotherapeuten* kamen und kommen aber andere innovative Impulse mit anderen Schwerpunktbildungen, die zur Psychotherapie unverzichtbare Beiträge leisten. *Theodor Karasu, Thure von Uexküll, Hans Strotzka, Dieter Wyss, Manfred Pohlen, Edgar Heim, Luc Chiompi, Jürg Willi* u.a. haben mit psychosomatischen, sozialmedizinischen, psychiatrischen/sozialpsychiatrischen Betrachtungsweisen für die Integrationsbewegung wichtige Impulse gegeben. In Zukunft ist von Seiten der Medizin, in Sonderheit von der Neurophysiologie und den Neurowissenschaften, hier vornehmlich den *cognitive neurosciences,* für integrative Formen der Psycho- und Leibtherapie, ihre Theorienbildung und Praxis, Wesentliches zu erwarten, wie in den vergangenen Jahren besonders für den Bereich der Traumatherapie deutlich wurde (*Yehuda, McFarlane* 1997; *Petzold, Wolf* et al. 2000). Ein integratives Denken in der Psychotherapie kann auf neue Wege der Modellbildung nicht verzichten: etwa zum *Körper-Seele-Problem* einschließlich des Themas „from neuron to cognition", zum *Bewußseinskonzept* (S. 214ff) einschließlich der Thematik „**Leibgedächtnis** (S. 549ff, 1074f) und unconscious/automatic and planned behavior", zum *Person-Kognition-Umweltverhältnis* mit den Fragen zu perception-processing-action (*Petzold, van Beek, van der Hoek* 1994) oder von executive control/situated cognition mit ihren evolutionsbiologischen Hintergründen (*Varela, Bourgine* 1992; *Brooks* 1999), die das Verständnis von Basisprozessen für die Psychotherapie zu erhellen vermögen (*Petzold, Orth, Schuch, Steffan* 2001). Die Fragen zum Kognitions-Emotions/Motivations/Volitions-Verhältnis (S. 607ff, 1995g, 2001i) haben für die psychotherapeutische Konzeptbildung noch kaum Relevanz gewonnen. Ansätze wie die von *Damasio* (1995, 2000) oder *Edelman, Tononi* (2001a,b), der „embodied cognitive science" (*Varela* et al. 1992) und der ökologischen Psychologie in der Kombination mit einem „dynamic systems approach"[68] sind noch kaum für therapeutische Praxis fruchtbar gemacht worden (1995a,b). Die Integrative Therapie und die Integrative Supervision gehen in diese Richtung und sehen hier wesentliche Entwicklungspotentiale (*Orth, Petzold* 1998a; *Ebert* 2001) mit dem zentralen Begriff des **„informierten Leibes“** (*Petzold* 2002j, vgl. den Text Bd. 3).

Die in diesem Werk vorliegenden Texte und das in ihnen vertretene Verfahren stellen den Versuch einer Synergie von drei Strömungen dar: der *psychologischen*, der *biomedizinischen* und der *klinisch-sozialwissenschaftlichen – letztere praxeologisch repräsentiert durch die soziotherapeutische Linie meines Werkes* (vgl. 1974b, 1985a, 1997c). Meine Arbeiten stehen im Entwicklungsstrom integrativer Therapiemodelle, die ich unter den Begriff des **„neuen Integrationsparadigmas“** gestellt habe (S. 701), Modelle, wie sie von *M. Goldfried, K. Grawe, A. Lazarus, J. Norcross, J. Prochaska, P. Wachtel* vorgelegt wurden, und unter denen das von mir entwickelte Modell einer **„Integrativen Therapie in der Lebensspanne als biopsychosoziales Verfahren“** nicht nur eines der frühesten war, sondern auch das erste in Theorie und Praxis *konsistent* durchkonzeptualisierte Integrationsmodell und Integrationsverfahren. Es enstand in der Pionierphase des **„neuen Integrationsparadigmas“** (S. 701ff), zu dessen Protagonisten ich zähle (*Zundel* 1987). Die bisher vorliegenden sechs Bände meiner „ausgewählten Schriften“, dazu mein Band einer *integrativen Gerontotherapie* (1985a), die Psychotherapie, Körpertherapie, Soziotherapie und Agogik verbinden, dokumentieren mein Engagement für die Integrationsbewegung und meine Beiträge zu ihr. Insofern stellt diese Neuauflage mein sehr breit ansetzendes Integrationsmodell, das von der Erkenntnistheorie über eine konsistente anthropolgische Position, Persönlichkeits- und Entwicklungstheorie und einer diffenzierten Gesundheits-/Krankheitslehre bis in die Praxeologie (Interventionslehre, Theorie der Behandlungstechnik und -methodik) reicht, erneut in den Diskurs der Integrationsdebatte in der Psychotherapie. Für Texte wie die von *Butollo* (et al. 1999), *Fiedler* (2000), *Grawe* (1998)[69], *Senf, Broda* (2000), die bei ihren integrativen *Positionen* mit Blick auf eigentlich unverzichtbare Referenztheorien (z.B. Erkenntnistheorie, Anthropologie, Entwicklungstheorie usw.) keine deutlichen Positionen ausweisen und die einem übergreifenden therapietheoretischen Rahmen wenig Beachtung geschenkt haben, weil sie andere Schwerpunkte setzen, werden durch das vorliegende Werk ergänzende Konzepte für die Leerstellen bei diesen Autoren geboten.

Vielleicht ist es nützlich, noch etwas auf einige Hintergründe des **Werkes**, meine „persönlichen Wege“ (*Petzold* 2002h), einzugehen, um seinen Charakter zu verdeutlichen und die Motive des Autors, *meine* Motive, sowie die Situationen, die sie beeinflußt haben, Einflüsse des „kulturellen Klimas“, welche vielleicht für das Verständnis meiner Texte und der in ihnen vertretenen *Positionen* von Interesse sein könnten (vgl. jetzt ausführlich 2002h):

Mitte der sechziger Jahre war ich – in Paris lebend und studierend – durch Lehrveranstaltungen im Psychologiestudium, Eigen- und Lehrtherapie und psychotherapeutische Ausbildungen einer Vielfalt verschiedener, z.T. divergenter psychotherapeutischer Einflüsse ausgesetzt und stand damit in sich befehdenden psychotherapeutischen „communities“ und Feldern: klassische Psychoanalyse, Ferenczi-Tradition (1969b), Psychodrama, Gestalttherapie (1970a, 1973a), Verhaltenstherapie (1969a; *Sieper* 2001), Körpertherapie (1974j). Immer ging es um die „wahre Lehre“, „richtig oder falsch“, ein Drittes war in der Regel nicht möglich. Meistens waren es sehr unschöne Auseinandersetzungen, wie ich sie kaum in einem anderen Feld kennengelernt habe (und ich kenne etliche Felder). Dieser negative Eindruck hatte sich für mich seit Ende der siebziger Jahre durch die „erlebten Qualitäten“ in zwanzig Jahren aktiver berufspolitischer Arbeit in zahlreichen durchaus hochrangigen Gremien in Deutschland,

Österreich, der Schweiz und den Niederlanden zunehmend verstärkt. Die Benennung dieser Fakten dient nicht so sehr der Kritik, ist auch nicht als „TherapeutInnenschelte“ zu werten, sondern verfolgt das Aufweisen einer Notwendigkeit: daß nämlich derartige Phänomene von einer auf Verstehen und Verständigung zentrierten Profession in kritisch-metakritischen *Diskursen* (sensu *Habermas*) systematisch zu reflektieren wären, um ihre eigenen determinierenden Dynamiken, ihre **Diskurse** und Dispositive (sensu *Foucault*) zu erfassen, zu dekonstruieren (*Derrida*), zu verstehen und zu verändern. Ich möchte zugleich aber auch betonen: Ich habe im Bereich der Psychotherapie viele wunderbare Menschen kennengelernt, Kolleginnen und Kollegen, PatientInnen und KlientInnen, von denen ich eine Fülle wichtiger Einsichten und Erkenntnisse erhalten habe.

Die Vielfalt der Eindrücke und Konzepte war besonders in den ersten Jahren meiner Explorationen im „psychotherapeutischen Feld“[70] zunächst verwirrend, und die in der Regel apodiktischen Geltungsbehauptungen meiner Lehrer bzw. Leitbilder – und das waren bedeutende Protagonisten ihrer Richtung (*S. Lebovici, O. Raknes*), z.T. Begründer der jeweiligen „Schule“ (*J.L. Moreno, F.S. Perls*) – fand ich oft ärgerlich. Ihre genialen Einsichten haben mich indes häufig fasziniert und zu eigener Suche und Entdeckungsarbeit angeregt. Außerdem habe ich früh erkannt, daß die Psychotherapie (neben der Philosophie und der Arbeit in der Natur, wie ich sie bei meinem Erstberuf als Landwirt erlebte, 2002h) ein hervorragender Weg ist, *„sich selbst im Lebensganzen verstehen zu lernen“* (1981g), daß „Lebensgeschichten zu verstehen, Selbstverstehen bedeutet und Andere verstehen zu lernen“ (2001 „et al.“). Ich habe erfahren, daß Psychotherapie neben dem Gespräch mit Freunden, der engagierten Arbeit mit Menschen, dem künstlerisch-schöpferischen Tun[71] und der Meditation (1983e) bzw. der „philosophischen Kontemplation“ (*Russell* 1964; *Orth* 1993; *Petzold* 1993o, 2001k) eine wichtige Möglichkeit bereitstellt, in Prozesse der „Sinnfindung über die Lebensspanne“ einzutreten, in ein Nachsinnen über „Sinn, Sinnlosigkeit, Widersinn“ (2001k). Es eröffnen sich durch die Anregungen, die man in der Psychotherapie als kreativem Prozeß (*Moreno* 1990) erhalten kann – so meine Erfahrung –, Wege, eine „Lebenskunst“ zu entwickeln, sein „Leben als Kunstwerk“ zu gestalten, in dem „das Selbst Künstler und Kunstwerk“ zugleich ist[72].

Das ist ein sehr kreativer Zugang zur Psychotherapie, der aus der *Kokreativität*[73] mit anderen Menschen, aus der *„Freude am Lebendigen“* und einem *„Willen zum Wissen“* seine Faszination gewinnt. Auf diesem Hintergrund habe ich mit meinen WeggefährtInnen mehr als dreißig Jahre an Fragen der Metatheorie als „klinischer Philosophie“ (Bd. II, 1) gearbeitet, an Problemen der „klinischen Theorienbildung“ (Bd. II, 2) und an der „klinischen Praxeologie“ (Bd. II, 3) in der Behandlung von PatientInnen aller Alterstufen (2000h) mit verschiedenen Erkrankungen von unterschiedlichem Schweregrad. Die Therapie von Kindern[74], Jugendlichen (vorwiegend Drogenabhängigen)[75], Erwachsenen[76] und – in einer besonderen Schwerpunktbildung – von alten Menschen[77] hat in mir das Interesse an einem „lifespan developmental approach“ geweckt, ein Konzept, das ich in die Psychotherapie einführte (S. 515ff, 1999b). Mit Forschungsbeiträgen zu allen Altersgruppen, von der Säuglingsforschung zu gerontotherapeutischen Untersuchungen[78], war ich darum bemüht, mich mit der Problematik von PatientInnen in einer ganzheitlichen und differentiellen Weise auseinanderzusetzen. Dabei habe ich ein breites Spektrum von *Störungsbildern, Netzwerkproblemen* und *prekären Lebenslagen* – das muß immer zusammen gesehen werden! (2000h; *Hass, Petzold* 1999) – bei meinen PatientInnen kennengelernt, fast immer verbunden mit gesunden, kompetenten, kreativen, lebensmutigen und liebenswerten Seiten, und die überwogen zumeist. Die destruktiven oder prekären *Lebenslagen*, von denen wir wissen, daß sie nicht nur in Kindheit und Jugend ein hohes Risikopotential bergen, werden bei alleinig *störungsspezifischer* Betrachtungs- und Behandlungsweise, wie sie derzeit in der „wissenschaftlichen" Richtlinienpsychotherapie dominiert, vernachlässigt – bei gut situierten Mittelschichtspatienten kann man das vielleicht auch. Die sozial benachteiligten Schichten bleiben bei solchem *Bias* auch in der Psychotherapie „am unteren Ende". Das gilt gleichermaßen für die Psychotherapieforschung, denn für diese Bevölkerungsgruppen gibt es keine *evidenzbasierte* „best practice" (*Sieper, Petzold* 2001d). Wir haben uns in der Integrativen Therapie um Menschen aus benachteiligten Schichten und Gruppen stets besonders bemüht (*Heinl, Petzold, Walch* 1983) und für sie Methoden der Psychoptherapie und Soziotherapie, speziell auch der Netzwerktherapie entwickelt.[79] In der Integrativen Therapie gibt es kein „reines Gold" (*Freud*) des methodischen Vorgehens, und deshalb auch nichts zu „legieren", sondern wir sind differentiell um die verschiedenen PatientInnengruppen unter zunehmender Berücksichtigung von Genderperspektiven (1998h) bemüht und meinen, daß es auch eine politische Aufgabe der Forschung und der „professional community" (S. 773f) sein muß, sich Risikogruppen und spezifischen Gruppierungen zuzuwenden.

Dieses Werk ist kein dogmatisches. Dieser „Weg des Integrierens" erhebt keinen Anspruch auf ewige Wahrheiten, außer der herakliteischen, daß „alles im Fluß" ist. Es sieht Psychotherapie als Kulturphänomen in historischen Kontexten, aus denen sie vom jeweiligen „Zeitgeist" (1989f) – und der kann sich schnell wandeln – geprägt wird. Das erfordert einen geschichtsbewußten Blick (*Berlin* 1998; *Bloch* 2000; *Haffner* 2001). Mein Ansatz unternimmt den Versuch, einen dezidiert *nicht-reduktionistischen Entwurf* vorzulegen, bei dem der Entwurfscharakter als eine theoretische Position zu sehen ist, die eine *systematische Unfertigkeit* und eine *strukturelle Offenheit* unterstreicht. Meine Texte laden zu kritischer und metakritischer *Ko-respondenz* (S. 93ff), zu Begegnung und Auseinandersetzung mit den vertretenen Positionen ein, zu *Konsens- und Dissensprozessen* in ***POLYLOGEN***.

Man sagt von meinen Texten immer wieder, sie seien schwierig. Das mag wohl sein, aber *Psychotherapie ist kein einfaches Unterfangen*, geht es doch um das Verstehen und Beeinflussen von menschlichem Seelen- und Sozialleben, um Gesundheit, Krankheit, Beziehungen, Leid, Lebensglück und Sinn (2000k, 2001k) in komplexen Lebenslagen und Zusammenhängen. Seit dem Hydraulikmodell des frühen *Freud*schen Diskurses (*Russelman* 1983), der Reflexologie *Pawlow*s, der S-R-Psychologie *Skinner*s bis hin zu den Simpelversionen von Therapie à la *Harris* (1969, „Ich bin OK – Du bist OK") oder neuerlich von *Lazarus* und *Lazarus* (1999 ... „In 60 Sekunden wieder o.k.") hat es allzuviele grobe Vereinfachungen und Einseitigkeiten in der Psychotherapie gegeben. Ich meine, man muß das nicht fortschreiben. Der „Diskurs" muß anspruchsvoll sein, denn: *Psychotherapie zu machen, ist eine anspruchsvolle Sache*, gerade weil *ihre „Praxis" mit Menschen* warmherzig und klar sein sollte, von einer guten Einfachheit, jeweils an der Sprach- und Kommunikationsebene, der vorfindlichen Lebens- und Sozialwelt des konkreten Gegenübers ausgerichtet. Aber gerade diese unverzichtbare Konkretheit erfordert eine besonders elaborierte reflexive Arbeit, eine Metahermeneutik (S. 197ff), für die ich das Modell einer „Mehrebenenreflexion" (1994a; *Petzold, Orth* 1999) erarbeitet habe (Abb. 2). Alle *Konzepte* dieses Werkes lassen sich in die Alltagssprache – auch „einfacher Menschen" – übersetzen. Ich tue das wieder und wieder und meine MitarbeiterInnen[80] und die von mir ausgebildeten Integrativen TherapeutInnen tun dies tagtäglich, wenn wir „Theorie als Intervention" benutzen (*Petzold, Orth* 1994). Das geht ohne Schwierigkeiten und ist für die Therapie sehr nützlich. Eine psychotherapeutische Theorie, die sich nicht in einer solchen Art und Weise *transponieren* läßt, daß sie für das Gegenüber „*Sinn macht*", ist unbrauchbar, denn sie macht keinen konsensuellen Mitvollzug und damit keine „emanzipierte Reflexion" für den Partner, die Partnerin in der Therapie möglich – und unsere PatientInnen sind unsere Partner (*Petzold, Gröbelbauer, Gschwend* 1999). Aber das vorliegende Werk hat nicht die Absicht, diese Ebene eines popularisierenden Diskurses, und der ist durchaus wichtig (*Jeanneret* 1994), aufzugreifen. Der Diskurs zu Fragen der Psychotherapie muß in *unterschiedlichen Ebenen* und in *verschiedenen Qualitäten* geführt werden. Polarisierungen in einen Diskurs der Praktiker und der Theoretiker sind genauso wenig fruchtbar wie die Antinomisierung von klinischer Arbeit und Forschung.

Die meisten meiner Arbeiten, und zumal die in diesen Bänden zusammengetragenen, wollen *Matrixwissen* bereitstellen, das ein Überdenken der eigenen Positionen möglich macht, um sie zu klären, Konzepte, die herausfordern, um eigene Vorstellungen zu vertiefen oder auch um unsere[81] Positionen gegebenenfalls zurückzuweisen, sie vielleicht zu spezifizieren, zu modifizieren usw.

Ich gehe mit meinen eigenen Texten genau in dieser Weise um, und dadurch werden für mich immer wieder Überschreitungen möglich, *Transgressionen*[82] in den Text hinein oder über ihn hinaus, ohne daß die Vorlagen unwichtig werden. „Klassische" Texte von *Freud, Adler* oder *Perls* usw. – selbst wo sie als „überholt" erscheinen oder auch gelten können – zeigen das. Deshalb kann man aus einer geschichtsbewußten Haltung auf die Auseinandersetzung mit ihnen nicht verzichten, denn unaufgearbeitete Irrtümer haben die Tendenz, sich fortzuschreiben.

Grawe (1998) – mit dem ich durchaus viele Positionen teile – stellt in den Schlußausführungen in seinem *magnum opus* zur „psychologischen Psychotherapie" die traditionellen Psychotherapieverfahren m.E. etwas zu vorschnell aufs Abstellgleis, mit dem Vorschlag, alles grundsätzlich neu zu beginnen. Aber gerade in der Auseinandersetzung mit den traditionellen Positionen werden die Erkenntnisprozesse der Psychotherapie als Disziplin in ihren *Wegen* erfaßbar und in ihren *Irrwegen.* Letztere brauchen die weiterführende Kritik, die *Parrhesie,* die wahrhaftige Rede, und – auf allen Seiten – die Bereitschaft, das *bessere Argument* im *Diskurs* (*Habermas* 1971) gelten zu lassen. ***Dissens*** in der *Ko-respondenz*[83] *respektvoll* wertzuschätzen, verlangt auch die Bereitschaft, Kritik anzunehmen, sich zu korrigieren!

Das alles gilt für jede Position dieses Werkes, weil – wie *Mikhail Bakhtin* (1981), ein für die Integrative Therapie wesentlicher Denker (2001b), zeigt – Werke in ein kollektives Denken eingebunden sind, in vielfältige Einflüsse des Zeitgeistes (1989f), in vielfache Rede und Gegenrede: „ ... each kind of utterance is filled with various kinds of responsive reactions to other utterances of the given sphere of speech communication" (*Bakhtin* 1986, 96).

Dieses Werk steht mit seiner Neuauflage in anderen Diskursen als zu den Zeitpunkten seiner Abfassung, wird andere Resonanzen auslösen, andere *Polyloge* in Gang setzen, weil es in *anderen Kontexten* steht.

*„**Polylog** wird von mir verstanden als vielstimmige Rede, die den Dialog zwischen Menschen umgibt und in ihm **zur Sprache** kommt, ihn durchfiltert, vielfältigen Sinn konstituiert oder einen hintergründigen oder untergründigen oder übergreifenden **Polylogos** aufscheinen und ‚zur Sprache kommen' läßt, so daß die Sinnerfassungs-, Sinnverarbeitungs- und Sinnschöpfungskapazität der Polylogisierenden wächst"* (2001k, 2002c). *Polylogik überschreitet Dialogik* (*Kühnlein* et al. 2003).

6. Die polylogische Qualität des „Integrativen Ansatzes" forschungsgestützter Therapie als „konnektivierendes" Integrationsmodell – Metastrukturen und Kernkonzepte

Dieses Werk ist also ein polylogisches. Es konnektiviert in seinen *transversalen* Querungen vielfältige Erfahrungen und Wissensstände (*Rahm* et al. 1993) und fordert dazu auf, diese mit den eigenen zu verbinden und zu vernetzen oder sie nach erfolgter Reflexion freimütig zu kritisieren und abzuweisen. Es lädt ein zu **Ko-respondenzen als Konsens-Dissens-Prozessen** (S. 115ff), zu Differenzierungen und Integrationen, die – wenn sie gelingen – in **Kokreationen** münden und Restriktionen und Barrieren überwinden.

So zeigen trotz der Restriktionen der „Richtlinien" für die Praxis gerade die jüngsten Entwicklungen – nicht zuletzt auch im Kontext der deutschsprachigen Psychotherapie: Integration ist ein Thema, dessen Wichtigkeit zunehmend erkannt wird und – allen Hegemonialansprüchen der traditionellen Schulen zum Trotz – sich immer mehr durchsetzt. Dabei werden unterschiedliche Formen des Integrierens erkennbar und unterschiedliche Wege der Integration beschritten, wie ich sie im zweiten Band dieses Werkes (S. 750f) dargestellt habe. Vielfältige *Diskurse* kommen ins Gespräch, *Dialoge* finden statt und zunehmend auch *Polyloge* zwischen den VertreterInnen der verschiedenen Integrationsmodelle und – diskurstheoretisch betrachtet – zwischen den Modellen selbst aufgrund des Faktums ihrer Unterschiedlichkeit, denn da finden sich eklektische (*Lazarus* 1976, 1995) und additive Modelle (*Senf, Broda* 2000) oder kombinatorische – z.B. Gestalttherapie und Verhaltenstherapie (*Butollo* et al. 1999) –, methodenübergreifende Heuristiken (*Sponsel* 1995) und systematische Heuristiken (*Grawe* 1998; *Wagner, Becker* 1999) auf dem Wege zu einer übergreifenden „psychologischen Psychotherapietheorie". Autoren, die ursprünglich „wider die Methodenintegration" schrieben, legen beachtliche Arbeiten zur „Integrativen Psychotherapie" als methodenübergreifender Systematik vor (*Fiedler* 1980, 2000). Es finden sich transtheoretische Ansätze wie das Modell von *Prochaska* und *DiClemente* (1992) oder disziplinübergreifende, *transdisziplinäre* Entwicklungen wie das hier vorgelegte **„biopsychosoziale Modell" (BPS) der Integrativen Therapie** (*Petzold* 1965, 2001a). Dieses wurde metatheoretisch, theoretisch und praxeologisch konsequent ausgearbeitet, und versteht sich, das sei nochmals betont, als eine „Orientierung" – nicht als „Schule" – im Rahmen der modernen Psychologie auf dem Boden der klinischen Psychologie und der klinisch relevanten Bio- und Sozialwissenschaften. Es ist ein Modell beständigen Differenzierens und Integrierens, der systematischen und fortlaufenden „**Konnektivierung**" von Wissensständen, Forschungsergebnissen, Modell- und Konzeptbildungen, klinischen und praxeologischen Entwicklungen und Erfahrungen[84]. Ein solches polylogisches Integrationsmodell intendiert keineswegs eine „Supertheorie" oder gar „Supertherapie". Es ist trotz seiner recht umfassenden Anlage bescheiden in seinem Anspruch, weil es um die Komplexität der Fragestellungen und Aufgaben von Psychotherapie und von Psychotherapieforschung weiß und um die Notwendigkeit verschiedener Wege und Orientierungen. Ihre Erkenntnisse und Erträge gilt es zu berücksichtigen und zwar primär als **Integration im Sinne einer Konnektivierung** (schwache Integration). Weitaus seltener finden wir **Integration im Sinne einer übergreifenden Modellbildung** (starke Integration, vgl 2002b). Weiterhin läßt die herakliteische Orientierung (S. 351ff) der Integrativen Therapie mit ihrer Maxime: alles ist im Fluß, in Weiterentwicklung (durchaus sensu *Darwin* 1859, vgl. *Weber* 2000), den unsicheren Boden „gesicherter Erkenntnisse" sichtbar werden, was zu einer innovationsfreundlichen Haltung „kultivierter Unsicherheit" (*Staemmler* 1994) führen könnte. Die postmoderne Einsicht oder besser die „transversale Erkenntnis" (*Welsch* 1996, *Petzold* 1998a), daß die universalistischen Geltungsansprüche der großen Metaerzählungen (*Lyotard*) nicht mehr aufrecht zu halten sind, lassen jeden Anspruch auf die prinzipielle Richtigkeit *einer* übergeordneten Theorie als problematisch und als nicht mehr vertretbar erscheinen (S. 397ff). Bei genauerer Betrachtung handelt es sich bei solchen Ansprüchen zumeist um Hegemoniebestrebungen von Interessengruppen, und diese sind stets ausgrenzend, dialogfeindlich und polylogunterdrückend, denn es geht ihnen um **Macht**, die Sicherung von Vorherrschaft und Privilegien, um Einfluß und Geld, nicht aber um den Gewinn wissenschaftlicher Erkenntnis und um die Bereitstellung altruistischer Hilfeleistung im Dienste von Betroffenen – zumindest sind die Motive höchst gemischt. Oft handelt es sich auch um Fortschreibungen von verdeckten **Diskursen** der Kontrolle, von säkularisierten Geltungs- und Wahrheitsansprüchen einer ekklesialen Deutungs- und Pastoralmacht[85] oder um kryptoreligiöse Mythen, die im Gewande therapeutischer Methoden die Sinnsuche und Heilssehnsucht von Menschen exploitieren – wir haben das unlängst kritisch analysiert (*Petzold, Orth* 1999). Schließlich gehen wir – das dürfte inzwischen deutlich geworden sein – von einem „weiten Konzept" der Psychotherapie aus, das zwar den „klinischen Kern" zentral stellt, aber dennoch die gesundheitsfördernde, persönlichkeitsentwickelnde und kulturkritische Funktion von Psychotherapie (*Morris* 2000) nicht aus dem Auge verliert.

Ein originelles Moment der „Integrativen Therapie" in der Ausprägung, wie sie hier dargestellt wird, ist der – so hoffe ich – „hinlänglich konsistente" Rahmen der *mehrperspektivischen, transversalen* ***Konnektivierung*** dieser verschiedenen Wissensstände und Wissensfelder, die selbst in eine ***Ko-respondenz***, in einen ***Polylog*** gebracht werden (*Petzold* 1994a, 1998a, 2001a), auch in einen mit der aktuellen Psychotherapieforschung und ihren relevanten Teilbereichen wie z.B. die so wichtige Forschung und Auseinandersetzung zu „Risiken und Nebenwirkungen" von Psychotherapie.[86]

Für die theoretische Grundlegung eigener Forschungsprojekte[87] in meinem Integrativen Ansatz bietet dieses Werk die Basis. Inzwischen sind die Entwicklungen auch nicht stehen geblieben, sondern es wurden die Konzepte weiter ausgearbeitet, vertieft, empirisch beforscht, störungsspezifisch ausdifferenziert, und diese Arbeiten sind noch weiterhin im Gange. Die Präzisierung und Elaboration integrativer Diagnostikmodelle[88], die Formulierung einer Integrativen Supervisionstheorie (*Petzold* 1990o, 1998a; *Schreyögg* 1991), die weitere Ausarbeitung der Integrativen Kinder- und Jugendlichenpsychotherapie (1969b, *Metzmacher, Petzold, Zaepfel* 1995, 1996) dokumentieren den Fortgang der Arbeit, die wir für eine Psychotherapie, welche sich als dynamisches, herakliteisches Modell einer permanenten Entwicklung versteht, als unverzichtbar ansehen. Nur so kann ganzheitliches und differentielles *Wahrnehmen* von PatientInnen in ihrer „Leiblichkeit" erfolgen, in die die Widerfahrnisse des persönlichen Schicksals ihre Spuren eingeschrieben haben mit jeder Lach- und Gramfalte. Nur so kann ein *Erfassen* ihrer „Lebenslagen"– ein wesentliches Konzept des Integrativen Ansatzes (*Moreno* 1923; *Petzold* 2000h) möglich werden. Nur so kann ein *Verstehen* ihrer „Kultur" geschehen und damit ein *Erklären* der sozio-kulturellen Bedingungen, die das Leben von Menschen beeinflussen und prägen. Das alles bildet die Grundlage für ein umfassendes Verständnis von Psychotherapie, für eine breite Sicht von Erkrankungen oder Störungen: *körperlichen, seelischen, geistigen* und *sozialen.* Dabei werden die *Soziopathogenese* und „soziale Erkrankungen", z.B. Gleichgültigkeit, Gewaltbereitschaft, coolness, notorische Rücksichtslosigkeit, Süchtigkeit nicht unter einem Diktat medizinalisierter Betrachtungsweise und individualisierend ausgerichteter psychodynamischer Psychopathologie vernachlässigt, denen eine Theorie und Praxis „**sozialen Sinnverstehenes**" und „**sozialer Intuition**" fehlt (1995a, 2000h). Pathologische soziale Areale, fehlende „Soziotope", d.h. intakte soziale Lebensfelder, haben für Individuen und familiale, amicale und kollegiale Netzwerke in den modernen, „soziale Kälte" produzierenden Technologiegesellschaften des „Turbokapitalismus" (*Bourdieu* 1998) fatale Folgen. Die Ergebnisse der klinisch relevanten Soziologie und Sozialpsychologie, der Sozialmedizin und Sozialpsychiatrie, der Sozialepidemiologie und Soziopsychosomatik (*Thomas* 1985) werden übergangen oder nur unzureichend in Theorienbildung, Forschung, Diagnostik und Therapie berücksichtigt. Das führt zu einer Geringschätzung und Vernachlässigung der *Soziotherapie* (927ff, 1997c) als einer wenig prestigiösen Tätigkeit – Sache von Sozialarbeitern, denen man zudem nur mäßigen Status gibt. Dem liegt eine gravierende Fehleinschätzung gesellschaftlicher Entwicklungen zugrunde. Ich meine, daß in Zukunft in Lebenswelten von zunehmender *Prekarität* (*Bourdieu* 1998), wie sie die großen Metropolen und ihre Faubourgs mit ihren entgleisenden Sozialstrukturen produzieren, Interventionen in soziopathogene Situationen mehr und mehr Bedeutung zukommen wird und es dabei zu einer intensiven Kooperationen von *Psychotherapie* und *Soziotherapie*, ggf. *Agogik* kommen muß. Auch hier liegt eine Integrationsaufgabe, bei der die Verbesserung spezifischer Methoden der Behandlung von Störungen im Sinne einer „best practice" (*Dobson, Craig* 1998) von Psychotherapie durch die Verbindung mit Maßnahmen „sozialer Unterstützung" (*Hass, Petzold* 1999) und der Förderung von Gesundheit und Persönlichkeitsentwicklung notwendig werden, um hinlänglich gute Behandlungsergebnisse, „decent results", für *möglichst viele Bevölkerungsgruppen* zu gewährleisten und nicht nur für Angehörige privilegierter Schichten. Die empirische Evaluation solcher *breiter* Maßnahmen steht erst in den Anfängen und „evidenzbasierte Psychotherapie" (*Sieper, Petzold* 2001d; *Lutz, Grawe* 2001) wird bislang eher unter einer *schmalen* Perspektive in Angriff genommen, wobei Gender- und Schichtbiases die Regel, nicht die Ausnahme sind. „Evidenzen", die in der Psychotherapie mit der oberen Mittelschicht gewonnen wurden, dürfen nicht zum Maßstab der therapeutischen Richtlinien- oder Standardbehandlung werden, zum *mainstream* in der Mainstream-Therapie (*Sieper, Petzold* 2001d). *Morenos* engagiertes Eintreten dafür, daß Psychotherapie *allen* zur Verfügung stehen soll, die sie brauchen, und daß sie die dafür erforderlichen komplexen und differentiellen theoretischen Modelle bereit hat, daß sie darüber hinaus auch differentielle Methoden einer forschungsgegründeten „best practice" zur Verfügung hat, das muß Anliegen aller PsychotherapeutInnen sein. Ein solches Anliegen, und damit nehme ich die eingangs vertretene Position wieder auf, kann meines Erachtens nur in einem nicht-reduktionistischen Ansatz ganzheitlicher und differentieller Therapie erreicht werden, in einem Integrationsmodell, das nicht nivelliert, offen ist und dabei eine *hinlängliche Konsistenz* in Metatheorie, Theorie, Praxeologie und Praxis hat. Einige Kernkonzepte des Integrativen Ansatzes sollen nachfolgend noch kurz vorgestellt werden. Das erscheint umso sinnvoller, da die Begriffe „integrativ", „Integration" vielfach schon als modische Schlagworte gebraucht werden. Oft findet man geradezu einen inflationären Gebrauch des Integrationslabels, ohne daß eine Integrationstheorie und eine elaborierte integrative Praxis und Methodik erkennbar wird – eine forschungsgegründete zumal. Nicht zuletzt findet man das bei tiefenpsychologischen, z.T. auch bei behavioralen Autoren, die damit aber keine wirkliche *Transgression* in ihrem Paradigma vollziehen (z.B. *Senf, Broda* 1999) – es geht ja gar nicht unbedingt um eine Überschreitung ihres gesamten Paradigmas, sondern um differentielle Transgressionen. Genau darin sehe ich die Bedeutung und Chance des „neuen Integrationsparadigmas" und seines Beitrags für eine „zukunftsfähige Psychotherapie" (*Petzold* 1999p).

6.1 Der „Tree of Science" als Metastruktur eines polyzentrischen Wissensnetzes für ein „biopsychosoziales Modell" (BPS-Modell)

Integrative Therapie ist ein polyzentrisches Wissensnetz. Die *Psychologie* mit ihren Subdisziplinen wird für die „Integrative Therapie" als ein Kernstück ihres Fundaments gesehen. Dennoch sprechen wir nicht wie *Grawe* von einer „psychologischen Psychotherapie", obgleich deren Konzepte und Modelle für uns unverzichtbar sind, denn das könnte die Entwicklungen in den *Bio- und Neurowissenschaften*, aus den psychotherapierelevanten Forschungen in der *Medizin* deklassieren. Diese haben aber einen solchen „impact" für eine moderne Psychotherapie, daß hierauf ein *expliziter* Bezug genommen werden muß. In gleicher Weise ist der Ertrag *klinisch relevanter Sozialwissenschaften* – etwa der *medizinischen Soziologie,* aber auch der *Sozialphilosophie* und *Ethnologie* – für die Psychotherapie als einer *„angewandten Humanwissenschaft"*, einer *Praxeologie* für den Umgang mit Menschen, unverzichtbar. Für derartige *Praxeologien* habe ich 1965 ein **biopsychosoziales Modell** (**BPS-Modell**) entwickelt (*Petzold* 1965, Abb.1/1985a, 13), das ich multiperspektivisch durch den Fundus *„naturwissenschaftlicher Anthropologie"* (mit Bezug auf Biologie, Psychologie, Medizin), *„philosophischer Anthropologie"* (mit Bezug auf Philosophie, Geschichtswissenschaft, Pädagogik) und *„sozialwissenschaftlicher Anthropologie"* (mit Bezug auf Soziologie, Ethnologie, Sozialpsychologie)" (idem 1974j, Diagramm III, 302) abzusichern bemüht war. Ein solches breites Vorgehen in einem „biopsychosozialen Modell" und die damit notwendige Orientierung an Referenzwissenschaften, *eben weil die Psychotherapie keine „Grundlagenwissenschaft" ist,* erfordert permanent systematische Differenzierungs- und Integrationsleistungen, um eine hinlängliche Kohärenz und Konsistenz zu gewährleisten.

Das Kernstück dieses Werkes, dem diese Aufgabe zukommt, ist das Modell einer Metastruktur, das sich Ende der sechziger Jahre für mich abzeichnete und unter dem Namen **„Tree of Science"** ausgearbeitet wurde (S. 383-519). Es wurde in der Feinstruktur verschiedentlich revidiert. Dieses Modell geht von einer **polyzentrischen Wissensstruktur** als einem *Netz von*

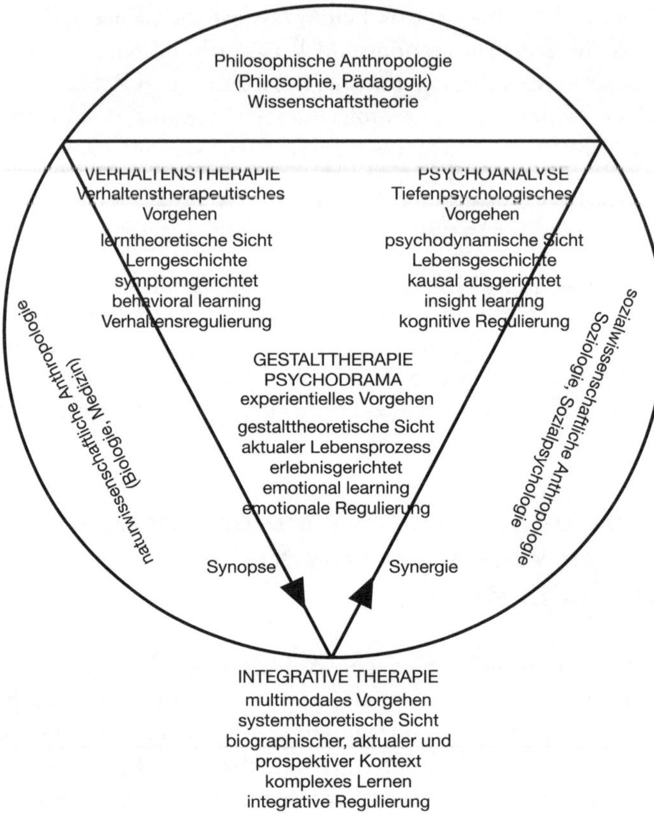

Abb. 3: „Systemverbund durch Synopse und Synergie" (aus *Petzold* 1974j, 302, Diagramm III). Zur Gestalttherapie wurde hier das Psychodrama hinzugefügt.

Konzepten und Kernkonzepten aus und nimmt die „neuronalen Netzwerke" unseres Organismus als „Modellmetapher" (1994a). Multipel konnektivierte Netzwerke haben die Tendenz, **Emergenzphänomene** hervorzubringen (*Krohn, Küppers* 1992), die Komplexität durch Reduktionen bzw. Transgressionen ordnen, indem sie Konzepte hervorbringen und zu *Formaten* von unterschiedlicher Komplexität elaborieren und arrangieren. Der **Konzept**-Begriff wird definiert als „ausgearbeiteter Konsens, der von einer Konsensgemeinschaft bis zu seiner Revision oder Aufgabe getragen wird" (S. 100ff). Es handelt sich um einen antidogmatischen Begriff, der eine gewisse Flüssigkeit (*fluency*) gewährleistet, zugleich aber eine hinlängliche Stabilität für die Theorie- und Praxeologieentwicklung bietet. Er ermöglicht die **Konnektivierung** von Wissensbeständen entlang einer Reihe von Kriterien – ich spreche von „Integratoren" (*Petzold, Sieper* 1993, 78ff, 2000h). Im Wissensnetz der „Integrativen Therapie" haben wir nicht *e i n Zentrum* und kommen nicht in die Position, die *Rapaport* (1960) mit Blick auf die Kernbereiche der Psychoanalyse fragen ließ: „will the center hold"? Unsere Fragen sind vielmehr: Bleibt hinlängliche Kohärenz und Konsistenz gewährleistet? Ist die *Konnektivierung* im „Netz der Konzepte" dicht genug, daß ein hohes „**Emergenzpotential**" (1998a) dieses Netzes, d.h. eine kokreative, innovationsstarke Kultur gewährleistet ist?

Ein „Baum“ ist etwas Lebendiges. Deshalb ist er als Metapher für die Metastruktur von Psychotherapie im allgemeinen und von Integrativer Therapie im besonderen sehr geeignet. Der Baum ist gewachsen. Gegenüber dem Modell von 1970c, 1988n und dem von 1992a (siehe S. 396) wurden einige kleine Änderungen vorgenommen. So wurde die Forschung durchgängig in den einzelnen Bereichen gesondert ausgewiesen und in einem Modell konkretisiert (*Steffan, Petzold* 2001). Weiterhin wurde im Sinne der Konsistenz der **Theorie-Praxis-Verschränkung**, wie sie in allen Modellen des Integrativen Ansatzes vertreten wird (S. 126, 134f), die Praxis explizit benannt, denn **Praxis** ist nicht **Praxeologie**, unter der ich „Wissenschaft von der Praxis (2000h) verstehe[89]. Nachstehend das ergänzte Modell, das die Version S. 396 komplementiert, nicht revidiert.

„Tree of Science" 2000

Theorie als Matrix von Praxis

I. Metatheorie (large range theories)

- ➜ Erkenntnistheorie
- ➜ Wissenschaftstheorie
- ➜ Allgemeine Forschungstheorie
- ➜ Kosmologie
- ➜ Anthropologie (einschließlich Gendertheorie)
- ➜ Gesellschaftstheorie
- ➜ Ethik
- ➜ Ontologie

II. Realexplikative Theorien (middle range theories)

- ➜ Allgemeine Theorie der Psychotherapie (Rezeption von Ergebnissen therapiespezifischer Wissensbestände in den Human- und Biowissenschaften, Theorie der Ziele von Psychotherapie, Theorie sozialer Relationalität, Genderfragen in der Psychotherapie etc.)
- ➜ Theorie, Methodik und Ergebnisse der Psychotherapieforschung
- ➜ Persönlichkeitstheorie
- ➜ Entwicklungstheorie
- ➜ Gesundheits-/Krankheitslehre (einschließlich Theorie der Diagnostik)
- ➜ Spezielle Theorien der Psychotherapie

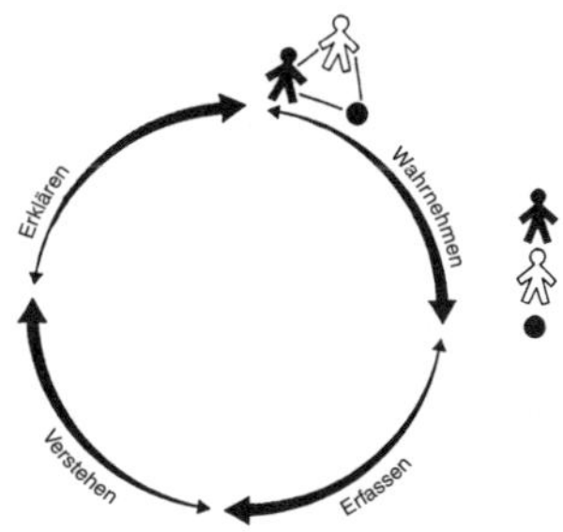

Hermeneutische Spirale
(*Petzold* 1991a, 489)

III. Praxeologie (small range theories)

- ➜ Praxeologie als Theorie zielgruppen- und genderspezifischer psychotherapeutischer Praxis
- ➜ Praxis der Psychotherapieforschung
- ➜ Interventionslehre (Theorie der Methoden, Techniken, Medien, Stile etc.)
- ➜ Prozesstheorien
- ➜ Theorien zu verschiedenen, insbesondere „prekären" Lebenslagen
- ➜ Theorie der Settings
- ➜ Theorien zu spezifischen Klientensystemen
- ➜ Theorien zu spezifischen Institutionen und Feldern

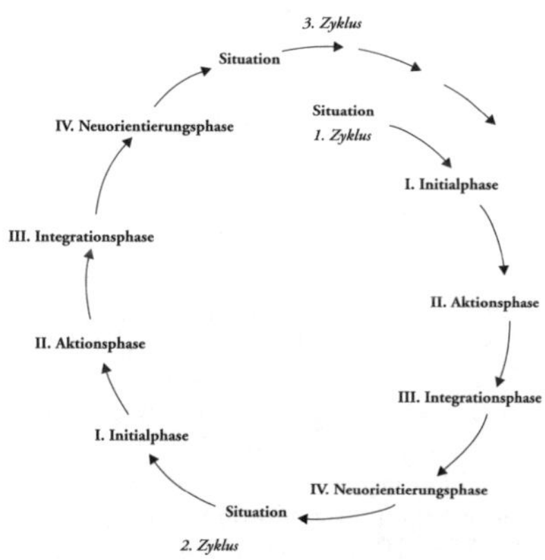

Theorie-Praxis-Zyklus
(*Petzold* 1992a, 626)

IV. Praxis

- ➜ in Dyaden
- ➜ in Gruppen und Netzwerken, Feldarbeit, „life" Situationen
- ➜ in Organisationen, Institutionen.

(nach *Petzold* 1998a, 96)

Praxis als Matrix von Theorie

Abb. 4: „Tree of Science 2000", vgl. S. 396

Die **Differenzierungsprinzipien**, die für die Auswahl der verschiedenen Theorien im Wissensnetzwerk des Integrativen Ansatzes als „biopsychosozialem Modell" maßgeblich sind, wurden im Rahmen meiner Arbeiten für die Supervisionstheorie in Form von Kriterien zur Beurteilung von Theorien entwickelt (1994a, 1998a):

1. *Traditionskriterium* – Was ist das Herkommen des Ansatzes?
2. *Epistemologiekriterium* – Was ist die erkenntnistheoretische Zuordnung?
3. *Kontextkriterium* – Wo liegt der Wirklichkeitsbezug, was ist die ökologische Validität?
4. *Objektivitätskriterium* – Was ist die Ebene und Form der Gegenstandsbetrachtung und wie wird diese begründet?
5. *Geltungskriterium* – Was sind der Erklärungsanspruch und die Geltungsbehauptungen?
6. *Explikationskriterium* – Wie ist die Reichweite der Geltungsbehauptungen und des Erklärungsanspruchs?
7. *Komplexitätskriterium* – Wie vielschichtig bzw. komplex ist das Verfahren bzw. der Ansatz?
8. *Elaborationskriterium* – Wie ist der Grad der Ausarbeitung?
9. *Konnektivierungskriterium* – Wie ist die Verbindung mit und die Anschlußfähigkeit zu anderen Ansätzen und ihren Theorien und Praxen?
10. *Reputationskriterium* – Wie ist der wissenschaftliche Status in der scientific community?
11. *Empiriekriterium* – Wie ist es um die Absicherung durch emprirische Forschung bestellt?
12. *Legitimationskriterium* – Wie ist es um die ethiktheoretische Absicherung (und bei Psychotherapien, wo vorhanden und aufgrund der gesetzlichen Lage verlangt, um die rechtliche Approbation) bestellt.

(*Petzold* 1994a,/1998a, 106).

Die **Integrationsprinzipien**, an denen sich die Fragen der *Integration* von Konzepten und Methoden orientieren, sind durch die „*Integratoren*", Leitkonzepte, gewährleistet, die ein Abprüfen auf *konzeptsyntone* oder *konzeptdystone* Parameter ermöglichen (2000h). Es wird geprüft, was „*common concepts*" oder „*divergent concepts*" sind, homologe oder similäre Strukturen, fuktionale Äquivalente. Das müßte auch im *Diskurs* zwischen „Schulen" geschehen und hier könnten sich „fruchtbare Ko-respondenzen" ergeben, wenn sie kontrovers und revisionsbereit geführt werden. Beispielhaft einige ebenenspezifische *Integratoren* für die **Integrative Therapie** (vgl. *Petzold* 1993n, 78):

I. Integratoren auf der Ebene der Metatheorie

→ Orientierung auf Leiblichkeit, die Phänomenologie leiblich-perzeptueller Erfahrung (1985g mit Bezug auf *G. Marcel, M. Merleau-Ponty, H. Schmitz* und – für den disziplinierten, unterworfenen Körper – *M. Foucault* 1978)

→ Orientierung auf Weltbezug, eine evolutionsbiologische/-psychologische Perspektive, einen integrierenden Naturbegriff (mit Bezug auf *C. Darwin, A.N. Whitehead, P. Florenskij, I. Prigogine* u.a.; *Petzold, Orth, Schulz, Steffan* 2001)

→ Orientierung auf Sozialität und Entfremdungsphänomene (*Petzold* 1987d, 1994c, 1996j; *Coenen* 1981; mit Bezug auf *L. Vygotsky, T.W. Adorno, H. Arendt, P. Bourdieu, P.Goodman, G.H. Mead, G. Politzer, J. Derrida* 2000)

→ Orientierung auf Sinn und Bedeutung als persönliche und kulturelle bzw. soziale Konstruktionen, kulturalistische, sozialhermeneutische und sozialkonstruktivistische Perspektive, systemischer Ansatz (1988b, 1998a, 2001k; mit Bezug auf *P. Ricoeur, J. Derrida und auf A. Schütz, P. Berger/Th. Luckmann* 1970; *S. Moscovici* 1984; *K. Gergen* 1994; *P. Janich* 1996 sowie auf *N. Luhmann* 1992)

→ Orientierung an einer integrativen und diskursiven Ethik der Gewährleistung von Integrität – der eigenen, wie der des Anderen und der Welt des Lebendigen (*Petzold* 1990n/1992a, 500; *Schuch* 1988; *Krämer* 1992; *Endreß* 1995; mit Bezug auf *P. Florenskij, H. Krämer, E. Levinas, Foucault, Mead*)

→ Orientierung auf Intersubjektivität, Ko-respondenz, Diskurs, Polylog (*Petzold* 1978c/1991e, mit Bezug auf *G. Marcel, E. Levinas, M. Bakhtin, G.H. Mead, J. Habermas*)

→ Orientierung auf Bewußtseinsprozesse, Exzentrizität, Reflexivität und Metareflexivität (*Petzold* 1988a; *Metzinger* 1995)

- Orientierung auf unbewußte Prozesse (mit Bezug auf *P. Janet, F. Nietzsche, S. Freud, A.J. Marcel* 1983a, b; *Orth* 1994; *Petzold* 1988a; *Perrig* et al. 1993)
- Orientierung auf Sprache, symbolische Interaktion, Sinnstrukturen (*Petzold* 2001b, k; *Petzold, Orth* 1985, *Orth, Petzold* 2000; mit Bezug auf *Merleau-Ponty, Habermas, Mead, Ricoeur, Derrida, Bakhtin, Vygotsky*)
- Orientierung auf ideologiekritische Metareflexion (*Petzold, Orth* 1999; *Petzold, Sieper, Orth* 1999, 2000; *Schuch* 2001; *Petzold, Ebert, Sieper* 1999; mit Bezug auf *Adorno, Foucault, Bourdieu, Derrida, Deleuze*)
- etc.

II. Integratoren auf der Ebene realexplikativer Theorien (klinische Theorien mittlerer Reichweite)

- Biopsychosoziale Orientierung (*Petzold* 1974j, 2000h, 2001a)
- Orientierung auf Kontext/Kontinuumstruktur, systemisch-ökologische Perspektive und Lebenslageorientierung (*Petzold, van Beek, van der Hoek* 1994; idem 2000h und 1998a mit Bezug auf *Gibson, Kelso, Luhmann, Thelen*)
- Orientierung auf Temporalisierung – Vergangenheits-, Gegenwarts- und Zukunftsbezug (*Petzold* 1981e, 1991o; mit Bezug auf die Zeittheorien von *Mead, Merleau-Ponty, Ricoeur, M. Halbwachs*)
- Orientierung auf „kollektive mentale Repräsentationen" (kognitive, emotionale, volitive) bzw. „social worlds" (*Petzold* 2002g; *Hass, Petzold* 1999 unter Bezug auf *A. Strauss* 1978; *S. Moscovici* 2001)
- Orientierung am Entwicklungsparadigma des „life span developmental approach" (*Petzold* 1981f, 1999b; *Vygotski, Rutter, P. Baltes* u.a.)
- Orientierung auf Pathogenese *und* Salutogenese, Heilung und Entwicklung (*Petzold, Goffin, Oudhoff* 1993; *Petzold, Steffan* 2000)
- Orientierung auf **P**robleme, **R**essourcen, **P**otentiale (**PRP**) als Fundierung von Zielparametern (*Petzold* 1997p; *Petzold, Leuenberger, Steffan* 1998)
- Orientierung auf differentielle Selbstprozesse – Selbst, Ich, Identität (*Petzold* 1992a, 527ff, 1999q; *Müller, Petzold* 1999)
- Orientierung auf prozessuale Diagnostik/Theragnostik (*Osten* 2000; *Petzold, Osten* 1998; *Petzold, Wolf* et al. 2000)
- Orientierung auf generalisierte *und* störungsbildspezifische Behandlungskonzepte (*van der Mei, Petzold, Bosscher* 1997; *Heinl* 1997; *Petzold, Wolf* et al. 2000)
- Orientierung auf Netzwerke, Konvois, Social Worlds (1979c, *Petzold, Petzold* 1991; *Hass, Petzold* 1999; *Feuerhorst* 2000)
- etc.

III. Integratoren auf der Ebene der Praxeologie und Praxis

- Orientierung an der Alltagsrealität und Lebenslage – chancenreiche, prekäre, destruktive (*Petzold* 2000h, *Müller, Petzold* 2000a, 2002 unter Bezug auf *Moreno, Lewin, Bourdieu*)
- Orientierung auf Alltagsformen der Relationalität im Netzwerk bzw. Konvoi – Verschmelzung, Kontakt, Begegnung, Beziehung, Bindung, Abhängigkeit, Hörigkeit (*Petzold* 1988p, 1991b;)
- Orientierung auf klinische Phänomene der Relationalität – Übertragung [des Patienten und des Therapeuten], Gegenübertragung [des Patienten und des Therapeuten, vgl. idem 1993p, 271], Widerstand, Abwehr (idem 1980g, 1981b) und auf sozial-psychologische z.B. Affiliation, Reaktanz, (*Stroebe* et al. 1997)
- Orientierung auf multiple „Wege der Heilung und Förderung" und methodenplurale und multimodale Vorgehensweisen (*Petzold* 1988n/1996a, 1993h; *Petzold, Sieper* 1993)
- Prozessorientierung (*Orth, Petzold* 1990; idem 1993a)
- Orientierung an therapeutischen Wirkfaktoren (*Petzold* 1993p; *Märtens, Petzold* 1998; *Petzold, Steffan* 2000)
- Orientierung an Evaluations- und Qualitätssicherungskonzepten (Petzold, Hass, Märtens et al. 1995; *Petzold, Hass, Märtens, Steffan* 2000; *Petzold, Orth, Sieper* 1995a; *Steffan, Petzold* 2000; *Märtens* et al. 2002)
- etc.

Auf diesem Hintergrund seien weitere Kernkonzepte des polyzentrischen Wissensnetzwerks der Integrativen Therapie vorgestellt:

6.2 Leiborientierung als „Hermeneutik vom Leibe her" und psychophysiologische Behandlung

Die Integrative Therapie umfaßt einen psychophysiologisch ausgerichteten Ansatz der Leibtherapie. Ein Kernkonzept und charakteristisches Moment unseres Verfahrens ist die „**Leiborientierung**". Zugrunde liegt das *anthropologische* Konzept der „**Leiblichkeit**" (*Morris* 2000) bzw. des „**Leibsubjektes**" (1985g), das *neurophilosophische* Konzept des „**informierten Leibes**"(1988n, 2002j, dieses Buch, S. 1051ff; *Damasio* 1995, 2000) und das kulturalistische des **enkulturierten/sozialisierten Leibes**, der in die jeweilige Kultur „eingebettet" (*embedded*) ist. Damit wird konsequent die Verschränkung von *materieller* Wirklichkeit des *Körpers* und *transmaterieller* Realität des *individuellen* und *soziokulturellen Mentalen* im Begriff des **Leibes**, der Information differentiell und holographisch wahrnimmt, aufnimmt, speichert, verarbeitet, vertreten. Transmaterielle Emergenzien (*Petzold, van Beek, van der Hoek* 1994; *Bunge* 1984) – z.B. Gedanken, Gefühle, Volitionen – werden durch die cerebralen Prozesse und neurohumoralen Aktivitäten des Gesamtorganismus (*Damasio* 1995, 2000) hervorgebracht und können wieder auf die organismische Ebene zurückwirken: eine schlimme Erinnerung an ein bedrohliches Ereignis – nur ein Gedanke, könnte man sagen – läßt unseren Blutduck ansteigen, ruft eine „Streßphysiologie" hervor (*Friedmann* et al. 1995; *Hüther* 1997; *Petzold, Wolf* et al. 2000). Das Leibkonzept läßt integrativtherapeutische Arbeit prinzipiell beim Leibe ansetzen, d.h. daß sie primär bei der ***Wahrnehmung*** beginnt, mit der die „**Hermeneutische Spirale**" von *Wahrnehmen, Erfassen, Verstehen, Erklären*" (S. 77ff) ihren Ausgang nimmt, wobei jeder Schritt seine körperliche/leibliche Basis hat (*Petzold, Wolf* et al. 2000; *Ratey* 2001, 414ff) und selbst die metahermeneutische Reflexion leiblich gegründet ist. *Metahermeneutik ist eine Hermeneutik, die sich einerseits selbst auf ihre leiblichen, neurophysiologischen Bedingungen unter dezidiertem Bezug auf Grundlagenforschung und andererseits auf ihre soziokulturellen Hintergründe reflektiert.*

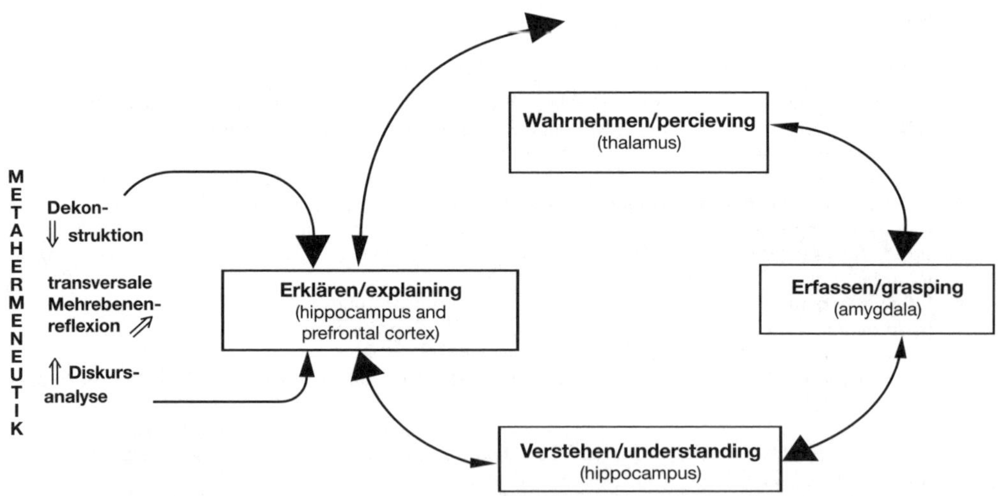

Abb. 5: Die hermeneutische Spirale „Wahrnehmen ⇒ Erfassen ⇒ Verstehen ⇒ Erklären" und ihre metahermeneutische Überschreitung des Erklärens durch „⇑ Diskursanalyse ⇓ (*Foucault*), ⇓ Dekonstruktion ⇑" (*Derrida*), transversale Mehrebenenreflexion ⇗ (*Petzold*)

Auf einem solchen Boden kann eine „Hermeneutik des sprachlichen und nichtsprachlichen Ausdrucks" in der Therapie fundiert eingesetzt werden (S. 169ff). Erkenntnisprozesse werden damit im Integrativen Ansatz niemals „leibenthoben" gesehen, *Wahrnehmung* hat Wahrnehmungsorgane, Kognitionen werden immer als „embodied" und „*embeded*" verstanden, Sprache artikuliert sich leibhaftig, Rollen werden verkörpert. Kognitive Therapie, die das nicht berücksichtigt – PET und MRI machen dies sinnfällig – hat ihren Boden verloren, denn Lernen ist durch und durch leibliches Lernen des „informed body" (1988n; *Sieper* 2001). Der lebendige, beständig Emergenzprozesse generierende biologische *Körper* – auch „Organismus" genannt – ist unabtrennbar auch *Leib*, solange er cerebral funktionsfähig, d.h. kognitiv und emotional responsiv ist, und diese Responsivität ist von verinnerlichten *kollektiven „mentalen Repräsentationen"* (2002g) durchfiltert, ist kulturdurchtränkt. Der Leib kann ohne Körper nicht sein, der Körper indes in Sondersituationen ohne Leib (z.B. bei lebenderhaltenen Hirntoten). Der in Emergenzen vom Körper hervorgebrachte *Körper/Leib* der sich in weiteren, kulturimprägnierten Emergenzen in der Lebensspanne wieder und wieder überschreitet, bildet ein Kernkonzept, weil in ihm und mit dieser spezifischen Sicht des psychophysischen Problems (vgl. *Petzold, van Beek, van der Hoek* 1994) ein Modell psychosomatischer Realität und die Basis einer ganzheitlichen Therapie gesehen werden kann. Schon seit seinen Anfängen wurde in diesem Ansatz einer „Integrativen Therapie" – und darin liegt seine Spezifität und Innovation gegenüber anderen Integrationsansätzen – eine kulturtheoretisch reflektierte psychophysiologische, streßtheoretische Ausrichtung in Theorienbildung und Praxis betont (idem 1968b, 1974j, 1988n). Das kommt besonders in unserer kulturspezifischen (gender-, ethnie-, schichtspezifischen) Arbeit mit TraumapatientInnen (*Petzold* 1999i, 2000z) oder in der Schmerz- (*Heinl* 1997) oder Depressionsbehandlung (*van der Mei, Petzold, Bosscher* 1997) zum Tragen und führte zur Entwicklung eigenständiger Methoden der „Integrativen Lauftherapie" (dieselben), der „Integrativen Leib- und Bewegungstherapie und Psychomotorik" (1974j, 1988n), der „**I**ntegrativen und **D**ifferentiellen **R**elaxationstherapie" (**IDR** 2000g; *Berger* 1971), aber auch der narrativen und philosophischen – also kulturalistischen – Therapeutik (*Petzold, Josić* 2002).

Perzeptionen, Kognitionen, Volitionen, Emotionen mit ihrer *leiblichen* Basis, sind in ihren neurophysiologischen und immunologischen Prinzipien (*Friedmann* et al. 1995; *Kandel* et al. 1995; *Damasio* 2000) genauso zu verstehen wie auf der Ebene des leibphänomenologischen „eigenleiblichen Spürens" (*H. Schmitz* 1989), des „leibhermeneutischen Erfassens" (S. 141ff; *Merleau-Ponty* 1966), das immer seine kulturelle Basis mitreflektieren muß.

Der Leib als lebendiger steht in der Zeit und in Kulturen (1981h, 1989f). Er wächst und nimmt ab, ist sterblich (1999f, l), wird *enkulturiert* (*Fend* 1970), sozialisiert, desozialisiert (*Woll-Schumacher* 1980), ist also in beständiger Entwicklung. Das macht eine entwicklungszentrierte und kulturalistische Sicht unabdingbar.

6.3 Entwicklungstherapie in der Lebensspanne (lifespan developmental approach) und Salutogeneseorientierung

Die Integrative Therapie in unserer Orientierung ist eine „entwicklungszentrierte Psychotherapie, Gesundheitsförderung und Persönlichkeitsentfaltung in der Lebensspanne" – dies aufgrund der leibtheoretischen Überlegungen einerseits und durch meine praktische Arbeit mit Kindern, Jugendlichen, Erwachsenen und alten Menschen andererseits. Auf dieser Basis habe ich eine lebenslaufbezogene Perspektive der Entwicklung und des Alterns als *„einem hochkomplexen Prozeß der Veränderung auf der biologischen, psychischen, sozialen, ökologischen und geistigen Ebene"* (idem 1965/1985, 14) erarbeitet – einen **„lifespan developmental approach"**, wie er inzwischen in der modernen, longitudinal ausgerichteten „klinischen

Entwicklungspsychologie" (1992d; *Oerter* et al. 1999) Grundlage der Betrachtung ist. Dabei sind *Risikofaktoren, protektive Faktoren* und *Resilienzen* zu beachten und mit der (Entwicklungs)psychologie gesunden Verhaltens Salutognese und Ressourcenperspektiven (1997p), Ketten positiver, negativer und defizitärer Ereignisse, die uns auf der Lebensstraße widerfahren (*Petzold, Goffin, Oudhof* 1993; *Müller, Petzold* 2002a, b), uns durch positive Vergangenheitseinflusse (*Propulsoren*) voranbringen, unterstützende Gegenwartskräfte (*Generatoren*) kräftigen und durch Ziele und positive Zukunftsaussichten (*Attraktoren*) vorwärtsziehen (*Petzold, Sieper* 1998). In gleicher Weise können Negativeinflüsse zum Tragen kommen. Vor diesem Hintergrund betonen wir neben den klinischen Interventionsstrategien *Heilen/Curing, Stützen/Supporting, Bewältigen/Coping,* Salutogenese und Potentiale fördernde Strategien wie *Erweiterung/Enlargement, Bereicherung/Enrichment, Ermächtigung/Empowerment* (*Orth, Petzold* 1995; *Petzold, Orth* 1999), wie sie sich aus der Längsschnittforschung ableiten lassen.

Wir waren die ersten, die diese Konzepte longitudinaler Entwicklungsforschung systematisch für die Psychotherapie und ihre Praxis fruchtbar gemacht haben[90], und wir orientieren uns auch heute an Perspektiven der „health sciences". Im Unterschied etwa zu den Integrationsmodellen von *Grawe, Greenberg* oder *Norcross, Orlinski* oder *Prochaska* zentrieren wir auf diese dezidiert entwicklungspsychologische bzw. entwicklungstheoretische, sozioökologische und salutogenesebewußte Ausrichtung, für die wir eine elaborierte Praxeologie erarbeitet haben.

6.4 Netzwerktherapie, soziotherapeutische Interventionen in „prekären Lebenslagen", sozioökologische Modellierungen

Die Integrative Therapie umfaßt eine soziotherapeutische und sozialökologische Praxeologie. Die soziale Realität, „prekäre Lebenslagen", belastende Umweltfaktoren als kontextbedingte Probleme machen „Soziotherapie" und „sozioökologische Interventionen" (*Petzold, Orth* 1998b; *Saup* 1993) in einer effektiven, nicht-reduktionistischen Hilfe für Menschen und für „multimodale" (1974j, 304) Kombinationsbehandlungen unverzichtbar. Sozialökologische Mikrointerventionen unter Einbeziehung körpersprachlicher Nonverbalität bieten hochwirksame Möglichkeiten der Beeinflussung von Verhalten, wie ich in der Kinder- und Gerontotherapie zeigen konnte (1995a,b; *Müller, Petzold* 1997, 2002), weil die Verschränkung von „Wahrnehmung-Verarbeitung-Handlung" gezielt in die Behandlungsmethodik integriert wird (*Gibson* 1982; *Reed* 1996; *Petzold, van Beek, van der Hoek* 1994), indem „*affordances*" (*Heft* 2001), Handlungsmöglichkeiten, genutzt, „*constraints*", Begrenzungen, in ihrer einengenden Qualität verändert werden durch die sozioökologische Modellierung von „environments" (1995a,b; *Petzold, Orth* 1998a). Neben derartigen Interventionen etwa in der Wohngemeinschaftsarbeit (1969c; *Petzold, Vormann* 1980) konzipierte ich die erste Soziotherapieausbildung im deutschsprachigen Bereich, die seit 1972 neben der Psychotherapieausbildung an unserer Einrichtung, dem „Fritz Perls Institut für Integrative Therapie" und der „Europäischen Akademie für Psychosoziale Gesundheit" (*Petzold, Sieper* 1993), durchgeführt wird[91] (*Petzold* 1997c), in deren Rahmen gruppentherapeutische Methoden mit einem elaborierten Modell der *Gruppenprozeßanalyse* (*Orth, Petzold* 1995, *Petzold, Schneewind* 1986) entwickelt werden konnten, Selbsthilfegruppenstrategien (exchange learning/exchange helping, *Petzold, Schobert* 1991) und netzwerktherapeutische Behandlungsverfahren (1979c, *Hass, Petzold* 1999) ausgearbeitet und beforscht wurden. Diese als „vierter Weg der Heilung und Förderung" gekennzeichneten Vorgehensweisen tragen der sozialpolitischen Verantwortung Rechnung, die TherapeutInnen unserer Auffassung nach im Rahmen des Gemeinwesens in besonderer Weise wahrnehmen sollten (*Schuch* 2000; *Petzold* 1994c), zusammen mit ihren Partnern, den PatientInnen und KlientInnen und – wo erforderlich – für sie.

6.5 Relationalität und Ko-respondenz

Die Integrative Therapie wird als Ko-respondenzprozeß begriffen, als relational ausgerichtete Form der Behandlung mit Bezug auf die ontologische Prämisse „Sein ist Mitsein" und das anthropologische Axiom „der Mensch als Mann und Frau gewinnt seine *Hominität*, sein Menschsein, als Mitmensch". Sie ist auf die zwischenmenschliche Bezogenheit zentriert (S. 1050) und differenziert sprachphänomenologisch die Relationalitätsmodi „Verschmelzung, Kontakt, Begegnung, Beziehung, Bindung, Abhängigkeit, Hörigkeit" (1991b), die in der „*intersubjektiven Ko-respondenz*" zum Tragen kommen, in *Dialogen* und *Diskursen*, die von *Polylogen* umgeben bzw. in sie eingebettet sind. Dabei legt sie die „Andersheit des Anderen" (*Levinas*) und die Intersubjektivität *(Marcel)* sowie die radikale Dialogik (*Bakhtin*) und

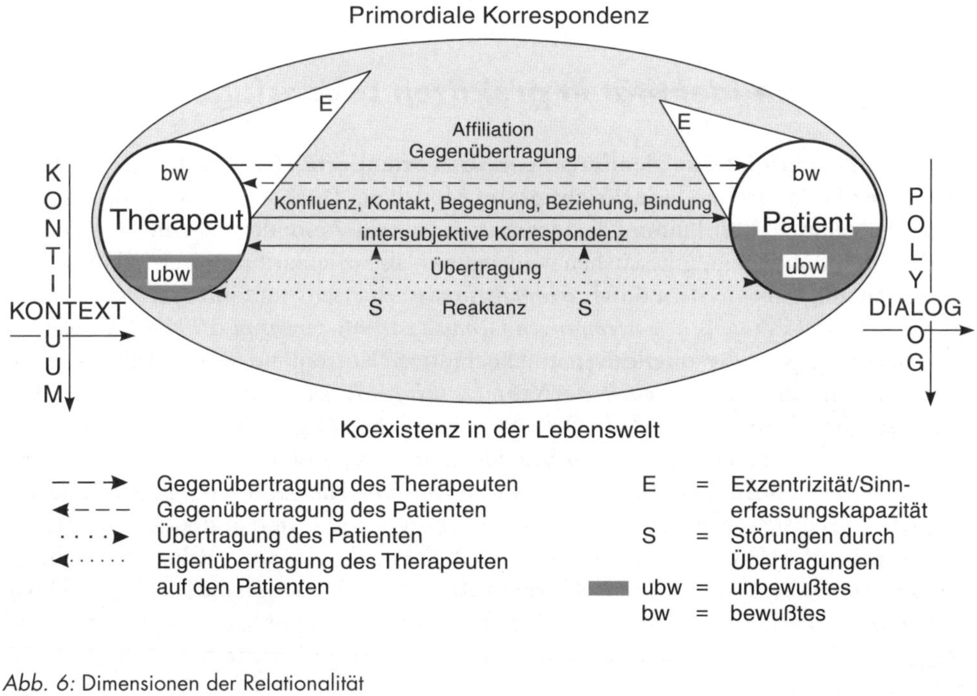

Abb. 6: Dimensionen der Relationalität

Polylogik *(Petzold)* als Leitkonzepte zugrunde. In der therapeutischen Praxis und der Netzwerkarbeit wird auf den differenzierten Umgang mit diesen Modi neben der Handhabung der sozialpsychologischen Phänomene der Affiliation, der Reaktanz, des Rollenhandelns (*Stroebe* et al. 1997), sowie der klinischen Phänomene „Übertragung, Gegenübertragung, Widerstand" (*Petzold, Sieper* 1993, 117ff) im Rahmen der „Grundregel" der Integrativen Therapie (S. 1050) Wert gelegt.

In Prozessen der „Ko-respondenz", d.h. der „Begegnung und Auseinandersetzung" in wechselseitiger, responsiver Empathie und die soziale Realität erfassendem „sozialen Sinnverstehen" (1995a, 242; *Metzmacher, Petzold, Zaepfel* 1995) wachsen *Sinnerfassungs-, Sinnverarbeitungs-,* und *Sinnschöpfungskapazität* (Abb. 6), Bewußtheit (bw), *Exzentrizität/Sinnerfassungskapazität* (E), nimmt Unbewußtheit (ubw) ab und wird *Sinn als Konsens* gewonnen, und sei es der Konsens, daß man *Dissens* hat. Dieser muß respektvoll wertgeschätzt werden, soweit die ethiktheoretischen Leitwerte der Gewährleistung der *Integrität* von Personen, Gruppen, Lebensräumen, von *personaler Souveränität* und der Verwirklichung von *Intersubjektivität* dadurch nicht gefährdet werden (1991e), ansonsten gilt es, engagiert Einzutreten (idem 1996 j, k). Unter dieser Perspektive werden Therapie, Agogik und Wissenschaft als Konsens-/Dissensprozesse der Konzeptbildung und der Begründung von kooperativem Handeln (idem 2000h) gesehen: *Ko-respondenz ⇒ Konsens/Dissens ⇒ Konzept ⇒ Kooperation.*

Dem *Dissens,* der als Ausdruck von *Heterotopien* (*Foucault* 1998) und *différance* (*Derrida* 1967) Vielfalt, Transversalität begründet – auch das *Mitsein* trägt seine Signatur –, wird im Integrativen Ansatz eine eminente Bedeutung beigemessen, denn er ist eine Quelle von Innovation, Kokreativität, Ausdruck der Freiheit und der Wertschätzung von Andersheit.

6.6 Komplexe Identität in prekären Lebenslagen

Integrative Therapie ist eine identitätstheoretisch orientierte Therapie, die die konkrete Lebenslage von Menschen berücksichtigt. Im Modell der Persönlichkeitstheorie der Integrativen Therapie (S. 430ff) nimmt die Identitätstheorie eine besondere Stellung ein (*Petzold, Mathias* 1982). Entwicklungsgeschehen wird zugleich als Sozialisationsprozeß in komplexen Lebenslagen aufgefaßt, in dem durch *fremdattributive* einerseits und durch *selbstattributive* Prozesse im *autobiographischen Memorieren* (*Conway* 1990; *Granzow* 1994; *Petzold, Orth* 1993a) andererseits, in der koreflexiven und koemotiven Korrespondenz mit Anderen **Identität** entsteht. In einer ***Hermeneutik des Subjekts mit Anderen*** *denkt* dieses über sich selbst, sein **Selbst**, über die Anderen und die Welt, über seine Lebenslage nach, denkt mit den Anderen nach, *handelt* mit Anderen *kooperativ* in der Lebenslage, und so werden subjektiver und gemeinschaftlicher **Sinn** (2001k), *persönliche* und *kollektive* **Identität** (2001p) generiert. Lebensgeschichte entsteht in mitvollzogener, narrativ mitgestalteter und mitreflektierter Zeitgeschichte. Lebensformen entstehen in „sozialen Welten" als gemeinschaftlichen „mentalen Repräsentationen" (*Moscovici* 1984; *Moscovici* 2001; *Petzold* 2002g), die ich als „kollektive Kognitionen, Emotionen und Volitionen" definiere und die sich in „lifestyle communities" als sozialen Mikrowelten konkretisieren. In ihnen können sich Identität und Identitätsfacetten inszenieren (*Müller, Petzold* 1999).

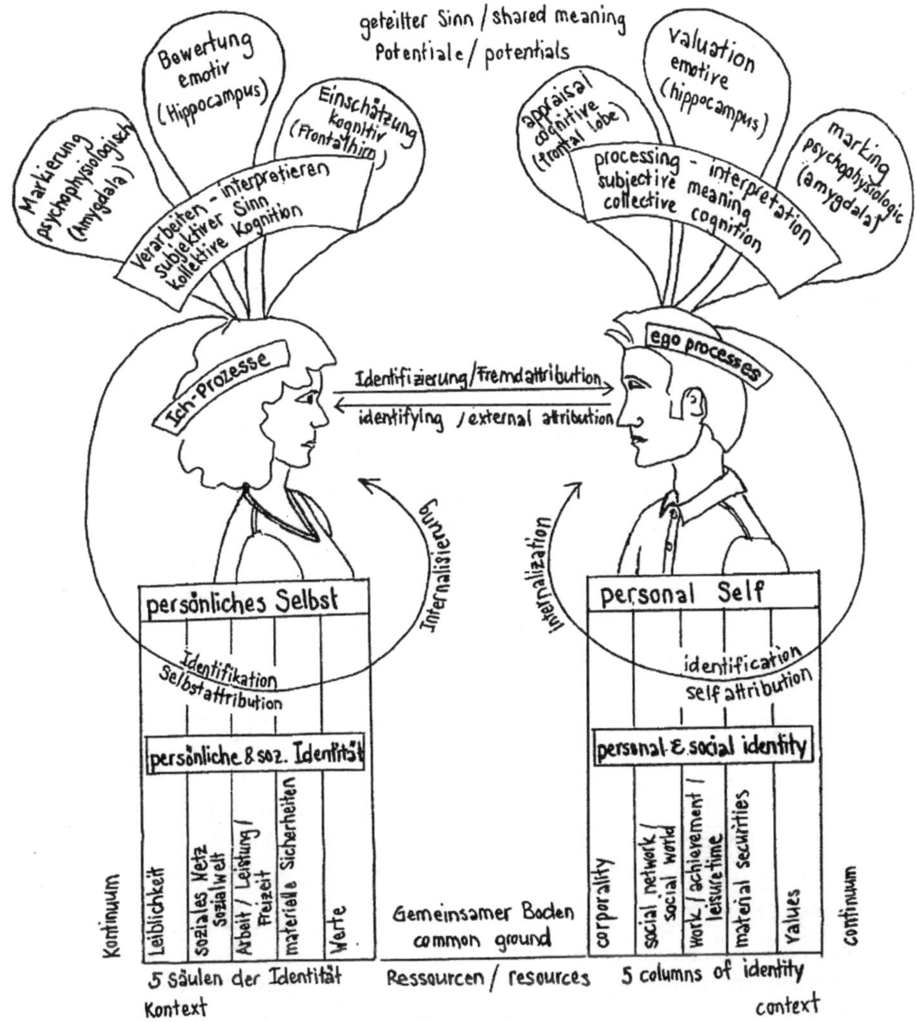

Abb. 7: Das Subjekt als personales System: **Selbst**, **Ich**, und **Identität** in KONTEXT/KONTINUUM, in Lebenszeit und Lebensraum, in der „Lebenslage" – Intersubjektive Ko-respondenz und Identitätsarbeit (aus *Petzold* 1998a, 371, vgl. zur Theorie *Müller, Petzold* 1999 und insgesamt jetzt 2001p)

In den Ereignissen des Sozialisationsgeschehens kann das Subjekt durch benigne, identitätsstiftende Lebenslagen oder durch prekäre bzw. destruktive identitätsbeschädigende Einflüsse aus negativen Lebenslagen, die es leibhaftig aufnimmt (vgl. Abb. 5, 7), in seinen **leiblichen** (d.h. seinen körperlichen, seelischen und geistigen) Grundlagen erschüttert oder auch gekräftigt werden. Es muß sich – je nach ***Lebenslage***, besonders in einer prekären – in seinem *persönlichen **Selbst*** (= *Leibselbst*), seinen vielleicht geschädigten, dysregulierten Selbst-, Ich- und Identitätsprozessen konsolidieren.

„**Prekäre Lebenslagen** sind zeitextendierte Situationen eines Individuums mit seinem *relevanten Konvoi* in seiner sozioökologischen Einbettung und seinen sozioökonomischen Gegebenheiten (Mikroebene), die dieser Mensch und die Menschen seines Netzwerkes als *‚bedrängend‘* erleben und als *‚katastrophal‘* bewerten (kognitives *appraisal*, emotionale *valuation*), weil es zu einer Häufung massiver körperlicher, seelischer und sozialer Belastungen durch Ressourcenmangel oder -verlust, Fehlen oder Schwächung ‚protektiver Faktoren‘ gekommen ist. Die Summationen ‚kritischer Lebensereignisse‘ und bedrohlicher Risiken lassen die Kontroll-, Coping- und Creatingmöglichkeiten der Betroffenen (des Individuums und seines Kernnetzwerkes) an ihre Grenzen kommen. Eine *Erosion* der persönlichen und gemeinschaftlichen Tragfähigkeit beginnt. Ein progredienter Ressourcenverfall des Kontextes ist feststellbar, so daß eine Beschädigung der **persönlichen Identität**, eine Destruktion des Netzwerkes mit seiner ‚supportiven Valenz‘ und eine Verelendung des sozioökologischen Mikrokontextes droht, eine *destruktive* Lebenslage eintritt, sofern es nicht zu einer Entlastung, einer substantiellen ‚Verbesserung der Lebenslage‘ durch Ressourcenzufuhr kommt und durch infrastrukturelle Maßnahmen der Amelioration, die die Prekarität *dauerhaft* beseitigen“ (2000h).

Wenn prekäre Lebenslagen das ***Ich*** belasten, so daß es vielleicht in seinen primären und sekundären Ich-Prozessen bzw. Ich-Funktionen (1. Fühlen, Denken, Wollen, Memorieren, 2. Synthesieren, Identitätskonstitution, Rollendistanz etc. – *Petzold, Orth* 1994) gestört und desorientiert wird, muß es psycho-, sozio- und ggf. leibtherapeutisch gestützt und wieder in ein gutes Fungieren gebracht werden. Die ***Identität*** des Subjekts kann durch die genannten kontextbedingten Beeinträchtigungen von ***Selbst*** und ***Ich*** einerseits und durch eine risikoreiche Umwelt, der ***Lebenslage,*** andererseits gefährdet werden – ein *circulus vitiosus.* Negative *Fremdattributionen* (*Identifizierungen*) haben vielleicht zu negativen *Selbstattributionen* (*Identifkationen*), zu negativen, identitätsbeeinflussenden kognitiven Einschätzungen (*appraisal* im präfrontalen Cortex) oder zu negativen emotionalen Bewertungen (*valuation* im limbischen System) geführt, die z.B. durch kognitive, lernorientierte Therapie, wie sie der Integrative Ansatz schon früh entwickelt hat (*Petzold, Osterhues* 1972; *Sieper* 2001), und durch emotionales Modeling (1992b) – ggf. durch psychophysiologische Regulationshilfen (*rebalancing,* vgl. 2000f) – Umwertungen (*revaluation*) und Neueinschätzungen (*reappraisal*) erfahren müssen.

Die tragenden Identitätsbereiche, die sogenannten „Fünf Säulen der Identität“ (1975h, *Petzold, Orth* 1994) bedürfen, wo sie durch Traumatisierungen und Defizite und deren Aus- und Nachwirkungen beschädigt oder beeinträchtigt sind, der therapeutischen Stütze für den Betroffenen und seinen Konvoi:

Leiblichkeit (I) durch körpertherapeutische Methoden,
Netzwerk (II) durch soziotherapeutische Netzwerkarbeit und lebenslagebezogenen Interventionen,
Arbeit/Leistung/Freizeit (III) durch Beratung bzw. Coaching, Hilfsprogramme,
Materielle Sicherheiten (IV) durch Beratung, Unterstützung, sozialökologische Interventionen,
Werte (V) durch sinnstiftende, nootherapeutische Angebote (z.B. narrative Praxis, kreative Medien, meditative und ästhetische Erfahrungen, vgl. 1999q, 2001k) aus einer Haltung der „clinical wisdom“ (S. 399).

Die Identitätstheorie ist konzeptuell mit der Entwicklungs-, Netzwerk- und Lebenslagetheorie konnektiviert und ist so mit der Schnittstelle von Individuum und Gesellschaft befaßt (*Müller, Petzold* 1999, 2002a, b), erfordert also beständig kritische und metakritische Reflexion.

6.7 Herakliteische Orientierung – Transversalität – Transgressionen – Kritische Kulturarbeit und Parrhesie

Integrative Therapie hat sich stets als Ansatz „kritischer Kulturarbeit" verstanden (vgl. *Petzold, Orth, Sieper* 2000) – hier ist sie dem Erbe von *Pierre Janet, Sigmund Freud, Georges Politzer, Wilhelm Reich, Michel Foucault* und *Paul Goodman* verpflichtet – und das nicht nur auf der Ebene der Theoriearbeiten (idem 1996j), sondern auch auf der Ebene institutioneller Praxis und engagierter Projektarbeit und dem parrhesiastischen Eintreten und Auftreten für gesundheitspolitische Ziele und aktive Friedensarbeit (1986a). Der Aufbau unserer EAG-Weiterbildungsakademie ist für uns ein solches Projekt (*Petzold, Sieper* 1993) oder die Arbeit in der Traumatherapie (1986b; *Petzold, Wolf* et al. 2000) oder das Engagement in der Gerontotherapie (1965, 1985a; *Müller, Petzold* 2002a, b). Sie sieht sich als Beitrag zur Kulturarbeit in einer sich permanent wandelnden Welt, die aufgrund dieses Wandels eine permanente Aufforderung (*affordance*) zur Gestaltung des Lebens und der Lebensverhältnisse gibt. Die *herakliteische Orientierung* (S. 351ff) der Integrativen Therapie führt zu einer Grundhaltung, die bereit macht, die Vielfalt des Lebens zu durchqueren mit einer Offenheit für Veränderung, mit einer *transversalen Grundhaltung*, die der *Skoteinos von Ephesos* in seinen Flußfragmenten (S. 354) zum Ausdruck gebracht hat. Der Fluß beständiger Veränderung betrifft das individuelle Leben und Schicksal genauso wie soziale Gruppen und Gemeinwesen, Prozesse in der Therapie, wie solche in Wissenschaft und Forschung. Das gilt natürlich auch für die Entwicklung von Therapieverfahren. Durch das herakliteische Moment des Lebens und alles Lebendigen wird beständig *Vielfalt generiert* – Vielfalt der kulturellen Formen, des Wissens, der Praxen. Diese Realitäten gilt es zu konnektivieren, indem sie beständig transversal durchmessen werden in einem *kompetenten Navigieren in den Meeren der Weltkomplexität*. Damit betonen wir im Integativen Ansatz die Möglichkeiten der gestaltenden Einflußnahme, des *Umgangs mit Transversalität*. Wir sind dem herakliteischen Strom nicht gänzlich ausgeliefert, sondern wir haben die Chance, zu steuern. Der Kybernetes segelt vor dem Wind, kann Wirklichkeit in den Horizont hinein überschreiten. *Transgression* ist damit ein zentrales Thema für die Praxis der Therapie im Integrativen Ansatz, für ihre Beiträge zur Kulturarbeit und für die Entwicklung und Weiterentwicklung des Integrativen Verfahrens als Praxeologie und Disziplin, aber auch für den Beitrag zu ihren Referenzdisziplinen: der klinischen Psychologie und damit zur Psychologie, der klinischen Philosophie (1991a, 2002h) und damit zur Philosophie. Die Entwicklung der Integrativen Therapie ist als Oszillieren zwischen Einheit und Vielfalt (idem 1989a), als Differenzierung, Konnektivierung, Integration, erneute Differenzierung zu sehen und als spiralige Überschreitung, als Kreation und Kokreation in die verschiedensten Richtungen orientiert – die herakliteische Spirale ist nach beiden Seiten offen. Wegen dieser transversalen Vielfalt wurde sie von uns als Leitsymbol der Integrativen Therapie gewählt (*Petzold, Sieper* 1988b). *Nietzsche* hat diesen herakliteischen Gedanken der **Transgression** in besonderer Weise entwickelt. Meine Vorstellung und Erfahrung mit mir selbst und vielen PatientInnen und LehranalysandInnen ist, daß ein *herakliteischer Mensch* sich selbst *in sich selbst hinein* und *in die Welt hinein* zu den Anderen hin überschreitet. In diesen Bewegungen, die immer in gemeinsame Bewegtheit führen, etwas in Bewegung setzen (S. 977ff), liegt **Kulturarbeit** (2003g, d, e).

7. Integrative und differentielle „Humantherapie" – ein „biopsychosoziales Modell" mit seinen „Wegen der Heilung und Förderung" und „multimodaler" Praxis

Ein solch breiter Ansatz, der Psychotherapie in die herakliteische Entwicklungsidee stellt und sie zu einer **Integrativen und differentiellen Humantherapie** überschreitet, die körperliche Dimensionen, emotionale, volitive, kognitive Aspekte einbezieht, Leiblichkeit und Sozialität betont und gesellschafts- und kulturkritische Hintergrundsdimensionen systematisch zu reflektieren sucht – also stets *im Meer der Komplexität navigierend*, um metahermeneutische Perspektiven bemüht ist – ein solcher Ansatz muß aus der *Exzentrizität* wieder in die *Zentriertheit* finden. Zentriertheit kann in der Zwischenleiblichkeit, in einer Beziehung liegen, in der Leiblichkeit, im Selbstbezug und vermag sich aus dieser fokussierenden Zentrizität wieder in die Exzentrizität zu wenden – ein beständiger Wechsel der Wege, ein permanenter Wandel, wie er Lebens- und Lernprozesse kennzeichnet. Um diese ganzen Zusammenhänge, deren Komplexität man nicht durch Abblendung, Ausblendung, positivistischen Reduktionismus löst, geht es in diesem Werk, und diese Komplexität, für die ich durch mein Elternhaus, das Aufwachsen in unterschiedlichen Kulturen sensibilisiert war (2002h), hat mich zum Konzept einer „**Integrativen und differentiellen Humantherapie als einem biopsychosozialen Modell**" (1965, 1992a, 2001a, 2002j, dieses Buch, S. 1051) geführt. In dieser unterscheiden wir ein *generalistisches* und ein *störungsspezifisches* Vorgehen. Ganz ohne Zweifel gibt es Verfahren wie die wissenschaftliche Gesprächstherapie, die systemische Therapie (*Schiepek* 1999) oder die Gestalttherapie, letzlich auch die Psychoanalyse und die tiefenpsychologisch fundierte Psychotherapie, die eine generalisierte Form der Behandlungsmethodik praktizieren mit ursprünglich nur minimalen behandlungstechnischen Variationen für spezifische Störungsbilder – und sie haben damit empirisch belegte gute Wirkungen (*Grawe* et al. 1994). Das gilt auch für die Integrative Therapie (*Petzold* et al. 2000; *Märtens* et al. 2002). Es gibt also eine *generelle* Wirkung, und ich bin der Auffassung, daß sie auch die Basis für *spezifische* Wirkungen ist. Die Verhaltenstherapie – und zunehmend auch andere der genannten Verfahren – hat störungsspezifische Behandlungen entwickelt mit guten bis sehr guten Ergebnissen. Aber es stellt sich die Frage, wieviel davon auf das Konto allgemeiner bzw. *„unspezifischer" Wirkfaktoren* geht. Für die verhaltenstherapeutische Depressionstherapie sieht *Arkowitz* (1992) hier die Hauptwirkung. Sieht man die geringen Unterschiede der Wirksamkeit zwischen spezifischen und unspezifischen Behandlungsansätzen in älteren Studien, könnte man fragen, ob manualisierte *störungsspezifische* Behandlungen des Aufwandes lohnen – oder: bei welchen Störungsbildern? In der Integrativen Therapie haben wir z. B. mit einer *generalistischen* Behandlungsmethodik bei Patientinnen mit posttraumatischen Belastungsstörungen gute bis sehr gute Effektstärken erzielt (*Petzold, Wolf* et al. 2000). Wir haben aber auch eine *störungsspezifische* Methodik entwickelt (2000g), die auf die generalisierte „aufgesetzt" wird und die – wie eine laufende Untersuchung mit jugoslawischen Kriegstraumatisierten erkennen läßt (*Josić, Petzold* et al. in Vorber.) – noch etwas bessere Ergebnisse bringen wird. So verfolgen wir in der Integrativen Therapie eine kombinatorische Behandlungsstrategie, was *generalistisches* und *störungsspezifisches* Vorgehen anbelangt. Im generalistischen Vorgehen wird ein „**Integrativer Basisstil**" praktiziert, in dem *vier* Stilelemente zu einen festen Faden verflochten sind: *perzeptiv-leiborientiertes, narrativ-evidenzorientiertes Vorgehen* (2002b) und es gibt natürlich Differenzierungen wie die vier „**Wege der Heilung und Förderung**" (1988n, 2000h), die abschließend in ihrer derzeitigen Ausformulierung dargestellt seien, wobei aus dem unimodalen Spektrum (1974j, 302) verschiedene *Modalitäten* (z.B. konfliktzentriert-aufdeckend, erlebniszentriert-stimulierend, übungszentriert-funktional, medikamentös-stützend, netzwerkorientiert) beispielhaft aufgeführt werden:

1. Weg – Bewußtseinsarbeit, *u.a. durch wachsende Sinnerfassungs-, Sinnverarbeitungs- und Sinnschöpfungskapazität:*
Ziele sind Förderung von Exzentrizität, Einsicht in Biographie, Übersicht über den Lebenskontext, Voraussicht auf Entwicklungen – insgesamt Sinnerleben und Evidenzerfahrungen (S. 338f, 2001k) sowie ein Bewußtwerden der eigenen Selbstsorge und Selbsttechniken der Subjektkonstitution (*Foucault* 1985a,b; *Petzold, Orth, Sieper* 2000). *Bewußtseinsarbeit* erfolgt durch eine intersubjektive und persönliche Hermeneutik und Metahermeneutik des Subjekts (Petzold 1988t, 2000e, 2000b, 2000h) nach dem Modell der *„hermeneutischen Spirale"* (S. 162, 177): die von multidimensionalem **Wahrnehmen** im unmittelbaren Erleben ausgeht, Wahrnehmungsstörungen exploriert, um sie zu korrigieren, dann fortschreitet zum **Erfassen** von Bezügen zu Aktuellem, Vergangenem, Prospektivem, was Aufmerksamkeit, Bewußtsein, Kogniszieren erfordert, Funktionen die geprüft ud ggf. „behandelt" werden müssen. Dann geht es weiter zum sprachlich gegründeten und sozial kontextualisierten **Verstehen** von Auswirkungen und Nachwirkungen, d.h. von wirksamen Strukturen, dann zum **Erklären**-können (seiner Selbst, der Anderen, des Kontextes), welches schließlich in **Verändern** als einer „Neuorientierung" münden kann (vgl. Abb. 5, *Ratey* 2001, 414ff). Durch eine solche „persönliche und gemeinschaftliche Hermeneutik des Subjekts" verbinden sich im Sinne *„vitaler Evidenz" leibliches Erleben, emotionale Erfahrung* und *rationale Einsicht* auf der Grundlage von konkreter *zwischenmenschlicher Bezogenheit* in *„prozessualer Aktivierung"*, um in *„narrativer Praxis"*, in der Gesprächs- und Erzählgemeinschaft der therapeutischen Situation (*Petzold, Petzold* 1991, idem 1991o, 1999k, 1999o), neue Strukturen zu bilden und Strukturgefüge zu modulieren, neue Lebensnarrationen zu beginnen. Besondere Bedeutung kommt dem Eröffnen einer „Metaperspektive" auf die Therapie zu, das Aufzeigen der Dependenzstrukturen des therapeutischen Settings selbst und der hier möglichen Machtdiskurse (*Petzold, Orth, Sieper* 1999), um durch einen *diskursanalytischen* und *dekonstruktivistischen* Zugang (sensu *Foucault* und *Derrida*, vgl. *Schuch* 2001) eine emanzipatorische *Überschreitung* (*Trangression*) zu *„persönlicher Souveränität"* und zu einer vielfältigen, flexiblen Persönlichkeit zu ermöglichen, die ein zentrales Ziel Integrativer Therapie ist (*Petzold, Orth* 1998). Durch solche „metahermeneutische Arbeit" können auch Dependenzen von therapeutischen Ideologien und therapeutischen Lebensstilen aufgelöst werden (*Petzold, Orth, Sieper* 2000).
Modalität: konfliktzentriert-aufdeckend, ggf. medikamentös-stützend.
Methoden und **Techniken:** störungsspezifisch, ausgerichtet an der Lebenssituation.

2. Weg – Nach- und Neusozialisation, *u.a. durch emotionale Differenzierungsarbeit und Förderung der Willensstrebungen (differentielles Parenting/Reparenting):*
Ziele sind Grundvertrauen bekräftigen, das emotionale Erlebens-, Ausdrucks- und Mitteilungsspektrum zu erweitern und defizitäre Strukturen (z.B. perzeptive emotionale, volitive, kognitive Defizite) durch *korrigierende*, nachsozialisierende Erfahrungen (*F. Alexander*) oder *alternative, ressourcenaktivierende* Erfahrungen (*H. Petzold*) – diese beiden Strategien werden differenziert – in einer gewachsenen, tragfähigen therapeutischen Beziehung zu verändern (S. 561, 590, 694; *Petzold, Orth* 1999a, 200, 214). Differentielle, regressionsorientierte Arbeit im Sinne dieses zweiten Weges ist indiziert, wo nicht Regression eine Form der Abwehr ist, sondern wo *aktivierte* maligne, defizitäre, aber auch benigne *Strukturen* und entsprechende Erinnerungen positiv zum Tragen kommen können. Unter Einbezug zwischen-leiblicher Interaktion und nonverbaler Kommunikation wird besonders an dysfunktionalen „emotionalen Stilen" bzw. Strukturen/Schemata (S. 638 ff.) gearbeitet. Defizite emotionaler und volitiver Sozialisation können durch „emotionale Differenzierungsarbeit" angegangen werden, negative *Grundstimmungen* werden durch Methoden der „Umstimmung" beeinflußt (ibid.), schwache Entscheidungskraft und fehlendes Durchhaltevermögen des Willens werden durch volitive Übungssequenzen (2001i) verändert. Führt die Regression in Annäherung an frühe Relikte aus der *Säuglingszeit*, so können die genetisch disponierten, typisierten Muster des *„Intuitive parenting"* (*Papoušek, Papoušek* 1981) auch in der Arbeit mit Erwachsenen zum Tragen kommen. Parentingmuster für die *Kleinkindzeit* sind nicht mehr typisiert, als *„sensitive caregiving"* bekannt und werden über die Lebensspanne hin wirksam (*Petzold, van Beek, van der Hoek* 1994; *Vyt* 1989). Jeder benignen Regression folgen Integration und Neuorientierung im Gegenwartsbezug, mit entsprechenden handlungswirksamen Lernschritten, z.B. in Self-Parenting, Selbstsorge, der Selbstregulation, Selbstentwicklung, indem man „sich selbst zum Projekt" macht S. 430ff; *Bermúdez* et al. 1995). Außerdem dürfen Parentingstrategien keineswegs nur auf das frühe Milieu begrenzt werden. Auch Adoleszente brauchen Eltern, und Erwachsene sind gut beraten, wenn sie einen väterlichen Freund

oder eine mütterliche Frau bei schwierigen Lebenssituationen konsultieren können. Dabei nimmt der Therapeut unterschiedliche Rollen und Funktionen ein, keineswegs nur elterliche (*Petzold, Orth* 1999a). Zumeist jedoch verkörpert er kompetente, erwachsene Schutz-, Pflege- und Bezugspersonen in *„aktualisierten Situationen"* fehlenden Beistandes oder in der Aktivierung früherer guter Milieus und anderer gegenwärtiger *Ressourcen* (1997p) sowie in der prospektiven Entfaltung von *Potentialen* der Person und ihres *Konvois* (*Hass, Petzold* 1998).
Modalitäten: konfliktzentriert-aufdeckend oder erlebniszentriert-stimulierend, ggf. medikamentös-stützend.
Methoden und ***Techniken:*** Störungsbildspezifisch, ausgerichtet an der Lebenssituation.

3. Weg – Ressourcenorientierte Erlebnisaktivierung, *u.a. durch multiple Stimulierung:*
Ziele sind, den Erlebens- und Ausdrucksspielraum der PatientInnen zu erweitern, das Ressourcenpotential zu vergrößern, Ressourcennutzung zu verbessern, Selbstwirksamkeitserwartungen sowie die Kompetenzen und Performanzen des *Copings* und *Creatings* zu fördern (1997p; *Flammer* 1990), schließlich neue Strukturbildung anzuregen. Es geht darum, eine Lebenskunst (*Schmid* 1999) zu bekräftigen, in der das eigene Leben ko-kreativ mit „significant others" als „Kunstwerk" gestaltet wird (*Foucault* 1984d): „das Selbst als Künstler und Kunstwerk" (1999q, 2000e, *Petzold* „et al." 2001b).
Durch „multiple Stimulierung" werden *alternative Erfahrungsmöglichkeiten* bereitgestellt, z.B. mittels Bewegung, Spiel, kreativen Medien (*Petzold, Orth* 1990a; *Petzold, Sieper* 1993a), Experimenten und Projekten, kommunikativer Förderung. Sie entwickeln die Selbstwahrnehmung aus der Ressourcenperspektive und so wiederum „persönliche Souveränität", die „Vielfalt der Persönlichkeit" (*Petzold, Orth* 1998; *Bakhtin* 1981, 1986), indem sie das Ressourcenreservoir und die „persönlichen Potentiale" vergrössern, so daß sich persönliche *Narrative* bzw. Strukturgefüge erweitern und verändern können und die *Biosodie*, das *„sich erzählende"* Leben, die sich *fortschreibende Lebensnarration* (*McLeod* 1997; *Petzold, Orth* 1993a; *Petzold* 2000b, e) als lebendiger Prozeß der selbstbestimmten Gestaltung der eigenen Biographie in ständigen *Überschreitungen* (*transgressions*, vgl. *Petzold, Sieper, Orth* 2000) entwickelt.
Modalitäten: erlebniszentriert-stimulierend oder übungszentriert-funktional.
Methoden und ***Techniken:*** Narrative Praxis, Störungsbildspezifisch, zugepaßt auf die Lebenssituation.

4. Weg – Förderung von exzentrischer Überschau und von Solidaritätserfahrungen *u.a. durch alltagspraktische Hilfen und Empowerment:*
Ziele sind, Förderung von exzentrischer Metareflexivität und Selbstbstimmtheit, d.h. Entwicklung **persönlicher Souveränität**; weiterhin eine *„Kultivierung altruistischen Engagements"* (*Zahn-Waxler* et al. 1991; *Monroe* 1996; *Sober* 1998), denn kritisch reflektierter, konkret praktizierter Altruismus hat ein heilendes, gesundheitsförderndes und persönlichkeitsentwickelndes Potential (*Hunt* 1992). Er wird überdies zu einer immer bedeutsameren Notwendigkeit in modernen Gesellschaften, die auf Dauer nur funktionieren können, wenn ihre Mitglieder „engagierte Verantwortung" (1978c, 2000h) im Sinne „Integrativer Ethik" (*Krämer* 1992; *Endreß* 1995; *Petzold* 1990n) übernehmen. Das muß, wo immer möglich, auch in Therapien zu Tragen kommen, damit Patienten, die oft genug „Opfer" gesellschaftlicher Benachteiligung sind, aus dieser Rolle herauskommen und gesellschaftliche „Selbstwirksamkeit" gewinnen.

Dieser vierte Weg unterfängt die Arbeit in den übrigen drei Wegen durch die solidarische Haltung des Therapeuten, durch sein engagiertes Eintreten, wo Unrecht geschieht oder geschehen ist. Damit dies nicht nur eine sozialpolitische Haltung ist, eine Deklaration gesundheitspolitischen Engagements, auch konkrete alltagspraktische Hilfen gehören hierhin, z.B. initiierte und begleitete soziotherapeutische Maßnahmen bei akuten Belastungen und schwierigen Lebenslagen, die oft prioritär sind, und die Aktivierung sozialer Netzwerke und Supportsysteme (*Hass, Petzold* 1999). Der Integrative Ansatz hat stets großen Wert auf Soziotherapie (*Petzold* 1997b), Wohngemeinschafts- und Selbsthilfeprojekte (*Petzold, Vormann* 1980; *Petzold, Schobert* 1991) gelegt und Instrumente der Netzwerktherapie, Projektarbeit und des Gesundheitscoachings entwickelt. Grundlegend ist hier der Ansatz des *„sozialen Sinnverstehens"* (*Petzold, Metzmacher, Zaepfel* 1995; *Zaepfel, Metzmacher* 1996; *Petzold* 1995b, 171), der „sozialen Empathie" (ebd., S. 242), ein Erfassen der Situation des Patienten im Netzwerk, der Situation des Netzwerks und seiner Strukturen, der sozioökologischen Gegebenheiten durch Akte „sozialperspektivischer Identifikation" und des Ermöglichens „wechselseitiger Empathie". Therapieziele, die aus dieser Matrix erwachsen, kommen unmittelbar im sozialen Raum und in alltagspraktischen Hilfen zum Tragen.
Modalitäten: Konflikt- und erlebniszentriert, netzwerkorientiert.
Methoden und ***Techniken:*** Hier wird auf das Instrumentarium sozial-kognitivistischer bzw. behavioristischer Ansätze genauso zurückgegriffen wie auf Strategien aus „social casework" bzw. „casemanagement" oder aus der Soziotherapie.

Diese **Wege** müssen gegangen und weitergegangen, diese **Modalitäten** müssen praktiziert werden, weitere können gefunden werden. Sie zielen nicht auf eine *end-gültige* Form ab, sondern sie befinden sich in einem Prozeß permanenter Entwicklung, beständiger Metamorphosen (*Orth, Petzold* 1990). Sie sind in den herakliteischen Strom des Lebens eingebunden.

In diesem **bio-psycho-sozialen** Modell mit seinen Wegen und Modalitäten stellt die *Psychotherapie* die Kernkomponente „**psycho**", deren cartesianische Dualismen und Individualisierungstendenzen allerdings geklärt werden müssen, um zu gewährleisten, daß die Kernkomponente „**sozio**" einen angemessenen Platz erhält und *Soziotherapie* und netzwerk- und lagebezogene Sozialinterventionen nicht als nachrangige Stützmethoden klassifiziert werden. Schließlich muß die Kernkomponente „**bio**" in ihrer Bedeutung gewürdigt werden, damit *Leib- und Bewegungstherapie,* aber auch mikroökologische Interventionen (idem 1995 a,b; *Petzold, van Beek, van der Hoek* 1994) oder medikamentöse Maßnamen (*Birchler, Petzold* 2002) ihren angemessenen Ort erhalten (ausführlich 2003e und dieses Buch, S. 1051ff).

Ich hoffe, daß der Integrative Ansatz unserer O r i e n t i e r u n g inzwischen mit seiner zunehmenden Internationalisierung und Mitarbeiterschaft einen Grad der Elaboration erreicht hat, der zur Disziplin der klinischen Psychologie, der Psychotherapie und zu den leiborientierten Therapieformen einen substantiellen Beitrag leistet und daß die **Neuauflage dieses Werkes** den Kolleginnen und Kollegen aller Richtungen im Felde der Psychotherapie Ideen, Konzepte und Methoden zur Verfügung stellt, die sie ermutigen, eine „**Kultur wertschätzenden Miteinanders**" zu leben, Grenzen zu erweitern, Einengungen – von „Richtlinien" oder wovon auch immer – parrhesiastisch zu überschreiten, Ansätze des Denkens und des Handelns, die ihnen in ihrer Praxis als „Menschenarbeiter" zugute kommen und die ihren PatientInnen helfen, Belastungen zu mindern, Gesundheit wiederzugewinnen, in ihrer Persönlichkeitsentwicklung voranzukommen und ihr kritisches Bewußtsein zu stärken.

Anmerkungen

1 Bd. II Teilband II, 1, 1991a; II, 2, 1992a ; II, 3, 1993a. Bd. I, Teilbände1 und 2. Jahreszahlen mit Siglen in runden Klammern ohne Autorenangabe beziehen sich auf meine Veröffentlichungen nach der Aufstellung meines Schriftenverzeichnisses (Bd. II, 3 dieses Werkes), Seitenzahlen in Klammern auf dieses Werk.

2 Den Term „transversal" zur Kennzeichnung einer ultrakomplexen Wirklichkeit, die durchquert, nicht aber *in toto* definiert werden kann, weil sie Einheit in Vielfalt ist, entlehnte ich damals einem Aufsatz von *Guattari* (1964).Heute bietet *Welsch* (1996) eine entwickelte Transversalitätstheorie.

3 Der Begründer und die drei zentralen Mitarbeiterinnen bzw. Gründerpersönlichkeiten – *Heinl* (seit 1972), *Orth* (seit 1974), *Sieper* (seit 1965) – erhielten in den vergangenen Jahren für ihre Verdienste um eine innovative Psychotherapie und ihre Arbeit an der „Europäischen Akademie für psychosoziale Gesundheit" und am „Fritz Perls Institut", Einrichtungen, die sie mitbegründeten bzw. an denen sie in leitender Funktion tätig waren, das Bundesverdienstkreuz.

4 Nach Abschluß meiner OE-Ausbildung bei den National Training Laboratories (NTL) in Bethel, Maine (u.a. bei *K. Benne, L. Bradford, Ch. Seashore*).

5 *Petzold, Sieper* 1970, 1972b, 1976, 1977; *Petzold, Sieper, Orth* 1995; *Sieper, Petzold* 1993; *Petzold, Steffan* 1999, 2000b; *Petzold, Hass, Märtens* 1998

6 Vgl. zu diesem, vom Autor inaugurierten zentralen Konzepten „Kokreativität und Konflux" in der *Integrativen Therapie Petzold* 1971k, 1998a; *Iljine, Petzold, Sieper* 1990.

7 *Petzold* 1998a; *Hass, Petzold* 1999 und besonders *Müller, Petzold* 1999

8 dieses in Bd. I 1, 2 und *van der Mei, Petzold, Bosscher* 1997; *Petzold, Wolf* et al. 2000

9 *Schüffel* et al. 1998

10 *Amman, Wipplinger* 1998

11 *Becker* 1995; *Traue* 1998
12 *Hass, Petzold* 1999; *Josselson* 1995
13 *Petzold* „et al." 2002; 1991o, 1999k; *McLeod* 1997
14 *Petzold, Steffan* 1999b
15 *Petzold, Orth* 1999a
16 *Petzold* 1997p
17 *Havighurst* 1948
18 *Laireiter* 1999; *Petzold, Steffan* 1999b
19 *Schmid* 1999
20 *Foucault* 1986a
21 *Petzold, Orth, Sieper* 1999
22 *Lévinas* 1983; *Petzold* 1992a, 500ff
23 *Petzold* 1991e
24 *Petzold* 1987d; *Petzold, Orth* 1999
25 *Petzold, Ebert, Sieper* 1999
26 *Petzold* 1986h
27 *Petzold* 1987d
28 *Steinfath* 1998
29 *Berdjajew* 1930; *Petzold* 1971 IIa
30 *Bukow* 1999; *Nölke* 1997; *Lauth* 1992; *Klein, Schmalz-Bruns* 1997; *Somers* 1998
31 Als *Klienten* werden Menschen gesehen, die sich in Lebensschwierigkeiten befinden und für ihre Probleme *Hilfestellung* benötigen, als *Patienten* Menschen, die ohne massive Hilfe nicht auskommen.
32 Das durch die „Richtlinien" praktizierte „Gutachterverfahren" verdient eine längere Fußnote, die vielleicht sogar im Haupttext stehen müßte, denn dieses Verfahren zeigt etwas über den Zustand der deutschen Psychotherapie. Es zeigt die ganze Abstrusität von Machtdiskursen jenseits wissenschaftlicher und klinischer Rationalität. Wo in der Medizin bzw. in der Psychotherapie sonst auf der Welt gibt es eine solche Praxis? Wo findet sich ein solches System der „Ferndiagnostik", der Konsiliarität ohne Augenscheinnahme. Nirgendwo wurde die Objektivität und Zuverlässigkeit der Gutachten bzw. des ganzen Procedere empirisch untersucht oder evaluiert. Nirgendwo wurde evaluiert, daß die Gutachterpraxis Qualität gewährleistet oder sichert, noch nicht einmal, daß sie Kosten spart und wie sie das tut (zum Wohle oder zu Lasten der Patienten?). Die Qualität der Begutachtungen ist überdies, wie Auswertungen unlängst ergaben, oft sehr mager, zuweilen grob fehlerhaft (vgl. *PsychotherapeutenFORUM* 5/1999, 2/2000) und wird dennoch von der Mehrheit der „community" der an die Gutachter ausgelieferten Praktiker (nun, es gibt die Obergutachter, und wer begutachtet die?) zähneknirschend akzeptiert. Widerstand regt sich von Seiten einiger TherapeutInnen erst neuerlich (ibid.). Jeder weiß um die Praxis der Textbausteine oder Services, die die Gutachten „professioinell" schreiben, jeder weiß auch, was gehört werden will und deshalb auch geschrieben wird, welche Formulierungen „durchgehen". Schon *Freud* hatte alles daran gesetzt, eine „Sychronisierung" des Blicks (*Bos* 2000), der Sichtweise – man spräche besser von ihrer Einengung – zu erreichen. Die Theorien, die hinter dieser vom psychoanalytischen und tiefenpsychologischen Paradigma durch das Gutachtersystem eingeforderten Diagnostik, Psychodynamik, Behandlungskonzeptionen stehen, sind oft „outdated", umstritten und zumeist nicht an den aktuellen Ergebnissen der Therapieforschung des eigenen Paradigmas ausgerichtet. Blickt man auf die Wirkfaktorenmodelle und -forschungen (*Grawe* 1998; *Smith, Grawe* 1999; *Petzold* 1993p; *Märtens, Petzold* 1998b), auf das, was in Therapien wirkt – nämlich wesentlich die „Passung", die „therapeutische Beziehung", spezifische Interventionsformen wie „Expositionen" etc. – kann die Praxis des Gutachterverfahrens nur als absurd bezeichnet werden. Die rechtlichen Probleme, die Fragen des Datenschutzes und des Schutzes von Persönlichkeitsrechten (Weitergabe von Geheimnissen), sowie des Schutzes von PatientInnenrechten anbelangt, sind immens und bei weitem noch nicht erledigt, wie anhängige Beschwerdeverfahren annehmen lassen (*Cullmann* 1997). Und was, wenn der Patient die Gutachten einsehen will? Aus der Supervisionspraxis sehe ich eine starke Tendenz zur Hermetik bei den Gutachtern und zu einer Arkanpraxis bei den TherapeutInnen. Warum keine „*Transparenz als Regelfall*" den Patienten/Klienten/Kunden, d.h. erwachsenen und mündigen Bürgern gegenüber, deren Introspektionsfähigkeit in der Regel als so hoch eingeschätzt wird, daß sie in einer deutungs- und einsichtsorientierten Behandlung mitwirken können. Was die TherapeutInnen anbelangt, oft langjährig praktizierende KollegInnen mit zumeist mehr als einer Ausbildung, die *in praxi* – und die Gutachter und Obergutachter wissen dies – ohnehin nach dem Prinzip „alles was ich kann" verfahren, die Richtlinientherapie also (wahrscheinlich zum Wohle der PatientInnen, denn eklektisches Vorgehen hat gute Wirkungen, Grawe et al. 1994) permanent unterlaufen, so werden sie *inkompetent* gemacht und gehalten oder

mit Unehrlichkeitsunterstellungen belastet, als ob sie nicht in der Lage seien, eine richtige Diagnose und einen angemessenen Behandlungsplan zu erstellen und als ob sie ohne die Kontrolle der Verlängerungsanträge alle „schwarze Schafe“ seien, die die Kassen „übers Ohr hauen“. Was sind das für Implikate, unter denen man heute in Deutschland als PsychotherapeutIn arbeiten muß?! Die ganze Prozedur erscheint unter dem Blick des *commomn senses* befremdlich und unter dem der *Foucault*schen Diskursanalyse als ein Musterbeispiel für pastorale und medizinalisierte Kontrollmacht. Man muß schon ein ausgeprägt paternalistisches Bewußtsein haben und ein ungebrochenes *Freud*vertrauen (man könnte auch von einem „falschen Bewußtsein“ sprechen oder von Dogmengläubigkeit), wenn man in einem solchen System als Gutachter und Obergutachter guten Gewissens mitwirkt – letztlich gegen die Interessen der eigenen Profession, gegen die Standards wissenschaftlich fundierter Praxis, in einem Machtdispositiv, das Artefakte produziert, dysfuktionale Normen reproduziert, konservativ/konservierend wirkt, Abhängigkeitsstrukturen zementiert und Privilegien (die der Gutachter) aufrecht erhält, die dem kritischen Blick, auch dem Blick in den eigenen Spiegel, kaum standhalten dürften.

33 The Advanced Learner's Dictionary of Current English, Oxford Univerity Press, London 1972, 193.

34 *Petzold* 1999p; *Petzold, Ebert, Sieper* 1999, 2000; *Petzold, Orth* 1999; *Petzold, Sieper* 2001d; *Märtens, Petzold* 2001.

35 Es hieße „die Psychoneurosen nach ihrer Herkunft und ihrer praktischen Bedeutung arg unterschätzen, wenn man glaubt, diese Affektionen müßten durch Operationen mit harmlosen Mittelchen zu besiegen sein. Nein, im ärztlichen Handeln wird neben der *medicina* immer ein Raum bleiben für das *ferrum* und für das *ignis*, und so wird auch die kunstgerechte, unabgeschwächte Psychoanalyse nicht zu entbehren sein, die nicht scheut, die gefährlichen seelischen Regungen zu handhaben und zum Wohle des Kranken zu meistern“ (Bemerkungen über Übertragungsliebe, 1915, StAG, 1969, S. 230).

36 *Freud* verweist verschiedentlich auf die Beichtanalogie, wenn er vom Neurotiker verlangt: „volle Aufrichtigkeit gegen strenge Diskretion. Das macht den Eindruck, als streben wir nur die Stellung eines weltlichen Beichvaters an. Aber der Unterschied ist groß, denn wir wollen von ihm nicht nur hören, was er weiß und vor anderen verbirgt, sondern er soll uns auch erzählen, was er nicht weiß“ (Die psychoanalytische Technik, 1940, a. a. O., S. 413). Unter diskursanalytischer Betrachtung wird der **Diskurs** der *Pastoralmacht* (*Foucault*), die Unterwerfung des Subjekts, hier noch perfektioniert. Der Patient wird darauf geeicht, seiner Reflexivität zu mißtrauen. „Wir verpflichten ihn auf die analytische *Grundregel*, die künftig sein Verhalten gegen uns *beherrschen* soll ... gelingt es ihm, nach dieser Anweisung seine *Selbstkritik* auszuschalten, so liefert er uns eine Fülle von Material, Gedanken, Einfälle ... die uns also in den Stand setzen, das bei ihm verdrängte Unbewußte zu *erraten* und *durch unsere Mitteilung* die Kenntnis seines Ich von *seinem* Unbewußten zu erweitern“ (ebenda, S. 413, meine Hervorhebungen). *Freuds* Argumentation ist hier in großen erkenntnistheoretischen Schwierigkeiten. Der Patient gewinnt Erkenntnisse, die Mutmaßungen seines Analytikers über sein Unbewußtes sind, der Wahrheitsgehalt immer offen bleiben muß und deren Wirkungen in der Tat nur auf die „suggestive Bindung“ an die Person des Analytikers (ebenda, S. 281) zu erklären ist. Was der Patient nicht weiß, bleibt *unbewußt*, was ihm bewußt wird, ist das Resultat der Deutung des Therapeuten, sein *Kerygma*, seine Offenbarung und Verkündigung. Und so bleibt es bei der von *Freud* dem unparteiischen Zuhörer in den Mund gelegten Feststellung: „Das ist ja das Prinzip der Beichte, dessen sich die katholische Kirche seit jeher zur Versicherung ihrer Herrschaft über die Gemüter bedient hat. ‚Ja und nein‘, müssen wir antworten. Die Beichte geht wohl in die Analyse ein, als ihre Einleitung gleichsam. Aber weit davon entfernt, daß sie das Wesen der Analyse träfe oder ihre Wirkung erkläre“ (Die Frage der Laienanalyse 1926, a. a. O., S. 280f). Es wird wieder das Argument der Erforschung des Unbewußten gebracht, ohne daß gesehen wird, daß es sich um eine *„Verkopplung“ der Beichte* und der durch sie gesicherten Pastoralmacht geht; wird im diskursarmen Raum des Beichtstuhls der Poenitent auf *bewußte* Verfehlungen gegen die auferlegten Regeln ekklesialer *Macht* geprüft und mit Buße und Sühneleistungen diszipliniert, so wird durch die noch radikalere Verhinderung des Diskurses in der Psychoanalyse - nur der Analytiker kann ja das Unbewußte erraten und offenlegen - das neue Wissen als die Wertfreiheit der *gesellschaftlichen Macht*, die die Psychoanalyse vertritt (*Dauk* 1999), gleichsam ohne Hinterfragungsmöglichkeiten der kritischen Vernunft dem Bewußtsein implementiert (jedenfalls ist dies durch Verpflichtung zur Abstinenz von Kritik in der *Grundregel* intendiert).

37 Ein *partnerschaftlicher* Dialog mit den Psychologen hatte in diesem Prozeß, der schließlich nach zwanzig Jahren zu einem Psychotherapiegesetz führte, nicht stattgefunden und findet bis heute nicht statt. Ja die Ungleichheit im maßgeblichen Gremium mit sechs Sitzen für die Ärzte und fünf für die Psychologen ist strukturell festgeschrieben; siehe Anmerkung 60.

38 Die Machtdiskurse und Perspektiven des Ärztestandes, mit dem *Freud* bekanntlich seine Probleme hatte, artikulieren sich derzeit auch über die Psychoanalyse selbst, weil *Freud* und die Psychoanalyse, so kann man es sehen, ein zwiespältiges Verhältnis zur Macht haben (*Parin, Parin-Matthey* 1983), die einmal denunziert, zum

anderen erstrebt wird: „Wir wissen natürlich lange noch nicht alles, was wir zum Verständnis des Unbewußten bei unseren Kranken brauchen. Nun ist es klar, daß jeder Fortschritt unseres Wissens einen *Machtzuwachs für unsere Therapie bedeutet*" (Die zukünftigen Chancen der psychoanalytischen Therapie, 1910, a. a. O., S. 123, meine Hervorhebung). *Freud* erwartete für die Psychoanalyse in der Gesellschaft einen starken Zuwachs an „Autorität" (ebenda, S. 127). „Die einschneidenden Wahrheiten wurden endlich gehört und anerkannt ... Es ist bisher noch immer so gegangen, und die unerwünschten Wahrheiten, die wir Psychoanalytiker *der Welt* zu sagen haben, werden das selbe Schicksal finden" (ebenda, S. 129, meine Hervorhebung).

39 Der Begriff „Diskurs" in Normaldruck wird in diesem Text in der gängigen Bedeutung des Fachgesprächs gebraucht, der rational organisierten (in der Regel) wissenschaftlichen Rede und Argumentation. *Diskurs, kursiv* geschrieben, bezeichnet das *Diskurs*konzept sensu *Habermas* (1971), der vernunftgeleiteten diskursiven Auseinandersetzung über Geltungsansprüche in einem kontrafaktischen „herrschaftsfreien Raum" (den die DiskurspartnerInnen zu gewährleisten sich verpflichten müssen), wobei das bessere Argument zählt und die „vernünftige Rede" in den Grundstrukturen sprachlichen Handelns angelegt ist. – Wir haben diesem Modell eine Alternative, die den Umgang mit Herrschaftsrealitäten berücksichtigt, an die Seite gestellt: das *Ko-respondenzmodell* (S. 19 ff, *Petzold* 1978c). **Diskurs**, **fett** gesetzt verwende ich im Sinne von *Michel Foucault* als spezifisch geregelte Verknüpfungen oder Formationen von Aussagen/énoncé und – um den **Dispositiv**begriff erweitert - als Fortschreibung von Sinnzuweisungen und Regeln, die - von der **Macht** anonymer Kräfte bestimmt – in institutionellen und alltäglichen Praxen und ihren Diskursen bzw. *Diskursen* zum Tragen kommen, zumeist unbemerkt von den Akteuren, Argumentierenden, durch deren Diskurse/*Diskurse* ein „anderer **Diskurs**" hindurchklingt und Wirkung entfaltet, so daß unversehens ein „anderer Sinn" regiert, z. B. eine emanzipatorisch intendierte Argumentation de facto repressiv wird (*Foucault*; vgl. *Bublitz* et al. 1999). Die Wirksamkeit „anonymer Rede" als determinierenden Mustern und „Dispositiven der Macht" in Institutionen, ihren Regeln, ihren „Kulturen", die auch die Diskurse/*Diskurse* ihrer Protagonisten durchfiltern, ist für die Analyse von Theorien und ihrer Traditionen von größter Bedeutung, um verdeckte Genealogien und deren Aus- und Nachwirkungen zu erfassen.

40 *Freud* meinte, daß es „überhaupt so schwer ist, dem, der nicht selbst Psychoanalytiker ist, einen Einblick in die Psychoanalyse zu geben. Sie können mir glauben, daß wir nicht gern den Anschein erwecken, als seien wir Geheimbündler und betreiben eine Geheimwissenschaft. Und doch mußten wir erkennen und als unsere Überzeugung verkünden, daß niemand *das Recht hat, in die Psychoanalyse dreinzureden*, wenn er sich nicht bestimmte Erfahrungen erworben hat, die man nur durch eine Analyse an seiner eigenen Person erwerben kann" (Vorlesungen, Neue Folge 31, Die Zerlegung der psychischen Persönlichkeit, 1933, a. a. O., S. 507).

41 Psychoanalyse und viele Formen der Psychotherapie haben in vielen ihrer Annahmen und Praktiken eine höchst problematische (weil von vielen Therapeuten nicht erkannte) Nähe zu religiösen *Läuterungswegen*, wie wir sie bei *Plotin* (vgl. *J. Trouillard*, La purification plotinienne, Paris 1995) und in der christlichen Askese finden (*O. Zimmermann*, Lehrbuch der Asketik, Freiburg 1932, 75ff.), um zu persönlicher, sittlicher und religiöser Vollendung zu gelangen (vgl. *St. Pfürtner*, Triebleben und sittliche Vollendung, Fribourg 1958; *A. Saint-Pierre*, La vertu chrétienne de tempérance dans la vie réligieuse, Montréal 1951). Mit Bezug auf „gewisse mystische Praktiken" konzidiert *Freud*: „Immerhin wollen wir zugeben, daß die therapeutischen Bemühungen der Psychoanalyse sich einen ähnlichen Angriffspunkt gewählt haben" (Vorlesungen, Neue Folge, 1933, a. a. O, Studienausgabe Bd.I, 1969, 516). Die „Reinigung" bzw. „Läuterung" betrifft nicht nur den Patienten, weil „jeder Psychoanalytiker nur so weit kommt, als es seine eigenen Komplexe und inneren Widerstände gestatten" (*Freud, S.*, Die zukünftigen Chancen der psychoanalytischen Therapie, 1910, a. a. O., S. 126). Die „Selbstanalyse" muß „verlangt" werden (ebenda), und man muß die „Forderung aufstellen, daß er [der Psychoanalytiker s. c.] sich einer *psychoanalytischen Purifizierung* unterzogen habe" (Ratschläge für den Arzt bei der psychoanalytischen Behandlung, 1912, a. a. O., S. 176, meine Hervorhebung). Lohn einer solchen Reinigung sind „Selbsterkenntnis und Steigerung der Selbstbeherrschung" (ebenda, S. 127). Der kryptoreligiöse **Diskurs** ekklesialer Pastoralmacht (*Foucault* 1982) ist hier unüberhörbar. Er wirkt bis heute!

42 Bei den „Nachqualifizierungen", die in der Folge des deutschen Psychotherapiegesetzes für z.T. langjährig erfahrene Diplompsychologen „notwendig" wurden, weil sie in einem anderen Psychotherapieansatz ausgebildet waren, als in einem Richtlinienverfahren, wurde dieser kryptoreligiöse **Diskurs** einer „Pastoralmacht" in seiner ganzen Absurdität deutlich. Theorieteile von Vorausbildungen, etwa an Universitäten vermitteltes Wissen über Psychoanalyse, oder an nicht-richtlinen Psychotherapieinstituten durchgeführte Theorieveranstaltungen zu tiefenpsychologischem Wissen wurden, selbst wenn sie von wissenschaftlich ausgewiesenen Universitätsdozenten durchgeführt wurden, nicht angerechnet, Wissen, das man sich als studierter Psychologe auch aus der Originalliteratur mühelos hätte aneignen können, sofern man es noch nicht gehabt hatte. Stattdessen mußten für viel Geld Nachqualifizierungskurse bei „autorisierten" Dozenten von Richtlinieninstituten belegt werden, die psychoanalytisches Basiswissen vermittelten, Wissen auch, das – wissenschaftlich

gesehen – teilweise veraltet und falsch war (z.B. Konzepte traditioneller Freudianischer Entwicklungstheorie), häufig auf so schwachem Niveau, daß die Eigenlektüre förderlicher gewesen wäre, aber: Die Dozenten hatten die „missio". Diese und vielfältige andere Phänomene der Zeit vor und nach dem Gesetz bedürfen der Dokumentation und der Analyse, denn sie machen das Weiterwirken „anonymer **Diskurse** der Pastoralmacht" in der deutschen Psychoanalyse, ihre ungute Hegemonialpolitik und ihren Verrat an ihrem eigenen kulturkritischen Erbe nur allzu deutlich. Da die ganze „community" deutscher Psychoanalytiker zu diesen Vorgängen geschwiegen hat, dokumentierte sich hier letztlich ihr Scheitern in ihrem emanzipatorischen Anspruch, weil sie es versäumt hat, „Wühlarbeit unter den eigenen Füßen" (*Nietzsche*) zu betreiben und über diese *Phänomene* Zugang zu ihren untergründigen Strukturen zu gewinnen.

43 „Wir werden auch sehr wahrscheinlich genötigt sein, in der Massenanwendung unserer Therapie das reine Gold der Analyse mit dem Kupfer der direkten Suggestion zu legieren, und auch die hypnotische Beeinflussung könnte dort, wie bei der Behandlung der Kriegsneurotiker wieder eine Stelle finden. Aber wie immer sich auch diese *Psychotherapien fürs Volk* gestalten, aus welchen Elementen sie sich zusammensetzen mag, ihre wirksamsten und wichtigsten Bestandteile werden gewiß die bleiben, die von der strengen, der tendenzlosen Psychoanalyse entlehnt worden sind" (Wege der psychoanalytischen Therapie, a. a. O., S. 249, meine Hervorhebungen). – Tendenzlos? Ist dieser Text tendenzlos?

44 Zur „Integrativen Feldtheorie", die einen „kampanalen" Feldbegriff (u.a. *Lewin* und *Bourdieu* verbindend) entwickelt hat vgl. *Petzold, Ebert, Sieper* 2002. Ich definiere:

„**Feld** – wir sprechen auch von einem in sich in Mikro-, Meso-, Makrobereiche gestaffelten **Kontext/-Kontinuum** – ist aus sozioökologischer, sozioökonomischer und sozialkonstruktiver Perspektive ein von gesellschaftlichen *Gruppen/ Gruppierungen* wahrgenommener, in ihren Interaktionen definierter, interpretierter, bewerteter, mit kollektiven Kognitionen, Emotionen, Volitionen und Handlungen erfüllter Raum (sozial, ökologisch, ökonomisch, physikalisch und metaphorisch auffaßbar, dabei immer temporal). Gruppen, die sich wechselseitig beeinflussen, miteinander koalieren, wettstreiten oder kämpfen, konstituieren ihn im historischen Prozeß (*Berlin* 1998). Dieser Raum stellt ein *dynamisches Ganzes* dar, dessen – zumeist unscharfe, gelegentlich scharfe – Grenzen und Macht- und Einflußsphären als zentralen oder peripheren *Sektoren/Arealen* im Feld ko-respondierend in Konsens-Dissens-Prozessen ausgehandelt oder durch Kampf und Strategien der Gewalt bestimmt wurden, d.h. aus Pozessen der **Felddynamik** hervorgehen. Ein *Feld* mit den in ihm befindlichen Menschen, Gruppen, Organisationen und Institutionen ist damit als ein umgrenzter Lebens-, Aufgaben- *und* Sinnbereich innerhalb umliegender oder übergeordneter Felder im Gesamtkontext der Gesellschaft zu sehen, ein *kampanales* Gesamt von Sektoren/Arealen, daß durch unspezifische und spezifische, in multiplen Kausalbeziehungen stehende „Feldkräfte" gekennzeichnet ist: affordances und constraints (vgl. *Gibson* 1979), ökonomisches, symbolisches, kulturelles **Kapital** (vgl. *Bourdieu* 1980), **Diskurse** und **Dispositive der Macht** (vgl. *Foucault* 1978 a,b), Netzwerkdynamiken mit ihren kollektiven Kognitionen, Emotionen, Volitionen (social worlds, soziale Repräsentationen, vgl. 2002g, *Hass, Petzold; Moscovici* 1984), im kollektiven Gedächtnis aufgehobene Vergangenheitsbelastungen, Gegenwartskrisen, Zukunftschancen.

Feldbedingungen und Feldprozesse konstituieren in Form intentionaler und fungierender sozialisatorischer Interaktionen und Narrationen sowie durch Wirkungen von formellen und informellen Sozialisationsagenturen das Sozialisationsklima und prägen die Sozialisationsprozesse von Individuen und Gruppen als ‚produktiv realitätsverarbeitenden Subjekten' (*Hurrelmann* 1995, 69).

Ein Feld wird e x t e r n a l bestimmt durch die Attribution von spezifischen und unspezifischen Identitätsmerkmalen (von „harten" oder „weichen" Territorialgrenzen und Sektorenmarkierungen, von Werten und Normen, von Problemen, Ressourcen und Potentialen, von Informationen und Diskursen) aus angrenzenden oder übergeordneten Feldern. Es wird weiterhin i n t e r n a l bestimmt durch Territorialorientierung, Segregations-, Hermetisierungs-, aber auch durch Expansions- und Konkurrenztendenzen, durch fachliche Konzepte, Werte und Normen, durch Probleme, Ressourcen [u.a. Kapital] und Potentiale, durch Informationen und Wissensbestände, Diskurse und Kapitalströme, die im Feld und seinen zentralen und peripheren Sektoren selbst vorhanden und wirksam sind und mit dem Ziel seiner *Stabilisierung* und seines *Wachstums* genutzt werden oder zum Tragen kommen (durch Kommunikations- und Aufgabenspezifität, Ressourcenvorrat, Produktangebot, Handel und Austausch nach innen und außen). In einem Feld können Untergrundskräfte aus seiner Tiefenstruktur, laterale Kräfte von seinen Rändern und attraktoriale Kräfte aus seinem Zukunftsraum wirksam werden. Die *Synergie* der vielfältigen externalen und internalen Einflüsse und Austauschprozesse, ihre differentielle und integrierende Konnektivierung in der *kollektiven Identitätsarbeit des Feldes im Kontinuum* durch Dekonstruktionen, Bricolage, Navigation, durch Diskurse, Narrationen, Reflexionen, Metareflexionen, durch Macht- und Wahrheitsspiele (*Foucault* 1998) konstituieren in fortwährenden Emergenzen **Feldidentität im Prozeß**. Gelingende Feldprozesse - überlegt und legitimiert gesteuerte u n d spontane, selbstorganisierende - bestimmen in ihrer kokreativen Interaktion mit den Einwirkungen aus umliegenden und übergeordneten Feldern transversale, sich beständig überschreitende **Feldentwicklungen** (*Petzold* 1999r, vgl. *Müller, Petzold* 1999).

45 Vgl. meine Theateraphorismen, die zu den wichtigeren meiner Schriften gehören 1982g, 13ff.

46 *Bakhtin* 1981, 1986; *Rowan, Cooper* 1999; *Bell, Gardiner* 1998)

47 Zur integrativen Sozialisationstheorie vgl. Müller, Petzold (1999).

48 „Was klagen wir über das Wesen der Natur? Sie hat sich doch gütig gezeigt. Das Leben ist lang, wenn du es zu gebrauchen verstehst."

49 Der Begriff der Sorge, des achtsamen Umgangs, der Förderung bezog sich auf das gesamte Menschenwesen nicht nur im Sinne einer *cura corporis*, sondern der gesunde Geist (*mens*) und der gesunde Körper wurden *zusammen* gesehen. Die frühe christliche Seelsorge von *Augustinus*, über *Julianus Pomerius* zu *Caesarius von Arles* verändert die Akzente: von einer *cura animorum*, der Förderung und Entwicklung eines freien, selbstbestimmten Geistes (*animus* = Geist, Sinn, Herz, Mut), zu einer *cura animarum* einer Führung der von Gott gegebenen, unsterblichen, aber durch den Sündenfall verdunkelten Seele (*anima*) zu ihrem Heil.

50 Seit vielen Jahren haben Forschungen zu *Freuds* Behandlungen über die Genauigkeit, ja Korrektheit seiner Behandlungsdokumentation und Ergebnisberichte doch erhebliche Fragen aufgeworfen (*Ellenberger* 1973; *Israel* 1999).

51 Die „Deutsche Gesellschaft für Integrative Therapie, Gestalttherapie und Kreativitätsförderung" DGIK [1972], die „Arbeitsgemeinschaft Psychotherapeutischer Fachverbände" AGPF [1978], die „Europäische Gesellschaft für Gestalttherapie" EAGT [1985], die „Deutsche Gesellschaft für künstlerische Therapieformen" DGKT [1985]

52 *Foucault* 1996; *Petzold, Orth, Sieper* 1999, 2000

53 z. B. seine großen soziometrischen Forschungsprojekte (idem 1934) als „hot sociometry", als engagierte Forschung und Wissenschaftlichkeit (idem 1951; *Petzold* 1984b; *Buer* 1991, 1999)

54 *Leitner* 2000; *Sieper, Petzold* 2001c; *Petzold, Sieper* 2001d, idem 2000h

55 vgl. *Waldegrave* 1990; *Petzold* 1986a, idem, *Orth, Sieper* 2000

56 *Sieper, Schmiedel* 1993; *Petzold, Sieper* 1993; *Petzold, Schobert, Schulz* 1991

57 1985m, 1987d, 1994c, *Petzold, Orth, Sieper* 1999, 2000)

58 Feldtheorie, Werkausgabe Bd. 4, 1982, 315ff

59 „Streit im wissenschaftlichen Beirat zur Gesprächstherapie eskaliert" – gwg-ev.@org./aktuell/ptg

60 *Petzold, Sieper* 1977; *Sieper, Petzold* 1993

61 Hier möglicherweise bei Lesern/Kollegen aufkommende Phantasien eines „Helfersyndroms", wie ich das als deutende Unterstellung bei diesem Thema oft erlebt habe, sollten besser in Richtung der „Altruismusforschung" gehen als auf dieses, oft stigmatisierend und eher modisch als fundiert gebrauchte Konzept zu rekurrieren. Im übrigen ist mir ein „Helfersyndrom" bei Menschen lieber als mangelnde Berührbarkeit und fehlendes mitmenschliches Engagement oder kalte Routine (zuweilen als „Abstinenz" maskiert).

62 vgl. Anmerkung 2. Die Formulierung von *Positionen* (*positions*) als „Szenen, Akte, Figuren der *dissémination*" (*Derrida* 1986, 184) **affirmiert** *„différance"*.

63 1979l, 1986a, b, 1994c

64 1977l, 1985d, 2000d; *Müller, Petzold* 2001

65 1977l, 1999h; *Märtens, Petzold* 2002; *Müller, Petzold* 2001; *Petzold, Rodriguez-Petzold* 1997

66 vgl. aber *Pohlen, Bautz-Holzherr* 1994; *Petzold, Orth* 1999

67 *Meinen* Texten? Die Vielzahl der Verweise, Zitate, Referenzen in diesem Werk, in meinen Werken insgesamt zeigen, daß meine Rede und mein Schreiben noch andere Diskurse durchfilterten, daß *Viele* am Text mitgestaltet haben: eine Menge AutorInnen, mit deren Schriften ich mich auseinandergesetzt und mit denen ich in virtueller Ko-respondenz gestanden habe, die Vielfalt meines „pluralen Selbst" (im Sinne von *M. Bakhtin, vgl. Bell, Gardiner* 1998; *Rowan, Cooper* 1999) in seinen inneren ***Polylogen*** und die Vielzahl von Menschen - KollegInnen, *KlientInnen* und **PatientInnen** – mit ihren substantiellen Beiträgen zu diesem polylogischen Werk. Ich habe deshalb in einer für diesen Zusammenhang relevanten Veröffentlichung von mir (von *mir*?) ein „et al." hinter meinen Namen gesetzt (2000).

68 vgl. 1994a; 1998a; *Reed* 1996; *Kelso* 1995; *Thelen, Smith* 1994

69 Ich war auf Einladung von *Klaus Grawe von* 1980-1989 Gastprofessor an seiner Abteilung mit einem Lehrauftrag für erlebnisaktivierende Verfahren in der Psychotherapie und für klinische Supervision (letzteres in der Praxisstelle des Instituts für klinische Psychologie in Bern).

70 Zu meinem Feldbegriff (Anm. 45) im Unterschied zu *Lewin, Bourdieu* vgl. *Petzold, Ebert, Sieper* 2002

71 1975d, 1982j, 1987c; *Orth,Petzold* 1990c, 1993c

72 1999p; *Schmid* 1998; *Foucault* 1984d

73 *Iljine, Petzold, Sieper* 1990

74 z.B. 1969b, 1972e, 1995a,b; *Müller, Petzold* 1998

75 1969c, 1971c, 1974b; *Petzold, Scheiblich, Thomas* 2000

76 1974j, 1988n, 1993p

77 1965, 1977g, 1985a; *Petzold, Bubolz* 1985; *Müller, Petzold* 2002

78 1979c; *Petzold, van Beek, van der Hoek* 1994; *Petzold, Wolf* et al. 2000

79 *Petzold, Heinl* 1983; *Heinl, Petzold, Walch* 1983; *Hass, Petzold* 1999; *Thomas* 1985

80 In den Ausbildungsevaluationen unserer Weiterbildungsakademie rangiert Verständlichkeit und Klarheit der Spache der Dozentinnen besonders hoch (*Petzold, Hass* et al. 1998; *Petzold, Steffan, Zdunek* 2000)

81 Dieses „unsere" ist kein *plural majestatis*, sondern verweist auf die gemeinsamen Positionen einer integrativ-therapeutischen „community" und auf multiple Hintergründe (*Bakhtin*) vgl. auch Anmerkung 68.

82 *Petzold, Orth, Sieper 2000; Petzold, Orth, Schuch, Steffan* 2001

83 *Petzold* 1978c, dieses Werk S. 93ff

84 *Petzold, Orth, Schuch, Steffan* 2001; *Petzold* 2000h, 2001a

85 *Foucault* 1982; *Dauk* 1989; *Petzold, Orth, Sieper* 1999, 2000; *Pohlen, Bautz-Holzherr* 1994

86 vgl. *Petzold, Märtens* 1999; *Märtens, Petzold* 1995a,b, 2001a

87 *Ebert, Möhler* 1997; *Heinl* 1997; *Petzold, Hass, Märtens, Steffan* 2000

88 vgl. *Petzold, Orth* 1994; *Müller, Petzold* 1998; *Petzold, Osten* 1998 und umfassend *Osten* 2000

89 „***Methodengegründete Praxeologien*** *sind durch Erfahrung, systematische Beobachtung und methodisches Erproben erarbeitete, in sich hinlänglich konsistente Formen und Wege praktischen Handelns. Durch Methoden, die als solche reflektiert wurden, sind Wissensbestände entstanden, ein Praxiswissen. Aus diesem können im Prozeß seiner Elaboration theoretische Konzepte und Konstrukte generiert werden, die sich zu Theorien von zunehmender Komplexität entwickeln können, welche wiederum in die Praxis zurückwirken und diese zu verändern vermögen. Gleichzeitig werden auf der Grundlage elaborierter und damit konsistenter Praxis erst Forschung und Maßnahmen der Qualitätssicherung bzw. -entwicklung möglich, die für die Entwicklung einer Disziplin und Professionalität grundlegend sind.*"

Neben dieser „Bottom-up-Definition" des Theorie-Praxis-Verhältnisses in der ***methodengegründeten Praxeologie*** findet man auch „top-down" entwickelte ***theoriegegründete Praxeologien*** (z.B. die klinisch angewandte Psychoanalyse oder das psychodramatische Rollenspiel des komplexen psychosozialen Interventionsverfahrens von *J.L. Moreno*). Hier läßt sich ***theoriegegründete Praxeologie*** bestimmen „*als eine theoriegeleitete, systematische Praxis in angewandten Humanwissenschaften, in welchen Praxis und Theorie sich in reflektierter Weise forschungsgestützt durchdringen*". Zwischenformen und Übergänge sind in unterschiedlichen Entwicklungsstadien von *Methoden* und *Verfahren* möglich" (2000h).

90 *Petzold, Goffin, Oudhoff* (1993); *Petzold, van Beek, van der Hoek* 1994; *Petzold* (1985a, 1993c, 1994j).

91 Vgl. *Petzold, H.G., Petzold, Ch.*, 1993a. Soziotherapie als methodischer Ansatz in der Integrativen Therapie, in: *Petzold, Sieper* (1993a) 459-482.

Einführende Überlegungen
(1991a)

Integrative Therapie – Charakterisierung des Verfahrens

»*Integrative* ***Therapie*** *als ein* ***Metamodell*** *angewandter Anthropologie und Erkenntnistheorie ist als* ***Humantherapie*** *einer „asklepiadischen Therapeutik" verpflichtet, d. h. sie versteht sich im Sinne des griechischen „therapeuein" als Verbindung von Heilkunst, Gesundheitsförderung und Kulturarbeit, die darauf gerichtet ist, Partikularisierung, Entfremdung, Verdinglichung und Kolonialisierung des Menschen und seiner Lebenswelt zu begegnen. Zu diesem Zweck stellt Integrative Therapie in „transversalen Diskursen" für die Zielfindung und Begründung von Interventionen aus dem Bereich „angewandter Humanwissenschaften" die theoretische Metafolie einer „****klinischen Philosophie****" bereit mit den Kernkonzepten der diskursiven Konsens/Dissensfindung in Prozessen „intersubjektiver Ko-respondenz", einer „Anthropologie des schöpferischen Menschen", den Konzepten der „Kokreativität" und der „Mehrperspektivität", durch die die „klinische Theorie" und die „Praxeologie" mit ihrem breiten Spektrum an psychotherapeutischen, leibtherapeutischen, kreativitätstherapeutischen, soziotherapeutischen und agogischen Methoden für die Arbeit mit einzelnen, Gruppen, Netzwerken und Institutionen fundiert wird.*«

»***Integrative Therapie*** *als ein* ***Verfahren klinischer Therapie*** *ist an der „Entwicklungspsychologie der Lebensspanne" orientiert und vertritt einen schulenübergreifenden, differentiellen und methodenintegrativen Ansatz. Dieser verbindet auf der Grundlage vergleichender Psychotherapieforschung und metahermeneutischer Konzeptbildung tiefenpsychologisches Denken, sozialwissenschaftliche Reflexionen, behaviorale, kognitions-, emotions- und handlungstheoretische Überlegungen zu einer „hinreichend konsistenten" „****klinischen Theorie****". In einem mehrperspektivischen Zugang werden Gesundheit und Krankheit kontextabhängig, karrierebezogen und multifaktoriell bestimmt gesehen, wobei negative Beziehungserfahrungen in Interaktion mit supportiven Erlebnissen, stressfull live events in Interaktion mit positiven Lebensereignissen zu „zeitextendierten Belastungen" (mit den sie begleitenden Überforderungsgefühlen und ihren Bewertungen in „subjektiven Theorien") führen können, die als krankheitsverursachend für die Persönlichkeit und ihre Strukturen „Selbst, Ich und Identität" betrachtet werden. Integrative Therapie schließt damit das medizinische Behandlungsmodell ein, überschreitet es aber deutlich, indem sie sich nicht nur mit Pathogenese und „Risikofaktoren", sondern auch mit Salutogenese und „protektiven Faktoren" befaßt.*«

»***Integrative Therapie*** *als differentielle* ***klinische Praxeologie****, hat eigenständige behandlungsmethodische Entwicklungen und Elemente der aktiven und elastischen Technik der „Ungarischen Psychoanalyse", Konzepte kognitiver und behavioraler Therapieansätze, der emotionszentrierten, erlebnisaktivierenden Verfahren humanistischer Psychologie (z.B. Gestalttherapie, Psychodrama),* *der Leibtherapie und der Arbeit mit kreativen Medien zu einer originellen, konsistenten Behandlungskonzeption mit einer flexiblen, vielseitig zupaßbaren Methodik verbunden. Sie hat zum Ziel, den Menschen in seiner körperlich-seelisch-geistigen Ganzheit und mit seinem Lebenskontext/Kontinuum durch theoriegeleitetes, forschungsbasiertes und indikationsspezifisches Vorgehen im Rahmen einer ko-respondierenden und kooperativen therapeutischen Beziehung zu behandeln, um beschädigte Gesundheit und Identität wiederherzustellen, die Entwicklung der Persönlichkeit zu fördern, bei der Bewältigung von irreversiblen Schädigungen Copinghilfen oder palliative Stützung zu geben. Von den „Phänomenen zu den Strukturen und Entwürfen" im Lebensgeschehen und im therapeutischen Prozeß voranschreitend, sind Schwerpunkte der Therapie die Bearbeitung biographischer Defizite, Traumata, Konflikte und Störungen und ihrer Auswirkungen im gegenwärtigen Leben des Patienten, die Nach- oder Neusozialisation bei frühen Schädigungen und Negativkarrieren, das Aufdecken unbewußter Problematiken, das Bereitstellen alternativer bzw. korrektiver Erfahrungen und praktischer Hilfen bei der Bewältigung aktueller Lebensschwierigkeiten sowie das Entwickeln kommunikativer Kompetenz und Performanz, tragfähiger Beziehungsstrukturen und positiver Zukunftsentwürfe. Dabei kommen für die jeweils spezifische Behandlung psychischer, psychosomatischer und sozialer Erkrankungen verschiedener Schweregrade ausgewählte therapeutische Wirkfaktoren in Einzel-, Gruppen-, Familien- und Netzwerktherapie und vielfältige Methoden, Techniken und Medien im Rahmen eines Modelles „integrativer Intervention" zum Einsatz.«*

Die „klinische Philosophie" der Integrativen Therapie

In der *Integrativen Therapie* als mehrperspektivischem Weg einer Weltsicht und als einer „Humantherapie", bei der Theorie und Praxis miteinander verschränkt sind bzw. in „transversalen Diskursen", die die Wissensfelder durchqueren, ko-respondieren, geht es um die Erkenntnis und Gestaltung von individueller und gesellschaftlicher Wirklichkeit. Der Mensch als integraler Teil der Lebenswelt nimmt diese in den Blick, versucht sie mit den Sinnen seines Leibes zu erfassen, um persönlichen und gemeinschaftlichen *Sinn* zu schöpfen. Er gelangt auf diese Weise zu einer komplexen Wahrnehmung der Welt, einer Weltsicht oder „Welt-anschauung", die als solche schon Formung ist: *In-formation* in komplexer Vernetzung, nicht-linearen Bezügen, deren Vielfalt aus kokreativer Interaktion beständig neue Formen freisetzt (*Petzold* 1990b). Erkennen und Handeln, Handeln und Erkennen sind grundsätzliche Lebensprozesse, die auf die primordialen Strukturen der Lebenswelt zurückgreifen und gleichzeitig zu ihrem Reichtum beitragen. Therapie ist – wie jeder Lebensprozeß – nicht voraussetzungslos, aber sie ist auch nicht vollends prädeterminiert. Dies gilt für ihre Theorie und ihre Praxis bzw. das Synergem, das beide bilden. Die Wissensstruktur des „*Integrativen Ansatzes*" macht es unabdingbar, daß wir von einer *Philopraxie* ausgehen. Seine Handlungsstrukturen machen es unumgänglich, daß wir in *Philosophie* und *Praxis* (1970, 2002h) gründen.

Wir haben uns für dieses Werk entschieden, mit einem Teilband über „**klinische Philosophie**", einen Term, den ich 1971 einführte (*Petzold* 1971), zu beginnen – „klinisch", weil aus klinischen Situationen und der Auseinandersetzung mit ihnen hervorgegangen; denn jeder Therapie liegt eine „*philosophy*" zugrunde – der amerikanische Begriff ist weniger anspruchsvoll und bezeichnet einen „hinreichend ausgearbeiteten" konzeptuellen Rahmen. Ein weiterer Grund war, daß bei praktisch allen großen Schulen und klassischen Psychotherapieformen die metatheoretischen Positionen, die zugrundeliegenden philosophischen Bezüge im Hintergrund bleiben, unklar, z. T. widersprüchlich sind oder oft nur implizit erkennbar werden (*Kühn, Petzold* 1992) – kleinere Schulen wie Daseinsanalyse oder Logotherapie entfalten hier indes umfassendere Perspektiven. Aufgrund der Reversibilität im Verhältnis von Theorie und Praxis wäre es aber durchaus möglich und fruchtbar, mit dem dritten Teilband über „**klinische Praxeologie**" zu beginnen.

Die metatheoretischen Positionen der Integrativen Therapie wurden aus der Praxis therapeutischer und agogischer Arbeit mit Patienten, Klienten und gesunden Menschen unterschiedlichen Alters und mit einem breiten Spektrum an Erkrankungen, Problemen und Lebensthemen entwickelt oder zur Fundierung dieser Praxis erarbeitet. Die Zentrierung lag auf der Arbeit mit kranken Menschen – wenngleich deren Situation ohne ein Wissen um Gesundheit und Wohlbefinden (*Abele, Becker* 1991) nicht verstehbar ist –, in der Ausrichtung auf klinische Kontexte, was immer auch ein Wissen um „gute Alltäglichkeit" erforderlich macht.

Der „*Integrative Ansatz*" wurzelt also im klinisch-therapeutischen Milieu selbst, das als spezifischer Kontext im generellen Milieu der Alltagswelt gesehen wird, ja, für den kranken Menschen wie für die Helfenden Berufe oft der Alltag schlechthin ist. Er nimmt nicht auf einen monolithen philosophischen Ansatz – z. B. *Heideggers* Daseinsanalytik oder *Bubers* Dialogik – Bezug, um das therapeutische Geschehen daraufhin zuzupassen. Die *Praxis* der Arbeit mit Menschen selbst, ihre intersubjektive Grundstruktur, ihre leibhafte Konkretheit, ihre zeitliche Einbettung und ihre sozio-ökologische Eingebundenheit generiert die Textur „**klinischer Philosophie**", wie sie die *Integrative Therapie* als Verfahren mit ihren verschiedenen methodischen Zugangsweisen – auch die einer **philosophischen Therapeutik** – kennzeichnet. Der weitgehend fehlende Dialog zwischen Philosophie und Psychotherapie (*Kühn, Petzold* 1992) hat sich zum Schaden der Psychotherapie ausgewirkt, die nicht an die fruchtbaren Vorarbeiten philosophisch orientierter Psychiatrie anzuknüpfen vermochte – *K. Jaspers, H. Ey, E. Minkowski* u.a.. Erkenntnistheorie und Anthropologie, wissenschaftstheoretischer und ethiktheoretischer Standort bedürfen einer „*hinreichend klaren*" Bestimmung – gerade für den Praktiker, wenn er sich nicht in *interventiven Aporien* verstricken will: Entfremdung müßte beseitigt werden, aber Therapie praktiziert blickverweigernde Abstinenz (*S. Freud*), lebenssichernde Solidarität müßte entwickelt werden, aber Therapie propagiert individualisierende Egotrips (*F. S. Perls*), kritisches Bewußtsein müßte eröffnet werden, aber Therapie zentriert sich auf Konditionierungsprogramme „jenseits von Freiheit und Würde" (*B. F. Skinner*). Dies sind nur einige Beispiele dafür – und die Geschichte der Psychotherapie ist übervoll davon –, wie mangelnde philosophische Reflexion zu gravierenden Fehlkonzepten, einer z. T. inhumanen Praxis (z. B. aversive Konditionierung) oder zum ideologischen Prokrustesbett für die Patienten und Patientinnen wird, bis in die Gegenwart! Erst allmählich finden sich Anzeichen für eine Veränderung dieser Situation (vgl. für die Verhaltenstherapie *Lieb, Lutz* 1992, die Gestalttherapie *Dreitzel* 1992; die Psychoanalyse *Spence* 1982, *Schafer* 1981a).

Wenn **klinische Philosophie** sich am Kontext der Praxis orientiert, so sind ihre Leitthemen naheliegend und lassen nach „Referenzphilosophien" Ausschau halten. Hier aber droht die Gefahr einer vorschnellen Zugesellung. Das therapeutische Gespräch, die intersubjektive Situation verweisen natürlich auf *Marcel, Levinas, Buber*, und Versatzstücke seiner Philosophie haben so unterschiedlichen Therapeuten wie *H. Trüb, C. Rogers* oder *F. S. Perls* als Referenz gedient. In der Tat hat das „Zwischenreich des Dialogs“ (*Waldenfels* 1971) für die Fundierung des „heilenden Dialoges in der Psychotherapie“ (*Friedman* 1987) viel zu bieten, besonders wenn man auch noch – was in der Regel nicht geschieht – auf das weitere anthropologische und sozialphilosophische Werk von *Buber* (1985) Bezug nimmt, z. B. seine „Pfade in Utopia“. Aber man übernimmt auch die ganze Last der theologischen Herleitung der Ich-Du-Philosophie (*Holg* 1992). Intersubjektivität ist auch in fruchtbarer und therapierelevanter Weise von *Gabriel Marcel*, *Mikhail Bakhtin*, von *Emmanuel Levinas*, von *George Herbert Mead* oder *Jürgen Habermas* her zu begründen, um einmal weitere Referenzphilosophen zu nennen, auf die sich Integrative Therapie bezieht, wobei sie die kritischen Anfragen von *Adorno*, *Foucault*, *Derrida*, *Lyotard* oder *Sennett* im Blick behält (*Petzold* 1993 d) und die **Dialogik** in einer **Polylogik** eingewurzelt sieht. Dieses Denken bestimmt auch ihre **therapeutische Grundregel** (vgl. S. 1051ff).

Das Thema „**Intersubjektivität**“ eröffnet denn auch den ersten Teilband – und den dritten, der die Praxeologie zum Gegenstand hat. Mit dem *Ko-respondenzmodell* wird ein Metamodell des Diskurses dargestellt mit seinen erkenntnistheoretischen, anthropologischen, subjekt-, ethik- und gesellschaftstheoretischen Implikationen, die an allen Stellen dieses Werkes immer wieder durchscheinen. Dabei wird *Ko-respondenz* aus einer metahermeneutischen Position, d. h. aus einer sinngreifenden Überschau – über intersubjektivitäts-, dialog-, diskursphilosophische Bemühungen wie über beziehungs- oder begegnungstherapeutische Ansätze gleichermaßen – hergeleitet und begründet. Es wird ein *polytheoretischer* Begründungszusammenhang hergestellt, der sich der Mühen der Abstimmung und Angleichung unterziehen muß, der auch Brüchigkeiten nicht scheuen darf, um zusätzliche Perspektiven zu gewinnen, zumal an Bruchstellen manchmal unvermutete Einsichten aufscheinen oder deutlich wird, wie schwer Ungelöstes wiegt und wo Divergenzen und *Dissenz* ausgehalten werden müssen.

Die mehrperspektivische Zugehensweise, die nicht nur *einer* „Metaerzählung“ (*Lyotard*) folgen kann, sondern sich zwischen Ganzheit und Teil, Differenzierung und Integration bewegt, kennzeichnet die *Suchbewegungen* unserer „klinischen Philosophie“, wie das Kapitel über „Einheit und Vielfalt“ (dieses Buch S. 341ff) aufweist.

In der *Ko-respondenz* geht es um die Auseinandersetzung über „**wahrgenommene Wirklichkeit**“ und den in ihr ruhenden Sinn. Dies führt zu einer phänomenologischen Grundorientierung und damit zu einem Philosophieren, aber auch zu einem therapeutischen Handeln „**vom Leibe her**“. Damit sind weitere Themen abgesteckt. *Edmund Husserl*, mehr aber noch wegen ihres Brückenschlages zur Psychologie, *Maurice Merleau-Ponty* und *Hermann Schmitz* können hier als Referenzphilosophen für die Themen Leiblichkeit, Zeitlichkeit, Lebenswelt – Kernbereiche jeden therapeutischen Handelns – herangezogen werden. Der Versuch, „vom Leibe“ und seiner Wahrnehmung der Welt her Theorie und Praxis zu entwickeln, ist das herausragende Spezifikum des Integrativen Ansatzes, das sich durchgängig in allen drei Teilbänden zeigt. **Leiblichkeit** aber ist, wie der Beitrag über „Chronosophische Perspektiven“ und „Identitätsarbeit“ (dieses Buch, S. 299ff) in Referenz zu *Mead*, *Merleau-Ponty* und *Ricœur* zeigt, an **Zeitlichkeit** und **Sozialität** gebunden. Leib ist Zeitleib, „*social body*“ (dieses Werk Bd. I 1, 34 f), und so kann nicht bei den *Phänomenen* stehengeblieben werden, sondern man muß zu den sinnbergenden *Strukturen* vorstoßen, die es – über das *Wahrnehmen* hinausgehend – zu *erfassen*, zu *verstehen* und zu *erklären* gilt, um zu schöpferischen *Entwürfen* und ihrer Umsetzung zu kommen: aus Wahrnehmung des Kontextes über *Ko-respondenz* zu *Konsens*,

Konzepten und zu *Kooperation*. Damit wird ein Schritt in die Hermeneutik (mit einer Weiterführung in die Handlungstheorie) vollzogen, die für den therapeutischen Zusammenhang ihre Interpretationsarbeit an die Human- und Sozialwissenschaften zurückbinden muß, wie dies – mit unterschiedlicher Ausrichtung – *Gadamer* und *Ricœur*, aber auch *J. Habermas* und *A. Lorenzer* getan haben. Der Integrative Ansatz ist dieser philosophischen Traditionslinie verpflichtet, erweitert sie aber durch die explizite Überschreitung des Sprachraumes in den „*sprachlosen Raum*" hinein. Die Leiborientierung der Praxis verlangt genauso nach einer „Hermeneutik nichtsprachlicher Erfahrungen" wie die Zentrierung auf frühe und späte Bereiche menschlicher Entwicklung und Sozialisation sowie das Einbeziehen des Unbewußten und seiner Symbolsprache. Zwei große Beiträge zur therapeutischen Hermeneutik, die Auseinandersetzung mit den Konzepten des Bewußtseins und des Unbewußten in einer polytheoretischen Perspektive stellen einen Schwerpunkt dieses Teilbandes dar. Es wird in diesen Texten und mehr noch in denen des zweiten Teilbandes deutlich, daß der Bezug auf Phänomenologie und Hermeneutik keineswegs bedeutet, die Erkenntnisse empirischer Wissenschaft zu negieren oder geringzuschätzen. Sie sind unverzichtbar und müssen in metahermeneutische Arbeit einbezogen werden, ja, es zählt zu den wichtigsten Aufgaben einer **Metahermeneutik**, die Erkenntnisse der Geistes-, Sozial- und Naturwissenschaften aneinander zu vermitteln, eine Aufgabe, die für die Fundierung einer Disziplin wie der Psychotherapie in Angriff genommen werden muß, obgleich die damit verbundenen Schwierigkeiten erheblich sind. Wir sind diesen Schwierigkeiten, unterschiedlichste Konzepte, Visionen, Theoriengebäude mit einer „*hinreichenden Stimmigkeit*" in der Theorienbildung, der Praxis, in der Theorie-Praxis-Verschränkung zusammenzubringen, auf Schritt und Tritt begegnet. Genau in dieser „*bricolage*" (*Lévi- Strauss*)) besteht aber nicht nur die Arbeit des Philosophen, sondern auch der Alltag von Therapeuten. Mehrperspektivität führt zu Differenzierung, Differenzierung verlangt Integration, Integration vermag neue Komplexität zu erschließen, die wiederum reduziert werden muß. Diese Iterationen mitzuvollziehen, wird der Leser dieses Teilbandes eingeladen. „**Klinische Philosophie**" verlangt ein „flüssiges" Philosophieren, eine beständige Aufarbeitung des Erkenntnisstromes, den uns die Wissenschaft und die Praxiserfahrung bereitstellt.

Der abschließende Beitrag greift diese Basisposition des „Integrativen Ansatzes" auf, die in unserem grundlegendem Text zu „Form und Metamorphose", über die Konzepte der „*Kokreativität*" und des „*schöpferischen Impetus*" (*Petzold* 1990b; *Petzold, Orth* 1990b) – nicht zuletzt als Alternative zum *Freud*'schen Triebkonzept – entwickelt worden waren. Er stellt sie noch einmal in den Bezug zu *Heraklit* und in einen biographischen Kontext (jetzt 2002h). Es hat seine Gründe und Hintergründe, daß der Autor dieses Werkes und der Begründer dieses therapeutischen Verfahrens eine „Integrative Therapie" entworfen hat (vgl. *Zundel* 1987), die sich als eine „*herakliteische Therapie*" versteht, die *Praxis* als angewandte Philosophie und *Philosophie* als transformierte Praxis begreift, als einen beständig fließenden Strom von Differenzierung, Integration und Kreation, der „im zusammenstrebenden Widerstreitenden die schönste Harmonie" hervorbringt:

τὸ ἀντίξουν συμφέρον καὶ ἐκ τῶν διαφερόντων καλλίστην
ἁρμονίαν.

(*Heraklit*, DK 22, B 18).

La Palma, Herbst 1991

Das Ko-respondenzmodell als Grundlage der Integrativen Therapie und Agogik*
(1978c/1991e)

1. Epistemologische Vorbemerkungen

Therapeutische und agogische[1] Prozesse erfordern für die Reflexion ihrer Kontexte und Kontinuumsbezüge unter anthropologischer, historischer und politischer Perspektive, für die Erarbeitung von Zielen und Inhalten und für deren Vermittlung Methoden, Techniken und Medien, die von ihrer Leistungsfähigkeit geeignet sind, komplexe Zusammenhänge zu strukturieren und den ihnen inhärenten *Sinn* faßbar zu machen. Sie reduzieren damit, wie dies in jedem gelingenden menschlichen Erkenntnisprozeß der Fall ist, Komplexität, indem sie einen Zugriff auf die Welt und die im Zeitkontinuum auftauchenden, vielfältigen Situationen im Sinne strukturierender, ordnender Interaktionen, d.h. die Erfahrung von Wirklichkeit, ermöglichen, und sie erschließen in eben diesem Prozeß neue Komplexität (*Luhmann* 1968; 1971), die Komplexität der *Wirklichkeit*, die damit selbst Ergebnis eines komplexen neuronalen, sozialen und ökologischen Konstitutionsprozesses ist (*Murch*, *Woodworth* 1978; *Kriz* 1987), mitbestimmt durch folgende vier Konstitutionsbedingungen:

1. durch phylogenetische *(Vorwelt)*, 2. durch ontogenetische *(Innenwelt)*, 3. durch soziogenetische *(Mitwelt)* und 4. durch ökogenetische *(Umwelt)* (vgl. *Petzold* 1988n, 182f). Dieser vierfache Erfahrungshintergrund fließt in jede Wirklichkeitskonstitution ein, auch die therapeutischen und agogischen Tuns. Menschen erkennen auf Menschenweise mit den Möglichkeiten ihrer perzeptiven und cerebralen Ausstattung, wie sie in einem lebenslangen Entwicklungsprozeß ausgefaltet wurde (*Baltes* et al. 1980), geprägt durch den Stand der Differenzierung der Gesellschaft als Sozialisationsfeld (*Mead* 1934; *Vygotsky* 1948) und geformt durch den umgebenden ökologischen Raum (*Gibson* 1979; *Bronfenbrenner* 1979). Auf diesem Hintergrund ist auch das **Ko-respondenzmodell**, das hier im Hinblick auf seine Verwendung im therapeutischen und agogischen Bereich vorgestellt wird, ein zentrales Konzept für den Integrativen Ansatz in Psychotherapie, Soziotherapie, Kreativer Therapie, Agogik und Supervision (*Petzold*, 1990p; 1980g, 1990o) und kann geradezu als das Kernstück meiner metatheoretischen, theoretischen und praxeologischen Arbeiten angesehen werden, denn das Ko-respondenzmodell stellt folgendes bereit:

---

* Dieser Text ist die überarbeitete Fassung meines Grundsatztextes von 1978c, der in seiner Substanz unverändert belassen werden konnte.

- eine kritisch-pragmatische Konsens/Dissenstheorie „bewährter Wahrheit" (jedwede theoretische Revision im Rahmen des Integrativen Ansatzes kann durch Ko-respondenzprozesse über erneute Konsensbildung erfolgen, wobei der Konsens sich in kooperativer Praxis „bewähren" muß)
- ein Modell für metaethische bzw. ethische Diskurse (idem 1990n, dieses Buch S. 98f, 412ff)
- ein Modell hermeneutischer und metahermeneutischer Praxis (idem 1988a, b, 2001b dieses Buch S. 141, 162)
- ein Modell für die Explikation des Theorie-Praxis-Bezuges (2000h, *Petzold, Orth, Schuch, Steffan* 2002, dieses Buch S. 493ff, 499)
- ein handlungstheoretisches Konzept (*Petzold, Lemke* 1971)
- ein Modell für Alltagskommunikationen (*Petzold* 1973f, 1981f)
- ein Modell für die therapeutische Beziehung (idem 1980g, 1996k dieses Buch S. 781ff)
- ein Basisprinzip supervisorischer Arbeit (idem 1989i, 1990o, 1998a)

Einige dieser Aspekte sollen im folgenden näher betrachtet werden, um das Ko-respondenzmodell insgesamt darzulegen. Es soll mit dem handlungstheoretischen Aspekt begonnen werden, da er für die Therapie und Agogik gleichermaßen fundierend ist.

Der Begriff des Handlungskonzeptes impliziert die doppelaspektige *Einheit von Theorie und Praxis.* Er kann durch den Begriff der Methode substituiert werden, sofern dieser umfassend genug definiert ist, wie ich dies in meiner Arbeit über theoretische Konzepte und praktische Aspekte der „Medien in der Integrativen Agogik" (*Petzold* 1977c, 101) vorgeschlagen habe. Danach sind M e t h o d e n *in sich konsistente Strategien des Handelns, die durch ein theoretisches Konzept abgesichert sind, zusammenhängen und über ein Repertoire von Handlungst e c h n i k e n und M e d i e n verfügen.* Der Handlungsbegriff ist hier weit gefaßt. Er schließt z.B. reflexives und kommunikatives Handeln ein. Der konstitutive Hintergrund jeder *Methode* ist im Sinne der Definition ein metatheoretischer bzw. theoretischer Entwurf zur Anthropologie, zum Geschichts- und Gesellschaftsverständnis (idem 1991c, *Petzold, Schuch* 1991; dieses Buch S. 408ff, 410ff), ansonsten wird sie zur bloßen Sozialtechnologie. Insofern ist die vorliegende Arbeit zum Ko-respondenzmodell auch als ein Beitrag zur Methodenfrage in der Integrativen Therapie und – bei einer gewissen Verlagerung der Akzente – in der Integrativen Agogik zu sehen. ***Ko-respondenz** ist eine Form intersubjektiver Begegnung und Auseinandersetzung über eine relevante Fragestellung einer gegebenen Lebens- und Sozialwelt (Petzold, Petzold* 1991*), durch die im gesellschaftlichen Zusammenhang Integrität gesichert, im agogischen Kontext Integrität gefördert und im therapeutischen Setting Integrität restituiert wird.* Sie steht damit in der Nähe des Diskurses, insbesondere in seiner therapeutischen Variante (*Habermas* 1968; 1971, 121), ist aber, wie eine kurze Auseinandersetzung mit Diskursmodellen zeigen soll, weiter gefaßt. Da *intersubjektive* Ko-respondenz in einer *primordialen* Ko-respondenz des intentionalen Leib-Subjektes mit der Welt durch sein leibhaftiges Wahrnehmen und Handeln gründet, muß dieser Zusammenhang aufgezeigt und umrissen werden, damit das Ko-respondenzmodell in seinem metatheoretischen Kontext gesehen wird.

2. Metatheoretische Überlegungen

Der Integrative Ansatz ist in dem anthropologischen und kosmologischen Axiom gegründet, *daß alles Sein Mit-Sein*, Ko-existenz ist, und vertritt die ontologische Position: Sein, *ens*, *being* ist Bewegung, Mit-Bewegung, *commotilité* (*Petzold* 1970c, 1989h, dieses Buch S. 1337), und niemals losgelöst von einem Lebenszusammenhang, einem lebens- und sozialweltlichen Bezug, d.h. abstrahiert von Kontext/Kontinuum, zu begreifen. Gestalten heben sich vor einem Hintergrund ab. „Der Mensch ist Körper-Seele-Geist-Subjekt in einem sozialen und ökologischen Umfeld. Aus der Interaktion mit diesem gewinnt er seine *Hominität und Identität*" (vgl. *Petzold* 1974k). Weil der Mensch in einem konkreten historischen, ökologischen und politischen Kontext/Kontinuum steht, er in die Textur seiner Lebens- und Sozialwelt eingewoben ist, ist er wesensmäßig ein Bezogener (*Tamboer* 1991). Er ist mit seinem Leib auf diese Welt gerichtet (*être-au-monde*), in der er sieht und gesehen wird, die er berührt und von der er berührt wird (*Merleau-Ponty* 1964). Der Mensch existiert nicht *in* der Welt wie ein Fremder in einem unbekannten Land, er existiert *mit* der Welt und *auf sie hin*. Zur existenzphilosophischen Position von *Kierkegåard*, *Sartre* oder auch *Heidegger* besteht trotz terminologischer Ähnlichkeiten eine entscheidende Divergenz. Die Welt ist unsere Heimstatt, wir gehören ihr zu, und sie gibt uns bei allen Gefährdungen, denen wir uns in ihr ausgesetzt sehen, auf einer sehr fundamentalen Ebene der Partizipation an ihrer *„chair commune"* (ibid. 1964) eine Sicherheit, die wir nicht verlieren können, es sei denn, wir selbst oder die Kultur, in der wir leben, spalten sich von ihr ab. Und dies ist die Situation, in der wir uns in den modernen Industrienationen befinden: eine Situation, die von Abspaltung und Verdinglichung in allen Bereichen gekennzeichnet ist: **multiple Entfremdung** (*Petzold* 1987d; *Petzold*, *Schuch* 1991) und Verlust von **Zugehörigkeit** und **Sinn** (*Petzold* 2001k).

2.1 Gesellschaftstheoretische Anmerkungen

Wir erleben den Lebensraum nicht mehr als *unseren*, denn sonst wäre ökologische Zerstörung undenkbar; wir *haben* unseren Leib wie ein Kleidungsstück, und es ist uns in dieser Abspaltung das Bewußtsein dafür verloren gegangen, daß wir dieser Leib *sind*, denn sonst wäre Mißachtung des Leibes durch eine Schädigung und Verkümmerung des Körpers nach sich ziehende Lebensweise nicht allenthalben Usus. Wir haben die xenophobische Tendenz, andere Menschen und Völker primär als Feinde, Fremde, Objekte zu sehen (*Duala M'Bedy* 1977) *und nicht als Mit-Menschen, Schicksalsgenossen, consortes*, durch deren Präsenz wir unser eigenes Menschsein erst gewinnen können, denn sonst wären Krieg, Völkermord, Unterdrükkung nicht möglich.

Wir haben uns der Erfahrung einer gemeinsamen Existenz und Verbundenheit, wie es in der Mutter-Kind-Dyade und im Welterleben des kleinen Kindes als Nachhall des intrauterinen Milieus primordialen Vertrauens (*confidentia primordialis, basic trust*, Grundvertrauen, vgl. *Petzold* 1990p) noch lebendig ist, derart entfremdet, daß Ko-existenz, Mit-menschlichkeit Werte geworden sind, die mühsam erkämpft werden müssen. Es hat sich eine kulturelle Tradierung von **multipler Entfremdung** (*Petzold* 1993c) herausgebildet, durch die Kindern das

Grundvertrauen genommen, in einer xenophobischen Fixierung an kleine Intimitätsräume (*Sennett* 1987) das „mein" an die Stelle des „unser" gestellt wird. Wir leben in einer Situation, in der die Welt und ihre Güter von einigen industrialisierten Völkern geplündert werden, und auch bei diesen liegt die Kontrolle der Güter in den Händen weniger. Die Zeiten, wo die Rechte und Chancen bestimmter Klassen in den abendländischen Sozietäten bedroht wurden, sind sicher noch nicht vorbei (vgl. *Offe* 1972), heute jedoch sind Völker bedroht, ist das Leben insgesamt bis in die Zukunft hinein bedroht. Stichworte wie ökologische Krise, Biozid, Rohstoffraubbau, ABC-Waffen, Familienzerstörung kennzeichnen eine Situation der *Devolution* (*Petzold* 1986h), die sowohl den „westlichen kapitalistischen" als auch den „östlichen staatsmonopolistischen" Systemen – beide haben auf jeweils spezifische Art einen totalitären Charakter, der *Synarchie* verhindert – angelastet werden kann. Die bedeutenden kausalen Analysen, wie sie z.B. der historische und dialektische Materialismus geleistet hat *(Marx, Lukacs)*, haben – blickt man insgesamt auf die gegenwärtige Situation – nicht in dem Umfang zu Veränderungen geführt, wie dies notwendig wäre. Sie leiden überdies wie alle monokausalen Betrachtungsweisen daran, Realität nur unter einem, wenn auch hier wesentlichen Gesichtspunkt, dem des Kapitals, zu betrachten. Geschichte und gesellschaftliche Entwicklungen aber sind *multikausal* bestimmt und implizieren neben aller Regelhaftigkeit *Diskontinuität*: *„Leben stellt sich als ein bewegtes, komplexes, sich ständig wandelndes, kokreatives Zusammenspiel (Petzold* 1971k, 1990b*; Iljine* 1990*) vielfältiger Kräfte (impetus) dar, deren Gesamtwirkung [mehr und] etwas anderes ist als die Summe kausal verknüpfter und verknüpfbarer Einzelwirkungen"*. Diese, in allen Lebensbereichen geltenden Prinzipien der *Kommotilität*, *Synergie* und der *Kokreation* machen zusammen mit dem **Kontext/Kontinuumprinzip** – „nichts kann ohne seinen spatio-temporalen Zusammenhang sinnvoll existieren und begriffen werden" – beständig eine neue Bestimmung von Situationen erforderlich, bedingen neue Wahrnehmung, Reflexion, Sinnfindung und Handlung ... ein *heraklitischer Fluß* (*Petzold*, *Sieper* 1988b, dieses Buch S. 351ff). Es müssen ständig neue *Paradigmen* der Erkenntnis, Wissensverarbeitung und Strukturierung von Lebenszusammenhängen gefunden werden. Was *Kuhn* (1967) für die Wissenschaftsgeschichte gezeigt hat (vgl. *Lakatos*, *Musgrave* 1974), ließe sich unschwer für alle Lebensbereiche in ihrer historischen Dimension zeigen: Paradigmenwechsel unter Konditionen von Regelhaftigkeit und Diskontinuität.

Unter einer solchen Optik sind die ökonomischen Interessen von Gruppen, die ein erhebliches Machtpotential zur Verfügung haben, sicherlich eine Komponente in der derzeitigen Zerstörung und Gefährdung von Lebensqualität, die Konsumgewohnheiten der breiten Bevölkerung in den Industrienationen eine andere. Diese Komponente ist nicht nur von den konsumfördernden Strategien monetaristischer Privatwirtschaft bestimmt, sondern muß als Problem mangelnder **komplexer Bewußtheit** erkannt werden (*Petzold* 1988a, dieses Buch S. 209ff, 256ff). Wer ist heute schon bereit, trotz scheinbar vorhandenem *Umweltbewußtsein* und *ökosophischem Engagement* auf sein Auto zu verzichten, achtet beim Kauf auf umweltfreundliche Verpackungen? Wer arbeitet aus Friedensbewußtsein – auch ohne den Druck äußerer Bedrohung –, aus *irenischem Engagement* „im Frieden für den Frieden", an Friedfertigkeit ...jeden Tag (idem 1986a, 1991h)? Die Gesamtverantwortung allein auf die kapitalistische Wirtschaftsordnung zu schieben und hier die alleinigen Kausalitäten zu suchen, reicht heute nicht mehr aus, sondern stellt eine Verkürzung der Problematik der devolutionären

Tendenzen, der kollektiven Verdrängung, der „gesellschaftlichen Produktion von Unbewußtheit" (*Erdheim* 1982), der „multiplen Entfremdung" (*Petzold* 1986h, 1987d) dar.

Ein Paradigmenwechsel scheint sich anzukündigen, u.a. durch die in der spätkapitalistischen Gesellschaft erkennbare Nivellierung der Klassenunterschiede. (Auch die „Arbeiterklasse" denkt und handelt „kapitalistisch", produziert „multiple Entfremdung". Das wird einerseits in der Politik der „Gewerkschaftskonzerne" deutlich, nicht zuletzt in Fragen zur Rüstungs-, Chemie- und Atomindustrie, wo Arbeitsplätze mehr zählen als Prinzipien und Moral. Andererseits wird es auch in den Konsumgewohnheiten des „kleinen Mannes" erkennbar, der nur zu gut den „großen Herrn" zu spielen weiß, wie die Tourismusphänomene zeigen.) Die schwindende Prägnanzhöhe in der Struktur der Klassengesellschaft läßt die Konturen unscharf (flau) werden und ruft analog eines *„gestalt switch"* nach einer neuen Figur-Hintergrund-Relation.

Die großen Ideologien haben an der Basis keine lebendige Dynamik mehr. Die ideologische Auseinandersetzung zwischen den Systemen ist deshalb in eine unfruchtbare Phase der Erstarrung getreten.

[So die Aussage von 1978. 1991 ist es dann zum weitgehenden Kollaps des einen Systems gekommen, nämlich des Ostblocks, womit immer auch die Gefahr des Zusammenbruchs des anderen Systems gegeben ist – beide bildeten ja *ein* Megasystem mit prekärem Gleichgewicht, das nur noch rudimentär erhalten ist. Die scheinbaren Sieger des Kampfes der Systeme haben, verblendet vom Pseudosieg des zweiten Golfkrieges, ihre elementare Bedrohung noch nicht realisiert, daß nämlich an die Stelle einer phantasierten „neuen Weltordnung" die Ordnungen derzeit allenthalben und progredierend zerfallen. Die Fragen nach der Umstrukturierung der Systeme, dem Entstehen neuer Systeme und neuer, verläßlicher Gleichgewichte ist derzeit völlig offen.]

Der Staatskapitalismus im Osten und der privatwirtschaftliche Kapitalismus im Westen und der dürftig verschleierte ökonomische (und militärische) Imperialismus beider Lager hat weder die innere moralische Kraft noch die Glaubwürdigkeit nach außen, daß eine ernsthafte ideologische Auseinandersetzung geführt werden könnte. Das kann auch durch die fast perfekte Kontrolle oder die subtile Manipulation der Medien und der von ihnen ausgestreuten Leerformeln nicht mehr oder nur mühsam verschleiert werden.

[Der faktische Zusammenbruch der kommunistischen Staaten und ihres Systems seit 1989 macht die Situation nicht besser, weil damit das Moment der Auseinandersetzung und potentiell fruchtbaren Ko-respondenz zwischen Grundvisionen gesellschaftlichen Zusammenlebens weiter eingeschränkt wird und eine „neue Weltordnung" nur nach den Vorstellungen, ja, dem Diktat der reichen und mächtigen Industrienationen und den in ihnen tonangebenden Interessengruppen installiert werden soll. Im Nord-Süd-Konflikt, der den alten Ost-West-Konflikt (ein neuer mit den neuen Armutsländern des Ostens steht ins Haus) ablöst, bzw. der jetzt in seiner ganzen Brisanz sichtbar wird, sind die Karten für die benachteiligten Länder schlecht gemischt. Die Herrschenden haben seit jeher mit den Beherrschten keine wirklichen Dialoge geführt (idem 1991b, dieses Buch S. 783f), so daß eine „Chance der Begegnung" kaum gegeben ist und es um eine faire und effektive Hilfe für die *„Dritte Welt"* schlecht bestellt ist, nicht zu reden von der „*Vierten Welt*", den wachsenden Armutspopulationen in den Industrienationen selbst, wie die erschreckenden Dimensionen der Verelendung großer Bevölkerungsteile in den USA zeigt mit all ihren Folgen (Gewalt, Kriminalität, Sucht, Diskriminierung, Kinderarbeit, Analphabetismus etc.).]

Das revolutionäre Potential benachteiligter Klassen in den Industrienationen ist gleich Null, ja, es ist in bezug auf die Völker der Dritten Welt mit in das Lager der Ausbeuter getreten; und die revolutionären Möglichkeiten der benachteiligten Völker und Bevölkerungsgruppen [es sei an die Kurden erinnert] haben keine Chance im Machtspiel der Blöcke und der wirtschaftlich und militärisch potenten Nationen. Eine Betrachtung der augenblicklichen historischen Situation [1977] läßt es deshalb noch fraglicher erscheinen als zur Zeit der Analysen *Marcuses*, ob Revolutionen[3] einer „Klasse" und zumal der Arbeiterklasse noch eine adäquate Möglichkeit sind, *umfassende* Veränderungen herbeizuführen, und solche wären im Hinblick auf das weltweite Ausmaß der Bedrohung der Ökologie und der Humanität notwendig.

2.2 Metaethische Reflexionen

Es müssen deshalb Konzepte gefunden werden, die allgemein *konsensfähig* sind, die jenseits ideologischer Polarisierung stehen oder diese noch vertiefen, die aufgrund ihrer *vitalen Evidenz*, ihres allseits einsichtigen *Sinnes*, breiteste Resonanz finden könnten (vgl. *Fromm* 1976). Aufgrund ethiktheoretischer Überlegungen (*Petzold* 1990n) könnte **Integrität** von Menschen, Gruppen und Lebensräumen ein solches „*sinn*-volles Konzept sein. Es leitet sich unmittelbar aus dem ontologischen *Koexistenzprinzip* her: „Sein ist in fundamentaler Weise bewegtes Mit-Sein" und führt, anthropologisch gewendet, zum *Consorsprinzip*: „Mensch wird man nur durch Mitmenschen" (s. u. S. 116, 412ff). Derartige Überlegungen haben weitreichende Konsequenzen. Sie implizieren eine Sorge *(caring)* um und Verantwortung für den anderen Menschen und diese Welt. Das führt jede „Ohne-Mich-Haltung" ad absurdum. Wer existentiell erfahren hat, daß, wo immer die Integrität eines Menschen bedroht ist, auch seine eigene *Integrität* gefährdet wird, wo immer die Integrität unseres ökologischen Lebensraumes zerstört wird, auch sein Leben gefährdet ist, der wird mit aller Kraft und allem Engagement, dessen er für sein eigenes Überleben fähig ist, auch für den anderen und diese Welt eintreten; denn sie ist unser Haus *(oikos)*, und die anderen sind unsere Schicksalsgefährten (*con-sortes*), unsere Fleischgenossen *(syssarkoi)*. Wir leben in einem Haushalt und partizipieren am „Fleisch der Welt" (*Merleau-Ponty* 1964).

Integrität bedeutet nicht nur die Erhaltung der Identität von Menschen, Gruppen, ökologischen Gegebenheiten, sondern sie schließt immer auch ihre Entwicklung und Entfaltung ein. Auch wo Entfaltungsmöglichkeiten eingeschränkt werden, ist Integrität bedroht. Das *Integritätskonzept* hat seine Überzeugungskraft nicht aufgrund moralischer Postulate und muß nicht unbedingt auf traditionelle, religiöse oder moralische Wertvorstellungen rekurrieren (vgl. zu unserer ethischen Position, dieses Buch S. 412ff). Es kann diese indes, wo sie sinnvoll sind, als zusätzliche Stützen hinzuziehen. Es vermag seine Überzeugungskraft allein aus der Tatsache abzuleiten, daß es um das Überleben oder um die *sinn*-lose Zerstörung von Leben geht: Wird durch die Verletzung ökologischer Zusammenhänge und Gesetzmäßigkeiten die *Integrität* meines Lebensraumes bedroht, so wird auch mein Leben bedroht – und heute ist mein Lebensraum mehr als zu jeder anderen Zeit die gesamte Welt. Deshalb müssen *ökosophische Prinzipien*, Prinzipien, die den natürlichen Lebensraum erhalten, weil sie ihm entsprechen, uneingeschränkt und unumstößlich eingehalten werden. Wird durch Menschenrechtsverletzungen die *Integrität* eines Menschen bedroht, so wird auch meine Integrität gefährdet, denn ich muß immer damit rechnen, daß mir ähnliches geschehen kann, wenn z.B. die Prinzipien der Humanität nicht grundsätzlich und unverbrüchlich gelten.

Für derartige Zusammenhänge allerdings müssen eine grundsätzliche *Bewußtheit* (awareness) und ein differentielles *Bewußtsein* (consciousness) geschaffen werden, eine **komplexe, integrierende Bewußtheit** (dieses Buch, S. 214ff), die nicht erst eintritt, wenn uns das Wasser bis zum Halse steht. Das wache, aufmerksame Wahrnehmen und differenzierte, reflexive Verarbeiten dessen, was in mir und um mich herum vorgeht, – *komplexe und integrierende Bewußtheit* also – ist ein weiteres Konzept, das als allgemein *sinn*-voll aufgegriffen und gefördert werden muß. Bewußtheit für meinen Leib, für meine Mitmenschen hier und wo auch immer in der Welt, Bewußtheit für meinen Lebensraum in seinen ökologischen, politischen, sozialen und historischen Dimensionen, insbesondere aber Bewußtheit für die *Bedrohung von Integrität*. Die Sensibilität kann in dieser Hinsicht gar nicht empfindsam genug ausgebildet werden. Die „Integrative Therapie und Agogik" hat das auf Leibwahrnehmungen zentrierte Awarenesskonzept der Gestalttherapie (*Perls* 1975; *Stevens* 1975) hier erheblich weiter gefaßt (vgl. dieses Buch S. 247ff, 254f). *Komplexe, integrierende Bewußtheit* im Sinne eines intentionalen Wahrnehmens vielschichtiger Zusammenhänge ist *per se* sinnkonstituierend und integritätsfördernd. Jedoch, das genügt nicht: denn „Einsicht ist [nur] der erste Weg zur Besserung" *(Freud)*, aber nicht die Besserung in toto, „awareness ist per se [nur] heilend" *(Perls)*, aber nicht die ganze Heilung. Komplexe, integrierende – und dann auch integrierte – Bewußtheit muß zu Handlungskonsequenzen führen, die ökosophisch und humanitär stimmig sind. Sie erfordert *engagierte Verantwortung!* Auch dieses übergreifende Konzept kulminiert in der Verantwortung für die Gewährleistung von Integrität. Das Wortspiel von Perls (1969b): *„responsibility/response-ability"* ist keine geistreiche Metapher. Es verkürzt *Goodmans* Verantwortungsbegriff, hinter dem die *Kant*sche Ethik, der „kategorische Imperativ" steht (*Blankertz* 1988). Verantwortung bedeutet mehr als die Reaktions- und Kommunikationsfähigkeit des Menschen, seine Bereitschaft, für *sein persönliches* Handeln einzustehen, wie es die Gestalttherapie sieht, sondern Verantwortung impliziert, die fundamentale Bereitschaft, „engagiert" zu antworten, einzutreten, wo immer Integrität bedroht ist. **Engagierte Verantwortung** *existiert immer nur als parrhesiastische Praxis von Verantwortung für meinen gesamten Lebenszusammenhang*, und dieser ist die Welt und die menschliche Gemeinschaft als ganze – für ihre Integrität gilt es, jenseits partikularisierender Intimitätsmythen (*Sennett* 1987), Sorge zu tragen.

Aus engagierter Verantwortung und komplexer Bewußtheit wird durch „Begegnung und Auseinandersetzung" in konkreten Situationen, d. i. in Ko-respondenzprozessen, Integrität jeweils inhaltlich präzisiert (S. 1051ff), wird festgestellt, inwieweit die Identität und Entwicklungsdynamik von personalen, sozialen und ökologischen Systemen bedroht sind und welche Maßnahmen zu ihrem Schutz zu ergreifen sind. Ohne intersubjektive Ko-respondenz und Ko-operation steht ein Konzept wie das der *Integrität* in der Gefahr, zu einer Leerformel zu werden (*Topitsch* 1970, 24). Es muß beständig durch Auseinandersetzung und solidarische

Aktionen, *exchange learning* und *exchange helping* (*Petzold* et al. 1979, et al. 1991) jeweilig bestimmt, getragen und in Praxis engagierter Verantwortung gesichert werden. Dies mag als Skizzierung des anthropologischen und ideologischen Hintergrundes des Integrativen Verfahrens an dieser Stelle genügen: Es versteht sich als ein „kritisch-humanistischer" Ansatz *engagierter Therapie und Agogik* (*Petzold* 1977b), dem es um die Gewährleistung von individueller und kollektiver **Integrität** geht. Er nimmt damit entfremdungstheoretische Überlegungen so verschiedener „kritisch-humanistischer Denker" wie *A. P. Kropotkin* (1904), *P. Goodman* (1962; 1964), *E. Fromm* (1971; 1976), *I. Illich* (1972; 1974), *M. Foucault* (1978), *T. W. Adorno* (1964), *R. Sennett* (1987) in einem *„integrativen Entfremdungsbegriff"* und einer auf diesem gründenden **Metapraxis** (*Petzold* 1993d) auf.

Daraus lassen sich für die Integrative Therapie und Agogik die Konzepte einer basalen Zielstruktur und eines axiomatischen Curriculums ableiten, die letztlich auf dem Koexistenzaxiom gründen. Als Globalziele therapeutischen und agogischen Handelns sind die Entwicklung von *„komplexer Bewußtheit"* und von *„engagierter Verantwortung" für Integrität* zu sehen. *Inhalte*, die im Dienste dieser Zielsetzung stehen, müssen aus den verschiedensten Wissenschaften und Praxisfeldern gewonnen werden: Ökologie, politischer Wissenschaft, Psychologie, Soziologie, Medizin, Futurologie, Friedensforschung u.a., Gebieten, aus denen in den gängigen therapeutischen Lehrbüchern – aber auch in herkömmlichen Lehrplänen – kaum etwas zu finden ist. Da theoretische Kenntnis allein nicht ausreicht, ist die Erfahrung in Praxisfeldern, wie z.B. Psychiatrie, Kindergärten, Altenheimen, Industrie, Forschungsinstituten unerläßlich. Inhalte dürfen nicht auf theoretische Fakten und Zusammenhänge begrenzt werden, sondern müssen auch als komplexe Erfahrungen *in situ* gewonnen werden. Dem affektiven, sozialen und dem Handlungsaspekt von Lernerfahrung wird deshalb in der Integrativen Therapie und Agogik – und in beiden Orientierungen geht es, bei aller Spezifität und Differenz, um Lernerfahrungen – besondere Aufmerksamkeit geschenkt, was sich in der starken Einbeziehung „kreativer Medien" (*Petzold* 1972e, 1977c,e; *Petzold, Orth* 1990, 1991) und handlungszentrierter Methoden (idem 1973a, 1990p; *Petzold/Sieper* 1973; *Petzold/Schulwitz* 1977) ausdrückt.

Die Spezifizierung von Richt-, Grob,- und Feinzielen (idem 1988n, 212), die Erarbeitung von Inhalten, die im Hinblick auf die postulierten Globalziele *Sinn* haben (*Petzold, Bubolz* 1976; *Bubolz* 1983), erfordert Methoden, die mit diesen Zielen selbst kompatibel sind, damit keine Ziel-Mittel-Divergenz entsteht. Die Methoden müssen von ihrer Struktur und von ihrem *modus operandi* her komplexe und integrierte Bewußtheit und engagierte Verantwortung fördern. Der *„Prozeß der Ko-respondenz"* ist als eine solche Methode zu sehen, die unmittelbar im Koexistenzaxiom und im Kontext/Kontinuumprinzip begründet ist: der Gewinn von *Sinn* ist nur in der gemeinschaftlichen Auseinandersetzung mit anderen im jeweiligen spatiotemporalen Zusammenhang möglich. Weil wir in Zusammenhängen leben und diese konstitutiv für unsere Identität und Integrität sind, weil Leiblichkeit intentional und Bewußtsein immer gerichtet ist, existiert Sinn nie als *Sinn für sich*, sondern immer nur als *Sinn mit anderen*, als **Kon-sens** (*Petzold* 1970 c, 1977b). Ja, das gemeinsame Suchen nach und das gemeinsame Finden von Kon-sens und respektvollem **Dissens** ist eine Möglichkeit, zerrissene und abgespaltene Existenz zu Ko-existenz zu integrieren, eine gemeinsame Wahrheit zu finden, an die Stelle von Isolation Verbundenheit (*con-junctio*) zu setzen, an die Stelle von Feindseligkeit und Entfremdung Vertrautheit und Vertrauen (*con-fidentia*), an die Stelle des Kampfes gegeneinander gemeinsames Miteinander-Handeln (*co-operatio*).

Sinn als Kon-sens – in Konsens-Dissensprozessen gewonnen – ist der integrierende Faktor, das Ordnungsprinzip für personale, soziale und ökologische Systeme und Garant für ihre Integrität. Er artikuliert sich im Kontext der Möglichkeiten und entwirft sie zugleich. Wo immer intersubjektiv gewirkter Sinn aufscheint, wird durch diesen Konsens Existenz als **Koexistenz** bezeugt. Soweit Entfremdung und Abspaltung überwunden werden, und der Mensch seine Existenz als Koexistenz erfahren soll, muß dies über gemeinsam gesuchten, gefundenen bzw. gewirkten Sinn, durch Konsens also, geschehen; deshalb sind wir, wie *Merleau-Ponty* (1945, XIV) formuliert, „*zum Sinn verurteilt*". Sinn ist hier nicht nur als rationale Kategorie aufzufassen: *Sinn* bzw. *sens* impliziert eine „gemeinsame Wahrheit", eine sinnenhafte, affektive Komponente, eine Raum-, Zeit- und Wertgerichtetheit (vgl. Drehsinn, Uhrzeigersinn, Lebenssinn), eine qualitative und eine ordnende, integrative Bedeutung, wie es in dem tiefsinnigen Wort *Paul Claudels* (1913, 29) zum Ausdruck kommt, das *Merleau-Ponty* (1945, 469) in der „Phénoménologie de la perception" an den Anfang des Kapitels über Zeitlichkeit stellt: *„Le temps est le sens de la vie: comme on dit le sens d'un cours d'eau, le sens d'une phrase, le sens d'une étoffe, le sens de l'odorat"*.

3. Sinn und Wahrheit

Die Begriffe *Sinn* und *Wahrheit* (vgl. jetzt *Petzold* 2001k) gewinnen für unsere Überlegungen eine so eminente Bedeutung, daß sie näher beleuchtet werden sollen.

3.1 Exkurs über Sinn

Ein komplexes Konzept wie „*Sinn*" kann nicht eindimensional expliziert werden, sondern erfordert einen multitheoretischen Ansatz. So greifen wir auf strukturalistische, systemtheoretische, phänomenologische und hermeneutische Ansätze zurück und suchen durch sie das Sinnkonzept zu „umkreisen", wobei diese Art des Denkens von *Merleau-Ponty* (1948, 1945, 1964, 1969) vorgezeichnet wurde. Wir können etwa mit Bezug auf das funktionale Sinnkonzept von *Luhmann* (1971, 31) Sinn als „die Ordnungsform menschlichen Erlebens" bezeichnen, durch die Komplexität reduziert und damit auch wieder neu erschlossen wird. Wenn die Vielfalt der Möglichkeiten, die die Welt bietet, durch eine Selektion für mich zugänglich und handhabbar wird, d.h. aber Sinn erhält, so wird mir die Welt in ihrer Mannigfaltigkeit insgesamt verständlicher. Der Sinn wird der Welt entnommen und behält sie als Verweisungshorizont (ibid 61). Damit wird die Welt – so die phänomenologische Sicht in der Tradition *Husserls* – zur Matrix aller Sinngebung, „Wiege der Bedeutung, Sinn aller Sinne, Boden aller Gedanken" (*Merleau-Ponty* 1945, 492). Die Lebenswelt als Ort des „wilden Sinnes" (idem 1964, 203), der noch stumm, unbenannt auf Bedeutung und Sprache wartet, umgibt jedes Dasein und so auch den Menschen mit einem *Sinnhorizont*. In diesen Kon-text gemeinsamen, vorprädikativen Sinnes sind wir eingebettet als Dazugehörige (*Bergson* 1963, 1361), die ihn indes zur „Sprache bringen“ können in einer hermeneutischen Suchbewegung, die vom *Wahrnehmen* (perzeptiv-sinnenhafte Dimension) zum *Erfassen* (memorativ-sinnhafte Dimension) zum *Verstehen* (kognitiv-sinnvolle Dimension), zum *Erklären* (kommunikativ-sinnvermittelnde Dimension) führt (vgl. dieses Buch S. 173ff, 175ff).

Sinn kann sich deshalb niemals für sich konstituieren, sondern schließt immer einen Verweisungshorizont mit ein. „Mein“ Sinn ist daher mein Standort im Kontext/Kontinuum, mein Standort mit anderen und anderem, weil Sinn sich nur in Gefügen artikuliert. In ähnliche Richtung führt *Luhmann* (1971, 30) aus, „daß Sinn immer in abgegrenzten Zusammenhängen auftritt und daß er zugleich über den Zusammenhang, dem er angehört, hinausweist“, indem er andere Möglichkeiten vorstellbar macht. Auch *Merleau-Ponty* (1960, 51) formuliert unter Rückgriff auf Konzepte des linguistischen Strukturalismus *de Saussures*, daß Sinn „am Rande der Zeichen“ entsteht und immer auf andere Zeichen verweist. Sein Strukturbegriff ist indes gegenüber dem von *Claude Lévi-Strauss* oder von *Piaget* dynamischer. Er vermittelt zwischen Phänomenologie und Strukturalismus (*Waldenfels* 1981).Die Konstitution von Sinn erfordert also Zusammenhänge und Bezogenheit, Strukuren also wie: System und Welt (*Luhmann* 1971, 30), Mensch und Mitmensch, Zeichen und Verweisung, d.h. verbale oder ikonische Sprache. Nur dann, mit der Rückbindung an das intersubjektive Milieu menschlicher Sozialität, können Strukturen *bedeutungs*trächtig und Funktionen *ziel*gerichtet werden. *Struktur* als Verbindung von Idee und Existenz einerseits und *Bedeutung* als begriffliche (sprachliche, ikonische, musikalische, dieses Buch S. 158f, 888), intelligible Gegebenheit zwischen anderen, möglichen Gegebenheiten andererseits, kennzeichnen *Sinn* in seinen beiden Aspekten: Sinnstruktur und Bedeutungssinn. (Dabei geht die begriffliche Fassung von Bedeutung immer auf ein intersubjektives Milieu zurück, das einer gemeinsamen Zeichen- bzw. Sprachwelt, vermittelt durch Sozialisation.). „Dank seiner beiden Seiten, also dank der Struktur und der Bedeutung, ist der Sinn jener zweigesichtige Begriff, der zugleich die Gegenwärtigkeit des Dinges als Realität für ein Bewußtsein und die kognitive Erfassung definiert“ (*Tiliette, Métraux* 1973, 199). Die Gegenwärtigkeit eines intentionalen Leibsubjektes, ausgestattet mit einem wahrnehmungsfähigen Bewußtsein auf dem Hintergrund geteilter sozialer Wirklichkeit, erfaßt also Sinn, indem es sich auf Wahrgenommenes richtet und mit diesem ko-respondiert. Dabei darf das Erkennen nicht auf rational-reflexives Erfassen reduziert werden, sondern es greift weiter (vgl. *Walter* 1977, 130) und bezieht Wahrnehmung, Memoration und Affekt im Sinne „komplexer Bewußtheit“ ein. Sinn entsteht aus der komplexen, *polyästhetischen Wahrnehmung* der Sinne meines Leibes, der in *Intentionalität* zur Welt steht, auf sie gerichtet ist, in ihr und mit ihr koexistiert. Mit den Sinnen meines Leibes nehme ich die Welt wahr, erlebe ich Sinn als meinen Standort im Kontext/Kontinuum als „selektive Beziehung zwischen System (hier Person, m. E.) und Welt“, die mir die Potentialität der Welt erschließt (*Luhmann* 1971, 34). „Einen Leib haben heißt, über ein umfassendes Gefüge verfügen, das die Typik sämtlicher perzeptiver Entfaltungen und sämtlicher intersensorischer Entsprechungen über das wirklich je wahrgenommene Weltstück hinaus erfaßt und ausmacht“ (*Merleau-Ponty* 1945, 377). Sowohl *Luhmann* als auch *Merleau-Ponty* implizieren bei wesentlichen Übereinstimmungen und trotz der durchaus vorhandenen Divergenzen in ihrem Sinnkonzept das Moment der Bezogenheit, des Zusammenhanges, des Verweisungshorizontes, das konstitutiv für den Sinnbegriff der beiden Autoren ist. Es schien mir deshalb sinnvoll und auch eine konsequente Ausführung meiner eigenen Überlegungen um Koexistenz, Kontext/Kontinuum, Intersubjektivität, Polylog, Zwischenleiblichkeit, Mehrperspektivität und Integration (*Petzold* 1974a, 1977b, 1980g, 1990o), hier die Begriffe **Ko-respondenz** und **Kon-sens** einzuführen. Ko-respondenzprozesse sind sinnkonstituierend, wobei ich eine *primordiale Ko-respondenz*, die in der koexistiven Gegebenheit der Lebenswelt und der Intentionalität des Leibes, seiner Eingewobenheit in die Welt wurzelt, den ursprünglichen „*sens brut et sauvage*" berührt, und eine *intersubjektive Ko-respondenz*, die in der koexistiven Verfaßtheit des Subjektes gründet und auf Bedeutungssinn als zwischenmenschliches Ereignis gerichtet ist, unterscheide.

Wenn wir nämlich Sinn allein in der phänomenologischen Bedeutung des „wilden" primordialen Sinnes belassen, der in der Lebenswelt „die Figur des Seins gleichsam umfassend entwirft" (*Tilliette, Métraux* 1973, 197), als Sinn, der sich durch die Intentionalität des „totalen Sinnesorganes Leib" konstituiert (*Merleau-Ponty* 1945), wenn wir den Sinn allein funktional bestimmen als „sinnhafte Erlebnisverarbeitung", die die Funktion hat, „Reduktion *und* Erhaltung von Komplexität zugleich zu ermöglichen" (*Luhmann* 1971, 34), so bleibt er „*stummer Sinn*" ohne *Bedeutung*, Funktionsprinzip ohne Inhalt, Ziel und Richtung. Wenn wir aber „*Sinn für uns und mit anderen*" als den geordneten Vollzug konkreten, gelebten Daseins auffassen, – und dieses hat immer einen räumlich-zeitlichen, historischen, ökonomischen und sozialen *Kontext*–, wenn wir ihn als „Garant für Integrität" sehen, dann kann der Sinn nicht „sprachlos" bleiben, sondern seine Dialektik von Struktur und Bedeutung, von Funktion und Ziel muß sich in jeder Situation neu artikulieren und Koexistenz, d.h. die Verbundenheit allen Seins, bezeugen, sei es durch die Sprache der Worte, der Poesie, der Musik, der Malerei, des Tanzes, der Arbeits- und Alltagshandlungen.

Wie nun wird Sinn gewonnen, wenn wir schon „zum Sinn verurteilt" sind? Wie ist die „noch stumme Erfahrung ... zur Aussprache ihres eigenen Sinnes zu bringen" (*Husserl* 1963, 77)? Die Antwort lautet: in der sinnenhaften Erfahrung der Welt, mit der ich durch meine Sinne in einer *primordialen Ko-respondenz* stehe. Die Welt, das ist mein Leib, sind die Menschen, die Dinge. Primordiale Ko-respondenz mit diesen beginnt, noch ehe ich bewußt meine Sinne, meine *awareness* auf sie lenke. Wenn ich sehe, richte ich nicht nur mein Auge auf eine Sache, sondern auch sie „fällt mir ins Auge", wenn sie nicht schon ohnehin, bevor ich bewußt hinschaute, „im Blick" war. Ich sehe sie im Zusammenhang und bin selbst Teil dieses Kontextes. Aus dieser wechselseitigen Beziehung, in diesem Kontakt, in dieser komplexen und integrativen Bewußtheit, die das Vorbewußte und Mitbewußte umfaßt (dieses Buch S. 254ff) formt sich Sinn. „Das ‚dies da', auf das sich mein Bewußtsein wortlos bezieht, ist weder Bedeutung noch Idee, obwohl es als Ausgangspunkt logischer Explikationsakte und sprachlicher Ausdrücke dienen mag" (*Merleau-Ponty* 1949, 228).

Die stumme Erfahrung als *primordiale Ko-respondenz*, wechselseitiges Bezogensein und Antworten „im Kontinuum der Awareness" (*Perls* 1969; *Petzold* 1973a) wirkt den ursprünglichen Sinn der in der Sinnenwelt eingewurzelten Koexistenz von Leib und Welt. Bewußt gemacht als Bedeutungssinn, erfordert er Begegnung *und* Auseinandersetzung bzw. „In-Beziehung-Setzung" auf sprachlicher und/oder nicht-sprachlicher Ebene, das aber ist *intersubjektive Ko-respondenz*. Durch die Faktizität meiner Leiblichkeit bedeutet das, daß der primordiale, wilde Sinn – soll er zugänglicher werden – „einer Erfahrung meiner selbst durch mich selbst" unterworfen ist (*Merleau-Ponty* 1945, 459) – ich muß mir begegnen und mich zu mir in Beziehung setzen, indem ich mich als Leib-Subjekt erlebe. Dies geschieht aber, zieht man das philosophische *Axiom der Koexistenz* einerseits und das in den Gegebenheiten der Entwicklungspsychologie (dieses Buch S. 542ff) gründende *Consorsprinzip* andererseits in Betracht, in und durch zwischenmenschliche Erfahrungen. In bezug auf den anderen Menschen heißt das Zugänglich-Werden von Bedeutungssinn: ich muß dem anderen begegnen und mich zu ihm in Beziehung setzen, indem ich ihn als Leib-Subjekt, als mir auf der Leib- und Subjektebene koexistent und gleichwertig annehme; in bezug auf die Dinge heißt das: ich muß ihnen begegnen und mich zu ihnen in Beziehung setzen, indem ich sie als mich umgebend und deshalb mir zugehörig erfahre; in bezug auf die Lebenswelt heißt das: ich muß mich in ihr, als Teil von ihr begreifen und durch sie transzendieren (*Petzold, Sieper* 1977, 28ff; 1988p). Insgesamt bedeutet Konsens konstituierende Begegnung und Auseinandersetzung: die Anerkennung von *Integrität.* Der Reichtum unseres gemeinsamen Kon-textes, unseres Mit- bzw. Miteinanderseins erschließt sich im gemeinsam gefundenen, erlebten und verwirklichten *Sinn.* Sinn als *Kon-sens* ist Ausdruck der fundamentalen Tatsache der Zugehörigkeit, durch den Integrität verbürgt wird.

Wenn *Sinn* an die Sinne, bewußtes Erleben an „sinnhafte Erlebnisverarbeitung" gebunden ist (*Luhmann* 1971, 39; *Merleau-Ponty* 1945, 251, 276-278), so ist Sinn zumindest im Hinblick auf seinen Bedeutungsaspekt immer ein *gewirkter* und ein *gegenwärtiger*, weil Erleben sich von Gegenwart zu Gegenwart vollzieht und Vergangenheit nur memoriert und die Zukunft nur antizipiert einbezogen werden können (*Petzold* 1981e, 1989d). Wenn *Sinn* immer nur „Sinn mit anderen" ist, so ist die Artikulation von **Konsens** als gemeinsam erlebter, gelebter und verwirklichter Sinn die Bestätigung von Integrität und der natürliche Modus unserer Existenz, der ständig neue Affirmation und neue Integration erfordert. Dies, weil sich im „heraklitischen Fluß" der Kontext beständig wandelt – und zwar nicht nur wegen der Zeitdimension – und weil sich die Wirklichkeit komplex, vielfacettig, vieldeutig darstellt und Ambiguität impliziert, so daß sie nur *mehrperspektivisch* erfaßt werden kann (idem 1990o; *Merleau-Ponty* 1945). Es ist deshalb angemessener, von „Sinn" als von *dem* Sinn zu sprechen, es sei denn, man hat Konsens als vorübergehende Einigung auf einen Bedeutungszusammenhang gefunden, der, soweit er sprachlich oder ikonisch gefaßt wird, ein *Kon-zept* darstellt, das nach Handlung (*cooperatio*) ruft.

Konzepte *sind durch intersubjektive Ko-respondenz über Sachverhalte in einem spezifischen Kontext und Kontinuumsausschnitt gewirkte symbolisch, d.h. sprachlich, ikonisch, gestisch etc. gefaßte Sinnstrukturen, für eine Zeit geronnener, bedeutungsgeladener Sinn, der immer auf Praxis verweist und so lange Geltung hat, wie konsenswirkende Subjekte als „Konsensgemeinschaft" ihn als den ihren anerkennen und tragen.*

Merleau-Ponty (1968, 50) kommt im Rahmen geschichtsphilosophischer Überlegungen zu eben dieser Auffassung: „Der Sinn der Geschichte läuft also bei jedem Schritt Gefahr, vom Wege abzukommen und muß unaufhörlich neu integriert werden. Der Hauptstrom ist niemals ohne Gegenströme oder Wirbel, er ist keineswegs als Tatsache gegeben. Er offenbart sich nur über Mißverhältnisse durch Überlegungen, Ablenken und Regressionen, er ist dem Sinn wahrgenommener Dinge vergleichbar, die nur von einem bestimmten Gesichtspunkt aus Gehalt annehmen und niemals andere Sichtweisen absolut ausschließen."

Soweit Koexistenz sich als intersubjektiv gewirkter Konsens symbolisch, z.B. sprachlich artikuliert, ist dieser deshalb nur als „*Näherung auf der Bedeutungsebene*“ zu verstehen und nicht als eine vollständige Identität von Bedeutungsinhalten.

3.2 Exkurs zur „Wahrheitsfrage“

Im psychotherapeutischen und agogischen Prozeß kommt den Fragen nach der Erkenntnis von Wirklichkeit und nach Wahrheit eine zentrale Bedeutung zu. Sie bieten den Boden für *Gerechtigkeit* (vgl. jetzt 2003d). Es geht um die Wirklichkeit des Patienten, um seine Wahrheit, andererseits um die Wirklichkeit des Therapeuten, um das, was er für wahr hält, und das, was schließlich Patient und Therapeut als wahr, als „Wahrheit über die Wirklichkeit“ erachten können. Es handelt sich aber hier nicht um einen substantivistischen Wahrheitsbegriff, um „ewige Wahrheiten“, sondern um Sachverhalte, „*facts of life*“, Aussagen oder Sinnzuordnungen oder Bedeutungszuweisungen (sprachlicher, ikonischer, gestueller Art) und um die Beziehung zwischen Sachverhalt und Aussage.

Das Ko-respondenzmodell und die hinter ihm stehende kritisch-pragmatische „*Konsenstheorie bewährter Wahrheit*“ muß auf allgemeinere, wahrheitstheoretische Überlegungen bezogen werden. In psychotherapeutischen und agogischen Verfahren geht es um „Erkenntnis von Wirklichkeit“ unter den erwähnten (vgl. 1) vier Konstitutionsbedingungen und um „Bestimmung von Wahrheit“: einerseits für den Patienten, andererseits für Arzt *und* Patient in der therapeutischen Beziehung bzw. für die Teilnehmer an einer therapeutischen Gruppe. Die phänomenologische und hermeneutische Ausgangsposition der Integrativen Therapie verortet die Frage der Wahrheitsfindung in zweifacher Hinsicht: im Wahrnehmungsvermögen des Leibes, der Teil der Lebenswelt ist und diese durch die ökogenetisch und phylogenetisch zur Welterfassung ausgebildeten Sinne erfährt, in ihre *primordialen Sinnstrukturen* eingebunden ist und zugleich Aspekte dieses Sinnes freisetzen kann. Wird das Wahrgenommene aufgrund der *ontogenetisch* und *soziogenetisch* aufgebauten kommunikativen Fähigkeiten in die **Ko-respondenz** gestellt, mit-geteilt, so entsteht *intersubjektiver Sinn* als **Konsens/Dissens**. Dieser wiederum wird über **Konzepte** verbreitet, die von einer Konsensgemeinschaft getragen werden. Konzepte finden ihren Niederschlag in „kulturellen Konserven“ (*Moreno* 1953), so daß Traditionen, Wissensgebäude entstehen, ein „*übergeordnetes Milieu kollektiver kultureller Erfahrung*“ (vgl. unsere ethiktheoretischen Ausführungen, S. 412ff, 415) als Sedimentation zahlloser Ko-respondenzprozesse und Konsens-/Dissensfindungen. Diese kulturelle Erfahrung steht Angehörigen einer Kultur in unterschiedlichem Ausmaß zur Verfügung. An ihm partizipieren auch die verschiedenen Konsensgemeinschaften einer Kultur. Die Daten der Wahrnehmung, die die Sinne des Leibes vermitteln, werden damit nicht nur in der aktualen Interaktion in einem je spezifischen Ko-respondenzprozeß von den beteiligten Ko-respondenzpartnern hermeneutisch durchdrungen, sondern sind gleichzeitig in übergeordnete *Diskurse* gestellt (*Foucault* 1974), Traditionsströme, Denkrichtungen, die in den Argumentationsfiguren der Ko-respondierenden aufscheinen. Weil Wahrnehmung immer interpretiert wird durch die über Sozialisation vermittelte Erfahrung, Ergebnis biographisch stattgehabter Ko-respondenzprozesse, ist in der *Deutung* des Wahrgenommenen die jeweils gegebene Kultur mit anwesend. Hier liegen denn auch die Grenzen der Wahrnehmung und der Sinnschöpfung, auch die Grenzen des ko-respondierend erarbeiteten *intersubjektiven* Sinnes und seiner Bedeutungsfülle. In Erweiterung der Möglichkeiten zur Exzentrizität vermag eine kritische Betrachtung von Konsensen möglich werden, wenn unterschiedliche Konsensgemeinschaften in Ko-respondenz treten, wenn philosophische Denkrichtungen, psychotherapeutische Schulen, geistesgeschichtliche Strömungen, politische Orientierung miteinander in Ko-respondenz gebracht werden, wenn Metaerzählungen (*Lyotard* 1986) zueinander in Beziehung gesetzt werden. Ein derartiger „*metahermeneutischer*" Ko-respondenzprozeß vermag die Macht anonymer kultureller *Diskurse* (*Foucault*) einzuschränken; zu brechen vermag er sie nicht. Immerhin wird ein „pluriformes Denken" (*Petzold* 1970c; dieses Buch S. 26, 35f), eine „transversale Vernunft" (*Welsch* 1987) der Polymorphie der Wirklichkeit am ehesten gerecht werden.

Die Konzeption eines pluralen, mehrschichtigen *Sinnes* mit unterschiedlicher *Bedeutungs*fülle (Sinn und Bedeutung werden genauso differenziert wie Bezeichnender und Bezeichnetes), wie er für unseren Ansatz in der Tradition von *Merleau-Ponty* kennzeichnend ist, vermeidet die Gleichstellung von wahrgenommener und benannter Wirklichkeit, wie sie die aristotelische Korrespondenztheorie (Metaphysik 1011 A/1011 B, *Puntel* 1978, 26) vertritt. In Abhebung von korrespondenztheoretischen Wahrheitstheorien (etwa von *Austin* oder *Tarski*) haben wir uns so zu einer spezifischen Schreibweise des Begriffes **Ko-respondenz** entschieden, um zu kennzeichnen, daß es hier um den wechselseitigen Austausch von *Geltungsansprüchen* geht und nicht darum, eine gegebene Wirklichkeit mit ihrer sprachlichen Fassung gleichzusetzen, denn, wie *Wittgenstein* (1960, 4.01) feststellt: „Der Satz ist ein Bild der Wirklichkeit." Die Untersuchung des Verhältnisses von wahrgenommener Wirklichkeit und sprachlich oder ikonisch gefaßter Bedeutung, von sinnenhaftem Sinn und dessen Bedeutung, wie sie für die Arbeit in der Psychotherapie kennzeichnend ist, ist ein wesentlicher Gegenstand von Ko-respondenzprozessen. Ko-respondenzprozesse zielen auf die Herstellung einer kohärenten Interpretation von Wirklichkeit, wobei zu unterstreichen ist, daß die zwischen Konsenspartnern erzielte *Kohärenz*, die zu einem „stimmigen" konzeptuellen Rahmenwerk innerhalb einer Konsensgemeinschaft führen kann, keineswegs als ausschließliches Kriterium von Wahrheit angesehen wird. Einmal handelt es sich um die Wahrheit dieser Konsensgemeinschaft und zum anderen könnten bei der Gleichsetzung von Kohärenz und Wahrheit auch Kohärenzen entstehen, die in sich konsistent sind, aber sich nicht mehr „im Boden der Wahrnehmung" verorten lassen oder auch nicht mehr an ein „*kollektives Milieu* übergeordneter kultureller Erfahrung" anbinden lassen. So können isolierte Aussagesysteme entstehen, widerspruchsfreie Ideengebäude, deren theoretische Aussagen sich nicht mehr „in der Wirklichkeit bewähren" (*James, Popper*) müssen. *Popper* (1963) hat zu Recht der Psychoanalyse eine kohärenztheoretisch begründete Immunisierung gegen Kritik vorgeworfen. Mit Blick auf die Polymorphie der Wirklichkeit und die Begrenztheit unserer Erkenntnismöglichkeiten wäre eine perfekte Kohärenz geradezu ein problematisches Wahrheitskriterium. Es würde auf in sich abgeschottete Konsensgemeinschaften verweisen, die allerdings (sofern sie groß genug sind und sich mit ihren Konzepten epidemisch ausbreiten), ohne die Möglichkeit der kritischen Überprüfung, der konzeptuellen Verifikation und Falsifikation (*Lakatos*), der „Bewährung" (*Popper*) in der Praxis erhebliche Macht und Einflußsphären gewinnen können. Psychotherapeutische Verfahren – das Beispiel der Psychoanalyse, der Transaktionsanalyse oder des NLP zeigen dies in jeweils unterschiedlicher Weise – stehen hier in einer besonderen Gefahr, die noch über die der Verkennung der Wirklichkeit hinausgeht. Gerade in der Psychotherapie, die „deutend" arbeitet, bezieht sich ja die Deutung auf den Lebenszusammenhang, die Krankheit, das Leiden, das Lebensglück von Menschen. Wenn nun die Deutungsfolien zwar kohärente, aber die Wirklichkeit verfehlende Theologoumena sind, unüberprüfbare Annahmen – wie z.B. die Repräsentationssysteme und „Physiologien" der NLP (*Stahl* 1988) oder der Triebdeterminis bzw. -dualismus von Eros und Thanatos in der Psychoanalyse –, die interventive Konsequenzen haben, in das Leben von Menschen eingreifen, so könnten „mit der Kohärenz als alleinigem Kriterium der Wahrheit ... nur die Märchen so gut erfunden sein, daß nirgends ein Widerspruch auftritt" (*Schlick* 1934, 1986). Damit wären die Betroffenen einem wissenschaftlichen Aussagesystem ausgeliefert, daß nicht zu relativieren ist.

Kohärenztheoretische Überlegungen (*Rescher* 1973) werden durch konsenstheoretische (*Tundel* 1978, 142; *Habermas* 1973a) überholt. In seiner Konsenstheorie sieht *Habermas* Wahrheit als einen *diskursiv einlösbaren* „Geltungsanspruch", den wir mit Aussagen verbinden, indem wir sie behaupten (ibid. 212). „Diskursive Einlösbarkeit meint Konsens nicht aber im Sinne jeder zufällig zustande gekommenen Übereinstimmung, sondern im dem Sinne, daß jeder andere, der in ein Gespräch mit mir eintreten könnte, dem selben Gegenstand das gleiche Prädikat zusprechen würde" (ibid. 219, vgl. idem 1972, 382ff). Eine solche Konsenstheorie erfordert – und darin liegen ihre Grenzen –, daß in ihr Diskurspartner die gleiche Sprache sprechen und mehr noch, der gleichen Tradition des Denkens und Fühlens, ja, dem gleichen kulturellen Erfahrungsraum zugehören. Weiterhin besteht die Gefahr, daß der behauptete Geltungsanspruch an die bessere Rhetorik gebunden ist, und dann wäre nicht Richtigkeit, sondern Eloquenz das ausschlaggebende Moment für die Begründung von Wahrheit. Auch hier liegt eine Schwäche diskursiver Ansätze. Wird die Konsenstheorie aber an das Ko-respondenzmodell der Integrativen Therapie zurückgebunden, so ist damit ein Abgehen von „idealen Sprechsituationen" (*Habermas*) verbunden, gleichzeitig immer auch eine Rückbindung an die sinnenhafte Wahrnehmung, eine bewährende Erprobung in kooperativer Praxis und eine Reflexion auf den übergeordneten kulturellen Erfahrungsraum, seine determinierende Kraft, aber auch sein korrektives Potential: schon vorhandener *Konsens*, der in Form von *Konzepten* vorliegt, vermag aktual sich vollziehende Konzeptbildung zu stützen oder kritisch in Frage zu stellen. Dadurch, daß die konsensuell gefundenen *Konzepte* in der Ko-respondenz zwischen Ego und Alter in einem jeweils gegebenen Kontext/Kontinuum erarbeitet werden, das im Blick bleibt, dadurch, daß sie im Rahmen eines Transfers in die Praxis zu konkreter *Kooperation* führen, werden die Konzepte also einer „Bewährung in der Praxis" ausgesetzt. In ihr können sich Vorstellungen, Konzepte, Konsens, Sinnbezüge, Bedeutungszuweisungen „erweisen". Hier wird Konsens bestätigt, wenn er sich unter Bedingungen „des Handelns in der Lebenswelt" bewährt hat. Damit erhält die Konsenstheorie, wie wir sie vertreten, eine „kritisch-pragmatische" Wendung: „kritisch", weil die Bedingungen von Kontext/Kontinuum, die der historischen, ökonomischen, sozialen, politischen Zusammenhänge und ihre Einflußkomponenten im Hinblick auf die Konsensbildung mitreflektiert werden, weil versucht wird, *Exzentrizität* gegenüber kulturellen Strömungen und ihren Einflußgrößen zu gewinnen, weil permanent nach den „Ursachen hinter den Ursachen" (*Petzold* 1989f, 1991c) gefragt wird. Der Begriff „*pragmatisch*" verweist auf die Rückbindung an die Alltagserfahrung, an Handlungspraxis. Dabei wird notwendigerweise deutlich: „Die Wahrheit einer

Forschung ist nicht eine unbewegliche Eigenschaft, die ihr inhäriert, ... die Vorstellung w i r d wahr, wird durch Ereignisse w a h r gemacht" (*James* 1907, 1977, 37). Eine solche *kritisch-pragmatische Konsenstheorie „bewährter" Wahrheit* kommt den Erfordernissen psychotherapeutischen und agogischen Handelns in besonderer Weise entgegen. Sie vermag die Ergebnisse empirischer Forschung mit einer verstehenden geisteswissenschaftlich orientierten Reflexion zu verbinden – schon *Dilthey* (1966) hatte eine solche Position vertreten –, vermag weiterhin aber die Möglichkeiten der phänomenologischen Folie mit denen der hermeneutischen und denen der handlungstheoretischen Folie zu verbinden. Genau diese Verbindung entspricht den Erfordernissen psychotherapeutischer Konzeptualisierung und Praxis, die sich ja nicht nur auf eine eindimensionale Wirklichkeit, sondern auf eine *pluriforme* Realität richtet, nicht auf *ein* Bild, sondern auf verschiedene: die unterschiedlicher Menschen und unterschiedlicher Betrachtungsweisen. Man kann hier durchaus Bezug auf die „evolutionäre Erkenntnistheorie" *Poppers* (1984) nehmen, für den in seiner „pluralistischen Philosophie" die Welt aus „mindestens" drei ontologischen Teilwelten besteht:

„Die Welt I ist die physikalische Welt oder die Welt der physikalischen Zustände;
die Welt II ist die geistige Welt, die Welt unserer psychischen Erlebnisse;
die Welt III ist die Welt der *intelligibilia* ... der möglichen Gegenstände des Denkens" (ibid. 160).

Wird die *materielle* Welt auch immer die Grundlage von Ko-respondenzprozessen, von Erkenntnisprozessen sein müssen – der Leib bedarf der chemischen und chemophysikalischen Vorgänge in der neuronalen Ausstattung des *Körpers* –, so wird der Bereich des Erlebens, der Erfahrung durch Ko-respondenzprozesse wesentlich bestimmt, ja *gemacht*, und es wird diese Welt (II) mit der der Begriffe, der Aussagen, der Ideengebäude (Welt III) verbunden. In diesem *transmateriellen* Bereich (dieses Buch, S. 1154ff) der In-formation verlaufen Ko-respondenzprozesse zwischen Menschen und Gruppen und führen zu verändernden Rückwirkungen auf die Welt des Materiellen (I). Verbale oder ikonische Deutungen z.B. verbleiben nicht im Bereich des Symbolischen, sondern – die Therapie psychosomatisch Kranker macht dies nur allzu deutlich – sie wirken verändernd in die Materie, die materielle Basis unseres Leibes hinein. Werte und Normen – Transmaterielles also – prägen über Erziehungsstrategien leibhaftig, wie z.B. im Bereich der Leibes- und Sexualerziehung sinnfällig wird: Leiber werden geformt durch In-formation, durch Lob und Strafe, Verbot und Ermutigung, auch wenn diese ganz ohne materielle Einwirkungen (etwa körperliche Berührungen) übermittelt werden. Sozialisation als leibliches, als zwischenleibliches Geschehen, als *Inkarnation* und *Ko-inkarnation* (vgl. dieses Buch S. 854ff), unglückliche Lebenskarrieren, repressive Einflüsse als leibliche Deformationen und *Dekarnationen* (*Petzold*, *Orth* 1991; *Orth*, *Petzold* 1991, dieses Buch S. 855ff, 899) zeigen das Zusammenspiel von materieller und transmaterieller Welt, von ko-respondenzgeschöpften Konzepten und kooperativen Wirkungen, d.h. die Veränderung des Leibes und der Lebenswelt. *Sinn* bleibt deshalb nie abstrakte Kategorie, sondern bleibt rückgebunden an be-greifbare, er-faßbare, kommotibel erfahrene Wirklichkeit, von der wir uns Vorstellungen, Bilder machen in Prozessen von Begegnung und Auseinandersetzung, die wir *kokreativ* formen und gestalten im gemeinsamen Tun (idem 1971 k, 1990b; *Iljine* 1990) und in gemeinsamen Gedankenbewegungen (dieses Buch, S. 162ff). In all diesem wird Wahrheit gefunden und Wahrheit geschaffen, Wirklichkeit erfaßt und Wirklichkeit gestiftet, erweist sich Koexistenz als je gegebene und immer neu gewirkte zugleich.

Um sich nicht in den Problemen eines kohärenztheoretisch fundierten Modelles zu fangen, postulieren wir eine *Dialektik von Konsistenz und Offenheit*, die immer bemüht sein muß, sich selbst zu thematisieren, sich zu hintersteigen, um wieder und wieder gegenüber den eigenen Positionen Exzentrizität zu gewinnen. Es ist dies ein Unterfangen, das mit dem späten *Merleau-Ponty* (1964) als „*Hyperdialektik*" gekennzeichnet werden kann (*Taminiaux* 1986) und wir mit dem Begriff „*Metahermeneutik*" (dieses Buch, S. 392f, 405) gefaßt haben. Es setzt eine „Vielfalt von Sinn" frei, der in *metahermeneutischen Suchbewegungen* Verknüpfungen entdeckt, Netzwerke (übergeordnete oder untergründige, vgl. dieses Buch, S. 341f) auffindet, die zwar keine linearen Herleitungen mehr ermöglichen, nicht *einen* Sinn – er geriet zu oft zum „*sens unique*", zur Sackgasse – sondern einen *pluriformen Sinn* als Perspektivität. Einer solchen Sicht ist auch der „Entwurf" der Integrativen Therapie und Agogik in seiner komplexen Theoriebildung und seiner vielfältigen Praxis (*Petzold, Orth* 1990a; *Frohne-Hagemann* 1990; *Schreyögg* 1991) verpflichtet. Er ist vielleicht unter dieser Perspektive als Phänomen „unserer *postmodernen Moderne*" (*Welsch* 1987) zu sehen. Auf jeden Fall bricht er mit dem positivistischen Wissenschaftsparadigma, das den meisten Psychotherapieformen und vielfach auch noch der Psychoanalyse als Relikt des medizinischen Diskurses inhäriert.

4. Zur Konstituierung von Sinn durch Diskurs

Die symbolische Fassung von Sinn und Sinnzusammenhängen, von Struktur und Bedeutung – und wir wollen uns hier auf die sprachlich-begrifflichen Möglichkeiten zentrieren, wobei wir ausdrücklich auf die nicht-sprachlichen verweisen (*Petzold* 1987b, 1988p) – erfordert, wie gezeigt wurde, eine über die sinnenhafte Wahrnehmung hinausgehende Auseinandersetzung mit dem situativen Kontext und den in ihm befindlichen Menschen, Institutionen und Dingen. Für eine derartige Auseinandersetzung sind verschiedene Modelle entwickelt worden, von denen hier nur der *Diskurs* nach *Habermas* (1971), das *Beratungsmodell der Erlanger Schule* (*Gatzemeier* 1974) und der *skizzierte Diskurs* nach *Moser* (1975) kurz angesprochen werden sollen, um dann den Prozeß der *Ko-respondenz* im Integrativen Ansatz näher darzustellen. In all diesen Modellen des Dialogs, der Diskussion, der Gesprächsführung geht es um die Erarbeitung von *Sinn als Konsens*, wenn auch jeweils unterschiedliche Prämissen und Zielsetzungen im Hinblick auf das Konzept „Sinn" vorhanden sind. In der Mehrzahl der genannten Modelle geht es darum, eine durch Regeln gewährleistete, optimale oder „ideale Sprechsituation" zu schaffen, in der ohne äußeren Zwang Auseinandersetzung um (Bedeutungs)sinn erfolgen kann: „Als notwendige Bedingungen solcher Verständigung möchte ich nennen, daß sie unvoreingenommen, zwanglos und nicht persuasiv geschieht" (*Kambartel* 1974, 126). Das „Erlanger Modell" hat für die Praxis der Diskussionsführung einen Set von Regeln* erarbeitet, auf

* 1. Alle für das Verstehen der Argumentation wichtigen Worte müssen verständlich erläutert werden.
2. Alle Behauptungen müssen begründet werden; es besteht Begründungspflicht.
3. Kein Argument irgendeines Gesprächspartners darf von vornherein, d.h. ohne Prüfung ausgeschlossen werden.
4. Jeder Argumentationspartner muß bereit sein, alle seine für die Begründung wichtigen Überzeugungen überprüfen zu lassen und gegebenenfalls aufzugeben.
5. Das Geben oder Verweigern der Zustimmung zu einer Aussage darf nicht von Belohnung oder Strafe (Sanktionen positiver oder negativer Art) abhängen.
6. Die Argumentation darf sich nicht auf ein ungeprüftes Vorverständnis berufen.

die ein von *Luhmann* (1971, 302) gegen das Diskursmodell von *Habermas* erhobener Einwand zutrifft: „Der Rekurs auf sprachliche Regelungen intersubjektiver Kommunikation, an denen *Habermas* die Identität von Sinn festmachen will, greift zu kurz, weil das Sinnproblem tiefer liegt als das Regelproblem, weil Regeln selbst sinnhaft schon sein müssen, um begründen zu können, weil auch die Frage nach Begründungen, die Widerlegung von Begründungen Sinn hat." Die gewichtigsten Einwände scheinen mir jedoch zu sein, daß *Wahrheit* und *Sinn* allein auf der Inhalts- und Bedeutungsebene gesehen werden, nicht aber als existentielle, gemeinschaftstiftende und Integrität verbürgende Kategorien, d.h. wie im Integrativen Ansatz ontologisch (durch ein *Koexistenzaxiom*), anthropologisch (durch ein *Consorsprinzip*) und ethiktheoretisch (durch ein *Integritätskonzept*) fundiert werden; weiterhin ist problematisch, daß Diskurs – und das gilt auch für die im folgenden referierten Modelle von *Habermas* und teilweise von *Moser* – auf der Ebene rationaler Argumentation belassen wird und er nicht in seiner Essenz als intersubjektive, und das heißt weitgehend affektgetönte, leibliche Begegnung (*Marcel* 1985) zwischen Menschen gesehen wird, in der Sinn als Konsens und Sein als Miteinandersein sich artikulieren. Hier mangelt es an ontologischer Reflexion, fehlt ein fundierter anthropologischer Entwurf, auf die sich ein formales Modell wie das Erlanger gründen könnte.

Moser (1975, 88) hat weitere Argumente ins Feld geführt und gleichermaßen den formalen Charakter des Modells angegriffen, dessen inhaltliche Elemente (Sicherung optimaler Lebensbedingungen, gleicher Rechte, Freiheiten und Chancen für alle) „aufgesetzt" und nicht begründet seien; vielmehr sei es ohne eine Reflexion der gesellschaftlichen Voraussetzungen, in denen es operiere, konzipiert worden.

Dies kann man vom *Habermas*schen Diskurs nicht behaupten, hinter dem – zunehmend blasser – das Gesellschaftsverständnis und das Menschenbild der kritischen Theorie steht und der in seinen institutionalisierten „praktischen" Formen (z.B. idealtypischen demokratischen Gremien) zur Entwicklung jener idealen, herrschaftsfreien und vernunftsgelenkten Lebenssituation beitragen will, die *Habermas* (1973c) im Blick hat. Es kann an dieser Stelle keine kritische Auseinandersetzung mit den gesellschaftstheoretischen Prämissen des *Habermas*schen Diskurses erfolgen, sondern es sollen einige seiner Zielsetzungen und sein *modus operandi* kurz zur Sprache kommen.

Im Unterschied zum kommunikativen Handeln, in dem „die Geltung von Sinnzusammenhängen naiv vorausgesetzt (wird), um Information (handlungsbezogene Erfahrungen) auszutauschen", werden im Diskurs „problematisierte Geltungsansprüche zum Thema gemacht, aber keine Informationen ausgetauscht. In Diskursen suchen wir ein problematisiertes Einverständnis, das im kommunikativen Handeln bestanden hat, durch Begründung wiederher-

---

7. Soll für alle Beteiligten ein begründetes Ergebnis erreicht werden, so sollte geprüft werden, ob jedermann diesem Ergebnis zustimmen könnte.
8. Von den Teilnehmern an einer Argumentation ist Sachkunde und Gutwilligkeit zu fordern (nach *Gatzemeier* 1974, 218f).

„Diese „Argumentationspflichten", die nicht als Techniken, sondern als „normative Vorschriften für die Redepraxis" angesehen werden sollen (*Gatzemeier* 1974, 219), können als solche in verschiedener Hinsicht kritisiert werden. Zunächst ist das Regelgebäude für eine effektive Praxis zu komplex, Regeln „entschärfen" die Potentiale von Diskursen, mindern Kreativität. Punkt acht darf nicht ohne weiteres unterstellt werden. Punkt vier führt für Minoritäten einen Zwang ein, es sei denn, es würde die unsinnige Auffassung vertreten, jede angreifbare Überzeugung könne bis ins letzte widerlegt werden.

zustellen..." (*Habermas* 1971, 115). Um diese Begründung zu gewährleisten und „Sinn" als Konsens herzustellen, sind im Diskurs eine Reihe von Voraussetzungen erforderlich:

1. Diskurse sind nur intersubjektiv zu führen, da Sinn nur intersubjektiv gewonnen werden und gelten kann (ibid. 118). Diesem Postulat kann ich unter Verweis auf meine Ausführungen zum Konsens zustimmen.

2. Es muß unterstellt werden, daß handelnde Subjekte ihren Normen intentional folgen, so daß nicht auf unbewußte Motive rekurriert werden kann. Gerade diese aber sind sehr bestimmend, wie die psychoanalytische Betrachtungsweise von Kommunikationen in dyadischen und gruppalen Situationen – auch außerhalb therapeutischer Settings – zeigt.

3. Es muß unterstellt werden, daß handelnde Subjekte nur Normen folgen, die sie für gerechtfertigt halten. Diese kontrafaktische Legitimitätserwartung rückt, wie auch die Intentionalitätserwartung (2), den Diskurs in den Bereich der „Fiktion", die *Habermas* (1971, 120) als unvermeidliche hinstellt. Wie aber kann dann „realer" Sinn gewonnen werden, wenn „der Vorgriff auf die ideale Sprechsituation... die Bedeutung eines konstitutiven Scheins" hat, „der zugleich Vorschein einer (idealen, m. E.) Lebensform ist" (ibid. 141), wobei nicht sicher ausgesagt werden kann, „ob jener Vorschein bloße, wie immer aus unvermeidlichen Suppositionen stammende Vorspiegelung (Subreption) ist" (ibid.).
Wenn wir „*in jedem Diskurs genötigt sind, eine ideale Sprechsituation zu unterstellen*", d.h. sie „*kontrafaktisch zu antizipieren*" (ibid. 122), wie kann dann Konsens, und zumal noch „identischer", so *Habermas* (1971, 188), für die Teilnehmer des Diskurses und darüber hinaus für vernünftige und kompetente Subjekte gefunden werden. Antizipation muß immer auf Erfahrenes rekurrieren. Der Vorgriff kann deshalb bestenfalls den Charakter von Projektionen haben, die einen gewissen Näherungswert erreichen können.

4. Im Diskurs werden nur sprachliche Äußerungen zugelassen, wobei behauptet wird, daß alle nonverbalen Elemente, die die Sprechakte begleiten (d.h. *periverbal* sind), ihnen vorausgehen (also *präverbal* sind), oder für Sprechakte stehen und damit *transverbalen* Charakter haben (vgl. *Petzold* 1974k, 1988n, 433f), sich sprachlich fassen lassen (*Habermas* 1971, 114).
Diese Behauptung läßt sich mit Blick auf Forschungsergebnisse zur nonverbalen Kommunikation (*Argyle* 1975; *Scheflen* 1975) und aufgrund von transverbalen Kommunikationserfahrungen in Kunst-, Musik- und Tanztherapie (*Frohne-Hagemann* 1989; *Petzold, Orth* 1990c; *Willke* et al. 1991) nicht aufrechterhalten. Sie negiert überdies die Tatsache der Analogiekommunikation (*Watzlawick* et al. 1969). Ein solcher Diskurs schließt eine fundamentale Dimension intersubjektiver Kommunikation aus. Ganz abgesehen davon, kann ich auch *Luhmanns* Argumentation (1971, 303) aufgrund meiner Ausführungen über Ko-existenz und Kon-sens zustimmen, daß Sinn durchaus vorsprachliche Kategorie sein kann.

5. Im Diskurs wird Sinn gebildet „als identische Bedeutung in der gegenseitigen Reflexivität der Erwartungen von Subjekten, die sich wechselseitig anerkennen" (*Habermas* 1971, 194); denn „der Sinn des Sinnes besteht zunächst darin, daß er intersubjektiv geteilt werden, daß er für eine Gemeinschaft von Sprechern und Handelnden identisch sein kann" (ibid. 188). Der intersubjektiven Konstituierung von Bedeutungssinn ist vorbehaltlos zuzustimmen, nur sind der Reflexivität der Erwartungen Grenzen gesetzt durch kommunikative Verzerrungen wie z.B. durch Übertragungen oder Projektionen oder differente Bewertungsparameter, die nicht nur transkulturell, sondern oft von Schicht zu Schicht oder sogar schichtintern variieren. Durch die Verschiedenheit im Erleben und Reflektieren der einzelnen Subjekte wird sich *Konsens* strenggenommen niemals als identische Bedeutung erreichen lassen, sondern nur als Näherungswert von mehr oder weniger hoher Prägnanz. *Konsens*, wie er in *Konzepten* vorübergehend fixiert wird, erfordert immer Interpretation, impliziert immer Annäherungen, und seien sie noch so gering, und verlangt deshalb von den interagierenden Subjekten immer eine Toleranz gegenüber Ambiguität. Außerdem ist es durchaus möglich, daß zwischen A und B darüber ein Konsens erzielt werden kann, daß ein und dieselbe Sache für A sinnvoll sein kann, für B aber nicht, oder daß sie für ihn zumindest anders sein kann. Konsens vermag auch in der intersubjektiven Konzidierung unterschiedlicher Bedeutungssinne ein und derselben Struktur bestehen, *im Konsens über Dissens.*

6. Im Diskurs müssen die Teilnehmer aus dem Handlungszusammenhang heraustreten, wenn Konsensus alltagssprachlicher Kommunikation problematisiert wird (*Habermas* 1971, 134). *Habermas* muß für seine idealtypische Sprechsituation eine derartige Forderung aufstellen, übersieht aber, daß es in der Praxis kaum möglich sein wird, Auseinandersetzungen von ihrem konkreten Kontext derart zu abstrahieren, daß dieser nicht doch

noch hineinspielt – und wäre es nicht gerade notwendig, im Handlungszusammenhang selbst und unter ständigem Rückgriff auf ihn Problematisierung und Konsens zu erreichen?

7. Der Diskurs soll in einer herrschaftsfreien Situation stattfinden.

8. Er ist von Rationalität bestimmt. In ihm „herrscht ausschließlich der eigentümlich zwanglose Zwang des besseren Argumentes, der die methodische Überprüfung von Behauptungen sachverständig zum Zuge kommen läßt und die Entscheidung praktischer Fragen rational motivieren kann" (ibid. 137). Hier wird nicht nur wiederum eine kontrafaktische Situation postuliert, eine Herrschaftsfreiheit, die sich – auch wenn sie vordergründig gewährleistet scheint – durch die sich in Gruppen herausbildenden, informellen Machtstrukturen nicht erreichen läßt. Es wird weiterhin ein *Primat der Rationalität*, eine „Parteilichkeit für Vernunft" (idem 1973, 193) eingeführt, die Leiblichkeit, Emotionalität, Phantasie, Kreativität, affektiv eingefärbtes Engagement nicht zuläßt, ja diskreditiert.

Eine verkürzte anthropologische Sicht, die den Menschen in Abstraktion von seiner leiblichen Basis einseitig rational festlegt, steht offenbar im Hintergrund dieses Diskursmodelles, und es scheint hier bei *Habermas* gerade *die* bürgerliche Ideologie durch, gegen die er sich wendet. Die historische Reflexion der Bedingungen, die zur Entwicklung von Diskursmodellen geführt haben, wird bei *Habermas* nicht in ausreichendem Maße geleistet. *Michel Foucault* (1974), einer der bedeutendsten Vertreter des kritischen französischen Strukturalismus, hat in seinen Metaanalysen herausgearbeitet, daß Diskurse selbst in die Zwangsstrukturen der Gesellschaft verstrickt sind, daß Diskurs der Abwehr der *Macht* dient und deshalb selbst letzlich eine Form der Machtausübung wird, wobei er einen *Diskurs*begriff vertritt, der auf dem Hintergrund der französischen Diskussion in Strukturalismus und Sprachphilosophie gesehen werden muß. „Der Austausch und die Kommunikation sind positive Figuren innerhalb komplexer Systeme der Einschränkung; und sie können nicht unabhängig von diesen funktionieren" (ibid. 27) und „was ist dann im Willen zur Wahrheit, im Willen, den wahren Diskurs zu sagen, am Werk – wenn nicht das Begehren und die Macht?" (ibid. 14f). Hier sind Zwänge, die über den Zwang des Diskurses „zu Resultaten zu kommen" (*Luhmann* 1971, 326), hinausgehen, die im Dienste normierter Individualität stehen, im Dienste einer „Humanität", die Abweichungen nicht tolerieren kann: „In dieser zentralen und zentralisierten Humanität ist das Donnerrollen der Schlacht nicht zu überhören" (*Foucault* 1977, 396).

Habermas übersieht die historische Eingebundenheit des Diskurses, der er durch den Vorgriff auf einen „konstitutiven Schein" zu entkommen sucht, oder er muß sich aufgrund einer ahnenden, präreflexiven Sensibilität für das tatsächliche Ausmaß des Zwanges in den Schein flüchten, psychoanalytisch gesehen, eine Abwehr durch Verleugnung und Rationalisierung [eine Annahme, die ich aufgrund seiner Entschärfung *Marx*scher und *Freud*scher Positionen in seinen späteren Schriften, insbesondere in seinem *magnum opus* zur „Theorie der kommunikativen Kompetenz", 1981, weiter bestätigt sehe]. *Habermas* kommt damit in die eigenartige Situation, daß er als Remedium für die Entfremdungsphänomene in der spätkapitalistischen, pluralistischen, postmodernen, multikulturellen Technologiegesellschaft (wie immer man sie nennen mag) die scharfe Waffe geschliffener Rede, bürgerlicher Hochsprache, wissenschaftlicher Argumentation anbietet, die eines der massivsten Herrschaftsinstrumente der Mächtigen in eben dieser Gesellschaft darstellt. Der *Habermas*sche Diskurs erweist sich damit als Dispositiv der *Macht* (*Foucault*), das durch die Argumentationsfiguren des Frankfurter Philosophen hindurchfiltert, ohne daß dieser gewahr wird, wie sich die anonymen Diskurse der *Macht* auch in seiner Rede artikulieren. Er ist damit in einer ähnlichen tragischen Gefangenheit wie *Freud*, der gegen die Repression des Triebes angetreten war und ganz im Sinne des jüdisch-christlichen Diskurses das „sündige Fleisch" unter die Herrschaft des „*lumen rationis*" zu zwingen trachtet (*Petzold* 1991h), wenn er dieses Ziel der Psychoanalyse auf die Kurzformel bringt: „Wo Es war soll Ich werden. Das ist Kulturarbeit wie etwa bei der Trockenlegung der Zuidersee" (GW XV, 86). Es ist schwer, ja letztlich unmöglich, den Diskurs der eigenen Kultur und ihrer Denktraditionen zu hintersteigen, die Exzentrizität des Bewußtseins zu einer *Hyperexzentrizität* auszudehnen, die neben den Viationen der persönlichen unbewußten Motivationen noch die Motive kulturgeschichtlicher Strömungen in den Blick zu nehmen sucht. Dies wird nur in Ko-respondenzprozessen möglich, die vielfältig sind und nicht nur mit habituellen Ko-respondenzpartnern geführt werden, sondern die zwischen unterschiedlichen, ja divergierenden Konsensgemeinschaften geführt werden müssen. *Habermas* hätte vielleicht einmal Menschen aus benachteiligten Schichten als Diskurspartner wählen sollen. Vielleicht hätte sein Diskursmodell dann die bis in die Antike zurückgehende Tradition der akademischen *disputatio* verlassen können. Er hätte mit Frauen und Kindern sprechen müssen, um für den Primat männlicher Rationalität Korrektive zu finden. So entgeht ihm, „daß noch die Rationalität selbst ein gesellschaftsökonomisches Fundament hat, die sie nicht zu einem gesellschaftsenthobenen Schiedsrichter für eine künftige ideale Lebensform prädestiniert" (*Moser* 1975, 100). Auch Rationalität hat nur Funktion im vielfältigen Kräftespiel der Erhaltung des Bestehenden, das nicht bereit ist, sich über seinen eigenen Rhythmus hinaus zu verändern und Abweichungen ahndet, einkerkert, zerstört oder – perfider noch – sie dazu benutzt, seine Strukturen fortzuschreiben. Dieser sinistren Determiniertheit, die *Foucault* (1969; 1973; 1977) in seinen umfangreichen Metaanalysen aufzeigt, ist – wenn überhaupt – nur oder zumindest teilweise zu entgehen durch eine „komplexe und integrierende Bewußtheit" für derartige Zusammenhänge, ein permanentes Fragen nach den „*Ursachen hinter den Ursachen*" (*Petzold* 1991e) und durch ein bedingungsloses Engagement für Integrität. Sieht man dann, wie bei so hinterfragenden und komplexen Autoren wie *Freud* oder *Habermas* tradierte Muster des Denkens, kollektive *Narrative* (idem 1993d; dieses Buch, S. 271ff) sich im Versuch ihrer kritischen Übersteigung selbst noch reproduzieren (idem 1991h), wie zwischen ihren Zeilen – den Schreibern unbewußt – alte *Metaerzählungen (Lyotard)* sich fortschreiben, der Diskurs anderer Autoren hindurchklingt, so kann man nur bescheiden werden, was die Möglichkeiten von Exzentrizität anbelangt (wie die Arbeiten von *Ph. Aries, N. Elias, M. Foucault, J. Baudrillard, R. Sennett* u.a. zeigen).

Moser entwirft aufgrund seiner *Habermas*kritik das Modell eines „skizzierten Diskurses", der auf einem Konzept des (kritischen) „Bewußtseins" basiert, das „wenn es auch seiner Souveränität entkleidet ist [wie *Foucault* gezeigt hat, m. E.], immer wieder Gefahr läuft, sich in den Verblendungszusammenhang der Gesellschaft vollständig zu integrieren und in seinen Theorien ein plattes Abbild davon als Wahrheit aufzugeben. Aus diesem Grunde braucht der Diskurs selbst Kriterien, welche verhindern, daß die Diskursteilnehmer ideologische Elemente eines falschen Bewußtseins in den Diskurs aufnehmen" (ibid. 100):

- „Im Diskurs darf das Interesse an einer substantiellen Demokratisierung gesellschaftlicher Verhältnisse nicht übergangen werden.
- Die in Diskurse eingehenden Aussagen müssen auf ihren pragmatischen Gehalt hin transparent gemacht werden.
- Die in Diskurse eingehenden Aussagen dürfen nicht positivistisch das Bestehende bloß abbilden und dadurch gegen Kritik immunisieren.

→ In Diskursen dürfen gesellschaftliche Herrschaftsansprüche und Ungleichheiten nicht verschleiert bzw. legitimiert werden" (ibid. 105).

Auch kann der Diskurs in seinem Verlauf nicht nur an logischen Kriterien festgemacht werden, denn es kann u.a. „so etwas wie ein ‚gestalt switch' auftreten, so daß dieselben Fakten plötzlich in ganz anderem Licht erscheinen und zu einer Lösung veranlassen, welche vorher – im Lichte des alten ‚Paradigmas' – nicht hatte gefunden werden können" (ibid. 107). Die Konzeption des *„skizzierten Diskurses"* von *Moser* führt in einigen Aspekten über *Habermas* hinaus. Es stellt sich allerdings die Frage, wie seine Postulate praktisch umsetzbar sind, eine Frage, die auch an *Habermas* zu stellen ist und für die dieser nur einen Set von impraktikablen Regeln bietet, die jedem, der in der praktischen Projekt- und Gruppenarbeit Erfahrung hat, undurchführbar erscheinen müssen. *Moser* hat seinen theoretischen Ansatz im Hinblick auf die theoretische Fundierung seines Konzeptes von *Aktionsforschung* formuliert, wie sie – das zeigt die Quellenlage – von *Moreno* begründet und auf der Grundlage dieser Anstöße von *Lewin* und seinen Schülern (*Lippitt*, *Benne*, *Bradford* u.a.) weiterentwickelt worden ist (*Petzold* 1978e, 1990j, k)[4].

Der Umsetzung seiner Konzepte in die Praxis hat *Moser* zwei Arbeitsbücher gewidmet („Methoden der Aktionsforschung" 1977a; „Praxis der Aktionsforschung" 1977b), die praxisorientierte Anleitungen für die Durchführung von Aktionsforschungsprojekten und damit auch für Diskursprozesse geben, in denen die zentrale Funktion der Wahrheits- bzw. Sinnfindung angemessen berücksichtigt wird. Eine kritische Auseinandersetzung mit Detailfragen, die problematisch erscheinen, soll an dieser Stelle nicht erfolgen. Es soll vielmehr positiv herausgestellt werden, daß das Modell des *„skizzierten Diskurses"* eine Praktikabilitätsintention hat, die an Handlungsrealitäten, wie wir sie in Psychotherapie, Soziotherapie, Agogik und Supervision finden, orientiert ist. Sie kann mit den Attributen „kritisch und pragmatisch" gekennzeichnet werden, wie die folgenden Thesen zeigen (*Moser* 1977a, 72):
1. „Regeln der Kommunikationstheorie bzw. der Gruppendynamik garantieren die Wahrheit von Diskursergebnissen nicht..."
2. „Diskursergebnisse können nur relative und vorläufige Wahrheitsansprüche einfordern..." (vgl. meinen *Konzept*-Begriff)
3. „Die gesellschaftliche Reflexion ist konstitutives Moment des Diskurses..."
4. „Diskurse sind nicht als isolierte Ergebnisse zu betrachten, sondern als Diskursgeschichten..." (vgl. mein *Kontextprinzip* und die Konzepte *Narration* bzw. *Drama*, dieses Buch S. 325, 684, 688).

Diese und andere Konzepte treffen sich durchaus mit Intentionen des Integrativen Ansatzes und der in ihm praktizierten **Ko-respondenz**. Schwächen in den Positionen von *Moser* sehe ich besonders in drei Richtungen: erstens im immer wieder durchscheinenden, jedoch nicht ausreichend explizierten gesellschaftspolitischen Konzept – insbesondere das Demokratisierungskriterium *Moser*s (vgl. z. B. 1977b, 80) bleibt inhaltlich wenig greifbar –, zweitens im Hinblick auf das hinter seinem Diskursmodell stehende Menschenbild, das nirgends offengelegt wird, und drittens im Hinblick auf die praktische Durchführung von Diskursen, für die kein Prozeßmodell angeboten wird und die die Möglichkeiten, die von den verschiedenen Verfahren der Gruppenarbeit entwickelt worden sind, außer acht läßt.

Ich intendiere im Rahmen dieser Arbeit keine detaillierte Auseinandersetzung mit den verschiedenen Diskurskonzeptionen, sondern ich will mich auf die Darstellung eines Modells konzentrieren, das im Integrativen Ansatz, insbesondere in der Supervision (*Petzold* 1990o) psychotherapeutischer, soziotherapeutischer und agogischer Einrichtungen, sowie der entsprechenden Therapie- und Beratungssettings (Einzel- und Gruppenarbeit) ausgearbeitet wurde und praktiziert wird, und das ich als „**Ko-respondenzmodell**" bezeichnet habe.

5. Das Modell der Ko-respondenz als Methode der Konsens-/Dissensfindung, Konzeptbildung und Vorbereitung von Kooperation

Der Aspekt im Modell intersubjektiver Ko-respondenz[5], um den es im folgenden geht, ist der einer *Methode zur gezielten Konstituierung von Sinn als Konsens/Dissens, zur Fixierung von Konzepten als intersubjektiv vermittelbaren Bedeutungszusammenhängen und – auf dieser Grundlage – zur Vorbereitung von Praxis als Kooperation*, in der sich die Konzepte bewähren und der Konsens bestätigt wird (*oder auch nicht*). In Ko-respondenz können Sachzusammenhänge, emotionale und interpersonale Bezüge geklärt werden. Sie ermöglicht aufgabenbezogenes, kognitives, affektives, soziales und ökologisches Lernen sowie deren Verbindung in *einem* Prozeß und ist deshalb dazu geeignet, die *personale, soziale und fachlich-professionelle Kompetenz und Performanz*[6] der Teilnehmer an einem solchen Prozeß zu fördern und zu entwickeln (*Petzold, Sieper* 1972; idem 1988n, 602f). Der Ko-respondenzprozeß eignet sich aus diesem Grunde in agogischen Arbeitsgruppen, in der Supervision, in Selbsterfahrungs- und Therapiegruppen (hier mit entsprechender Adaptierung) zur aufgabenorientierten Arbeit. Der Begriff *Ko-respondenz* beinhaltet das Korrespondieren von Subjekten, Gruppen, Institutionen, Systemen auf gleicher Ebene, ein Aufeinander-Antworten, ein Miteinander-Antworten. Er impliziert *Bezogenheit*, ein *Bezogensein*, *In-Beziehung-Setzen*, *Kommotilität*, ein *Zusammenwirken* (Synergie) und ermöglicht *Kokreation*. Er wurde aufgrund dieses komplexen Verweisungshorizontes und seiner begrifflichen Referenz zu Ko-existenz, Kon-text, Kon-sens gewählt, und es wurde ihm gegenüber dem dual festgelegten, mit sprachlicher Verständigung konnotierten Begriff „Dialog" (*Buber*) und dem wissenschaftsgeschichtlich besetzten Begriff „Diskurs" (*Habermas, Foucault*) der Vorrang gegeben. Der Bezug zum alltagssprachlichen „Korrespondieren" im Sinne von „entsprechen", in Beziehung setzen, „in Austausch treten", blieb erhalten, jedoch wurde die Spezifität der begrifflichen Verwendung im Kontext unseres Ansatzes durch die den intendierten Bedeutungssinn unterstreichende Schreibweise hervorgehoben.

Das Ko-respondenzmodell steht, wie deutlich wurde, in der Tradition der Diskursmodelle und in einer gewissen Nähe zur „Themenzentrierten Interaktion" von *Ruth C. Cohn* (1975). Jedoch sind – trotz wichtiger praxeologischer Gemeinsamkeiten mit *Cohns* „Themenzentrierter Interaktion" – die metatheoretischen Begründungszusammenhänge (sie fehlen bei *Cohn* weitgehend) und theoretischen Argumentationslinien anders gesetzt. Es finden sich weiterhin im methodischen Vorgehen in der diskursiven Praxis nicht zu unterschätzende Divergenzen (etwa im Hinblick auf die Handhabung von Prozessen aufgrund *gemeinsamer Konnektivierung von Phänomenen und kokreativer hermeneutischer Interpretationsarbeit* anstelle der *Struk-*

turierung durch Kommunikationsregeln bei *Cohn*). Die theoretischen Voraussetzungen des Ko-respondenzmodells wurden schon im Voranstehenden umrissen. Wichtige Prinzipien und Konzepte seien noch einmal in Thesenform zusammengestellt:

Axiome, Prinzipien und Konzepte des Ko-respondenzmodells

1. Alles Sein ist Mit-Sein, das auch bei prinzipieller Zugehörigkeit und Konnektivierung ein unaufhebbares Moment der *Differenz* impliziert, differentielles Mit-Sein ist (sonst wäre ein „mit" nicht möglich) – *Koexistenzaxiom**, *Prinzip individualisierter Kommunalität*
2. Alles fließt und ist im Fluß verbunden, auch Gegensätzliches – *herakliteisches Axiom*
3. Lebensprozesse sind stets Prozesse komplexen Lernens und vollziehen sich nonlinear im ständigen Wandel unter Konditionen von Diskontinuität und Regelhaftigkeit – *Kontinuitäts-/Diskontinuitätsprinzip** (*Metamorphoseprinzip*)
4. Der Mensch als Mann und Frau ist Körper-Seele-Geist-Subjekt im sozialen und ökologischen Umfeld. Leibsubjekt und Lebenswelt sind in primordialer Weise miteinander verschränkt in beständiger Entwicklung – *anthropologische Grundposition, Hominitätsprinzip*
5. Der Leib als Verschränkung von materieller und transmaterieller Wirklichkeit ist in seinen unbewußten Strebungen und als wahrnehmende Bewußtheit immer auf anderes bezogen – *Intentionalitätsprinzip*
6. Der Mensch ist auf Mitmenschen gerichtet und wird Subjekt durch polylogische Intersubjektivität, wobei die ‚Andersheit des Anderen' in der Matrix „*Du, Ich, Wir*" nicht zu übersteigen ist – *Intersubjektivitätsaxiom* (*Consorsprinzip und Alteritätsprinzip*)
7. Identität wird durch fremd- und selbstattribuierende, kognitiv und emotional wertende Interaktionen und volitive Akte gewonnen – *Identitätskonzept**
8. Wirklichkeit ist pluriform und als menschliche Realität in sich mehrdeutig. Sie erfordert Mehrperspektivität und die metahermeneutische Durchdingung einer transversalen Vernunft – *Polymorphieaxiom, Transversalitätsprinzip*
9. Nichts kann ohne seinen spatiotemporalen Zusammenhang, wie er in einem gegebenen zeitextendierten Hier-und-Jetzt zugänglich wird, sinnvoll begriffen werden – *Kontext-/Kontinuumsaxiom, perspektivisches Hier-und-Jetzt-Prinzip*
10. *Sinn* wird aus *Polylogen* geschöpft, ist deshalb immer Sinn mit Anderen und anderem und steht geichzeitig in Differenz/Dissens zu wieder anderem – *Polylogprinzip, Konsens/Dissensprinzip, Konzept der différance*
11. Die konsensuelle Bestätigung der primordialen Koexistenz ist Grundlage von Integrität und Dignität. Für ihre Gewährleistung gilt es, in „engagierter Verantwortung" parrhesiastisch einzutreten – *Integritätsprinzip, Parrhesiekonzept***
12. Das Gesamt von Wirkungen ist [mehr und] etwas anderes als die Summe von Teilwirkungen. Durch das Zusammenspiel, die *Konnektivierung* von Verschiedenem (Menschen, Gruppen, Ressourcen, Wissensstände etc.), entsteht durch Wahrnehmen-Verarbeiten-

---

* *Axiome* sind Grundannahmen einer Theorie, die die Qualität einer Setzung haben, die nicht hinterschritten werden kann; *Prinzipien* sind begründende Festlegungen mit einem sehr hohen Grad innerer Konsistenz und Entäuschungsfestigkeit, die für die Theorie und die daraus folgende Praxeologie und Praxis eine unverzichtbare Basis darstellen; *Konzepte* sind konsensuell begründete Annahmen, die für die Theorie, Praxeologie und Praxis eine handlungsbegründene und -leitende Funktion haben.

** zum Parrhesiekonzept vgl. *Petzold, Orth* 1999 und *Petzold, Orth, Sieper* 2000, *Petzold, Ebert, Sieper* 2000

Handeln, durch Differenzieren, Integrieren, Kreieren in Ermergenzen *Neues* gemäß dem Konzept der Kokreativität in Prozessen ‚komplexen Lernens (*Sieper* 2001)' – *Synergieprinzip, Emergenzprinzip, Kokreativitätskonzept.**
(aus *Petzold* 2000h, revid. von 1991e).

Das Modell intersubjektiver Ko-respondenz kann auf diesem Hintergrund wie folgt umrissen werden:

- „***Ko-respondenz*** *ist ein synergetischer Prozeß direkter und ganzheitlicher Begegnung und Auseinandersetzung zwischen Subjekten auf der Leib-, Gefühls-, und Vernunftsebene über ein Thema unter Einbeziehung des jeweiligen Kontextes/Kontinuums.*"
- „*Ziel von Ko-respondenz ist die Konstituierung von* ***Konsens/Dissens****, der in* ***Konzepten*** *Niederschlag finden kann, die von Konsensgemeinschaften getragen werden und für diese zur Grundlage für* ***Kooperation*** *werden.*"
- „*Voraussetzung für Ko-respondenz ist die in der prinzipiellen* ***Koexistenz*** *alles Lebendigen gründende, wechselseitige Anerkennung subjektiver Integrität, die durch Konsens bezeugt wird, und sei es nur der Konsens darüber, miteinander auf der Subjektebene in den Prozeß der Ko-respondenzen einzutreten oder konsensuell* ***Dissens*** *festzustellen und als solchen zu respektieren.*"
- „*Scheitern von Ko-respondenz führt zu Entfremdung, Frontenbildung, Krieg.*"

In dieser Definition kommen folgende vier Elemente zum Tragen, die den Prozeß im Ko-respondenzmodell bestimmen: 1. das Ich, die Person, 2. die intersubjektive Konstellation *ego* mit *alter* (= Du, Gruppe) , 3. das Thema, 4. die konkrete Situation, d.h. der historische, ökonomische, politische und ökologische Kontext mit der aktualen, historischen und prospektiven Kontinuumsdimension. Diese Elemente wirken in *einem Prozeß* wechselseitiger und ganzheitlicher (d.h. reflexiver und affektiver, verbaler und nonverbaler) Ko-respondenz (d.h. direkter und persönlicher Begegnung *und* Auseinandersetzung) zusammen. In dieser *Synergie* konstituiert die Gesamtheit der Elemente und Wirkungen in kokreativer Interaktion neue Wirklichkeit, die die Summe der Teilwirkungen übersteigt und andere Qualitäten freisetzt.

Zwischen diesen *vier* Elementen muß, ähnlich wie es *Ruth Cohn* für ihr „dynamisches Dreieck" konzipiert hat, eine *Balance* hergestellt werden: „Dynamisches Balancieren ist ein Kerngedanke der TZI. Damit ist die Aufgabe gemeint, innerhalb des existentiellen Paradoxons (biologische Einheit und zugleich sozial-kosmischer Anteil zu sein) immer wieder die Balance herzustellen: Balance zwischen den Ich-, Wir,- Es-Faktoren der Gruppe, Bedürfnissen und Wünschen, Balancen zwischen Geben und Empfangen, Hören und Sprechen, Aktivität und Ruhe" (*Cohn* 1975, 161). Der *Kontext*, von *Cohn* zwar in ihrem theoretischen Ansatz im Begriff des „*Globus*", der das Ich-Wir-Es-Dreieck umschließt, durchaus gesehen, wenn auch meines Erachtens zu eng interpretiert und auf jeden Fall um die Kontinuumsdimensionen verkürzt – wird im Ko-respondenzmodell voll einbezogen, so daß man von einem „dynamischen Viereck" sprechen könnte, das entlang des Zeitpfeils Vergangenheit – Gegenwart – Zukunft durch einen spezifischen Prozeß (s.u.) in der Balance gehalten wird. Wir verwenden wegen des unauflöslichen spatiotemporalen Bezuges häufig den Begriff **Kontext/Kontinuum**

* zur integrativen „komplexen Lerntheorie" vgl. *Sieper, Petzold* 1993, zusammenfassend 2003, *Sieper* 2001

(*Petzold* 1990b). Im folgenden sollen die einzelnen Elemente des Ko-respondenzprozesses kurz umrissen werden.

5.1 Kontext/Kontinuum

Wirklichkeit zeigt sich in Situationen, in Szenen (dieses Buch, S. 681), und diese sind einerseits eine raum-zeitlich bestimmte Struktur, weil sie durch das erkennende Bewußtsein des Leibsubjektes sinnenhaft wahrgenommen werden, andererseits eine historisch-ökonomisch bestimmte Struktur, wie sie reflexiv erschlossen und mit Bedeutung versehen wird. Mit der Wahrnehmung der Situation[8] beginnt der ihr inhärente Sinn prägnant zu werden. Da das erkennende Bewußtsein selbst zu den integralen Elementen von Kontext/Kontinum gehört („Leib und Szene sind nicht zu trennen", idem 1982g), sind in seiner Konstituierung immer Selbstwahrnehmung und Selbstreflexion eingeschlossen.

Durch Konsens zwischen Subjekten über eine *Situation* wird diese zum „sozialen Kontext" (vgl. *Thomas* 1965, 84; *Dreitzel* 1968, 152; *Gerhardt* 1971, 229; *Goffman* 1973, 197), der sich über die Zeit durch Interaktion ständig verändert und deshalb fortlaufend durch Ko- respondenz neu bestimmt werden muß. Interaktionen können nicht vom Kontext abstrahiert werden, sie sind für ihn genauso konstitutiv wie die Interagierenden. Man muß daher *Morenos* Dictum *„man is not an actor, he is an interactor"* (1946) ergänzen: *„man is an interactor in situation"* (vgl. auch *Goffman* 1973). Der Kontext wird in seiner räumlichen Struktur *sinnenhaft* nur im Rahmen der Leistungsfähigkeit der Sinne und nur in der Kontinuumsdimension der Gegenwart erschlossen, in der Wahrnehmung, die sich von Moment zu Moment vollzieht und in diesem Verlauf Gegenwart zu Vergangenheit und Zukunft zu Gegenwart transformiert (*Petzold* 1981e). Erst in einem durch memorierende und antizipierende Reflexivität (idem 1989d) gekennzeichneten *komplexen und integrierten Bewußtsein* aber kann Kontext in all seiner Komplexität erschlossen werden: in seinen historischen (das impliziert auch die persönlich-biographischen) Bedingtheiten, in seinen kulturellen, politischen und sozialen Bezogenheiten (gegenwärtigen wie auch vergangenen und prospektiven), in seinen ökonomischen und ökologischen Determiniertheiten. Ein wesentliches Moment des Ko-respondenzprozesses ist die Klärung des Kontext/Kontinuums mit diesen seinen Dimensionen zwischen den interagierenden Subjekten zur persönlichen und gemeinschaftlichen Standortbestimmung, die sich als Konsens artikuliert und in den Konsens über Themen eingeht. Das Globuskonzept der TZI ist enger gefaßt und auf das beschränkt, was die Teilnehmer unmittelbar und bewußtseinsnah tangiert. „Typischerweise sind es eher unmittelbare Elemente ..., die zu vorrangigen Aspekten des Globus werden" (*Schaffer, Galinsky* 1977, 292).

Im Ko-respondenzmodell wird immer, ganz gleich wie das Thema auch lautet, der Kontext in seinen Dimensionen hinterfragt, weil er als durch Reflexion erschließbare „gestaffelte Figur/Hintergrund-Relation" gesehen wird (vgl. *Petzold* 1974k, 1988n/Bd. I,1,85, 2000h und dieses Buch S. 480ff, Abb. S. 397, 481).

In der Praxis genügt es oft, diesen kontextuellen Rahmen bewußt zu machen, um dann das Thema klarer vor seinem Hintergrund zu sehen. Vielfach aber muß Kontext/Kontinuum selbst erst detaillierter zum Thema werden, ehe ein Sachthema oder ein situatives Problem adäquat angegangen werden kann, denn auch ein Thema hat seinen Kontext und steht nicht jenseits der Situation. Folgende Ankerfragen können z.B. aufgeworfen werden:

„Unter welchen Bedingungen sind wir hier? Wie werden unsere Entscheidungen durch institutionelle, ökonomische, politische Interessen bestimmt? Wie hoch ist das Maß der Fremdbestimmung, die durch den Kontext in die Situation hier und jetzt eingeht? Welche Freiheitsgrade (d.h. Distanzierungsmöglichkeiten) haben wir? In wessen Interessensrichtung liegen meine persönlichen Interessen? In welcher gedanklichen Tradition (Paradigma) arbeiten wir? Gibt es verdeckte Interessenzusammenhänge, die aus dem Kontext/Kontinuum von Einzelnen bzw. der Gesamtgruppe in das Hier-und-Jetzt eingehen? Woher kommen unsere Zielsetzungen? Gibt es Ereignisse aus dem politischen, wirtschaftlichen oder institutionellen Tagesgeschehen, die im Moment wirksam werden?" usw.

Diese oder ähnliche Fragen werden in der Regel in der Initialsituation des Ko-respondenzprozesses – einer Therapie, Supervision, Fortbildung, Gruppe etc. – thematisiert (vgl. 5.4.1.). Sofern sie von den Beteiligten als vordringlich erlebt werden, müssen andere Themen zurückgestellt werden. Da Ko-respondenzprozesse, wie sie z.B. in fortlaufenden Therapie-, Supervisions-, Projekt- und Arbeitsgruppen üblich sind, in der Regel in einer Sequenz über mehrere Sitzungen stehen, kann sich eine derartige Klärung des Kontext/Kontinuums für die gesamte Sequenz positiv auswirken, indem ein Horizont von Bezugspunkten eröffnet wird, auf den in späterer Arbeit zurückgegriffen werden kann und der sie vor latenten Einflüssen aus Kontext/Kontinuum schützt.

5.2 Intersubjektivität – Ego mit Alter

Das Ko-respondenzmodell legt ein Intersubjektivitätskonzept zugrunde, das im wesentlichen auf der Intersubjektivitätstheorie Gabriel Marcels aufbaut (vgl. hierzu *Troisfontaines* 1968; *Marcel* 1965, 1969, 1985). Diese wurde für eine Theorie der Beziehungsmodalitäten in therapeutischen und agogischen Prozessen fruchtbar gemacht (vgl. *Petzold* 1970c; *Maurer-Groeli, Petzold* 1978; Besems 1977a, b; *Jaquenoud, Rauber* 1981), wobei auch *Bubers* (1965) dialogische Theorie des „Ich und Du" (*Waldenfels* 1971) und der interaktionistische Ansatz von *George Herbert Mead* (1934), der auf die Begriffe „Self and Other" (*Joas* 1982, 1985) zentriert, beigezogen wurden.

Wir unterscheiden drei Modalitäten:

„1. *Objektbeziehung* als Beziehung zu Dingen, die Austauschbarkeit und Besitzbarkeit (*Haben-Modus*) impliziert, aber von einer ‚Sorge um die Dinge' gekennzeichnet ist.
2. *Sachlich-funktionale Beziehung*, die für aufgabenorientierte Funktionsabläufe (z.B. Fahrkartenverkauf) kennzeichnend ist, aber im Umgang mit Menschen auf einer intersubjektiven Grundhaltung aufruhen sollte (*Machen-Modus*).
3. *Subjektbeziehung* als Beziehung zum Menschen als einzigartigem Subjekt, dessen Würde und Integrität in ihm selbst begründet liegen und deshalb einen intersubjektiven Zugang verlangt (*Sein-Modus*)" (*Petzold* 1970c, 4).

Die Intersubjektivität gründet im *Koexistenzaxiom* der grundsätzlichen Verbundenheit allen Seins, das auf dem zwischenmenschlichen Zusammenhang zugespitzt zum *Consorsprinzip* wird: Weil Ich *und* Du (Self *and* Other) immer nur aus wechselseitiger Bezogenheit existieren, d.h.: sie koexistieren, ist es sinnvoll, im Ko-respondenzmodell das Ich nicht vom Du zu isolieren, sondern die intersubjektive Beziehung insgesamt, „Ich *und* Du", unlösbar verbunden durch die Konjunktion „und", als Element zu nehmen. Sie ist der fundamentale Beziehungsmodus im Ko-respondenzprozeß, durch den allein Konsens als gemeinsam gewirkter und getragener Sinn sich artikulieren und Dissens ertragen werden kann. Intersubjektivität erfordert eine fundamentale Annahme des anderen als den, der er ist, verschieden von mir und mir doch verbunden. Sie gründet in dem Wissen, daß Ego nur möglich ist als Ego *mit* Alter, Ich *mit* dem Anderen.

Da Intersubjektivität in einer Skala von Intensitäten möglich ist und aufgrund des Einflusses „**multipler Entfremdung**" (idem 1987d, 1993e; *Petzold, Schuch* 1991) durchaus nicht in allen Interaktionen vorausgesetzt werden kann, wird sie selbst zum Thema der Ko-respondenz. Gemeinsame Resonanz zu finden, muß vielfach gelernt werden, offene Begegnung ist keine Selbstverständlichkeit und Auseinandersetzung, ohne den Anderen in seiner Integrität zu verletzen, schon gar nicht. Hier wird das Ko-respondenzmodell in seinen Möglichkeiten als methodischer Zugang erkennbar, in dem *die „Methode durch die Methode gelehrt und erlernt wird"* (*Petzold, Sieper* 1972, 1976; idem 1983i, 1985n, 599). Die Methode erschließt Dimensionen der Inhalte und Ziele (z.B. Intersubjektivität und Integrität), weil sie in diesen eingewurzelt ist, und so wird eine „Ziel-Mittel-Divergenz" vermieden. Ko-respondenz als Zweiergespräche oder Gruppenarbeit – beide Formen sind möglich – setzt die Bereitschaft voraus, sich auf sich selbst als Leibsubjekt, sich auf sein biographisches Geworden-Sein einzulassen, um den anderen in eben diesen Dimensionen annehmen zu können. Vertrauen (*confidentia*), Offenheit und Authentizität sind Qualitäten, die ein intersubjektives Klima fördern und die im Prozeß der Ko-respondenz zum Tragen kommen müssen. Durch diese Qualitäten wird die emotionale Sicherheit gewährleistet, durch die ein vorbehaltloses Einbringen in den Ko-respondenzprozeß ermöglicht wird. Sie tragen dazu bei, soziale Komplexität zu reduzieren (*Luhmann* 1978). Wir haben es also mit einem Geschehen zu tun, das wesentlich von emotionalen Komponenten bestimmt ist. Intersubjektivität ist jenseits von emotionalen Qualitäten überhaupt nicht vollziehbar. Aus diesem Grunde ist ein vorwiegend rational bestimmter Diskurs (vgl. *Habermas* 1971) auf Dauer zum Scheitern verurteilt. Das Ko-respondenzmodell macht es aufgrund seines Intersubjektivitätskonzeptes, das die genannten Qualitäten einbezieht, auch nicht erforderlich, eine *kontrafaktische Idealsituation* von Herrschaftsfreiheit anzunehmen. Da Machtstrukturen in der Regel nicht auszuschalten sind, ja, man grundsätzlich überlegen muß, ob es sinnvoll ist, Macht *eo ipso* zu verbannen, scheint es naheliegend, nach Strategien Ausschau zu halten, die Machtstrukturen kontrollierbar machen und die in negativen Erfahrungen mit Machtmißbrauch sozialisierten Ängste abzubauen, damit Macht partizipativ und *synarchisch* verwaltet werden kann (dieses Buch, S. 410ff). Die ko-respondierenden Subjekte müssen ihre persönliche und gemeinschaftliche Mächtigkeit erfahren, die aus der Intersubjektivität, der Verbundenheit in Konsens und Kooperation, erwächst. Diese *Mächtigkeit der Solidarität* (vgl. *Richter* 1974) ist keine herrschaftsfreie, sondern sie gründet auf konzidierter, von Konsens getragener und kollektiv kontrollierter Macht, wie sie z.B. Experten für Fachfragen zugestanden wird, wie sie der Leiter einer Arbeitsgruppe von den Teilnehmern zugebilligt erhält, wie sie in demokratisch arbeitenden Institutionen ein Delegierter als Mandat übertragen bekommt. Der Umgang mit Macht wird umso leichter, je stärker die Beteiligten eine intersubjektive Grundhaltung zueinander haben, Respekt vor der Integrität des Anderen, – auch vor seinem Anders-sein (Wertschätzung ist mehr als Toleranz) – und wenn sie die Entscheidung für *Synarchie* (wie sie ein demokratisches Grundverständnis kennzeichnet) verwirklichen können. Der Konsens über den Wert von *Integrität* macht es auch möglich, Dissens zu ertragen und dennoch in Ko-respondenz zu bleiben.

Intersubjektive Begegnung und Auseinandersetzung, d.h. Ko-respondenz, setzen ein klares *Ich* und *Du* voraus und konstituieren es zugleich. Ich kann meine Identität und Integrität erst in Fülle erfahren und entfalten, wenn ich mit anderen Subjekten ko-respondiere und „die Chance der Begegnung" (*Petzold* 1991b, dieses Buch, S. 781ff) wahrnehme, denn nur durch sie wird die „Verdinglichung des Anderen" – und diese hat letztlich immer Selbstverdinglichung im Gefolge – vermieden und kann verhindert werden, daß Macht Entfremdung produziert.

5.3 Das Thema

Es gibt eine Reihe von Basisthemen, die, wie gezeigt wurde, mit dem Ko-respondenzprozeß selbst verbunden sind bzw. aus ihm hervorgehen, etwa die Art, miteinander umzugehen, miteinander Intersubjektivität zu praktizieren, die Bedingungen gemeinsamen Zusammenseins und Handelns zu reflektieren. Themen/Probleme ergeben sich immer aus Kontexten und ihrer Kontinuumsdimension. 1. *Aspektiv* aus unmittelbar situativen Fragestellungen: Wir befinden uns in einer Situation mit einem aktuellen Problem, oder 2. *retrospektiv* mit weiter im Vergangenheitshintergrund oder 3. *prospektiv* in der Zukunft liegenden Problemen: Wir arbeiten an einem Fragenkomplex, mit dem wir demnächst wieder konfrontiert werden. Die meisten sachbezogenen Inhalte agogischer und inhaltlich ausgerichtete Sequenzen therapeutischer Arbeit liegen auf dieser Ebene. *Kontext/Kontinuum* eines Themas muß, um dieses adäquat zu erfassen, soweit wie möglich in den Blick rücken. Dafür ist es nicht nur notwendig, daß das Thema selbst prägnant ist, es muß auf sein Herkommen und seine Zielsetzung hin untersucht werden. Die Struktur agogischer, ja, wichtiger noch die „therapeutischer Curricula" mit ihrer weitgehend offenen, dynamischen Charakteristik (idem 1988n, 208f) und ihr Zustandekommen muß den Teilnehmern an einem Ko-respondenzprozeß – etwa in einer Therapie- oder Supervisionsgruppe – transparent gemacht werden. Weiterhin müssen die in einem Thema implizierten Zielsetzungen erfaßt werden. Ein Thema nur aus dem Hier-und-Jetzt einer Gruppe abzuleiten und es auf dieses zu begrenzen, greift immer zu kurz, es sei denn, es wird Konsens darüber gewonnen, eine derartige Begrenzung über eine Zeit aufrecht zu erhalten, damit Komplexität reduziert werden kann, um danach wieder einen weiteren Horizont einzubeziehen. Es stellen sich etwa folgende Fragen:

Wie ist es zu diesem Thema gekommen? Ist es tatsächlich unser Thema (d.h. besteht Konsens, über das Thema zu ko-respondieren)? Welchen Hintergrund hat das Thema für den einzelnen, für die Gruppe, für die Institution, in der wir gerade arbeiten? Was sind die Ursachen für die im Thema behandelten Probleme? Welche Relevanz hat das Thema im Kontext unserer Gesellschaft? Wem dienen wir mit der Bearbeitung dieses Themas? usw.

Die „Thematisierung des Themas" bzw. der Themensetzung selber im komplexen Zusammenhang, die Frage nach „den Ursachen hinter den Ursachen" (idem 1989f; 1991c) gehört als „*generelles Thema*" zu den habituellen Schritten im Ablauf des Ko-respondenzprozesses – insbesondere in der Initialphase – und kann von Gruppen, die schon einige Zeit miteinander gearbeitet und eine *komplexe Bewußtheit* für Zusammenhänge entwickelt haben, in der Regel ohne Ausuferung geschehen, so daß die Behandlung des „*spezifischen Themas*" oder Problems nicht leidet. Ein Thema stellt an sich schon, sofern es sich aus einer Situation ergeben hat, erarbeitet werden konnte oder „von außen" vorgegeben wurde, eine Reduktionsleistung dar. In einem Thema werden mehr oder weniger komplexe Zusammenhänge zusammengefaßt. Dieses Faktum erfordert, um Kontext/Kontinuum nicht in unzulässiger Weise auszusparen, eine *Differenzierung* des Themas, auf die eine *Generalisierung* folgt, deren Komplexität im *Ko-respondenzprozeß* in der Regel nicht ohne erneute Reduktionsleistungen gehandhabt werden kann. Es wird *Respezifikation* und handlungsrelevante Neuorientierung erforderlich (vgl. *Luhmann* 1971, 329), aus der sich dann *Integration*, d.h. *Konsens*, *Konzepte* und *Kooperation* ergeben können. Aufgrund ihrer Hintergrundsbezüge und multiplen Kausalstruktur sind Themen vielfacettig und unterliegen im Prozeß der Ko-respondenz einer beständigen Transformation, so daß es aufgrund dieser Metamorphosen (*Petzold* 1990b) exakter ist, von einer „*flexiblen Themenlinie*", einer „*fließenden Narration*", als von einem statischen Thema, einem „*fixierten Narrativ*", zu sprechen (idem 1988n, 204f, 315ff; dieses Buch, S. 688f). Jedes Thema impliziert Konstanz und Variabilität zugleich. Wie weit der Reichtum seiner Variabilität sich entfaltet, die Tiefe seines Hintergrundes erschlossen wird, hängt von der Komplexität der Bewußtheit und dem kreativen Potential derjenigen ab, die mit ihm und über es ko-respondieren.

Die Bearbeitung des Themas bzw. der thematischen Linie erfolgt auf verschiedenen Ebenen: der Sach-, Affekt-, Ziel- und Transferdimension, die ineinander spielen bzw. miteinander ko-respondieren. Der Ko-respondenzprozeß erweist sich hier als die Praxis einer spezifischen *Hermeneutik*, in der durch Begegnung und Auseinandersetzung über die vorfindliche Wirklichkeit konsensueller Sinn gefunden wird, konzeptuelle Klarheit erlangt werden kann, was wiederum kooperatives Handeln ermöglicht (vgl. dieses Buch, S. 163ff).

5.3.1 Die Sachdimension

Sie ist auf die Inhalte und die Sachzusammenhänge gerichtet, wie sie sich als Fakten darstellen. Je prägnanter die Sachdimension eines Themas gefaßt werden kann, desto besser ist die Ausgangslage für seine Bearbeitung. Dabei wird es notwendig, zwischen dem Sinnaspekt und dem Informationsaspekt, der offenen, bewußten und der verdeckten, unbewußten Dimension (vgl. *Luhmann* 1971, 39ff) eines Themas zu unterscheiden. Themen als symbolisch (sprachlich, ikonisch etc.) gefaßte Sinnstruktur und Bedeutungssinn sind von *Inhalt*, *Form* und *Zusammenhang* bestimmt. Der Inhalt, d.h. Bedeutung, die Form gefunden hat (*Petzold* 1990b), die *In-formation*, ist im Zusammenhang sinnvoll. Die informativen, bedeutungstragenden Komponenten eines Themas, die sogenannten „Fakten", gewinnen unter Einbezug der *Affekt-*, *Ziel-* und *Transferdimension* des Themas, d.h. seines Kontext/Kontinuums, Sinn.

Erst das inhaltlich, zeitlich und kontextuell erfaßte Thema wird sinnvoll; die isolierte Information ist „noch nicht Sinn" (*Merleau-Ponty* 1945, 343) und wartet darauf, in einen Sinnzusammenhang gestellt zu werden. Die allgemeine Betrachtung der Sachdimension eines Themas führt als solche noch nicht zur Konstitution vollen Sinnes.

5.3.2 Die Affektdimension

Sie umfaßt die affektive Besetzung, die emotionale Wertigkeit des Themas und damit neben offenbarem auch latenten Sinn. Diese Dimensionen, zu denen auch *Watzlawicks* (et al. 1969) Konzept der Analogiekommunikation zu rechnen ist, liegen nicht immer offen zutage, werden aber von therapeutischen oder agogischen Gruppen, die für diese Ebene sensibilisiert wurden, sehr schnell erfaßt und für die thematische Arbeit ausgewertet. Die Affektdimension wird bestimmt durch die affektiven Erfahrungen, die einzelne Teilnehmer am Ko-respondenzprozeß mit dem Thema im Verlaufe ihrer Biographie gemacht haben und durch den Wertbezug, den sie zu dem Thema entwickelt haben, weiterhin durch die affektive Besetzung, die das Thema für eine Ko-respondenzgruppe insgesamt und für ihren Kontext hat. Die Einbeziehung der Affektdimension, des latenten Sinnes, der unbewußten Motive und Motivationen macht das Thema reicher, die tiefenhermeneutische Arbeit läßt seine Tiefen (*Zacher* 1988) transparenter erscheinen. Dadurch nimmt das Engagement am Thema zu, wird aber, weil die emotionale Ladung gesehen und verbalisiert wird, aus dem Bereich des Unbewußten, Vorbewußten, des Diffusen und Irrationalen genommen und zum bewußten und gezielten Engagement. Mit der Offenlegung des jeweiligen persönlichen, affektiven Bezugs zum Thema, mit der Möglichkeit, unbewußte Anteile aufzudecken, u.a. dadurch, daß Projektionen erkennbar und Übertragungen aufgelöst werden, wachsen Vertrauen und Offenheit in der Gruppe, intensiviert sich das intersubjektive Klima, und es werden die persönlichen Erfahrungen einzelner für den Gesamtprozeß als Ressource erschlossen. Das kommt dem Ko-respondenzprozeß als solchem zugute. Die Ausblendung der Affektdimension (und damit des Leibes), wie sie im Diskurs nach *Habermas* geradezu gefordert wird, ist für ein reduziertes Bewußtheitskonzept kennzeichnend (vgl. hingegen dieses Buch S. 254ff) oder für ein verkürzendes und artifizielles Verständnis von Kommunikation (*Petzold* 1988h).

5.3.3 Die Zieldimension

Diese Dimension des Themas wird aus dem Themenkontext erkennbar, dem *spezifischen*, (d.h. direkt mit den inhaltlichen Aspekten des Themas und seinem unmittelbaren Rahmen zusammenhängend) und dem *übergeordneten* Kontext/Kontinuum, das die Rückbindung des Themas zum allgemeingesellschaftlichen und historischen Rahmen gewährleistet und deutlich werden läßt, in welcher Relation die spezifischen Zieldimensionen des Themas zu übergeordneten Zielen wie Intersubjektivität, Integrität oder engagierter Verantwortung usw. stehen. Die Fragen: *„Welchen spezifischen und welchen übergeordneten Zielsetzungen, wessen Zielen dient das Thema?"* sind in jeder themenzentrierten Ko-respondenz von zentraler Bedeutung. Sie lassen erkennbar werden, ob das *Integritätskriterium*, unter dem jeder Ko-respondenzprozeß steht, gewährleistet ist. Das Integritätskriterium erhält im Ko-respondenzmodell die Stelle, die im „skizzierten Diskurs" *Mosers* (1975, 105) das „Demokratisierungskriterium" einnimmt. Ziele dürfen nicht nur unter dem prospektiven Aspekt des Kommenden gesehen werden, sondern sie entfalten über die Antizipation Wirkungen in der Gegenwart. Es entsteht über Zukunftserwartung und -bewußtsein eine Teleodynamik (*Petzold* 1981k; *Titze* 1979), die genauso Gegenstand von Ko-respondenz werden muß, wie das Herkommen von Zielen unter historischer Perspektive.

5.3.4 Die Transferdimension

Diese Dimension reflektiert die möglichen Handlungskonsequenzen, die ein Thema bzw. die Bearbeitung des Themas implizieren. Sie gewährleistet damit den unerläßlichen Brückenschlag zu kooperativer, kokreativer Praxis unter der Fragestellung: *„Welche Praxisrelevanz hat das Thema?"* – *„Welche Konsequenzen können aus unserer Bearbeitung des Themas gezogen werden, bzw. welche Konsequenzen können und wollen wir ziehen?"* Wenn ein Ziel von Ko-respondenz sein soll, aufgrund von *Konsens* handlungsleitende Kategorien bzw. *Konzepte* und Strategien für *Kooperation* zu bieten, so darf die Transferdimension eines Themas nicht ausgeblendet werden, ja, die möglichen, intendierten und dann tatsächlich realisierten Transferaktionen in das Alltagsleben, in das berufliche und/oder familiäre Feld, müssen mit überdacht und vorbereitet werden. Dabei sollten zwei mögliche Modalitäten im Auge behalten werden: a) *kreative Anpassung* und b) *kreative Veränderung*. Jede Bearbeitung eines Themas kann durch den Prozeß der Bearbeitung selbst und durch die Transferkonsequenzen zu einer problematischen Stabilisierung vorhandener Verhältnisse führen. Zweifelsohne kann es durchaus sinnvoll, ja notwendig sein, Vorhandenes zu festigen und zu bewahren, und dies in möglichst kreativer und optimaler Weise; an Vorhandenes adäquat anzupassen, ist in den Zieldimensionen vieler Ko-respondenzprozesse impliziert, soweit diese Stabilisierung und Anpassung nicht mit dem *Integritätskriterium* kollidiert. Oftmals aber ist die Veränderung herrschender Verhältnisse notwendig, besonders um den Aspekt der Entfaltung von Potentialen, der dem Integritätskriterium inhärent ist, zu gewährleisten. Dann reicht *creative adjustment* (*Perls* et al. 1951) nicht mehr aus und *creative change* (*Petzold* 1970c, 18; *Petzold, Sieper* 1977, 32) wird erforderlich. Die Frage nach den Stabilisierungs- und Anpassungstendenzen eines Themas ist schon in den Fragen der Zieldimension impliziert und erhält für die Transferdimension besondere Relevanz. Diese steht ohnehin am Schluß des Ko-respondenzprozesses und seiner thematischen Linie, so daß sich durch die Vielfältigkeit der Aspekte gerade in dieser entscheidenden Frage eine hohe Prägnanz im Konsens finden läßt. Sach-, Affekt-, Ziel- und Transferdimension spielen im Ko-respondenzprozeß zusammen und gehen in den Kon-sens ein. Sie bilden *eine* Textur, deren Konturen zwar sichtbar gemacht werden können, die sich aber ohne eine gewaltsame und damit das Ganze zerstörende Wirkung nicht auseinandertrennen läßt. Eine derartige zergliedernde Trennung trifft die Komplexität des Gegenstandes genausowenig wie das Ausblenden von Dimensionen, durch das das Kontext/Kontinuum unzureichend erfaßt wird.

Das differenzierte Raster, unter dem ein Thema betrachtet und bearbeitet wird, gewährleistet im Zusammenwirken (*Synergie*) mit den Elementen von Kontext/Kontinuum (5.1) und der intersubjektiven Konstellation (5.2), daß im Ko-respondenzmodell Kriterien, wie sie *Moser* für den „skizzierten Diskurs" postuliert (s.o. S. 113f), mit berücksichtigt werden.

5.4 Prozeß

Es soll im folgenden die Dimension des Ko-respondenzmodells als Prozeßmodell näher betrachtet werden. Seine Elemente *Kontext/Kontinuum*, *Thema* und *intersubjektive Konstellation* wirken in einem strukturierenden Ablauf zusammen. Dieser Verlauf wurde ursprünglich durch die Analyse von Prozessen in aktiven therapeutischen Verfahren herausgearbeitet: der Gestalttherapie von *Perls* (*Petzold* 1973a, 36 ff), dem Psychodrama *Morenos* (ibid 73ff), dem Therapeutischen Theater *Iljines* (ibid. 112f) und führte zur Konzipierung des „*Tetradischen Systems*" der Integrativen Therapie (*Petzold*, *Schulwitz* 1972; idem 1970c). Im Vergleich zu weiteren therapeutischen Verlaufsmodellen, z.B. dem „Erinnern, Wiederholen, Durcharbeiten" der Psychoanalyse *Freuds* (GW X, 126-136), dem „*unfreezing, change, refreezing*" *Lewins* (1963, 262), den Phasenmodellen von Problemlösungsprozessen (vgl. besonders *Rossmann* 1931 und *Rubinstein* 1968, 43) und kreativem Denken (vgl. *Seiffge-Krenke* 1974, 14-43), der Krisentheorie (*Petzold* 1977i, 1991j) und dem Ablauf des Geschehens im klassischen Drama, wurden die Übereinstimmungen so prägnant, daß sich die Hypothese aufdrängte, „die grundsätzliche Identität von dramatischen, kreativen und problemlösenden Prozessen anzunehmen", was ihre Verlaufsgestalt als „dramatische Kurve" anbetrifft (idem 1976b, 186; 1990b, vgl. zum Ganzen *Eisler-Stehrenberger* 1990). Auch das dramatische Modell von *Moreno* (1946) oder *Burke* (1969, vgl. dieses Buch S. 681ff, 685, 690f) und das handlungstheoretische Modell von *Miller*, *Galanter* und *Pribram* (1973) stützt ein flexibles Phasenmodell oder unsere Vorstellungen zu einer aktionalen und gemeinschaftlich getragenen Tiefenhermeneutik (dieses Buch S. 188, 207f).

Da es im Ko-respondenzmodell um die Erarbeitung von Sinn und Bedeutung aus anderem Sinn oder „noch nicht Sinn" oder bedeutungs-losen Zusammenhängen mit der Zielrichtung kooperativer und kokreativer Praxis geht, und dieses oftmals gleichbedeutend mit dem Lösen von Problemen oder der Kreation von neuen Konstellationen ist, war es naheliegend, das „Tetradische System" in der themenzentrierten Arbeit in psychotherapeutischen, soziotherapeutischen, agogischen, Selbsterfahrungs- und Supervisionsgruppen zugrundezulegen, Gruppen also, in denen Ko-respondenz praktiziert wird.

Die Kenntnis des Verlaufs problemlösender und kreativer Prozesse macht die eigene gedankliche Arbeit und affektive Beteiligung in größerem Maße verfügbar als das Diskutieren in einem Diskurs, in dem die Regeln den Prozeß bestimmen und damit immer auch „verknappen" (*Foucault* 1974, 25f), ohne daß die Dynamik des Prozesses berücksichtigt und genützt wird. Sofern es sich um Gruppen handelt, die ein kompetenter Therapeut, Supervisor oder pädagogischer Leiter begleitet, werden die Interventionen transparenter und kann die Gruppe aktiver den Prozeß in die Hand nehmen, ja, werden bei ausreichender Erfahrung der Teilnehmer mit Ko-respondenzprozessen auch die Modelle der „*leaderless group*" oder der Intervision praktikabel. Es sind „*Kompetenzgruppen*", die alle vorhandenen Ressourcen nutzen, etwa im supervisorischen und agogischen Kontext oder in Selbsthilfegruppen, in denen das „*exchange learning/exchange helping*" ko-respondierend geschieht (*Petzold*, *Schobert*, *Schulz* 1991). Das Tetradische System mit *Initial-*, *Aktions-*, *Integrations- und Neuorientierungsphase* hat im agogischen Kontext die Schwerpunkte etwas anders gelagert als im therapeutischen (vgl. dieses Buch, S. 496-501, Abb. 14, 15 u. 16 mit den dazugehörenden Legenden). Was die Arbeitsfor-

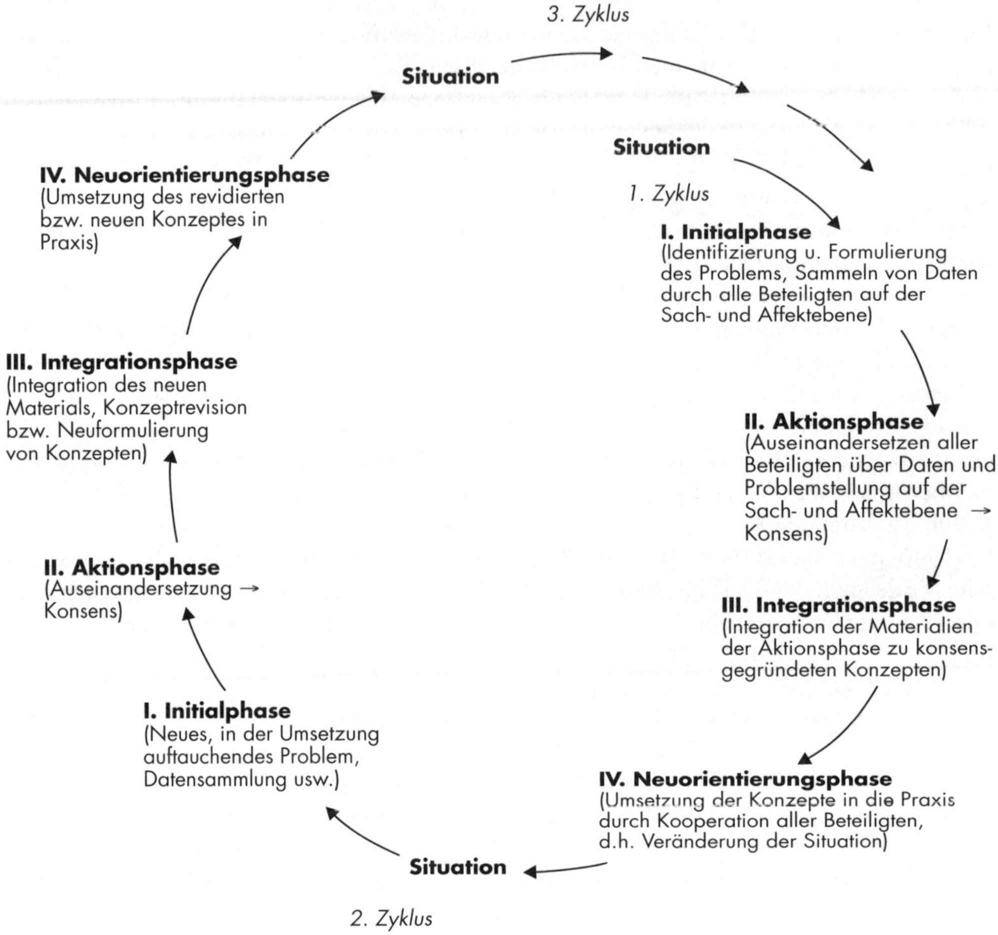

Funktionen der Phasen:

I. Differenzierung → Komplexität
II. Strukturierung → Prägnanz
III. Integration → Stabilität
IV. Kreation → Transgression

Abb. 1: Theorie-Praxis-Zyklus im Ko-respondenzmodell (aus *Petzold* 1973/1980c, 346)

men anbetrifft, so sind dyadisches Gespräch, Kleingruppen-, Großgruppen- und Institutionsarbeit möglich. Beim dyadischen Gespräch treten zwei, in der Gruppenarbeit mehrere Personen *in* einer, *mit* einer, *über* eine Situation (Kontext/Kontiunum) und die in ihr implizierten Themen/Probleme in Ko-respondenz. In der Kleingruppenarbeit sollten nur so viele

Teilnehmer in Ko-respondenz stehen, wie kontextuelle (d.h. thematische und interpersonale) Komplexität absorbiert werden kann. Wo persönliche Beziehung nicht mehr oder nur verdünnt möglich ist, kann auf praktische Intersubjektivität gegründete Ko-respondenz mit all ihren emotionalen Strebungen nicht realisiert werden. Je nach Umfang und Schwierigkeit der Thematik, nach Divergenz der Teilnehmer (Alter, Sprache, Herkommen) und Dauer des Zusammenseins (einmaliger Workshop oder Konsultation, fortlaufende Einzel-und Gruppentherapie, Arbeitsgruppe, Langzeitseminar, Kursprogramm, Klasse) kann die Größe einer Gruppe bis zu zwanzig Teilnehmer umfassen. In der Regel haben optimale Ko-respondenzgruppen zwischen acht und sechzehn Teilnehmer (vgl. zum Ganzen: *Petzold, Schneewind* 1986a). Auf die Arbeit in Großgruppen und Institutionen soll an dieser Stelle nicht näher eingegangen werden (vgl. *Richter* 1989; *Petzold* et al. 1990). Das nachstehend dargestellte „tetradische Modell" zentriert sich hier – obgleich es sowohl für dyadische Situationen (Therapie, Beratung) als auch für Institutionen anwendbar ist – auf Kleingruppenarbeit, die *in praxi* die tiefenhermeneutische (dieses Buch, S. 207), kreativitätstheoretische (*Eisler-Stehrenberger* 1990) und handlungsorientierte (*Tamboer* 1991) Folie zugrundelegt und in der im Sinne einer aktionalen und kooperativen Hermeneutik eines gemeinschaftlichen Problemlösungs- und Kreationsprozesses von allen Beteiligten an der *Wahrnehmung, Bestimmung*, an der *Gestaltung* und *Veränderung* ihrer Situation gearbeitet wird.

5.4.1 *Initialphase*: Differenzierung – Komplexität

Die Initialphase dient zunächst dem *Wahrnehmen* der Situation, des Kontextes, in dem, mit dem und über den ich ko-respondieren will. Wahrnehmung bringt mich in *Kontakt* mit Anderen. Im Kontakt geschieht ein über die Wahrnehmung hinausgehendes *Erfassen* (dieses Buch, S. 170ff), erfahre ich den anderen, erfährt mich der Andere, erfahre ich mich durch den und mit dem anderen, entsteht eine „Chance zur Begegnung" (*Petzold* 1991b, dieses Buch, S. 781ff). Es ergeben sich Berührungspunkte und werden Grenzen gesetzt. In der Kontaktaufnahme arktikuliert sich ein erster, basaler und noch nicht sehr spezifischer bzw. prägnanter Konsens: der Wille oder die Absicht, in eine Form des Austausches zu treten, die sich zur Begegnung, Beziehung, ja, Bindung vertiefen kann (ibid. und idem 1986e). Die Qualität dieses ersten wechselseitigen Austausches bestimmt, ob sich ein Ko-respondenzprozeß entwickeln kann, ob wechselseitige Anerkennung und Wertschätzung auf der Subjektebene gegeben ist. Ein in prä- und periverbaler Kommunikation implizierter Konsens darüber sollte immer explizit gemacht werden: „*Ich* will mit *Dir* hier und jetzt über das Thema sprechen." Hat sich eine Gruppe zusammengefunden mit der expliziten Absicht, ein vorgegebenes Thema zu bearbeiten, so wird dieses zunächst auf dem Hintergrund der Gruppensituation, der „Entstehungsgeschichte" der Gruppe und des Themas untersucht. In diesem gemeinsamen Umgang mit dem Thema wächst das intersubjektive Klima. Ist ein Thema vorgegeben, so werden in der Situation implizierte Themen herausgearbeitet. In der Initialphase kommen folgende Aspekte zum Tragen: *Wahrnehmung, Kontakt, Orientierung, Sichtung des Materials, Reflexion der Materialien, vorläufige Konzept- bzw. Hypothesenbildung, Grobanalyse von Kontext/Kontinuum und der Zielrichtung, Ko-respondenz über das aktuelle Arbeitsklima und die Zielrichtung der Gruppe, Thematisierung des Themas (Metareflexion).* In die Materialsammlung gehen ein: *Sachinformation* (empirisch erhobene Daten, Fachwissen, theoretische Modelle und Konzepte), *Alltagswissen, persönliche Erfahrungen, emotionale und wertende Stellungnahmen.* All diese

Materialien werden im Ko-respondenzprozeß freigesetzt und bearbeitet. Die Initialphase erschließt ein Mehr an Komplexität dadurch, daß die Beiträge zum Thema die Menge an Information erhöhen.

Die Aspekte, die in der Initialphase zum Tragen kommen, entsprechen im wesentlichen denen, die in der *Präparationsphase* von kreativen und Problemlösungsprozessen beschrieben wurden (*Dewey* 1910/1951; *Poincaré* 1913; *Wallas* 1926; *Johnson* 1955, 86; *Gagné* 1959, 160; *Patrick* 1955, 40 usw., vgl. *Ullmann* 1968, 22ff; *Landau*, 1969, 66ff und für unsere Position *Eisler-Stehrenberger* 1990), nur daß gruppen- und interaktionsspezifische Faktoren hinzukommen, wie z.B. Abbau von Ambiguität, Aufbau von Kohäsion, Förderung direkter, offener Kommunikation. Soweit das Thema in der Situation offenliegt, aber auch wenn es „von außen" vorgegeben wurde, erfolgt die Erarbeitung der Themenlinie durch Ko-respondieren, d.h. durch direkte, offene, emotionale Kommunikation, in die alle Kompetenzen und Performanzen (*Petzold* 1988n, 586f, 602f), alles Wissen, alle Regungen, Erfahrungen, Potentiale und die persönliche Lebenspraxis eingehen und zum Gegenstand der Auseinandersetzung werden. Diese Beiträge der Ko-respondierenden erschließen Komplexität im Thema, aber sie können auch das Thema gefährden, wenn sie von ihm abführen, es verändern. Es ist deshalb sinnvoll, *Beiträge*, d.h. informativen Input, vom *Thema* zu unterscheiden, wie *Luhmann* (1971, 329) vorgeschlagen hat. Beiträge können kurzfristig entlang der Themenlinie zu Seitenthemen werden, solange sie auf das Zentralthema bezogen bleiben, es sei denn, es würde aufgrund der Kontextanalyse Konsens darüber erzielt, das Thema zu ändern. Gerade in der Initialphase muß auf diesen Punkt besondere Aufmerksamkeit gerichtet werden, damit das „eigentlich relevante" Thema gefunden werden kann; denn das Finden von Themen bzw. Problemen ist mindestens so wichtig, wie das Finden von Lösungen (*Hilgard* 1959; *Kastner* 1973, 60). Dazu ist es unbedingt erforderlich, das Thema selbst, sein Herkommen, seine Funktion im Kontext/Kontinuum, dessen umfassende Dimension in 5.1 aufgezeigt wurde, zu thematisieren. In der Initialphase laufen deshalb im Hinblick auf Seitenthemen und Kontextanalyse schon Teile oder sogar Gesamtsequenzen von tetradischen Prozessen ab, ohne daß das Zentralthema, die Themenlinie schon die Phase der Präparation verlassen hätten.

Im Verlauf der Materialsammlung in der Initialphase werden die Hintergrunddimensionen des Themas deutlicher. *Differenzierung* erschließt ein Mehr an Komplexität, wodurch die Potentialität für *Prägnanz* wächst, sofern ausreichende Reduktionsstrategien gefunden werden können, die die Vielfalt strukturieren und die In-formation zu Sinnzusammmenhängen verbinden. Diese *kokreative* Verbindung, die sich als ein Prozeß der Gestaltbildung, der Morphogenese sehen läßt (*Petzold* 1990b), in dem vorhandene Informationen in neuen Zusammenhängen, vor neuen Hintergrundfeldern erscheinen, bekannte Strukturen sich auflösen (*unfreezing*, *Lewin*), sich neu und anders gruppieren (*change*) und dadurch in immer komplexeren Informationsverbindungen S i n n aufzuscheinen beginnt, ist *keine additive*. Summen von Information ergeben noch keinen prägnanten Sinn. Es muß ein Zusammenwirken, eine *Synergie* der ko-respondierenden Personen und Elemente erfolgen, damit die Wirkungen eine neue, prägnante und intersubjektiv aufgenommene *Form* bilden, d.h. eine „Gestalt", die durch Inhalte und Bedeutung gefüllt ist (ibid.), einen *Konsens*, der sich als *Konzept* fixieren läßt. Die Verarbeitung der Sachinformation durch die ko-respondierenden Subjekte geschieht als ein komplexes *In-Beziehung-Setzen* von Daten, Kenntnissen, Erfahrungen, Bewertungen und subjektiver Präsenz. Jeder steht für das, was er sagt. In diesem Prozeß der Auseinandersetzung und Begegnung, des Sich-in-Beziehung-Setzens, gewinnt die affektive Dimension größeren Raum. Die in der Gruppenarbeit stimulierten Phänomene der Empathie, der Kohäsion, der Regression, der Spontaneität und Kreativität und die Einbeziehung der Körpersensationen bewirken die Auflösung gängiger Strukturen und schaffen zugleich ein Klima „komplexer Bewußtheit" (dieses Buch S. 243ff), in dem ein Zunehmen holographischer Phänomene zu beobachten ist: Assoziationsreichtum, ganzheitliches Erfassen von Situationen, Synthesebildung (vgl. *Ornstein* 1976, 1989; *Gazzaniga* 1989; *Eccles* 1975). Ist eine gewisse Sättigung durch die Informationsfülle zum Thema eingetreten, so wird zur „*Thematisierung des Themas*" und zur Metareflexion des Arbeitsmodus der Gruppe übergegangen.

5.4.2 *Aktionsphase:* Strukturierung – Prägnanz

Die habituelle Thematisierung des Themas, seines Kontext/Kontinuums und der Zielsetzung der Gruppe bringt einen vorübergehenden Wechsel in der Themenlinie und leitet zur *Aktionsphase* über. Dieser Wechsel bewirkt einen gewissen Abstand vom Ausgangsthema. Das erkannte, formulierte und differenzierte Thema/Problem ruht bzw. steht im Hintergrund oder läuft am Rande mit. Es rückt damit für die analytische Rationalität, die weitgehend summativ, kausalverknüpfend arbeitet, aus dem unmittelbaren Blick, ohne daß es aus dem Auge verloren würde. In dieser, aus der Kreativitätsforschung bekannten „*Inkubationsphase*" (*Wallas* 1926, 24; *Johnson* 1955, 86; *Mednik* et al. 1964, 84), geht der synergetische Prozeß der Gestalt- und der Formbildung weiter (*Köhler* 1947; *Arnheim* 1978; *Petzold* 1990b). Es ist durchaus möglich, „un- bzw. vorbewußtes Weiterarbeiten" (*Kubie* 1966) anzunehmen, allerdings keines, in dem reflexiv-analytisches Denken nicht mehr stattfinden kann (*Hutchinson* 1949). Es geschieht eher ein Zusammenwirken von *konvergentem* und *divergentem*, von rechts- und linkshemisphärischem Denken, ähnlich dem *Permeations*vorgang, wie ich ihn für die Integrative Traumarbeit beschrieben habe (*Petzold* 1977 m) oder in der *Kokreation* bei Gestaltungsprozessen (*Iljine* 1990, *Petzold* 1971k) oder dem ganzheitlichen Geschehen holographischen Lernens (idem 1988n, S. 83 ff), wie es die theoretischen Konzepte *Pribrams* (1979) nahelegen. *Duncker* (1935) und *Wertheimer* (1945/1957) haben das Weiterwirken der geöffneten Problemgestalt im Sinne einer guten Kontinuität auf Prägnanz und Gestaltschließung hin für die Erklärung gedanklicher Produktion herangezogen.

Die „Thematisierung des Themas" führt nach einer Zeit auf dieses zurück, oft als spontane Entwicklung aus dem Gruppenprozeß, indem der eine oder andere Teilnehmer „plötzlich" einen Lösungsaspekt oder eine „neue Sicht" des Themas bzw. der Problemstellung bringt. Derartige persönliche Evidenzerlebnisse (von der Kreativitätsforschung in der *Illuminations-* oder *Inspirationsphase* situiert, Lit. cit. supr., *Eisler-Stehrenberger* 1990) sind aber noch nicht mit Konsens gleichbedeutend. Sie werden Gegenstand der Ko-respondenz. Gerade derartige, inspirative Lösungen bergen eine gewisse Verführung für eine Ko-respondenzgruppe: nämlich sie unproblematisiert als endgültig zu übernehmen. Oftmals kommt es auch gar nicht erst dazu, dadurch daß mehrere konkurrierende Lösungen eingebracht werden, die nebeneinander oder gegeneinander stehen. Da derartige persönliche Beiträge zum Thema bzw. Problem auch an konkrete Personen gebunden sind, überlagern sich die Ko-respondenzebenen. Das synergetische Geschehen in der Aktionsphase ist von solchen Auseinandersetzungen zwischen

Wahrnehmungen, Konzepten, Personen und Subgruppen gekennzeichnet und kulminiert im Moment höchster synergetischer Prägnanz, die über *Wahrnehmen* und *Erfassen* hinaus die Dimension des *Verstehens* eröffnet (dieses Buch S. 173f): im **Konsens**. (Dieser kann auch darin bestehen, daß zum gegebenen Zeitpunkt **Dissens** herrscht, eine différance [**Derrida**], und sich kein Konsens erzielen läßt.) Der Konsens wird zwar *symbolisch* (sprachlich, ikonisch etc.) gefaßt – ermöglicht damit auch ein *Erklären* (dieses Buch, S. 175) – aber bezieht auch qualitativ andere Ebenen ein, wie jedes Ereignis von *vitaler Evidenz* (*Petzold*, *Sieper* 1977, 27; dieses Buch, S. 694). Er ist mit Gefühlen von Entlastung, Befreiung, Gemeinsamkeit, Atmosphären von Zugehörigkeit, Zufriedenheit verbunden, die sich nonverbal in Mimik, Gestik, körperlicher Nähe zeigen können und die insgesamt eine veränderte Bewußheitslage ausdrücken.

In diesem Kulminationspunkt der *Synergie* in der Aktionsphase steht das Thema „in seiner ganzen Breite“, die Lösung vor ihrem gesamten Hintergrund da, der in seiner Komplexität und Generalität qualitativ und ganzheitlich (*übersummativ*), differenziert und quantitativ mit seinen Elementen (*summativ*) erfaßt wird. Diese Situation erfordert eine Respezifizierung, eine Fixierung des Konsenses, eine Integration des im Ko-respondenzgeschehen der Aktionsphase hervorgebrachten Materials an Fakten, Wertungen, persönlichen Äußerungen, eine Klärung, Festigung und Sedimentierung (*refreezing*, *Lewin*) in der *Bewußtheitslage* des einzelnen und der Gruppe.

5.4.3 *Integrationsphase:* Integration – Stabilität

Diese Aufgabe der kritischen Auswertungen kommt der Ko-respondenz in der Integrationsphase zu. Sie hat zum Ziel, Veränderungen in der Bewußtheitslage prägnant zu machen, den S i n n des Geschehens, seine Bedeutung hervorzuheben, das Erarbeitete kritisch zu bewerten und zu Handlungskonsequenzen überzuleiten. Die Lösung(en) oder zentralen Gesichtspunkte des bearbeiteten Themas werden symbolisch – in der Regel sprachlich – prägnant gefaßt, so daß auch im Hinblick auf die Formulierung Einigkeit besteht. Dieser „*elaborierte Konsens*“, der die Dimension des *Verstehens* und *Erklärens* der hermeneutischen Arbeit herausstellt (dieses Buch, S. 173ff), kann, soweit er Zusammenhänge begrifflich faßt, die für die Ko-respondenzgruppe längere zeitliche Geltung zu haben versprechen, oder Lösungen auf Fragen bietet, die in anderen Ko-respondenzgruppen thematisiert werden, als *Konzept* gelten. Konzepte sind demnach begriffliche Darstellungen von Wirklichkeit, die aus der Auseinandersetzung mit ihr und über sie hervorgegangen sind. Sie sind symbolische – zumeist sprachliche – Fixierungen von gedachter, gefühlter, gehandelter Erfahrung, und sie müssen in jeweils neuen Prozessen von Ko-respondenz für das persönliche Leben und Handeln derjenigen, die sich mit ihnen auseinandersetzen, bestätigt werden.

Die Ausarbeitung der *Konzepte* in der Integrationsphase, ihre kritische Reflexion und Überprüfung im Hinblick auf die Ausgangslage und die in der Initialsituation avisierten Zielsetzungen, entsprechen der in der Kreativitätsforschung beschriebenen *Elaborations-* bzw. *Verifikationsphase* (Lit. cit. supr.). Sie kann sich durchaus als Initialphase für neue Ko-respondenz, einen neuen Zyklus in der „hermeneutischen Spirale“ (dieses Buch S. 162ff) erweisen, wenn die Ergebnisse der kritischen Reflexion (z.B. im Hinblick auf das spezifische Thema oder auf das übergeordnete Integritätskriterium) nicht genügen oder wenn sich keine oder nur ungenügende Aspekte für ihre Umsetzung in Handeln finden. Die integrative Leistung, die eine

Gruppe im *elaborierten Konsens* erbracht hat, verweist auf den Kontext, aus dem Thema bzw. Problem hervorgegangen sind. Dieser hat Problemkonstellationen „in den Weg gestellt". Durch Analyse, hermeneutische Durchdringung und sprachlichen Konsens allein aber werden Probleme nicht „aus dem Weg geräumt". Zielvorstellungen müssen realisiert, in Kontext/Kontinuum transferiert werden, um diese zu ändern, soweit dies erforderlich ist. Da die Teilnehmer selbst integrierter Bestandteil des Kontextes sind, ist ihre veränderte Bewußtheit schon Veränderung von Kontext/Kontinuum – ein Resultat des Ko-respondenzprozesses –, und sie wird, soweit sie sich in Handlungen konkretisiert, zu umfassenden Veränderungen von Kontext/Kontinuum führen können. Die Integrationsphase bereitet deshalb auch *Kooperation* vor. Das geschieht nicht allein durch Aufgreifen der Transferdimension des Themas (vgl. 5.3.4), sondern auch durch die Art der Gruppenarbeit selbst: durch emotionales Teilnehmen an der Erfahrung des anderen und Offenlegungen des eigenen Erlebens (*sharing, self-disclosure*), durch Rückmeldung von Beobachtungen (*feedback*), durch Klärung der Beziehungen (*analysis*, vgl. *Petzold* 1973a). Durch die Artikulation von Koexistenz bzw. Intersubjektivität im Konsens – was zugleich eine Affirmation ist – wird die Gruppe selbst integriert, eine tragfähige Einheit, die aus gemeinschaftlicher Bewußtheit das Potential zu solidarischem, sinn- und wirkungsvollem Handeln gewinnt.

5.4.4 *Neuorientierungsphase:* Kreation – Transgression

In der Neuorientierungsphase wird der Konsens in seiner Handlungskonsequenz ausgearbeitet als *Vorbereitung* von kooperativem Handeln (z.B. durch Simulationsverfahren, Plan- und Rollenspiel, Soziodrama, Behaviourdrama u.ä., *Petzold* 1973d, 1979k) und darauf folgend durch *Transfer* in den Ausgangskontext, die Alltagssituation in Beruf, Familie, Hochschule usw. Die Planung und Durchführung solchen Transfers erfordert wiederum Ko-respondenzprozesse, die als tetradische „Seitenlinien" zum Hauptprozeß verlaufen und diesen vorantreiben. In der Neuorientierungsphase müssen die Zielsetzungen klar formuliert sein, die Zielrichtungen als Rückwirkung auf den Kontext/Kontinuum in ihren Modalitäten *creative adjustment* oder *creative change* festgelegt werden, die vorhandenen Möglichkeiten im Kontext geprüft und eine zeitliche Planung der Realisationsschritte erarbeitet werden. Immer, wenn ein Ko-respondenzprozeß in der Neuorientierung über Planung und Simulation hinausgeht und verändernd in Situationen eingreift, wird er zu einem *Projekt*, das neue Probleme aufwirft, neue Konzepte erforderlich macht und ein neues Handeln nach sich zieht. So entwickeln sich Ko-respondenzsequenzen und -gefüge, die durch Konsens getragen sind, und in denen sich neuer Konsens artikuliert. Deshalb sind Ko-respondenzprozesse grundsätzlich schöpferische Prozesse, *Kokreation* (idem 1971k, 1990b; *Iljine* 1990). Sie reduzieren Komplexität und erschließen sie zugleich, sie stecken einen Horizont ab und eröffnen damit neue, sie schaffen für eine Zeit fixierte Konzepte, durch die dann wiederum ein Mehr an fließender Wirklichkeit erschlossen werden kann. Therapeutische, agogische, kreative und Problemlösungsprozesse sind *„open ended"*, ein *„heraklitischer Fluß"* (*Petzold, Sieper* 1989b). Wie die Problematisierung in der Aktionsphase nach Integration ruft und diese Neuorientierung hervorbringt, so führt die Ausrichtung auf Neues wiederum zu Problematisierung, zu Integration und so fort. Es ist daher nicht ausreichend, einen *triadischen* Prozeß anzunehmen wie z.B. „Erinnern, Wiederholen, Durcharbeiten" *(Freud)*. Es muß eine vierte Phase bewußt entschiedener und im Handeln realisierter (Rück)wirkung auf den Kontext einbezogen werden; es genügt auch nicht, bei der Triade „*unfreezing, change, refreezing*" (*Lewin*) oder dem letztlich triadischen Prozeßmodell von *Perls* (1969) zu bleiben. All diesen Modellen eignet, daß sie ausschließlich auf eine Stabilisierung des homöostatischen Gleichgewichts des Organismus (*Perls* 1975), des „quasi-stationären Gleichgewichtes" im Lebensraum des Menschen (*Lewin* 1963, 262; vgl. *Walter* 1977, 196 ff) gerichtet sind, d.h. aber auf eine optimale *Anpassung* des Individuums an bestehende Verhältnisse. Es ist bezeichnend, daß *Perls* et al. (1951) über den Begriff des *creative adjustment* nicht hinausgekommen sind und die Vertreter der *Lewin*schule ihr Konzept der Veränderung in erster Linie als Veränderung der Person im Umfeld (=Anpassung), aber nicht als Veränderung des Umfeldes durch die Person begreifen (vgl. *Schein* 1975, 128). Selbst der Aktionsforschungsansatz und die Technologie des Wandels sozialer Systeme (*planned change*) der *Lewin*schule (vgl. *Bennis, Benne, Chin* 1975; *Lippitt, Watson, Westley* 1958) hat es vermieden, den gesamtgesellschaftlichen Kontext und die historischen Zusammenhänge zu problematisieren (vgl. *Moser* 1975). Die Modalität der vierten Phase des tetradischen Prozesses kann durchaus die „kreativer Anpassung" sein, aber sie darf es nicht grundsätzlich und ausschließlich sein. Da jedes Thema aus einem Kontext/Kontinuum hervorgegangen ist und in dieses zurückgeht, ist damit das Potential einer möglichen und intendierten Veränderung von Kontext/Kontinuum gegeben. Die vierte Phase des tetradischen Prozesses beinhaltet derartige verändernde Rückwirkungen, soweit die Gewährleistung oder Förderung von Integrität sie erforderlich machen. Die aus Ko-respondenz resultierende und auf Konsens gründende Ko-operation hat gerade dieses Ziel. Insbesondere die Teilnehmer an therapeutischen, agogischen, Selbsterfahrungs- und professionellen Arbeitsgruppen dürfen nicht nur darauf gerichtet sein, Vorhandenes abzubilden bzw. zu reproduzieren oder sich wie Objekte im übergeordneten, gesellschaftlichen Kontext zu verhalten, sondern sie sollten sich als Subjekte im Kontext/Kontinuum verstehen, die durch ihre Bewußtheit und ihr Handeln (aber natürlich auch unter negativem Aspekt, durch ihre Verblendung, Konformität oder Passivität) für dieses konstitutiv sind. Bei Teilnehmern an Therapiegruppen (*Besems* 1977b) kommt die Modalität des *creative adjustment* häufiger zum Tragen, als die des *creative change*, weil sie oft von ihrer Ressourcenlage (*Jerusalem* 1990) schlecht ausgestattet sind. Die Transfer- und Realisationsstrategien der Neuorientierungsphase sind an den Aufgaben, Notwendigkeiten und Möglichkeiten der Ko-respondenzgruppe orientiert.

Wo immer es um kreative Veränderung im übergeordneten Kontext/Kontinuum geht, wird der Prozeß der Ko-respondenz in politische Aktion, und damit verbunden, in konkretes, gesellschaftsrelevantes Handeln einmünden, was in Form von Projektgruppen, Bürgerinitiativen, Öffentlichkeitsarbeit, Demonstrationen, Organisation in Berufsverbänden und politischen Gruppen sowie durch konkrete Arbeit in spezifischen gesellschaftlichen Problemfeldern[9] geschehen kann.

Wo kreative, kokreative Veränderung einer spezifischen Problemsituation als Resultat eines Ko-respondenzprozesses ansteht, ist Auseinandersetzung „vor Ort" erforderlich, was letztlich bedeutet, daß in der Neuorientierungsphase Ko-respondenzprozesse im Alltag zu initiieren sind.

Wo ein Sachthema in einer Ko-respondenzgruppe erarbeitet wurde, das keine unmittelbare kooperative Aktion nach sich zieht oder Handlungskonsequenz ermöglicht, ist zumindest die

Frage zu stellen: *„Wie wirkt sich dieses Ergebnis auf meine/unsere Lebenspraxis, Kenntnis, Kompetenz aus?"*

Die Umsetzung von *Konsens* und *Konzepten* durch kooperatives Handeln in die Praxis des Lebenskontextes, wie sie in der Phase der Neuorientierung – und in dieser geschieht *„Bewährung"* im Sinne von *James* und *Popper* – intendiert wird, stellt also eine Rückwirkung auf den Lebenszusammenhang dar, aus dem das Thema oder Problem hervorgegangen ist und bekundet damit die *Einheit von Theorie und Praxis*, die sich im gesamten Ko-respondenzprozeß finden läßt.[10] Die in den Transferaktionen der Neuorientierungsphase mit den erarbeiteten Konzepten gewonnenen Praxiserfahrungen führen in weiteren Ko-respondenzprozessen zu ihrer Bestätigung oder Revision. Die Phase der Neuorientierung ist damit regelhaft eine *Initialphase* für einen neuen Ko-respondenzprozeß, so daß Konzepte laufend präzisiert, verändert, beiseitegelegt werden und eventuell Theorien als „Gefüge von Konzepten, als Destillate von Konsensfindungen" herausgebildet werden können, die weitere, bessere Praxis ermöglichen.

5.4.5 Kontinuität und Diskontinuität im Ko-respondenzprozeß

Es dürfte aus der Darstellung des tetradischen Ablaufs des Ko-respondenzprozesses schon deutlich geworden sein, daß die Phasenfolge nur eine bedingte Kontinuität aufweist und Sprünge, Abbrüche, Blockierungen, Oszillationen zwischen Phasen, Repetitionen, Parallelführungen möglich sind. Ein Prozeß kann über die Initialphase nicht hinauskommen, er kann mit der Aktionsphase abbrechen, zwischen Aktions- und Initialphase hin und her pendeln usw. Ko-respondenzprozesse sind von Kontinuität und Diskontinuität gekennzeichnet. Das Zusammenwirken von Kontinuität und Diskontinuität, das sich allenfalls in Wahrscheinlichkeiten bestimmen läßt, erschließt – wie das Zusammenwirken von divergentem und konvergentem Denken – schöpferische Möglichkeiten und erfordert sie zugleich.

Das Phasenmodell hat einen *heuristischen Wert*, indem es eine Leitlinie bietet, die im Prozeß der Ko-respondenz eine Standortbestimmung ermöglicht, die weiterhin Blockierungen und fruchtlose Repetitionen erkennbar macht und eine Richtung anzeigt, in die fortgeschritten werden kann. Es reduziert Komplexität und macht Diskontinuität bis zu einem gewissen Grade bestimmbar (z.B. dadurch, daß Konsens gefunden wird, eine Parallelführung aufzugeben, einen blockierenden Themenaspekt zurückzustellen u.a.m.).

Das Phasenmodell hat einen *normativen Wert*, weil es eine Konsens- und Kooperationsintention dadurch impliziert, daß die ko-respondierenden Subjekte *Sinn*, wie er in der Integrationsphase prägnant wird, und Handlungskonsequenzen, wie sie in der Neuorientierungsphase realisiert werden, *wollen*. Ko-respondenzprozesse haben mit *Sinnfindung* (Kompetenzgewinn) und *Handlungsgewinn* (Performanz) Zielsetzungen, auf die sich diejenigen verpflichten, die in Ko-respondenz eintreten.

Das Phasenmodell hat einen *konstitutiven Wert*, weil, wenn immer der Ko-respondenzprozeß insgesamt durchlaufen wird, *Konsens* und *Praxis* konstituiert werden, d.h. daß Wirklichkeit begriffen und gestaltet wird, daß Probleme erfaßt und gelöst werden, daß in einem *kokreativen* Akt von *Synergie* die Elemente des Ko-respondenzprozesses eine neue Ganzheit konstituieren. Kontinuität und Diskontinuität kennzeichnen aber nicht nur den Prozeßverlauf, sondern auch die Bewegung (Gewichtung, Frequenz) seiner Elemente: Ego mit Alter (Ich und

Du, Ich und Wir/Gruppe, self and other), Kontext/Kontinuum, Thema. Wenn auch eine kontinuierliche Balance zwischen diesen Elementen entlang des Prozesses angestrebt wird und auch häufig möglich ist, so kommt es doch oft genug zu Verlagerungen des Schwerpunktes, zu einseitigen Gewichtungen, die sich durchaus nicht immer abträglich für die Zielsetzungen auswirken. Wichtig ist nur, daß derartige Verlagerungen – genau wie Stagnationen und Deviationen im Prozeß – erkannt, thematisiert und integriert werden. Dies ist nur möglich, wenn in der Gruppe ein hohes Maß an *komplexer Bewußtheit* (dieses Buch, S. 243f) für den Prozeß und seine Elemente, an Verantwortung für das Geschehen und an Konsens- bzw. Entscheidungsfähigkeit vorhanden ist. In der Regel erfordern diese Qualitäten einige Schulung und Erfahrung mit dem und durch das Ko-respondenzmodell. Eingespielte, in Ko-respondenzprozessen erfahrene und kompetente Gruppen vermögen sehr schnell zu bestimmen, in welcher Phase des Prozesses sie sind, ob die Balance der Elemente „stimmt" oder in welcher Weise sie sich verschoben hat, wie intensiv das intersubjektive Klima in der Gruppe ist, wie gut die gemeinsamen Ressourcen und Kompetenzen genutzt werden, so daß eine *Verbundkompetenz*, „joint competence" (*Petzold*, *Lemke* 1979) entsteht und ein „*exchange learning/exchange helping*" erfolgt, wie es für gute Therapiegruppen (*Petzold*, *Schneewind* 1986a), aber auch für Supervisionsgruppen (idem 1989i, 1990o; dieses Buch, S. 947ff) und nicht zuletzt für Selbsthilfegruppen kennzeichnend ist (*Petzold*, *Schobert* 1991). Diese „Kompetenz zur Ko-respondenz" entwickelt sich durch das Erleben und Vollziehen von Ko-respondenzprozessen, in denen ein erfahrener Gruppenleiter Regulationsfunktionen wahrnimmt. Im wesentlichen besteht diese Regulation in Interventionen, die Komplexität reduzieren und/oder erschließen, die Diskontinuität aufzeigen und Balance zwischen den Elementen fördern und die schließlich immer dann Warnsignale setzen, wenn die intersubjektive Ebene verlassen und damit *Integrität* gefährdet wird.

Über die Eigenschaften eines solchen Leiters, seine Fähigkeit zur teilnehmenden Beobachtung, zur *selektiven Offenheit* und zum *partiellen Engagement*, insbesondere aber seine Bereitschaft und Möglichkeiten, *Intersubjektivität* zu praktizieren, ist an anderer Stelle geschrieben worden (*Petzold* 1980g, 1986e, 1990c, 1991b), so daß hier weitere Ausführungen nicht erforderlich sind. Es soll nur betont werden, daß mit fortschreitender Kompetenz der Teilnehmer die „leitende Funktion" des Gruppenleiters immer mehr gegenüber seiner Partizipation zurücktritt und die Gruppe als „*Kompetenzgruppe*" nach dem Prinzip der „gemeinsamen Kompetenz" bzw. „Verbundkompetenz" (*joint competence*) ko-respondieren kann, nicht nur, weil die *Sachkompetenz* der Teilnehmer durch die Bearbeitung von Themen entwickelt wurde, sondern auch ihre *persönliche* und *soziale Kompetenz*, die Fähigkeit zu komplexer Bewußtheit, engagierter Verantwortung und intersubjektiver Kommunikation (idem 1988n, 586ff, 602f). Die Methode und die in ihr implizierten zentralen Inhalte und Ziele sind durch die Methode selbst vermittelt worden.

6. Bemerkungen zur Ko-respondenz von Theorie-Praxis

Es ist in dieser Arbeit immer wieder das Verhältnis von Theorie und Praxis angesprochen worden. Dieses Verhältnis wird selbst als Ko-respondenzverhältnis bestimmt, als ein beständiges Respondieren des einen Bereiches auf den anderen, aus dem Neues geboren wird. An dieser

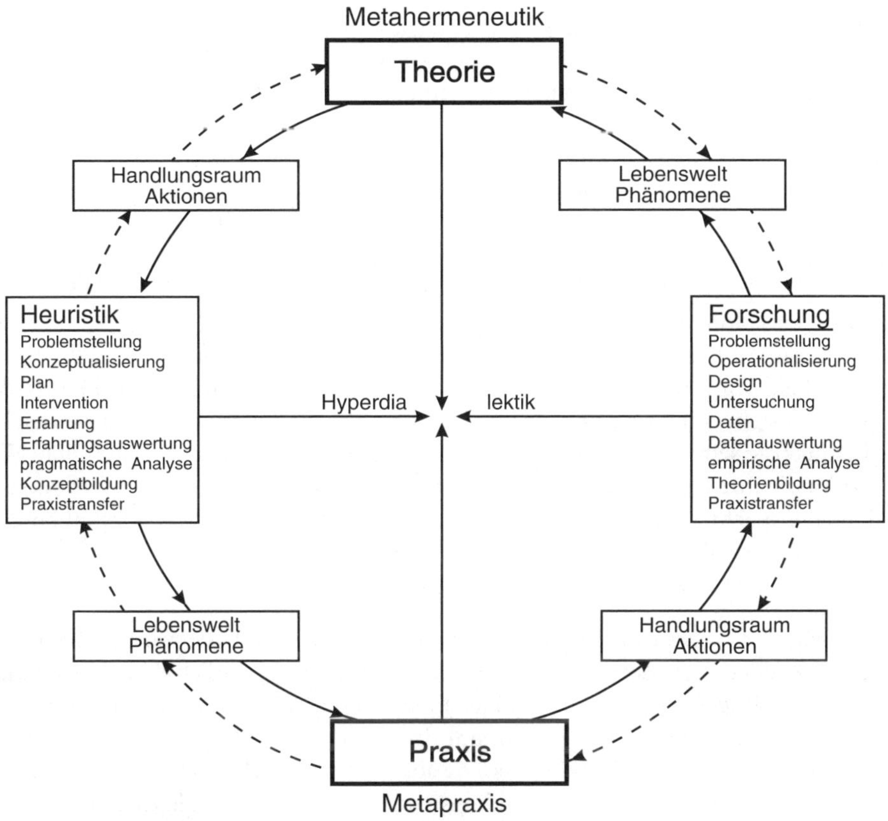

Abb. 2: Generatives Theorie-Praxis-Modell für heuristik- und forschungsgegründetes Erkennen und Handeln

Stelle kann das Theorie-Praxis-Problem über die schon gegebenen Perspektiven hinaus nicht weiter entfaltet werden. Es sei nur zusammenfassend vermerkt, daß in der Integrativen Therapie das dialektische bzw. ko-respondierende Verhältnis von Theorie und Praxis als die Quelle des Weltverständnisses und der Wirklichkeitsgestaltung angesehen wird. Die Praxis wird als Grundlage von Theorie und die Theorie als Grundlage von Praxis gesehen. Sie konstituieren sich wechselseitig und bilden somit eine *Einheit*.

Theorie, die Praxis auslegt, wird damit selbst praktisch, und Praxis, die in Theorie gründet, wird, indem sie diese umsetzt, selbst theoriestiftend. Die Betrachtung dieser beständigen Ko-respondenz zwischen Theorie und Praxis konstituiert das, was wir als *Metahermeneutik* bezeichnen: das Wahrnehmen, Erfassen, Verstehen und Erklären des Interpretationsprozesses selbst, und begründet das, was wir als *Metapraxis* bezeichnen, eine Tätigkeit, die darauf gerichtet ist, die Strukturen des Handelns selbst zum Gegenstand des Tuns zu machen, und das ist Generierung von Theorie. Dabei werden zwei Strategien des Erkenntnisgewinns über die Realität – was immer zugleich auch Beeinflussung von Realität ist – von zentraler Wichtigkeit: *empirische Forschung* nach dem an den Fallibilismus von Peirce anschließenden Falsifikationskriterium (*Popper*, *Lakatos*), die allerdings immer kritisch auf ihre Voraussetzungen hin befragt werden muß (*Adorno* et al. 1972; *Holzkamp* 1972) und zum anderen durch *systematische Heuristiken* (*Petzold* 1991k, dieses Buch S. 394; *Bromme*, *Hömberg* 1977; *Müller* 1970), die – nicht vom Zwang methodischer Akkuratesse (*Feyerabend* 1977) gebunden – sich Problemen in kreativer Freiheit (*Rogers* 1990; *Metzger* 1962; *Wertheimer* 1957) nähern kann. Wenn das Feld empirischer Forschung mit dem Feld systematischer Heuristik in Ko-respondenz steht, kann sich eine Dialektik entwickeln, die äußerst fruchtbar werden kann und sich beständig selbst zu übersteigen vermag in einer *Hyperdialektik* (*Richir* 1986; *Taminiaux* 1986), die ihre eigenen Voraussetzungen selbst zum Gegenstand ihrer Reflexion und ihres Handelns macht. In „angewandten Humanwissenschaften" ist die Verschränkung von Heuristik und Forschung genauso ein Desiderat, wie die von Theorie und Praxis unverzichtbar ist.

Betrachtet man die Prozesse des Erkenntnisgewinns in forschungsbasierten oder heuristikgegründeten Modellen (vgl. Abb. 2), so fallen die „strukturellen Ähnlichkeiten" auf: von der Problemstellung ausgehend wird versucht, die Fragestellungen zu strukturieren, planvoll vorzugehen, weitere Materialien zu sammeln, um Fakten (Daten, Erfahrungen) zur Verfügung zu haben, die ausgewertet werden können. Die ausgewerteten Fakten ermöglichen aufgrund dieser Analyse Theorien- bzw. Konzeptbildung und fundieren Praxis, die zu neuen Problemstellungen führt und einen neuen Zyklus im Spiralprozeß des Erkenntnisgewinns eröffnet – es sei an *Eigens* „Hyperzyklus" (*Eigen*, *Schuster* 1977) erinnert, aber auch an *Lewin* (1963, 284f): „Eine vernünftige Sozialtechnik schreitet daher in einer *Spirale* von Schritten voran, deren jeder aus einem Kreis von Planung, Handlung und Tatsachenfindung über das Ergebnis der Handlung zusammengesetzt ist" (meine Hervorhebung).

Ein solcher Zyklus heuristischen oder empirisch-forschenden oder beides in einer *metahermeneutischen Überschreitung* verbindenden Vorgehens steht im übergeordneten Theorie-Praxis-Zyklus: Praxis wirkt in die Lebenswelt, trifft auf Phänomene und verändert die Wirklichkeit mit unterschiedlicher Reichweite. Die Gesetzmäßigkeiten dieser Veränderung werden von Heuristiken in theoretische Konzepte gefaßt. Theorie ermöglicht damit einen

Zugriff auf die Lebenswelt (Abb. 2), der seinerseits veränderungswirksam wird, wenn er über Forschung die Gesetzmäßigkeiten der Lebenswelt erhellt und Aktionen im Handlungsraum fundiert, also verändernd auf Praxis wirkt, womit ein neuer Zyklus, eine neue Windung in der Spirale von Theorie und Praxis beginnt und eine immer komplexere, weiter ausgreifende Praxis in Richtung auf eine Metapraxis (*Petzold* 1993d) möglich wird, die bis in Gesellschaftsstrukturen hineinzuwirken vermag (dieses Buch, S. 410ff).

7. Das Problem der „funktionalen Ko-respondenz"

Primordiale Ko-respondenz ist eine Modalität unserer Existenz in der und mit der Welt. *Intersubjektive Ko-respondenz* ist eine Modalität sinn- und handlungsorientierter zwischenmenschlicher Koexistenz. Beide Modalitäten erfordern *unmittelbaren* Kontakt, Begegnung, Beziehung und führen zu unmittelbaren Erfahrungen von Konsens, Kooperation, Kokreation. Wo immer diese *Unmittelbarkeit* bzw. Direktheit in der Kommunikation (*Petzold* 1973f) nicht gewährleistet ist, wo mein Gegenüber nicht leibhaftig präsent *„une présence"* *(Marcel)* ist, kann sich intersubjektive Ko-respondenz nicht realisieren. In Großgruppen und Institutionen ist daher Ko-respondenz in der intersubjektiven Modalität nicht oder nur eingeschränkt möglich, weil die Chancen geringer sind, daß konkrete Begegnungen stattfinden. Die Beziehung zwischen Organisationen ist zwar auch sinngesteuert (idem 1990o, dieses Buch, S. 509ff), sofern diese in einem Gefüge aufeinander bezogener Einheiten stehen, jedoch ist dieser Sinn ein *funktionaler* und entbehrt dieser Bezug der leibhaftigen Unmittelbarkeit personaler Begegnung; er hat eine andere Qualität: die von *Objektrelationen* oder *sachlicher Funktionalität* (*Petzold* 1970c; *Besems* 1977a). Objektrelationen aber müssen von einer „Sorge um die Dinge" (*Petzold* 1988p, 1983b, 1991b) getragen sein, von einer Bewußtheit um die gemeinsame Basis der *Koexistenz*. Sachlich-funktionale Beziehungen müssen ein intersubjektives Fundament, ein Bewußtsein für das *Consorsprinzip* („Mensch wird man und bleibt man nur durch Mitmenschen") haben, nur dann kann *Integrität* gewährleistet werden. Wo immer dies gegeben ist, ist es möglich, von *funktionaler Ko-respondenz* zu sprechen. Sie muß von koexistiver Bewußtheit unterfangen sein, und es muß in ihr *die intersubjektive Grundhaltung* der Teilnehmenden *unterstellt* werden, weil die unmittelbare Ko-respondenz nicht mehr von jedem direkt erfahren werden kann. Opazität, Ambiguität und Komplexität steigen. Dadurch werden die Reduktionsleistungen, die der einzelne erbringen muß, höher. Damit steigen auch die Anforderungen, die an das Vermögen zu *„komplexer und integrierter Bewußtheit"*, die Bereitschaft zu *„engagierter Verantwortung"* und an *„kooperative Solidarität"* gestellt werden. Die in Partner- und Kleingruppenko-respondenz erfahrene und praktizierte Intersubjektivität muß eine solche Valenz und Kraft zur Generalisierung haben, daß die aus kommunikations- und handlungspraktischen Gründen in Großgruppen und Institutionen technischer werdenden Abläufe und Entscheidungen konsensfähig bleiben, weil sie durch *Vertrauen* (*Luhmann* 1978) getragen und intersubjektiv gegründet bleiben.

Das impliziert ein hohes Maß an *Synarchie* (dieses Buch, S. 410ff), d.h. die Partizipation an der Ausübung und Kontrolle von Macht durch möglichst viele. *Funktionale Ko-respondenz* ist daher in sich immer problematisch und bedarf der beständigen Problematisierung in intersubjektiver Ko-respondenz zwischen Partnern und Gruppen, denn in dem Moment, wo das intersubjektive Engagement, die direkte Kommunikation und Partizipation in einer funktionszentrierten Sozialtechnologie versanden, treten mit dem „funktionalen Optimum" die Verdinglichung und Entfremdung (*Petzold, Schuch* 1991, idem 1993d) auf den Plan, werden Menschen zu Karteikarten und Nummern, werden Freiheit und Brüderlichkeit zu Leerformeln, wird Gleichheit und Integrität gefährdet. Hier liegen in der Tat die berechtigten Bedenken von *Habermas* gegen funktionalistische Theorien wie die Systemtheorie (und sie gelten in gleicher Weise für die Feld- und Gestalttheorie und bestimmte Formen des Strukturalismus, z.B. *Piagets* Position, anders aber *Althusser* oder *Foucault*), so lange eine inhaltliche Diskussion um Werte, Ethik (dieses Buch, S. 412ff) und eine Festlegung und Verpflichtung auf Inhalte, Ziele, Zwecke, nebst einer sorgfältigen Auswahl zielkompatibler Mittel (Methoden, Techniken, Medien, Formen, Stile, vgl. *Petzold, Schneewind* 1986a, dieses Buch, S. 507ff) ausgeblendet bleiben.

Diese Verpflichtung impliziert, daß Inhalte sich in Handlungen konkretisieren, denn „*Freiheit existiert nur als Praxis von Freiheit*" (*Merlau-Ponty* 1945), und ein gleiches kann von Verantwortung, Intersubjektivität u.ä. ausgesagt werden. *Der Ko-respondenzprozeß ist immer selbst Praxis. Er entspringt Handlung und er mündet immer in Handlung ein.* Er „bleibt nicht theoretisch, sondern fordert, daß theoretische Konzepte als persönliche Stellungnahme formuliert werden, in der persönlichen Lebenswirklichkeit fundiert sind und in der Lebenspraxis zum Tragen kommen" (*Petzold, Sieper* 1977, 32). Diese Dimensionen drohen in Großgruppen, Großinstitutionen und -organisationen, in Makrosystemen also, verlorenzugehen. Auch Demokratien – ganz gleich in welcher Prägung – und demokratische Institutionen stehen in diesem Dilemma, das sicherlich nicht, wie *Luhmann* es intendiert (und hier liegt die Schwäche seines Ansatzes), durch immer perfektere Strategien der *Komplexitätsreduktion*, Komplexitätserschließung und des Kontingenzmanagements gelöst werden kann. Eine Lösung läge in der Entscheidung, wieviel an Komplexität man zulassen will oder ggf. im Verzicht auf Komplexität (vgl. *von Hentig* 1975, 121 ff).

Dieses Dilemma erfordert die *Praxis von Intersubjektivität* im institutionellen Alltag, die Problematisierung, Bewertung und Kontrolle von Makrosystemen (Militär, Verbände, Wirtschaftsunternehmen, Bildungsinstitutionen, Verwaltung usw.) unter dem Integritätskriterium (*Goodman* 1967, 1975; *Blankertz* 1983, 1990). Nur dann kann *funktionale Ko-respondenz* sich realisieren, ohne daß sie die konstitutiven Elemente des Ko-respondenzmodells verliert, sozialtechnologisch degeneriert und Verdinglichung und Unbewußtheit produziert (*Lukacs* 1967; *Erdheim* 1982). Funktionale Modelle, so nützlich sie sind, entbinden uns nie von kontext- und wertgebundener, persönlicher Entscheidung und Lebenspraxis, von kooperativ wahrgenommener „*Wachsamkeit über Integrität*", von *synarchischer Verwaltung von Macht.* Lösungen, wie immer sie aussehen (und sie werden vielfältig ausfallen und sich beständig wandeln), werden immer die komplexe Bewußtheit und engagierte Verantwortung von einzelnen und Gruppen verlangen, ihre Fähigkeit durch Ko-respondenz oder andere Formen von Dialog und Diskurs *Konsens* und *Kooperation* zu finden. Sie verlangen von allen, die agogisch und therapeutisch arbeiten, daß sie darum bemüht sind, Ko-respondenzfähigkeit mit allem, was dies impliziert, zu entwickeln; denn selbst, wenn es an allen wichtigen Schaltstellen einer Institution oder eines Staatswesens „*Ko-respondenznischen*" gäbe, institutionalisierte

Gremien, wo jeder mit Entscheidungsträgern in Ko-respondenz eintreten könnte und die Gewähr hätte, daß sein Beitrag Berücksichtigung fände (z.B. Eltern mit wichtigen Ressortleitern des Kultusministeriums, Anrainer mit Planern einer Bahntrasse etc.), so würde diese Möglichkeit nichts fruchten, wenn komplexe Bewußtheit, engagierte Verantwortung und Ko-respondenzfähigkeit bei denjenigen, die in Ko-respondenz treten müßten, nicht ausreichend entwickelt sind, und das ist vielfach der Fall. Sicherlich ist es notwendig, auch für dieses Faktum nach Gründen, nach den „Ursachen hinter den Ursachen" (*Petzold* 1989f,1991c) zu suchen, aber das darf nicht zu einer Vermeidung führen, die sich in dem stereotypen Topos ausdrückt, die Gesellschaft müsse „von Grund auf" verändert werden. Eine solche Formel wirkt paralysierend. Sie ist einem einseitigen Kausalitätsdenken verhaftet, das das Spiel *„multipler Entfremdung"* (idem 1987d; *Petzold, Schuch* 1991) übersieht und den komplexen Strukturen gegenwärtiger Wirklichkeit nicht gerecht wird, in denen der historische und ökonomische Kontext nur zwei, wenn auch wichtige, Komponenten sind.[11] Die Formel ist weiterhin von einer pessimistischen, an gesellschaftlicher Pathologie orientierten Sicht geprägt, indem nur die negativen Aspekte herrschender Zustände, die Engagement für Veränderung fordern, beachtet werden, jedoch der „gesunde" Bestand der Gesellschaft, ihre positiven Entwicklungstrends und ihre konstruktiven Potentiale nicht in den Blick genommen werden. Aber auch diese müssen genutzt und gefördert werden. Es gilt zu sehen, wieviel und wo überall *Engagement für Integrität* vorhanden ist und daß dieses Engagement sich zu solidarischer Mächtigkeit verbinden läß. Es ist entscheidend zu erkennen, daß in jedem Kontext/Kontinuum, in dem Menschen in Ko-respondenz, in Diskurs, in Dialog, in intersubjektiven Austausch eintreten, Integrität gesichert wird. Es ist deshalb nicht sinnvoll, nur reparativ-anpassend oder nur evolutiv-verändernd zu arbeiten, sondern es müssen reparative, stabilisierende und evolutive Maßnahmen zusammenwirken.

Die Entwicklung der eigenen Fähigkeit zur Ko-respondenz als *„Begegnung und Auseinandersetzung in Kontext/Kontinuum"*, die Förderung von *„komplexer und integrierter Bewußtheit"* und *„engagierter Verantwortung für Integrität"* bei sich selbst und mit Anderen ist eine Aufgabe, die sich besonders all denjenigen stellt, die agogisch und therapeutisch tätig sind und die die genannten Kompetenzen und Performanzen (idem 1983e) bei Anderen fördern und entwickeln wollen. Wenn diese Aufgabe wahrgenommen wird und man sich ihrer bewußt geworden ist, wird jeweils ein Beitrag dazu geleistet, die destruktiven Einflüsse *„multipler Entfremdung"* zu verändern und personale, soziale und ökologische Integrität zu sichern.

Anmerkungen

1. Der Begriff *„Agogik"*, wie er in der niederländischen erziehungswissenschaftlichen Literatur konzipiert wurde (vgl. *Ten Have* 1972; *Frese* 1976), wird verwandt, weil er Pädagogik, Andragogik und Geragogik umgreift und damit Bildung und Bildungsarbeit als lebenslange Prozesse kennzeichnet, die nicht nur auf Kindheit und Jugend festgelegt werden dürfen. Außerdem bezieht er die Fachbereiche Sozialpädagogik, Behindertenpädagogik u. ä. mit ein, wie dies für ein umfassendes erziehungswissenschaftliches Konzept erforderlich ist.
2. Gestalttherapeutisch gesprochen, in die „Implosionsphase", was immerhin auf die Möglichkeit bevorstehender Explosionen verweist, über deren destruktive oder klärende Wirkung wir versuchen müssen mitzuentscheiden.

3. Im Sinne von *Marx* als qualitativer Sprung in der historischen Entwicklung der Menschheit durch die Kulmination des Klassenkampfes.
4. Hier ist anzumerken, daß der Einfluß *Morenos* auf diesen Kreis beträchtlich war, und der Begründer der Soziometrie, des Psychodramas und der Gruppentherapie schon in den dreißiger Jahren mit Aktionsforschungsansätzen arbeitete. Vgl. *Petzold* 1975i, 1978e, 1990j, k u. *Moreno* 1951.
5. Ich zentriere mich im folgenden auf die Darstellung des Konzeptes der *intersubjektiven Ko-respondenz*, die auf der *primordialen Ko-respondenz* (vgl. S. 101ff) gründet und beständig auf sie verweist, da die wahrnehmenden, handelnden, sprechenden Subjekte *leib*haftig miteinander ko-respondieren und als Leib-Subjekte Teil der Lebenswelt sind. Auch auf die *funktionale Ko-respondenz* (vgl. S. 137ff), wie sie in Makrosystemen (Mitgliederversammlungen, Wirtschafts- und parlamentarischen Gremien) zum Tragen kommt, kann nur skizzierend eingegangen werden.
6. *Kompetenz* wird definiert als „die Gesamtheit aller *Fähigkeiten*, die zur Durchführung einer bestimmten Aufgabe erforderlich sind". Unter *Performanz* sind „die notwendigen *Fertigkeiten* zu verstehen, durch die Kompetenz sich artikuliert bzw. die zum Erreichen eines bestimmten Zieles notwendig sind". *Petzold/Sieper* (1976) unterscheiden unter Zugrundelegung dieses Kompetenz- und Performanzbegriffes personale, soziale und fachlich-professionelle (d.i. sachbezogene) und alltagspraktische Kompetenz und Performanz (vgl. jetzt *Petzold, Engemann, Zachert* 2003).
7. Da in Ko-respondenzprozessen Themen inhaltlich und kontextuell problematisiert werden, stehen die Begriffe Thema und Problem oftmals synonym.
8. Situation steht für den unmittelbarsten, hier und jetzt wahrnehmbaren Kontext.
9. Verfahren Integrativer Therapie und Pädagogik kommen in solchen Praxisfeldern schon zur Verwendung: in „totalen Institutionen" (*Prieger, Schwinn* 1988; *Schwendter* 1990, *Stuhr* 1979), in der Arbeit mit alten Menschen (*Petzold* 1977e, 1985a; *Petzold, Petzold* 1991), in der Therapie mit Suchtkranken (*Petzold* 1974b, 1990i), Jugendlichen in der Psychiatrie (*Heinermann* 1990)
10. Auf das in der neueren wissenschaftstheoretischen Literatur immer wieder thematisierte Theorie/Praxis-Problem (*Holzkamp* 1968, 1972; *Habermas* 1971b) kann an dieser Stelle nicht weiter eingegangen werden. Der Integrative Ansatz affirmiert und praktiziert die *Einheit* von Theorie und Praxis.
    Die theoretische Begründung hierfür ist letztlich im Koexistenz- und Konsensaxiom zu suchen, durch die in der Linie des philosophischen Ansatzes von *Merleau-Ponty* (1942; 1945; 1964) die Subjekt/Objektspaltung überwunden ist, in einer Anthropologie, die den Menschen als integralen Bestandteil des Kontextes, als in der und mit der Welt koexistierend sieht. Der Leib gliedert sich aus der Lebenswelt, Matrix aller Existenz und allen Sinnes, für eine Zeit aus, um wieder in den Grund zurückzufallen. Der der Welt inhärente „stumme Sinn" *(Husserl)* wird in der primordialen Ko-respondenz des Leibes mit den Dingen ergriffen und artikuliert sich als Bedeutungssinn in intersubjektiver Begegnung und Auseinandersetzung (=Ko-respondenz).
    Intersubjektive Ko-respondenz macht den im jeweiligen Wirklichkeitskontext inhärenten mehrdeutigen Sinn für eine Zeit in Konzepten faßbar, in Theorie als einem Gefüge von Konzepten, als Destillat von Konsensfindungen. Theorie ermöglicht das aspekthafte Erfassen von komplexen Sinnzusammenhängen auf der Bedeutungsebene und bietet damit für Verstehen, Erklären und Handeln Zugänge zur Polymorphie der Wirklichkeit. Theorie als Sedimentierung und Zeugin intersubjektiver Praxis von Ko-respondenz und Kooperation wirkt als solche auf diese zurück und ist deshalb nicht von ihr abzuspalten.
11. Für weiteres vgl. *Foucault* 1969; 1973; *Wyss* 1969.

Konzepte zu einer mehrperspektivischen Hermeneutik leiblicher Erfahrung und nichtsprachlichen Ausdrucks in der „Integrativen Therapie" (1988b)*

„*Zur Welt seiend, sind wir* v e r u r t e i l t *zum Sinn*,
und nichts können wir tun oder sagen,
was in der Geschichte nicht seinen Namen fände"
(*Merleau-Ponty* 1966, 16).

1. Die therapeutische Situation als Ort von Hermeneutik

Leib-, handlungs- und ausdrucksorientierte Therapieverfahren, die neben der Sprache auch den nicht-sprachlichen Ausdruck einbeziehen und die auf den Menschen als „Leib-Subjekt" (*sujet incarné*) in seinem lebensweltlichen und lebensgeschichtlichen Bezug zentriert sind, bedürfen einer spezifischen Hermeneutik (*Spiegelberg* 1972), die über die hermeneutischen Ansätze der Psychoanalyse (vgl. *Erdheim* 1989; *Bartels* 1979; *Kuiper* 1976; *Lang* 1980; *Lorenzer* 1970, 1973, 1974; *Klein* 1976; *Körner* 1985; *Sandner* 1988; vgl. *Pohlen, Bautz-Holzherr* 1991, 240 ff) hinausgeht und auf die sprachzentrierte philosophische Hermeneutik (*Apel* 1979; *Wright* 1974; *Lipps* 1958) sowie die sozialwissenschaftliche Hermeneutik (*Oevermann* 1979, 1989; *Soeffner* 1989) zurückgreifend, diese in verschiedenen Aspekten spezifiziert und z. T. erweitert. Es handelt sich bei diesen Verfahren um das Psychodrama (*Moreno* 1946, 1959), die Integrative Therapie (*Petzold* 1970c, 1980g), die Gestalttherapie (*Perls, Hefferline, Goodman* 1951), das Therapeutische Theater (*Iljine* 1942, 1972, 1990), verschiedene Kunst- und Kreativitätstherapien (*Adamson* 1984; *Hegi* 1986; *Petzold, Orth* 1985a, 1990a, dieses Buch S. 885ff) sowie einige Leib-, Bewegungs- und Tanztherapien (*Kirchmann* 1979; *Stolze* 1984; *Petzold* 1974j, 1988n; *Willke* 1985; *Willke, Hölter, Petzold* 1990, dieses Buch S. 905ff), die einem verstehenden und sinnstiftenden Ansatz verpflichtet sind und nicht wie die Formen der bioenergetischen Therapie (*A. Lowen* 1975; *G. Boyesen, M. Boyesen* 1977; *M. Brown* 1985; *J. Pierrakos* 1988) darauf gerichtet sind, „Energieströme" zu manipulieren und Muskelspannungen durch Körperinterventionen aufzulösen.

---

* Dieser Text erschien als Institutspublikation, Fritz Perls Institut, Düsseldorf (1988b), und in dieser sprachlich leicht bearbeiteten Form in: *Kühn, Petzold* (1992, 475-550).

Das Ausgangsmaterial des hermeneutischen Vorgehens wird durch die Besonderheit der therapeutischen Situation bestimmt, wie sie die Arbeit in der Integrativen Therapie charakterisiert. Unsere Konzepte und Modelle wurden aus der Beobachtung und Reflexion von Behandlungssituationen, aus dem konkreten Umgang mit Patienten entwickelt: *Wahrgenommen, erfaßt, verstanden* und *erklärt* werden muß hier, in der Therapie als Ort der Hermeneutik, *eigenleiblich Gespürtes*, Atmosphärisches, Szenisches, Ikonisches, Aktionales, Gesprochenes, Gedachtes, Phantasiertes, Gestaltetes so, wie es sich im Fluß des Erlebens zeigt. Dieses *phänomenale Material* gehört überwiegend dem Reich des sinnenhaft-leiblich Wahrnehmbaren zu: dem Kinästhetischen, Visuellen, Auditiven usw., das in der Interaktion zwischen Therapeut und Patient oder Gruppenmitgliedern (*Petzold, Schneewind* 1986a,b; *Frühmann* 1986) aufkommt und in das Feld der Awareness bzw. in den Fokus der Consciousness (*Petzold* 1988a, dieses Buch, S. 256ff) tritt, wenn es in den Blick fällt oder an das Ohr dringt. Es sind Perzeptionen aus dem konkreten Handeln in der jeweils gegebenen Situation, aus dem Arrangement einer Szene, der Handlungsfolge eines Stückes, den Klängen einer Partitur, der Komposition eines Bildes, dem lebensvollen Ablauf einer *Narration*, die mehr ist als nur verbaler Bericht. Ein Zugang zu solchem Material erfordert neben dem inhaltlichen Verstehen des Gehörten zugleich auch ein Be-greifen des Gesehenen und Erfassen des Wahrgenommenen. Es wird eine „*Hermeneutik des Sichtbaren und Spürbaren*" notwendig (dieses Buch, S. 201ff), die nicht nur über das Wort Zugang zur Wirklichkeit zu finden versucht, sondern die auch den Bildern und Zeichen – „*ikonischen Narrationen*" – Platz läßt (*Goodman* 1981, *Combe* 1991), die offen ist für die „*tacit dimension*" des sprachlosen Raumes (*Polanyi* 1966), ja für einen figuralen Raum (*Lyotard* 1971). Sie muß den Sinn der „reinen Geste", den Gehalt einer Bewegung, den Ausdruckswert einer Haltung (*Plessner* 1967, 1968), die Tiefe eines Blickes zu erfassen vermögen und aus dem gramgebeugten Rücken einen Lebensbericht herauslesen können. Eine Hermeneutik der leiblichen Erfahrung und des leiblichen Ausdrucks stellt sich zur Aufgabe, den „offenen Leib" (*G. Böhme* 1986a) als Ensemble materieller kosmischer Verhältnisse und den „sprechenden Leib" (*H. Böhme* 1989) als Leib, der sich im Netz transmaterieller Zeichengefüge deutet, zu integrieren und zu versöhnen: durch ein *Wahrnehmen, Be-greifen, Er-fassen, Verstehen, Auslegen, Erklären* und *Teilen* fleischgewordener Geschichte und inkarnierten Sinnes, wie er in den Lach- und Gramfalten eines menschlichen Gesichtes (*Plessner* 1941), in den Schwielen oder in der Feingliedrigkeit menschlicher Hände, in den Furchen und Runen, die in den Leib eines Menschen eingegraben sind, in den Sedimentationen, die im zugänglichen *fungierenden* und *intentionalen Gedächtnis* (*Petzold* 1989d) und in den Archiven des Unbewußten aufgehoben sind, deutlich wird. Eine solche, leiborientierte Hermeneutik gerät nicht in die Gefahr, in der Polarisierung von nomothetischer und ideographischer Wissenschaft den cartesianischen Dualismus fortzuschreiben (vgl. *Pohlen, Bautz-Holzherr* 1991).

Wie wir in anderen Arbeiten hervorgehoben haben (*Petzold* 1985a, 476 ff., 1988a, p), wird eine „*integrative, mehrperspektivische Hermeneutik*" erforderlich (jetzt **2001b**), die von uns nicht allein als „die Kunst, sprachlich kommunizierbaren Sinn zu verstehen und im Falle gestörter Kommunikation verständlich zu machen" (*Habermas* 1980, 20) aufgefaßt wird, wobei „Sinnverstehen" sich auf „die semantischen Gehalte der Rede, aber auch auf die schriftlich fixierten oder in nicht-sprachlichen Symbolsystemen enthaltenen Bedeutungen, soweit sie prinzipiell in Rede ‚eingeholt' werden können" (ibid.), bezieht. Integrative Hermeneutik übersteigt vielmehr das rein Sprachliche, ohne daß sie je auf die Sprache verzichten könnte, und sie verbleibt immer im Reich des Symbolischen, denn Symbole sind Träger von Sinn und Bedeutung, und ohne dieses ist Hermeneutik obsolet. Im Integrativen Ansatz ist das hermeneutische Bemühen auf das „*Leben als Text und Textur*, als *sinnvolle* Handlungsfolge, auf die ganze Narration des Lebensvollzugs“ (*Petzold* 1988a), d.h. die *Biosodie* und ihre mnestische Sedimentation, die *Biographie*, gerichtet.

2. Psychotherapie und philosophische Hermeneutik

Psychotherapeutischer Hermeneutik geht es wie der philosophischen um die Explikation der menschlichen Existenz und des menschlichen Lebens (*Gadamer*, *Boehm* 1980; *Spiegelberg* 1972), allerdings mit dem spezifischen Fokus, das entfremdete, beschädigte, verwirrte Leben in den Blick zu nehmen und es be-greifbar, verstehbar zu machen. *Hermeneutische Psychotherapie* will darüber hinaus die Möglichkeit schaffen, daß das Verstandene *gemeinsam* getragen, ertragen, geteilt und verändert werden kann. In diesen beiden Dimensionen liegt die Chance der Heilung. Es geht um das Verstehen kollektiver Krankheiten des „*social body* of mankind“, die im Sinne einer „*anthropologischen Krankheitslehre*“ in der Regel mit Phänomenen der *Entfremdung* (*Petzold* 1987d, 1988n, 200 ff., 1990h; *Petzold*, *Schuch* 1991) verbunden sind. Es geht weiterhin um das Verstehen individueller Erkrankungen, die im Sinne einer „*klinischen Krankheitslehre*“ (ibid.) bzw. Psychopathologie mit *Schädigungen* durch pathogene Stimulierungskonstellationen (Defizite, Traumata, Störungen und Konflikte, vgl. idem 1977a, 1990h) in der persönlichen Lebensgeschichte und gegenwärtigen Lebenswirklichkeit verbunden sind. Dies ist allerdings nicht der alleinige Schwerpunkt *therapeutischer Hermeneutik* und *hermeneutischer Therapeutik:* hinzu kommt die Zielsetzung der Entwicklung und Entfaltung der Persönlichkeit.

Zwei weitere Charakteristika sollen hervorgehoben werden: Therapeutische Hermeneutik ist an die dialogische Situation, an intersubjektive Beziehungen gebunden und nimmt diese selbst und die sich in ihr artikulierende persönliche Geschichte von Beziehungen *als Text*, der ausgelegt und verstanden werden soll. Sie knüpft damit an die alltäglichen natürlichen Prozesse der Selbst- und Lebensexplikation an, die in der kindlichen Entwicklung initiiert werden und den Menschen zum Menschen machen, die Sinnhorizonte erschließen und Bedeutungen vermitteln. Diese Prozesse können indes in der persönlichen Biographie und der übergreifenden Geschichte verhindert, bedroht, de-formiert werden, sofern die Beziehung zum eigenen Leib, zum Anderen, zu den Dingen und zur Lebenswelt (idem, 1991b, 1990b, 1989p. 300-312, dieses Buch S. 804f) verlorengeht oder beeinträchtigt wird. Therapeutische Arbeit stellt unentfremdete Beziehung gegen entfremdete (idem 1980g, 1987d) – oder zumindest versucht sie dies –, setzt die Ko-respondenzprozesse (idem 1978c) „persönlicher Hermeneutik“ wieder in Gang, wo sie ins Stocken geraten sind oder verdunkelt wurden, nicht zuletzt dadurch, daß das Bemühen um Begreifen und Verstehen kein einsames ist, auf sich selbst zentriert oder an sich selbst verlorengehend, sondern ein *gemeinsames Unterfangen*, in dem der verdeutlichende Hinweis des Anderen sich mit dem eigenen Sinnerkennen verbindet, um auf diese Weise nicht nur einst besessenen, aber dann verlorenen Sinn wiederzufinden, sondern neuen Sinn zu stiften. Auch *Gadamer* (1980, 81) stellt fest, daß „*vollends die Psychotherapie* sich so beschreiben läßt, daß unterbrochene Bildungsprozesse zu einer vollständigen Geschichte (die erzählt werden kann) ergänzt werden", womit sprachliche Sinnkonstitution und Aufhellung unbewußter Motive Gegenstand der hermeneutischen Arbeit werden. Psychotherapie ist – und wir stimmen dem uneingeschränkt zu – nur ein Sonderfall der allgemeinen hermeneutischen Verfaßtheit des „zum Sinn verurteilten" (*Merleau-Ponty*) Menschen bzw. der sinnbestimmten Menschheitsgemeinschaft. Hermeneutik „erhebt Anspruch auf Universalität. Sie begründet ihn damit, daß Verstehen und Verständigung ... die Vollzugsform des menschlichen Soziallebens sind, das in letzter Formalisierung eine Gesprächsgemeinschaft ist. Von dieser Gesprächsgemeinschaft ist nichts ausgenommen, keine Welterfahrung überhaupt" (*Gadamer* 1980, 283).

Der Begriff der „*Gesprächsgemeinschaft*" muß durch den einer „*Erzählgemeinschaft* (*Petzold*, dieses Buch S. 325f, 670ff) und den einer „*Interpretationsgemeinschaft*" (*Apel* 1980) ergänzt werden, wobei die Interpretation z.B. von Situationen oder einer Handlung, einem Arbeitsgang oder eines Kunstwerks (*Fiedler* 1971; *Combe* 1971), eines Patientenbildes oder -tanzes in der kreativen Therapie, nicht nur verbal-diskursiv erfolgt (was auch *Gadamer* konzidiert 1980, 291), sondern auch durch Aktionen, in Handlungssprache; denn ganz allgemein gesprochen, ist in der Tat „Hermeneutik die Kunst der Verständigung" (ibid. 283), und Verständigung ist zwar an Zeichen, Symbole, nicht aber unbedingt an Verbalsprache gebunden (*Petzold* 1969b, 1988n, 462f); dies muß besonders von der Warte ganzheitlicher, leiborientierter Therapieansätze (idem 1974j, 1977n, 1985g, 1988n) und aus der Sicht der Kunsttherapien (*Petzold*, *Orth* 1990a) hervorgehoben werden.

Die Konstitution von *Sinn* und *Bedeutung* – hergeleitet aus den *Sinnen* und dem *bedeûten*, (mhd. hinweisen, zeigen) – ist demnach nicht nur Ergebnis gemeinsamer *Rede*, sondern auch Ausfluß gemeinsamen *Tuns*. „In Wahrheit ist die hermeneutische Erfahrung ganz und gar in das allgemeine Wesen der menschlichen Praxis verwoben, in die das Verstehen von Geschriebenem zwar wesentlich, aber doch nur sekundärerweise eingeschlossen ist. Sie reicht so weit, wie die Gesprächsbereitschaft vernünftiger Wesen überhaupt reicht" (*Gadamer* 1980, 314). *Gesprächsbereitschaft* aber ist vor dem Sprechen, wie auch das, „worüber" gesprochen werden soll oder kann: die allen Lebenden gemeinsame Lebenswelt, so wie sie sich der Wahrnehmung des Leibsubjekts darbietet, das sie in Ausschnitten aufnimmt, mit den Sinnen begrüßt, erfaßt, zu verstehen sucht und mit Anderen teilt. Das hermeneutische Geschehen richtet sich also keineswegs nur auf *Texte*, sondern auch auf „*Texturen*", Sinngewebe, auf intersubjektiv *Erfaßbares* und *Verstehbares* schlechthin. Es war *Schleiermacher*, der in den Anfangsschritten zur Begründung der modernen Hermeneutik diese als „eine Wissenschaft vom Verstehen überhaupt, über die Aufgabe einer Interpretation gegebener Texte hinaus, in den Blick genommen" hat (*Pannenberg* 1980, 289). Dies wird durch *Schleiermacher*s (1977) Überlegungen über das Denken gestützt: denn dieses wird „als die allgemeine Bezeichnung der bekannten geistigen Funktion in dem weitesten Umfange genommen, so daß nicht nur das im engeren Sinne so genannte Denken vermittels der Sprache darunter zu verstehen ist, sondern auch das Vorstellen oder das Beziehen sinnlicher Eindrücke und Bilder auf Gegenstände oder Tatsachen, mithin auch, was wie die Tätigkeiten der Phantasie dem Denken nicht entgegengesetzt, sondern mit darunter begriffen wird" (idem 1831/1, 1977, 412). Die Rede insgesamt, Sprache, Tonfall, Mimik, Gestik, Metaphorik, wie sie Menschen gemeinsam ist, wird auf der Grundlage intuitiver Prozesse, die gleichfalls in einem „gemeinsamen Gattungsbewußtsein" wurzelt, Gegenstand des Verstehens (*Schleiermacher* 1959, 80; vgl. *Niebuhr* 1960, 153). Wir finden hier gleichsam einen Rückgriff auf ein „phylogenetisches Erbe", auf im Verlauf der Evolution und der Menschheitsgeschichte erworbene Strukturen des Wahrnehmens, Denkens und Handelns (*Riedl* 1981). Verstanden werden nicht mehr nur Sachen, sondern „der Prozeß des Heraustretens aus der Innerlichkeit in die Sprache" (*Kimmerle* 1959, 23). Diesen „schöpferischen Akt richtig nachzubilden" (*Schleiermacher* 1959, 138), darum geht es im hermeneutischen Verstehen. Das Moment des „psychologischen Nachbildens" findet sich auch bei dem anderen Nestor der modernen Hermeneutik, *Dilthey*, der Geschichte als Ausdruck der Geschichtlichkeit des Menschen auffaßte: „Die erste Bedingung für die Möglichkeit der Geschichtswissenschaft liegt darin, daß ich selbst ein geschichtliches Wesen bin, daß der, welcher die Geschichte erforscht, derselbe ist, der die Geschichte macht" (*Dilthey*, Schriften VII, 278). Natürlich haben *Schleiermacher* und *Dilthey* ihre Aussagen auf die Historie bezogen, aber sie lassen sich durchaus – und wahrscheinlich mit besserem Grund als auf die Universalgeschichte – auf die persönliche Lebensgeschichte wenden. *Dilthey* hat in seiner Zentrierung auf die Bedeutung der Biographie für die Explikation des Lebens einen derartigen Weg schon gewiesen. Es ist eigenartig, daß die psychotherapeutischen Schulen, die sich auf das „Verstehen der eigenen Geschichte" als „*via regia*" der Heilung richten, diese Ansätze nicht aufgegriffen haben, weder *Freud* noch *Jung* oder *Adler*.

3. Zur Mehrperspektivität der Hermeneutik nicht-sprachlichen Ausdrucks

In einer Hermeneutik, die auf den *Text* des Lebens, auf die *Textur* der Lebenswelt gerichtet ist, gewinnt die nonverbale Dimension, das *Präverbale*, noch nicht Gesagte, sich schon Zeigende, das *Subverbale*, Ungesagte, aber dennoch Präsente, sich in den Strukturen einer Situation Artikulierende, das *Transverbale*, das nicht mehr ausgesagt werden kann, eine besondere Bedeutung. Sie geht dem *leiblichen Sinn* nach, dringt in das Schweigen der reinen Geste ein, in die Zwischenräume der Rede, in ihre Hintergründe, versucht ihren „Überschuß" zu begreifen (*Petzold, Orth* 1985, 79). Die hermeneutische Erfahrung hebt die Stellung des sprechenden Subjekts zur Sprache ins Bewußtsein (*Habermas* 1980, 121), aber auch die Stellung des schweigenden Subjektes zur reinen Geste, zum Schrei, zur Stille. Die „Sprache als Handlung" (*Humboldt, Wittgenstein, Mead, Austin, Goodman, Schafer*), *als Ausdruck von Praxis*, als Artikulation der Lebenswelt (*Merleau-Ponty*), hat einen Reichtum von Sinnbezügen, der „Reflexivität und Objektivität" (*Habermas* 1980, 125) übersteigt. Das reflektierende Bewußtsein kann sich eben nur nähern und versuchen, in dieser Näherung Sinn und Bedeutung zu erschließen, wobei der der Sprache (*language* und *langage*) inhärente Sinn, oder der Sinn *einer Rede* (*parole*), der Sinn einer *Narration* (*Petzold, Orth* 1985, 78) immer ein „Mehr" an Fülle, Breite und Tiefe umfaßt als dem Wahrnehmen, Erfassen und Verstehen derjenigen zugänglich ist, die in die Textur des Sinnlichen, in den Sinn eindringen. Auch wenn das „Ausmaß der Sinnerfassungskapazität" (idem 1969b, 1984i) – der Fähigkeit eines einzelnen oder einer Gruppe, Sinn zu erschließen – variiert, so kann das hermeneutische Bemühen sich selbst nie ganz hintersteigen, weil der Leib als „Apriori der Erkenntnis", die Tiefendimension des Unbewußten als Grenze des Erkennbaren und die Lebenswelt als primordiale Matrix allen Sinnes (*Apel* 1985; *Merleau-Ponty* 1969) sich dem reflexiven Zugriff letztendlich entziehen (*Petzold* 1988a, dieses Buch S. 103, 269ff, 276ff).

Der im hermeneutischen Prozeß gewonnene „Sinn" hängt in seiner „Tiefe und Breite", in seiner Fülle von dem jeweiligen Vermögen der Person ab, Sinn zu erfassen. Die „*Sinnerfassungskapazität*" eines Kleinkindes, eines Adoleszenten und Erwachsenen, eines Depravierten oder gut Entwickelten, einer Gesunden oder Kranken variiert natürlich. Sensorische und kognitive Reife sowie mnestisches Potential sind bestimmende Faktoren für die Konstituierung von Sinn. Die hermeneutische Praxis selbst, ihre Verfeinerung und die Ausdehnung ihrer Reichweite im Verlauf der Entwicklung führen zu einer Ausweitung der Sinnerfassungskapazität. Gefundener Sinn, der in den „Archiven des Leibes" Niederschlag findet, ermöglicht neues und reicheres Erfassen von Sinnzusammenhängen und Bedeutungsinhalten. Dennoch bleibt die Wirklichkeit letztlich opak, aber sie gibt in Akten des Begreifens, Erfassens und Verstehens „Lichtungen" (*Heidegger*) frei, Aufhellungen, Perspektiven. Ein mehrperspektivisches Erfassen, ein mehrperspektivisches Sehen (*Petzold* 1965) – nicht nur ein Sehen im optischen Sinne, sondern ein *percipi* als synästhetische Wahrnehmung (idem 1988n, 196f) – ist Ziel integrativer hermeneutischer Erfahrung und Praxis, wie wir sie als leiborientierte Therapeuten verstehen. Das Konzept der *Mehrperspektivität* (idem 1990o) in der Psychotherapie und psychosozialen Arbeit zielt auf die Konstituierung von Sinn aufgrund komplexer Wahrnehmungs- und Verarbeitungsprozesse, aber auch durch Ko-respondenzprozesse (*Petzold*, 1978c), durch diskursive Auseinandersetzung (idem 1970c, 1980g; *Petzold*, *Schneewind* 1986a, 142ff.).

Zur Verdeutlichung des Konzeptes der Mehrperspektivität im psychotherapeutischen Kontext sei ein Text aus einer Vorlesung für Ausbildungskandidaten der Psychotherapie zitiert:

»Mehrperspektivität erfordert ***atmosphärisches*** *und* ***szenisches Erfassen*** *und* ***Verstehen****: Es ist dies eine ganzheitliche Form des Wahrnehmens und zugleich des Durchdringens, die greift, weil sie dem Wahrgenommenen entspricht. Wirklichkeit ist ihrem Wesen nach mehrperspektivisch. Das Leben ist vielfältig und komplex. Das Ganze ist im Teil, das Teil im Ganzen. So ist beides verwandt und verschieden und pluriform. Im Prozeß des wahrnehmenden Erfassens von Vielfältigem geschieht Synopse, im Vorgang des Verstehens wirkt Synergie – alles wirkt zusammen und schafft Sinn, ja mehr noch, Sinnfülle. Im Hier-und-Jetzt der Gegenwart werden bestimmende Ereignisse der Vergangenheit oder bedeutungsvolle Antizipationen durch Synchronizität szenisch verstanden, wird Bewußtes und Unbewußtes durch Permeation in wechselseitiger Durchdringung zugänglich (***Petzold*** *1970c, 1974k, 1988a, dieses Buch S. 313).*

*All diese Begrifflichkeiten, die die Vorgänge ganzheitlichen Begreifens zu fassen versuchen, lassen sich durch neuere Ansätze der Physik, der Bewußtseins- und der Gehirnforschung fundieren, die unter dem Stichwort „holonomisches Paradigma" (****Grof*** *1985a,b) zusammengefaßt werden können.* ***Karl Pribram*** *(1979) hat gute Gründe dafür beigebracht, daß das Gedächtnis nach holographischen Prinzipien arbeitet – ein Konzept, das schon in den Theoremen der klassischen gestaltpsychologischen* ***Gedächtnisforschung (Koffka, Duncker, Wertheimer****) impliziert war. Gedächtnisvorgänge sind nicht die summative Abspeicherung und (in der Erinnerung) die Abrufung von*

*Einzelinformationen bzw. -ereignissen, von isolierten Gedächtnisspuren, sie sind „übersummativ". Es kommen Spurenfelder (**Koffka**) zum Tragen. Die Holographie des Gedächtnisses bedeutet die vieldimensionale Verbundenheit von Informationen (akustischer, optischer, taktiler Art usw.), wobei in jedem Detail auch das Ganze erscheinen kann.*

*Aus dem Bruchteil einer Szene – mehr steht uns vielleicht nicht zur Verfügung – entsteht durch die Fokussierung der Wahrnehmung die ganze Szene wie ein **Hologramm**, ja es werden uns Szenenfolgen in ihrer Verbundenheit deutlich, wie in einem Kompositionshologramm. Zuvor nicht Sichtbares, z.B. unbewußtes Material, erscheint plötzlich in der holographischen Evokation, die das mehrperspektivische Erfassen möglich macht (**Petzold** 1982g). Die **Fokussierung der Awareness** über die Optik des mehrperspektivischen Modells auf verschiedene Facetten der Wirklichkeit evoziert, wie der Laserstrahl auf der Fotoplatte, Hologramme, mehrdimensionale Bilder, Szenen. Die mehrperspektivische Sichtweise durch die unterschiedlichen ‚Linsen' (vgl. idem 1990o, dieses Buch, S. 483) darf aber nicht als ein fragmentierter Wahrnehmungs- und Verstehensprozeß aufgefaßt werden. Der jeweilige Fokus hat die übrige Wirklichkeit als Horizont. **Mehrperspektivität** steht unter dem Prinzip der Synopse: Die Dinge werden zusammengeschaut und enthüllen wie im Hologramm ihr Wesen als Ganzheit.*

*Damit wird die Möglichkeit gegeben, den in der Ganzheit ruhenden **Sinn** zu erfassen – zumindest teilweise, denn in jeder Szene liegt mehr Sinnfülle, als dem Begreifen der Betrachter zugänglich ist. Je vollständiger die Szene ‚ausgeleuchtet' ist, je prägnanter ihre Kulissen hervortreten, (idem 1982g), die einzelnen Elemente sichtbar werden, je günstiger die Position des Betrachters ist und schließlich je größer der Bestand an ähnlichen Szenen und Stücken in den Archiven des Leibgedächtnisses, desto umfassender wird er den Sinn der Szene erfassen und verstehen können. Und wenn dieses hermeneutische Unterfangen gar noch von einer Gruppe gemeinsam vorangetrieben wird, wenn also mehrere erfassen, sehen, verstehen, ist die Chance, noch mehr an Sinn zu erschließen, wiederum größer.*

*Die individuelle und kollektive Sinnerfassungskapazität ist abhängig von der Mehrperspektivität des Sehens und der Komplexität des Erfassens von Atmosphären und Szenen, abhängig von den Möglichkeiten, Gesehenes und Erfaßtes synoptisch-synergetisch zu synthetisieren (**Petzold** 1970c; vgl. **Petzold, Mathias** 1983). Sinn scheint nur in Zusammenhängen auf. Zusammenhang, Verbindung, Verknüpfung **ist** Sinn. Ziel individuellen und gemeinschaftlichen Lebens ist es, Zusammenhänge immer besser verstehen zu lernen, und das bedeutet: sich selbst, die Mitmenschen, die Welt verstehen zu lernen. Die menschliche Entwicklung (die phylogenetische wie die ontogenetische) ist von einem zunehmenden Wachstum an Sinnerfassungskapazität gekennzeichnet, wobei hier ‚Sinn' nicht nur rational, sondern auch als **sinnlicher Sinn** verstanden wird (Sinn erwächst aus den Sinnen, **Merleau-Ponty** 1966; **Petzold** 1978c). Wo die Sinne verletzt, depraviert, gestört werden, können Sinn-verwirrung, Sinn-verlust, Sinn-zerstörung, Sinn-losigkeit, Irr-sinn eintreten, und das ist immer mit einem Zerfall zeitlicher und szenischer Zusammenhänge, mit einem Verlust von **Mehrperspektivität** verbunden und mit einer Beeinträchtigung der Möglichkeit, sich in der Beziehung zu sich selbst, zu den Mitmenschen und zur Welt zu orientieren. Dies bedeutet für den Menschen mit seelischen und psychosomatischen Erkrankungen, daß ihm in einer umfassenden Weise Sinn (sens) abhanden gekommen ist, daß er seine Sinne (vgl. die Alexithymie), seine Orientierung (Uhrzeigersinn), seinen Lebens-sinn verloren hat oder daß ihm dies alles verletzt und beeinträchtigt wurde. Das Modell des mehrperspektivischen Sehens, des szenischen Ver-*

*stehens und atmosphärischen Erfassens ist damit nicht nur Orientierungshilfe für den Therapeuten, sondern im Mitvollzug seines Erfassens auch Sinnbereicherung für den Patienten, die Restitution von verlorenen Fähigkeiten, die als solche schon heilsam ist. Unsere Zielsetzung geht damit über die klassische Deutungstechnik hinaus (idem 1988p): es geht nicht nur oder in erster Linie darum, einen Sinnzusammenhang, eine Bedeutung zu erkennen, sondern zu lernen, wie man sich mehr Sinn erschließen und eine Vielfalt an Bedeutung gewinnen kann« (**Petzold** 1985 um neuere Literatur ergänzt, aus: **Frühmann** 1986, 269f).*

Mehrperspektivität als synoptisches und synästhetisches Geschehen setzt also die Gesamtheit der perzeptiven und kognitiven Fähigkeiten ein. Sie erfordert, den Blick auf den Zeitablauf (Gegenwart, Vergangenheit, Zukunft, Zeitatmosphäre; *Petzold* 1986g), den sozialen und ökologischen Kontext, die eigene Leiblichkeit zu fokussieren. Das matte, aber „breite" Gewahrsein der *„awareness"* verdichtet und verschärft sich dabei immer wieder zum Ich-Bewußt-sein, zur *„consciousness"* (idem 1988a, vgl. dieses Buch S. 256ff), allerdings um den Preis einer Einengung des Wahrnehmungsfeldes, die jedoch durch einen häufigeren Fokuswechsel ausgeglichen werden kann. Der mehrperspektivische Zugang erfordert auch das Wahrnehmen des eigenen Wahrnehmens, die Reflexion des eigenen Reflektierens, die Metakommunikation über den eigenen Diskurs, und damit gewinnt die mehrperspektivische Hermeneutik eine *metahermeneutische* Dimension und sie kommt auch an eine Grenze, ein *punctum caecum*, das nicht mehr hinterstiegen werden kann und wo keine Exzentrizität mehr möglich ist. Eine andere Grenze sind die unzugänglichen Tiefen des Unbewußten und seine Artikulationen, wie sie sich z.B. in Übertragungen und Wiederholungszwängen manifestieren oder in den bizarren Phantasmen der Psychose und schließlich in den Umnachtungen des Wahnsinns, die dem Menschen die Exzentrizität nehmen und ihm sein Zentrum zum Abgrund werden lassen. Die Mehrperspektivität geht verloren: entweder in einer extremen Einengung des Horizontes bzw. in seiner Fixierung oder – zum anderen Extrem hin – in einem amorphen Zerlaufen aller Konturen, einer Konfluenz, die jeden Impuls zur Morphogenese (idem 1990b, 658), jeden Versuch der Diskrimination – und diese ermöglicht Erkennen – aufsaugt. *Habermas* (1980, 125) argumentiert ähnlich, wenn er im Sinne der Mehrperspektivität das Moment der „Kreativität und Integration von Sprache in Lebenspraxis" betont und andererseits auf die Grenzen der Hermeneutik verweist: „Das hermeneutische Bewußtsein ist so lange unvollständig, als es die Reflexion der Grenze hermeneutischen Verstehens nicht in sich aufgenommen hat. Die hermeneutische Grenzerfahrung bezieht sich auf spezifisch unverständliche Lebensäußerungen" (ibid. 133). Wird Hermeneutik an den Prozeß des Lebens rückgebunden, „das sich selbst auslegt" (*Dilthey*), ist sie auf ein Verstehen der Leiblichkeit und der Lebenswelt gerichtet, auf die Diskurse des Unbewußten oder auf die „grundsätzliche Wahrheit einer personalen Geschichte in einer konkreten Situation" (*Ricœur* 1974, 116), wie im therapeutischen Geschehen, so kann sie nicht nur den Gesetzen objektivierender Rationalität folgen, sich nicht nur dem logisch Verstehbaren zuwenden, sondern sie muß das Verstehen übersteigen und auch noch das zu *erfahren* suchen, was in den Atmosphären, Stimmungen, Ahnungen und Anmutungen liegt; und oft genug muß sie begreifen und anerkennen, daß es Unbegreifbares gibt, vor dem man in Staunen oder in Entsetzen oder in Ehrfurcht innehält, und auch *das* ergibt einen *Sinn*, selbst wenn er seine *Bedeutungen* nicht freigibt, nicht zu *Wissen* führt, sondern zu einer *„Gewißheit* aus Erfahrung". Solche Erfahrungen jenseits der Diskurse der Rationalität werden möglich in der meditativen Praxis (*Petzold* 1983d,e), in mystischen Erlebnissen, im „Alltag als Übung" (*Dürckheim* 1964), in den *Koan*s der Zenmeister. Die Grenzenlosigkeit des heraklitischen Flusses (*Petzold*, *Sieper* 1988b) gewährleistet im Integrativen Ansatz die prinzipielle Offenheit gegenüber einer Dimension des Inkommensurablen. Hier liegen auch die Grenzen einer „tiefenhermeneutischen" Analyse (*Lorenzer*, *Habermas*), und sie sind, soweit sich diese Analyse auf die Sprache zentriert, enger gefaßt als sie sein müßten, weil der Bereich nicht-sprachlicher Symbole ausgeschlossen wird.

Die Geheimnisse der Lebenswelt liegen *nicht nur in ihrer Tiefe, sondern auch in ihrer Breite.* Mehrperspektivität blickt nicht nur in Untergründe, auf Ursachen, sondern auch in Zwischenräume und – antizipierend – auf Wirkungen (*Frühmann* 1986a; *Petzold* 1990o). Verdrängung wird damit nicht nur als Desymbolisierung begriffen (*Lorenzer*) – was sie natürlich auch sein kann – sie kann auch als Wirksamwerden einer *anderen Symbolisierung* aufgefaßt werden (*Petzold* 1988t; idem 1985 h, 547, 555), z.B. als ein Fortwirken paläosymbolischer Prozesse, wie wir ihnen in der therapeutischen Arbeit mit Puppen, Masken und Ton begegnen (idem 1983b, c; *Petzold*, *Kirchmann* 1990; *Weiß* 1990; *Sommer* 1991; *Sheleen* 1987).

Das hermeneutische Erfassen solcher Sprache und Symbolik kann – womöglich durch Übersetzung – in einen anderen Sinn führen (durch Neusymbolisierung und Resymbolisierung), in jedem Falle aber muß eine *Aneignung* erfolgen, eine Identifikation – und diese soll eben keine „bewußt vollzogene Exkommunikation der vorsprachlichen Einsprengsel" (so *Lorenzer* und *Habermas*) sein. Aneignung bedeutet auch nicht allein, daß das paläosymbolisch gebundene Bedeutungspotential „im kreativen Sprachgebrauch öffentlich eingeholt und für eine grammatisch geregelte Symbolverwendung verfügbar gemacht wird" (*Habermas* 1980, 147). Vielmehr geht es um das *intersubjektive Teilen* des Archaischen im Prozeß „hermeneutischer Therapie" – auch *Lorenzer* (1974) verweist auf die Bedeutung „unmittelbarer Teilhabe". Arzt und Patient brauchen keineswegs immer paläosymbolisches Material, Artikulationen des Unbewußten zu dechiffrieren oder auszugrenzen. Sie müssen es zu allererst *miteinander teilen.* Die Phantasmen – etwa der Psychose – können ihre verschlingende Qualität dadurch verlieren, daß zwei Menschen den Einbruch des Archaischen *konstatieren*: Hier ist Fremdes, und es kann ausgehalten werden! (Vgl. die Kasuistiken bei *Petzold* 1969b/1988n, 460 ff; *Petzold*, *Kirchmann* 1990, 947 und dieses Buch, S. 1209ff). Das Fremde wird ja zunächst einmal als bedrohlich erfahren, weil es eine Abweichung vom Eigenen darstellt (*Böhme*, *Böhme* 1983) und noch nicht als das eigene Verdrängte oder noch nicht wahrgenommene Andere erlebt werden kann. Was *Dévéreux* (1976) im Hinblick auf die Bedrohlichkeit fremder Kulturen ausgesagt hat, kann ohne weiteres auf das In-Kontakt-Kommen mit der eigenen Wildnis der Seele oder den Abgründen des eigenen Leibes oder meditativen Entrückungen des Geistes übertragen werden. Mit einem anderen, dem Therapeuten als Vertrauten, das eigene Andere, Unvertraute teilen zu können, birgt die Chance, das Bekannte im Unbekannten zu entdecken, Boden in den Ungründen zu finden, das Unvertraute vertraut werden zu lassen. Die *geteilte* Angst, in der Patient und Therapeut sich gemeinsam finden können – sofern ein Self-Disclosure möglich und indiziert ist (*Weiner* 1978) – vermag sogar das Fremde als Erfahrbares zu identifizieren und damit vom Schatten des Grauens zu befreien. Die xenologische Bedrohung (*Duala M'Bedy* 1977), die vom Anderen (sei es Mensch, Ding oder Weltzusammenhang) und vom „eigenen Anderen" (sei es Körper, Affekt, Phantasie) ausgeht (*Sennett* 1987), kann wahrgenommen, erfaßt, vielleicht verstanden und als „xenologische Verblendung" offenbar werden. „Hinter der Maske" finde ich mein eigenes Gesicht oder ... Leere (*Petzold-Heinz* et al. 1984; *Petzold* 1982g[2]).

Die hermeneutische Erfahrung im Kontakt mit Artikulationen des Unbewußten (idem 1988a, dieses Buch, S. 230ff), mit psychotischem Material aus dem präverbalen Bereich der Sozialisation oder gar der Phylogenese, wie auch die hermeneutische Erfahrung mit – zumeist weniger bedrohlichem – archaischem Material, wie es uns in bestimmten Kunstwerken begegnet (vgl. z.B. Atavistisches bei *Goya, Munch, Kubin*) übersteigt die Sprache wieder und wieder. Die „Prosa der Welt" und die „Anthropopoetik" (*Kamper* 1981), die sich im Vollzug anonymer Schicksalsströme in der Menschheitsgeschichte und im Vollzug eines konkreten menschlichen Schicksals zeigen, sind – wenn überhaupt der Sprache – dann der Sprache der Poesie und des Epos zugänglich (*Petzold, Orth* 1985b). Sie vermögen in den *Narrationen* eines Lebens vielleicht noch zu erfassen und auszulegen, was die Malerei in der Struktur des Sichtbaren aufnimmt. Für die Musik, den Tanz, für die Pantomime ist Ähnliches zu sagen (*Georgiades* 1962). Wenn wir von der „Poesie einer Landschaft", von einer „Situation voller Poesie" sprechen, so ist damit das die Sprache Übersteigende, das „Verdichtete" eingeschlossen. Hermeneutik im Kontext leib- und bewegungs- und kreativtherapeutischer Arbeit ist in ihrer Praxis auf ein solches Verständnis verwiesen: auf die Explikation in der Haltung, in der Geste, der Mimik, in einem Lächeln, in einem Blick, im Tonfall, im Wirbel des Tanzes, in der Bewegung, im szenischen Arrangement, in der Choreographie, im Bild, in einer gesungenen Tonfolge. Es ist eine Explikation in den Symbolen und Metaphern des Leibes, des kreativen Ausdrucks genauso wie in denen der Rede, eine Explikation in den *Narrationen*, die, da sie als Handlungen begriffen werden, nie von ihrer situativen, szenischen, ikonischen, aktionalen, d.h. dramatischen Qualität und ihrem Verlauf in der Zeit losgelöst betrachtet werden können (*Rombach* 1977; *Kamper* 1981; *Döhring* 1979). Der *Logozentrismus* der westlichen Kultur (*Derrida*, 1967, 1979) und die Wortgebundenheit der judäo-christlichen Tradition gibt „der Sprache der Klänge", der Geräusche, der Gebärden, der Distanzen, der Aktionen, der Bilder (*Otto, Otto* 1987), der Atmosphären, der Szenen – wir können auch von *Formen, Gestalten, Strukturen* sprechen (*Petzold* 1987k/1990b) – zu wenig Raum. Auf den Spuren von *Merleau-Ponty* und *Gaston Bachelard* weist *Mikel Dufrenne* (beginnend mit „Phänomenologie der ästhetischen Erfahrung") Wege, diese Lücke zu schließen. Aus diesem komplexen Werk sei nur ein Gedanke für unseren Kontext herausgegriffen, der einer *„perception sauvage"*, die feste Seh- und Hörgewohnheiten durchbricht (*Dufrenne* 1976, II, 11, 30, 139, 350). Es wird das freie Spiel der Formen als solches deutlich, als Spiel der Strukturen im *„être brut"* der Lebenswelt (*Merleau-Ponty* 1964), die mit den Strukturen der Wahnehmung in eines fallen (*Dufrenne* 1953, 443f, 1976, 55).

Analoges, metaphorisches, bildliches Denken muß keineswegs bewußtseinsferner sein als sprachliches (*Bataille* 1981). Die Polyphonie und Polychromie des Unbewußten, seine pluriforme Qualität, sein anonymes Begehren (*Lyotard* 1971), vermögen sich dem Bewußtsein zu erschließen, ohne immer sprachlich vermittelt werden zu müssen. Das aufmerksame Betrachten einer vorbeiziehenden Landschaft aus dem Fenster eines Zugabteils, die man in sich aufnimmt, ohne daß Worte, sprachliches Denken dazwischentreten, wobei das Gesehene wahrgenommen und zum Teil „auf einen Blick" erfaßt wird, macht dies genauso deutlich wie die Malerei, die Wirklichkeit nicht sprachvermittelt auslegt, sondern in *„ikonischen Narrationen"* eine „*Hermeneutik des Pinselstriches*“ praktiziert, der im sprachlosen Raum „die Schönheit, die über der Schönheit liegt“ (*Petzold* 1969 II f) erfaßt oder einen sinnvollen Zusammenhang sprachfrei herstellt – z.B. im Stilleben. Es kennzeichnet die Malerei, daß sie das im „Außenfeld“ *Wahrgenommene* genauso einer Interpretation unterzieht (z.B. im Impressionismus) wie das im Binnenraum *Erfaßte* (z.B. im Surrealismus), und derartige Interpretationen erweisen sich letztlich immer als eine Vermittlung zwischen differenzierbaren Wirklichkeiten: Außen und Außen (z.B. zwischen zwei verschiedenen Blumen in einer Vase), zwischen Außen und Innen (der erblickten Blumen und der von ihr ausgelösten Empfindung) und zwischen Innen und Außen (einem Gefühl und seinem gestischen Ausdruck). Die schweigende Welt des Gesehenen, wie sie uns in der Malerei oder photographischen Kunst entgegentritt, ist keineswegs ohne Ausdruck und Aussage. Wie schon in der Zeichnung von Kindern entstehen „graphische Erzählungen“, die auf „einem einzigen Bild die aufeinanderfolgenden Szenen einer Geschichte zusammenbringen“ (*Merleau-Ponty* 1969, 1984, 166) und dabei einen „Überschuß des *noch zu Sagenden*“ möglich machen durch Zeichen und Sinnbilder, die in einem „fruchtbaren Augenblick ... der Erfahrung *Form gegeben* haben, in dem ein zunächst nur fungierender oder latenter Sinn seine ihn befreienden Sinnbilder gefunden hat“ (ibid. 78f). Diese Position *Merleau-Pontys*, der immer wieder Sagen und Sehen ineinander verwebt, den Bildern aber auch schon einen eigenen, figuralen Diskurs zubilligt, wird von *Jean-Francois Lyotard*, der mit *Claude Lefort* und *Cornelius Castoriadis* zu einer mit *Merleau-Ponty* in Verbindung stehenden Gruppe gehörte (*Waldenfels* 1983, 206) radikalisiert, wenn er der Unterscheidung Signifikat, Significant, Designat in der „Logik der Figuren“ die Unterscheidung „sichtbares Bild, ungesehene Form, unsichtbare Matrix“ parallel stellt (*Lyotard* 1971, 271ff). Dadurch wird es möglich, verschiedene Weisen der Auflösung von Ordnungen (*désordre*) zu differenzieren, die sich in eben dieser Unterscheidung artikulieren, wenn das Bild, die „gute Form“ oder das räumliche Szenarium überschritten wird (ibid.). Bilder, Formen benötigen der Worte nicht mehr, um vorhanden zu werden, sondern sie werden durch den Blick selbst im „figuralen Raum“ in eine Ordnung gebracht, d.h. ausgelegt. Diese Auslegungen können nun verstanden werden als ein Offenlegen der vorhandenen prädiskursiven Strukturen des Sichtbaren schlechthin. *Lyotard* stößt hier noch weiter vor, wenn er das Sehen, das mit dem späten *Merleau-Ponty* (1964) in der allgemeinen Sichtbarkeit des Seins wurzelt, einem „herrenlosen Auge“ zuordnet, einem Sehen ohne Subjekt (*Lyotard* 1971, 56), das rückgebunden wird an das phantastische *Begehren*, das die Sprache unterläuft und ihre Macht bricht. Die Linien, die sich hier zu therapeutischen Überlegungen auf dem Hintergrund der französischen Psychoanalyse, ihrer Theorien zum „*désir*“ ziehen lassen, liegen auf der Hand. *Lyotard* radikalisiert seine Position indes noch einmal, indem er wie *Gilles Deleuze* eine „Philosophie des Begehrens“ jenseits von *Marx* und *Freud* entwirft, die den Boden von Phänomenologie und Hermeneutik verläßt.

„Obwohl sich die Hermeneutik nie zu der Annahme verstiegen hat, Verstehen sei nichts als ein Sprachvorgang, sondern sprachlose Räume der Kommunikation stets anerkannte, war doch die Sprache so sehr Reflexionsmedium, daß die Ausbildung einer Hermeneutik nichtsprachlichen Ausdrucks bislang kaum erfolgte. Gerade diejenigen Erfahrungen aber, die nicht selbst schon sprachförmig kodifiziert sind, vielmehr einer eigenen Logik folgen, wären auf das Organ einer Verständigung besonders angewiesen“ (Boehm, 1980, 444*).*

Diese Aussage, im Hinblick auf eine „Hermeneutik des Bildes und der Malerei" formuliert und auch auf Kunsttherapie voll anwendbar, gilt in gleicher Weise für Bildhauerei und Plastik, aber auch für die Skulpturen lebendiger Körper und die Choreographie der Leiber, wie sie uns in der Praxis leib- und bewegungsorientierter Therapie entgegentritt (*Willke* et al. 1991). Sie gilt natürlich auch für die Musik, wenn z.B. *Ravel* ein Thema von *Debussy* aufnimmt und musikalisch interpretiert und weiterführt oder *Mahler* musikalische Zitate verarbeitet.

4. Hermeneutik in der Praxis der Integrativen Therapie

Die bisher erarbeiteten Konzepte sind nicht nur ein theoretischer Überbau für das praktische Handeln in der Integrativen Therapie – besonders in ihren kunst- bzw. kreativitätstherapeutischen Ansätzen (*Petzold, Orth* 1990a; *Frohne-Hagemann* 1989; *Willke* et al. 1991) –, vielmehr ist diese Praxis die Basis derartiger konzeptueller Überlegungen. Das multimodale Handeln, die Leibbezogenheit, die Arbeit mit kreativen Medien „aus dem Prozeß heraus", stellt sich als nichts anderes dar als eine mehrperspektivische therapeutische Hermeneutik auf der Grundlage eines intersubjektiven therapeutischen Handelns. Nehmen wir als Beispiel eine *Bewegungsimprovisation* in einer bewegungstherapeutischen Einzelbehandlung, aus der sich das Thema Aggression atmosphärisch herauskristallisiert. Mimik, Gestik, Bewegungsfluß waren im Verlauf der Arbeit immer drängender, raumgreifender, expressiver geworden, zunächst von flacher, dann von zunehmend stärkerer Qualität, und dann, plötzlich ist der aggressive Impuls da, bricht im Leib auf ... für einen Moment nur, im Ausdruck kaum sichtbar, aber vom Patienten eigenleiblich gespürt und vom Therapeuten *atmosphärisch* wahrgenommen, koinästhetisch mitgespürt: Wahrnehmungen und Ausdrucksgesten dieser Art können im Kontext des therapeutischen Diskurses einen unmittelbar einleuchtenden Sinn für den Erlebenden und den Betrachtenden bzw. Miterlebenden gewinnen, ohne daß Worte fallen, ja, Gedanken in sprachlich begrifflicher Form im Bewußtsein sich konkretisieren. In der geschilderten Bewegungssequenz kam mit dem aggressiven Impuls eine Bewegung der Flucht, ein *Gestus* des furchtsamen Abwendens auf, nur eben angedeutet, kaum sichtbar, aber im *affektiven Gehalt* spürbar. Und auf den unsicher fragenden Blick des Patienten, der für einen Sekundenbruchteil nur zum Therapeuten hinüberblickt, kam von diesem ein leichtes Vorneigen und Hinwenden und ein kaum merkliches, versicherndes Nicken ... und der Versuch, den aggressiven Gestus zu vollenden, wird wiederaufgenommen und gelingt. Das nonverbale Geschehen war von beiden, Therapeut und Patient, wahrgenommen, erfaßt, interpretiert und verstanden worden, ohne Vermittlung von Sprache oder sprachlich gefaßter Bedeutung (vgl. die Kasuistiken in *Petzold* 1987b, *Petzold, Orth* 1991, dieses Buch, S. 876ff, 885-901).

Natürlich läßt sich ein solches Geschehen versprachlichen – zumindest weitgehend –, und im therapeutischen Dialog könnte deutend herausgearbeitet werden, daß der Gestus wohlwollender Väterlichkeit von seiten des Therapeuten-Vaters den Ausdruck selbstbehauptender Aggression auf Seiten des Patienten-Sohnes ermöglicht hatte – kontrastierend zu den biographischen Erfahrungen der Strafe und Demütigung durch den realen „leiblichen" Vater. Ist dies jedoch ein Äquivalent zur unmerklich-selbstverständlichen väterlichen „Geste des Momentes", der sie erforderte, in der sie – nicht geplant, Ergebnis therapeutischen Kalküls, sondern aus *polylogischem, pluriformen Denken, reflektierter Intuition* (*Petzold* 1969, IIh) – sich zum Ausdruck brachte und wahrgenommen, erfaßt, verstanden und angenommen werden konnte? Wohl kaum ... Und dennoch wäre ein beruhigendes Wort mit dem Gestus oder gar das bloße Wort ohne den Gestus dem Geschehen nicht fremd und unangemessen gewesen; denn ein solches Wort wäre Gestus geworden, Sprachgebärde (*Merleau-Ponty* 1969), *vocal gesture* (*Mead* 1934), hätte die angefragte Atmosphäre der Sicherheit und Akzeptanz geschaffen. Die nachträgliche verbale Deutung des schon im Vollzug Erfaßten, Gewußten, ist keine befremdende Information, weil Bewegung und Gestus und ihr sprachlich umschreibbarer Gehalt an einer gemeinsamen Ebene des „Atmosphärischen" und des „Szenischen" partizipieren und, in einem spezifischeren Sinne, an einer gemeinsamen Ebene der „Bildlichkeit" (*Boehm* 1980, 447) und des „Handelns". Bild und Szene und die darin gefaßte Stimmung jedoch können in ihrem explikativen Gehalt eine größere Dichte gewinnen als das verbal Erklärte.

In unserem Beispiel hatte die atmosphärisch-szenische Explikation dieser verbalen Interpretation deutlich vorgegriffen. Denn der Patient kommentiert die Deutung: „Ich habe ihren Blick, so wie sie rüberschauten, so konträr zu dem erlebt, wie mein Vater in so einer Situation nach mir geschaut hätte." Die nähere Exploration dieser Aussage ergibt, daß es sich hier nicht um eine *Überlegung* des Patienten gehandelt hatte, sondern um eine *„szenische Überblendung"*. Die alte Szene des Abstrafens tauchte als kontrastierender Nachhall zum Realgeschehen der therapeutischen Situation auf, ohne daß die „alte Szene" *Macht gewinnen* konnte. Die neue Szene und ihre Atmosphäre waren stärker. Der Patient konnte seinem aggressiven Impuls leiblichen Ausdruck geben, und die Verinnerlichung solcher neuer Szenen, die in den Archiven des Leibes neben die alten gestellt werden, bietet die Chance der *Einleibung* der neuen Atmosphären, die Chance für neues leibliches Verhalten oder, weitergefaßt, einer neuen Art und Weise in der Welt zu sein. Die aktionale Interpretation im stummen Gestus oder im Verein mit Sprechhandlungen vermag zu bewirken, daß die neuen Erfahrungen „in Fleisch und Blut übergehen". Eine Übersetzungsarbeit – ähnlich der vom Mündlichen ins Schriftliche (*Petzold* 1969, IIa) – ein solcher Prozeß der Übertragung also, vom sprachlich Erklärten in das Leibliche, und dies wäre für das verbal-interpretative Vorgehen vieler psychoanalytischer Diskurse nötig, wird nicht erforderlich. Das Resultat eines integrativ-hermeneutischen Prozesses ist *„vitale Evidenz"*: leibliches Erleben, emotionales Erfahren, kognitives Erfassen und Verstehen, intersubjektives Teilen (dieses Buch, S. 694). Dies alles *kann* in die Versprachlichung einmünden, die Möglichkeiten der Erklärung bietet, ohne daß sie immer unbedingt gegeben werden müßte. Das Atmosphärische, Ikonische und Szenische steht für sich selbst.

Es könnten hier für die Hermeneutik im leibtherapeutischen Kontext ähnliche Probleme entstehen wie in der Interpretation von Bildern, wenn die Malerei dem Wort „untergeordnet" wird. Die kunstgeschichtliche und kunstkritische Literatur beginnt sich erst allmählich davon zu lösen, Bilder allein über die Vermittlung der Sprache zu verstehen. Das Bild muß aus dem Bilde verstanden werden, der Leib aus dem Leiblichen, die Bewegung aus dem Bewegten ... Der Hiatus zwischen dem Wort und dem Pinselstrich mag allein durch die Partizipation von beidem am „Ikonischen" (*Boehm* 1980), der Hiatus von Wort und Gestus, durch die gemeinsame Partizipation am „Atmosphärischen" und „Szenischen" eingeholt werden.

Im therapeutischen Bewegungsgeschehen, in der nonverbalen Interaktion spricht der Leib eine Sprache, deren Sinn *unmittelbar erfaßt* werden kann, die in sich selbst verständlich, die selbstverständlich ist und oftmals der Worte nicht bedarf, obgleich diese nicht ausgeschlossen werden. Ja, häufig ist ein synergetisches Miteinander von Wort und Handlung gegeben. Es handelt sich in der Wahl des Mediums des Bewegungsausdrucks, ähnlich wie bei der Wahl szenischen, bildlichen oder sprachlichen Ausdrucks, um die Sammlung eines „in der Erfahrung verstreuten Sinnes, der seinen eigenen Leib, wo er sich nicht zu sammeln vermochte, verläßt, geeignete Mittel zu seinen Gunsten einsetzt und sie auf solche Weise verwendet, daß sie schließlich zu jenem neuen Leib wurden, dessen er bedurfte, um zur Würde einer ausdrücklichen Bedeutung zu gelangen" (*Merleau-Ponty* 1969/1984, 70, revid. Übers.). Der französische Phänomenologe kommt mit diesen Ausführungen zum Verhältnis von Malerei und Sprache, die sich nahtlos auf die Beziehung Bewegungsausdruck/leiblicher Gestus und Sprache bzw. Musik und Sprache übertragen lassen, zu der Konklusion: „Da beide Male dieselbe *Ausdruckstätigkeit* in Kraft tritt, ist es möglich, die Malerei auf dem Hintergrund der Sprache und die Sprache auf dem Hintergrund der Malerei zu betrachten" (ibid. meine Hervorhebung). Bildlichkeit, Ausdruckstätigkeit, szenische Aktionalität und die von ihnen eingefangenen Atmosphären konstituieren ein gemeinsames Milieu des Sinnes, auf das sich die medialen Wege und der sprachliche Zugang gleichermaßen, jedoch mit je unterschiedlichen Realitäten beziehen können, um Bedeutungen mit ähnlichem Kern aber verschiedenen Schattierungen und Nuancierungen hervorzubringen. Zum Wahrnehmen und Erfassen einer polymorphen Wirklichkeit, wie sie z.B. im *Szenischen* mit seiner aus verbalen und nonverbalen, ikonischen und aktionalen Fasern gewirkten *Textur* gegeben ist, wird eine mehrperspektivische, polyästhetische Zugangsweise notwendig, wenn es nicht zu Verkürzungen, ja, Verstümmelungen der Wirklichkeit kommen soll. „Die Wahrnehmung selbst ist ja niemals fertig. Sie gibt uns nur durch partielle Perspektiven hindurch eine Welt auszudrücken und zu deuten" (ibid. 77, revid. Übers.). So wird im hermeneutischen Akt des wahrnehmenden Erfassens eines Sinnes, der noch vor dem Verstehen liegt, Bedeutung geschaffen.

Nehmen wir ein weiteres Beispiel: In einer bewegungstherapeutischen Gruppe entsteht in der spontanen Gruppenbewegung eine Konstellation, in der sich alle Männer mit Männern „paaren" und alle Frauen mit Frauen, und plötzlich wird diese „*Choreographie* des Unbewußten" allen „klar" und zugleich damit das Thema Homosexualität und die Vermeidung des Themas „heterosexuelle Beziehungen" in der Gruppe. Eine kurze Anweisung des Therapeuten führt zum Wechsel dieser Konstellationen – die Paare lösen sich auf, formen heterosexuelle Konstellationen, um wiederum zu gleichgeschlechtlichen Dyaden zurückzukehren. Es wird deutlich (und das wird in späteren Verbalisationen bestätigt), daß die Problematik und die Botschaft „verstanden" worden ist: „Dieses Thema ist für das Leben unserer Gruppe und für die Entwicklung eines jeden von uns bedeutsam. Es darf nicht mehr vermieden werden." Ohne daß diese Zusammenhänge verbal thematisiert werden, kommt es in der nächsten Improvisationssequenz der Therapiesitzung dazu, daß Männer und Frauen sich umkreisen, als Subgruppen und als Einzelpersonen. Auf dieser Ebene beginnen sie, sich auch pantomimisch auseinanderzusetzen. Man versucht, neue Wege der Kommunikation, des wechselseitigen Begreifens in Dyaden, aber auch auf der Ebene der Gesamtgruppe zu finden und zu erproben (weitere Beispiele *Petzold* 1987b).

Die Wahrnehmung der – zunächst unbewußten – problematischen Konstellation und ihr Ausdruck in der spontanen Bewegung hat eine formative, verändernde Kraft für das Gruppengeschehen gewonnen. So trifft die Aussage *Merleau-Pontys* (1945, 448/1966, 445) zu: „Überall ist der Ausdruck schöpferisch, und stets ist das Ausgedrückte untrennbar mit ihm verbunden", und man muß sie noch überschreiten: Überall ist der Ausdruck schöpferisch und dem Wahrgenommenen und Ausgedrückten, ja, dem Wahrnehmenden und Ausdrückenden verbunden. Wir finden in einem solchen Gedankengang die Auffassung der Gestalttheoretiker *Wertheimer, Köhler, Arnheim* und nicht zuletzt *Goldstein*, die sich, wenn von Strukturen die Rede ist, immer auch auf die Strukturierungsprozesse und ‚Akte' beziehen und auf die ergänzende Überlegung *Morenos* (1951), daß die ‚Gestalt' niemals vom ‚Gestalter' losgelöst betrachtet werden sollte.

Wahrnehmung und Ausdruck sind konstitutiv für das Herausformen von Bedeutungen aus dem Meer gegebenen und möglichen Sinnes, aus dem primordialen Sinnmilieu lebensweltlicher Geschehnisse, wie sie uns im therapeutischen Diskurs, in den Narrationen des Patienten oder der Patientin, in den konkreten Behandlungs*situationen* entgegentreten:

„Bedeutungen gibt es dort, wo wir die Gegebenheiten der Welt einer ‚kohärenten Verformung' unterziehen" (*Merleau-Ponty* 1969/ 1984, 81), ganz gleich, ob diese „Gestaltungen" sprachlicher, mimischer, musikalischer oder bildlicher Art sind. „Es genügt, daß wir in der Fülle der Dinge gewisse Hohlräume anbringen – und wir tun dies, solange wir leben –, um selbst das in die Welt kommen zu lassen, was ihr am fremdesten ist: e i n e n S i n n, einen Anreiz, mit jenen verschwistert, die uns hinreißen zur Gegenwart, zur Zukunft oder zur Vergangenheit, zum Sein oder zum Nicht-Sein. Es gibt *Sinn* (und von daher *Bedeutung*), seit es Figur und Grund, Norm und Abweichung, Oben und Unten gibt, das heißt, es gibt ihn, sobald bestimmte Elemente der Welt den Wert von *Dimensionen* annehmen; nach denen wir von nun an alles andere messen ..." (ibid. 81f., meine Hervorhebungen).

Integrative Hermeneutik leiblicher Erfahrung und leiblichen Ausdrucks richtet sich an erfaßbaren Dimensionen oder Perspektiven der Strukturierung von Wirklichkeit aus, an der *Form* (*Petzold* 1990b), an „Gestaltqualitäten" in Haltung, Gestik, in Bewegung und Tanz, im szenischen Spiel, im leiblichen Ausdruck von Affekten, im Gestalten mit kreativen Medien wie Ton oder Farben (*Petzold* 1987c) und findet den darin enthaltenen *Sinn*, aus dem sie *Bedeutungen* herausschält. Dies kann dadurch geschehen, daß sie die angesprochenen *Gestaltqualitäten*, z.B. des sanften, scharfen, flüssigen, abgehackten oder *Formaspekte*, z.B. des angstvollen, freien, selbstdarstellenden Bewegungsverhaltens prägnant macht ..., oft genug auch dadurch, indem sie das gleiche Medium (z.B. Farbe, Bewegung, Tanz, Tonerde, Puppen, Masken, Instrumente, Klänge) verwendet, ohne Einschaltung der Sprache (*Frohne-Hagemann* 1989) oder „intermediale Quergänge" (*Petzold, Orth* 1990a, 752), gegebenenfalls begleitet vom verbalen Diskurs. Wölbung und Mulde im gestalteten Ton, Ausdruck und Zurücknahme in der sich zeigenden Plastik des Leibes, Hinwendung und Abwendung in der Bewegung sind immer auch Gestalt mit Inhalt, d.h. Form (idem 1990b), *Zeichen*, die Bedeutung tragen, die bewußt als Bekanntes wahrgenommen werden oder neu aus dem Unbewußten in die Bewußtheit (*awareness*) und auch in das Bewußtsein (*consciousness*) treten können. Begriffe wie *Stil* (Denk-, Emotions-, Handlungs-, Ausdrucks-, Kommunikations-, Mal-, Bewegungsstil), *Form, Gestalt, Thema* (im musikalischen Sinn) gewinnen hier Gewicht. Sie transportieren Erfaßbares, das „*aware*" werden kann, ehe es noch „*conscious*" und verstanden wird (idem 1988a, dieses Buch, S. 267ff), das verstanden werden kann, ehe es erklärbar wird, und dennoch sind schon Sinn und Bedeutung anwesend: in der Bewegung, im Blick, „schon diese einfachen Akte enthalten das ganze Geheimnis der Ausdruckshandlung. Denn ich bewege meinen Körper, ohne auch nur zu wissen, welche Muskeln, welche Nervenbahnen mitwirken müssen und wo die Instrumente für diese Handlung zu suchen wären. Genauso läßt der Künstler seinen Stil bis zu den unsichtbaren Elementen der Materie ausstrahlen, die er bearbeitet" (*Merleau-Ponty* 1969/1984, 97) ... und genauso drängt der Patient *seinen* Sinn, seine Geschichte – im Guten wie im Bösen – in den leiblichen Ausdruck, in die Bewegung, in das kreative Medium, in die Sprache. Er macht sich selbst zum Material seiner Schöpfungen. Sein *Darstellungsprozeß* und sein Ausdruck insgesamt, der im Leiblichen, Sprachlichen, Bildnerischen, Musischen usw. liegen kann oder – *polyekthetisch* (*Petzold* 1988n, 192, 197) – in diesem allem zusammen, wird in einer integrativen Hermeneutik in die Prozesse des Wahrnehmens, Erfassens, Verstehens und Auslegens bzw. Erklärens und des intersubjektiven Teilens einbezogen. Dabei eröffnen sich Perspektiven und Horizonte auf Vertrautes in gehabter und auch in neuer Weise, auf Fremdes in gehabter und in neuer Weise, auf Bewußtes, Wieder- und Neu-Gewußtes.

Integrative Hermeneutik geht nicht von „außen" an ihren Text, an ihr Material. Der Interpret wohnt *inmitten* der Narration. Der Zuschauer steht mitten auf der Bühne (*Petzold* 1982g[2]), die Betrachterin haust im Sichtbaren, der Lauscher schwimmt in den Klängen, der Imaginierende in den Bildern der Phantasie (*Kamper* 1991). Das *Szenische* und seine *Atmosphären* – Szenen sind nicht nur sichtbare Anordnung von Kulissenteilen, es gibt auch akustische, taktile, olfaktorische Szenen (*Süskind* 1986), voll von atmosphärischen Qualitäten, der szenische Raum kann hörend, sehend, tastend, witternd erfaßt werden – werden *polyästhetisch* erfaßt und damit hervorgebracht. Die Wahrnehmung selbst ist in der *Polyästhesie* (*Petzold* 1988n, 192, 197f) schöpferisch, *kokreativ* (idem 1971k, *Iljine* 1990). Das „totale Sinnesorgan des Leibes" wird als solches Interpret, „da die Wahrnehmung selbst ja niemals *fertig* ist, da sie uns eine Welt auszudrücken und zu denken gibt nur durch partielle Perspektiven hindurch, welche die Welt von allen Seiten her überfluten ... Sie kann vielmehr auch die Anerkennung einer Kommunikationsweise besagen, die nicht über die objektive Evidenz verläuft, die Anerkennung einer Bedeutung, welche nicht ein schon gegebenes Objekt erfaßt, sondern es konstituiert und inauguriert" (*Merleau-Ponty* 1969/1984, 77). Die Wahrnehmung ist deshalb rezeptiv und explikativ zugleich, erfassend und erfaßt, verstanden und erklärt. Hermeneutik, die diese Perspektive von „Innen-und-Außen-zugleich" verfehlt, reproduziert den cartesianischen Dualismus. Das interpretativ-hermeneutische Geschehen in der therapeutischen Situation steht in der Gefahr, in vielfältigen Ebenen Dualismen zu reproduzieren: Körper und Seele, Materie und Geist, Individuum und Gesellschaft, Schriftliches und Mündliches usw. Der verbale *Fluß der Rede*, der niedergeschriebene Strom der Zeichen kann, wenn er im Deskriptiven verbleibt, das Lachen und das Weinen, die leibliche Expression des Zorns, die Gebärde der Angst, wie wir sie in der leibtherapeutischen Arbeit sehen, hören oder im direkten Körperkontakt erfühlen, vielleicht noch eher erfassen als die *Erklärung*, die dem Geschehen, dem Szenischen zweifelsohne eine andere Dimension hinzufügt, zugleich aber einen Abstand aufrichtet, der sich den Trennungen des entfremdeten Menschen, den Abspaltungen der Neurose mit neuen Schärfen hinzufügt. Die *Exzentrizität* wird nicht durch *Zentrierung* unterfangen, sondern richtet eine neue, zusätzliche Ferne zum Leibe und zur Handlung auf. Der Therapeut, der unmittelbar an die „Übersetzung" erlebter Atmosphären, gesehener Handlungen, erspürter Inter-*Aktion*, erfaßter Szenen geht, verliert den Kontakt zum unmittelbaren Geschehen der Situation und – was schwerer wiegt – zur leibhaftigen, lebenswarmen Realität des Patienten. Er verläßt ihn, zwingt ihn oftmals, ihm in eine andere Ebene zu folgen, die der Versprachlichung, wobei die Frage zu stellen ist, ob diese Ebene im Milieu der Regression, in dem sich der Patient befindet, angemessen ist (vgl. *Petzold* 1969c) oder ob nicht durch eine „maligne Progression" (*Ferenczi* 1931) ein „zu früh zu viel" forciert wird.

Es sei nicht in Abrede gestellt, daß auf der Ebene der „Interpretation durch Sprache" für den Patient nicht auch Aneignung von Abgespaltenem und Verdrängtem möglich ist. Aber hat diese Aneignung die Qualität leibhaftiger Konkretheit, wie sie etwa den *frühen* Bereich der Interaktionen in der Mutter-Kind-Dyade kennzeichnet? – Tritt der Therapeut nicht selbst in einen „Körperdialog", eine Zwiesprache der Gesten, einen Austausch über Medien, die als Übergangs- (*Winnicott* 1953) oder „Intermediärobjekte" fungieren (*Rojas-Bermúdez* 1983; *Petzold* 1987a), so bleibt er an die Sprache verwiesen und kann die „schweigende Dimension" (*Polanyi*), die den *präverbalen* Kommunikationsmodus des regredierten Patienten im sprachlosen Raum kennzeichnet, oder die *transverbale* Aussage der psychotischen Halluzination oder die nonverbale Botschaft des psychosomatischen Symptoms nicht erfassen und verstehen (*Hundertmark*, *Petzold*, *Teegen* 1986; *Petzold*, *Bäumges* 1983; idem 1989l). Er müßte zum szenisch Gesehenen, zum atmosphärisch Gespürten einen anderen Zugang finden, den eines Betrachters von Gemälden, der „vom Bild ergriffen wird, wo er seinerseits auf geheimnisvolle Weise den Sinn der Geste, die es erschaffen hat, wiederaufnimmt, wo er, die Zwischenglieder überspringend und ohne anderen Führer als den einer gewissen Bewegung der erfundenen Linie oder eines fast immateriellen Pinselstrichs, die schweigende Welt des Malers erreicht, die von nun an vor uns ausgebreitet und zugänglich ist" (*Merleau-Ponty* 1969/1984, 76f). In gleicher Weise wird das szenische Arrangement einer Pantomime, eines Psychodramas, einer bewegungstherapeutischen Improvisation zu verstehen sein. „Es gibt die Improvisationen von Kinder-Malern, die ihre eigene Geste nicht erlernt haben; sie lassen sich vom Augenblick besetzen und zerstreuen, und unter dem Vorwand, der Maler sei eine Hand, glauben sie, zum Malen genüge es, eine Hand zu haben. Aus ihrem Körper ziehen sie kleine Wunderdinge heraus ..." (ibid. 77). Eine solche „Sprache" – die der Kinder, der Narren, der Naiven, der Liebenden, der Leidenden, der Glücklichen, der Weisen, der Wahnsinnigen (*Petzold* 1968, IIa, 1969 IIh) – eine solche Sprache erfordert im Dialog eine angemessene Antwort „auf gleicher Ebene", fordert vom Therapeuten, daß er diese Sprachen der Mimik, der Gestik und Haltung, der Zuwendung, Abwendung, der Hingabe, Gabe, des Geschenks wahrnimmt, daß er diese Sprache seiner Patienten und der therapeutischen Situation in der ihr je eigenen Qualität erfaßt. Dies umso mehr, da er ja selbst „mitten in der Szene" steht, die er betrachtend und wahrnehmend zu interpretieren sucht. Und um sie zu verstehen, müßte er darum wissen, daß er ihr nicht entkommen kann: „*j'en suis*" (*Merleau-Ponty* 1964, 173) . ... „der Blick ist nämlich stets Einkörperung des Sehenden in das Sichtbare, Suche nach sich selbst im Sichtbaren, dem es zugehört" ... Der Leib kann die Dinge „nur deshalb berühren und sehen, weil er, verwandt mit ihnen und als solcher selbst sichtbar und berührbar, sein eigenes Sein als Mittel benutzt, um an ihrem Sein teilzunehmen" (ibid. 180f). Dieses „*Inmitten*" als leibliche Anwesenheit in der therapeutischen Situation, in ihren Dimensionen des Sichtbaren, der Handlung, der Szene, der Sprache – denn von der Sprache können wir sagen, daß wir mitten in ihr schwimmen, daß sie uns ihre Form gibt – verweist die Hermeneutik nicht nur auf schon je vorgegebene, primordiale Areale von *Sinn*, sondern auch auf das Milieu der Sinn*genese*. Das sinnenhaft Wahrgenommene und das Wahrnehmende, die Wahrnehmenden werden zur „Matrix" des Sinnes. Der Sinn – *consensus* – wird in der *Ko-respondenz* (*Petzold* 1978c/1991e, dieses Buch, S. 115ff) zwischen Therapeut und Klient aus der Interaktion ihrer Leiber, aus dem Zusammenspiel ihres Unbewußten gleichsam geboren. Er wird nicht aus den Träumen, den Assoziationen, den Gesten des Patienten allein „herausdestilliert", sondern entspringt immer den Atmosphären, der szenischen Matrix im Hier-und-Jetzt der therapeutischen Situation, in deren *Textur* Fragmente alter Szenen aus den Archiven des Leibes eingewoben sind. Das Geflecht von Übertragung und Gegenübertragung, von Widerständen und Abwehrvorgängen erfordert deshalb eine andere Hermeneutik als nur eine verbal-interpretative: eine Hermeneutik des Atmosphärischen, des Szenischen, des Sichtbaren, des Leiblichen, in der der Leib als Subjekt *und* Objekt der Wahrnehmung, als Subjekt *und* Objekt der Interpretation des Wahrgenommenen ernstgenommen wird. In diesen Bezogenheiten, die als grundlegende Strukturen gesehen werden müssen, wird *Sinn* geboren, erfaßt, verstanden, geteilt, und es schälen sich Bedeutungen heraus, die in weiteren Ko-respondenzprozessen intersubjektiv vermittelt werden können, durch Blicke, Gesten, Distanzen, Worte, Sätze, Narrationen.

Die therapeutische Situation macht in besonderer Weise deutlich, daß das Intersubjektive auf das Faktum gemeinsamer, leibhaftiger Anwesenheit, koexistiver Verbundenheit im Bewußten wie Unbewußten gründet. Sinn und Bedeutung können im therapeutischen Diskurs nur gefunden und vermittelt werden, weil in ihnen bei Therapeut und Patient eine je gleichgeartete Ebene leiblicher Perzeptivität und Expressivität zugrunde liegt, in der eine Disponiertheit für das Bildliche wie für das Sprachliche gegeben ist. Therapeut und Patient können auf eine ihnen gemeinsame „Grammatik des Aktionalen", auf eine „Semantik des Bildlichen" zurückgreifen, die mehr ist als eine Summe von Formen oder Zeichen. In den Narrationen (*Petzold, Orth* 1989b), in den Szenen, Stücken, Bildern, Partituren des Lebens und den in ihnen eingefangenen Atmosphären ist ein „stummer Logos" anwesend, der in einer ursprünglichen Welt, einer „Urarche" (*Husserl*, vgl. *Merleau-Ponty* 1966, 159ff; *Boehm* 1986) wurzelt, einem Milieu, das nur durch ein *Eintauchen* erfaßt werden kann, weil dann Sinn und Bedeutungen „von allen Seiten" heranspülen. Einem *Hologramm* gleich (*Pribram* 1979) ist das „Ganze" da. Die Einzelwahrnehmung geht indes dabei nicht verloren. Die Würde des Teiles wird gewahrt. Sie bleibt bei aller Spezifität dem Milieu des Wahrnehmbaren und Wahrnehmens verbunden, wie das einzelne Wort dem Satz, der einzelne Satz dem Gemurmel des Diskurses, wie der einzelne Pinselstrich in die Farbflächen auf der Leinwand eingewoben bleibt.

Die von *Ferdinand de Saussure* herausgearbeitete Bedeutung des Kontextuellen für das Deutlich-Werden von Sinn gilt nicht nur für den Gegenstand der Linguistik, die Sprache, sondern für erfaßbare, verstehbare Wirklichkeit schlechthin, und das impliziert, daß diese auch immer ausdrückende, aussagende Wirklichkeit ist. Für ein integratives, hermeneutisches Vorgehen, das auf mehrperspektivisches Erfassen von komplexen, vielschichtigen, polychromen Sinngeweben gerichtet ist, ergeben sich aus den Prinzipien *de Saussures*, wie sie von *Merleau-Ponty* aufgenommen und entwickelt wurden, drei wichtige Konstruktionsprinzipien des Atmosphärischen, Szenischen, Ikonischen und Aktionalen, die auch für den hermeneutischen Ansatz unserer Behandlungspraxis grundlegend sind: „erstens ist das einzelne (das isolierbare) Element für sich bedeutungslos ... Es wird bedeutungsstiftend durch einen zweiten Gedanken, nämlich den einer lateralen Verbindung mit anderen Elementen. Sinn artikuliert sich nicht in der finalen Zuordnung von Zeichen und Sinn, sondern aus dem Prozeß einer *lateralen Verknüpfung* der Zeichen untereinander. Dabei wird drittens gerade der Abstand, die Grenze, der Kontrast der Zeichen zum sinnstiftenden Movens. Was *Merleau-Ponty* sprachliche Matrix nennt, ließe sich im Bilde gerade als das komplexe Geflecht von Grenzen, Kontrasten, Verschiebungen beschreiben, deren *Vieldeutigkeit* soweit reicht wie die unerschöpfliche Fülle verschiedener Farben, Linien, Flächen etc." (*Boehm* 1986, 301, meine Hervorhebungen), ... und in der *Szene* müßten wir die Mehrperspektivität und Polyästhesie auf das Gewoge von Gesten, Worten, Blicken, Zurufen, räumlichen Anordnungen ausdehnen. Wir kommen damit zu einem *pleromatischen Sinn* und zu *infiniten Bedeutungen*. Fülle, Vielzahl, Mannigfaltigkeit erschließen sich im hermeneutischen Prozeß und vermehren sich zugleich in ihm. Eine Erkenntnis erschließt zahllose neue, ein Ergebnis eröffnet neue Fragen, neue Dimensionen und führt damit zu weiteren Ergebnissen. „So ist der Sinn der [wahrgenommenen sc.] Ausdrucksgeste ... prinzipiell ein Sinn im Entstehen. Sein ‚Auftreten' (*avènement*) ist eine Verheißung von Ereignissen (*évènements*)" (*Merleau-Ponty* 1969/1984, 102). Was im therapeutischen Geschehen charakteristisch, einzigartig und unersetzbar ist, ist seine gleichzeitig darstellende und generative Realität. Diese liegt wie bei einem Kunstwerk „eben darin, daß es, mehr noch als Ideen, eine *Ideenmatrix* enthält; es liefert uns Sinnbilder, deren Sinn wir nie endgültig ausschöpfen werden; und gerade weil das sich und uns in einer Welt einrichtet, deren Schlüssel wir nicht besitzen, lehrt es uns zu sehen und gibt es uns zu denken, so wie kein analytisches Werk es je fertigbrächte, denn die Analyse kann an ihrem Gegenstand immer nur das auslegen, was wir in ihn hineingelegt haben" (idem 1969/1984, 109). Die Sensibilisierung für die *Polymorphie der Wirklichkeit*, für die multiple Sinnhaftigkeit des Sinnes, für die Bedeutungen jenseits der Sprache, für die Hintergründe und Zwischenräume der Rede, für die „Kommunikation vor der Kommunikation" (ibid. 77), für den „sprachlosen Raum", für den „stummen Logos", für das Unbewußte im Bewußten und das Unsichtbare im Sichtbaren, die Sensibilisierung für das Reden und Schweigen des Leibes stellt sich für eine therapeutische, integrative Hermeneutik und hermeneutische Therapie als zentrale Aufgabe dar, denn in diesen Prozessen des Wahrnehmens, Erfassens, Verstehens, Erklärens und Teilens liegt die Chance, daß sich der Mensch vertraut wird, sich dem anderen Menschen anvertraut, den Dingen der Lebenswelt angetraut wird und die Fremdheit diesem allen gegenüber verliert. Er wird in sich selbst, in die Gemeinschaft der Welt als Koexistierender eingewurzelt und beginnt, sich und die Mitwelt zu verstehen, „*mitten aus den Dingen* heraus ..., da wo ein Sichtbares sich anschickt zu sehen, zum Sichtbaren für sich selbst durch das Sehen aller Dinge wird und die ursprüngliche Einheit des Empfindenden mit dem Empfundenen versteht, wie die des Wassers im Eiskristall" (idem 1964, 19/1987, 17). Hermeneutische Therapie selbst als ein solcher Prozeß mehrperspektivischen Wahrnehmens und Erfassens wird zu einem Ort des Sinnes und zu einer Lehre, ganzheitlich wahrnehmen zu lernen und Mehrperspektivität zur Grundlage des Lebensvollzuges zu machen.

Die Hermeneutik leib-, ausdrucks- und handlungsorientierter Therapie ist ein Eintauchen in die primordiale Bezogenheit des Lebens, ist ein Erfassen dieser Textur nicht allein durch den Zugriff der sprachlichen Benennung oder einer *Bemächtigung* vermittels eines Blickes von „außen" (*Sartre* 1962), sondern durch ein solches Eintauchen, ein lebendiges Sich-in-Beziehung-Setzen, durch ein Be-greifen des Materials, eine Auseinandersetzung mit ihm, ein

Ko-respondieren. Wir haben mit dieser Zielsetzung in der „Integrativen Therapie" besondere Zugänge durch die Methoden der Sensibilisierung der Leiblichkeit, der Expressivität in kreativen Medien, durch die Schulung der Fähigkeit zur Ko-respondenz, etc. entwickelt. In der Entfaltung differenzierender und integrierender leiblicher Perzeptivität (*Polyästhesie* und *Synästhesie*) und vielfältiger und verbindender Ausdruckskraft (*Polyekthesie* und *Synekthesie*, vgl. *Petzold* 1988n, 197f) werden die Zugänge zum primordialen, „wilden" Sinn eröffnet (*sens brut et sauvage*, *Merleau-Ponty* 1964). In Ko-respondenzprozessen wird aus diesem „rohen, ungestalteten Sinn" intersubjektiver Sinn gewirkt, der Bedeutungen freisetzt. Er bleibt durch dieses Zusammenwirken (Synergie) niemals ein einsamer Sinn, sondern ist K o n s e n s , *Botschaft von mir über mich, für mich, an Andere und durch Andere* (*Petzold*, *Orth* 1985b). Er ist aufgrund dieser lateralen Vernetzung niemals nur eindimensional, sondern *mehrperspektivisch*, polychrom, pluriform.

Es gibt eine *Polylogik*, „*eine spezifische Mehrstimmigkeit* in der Sinndeutung des menschlichen Handelns" (*Ricœur* 1978, 105). Darum sind auch – abhängig von unserer motivationalen Lage und den Situationsbedingungen – vielfältige Auslegungen möglich. *Nietzsche* (1955, III, 480) hat schon auf den Perspektivismus der Affekte hingewiesen und *Husserl* (1950) hat in der Intentionalanalyse der Gegenstandswahrnehmung gezeigt, daß die Perspektive auf einen Gegenstand eben dieser Gegenstand ist, eine Gedankenlinie, die von *Heidegger* und *Merleau-Ponty* in jeweils spezifischer Weise weiterentwickelt wurde. *Nietzsche* drückt das, worum es geht, treffend aus: „So weit überhaupt das Wort ‚Erkenntnis' Sinn hat, ist die Welt erkennbar: aber sie ist anders *deutbar*, sie hat keinen Sinn hinter sich, sondern unzählige Sinne" (*Nietzsche* 1955, III, 903); und *Merleau-Ponty* (1969, 81) stellt lapidar fest: „Es gibt Sinn."

Die prinzipielle Mehrdeutigkeit entspricht der Polymorphie der Wirklichkeit, die nur polyästhetisch erfahrbar werden kann und aus der durch intersubjektive Übereinkunft eine oder mehrere Facetten für die Teilnehmer eines *Ko-respondenzprozesses* für einige Zeit konsensuelle Bedeutung gewinnen können (*Petzold* 1978c/1991e, dieses Buch, S. 130f). Diese Bedeutung wiederum ist eingebettet in übergeordnete Kontexte, ist umgeben von Horizonten und deshalb auch Ausdruck von diesen. Die hermeneutische Erfahrung und Praxis im allgemeinen und die therapeutische Hermeneutik bzw. hermeneutische Therapeutik im besonderen ist deshalb immer vor ihrem und in ihrem intersubjektiven, sozialen und lebensweltlichen Kontext/Kontinuum zu sehen, für den der gefundene Sinn, die gewonnenen Bedeutungen einen neuen Handlungszusammenhang bieten. Leib- und bewegungstherapeutische Arbeit muß also darauf gerichtet sein, den Menschen als Leibsubjekt, als „sujet incarné", im Weltbezug wahrzunehmen, zu erfassen, zu verstehen und ihn in diesen Strebungen und Bemühungen zu stützen und zu fördern. Dabei kann es – wie deutlich geworden sein dürfte – keineswegs nur um eine „Hermeneutik der Körpersprache" (*Bollweg* 1980) gehen, sondern es muß die ontologische Dimension des Leibes als Koexistierendem in der Verflechtung der „fünf Weisen seiner Wirklichkeit" (Körper, Seele, Geist, Soziales, Ökologisches; vgl. *Petzold* 1988n, 1987f, 65f und dieses Buch S. 408ff) und in seiner Entfaltung als Person (idem 1984i) in den Blick genommen werden. Den Leib und damit die lebensweltlichen Verwurzelungen des Menschen, seine Träume und seine Rationalität, d.h. seine binnenstrukturelle und seine soziale und ökologische Bezogenheit gilt es zu verstehen.

In einem komplexen anthropologischen Modell, wie es unserem Verfahren zugrunde liegt, wird die Biographie eines Menschen als dramatische Handlung, als Skript (*Petzold* 1982g, 1990p, dieses Buch, S. 684ff, 322f, 670f) verstanden, das von Sozialisationsinstanzen geschrieben wird und in einem mühsamen Prozeß der Selbstfindung auch nach und nach von ihm selbst (*Petzold, Mathias* 1983); sie wird als *Narration* seines Lebens gesehen (idem 1990p), die sich erzählt, die er selbst erzählt. Therapie als hermeneutisches Unterfangen der Sinnerfahrung, der Deutungsarbeit, der Teilnahme, muß dem Fließen leiblicher Existenz folgen, ohne dieses je zu überholen, muß die Vielzahl der Dimensionen leiblich-lebensweltlicher Existenz beleuchten, ohne sie jemals ganz ausleuchten zu können, muß die Lebensgeschichte und Zukunftsentwürfe begreifen (*Schelling* 1985; *Titze* 1983), um Identität zu stiften, ohne sie je endgültig sichern zu können, aber sie kann eine engagierte mitmenschliche Präsenz bieten – und das ist schon sehr viel.

Eine solche Hermeneutik muß einen ganzheitlichen Zugang zum Menschen in der Welt suchen. Sie ist auf eine *Synopse* (*Petzold* 1974k, 303) verwiesen, auf ein integratives Vorgehen (idem 1965). Da sie andernfalls nie zu faßbaren Konturen kommen wird, die den komplexen Dimensionen eines historisch gewachsenen Subjekts, dem geheimnisvollen, abskonditiven Wesen eines von persönlicher Geschichte erfüllten und kollektiver Historie geprägten Menschen gerecht werden. Reduktionistische Versuche der Wirklichkeitsexplikation und des Lebensverständnisses führen letztlich in die Irre.

Im konkreten therapeutischen Handeln wird der Gegenstand der Hermeneutik durch die anthropologischen Konstituenten der Integrativen Therapie: *Körper, Seele, Geist, Soziales, Ökologisches, Zeit, Bewußtes, Unbewußtes* in ihren szenisch-situativen Konkretisierungen und historischen Verortungen vorgegeben; weiterhin durch die Elemente unserer Persönlichkeitstheorie: *Selbst* (unter Einschluß des ES), *Ich, Identität* (unter Einschluß des Über-Ich) (idem 1984i, dieses Buch S. 430ff), wobei letztere im heuristischen Konzept der „fünf Säulen der Identität“ (Leib, soziales Netzwerk, Arbeit, materielle Sicherheiten, Werte) entfaltet ist (idem 1985a, 143). Werden diese Dimensionen im Blickwinkel von den vier Ebenen der Wirklichkeit (Realität, Imaginäres, Repräsentation, Symbolisches) gesehen und in unterschiedlichen Möglichkeiten erlebnishafter Vertiefung erfahren (idem 1979k, 116ff), bedarf es der Mehrperspektivität (idem 1965, 1970c, 1990o; *Frühmann* 1986), des synoptischen Blickes, der synästhetischen Wahrnehmung, in denen die Perzeptionen vernetzt, die Atmosphären verschmolzen und aus den „Archiven des Leibes“ holographisch ergänzt werden (*Pribram* 1979; *Petzold* 1988n, 589ff; *Schmitz* 1968, 58ff; 1978, 47ff). Vom Leib-Apriori der Wahrnehmung und Erkenntnis ausgehend (*Apel* 1985), können wir auf das „Synopseprinzip“ (*Petzold* 1974j, 303) rekurrieren, das besagt: „Das Ganze der Wahrnehmungen und der in ihnen gewonnenen Erkenntnisse (In-formationen) ist mehr und etwas anderes als die Summe der Teilwahrnehmungen und der damit verbundenen Teilerkenntnisse (In-formationen)“ (idem 1970c).

In der Integrativen Therapie wurden eigens diagnostische und therapeutische Instrumente entwickelt, die eine derartige Zusammenschau ermöglichen sollen und im Dienst einer „Hermeneutik des Leibsubjektes“ stehen: das *Lebenspanorama* (*Petzold* 1965, 1981g; *Petzold, Lückel* 1985; *Heinl* et al. 1983; *von Schnakenburg* 1990), die *Säulen der Identität als projektive Zeichnung* (*Petzold* 1985a, 145), das *metrische und das projektive soziale Atom* (ibid. 250), das *projektive Diagramm der Ich-Zustände* (idem 1982a, 277), das *projektive Körperbild* (*bodychart*, vgl. idem 1970c; *Petzold*, *Orth* 1991, dieses Buch, S. 876ff, 885ff), das *Resonanzbild* (idem 1987c), das *projektive Spektogramm* (idem 1972d), die *projektive Gruppen-* und *Familienskulptur* (idem 1969c, 1988n, 480f, 586f; *Heinl* 1986), *Selbstportrait*, *Ressourcenfeld* etc. All diese Ansätze machen ein mehrperspektivisches Erfassen komplexer Zusammenhänge bzw. ein zeitübergreifendes Betrachten lebensbestimmender Strukturen möglich. Sie sollen dem Patienten helfen, „sich selbst im Lebensganzen verstehen zu lernen" (*Petzold* 1981g). Für die praktische Anwendung dieser diagnostischen und therapeutischen Instrumente, d.h. aber auch für die Praxis der mit ihnen betriebenen Hermeneutik, müssen wir auf die genannten Veröffentlichungen verweisen.

5. Wahrnehmen, Erfassen, Verstehen, Erklären – die „hermeneutische Spirale" der Integrativen Therapie und Agogik

Im folgenden soll noch näher auf die Struktur des hermeneutischen Vorgehens in der Integrativen Therapie und Agogik eingegangen werden. Der Integrative Ansatz hat ja neben *Wegen* in der Psychotherapie (idem 1980g, 1988d), Leibtherapie (idem 1974k, 1985g), Musiktherapie (*Frohne-Hagemann* 1989) oder Kunsttherapie (*Petzold*, *Orth* 1990a) auch pädagogische, andragogische und besonders geragogische Ansätze entwickelt (*Petzold* 1972e, 1973c; *Petzold*, *Bubolz* 1976; *Bubolz* 1983; *Petzold*, *Reinhold* 1983; *Petzold*, *Brown* 1977), aber auch Formen der Soziotherapie (*Petzold* 1985a), der Beratung (*Rahm* 1979) und Supervision (*Petzold* 1990o; *Schreyögg* 1986, 1991). In all diesen Ansätzen „angewandter Anthropologie und Humanwissenschaften" kommen die gleichen Prinzipien, was Verstehens-, Lern- und Veränderungsprozesse anbelangt, zum Tragen, eine Hermeneutik, Therapeutik und Agogik, die sich wechselseitig in der Verschränkung von Theorie und Praxis beeinflussen und bereichern.

Unsere Überlegungen zentrieren auf eine mehrdimensionale, verschränkte **Spirale** (vgl. dieses Buch Abb. 2, S. 404; Abb. 15, S. 498) des Theorie-Praxis-Bezuges in Anlehnung an einen ***hermeneutischen Zirkel***. Mit diesem von *Schleiermacher* grundgelegten und von *Heidegger* (1977, 135), *Gadamer* (1960, 250ff) u.a. ausgearbeiteten Modell des *hermeneutischen Zirkels* ist sowohl der „wechselseitige Beeinflussungsprozeß zwischen dem Subjekt und einem unter ständig neuen Gesichtspunkten zu verstehenden, gelegentlich als ‚Du' begriffenen Objekt gemeint, als auch eine iterative Annäherung an den Sinn von Begriff und Text, von Teil und Ganzem (z.B. auch einer Handlung im sozialen Kontext): Das Teil kann nur mit Hilfe einer hypothetischen Annahme über die Bedeutung des Ganzen verstanden werden, das Ganze nur aus der Bedeutung seiner Teile heraus, wobei auch das Ganze wiederum als Teil eines größeren Ganzen gesehen wird, so daß sich dieser Prozeß auf der nächsthöheren Ebene wiederholt. Das adäquate Verständnis ergibt sich nach wiederholtem Durchlaufen des Zirkels" (*Rönsch* in: *Fuchs* et al. 1973, 273).

„Aber in diesem Zirkel ein vitiosum zu sehen und nach Wegen Ausschau zu halten, ihn zu vermeiden, ja ihn auch nur als unvermeidliche Unvollkommenheit ‚empfinden', heißt das Verstehen von Grundauf mißverstehen ... Das Entscheidende ist nicht, aus dem Zirkel heraus-, sondern in ihn nach der rechten Weise hineinzukommen" (*Heidegger* 1977, 153). *Heidegger* (ibid. 12, 42) wie auch in seiner Folge *Gadamer* (1975, XVIII) sehen hier das Verstehen als nicht hintersteigbare, ontische Struktur, als „Grundbewegtheit des Daseins" (ibid.). Ohne diese, in die Probleme der *Heidegger*schen Ontologie führende Gegebenheit aufzunehmen, kann man sich auf die methodische Seite des *Zirkels* als Modell des Verstehens (*Welsen* 1986, 181) zentrieren, da *Heidegger* und *Gadamer* „die methodologische Problematik des Verstehens als Derivat des Verstehens als Lebensweise [betrachten]. Sie gehen damit von einer strukturalen Analogie von Methodologie und Ontologie aus" (ibid.). Die im „hermeneutischen Zirkel" herrschende Regel, „daß man das Ganze aus dem Einzelnen und das Einzelne aus dem Ganzen verstehen müsse", setzt voraus, „daß die Teile, die sich vom Ganzen her bestimmen, ihrerseits auch dieses Ganze bestimmen" (*Gadamer* 1975, 275). Wenn *das Ganze* aber – wenn nicht unbedingt mehr – so doch sicher „etwas anderes ist, als die Summe der Teile", da es, wie die Gestaltpsychologie unbezweifelbar gezeigt hat (*Koffka* 1935; *Metzger* 1963), nicht durch die Zusammensetzung der Eigenschaften abgeleitet werden kann, sondern andere Eigenschaften als seine einzelnen Komponenten aufweist, ist es auch nicht immer antizipierbar, genausowenig wie stets vom Ganzen auf die Qualität der Teile geschlossen werden kann (*Krueger* 1953; *Sandner* 1939; *Wellek* 1955). Der prinzipielle Antizipationscharakter des Sinnes des Ganzen (*Gadamer* 1975, 164, 178, 275) erweist sich als ein relativer. Natürlich geht in die Interpretation ein, was an Vorannahmen und Erwartungen da ist (ibid. 251), was „in Vorgabe, Vorsicht, Vorgriff vorgegeben ist" (*Heidegger* 1977m, 150). Dem wird man nicht entkommen können. Konzepte wie „Aktualgenese" (*Sandner*) oder „Ganzqualität" (*Krueger*), das „Ganze", das „auf einen Schlag" begriffen wird, obwohl es in dieser oder ähnlicher Form „nie zuvor" gesehen wurde, schränkt die Annahme ein, „daß das zirkuläre Verhältnis von Teil und Ganzem ein universales Strukturmoment des Verstehens ist" (*Welsen* 1986, 183), so daß die durchaus zu affirmierende „universale Voraussetzungshaftigkeit" (ibid. 185) des hermeneutischen Bemühens nicht aus diesem abgeleitet werden sollte. Die Voraussetzungshaftigkeit sollte – im allgemeinsten – von universalen „Strukturen der Wahrnehmung" (*Koffka* 1935; *Merleau-Ponty* 1945; *Gibson* 1979), des Denkens (*Duncker* 1939; *Wertheimer* 1964; *Piaget* 1976), von den Strukturen der (jeweils gesprochenen) Sprache, von Strömungen der Kultur hergeleitet werden. Sie „ist immer auch durch die geschichtliche Situation des Interpreten mitbestimmt und damit durch das Ganze des objektiven Geschichtsganzen ... Daher ist Verstehen kein nur reproduktives, sondern stets auch ein produktives Verhalten" (*Gadamer* 1975, 280). Weil dies so ist, und weil auf dem Weg auf ein Ganzes hin immer wieder Überschreitungen möglich sind im Sinne einer „guten Hermeneutik" (*Ricœur* 1988), die in der *Zeitlichkeit* steht und aus der Narrativität als Zeitverlauf Sinn „in der Zeit" konstituiert, vermag sich der *Zirkel* zu öffnen, indem er die Form einer *Spirale* gewinnt, die ich die „heraklitische" nenne. Sie beginnt ja nicht wie die „archimedische Spirale" an einem Ausgangspunkt, sondern ist wie die Schraubenspirale einer Wein- oder Walkerpresse ohne Anfang und Ende: „Der Weg der Walkerpresse ist – vor und zurück – ein und derselbe" (*Heraklit* DK 22 B 60, vgl. dieses Buch, S. 424f). Windung um Windung vermag der Erkenntnisprozeß voranzuschreiten – ähnlich *Riedls* (1981) evolutionärem Erkenntnisprozeß oder *Eigens* (*Eigen, Schuster* 1977) Hyperzyklus. Ziel einer solchen fließenden, „heraklitischen Spiralbewegung der Erkenntnis" in der therapeutischen Hermeneutik ist die Auslegung und kooperative Gestaltung des Lebensprozesses der phänomenalen Wirklichkeit, und eine solche, auf *Verstehen* gerichtete Auslegung bzw. Deutung setzt immer Wahrnehmung und Erleben voraus, wie schon bei *Dilthey* (1910/1966) erkennbar wird. Er legt eine Heuristik des Verstehens vor, die für psychotherapeutische Verstehensprozesse äußerst nützlich ist.

„... Das Verstehen erwächst zunächst in den Interessen des praktischen Lebens. Hier sind die Personen auf den Verkehr miteinander angewiesen. Sie müssen sich gegenseitig verständlich machen. Einer muß wissen, was der andere will. So entstehen zunächst die elementaren Formen des Verstehens. Sie sind wie Buchstaben, deren Zusammensetzung höhere Formen desselben möglich macht. Unter einer solchen elementaren Form begreife ich die Deutung einer einzelnen Lebensäußerung. Logisch kann sie in einem Schluß der Analogie dargestellt werden. Dieser Schluß ist vermittelt durch die regelmäßige Beziehung zwischen ihr und dem in ihr Ausgedrückten. Und zwar ist in jeder der angegebenen Klassen die einzelne Lebensäußerung einer solchen Deutung fähig. Eine Reihe von Buchstaben in Zusammensetzung zu Worten, die einen Satz bilden, ist der Ausdruck für eine Aussage. Eine Miene bezeichnet uns Freude oder Schmerz" (ibid. 1910/1966, 40).

Neben diesen „elementaren Formen des Verstehens", die beim *Wahrnehmen* des praktischen Lebens ansetzen und Zusammenhänge *erfassen* und *verstehen*, finden sich die „höheren Formen des Verstehens", wenn z.B. wahrgenommene Lebensäußerungen und „Inneres" nicht übereinstimmen, weil jemand schweigt oder sich verstellt, so daß ein *Erfassen* des Wahrgenommenen und seines Zusammenhanges schwierig, das *Verstehen* eingeschränkt ist und *Erklärungen* nicht ausreichen, so daß unser Urteil unsicherer wird. *Dilthey* stellt seine Ausführungen explizit in einen psychologischen Kontext, der ganz ähnlich strukturiert ist, wie eine einzel-, gruppen- oder familientherapeutische Situation.

„... Aus dem Verkehr des praktischen Lebens entstehen aber auch selbständige Anforderungen zu Urteilen über Charakter und Fähigkeiten des einzelnen Menschen. Wir rechnen beständig mit Deutungen von einzelnen Gebärden, Mienen, Zweckhandlungen oder zusammengehörigen Gruppen von solchen; sie vollziehen sich in Schlüssen der Analogie, aber unser Verständnis führt weiter: Handel und Verkehr, gesellschaftliches Leben, Beruf und Familie weisen uns darauf hin, in das Innere der uns umgebenden Menschen Einblick zu gewinnen, um festzustellen, wieweit wir auf sie rechnen können. Hier geht das Verhältnis zwischen Ausdruck und Ausgedrücktem über in das zwischen der Mannigfaltigkeit der Lebensäußerungen einer anderen Person und dem inneren Zusammenhang, der ihr zugrunde liegt. Dies führt weiter dahin, auch die wechselnden Umstände in Rechnung zu ziehen. Hier liegt also ein Induktionsschluß von einzelnen Lebensäußerungen auf das Ganze des Lebenszusammenhangs vor. Seine Voraussetzung ist das Wissen vom seelischen Leben und seinen Beziehungen zwischen (zu) Milieu und Umständen. Begrenzt wie die Reihe der gegebenen Lebensäußerungen, unbestimmt wie der grundlegende Zusammenhang ist, kann sein Ergebnis nur den Charakter der Wahrscheinlichkeit in Anspruch nehmen" (ibid. 1910/1966, S. 43).

Die unvermeidbare Unsicherheit kann gemindert werden, wenn der Verstehensprozeß nicht einseitig bleibt, sondern wie in der Therapie ein intersubjektives Bemühen wird. Die in diesen *Dilthey*-Texten ablesbare „Heuristik der Verstehensprozesse" enthält wesentliche Dimensionen des von mir entwickelten *heuristischen Modells einer therapeutischen Hermeneutik*, die die Lebensspanne, den Lebenslauf, den Lebenszusammenhang, die Lebensumstände und dabei auch Gesundheit und Krankheit gleichermaßen in den Blick nimmt. Sie ist dabei auf die

Schritte der **hermeneutischen Spirale**: *Wahrnehmen, Erfassen, Verstehen, Erklären von geteilter Lebenswelt* bzw. *„social world“* (dieses Buch, S. 669) zentriert. Eine solche „therapeutische Hermeneutik“ will aus einer erkennenden Absicht einen mehrperspektivischen Zugriff auf Sinn- und Bedeutungszusammenhänge gewinnen und die *Kompetenz*, Sinn zu erfassen, fördern, *Sinnerfassungskapazität* ausdehnen. Zum anderen überschreitet sie das Moment der Erkenntnis im therapeutischen Prozeß durch die Akte des Handelns, durch die *Performanz* (*Petzold* 1988n, 586f). Damit entsteht eine temporal, d. h. auch historisch bestimmte **therapeutische Spirale** (vgl. S. 498, Abb. 15). In dieser sehen wir mit Rückgriff auf *Freuds* „Erinnern, Wiederholen, Durcharbeiten“, *Lewins* „unfreezing, change, refreezing“ und *Morenos* „warm up, acting, sharing“, unter methodischer Perspektive ein dreistufiges Handlungsmodell, das wir um eine vierte Stufe gezielter Veränderung erweitert haben – das „tetradische System“ der Psychotherapie (idem 1970c, 1974c,1990b). Es handelt sich um einen Ko-respondenzprozeß zwischen den am therapeutischen Geschehen beteiligten Subjekten, der von dem ständigen Bemühen um wechselseitiges Wahrnehmen, Erfassen und Verstehen der eigenen *Geschichte*, des *gegenwärtigen* Lebensvollzugs und der Prospektion auf eine *Zukunft* gekennzeichnet ist, weiterhin von der Bereitschaft, das Erkannte zu teilen und das Geteilte mitzutragen. Das einzelne Geschehen, z.B. in der therapeutischen Interaktion oder im Alltag, kann nur im „Gesamt von Lebenskontext und Lebenskontinuum wahrgenommen, erfaßt, verstanden, erklärt und somit gehandhabt werden. Gleichzeitig wird das Lebensganze aber auch von den Einzelszenen bestimmt, die durch den therapeutischen Prozeß in immer größerer Freiheit von Fixierungen und Determinierungen gestaltet werden können, so daß Bewußtheit, Bezogenheit, Integration und Kreation die lebensbestimmenden Momente werden“ (idem 1975h, 48). Ziel der „heraklitischen Spirale“ hermeneutischer Therapie ist die Heilung beschädigter Identität, die Handhabung guter und die Bewältigung böser Wirklichkeiten; kommt die Dimension der Förderung und Entfaltung gelingender Lebensprozesse hinzu, gewinnt das therapeutische Geschehen eine agogische Charakteristik. *Therapie* und *Agogik* haben wesentliche Überschneidungsbereiche. In beiden Formen der „Beeinflussung von Wirklichkeit“ geht es um Erkennen, Lernen, Verändern, wenngleich mit unterschiedlichen Zielgruppen, in verschiedenartigen Settings, teilweise vermittels unterschiedlicher Instrumente. Auch die Ziele können differieren – z.B. Heilung von Krankheit oder Entwicklung spezifischer Kenntnisse –, aber auch konvergieren – z.B. Förderung der Ichstärke, der Sinnerfassungskapazität, der emotionalen Differenziertheit etc.

Es ergibt sich hier die Möglichkeit einer heuristischen Differenzierung, um die mehrdimensionale Qualität der **Spirale** (im Sinne einer Triplexstruktur) z.B. durch das Hinzufügen einer **„agogischen Spirale“** deutlich zu machen (vgl. Abb. 15, dieses Buch, S. 498). In dieser geht es um das Explorieren einer Situation, das Agieren, Durchspielen von Lösungsmöglichkeiten, das Integrieren des so gefundenen Materials, um auf dieser Grundlage Neuorientierung bzw. Kreation zu ermöglichen. Es ist hier unter der Optik der *Gesundheit* das gefaßt, was in kurativer Absicht in der Therapie von Krankheitsgeschehen in ähnlicher Weise abläuft. So sind *in praxi* die therapeutische und die agogische Spirale oftmals parallelgeführte oder auch verschränkte Prozesse „schöpferischer Metamorphose“ (*Petzold* 1990b) zur Beseitigung von Krankheit und zum Gewinn von Gesundheit: *Erinnern/Explorieren, Wiederholen/Agieren, Durcharbeiten/Integrieren, Verändern/Reorientieren* bzw. *Kreieren.* Eine solche „hermeneutische Therapie und Agogik“ will in heilender u n d fördernder Absicht sinngeleitete, intersubjektive und kreative Lebensbewältigung und Lebensgestaltung ermöglichen. Sie will alltagspraktische Kompetenz und Performanz fördern und entwickeln helfen.

Die Spirale „schöpferischer Metamorphose" in ihrer dreidimensionalen Ausfaltung hat die „tetradische" Struktur eines Ko-respondenzprozesses (*Petzold* 1978c/1991e, dieses Buch, S. 125ff). Ausgangspunkt ist das Leib-Subjekt in Ko-respondenz mit einem Anderen über ein Drittes (Thema, Gegenstand, Person; vgl. idem 1981f). Die Spirale beginnt in allen drei Führungen mit dem Prozeß des ***Wahrnehmens***, der grundlegend für Hermeneutik, Agogik und Therapie ist: einerseits Wahrnehmen des Außenfeldes und andererseits Spüren des Binnenraumes. Letzteres führt in der „Initialphase" der therapeutischen Spirale zum *Erinnern* und zur Wahrnehmung des Erinnerten, wie es sich „hier und jetzt" darbietet. Vom Handlungsaspekt im therapeutischen und agogischen Geschehen her ist es ein Explorieren, ein Entdecken, auf das Klient bzw. Patient und Therapeut oder Berater, Pädagoge gerichtet sind. Das **Wahrnehmen** verdichtet sich in einer Prägnanztendenz, wie sie für die hermeneutische Spirale kennzeichnend ist, zum **Erfassen**, das immer ein Moment des *Erinnerns* und Erkennens einbezieht: das Wahrgenommene trifft auf vorgängige, abgespeicherte Wahrnehmungen, die dem Erfassen ein Identifikationsraster bieten und Erkennen ermöglichen. Erfaßt werden die Atmosphären und Lebensszenen der Gegenwart in ihrer aktualen Dynamik, aber auch Zukunftsentwürfe, Pläne, Zielvorstellungen. Erfaßt werden die Atmosphären und Zusammenhänge in ihrer biographisch-historischen Determiniertheit als ein *Wiederholen* vergangener Szenen und Stücke, wie sie in der „Aktionsphase" der agogischen und therapeutischen Spirale aufkommen. Bewußtes Agieren (z.B. in einem Psychodrama oder einem pädagogischen Rollenspiel) und unbewußtes „acting out" (z.B. in einer gruppentherapeutischen Interaktion) kennzeichnen das Geschehen. In weiterer Durchdringung wird eine Überschreitung zum **Verstehen** möglich, auf dessen Grundlage in der „Integrationsphase" der Spirale das Erinnerte und das Wiederholte in Prozessen des *Durcharbeitens* in den Lebenszusammenhang eingeordnet und zu einem Integrieren geführt werden können. Das nunmehr selbst-bewußte Subjekt vermag das Verstandene ins **Erklären** fortzuführen, und dieses Weiterschreiten in der hermeneutischen Spirale führt in der agogischen und therapeutischen Dimension zur Möglichkeit, Neues zu kreieren, zu einem Reorientieren, zu einem *Verändern* von Lebenskontext, eigenen Haltungen und Verhaltensweisen, also in eine „Neuorientierungs- und Kreationsphase (dieses Buch, Abb. 1, S. 126; Abb. 15, S. 498). Neben dieser progredierenden Bewegung, die sich spiralig fortschreibt (Erklären und Verändern führen zu neuem Wahrnehmen und eröffnen damit neue Spiralwindungen), gibt es eine retrograde Bewegung. Das Verändern wird wirksam, noch während die Durcharbeitungsprozesse laufen, und modifiziert diese, was sich wiederum auf die Veränderungsprozesse auswirkt usw. Das **Erklären** kann das **Verstehen** verändern, ja ein neues Verstehen schaffen, das wiederum das Erklären beeinflußt. Derartige Dialektiken (z.B. **Verstehen/Erklären**) können zwischen allen Segmenten bzw. Segmentzusammenschlüssen der Spiralbewegung entstehen (z.B. steht der Segmentzusammenschluß **Verstehen/Erklären** mit dem **Wahrnehmen/Erfassen** in dialektischem Bezug; gleiches gilt für das Erinnern/Wiederholen und Durcharbeiten/Verändern). Die Dimensionen der Spirale greifen also ineinander: Wahrnehmen/Explorieren/Erinnern; Erfassen/Wiederholen/Agieren; Verstehen/Durcharbeiten/Integrieren; Erklären/Verändern/Reorientieren. Sie sind im therapeutischen, agogischen, supervisorischen etc. Geschehen als *Einheit von Theorie* und *Praxis* miteinander verschränkt.

Integrative Hermeneutik, Agogik und Therapie sind *auf die „Person im Bezug"* gerichtet. Es geht um:

- *wahrgenommen werden, sich wahrnehmen*, einander wahrnehmen, miteinander wahrnehmen → Fremdwahrnehmung, Selbstwahrnehmung,
- *erfaßt werden, sich erfassen*, einander erfassen, miteinander erfassen → Empathie, Selbstempathie,
- *verstanden werden, sich verstehen*, einander verstehen, miteinander verstehen→ Verständnis, Selbstverständnis,
- *etwas erklärt bekommen, sich etwas erklären*, einander etwas erklären, miteinander etwas erklären → Klarheit in bezug auf sich selbst, Andere und anderes.

Diese Reihungen müssen in der *horizontalen* Richtung von beiden Seiten gelesen werden, denn die Begriffe bedingen sich wechselseitig, d.h. sie sind grundsätzlich *intersubjektiv* bestimmt. Ontogenetisch gesehen, beginnt das Kind sich als Subjekt, in seiner Personalität wahrzunehmen, zu erfassen und zu verstehen, weil es als Person wahrgenommen, erfaßt und verstanden wurde. In Therapie und Agogik führt das Miteinander-Wahrnehmen, -Erfassen, -Verstehen zum Sich- und Einander-Wahrnehmen, -Erfassen, -Verstehen. Für das Erklären, das semantisch den Bezug auf das „Etwas" erfordert – die Person wird „Gegenstand der Erklärung" und es entsteht damit die größte Ferne zum erlebten Phänomen – gilt das gleiche. Sich etwas erklären können setzt voraus, daß Prozesse des Erklärens stattgefunden haben. Miteinander etwas erklären ermöglicht wiederum, sich etwas erklären zu können. Vom Wahrnehmen zum Erklären hin, also in der *vertikalen* Richtung, finden wir ein Zunehmen von Exzentrizität und Objektivierung. Auch in dieser Richtung findet sich eine wechselseitige Beeinflussung nach beiden Seiten. Klar Wahrgenommenes öffnet sich zum Erfassen, Verstehen, Erklären hin. Wieder und wieder Erklärtes und Verstandenes schärft das Erfassen, ja das Wahrnehmen. Dies gilt sowohl für die selbstbezogene Orientierung nach „innen" hin als auch für das Wahrnehmen, Erfassen etc. von anderem, „außen" liegendem. In der hermeneutisch fundierten Therapie entfließen die heilenden Wirkungen dem Moment der *Intersubjektivität* und *Relationalität*, dem Faktum der koexistiv geteilten Wirklichkeit. Dieses ist von Wertschätzung getragen, denn nur wer wertgeschätzt wird, kann Selbstwertgefühl entwickeln. Wertschätzung, Akzeptanz und ein liebevolles Zugewandtsein bilden die Grundlage, auf der die vier Dimensionen der hermeneutischen Spirale in der Therapie zur Wirkung kommen können. In gleicher Weise ist es mit einer hermeneutisch fundierten Agogik bestellt. Bildungsprozesse, die lernende Aneignung von Weltzusammenhängen, können nur aus Intersubjektivität (Ich mit dem Anderen) und Relationalität (Ich mit den Dingen, mit der Welt) gelingen (*Peccei* 1980; *Petzold*, *Reinhold* 1983, 1988p, 1991b, dieses Buch, S. 1089ff).

→ *Wahrnehmen*:

Jemanden wahrnehmen als der, der er ist, stiftet für diesen *Selbstwahrnehmung* und weckt in dem so Wahrgenommenen die Fähigkeit zur *Fremdwahrnehmung*. Damit die Wahrnehmung nicht von „archaischen Atmosphären", „alten Gefühlen", von Übertragungen und Projektionen eingetrübt wird, müssen die Erfahrungen des Lebens bewußt zur Verfügung stehen. An die Stelle der Verdrängung muß das *Erinnern* treten, das die Wahrnehmung „klärt". Das Fehlen solchen Wahrnehmens kann pathogen wirken.

→ *Erfassen*:
Jemanden in seinem Wesen erfassen, ihn empathisch erkennen, begreifen, stiftet Personalität, Selbst-Empathie, Selbsterkenntnis, weil man erfaßt, erkannt worden ist und bildet die „Empathiefähigkeit für Andere" heran. Beides erfordert Biographiebewußtsein und – damit verbunden – Offenheit der Memoration, dabei ein „chronosophisches Gefühl", ein Innesein der eigenen Temporalität (*Ricœur* 1988), so daß die eigene Geschichte in ihrer dramatisch-narrativen Qualität sich nicht mit ihren unbewältigten Dimensionen durch Zwänge des Wiederholens fixierender *Narrative* artikuliert und nicht alte Szenen abspulen, die – weil sie nicht erinnert werden, abgeschirmt sind durch die Verdrängung – wie die archaischen Atmosphären die Gegenwart überlagern und ein adäquates Erfassen derselben verhindern. Es gilt vielmehr, diese Phänomene zu erkennen (was Erinnern erfordert), damit Empathie und Selbstempathie, selbstreferentielle Emotionen und Kognitionen nicht beeinträchtigt werden, denn auch hier gilt: ein Mangel an derartigen Erfahrungen ist eine wichtige Ursache seelischer und psychosomatischer Erkrankungen (*Petzold* 1986e, 1991b; *Kohut* 1979; *Kernberg* 1975, dieses Buch S. 630ff).

→ *Verstehen*:
Jemanden zu verstehen ist nicht nur kognitives *„processing"* von Informationen über eine Person, sondern in einer gewissen Weise das *Teilen* eines Schicksals – man *steht* auf gleichem Boden, in einem intentionalen Bezug –, ein Eintreten in die Determiniertheiten einer Biographie in einer Weise, daß es Menschen ermöglicht wird, sich selbst besser zu verstehen, *Selbst-Verständnis* und Verständnis für Andere zu gewinnen. Sie können in ein Durcharbeiten eintreten, das die Grundlage für Entscheidungen bietet, in welcher Form und in welche Richtung sie ihr Leben entwickeln und gestalten wollen. Menschen, die nicht verstanden worden sind, ständig Unverständnis begegneten und damit Normen folgen mußten, die ihnen nicht entsprachen, sind nicht nur in ihrem Lebensglück beeinträchtigt worden, man hat ihnen geschadet.

→ *Erklären*:
Wenn man etwas über seine Lebenszusammenhänge und -hintergründe erklärt bekommt – auf der Grundlage von Verständnis, Wertschätzung und Akzeptanz –, so daß diese Erklärungen nicht aufgezwungen sind, sondern eine Auseinandersetzung, eine Klärung, einen eigenen Standort und damit Annahme, Abänderung oder Ablehnung des Erklärten ermöglichen, wird etwas Wichtiges gewonnen: Eine Klarheit – trotz aller möglichen Betroffenheit – in bezug auf sich selbst, auf Andere und anderes.

Für die eigene Lebenssituation und ihre Hintergründe erwächst so die Chance zum *Handeln*, zum *Verändern*, zum *Kreieren* und die Entscheidungsspielräume des Verstehens können sich zur Selbstbestimmtheit konkretisieren. Das Fehlen erklärender Diskurse – z.B. das altersangemessene Sprechen mit Kindern über Lebenszusammenhänge – schränkt die Exzentrizität und spontane Handlungsfähigkeit, die freien *Narrationen* von Menschen ein und kann zu einengender Selbstbefangenheit in *fixierenden Narrativen* (vgl. *Petzold* 1990p, dieses Buch, S. 684ff) und zu Unentschiedenheit und Unklarheit in Beziehungen führen.

Die Spirale der therapeutischen Hermeneutik und der hermeneutischen Therapeutik und Agogik und die in ihnen ablaufenden Prozesse tragen zur Ausbildung eines stabilen Selbstgefühls und einer prägnanten Identität bei. Sie legen den Grund für einen mitmenschlichen Alltag, in dem mehrperspektivische, klare Wahrnehmung und Bewußtheit, empathisches Verstehen, Wertschätzung und Akzeptanz – Qualitäten, die unentfremdete Intersubjektivität kennzeichnen – in geteilter Wirklichkeit zum Tragen kommen können.

Im folgenden soll auf einige Aspekte der „Hermeneutischen Spirale" in der Integrativen Therapie noch näher eingegangen werden.

5.1 Wahrnehmen

Im Sinne einer H e u r i s t i k integrativer Hermeneutik und hermeneutischer Therapeutik gehen wir davon aus, daß synästhetische *Wahrnehmung*, mehrperspektivisches Erfassen, synoptischer Erkenntnisgewinn vom Leib als „Subjekt und Objekt der Wahrnehmung und Erkenntnis" sich auf die Welt des Phänomenalen, die Lebenswelt, der er selbst zugehört, gerichtet hat und diese Ausrichtung in einem zirkulären Prozeß des Erfahrungsgewinnes *primordialen* und *intersubjektiven Sinn* und die daraus destillierbaren Bedeutungen auffindet und konstituiert. Durch die koexistive Einbindung des Leibes in die Lebenswelt, mit der er in „primordialer Ko-respondenz" steht (idem 1991e), durch die Aneignung von Wahrnehmung und Sprache in Prozessen intersubjektiver Ko-respondenz sind *Sinn* und *Bedeutung* niemals solipsistisch aufzufassen. Ko-respondenz heißt hier: die *wechselseitigen* Resonanzen im lateralen Bezug zu den Dingen, zu den Gegenständen der Symbolik, heißt *Mutualität* mit den Menschen (*Ferenczi* 1988). Der therapeutische Diskurs in der Einzelbehandlung und in der Gruppe erweist sich als ein solches Ko-respondieren des Subjektes mit sich selbst, mit den Anderen, mit dem Kontext, und zwar in einer Weise, daß von der polyästhetischen Wahrnehmungstätigkeit des Körpers ausgegangen wird. Der „perzeptive Leib" (*Petzold* 1988n, 191, 251) wird nicht allein oder vorwiegend über Einzelperzeptionen tätig, wie eine „physiologistische Sicht nahelegt, die seit *Aristoteles* die Wissenschaft prägt". Der „vollsinnige Leib perzipiert ganzheitlich" (*Schmitz* 1967, 153ff; 1969, 98ff, 389ff; 1977, 263ff; *Merleau-Ponty* 1966). Wahrgenommen werden „Eindrücke" in „*holographischer*" Weise (*Petzold* 1988n, 351f, 590f), wie das Beispiel eines fesselnden Porträts zeigt, das auf den Betrachter einen bestimmten Eindruck macht, von dem er nicht loskommt. „Der Eindruck ist vielsagend, aber man kann nicht genau, schon gar nicht vollständig sagen, *was* er sagt. Man weiß aber *mehr* davon als man sagen kann" (*Schmitz* 1985, 73). Wahrgenommen werden *Atmosphären*, aber auch *Szenen* als Ganzheiten, und in all den genannten Gegenständen der Wahrnehmung sind „innen und außen" verschränkt (*Waldenfels* 1976). – Die melancholische Atmosphäre ist im Raume ausgegossen (vgl. dieses Buch, S. 683f, 901) und durchtränkt damit zugleich den Leib, der sich in diesem Raume wahrnimmt. Das Wahrgenommene wird vom Leibe „be-griffen": mit den Händen, mit dem Mund, mit dem Blick, der ergreift, mit dem Ohr, das in den Raum hinausreicht, mit der Nase, die riecht und dabei versucht, den Menschen zu erkennen („Woher kenne ich das?"); er beginnt nachzuspüren, nachzu*sinnen* oder nachzudenken – wir sprechen vom *aktiven Wahrnehmungsmodus* und *intentionalen Gedächtnis* (*Petzold* 1990d, dieses Buch, S. 558ff). Andererseits bietet sich die Welt dem Leib dar, will gleichsam von ihm ertastet, er-fahren, er-wandert werden. Sie „fällt ihm ins Auge", „dringt an sein Ohr", „steigt ihm in die Nase", „kommt ihm ins Gespür", dabei kommen „Erinnerungen auf" und Gedanken – wir sprechen vom *rezeptiven Wahrnehmungsmodus* und vom *fungierenden Gedächtnis* (ibid.). Der Leib be-greift die Welt, um sie in sich aufzunehmen oder um sich in ihr zu finden – riechend, schmeckend, hörend, tastend, sehend, orientierend. Die Welt begegnet dem Leib. Die Gegenstände und Phänomene der Lebenswelt werden für ihn in ihrer Qualität als Dingkörper plastisch begriffen und als solche mit all ihren Eigenschaften er-lebt, d.h. in den Lebensfluß – denn all dieses geschieht ja als Prozeß in der Zeit – des Leibes hineingenommen, *inkarniert* (*Petzold*, *Orth* 1991; *Orth*, *Petzold* 1991).

5.2 Erfassen

Die Vielzahl der *Wahrnehmungsgestalten*, begriffenen Qualitäten, die damit aufgenommenen *In-formationen* verbinden sich mit denen in den „Archiven des Leibes", im fungierenden und intentionalen Gedächtnis aus vorgängigen Wahrnehmungen und Erfahrungen festgehaltenen Erlebnissen (*Hermant* 1986), d.h. daß die Wahrnehmung, besonders in fortgeschrittenen Stadien der Ontogenese, niemals „rein" ist, *perceptio pura*, denn sie ist von vorgängigen Wahrnehmungserfahrungen, die im Leibgedächtnis abgespeichert sind, durchdrungen. Wahrgenommene *Gestalten* erhalten im Erfassen über die memorative Dimension und die Einbindung in die Zeitlichkeit eine spezifische *Form* (*Petzold* 1990b), z.B. die Form eines Bildes oder einer Szene mit bestimmten *Inhalten* in einer Erzählung bzw. in einem Drama. Ich habe diese Fragen an anderer Stelle (ibid.) dargestellt. Die *Form* bildet Ereignisse nicht nur ab wie die *Gestalt*. Sie ermöglicht vielmehr eine inhaltliche Dimension und eine Symbolisierung, ohne die „ihre ‚Geschichtlichkeit' nicht hervortreten kann" (*White* 1987, 90). Der Geschmack eines Apfels wird anhand zuvor geschmeckter, gerochener, getasteter Äpfel, Geschichten mit Äpfeln identifiziert, eingeordnet, bewertet. Im *Erfassen* geschieht auf dem Grund der Wahrnehmung und im Verein mit Gedächtnis und Erinnerung an vergangene, wahrgenommene Ereignisse, Handlungen und Konflikte, d.h. an Geschichten, auch ein *Erkennen* – selbst von Fremdem. Wenn man z.B. zum ersten Mal im Leben eine weiße Guayavafrucht kostet, wird man sagen: „Sie schmeckt wie eine Mischung aus Erdbeeren und Stachelbeeren". Die Wahrnehmung wird aus dem Leibgedächtnis ergänzt (*Petzold*, *Schneewind* 1986a, 147), sie ruft das „*Erinnern*", und dieses Faktum führt über die synästhetische Wahrnehmung hinaus zum *Erfassen*, das als *synoptisches* Phänomen Ganzheitsqualitäten freisetzt. Im Erfaßten wird der der Wahrnehmungswelt inhärente *primordiale Sinn* schon in *subjektiven Sinn* transformiert. Das Wahrgenommene wird *moduliert*: durch die physiologische Spezifik der Sinne und die Aktivitäten des Zerebrums, die durch vorgängige Erfahrungen jedes Wahrnehmen prägen. Es wird Aktuales und Vorgängiges in einer einzigartigen Weise „gemischt", so daß das Perzeptive im Erfassen überstiegen wird. Wahrnehmen und Erfassen sind wiederum nicht solipsistisch zu verstehen. Die Bedingungen der Sozialisation prägen sie. Genauso wie *Strukturen der Wahrnehmung* entstehen, bilden sich *Strukturen des Erfassens* heraus, die, selbst wo sie noch nicht in einer Sprache der Begriffe durch Bedeutungen organisiert sind, einer sinn-vollen Sprache gleichkommen. Die „Grammatik der Intentionen" wurzelt genauso in der *„social world"* (*Petzold* 1985a, 260f; *Strauss* 1978; *Shibutani* 1961) wie die Grammatik der Gefühle, Bilder, Symbole oder die Syntax der Atmosphären.

Ein Baum, der dem absichtslosen Blick „ins Auge fällt“ (rezeptiver Wahrnehmungsmodus), wird in seiner ikonisch perzipierten Gestalt als solcher mitbewußt (ko-reflexiv) wahrgenommen, ohne daß zu seiner Identifikation das Wort „Baum“ ins Bewußtsein treten muß. Zwar ist es – einmal durch sprachliche Sozialisation engrammiert – mitgegeben, muß sich aber nicht aktualisieren, und wenn sich das sprachliche Gedächtnis aktiviert, so kann auch, einer Prägnanztendenz folgend, das Wort „Tanne“ vorrangig im Bewußtsein auftauchen. Festzuhalten indes bleibt, daß zunächst die organisierte Perzeption da ist. Die ethymologische Herleitung von Be-griff, Er-fassen macht schon deutlich: in ihrem phylogenetischen wie ontogenetischen Herkommen sind diese Begriffe einem präverbalen, aktionalen Milieu zuzuordnen. Das Ensemble der vom Baum ausgehenden Eindrücke und die ihm schon im Prozeß des Wahrnehmens zugeordneten Sedimentationen früherer Perzeptionen von Bäumen aus dem Leibgedächtnis machen es möglich, ihn in seinem ikonischen „Strukturgerüst“ zu e r f a s s e n (*Arnheim* 1978; vgl. auch *Gibson* 1979).

Das Erfaßte kann dem Ver-stehen zugänglich werden und läßt sich dabei bis zu einem gewissen Grade – meist weitgehend – in verbale Begrifflichkeiten umsetzen, die sich damit aber auch vom Leben abstrahieren können, bis hin zu Sondersprachen wie die der Mathematik oder der Computer. Das Verstehen impliziert eine größere Exzentrizität als das Er-fassen. Dieses ist noch zentrierter, ein „Inmitten“. Das Präfix „*er-*“ sammelt, baut auf (er-leben, er-greifen, er-fassen, er-bauen). Im Ver-stehen zeigen sich schon Trennungen, kommt Fremdheit auf bis hin zum Mißverstehen. Das Präfix „*ver*“ – selbst zwiespältig (vermeiden, verstehen, verhören, verlieren) – steht immer in der Gefährdung, in das „*zer*“ (zerreißen, zerfließen, zersetzen, zerstören) zu entgleiten, und dies umso mehr, je weiter sich das Verstehen vom Erfassen entfernt. Die Bemächtigung des Wahrgenommenen und des Erfaßten durch die Sprache darf der Erfahrung nicht die Lebenswärme nehmen durch digitale, der sinnenhaften Unmittelbarkeit entkleidete Sprache. Lebendige Sprache, Poesie, Dialekt, die lebensdurchpulste Sprache des Alltags der Erzählungen, darf nämlich den Kontakt zum Erfaßten und Wahrgenommenen nicht verlieren. Wahrgenommenes, Erfaßtes, Verstandenes sind jeweils in Verbindung, als Übergang oder Spektrum zu sehen. Es gibt unterschiedliche Intensitäten, Umgreifungen, Reichweiten des Wahrnehmens, Erfassens und Verstehens: Etwas kann „kaum noch wahrnehmbar“ sein, nur „schwer erfaßbar“ und ist „gerade eben noch verstanden worden“. Wahrnehmen, Erfassen und Verstehen können sich intensivieren. Ein oberflächliches oder *präreflexives* Wahrnehmen kann durch die Fokussierung der Awareness Prägnanz gewinnen. Die Sinne dringen in die *Textur* der *Lebenswelt*, in das „*Fleisch*“ (*chair*) des Sinnlichen ein (*Merleau-Ponty* 1964), um hier einen „sinnlichen Sinn“ zu schöpfen, ein Vorgang, der zumeist zu einer Einengung des Wahrnehmungsfeldes führt (ich *horche* angespannt auf ein bestimmtes Geräusch). Es kommt dazu, daß ich wahrnehme *wie ich* wahrnehme – ein reflexives Bewußtsein gewinne. Awareness und Consciousness gehen miteinander her (*Petzold* 1988a, dieses Buch, S. 248ff). Der Modus *fungierender, rezeptiver Wahrnehmung* (die Dinge fallen mir ins Auge, dringen an mein Ohr) wird mit dem *intentionaler, aktiver Wahrnehmung* (ich richte meinen Blick, mein Ohr auf dieses oder jenes) verbunden; rezeptives und aktives Perzipieren fließen zusammen. Die fokussierte, durchdringende und damit *geengte* Wahrnehmung kann sich aber auch wieder *weiten* und die *Atmosphäre* „insgesamt“ in ihrer *räumlichen* und *zeitlichen* Erstreckung aufnehmen, die *Szene* „insgesamt“ und ihre Einbettung in das *Stück*, in die *ganze* Narration (dieses Buch, S. 683ff). Es erfolgt damit der Umschlag ins *Erfassen*. Dieses richtet sich nicht nur auf Aktuales. Auch die „Atmosphären und Szenen der Vergangenheit", die im „Wiederholen" aufgrund unbewußter Dynamik auftauchen, werden im therapeutischen Geschehen mit Hilfe des Therapeuten vermittels Steigerung der Awareness, verbalen und aktionalen Deutungen etc. (*Petzold* 1988a,p) dem Erfassen zugänglich. Die Räumlichkeit und Zeitlichkeit des Atmosphärischen, des Szenischen, des Handlungsablaufs, dieses „Meer von Eindrücken, das uns affektiert, berührt, ergreift" (*Schmitz* 1969, 149), führt zu den Definitionen von Atmosphären: als *„ergreifenden Gefühlsmächten"* (ibid.) und als *„Zusammenspiel von poly- bzw. synästhetischen – subliminal und supraliminal – aufgenommenen Sinneseindrücken und ihrer mnestischen Resonanz"* (*Petzold* 1970c), das ganzheitlich, holographisch erfaßt wird: *appréhension atmosphérique et scénique* (idem 1965, 1970c). Die *Synästhesie* verbindet „draußen und drinnen". „Das Entscheidende an der Rede von Atmosphären ist, daß mit ihnen Gefühlsqualitäten *draußen*, an der Umgebung, an den Dingen erfahrbar werden"; gleichzeitig aber können wir sagen, „daß wir mit den Atmosphären in den anthropologisch wichtigen Bereich der Stimmungen, Gefühle und Affekte gelangen... Was aber die Behandlung der Atmosphären in besonderer Weise notwendig macht, ist, daß sie gerade in ihrer das Subjekt übersteigenden Bedeutung unbekannt sind bzw. verleugnet werden ... weil Atmosphären weder Substanz noch Akzidenz, weder rein objektiv noch rein subjektiv sind, fallen sie quasi aus dem vernünftig Sagbaren heraus" (*Böhme* 1985, 199f). Atmosphären sind zum Teil *„präszenisch"* (das gilt einerseits für die frühe Ontogenese, bevor Szenen „kognitiv synthetisiert" werden können, andererseits auch für komplexe Wahrnehmungssituationen, in denen die Atmosphäre schon spürbar, die Szene aber noch nicht deutlich ist); sie sind andererseits aber auch *„periszenisch* (über einer Szene liegt eine bestimmte Atmosphäre), und sie sind *„episzenisch"* (eine Szene läßt eine bestimmte Atmosphäre zurück, die in die nächste Situation hinübergenommen wird). Schließlich finden wir *„transszenische"* Atmosphären, die in ihrer Fülle den szenischen Kontext bei weitem übersteigen – oft weil sie mit Resonanzen aus den Archiven des Leibgedächtnisses „angereichert" oder weil sie aus dem makroökologischen Zusammenhang oder dem Megakontext mundaner Wirkungen, einem *Zeitgeist* z.B. (*Petzold* 1989f), auf das Leibsubjekt einströmen.

In der Integrativen Therapie kommt der *Differenzierung* derartiger Vorgänge des *Wahrnehmens* und *Erfassens* große Bedeutung zu. In einer Vielzahl von Übungen und Experimenten zur *„Kunst der Wahrnehmung"* (*Stevens* 1975), zur *„Sensory Awareness"* (*Brooks* 1979) soll die Wahrnehmungsfähigkeit des Patienten geschärft, sollen seine Möglichkeiten des „szenischen Erfassens und Verstehens" (*appréhension et compréhension scénique, Petzold* 1965), soll seine *„Sinnerfassungskapazität"* (idem 1970c, 1984i) erweitert werden. Das Wahrnehmen und Erfassen von Atmosphären, Szenen und Szenenfolgen (Stücken) im Sinne einer Verbreiterung der *Awareness* und Steigerung der *Consciousness* durch die Vorgänge der *„Differenzierung, Intensivierung, Konnektierung* und *Durchdringung"* (cf. infr.) ist gleichbedeutend mit einem Erschließen des Unbewußten (idem 1988a), das zunächst nicht durch die Sprache, sondern durch Wahrnehmen und Erfassen, durch eine Steigerung von *Bewußt-heit und Bewußt-sein* erfolgt, durch eine Breiten- und Tiefenhermeneutik, eine ko-respondierende, *mehrperspektivische Hermeneutik* des Sinnlichen, die selbst sinnlich ist.

5.3 Verstehen

Die Ausdehnung des Bewußtseins (*consciousness*) im „Erfassen“, durch das seine holographische, synästhetische, synthetisierende, synoptische Qualität an Prägnanz gewinnt, ermöglicht dem Subjekt den Umschlag ins „Verstehen, das sich (idealtypisch) auf Gegenstände richtet, die durch Intentionalität gekennzeichnet sind und zu denen das verstehende Subjekt (idealiter) in einem kommunikativen Bezug steht“ (*Angehrn* 1985, 199) – z.B. zu einem Menschen, einem Zusammenhang, aber auch einem Gegenstand, mit dem man sich „auseinandersetzt“. Verstehen differenziert die Fülle des Erfaßten, macht den in ihm umgriffenen Sinn prägnanter – in der Regel durch sprachliche Bedeutungszuweisung. Dies darf nun nicht so gewertet werden, als sei das Verstehen „mehr“ oder „reicher“ als das Erfassen. Es bietet eine zusätzliche Dimension, die Bereicherungen aber zum Teil wieder Verkürzungen mit sich bringt. Die sinnenhaft *erfaßte* Atmosphäre ist reicher als die kognitiv *verstandene*, „in eine Form gegossene“ und „auf den Begriff gebrachte“ Atmosphäre. Dabei soll keineswegs verkannt werden, daß durch poetische Sprache Atmosphären geschaffen werden können, wenn die Worte aus den „Archiven des Leibes“ Szenen und Stimmungen evozieren. Atmosphären können zweifelsohne durch poetisches Sagen hervorgerufen werden, sind aber mit ihnen nicht gleichbedeutend. Die begriffliche Beschreibung einer Atmosphäre geht in der Regel mit einem Verlust an atmosphärischer Dichte einher. Sieht man Bedeutungszuweisungen und begriffliches Einordnen, die mit dem Verstehen konnotiert werden, so, daß damit Verstehen, Versprachlichen und Ordnen oftmals geradezu funktional äquivalent sind, trägt das dem Faktum nicht genügend Rechnung, daß Wahrnehmen und Erfassen in sich selbst schon ordnende, formgebende Qualitäten haben und die Wirklichkeit durch Folien der Wahrnehmung, durch perzeptuelle Strukturgerüste gliedern (*Arnheim* 1978; *Gibson* 1979).

Das „in die Form und auf den Begriff-bringen“ des Verstehens darf weder zur Entsinnlichung des Erfaßten führen, zu einer Verkürzung um die Intentionalität, noch zu einer Reduktion mehrperspektivischer Vielfalt aus einer Angst vor Komplexität und Sinnenhaftigkeit, ansonsten degeneriert Verstehen zur rationalisierenden Abwehr. Gelingt dem Verstehen aber ein Durchdringen der „Strukturen der Wahrnehmung“, gelingt es ihm, die Qualität des Erfaßten – etwa einer Atmosphäre oder einer Stimmung – oder eines kommunikativen „Klimas“ in eine ikonische Form (z.B. ein Bild) oder in eine musikalische Form (z.B. ein „Lied ohne Worte“) oder eine sprachliche Form (z.B. ein Gedicht) zu bringen, so muß dies durchaus als Bereicherung gesehen werden. *Verstehen* wird hier als Formgebungsprozeß (*Petzold* 1990b) charakterisiert, und die „sprachliche Form“ ist die wichtigste, wenn auch nicht die einzige Möglichkeit, ein „Verständnis“ der sinnenhaft wahrgenommenen und ganzheitlich erfaßten Wirklichkeit zu gewinnen und diese in ihrer Bedeutung intersubjektiv vermittelbar und teilbar zu machen. Der Kunst in ihren so reichen und unterschiedlichen Ausfaltungen und Dimensionen kommt hier eine zentrale *Bedeutung* zu. In Kunstwerken selbst können sich – die „symphonischen Dichtungen“, Oper, Tanztheater, Happening, Aktionsmalen, Sing- und Puppenspiele machen dies in je spezifischer Weise deutlich – unterschiedliche Verstehensprozesse verbinden. Das Skript eines Theaterstückes zu lesen, es zu deklamieren, es auf der Bühne zu spielen, eröffnet verschiedene Welten des Verstehens. Das Bild einer Landschaft zu betrachten, diese Landschaft selbst zu malen – welch ein Unterschied! Die „Kunst der Fuge“ zu hören und zugleich die Partitur mitzulesen, ergibt eine beträchtliche Differenz für das Verständnis des Werkes. Wahrnehmen, Erfassen und Verstehen werden intensiviert, konnektiert, vernetzt, verschweißt beim „Hören mit der Partitur", die man vor sich oder gar in sich hat, d.h. daß sie vor dem inneren Auge im Prozeß des Hörens und Erfassens der Musik mitläuft. Die Begriffe der „*Differenzierung*", „*Intensivierung*", „*Konnektierung*" (Verbindung, Vernetzung, Verwebung) und der „*Durchdringung*" (der Permeation oder Perichorese, vgl. *Petzold* 1969c, 1971a, 1977m 149; 1981c, 283; 1987b) erhalten damit in unserem hermeneutischen Ansatz eine maßgebliche Bedeutung. Sie sind einerseits im Sinn der Anreicherung (z.B. durch Nuancierung), des Prägnanzgewinns zu sehen, andererseits als synthetisierende, synoptische Phänomene, die Integrationen anbahnen: die Vielzahl der eingehenden Perzeptionen, mnestischen Materialien als Sedimenten vergangener Perzeptionen – kurz Informationen – ist im Gesamt etwas anderes als die Summe der Einzelinformationen. Schließlich verbinden wir mit den Konzepten der Konnektierung und Durchdringung eine wechselseitige Einflußnahme, eine Rückwirkung, eine dialektische Bezogenheit, eine wechselseitige Einwohnung (*circuminsessio, perichoresis*). Sie ermöglicht den Aufbau einer Textur, eines Textes, in dem Sinnliches und Sinnvolles, Kognitives und Affektives sich vermählen. Der Umschlag vom Wahrnehmen ins Erfassen und von diesem ins Verstehen und von dort ins Erklären hat mit den Prozessen der Differenzierung, der Konnektierung und Permeation zu tun, ja man kann sagen, daß in der Psychotherapie (wie im Alltagsleben) die Mehrzahl der wichtigen Erfahrungen und Erkenntnisse mit den Phänomenen der Vernetzung und der Durchdringung in Verbindung gebracht werden muß. Hier liegt das Wesen schöpferischer Prozesse nach der Auffassung der Integrativen Therapie (*Eisler-Stehrenberger* 1990, 130ff; *Petzold* 1990b, 644ff), wie wir sie in unseren Definitionen der Kreativität gefaßt haben:

- ➜ „*Kreativität ist die Neukonfigurierung aus ko-respondierender Interaktion, die kokreative, synergetische Verbindung von Vorhandenem*" (ibid. 646).
- ➜ „*Kreativität (ist) eine kosmologische und anthropologische Konstante*"... Sie „*ist ein für die Generativität der Evolution und die Dynamik kultureller Prozesse charakteristischer, also letztlich kollektiv gegründeter Impetus, zwischen vorhandenen Größen (Atomen, Molekülen, Menschen, Gesellschaften, Gedanken, Erkenntnissen, Theorien etc.) Permeationen oder neue Konfigurationen herzustellen, ein Impuls zur ,Kokreativität' Durch sie entstehen synergetische Effekte und vermag der Mensch in kokreativen Aktionen, Vorhandenes (Materie, Information, Gedanken, Wissen, Ausdrucksformen der Kunst etc.) in (neue) Beziehungen zu setzen und korrespondierend zu entwickeln. Unter Kreativität kann man deshalb alle Aktivitäten verstehen, die neue Entwicklungen – und das sind zumeist Beziehungskonfigurationen – vorantreiben. Dies gilt schon für die Generativität der Evolution. Für Humankreativität setzt dies eine mehrperspektivische, multidimensionale Wahrnehmung von Wirklichkeit voraus: der pluriformen Wirklichkeit der Welt und der polymorphen Wirklichkeit des eigenen Leib-Selbst. Wahrnehmung konnektiert und strukturiert – der Mensch schafft nicht ,ex nihilo'. Wahrnehmung ist, besonders wenn sie ,Synopsen' schafft, als solche schon kreativ*" (*Petzold* 1971k,2).

In dieser Definition wird das Relationale, Konfigurative und Perzeptionale hervorgehoben. Kreativität geschieht durch die Interaktion vorhandener Größen, im Bereich des Physikalischen, Biologischen und Humanen gleichermaßen, im Alltag wie in der Kunst, in der Arbeit wie in der Therapie. Im Zusammenwirken aller Kräfte, in der „*Synopse*", der „*Synergie*", der „*Konnektierung*", der „*Kommotilität*", in der „*Permeation*", in der „*Ko-respondenz*", in der „*Ko-*

operation" und „*Kokreation*" – um diese Schlüsselbegriffe der Integrativen Therapie zu nennen – geschieht Kreativität. Sie ist damit von ihrem Wesen her „*kokreativ*". Die gesamte Theorienbildung der Integrativen Therapie, z.B. Persönlichkeitstheorie, Menschenbild, Therapietheorie, Praxeologie, ist an den genannten Prinzipien ausgerichtet.

Die Hermeneutik, wie sie in der Integrativen Therapie verstanden wird, erweist sich unter dieser Perspektive in sich selbst als ein äußerst kreatives Geschehen, in dem der Grad der *Intensivierung*, der *Konnektierung* „zwischen" und der *Durchdringung* „von" der „Hermeneutik des Wahrnehmens und Erfassens" und der „Hermeneutik des Verstehens und Erklärens" als Segmenten der „hermeneutischen Spirale" die Fülle des Sinnes und die Vielfalt der in ihr enthaltenen Bedeutungen bestimmt.

5.4 Erklären

Das Konzept des Erklärens wird in unserem Modell als ein „*hermeneutisches Erklären*" verstanden (*Ricœur* 1988, 167; *Angehrn* 1985, 199ff), in dem das deduktiv-nomologische Erklären (*Hempel* 1942; 1972; *Popper* 1934 ff) ein – wenngleich wesentlicher – Sonderfall ist, der in seiner Spezifität auch klar umrissen bleiben muß (*Stegmüller* 1983). Deduktiv-nomologische und narrative Erklärungen müssen indes keine unversöhnlichen Gegensätze sein (*Danto* 1980,8; *Angehrn* 1985, 121 ff; *Ricœur* 1988, 166ff). Es soll hier denn auch die Debatte um die Unterscheidung bzw. das Verhältnis von Verstehen und Erklären mit ihren z.T. polemisierenden Härten (schon *Dilthey* zeigt in seinen Spätschriften Wege der Verbindung) nicht weiter behandelt werden (vgl. *Apel* et al. 1978; *Riedel* 1976). „Es gibt keine ‚Erklärung an sich', und schon gar nicht müssen wir die deduktiv-nomologische Erklärung als einzig mögliche ‚korrekte' oder wissenschaftliche Erklärung begreifen" (*Straub* 1989, 152). Dies gilt umsomehr im Hinblick auf Erklärungen im therapeutischen Kontext oder in dem der Alltagswelt. Diese wollen den *Sinn* in einem Zusammenhang – und Sinn scheint nur in Zusammenhängen auf (*Luhmann* 1971) –, den *Sinn* einer Narration, eines Dramas, einer Handlungsfolge aufzeigen, herstellen, klären. Eine Erklärung leistet für das Subjekt und in der intersubjektiven Ko-respondenz (*Petzold* 1991e) die Bestimmung der Beziehung bzw. des Verhältnisses von Teilen zum Ganzen, vom Ganzen zum Teil, von der Figur zum Grund, vom Subsystem zum System, vom Phänomen zur Struktur usw. Eine solche Bestimmung „ist eine Integration – *die Teile gehören zum Ganzen* – (vgl. *Angehrn* 1985, 125ff), und sie zielt, da ihre integrative Leistung zeitbezogen ist, auf die *Präsentation geschichtlicher Konsistenz und Kontinuität*" (*Straub* 1989, 160). Behält man im Blick, daß das Erklären in einem dialektischen Bezug mit dem Verstehen steht, das „erfaßten Sinn" differenziert und mit Bedeutung versieht, daß es weiterhin der – temporäre – Schlußstein des spiralig fortschreitenden Erkenntnisprozesses vom Wahrnehmen über das Erfassen und Verstehen ist, tritt der Aspekt der Integration umso deutlicher zutage. Das „Verstehen" wird also in der Integrativen Therapie als Vorgang der Differenzierung, der Formgebung, des „Ordnens auf einer anderen Ebene" wesentlich – wenngleich nicht ausschließlich –, als Vorgang sprachlicher Aneignung, Bedeutungszuweisung und begrifflicher Klärung wertgeschätzt, und es wird darüber gewacht, daß es kein „Verstehen aus Angst vor dem Sinnlichen" wird. Das Verstehen ist deutlich an das intersubjektive

Milieu des Symbolischen, der Formgebung, vornehmlich der Sprache, zurückgebunden, Symbole, Formen, Sprache, die mir in der Sozialisation „übergeben" wurden, die zwar meine sind, aber immer auch kollektives Gut bleiben. Verstehen, Symbolisierung, Formgebung und Sprache sind unlösbar miteinander verbunden und auch ein „szenisches Verstehen" ist davon gekennzeichnet, daß es weitgehend in die Sprache eingeholt werden kann – *Lorenzer* (1970) meint, vollständig, eine Auffassung, die wir wegen der atmosphärischen und ikonischen Dimension des Szenischen nicht teilen. Die sprachliche Fundierung des Verstehens macht eine weitere Überschreitung zum Erklären möglich, das damit immer von Verstehensprozessen „unterfangen" und an Sprache gebunden ist. Wahrgenommenes, Erfaßtes kann zwar „sprachlos" intersubjektiv geteilt werden, wenn die erlebenden Subjekte in einer Szene stehen und von deren Atmosphäre umgeben sind, es kann aber auch in gewissem Grade nonverbal intersubjektiv vermittelt werden: „Wortlos überreichte ihr der Beamte den Beutel mit seinen Habseligkeiten und noch ein altes, vergilbtes Foto, das ihn in einer Uniform zeigte – was gab es da noch zu sagen?" (*Gorky*). Durch eine Geste, durch ein Objekt, durch ein Bild, das „stumm" überreicht wird, wird „alles gesagt" ... alles? Es wären sicherlich viele Worte über den Verstorbenen und Erklärungen über das Geschehen möglich, und vielleicht wären sie auch sinnvoll. Auf jeden Fall würde durch sprachliche Mitteilungen das Verstehen breiter. Würde auch das Verständnis tiefer und intensiver?

Verstehen von Erfaßtem – sei es ein Text, ein Bild, eine „ikonische Narration", eine Szene, Szenenfolge – führt in der Differenzierung und Konnektierung der Elemente und in der Durchdringung dieser Materialien (als einzelnen oder/und als konnektierten) dazu, daß das Erfaßte und Verstandene erklärt werden kann. Es erhält *Sinn*. Dieser wird intersubjektiv auf der sprachlichen Ebene vermittelbar. Er kann geteilt werden, und das Teilen von Erfahrungen (Prozeßebene) und Gedanken (Inhaltsebene), die Konstituierung „konsensueller Bedeutungen" ist gerade in der Psychotherapie ein zentrales Moment, wodurch therapeutische Hermeneutik zur hermeneutischen Therapeutik bzw. Therapie hin überschritten wird. Das T e i l e n einer Erkenntnis, eines gewonnenen Wissens, eines Bedeutungszusammenhanges wird – therapeutisch gesehen – oft wichtiger als die *Deutung* und die *Einsicht* selbst. Wäre es tatsächlich allein an dem, so müßte „Einsicht" als therapeutisches Agens genügen; wären Hermeneutik und Therapeutik gleichzusetzen, kämen wir mit einem Weg aus. Die klinische Praxis aber zeigt: es sind vielfältige „Wege der Heilung" möglich, ja notwendig – ich habe vier herausgestellt (*Petzold* 1969b, 1988d) – und oftmals wirken sie zusammen, eine Synergie (idem 1974k, 1988n, 73ff). Es ist deshalb die in das Übertragungs-Gegenübertragungsgeschehen, den Beziehungskontext eingebettete Deutung, die wiegt, es ist die gemeinsam erarbeitete bzw. gewonnene Einsicht, die zählt, weil sie geteilte Wirklichkeit konstituiert, und für viele Patienten geteiltes Leid durch die *compassio* aushaltbar wird und getragen, ja bewältigt werden kann. Die Vorgänge des Wahrnehmens, Erfassens, Verstehens und Erklärens, die Prozesse des *Differenzierens* und *Konnektierens*, des *Durchdringens* und *Integrierens* im Vollzug hermeneutischer Therapie können nicht aufgespalten und als isolierte Wirkfaktoren herausgestellt, der einen oder anderen Prozedur zugeordnet werden, sondern sie sind in Ko-respondenz gemeinschaftlich gewirkte. In gleicher Weise dürfen sie in einer integrativen therapeutischen Hermeneutik nicht in sich fragmentiert gesehen werden. Sie sind als solche aufeinander bezogen, stellen unterschiedliche Wegstücke der Verbindung und der Durchdringung dar, die selbst miteinander vernetzt werden können und müssen. Sie konstituieren insgesamt das, was wir unter „integrativer Hermeneutik und Therapeutik" verstehen. Je besser Wahrnehmen und Erfassen zusammenhängen, desto besser kann verstanden werden. Je intensiver Erfassen und Verstehen verbunden sind, desto umfassender kann erklärt werden. Je dichter Verstehen und Erklären zusammenhängen, desto besser wird nicht nur das verstanden, was erklärt wird, sondern auch das, was es zu verstehen gilt. Eine gute Erklärung öffnet dem Verstehen Wege, ein gutes Verständnis dem Erfassen Breite und dem Wahrnehmen Fülle. Erklärungen schließen oftmals Erfahrungslücken – in der Regel im Rückgriff auf frühere Erfahrungen – und erfordern damit schon ein gewisses Vor-verständnis. Sie suchen Vorhandenes in Regelhaftigkeiten einzuordnen und haben die Tendenz – zumindest vorläufig –, zu einem abgeschlossenen Ergebnis zu führen: die unerklärlichen Zusammenhänge wurden geklärt und die Aufgabe ist gelöst. Es gibt Raum, eine neue Fragestellung anzugehen.

6. Abschließende Überlegungen

Integrative Hermeneutik mit ihrer Ausrichtung an der Wahrnehmung, am Atmosphärischen, Ikonischen, Szenischen, Aktionalen, mit ihrem Rückgriff auf die *Strukturen* der Wahrnehmung, des Szenischen, auf eine allgemeine Bildlichkeit und auf die Sprache, d.h. auf die *Strukturen* der Lebenswelt, geht über den Fokus traditioneller Hermeneutik hinaus, die Erklären und Verstehen als Dichotomie (so schon *Droysen* 1937, 1972 und *Dilthey* 1884) auffaßte oder wie in der psychoanalytischen Hermeneutik als sequentielle Ordnung (*Loch* 1965; *Körner* 1985). Sie ist auf einen *hermeneutischen Zirkel* als dialektischen Prozeß gegründet, der sich aber – über die Dialektik Verstehen/Erklären (*Ricœur* 1978) hinausgehend – spiralig überschreitet und zu einer Doppeldialektik *Wahrnehmen/Erfassen // Verstehen/Erklären* findet. Es kann auf diese Weise Sinnliches und Begriffliches verbunden werden, Bildliches und Sprachliches, ohne daß das eine im anderen aufgelöst wird und trotzdem ein neues Ganzes entsteht. Es geschieht eine Art „Horizontverschmelzung", wie sie *Gadamer* (1960, 169-286) für die Beziehung des Auslegers zum auszulegenden Text beschrieben hat, nur daß im therapeutischen Kontext der Ausleger das Leib-Subjekt und der auszulegende Text sein eigenes Leben ist. Oder die Ausleger sind Therapeut und Patient und der auszulegende „Text" ist der gegebene Lebenszusammenhang (*contextus*), die therapeutische Interaktion, die intersubjektive Beziehung, das Geschehen der Ko-respondenz zwischen Arzt und Patient unter Einschluß der Geschichte und Zukunftsperspektive dieser Beziehung und der Biographie, der *Biosodie* der aktualen Lebenslage und zukünftigen Lebensperspektive der ko-respondierenden Subjekte. In der Begegnung der Ausleger mit ihrem Text und miteinander über ihren und vermittels ihres Textes bildet sich ein neuer, „einziger Horizont, der all das umschließt, was das geschichtliche Bewußtsein in sich enthält" (ibid. 188). Die Horizonthaftigkeit wird in unserem Zusammenhang aber nicht nur als *zeitliche*, als historisch-retrospektive, als aspektive und prospektive gesehen – Lebensläufe werden in den Blick genommen –, sondern auch als *räumliche*, da wir uns auf das Wahrnehmen von „randlos in den Raum ergossenen Atmosphären" (*Schmitz* 1989), das Erfassen von Szenen richten sowie als *qualitative* Horizonthaftigkeit, weil Wahrnehmen, Erfassen, Verstehen und Erklären unterschiedliche Qualitäten der Erfahrung und der Erkenntnis sind. Die Horizonte der Wahrnehmung und die Horizonte der Erklärung – als zunächst durchaus distinkte – ermöglichen auch „eine Verwandlung ins Gemeinsame hin"

(*Gadamer* 1960, 360). Es entstehen neue Gestalten, Formen, Ganzheiten, Hologramme. Im Synoptischen werden die *Zentriertheit* der Wahrnehmung und die *Exzentrizität* der Erklärung verbunden als zwei Horizonte, die aufeinander bezogen sind: „Der Horizont ist vielmehr etwas, in das wir hineinwandern und das mit uns mitwandert. Dem Beweglichen verschieben sich die Horizonte" (ibid. 288). Wir weiten hier den Horizontbegriff *Gadamers* in eine bestimmte Richtung aus, indem wir das Sinnliche, Ikonische und – in einer dramatistischen Wendung – das Szenisch-aktionale einbeziehen und das „Zur-Sprache-Kommen der Sache selbst" nicht „notwendig in sprachlicher Gestalt" (ibid. 360) sehen, denn es ist eben *nicht* das Wesen der Überlieferung, nur „im Medium der Sprache zu existieren" (ibid. 367), wie Malerei, Plastik, Pantomime, Tanz, Musik, Ritual zeigen (*Jousse* 1969). Es gibt genauso die *Traditionen des Sinnlichen*, des Bildlichen, des Aktionalen, wie es die des Sprachlichen gibt, und es gilt, diese Traditionsströme zu verbinden, um einen Zugang zur *Polymorphie der Wirklichkeit* zu gewinnen, um das Leben in seinen multiplen Perspektiven zu leben und in seiner Vielfarbigkeit und Polyästhetik genießen zu können.

Die *persönliche Hermeneutik* des Subjektes im Prozeß von Wahrnehmen, Erfassen, Verstehen und Erklären wurzelt prinzipiell in einem *gemeinsamen*, einem intersubjektiven hermeneutischen Bemühen um Weltbegreifen und Welt- und Lebensexplikation (in dieser Weise sind die Prozesse des Wahrnehmens, Erklärens und Verstehens zwischen Mutter und Kind bzw. in Sozialisation und Erziehung insgesamt aufzufassen). Sie wird in der Ko-respondenz zwischen Therapeut und Patient bestätigt, gefördert und – wo sie durch Entfremdung und Krankheit beeinträchtigt wurde – restituiert. Diese persönliche und zugleich gemeinschaftliche Hermeneutik führt über die leibliche Wahrnehmung des Selbst zum Erfassen der eigenen Existenz und der des anderen, der Möglichkeit, sich zu erklären und zu vermitteln und Erklärung auf- und anzunehmen. Es werden durch eben diese hermeneutischen und therapeutischen Prozesse Subjektivität und Intersubjektivität konstituiert und personale Identität gewonnen. So kann man sagen, daß in der integrativen Hermeneutik und Therapeutik *Ziel* und *Weg zusammenfallen*, daß die Selbstexplikation des Lebens im ko-respondierenden Miteinander zugleich S i n n konstituiert und S i n n ist. Die Praxis des therapeutischen Geschehens – sie entspringt der Lebenswirklichkeit – mündet damit in die Praxis des Lebensvollzuges ein (vgl. *Petzold* 1990p).

Die Konkretisierung dieser Praxis wurde von uns in zahlreichen Kasuistiken und behandlungsmethodischen Arbeiten zum Einsatz von kreativen Medien und künstlerischen Methoden (idem 1987c, 1980a, 1983c) dargestellt. In Veröffentlichungen zu „intermedialen Quergängen" (vgl. *Petzold*, *Orth* 1990c, 1991, dieses Buch, S. 885ff, 907ff; *Petzold*, *Kirchmann* 1990; *Ramin*, *Petzold* 1987) haben wir gezeigt, wie ein Medium zur nicht-sprachlichen und sprachlichen Auslegung von Gestaltungen in einem anderen Medium eingesetzt werden kann – z.B. ein Bild mit Fingerfarben zum „Fassen" eines Klanges, der am Gong „angetönt" und in Farbe und Form „greifbar" wurde; oder eine Zeichnung, deren Symbole, deren Dynamik getanzt und im Tanz zugänglich, „verstehbar" wird und dann vielleicht in ein Gedicht „transponiert" werden kann, so daß Bilder, Worte, eine Sprache finden können (idem 1969c/1988n, 460ff; 1987a, b). Es muß auf diese Arbeiten und die unserer Kolleginnen und Mitarbeiter verwiesen werden (vgl. die Beiträge in *Petzold*, *Orth* 1990a, Bd. II).

Die Untersuchung von Therapieprozessen und -verläufen (*viations*) im Ansatz der Integrativen Therapie (idem 1988n, 218ff, 471ff), wie sie sich in leiborientierter Arbeit, Behandlung vermittels kreativer Medien, kunst-, musik-, tanz- und bewegungstherapeutischer und psychodramatischer Vorgehensweisen (idem 1979k, 1982a, 1983a) zeigen, durch die Wege der Imagination, der Handlung, Gestaltung und der Sprache aufscheinen, läßt die voranstehend beschriebene therapeutische Hermeneutik von Wahrnehmen, Erfassen, Verstehen und Erklären und die hermeneutische Therapeutik und Agogik als Erinnern/Explorieren, Wiederholen/Agieren, Durcharbeiten/Integrieren, Verändern/Kreieren immer wieder erkennbar werden. Es werden damit Wege und Dimensionen eröffnet, die zu einer Heilung, einem Heilwerden des Menschen, zur Entfaltung seiner Persönlichkeit und zur Entwicklung seiner Gemeinschaftsfähigkeit Grundlegendes beitragen können, weil sie mit dem Vollzug unentfremdender Lebensprozesse gleichbedeutend sind.

Zusammenfassung

Integrative Therapie und Agogik verstehen sich als Verfahren, die auf phänomenologischer, diskursanalytischer und tiefenpsychologischer Grundlage Prozesse persönlicher und intersubjektiver Hermeneutik in Gang setzen wollen, um Menschen zu helfen, „sich selbst im Lebensganzen verstehen zu lernen“. Gegenstand der Hermeneutik ist dabei das „Leibsubjekt in der Lebenswelt“. Damit kann sich der hermeneutische Prozeß nicht nur auf die Explikation von geschriebenen Texten und den verbalen Diskurs – Sprache also – beschränken, sondern muß zu einer Hermeneutik des Atmosphärischen (des „Unsichtbaren“) sowie des Ikonischen und Szenischen (des „Sichtbaren“) finden. Leibliches, Aktionales, Atmosphärisches, Ikonisches verlangen Interpretationsmodi in eigenem Recht, die nicht allein auf die sprachliche Auslegung verwiesen sind. Es wird daher in Abhebung von der Sprachorientiertheit des psychoanalytischen Verstehensprozesses als diskursiver Tiefenhermeneutik (*Lorenzer* 1974) und in Ergänzung des Logozentrismus traditioneller Hermeneutik ein Modell entwickelt, das sich in einer„*hermeneutischen Spirale*“ vom Wahrnehmen zum Erfassen, zum Verstehen, zum Erklären überschreitet und das Erklären wiederum an die Ebene des Atmosphärisch-Sinnlichen und Bildlich-Szenischen rückbindet. Die pluriforme Wirklichkeit des Lebens in seinen *sprachlichen* und *nicht-sprachlichen* Äußerungen, seinen *bewußten* und *unbewußten* Strebungen (*Petzold* 1988a) wird dabei Gegenstand des mehrperspektivischen tiefenhermeneutischen Prozesses, der für die Integrative Therapie kennzeichnend ist. Das in diesem therapeutischen Verfahren aufgrund der Reflexion konkreter Praxiserfahrungen mit Patienten und Patientinnen entwickelte Modell der „hermeneutischen Spirale“ ist mit der„therapeutischen Spirale“: Erinnern, Wiederholen, Durcharbeiten, Verändern und der „agogischen Spirale“: Explorieren, Agieren, Integrieren, Reorientieren/Kreieren, verschränkt. Ziel der hermeneutischen, agogischen und therapeutischen Arbeit in Behandlungs- und Bildungsprozessen und im Lebensvollzug (2003g, 2001b) ist, einen *sinnenhaften Sinn* und *konsensuelle Bedeutung* aus *Konsens-Dissensprozessen* zu konstituieren und damit Subjekthaftigkeit, Identität, Intersubjektivität, Würde, Gerechtigkeit und solidarische Kooperation.

Integrative Therapie als intersubjektive Hermeneutik bewußter und unbewußter Lebenswirklichkeit (1988a)*

Es wird hier wieder einmal unternommen,
„von einer noch unfertigen, in Entwicklung begriffenen Sache Bericht zu geben".
S. Freud (1917)

„Eine Hermeneutik, die sich und ihre neurophysiologischen Voraussetzungen sowie ihre kulturellen Bedingungen ... reflektiert, ist *Metahermeneutik*".
Petzold (et al. 1999)

1. Vorbemerkung zum Hintergrund der Hermeneutikfrage in der Integrativen Therapie und ihrer gestaltanalytischen Praxis

Im abendländischen Denken wurde die anthropologische Frage schon früh – und vielleicht in abschließender Form – beantwortet, indem der Mensch als ein Wesen gekennzeichnet wird, das in beständiger Entwicklung ist und sich deshalb stets von neuem und in neuer Weise seiner selbst bewußt werden und begreifen muß. Der Mensch steht im Strom des Lebens, im Fluß der Zeit, in einer pluriformen Lebenswirklichkeit, die sich beständig wandelt: „Alles fließt", nichts ist endgültig – eine *heraklitische Perspektive* (*Petzold, Sieper* 1988b, dieses Buch S. 351ff). Das menschliche Leben wird deshalb unter einen „doppelten Imperativ" gestellt, einen älteren, chthonischen, der als Gebot der mütterlichen *Persephone* verstanden werden kann und sich auf die Perspektive des Wachstums richtet: „Mensch, **werde, der du bist**!", *Wachstum als Aufgabe;* und einen jüngeren, apollinischen: „Mensch, **erkenne dich selbst**!", *Selbsterkenntnis* als *Aufgabe. Was* der Mensch wird, ist ein immer neuer Prozeß der Lebensgestaltung, der *Form*gebung aus dem *Zentrum* des Lebens, eine Dialektik von *Bios* und *Morphé* (*Petzold* 1987h, 1990b, 639 ff)).

---

* Dieser Beitrag erschien als Institutspublikation (Fritz Perls Institut 1988a); er wurde um Quervermerke und neuere Literatur ergänzt und für diese Veröffentlichung geringfügig sprachlich bearbeitet.

Wie der Mensch sich wahrnimmt, erfaßt, versteht und bestimmt, ist gebunden an stets neue, mehrperspektivische Erkenntnisakte des Bewußtseins aus *Exzentrizität* (*Petzold* 1990o), in denen Leben und Form begriffen werden, so daß Sinn und Bedeutungen aufscheinen. Im Menschen als Leib-Subjekt, das Erkennendes und Erkanntes, exzentrisch und zentriert zugleich ist, fallen Subjekt und Objekt, Sein und Erkenntnis, Leib und Bewußtsein in eins. Mensch zu werden und sich zu erkennen und zu begreifen sind deshalb Aufgaben, die nicht voneinander abgelöst werden können, die in dialektischer Wechselwirkung stehen, wie in der Wendung „sich seiner selbst bewußt werden" adäquat zum Ausdruck kommt. *Werden ist Erkenntnis, und Erkenntnis ist Werden* – dies gilt bis in die Strukturen unserer biologischen Realität[1].

Das Leben selbst ist ein Erkenntnis-, d.h. zugleich ein Bewußtseins- und ein Formgebungsprozeß, der in seiner Gesamtheit pluriforme Lebenswirklichkeit ist und schafft. Diese Aussage ist sowohl im Hinblick auf die individuelle Bio-graphie als auch im Hinblick auf den gesellschaftlichen „Prozeß der Kultur" bzw. der Zivilisation [2] in seiner Geschichtlichkeit und schließlich selbst unter evolutionsbiologischer Perspektive (*Hernegger* 1989) wahr.

Wir sehen mit den Begriffen der *Polymorphie* des Lebens, der *pluriformen „Lebenswirklichkeit"* eine zentrale Kategorie gekennzeichnet, denn Leben in seiner leiblichen Konkretheit ist die Grundlage der unbewußten und bewußten Wirklichkeit.

Der „doppelte Imperativ" scheint auf das Individuum gerichtet, das persönliche Leben eines Menschen; weil er jedoch für das Leben *eines jeden* Menschen gilt, könnte man auch eine kollektive Perspektive formulieren: das *„anthropos"* steht für die Menschheit, die sich verwirklichen, erkennen und ihrer selbst bewußt werden soll; denn der Mensch ist kein Einzelwesen. Er ist wesensmäßig Bezogener (*Petzold* 1980g), existiert als ζῷον πολιτικόν in geordneten Formen des Zusammenlebens, in der *„politeia"*, als Gesellschaftswesen, wie es in den Schriften des *Aristoteles* und des *Plato* artikuliert wurde. Die Prozesse des *Werdens* und des *Erkennens* sind deshalb keine einsamen, sie werden gemeinschaftlich vollzogen. Die Entwicklung der Sprache und sinnvoller gesellschaftlicher Formen des Zusammenlebens im Verlauf der Hominisation sind hierfür die beeindruckendsten Zeugnisse. Konsistente Theorie und Praxis, Systeme des Symbolischen und des Aktionalen sind keine Einzelleistungen und doch ohne die Leistungen der einzelnen nicht denkbar. So lassen sich die Imperative „Werde, der du bist!", „Erkenne dich selbst!" als persönliches *und* gemeinschaftliches Unterfangen bestimmen, als die Aufgabe des Menschen, „sich selbst im Lebensganzen verstehen zu lernen" (idem 1981g, 1988h), „seine Mitmenschen, seine Lebenswelt und -wirklichkeit *wahrzunehmen*, zu *erfassen*, zu *verstehen* und zu *gestalten*". Es geht für „den Menschen darum, ständig an Bewußtheit zu gewinnen und auf diese Weise gemeinsam *Sinn* im Leben zu finden, so daß er in Kontext und Kontinuum, in Vergangenheit, Gegenwart und Zukunft seine Identität und Subjekthaftigkeit verwirklichen kann"[3].

Diese Identität aber ist keine uniforme, keine gleichförmige Selbstheit, sondern „Identität im Wandel", und die Subjektivität ist keine ultimative Instanz, sondern lebt in den und aus den Ko-respondenzprozessen mit den Mitsubjekten, durch die es sich wieder und wieder neu bestimmt (*Welsch* 1987, 316). Das Leben wird in dieser Schau als ein „Prozeß persönlicher, intersubjektiver und – auf die Menschheit als Ganzes gewendet – als ein Prozeß kollektiver Hermeneutik verstanden, deren Gegenstand und Ergebnis personale und gemeinschaftliche *Lebenswirklichkeit* ist“[4] – in all ihrer Vielfalt und Heterogenität und zugleich Verwandtschaft und Ähnlichkeit.

Wir legen hier ein Verständnis von Hermeneutik zugrunde, das dem verwandt ist, das sich einerseits unter dem Einfluß der „kritischen Theorie“ und der sozialwissenschaftlichen Methodendiskussion und andererseits in der französischen Phänomenologie herausgebildet hat und mit den Namen von *Ricœur*, *Gadamer*, *Apel*, *Habermas* u.a. verbunden ist. Dieses Hermeneutikverständnis zielt – und darin ist es *Merleau-Ponty* verpflichtet, der Zugang zu einem viel-facettigen, polyvalenten Sein zu gewinnen versuchte – auf einen pluriformen *Sinn*, der Übergänge, Verknüpfungen möglich macht, Horizonte öffnet und nicht zu Dogmen oder zu universalistischen *Meta-Erzählungen* (*Lyotard* 1979, 7) – idealistischen, materialistischen, humanistischen usw. Gepräges – führt.

Eine auf einem solchen hermeneutischen Ansatz gründende „Integrative Therapie“, die im Sinne des griechischen ϑεραπεύειν (dienen, fördern, pflegen, heilen) auf das Entwickeln und Fördern von gesunden und das Heilen von beschädigten Lebensprozessen gerichtet ist (*Petzold* 1988n, 215), muß deshalb dem Werden (der Selbstverwirklichung), dem Erkennen (dem Selbstbewußtsein und der Lebenserkenntnis) und dem intersubjektiven, lebensweltlichen Kontext als gemeinsamer Lebenswirklichkeit in besonderer Weise zugewandt sein.

Das *therapeuo* (ich fördere, ich heile) und das *hermeneuo* (ich lege aus, ich deute) stehen in dialektischem Bezug. Therapie ist persönliche Bewußtseins- und Entwicklungsarbeit und – auf das Kollektive gewendet – *Kulturarbeit.* Auch diese ist als Bewußtseinsarbeit, als gesellschaftliche nämlich, zu verstehen. Therapie also ist auf Ziele gerichtet, deren Realisierung als solche schon eine Auslegung von Lebenswirklichkeit in *Ko-respondenzprozessen* ist. Sie führen zu „Sinn als Konsens“, der von Konsensgemeinschaften (*Petzold* 1978c, dieses Buch S. 117, 669ff) getragen wird, – nicht mehr zu ewigen Wahrheiten, Meta-Narrativen, deren Allgemeingültigkeitsanspruch man heute „keinen Glauben mehr schenken“ kann (*Lyotard* 1979, 7).

Die „*Integrative Therapie*“ (*Petzold* 1965)[5] versucht „*als ganzheitlicher und differentieller Weg der Anthropoplastik und Therapeutik*, der Bildungsarbeit und der Heilkunst, die hermeneutischen Prozesse des Lebens, durch die es sich selbst, seine Wirklichkeit *mehrperspektivisch* auslegt“ (idem 1970c, 27), in einem pluriformen und komplexen anthropologischen Ansatz auf der somatischen, psychischen, noetischen, sozialen und ökologischen Ebene (idem 1974k, 1984i) aufzunehmen, zu fördern und – wo erforderlich – zu restituieren. Sie begrenzt sich dabei nicht nur auf *Psycho*therapie. *Schaetzing* (1985) kritisiert zu Recht den einengenden Charakter dieses Begriffes und schlägt das Konzept einer „H u m a n t h e r a p i e“ vor.

Sie bezieht den Leib ein durch S o m a t o t h e r a p i e, das Soziale durch soziotherapeutische Interventionen bzw. S o z i o t h e r a p i e, das Geistige durch N o o t h e r a p i e, die Lebenswelt durch ökologische Interventionen/Ö k o t h e r a p i e (*Petzold* 1979k, 296ff; vgl. Abb. 2, Bd. I, 1, 188).

Integrative Therapie zentriert deshalb nicht nur wie die Psychoanalyse auf das *Erklären* und *Verstehen* sprachlicher „*Narrative*“ (*Farell* 1961) bzw. Kommunikationen, sondern auch auf das *Erfassen* nonverbaler *Interaktionen*, sozialer Kooperationen, kreativer Ausdrucksformen, wie sie sich im Atmosphärischen, Bildlichen, Szenischen, in dramatischen Sequenzen als aktionale *„Narrationen“* darstellen (*Petzold* 1987d, 1987b). Sie nimmt den „ganzen Menschen“ als *Figur* vor seinem individuellen, aber auch kollektiven *Hintergrund* in den Blick, nimmt ihn *als Ganzen* im Kontext/Kontinuum wahr (idem 1988d), seine „ganze Gestalt“ (*Perls* 1969), seine „vollständige Form“ (*Petzold* 1990b, 679 ff). Der Formbegriff umschließt Inhalte, Bedeutungen, *Information* (*Arnheim* 1978), der Gestaltbegriff umschließt phänomenale, strukturale und systemische Aspekte, wie *Merleau-Ponty* (1945/1942)[6] deutlich gemacht hat.

Auf der Grundlage seines Denkens, das Ganzheit und Differenz, Ambiguität und Integration verbindet und Ganzheitlichkeit nicht mit Vollkommenheitsidealen konfundiert[7], wurde es möglich, Einflüsse der Morphologie, der Gestaltpsychologie und Gestalttherapie[8] in den Integrativen Ansatz aufzunehmen. Die in der „Integrativen Therapie“ praktizierte Form der „dyadischen“ Einzeltherapie wurde unter dem „Gestalt-Gesichtspunkt“ (*Rapaport* 1970, 44) auf diesem Hintergrund und dem des *„aktiven* und *elastischen* Ansatzes der Psychoanalyse“ der ungarischen Schule *Ferenczis* deshalb auch von mir als *„Gestaltanalyse“* (*Petzold* 1969c) bezeichnet[9], in Abhebung von der klassischen Gestalttherapie nach *F.S. Perls*, der Einzeltherapie als „obsolet“ (*Perls* 1969b, 77) betrachtet hatte; damit wurde die Entwicklung der Gestalttherapie als einzeltherapeutisches Verfahren über lange Zeit blockiert.

Die „Integrative Therapie“ hat aufgrund ihrer Konzeption einer hermeneutischen Therapeutik hingegen der Einzelbehandlung als *„dyadischer Therapie“* von Anfang an größte Bedeutung beigemessen und die *„Gestaltanalyse“*, die „regredierendes und progredierendes Vorgehen“ umfaßt, als *„aktives* und *elastisches“* psychoanalytisches Verfahren, befreit vom Erbe der *Freud*schen Metapsychologie, entwickelt (*Petzold* 1969c). In Form der Gestaltlehranalyse bildet sie zusammen mit der mehrperspektivischen Gruppenarbeit in der Ausbildungsgruppe und der Kontrollanalyse das Kernelement der psychotherapeutischen Weiterbildung[10].

Ich habe mit *Vööbus* (1975) einige Grundprinzipien formuliert, die in den Gestaltanalysen des Integrativen Ansatzes gewahrt sein müssen, um ihre hermeneutische Ausrichtung zu gewährleisten: „Selektive Offenheit und partielles Engagement von seiten des Therapeuten anstelle von totaler Abstinenz, personale Auseinandersetzung als das wohl wichtigste Element, Einbeziehung der aktualen Lebenssituationen des Klienten im Sinne von Soziotherapie und Sozialberatung (denn die Figur ist nur vor ihrem Hintergrund erkennbar und verständlich), Einbeziehung des ganzen Menschen nach Körper, Seele und Geist“ (ibid. 107); weiterhin „Arbeit ohne starre Schemata, wie sie uns das klassische psychoanalytische oder charakteranalytische Modell auferlegen, vielmehr ein differentielles Herausarbeiten der individuellen, lebensgeschichtlich gewachsenen Strukturen unter Einbeziehung von kreativen Medien und Übergangsobjekten, wobei von den Ereignissen im Lebensfluß, den Phänomenen des Lebenszusammenhanges, vom Verhalten im Lebenskontext und in der progredierenden Analyse ausgegangen wird – ein differentielles, ganzheitliches und mehrperspektivisches, phänomenologisch-hermeneutisches Vorgehen also, das auf die bewußten und unbewußten Prozesse, wie sie sich in einem historisch verstandenen (also von Vergangenheit und Zukunft umgebenen) Hier-und-Jetzt zeigen, zentriert ist –, einer Analyse, die progredierend von einem Neuanfang (*Balint* 1968) in aufgefundenen Vergangenheiten sich in die Zukunft bewegt und dabei neue Gegenwart schafft“ (*Petzold* 1970c, 22).

Auf dem Hintergrund einer solchen therapeutischen Praxeologie, die das Konzept der klassischen Gestalttherapie weit überschreitet und auch über das psychoanalytische Behandlungsmodell hinausgeht, wird ein sehr breiter hermeneutischer Ansatz erforderlich, *„denn es gilt, die pluriforme* W i r k l i c h k e i t des ‚Lebens im heraklitischen Fluß', die Wirklichkeit konkreter Menschen, wie sie in einem vieldimensionalen therapeutischen Prozeß aufscheint, in einem g e m e i n s a m e n Bewußtseinsprozeß wahrzunehmen, zu erfassen, zu verstehen, auszulegen, miteinander zu teilen, das heißt aber auch, Lebenswirklichkeit zu s t i f t e n und zu gestalten" (ibid. 12). Damit wird jeder monolithen Wirklichkeitsauffassung, jeder dogmatischen Festschreibung auf *eine* Sinnfolie eine Absage erteilt, eine Fixierung auf *ein* Konzept von Bewußtsein, *einen* Typus von Rationalität in Frage gestellt. Die Offenheit zur „Transgression", wie sie im „Theorie-Praxis-Zyklus" (*Petzold, Lemke* 1979, dieses Buch S. 126, 496ff) dargestellt wurde, zum Überschreiten des Erreichten und Erkannten, wird ein Grundaxiom für die theoretische und praktische Arbeit mit flüssigen Konzeptualisierungen, wie sie etwa die Arbeiten *Winnicotts* kennzeichnet (*Neubaur* 1987, 39).

Nur so kann es gelingen, sich in den „Netzen der Lebenswelt", ja in ihrem Dickicht[11] zu bewegen. *Pluriformes Denken, komplexes Bewußtsein* und eine *„transversale Vernunft"*, die „auf Totalität zwar bezogen, aber allein im Modus von Verbindungen und Übergängen" (*Welsch* 1987, 296) wirksam ist, werden die Navigationsinstrumente einer solchen Hermeneutik sein müssen.

Die konsequent heraklitische Position der Integrativen Therapie (dieses Buch S. 351ff) führt in der therapeutischen Praxis zu einer kontinuierlichen und mehrperspektivischen, intersubjektiven, *hermeneutischen Suchbewegung*, durch die sich die am gestaltanalytischen Behandlungs- und integrativtherapeutischen Gruppenprozeß beteiligten Menschen – Patient, Therapeut, Gruppenmitglieder – in ihrer Lebenswirklichkeit wahrzunehmen, zu erfassen und zu verstehen suchen (idem 1987d, dieses Buch, S. 151ff). Wir betreiben eine „therapeutische Hermeneutik und eine *heraklitische* Therapie" (idem 1969c, 2), weil das Leben pluriform und beständige *Metamorphose* (*Petzold, Orth* 1990b) ist und wir uns und die Menschen, die uns am Herzen liegen, in diesen Wandlungen nicht verlieren wollen.

Wir bedürfen der intersubjektiven Beziehung, des wechselseitigen Begreifens und Verstehens *mutueller Empathie* (idem 1986e, dieses Buch, S. 795, 803, 871), des gemeinsamen Sinnerlebens, um als Menschen leben und die Ambiguität und Komplexität der Lebenswelt aushalten, vielleicht uns an ihr formen, ja, sie lieben zu können. Das „Werde, der du bist!", das „Erkenne dich selbst!" muß deshalb durch einen *dritten Imperativ* ergänzt werden, der die ganze Breite des Intersubjektivitätskonzeptes[12] einschließt: „**Liebet einander**!" So ein alter Weisheitslehrer der Menschheit: „Das ist mein Gebot, daß ihr einander liebet ...!" (Joh. 15, 12), und dieser Imperativ muß auch und gerade in einer säkularen Welt Gültigkeit behalten.

2. Therapeutische Hermeneutik und hermeneutische Therapeutik – metahermeneutische Überlegungen zu einigen Positionen Sigmund Freuds

Psychoanalyse wird betrieben „wegen ihres Wahrheitsgehalts, wegen der Aufschlüsse, die sie uns gibt über das, was dem Menschen am nächsten geht, sein eigenes Wesen, und wegen der Zusammenhänge, die sie zwischen den verschiedenen seiner Betätigungen aufdeckt" (*S. Freud* 1933, GW XV, 169)

„Psychoanalyse war in erster Linie eine Kunst der Deutung" (*S. Freud* 1923, GW XIII, 215)

Die Hermeneutikdiskussion wurde in der Psychotherapie erst sehr spät in Angriff genommen, und zwar – sieht man von *Binswanger* (1928) und *Waelder* (1930, 1962) ab – insbesondere von den neueren Entwicklungen in der Psychoanalyse[13], die durch die Metapsychologiekritik (*Rapaport* 1970) sowie durch Impulse aus der Linguistik, insbesondere aber aus dem Bereich der philosophischen Hermeneutik[14], angeregt wurden. Obgleich von ihren Anfängen an in der Psychoanalyse *Erklären, Verstehen und Deuten* zentral standen[15], war es bis zur Ausarbeitung von konsistenten Ansätzen zu einer psychoanalytischen Hermeneutik eine lange Entwicklung, die noch keineswegs abgeschlossen ist[16].

Die Hermeneutikfrage in der Psychoanalyse muß im Zusammenhang mit der tiefgreifenden „Krise ihrer Theorie" gesehen werden, die schon 1972 von *Anna Freud* diagnostiziert wurde, wenn sie feststellt, daß in der damaligen Psychoanalyse (nicht zu reden von der gegenwärtigen, in der sich diese Tendenz verschärft hat) es kaum „einen einzigen theoretischen oder technischen Begriff gibt, der in der Literatur nicht von dem einen oder anderen Autor attakkiert wird" (eadem 1972). Aus philosophischer, erkenntnistheoretischer Sicht massiv kritisiert wurde in Sonderheit die Metapsychologie (*Habermas* 1968; *Gill* 1976), deren physikalistischer und biologistischer Referenzrahmen (Cathexis, Energie, psychischer Apparat, Verdrängung, Verschiebungen etc.) außerhalb der im therapeutischen Diskurs gewonnenen Erfahrungen liegt und der deshalb auch nicht zu deren Interpretation herangezogen werden kann. Aus sprachtheoretischer Sicht kommt *Schafer* zu dem Schluß, daß es höchste Zeit werde, „daß wir aufhören, dieses physikochemische und evolutionär-biologische Sprachgemisch überhaupt zu gebrauchen" (idem 1976, 5). Die von einem Nicht-Analytiker, dem *Marcel*-Schüler und -Freund *Paul Ricœur* (1965), systematisch begonnene Explikation der Psychoanalyse als „Tiefenhermeneutik" hat unter Psychoanalytikern zu einigen Versuchen einer Neuinterpretation der Psychoanalyse als hermeneutischer Wissenschaft geführt.

Am bedeutendsten sind hier die Arbeiten von *Georges Klein* (1970, 1976) und *Alfred Lorenzer* (1970, 1974, 1977) – *Schafers* (1976) „Handlungssprache" nimmt eine Sonderstellung ein (*Buchholz* 1985; *Ehlert* 1985; *Barrat* 1978). *Kleins* Annahme eines „intraphänomenologischen" (z.B. unbewußte Phantasien) und eines „extraphänomenologischen" (z.B. Abwehrvorgänge, Verdrängung) Bereichs ordnet letzteren der analytischen Arbeit zur Aufdeckung von Funktionen, Zwecken und Zielen zu. Damit werden bei *Klein* unter der Hand intentionale Erklärungen von Erleben und Verhalten zu kausalen, und dies ist schlechterdings nicht möglich (*Apel* 1964, 240 ff).

Kleins Hermeneutik fehlen konsistente Folien der Interpretation, wie sie aus einer Metatheorie (Anthropologie), aber auch persönlichkeits- und entwicklungstheoretischen Eckwerten (dieses Buch, S. 430ff, 436ff, 521ff) gewonnen werden können. Ob solche Folien auch aus in positivistischer Forschung gewonnenen – d.h. einem anderen Erkenntnisparadigma verpflichteten – Eckdaten figuriert werden können (so der Versuch von *Thomä* und *Kächele* 1985, 381f oder die Konzeption *Grünbaums* 1987), muß bezweifelt werden. Zumindest ist dies nicht möglich ohne eine metahermeneutische Verarbeitung dieser Daten, d.h. eine Aufarbeitung ihres Erkenntniszusammenhanges (dieses Buch, S. 134f, 391ff). *Arnold M. Modell* (1981) versucht denn auch, die Unverzichtbarkeit einer Metaposition (*Meissner* 1981) unterstreichend, *Freuds* Metapsychologie zu retten, etwa dadurch, daß er sie als Metafolie für den psychoanalytischen Prozeß konstituieren will.

Dies allerdings nicht wie *Charles Brenner*, der durch die Gleichsetzung des Konzeptes des Unbewußten mit dem der biologischen Realität des Menschen (unter Verweis auf *Freud* 1889/1962, 110) *Freuds* biologistischen Irrtum unterstreicht und – wieder einmal – Zuflucht zur vorwissenschaftlichen Energiemetapher (hierzu *Russelman* 1983, 1988) nimmt: Energie als Fähigkeit, Arbeit zu verrichten, wie aus *Freuds* (1915a, GW X, 214) Triebbegriff ableitbar, wird zur Folie, ähnlich wie in der neueren Gestalttherapieliteratur bei *Staemmler* und *Bock* (1987), natürlich in vollkommener Ignoranz der gesamten theoretischen Debatte und auch um einiges platter (vgl. *Petzold* 1987h).

Im Unterschied zur qualitativ und quantitativ bestimmbaren, „meßbaren" physikalischen Energie ist die „psychische Energie" nicht objektivierbar, und wenn sie nur vom Psychoanalytiker indirekt erschlossen werden kann, fällt sie aus dem naturwissenschaftlichen Paradigma, in dem *Brenner* die Psychoanalyse und *Staemmler/Bock* die Gestalttherapie ansiedeln wollen. Die Rede von der Energie degeneriert hier zu einer schlechten (weil metaphertheoretisch nicht begründeten, vgl. *Nash* 1963) Metaphorik. Wenn es der Psychoanalyse um die „Repräsentanzen von Objektbeziehungen" zu tun ist, wenn es darum geht, diese zu erfassen, zu erklären und zu verändern, ist dies ein sozialwissenschaftliches (für die Beziehungsdimension) und ein tiefenhermeneutisches (für die Dimension des Repräsentierten) Unterfangen, das den Gültigkeitskriterien einer Naturwissenschaft (*Popper* 1962, 1966; *Wallerstein, Sampson* 1971) weder genügen kann noch sollte. *Modell* (1981) läuft genau in diese Problematik bei seinem Versuch einer Hybridisierung von Metapsychologie als Naturwissenschaft und Hermeneutik als Sozialwissenschaft, die in den Aporien der Isomorphieannahmen versanden muß: psychische (transmaterielle) Prozesse und biologische bzw. physiologische (materielle) Prozesse sind nicht isomorph.

Sinnerfülltes, bedeutungsgeladenes, sozial bewußtes Erleben des Subjektes ist nicht gleich den biochemischen Veränderungen in den neuronalen Prozessen, die diesem Erleben zugrunde liegen. Sinn, Bedeutung und soziale Bewertung konstituieren die Ebene intersubjektiver hermeneutischer Arbeit – letztlich auch in der Arbeit *Freuds* –, und neurowissenschaftliche Erkenntnisse können allenfalls über eine *metahermeneutische Transformation* in diesen Diskurs Eingang finden: wenn ihr gesellschaftlicher Hintergrund, ihr erkenntnisleitendes Interesse rekonstruiert wird und die durch Ko-respondenz in Konzepte übersetzten „harten" Fakten des Messens und Wägens persönliche Bedeutung für die die hermeneutische Suchbewegung vollziehenden Menschen gewonnen haben.

Als der umfänglichste und theoretisch anspruchsvollste Versuch, eine hermeneutische Metafolie für die Psychoanalyse zu erarbeiten, ist der Ansatz von *Alfred Lorenzer* zu einer „Tiefenhermeneutik" auf der Grundlage einer „materialistischen Sozialisationstheorie" (idem 1970, 1972, 1973, 1986) zu sehen, d.h. eine Explikation von Psychoanalyse als Gesellschaftswissenschaft und psychoanalytischer Praxis der Veränderung von Gesellschaft. Psychoanalyse spricht damit die „Wahrheit über die Subjekte aus, die zu Objekten gemacht werden und sich dagegen sträuben" (*Dahmer* 1973, 261); Psychotherapie verlangt damit aber auch – und das ist ein weitergehender Schritt, auf den *Lorenzer* zu wenig eingeht – Engagement für die Betroffenen (*Petzold* 1965), um gemeinsam mit ihnen „die Ursachen hinter den Ursachen" (idem 1991b) anzugehen, wie ich es mit dem „vierten Weg der Heilung" (idem 1988n, 260 ff) umrissen habe.

Lorenzer nimmt das kulturkritische, subversive Moment des *Freud*schen Oeuvres und des psychoanalytischen Diskurses auf, für das neben dem Namen des Begründers und seinen Ausführungen über „Massenpsychologie und Ich-Analyse" (1921), „Das Unbehagen in der Kultur" (1930), „Warum Krieg" (1932) usw. Namen wie *O. Fenichel*, *S. Bernfeld*, *P. Parin*, *G. Dévéreux*, *M. Langer*, *H. E. Richter*, aber auch Dissidenten wie *A. Adler*, *W. Reich*, *P. Goodman* gehören (vgl. *Jacoby* 1985; *Dahmer* 1985; *Lohmann* 1985; *Cremerius* 1982, 1986).

Das Interessante an *Lorenzer*s Unternehmungen ist, daß sie sich auf einem Boden bewegen, der als genuin psychoanalytisch angesehen werden kann – nicht nur, weil er einen „*main stream*" im Denken und vor allem in der Praxis *Freud*s aufnimmt (der andere, biologistische, physikalistische wird dabei allerdings geopfert), sondern weil er den hermeneutischen Ansatz, der dem Werk des Begründers zweifelsohne inhärent ist, verwendet, um dieses Werk selbst einer rigorosen tiefenhermeneutischen Durchdringung und damit auch – wie könnte es anders sein – einer Transformation zu unterwerfen.

Eine Auseinandersetzung mit dem Werk *Lorenzer*s und der damit verbundenen Hermeneutikdiskussion in der Psychoanalyse kann und soll hier nicht unternommen werden – es gibt indes viel an gemeinsamem Boden: die sozialisationstheoretische Perspektive (allerdings nicht eine konsequent materialistische), das „szenische Verstehen" (das um „atmosphärisches Erfassen" ergänzt wird); aber auch an Divergenzen: die leibtherapeutische Praxis (nicht alles muß in die Sprache hineingeholt werden, vgl. dieses Buch S. 151ff), die soziotherapeutische und politische Aktion (die Therapie muß die analytische Dyade mit Patienten, wo immer dies möglich ist, in den Raum solidarischer Praxis überschreiten).

Für den Kontext dieser Arbeit, die auf spezifische Fragen der Hermeneutik in der Integrativen Therapie gerichtet ist, muß es genügen, einen kurzen Blick – nicht mehr – auf die *Praxis* des Mannes zu werfen, der als erster in der Behandlung seelischer Erkrankungen ein interpretatives Verfahren verwandte, um pathologisches Material in Mitteilungen, Berichten, Assoziationen, Träumen von Patienten zu verstehen und den Betroffenen verständlich zu machen, was als eine „*therapeutische Hermeneutik*" interpretiert werden kann – so *Ricœur* (1965); denn dem Wissenschaftsparadigma und dem Selbstverständnis der Psychoanalyse, die von *Freud* immer als Naturwissenschaft im Sinne der Psychophysik oder Psychobiologie gesehen wurde, entspricht dies keineswegs, wie *Welsen* (1986) gegen *Ricœur* (1969 und auch *Steele* 1979 oder *Sandner* 1988) mit guten Gründen gezeigt haben.

In der Auseinandersetzung mit und in Weiterführung und Revision von psychoanalytischen Positionen wollen wir versuchen, Aspekte und Konzepte einer *„hermeneutischen Therapeutik“* – insbesondere die Konzepte des *„Bewußten* und *Unbewußten“* – herauszuarbeiten, wie sie für den Ansatz der *Integrativen Therapie* (*Petzold* 1969c, 1980g) kennzeichnend sind, denn er betont über das interpretative Moment hinaus mit *Mead* (1934), *Marcel* (1985), *Buber* (1949, 1977) und *Ferenczi* (1988) *wechselseitiges* Begreifen und Verstehen, in dem das Mitgeteilte auch geteilt, mitgetragen und in die Mutualität heilender intersubjektiver Beziehungen (*Winnicott* 1969, 174), ja lebensverändernder solidarischer Praxis eingebettet wird.

Betrachtet man das wissenschaftliche Werk und die theoretischen Positionen *Sigmund Freuds*, so hätte er wohl kaum einer Klassifizierung seiner Psychoanalyse als „hermeneutischer **Therapeutik** bzw. Therapie“ zugestimmt, aber er hätte vielleicht konzediert, daß er im Rahmen seiner praktischen Behandlungstätigkeit, zum Beispiel in der Bearbeitung von Traummaterial und Patientenberichten, Vorgehensweisen verwendete, die als „therapeutische Hermeneutik“ charakterisiert werden könnten (*Steele* 1979). Ihm wäre allerdings ein Schritt in Richtung einer „Psychoanalyse als Theorie der Interpretation“ – selbst wenn er sich mit *Schleiermachers* und *Diltheys* Hermeneutik oder *Husserls* und *Heideggers* Phänomenologie auseinandergesetzt hätte – kaum möglich gewesen (*Welsen* 1986). Seine Tradition des Denkens war zu anders geartet.

Er hatte ja auch die Intuitionen *Nietzsches*, die ihm durchaus bekannt waren, was die Leiblichkeit und die Interpretation des Lebens anbelangte[17], nicht aufnehmen können und wollen. Hatte doch *Nietzsche* schon erkannt, daß uns mit dem Leibe eine vollständige „Phänomenalität der inneren Welt“ gegeben ist und daß Krankheit und Depression folgende Wurzeln haben: „Verachtung und das willkürliche Wegsehen-Wollen von den Forderungen des Leibes; ... die grundsätzliche Reduktion aller Gesamt-Gefühle des Leibes auf moralische Werte“ (*Nietzsche*, Werke III, 804). Heilung geschieht für ihn durch die „große Vernunft“ des Leibes (ibid. II, 300), durch eine „Freigeisterei bis in jede Faser und Muskel des Leibes hinein“ (ibid. I, 299).

Freud waren weder das dionysische, Es-hafte Pathos *Nietzsches* noch die Moralität *Schopenhauers*, noch der spekulative Elan *Schellings*, noch die geisteswissenschaftlichen Überlegungen *Diltheys* zugänglich. Er war einem strikt positivistisch-naturwissenschaftlichen Forschungsideal verhaftet, obgleich seine wissenschaftliche Praxis die unfalsifizierbarer (und deshalb „unwissenschaftlicher“ Konzeptbildung [*Popper* 1962]) und „mentalistischer Spekulation“ war (*Bunge* 1985b, 1987).

Er vertrat vom Anspruch her ein materialistisches Menschenbild, das sich beim näheren Hinsehen als ein cartesianischer interaktionistischer Dualismus (idem 1987, 266) entpuppt. Seine klinische Praxis, wie z.B. in den „Bruchstücken einer Hysterie-Analyse“ (1905) der Patientin *„Dora“* deutlich wird, zeigt seine *intuitiv vollzogene*, aber nicht metareflektierte *hermeneutische* Vorgehensweise in der Behandlung des „Materials“ seiner Patienten (vgl. *Cremerius* 1981). In den „Vorlesungen zur Einführung in die Psychoanalyse“ (1917) lesen wir: „In der analytischen Behandlung geht nichts anderes vor als ein Austausch von Worten zwischen den Analysierten und dem Arzt“ (1916/17, GW XI, 9). „Der Analytiker bestellt den Patienten zu einer bestimmten Stunde des Tages, läßt ihn reden, hört ihn an, spricht dann zu ihm und läßt ihn zuhören. Es ist, als ob er [ein Unparteiischer] denken würde: ... Weiter nichts als das? Worte, Worte und wiederum Worte, wie Prinz Hamlet sagt" (1926e, GW XIV, 213f).

Aber *Freud* expliziert die verbalen Interaktionen und ihre Inhalte nicht etwa psychologisch oder gar hermeneutisch, sondern mit Modellen aus der Mechanik, physikalistischen Energiemetaphern und physiologischen und biologischen Analogien (*Arlow* 1975; *Schafer* 1976; *Sulloway* 1979; *Russelman* 1983), insbesondere, was die Herstellung metapsychologischer Zusammenhänge anbetrifft, also nach einem naturwissenschaftlichen Konzept – zumindest war dies seine Intention –, wie sie in dem 1895 verfaßten „Entwurf einer Psychologie" (*Freud* 1950) klar zum Ausdruck kommt und wie er sie in seinem gesamten Lebenswerk durchgehalten hat:

„Während man in der Bewußtseinspsychologie nie über jene lückenhaften, offenbar von anderswo abhängigen Reihen hinauskann, hat die andere Auffassung, das Psychische sei an sich unbewußt, gestattet, die Psychologie zu einer Naturwissenschaft wie jede andere auszugestalten", so *Freud* (1940a,/1972, 19) im „Abriß der Psychoanalyse". Seine Konzeption der „Psyche als Apparat", in dem Kräfte wirken, die quantitativen Gesetzen gehorchen, weisen seine Auffassung der Psychoanalyse als *Psychophysik* in der Tradition *Fechners* und *Herbarts* aus (der sie auch wissenschaftsgeschichtlich zuzuordnen ist, vgl. *Russelman* 1988; *Gill* 1976; *Ellenberger* 1985, 109f). Die Gliederung der Metapsychologie in einen dynamischen, topischen und ökonomischen Aspekt ist in erster Linie auf diesem Hintergrund zu sehen und nicht Ausdruck eines Bemühens um ein hermeneutisches Interpretationsraster (vgl. *Welsen* 1986, 109ff), selbst wenn Schriften wie „Bemerkungen zur Theorie und Praxis der Traumdeutung" (1923) oder „Konstruktionen in der Analyse" (1937) immer wieder eine Methodologie erkennen lassen, die ohne Probleme als „hermeneutisch" gekennzeichnet werden kann (*Klein* 1976). Dennoch: Das Konzept der Energetik, wie es im dynamischen, topischen und ökonomischen Aspekt gefaßt ist (*Freud* 1913b), die erste und die zweite Topik und die Triebtheorie zeigen deutlich *Freuds* physikalistisches Konzept (*Brenner* 1980). So meint er im Hinblick auf die Triebtheorie: „Die Mängel unserer Beschreibung würden wahrscheinlich verschwinden, wenn wir anstatt der psychologischen Termini schon die physiologischen oder chemischen einsetzen könnten" (1920g, (GW XIII, 65); und 1938, wenige Monate vor seinem Tode, gibt er im „Abriß der Psychoanalyse" (1940a, GW XVII, 83, 147) der Hoffnung Ausdruck, in Zukunft einmal „die Energiemengen und Energieverteilungen, die allen psychischen Vorgängen im seelischen *Apparat* (sic!) zugrunde liegen, durch chemische Substanzen beeinflussen zu können."

Bei einer solchen Aussage ist man geneigt, *Brenners Freud*interpretation recht zu geben: „Die Seele ist nichts als ein Aspekt der Gehirnfunktion, genauso wie die Atmung eine Funktion der Lunge und des Zwerchfells oder die Blutzirkulation eine Funktion des Herzens ist" (*Brenner* 1980). *Freud* war bei einem derartigen Verstehenshintergrund der Weg, seinen Ansatz über die Sprache theoretisch zu konzeptualisieren, versperrt. Die Erkenntnis seiner Interpreten, daß Psychoanalyse ein hermeneutischer Vorgang sei, wie *Ricœur* (1969) betont, oder ein „Geschehen der Selbstreflexion", wie *Habermas* (1968) herausgestellt hat, blieb ihm verschlossen. *Habermas* kennzeichnete *Freuds* Rückgriff auf Physik und Physiologie bekanntlich als „szientistisches Selbstmißverständnis" und *Marquard* (1987) hat herausgearbeitet, daß *Freud* sein eigener philosophischer Boden in der romantischen Naturphilosophie nicht deutlich war.

Diese Feststellung erscheint um so begründeter, je präziser wir wiederum auf bestimmte Aspekte der Praxis *Freuds* blicken, wie sie aus seinen Behandlungsberichten, den Mitteilungen seiner Patienten und Schüler (*Cremerius* 1981) und in seinen selbstanalytischen Explorationen (*Anzieu* 1975) faßbar wird. Befreit man nämlich diese Praxis von ihrem metapsychologischen Prokrustesbett (*Gill* 1976), so sehen wir neben *Freud*, dem *„Biologen der Seele"* (*Sulloway* 1979), *Freud*, den *Tiefenpsychologen*, ja Tiefenhermeneutiker, dem es, ausgehend von einer phänomenologischen Beschreibung, durchaus um das *Verstehen eines Sinnes*, eine Interpretation von „Sprechhandlungen" und den sprachlichen und z.T. nonverbalen Interaktionen im Übertragungs-Gegenübertragungsgeschehen geht (*MacIntyre* 1968, 82ff), denn die analytische Kur soll dazu führen, daß sich „alle Symptome der Kranken ... auf einen neuen Sinn eingerichtet [haben], der in einer Beziehung zur Übertragung besteht" (*Freud* 1916/17, GW XI, 462). Aber auch das Konzept des *Sinnes* ist bei *Freud* nicht in einem hermeneutischen Diskurs anzusiedeln, sondern es ist auf die Explikation eines „Funktionssinnes" im psychischen Apparat als physikalischem System gerichtet. „Einigen wir uns noch einmal darüber, was wir unter dem ‚Sinn' eines psychischen Vorganges verstehen wollen. Nichts anderes als die Absicht, der er dient, und seine Stellung in einer psychischen Reihe. Für die meisten unserer Untersuchungen können wir ‚Sinn' auch durch ‚Absicht', ‚Tendenz' ersetzen" (*Freud* 1916/17, GW XI, 33). „Der Begriff des Sinnes ist demzufolge nicht hermeneutischer, sondern psychophysikalischer Art. Er entspricht dem Selbstverständnis der Psychoanalyse als einer Naturwissenschaft" (*Welsen* 1986, 148), und auch die *Deutung* muß, wie *Welsen* herausarbeitet, „als psychophysikalisches Werkzeug einer umfassenden psychophysikalischen Technik, der Therapie, verstanden werden" (ibid. 151).

Die Deutung will ja nicht in erster Linie Unwissenheit beseitigen, sondern Widerstände, die als energetische Phänomene zu verstehen sind: „Nicht das Nichtwissen an sich ist das pathogene Moment, sondern die Begründung des Nichtwissens in *inneren Widerständen*, welche das Nichtwissen zuerst hervorgerufen haben und es jetzt unterhalten. In der Bekämpfung dieser Widerstände liegt die Aufgabe der Therapie. Die Mitteilung dazu, was der Kranke nicht weiß, weil er es verdrängt hat, ist nur eine der notwendigen Vorbereitungen für die Therapie" (*Freud* 1910/ 1975, 139). In seiner klinischen Praxis sind indes die Akte des Verstehens – die „Vorbereitungen" – anders zu werten, als *Freud* dies selbst tut.

Es sind wahrscheinlich eben keine Präliminarien, sondern es ist die *Hauptsache*. Im praktischen Procedere wirken die Fakten des Diskurses: Kommunikation und Interaktion, Wahrnehmung und Verstehen und nicht die von der spekulativen Metapsychologie angenommenen Veränderungen energetischer Besetzungen. Es wäre deshalb „bezüglich *Freud* selbst ... die Annahme irrig, seine Auffassung der Psychoanalyse schlösse jederlei Deskription psychologischer Motive und Anwendung phänomenologischer Methoden aus: *unwissentlich* hat die Psychoanalyse im Gegenteil durch den *Freud*schen Grundsatz, jedes menschliche Verhalten habe einen *Sinn*, und ihre stete Bemühung, die Vorgänge zu verstehen und nicht bloß ihre mechanischen Bedingungen aufzusuchen, zur Entwicklung jener Methode wesentlich beigetragen" (*Merleau-Ponty* 1945, 184f; meine Hervorhebung). So steht die Beschreibung von Phänomenen bei *Freud* klar vor dem verstehend-hermeneutischen Zugriff. „Es ist gar nicht unsere Aufgabe, einen Krankheitsfall gleich zu ‚verstehen', dies kann erst später gelingen, wenn wir uns genügend Eindrücke von ihm geholt haben", wie *Freud* in „Analyse der Phobie eines fünfjährigen Knaben" (1909b, GW VII, 241) schreibt. Wir müssen das *Verstehen* allerdings über die Explikation einer metapsychologischen Konstellation hinausgreifen lassen als Verstehen eines persönlichen Krankheitsgeschehens im Lebenskontinuum.

Dann aber können im Durchdringen und der Versprachlichung der Zusammenhänge *Erklärungen* gefunden werden; denn „die Psychoanalyse hat die Erklärung der Neurosen als nächste Aufgabe vorgefunden" (1914d, GW X, 93), und das muß in einer hermeneutischen Wendung der Psychoanalyse als ein durch und durch sprachliches Geschehen aufgefaßt werden, in dem Unbewußtes ins Bewußtsein gehoben wird: ... „die bewußte Vorstellung umfaßt die Sachvorstellung plus der zugehörigen Wortvorstellung, die unbewußte ist die Sachvorstellung allein" (*Freud* 1915e, GW X, 300). Hier werden übrigens Sprache und Bewußtsein aneinander gekoppelt, eine Position, die wir im Hinblick auf die „Sprachlichkeit von Bildern" (*Boehm* 1980, 1985, dieses Buch S. 151ff und Abb. S. 879, 882) und auf atmosphärische, ikonische und szenische Bewußtseinsinhalte nicht teilen. *Freud* macht es explizit: „Der Laie wird es wohl schwer begreiflich finden, daß krankhafte Störungen des Leibes und der Seele durch ‚bloße' Worte ... beseitigt werden sollen" (1890a, GW V, 289), Worte, in denen es um „Bewußtseinsprozesse" und „Verstehen" geht. Im „Grundriß der Psychoanalyse" formuliert *Freud:* „Wir schließen einen Vertrag miteinander. Das kranke Ich verspricht uns vollste Aufrichtigkeit, d.h. die Verfügung über allen Stoff, den ihm seine Selbstwahrnehmung liefert, wir sichern ihm strengste Diskretion zu und stellen unsere *Erfahrung* in der *Deutung* des vom Unbewußten beeinflußten Materials in seinen Dienst. Unser *Wissen* soll sein *Unwissen* gutmachen, soll seinem Ich die Herrschaft über verlorene Bezirke des Seelenlebens wiedergeben. In diesem Vertrag besteht die analytische Situation" (1940a, GW XVII, 98, Hervorhebungen von mir).

Es geht in dieser Linie des psychoanalytischen Diskurses, der auch – so meinen wir – eigenständig und losgelöst vom metapsychologischen Diskurs verlaufen kann (*Klein* 1976; *Gill* 1976), um Erfahrung, Deutung, Versprachlichung, Unwissenheit und Wissen, es geht um Bewußtsein der Realität, um das Verstehen von Verdrängtem, um den Wiedergewinn von verlorenem Terrain.

Hierfür muß der Arzt den Patienten „ein gewisses Stück seines vergessenen Lebens wiedererleben lassen und hat dafür zu sorgen, daß ein Maß von Überlegenheit erhalten bleibt, kraft dessen die anscheinende Realität doch immer wieder als Spiegelung einer vergessenen Vergangenheit erkannt wird" (1920g, GW XIII, 17). Hier nun wird der hermeneutische Prozeß ausgedehnt. Für Arzt und Patienten geht es nicht nur um das Verstehen von Worten, sondern um das Verstehen von „pathogenen Szenen" aus dem biographischen Kontext, die der Analytiker „nicht als eine historische Angelegenheit, sondern als eine aktuelle Macht zu behandeln" habe (1914g, GW X, 131), weil die archaische Szene sich im Hier-und-Jetzt des Übertragungsgeschehens wiederholt und die Zwänge der alten Handlung als Reproduktion pathogener Geschichte (wir sprechen hier von „Narrativen", *Petzold* 1990p, 853 ff, dieses Buch S. 688) erlebbar und durch die Deutung erkennbar werden können; „... denn was der Patient in den Formen der Übertragung *erlebt* hat, das *vergißt* er nicht wieder, das hat für ihn stärkere *Überzeugungskraft* als alles auf andere Art Erworbene" (1940a, GW XVII, 103, meine Hervorhebung). *Freud* beschränkt sich aber nicht nur auf das Verstehen und das Interpretieren von Sprechhandlungen, er richtet seinen Blick auch auf Nonverbalität, auf die Geschehnisse in der gesamten analytischen Situation. „Ein anderer Vorteil der Übertragung ist noch, daß der Patient uns in ihr mit plastischer Deutlichkeit ein wichtiges Stück seiner Lebensgeschichte *vorführt*, über das er uns wahrscheinlich sonst nur ungenügende Auskunft gegeben hätte. Er *agiert* gleichsam vor uns, anstatt uns zu berichten" (1940a, GW XVII, 101, meine Hervorhebung).

Sándor Ferenczi (1964, II, 69ff) mit seiner „aktiven und elastischen Technik" und *Donald W. Winnicott* (1965, 1979) mit seiner spielzentrierten Analyse haben die „szenische Aktion" im Übertragungsarrangement noch konkreter eingesetzt[18]. Das Ziel indes ist das gleiche: „Wir überwinden die Übertragung, indem wir dem Kranken nachweisen, daß seine Gefühle nicht aus der gegenwärtigen Situation stammen und nicht der Person des Arztes gelten, sondern daß sie wiederholen, was bei ihm bereits früher einmal vorgefallen ist. Auf solche Weise nötigen wir ihn, seine Wiederholung in Erinnerung zu verwandeln" (*Freud* 1916/17, GW XI, 461). „Natürlich hat *Freud* recht, wenn er uns lehrt, daß es ein Triumph der Analyse ist, wenn es gelingt, das Agieren durch Erinnerung zu ersetzen; ich meine aber, es ist auch von Vorteil, bedeutsames Aktionsmaterial zu beschaffen, das man dann in Erinnerungen umsetzen kann" (*Ferenczi* 1931, 1964, III, 497). Indes, erinnern kann man nur, was „der Vergangenheit angehört", d.h. einer vom Ich – und dieses muß dazu schon entwickelt sein – wahrgenommenen und gespeicherten Begebenheit.

Was davor liegt, ruht in *amodaler* „Formlosigkeit" (vgl. dieses Buch S. 549ff). „Die einzige Möglichkeit, sich zu erinnern, besteht für den Patienten in diesem Fall darin, diese der Vergangenheit angehörende Sache zum *erstenmal* in der Gegenwart zu erleben, das heißt, in der Übertragung. Die vergangene und zukünftige Sache wird dann zu einer Angelegenheit des Hier-und-Jetzt" (*Winnicott* 1974, 105). Die Heilung wird also durch einen Bewußtseinsprozeß, durch *Erfahren* und *Verstehen* gewonnen, und zwar – das soll hervorgehoben werden – nicht nur im *Verstehen* von Worten, sondern von Handlungen, wie sie sich in der analytischen Situation (z.B. durch Fehlleistungen) zeigen (*MacIntyre* 1968, 123). Schließlich entwickelte *Freud* in der „Traumdeutung", in der „Psychopathologie des Alltagslebens" oder in seiner Schrift „Der Witz und seine Beziehung zum Unbewußten", ohne es zu intendieren, eine Hermeneutik des Bildhaften und Symbolischen oder, wie *Hermann Lang* (1978, 264) es formuliert, eine „Rhetorik des Unbewußten". Es ist *Lang* gänzlich zuzustimmen, wenn er schreibt: „Unabhängig von allem szientistischen Überbau wächst sich die von *Anna O.* inaugurierte Erfahrung der ‚talking cure' langsam zu einer differenzierten Hermeneutik aus"[19], auch wenn, wie das tragische – und von *Freud* verschleierte – Schicksal dieser Patientin zeigt (*Ellenberger* 1985, 667), diese Behandlung ein Fehlschlag war (ähnlich wie die der „Dora" und des „Wolfsmannes").

Die hermeneutische, „tiefenpsychologische" Linie in *Freuds* Arbeiten muß immer wieder von seinen eigenen, objektivistischen Fehlinterpretationen, wie wir sie etwa im „Entwurf einer Psychologie" grundgelegt finden, befreit werden (*Kuiper* 1976). Das ist verschiedentlich versucht worden, etwa durch *Ricœurs* (1965) neue Interpretation des „physikalistischen Energiebegriffes" in Form einer „Energetik", die als „Semantik des Wunsches" verstanden wird. Sie führt nicht „zu nackten Kräften, sondern immer zu Kräften auf der Suche nach einem Sinn; diese Bindung der Kraft an den Sinn macht die Kraft selbst zu einer psychischen Realität oder genauer zum Grenzbegriff zwischen Organischem und Seelischem" ... und man kann sagen: „So bewegt sich die Analyse von einem Sinn zu einem anderen Sinn. Nicht der Wunsch als solcher steht im Mittelpunkt der Analyse, sondern seine Sprache" (*Ricœur* 1969, 17f). Die tiefenhermeneutischen Positionen *Ricœurs* und stärker noch *Lorenzers* (1974, 1986) stehen in der Gefahr, in der Beibehaltung eines neu- bzw. uminterpretierten „ökonomischen Prinzips" die physikalistische Betrachtungsweise zu perpetuieren, nur daß sie jetzt als „larvierte Energetik" schwerer zu erkennen ist.

Und da selbst Metaphorik nicht „Schall und Rauch" ist, sondern Ausdruck eines theoretischen Vorverständnisses, das Einfluß auf die Phänomenauswahl des Phänomenologen und auf die Interpretationsarbeit des Hermeneutikers und auf die Interventionspraxis von Therapeuten hat, ist Kritikern triebökonomischer Konzepte und Metaphern in psychotherapeutischen – auch und gerade in tiefenhermeneutischen – Ansätzen zuzustimmen (*Schafer* 1976; *Gill* 1976; *Klein* 1970; *Frank* 1979 u.a.): „Unseres Erachtens ist besonders darauf zu achten, welchen Einfluß die theoretischen Vorentwürfe auf das Handeln haben"; dies schreiben auch *Thomä* und *Kächele* (1986, 18), und sie täten gut daran, dies auf ihre eigenen metatheoretischen Positionen anzuwenden.

Empirizistische Verdinglichungen und kryptomechanistische Annahmen schieben sich allzu schnell „durch die Hintertür" in die Theorienbildung oder schreiben sich fort in positivistischen Wissenschaftsidealen. Sie scheinen – auch bei kritischen Geistern – allenthalben in Metaphern und Wendungen durch wie: „ eine psychoanalytisch genaue ‚Vermessung' der ermittelten Beziehungsfigur". *Lorenzer* (1974, 34), der diesen Terminus prägte, schreibt: „Die Metapsychologie ist nicht eine Formalisierung der klinischen Aussagen, sondern eine quer zur hermeneutischen Erfahrung angelegte Meßskala [sic!]. Mit anderen Worten, die *metapsychologischen Aussagen sind Vermessungen der ‚Sprachspiele als Interaktionsformen'*" (*Lorenzer* 1974, 172). Positivistisch reifizierende Implikationen finden sich – wohl mit Referenz zu *Oevermanns* (et al. 1979) „objektiver Hermeneutik" – auch in Versuchen einer „psychoanalytisch-*empirischen*" Hermeneutik (*Sandner* 1986, 1988) als „hermeneutischer Explikations- bzw. Deutungsarbeit ... nach methodisch nachvollziehbaren, und das heißt *wissenschaftlichen* Kriterien" (idem 1988, 336). Welcher Wissenschaftsbegriff wird da zugrunde gelegt?

Hier werden weitere Reflexionen notwendig, damit nicht in Zirkelschlüssen die Vorannahmen als Folien der Interpretationen (orale Beziehungsdynamik, ödipale Beziehungsdynamik etc.) das „Material" (den Text) so vorstrukturieren, daß die in ihnen eingeschlossenen Konzepte sich selbst bestätigen. *Sandners* Ansätze stehen durch ihre Konzipierung in dieser Gefahr. Den Fragen der Denktraditionen, Vorentwürfe, Folien, Interpretationsrastern ist deshalb größte Aufmerksamkeit zu schenken (*Petzold*, 1991h), genau wie der Sprache, ihren Wendungen, Metaphern und Argumentationsfiguren selbst. Insofern sollte man – es sei wiederholt – mit *Pribram, Gill* (1976), *Holt* (1984) u.a. insbesondere auf ökonomische Argumentation und auch Metaphorik (*Schafer* 1976) verzichten. Das ist möglich, wenn der Begriff „*Trieb*" durch den des „*Wunsches*" (vgl. *Lacans désir*) ohne ökonomische Implikation ersetzt wird, wie bei *Holt* (1976) u.a. oder wenn man ihn als „kreativen, allem Lebendigen inhärenten *Impetus* für Morphogenese und Metamorphose" (*Petzold* 1990b, 658 ff) oder als „evolutionäres Narrativ" (idem 2001i, *Petzold, Orth, Schuch, Steffan* 2001) auffaßt, wenn weiterhin die Objekt-Sprache, die immer noch von hermeneutisch orientierten Psychoanalytikern so unbedenklich verwandt wird (vgl. z.B. *Lorenzer* 1974, 120 f; *Sandner* 1988, 336), reformuliert und von ihren Verdinglichungstendenzen gereinigt wird (Objektbeziehungen, sind „intersubjektive Beziehungen“, und Objektkonstanz ist „Beziehungskonstanz“ usw.).

Betrachtet man *Sigmund Freuds* Bemühungen, aus den Lebensgeschichten seiner Patienten jeweils individuell und spezifisch die „Sprache des Wunsches“ herauszufiltern, die Neurosengenese als Geschichte der „Triebschicksale“ – denn die Triebe sind „historisch bedingt“ (*Freud* 1923, GW13, 233) – zu „rckonstruieren“, so sieht man ihn als Hermeneutiker am Werk, der eine „Hermeneutik des Animalischen“ (*Marquard* 1987, 226) betreibt, bei einer „Archäologie des Triebes“ ansetzt, die sich – mit den Worten *Ricœurs* (1969, 429) – als „Archäologie des Subjektes“ erweist und radikal als solche verstanden werden muß. Die großen Fallgeschichten *Freuds*, „Dora“, der „Wolfsmann“ oder der „Rattenmann“ zeigen sich als Erlebnisgeschichten, „Reste und Niederschläge gewesener Gespräche, in Imagines gefaßte Worte, zu Phantasien gewordene Sätze, Aggregate abgelagerter Bedeutungen. Bedeutung findet sich niemals zur Anzeige des Realen reduziert, fast immer nur als Verweis auf andere Bedeutung“ (*Lang* 1973, 142). *Lacan* ist den schon bei *Freud* vorbereiteten Weg von der Lebensgeschichte zur „Gesprächsgeschichte“ konsequent weitergegangen, hat aber den – bei *Freud* gleichfalls vorfindlichen – Aspekt der „Handlungsgeschichte“ vernachlässigt. Eingebettet in die Interaktionen des Übertragungs-/Gegenübertragungsgeschehens finden sich die „Narrative“ [20] *intersubjektiver Archäologie*, in denen Analytiker und Analysand frühkindliche Erlebnisse als „Ausgrabungsstücke“ *(S. Freud)* zutage fördern. Hier nun schleicht sich in die hermeneutische Praxis des Begründers der Psychoanalyse ein *zweites Selbstmißverständnis* ein, wenn die aus phänomenologisch-hermeneutischer Arbeit gewonnenen Daten einer spezifischen Lebens-Geschichte, die als solche *einzigartig* ist und in einem einmaligen dyadischen Prozeß freigesetzt wurde, strukturell generalisiert und zu *Mustern* stilisiert werden, die für die Genese bestimmter Neurosen oder den Verlauf der psychosexuellen Entwicklung schlechthin typisch sein sollen.

Die Generalisierung bestimmter Verhaltensinterpretationen (zum Beispiel ödipaler Reaktionen, des Penisneides etc.) auf die „ganze Menschheit hin“, die Unterstellung ubiquitärer Gültigkeit von Einzelbeobachtungen aus *einem* kulturellen Milieu bei *einem* Patienten, die Übertragung von Interpretationen individuellen Verhaltens auf kollektives gehört zu den besonderen Schwachstellen des *Freud*schen Vorgehens (*Perrez* 1972). „Die Menschen benahmen sich gegen die Psychoanalyse als Masse genau wie der einzelne Neurotiker, den man wegen seiner Beschwerden in Behandlung genommen hatte. ... Diese Situation hatte gleichzeitig etwas Schreckhaftes und Tröstliches, das erstere, weil es keine Kleinigkeit war, *das ganze Menschengeschlecht* zum Patienten zu haben, das andere, weil schließlich sich *alles* so abspielte, wie es nach den Voraussetzungen der Psychoanalyse geschehen mußte“ (*Freud* 1925e, GW XIV, 108, meine Hervorhebungen).

Die „Geschichte einer infantilen Neurose“, wie die Fallgeschichte des „*Wolfsmannes*“ zutreffend gekennzeichnet wurde, kann hier als exemplarisch für die Herstellung von hermeneutischen Destillaten aus dem Material eines einzigen *Narrativs* gelten, die in ihren unbilligen Generalisierungen weitreichende Folgen für die psychoanalytische Theorienbildung hatten.[21] *Heinz Hartmann* hat diesen Aspekt der *Freud*schen Phänomenbeobachtung und Hermeneutik klar herausgestellt: „Es ist wahr, daß die meisten analytischen Erkenntnisse der psychoanalytischen Situation entstammen und daß die, die über Entwicklungsfragen handeln, sich zum größten Teil auf die Lebensgeschichte von Individuen beziehen. Das sollte aber nicht über die Tatsache hinwegsehen lassen, daß – neben ihrem therapeutischen Ziel – das Ziel der Untersuchungen darin besteht, gesetzesartige Proportionen zu entwickeln, die über die Einzelbeobachtung hinaus gültig sind" (*Hartmann* 1959, 9).

Eine Fallgeschichte indes wie die des *Wolfsmannes*, entstanden aus der Dynamik einer besonderen und einzigartigen psychotherapeutischen Interaktion, Dokument eines individuellen und ko-respondierenden Bewußtseinsprozesses und keineswegs Dokumentation der historischen Fakten einer Lebensgeschichte, entzieht sich letztlich der klassifikatorischen Einordnung. Sie versperrt sich der Entnahme von Einzelfakten, die – aus dem Zusammenhang gelöst und generalisiert – Explikationsraster (*Narrative*) für andere Diskurse abgeben sollen, welche wiederum als lebendige *Narrationen* zwischen anderen Menschen (einem anderen Therapeuten und einem anderen Patienten) entstehen werden und neuer Wahrnehmung und Auslegung, neuer phänomenologischer und hermeneutischer Arbeit bedürfen. Sie geraten so in die Gefahr, durch ein fremdes *Narrativ*, eine inadäquate Folie kontaminiert zu werden.

Die Geschichte des „*Wolfsmannes*" ist eine unter abertausenden von möglichen anderen Geschichten. Zwischen einigen von ihnen können vielleicht strukturelle Ähnlichkeiten bestehen, niemals aber strukturelle Homologien. Fixierte, aus vorgängigen Narrationen gewonnene Neuroseklassifizierungen – Niederschlag eines *Linné*schen Ordnungsbedürfnisses oder einer neuroanatomischen Akribie – (und *Freud* begann seine Forschungskarriere als Neurologe) – sind für das hermeneutische Verständnis phänomenalen Materials, die Einmaligkeit intersubjektiven Geschehens und die Einzigartigkeit persönlicher Geschichte unangemessen.

Es kann deshalb in der Psychotherapie, was die Pathogenese anbetrifft, nur ein **differentieller Ansatz** vertreten werden (dieses Buch S. 454f, 462ff, 469ff); denn: kein Schicksal gleicht dem anderen. Die empirische Lebenslauf- und Alternsforschung hat in beachtenswerten Longitudinaluntersuchungen[22] zeigen können, daß für die Betrachtung und das Verständnis der menschlichen Persönlichkeit eine *differentielle Entwicklungspsychologie* zugrunde gelegt werden muß, die die *gesamte Lebensspanne* umfaßt (dieses Buch S. 515-578)[23]. „Es gibt" – wie *Thomae* (1978) mit der Bonner Längsschnittstudie deutlich gemacht hat – „keine Epoche im menschlichen Leben, in der *keine* Verhaltensänderung beobachtbar ist, und es gibt ebenso keine Epoche, in der nicht neben der Variabilität in manchen Bereichen gleichzeitig konstante Verhaltenstendenzen über mehr oder minder lange Zeiträume festgestellt werden können" (*Lehr* 1987, 39).

Diese Aussage gilt für gesundes wie gestörtes oder krankes Verhalten. Wir können deshalb weder dem *Freud*schen Determinismus noch der gestalttherapeutischen Negierung von Überdauernden „personality traits and patterns" folgen[24]. Wir haben vielmehr schon früh (1969c) das Konzept einer „**differentiellen Therapie im Lebensverlauf**" (differential life span developmental therapy) entworfen, die von der Möglichkeit einer ständigen Veränderung (*Salutogenese* und Heilung bei benignen und auch Pathogenese bei *schädigenden* Stimulierungskonstellationen, vgl. *Antonovsky* 1979, 1987 und *Petzold* 1993p, dieses Buch S. 455) ausgeht und deshalb ein differentielles Herausarbeiten von je spezifischen, durch Ereignisketten geformten (dieses Buch S. 567, 598, 610) Lebensstilen und -mustern (*Thomae* 1976, 1983) im Prozeß therapeutischer Hermeneutik erforderlich macht – bei Kindern wie bei Erwachsenen oder alten Menschen[25].

Die in der Psychoanalyse übliche Verbindung von bestimmten Konstellationen in der Mutter-Kind-Dyade oder Mutter-Vater-Kind-Beziehung mit bestimmten Krankheitsbildern erscheint uns im Lichte der genannten Forschungen, insbesondere der Longitudinalstudien (*Ernst, v. Luckner* 1987; *Rutter, Robins* 1990; dieses Buch, S. 573f), sehr problematisch. Säuberlich einteilbare „Grundformen der Angst" (*Riemann* 1975) sind deshalb für uns ein fragwürdiges Konzept.

Es gibt eine Vielzahl angstauslösender Atmosphären und szenischer Handlungen, die sich zu unterschiedlichsten angstbestimmten Lebensdramen verdichten. Sie harren der differentiellen Auslegung, der individuellen Wiederaneignung im Prozeß der *Bewußtseinsarbeit* (*Petzold* 1988d) von *Wahrnehmen, Erfassen, Verstehen, Erklären. Freud* konnte sich – wie bei der Entwicklung der Metapsychologie – dem Zwang zur Systematisierung und zu Generalisierungen auf der Grundlage eines *Newton*schen Wissenschaftsparadigmas[26] auch bei der Ausarbeitung der Neurosenlehre nicht entziehen. Er kommt damit zu einer theoretischen Fehlbeurteilung seiner eigenen Praxis, in der er „bereits weiter war als in der Theorie" (*Cremerius* 1984 II, 357); denn in der praktischen Patientenarbeit war es eben „klar, und uns", so schreibt *Erikson*, „wird es immer klarer, daß wir nach dem richtigen Platz der Libidotheorie innerhalb der Gesamtheit der menschlichen Existenz suchen müssen. Während wir immer mehr individuelle Lebensläufe erforschen sollten, indem wir die möglichen Wechselfälle ihrer Libido verfolgen, müssen wir die Gefahr vermeiden lernen, lebende Menschen in die Rolle von Marionetten eines sagenhaften Eros zu pressen – weder der Therapie noch der Theorie zum Gewinn" (*Erikson* 1961, 49).

3. Hermeneutische Positionen der Integrativen Therapie

Die „Integrative Therapie" ist von der psychoanalytischen Tradition der Ungarischen Schule *S. Ferenczis* geprägt und hat Impulse insbesondere von dessen Schülern *V. Iljine, M. Balint*, sowie *I. Hermann* und *D.W. Winnicott* erhalten. Weiterhin wurde sie von den *Reich*-Schülern *O. Raknes* und *F.S. Perls*, schließlich von *J.L. Moreno*, dem Vater des Psychodramas[27] inspiriert (*Petzold, Sieper* 1988a), und nahm auch sozialpsychologische und behaviorale Impulse (*Sieper* 2001) auf. Der Integrative Ansatz also weiß sich der hermeneutischen *Praxis* der Psychoanalyse verpflichtet, aber er steht auch durch die aktionalen Einflüsse von *Iljine, Perls* und *Moreno* vor der Aufgabe, den verbalen Diskurs und die Regeln seiner Interpretation in Richtung einer „dramatistischen Hermeneutik" (dieses Buch S. 681ff) und in Reflexion der hermeneutischen Grundlagen und Voraussetzungen zu einer **Metahermeneutik** (*Petzold* 1994a, *Petzold, Ebert, Sieper* 1999) zu überschreiten. Weiterhin muß an dieser Stelle nachdrücklich darauf verwiesen werden, daß zwar alle Prozesse in der Psychotherapie einer *hermeneutischen Durchdringung* bedürfen und die auf diese Weise gewonnenen Einsichten und Sinnerfahrungen auch heilende, das Krankheitsgeschehen beeinflussende Wirkung haben, daß aber hermeneutischer Einsichtsgewinn nur *ein* „Weg der Heilung" ist (wir haben ihn als den „ersten" bezeichnet, in Anlehung an *Freud*, und zwar temporal und nicht qualitativ im Sinne des „vornehmsten" Weges zur Besserung, vgl. *Petzold* 1988n, 218ff).

Es gibt andere, unverzichtbare Wege, wie den der „Nachsozialisation" (der zweite Weg, ibid 236ff) oder der „Solidaritätserfahrung" (vierter Weg, ibid. 260ff). Im Hinblick auf die klinisch-kurative Praxis und die theoretische Konzeptbildung muß die vorliegende Arbeit im Gesamtrahmen der „Integrativen Therapie" (idem 1988n, dieses Buch S. 87f, 396, vgl. insbesondere die Definitionen S. 87f, 851) gesehen werden. Dies erfordert die Auseinandersetzung mit und die Weiterführung von hermeneutischen Positionen der Psychoanalyse in Richtung einer „intersubjektiven Hermeneutik des sprachlichen und nichtsprachlichen Ausdrucks" (*Petzold* 1988b, dieses Buch S. 141-179). Die „Integrative Therapie" wurde in ihren frühen konzeptuellen Entwicklungen weiterhin von der französischen existentialistischen und phänomenologischen Philosophie geprägt. Wir (*H. Petzold* und *J. Sieper* 1988a) studierten in den sechziger Jahren bei *Gabriel Marcel*, hörten bei *Paul Ricœur* und *Michel Foucault* und wurden von *Merleau-Ponty* und *Sartre* (von letzterem durch seine aktionale politische Praxis) nachhaltig beeinflußt[28], und auch diese Quellen führen in die Hermeneutik, die damit unsere Praxis und Theorie von Anfang an bestimmt hat[29]. „Integrative Therapie" ist nur auf diesem Hintergrund zu verstehen.

Ihre metatheoretische Grundposition, daß die Lebenswirklichkeit polymorph ist und deshalb nur *mehrperspektivisch in komplexen Bewußtseinsprozessen* erfaßt werden kann, daß das Leben im Fluß ist und deshalb beständig neues Begreifen erforderlich macht, daß das Leib-Subjekt intentional, also wesensmäßig Bezogenes ist, verlangt nach einem hermeneutischen Ansatz: zur Standortbestimmung, zum Gewinn einer Perspektive, zum Leben der Beziehungen, zum Auffinden von konsensuellem und sinnenhaftem Sinn, zur Fundierung von Kooperation (*Petzold* 1978c, dieses Buch S. 115ff).

Das Konzept der *Intersubjektivität*, wie es „im Geheimnis des Anderen" (*Merleau-Ponty* 1984, 149), in der „Mutualität" *Ferenczis* (1988), im „dialogischen Prinzip" von *M. Buber*[30], im Gedanken der „leiblichen Begegnung" von *G. Marcel*[31], der „wechselseitigen Perspektivität" von *G.H. Mead*[32] und der „actes doubles" von *P. Janet*[33] entwickelt wurde, steht deshalb für den Ansatz der Integrativen Therapie zentral[34] und wurde in einer „Philosophie der Bezogenheit" (*Petzold* 1980g, 1988p), einem Konzept „pluriformen Denkens und komplexen Bewußtseins" (idem 1970c), einer Praxis „intersubjektiver Ko-respondenz" (idem 1978c) und in einer Therapie, die „Kontakt, Begegnung, Beziehung und Bindung" (dieses Buch S. 788ff) ins Zentrum stellt[35], umgesetzt, ausgearbeitet und immer wieder thematisiert. Zum Intersubjektivitätsbegriff sei deshalb auf diese Arbeiten verwiesen[36].

Auf diesem Hintergrund muß die Frage nach dem „Gegenstand" des hermeneutischen Prozesses gestellt werden, und wir stellen diese Frage nicht nur auf dem theoretisch-konzeptuellen Hintergrund der „Integrativen Therapie", sondern auch auf dem Boden einer *Praxis*, die Person und Kontext/Kontinuum, den sichtbaren und den unsichtbaren Menschen, Bewußtes und Unbewußtes, die *ganze Gestalt* des Leib-Subjektes in seinem relevanten Umfeld, in seiner Lebenswirklichkeit, in den Fokus der Wahrnehmung und der intersubjektiven Beziehung stellt; denn *es geht uns nie um das Erkennen und das Verstehen allein, sondern um das einander Erkennen, miteinander Verstehen, um gemeinsames Fragen* im Sinne des Intersubjektivitätsideals von *G. Marcel* (1965, 1985), das immer ein ethisches Moment – das des Engagements für die Integrität des Anderen und des Lebensraumes – einschließt und „hermeneutische Therapie" kennzeichnet (*Petzold* 1985p, 1990p, dieses Buch S. 151f).

Schon die Formulierung dieses Fragens führt uns über die Dimensionen des „Erklärens und Verstehens" von verbalen Diskursen hinaus, denn wir fassen es wie folgt: *Was soll also in einer Gestaltanalyse bzw. Integrativen Psychotherapie wahrgenommen, erfaßt, begriffen, verstanden, geteilt und verändert werden?* – Die Antwort kann unter chronosophischer Perspektive nur lauten: *Der Prozeß der Analyse bzw. der Psychotherapie selbst und das in ihm auftauchende Material des aktualen Lebenszusammenhanges und der Lebensgeschichte sowie des Zukunftshorizontes* (der des Patienten wie der des Analytikers) *und* – wo immer dies möglich ist – *der aktuale pathogene Lebenszusammenhang* (vgl. dieses Buch S. 927ff), was soziotherapeutische Maßnahmen notwendig machen kann.

Hier kommen wir oft genug an unsere Grenzen und scheitern an den „Ursachen hinter den Ursachen" (idem 1991b) oder finden zu Solidargemeinschaften (idem 1988n, 260f) oder werden einfach Mitbetroffene und Leidensgenossen (idem 1989o). *Integrative Hermeneutik gründet in „Mutualität" (Ferenczi* 1988*) und ist demnach der Prozeß gemeinsamen Erkennens* (*Winnicott* 1973/1979, 128), *gemeinsamer Bewußtseinsarbeit.* Das Bewußtsein des Patienten und das des Therapeuten kooperieren in dem Bemühen, Wirklichkeit zu konstituieren und zu gestalten (vgl. dieses Buch, S. 87).

Es geht um die bewußte und unbewußte *Lebenswirklichkeit,* um das Leben in seiner phylogenetischen und ontogenetischen Vergangenheit, seiner Gegenwart, seinen Zukunftsstrebungen, seinem lebensweltlichen Bezug, wie es sich in konkreten, leiblich erfahrenen Ereignissen, Atmosphären, Szenen, Stücken der wach wahrnehmenden Bewußtheit (*awareness*) und dem klaren Bewußtsein (*consciousness*) darbietet bzw. dargeboten hat oder – wenn es sich um die Artikulation des Unbewußten handelt – wie es vom Bewußten ausgeschlossen wurde. Dies alles wurde „inkarniert", ist im Gedächtnis des Leibes „archiviert" (*Petzold* 1981h, 1989d). Der handelnde, formende Leib, der Leib in Situationen, in Interaktionen, der behandelte, geformte Leib, der sich entwickelnde, entwerfende und auch der verfallende, sterbende Leib (idem 1984c, 1985c) kommt damit in den Blick, und die Szenen, in denen er präsent ist und tätig wird, beginnend mit den ersten kommotiblen Bewegungen, ko-inkarnativen Berührungen, den ersten *Spiegelungen* des Kindes im *Gesicht der Mutter*[37] und dann im *Spiegel aus Glas* (*Lacan* 1966; dieses Buch, S. 597ff). – Das macht eine „*Hermeneutik des Sichtbaren*" erforderlich, die das Unsichtbare nicht leugnet, sondern darum weiß, daß die Figur einen Hintergrund hat und daß das Unsichtbare im Sichtbaren anwesend ist und erfahren, verstanden und geteilt werden kann. Denn es ist ja nicht mit Sehen und Verstehen getan.

Das Gesehene, das Erfaßte (vielleicht zuvor unter der „Gnade der Verdrängung" Verborgene) muß ja auch ertragen und ausgehalten werden: darin erweist sich eine hermeneutische Therapie. Die pathogenen Situationen der Lebensgeschichte: ungelöste Konflikte, traumatische Ereignisse, Verführungen, die stummen Gesten der Drohung und des Begehrens, die Versagungen der „bösen Brust", das unheilvolle Feuer des „bösen Blickes", das ist das Material, aus dem die Textur der Neurose, der „frühen Störung", der Psychosomatose gewirkt ist (vgl. dieses

Buch, S. 462ff) – vielleicht kommt noch die Verweigerung der guten Brust (*M. Klein*), des guten, erkennenden Blicks *(M. Balint)*, des guten, verstehenden Wortes (*H. Kohut*) – insgesamt also das Fehlen einer *„good enough mother*" (*Winnicott*) – als pathogenes Moment hinzu.

All dieses also, „eine ganze Reihe früherer psychischer Erlebnisse wird nicht als vergangen, sondern als aktuelle Beziehung zu der Person des Arztes wieder lebendig" (*Freud* 1905e, GW V, 279). Deshalb muß nach Auffassung der „Integrativen Therapie" – und darin ist sie dem zu Unrecht vergessenen und verdrängten Genie von *P. Janet*[38] verpflichtet – hier die hermeneutische Arbeit ansetzen: bei *Erinnerung* und Reproduktion von pathogenen Atmosphären und Szenen. Selbst wenn man *Ferenczi* und in seiner Folge *Miller* (1979, 1981), die reale Verführungsszenen zugrundelegen, nicht beipflichten will, sondern wenn man mit dem späteren *Freud* der (von der Inzestforschung allerdings nicht gut gestützten) Auffassung ist, daß die „Realität" frühkindlicher Verführungsszenen nicht im Sinne von Kausalwirkungen real stattgefundener und erinnerbarer, erzählbarer Erlebnisse verstanden werden darf, wie er es an der Fallgeschichte des „Wolfmannes" demonstriert, so bleibt doch festzuhalten, daß die Erinnerung unserer Patienten und Patientinnen nicht nur sprachgebunden, sondern *atmosphärisch, ikonisch, szenisch* (dieses Buch, S. 549-558) ist. (Im übrigen schließen sich die Positionen *Ferenczis* und *Freuds* ja keineswegs aus, sie können fallweise Gültigkeit haben bzw. sich ergänzen.)

Ein Bild, eine Situation, ein Ablauf, eine Atmosphäre werden erinnert und – wo bedeutsam – auch Worte, Sätze, Gesprächsfetzen, Geschichten. Patientenberichte und -erzählungen sind versprachlichte Wiedergabe von *Handlungen* (*Tamboer* 1991); und Therapeuten wie *Iljine* (1910, 1972), *Janet* (1919), *Moreno* (1946), *Reich* (1973) oder *Perls* (1969, 1980) ging es darum, derartige Berichte in die Handlung rückzuübersetzen. In der „Integrativen Therapie" beschreiten wir oft einen ähnlichen Weg (*Heinl* 1985; *Leitner* 1991; *Tarr-Krüger* 1991). In der Regel geht es uns darum, Handlungen und Sprache zu unverkürzten, sprachlich faßbaren Sinnzusammenhängen zu verbinden, wo immer dies möglich ist – und es ist, unserer Auffassung nach, *nicht* immer möglich. Dennoch kann *Sinn* gewonnen werden, auch Sinn, der jenseits der Rede, des Berichtes, ja der Sprache liegt: *im Sichtbaren.*

Wenn auch in der „Integrativen Therapie" Sprache und Verbalisation im therapeutischen Prozeß eine bedeutsame Rolle spielen (*Petzold, Orth* 1985), so nimmt doch der Bereich des Leiblichen und Expressiven, des Nonverbalen, nimmt Prä- und Transverbales und Kontextuelles im Therapiegeschehen eine zentrale Stellung ein. Mimik, Gestik, Haltung und Bewegung, die Sprache von Nähe und Distanz, sind zusammen mit der Verbalsprache für den therapeutischen Diskurs unseres Behandlungsverfahrens konstitutiv. Diesen in Beziehungsdynamik eingebetteten Diskurs nun gilt es zu verstehen (idem 1987b, 1988d). Neben die Auslegung des Berichtes als solchen, d.h. der *verbalen Narrationen*, tritt das Bemühen, die Rede, den Bericht, die Geschichte *für* einen Zuhörer, *für* eine Erzählgemeinschaft mit seinen atmosphärischen, ikonischen, szenischen und kontextuellen Komponenten – *aktionale Narrationen*, Stücke, Dramen also (dieses Buch, S. 692) – wahrzunehmen, zu erfassen und zu verstehen. *Narration* definieren wir: *als „den ‚ganzen Text' mit der vollständigen Textur einer Rede, wie sie sich in einem zeitlichen Kontinuum und einem gegebenen Kontext, in ‚Szenen' und ‚Stücken' durch den Sprechenden in verbalen und nonverbalen Leibäußerungen über einen spezifischen Inhalt gegenüber real oder virtuell präsenten Zuhörern einer Erzählgemeinschaft darstellt*" (vgl.

Petzold, Orth 1985, 78). Narrationen sind also „sichtbar" und handlungskonkret (*Schütze* 1983, 1987). Sie haben eine spontane, nicht durch fixierende biographische Muster – solche nennen wir *fixierende Narrative* [39] – determinierte, dramatisch-aktionale Qualität.

Sind sie verbal, so müssen dennoch die Worte in ihrem Charakter als „*Sprechakte*" gesehen werden. Diese sind bewußt und zugleich in weiten Bereichen unbewußt. Dabei werden Fragen aufgeworfen, die nach einem spezifischen hermeneutischen Zugang verlangen: Wer spricht, wenn der Körper spricht? Wie spricht er, welcher Art ist seine Sprache? Wie zeigt, artikuliert er sich im Raum und unter ökologischer Perspektive (dieses Buch, S. 442f) der konkreten Umwelt, aber auch in der „*social world*" (*Petzold, Frühmann* 1986 I, 139, II, 336, dieses Buch, S. 669f). Wie kann ich diese Rede des Leibes ins Bewußtsein heben, d.h. erforschen, verstehen, verstehbar machen, erklären, *deuten*?

Wie kann ich entschlüsseln, was mir der Patient in einem Bild, einer Musik- oder Tanzimprovisation mitteilt (*Petzold, Orth* 1990, dieses Buch, S. 912ff)? Wie kann sich der Patient selbst in seinem leiblichen Ausdruck, in der Faktizität seines Alltagshandelns und seinen sozialen Konstellationen verstehen lernen, wie in solchen *Narrationen* festlegende, einschränkende, *maligne Narrative* (starre Schemata, negative Skripts, Wiederholungszwänge) erkennen und von *benignen Narrativen* (funktionale Skripts, Habitualisierungen, stützende Lebensmuster, vgl. dieses Buch, S. 688 und *Nelson* 1986) unterscheiden? Die „*Sprache der Fakten*", d.h. die Art und Weise, wie ein Mensch sein Leben strukturiert, etwa immer die gleichen Fehler macht, immer ähnliche Situationen und Beziehungen konstelliert, diese nicht an Worte gebundene, ja vielleicht sogar nicht immer in Worte faßbare Sprache des *Narrativs* gilt es verstehen zu lernen. So wird für die „Integrative Therapie" und die in ihr praktizierte Gestaltanalyse (Gruppenarbeit, Soziotherapie, Supervision, Kunsttherapie etc.) eine „Hermeneutik des Offensichtlichen", des „nichtsprachlichen Ausdrucks"[40], eine „Hermeneutik der Körpersprache"[41] und der „Sprache des Faktischen" erforderlich. Einige Vorarbeiten hierzu zu unternehmen, ist das Ziel dieser Ausführungen, denn von den Ansätzen der Körpertherapie, leiborientierten Psychotherapie[42] und der Kunsttherapie bzw. Therapie mit kreativen Medien[43] ist bislang die Hermeneutikfrage weitgehend ausgeklammert worden[44], obgleich diese auf das Nichtsprachliche, auf das Darstellende, das *Sichtbare* gerichteten Therapieansätze in ihrer Praxis zum größten Teil mit einer – allerdings als „naiv" zu kennzeichnenden – Hermeneutik arbeiten.

3.1 Die Ausgrenzung und die Wiedereinholung des Sichtbaren

Das Sichtbare ist ein Bereich, mit dem sich die Psychoanalyse – sieht man von *Groddeck* und *Ferenczi* und von seinen Schülern *Balint* und *Iljine, Alexander* u.a. oder den von *Ferenczi* beeinflußten Analytikern *Rank, Reich* und *Perls* einmal ab – schwer tut. *Lemoine* und *Lemoine* (1982) sehen in der Einführung des „Blickes" in die Psychotherapie durch *Moreno* die wichtigste Differenz zwischen psychodramatischem und psychoanalytischem Vorgehen. In ähnlicher Weise sieht *Vööbus* (1956) durch die Einbringung des Konzeptes der „*Gestalt* als sichtbarer Größe" in der Gestalttherapie von *Perls* die bedeutendste Abweichung dieses Verfahrens vom Diskurs der Psychoanalyse. In der Psychoanalyse wurde der *„regard"*, der Blick, unmittelbar mit dem Begehren verbunden, mit dem Blick, der unter „die Decke des Vaters" (5. Mos. 27, 20; vgl. 2. Mos. 19, 20 ff; 3. Mos. 18, 7) schaut, der frevlerisch nach Verbotenem, „Exhibiertem" schielt. Auch dem „Mann Moses" war das Schauen verwehrt. Er mußte sich abwenden, das Antlitz mit einer Decke verhüllen (2. Mos. 34, 33.34). *Freud* stand zweifelsohne unter dem Schatten der „Buchreligion" – dem „Wort des Gesetzes" –, und das Verbot zu schauen, sich keinen *pesel*, kein Bild oder Gleichnis zu machen (2. Mos. 20, 4, vgl. *Bernhard* 1956), wog schwerer noch als das Verbot, Unreines, Krankes zu berühren.

Warum sollte man das psychoanalytische Setting, in dem das Gesicht des Analytikers und teilweise auch das des Analysanden verborgen bleibt, die Zentrierung auf die Rede, das Tabu der Berührung – warum sollte man dies alles nicht unter der Perspektive der Mehrgenerationen-Familientherapie (*Boszormenyi-Nagy, Spark* 1973) auf dem Hintergrund der orthodoxen jüdischen Tradition sehen, die die Seele des Kindes *Sigmund* und die Gründergeneration jüdischer Analytiker geprägt hat und deren Diskurs sich in so vielen Aspekten psychoanalytischer Theorie und Praxis wiederfinden läßt (*Petzold* 1991h)? *Freud* hat diese Aspekte seiner Biographie, die Bedeutung des Judentums für sein Schaffen (*Simenauer* 1989), die Bedeutung seiner religiösen Sozialisation kaum aufgearbeitet, und ähnlich steht es mit den übrigen Leitfiguren der Psychoanalyse. Deshalb durchfiltert der Diskurs (im Sinne *Foucaults* 1974) von Regel und Übertretung, von Schuld, Sühne und Erlösung, von Wort und Heil (*Bakan* 1958) die Psychoanalyse bis heute. Ihm gesellt sich der Diskurs des Archaischen zu, wie es *Freud* in seiner Selbstanalyse (*Anzieu* 1975) entgegenbrandete und in den Übertragungen seiner Patienten begegnete. Auch hier findet eine Ausgrenzung des *Sehens* und des *Agierens* statt, jedoch aus einer umgekehrten Richtung: der Analytiker entzieht sich dem Blick. Hinter der Couch sitzend, ist er der „Bemächtigung durch den Blick" (*Sartre* 1962) des Patienten entzogen, der hingegen dem Blick des Therapeuten ausgeliefert ist, ohne diesen kontrollieren zu können. Wir haben es hier mit einem *antimagischen Arrangement* zu tun – ähnlich dem Jahwe-Namen- und Jahwe-Bildverbot des Dekalogs.

Wes Namen man nicht kennt oder nennen darf, wes Bild man nicht sieht oder besitzt, über den hat man keine Macht (*Bernhard* 1956). Kann man aber das Bild oder ein Zeichen des Gottes (die Bundeslade, ein Feldzeichen o. ä.) mit sich führen, so ist auch die Macht des Gottes anwesend (*Petzold* 1969i II).

Die Unsichtbarkeit des Analytikers, der deutungsmächtig „aus dem Hintergrund" den Orakelspruch, die Interpretation gibt, behindert eine intersubjektive Hermeneutik des Sichtbaren. Sie verkürzt auch die Sprache um die Dimension des Periverbalen, d.h. Mimik und Gestik. „Der Arzt soll undurchsichtig für den Analysierten sein und wie eine Spiegelplatte nichts anderes zeigen als was ihm gezeigt wird" *(Freud)*[45].

Ganz abgesehen davon, daß *Freud* sich selbst nicht an diese und andere Regeln der Abstinenz hielt (vgl. *Cremerius* 1981), die – konsequent appliziert – archaische Ängste hervorbringen, wird durch eine solche verweigernde Undurchsichtigkeit eine Hermeneutik zwischenmenschlicher Wirklichkeit, interaktionaler Geschichte, die sich im Hier-und-Jetzt der Übertragung wiederholt, verhindert – wie schon *Ferenczi* (1964,III, 494, 475f) zeigte; ja, eine heile Subjektivität auf der Grundlage von *Mutualität* (idem 1988), *„wechselseitiger Einfühlung"*[46] und intersubjektiver Begegnung und Beziehung (dieses Buch, S. 790ff) wird nicht möglich. Der *gemeinsame Prozeß der Bewußtseinsarbeit*, durch die das Erkennen und *Teilen* von Lebenswirklichkeit möglich wird, wird verkürzt, und das bedeutet Einschränkung des Bewußtseins für den Patienten (bei gleichzeitiger Sicherung einer Bewußtseinsüberlegenheit für den Analytiker).

Man sollte sich deshalb von derartigen Theoremen und Praktiken verabschieden, allerdings nicht ohne sie vorher in ihrer Funktion, Macht auszuüben (mit den dahinterstehenden Ängsten), und in ihren Abwehrstrukturen analysiert zu haben; denn – Analytiker mit Herz haben sich nie sklavisch an diese Regeln gehalten[47], sondern eine Haltung praktiziert, die wir in der *Gestaltanalyse* als „partielles Engagement und selektive Offenheit"[48] bezeichnet haben und die auf einer „fortwährenden Oszillation zwischen freiem Spiel der Phantasie und kritischer Prüfung" (*Ferenczi* 1919/1964, II 54), zwischen „Einfühlung, Selbstbeobachtung und Urteilsfällung" (idem 1927/1964, III, 391), zwischen dem Gehörten, Gesehenen, Gespürten gründet. In einer solchen Therapie wird die *Wiedereinholung* des Sichtbaren vollzogen. Sie weiß um die heilende Kraft des „guten Blickes" (*Seligman* 1922, 450f) und fürchtet den „bösen Blick"[49] nicht. In ihr ist der Therapeut bereit, in Blickdialogen (dieses Buch, S. 593ff) den Patienten anzuschauen, seine äußere Gestalt wahrzunehmen und in sein Innerstes zu blicken, und er ist auch bereit, selbst sichtbar und transparent zu werden[50] in „leiblicher Begegnung" (*Marcel* 1985 und dieses Buch, S. 655ff, 790ff, 802f). Eine solche Therapie gründet darauf, daß der Therapeut empathiefähig und bereit ist, zu verstehen und sich zu engagieren, und sie weiß darum, daß Patienten – selbst sehr kranke – über so viel an empathischer Wahrnehmungsfähigkeit verfügen, daß sie den Hintergrund des „gleichschwebend aufmerksamen" Therapeuten (vgl. *Freud* 1912e, GW VIII, 377), seine Stimmungen, ja Probleme mehr oder weniger deutlich spüren, worauf *Ferenczi* wieder und wieder hingewiesen hatte (z.B. 1933/1964; III, 513) und was ihn zur Änderung seiner Technik veranlaßte. Empathische Wahrnehmung ist natürlich einfacher, wenn der Patient den Analytiker in seiner Gestalt sehen, in seiner Mimik und Gestik „lesen" darf, wenn der Diskurs der Worte durch die Ko-respondenz der Blicke, Haltungen, der Zuneigungen und Abwendungen gestützt, ergänzt, vertieft wird und der Therapeut nicht undurchsichtig und verschlossen ist; denn „wenn die Mutter nicht das Sehen des Kindes spiegeln kann, wagt sich das Kind nicht hinaus", wie *Neubaur* (1987, 75) die Position *Winnicotts* zur Spiegelerfahrung im Gesicht der Mutter zusammenfaßt.

Man bedenke unter diesen Perspektiven und insbesondere in Kenntnis der empirischen Babyforschung, die die Bedeutung des Blickdialoges für die Persönlichkeitsentwicklung und seelische Gesundheit des Kindes herausgearbeitet hat (vgl. *Papoušek* 1984; *Gauda* 1992; *Petzold* 1990c, 1045 ff; dieses Buch, S. 593f), das klassische analytische Couch-Setting! Es ist also unbedingt erforderlich, daß der Therapeut auf den Patienten in einer Haltung „selektiver Offenheit und Durchschaubarkeit" zugeht; denn mit dieser Haltung werden Sequenzen „mutueller Analyse" (*Ferenczi* 1988) praktikabel und fruchtbar, sofern sie indiziert sind. Der Patient, besonders wenn er *auch* „frühgestört" – wir sagen lieber *frühgeschädigt* – ist, kann so bei seinem Therapeuten das spiegelnde Gesicht der Mutter (*Kohut* 1979), den wohlwollenden Blick des Vaters erfahren (*Petzold* 1969c).

Er muß dieses alles wahrnehmen, ins Bewußtsein hereinlassen, sehen, *deuten*, bewerten (*valuation*) und inkarnieren, leiblich-konkret verinnerlichen, um zu gesunden. Das verlangt eine dem *Regressionsniveau*, der *Sinnerfassungskapazität* und der *Belastungsfähigkeit* des Patienten angemessene *Transparenz* des Therapeuten (*Weiner* 1978). Die ganze *Szene* der therapeutischen Interaktion liegt offen dar, so daß die Rede des Analytikers, ihre Intonationen, ihr Fluß eingebettet ist in be-greifbares Geschehen, ihr Charakter als *Handlung* deutlich wird, als Aktionen, die betrachtet werden können und die durch „vollsinniges Erfassen" (*H. Schmitz* 1990) ihren Sinn- und Bedeutungsgehalt freigeben. Die Ausgrenzung des Sichtbaren gebiert das Geheime, die Ambiguität, das Tabu, die Ohnmacht. Sie negiert die leibliche Gegenwart des Anderen (und damit auch die eigene). Vor allem aber verengt sie die Wahrnehmung der Realität als zwischenmenschliche, und diese ist mehr als Rede und Dialog. Sie ist leibliche Präsenz (*Marcel* 1985), „*intercorporalité*" (*Merleau-Ponty* 1966, 1984), in der und durch die allein sich personale Subjektivität durch Prozesse der *Ko-inkarnation* im Sozialisationsgeschehen herausbilden kann (dieses Buch, S. 855).

3.2 Intersubjektive Hermeneutik bewußter und unbewußter Szenen

Das *hermeneutische Feld*, das bearbeitet werden muß, ist nach dem Verständnis der „Integrativen Therapie" die phänomenal erlebte und interaktional geteilte, sichtbare und unsichtbare (z.B. hörbare, spürbare, ahnbare) Lebenswirklichkeit. Die *hermeneutische Arbeit* wird durch das wahrnehmende und reflexive, d.h. sich seiner selbst bewußte Subjekt in der *Ko-respondenz* mit seinen Mitsubjekten geleistet (dieses Buch, S. 115, 116ff). Genau genommen muß man sagen, daß das Subjekt sich im intersubjektiven Diskurs durch eben diese ko-respondierende Arbeit konstituiert. Hermeneutik (insbesondere in ihrer sprachzentrierten Form, aber nicht nur in dieser) ist an Intersubjektivität gebunden. Die Sprache ist ja die vornehmste Frucht intersubjektiver Prozesse. Es wird damit eine Wendung der subjektzentrierten Hermeneutik, die hier bewußtseinsphilosophisches Erbe weiterträgt, zu einer „*intersubjektiven Hermeneutik als gemeinsamer* ***Bewußtseinsarbeit***" erforderlich.

Sie muß dabei für ihre Konzeptbildung und Praxis gedankliche Impulse von *P. Janet, M. Buber, G. Marcel, G.H. Mead, A. Schütz und M. Merleau-Ponty* aufnehmen[51]. Besonders eine hermeneutische bzw. tiefenhermeneutische Psychotherapie[52] muß einen solchen Weg beschreiten, weil Psychotherapie ein Geschehen *zwischen* Menschen ist[53], in dem versucht wird, zwischenmenschliche Probleme, ihren Niederschlag (in Form von Symptomen) und ihre Auswirkungen (in Form gestörter Zwischenmenschlichkeit) zu klären und zu lösen durch die Bereitstellung eines ungestörten bzw. funktionsfähigen intersubjektiven Milieus, von „guten Atmosphären und Szenen", die „korrigierende emotionale Erfahrungen" ermöglichen und heilend wirken. In ihnen vollzieht sich „emotional erlebte, gedanklich verarbeitete" Hermeneutik (*Wyss* 1982, I, 88), auf der Grundlage von „in konkreten Szenen leibhaft erlebter zwischenmenschlicher Präsenz" (*Petzold* 1970o,11).

Wir können *Rudolf* (1981, 135f) voll zustimmen, wenn er schreibt: „Es ist eine Grunderfahrung, daß sich neurotische Patienten im wesentlichen durch Störungen ihres zwischenmenschlichen Verhaltens und Erlebens charakterisieren lassen. Das gilt für die aktuelle Situation wie für die lebensgeschichtliche Erfahrung des Patienten. Auch erfolgt die Therapie dieser Störung in einer spezifischen, arrangierten zwischenmenschlichen Situation. Da die Krankheitsdynamik, die Lebenserfahrung und die Behandlung des Patienten im wesentlichen durch zwischenmenschliche Erfahrungen bestimmt sind, gilt es, diesem Element besondere Aufmerksamkeit zu schenken. Das tun nahezu alle Psychotherapeuten in ihrem praktischen Handeln ständig, wogegen die Theorie – zumindest die herkömmliche psychoanalytische – sich wesentlich auf intrapsychische, triebdynamische und strukturelle Beschreibungen stützt und demgegenüber die kommunikative, interaktionelle und soziale Seite des Patienten hintenanstellt." Obwohl *Rudolf* über Psychosomatik handelt, kann er den Diskurs der psychoanalytischen Tradition nicht so weit überschreiten, daß die Dimensionen leiblicher, „zwischenleiblicher" Kommunikation in konkreten Lebensszenen deutlich würden, die das „Milieu der Ko-inkarnation", die „mitmenschlichen Erfahrungen" und das „zwischenmenschliche Verhalten" weitgehend kennzeichnen und die in die therapeutische Praxis und ihre nachsozialisierende und hermeneutische Aufgabe hineingeholt werden müßten, wenn sie gelingen soll. Selbst wo Psychoanalytiker die leibliche Dimension einbezogen haben, wurde lediglich die Haltung (*posture*) des Patienten analysiert (*F. Deutsch* 1949), aber nicht die Haltungen von Patient und Therapeut zueinander. Auch *Reich* (1973) und in seiner Folge *Lowen* (1958) kommen über ein *„body reading"* nicht hinaus, das nicht Deutung, sondern Schablone ist (*Petzold* 1988n, 291 ff). In solchem Vorgehen wird das interaktionale Moment ausgeblendet und der Patient in das Prokrustesbett starrer Körper-Charakter-Strukturen gezwängt: Wartungsdiagnose, bevor die Körpermaschine auf dem bioenergetischen Stuhl „aufgebockt" (*Lowen, Lowen* 1977) und eine Behandlung durch „Berührung in reparativer Absicht" begonnen wird. *Reichs* körperorientierte Vegeto-Therapie verkommt schließlich zu dubiosen Manipulationen einer „Bioenergie" des Patienten im „Orgon-Akkumulator"[54].

Ferenczi (1972) ist mit seiner „elastischen und aktiven Technik" (*Balint* 1966) und besonders in seinen „Kinderanalysen mit Erwachsenen" (1931) einen weiterführenden Weg gegangen. Arzt und Patient treten in leiblich konkrete Interaktion, durch „Berührung aus Berührtheit" (*Petzold* 1970c; *Eisler* 1991), in der die archaischen pathogenen Szenen erfahrbar und veränderbar werden. Aufgrund dieser Arbeiten *Ferenczis* konnten sein Schüler *Michael Balint* (1970) und sein „Enkel" *Donald W. Winnicott* (1973) die Bedeutung des Erkennens und Erkanntwerdens im ontogenetischen Geschehen – und dann konsequenterweise im psychoanalytischen Prozeß – herausarbeiten. *Balint* überwindet damit „jede individual-kausale, ich möchte sagen, monadologische Betrachtung der psychischen Genese ... An ihre Stelle tritt hinfort ... die Erforschung der interpersonellen Dynamik, und das Individuelle wird recht eigentlich zu deren Grenzfall" (*Loch* 1972, 231).

Für die Ungarische Schule wird die interpersonelle Beziehung das Zentrum der Therapie. Beziehung gründet in *„empathischem Erfassen und Verstehen"*, das dem „begrifflich-diskursiven" Verstehen „vorgelagert" ist (idem 1972, 244). Führt man die Praxis dieser Schule fort, so muß man zum Konzept einer „wechselseitigen Empathie" (*Petzold* 1986a; dieses Buch, S. 795, 803, 872) kommen. *S. Ferenczi* (1988) und seine Schüler haben das empathische Moment, die „Einfühlungsregel" (idem 1927/1964, III, 390) lange vor den „Innovationen" von *Heinz Kohut* und *Alice Miller* mit großer Klarheit formuliert. Sie verweisen immer wieder auf eine vorsprachliche Dimension leiblicher Präsenz, d.h. auf Atmosphärisches, Szenisches, auf das Spiel. Der Analytiker muß den *sprachlosen Raum* betreten, die wortlose „Sprache" des tiefregredierten Patienten erfassen und verstehen ... Die primären „Objekte" (und Übergangsobjekte) „müssen nur da sein und müssen – stillschweigend oder explizit – erlauben, sie zu gebrauchen"; denn:

„Ohne Wasser kann man nicht schwimmen" (*Balint* 1970, 177). *Balint* ist – wohl unter dem Druck der psychoanalytischen Orthodoxie und aufgrund der Diskreditierung der „elastischen" und „aktiven Technik" seines Lehrers *Ferenczi* (*Barande* 1972) – offenbar sparsamer in der Neukonstellierung von „Kinderszenen" als dieser, aber er verzichtet durchaus nicht auf sie, denn sie ermöglichen oftmals einen leiblich-konkreten „*Neubeginn*"[55], ein neues Selbsterleben und „Verstehen", das im „liebevollen Umgehen" (*Balint*), in „mütterlicher Zärtlichkeit" (*Ferenczi*), im „Handlungsdialog" (*Spitz*) mit einer „*good enough mother*" (*Winnicott*), in der „intersubjektiven, interkorporellen Begegnung" (*Iljine*), im „Erkanntwerden und Erkennen durch den Blick und in kompatibler Berührung" *(Petzold)* gründet, und damit befinden wir uns im Zentrum hermeneutischer Therapie. Handlung und Szene im Hier-und-Jetzt der Therapiesituation und die sich in ihr vollziehende Wiederholung „alter Szenen" oder die antizipatorische Phantasie erwünschter oder befürchteter Szenen auf dem Hintergrund einer tragfähigen, leiblich präsenten Beziehung wird hier als Gegenstand der gemeinsamen **Bewußtseinsarbeit** (1. Weg der Heilung, idem 1988n, 218ff) in therapeutischen Verstehensprozessen betrachtet.

Für ein Verfahren, das wie die „Integrative Therapie" in der Tradition der „Ungarischen Schule" steht, muß diese Hermeneutik *intersubjektiv* verfaßt sein. Sie kann in der Gestaltanalyse den Therapeuten, seine Leiblichkeit, Emotionalität, seine Geschichte und sein Unbewußtes nicht hinter einem imaginären „Spiegel" verstecken, und die Behandlung kann nicht, „soweit es möglich ist, in der *Entbehrung* – Abstinenz – durchgeführt werden" (*Freud* 1919a GW XII, 187). Dies ist mit Blick auf die Inhalte des allzu lang unterdrückten (und immer noch nur im Manuskript zugänglichen) *Ferenczi*/*Freud*-Briefwechsels die Äußerung eines Menschen, der „Angst vor Nähe" und Mühe mit seiner mütterlichen, gebenden Seite hatte (vgl. seine Äußerungen gegenüber *A. Kardiner* oder *H. Doolittle* 1956) und sich immerhin zu der Auffassung durchrang: „Einiges muß man ihm (dem Kranken) ja wohl gewähren, mehr oder weniger, je nach der Natur des Falles und der Eigenart des Kranken" (1919a, GW XII, 189). *Freud* hat dies denn auch in seiner Praxis umgesetzt (vgl. *Cremerius* 1981).

Ein undurchsichtiger *Spiegel*, eine Therapie in einem Klima der *Entbehrung* – das von *Ferenczi* (1918/1964, II, 42 u. 49ff) präzisierte Gegenübertragungskonzept macht dies genauso wenig möglich wie sein Pathologieverständnis, das die Pathogenese in negativen Sozialisationsbedingungen, d.h. in belastenden Szenen sieht[56] – schafft keinen Boden für Neusozialisation. Wir (dieses Buch, S. 683ff) sehen „Sozialisation als die Internalisierung von Szenen und Szenensequenzen"[57], in denen pathologische Stimulierungskonstellationen, wenn sie zu *zeitextendierten Überlastungen* führen (dieses Buch, S. 462f, 469f)[58], ursächlich für seelische Erkrankungen werden können. In diesen Grund muß hinabgeschaut werden, so daß eine Aneignung dieser Erfahrungen, eine „Erhellung" erfolgen kann, die *archaische Generalisierungen* des Erlebens in einen rechten Bezug durch rechte Beziehungen rücken kann (*Petzold* 1988d).

Szenisches ist immer leiblich verankert[59] und in den Verlauf eines Stückes eingebunden. „Leib, Zeit und Raum sind miteinander verschränkt"[60], Leib und Szene, Figur und Grund,

Kontinuum und Kontext sind nicht zu trennen, genausowenig wie Rede – selbst eine erinnerte – von ihrem szenischen Hintergrund abgehoben werden kann. Er ist immer als räumliche Anordnung, als leiblicher Gestus, als umgebende Ding- und Sozialwelt *periverbal* präsent. Therapeutische Szene ist immer *interaktional*, ein Geschehen zwischen Therapeut und Patient, eine Dyade, die eine „Zweipersonenpsychologie" erfordert (*Balint* 1952) und die zu einer „Dreipersonenpsychologie" (idem 1968; *Rickmann* 1957) in der Übertragung überschritten wird, *denn Übertragung ist die aufgrund unerledigter Vergangenheitssituationen aktualisierte Präsenz eines unsichtbaren Dritten* (oder Vierten, zumal wenn die Übertragungsphantasmen des Therapeuten hinzukommen), *Übertragung ist die Aktualisierung einer alten, noch virulenten Szene und Atmosphäre* (und dieses darf nicht auf die „ödipale Situation" eingeengt werden), *die so lange wirksam wird, bis die Quelle der Virulenz beruhigt ist.*

Das Verstehen der Gegenwart aus der Vergangenheit, die Rückführung von Übertragungsphänomenen oder Traumbildern auf infantile Szenen und Konflikte prägen das interaktionale Geschehen im Spiel von Übertragung und Gegenübertragung. Es ist auf diesem Hintergrund nur konsequent, wenn *Lorenzer* auf den Begriff des „Szenischen" rekurriert.

„Ginge es um bloße Sprachtherapie, so bedürfte es keiner Verfahrensweise, des Mittels, das in unbewußter Teilhabe einzusetzenden szenischen Verstehens über die Grenze der Sprache hinaus auf nicht symbolisch bestimmte Interaktionsformen übergreifen würde" (idem 1970/1973, 38); denn für ihn gilt: „Die Verwandlung von ‚Körperbedarf' in ‚Körperbedürfnis' verläuft nach meiner Auffassung als *vorsprachliche Einigung auf Interaktionsformen*" (ibid. 30). Aber auch *Lorenzer* vollzieht, wie schon *Freud* („Worte, nichts als Worte") eine Rückwendung in Sprache: „Alle wesentlichen Erfahrungen der Psychoanalyse verlaufen über das Medium der sprachlichen Mitteilung. Weil der Kern der neurotischen Deformation Zerstörung von Sprachspielen ist, läßt sich dieser Sachverhalt nur über eine *kritisch-hermeneutische* Erfassung der deformierten Sprachspiele im Zuge ihrer *Wiedereinholung in den Bereich der Sprachsymbole* ermitteln – deshalb muß der therapeutische Prozeß als Tiefenhermeneutik verlaufen" (ibid. 37f). „Das szenische Verstehen vollendet sich erst in dem Moment, in dem es sich selbst erübrigt: wenn die Szene vollständig wieder in symbolischen Interaktionsformen vorliegt, Verhalten nunmehr wieder simplen Verstehens einsichtig ist" (ibid. 39).

Diese unbedingte „Wiedereinholung" in die Sprache ist aus der Sicht leiborientierter Therapieverfahren in Frage zu stellen. Nicht, daß die Bedeutung der Sprache in Frage gestellt werden sollte gegenüber einem Primat der Handlung oder der Wahrnehmung; nur ... es gibt Sprachloses, das verstanden werden kann, das sich – sprachlos – *sinnvoll* mitteilt und im therapeutischen Prozeß heilende Wirkung entfalten kann (*Luquet* 1957). *Lorenzer* selbst hat in den „dramatistischen" Dimensionen seiner Theorie dies auf einen prägnanten Begriff gebracht, den der „unmittelbaren Teilhabe", bei der der Analytiker „ins angebotene Drama *selbst als Akteur*" eintritt (natürlich nicht etwa psychodramatisch spielend ... leider nicht!); „während das Verstehen, oder sagen wir genauer: das szenische Verstehen des kritisch-humanistischen Operierens im Medium der Sprache sich bewegt und nirgends anders sich bewegen kann, läßt sich die Teilhabe im Übertragungs-Gegenübertragungsspiel direkt auf die Ebene des umittelbar-lebenspraktischen Zusammenspiels ein. Beides zusammen konstituiert das, was wir *Tiefenhermeneutik* nennen wollen" (*Lorenzer* 1974, 138 f). Die „aktionale Hermeneutik" der Erfahrung im und durch das Spiel (dieses Buch S. 815ff) der Integrativen Therapie oder auch des „Analytischen Psychodramas" (*Anzieu* 1956) weiß von anderen Erfahrungen, Szenen aus szenischem Handeln zu verstehen – in der Pantomime etwa (zur therapeutischen Pantomime vgl. *Horetzky* 1982). Die Wiedereinholung in einen – dem Bewußtsein zugänglichen – Sinn, wenn er verloren oder getrübt wurde, ist unverzichtbar, aber dieser Sinn muß kein sprachlicher sein. Die sprachlich nicht benennbare, nicht-sprachliche Anzeigbarkeit bei *„residualem Sehen"* von Lichtreizen macht dies genauso deutlich (*Zihl* 1980) wie die Untersuchungen von *Sperry* (1975) bei Patienten nach chirurgischer Trennung der Hemisphären. Es liegen hier also Konstellationen vor, bei denen „Leistungen nicht verbal nachgewiesen werden können, die wir üblicherweise als Leistungen des Bewußtseins ansehen" (*Pöppel* 1985, 157).

Aber einmal abgesehen von neurologischen Sondersituationen, die die prinzipielle Möglichkeit nicht-sprachlichen Sinnes eindrucksvoll belegen, kann allgemein gesagt werden, daß das Kinästhetische, Ikonische oder – komplexer noch – Szenische mit seinen Atmosphären an die Wahrnehmung gebunden ist, an ein Erfassen, das *vor* der Sprache ist (so auch die ontogenetische Sequenz), aber die Sprache nicht ausschließen muß. In der Rede (*parole*) bilden Nichtsprachliches und Sprachliches eine sich wechselseitig durchwirkende Textur, wobei das eine oder das andere in Interaktionen situativ „hervorspringen" kann[61]. So gibt es Situationen, die *prävalent* vom Sprechen oder vom Handeln oder vom Wahrnehmen bestimmt sein können. Das aber bedeutet, daß ein *Sinn* unterstellt wird, der nicht allein und ausschließlich sprachlich begründet ist. Besonders da, wo Unbewußtes „spricht", wo alte Atmosphären und Szenen unsichtbar regieren, wird die Sprache allein zu kurz greifen; denn es geht niemals nur um verbalen Diskurs, sondern um atmosphärische, szenische und aktionale, ikonische und imaginative Prozesse. Unbewußtes entzieht sich nämlich der Syntax bloßer Rede in der „Sprache des Tages". Das heißt aber nicht, daß es in dieser nicht anwesend ist. Es durchfiltert die Alltagssprache, durchwebt die Sprechhandlungen [62]. Das Unsichtbare nistet inmitten des Sichtbaren (*Merleau-Ponty* 1966, 1964). So kann auch das Verstehen der „unsichtbaren Szenen" nicht abgelöst werden von den sichtbaren. Das Archaische zeigt sich nicht nur in Worten, in der Verbalisation, in *Sprachsymbolen*, sondern auch in „Monumenten", z.B. Gesten, *Leibsymbolen* (vgl. dieses Buch S. 891f, 912ff), die wechselseitig ausgetauscht, erfaßt und verstanden werden können, sofern der Patient nicht an die Couch „fixiert", in Gestik und Bewegung eingeschränkt ist und unter dem Verbot des „Agierens" steht[63].

Ein solches das Szenische reduzierende Setting bewirkt, daß es Patienten schwer haben, *„atmosphärisch erfassen"* und *„szenisch verstehen"* zu lernen, und das müssen sie, wenn sie durch pathogene Atmosphären und in pathogenen Szenen der Biographie geschädigt wurden. In ausschließlich sprachlich verlaufenden Analysen werden die Patienten gezwungen, vom Verbalen auf das Atmosphärische und Szenische zu extrapolieren, eine kognitive Operation, die in der Gefahr steht, ein traumatisches „Stück" zu wiederholen (*Balint* 1973, 1987): die Geschichte eines Kindes, das „zu früh" in „maligner Progression"[64] durch die Entwicklung kognitiver Strategien überleben mußte und als „gelehrter Säugling" aus dem „Kinderland" vertrieben wurde[65].

Deshalb kann es notwendig werden, daß in Therapien das Atmosphärische, Nonverbale oder Szenische zeitweilig *vor* dem Sprachlichen stehen muß, ehe dieses wiedergewonnen werden kann (vgl. hierzu die Kasuistiken in *Petzold* 1987b, 1988d; dieses Buch S. 876ff, 885-904), ja „vorzeitige Deutungen" hemmen unter diesen Umständen die Kreativität von Patienten und wirken traumatisch, da sie dem Reifungsprozeß entgegenstehen (*Winnicott* 1971, 1979, 134). Eine um das Atmosphärische und das Szenische verkürzte Therapie verhindert bestimmte Ebenen der Regression mit den für sie spezifischen Formen des Wahrnehmens, Erfassens und Verstehens. Das szenische Arrangement ermöglicht in besonderer Weise, daß man „sich selbst verstehen lernt" – *und dieses setzt schon ein Verstanden-worden-Sein voraus.* Darüber hinaus muß der Patient auch „Andere verstehen lernen", Einfühlung in seinen Therapeuten und für die anderen Gruppenmitglieder entwickeln (*Petzold* 1986e). Er muß mit dem so Wahrgenommenen, Erfaßten und Verstandenen umgehen lernen. Nur wenn derartige Lernprozesse gelingen, wird ein angstfreies und befriedigtes Leben im zwischenmenschlichen Miteinander möglich werden. „Deshalb schwingt von Anfang an die Beziehung zum Therapeuten mit. Sie ist gegenseitige Auslegung, insofern jeder Therapeut den Patienten neu und anders erfährt" (*Wyss* 1982, II, 20) und jeder Patient seinen Therapeuten neu erfassen, erfahren und verstehen muß; denn eine Deutung zum Beispiel ist ja keineswegs das Aussprechen einer „objektiven Wahrheit" über den Patienten. Sie ist eine *Rede* an den Patienten, eine sorgsame, liebevolle, aufmerksame Ansprache (*Balint* 1977, 190), die dabei immer auch Ausdruck der subjektiven Sicht des Therapeuten ist, eine Aussage, die er von sich, über sich macht als die eines Menschen, der an der Situation dieses Patienten engagiert, ja an ihr beteiligt ist und sie so oder so sieht (*Petzold* 1988p). Wenn in den Gestaltanalysen der „Integrativen Therapie" unsere Hermeneutik sich auf die *sichtbaren* Szenen mit ihren gut konturierten Vordergründen und die im Schatten liegenden, oft nur erahnbaren Hintergründe richtet, auf leibhaftige, wahrnehmbare Handlungen und ihre *Implikate*, das, was in ihrem Vollzug aufgrund von Unschärfen nur vage erschlossen werden kann, so ist sie *zugleich* auf das Sichtbare und das Unsichtbare, das Offene und das Verdeckte orientiert, also auch auf Unbewußtes, das im Bewußtsein anwesend ist, ohne daß es aufgefunden und erkannt würde (*Merleau-Ponty* 1964, 1966). Es geht dabei keineswegs nur um das Unbewußte des Patienten, sondern auch um das des Therapeuten, und es geht um *Gemeinsames*, die Verbindung zwischen beidem.

4. Bewußtes und Unbewußtes in einer mehrperspektivischen therapeutischen Hermeneutik

Der therapeutische Umgang mit Prozessen, der hermeneutische Zugriff auf Bewußtes und Unbewußtes (jetzt **2001b**) ist ein zentrales Moment der psychoanalytischen wie der phänomenologisch und hermeneutisch orientierten gestaltanalytischen Arbeit, sofern unterstellt wird, daß sich in den bewußt wahrnehmbaren *Phänomenen Strukturen* von Unbewußtem zeigen. Die „Integrative Therapie" steht hier in *dem* Strom der psychoanalytischen Tradition, der als „intersubjektiv" (*S. Ferenczi, G. Groddeck, K. Horney, I. Hermann, V. Iljine, M. Balint*), und in der Linie hermeneutischen Denkens, die als „tiefenhermeneutisch" (*P. Ricœur, J. Habermas, A. Lorenzer*) gekennzeichnet werden kann, wobei der letztgenannte Begriff nicht im Sinne einer „Verräumlichung des Psychischen", rückgebunden an die Topiken *Freuds*, verstanden werden darf. „*Tiefe*" muß in ihrer qualitativen Metaphorik gesehen werden (*Zacher* 1988); denn es geht um Tiefsinniges, die Tiefe des „Hintergrundes", Tiefenschärfe der Wahrnehmung, um tiefe Gedanken, Gefühlstiefe, um tiefe Träume, um die „Abgründigkeiten" des Unbewußten: **Tiefenperspektive**. – Es geht aber auch um „*Breite*", um eine breite Schau, um eine „Lichtung"

(*Heidegger*), wo der eingeengte Horizont sich weitet, Pluralität (*Lyotard* 1987), Weltkomplexität (*Luhmann* 1968) zugelassen wird, Aus- und Abgeblendetes wieder ins „Bewußtseinsfeld“[66] tritt und in weiträumiger Weise, nach allen Seiten ausgreifend, wahrgenommen werden kann: ein *lateraler* bzw. *multilateraler* Zugang, eine **Breitenperspektive**.

Eine „*laterale Hermeneutik*“ wird, wenn Bewußtsein ausgedehnt und Unbewußtes – soweit möglich und erforderlich – bewußt gemacht, erfaßt und verstanden werden soll, genauso notwendig wie die *Tiefenhermeneutik*. Der Blick kann sich nicht nur einer Dimension zuwenden, das Ohr nicht nur in eine Richtung lauschen, wenn es darum geht, die vielschichtigen Strukturen der Wirklichkeit und das „Dickicht der Lebenswelt“ (*Mathiesen* 1983) zu durchdringen, ohne sich in ihren Netzen zu verfangen (*Waldenfels* 1985). Wir sprechen deshalb in der „Integrativen Therapie“ von einer „**mehrperspektivischen Hermeneutik**, weil der therapeutische Prozeß von uns verlangt, das Meine und das Andere, Bewußtes und Unbewußtes, das Offenbare und das Verborgene (*Janet, Merleau-Ponty*) gemeinsam zu durchdringen, zu den Höhen, über die Ebenen und in die Abgründe zu blicken. Nur so kann sich die progredierende Analyse (*l'analyse progressive*) entwickeln, die der Patient als den *Prozeß seines Lebens selbst* erkennt, erfaßt und versteht, d.h. daß er sich seines Lebens in Beziehungen, seines Lebenszusammenhanges in immer intensiverer Weise *inne wird*“ (*Petzold* 1969b, 18; vgl. 1988k).

Der Begriff der „*Mehrperspektivität*“ (*multiperspectivité*) erhält in unserem Ansatz eine zentrale Position (idem 1990o). Er ist dem Gedanken der *polyvalenten, pluriformen Wirklichkeit* mit ihren opaken, ambiguen, heterogenen Qualitäten[67] verpflichtet, und zwar sowohl im Hinblick auf den phänomenologischen, den hermeneutischen und den therapeutischen Zugang.

Mehrperspektivität wird im Hinblick auf die Begriffe „bewußt“ und „unbewußt“, Bewußtsein, Bewußtheit etc. – und daraus folgende Konzepte: Realität, Sinn, Vernunft – unerläßlich, weil diese Konzepte keineswegs *ein*deutig gegeben sind und eine allgemeine, intersubjektive Geltung beanspruchen können: weder im Alltagsverständnis noch in der Philosophie oder in den experimentellen Neurowissenschaften. Wir haben es bei diesen Begriffen jeweils mit *Modellvorstellungen* zu tun, die mehr oder weniger komplex oder restringiert gefaßt werden können, die sich ausschließen können oder sich in Quergängen ergänzen (*Waldenfels* 1985).

Beim derzeitigen wissenschaftlichen Erkenntnisstand kann nicht von einem monolithen Verständnis des Bewußten oder des Unbewußten ausgegangen werden, und zwar sowohl was die Funktionen des Bewußtseinsbegriffes im Bereich der Psychotherapie anbelangt, als auch was die Phänomene „bewußter“ bzw. „unbewußter Zustände“ betrifft[68]. Die in diesem Zusammenhang auftauchenden Fragen sind keineswegs nur akademischer Art. Sie stellen sich ganz praktisch im Diskurs zwischen Therapeut und Patient über Erleben und Erfahrung im therapeutischen Geschehen, wenn nämlich divergierende „Bewußtseinskonzepte“ im Sinne vorwissenschaftlicher Modelle prägnant werden und Dissens darüber herrscht, was denn bewußt oder unbewußt oder „unterbewußt“ (so auch die Patienten) sei. Therapeuten praktisch jeder Richtung und Schule verwenden deshalb viel Zeit und „therapeutische Arbeit“ darauf, Patienten auf ihr Konzept, Konstrukt, Philosophem von „Bewußtsein“ und „Unbewußtsein“ *einzurichten*, weil ihnen ansonsten therapeutisches Handeln offenbar unmöglich erscheint. Es wird deshalb notwendig, sich über diese Begriffe im eigenen therapeutischen System Rechenschaft zu geben, ihr Herkommen und ihre Handhabung zu reflektieren, explizit zu machen, was als so „selbst-verständlich" unterstellt wird, daß nämlich von einem einheitlichen Begriff des Bewußtseins und des Unbewußten ausgegangen werden könne. Diese Begriffe sind aber in höchstem Maße kulturgebunden, und sie sind darüber hinaus, was ihre inhaltliche Bestimmung und Ausfüllung anbelangt, schichtabhängig und milieugebunden. Sie sind abhängig von der „Herkunft" des Therapeuten, aus welcher Kultur, Schicht, welchem Milieu er stammt, und davon, welchem Lager sich der Therapeut in der „Scientific Community" *(Kuhn)* zuordnet oder aus welcher „Professional Community", welchen therapeutischen Strömungen (Psychoanalyse, Behaviourismus, Humanistische Psychologie) er seine Identität ableitet (*Petzold* 1991g). Sind schon schulenübergreifende Integrations*versuche* nicht einfach[69] – wie der vorliegende Versuch erkennen läßt –, so zeigen sich disziplinübergreifende Modelle als schwierige, anspruchsvolle Unterfangen. Kulturübergreifende „Synthesen" erweisen sich oft bei näherer Betrachtung als „ußerst brüchig (so *Wilber* 1987, 1988), als Pseudosynthesen[70] und oberflächliches, unfundiertes Spekulieren, als *„schlechte Ideologie"*.

Die Ideologieträchtigkeit des Bewußtseinsbegriffes – und damit der Vorstellungen über die *Wirklichkeit*, die Rationalität, oder darüber, wie das Bewußtsein des Patienten zu funktionieren habe (bis hin zu massiven Wertungen: „Der Patient X ist noch sehr unbewußt!") – kann gar nicht genug betont werden. Einer Ideologiegebundenheit kann man nicht entkommen. Sie erfordert indes die Explikation und Legitimation der eigenen Konzepte, und das in einer Form, daß sich daraus auch handlungsrelevante und kommunikable Begriffe ergeben, die in die therapeutische Ko-respondenz hereingeholt und konsensfähig gemacht werden können (*Petzold* 1978c; dieses Buch S. 115ff), damit sie im Therapiegeschehen zwischen Arzt und Patient Relevanz erhalten ... und natürlich kann eine wissenschaftstheoretisch konsistente und neurobiologisch überzeugende Rekonstruktion der „Bezeichnung eines bewußten Zustandes" mit einer komplexen Formel, wie sie *Werth* (1983, 122) für die bewußte und unbewußte visuelle Wahrnehmung erarbeitet hat, keine derartige Relevanz in einem therapeutischen Diskurs gewinnen. Eine solche Formel muß in Alltagssprache und -formulierungen und Common-Sense-Konzepte *rückübersetzt* werden (was *Werth* 1983, 122 getan hat), damit sie für das praktische Handeln des Therapeuten handlungsleitend werden kann. Nur dann wird sie brauchbar. Die Begriffe „Bewußtsein", „Bewußtes" oder „Unbewußtes" bestimmen sich nämlich in der Psychotherapie wesentlich durch ihre *Funktionen*, die sie für therapeutisches Handeln haben (z.B. Heilung durch Erfahrung oder Heilung durch Einsicht).[71]

Mit Blick auf die philosophischen, wissenschaftstheoretischen, neurobiologischen und therapietheoretischen Diskussionen um den *Bewußtseinsbegriff* werden wir in der therapeutischen Praxis bis auf weiteres mit *heuristischen* Konstrukten, was die Begriffe „bewußt", „unbewußt", „Bewußtsein", „Unbewußtes" usw. anbelangt, arbeiten müssen (vgl. jetzt **2002b**). Allerdings muß dabei gewährleistet sein, daß sie

a) mit den verwendeten erkenntnistheoretischen, anthropologischen und persönlichkeitstheoretischen Konzepten kompatibel sind (eine solche „Konsistenz der Konzepte" ist keineswegs bei allen Psychotherapieverfahren gegeben);
b) eine Fundierung durch die Ergebnisse neurowissenschaftlicher Forschung suchen und deshalb auch von ihrer Ausgangskonzeption her möglich machen (was bei der klassischen Gestalttherapie und dogmatischen Formen der Psychoanalyse problematisch ist, Bunge 1985, 1987*);*

c) *daß sie schließlich eine Umsetzung aus der Fachsprache in Konzepte des Alltagswissens und eine Formulierung in Alltagssprache ermöglichen.*

Damit sind gute Gründe für die Forderung nach „Mehrperspektivität" geltend gemacht worden, und es sei noch auf einige weitere hingewiesen: Durch das Faktum nämlich, daß im Unterschied zur radikalen philosophischen Reflexion im therapeutischen Geschehen die P r o z e s s e (Akte) des *Bewußtwerdens* und die I n h a l t e des *Bewußtgewordenen* – ganz gleich, ob sie nun sprachlicher oder nicht-sprachlicher (etwa ikonischer) Art sind – *in actu dialektisch* miteinander verbunden bleiben und nicht voneinander abgelöst werden können, erweist sich eine eindimensionale Betrachtungsweise als unzureichend. Bewußtsein und Bewußtseinsinhalte sind *kontextgebunden*, und Kontexte, d.h. Realitäten, gibt es in unendlicher Vielfalt und Mannigfaltigkeit: natürlich gegebene (*être brut*) und von Menschen geschaffene (*social realities*) Wirklichkeiten. Der Kontext mit seinen Realitäten, der Kontext als Realität ist Hintergrund des Bewußtseins und kann Gegenstand desselben werden: unstrukturiert und chaotisch oder strukturiert und geordnet. Schon *James* (1905, I, 288) spricht vom „primordial chaos of sensations", das sich dem Bewußtsein darbietet. *Merleau-Ponty* (1984, 67) spricht vom „wilden, rohen Sein", *Husserl* (1891, 219) von „bloßen und organisierten Vielheiten„, *Schmitz* (1965, I 41) von „chaotischer Mannigfaltigkeit" ... nur, dies alles bietet sich dem Bewußtsein eines Menschen an, der von Menschen geboren und unter ihnen aufgezogen wurde und *nicht anders kann* als eben auf *Menschenweise* («по-людски») wahrzunehmen, zu erfassen, sich der Wirklichkeit inne und bewußt zu werden. Man tut gut daran, hier die *Marx*sche Aussage ernst zu nehmen: „Das Bewußtsein ist ... von vornherein ein gesellschaftliches Produkt und bleibt es, solange überhaupt Menschen existieren" (MEW 3, 30).

Eine solche Perspektive macht historisch-materialistische[72], aber auch die ideengeschichtliche[73] Rekonstruktion des Bewußtseinsbegriffes notwendig, auf die hier nur verwiesen werden kann. Derartige Rekonstruktionen bedürfen wiederum der Einholung in den therapeutischen Kontext in einer Form, daß der Begriff einerseits dem Patienten zugänglich wird, für sein Leben Relevanz gewinnt, und er andererseits für den Therapeuten einen explikativen und handlungsleitenden Wert hat.

Immerhin ergibt die Feststellung von *Marx*, daß das Bewußtsein – und man muß ergänzen, auch das Unbewußte (*Erdheim* 1984) – als „gesellschaftliches Produkt" zu sehen ist, für die Therapie bedeutsame Perspektiven: Bewußtsein darf nicht ausschließlich (und dadurch einengend) an den Prozeß der Warenproduktion gebunden, die Gesellschaft nicht als Abstraktum gesehen werden[74]. Weiterhin sind nicht nur der Makrozusammenhang, sondern auch Meso- und Mikrobereiche, zum Beispiel das *Milieu*, einzubeziehen[75]. Auf einem solchen Hintergrund wird es dann unerläßlich, vom Patienten „sein Konzept" des Bewußtseins zu erfahren[76] und es zu verstehen, um dann mit ihm in Ko-respondenzprozessen zu prüfen, wo es ihn trägt, bereichert oder hindert und einengt. Die vielfältigen Zugangsweisen zu Begriffen wie „bewußt" und „unbewußt", ausgehend von verschiedenen wissenschaftlichen Sichtweisen und von den zahllosen Möglichkeiten der Patientenperspektiven, erfordert einen mehrperspektivischen hermeneutischen Weg, wenn man Dogmatismen entgehen will, die die Mannigfaltigkeit der Phänomene und der Individualität von Menschen beschneiden. Um mit Patienten einen *gewissen* gemeinsamen Grund finden zu können, bleibt hier der Rekurs auf eine wahrnehmungszentrierte, leibgegründete Phänomenologie, wie sie *G. Marcel*, *H.*

Plessner, *H. Schmitz* und *M. Merleau-Ponty* u.a. vertreten. Sie liefert uns, wie gesagt, oft nur einen „gewissen Grund", da Wahrnehmung schon vielfach sozial geprägt (*Holzkamp* 1973) und Versprachlichtes und Wahrgenommenes schon durchgängig interpretiert ist.

Weiterhin muß beachtet werden, daß die Wahrnehmung in qualitativer und quantitativer Hinsicht – bedingt durch Faktoren wie Schulung, Sozialisation, ökologisches Milieu, Krankheit, Medikation etc. – erheblich variieren kann. Das Wahrgenommene muß also in die „Ko-respondenz" getragen werden, die in Prozessen „intersubjektiver Hermeneutik" zu Konsens führt oder zu Dissens (*Petzold* 1978c) – wenn zum Beispiel die Vorannahmen, die in jedes hermeneutische Geschehen eingehen, zu diskordant sind oder wenn sie nicht aufeinander abgestimmt werden können. Wie deshalb der Therapeut Klarheit über die Konzepte, Modelle, Vorannahmen (in bezug auf den Bewußtseinsbegriff, den Leibbegriff, die Wertwelt usw.) seines Klienten bzw. Patienten gewinnen muß, so muß er sich auch über seine eigenen Modellvorstellungen Rechenschaft ablegen, denn sie führen zu *Phänomenbewertungen*, die z.B. schon innerhalb ein und derselben Traditionsrichtung erheblich differieren können[77]. Bewußtes und Unbewußtes sind Gegenstand der Hermeneutik und gleichzeitig für sie konstitutiv, insoweit die hermeneutische Arbeit rückgebunden ist an den „Hermeneutiker als Subjekt", in welchem „Sein und Erkenntnis in eins fallen", und weil sie rückgebunden ist an Intersubjektivität, durch die (auch unter ontogenetischer und phylogenetischer Perspektive) allein Erkenntnis hervorgebracht wird.

Für die phänomenologisch-hermeneutische Auseinandersetzung mit Bewußtseinsprozessen im therapeutischen Geschehen durch introspektive, empathische und diskursiv-korrespondierende Arbeit wird eine breite, nicht dogmatisch einschränkende Perspektive erforderlich und die gleiche vorsichtige Haltung, die *Werth* (1983) für den Stand der empirischen Bewußtseinsforschung formuliert: „Es liegt auf der Hand, daß es in der Realität nicht möglich ist, experimentell [und natürlich auch nicht „verstehend", m.E.] alle bewußten und unbewußten Zustände zu erfassen, in denen eine Person sich zu einer bestimmten Zeit befindet. Bewußtsein ... ist ein derart komplexes Phänomen, daß wir nur versuchen können, die beschriebenen Verfahren zu verbessern und ihren Anwendungsbereich zu erweitern, um wenigstens einige der bewußten Zustände erforschen zu können, die das Bewußtsein konstituieren, das eine Person zu einer bestimmten Zeit besitzt" (*Werth* 1983, 122f).

Im folgenden sollen, soweit dies für unsere Themenstellung notwendig ist, die „Vorannahmen" der „Integrativen Therapie" und ihres „intersubjektiven, mehrperspektivischen hermeneutischen Ansatzes" in bezug auf Bewußtseinsprozesse skizziert werden. Dabei können insbesondere die weitreichenden erkenntnistheoretischen Probleme, die mit den Begriffen „Bewußtsein", „Unbewußtes", „Wahrnehmung" verbunden sind, die neurobiologischen und kognitionspsychologischen Fragestellungen hier nicht näher erörtert werden[78]. Auch die psychoanalytischen Diskussionen um diese Konzepte können nur gestreift werden[79].

Wir sind in vielem den auf die gestaltpsychologischen Wahrnehmungstheorien[80] gestützten Positionen der Phänomenologie „n a c h *Husserl*" verpflichtet[81], aber auch den symbolisch-interaktionistischen Überlegungen *Meads* (1934)[82]. Es ist uns bewußt, daß das Bewußtseinsproblem im Rahmen der „Integrativen Therapie" auf breiterem Raum abgehandelt werden müßte. Dies muß späteren Veröffentlichungen vorbehalten bleiben. Zur Fundierung phänomenologisch-hermeneutischer Überlegungen zu Bewußtsein und Erkenntnis aber muß zumindest eine skizzierende Darstellung erfolgen, da ansonsten eine Explikation des Hermeneutikkonzeptes nicht möglich ist, denn dieses nimmt ein dreifaches Apriori – hier verstanden als nicht hintersteigbare Voraussetzung – an:

1. *Das „Bewußtseinsapriori"*[83]: Alle reflexive Erkenntnis ist an Bewußtsein gebunden. *„Das Bewußtsein stellt einen eigenartigen Bereich absoluter Priorität dar, weil es sich als jenes Medium erweist, durch das wir zu allem Sein und Gelten – in welchem Sinne auch immer – Zugang haben"* (*Gurwitsch* 1975, 136). Bewußtsein liegt als erlebte Gegenwart „wie ein Sattelrücken auf der Zeit", auf dem wir sitzen und von dem aus wir in die zwei Richtungen der Zeit schauen, in die Vergangenheit und in die Zukunft (*Pöppel* 1985, 64).

2. Das *„Leibapriori der Erkenntnis"*[84]: Die *„Grenzen unseres Bewußtseins sind allein dadurch gegeben, daß psychische Funktionen an Hirnsubstanz gebunden sind"* (*Pöppel* 1985, 125). Jede Erkenntnis hat den erkenntnisfähigen „Leib in der Welt" (denn „Leib und Szene sind nicht zu trennen", vgl. *Petzold* 1982g) zur Voraussetzung. „Ein solches Erkennen ist dem Leibe verbunden, ja es ist nahezu ununterscheidbar vom Gewahrwerden des Leibes, der in einem letzten Sinn nicht nur Möglichkeit oder gar Instrument unserer Begegnung mit dem anderer Menschen, sondern als Gestalt diese Entschlossenheit und diese Beziehung zu den anderen" (*Marcel* 1985, 45) und – so muß man hinzufügen – „zur Welt" ist (*Merleau-Ponty* 1966).

3. *Das „Apriori der Sozialität"*[85]: *„Als ‚bewußt' sollen nur jene psychischen Ereignisse angesehen werden, die kommuniziert werden können. Bewußtsein steht also immer in einem sozialen Rahmen. Ohne andere gibt es kein Bewußtsein"* (*Pöppel* 1985, 157). Jede Erkenntnis gründet demnach im gesellschaftlichen Miteinander. „Die Mechanismen des Sozialverhaltens und die Mechanismen des Bewußtseins sind dieselben. Wir sind unserer selbst bewußt, weil wir auch der anderen gewahr sind und in der gleichen Weise, wie wir die anderen kennen; dies ist so, da wir zu uns in derselben Beziehung stehen wie andere zu uns" (*Vygotsky* 1925, 5).

Insbesondere das erstgenannte und *mit den beiden anderen verschränkte* Apriori muß in unserem Zusammenhang aufgegriffen werden und dies auch im Hinblick auf das Konzept des „Unbewußten"; denn „man kann das, was unter diesem Ausdruck zu verstehen ist, anscheinend erst begreifen, wenn wir zuvor die Bedeutung von ‚Bewußtsein' erfaßt haben" (*MacIntyre* 1968, 60).

5. Pluriformes, komplexes Bewußtsein

Das Konzept des Bewußtseins muß im Sinne eines mehrperspektivischen hermeneutischen Ansatzes, wie ihn die Integrative Therapie vertritt, aus verschiedenen Blickwinkeln betrachtet werden (*Petzold* **2002b**). Der „Gegenstand" des Bewußtseins hat im Fokus vielfältiger Diskurse gestanden: dem der Theologie, der Philosophie, dem der Kunst, der Politik, dem der Neurowissenschaften, der Psychologie usw. – und dieses, nimmt man z.B. Theologie und Philosophie, über die Jahrhunderte, in vielfältigen Kulturen. So ist jeweils zu fragen, wenn der

Begriff „Bewußtsein“ fällt, von welchem denn gesprochen werde? Die „Heterogenität der Diskurse“ (*Lyotard* 1979) – sie sind Ausdruck von Weltvielfalt und evolutionärer und kultureller Kreativität – führt notwendigerweise zu unterschiedlichen Bewußtseinskonzepten, die nicht zur Deckung gebracht werden können, auch nicht durch gute „Übersetzungen“.

Es bleiben Differenzen, und diese sind *wünschenswert*, bereichert doch die eine Perspektive die andere. Vielleicht entstehen Schnittpunkte der Interferenzen, in denen immer wieder klare Bilder auftauchen, die deutlich machen: *Bewußtsein ist pluriform und komplex.* Um es zu *erfassen*, vielleicht zu *verstehen*, wird eine „mehrperspektivische“ Sichtweise (*Petzold* 1990o) und eine „transverbale Vernunft“ (*Welsch* 1987) erforderlich, deren Aufgabe darin bestünde, „ein Netz aus heterogenen, jedoch vielfältig verflochtenen, sich nicht nur ausschließenden, sondern auch überschneidenden Rationalitätsformen, Diskursen ...“ zu knüpfen mit „Knotenstellen, Übergängen, Übersetzungsmöglichkeiten, auch Konfliktzonen“ (*Waldenfels* 1985, 117). In diesem Sinne werden nachstehend drei Diskurse zum Bewußtseinskonzept in den Blick genommen, deren Beiträge uns für das Verstehen von Bewußtseinsprozessen in der Psychotherapie unverzichtbar erscheinen:

1. der **neurowissenschaftliche** *Diskurs (5.1) – wie kann Bewußtsein neurobiologisch bzw. neurophysiologisch als Konzept begründet werden?*
2. der **philosophische** *Diskurs (5.2) – wie läßt sich Bewußtsein philosophisch bestimmen?*
3. der **klinische** *Diskurs (5.3) im Sinne einer „therapeutischen Heuristik“ – welcher Art ist ein „klinisches Bewußtseinskonzept“ und welche Funktion hat es für therapeutisches Handeln? – Die letztgenannte Frage könnte auch umformuliert werden: „Was muß ein Bewußtseinskonzept für die therapeutische Praxis leisten?“*

Der neurowissenschaftliche, der philosophische und der klinische Diskurs zum Bewußtseinskonzept gehen von unterschiedlichen Prämissen und Wissenschaftsparadigmen aus, die miteinander nur schwer zu verbinden sind, weil sie unterschiedliche *Erkenntnisweisen* darstellen, die in ihrer Verschiedenheit auch als Reichtum gesehen werden müssen.

Ein Neurowissenschaftler nähert sich dem Phänomen des Bewußtseins auf dem *naturwissenschaftlichen Weg* objektivierend. Er untersucht die cerebrale Aktivität, um herauszubekommen, was Bewußtsein denn – neurophysiologisch gesehen – sei, bewirke und wie es sich manifestiert, unter welchen Bedingungen es zustande kommt und wie es funktioniert. Dieser „Blick von außen“ kommt – bei der Komplexheit des Phänomens „Bewußtsein“ – derzeit noch sehr bald an Grenzen. Die neurophysiologischen und molekularbiologischen Prozesse eröffnen Teilperspektiven auf die Bedingungen, die ein Bewußtsein ermöglichen. Sie geben keinen Zugang für die Auseinandersetzung mit den *Inhalten* von Bewußtsein und ihrer Bedeutung und Wertigkeit.

Hier setzt der *philosophische Weg* an, der nicht „von außen“ schaut, sondern der introspektiv vorgeht, der die subjektive Bewußtseinsarbeit, die subjektiv erlebten Bewußtseinsphänomene untersucht im phänomenologischen Zugriff und in der hermeneutischen Durchdringung. Das Bewußtsein macht sich selbst zum Gegenstand der Reflexion, vermag sich deshalb auch mit Inhalten und Bedeutungen auseinanderzusetzen, kommt aber auch an ein *punctum caecum.* Diese Form introspektiver Bewußtseinsarbeit „über das Bewußtsein durch das Bewußtsein“ kann durch neurowissenschaftliche Forschung nie ersetzt werden. Andererseits aber vermag der philosophische Diskurs allein niemals die Bedingungen der Möglichkeiten eines Bewußtseins zureichend zu klären.

Der *klinische* Weg schließlich erschließt sich das Bewußtsein aus der „Beobachtung eines anderen Bewußtseins", das zum Objekt der Beobachtung wird – zumeist war es ein krankes oder gestörtes Bewußtsein, dessen Manifestationen in Äußerungen und Verhalten beobachtet (behavioraler Zugang) und dessen Arbeit empathisch erfaßt wurde (tiefenpsychologischer Zugang). Seine Äußerungen zeigten sich im verbalen *und* nonverbalen Material des Patienten, ein Material, das Gegenstand der hermeneutischen Durchdringung wurde. Die Selbstanalysen von *Freud* und *Jung* sind Versuche, diesen Zugang, der objektivierend, „von außen" das in der Introspektion des Patienten freigesetzte Material zu verstehen trachtete, auf das eigene Bewußtseinserleben anzuwenden.

Ein solcher Versuch führt an „ähnliche Grenzen wie die Selbstreflexion des Philosophen, einen blinden Fleck, der nicht allein hinterstiegen werden kann. Er kann nur erahnt werden, wie in dem tiefsinnigen Fragment des *Heraklit*: „Natur pflegt sich versteckt zu halten" (*Diels, Kranz* 22 B 123), bis hin zu den *„petits perceptions"* von *Leibniz*. So gibt es unbewußte Regionen jenseits der bewußten, ein der philosophischen Reflexion lange verborgenes Land, weil sie des „Zeugenbewußtseins" eines anderen, z.B. eines Therapeuten, entbehrte, das – wie *Ricœur* (1965) zu Recht herausstellte – das Unbewußte wesentlich mitkonstituiert.

Die klinische Bewußtseinstheorie steht also zwischen positivistischer Objektivierung (*Haag* 1983) und der subjektiven Introspektion, indem sie das introspektive Material eines anderen Menschen zum Gegenstand der Erkenntnis über das Bewußtsein macht. Wir haben in diesen drei Wegen verschiedene, sich ergänzende Möglichkeiten, Bewußtseinsphänomene, Formen von Bewußtsein, Bewußtseinsinhalte besser verstehen zu lernen, weil sich ihre Komplexität in diesen unterschiedlichen Zugangsweisen wohl noch am angemessensten erschließt.

5.1 Neurowissenschaftliche Aspekte* eines Bewußtseinskonzeptes

Werth (1983, 184) stellt nach einer Übersicht über relevante Forschungsarbeiten fest: „Nach den Ergebnissen bisheriger Forschung scheint die These, daß erst der Kortex bewußte Erfahrungen vermittelt, die größte Plausibilität zu besitzen." Dabei „reicht es offensichtlich nicht aus, daß der Kortex überhaupt in die Verarbeitung eines Reizes miteinbezogen wird, sondern es muß darüber hinaus ein bestimmtes Aktivitätsniveau erreicht werden, um einen bewußten Zustand hervorzubringen ... In welcher Weise kortikale Neurone zusammenarbeiten müssen, damit bewußte Zustände, oder was man als bewußte Erfahrung zu bezeichnen pflegt, entstehen können, ist ungeklärt. Erkenntnisse über die Funktion des Kortex und die Bedeutung ce-

---

* Auf die 1990 nach Fertigstellung dieses Textes erschienene Arbeit von *Kurthen* zu „Perspektiven einer ‚kognitiven Neurowissenschaft'", die in der Linie *Wittgensteins* und *Sellars* analytische Philosophie und Neurowissenschaft zu verbinden sucht, kann hier nicht eingegangen werden, da damit ein neuer Grundsatzdiskurs eröffnet werden müßte, der mit der Anlage dieser Arbeit von 1988 nicht zu führen ist, aber – so hoffe ich – im Rahmen einer späteren Arbeit zum Leib-Seele-Problem aufgenommen werden kann.

rebraler Schädigungen für die Reizverarbeitung legen jedoch nahe, daß die subkortikalen Strukturen nur zu einer unbewußten visuellen Leistung führen" (ibid.184).

Eine solche Position affirmiert, daß Bewußtsein an spezifische cerebrale Aktivitäten gebunden ist. Für diese sind hormonal-endokrine, vaskuläre, vegetative und sensorische (Sinneszustrom) Abhängigkeiten anzunehmen. Die Bedingung eines bestimmten *„state of arousal"* verbindet Bewußtsein mit *Vigilanz*, einer Wachheit, die unterschiedliche – im Elektroencephalogramm (EEG) meßbare – Vigilanzgrade haben kann. Diese allein schon verweisen auf unterschiedliche Bewußtseinszustände, etwa im Hinblick auf die *Bewußtseinsklarheit* (*Luzidität*). Auch eine sektorielle Differenzierung kann vorgenommen werden, da bewußte Zustände für die Bereiche der visuellen, der auditiven, olfaktorischen, gustatorischen usw. Reizverarbeitung unterschieden werden können. Die Verbindungen der einzelnen Sektoren zu „bewußten koinästhetischen" Wahrnehmungen, *intermodalen, transmodalen* Wahrnehmungsprozessen (dieses Buch, S. 551ff) wirft in neurobiologischer Hinsicht noch zahlreiche Fragestellungen auf.

„Soweit sich Bewußtseinszustände auf bewußte Empfindungen beziehen, können wir die Aussage, die Vp sieht einen Reiz bewußt, so auffassen, daß p den visuellen Reiz entdeckt, lokalisiert und von anderen Reizen unterscheidet, daß p sich dieser visuellen Leistungen gewahr ist und den entsprechenden bewußten Zustand bezeichnet" (*Werth* 1983, 123f).

Dieses Gewahrwerden von Wahrnehmbarem geschieht im Strom, im Netz der Zeit (*Wendorff* 1989), Netz, weil unterschiedliche, durch die verschiedenen „Fenster" unserer Sinne (*Vollmer* 1968) – das optische, akustische, taktile, olfaktorische usw. Fenster – mit unterschiedlichen Zeitintervallen eingehende Informationen zur subjektiv „erlebten Gegenwart" verbunden werden müssen. Reize, die mit Intervallen von Dreißigtausendstelsekunden Abstand durch die Fenster eingehen, können als ungleichzeitig diskriminiert werden, darunter erscheinen sie als fusioniert. Dreißigtausendstel brauchen wir, um eine „akustische" zeitliche Folge aufstellen zu können. Im weitaus trägeren optischen Fenster sind Reizintervalle von mindestens Zwanzigtausendstelsekunden nötig, um die Fusionsschwelle zu überschreiten. Noch träger ist der Tastsinn: Dennoch – das Herstellen einer zeitlichen Ordnung liegt mit Dreißigtausendstelsekunden für alle Sinnessysteme gleich (*Pöppel* 1989).

Daß „etwas in eine zeitliche Ordnung gestellt ist, ist Voraussetzung, daß ein Ereignis als solches erkannt worden ist" (ibid. 13), daß sich *Wahrnehmungsgestalten* bilden, die also zeitlich bestimmt sind, und durch eine Integrationsleistung einzelne Wahrnehmungsereignisse zusammenfassen zu einem „Gegenwartsfenster" (ibid. 15) bei einer Integrationszeit von etwa drei Sekunden (idem 1985, 51ff, vgl. schon *Wundt* 1911): das „JETZT". Zeitliche Kontinuität wird durch die inhaltliche Verknüpfung der Wahrnehmungsereignisse, d.h. durch „eine semantische Vernetzung der verschiedenen Bewußtseinsinhalte" gewährleistet (*Pöppel* 1989, 15), die allerdings nicht unbedingt sprachlich-begrifflicher, immer aber „symbolischer" Natur, d.h. kommunizierbar sein muß (vgl. *Lorenzers* „symbolische Interaktionsform" 1974, 120 f). *Die Gesamtheit der bewußt wahrgenommenen Empfindungen (die aus dem Wahrnehmungs- bzw. Empfindungsgewahrsein und Empfindungsdiskrimination bestehen) im Gegenwartsfenster, d.h. einer gegebenen Zeit, können wir als das B e w u ß t s e i n, das eine Person aktuell hat, bezeichnen, wobei das Diskriminierte als die I n h a l t e des Bewußtseins aufgefaßt werden kann, die durch semantische Vernetzungen eine Kontinuität unseres Erlebens gewährleisten.*

Werth (1983, 121) folgert daraus konsequenterweise, daß „die Gesamtheit ihrer Zustände, die zu dieser Zeit und dieser Person nicht im Sinne der vorgängig aufgeführten Bestimmung ‚bewußt' waren ..., das Unbewußte dieser Person zu der betreffenden Zeit" ausmachen. *Werth* hat diese Aussagen durch eine differenzierte gestufte Anordnung von Experimenten nachgewiesen und damit diesen Bewußtseinsbegriff empirisch rekonstruiert.

Auch der Begriff des „Unbewußten" läßt sich in Form empirisch fundierbarer Zustände bestimmen (*Perrig* et al. 1993) und zwar nicht nur im Negativschluß als „Abwesenheit von Bewußtsein". Hervorgehoben werden muß auch, daß die empirische „Rekonstruktion" bewußter oder unbewußter Zustände zu *keiner begrifflichen und konzeptuellen Homologie* mit Modellvorstellungen führen kann, die „konstruktiv" im Rahmen der psychoanalytischen Metapsychologie von *Freud* oder in phänomenologisch-hermeneutischen Ansätzen erarbeitet wurden.

Eine empirische Differenzierung bewußter und unbewußter Prozesse läßt sich aus den grundlegenden Arbeiten von *E.R. Hilgard* zur Erforschung von Schmerzzuständen und zur hypnotischen Analgesie gewinnen. In ingeniösen Versuchsanordnungen konnte gezeigt werden, daß Personen unter Hypnose mit einem Teil des kognitiven Systems Schmerz registrieren konnten, der hypnotische Einfluß aber dafür sorgte, daß der Schmerz nicht zum Entstehen bewußter Empfindungen führte (*Hilgard* 1978, 231ff). Auch die von der Forschergruppe um *Hilgard* ausgeführten Experimente zum hypnotischen Schreiben stützen die Annahme eines „Unbewußten"[86].

In einer Anzahl empirischer Arbeiten werden Abstufungen von Bewußtseinsprozessen deutlich. *Hilgard* unterscheidet deshalb eine *rezeptive* (sinnenhaft aufnehmend, empfindend) und eine *aktive* Art des Bewußtseins. Ähnliche Unterscheidungen finden wir im phänomenologischen Bereich durch die Differenzierung von *aktiven* und *rezeptiven* (*passiven*) Formen des Wahrnehmens: ich lausche – es dringt an mein Ohr; ich sehe – es fällt mir ins Auge. Beide Modalitäten können gleichzeitig zur Wirkung kommen, was dazu führt, daß Informationen, die nicht *klar* ins Bewußtsein treten, zusammen mit dem bei gezielter Aufmerksamkeit Wahrgenommenen mitregistriert werden (*Treisman* 1960, 1969). Derartige *„mitbewußte"* Information kann zuweilen auf Befragen erinnert werden; zuweilen wird ein beilaufend gebotener Reiz aber auch nicht wahrgenommen und auf Befragen nicht erinnert. Er ist also nicht mitbewußt, kann aber bei singulärer Wiederholung ohne Darbietung des Hauptreizes plötzlich aus der Erinnerung auftauchen.

Wir kommen hier in den Bereich der „Theorien der Aufmerksamkeit" und des Gedächtnisses, der „Filtertheorien" des Bewußtseins bzw. der Konzepte über „selektive Aufmerksamkeit"[87]. Von einem Zustand scharfer, fokaler Aufmerksamkeit (*Mandler* 1979a,b), die allerdings von „beschränkter Kapazität" ist (*Posner* 1978, 153), lassen sich Zustände von geringerer Aktiviertheit (*alertness*), die „mitbewußt" werden, und solche, die „vorbewußt" bleiben, aber aktivierbar werden, und schließlich solche, die nicht aktivierbar werden und „unbewußt" bleiben, unterscheiden. Die Forschergruppe um Posner hat in diesem Zusammenhang wichtige Beiträge geleistet[88], und auch die Forschungen zum Thema *„perceptual defense"* oder zur *„subliminal perception"*[89] müssen hier herangezogen werden.

Für den Nachweis der Wahrnehmungsabwehr wurden die meisten Experimente so angelegt, daß zwei Klassen von Stimuli identifiziert werden müssen. Die Stimuli der einen Klasse weisen Beziehung zu Werthaltungen oder Bedürfnissen mit hohem Erregungsniveau auf. Die der anderen Klasse sind wert- und bedürfnisneutral. Schon *Jung* (1906) hatte mit seinen Assoziationsstudien Ähnliches intendiert. Die Forschung zur „*subliminal perception*" will zeigen, daß aversive Stimuli abgewehrt werden, die bewußt noch gar nicht als solche erkannt wurden[90].

In diesem Zusammenhang müssen auch noch Forschungen erwähnt werden, die Wahrnehmungen unterhalb der „Bewußtseinsschwelle" zum Gegenstand haben[91]. Mit Messungen der Reaktionszeiten wurden unbewußte Verarbeitungen von visuellen Reizen nachgewiesen, eine Art unbewußten Sehens (*Fehrer*, *Raab* 1962). Wenn auch das „Schwellenkonzept" kritisiert wurde (*Egan* 1975), so verweist die Mehrzahl der Arbeiten doch auf die Existenz unbewußter Wahrnehmungen und Zustände[92]. Im „Blind-Sehen", bei dem hemidekortizierten Patienten oder solchen mit okzipitalen Läsionen Reize im „blinden" Gesichtsfeld geboten wurden (*Zihl* 1978), konnten die angebotenen Reize verarbeitet werden, ohne daß die Versuchspersonen sich der betreffenden Stimuli bewußt (*aware*) wurden [93].

Nun sind solche unbewußten Wahrnehmungsereignisse und die neurowissenschaftliche Konzeption eines Unbewußten nicht mit *Freuds* Konstrukt des Unbewußten gleichzusetzen. Ist im Hinblick auf den Bewußtseinsbegriff noch eine große Übereinstimmung mit einer neurowissenschaftlichen Sicht feststellbar, gilt dies für den Begriff des Unbewußten schon nicht mehr:

»Wir haben erfahren, das heißt annehmen müssen, daß es sehr starke seelische Vorgänge oder Vorstellungen gibt, ... die alle Folgen für das Seelenleben haben können wie sonstige Vorstellungen, ... nur werden sie selbst nicht bewußt ... Solche Vorstellungen (können) nicht bewußt sein, weil eine gewisse Kraft sich dem widersetzt, daß sie sonst bewußt werden könnten und daß man dann sehen würde, wie wenig sie sich von anderen anerkannten psychischen Elementen unterscheiden ... Den Zustand, in dem diese sich vor der Bewußtmachung befanden, heißen wir *Verdrängung*, und die Kraft, welche die Verdrängung herbeigeführt und aufrechtgehalten hat, behaupten wir während der analytischen Arbeit als Widerstand zu verspüren. Unseren Begriff des Unbewußten gewinnen wir also aus der Lehre von der *Verdrängung*. Das Verdrängte ist uns das Vorbild des Unbewußten. Wir sehen aber, daß wir zweierlei Unbewußtes haben, das latente, doch bewußtseinsfähige, und das Verdrängte, an sich und ohne weiteres nicht bewußtseinsfähige« (*Freud*, Das Ich und das ES, 1923b, GW XIII, 239f).

Ernst Pöppel stellt als Neuropsychologe zu *Freuds* Text und Konzept zutreffend fest, daß „wir uns in einer nicht-auflösbaren Situation befinden, denn die Bedeutung des Unbewußten kann nicht überprüft werden. Wenn ein Sachverhalt nicht bewußt werden kann, er also dem Bewußtsein verschlossen bleibt, dann besteht auch keine Möglichkeit, seine Wirkung auf das Bewußtsein zu überprüfen. Die Annahme eines sich in das Bewußtsein hineindrängenden Unbewußten kann richtig oder falsch sein – es gibt keine Möglichkeit, diese Frage objektiv zu entscheiden" (idem 1985, 165). *Pöppel* legt ein eigenes sinnesphysiologisch und neurowissenschaftlich gegründetes Bewußtseinskonzept vor, das an seinen Forschungen zur Physiologie des Zeiterlebens ausgerichtet ist und eine heuristische Differenzierung von Bewußtseinsmodalitäten bietet.

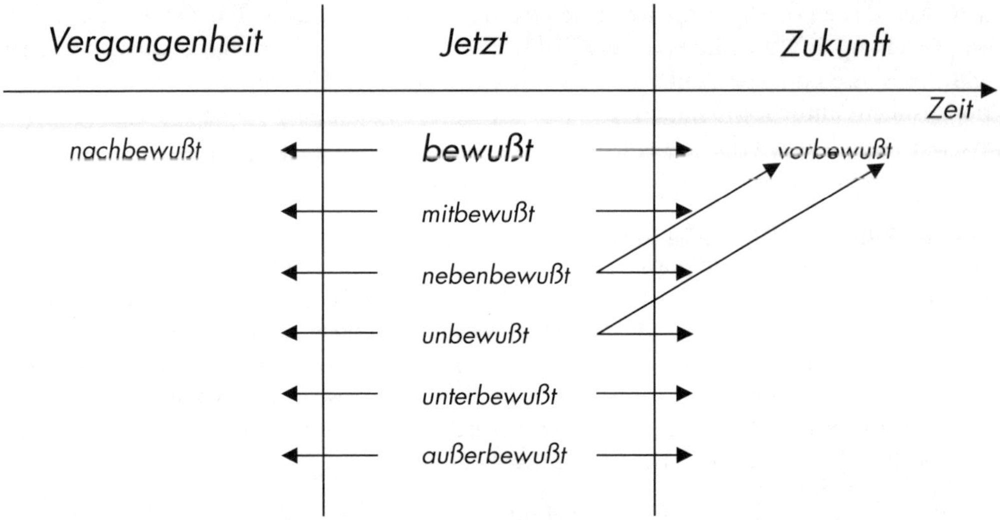

Abb. 1: Temporales Bewußtseinsspektrum, aus *Pöppel* (1985, 166)

Legende: „Wir orientieren uns wieder an der Zeit, die wir uns üblicherweise von links nach rechts laufend vorstellen, wobei links Vergangenes und rechts Zukünftiges repräsentiert sei. Die Gegenwart, was wir als Jetzt empfinden, ist nach den hier ausgeführten Überlegungen etwas dem jeweiligen Bewußtseinsinhalte Anhaftendes, also nicht der Bewußtseinsinhalt selber. Über das, was uns bewußt ist, bestimmen wir das Jetzt, wobei wir festgestellt hatten, daß die Grenze für das, was bewußt ist, auf Grund der beschränkten Integrationsfähigkeit des Gehirns nicht über etwa drei Sekunden hinausgehen kann. In der Abbildung müssen wir uns demnach »Jetzt« als eine Konstruktion aus dem, was darunter steht, nämlich »bewußt«, vorstellen. Für das, was mir nicht bewußt ist, es aber eben noch war, was also in der Vergangenheit liegt, könnte man ein neues Wort verwenden, nämlich »nachbewußt«. Dieser Begriff ist vielleicht deshalb angebracht, weil es »vorbewußt« ja bereits gibt. Hiermit meinte Freud jene psychischen Phänomene, die jederzeit bewußtseinsfähig seien, aber im Augenblick nicht bewußt sind. Da die Möglichkeit, bewußt zu werden, sich nur auf die Zukunft beziehen kann, ist es angebracht, vorbewußt zeitlich – und nicht topologisch – zu interpretieren. Mit nicht topologisch ist gemeint, daß es nicht sinnvoll erscheint, eine Instanz des Vorbewußten anzunehmen, womöglich irgendwo im Gehirn lokalisiert. Wenn man vorbewußt aber zeitlich deutet, also den nächsten oder übernächsten Bewußtseinsinhalt anspricht, der aktiv von mir herbeigeholt wird oder der sich mir aufdrängt, ist es naheliegend, das nicht mehr Bewußte als nachbewußt zu bezeichnen. In den Abbildungen sind unterhalb von »bewußt« fünf weitere Begriffe aufgeführt, wobei sich sprachliche Neuschöpfungen anboten. Die Tatsache, daß die Begriffe untereinander stehen, soll andeuten, daß das mit den Begriffen jeweils Gemeinte als gleichzeitig mitbewußt aufzufassen ist" (*Pöppel* 1985, 166).

„Was wir mit dem Begriff »unbewußt« verbinden, ist vor allem durch die Überlegungen *Freuds* festgelegt. Diese Überlegungen lassen sich allerdings recht einfach mit dem vorliegenden Schema verbinden. Das Unbewußte wird als dauernd tätig angesehen. Deshalb nehmen wir synchron mit dem jeweiligen Bewußtseinsinhalt Wirkungen aus dem Unbewußten an. Diese Wirkungen können sich jedoch nur in der Zukunft auswirken – deshalb der schräge Pfeil von »unbewußt« zu »vorbewußt«. Bei dem gerade vorliegenden Bewußtseinsinhalt – also jetzt – hat das Unbewußte keine Einflußmöglichkeit mehr, da es schon zu spät ist. Für dieses Bewußte konnte nur eine Wirkung in Frage kommen, die nun schon in der Vergangenheit liegt. Was jetzt unbewußt ist und drängt, bewußt zu werden, kann dies frühestens, wie durch den Pfeil angedeutet, beim nächsten Bewußten, das jetzt noch vorbewußt ist.

Wie wir aus den Bemerkungen *Freuds* erfahren haben, drängt das Unbewußte zwar ins Bewußtsein, aber es wird daran gehindert, auch ins Bewußtsein einzutreten. Nur in Ausnahmesituationen, wie etwa bei Fehlhandlungen, kann Unbewußtes bewußt werden.

Das, was normalerweise bewußt sein wird, stammt aus einer anderen Quelle. Dieser Bereich ist als »nebenbewußt« gekennzeichnet. Was bewußt wird, ist jeweils Ergebnis einer vorbereitenden Aktivität, die selbst nicht bewußt, sondern eben nebenbewußt ist und die wir uns ebenfalls als gleichzeitig vorstellen müssen mit dem, was gerade bewußt ist" (*Pöppel* 1985, 167f).

Den Begriff *„unbewußt“* faßt *Pöppel* in Anlehnung an *Freud* als synchrone Aktivitäten zum Bewußtsein, die aber nicht in einem gegebenen Jetzt, sondern nur in einem künftigen (siehe Pfeil in der Graphik) zum Tragen kommen können. Als „nebenbewußt“ wurden die nichtbewußten, vorbereitenden Aktivitäten für „kommendes Bewußtes“ aufgefaßt. *Mitbewußt* sind die einem bewußten Erleben beigegebenen emotionalen Tönungen, die oft erst im nachhinein, „nachbewußt“, im *Nachsinnen*, im Überdenken einer Situation etwa, uns klar werden. *Unterbewußt* sind Prozesse wie das „Blindsehen“, deren unmittelbare Wahrnehmung verschlossen ist, die „unter“ unseren Wahrnehmungsmöglichkeiten liegen und nur indirekt erschlossen werden können. *Außerbewußt* ist das auch der indirekten Beobachtung Verschlossene, außerhalb der Kapazität unseres Gehirns Liegende (ibid. 167 f).

Pöppels Modell eines Bewußtseinsspektrums ist recht komplex und geht mit Einbezug des „Unbewußten“ über den neurowissenschaftlichen Diskurs im strengen Sinne hinaus. Ein anderes interessantes Modell von *Roland Fisher* (1969, 1970, 1974) sei hier erwähnt, der als Neurophysiologe aus der experimentellen Beschäftigung mit halluzinogenen Drogen unter Bezug auf *Klüvers* (1966) halluzinatorischen Formkonstanten ein vielbeachtetes Bewußtseinsmodell erarbeitet hat. Normale, schöpferische, psychotische und ekstatische Zustände werden von ihm „entlang einem Kontinuum allmählich zunehmender zentralnervöser (ergotroper) Erregung dargestellt“ (idem 1969).

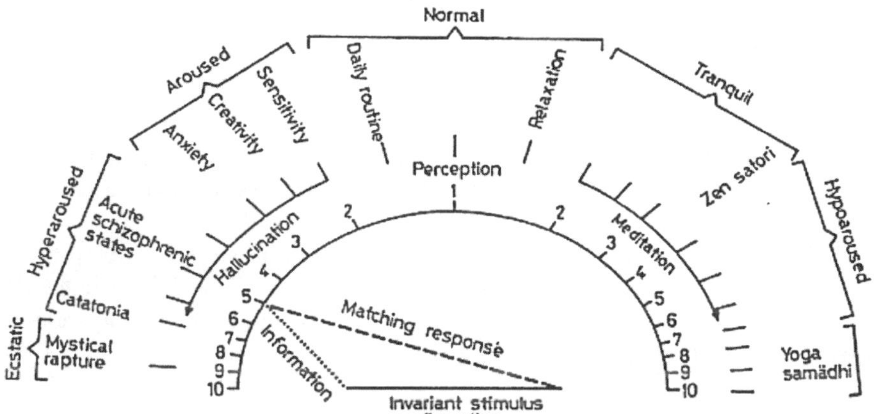

Abb. 2: Bewußtseinsspektrum zentralnervöser Erregungszustände (*Fisher* 1970)

Geometrico-modo-Darstellung eines Fließgleichgewichts zwischen 1. invarianter Stimulus-Konfiguration (auch Objekt genannt), 2. sensorischer Information, oder »input« und 3. »matching response«, oder »output«. Dieses nicht lineare Transfersystem versucht, das Repertoire menschlicher Wahrnehmungs-Verhaltensweisen mit allen Varianten der symbolischen Interpretation zentralnervöser Aktiviät zu illustrieren. Das sich ergebende gleichseitige Dreieck – in den zwei Foci einer Ellipse verankert – stellt den »Normalzustand« dar. Auf der linken Seite, d.h. auf dem Wahrnehmungs-Halluzinations-Kontinuum, wird die schöpferische, psychotische und ekstatische Interpretation stufenweise – in homöostatischer Stepfunktion – ansteigender, ergotroper Erregungsphasen illustriert. Auf der rechten Seite, d.h. auf dem Wahrnehmungs-Meditations-Kontinuum, münden die ansteigenden Tranquillisationsphasen in die Höhepunkte der Zen- und Yoga-Meditation, dem Sartori und Samadi.

In einer späteren Arbeit präzisiert er das Modell. Hyperarousal führt in die *ekstatische*, Hypoarousal in die *enstatische* Bewußtlosigkeit – zwei Formen des *„out of mind"*, in denen der Mensch sich in Bereichen befindet, die neurowissenschaftlich objektivierbar sind und vielleicht einen Zugang zu dem eröffnen, was mit „Unbewußtsein" gekennzeichnet werden kann, wobei natürlich zu fragen ist, ob die Ekstase oder Verzückung des Hyperarousal mit der Leere und Versunkenheit des Hypoarousal gleichgesetzt werden darf. Wichtiger noch ist die Frage, ob das, was als „Nachhall" aus diesen Zuständen, oder besser Prozessen, im Wachbewußtsein des Normalzustandes in der „Sprache des Tages" mitgeteilt wird, das wiederzugeben vermag, was erlebt und erfahren wurde.

Diese Frage darf eher verneint werden, da in der gesamten mystischen Literatur von „unfaßbaren", „unaussprechlichen", „alle Worte und jeden Begriff übersteigenden" Erfahrungen gesprochen wird oder in paradoxen Termini von „strahlendem Dunkel" oder „unaussprechlichen Worten", oder sie drücken – wie *Hildegard von Bingen* z.B. – ihre Erfahrungen in Musik, in Hymnen aus oder in Illuminationen ikonographisch. *Paulus* berichtet bekanntlich über seine ekstatische Verzückung. „Ich kenne einen Menschen in Christo; vor vierzig Jahren (ist er in dem Leibe gewesen, so weiß ich's nicht; Gott weiß es) ward derselbe entzückt bis in den dritten Himmel ... und hörte unaussprechliche Wort, welche kein Mensch sagen kann" (2. Kor. 12, 2-4, *Luther*). Es handelt sich hier um Erfahrungen, die den „altered states of consciousness" (*Tart* 1972; *Shapiro* 1985; *Shapiro, Walsh* 1984; *Petzold* 1983e) zuzuordnen sind und die ich in meinem Bewußtseinsspektrum (vgl. dieses Buch S. 256) mit Begriffen wie Klarbewußtes (aroused → hyperaroused, ekstatic) und Nichts-Bewußtes (tranquil → hypoaroused, enstatic) zu kennzeichnen versucht habe.

Die empirischen Funde der Neurowissenschaften bzw. neurologischer Wahrnehmungsforschung sind auf eingegrenzte Bewußtseinsphänomene gerichtet. Dies liegt in der Natur ihres Forschungsinteresses und ihrer Fragestellungen. Es geht im wesentlichen auch um ein „Bewußtsein von" (Reizen, Empfindungen etc.). Komplexe Bewußtseinszustände wie das „Bewußtsein seiner selbst" oder inhaltlich weitgreifende Konstrukte wie das „Unbewußte" *Freuds* sind „mentalistische Fragestellungen" und nicht Gegenstand dieser Forschungen. Was sie darstellen, sind eine *Vielfalt* bewußter und unbewußter Zustände beziehungsweise Prozesse (vgl. jetzt *Petzold* **2002b**, 5.3).

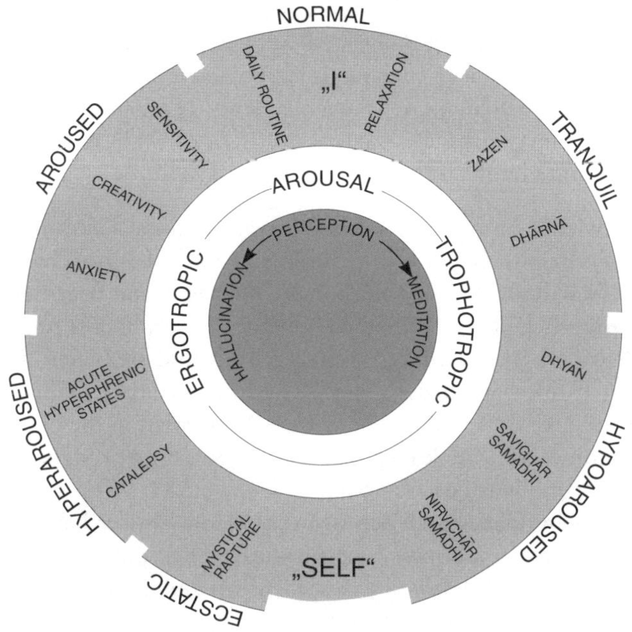

Abb. 3: Das Perzeptions-Halluzinations-Meditations-Kontinuum-Modell (*Fisher* 1974)

Die Ergebnisse dieses Forschungsdiskurses verbieten es auf jeden Fall, philosophisch abgeleitete Bewußtseinsbegriffe eindimensional zu konstruieren. Für die therapeutische Praxis besagen sie zumindest soviel, daß heuristische Klassifikationen von Bewußtseinszuständen bzw. -prozessen (z.B. wachbewußt, mitbewußt, vorbewußt, unbewußt), die aufgrund von Phänomenbeobachtungen gewonnen wurden, durchaus sinnvoll sein können. Weiterreichende Spekulationen lassen sich vom derzeitigen Kenntnis- und Wissensstand her jedoch auf der Grundlage dieser Forschungen nicht rechtfertigen. Verbindungen, Brücken zwischen philosophischen, klinischen und naturwissenschaftlichen Einsichten sind zwar gegeben, aber sie sind immer noch schmal.

5.2 Philosophische Perspektiven

Die Frage nach dem Konzept des Bewußtseins aus philosophischer Sicht muß sich selbstverständlich darauf beschränken, die eigene Position zu verdeutlichen, die als Hintergrundskonzept für die „Integrative Therapie" dient. Dabei wird es darum gehen, den Begriff so zu fundieren, daß mit dem im vorigen Abschnitt umrissenen „empirischen Bewußtseinsmodell" eine gewisse Vereinbarkeit" oder Näherung zu erreichen ist, ohne daß dabei eine Homologie angenommen werden kann.

Bewußtsein ist ein relativ neuer Begriff, der in der Antike keine direkte Entsprechung hat. Die lateinische „*conscientia*" bedeutet ein Mit-wissen, das das eigene Tun begleitet und überwacht und damit schon auf die Bedeutung „Gewissen" verweist (etwas, was mir ge-wiß, d.h. *mitbewußt* ist). Gleichzeitig scheint aber auch ein intersubjektives Moment damit impliziert: das Mitwissen beinhaltet „ein Sehen mit den Augen anderer" (*Lindemann* 1938). Hier ist ein anderer Akzent gesetzt als im griechischen „*synaisthesis*" (*Jung* 1933), das das Zusammenwirken von Empfindungen und Gefühlen in den Vordergrund stellt.

An dieser Stelle soll wieder einmal das an sich selbstverständliche Faktum betont werden, daß jede Zeit ihre eigenen Begriffe hervorbringt, für erlebte und erkannte Phänomene eine eigene Sprache findet, und daß deshalb ein unbesehenes Übertragen von Begriffen aus einer Epoche in eine andere, ja zeitgleich von einer Sprache in eine andere, höchst problematisch ist. Die beiden antiken Begriffe haben natürlich weitergewirkt, und sie bieten für unsere Bewußtseinskonzeption auch durchaus bedenkenswerte Momente: die lateinische *conscientia* das Moment der Intersubjektivität und einer gewissen Exzentrizität, die griechische *Synästhesie* das Moment einer komplexen, affektiven Beteiligung. Sie ist ursprünglich in leiblichen Erregungsherden fundiert und wird, wie *Hermann Schmitz* (1981, 9ff) gezeigt hat, durch *Platon* an den Seelenbegriff gebunden, durch den sich die Person von der Leiblichkeit emanzipiert. Die *Dianoia* (διάνοια) ist eine stumme Zwiesprache der Seele mit sich selbst (*Sophistes* 263c). Die Seele als *Autorin und Adressatin* des Gesprächs im Innenraum des Leibes, den sie bewohnt, muß als eine Hintergrundsvorstellung gesehen werden, die heute noch vielfach im alltagssprachlichen Konzept des Bewußtseins weiterwirkt, das damit den Charakter eines säkularisierten Seelenbegriffes erhalten kann.

Schmitz hat die Problematik eines solchen von der Leiblichkeit abgehobenen und im Introjektionsvorgang fundierten Bewußtseinsmodells herausgearbeitet (*Schmitz* 1981, 141b)[94]. Deshalb versuchen wir in einer inversen Denkbewegung zu der Mehrzahl der traditionellen theologischen und philosophischen Überlegungen zum Begriff des Bewußtseins dieses nicht vom *Geist* oder von der *Seele* her zu überdenken, sondern wir gehen daran – nicht zuletzt eingedenk der im voranstehenden Abschnitt umrissenen neurowissenschaftlichen Ansätze –, das Konzept des Bewußtseins „*vom Leibe her*" zu entwickeln, ausgehend vom lebendigen Organismus und seiner Beziehung zur Welt. Bewußtsein ist – so der neurowissenschaftliche Befund – nur möglich, wenn eine spezifische cerebrale Aktivität gegeben ist. Diese ist auf den Leib, sein „Innen", und sein Umfeld, sein „Außen", als Erfahrungsfeld gerichtet. „*Je suis un champ d'expériences*" (*Merleau-Ponty* 1964, 175, 196), wobei das jeweils „*Wahrgenommene zugleich von äußeren wie von inneren Bedingungen abhängt*" [95] und sich „Innen" und „Außen" verschränken. Es ergibt sich damit *eine organismische („innere") und eine ökologische und soziale („äußere") Perspektive des Bewußtseins von seiner Genesis her* – und diese muß sowohl in ontogenetischer wie in phylogenetischer Hinsicht verstanden werden.

Bewußtsein ist fundiert in der Beziehung, die der lebendige Körper zu seiner Umwelt hat – *jeder* lebendige Körper, auch der des Tieres, hat ein gewisses Bewußtsein für seine Umwelt, darauf haben Biologen wie *Jakob von Uexküll* (dem wir das Axiom von der Einheit der Organismen mit ihrer Umwelt im Ablauf ihres Verhaltens verdanken), *F.J.J. Buytendijk*, *A. Portmann* u.a. immer wieder verwiesen. Organismen handeln in der „Ordnung des Lebendigen" planvoll, in der Bezogenheit von „Funktionskreisen" innerhalb ihrer „Wirk- und Merkwelt" (*Uex-*

küll 1973, 111). „Es kristallisiert, sozusagen, das Subjekt merkend und wirkend alle Objekte im eigenen Interesse um und schafft sich dadurch eine sichere Umwelt, deren Mittelpunkt es selber bildet" (ibid. 212). Die Bewußtseinsprozesse, die hier am Werk sind, müssen als eine allgemeine Qualität des L e b e n d i g e n in seinem strukturellen, d. h. lebensweltlichen Bezug gesehen werden.

Hier wird von seiten der Biologie, die mit dem Konzept der „Funktionskreise" die Probleme des Finalismus überwindet, eine *Intentionalität* suggeriert, die geradezu nach einer Verbindung mit der *Husserl*schen Intentionalitätskonzeption ruft. Und eine solche Verbindung ist geschaffen worden: *Helmut Plessner* und *Maurice Merleau-Ponty* haben unabhängig voneinander und doch in großer gedanklich-konzeptueller Nähe zueinander versucht, das Verhältnis von Organismus und Bewußtsein, von Natur und Geist neu zu denken, beide im unmittelbaren Rückgriff auf die Ergebnisse biologischer, physiologischer und experimentalpsychologischer (überwiegend gestalttheoretischer) Forschungen. *Plessner* arbeitete in *Buytendijks* Laboratorium mit diesem an einer ganzheitlichen Verhaltenstheorie [1935]. *Plessners* Bewußtseinskonzeption wird in einer hierarchischen Entwicklung des Lebendigen in seinem Buch „Die Stufen des Organischen und der Mensch" (1928) entfaltet. Er sieht den Menschen in einer horizontalen Ordnung in „seiner naturgewachsenen Stellung in der Welt als Organismus in der Reihe der Organismen" (ibid. 32) und in einer vertikalen Ordnung, in der es „um die Beziehung von den höchsten Schichten des sinnlichen Stoffes geht" (ibid. 33).

Nach dieser Konzeption entwickelt sich auch das Bewußtsein in Stufen – ein Vorgang, der sich heute evolutionstheoretisch in einer genetischen Theorie der „Biologie der Erkenntnis"[96] rekonstruieren läßt. Die archaischen Formen eines *„Bewußtseins von"* bleiben in Schemata (*Piaget*), Funktionskreisen (*Uexküll*) verhaftet, zu denen keine Distanz gewonnen werden kann. „Das Tier nimmt Dinge wahr, deren Kernstruktur motorische Bedeutung hat und in dem Verhältnis zu seinen Aktionen ihre Deckung, ihren *Sinn* findet. Es ist noch nicht zum Sachcharakter des Gegenstandes erwacht, faßt noch nicht die volle Ablösbarkeit der Dinge vom Kreis der Wahrnehmungen und Handlungen, merkt noch nicht ihre innere Selbstgenügsamkeit" (*Plessner* 1928/1975, 271, meine Hervorhebung). Ihm ist also „das Bewußtsein des Gegenstandes als einer Sache versagt ... Es erfaßt nur *Feldverhalte* ... Feldverhalte sind Strukturbeziehungen zwischen vorhandenen Elementen im Umfeld" (ibid. 272, meine Hervorhebung). Wir haben hier das Konzept eines „präreflexiven Bewußtseins", das eingeflochten ist in die horizontale Textur der Lebenswelt (vgl. *Uexkülls* „Einpassung" und *Merleau-Pontys „tissue"*, *„texture"*). Es wird in einer Struktur Organismus-Umfeld geboren, wenn der Organismus „ausgreift", sich auf die Umwelt einläßt und so die Umwelt in sich einläßt. Damit „ist der Körper außerhalb und innerhalb seiner selbst" (*Plessner* 1928/1975, 129). Das Gefüge wird „in sich selbst so dicht und die Reagibilität so unmittelbar ..., daß A u s g r i f f und R ü c k e i n l ö s u n g unmittelbar geschehen" (*Rombach* 1971, 299).

Auf der Ebene der Koexistenz von Organismus und Umwelt ist Bewußtsein *„co-naissance"*, wie beide, *Plessner* (ibid. 68) und *Merleau-Ponty* (1942/1976, 229), im Rückgriff auf dasselbe Wortspiel von *Paul Claudel* formulieren.

Ort dieses „Mitbewußtseins" ist die *Grenze* des lebendigen Körpers, an der Wahrnehmung des An-grenzenden geschieht. Die Diskrimination ist gleichzeitig Begrenzung und Öffnung,

Transzendierung. Die Aktivitäten des lebendigen, „grenzrealisierenden Körpers" (*Plessner* 1975, 126) sind in erster Linie Wahrnehmungsaktivitäten. Bei *Plessner* lägen bedeutsame Möglichkeiten zu einer Fundierung des gestalttherapeutischen Konzeptes der „Kontaktgrenze", (vgl. *Perls* et al. 1951/1979, 40f, 256f). Bewußtsein als „Intentionalität", als Gerichtetheit auf die Welt, die in den Strukturen lebendiger Wesen selbst liegt, Bewußtsein als „*être-au-monde*" (*Merleau-Ponty* 1942/1976, 142), setzt also sehr basal an: bei einem „Tierbewußtsein", das „Wahrnehmungsbewußtsein" ist[97]. „Bewußtsein, diese Grundform und Grundbedingung des Verhaltens eines Lebewesens in Selbststellung zur Umgebung ... Bewußtsein ist eben nicht notwendig die in der Identifikation des Ichs mit sich selbst gestiftete Bezugsform des Subjektes zur Gegenwelt, wie sie dem Menschen wesentlich ist. Bewußtsein braucht nicht Selbstbewußtsein zu sein" (ibid. 67). Dieses wird erst durch eine „*Exzentrizität*" gewonnen, die sich zu ihrer positionalen Mitte in Beziehung zu setzen weiß. „Dieses sich selber Setzen allein konstituiert das Lebenssubjekt als Ich" (ibid. 325). Die exzentrische Positionalität gründet – das sei noch einmal herausgestellt – in der Beziehung Organismus-Umwelt und in damit gegebenen basalen Bewußtseinsstrukturen in vitalen Funktionskreisen. Es entwickelt sich in der „Steigerung", in der Zunahme an Prozeßkomplexität und findet zu einer Abhebung von diesen Strukturen im Sinne einer weiteren Steigerung zum *Selbstbewußtsein*, das damit – aus kommunikativen Prozessen hervorgehend – Grundlage für höhere Formen kommunikativen und kooperativen Verhaltens bildet. Dieses Bewußtsein steht dabei in der Situation, sich über den Weltbezug hinausheben zu müssen, und damit in der Gefahr, diesen zu verlieren und sich der Lebenswelt zu *entfremden*, eine Gefahr, der die exzentrizitätsbestimmten modernen Formen hochtechnisierter Vergesellschaftung nicht entgangen sind. Die *Hyperexzentrizität*, die uns die Astronomie und die Raumfahrt ermöglichen, kann zu einer „schlechten Exzentrizität" verkommen, die uns die Bewußtheit für die Gefährdungen unserer Lebenswelt – etwa durch ökologische Zerstörungen – verdeckt, sofern sie nicht zu einer *Hyperreflexivität* findet, die die Vielfalt der Perspektiven „zusammenzuschauen" und zu handhaben vermag: *Mehrperspektivität* (*Petzold* 1990o).

Es genügt nicht, daß das Kind sich im Geschehen der Ontogenese aus der Matrix basaler Strukturen des Wahrnehmungsbewußtseins, d.h. über den Zusammenhang Organismus/Umwelt/Präsenzzeit erhebt, durch Akte exzentrischer Relationalität Selbstbewußtsein gewinnt. Der heranwachsende Mensch wird dieses Bewußtsein in eben dieser Entwicklungsdynamik selbst reflexiv nach-denkend und proflexif sich entwerfend fassen müssen. Er wird die *Dynamik* der Exzentrizität in einem Prozeß (persönlicher und kollektiver) „Archäologie" (*Freud*, *Foucault*) auffinden müssen, um sie verstehen und meistern zu lernen. Die Übersteigung der Instinktgesichertheit (*Gehlen*), der Nischengebundenheit, der Jetzt-Zeit-Fixierung in der Hominisation hat einen evolutionären Impetus zu einer Exzentrizität, ja Hyperexzentrizität gesetzt, der wir ausgeliefert sind bis zur Selbstdestruktion, wenn er nicht in einer fundierenden *Hyperreflexion* eingeholt wird, in der die *Dialektik von Exzentrizität und Zentrierung* lebbar wird (*Petzold* 1986h). Hier sind die Analysen *Plessner*s auf einem anderen Hintergrund als dem, den er in den zwanziger Jahren vorfand, weiterzuführen. *Merleau-Ponty* hat dazu Wege gewiesen. Für seine „integrative Philosophie" des „Zur-Welt-Seins" liegen Erkenntnis, Bewußtsein, Wahrheit in den Dingen und Gegebenheiten der Welt, der wir durch unsere Leiblichkeit *con-substantialiter* zugehören. Diese Zugehörigkeit gilt es, erlebniskonkret zu erfahren und aus dieser Erfahrung ein hyperreflexives Bewußtsein zu gewinnen, das zu Handlungskonsequenzen im Umgang mit uns selbst und dieser Welt führt.

Solche Bewußtmachung bzw. **Bewußtseinsarbeit** übersteigt das Programm einer „Aufhellung" individueller biographischer Hintergründe, wie es die Psychoanalyse als (Einzel)-Therapie entworfen hat, vielmehr zielt es auf Analyse kollektiver Dynamik (*Fromm* 1970), auf eine Therapeutik allgemeinmenschlicher Pathologie (*Dahmer* 1985), auf „Gesellschaftstherapie" (*Cohn, Ockel* 1981) und „Kulturarbeit" (*Petzold* 1987d). *Merleau-Pontys* Philosophie kann, wird sie in radikaler Weise therapeutisch, pädagogisch und politisch konkretisiert und umgesetzt, zu dem von uns vertretenen Konzept eines *„komplexen Bewußtseins"* beitragen, dessen Ziel die „engagierte Verantwortung" für das Leben ist (idem 1978c; dieses Buch S. 99, 417f), in dessen primordialem Grund alle Erkenntnis und Wahrheit wurzelt. „Wie das ‚Leben' nicht ein Ingrediens der Struktur ist, sondern das Ganze in dieser ihrer Beweglichkeit, so ist die Wahrheit das Ganze des Erfahrungsgeschehens und nicht Eigenschaft einzelner Teile." – „Die Wahrheit ist das Leben der Erfahrung, die Erfahrung der Leib der Wahrheit" (*Rombach* 1971, 152). Das *„Sein-zur-Welt"* erweist sich zugleich und im wesentlichen als „Sein-zur-Wahrheit" (*Merleau-Ponty* 1966, 449), und Wahrheit ist immer *Praxis von Wahrheit. Plessners* und *Merleau-Pontys* Überlegungen zu einem lebensweltlich gegründeten Bewußtsein sind für die Konzeptbildung der Integrativen Therapie von grundsätzlicher Bedeutung, weil sie sowohl das cartesianische wie das *Husserl*sche *cogito* übersteigen und es zum Milieu des Präreflexiven und des Sozialen hin öffnen. Diese Bereiche stehen für eine leib- und handlungsorientierte – also nicht allein oder überwiegend kognitiv und einsichtszentrierte – Therapie zentral. In der gedanklichen Linie der genannten Autoren kann das Konzept *„komplexen Bewußtseins"* durch differenzierende Überlegungen weiter vorangetrieben werden, indem *Leibbewußtsein, Sprachbewußtsein* und *Zeitbewußtsein* als unterscheidbare und doch miteinander verbundene Dimensionen desselben herausgearbeitet werden.

5.2.1 Leib- und Weltbewußtsein

Das Bewußtsein als „Sein-zur-Welt" (*être-au-monde*) vollzieht sich in der K o e x i s t e n z[98] von Leib und Welt, die wechselseitig ineinander anwesen. Der Leib ist aus dem gleichen „Stoff" gemacht wie die Dinge der Welt. Sie partizipieren an einem gemeinsamen „Fleisch" (*chair*), um diesen Begriff der Spätphilosophie *Merleau-Pontys* (1964) zu verwenden. Der evolutionäre Prozeß hat die neuronale Organisation des Menschen so entstehen lassen, daß sie zur Wahrnehmung „auf Menschenweise" prädisponiert ist (vgl. idem 1966, 99). Der Wahrnehmungsleib *(corps phénoménal)* konstituiert sich selbst und die Welt (*Husserl*, Ideen II., 1950, 56, 158). „Je mehr ich Körper b i n , desto mehr an Wirklichkeit wird mir verfügbar, existieren die Dinge doch nur, sofern sie mit meinem Körper in Kontakt stehen, von ihm wahrgenommen werden" (*Marcel* 1974, 5). So wird der Körper „die Wurzel aller meiner Möglichkeiten zu h a b e n"[99].

Diese *Ein-wurzelung* in die Welt ist durch die Möglichkeit einer *„schlechten Exzentrizität* ohne Wurzeln" gefährdet, durch die die im „Leibbewußtsein" (*Merleau-Ponty* 1966, 100) gegebene Bewußtheit einer „Koexistenz mit den Dingen", mit dem Unbelebten wie dem Lebendigen verloren gehen kann. – In ihr aber gründet die „Ehrfurcht vor dem Leben" (*A. Schweitzer*) als existentielle Gegebenheit, die lebendig erfahren wird und nicht als abgehobene moralische

Norm einen vergeblichen Impuls zu entfalten sucht (dieses Buch S. 406ff, 412ff). Welt- und Leibbewußtsein „durchdringt den Leib selbst“ (ibid. 100), denn „es gibt eine gewisse, von allem willentlichen Denken relativ unabhängige Kraft des Pulsschlages der Existenz, die ebenso eine Reduktion des Zur-Welt-Seins auf einen Akt des Bewußtseins ausschließt. Die ihm eigene präobjektive Sicht unterscheidet das Zur-Welt-Sein von jedem Prozeß dritter Person, von jederlei Modus der res extensa, wie auch von jeder cogitatio, jeder Erkenntnis in erster Person: so vermöchte es zwischen ‚Psychischem‘ und ‚Physiologischem‘ eine Brücke zu schlagen“ (ibid. 104). Im Phänomen der Doppelempfindung – der Leib ist in der Eigenberührung Berührender und Berührter zugleich (ibid. 118, auch schon *Husserl* 1950a, 115) – fallen Subjekt und Objekt, Sein und Erkenntnis ineins. Der Leib ist Intentionalität, i s t Bewußtsein und ist zugleich Intendierender, h a t Bewußtsein. „Der Leib vermag die Existenz zu symbolisieren, weil er selbst sie erst realisiert und selbst ihre aktuelle Wirklichkeit ist“ (ibid. 197).

Gabriel Marcels (1965, 63) grundlegende Erkenntnis: „Ich b i n mein Leib!“, wird von *Merleau-Ponty* (1966, 180 u. 234) aufgenommen und weiter ausgearbeitet. Der bewußte Leib konstituiert sich als „**Leibsubjekt**“, als ein leibliches „Ich bin“ oder genauer: „Ich-bin-zu“ Anderem und Anderen. Als Ort, in dem sich Innen und Außen verschränken, wird er zum strukturellen Sinnmoment im Gefüge Subjekt/Lebenswelt, Ich/Du, Selbst/Anderer. Im Leib, in seinen sich im Wahrnehmungs- und Handlungsgeschehen ständig vollziehenden Überschreitungen wird das „*être-au-monde*“ auch ein „*être-à-l'autrui*“.

Den Begriffen *Lebenswelt* (als vortheoretischer Erfahrungswelt, vgl. *Welter* 1986; *Kiwitz* 1991) und *Sozialwelt* (als mit anderen geteilte Weltsicht, vgl. *Strauss* 1978; *Petzold, Petzold* 1991; dieses Buch, S. 880 f) kommt in diesem Zusammenhang der Verschränkung von Subjekt und Welt, Leiblichkeit und Sozialität (*Coenen* 1989) eminente Bedeutung zu. Die Verwurzelung des Leibes in der Lebenswelt durch seine biologische Ausstattung, in der seine *Vorwelt* (Genwelt) genetischen Niederschlag gefunden hat, seine Einwurzelung in die *Mitwelt* des Sozialen, in der die Sedimentationen des kulturellen Prozesses zum Tragen kommen (*Hernegger* 1989, *Petzold* 1988n, 183, vgl. Abb. 1 S. 397), seine Partizipation an den genannten Bezügen in bewußter und fungierender Intentionalität – dieses alles also läßt einen Bereich annehmen, der „vor“ aller Bewußtheit liegt. Er ist ein Boden, in dessen Untergrund die Monumente früherer Zeiten ruhen, deren Spuren an den Verwerfungen zutage treten und deren Abkömmlinge in Erschütterungen und Zusammenbrüchen an die Oberfläche geworfen werden. Es zeigen sich Schichten, die sich in forschender Suche dem Archäologen des Leibes und der Seele enthüllen, dem Paläobiologen, der Relikte archaischen Reflexverhaltens im menschlichen Leibe auffindet, dem Psychoanalytiker, der atavistischen Regungen der Seele nachspürt, die in den Phantasmen der Psychose aufbrechen. In diese Tiefen dringt das Bewußtsein des Subjekts nicht, sie werden als *dämmrige* Randbereiche mehr erahnt denn gewußt, und dennoch sind sie nicht *fremd*, weil sie der Boden sind, wenn auch ein Boden, der sich unter den letzten Ausläufern der tiefsten Wurzeln in der *Profundität* der Lebenswelt verliert und der sich über die letzten Ausstreckungen der weitreichendsten **Rhizome** (*Petzold* 1989a, dieses Buch S. 341) hinaus in die unendliche *Lateralität* dieser Welt erstreckt. So werden beständig für den wahrnehmenden und erkennenden Leib **Überschreitungen** in die *Tiefe* und – hier ergänzt die Integrative Therapie die Perspektive der Psychoanalyse *Freuds* – in die *Breite* und die *Höhe* möglich.

Für die Praxis therapeutischen Handelns haben derartige Metakonzepte grundsätzliche Konsequenzen. Sie fordern eine leibzentrierte Therapie, die beim Wahrnehmungsbewußtsein des Leibes, beim „perzeptiven Leib" (idem 1988n, 196) ansetzt, seinem sinnlichen Vermögen des Erkenntnisgewinns, die den Sinn den Sinnen und ihrem Ausgriff in die Welt entspringen läßt. Sie fordern eine Therapie, die die Struktur Leib/Umwelt, das *être-au-monde*, die „ökologische Perspektive" (dieses Buch S. 442) zentral stellt und die für diese Struktur sensibilisiert, eine Therapie, die leiblich konkretes Handeln aufnimmt und in der therapeutischen Interaktion einsetzt, eine Therapie, in der „Berührtheit aus der Berührung" erwächst und das Leibsubjekt seine Identität in der „*Zwischenleiblichkeit*" gewinnt (*Eisler* 1991), weil der „*dialogue tonique*" der Mutter-Kind-Beziehung wieder aufgenommen wird, wo er unterbrochen oder gestört wurde. Die Rede wird wieder in die Sprache der Blicke, Gesten und Berührungen eingebettet und gibt ihre Bedeutungen in einer spezifischen Hermeneutik des nicht-sprachlichen Ausdrucks frei. Der Leib als „*champ d'expériences*" (*Merleau-Ponty* 1964, 149) wird zum Ausgangspunkt therapeutischen Handelns, das damit keineswegs nur auf den Binnenraum des Leibes gerichtet ist, sondern auf das *Wahrnehmungsfeld* insgesamt, das er mit dem Radius seiner Sinnesleistungen und ihren beständigen Überschreitungen in die Höhen, Tiefen und Weiten der Lebens- und Sozialwelt konstituiert. Die Integrative Therapie hat Methoden und Medien[100], vielfältige Ansätze zu einer Therapeutik entwickelt, die „vom Leibe her" die Verrückungen der persönlichen Geschichte, die dem Leibe widerfahrenen Traumatisierungen, die Abstumpfung sinnenhaften Erlebens anzugehen und zu heilen versucht (dieses Buch, S. 855).

5.2.2 Sprachbewußtsein

Die Überschreitung hin zum Anderen konstituiert Sprache, nicht nur die der Worte, sondern zunächst die der Gebärde, die einen „gestischen Sinn", eine „emotionale Gestik" begründet (*Merleau-Ponty* 1966, 223) und in „*vocal gestures*" (*Mead* 1934) der Sprache den Weg bereitet. Im Leib, seiner verbalen und gestischen Sprache artikuliert sich „die Prosa der Welt" (*Merleau-Ponty* 1969), denn „jede Wahrnehmung und jedes Handeln, das jene voraussetzt, kurz, jede Ausübung unseres Leibes ist schon *ursprünglicher Ausdruck*" (ibid. 98), dessen Sinn der Leib zugleich wirkt, mitbewirkt und wahrnehmen kann. Er wird sich seiner selbst und der Welt zugleich damit inne. Im Leib spricht die Lebenswelt und kann uns deshalb zugänglich werden, zu Bewußtsein kommen, wenn wir für ihr Murmeln ein „Gespür" entwickeln. „Kurz, wir müssen das Sprechen, noch bevor es ausgesprochen ist, betrachten auf dem Hintergrund des Schweigens, das ihm vorausgeht, das es unablässig begleitet und ohne das es nichts zu sagen hätte; mehr noch: wir müssen ein Gespür entwickeln für diese Fäden des Schweigens, mit denen das Gewebe der lebendigen Rede durchwirkt ist" (ibid. 67, meine Hervorh., vgl. *Goodman* 1971).

In einer solchen Sicht werden Leib und Sprache, Leibbewußtsein und Sprachbewußtsein, verbaler Sinn und gestischer Sinn nicht voneinander abgespalten, sondern finden in sich ihre wechselseitige Begründung. Die Sprache begründet nicht die Bewußtheit, die Reflexivität. Der Leib „ist es, der zeigt, er ist es, der spricht" (*Merleau-Ponty*). In ihm und durch ihn sprechen die Dinge, spricht die Welt zu uns[101], reden wir zur Welt, sprechen wir in die Welt hinein. Hier kündet sich erneut die Möglichkeit zu einer „schlechten Exzentrizität" an, die das

„lebendige Wort“ zu verlassen vermag, indem sie es vom Sprecher, vom Zuhörer, vom Lebenszusammenhang ablöst, so daß es sich in der Digitalisierung, in den Chiffren der Bildschirmtexte verliert. Zwar sind wir – wie die „Aneignung der Welt“ über die Sprache in der sprachlichen Sozialisation des Kindes zeigt – durch die Sprache „bei den Dingen“, die wir benennen, weil sie nach Benennung rufen, und die uns durch ihre Namen, die uns übergeben werden[102], in besonderer Weise ins Bewußtsein treten und es formen, ein persönliches „Weltmodell“ im Bewußtsein konstituieren und damit ein „Selbst mit Anderen“. Aber wir können die Dinge auch verlieren, wenn unser Bewußtsein nur noch die Begriffe und Bedeutungen umfaßt und nicht mehr die Dinge in ihrer wahrnehmungssatten, erlebnisdichten Konkretheit, die die Dialektik von sprachlicher Exzentrizität und wahrnehmungsvoller Zentriertheit kennzeichnet. Wenn diese Dialektik gelingt, wird die Welt reicher. „Die Sprache ist so der Überschwang unserer Existenz über alles natürliche Sein. Insofern aber der vollbrachte Ausdruck eine Sprachwelt und eine Kulturwelt schafft, läßt er ins Sein zurückfallen, was über das Sein hinausreichen wollte“ (ibid. 232).

Auf diese Weise ist die Lebenswelt keineswegs nur *Natur*, sie ist auch *Kultur*, deren Sedimentationen bis in unsere Leiblichkeit abgesunken sind (etwa in der durch „evolutionäres Lernen“ genetisch festgelegten Prädisposition des Neocortex zur Aufnahme der Sprache), die aber in der Wahrnehmung, im Handeln, in der *Ko-respondenz* des Leibes mit der Welt, mit anderen Leibsubjekten herausgeschwemmt werden können. Diese „evolutionären Narrative“, Ablagerungen vergangener *Narrationen*, d.h. evolutionärer Lebensprozesse, sie sind unser Eigentum. Sie konstituieren den *strukturellen Sinn*, der uns in der Begegnung mit der Welt gleichsam als bekannter in vertrauten Narrativen entgegenkommt. Die Sprache der Gesten und der Worte ist uns deshalb nichts Fremdes, wenn wir sie aufnehmen und sie uns im Verlaufe der Sprachentwicklung allmählich zu Bewußtsein kommt. „Der Sinn der also ‚verstandenen‘ Geste eines anderen ist nicht hinter ihr gelegen, sondern fällt zusammen mit der Struktur der von der Gebärde entworfenen Welt, die ich verstehend mir zu eigen mache; er tritt in der Geste selbst zutage ...“ (ibid. 220).

Wir können hier *Merleau-Pontys* (1945, 1969) Unterscheidung zwischen aktuellem Sprechen (wir reden von „*Narrationen*“, *Petzold, Orth* 1985, dieses Buch, S. 200) und historisch gewachsener, institutionalisierter Sprache und ihren Sedimentationen (wir sprechen von „*Narrativen*“, dieses Buch, S. 688) nicht weiter nachgehen. Sie ist indes als eine *Dialektik* von *Prozeß und Struktur* (vgl. Abb. S. 685) zu sehen, die sich im Sprachbewußtsein mit seinen Inhalten und in den Sprech*akten* im Fluß der Rede – beides ist leiblich gegründet – entfaltet. In der Praxis des verbalen und nonverbalen Sprechens legt sich das Subjekt selbst aus, erschließt es die Symbolisierungen seines Körpers[103], findet es „Quellen“ in den „Archiven des Leibes“, um die es nicht wußte, und füllt diese Archive mit neuen Narrativen. So wachsen Leib- und Sprachbewußtsein miteinander. Ähnlich wie *G.H. Mead* (1934) den Ursprung der Sprache in „vokalen Gesten“, in intentionalen, nonverbalen Formen des Ausdrucks sieht, nimmt *Merleau-Ponty* (1945) eine „emotionale Gestik“ und einen „gestischen Sinn“ an.

„So gelte es denn, das Auftreten der Sprache in der emotionalen Gestik zu suchen...“ (idem 221). Für Therapien, die wie der Integrative Ansatz mit Mimik, Gestik, Bewegung, dramatischem Ausdruck, kreativen Medien arbeiten[104] und mit einer Sprache, die wie die der großen Pantomimen *Decroux*, *Marceau*, *Barrault* in der „reinen Geste“ liegt und die nicht „durch die

Worte hindurch" muß, sind diese Überlegungen von erheblicher Bedeutung, eröffnen sie uns doch Möglichkeiten, eine „Hermeneutik des nicht-sprachlichen Ausdrucks" zu fundieren. Der Zugang zu einem Bereich des Bewußtseins, der nicht oder noch nicht von der elaborierten Verbalsprache durchtränkt ist, ist gerade in der Arbeit mit frühgeschädigten Patienten und Patientinnen (Psychotikern, Psychosomatikern, Borderline), deren Erkrankungen ihre Ursache zumindest zu einem Teil im präverbalen Milieu der frühen Mutter-Kind-Dyade haben, von kardinaler Bedeutung.

Aber es gilt nicht nur die Dimension der Pathologie zu sehen: nicht-sprachliches Bewußtsein, nicht-begrifflich fundierter Sinn, sprach-loses Denken in sprachlosen Räumen finden wir in der Kunst, im Bereich des schöpferischen Ausdrucks, in Malerei, Plastik, Tanz, Musik und – unlösbar damit verbunden – im Bereich der Wahrnehmung ... einer Skulptur, einer Landschaft, eines Parfums, eines Musikstückes etc. Es entsteht hier eine „andere Sprache" *jenseits der Worte*, eine Sprache der Bilder, der Formen, der Klänge, der Gerüche, die sich zwar mit der Verbalsprache verbinden läßt (vgl. z.B. *Süskind* 1985) – besonders in der Poesie –, die aber dennoch „Sprache in eigenem Recht" bleibt. Das Ikonische (*Neisser* 1974, 31; 1979, 45) kann mit Worten genauso wenig bis ins letzte expliziert werden wie das Olfaktorische oder Gustatorische. Wie die Musik vermag es hingegen, die Worte zu transzendieren und anderen Sinnprovinzen (durch andere Sinnesvermögen und Gedächtnissektoren, vgl. *Engelkamp* 1990 und dieses Buch, S. 551) dem Bewußtsein zu erschließen. Hier liegen auch Zugänge zu Bereichen, die uns in der meditativen Praxis erschlossen werden: der *Besinnung*, in der der Reichtum der Sinneserfahrung in ihrer Verbindung mit dem Niederschlag vorgängiger Sinneserfahrungen verschmolzen wird; der *Betrachtung*, in der die Welt der Bilder sich zu den Möglichkeiten „innerer Bilder"weitet, einer *Schau*, Vision, die aus der Grenzenlosigkeit der Traumwelt schöpft (*Pöppel* 1985, 114); der *Versenkung*, in der die Sinnestätigkeit zurückgenommen wird und das Bewußtsein unbegrenzt sich ausdehnen kann, denn erst die Tätigkeit unserer Sinne setzt dem Bewußtsein Grenzen (ibid.).

Wir nähern uns dem letztgenannten Bereich in der gegenstandslosen Meditation, im „Ton der Stille" (*Dürckheim* 1983), in der nootherapeutischen Arbeit der Integrativen Therapie (*Petzold* 1983e). In den Wurzeln der Sprache und durch die Sprache hindurch, im Schweigen, das die Worte umgibt, und in der Stille, in die sich die Worte hineinbewegen, in den Strukturen des Sichtbaren, die auf das Unsichtbare verweisen, ist der wahrnehmende Leib eingebunden in eine präetablierte Teilhabe an der Welt (*Merleau-Ponty* 1964, 178).

Er ist rückgebunden an ein präreflexives Milieu, aus dem er hervorgegangen ist – in der Hominisation, in der Ontogenese –, das in ihm anwest, ein Milieu, das er letztlich nicht verlieren kann, von dem er eine Gewißheit, eine „pr„reflexive Bewußtheit" hat. *Merleau-Ponty* (1966, 458) hat zur Kennzeichnung dieser Dimension von einem *„cogito tacite"* gesprochen.

„Jenseits des ausgesprochenen cogito ... gibt es ein stillschweigendes cogito, eine Erfahrung meiner selbst durch mich selbst" (ibid. 459). Im therapeutischen Geschehen haben wir diese Dimension mit den Konzepten des „sprachlosen Raumes", des „stummen Sinnes" und des „Grundvertrauens" (dieses Buch, S. 675, 529f, 630ff) beschrieben, dieser basalen Selbstgewißheit, nach der unsere Patienten suchen und die wir in der Therapie Menschen vermitteln wollen. Sie sollen Erfahrungen des Angenommen- und Aufgehobenseins machen können, damit sie eine *selbst*-verständliche Daseinsgewißheit gewinnen, die mehr ist als ein kognitives Konstrukt oder eine tröstliche Metapher. Insofern ist das stillschweigende cogito die „Selbstgegenwart bei sich selbst, die Existenz selber ..." (*Merleau-Ponty* 1966, 458), deren Erleben als „ontologische Erfahrung" (*Albert* 1972; *Orth* 1993) mir das Gefühl einer grundsätzlichen Vertrautheit mit den Dingen, den Menschen, der Sprache, der Kunst, der Welt insgesamt vermittelt (*Petzold* 1983b), ein Empfinden, so als „wäre ich nicht vor allem Sprechen schon in Berührung mit meinem eigenen Leben und meinem eigenen Denken, begegnete nicht das gesprochene *cogito* je schon in mir einem stillschweigenden cogito" (*Merleau-Ponty* 1966, 458).

Eine Auffassung der Sprache, die diese in einem „*schweigenden cogito*" wurzeln läßt, die Leib, Welt und Sprache miteinander verschränkt, die über die Poesie das Bildliche mit aufnimmt und die die „Geschichte der Sprache", d.h. das Milieu ihres Entstehens, mitbedenkt, verweist auf Hintergründigkeiten der Sprache und des Sprachbewußtseins, die nicht mehr klar in den Blick genommen werden können, die am Horizont verschwinden und in der Weite verwischt werden. Sie verweist auf Untergründiges, den „*homo absconditus*" (*Brunner* 1937), dessen Tiefen nicht mehr genau auslotbar sind, wie fiebrig wir auch danach suchen, mit dem Senkblei des Bewußtseins Boden zu finden (*Meyrink* 1916), denn es sind die Tiefen des Universums.

Das Sprachbewußtsein wird, wenn es unter einer entwicklungsgeschichtlichen Perspektive – das gilt sowohl in phylogenetischer wie in ontogenetischer Hinsicht – gesehen wird, inmitten einer Historizität angesiedelt, deren zeitlicher Rahmen über jede geschriebene Geschichte und jeden überlieferten Bericht hinausgeht und von der allein noch *Monumente* künden. Diese aber sprechen eine andere Sprache als die geschriebener Worte oder „*murmured lore*". Und dennoch wirkt diese Geschichte. Sie durchfiltert jeden Diskurs, durchtränkt jedes Wort mit dem Wispern vergangener Sprecher. Eine solche Auffassung des Sprachbewußtseins verweist mit dem Konzept der „institutionalisierten Sprache", dem Gedanken der *Sedimentation*, dem wir in der Integrativen Therapie Begrifflichkeiten wie „*Archiv*", „*Chronik*", „*Narrativ*" hinzufügen, auf Archivalien, die verschlossen oder verschollen sind, auf verschüttete oder versiegte Quellen, auf überlagerte Sedimente, auf schon Gesagtes, Erzähltes, Gesungenes, Gezeichnetes, Getanes, auf *kollektive Geschichtlichkeit* (*Assmann, Hölscher* 1988), an der jeder und jede partizipiert und von der sich niemand jemals befreien kann. Dieses alles liegt *hinter* oder *vor* dem Bewußtsein – je nachdem, welche Position man einnimmt, von welchem Standort aus man schaut. Es ist unbewußt, noch-nicht-bewußt, oder es taucht an den Rändern des Bewußtseinsfeldes (*Gurwitsch* 1975, 337) auf als Mitgegebenes, Mitbewußtes.

„Dank dem Randbewußtsein und seiner invarianten Struktur verlieren wir niemals die Realität aus dem Blick, bricht niemals der Kontakt mit der Realität ab, in welche Richtung auch immer unsere thematische Aktivität sich bewegen mag" (ibid. 341), – wir können aber auch sagen: bricht niemals unser Kontakt mit dem Bereich des Nicht-mehr-Bewußten, Noch-nicht-Bewußten (*Bloch* 1959), Unbewußten ab. Nach beiden Seiten hin stehen das Leib- und Sprachbewußtsein offen: zum Vergangenen und zum Zukünftigen, zum transparenten Klarbewußten und zum undurchsichtigen Unbewußten, und zwar auf der individuellen und der kollektiven Ebene.

Die philosophischen Überlegungen zum Sprachbewußtsein haben wiederum therapeutische Konsequenzen für die Integrative Therapie, die keineswegs einem Logozentrismus (*Derrida*

1967, 1979) huldigt oder gar die Rückführung des Aktionalen in die Sprache verlangt (*Lorenzer* 1973), die aber dennoch die Sprache wertschätzt: die Sprache der Worte, die der Bilder, der Klänge, die Sprache der Handlungen. Sie versucht z.B. die „ikonische Sprache“ der Patienten zu „buchstabieren“ durch das Umgruppieren, Zusammenfügen, Differenzieren figuraler Elemente, nicht unbedingt durch verbale Interpretationen (*Petzold* 1988p, 1987b; *Petzold, Kirchmann* 1990). Es wird in der Integrativen Therapie aber auch verbal gedeutet, wenn versucht wird, die Sprache der Bilder mit der der Worte in intermedialen Quergängen zu *verweben* – nicht jedoch sie zu übersetzen. Wir greifen dabei auf die Möglichkeiten poetischen Sagens (*Frühmann* 1985; *Heinermann* 1990) zurück, indem wir Patienten und Klienten ermutigen, Gedichte zu schreiben, gestaltete Prosatexte, in denen sich dann Atmosphären artikulieren, die das Unsagbare – das englische „*unthinkable*“ ist noch schärfer (vgl. *Winnicott* 1965/1974, 74) – fassen, die „Prosa der Welt“ *zur Sprache* bringen, aus deren Bildern paläopsychische Wildheit redet, Traumzeit rinnt, in deren Rhythmen das Wiegen früher Erfahrungen aufschwingt – Kinderreime, Nonsense poetry, Lallmonologe, *prosodic language*[105]. Mit der Entwicklung solchen Sprachvermögens, solcher Sprachbewußtheit gewinnt der Patient die Geschichte der *guten, der bösen und der fehlenden Worte* zurück, erfährt die Sprache, die ihm *widerfahren* ist, und erhält die Chance, *seine* Sprache zu finden, die ihm einen Zukunftshorizont möglicher Rede, jenseits des „Standard English“ oder des „Schriftdeutschs“, ausspannt, Worte, in denen sich Leib, Unbewußtes, Lebenswelt in all ihrem Reichtum und ihrer Fülle äußern dürfen.

5.2.3 Zeitbewußtsein

„Was wir zu sagen haben, ist der Überschuß dessen, was wir leben, über das, was schon gesagt ist“ (*Merleau-Ponty* 1969/1984, 130) und was noch zu sagen sein wird: ein Strom der Gespräche und Erzählungen (*Ricœur* 1988), ein Fließen des *Sprachbewußtseins.* Es ist Zeugnis von dem, was der Leib schon durchlebt hat und was er noch zu erleben hat, in seinem wahrnehmenden Bezug zur Welt, in gelebter „*Zwischenleiblichkeit*“, in dramatisch-narrativen Prozessen von Erzähl- und Spielgemeinschaften, im Fließen des Leibbewußtseins. Wir kommen mit dieser Fließqualität zu einem Kernthema *chronosophischen* Nachsinnens (dieses Buch, S. 299ff): zum Verhältnis von Bewußtsein und Zeit. Dieses „entspringt m e i n e m Verhältnis zu den Dingen“ der Welt (*Merleau-Ponty* 1966, 468), und wie *Emmanuel Levinas* in seinen Vorlesungen „Le temps et l'autre“ (1948) herausgearbeitet hat, *meinem Verhältnis zum Anderen.* Er schreibt: „*que le temps n'est pas le fait d'un sujet seul et isolé, mais qu'il est la relation du sujet avec l'autrui*“ (idem 1979, 17). Es entsteht damit eine eigenartige Reziprozität zwischen Zeitlichkeit und Subjektivität (ich habe dies auch unter einer *Mead*schen Perspektive expliziert, vgl. dieses Buch S. 315f, 322f). „Die Subjektivität ist nicht unbewegliche Identität mit sich selbst, um Subjektivität sein zu können, ist es ihr wie der Zeit wesentlich, sich einem anderen zu erschließen und aus sich selbst herauszugehen“ (*Merleau-Ponty* 1966, 485), und sei es, indem Subjekt und Zeit aufeinander zugehen oder sich umkreisen.

Die Geheimnisse der Zeit sind Gegenstand der *Chronopathologie* (*Payk* 1979; vgl. *Petzold* 1979n), was ihre klinischen Manifestationen anbelangt, mehr noch aber Gegenstand der *Chronosophie*, einem nachdenklichen, nachsinnenden, nachspürenden, aber auch vorgreifenden, vorspringenden Explorieren der Zeit.

Das Leben ist die Möglichkeit, Zeit zu erfahren, weil es zeitlich ist. Zeitlichkeit ist deshalb so schwer zu ergründen, weil das Leib-Subjekt selbst in der Zeit steht und seine Exzentrizität nie die Zentriertheit im Leibe, der sich von der Geburt zum Tode bewegt – alternd –, hintersteigen oder übersteigen kann. Das *cogito* ist nicht zeit- und weltenthoben. Es gründet in einem „*schweigenden cogito*", das jeder Bewußtwerdung vorausliegt. *Merleau-Ponty* (1945, 461) weist mit diesem Begriff über die Zeitanalysen von *Husserl* hinaus, der in der „Phänomenologie des inneren Zeitbewußtseins" (die Vorlesungen von 1905 wurden 1928 von *Heidegger* herausgegeben) die Zeiterlebnisse und ihre intentionale Struktur in einem *Bewußtsein* verankert (*Orth* 1983). Er sieht vielmehr die Zeit im „*Präsenzfeld*" leiblich-koexistiver Erfahrung von Welt gegründet: „In meinem ‚Präsenzfeld' im weitesten Sinne ... trete ich in Berührung mit der Zeit, lerne ich den Lauf der Zeit kennen ... als das Feld originärer Erfahrung, wo die Zeit mit ihren Dimensionen *leibhaftig* erscheint, in letzter Evidenz und ohne eingeschobenen Abstand" (*Merleau-Ponty* 1945, 76/1966, 472f).

Es wird damit eine Verbindung zwischen den Zeitkonzeptionen *Husserl*s und *Heidegger*s (*Merlan* 1947) – sie beide überschreitend – hergestellt: „die Zeitlichkeit ist Subjekt in dem Maße, wie das Subjekt Zeitlichkeit ist" (*Ricœur* 1988, 62). Das Subjekt konstituiert nicht die Zeit. Es „hat" sie nicht, genauso wenig wie es ein Bewußtsein *hat.* Es ist in der Zeit, *ist* Zeit. Bewußtsein *ist* als Gegenwartsbewußtsein der Existenzmodus des Subjektes in Zeit und Welt (*Merleau-Ponty* 1966, 482): „Offenkundig bin ich zwar nicht Urheber der Zeit, so wenig wie der meines Herzschlages, nicht ich bin es, der die Initiative der Zeitigung ergreift; es geschah nicht nach meiner Wahl, daß ich geboren wurde, und bin ich einmal geboren, so bricht durch mich die Zeit hervor, was immer ich tun mag" (ibid. 485).

Wir können damit eine doppelte Bewegung der *Verzeitlichung* annehmen: einerseits eine präreflexive, organismische, die in den Lebensrhythmen des Leibes (dem Herzschlag z.B.) liegt, die die Bewegung und der kommotible „Zusammenhang des Lebens" als eines „Zur-Welt-Seins" ist (ibid. 479) und die weiterhin in der Physiologie der Sinne (*Pöppel* 1985) und des Gedächtnisses liegt – sie ist Bedingung für Vergangenheit und Zukunft, denn „ohne *Gedächtnis* ist Dauer nicht erlebbar" (ibid. 88; vgl. dieses Buch, S. 549ff); andererseits geht es um eine koreflexive, ja reflexive Verzeitlichung, welche sich als der Strom gegenwärtigen Bewußtseins zeigt, denn dieses „ist selbst die Bewegung der Verzeitlichung" (ibid. 483; vgl. *Abba* 1972, 149ff). Das Bewußtsein von Zeit führt mitten in das Bewußtsein von Leib und Welt, denn die Zeit ist „die Bewegung eines sich entfaltenden Lebens, und sie ist auf keine Weise zu vollziehen denn durch das Leben dieses Lebens" – so *Maurice Merleau-Ponty* (1966, 481). Damit entsteht eine beständige Transgression, eine Überschreitung von Gegenwart zu Gegenwart, vom Leib in die Welt, vom Subjekt zum anderen, von der Identität heute zur Identität morgen, und an dieser Bewegung nimmt das Bewußtsein *wahrnehmend* teil als *Strömung*, die die Bewußtseinsinhalte unter Rückgriff auf die Archive des Leibgedächtnisses vernetzt und so eine „Kontinuität unseres Erlebens" gewährleistet (*Pöppel*, 1989, 15) als Gewahrsein der Konnektierungen, die gleichsam absichtslos und kommotibel (dieses Buch S. 978ff) entstehen: „*l'idée vient en parlant*" (vgl. *Kleist*s „Entstehung des Gedankens beim Reden" 1805).

„In diesem Gewahrsein bekundet sich und besteht die zeitliche Kontinuität des Bewußtseinsstromes, jene Kontinuität, die dem Bewußtsein seinen fließenden Charakter verleiht" (*Gurwitsch* 1975, 278f). Die Strömung in diesem Strom hat indes in ihrer erfassenden Kraft nur eine bestimmte Reichweite – sowohl in die *Breite* als auch in die *Tiefe*. Angrenzende, vielleicht gegenläufige Strömungen, ruhige Wasser, Tiefenschichten, die nicht mitbewegt werden können oder in störenden Wirbeln aufquirlen, Grund und Ufer des Stromes bieten Grenzen für das Zeitbewußtsein des Subjektes, das im Strom der Zeit – der auch der Strom evolutionären Lebens ist – treibt. Die verwandte Metaphorik deutet es schon an: die Strömung in einer Strömung im Strom – so führt uns das Zeitbewußtsein über das *cogito tacite* in die Tiefen der Lebenswelt und in Bereiche jenseits des Bewußtseins, in Unbewußtes. Das Netz von Intentionalitäten im Präsenzfeld – wie *Merleau-Ponty Husserls* Gedankengänge fortführend, die Zeitlichkeit als Wechsel zwischen Protentionen und Retentionen beschreibt – verleiht *bewußt* erlebter Zeit unterschiedliche *Qualitäten* (*Petzold* 1986g) und führt sie an die „Ränder" des *Bewußtseinsfeldes* (*Gurwitsch* 1975, 278ff) – und dieses schließt ein Zeitbewußtsein ein –, an Mitbewußtes und Vorbewußtes und Nicht-Mehr-Bewußtes oder Noch-Nicht-Bewußtes, an Unbewußtes schließlich, das als solches, seinem Wesen gemäß, nicht wahrgenommen werden kann. Das Bewußtsein verliert sich an den Horizonten von Vergangenheit und Zukunft. Deshalb „eignet der Gegenwart (im weiten Sinne, mit ihrem originären Vergangenheits- und Zukunftshorizont) ein privilegierter Vorrang, insofern sie eine Zone umgrenzt, in der Sein und Bewußtsein koinzidieren" (*Merleau-Ponty* 1966, 482).

Das Gegenwartsbewußtsein ist also kein ahistorisches, kein verkürzendes Hier-und-Jetzt, wie es von zahlreichen Formen humanistischer Psychologie (*Perls*, *Rogers*) propagiert wird (vgl. *Petzold* 1981e). Gegenwartsbewußtsein lebt die Zeit, vollzieht gegenwärtig strömende Zeit als solche, d.h. aber *als ganze*. Es erlebt den beständigen Umschlag der Zeit als *Übergang* – eine Zeitauffassung, die *Augustinus* schon im berühmten 11. Buch der *Confessiones* entfaltet hat (vgl. *Guitton* 1971; *Meijering* 1979). „Sofern ist aber nun klar und deutlich: Weder die Zukunft noch die Vergangenheit ist, und nicht eigentlich läßt sich sagen: der Zeiten sind drei, Vergangenheit, Gegenwart und Zukunft. Genaugenommen sollte man vielmehr sagen: Zeiten gibt es drei: eine Gegenwart von Vergangenem, eine Gegenwart von Gegenwärtigem, eine Gegenwart von Zukünftigem. Denn diese Zeiten sind als eine Art Dreiheit in der Seele, und anderswo sehe ich sie nicht; und zwar ist da Gegenwart von Vergangenem, nämlich Erinnerung; Gegenwart von Gegenwärtigem, nämlich Augenschein; Gegenwart von Zukünftigem, nämlich Erwartung" (*Augustinus*, Conf. 11). Ähnlich argumentiert *Merleau-Ponty*: „Es gibt nur eine einzige, sich selbst bestätigende Zeit, die nichts zur Existenz zu bringen vermag, ohne es schon als künftig, gegenwärtig und vergangen gegründet zu haben, und die mit einem Schlag sich selbst gründet" (*Merleau-Ponty* 1966, 476). Zeitbewußtsein als das Gegenwartsbewußtsein des Leib-Subjektes bezieht damit in unterschiedlichen *Qualitäten*, *Intensitäten* oder *Graden* von Bewußtsein Vergangenes und Zukünftiges immer mit ein, denn – und hier zeigt sich der Bezug zu *Augustinus'* und *Heideggers* Argumentation in „Sein und Zeit" (1967) – die Vergangenheit ist nur eine ehemalige Zukunft oder eine jüngste Gegenwart, und die Zukunft ist eine kommende Vergangenheit.

Um dieses Wesen der Zeit weiß das Subjekt, es ist ihm prinzipiell bewußt – über das Memoration und Antizipation ermöglichende Leibgedächtnis (*Petzold* 1981h) –, sofern ihm dieses Wissen und Bewußtsein nicht verstellt ist und es den *Übergang* von Gegenwart zu Gegenwart, den Umschlag der Zeit, das Fließen des gelebten Lebens, der getanen Taten, der erzählten Geschichten, die sich zur Biographie formieren (*Ricœur* 1983 und dieses Buch S. 329ff,

333ff), nicht wahrnehmen, erfassen und verstehen kann. Durch ein fehlendes Bewußtsein für die Zeitigung würde die Hermeneutik des Lebensprozesses – und damit die durch Selbstauslegung der eigenen Geschichten (Autoskripts) mit beständig „wachsender Sinnerfassungskapazität" (*Petzold* 1984i) konstituierte Subjektivität – fixiert. „Es ist der Zeit wesentlich, nicht allein wirkliche oder verfließende Zeit, sondern *sich wissende Zeit* zu sein; denn das Zerspringen, der Aufsprung der Gegenwart zu einer Zukunft hin ist selbst der Archetyp jeden *Selbstverhältnisses* und der Entwurf einer Innerlichkeit oder Selbstheit überhaupt" (*Merleau-Ponty* 1945, 487, meine Hervorhebung).

Mit dem Zeitbewußtsein, das in dieser Form entfaltet wird, öffnen sich Perspektiven von der philosophischen Reflexion in die klinische, etwa mit der Explikation der *Fixierung* als Festsetzung dieser Gegenwart, die – wie ein Fels im Strom – den Bewußtseins-, Erlebnis-, Erkenntnis-, den Lebensfluß hemmt.

„Die unpersönliche Zeit fließt weiter fort, die persönliche Zeitlichkeit aber stockt. Diese Fixierung hat nicht etwa nur die Bedeutung einer Erinnerung, sie schließt im Gegenteil die Erinnerung aus ..." (idem 1966, 107f). Die *Horizonte* der Zeit werden gekappt, und eine Möglichkeit des Lebens generalisiert sich zu „einem Stil des Seins" (ibid.). Das Bewußtsein des Zeitstroms geht verloren in der *unbewußten* Kettung an eine Gegenwart, an ein Hier-und-Jetzt, das nicht mehr verfließen und damit nicht enden kann. Es „bleibt einer Wunde gleich, durch die sich unsere Kraft verströmt" (ibid. 110). Auf den Diskurs, in den *Merleau-Ponty* hier mit der Psychoanalyse eintritt (vgl. auch *Boehm* 1982), werde ich noch zurückkommen.

Das Zeitbewußtsein verschränkt sich in der leiblich gelebten Gegenwart als durch die Sinne und den cerebralen Kortex gewirktes „Gegenwartsfenster" (*Pöppel* 1989, 15) *und* in der zwischenleiblich vollzogenen Rede, den Narrationen, mit dem *Leib-/Weltbewußtsein* und dem *Sprachbewußtsein.* Das Zusammenfließen dieser Bewußtseinsstrukturen konstituiert das Subjekt in der Welt als *„être-au-monde"* und *„être-à-l'autrui"* in einem beständigen Prozeß der Auslegung der Weltverhältnisse, der Zeitverhältnisse, des Selbstverhältnisses und des Bezuges zum anderen, was zu einem ständigen Wachsen der Erfahrung und der Sinnerfassungskapazität führt (dieses Buch S. 140).

Das Subjekt *ist* sein Leib, *ist* seine Sprache, seine Zeit *im Vollzug* dieser Auslegung, d.h. in der Narration einer progredierenden hermeneutischen Spirale (vgl. Abb. 2, S. 404 und Abb. 15, S. 498) von Wahrnehmen, Erfassen, Verstehen, Erklären, in der *Zeitlichkeit, Subjektivität* und *Welt* (diese schließt die *Sozialwelt* ein, vgl. 5.3.) sich wechselseitig und in ständigen Perichoresen durchdringen und in fortwährenden Umkreisungen interpretieren

5.3 Klinische Perspektiven

Philosophische Reflexionen, die das Konzept eines „komplexen, pluriformen Bewußtseins" im Rahmen eines integrativen therapeutischen Verfahrens fundieren sollen, müssen – ähnlich wie die neurowissenschaftlichen Fakten – *Übergänge* zu klinischen bzw. therapeutisch-praktischen Fragestellungen ermöglichen – gilt es doch unterschiedliche wissenschaftliche Diskurse (*Lyotard* 1979) zu verknüpfen und verschiedenartige Rationalitätstypen durch die Quergänge „transversaler Vernunft“ (*Welsch* 1987, 306) zu verbinden in „lateralen Formen des Austausches“ (*Waldenfels* 1985, 117).

Solche Brücken und Übergänge können gefunden werden, wenn erkenntnistheoretische und anthropologische Positionen mit persönlichkeitstheoretischen und entwicklungstheoretischen Konzepten in Beziehung gesetzt werden. Die Überlegungen zum Leib-, Sprach- und Zeitbewußtsein des Subjekts mit seinem Präsenzfeld schaffen für die Therapie, für klinisches Handeln Grundlagen, indem sie Leiblichkeit, Sprachlichkeit und Zeitlichkeit als Basisdimensionen jeden therapeutischen Geschehens ausweisen, das Bewußtsein als präsentischen, leibhaftig vollzogenen Weltbezug des Subjektes herausstellen. Eine solche Sicht spezifiziert sich, wenn das Leibsubjekt persönlichkeitstheoretisch expliziert wird – etwa im psychoanalytischen Modell als Dynamik zwischen Es, Ich und Über-Ich oder im Modell der Integrativen Therapie als Synergie von Leib-Selbst, Ich und Identität (dieses Buch S. 430f). Welche dieser Instanzen, Dimensionen oder Aspekte (wie immer man dies fassen möchte) der Persönlichkeit konstituieren nun Bewußtsein? In dieser Frage müßten sich philosophische und psychologische Reflexionen verbinden, um für eine *Heuristik* klinisch-therapeutischen Handelns Relevanz zu gewinnen.

Dabei muß noch einmal – ähnlich wie im Hinblick auf die Übertragbarkeit neurowissenschaftlicher Konzepte auf die klinische Praxis – betont werden, daß der philosophische und der psychotherapeutisch-klinische Diskurs nicht ohne Rest ineinander aufgehen können, sondern daß an den „Übergängen“ Brüche oder zumindest Unebenheiten auftreten können, da die Erfahrung der spezifischen Interaktion zwischen dem Patienten und seinem Arzt zu *erlebten Qualitäten* des Zwischenmenschlichen führt, aus denen die theoretischen Konzepte als „Reflexion einer konkreten Praxis“ destilliert werden. Das unterscheidet sie deutlich von Konzepten der philosophischen Reflexion, die – wenn sie *über* eine Praxis reflektiert – sich zumeist auf ein Handeln bezieht, das andere getan und in Berichten dokumentiert haben, ein Handeln, das bestenfalls beobachtet wurde.

In den seltensten Fällen bezieht es sich auf ein Tun, das der Philosoph selbst vollzogen hat (*Kühn, Petzold* 1992). Dies gilt in Sonderheit für klinisch-therapeutisches Handeln in der unmittelbaren *Verantwortung* für den Kranken und aus der hautnahen *Betroffenheit* von seinem Leiden, seinen Verstrickungen, seinem Schicksal, in das – und hierin liegt das Besondere der klinischen Situation und des therapeutischen Erkenntnisgewinns – der Therapeut als Mitsubjekt und über das Übertragungs-Gegenübertragungsgeschehen selbst einbezogen wird. Die Erträge des philosophischen Diskurses müssen in ein derartiges Milieu übersetzt und an ihm geeicht werden, damit man ermessen kann, ob sie für den Patienten und seinen Lebenszusammenhang, für seinen Arzt und für das Krankheitsgeschehen einen *erfahrbaren* explikativen Wert haben.

Die Schwierigkeiten einer solchen Übersetzung haben in der Regel dazu geführt, daß die Philosophie mit dem, was sie über den Menschen, über das Bewußtsein, über das Leid, über die Hoffnung usw. erarbeitet hat, von den Therapeuten ausgeblendet wurde. Und wo sie Aufnahme fand – etwa die Philosophie *Heideggers* bei *Binswanger* und *Boss* mit jeweils unterschiedlichen Ausrichtungen der Daseinsanalyse –, blieb sie den Niederungen der Intervention, der Behandlungsmethodik und -technik meistenteils enthoben. Die leibzentrierten Philosophien von *Merleau-Ponty, Plessner* oder *Hermann Schmitz*, die als solche schon durch den Versuch einer Annäherung oder Synthese der medizinischen, sozialwissenschaftlichen, psychologischen Diskurse mit dem der Philosophie charakterisiert sind, bieten hier eine besondere Chance, für die Psycho- und Leibtherapie fruchtbar zu werden.

Um nach diesen Zwischenbemerkungen auf das Thema des philosophischen Beitrages zur Frage des Bewußtseins für eine Integrative Therapie, die ja nicht nur *Psycho*therapie ist, zurückzukommen, soll eine Hinwendung zu persönlichkeitstheoretischen Konzepten, wie sie sich im philosophischen Gedankengang darstellen, die Klärung unserer Position weiter vorantreiben.

Betrachten wir die Frage nach dem Bewußtsein unter entwicklungspsychologischer Perspektive, so entsteht dieses zunächst als „Bewußtsein *von etwas*", denn das Kind erwirbt erst in einem komplexen Prozeß sensumotorischer Entwicklung und perzeptueller und kognitiver Differenzierung die Fähigkeit, ein solches „Etwas" zu konstituieren. *Jean-Paul Sartres* berühmte Definition des Bewußtseins *„toute conscience est conscience de quelquechose"* (*Sartre* 1943, 27) muß also auch rückgebunden werden an Entwicklungsprozesse, in denen soziale Interaktionen (besonders die frühen non-verbalen Spiele) eine bedeutende Rolle spielen (*MacKay* 1978; *Keller* 1989). Die philosophische Rekonstruktion des Bewußtseinsbegriffes kann – das ist unsere Auffassung – auf eine genetische Theorie der Entstehung des Bewußtseins nicht verzichten. Wenn es auch in der „Intentionalität" der Leiblichkeit gründet (*Merleau-Ponty* 1966), so muß diese doch entfaltet werden. Das hatte auch *Piaget* schon 1946 (S. 380ff) gegenüber der von den Gestalttheoretikern vertretenen Position auf der Grundlage seiner Forschungen geltend gemacht. „Schemata", die nach ihm durchaus die wesentlichen Züge einer „Gestalt" besitzen (ibid.), bestimmen die Wahrnehmung durch ihre assimilierende Kraft als „interpretierte Erfahrung". So wachsen Erkenntnis und Bewußtsein beständig. *„Même lorsqu'il tatonne pour découvrier du nouveau, l'enfant ne perçoit et ne conçoit le réel qu'en fonction de ses schèmes assimilateurs"* (ibid. 282). Die Entwickungsperspektive ergänzt die phänomenologische Betrachtung, die sich „mit jenen Prozessen und Operationen, denen die Wahrnehmung ihre objektivierende Funktion verdankt", befaßt (*Gurwitsch* 1975, 33).

Gerade im therapeutischen Kontext, in dem die Phänomene der *Regression* eine so bedeutsame Rolle spielen, können genetische Gesichtspunkte nicht ausgeschlossen werden. Diese verweisen auf die Prozesse der Assimilation (*Piaget* 1936, 1937), die zunächst zu einem Gegenstandsbewußtsein, einem „Bewußtsein von" (*Brentano* 1924, 124f) führen, wobei allmählich die Teile des Körpers durchaus als Gegenstände erfahren werden, und diese Erfahrungen konstituieren den *Leib*, der damit Wahrnehmungs- und Gedächtnisphänomen zugleich ist. Bis zu einem Subjektbewußtsein als „Bewußtsein meiner selbst" indes ist es ein langer Weg (dieses Buch, S. 529-548). Es ist an höchst komplizierte cerebrale Prozesse als Grundlage einer kognitiven Differenzierung gebunden, die zur Ausbildung eines kohärenten, diskriminationsfähigen und zunehmend reflexiven *Ich* führt. Ist auch das Entstehen des Bewußtseins an die entsprechenden neurophysiologischen Prozesse in spezifischen entwicklungsneurologischen Stadien gebunden, so bedürfen diese doch des sensorischen Zustroms, der im wesentlichen durch die *wahrgenommene Sozialwelt* vermittelt wird. Ihre „Archivierung" im Gedächtnis bestimmt nachfolgende Bewußtseinsprozesse. So werden Leiblichkeit und Sozialität (*Coenen* 1985) für das Bewußtsein konstitutiv.

Die Probleme philosophischer Bewußtseinsdefinitionen liegen zu einem Teil in der Hypostasierung des Bewußtseins als eine „für sich abgeschlossene Seinssphäre" (*Husserl* 1950, 72), als „reale Innerlichkeit des Erlebens, die Gegenstandswahrnehmung des Subjektes, das Wissen des Bewußtseins um sich selbst (Selbstbewußtsein)" (*Jaspers* 1946, 115). Damit wird das Subjekt, wird das Bewußtsein vom Prozeß seiner Entstehung abgekoppelt, die u.a. konkret entwicklungspsychologisch und sozialisationstheoretisch gedacht werden muß, wie *Habermas* in seinen Bemerkungen zur „Entwicklung des Ichs" (in *Döbert* et al. 1980) zu Recht unterstrichen hat.

5.4 Ich-Bewußtsein, Selbstbewußtheit, bewußte Subjektivität

Ohne Rekurs auf solche entwicklungspsychologischen und sozialisationstheoretischen Perspektiven hat *Hermann Schmitz* das Konzept eines „Bewußtseins im subjektiven Sinn" philosophisch zu rekonstruieren versucht auf der Grundlage der Aussage: „Wer sinnvoll ‚Ich' sagt, meint sich selbst und hat also ein Bewußtsein von etwas, das mit ihm, dem meinenden Subjekt, identisch ist" (*Schmitz* 1981, 33). In sprachtheoretischer Argumentation weist er nach, daß „strikt ichbezogene Ausdrücke", Personal- und Possessivpronomina, die erste Person des Singular mit den dazugehörigen Verbformen „nur während eigenen Selbstbewußtseins sinnvoll gebraucht werden" können (ibid. 40). Und aus „der Existenz von Selbstbewußtsein folgt aber logisch die Existenz von Bewußtsein im subjektiven Sinn" (ibid. 47).

Die Bedeutung des „*Ich*" in der Konstitution *des Bewußtseins als Selbstbewußtsein* steht also zentral. *Das Ich erkennt das Selbst* in Akten der Selbstwahrnehmung, und mit diesen ist immer „affektives Betroffensein durch *Gefühle* (Trauer, *Freude* usw.) oder durch *leibliche Regungen* (Hunger, Schmerz, Behagen) verbunden" (ibid.). Ein solches Betroffensein erfordert zu seiner angemessenen Beschreibung strikt ichbezogene Ausdrücke („*ich* bin traurig"). Es kann nur durch einen einzigen Sprecher beschrieben werden, der sich dann anderen als Subjekt in seiner jeweils gegebenen Befindlichkeit vermittelt. Deshalb sind „Sachverhalte des affektiven Betroffenseins subjektiv" (ibid. 59). *Schmitz* kommt nach differenzierter Ableitung zu folgenden Konklusionen: „Zu dem Selbstbewußtsein ... gehört ein Subjekt, dessen Bewußthaben folgende Eigenschaften besitzt: 1. Ein Objekt dieses Bewußthabens ist mit dem Subjekt identisch. 2. Das Subjekt erkennt seine Identität mit einem Objekt seines Bewußthabens an. 3. Das Subjekt erkennt seine Identität mit einem Objekt seines Bewußthabens an, mit dem es tatsächlich identisch ist" (ibid. 63), wobei immer vorausgesetzt wird, daß das *Ich* „Selbstbewußtsein vollzieht".

Im Sinne der im vorausgegangenen Hauptabschnitt referierten neuropsychologischen Konzepte (5.1) muß also – und hier ergänzen wir *Schmitz* – eine entsprechende cerebrale Aktivität *(level of arousal)* gegeben sein, nur dann ist Bewußtsein im Sinne von mhd. „*bi-beiwizan*" möglich. So sagen wir von einem Menschen mit vollem Bewußtsein: „Er ist bei sich". Und von jemandem, der das Bewußtsein verloren hat, daß er „nicht mehr oder nicht ganz bei sich ist". Wenn er aus der Bewußtseinstrübung auftaucht bzw. aus der Ohnmacht erwacht, heißt es: „Er kommt wieder zu sich", so daß er sich *selbst* wieder spürt: „Wo bin *ich*?", „wieder ganz *da*" ist, wieder weiß, wo er ist: „*Ich* bin ja zu Hause!", sich seiner Situation innewird: „*Ich* muß *weg* gewesen sein!" ... Und es ist das *Ich*, folgt man diesen Aussagen, das dieses alles konstituiert: das wahrnimmt, das erfaßt, das erkennt, das versteht, das bewußt ist, solange Wachheit und Bewußtseinsklarheit (*Vigilanz* und *Luzidität*) durch die cerebralen Funktionen des Leibes gewährleistet sind. Wenn sie gewährleistet sind, vermag das Ich diese Aktivität des Leibes in Form leiblicher Regungen bzw. Leibempfindungen wahrzunehmen. Vigilanz und *affektive Berührtheit* – z.B. durch Lust oder Schmerz – als eigenleibliches Spüren „in der Zeit" sind aneinander gebunden (*Pöppel* 1982), und in dieser Verbindung geschieht die „*Selbstaffektion*" (*Kant* B 67f). „Das Affizierende ist die Zeit als der Andrang und der Übergang zur Zukunft hin; das Affizierte ist die Zeit als entfaltete Reihe der Gegenwarten" (*Merleau-Ponty* 1966, 84), und das ist die *Subjektivität* selbst, die in der Dialektik des das Selbst wahrnehmenden und vom Selbst „geborenen" Ichs gründet und Selbstbewußtheit gewinnt (dieses Buch S. 430f, 488ff).

Bewußtes – und es wird hier mit Bedacht das substantivierte Adjektiv gewählt – umfaßt zum einen die z.T. präreflexiven Vorgänge des mehr oder weniger „klaren", wachbewußten Wahrnehmens, der Bewußt*heit* (*awareness*) des eigenen Leibes, der Mitwelt, der Sprache und der Zeit, d.h. das S e l b s t; und es umfaßt zum anderen das reflexive Bewußt*sein* (*consciousness*). So wird von uns der Begriff des exzentrischen, reflexiven *Ich-Bewußtseins* (*consciousness*) von der zentrischen, perzeptiven *Selbstbewußtheit* (*awareness*) differenziert.

Tugendhat (1978, 150ff) spricht – diese Differenzierung zusammendenkend – von „epistemischem Selbstbewußtsein". Wir sehen diese beiden Bewußtseinsmodalitäten in der „*bewußten Subjektivität*" differentiell oder synergistisch am Werke. Unter Rekurs auf unsere persönlichkeitstheoretischen Überlegungen (*Petzold* 1984i, 82, dieses Buch S. 430ff) verstehen wir als das *Ich* „die Gesamtheit aller Ich-Funktionen", die im *Leib-Selbst* gründen bzw. im Entwicklungsprozeß aus diesem hervorgegangen sind. Es ist „leibhaftiges Ich", gebunden an neuronale Prozesse, aber es übersteigt in der Intentionalität zugleich das Leib-Selbst, indem es ein „Bewußtsein von" – vom Leib-Selbst nämlich, von der Zeit, der Sprache, vom anderen, von der Umwelt (*Boer* 1978, 117ff) – gewinnt und h a t. Das *Ich* kann sich zum *Selbst*, das *da* i s t, verhalten als „Bewußtsein *zu*", ein Vermögen, das, wie erwähnt, im Verlaufe ontogenetischer (und phylogenetischer) Entwicklungsprozesse aufgrund der entstandenen Formen der Vergesellschaftung und den sich in ihnen vollziehenden Sozialisationserfahrungen ausgebildet worden ist (*Schurig* 1976). Die subjektzentrierte Sicht von *Hermann Schmitz* ergänzend, wird von uns der Aspekt der „*con-scientia*" im Bewußtseinskonzept stärker herausgestellt.

Nicht nur die Intentionalität der Leiblichkeit, die Gerichtetheit der Sinnesvermögen, die Ausstattung des Gehirns, die darauf angelegt ist, „Bewußtsein *von*" hervorzubringen, werden hierfür geltend gemacht (*Merleau-Ponty* 1966). Zwar ist es möglich, den Vorgang des Bewußtwerdens, den *Prozeß* des Bewußt-Seins vom Bewußt-Gewordenen (d.h. den Bewußtseinsinhalten) gedanklich zu differenzieren, indes ist unter entwicklungstheoretischer Sicht hier eine *Dialektik* anzunehmen. Schon *Baldwin* (1895, 334f) formulierte, daß das Kind „von meiner Erfahrung dessen, was du bist, zur Deutung dessen, was ich bin, fortzuschreiten" vermag. „Sowohl das Ich als auch der Andere sind also wesentlich sozial; jeder ist ein Socius, und jeder ist eine nachahmende Schöpfung" (ibid., so auch die von ihm beeinflußten Positionen von *Royce, Janet* und *Mead)*. Man kann folgenden Vorgang herausstellen: *Ich* (subjektal) habe erlebt, wie *andere* sich zu mir (objektal) verhalten haben, und dies ermöglicht mir, mich in unterschiedlichen Intensitäten von Exzentrizität und Affektion zu mir selbst (objektal/subjektal bzw. subjektal/objektal) zu verhalten (zur *Mead*schen Perspektive vgl. dieses Buch S. 322ff).

Mit dem Begriff „*Ich-Bewußtsein*" (*ego consciousness*) wird vom *bewußten* Ich, vom *Subjekt* des Bewußtseinsvorganges ausgegangen, wohingegen „Selbstbewußtsein" (*self consciousness*) als Begriff von dem „in den Blick genommenen Objekt" objektal bestimmt ist. Etwas anderes ist es, von „Selbstbewußtheit" (*self awareness*) zu sprechen, jenem Zustand matten Selbstgewahrseins, das – aus der *organismic perceptivity* der frühesten Entwicklungsstadien (dieses Buch S. 529ff) hervorgehend – auch als „Selbst-empfinden" (*sense of self, Stern* 1985) bezeichnet werden kann, eine nicht-reflexive, mitlaufende Grundtönung (vgl. *Pöppels* Mitbewußtes, 1985, 167), ein Gewahrsein des eigenen leiblichen Daseins, das auch unterhalb der Bewußtseinsschwelle in der Benommenheit, in Somnolenz und Sopor gegeben ist (*Scharfetter* 1985, 39f). Läuft diese „matte" Selbstbewußt*heit* in das „scharfe" Bewußtsein des *Ich* über, so wird das *Selbst* von diesem wahrgenommen, begriffen, erfaßt, verstanden, ausgelegt, was mit der Konstitution von „*bewußter Subjektivität*" gleichbedeutend ist. Durch das *archaische Leib-Selbst* wird das *Ich* herausgebildet, und durch dieses *Ich* wird das *Selbst* wiederum bewußt erfahren und verstanden. Es gewinnt damit und durch die vom *Ich* wahrgenommenen, erkannten und bewerteten Außenattributionen, die im Leibgedächtnis gespeichert werden, *Identität*, wird *reifes Selbst* (*Petzold* 1984c, dieses Buch S. 430ff, S. 543ff).

Das „erkannte Selbst" als Resultat einer hermeneutischen Leistung des die Narrationen des Lebens auslegenden Ich artikuliert sich als *selbstbewußtes Subjekt.* Die Zirkularität der Konstitution von *Ich* und *Selbst* ist Ausdruck dieser Hermeneutik, die sich *spiralig* fortschreibt und zu einem beständigen Wachsen der *Kraft des Ich*, der *Prägnanz der Identität* und der *Fülle des Selbst*, d.h. zum Wachstum der Persönlichkeit bzw. des Subjekts führt – solange die organismische Grundlage des Leibes, der Körper, seinen Dienst tut und insbesondere das *Gedächtnis* funktionstüchtig bleibt, denn: „Es ist das Gedächtnis, das unsere Identität durch die gespeicherten Inhalte garantiert" (*Pöppel* 1985, 105). Mit dem Begriff des Ich-Bewußtseins rekurrieren wir nicht auf das *Ich* als „Urbegriff" im Sinne *Kant*s oder *Fichte*s: „Das Ich setzt sich schlechthin, d.h. ohne alle Vermittlung. Es ist zugleich Subjekt und Objekt... es ist eins und ebendasselbe; folglich ist es sich seiner unmittelbar selbstbewußt" (*Fichte* 1937, II, 357). Die geniale Intuition *Fichte*s wird von ihm nicht voll ausgeschöpft, indem er das Ich von der Leiblichkeit – und damit von dem Moment der affektiven Betroffenheit – löst und von der Sozialität abkoppelt. *Hermann Schmitz* hat die erstgenannte Dimension ausgearbeitet. *Hegel* weist in die zweitgenannte Richtung: Zwar ist Ich-sein Bewußt-sein, ist „reines ununterschiedenes Ich" (*Hegel* 1949, 139). Dieses bedarf aber einer Erfahrung „seiner selbst", der Reflexivität auf das Selbst, die wiederum in Erfahrungen von Außenattributionen, der Widerspiegelung aus dem intersubjektiven Milieu gründet.

„Das Bewußtsein hat als Selbstbewußtsein nunmehr einen doppelten Gegenstand, den einen, den unmittelbaren, den Gegenstand der sinnlichen Gewißheit und des Wahrnehmens ... und den zweiten, nämlich sich *selbst*, welcher ... zunächst nur erst im Gegensatz des ersten vorhanden ist. Das Selbstbewußtsein stellt sich hierin als die Bewegung dar, worin dieser Gegensatz aufgehoben und ihm die Gleichheit seiner selbst mit sich selbst wird" (*Hegel* 1949, 135).

Wendet sich *Hegel* mit diesem Schlüsseltext in der „Phänomenologie des Geistes" zur Entwicklung des Selbstbewußtseins auf den *Geist* und die „Wahrheit als Idee" hin (vgl. Enzyklopädie 436), so wenden wir uns mit *Merleau-Ponty* und *Hermann Schmitz* gleichsam „rückwärts", indem wir uns auf die sinnliche Gewißheit in ihrer leibhaftigen Konkretheit richten. Es wird damit der zweite Gegenstand des Ich-(Bewußtseins) vertreten, das „sich-selbst" nicht aus dem Bereich der sinnlichen Gewißheit und Wahrnehmung ausgegliedert, sondern es wird eine Entwicklung des Selbstbewußtseins hin zum *Leib* und zur „Wahrheit als Lebenspraxis" vertreten (sie führt uns zu einer „Hermeneutik des Aktionalen"; vgl. dieses Buch S. 692ff).

Diese beiden Bewegungen – zur Idee und zum Handeln – müssen sich nicht ausschließen. Sie werden von den Konzepten Leib, Lebenswelt und Intersubjektivität unterfangen. „Das Cogito ist nicht falsch, außer, sofern es sich abtrennt und mit unserer Inhärenz in der Welt bricht. Man wird es nur aufheben, indem man es verwirklicht, das heißt, indem man zeigt, daß es eminenter in den zwischenmenschlichen Beziehungen enthalten ist" (*Merleau-Ponty* 1945, 235). Diese Bewegung des Ich-Bewußtseins in die Lebenswelt und in die Sozialität läßt sich auch über *Hegel* selbst rekonstruieren: „Ich unterscheide mich von mir selbst, und es ist darin unmittelbar für mich, daß dieses Unterschiedene nicht unterschieden ist. Ich, das Gleichnamige [Bezug auf *Fichte* sc.] stoße mich von mir selbst ab; aber dies Unterschiedene, Ungleichgesetzte ist unmittelbar, indem es unterschieden ist, kein Unterschied für mich" (*Hegel* 1949, 128).

Das Ich in diesem *Hegel*text „verhält sich zu" und verweist damit auf eine Bezogenheit, auf ein intersubjektives Moment. In einer „Verdoppelung des Selbstbewußtseins" (ibid. 140) greift das selbst-erkennende Ich auf Erfahrungen des Erkanntwerdens, der Anerkennung, Wertschätzung, Bestätigung zurück, die Selbstwertgefühl, Selbstbestätigung begründen: „Sie anerkennen sich als gegenseitig sich anerkennend" (ibid. 143). „Das Selbstbewußtsein erreicht seine Befriedigung nur in einem anderen Selbstbewußtsein" (ibid. 139). Die bewußtseinsstiftende Tätigkeit des *Ich* wird damit in den *intersubjektiven Kontext* eingebunden, dem es aus entwicklungspsychologischer Perspektive auch entsprang (dieses Buch S. 538f). Das Subjekt ist „situiert in einer intersubjektiven Welt" (*Merleau-Ponty* 1966, 407), in der und durch die es allein seine Subjekthaftigkeit erlangen und verwirklichen kann, wie auch *Mead* und der von ihm ausgehende „symbolische Interaktionismus" (*Steinert* 1973; *McCall, Simmons* 1974) mit anderen Begründungsargumenten herausgearbeitet haben.

Zusammenfassend kann unsere Position wie folgt umrissen werden: Bewußtsein entsteht als *„Bewußtsein von mir selbst"* und meinem *Kontext* durch das somatisch (sensu-motorisch-cerebral) gegründete *„champs d'expériences"* (*Merleau-Ponty* 1964, 175, 145), das Leib-, Sprach- und Zeitbewußtsein einbezieht, *und* es entsteht aus der sich in diesem Feld entwickelnden Tätigkeit des *Ich* in Akten der Wahrnehmung affektiven Betroffenseins, wodurch die im Leibe zentrierende Berührtheit und die Exzentrizität von dieser Berührtheit synchronisiert und verbunden werden. Damit werden Überschreitungen auf das Selbst, auf den anderen, auf die Lebenswelt hin in den Prozessen des Bewußt-Werdens bzw. des Bewußt-Seins gesetzt. Ich-Bewußtsein ist verbunden mit Wachheit und Helligkeit, so daß die Gegenstände, auf die sich das Ich richtet, „im Licht klaren Bewußtseins" deutlich werden[107]. Durch die bewußtseinsstiftende Tätigkeit des Ich entstehen „Inhalte des Bewußtseins", wobei Bewußt-Werden und Bewußt-Gewordenes sich wechselseitig beeinflussen. Diese Einflüsse sowie das Ausmaß an Wachheit und Klarheit – abhängig von der leiblichen bzw. cerebralen Verfaßtheit und den Einflüssen der Umwelt – führen zu unterschiedlichen *Bewußtseinsqualitäten*, was Tönung, Klarheit, Intensität und Reichweite anbelangt. Hier werden auch Überlegungen zu den „Grenzen" des Bewußtseins notwendig, zu Übergängen und Schwellen, an denen sich Bewußtsein ausdünnt, eintrübt, vermindert, verliert zur Bewußtlosigkeit hin oder zum Nicht-mehr-Bewußten, zum Unbewußten.

Wo das „Licht" des wahrnehmenden *Ich* das Wahrzunehmende nicht mehr umgreift und erhellt, wachsen die Schatten, werden die Gegenstände der Erkenntnis im Zwielicht, in der Dämmerung immer weniger faßbar (*Waldenfels* 1987) und verlieren sich im Dunkeln. Die Verfinsterung, die Verdunkelung, die Umnachtung stehen als Metaphern für die Bereiche der Bewußtlosigkeit des Unbewußten, die antithetisch gegen die Helle, die lichte Weite des *lumen rationis et conscientiae* stehen. Derartige Differenzierungen von Bewußtseinszuständen können auch noch unter genetischer Perspektive im Sinne der *„life span developmental psychology"* (*Baltes* et al. 1980, vgl. dieses Buch S. 567ff) betrachtet werden: das Bewußtsein des Kindes, das sich entwickelt, im Erwachsenenalter seine volle Entfaltung findet und im Senium Einbußen erleiden kann bis zu seinem Erlöschen im Tode. Differenzierungen ergeben sich auch aus psychopathologischer[108] und neurologischer[109] Sicht und müßten näher untersucht werden (Benommenheit, Locked-in oder Total-locked-in-Syndrom, Somnolenz, Sopor, Subkoma, Delir, Amentia, Dämmerzustand, Oneiroid etc.); derartige Dimensionen also machen eine Überschreitung zu klinisch-neurologischen und zu psychiatrischen Bewußtseinskonzepten notwendig, wie wir sie in den *Heuristiken* zu Bewußtseinszuständen finden, die in der klinisch-neurologischen Praxis und in der Praxis der Psychotherapie zum Tragen kommen. Auf letztgenannte soll im folgenden eingegangen werden.

6. „Komplexes Bewußtsein" als Bewußtseinsspektrum – ein psychotherapeutisch-heuristisches Modell in der Integrativen Therapie

6.1 Zum Kontext „klinischer" Bewußtseinstheorien

Das Konzept des Bewußtseins spielt in der Psychotherapiepraxis aller Schulen eine implizite oder explizite Rolle. In der *Freud*schen Psychoanalyse oder der *Jung*schen Tiefenpsychologie kommt dem Bewußtsein in der Gegenüberstellung zum Vorbewußten, zum individuellen und kollektiven Unbewußten eine eminente Bedeutung zu, und das gilt für alle anderen tiefenpsychologischen Schulen (*Wyss* 1973), die sich aus dem Ansatz *Freuds* herleiten (also auch für viele humanistisch-psychologische Verfahren, z.B. die Gestalttherapie, die Transaktionsanalyse, vgl. *Petzold* 1984a). Das „Awarenesskonzept" der Gestalttherapie (*Davis* 1985) oder der klientzentrierten Therapie von *Rogers* (1973) geben der *Bewußtheit* auch für diese Therapieformen eine zentrale Position im Behandlungsgeschehen. Auch die kognitiven Verhaltenstherapeuten (*Mahoney* 1974; *Meichenbaum* 1977) kommen nicht ohne ein zumindest implizites Modell von Bewußtsein aus.

Der Kognitionsbegriff vermag den Bewußtseinsbegriff bei diesen Autoren noch nicht vollends abzulösen. Anders steht es schon mit den weiterreichenden Ansätzen der *„philosophy of cognition"* (*Fodor* 1987; *Pylyshyn* 1984) und *Dennets* (1987) kognitionstheoretischer Ausarbeitung des Intentionalitätskonzeptes, die indes für therapeutische Konzeptionen noch nicht fruchtbar gemacht wurden. Ob mit einer *referentiellen Intentionalität* – jenseits der *Husserl*schen –, die ohne ein bedeutungsverleihendes Bewußtsein auf der Grundlage einer Psychosemantik (*Fodor* 1987) auskommen will, ein tragfähiges „Ersatzkonzept" für das des Bewußtseins geschaffen werden kann, ist zweifelhaft, denn Referenz füllt nicht den Platz von Bedeutung – genauso wenig wie Kognition den des Bewußtseins, von einer klinischen Adaptierung dieses Diskurses für psychotherapie-praktisches Handeln einmal abgesehen. Immerhin wird diese Richtung der Kognitionswissenschaft mit im Blick bleiben müssen, denn sie beschreitet recht grundsätzliche und neue Wege (vgl. jetzt 2002b).

„Konfliktbewußtsein" oder „Problembewußtsein", Erfahrung oder Einsicht, Introspektion oder Fremdwahrnehmung, Erklären oder Verstehen ... all dies sind Begriffe, die im psychotherapeutischen Kontext gebraucht werden und eine Vorstellung von „Bewußtsein" erforderlich machen. Menschen verändern sich in der Therapie durch *Einsicht* in „unbewußte Strebungen", dadurch, daß sie ihr Handeln *verstehen*, dadurch, daß sie bewußte *Erfahrungen* in der therapeutischen Interaktion machen und aus der Einsicht in zuvor unbewußte Konstellationen die Möglichkeit gewinnen, Beziehungen und Lebensvollzüge *bewußt* anders zu gestalten. Das einsichtsvolle Durchdringen des Geflechtes alltäglicher Handlungen, der Verstrickungen in Beziehungsnetzen, das Faßbar- und Verstehbarmachen von „ungreifbaren" Ängsten, von überbordenden Gefühlen, Gefühlswallungen, von bedrohlichen und bedrängenden Vorstellungen und Traumbildern vermittels der *Interpretation* ist für die psychoanalytische Therapie ähnlich wirkungsmächtig wie für die klientzentrierte Schule die Problemeinsicht aufgrund der Selbstexploration, die zu einem adäquaten Selbst-verständnis und damit zur Selbstkongruenz und Autonomie im Leben führt. Die Wahrnehmung der eigenen Leiblichkeit, das Erspüren der eigenen ausgeblendeten Bedürfnisse, das Sensibelwerden für die *„existential messages"* der Träume, das Wahrnehmen konflikthafter (*top-dog/under-dog*) oder das Sichaneignen (*re-owning*) abgespaltener Persönlichkeitsanteile in der Gestalttherapie (*Perls* 1969, 1980) verläuft über „Awarenessprozesse". Die Verhaltensanalyse schließlich deckt dysfunktionale Verhaltensstrategien auf, *erklärt* ihr Zustandekommen und bietet damit den Boden für ein einsichtsvolles Planen von Veränderung für *self-management* (*Karoly, Kanfer* 1982).

Überall geht es um *bewußtes* Wahrnehmen und Verarbeiten der „Realität", und so nimmt es nicht wunder, daß seit dem Beginn wissenschaftlich fundierter Psychotherapie die Begriffe ‚Bewußtsein', ‚Unbewußtes' und ‚Realität' miteinander verbunden wurden: z.B. zu Ausgang des 19. Jahrhunderts von *Pierre Janet*, der die Begriffe *„subconscient"*, *„inconscient"* und *„fonction du réel"* prägte (*Janet* 1896, 1897). *Freud* verweist auf ihn, als er das Realitätsprinzip definiert. Es war eben dieser *Janet*, der auch das Bewußtsein (der Realität) als komplexe Struktur sah: von dem vollen Bewußtsein der vollständigen Realität (*le réel complet*) geht es in einer Abstufung zum *prèsque réel*, zum beinahe Realen, und zum *demi réel*, zum Halbrealen, und schließlich zur *sous-réalisation*, der Unfähigkeit, die Dinge der Gegenwart als wirklich wahrzunehmen bzw. zu empfinden (idem 1927). Die Fähigkeit des Bewußtseins, die Wirklichkeit wahrzunehmen, zu erfassen, zu verstehen und auszulegen, als Ausdruck „normalen" und gesunden Funktionierens des Subjektes und die Beeinträchtigung dieser Fähigkeit als Ausdruck abnormen und kranken Verhaltens wird damit zu einem der wesentlichsten diagnostisch-therapeutischen Ziele in der Behandlung seelischer Erkrankungen. Es geht also um die Qualität von und den Umgang mit Bewußtseinsprozessen – und das sind phänomenologisch-hermeneutische Prozesse.

Im Hinblick auf das weite Feld psychologischer und psychotherapeutisch-klinischer Bewußtseinskonzepte bzw. Bewußtseins*heuristiken* – Ergebnis der Diskurse in den unterschiedlichen Schulen – kann an dieser Stelle wiederum nicht mehr geleistet werden als die Verdeutlichung der eigenen Position. Diese wird mit Bezugnahme auf die in den voranstehenden Abschnitten dargelegten neurowissenschaftlichen und philosophischen Überlegungen als *heuristisches Modell* eines „Bewußtseinsspektrums" formuliert (*Petzold* 1975h), dem die Vorstellung „**komplexen Bewußtseins**" zugrunde liegt. Dieses grenzt sich gegen einen *monolithen Bewußtseinsbegriff* (und damit auch Realitätsbegriff) ab. Bedeutendste Quelle des vorliegenden Modelles, das 1975 konzipiert wurde, sind die Beobachtungen in der Arbeit mit Patienten und Klienten und in der eigenen introspektiven Praxis und mehr als zwei Jahrzehnten Meditationserfahrung, die zu einer Verfeinerung unserer Vorstellungen führten. Da Integrative Therapie von der leibtherapeutischen Arbeit über die Psychotherapie, Soziotherapie und ökologischen Intervention bis zur Nootherapie (*Petzold* 1983e) mit ihren meditativen Verfahren greift, weil sie im methodischen Bereich mit imaginativen Verfahren (*Katz-Bernstein* 1990), mit kreativen Medien (Ton, Farben, poetischen Texten), Atem- und Bewegungsmethoden usw. arbeitet[111], hat sich uns ein breites Feld von Beobachtungen und Erfahrungen dargeboten: die matten Formen des Gewahrseins in tiefen Entspannungszuständen der Leibtherapie, die luzide Klarheit meditativer Betrachtung, das tiefsinnige „Sich-Innewerden" in psychotherapeutischer Selbstexploration, das erhellende „Aha", wenn im kreativen Gestalten Zusammenhänge aufscheinen und bewußt werden, das mühevolle, ahnende Suchen an Schwellen, wo etwas schon erahnt, gemutet, erspürt, aber noch nicht erfaßt werden kann ... All dieses vielfältige Material ließ sich nicht in eine eindimensionale Bewußtseinskonzeption pressen, sondern verlangte nach einem komplexen Modell und dem Konzept eines *pluriformen Bewußtseins.* Die beobachteten Phänomene legten eine heuristische Ordnungsstruktur nahe, was die unterschiedliche Klarheit, zeitliche Zuordnung, Reichweite und Fülle der Bewußtseinsprozesse und -zustände anbelangt.

Für die Darstellung wurde die Form eines Spektrums gewählt, in dessen Zentrum der Prozeß wachen Gewahrseins, die **Wachbewußtheit** (*awareness*, WBW) im „Präsenzfeld" steht. Diese wird an die Wahrnehmungstätigkeit des Leibselbst gebunden, an das Leibsubjekt, das „totale Sinnesorgan des Leibes" (*Merleau-Ponty* 1966), das mit unterschiedlicher Intensität, Schärfe und Klarheit (abhängig von seiner Entwicklung, seinem Alter, seiner Verfassung) die im „Gegenwartsfenster", „in der Lichtung", im „Wahrnehmungsfeld" liegenden Gegenstände aufnimmt (und zu denen gehören auch die Perzeptionen im Bereich der eigenen Leiblichkeit). Wachbewußtheit beginnt mit einer „matten Bewußtheit" *von*, und diese ist k e i n e reflexive (vgl. *Mead* 1934, 166): Ich betrachte eine Landschaft, beiße dabei gleichsam absichtslos in einen Apfel und schmecke ihn, bin des Apfelgeschmacks und -geruchs und damit des Apfels als Gegenstand gewahr (*aware*). „Er/es schmeckt". Diese Art von Wachbewußtheit wird nach unserem persönlichkeitstheoretischen Modell (*Petzold* 1984d) dem Leib-Selbst zugeordnet. Awareness kann sich zu einem exzentrischen „**Ich-Bewußtsein**" (*consciousness*, IBW) verdichten:

Ich nehme wahr und bin mir bewußt, daß *ich* und wie *ich* den Apfel schmecke. *Ich* habe also ein Bewußtsein meiner selbst als Schmeckendem, bin Ich-bewußt in eine Distanz zu mir gegangen und damit in gewisser Weise „Gegenstand" meines Bewußtseins geworden, das nunmehr im vollen Sinne ein reflexives Ich-Bewußtsein ist. (Der Bindestrich soll das Moment der Exzentrizität unterstreichen, die Schreibweise „Ich-bewußt" und die gelegentliche Verwendung des Begriffes Ich-Bewußtes [ähnlich Wachbewußtes, Mitbewußtes usw.] soll die Reifizierungsproblematik, die in den Begriffsbildungen Bewußtsein, Bewußtheit liegt und der man nicht gänzlich entgehen kann, ins Gedächtnis rufen und daran erinnern, daß Bewußtsein immer als konkrete *Prozesse* des Gewahr- und Bewußtwerdens zu denken ist, so daß die Rede von Bewußtseins*zuständen, states of consciousness*, problematisch und die Hypostasierung dieser Zustände unzulässig ist, obwohl dies in der therapeutischen Alltagsdiktion immer wieder als „läßliche Sünde" geschieht: „Das Unbewußte hat gesprochen!" „Sein Bewußtsein hierfür ist noch nicht sehr entwickelt!" etc.)

Natürlich kann der nicht-reflexive oder besser präreflexive Akt des Apfelschmeckens mehr oder weniger weit entfernt vom Ich-Bewußten sein. An den „Rändern" der *Consciousness* kann er als mitanwesend bemerkt werden. Der Fokus meines Ich-Bewußten ist bei einem Detail der Landschaft, die ich vollbewußt betrachte, und am Rande bemerke ich, daß dieser Apfel noch zu sauer ist. Dieses ko-reflexive **Mitbewußtsein** (MBW)[112] kann sich dann störend „im Laufe der Zeit" zum vollreflexiven **Ich-Bewußtsein** (IBW) meiner selbst verdichten: „*Ich* mag solche Äpfel nicht!" Der gesamte Vorgang ist mit einer Intensivierung der „affektiven Betroffenheit" (*Schmitz* 1981) verbunden, d.h. aber auch mit einem höheren „*level of arousal*", mit einer größeren „Ich-Aktivität" und mit einem Übergang von einem marginalen JETZT-Erleben zu einem soeben noch in der Zukunft gelegenen vollbewußten JETZT-Erleben (vgl. dieses Buch Abb. 1, S. 220).

Das exzentrische, reflexive Ich als eine in der Ontogenese herausgebildete „Funktion des Selbst" fokussiert auf das *Selbst*, wodurch dieses sich „*seiner selbst*" *bewußt* (*conscious*) wird: Ich-selbst-bewußt (*Petzold* 1984i; vgl. auch den voranstehenden Abschnitt 5.4). Der Leib als „Apriori der Erkenntnis" (*Apel* 1985), das Leib-Selbst als Basis des Ich und als *auctor* von Wachbewußt*heit* (WBW) und Ich-Bewußt*sein* (IBW) bleibt nach unserer Auffassung immer „Subjekt der Leibhabe" und der Bewußtseinshabe. Der Leib stellt komplexes Bewußtsein bereit und kann es nehmen (z.B. in der Bewußtlosigkeit, in die er fällt, in Bewußtseinstrübungen, in seinem Sterben).

Das Ich-Bewußtsein, das in der Wachbewußtheit des Leibselbst gründet, kann hohe Grade der Exzentrizität (*Plessner*) erreichen, aber den Leib, in den es eingewurzelt ist, nie verlassen. Zentrierte Bewußt*heit* (*awareness*) und exzentrisches Bewußt*sein* (*consciousness*) und Leiblichkeit sind „naturwüchsig" verbunden, wobei die Exzentrizität des Bewußtseins auch diese Verbindung bis zu einem gewissen Grade zu erfassen vermag, am intensivsten in „affektiver Betroffenheit", wenn es diese Betroffenheit als solche und sich in ihr wahrnimmt. Das so entstehende Ich-Bewußte als „Bewußtsein meiner selbst" in meinen Regungen kann seine leiblichen Grundlagen indes nie hintersteigen. Der Versuch führt in die *Ent-fremdung*.

Die Exzentrizität des Ich-Bewußtseins (IBW) kann uns von der Unmittelbarkeit der Wachbewußtheit, der *Awareness* (WBW), die breiter, wahrnehmungsvoller, aber auch undifferenzierter als die *Consciousness* (IBW) ist, trennen. „Bewußtsein von etwas ist in der Regel Trennung und Differenzierung von diesem Etwas und nicht Einheit“ (*Böhme* 1985, 208).

Bewußtsein (IBW) hat besonders in einseitig kognitiv zentrierten Milieus die Tendenz zu einer Exzentrizität, die ihre Basis verliert. Dies müßte aber nicht notwendig so sein, wenn die Rückbindung an den Leib gewährleistet bliebe, dadurch, daß *Exzentrizität* und *Zentrierung* in einem dialektischen Verhältnis stehen, aufeinander bezogen, einander zugehörig bleiben, wenn die *Consciousness* (IBW) sich aus dem Strom der *Awareness* (WBW) heraushebt, ohne diesen Grund zu verlieren, wenn sie nicht ein „mehr“, sondern ein „anderes“ im Sinne einer Schärfung und Zuspitzung ist, die von der Breite und Wahrnehmungsfülle der *Awareness* getragen ist. Nur dann ist mit der diskriminatorischen Schärfe nicht ein Verlust der Komplexität der Ganzheit gegeben, nur dann wird der Leib nicht abgespalten. Sonst nämlich bedeutet „den eigenen Leib zu spüren ... bereits die Tendenz, sich im Bewußtsein von ihm zu distanzieren“ (ibid. 121). Im lebendigen, klaren Gewahrsein (WBW + IBW) der „affektiven Betroffenheit“ gerät dieses Sich-Entfernen nicht zur *Entfremdung*, sondern wird zu einer „engagierten Distanziertheit und zu distantem Engagement“ (*Petzold* 1970c, 27). Es wird eine perzeptive Reflexivität und eine reflexive Perzeptivität möglich. Dies ist im übrigen die zentrale Zielsetzung einer „Integrativen Hermeneutik“ bzw. der „Integrativen Therapie“.

Das im Leibe gründende Wachbewußtsein (WBW) konstituiert im „Gegenwartsfenster“ (*Pöppel* 1989, 15) das „Bewußtseinsfeld als Prozeß“. Wir verwenden deshalb, wie gesagt, immer wieder „bewußt“ als substantiviertes Adjektiv (Bewußtes, Unbewußtes, Mitbewußtes etc.). Das Bewußtseinsfeld hat zu seinen „Rändern“ hin eine abnehmende Dichte und erhält so auch eine *„temporale Struktur“*. Das **Mitbewußte** (MBW), die noch mitgegebene *koperzeptive* und *koreflexive Consciousness, Coconsciousness* (ein Begriff, der übrigens auf *Moreno*, 1961, zurückgeht und die gleichzeitigen bewußten – aber auch unbewußte – Schwingungen zwischen Menschen bezeichnet), enthält Gegenstände, die sich noch im Wahrnehmungsfeld befinden, aber „präattentiv“ sind. Sie sind nur sehr matt gegeben, vielleicht weil die Kapazität der Aufmerksamkeit absorbiert wird[113]. Vom **Mitbewußten** (MBW) durch eine „S c h w e l l e“ getrennt, nehmen wir das *präperzeptive* und *präreflexive* **Vorbewußte** (VBW) an. In ihm finden sich „unterschwellig“ wahrgenommene (*Kahnemann* 1968) Innen- und Außenreize, die jenseits des kortikalen Aktivierungsniveaus liegen, aber auch Materialien, die aus den „Archiven“ des *aperzeptiven* und *areflexiven* **Unbewußten** (UBW) sich gelöst haben und heraufgespült werden.

Ob sie an die Oberfläche des Bewußtseins (MBW, WBW, IBW) treiben, hängt einerseits von ihrem „Auftrieb“ ab, dem *Impetus* (*Petzold* 1990b, 658ff) der motivationalen Quellen (etwa bei Übertragungen), die hinter diesen Materialien stehen, zum anderen von ihrer Durchgängigkeit durch die S c h w e l l e zum Mitbewußten, schließlich von Ereignissen im Bewußtseinsfeld, die diese Materialien „anziehen“. Der Schwellenbegriff ist für die therapeutische Praxis von außerordentlicher Wichtigkeit. „Die Schwelle ist ganz scharf von der Grenze zu scheiden. Schwelle ist eine Zone. Wandel, Übergang, Fluten liegen im Wort ‚schwellen‘ ...“ (*Benjamin* 1983, I 617f). Ein großer Teil unserer Arbeit liegt an dieser Schwelle. Die „Schwellenerfahrungen“ (*Waldenfels* 1987, 28) stellen oft die bedeutendsten Momente im Leben eines Menschen dar (wobei wir uns an dieser Stelle nicht auf den Übergang eines Lebens- oder Erfahrungsbereiches in einen anderen richten, zum Beispiel vom Kind zum Manne bzw. zur Frau obgleich die *„rites de passage"* auf der kollektiven Ebene eine ähnliche Funktion haben wie die individuellen „Bewußtseinsschwellen").

Wir beziehen uns hier auf die Schwellen zwischen Wachen und Traum (*Wyss* 1988), zwischen dem Vertrauten und dem Fremden, dem Bewußten und Nicht-mehr-Bewußten, dem schon Erahnten, aber noch nicht Erfaßten, dem Wunsch (*désir*) und dem Gebot (dem *loi Lacans*), denn sie sind tagtäglich Gegenstand des therapeutischen Diskurses. Das „Zwischenreich" des Vorbewußten mit seinen absinkenden und aufsteigenden Materialien ist nicht durch eine scharfe Grenzlinie vom Mitbewußten getrennt. Die *Ränder* des Bewußtseinsfeldes sind ausgefranst, lappig.

Es ragt das Bewußte in das Vorbewußte, wie das Erwachen in den Traum hineinragt (*Freud* 1900a, GW II / III, 508f). Man kann auch mit umgekehrter Perspektive formulieren: die Ausläufer des **Unbewußten** erstrecken sich bis in den präperzeptiven, präreflexiven Bereich, ja ragen schwellenübergreifend bis in das Bewußtseinsfeld. Wie dies jeweils zu sehen ist, *ist eine Frage des Standortes*; indes, „das Diesseits und das Jenseits" der Schwelle sind keine reversiblen Standortbereiche, die man nach Belieben vertauschen könnte. Immer gibt es einen Vorzugsbereich, von dem aus die Schwelle selbst überschritten wird, und einen Schattenbereich, aus dem das Verbotene, Beängstigende und Gefährdende heranströmt (vgl. *Waldenfels* 1987, 30). Therapeutinnen und Patienten stehen hier häufig an unterschiedlichen Orten. Die Arbeit mit Träumen, mit kreativen Medien, mit freien Assoziationen, mit dem *„Continuum of Awareness"* (*Perls* 1980), mit Bewegungsimprovisationen und dramatischem Spiel (*Orth, Petzold* 1990) dient dem sicheren Übergang, wie eine Furt die sichere Passage ermöglicht. Im Hintergrund des vorbewußten Zwischenreiches (VBW) ragt eine Grenze auf, türmen sich dunkle Gebirge, die in der Regel nicht überschritten werden können.

Zuweilen dringt Fremdartiges über diese Grenze, die das aperzeptive, areflexive **Unbewußte** (UBW) abtrennt von dem, was dem „Licht" des Bewußtseins zugänglich ist. Auch hier mag es Paßstraßen geben, Einstülpungen und Ausbuchtungen, unklare Grenzverläufe. Jedoch die letzten Tiefen unserer Leiblichkeit und unserer phylogenetischen Geschichte – und das sind die ultimativen Tiefen des Unbewußten – bleiben unzugänglich (vgl. *Pöppels* Unter- und Außerbewußtes 1985, 167 f, dieses Buch Abb. 1, S. 220).

6.2 Auf dem Weg zu einem „integrierten Bewußtsein"

Das **Wachbewußte** (MBW, WBW, IBW) erstreckt sich aber nicht nur in Richtung des Unbewußten, genau wie wir uns in der therapeutischen Arbeit nicht allein oder gar überwiegend auf die Erhellung unbewußter und vorbewußter Zusammenhänge verlegen. Das Wachbewußtsein erstreckt sich auch zu Bewußtseinszuständen, die die „Helle der Awareness" zur *Luzidität* überschreiten. Im wachen Wahrnehmungsbewußtsein (WBW) läßt sich eine „Scheide" ausmachen, die koperzeptive, koreflexive Awareness und perzeptive, reflexive Awareness (die sich zur Consciousness ausstreckt) trennt, an der sich in den wechselnden Ereignissen der

Wahrnehmung entscheidet, ob etwas – zumeist nur unscharf – in der Wahrnehmung noch als „gegeben" *mit*erlebt wird oder ob es schon *klar* ist, daß *Ich* dieses Gegebene wahrnehme. Oft fällt dies mit einem Umschlag vom *rezeptiven Wahrnehmen* (*es* fällt mir ins Auge, *es* steigt mir in die Nase, *es* dringt an mein Ohr, *es* kommt mir *in den Sinn* und zu Bewußtsein) zum *aktiven Wahrnehmen* zusammen (*ich* sehe, *ich* lausche, *ich* spüre, mir ist bewußt).

Ein großer Teil der „Awarenessübungen" der Gestalttherapie, der Sensory Awareness und der Integrativen Bewegungstherapie[114] zielt auf die Schulung der „absichtslosen Bewußtheit" oder besser: des *rezeptiven Wahrnehmungsmodus*. Integrative Therapie mit ihren Übungen, Techniken, Medien ist auf die *Verbindung* von rezeptiver und aktiver Wahrnehmung gerichtet, d.h. auf die Ausdehnung des Wahrnehmungsfeldes, auf die Schärfung des Sinnenleibes und der „*social and environmental perception*", da die „*Awareness* of Self *and Environment*" die Basis der *Consciousness* ist (*Cobb* 1957). *Perls* (1969) hat zu recht betont, daß „*Awareness* per se heilsam sei", aber er hat sie um die *Consciousness* verkürzt, die wir gezielt hinzugewinnen wollen, ohne *Awareness* zu verlieren.

Die Schulung der *Awareness* in ihren rezeptiven und aktiven, koreflexiven und reflexiven Möglichkeiten muß als therapeutisches Anliegen genauso intensiv verfolgt werden wie die Aufhellung vorbewußter und unbewußter Zusammenhänge. Die Verkürzungen der klassischen Gestalttherapie, wie sie in *Perls'* Diktum: „*Loose your mind and come to your senses*" (ibid.) zum Ausdruck kommen, haben zur Folge, daß damit der Prozeß der „Konstitution von *Sinn* aus den Sinnen" und aus der intersubjektiven *Ko-respondenz* (*Petzold* 1970c, 1978c), d.h. aber der Prozeß einer Integrativen Hermeneutik, die vom *Wahrnehmen* über das *Erfassen* zum *Verstehen* und *Erklären* fortschreitet, gestört und verhindert würde. Auch die Ausdehnung von Wachbewußtsein und Ich-Bewußtsein zu anderen Bewußtseinszuständen, die metaphorisch mit den Begriffen „Helle" und „Höhe" gekennzeichnet werden können, wäre verstellt. Das kreative Tun und die nootherapeutische Praxis (idem 1983e) in der Integrativen Therapie, die auf die Bearbeitung von Fragen des Lebenssinnes, der Werte abzielen und Bereiche des Religiösen, der Kunst, der Kosmologie berühren, hat uns immer wieder an Phänomene geführt, wie sie auch aus Berichten über Grenz- und Extremsituationen, kreative Ganzheitsvisionen im wissenschaftlichen Arbeiten (*Smuts* 1926; *Capra* 1984), aus der Kunst (*Merleau-Ponty* 1984, 1969), aus der Meditation und Mystik (*Albrecht* 1974, 1976; *Dumolin* 1976; *Kadowaki* 1979) bekannt sind. Wir kennen sie nicht zuletzt von Äußerungen unserer Patienten und Klientinnen, die von Zuständen großer Klarheit – etwa beim Zeichnen und Gestalten eines „Lebenspanoramas" – berichten, wo ihnen plötzlich ihr gesamter Lebensweg „auf einen Schlag" erfaßbar wurde (*Petzold*, *Lückel* 1985). Sie berichten von Träumen, die visionäre Zuammenhänge mit einer Fülle und Erlebnisweite vermittelten, deren Gehalt fast nicht mehr in die „Sprache des Tages" umgesetzt werden konnte. Aus eigener meditativer Praxis und Erfahrung waren mir solche „luziden Zustände" bekannt. Wenn das bewußte Subjekt, das Ich-Bewußte (IBW), durch das sich das Leib-Selbst in einem Akt des *Ich* „seiner selbst" bewußt wird, auf dem Hintergrund der *Awareness* (WBW) in die *Consciousness* auszudehnen vermag, so daß sie den Leib erfaßt, kann ihm in einer *holotrophen Überschreitung* (*Petzold* 1983e) seine Einbettung in die Ganzheit und Fülle der Lebenswelt im *Kairos* einer komplexen Zusammenschau (συνόπσις) möglich werden (*Böhme* 1985, 208ff). Die Verbundenheit und Besonderheit als Teil des Ganzen, als Teil der Lebenswelt, des Lebens, kann in einer „Hyperdialektik" (*Merleau-Ponty* 1964, 129)[115] erkannt, in kreativem Tun oder in kontemplativer Praxis durch *Besinnung* und *Betrachtung* erfahren werden. „Wenn das Bewußtsein in sein Zentrum sinkt, ohne sich dabei zu verlieren und sich von ‚innen und außen zugleich' erfaßt ... vereint und doch gesondert, als sei es gleichzeitig in der Mitte und auf der Oberfläche einer gläsernen Kugel, sprechen die Weisen und die Mystiker von der ‚inneren Klarheit', von der ‚Weltschau' mit dem ‚geistigen Auge', vom ‚großen Erwachen' usw."(*Petzold* 1983e).

Es handelt sich um ein hyperperzeptives, hyperreflexives **Klarbewußtes** (KBW, idem 1967h II, 22), das mit den Epitheta: luzid, illuminiert, holotroph oder als „supramentale Vernunft" (*Aurobindo* 1986) gekennzeichnet werden kann. Damit erfolgt eine Ausdehnung der „Lichtung" des Bewußtseins, das umgreifender wird und eine Erhellung gewinnt, die auch den Bereich des Vorbewußten umfaßt und bis an die Grenzen des aperzeptiven, areflexiven Unbewußten reicht.

Es wird eine weitere G r e n z e erreicht, die gleichfalls der Reflexion nicht mehr zugänglich ist und von der wir wiederum aus der mystischen Literatur wissen. Wird nämlich die meditative *Besinnung* und *Betrachtung* durch meditative *Versenkung* etwa auf dem Weg „gegenstandsloser Meditation" (idem 1983d; *Dürckheim* 1983) überschritten, kann das hyperreflexive **Klarbewußte** (KBW) an die Grenze einer Dimension gelangen, die sich den Reflexionen und Hyperreflexionen entzieht, d.h. für Bewußtseinsprozesse inakzessibel ist. *Theresa von Avila* (1957, 24) schreibt: „Der Höhepunkt der Verzückung wird erreicht, wenn die Sinne ausgeschaltet sind, weil man ganz nahe mit Gott vereint ist. In diesem Zustand, so behaupte ich, daß die Seele weder sieht, hört noch fühlt ... die Sinne nehmen nichts wahr und wissen überhaupt nicht, was vorgeht."

Diese Dimension erschließt sich vielleicht in der Teilhabe, in höchster Verzückung oder tiefster Versunkenheit, der *unio mystica*, dem *mysterium conjunctionis*, in der *transreflexiven, transperzeptiven „participation mystique"*. Wir greifen hier auf das buddhistische und taoistische Konzept des *absoluten Nichts* (*Waldenfels* 1983; *Goleman* 1972), die *„apophatische Theologie"* der Ostkirche (*Lossky* 1968), die *„via negationis"* der abendländischen Theologie zurück und verwenden zur Kennzeichnung dieser Dimension den paradoxalen Ausdruck Nichts-Bewußtsein (NBW). Dieses wird in der mystischen Literatur mit Metaphern wie der des „unbeschreibbaren, unerschaffenen Lichtes" (*Gregorius Palamas*), „una cosa blanca, de la cual salìan algunos rayos, y que della hacìa Dios lumbre" (*Ignatius von Loyola*)[116] oder der „mystischen Nacht" (*Johannes vom Kreuz*)[117] oder des „lichten Dunkels" (*Dionysius Areopagita*)[118] oder des „absoluten Nichts" (*Dogen*)[119] umschrieben.

Im Rahmen dieser Arbeit können wir uns mit diesem Bereich und den Fragen um eine „Hermeneutik des Hyper- und Transreflexiven" – unabdingbar für eine Praxis der Nootherapie und ihre Gnoseologie (*Petzold* 1983e) – nicht weiter auseinandersetzen. Es sei indes hervorgehoben, daß für das Verstehen der Tiefendimensionen menschlicher Existenz, des *„homo absconditus"* (*Brunner* 1937), des unauslotbaren Menschen, und für therapeutische Arbeit, die sich nicht nur auf Reparatives beschränkt und sich nicht nur auf „Psycho-therapie" eingrenzt, diese Dimensionen unverzichtbar sind. Das Mystische ist eine anthropologische Grundtatsache (*Böhme* 1985, 208). Sie darf nicht aufgrund der derzeitigen Tendenzen zum Mystizismus, zum transpersonalen Schwärmertum für ein „New Age", das der Realität ausweicht, zum Sektierertum oder zur Irrationalität, die allzu leicht in die Destruktivität oder in einen intoleranten, blutigen Dogmatismus abgleitet, ausgeblendet werden. Mystik erfordert, gerade weil sie ein ubiquitäres Phänomen ist, das quer durch die Kulturen und Zeiten geht, ernsthafte Auseinandersetzung und Nüchternheit. Ihre Praktiken ermöglichen uns, in *Kairos*-Erfahrungen (*Petzold* 1981e, dieses Buch S. 304) eine Dialektik von *Hyperexzentrizität* und *Hyperzentrierung* zu erleben, die uns zu einer Ganzheitserfahrung unseres eigenen Wesens *und* der Welt, unserer Besonderheit *und* Verbundenheit führt. Schlechter Mystizismus hingegen schafft Abgehobenheit (als Fehlleitung des *„aufsteigenden Weges"* der Mystik – platonisch-christliche Traditionen) oder fatalistische Stumpfheit, die in schlechte Innerlichkeit versackt (Fehlleitung des *„absteigenden Weges"* der Mystik – buddhistisch-hinduistische, aber auch islamische Traditionen, vgl. *Böhme* 1985, 215). In diesen Fehlleitungen artikuliert sich häufig die Dynamik früher Defizite und Störungen, wie *Werner Huth* (1984) in seinem erhellenden Buch „Glaube, Ideologie, Wahn" gezeigt hat, und auch aus diesem Grunde ist es im Rahmen eines integrativen therapeutischen Konzeptes wichtig, sich mit diesen Fragestellungen zu befassen.

Die Praxis der *Nootherapie,* wie wir sie auf dem Hintergrund eines langjährigen Studiums spiritueller Traditionen entwickelt haben[120], die Experimente, die wir mit abskonditiven Erfahrungen am Gong oder am Monochord gemacht haben (*Petzold* 1983e, 1987b), haben uns in der Auffassung bestätigt, daß in bestimmten Situationen in der Entwicklung eines Patienten eine Offenheit für nootherapeutische Erfahrungen, eine Sensibilität für den Bereich des hyperreflexiven Klarbewußtseins besteht. Für diese Offenheit sollte der Therapeut Möglichkeiten bereitstellen und weitere Wege des persönlichen Wachstums zu eröffnen suchen. Diese sind oft nicht einfach. *Jung* z.B. hat versucht, sie durch die aktive Imagination und das Malen von Mandalas mit seinen Patienten zu beschreiten, und zuweilen ist er der Gefahr des Mystizismus einerseits und der Psychologisierung des Mystischen andererseits nicht entgangen. Es geht hier offenbar um eine Gratwanderung, die nicht immer gelingt und für die mit jedem, den wir nootherapeutisch begleiten, eine neue Wegführung gesucht werden muß. Insbesondere geht es um das Überschreitbarmachen der Schwelle vom reflexiven **Ich-bewußten** (IBW) zum hyperreflexiven **Klarbewußten** (KBW). Diese Schwelle bietet ein Hindernis, ähnlich wie die, die das Vorbewußte vom Mitbewußten trennt, und es findet sich gleichfalls die Doppelbewegung der Gedanken, Ahnungen, Ausstreckungen vom Ich-Bewußten zum Klarbewußten (im Gedankenflug etwa), aber auch vom Klarbewußten zum Ich-Bewußten (in luziden Träumen etwa). Erfahrene Praktiker der Nootherapie oder Meditationslehrer und Seelsorger vermögen Hilfen zu geben, wie der Vorgang der holotrophen Überschreitung leichter handhabbar wird und wie die Erfahrungen in klarbewußten Zuständen für das Alltagsleben fruchtbar gemacht und verarbeitet werden können. Erfahrungen mit der Grenze zum **Nichts-Bewußten** (NBW) bedürfen der Führung eines im geistigen Leben erfahrenen Meisters.

Was das hyperreflexive Klarbewußtsein betrifft, so müssen zwei Mißverständnisse ausgeschlossen werden: die Gleichsetzung des **Klarbewußten** (oder auch des Nichts-Bewußten) mit dem **Unbewußten**, wie es *Jung* in seinem Konzept des „kollektiven Unbewußten" nahelegt, sowie die Verbindung des Klarbewußten mit einer Innenorientierung, einer Art *„inward journey"* (*Keyes* 1974). Gerade das Klarbewußte als Versenkung in das abskonditive Milieu des

Leibes und damit in die Lebenswelt, der der Leib zugehört, hebt den Gegensatz von *Innen* und *Außen* im Sinne einer Verschränkung auf. Nicht ein Abdriften in tranceartige Tiefen, sondern eine klare Bewußtheit, eine „*mindfullness*" ist intendiert, wie die buddhistischen Lehrer nicht müde werden aufzuzeigen: „Therefore the practice of meditation does not require an inward concentration ... there is no centralizing concept at all ... in fact without the external world, the world of apparent phenomena, meditation would be almost impossible to practice, for the individual and the external world are not separate, but clearly co-existing together" (*Trungpa* 1969, 52). „The enlightened man ... is not out his mind ... when you wake up fully, you see everything clear. You are not distracted because you see everything as it is" (*Dhiravamsa* 1974, 32).

Die insbesondere im Bereich der transpersonalen „Psychologie" (*Zundel, Fittkau* 1989) und durch die Renaissance des „mythologischen *Jung*" (man täte besser daran, sich mit dem Persönlichkeitstheoretiker und Kliniker *Jung* zu befassen) aufgekommene Vermischung von Bewußtseinsphänomenen und Begrifflichkeiten durch „Topographien" des Unbewußten (*Grof* 1978) oder durch die Gleichsetzung von Unbewußtem und Klarbewußtem (*Welwood* 1976, 1979a, b), verbunden mit einer unbilligen Gleichstellung von recht differenten Begriffen, z.B. der des „Egos" der buddhistischen Psychologie mit dem des „Ich" psychoanalytischer Provenienz (vgl. aber *Walch* 1990), erweist sich m. E. für die nootherapeutische Praxis und das Verständnis der von den Patienten erlebten und vom Therapeuten bzw. Begleiter beobachteten Phänomene als nicht sonderlich hilfreich. Der Zen-Meister *Hisamatsu* (1968, 31) hat dies im Anschluß an ein Gespräch mit *Jung* deutlich gemacht: „The ‚unconscious' of psychoanalysis is quite different from the ‚no-mind' of Zen. In the ‚unconscious' ... are the *aposteriori* ‚personal unconscious' and the *apriori* ‚impersonal unconscious', namely the ‚collective unconscious'. They are both unknown to the Ego, but the ‚no-mind' of Zen is, on the contrary, not only known, but it is most clearly known, as it is called ... ‚always clearly aware'. More exactly it is clearly ‚self wakening to itself' without separation between the knower and the known. ‚No-mind' is a state of mind clearly aware ...". Hier fallen Exzentrizität und Zentrierung nicht mehr auseinander, wird die Subjekt-Objekt-Spaltung überwunden, *ein integriertes Bewußtsein*, das dennoch nicht auf Komplexität verzichtet und das keine Differenzen einebnet. Luzides, hyperreflexives Klarbewußtsein wird deshalb auch nicht auf „*Peak experiences*" (*Maslow* 1964), „Minerva-Erlebnisse" (*Otto* 1970) und meditative Versunkenheiten eingegrenzt und festgelegt, sondern hyperzentrisch an die Einfachheit (*Petzold* 1969h II, 1977 II), an die Gegenstände des Alltags (*Dürckheim* 1979) zurückgebunden, die allerdings in einem anderen, neuen Licht erscheinen.

Wiederum handelt es sich nicht um eine einheitliche „Helle", sondern es bleiben die Möglichkeiten vielfältiger Abschattungen gegeben. *Integriertes Bewußtsein* hat zur Einfachheit gefunden und bleibt dennoch pluriformes, komplexes Bewußtsein. Es ist exzentrisch und zentriert zugleich. Es bringt das Dasein zum Bewußtsein und kommt z u g l e i c h als Bewußtsein zum Dasein (vgl. *Böhme* 1985, 220).

Die philosophische, neurophysiologische, psychologische und klinische Bewußtseinsforschung, insbesondere aber die Praxis einer ganzheitlichen Therapie wird sich in Zukunft mit „besonderen Bewußtseinszuständen" (*altered states of consciousness*) [121] oder besser: *Bewußtseinsprozessen* noch intensiver auseinandersetzen müssen, um die eigenen Konzepte zu präzisieren und auch zu revidieren, wo dies erforderlich wird. Insbesondere Therapeuten, die mit einem ganzheitlichen Behandlungskonzept ernst machen wollen, werden nicht mit dem *Freud*schen Konzept des Bewußtseins und des Unbewußten oder mit dem unspezifischen *Perls'*schen „Awarenesskonzept" auskommen können. Die angewandte (z.B. humantherapeutische) Phänomenologie, die sich nicht nur auf die Psychopathologie, sondern auf alle Erfahrungs- und Erlebnisbereiche erstrecken muß (*Heinecken* 1987), wird hier manche Präzisierung beitragen können. Die Erweiterung des Phänomenbereiches wird auch zu einer Ausdehnung des *hermeneutischen Feldes* führen, das über den sprachlichen Zugang hinaus Wege der Durchdringung und Explikation von Wirklichkeiten finden muß, wie sie uns in Poesie, bildnerischer Kunst (*Boehm* 1985), Musik (*Nagler* 1986) und Kultus gegeben waren und durch Entfremdungserscheinungen vielfach verloren gegangen sind (*Petzold* 1987d, 1993o; *Orth* 1993).

Hier werden neue Wege der Wiederaneignung *(re-owning)* beschritten werden müssen. Die therapeutischen und pädagogischen Explorationen mit „kreativen Medien" in die Bereiche der Form und des Symbolischen (idem 1987c,k, 1988t, 1990b) können hierfür faszinierende Möglichkeiten eröffnen. Durch Erfahrungen in hyperreflexivem *Klarbewußtsein* (KBW) oder vielleicht durch transreflexive Partizipation (NBW) in der Meditation könnten Bereiche erschlossen werden, die für den einzelnen, aber auch für die menschliche Gemeinschaft bedeutsam wären: der Gewinn einer Bewußtheit über unsere paläopsychischen Determinierungen, was unsere Mikro- und Makroaggressivität (Kriege, Kolonialisierung, Progrome) anbelangt (idem 1986a, h; 1985m), ein Bewußtwerden der koexistiven Verbundenheit des Menschen mit der Welt des Lebendigen, der Lebenswelt und ihrer Tiefen, das Bewußtsein von Grenzen (des Wissens, des Wachstums, des Lebens), das nicht in die Verleugnung ausweicht, und nicht zuletzt das Wissen um die Komplexität des Bewußtseins selbst, das sich einengenden Festlegungen widersetzt.

In den Manifestationen der Kultur, wie sie aus den Seelen einzelner Menschen und aus dem Zusammenwirken von Gruppen geschaffen wurden, finden sich immer wieder Zeugnisse *komplexen* und *integrierten* Bewußtseins, Zeugnisse, die von den „Rändern des Erfahrbaren" Kunde geben: von Unbewußtem und Nichts-Bewußtem, die das Bewußtseinsfeld umgeben und damit schon ein Wissen darum möglich machen, daß es in mir und um mich herum noch „etwas" gibt, dessen ich „irgendwie" gewahr werden kann, etwas, das nicht nur *vergessen* und *verdrängt* ist. Es ist ein Ahnen um die Abgründe und Geheimnisse des *„homo absconditus"* (*E. Brunner*) und um die Tiefen der Lebenswelt (*M. Merleau-Ponty*).

Es ist ein Spüren von Dimensionen, die sich Reflexionen entziehen, eines hyperreflexiven Milieus, einer *Noosphäre* (*Teilhard de Chardin*) – wie immer man es nennen mag –, und diese Strebungen sollten nicht nur als religiöse Transzendenzsehnsucht gewertet werden, sondern als „innerweltliche Grenzerfahrung", die uns eine Hoffnung (*G. Marcel, E. Bloch*), ja zuweilen die Sicherheit vermittelt, daß es (einen) „letzten Sinn", etwas Absolutes, eine Einheit und Verbundenheit geben müsse, die zur Partizipation aufruft ... oder vielleicht geht auch von dieser Verbundenheit der Ruf nach Partizipation aus? Dies zu erkunden und zu erfahren bedarf es der *Bewußtseinsarbeit,* d.h. der *Klärung des Bewußtseins durch das Bewußtsein,* wie es Therapie, Dialog, Selbstbesinnung, Meditation, die Explorationen in den Formen der Kunst – Suchbewegungen des Menschen also (*Petzold* 1988q) – möglich machen und die weder zu einheitlichen noch zu abschließenden oder gar allgemein verbindlichen Lösungen führen werden. Jeder wird hier seinen Weg gehen, seine Erfahrungen machen, seine Antworten finden und seine Vision entwickeln müssen, sei sie nun theistisch, pantheistisch, kosmologisch, materialistisch – wie auch immer (idem 1993o; *Orth* 1993).

6.3 Das Bewußtseinsspektrum

Das Konzept eines *„pluriformen, komplexen Bewußtseins"* und eines *„integrierten Bewußtseins"* und das *heuristische Modell* des *Bewußtseinsspektrums* (*Petzold* 1975h) erhebt nicht den Anspruch einer abschließenden oder auch nur präzisen Differenzierung – ein solches Unterfangen wird auf lange Sicht nicht möglich sein und wahrscheinlich endgültig nie gewährleistet werden können; denn Bewußtsein ist an die sich beständig verändernde gesellschaftliche Wirklichkeit gebunden, an die Lebens- und Sozialwelt, die in fortwährendem heraklitischen Wandel ist. Unser 1975 erarbeitetes Modell affirmiert allein nachdrücklich, *daß Bewußtseinsphänomene differentiell auf einem* ***Spektrum*** *gesehen werden müssen*, dessen Endpunkte der Perzeption und Reflexion nicht zugänglich sind. Auch die Modelle von *Pöppel* (1985) und *Fisher* (1976) – letzlich schon *Freud* in seiner ersten Topik – haben in je spezifischer Weise die Form eines Spektrums gewählt: *Pöppel* im Hinblick auf die Bewußtseinszugänglichkeit und die zeitliche Verortung, *Fisher* im Hinblick auf den zentralnervösen *„state of arousal"* (vgl. Abb. 2 u. 3, S. 214, 216)

Unser *Bewußtseinsspektrum* will ein „heuristisches Modell" bereitstellen, das für die klinische Hermeneutik bzw. Tiefenhermeneutik die Möglichkeit bietet, daß zwischen Therapeut und Patient die erlebten und erfahrenen Phänomene eine gewisse Einordnung erhalten können, ohne daß sie in Endgültigkeiten verfestigt oder zu Standardformen „kalibriert" werden müssen und ohne daß Menschen mit ihrem Erleben in ein Prokrustes-Bett gezwungen werden. Unser Modell will weiterhin Therapeuten ermutigen, in ihrem Wahrnehmungs-, Reflexions- und Handlungsrahmen *„breiter"* zu werden, experimentierender, nicht nur *„Tiefenpsychologie"* zu betreiben, sondern auch eine *„Breitenpsychologie"*. Diese ist darauf gerichtet, *„laterale"* Verknüpfungsformen zu wahren, die sich in Geflechten, Geweben, Konfigurationen, Übergängen zeigen, eine *„gefächerte" Organisation*[122]. Durch das Bewußtseinsspektrum, das sich vom *aperzeptiven* und *areflexiven* **Unbewußten** (UBW) über das *präperzeptive* und *präreflexive* **Vorbewußte** (VBW), das *koperzeptive* und *koreflexive* **Mitbewußte** (MBW) zum Zentrum, dem *perzeptiven* und *reflexiven* **Wachbewußten**, *vollperzeptiven* und *vollreflexiven* **Ich-Bewußten** erstreckt, dann zum *hyperperzeptiven* und *hyperreflexiven* **Klarbewußten**, schließlich zum *transreflexiven* und *transperzeptiven* **Nichts-Bewußten**, wird das Bekannte und das Unbekannte, das Geheime und das Offenbare, das Ordentliche und das Außerordentliche in eine „approximierende Ordnung" gebracht. Diese Taxis wird von Unbestimmtheit zur Klarheit ausgespannt, ohne daß sie das eine höher wertet als das andere. Sie vermag die Einfachheit wie die „chaotische Mannigfaltigkeit" (*Schmitz*), die klare GESTALT wie das vielgliedrige *Rhizom*, das *„être pur"* wie das *„être brut et sauvage"* (*Merleau-Ponty*), die Strukturen im Licht wie die „Ordnungen im Zwielicht" (*Waldenfels*) zumindest in Näherungen zugänglicher zu machen.

„Wenn das Außerordentliche die Kehrseite des Ordentlichen bildet, so sind die Einbrüche und die Ausbrüche so weitläufig und vielfältig wie die Regelhaftigkeit, die sich je nach Ordnungsbereichen, Ordnungstypen, Betätigungsarten und Lebensformen verschiedenartig darstellen. Die Schwellenerfahrungen ... wären also in ihrer ganzen Breite wiederaufzunehmen. Man würde das Außerordentliche im Wahrnehmen, Hantieren und Fühlen ebenso finden wie in den Rätseln des Denkens und in den Aporien des Handelns, in der Malerei so gut wie in der Mathematik oder der Politik, und man wird es am intensivsten dort finden, wo einmalige oder wiederholte Schlüsselereignisse wie Geburt, Tod, Wiedergeburt, Begründung, Erfindung, Umwälzung, Erneuerung oder Vernichtung im individuellen und kollektiven Leben einen Umbruch erwirken. ... Auf die *Eindeutigkeit* einer terminologisch gefestigten Ordnung, die den Sinn der Rede verfügbar macht, aber auch stillegt, antwortet ein *Vieldeutigmachen*, das den ‚Überschuß' des Gemeinten über das Gesagte und des Gesagten über das Gemeinte wahrt (*Merleau-Ponty*), das Unsagbare als Zu-sagendes gegenwärtig hält und mit der Vielfältigkeit von Anschlußmöglichkeiten einer Herrschaft durch Eindeutigmachen ... entgegenwirkt" (*Waldenfels* 1987, 191).

Therapie, die sich in diesem Sinne offenhält, bietet die Chancen, nicht nur der Restauration zu dienen, entgeht der Gefahr des normierten *„personal growth"*, gewährleistet Möglichkeiten der Heilung und der Entfaltung in Prozessen persönlicher und gemeinschaftlicher Hermeneutik, *der der Weg, die Suche wichtiger ist als das Ziel* (*Petzold* 1988d,t).

Das Modell des Bewußtseinsspektrums, das sich von UBW nach NBW erstreckt, relativiert den topischen Gesichtspunkt *Freuds*, insoweit die Bewußtseinszustände – ungeachtet der Anklänge an räumliche Metaphorik (Tiefe, Weite, Höhe) – als an ihren Äußerungen ablesbare Phänomene betrachtet werden, die im Hinblick auf die Inhalte als „unbewußt, vorbewußt, mitbewußt, wachbewußt, Ich-bewußt, klarbewußt, Nichts-bewußt" qualifiziert werden. Es handelt sich um Eigenschaften, und insofern sind die Begriffe auch als „Qualitative" aufzufassen. Die Hypostasierung des *Unbewußten* und seine Substantialisierung, wie dies in der Gleichsetzung von Unbewußtem und dem *Es* (als Teilpersönlichkeit) geschieht, muß damit einer differenzierteren Betrachtungsweise Platz machen.

Kein Zweifel, mit dem Unbewußten, aber auch und in gleicher Weise bei den bewußten Prozessen (WBW, IBW), stehen wir auf der Schwelle zum Somatischen (oder auf der Grenze?), aber die Natur dieser Schwelle, die Bedingung der Überschreitung der Grenze, der „Mysterious Leap from the Mind to the Body" (vgl. *F. Deutsch* 1949), bleibt weiterhin geheimnisvoll (*Petzold* 1988i) – dies affirmieren wir gerade auch auf Grund der Erkenntnisse aus dem Bereich des Bewußtseinsspektrums, die wir seit der Konzipierung dieses Modells 1975 systematisch gesammelt haben – insbesondere mit luziden und hyperreflexiven Erlebniszuständen.

Legende zum Bewußtseinsspektrum:

»Das Bewußtseinsspektrum erstreckt sich von den *aperzeptiven, areflexiven* – und in seinen ultimativen Erstrekkungen unzugänglichen (so schon *Carus* 1846) – „Tiefen und Dunkelheiten" des **Unbewußten (UBW)** mit seinen individuellen (ontogenetisch gegründeten) und kollektiven (phylogenetisch gegründeten) Strebungen bis zu den *transperzeptiven, transreflexiven* – im letzten gleichfalls inakzessiblen – „Höhen und Lichträumen" (so die metaphorische Umschreibung) – oder vielleicht der Leere – des **Nichts-Bewußten (NBW)**. Das Unbewußte kann mit *Merleau-Ponty* als das rohe, ungestaltete *Sein* (*être brut et sauvage*), als das „Fleisch der Welt" (*chair du monde*) gekennzeichnet werden, als die „chaotische Mannigfaltigkeit" (*H. Schmitz*), das **Nichts-Bewußte** hingegen als das *Absolute* bzw. das *Nichts* (*néant, absolu*), von dem letztlich nichts ausgesagt werden kann. Es bleibt apophatisch.

Im Zentrum des Bewußtseinsspektrums steht, im leiblichen Dasein gegründet, die Wach- oder Selbstbewußtheit, wir nennen es auch: das **Wahrnehmungsbewußte (WBW)**, die Awareness, die – im „Gegenwartsfenster" [*Pöppel* 1989, vgl. oben S. 212] – Sensorisches, Perzeptuelles, Affektives, Mnestisches umfaßt und sich in beide Richtungen (**UBW↔ NBW**) als Bewußtseinsfeld mit abnehmender Dichte ausdehnt, womit auch eine temporale Komponente des Feldes gegeben ist. Die Awareness wird von einer S c h e i d e durchlaufen.

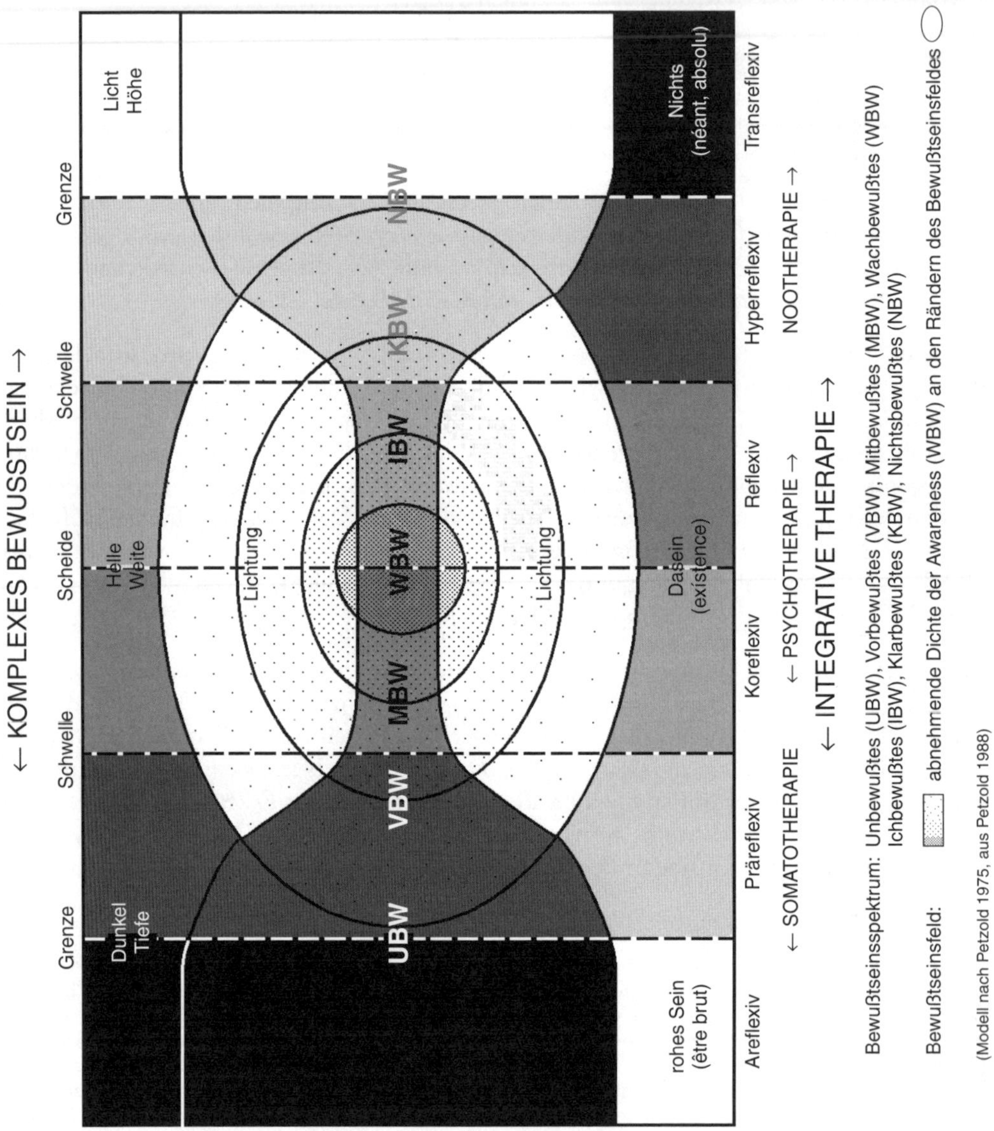

Abb. 4: Das Bewußtseinsspektrum, aus: *Petzold* (1975h)

Awareness kann koperzeptiv und koreflexiv sein (**MBW → UBW**), oder sie kann perzeptiv und reflexiv sein (**WBW → NBW**).

Die zentrale **Wachbewußtheit** (Awareness) umfaßt in ihren Ausdehnungen, die sich wie konzentrische Kreise mit unterschiedlicher Awarenessdichte gruppieren, in der Richtung **UBW** das *koperzeptive* und *koreflexive* **Mitbewußte, MBW** (*Rohracher*), all das, was nicht im aktuellem Fokus des **Wachbewußten** steht, aber mitgegeben ist und jederzeit zugänglich werden kann. Vom Mitbewußten durch eine Schwelle getrennt, sehen wir das *präperzeptive* und *präreflexive* **Vorbewußte (VBW)**. Es enthält einerseits Materialien aus den oberflächlicheren Schichten des *aperzeptiven* und *areflexiven* **Unbewußten (UBW)** die zum Bewußtsein hin durchfiltern wollen, ja vielleicht gar zur Awareness (**WBW**) und Consciousness (**IBW**) drängen und vielleicht auch schon „angespürt" und ahnend erfaßt werden. Es enthält andererseits aus dem **Bewußtsein (WBW, IBW)** Abgesunkenes, das sich noch nicht in den Abgründen des **Unbewußten** verloren hat. Wird in der therapeutischen Arbeit oder in der Selbstexploration die Schwelle des *Präperzeptiven, Präreflexiven* überwunden, so dringt das **Wachbewußte (WBW, IBW)** bis ins **Vorbewußte (VBW)** und bricht sich an der Grenze zum *Areflexiven, Aperzeptiven* (**UBW**). Dieses ist in seinen Tiefen für die perzeptiven, affektiven und kognitiven Organisationsformen der wachen **Bewußtheit (WBW)** und des vollperzeptiven und vollreflexiven **Ich-Bewußten (IBW)** nicht zugänglich, da seine Strukturen zu archaisch bzw. zu fremd sind. Sie würden ein anderes Sensorium erfordern [das dem Leib nicht zur Verfügung steht, und ein anderes Begreifen, das die Möglichkeiten unserer kognitiven Organisation und vielleicht sogar unseres Gehirns überschreitet (*Pöppel* 1985, 170); es sei denn, es gelänge uns, indirekte Zugänge zu gewinnen, z.B. über Experimente der Forschung oder durch Beiziehen eines anderen, „außenstehenden" Beobachters, deren Materialien einer qualitativen Transformation (zum Beispiel durch verbale oder aktionale Interpretationen) unterworfen werden müssen], um für **WBW** und **IBW** erfaßbar und verständlich zu werden. Unbewußtes durchfiltert in abnehmender Dichte das Bewußte, d.h. ist in ihm anwesend, bis an die Grenze des Transreflexiven (**NBW**).

Die Awareness (WBW) dehnt sich in Richtung des *transperzeptiven* und *transreflexiven* **Nichts-Bewußten (NBW)** aus, indem sie das *koreflexive* und *koperzeptive* Milieu *passiv-rezeptiver* Sinneswahrnehmung verläßt (*es* fällt mir ins Auge, *es* dringt an mein Ohr, *es* steigt mir in die Nase etc.) und zunehmend an *aktiver* Perzeptivität und Reflexivität gewinnt (*ich* sehe, *ich* rieche, *ich* schmecke, *ich* handle), bis daß das *vollreflexive* **Ich-Bewußte (IBW)**, also *consciousness*, gewonnen wird (*ich* bin mir bewußt, daß *ich* und wie *ich* sehe, rieche, schmecke, handle).

In der Consciousness hat sich die matte Awareness zugespitzt, gewinnt an Schärfe, verliert aber dabei an Volumen, Breite, Dichte (dargestellt durch abnehmende Punktierung in der Abbildung). Das *vollreflexive* **Ich-Bewußte** ist nicht nur organismisch, sondern *intersubjektiv* konstituiert [vgl. *Mead* 1934 und jetzt *Tugendhat* 1978, 249ff]. Es wächst durch die Erfahrungen mit dem „Du" (*Buber*) bzw. mit dem „generalized other" (*Mead*), mit den „doubles actes" (*Janet*). *Präreflexive* **Wahrnehmungsbewußtheit (WBW)** ordnen wir in unserer Persönlichkeitstheorie [*Petzold* 1984i] dem wahrnehmenden Leib-Selbst, dem „totalen Sinnesorgan des Leibes" zu. Verdichtet diese sich zu einer „scharfen Awareness", zu einer **vollperzeptiven** und *vollreflexiven* Consciousness (**IBW**), so entsteht **Ichbewußtsein**, das Kognitives und zum Teil Intuitives umfaßt und dem Ich zugeordnet wird.

Können WBW und **IBW** integriert werden, so tritt eine neue Ausdehnung bei gleichzeitiger Fokussierung des Bewußtseins ein, und es kann eine Schwelle überschritten werden, die einen *hyperreflexiven* Zustand möglich macht, den wir als **Klarbewußtes (KBW)** bezeichnet haben. **WBW, IBW** und **KBW** werden durch die Metapher der „Helle" und durch die Qualität der „Weite" gekennzeichnet (wie **UBW** durch die der Dunkelheit/Tiefe und **NBW** durch Licht/Höhe charakterisiert werden). Klarbewußtes umfaßt intuitive und synoptisch-synergetische Vermögen, die wir in kreativem und kontemplativem Tun erreichen können. In ihm werden Überschreitungen, komplexe Synopsen, weitausgreifende Mehrperspektivität, Synästhesie und Polyästhesie möglich. Die *Lichtung* des Bewußtseinsfeldes dehnt sich aus bis an die Grenze des *Transreflexiven* (**NBW**), an der sich sogar das illuminierte, holotrophe **Klarbewußte (KBW)** bricht, weil sich die transreflexiven, universalen Strukturen des Absoluten den cerebralen Möglichkeiten entziehen (die Ausdehung des Universums zum Beispiel bleibt letztlich unfaßbar). Es kann diese Dimension des **Nichts-Bewußten (NBW)** – wir verwenden diesen paradoxen Terminus gezielt zur Kennzeichnung der apophatischen Qualität dieser unbegreifbaren, unauslotbaren Dimension – vielleicht durch das Faktum der Teilhabe (wir sind Teil des Kosmos) in meditativer Versunkenheit näherungsweise erahnt und erspürt werden. Wir sprechen dann von *transreflexiver Partizipation* am Sein, am Absoluten, am Nichts, von der die Mystiker der großen Menschheitstraditionen des geistigen Lebens berichten (der Begriff der mystischen bzw. transreflexiven *Erfahrung* ist unzureichend, da es sich um Bereiche jenseits des in *sensu strictu* Erfahrbaren handelt).

UBW und **VBW** sind leibnahe Bereiche und damit Formen der *Somatotherapie* zugänglich (z.B. manueller Medizin, Massage, Entspannungstechniken, Atemtherapie, Hydrotherapie, Medikation). *Psychotherapie* bezieht **UBW**, **VBW**, **NBW**, **WBW** und **IBW** ein (durch kognitive, affektive und symbolische Vorgehensweisen). **WBW**, **IBW** und insbesondere **KBW** – begrenzt **NBW** – sind Gegenstand der *Nootherapie* (durch kreative und meditative Praktiken [vgl. *Petzold* 1983a]). Das ganze Bewußtseinsspektrum bzw. Bewußtseinsfeld ist damit Aufgabenbereich der „**Integrativen Therapie**" und ihrer Methoden, Formen und Medien [*Petzold, Sieper* 1988a, 1993a].

Das vom Zentrum des Leib-Selbst ausgehende **Wachbewußte** (**WBW**) erweitert in seinen Ausdehnungen das Bewußtseinsfeld, die „Lichtung". Vollreflexives, scharfes **Ich-Bewußtes** (**IBW**) greift in das koreflexive **Mitbewußte** (**MBW**). Die Luzidität des **Klarbewußten** (**KBW**) vermag **Vorbewußtes** (**VBW**) in hyperreflexiver Durchdringung des Präreflexiven bis an die Grenzen des areflexiven **Unbewußten** zu erschließen, das damit gegebenenfalls in seinen Randbezirken zugänglich wird, in seinen Kernbereichen aber unzugänglich bleibt. Die transreflexive Partizipation am **Nichts-Bewußten** (**NBW**), am Absoluten, All-einen – wie immer man dies nennen mag – vermag nach den Berichten der Mystiker die Tiefen und Höhen und Weiten, die Dunkelheit, die Helle und das Licht, das Sein, das Dasein und das Nichts *perichoretisch* zu verbinden. Das Bewußtseinsspektrum, als Ganzes gesehen, deutet darauf hin: Die Wirklichkeiten fallen in eins, und „die letzte Wahrheit ist die Umkehrbarkeit" (*Merleau-Ponty*) (Aus: *Petzold* 1975h).* Dies ist die *Hyperdialektik* heraklitischen Denkens (*Petzold, Sieper* 1988b; *Taminiaux* 1987h).

7. Konzepte zu einem polyvalenten Unbewußten

> „Man sollte das ganze Gebiet der Geisteskrankheiten und einen Teil der physischen Erkrankungen durchgehen, um zu zeigen, welche geistig-seelischen und körperlichen Störungen daraus resultieren, daß ein Gedanke aus dem persönlichen Bewußtsein verbannt wird." (*P. Janet* 1889)

> „Die Dichter und Philosophen haben das Unbewußte vor mir entdeckt. Ich deckte nur die wissenschaftliche Methode auf, nach der das Unbewußte untersucht werden kann." (S. *Freud* 1908)

> „Das kollektive Unbewußte ist als ein Niederschlag der Erfahrung und zugleich als ein Apriori derselben ein Bild der Welt, das seit Äonen sich gebildet hat." (*C.G. Jung* 1943)

> Der weitaus größte Teil der cerebralen und mentalen Prozesse läuft unterhalb der Bewußtseinsschwelle in einem ‚neuronalen Unbewußten' und kann nie zu Bewußtsein kommen. Und für potentiell Bewußtseinsfähiges gilt: „Hinter dem Bewußtsein des Tages heute liegen die Schatten der Biographie, die Dunkelheiten der Geschichte, die Finsternis der Frühzeit der Menschheit und die Nacht der Vorgeschichte. Dieses alles ruht unbewußt in den Archiven des Leibes – Reichtümer und Schrecken. Nur Weniges ist erfaßbar, noch weniger verstehbar oder heilsam zu wissen. Dieses Wenige aber, ist für das Leben des einzelnen wie der Gemeinschaft unverzichtbar. Der Archivar wäge, was er in das Licht des Bewußtseins stellt." (*H. Petzold* 1970c)

Das Unbewußte ist seit den Arbeiten von *Janet*, *Freud* und *Jung* eines der wichtigsten Konzepte moderner Psychotherapie. In der empirischen Psychologie ist es – zumindest was die Ausarbeitungen von *Freud* und *Jung* anbetrifft – nach wie vor umstritten, oder es wird sehr eng gefaßt (etwa als „*subliminal perception*" vgl. S. 216ff). Im Sinne positivistischer Empirie ist das Unbewußte nicht zu verifizieren oder zu falsifizieren: „Wenn ein Sachverhalt nicht bewußt werden kann, er also dem Bewußtsein verschlossen bleibt, dann besteht auch keine Möglichkeit, seine Wirkung auf das Bewußtsein zu überprüfen. Die Annahme eines stets in das Bewußtsein hineindrängenden Unbewußten kann richtig oder falsch sein – es gibt keine Möglichkeit, diese Frage objektiv zu entscheiden", schreibt *E. Pöppel* (1985, 165), und er greift

---

* Die in eckigen Klammern stehenden Passagen kennzeichnen Einfügungen in den Originaltext.

dennoch das Konzept eines wirkenden Unbewußten auf (ibid.), gibt diesem aber eine eigene Wendung (siehe oben S. 220f und jetzt *Perrig* et al. 1993; *Petzold* 2002b).

Auch von philosophischer Seite sind Bedenken geltend zu machen – etwa bei ontologischer Betrachtung das einer „Verdoppelung des Seins" oder bei erkenntnistheoretischer Betrachtung das einer „Verdoppelung des Bewußtseins", indem ein zweites Bewußtsein eingeführt wird, von dem das Subjekt nichts weiß und das sich erst über den anderen konstituiert; oder das einer Hypostasierung und Reifizierung eines Ungreifbaren, zumal noch Prozeßhaften. Das Für und Wider muß hier nicht aufgenommen werden. Der Verdoppelungsvorwurf trifft nicht, wenn man das Subjekt über den Leib und nicht nur über das Bewußtsein konstituiert, wie dies bei *Merleau-Ponty* geschieht (*Frostholm* 1978). Der Reifizierungs- und Hypostasierungsvorwurf muß beachtet werden, greift aber nicht, wenn Unbewußtes prozeßhaft gesehen wird. Dualismus und die Dichotomisierung des Menschen drohen als Gefahr, die aber wiederum durch den Leibbegriff vermieden werden kann. Für die Psychoanalyse sind auf jeden Fall die angesprochenen kritischen Anfragen der Philosophie nicht gelöst, schaut man auf den Umgang mit dem Konzept und dem Begriff des Unbewußten in der klinischen Literatur.

Dennoch – keine der großen Schulen der modernen Psychotherapie (die Verhaltenstherapie in ihren verschiedenen Formen ausgenommen) kommt heute ohne das Konzept des Unbewußten oder von diesem beeinflußten, ähnlich ausgerichteten Modellvorstellungen – und sei es nur im Sinne einer „klinischen Heuristik" – aus, auch die Schulen nicht, die sich als Revision der Psychoanalyse verstehen oder als Antithese zu ihr entwickelt worden sind. Es ist aber herauszustellen, daß die Vorstellungen über das Unbewußte sowohl in der Psychoanalyse selbst und ihren zahlreichen Richtungen wie auch in den kaum noch zu überschauenden Formen der Psychotherapie äußerst vielfältig, ja zum Teil in wichtigen Punkten divergierend sind (*Wyss* 1973, 1988). Indes, der Grundgedanke, den Freud von seinen Vorgängern in der Romantik (*Rillaer* 1980; *Marquard* 1987) übernimmt, von *Herbart*, *Schopenhauer* und *Nietzsche*, bleibt konstant: Es gibt im Menschen Bereiche, die dem Tagesbewußtsein (**WBW**) nicht zugänglich sind und die dennoch sein Leben und sein Verhalten beeinflussen (*Ellenberger* 1985), z.B. in Form unbewußter Motive, Wünsche und Ängste. Das Erkennen derartiger Manifestationen von Unbewußtem, ihre Interpretation und die Beeinflussung unbewußter Strebungen stellen ein Kernstück der meisten Psychotherapieschulen dar, wobei sich wiederum zahllose Wege finden, von der Deutung, dem Weg *Freuds*, über die Schulung der Awareness (*F. Perls*) bis zur Kommunikation mit dem Unbewußten, ohne daß dies dem Patienten bewußt wird (*M. Erickson*) usw. Die Vielzahl der Konzepte, Modelle und therapeutischen Strategien scheint offenbar der Polymorphie des Unbewußten zu entsprechen. Es ist ein Gegenstand, der seinem Wesen nach *komplex*, von einer „vieldeutigen Qualität" ist und deshalb geradezu nach Auslegung „ruft". *Das Konzept des Unbewußten ist nur sinnvoll auf dem Hintergrund einer **Hermeneutik**, die es und seine Äußerungen interpretiert.*

7.1 Über die Zugänglichkeit und die Unzugänglichkeit von Unbewußtem

„Das Unbewußte kann nicht als monolith angesehen werden.
Es hat unterschiedliche Dichten, Tiefen und
abgestufte Grenz- und Übergangsbereiche zum Bewußten.
Es zeitigt unterschiedliche, vielfältige Wirkungen
(*polyvalence*) in mannigfaltigen Formen
(*polymorphie*)" (*Petzold* 1970c, 14).

Das Konzept „*pluriformen und komplexen Bewußtseins*" impliziert, daß alles, was nicht im Wahrnehmungsfeld liegt, aus dem Ich-Bewußtsein, Wachbewußtsein und Mitbewußtsein ausgeschlossen ist, in bestimmter Weise *unbewußt* ist, beginnend mit dem noch leicht zugänglichen präperzeptiven, präreflexiven Vorbewußten (**VBW**), das sich zum Unbewußten hin in seiner Unzugänglichkeit verdichtet, bis in die schwer zugänglichen Grenzbereiche hinein und hin zu gänzlich areflexiven Bereichen im **UBW**, die dem Zugriff der Introspektion und auch der erhellenden Arbeit der Analyse gänzlich entzogen sind, es sei denn, Materialien „lösen sich" aus diesem Grund und „treiben an die Oberfläche", wobei das neuronale Processing als solches gänzlich unzugänglich bleibt (*Perrig* et al. 1993). Wie schon in den voranstehenden Abschnitten deutlich geworden sein dürfte, sind wir bei der Beschreibung von Bewußtseinsphänomenen, wie wir sie in der eigenen Introspektion (etwa im Rahmen einer Lehranalyse, Selbstexploration, meditativer Praxis) erfahren oder im therapeutischen Prozeß bei unseren Patienten beobachten, auf eine metaphorische Sprache angewiesen – sie wird auch häufig von unseren Patienten bei der Beschreibung der von ihnen erlebten Phänomene spontan verwandt.

Diese umschreibende Form der Benennung und die sich damit ergebende „Unschärfe" ist aber nicht als Mangel anzusehen, sondern ein Ausdruck der fließenden Übergänge des Erspürten, der *atmosphärischen* Qualitäten, mit denen wir es zu tun haben. *Freud* hatte selbst das Unbewußte sehr breit, vielgestaltig, ja unscharf mit unterschiedlichen Äußerungsformen und Wirkungen umschrieben, so daß ein hermeneutischer Zugang – etwa die Symboldeutung – kaum zum Erfassen vorbewußter und unbewußter Inhalte ausreicht. Diese „*Polymorphie* und *Polyvalenz* des Unbewußten" stellt die therapeutische Hermeneutik vor vielfältige Probleme. Je länger man in der Praxis als Therapeut arbeitet und mit Äußerungen aus dem Bereich des Unbewußten vertraut wird, desto komplexer gestaltet es sich in seiner atmosphärischen Vielfalt, in der Mannigfaltigkeit seiner Wirkungen, Dimensionen und Qualitäten. Und eben in dieser Vielfalt gewinnt das Konzept des Unbewußten an *Prägnanz*, nicht etwa an Diffusität, wenngleich sich eine systematische Darstellung seiner pluriformen und polyvalenten Charakteristiken als schwierig erweist. Wir werden uns aus diesem Grunde den verschiedenen Aspekten des Unbewußten als einem der zentralen Gegenstände introspektiver und gemeinschaftlicher **Bewußtseinsarbeit**, d.h. intersubjektiver hermeneutischer bzw. tiefenhermeneutischer Praxis, genauer zuwenden müssen. Die *Freud*schen Konzepte dienen uns wiederum als Ausgangspunkt:

„Den Inhalt des Unbewußten kann man einer psychischen Urbevölkerung vergleichen. Wenn es beim Menschen ererbte psychische Bildungen, etwas dem Instinkt der Tiere Analoges gibt, so macht dies den Kern des Unbewußten aus. Dazu kommt später das während der Kindheitsentwicklung als unbrauchbar Beseitigte hinzu, was seiner Natur nach von dem Erlebten nicht verschieden zu sein braucht" (*Freud* 1915e, GW X, 294). Oder: „Ursprünglich war ja alles Es, das Ich ist durch den fortgesetzten Einfluß der Außenwelt aus dem Es entwickelt worden. Während dieser langsamen Entwicklung sind gewisse Inhalte des Es [die als solche unbewußt waren] in den vorbewußten Zustand gewandelt und so ins Ich aufgenommen worden. Andere sind verändert im Es als dessen schwer zugänglicher Kern geblieben. Aber während dieser Entwicklung hat das junge und unkräftige Ich gewisse bereits aufgenommene Inhalte wieder in den unbewußten Zustand zurückversetzt [verdrängt] ... Diesen letzteren Anteil des Es heißen wir mit Rücksicht auf seine Entstehung das Verdrängte. Es macht wenig aus, daß wir zwischen beiden Kategorien im Es nicht immer scharf unterscheiden können. Sie decken sich ungefähr mit der Sonderung in ursprünglich Mitgebrachtes und während der Ichentwicklung Erworbenes" (*Freud* 1940a, GW XVII, 85).

Böhme (1980, 79) stellt mit dem Blick auf *Freuds* Ausführungen zum Unbewußten fest, „daß die Frage nach dem Inhalt des Unbewußten oder nach den Quellen des Unbewußten bei *Freud* ungeklärt ist. Stammen die Inhalte bloß aus dem Somatischen (den Trieben), oder sind es sogar abgesunkene Bestandteile bewußten Seelenlebens (und damit Produkt der Verdrängung als Akt), oder gibt es auch erbliche, phylogenetisch erworbene Inhalte des Unbewußten, die bloß zum Bewußtsein nicht zugelassen werden? Je nachdem wie man diese Fragen beantwortet, stellt sich die Beziehung von Bewußtsein und Unbewußtem anders dar" (ibid.), und – so muß hinzugefügt werden – die Handhabung unbewußten Materials in der therapeutischen Situation sowie seine hermeneutische Aufschlüsselung. Der pluriforme und polyvalente Charakter des Unbewußten, wie er im Werke *Freuds* mit geradezu „methodischer Unschärfe" aufscheint, verlangt einen hermeneutischen Weg, denn Unbewußtes ist offenbar nicht etwas, was digitalen kognitiven Operationen oder selbst der Intuition leicht zugänglich ist und sich problemlos definieren ließe. Es ist opak, amorph, vielgestaltig. Es läßt sich in mühsamen Explorationen nur in seinen Randbezirken, in seinem Kernbereich aber gar nicht erfassen.

Unbewußtes wird dem bewußten Erleben immer nur zugänglich, wenn die bewußten Materialien eine Transformation erfahren haben, die das Aperzeptive, Areflexive in Wahrnehmbares und Reflektierbares transformiert. Schon *Freud* hat hervorgehoben, daß im Bewußtsein sich nur „Abkömmlinge", entstellte Elemente und mehrdeutige Überdeterminierungen des Unbewußten bzw. Verdrängten finden und dem Beobachter nur seine Manifestationen zugänglich werden. „Auch der Analytiker lehnt es ab zu sagen, was das Unbewußte ist, aber er kann auf das Erscheinungsgebiet hinweisen, dessen Beobachtung ihm die Annahme des Unbewußten aufgedrängt hat" (*Freud* 1925e, GW XIV, 104).

In der *Integrativen Therapie* verwenden wir den Terminus „unbewußt" als Begriff in *deskriptiver* Ausgangslage und *explikativer* Zielrichtung. Wir beobachten zum Beispiel eine non-verbale Reaktion bei einem Patienten, sprechen ihn darauf an, und er sagt uns: „Das war mir gar nicht bewußt, daß ich das getan habe". Die Verifizierung des unbewußten Charakters der Handlung erfolgt also durch die Äußerung des Patienten. Wir verwenden den Terminus „unbewußt" als *explikativen* Begriff, wenn er ein Motiv „hinter" der Handlung darzulegen versucht: Der Patient handelt so, weil ... „Warum ich das getan habe? – Ich weiß es nicht!" Mit einer Hypothese über das unbewußte Motiv versucht der Therapeut, das Verhalten des Patienten zu erklären und zu verstehen. Damit wird über die beobachtbaren Fakten hinausgegangen und versucht, von *„den Phänomenen* auf die Strukturen *zu schließen"* (*Petzold* 1969b).

Ricœur (1969, 374) drückt es so aus: „... absolut gesprochen gibt es in der Psychoanalyse keine ‚Tatsachen', weil hier nicht beobachtet, sondern interpretiert wird". *Dieser* Weg *Freuds* (*MacIntyre* 1968, 109f), sein praktisches Procedere, war ein hermeneutischer Weg, der allerdings dazu tendierte, die Phänomene früh, allzu früh zu verlassen, so daß sich die Modalitäten der Deutung immer phänomenferner vollzogen bis hin zum weitgehenden Verlust des Phänomens unter der Folie der Metapsychologie. Der *deskriptive* (adjektivische bzw. adverbiale) Begriff „unbewußt" wird durch seine Substantivierung „Unbewußtes" als ein *kategorialer* Begriff zur Bezeichnung einer Klasse von Phänomenen, d.h. von konkret beobachtbaren Zusammenhängen, verwandt, deren prozeßhafter Verlauf und deren Charakteristik „darauf schließen" läßt, daß sie unbewußt seien. Der Herkommensbereich derartiger Phänomene (der Leib, das Subkortikale, die verschlossenen Archive des Gedächtnisses, d.h. das Verdrängte) wird dann wiederum substantivierend und verallgemeinernd „das Unbewußte" genannt, das damit Ursprung und Inhalt umfaßt. In der Integrativen Therapie bevorzugen wir den Gebrauch des adjektivischen bzw. adverbialen „unbewußt" und des substantivierten Adjektivs ohne den bestimmten Artikel (obgleich dies in unseren Arbeiten nicht immer konsequent durchgehalten wird). Wo wir von Unbewußtem oder dem Unbewußten sprechen, kennzeichnen wir es als eine dem Bewußtsein (**MBW**, **WBW**, **IBW**) nicht oder nicht unmittelbar zugängliche *Sphäre von Phänomenen* des Leib-Subjekts bzw. Leib-Selbst *mit* der Lebenswelt (eine „Qualität" derselben könnte man sagen), die keinesfalls verortet, verdinglicht oder hypostasiert werden darf.

Mit dem bestimmten Artikel nämlich erfolgt eine prekäre, aber kaum vermeidbare qualitative Veränderung. *Das* Unbewußte, *substantiierend* gebraucht, wird zu einer Entität, *einem* Ort, einer Substanz, einer Hypostase, und damit kann es nicht nur das Verdrängte sein: verdrängte Vorstellungen, Affekte, Primärprozesse. „Das Unbewußte ist das eigentlich *reale Psychische*, uns nach seiner inneren Natur so unbekannt wie das Reale der Außenwelt und uns durch die Daten des Bewußtseins ebenso unvollständig gegeben wie die Außenwelt durch die Angaben unserer Sinnesorgane" (*Freud* 1990a, GW II/III, 617/618, meine Hervorhebungen). Nun ist Seelisches (Empfindungen, Stimmungen, Gefühle, Willensakte, Vorstellungen) der Bewußtheit (**WBW**) und dem Bewußtsein (**IBW**) durchaus zugänglich – *Freud* betont ausdrücklich, daß es unbewußte Affekte nicht geben könne und nur die Vorstellungsrepräsentanz des Triebes unbewußt sei: „Ein Trieb kann niemals Objekt des Bewußtseins werden, nur die Vorstellung, die ihn repräsentiert. Er kann aber auch im Unbewußten nicht anders als durch die Vorstellung repräsentiert sein" (GW 1913j, VIII, 406, vgl. 1905d, V, 67).

Bei einer solchen Auffassung besteht die Gefahr, daß „die bewußte substantielle Seele *Descartes* durch eine unbewußte Seele verdoppelt wird" (*MacIntyre* 1968, 109) und damit ein „zweiteiliges Selbst" (*Lohmann* 1985, 434) entsteht. Hier nun hilft uns die begriffliche Bestimmung der „Seele" als *Resonanz des Leibes*, als wahrgenommener Resonanz-Leib weiter, die uns eine *Tiefe* und *Weite* der Resonanz anzunehmen erlaubt und den Begriff der Seele an den des Leibes rückbindet[123], eine Auffassung, die wir in ähnlicher Weise in *Winnicotts* Konzept der *psyche-soma* finden: „... das Wort Psyche meint hier die Vorstellungsbilder, die man sich von Teilen des Körpers, körperlichen Regungen und Funktionen macht, also nur der psychischen Lebendigkeit" (idem 1957/1969, 163).

Die entfernteren Resonanzen und das Nicht-Resonanzfähige fallen aus dem Bewußtsein (**MBW**, **WBW**, **IBW**) heraus und bleiben unbewußt, bis daß sie hörbar, spürbar, sichtbar gemacht werden: durch die Ereignisse des Lebens, durch therapeutische Diskurse oder Aktionen, durch kreatives Tun (*Winnicott* 1973, 1979; *Petzold* 1969b, 1987c).

Der *deskriptive* und *explikative*, teilweise auch der *kategoriale* – sofern er phänomenbezogen bleibt – Gebrauch von „unbewußt" und „Unbewußtes" kennzeichnet ein phänomenologisches Vorgehen, das versucht, „zurück zu den Sachen selbst" *(Husserl)* zu gehen und sie in einer hermeneutischen Suchbewegung *wahrzunehmen*, zu *erfassen*, zu *verstehen* und zu *erklären*, d.h. in komplexer Weise bewußt zu machen. All das, was nun *nicht* wahrnehmbar, erfaßbar, verstehbar, erklärbar *ist*, jedoch in bestimmtem Maße werden *kann* (z.T. aus eigener Kraft, in der Regel aber mit fremder Hilfe), aber nicht *muß*, soll als *Unbewußtes* gelten – und zwar ein *partiell akzessibles Unbewußtes*. Unsere Leiblichkeit, die in ihrem aprioristischen Wesen vom Ich-Bewußtsein nie hinterstiegen werden kann, läßt uns ein *inakzessibles Unbewußtes* annehmen, das – da es uns in seinem aperzeptiven und areflexiven Charakter gänzlich unzugänglich ist – zur Annahme einer *Sphäre* führt, die *apophatisch*, d.h. letztlich unerfaßbar bleibt. Das inakzessible Unbewußte ist ein *antirationales* Konzept, kein irrationales. Es will die Hegemonie der Rationalität unterminieren, um ihre (gefährliche) Überschätzung einzuschränken, indem es eine gänzliche Unzugänglichkeit (**UBW**) affirmiert. *Ricœur* (1969, 402) macht dies sehr deutlich, wenn er schreibt: „...man gelangt von der Phänomenologie zur Psychoanalyse, sobald man begreift, daß die Hauptschranke Unbewußtes und Vorbewußtes trennt, und nicht Vorbewußtes und Bewußtes." Daraus folgt: „... die Verdrängung aber ist eine wirkliche Ausschließung, die keine Phänomenologie des Impliziten, des Mitgemeinten einzuholen vermag" (ibid.).[124]

Die radikale Betonung der Unzugänglichkeit des Unbewußten ist nicht nur ein Angriff auf die Bewußtseinspsychologie und Bewußtseinsphilosophie – die sich denn auch heftig gegen die Annahme des Unbewußten gewandt hat[125] –, sondern auch ein Angriff auf das Selbstbewußtsein des Menschen schlechthin, dem damit eine erhebliche narzißtische Kränkung zugefügt wird. Es wird ihm vorgehalten, daß er eben nicht „Herr im eigenen Hause" *(Freud)* ist, und insofern ist der Begriff des Unbewußten ein *subversiver Begriff*, und das ist etwas anderes als die Tendenz, das Unbewußte zu mystifizieren. Seine *subversive* Schärfe wird allerdings schon von *Freud* selbst gebrochen, indem er die Psychoanalyse zum Instrument erhebt, das *Herrschaft* wieder herstellen soll: „Die Psychoanalyse ist ein Werkzeug, welches dem Ich die fortschreitende Eroberung des Es ermöglichen soll" (*Freud* 1923b, GW XIII, 286).

Er hat sie hierfür mit einem gewissen Allmachtsanspruch ausgestattet (vgl. 1925e, GW XIV, 108), der sich auf vielfältigen Ebenen zeigt und bis in das Verhalten der psychoanalytischen Bewegung gegenüber Dissidenten oder in den Strategien psychoanalytischer Berufspolitik gegenüber anderen Therapieverfahren durchschlägt (*Mitscherlich-Nielsten* 1987). Die belliköse Metaphorik von der „fortschreitenden *Eroberung* des Es" *(Freud)* reproduziert den platonisch-christlichen Diskurs von der „Disziplinierung des sündigen Fleisches durch den Geist". Es ist deshalb gut, den subversiven Stachel des Unbewußten nicht zu entfernen und mit der Radikalität des Dresdner Arztes *Carus*, der mit Recht als einer der wichtigsten Vorläufer des *Freud*schen Konzeptes betrachtet wird, anzuerkennen: „Alles Seelenleben ... ruht auf dem Bewußtlosen". Darum gilt es, „das unbewußte Seelenleben als Basis des Bewußten" zu erkennen

(*Carus* 1846/ 1926, 1). Wir affirmieren dies insbesondere unter entwicklungspsychologischer Perspektive.

Die individuellen und kollektiven „malignen Durchbrüche" destruktiver unbewußter Dynamik in Kriegen und Pogromen oder Psychosen, schweren Psychosomatosen, Burnout-Phänomenen (*Petzold* 1985d, 1991j) zeigen uns nur zu schmerzlich, daß es Bereiche in unserer Natur, in unserem Wesen gibt, die wirklich unzugänglich sind. Und selbst die therapeutische Praxis, die sich mit den Strebungen des *akzessiblen Unbewußten* befaßt, findet dessen Manifestationen immer wieder in einer beeindruckenden Konkretheit[126], die häufig auf Hintergründigkeiten verweist, die unzugänglich bleiben. Man stößt – besonders in der Behandlung von frühen Schädigungen, Psychosen, schweren Psychosomatosen und Borderline-Patienten – an Grenzen, die nicht mehr hinterschreitbar scheinen, oder auf Materialien, die zu den Strukturen der Rationalität querlaufen, weil sie eine andere „Qualität" haben. Dies ist keine irrationale Aussage, sondern im Gegenteil: eine Feststellung der Rationalität. In der Affirmation des *inakzessiblen* Unbewußten geht es nicht um Aufhebung oder gar Vernichtung von Rationalität und Vernunft, sondern um ihre Rettung: „Wer die Vernunft kennt, verachtet sie nicht" (*M. Claudius* 1988, 18). Aber das Wissen um die *„Grenzen der Vernunft"*, das Anerkennen der Brüchigkeiten der Rationalität bietet die Chance, daß wir nicht hilflos und unvorbereitet maligner Dynamik ausgeliefert werden als Folge der Verleugnung.

Die Vielfalt von Aspekten zum Unbewußten – seien sie nun deskriptiver, explikativer oder substantiierender bzw. kategorialer Art – sehen wir als ein genuines Charakteristikum dieses Konzeptes, das sich dagegen sperrt, als solches gänzlich rational aufgehellt oder in die Strukturen der Vernunft bruchlos eingeordnet werden zu können. Wäre dies möglich, wäre sein letztendlich paradoxaler und apophatischer Charakter auflösbar, so müßte die kulturkritische, subversive Kraft der Idee vom „Unbewußten" als verloren gelten, und wir könnten auf dieses Konzept verzichten. *MacIntyre* (1969) hat für einen solchen Verzicht gute Gründe geltend gemacht, allerdings unter Verkennung dieses antirationalistischen Moments. *Freud* selbst war hier zwiespältig: einerseits entlehnt er das Unbewußte den „Dichtern" und (romantischen) Philosophen (*Marquard* 1987) und anerkennt seine *rhapsodischen Qualitäten*: „Es berührt mich eigentümlich, daß die Krankengeschichten, die ich schreibe, wie Novellen zu lesen sind ...", weil eine „eingehende Darstellung der seelischen Vorgänge, wie man sie von Dichtern zu erhalten gewöhnt ist, mir gestattet, bei der Anwendung einiger weniger psychologischer Formeln doch eine Art von Einsicht in den Hergang dieser Affektionen zu gewinnen" (*Freud* 1895); andererseits betont *Freud* den Primat der Rationalität – die Aufdeckung unbewußten Materials hat bei ihm nur ein Ziel: seine Kontrolle durch das *Ich*, eine Disziplinierung des Triebes, eine Nihilierung des Es (1933a, GW XV, 86). Das irrationale und antirationale Unbewußte, seine schöpferische Kraft, sein kulturveränderndes und kritisches Potential gehen bei dieser zweitgenannten Ausrichtung verloren, wie *Adorno* (1951, 96f, 100f) in den „Minima Moralia" aufzeigt. Das Unbewußte als *Konzept* muß komplex, pluriform, polychrom bleiben, so wie es in den Werken der Ärzte *Carl Gustav Carus* (1789-1869; vgl. 1846), *Theodore Flournoy* (1854-1920; vgl. 1899) und besonders *Pierre Janet* (1859-1947; vgl. 1889) herausgearbeitet wird und wie es sich in den Werken von *E. von Hartmann* (1869), *J. F. Herbart* (1824), *G.T. Fechner* (1860), besonders aber bei *F. W.J. Schelling*, *J.G. Fichte*, *A. Schopenhauer* und *F. Nietzsche* findet. Diese Autoren müßten in einer ausführlicheren Darstellung berücksichtigt werden, denn bei ihnen trifft man auf ungehobene Schätze und Konzepte, die *Freud* und *Jung* nachhaltig beeinflußt haben (vgl. *Ellenberger* 1985, 298) und die zum Teil sogar differenzierter sind als die Vorstellung des Begründers der Psychoanalyse (vgl. zum Beispiel die Schichtentheorie von *Carus* oder *Janets* Theorie des *Subconscient*). Diese Gedanken müssen aber auch auf dem Hintergrund der Philosophie- und Problemgeschichte der Romantik und des deutschen Idealismus gesehen werden (*Marquard* 1987), um ihre Schwachstellen deutlich im Bewußtsein zu haben.

Die Theorien des Unbewußten werden mit Blick auf *Freud* und die genannten Autoren in der *Integrativen Therapie* aufgenommen. Das Unbewußte wird als *„komplexes Netz von Konzepten"* ausgespannt, durch das versucht wird, „Ordnungen im Zwielicht" (*Waldenfels* 1987) zu entdecken. Es wird in den Rahmen des „Bewußtseinsspektrums" gestellt, mit Bildern und Metaphern umschrieben und mit Gewichtungen versehen, die von denen *Freuds*, *Jungs* oder anderer Protagonisten des Unbewußten zum Teil verschieden sind – nicht zu sprechen von den zahlreichen Übereinstimmungen. Einige andersgerichtete oder neu hinzugekommene Aspekte sollen hier lediglich aufgeführt werden. Andere werden wir kurz umreißen.

Unbewußtes, *das* Unbewußte ist nicht monolith, genausowenig wie das Bewußte. Es ist komplex in seinen Manifestationen, pluriform, eine *Dissemination* (*Derrida* 1972, 392). Sein *Sinn* ist in unterschiedlichen Feldern verstreut, aus ihm sprechen vielfältige Sprachen (ibid. 163), und dennoch ist es dabei nicht zersplittert, sondern durch sich kreuzende Bahnen verbunden. Im Hinblick auf die Opazität, Polymorphie und Polyvalenz des Unbewußten umgreifen vielleicht Metaphern das Ungreifbare noch am besten: die des **Rhizoms**, dieses verquirlte Geflecht von Wurzelsprossungen, das untergründig wuchert (*Deleuze, Guattari* 1977; *Petzold* 1989a, dieses Buch S. 341), oder die des Netzes (*Waldenfels* 1985, 117), das im tiefen Wasser treibt – von der Schleppleine losgerissen. Vielleicht ist es möglich, Dimensionen des Unbewußten noch am ehesten in klassisch-analytischer Manier assoziativ, in einer Reihung von Knoten im *Netz*, Sproßstellen des **Rhizoms** im Labyrinth (*Ecco* 1984, 65) zu fassen:

»Wir sehen das Unbewußte als Wegkreuzungen: ... „das Land hinter der Grenze", als die „stumme Sprache der Lebenswelt", als „phylogenetisches Erbe" bzw. als „Sedimentation kollektiver Geschichte", als die „Welt der Strukturen", als die „Ordnung im Zwielicht", als die „Geheimnisse des Leibes", als „polymorphe Zeit". Es ist „das andere der Vernunft", eine „andere Sprache" als die des Tages, die in den Hintergründen und Zwischenräumen der Rede aufscheint. Wir sehen das Unbewußte im „Krieg und im Pogrom" (ja dieses!), im „Aufruhr des Sinnlichen", im „Begehren" (dé sir) – wir sehen es nicht als das Es (Fetscher 1985*), sondern als eine Qualität desselben – aber als die „Subversion des Wissens" (Foucault* 1978*). Wir verstehen es als „implizite Ordnung" (Bohm* 1986*), als das "Verlorene", „noch nicht Gefundene", als „verdeckte Lichtung", als die „andere Seite des Sichtbaren", als „Implikat" (Petzold* 1969a*), als anonymen Diskurs (Foucault* 1974*), natürlich als das Verdrängte (Freud), als das nicht-wahrgenommene „Offensichtliche" (Perls 1969,* 1980*), als Ereignis vor dem Zeiterleben (Winnicott 1974), als das noch Kommende, noch nicht Bewußte (Bloch* 1959*). Es ist die „Generalisierung des Verdrängten"*[127] *oder die Abblendung im Bewußtseinsfeld (Janet* 1889, 1913*) oder ...«*

Die hier gleichsam in „freien Assoziationen" angesprochenen Dimensionen greifen vom areflexiven, inakzessiblen Unbewußten im Land „weit hinter der *Grenze*" über das akzessible

UBW im Grenzland bis in den Bereich des unter der Bewußtseins s c h w e l l e liegenden präreflexiven Vorbewußten. Es handelt sich also um sehr verschiedene Aspekte und Wirkungen des Unbewußten, und es empfiehlt sich nicht, diese *Polyvalenz* und *Polymorphie* zu vereinheitlichen und durch eine Reduzierung auf wenige Begriffe seinen pluriformen Charakter einzuebnen. Das Feld der Hermeneutik lebt von dieser Vielfältigkeit und Unbestimmtheit, die sich in den „Bildnereien der Geisteskranken" (*Prinzhorn* 1922; *Réja* 1907) genauso findet wie in der Poesie *Rimbauds*, *Baudelaires*, *Mallarmés* oder den Texten *Klosowskis*, *Kaffkas*, *Lovecrafts* (*Muschg* 1981) oder in den Texten von Patienten oder aus „literarischen Werkstätten" Gesunder (*Petzold*, *Orth* 1985), in den Bildern von *Bosch*, *Goya*, *Munch*, *Beckmann*, *Ensor*, *Kubin*, genauso wie in den Gestaltungen aus der „kreativen Therapie" (*Petzold*, *Orth* 1990), in den Träumen unserer Patienten wie in unseren eigenen Träumen, Fehlleistungen, in Versprechern, in Hörfehlern etc. Unbewußtes zeigt sich auch im schöpferischen Denken, in der Wissenschaft – wir beschäftigen uns intensiv mit einem Problem, und plötzlich, Stunden später, in einem anderen Kontext taucht die Lösung auf, z.T. in einer symbolischen Form, oder sie kommt uns im Traum, wie bei *Kekulé* (1865, er entdeckte nach angestrengter Arbeit in einem Nickerchen über das Traumbild einer „Schlange", die sich in den „Schwanz" beißt, die Ringstruktur des Benzolmoleküls – er war *nicht* in Analyse!). Und hier handelt es sich nicht unbedingt um vorbewußtes Geschehen, besonders wenn Grundstrukturen entdeckt werden, die sich „gänzlich neu" als Geheimnisse der Lebenswelt enthüllen konnten, weil wir – als Teil von ihr – sie freisetzen konnten.

Die *Vielfalt des Unbewußten* ist ein Reichtum. In seinen *Tiefen* finden sich *Schätze*, und es lauern Gefahren. Mit seiner *Fülle* unterfängt es das Bewußte, bietet es Boden, Stütze, Sicherung, *nicht nur Bedrohung*. Diese Perspektive muß gegenüber der oftmals einseitig negativen Sicht des UBW bei *Freud* betont werden. Das Unbewußte soll im psychoanalytischen und im gestaltanalytischen Prozeß erhellt werden. Wir dürfen dabei nicht übersehen, daß es oft auch selbst erhellend wirkt. Eine Fehlhandlung macht mir – wenn sie dem Bewußtsein zugänglich wird – oftmals „auf einen Schlag" deutlich, was in einer Situation für mich tatsächlich belangreich ist. Das Unbewußte wirkt. Und in seinen *Wirkungen* können wir es erfahren[128]. Wir gehen mit *Freud* darin einig, daß Unbewußtes das Bewußtsein erreichen kann und damit bedingt zugänglich wird – und damit beziehen wir uns nicht nur auf Vorbewußtes: „Wir heißen jenes Unbewußte, das nur latent ist und so leicht bewußt wird, das *Vorbewußte*, behalten die Bezeichnung ‚unbewußt' dem anderen vor ... Nochmals, rein deskriptiv ist auch das Vorbewußte unbewußt, aber wir bezeichnen es nicht so, außer in lockerer Darstellung oder wenn wir die Existenz unbewußter Vorgänge überhaupt im Seelenleben zu verteidigen haben" (1933a, GW XV, 77f) ... „Wir nennen unbewußt einen psychischen Vorgang, dessen Existenz wir annehmen müssen, etwa weil wir ihn aus seinen Wirkungen erschließen, von dem wir aber nichts wissen, ... wenn wir annehmen müssen, er sei *derzeit* aktiviert, obwohl wir *derzeit* nichts von ihm wissen. Diese Einschränkung läßt uns daran denken, daß die meisten bewußten Vorgänge nur kurze Zeit bewußt sind; sehr bald werden sie *latent*, können aber leicht wiederum bewußt werden" (ibid.).

Freud selbst nimmt also unterschiedliche „*Tiefen*" des Unbewußten an, bewußtseinsnähere Bereiche und solche, die dem reflexiven Subjekt nicht zugänglich werden können (1915c, GW X, 225f). Gestützt wird diese Annahme durch seine weitgehende Individualisierung des

Unbewußten und durch die einseitige Verflechtung von Bewußtsein und Sprache. Dies wird besonders in der Traumtheorie deutlich. Der manifeste Trauminhalt, in dem *Traumbilder* Verzerrung, Entstellung (*Freud* 1916/17, GW XI, 176ff) des latenten Grundes, „eine Umsetzung von (sprachlich gefaßten; H.P.) Gedanken in visuelle Bilder" (ibid. 178) sind, muß *rückübersetzt* oder durch verbale Assoziationen geklärt werden. Diese „beiden Techniken der Traumdeutung müssen einander ergänzen; praktisch wie theoretisch verbleibt aber der Vorrang dem zuerst beschriebenen Verfahren, das den Äußerungen des Träumers die entscheidende Bedeutung beilegt, während die von uns vorgenommene Symbolübersetzung als Hilfsmittel hinzutritt" (1900a, GW II/III, 365).

Freud stellt eine sehr enge Verbindung zwischen Bewußtsein und Sprache her: Bewußt ist, was versprachlicht werden kann (1915e, GW X, 300), und auch neuere Ansätze psychoanalytischer Hermeneutik, die inter-*aktions*-zentriert sind, folgen letztlich dieser Linie[129] (z.B. *Lorenzer* 1970/ 1973, 32). Zwar sind „Angelpunkte der Sozialisation nicht Sprachsymbole, sondern ‚bestimmte Interaktionsformen'" (ibid. 32), die jedoch „vorsprachlich, aber nicht außersprachlich" sind (ibid. 31). Daraus folgt: „Alle wesentlichen Erfahrungen der Psychoanalyse verlaufen über das Medium der sprachlichen Mitteilung" (ibid. 38). Mit einer solchen gedanklichen Linie können wir als leib- und handlungsorientierte Therapeuten und Therapeutinnen ganz und gar nicht übereinstimmen, und *Lorenzer* kommt mit seinem Begriff der *„unmittelbaren Teilhabe*" (idem 1974, 138f), in der der Analytiker „ins angebotene Drama *selbst als Akteur* eintritt" (ibid.), auch auf eine nicht-sprachliche Sinnebene.

Der intentionale Diskurs ist Ausdruck des Bewußtseins, aber gerade in ihm „spricht" Unbewußtes, wie *Freud* selbst und von anderer Seite *Lacan* gezeigt haben. Die einseitige Bindung des Bewußtseins an Sprache negiert das Faktum, daß uns auch Handlungen „als solche" bewußt sind, ohne daß sie unbedingt versprachlicht werden müssen oder gar in allen Dimensionen zu versprachlichen sind. Die Ausdrucksfülle einer bewußt wahrgenommenen Geste sei hierfür als Beispiel genannt. Neben dem Erfahren von Artikulationen des akzessiblen Unbewußten in besonderen Bewußtseinszuständen: Traum, Dämmer, Entspannung, Hypnose, kann unbewußte Dynamik auch im Alltagsleben zugänglich werden, z.B. in Krisensituationen, in persönlichen und kollektiven Katastrophen, in Konfrontationen innerhalb von Paar- und Freundschaftsbeziehungen.

Unbewußtes scheint auf an den *Reibungsflächen von Kontakten* (mit Menschen und Dingen), in den Unebenheiten von *Begegnungen*, in den Distorsionen von Beziehungen, in den Kollusionen von *Bindungen* (*Petzold* 1986e, dieses Buch S. 1070), die Wunden aufreißen können, durch die hartnäckig Verleugnetes und erfolgreich Verdrängtes plötzlich schmerzlich in seiner nicht mehr wegschiebbaren Realität erfahren wird. Das Unbewußte, d.h. Materialien, Ereignisse, die unbewußt sind, melden sich in der „Wiederkehr des Verdrängten" (*Freud* 1907a, GW VII, 60f). Aber auch hier können neue Formen der Abwehr eintreten, und zweifelsohne gibt es Qualitäten von Unbewußtheit – dies zeigt uns die therapeutische Praxis immer wieder –, die auch unter dem *Druck der Not* für das reflexive Bewußtsein verschlossen und inakzessibel bleiben, ja es ist häufig so, daß mit wachsender Bedrängnis auch die Massivität der Abwehr zunimmt. Es sind dies Konstellationen, wo Unbewußtes nur in der spezifischen intersubjektiven Erfahrung einer psychoanalytischen bzw. gestaltanalytischen Therapie zugänglich werden kann. Wir folgen für derartige „harte" Abwehrstrukturen – und nur für diese – *Ricœur*

(1974, 17f) in der Auffassung, „daß die Momente, welche die Analyse dem Unbewußten zuschreibt, stets für einen anderen signifikant sind. Man kann nie genug die Funktion des Zeugenbewußtseins, des Bewußtseins des Analytikers bei der Konstitution der Realität des Unbewußten betonen" [wir möchten lieber einschränkend formulieren, bei der Konstitution der ‚Erfahrung' des Unbewußten; H.P.]. Das Unbewußte wird damit in „seiner Substanz ... Gegenstand einer Hermeneutik, die das eigene Bewußtsein allein nicht leisten könnte" (ibid.). Gegen diese These einer ausschließlich intersubjektiven Konstitution des *Unbewußten* scheint – wie wir im Voranstehenden ausgeführt haben – zu sprechen, daß Unbewußtes uns auch ohne „den Anderen" in *sensu strictu* zugänglich werden kann: durch einen Traum, der einem plötzlich „klar" wird und einen zuvor niemals bedachten Zusammenhang freigibt, oder in den *kreativen Medien*, im Lesen eines Gedichtes, das man geschrieben hat, oder im Betrachten eines Bildes, das man gemalt hat und wo sich das Geschaffene als „Botschaft von mir, über mich, für mich und an Andere"[130] erweist.

Diese Formen symbolischer bzw. medialer Gestaltung können aber als eine *„Autokommunikation"* aufgefaßt werden (*Petzold* 1977c, 1983c), in der ich mir selbst Zeuge werde, als Gespräche, die ich mit mir selbst, meinem „inneren *Gefährten*", der ich selbst bin, *mit meinem Selbst* führe, als eine versunkene Zwiesprache – nicht eine rationale Argumentation oder Diskussion – mit dem eigenen Selbst aus exzentrischer und zugleich zentrierter Position, in denen sich Symbole erschließen und neue Symbolisierungsprozesse statthaben (idem 1988t). Es handelt sich weder um distante Reflexionen noch um ideosynkratisches Perseverieren, um sinnentleertes Gestammel, sondern um einen sinnerfüllten, *selbst*-bezogenen Monolog, der aus dem Dialog geboren wurde, aus verinnerlichten Gesprächen der biographischen Erfahrung. – Dadurch, daß sich ein Mensch im Laufe seiner Entwicklung „selbst zum Gefährten" wird (*Mead* 1975, 182) durch die Verinnerlichung des *„generalized other"*, wenn sich die in gesellschaftlicher Erfahrung, d.h. am anderen gewachsene *Identität* „bereits entwickelt hat, können wir uns vorstellen, daß die betreffende Person, wenn sie in lebenslängliche Einzelhaft gerät, immer noch sich selbst als Gefährten hat und mit sich denken und sprechen kann, so wie sie es vorher mit anderen konnte" (ibid. 182). Die *Exzentrizität* macht in solcher **Gefährtenschaft** also zuweilen dem Subjekt den Weg zum Unbewußten frei, wenn es nicht rationalisierend „abhebt" in Aktionen zergliedernden, angestrengten Denkens, sondern wenn es *Zentrierung* gewinnt, „loslassen" kann. Dann wird es möglich, daß das *eine* in mir das *andere* in mir begreift, ich mich selbst erfasse, mein *Ich* mein *Selbst* versteht.

Damit wird die Position *Ricœurs* zugleich bekräftigt und relativiert, ohne daß die Gefahr besteht, das Unbewußte zu hypostasieren. Das relativierende Moment kommt nicht zuletzt dadurch zum Tragen, daß Unbewußtes nicht nur als „das *Verdrängte*" gesehen wird, sondern auch als Erbstücke unserer Phylogenese, als das (noch) Unzugängliche, die „verdeckte Lichtung", das *Implikat* oder noch nicht Entfaltete, als das Abgeblendete, die Abwendung (*Wyss* 1988, 185), das Verlorene oder noch nicht Gefundene, nicht nur als das Tabu, das nicht bewußt werden darf, sondern auch als das Geheimnis, das sich offenbaren kann oder gar enthüllen will. Weil es im UBW neben anderem auch den begehrlichen Wunsch (*désir*), der gegen das Gesetz (*loi, Lacan*) wünscht und der deshalb unter dem Verdikt der Strafe steht, und den archaischen Wunsch der Bemächtigung gibt (von Gütern, Territorien, Menschen, Lebensraum zur Sicherung des eigenen Lebens, denn man weiß ja um dessen Gefährdung durch

Mangel), der die Drohung des „Todestriebes" mit sich trägt [131], darf auf die Zeugenschaft und die hilfreich sichernde Präsenz des Analytikers nicht verzichtet werden, damit das ins *Unbewußte Verdrängte* der persönlichen Geschichte und das versiegelte „böse Erbe", aber auch das verborgene „gute Erbe" der kollektiven Geschichte – und Analyse sollte sich mit atavistischem, paläopsychischem Material befassen (*Petzold* 1986h) – *bewußt* werden kann. Auch das Kind kann auf die Präsenz einer *„good enough mother"* (*Winnicott*) als „Hilfs-Ich" (*Moreno, Moreno* 1944) nicht verzichten, um fortschreitend die sich in seinem Entwicklungsprozeß enthüllenden Dimensionen seines Unbewußten – „das eigentlich reale Psychische" (*Freud* 1900a, GW II/III, 617) – zu erfahren (vgl. 1940a, GW XVII, 85).

Wir affirmieren die qualitative Differenz von Bewußtem und Unbewußtem nachdrücklich, aber wir sehen auch Möglichkeiten der *Näherung*, ohne daß in jedem Falle eine Übersetzung oder Rückübersetzung notwendig wäre, wenn es dem reflexiven Bewußtsein (**WBW**, **IBW**) gelingt, sich von den Strukturen des Unbewußten berühren zu lassen, in seine Semantik hineinzuhorchen (*Kristeva* 1978), um sie zu erfassen und in der *ihr gemäßen Weise* zu verstehen. – Im folgenden sollen weitere Aspekte des Unbewußten, die uns für die im Rahmen der Integrativen Therapie praktizierte therapeutische Hermeneutik besonders wesentlich erscheinen, kurz angesprochen werden.

7.2 Leiblichkeit und Unbewußtes

Der bedeutendste Aspekt des Unbewußten, wie es die Integrative Therapie mit dem späten *Merleau-Ponty* faßt, ist seine Gründung im Konzept der *Leiblichkeit*: „Der Leib – und dieser ist Teil der Lebenswelt – ist Verschränkung von Unbewußtem und Bewußtem. Er ist das Unbewußte, denn das reflektierende Bewußtsein des Leib-Subjektes kann sich niemals hintersteigen, die letzten Tiefen seiner lebensweltlichen und evolutionsgeschichtlichen Verwobenheit ausloten oder die hintersten Nischen seiner lebensgeschichtlichen Archive ausleuchten. Der Leib ist aber auch das Bewußte und die Möglichkeit des Bewußtseins. Er gibt viele Wunder preis in einem Leben, aber seine Quellgründe scheinen unendlich zu sein, so daß die Analyse voranschreiten kann in den weiterwandernden Horizont" (*Petzold* 1970c, 9). Der Leib als „Apriori der Erkenntnis" (*Apel* 1963), als „Mysterium" (*Marcel* 1935, 1985), als „Koinzidenz von Sein und Erkenntnis" (*Iljine* 1965), als erlebender und speichernder, als berührender und berührter, bezogener und beziehender Leib wird als Ausgangsbasis unserer Überlegungen genommen. *Merleau-Pontys* Näherung von Leib und Unbewußtem (vgl. *Frostholm* 1978) darf nicht als eine platte Gleichsetzung des Unbewußten mit dem Somatischen gesehen werden. Das Unbewußte ist *auch* das Somatische oder besser, das Somatopsychische, wie schon *Janet* (1919) herausgestellt hat. Aber Leiblichkeit ist mehr: Der Leib ist das lebensweltlich gegründete, in den „Menschheitsleib" eingebettete, aber lebensgeschichtlich in intersubjektiven Prozessen gewachsene *Subjekt*.

Jeder Physiologismus ist hier fehl am Platze – auch und gerade der des *Freud*schen Systems. Wenn man nämlich mit *Freud* das Unbewußte als die Welt der „Triebe" sieht, so handelt es sich hierbei doch um autochthone – phylogenetisch verankerte und ontogenetisch verwurzelte – Leibregungen, die sich auch leiblich artikulieren und dabei wahrgenommen werden können. Es handelt sich um sich zeigende körperliche Aktionen, einschließlich der prosodischen *Sprechhandlungen*, die mit Lallmonologen, den *ersten Worten*, Satzbruchstücken im Verlaufe der Entwicklung aufkommen und erst mit den *letzten Worten* und *Gesten* versiegen. Natürlich wird die *Interpretation* des Triebkonzeptes wesentlich, wenn man auf diesen Begriff rekurriert. In der Integrativen Therapie haben wir auf das Triebkonzept bewußt verzichtet, weil es sich verhaltenswissenschaftlich nicht fundieren läßt (*Hassenstein* 1973; *Zeier* 1980; *Lewontin* et al. 1988) und von der Primärdisziplin Biologie aufgegeben wurde – die älteren Arbeiten, z.B. die von *K. Lorenz* (1963), sollen hier nicht herangezogen werden –, so daß es auch von der Sekundärdisziplin Psychoanalyse, die es der Biologie entlehnt hatte, aufgegeben werden müßte. Wir sprechen mit der neueren Biologie lieber von „evolutionären Programmen" oder, mit der Sozialpsychologie, von motivationalen Antrieben, Motiven, Motivationen, Interessen und nehmen dabei auf motivationspsychologische Konzepte (*Lewin* 1963; *Heckhausen* 1989; *Todt* 1985; *Oerter* 1987) Bezug, die auf die Mensch-Umwelt-Relation abstellen.

Neben der *Intentionalität* des Leibes hat die größte Nähe zu einem „endogenen" Triebkonzept unsere Annahme eines evolutionären, „**schöpferischen Impetus**", der dem Lebendigen inhärent ist (so schon *Mead* 1934) und hinter jeder *Morphogenese* und *Metamorphose* steht (*Petzold* 1990b, 658ff), und in der kokreativen Auseinandersetzung der Organismen mit der Umwelt und untereinander zu aus *Interaktion* geborenen evolutionären Programmen geführt hat, die auch menschliches Handeln motivieren bzw. steuern. Aber diese Annahme hat mit der deterministischen Trieblehre *Freuds* und ihrer Energetik wenig zu tun.

Erst in einer späten Formulierung findet sich bei *Freud* ein Ansatz, den energetischen Triebbegriff zu übersteigen: „Die Trieblehre ist sozusagen unsere Mythologie. Die Triebe sind mythische Wesen, großartig in ihrer Unbestimmtheit" (*Freud* 1933a, GW, XV, 101). Bei einem derartigen Triebkonzept wäre die Aufgabe der hermeneutischen Arbeit, den Mythos zu erfassen, seine Botschaft zu verstehen – und Mythos ist durchaus nicht nur Rede, er ist Lebenspraxis, ein „Gefüge von Strukturen" (*Lévi-Strauss* 1973). Ist unter einem Trieb aber „zunächst nichts anderes zu verstehen als die psychische Repräsentanz einer kontinuierlich fließenden, innersomatischen Reizquelle" (*Freud* 1905d, GW V, 67), so geht es um das *Erfassen* und *Verstehen* von Vorstellungs- und Affektrepräsentanzen, und auch diese sind nicht nur sprachlicher Natur, sondern sie zeigen sich in Körpersymptomen, (Fehl-)*handlungen*, Kommunikations*formen*, und natürlich auch in den *Inhalten* der Rede. *Jung* (1928, GW VII, 236) betont: „Die Libido ist nie anders faßbar als in einer *bestimmten Form*, d.h. sie ist identisch mit Phantasiebildern."

Der Leib ist nicht nur physiologischer Prozeß, organismische Selbstregulation (*Perls* 1980) – derartige Konzepte sind anthropologisch verkürzend (*Herzog* 1983, 1984) –, *sondern sprechender Leib, benannter Leib, Leib in Kommunikation* (*Petzold* 1985g, 1988p). Der Leib taucht aus den Urgründen der Lebenswelt, aus der Thalassa (*Ferenczi* 1962) des mütterlichen Schoßes auf und wird sich seiner zunehmend selbst-bewußt (*aware*), ja Ich-bewußt (*conscious*). Er wird sich in seinen Regungen vertraut, kann sie betrachten, benennen, *weil sie ihm benannt wurden.* Die Sprache der Worte, die der Bilder und die Sprache der Aktionen – der guten wie der bösen – infiltriert den Leib, der damit im Verlauf seiner Lebensgeschichte die Dimensionen des *corps métaphorique et phantasmatique* gewinnt.[132]

Therapie tritt in diese Prozesse ein bzw. sucht sie, wo sie mißlungen sind, in alternativer, positiver Weise zu wiederholen[133]. Psychoanalyse intendiert in ihrer Behandlungssituation „die Konstitution des Subjektes als eines Wünschenden [d.h. leiblich realen und triebbestimmten; H.P.] in einer authentischen intersubjektiven Rede" (*Ricœur* 1969, 398f) und – so müssen wir aus der Sicht Integrativer Therapie ergänzen – in einer liebevollen, leiblich konkreten mitmenschlichen Präsenz, auf deren Grundlage allein die „bösen Geheimnisse des Leibes" (die Entbehrungen, Mißhandlungen, Demütigungen, Atavismen) wahrgenommen, erfaßt, verstanden, geteilt, mitgetragen und damit in ihrer pathogenen Wirkkraft aufgehoben werden können.

Therapeutische Hermeneutik wandelt sich hier zur *hermeneutischen Therapeutik*, wenn auf dem Boden grundsätzlicher Wertschätzung und Akzeptanz das Verbotene und Verpönte auftauchen und *vor den Augen* des Therapeuten ausgebreitet werden kann, ohne daß Strafe oder Verachtung drohen und deshalb die strenge Hand des *Zensors* die leiblichen Regungen des *Begehrens*, der Aggression, der Angst wieder „in den Leib hinein" verdrängen muß (*Hundertmark, Petzold, Teegen* 1986); denn „an der Schwelle zwischen beiden Räumlichkeiten [des Bewußten und Unbewußten; H.P.] walte ein Wächter seines Amtes, der die einzelnen Seelenregungen mustert, zensuriert und sie nicht in den Salon [des Bewußtseins; H.P.] einläßt, wenn sie sein Mißfallen erregen" (*Freud* 1916/17, GW XI, 305, vgl. 1925d, GW XIV, 67).

7.3 Das Unbewußte als „Verdrängung in den Leib", als „leibhaftig Dissoziiertes"

Mit *Freud* (1923b, GW XIII, 244) nehmen wir an, „daß das *UBW* nicht mit dem Verdrängten zusammenfällt; es bleibt richtig, daß alles Verdrängte *ubw* ist, aber nicht alles *UBW* ist auch verdrängt" (ibid.). *Eine* der Dimensionen des Unbewußten ist also das „Verdrängte" *(Freud)*, eine andere das „Dissoziierte" (*Janet*). Weil Leib Geschichte ist, in ihn alles eingegraben wird, was ihm im Leben widerfährt, Glückliches wie Schmerzliches – oft genug überwiegt das Leidvolle –, haben die evolutionär ausgebildeten höchst funktionalen Möglichkeiten *der Verdrängung* und der *Dissoziation* Sinn und können nicht nur Problem, sondern häufig eine Gnade sein. Der Leib nimmt wahr, was ihm widerfährt, ihm angetan wird. Er *speichert* die Szenen der Verletzung, die Atmosphären der Demütigung, aber auch die der Lust und der *Freude* in seinen Archiven – auf immer (*Janet* 1895). „Es ist sogar eine hervorragende Besonderheit unbewußter Vorgänge, daß sie unzerstörbar bleiben. Im Unbewußten ist nichts zu Ende zu bringen, ist nichts vergangen oder vergessen" (*Freud* 1900a, GW II/III, 583-584).

Der Leib ist ein Reservoir an Atmosphären, Bildern, Szenen, Szenengeschichten, Stücken. Er beinhaltet die Partituren des Lebens; und selbst wenn manches ihm nicht mehr verfügbar ist, so ist es ihm doch nicht verloren. Es ist in eigenartiger Weise präsent, wirkt aus dem Hintergrund oder auch im „Vor uns", Vordergrund ... nur ist der Sinn der Stücke oft verlorengegangen – er wartet darauf, wiedergefunden zu werden; oder es sind die Zusammenhänge zerfallen, die Szenenfolgen verstellt, die Rollen verwirrt – sie harren darauf, restituiert zu werden. Das sind die Aufgaben therapeutischer Hermeneutik. „Wir haben aus der Psychoanalyse erfahren, das Wesen des Prozesses der Verdrängung bestehe nicht darin, eine den Trieb präsentierende Vorstellung aufzuheben, zu vernichten, sondern sie vom Bewußtsein abzuhalten. Wir sagen dann, sie befinde sich im Zustand des ‚Unbewußten', und haben gute Beweise dafür vorzubringen, daß sie auch unbewußt Wirkungen äußern kann, auch solche, die endlich das Bewußtsein erreichen" (*Freud* 1915e, GW X, 264).

Die Orientierung des Leibes in den Szenen, die er hier und jetzt spielt, ist beeinträchtigt, weil alte verdrängte oder dissoziierte Szenen *unsichtbar* in die Gegenwart hineinwirken, sie durchfiltern, imprägnieren, ohne daß erkannt wird, daß hier „alte Stücke" gespielt werden, deren Regisseure unerkannt und wohlverborgen hinter undurchschaubaren Kulissen sitzen und den lebendigen Leib an den Fäden „unsichtbarer Bindungen" (*invisible loyalties, Boszormenyi-Nagy* 1975) zur Marionette werden lassen. Die Wiederholung des Verdrängten im unbewußten Spiel solcher *unsichtbaren* Stücke konstituiert die Neurose und fordert ihre bewußte Neuinszenierung als „*Wiedereinholung des Sichtbaren*" (vgl. 3.1): Rollen, die „in Fleisch und Blut übergegangen sind", Verleiblichungen, die im Prozeß der „Kolonialisierung der Leiblichkeit" nicht frei gewählt wurden und nicht mehr distanzierungsfähig sind – „Ich hab ein Hemdlein an, das ist nicht mein, meine Seele stinkt nach Branntewein" (Woyzeck, *Büchner*). Zu-neigungen und Ab-neigungen als leibliche Orientierungen markieren dieses Geschehen – nicht nur als Ausdruck emotionaler Störungen oder kognitiver Fehlleistungen, sondern als leibhaftige *Ver-bildungen, De-formationen* (*Petzold* 1990b, 696ff). Die „Verdrängungen in den Leib hinein", die „Verdrängung des Leibes", die Verdrängung von zwischenleiblicher Beziehung als Ausdruck und Fortschreibung entfremdender und zerstörerischer *Szenen*, in denen der Leib agiert hat, agieren mußte, ohne Möglichkeit der Flucht oder des Entkommens (*Petzold* 1977a, 271f; 1986b), die Abblendung, Dissoziierung von Belastendem werden damit Gegenstand der Therapie.

Der *Leib* ist nicht von der *Szene* zu trennen (idem 1982g, dieses Buch S. 683ff), die keineswegs nur ein „Außen" ist, sondern die ihn durchdringt (Beispiel: die „innere" Verkrampfung als Reaktion auf eine Verletzung gehört zur Szene). Die Atmosphären, der Sinn von *Szenen* und von Stücken – und dieser artikuliert sich sinnenhaft, zugänglich für die Wahrnehmung –, die unter der Verdrängung dem Zugriff durch die Sinne entzogen sind und für die Wahrnehmung unverfügbar wurden, müssen wieder zugänglich gemacht, begriffen, erfahren, verstanden, geteilt werden. An der Wahrnehmung des Leibes „entlang", im Kontext und im Zeitkontinuum gilt es, in einer „Phänomenologie und Hermeneutik leiblicher Erfahrung" zu den Noxen vorzudringen.

Der Verdrängungsprozeß wird damit abgelöst von seinem ursprünglich mechanistisch-physikalistischen Hintergrund bei *Freud* (*Russelman* 1983). Er wird vielmehr als Prozeß einer *Ausblendung* und damit Verdunkelung von *Sinn* gesehen, der wieder in den Fokus der Wahrnehmung, auf die „Lichtung" (*Heidegger*) gestellt werden muß, um wahrgenommen, begriffen, erfaßt und verstanden werden zu können. *Dissoziation* hingegen ist eine aufgrund der Überlastung cerebraler Verarbeitungskapazität erfolgende (temporäre oder länger anhaltende) *Abblendung* (*Janet*). Ausgeblendeter und abgeblendeter Sinn können wiederaufscheinen, *sichtbar* werden, und damit gewinnt das gesamte dramatische Geschehen Bedeutung, denn nur auf Sichtbares kann man hinweisen (mhd. *bedûten*). *Die Deutung wird nicht gegeben, sie entfaltet sich als ein Schauspiel vor unseren Augen* – besonders wenn wir mit kreativen Medien und dramatischen Therapieverfahren (*Petzold* 1982a) arbeiten. Derartige Deutung wird

Ereignis, ein Geschehen von *vitaler Evidenz* (dieses Buch S. 917), das durch ein Eintauchen in den dramatischen Kontext, wie er sich in der therapeutischen Interaktion zwischen den Mitgliedern einer Gruppe oder zwischen Arzt und Patient aktualisiert, offensichtlich wird. Es gilt „das Offensichtliche zu sehen" (*Perls* 1969), denn in ihm sind die *Hintergründe*, die *Zwischenräume* und der *Überschuß* mitgegeben (*Petzold, Orth* 1985, 77f). *Interpretation* indes konstituiert Zusammenhänge.

Integrative, leiborientierte Therapie erweist sich damit als ein Eintauchen in die *Narrationen* des Lebens (idem 1988k,d, 222f; dieses Buch S. 200), die mehr sind als ein Aneinanderreihen von Worten, von Bildern und Metaphern, von Träumen und Wirklichkeiten, sondern *das Fortschreiten des Lebens als geschichtliches Ereignis selbst.* Die *Lebensgeschichte* (*Biographie*) als leibliche Geschichte zu verstehen, Niederschlag leiblich-konkreten Handlungsvollzugs (*Biosodie*), ist, wie wir immer wieder betonen, kein spezifisch therapeutisches Unterfangen, es ist der Prozeß der menschlichen Existenz selbst: Wenn man so will, *ist der Sinn des menschlichen Lebens das Leben selbst*; und das zu begreifen – existentiell – ist *Sinnfindung*. Diese nimmt ihren Ausgang in der sinnenhaften Erfahrung als ihrem *Zentrum*, die sich in der *Exzentrizität* übersteigt, um wieder ins Zentrum zu finden und idealiter in eine Dialektik, ja Gleichzeitigkeit von *Zentriertheit* und *exzentrischer Positionalität* (*Plessner*) zu münden.

Das Phänomen der Verdrängung wird in der Integrativen Therapie im Anschluß an *Merleau-Ponty* (1945/1966) anders und weiter gefaßt als im Ansatz von *Freud*. Verdrängtes ist nicht nur etwas, was aus dem „Bewußtsein als Intentionalität" ausgeschlossen, in die „*Tiefe*" des Unbewußten abgedrängt wurde und deshalb dem Erkennen verborgen ist. Verdrängung ist darüber hinaus eine Verbildung, eine De-formation des Bewußtseins. Damit tritt an die Stelle von *Freuds* epistemologischer Bewußtseinstheorie *Merleau-Pontys* ontologische (*Dreyfuss* 1986). Pathogene Ereignisse führen dazu, daß der Leib in seinen sinnenhaften Wahrnehmungen auf die pathogene Szene fixiert bleibt und er von ihr bestimmt wird in einer Art „Generalisierung" (*Merleau-Ponty*), die in unser Seinsverständnis eingreift und die „Lichtung" (*Heidegger, Merleau-Ponty*), unsere Wahrnehmung der Welt, beeinflußt und verstellt.

> „Das Phänomen der Verdrängung ... besteht darin, daß jemand einen einmal eingeschlagenen Weg – der Liebe, der Arbeit, des beruflichen Fortkommens – versperrt findet, ihm aber sowohl die Kraft, das Hindernis zu überwinden, fehlt als auch die, auf sein Vorhaben zu verzichten, so daß er in seinem Versuch sich festläuft und all seine Energien damit vergeudet, ihn unentwegt im Geist zu erneuern. Die verfließende Zeit spült das unmögliche Vorhaben nicht mit sich fort, schließt sich nicht über der Traumaerfahrung, sondern ständig bleibt das Objekt, wenn schon nicht in seinem expliziten Denken, so doch in seinem wirklichen Sein auf jene unmögliche Zukunft hin geöffnet ... Eine unter allen Gegenwarten erhält so eine Ausnahmebedeutung: sie überschiebt sich jeder anderen Gegenwart und beraubt diese ihres Sinnes als echte Gegenwart. Ich bleibe der, der eines fernen Tages jener Jugendliebe verfiel, oder der, der einst in jener Welt der Eltern lebte. An die Stelle des vormals Wahrgenommenen tritt ein neues, ja auch neue Gefühle treten an die Stelle der einstigen, doch diese Erinnerung wandelt nur den Erfahrungsinhalt, nicht die Erfahrungsstruktur. Die unpersönliche Zeit fließt weiter, die persönliche Zeitlichkeit aber stockt. Diese Fixierung hat nicht etwa nur die Bedeutung einer Erinnerung, sie schließt im Gegenteil Erinnerung aus, insofern eine solche das einst Erfahrene ... vor uns entfaltet, die Vergangenheit aber, die unsere eigentliche Gegenwart bleibt, gerade nicht von uns Abstand gewinnt, sich ständig gleichsam hinter unserem Bild verbirgt, anstatt sich vor ihm zu entfalten. Die Traumaerfahrung wahrt ihren Bestand nicht in Gestalt einer Vorstellung des objektiven Bewußtseins und als datierbares Vorkommnis, vielmehr ist es ihr wesentlich, nur fortzuleben in einem Stil des Seins und in einem gewissen Grade von Allgemeinheit."[134]

Es entsteht damit eine andere Art und Weise des In-der-Welt- und des Zur-Welt-Seins (*être-au-monde*). Ein neuer „Lebensstil wird ausgebildet, der unter dem Zwang der alten Szenen und Stücke steht" (*Petzold* 1982g). „Der Konflikt wird zu einer ontologischen Dimension ... Der Leib versteift sich in einer bestimmten Einstellung, die alles überschattet, was aus der Lichtung kommt" (*Dreyfuss* 1986, 282). Die Imprägnierung des Leibes durch die Erfahrung von Traumata, Defiziten, Störungen oder Konflikten als pathogenen Stimulierungskonstellationen (*Petzold* 1977a, 1988n, 353; dieses Buch S. 462ff) läßt Pathologie nicht nur als veränderte Funktion des Bewußtseins erscheinen, sondern als eine „andere Inkarnation". Dies wird um so plastischer, je deutlicher man sich macht, daß pathogene Szenen nicht nur Worte beinhalten, sondern leibhaftig erfahrene Ereignisse in einem komplexen Kontext und Gefüge von Handlungen sind. Die Erinnerung von Verdrängtem muß deshalb in einer „szenischen Rekonstruktion" bestehen, indem die alten Szenen wahrgenommen, erfaßt und verstanden werden (*Petzold, Schneewind* 1986a, dieses Buch S. 691f). Wir gehen hier über *Lorenzers* Konzept des „szenischen Verstehens" hinaus, denn dem Verstehen (*compréhension scénique*) muß das „szenische Erfassen" (*appréhension scénique*) vorausgehen (*Petzold* 1965, 1970c):

> »Die Begriffe „szenisches Erfassen und szenisches Verstehen" (*appréhension et compréhension scénique*) wurden von mir auf der Grundlage konkreter Erfahrungen in komplexen sozialen Feldern – seinerzeit in der psychosozialen Arbeit mit alten Menschen – eingeführt (*Petzold* 1965). Unter dem Einfluß der Phänomenologie von *Marcel* und *Merleau-Ponty*, der Hermeneutik von *Ricœur* und des strukturellen Denkens von *Foucault* und *Lévi-Strauss* war mir daran gelegen, *den Text, die Narrationen* sozialer Situationen zu verstehen, ihre Struktur und ihren Hintergrund zu erfassen, d.h. das zu begreifen, was sich unter dem Blick der *Mehrperspektivität* (ibid.) erschließt: Der Blick auf den Patienten, auf seine gruppalen Bezüge, auf den institutionellen Kontext, auf die gesundheits- und sozialpolitischen Rahmenbedingungen, der Blick auf meine Beziehung zu diesem Klienten, auf meine Beziehung zur Institution, zum politischen Klima, der Blick auf mich, dieses alles aus dem Bewußtsein, daß das *hier-und-jetzt* Geschehene seine *Geschichte* hat und einen mehr oder weniger überschaubaren *Zukunfts*horizont. Die multiple Vernetzung von Dimensionen und Bezügen, von Bedeutungen und Verweisungen und die sich in ihnen artikulierenden Sinnstrukturen schienen mir seinerzeit noch am ehesten durch den Begriff des „*Szenischen*" erfaßbar. Das phänomenologische Vorgehen, das hermeneutische Auslegen, der Versuch des strukturellen Begreifens, das psychoanalytische Durchdringen verwies geradezu zwingend auf das Konzept der *Szene* mit ihren *Atmosphären*. Dachte ich an einen Klienten, so stand er mir in seinem Zimmer, stand mir das Zimmer mit seiner Atmosphäre szenisch vor Augen. Dachte ich an seine Schwierigkeiten mit anderen Heimbewohnern oder dem Pflegepersonal, so sah ich die szenischen Abläufe, wie ich sie erlebt hatte und wie ich sie in seinen Erzählungen „mit ihm sah". Dachte ich an die restriktiven Maßnahmen des Heimleiters, so sah ich ihn am Schreibtisch, in Verhandlungen mit den Eignern des Heimes oder mit den Kostenträgern. Dachte ich an meine Gespräche mit dem Patienten, so sah ich uns, hörte ich uns, erlebte ich uns ganzheitlich „in der Gesprächssituation", die vor meinem inneren Auge wieder aufzog. Und mehr noch: von jeder Situation kamen Bilder vorgängiger Situationen und Antizipationen der „nächsten" Situation und weiterer, noch mit großer Wahrscheinlichkeit kommender Szenen.
>
> *Atmosphärisches, szenisches Erfassen* mit dem „ganzen Sinnesorgan des Leibes" – gesehene, gehörte, geschmeckte, gefühlte, gerochene Szenen – bot die Chance, über die „*appréhension*" hinauszugehen. Die Appréhension ist zuerst und zunächst Vorgang des *Wahrnehmens*: Wahrnehmen des Wahrgenommenen mit seinen *mnestischen Resonanzen*. Es wird das Material ergriffen, erkannt, erfaßt, aufgenommen, gesichert. Jedoch der in ihm ruhende *Sinn*, die in ihm enthaltenen vielfältigen Sinnstrukturen und *Bedeutungen* werden in diesem Prozeß des Aufnehmens noch nicht begriffen. Dies geschieht in einem Akt der *szenischen Compréhension*. Appréhension und Compréhension, Erfassen und Verstehen gehen zuweilen zeitgleich miteinander einher. Der Sinn erschließt sich unmittelbar, ‚auf einen Schlag'. Oft wird aber auch eine Fokussierung auf das Erfaßte notwendig. Ein ‚Darüber-Sinnen', ein vertieftes, sinnenhaftes Wahrnehmen der wahrgenommenen Materialien, eine *Synopse* der verschiedenen Elemente, Bezüge, Verweisungen, damit *Sinn* evident wird. Dieser Vorgang kann unterschiedliche Intensitäten haben, er kann unterschiedliche Sinnfülle freisetzen, abhängig von meinen Möglichkeiten zum *mehrperspektivischen Sehen* (der Begriff des Sehens wird hier umfassend im Sinne des Wahrnehmens verwandt),

abhängig auch von meiner Fähigkeit, die Vielfalt synoptisch zusammenzufassen, die vorhandene Komplexität zu reduzieren (*Luhmann* 1968), d.h. aber letztlich abhängig von meiner Fähigkeit *(capacité)*, Sinn zu erfassen.

Sinnstrukturen, Bedeutungszusammenhänge in Atmosphären, Szenen, Stücken sind an das Konzept der „*Sinnerfassungskapazität*“ gebunden, deren Leistungsfähigkeit je nach persönlicher Erfahrung, Wahrnehmungsschärfe, seelischer Verfaßtheit oder, übergreifend ausgedrückt, *Intuitionsfähigkeit* variieren kann. Dabei wird Intuition hier definiert als das „*Zusammenwirken eines genetisch disponierten Verhaltensprogramms mit aktual [subliminal und supraliminal] wahrgenommenen Eindrücken und ihrer mnestischen Resonanz aufgrund vorgängiger Erfahrungen und antizipierenden Entwürfen.*“ Kommt mitmenschliches Engagement hinzu, können wir dann von *Empathie* sprechen [vgl. dieses Buch, S. 803, 872].

Atmosphärisches, szenisches Erfassen und szenisches Verstehen sind also intuitive Vorgänge, in denen sich Sinn erschließt. Dabei ist davon auszugehen, daß eine Szene *immer mehr* an Sinnfülle enthält, als einem Betrachter oder auch einer Gruppe von Betrachtern je zugänglich sein wird. Sie entzieht sich einem letzten Verstehen, einer ultimativen Auslegung, und so werden die Bemühungen individueller und kollektiver Hermeneutik, die Versuche von Einzelnen oder Gruppen, den Sinn – vielleicht besser die Sinnvielfalt – von Atmosphären, Szenen oder Stücken zu begreifen, immer wieder auch an Grenzen stoßen, *weil im Sinn einer jeden einzelnen Szene auch der Sinn der Lebenswelt und des Dramas der Geschichte* enthalten ist, der sich allenfalls facettenhaft erschließt und letztendlich undurchschaubar (*opaque*) bleibt« (*Petzold* 1970c).

Pathogene, verdrängte Atmosphären und Szenen müssen deshalb nicht nur *erinnert* werden, um durch Interpretation zu einem neuen Bedeutungszusammenhang zu kommen, sie müssen *wiederholt* werden im szenischen Neuvollzug der therapeutischen Beziehung und der therapeutischen Gruppe, wobei das *Durcharbeiten* sich nicht auf ein Durchsprechen beschränken kann, sondern zu einem „*acting through*“ werden muß (*Perls* 1980, 183ff), einem erneuten Durchleben im „wahren zweiten Mal“, das die „Befreiung vom ersten ist“ (*Moreno* 1924) und ein Wahrnehmen, Erfassen und Verstehen im Erleben und Handeln gewährleistet. Beschränkt sich das Verstehen auf den Versuch, Bewußtseinsinhalte zu verändern, wird dabei das Bewußtsein als leibliche Awareness unberührt gelassen. *Reich* hat hier konsequenter gedacht als *Freud*, indem er den Charakter als leibliche Prägung verstanden hat. Veränderung des Charakters erfordert (bzw. bewirkt) Veränderung von Leiblichkeit.

Die *Deutung* als leiblicher Gestus, die Verbalisation als *Handlung*[135] vermag einen neuen „inkarnierten Sinn“ zu stiften, neue Möglichkeiten, die Welt leiblich zu begreifen, in sich aufzunehmen. Damit wird die Sichtweise *Freuds* nicht ausgeschlossen, vielmehr wird sie in einer hermeneutischen Therapie eingeschlossen, einbezogen, indem *Interpretation* von Verdrängtem weiter gesehen wird: als die Herstellung eines neuen Bedeutungs- und Sinnzusammenhanges durch die *gemeinsame* Konstitution inkarnierten Sinnes.

„Die psychoanalytische Behandlung heilt nicht dadurch, daß sie dem Kranken seine Vergangenheit bewußt werden läßt, sondern vor allem *durch die Bindung* des Patienten an seinen Arzt, in einem neuen Existenzverhältnis. Nicht darum handelt es sich für ihn, der psychoanalytischen Deutung wissenschaftlich beizupflichten und einen begrifflichen Sinn der Vergangenheit zu entdecken, sondern darum, diese in ihrer bestimmten Bedeutung neu zu erleben, und das gelingt dem Kranken nur in der Perspektive seiner Koexistenz mit dem Arzt“ (*Merleau-Ponty* 1945, 519/ 1966, 516). In diesem intersubjektiven Geschehen wird die fixierende Generalisierung eines „*malignen Narrativs*“ (dieses Buch S. 688) aufgehoben, das *Biographie* petrifiziert, und eine neue Freiheit gestiftet, auf die Welt zuzugehen und sie in anderer, neuer Weise zu erleben, eine neue, *spontane Narration* zu beginnen, die einen lebendigen Fluß der *Biosodie* ermöglicht, nicht überschattet und verstellt von den Ereignissen der Vergangenheit, sondern in leibhaftiger Kenntnis dieser Ereignisse, weil ein Zugang zum Verdrängten gefunden werden konnte.

Wir sind auf das Thema „Verdrängung und Unbewußtes" ausführlicher eingegangen, weil es für therapeutische Prozesse und für die hermeneutische Arbeit von herausragender Bedeutung ist. Dabei wurde auf die Verdrängung von Material aus der individuellen Geschichte zentriert. Es ist aber auch noch eine kollektive Perspektive möglich und notwendig. Mit dem überaus wichtigen Konzept der Dissoziation, das *Janet* begründete, und das für die Behandlung von Traumapatienten so wesentlich ist, müssen wir uns an anderer Stelle befassen (vgl. jetzt *Petzold*, *Wolf* et al. 2000).

7.4 Kollektive und atavistisch-paläopsychische Aspekte des Unbewußten

„Ganz allein durch Aufklärung der Vergangenheit
läßt sich die Gegenwart begreifen."
J.W. von Goethe, Annalen

Daß auch Kollektive ein hohes Potential der Verdrängung haben, hat die deutsche Vergangenheit nach 1945 zur Genüge gezeigt[136], und auch die Verdrängungs- und Verleugnungsphänomene, die z.B. in der breiten Bevölkerung nach Tschernobyl oder den Chemieunfällen am Rhein zu beobachten waren, lassen sich hier als Beispiele anführen. Für die Therapie sind derartige Vorgänge durchaus von Wichtigkeit. Die permanente Verdrängung von beunruhigendem, bedrohlichem Material aus der individuellen Vergangenheit *und Zukunft* (die Verdrängung des persönlichen Todes hat ein pathogenes Potential, vgl. *Petzold* 1985d, 577f; 1990y) kann genauso in die Krankheit führen wie die Ausblendung *vergangenen* kollektiven Terrors (*Heimannsberg*, *Schmidt* 1988), *gegenwärtiger* Miseren und *zukünftig* zu erwartender kollektiver Schrecken (wie Umweltzerstörung und atomare Vernichtung – vgl. die Arbeiten in: *Petzold* 1986a und *Pritz* 1986 –, ja der drohende Tod der Biosphäre und das in weiter Zukunft liegende Erkalten und Sterben dieses Planeten, um das wir – im Gegensatz zu früheren Generationen – *wissen*). Wir wissen um die Gewißheit unseres kollektiven Todes. Wo derartige Beunruhigungen in den Seelen der Menschen nisten, ihnen die Ruhe nehmen, zu unbewußten – z.T. gefährlichen – Entlastungs- und Übersprungshandlungen führen (*Richter* 1986), stellen sich therapeutischer Hermeneutik und hermeneutischer Therapie wichtige Aufgaben, denn solche persönlich und kollektiv verdrängten Schrecken müssen verstanden, gemeinsam getragen, gemeinsam angegangen und bewältigt werden, durch Aktivitäten, die die individuellen Initiativen in solidarischen Aktionen überschreiten. Man soll nicht meinen, derartige übergreifende, bis in politische Aktionen hineinspielenden Themen hätten in Therapien nichts zu suchen. Therapeutische Hermeneutik befaßt sich mit dem *ganzen Leben.* In jedem Individuum ist die Kollektivität präsent, durch das phylogenetische Erbe des Leibes, durch das *kollektive*, kulturelle Gedächtnis (*Assmann*, *Hölscher* 1988; *Halbwachs* 1952), durch die Strukturen der Sprache, durch die sozialen Rollen, die der Leib verkörpert hat, durch Bilder, Metaphoriken, Muster, Regeln einer Gesellschaft, durch die gesellschaftlichen Machtstrukturen und Dynamiken im „Untergrund" des Sozialen, d.h. durch die „anonymen Diskurse" der Kultur (*Foucault* 1974).

Für die These eines „kollektiven Unbewußten" – und natürlich auch Bewußten – lassen sich vier Argumentationsstränge aufzeigen: 1. ein evolutionsbiologischer (*Wunderlich* 1977), der indes *Freuds Lamarckismus* (*Nathan* 1979, 42) – er ist bei *Jung* noch krasser – und soziobiologischen Determinismus vermeiden muß (*Lewontin* et al. 1988); 2. ein strukturalistischer, für den die Namen von *Claude Lévi-Strauss* und *Michel Foucault* stehen; 3. ein ethnopsychoanalytischer (*Dévéreux*, *Parin*, *Erdheim*) und 4. ein kulturhistorischer (*Elias* 1986; *Halbwachs* 1952; *Assmann*, *Hölscher* 1988) bzw. soziohistorischer (bei dem besonders zu untersuchen wäre, was mit den über drei bis vier Generationen tradierten Inhalten der „*Oral History*", die dann bekanntlich verschwinden, geschieht, vgl. *Niethammer* 1985; *Assmann* 1988). Diese vier Ströme können ein heuristisches Konzept für ein „*kollektives Unbewußtes*" jenseits der Archetypenlehre bereitstellen, für das die folgenden tentativen Skizzen Vorüberlegungen hergeben sollen. Die klinische Praxis liefert uns immer wieder Material, das höchst „atavistisch" – vgl. *Freuds* „Urphantasien" – anmutet. Die makrosozialen Phänomene kalter und heißer Kriege und Unterdrückungsstrukturen, kollektiver Phantasmen vom Hexenwahn bis zu den Männerphantasien des Faschismus (*Theweleit* 1977) geben mehr als Anlaß dazu, sich diesen Fragen ausführlicher zuzuwenden, als dies hier geschehen kann.

Auch in diesen kollektiven Dimensionen wohnt Pathogenes, in einem Unbewußten, dessen Symptome wir lesen lernen müssen, sonst wird Unbewußtes, werden toxische Abkömmlinge desselben in aus dem Ruder laufenden kollektiven Wucherungen produziert (*Erdheim* 1984; *Richter* 1991, 1986). Sie führen zu einem „massenhaften Zerfall der Seelen" (*Gross* 1928, 40). Symptome sind: die Verdrängung des Leibes, entsinnlichte Sprache, die Einebnung von Differenzen bis zur „Vergleichgültigung" (*Baudrillard* 1982), die genauso gewaltsam ist wie die Betonung der Differenzen, z.B. in einengenden, moralischen Normen, deren Verinnerlichung sich aufzwängt. „Dieser Konflikt der Individualität mit der uns eigenen, im Inneren getragenen Autorität ist mehr als jemals der tragische Inhalt der Kindheitsperiode" (*Gross* 1928, 17).

Die geleugnete Unterdrückung durch nichtreflektierbare bzw. reflektierte Geschlechterrollenstereotype, die mit Betulichkeit überspielten negativen oder vermeidenden gesellschaftlichen Haltungen gegenüber Altern und Sterben[137], die verkappte Grausamkeit in der Ausgrenzung von Randgruppen, Armen, Kranken, Behinderten und Geistesgestörten[138], dies alles sind Manifestationen gesellschaftlicher Unbewußtheit, die aufgrund der pathologischen Valenz, die sie beinhalten, in der therapeutischen Arbeit aufgegriffen werden müssen. Nur so können Patienten und Therapeuten als Betroffene eine Bewußtheit (**WBW**, **IBW** und **KBW**) gewinnen. Man kann und muß gerade im Hinblick auf gesellschaftliche Repression „luzide" werden, Bewußtheit schaffen für die „Ursachen hinter den Ursachen" (*Petzold* 1981k,n; 1990f; 1991c) ... den Ursachen der eigenen Krankheit, persönlichen Leides, der Armut, der Bedrückung, des Leistungsstrebens, des Zum-Erfolg-Verurteilt-Seins. Es geht darum, daß Menschen sensibel werden für die pathogenen *Unbewußtheiten in der Kultur*: die Prozesse der *Kolonisation* des Lebens (idem 1988d), der *Triebdisziplinierung und Affektkontrolle* (*Elias* 1986), die Disziplinierungsmaßnahmen vom „Umbau der Seele" (*Link* 1997), die *Mechanismen des Verschwindens*[139], die „Wucherungen des Obszönen" (*Baudrillard* 1982, 1985), an denen sie partizipieren und die sie selbst mitproduzieren. Diese Phänomene müssen gespürt und erfaßt werden, damit Menschen ein „Unbehagen" an solcher Kultur (*Freud* 1930a) entwickeln.

Wird die Frage nach der eigenen Verdinglichung, deren Folgen sich in individuellen und kollektiven Krankheiten zeigen (*Petzold* 1987d; *Petzold, Schuch* 1992), radikal genug gestellt, dann scheint hinter ihr die anonyme Macht historischer Diskurse (*Foucault* 1974) auf und werden die Herrschaftsstrukturen erkennbar, die die „gesellschaftliche Produktion von Unbewußtheit" bestimmen, wie sie *Horkheimer* und *Adorno* (1947), *Elias* (1972), *Erdheim* (1984), *Baudrillard* (1978, 1982, 1985) u.a. aufgezeigt haben. Einen Menschen an die Grenzen des Unbewußten zu führen, bedeutet immer auch, ihn mit dem zu konfrontieren, *worüber nicht gesprochen werden kann und darf*, und – um den nichtsprachlichen Bereich mit einzubeziehen – mit dem, was nicht gezeigt werden, sich nicht zeigen darf, aus dem Sichtbaren ausgegrenzt wurde ... *Freud* hat den „Zensor" zu individualisiert gesehen. Die *Geschichte der Ausgrenzung* beginnt *nicht* in der Seele des Einzelnen, und so kann psycho- bzw. gestaltanalytische Therapie sich nicht darauf beschränken, einen Schacht in den Untergrund *einer* Seele zu treiben und dabei auszublenden, daß es sich bei dieser Archäologie um die Aufdeckung von *ganzen Lagen und Schichten* handelt.

Hier ergänzt die Archäologie *Foucaults* (1966, 1969, 199; vgl. *Giard* 1992; *Roudinesco* 1992) die der Psychoanalyse *Freuds*. Für die Auseinandersetzung mit dem individuellen Unbewußten gilt nämlich ähnliches wie für eine Kultur: Diese „über ihre Grenzerfahrung zu befragen heißt, sie an den Grenzen der Geschichte über eine Absplitterung, die wie die Geburt ihrer Geschichte ist, zu befragen. Dann nämlich findet sie in einer Spannung, die immer auf dem Weg ist, sich zu lösen, die die zeitliche Kontinuität einer dialektischen Analyse und – an den Toren der Zeit – die Aufdeckung einer tragischen Struktur miteinander konfrontiert" (*Foucault* 1973, 9). Die „Archäologie des Schweigens" (ibid.), aber auch die „Archäologie des Verhüllten", des vor den Blicken hinter Kulissen und Fassaden (*Petzold* 1982g^{2}) Versteckten, muß – das macht eine strukturalistische Fundierung des „Unbewußten" deutlich – Berücksichtigung finden und darf nicht aus dem therapeutischen Diskurs ausgeschlossen werden (vgl. die Kasuistiken idem 1985h, 1986b).

Ein gleiches gilt auch für die *pathogene Gegenwart* – sie produziert das Material für künftige „Archäologen" und ist zugleich doch Ausdruck vergangener Muster, apathischer Saturierung, die in der eigenen Übersättigung träge wird und ausblendet, was links und rechts geschieht, getragen von der archaischen Illusion, daß das Paradies ewig währe, für diejenigen, die in ihm wohnen. Der Fettwanst, der mit stählernen Augen und jovialem Lächeln an der Not vorbeigeht, ist eine alte Gestalt in der Menschheitsgeschichte. Er taucht in unserer Gegenwart als das *Kollektiv der übergewichtigen Nationen* und sozialen Gruppen auf, deren Fettmassen proportional zu den Hungerskeletten der Dritten Welt wachsen. Auch solches „Offensichtliche", „vor aller Augen" Daliegende, aber mit „universeller Indifferenz" Übergangene muß ins Bewußtsein gehoben werden. Die Wucherungen und die *Obszönität*, die *Baudrillard* (1982, 1985) am Beispiel saturierter Dickleibigkeit denunziert hat, müssen ins Sichtbare hereingeholt werden und dürfen nicht weiter hinter den *Kulissen* verborgen werden (*Petzold* 1982 d,g^{2}): den *Kulissen* der Elendsviertel, der Altenheime, der Abbruchhäuser – oder in die Ferne verbannt werden: die Hungergebiete der Dritten Welt, die Schlachtfelder der Stellvertreterkriege. Vor allem, wenn man bereit ist, dieses alles zu sehen, die Makrostrukturen und die „Mikrostrukturen der Welt" (*Foucault* 1976) in den Blick zu nehmen, wird es Menschen gelingen, eine *Metaperspektive* zu finden, die für solidarisches Handeln einen Boden bietet („Vierter Weg der Heilung", *Petzold* 1988d), sich gegen die Einebnungen einer Subjektivität zur Wehr zu setzen, eine Mündigkeit gegenüber all den Mechanismen der Verdinglichung, Unterdrückung, *Disziplinierung* und *Aushöhlung* zu finden (idem 1993d).

Der therapeutische Diskurs ist von diesen Kräften des kollektiven Untergrundes keineswegs ausgenommen. Sie finden in ihm Niederschlag, ja reproduzieren sich zuweilen in ihm (*Petzold, Frühmann* 1986b). Er ist keine „heile Welt". Deshalb muß die Situation der Therapie selbst reflektiert werden, wenn der Patient sich befreien will vom Zwang krankmachender Normierung. Er muß seine Freiheit auch gegenüber dem Psychotherapeuten, dem Arzt gewinnen, dem nicht zuletzt – wie *Foucault* (1973, 535) aufgewiesen hat – von der Psychoanalyse ein „quasi göttlicher Status der Allmächtigkeit verliehen" (ibid.) worden ist. Durch ihn können sich nämlich die aufgezeigten Phänomene in der therapeutischen Beziehung reproduzieren; dann etwa, wenn sie zur Ware wird, sich nicht hinterfragen läßt, die Betroffenheit anästhesiert, zur Reparaturwerkstatt und – schlimmer noch – zum Beziehungssurrogat und zur Agentur für Lebenssinn degeneriert. Diese Möglichkeiten sind zumindest angebahnt, indem *Freud* durch die Struktur des klassischen Settings und seine behandlungstechnischen Regeln – die Spiegel- und Chirurgenmetapher – aus dem Arzt durch „den absoluten Blick, das reine und stets verhaltene Schweigen, den strafenden und durch ein Urteil, das sich nicht einmal bis zur Sprache herabläßt, einen belohnenden *Richter* gemacht hat". Er hat die psychoanalytische Situation geschaffen, in „der durch einen genialen Kurzschluß die Alienation zur Aufhebung der Alienation wird, *weil sie im Arzt zum Subjekt wird*" (*Foucault* 1973, 535; meine Hervorhebung – H.P.).

Es muß deshalb in der Therapie auch um die Thematisierung der *Machtstruktur* gehen, die zwischen Therapeut und Patient durch den gegebenen gesellschaftlichen Rahmen, den gesellschaftlichen Auftrag, das Rollengefälle, die Polarisierung von Wissen und Unwissen aufscheint, ohne daß dies *gesehen* wird[140] und gesehen werden will. *Freud* selbst hat die Kollektivität unbewußter Prozesse verschiedentlich hervorgehoben (*Bastian* 1989, 141ff), wenn er zum Beispiel affirmiert, „daß die primitiven, wilden und bösen Impulse der Menschheit bei keinem einzelnen verschwunden sind, sondern noch fortbestehen, wenngleich verdrängt, im Unbewußten ..." Die Psychoanalyse „hat uns ferner gelehrt, daß unser Intellekt ein schwächliches und abhängiges Ding ist, ein Spielball, ein Werkzeug unserer Triebregungen und Affekte ... und nun blickten sie auf die Vorgänge dieser Kriegszeit, auf die Grausamkeiten und Rechtsverletzung, deren sich die zivilisierten Nationen schuldig machen, auf die verschiedenen Arten, wie sie die eigenen Lügen, das eigene Unrecht und das der Feinde beurteilen, auf die allgemeine Einsichtslosigkeit und, gestehen Sie mir zu, daß die Psychoanalyse mit beiden Behauptungen Recht gehabt hat" [141]. Nur, derartige Erkenntnisse haben für individuelle therapeutische Arbeit mit Patienten kaum Konsequenzen gezeitigt, wie auch die ethnopsychoanalytischen Arbeiten von *Roheim, Dévéreux, Parin, Erdheim* u.a. für die Behandlungspraxis noch nicht fruchtbar gemacht worden sind (einige Beispiele *Petzold* 1985h; 1986b; 1988n, 260).

Das stände aber an – für alle psychotherapeutischen Verfahren. Sowohl in der einzel- wie in der gruppenpsychotherapeutischen Behandlung und in der Initiierung von Selbsthilfeprojekten (*Petzold, Schobert* 1991) können derartige Perspektiven ausgesprochen fruchtbar werden und eine heilende Wirksamkeit entfalten; denn „die gesellschaftliche Produktion von Unbewußtheit"[142] wurzelt in den Verdrängungsleistungen der einzelnen, die dabei nicht mehr wahrnehmen, was ihnen angetan wird und wurde, und die die Noxen durch archaische Abwehrmechanismen, wie die der „archaischen Expression, Aggression oder Flucht, in Anästhesierung, Retroflektion, Spaltung und Regression" (*Petzold* 1984c, 449f, dieses Buch S. 582ff), zu bewältigen suchen. Solche Versuche führen zum Teil zu Erkrankungen von äußerster Destruktivität, wie z.B. die Ergebnisse psychoonkologischer Forschung nahelegen.

Auch eine andere Intuition *Freuds* in bezug auf das Unbewußte – die allerdings von ihren *Lamarck*istischen Konnotationen befreit werden müßte – könnte für die Behandlungspraxis Konsequenzen zeitigen: die Annahme eines atavistischen Milieus, einer „psychischen Urbevölkerung", die den „Kern des Unbewußten" ausmache (1915d, GW X, 294). „Die analytische Erfahrung hat uns die Überzeugung aufgedrängt, daß selbst bestimmte psychische Inhalte wie die Symbolik keine anderen Quellen haben als die erbliche Übertragung, und in verschiedenen völkerpsychologischen Untersuchungen wird uns nahegelegt, noch andere, ebenso spezialisierte Niederschläge frühmenschlicher Entwicklung in der archaischen Erbschaft vorauszusetzen" (1937c, GW XVI, 86). Mit atavistischen, kollektiven Relikten, die uns in Träumen oder in der Arbeit mit kreativen Medien begegnen, die in den „Archiven des Leibes", in den Tiefen unseres Unbewußten ruhen oder auch brodelnd aufbrechen, wenn sie geweckt werden, müssen wir uns in der Therapie auseinandersetzen. Es handelt sich um *paläopsychische Residuen*, die aber *nicht* als durch Vererbung festgehaltene „Erinnerungen des Es" (vgl. *Freud* 1923b, GW XIII, 237 ff) gesehen werden dürfen (*Lewontin* et al. 1988), also keine Inhalte betreffend, sondern um Formen der Verarbeitung.

Das Werk von *George Dévéreux* (1967) bietet hier aufschlußreiche Ausführungen. Aber auch evolutionstheoretische Überlegungen (trotz aller Mängel, vgl. *Wunderlich* 1977 und mit anderer Perspektive *Riedl* 1981) müssen beigezogen werden. Das paläopsychische Erbe – *Konrad Lorenz* (1983), *Hernegger* (1985, 1989) u.a. verweisen darauf, daß wir genetisch kaum von Steinzeitmenschen entfernt sind – schließt „gutes" und „böses" Material ein. In ihm liegen Möglichkeiten kollektiver Kreativität, durch die in organischer Weise der Umschlag von Natur in Kultur geschieht, ohne daß dieser Prozeß zu einer „schlechten Zivilisation"[143] oder zur *Kolonialisierung* degeneriert (*Petzold* 1988d, 183, 252; 1993d). In ihm liegt aber genau auch die Möglichkeit des Destruktiven, die uns in einer gigantischen, kollektiven Projektion als „Abwehr durch Angriff" dazu führt, anderen das zu bringen, was in den Abgründen unserer eigenen Seelen nistet: Ängste, unnennbares Grauen[144], Ohnmacht, Ausgeliefertsein, Todesfurcht.

Dies alles *scheinen* wir zu beherrschen, ja in unseren Dienst gestellt zu haben, wenn wir es agieren. Den Tod zu verdrängen oder ihn gar „zu töten" verleiht die Illusion, „Herr über Leben und Tod" zu sein (*Petzold* 1989h, 1982d). So werden überflutende Gefühle des Grauens, der Ohnmacht kompensiert durch zügellose Unbändigkeiten, deren Gefühlswogen und Atmosphären der Aggression, Macht und Grausamkeit ein unheiliges Gemisch magischer Allmacht, frühkindlicher Grandiosität aus den Frühzeiten der Hominisation und der Ontogenese zu sein scheinen. Es sind dies aufbrandende Sensationen unerklärlichen Grauens, *„unthinkable anxiety*" (*Winnicott* 1965/1974, 74), und namenlosen Entsetzens. Diese destruktiven Impulse, unbeschreibliche Gewalttätigkeiten im individuellen (*Petzold* 1985d,h; 1986a), besonders aber im kollektiven Handeln (*Kuper* 1981; *Paris* 1968), gilt es aufzufinden. Derartige Impulse können in die Dekompensation, in Wahnsinn, in *Wirren* (von ahd. *werra*, engl. *war*, frz. *guerre* = Krieg), in die D e v o l u t i o n (*Petzold* 1985m, 1986h) führen, in selbstzerstörerische Entwicklungen unserer individuellen Existenz, unserer Beziehungen und unserer Kultur[145].

Ein solches Konzept eines „kollektiven Unbewußten" wird nicht, wie bei *Jung* (GW VIII, 112), vorwiegend zur Aufhellung individueller Pathologie dienen, sondern hat zum Ziel, Bewußtheit für kollektiv pathologisches Verhalten zu wecken, wie es sich in *atavistischen malignen Kollektivregressionen* (Kriegen, Pogromen, Massakern als „akuten", in Ausbeutung, Unterdrückung, Hochrüstung, Umweltzerstörung als „schleichenden" Prozessen) zeigt, in frühgestörten Alles-oder-Nichts-Strategien der Machtblöcke. Dies sind zumindest beachtenswerte Momente, die zu den erforderlichen mehrperspektivischen Erklärungsversuchen für unsere Makrodestruktivität Beiträge leisten und soziohistorische und politökonomische Modelle ergänzen können.

Eine paläopsychische Betrachtungsweise eröffnet für bestimmte Phänomene durchaus interessante Erklärungsmöglichkeiten: z.B. Territorialität als Impetus zu Machtstrebungen und Identitätsicherung (*Gniech* 1986; *Petzold* 1986g), Nischengebundenheit von Blut- und-Boden-Ideologien und archaische Nischenexpansion als Hintergrund für militärischen, ökonomischen und ideologischen Imperialismus. Aspekte von Kollektivregression können aber auch in der wuchernden Wachstumsproduktion uniformer, gleichschaltender „Kultur" US-amerikanischer Prägung gesehen werden – man kann sich ihr regressiv überlassen und kann jegliche kulturschöpferischen Mühen vergessen –, die im Begriff ist, den letzten Winkel der Welt zu invadieren, um ihn mit Potatoe-Chips, Coca-Cola-Dosen, Videospielen und Fernsehcommercials zu beglücken (*Postman* 1984, 1985). Damit wird die individuelle und kollektive Phantasie und Kreativität sterilisiert und abgetötet. Die Regression zeigt sich im progredierenden Verlust des Denkens, im Aufgeben des eigenen kulturellen Profils, der emotionalen Aushöhlung, der kommunikativen Versandung und der Asphaltierung des Zwischenmenschlichen. (Mit über 20 % Analphabeten, sich ausbreitenden Elendsvierteln, mit den Enthirnungsstrategien des Wahlkampfspektakels und bellikösen Megaprojekten – „Krieg der Sterne" – exerziert „Gods own Country" uns vor, was *Baudrillard* als „Les strategies fatales", 1982/1985, beschrieben hat. Der Reichtum wächst – schneller noch die Verelendung, am schnellsten die Gleichgültigkeit und das alles mit dem Anspruch, das moralische Gewissen der Welt zu sein, Hüter von Freiheit und Demokratie, Stifter einer „neuen Weltordnung". Der zweite Golfkrieg und die Handhabung der Situation der Kurden nach seiner hastigen Beendigung sowie der Balkankrieg, der derzeit durch Verdrängung, Verleugnung und Ignoranz droht, sind Paradebeispiele für Entstehen und Auswirkung kollektiver Unbewußtheit.)

Die individuelle Gestaltanalyse und therapeutische Gruppenarbeit wird deshalb unbedingt auch derartige soziale und kulturelle, historische und zeitgeschichtliche Phänomene aufzugreifen haben, die Patienten wie Therapeuten unbewußt mitvollziehen (und sei es nur durch

Nicht-Handeln und abgestumpfte Gleichgültigkeit), ohne zu erkennen, welche atavistische Dynamik sich darin zeigt.

Therapie wird damit an das Verstehen der persönlichen Biographie und an ein Erfassen unserer Existenz als Gattungswesen der Spezies *Homo sapiens* und unserer Geschichte als Menschheit rückgebunden. Der tiefenhermeneutische Prozeß des Umgangs mit potentiell paläopsychischen, unbewußten Inhalten aus der phylogenetischen und ontogenetischen Frühgeschichte, wie sie sich in Träumen, freiflottierenden Ängsten, aber auch in Reaktionen des einzelnen und von Gruppen auf Ereignisse im Makrobereich (z.B. auf die jüngsten Umweltkatastrophen und Kriege, vgl. *Richter* 1991; *Schmidt* 1991) zeigen und die als widrige Faktoren in Phänomene wie Negativismus, Apathie, Verleugnung, Panikstimmung, Irrationalität, politischer Radikalisierung oder Indifferenz, rigiden Konservatismus, Fremden- und Ausländerfeindlichkeit, Kriegs- und Rüstungsmentalität einfließen (*Goodman* 1986) – der tiefenhermeneutische Prozeß also muß derartige Materialien identifizieren und bearbeiten! Die Friedensfrage und die ökologischen Probleme können heute in Therapien, denen es um das Schaffen einer „komplexen Awareness" (*Petzold* 1978c) geht, nicht mehr ausgeklammert werden [146] – auch im Interesse der persönlichen Gesundheit und Lebensqualität. Diese Probleme werden überdies von den Patienten selbst gebracht, oft mit der Not des Nicht-Begreifen-Könnens und dem Wunsch, verstehen zu wollen – mit einem hermeneutischen Anliegen also –, und sie dürfen nicht durch eine voreilige Einstufung als Widerstand intrepretiert und damit individualisiert werden.

Geschieht dies, ist eher nach den Abwehrvorgängen des Therapeuten zu fragen. Auch mit rationalen Diskursen ist wenig gewonnen. Therapie als gemeinsame „Bewußtseinsarbeit" (idem 1988n, 218 f) wird, eben weil kollektiv unbewußtes, z.T. atavistisches Material die drängenden Gegenwartsfragen durchtränkt, nicht nur bei einem *Verstehen* oder *Erklären* stehenbleiben können, sondern muß auf der Grundlage einer tragfähigen Beziehung und eines Angebots von *Solidarität* (idem et al. 1991) in ein *Erfassen* und gemeinsames *Aushalten* dieser transverbalen Dimensionen (z.B. der namenlosen Angst oder des unaussprechlichen Grauens) einmünden. Das Atavistische und seine Manifestationen gehen über das Wort hinaus, weil sie *vor* ihm liegen, älter sind als der Logos.

Es wird darum gehen, daß das Atavistische uns vertraut wird, daß wir es mit Menschen teilen, es mitteilen können. Nur dann brauchen wir es nicht mehr so panisch zu fürchten, so total zu verleugnen oder reaktiv in Akten der Barbarei zu agieren, sondern wir haben die Chance, zu rationalen *und* engagierten Strategien der Einflußnahme, des Protests und des Widerstandes zu finden – *gemeinsam* (*Petzold* 1993d).

7.5 Das Unbewußte und die Zeit – chronosophische Reflexionen

Neben den kollektiven Aspekten des Unbewußten soll noch eine weitere, für unsere therapeutische Hermeneutik wichtige Charakteristik unbewußter Prozesse hervorgehoben werden: *die polymorphe Zeit.* Das Problem der Zeit (vgl. Abschnitt 5.2.3) ist eine der schwierigsten und seit langem vernachlässigten Fragen der Psychotherapie (vgl. *Petzold* 1979n, dieses Buch S. 299ff), die es versäumt hat, eine *Chronosophie*, ein tiefgreifendes Verständnis für Temporalität, ein Wissen um das Erleben von und den Umgang mit *Zeit* zu entwickeln (*Hartocllis* 1983; *Witte* 1985). Dieses Thema ist seit vielen Jahren in der Integrativen Therapie ein zentrales und in zahlreichen Veröffentlichungen behandelt worden (*Petzold* 1971; 1979k, n; 1981e, h, k; 1986g; 1991o; 1992; *Warta* 1986; *Cerwenka-Wenkstetten* 1986). Es soll deshalb an dieser Stelle nur angerissen werden. Das Unbewußte wird durch eine *zeitübergreifende* Qualität gekennzeichnet, die die digitale Zeit, die „*governmental time*" der technischen Hochkulturen, zersetzt und durch die der sich in einem zeitlichen Verlauf darstellende therapeutische Diskurs „hindurchtropft", wie die zerlaufende Zeit der „Weichen Uhren" von *Dali* (1931, Museum of Modern Arts, New York). Diese zur geordneten Zeit der Zivilisation querlaufenden, „molusken Zeiten" des Unbewußten brechen sich an der *consecutio temporum* genauso wie an exakt getimten Therapiestunden von 45 Minuten *ökonomischer Zeit* (*Petzold* 1981e):

Es ist keineswegs „zeitlos", das Unbewußte, wie *Freud*[147] meinte. Es hat seine eigenen Zeitformen und -qualitäten, seine spezifischen „Zeitatmosphären" (*Petzold* 1986g). „Die Vorgänge des Systems UBW sind zeitlos, d.h., sie sind nicht zeitlich geordnet, werden durch die verlaufende Zeit nicht abgeändert, haben überhaupt keine Beziehung zur Zeit" (*Freud* 1919e, GW X, 286). „Im Es findet sich nichts, was der Zeitvorstellung entspricht, keine Anerkennung eines zeitlichen Ablaufs ..." (1933a, GW XV, 80f). – Welcher Zeitvorstellung,[148] welcher Abläufe? Die der Physiker? *Freud* legt eine Zeitmatrix zugrunde, die eine Stunde als 60 Minuten sieht und Zeit in Gegenwart, Vergangenheit, Zukunft spezifiziert (*Rammstedt* 1976); das aber ist eine für unsere Kultur spezifische „Erwachsenenzeit". Das Unbewußte jedoch enthält *polymorphe Zeiten*: Traumzeit[149], atavistische, archaische, regressive Zeit, Kinderzeit[150], futuristische Zeit, Zeiten der Angst und der Lust, Hochzeiten (vgl. *Petzold* 1979f,n; 1981e,h,k; 1986g). Es ist nicht von der Zeit „entfalteter Gegenwart" (*Schmitz* 1977, 696f) des „wachen, besonnenen Menschen" (idem 1985, 100) regiert, sondern die frühe Jetzt/Nicht-Jetzt-Matrix, die etwas später anzusetzende Vorher-Nachher-Matrix, zyklische Zeit, weiträumige Flußzeit, gejagte, engmaschige Zeit (z.B. in Angstträumen) können wirksam werden. Auch *Ricœur* (1969, 463) hat die soziale, kulturbedingte Dissonanz zwischen der „Zeit des Tages" und der „Zeit der Nacht", der „ökonomischen Zeit" des im Stundenrhythmus arbeitenden, der „*social time*" verpflichteten Analytikers und den polymorphen Zeitformen des Unbewußten nicht erkannt. Auch er sieht in seiner *Freud*-Studie die Zeit nur unter der archäologischen Dimension als Historie. Seine späteren Arbeiten greifen weiter mit dem Konzept der „refigurierten bzw. erzählten Zeit" (idem 1983, 1988, 130; dieses Buch S. 670, 333).

Im Unbewußten befinden sich – wie im Bewußten – Einschreibungen der Vergangenheit, Vergessenes, Verlorenes, Erinnerungen: *memorierbare Zeit*, aber auch die Pläne, Hoffnungen, Sehnsüchte, Befürchtungen, auf die Zukunft gerichtete Strebungen: *antizipierbare Zeit*. Die von elterlichen Instanzen „aufgetragenen" Aufgaben und Ziele, die unbewußten Lebensentwürfe und natürlich auch die Katastrophenerwartungen, das Unwägbare, Drohende ist hier unbewußt *gegenwärtig und wirksam*. Das unbewußte – z.T. hochverdrängte – Wissen um die eigene Endlichkeit, die Gewißheit der Faktizität des persönlichen Todes, dem nicht entkommen werden kann, ist eines der bedeutsamsten Momente für das Thema „Zeit und Unbewußtes". Die Psychoanalyse hat allzu lange an der kollektiven Verdrängung des Todes – dem des einzelnen, dem von Völkerschaften, dem der Menschheit und dem dieser Erde, die erkalten und sterben wird wie alle Planeten – partizipiert (*Spiegel-Rösing, Petzold* 1984, 152, 433), an dieser *„Verdrängung von Zukunft"*, so daß die psychoanalytischen Denkbewegungen für die Dimensionen des Kommenden nicht offen waren (dies blieb Dissidenten wie *Adler* und *Jung* vorbehalten).

Hier trifft die Kritik *Blochs* (1959) mit seiner Interpretation des Unbewußten als des *Noch-Nicht-Bewußten.* Zwar greift sie als solche zu kurz – die Sphäre des Unbewußten reicht weiter. Sie bietet aber zumindest *einen bedeutsamen Aspekt*, der für die Qualität des Zeitgefüges im Unbewußten Berücksichtigung finden muß. „Das Unbewußte ist bei *Freud* darum eines, in das lediglich etwas zurückgeschoben werden kann. Oder das bestenfalls als Es das Bewußtsein wie einen abgeschlossenen Ring umgibt: ein stammesgeschichtliches Erbwesen rundherum um den bewußten Menschen ... Das Unbewußte der Psychoanalyse ist mithin ... niemals ein Noch-Nicht-Bewußtes, ein Element der Progressionen; es besteht vielmehr aus Regression. Demgemäß macht auch das Bewußtwerden dieses Unbewußten nur Gewesenes kenntlich; das heißt: im *Freud*schen Unbewußtsein ist nichts Neues" (ibid. 61).

Das Unbewußte hat seine *Chronosophie*, seinen eigenen *Kairos*, in dem sich die Zeitmatritzen der Phylogenese und der Ontogenese, der Frühzeit wie des *posthistoire*, des Wachbewußtseins und des Traumbewußtseins (*Wyss* 1988) durchdringen: *perichoretische Zeit.* Auch die Synchronizität, von der *Jung* spricht, hebt nur *eine* – allerdings bedeutsame – Dimension der quirlenden Zeitschlieren des Unbewußten hervor. Die *Zeitatmosphären* (*Petzold* 1986g) des Unbewußten, wie sie sich in Träumen, in Übertragungen, in Widerständen, Abwehrvorgängen, in benignen und malignen Regressionen zeigen oder in Form von Handlungen des Alltagslebens (*Freud* 1901), von Bildern, Metaphern, Sprachfiguren, Werken der Kunst (*Paflik* 1987), erfordern einen spezifischen hermeneutischen Zugang. Sie müssen als Phänomene erfaßt und in ihrem *jeweiligen Bezugsrahmen* verstanden werden, und sie verlangen natürlich auch nach einer differentiellen Deutungs- und Interventionstechnik.

Kinderzeit aus der *„magischen Phase"* (*Fraiberg* 1972) kann z.B. nicht auf der Grundlage der Vergangenheit-Gegenwart-Zukunft-Matrix operationalen Denkens (*Piaget*) gedeutet werden[151]. Man würde damit die Situation des regredierten Patienten übergehen. Es gilt also festzuhalten: Der Diskurs des Unbewußten hat seine eigene Zeit und seine eigene Sprache – die der Bilder, Symbole, Handlungen, Atmosphären. Dies alles ist nicht – oder zumindest nicht vorwiegend oder ausschließlich – unter der Optik der Pathologie (*Payk* 1979) zu sehen, wie die „Fehlleistungen" oder die Bilder des Traumes, dem *Freud* als „nächstem Verwandten" die neurotischen Symptome" (*Freud* 1916/17, GW XI, 230) zuordnet (wir folgen ihm hier nicht; *Petzold* 1977m), sondern als Ausdruck von Zeiten und Sprachen „in eigenem Recht". Wenn wir hier von den *„Ansichten der Zeit und der Sprache der Nacht"* (*Fechner*) reden, so ist damit nicht allein das Obskure, das Sinistre, die Gewalt, das Obszöne, die bedrohliche Finsternis, der Wahnsinn und die Umnachtung gemeint [152], sondern auch die Zeit der samten Nacht, der bergenden Dunkelheit, der sanften Dämmerung, der schattigen Parks und Lauben, des Zwielichts (*Hirschfeld* 1779, I, 200f), die Zeit zwischen Tag und Traum, die der silberhellen Mondnächte und der Sternenewigkeiten. Hierhin gehören auch die Zeit und die Sprache der Kinder, der Liebenden, der Kunst, die *Sprache des Leibes*, die Leibzeit (*Petzold* 1981h). Die

Nacht ist nicht nur gespenstisch, sie ist auch geheimnisvoll. In ihren unbestimmten Geräuschen, in ihrem Raunen verfliegt die Zeit, dehnt sich endlos oder wogt hin und her.

7.6 Jenseits der Zensur – die Polymorphie des Unbewußten

Die Polymorphie und Polyvalenz des Unbewußten mit seinen vielgestaltigen Zeiten, seinem bildhaften Sprachreichtum, seiner Fülle an Symbolen, seiner polytopischen Geographie, seiner Durchmischung von Phylogenetischem und Ontogenetischem, Singulärem und Pluralem, Individuellem und Kollektivem entzieht sich dem Maß des Digitalen und dem „Standard English". Es enthält Gutes, Schlimmes und Gewaltiges – aber das sind schon Bewertungen des Ich-Bewußtseins, Ausdruck von Ängsten, Zensur, die die urtümliche Großartigkeit des Unbewußten (vgl. die Triebe „großartig in ihrer Unbestimmtheit", *Freud* 1933a, GW XV, 101) entwerten muß, weil sie nicht ausgehalten werden kann.

Freud stand dem Es, dem Unbewußten in faszinierter Ambivalenz gegenüber. Er sah sich von seinen dunklen Strebungen, seinem Chaos, dem *„être brut et sauvage"* (*Merleau-Ponty*), der *„chaotischen Mannigfaltigkeit"* (*H. Schmitz*) offenbar doch derart bedroht – Kastration, Vatermord, Todestrieb können hier als theoretisch verdeckte Phantasmen gedeutet werden, denn auch Theoretisieren kann eine Form der Abwehr sein –, daß er eine „Doktrin vom schlechten Es" vertrat, und das Unbewußte überwiegend als Bedrohliches, durch Verdrängung von lebensgeschichtlich Negativem Entstandenes und als Fixierendes sah, etwas, das dem Zugriff des Bewußtseins und des Willens entzogen sei. Die Kränkung, die das Konzept des Unbewußten dem menschlichen Selbstbewußtsein, dem Intellekt, dem Gefühl von Macht und Freiheit zufügt, war auch Kränkung für seinen Urheber *Sigmund Freud*. Diese Seite narzißtischer Blessur hat er offenbar nicht klar genug sehen können, wenngleich ihm die generelle Herausforderung, die das Unbewußte für den Menschen der Aufklärung – und er verstand sich als Aufklärer – darstellt, mehr als deutlich war. „So wird auch verständlich, warum *Freud* Unbewußtheit als abschaffenswert und die Inhalte des Unbewußten in erster Linie als etwas durch die Lebensgeschichte im Sinne unterdrückender Herrschaftsverhältnisse des Individuums Gemachtes und Gewordenes betrachtet" (*Erdheim* 1984, 216). Unbewußtes muß deshalb *bewußt* werden: „Wo Es war, soll Ich werden" (1933a, GW XV, 86), dem Ich soll „die fortschreitende *Eroberung* des Es ermöglicht" werden (1923b, GW XIII, 286, meine Hervorheb.), es soll *„Herr* im eigenen Hause" werden (1917a, GW XII, 11, meine Hervorheb.). Die Trockenlegung des Sumpfes des Es-haften Unbewußten, die *Freud* als „Kulturarbeit" ansah[153], geriet ihm zur Eroberung und Ersetzung des Es durch das Ich und bedeutet letztlich seine schrittweise *Vernichtung*.

Dies ist die Strategie, die an die Stelle der zuvor herrschenden Ausgrenzung tritt, wenn sich der Kampf des Normalen mit dem Abnormalen, der Kultur gegen die Natur verschärft [154]. *Freud* nimmt hier eine Gedankenbewegung auf, die den Prozeß der Konstitution einer *universalen Rationalität* widerspiegelt, die ihr Signum jedem subjektiven *Selbst*bewußtsein eingedrückt hat, einer Rationalität, die sich des Leibes entschlagen hat und all seine Regungen unter den Diskurs der beobachtenden Vernunft zu zwingen sich anheischig macht: „Zuerst sich in der Wirklichkeit nur ahnend oder sie nur als Theorie überhaupt wissend, schreitet sie [die Kraft der Vernunft] in diesem Sinne zur allgemeinen *Besitznehmung* des versicherten Eigentums und setzt auf allen Höhen und in allen Tiefen das Zeichen ihrer Souveränität" (*Hegel*, Phänomenologie des Geistes, GW III, 186). Die Metaphorik *Freuds* legt Ähnliches nahe. Trotz seines emanzipatorischen Anspruchs, die Repressionen des Triebes zu befreien, wird er eingeholt vom *anonymen Diskurs* seiner Kultur (*Foucault* 1976), der durch seine Worte hindurchfiltert und bis in die Theorienbildung hinein wirksam wird. Besonders deutlich wird dies an *Freuds* Konzept des „*Zensors*", der „seines Amtes walte" – eine Metaphorik, die für *Freuds* eigenes Unbewußtes aufschlußreich ist, das bis in die Theorienbildung mit seiner Über-Ich-Strenge dringt (vgl. Ichzensor 1916/17, GW XI, 444; Traumzensor 1914c, GW X, 165 usw.).

Der semantische Umkreis dieser Wendung läßt an einen Richter, einen Henker, einen Hofmarschall, der zuläßt und ausschließt, denken, und natürlich an die Zensur, die in totalitären Herrschaftssystemen praktiziert wird. Wo Zensur notwendig ist, wo Zensoren in Aktion treten, herrscht die Angst – vor dem Chaos der Triebe, vor der Gewalt des Archaischen, vor den Umtrieben der Anarchie, vor der Last der eigenen Geschichte – und je größer die Angst wird, desto aggressiver und strenger wird die Zensur. Die Aggression steigt auf *beiden Seiten*: der des Zensors, der Äußerungen verhindert, und der des Zensierten, der sich nicht äußern darf. Die Folgen hat *Freud* aufgezeigt: „Es ist merkwürdig, daß der Mensch, je mehr er seine Aggressionen nach außen einschränkt, desto strenger, also aggressiver in seinem Ich-Ideal wird ... Es ist wie eine Verschiebung, eine Wendung gegen das eigene Ich" (1923b, GW XIII, 284, vgl. 1930a, XIV, 482f). Richtet sich nicht eher die Strenge, die die deutende Vernunft (und diese ist auch eine gesellschaftliche) den Inhalten des Unbewußten gegenüber zeigt, gegen das *Es*? Wird das *Es* nicht gezwungen, auf die Unterdrückung durch das *Ich* zu reagieren? Vollzieht sich nicht durch die *Freud*sche Persönlichkeitstheorie im Subjekt selbst der Kampf der Kultur gegen die Natur? – Diese Schlacht ist nicht zu gewinnen[155]. *Freuds* Metapher des *Zensors*, des „kritischen Richters", seiner Sorge um die „Sicherheit der zu bewachenden Festung" sind auf dem Hintergrund der archaischen Ängste einerseits und der strengen Über-Ich-Tendenzen andererseits, die den „Vater" der Psychoanalyse und seine Theorienbildung kennzeichnen, zu sehen. Diese Zusammenhänge müssen entsprechend reflektiert und gewichtet werden.

In der Integrativen Therapie sehen wir durchaus auch zensurierende Momente im Sinne einer *protektiven Funktion* des Ich, das bedrohliches – besonders frühes – Material aus der Awareness und Consciousness fernhält im Sinne einer Abschirmung. Andererseits sehen wir eine Zensur aufgrund verinnerlichter Normierungen aus der familiären Sozialisation und dem gesellschaftlichen Diskurs (*Lenk* 1983, 246). Inhalte des Unbewußten, die „anstößig" erscheinen, werden abgegrenzt, zumindest werden S c h w e l l e n vorgelegt. Diese aber können durchaus überflutet oder unterlaufen oder umgangen werden. Wir teilen *Böhmes* (1980, 59) Konzept nicht, wenn er fragt: „Oder sind nur die Zensuren, die das Unbewußte vom Bewußten trennen, so rigide, daß das Unbewußte als solches (als das was es ist) nicht bewußt werden kann?" Und er konkludiert: „Dann wäre aber das Unbewußte Produkt der Zensur, d.h. der Verdrängung" (ibid.).

Das Unbewußte *ist*, wie ausgeführt wurde, das Verdrängte, aber es ist auch *mehr oder anderes* als dieses (vgl. *Freud* GW XIII, 244). Es ist *vielgestaltig und vielfältig wirkend*. Seine Zugänglichkeit für das Bewußtsein ist durch zensurierende Momente sicherlich eingeschränkt. Aber diese sind unserer Auffassung nach letztlich weniger bedeutsam, da zwischen Bewußtem/Vorbewußtem und dem Unbewußten in seinen akzessiblen und besonders in seinen inakzessiblen Dimensionen *qualitative Differenzen* – z.T. allein aufgrund der Begrenzungen unserer cerebralen Verarbeitungskapazität – zum Tragen kommen. Diese *andersgearteten Strukturen des Denkens* sind für das Trennende zwischen dem System **UBW** und **VBW/WBW/IBW** verantwortlich. Deshalb – und erst in zweiter Linie wegen der Zensur – wird aufgrund der „anderen Qualität" auch eine „andere Hermeneutik" als die des rationalen Diskurses und aufgrund der „anderen Formen" auch eine „andere Therapeutik" für den Umgang mit unbewußtem Material erforderlich als für die Auseinandersetzung mit Alltagsproblemen, die „im Lichte" des Tagesbewußtseins stehen.

Durch diese anderen Zugehensweisen muß es möglich werden, die Sprache des *individuellen Leibes*, seiner Regungen, Ausdrucksgesten, seiner Schreie genauso zu erfassen (indem Gestaltungsräume bereitgestellt werden, z.B. in Formen kreativer, medialer Arbeit, vgl. *Petzold, Orth* 1985, 1990, dieses Buch S. 885ff), wie die Diskurse des *kollektiven Leibes* (idem 1985m), die so vielfältig sind wie die Menschen und Völkerschaften der Geschichte und der gegenwärtigen Lebenswelt. Es gibt Diskurse, die sich im Licht vollziehen, und solche, deren unheiliges Flüstern zuweilen aus böser Finsternis in Fetzen an unser Ohr dringt (vgl. *Lovecraft, Poe, £em, Bierce*), Diskurse, die uns umso furchtbarer sind, je fremder sie uns erscheinen (vgl. *Blackwood* 1986). Die Verdrängung ist hier kein dauerhafter Ausweg. Die „Aufhellung" vertreibt manchmal die „Gespenster", zuweilen beleuchtet sie aber auch nur gnadenlos das Schreckliche, das sich ins Grauen wandelt, wenn wir es als *das Unsere* erkennen, als unsere Nachtseiten, unsere Schatten. Es sind dies Qualitäten an uns persönlich und in unserer Kultur, die wir nicht spüren wollen. Oft können sie nur *ausgehalten* werden, wenn man sie *gemeinsam* in den Blick nimmt, *gemeinsam* trägt, erträgt, sie sich gemeinsam vertraut macht, wenn man diese fremden Qualitäten identifiziert und, wo es möglich ist, sie assimiliert oder transformiert. Wo es nicht möglich ist, wird es darum gehen, sie einzugrenzen – nicht auszugrenzen, auszuschließen, *denn eine Ausgrenzung kann letztlich nicht gelingen.* Weiterhin ist es nötig, daß man sich auch anderer Inhalte des Unbewußten versichert, die bergen und tragen und bereichern: Grundvertrauen und Kreativität (*Balint* 1990).

Die Diskurse des Unbewußten zeigen sich nämlich einerseits im *verdeckten* Horror, in den düsteren, unbeachteten, in den verdrängten, verlachten, verpönten Strebungen der Kultur, in den Äußerungen des Obszönen, auf die die „Tränen des Eros" fallen (*Bataille* 1981): Trunksucht, Prostitution, Armut, Delinquenz, Siechtum, zerstörte Leiblichkeit (*Klosowski* et al. 1979) oder in ihren allzu *offensichtlichen* Monstrositäten: steinerne Stadtwüsteneien, gewaltige Müllhalden, Slums, verseuchte Gewässer, im nicht abreißenden Geschrei auf den Schlachtfeldern, im Geheul der Verletzten, dem unaufhörlichen Geschwätz der Politiker und der Commercials (*Petzold* 1982g, 1985h), dem nicht erlöschenden Flimmern der Mattscheibe, den Warenfluten der Konsumindustrie – Artikulationen des Unbewußten, vor denen wir nur allzu leicht die Augen, die Ohren, die Sinne verschließen[156].

Andererseits finden wir die Diskurse des Unbewußten aber auch in den Schätzen der Kultur: den Schönheiten der Musik, den Monumenten der Baukunst, im Universum der Malerei, in Philosophie und Religion als den offensichtlichen und in der Regel durchaus *beachteten* Manifestationen bewußter und (wenn auch als solche zumeist nicht erkannt und gewertet) unbewußter Dynamik. Weiterhin finden wir sie auch in den *unbeachteten* und doch so wichtigen Selbstverständlichkeiten des Alltäglichen (*Berger* 1991), in seinen Banalitäten und Schönheiten: Gesten der Hilfe, des Trostes, der Zärtlichkeit zwischen Kindern, im Kinderspiel, im Lächeln der Liebenden, in gemeinsamer Arbeit, gemeinsamen Festen, und auch darin, daß in unserer Lebenswelt Luft zum Atmen und Wasser zum Trinken *da* ist, daß unser Herz schlägt und unser Auge schaut, all dieses ist uns zumeist nicht vollbewußt. Diese „guten Gaben" und diese „vollkommenen Geschenke" des Lebens, der Menschlichkeit und nicht etwa glorioser Mächte müssen aus dem Noch-nicht- oder Nicht-mehr-Bewußten „zu Bewußtsein" gebracht werden, denn durch sie werden die Dunkelheiten des Unbewußten aushaltbar. Durch diese „unzensurierten" Vertrauenserfahrungen, wie sie durch die Geborgenheit des mütterlichen Leibes in der Frühzeit der Ontogenese vermittelt wurden (dieses Buch S. 529f, 675f) oder durch die fraglose Verläßlichkeit des eigenen Leibes oder durch die Sicherheit von Liebesbeziehungen und Freundschaften, durch religiöses und künstlerisches ästhetisches Erleben, durch meditative Seinserfahrungen, wird Licht in Dunkelheiten gebracht, nicht nur durch das *lumen rationis* (*Albert* 1972; *Fox* 1989; *Orth* 1993).

Auf all diese *Gegeben*heiten ist die Hermeneutik der Integrativen Therapie als mehrperspektivisches, *intersubjektives* Unterfangen genauso gerichtet wie auf die finsteren, unzugänglichen Seiten des Lebens. Sie zentriert auf das Sichtbare *und* das Unsichtbare, das Unsichtbare im Sichtbaren (*Merleau-Ponty* 1964), auf die Rede und das Handeln, auf Rede als Handeln, auf das Sprechen und auf das Schweigen, auf Bewußtes und Unbewußtes in seiner *Verschränkung*. Sie hat das Leben, den Leib, die Lebenswelt zum Gegenstand und das Schicksal eines Menschen in seinen persönlichen und kollektiven Dimensionen. Eine *aufdeckende* und *objektive* Hermeneutik (*Sandner* 1988) „aus der Exzentrizität" mit *universalem* Geltungsanspruch (*Habermas* 1980a) allein wird diese „Gegenstände" in ihren bewußten und unbewußten, ihren zensurierten und „freigegebenen" Dimensionen nicht *erfassen*, *verstehen* oder gar *erklären* und *verändern* können. Sie riskiert allenfalls eine „Verdoppelung des Zensors", eine doppelte Zensur, indem sie sich zu bestehenden Normen hinzufügt, wenn sie die Inhalte des Unbewußten, die „ans Licht" gekommen sind, mit objektivierenden Rastern selektiert und bewertet.

Die Interpretation kann dann zum Urteilsspruch einer leibenthobenen, allgewaltigen Rationalität und ihren Rationalisierungs- und Optimierungsbestrebungen geraten. Um diesem zu entgehen, wird die Unmittelbarkeit des leiblichen Erlebens, Mit-Erlebens, Mitleidens (*Fox* 1982), des Betroffen- und Beteiligtseins an der Wirklichkeit (nicht am „Gegenstand") des hermeneutischen Bemühens hinzukommen müssen. Interpretationen müssen daher vom personalen oder intersubjektiven Engagement *hermeneutischer Therapie* unterfangen sein, weil Bewußtheit, Erkenntnis, Wahrheit ohne mitmenschlichen Bezug und Rückhalt, ohne Liebe für das Leben und die Welt des Lebendigen nie genügt, weil objektivierende Erklärungen immer Verlust von Unmittelbarkeit und Lebensnähe zeitigen und weil Übersetzung immer Verkürzung ist.

Das Unbewußte ist durch das Bewußtsein (**MBW/WBW/IBW**) nie ganz einholbar, die Mitmenschlichkeit nie von der Erkenntnis. Der Sinn „für mich" muß mit dem Sinn „mit Anderen" zusammentreffen als Frucht gemeinschaftlicher **Bewußtseinsarbeit**. Exzentrische Consciousness muß mit zentrierter Awareness synergetisch wirken, dann kann man das Bewußte erfassen und sich dem Unbewußten nähern; dann braucht kein *Zensor* „seines Amtes zu walten", es genügt ein *Hüter.* Dann kann es zu einer *Permeation*[157], einer Durchdringung ohne Auflösung (also keiner Vermischung) zwischen der Syntax des Tages und der der Nacht, zwischen dem Eigenen und dem Fremden kommen. Das „Sichtbare und das Unsichtbare" (*Merleau-Ponty* 1964) kann so in seiner wechselseitigen Durchdrungenheit (περιχώρεσις) offenbar werden. Wenn sie in Synergie und Permeation zusammenwirken, erweisen sie sich als Dimensionen eines ganzheitlichen, sinnenhaften Sinnes. Reflexiver, konsensueller und primordialer Sinn (*Petzold* 1978c, dieses Buch S. 103f) treffen zusammen, und es „vereinigen sich ‚rechte und linke' Ströme, und Bewußtes und Unbewußtes kooperieren" (*Jung* GW XII, 213)[158].

Das Unbewußte in seinem Schweigen und Reden, in seinen gegenständlichen und ungegenständlichen (z.B. atmosphärischen) Dimensionen, in seinen Formen, Bildern und amorphen Qualitäten, in seinen individuellen und kollektiven Strebungen ist in der Integrativen Therapie von einseitig negativen Konnotationen befreit. Es wird immer auch als Reichtum gesehen, dessen man sich gewiß sein kann, als Boden, auf dem man gründen kann. In diesen Qualitäten umgibt es den Menschen in einer Weise, *daß es unmerklich merkbar ist.* Es kann für ihn in einem gewissen Gewahrsein anwesen: das „I am aware, therefore I am" impliziert auch die „Awareness of the Unconscious" (*Perls* 1969a). Das Unbewußte muß deshalb auch nicht möglichst zur Gänze bewußt werden. Es genügt die „gewisse Awareness". Das *Ich* muß nicht *Herr* im eigenen Hause werden (vgl. *Freud* 1917a, GW XII, 11). Es könnte ihm genügen, im Hause zu wohnen, sich darin wohlzufühlen ohne die Mühen der Kontrolle, die ein Hausherr auf sich nehmen muß. Die beschützende „**Orpha**" (*Ferenczi* 1988; *Iljine* 1990), die „Weisheit des Organismus"[159], die „große Vernunft des Leibes" (*Nietzsche* II, 300), das „System der Natur als System unseres Geistes" (*Schelling* I, 689), verbindet Bewußtes und Unbewußtes im Gewahrsein der Anwesenheit eines „Anderen", im Innesein der eigenen Tiefen und Unauslotbarkeit des leibhaftigen Lebens, in dem Bewußtes und Unbewußtes eingewurzelt sind. In der Gewißheit um dieses „Milieu der Ko-existenz" (*Petzold* 1970c, 1980g) werden die qualitativen Unterschiede und das „Fremde im Eigenen" aushaltbar, und das Zensurierende wird entbehrlicher. Es können S c h w e l l e n überschritten werden: vom Wachbewußten ins Mitbewußte ins Vorbewußte: tastendes, ahnendes Spüren zu der G r e n z e des Unbewußten hin. Hindurchfilternde Materialien des Unbewußten, das beständig in abnehmender Dichte von **UBW** nach **NBW** diffundiert, können dem Ich-Bewußtsein plötzlich neue Aspekte freigeben, oder in luziden Bewußtseinszuständen können Dinge offen-sichtlich werden, die dalagen und doch nicht gesehen werden konnten. Derartige Verbindungen sind möglich, weil der Leib *zugleich* das Bewußte *(mind)* und das Unbewußte (*body*, Es) ist, weil er als wahrnehmender und wahrgenommener, erkennender und erkannter Leib, *exzentrisch und zentriert zugleich* ist, weil in ihm Sein und Erkenntnis koinzidieren.

Bewußtes und Unbewußtes sind im Leib perichoretisch durchdrungen. Die Akzeptanz des Leibes, unserer leiblichen-lebensweltlichen Verwurzeltheit, das Aufgeben des Anspruches, daß das Bewußtsein über den Leib „herrschen" solle, die Absage an zensurierende Überich-Systeme, die den Leib normieren, und stattdessen das allmähliche Vertraut-Werden mit unseren eigenen *abskonditiven Tiefen*, der *Breite* der Lebenswelt und den *Höhen* klarbewußter „mindfullness" können zu einem unzensurierten Zugang zum Unbewußten führen. Das *ak-*

zessible Unbewußte, das ist unsere These, würde sich dann einem *„komplexen Bewußtsein"* (**MBW**, **WBW**, **IBW**, **KBW**), das Schwellen überwinden und Grenzübergänge finden könnte und das nicht unter dem Zwang digitaler Reflexivität und der Versprachlichung stände, sondern für unterschiedlichste Qualitäten und Ausdrucksformen offen wäre, als ein Feld primordialen, kontextuellen Sinnes darbieten. Dieser ließe sich mit dem intersubjektiven, konsensuellen Sinn (*Petzold* 1978c) durchaus verbinden[157]. Für ihn könnten auch Sprachen gefunden werden, vermittels derer man sich den qualitativ anderen Dimensionen zumindest zu nähern vermöchte: die Sprache der Kunst, der Malerei, der Poesie, Musik, aber auch die des Gesprächs in unentfremdeter Alltäglichkeit, die Sprache der nach-*sinnenden* und nach-*denkenden* Reflexivität, die *zentriert und exzentrisch* zugleich ist und in der Konkretheit des Leibes, der Lebenswelt und der Zwischenleiblichkeit ruht, in der wir Menschen allein unser Leben als *Eubios*, als ein „gutes Leben" vollziehen können.

Aufgabe einer therapeutischen Hermeneutik und hermeneutischen Therapeutik bzw. Therapie, die wir als „integrativ" gekennzeichnet haben (*Petzold* 1970c, 1980g), wird es sein, Menschen zu helfen, ihre Bewußtheit auszudehnen, *komplexes und integriertes Bewußtsein* zu gewinnen, durch die *Vorbewußtes* (**VBW**) erschlossen, *Unbewußtes* (**UBW**) ausgelotet und vertraut werden kann, in der auch die Dimension des *Klarbewußten* (**KBW**) zugänglicher und für die Gestaltung des Lebens verfügbarer wird, so daß *vielfältige* Sinnbezüge gewonnen werden können (*Welsch* 1987), die Zerstörtes heilen, im „Sinnlosen" Perspektiven, im „Zwielicht" Ordnungen (*Waldenfels* 1987) aufweisen und das Leben reicher machen. Eine derartige therapeutische Arbeit will weiterhin dazu beitragen, daß in *„gemeinsamer, mehrperspektivischer Bewußtseinsarbeit"* für das, was sinnenhaft wahrgenommen, erfaßt und verstanden wurde, ein angemessener Ausdruck gefunden wird, Sprachformen, die Erfahrungen kommunizierbar machen, so daß sie intersubjektiv geteilt werden können. Es ist dazu notwendig, das Sprachliche wie das Nichtsprachliche zu umgreifen, und das erfordert Konzepte zu einer „Hermeneutik des nichtsprachlichen Ausdrucks" (dieses Buch S. 143ff), des Expressiven und des Leiblichen, Wege, durch die das Atmosphärische, Ikonische, Szenische, Dramatische, Aktionale zugänglich werden.

Wir haben uns hiermit in weiteren Arbeiten (vgl. dieses Buch S. 151ff, 876ff, 885ff, 1234ff) befaßt[160], auf die verwiesen werden muß. Überlegungen zur „Heuristik und Pragmatik der Deutung" im therapeutischen Prozeß, die immer in das intersubjektive Beziehungsgeschehen eingebettet sein muß (*Petzold* 1986e; dieses Buch S. 788ff), haben wir an anderer Stelle vorgetragen (idem 1988p). Die Praxis unserer *mehrperspektivischen und intersubjektiven Tiefenhermeneutik* des „sprachlichen und nicht-sprachlichen Ausdrucks" wurde in zahlreichen behandlungsmethodischen und kasuistischen Arbeiten mit Bezug auf verschiedenste Patientengruppen – Kinder, Erwachsene, alte Menschen und Sterbende – und unter Einsatz unterschiedlicher Methoden, Techniken und Medien beschrieben, womit die hier vorgetragenen Überlegungen zum „komplexen Bewußtsein", unsere Heuristik des „Bewußtseinsspektrums" und unser Konzept des polymorphen und polyvalenten Unbewußten ihre klinisch-praxeologische Fundierung erhalten[161]. Exemplarisch sei auf Arbeiten hingewiesen, die in besonderer Weise kreative Medien: Masken, Ton, Collagen, Farben, Poesie, Märchen, Theater, Puppen, Tanz, Bewegung, musikalische Improvisation verwenden[162], um unbewußte Dynamik erfahrbar und verstehbar zu machen, das Leben zu begreifen und in Beziehungen aktiv und schöpferisch zu gestalten.

8. Zusammenfassung

In Auseinandersetzung mit hermeneutischen Positionen *Freuds* werden Konzepte der Integrativen Therapie zur Interpretation bewußter und unbewußter Lebenswirklichkeit vorgestellt. Das Bewußte wird im Modell eines „*Bewußtseinsspektrums*" zum „pluriformen, komplexen *Bewußtsein*" in *Bewußtheit* (*awareness*) und *Bewußtsein* (*consciouness*) differenziert und an die Wahrnehmungsfähigkeit des Leibes, an die „affektive Betroffenheit" (*Schmitz*) des Leib-Subjektes und seine Verwurzelung im sozialen Zusammenhang gebunden. Es wird ein präreflexives, koreflexives und hyperreflexives Bewußtsein unterschieden, das durch die Dimensionen des Areflexiven und des Transreflexiven begrenzt wird. Das areflexive *Unbewußte* wird als komplex, polymorph und polyvalent gekennzeichnet und mit *Merleau-Ponty* den Begriffen Leiblichkeit und Lebenswelt verbunden. Die kollektiven, atavistischen Aspekte des Unbewußten, seine vielgestaltigen, molusken „Zeitatmosphären" und sein Verdrängungsaspekt werden in besonderer Weise – psychoanalytische Positionen z.T. überschreitend – herausgearbeitet, und es wird die Notwendigkeit einer mehrperspektivischen, den nicht-sprachlichen Ausdruck einbeziehenden intersubjektiven Hermeneutik als gemeinsamer „Bewußtseinsarbeit jenseits der Zensur" deutlich gemacht.

Anmerkungen

1 *Lorenz* 1972; *Riedl* 1981
2 *Elias* 1964; *Petzold* 1988d; *Welsch* 1987
3 *Petzold* 1970c, 4; vgl. 1981g
4 *Petzold* 1970c, 4; vgl. *Heinl, Petzold, Fallenstein* 1983; *Petzold, Lückel* 1985
5 *Petzold* 1965, 1970c, 1974k, 1980g; *Bünte-Ludwig* 1984; *Petzold, Schneewind* 1986a
6 vgl. auch *Bunge* 1987, 258, *Rapaport* 1970, 44 u.a.
7 *Petzold* 1988n, 180; 1989a; *Welsch* 1987
8 *Arnheim* 1978; *Koffka* 1935; *Perls* 1942; *Walter* 1978; *Iljine* 1958; *Petzold* 1973a, 1984h.
9 Auf das Konzept der „Gestaltanalyse" des letzten Vertreters der „Grazer Schule" der Gestaltpsychologie *Ferdinand Weinhandl*, das ein theoretisches Modell des Verständnisses des menschlichen „Charakters" bereitstellt, welches meinen Intentionen durchaus entspricht (vgl. *Weinhandl* 1927, 1931, 1960; *Ladenhauf* 1988), kann hier nicht eingegangen werden.
10 *Petzold* 1983i; *Petzold, Schneewind* 1986a; *Frühmann* 1986; *Petzold, Frühmann* 1986, 1991
11 *Waldenfels* 1985; *Mathiessen* 1983
12 *Marcel* 1985; *Joas* 1983; *Petzold* 1980g, 1991a; *Buber* 1977
13 *Klauber* 1968; *Holt* 1967; *Klein* 1976, 1976; *Gill, Holzmann* 1976; *Schafer* 1976.
14 *Gadamer* 1980; *Habermas* 1980; *Ricœur* 1974; *Apel* 1980
15 *Freud* 1905; *Loch* 1965; *Körner* 1985
16 *Bartels* 1979; *Kuiper* 1976; 1980; *Zimmermann* 1975; *Lang* 1980; *Lorenzer* 1973, 1986; *Sandner* 1986, 1988; *Argelander* 1982; *Steele* 1979, 1982; *Tress* 1985; *Werthmann* 1975 u.a.
17 vgl. *Schipperges* 1975; *Wihl* 1973; *Colli* 1980
18 *Balint* 1966; *Petzold* 1969b; *Neubaur* 1987
19 vgl. auch *Zimmermann* 1975
20 Zum Begriff vgl. *Farell* 1961; *Perrez* 1972; zu den Konzepten Narrativ/Narration in der Integrativen Therapie vgl. dieses Buch S. 325ff, 670ff und *Petzold* 1990, 1988n, 222f, 315 ff
21 *Sulloway* 1979; *Klein* 1976; *Russelman* 1983; *Rillaer* 1980; vgl. *Freud* StA VIII, 131, 171, 188, 196, 210, 218, 223 u.a.

22 *Lehr, Thomae* 1987; *Palmore* 1974; *Birren* et al. 1963; *Rutter, Robins* 1990; *Rutter* 1989
23 *Baltes, Labouvie* 1973; *Baltes, Schaie* 1976; *Schaie* 1983; vgl. zur Position der Integrativen Therapie, dieses Buch S. 569
24 *Perls* et al. 1951; *Rosenblatt* 1986; vgl. *Petzold, Sieper* 1988c
25 *Petzold, Ramin* 1987; *Petzold, Bubolz* 1979
26 *MacIntyre* 1969, 46; *Ellenberger* 1985, 750f
27 vgl. *Petzold* 1973a, 1974k, 1984b, 1984h
28 die Lektüre von *P. Janet, G.H. Mead, R. Bultmann, M. Foucault; H. Bergson, N. Berdjajew, R. Barthes, V.v. Weizsäcker, M. Buber, J. Buytendijk, H. Plessner, H.G.Gadamer,* u.a. kam hinzu
29 *Petzold, Sieper* 1988a; *Petzold* 1969c, 1970c, 1980g, 1987c, 1988c
30 *M. Buber* 1977, 1985; vgl. *Waldenfels* 1971
31 *G. Marcel* 1975, 1985; vgl. *Troisfontaines* 1968
32 *G.H. Mead* 1924, 1875; vgl. *Joas* 1981
33 *P. Janet* 1927, 1928, 1935; vgl. *Schwarz* 1951
34 *Bünte-Ludwig* 1984; *Petzold* 1970c, 1980g, 1990h
35 idem 1986e, 1991a; *Frühmann* 1985, 1986; *Maurer, Petzold* 1978
36 *Petzold* 1980g, 226 ff und 238-248, 1988p, 296 ff
37 *Winnicott* 1971; *Petzold* 1990c, 1045 ff; dieses Buch S. 593ff, 597ff
38 *P. Janet* 1889, 436ff; 1892, 26ff; 1891, 121ff
39 *Petzold* 1988k, 1990p; *Riemann* 1988
40 *Plessner* 1967, 1968; *Petzold* 1987c, k
41 *Bollweg* 1980
42 *Stolze* 1985; *Pesso* 1986; *Willke* 1985; *Petzold* 1974j, 1977n, 1985g, 1988n; *Willke, Hölter, Petzold* 1991
43 *Dreifuss-Kattan* 1986; *Adamson* 1985; *Rhyne* 1973; *Landgarten* 1981; *Robbins, Sibley* 1976; *Wadeson* 1980; *Benoit* et al 1986; *Orth, Petzold* 1990
44 vgl. insgesamt *Aissen-Crewett* 1986 und *Petzold, Orth* 1990
45 *Freud* 1912e, GW VIII, 384; vgl. *Greenacre* 1954; vgl. aber *Benedetti* 1983; *Benedetti/ Wagner-Simon* 1982
46 *Petzold* 1980g und besonders 1986e, 1991a; *Ferenczi* 1988; *Iljine* 1990, 1942
47 vgl. *Greenson* 1975, 224ff; *Fenichel* 1941; zu *Freuds* Praxis vgl. *Cremerius* (1984), der sie mit Begriffen wie „Glaubwürdigkeit", „Natürlichkeit" (II, 396), „Großzügigkeit" (II, 345) kennzeichnet
48 *Petzold* 1969c, 1970c, 1980g
49 *Hauschild* 1982; *Koenig* 1975
50 *Petzold* 1986e; *Rosenblatt* 1986
51 *Joas* 1982; *Waldenfels* 1971, 1986; *Berger, Luckmann* 1972; *Métraux, Waldenfels* 1986
52 vgl. *Petzold* 1969, 1970; *Petzold, Schneewind* 1986
53 Die Arbeiten von Analytikern aus der Ungarischen Schule *S. Ferenczis*: *I. Hollós, I. Hermann, G.v. Róheim, M. Klein, V. Iljine, S. Lorand, J. de Forest, C. Thompson, M. und A. Balint* und die Objekt-Beziehungs-Theoretiker *Fairbairn, Kernberg* u.a. haben dies deutlich gemacht
54 *Raknes* 1972; vgl. *Russelman* 1988
55 *Balint* 1970, 156f; vgl. *Cremerius* 1983; *Thomae* 1984; *Petzold* 1969c
56 *Ferenczi* affirmiert: „Den ersten Anstoß zur Schaffung abnormer Entwicklungsrichtungen gaben immer traumatische, schreckartig wirkende reale Erschütterungen und Konflikte mit der Umwelt" (1929/1964, III, 483); siehe auch idem 1909, 1922, 31; vgl. *Cremerius* 1983; *Balint* 1969, 58f
57 *Petzold* 1982g, dieses Buch S. 683ff; *Petzold, Mathias* 1983
58 idem 1977a; dieses Buch S. 637ff
59 so schon *Janet* 1895, 769 ff, 1889, 436 ff
60 *Petzold* 1970c, dieses Buch S. 683ff; vgl. *Minkowski* 1968; *Schmitz* 1967
61 Das von *William James* (1909, 253;1911, 487) im Rahmen seiner theoretischen Überlegungen zum Bewußtseinsfeld herausgearbeitete Konzept des Hervorspringens *(saliency)* läßt sich nicht nur auf dem Erlebnis- bzw. Bewußtseinsstrom, sondern auch auf den Strom der Sprache anwenden. Es handelt sich hier um ein Figur/Grund-Phänomen. *Gurwitsch* (1975, 26) betont: „Das ‚Hervorspringen' einer Gruppe von Gegebenheiten ist ein Vorgang, der sich spontan innerhalb eines Stroms abspielt und nicht von außen in ihn hineinkommt ...eine Gruppe von Gegebenheiten taucht aus einem im übrigen ungegliederten Feld auf."
62 *Austin* 1972; *Searle* 1971; *Anzieu* 1982; *Zimmermann* 1975a

63 Ein solches Verbot kann allerdings auch szenische Qualität haben, wie in der „aktiven Technik" *Ferenczis* Verbote „larvierter Onaniehandlungen" (1914, Bausteine III, 120 ff) als spezifischen Formen von Leibsymbolen zeigen; vgl. *Lemoine, Lemoine* 1972 und XXXIIIe Congrés des Psychanalystes de Langes romanes, Passage à l'acte, Acting Out, Paris 29.10 – 1.11.1967, *Révue Franç. Psychanal.* 5/6 (1968) 806-1116.

64 vgl. *Ferenczi* 1932/1964 III, 522; *Petzold* 1969b/1988c

65 *Ferenczi* 1933/1964, III, 522; vgl. 1923/1964, III, 218 und *Petzold* 1969c

66 *Herbart* 1824; *James* 1899; *Janet* 1893-1919; insgesamt *Gurwitsch* 1975.

67 *Merleau-Ponty* 1964; *Lyotard* 1986; *Petzold* 1989a

68 *Graumann* 1966; *Werth* 1983; *Buser, Rougeol-Buser* 1968; *Popper, Eccles* 1977; *Dennet* 1987; *Jouvet* 1969; *Pylyshyn* 1987; *Fodor* 1987.

69 vgl. *Herzog* 1983; *Maslow* 1971; *Tamboer* 1985; *Meijer* 1988, und auch Klassiker wie *Plessner* 1928; *Merleau-Ponty* 1945; *Rombach* 1965, 1971

70 z.B. *Fergusson* 1983; *Grof* 1985; *Capra* 1985

71 Schon *James* (Principles 1905, I, 161) hat auf „the psychologist's fallacy" hingewiesen, nämlich auf die Verwechslung des Bewußtseinsakts mit dem, *wovon* er Bewußtsein ist, eine Unterscheidung, die bei aller Wichtigkeit im praktischen therapeutischen Diskurs kaum zum Tragen kommen kann, genauso wenig, wie die der phänomenologischen Reduktion (*Walch* 1990) am Patienten vollzogen werden muß. Für ihn bleibt der Glaube an die Realität der natürlichen Gegebenheiten der Erfahrung in Kraft, und nichts spricht gegen diesen Glauben. „Die in diesem reflektierenden Leben erfahrene Welt bleibt dabei [in der Reduktion m.E.] in gewisser Weise für mich weiter und genau mit dem ihr zugänglichen Gehalt erfahrene wie zuvor. Sie erscheint weiter, wie sie vordem erschien, nur daß ich als philosophisch Reflektierender nicht mehr den natürlichen Seinsglauben der Erfahrung im Vollzug in Geltung halte, indes er doch noch mit da ist und vom aufmerksamen Blick mit erfaßt ist" (*Husserl* 1950a, 59).

72 vgl. *Schurig* 1976; *Holzkamp, Osterkamp* 1975; *Holzkamp* 1973, z.T. unter Rekurs auf evolutionsbiologische Überlegungen.

73 *Schmitz* 1981, Bd. III, 2 166-169; *Diemer* 1971, 888-896; Ey 1967

74 Der frühe *Marx* betont dies selbst: „Es ist also vor allem zu vermeiden, die Gesellschaft wieder als Abstraktion dem Individuum gegenüber zu fixieren. Das Individuum ist das gesellschaftliche Wesen. Seine Lebensäußerungen – erscheinen sie auch nicht in der unmittelbaren Form einer gemeinschaftlichen, mit anderen zugleich vollbrachten Lebensäußerungen – ist daher eine Äußerungsbestätigung des gesellschaftlichen Lebens" (*Marx* 1968a, 187).

75 *Grathoff* (1978, 1979); *Grathoff, Waldenfels* (1983); *Sprondel, Grathoff* (1979); *Coenen* (1985); *Schütz, Luckmann* (1979).

76 Transkulturelle und ethnopsychologische Studien zeigen den immensen Einfluß, den die kulturellen Bedingungen (Sprache und Lebensraum) auf Bewußtseinsprozesse und auf die Ausbildung von Bewußtseinskonzepten haben (*Wulf* 1972; *Kimura* 1969; *Chang* 1982; *Rösing* 1987). Die klinische Erfahrung zeigt ein gleiches für Patienten unterschiedlicher Schichten (*Thomas* 1985).

77 Dies machen z.T. die differierenden tiefenhermeneutischen Positionen von *Lorenzer* (1973), *Habermas* (1968), *Ricœur* (1987) deutlich.

78 *Hilgard* (1980); *Klatzky* (1980); *Werth* (1983); *Bartels* (1976);

79 *MacIntyre* (1969); *Ellenberger* (1973).

80 *Arnheim* (1978, 1972); *Vernon* (1974); *Metzger* (1953)

81 *Merleau-Ponty* (1966); *Gurwitsch* (1966, 1975); *Schmitz* (1981); *Ey* (1967); *Hesnard* (1960); *Waehlens* (1966); *Waldenfels* 1983, 1985

82 vgl. *Tugendhat* (1979); *Joas* (1983)

83 *Husserl* 1913 34, 64; *Ey* 1967; *Gurwitsch* 1975

84 *Merleau-Ponty* 1945/1966, 122; *Apel* 1985

85 *Marx* 1968a; *Schurig* 1976

86 *Hilgard* (1973, 1977, 1978, 1980); *Hilgard* et al. (1975)

87 *Treisman* 1969; *Broadbent* 1958, 1971; *Hochberg* 1970; *Kahnemann* 1975; *LaBerge* 1975; *Neisser* 1974; *Posner* 1978; *Shiffrin, Schneider* 1977

88 *Posner* 1975, 1978; *Posner, Boies* 1971; *Posner, Klein* 1973; *Posner, Snyder* 1973 a, b

89 *MacKinnon, Dukes* 1962; *Feger* 1965; *Erdely* 1974.

90 *Koeppler* 1972; *Irle* 1975

91 *McGinnies* 1949; *Wilhelm, Becker* 1974; *Erdelyi* 1974

92 *Dixon* 1971; *Kahneman* 1968

93 *Weiskrantz* et al. 1974; *Sanders* et al. 1974; *Perenin, Jeannerod* 1978; *Weiskrantz* 1980; *Zihl* 1980

94 Anders aber liegt es, wenn das Bewußtsein die *Verinnerlichung einer Sozialwelt* durch „Sozialisation", d.h. die Internalisierung des „generalisierten anderen" ist, ein Vorgang, durch den „ein Mensch in sich selbst zum Gefährten wird" (*Mead* 1934, 173) und zu einem bewußtseinsfähigen Selbst, „nachdem er zuvor ein anderer war durch die Internalisierung des sozialen Prozesses" (vgl. *Mead* 1934, 173; 1975, 216, siehe auch 145 ff, 187 ff oder 163 f, 206 f). Die gegen das Introjektionsmodell gerichtete Kritik von *Schmitz* (1981, 19): „Die Menschheit bedürfe der Introjektion im Kampf um personale Emanzipation vom Diktat der Regungen", d.h. zur Überwindung des Ausgeliefert-Seins an die Leiblichkeit, muß zumindest relativiert werden. Verinnerlichung und der Aufbau einer „Innenwelt" als Widerspiegelung sozialer Wirklichkeit im Symbolsystem ist grundlegend für die Entwicklung des Subjektes und den Aufbau eines Bewußtseins selbst.

95 *Gurwitsch* 1975, 81; *Koffka* 1915, 42

96 *Riedl* 1981; *Lorenz* 1973

97 *Merleau-Ponty* 1966 141f, 257; *Plessner* 1975, 263ff, 272

98 *Plessner* 1975, 258; *Merleau-Ponty* 1976, 142

99 ibid. vgl. auch *Marcel* 1985 und in gleicher Weise *Merleau-Ponty* 1966, 122,132

100 *Petzold* 1974j, 1985g, 1988n; *Heinl* 1985; *Metzmacher* 1987; *Petzold, Orth* 1985, 1991; *Willke, Hölter, Petzold* 1990; *Frohne-Hagemann* 1989

101 *Merleau-Ponty* (1966, 211) affirmiert, daß das Wort „den Dingen selbst innewohnt und Bedeutungen überhaupt erst zum Tragen bringt." „Sprache begründet in uns die Idee einer Wahrheit, die einem präsumptiven Grenzbegriff all ihrer Leistungen darstellt."

102 Die Überlegungen der phänomenologischen Soziologie zur gesellschaftlichen Konstruktion der Wirklichkeit (*Berger, Luckmann* 1970) und des Zusammenhanges von Leiblichkeit und Sozialität (*Coenen* 1985) sollten hier für die soziale Fundierung von Bewußtseinsprozessen mit berücksichtigt werden. Wenn *Henry Ey* zum Beispiel fromuliert, „Bewußt-Sein (Etre conscient) heißt: Über ein persönliches Weltmodell verfügen" (1963, 39), so ist dieses Weltmodell doch wesentlich sozial vermittelt. *Ey*'s Definition impliziert dies auf jeden Fall: „Wir können vielleicht das Bewußtsein in der Allgemeinheit seines Wesens definieren als die Möglichkeit für ein Individuum, sich ein Weltmodell einzu-körpern" (ibid., Hervorhebungen von mir).

103 *Heinl* 1985; *Petzold* 1988t

104 *Petzold, Orth* 1985, 1990; *Kirchmann* 1979; *Petzold, Orth* 1991; *Sheleen* 1987; *Willke, Hölter, Petzold* 1990; *Frohne-Hagemann* 1989

105 *Pietropinto* 1985; *Petzold, Orth* 1985; *Osofsky* 1987

106 Es liegt hier eine Parallele zwischen *Hegel* und *Mead* vor. Beide betonen das intersubjektive Moment: „Man muß Mitglied einer Gemeinschaft sein, um ein Selbst zu sein" (*Mead* 1934, 162), dann entwickelt man durch die Verinnerlichung des „generalized other" in der Sozialisation „Selbstbewußtsein im vollen Sinne des Wortes" (ibid., vgl. *Victoroff* 1953, 62f). Derartige Überlegungen finden sich übrigens schon differenziert bei *Royce* (1901, 245-266), *Baldwin* (1895, 334-338), die sowohl *Mead* wie *Janet* (1935, 1937) beeinflußt haben.

107 Vgl. schon *Aristoteles*, der den Nous mit dem Licht vergleicht, De Anima III, 5, 430a, 14-17; auch *Heidegger*, Sein und Zeit, 1941, 133.

108 *Scharfetter* 1985; *Huber* 1987, 55f

109 *Jouvet* 1964; *Plum* 1980; *Teasdale, Jennett* 1974; *Moskopp* et al. 1987

110 *Plum* 1980; *Bauer* et al. 1979; das TLIS wirft für bewußtseinstheoretische Überlegungen höchst bedeutsame Fragen auf (vgl. *Kurthen* 1990, 70).

111 *Brandau* 1986; *Petzold, Orth* 1985, 1990; *Petzold* 1972f, 1987a,b,c, 1988n; *Frohne-Hagemann* 1989; *Katz-Bernstein* 1990

112 *Moreno* expliziert das Phänomen des Mitbewußten allerdings in einem etwas anderen Kontext: „Natürliche Gruppen benehmen sich anders als Gruppen von Fremden. Mutter und Eheleute, Mitglieder einer Familie, zwei Liebende, Freunde und langjährige Geschäftsfreunde und ähnliche intim verbundene Gruppen haben eine gemeinsame Form eines stillschweigenden Sich-Verstehens" (*Moreno* 1959, 48). „Co-conscious and Co-unconscious states are by definition, such states which the partners have experienced and produced jointly and which can therefore only jointly be reproduced and re-enacted. A co-conscious or co-unconsious state cannot be the property of one individual only. It is always a common property and cannot be reproduced but by a combined effort" (*Moreno* 1964, II). *Moreno* füllt diesen Begriff in einer sehr spezifischen Weise, die für die Erklärung interaktionaler Phänomene insbesondere der Empathie ausgesprochen fruchtbar ist. Das Mitbewußtsein in dem von uns hier vertretenen Sinne (vgl. hierzu *Rohracher* 1963, 1967) spielt dabei aber sicher eine wichtige Rolle.

113 *Posner* 1978; *Posner, Boies* 1971.

114 *Brooks* 1979; *Stevens* 1975; *Petzold* 1988n, 142 ff

115 vgl. *Taminiaux* 1986, 64 ff

116 „Ein weißleuchtendes Etwas, von dem einige Strahlen ausgingen, und aus diesen schuf Gott das Licht" (vgl. *Loyola I.*, die geistlichen Übungen, O. Recht Verlag, München 1921; idem, Geistliche Briefe und Unterweisungen, München 1922, vgl. *Weber, E.*, Der hl. Ignatius von Loyola, Rauch, Wiesbaden 1924) – Zu *Gregorius von Palama* vgl. *Meyendorff* 1959

117 *Johannes vom Kreuz*, Werke, hrsg. von *P. Aloisius ab Immaculata Conceptione*, 5 Bde, München 1924-1929

118 vgl. *Lossky* 1961; *Ball* 1958

119 vgl. *Nishitani* 1962; *Waldenfels* 1983

120 *Petzold* 1965 II, 1966a II, 1967e,f,h II, 1968g,h II, 1969d,e,iII, 1970 II, 1971b II, 1972a,b II, 1977II

121 *Tart* 1972; *Zinbert* 1979; *Welwood* 1986

122 *Castoriadis* 1983, 149; vgl. auch *Merleau-Ponty* 1986; *Waldenfels* 1987, 189f; *Foucault* 1971, 273

123 *Schmitz* 1967, 68; *Petzold* 1988i; *Frostholm* 1978

124 In diesem Punkt richtet sich *Ricœur* auch gegen *Sartre*, der mit *Husserl* das *Freud*sche Unbewußte ablehnt und es als „präreflexives Cogito" auslegt: „Die existentielle Psychoanalyse verwirft die Lehre vom Unbewußten: der psychische Tatbestand erstreckt sich für sie ebenso weit wie das Bewußtsein. Aber wenn der grundlegende Entwurf vom Subjekt vollkommen erlebt wird und als solcher völlig bewußt ist, so bedeutet es keineswegs, daß er von ihm zugleich erkannt werde" (*Sartre* 1952, 717). Auch *Merleau-Ponty* vertritt zuweilen ähnliche Positionen: „Doch kann das Unbewußte kein Prozeß ‚in der dritten Person' sein, da es ja selbst auswählt, was von uns zur offiziellen Existenz zugelassen wird, da es Gedanken oder Situationen umgeht, denen wir Widerstand entgegensetzen, und also kein Nichtwissen ist, sondern vielmehr ein unerkanntes, unformuliertes Wissen, für das wir nicht zuständig sein wollen" (*Merleau-Ponty* 1960, 291). An anderer Stelle hebt er den Charakter des Unbewußten als „Implikat" hervor: „ ... das Unsichtbare des Sehens, das Unbewußte des Bewußtseins ... ist die andere Seite oder die Kehrseite ... von l'Etre sensible" (idem 1964, 308f). Die Aussagen von *Sartre* können sich nur auf Vorbewußtes oder auf die in diesem vorhandenen Materialien des Unbewußten beziehen. *Merleau-Ponty* aber zielt auf die lebensweltliche Fundierung des Unbewußten: „Man darf dieses Unbewußte nicht in einer Innerlichkeit hinter dem Rücken unseres ‚Bewußtseins' sehen, sondern vor uns als Ausdruck unseres Feldes suchen." ... Dieses „ist die Vergemeinschaftung unseres intentionalen Lebens, das Ineinander von den Anderen in uns und wir in ihnen" (idem 1964, 234).

125 vgl. zum Beispiel *Husserl* 1952, 231: „ Was ich nicht ‚weiß', was in meinem Erleben, in meinem Vorstellen, Denken, Tun mir nicht als vorgestellt, als wahrgenommen, erinnert, gedacht etc. gegenübersteht, ‚bestimmt' mich nicht geistig. Und was nicht in meinen Erlebnissen, sei es auch unbeachtet oder implizit intentional beschlossen ist, motiviert mich nicht, auch nicht in unbewußter Weise."

126 vgl. das kasuistische Material in *Petzold* 1969b, 1971a, 1974k, 1985h, 1987b; *Petzold, Kirchmann* 1990

127 *Merleau-Ponty* 1946, 98; 1966, 107f; vgl. *Dreyfuss* 1986

128 „Wir haben aus der Psychoanalyse erfahren, das Wesen des Prozesses der Verdrängung bestehe nicht darin, eine den Trieb repräsentierende Vorstellung aufzuheben, zu vernichten, sondern sie vom Bewußtwerden abzuhalten. Wir sagen dann, sie befinde sich im Zustand des ‚Unbewußten', und haben gute Gründe dafür vorzubringen, daß sie auch unbewußt Wirkungen äußern kann, auch solche, die endlich das Bewußtsein erreichen" (*Freud* 1915e, GW X, 264).

129 *Freud* (1923b, GW XIII, 247) schreibt: „ ... der wirkliche Unterschied einer ubw von einer vbw-Vorstellung (einem Gedanken) besteht darin, daß die erstere sich an irgendwelchem Material, das unerkannt bleibt, vollzieht, während bei der letzteren die Verbindung mit Wortvorstellungen hinzukommt." *Lorenzer* (1970, 66) argumentiert in diesem Sinne: „Machen wir uns klar, daß Verstehen ... nur soweit trägt, als bereits schon Verständigung vorliegt. Gerade das ist bei unbewußten Inhalten aber nicht der Fall, da das Unbewußte ex definitione aus der gemeinsamen Kommunikation ausgeschlossen ist."

130 *Petzold* 1975h, 1987c; *Petzold, Orth* 1985

131 Wir verstehen den Todestrieb nicht individualisierend. Sofern wir dieses Konzept überhaupt aufnehmen, wird es von uns als phylogenetisches Erbe kollektiver *„Destruktivität"* aus Todesfurcht gesehen! Das Wissen um das eigene Sterbenmüssen aufgrund der Exzentrizität zur Zeit kann zur Tötung oder Unterjochung anderer in Kriegen und Pogromen als malignen kollektiven Dekompensationen führen, die die Illusion vermitteln, durch totale Herrschaft auch den Tod zu beherrschen oder zumindest durch die Verhängung des Todes Vasalle von „Freund Hein" zu werden und durch Erraffen von Großvermögen nicht mehr an Mangel und Elend zugrunde gehen zu können. Selbst Alter und Krankheit können – so wähnen die Poten-

taten aller Zeiten – durch Macht gebannt werden, wie die chronische Vitalität *Dagobert Ducks* zeigt (vgl. *Petzold* 1985h, 1986b,h)

132 vgl. *Petzold* 1970c; 1985g, 359 ff; *Anzieu* 1982; *Bernhard* 1980

133 schon *Janet* 1889, 436ff; 1894, 121ff und *Petzold* 1988n, 236 ff zweiter „Weg der Heilung“

134 *Merleau-Ponty* 1945, 98; 1966, 107-198

135 *Wittgenstein, Goodman, Austin*; vgl. *Petzold, Orth* 1985, 69 ff *Austin* 1972; *Searle* 1971; *Anzieu* 1982; *Zimmermann* 1975a

136 *Mitscherlich* 1968; *Heimannsberg, Schmidt* 1988

137 vgl. *Spiegel-Rösing, Petzold* 1984; *Petzold* 1990y, 1979l

138 *Foucault* 1973; *Petzold* 1982d

139 *Foucault* 1974, 414; *Virillo* 1981

140 *Berger* und *Luckmann* (1970, 121) haben dies klar herausgearbeitet: „Therapie bedient sich einer theoretischen Konzeption, um zu sichern, daß wirkliche oder potentielle Abweichler bei der institutionalisierten Wirklichkeitsbestimmung bleiben. Sie sollen mit anderen Worten verhindern, daß ‚Einwohner' einer bestehenden Sinnwelt ‚auswandern'. Zu diesem Zweck wendet sie den Legitimationsapparat auf individuelle ‚Fälle' an. Da jede Gesellschaft mit der Gefahr individueller Abweichung rechnen muß, ist Therapie in dieser oder jener Form wahrscheinlich ein globales gesellschaftliches Phänomen. Ihre besonderen institutionellen Methoden, von der Teufelsaustreibung bis zur Psychoanalyse und Seelsorge bis etwa zur Ehe- und Berufsberatung, gehören in die Kategorie sozialer Kontrolle“ (ibid). „Unter der Last seiner Schuld ist das gequälte Individuum bald bereit, seinen Zustand subjektiv im Sinne der theoretischen Konzeption zu akzeptieren, so, wie er ihm von den Praktikern der Therapie dargestellt wird. Er kommt zur ‚Einsicht‘, daß heißt , die Diagnose wird subjektiv wirklich für ihn. Die Theorie kann noch vervollkommnet werden. Sie kann zum Beispiel jeglichen Zweifel an der Therapie, seitens des Patienten oder des Therapeuten, in einer Weise theoretisch vorwegnehmen, die einer Liquidation solcher Zweifel gleichkommt. Für diejenigen des Patienten steht dann etwa eine Theorie des ‚Widerstandes‘, für die des Therapeuten eine Theorie der ‚Gegenübertragung‘ zur Verfügung. Eine erfolgreiche Therapie bringt eine Symmetrie zwischen dem theoretischen Apparat und seiner subjektiven Aneignung durch das Bewußtsein des Patienten zustande. Sie resozialisiert den Abweichler in die objektive Wirklichkeit der symbolischen Sinnwelt seiner Gesellschaft“ (ibid. 122). Solange diese Zusammenhänge in der Therapie nicht anvisiert werden, muß man *Foucault* (1973, 535) wohl recht geben, wenn er schreibt: „Der Arzt als alienierende Gestalt bleibt der Schlüssel der Psychoanalyse. Vielleicht kann die Psychoanalyse und vielleicht wird die Psychoanalyse jene Stimmen der Unvernunft nicht hören können, noch für sie selbst die Zeichen des Irrsinns entziffern können, weil sie jene letzte Struktur nicht aufgehoben und darin alle anderen zusammengeführt hat. Die Psychoanalyse kann einige der Wahnsinnsformen auflösen; sie bleibt der souveränen Arbeit der Unvernunft fremd. Sie kann weder befreien noch transkribieren, geschweige denn erklären, was es in dieser Mühe an Essentiellem gibt“.

141 *Freud* 1914; Brief an *Eeden*, in *Schur* 1973, 349, vgl. auch seinen Friedensaufruf (abgedruckt in: *Petzold* 1986a) und seinen Briefwechsel mit Einstein: „Warum Krieg?“ (1933b, GW XVI, 11ff). Zur politischen Position *Freuds* siehe *Bastian* 1989

142 *Erdheim* 1982

143 Die Gedanken von *Norbert Elias* müßten in diese Richtung ausgearbeitet werden.

144 vgl. hier die Mythologien eines *H.P. Lovecraft* – zum Beispiel 1981, 237f –, der die Dimensionen des Namenlosen und Unaussprechlichen atmosphärisch in einzigartiger Weise umschrieben hat; siehe auch *Mosig* 1981; *Rottensteiner* 1984.

145 *Lorenz* 1983; *Ziegler* 1983

146 *Petzold* 1986a; *Pritz* 1986; *Bastian* 1989

147 *Freud* 1920g, GW XIII, 27 f; vgl auch 1933a, XV 80 f; II/III, 583

148 *Pöppel* 1987, 1985; *Petzold* 1981e

149 *Duerr* 1978

150 *Ramin, Petzold* 1987; *Petzold* 1983b

151 *Piaget* (1946)

152 *Lovecraft* 1964, 1945; *Celan* 1981

153 Die Absicht der Psychoanalyse „ist ja, das Ich zu stärken, es vom Über-Ich unabhängiger zu machen, sein Wahrnehmungsfeld zu erweitern und seine Organisation auszubauen, so daß es sich neue Stücke des Es aneignen kann. Wo Es war, soll Ich werden. Es ist Kulturarbeit etwa wie die Trockenlegung der Zuidersee“ (*Freud* 1933a, GW XV, 86)

154 *Berger, Luckmann* (1970, 123 f)

155 *Lenk* 1983; *Petzold* 1985h,r

156 *Ziegler* 1983; *Foucault* 1974; *Petzold* 1985d; 1986d; *Kamper, Wulf* 1982, 1986.

157 Wie etwa im „lucid dreaming“, in Klarträumen, Trancezuständen und in der Arbeit mit kreativen Medien (*Tholey* 1986, *Garfield* 1981; *Petzold* 1977c, 1987c,d).

158 Rechtshemisphärisches und Linkshemisphärisches (*Ornstein* 1974), Analoges und Digitales (*Watzlawick* 1977), Divergentes und Konvergentes (*Landau* 1979), persönliches und gemeinschaftliches Denken (*Moscovici, Paicheler* 1976) müssen sich nämlich nicht ausschließen.

159 *Goldstein* 1934; *Perls* 1980

160 *Petzold* 1988b, 1988p

161 *Petzold* 1969b, 1971c, 1972e, 1975e, 1977e, 1979j, 1980a, 1981g, 1982f,h,i, 1984c, 1986b,d; *Petzold, Lückel* 1985 usw.

162 *Petzold* 1971a, 1972f, 1974k, 1975c,d, 1977e,m, 1979g, 1982j, 1983a,b,c,e,g, 1987a,b,c, 1987h; *Petzold, Orth* 1985b, 1990; *Petzold, Kirchmann* 1990 usw.

Zeit, Zeitqualitäten, Identitätsarbeit und biographische Narrationen – Chronosophische Überlegungen
(1991o)

1. Zeit und Zeitlichkeit

Die Themen Zeit und Zeitlichkeit haben mich stets fasziniert. Die Reisen durch die Vergangenheit und in die Zukunft haben meine Lektüre in meiner Kindheit und Jugend bestimmt, und noch heute springen mich Titel wie „Die Entdeckung der Langsamkeit" (*Nadolny*) oder „Die Befristeten" (*Canetti*) an, noch immer bin ich „auf der Suche nach der verlorenen Zeit" (*Proust*), wenn ich nicht gerade „ganz entspannt im Hier-und-Jetzt" (*Elten* 1981) von der Zukunft träume – apokalyptisch (*Couper* 1972), voller Schrecken (*Bradbury* 1981) oder voller Hoffnung (*Bloch* 1959). Meine erste Veröffentlichung (*Petzold* 1958) befaßte sich mit Zeitreisen. In dieser Erzählung aus Jugendtagen finden sich schon Kerngedanken zum Zeitproblem. Meine späteren zeittheoretischen Publikationen (idem 1971j; 1979f; 1981e, k, h; 1986g; 1989d; 1990f) haben das Thema weiterverfolgt.

Zeit ist immer mit Leiblichkeit verbunden. Mein Leib ist meine Zeit. Das zeigen meine Lebensspanne wie meine erlebten Körperrhythmen – *internale Zeit.* Mein Leib ermöglicht mir auch die Erfahrung *externaler Zeit,* ja er ist an sie ausgeliefert bis zur Verinnerlichung der Zeitatmosphären (Gegenwartsgefühl, Vergangenheitsbezug, Tönung der Zukunftserwartung) und zur Verleiblichung von Zeitstrukturen (zwanghaft, rigide, offen, eng, weiträumig): meiner Familie (Vaterzeit, Mutterzeit), meiner sozialen Schicht, Gesellschaft, Kultur – *social time, governmental time* (idem 1981e). In der leiblich erfahrenen und verinnerlichten Zeit geschieht Entwicklung und Verfall – *leibhaftig,* in der *Lebensspanne* – und bildet sich ein Gefühl für die Zeitlichkeit des Lebens, der eigenen Existenz, des gemeinsamen Lebensvollzuges, ja der Geschichte aus. Zeitlichkeit umfaßt Geschichtlichkeit. Zeitbewußtsein muß sich in Geschichtsbewußtsein ausdehnen – das wird Aufgabe jeder Pädagogik und auch jeder Psychotherapie. Zeittheorie und Entwicklungstheorie sind auf diese Weise, sowohl was die persönlich-individuelle, als auch was die kollektiv-historische Dimension anbetrifft, aneinander gebunden. Lernen als „Veränderung durch Erfahrung" steht in der Zeit und im zeitgeschichtlichen Kontext, dessen Bedeutung mit zunehmendem „Horizont" z.B. in der Adoleszenz erfahren wird. Psychotherapie als ein Prozeß, durch den und in dem die verändernden Einflüsse der erlebten Zeit erfahren und betrachtet werden und durch den Veränderungen bewirkt werden sollen, steht in der Zeit: Erfahrungs-Zeit, die durchschritten wird, in der man bewußt den

Fluß der Ereignisse durchlebt und die Zeitstrecken, in denen das Zeitgeschehen abläuft, durchmißt.

Stellt man dies in Rechnung, wird Psychotherapie gezwungen, sich mit den Phänomenen Zeit und Zeitlichkeit, Entwicklung, Biographie und Geschichte auseinanderzusetzen – notfalls selbstkritisch, wenn sie diese Themen vernachlässigt, verkürzt oder einseitig gesehen hat. Es wird nicht nur darum gehen, sich Phänomenen der „*Chronopathologie*" (*Payk* 1979) zuzuwenden – die existenzphilosophisch bzw. phänomenologisch ausgerichtete Psychiatrie hat hier Bedeutendes geleistet (z.B. *Minkowski* 1972; *van den Berg* 1955) – sondern zu einer „*Chronosophie*", einer nachdenklichen, ja mehr noch, nachsinnenden und nachspürenden Exploration der Geheimnisse der Zeit zu finden. Die „Sophia" ist indes alles andere als eine kognitivistisch verkürzte Rationalität. Weisheit ist erfahren, ein richtungs*weisen*der Klang (mhd. *wise*, Weise, Melodie), dem man folgt. Die *sapientia* wird „geschmeckt", „verkostet" (lat. *sapere*). Chronosophie will die *Zeitatmosphären* erfassen, indem sie durchlebt werden in „Hochzeiten" und „mauvaises temps". Gerade für die Psychotherapie wird ein solches Konzept unverzichtbar werden, denn eine ganzheitliche und differentielle Behandlung muß zeittheoretische Konzepte integrieren, um dem Menschen in seiner *Temporalität* gerecht zu werden. Die nachstehenden Überlegungen wollen hierzu einige Aspekte aufzeigen, ohne meine anderenorts veröffentlichten Konzepte zur Zeittheorie in der Psychotherapie erneut darzulegen (auf sie sei verwiesen loc. cit. supr.) und ohne das Thema der Bedeutung übergeordneter zeitgeschichtlicher Einflüsse für die Biographie und für die Psychotherapie an dieser Stelle nochmals zu entfalten (vgl. *Petzold* 1989f).

2. Zeit in der Psychotherapie

Da Psychotherapie sich mit dem menschlichen Lebenslauf befaßt, mit dem Schicksal, mit Ereignissen, die „in der Zeit" stehen, da sie auf „gute und schlechte Zeiten" gerichtet ist, müßte sie sich dem Problem der Zeit stellen, und ihre Zurückhaltung erscheint verwunderlich.

Eine Auseinandersetzung mit dem Thema der Zeitlichkeit führt unweigerlich an die Grenzen des Lebens, an den Anfang und an das Ende, an Geburt und Tod. Aber die Psychotherapie, die am medizinischen Modell ausgerichtet ist, ist dem Leben zugewandt, der Jugend, der Kindheit, nicht dem Alter oder dem Tod. Ist das die einzige Ursache? Ist die Vermeidung oder die Abwehr des Zeit-Themas lediglich als ein Ausweichen vor dem Todesthema zu sehen? Offensichtlich jedenfalls ist, daß die expliziten und impliziten Positionen zur Zeit stark an den persönlichen Hintergrund der Therapeuten gebunden waren, die psychotherapeutische Lehrgebäude konzipierten.

So hatte *Sigmund Freud*, sieht man auf sein Werk, seine Korrespondenz und sein Leben, deutlich historische Interessen. Er greift zur Fundierung seiner Annahmen immer wieder auf evolutionstheoretische Überlegungen, Vorstellungen über die Frühgeschichte der Menschheit (Urhorde), auf mythologische Zusammenhänge (König Ödipus) oder religiöse (*Siemenauer* 1981) und religionsgeschichtliche Überlegungen (Der Mann Moses) zurück. In seiner Psychoanalyse vertritt er – wohl aufgrund von Interessen, die in seinem Elternhaus angelegt wurden (*Niederland* 1981) – den Ansatz einer „Archäologie" des menschlichen Seelenlebens in ontogenetischer und phylogenetischer Hinsicht. Er ist auf die Vergangenheit gerichtet. *Adler* (1912, 226) hingegen hat sich stärker der Zukunft, den Lebenszielen des Menschen zugewandt. Der Akzent verschiebt sich von einer Analyse der historischen Bedingtheiten zu einer „Teleoanalyse" (*Titze* 1979) des menschlichen Lebens, ohne daß dabei das Wissen um die „Einheit der Zeit" aus dem Blick gerät (*Witte* 1985). Der familiäre Kontext *Adlers*, der von existentiellen Nöten und Sorgen geprägt war, läßt die Zukunftsausrichtung der Individualpsychologie durchaus plausibel erscheinen. Die Formen Humanistischer Psychotherapie (*Petzold* 1984a), die klientenzentrierte Gesprächspsychotherapie von *Carl Rogers*, die Gestalttherapie von *F.S. Perls*, das Psychodrama von *J.L. Moreno* sind von einer Hier-und-Jetzt-Zentriertheit gekennzeichnet. Bei der Gestalttherapie indes, die insbesondere in der Praxis der *Perls*-Nachfolger eine „Hier-und-Jetzt-Fixiertheit" ausbildete (*Fagan, Shepherd* 1970), gerät dieses Konzept derzeit ins Wanken (*Polster* 1984). Aufgrund zeitphilosophischer Überlegungen und zeitphysiologischer (*Pöppel* 1985) und zeitpsychologischer Untersuchungen (*Fraisse* 1964) läßt es sich in der ursprünglich vorgetragenen Form, insbesondere aber in seiner platten Umsetzung (*Stevens* 1979), nicht halten (*Petzold* 1981e). Ich habe immer vertreten, daß ein „ahistorisches" Hier-und-Jetzt-Konzept eine unzulässige Verkürzung sei. Der gegenwärtige Augenblick ist historisch *und* perspektivistisch. In seiner *aspektiven* Gegenwärtigkeit hat er – *retrospektiv* und *prospektiv* – Horizonte (*Petzold* 1971j, 1981k, 1986g). Auch unter Gestalttherapeuten beginnt allmählich und zögernd ein Umdenken (vgl. *Polster* „Imprisoned in the Present", 1984), ohne daß allerdings eine solide theoretische Begründung gegeben würde oder gar der Entwurf einer Zeittheorie geleistet wird. Die Zeit wird – wieder einmal – „zu kurz betrachtet" (vgl. *Petzold* 1979n). Man muß indes sagen, daß *Perls* das Hier-und-Jetzt-Konzept und die darin implizierte Zeittheorie, nimmt man sein Gesamtoeuvre in den Blick, nicht so simplifizierend verkürzt hat wie seine Epigonen uns glauben machen (*Rosenblatt* 1987; *Fagan, Shepherd* 1971). Seine Konzeption ist zwar fragmentarisch, in mancher Hinsicht brüchig, mit dem Begriff des „*continuum of awareness*" und dem Konzept des „*Wachstums*" werden indes komplexe Zeitmatrizen angedeutet (wahrscheinlich ein Verweis auf *Bergsons* „*durée*", *Perls* zitiert ja auch *Bergsons élan vital)*, ohne daß sie jedoch ausgearbeitet würden. Die Fixierung auf das Hier-und-Jetzt im Werk von *Rogers* oder in den populären Statements von Perls haben für die Praxis der Humanistischen Psychotherapie, aber auch für deren Theorienbildung schwerwiegende Folgen gehabt. *Goodman* trägt mit seiner fragmentarischen und ahistorischen Persönlichkeitstheorie (*Perls, Hefferline, Goodman* 1951) zu diesen Problemen bei: das Selbst konstituiert sich nur im aktualen Kontakt. Die Frage überdauernder Strukturen bleibt offen. Sie ist durch den Verweis auf einen „*character*" (*Perls*) oder auf die „*personality*" als Substruktur des Selbst (*Goodman*) nicht beantwortet.

Wenn man Persönlichkeit betrachtet, so ist diese temporal konstituiert. Sie ist immer eine „*historische*" und zugleich „*prospektive*". Sie hat Geschichte und Entwurf. Durch Memorationen und Antizipationen verfügt sie über Vergangenheit und Zukunft. Persönlichkeit verändert sich „in der Zeit" – *über ein Leben hin*, sei es in der Entfaltung von Potentialen in Richtung wachsender körperlicher, seelischer, geistiger und sozialer Gesundheit, oder in Richtung von Krankheit und Verfall, d. h. dem Abbau von körperlichem, seelischem, geistigem und sozialem Potential. Gesundheit und Krankheit müssen (wie auch die Konzepte „Persönlichkeit" und „Identität") also unter temporaler Perspektive in einer Entwicklungsdynamik gesehen werden, und das erfordert eine *entwicklungstheoretische Sicht* (dieses Buch S. 567-572). Der Mensch als gesunder und kranker kann nicht ahistorisch verstanden werden. Seine Leiblichkeit, die sich in der Zeit verändert – jede Lach- und Gramfalte und sein Gedächtnis machen dies deutlich –, seine sich wandelnden seelischen und geistigen Dimensionen sind von biographischer *Erfahrung* geprägt. Der von *Perls* so hoch gewertete Begriff *„gegenwärtiger Erfahrung“* (*experience in the here and now*), das Konzept des Lernens (*experiential learning*), das Phänomen des Gedächtnisses erfordern zwingend eine historische *(Freud)* und eine prospektiv-entwerfende (*Adler, Sartre*) Perspektive, denn Gegenwart transformiert sich in erinnerte Vergangenheit, und Memoration ermöglicht Antizipation. Es muß der Mensch in „der Zeit als ganzer“ gesehen werden, wie dies in den zeitphilosophischen Analysen von *Husserl* und *Merleau-Ponty* (1946) und – mit anderen Argumentationslinien – von *G.H. Mead* (1929, 1932) oder auch von *G. Picht* (1958, 1971) und *A.K.M. Müller* (1972, 1978) herausgearbeitet wurde oder wie *Viktor von Weizsäcker* (1948) mit seinem Konzept der „Zeitgestalt“ aufgewiesen hat.

All diese Aspekte wurden in der Gestalttherapie ausgeblendet, und man muß sich natürlich fragen: Warum? Genauso, wie man sich fragen muß, wie es kommt, daß über so viele Jahre in der Theoriebildung der Gestalttherapie, ja von der gesamten „Gestalt Community“ dieses gravierende Defizit und diese anthropologische und persönlichkeitstheoretische Fehlkonzipierung nicht aufgedeckt, thematisiert, revidiert wurde. Zumindest hätten die Versatzstücke der *Perls*/*Goodman*schen Zeit- und Persönlichkeitstheorie ausgearbeitet werden können. Oder ist man an deren Aporien gescheitert? Stattdessen kapriziert man sich auf den anthropologisch flachen und entwicklungspsychologisch aussagelosen „Kontakt-Begriff“, der die ganze Fülle entwicklungsspezifischer Interaktionsformen (*Stern* 1985), Phänomene wie Empathie (*Katz* 1963), Intuition, Übertragung und Gegenübertragung (*Racker* 1978) nicht zu erklären vermag. Der Kontaktbegriff wurde aus der Physiologie entnommen (wohl durch *Goodmans Mead*-Rezeption – *G.H. Mead* hatte schon auf der Grundlage seiner frühen physiologischen Arbeiten ein Kontakt-Zyklus-Modell* entwickelt, vgl. *Joas* 1983) – und von *Perls* in biologistischer Weise gebraucht (Amöbenmetapher: „I'm an organism. I want some food!“ *Perls* 1969). Es handelt sich wiederum um einen ahistorischen Begriff, der theoretisch unversöhnt neben dem gleichfalls im *Perls*schen Oeuvre vorfindlichen *Buber*schen Begegnungsbegriff steht. Dieser ist, trotz seiner „Kairos-Qualität“, mit Blick auf *Bubers* (vgl. 1985) Denken

* Im übrigen ist das therapeutische Schema des Kontakt-Zyklus „Vorkontakt, Hauptkontakt, Nachkontakt“ ein einfaches Homöostase-Modell, das wenig elaboriert ist. Für die damalige Zeit war es sicher fortschrittlich, aber heute ist es *„outdated“*. Moderne kybernetische, neurowissenschaftliche und molekularbiologische Modelle haben hier Differenzierteres zu bieten, wie *Perls* selbst in einem von mir im Archiv des *Moreno* Institutes, *Beacon*, aufgefundenen und edierten Aufsatz „Gestalttherapie und Kybernetik“ (*Perls* 1959/1980) gemerkt zu haben scheint. Er nimmt das *Goodman*sche Kontaktmodell in seinen späteren Ausführungen auch nicht mehr auf. Homöostasemodelle der „organismischen Selbstregulation“ stehen in Gefahr, die Dimension der *Entwicklung* aus dem Auge zu verlieren. Der Kontakt-Zyklus ist auf jeden Fall durch Modelle, wie wir sie aus der Motivationstheorie kennen, man denke an *Heckhausens* (1989) Motivationszyklus, oder aus der „social learning theory“ mit dem Konzept der „self efficacy“ (*Bandura* 1977) oder durch kompetenztheoretische Überlegungen (vgl. *White* 1959 und *Susan Harters* „ Mastery“-Konzept 1983) überholt worden. Eine neuere Monographie zur Gestaltpädagogik (*Burow* 1988) rekurriert, ohne die Basisliteratur kompetenztheoretischer Konzeptbildung und Forschung (z.B. *White*, *Harter* u.a., vgl. *van der Steen*, *Vermeer* 1986) auch nur zur Kenntnis zu nehmen, auf den Kompetenzbegriff, und sie tut gut daran. *Burow* übersieht allerdings, daß die in der bundesdeutschen Diskussion entwickelten Konzepte zur „sozialen Kompetenz“ weitaus differenzierter sind, als das Modell des Kontakt-Zyklus, dem mit seiner eingebauten Tendenz auf homöostatische Balance hin das *Diskursive*, *Ko-respondierende* und das *Historische* fehlt und das natürlich sich in der Analyse von Aufzeichnungen verbaler und nonverbaler *Interaktions*sequenzen so nicht finden läßt, sondern sich als lebensfernes Konstrukt erweist.

keineswegs ahistorisch zu sehen (*Waldenfels* 1971), sondern in einen chronosophischen Entwurf – den einer Heilsgeschichte – eingebettet.

Die Gestalttherapie vermeidet auch hier die Dimension der *Geschichtlichkeit*, indem sie von den Begriffen *Kontakt* oder *Begegnung* nicht zu den Begriffen der *Beziehung*, ja der *Bindung* (mit Gebundenheit, Abhängigkeit und Hörigkeit als Negativvarianten) vorstößt (*Petzold* 1986e, 1991b, dieses Buch S. 793ff). Nochmals ist die Frage zu stellen: Warum ist es zu dieser Form der Geschichtlichkeit vermeidenden Theorienbildung und ihrer Fortschreibung gekommen? Blickt man auf das Leben des *„Fritz“ Perls* (*Gaines* 1979), so liegt die Annahme nahe, daß es sich hier um einen Menschen handelte, der Vergangenheit und Zukunft abspalten mußte, der die *Dauer*, die in der *responsibility* liegt, zur *response-ability* verkürzen mußte (*Perls* 1979). Der Fuchs lehrt den „kleinen Prinzen“ hingegen, daß es in Beziehungen darum gehe, Verantwortung zu übernehmen – „ein Leben lang“ (*Saint-Exupéry* 1959). *Perls* war zweifelsohne *kontakt- und begegnungsfähig*. Er war bindungs*un*fähig – auch das ohne Zweifel – was evident wird, wenn man auf sein Leben blickt. Ob er beziehungsfähig war? Es ist bezweifelbar. Seine Persönlichkeit und seine tiefgreifende Persönlichkeitsstörung schlägt sich – wie könnte es anders sein – ähnlich wie bei anderen großen Protagonisten in der Psychotherapie in seiner Theorienbildung nieder.

Der vergangenheitsorientierte psychoanalytische Diskurs *Freuds*, im jüdischen Geschichtsbewußtsein gründend, und die verlorene Eschatologie des liberalen Judentums, dem *Freud* zuzuordnen ist (der Messias kommt nicht, deshalb muß man, wie *Freud*, *Reich*, *Marx* u.a. zeigen, selbst ein Heilsbringer werden) zeigen, wie stark auch die Theorienbildung der Psychoanalyse vom persönlichem Hintergrund ihrer Begründer bestimmt ist.

Man denke weiterhin an die Verleugnung des Körpers (*Moser* 1989) bei *Freud* aufgrund seiner schweren „frühen“ Depression mit der späteren Karriere von Somatisierungen und seiner lebenslangen Nikotinsucht trotz seiner Krebserkrankung in der Mundhöhle (*Schur* 1982). Die Verleugnung des Leibes – verbunden mit dem *„taboo against touching“* (*Forer* 1969) unter dem Prätext der Abstinenzregel – erfolgte bei *Freud* weiterhin durch eine fehlende Bearbeitung seiner religiösen Sozialisation (*Bakan* 1964; *Siemenauer* 1989) in seiner Selbstanalyse, wie sich aus ihrer Dokumentation durch *Anzieu* (1972) ersehen läßt. *Freud* stand im Diskurs (*Foucault*) der strengen *jüdischen Reinheitsgebote*. Dies findet seinen Niederschlag in der Konzipierung seiner *retrospektiv* ausgerichteten entwicklungspsychologischen Phasenlehre (in der *„analen* Phase“ findet Bedeutenderes in der kindlichen Entwicklung statt, nämlich der beginnende Spracherwerb, als daß dieser Terminus – wie weit auch immer sein metaphorischer Raum ausgedehnt wird – zu rechtfertigen wäre). Die Wertung der Frau bei *Freud*, die Darstellung ihrer psychosexuellen Entwicklung entfließt dem gleichen Traditionsstrom. Wenn es dem jüdischen Arzt verboten war, Dämonenbesessene (d.h. Geisteskranke) zu berühren, was nimmt es Wunder, daß die überwiegend jüdische „psychoanalytic community“ der Gründergeneration mit ähnlichem Sozialisationshintergrund „das Gebot des Vaters“, die Abstinenzregel, fraglos übernahm.

Bei dem Gewicht der „Geschichte“ für das „Volk Israel“ im Alten Bund und bei der Last der Geschichte nach der Vertreibung (mit all ihren Traumata, Verfolgungen, Pogromen durch die Jahrhunderte) erscheint es stimmig, daß Psychoanalytiker sich auf die Aufarbeitung von Geschichte zentrierten – individueller Geschichte wohlgemerkt ... der Druck der kollektiven Geschichte wäre wohl kaum zu ertragen gewesen. Die Bearbeitung *persönlicher* Biographien, auf die die Psychoanalyse ihren Schwerpunkt legt, kann als ein Bewältigungsversuch der kollektiven Polytraumatisierungen durch eine partielle Identifikation mit dem „Aggressor Geschichte“ und als eine partielle Verleugnung des Grauens der Geschichte der Juden im Abendland verstanden werden. Aus dieser furchtbaren kollektiven Geschichte weht eine Depression herüber, deren Hauch auch über der *Freud*schen Kulturtheorie liegt. – Aber kommen wir zurück zur Gestalttherapie: Ihre Verleugnungsstrategien haben – blickt man auf die Herkunft der *Perls*, des jüdischen Intellektuellen *Paul Goodman* oder der Gestalttherapeuten *Simkin, Kempler, Polster, Latner, Rosenthal* – einen ähnlichen Hintergrund, der noch einmal durch den Holocaust in äußerste Unerträglichkeit gesteigert worden war. In den Schriften dieser jüdischen Gestalttherapeuten findet man nichts über die kollektive Vergangenheit, weder über die entfernte noch über die rezente und kaum etwas über ihre persönliche Geschichte oder die ihrer Familie in den Jahren nach 1933. Wer will dies verdenken? Stattdessen finden wir eine Ausrichtung auf ein Hier-und-Jetzt bar jeder Geschichte. Damit wird die Gestalttherapie klassischer Prägung für Menschen attraktiv, deren Geschichte zu schlimm ist, als daß sie angeschaut werden könnte ... zumindest nicht ohne sichernde, bergende Hilfe. Sie wird anziehend für Menschen, die im Frühbereich ihres Lebens – und dann immer wieder – *Schädigungen* erleiden mußten. Diese hohe Attraktivität der Gestalttherapie für Menschen mit Persönlichkeitsstörungen, die gemeinhin mit dem unglücklichen Terminus „narzißtisch" bezeichnet werden, macht es wohl erklärbar, daß die Verleugnung der Dimension der Geschichte durch *Perls* in der *Gestalt Community* solange unbearbeitet blieb.

Auch *Moreno* mit seinem Psychodrama ist der erlebten Gegenwart verpflichtet. Er führt das Konzept des „*here and now*" in die Psychotherapie ein (1934, 426), formuliert eine „*philosophy of the moment*" (1922, 1941), aber er entwickelt auch Vorstellungen über die Bedeutung von Gegenwart, Vergangenheit und Zukunft (1947, 1972), und mehr als das, er erfindet Techniken und Methoden im Psychodrama, um Vergangenheit und Zukunft zu explorieren, wie z.B. die „Zukunftsprojektion" (*Petzold* 1979f). Dennoch bleibt *Moreno* mit seinem Psychodrama der Unmittelbarkeit der Improvisation verhaftet, der gleichsam zeitlosen Gegenwärtigkeit des „Momentes", wie sie das Spiel von Kindern kennzeichnet. Im kindlichen Spiel, sowie im Stegreiftheater gründet *Moreno* (1924) sein Psychodrama (*Leutz* 1967). Ob in den Kindergruppen, die er in den Gärten Wiens zum Spielen anregte, ob in seinen therapeutischen Aktionen, immer wieder begegnen wir der spontanen, kreativen, handlungsorientierten Persönlichkeit *Moreno*s, die „aus dem Moment heraus" etwas erschafft, organisiert, gestaltet, aber auch die Vergangenheit und die Zukunft, ja das ganze Leben in den Blick nimmt (idem 1909, 1947).

Eine umfassende Sicht der Zeit finden wir bei *V. Iljine* in seiner aktiven Psychoanalyse und seinem Therapeutischen Theater. Psychotherapie steht für ihn „in der Zeit". Sie sucht Anfang und Ende. Sie hat sich deshalb (wie es schon *Iljine*s Lehranalytiker *S. Ferenczi* tat) mit Kindern und mit alten Menschen zu befassen (*Ferenczi* 1922, 1931, 1932; 1929a), mit der „ganzen Lebensspanne". Sie nimmt Vergangenheit, Gegenwart und Zukunft in den Blick und sucht den „Kairos", den rechten Augenblick, in dem die Zeitdimensionen des Lebens integriert werden können. Auch bei *Iljine* führt die Ausrichtung am aktionalen Geschehen, am improvisierten Theaterspiel zu einer Betonung der Gegenwärtigkeit. Seine ausgedehnten historischen Studien und Werke indes und seine philosophische Auseinandersetzung mit eschatologischen Konzepten (vgl. *Petzold* 1974 II) mußten ihn über die Idee „des Handelns in der Gegenwart" hinausführen zu einer umfassenden Zeitkonzeption. Der *Kairos* integriert die Zeitdimension, er löst sie nicht auf, wie wir dies etwa in *Freud*s interessanter Hypothese von der „Zeitlosigkeit des Unbewußten" finden. Auch *C.G. Jung*, obgleich deutlich einem lebensgeschichtlichen

Ansatz verpflichtet, greift als synthetischer Denker über eine Archäologie-Konzeption des Psychischen hinaus. Träume sind nicht nur Ausdruck von Vergangenem, sie haben Verweisungshorizonte, wie an den „prophetischen Träumen" alter Kulturen deutlich wird. An die Stelle einer Konzeption der „Zeitlosigkeit" setzt er die der „Synchronizität" (*v. Franz* 1980, 1981).

Die Fragmente expliziter und die Vielzahl impliziter Aussagen zum Thema Zeit würden eine sorgfältige Aufarbeitung der zeittheoretischen Ideen in den verschiedenen psychotherapeutischen Schulen erforderlich machen. Ein solches Unterfangen ist seit langem überfällig. Es wird weiterhin notwendig werden, für die Psychotherapie konsistente zeittheoretische Positionen zu erarbeiten, denn wir finden in den meisten Ansätzen nicht nur einseitige Akzentsetzungen, etwa zur Vergangenheit, Gegenwart oder Zukunft hin, sondern auch Ausblendungen oder gar eine Fragmentierung der Zeit, von einer interventionsorientierten Theorienbildung – und eine solche ist für die Praxis therapeutischen Handelns unumgänglich – einmal ganz zu schweigen. Nach einer kursorischen Übersicht über verschiedene psychotherapeutische Schulen, ihre zeittheoretischen Annahmen, die ich vor einigen Jahren erarbeitet habe (*Petzold* 1981e), läßt sich feststellen, daß praktisch alle Psychotherapierichtungen (von der Verhaltenstherapie einmal abgesehen) auf die „erlebte Zeit" zentriert sind, die Zeit, wie sie in Memoration und Antizipation und im Wahrnehmen des gegenwärtigen Geschehens dem Individuum erlebnisnah „präsent" ist. Andererseits aber wird diese, den praktischen Vollzug psychotherapeutischen Handelns bestimmende „Erlebniszeit" (*psychological time*) kontrastiert durch die sozialen Zeitkonventionen unserer modernen Industriegesellschaften, in denen Zeit eine an der physikalischen „Atomzeit" ausgerichtete Feineinteilung des Zeitstroms ist (Minuten, Sekunden, Nanosekunden), die gesellschaftliche Handlungsabläufe reglementiert. Die *„social time"*, zu der uns der „Prozeß der Zivilisation" (*Elias* 1986) in den letzen 200 Jahren geführt hat – und wir befinden uns mit Einführung der digitalisierten Zeit auf einem Kulminationspunkt dieser Entwicklung –, ist weitgehend ökonomisch bestimmt, *„economical time"*: „Zeit ist Geld", nicht nur für den Manager, sondern auch für den Arbeiter, der die Karte in die Stechuhr gesteckt hat. Auch die Zeit der Therapeuten und Therapeutinnen ist – ökonomische Zeit: eine Therapiestunde dauert 45 Minuten und kostet € 45,– (*Dohrn-van Rossum* 1992, 285).

Am letztgenannten Beispiel wird ein weiteres Moment deutlich, die „Verknappung" der Zeit. Unter ökonomischen Gesichtspunkten wird die festgesetzte *„governmental time"* von 60 Minuten verknappt, gestaut, gerafft. Die Zeit früherer Epochen war weiträumiger ... *Prim...*, *Terz...*, *Sext...*, *Non....* Die Ökonomisierung der Zeit hat uns unter einen ungeheuren Zeitdruck gebracht, der den Rhythmen des Körpers, der „biologischen Zeit", und den Bedürfnissen der Seele, der „psychologischen Zeit", vielfach entgegensteht,* so daß wir durchaus von einer „entfremdeten Zeit" bzw. einer Entfremdung von menschengerechter Zeit sprechen können (*Müller* 1972). Weder in der psychotherapeutischen Theorienbildung noch in der psychotherapeutischen Praxis sind diese Phänomene, die die „gestückelte Zeit" (idem 1978) mit sich bringt und die mit dem „Warencharakter" der Zeit verbunden sind, reflektiert worden; ja man kann bei genauerer Analyse sogar davon ausgehen, daß in der Regel die psychotherapeu-

* Vgl. hierzu *Dagobert Duck* in: Die Zeitschachtel, *Walt Disney*, „Lustiges Taschenbuch" Nr. 160, Egmont Verlag, Wien 1991, 166-195.

tische Praxis die Strukturen entfremdeter, ökonomisierter Zeit reproduziert. Da wir aber alle wissen, daß Zeitdruck und Zeitmangel krank machen, Zeit, die den organischen Rhythmen entgegengerichtet ist (*Czerwenka-Wenkstedten* 1986), Zeit, die man füreinander nicht hat (keine Zeit für die Kinder, keine Zeit für die Liebe oder für Gespräche), Zeit, die man einseitig und unter Bedingungen der Verknappung investiert (Arbeitsdruck, Termindruck), ist eine solche Reproduktion fatal.

Es geht hier nicht nur um das Erarbeiten von „Antistreßprogrammen" in der Psychotherapie, es geht um einen bewußteren Umgang mit der Zeit und eine größere Sensibilität für das Phänomen der Zeit. Es geht darum, daß wir uns als Zeitliche begreifen, als Menschen, deren Lebensspanne mit der Zeit des Leibes gleichbedeutend ist. Wir sind Wesen, deren Leben als Prozeß, als Kette von Begegnungen, als Biographie, eine Folge von Geschichten aufzufassen ist, als Menschen, deren natürliche Rhythmen von der „Leibzeit" (*Petzold* 1981b) geprägt sind und nicht von der Stoppuhr der „Zeitnehmer". Das moderne Märchen „Momo" (*Ende* 1979) hat mit den „Grauen Männern von der Zeitbank" die Situation unseres Lebens treffend charakterisiert, und es sollte uns als Psychotherapeuten nachdenklich machen, daß nicht wir, die Menschen, die sich mit seelischen und den leibseelischen Fragestellungen befassen, diese Zusammenhänge in die Öffentlichkeit getragen haben. Die Bilder eines modernen Märchens verbleiben zu leicht in der Welt des Phantastischen und zeitigen wenig Konsequenzen für die Lebenswirklichkeit, für den Alltag. Im Bereich der Psychotherapie haben „Momo" oder die „Unendliche Geschichte" auf jeden Fall bislang weder theoretische Diskussion ausgelöst noch zu praktischen Konsequenzen geführt.

Der Umgang der Psychotherapeuten mit der Zeit muß als naiv bezeichnet werden. Das gilt nicht nur im Hinblick auf die unreflektierte Übernahme ökonomisierter Zeitmuster mit ihrer Entfremdungsstruktur und ihren krankmachenden Auswirkungen, dies gilt auch im Hinblick auf das Verständnis der Zeit als „*social time*". Psychotherapeuten aller Schulen, ob in der Kinder- oder Erwachsenenpsychotherapie, gehen ganz selbstverständlich von einer Zeitmatrix aus, die durch die Dimensionen „Vergangenheit, Gegenwart, Zukunft" gekennzeichnet ist. Dies jedoch ist nicht die Zeit der Kinder, die an einer Vorher-Nachher-Matrix ausgerichtet sind, wie schon die Forschungen *Piagets* (1955) zeigen, oder wie beim Säugling und Kleinkind an einer Jetzt/Nicht-Jetzt-Matrix (*Rovee-Collier* 1987). Wir finden bei den Kindern archaische Formen der Zeit, denen wir auch in originären „primitiven" Kulturen begegnen.

Die Zeit der 60 Minuten, der 45minütigen Therapiestunde ist auch nicht die Zeit der Liebenden, in der die Augenblicke enteilen oder sich endlos dehnen, nicht die Zeit der Leidenden, denen Momente zu Ewigkeiten werden, nicht die Zeit der Wahn-sinnigen, die Vergangenheit und Zukunft durchmischen. Auch nicht die Zeit des Borderline-Patienten, dessen frühe Schädigung dazu führt, daß in ihm archaische Zeitqualitäten „hier und jetzt" lebendig sind. Es ist auch nicht die Zeit des Patienten in der Regression, der in einer emotional tiefgreifenden Psychodrama- oder Gestaltsitzung weit in die Vergangenheit seines Lebens hinabgetaucht ist, und es ist auch nicht die Zeit des Traumes, des Spiels, des kreativen Tuns.

In der Psychotherapie begegnen wir vielfältigen Zeitqualitäten, unterschiedlichen Erfahrungsmöglichkeiten von Zeiträumen, um die ein Wissen vorhanden sein muß, und zwar sowohl auf der Ebene klinischer Erfahrungen, als auch auf der Ebene theoretischer Reflexion, ansonsten kommt es zu Fehleinschätzungen, falschen Bewertungen, die zu Lasten des Patienten gehen. Werden z. B. in der mit Deutung arbeitenden Kinderpsychotherapie einem Sechsjährigen – wie sich in der Literatur vielfach nachweisen läßt – Interpretationen gegeben, die eine Vergangenheits-Gegenwarts-Zukunfts-Matrix von der Deutungsintention und vom semantischen Kontext her implizieren, so kann davon ausgegangen werden, daß eine solche Interpretation das Kind nicht erreicht, genausowenig wie einen Patienten, der in der Übertragungsregression oder in einer tiefen Gestalt- oder Psychodramasitzung die emotionale Situation eines Vier- oder Fünfjährigen noch einmal durchlebt. Oder: Man wird kaum immer wieder zu spät kommenden Patienten gerecht, indem man mit Widerstandsdeutungen arbeitet, wenn im Hintergrund eine therapeutische Dynamik steht, die ein adoleszentes Aufbegehren gegen zeitliche Restriktionen geradezu notwendig macht. Und auch das häufige Phänomen, daß gegen Ende einer Therapiestunde emotional relevantes Material gebracht wird, das – und Gestalttherapeuten tun dies glücklicherweise – eine Überschreitung der Therapiezeit notwendig macht, muß eher im Hinblick auf die Reproduktion alter Muster des Umgangs mit Zeit untersucht werden, als daß man es schematisch den Vermeidungsreaktionen zuordnet.

Die Zeitauffassungen und das Zeiterleben variieren zwischen ländlicher und städtischer Bevölkerung, zwischen Angehörigen der Mittelschicht und Angehörigen benachteiligter Schichten, ja es gibt spezifische Familientraditionen im Umgang mit Zeit, spezifische „Zeitatmosphären“, die in einer Familie über Generationen weitergegeben werden. Da solche Atmosphären und Muster toxisch sein können, ist es bedeutsam, ihnen im Rahmen der Psychotherapie Aufmerksamkeit zu schenken. Restriktive Handhabung von Zeit, Zeitzwang, Zeitmangel können schwerwiegende pathogene Auswirkungen haben. Kinder, die zu früh und unter Nichtbeachtung der kindlichen Formen des Zeiterlebens auf die Zeitstrukturen der Erwachsenen verpflichtet werden, nehmen an einer solchen Zeitsozialisation Schaden. Eltern, die sich nicht in die Zeitbedürfnisse des Kindes einfinden können, Spiele, Gespräche, Kuschelszenen zur Unzeit abbrechen, die nicht verstehen, daß Kinder Zeithorizonte nicht abschätzen können, Zeitstrecken anders erleben als Erwachsene, und die deshalb mit Unverständnis oder Bestrafung reagieren, Eltern, die ihre eigenen verdinglichenden und entfremdeten Zeitrhythmen in die Zeitwelt ihrer Kinder tragen, richten Schäden an, von denen Psychotherapeuten wissen sollten, um sie zu heilen, und mehr noch, um sie nicht zu reproduzieren. Empathische Reaktionen, die, wie die tiefenpsychologische Forschung und insbesondere die Arbeiten *Kohuts* gezeigt haben, für die Entwicklung eines gesunden Selbst von zentraler Bedeutung sind, müssen sich auch und nicht zuletzt auf die Eigenarten des kindlichen Zeiterlebens richten. Kompetenten Eltern, die ihr eigenes inneres „Kinderland“ noch nicht vergessen und verloren haben, gelingt dies durchaus. Kompetente Therapeuten wiederum sollten in der Lage sein, auf die in der Behandlung auftauchenden Zeitwelten empathisch stimmig zu reagieren, was besonders bei Patienten mit „frühen Schädigungen“ von Bedeutung ist. Das muß in der Praxis dann auch heißen, für den Patienten die notwendige Zeit zu haben, die Zeit, die er braucht, wenn archaische Zeitwelten auftauchen.

Es können hier Situationen entstehen, die sich mit der „ökonomischen Zeit“ des 45-Minuten-Taktes analytischer Praxen nicht vertragen, mit der „*social time*“, die als Konvention in der „*professional community*“ (*Petzold* 1991g) der Psychotherapeuten gültig ist: Therapiestunden haben pünktlich zu beginnen und zu enden. Einer meiner Analytiker pflegte immer drei Minuten vor Ende der Therapiestunde zu klopfen, und die Sitzung wurde beendet, ganz gleich, in welchen Gedanken, welcher Stimmung, welcher Angst ich gerade war – es handelte sich um einen sehr erfahrenen Psychoanalytiker mit einem bedeutenden Namen. Mir sind aber auch Gestalttherapeuten bekanntgeworden, die Sitzungen „abrundeten" mit dem Hinweis, der Patient müsse für die Einteilung seiner Zeit „Verantwortung übernehmen", ohne daß dabei gesehen wurde, daß es (wieder einmal) ein Zuviel und Zufrüh an Verantwortung war. In regressiven Therapiesituationen steht der Therapeut in der schwierigen Situation, Verantwortung für die Zeitstruktur zu übernehmen, ohne dabei – erneut und als Wiederholung – die archaische Zeitwelt zu zerbrechen. Natürlich gibt es die Realität einer in festen Stundenfolgen organisierten Praxis, aber es sollten „Pufferzeiten" eingeplant sein. Außerdem bietet uns das Phänomen der „psychologischen Zeit" nicht nur Restriktionen, sondern auch Möglichkeiten. Ein Therapeut, der sich mit „Zeitatmosphären" befaßt hat, sie durchlebt, durchspürt hat, vermag auch Zeiträume zu erschaffen. Seine raumgebende Präsenz läßt den Patienten erleben, daß er für ihn wirklich „da" ist, für ihn bereit, daß der Therapeut „sich Zeit nimmt". So kann eine Viertelstunde in einem dichten therapeutischen Geschehen so intensiv erlebt werden wie eine ganze Stunde, kann ein ernstgemeintes „nimm dir Zeit" den Patienten von Zeitdruck entlasten, mit dem er sich selbst blockiert, ohne daß der Prozeß zähflüssig wird und lang-weilig oder aber in einer Kontrastreaktion überhitzt, zerrissen, voller Unterbrüche. Verstehen, Verständnis, Intimität, Innigkeit – Kernstücke von Therapie also – entwickeln sich nicht unter dem Diktat rationierter Zeitkontingente. Sie brauchen die Dauer, in der Therapeut und Patient miteinander verweilen können.

Die gemeinsame Erfahrung, miteinander und füreinander Zeit zu haben, gehört zu den wichtigsten heilenden Faktoren im therapeutischen Prozeß. Dies sollte den Psychotherapeuten klarer bewußt sein. Es würde ihnen helfen, mit Zeitqualitäten und Zeitatmosphären angemessener und gezielter umzugehen. Der qualitative Charakter von Zeit ist neben der Berücksichtigung individueller (z. B. altersspezifischer) und kollektiver (z. B. familien- und schichtspezifischer) „Zeitperspektiven" (*Frank, Lewin*) ein Moment, dem für die psychotherapeutische Handhabung von Zeit besondere Bedeutung zukommt. Böse und gute Zeiten, gesegnete Zeiten und die Wirren der Zeit, Notzeiten, bei denen es „höchste Zeit" wird, daß bessere Zeiten kommen und die Trauerzeit vorüber ist, die Hoch-zeit, die Festzeit – all dies sind Begriffe und Wendungen, die den *qualitativen Charakter der Zeit* deutlich machen. Die romanischen Sprachen lassen die Verbindung zum Atmosphärischen noch deutlicher hervortreten, *mal tiempo, mauvais temps*, (schlechtes Wetter).*

Biographische Ereignisse, die einen Kernpunkt jeder tiefenpsychologisch fundierten und hermeneutisch orientierten Therapie darstellen, sind „erlebte Zeit", sind Szenensequenzen, deren einzelne Konstellationen und deren Folge als raum-zeitliches und atmosphärisches Geschehen aufgefaßt werden müssen. Die erlebte, die gelebte Zeit ist emotional getönt, ein Gemisch von Empfindungen und Gefühlen. Menschen geben ihr durch ihre Handlungen, durch ihre Art, in der Welt zu sein, Ausdruck. Sie bewirken heiße, kalte, rauhe Zeiten da-

---

* Im Lateinischen stellt sich der etymologische Zusammenhang folgendermaßen dar: *tempus*: Abschnitt, Zeitabschnitt, Zeit. Davon ist abgeleitet *tempulum, templum* (als Dimin.): abgegrenzter Bezirk, Tempel; *temperare*: einer Sache ein Maß setzen, mäßigen; *temperamentum*: das rechte Maß, gemäßigtes Klima, Mäßigung („Temperament"); *tempestas*: Zeitabschnitt, (gutes oder schlechtes) Wetter.

durch, daß sie *„good or ill tempered"* sind. Temperamente zeigen sich als leibliches Handeln der Welt, als im raum-zeitlichen Zusammenhang gelebte Verhaltensweisen.

Hier liegt der Schwerpunkt psychotherapeutischen Handelns: in der erfahrenen, gestalteten, zu gestaltenden Lebenszeit und den in ihr im sozialen Zusammenhang entfalteten Atmosphären. Es wird deshalb notwendig werden, die Zeit in ihren verschiedenen Dimensionen und Qualitäten im psychotherapeutischen Handeln stärker zu berücksichtigen. Sowohl im Hinblick auf die Entstehung von seelischen und psychosomatischen Erkrankungen als auch im Hinblick auf die Beseitigung und Verhinderung von Entfremdungserscheinungen, nicht zuletzt aber im Hinblick auf die praktische Handhabung von Zeitstrukturen im psychotherapeutischen Setting und in der Interventionspraxis bis in die Formen der Verbalisation. Um all diese Aspekte zu berücksichtigen, wird eine „integrative Theorie der Zeit" im psychotherapeutischen Kontext notwendig werden.

Im folgenden einige kurze zeittheoretische Ausführungen, die die schon vorgestellten Überlegungen zum „Zeitbewußtsein" (dieses Buch S. 233ff) und zu „Zeit und Unbewußtes" (dieses Buch S. 282ff) komplementieren wollen, um dann die Verbindung von Subjektivität und Temporalität weiter auszuarbeiten.

3. Chronosophische Anmerkungen zu Zeit und Zeitbewußtsein

„Dum loquimur, fugerit invida aetas:
carpe diem, quam minimum credula postero."
(*Horaz I*, Carm. 11)

Dieser berühmte Vers kennzeichnet die Flüchtigkeit der Zeit: man „steigt niemals in den gleichen Fluß" (*Heraklit*), und es ist vielleicht nicht ohne Hintergründigkeit, daß *Horaz* vom Tag spricht, den es zu ergreifen gilt, und nicht wie *Goethe* vom Moment: „Der den Augenblick ergreift, / Das ist der rechte Mann." Denn was ist der Augenblick? Er ist mit dem Hinschauen vergangen. *Augustinus* hat diese Paradoxie der Zeit in seinen „Confessiones" mit bedrängender Schärfe aufgezeigt: sie ist nie „jetzt" und doch nichts anderes als der Fluß der sich ständig nichtenden „Jetzte". *Augustinus* findet die Gegenwärtigkeit in der Innerlichkeit, in der erlebten Zeit, dem *Zeitbewußtsein.* Nur in ihm wird die Zeit verfügbar, der objektivierbaren Explikation entzieht sie sich: *„Quid est tempus? Si nemo a me quaerat, scio, si quaerenti explicare velim, nescio"* * (Conf. XI, 14). Der große afrikanische Kirchenvater formuliert in den „Bekenntnissen" der Sache nach das Konzept der psychologischen Zeit, der Erlebniszeit (die, wie im voranstehenden Abschnitt zu zeigen war, Leibzeit ist).

Es kann hier nicht darum gehen, die Geschichte des „Zeitproblems im Abendland" nachzuzeichnen (vgl. hierzu *Gadamer* 1978), in deren Zentrum die Fragen um subjektive und objektive Zeit, ja um den Wirklichkeitscharakter von Zeit stehen. Nur, der Gegensatz zwischen „ei-

* „Was ist die Zeit? Wenn niemand mich fragt, weiß ich es, wenn ich es dem Fragenden erklären soll, weiß ich es nicht."

gentlicher" Zeit und physikalischer „Weltzeit" (*Heidegger* 1957) ist bis heute noch nicht aufgehoben, und die Paradoxien der Zeit sind noch nicht gelöst (*Ornstein* 1969).

Fest steht, daß „Zeit ein Strukturmoment der Welt selber" ist und daß das Zeiterleben des Menschen „in der organischen Einheit des lebenden Wesens" gründet (*Gadamer* 1978, S. 93 u. 97) sowie – muß man ergänzend hinzufügen – in der intersubjektiven Verständigung darüber, was Zeit ist und wie man mit ihr umgeht. Fest steht auch, daß die Zeit mit dem Raum immer eine Konfiguration bildet. Das ist nicht nur auf dem Hintergrund der Relativitätstheorie zu sagen, sondern auch und mit gleichem Gewicht aufgrund der Leibgebundenheit des Zeiterlebens. Der Leib ist immer auch Körper im Raum, der Mensch ist immer Mensch in einem Kontext. So hat jedes *Jetzt* notwendigerweise ein *Hier*. Fest steht weiterhin, daß jedes Jetzt in einem Kontinuum vergangener und kommender „Jetzte" steht und jedes Hier im Kontext umliegender „Hiers" die als Konzentration von abnehmender Intensität das *hic et nunc* umgeben, einen *Horizont von Zeit und Welt* ausspannen. Dieser Horizont ist in seiner Bewertung und Erfahrung abhängig von der jeweiligen persönlichen Bewußtheit im jeweiligen sozialen Kontext. *Hier und Jetzt* ist zu denken als *erlebtes Kontinuum*, nicht als „*sensible présent*", als kleinste, noch wahrnehmbare Zeiteinheit (*Dobbs* 1971; *Pöppel* 1985).

Wenn *Perls* (1980), der strikteste Verfechter eines Hier-und-Jetzt-Prinzips, vom „*continuum of awareness*" spricht, ist damit auf eine „gegebene" Zeitlichkeit verwiesen, die für unseren Zusammenhang von Interesse ist. Denn, wie schon aufgeführt, ist die Zeitstruktur durchaus nicht immer als *Vergangenheit, Gegenwart, Zukunft* anzusetzen. Es kommt auf die Modalität der *social time* an, und es ist von unterschiedlichen Modalitäten psychologischer und sozialer Zeit auszugehen, in denen verschiedene Bewußtheitsgrade von Geschichte sich repräsentieren. Der Begriff Zeitmodalität wird als „Form des Zeitbewußtseins" aufgefaßt (z.B. Vorher/Nachher-Modalität). Zeitmodus bezeichnet ein Element der Vergangenheit/Gegenwart/Zukunft-Struktur.

Der Horizont individueller und kollektiver Geschichte bzw. Umwelt kann unterschiedlich weit gespannt sein und ist abhängig von der Form des Zeitbewußtseins. Wird das Hier-und-Jetzt z.B. im Kontext einer A-Reihe, d.h. einer Vorher/Nachher-Konfiguration, gesehen (*Bieri* 1972), so ist es zwar *in der Zeit*, aber nicht in einer Zeit, die als B-Reihe, als Vergangenheit/Gegenwart/Zukunft, erfaßt wird. Ohne Vergangenheit und Zukunft indes wird es sinnlos, von der Gegenwart zu sprechen. Das bedeutet nicht, daß ein solches Hier-und-Jetzt ohne „Geschichte" sei. Geschichte darf nämlich nicht in jedem Fall mit dem Vergangenheitsbegriff der B-Reihe gleichgesetzt werden. Es ist allerdings bei den sich dann ergebenden unterschiedlichen Formen von Geschichtlichkeit ein jeweils anderes Verständnis geschichtlicher Zusammenhänge anzunehmen; z.B. was Kausal- und Finalschlüsse usw. anbelangt. Selbst bei sehr archaischen Zeitauffassungen, wie sie *Claude Lévi-Strauss* (1973, S. 271) u.a. beschrieben haben, gibt es über Manifestationen eines „kollektiven Gedächtnisses" historische Momente in Form von „Überlieferungen", Traditionen, Riten, Bräuchen und Erzählungen, die die Jetzt-Zeit übersteigen und Erlebnisse zusammenbinden (*Assmann, Hölscher* 1988; *Halbwachs* 1935). Zeit wird „erzählte", tradierte Zeit (*Ricœur* 1981) mit unterschiedlichen Prägnanzen: rhapsodische, epische Zeit, „mythische Geschichte". Damit wird für die Psychotherapie und die psychologische Gruppenarbeit ein bislang noch kaum erkanntes, geschweige denn berücksichtigtes oder genutztes Feld eröffnet, dessen Komplexität noch erhebliche Schwierigkeiten aufwerfen wird. Das Hier-und-Jetzt ist abhängig von dem jeweiligen Zeitverständnis, in das es gestellt wird. „Es ist aber unmöglich, soziale Beziehungen außerhalb eines Milieus, das ihr Bezugssystem ist, zu erfassen. Die beiden Bezugssysteme, die die Möglichkeit bieten, die sozialen Beziehungen zusammen oder vereinzelt zu denken, sind Raum und Zeit. Diese Raum- und Zeitdimensionen dürfen nicht mit denen verwechselt werden, die andere Wissenschaften (als Soziologie, Ethnologie, Anthropologie, m.E.) verwenden. Sie bestehen in einem sozialen Raum und einer sozialen Zeit, was bedeutet, daß sie keine anderen Eigenschaften haben als die sie enthaltenden sozialen Phänomene. Je nach ihrer Struktur haben die Gesellschaften der Menschen diese Dimensionen anders aufgefaßt. Der Ethnologe darf also nicht zögern, wenn er vor die Aufgabe gestellt wird, ihm ungewohnte Typen zu verwenden und sogar neue zu erfinden, wenn der Augenblick es verlangt" (*Lévi-Strauss* 1972, S. 313). Muß dies nicht auch für den Psychotherapeuten gelten?

Die Zeitauffassung von Menschen und Gruppen, mit denen man arbeitet, ist selbst in unserem Kulturkreis schicht- und altersgruppenspezifisch variabel. Die Untersuchung des jeweiligen Zeitbegriffs wird zu einer Voraussetzung für eine adäquate Interventionspraxis, für eine Wertung der Zeitauffassungen, für die angemessene Handhabung des Hier-und-Jetzt. Es steht dabei sicher die in den Industriegesellschaften ubiquitäre Modalität Vergangenheit/Gegenwart/Zukunft im Zentrum, aber die Regressionsphänomene in Gruppen z.B. vermögen archaische Formen von Gesellschaft zu evozieren und archaische Zeit, ein Hier-und-Jetzt, das nicht gleichbedeutend mit „Gegenwart" sein muß, sondern Schöpfungszeit, Weltzeit, Ahnenzeit, Traumzeit sein kann (*Duerr* 1978).

Othein Rammstedt (1975) hat in seinen Überlegungen zum „Alltagsbewußtsein von Zeit" folgende Formen der Zeiterfahrung unterschieden und sie verschiedenen Formen von Vergesellschaftung zugeordnet:

a) Jetzt/Nicht-Jetzt	=	okkasionales Zeitbewußtsein*
b) Vorher/Nachher	=	zyklisches Zeitbewußtsein
c) Vergangenheit/Gegenwart/Zukunft	=	lineares Zeitbewußtsein mit geschlossener Zukunft
d) kontinuierliche Bewegung/Beschleunigung	=	lineares Zeitbewußtsein mit offener Zukunft

Hinzufügen möchte ich:

e) Vergangenheit/Gegenwart/Zukunft als offene Ganzheit	=	perspektivisch-perichoretisches Zeitbewußtsein**

* Okkasionalismus = System der Gelegenheitsursachen (alle sind nur Gelegenheiten für das Wirken Gottes, der *providentia*, des Schicksals).

** Der aus der patristischen Trinitätstheologie stammende Begriff der Perichorese (circuminsessio) bedeutet die wechselseitige Durchdringung der drei göttlichen Hypostasen Vater, Sohn und Geist, die miteinander sind, ineinander, eine Einheit, ebenso wie in der Hypostatischen Union die göttliche und menschliche Natur in Christus eine Einheit und Ganzheit bilden „ohne Vermischung oder Verwandlung, ohne Teilung und Trennung", wie es das Konzil von Chalcedon formulierte, das damit das philosophisch äußerst faszinierende und fruchtbare Paradoxon der „Einheit in der Vielfalt" erarbeitet hat, wie wir es ähnlich bei *Merleau-Ponty* (1964) finden.

Okkasionales Zeitbewußtsein ist kennzeichnend für archaische Gesellschaften. Das Jetzt ist ein ausgeweitetes, die nähere Vergangenheit und Zukunft gleichwertig umfassend. „Die Ausweitung totalisiert die Synchronizität aller Gesellschaftsglieder und macht das Synchronisieren unabhängig voneinander stattfindenden sozialen Handelns und Erlebens unmöglich" (*Rammstedt* 1975, 50). *Zyklisches* Zeitbewußtsein sieht Vorher und Nachher nicht als Alternativen, sondern als Teile der Wirklichkeit. Zeit wird im Nacheinander meßbar und führt zu einer zyklischen Bewegung, in der nur Wiederholung, nicht aber Novum Raum hat. „Für segmentär differenzierte soziale Systeme" (z.B. die Polis im 7.-5. Jh., m.E.), „in denen ein zyklisches Zeitbewußtsein vornehmlich auftritt, ist die Unterscheidung Vorher/Nachher in der hier skizzierten Form systemstabilisierend" (ibid. 53).

Lineares Zeitbewußtsein mit festgelegter Zukunft ist auf ein Telos gerichtet, womit ein Primat der Zukunft gegenüber der Gegenwart aufgestellt wird, die nur noch als Medium dient, um das Zukunftsziel zu erreichen. „Die Unterscheidung von Vergangenheit/Gegenwart/Zukunft ermöglicht bei diesem Zeitbewußtsein durch die festgelegte Zukunft, die das Telos alles und aller ist, die Synchronizität allen Geschehens als gleichzeitige Ungleichzeitigkeit im Hinblick auf das gemeinsame Ziel zu konstatieren", das im Horizont „kommunikativer Erreichbarkeit" bleibt (ibid. 54). Die Frage, wer welche Ziele setzt und wer wen auf sie verpflichtet, wird damit von brennender Bedeutung: Es ist die Frage nach der „Macht der Zeit", und wer über sie verfügt. Die Verpflichtung zum Prozeß selbst ist damit aber nicht nur von der Macht herrschender Interessengruppen bestimmt. Es entsteht eine Eigendynamik, „die Herrschaft als die Zwang ausübende Verinnerlichung der Zeitrechnung, der Uhrzeit, (die) in die Menschen selbst eingewandert ist" (ibid. 55), ein Vorgang, den das zeitkritische Märchen „Momo" (*Ende* 1973) unübertroffen darstellt. Der Zwang der Zeit, von Jugend auf im gesamten Sozialisationsprozeß vermittelt, ist meines Erachtens eine der Konstituenten der „Macht", die *Foucault* in seinem Werk attackiert. Den fremdverfügten Zielen aber ist nicht durch eine Hier-und-Jetzt-Ideologie, wie sie etwa in den Gruppen des Human Potential Movement propagiert wird, zu entgehen; jene Ziele müssen vielmehr entlarvt werden. Die linear-teleologisch determinierte Zeitauffassung – sie kennzeichnet die kapitalistische Gesellschaft – ist einerseits ein subtiles Instrument der Herrschaft, zum anderen Ausdruck eines blinden Glaubens an das immerwährende Wachstum, den ewigen Fortschritt, an vorgegebene Eschatologien (und das hat eine lange Tradition).

Lineares Zeitbewußtsein mit offener Zukunft wird von *Rammstedt* im Sinne des funktional-strukturellen Ansatzes als Chance zur Freisetzung von Komplexität (*Luhmann*) und zur sozialen Machbarkeit künftiger Situationen gesehen, wobei eine Vielfalt jeweilig präsenter Möglichkeiten angenommen wird, die nicht unbedingt sinnhaft miteinander verbunden sind. „Voraussetzung für das Zeitbewußtsein mit offener Zukunft ist unter diesem Aspekt die Relativierung von Raum und Zeit, d.h. es wird akzeptiert, daß neben unserer hiesigen Wirklichkeit andere Wirklichkeiten existieren" (ibid. 56). Es kommt zu einer reflexiven Verwendung von Zeit. Die sich daraus ergebende Spannung für das Subjekt, das nicht mehr im Rahmen vorgegebener Sicherheiten operieren kann, führt in die ganze Problematik des funktional-strukturellen Ansatzes, der fehlenden inhaltlichen Festlegung und der drohenden Opferung des Subjektes. Ich habe an anderer Stelle (*Petzold* 1978c, dieses Buch, S. 93ff) ein Modell für die Handhabung linear-offener Zukunft durch diskursive Konsensfindung über Ziele vorgelegt. Durch Ko-respondenz aller in einer Situation befindlichen Personen werden Ziele aktiv gestaltet und nicht mehr blind befolgt. Linear-offene Zukunft kann damit die Chance größerer Freiheit bieten in der kooperativen Zielsetzung durch die Betroffenen. Diese Chance aber kann nur zum Tragen kommen, wenn die Linearität nicht zu einer einseitigen Blickrichtung führt, allein der Zukunft entgegen in den freien Raum der Planung und der Entwürfe. Diesen Raum gilt es vielmehr zu füllen, und es ist zu wissen, womit und für wen. Aus der Zukunft als „Horizont möglichen Sinnes" gilt es den Sinn als *Konsens* herauszudestillieren. Das erfordert das Erkennen und Herstellen von Zusammenhängen, denn Sinn liegt in Zusammenhängen (*Luhmann* 1971; vgl. *Petzold* 1978c), und das bedeutet, er liegt im zeitlichen Zusammenhang.

Perspektivisch-perichoretisches Zeitbewußtsein erfährt Vergangenheit/Gegenwart/Zukunft als „Struktur im Fluß", im Zusammenhang, als „offene Ganzheit der Zeit", als „Gesamtheit des Raumes", als „Einheit von Raum und Zeit". Wenn die komplexe raumzeitliche Konfiguration: *Kontext und Kontinuum*, das „perspektivische Hier-und-Jetzt" (wie in dem auf S. 486 dieses Buches abgebildeten Diagramm plastisch wird), von einem Konzept der „ganzen Zeit" und des „gesamten Raumes" ausgeht (dieses Buch, S. 488), dessen Kristallisationspunkt das *„sujet incarné"*, das Leib-Subjekt in der lebendigen *Narration* seines Lebensvollzuges ist, wird damit ausgesagt, daß im Hier-und-Jetzt Gegenwart, Vergangenheit, Zukunft, dieser Raum und alle Räume „verschränkt" sind, daß sie einander durchdringen und füreinander, nach allen Seiten hin „offen" sind, ein laterales, ubiquitäres, „heraklitisches Fließen" in alle Richtungen: *Perichorese. Freud* hat dies in seinem berühmten Beispiel von den sich überlagernden historischen Schichten der Stadt Rom für die Vergangenheit und Gegenwart ausgesagt. Sie nehmen den gleichen Raum ein, stehen aber zueinander nicht in zeitlicher Abfolge, sie durchdringen sich gegenseitig. *Merleau-Ponty* (1964, 321) formuliert noch umfassender: „Vergangenheit und Gegenwart sind also *ineinander*, jede von beiden umhüllt-umhüllend." – „Ganze Zeit" ist nicht Ausgliederung eines Zeitmodus. Die Summe der Augenblicke ist so wenig Zeit wie die Summe der Zeitmodi. Die *Synergie* des Erlebens und Tuns, wie sie z. B. im Vollzug der biographischen Narration gegeben ist, in der Zeit durch Erzählung (*Ricœur* 1981) gewirkt wird, schafft eine „offene" Ganzheit. Werden die Verschränkungen der Zeitmodi ausgegliedert durch kognitive Operationen oder gesellschaftliche Reifikation, so entsteht gestückelte Zeit, denn Zeit ist „so beschaffen, daß sie jedesmal, wenn sie als Ganzes zum Thema gemacht werden soll, nur Teile aus sich heraussetzt, derart, daß das Ganze erst jenseits dieser Teile, im Überschuß über sie sich manifestiert" (*Müller* 1978, S. 179). Diese Übersummativität gewährleistet die *„Einheit in der Vielheit"* (dieses Buch, S. 341ff), die Integrität des Ganzen und die Würde der Teile. Perspektivisch-perichoretisches Raum-Zeit-Bewußtsein wird erforderlich, um der *Entfremdung* entgegenzuwirken, wie sie durch ein technisches Zeitbewußtsein, durch die Ökonomisierung, die „Vermarktung der Zeit" zunehmend fortschreitet. *A.M.K. Müller* (1978) hat in seinen klarsichtigen „Erwägungen zur Grundlagenkrise in Physik, Medizin, Pädagogik und Theologie" eine *„Wende der Wahrnehmung"* gefordert, die im Zentrum eine Verwandlung des Zeitbewußtseins von der gestückelten, reifizierten Zeit zur „ganzen Zeit" bedeutet: Eine solche Wende stellt sich auch der Psychotherapie und psychologischen Gruppenarbeit als Aufgabe. *Perspektivisch-perichoretisches Zeitbewußtsein* kann als das Zeitbewußtsein der Zukunft besonnener Menschen in humanen Formen der Vergesellschaftung angesehen werden und stellt damit eine Zieldimension therapeutischen Handelns dar.

Dieses Zeitbewußtsein geht von der Gegenwart (G) aus, sieht Vergangenheit (V) und Zukunft (Z) vom präsentischen Lebensvollzug her, deutet Ereignisse vom Hier-und-Jetzt auf dem Hintergrund einer komplexen Zeitmatrix.

VV	VG	VZ
GV	GG	GZ
ZV	ZG	ZZ

Abb. 1: Komplexe Zeitmatrix

Müller hat eine Matrix der Zeitmodi-Verschränkung entworfen (1978, S. 195 u. 144), die das im Kontext-Kontinuum-Diagramm der Integrativen Therapie (vgl. Bd. I, 1, 85) eingeschlossene Zeitgefüge deutlich macht (und das impliziert das Gefüge des ökologischen und sozialen Raumes, denn jeder Raum hat eine Zeit): Diese Matrix veranschaulicht nicht nur die *Einheit der Zeit*, sondern bietet Möglichkeiten zur Einordnung von Zeitphänomenen in therapeutischen und gruppalen Prozessen, sofern diese in der GVZ-Modalität ablaufen (*Müller*, von *C.F. von Weizsäckers* Zeitkonzept ausgehend, berücksichtigt A-Reihen, also die Vorher/Nachher-Folge, nicht); diese Einordnung geschähe wie folgt:

in der Zeile GV = in der Gegenwart anwesende Faktizität
in der Zeile GG = ablaufende Wirklichkeit, und
in der Zeile GZ = in der Gegenwart anwesende Potentialität.

Die übrigen Zeilen könnten Interpretations-Möglichkeiten für diskursive, kreative, ja unbewußte Prozesse bieten. Die Problematik des Modells liegt in der Vernachlässigung der *„social time"*, der Aufhebung des Seins in der Zeit und fehlenden Kategorien zum Einordnen der in VV oder ZV erforderlichen Deutungen. Dennoch findet sich hier ein für Psychotherapie äußerst fruchtbares Modell, die Lebenssituation eines Menschen und den psychotherapeutischen Prozeß selbst zu betrachten, wobei für die Kindertherapie und die Arbeit in der Regression dieses Modell aufgrund der spezifischen Bedingungen des Zeiterlebens nicht greift und deshalb ergänzt bzw. ersetzt werden muß durch Modelle zu archaischem Zeitbewußtsein. Beim voll memorations- bzw. antizipationsfähigen Menschen allerdings ist die Zeitmatrix die Grundlage der Interpretation des Geschehens – zum einen auf einer reflexiv-verbalen Ebene, zum anderen auf einer affektiv-aktionalen. Es wird eine narrative „Selbstinterpretation im Lebensvollzug" möglich, in der sich der Mensch als Mensch mit anderen, als geschichtliches Wesen begreift und im Bewußtsein seiner Temporalität unentfremdete Subjektivität verwirklichen kann.

4. Temporalität, Subjektivität, Verdrängung

Temporalität kennzeichnet das Wesen des einzelnen Subjektes genauso wie die Struktur psychosozialer Wirklichkeit. Dies haben mit jeweils spezifischen Argumenten *M. Merleau-Ponty* (1966) und *G.H. Mead* (1932, 1934) dargelegt. Zeit ist Extension. Alle Wahrnehmungsvorgänge besitzen eine minimale Ausdehnung (*Pöppel* 1985). So ist auch die „Präsenzzeit" (*William James, William Stern*) extendiert. Sie ist ein *Strömen*, eine fließende Dauer (*durée*, vgl. *Bergson* 1920), die am beobachtenden Bewußtsein vorbeiströmt, wobei dieses selbst in das Strömen einbezogen ist, nur daß die Fließgeschwindigkeiten variieren. „... our experience is always a passing experience, ... this passing experience always involves an extension into other experiences. It is what has just happened, what is going on, what is just appearing in the future, this gives to our experience its peculiar character. It is never an experience just at an instant" (*Mead* 1938). Das Hier-und-Jetzt einer Gegenwart ist damit nicht nur oder vorwiegend Zeit des Aktualvollzugs oder Zeit der Rekapitulation, sondern Zeit der Zeitausstreckung und des Entwurfs. Dies ist besonders charakteristisch für gesunde Individuen in den ersten beiden Lebensabschnitten. Im Alter und bei bestimmten psychischen Erkrankungen, z.B. Depressionen (*Payk* 1979) ist eher ein „dwelling on the past" charakteristisch (vgl. *Petzold, Lückel* 1985; *Petzold, Petzold* 1991; *Marshall* 1975, 1980). Der „substantielle Zukunftsbezug", wie *Angehrn* (1985, 331f) die Konzeption *Meads* bezeichnet, spannt eine „perspektivische", eine „offene Zukunft" aus (*Petzold* 1981 e, k; *Rammstedt* 1975), wie sie für das oben umrissene, neuzeitliche Geschichtsverständnis – im Unterschied zur zyklischen Zeit der Antike – kennzeichnend ist. „*Emergent events*", die den Strom der verfließenden Alltagszeit durchschneiden, konstituieren nach *Mead* die Möglichkeit, die zunächst undifferenzierte Zeitmatrix fließender Präsenz in Gegenwart, Vergangenheit und Zukunft zu unterteilen. „Gegenwart bezieht sich hauptsächlich auf das Sichtbarwerden eines Ereignisses, das mehr ist als die Prozesse, die dazu geführt haben, und das durch seine Veränderung, sein Fortbestehen oder sein Verschwinden späteren Übergangszeiten einen Inhalt vermittelt, den sie sonst nicht besäßen. ... Ihr eigener zeitlicher Durchmesser variiert mit dem Umfang des Ereignisses" (*Mead* 1969, 152). Diese Ereignisse verweisen aber auch auf die Möglichkeit von Einbrüchen aus einem unpersönlichen Bereich, etwa dem geschichtlichen Raum, der umgebenden Welt, die dem Individuum unverfügbar sind und an die es ausgeliefert ist.

In der vorstehend entfalteten „*integrativen Zeittheorie*" als Theorie der „variablen, gesellschaftsgebundenen Zeiterfahrungen", die verschiedene Formen eines „Alltagsbewußtseins von Zeit" (*Rammstedt* 1975) möglich macht, kommt zu der Theorie der „Matrix der Zeitmodi" mit den *Mead*schen Überlegungen noch ein neues Element hinzu: das des „gliedernden Ereignisses". Der zeitliche Fluß ist nicht als Gegliedertheit gegeben, sondern äußere Geschehnisse und aufsteigende innere Ereignisse schaffen Strukturierungsmomente, die zugleich im Sinne der Matrix Bezugspunkte werden können. Eine solche Sicht wird durch die Forschung zur lebensbestimmenden Wirkung von „*critical life events*" (*Fillip* 1990) unterstützt, wobei der „event-Begriff" *Meads* weiter greift und Ereignisse einbezieht, die nicht kritisch oder belastend sind und dennoch menschliches Zeiterleben, Handeln, Fühlen, Denken, d.h. subjektives Selbsterleben „in der Zeit", gliedern. *Cronk* (1987) hebt in seiner Darstellung der Anthropologie *Meads* hervor: „The initial temporal structure of human time-consciousness lies in the separation of present and future by the emergent event. The actor blocked in his activity, confronts the emergent problem in his present and looks to the future as the field of potential resolution of conflict... without the rupture of continuity, there can be no experience at all" (ibid. 56). Dennoch bleibt in diesen Zäsuren „im Übergang der Erfahrung ... Kontinuität als eine Voraussetzung angelegt. Obwohl allem Anschein nach plötzliche Verschiebungen eintreten, setzen wir in ihrem Hintergrund Kontinuitäten voraus, innerhalb derer diese Verschiebungen in Kontinuitäten auflösbar wären" (*Mead* 1929/1987 II, 338). Die „offene Zukunft" ist also nicht geschichtslos (vgl. Abb. S. 610). Das Subjekt, das sich in den Zukunftsraum von einer jeweils gegebenen Gegenwart (GZ) her entwirft, bezieht sich auf seine Geschichte (GV), aber es hat die Möglichkeit, die „Last der Vergangenheit" abzuwerfen, die überkommenen Gewohnheiten, Regeln, Normen zu revidieren, um die Dinge „künftig anders zu machen". Die *Vergangenheit in der Gegenwart* (GV), sei es in Form einer Einstellung, einer Verhaltensweise oder eines neurotischen Symptoms, repräsentiert sich als Sediment, verfestigte *Form, Struktur, Skript, Narrativ* – *Moreno* (1960) würde von „Rollenkonserve" sprechen oder, sofern es sich um ein kollektives Sediment handelt, von „kultureller Konserve". Die Gegenwart der Vergangenheit, das ist das, was sich aus der Vergangenheit in Strukturen und Monumenten, also faktisch niedergeschlagen hat, so daß es in die Gegenwart hineinreicht (*Müller* 1978, 144). Weil die Geschichte durch Erinnerung vergegenwärtigt werden kann, weil aktuell auftauchende Ereignisse (sei es im Alltag oder in der Therapie) uns einen neuen Bezug zu Geschehnissen in der Vergangenheit von der Gegenwart her ermöglichen, ja weil die Vergangenheit – etwa im therapeutischen Spiel – vergegenwärtigt werden kann und dann Teil der ablaufenden Wirklichkeit (GG) wird, emotional und handlungskonkret präsent, wird dem Subjekt seine Geschichte gegenwärtig zugänglich. Es kann vergangenes Geschehen noch einmal *wahrnehmen*, um es besser zu *erfassen*, um es zu *verstehen*, sich *erklären* zu können. So entsteht ein „perichoretisches Ineinander" von Gegenwart und Vergangenheit und/oder Zukunft. Die „verschränkte Zeit" kann begriffen werden als „ganze Zeit" und „ganzer Raum". Die verflossene Zeit (VV) und Potentialität (ZZ) werden verfügbar, wenn man „in der Zeit lebt". Damit erhält, wie *Merleau-Ponty* (1945, 519) feststellt, jede neue Gegenwart die Möglichkeit, den Sinn der Vergangenheit umzugestalten und umzuwandeln. Das Subjekt kann, „obwohl es selbst in Erfahrung und Geschichte wurzelt, ... doch im echten Sinne Neues schaffen" (*Angehrn* 1985, 335). Es ist natürlich zu bedenken, daß die Entwürfe des Subjektes, ja die Spannbreite ihrer Möglichkeiten, wiederum in übergreifende historische Diskurse eingebunden sind und in die Strömungen eines „Zeitgeistes" (*Petzold* 1989f). Sie sind für die individuelle Vernunft nur begrenzt zu hintersteigen, ja selbst gruppale Diskurse vermögen nur begrenzt Exzentrizität von der bestimmenden *Macht* der Geschichte zu gewinnen. „Die Vernunft gilt weder als etwas Fertiges, als eine objektive Teleologie, die sich in der Natur oder der Geschichte manifestiert, noch als ein bloß subjektives Vermögen. Vielmehr geben die in historischen Entwicklungen aufgesuchten Strukturmuster verschlüsselte Hinweise auf die Pfade unabgeschlossener, abgebrochener, fehlgeleiteter Bildungsprozesse, die über das subjektive Bewußtsein des Einzelnen hinausgreifen" (*Habermas* 1985, 69). Die Relevanz dieser Überlegung für die Psychotherapie besteht darin, von einseitiger Vergangenheitsorientierung oder Gegenwartszentrierung abzugehen, der Zukunft eine größere Bedeutung beizumessen und die „ganze Zeit" in ihrer jeweils *altersspezifischen* Horizonthaftigkeit (sie stellt sich beim kleinen Kind anders dar als beim Erwachsenen oder alten Menschen, vgl. *Piaget* 1946/1955; *Gubrium* 1976) als Gegenstand psychotherapeutischen Handelns zu sehen. Die Determiniertheit des Individuums, wie sie der psychoanalytische Diskurs vertritt, stellt sich in dieser Perspektive weniger unerbittlich dar, die Freiheit spontaner Hier-und-Jetzt-Orientiertheit, wie sie *Perls* (1969) und *Moreno* (1941) vertreten, als eingeschränkter als dies die Protagonisten der „*here and now therapy*" sich gewünscht haben. In der zeittheoretischen Perspektive *Meads* und *Merleau-Pontys* und – von anderem Hintergrund herkommend – *A. Müllers* und *C.F. von Weizsäckers*, die wir in unserem Ansatz zusammengeführt haben, wird eine nicht-deterministische (wenn auch nicht voraussetzungslose) Konzeption der Verbindung von Vergangenheit, Gegenwart und Zukunft möglich, die Therapeut *und* Patient eine Offenheit für grundsätzliche *Novität* ermöglicht.

Ein neues Ereignis ist zwar in Kausalketten mit vorgängiger Gegenwart (VG), d.h. mit Vergangenheit verbunden, es ist „aber eben wegen seiner Neuheit per Definition nicht aus dieser ableitbar, sondern zwingt vielmehr zur rekonstruktiven Erschließung einer solchen Kausalkette" (*Joas* 1980, 173). Das Subjekt ist denn „auch nur ein Ort, an dem sich mannigfache ‚Kausalitäten' kreuzen" (*Merleau-Ponty* 1966, 108).

„Was neu ist, kann auftauchen, aber dieses Auftauchen erfolgt unter Bedingungen" ... „genau dieses Bedingen ist die qualitative Eigenschaft der Vergangenheit" (*Mead* 1929/1987 II, 338). Für die Psychotherapie muß eine „eingeschränkte Kausalität" angenommen werden, *denn sie befaßt sich mit menschlichen Lebensläufen im Lebenslauf selbst*, in den sie sich einklinkt. Die Rekonstruktion der Geschichte ist Teil und wird Teil der Geschichte („Ich erinnere mich an eine Analysestunde, in der wir..."). Die multikausalen Einflüsse auf Lebensereignisse lassen die Vorstellung „lückenloser Ketten" und „linearer Herleitungen" von Gegenwärtigem aus Vergangenem, wie sie – trotz des Konzeptes der „*Nachträglichkeit*" * – das *Freud*sche Paradigma suggeriert, obsolet werden. Der Verzicht auf Historizität bei *Perls* und *Goodman* (1951) indes, ist eine naive Verkennung der temporalen Struktur von Subjektivität, denn natürlich bedingt Vergangenheit, etabliert eine sich in Vergangenheit wandelnde Gegenwart ein komplexes Netz von Bezügen, das bis in ferne Zukunftsräume (ZZ) Wirkungen entfalten kann, die für einen Menschen in einer jeweils aufgekommenen Gegenwart (GG) erlebbar werden. Aus der erfahrenen Vergangenheit kann die Gegenwart mehr oder weniger umfassend, kaum jemals aber vollständig rekonstruiert werden. Das Zufällige (*Marquard* 1987) durchbricht die Kausalität genauso wie die Überdeterminiertheit und die Pluralität der Einflußgrößen (*Rorty* 1989). Die Rekonstruktion der Vergangenheit und die Emergenz gegenwärtiger, neuer Ereignisse stellen das Subjekt in eine Dialektik von Kontinuität und Diskontinuität, die verlangt, daß der *Sinn* einer Gegenwart beständig neu aus dem Gegenwärtigen (GG), seinem Herkommen in der Vergangenheit und seinen antizipatorischen Perspektiven (ZG, ZZ) geschöpft werden muß. Dabei besteht der „Charakter der Vergangenheit... darin, daß sie das Unverbundene verbindet, indem sie eine Gegenwart in einer anderen aufgehen läßt" (*Mead* 1929/1987 II, 343). Vergangenheit erschließt sich immer von einer Gegenwart her, die einerseits von Verflossenem eingefärbt ist, andererseits auch Verflossenes tönt (z.B. wird durch bedrückende Gegenwart oftmals gute Vergangenheit überschattet).

---

* *Freud* hat in der Analyse des „*Wolfsmannes*" mit dem Begriff der „*Nachträglichkeit*" einen ähnlichen Gedankengang entwickelt: „Es ist dies... ein zweiter Fall von *Nachträglichkeit*. Das Kind empfängt mit 1 1/2 Jahren einen Eindruck, auf den es nicht genügend reagieren kann, versteht ihn erst, wird von ihm ergriffen bei der Wiederbelebung des Eindrucks mit 4 Jahren, und kann erst zwei Dezennien später in der Analyse mit bewußter Denktätigkeit erfassen, was damals in ihm vorgegangen. Der Analysierte setzt sich dann mit Recht über die drei Zeitphasen hinweg und setzt sein *gegenwärtiges Ich* in die längst vergangene Situation ein" (GW II 72, meine Hervorheb.).

Die Schatten aus der Vergangenheit auf die Gegenwart, die bis in die Zukunft reichen und beides bestimmen können, sind keineswegs immer sichtbar und bewußt. Sie sind zum Teil verleugnet oder auch so selbstverständlich geworden, daß sie nicht mehr wahrgenommen werden. Sie sind *verdrängt* worden. Damit werden Sinnschöpfung in der Gegenwart, freie Gestaltung von Zukunft und Sinnkonstitution durch „verknüpfende Vergangenheit" eingeschränkt oder verunmöglicht. Die „Bedingungen", von denen *Mead* und *Merleau-Ponty* sprechen, sind unzugänglich, bleiben unverfügbar und können deshalb determinierend werden. Derartige Determinierungen liegen zum einen Teil in übergeordneten, anonymen Diskursen der historischen und gesellschaftlichen Situation, die sich mit den Diskursen einer persönlichen Biographie verschränken, sie liegen in persönlichen und überpersönlichen Entfremdungs- und Verdrängungsprozessen, die Subjektivität einschränken und beschädigen können. Hierzu sind die zeittheoretischen Überlegungen *Merleau-Pontys* (1966; *Boehm* 1982) erhellend, denn sie verbinden *„Leiblichkeit, Zeitlichkeit und Weltbezug"* und weisen deren grundsätzliche *Ambiguität* aus. Sie ermöglichen ein Verständnis individueller biographischer Gegebenheiten, ohne sie individualisierend zu verkürzen, sie überschreiten – und hier liegt ein wesentliches Moment – noch *Meads* Gesellschaftsbezug, der als unverzichtbar stehen bleiben kann, und führen über den lebensweltlich verwurzelten Leib in einer fundamentalen Reflexion zu dem Boden hin, aus dem Subjektivität letztlich erwächst, denn *Merleau-Ponty* weiß, daß „die Sublimierung des biologischen Daseins zur persönlichen Existenz und der natürlichen Welt zur Kulturwelt ... ihre Möglichkeit wie auch ihre Gebrechlichkeit aus der Zeitstruktur unserer Erfahrung" empfängt (idem 1966, 109). Das Thema wird damit eingebettet in Prozesse der Vermittlung von Natur und Kultur, Mensch und Welt als zeitliche Realitäten.

„Insofern ich ‚Sinnesorgane', ‚Seelenfunktionen' und einen ‚Leib' ähnlich wie andere Menschen habe, ist keines meiner Erfahrungsmomente je eine völlig integrierte und durchaus einzige Totalität, in der ein jedes einzelne nur in Funktion des Ganzen sein Dasein hätte, vielmehr bin ich auch nur ein Ort, an dem *sich mannigfache ‚Kausalitäten' kreuzen* ... So zeigt sich am Rande unserer personalen Existenz ein Umkreis *beinahe* unpersönlichen Daseins, das gleichsam ganz von selbst ist, wie es ist ...; erscheint die menschliche Welt, die ein jeder von uns sich geschaffen hat, umgeben von einer Welt überhaupt, der man zuerst einmal angehören muß, ehe man sich in die abgeschiedenen Räume menschlicher Liebe oder persönlichen Ehrgeizes einschließen kann. So wie man von Verdrängung im engeren Sinne spricht, wenn ich über die Zeit hinweg festhalte an einer einst gegenwärtig gewesenen Welt und diese zur Form meines ganzen Lebens mache, so kann man sagen: als vorpersönliches Zugehören zu einer Form von Welt überhaupt, als anonymes und allgemeines Dasein, spielt mein Organismus im Grunde meiner persönlichen Existenz die Rolle eines *angeborenen Komplexes*" (ibid. 1966, 108f).

Nun, es geht um Komplexität, da der Organismus in den Kontext eingebunden ist und als temporaler im Kontinuum steht, in dem und durch das er seine Subjektivität gewinnt aufgrund von vielfältigen Entwicklungs- und Sozialisationsprozessen (vgl. dieses Buch S. 570ff), deren Wesen – das haben die angesprochenen Überlegungen *Meads* schon gezeigt – ohne ein Verständnis von Zeitlichkeit unverständlich bleibt. Den von dem französischen Phänomenologen aufgezeigten Dimensionen von persönlicher *„Verdrängung im engeren Sinne"* und der Verdrängung als *„universalem Phänomen"*, das die Bedingtheit unseres Seins als inkarnierte Wesen verständlich macht, indem es diese in Bezug setzt zur Zeitstruktur des Zur-Welt-Seins" (ibid. 1966, 108), sei im folgenden nachgegangen.

Verdrängung im „engeren", d.h. auch im spezifisch „klinischen" Sinn erfolgt, wenn „Vergangenheit in der Gegenwart" übermächtig wird und diese in einer Weise strukturiert, daß eine einstmalige Gegenwart durch beständige Reinszenierungen den lebendigen, aktualen Gegenwartsfluß (GG) determiniert, wenn also eine *Beständigung* oder *Fixierung* stattgefunden hat, die in jede Zukunft ausgreift und eine unentrinnbare Selbigkeit herbeizwingt. Dieses Geschehen stellt sich als Automatismus dar, der dem Subjekt verborgen bleibt und der sich seiner Handlungsmöglichkeit entzieht. Seit *Freud* sprechen wir in diesem Zusammenhang von *Verdrängung, Fixierung, Wiederholungszwang*:

„Das Phänomen der Verdrängung, von dem die Psychoanalyse spricht, besteht darin, daß jemand einen einmal eingeschlagenen Weg – der Liebe, der Arbeit, des beruflichen Fortkommens – versperrt findet, ihm aber sowohl die Kraft, das Hindernis zu überwinden, fehlt, als auch die, auf sein Vorhaben zu verzichten, so daß er in seinem Versuch sich festläuft und all seine Energie damit vergeudet, ihn unentwegt im Geist zu erneuern. *Die verfließende Zeit spült das unmögliche Vorhaben nicht mit sich fort, schließt sich nicht über der Trauma-Erfahrung*, sondern ständig bleibt das Subjekt, wenn schon nicht in seinem expliziten Denken, so doch in seinem wirklichen Sein, auf jene unmögliche Zukunft hin geöffnet. Eine unter allen Gegenwarten erhält so eine Ausnahmebedeutung: Sie überschiebt sich jeder anderen Gegenwart und beraubt diese ihres Sinnes als echter Gegenwart.

Ich bleibe der, der eines fernen Tages jener Jugendliebe verfiel, oder der, der einst in jener Welt der Eltern lebte. An Stelle des vormals Wahrgenommenen tritt Neues, ja auch neue Gefühle treten an die Stelle der einstigen, doch diese Erneuerung wandelt nur den Erfahrungs*inhalt*, nicht die Erfahrungs*struktur*, die unpersönliche Zeit fließt weiter fort, die persönliche Zeitlichkeit aber stockt. Diese Fixierung hat nicht etwa nur die Bedeutung einer Erinnerung, sie schließt im Gegenteil die Erinnerung aus ..." (*Merleau-Ponty* 1966, 107, meine Hervorhebung)

Diese subtilen Überlegungen sind von höchster klinischer Relevanz und fundieren ein Kernkonzept der Integrativen Therapie: *„Von den Phänomenen zu den Strukturen!"* Im Strom der unpersönlichen, überpersönlichen Zeit, der beständig neue Szenen hervorbringt (*narrations, scripts*), neue Geschichten (*narratives*) schreibt, wandeln sich nur die Kulissen, die Phänomene sind nur *scheinbar* andere, weil sich in ihnen eine verborgene Struktur manifestiert, deren *schlechte Selbigkeit* sich als die Perpetuierung *eines* Sinnes erweist, der seinen *Bezug* verloren hat und damit un-sinnig wurde (denn Sinn ist an Relationalität gebunden). Leben verliert hier seine Lebendigkeit, Kreativität verkommt zur Perseveration, sich entwickelnde Lebenserzählung, *Biosodie*, wird zur versteinerten *Biographie*, einer Festschreibung, die Repetition ist und die Möglichkeit einer Fortschreibung verloren hat. Die Lebensgeschichte stellt nicht mehr variierbare Strukturmomente (Skripts, Narrative) für die Narration, den lebendigen Fluß des sich erzählenden Lebens, für seine kreativen, dramatistischen Improvisationen zur Verfügung, sondern wird zu einer unerbittlichen Regie für die Inszenierung des Gestrigen. Derartige dysfunktional gewordene Skripts ohne Gegenwartsbezug und Chance für eine frische Zukunft, derartige fixierende, *maligne Narrative*, die Lebendigkeit, Lebensfülle und personale Begegnung (sie entgleist zur Übertragung) verhindern, machen das Wesen der meisten Neurosen aus.

„Diese Fixierung hat nicht etwa nur die Bedeutung einer Erinnerung, sie schließt im Gegenteil die Erinnerung aus, insofern eine solche das einst Erfahrene einem Bilde gleich vor uns entfaltet, die Vergangenheit aber, die unsere eigentliche Gegenwart bleibt, gerade nicht von uns Abstand gewinnt, sich ständig gleichsam hinter unserem Blick verbirgt, anstatt sich vor ihm zu entfalten. Die Trauma-Erfahrung wahrt ihren Bestand nicht in der Gestalt einer Vorstellung des objektiven Bewußtseins und als datierbares Vorkommnis, vielmehr ist es ihr wesentlich, nur fortzuleben in einem Stil des Seins und in einem gewissen Grade von Allgemeinheit. Meines ständigen Vermögens, mir neue ‚Welten' zu erschließen, entäußere ich mich zugunsten einer einzigen, und eben dadurch geht auch diese bevorzugte Welt ihrer Substanz verlustig und schließlich unter in einer unbestimmten Angst" (*Merleau-Ponty* 1966, 108).

Dieser Prozeß der „Gerinnung" von Zeit schafft „sedimentierte Zeit", *leibhaftig*. Denn das „Stocken persönlicher Zeitlichkeit" ist nicht nur ein Anhalten eines verbalen Redeflusses, sondern das Verlangsamen, ja Zum-Stillstand-Bringen von Handlungssprache, Handlungen als Sprache, die der lebendige Leib in die Welt setzt, über die er mit der Welt spricht – von Babyzeiten an: *narratives from the crib* (*Nelson* 1989; dieses Buch S. 541f) – wortlos und mit Worten, im Sprachraum und im sprachlosen Raum, wo ein *leibliches Denken*, *„thoughts without language*" (*Weiskrantz* 1988), ein „Gedächtnis ohne Worte" (*Bruner* 1969) wirkt. Die Fixierung dieser „stummen Sprache", ja Zwiesprache mit der Welt (vgl. *Merleau-Ponty* 1964), die sich leiblich in der Zeit *zeigt* und sichtbar wird, geht einher mit der zunehmenden Verdrängung des Leibes." „Zumeist verdrängt (*refoule*) die persönliche Existenz den Organismus, ohne ihn je überwinden noch auch je auf sich selbst verzichten zu können, ohne je ihn auf sich oder sich auf ihn reduzieren zu können" (idem 1966, 109).

Die Temporalität des Menschen ist lebensweltlich, d.h. leiblich und intersubjektiv begründet, und die Subjektivität seiner Existenz kann dieser Grundlage nicht entkommen. „Das eigene, persönliche Existieren ist ein nur je und je zeitweiliges" (ibid.). Damit ist diese Existenz auch eine zerbrechliche, zugleich eine in die Zeit eingebettete und von der Zeit bedrohte, denn wodurch wird der Fluß der persönlichen Zeit zumeist ins Stocken gebracht? Durch Einbrüche aus dem übergeordneten Zeitstrom, die lebensfeindlich und entfremdend sein können und „dem Leben nur mehr einen gezwungenen Sinn zu geben" vermögen (ibid. 109). Insofern sind wir an die Zeit, die Geschehnisse in der „unpersönlichen Zeit" auch ausgeliefert, Zeit, die im Herzen unserer Existenz selbst wirken kann, denn „offenkundig bin ich zwar nicht der Urheber der Zeit, so wenig wie der meines Herzschlages, nicht ich bin es, der die Initiative der Zeitigung ergreift; es geschah nicht nach meiner Wahl, daß ich geboren wurde, und bin ich einmal geboren, so bricht durch mich die Zeit hervor, was immer ich tun mag" (idem 1966, 465). Die unpersönliche Zeit ist nicht nur außerhalb von uns, so wenig wir „außerhalb" von Welt sind. Überpersönliche und persönliche Zeit durchwirken sich – ein Strom mit unterschiedlichen Fließgeschwindigkeiten, Stromstärken und Flußmustern. Wenn wir von Lebenszeit sprechen, müßten wir uns der *Ambiguität* der Zeit bewußt bleiben, die uns letztlich unverfügbar ist. Verdrängung – es sei wiederholt – ist damit als eine Verschränkung von Persönlichem und Unpersönlichem zu sehen, als ein „universales Phänomen" (ibid. 108). Neurose ist deshalb auch als ein ubiquitäres Phänomen zu sehen, als grundsätzliche *Möglichkeit* der menschlichen Existenz, wie die Krankheit, die nur dem medizinalisierten Blick (*Foucault* 1976) und der kollektiven, projektiven Abwehr medizinischen Denkens als grundsätzliche *Anomalie* erscheinen kann. Die „Pathologisierung“ der Krankheit und der Neurose verkennt die *conditio humana*, das Wesen der menschlichen Existenz, in der es um noch mehr geht als um Fitness. Es geht z. B. um persönliche Integrität, um Kreativität, Mitmenschlichkeit, Engagement u.ä., die nicht an physische Validität gebunden sind, und nicht nur um das reibungslose Funktionieren eines Idealorganismus mit optimalen Laborwerten oder einer Menschenmaschine ohne Fehl und Tadel. Temporale Subjektivität entspricht diesem Phantom nicht, sondern setzt sich auf dem Hintergrund eines „erweiterten Gesundheits- und Krankheitsbegriffs“ (*Petzold* 1991i) mit Gesundheit und Krankheit, Gesundwerden und Krankwerden im Prozeß des Lebens auseinander. Mit einem feinspürigen Bewußtsein für diese existentielle Ambiguität des Leib-Subjektes wird sich das therapeutische Tun differenzierter gestalten – nicht nur als ein Kampf *gegen* die Neurose, ein Ringen um die Beseitigung seelischer, somatischer, psychosomatischer Erkrankung, sondern auch als ein gemeinsames Verstehen und Tragen von Leid und Belastung und Angst *über die Zeit hin* – immer wieder mit beglückenden Erfahrungen der Befreiung von Leiden und immer wieder mit schmerzlichen des Scheiterns: „Was die Zentrierung unserer Existenz ermöglicht, ist zugleich, was ihre absolute Zentrierung verhindert: das anonyme Wesen unseres Leibes ist unauflöslich in eins Freiheit und Knechtschaft. So können wir zusammenfassen: Die Zweideutigkeit des Zur-Welt-Seins selbst drückt sich in der des Leibes aus, die sich ihrerseits versteht aus der Zweideutigkeit der Zeit“ (*Merleau-Ponty* 1966, 110).

Der französische Phänomenologe zeigt hier die Grenzen der Subjektivität und damit auch die Grenzen von Psychotherapie auf, und er schärft uns damit zugleich den Blick für ihre Möglichkeiten. Die Grenzbestimmung liegt im Wesen persönlicher Existenz, die in ihrer Zeitlichkeit durch *Endlichkeit* charakterisiert ist, während die unpersönliche Zeit un-endlich weiterströmt. Aber aus diesem Faktum, das unausweichlich ist – „einer Wunde gleich, durch die sich unsere Kraft verströmt“ (idem 1966, 110) – gewinnt unsere Subjektivität Profundität. Unsere menschliche Existenz „empfängt ihre Möglichkeit wie auch ihre Gebrechlichkeit aus der Zeitstruktur unserer Erfahrung“ (ibid. 109). In der Psychotherapie als Arbeit mit Menschen, bei denen die zentralen Probleme mit Entgrenzung, Grenzverlusten, Grenzüberschreitung, Grenzverletzung zu tun haben, im therapeutischen Tun, das selbst als *„Handeln um Grenzen“* charakterisiert worden ist (*Petzold* 1969c), wo Therapeuten die Grenzen ihrer Möglichkeiten wieder und wieder erfahren müssen und diese oftmals kränkende Erfahrung und die damit verbundene Ohnmacht häufig verdrängen, verleugnen oder in das Gegenteil übermächtiger Größe und totaler Machbarkeit verkehren müssen, sind die Reflexionen *Merleau-Pontys* ein guter Kompaß für die unwegsamen Wegstrecken, die wir im „Dickicht der Lebenswelt“ mit unseren Patienten durchschreiten. Sie bieten auch Korrektive für unsere Bemühungen, das Machbare zu suchen, das Mögliche zu finden ... in der Praxis, wie in der Theorienbildung. *Merleau-Pontys* Chronosophie – und seine Zeittheorie verdient diese Bezeichnung – ist auch versichernd-verunsichernder Hintergrund für die pragmatistische Zeittheorie *Meads*, die wir immer wieder zur Fundierung unserer psychotherapeutischen Praxis heranziehen.

5. Identitätsarbeit und Sinnerfassungskapazität

Blickt man auf die Zeittheorien von *Mead* und *Merleau-Ponty*, so findet sich eine differenzierte Wertung der Gegenwart, durch die die Gegenwartsbetonung von *Rogers*, *Perls*, *Moreno* eine Fundierung erfahren könnte, ja die insgesamt das immer nur im Hier-und Jetzt einer gegebenen Therapiesituation stattfindende Geschehen zeittheoretisch absichern würde. Die chronosophische Adaptierung dieser Zeittheorien und ihre Entwicklung zu einer „integrativen Zeittheorie" für die Psychotherapie schlechthin (also nicht nur für den Integrativen Ansatz) mit ihrer Betonung der Zeitatmosphären, der perspektivisch-perichoretischen Zeitauffassung usw. muß indes , wenn sie für die Theorie und Praxis therapeutischen Handelns fruchtbar werden soll, Querverbindungen zu Persönlichkeitstheorie, Entwicklungstheorie, Bewußtseinstheorie, Psychopathologie und Interventionstheorie möglich machen (vgl. dieses Buch S. 501ff.). Dies kann natürlich im Rahmen dieser Arbeit nicht geschehen. Andererseits durchziehen zeittheoretische Überlegungen mein gesamtes Schrifttum und sind verschiedene Bereiche, z. B. die Bewußtseins-, Gruppen- oder Interventionstheorie, durch chronosophische Exkurse unterfangen worden (*Petzold* 1979f, 1981e, dieses Buch S. 233ff). So sollen hier nur *exemplarisch* einige Reflexionen zur Verflechtung chronosophischer Reflexionen mit verschiedenen relevanten Strängen psychotherapeutischer bzw. leibtherapeutischer Theorienbildung vorgetragen werden.

Ausgangspunkt ist das gegenwärtige Kontext/Kontinuum, das in einem extendierten, perspektivischen Hier-und-Jetzt erfahren wird als *historische und prospektive Gegenwart.* In diesem strukturellen Zusammenhang inszeniert sich menschliches Leben als Vollzug, geschehen Akte der „Emergenz", erzählt sich *Biosodie,* schreibt sich *Biographie* oder wird geschrieben. Daraus folgt, daß das Kontinuum einer Lebensgeschichte, einer Lebenserzählung, eines Lebensentwurfes *insgesamt* und das Kontinuum eines Behandlungsvollzuges *insgesamt* Gegenstand der gemeinsamen Arbeit in der Therapie werden müssen, denn im therapeutischen *Geschehen* erzählt sich die *Biosodie* als lebendige Narration fort und sedimentiert sich *Biographie* als erzählte Geschichte. Auf diesem Grund werden dann neue *sinn-volle* Lebensentwürfe möglich (*Petzold* 2001k).

In meiner Identitätstheorie (*Petzold* 1984i, dieses Buch Einführung Abb. 7, S. 73ff, 322f, *Müller, Petzold* 1999; zusammenfassend 2001p) habe ich genau diese Kontinuumsdimension als zentrales Moment herausgearbeitet. Identität ist nicht nur *Geschichte* und *Geschehen,* sie ist auch *Entwurf, Prospektion,* als ausgefaltete Struktur des Leibselbst an die Temporalität des Leibes gebunden. Identität als *Verkörperung* gesellschaftlicher Verhaltenserwartungen bzw. sozialer Attributionen ist damit immer auch leibliche *Formung des Selbst.* Der Übergang vom „archaischen Leibselbst" zum „reifen Leibselbst", das über ein funktionsfähiges Ich und eine prägnante Identität verfügt (dieses Buch S. 541ff), ausgebildet in den Prozessen der Sozialisation und Entwicklung, ist ohne ein Konzept von Temporalität nicht verstehbar (dieses Buch S. 326ff, 233f, 282f). Leibhaftige Identität konstituiert sich also in *„Kontext und Kontinuum"* (idem 1974k, 1988m, 1967f), in Lebenslagen, „social worlds", „life style communities" (*Müller, Petzold* 1999). Das Subjekt ist, in aller Sozialisationsbestimmtheit, immer auch „produktiver Wirklichkeitsverarbeiter" (*Hurrelmann* 1995), *„producer of his own development"* (*Brandstädter* 1984, 1985). Diese Erkenntnis moderner Entwicklungspsychologie sollte nicht ausgeblendet werden (aber auch keine einseitige Überbetonung erfahren). Nur auf dieser Grundlage wird Psychotherapie, Persönlichkeitsentwicklung, Identitätsarbeit überhaupt möglich als „Arbeit in der Zeit", in der Dauer:

> „Dauer ist ein kontinuierliches Übergleiten einer Gegenwart in die andere. Die Gegenwart ist ein Übergang, der aus Prozessen besteht, dessen frühere Phasen in bestimmter Hinsicht ihre späteren Phasen bestimmen. Wirklichkeit liegt also immer in einer Gegenwart. Wenn die Gegenwart vorbei ist, ist sie keine Wirklichkeit mehr. Es erhebt sich die Frage, ob die Vergangenheit, die in unserer Erinnerung und in unseren noch weiter rückwärts gerichteten Projektionen auftritt, sich auf Ereignisse bezieht, die in solchen beständig ineinander übergehenden Gegenwarten existieren, oder auf jene Phase, welche Bedingung für die gerade vorbeiziehende Gegenwart war, die uns erlaubt, unser Verhalten in Richtung auf die Zukunft, die auch in der Gegenwart entsteht, zu bestimmen. Ich würde das letztere behaupten. Meine Position besagt, daß die Vergangenheit so konstruiert ist, daß sie sich nicht auf Ereignisse bezieht, die unabhängig von der Gegenwart Realität haben, die der Sitz von Wirklichkeit ist. Die Vergangenheit bezieht sich vielmehr auf die vorübergehenden Bedingungen der Gegenwart, die Voraussetzung für intelligentes Verhalten sind. Es ist dabei klar, daß das Material, aus dem diese Vergangenheit konstruiert wird, in der Gegenwart liegt" (*Mead* 1969, 411).

Diese zeittheoretischen Überlegungen, wie sie im Voranstehenden entfaltet wurden, auf identitätstheoretische gewendet, führt zum Konzept einer beständigen „*Identitätsarbeit*" (*Petzold* 1969b, dieses Buch S. 672ff), wobei es nicht nur oder gar ausschließlich um die Gewährleistung einer „konsistenten" Identität als fester Größe geht – *Adorno*, *Levinas, Derrida, Lyotard* u.a. haben auf die Probleme eines solchen Konsistenzzwangs hingewiesen (*Petzold* 1993d; *Stross* 1991; vgl. *Frey, Haußer* 1987) –, sondern vielmehr um ihre kreative Offenheit, die eine stets neue Bestimmung von Identität unter *Bedingungen von Kontinuität und Diskontinuität* erforderlich macht. Die Gewährleistung dieser Balance ist genauso wichtig wie das *Balancieren* zwischen Selbst- und Fremdattributionen (*Krappmann* 1969; *Dubiel* 1974; *Habermas* 1971; *Petzold, Mathias* 1983). Das „Balancieren" auf der temporalen und der intersubjektiven Dimension erweist sich bei genauer Betrachtung als ein Ko-respondieren (*Petzold* 1978c, 1991e) mit anderen Subjekten im Kontext, mit verinnerlichten Anderen (GV), mit sich selbst (GG), dem „inneren Gefährten", zu welchem man sich im Prozeß der Sozialisation (GV) herangebildet hat. In diesem Ko-respondenzprozeß wird Vergangenheit von einer Gegenwart her auf ihren *Sinn* hin ausgeleuchtet, und dabei kann eine memorierte Szene, allein schon durch den Akt der *Memoration*, ein evoziertes Ereignis allein schon durch den Akt des *retrievals* überformt werden bis in die Struktur der Mneme hinein (*Nelson* 1986). Gedächtnisinhalte sind keineswegs invariante, zeitüberdauernde Größen, die von Nachfolgendem unbeeinflußt bleiben (vgl. *Loftus* 1971; vgl. dieses Buch S. 559ff). Jede neue Gegenwart bietet deshalb die Chance, daß ein einstmals gefundener Sinn sich verändert, ausweitet, anders nuanciert. Im Vorgriff auf die Zukunft kann sogar eine Gegenwart schon als Vergangenheit begriffen werden und – in antizipatorischen Akten – sogar eine Zukunft. Damit wird das *Volumen möglichen Sinnes* extendiert, wird die „historische Qualifizierung des Früheren durch Späteres ausgeweitet auf die noch ausstehende Einholung des Vergangenen (und Gegenwärtigen) durch eine Zukunft, in welcher das Vergangene von der Endgültigkeit seines Vergehens befreit wird" (*Angehrn* 1985, 337). Die *Zeitmodalitäten* und die in ihnen geschehenen Ereignisse werden in der Gegenwart mit Bezug auf unterschiedliche Vergangenheiten (etwa in unterschiedlichen Schichten der Erinnerung oder Niveaus der Regression) und verschiedenen Ebenen von Zukunft (nahe oder fernliegende Antizipationen) „über die Zeit hin" mit wachsender *Sinnerfassungskapazität* (*Petzold* 1970c, 1984i) interpretiert – bei seelischen oder cerebralen

Erkrankungen (z.B. Demenz, Schizophrenie mit Defektbildung), aber auch mit abnehmender *Sinnerfassungs-, Sinnverarbeitungs-* und *Sinnschöpfungskapazität* (2001p).

> „Ich verweise auf die Erinnerungsbilder und das Beweismaterial, aus dem wir die Vergangenheit bilden, und darauf, daß jede neue Interpretation unseres Bildes von der Vergangenheit in einer Gegenwart liegt und nach dem logischen Beweischarakter beurteilt werden wird, den solche Daten für eine Gegenwart besitzen. Es ist ebenso klar, daß wir uns aufgrund dieser Daten und ihres gegenwärtigen Stellenwertes nicht auf eine reale Vergangenheit berufen können, um unsere Konstruktion zu überprüfen. (...) Wir denken nicht über eine letztlich unveränderliche Vergangenheit nach, die sich hinter uns ausdehnt und in ihrer Gesamtheit keiner weiteren Veränderung unterworfen ist. Unsere Rekonstruktionen der Vergangenheit variieren in ihrem Umfang, aber sie enthalten niemals Reflexionen über die Endgültigkeit ihrer Befunde. Sie sind immer beträchtlichen, wenn nicht gar vollständigen Umformulierungen unterworfen, wenn spätere Beweise entdeckt werden. Selbst das *lebendigste Erinnerungsbild kann irreführend sein.* Mit einem Wort, wir erhalten unsere Sicherheit niemals durch eine Übereinstimmung zwischen der konstruierten Vergangenheit und einer Vergangenheit, die unabhängig von dieser Konstruktion wäre" (*Mead* 1969, 259, meine Hervorhebung).

Hier nun ist auf *Merleau-Pontys* Überlegungen zur persönlichen *Verdrängung* als Beständigung zurückzugreifen, die es ermöglicht, Vergangenheit nicht nur über den mnestischen Niederschlag von Atmosphären und Szenen, der der Überformung durch spätere Ereignisse ausgesetzt ist, zu konstituieren, sondern über *Monumente,* die als Zeugen einstmaliger Gegenwarten von Vergangenem gegenwärtig künden. Die Einschreibungen des Lebens in den Leib, Haltungen, Lach- und Gramfalten, Symptome sind die beeindruckendsten Zeugnisse solcher Geschichte, die prägend wirkte und ihre Spuren hinterlassen hat in geformter, zuweilen deformierter Leiblichkeit (vgl. dieses Buch S. 856ff). Nur sind diese *Monumente* dem so Gezeichneten oft nicht bewußt, er vermag die „Botschaft der Symptome" (*Petzold* 1990l) nicht zu erfassen, die Zeichen nicht zu sehen, geschweige zu lesen, denn sie sind ihm ausgeblendet, sie liegen nicht in der „Lichtung", offen zugänglich für ihn. So braucht er den „anderen Blick" und den Hinweis, das Hindeuten, die Deutung des Anderen (idem 1988p, dieses Buch S. 267ff). Die Verdrängung in ihrer leibhaftigen Manifestation ist die *anwesende Geschichte,* die sich perpetuiert als eine Selbigkeit, die – wenngleich nicht umwandelbar – persistenter ist als bloße Erinnerung. Der gebeugte Rücken gibt Kunde von einer Geschichte der Unterdrükkung, sei sie nun dem Subjekt bewußt oder nicht, denn es muß diese Geschichte weitervollziehen, wenn ihm nicht Befreiung zuteil wird. Diese aber liegt nicht allein in einer verbalen, kognitiv einsichtigen Interpretation der unbeachteten, verleugneten, verdrängten Zeichnungen des Leibes und der Situationen, in denen der Leib gezeichnet wurde, sondern die Befreiung liegt in einer leibhaftigen Neuinterpretation als Umformung (*Petzold* 1990b; *Petzold, Orth* 1990c), durch die vom Subjekt in kokreativer Aktion mit dem Therapeuten und relevanten Menschen seiner Lebenswelt „neue Zeichen" gesetzt werden, und das bedeutet, daß an die Stelle der Niedergeschlagenheit und Gebeugtheit eine Aufrichtung treten kann. Auch die Verdrängung also und die in ihr etablierten, fixierenden Narrative, die typisierten, starren Formen sind nicht invariant, sondern können für neue Metamorphosen geöffnet werden. Damit wird ein Prozeß durch *leibhaftige Interpretation* reversibel, den *Merleau-Ponty* wie folgt beschrieben hat: „So ist die Verdrängung gleichsam der Übergang vom Existieren in erster Person zu einer Scholastik der Existenz, die nur noch lebt von einer einstigen Erfahrung oder gar nur von der Erinnerung, diese einstmals gehabt zu haben, sodann nur von der Erinnerung, diese Erinnerung gehabt zu haben und so weiter, bis ihr endlich nur mehr die typische Form verbleibt" (*Merleau-Ponty* 1966, 108), und diese ist ein *Modus oder Stil beschädigten und beeinträchtigten leiblichen Existierens in der Welt* (mit allen damit einhergehenden somatischen, psychischen, kognitiven, sozial-interaktiven Manifestationen bzw. Symptomen). Natürlich ist die Frage berechtigt, ob nicht auch schon die Verleiblichung (*incorporation* im Sinne *Marcels* 1985 oder *Merleau-Pontys* 1966), die *Einleibung* (*Schmitz* 1965, 1989) schon eine Form der Interpretation ist und damit das *Monument*, das Relikt, das Narrativ oder Skript – wie immer man es nennen will – die Weitergabe eines interpretativen Aktes und seiner Sedimentation ist. Diese Frage ist zu bejahen, weil schon die Wahrnehmung, durch Sozialisation geprägt (*Holzkamp* 1972), ein Interpretationsvorgang ist, und damit ist vergangene Wahrnehmung und ihr symbolischer Niederschlag – sei er nun sprachlicher, ikonischer, gestischer Art – *Interpretation*.

Daraus folgt: „Es gibt keine interpretationsfreie vergangene Wirklichkeit, an der wir unsere Rekonstruktionen der Vergangenheit überprüfen könnten. Die Vergangenheit ist kein objektiver Tatbestand, der in einer interpretationsfreien Beobachtungssprache beschrieben werden könnte. Selbstverständlich können wir sagen, *daß* früher etwas geschehen ist. *Was* jedoch geschehen ist, ist eine Frage, deren Beantwortung eine Interpretation erfordert. Erst mit dieser interpretativen Rekonstruktion wird Vergangenheit gebildet" (*Straub* 1989, 104). Die narrative, d.h. verbale, ikonische, szenisch-dramatische Interpretation von Vergangenem konstituiert das Subjekt, erschafft *Identität*. Die Interpretation der eigenen Geschichte, der interpretative Zugriff auf eine antizipierte Zukunft mit einer jeweils gegebenen *Sinnerfassungskapazität* schafft *Sinn* für eine Gegenwart und läßt die Fähigkeit, Sinn zu erfassen, wachsen. Diese Interpretationsleistungen erfolgen überwiegend unbewußt. Gleichsam selbstverständlich gilt eine *neu* gewonnene Erkenntnis, etwa eines pubertierenden Jugendlichen über das Sexualverhalten von Männern und Frauen, uneingeschränkt – ohne daß er diese auf alle Männer-Frauen-Verhältnisse, die in seiner Lebensgeschichte aufgetaucht sind, je spezifiziert umsetzen müßte – für alle vergangenen, gegenwärtigen und alle zukünftigen Mann-Frau-Konstellationen. Derartige Generalisierungen bleiben unbewußt und können nur im Einzelfall einmal ins Bewußtsein treten (vielleicht in unserem Beispiel, etwa bei der Umsetzung auf die Paarbeziehung der eigenen älteren Schwester o.ä.). Insgesamt wird indes der Erkenntnisschritt als „generalisierte Erkenntnis" und „fundierendes Wissen" in einer Weise verallgemeinert, die gültig bleibt, bis daß eine neue Erkenntnis wiederum zu einer Umbewertung, zu einer neuen Interpretation führt und damit zu einem neuen Sinn, zu neuen Bedeutungszusammenhängen.

6. Narrative Wahrheit als narrative Praxis

Die Frage nach der Wahrheit in autobiographischen Berichten ist – schon aufgrund „*fallacies*" des *autobiographischen Memorierens* (*Conway* 1990) – nicht einfach und keinesfalls „eindimensional" zu beantworten. *Labov* und *Waletzky* (1967) haben in ihrer einflußreichen Arbeit die *referentielle Funktion* der Narration – diese bezieht sich auf die Beschreibung von vergangenen Fakten in ihrer zeitlichen Folge – von der *evaluativen Funktion* unterschieden, die darauf gerichtet ist, herauszuarbeiten, was die Ereignisse der Vergangenheit für die Gegenwart bedeuten, mit Blick auf die Menschen der Situation, in der die Narration sich vollzieht. Die Erwartung dieser Zuhörer „färbt" die Geschichte. Sie ist nicht mehr nur eine „*recapitulation*" vergangener Ereignisse, sondern führt auch zu „Versionen" (ibid.), die für den Erzähler eine Funktion haben, durch die er gegebenenfalls etwas erreichen will, z.B. eine emotionale Resonanz, etwa des Mitleids oder des Lobes oder der Bewunderung. Die unterschiedlichen *Versionen* können durchaus den Charakter „subjektiver Wahrheit" haben und in aller „*sincerity*" (*Thomas, Znaniecki* 1958; *Schaw* 1966) erzählt werden, so daß wir von einer „narrativen Wahrheit" sprechen können, die einen „funktionalen" oder einen „dysfunktionalen" Charakter haben kann (*Petzold* 1969b). Funktionale „*narrative truth*" wird nicht am Kriterium von „Wahrheit und Lüge" gemessen, sondern an dem subjektiver Wahrhaftigkeit (*sincerity*) und an den durch „*narrative truth*" möglichen Wegen stimmiger und realitätsadäquater Lebensbewältigung. „Dysfunktional narrative Wahrheit" erweist sich an den Störungen, die sie im Lebenszusammenhang des Erzählers (einen gesunden Kontext vorausgesetzt) und in seinem Selbsterleben bewirkt und bestärkt.

Narrationen können, darauf sei noch verwiesen, eine gewisse *ästhetische Qualität* und damit eine „ästhetische Wahrheit" haben, wie in *Goethe*s Autobiographie „Dichtung und Wahrheit" in beeindruckender Weise deutlich wird (*Niggl* 1977, 1114). Auch die ästhetische Dimension ist bedeutsam, weil durch sie für den Erzähler ein Erleben der Stimmigkeit, des Gerundeten, einer Schönheit gewonnen werden kann, die eine heilende Qualität freisetzen kann. In der poesietherapeutischen Arbeit (*Petzold, Orth* 1985) verwenden wir deshalb Tagebuch, Lebenslauf, biographische Erzählung als therapeutische Angebote. In der Begleitung Schwerkranker und Sterbender wird die „Aufzeichnung der Lebensgeschichte", das Schreiben eines Lebensvermächtnisses zu einem Weg, auf der letzten Strecke des Lebens Hilfen zur Integration zu geben (*Petzold* 1982j).

Die psychotherapeutische Arbeit mit „erzählten Autobiographien" muß die moderne **Biographiearbeit** (*Petzold* **2001b**) und **Biographieforschung** (vgl. *Chamberlayne* et al. 2000; *Jolly* 2001; *Sheridan* et al. 2000; *Perks, Thomson* 1998; *Plummer* 2001) beiziehen. Sie sollte z.B. die Differenzierung von historischer, ästhetischer und narrativer Wahrheit berücksichtigen. Sie muß ähnliche Gesichtspunkte in Betracht ziehen, wie die von der Biographieforschung aufgezeigten und hier vorgestellten: das Moment der Zuhörerschaft (etwa eine Gruppe), der situativen Erwartung (etwa von seiten des Therapeuten), der vorgängigen Erzählerfahrungen („Meine Krankengeschichte habe ich schon zehnmal erzählt!"), das der angestrebten Effekte („Ich will meine Rente durchbekommen."). Es muß der persönliche, motivationale Hintergrund gesehen werden, aufgrund dessen eben diese *Version* Lebensgeschichte erzählt wird und oft nicht anders erzählt werden kann, aber auch der Kontext der aktuellen Situation und die in ihr liegenden Notwendigkeiten, durch die Narration die eigene Identität sichern. *Identität* wird hier im Sinne unseres theoretischen Ansatzes (dieses Buch S. 431ff; *Petzold, Mathias* 1983) als eine „symbolische Struktur" gesehen, die eine mittlere Kontinuität und eine gewisse Konsistenz in den Wandlungen des Lebens oder in der Vielfalt von Welt sichert (vgl. *Döbert* et al. 1977, 9; *Frey, Haußer* 1987). Die Identität des „reifen Selbst", und damit die Gesamtpersönlichkeit, ist ja nicht statisch. Sie ist durch einen permanenten Interpretationsprozeß gekennzeichnet, das heißt auch eine Restrukturierung vergangener Ereignisse entsprechend den Erfordernissen der gegenwärtigen Lage bzw. Situation (*Fischer* 1978). Der autobiographische Bericht in der therapeutischen Situation ist also immer vom Fluß einer länger zurückliegenden oder auch rezenten Lebenserzählung abhängig und bestimmt von der gegenwärtigen Lebenssituation „a description of selected facts and events concentrated around the author's every day life, stressing some of them which seem to him more important" (*Szczepanski*

1981, 229). Die berichteten „objektiven Fakten“ (Beschreibung von Gegenständen, von Datenangaben, Berichte über Lokalitäten, körperliche Verletzungen – all das kann durch andere Quellen verifiziert werden, die Verletzung gar durch Vorzeigen der Narbe, also leibhaftig) gewinnen letztlich ja Bedeutung durch die „subjektiven Fakten des Erzählers“. „He is what he wants to tell first about his state of mind, his attitudes, values, patterns of behavior etc.: What could be called the expression of his ‚ego‘. Secondly there is indirect information which could be termed the expression of his ‚unconscious‘“ (*Szczepanski* 1981, 230). Autobiographische Erzählungen sind demnach vielschichtig. „We cant find – speaking metaphorically – several ‚layers‘ of information of differing ‚thickness‘“ (ibid. 229). Derartige „layers“ sind für den Erzähler oft selbst nicht auszumachen, können zu Verwirrung in seiner Selbstinterpretation führen und damit zu neurotischen Symptomen, sie erweisen sich damit als eine „*dysfunktionale narrative Wahrheit*“. Psychotherapeutische Hermeneutik ist von dem gemeinsamen Bemühen gekennzeichnet, in solch „verstrickte Geschichten“ (*Schapp* 1953) eine gewisse Ordnung zu bringen, das heißt immer auch, einen Sinn zu schaffen, und für diesen ist häufig das Herausschälen eines „historischen Wahrheitskerns“, wie überformt er auch immer sein mag, für viele Patienten äußerst wichtig. So stellen sie Recherchen über ihre Herkunft an, beschaffen sich Akten, Krankenberichte früherer Klinikaufenthalte. Sie befragen ihre Eltern, Nachbarn, Verwandte, durchstöbern Tagebücher, Fotoalben, Briefe, um zu erfahren, „wie es wirklich war“. *Historische Wahrheit* wird also als sehr wesentlich gesehen, um Materialien zur eigenen Biographie zu erhalten, und man sollte diese Suche von Menschen „nach der verlorenen Zeit“ (*Proust* hat sie beeindruckend dokumentiert) ernst nehmen, auch wenn die aufgefundenen Materialien dann wieder in Narrationen eingebaut werden und dies in einer Form, daß erneut „*narrative Wahrheiten*“ entstehen, deren „*historische Kerne*“ umso prägnanter bleiben, je weniger Fakten durch Abwehrprozesse disfiguriert werden müssen und deren faktische Substanz umso geringer ist, je mehr inadäquate Strategien der Identitätsarbeit zum Tragen kommen und „*dysfunktionale narrative Wahrheit*“ produzieren (vgl. jetzt umfassend 2003g, 2001b).

In der hermeneutischen Arbeit der Psychotherapie wird es – wenn sie gelingt – möglich, verschiedene Strategien aufzudecken, nach denen ein Individuum die Fakten seiner Biographie arrangiert oder rearrangiert. „The image of the self is never just a simple reflection of the experiences related to the self: It always includes a specific response to the ‚Why' of the development of self. Everyone builds his or her own theory about the history and the cause of his or her life by attempting to classify his or her particular successes and fortunes, gifts and choices, favorable and unfavorable elements of his or her fate according to a coherent, explanatory principal and to incorporate them within a *historical unit*“ (*Hankiss* 1981, 203). Das Subjekt benutzt also Geschichten zur Selbstexplikation seiner Geschichte und natürlich seiner Gegenwart, ja für die Entwürfe seiner Zukunft. Die Strategien des „*rearrangements*“, die Art und Weise, wie das Bewertungs- und Explikationssystem *(valuation, appraisal)* seiner Identität bzw. seines Selbst ausgerichtet ist (vgl. dieses Buch, S. 433ff, 670ff), kann für psychotherapeutische Interventionen von großer Bedeutung sein. *Hankiss* (1981) hat aufgrund der Durchsicht von Hunderten von Biographien folgende Strategien unterschieden:

1. Die „*dynastische Strategie*“, in der der Erzähler versucht, die gegenwärtige Lebenssituation in *direkter*, *linearer* Weise von seinen Kindheitssituationen abzuleiten, indem er seinen Er-

folg seinen positiven Familientraditionen, der Unterstützung durch seine „Dynastie" zuschreibt.

2. Die *„antithetische Strategie"*, wo das Individuum affirmiert, es habe trotz seiner schwierigen Kindheitssituation im Leben etwas erreicht.

3. Die *„kompensatorische Strategie"*, in der Kindheitsereignisse als positiv dargestellt werden, um ein Gegengewicht zu Problemen und Krisen in der gegenwärtigen Lebenssituation des Subjekts zu erhalten.

4. Die *„selbst-exkulpierende Strategie"*, die im Gegensatz zur „dynastischen Strategie" gegenwärtige Lebensprobleme von schlechten Kindheitsbedingungen ableitet und diese für gegenwärtiges Versagen verantwortlich macht.

In einem therapeutischen Prozeß werden wir diese Strategien in reiner Form oder in Kombinationen finden. Man wird sicher noch eine Vielzahl anderer Strategien herausarbeiten können, die dazu führen, daß Inszenierungen des Lebens immer in der gleichen Weise verlaufen und eine *„dysfunktionale narrative Wahrheit"* (*Petzold* 1969b) aufrichten. Wir haben es damit mit *malignen „Scripts"*, *„Narrativen"* oder *„Szenarien"* zu tun, aber im Unterschied zu *Alfred Adlers* Lebensstilen oder *Eric Bernes* Scripts sind diese Muster – so *Hankiss* (1981) – nicht nur in „früher Kindheit entstanden und endgültig abgeschlossen, um dann nach eigenen Regeln zu funktionieren; meiner Meinung nach – und ich bin zu dieser Auffassung aufgrund der Analyse von einigen hundert Biographien gekommen – ist der Verlauf des Lebens einer Person von einer *besonderen Dualität vorgeformter Muster einerseits, und der permanenten Bestätigung der eigenen Wahlen dieser Person andererseits* bestimmt. Das Lebensmodell eines erwachsenen Menschen ist wahrscheinlich das Resultat von zahllosen ‚Wandlungen', Schlüsselerlebnissen, seien sie nun persönlicher oder historischer Natur, die den Menschen beständig dazu führen oder ihn zwingen, neue Modelle, neue Lebensstrategien zu selegieren" (ibid. 204).

Eine solche *Dialektik* von Narrativ und Narrationen kennzeichnet das gesunde Individuum. Werden die *„prefixed patterns"*, die Narrative, aber übermächtig, so können neue, situationsadäquate und wirklichkeitsgerechte Strategien nicht entwickelt werden. Es regiert die Vergangenheit (die persönliche wie die kollektive) über die Gegenwart, in der die Ereignisse nicht mehr „stimmig" verbunden werden können und Verwirrung, Chaos entsteht und Sinnstrukturen zerfallen: Sinnlosigkeit, Unsinn, Wahnsinn können die Folge sein oder die Stabilisierung eines „falschen Sinnes" (man denke an die Sinnfolien der NS-Ideologie), den es zu destruieren gilt (*Böhme* 1980). Auf jeden Fall wird die Konstituierung einer funktionalen persönlichen Wahrheit und ihrer sinnvollen Verbindung mit den Wahrheiten anderer Menschen aus der „relevanten Umwelt" gestört oder verunmöglicht.

Es dürfte deutlich geworden sein: Sinnkonstitution besteht im Herstellen einer stimmigen neuen Relationalität zwischen Personen, Gegenständen, zeitlichen Ereignissen, Lokalitäten, Situationen und zwar dergestalt, daß Skripts, „alte Geschichten" durch „neue Ereignisse" plötzlich in einem „neuen Licht" dastehen. Eine neue *Folie* steht zur Verfügung, und die bisherigen Szenen und Skripts zeigen eine andere Struktur. Zumeist wird eine solche „neue Perspektive" in intersubjektiven Erfahrungen bzw. Ko-respondenzprozessen gewonnen. Sie verändert die vorgängige Erfahrung bis in die Speicher des Gedächtnisses hinein (dieses Buch

S. 549ff, 559f, 670ff). Die Chronik wird z.T. neu geschrieben, alte Bilder werden übermalt, manchmal bis zur Unkenntlichkeit, d. h. bis zum Verlust der ursprünglichen Ereignisse. Skripts revidieren sich im Verlauf der menschlichen Entwicklung (*Nelson* 1986, 1987) – über das Leben hin, in mehr oder weniger großem Umfang. Schon *Freud* sah sich veranlaßt, sich „mit der *heikelsten Frage* der ganzen analytischen Lehre", der der verdrängten frühen Erfahrungen, „kritisch zu beschäftigen", daß nämlich „die von der Analyse behaupteten, vergessenen Kindheitserlebnisse – in unwahrscheinlich früher Kindheit erlebt! – viel mehr auf Phantasien beruhen, die aus späteren Anlässen geschaffen wurden" (*Freud* 1918b, GW 12, 137).

Eine solche Konzeption, wie die hier vorgestellte, hat nicht nur sehr weitreichende epistemologische Konsequenzen – sie steht gegen jedwede positivistische Verkürzung, auch die des positivistischen *Freud* (denn diese Seite findet sich durchaus beim „Vater der Psychoanalyse") –, sondern sie hat auch praxeologische (behandlungsmethodische und technische) Auswirkungen und erhebliche Konsequenzen für eine kategorial klassifikatorische (d.i. psychiatrische) oder struktural-klassifikatorische (d.i. psychoanalytische) Diagnostik. Klassifikationssysteme, die ausschließlich anhand von Symptomkatalogen vorgehen oder nach typischen psychodynamischen Konfliktkonstellationen bzw. Strukturproblemen blicken, ohne unter Einbezug von Kontext und Kontinuum Rekonstruktionsarbeit „von den Phänomenen zu den Strukturen" zu leisten, geraten in erhebliche Schwierigkeiten.

Diese sind denn auch von epistemologisch reflektierten und klinisch kritischen Psychoanalytikern durchaus bemerkt worden – um ein Spektrum unterschiedlicher Bewegungen zu nennen, sei auf *Kris* (1956), *Lorenzer* (1972, 1977), *Spence* (1982a, b), *Schafer* (1976, 1980a, b) verwiesen. Die schon kurz aufgeworfene Frage nach der historischen, narrativen, ästhetischen und damit auch nach der theoretischen Wahrheit in der Psychotherapie ist ein Thema, das hier nicht über die voranstehenden Konzepte der Integrativen Therapie hinaus behandelt werden kann. (In der Kritik stehen wir den Positionen von *Spence* nahe, in denen der Lösungswege allerdings nicht). Unsere mit Bezug auf *Mead* dargestellten Konzepte treffen in eine Kernproblematik, auf die *Freud* selbst immer wieder zurückkam und für die er immer wieder neue Lösungen – oft unter erheblichen Revisionen seiner Theorie (der Traumatheorie der Pathogenese z.B.) vortrug. Ob ein umfangreicher Wahrheits*kern* in den Berichten der Patienten – die zumeist ja Erzählungen sind – liegt oder wenigstens „ein Körnchen" historischer Wahrheit (vgl. *Freud* 1937), ist schwer zu entscheiden und war *Freud* gegen Ende seines Lebens wohl selbst immer weniger gewiß, wenn er mehr zur *Konstruktion* als zur *Rekonstruktion* tendierte (idem 1937). Tiefenhermeneutische Konzeptualisierung ist diesen Weg der Zentrierung auf „narrative Wahrheit" als Konstituierung einer *inneren Kohärenz* von Biographie gegangen. Wir stützen diesen Weg durch unsere Argumentationen noch zeittheoretisch und gedächtnistheoretisch (dieses Buch S. 549ff, 670ff) ab, ohne damit auf den „Kern" historischer Wahrheit glauben verzichten zu müssen.

Narrative Erklärung bedeutet „to reorganize facts into a meaningful whole which constitues a single and continuous history" (*Ricœur* 1977, 861). Jedoch muß gefragt werden: nach welchen Kriterien und mit welcher Gültigkeit? *Schafer* und andere halten hier Antworten bereit, die nicht von der Hand zu weisen sind, die aber auch nicht befriedigen: „On this account, only a radically relativistic conception of psychoanalysis will do. No stand may be taken on a single reality to be arrived at by purely objective analysis. Accordingly, the criteria of validity of psychoanalytic interpretation are those of coherence, consistency, comprehensiveness, and ultimately, conformity with refined common sense ... In saying there is no single knowable reality as a final test of truth, one establishes a basis for characterizing psychoanalysis as a narrative method of constructing a second reality" und diese sei – so fährt *Schafer* (1980a, 82) fort – Poesie, Kunst, Märchen und Mythen verwandt. Zweifelsohne haben *Biosodien* bzw. *Biographien* eine rhapsodische Qualität und können unter ästhetischen und poetologischen bzw. erzähltheoretischen Gesichtspunkten betrachtet werden; zweifelsohne können Interpretationen eine „zweite Realität" konstituieren, die heilend wirken kann. Aber dies ist allenfalls ein „Weg der Heilung" – wir nennen ihn den „ersten" (*Petzold* 1988n, 218ff), und auch die *narrative Wahrheit* ist – wie aufgezeigt – nur eine unter verschiedenen Wahrheitsmöglichkeiten. Auf die Probleme einer kohärenztheoretischen Argumentation habe ich an anderer Stelle hingewiesen (dieses Buch S. 106ff). Eines der bedenklichsten ist die Konstituierung einer „malignen Narration" zwischen Analytiker und Analysand – und das ist schlimmer als das Verfehlen narrativer und auch historischer Wahrheit. Daß sich „theoretische Wahrheit" (über Psychopathologie oder therapeutische Wirkfaktoren) in der Linie eines solchen Diskurses nicht finden läßt, hat *Spence* (1982a, b) mit guten Gründen dargelegt. Dazu kommt: „It should be born in mind that narratives are notoriously accommodating, because they are almost infinitively flexible" (idem 1982b, 48). In ihnen ist historische und psychische Wahrheit durchmischt, und es kann in der Tat nicht darum gehen, „to write the best possible story" (ibid. 52), deren intersubjektive Nachprüfbarkeit kaum gegeben ist – und mit dieser steht und fällt der Aufbau einer überprüfbaren Theorie, die allein uns vor der Beliebigkeit bewahrt. Wir geraten hier in die Probleme eines Diskurses, der – *kontext- und leibenthoben* – sich in einem Netz von Erzählungen und Interpretationen verfängt, und dies um so mehr, je ausschließlicher er sich auf das Hier-und-Jetzt der analytischen Situation richtet, deren Material es zu interpretieren gelte (*Lang* 1980). Die Lebenswirklichkeit *in situ* des Patienten wird dabei genauso ausgeblendet, wie die noch zugängliche Geschichte über das Befragen von Eltern, Angehörigen, das Beschaffen von Dokumenten zur persönlichen Geschichte – wir arbeiten in der Integrativen Therapie viel mit Tagebüchern und Fotoalben. Beides aber, Lebenskontext und zugängliche Geschichtsträger, müßten aufgesucht und einbezogen werden, denn über sie zeigt sich jenseits von Setting-Artefakten das „Verdrängte" (im Sinne *Merleau-Pontys*) in den Phänomenen der alltäglichen Interaktion. Die Beobachtung der Übertragung im Therapieraum kann die Beobachtungen der Beziehungen im Lebensraum nicht ersetzten, wie *Moreno* (1924) schon postulierte und Sozio-, Familien- und Milieutherapie demonstrieren. Will man Pathologie verstehen, wird beides unverzichtbar, ähnlich wie historische, ästhetische und narrative Wahrheit keine Alternativen darstellen, sondern drei Wahrheits*möglich*keiten, deren Verhältnis es zu bestimmen gilt. Verdrängtes zeigt sich in dieser Relation und im Diskurs über dieses Verhältnis genauso, wie es sich in der Sprache der Symptome, in den Ausdrucksformen des Leibes, d.h. in Mimik, Gestik, Haltung, Bewegung zeigt. Das Verdrängte offenbart sich in den Beziehungen des Alltags, wie in denen einer therapeutischen Gruppe und auch in den kreativen Produktionen medialer und intermedialer Arbeit (*Petzold, Orth* 1990c). So gelingt es auf vielen Wegen, sich möglichen Wahrheiten zu nähern und gegebenenfalls eine *konsensuelle Wahrheit* zu finden, in der dies alles konvergiert, wird es möglich, ko-respondierend „von den Phänomenen zu Strukturen zu kommen", die die aktuale Biosodie, die Lebensgeschehnisse beeinflussen. Strukturen können ko-respondierend erfaßt und erarbeitet werden, und derartige Ko-respondenzprozesse sind in der Regel weitgehend intersubjektiv nachvollziehbar. Sie wirken heilend, weil sie einen „*neuen Sinn*" ermöglichen – durchaus als „*secondary reality*", aber mehr noch, weil der Prozeß *ko-respondierender Narration* gute intersubjektive Qualitäten schafft, die verinnerlicht werden können. Das allein schon ist das Schreiben einer neuen Geschichte. Eine solche „*ko-respondierende narrative Praxis*" (*Petzold* 1969b, 1988k) versucht, nicht nur eine „narrative Wahrheit" zu konstituieren, „ästhetische Wahrheit" zu ermöglichen (etwa in poesie- oder kunsttherapeutischer Arbeit, vgl. *Heinermann* 1990) oder eine „historische Wahrheit" aufzufinden, sie ist Praxis zwischenmenschlicher Wahrheit durch geteilte Erfahrung, mitgeteilte Geschichte, wie sie dem Subjekt präsent ist. Die intersubjektive hermeneutische Suchbewegung ermöglicht „*felt meaning*", in einer berührten, mitschwingenden, empathisch-verstehenden, wertschätzenden Zwiesprache, die verbal und medial (ikonisch, gestisch, musikalisch) erfolgen kann.

In dieser, „narrative Praxis" genannten Arbeitsform (2003g), wie wir sie als Weg der Intervention und als methodischen Zugang neben dem der Fokalsitzungen (*Petzold, Heinl* 1980; *Leitner* 1991) entwickelt haben (*Petzold* 2000b; *McLeod* 1997), geht es darum, im Kontext/Kontinuum mit dem Patienten Worte, Bilder, Zeichen, Gesten für Ereignisse zu finden, in denen die Ungreifbarkeit „früher Atmosphären" regierte. Sie erhalten damit eine neue Form, und das Subjekt ist nicht mehr der Sprachlosigkeit und der Angst überlassen. Eine solche weitgefaßte Erzähl- und Interpretationsarbeit und lebenspraktische Kooperation, die die Umgestaltung von Kontexten mit in die Auslegung einbezieht oder als Auslegung initiiert im Sinne einer *aktionalen Hermeneutik*, entgeht der Gefahr bloßer Fiktionen und wird in der gelebten Solidarität („vierter Weg der Heilung", *Petzold* 1988n, 260ff) konkret, und das soll die Wahrheit ja sein: „Die Wahrheit ist konkret!" (*Brecht*). Die *aktualen Fakten* der therapeutischen Situation und der alltäglichen Lebenswirklichkeit des Patienten, die erinnerten *historischen* Fakten seiner Vergangenheit und die geplanten, *prospektiven* Fakten seiner Zukunft sind die Materialien der Verstehensprozesse in der „narrativen Praxis", die über einen „*refined common sense*" hinausgehen und sich auf die Ergebnisse klinischer und allgemeinpsychologischer Forschung stützen sollten, die für die Interpretationen beigezogen werden müßten, wo immer dies ohne positivistische Verkürzungen möglich ist. Der Therapeut hat solche Materialien in die therapeutische Arbeit einzubringen: nicht als unumstößliche Fakten mit Beweischarakter, sondern im Sinne einer *psychotherapeutischen Propädeutik* und als Werkzeuge für ein „*metahermeneutisches*" Bemühen (dieses Buch S. 398ff), damit der Patient ein umfassenderes Verständnis der eigenen Lebenssituation und -geschichte gewinnnen kann. Zeittheoretische, gedächtnis- und entwicklungspsychologische, persönlichkeitstheoretische und krankheitstheoretische Folien sind solche Werkzeuge, die man den Möglichkeiten des Patienten entsprechend (und das muß jeweils mit ihm ausgehandelt und ausprobiert werden) in der hermeneutischen Arbeit zur Verfügung stellt. Damit verliert Psychotherapie an Ambiguität, ihre Qualität geheimbündlerischer Arcandisziplin, die zur Entmündigung von Patienten führt. Psychologisches Wissen über den Menschen ist nicht etwas, was für die Psychologen und Therapeuten reserviert sein und bleiben muß. In der Regel ist es jedem halbwegs verständigen Menschen – wird es entsprechend vermittelt – auch zugänglich. Warum sollten Patienten nicht wissen, was „kognitive Dissonanz", Interrollenkonflikte, Stressoren, self-fullfilling prophecies, Projektionen, Coping-Strategien etc. etc. sind, wenn diese Konzeptionen ihnen helfen können, ihre Situation besser zu verstehen, sie sich besser erklären zu können. Die in Psychotherapeutenkreisen oftmals so verpönte Agogik/Pädagogik (die Gründe sind eher irrationaler

Natur) kommt hier für die „therapiespezifische Propädeutik" zum Tragen, um ein „Verständnis" thematischer Prozesse und ein Erfassen der persönlichen Situation und Geschichte zu fördern. *Theorie wird hier zur Intervention.* Im emotional mitschwingenden Gespräch erklärt der Therapeut dem Patienten zuweilen unter Beiziehung theoretischer Modelle etwas in seiner Lebenssituation und nimmt dessen Resonanz auf diese Erklärung auf. Einem von Panikattacken überfluteten Patienten erklärte ich z. B.: „Solche Überschwemmung von Gefühlen nennen wir *Konfluenz*. In ihr kommen oft Gefühle aus frühen Lebensphasen auf. Ich denke da an die Bombennächte, von denen Sie mir erzählt hatten, ihre Mutter habe panische Angst gehabt. Ich frage mich, wo da die Angst des kleinen Jungen war, wo die Platz hatte? Ich dachte hier auch an Ihre Panikattacken, die Sie so plötzlich überfallen und bedrängen. Schauen Sie einmal, was diese Überlegungen Ihnen sagen, was sie in Ihnen auslösen, denn es sind ja nicht meine Vermutungen ausschlaggebend, sondern das, was *Sie* spüren!"

Eine solche interpretativ-erklärende Sequenz in einer therapeutischen Narration kann der Ausgangspunkt kooperativer Annäherung an einen Sinn bilden, der als „stimmig" erlebt wird und eine mögliche historische Wahrheit berührt, auf jeden Fall aber die intersubjektive Wahrheit des Mitgefühls für die Situation eines kleinen Jungen in einer sehr bedrohlichen Situation: und durch all dieses wirkt *„narrative Praxis"* (*Petzold* 1988k).

> „Nach unserem Grundprinzip ‚von den Phänomenen zu den Strukturen zu den Entwürfen' müssen ... pathogene Konstellationen in einem integrativen Ansatz der Therapie .. aufgesucht und aufgefunden werden, um dann vom prävalenten Milieu der Schädigung ausgehend, progredierend eine ‚neue Sozialisation' in der und durch die Behandlung einzuleiten, eine neue – dieses Mal gute – Geschichte zu erzählen: Therapie als ‚narrative Praxis', ein neues – dieses Mal gelungenes – Drama zu spielen: Behandlung als ‚dramatische Therapie'" (idem 1969b/1988n, 485).

Eine mit einem solchen Hintergrund betriebene Psychotherapie – insbesondere, wenn sie in der Form praktiziert wird, die ich als „ersten Weg der Heilung" (*Petzold* 1988n, 218ff) beschrieben habe, wo vermittels Bewußtseinsarbeit *Sinn* gefunden werden soll und durch solidarische Praxis („vierter Weg", ibid.) Hilfen gegeben werden, Sinnlosigkeit ertragen zu können – ist also das gemeinsame Eintreten in den hermeneutischen Prozeß der Lebensinterpretation durch das Subjekt mit seinem Therapeuten in einer Weise, daß stagnierte oder fehlgeleitete Interpretationsarbeit und Lebensgestaltung wiederaufgenommen werden kann und fruchtbar wird. Mit Blick auf unsere entwicklungspsychologischen, persönlichkeits- bzw. identitätstheoretischen Überlegungen (dieses Buch S. 541ff, 417ff und S. 688f) heißt das auch, daß *Identitätsarbeit* (sie impliziert immer auch die Beziehungsarbeit), die zum Erliegen gekommen oder disfigurierend entgleist war, wieder in konstruktiver Weise fortgeführt werden kann.

Die permanente Reinterpretation des eigenen Lebens, der eigenen Biographie durch wachsende Sinnerfassungskapazität geschieht überwiegend unbewußt. *Man* „wächst an Einsicht und Erkenntnis" gleichsam unmerklich, und nur einige „erhellende Momente" bringen uns zuweilen mit diesem aus dem Ko-respondieren mit sich und anderen entfließenden Geschehen in Kontakt. Je nachdem, wie stark die *attributive Kraft* unseres sozialen Feldes ist, das unser Tun und Lassen mit den Zuschreibungen gleichfalls beständig interpretiert und bewertet, und abhängig davon, wie kräftig das Subjekt selbst in der Einschätzung bzw. Bewertung (*valuation, appraisal*, vgl. dieses Buch, S. 547f) solcher Attributionen ist – auch hier handelt es sich um einen interpretativen Vorgang –, wird das Ausmaß von Selbst- oder Fremdbestimmtheit und die Narrativierung im Sinne einer *Formierung von Biographie* in fixierender oder flexibler Weise zu sehen sein.

Psychotherapie muß Hilfen bieten, daß genau diese Prozesse ins Bewußtsein treten können, die persönliche und – soweit erfaßbar – überpersönliche Verdrängung spürbar und verstehbar wird, und damit „die Scholastik der Existenz" (*Merleau-Ponty* 1966, 108) dem willentlichen und frei verfügten Entscheid des Subjektes übergeben wird, das sich – wird ihm die Bürde der bewußten Entscheidungsnotwendigkeiten zu schwer – der Hilfe in der Therapie und zunehmend in der solidarischen Unterstützung seines sozialen Netzwerkes versichern kann. *Temporalität* wird hier als gemeinsam geteiltes Schicksal, gemeinsam verbrachte Zeit, in Zwischenleiblichkeit gelebte Lebenszeit, *convivacité*, erlebbar und erfahrbar.

7. Biographische Narrative, biosodische Narration und therapeutische Hermeneutik

Die narrationstheoretischen Überlegungen sollen noch von einer anderen Seite her aufgegriffen werden (vgl. jetzt **2001b**, 2003g). Blickt man auf die bisherigen Ausführungen, so fällt die große Nähe der vorgestellten Konzepte zu denen verschiedener Ansätze der Biographieforschung ins Auge (*Ch. Bühler, G. Allport, H. Thomae*), insbesondere der narrativen bzw. hermeneutischen Ausrichtung (*Wiedemann* 1987; *Legewie* 1987; *Straub* 1989; *Riemann* 1988, 1989; *Combe, Helsper* 1991), nur daß die Erforschung von Biographie in der Therapie nicht dem Zweck *wissenschaftlicher Erkenntnis* dient (jedenfalls nicht primär), sondern der *Erkenntnis des Subjektes* über sich selbst in Relation zu anderen in aktualen Lebensgeschehnissen. Dies ist auch Erkenntnis der Zeitlichkeit und Endlichkeit *der eigenen Lebenserzählung* (*Petzold* 1993d).

Narrationen, Dramen, sich vollziehende, sich inszenierende Reihungen von Ereignissen können, wenn sie weitererzählt, in die Form einer Erzählung gegossen werden, als „a form of human comprehension" betrachtet werden, wie es *Louis D. Mink* in seinem sehr beachteten Essay „Narrative form as a cognitive instrument" (1978) formuliert. Ereignisse (*events*) werden in der Narrativierung (*Jameson* 1981) zusammengebunden und erhalten so einen Sinn, und um eben diesen geht es in *Biographien.* Diese sind nicht nur ein zufälliges Allerlei von Einzelfakten bzw. *isolated events,* sondern *„geordnete Kenntnis von Lebensereignissen"*, die mit variierender Genauigkeit, was die Chronologisierung, Strukturierung bzw. Feinabstimmungen anbelangt, festgehalten werden – im Gedächtnis, in einem Album, einem Tagebuch, in einer Autobiographie. Das Erkenntnismoment in der Narrativierung als „the central function of instance of the human mind" (ibid. p. 13) findet sich schon in der Wortgeschichte von *narrare* (lat. erzählen), das auf die indoeuropäische Wurzel *gnâ* (wissen) zurückgeht (vgl. lat. *gnarus,* wissend, kundig), das uns auch zu *cognitio, cognoscere,* zu γνόσις und γιγνόσκειν (Erkenntnis, erkennen) führt (altengl. *gecnawan,* engl. *know*). Das „Erzählen als Handlung" (=Narration) in einem sozialen Drama (*Turner* 1981; *Mitschel* 1981) schafft Erkenntnis, die sich in *Narrativen* sedimentiert w.z.B. in einer Biographie, sei sie mündlich mitgeteilt, niedergeschrieben oder ikonisch vermittelt wie in einem Fotoalbum voller Familienbilder; denn „narrative recorded in any way at all is still narrative", wie *Nelson Goodman* (1981, 111) in einem

Essay über ikonische Narrationen hervorhebt („A picture of a forest tells implicily of trees growing from sellings and shedding leaves“, ibid).

Diese Feststellung ist für eine „Hermeneutik des nichtsprachlichen Ausdrucks“, des Gestischen, des Musikalisch-tonalen oder Ikonischen (*Combe* 1991) für die Betrachtung von Biographien, die sich auf innere Bilder, Erinnerungsbilder zentrieren, Biographien, die wie ein Lebenspanorama (*Petzold*, *Orth* 1993a; idem *Lückel* 1985) vor den inneren Augen vorüberziehen (*Butler* 1963; *Iljine* 1965; dieses Buch, S. 673ff) von hervorragender Bedeutung. Wie die *Biosodie* nicht nur ein verbales Geschehen ist, sondern Mimik, Gestik, Intonation, den szenischen Kontext also umfaßt, so ist ihre Aufzeichnung und Archivierung in der Biographie gleichfalls von einer polyästhetischen, dramatischen Qualität, ist Niederschlag eines ultrakomplexen Prozesses von Selbst- und Welterkenntnis.

Biographie formiert sich aus *Narrativen*, Mustern, die aus *Mikronarrationen* in Narrationsströmen einer Familie, einer sozialen Gruppe oder aus *Mesonarrationen* einer Schicht erwachsen, die wiederum in den *Makronarrationen* einer Kultur, einem „Zeitgeist“ (*Petzold* 1989f) stehen. Sie beinhaltet deshalb nie *einen* Sinn, sondern vielfältige Sinnmöglichkeiten, ja auch Gegensinniges (*Böhme* 1990), und deshalb gilt es in therapeutischer Arbeit für die Mannigfaltigkeit von Sinn zu sensibilisieren und vorschnellen Festlegungen auf einen Sinn entgegenzusteuern. *Biosodische Narrationen* als spontane Verlaufsprozesse sich aktuell ereignender Lebensgeschichte beinhalten und *verarbeiten zugleich* aus signifikanten Episoden der persönlichen Biographie stammende, strukturierende Momente, die Richtungen vorgeben, Qualitäten beeinflussen, ja, manchmal bestimmen oder gar unabänderlich festlegen (vgl. dieses Buch S. 684ff). Ähnliches gilt auch für übergeordnete historische Prozesse. Wir bezeichnen solche „Strukturgerüste“ (*Arnheim* 1978) als *Skripts*, als *Narrative*, als Erzählfolien eines Erzählgeschehens bzw. als Drehbuch einer Handlungsfolge im Lebensspiel. Individuen werden geboren und entwickeln sich aufgrund von überpersönlichen *„evolutionary narratives“* (*Gould* 1977), Programmen, die einen Ausgangspunkt setzen für den Aufbau *persönlicher Narrative* als Orientierungsmuster für das Leben in der Welt. Diese *Narrative* sind komplexe Folien (Schemata, Muster, Skripts), in denen *kognitive*, *affektive* und *„somatomotorische Stile“* integriert sind (*Nelson* 1986, 1987; dieses Buch S. 638f, 670f). Eine persönliche *Biographie*, d.h. Aufzeichnung von *Biosodie*, *Geschehnissen* des Lebens, die damit Geschichte werden, Biographie also ist ein Gewebe solcher *Narrative* bzw. *Skripts*, Resultat von Durchlebtem, d.h. wahrgenommenen, erfaßten, verstandenen, erklärbaren Szenen, Episoden, Dramen (vgl. dieses Buch S. 684f). *Narrative/Skripts* strukturieren den spontanen, dramatisch-aktionalen Lebensvollzug, d.h. die *Narrationen/Dramen*. *Narrationen* greifen auf *Narrative/Skripts* zurück, um in der spontanen Generativität des Handelns eine gewisse Konsistenz zu gewährleisten. Narrative bzw. Skripts bewirken für das Subjekt bei dessen Wandlungen durch die Zeit hin und im Hinblick auf die Veränderung des Kontextes eine gewisse Stabilität, die überhaupt erst einer „fungierenden Spontanität“ Raum gibt, einem *kokreativen* Gestalten mit den Möglichkeiten, die die Welt bietet.

Narrative stehen in der Gefahr, zu determinierenden Mustern zu entgleisen, die das strukturierende Moment in eine maligne Festlegung, eine Überstrukturiertheit verkehren, von der es kein Entrinnen gibt. Ursprünglich vom Ich aufgebaut als „auxiliare Strukturen“ beginnen die Narrative das Ich zu dominieren. Sie werden zu *Perseverationen*, Ideosynkrasien, in denen sich das Subjekt der Umwelt gegenüber nicht mehr adäquat artikulieren kann. Es wird nicht mehr verstanden und wird sich damit auf Dauer auch nicht mehr selbst verstehen.

Die *Identitätsarbeit* des Subjektes wird durch einen kontinuierlichen Reinterpretationsprozeß gekennzeichnet, dem Narrative unterliegen, ja unterliegen müssen, und der damit Möglichkeiten der Veränderung und Restrukturierung bietet – und sei es nur dadurch, daß sich neue Narrative anderer Ausrichtungen den Bestehenden zugesellen, so daß die Einflußnahme auf die Narrationen vielfältiger ausfällt. Das Subjekt steht damit in beständigen *Metamorphosen* (*Petzold* 1990b), mittelfristigen Wandlungsprozessen, in denen es sich in der sich wandelnden Umwelt und der sich verändernden Leiblichkeit stets neu bestimmt, ohne verlorenzugehen.

Narrative insgesamt – benigne wie maligne – konstituieren also eine Biographie und sind für eine persönliche Identität unverzichtbar. In den Narrationen des Lebens geben sie dem Subjekt eine „*Selbst-* und *Identitätsgewißheit*". Es weiß, wer und wie es ist. Diese Gewißheit ist aber keine starre. Sie erwuchs aus Ko-respondenzen in temporalen, kommunikativen Bezügen des Entwicklungsgeschehens und wird zu einer Gewißheit über die Möglichkeiten und Chancen des Wandels (ibid.) in den kommotiblen Bewegungen des Lebens (dieses Buch, S. 978f), die Grundlagen aller Kokreativität sind (idem 1971k, 1990b; *Iljine* 1990).

Die Dialektik zwischen *Narrationen* und *Narrativen*, *Dramen* und *Skripts* (dieses Buch, S. 903), Flüssigkeit und Festigkeit, Mobilität und Stabilität kennzeichnet die *Biosodie*, die „Biographie im aktualen Vollzug". Das Ineinander von Lebensgeschehen, Lebensgeschichte und Lebensentwurf, die Verwobenheit von Selbstinterpretationen, die ko-respondierend in Kontext und Kontinuum erfolgen, konstituieren das Subjekt als identisches.

Dieser Prozeß wird heute um so bedeutsamer, weil im Takt eines *akzelerierten sozialen Wandels* Biographien wohl stärker als zuvor den verändernden Einflüssen der Zeitgeschichte ausgesetzt sind (genau so akzeleriert scheint sich die Art und Weise zu wandeln, wie Biographien betrachtet, bewertet und beforscht werden, vgl. *Krüger* 1991). In den flexibilisierenden „Lebenszeitregimen" (*Kohli* 1985, 1986) unterliegt die „Normalbiographie" (*Levy* 1977) den sich stets wandelnden Normen durch die Prozesse der Entdifferenzierung, Pluralisierung und Modernisierung in den hochtechnisierten, „multikulturellen Gesellschaften" (*Beck* 1986; *Zinnecker* 1991; *Combe*, *Helsper* 1991). Das stellt das Individuum und seine relevanten Erzählgemeinschaften vor komplexere Interpretations- und Regulationsaufgaben.

„Im Zuge des Modernisierungsprozesses wurden die Individuen zunehmend aus traditionellen Bindungen freigesetzt und der Lebenslauf zu einem zentralen Vergesellschaftungsmodus erhoben" (*Lenz* 1991, 50). Zur Kontextabhängigkeit von Biographie tritt jetzt überdeutlich die Kontinuumdimension. Es zählt nicht mehr nur die durch eine solide Lebenslage verbürgte „soziale Ordnung bzw. Kontrolle, sondern ein regelhafter – und damit verläßlicher erwartbarer – Lebenslauf" (*Kohli* 1988, 37). Wird dieser aber erschüttert durch Einflüsse, die zur „De-Institutionalisierung von Lebensläufen" (idem 1988) führen, und fehlt es an Erzählgemeinschaften, die in einer konsistenten „social world" und einer identitätssichernden „narrativen Kultur" (dieses Buch, S. 670ff) Biographie bekräftigen, kommt das Individuum in Selbstwert- und Identitätskrisen, weil seine Identität eine soziale ist, sein Selbst ein „social self" (*Babad* et al. 1983), Krisen, für die es in therapeutischen oder Selbsthilfegruppen oder in einer Einzeltherapie Interpretationshilfen für seinen Lebensvollzug und für den Aufbau und die Stabilisierung einer tragfähigen sozialen Welt suchen kann. Die wechselseitige Auslegung von Lebensereignissen – besonders von problematischen, von *„critical life events"* – etwa in Therapiegruppen, vermag Menschen Hilfen zu geben, deren soziale Netzwerke zerbrochen und deren soziale Welten atrophiert sind, eben weil Therapie ein temporaler Ko-respondenzprozeß ist, in dem genau dieses Geschehen der interpretativen Sicherung biographisch gegründeter Identität als „subjektiver Theorie" über sich selbst einen ungestörten Entfaltungsraum gewinnen kann. Der Patient lernt sich besser kennen und verstehen, weil ihn der Therapeut und gegebenenfalls die Gruppe und er den Therapeuten und die Gruppengemeinschaft im jeweils gegebenen Kontext/Kontinuum zunehmend besser empathisch erfaßt. Therapie ist aber auch ein Geschehen, in dem der Therapeut und die Gruppe neben dem Wissen über den einzelnen Patienten und über den gemeinsamen Prozeß ein Wissen über sich selbst erlangen kann. Therapeut, Gruppe und Patient erhalten die Chance einer umfassenden *„connaissance"* im Hinblick auf die gemeinsame hermeneutische Arbeit in einer geteilten *„social world"* (dieses Buch, S. 674ff).

In der Therapie haben wir es, das sei nochmals betont, mit keinem Kontext wissenschaftlicher Biographieforschung (*Jüttemann, Thomae* 1987; *Combe, Helsper* 1991) zu tun, und therapeutische Gesprächsführung hat eine andere Qualität und Zielsetzung als die *„narrativen Interviews"*, wie sie von *Schütze* (1976, 1981, 1983, 1984, 1987) als Technik qualitativer Sozialforschung entwickelt worden sind und z.B. von *Riemann* (1988) mit psychiatrischen Patienten in einer für die Psychotherapie außerordentlich aufschlußreichen Weise eingesetzt wurden. Dennoch hat die therapeutische Arbeit als Unterfangen, die gegenwärtige Lebenslage des Subjekts zu erfassen und ihre biographischen Bedingtheiten zu verstehen, den Charakter einer kooperativen Forschungsarbeit, die „subjektive Theorien" über Lebensprobleme, über Gesundheit und Krankheit (*Faller* 1983, 1990; *Flick* 1987) aus der Alltagswelt des Patienten destilliert, in die dieser damit „eingreifen und die er verändern kann" (*Schütz, Luckmann* 1975, 23). Therapie wird zu einer ko-respondierenden Aktionsforschung, oder besser „Interventionsforschung", in der der Patient als reflexives Subjekt (*Groeben, Scheele* 1977) mit dem Therapeuten an der Veränderung seiner Lebenssituation arbeitet – und dieses Geschehen ist theoriegeleitet (von Alltags- und von klinischen Theorien). Die Lebenssituationen der Alltagswelt indes sind widerständig, nicht zuletzt durch die „objektive Faktizität" (*Berger, Luckmann* 1980, 64) der anderen, deren Widerstände es zu verstehen gilt, über deren Motive man sich „einen Vers machen" muß. Hierzu werden wiederum „theoretische" Annahmen generiert (vgl. *Glaser, Strauss* 1967), die Handeln leiten sollen.

Wir haben es in der Therapie und ihrer biographischen Arbeit also mit einer *„interaktionalen Rekonstruktion und Konstruktion von Biographie"* als *„Gewebe von Geschehnissen, Ereignissen, Episoden, Entwürfen"* zu tun, in einer Weise, daß diese dem Subjekt verständlich werden, damit es sich selbst-verständlich wird. Die Ereignisse sollen im Kontext einer „subjektiven Theorie" Sinn gewinnen, einen Sinn, der das Leben in der Gegenwart und für die Zukunft sinnvoll macht. Das erfordert, daß die Rekonstruktionsarbeit, kokreative Konstruktion und Sinnschöpfung zugleich, auch eine „Neufassung" der alten Narrative, Muster, Skripts sei, ein „Neuanfang" (*Balint* 1968) durch den Prozeß der Therapie selbst, der als ko-respondierendes

Geschehen neue Qualitäten generiert und Vergangenheit als memorierte Ereignisse transformiert.

Im Unterschied zur Biographieforschung – der nomothetischen wie der idiographischen (*Thomae* 1987) –, deren Ergebnisse für Therapieansätze, die Lebensgeschichte verarbeiten, unverzichtbar wären, aber kaum je aufgenommen wurden, geht es in der veränderungsgerichteten Therapie um *wechselseitiges Erzählen*, um eine „*Erzählkultur*", gemeinsame Erzählungen in Erzählgemeinschaften, in der zwei oder mehrere Biographien in der Gegenwart einer Biosodie zusammenfließen, nicht zuletzt in Erzählungen aus der und über die Biographie (*Petzold, Lückel* 1985; *Petzold, Petzold* 1991, dieses Buch, S. 670ff) mit dem Ziel der Wiederherstellung beschädigter Identität.

Wir finden immer wieder eine Tendenz, die Narration zu anthropologisieren. Der Mensch ist „ein geschichtenerzählendes Wesen" – „*narrare necesse est*" (*Marquard* 1981, 95). Er ist „in Geschichten verstrickt" (*Schapp* 1953), denn „nirgends gibt und gab es jemals ein Volk ohne Erzählung" (*Barthes* 1988, 168). Doch sind hier gewiß Einschränkungen zu machen (*Matthes* 1985, 317). Zumindest muß die adressatengerichtete Qualität der „Erzählung in Situationen" betont werden, wodurch die Narration stets intentional, in kommunikative Prozesse eingebunden und durch soziale und ökologische Situationen im jeweiligen historischen Bezug gesehen wird, d.h. in der je spezifischen Kontinuumsdimension. Weiterhin muß das Erzählen in seiner dramatistischen Qualität gesehen werden. Wenn wir mit *Humboldt, Mead, Merleau-Ponty, Wittgenstein, Burke, Goodman, Austin* u.a. „Sprache als Handlung" sehen, dann gilt dies für die biosodische Narration in ihrer stets auffindbaren, dramatisch-aktionalen Qualität (*Angehrn* 1985, 37; *Carr* 1986, 16; *Schwemmer* 1987, 53; *Wiedemann* 1986, 37).

„Um den Kontext und die Hintergründe der Selbst-Veränderung zu illustrieren und verständlich zu machen, *reinszeniert* der Erzählende die aus seiner Sicht für diese Veränderung maßgeblichen Aspekte der vergangenen Lebenswirklichkeit. Die Erzählung ist eine *szenisch vorführende Repräsentation* ehemaliger Ereignisse und Erlebnisse" (*Straub* 1989, 188, meine Hervorhebungen), in der „in Stimmführung und Formulierung eine Nachahmung der redenden Figuren (oder auch auftauchender Geräusche) versucht wird" (*Quasthoff* 1980, 112). *Iljine* (1972), *Moreno* (1946), *Perls* (1969) setzen dann die Narration auch dramatisch um oder besser: sie geben ihrer genuin-dramatischen Charakteristik eine Bühne, eine Sichtweise, die – offenbar ohne Kenntnis dieser Ansätze oder ohne Bereitschaft, sich auf sie zu beziehen – von psychoanalytischen Autoren aufgegriffen wird (z.B. *Friedrich* 1984).

Die *biosodische Narration* als lebendiger, aktionaler Erzählfluß und die in ihr enthaltenen Narrative (= Folien, Skripts, Schemata, Muster), die gemäßigt-strukturierenden bis fixierenden und die Narrationen erstickenden Charakter haben können (dieses Buch, S. 688), sind in sich selbst eine Interpretationsleistung des Subjektes im Hinblick auf die Darstellung seiner Identität gegenüber einem oder mehreren Zuhörern/Zuschauern. (Die gleiche Geschichte erzählt man der Mutter anders als dem Vater, dem Kumpel anders als einem hübschen Mädchen, dem man imponieren will usw.) Die „gleichen" lebensgeschichtlichen Episoden werden vor einem Therapeuten anders erzählt als vor einer Therapeutin (vgl. *Wiedemann* 1986, 71ff) – ein Faktum, das *Schütze* für seine „narrativen Interviews" nicht ausreichend beachtet. Die *therapeutische Narration* ist – das sei nochmals betont – ein temporal bestimmtes, verwobenes

Geschehen mit zwei (bei Gruppentherapien auch mehreren) Erzählern, in der das „wechselseitige Erzählen" in supportiver, affirmativer, interpretativer Absicht eine spezifische Möglichkeit der Heilung bereitstellt, weil hier im Vollzug von *Mutualität* (*Ferenczi* 1988) „*Identitätsarbeit*" geleistet werden kann, die – obgleich identifikatorische Arbeit des Ich – ohne die identifizierende Mitwirkung von Anderen nicht zu gelingen vermag. Durch den Anderen wird „*Sinnerfassungskapazität*" erweitert. Sie bedarf der Anstöße. Durch den Anderen werden korrektive oder alternative Erfahrungen bereitgestellt: Verständnis, Trost, Solidarität – Qualitäten, die in den ursprünglichen Szenen der Biographie fehlten und die jetzt durch die bloße Anwesenheit eines empathischen Zuhörers der Narration oder gar eines Mitspielers und Miterzählers (Ich bin auch durch so eine Krise gegangen ..! usw.) etwas Neues einbringen. Es handelt sich um die Auflösung von „Verdichtungen" der in der Gegenwart anwesenden Vergangenheit als Sediment (GV), das „verflüssigt" wird und so in neuer Weise erfahren werden kann. Oft genügt es, wenn die in der Narration aufscheinenden Narrative durch einen Zuhörer *geteilt* werden und dadurch die *Evidenzerfahrung* (dieses Buch, S. 694) der grundsätzlichen Eingebundenheit einer Biographie in *gemeinsame Geschichte*, in einen übergeordneten historischen Raum (*Böhme* 1990) möglich wird, in dem man sich nicht mehr allein sieht. Zeit wird „in dem Maße zur menschlichen ..., wie sie narrativ artikuliert wird" (*Ricœur* 1988, 3), denn: „jede noch so persönliche Erinnerung, selbst von Ereignissen, deren Zeuge wir alleine waren, selbst von unausgesprochenen Gedanken und Gefühlen, steht zu einem Gesamt von Begriffen in Beziehung, das noch viele außer uns besitzen, mit Personen, Gruppen, Orten, Daten, Wörtern und Sprachformen, auch mit Überlegungen und Ideen, d. h. mit dem ganzen materiellen und geistigen Leben der Gruppen, zu denen wir gehören und gehört haben" (*Halbwachs* 1925/1985, 71) und mit denen wir „soziale Welten" geteilt haben und teilen (*Petzold, Petzold* 1991; *Petzold* 2000h, dieses Buch, S. 877ff; *Strauss* 1978; *Unruh* 1983).

Die *Narration* als ko-respondierendes Geschehen nimmt einen Menschen aus der Einsamkeit, aus der Entfremdung und bietet ihm die Möglichkeit, sich zu erkennen, weil er in der Erzählung erkannt wird, weil ihm Unbewußtes aufgezeigt, Bewußtes bestätigt, Selbstbewußtes zum Selbstgewissen werden kann.

Die identitätsstiftende Interpretationsarbeit in dramatisch-narrativen Prozessen muß als eine Kernzone therapeutischer Arbeit betrachtet werden, weil es sich hier um eine Arbeit handelt, die das Subjekt in seiner leiblichen und temporalen Verfaßtheit über *sein Leben hin* leisten muß, wenn es sich vertraut werden und bleiben soll und anderen Menschen vertraut werden und bleiben will. Dabei kommt der Interpretation „früher" Erfahrungen als solcher zweifelsohne besondere Bedeutung zu (und zwar nicht nur den traumatischen Erfahrungen), weil z.B. das von dem zweijährigen *Stefan X.* erlebte Geschehen am Weihnachtsabend 1952 für den 5/7/17jährigen jeweils anderen Sinn gewinnt und die vorgängigen Erfahrungen im Lichte der neuen expliziert werden. Die Ereignisse werden „in die Zeit" gestellt und als solche dem Betrachter verständlich. Szenen, Stücke, Atmosphären werden „aufs neue" wahrgenommen, erfaßt, erhalten neue Bedeutungen, können in neuer Weise erklärt werden. Und wenn es sich um die Ereignisse der eigenen Lebensgeschichte handelt, wird die Temporalisierung – d.h. die Verbindung unverbundener Ereignisse – vertiefte Selbst-verständlichkeit ermöglichen.

Die vorliegenden „chronosophischen" Überlegungen zu Zeit, Zeitlichkeit, Persönlichkeitstheorie, Identitätsarbeit und einem Verständnis von Narrativität, das nicht nur sprachorientiert ist, sondern neben der sprachlichen die leiblich-konkrete, dramatisch-aktionale Dimension heranzieht, ja diese Dimensionen verbindet, (weshalb immer wieder der Terminus „dramatistisch-narrativ" verwandt wird) haben für therapeutische Arbeit, die sich im Sinne einer *gemeinschaftlichen hermeneutischen Suchbewegung* versteht, wesentliche Konsequenzen, was die Gestaltung der therapeutischen Beziehung, die Handhabung von Deutungen und die Selbstdefinition von Therapeuten anbelangt. Ich habe hierzu an anderem Ort (*Petzold* 1988p) ausführlicher Stellung genommen und auf die Bedeutung der Prozesse der Konstituierung von *Sinn* (2001k; *Petzold, Orth* 2004) in diesen Prozessen verwiesen.

8. Clinical Wisdom

Die spezifische Gesprächs- und Erzählkultur, die den Menschen als „geschichtenerzählendes, auslegendes und dialogisches Wesen" anspricht, ermöglicht Qualitäten zwischen Therapeut und Patient, aber auch zwischen den Teilnehmern einer Gruppe, in der sich das ereignen kann, was ich als „*clinical wisdom*" bezeichnet habe. Therapeuten wie Patienten werden auf ihre Erfahrungen angesprochen, ihre Lebensweisheit, die für das therapeutische Geschehen und den klinischen Kontext fruchtbar gemacht werden. Diese Form von Weisheit ist kein Privileg von Philosophen, Weisen oder Hirten oder alten Menschen. Jeder Mensch verfügt über einen Erfahrungsschatz, der ihm und anderen Menschen von Nutzen sein kann. Dieser Fundus kann therapeutisch wirksam werden. Die Menschen werden als „Erfahrene" angesprochen, und der Therapieprozeß zielt darauf ab, sie durch neue Erfahrungen noch erfahrener zu machen. Wenn ein Therapeut auf der Grundlage klinischen Wissens, langjähriger Therapieerfahrungen, eigener Lebenserfahrungen, Patienten „seine Sicht der Dinge" mitteilt, wenn er in einem zugewandten, engagierten Gespräch mögliche Hintergründe einer Verstrickung, einer Angst „erklärt" – nicht indoktrinierend, besserwisserisch, mit einem fixierenden Geltungs- und Wahrheitsanspruch, sondern im Sinne eines Reflexionsangebotes, einer Möglichkeit unter anderen –, dann kann ein solches Tun stützen, entlasten, trösten, aufklären, erhellen, Bewußtsein schaffen. In einem derartigen Gespräch, der „narrativen Praxis", kann etwas deutlich werden – „Das habe ich noch nicht gesehen! So habe ich das noch nicht *wahrgenommen*!" –, das Wahrgenommene kann *erfaßt* werden – „So ist das, das also sind die Zusammenhänge!" Bei vertiefender Betrachtung werden die Phänomene noch prägnanter, etwas „wird klar", es kann *verstanden* werden. Und wird das so Verstandene in einen größeren Kontext gestellt, in einen zeitlichen Zusammenhang, dann werden die Dinge transparent, *erklärbar* man ist von den Phänomenen zu den Strukturen vorgedrungen. Diese Prozesse werden in der narrativen Praxis gefördert. In ihnen geschehen Einsichten. In Ereignissen von „vitaler Evidenz" kommt „*clinical wisdom*" zum Tragen. Es handelt sich hier um ganzheitliche Prozesse, nicht allein um kognitive. Die Patienten sind *berührt* von dem, was im Gespräch, im gemeinsamen Tun miteinander betrachtet wird, und aus der *Berührtheit* kann *Bewegtheit* werden, ja, der Patient mag *erschüttert* sein oder gar *aufgewühlt*, wohingegen der Therapeut, soweit irgend möglich, in der relativen Stabilität der Berührtheit oder Bewegtheit die Sicherheit des Kontextes gewährleistet und als stabilisierendes Moment „Fassung behält", damit Fassungslosigkeit an seiner stabilen Form *neue Form* finden kann, erschütterte Identität an seiner Identität erneut zu Stabilität findet, das Aufgewühlte sich zum Bewegtsein beruhigt, in der Berührtheit ausklingen kann, wenn die Zusammenhänge sich – emotional und kognitiv – *geklärt* haben und die Struktur von Problemen transparenter und erklärbar geworden ist. Es bedarf nicht der Ergebnisse des „wisdom research" (*Luckmann, Keppler* 1992), denn es ist die *Alltagserfahrung* jedes Menschen, daß er in einem von Lebensweisheit und *Lebenserfahrung* getragenen, zugewandten und wertschätzenden Gespräch in Problemsituationen Hilfe erhalten hat oder für andere Menschen selbst Hilfe geben konnte. Aus dem Fundus seiner Erfahrung schöpfen, „*clinical wisdom*" als heilendes Moment zu nutzen, ohne in den Gestus des Belehrens und in Guru-Gehabe zu verfallen oder gar in unangenehme Formen der Selbstdarstellung, in bemächtigenden Dogmatismus usw, das ist die Kunst des Erfahrenen. *Ferenczi* (1927/28) hat sich schon dezidiert gegen oberlehrerhafte Bevormundungen abgegrenzt und auf die Notwendigkeit von „Feingefühl", „Takt" in der therapeutischen Arbeit verwiesen. In der Tat sind diese Qualitäten als Kennzeichen einer richtig eingesetzten Empathie auch die Grundlage, um „*clinical wisdom*" im Rahmen psychotherapeutischer Arbeit einzusetzen. Therapeuten, die über ein solches Wissen verfügen, deren Humanität und Lebensweisheit Menschen zu berühren vermag und in diesen Menschen, z.B. in Therapiegruppen, diese Kompetenz zu fördern vermögen, handeln therapeutisch effektiv. Sie sind hilfreich, wirken heilend, denn sie arbeiten mit „Herz und Verstand", mit Engagement, aber auch mit praktischen Hilfeleistungen, wo immer diese notwendig sind. Daß *Lebensweisheit* kein abgehobenes Konzept ist und daß sie nicht mit einem mystifizierenden Glorienschein umgeben werden muß, sondern daß sie eine angewandte Form praxisorientierter Philosophie ist – Philosophie als Psychotherapie (*Kühn, Petzold* 1992) –, daß sie in einer lebenspraktischen „Alltagsvernunft" gründet – „*common sense*" als Psychotherapie –, das zeigt der *wisdom research* oder die Untersuchung von Alltagstheorien – Bereiche, mit denen sich Psychotherapeuten bislang noch kaum befaßt haben und die für die Psychotherapie noch viel zu wenig fruchtbar gemacht worden sind. Die Integrative Therapie hat diesen, im therapeutischen Wirkfaktor „Schaffen von Sinnbezügen" eingeschlossenen Faktor stets in der „narrativen Praxis" bewußt in therapeutischen Zusammenhängen eingesetzt. Psychotherapie wird damit zu einer privilegierten Profession – trotz aller Mühe, die das Wissen, das Erfahren, das Durchtragenmüssen auch immer wieder mit sich bringen –, denn Psychotherapeuten haben die Chance, durch die Vielzahl sinnsuchender und sinnstiftender Gespräche im besonderen Maße zu „Erfahrenen" zu werden, deren Schatz an Lebenserfahrenheit und an „*clinical wisdom*" beständig mit jeder neuen therapeutischen Begegnung und Beziehung wachsen kann, sofern nicht – wie dies zuweilen bei Positionen, die umfassende Geltungsansprüche der Explikation vertreten, der Fall ist – Dogmatismus und Hybris den Blick versperren und nicht gesehen werden kann, wieviel an Lebensklugheit, Erfahrung, ja Weisheit unsere Patienten mitbringen.

GESTALT und Rhizom
Postmoderne Marginalien zu Einheit und Vielfalt – ein transversaler Diskurs
(1989a)

„Alle Hypothesen und Theorien sind Phantasiemodelle zur Erklärung der Welt. Sind sie einmal verifiziert und auf die physikalische Realität anwendbar, nehmen sie selbst Realitätscharakter an ... diese Begriffe werden zu Glaubenssätzen. Zweifel an ihrer Realität kommt der Blasphemie gleich. Das gleiche gilt für meine Einstellung bezüglich des Begriffs ‚Gestalt'." (*Perls* 1969b)

In einer „transversalen Moderne", in der sich die Postmoderne überschreitet, wird es möglich, aus einer Hyperexzentrizität alte Fragen in neuer Weise zu überdenken, in „transversale", Wissensfelder querende Diskurse einzutreten, in Prozesse permanenter *Transgression* (*Petzold, Orth, Sieper* 2000).

Der Mensch lebt in der Sehnsucht nach dem EINEN, und er praktiziert und schafft beständig V i e l f a l t, ja, V i e l h e i t. Aus dieser eigenartigen Spannung lebte über Jahrhunderte die Philosophie, und aus dieser Dynamik gingen bedeutende kulturelle Leistungen hervor. Das Problem von Einheit und Vielheit hat zu allen Zeiten einen Ausdruck in Kunst und Literatur, in Religion und Tradition gefunden. Es findet zum einen Niederschlag im griechischen und römischen Pantheon durch den EINEN, den Göttervater und die V i e l h e i t der Gottheiten und zum anderen in den subtilen Überlegungen der trinitarischen und christologischen Theologie: Gott, eine *Natur* in drei *Personen*, Christus, zwei *Naturen* (die göttliche und die menschliche), eine *Person* (die des Jesus Christus). Diese Formeln in sich stellen schon eine synthetische Leistung dar, Einheit und Vielfalt zu verbinden (*Petzold* 1967 IIe, 1969 IId). In der Kultur stehen derartige Größen nebeneinander, oft genug gegeneinander. Zumeist ist das Bemühen von Theologie und Philosophie darauf zentriert, das V i e l e unter das EINE zu zwingen, und das G e g l i e d e r t e zum GANZEN zu fügen.

Die unterschiedlichen Zeiten haben für die Fragen um Einheit und Vielfalt unterschiedliche Metaphern hervorgebracht. An ältere Traditionen – z.B. an die Morphologie und dem in vieler Hinsicht fruchtbaren Begriff der Form (*Petzold* 1990b) – anknüpfend, hat man im 19. Jahrhundert den Begriff GESTALT in einem spezifischen Sinn herausgearbeitet: als eine Signatur, die das GANZE in vollkommener Weise auszudrücken beanspruchte. Die verschiedenen Theorieströme, die den Begriff seit der Romantik *entfalten* (*Buchholtz* 1985), machen das deutlich, z.B. in den ästhetiktheoretischen und naturphilosophischen Überlegungen bei

Goethe und *Schiller* und den Reflexionen der „Grazer Schule" der Gestaltpsychologie, z.B. *die bedeutende Arbeit* von *Christian v. Ehrenfels* über die Gestaltqualitäten, später in den Forschungen der Berliner, Leipziger und Frankfurter Schule der Gestaltpsychologie. Seitenstränge dieses Denkens – wenn auch in nur loser Verbindung zu diesen Quellen – haben *sich* in der Organismustheorie (*Goldstein* 1934) und im Holismus (*Smuts* 1926) und in dieser Traditionslinie in der Gestalttherapie niedergeschlagen. Der Reichtum dieser Strömungen wirkt bis in die „holistischen" Konzeptionen der humanistischen Psychologie (*Quittmann* 1985), ja, bis in die diffuse Ganzheitsmystik der New-Age-Bewegung (*Fergusson* 1983). *Hier* liegen die Quellen ihres Denkens, ist der vergessene Grund zu suchen, dessen Ausblendung die vielen fragwürdigen „Synthesen" (*Wilber* 1986) des neuen Holismus noch begünstigt hat.

GESTALT – das ist die zeitgenössische Metapher der großen Meta-Erzählung *(Lyotard)* vom EINEN und GANZEN. Ein anderer Diskurs ist der von der Gliederung und der Differenz (*Derrida*), der – ungreifbarer, vielfältiger – in der Pluralität anarchistischen Denkens, im neuen Pluralismus der Wissenschaft (*Feyerabend, Spinner*), im Denken der Postmodernen (*Welsch* 1988) seinen Ausdruck gefunden hat. Hat er auch für die Vielheit keine Metapher von vergleichbarer Verbreitung wie die der GESTALT hervorgebracht, so doch eine von vergleichbarer *Prägnanz.* Die Autoren des „Anti-Ödipus", *Gilles Deleuze* und *Félix Guattari*, haben sie geschaffen. Sie haben das **Rhizom** als Bild gewählt, diesen den Winter überdauernden, vielgliedrigen Wurzelstock mit seinen zahlreichen Knoten und Nebenwurzeln, der gleichzeitig den Charakter eines Stengelorgans hat, eine untergründige Vielfalt von Strebungen, deren End- und Seitensprossen keinen Anfang und kein Ende differenzieren lassen. Da beständig Teile absterben, wächst das **Rhizom** nicht in der Größe, sondern wandelt sich beständig. Eine derartige Metapher kontrastiert die großen Meta-Erzählungen von der Einheit und Ganzheit, wie sie in der Philosophie von *Platon* bis *Hegel* und in der Theologie von *Paulus* über *Thomas Aquino* bis *Karl Rahner* geschaffen worden sind als Versuche, die Einheit des Seins, der Vernunft, des göttlichen Heilplans zu erweisen. Metaphern wie Idee, Geist, Sein, Gestalt oder – im Religiösen – *Buddha-Natur*, mystischer Leib Christi, unter dessen Haupt alles geeint ist (*totus Christus caput et corpus*)..derartige Metaphern zeugen von den Mühen des menschlichen Geistes, Weltvielfalt und Ideenvielfalt zusammenzuschweißen und dieses Bemühen war, blickt man auf seine historische Konkretisierung, oft genug gewaltsam

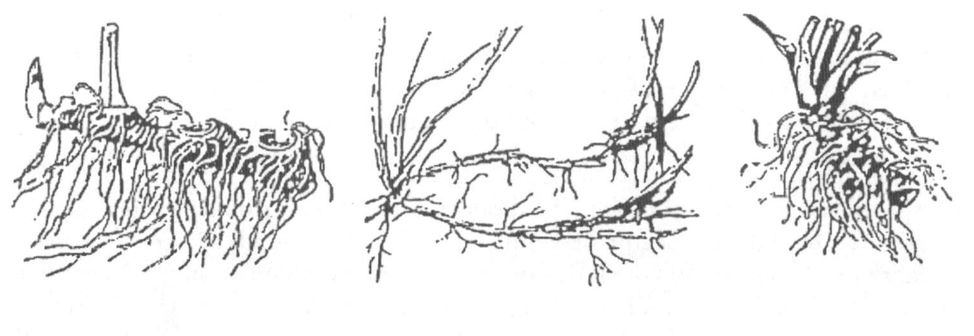

Rhizome von Convallaria multiflora, Triticum repens, Primula elatior

und blutig. Die „alleinseligmachenden" Ansprüche der großen Religionen, besonders in ihrer Form als Staatsreligionen (von *Konstantin dem Großen* über *Carolus Magnus* bis *Khomeini*) hatten immer die Vernichtung der Andersdenkenden im Gefolge, und in der Philosophie steht es letztlich nicht anders, besonders wenn sie in krypto-religiöser Funktion zur Staatsphilosophie wird, wie die linken und rechten Interpretationen des gewaltigen Universalismus *Hegels* zeigen.

Es gab aber auch immer Advokaten der *Vielfalt*, zumindest in der Philosophie – die Religionen tun sich da schwerer. *Aristoteles* affirmiert eine *„plurale Vernunft"* (Nic. Eth. VI, 12) und einen *„pluralen Sinn" des Seins* (Met. V, 7), und *Kant* vertritt eine Vielfalt von Vernunftformen, für die Verknüfungen und Übergänge gefunden werden müssen, die nicht zur Konstitution einer *Übervernunft* als einendem Ganzen führen.

Das Problem von Einheit und Vielheit, Ganzheit und Element (*Baßler* 1988) mit seinen mannigfaltigen Lösungsversuchen macht natürlich vor Psychologie und Psychotherapie nicht halt. Auch in der Psychotherapie hat sich der Mensch als *auctor* von V i e l f a l t hervorgetan, hat unterschiedlichste Formen hervorgetan – die jeweils für sich genommen – einen „allein-seligmachenden" Anspruch vertreten und oftmals zu ekklesialen Formen geführt haben: der klassische Behaviorismus, der „aus einer handvoll Experimenten mit Tauben und Ratten sein zentrales Augurium (macht), indem er sie als Metaphoratoren für jegliches Verhalten und die gesamte Geschichte benutzt" (*Jaynes* 1988, 541). Der Behaviorismus immunisiert sich, indem er all das ausblendet, was sich in der *„black box"* befindet und nicht in seine Definition der Verhaltenssteuerung paßt. In ähnlicher Weise verfährt die klassische Psychoanalyse: „Eine Handvoll Fälle von Hysterie aus der Pionierzeit der Bewegung, die sich in diesem Sinne interpretieren ließen, avancierten zu Metaphoratoren, kraft deren nun das Wesen aller Persönlichkeit und Kunst, aller Kultur und allen Unbehagens in der Kultur verständlich gemacht wurde" (ibid. 541). Die Immunisierungsstrategie gegen diese oder andere Kritik wird hier noch weitergetrieben mit dem Verweis auf die Eigenanalyse. Nur wer sie durchlaufen habe, könne wirklich mitsprechen. und diese Strategie bröckelt nur mühsam und wird vielfach noch bis heute eingesetzt (*Nagler* 1988). Auch die Gestalttherapie, die auf die Gestalttheorie rekurriert, und jede Form des Denkens sich unter der GESTALT-Metapher einverleibt, indem sie sich zur ultimativen Theorie stilisiert, muß hier in den Blick genommen werden. „Alles ist GESTALT" (*Picker* 1989), „Gestalt is" (*Stevens* 1975). Wie es auch immer mit derartigen Ansprüchen bestellt sein mag, zu einem dürfte die Wissenschaftsgeschichte uns heute doch geführt haben: ein ausschließlicher und allgemeingültiger Explikationsanspruch *einer* Theorie muß als schlechte Ideologie betrachtet werden (*Kaplan* 1964, 293), in der Theorien zu Dogmen, Schulen zu Kirchen werden, durch die es zu „Glaubenskriegen" kommt. Die verschiedenen therapeutischen Richtungen haben – z.T. sogar in der Binnenstruktur, wie die Geschichte der Psychoanalyse und ihrer Dissidenten zeigt – ihre Formen des Streites „um die Wahrheit" oder „um Territorien" gefunden, und um Territorialität (*Gniech* 1986) geht es nicht nur im Bereich wissenschaftlicher Geltung, sondern auch im Bereich wirtschaftlicher Macht, wie die Poltik der Funktionäre in der Psychoanalyse im Hinblick auf die Kassenzulassung anderer Schulen gerade in jüngster Zeit gezeigt hat.

Nimmt man nun ein wenig Abstand von dem Getümmel, entzieht man sich dem apodiktischen Anspruch auf umfassende Erklärungen, so springt eines ins Auge: die V i e l h e i t – der

Schulen, Konzepte, Praxeologien ...Und das EINE, das GANZE? – Es ist sicher nicht die GESTALT als Exponent der Ganzheit oder die A n a l y s e als Exponent der Zergliederung, und auch kein Amalgam der beiden. Je nachdem, welchen Blickwinkel man einnimmt, könnte man sagen: es sind die Verknüpfungen zwischen den unterschiedlichen Richtungen, um die es geht, oder es ist die Psychotherapie insgesamt, (sofern sich nicht eine Schule aus diesem Feld *ausgliedert*, wie z. B. Richtungen des Behaviorismus, die den Begriff Psychotherapie durch Begriffe wie *„behavior modification“* oder *„behavioral engineering“* ersetzt haben). Was nun Psychotherapie ist, ist nicht nur der Interpretation der einzelnen Schulen anheimgestellt, sondern scheint in der Ko-respondenz der vielfältigen Richtungen als Horizont auf, und zwar als ein Horizont des jeweilig laufenden gesellschaftlichen, wissenschaftlichen und klinischen Diskurses, denn im Wandel der Zeit stellen sich die Konzepte über das, was Psychotherapie denn eigentlich sei, immer neu dar und muß die Identität von Psychotherapeuten immer neu bestimmt werden (*Petzold* 1991g, dieses Buch S. 769ff).

Die Idee des ganzen GANZEN (und Einen) wird durch die Idee des V i e l e n (und Mannigfaltigen) nicht bedroht, sondern überhaupt erst möglich. Die Idee des KOSMOS kann der Vorstellung des C h a o s genausowenig entbehren wie die GESTALT auf die A n a l y s e verzichten könnte. Die Geschichte der Ideen zeigt, daß sich das Denken immer wieder einmal der einen oder der anderen Perspektive zuwendet. Holon oder Polymorphie, Monismus oder Pluralismus stehen jeweils wechselnd im Vordergrund. Zuweilen stehen sie parallel, zuweilen in Opposition, als sich ergänzende Sichtweisen oder im Sinne einer Dialektik.

Es ist nun die Frage, welcher dieser Positionen man sich zuordnen will. Dazu wird es allerdings notwendig werden, die Begriffe GANZHEIT (EINHEIT, GESTALT) und V i e l h e i t (Differenz, Rhizom) zu diskutieren – auch in ideologiekritischer Hinsicht. *Kant* hat gezeigt, daß das GANZE von der menschlichen Vernunft (*Böhme, Böhme* 1983) aufgrund ihrer Struktur nie erfaßt werden könne, und *Adorno* greift *Hegels* Totalisierung an: das Ganze sei das Unwahre. Wo immer wir auf die Meta-Erzählung einer letztendlichen Wahrheit, einer vollkommenen GESTALT und eines ultimativen GANZEN treffen ... wird sie durch die Realität der Geschichte kontrastiert. Mit Blick auf die Vielfalt, ja Zerrissenheit der historischen Erfahrung bleibt die Konklusion: das GANZE kann nur noch o f f e n gedacht werden, die Welt als Ganzes wird allenfalls in „einer Menge von Landschaftsskizzen“ zugänglich, wie *Wittgenstein* im Vorwort der „Philosophischen Untersuchungen“ (1969, 285) deutlich gemacht hat. Das GANZE, *ein* GANZES erweist sich in der Pluralität. Betrachtet man die Entwicklungen der Weltsichten unter kulturgeschichtlicher Perspektive, so kann man *Nelson Goodman* zustimmen: „Die Bewegung verläuft von der einen und einzigen Wahrheit und einer fertig vorgefundenen Welt zum Erzeugungsprozeß einer Vielfalt von richtigen und sogar konfligierenden Versionen von Welt“ (idem 1984,10), und diese machen Integration, d.h. Konnektivierungsarbeit, notwendig; nicht um erneut eine „gute GESTALT“ und eine letztendliche GANZHEIT zu gewinnen, sondern um in transversalen Querungen Perspektiven auf *ein* Ganzes zu erhalten, das Teilansichten freisetzt ... und dabei wird man auch Inkommensurables finden. Nicht alles läßt sich vereinnahmen. Gerade die Theorie und Praxis von Psychotherapie, die sich um „Ganzheitlichkeit“ (*Petzold* 1988n, 179ff) im Sinne eines richtungsgebenden Horizontes, einer anzustrebenden innerweltlichen Utopie bemüht, ist ein solcher Standpunkt von kardinaler Bedeutung, soll sie nicht zum Prokrustesbett für Patienten werden. *Mehrperspektivität* und *pluriformer Sinn* (idem 1990o) müssen neben die „ganzheitliche Schau“ treten („Schau“ ist von „Perspektive“ zu differenzieren).

Der GESTALT-Begriff – interpretiert man ihn in Richtung eines ultimativen Ganzen – wird dogmatisch und gerät in den Bereich des Religiösen, ja des Irrationalen. Die Konjunktur der „Leipziger Schule“ der Gestalttheorie (Ganzheitspsychologie) im Dritten Reich, macht dies nur allzu deutlich. Die Figur des Führers vor dem Hintergrund des „ganzen deutschen Volkes“ ... „heute gehört uns Deutschland und morgen die ganze Welt“ ... hat zur Teilung dieses Volkes geführt und dazu, daß „alles in Trümmer gefallen ist“. Die Einseitigkeit oder die Dichotomisierung, ja, Antagonisierung dieser Sichtweisen EINHEIT/Vielheit, GANZES/Geteiltes führt nicht weit, sei es im Bereich der Philosophie oder im Bereich der Psychotherapie. „Philosophisch ist klar, daß die These einer Vielheit nicht zu halten ist. Andererseits sind aber die Einheitsformen, die dagegen in Vorschlag gebracht werden, kontraindiziert. Die Aufgabe ist, eine Einheitsform zu finden, die nicht bloß formale Gemeinsamkeiten zwischen Vernunftformen verständlich, sondern eine materiale Kooperation ihrer möglich macht, ohne andererseits der konventionellen Dialektik der Einheit – der Sistierung des Vielen, um dessen Produktivität es doch ginge – zu verfallen“ (*Welsch* 1988, 274).

Im Ansatz der „Integrativen Therapie“ haben wir uns deshalb entschlossen, eben nicht, wie *H.-J. Walter* dies vorgeschlagen und versucht hat, alles unter einer Theorie, der Gestalttheorie, zu einen: „Die klinische Psychologie muß ‚Gestalt‘ annehmen“ (*Walter, Walter* 1979). Wer diktiert dieses ‚muß‘? Es ist vielmehr von uns ein integriertes, integrierendes Modell angestrebt, das auf ein Wahrnehmen, Erfassen, Verstehen und Erklären (dieses Buch S. 162ff) von Verschiedenheiten und auf ein Verbinden von Verknüpfbarem ausgerichtet ist, das Gemeinsamkeiten sucht, Differenzen als solche bestehen läßt und auch Unvereinbarkeiten anerkennt. Wenn wir dabei eine „ganzheitliche Betrachtungsweise“ anstreben, so nicht, um ein GANZES, das als Absolutes gegeben ist, zu erreichen, sondern um „Ganzheitlichkeit“ (ich differenziere die Begriffe) im Sinne einer „Näherung“ zu ermöglichen. „Ganzheitlichkeit“ ist immer gebunden an die konstitutive Leistung des Subjekts vor dem Hintergrund einer spezifischen kulturellen Situation und ihres jeweiligen Ganzheitsbegriffes. Der Ganzheitsbegriff der Romantik, der GESTALT-Begriff *Schillers* und *Goethes*, der Gestalt-Begriff *Köhlers* und *Koffkas* sind verschieden – was nicht besagt, daß es nicht auch Verbindendes gäbe. Die Integrative Therapie hat einen „offenen Ganzheitsbegriff“. Sie kann und will auf die wahrnehmungspsychologischen Konzepte der Gestaltpsychologie und auf den GESTALT-Begriff nicht verzichten, der die *figurale Dimension* des Wahrgenommenen vor einem Hintergrund faßbar macht (*Metzger* 1963), ohne indes die Seite des *Inhalts* adäquat einzubeziehen, wie dies der Begriff der *Form* zu leisten vermag (*Arnheim* 1978). „*Form*“ wird deshalb ein „fundierendes Konzept“ in der Integrativen Therapie (ausführlich hierzu *Petzold* 1990b).

Besonders in seiner umfassenden, von *Buchholtz* (1985) herausgearbeiteten Charakteristik „erweist sich GESTALT als ein Akt, der schöpferisches Tun impliziert. GESTALT ist keine der Natur voraus seiende, überwölbende Idee. GESTALT faßt die Wirklichkeit als Idee und Metamorphose. Dieser Vorgang der Gestaltbildung verläuft auf einem polaren Kontinuum. Ein Fließendes ist nur erfaßbar im Gegensatz zu einem Ruhenden, ein Außen bedingt ein Innen usw. In Gang kommt die Gestaltbildung durch Entgegensetzungen – und jetzt trägt uns das Bild des Flusses nicht weiter. Dadurch, daß in der Gestalt Entgegengesetztes zueinandergestellt wird, wird sie prägnant und wandelt sich sogleich wieder. Die GESTALT ‚kippt' in der Prägnanz ... Gestaltbildung ist ein dialektischer Prozeß ohne Ende. Jede synthetisierte GESTALT ist ihre in Gegensätzen und in Spannung zueinanderstehenden Teile. In jeder GESTALT ist das Lebendige primär" (*Buchholtz* 1985, 37). Eine solche GESTALT-Auffassung ist in der Tat *heraklitisch*, und sie impliziert, daß das GESTALT-Konzept in seiner höchsten, figuralen Prägnanz selbst „kippt" ... zur Ungreifbarkeit der Atmosphäre (*Schmitz* 1989), zur Vielgliedrigkeit des **Rhizoms**. Es schlägt qualitativ um zur *Form*, welche im unlösbaren Bezug zu einem Hintergrund die Dimension des *Sinnes* öffnet, der jeder Relationalität inhärent ist (dieses Buch S. 31, 100), und die Dimension des *Inhalts*, der *Bedeutung*. Die GESTALT wird in dem Moment zur „Form", wenn deutlich wird: sie umschließt In-formation, das, was in die „Form" eingegossen ist. In diesem erweiterten Verständnis, komplementiert durch die Konzepte Leben, Sinn, Form, bleibt der GESTALT-Begriff nicht als allumfassendes und alleiniges Paradigma der Explikation bestehen. Er verlangt aus seiner Eigenart heraus nach einem anderen. Schon *Perls* (1969) hatte sich von einem universalen Explikationsanspruch abgegrenzt. „Ich hatte eine eigenartige Beziehung zu den Gestalt-Psychologen. Ich bewunderte vieles, was sie taten, vor allem die frühe Arbeit von *Kurt Lewin*. Als sie logische Positivisten wurden, konnte ich ihnen nicht mehr folgen. Ich habe keines ihrer Lehrbücher gelesen, lediglich ein paar Aufsätze von *Lewin*, *Wertheimer* und *Köhler*. Am wichtigsten war für mich die Vorstellung der unerledigten Situation, die offene Gestalt. Die akademischen Gestalt-Psychologen haben mich natürlich nie anerkannt. Ich war kein reiner Gestalt-Vertreter. In meiner Phantasie waren sie alle Alchimisten, die nach Gold suchten, nach der vollkommenen Verifizierung, während ich mich damit begnügte, die weniger beeindruckenden, aber nützlicheren Nebenprodukte ihrer Arbeit zu nutzen" (*Perls* 1969b/1981, 65). GESTALT, wie sie in die Wahrnehmung tritt, erfordert einen wahrnehmungsfähigen Leib, das wahrnehmende Bewußtsein, die Interpretation des Wahrgenommenen, d.h. die Schöpfung eines *Sinnes*, der in der „Form" (*Petzold* 1990b) eingeschlossen ist und die figurale Realität überschreitet in den Raum der *Symbolisierung* (idem 1993c, dieses Buch, S. 876). Eine solche Sicht affirmiert, daß Wahrnehmung immer auch In-formationsauswertung (*Gibson* 1979) – und mit Bezug auf vorgängige, mnestisch archivierte Wahrnehmung – ja immer auch schon Hermeneutik, Auslegung eines *Sinnes* und Möglichkeit entwerfender *Prospektion* ist.

Jede GESTALT, jede GANZHEIT – und das heißt immer auch jede bedeutungsträchtige „Form" – eröffnet vielfältige Möglichkeiten der Sinnzuweisung, je nachdem, von welchem Ort (aus welcher Perspektive) man sie wahrnimmt. Geht es um eine ultimative *Form*, die alle *Inhalte* umschließt, einen einzigen, letzten *Sinn* und eine Vielzahl von Bedeutungen? Man käme mit einer derartigen Konzeption in die gleiche Problematik wie mit dem GESTALT-Begriff. Wir denken deshalb den Begriff der *Form* niemals losgelöst von dem der Morphogenese und Metamorphose (*Petzold* 1990b; *Petzold*, *Orth* 1990b). *Gadamer* ersetzt in seiner Hermeneutik konsequent den „einen Sinn" durch vielfältiges Sinngeschehen und *Rombach* kommt zu einer pluralen Ontologie. Sie sind Gewährsphilosophen der „Integrativen Therapie" wie *Marcel*, *Plessner*, *Gurwitsch*, *Merleau-Ponty*, *Buytendijk*. Besonders letztere beziehen sich mit gutem Grund immer wieder auf den GESTALT-Begriff, aber sie kritisieren mit guten Gründen dabei gleichzeitig gestaltpsychologische Positionen, insbesondere die der Berliner Schule, z.B. ihren verkappten Positivismus. Der Gestaltbegriff gewinnt seine Fruchtbarkeit, wenn man ihn überschreitet, wie *Plessner*, der ihn als Konzept der „organischen Ganzheit" ausarbeitet, oder *Merleau-Ponty*, der ihn als „Struktur" expliziert, oder *Lewin*, der ihn in die Feldtheorie überführt, oder *Arnheim* und *Salber*, die den Begriff der *Form* ergänzend hinzunehmen. Mit einer solchen Überschreitung geschieht, wie *Perls* meint, „ein Schritt in die Richtung auf das Endziel: eine integrierte Theorie, die alle physischen und psychischen Erscheinungen umfaßt. Wir sind von diesem Ziel zwar noch weit entfernt, aber wir wissen mittlerweile, daß es existiert und daß wir es *durch eine Synthese und Zusammenarbeit aller heute bestehenden Schulen erreichen können*" (*Perls* 1942/1978, 10, meine Hervorhebung). Wenn wir das Problem der V i e l h e i t in die Überlegungen zur GANZHEIT einbeziehen, und zwar nicht subordinativ, führt uns das zum Problem des „*Hintergrundes*" und der Hintergründe, und setzt neue Impulse. In dem Moment, wo das Konzept der „*Atmosphäre*", die „randlos in den Raum ergossen ist" (*H. Schmitz*), das Konzept der GESTALT kontrastiert, kommt eine neue Bewegung in das Denken. Besonders bei *Merleau-Ponty* wird diese Bewegung erkennbar, wenn er die „prägnante Gestalt" und die „Ambiguität" – zwei seiner Schlüsselbegriffe – zusammen-denkt. Das Sichtbare und das Unsichtbare, das Klare und das Diffuse, das „Sein als Ganzheit" und das „zerspringende Sein" (*Waldenfels* 1986) führt bei ihm zu einer Verbindung von zwei philosophischen Welten, die der „Holisten" und die der „Differentisten", für die er gleichsam ein „Scharnier" (eine Metapher, die er gerne verwandte) bildete.

Die Philosophie des GANZEN, die sich in den letzten beiden Jahrhunderten im Begriff der „GESTALT" wieder einmal verdichtet hat, läßt sich als ein Versuch im Diskurs (*Foucault* 1976) der Kultur identifizieren, das Zerspaltene, Zersplitternde, das Atomistische, die Fragmentierung zu *einen*, und dies war wohl notwendig. In der Philosophie *Merleau-Pontys* findet sich dieser Impetus aber auch seine Umkehr. „*Merleau-Ponty* denkt noch in der Perspektive des Totum, sei dieses auch ein offenes Totum. Eben daher mag er von einem ‚Universalen' zu sprechen" (*Welsch* 1988, 314). Und dennoch beginnt bei ihm auch die Umkehr des Pendelschlages in die Richtung zur V i e l f a l t, beginnt ein Impuls, der besonders in den vergangenen zehn Jahren erstarkt und gegenwärtig wird. Er hat sich in der philosophischen Strömung artikuliert, die als „postmodernes Denken" bezeichnet wird und mit den Namen *Foucault, Deleuze, Lyotard, Baudrillard*, – um nur die wichtigsten zu nennen – verbunden ist. Die Bedeutung dieser Autoren muß gerade in einer Zeit gesehen werden, wo die „holographischen, holotrophen, transpersonalen Weltbilder" (*Zundel, Fittkau* 1989) in ihren popularisierten Formen (*Capra, Fergusson, Grof, Wilber*) zu einem hypertrophen Ganzheitsmystizismus zu degenerieren drohen, wie in manchen Formen in der „Transpersonalen Psychologie" und der New-Age-Bewegung. Es können diese Bewegungen als ein Aufflackern kryptoreligiöser Sehnsüchte gesehen werden, die ihren Grund in archaischen Formen des Denkens haben. *Julian Jaynes* (1988) hat in seinem inspirierenden, wagemutigen Buch „Der Ursprung des Bewußtseins durch den Zusammenbruch der bikameralen Psyche" Gründe dafür beigebracht, warum in unserer Zeit archaische Formen des Denkens aus der Frühzeit unserer Kultur wieder auftauchen und in einem magisch-mythischen Rekurs der wissenschaftlichen Entzauberung der Welt eine neue – wiederum magische – „Verzauberung" oder „Wiederverzauberung der Welt" (*Berman*) entgegenstellen, als ob es nicht noch andere Möglichkeiten des Zaubers, Zauberhaften, Wunderbaren (*merveille*) gäbe (*Kamper* 1981). Es ist wieder ein Rekurs auf göttliche Gewißheiten, der uns davon entbindet, unsere eigenen Gewißheiten zu finden und unsere Verantwortung den Menschen, diesem Planeten, dem Leben gegenüber zu übernehmen. Autoren wie *Ken Wilber* versuchen in neuen „theologischen Summen" – und solche sind nach dem heiligen *Thomas* und nach *Hegel* nicht mehr möglich – eine GANZHEIT aus *Teilen* zu schmieden, die sich als eine Aneinanderreihung von Vielfältigkeiten erweist, für die keine wirkliche Klammer gefunden wird. Auch die Konjunktur der Begriffe Ganzheitlichkeit, GESTALT, System im Bereich der Psychotherapie, hat eine Tendenz ins Hypertrophe, wenn man sieht, wie die neueren Entwürfe systemischer Theoretiker (gerade in der Familientherapie) den Anspruch der Explikation von GANZHEIT (und die Illusion einer solchen Explikation) immer weiter vorantreiben. All diesen Bewegungen steht kontrastierend „evolutionäre Vielfalt" (*Riedl* 1981), „chaotische Mannigfaltigkeit" (*H. Schmitz* 1990) gegenüber. Der GESTALT stellt sich das **Rhizom** entgegen, das in seinen untergründigen verflochtenen Sprossungen Lebensvielfalt birgt. „Hoch lebe das Viele (*multiple*)! ... Das Viele m u ß m a n m a c h e n: nicht dadurch, daß man fortwährend übergeordnete Dimensionen hinzufügt, sondern im Gegenteil, ganz schlicht und einfach in allen Dimensionen, über die man verfügt ... ein solches System kann man Rhizom nennen" (*Deleuze, Guattari* 1977, 10f). Dem E I N E N steht das V i e l e, dem PRÄGNANTEN das D i f f u s e , der GESTALT die G l i e d e r u n g gegenüber, doch nicht im Sinne einer Dualität, die sich in einem Dualismus ausflockt, wie gerinnende Milch. „Auch der Kykeon (Mischtrunk) flockt aus, wenn er nicht umgerührt wird" (*Heraklit* B 66, *Diels, Kranz* 22). Nur so, in einer zirkulären spiraligen Bewegung der Umrührung, die Verschiedenes verbindet, kann man vielleicht „zu der magischen Formel gelangen: PLURALISMUS = MONISMUS, und dabei durch alle Dualismen hindurchgehen; sie sind der Feind, der absolut notwendig ist, das Mobiliar, das wir pausenlos *verschieben*" (*Deleuze, Guattari* 1977, 34).

Unsere Sehnsucht nach Harmonie, nach Geschlossenheit, nach dem Heilen, nach dem EINEN, nach der „guten GESTALT" mag uns vielleicht dazu führen, uns auf die Seite der GESTALT zu schlagen, und dabei verlieren wir aus dem Blick, daß die Figur vor dem Grund, ja vor Hintergründen steht, deren Hintergründigkeit oftmals untergründig, ja abgründig ist. Die unheile Realität unserer Zeit und der immer desolatere Zustand unserer Lebenswelt denunzieren indes jeden Harmonismus. Soll man sich also doch auf die andere Seite, die des **Rhizoms** schlagen? Das wäre ja keineswegs fatalistisch, sondern man legt damit die „fatalen Strategien" (*Baudrillard* 1985) offen – aus dem Untergrund: *„Freedom comes from the shadows*" (*Leonard Cohen*).

Vielleicht muß man aber nicht in dieser Antinomie bleiben, für die sich allenfalls eine schlechte Synthese herstellen läßt, „in einer schlechten Dialektik" (*Merleau-Ponty*). Gerade das Spätwerk des französischen Philosophen zeigt ja mit seiner Andeutung einer „Hyperdialektik" (vgl. *Taminiaux* 1986) einen Weg: das EINE und das Viele, Struktur und Ambiguität, GESTALT und **Rhizom** zusammen-zu-denken. Die Prägnanz, das Offensichtliche der GESTALT (*Wertheimer, Perls*) und die Ungreifbarkeit des Verborgenen, Unbewußten, des **Rhizoms** (*Freud, Deleuze, Foucault*) lassen sich vielleicht verbinden, wenn man bereit ist, beides zu sehen. Ein Zentralbegriff meiner Theorie: „Synopse", versucht genau dieses. **Integrative Therapie** braucht GESTALT, die klare eindeutige Form, die sich anschaulich dem Bewußtsein darbietet, und sie weiß um die Polymorphie und Untergründigkeit des **Rhizoms**, die Vielgestaltigkeit des Atmosphärischen und die Ungreifbarkeit des Unbewußten, sie braucht auch dieses. GESTALT und Ganzheit wären dann keine Begriffe einer Meta-Erzählung von absoluter Vollkommenheit mehr, sondern bilden Verweisungshorizonte: „› Postmoderne‹

bedeutet, daß man den Meta-Erzählungen keinen Glauben mehr schenkt" (*Lyotard* 1982, 14).

Ganzheitlichkeit als „Horizont", mit einer Offenheit, die als eine prinzipielle Qualität verstanden wird, entbindet uns von einem Anspruch auf GANZHEIT, der zum Religionsersatz und zum Dogma gerät, und so können wir eine Zwischenposition zwischen den Ganzheitsideologien und ihrer mystizistischen und naiven Ansprüchlichkeit und der radikalen Absage postmoderner Autoren an den „Trug der Ganzheit" (*Welsch* 1988, 172) finden. Postmoderne Philosophen haben mit ihren Analysen den überzogenen Anspruch der Ganzheitsideologien „durchschaut, haben statt dessen Vielheit erkennen und anerkennen gelernt und haben beobachtet, wie sich an den Ganzheitsprojekten, je mehr sie sich anstrengen, umso deutlicher ihre Partikularität hervorkehrt. Wir haben die Vielheitssignatur der Ganzheitsentwürfe zu entdekken gelernt. Wahrheit, Legitimität, Menschlichkeit liegen für uns diesseits solch krampfhafter Anspannung von Meta-Erzählungen...Wenn man so will, ist das jetzt unsere Meta-Erzählung" (idem 1988, 172f).

Der Kontrapunkt, den postmodernes Denken setzt, besteht auch in der Absage an eine „Übertheorie", an *theoretische Hegemonie*, an Theoriehierarchien (ganz „oben" steht die „reine" Psychoanalyse, es folgt die Tiefenpsychologie, dann – abgeschlagen – die Individualpsychologie usw. usw.). Postmodernes Denken nimmt Abstand von *einem* Zentrum. „In zentrierten Systemen herrschen hierarchische Kommunikationen und von vornherein *festgelegte* Verbindungen; dagegen ist das Rhizom ein nicht-zentriertes, nicht-hierarchisches und nicht-signifikantes System ohne *General*, organisierendes Gedächtnis und Zentralautomat; es ist einzig und allein durch die Zirkulation der Zustände definiert. Im Rhizom geht es ... um ‚Werden' *aller Art*" (*Deleuze, Guattari* 1977, 35; meine Hervorheb.). Integrative Therapie ist einer solchen Position verpflichtet. Die Konzepte *Differenz, Vielfalt, Mehrperspektivität, Polymorphie, pluriformes Denken* (vgl. schon *Petzold* 1967 IIb, 1970c, 1971 IIb, 1972 IIa; *Picker* 1970) sind für ihren Ansatz genauso kennzeichnend wie die Konzepte GANZHEIT, GESTALT, System, Struktur, holographisches Denken. Genau im Zusammen-denken dieser beiden Perspektiven – hier folgen wir *Merleau-Ponty* – besteht die Eigenheit des Integrativen Verfahrens. Es geht nämlich darum, daß der Blick nicht in der Richtung des Pendelschlages fixiert ist, der vom GANZEN zum V i e l e n, von der GESTALT zum **Rhizom** ausschwingt, sondern darum, daß das Ausschwingen nach beiden Seiten im Blick bleibt, der das EINE und das V i e l e mit all seinen Zwischenschritten, Brüchigkeiten, Übergängen, Verbindungen umfaßt, ein *„universel latéral"* (*Merleau-Ponty* 1960, 150). Es ist dies die Bewegung eines *differenzierenden* und *„integrativen Denkens"* (*Petzold* 1971k), „transversaler Vernunft" (*Welsch* 1988). Beides „ist grundlegend unterschieden von allen prinzipalistischen, hierarchischen oder formalen Vernunftskonzeptionen, die allesamt ein Ganzes zu begreifen oder zu strukturieren suchen, und darin Vernunft an Verstand assimilieren. Transversale Vernunft ist beschränkter und offener zugleich, daher bleiben ihre Synthesen partial und ihre Prozesse selbst vielfältig. Sie ‚überwindet' die Pluralität nicht, sondern beseitigt nur deren Aporien, sie bringt Pluralität als Vernunftsform zur Geltung" (idem 1988, 296) und sie gründet dabei auf einem „komplexen Bewußtsein" (*Petzold* 1971j, dieses Buch S. 243ff; *Gazzaniga* 1989; *Ornstein* 1989). Wir finden ein solches Denken vorbereitet bei dem „Weisen von Ephesus", auf den sich die heraklitische Ausrichtung der Integrativen Therapie gründet: „Dasselbe ist: lebendig und tot und wach und schlafend und jung und alt. Denn dieses ist umschlagend in jenes und jenes umschlagend in dieses" (*Heraklit* B 88, *Diels*, *Kranz* 22). Hier wird uns also eine Sicht gelehrt, die – wie die Konjunktion ‚und' – auf Verbindungen zentriert (Zusammenschau, Synopse). *Heraklits* Denken hilft uns genau wie das Philosophieren von *Merleau-Ponty*, einen Kurs durch das Meer des Lebendigen, Wege durch das „Dickicht der Lebenswelt" (*Mathiesen* 1983) zu finden, ohne daß es zu einer Trockenlegung oder Rodung kommt: „Wo Es war, soll Ich werden", das ist Kulturarbeit wie bei der „Trockenlegung der Zuidersee" (*Freud*). Eine solche Strategie scheint uns weder notwendig noch wünschenswert. Gerade der Lebensweltbegriff, wie er beim späten *Husserl*, bei *A. Schütz* und *Merleau-Ponty* entfaltet wurde (*Kiwitz* 1986, 1991; *Welter* 1986; *Coenen* 1987), bietet eine gute Möglichkeit, den Bezug EINHEIT-Vielheit, GESTALT-Hintergrund zusammen-zu-denken ... in heraklitischer Weise, denn er zeigt uns: es gibt „Ordnung im Zwielicht" (*Waldenfels* 1987), ohne daß das grelle Licht der Neonröhren jeden Schatten ausleuchten muß. Ganzheit als Offenheit, das Viele und das Eine im Blick behaltend, das Sichtbare und das Unsichtbare, das Offene und das Geschlossene – dies sind Dimensionen, die sich in der therapeutischen Praxis, im Diskurs mit den Patienten und ihren bewußten und unbewußten Strebungen und in unserer eigenen Psychodynamik tagtäglich manifestieren.

Der therapeutische Diskurs, die Narrationen, Viationen unserer Patienten und unsere eigenen (Bd. I, 1, 282ff, dieses Buch, S. 492) oszillieren zwischen dem, was sich in den Metaphern GESTALT und **Rhizom** in äußerster Prägnanz ausdrückt. Wir können auf keine dieser beiden Dimensionen verzichten, so wenig, wie wir das Bewußte dem Unbewußten und das Unbewußte dem Bewußten opfern können; denn das Leben ist Transversale, durchquert mannigfaltige Wirklichkeiten und Realitäten (*Wallner* 1990), umschließt Offenkundiges und Verborgenes, und es ist EINES und v i e l f ä l t i g ..., und nur so ist es menschliches Leben.

Die Spirale – das Symbol des „Herakliteischen Weges“ in der Integrativen Therapie

in Zusammenarbeit mit *Johanna Sieper*

(1988)*

ξυνόν ἐστι πάσι τὸ φρονέειν. (Heraklit)**

1. Die Spirale

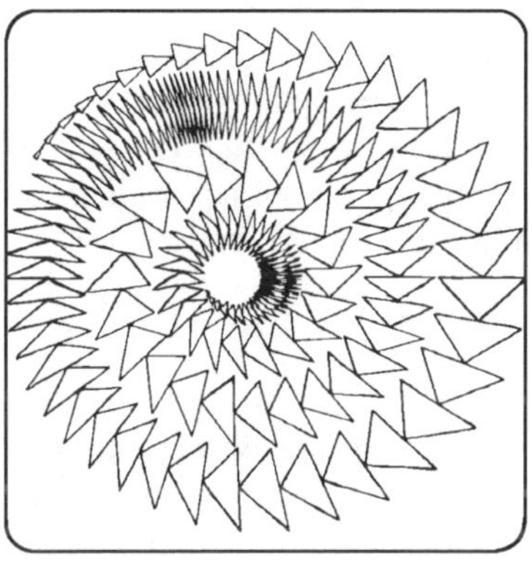

1

Die Spirale, die sich als Emblem auf den Programmen des „Fritz *Perls* Institutes“ (FPI), Düsseldorf, und der „Europäischen Akademie für psychosoziale Gesundheit, EAG“ am Beversee, sowie auf den Zeitschriften „*Integrative Therapie*“ und „*Gestalt und Integration*“ als Signum für die von uns angestoßenen Richtungen und Bewegungen findet, die weiterhin auf den von uns herausgegebenen Zeitschriften, Büchern und Buchreihen gedruckt ist, wurde im Jahre 1964 von *Johanna Sieper* als Bild der „herakliteischen Spirale des Integrierens“ bzw. der „*Spirale der Integration*“ entworfen. – Das Zeichen hat Geschichte. Es ist kein Produkt der Zufälligkeit, sondern Ausdruck eines Entwicklungsprozesses, der in gemeinsamer Diskussion Prägnanz gewonnen hat:

Wirklichkeit ist vielfacettig (wie die Elemente der „*Spirale der Integration*“). Sie öffnet sich immer nach mehreren Richtungen (wie die Dreiecke der Spirale), erfordert also *Mehrperspektivität* (*Petzold* 1990a). Sie fließt mit dem Strom der Wahrnehmung, dem Strömen der Erinnerung fort und zeigt sich im Strom der Handlungen – Manifestationen des perzeptiven, memorativen und expressiven Leibes. Das Fließen dieses Stromes ist von Kontinuität und Diskontinuität gekennzeichnet (wie die unterschiedliche Flußdichte und Rhythmik unserer Spirale).

---

* (*Petzold*, *Sieper* 1988b)

** „Einsicht zu haben ist etwas Allgemeines“ *Heraklit* B 113, *Diels*, *Kranz* 22.

Wir haben bewußt keine „archimedische Spirale“ gewählt, die an einem festen Punkt beginnt und endet. Die *Einrollung* der FPI-Spirale symbolisiert nicht die Rückkehr zu *einem Ursprung*, an *einen* Anfang: die Conception, die Geburt, die Erschaffung des Adam oder der Welt. Sie verweist vielmehr auf eine Dynamik – die der Einfaltung, Kontraktion, Introversion, Zentrierung, die für das Lebendige genauso kennzeichnend ist wie die *Ausrollung* und ihre Dynamik der Ausfaltung, Extension, Extraversion, Exzentrizität. Engung und Weitung (*H. Schmitz*), Zentrierung und Exzentrizität (*H. Plessner*), Extraversion und Introversion (*C.G. Jung*), Einfaltung und Ausfaltung (*D. Bohm*) haben in ihrem Wechselspiel keinen Anfang und kein Ende, wie die Wellen, die in sich einrollenden Brechern auf den Strand auflaufen und sich ausrollend ablaufen.

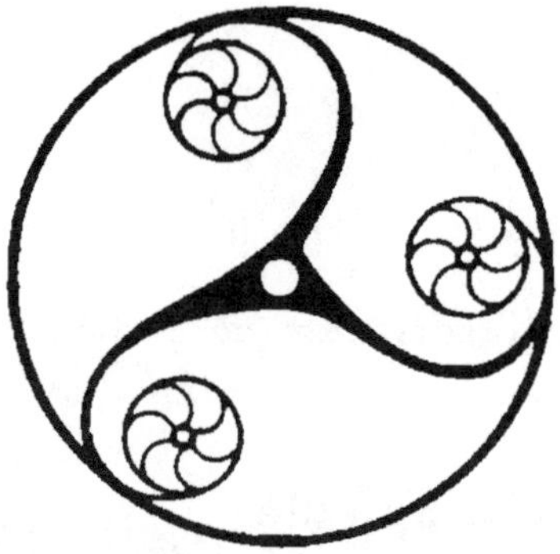

2

Die zweidimensionalen, in der Fläche ruhenden Spiralen gewinnen die Dimension des „Oben“ und „Unten“, der Vergangenheit und Zukunft, wenn sie als dreidimensionale Spiralen im Raum erscheinen wie Wind- und Wasserwirbel, Strudel, Wirbeltrichter und Schrauben. Diese Spiralen und Wirbel lassen sich – sofern sie nicht an einem festen Punkt beginnen – wie die FPI-Spirale in ihrer Bewegung *nach beiden Seiten* „lesen“, auch wenn dies einmal als ein Lesen „gegen den Strom“ erscheint. In dieser beidseitigen Strömungsbewegung ist ein Zeitfluß eingeschlossen – auch er hat unterschiedliche Fließgeschwindigkeiten. Die Lesbarkeit in zwei Richtungen zeigt, daß Vergangenheit und Gegenwart, Werden und Vergehen perichoretisch ineinander anwesend sind (*Petzold* 1981e). Die Spirale ist Umkreisung, die nicht stehen bleibt, in einem „Orbit“ gefangen ist, sondern die „nach vorn und nach hinten“, zur Vergangenheit und zur Zukunft hin geöffnet ist. „Der Weg auf und ab ist ein und derselbe“

όδὸς ἄνω κάτω μία καὶ ὡυτή (*Heraklit* B 60, DK22).

Die Wirklichkeit ist die Gesamtheit ihrer Bewegung und ihrer Verweisung, an welchem Ort, auf welchem Plateau man sich auch gerade befinden mag. Diese *fortschreitende Bewegung der Erkenntnis*, für die auch ein Zurückschreiten ein Fortschreiten ist, denn – und hier stimmen wir *Heraklit* und *Merleau-Ponty* (1964, 204) vollauf zu: „die letzte Wahrheit ist die Umkehrbarkeit“ – dieser *heraklitische Fluß* bestimmt die erkenntnistheoretische Position der Integrativen Therapie, ihre theoretischen Entwicklungen genauso wie ihre therapeutische Praxis. Es handelt sich um eine *systematische Suchbewegung*, die wir vollzogen haben und noch vollziehen (*Petzold* 1988q). Sie ist darauf gerichtet, verschiedene Plateaus zu finden (dargestellt durch die einzelnen Dreiecke), um sich von dort weiter voranzubewegen.

2. Herakliteisches Denken – die Hyperdialektik von Einheit und Vielheit, subjektivem und allgemeinem Sinn

συνάψιες ὅλα καὶ οὐχ ὅλα, συμφερόμενον διαφερόμενον, συνᾷδον διᾷδον· καὶ ἐκ πάντων ἓν καὶ ἐξ ἑνὸς πάντα.

„Verbindungen: Ganze und Nicht-Ganze, Zusammenstrebendes – Auseinanderstrebendes, Zusammenklingendes – Auseinanderklingendes; und aus allem eines und aus einem alles" (*Heraklit* DK 22, B 10).

Die Integrative Therapie wurde verschiedentlich von uns als „Heraklitische Therapie" bezeichnet (*Petzold* 1970c; 1988a,c,d). Dies bedarf einer Begründung, zumal *Heraklit* immer wieder als Autor bezeichnet wurde, dessen „dunkle Rede" ihren Sinn nur mühsam preisgibt. Wir teilen eine solche Einschätzung – trotz der fragmentarischen Überlieferung seines Wer-

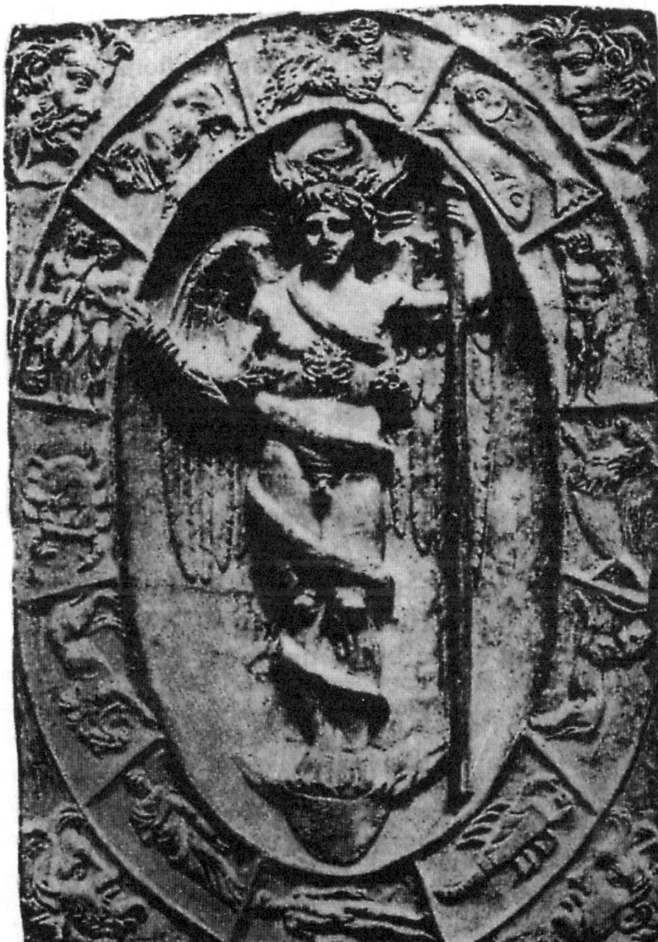

3

kes, die einem solchen Urteil Vorschub leistete – nicht, sondern affirmieren mit *Mansfeld* (1987, 240): „Heraklit ist ein genialer und streng systematischer Denker." Das Fragmentarische der Überlieferung spannt den Horizont der Interpretation weit aus. Denker wie *Hegel*, *Nietzsche*, *Merleau-Ponty* – um nur drei Exponenten der Verschiedenheit zu nennen – sind von *Heraklit* nachhaltig beeinflußt: „Hier sehen wir Land, es ist kein Satz des Heraklit, den ich nicht in meine Logik aufgenommen habe" (*Hegel*, Werke 18,320). „... die Dialektik selbst als Prinzip auffassen ... ist der notwendige Fortschritt, und es ist der, den Heraklit gemacht hat. Das Sein ist das Eine, das Erste; das Zweite ist das Werden – zu dieser Bestimmung ist er fortgegangen. Das ist das erste Konkrete, das Absolute als in ihm die Einheit Entgegengesetzter" (ibid.). *Heraklit* hat eine sehr spezifische Dialektik entwickelt, die sich besonders für die Psychotherapie eignet, für die Bewußtseinsarbeit des Subjektes in der Vermittlung zwischen Mensch und Welt, zwischen Leben und Tod, Gesundheit und Krankheit, Wachen und Schlaf. Es ist deshalb nicht erstaunlich zu sehen, daß an den Anfängen der Heilkunst als systematischer Praxis heraklitisches Denken steht. „... ein typisches Denken in Gegensätzen, ein polares Denken. Diese Ärzte sind stolz auf ihre geistigen Eroberungen und zugleich bescheiden, sich der Bedingtheiten ihrer fortschrittlichen klinischen Methodologie völlig bewußt. Das eine widerspricht dem anderen nicht. Im Gegenteil: es stellt das andere erst recht heraus!

Und eine unergründliche Harmonie verbindet solche Gegensätze und löst ihre Spannung auf in der Tiefe, im Verborgenen, wie schon der Vorsokratiker *Heraklit* gelehrt hatte. Beachtenswert ist nun, daß dieses polare Denken in authentischen Schriften der Hippokratischen Sammlung besonders häufig vorkommt" (*Lichtenthaeler* 1984, 122; vgl. idem 1982, 155ff mit vielen Belegen). *Heraklit* ist der „Philosoph der Veränderung", des sich Wandelnden, des Werdens und Vergehens und ihrer Verschränkung. Dies macht ihn für ärztliches und therapeutisches Denken so faszinierend, denn nur so lassen sich Mensch und Welt in ihrer Lebensdynamik, und die ist „Leben in der Zeit", verstehen. „Die Natur begreifen heißt, sie als Prozeß darstellen. Dies ist das Wahre Heraklits", wie *Hegel* (Werke 18, 330) die Positionen des Weisen von Ephesus umreißt.

Mehr als bei anderen Philosophen kommt es bei *Heraklit* nicht nur darauf an, *was* er sagt, sondern auch darauf, *wie* man ihn liest, und das rührt nur sehr bedingt aus den Bruchstücken und ihrer Sprache her. Der Beiname *Skoteinos* (σκοτεινός), der „Dunkle", welcher ihm von *Darios Hystaspis* über *Cicero* bis *Schleiermacher* zugeordnet wurde, sagt hier nicht nur etwas über den Schreiber, sondern auch etwas über die Leser aus. *Heraklit* schreibt über Tiefsinniges, über die Geheimnisse von Sein und Werden, über Widersprüchlichkeiten, die kaum zu versöhnen sind, und so ist seine Sprache dem Gegenstand angemessen, wie *Bruno Snell*, dessen *Heraklit*-Intepretation uns besonders beeindruckt hatte, deutlich gemacht hat. Fasziniert hat uns auch *Hegels* *Heraklit*-Kapitel in den „Vorlesungen über die Geschichte der Philosophie". Es kann an dieser Stelle natürlich nicht darum gehen, unsere *Heraklit*-Lektüre zu exponieren und den zahllosen *Heraklit*-Intepretationen (*Roussos* 1977; *De Martino* et al. 1986) eine weitere hinzuzufügen, obgleich unsere spezifische praxeologische Optik als Psychotherapeuten uns dazu reizen würde, sondern wir müssen uns darauf beschränken, Aspekte herauszustellen, die uns im Hinblick auf unseren therapeutischen Ansatz beeinflußt haben (für eine Wertung des „Weisen von Ephesus", der wir uns gut anschließen können).

Heraklit wurde aus folgenden Gründen für uns wichtig:
1. als Theoretiker des Wandels (Fluß-Fragmente), und damit als Begründer einer spezifischen Dialektik,
2. als Philosoph, der – für die Geschichte des Denkens bahnbrechend – das reflexive Subjekt ins Zentrum stellt, und dabei gleichzeitig neben den Bereichen des Zugänglichen, Bewußten, Bereiche des Unzugänglichen, Unbewußten affirmiert,die
3. einer Auslegung (λόγος) bedürfen. *Heraklit* wird damit zum Initiator einer Hermeneutik, die den Bezug von Subjekt und Welt zu verstehen und zur Sprache zu bringen sucht, das „Ganze" und die „Differenz", das „Eine" und das „Viele" in Worte zu fassen bemüht ist, in Bildern und Metaphern, die kaum *Verstehbares* doch *erfaßbar* machen.

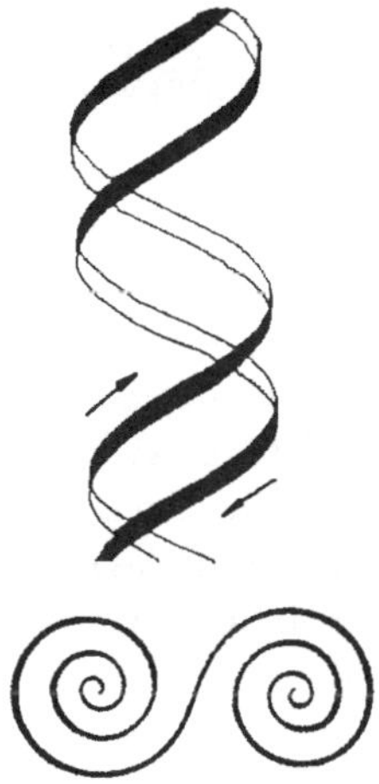

4

Dies alles hat den „dunklen" *Herakleitos* für uns zu einem Leuchtfeuer werden lassen. Er hat „Licht angezündet in der Nacht" (DK 22, B 26), dessen „vernünftiges Feuer" (DK 22, B 64) uns, die wir von Berufs wegen als Psychotherapeuten mit Selbsterkenntnis und Welterkenntnis befaßt sind, in der Undurchschaubarkeit der Welt und in der Finsternis des Unwissens leuchtet.

Der dem *Heraklit* zugesprochene Satz „alles fließt" ist für uns zu einem Grundprinzip des Erkenntnisgewinns in der theoretischen Arbeit geworden: Erkenntnis ist im beständigen Wandel, ist flüssig: „Alles fließt (πάντα ῥεῖ) nichts besteht, noch bleibt es je dasselbe" – dieses von *Diogenes Laertios* bis *Hegel* und *Schleiermacher* dem *Heraklit* zugeordente Diktum faßt, wenn auch mit *Diels* seine Authentizität bezweifelt werden darf, heraklitisches Denken prägnant zusammen. *Platon* kennzeichnet die Position *Heraklits*: „Er vergleicht die Dinge mit dem Strom eines Flusses" (Kratylos, 402). „Es ist unmöglich, zweimal in den selben Fluß hineinzuschreiten, so *Heraklit*. [Der Fluß] zerrinnt und bringt wieder zusammen [...] und trägt heran und trägt fort."

ποταμῷ γὰρ οὐκ ἔστιν ἐμβῆναι δὶς τῷ αὐτῳ καϑ'Ἡράκλειτον [...] σκίδνησι καὶ πάλιν συνάγει [...] καὶ πρόσεισι καὶ ἄπεισι.

(DK 22,B 91, vgl. B 49a,b,12).

Nun ist *Heraklit* weit davon entfernt, einer absoluten Beliebigkeit das Wort zu reden. Es gibt für ihn eine unendliche Ordnung, die immer schon da war. „Die Sonne ist nicht nur", wie *Heraklit sagt*, „an jedem Tag wieder jung, sondern kontinuierlich immer jung" (DK 22, B 6). Der Epheser verläßt damit die großen Kosmogonien der Mythen und der Naturphilosophen und setzt einen neuen Gedanken, wenn er affirmiert, daß „die gegebene schöne Ordnung [*kósmos*] aller Dinge, die dieselbe in allen ist, weder von einem der Götter noch von einem der Menschen geschaffen worden ist, sondern sie war immer, ist und wird sein: Feuer, ewig, lebendig, nach Maß entflammend und erlöschend nach Regelmaß."

κόσμον τόνδε τὸν αὐτὸν ἁπάντων οὔτε τις ϑεῶν οὔτε ἀνϑρώπων ἐποίησεν, ἀλλ·ἦν ἀιεὶ καὶ ἔστιν καὶ ἔσται·πῦρ ἀείζωον, ἁπτόμενον μέτρα καὶ ἀποσβεννύμενον μέτρα.

(DK 22, B 30).

Das ἀείζωον läßt den ewigen Zeitstrom erkennen, den Strom des Lebens, der ewig, lebendig und von Regeln und Maßen μέτρα bestimmt ist. Hegel hat die Bedeutung der Zeitdimension im Werk *Heraklits* herausgehoben. „Indem *Heraklit* nicht beim logischen Ausdrucke des Werdens stehenblieb, sondern seinem Prinzip die Gestalt des Seienden gab, so liegt hierin, daß sich ihm dafür zunächst die Form der Zeit darbieten mußte; denn eben im sinnlichen, anschaubaren, ist die Zeit das Erste, was sich dem Werden darbietet, es ist die erste Form des Werdens. Die Zeit ist das reine Werden, als angeschaut. Die Zeit ist das reine Verändern, sie ist der reine Begriff, das Einfache, das aus absolut Entgegengesetzten harmonisch ist" (Werke 18, 329).

Die Ordnung von Zeit und Raum, Erfahrung und Anschauung, von Leben und Tod (DK 22, B 62, B 48), von Einheit und Vielheit, von Subjekt und Welt gilt es zu erfassen: in ihren beständigen Wandlungen, in ihren Gegensätzlichkeiten und *im Umschlag der Gegensätze selbst* – und dies ist die entscheidende heraklitische Erkenntnis: „Dasselbe ist: lebendig und tot und wach und schlafend und jung und alt. Denn dieses ist umschlagend in jenes und jenes umschlagend in dieses."

ταὐτό τ᾽ἔνι ζῶν καὶ τεϑνηκὸς καὶ ἐγρηγορὸς καὶ καϑεῦδον καὶ νέον καὶ γηραιόν·τάδε γὰρ μεταπεσόντα ἐκεῖνα ἔστι κἀκεῖνα πάλιν μεταπεσόντα ταῦτα.

(DK 22, B 88).

Hier scheint eine Dialektik auf, die nicht nur in einer *Synthese* endet, sondern die geheimnisvolle Verbindungen (συνάψιες), die Synapsen von Ganzheiten und Differenzen (vgl. DK 22, B 10) aufzeigt, eine Integration von nicht zu Integrierendem versucht. Es ist dies ein Denken, das den Menschen „fremd vorkommt" (DK 22, B 72). *Heraklit* erkennt es selbst: Es ist ein neues Denken, eine neue Auslegung λόγος, die so noch niemand zuvor gegeben hat (DK 22, 108). Die Wandlungen der Zeit, die Geheimnisse der Zeit, die nach Vergangenheit und Zukunft offen sind, und die dazu führen, den Kosmos als unentstanden, ewig daseiend, die Sonne als immer jung – trotz ihres täglichen Auf- und Niedergangs – zu denken, führen ihn zum Bild des unendlichen Flusses oder zur Metapher der „*Spiral*schraube, gerade und gekrümmt [.....]", deren Weg, sagt er, „ein und derselbe ist".

γναφείῳ ὁδὸς εὐϑεία καὶ σκολίη [...] μίᾳ ἐστί, φησί, καὶ ἡ αὐτή.

(DK 22, B 59).

Der „Weise von Ephesos" entwickelt hier eine Form des Denkens, die sich als ein „Zusammendenken" charakterisieren läßt, als „In-eins-Denken", In-tegrieren, das die Gegensätzlichkeiten nicht abschleift. Die Schraube der Walkerpresse ist eben *gerade* **und** *gekrümmt*, dreht sich nach beiden Seiten (DK 22, B 60). Anfang und Ende lassen sich nicht ausmachen, wie auch bei der „Peripherie des Kreises, wo Anfang und Ende zusammenfallen", ξυνὸν γὰρ ἀρχὴ καὶ πέρας ἐπὶ κύκλου περιφερείας

(DK 22, B 103), und es darauf ankommt, in welche Richtung man die Bewegung verfolgt. Dieses „heraklitische Denken" weist nun eine große Ähnlichkeit zum Philosophieren von *Merleau-Ponty* auf, das die „Integrative Therapie" nachhaltig geprägt hat. Auch *Merleau-Pontys* Denken wurde als „dunkel" bezeichnet, und auch sein Spätwerk liegt uns nur in Fragmenten, den posthum edierten Arbeitsnotizen vor, in denen er das Programm einer „*Hyperdialektik*" skizziert: „Die schlechte Dialektik fängt fast mit der Dialektik an, und nur jene Dialektik ist gut, die sich selber kritisiert, und sich als gesonderte Aussage hinter sich läßt; denn es gibt keine gute Dialektik außer der Hyperdialektik" (*Merleau-Ponty* 1964, 129; 1985, 128; *Taminiaux* 1986; *Richir* 1986). *Merleau-Ponty* geht es – wie *Heraklit* – um das Sichtbare im Unsichtbaren und das Unsichtbare im Sichtbaren. Er führt damit ein Programm weiter, das – und dies wurde bislang nicht beachtet – an den Epheser anknüpft, nämlich an das Grundprinzip seiner Erkenntnislehre: „Natur", so *Heraklit*, „pflegt sich versteckt zu halten"

φύσις δὲ καθ' Ἡράκλειτον κρύπτεσθαι φιλεῖ

(DK 22, B 123). Schon in der „Struktur des Verhaltens" (1942) führt *Merleau-Ponty*, als er über das Konzept einer „vitalen Dialektik" (ibid. 169/1976, 178) spricht, ein Zitat aus *Hegels* Jenaer *Logik* an, das das heraklitische Motiv aufnimmt: „Der Geist der Natur ist ein verborgener Geist...; er ist nur Geist an ihm selbst, aber nicht für sich selbst" (ibid. 178). *Taminiaux* (1986, 67) stellt dieses Denken zu Recht als „ein Philosophieren im Sinne der Gestalt" heraus, „das heißt, ein Philosophieren, das sich distanziert von allen Versuchen der Gestalttheorie, die darauf hinauslaufen, den Sinn der eigenen Entdeckungen in philosophischen Schlußfolgerungen untergehen zu lassen, die nur den Realismus des kausalen Denkens neu beleben – daß ein solches Philosophieren anerkennt, wie nahe die wahre Gestalt der Gestalt im *Hegel*schen Sinne kommt, nämlich dem ‚Begriff, bevor er Selbstbewußtsein geworden ist' (1976, 224). Es ist wiederum *Hegel*, der herbeigerufen wird, wenn es sich darum handelt, den philosophischen Status der eigentlich menschlichen, d.h. symbolischen Strukturen zu umgrenzen" (*Taminiaux* 1986, 67). Es ist aber eigentlich das Licht des *Herakleitos von Ephesus*, das hier aus dem Dunkel der Geschichte herüberscheint, denn er führte den *Logos* („λόγος") in diesem Sinne und mit dieser Zielsetzung in die Philosophie ein (DK 22, B 1, B 2, B 72).

Die heraklitische Hyperdialektik zentriert in einem umkreisenden Denken, wie es auch die Denkbewegungen des späten *Merleau-Ponty* kennzeichnet. *Heraklit* geht es um „das GANZE" *und* das Abgesonderte, *„das Teil"*. Das GANZE stellt sich eben nicht als ein geschlossenes Invariantes dar. Es ist uns nicht immer unmittelbar und vollständig gegeben. Und das *Viele* wird nicht in dem EINEN aufgelöst. Das EINE zu denken wird erst möglich, weil das *Viele* wahrgenommen und erkannt werden kann. Und umgekehrt: das *Viele* wird uns zugänglich auf dem Boden des EINEN. Dieses Prinzip der Hyperdialektik – Einheit in der Vielfalt, Vielheit in dem Einen – ist ein Grundprinzip für unser Denken (*Petzold* II, 1967e; II 1969d; II 1971a; 1970c). Unsere therapeutische Arbeit grenzt sich von einer Mystifizierung eines um die „Vielheit" verkürzten „Einen" und „Ganzen" genauso ab wie von einer Idolatrie des Vielen (dieses Buch, S. 288ff). Ein statischer Seins-Begriff verkennt den beständigen *Umschlag* von Sein und Werden. Ein atomistisches Konzept des *Vielen* verkennt dessen Einheit als *Qualität* (DK 59, A 45, B 12, A 46). Hyperdialektik im Sinne von *Heraklit*

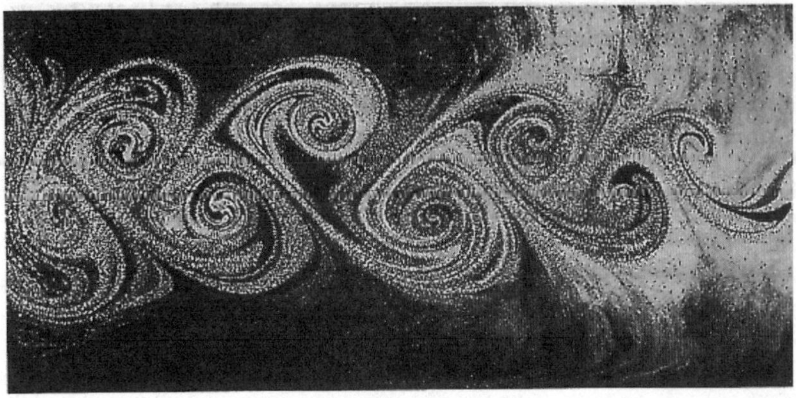

5

und *Merleau-Ponty* löst die Antinomien nicht in den Synthesen auf, sondern deutet die Konvergenz als einen „unendlichen Umschlag“ an, und eben dieses kennzeichnet das Konzept der GE-STALT, als gegliedertes Ganzes, als Ge-füge (die Worte sind selbstexplikativ), als *Struktur*, und zwar in dem Sinne, wie der späte *Merleau-Ponty* den Strukturbegriff als gleichsam „funktionales Äquivalent“ zum Gestaltbegriff verwendet (*Waldenfels* 1985). GESTALT wird durch eben diese Dialektik Einheit-Vielheit, Ganzes-Teil, Figur-Grund gekennzeichnet. Wir müssen uns dieser Seite des heraklitischen Denkens noch näher zuwenden, um das Kernanliegen „Integrativer Therapie“, das Wesentliche des *Integrationsbegriffes* „zwischen *Differenzieren* und *Integrieren*“ zu verstehen. Die Begriffe Integration, Synopse, Synergie, die für unsere Arbeit zentral sind (*Petzold* 1974k), sind kennzeichnend für Prozesse der Vermittlung, der Verschränkung, der *synápsen*, um diesen heraklitischen Ausdruck (DK 22, B 10) aufzugreifen. Integration, so wie wir sie verstehen, bringt „Widerstreitendes zusammen“ (DK 22, B 8), denkt Ganzheit *und* Differenz „in eins“ – und das *ist* GESTALT. Sie nivelliert nicht den Unterschied, ist *diakritisch*, wie jedes Zeichen (im Sinne der strukturalistischen Linguistik von *F. de Saussure*). Genau aber das besagen die berühmten Fragmente 10 und 51, die den Kern der heraklitischen Lehre einer Hyperdialektik beinhalten. Es ist dieses Prinzip nicht einfach zu verstehen: „Sie verstehen nicht, wie Sichabsonderndes mit sich in Selbigkeit ist: wie die immer wiederkehrende Harmonie von Bogen und Leier.“

οὐ ξυνιᾶσιν ὅκως διαφερόμενον ἑωυτῷ ὅμολγέει· παλίντροπος ἁρμονίη ὅκωσπερ τόξου καὶ λύρης.

(DK 22, B 51). Diesen Satz nun „harmonistisch“ zu verstehen, hieße *Heraklit* gründlich mißzuverstehen; denn die Begriffe Differenzierung (διαφερόμενον) und Homologie lösen sich eben nicht in Harmonie auf, sondern ihr Spannungsverhältnis, mit dem sie sich wechselseitig definieren, *ist* die *palíntropos harmoníë*. *Hegel* stellt dies heraus: „Zur Harmonie gehört der Unterschied; es muß wesentlich, schlechthin ein Unterschied sein. Diese Harmonie ist eben das absolute Werden, Verändern – nicht Anderswerden, jetzt dieses und dann ein Anderes. Das Wesentliche ist, daß jedes Verschiedene, Besondere, verschieden ist von einem anderen – aber nicht abstrakt irgend einem Anderen, sondern seinem anderen ... die Subjektivität ist das Andere der Objektivität ... es muß sein Anderes sein, und darin liegt eben ihre Identität; so ist jedes das Andere des Anderen als seines Anderen. Dies ist das große Prinzip des *Heraklit*“

(*Hegel*, Werke 18, 327). Das Eine ist das Andere, das Warme und das Kalte, Subjekt und Objekt, Mensch und Welt, Leben und Tod „umkreisen sich" (*Merleau-Ponty* 1964). Und dieses Umkreisen ist die „*kalísten harmonían*", die „schönste Harmonie" des „zusammenstrebenden Widerstreitenden"

τὸ ἀντίξουν συμφέρον καὶ ἐκ τῶν διαφερόντων καλλίστην ἁρμονίαν

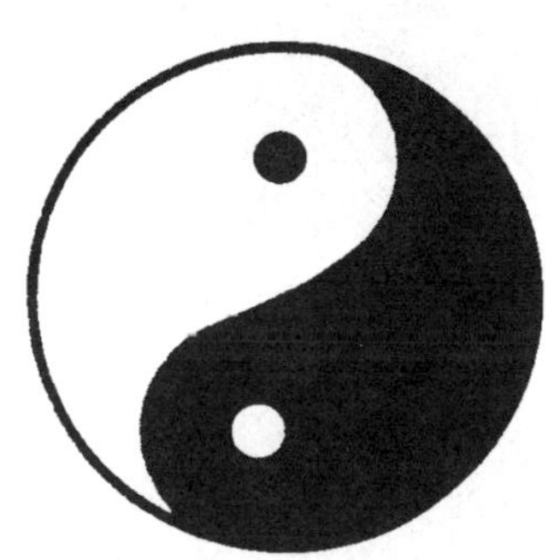

6

(DK 22, B 18). Die Hyperdialektik zentriert auf die Konstanz im Wandel, die Einheit in der Vielfalt, die Ruhe in der Bewegung – wir werden an das *wuwei* des Taoismus, die sich umkreisende Gegensatz-Einheit des Yin-Yang-Symbols erinnert. Und so kommen wir wieder zum Bild der Spirale. Die *palíntropos harmoníë* ist die „*Schraubenspirale*" des Wandels, deren „Weg hinauf und hinab [oder: hin und her] ein und derselbe ist".

ὁδὸς ἄνω κάτω μία καὶ ὡυτή

(DK 22, B 60). Und damit kommt uns dieses anschauliche Bild der Spiralschraube der Walkerpresse, das Symbol der nicht-archimedischen (also mit einem fixen Anfang beginnenden) Spirale, wieder entgegen, deren Bewegung unendlich ist. Das Bild taucht – und hier steht *Heraklit* in naturphilosophischer Tradition – in der Verwendung des für ihn so zentralen Begriffes „Feuer" wieder auf. Das Feuer ist das Element der Metamorphose (*Orth*, *Petzold* 1989). „Wendungen des Feuers: an erster Stelle Meer, vom Meere aber die eine Hälfte Erde, die andere Hälfte Dampf" (DK 22, B 31), der, wenn er sich abkühlt, wieder aufs neue herabregnet. „Kaltes wird warm, Warmes kühlt sich ab, Feuchtes trocknet, Trokkenes wird feucht" (DK 22, B 126). Dies ist der Spiralkreislauf des Lebens, der auch den Menschen, seine Seele einbezieht; denn „auch die Seelen dampfen ja aus dem Feuchten hervor" (DK 22, B 12). *Hegel* hat darauf hingewiesen, daß die „Anathymiasis", die Ausdampfung, als „Übergang" zu verstehen sei (Werke 18, 331). Wandlung, Übergang, Verbindung, Synapse, Umschlag, Zirkularität, das kennzeichnet die *Hyperdialektik* des Ephesers. Das diesem Abschnitt vorangestellte 10. Fragment macht dies sehr klar: „Verbindungen: Ganze und Nicht-Ganze, Zusammenspiel-Differenz, Zusammenklingen-Auseinanderklingen: und aus allem eins und aus einem alles" (DK 22, B 10). Hier ist keine ununterscheidbare Selbigkeit und keine unver-

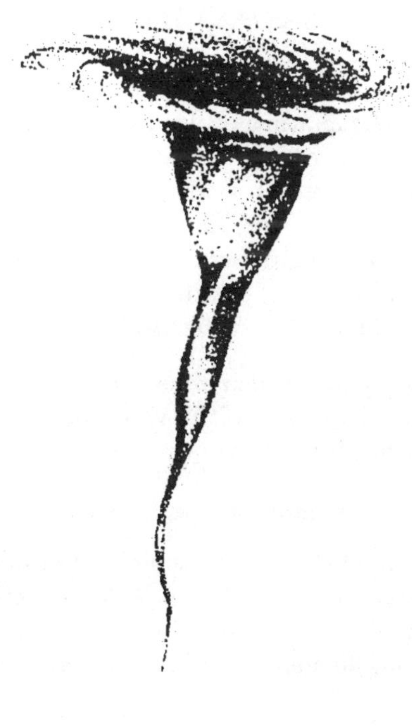

7

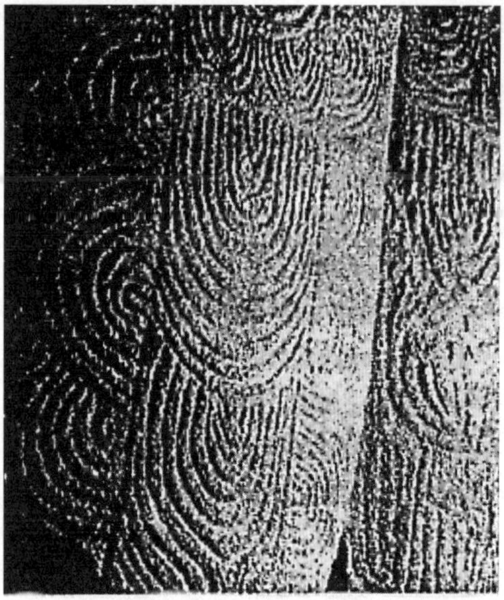

8

söhnliche Verschiedenheit. Es herrscht eine besondere Qualität der *Verschränkung*, der Verbundenheit: *synápsies*, spiralige Zirkularität. In ganz ähnlicher Weise finden wir die Zirkularität bei *Merleau-Ponty*, etwa in dem Grundgedanken seines letzten Werkes, wo „Sehender und Sichtbares sich wechselseitig vertauschen und man nicht mehr weiß, wer sieht und wer gesehen wird" (*Merleau-Ponty* 1964, 183/1985, 183). Wie *Heraklit* sieht er ein „Sein im Verborgenen und das Anwesen einer gewissen Abwesenheit" (1964, 179). Er spricht von einer Drehung, einer Einrollung (ibid. 182-183), von einer Verflechtung, von Chiasmus (ibid. 172-185), durch die eine Zirkularität von Vorverweisung und Rückverweisung geschieht und die weltoffen ist, wie die heraklitische Spirale. Wenn alles im Werden ist, dann ist die Welt grundsätzlich *unabgeschlossen*. Hier steht *Merleau-Ponty* eben nicht nur in der Tradition von *Kant* und *Schelling*, sondern in der von *Heraklit* (gegen *Richir* 1986,93). Hier finden wir das Wesen seiner „Hyperdialektik", die aufgeschlossen ist für die Doppelbewegung des Dinges selbst, für die Überkreuzung der beiden Bewegungen, die eine einzige Bewegung bilden (ibid. 93). Die zirkuläre, ja spiralige Hyperdialektik *Merleau-Pontys* – denn sie trifft nicht immer auf denselben Anfang, sondern passiert ihn und führt damit weiter, über ihn hinaus – diese *Hyperdialektik* also konvergiert mit der des Ephesers, denn sie „hat ihren Sitz in der ‚Verbindung zwischen einem Subjekt, dem Sein und den anderen Subjekten' oder (führt) an ‚ihre gemeinsame Stätte, den Ort ihres Austausches, ihrer wechselseitigen Einfügung' oder in ‚den globalen Zusammenhang eines Erfahrungsfeldes, wo jedes Element sich auf die anderen hin öffnet', und sie ist auf diese Weise keine Überschreitung, die auf eine Finalität hin zentriert ist, sondern eine ‚fortwährende Genese' mit ‚mehreren Zentren und mehreren Zugängen'", wie *Taminiaux* (1986, 84), unter Rückgriff auf Zitate von *Merleau-Ponty*, dieses Konzept expliziert. Hier nun öffnet sich die Perspektive hin zur *Subjektivität*, zum Subjekt, das an dieser Dialektik partizipiert, in ihr steht und sie zugleich setzt. Auch hier zeigen sich Verbindungen zu *Herakleitos von Ephesus.*

Heraklit gehört zu den frühen Denkern, die den Menschen als selbsterkennendes Subjekt sehen, ja Selbsterkenntnis als Wesen des Menschen kennzeichnen: „Es ist allen Menschen gegeben sich selbst zu erkennen und vernünftig zu sein."

ἀνθρώποισι πᾶσι μέτεστι γινώσκειν ἑωυτοὺς καὶ σωφρονεῖν

(DK 22, B 116). Er steht damit in den großen Umbruchprozessen, die zur reflexiven Subjektivität, zum Selbstbewußtsein des Menschen führen, an zentraler Stelle. Die archaischen Denkformen der „bikameralen Psyche" (*Jaynes* 1988), die im Rahmen der griechischen Kulturentwicklung zusammenbrechen, werden in seiner Zeit abgelöst, und die Steuerung des Menschen durch die in seinem Inneren gehörten Stimmen der Götter, Gottkönige und Naturgeister verschwindet allmählich. An die Stelle des mythischen Diskurses tritt die Möglichkeit der Einsicht: „Einsicht zu haben ist etwas allgemeines."

ξυνόν ἐστι πᾶσι τὸ φρονέειν

(DK 22, B 113). Es geht um Einsicht in den Lauf der Dinge, in den Fluß der Ereignisse, in die Struktur der Welt, in die Natur, in das eigene Wesen. „Nach Weisheit strebende Männer müssen sehr viele Dinge erforschen" (DK 22, B 35). Der Einsichtsgewinn in das eigene Verhalten entscheidet für *Heraklit* über das Lebensglück des Menschen, über sein Schicksal. „Des Menschen Verhalten ist sein Schicksal". ἦϑος ἀνϑρώπῳ δαίμων (DK 22, B 109). Seinen „Daimon" zu erfassen aber ist nicht einfach. Es erfordert ein Hinhorchen auf die Natur, eine Auseinandersetzung im Sozialen (DK 22, B 44): „Verständigsein ist die wichtigste Tugend; und die Weisheit besteht darin, das Wahre zu sagen und zu tun in Übereinstimmung mit der Natur, im Hinhorchen."

σωφρονεῖν ἀρετὴ μεγίστη· καὶ σοφίη ἀληϑέα λέγειν καὶ ποιεῖν κατὰ φύσιν ἐπαΐοντας

(DK 22, B 112). Die Natur indes ist nicht immer offenkundig. **„Natur", so Heraklit, „pflegt sich versteckt zu halten"**

φύσις δὲ καϑ' Ἡράκλειτον κρύπτεσϑαι φιλεῖ

(DK,B 123). Sie führt neben dem Offensichtlichen, den Dingen, die den Sinnen zugänglich sind, ein verborgenes Leben. *Heraklit* wertet die Sinne hoch: „Augen sind schärfere Zeugen als die Ohren" (DK 22, B 101a) und: „Wenn alles, was ist, zu Rauch würde, dürfte die Nase es immer noch unterscheiden" (DK 22, B 7). Aber Sinnenschärfe reicht nicht, um die Vielfalt, die Komplexität und die Untergründigkeit der Natur zu erfassen. Wenn nämlich die Menschen „unverständige Seelen haben", sind die Sinne „schlechte Zeugen"

κακοὶ μάρτυρες ἀνϑρώποισιν ὀφϑαλμοὶ καὶ ὦτα βαρβάρους ψυχὰς ἐχόντων

(DK 22, B 107). Über die Sinneswahrnehmung hinaus muß sich der *Prozeß des Erfassens und Verstehens* richten, auf das Sichtbare, Offene und das Unsichtbare, Versteckte, auf das, was vorhersehbar ist und erwartet werden kann, und das, was plötzlich auftaucht, sich dem spähenden Blick enthüllt und dem horchenden Ohr erschließt: „Wenn das Unerwartete nicht erwartet wird, wird man es nicht entdecken, da es dann unaufspürbar ist und unzugänglich bleibt."

ἐὰν μὴ ἔλπηται ἀνέλπιστον, οὐκ ἐξευρήσει, ἀνεξερεύνητον ἐὸν καὶ ἄπορον

(DK 22b, B 118). *Heraklit* weiß um die Untergründigkeit des menschlichen Schicksals, die Tiefen der Seele, die Verborgenheit der Natur, und er wird damit zu einem **Denker des Unbewußten**, der in die eigene Natur horcht und in ihr seine Subjekthaftigkeit findet. „**Der**

Seele Grenzen kannst du nicht entdecken gehn, auch wenn du jeden denkbaren Weg begehst: so unerschöpflich ist, was sie zu erklären hat."

ψυχης πείρατα ἰὼν οὐκ ἂν ἐξεύροιο πᾶσαν ἐπιπορευόμενος ὁδόν· οὕτω βαθὺν λόγον ἔχει

(DK 22, B 45) *Heraklits* tiefsinniger Ausspruch: „Ich beriet mich bei mir selbst" ἐδιζησάμην ἐμεωντόν (DK 22, B 101) verweist uns eigentlich auf eine Reflexivität, die über die Grenzen des Bewußtseins zu dringen sucht, bis in den Traum, den Schlaf. Das kryptische Fragment B 26 läßt diese Bewegung erahnen: „In der Nacht entzündet der Mensch ein Licht für sich selbst, sterbend, seine Sehkraft ist erloschen; dennoch lebendig entzündet er sich an dem Tod im Schlaf; im Wachen entzündet er sich an dem Schlafenden."

ἄνθρωπος ἐν εὐφρόνῃ φάος ἅπτεται ἑαυτῳ, ἀποθανών, ἀποσβεσθεὶς ὄψεις· ζῶν δὲ ἅπτεται τεθνεῶτος, εὕδων, ἀποσβεσθεὶς ὄψεις· ἐγρηγορὼς ἅπτεται εὕδοντος

(DK 22, B 26); denn „Tod ist, was wir im Schlafe sehen, was aber im Wachen, Schlaf" (DK 22, B 21). Das, was der Mensch in seinen eigenen Tiefen spürt, das, was er in der Welt wahrnimmt, ist Ordnung, Harmonie, Verbindungen, Differenzen, aber auch Chaos. Dabei nimmt *Heraklit* an, daß Unbewußtes, daß „nicht offenkundige Harmonie stärker ist als offenkundige".

ἁρμονίη ἀφανὴς φανερῆς κρείττων

(DK 22, B 54). Es sei noch einmal hervorgehoben, daß solche Ordnung nicht harmonistisch verstanden werden darf. Sie kann Stückwerk sein, zufällig, chaotisch. „Die Ordnung des aufs Geratewohl Zeronnenen, ist, so *Heraklit*, die schönste" (DK 22, B 124). Das Denken des „dunklen" *Heraklit* zeugt in seiner vieldeutigen Eindeutigkeit von einem Menschen, der sich „**mit sich selbst beriet**" (B 101), der bereit war, die beständigen Wandlungen zu sehen, Einheit und Gegensätzlichkeiten, und in ihnen Sinn und Bedeutung zu finden: „Alle Gegensätze, das ist die Bedeutung"

τἀναντία ἅπαντα, οὗτος ὁ νοῦς (DK 22, B 67).

Neben der reflexiven Subjektivität führt *Heraklit* einen weiteren wichtigen Gedanken in die Philosophie ein, den des Logos. Dieser im Verlauf der Begriffsgeschichte vieldeutige Begriff sollte bei dem Epheser mit „*Auslegung*" übersetzt werden. *Heraklit* wird damit zum Begründer einer sehr spezifischen **Hermeneutik**, die wir in seinem Werk ständig angedeutet finden, ja die seine Sprache prägt, weil das Verborgene in der Natur, die Vielfältigkeit der Gegensätze und die Fülle des Einen der „andeutenden" Auslegung bedarf. Er verweist auf das Delphische Orakel: „Der Fürst, dem das Orakel von Delphi gehört, erklärt nicht, verbirgt nicht, sondern deutet an".

ὁ ἄναξ, οὐ τὸ μαντεῖόν ἐστι τὸ ἐν Δελφοῖς, οὔτε λέγει οὔτε κρύπτει, ἀλλὰ σημαίνει
(DK 22, B 93).

Der *Logos* des *Heraklit* ist nicht subjektives Bewußtsein und dennoch nicht zu lösen von diesem, denn, was die Seele auszulegen hat, ist unerschöpflich (DK 22, B 45). Der *Logos* ist der *Sinn*, der aus dem gemeinschaftlichen kulturellen Prozeß hervorgeht. *Heraklit* hat das Ver-

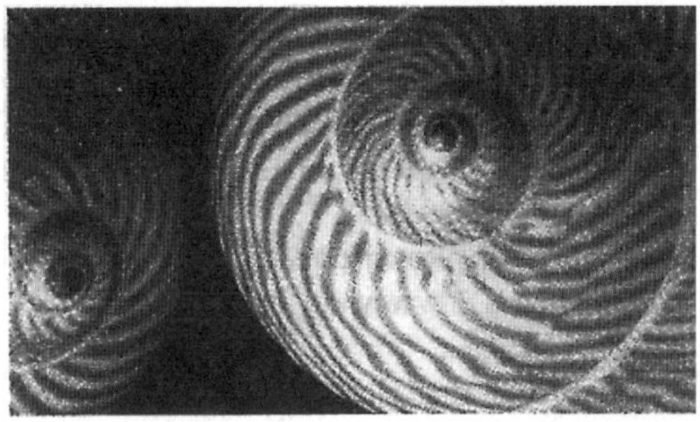

9

hältnis des Logos zur individuellen Seele, zum persönlichen Bewußtsein, zur Gesellschaft und zur Natur auf vielfältige Weise angetönt und *Hegel* stellt zurecht fest: „Es ist eine schöne, unbefangene, kindliche Weise, von der Wahrheit wahr zu sprechen" (Werke 18, 383). Offensichtlich waren die Menschen zu *Heraklits* Zeiten aber harthörig. Sie vermochten nicht gut „auf die Natur hinzuhorchen", der sie selbst angehörten – und viel hat sich in dieser Hinsicht wohl nicht geändert. „Mit dem sie am meisten ununterbrochen verkehren – dem Logos, der das All verwaltet, von dem sondern sie sich ab, und das, was ihnen jeden Tag begegnet, kommt ihnen fremd vor."

ᾧ μάλιστα διηνεκῶς ὁμιλοῦσι – λόγῳ τῷ τὰ ὅλα διοικοῦντι – τούτῳ διαφέρονται, καὶ οἱς καθ᾽ ἡμέραν ἐγκυροῦσι, ταῦτα αὐτοῖς ξένα φαίνεται

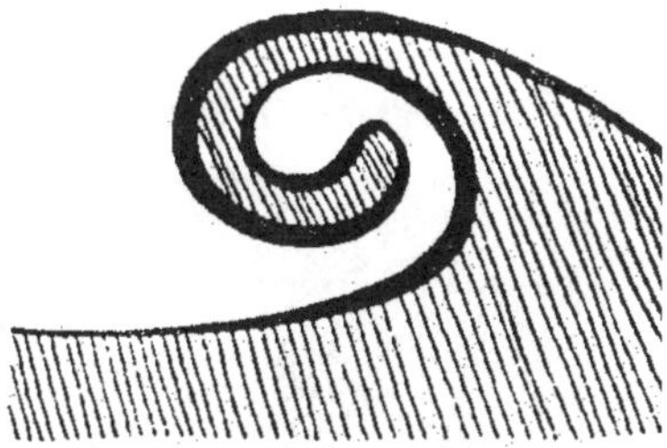

10

(DK 22, B 73). Hier ist es also den Menschen offenbar nicht möglich, das „Offensichtliche zu sehen" (*Perls* 1969), und so „entgeht ihnen, was sie im Wachen tun, genau wie das, was sie im Schlaf vergessen" (DK 22, B 1). Deshalb haben sie „sich dem allgemeinen anzuschließen – d.h. dem Gemeinschaftlichen, denn die gemeinschaftliche Auslegung λόγος ist allgemein; aber ungeachtet der Tatsache, daß die Auslegung eine allgemeine ist, leben die Leute, als ob sie nur über eine private Einsicht verfügten."

διὸ δεῖ ἕπεσθαι (τῷ ξυνῷ – τουτέστι) τῷ κοινῷ, ξυνὸς γὰρ ὁ κοινός· τοῦ λόγου δ᾽ ἐόντος ξυνοῦ ζώουσιν οἱ πολλοὶ ὡς ἰδίαν ἔχοντες φρόνησιν

(DK 22, B 2), und so „verstehen die Leute die Dinge nicht, die ihnen begegnen, und wenn diese ihnen erklärt werden, begreifen sie sie nicht und beharren auf ihren privaten Meinungen" (DK 22, B 17). *Heraklit* trifft auf Menschen, die *nicht* „mit sich zu Rate gehen" können (DK 22, B 101), die *nicht* „das Unerwartete erwarten" (DK 22, B 18) und die offenbar noch nicht genügend *Exzentrizität* zu sich und den Dingen der Welt haben (vgl. zur psychohistorischen Entwicklung *Jaynes* 1988). „Von welchen Leuten ich auch Auslegungen hörte, keiner kommt bis zu der Erkenntnis, daß das Weise etwas von allem Abständiges ist."

ὁκοσων λόγους ἤκουσα οὐδεὶς ἀφικνεῖται ἐς τοῦτο, ὥστε γινώσκειν ὅτι σοφὸν ἐστι πάντων κεχωρισμένον

(DK 22, B 108), und daß es dennoch aus der „Exzentrizität" zu sich zurückkehrt, und dadurch die *„palíntropos hamoníē"* herstellt.

Diese immer wiederkehrende Bewegung der *Auslegung* (λόγος) „in der jedes Einzelne seiner Natur gemäß zerlegt und erklärt wird, wie es sich damit verhält“ (DK 22, B 1), führt *Heraklit* schließlich zur Einsicht, zu einem *Sinn*, und diesen formuliert er – obgleich von ihm subjektiv gefunden – ganz allgemein. Er ist nicht nur seine private Erkenntnis, sondern ein allgemeines Wissen: „Wenn man nicht auf mich, sondern auf die Auslegung hört, so ist es weise, dem beizupflichten, daß alles eines ist.“

οὐκ ἐμοῦ ἀλλα τοῦ λόγου ἀκούσαντας ὁμολογεῖν σοφόν ἐστιν ἕν πάντα εἶναι

(DK 22, B 50).

Die knappen Ausführungen im Voranstehenden zum heraklitischen Denken dürften, so denken wir, deutlich gemacht haben, warum sich die „Integrative Therapie“ auf *Heraklit* bezieht, und warum der Epheser ein guter Gewährsphilosoph für Psychotherapeuten ist, deren Arbeitsschwerpunkt ja Selbst- und Welterkenntnis ist.

3. Die Spiralbewegung des Lebens und der Erkenntnis

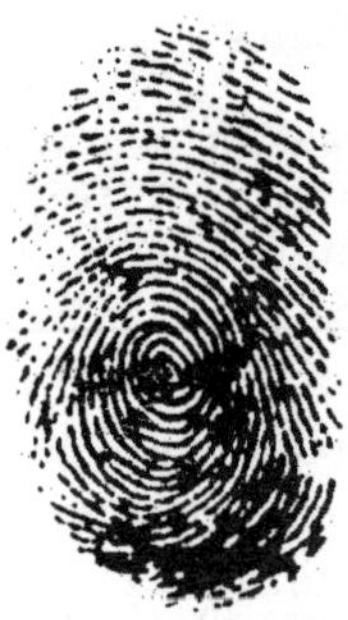

11

Den spiralförmigen Erkenntnisprozeß sahen wir damals, 1964, als den Weg *Heraklits*, einen Weg, den zu beschreiten wir uns seinerzeit entschieden hatten. Wir waren hier sicherlich von unserer *Nietzsche*-Lektüre beeinflußt. *Nietzsche* hat auch die heraklitische Intention von *Freud* und zweifelsohne die von *Perls* nachhaltig bestimmt. Zum anderen hat uns das „umkreisende Philosophieren“ von *Merleau-Ponty* angesprochen, insbesondere in seinem Spätwerk, obgleich schon in seinem ersten Buch, die „Struktur des Verhaltens“ (1942/1945, 50), seine Hermeneutik aufscheint, die in der Unabgeschlossenheit eines Anfanges den Beginn einer zirkulären Entwicklung sieht, in deren Bewegung sich Wahrheit „herausschält“. Unsere *Gadamer*-Lektüre (1965, 250 ff, 329 ff) und die Vorlesungen bei *Ricœur* (1965) haben uns endgültig auf den Weg des „hermeneutischen *Zirkels*“ gebracht, den wir für die psycho- und soziotherapeutische Praxis, für Supervision und Weiterbildung spezifisch umgesetzt und als „hermeneutische *Spirale*“ konkretisiert haben. Das Ko-respondenzmodell (*Petzold* 1978 c) ist als eine solche Konkretisierung aufzufassen (dieses Buch, S. 93ff).

Der *tetradische Prozeß* (idem 1972 a, 314) des Theorie-Praxis-Zyklus oder die „hermeneutische Spirale“ der Integrativen Therapie (idem 1987 c): „*Wahrnehmen, Erfassen, Verstehen, Erklären*“ müssen hier in gleicher Weise gesehen werden wie die „kreative Spirale“: „*Wahrnehmen, Differenzieren, Integrieren, Kreieren*“ (idem 1975 h) – alles Variationen des gleichen Prinzips, das so eine Wirkung bis in die Praxeologie hinein entfaltet (dieses Buch, S. 162ff, S. 493ff, S. 952ff). Der tiefenhermeneutische Grundsatz der Integrativen Therapie „*von den Phänomenen zu den Strukturen zu den Entwürfen*“ läßt sich nur in einer solchen spiraligen Bewegung darstellen. Ko-respondenzprozesse sind *in einem* Tun und Erkenntnis, Erkenntnis und Tun. Sie führen in den vier Phasen von der *Differenzierung*, die *Komplexität* freisetzt (I), zur *Strukturierung*, die *Prägnanz* schafft (II), dann zur *Integration*, die *Stabilität* bewirkt (III), auf deren Boden *Kreation* und *Transgression*, Überschreitung zu Neuem (IV) möglich wird (dieses Buch, S. 501ff).

Leben ist Erkennen (*Konrad Lorenz* 1973), und offenbar liegt ein solcher spiraliger Erkenntnisweg den Lernprozessen der Evolution zugrunde (*Oeser* 1976; *Vollmer* 1975, zu ihrer Kritik vgl. *Spaemann* 1984), wie die Arbeiten von *Eigen* (seine Theorie des Hyperzyklus), *Riedl* (seine Biologie der Erkenntnis), *Varela* und *Maturana* (ihre Theorie der Autopoiese) nahelegen. Diese Erkenntnis ist nicht neu – so neu sie ist. Schon der griechische Naturforscher und Philosoph *Anaxagoras* vertrat die These, die Welt der Dinge sei aus unendlich vielen kleinen, qualitativ unterschiedlichen Partikeln zusammengesetzt und dieser „Samen der Dinge" würde aus dem Chaos in einer wirbelnden Bewegung περίχωρησις vom Weltgeist in ihre erkennbare Ordnung gebracht. So heißt es in dem berühmten zwölften Fragment: „Auch über die gesamte Wirbelbewegung περιχωρήσιος hat der Geist die Gewalt, so daß sie im Anfang herumzukreisen begann. Und zuerst begann diese Bewegung von einem gewissen kleinen Punkte aus herumzukreisen; sie greift aber noch weiter um sich und wird noch mehr um sich greifen ... und wie es jetzt ist, das alles ordnete der Geist an, auch diese Wirbelbewegung, die jetzt Sterne und Sonne und Mond vollführen ..." (*Anaxagoras*, B 12, DK 59; übers. *Capelle* 1968, 270).

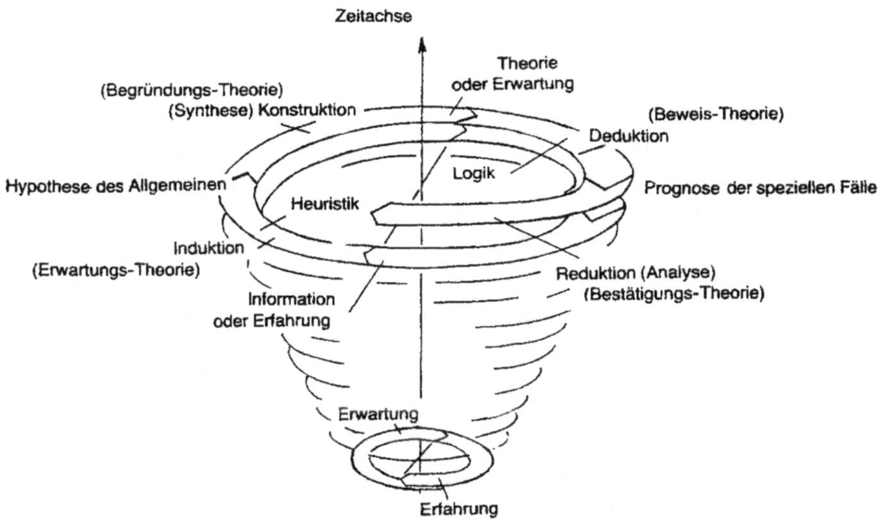

12

Kreislauf der Erkenntnis

Der *Kreislauf des Erkenntnisgewinns*, also des Wachsens von Wissen und Gewißheit nach *Erhard Oesers* systemtheoretischem Funktions-Modell der Theoriendynamik. Die Symmetrien, die dieser Algorithmus enthält, entsprechen jenen, welche wir in der Stammesgeschichte der biologischen Erkenntnisprozesse vorbereitet fanden. Sie treten in der Ebene der Wissenschaftstheorie lediglich differenzierter hervor (nach *Oeser* 1976; in die biologische Geschichte verlängert). Für Spiralmodelle in der Integrativen Therapie vgl. Abb. 13, 14, 15 usw., in diesem Buch, Kapitel „Tree of Science".

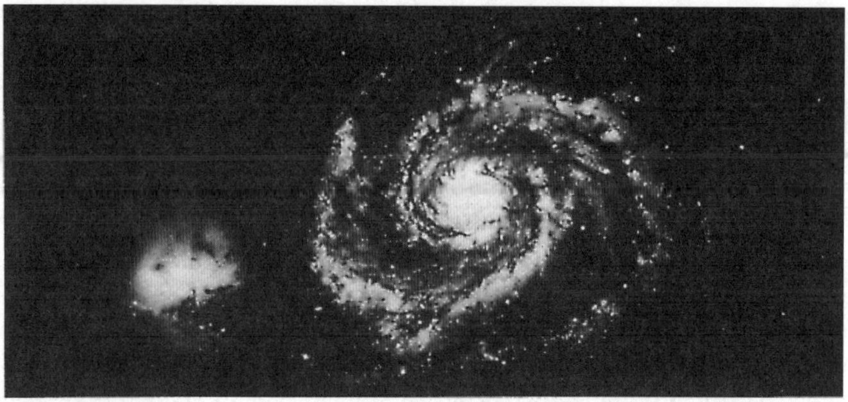

13

Spiralen- und Schraubenformen finden sich in allen Formen des Lebendigen, wobei wir diesen Begriff hier sogar über seine Bedeutung als „organisch Lebendiges" hinaus ausdehnen wollen. Denn wenn *Bewegung Leben ist und Leben Bewegung* (dieses Buch, S. 977), kann unter dieser Perspektive auch der Wirbel der Gestirne, der elektromagnetischen Ströme des Polarlichtes, der Winde, des Wassers gesehen werden. Die Spiralnebel und die Doppelhelix der Desoxyribonukleinsäure sind Beispiele für Spiralen im extremen Makro- und Mikrobereich. *George* (1987), *Schwenk* (1984) u.a. haben beeindruckende Zusammenstellungen von Spiral- und Schraubenformen in der Natur vorgelegt: die Baupläne der Ammoniten, das Skelettgerüst von Schwämmen, Häuser von Schnecken, Blatt und Blütenformen, Wasserwirbel, Zyklone, Strudel. *Falck-Ytter* (1983) hat faszinierende Beispiele für die Spiralwirbel des Nordlichtes gesammelt. *Hans Jenny* hat in ähnlicher Weise Beispiele für die „Morphologie" spiraliger Formen zusammengetragen. In der Kunst sind seit den frühesten Zeiten der Menschheit die Belege für Spiralformen unendlich (*Teichmann* 1983; *Purce* 1974; *Riedel* 1985). Zu nennen sind das uralte Symbol des *Triskellion* (vgl. Abb. 2), des dreifaltigen Welten-Wirbels (von *Korvin Krasinski* 1986), die vierarmige Svastika Altindiens und des Iran, die vierarmige tanzende Göttin Shiva, das taoistische Yin-Yang-Zeichen mit den acht Diagrammen (*Granet* 1981; *Eberhard* 1983). Sie symbolisieren die Spirale kosmischer Kraft, die gleichzeitig die Spirale der Erkenntnis ist, genau wie die Mandorlen in den christlichen Ikonen oder die kosmischen Feuerspiralen im Erkenntnisbuch der *Hildegard von Bingen* „Sci Vias" nach dem Rupertsberger Codex (*v. Bingen* 1981; vgl. *Clausberg* 1980), die Spiralornamente der Sufitradition und die spiralförmigen Drehungen der tanzenden Derwische (*Wosien* 1972; *Schah* 1980). Schließlich ist hier noch die Symbolik des tantrischen Buddhismus und der ganze Reichtum der aus ihm hervorgegangenen Mandalakunst zu nennen (*Hinze* 1983; *Argüelles, Argüelles* 1978).

Die vielfältigen Symbolzuweisungen, die wir in der Geschichte der Ikonographie und Ornamentik für die Spirale finden (*Lurker* 1981; *Meyer* 1983; *Purce* 1974; *Riedel* 1985), haben eine eigene Schönheit und Tiefe, die sich von den Spiralformen der Natur inspirieren ließen. Wir haben in unserer Spirale hierauf keinen expliziten Bezug genommen – auf die Doppelspirale als „Sinnzeichen für die Zusammengehörigkeit von Leben und Tod" (*Riedel* 1985, 115), auf die linksdrehende, gegen den Uhrzeigersinn gerichtete Spiralform, die auf den Tod verweist wie der abnehmende Mond, und auf die rechtsdrehende Lebensspirale, die wächst wie der zunehmende Mond. Unsere Spirale hat keinen Anfang und kein Ende. Sie hat „Konzentrationen, Regelhaftigkeiten und Unregelmäßigkeiten". Sie umkreist ein Zentrum, das unerreichbar ist, wie für die Windwirbel das „Auge des Cyclons" (*Lilly* 1981), wie für den tanzenden Derwisch die eigene Mitte: „Diese Mitte kann man nicht direkt angehen, man kann sie nur umkreisen, bis die Mitte aufleuchtet" (*Wosien* 1972). Die Spirale dehnt sich aber auch aus, weitet sich in eine unendliche Peripherie. Die Wirklichkeit ist Zentrum *und* Rand, das Dazwischen und das Jenseits. In der kunst- bzw. kreativitätstherapeutischen Arbeit, wie sie für die Integrative Therapie kennzeichnend ist, sind uns immer wieder spiralige Formen begegnet: bei der Darstellung des Lebenspanoramas, des Sozialen Atoms, des Ressourcenfeldes (*Petzold* 1987c), in musiktherapeutischen Improvisationen, in Bewegungsmustern der Tanz- und Bewegungstherapie (*Lander, Zahner* 1987), in Tongebilden, in improvisierten Geschichten. Oft drehen sich die Ereignisse und ihre Darstellungen um ein „lebensbestimmendes The-

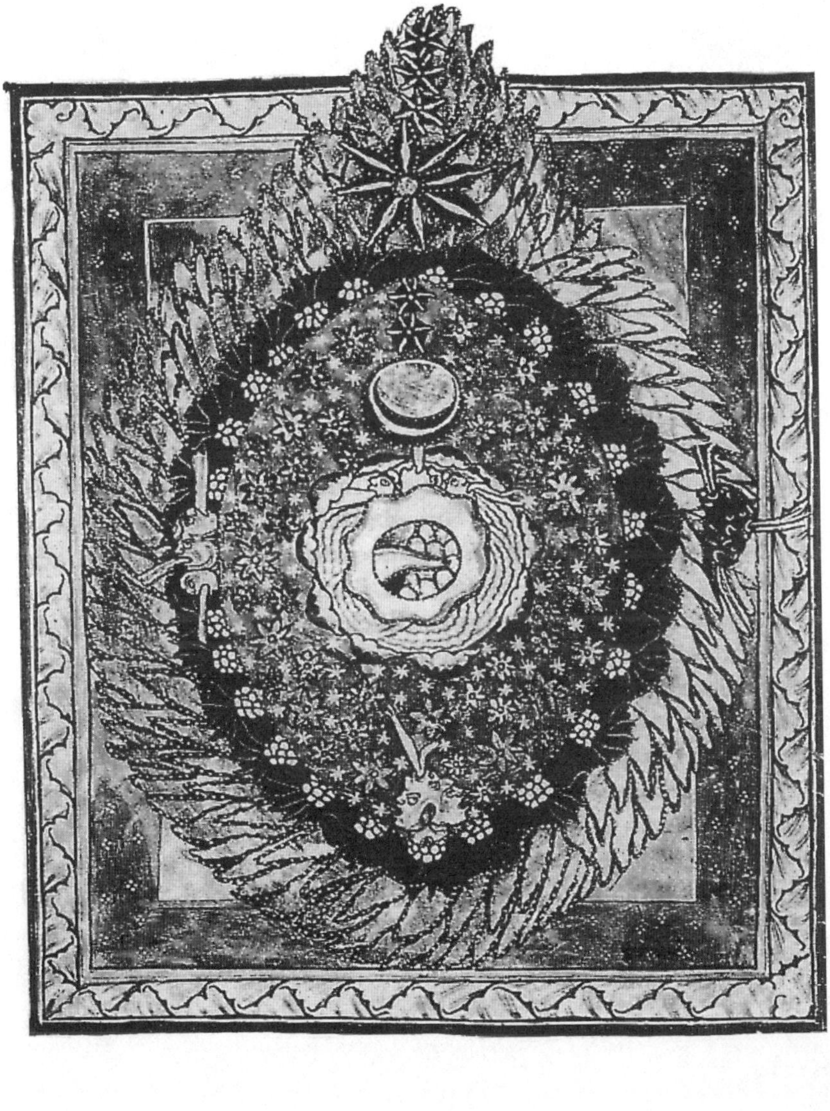

14

ma", z.B. eine Unglücksstunde, ein Trauma oder eine Sternstunde des Glücks oder der Erkenntnis – ein Moment des Schicksals (*sors*), in dem das Los (*sors*) geworfen und „alles" bestimmt war. Die Sternstunde wird Impuls, der die Bewegung intensiviert. Beim Trauma gerinnt die Bewegung in einem festlegenden *Narrativ*, das keine Weite, keinen „Fluß der *Narration*" ermöglicht, bis daß der einengende, einschließende **Kreis** durch einen Erfahrungs- und Erkenntnisschritt aufgebrochen wird und sich zur Weiterbewegung in die **Spirale** öffnet. Es ist dieser Vorgang das zentrale Moment einer *konfliktlösenden* Psychotherapie (1. Weg der Heilung), die neben der *defizitfüllenden* Behandlung (2. Weg der Heilung) unseren Ansatz kennzeichnet (idem 1988n). Lösungswege schrauben sich durch den Abraum der Biographie. Sie verlaufen selten gradlinig, sondern passieren mäandrierend oder in spiraligen **Viationen**, in Regressionen und Progressionen immer wieder neuralgische Positionen, wobei sie – sofern

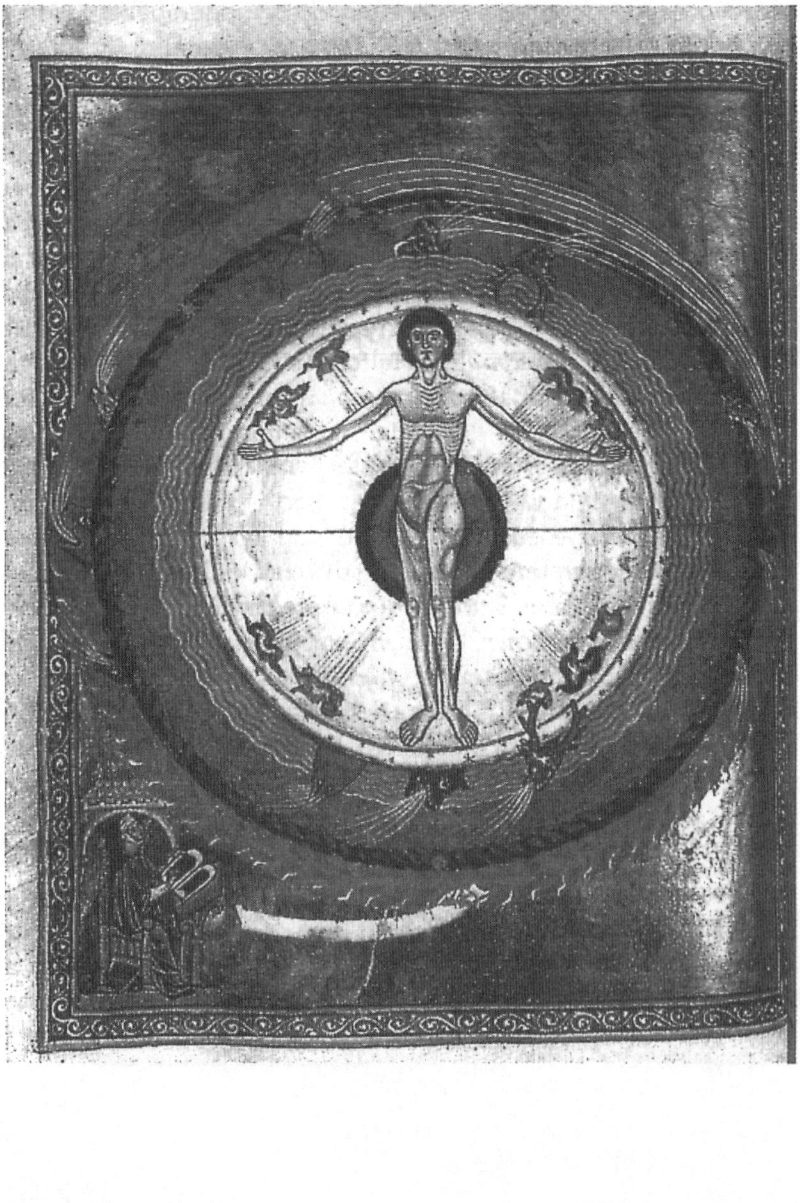

15

die Therapie gelingt – nicht in einer eingefahrenen Spurrille bleiben (*Perls* – 1969b, 56 – spricht von „*impasse*" und „*implosive layer*"), sondern sich Windung um Windung voranbewegen – und dabei kann ein Zurückgehen ein Fortschritt sein. Jede Fokalsitzung mit der Hot-Seat-Technik (*Perls*) und jeder Therapieprozeß in der „narrativen Praxis" (*Petzold)* oder der Arbeit mit kreativen Medien *(Sieper, Orth, Petzold)* machen dies deutlich, denn es sind Erkenntnisprozesse und damit Prozesse einer universalen Hermeneutik (*Heidegger, Ricœur, Gadamer, Habermas*).

Die fortdauernde Auseinandersetzung mit Prozessen der Erkenntnis und Prozessen des Lebens in theoretischer wie auch in klinisch-praktischer Hinsicht, nicht zuletzt aber das, was wir in den kreativen Äußerungen unserer Patienten gefunden haben, hat uns darin bestätigt, daß die Wahl der *Spirale* als Leitsymbol für unseren Ansatz eine gute Wahl war. Sie hat für uns eine Geschichte, die weiter zurückreicht als die intellektuelle Auseinandersetzung mit philosophischen Wegen des Erkenntnisgewinnes. Wir finden hier Bilder der Kindheit wieder: der aufgeschliffene, große Ammonit auf dem Schreibtisch des Vaters, über dessen Geheimnisse er oft zu erzählen wußte, seine Exkursionen mit uns in die Mikrowelt am Mikroskop und in die Makrowelt am Teleskop zum nächtlichen Sternenhimmel, dessen Topographie er uns in vielen Jahren lehrte. Hier schon spielte die *Spirale*, spielten die Spiralnebel, die Spiralstrukturen in Pflanzenblättern und -schäften eine bedeutsame Rolle. Für *Hugo Petzold* (1900-1983), der auf seiner persönlichen Suche in Rußland zu *Gurdijeff* und in Amsterdam, in der Emigration, zu den Rosenkreuzern fand (er baute die ersten Gurdijeff-Gruppen und die Rosenkreuzer-Gesellschaft in Deutschland in den 20er Jahren auf – bis zu seiner ersten Verhaftung durch die Gestapo 1935), war die Spirale ein zentrales Symbol, stellte sie für ihn doch den *pythagoreischen und heraklitischen Weg der Suche* dar, die jeden Menschen unter den ihm „eingeborenen", „eingefleischten" Imperativen: „Werde, der Du bist!", „Erkenne Dich selbst!", auf den Weg gehen läßt, ja, die Menschheit im Prozeß der Kulturwerdung voranschreiten läßt. Nach der Rosenkreuzerlehre ist im „Stein der Weisen" eine spiralig gewundene dreiköpfige (Körper, Seele und Geist symbolisierende) Schlange in der Kristallkugel eingeschlossen.

Eine solche Kugel, wie sie in *St. von Stolzenberg*s Rhodostaurotischen (Rosenkreuzerischen) Schrift des „Chymischen Lustgärtleins", verlegt von *Lucae Iennes* (1624 in Frankfurt), abgebildet ist, bewahrte er als persönlichen Schatz und Symbol seiner eigenen Suche. Wir haben als Kinder zuweilen unter seiner Anleitung in seinem kostbaren Exemplar dieser alchimistischen Schrift, in der sich auch das Denken von *Paracelsus* niedergeschlagen hat, mit ihm blättern dürfen und erhielten seine Erklärungen und Auslegungen der Bilder. Die 105. Figur, die „Das gantze Philosophische Werck" darstellt, hatte uns damals immer besonders beeindruckt. Hier ist ein sehr vollkommenes Bild des Integrationsgedankens, das – und dies ist unsere heutige Sicht – sicher auch unbewußte Inspirationen und Motivationen für die Entwicklung der *Integrativen Therapie* hinterlassen hat.

Der „heraklitische Weg" der *Integrativen Therapie*, der Fluß von Integration und Kreation, verbietet die Fixierung eines starren Lehrgebäudes. Er strömt weiter, und sein einziges Dogma ist dieses Strömen und damit das Faktum, daß es keine „endgültige Erkenntnis gibt, sondern daß das Leben, solange es sich lebt, *progredierende Analyse*, ein fortschreitender Erkenntnisprozeß ist – und dies gilt auf der ontogenetischen und phylogenetischen Ebene" (*Petzold* 1969b). Das Symbol der „Spirale der Integration" macht deutlich, wie Erkenntnisse zusam-

XXXV. Figur.

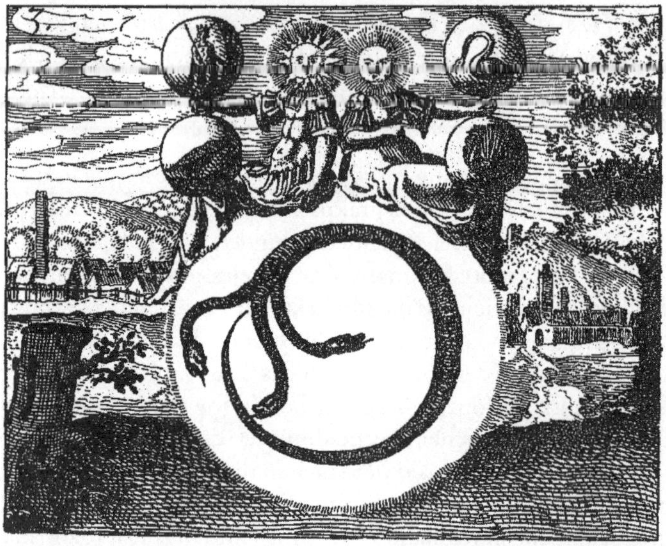

Chymiſchen Luſtgärtleins

3. Der Stein der Weiſſen/ auß dem Geiſt/ Seel vnd Leib.

Gleich wie dieſe Schlang wunderlich
Mit dreyen Köpffn erzeiget ſich/
Vnd hat doch nur ein leib zur friſt/
Welcher voll grauſſamn Gifftes iſt:
Alſo der Sonn vnd Monn Geſchlecht
Erhelt die drey Naturen recht:
Hat auch in ſeim Leib innerlich
Einen grauſamen Gifft bey ſich.
Drumb der König vnd Raab darnebn
Sambt Schwan vnd Pfaw die Farben gebn:
Sihſtu ſie mit den Augen dein/
16 So wirſt der Kunſt deſt gwiſſer ſein.

CV. Figur.

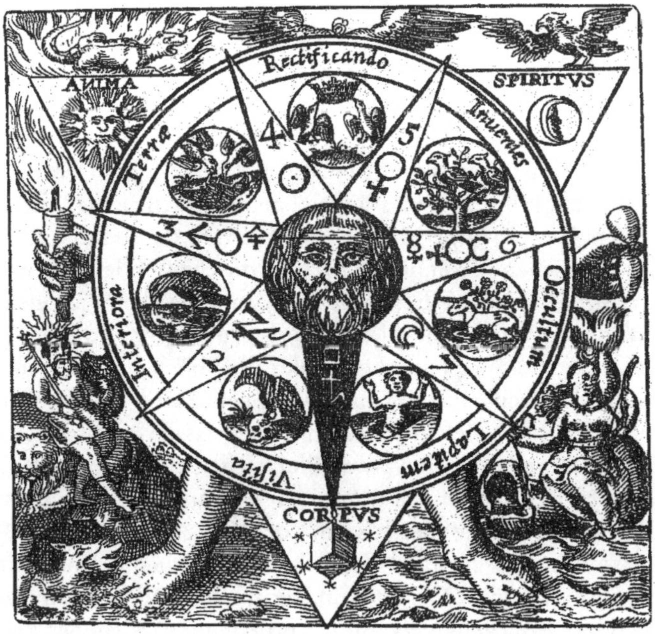

Chymiſchen Luſtgärtleins

Das gantze Philoſophiſche Werck.

All ding/welche zuvor mit fleiß
Sind vorgebild in Figurs weiß:
Die kanſtu alle (glaub es mir.)
In eim runden Kreiß ſehen hier.
Der alt Man iſt der Anfang klar/
Der raicht dir auch den ſchlůſſel dar:
Der Schwefel vnd Mercurius,
Mit dem Saltz/das werck geben muß.
Sihſtu hier nichts/ſo iſt es nichts/
Warumb begehrſtu mehr Berichts?
Dann alſo wirſt bey hellem ſchein
Mitten im Liecht gantz ſtockblind ſein.

mengetragen werden, sich zuweilen verdichten oder auseinanderziehen. Der Weg von *den Phänomenen zu den Strukturen zu den Entwürfen* zeigt, daß diese in gemeinsamer *Ko-respondenz* aufgefundenen Erkenntnissen *con-naissance* und Konsens sind, der für eine Weile zu *Konzepten* gerinnt und zu *Kooperationen* führt, in denen eine erneute Verflüssigung geschehen muß.

Der Weg der Erkenntnissuche in unserem persönlichen Schicksal steht in einer Tradition: der unserer Familien und der unserer Kulturen – der deutschen und der slawischen. Er findet seinen Ausdruck in unseren Arbeiten, ihren vielfältigen Themen, ihrer Form. Sie werden aufgrund ihres heraklitischen Hintergrundes zu keinem ab-schließenden Lehrbuch führen. Die FPI-Spirale in der von *Johanna Sieper* entworfenen Form findet so ihren Ausdruck bis in das Konzept unserer theoretischen Arbeit hinein. Es wäre durchaus möglich gewesen, ein Grundlagenwerk der *Integrativen Therapie* zu schreiben – zumindest beim jetzigen Kenntnis- und Wissensstand. Statt dessen wurde eine Vielzahl von „explorativen Studien" geschrieben, die die *terra incognita* des psychotherapeutischen Feldes allmählich erkunden und aneignen sollten. Es gibt noch sehr viele weiße Flecken auf unserer Landkarte. Sie wird sich nicht gänzlich in ihrer Topographie und ihren Tiefenstrukturen erfassen lassen – glücklicherweise nicht. Die Vielzahl der Aufsätze, die geschrieben worden sind, stellen einen persönlichen Aneignungsprozeß dar, die Vielzahl meiner Sammelbände einen Vorgang der Erkenntnissuche, *Wege aus dem Labyrinth*. Gleichzeitig sind sie aber Ausdruck der Überzeugung, daß *Integrative Therapie* ***ein*** *Weg* neben anderen ist. (So entstand die Reihe „Vergleichende Psychotherapie", wo ein Thema von Autoren verschiedener Orientierung bearbeitet wird). Unsere *Ko-respondenzprozesse*, die an FPI/EAG im Kollegenkreis geführt wurden und werden, der *Konsens*, der gefunden, der *Dissens*, der ausgehalten wurde, die *Konzepte*, die erarbeitet, die *Kooperationen*, die erreicht wurden, werden vielleicht einmal Niederschlag in einem „Kom-pendium" der *Integrativen Therapie* finden. Mehr als Zusammenhänge (*pendere*) zu einem gegebenen Zeitpunkt aufzuzeigen, wird es indes nicht leisten können. Die Dinge bleiben in Fluß, die Spirale bleibt in beständiger Bewegung, Integrative Therapie bleibt Entwurf.

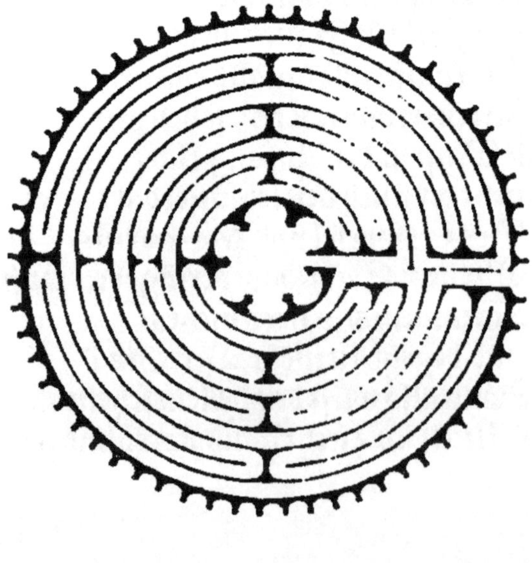

18

Theorie soll nicht zu „ewigen Wahrheiten" führen, sondern zum eigenen Theoretisieren, zur Integration des Gelesenen in die eigene Lebenserfahrung, die eigenen Kenntnisse und in die eigene Praxis. Einen solchen „heraklitischen Weg" von *Differenzierung, Integration und Kreation* werden diejenigen beschreiten müssen, die sich auf die *Integrative Therapie* einlassen. Er ist sehr oft mühsam, oft genug aber auch spielerisch, wenn man sich bewußt bleibt: Wir stehen nicht unter dem Diktat, ein letztes und endgültiges Wissen und eine absolute Wahrheit zu erreichen, den *ultimativen Sinn* finden zu müssen, sondern es genügt, die Bewegungen des Werdens, des Erkennens und des Gestaltens mitzuvollziehen – und das sind die Bewegungen des Lebens.

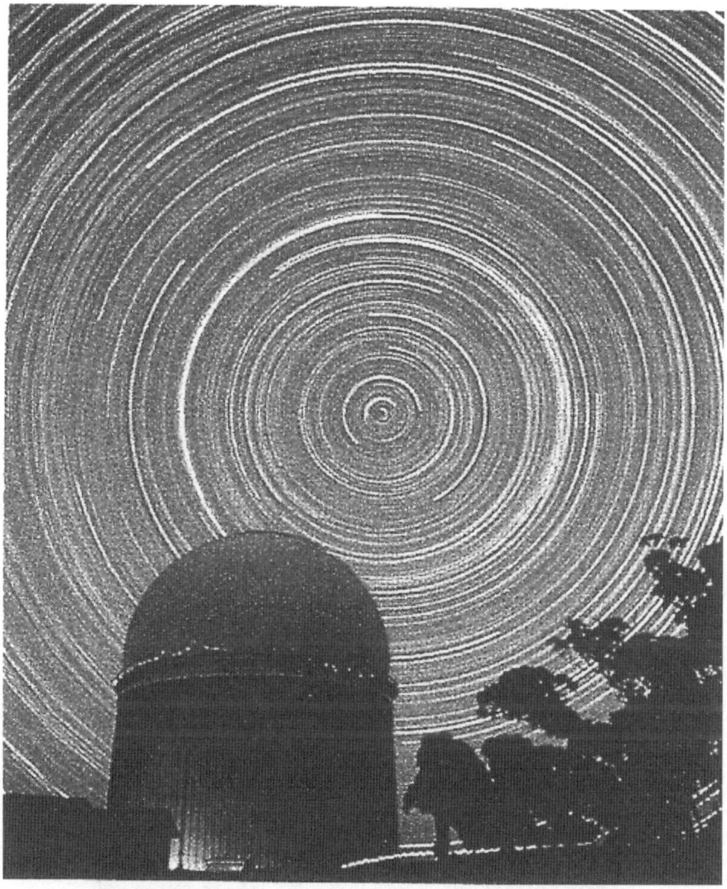

19

Verzeichnis der Abbildungen

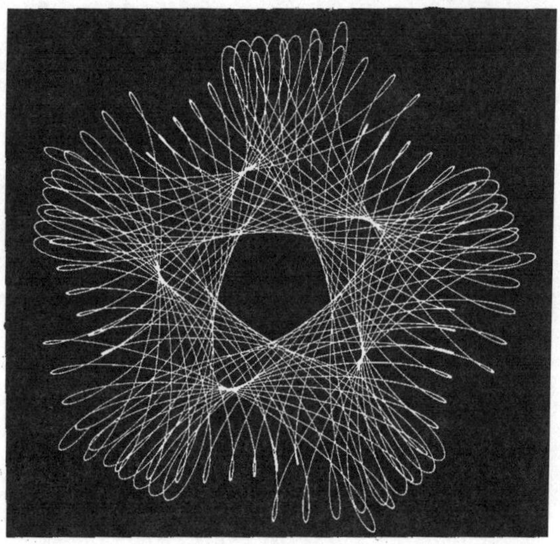

20

Hilarion G. Petzold

Integrative Therapie

Modelle, Theorien und Methoden für eine
schulenübergreifende Psychotherapie

2. Klinische Theorie

(1992a/2003a)

– persona sanat –

Dieser Band II, 2: „Klinische Theorie"
ist meinen

Kolleginnen und Kollegen

am „Fritz Perls Institut" und an der „Europäischen Akademie für psychosoziale Gesundheit" gewidmet. Ihrer Mitarbeit und ihrem Engagement verdankt die Integrative Therapie entscheidende Impulse.

„Der integrative Ansatz ist keine Kombination oder Aneinanderreihung therapeutischer Verfahren und Methoden, sondern er sucht in diesen nach spezifischen und allgemeinen Wirkmomenten, »specific and common concepts«, besonderen und generalisierbaren Methoden, um auf dieser Grundlage eigenständige, schulenübergreifende Theoriekonzepte und Praxisstrategien zu entwickeln, in denen die besten Elemente der traditionellen Schulen – sich wechselseitig ergänzend – einbezogen sind und aus dieser Synergie eine neue, mehrperspektivische Sicht und ein neuer Weg der Behandlung entstehen kann: Integrative Therapie." – Hilarion Petzold

Integrative Therapie
Schriften zu Theorie, Methodik und Praxis Bd. II/2

Hilarion G. Petzold

Integrative Therapie

Modelle, Theorien und Methoden für eine schulenübergreifende Psychotherapie

2. Klinische Theorie: das biopsychosoziale Modell

Junfermann Verlag • Paderborn

2. überarbeitete und erweiterte Auflage 2003

Satz: adrupa Paderborn
Druck: PDC – Paderborner Druck Centrum

CIP-Titelaufnahme der Deutschen Bibliothek
Petzold, Hilarion G.:
Integrative Therapie: Modelle, Theorien und Methoden für eine schulenübergreifende Psychotherapie / Hilarion G. Petzold. –
Paderborn: Junfermann, 1993
ISBN 3-87387-066-6
NE: GT

ISBN 3-87387-066-6

Inhaltsübersicht

1. Teilband

2. Teilband

3. Teilband

Inhaltsverzeichnis Teilband II,2

Das „neue Integrationsparadigma" in Psychotherapie und klinischer Psychologie und die „Schulen des Integrierens" in einer „pluralen therapeutischen Kultur" (1992g) 701

Einführende Überlegungen

*»**Integrative Therapie** als ein **Verfahren klinischer Therapie** ist an der „Entwicklungspsychologie der Lebensspanne" orientiert und vertritt einen schulenübergreifenden, differentiellen und methodenintegrativen Ansatz. Dieser verbindet auf der Grundlage vergleichender Psychotherapieforschung und metahermeneutischer Konzeptbildung tiefenpsychologisches Denken, sozialwissenschaftliche Reflexionen, behaviorale kognitions-, emotions- und handlungstheoretische Überlegungen zu einer „hinreichend konsistenten" „**klinischen Theorie**". In einem mehrperspektivischen Zugang werden Gesundheit und Krankheit kontextabhängig, karrierebezogen und multifaktoriell bestimmt gesehen, wobei negative Beziehungserfahrungen in Interaktion mit supportiven Erlebnissen und stressfull live events in Interaktion mit positiven Lebensereignissen zu „zeitextendierten Belastungen" (mit den sie begleitenden Überforderungsgefühlen und ihren Bewertungen in „subjektiven Theorien") führen können, die als krankheitsverursachend für die Persönlichkeit und ihre Strukturen „Selbst, Ich und Identität" betrachtet werden. Integrative Therapie schließt damit das medizinische Behandlungsmodell ein, überschreitet es aber deutlich, indem sie sich nicht nur mit Pathogenese und „Risikofaktoren", sondern auch mit Salutogenese und „protektiven Faktoren" befaßt.«*

Der zweite Teilband ist auf die „**klinische Theorie**" der Integrativen Therapie gerichtet, auf die Theorien von „mittlerer Reichweite", die zwischen Metatheorie und Praxeologie stehen und versuchen, für das Verfahren die Realität, mit der es im wesentlichen befaßt ist – hier die Arbeit mit Patienten, Klienten und ihrer Lebenswirklichkeit –, zu explizieren. Über die Globalziele hinausgehend, die therapeutisches Handeln durch die Reflexionen der Metatheorie zu gewinnen vermag, ermöglichen die *„realexplikativen Theorien"*, Grob- und Feinziele für die Praxis zu erarbeiten. Dabei sind therapeutische Verfahren heute darauf verwiesen, den Fundus allgemeinpsychologischer Forschung und Theorienbildung für die Ausarbeitung *„klinischer Theorien"* heranzuziehen, Ergebnisse der Sozialmedizin, der klinischen Soziologie und der sozialwissenschaftlichen Forschung zu berücksichtigen. Hier liegt die Stärke einer an der klinischen Psychologie orientierten Psychotherapie bzw. einer psychotherapeutisch ausgerichteten **klinischen Psychologie**. Die Integrationsaufgaben, die sich damit stellen, sind erheblich und man kann sagen: im Hinblick auf Forschung, Theorienbildung und interventiver Praxis stehen die verschiedenen psychotherapeutischen Schulen, die beginnen, den schulenimmanenten Diskurs zu überschreiten, und die klinische Psychologie, die „weg vom Methoden-Monismus in der Psychotherapie" (*Caspar*, *Grawe* 1989) strebt, noch recht am Anfang. Es geht ja um mehr als eine pragmatische Kombination von Methoden, um einen praxisorientierten Eklektizismus und auch um mehr als um Heuristiken oder eine „heuristische Psychotherapie" (*Grawe* 1988). Es müssen *„hinreichend konsistente"* Theorie-Praxis-Modelle vorgelegt werden, die ein „integratives Potential" haben und eine stimmige Verbindung von Metatheorie bzw. „klinischer Philosophie", „klinischer Theorie" und „klinischer Praxeologie" gewährleisten. Für den forschungsorientierten, an Detailerkenntnissen interessierten akademischen Psychologen ist ein solcher übergreifender Anspruch problematisch. Für den „klinischen Psychologen" in der Praxis, der bislang methodenorientiert war, ist synthetisierendes, schulenübergreifendes Denken, ist ein polytheoretischer Diskurs in der Regel Neuland. Aber gerade hier liegt eine besondere Stärke der *klinischen Psychologie*. Sie könnte von der Breite ihres Ansatzes her differenzierende und integrierende Modellbildungen (*Petzold* 1991f, vgl. dieses Buch Abb. 1, S. 954) vorantreiben. Das neue „**Integrationsparadigma**" in Psychotherapie und klinischer Psychologie, zu dessen Initiatoren sich der Autor zählen darf, kann, wenn übergreifende Theoriearbeit geleistet wird, zu einem erheblichen Fortschritt der interventionsorientierten, praxisgerichteten aber auch theorieorientierten klinischen Psychologie führen. Erst wenige Arbeiten liegen vor, die systematische Synopsen in Theorie, Praxis und Forschung über einen längeren Zeitraum in Angriff genommen haben. Doch folgendes zeichnet sich jetzt schon als Trend ab: es wird „**Orientierungen des Integrierens**" in der klinischen Psychologie und der Psychotherapie geben.

Die in diesem Teilband dargestellte „**klinische Theorie**" der *Integrativen Therapie*, die vom Autor und seinen Mitarbeitern und Mitarbeiterinnen in mehr als zwanzig Jahren erarbeitet wurde (und sie ist nur eine von verschiedenen Möglichkeiten der Therapieintegration), wird gleichsam in „*capita selecta*" vorgelegt. Es wurden wichtige Teilgebiete herausgegriffen und bearbeitet, und es ist natürlich nicht ohne Belang, welche Bereiche hier in den Vordergrund gestellt wurden und welche weiteren Veröffentlichungen überlassen bleiben. So erschien es unverzichtbar, ehe eine „spezielle Krankheitslehre" im Detail vorgelegt wird, Persönlichkeitstheorie, Entwicklungstheorie und allgemeine Krankheitslehre (*Petzold, Schuch* 1992; *Pritz, Petzold* 1992) darzustellen, insbesondere aber einen Gesamtrahmen abzustecken. Dieser wird anhand der Lineatur eines „*Tree of Science*" gegeben, der als Hauptbeitrag dieses Teilbandes die wissenslogische Struktur der *Integrativen Therapie* (und in strukturlogischer Sicht jedes therapeutischen Ansatzes) im Sinne einer *Metafolie* bietet und kompakt die Hauptpositionen der **Metatheorie**, der **klinischen Theorie** und der **Praxeologie** umreißt. Er stellt damit auch ein Arbeitsprogramm dar, das – sofern die Themen in Einzelpublikationen des Autors und seines Mitarbeiterkreises noch nicht behandelt wurden – der Bearbeitung harrt. Es dürfte bei einer Übersicht auch deutlich werden, daß ein solches Programm nicht von einem Einzelnen bewältigt werden kann und auch nicht bewältigt werden sollte, zu groß wäre die Gefahr der Einseitigkeiten. Im Rahmen einer therapeutischen Schule mit Klinik-, Ausbildungs-, Forschungseinrichtungen und universitären Anbindungen, wie dies für die *Integrative Therapie* gegeben ist, ist der Rahmen der Möglichkeiten schon weiter gesteckt.

Mit der „Europäischen Akademie für psychosoziale Gesundheit" (EAG), Hückeswagen, dem „Fritz Perls Institut für Integrative Therapie" (FPI), Düsseldorf, dem „FPI-Klinikum für Kinder- und Jugendlichenpsychiatrie und -psychotherapie", Dortmund (*Landsberg* 1992), dem „FPI-Klinikum für Erwachsenenpsychiatrie und -psychotherapie", Zwesten (*Schröder, Wolf* 1992), dem „Institut für empirische Sozial- und Interventionsforschung an der EAG", dem „Zentrum für IBT" an der Freien Universität Amsterdam und den Mitarbeitern und Kolleginnen an diesen Einrichtungen konnten vielfältige Erfahrungen zusammengetragen werden (vgl. insgesamt *Petzold, Sieper* 1988a, 1992), so etwa im Bereich der Gerontotherapie (*Petzold, Bubolz* 1979; *Spiegel-Rösing, Petzold* 1984), der Kindertherapie (*Petzold, Ramin* 1987), der Gruppenpsychotherapie (*Petzold, Frühmann* 1986), der Kreativitätstherapie (*Petzold, Orth* 1990) usw. Dennoch bleibt festzustellen: es geht hier um ein allgemeines Arbeitsprogramm klinischer Psychologie und Psychotherapie. Der Autor versteht seine Arbeiten zur „Integrativen Therapie" als einen Beitrag zu diesem Feld, den er als Psychotherapeut und klinischer Psychologe leistet, und weniger als Begründer oder Vertreter eines eng umgrenzten Therapieverfahrens (wie etwa der Gestalttherapie oder des Psychodramas), wenngleich seine spezifischen Theorieentwicklungen und Praxisstrategien den Charakter einer „Orientierung" gewonnen haben, eine der „**Orientierungen des Integrierens**" (dieses Buch S. 755) in der klinischen Psychologie und Psychotherapie.

Der zweite Beitrag befaßt sich mit der Entwicklungstheorie der Integrativen Therapie und zwar zentriert auf die Entwicklung der Persönlichkeit auf der biologischen Grundlage des Organismus mit ihrer Strukturen *Selbst, Ich* und *Identität* im Frühbereich und darüberhinaus in der *Lebensspanne* jeweils im relevanten sozialen Kontext – eine **biopsychosoziale Betrachtungsweise**. Da Entwicklung auch immer mißlingen kann, heißt das natürlich eine Auseinandersetzung mit Konzepten zur Pathogenese. Damit wird das Konzept einer „**Klinischen Entwicklungspsychologie**" vertreten, die auf die Breite allgemeinpsychologischer Theorien – insbesondere der Entwicklung – zurückzugreift. Dies hat einen Bezug auf die „*life span developmental psychology*" (*Baltes* et al. 1980), eine „*developmental psychopathology*" (*Achenbach* 1982; *Rolf* et al. 1990) und damit auf die *Longitudinalforschung* (*Rutter* 1988) zur Folge. Die Kindheitszentrierung in der psychotherapeutischen Psychopathologie – Erbe der Psychoanalyse – wird hin zu Theorien der Salutogenese (*Antonovsky* 1979), des Wohlergehens (*Abele, Becker* 1991), der protektiven Faktoren (*Petzold* et al. 1991) geöffnet, aber auch hin zur Beachtung von Pathogenese in Adoleszenz, Erwachsenenalter und Senium. Krankheit und Gesundheit müssen jeweils zusammen betrachtet werden. Sie sind das Ergebnis von Entwicklungsverläufen, Ereignisketten über das Leben hin. Die frühe Kindheit hat hier einen gewichtigen, aber durchaus nicht monokausalen und stets lebensbestimmenden Einfluß. Ein dreißigjähriger Borderlinepatient kann *auch* frühgestört sein, doch ist seine Erkrankung Resultat einer *Negativkarriere*, die *insgesamt* betrachtet, gewertet und differentiell behandelt werden muß, will man sich nicht in einer Fehleinschätzung dieses Krankheitsbildes verfangen mit schlechteren Behandlungschancen für die Patienten. Das gesamte Gebiet der „Entwicklungspsychologie des Erwachsenenalters" (*Faltermaier* et al. 1992) und des höheren Lebensalters (*Saup* 1991) mit seinen bedeutenden klinischen Implikationen, kritischen Lebensereignissen und Entwicklungsaufgaben wurde vom Mainstream der Psychotherapie – nicht zuletzt von den psychoanalytischen und tiefenpsychologischen Schulen – bislang genausowenig zur Kenntnis genommen wie die Ergebnisse des *Longitudinal Research*. Die Integrative Therapie hat durch ihre gerontotherapeutischen und sozialgerontologischen Schwerpunkte seit Mitte der sechziger Jahre eine „**Psychotherapie in der Lebensspanne**" vertreten, ausgerichtet am *life span developmental approach* und an der allgemeinpsychologischen Forschung (*Petzold* 1965; *Petzold, Bubolz* 1976, 1979), wie es auch in diesem und dem dritten Teilband zum Ausdruck kommt. Hier liegt ein Spezifikum des Integrativen Ansatzes, der damit an den Anfängen des sich abzeichnenden *Paradigmenwechsels in der Psychotherapie und Psychopathologie von der* ***Kindheits- zur Lebenslaufzentrierung*** (*Rutter, Rutter* 1992) steht.

Wenngleich ein Schwerpunkt des entwicklungspsychologischen Beitrages in diesem Teilband (S. 515-606) auf die Verarbeitung zentraler Ergebnisse der Baby- und Kleinkindforschung (*Petzold* 1993c) gerichtet ist, Schwerpunkt meiner Abteilung an der Freien Universität Amsterdam (*Hopkins, Papoušek, Pecheux* 1989), werden die Linien weiter in die Entwicklungspsychologie des Erwachsenenalters gezogen und in verschiedenen Beiträgen dieses Werkes, z. B. über Zeittheorie und Identitätsarbeit (S. 299-333), über soziale Gruppen und soziale Welten im Alter (S. 663-680) entfaltet.

Zentrale Perspektiven unserer *biopsychosozialen Psychologie, Psychotherapie und Bildungsarbeit* ***in der Lebensspanne*** (*Petzold* 1965, 1968b,c, 1971i, 1972e, 1973c, 1981g, 1989k) sind:

- ➔ **biopsychologische** und **neurowissenschaftliche Betrachtungsweise**. Der evolutionsbiologisch ausgebildete Organismus ist die Grundlage aller Lebensprozesse, deren Aufklärung durch Bio- und Neurowissenschaften, die Psychotherapie in Theorie und Praxis nachhaltig bestimmen wird (*Petzold* 1975e, 1988n, **2002j**, dieses Buch, S. 1051ff; *Petzold, Wolf* et al. 2000).
- ➔ **Enkulturation** und **Sozialisation** (*Müller, Petzold* 1999) des *Denkens, Fühlens, Wollens* (*Petzold, Sieper* 2003) als Einflüsse aus dem kulturellen und gesellschaftlichen Meso- und Makrobereich, die das „Individuum und seine Welt" über das Leben hin bestimmen (*Fend* 1970; *Thomae* 1988) und seine
- ➔ **sozialen Beziehungen** prägen (*Hass, Petzold* 1999). Diese sind die zentrale Perspektive der Psychotherapie als einer Behandlung von Beziehungskonstellationen (*Sameroff, Emde* 1989), sozialen Netzwerken (*Keupp, Röhrle* 1987; *Petzold* 1979c) und sozialen Welten/Repräsentationen (*Petzold* 2000h, 2003b; *Moscovici* 2001), denn Entwicklung ist kontextbezogen, polylogisch und interaktional und führt zur Ausbildung einer
- ➔ **Identität** als relativ stabiler, aber dennoch plastischer und sich wandelnder Basisstruktur der Persönlichkeit (*Petzold* 1981g, **2001p**; *Frey, Haußer* 1987; *Kames* 1992). Die *Identitätsarbeit* (dieses Buch, S. 322) beginnt mit den ersten Konstitutionsmomenten einer Biographie im zweiten Lebensjahr (*Nelson* 1989) und stellt eine der wichtigsten Aufgaben der Adoleszenz (*Lerner* 1985), des Erwachsenenalters (*Whitbourne, Weinstock* 1982) und des Alters dar (*Thomae* 1988; *Müller, Petzold* 2002, 2003). Identitätsarbeit ist nicht ungefährdet (z.B. durch normierende Zwangsstrukturen, worauf *Adorno, Derrida, Lyotard* hingewiesen haben, vgl. *Stross* 1971; *Petzold* 1993d). Sie führt durch
- ➔ **Krisen, protektive und kritische Lebensereignisse** (idem, *Goffin, Oudhof* 1993; *Filipp* 1990; *Ulich* 1987), Statuspassagen (*Olbrich* 1981). All dieses hat für Gesundheit, Krankheit, Wohlbefinden und persönliches und gemeinschaftliches Wachstum höchste Relevanz (*Abele, Becker* 1991). Diese Bereiche müssen nicht nur Kernthemen der „Psychologie des Erwachsenenalters" sein, sondern jeder Psychotherapie, die nicht ein verengtes, eingeschränktes Verständnis des klinischen Aufgabenbereiches hat, dafür jedoch
- ➔ **Entwicklungsaufgaben und subjektive Lebensentwürfe** und **-ziele** (*Andriessen* 1972; *Flick* 1991; *Brandstädter* 1985) in ihren Handlungsrahmen einbezieht. Durch diese nämlich konstituiert sich handelnd in Kontext und Kontinuum, in Beziehungs- und Identitätsarbeit das **Subjekt** und seine **Souveränität** über das Leben hin und verwirklicht sich in wachsendem
- ➔ **Bewußtsein und in Kulturarbeit.** Diese geht mit der Bewußtseinsarbeit Hand in Hand – ein kokreatives Bemühen des Individuums zu Gerechtigkeit und Humanität des Lebenszusammenhanges, zur Konvivialität und allgemeinen Lebensqualität und zu den Gütern der Kultur beizutragen (2001m, **2000a**, **2003d**).

„Sich selbst im Lebensganzen verstehen zu lernen" (*Petzold* 1981g) – und das heißt immer im Lebensverlauf *miteinander* das Lebensganze verstehen zu lernen (idem 1981f) – sind die Aufgaben der menschlichen Entwicklung von Kindesbeinen an, die im Erwachsenenalter kulminieren, wie schon die klassischen Entwürfe der Entwicklungspsychologie des Erwachsenenalters und des Lebenslaufes (*Bühler* 1933, 1969; *Erikson* 1966, 1988; *Gould* 1979; *Havighurst* 1972; *Levinson* 1979, 1980) gezeigt haben und die neueren Entwicklungen dieser Disziplin (*Faltermaier* et al. 1992) bestätigen. Psychotherapie kann an diesen Erkenntnissen nicht länger vorbeigehen. Sie wird im übrigen durch die „Erfordernisse des Feldes", nämlich das große Bedürfnis nach *Selbsterfahrung* als „biographischer Selbstreflexion" und emotionaler und kreativer Erfahrung – etwa im Rahmen der Erwachsenenbildung (*Gudjons* et al. 1987; *Petzold* 1971i, 1973c), der Lehrerbildung (*Fuhr* 1988; *Burow* 1988), des Führungskräftetrainings (*Laborde* 1991) – auf diese Entwicklung aufmerksam gemacht. Sie steht damit vor einer Herausforderung, über das kurative Moment, die engere klinische Aufgabenstellung hinausgehend, Patienten in ihren gesunden Persönlichkeitsanteilen und gesunden Menschen Begleitung in der Entwicklung ihrer Persönlichkeit, ihrer persönlichen Potentiale, ihrer Identität, ihres Lebensentwurfes zu geben. All dieses ist im übrigen für den Erhalt von Gesundheit, Wohlergehen und Lebenszufriedenheit unerläßlich, will man Menschen als *„producers of their development"* (*Lerner, Busch-Rossnagel* 1981) ernstnehmen, fördern und diese Entwicklungsaufgaben im sozialen Miteinander verankern, wofür der therapeutische Prozeß selbst paradigmatisch steht.

Die Themen des ersten Bandes dieses Werkes waren immer wieder auf die Dialektik der „asklepiadischen Therapeutik" **Heilen** und **Fördern** zentriert, und auch in diesem zweiten sowie im dritten Teilband wird dieses Thema beständig aufgegriffen, weil es den Integrativen Ansatz im Wesen charakterisiert. Der vierte und fünfte Beitrag in diesem Buch machen das deutlich, wenn sie die entwicklungspsychologische Perspektive für die Bereiche „Emotionalität" und „Sozialität" spezifizieren, denn es gibt *soziale Gesundheit* und *soziale Erkrankungen* – z.B. Isolation, Kommunikationsarmut, Gefühlskälte, Herzlosigkeit – auch wenn sie zunächst nicht in den Leistungskatalog der Kostenträger fallen, die dann allerdings die psychischen und psychosomatischen Langzeitfolgen derartiger Erkrankungen sozialer Netzwerke (denn um solche handelt es sich zumeist) finanzieren müssen.

Das Thema der *Emotionen* – negativer wie positiver – ist in der Psychologie – ähnlich wie die Themen *Leiblichkeit* und *Wille* (1985g, 2001i; vgl. jetzt *Petzold, Sieper* 2003) – über allzulange Zeit sträflich vernachlässigt worden, und auch die verschiedenen Schulen der Psychotherapie haben wenig zum theoretischen Verständnis des Gefühls und seiner Ausdrucksformen beigetragen (*Petzold* 1993b), wenngleich Verfahren wie Gestalttherapie und Psychodrama im wesentlichen auf den Umgang mit Gefühlen gerichtet sind. Die *Integrative Therapie* hat dem Verstehen von Empfindungen, Affekten, Gefühlen, Leidenschaften, Stimmungen, Grundstimmungen, Lebensgefühlen – insbesondere auch in ihren negativen Ausprägungen wie Überforderungs- und Krankheitsgefühlen (idem 1968a,b,c) – aber auch den selbstreferentiellen Gefühlen: Selbstgefühl, Selbstwertgefühl, Selbstsicherheit, Selbstzweifel usw. (dieses Buch S. 630ff) Aufmerksamkeit geschenkt. *Persönlichkeitsentwicklung als eine Entwicklung in, durch und von Beziehungen* ist an das gemeinsame Erleben und Gestalten von emotionalen Situationen gebunden, an **„emotionale Differenzierungs- und Integrationsarbeit"**. Hier liegt ein Schwerpunkt sozialisatorischer Prozesse – und Erziehung, aber auch Psychotherapie sind als solche zu verstehen.

Die Emotionstheorie der Integrativen Therapie unter Berücksichtigung der modernen Entwicklungspsychologie der Emotionen und der empirischen Emotionspsychologie wird in kompakter Form als ein Kernbereich unserer Theorie und Praxis vorgestellt (S. 607-662), wobei, wie schon in dem entwicklungstheoretischen Kapitel, ein Brückenschlag zur psychotherapeutischen und leibtherapeutischen Praxis erfolgt. Blickdialoge und Muster „intuitiver Beelterung" (*intuitive parenting; Papoušek* 1981) sind eben nicht nur aus entwicklungspsychologischer Perspektive oder für das Verständnis der frühen Persönlichkeitsentwicklung wesentlich, sie haben auch für die praktische Arbeit in der Therapie Bedeutung, bieten sie doch Muster für Therapien, die am „Parenting-Modell" orientiert sind, für die Behandlung von Kindern (dieses Buch S. 809) und Erwachsenen (S. 592, 865) gleichermaßen. Ähnlich eröffnet das Wissen um emotionale und volitive Differenzierungen im Entwicklungsgeschehen, um das leiblich-konkrete Entstehen von Gefühlen und die Ausdrucksdimension von leiblichen *Regungen,* von *Empfindungen* (d.h. *thymoi*), von *E-motionen* und *Volitionen* (*Petzold* 2001k) interventive Perspektiven. In therapeutischen Prozessen werden die Dimensionen leiblichen Erlebens, emotionaler Erfahrung und rationaler Einsicht in sozialen Kontexten synthetisch miteinander verbunden. Das verlangt ein leiborientiertes, *thymo-praktisches* und *psycho-logisches* Vorgehen, eine sinn- und erfahrungsorientierte Methodik, eine aktionale, verbale, nonverbale und mediale Elemente verbindende Praxis. Der sechste Beitrag dieses Teilbandes (S. 681-700) will hierzu theoretische und methodische Grundlagen bereitstellen, indem er auf den Begriffen Atmosphäre, Szene, Skript aufbauend eine Prozeßtheorie entwirft, in der diskursive und aktional-dramatistische Hermeneutik verbunden werden, der „Raum der Sprache" und der „sprachlose Raum" zusammenkommen, denn beide sind in die Welt des Zwischenmenschlichen, die soziale Welt, eingebunden.

Der Begriff der *„social world"* als einer spezifischen Ausprägung des Lebensweltkonzeptes (Kiwitz 1991) hat im Rahmen der Integrativen Therapie, ihrer Theorienbildung und Praxis stets eine besondere Rolle gespielt (*Petzold, Bubolz* 1976; *Petzold, Schneewind* 1986; *Petzold, Petzold* 1991). Auch in diesem Buch und seinen Teilbänden wird immer wieder auf ihn zurückgegriffen, denn er übersteigt die materielle Umwelt, die wahrnehmungsrepräsentierte Lebenswelt (*Husserl, Merleau-Ponty*), vielmehr ist er in der Verbindung der Sichtweisen von *Alfred Schütz* und *George Herbert Mead* die Repräsentation der Weltsicht einer sozialen Gruppe (*Strauss* 1978). Deshalb geht es nicht an, im Sinne kognitiver Psychologie (*Mandl, Spada* 1988) sich allein auf die Veränderung subjektiver kognitiver Repräsentationen zu richten, ohne ihre Einbindung in „soziale Repräsentationen", die Verschweißung individueller Biographie mit den Formen kollektiven Gedächtnisses (*Halbwachs* 1958) zu verstehen, die Verwurzelung des persönlichen Gefühls in kollektiven Stilen des Empfindens und Fühlens. In der Psychotherapie gilt es, noch über die wichtige Perspektive „sozialer Netzwerke" hinausgehend, die „sozialen Welten" hinzuzugewinnen – in diagnostischer und in interventiver bzw. therapeutischer Hinsicht, denn Menschen stehen in Erzähl-, Gefühls-, Werte-, Handlungsgemeinschaften (dieses Buch S. 670). Ohne ein Wissen um die „sozialen Welten" von Patienten und Klienten ist eine Umsetzung klinischer Theorien in Handlungspraxis kaum denkbar, will man nicht Gefahr laufen, die „subjektiven Theorien" (*Flick* 1991) von Menschen zu übergehen und die „sozialen Repräsentationen" – ein Konzept, das wir in unseren Pariser Studienjahren bei *Serge Moscovici* (1967) kennen- und schätzengelernt haben –, in denen die individuellen Repräsentationen zu verorten sind, zu vernachlässigen.

Social worlds sind genau wie *soziale Repräsentationen* „spezifische Phänomene, die sich auf eine bestimmte Art zu kommunizieren und zu verstehen beziehen – eine Art, die sowohl Alltagswissen wie auch Wirklichkeit herstellt" (idem 1984, 19; vgl. *Jodelet* 1984, 316f). Die klinische Relevanz derartiger Konzepte ist gar nicht hoch genug einzuschätzen. So ist z. B. die Wirkung von Gruppenpsychotherapie nicht nur darauf zurückzuführen, daß Gruppen defiziente soziale Netzwerke restituieren (*Petzold* 1979c), daß sie emotionale Gemeinschaft herstellen, ein Lernfeld bereitstellen, sondern wesentlich auch darauf, daß sie „disparate soziale Welten" integrieren (idem 1985e). Einzelbehandlungen wirken in besonderer Weise, wenn sie vom Erlebens- und Verstehenshintergrund der Patienten, von ihrem sozial-repräsentationalen Rahmen ausgehen und wenig an kognitiver Dissonanz erzeugen (*Krause, Jacob* 1992).

Wir hoffen, daß in den Beiträgen dieses Teilbandes deutlich werden kann, wie wesentlich es ist, daß „klinische Theorie" an allgemeinpsychologische und sozialwissenschaftliche Theorienbildung – gerade im Hinblick auf das Entwickeln von Interventionskonzepten – anschließen muß und daß es hier neue Traditionen der klinischen Theorienbildung zu entwickeln gilt. Wir hoffen weiterhin, daß die hier vorgelegten Texte zur *„klinischen Theorie"* der Integrativen Therapie als ein Versuch gewertet werden, einen solchen praxisorientierten, polytheoretischen Diskurs exemplarisch darzustellen, genauso wie der dritte Teilband Beispiele der dazugehörigen Praxis bieten soll. Unser Ansatz kann bei aller *tentativen Charakterteristik* für sich immerhin folgendes geltend machen:

- ➔ er wird seit Anfang der siebziger Jahre [1972] systematisch in verschiedenen psychotherapeutischen, klinischen und soziotherapeutischen Kontexten praktisch umgesetzt;
- ➔ er ist seit 1979 in Forschung und Lehre im Grundstudium und seit 1985 auch als postgraduale Ausbildung in integrativer, „leiborientierter Psychotherapie" an der „Freien Universität Amsterdam", seit 2000 auch am „Zentrum für psychosoziale Medizin" an der Donau-Universität in Krems, Österreich, vertreten;
- ➔ er wird seit 1972 am „Fritz Perls Institut für Integrative Therapie" und seit 1982 an der „Europäischen Akademie für psychosoziale Gesundheit" gelehrt – Einrichtungen, die mit jährlich mehr als 45 000 Teilnehmertagen an psychosozialer Weiterbildung international zu den größten ihrer Art gehören (*Petzold, Sieper* 1972, 1992);
- ➔ er stellt den systematischen Versuch eines schulenübergreifenden Integrationsmodells dar, das weder eklektisch noch pluralistisch (zwei durchaus mögliche Wege) verfährt, sondern in einer metahermeneutischen Auswertung der großen Richtungen der Psychotherapie (*common and divergent concept approach*) die Chance hatte, von ihren Entwicklungen zu profitieren, einige Einseitigkeiten zu erkennen und – hoffentlich – zu vermeiden, an Weiterentwicklungen zu partizipieren und dennoch zu einem eigenständigen Entwurf der Theorienbildung und Praxis einer *„integrativen klinischen Philosophie, Theorie und Praxeologie"* gefunden zu haben.

Das Abschlußkapitel dieses Teilbandes versucht, die *Integrative Therapie* in den Kontext der Integrationsbemühungen der klinischen Psychologie einzubetten, nicht etwa in Richtung eines Versuches, das Modell einer „Supertherapie" zu erarbeiten, in die alles integriert werden könnte – ein solches Unterfangen ist nicht wünschenswert und muß scheitern (vgl. die Diskussion *Caspar, Petzold* et al. in *Zillig*, 1992, 35, 38) –, sondern um den Reichtum klinischer Erfahrung möglichst breit zu nutzen, den schulenübergreifenden Diskurs anzuregen, damit die psychotherapeutischen Schulen integrativer werden und die „Schulen, oder besser Orientierungen des Integrierens" (*Norcross, Goldfried* 1992), die sich allmählich herausbilden, Prägnanz gewinnen – zum Nutzen der Patienten und unserer professionellen Disziplin, der Psychotherapie und klinischen Psychologie.

La Palma 1992/2002

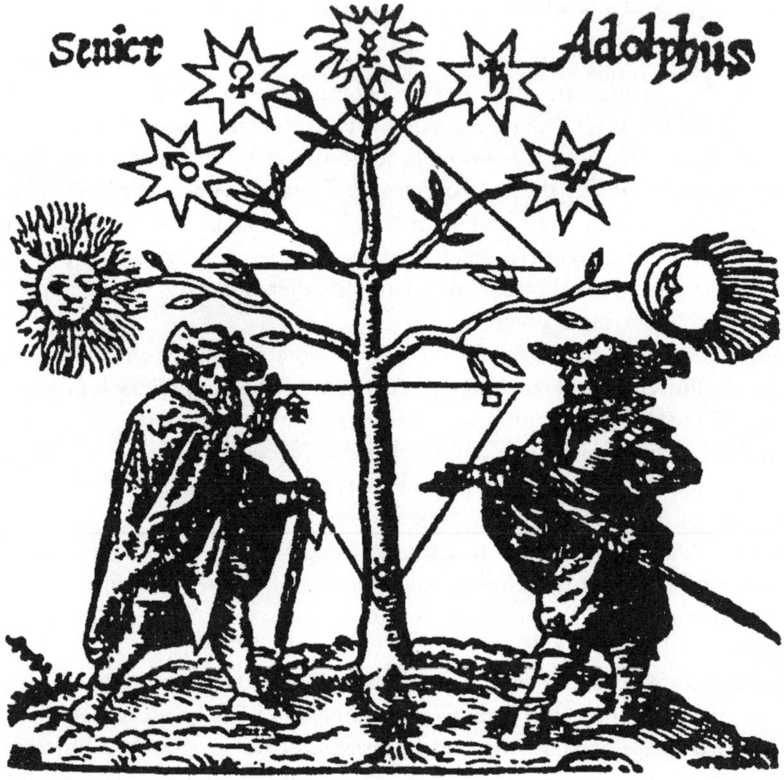

Arbor sapientiae vel philosophicus
Aus: Basilius Valentinus, Azoth. Paris 1659

Magister und Scholar stehen unter dem kosmischen Planetenbaum, dem Baum der Wissenschaft und Weisheit. „Die Äste laufen in den Planeten aus, von rechts nach links: Mond, Jupiter, Saturn, Merkur, Venus, Mars und Sonne. Während das in der Krone eingezeichnete Dreieck das Universum (mit Körper, Geist und Seele des Weltalls) darstellt, versinnbildlicht das untere, umgekehrte Dreieck den Menschen, dessen dreifaches Wesen durch die drei Stoffe (Salz = Körper, Quecksilber = Geist, Schwefel = Seele) veranschaulicht wird. So erscheint der Mensch als Spiegelbild des Kosmos" (*M. Lurker*, Der Baum in Glauben und Kunst, Körner, Baden-Baden 1976, 98; vgl. *Petzold*, H., Der heilige Baum, *Quatember* 1 [1967/68] 2-6).

Der „TREE OF SCIENCE“ als metahermeneutische Folie für Theorie und Praxis der Integrativen Therapie (1991k)*

„Es gibt nicht die Wirklichkeit, und es gibt nicht *die* richtige Methode, sondern es gibt das Bemühen, pluriforme Realität mehrperspektivisch zu erfassen. Es gilt danach zu streben, Wirklichkeit miteinander ‚kokreativ‘ zu gestalten und sich mit Phantasie und in der ernsthaften Ko-respondenz dialogischer Prozesse darüber zu verständigen, auf welchen Wegen und mit welchen Mitteln und Methoden man gemeinsam zu humanen Lebensformen finden kann – und diese sind vielfältig“ (*Petzold* 1971k).

„Der Entwurf der Integrativen Therapie vertritt konsequent eine prinzipielle Unfertigkeit. Darin liegt die Fülle seiner Möglichkeiten und seine Lebensnähe“ (idem 1970c).

1. Ein Plädoyer für eine ko-respondierende, „plurale therapeutische Kultur“

Die Psychotherapie ist (bislang noch) fast ausschließlich nach „Schulen“ organisiert, die eher abgrenzend als kooperativ miteinander umgehen und in dieser Hinsicht und in vielen anderen Aspekten eine gewisse „ekklesiale Charakteristik“ aufweisen, Konfessionen, Bruderschaften, Mönchsorden gleich (so *Hans Sachs* 1970). Auch *Freud* sah die Psychoanalyse als „säkularisierte Seelsorge“. Dieser Hintergrund sollte bedacht werden, wenn man sich mit der Frage der Identität von Psychotherapieschulen und Psychotherapeuten/innen auseinandersetzt und ihrer allenthalben vorfindlichen Tendenz zur „Territorialität“, d.h. der Wahrung von umgrenzten Einflußsphären – sei es im Felde der Wissenschaft oder klinischen Institutionen, oder sei es im Bereich geographischer oder kommerzieller Territorien –, wie es *Gisela Gniech* (1983) in ihren Arbeiten für die Psychologie gezeigt hat. Es ist ein phylogenetisches Erbe, über Nischen, Reviere, Territorien, Zonen, Domänen, Märkte seine Identität zu definieren, und es

---

* Diese Arbeit ist den Ausbildungskandidatinnen und Ausbildungskandidaten des „Fritz Perls Instituts für Integrative Therapie“, Düsseldorf, und der „Europäischen Akademie für psychosoziale Gesundheit“, Hückeswagen, sowie meinen Studentinnen und Studenten an der „Freien Universität Amsterdam“ gewidmet, die sich die Mühe machen, sich einen komplexen Ansatz ganzheitlicher und differentieller Therapie anzueignen, und die dabei – so hoffe ich – die Faszination „heraklitischen Denkens“ entdecken werden.

ist offenbar unendlich schwer, diese Strukturen zu überwinden – in allen Bereichen. Weltbürger und Weltbürgerinnen* gibt es noch wenige, Europäer werden wir vielleicht noch auf einem langen Weg.

Die psychotherapeutischen Schulen tun sich hier keineswegs leicht, wie Schulenstreit und Anerkennungskämpfe zeigen und die – meines Erachtens destruktiven – Versuche, die eigene Identität überwiegend durch Abgrenzung als Ausgrenzung zu definieren, weil Vielfalt und die Präsenz anderer im Feld immer noch und allzu häufig als Bedrohung erlebt wird. Hier wird es notwendig, monolithe Formen aufzugeben (*Stüwe* 1989) und in einer multikulturellen Gesellschaft für „kulturelle Vielfalt" einzutreten (*Miksch* 1989; *Zitzlaff* 1989) – auch und gerade in der Psychotherapie, in der Therapeuten ja stets darauf verwiesen sind, unterschiedliche *„social worlds"* (*Strauss* 1978; *Petzold, Petzold* 1991b) zu betreten, vielfältige Formen des Denkens aufzunehmen. Gerade für die Psychotherapie gilt es, nicht in Nachfolge ekklesialer Strukturen die *„eine* Wahrheit" hochzuhalten, sondern eine Vielfalt „therapeutischer Kulturen" wertzuschätzen, nicht nur die Klarheit der GESTALT, sondern auch die „chaotische Mannigfaltigkeit" (*Schmitz* 1990) und die verflochtene Untergründigkeit des **Rhizoms** (*Deleuze, Guattari* 1977; *Petzold* 1989a, dieses Buch S. 341ff), um seine fruchtbare, subversive Kraft zu sehen und zu nutzen. Es geht nicht um die Alternative „Harmonisierung oder Widerstreit" (*Ruhloff* 1990), sondern darum – in gut heraklitischer Tradition – „zusammenkommendes Widerstreitendes" als „schönste Harmonie" zu sehen (*Heraklit* B 18, vgl. *Petzold, Sieper* 1988b, dieses Buch S. 351ff). Pluriforme Wirklichkeit (*Picker* 1970), Pluralismus als Erkenntnisprinzip und Ausdruck humaner Lebensformen (*Spinner* 1974; *Welsch* 1987) auf der Grundlage einer pluralen Vernunft, darum wird es auch in der Psychotherapie gehen. Dann nur können die unterschiedlichen, schulenspezifischen Kulturen – wir verwenden den Begriff im Sinne des Organisations-Kultur-Konzeptes (*Peters, Waterman* 1983) – mit ihren Erkenntnissen, Werten, Normen zu einer **„pluralen therapeutischen Kultur"** beitragen, in der jede Richtung ihr *„proprium"*, ihren *„Kulturkern"* behält, aber gerade damit zum übergeordneten Milieu der Psychotherapie als Ganzer, zu *einer* „scientific community" und *einer* „professional community" beiträgt (*Petzold* 1993 n, dieses Buch S. 771-773). Es wäre damit eine „doppelte Loyalität" möglich: aufgrund der Identität als Psychotherapeut und der Identität als Mitglied der jeweiligen Richtung (*Sackmann* 1983, 395). Konkurrierende *Kulturen* (*Gregory* 1983) hätten dann die Möglichkeit, Differenzen ko-respondierend auszutragen, Gemeinsamkeiten zu teilen und von fruchtbaren Unterschiedlichkeiten zu profitieren. Von einer *„ko-respondierenden therapeutischen Kultur"* zwischen den Richtungen, ja innerhalb der Schulen und zwischen denselben Schulen in unterschiedlichen Ländern sind wir bislang noch recht weit entfernt. „Die anderen, das sind die Fremden." Derartige xenophobische Phäno-

---

* Ich sehe die Wichtigkeit, sich als Autor nicht nur auf Männer zu beziehen. Deshalb hier und immer wieder einmal in den Texten dieses Buches die Doppel\-formulierung. Ich tue mich aber schwer als Autor so zu schreiben, als sei ich Autorin. Ich bitte deshalb darum, meine Ausführungen auf den jeweiligen Standort zuzupassen, soweit dies geht – und es geht vielleicht nicht immer. Die sprachliche Geschlechterhegemonie wird durch Reflexion, Bewußtseinsarbeit und Dialog überwunden und nicht durch Verpflichtung auf weibliche Sprachformen oder durch Sprachformalismen oder durch die Anmaßung, daß man/frau meint, alles auch als Mann und Frau aussagen zu können. Ich setze auf die wachsende Souveränität und Dialogfähigkeit von Kollegen und Kolleginnen und ihre Sensibilität für Formen und Wirkungen sprachlicher Dominanz und Gewaltausübung. Maskulinformen werden im folgenden Artikel, wie sonst in meinen Schriften, in dem Bewußtsein gebraucht, daß in meiner Zielgruppe Kolleginnen in der Mehrzahl sind und sie mit ihren Kollegen kritische Differenzierungen vornehmen, wo sie notwendig sind.

mene (*Duala M'Bedy* 1977) lassen sich immer wieder auf schulenspezifischen Fachtagungen beobachten, die man als Angehörige einer „artfremden" Therapieform besucht. Nur langsam beginnt sich dies zu wandeln. Es müssen diese Überlegungen als Hintergrund für die nachfolgenden Ausführungen in diesem Text immer mit im Blick bleiben, denn er versteht sich nicht als eine Nivellierung der bestehenden psychotherapeutischen Schulen – von ihren „Kulturkernen" wurden zentrale Elemente übernommen, soweit sie kompatibel schienen – sondern er versteht sich als Ausdruck einer **„pluralen, polylogischen therapeutischen Kultur"** und zugleich als Plädoyer für eine solche Sichtweise, die immer neue *Transgressionen* ermöglicht.

Das Feld der Psychotherapie mit seinen großen und kleineren weitgehend isoliert nebeneinander und gegeneinander stehenden Schulen und Richtungen ist in Bewegung geraten. Innerhalb der Schulen und – wenn auch zögernder noch – zwischen ihnen haben Diskurse begonnen, die überkommene Positionen hinterfragen, beforschen, überprüfen und, wo notwendig, revidieren. Die differentielle Psychotherapieforschung (Evaluations-, Effizienzforschung, Prozeß- und Heuristikforschung usw.) und die vergleichende Psychotherapie machen deutlich, daß es vielfältige theoretische und praxeologische Gemeinsamkeiten zwischen den Schulen gibt (dieses Buch, S. 738ff) und auch sehr spezifische Divergenzen, daß sich übergreifende therapeutische Wirkfaktoren *„common factors"* (*Frank* 1982) finden und Überlegenheits- oder Exklusivitätsansprüche einzelner Richtungen sich auf der Grundlage der vorliegenden Forschung nicht halten lassen. Blickt man in die Praxis der Psychotherapeuten, so findet man das Faktum, daß ein Großteil mehr als ein psychotherapeutisches Verfahren erlernt hat und in der Behandlung zur Anwendung bringt (*Weller, Meier-Räder* 1990). **Methodenintegration** wird offensichtlich als notwendig oder zumindest als wünschenswert angesehen (*Petzold* 1988u; *Norcross, Goldfried* 1992) und in der Arbeit mit Patienten praktiziert. Die Fragen allerdings, was Methodenintegration eigentlich sei, nach welchen Selektions- und Kombinationskriterien vorgegangen werden müsse, um Methoden zu verbinden, sind bislang noch kaum angegangen worden (*Holdstock* 1992). Das Modell eines *„Tree of Science"*, eines Strukturgerüstes für die Disziplin der Psychotherapie, will das Integrationsmodell eines *Verfahrens* darstellen, das sich selbst als eine integrative Form der *Psycho-* bzw. *Humantherapie* versteht und seit Mitte der 60er Jahre systematisch um Integration auf theoretischer und methodisch-praktischer Ebene bemüht ist (*Petzold, Sieper* 1988a). Dabei wird deutlich werden, daß Integrationskriterien und -parameter sowohl auf der Ebene der **Metatheorie** (Menschen- und Weltbild, normative Orientierung usw.), der Ebene **realexplikativer Theorien** (Persönlichkeits-, Entwicklungstheorie, Krankheitslehre usw.), als auch auf der Ebene der **Praxeologie** (Prozeßtheorie, Interventionslehre etc.) und der konkreten **Praxis** gewonnen werden können. Insofern bietet die hier gegebene Darstellung auch „Folien" für Integrationsbemühungen anderer Therapierichtungen als die der „Integrativen Therapie", die sich selbst als eine der **„Orientierungen des Integrierens"** im **„neuen Integrationsparadigma"** versteht.

Es ist auch für die Zukunft davon auszugehen, daß Psychotherapeuten mehr als *ein* Verfahren und ein breites Spektrum von Methoden erlernen werden, ja müssen, wollen sie methodische Neuentwicklungen rezipieren. *Sie müssen deshalb schon in der Ausbildung ihres Basisverfahrens dafür ausgerüstet werden, wie theoretische Modelle und methodische Zugangsweisen sinnvoll und konsistent integriert werden.* Das wird bislang durch die Psychotherapieausbildungen nicht gewährleistet. „Pragmatischer Eklektizismus" wird nicht genügen. Die Fragen, wie „Erst- und

Zweitverfahren" oder die verschiedenen Methoden, etwa in der Ausbildung von klinischen Psychologen, „integriert" werden, sind bislang noch unbeantwortet. Hier will das vorliegende Modell einen Zugang eröffnen, der für die jeweilige Basisform von Psychotherapie entsprechend spezifiziert werden müßte. Mit dem Strukturgerüst des *„Tree of Science"* wird jedoch eine metahermeneutische Folie geboten, durch die Inkompatibilitäten erkannt werden und Integrationsbemühungen Konsistenz gewinnen können, aber auch *transversale Überschreitungen* möglich werden. Von den Psychotherapeuten der Zukunft (*Petzold* 1999p) wird neben einer in einem breiten Wissen fundierten Experimentier*freude,* einem *„esprit de bricoleur"*, pluriformes Denken erwartet werden, um zu einer theoriegeleiteten, forschungsgegründeten und methodenbewußten **Integrationskompetenz** zu kommen. Sie in diesem Sinne auszurüsten, wird Aufgabe jeder Therapieausbildung werden. Das Ausbildungskonzept für die „Integrative Therapie" und ihre methodischen Spezifizierungen (*Petzold* 1983i), wie sie am *„Fritz Perls Institut für Integrative Therapie"* und an der *„Europäischen Akademie für psychosoziale Gesundheit"* gelehrt werden (*Petzold, Sieper* 1988a), ist dieser Zielsetzung verpflichtet (*Sieper* 1985).

Dieser Text beabsichtigt, in sehr kompakter Form eine Übersicht über den komplexen Ansatz des von mir und meinen Mitarbeitern entwickelten Therapieverfahrens und seine theoretischen und praxeologischen Positionen zu geben und die in zahlreichen Veröffentlichungen vorgelegten Konzepte zu einzelnen Bereichen zusammenzubringen, so daß eine Übersicht über den Gesamtentwurf unseres *Verfahrens* leichter möglich wird. Die Lektüre der spezifischen Arbeiten bleibt indes unverzichtbar, weil vieles an dieser Stelle nur verdichtet dargestellt werden kann. So wird der Text mit besonderem Gewinn von denjenigen zu lesen sein, die mit einigen grundlegenden Texten zur Integrativen Therapie und Agogik schon näher vertraut sind (z.B. *Petzold* 1965, 1969b, 1974k, 1977a, 1978c, 1980g, 1984i, 1986e, 1987c, 1988d, 1990b; *Petzold, Sieper* 1977, 1988a,b; *Petzold, Orth* 1990; *Petzold, Schneewind* 1986; *Frühmann* 1986; *Petzold, Reinhold* 1983).

2. Herakliteisches Denken – pluriforme, transversale Wege

„Integrative Therapie" gründet in der Überzeugung, daß Leben ein beständiger Prozeß von *Differenzierung, Integration* und *Kreation* in **Kontext/Kontinuum** (= Ökologie, Lebenszusammenhang) ist, ein Prozeß, der in stetem Fluß immer neue Formen und in steten *Metamorphosen* Welt- und Lebensvielfalt hervorbringt. Die Fülle des unablässig neu Entstehenden verlangt eine *transversale Vernunft* (*Welsch* 1987), *pluriformes Denken* (*Petzold* 1970c), durch das beständig Verbindungen geknüpft werden, Vernetzungen stattfinden, es verlangt die *bricolage* (*C. Lévi-Strauss*), das Puzzlespiel, und erfordert Differenzierungs- und Integrationsleistungen, *Synopsen, Synergie,* Kräfte, aus denen sich wiederum neue Kreationen entfalten können. Das **„herakliteische Prinzip"** des immerwährenden Wandels der Welt und damit des Menschen, das in der *„Integrativen Therapie* und *Agogik"* letztendlich d a s ultimative *Metaprinzip* ist, kommt in ihrer Theorie und in ihrer Praxis zum Tragen. Wer *herakliteisches Denken* – und das ist differentielles, integratives, kreatives, kontextuelles (ökologisches), ko-respondierendes Denken – verstanden hat, wird nicht darauf gerichtet sein, endgültige Sicherheiten zu gewinnen oder „ewigen Wahrheiten“ nachzujagen, die sich bei näherem Hinsehen doch als zeitgebundene Welt-Anschauungen erweisen, ideologische Metaerzählungen (*Lyotard*) religiöser, philosophischer, politischer, psychotherapeutischer usw. Provenienz, die in der Gefahr stehen, zu Dogmen zu erstarren, so daß Mehrperspektivität (*Petzold* 1990o) und neue, weiterführende Ideen verhindert werden. Integratives Denken muß sich von solchen Metanarrativen verabschieden und wird vielmehr darauf gerichtet sein, aus den jeweiligen geschichtlichen und biographischen Situationen durch die aktuale Wahrnehmung von *Phänomenen* und ihrer diskursiven, ko-respondierenden Bestimmung *Explikationsfolien* von *„ökologischer Validität“*, d.h. „hinreichender Stimmigkeit“ im situativen Zusammenhang, zu finden – ein äußerst fruchtbares Konzept, das man nicht nur auf Forschungszusammenhänge (*Bronfenbrenner* 1977; *Lerner* et al. 1980) beschränken sollte. Es geht also darum, stimmige Erklärungen von „mittlerer Reichweite“ für diese Situation „hier und jetzt“, für ihr Herkommen und für ihre Zukunft zu gewinnen, in der klaren Bewußtheit, daß durch weiterführende Integrationsleistungen sich die erarbeiteten *Folien* umgestalten und der konsensuell gewonnene *Sinn* sich verändert. Das gilt sowohl für die Entwicklung einer persönlichen *„philosophy of life“*, einer privaten Welt-Anschauung, als auch für die *„philosophy“* einer *„Scientific Community“* (*Kuhn*), zum Beispiel die Weltsicht einer therapeutischen Schule. Wenn der Lebensweg er-fahren, gleichsam erwandert wurde – (*„ich fahr dahin mein straszen“*) – führt das zur *Lebenserfahrung*, d.h. zu Auslegungsrastern für die persönliche Existenz, und ermöglicht die Entwicklung übergreifender Integrationsprinzipien. Die wissenschaftliche Erfahrung führt in gleicher Weise zu einer Veränderung von Perspektiven, des Verständnishorizontes, von Erklärungsmodellen. Neue Erkenntnisse der Philosophie (*Schmitz* 1989, 1990; *Kühn, Petzold* 1992), der Entwicklungspsychologie (Stern 1985; *Papoušek, Papoušek 1989; Oerter, Montada* 1987) – etwa unter der Perspektive von Ergebnissen der Longitudinalforschung (*Rutter* 1988) –, neue Erkenntnisse der „Psychohistory“ (*Jaynes* 1988) oder der „Neurosciences“ (*Gazzaniga* 1989) können für die Psychotherapie zur Revision von wichtigen theoretischen Annahmen – etwa über die Pathogenese – führen. Sie werden vielleicht eine Infragestellung von entwicklungs- oder persönlichkeitstheoretischen Grundpositionen notwendig machen, und das hat Konsequenzen bis in die *Praxis der Behandlung.*

Da die **„angewandten Humanwissenschaften“** – und die Psychotherapie ist zu ihnen zu zählen – davon abhängig sind, was Wissenschaftler in naturwissenschaftlicher Forschung und philosophischer Reflexion an neuen Erkenntnissen über den Menschen und die menschliche Gesellschaft hervorbringen, müssen sie vom Wesen her *antidogmatisch* sein. Sie sind auf permanente Integration verwiesen, d.h. auch auf die Einarbeitung neuer Erkenntnisse in die bestehenden Theoriegebäude und die vorhandenen Praxeologien. Eine derartige Einarbeitung neuen Materials in die vorhandenen Kenntnisse, Meinungen und Überzeugungen erfordert einerseits **Ko-respondenzprozesse** in der eigenen Person, Auseinandersetzung mit den vorhandenen *„believe systems“* und zum anderen die ko-respondierende, kollegiale Auseinandersetzung im Bereich der Forschungs-, Theorie- und Praxistradition, in der man steht. Auf diese Weise wird **Integrationsarbeit** ein schöpferisches Geschehen und überschreitet die auf bloße Reproduktion gerichtete Aneignung. Das Neue wird nicht einfach nur „assimiliert“, es wird, wenn man es sich in einer gemeinsamen Gedankenbewegung (*commotilité*) „zueigen macht“, in einer Art „Kokreation“ (*Petzold* 1970c, 1971k dieses Buch, S. 174; *Iljine* 1990) noch einmal neu erschaffen. Im Rahmen des von uns entwickelten therapeutischen und agogischen

Verfahrens sehen wir Integration deshalb als ein theoretisches *und* ein methodisches Prinzip, das als solches ein schöpferisches Moment beinhaltet und immer wieder auch in die *Kreation* führt. Sie setzt eine *transversale Vernunft* (*Welsch* 1987), ein *pluriformes, differentielles und synoptisches Denken* (*Petzold* 1970c, 1974j) voraus, die Fähigkeit und Bereitschaft, Wirklichkeit in ihrer *ökologischen* Qualität, d.h. mit dem Blick auf den Gesamtzusammenhang von Kontext/Kontinuum des *„oikos"*, des Hauses der Welt, *mehrperspektivisch* wahrzunehmen, *komplex* zu erfassen, *vielschichtig* zu verstehen und *mehrdimensional* zu erklären (dieses Buch, S. 146f, 210f, 952f). Weiterhin wird Verzicht auf voreilige Sicherheiten erforderlich, denn nur so kann ein polyvalenter und pluriformer *Sinn* (idem 1989a) gefunden werden. Dieser Ansatz „heraklitischen Denkens" hat verschiedene moderne Ausformungen (*Vygotsky* 1978; *Leontjew* 1977) gefunden. Besonders verpflichtet fühlen wir uns hier der kontextuellen Betrachtungsweise *Meads* (1929, 1932, 1938), dem integrativen Philosophieren *Merleau-Pontys* (1945, 1964, 1969), seiner Idee des *„être-au-monde"*, oder *Plessners* (1928) organismischer Anthropologie (vgl. *Herzog* 1991, 253) oder einer „ökologischen Perspektive" (*Lewin* 1963; *Gibson* 1979; *Bronfenbrenner* 1979), oder dem Diskursmodell von *Habermas* (1981), oder dem Pluralitätskonzept postmoderner Philosophie (*Lyotard* 1986; *Welsch* 1987; *Petzold* 1989a).

Der Ansatz der „Integrativen Therapie" verlangt, daß man sich der *Komplexität* aussetzt, die die Welt bereitstellt, daß man die Unsicherheiten aushält, denen man ohnehin nicht entgehen kann – es sei denn durch Strategien der Verleugnung und Banalisierung wie z.B. die Festlegung auf simplifizierende Strategien der Weltauslegung: „Ich bin okay, Du bist okay!" (*Harris* 1969), „Born to win" (*James, Jongeward* 1971), „Loose your mind and come to your senses!" (*Perls* 1969) usw. Was geschieht, wenn man „ganz entspannt im Hier-und-Jetzt" (*Elten* 1979) das Denken abgibt, Irrationalität an die Stelle von Vernunft setzt und die Augen vor der Weltkomplexität verschließt, hat das Scheitern des „Oranurprojektes" (von *Reich,* vgl. *Raknes* 1973) oder des „Oregon-Projektes" (von *Bhagwan,* vgl. Der Spiegel, 32/1985, 94ff; 42/1987, 290ff) nur allzu deutlich gezeigt. In subtilerer Weise finden wir in vielen psychotherapeutischen Schulen eine solche Abblendung von Wirklichkeit, was häufig mit der Entwicklung von Dogmatiken und der Ausbildung ekklesialer Strukturen einhergeht (Kirchenbildung mit Initiationsriten, *Freud*sche und *Jung*sche „Hagiographie" etc., vgl. *Gay* 1989; *Sulloway* 1979; *Nagler* 1988; *Stern* 1977).

Das starke Interesse an „Transpersonaler Psychologie" (*Zundel, Fittkau* 1989), der Rückgriff auf religiöse Paradigmen (*Detlefsen* 1988; *Grof* 1985) und die neue Faszination der Therapeutenszene durch Religiosität und Spiritualität (*Picker* 1990) machen eine nicht zu unterschätzende Seite der Psychotherapie deutlich (*Walch* 1990), die oft verdeckt unter der klinischen Praxis oder neben ihr in Randbereichen (z.B. Growth Centers) zum Tragen kommt: die einer „säkularen Seelsorge". Psychotherapie ist – ohne daß sich viele Psychotherapeuten dessen bewußt sind – in das Vakuum getreten, das die religiösen Großinstitutionen, die Volkskirchen, seit der Aufklärung hinterlassen haben. Sie ist dabei vielfach in die Situation geraten – und mit ihr natürlich die Psychotherapeuten – Menschen auf Fragen nach dem *Sinn* des Lebens Antworten geben zu müssen, ihnen einen „Sinn" zu vermitteln. Andererseits hatte die Psychotherapie, insbesondere in der Form der *Freud*schen Psychoanalyse, auch ein emanzipatorisches Moment. *Freud* verstand sich als Aufklärer, und er war es auch, wie sein geniales Aufzeigen des pathogenen Zusammenhanges: *gesellschaftliche Repression → Verdrängung → Erkrankung* zeigt. Er war zugleich aber auch „Kirchengründer", sprach von den Psychoanalytikern als „einem Stand von *weltlichen* Seelsorgern" (*Freud, Pfister* 1980, 136), betrieb die Einrichtung einer Hierarchie (Lehr- und Kontrollanalytiker) und die Festsetzung einer Sukzessionsordnung (abgeschlossene Lehranalyse), die *Hans Sachs* (1970, 53) mit dem „Noviziat der Mönchsorden" verglich. Er war Stifter einer „Buchreligion". Sektenbildungen und Exkommunikationen (*Jung, Adler, Reich, Rank* u.a.) waren die Folge. Die Konfessionskriege dauern an – bis heute.

M. Graf, der Vater des „kleinen Hans", schreibt in seinen Erinnerungen an den Wiener Kreis: „*Freud* als Oberhaupt der Kirche exkommunizierte Adler. Er stieß ihn aus der offiziellen Kirche aus. Im Zeitraum weniger Jahre erlebte ich die ganze Kirchengeschichte, von den ersten Predigten der Apostelschar bis hin zum Streit zwischen Arius und Athanasius" (*Graf* 1942, 473). Man sollte derartige Analogien nicht überziehen, man darf sie aber auch nicht ausblenden. Auseinandersetzungen mit Unsicherheiten – die der Patienten und die der Therapeuten – sollten nicht „religiös" bewältigt werden ... zumindest nicht durch Psychotherapie oder durch Psychotherapiedogmatik oder durch Psychotherapeuten-Gurus (*Hemminger* 1989). Sie können aber auch nicht durch Rationalität allein gemeistert werden, wenngleich ohne die Vernunft, ohne das *lumen rationis,* weder Erkenntnis noch Humanität gewonnen werden kann. Menschen suchen nach Beständigkeiten, weil sie in ihrer Gebrechlichkeit und Sterblichkeit etwas Überdauerndes ersehnen und es ihnen offenbar schwer aushaltbar erscheint, daß sie selbst es sind, die die Wahrheit in kollektiv-historischen, aber auch in individuell-biographischen ***Ko-respondenz****prozessen* *schaffen,* durch ***Konsens***bildungen, die in „Konsensgemeinschaften" zu ***Konzepten*** gerinnen (*con-cipere* = das, was man zusammen er-faßt hat) und zu ***Kooperation*** führen. Genau durch eine solche gemeinsame Grundlegung aber kann Unsicherheit ausgehalten werden, wenn sie *geteilt* in radikaler Zwischenmenschlichkeit miteinander, füreinander getragen wird (hier liegt das *neue, alte* „Heil"-Mittel der Psychotherapie). Sicherheit kann gewonnen werden in der Hinwendung zum Mitmenschen (συσ-σάρκος = Fleischgenosse), der unseren Lebensraum (*contextus*) und unsere Lebenszeit (*continuum*), der unser Schicksal teilt (*consors*) und mit dem wir über die Welt und über unser eigenes Dasein in Dialog treten ... in **schöpferischer Ko-respondenz**. Vielleicht ist eine solche „Philosophie der Koexistenz" (*Petzold* 1980g) in „ökologischer Perspektive" (idem 1985m) Religiosität im säkularen Gewand, eine kryptoreligiöse Weltanschauung, die auf den Gedanken einer *oikonomia,* eines großen Heilsplanes und einer *leitourgia,* einer gemeinschaftlichen *Stiftung von Heil* rekurriert (*Petzold* 1967e II, 1972a II) und damit die Dramaturgie aller Heilslehren, religiöser, philosophischer, politischer aufnimmt. Dann aber sollte es eine Soteriologie sein, die wirkliche Verbundenheit (*religio*) schafft und nicht ausgrenzend wirkt (wie die klassischen Religionsformen – *extra ecclesiam nulla salus,* so der *Hl. Cyprian von Carthago*), die nicht durch Verpflichtung auf eine alleinseligmachende Wahrheit obskurantistisch wird, sondern die die „Wertschätzung einer Vielfalt" von Welt-Anschauung fördert, die Boden, **Zentrierung** schafft, ohne **Exzentrizität** zu beschneiden, die nicht versucht, eine „Therapeutokratie" (*Habermas* 1981) aufzubauen, und sei sie noch so subtil kaschiert.

Die besondere Möglichkeit unserer Zeit besteht darin, eine gewisse *Exzentrizität* zu den anonymen *Diskursen* der Geschichte zu gewinnen (*Foucault* 1974; *Deleuze* 1987; *Lyotard* 1984), die *Quellen* der Strömungen im „Zeitgeist" (*Petzold* 1989f) aufzufinden, die verdrängten Inhalte im kollektiven bzw. kulturellen Gedächtnis (*Assmann, Hölscher* 1988; *Janet* 1928; *Middleton, Edwards* 1990; *Halbwachs* 1952, 1985; *Niethammer* 1985), die säkularisierten Fortschreibungen religiöser Inhalte in unseren Theorien, Praktiken und institutionellen Strukturen aufzuspüren (*Mol* 1976). Dieses Erkennen bietet die Chance, Heilungsprozesse zu fördern, ohne damit gleichzeitig „Heilslehren" zu verordnen. Das erfordert einerseits eine *kritische Distanz* zur Geschichte der Psychotherapie und ein Hinblicken auf Hintergründe ihrer Begrifflichkeiten (Unbewußtes/Seele, Widerstand/Übertretung, Über-Ich/Gewissen, Es/sündiges Fleisch, Deutung/Verkündigung, Ganzheit/Pleroma, usw.). Wir sind von der Auseinandersetzung mit den religiösen Traditionen in der abendländischen Geschichte seit der Renaissance, den Ambivalenzen, die sich u.a. im Leben von *Freud* oder *Jung* zeigen (in ihrer Rolle als *Aufklärer* und *Obskurantisten zugleich*), nicht entbunden (*Ellenberger* 1973).

Die kryptoreligiösen, über die klinische Behandlung ihrer Symptomatik hinausgehenden Heilserwartungen der Patienten, die „holistischen", über die Krankheitsbeseitigung hinausgehenden, auf Selbstverwirklichung und Sinnstiftung abzielenden Ansprüche der Therapeuten schaffen eine Situation voller Ambiguität (Psychoanalyse ist eine Weltsicht, „Gestalt" ist eine Lebensform usw.).

Derartige Äußerungen bis hin zu Namen wie „Logotherapie" (*Frankl*) – hier wird der *logos* selbst bemüht – oder „Daseinsanalyse" (*Boss*) – hier wird das Dasein selbst der Analyse unterzogen – zeigen die ganze Breite dieses Anspruches. Die „holotrophe Therapie" (*Grof*) oder die allumfassende Perspektive der Spektrumspsychologie (*Wilber*) kommen leicht in die Gefahr, „hypertroph" zu werden oder in die Probleme von Breitbandspektrumbehandlungen zu geraten. Hier also gilt es, sensibel zu sein und über der Sehnsucht nach der „guten GESTALT" nicht die Faktizität des **Rhizoms** (dieses Buch, S. 341ff) der ungreifbaren Vielgliedrigkeit auszublenden, über den großen, ganzheitlichen Visionen nicht die Realität im Detail (*Petzold* 1989a), d.h. das konkrete, persönliche und kollektive Leid von Menschen, aus dem Auge zu verlieren. Theorienbildung und empirische Forschung erhalten letztlich von dieser Basis allein ihre Legitimation, sonst werden sie *l'art pour l'art*. Diese Basis bildet auch die Grundlage für unser Bemühen in der Integrativen Therapie, einen recht umfassenden, disziplinübergreifenden und dennoch immer wieder begrenzten Rahmen zu erarbeiten, um Menschen in Not in ihrem *Kontext/Kontinuum* besser verstehen zu lernen und ihnen so angemessener helfen zu können.

Obgleich die *herakliteische Qualität* des Lebensprozesses (des individuellen wie des kollektiven) evident ist, und ein Gleiches gilt für den beständigen Fortschritt an Wissen und Erkenntnis in den Wissenschaften, verlangen Menschen – Therapeuten wie Patienten – zeitüberdauernde, enttäuschungsfeste, möglichst universelle Explikationsfolien zur Auslegung ihrer Existenz. Dieser Wunsch ist verständlich und wird umso stärker aktualisiert, je weniger die traditionellen, sinnstiftenden Institutionen: Kirchen, Religionsgemeinschaften, politische Bewegungen in der Lage sind, glaubwürdige und überzeugende Weltsichten zu vermitteln. Auch die „transpersonalen" Exkursionen in für uns Abendländer weniger abgegriffenen Traditionen (*Zundel, Fittkau* 1989), vorwiegend des Ostens (z.B. Sufismus, Buddhismus, Taoismus), und der Rekurs auf archaische Praktiken (z.B. Schamanismus, Curanderismo) sind in der Regel nicht in der Lage, Menschen aus unserem Kulturkreis in der „entzauberten Welt" der Zivilisation (*Baudrillard* 1978; *Kamper* 1981; *Berman* 1985), in den komplexen Technologiegesellschaften, die das Industriezeitalter abgelöst haben, daseinsbegründenden und damit dauerhaft tragenden *Sinn* bereitzustellen. (Der Verfall des Buddhismus bzw. seiner verschiedenen Formen in ihrer Bedeutung für das Leben der breiten Bevölkerung in den östlichen Industrienationen Japan, Korea – zunehmend auch in Thailand – zeigt, daß auch diese Großreligionen Mühen haben, Antworten auf die „Fragen der Zeit“ zu geben, die durchtragend sind). Es müßte ohnehin sorgfältig darüber nachgedacht werden, ob das alte Muster der Großreligionen, eindimensionale, universelle Sinnfolien bereitzustellen, in unserer *postmodernen* Zeit überhaupt noch dauerhaft greifen kann, selbst wenn viele Patienten und Therapeuten diesem Paradigma noch anhängen. Die „neue Exzentrizität“ zur eigenen individuellen und kollektiven Geschichte (und die tiefenhermeneutisch fundierte Psychotherapie hat zu dieser Exzentrizität neben den Naturwissenschaften und psycho- bzw. soziohistorischen Arbeiten Wesentliches beigetragen), der Blick aus „exzentrischer Position“ also, könnte uns andere Wege weisen. Er vermag uns eine Ahnung von der Unendlichkeit des Kosmos, eine Faszination an der Komplexität und Schönheit der Welt, eine Bewußtheit für die Relativität sogenannter „gesicherter Erkenntnisse“ zu vermitteln und ein Wissen um die Begrenztheit unseres Wissens (*Petzold* 1977 II). Die Exzentrizität der heraklitischen Position bietet die Chance, zu einer **„Metahermeneutik“** zu finden, die die „Vielfalt als *Möglichkeit*“, als Reichtum erschließt. Sie läßt Mehrperspektivität als Lebensform und einen *pluralen Sinn* (*Spinner* 1974) zur Gundlage des Lebensgefühls werden (*Welsch* 1987). Eine solche Position vertritt dabei keineswegs eine Beliebigkeit im Hinblick auf den theoretischen Standort oder die Konzeptbildungen. Sie vertritt keine Behandlungspraxis „nach Gefühl und Wellenschlag“. Dafür ist das Ringen um wissenschaftliche Erkenntnis und ist Therapie eine zu ernsthafte Sache. Das Bemühen, Lebenszusammenhänge zu verstehen, die Sorgfalt in der Arbeit an theoretischen Konzepten, die Überprüfung der angewandten Methoden ... all das ist und bleibt unverzichtbar, insbesondere im Bereich der **„angewandten Humanwissenschaften“** und im Bereich der **„Humantherapie“**, denn hier geht es ja um die Gesundheit und das Lebensglück von Menschen. Nur: die Gewichtung und die Wertung der gewonnenen Erkenntnisse, der Geltungsanspruch und die Geltungsreichweite theoretischer Konzepte kann nicht mehr so absolut gesehen werden wie in den Anfangszeiten des Wissenschaftsenthusiasmus im allgemeinen und in den Pionierzeiten der Psychotherapie im besonderen. Eine Besonnenheit gegenüber dem Anspruch allumfassender, ganzheitlicher, „integrativer“ Erklärungsmodelle und eine bescheidene Haltung im Hinblick auf die eigenen Ansprüche, was die *richtige* Lesart des „Textes dieser Welt“ (*la prose du monde, Merleau-Ponty* 1969) anbelangt, führt dann im Resultat zu einem konsequenten Bemühen um **Differenzierung** und **Integration** in philosophischer Reflexion, wissenschaftlicher Forschung, praktischer Therapie und kontinuierlicher Arbeit an sich selbst. Nur so kann ein gewisses Maß an Selbst-Verständlichkeit und Weltverständnis gewonnen werden.

Die Philosophie hatte in alten Zeiten die Funktion der **„Metahermeneutik“**. Unter ihrem Dach waren die Wissenschaften zusammengefaßt. Sie behielt die „Überschau“ und verwaltete die Weisheit (*Oelmüller* 1989) in der *„universitas“*. Die Philosophie hatte damit die Rolle der Theologie in der metahermeneutischen Bereitstellung von universalen Sinnfolien abgelöst, oder sie hatte sich zumindest neben diese gestellt. Die Emanzipation der Naturwissenschaften gegenüber der Philosphie hat Leitwissenschaften wie die moderne Medizin und – gewichtiger noch – die Biologie und die Physik entstehen lassen, die den Anspruch auf universelle Erklärung der Wirklichkeit auf ihre Fahnen geschrieben hatten (die Entschlüsselung des genetischen Codes des Menschen und die Suche nach der „Weltformel" sind Ausdruck dieses Anspruches).

In der exzentrischen Überschau sehen wir: es ist für Theologie, Philosophie und für die Naturwissenschaften kennzeichnend, daß sie keine **Einheitlichkeit** geschaffen haben sondern äußerste **Vielfalt**, was die Modelle der Weltauslegung und das Hervorbringen von Einzelfakten anbelangt. Diese Vielfalt kannte über lange Zeit nur *ein* Paradigma der Wahrheitsfindung und -bewahrung: das der Konkurrenz und Abwertung, ja Bekämpfung und Eliminierung der anderen Position. Aus dem Allgemeingültigkeitsanspruch der eigenen Position verbot sich die legitime Existenz anderer Positionen, und man versuchte sogar, wo ein entsprechendes Machtpotential vorhanden war, diese anderen Positionen nicht nur zurückzuweisen, sondern auch, sie zu unterdrücken und zuweilen ihre Vertreter zu vernichten. Selbst wenn dies heute im Bereich philosophischer Weltanschauung oder auch der Wissenschaft nur noch in eingegrenzter und verdeckter Form geschieht, hat dieses *Konkurrenz-* und *Eliminierungsparadigma* noch sehr viel Kraft, und man ist noch weit von einem *Paradigma des ko-respondierenden Pluralismus* entfernt, in dem einzelne Positionen sich nicht voneinander isolieren und als *„scientific community"* größtmögliche „Autarkie" praktizieren (man liest nur die eigenen Journals, zitiert nur die eigenen Gewährsleute). Von einer übergreifenden, die verschiedenen Natur- und Sozialwissenschaften oder sogar die Geisteswissenschaften, Philosophie, Theologie umfassenden Ko-respondenzgemeinschaft sind wir noch genauso weit entfernt wie *Sokrates* und *Phaidros* am Anfang des von *Platon* gestalteten Dialogs, oder *Vico* in seinen Überlegungen zu Mensch und Natur (*Vico* 1744/1965, 44), oder *Rickert* (1910) mit seiner Theorie über „Kulturwissenschaft und Naturwissenschaft". Vielleicht wird eine solche Verbindung ja auch niemals möglich. Bislang ist man jedenfalls über *Ansätze* zu einer derartigen disziplinübergreifenden Reflexion oder gar Kooperation nicht hinausgekommen (*Prigogine* 1979; *C.F. v. Weizsäcker* 1971; zum Ganzen *Duerr* 1984). Es mag sein, daß dies genügt, daß es zumindest immer wieder Ansätze geben muß, die gewisse Verbindungslinien herstellen können und eine minimale Zusammenschau und Zusammenarbeit gewährleisten. Vor allen Dingen wird die Hermeneutik als **Metahermeneutik** die Funktion haben, disziplinübergreifende, insbesondere die Naturwissenschaften einbeziehende und ihre Ergebnisse verarbeitende (*Scheibe* 1986, 1988) Brücken zu schlagen (*Gadamer* 1965, 1982; *Ingram* 1987; *Ricoeur* 1986, 1988; *Kühn, Petzold* 1992). Sie ist aufgerufen, über die Mikroebene hinaus Horizonte zu öffnen, Skizzen von Sinnfolien für die Meso- und Makroebene oder gar die Megaebene des mundanen Zusammenhanges zu erarbeiten (*Dreyfus* 1980). Es kann keineswegs darum gehen, hier eine *„Megascience"* zu etablieren, die einen „Universalitätsanspruch" (vgl. *Habermas* 1980) von der Art anmeldet, wie ihn die traditionelle Theologie und Philosophie vertreten haben. Die banale Aussage: „Alles in der Welt der Menschen durchläuft die Prozesse des Verstehens und Erklärens", begründet einen solchen Anspruch nicht. Das, was wir unter **Metahermeneutik** verstehen, ist eine disziplinüberschreitende, weitausgreifende, *systematische Suchbewegung,* wie man sie im Werk von *Merleau-Ponty* (1964), seiner späten *„Hyperdialektik"* (*Richir* 1986), findet und: in Arbeiten in seiner Folge (*Waldenfels* 1985; 1987; *Coenen* 1987; *Métraux, Waldenfels* 1986; *Welsch* 1988, 1996), zu denen wir auch unsere Bemühungen rechnen, weiterhin in den neueren Schriften von *Habermas* (1981, 1984, 1985, vgl. *Ingram* 1987) und *Derrida.*

Sie alle kennzeichnet eine Suche aus einer gewissen **Exzentrizität**, der Versuch, obgleich selbst im *heraklitischen Strom* schwimmend, immer wieder Überblicke zu gewinnen, um nicht richtungslos dahinzutreiben, dabei aber immer wieder die eigene Strömungsrichtung, d.h. die eigene Er-fahrung, zu hinterfragen, um die Welt, die Anderen und damit sich selbst nicht zu verlieren. Es ist ein Denken *„auf dem Wege"* (*Marcel* 1944/1949, 202), dessen Ergebnisse vorläufig, überholbar, korrigierbar bleiben und sich in einem spiraligen *Zirkel* ohne Ende (idem 1949, 56) beständig überschreiten. *Marcel* hat mit diesem Gedanken des „Weges", des „Homo Viator", des Menschen auf dem Wege und seiner offenen, „metasystematischen" Suche (*Foelz* 1980) mein Denken in ähnlicher Weise geprägt wie *Heraklit* und *Nietzsche*, das „zirkuläre Philosophieren" *Merleau-Pontys*, das diskursanalytische *Foucaults*, das dekonstruktivistische *Derridas*.

3. Die Funktion des „Tree of Science"

Der *„Tree of Science"* (siehe revidiertes Modell, Einführung Bd. II/1, S. 65, Abb. 4) bietet ein formales Gerüst, das aktuale Bestandsaufnahme und Genealogie zugleich ist, die Oberfläche und Tiefenstruktur, Reichweite wie Volumen einer wissenschaftlichen Disziplin umreißt. Auf die *Baummetapher* (Wurzel, Stamm, Krone, Verzweigung, Gegründetheit, Verwurzelung, Ökologie, Leben, Vielfalt, Einheit, Lebensbaum, Stammbaum usw.) wird bewußt wegen ihrer vielfältigen Konnotationen (*Danthine* 1937; *Petzold* 1967IIc; *Höhler* 1988; *Cook* 1974; vgl. Abb. auf S. 382) zurückgegriffen, um den komplexen Gegenstand in seiner Fülle zu belassen (*Nash* 1963). Dieses Gerüst soll in der vorliegenden Form gewisse **Strukturen** verdeutlichen, die generell allen „angewandten Humanwissenschaften" zugrundeliegen, und es soll speziell als *Metamodell* die „Wissensstruktur" von Psychotherapie darlegen. In jeder Form „systematischer Praxis" finden sich über die *expliziten* theoretischen Konzeptualisierungen der Praktiker hinaus *implizite* Theorien, finden sich Aussagen über Erkenntnistheorie, über das Menschenbild, finden sich ethische Implikationen, gesellschaftspolitische Visionen, lassen sich Umrisse einer Persönlichkeitstheorie und diagnostische Folien erkennen. Es ist daher sinnvoll, *implizite* Theorien *explizit* zu machen und in der Reflexion des *Theorie-Praxis-Verhältnisses* deutlich werden zu lassen, daß aus ihnen die *Ziele* und *Inhalte* kommen, die durch *Methoden, Techniken, Medien, Stile* und *Formen* in der Praxis angestrebt und verwirklicht werden sollen. Bei einer solchen Reflexion der Hintergrundsbedingungen wird oft erkennbar werden, daß verschiedene theoretische Strömungen in den Praxeologien parallel laufen (z.B. Nominalismus und Materialismus). So wirken nach der Auffassung neuzeitlichen, naturwissenschaftlichen Denkens ubiquitär gültige und mathematisch faßbare Naturgesetze in der Materie – so der Materialismus –, der damit platonistische Implikate hat. Es finden sich Kombinationen gegensätzlicher, ja unvereinbarer Theoriepositionen oder konkurrierender, einander kritisierender theoretischer Ansätze (z.B. Prinzipien der feldtheoretisch fundierten Gruppendynamik *Lewins* und der assoziationspsychologisch fundierten Psychoanalyse *Freuds* zusammengewürfelt in verschiedenen Modellen analytischer Gruppenpsychotherapie; oder: die Kombination der phänomenologisch orientierten Gestalttherapie oder Client-centered Therapy mit der physikalistisch orientierten Bioenergetik in sogenannten „integrativen" Workshops usw.; zum ganzen vgl. dieses Buch, S. 755ff).

Die Praxis der Psychotherapie, Sozialarbeit, Agogik, wie sie sich im Handeln der Praktiker zeigt, ist voll von derartigen expliziten und impliziten „Integrationen" (z.B. *Erskine, Moursund* 1991; *Staemmler, Bock* 1987), die sich bei genauerer Betrachtung als Hybridisierungen (von ὕβρις = Hochmut) erweisen, die unfruchtbar sind und manchmal zu Chimären geraten. „Anything goes!" *(Feyerabend)* – in den „angewandten Humanwissenschaften" scheint das der Fall zu sein. Die Analyse der Wirkungen solcher Kombinationen in den Feinstrukturen des therapeutischen Handelns und der Problembewältigung im Lebensalltag der Patienten bestätigt dies indes nicht. Der Zweck heiligt die Mittel *nicht*. Das wahllose Zusammenwürfeln direktiver und non-direktiver Ansätze (z.B. Bioenergetik *und* Gestalt) setzt für die Patienten ungute „*doublebinds*" auf der Interventionsebene. Das implizite Vermitteln von unterschiedlichen Menschenbildern – und diese sind ja nicht nur theoretische Konstrukte, sondern sie *wirken* –, von disparaten anthropologischen Positionen, die nicht als verschiedene *explizit* gemacht werden, schafft Unsicherheit und Orientierungslosigkeit für die Zieldimensionen therapeutischen Handelns und die persönliche Entwicklung des Behandelten. Derartige Gefahren machen es notwendig und sinnvoll, die theoretischen Hintergründe von Praxis zu reflektieren. Dabei wird man immer wieder feststellen, daß die „Verbindung" von Praxisstrategien mit unterschiedlichen theoretischen Paradigmata als Hintergrund oder gar die Verwendung theoretisch divergierender Erklärungsmodelle bei „eklektisch" arbeitenden Therapeuten *praktischen Notwendigkeiten* entspringt, nämlich dem Faktum, daß *eine* Methode und Theorie für die Handhabung bzw. Erklärung der Situation eines Patienten oft nicht ausreicht; und so greifen die Praktiker häufig, anstatt im Sinne einer „*systematischen Heuristik*" (*Petzold* 1988n, 71, 206; vgl. *Bromme, Hömberg* 1977; *Bunge* 1967; *Müller* 1970) und eines systematischen spielerischen Denkens (*de Bono* 1972; *Polya* 1967) nach kompatiblen Methoden oder verwandten Theorien zu suchen, die eine situative Stimmigkeit, eine „ökologische Validität" (*Lerner* et al. 1980) zu gewährleisten versprechen, das Nächstbeste auf, was auf dem Psychomarkt angeboten wird. Die Lebenssituationen von Menschen, wie sie uns in Therapien begegnen, sind in der Regel äußerst komplex. Sie in einer guten Weise zu handhaben oder gar in einer bestimmten Richtung systematisch zu beeinflussen, ist schwierig. Kein Wunder, wenn hier nach einer möglichst breiten Basis gesucht wird.

Der „*Tree of Science*" ist als eine „*Metafolie*" zu verstehen, die Hilfen zur Klärung der eigenen Position und bei der Auswahl von „*kompatiblen*" theoretischen Konzepten und methodischen Vorgehensweisen geben will. Er intendiert indes keineswegs, den Blick auf die durch diese Folie vorgegebenen Theorien und Methoden einzugrenzen. Es sollen vielmehr Möglichkeiten eröffnet werden, **mehrperspektivisch** zu schauen; denn selbst eine konträre Theorieposition kann Perspektiven aufweisen, Korrektive für den eigenen Standort bereitstellen und Praxissituationen erhellen, indem sie für diese Situationen einen anderen, einen *neuen Sinn* erschließt. Wie immer man z.B. zum *Nominalismus* (*Eberle* 1970) stehen mag, unbezweifelbar ist, daß erst die Erklärung von Wirklichkeit ohne Bezugnahme auf abstrakte Gegenstände Wissenschaft ermöglicht; wie immer man zum *Materialismus* (*Schaff* 1970; *Althusser* 1968) stehen mag, fest steht, daß er ein konsistentes System der Weltexplikation mit erheblichen Stärken (und auch Schwächen) bietet (*Goff* 1980; *Sensat* 1979; *Waldenfels* et al. 1977-1979). Fest steht aber auch, daß alle Ansätze der Weltauslegung, der Theorienbildung, daß psychotherapeutische Theoreme und Konzepte als „Sprachspiele" (*Wittgenstein*, vgl. *Hintikka* 1990; *Wuchterl* 1979) betrachtet werden müssen. Dieses zu sehen mit der „Exzentrizität", die uns heute Wissenschaftsgeschichte, Wissenssoziologie, Wissenschaftstheorie und Wissenschaftsforschung möglich machen, kann – wir müssen dies noch einmal unterstreichen – nur zum Verzicht auf den Anspruch führen, im Besitz *einer* ultimativen, ewigen Wahrheit (philosophischer, religiöser, politischer, naturwissenschaftlicher und natürlich auch therapietheoretischer Art) zu sein. Exzentrizität verlangt von uns ein Interesse an und eine Wertschätzung für die *Vielfalt* von Welt-Anschauung. Der *exzentrische, mehrperspektivische* Blick auf unterschiedliche Theorien, die Möglichkeit, mit der „Optik" verschiedener Theorien auf ein und dieselbe Situation zu schauen, eröffnet die Chance zu *polyvalenten Deutungen* der Wirklichkeit in einem metatheoretischen Bezugsrahmen (*Petzold* 1974j/1988n, 71), läßt **Synopsen** entstehen und setzt einen übergreifenden *Sinn (metaepisteme)* frei. Selbst wo eine solche „*Fulguration*" (*Lorenz* 1983, 133), d.h. eine akkumulative Erkenntnis, die einen qualitativen Umschlag erfährt, nicht möglich ist, sondern wo *pluriformer* Sinn entsteht ohne eine übergeordnete, synthetisierende Integrationsmöglichkeit, bleibt als positives Ergebnis: es gibt verschiedenen „Sinn", plurale Sinnhaftigkeiten und variable Interpretationsniveaus, unterschiedliche Auslegungsmöglichkeiten von Sinn. Allein die Affirmation dieses *Faktums der Pluralität* wird der Polymorphie der Wirklichkeit in angemessenerer Weise gerecht als eine ein-seitige Auslegung.

Derartige metahermeneutische Positionen sind nun keineswegs relativistisch. Im Gegenteil, sie erfordern einen klaren Standort der Welt-Anschauung, von dem man auf die Welt blickt und zu dem man zurückkehrt, wenn man zu anderen Stand-orten gegangen ist, um eine andere Sicht zu gewinnen. Weiterhin wird diese neue Sicht von der Ursprungsposition her bewertet, um gegebenenfalls integriert oder kritisiert oder als unterschiedlich stehengelassen zu werden. Zuweilen kehrt man an den ursprünglichen Standort nicht oder nur als Gast zurück, weil man eine neue „geistige Heimat" in einer anderen „*scientific community*" gefunden hat oder in eine andere „*professional community*" – und das sind auch immer „*Konsensgemeinschaften*" und „*communities of memory*" (*Bellah* et al. 1985, dieses Buch S. 338f, 670ff) – hinübergewechselt ist.

Die im „*Tree of Science*" erscheinenden Bereiche der **Metatheorie** bieten die Möglichkeit einer Standortbestimmung für Therapeuten, die die Integrative Therapie praktizieren und in die damit verbundene metahermeneutische Arbeit eingetreten sind, in die *spiralige heraklitische Bewegung von beständiger Differenzierung, Integration und Kreation durch* **Ko-respondenz** im **Kontext/Kontinuum**.

Die Möglichkeiten zu metahermeneutischer Arbeit bei einer relativ großen Exzentrizität ist eine Chance und zugleich eine Bürde unserer Zeit. Wir stehen hier noch in den Anfängen, und wir müssen uns den *synoptischen Blick* oftmals erst aneignen, uns in das mehrperspektivische Sehen und das polytheoretische Argumentieren „systematischer Heuristik" erst allmählich einarbeiten, um nicht in „pragmatischen Eklektizismus" und in polypragmatischen Aktionismus abzugleiten.

Es wird erforderlich werden, Ergebnisse, die aus unterschiedlichen theoretischen Perspektiven gewonnen werden, abzuwägen – z.B. diagnostische Informationen –, zwischen unterschiedlich begründeten oder begründbaren Interventionsstrategien zu entscheiden, und dies in einer Weise, die ein „hinlänglich konsistentes" therapeutisches Prozedere ermöglicht. Der „Tree of Science" kann auch hier Hilfen geben, unterschiedliche Sichtweisen und Ebenen sowie neue Erkenntnisse und Methoden zu integrieren.

„TREE OF SCIENCE"*

I. METATHEORIE

Erkenntnistheorie
– phänomenologisch-struktural, hermeneutisch –

Wissenschaftstheorie
– evolutiv-pluralistisch, metahermeneutisch –

Kosmologie
– koevolutiv, heraklitisch, ökosophisch –

Anthropologie
– existentialistisch, intersbujektiv, kokreativ –

Gesellschaftstheorie
– synarchistisch, kritisch-pragmatisch –

Ethik
– diskursiv, situativ/historisch, mutual –

Ontologie
– synontisch, partizipativ –

II. REALEXPLIKATIVE THEORIEN

Allgemeine Theorie der Therapie
– intersubjektivistisch, tiefenhermeneutisch, empirisch-fundiert –

Persönlichkeitstheorie
– entwicklungsbezogen-relational, polylogisch –

Entwicklungstheorie
– synoptisch: interaktional, ökologisch, lebenslaufbezogen –

Gesundheits- und Krankheitslehre
– kontextbezogen, multifaktoriell, prozessual –

Spezielle Theorie der Therapie
– mehrperspektivisch, systematisch-heuristisch –

III. PRAXEOLOGIE

Prozeßtheorie
– differentiell, variabel –

Interventionslehre
– multimodal, multilateral –

Methodenlehre
– elastisch, pluriform, integrativ –

Theorie der Institutionen, Praxisfelder, Zielgruppen
– systemisch, differentiell –

IV. PRAXIS

---

* Version 1988, vgl. die Version 2000 S. 65.

4. Die Inhalte des „Tree of Science"

Mit dem Modell des „Tree of Science" soll versucht werden, das „Individuum und seine Welt", also einen äußerst komplexen Zusammenhang, für die psychotherapeutische Theorienbildung faßbar zu machen. Ein solcher Versuch kann natürlich immer nur in Form einer *Näherung* erfolgen. Psychotherapietheorie ist dabei auf Erkenntnisse und Forschungsergebnisse aus vielfältigen Disziplinen angewiesen. Der vorliegende Entwurf versucht, unterschiedliche Informationsströme zusammenzuführen. Ihm ist die „mehrperspektivische Sichtweise", der Ansatz *„multitheoretischen Argumentierens"* wichtig, nicht die Vollständigkeit im Detail. Ein solcher Anspruch wäre hypertroph. Eine vertiefende Einarbeitung in die Teildisziplin bleibt für denjenigen, der sich mit speziellen Fragestellungen befassen muß, unverzichtbar. Der „Tree of Science" ist ein Übersichtsmodell, der Versuch, die notwendige Focussierung (die immer in der Gefahr des einengenden Blickes durch Spezialistentum steht) durch die ebenso notwendige Überschau zu ergänzen. Die Darstellung in Abb. 1 versucht, die ganze Komplexität dieses Unterfangens aufzuzeigen, und sie macht zugleich die Begrenztheit unserer nachstehenden Ausführungen deutlich.

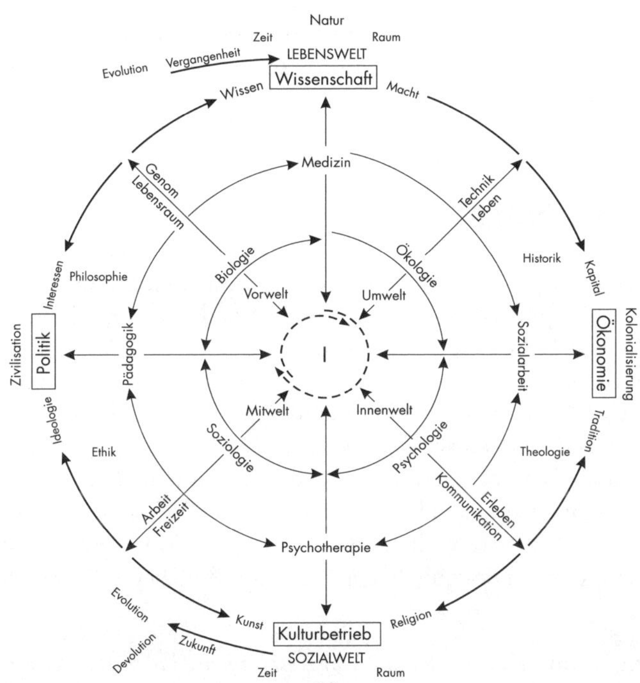

Abb. 1: Das Individuum und seine Welt – die Sicht der Integrativen Therapie (revidiertes Diagramm nach *Petzold* 1968a) – vgl. dieses Buch, S. 404f

Legende: »Das Individuum als Leib-Subjekt (I) ist eingebunden in und verbunden mit seiner *Vorwelt* (dem evolutionsgeschichtlichen Raum des Vorgegebenen), mit seiner *Umwelt* (dem ökologischen, ökogeschichtlichen Raum), *Mitwelt* (dem sozialen und soziohistorischen Raum) und *Innenwelt* (dem psychologischen und psychohistorischen Raum). Es steht im Geflecht der Einflußlinien von *Natur* und *Kultur*, von *Lebenswelt* (phänomenale Erfahrung der materiellen Gegebenheiten) und *Sozialwelt* (gemeinsame Erfahrung von und gemeinschaftliche

Perspektive auf soziale Gegebenheiten), von Machtblöcken und Interessensphären wie Ökonomie, Politik, Wissenschaft und Kulturbetrieb. Zwischen diesen Blöcken und beeinflußt, ja z. T. determiniert von ihnen und den in ihnen wirkenden Kräften (Kapital, Wissen, Macht, Interessen, etwa nationaler und religiöser Art, etc.) versuchen die „angewandten Humanwissenschaften" (Medizin, Psychotherapie, Pädagogik, Sozialarbeit), gestützt auf die wissenschaftlichen Disziplinen Biologie, Ökologie, Psychologie, Soziologie, die physische, psychische, geistige, soziale und ökologische Gesundheit und Integrität des „Individuums und seiner Welt" zu gewährleisten und zu ihren Entfaltungsmöglichkeiten beizutragen. Sie sind darum bemüht, den Prozessen der *„multiplen Entfremdung"*, die *Kultur* zur *Zivilisation*, ja zur *„schlechten Zivilisation"* mit ihren Schäden und Krankheiten geraten lassen und letztlich zur *Kolonialisierung* des Leibes und der Lebenswelt führen, gegenzusteuern. *Philosophie* (insbesondere als Wissenschaftsphilosophie und -theorie), *Theologie* (insbesondere als politische Theologie), *Historik* (insbesondere als Zeit- und Wissenschaftsgeschichte) und *Ethik* (insbesondere als Medizin-, Wissenschafts- und Entscheidungsethik – eine politische Ethiktheorie fehlt bezeichnenderweise) versuchen mühsam und bislang ohne erkennbar großen Effekt, Steuerungsgrößen (z.B. in Form von Reflexionsrastern und normativen Orientierungen) für das *System* „Individuum – Welt" und seine Einflußbedingungen (Macht- und Interessensphären) bereitzustellen« (*Petzold, Sieper* 1988a, 23).
Das ursprünglich (*Petzold* 1968a, repr. *Petzold, Sieper* 1988a) *zirkulär* konzipierte Modell mit den durch wechselgerichtete Pfeile angedeuteten Rückbezüglichkeiten wurde in der vorliegenden Neubearbeitung durch die Öffnung in die *Zeitdimension* dynamisiert und zyklisch, *spiralig* (*Petzold, Sieper* 1988b) dargestellt, denn das Individuum (I) und seine Welt stehen in permanenten Entwicklungs- und Wandlungsprozessen, gefährdet durch die Einflüsse *„multipler Entfremdung"* (idem 1993d) und mit der Chance, durch kokreative Entwicklung in der Natur und Kultur zu schöpferischen Synthesen zu finden.

Im folgenden sei eine kurze Übersicht über die Inhalte des „Tree of Science" für die **Integrative Therapie** gegeben, um das Strukturgerüst – soweit dies in dem vorliegenden Rahmen möglich ist – inhaltlich zu füllen.

5. – I. METATHEORIEN

Jeder therapeutischen Arbeit, jedem pädagogischen Handeln, jeder humanmedizinischen Behandlung, jeder beschäftigungstherapeutischen oder krankengymnastischen Intervention, jeder sozialarbeiterischen Hilfe liegen *Menschenbilder, Weltbilder,* Vorstellungen von Gesellschaft, ethiktheoretische Maximen – *metatheoretische* Annahmen also – zugrunde. Ohne derartige „Vor-stellungen" ist konsistentes Handeln in der Praxis nicht möglich. **Metatheorien** sind Theorien von großer Reichweite (*large scale theories).* Es sind *Metanarrative* (*Lyotard* 1986*),* Erzählungen über das Wesen des Menschen, den Sinn des Lebens und die Geheimnisse der Welt, weltanschauliche Annahmen, Produkte der Einbildungskraft (*Kamper* 1981) *‚philosophies‘*, „Makrofolien" der Welt- und Lebensexplikation, die wegen ihres umfassenden Charakters durch empirische Forschung nicht überprüft, verifiziert oder falsifiziert werden können.

Es handelt sich um die durch *„Ko-respondenzprozesse"* (*Petzold* 1978 c) fixierten *Konzepte* (d.i. verfestigter *Konsens*) von *Konsensgemeinschaften.* Ihre Gültigkeit, ihr Wahrheitsgehalt läßt sich an inhaltlicher Konsistenz und logischer Stringenz bemessen. Ihre Reichweite und ihre Geltung hängen von der „Stärke" und „Verbreitung" der hinter den Konzepten stehenden *Konsensgemeinschaften* ab, für die die Positionen der Metatheorie gleichsam die „Rätsel der Welt lösen". Ihr Überdauern ist daran gebunden, wie gut es der Konsensgemeinschaft gelingt, sich zu institutionalisieren, so daß ihre Konzepte von der relativ flüssigen Überlieferung über das individuelle Gedächtnis (*mémoire*) in eine geschichtsüberdauernde Form kulturellen, kollektiven Gedächtnisses (*histoire*, vgl. *Halbwachs* 1952, 1985) kristallisieren. Indes, hier drohen Gefahren. Nur wenn die Konsensgemeinschaften den *Ko-respondenzprozeß über Konzepte* in Gang halten, *„oral history"*, narrative Konzeptvermittlung über „kommunikatives Gedächtnis" (*Niethammer* 1985) mit den *„Erinnerungsfiguren"* (*Assmann* 1988, 12) kulturellen Gedächtnisses (z.B. wissenschaftlicher Traditionsbildung) ko-respondierend verbinden, können sie sich „sozial präsent" halten (*Farr, Moscovici* 1984), sozial verbunden bleiben (*Vygotsky* 1978; vgl. *Backhurst* 1990; *Wertsch* 1985) und jenseits von Dogmatismus und Petrifizierung lebendig und kreativ sein. Hier liegt ein Kernanliegen kulturkritischer Diskurse und metahermeneutischer Ko-respondenz. Die Entscheidung für eine bestimmte metatheoretische Position treffen Menschen entweder

- ➜ aufgrund einer naturwüchsigen Zugehörigkeit zu einer Konsensgemeinschaft (z.B. vermittelt über das Elternhaus) oder
- ➜ aufgrund von Machtstrukturen, an die sie ausgeliefert sind (z.B. Gesinnungszwang in totalitären Systemen) oder
- ➜ aufgrund der argumentativen Überzeugungskraft, der konzeptuellen Stimmigkeiten in der Auseinandersetzung mit den Gedankengängen der Metatheorie oder
- ➜ aufgrund der „ökologischen Validität", d.h. der Stimmigkeit für einen gegebenen Lebenszusammenhang (Kontext/Kontinuum).

  Schließlich ist noch ein Moment
- ➜ „persönlicher Affinität" zu sehen: entsprechen die metatheoretischen Positionen meiner persönlichen Weltsicht und meinem Lebensgefühl? Wobei auch dieses über Sozialisationseinflüsse an Traditionen, Strömungen, die aus dem kollektiven in das individuelle Gedächtnis einfließen (*Janet* 1928; *Bellah et. al.* 1985; *Halbwachs* 1952; *Middleton, Edwards* 1990, 23ff; dieses Buch S. 670ff), geprägt ist, von *„représentations sociales"* (*Moscovici* 2001; *Petzold* 2003b).

Wenn *Metatheorien* keine „objektiven", absoluten Wahrheiten zur Verfügung stellen können, ist es sinnvoll, sie im Sinn der Argumentation des – ursprünglich von *Merleau-Ponty* beeinflußten – „postmodernen" Philosophen *Lyotard* (1979, 1986) als *„Metaerzählungen"* aufzufassen, als Niederschlag und Ausdruck von bestimmten historischen, zeitgeschichtlichen, soziokulturellen, sozioökonomischen und ökologischen Situationen. Metaerzählungen wandeln sich mit allen Veränderungen der Situation auf der Meso-, Makro- und Megaebene. Sie sind beständig im Fluß, und dieses *„heraklitische Moment"* ist das einzige „Dogma", das wir in der Integrativen Therapie vertreten. Es ist sozusagen unsere *Metaerzählung. Metatheorien* werden gebildet, umformuliert, revidiert mit der Veränderung kultureller „Diskurse" (*Foucault*), mit dem Wechsel wissenschaftlicher Paradigmen (*Kuhn),* mit Veränderungen in der Dynamik von kollektiven Ko-respondenzprozessen unter dem Einfluß eines „Zeitgeistes" (*Petzold* 1978c, 1989f). Diese Relativität, dieses Fehlen an „ewigen Wahrheiten" außer der *Wahrheit des Wandels*, der immer neue Formen hervorbringt (idem 1990b), ist für Menschen schwer auszuhalten, denn sie läßt sie *„die Last der Freiheit"* (*Berdjaev*) spüren und motiviert sie, den in Ko-respondenzprozessen gewonnenen *Konsens* zu *Konzepten* zu verfestigen und zu *Konstrukten*, zu Gedankengebäuden auszubauen, in denen man „wohnen" kann, sich geistig beheimatet fühlt. Metatheorien entstehen wie folgt:

Auf der Grundlage der gemeinsamen *Ko-existenz* (sun-ousia) mit unseren Mitmenschen (*consortes*) im „Haus dieser Welt" treten wir in *Ko-respondenzprozesse* ein, in Begegnung, Austausch, Auseinandersetzung in konkreten Situationen, die zu *Kon-sens* als gemeinsam geschöpftem *Sinn* führen. Dieser kann sich zu *Kon-zepten* mit „ökologischer Validität" verfestigen, die handlungsleitend für gemeinsames Tun, für *Ko-operation* werden, bis daß ein neuer *Ko-respondenzzyklus* Konsens über neue Wahrheiten schafft und kokreativ die alten Konzepte modifiziert oder revidiert.

Der in konkreter personaler Leiblichkeit vollzogene intersubjektive Prozeß der *Ko-respondenz* ist für die Integrative Therapie

- ➜ ein *erkenntnistheoretisches Modell*, das zu einer „ökologischen", d.h. an *Kontext/Kontinuum* gebundenen „Konsens-/Dissenstheorie der Wahrheit" führt. Er wird weiterhin
- ➜ zum *handlungstheoretischen Prinzip* im Sinne eines Weges *gesellschaftlicher Praxis*. Er ist im methodischen Sinne
- ➜ ein Modell *zwischenmenschlicher Kommunikation* im allgemeinen, und *therapeutischer Interaktion* im besonderen.

Das **Ko-respondenzmodell** erweist sich damit als das Kernstück in der Metatheorie der Integrativen Therapie, das bis in die Praxeologie hinein bestimmend wird. Es wurde (1978c) wie folgt formuliert:

„***Ko-respondenz*** *ist ein synergetischer Prozeß direkter und ganzheitlicher Begegnung und Auseinandersetzung zwischen Subjekten auf der Leib-, Gefühls- und Vernunftsebene über Sachverhalte oder Themen unter Einbeziehung des jeweiligen Kontext/Kontinuums.*"

„*Ziel von Ko-respondenz ist die Konstituierung von* ***Konsens****, der in* ***Konzepten*** *Niederschlag finden kann, die von Konsensgemeinschaften getragen und für diese zur Grundlage von* ***Kooperation*** *werden.*"

„*Voraussetzung für Ko-respondenz ist die in der prinzipiellen* ***Koexistenz*** *alles Lebendigen gründende wechselseitige Anerkennung subjektiver Integrität, die durch Konsens bezeugt wird, und sei es nur der Konsens darüber, miteinander auf der Subjektebene in den Prozeß der Ko-respondenz einzutreten oder konsensuell Dissens festzustellen und als solchen zu respektieren.*"

„*Scheitern von Ko-respondenz führt zu Entfremdung, Frontenbildung, Krieg.*"

Je größer, mächtiger und institutionalisierter die *Konsensgemeinschaften* sind und je konsistenter die von den metatheoretischen Konzepten, den *Makrofolien,* gegebene Weltexplikation ist, desto zeitüberdauernder und enttäuschungsfester sind die Positionen auf der Metaebene.

Die Großreligionen der Weltgeschichte stehen hierfür als Beispiel. Die Geschichte der Theologie zeigt zwar, daß beständige „Revisionen" durch theologische Diskurse stattgefunden haben, daß die grundsätzliche Charakteristik der Gottes- und Weltbilder indes davon wenig berührt wurde. Von *Ptolemäus* bis zu *Kopernikus* und *Galilei* war es ein langer Weg. Von *Newton* bis *Einstein*, zu *Bohm* und *Hawking* wurde die Entwicklung immer schneller. Langsamer haben sich die Gottesbilder gewandelt (vom Jahwe des Alten Testamentes zum Johanneischen Gottesbild, zu dem des *Augustinus*, des *Thomas Aquino*, bis zu dem des *Karl Rahner*, der *Dorothee Soelle*, des *Harvey Cox*) ... eine lange, vielschichtige Entwicklung.

Psychotherapeutische Visionen der Weltexplikation, etwa die von *Freud, Jung* oder *Rogers* haben hier eine wesentlich geringere Reichweite und Geltungsdauer, auch wenn sie auf philosophischen Hintergrundstheorien aufruhen, die eine längere Tradition und größeres Gewicht haben. An den in den vergangenen drei Jahrzehnten erfolgten Revisionen grundsätzlicher Theoreme (insbesondere der Metapsychologie) von *Sigmund Freud* durch die allmähliche Ablösung der *kollektiven Übertragung* auf den „*Vater* der Psychoanalyse" in den Korespondenzprozessen der psychoanalytischen „*Scientific Community*" wird dies allzu deutlich.

Die zeit- und situationsgebundenen „Wahrheiten" von **Metatheorien** erweisen sich in der Regel – eben weil sie Ausdruck eines *Zeitgeistes* (*Petzold* 1989f) sind – für die Auslegung gegebener persönlicher und gesellschaftlicher Wirklichkeit als durchaus brauchbar. Korrektive entstehen – seit der Renaissance beständig zunehmend – durch den „*Diskurs der Theorien*", dadurch, daß es in pluralistischen Gesellschaften auch plurale „*Scientific Communities*" (*Kuhn* 1970) gibt (dieses Buch, S. 703ff), die miteinander in **Ko-respondenz** stehen. Die Vielfalt metatheoretischer Positionen ist Zeichen für die faktisch vorhandene Weltkomplexität, für eine *transversale, plurale Vernunft* (*Welsch* 1987; *Spinner* 1974), für einen „*pluriformen und polyvalenten Sinn*" (*Petzold* 1989a). Sie ist zugleich Ausdruck und Ermöglichung einer gewissen Exzentrizität, aufgrund derer zu hoffen ist, daß „*toxische Paradigmata*", z.B. die totalitärer Ideologien, früher erkannt und besser relativiert werden können als dies in noch nicht allzu ferner Vergangenheit geschah. Es muß der Fortschreibung destruktiver „Ereignisfiguren" (*Assmann* 1988) als verdeckter, larvierter Traditionen (*Erdheim* 1982), dem Weiterwirken kollektiv verdrängter (*Kundera* 1982) oder „systematisch vergessener" (*Douglas* 1986) Geschehnisse durch *aufdeckende* „Therapiemethoden im Politisch-Geschichtlichen" (*Ritschl* 1988, 60) begegnet werden können, etwa durch kollektive Meso- und Makro-ko-respondenzprozesse, d.h. *öffentliche*, diskursive Auseinandersetzungen (*Sennett* 1987) um „brennende Themen", wie sie – und das ist u.a. ein Verdienst der 68er Bewegung – mehr und mehr möglich geworden sind. Die *Wertschätzung von Ideenvielfalt* ist dafür eine wichtige Voraussetzung und Kennzeichen für *Humanität*, genauso wie die Beschneidung, Unterdrückung und die Verhinderung von Ideenvielfalt zum Erkennungsmerkmal von *Inhumanität* wird.

Für die „angewandten Humanwissenschaften" werden durch die aus den Metatheorien herleitbaren *Metaziele* bzw. Leit- oder Richtziele *Mega-* bzw. *Makrofolien* bereitgestellt, mit denen die Praxisfelder, die Menschen, die Patienten und Klienten in ihren Lebenssituationen betrachtet werden. Die **Ziele** humanwissenschaftlicher Praxis, etwa der Therapie oder der Pädagogik, entfließen nämlich *zwei Quellen:* einmal der **Lebenswelt** (*Welter* 1986; *Kiwitz* 1986, 1991) der Menschen mit ihren persönlichen und kollektiven, historisch bestimmten Lebenssituationen, zum anderen der **Theorie**, den *metatheoretischen Annahmen* und den Konzepten der *realexplikativen Theorien.* Es darf aber nicht verkannt werden, daß die Sicht auf die *Lebenswelt* als *Kontext/Kontinuum*, d.h. in „ökologischer Perspektive", von Therapeuten, Pädagogen etc. stets eingefärbt durch die Optik der jeweiligen Theorie und ihrer Tradition betrachtet wird. Sie wird also unter einem bestimmten Blickwinkel gesehen und dadurch schon beeinflußt und verändert, so daß diese Sicht durchaus nicht mit dem identisch zu sein braucht, was die in einem so betrachteten materiellen Kontext stehenden Menschen selbst über diesen denken und aussagen. Der Blick auf die Welt mit den in ihm impliziten und expliziten metatheoretischen Annahmen konstituiert nämlich eine Weltsicht als „*social world*" und konstituiert damit Wirklichkeit als gesellschaftliche Realität (*Berger, Luckmann* 1970). Es ist der Blick einer Konsensgemeinschaft, den ein Einzelner auf die Dinge der Welt wirft – der „klinische Blick" des Psychoanalytikers, das „Auge des Ethnologen" (*Leires* 1984), „*l'oeuil et l'esprit*" des Phänomenologen (*Merleau-Ponty* 1964)... welche Sicht auch immer, und manchmal ist es auch „*un oeuil en trop*", ein „Auge zuviel" (*Green* 1960). Die Idee der „*Lebenswelt*" (*Husserl*, vgl. *Kiwitz* 1986; *Welter* 1986) wird hier durch das Konzept der „*Social world*" (*Strauss* 1978; *Petzold, Petzold* 1991) komplementiert, die ja eine symbolische Realität darstellt und als „*unit of shared perspectives*" definiert werden kann (*Unruh* 1980), strukturiert durch „*représentations sociales*" (*Moscovici* 1984). Die auf der Grundlage „*kollektiver Verdrängungs-* oder *Erinnerungsarbeit*" (*Thelen* 1989) „geteilten Perspektiven" einer Konsensgemeinschaft führen zu einer Vorentscheidung, weil sie – sind sie erst einmal verinnerlicht – dem Blick auf die Welt vorausgehen und damit den Blick anderer Konsensgemeinschaften – etwa der unserer Patienten – präjudizieren. Vorannahmen geraten dabei oft genug zum *Vorurteil*. Die Fehlinterpretationen der Lebensäußerungen und -zusammenhänge von Patienten aus „benachteiligten Schichten", sogenannten „Unterschichtspatienten", aufgrund von Therapietheorien aus der Ober- und Mittelschicht machen dies in erschreckender Weise deutlich (*Thomas* 1985).

Deshalb ist es wichtig, sich seiner theoretischen Positionen zu versichern, sie nicht im Impliziten zu belassen, und es wird unerläßlich, diese Positionen im Diskurs innerhalb der eigenen „*Scientific Community*" und „*Professional Community*" immer wieder zu prüfen, sie aber auch darüber hinaus in die **Ko-respondenz** mit Vertretern anderer metatheoretischer Positionen zu stellen, sie der kritischen Hinterfragung durch andere „*Scientific Communities*" auszusetzen, um zu sehen, was in einem übergeordneten Rahmen *konsensfähig* ist und wo ein „*Dissens*" entsteht, d.h. ein *Konsens* darüber, daß man in bestimmten Positionen unterschiedlicher Meinung ist und sein will, weil man meint, die eigenen Positionen in Kenntnis anderer aufrechterhalten und vertreten zu können. Eine solche metahermeneutische Auseinandersetzung, eine solche „Hyperdialektik", wie sie der späte *Merleau-Ponty* vertreten hat (*Richir* 1984), ist beständig bemüht, die eigenen Positionen zu hintersteigen, um die zwingenden Mächte überkommener Denkpositionen bzw. anonymer historischer „Diskurse" und die in ihnen wirkenden „Dispositive der Gewalt" und der „multiplen Entfremdung" (*Petzold* 1993d) zu relativieren, wie es von ganz unterschiedlichen Positionen her Denker wie *G. Bataille, M. Foucault, G. Deleuze, J. Derrida, J. Baudrillard, T.W. Adorno, R. Sennett, J.-F. Lyotard* u.a. unternommen haben.

Die psychotherapeutischen Verfahren haben sich in der Regel den Problemen der Metatheorie nur in unzureichender Weise gestellt. Ein Grund hierfür ist die oft unzulängliche philosophische und wissenssoziologische Schulung der Therapeuten. Finden sich gelegentlich derartige Auseinandersetzungen – wie etwa durch das Werk *Alfred Lorenzers* –, gewannen sie für die klinische Praxis keine Relevanz. Ein weiterer Grund für die weitgehend fehlende metatheoretische Reflexion ist der Platz der Psychotherapie (den sie im übrigen mit der Psychologie teilt) *zwischen* Naturwissenschaften und Geisteswissenschaften. Das Bemühen, sich dem naturwissenschaftlichen Paradigma zuzuordnen, hatte schon *Freud* in erhebliche wissenschaftstheoretische Irrtümer geführt. Die *Ideologie* vieler Vertreter psychotherapeutischer Schulen, *wertneutral* und *ideologiefrei* im Sinne eines naturwissenschaftlich orientierten Positivismus zu operieren, blockiert die notwendige Auseinandersetzung mit metatheoretischen Positionen, mit Menschen- und Weltbildern (*Kriz* et al. 1990; *Herzog* 1984), besonders den impliziten der eigenen Schule. In der „Integrativen Therapie" wird deshalb der Auseinandersetzung mit der **Metatheorie** besondere Aufmerksamkeit geschenkt, bestimmen doch die *Metaziele* unser therapeutisches Handeln nachhaltig. Weiterhin wird die Bedeutung der Metatheorie hochrangig angesiedelt, weil diese ein *Integrationsmoment* für die unterschiedlichen am „Fritz Perls Institut" (FPI) und an der „Europäischen Akademie für psychosoziale Gesundheit" (EAG) gelehrten methodischen Zugänge bietet (*Petzold*, *Sieper* 1988a, 1992). In der „Integrativen Therapie" als *Verfahren* können wir *Methoden* wie „Integrative Kunsttherapie", „Integrative Musiktherapie", „Integrative Bewegungstherapie", aber auch Supervision, Gestaltpädagogik, integrative Beratungsansätze, Soziotherapie, Suchtkrankentherapie, Gerontotherapie etc. entwickeln und lehren, weil diese in den gleichen erkenntnistheoretischen Prinzipien, dem gleichen Menschenbild, den gleichen ethischen Positionen gründen.

Im folgenden sollen die einzelnen Positionen des **„Tree of Science"** für den „Entwurf der Integrativen Therapie" kurz umrissen werden, wobei die Themen, die ich an anderer Stelle schon umfassender behandelt habe, knapp zusammengefaßt, andere, zu denen Veröffentlichungen noch ausstehen, breiter dargestellt werden.

5.1 Erkenntnistheorie

– phänomenologisch-struktural, hermeneutisch –

Im „Tree of Science" steht im Bereich der Metatheorie die **Erkenntnistheorie** an oberster Stelle (vgl. Bd. I, 1, 176f). Sie kann als *phänomenologisch-struktural* (im Sinne von *M. Merleau-Ponty*) und (tiefen)hermeneutisch (*P. Ricœur*) gekennzeichnet werden und ist damit „sozialkonstruktivistisch" (*P. Berger*). Bevor man sich mit dem Menschenbild auseinandersetzt, gilt es, sich zu vergewissern, *wie* Erkenntnisse über den Menschen, über menschliche Wirklichkeit gewonnen werden. Wirklichkeitserfahrung erfolgt in einem komplexen, interaktionalen sozialen Konstruktions- und Konstitutionsprozeß zwischen Erkennendem und Erkanntem (*Merleau-Ponty* 1945, 1964), als Wechselwirkung zweier Systeme (*Kriz* 1981, 18ff), als Akt einer Kokreation (*Petzold* 1990b; *Iljine* 1990) aufgrund der perzeptiven und cerebralen Ausstattung des Menschen (*Murch, Woodworth* 1978; *Gibson* 1979), nicht zuletzt aufgrund seiner mnestischen Fähigkeiten (*Engelkamp* 1990). Der Konstitutionsprozeß unterliegt vier Einflußlinien bzw. Konstitutionsbedingungen: 1. *phylogenetischen*, aus der *Vorwelt* (*Riedl* 1981; *Gould* 1977), die in kollektiven evolutionären Prozessen den *Leib* ausbildeten (**Leib-Apriori**)*, 2. *ontogenetischen*, die im Individuum gründen, in seiner *Innenwelt*, seinem *Bewußtsein* (**Bewußtseins-Apriori**), welche sich 3. durch *soziogenetische* Einflüsse aus der

* *Apriori* hier als nicht hintersteigbare Voraussetzung aufgefaßt, ohne strengen Anschluß an *Kants a priori* im Sinne der Kategorien und Anschauungsformen (*N. Hartmann* 1948).

Mitwelt, dem gesellschaftlichen Raum ausbilden (**Gesellschafts-Apriori** der Erkenntnis) und 4. durch *ökogenetische* Einflüsse der *Umwelt* geformt werden (vgl. Abb. 1, dieses Buch S. 397). Eine solche Sicht läßt sich gut vereinbaren mit unserem theoretischen Ausgangspunkt der Phänomenologie (*Husserl* 1985, vgl. *Walch* 1990), die in ihrer französischen Ausrichtung (*Merleau-Ponty* 1966) **„vom Leibe her" Sinn aus den Sinnen** schöpft, Sinne, die von der biologischen und sozialen Evolution zum Wahrnehmen der Welt „auf Menschenweise" ausgebildet wurden (*Hernegger* 1985, 1989).

Das so *Wahr*genommene wird in einer Wendung auf das **Soziale** (*G.H. Mead, A. Schütz*) in gesellschaftliche Zusammenhänge gestellt (*Coenen* 1985; *Berger, Luckmann* 1970), und damit kommt die Frage nach der „*Wahrheit* der Wirklichkeit" auf (dieses Buch, S. 105ff). Diese Frage wird in der intersubjektiven Ko-respondenz und gesellschaftlichen Praxis einerseits auf dem Weg „*von den Phänomenen zu den Strukturen zu den Entwürfen*" angegangen und andererseits auf dem Weg „*von der Ko-respondenz zum Konsens, zu Konzepten, zu einer Kooperation*", in welcher Konzepte erprobt werden und sich Konsens als „*bewährter Konsens*" zeigen kann (dieses Buch, S. 109). Die „Wahrheit ist konkret" (*Brecht*), die „Bewährung" praktisch – *James* (1907) ist für unsere Position hier bedeutsamer als *Popper* (1982). Diese Praxis bringt neue Phänomene hervor, die wiederum auf ihren Hintergrund hin betrachtet werden können – in kritischer Weise unter dem Kriterium der „Gewährleistung von Integrität" (vgl. S. 98), denn Erkenntnis und Erkenntnisgewinn sind nicht wertfrei, sondern von „Erkenntnisinteressen" bestimmt (*Habermas* 1968). Die phänomenale Wirklichkeit erfährt ko-respondierend und in kooperativem Handeln eine gemeinschaftliche Auslegung des ak-

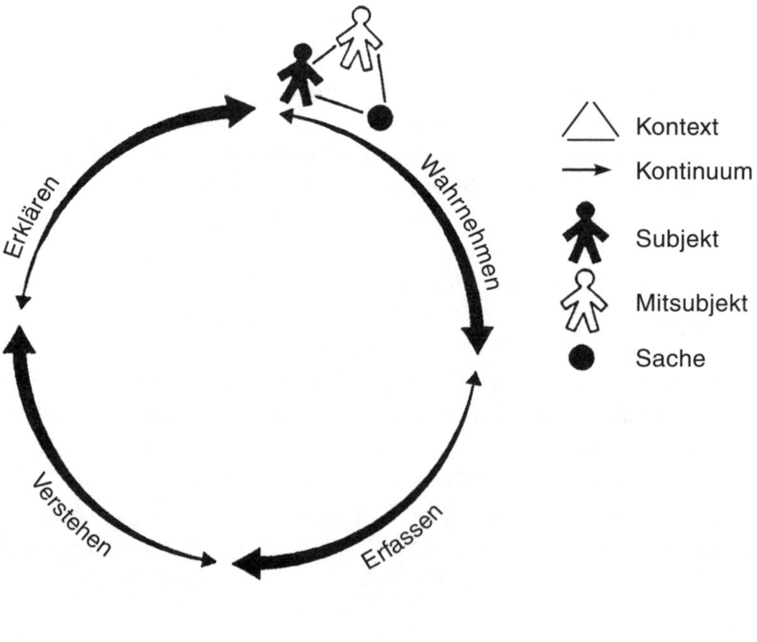

Abb. 2: Die hermeneutische Spirale; Erläuterung siehe Abb. 15, 1. Modell, dieses Buch S. 498f

tualen Kontextes als *geteilter Wirklichkeit* auf seinen strukturellen Grund hin, der in der Geschichte des Leibes und den Ordnungen der Lebenswelt ruht. Damit wird die Phänomenologie in Richtung einer gemeinschaftlichen Hermeneutik des Subjekts und der Gesellschaft bzw. einer Tiefenhermeneutik (*Ricoeur, Gadamer, Habermas*) **„vom Leibe her"**, **„vom Bewußtsein"**, **„von der Sozialität her"** erweitert. Dem schon voranstehend dargestellten *Korespondenzprozeß* (dieses Buch, S. 93ff) kommt hier grundlegende Bedeutung zu. Er ist in die **hermeneutische Spirale** des Erkenntnisgewinns und **die therapeutische** und **agogische Spirale** des praktischen Handelns, wie sie für die Integrative Therapie, ihre Theorie und Praxis, kennzeichnend ist (*Petzold*, *Sieper* 1988b, idem 1990q), eingeflochten, in Prozesse des Erkennens, Lernens, Veränderns, Prozesse „schöpferischer *Metamorphose*" (idem 1990b, 666ff; dieses Buch S. 162ff).

Vom *Wahrnehmen* zum *Erfassen* zum *Verstehen* zum *Erklären* schreiten Erkenntnisprozesse *ko-respondierend* und *kokreativ* voran als Prozesse zwischen Subjekt und Mitsubjekt in *Kontext/Kontinuum* über einen Gegenstand (Thema). Mit dem Wachsen der Wahrnehmungsfülle und der mnestischen Fähigkeiten, mit der zunehmenden Differenziertheit der Ko-respondenzprozesse im phylogenetischen und ontogenetischen Entwicklungsgeschehen (*Oeser* 1979; *Vollmer* 1975; *Butterworth* et al. 1985) wächst die **Sinnerfassungskapazität** des Menschen als Individuum, aber auch als Gruppe bzw. Kollektiv. Es wächst damit die Chance, daß aufgrund solchen Erkenntnisgewinns in bedeutsamen Grundpositionen, etwa im Bereich der *Ethik* (cf. infr.), eine möglichst breite Konsensbasis und differenzierte Konzepte als Grundlage für kooperative Praxis gefunden werden können, und es wächst die Möglichkeit, die gesellschaftlichen Lebensbedingungen und die sie determinierenden Faktoren zu durchschauen, um sie beeinflussen zu können.

Weiterführende Lit.: *Wetzel* (1978), *Keller* (1982), *Gadamer* (1968), *Giorgi* (1970), *Husserl* (1985), *Petzold* (1978c/dieses Buch, S. 93-140; 141-180). Zusammenfassend (2000h)

5.2 Wissenschaftstheorie

– evolutiv-pluralistisch, metahermeneutisch, konnektivierend –

Die **Wissenschaftstheorie** – die zweite Position in der Gliederung der Metatheorie, wie sie der „*Tree of Science*" bietet – befragt die erkenntnistheoretische Position in einer weiteren Metareflexion auf ihr Zustandekommen unter wissenschaftshistorischen und wissenssoziologischen Gesichtspunkten (*Weingart* 1976; *Böhme* 1980). Die Position der Integrativen Therapie wird hier als *metahermeneutisch* bzw. *evolutiv-pluralistisch* gekennzeichnet. Sie reflektiert die Wissenschaft auf dem Hintergrund gesellschaftlicher Interessenlagen, Machtverhältnisse (*Holzkamp* 1968; 1972; *Habermas* 1968; *Petzold* 1987d, 1993d; *Adorno* et al. 1972) und pluralen Einflußgrößen (*Welsch* 1987; *Lyotard* 1986). Im Feld der Wissenschaften selbst setzt sie eigene theoretische Positionen zu anderen in Beziehung, tritt ein in Meso-ko-respondenzprozesse zwischen wissenschaftlichen Strömungen und Schulen und zwischen den hinter ihnen stehenden „Metaerzählungen" (*Lyotard* 1985), weil sie Erkenntnis als einen – in biologischer und gesellschaftlicher Hinsicht – *evolutionären Prozeß* (*Lorenz* 1983; *Riedl* 1981; *Vollmer*

1975; *Popper* 1974; *Schurig* 1975, 1976) mit pluralen Ausformungen (*Stegmüller* 1969, I, XXII), z.B. in den Wissenschaften (*Spinner* 1974; *Feyerabend* 1976) ansieht, der sich im Sinne der „heraklitischen Spirale" (*Petzold, Sieper* 1988b) Windung um Windung vorwärts bewegt in einem „*Hyperzyklus*" beständiger kreativer Neuentwürfe, Revolutionen und Revisionen (*Eigen* 1975; *Oeser* 1979; *Kuhn* 1970). Dabei wird die wissenschaftliche Wahrheit in konnektivierenden, diskursiven Prozessen immer wieder durch Konsens-/Dissensbildungen bestimmt, Konsens allerdings, der sich in der Praxis „bewähren" (*James* 1907; *Popper* 1982; *Lakatos* 1982, 46) muß und der unter gesellschaftskritischer Perspektive auf die Hintergründe seines Zustandekommens, auf den Nutzen für Interessengruppen und auf seine Funktion zur Stabilisierung von Machtverhältnissen befragt werden muß. Wir können deshalb unseren Ansatz im Bezug auf wissenschaftliche Wahrheit als metahermeneutisch fundierte, „kritisch-pragmatische Theorie bewährten Konsenses und respektvollen Dissenses" (dieses Buch, S. 105ff) kennzeichnen.

Weiterführende Lit.: *Schneewind* (1977), *Speck* (1980), *Stegmüller* (1969), *Kuhn* (1970), *Herzog* (1984), *Kriz* et al. (1990), *Feyerabend* (1976), *Holzkamp* (1968), *Petzold* (dieses Buch, S. 93-140; 703ff). Zusammenfassend (1998a)

5.3 Kosmologie

– koevolutiv, heraklitisch, ökosophisch –

Damit werden Erkenntnis und Wissenschaft rückgebunden an die **Kosmologie (Chaos/Kosmos)**. Hier ist unsere Position eine *koevolutive, heraklitische* (*Darwin* 1980; *Jantsch* 1980; *Margulis, Sagan* 1986; *Prigogine, Stengers* 1981, 1984; *Hawking* 1988, 1991): alles ist im Fluß, in beständiger Entwicklung und Entfaltung (*Bohm* 1980). Sie ist weiterhin eine *ökosophische*: der Kosmos ist *Synousie*, ist **Koexistenz** alles Seienden, in dem alles verbunden ist und alle Weisheit (sofia) eingeschlossen ist. Wir sprechen hier vom **Koexistenzaxiom** und sehen *Evolution durch Kooperation*/Kokreation bestimmt, eher durch Zusammenspiel (*Kropotkin* 1977; *Gould* 1988) denn durch ein dominierendes Konkurrenz-Selektions-Paradigma. *Pagels* (1988), *Lovelock* (1979), *Margulis, Sagan* (1986) u. a. bringen hierfür gute Gründe.

Der Kosmos ist seinem Wesen nach kreativ: natürliche, *synergetische Generativität*, die sich spiralig fortschreitend differenziert (vgl. Abb. 2a) und in der Chaos und Struktur miteinander interagieren, wie die Konzepte der Chaostheorien, der fraktalen Geometrie, der Theorie dissipativer Strukturen, der nichtlinearen Mathematik und der autopoietischen Biologie zeigen (*Prigogine* 1980; *Thom* 1975; *Dodd* et al. 1982; *Peitgen, Richter* 1986; *Varela* 1979). Die generative Chaos-Kosmos-Verschränkung (vgl. *Briggs, Peat* 1990; *Gleick* 1987) mit ihren makrokosmischen und mikrokosmischen Synergien konstituiert im „zusammenklingenden Widerstreitenden die schönste Harmonie" (*Heraklit*), die nun kein statischer Zustand ist, sondern schöpferische Chaos-Kosmos-Kraft, an deren Bewegungen (*commotilité*, dieses Buch, S. 978ff) der Mensch partizipiert und die auch die Grundlage der menschlichen *Kreativität* bzw. *Kokreativität* – zentrale Begriffe der Integrativen Therapie (vgl. *Petzold* 1990b, 1971k; *Iljine* 1990) – bildet, denn der Mensch ist über die materiale Grundlage seines Leibes in *Chaos-Kosmos* eingebunden. Er nimmt koexistierend teil an den Schöpfungs- und Erkenntnisprozessen des Kosmos (*Sagan* 1982), wie es Vertreter der evolutionären Erkenntnistheorie (*Campbell, Lorenz, Popper, Riedl, Sheldrake, Hernegger)* formuliert haben (vgl. *Lorenz, Wuketits* 1983) – Überlegungen, die in Richtung des *„anthropischen Prinzips"* der Kosmologie weitergedacht werden können (*Breuer* 1981; *Barrow, Tipler* 1986), dessen „schwache" Form wir durchaus für stimmig halten: die Naturgesetze und Bedingungen von *Chaos-Kosmos* müssen – von Anfang an – derart gewesen sein, daß Leben, unser Leben, möglich werden konnte. Der Mensch ist aus der Evolution hervorgegangen, jedoch muß eine solche Aussage nicht in soziobiologische Verkürzungen führen (*Lewontin* et al. 1988; *Hernegger* 1989; *Bischof* 1991).

Die Menschen setzen sich, seitdem sie ein reflexives, exzentrisches Selbstbewußtsein haben, mit ihrer Existenz im Kosmos (und das heißt auch mit Chaos *und* Kosmos) ko-respondierend auseinander (*Birch, Cobb* 1981). Die großen *Kosmologien* – sie sind auch immer Theorien über das Chaos, **Chaotologien** – der Vergangenheit und Gegenwart geben davon ein beeindrukkendes Zeugnis (*H. von Bingen* 1981; *Soelle* 1985; *Clausberg* 1980). Die Vielfalt der Natur und die Weite des Kosmos, wie sie sich für die Weisen von *Pythagoras, Heraklit* bis *Kepler, Goethe* und *Teilhard de Chardin* in der Betrachtung und Erforschung der Natur erschloß und die uns die modernen Naturwissenschaften in nie zuvor gekannter Weise vermitteln (*Mandelbrot* 1982; *Hawking* 1988; *Sheldrake* 1990; *Duerr* 1984), eröffnet uns den Zugang zu einer Schönheit, einer *„harmonia mundi"*, die uns selbst zum Klingen bringen kann (*Kepler* 1619; *Behrendt* 1985), einen Zugang zu einer Unendlichkeit von Zeit und Raum, die in sich selbst eine Qualität von Transzendenz trägt. Kosmologie so verstanden, erweist sich als ein Weg „säkularer Mystik" (*Petzold* 1983e), einer **Ökosophie**, die mit den Formen religiöser Mystik die Erfahrung der Verbundenheit *(religio, koinonia),* ja Allverbundenheit teilt (vgl. die Sophia-Theorie von *P. Florenskij* und *S. Boulgakov*, zu ihnen *Zenkowsky* 1953). Diese Erfahrung muß zu einer koexistiven Praxis des Zusammenlebens im **„Haus der Welt"** führen (*Lovelock* 1979), zu einer *Mundanökologie,* die nach einer Pflege, einer Sorge um die „Welt und um die Dinge" (*Petzold* 1983b), nach einer guten, geschichtsbewußten und weitsichtigen Haushaltsführung (oikonomia) verlangt.

Der Begriff „**Ökologie**" ist hier weit, nämlich „kosmologisch" gefaßt. Er steht für das Konzept **Kontext/Kontinuum** in der Integrativen Therapie, ist also nicht ahistorisch, nicht zukunftslos. Er darf weder naturalistisch verkürzt noch *systemisch* funktionalisiert werden. Er schließt den Bereich des physikalischen, biologischen und sozialen Lebensraums ein, wird oftmals synonym für den Begriff der *„Lebenswelt"* gesetzt, akzentuiert aber stärker als dieser (und der Ecology-Begriff *Lewins* und *Bronfenbrenners*) den *„environmental factor"*, die Qualität dieser Welt als Biotop, als Ort des Lebens, als „Geschenk" anthropischer Koevolution, ein Geschenk an den Menschen, das vor den *devolutionären* Tendenzen menschlicher *Hyperexzentrizität* (*Petzold* 1986h) durch Erfahrungen *synontischer Zentriertheit* und die Praxis *koexistiver Verbundenheit* bewahrt werden muß. In dieser weiten Bedeutungszuweisung verwenden wir in der Integrativen Therapie das Konzept der „ökologischen Perspektive" als Blick vom Standort einer **„Ökosophie"***, eines tiefen Wissens um Zusammenhänge allen Lebens und Seins her (*Petzold* 1961 IIa, 1993d). Zuweilen verwenden wir den Ökologie-Begriff auch en-

* Der Begriff wurde von mir in einer frühen Arbeit (1961 IIa) zur Pflanzensoziologie im *bromium racemosi* geprägt. Die „Weisheit des Zusammenspiels" der verschiedenen Arten, prototypisch für die gesamte Ökosphäre, hatte mich seinerzeit tief beeindruckt.

ger gefaßt im sozialpsychologischen oder umweltpsychologischen Bedeutungsrahmen *Bronfenbrenners* oder *Lewins*.

Die menschlichen Gemeinschaften haben im Sinne des koevolutionären Grundprinzips der „*Einheit in der Vielfalt*", wie es schon *Heraklit* erkannt und formuliert hatte, aus der Einheit des *Lebens* und der menschlichen *Natur* eine Vielfalt der Lebensformen (*Petzold* 1990b), d.h. *Kultur* bzw. Kulturen, hervorgebracht. Dieser Prozeß blieb indes nicht ungefährdet, denn die aufgrund der *Exzentrizität* (*Plessner*) des Menschen gegebene Möglichkeit zur Entfremdung und Verdinglichung („Machet Euch die Erde untertan!" Gen. 1; 28) hat eine äußerst destruktive Dynamik entfaltet, eine zweifelhafte Fortschrittsideologie (*Drewermann* 1981; *Nisbet* 1980), die Kontext/Kontinuum ausblendet und die *ökologische Perspektive*, d.h. den Zusammenhang und die Abgestimmtheit aller Lebensprozesse, aus dem Auge verliert und *Ökologie und Ökonomie entkoppelt*. Die Ökonomisierung des Lebens und der Lebenswelt aber, abgeschnitten vom „Maß des Lebendigen", tendiert zu einer Einebnung kultureller Vielfalt, zu einer Zerstörung des Lebensraumes und damit des Lebens, so daß *Kulturarbeit als Prozeß der Vermittlung von Hominität und Wildnis*, von Menschsein und Natur, zur *Kolonialisierung* (*Habermas* 1981) zu degenerieren und *Koevolution* in *Devolution* (*Petzold* 1986h) umzuschlagen droht. Sensibilität gegenüber der *multiplen Entfremdung* (idem 1993d), der leiblichen Koexistenz im übergeordneten Zusammenhang zu vermitteln, Bewußtsein für diese Dynamik zu schaffen in Form einer „*Ökologie des Geistes*" (*Bateson* 1981), einer „*sinnlichen Kosmologie*", einer „*erfahrenen mundanökologischen Perspektive*", einer „*Ökosophie*", ist Ziel unserer Arbeit. Synontische Verbundenheit (sunousia) mit dem „Fleisch der Welt" (*Merleau-Ponty* 1969) herzustellen, die das fundamentale Gefühl koexistiver Zugehörigkeit gegen das der Entfremdung und Verdinglichung (*Lukacs* 1977; *Petzold*, *Schuch* 1991) setzt, die Erfahrung integrierender, *kokreativer Aktion* gegen die desintegrierender, fragmentierender Destruktion, das ist Anliegen Integrativer Therapie in ihrer nootherapeutischen Praxis (Kosmosmeditationen, *Petzold* 1983e) und in ihren ökosophischen, ökotherapeutischen Bestrebungen (idem 1985m), mit denen sich Therapie als *Kulturarbeit im Dienste des Lebendigen, der Evolution* und als Kampf gegen *Zerstörung und Devolution* (idem 1988h, 1987d, 1993d) erweist.

Weiterführende Lit.: *Lorenz*, *Wuketits* (1983), *Sagan* (1985), *Hawking* (1988, 1991), *Birch*, *Cobb* (1981), *Teilhard de Chardin* (1959), *Barrow*, *Tipler* (1986), *Gould* (1977), *Jantsch* (1980), *Prigogine*, *Stengers* (1984), *Briggs*, *Peat* (1990), *Gleick* (1987), *Hernegger* 1982, 1985); *Riedl* (1981), *Fox* (1991), *Petzold* (2003e)

5.4 Anthropologie

– existentialistisch, intersubjektiv, kokreativ –

Aufgrund dieser Sicht des Menschen unter einer kosmologischen bzw. ökologischen Perspektive, des Menschen, der die „eigene Existenz mit Anderen" in der Welt erkennt, gender- und ethniebewußt zu verstehen sucht und kreativ für sich und mit Anderen, d.h. *kokreativ*, entwirft, kennzeichnen wir unsere **Anthropologie** als existentialistische, intersubjektive, kokreative (*Berdjajew*, *Sartre*, *Levinas*, *Bakhtin*, *Marcel*, *Moreno*), wobei der Begriff „existentialistisch" aufgrund des *Koexistenzaxioms* der Kosmologie immer mit der Qualität des Intersubjektiven und Kokreativen verbunden werden muß „*Mensch wird man durch den Mitmenschen* *im »Du, Ich, Wir« der Gemeinschaft"* (*Petzold* 1970c). Der Mensch ist nicht *être dans le monde*, sondern *être-au-monde* (*Merleau-Ponty* 1966, 1964; vgl. *de Boer* 1978), denn das menschliche Wesen ist von einer eigenartigen Doppelstruktur gekennzeichnet, der *Selbstheit*/Einzigartigkeit/**Unizität** (*Petzold* 2003e, 2001b, 2002c)und der *Zugehörigkeit*/Vielfalt/**Plurizität** (beide sind durch Isolation, Entfremdung, Kolonialisierung, Selbstverdinglichung gefährdet).

Nach den beiden **anthropologischen Grundformeln** der Integrativen Therapie ist der »*Mensch* – Mann und Frau – *exzentrisches Leibsubjekt, zentriert in der Lebenswelt«*, d.h. »*mit exzentrischem Bewußtsein und mit unbewußten Strebungen ausgestattetes (Petzold* 1988a) „*Körper*[1]*-Seele*[2]*-Geist*[3]*-Wesen, verschränkt mit dem sozialen*[4] *und ökologischen*[5] *Kontext/Kontinuum" (idem 1965, 1988n) und fähig, ein Selbst mit personaler Identität auszubilden (idem 1984i)«*. Weil im Strom der Zeit der Körper und die Lebenswelt sich beständig verändern, ist auch das Leibsubjekt mit seinen *fünf* Dimensionen immer im Wandel, in steten schöpferischen **Metamorphosen** (*idem* 1990b; *Petzold, Orth* 1990b), durch die beständig Freiräume gegenüber genetischen Programmen gewonnen werden *(Hernegger* 1989; *Bischof* 1991). Hier liegt ein Moment für unser Konzept einer „Anthropologie des schöpferischen Menschen" (idem 1988n, 195f; *Petzold, Orth* 1993 c).

Der Mensch ist Teil dieser Welt, weil er von ihr in der Hominisation hervorgebracht wurde, er ihrem „Fleisch" („*chair*", *Merleau-Ponty* 1964) *koexistiv* zugehört, er an ihrer Generativität partizipiert; jedoch erfährt er seine eigene Existenz „vom Leibe her" in selbst-bewußten, in grenzziehenden Wahrnehmungen, im Denken und Fühlen der „Anderen" als Fleischgenossen (sys-sarkos), mit denen er – Paradox der Grenze – gleichzeitig Berührungs- und Grenzfläche hat. Durch Grenzziehung und Distanznahme gewinnt der Mensch „*Exzentrizität*" (*Plessner* 1981; vgl. *Hammer* 1967; *Asemissen* 1973): zur eigenen Leiblichkeit, zum Anderen, zum Lebensraum, zur Zeit, d. h. auch in bestimmtem Maße zu genetischen Determinierungen (*Hernegger* 1985). Trotz dieses grundsätzlichen *emanzipatorischen Impulses* bleibt gleichzeitige, nicht aufhebbare Verbundenheit zur Welt evolutionär-biologischen Lebens (*Bischof* 1991) durch die „*Zentriertheit*" im Leibe, in der Zwischenleiblichkeit, in der Lebenswelt und in der Lebensspanne. Ich spreche deswegen auch von „*gebundener* Exzentrizität". Das Verständnis der Exzentrizität und des Existentialismus sind in unserer Anthropologie *konsequent relational* und *intersubjektiv*, d.h. am *Koexistenzaxiom* ausgerichtet (*Petzold* 1980g, 1988e). Die Exzentrizität zum Anderen und die mit diesem „Für-sich" auch gegebene „*Freiheit*" (*Sartre* 1943/1962, 559) ermöglicht erst die Anerkennung seiner Würde als Mitsubjekt, seiner Qualität als wesensmäßig Koexistierender *(G. Marcel, M. Buber, M. Merleau-Ponty*). Die Subjekthaftigkeit des Anderen wiederum ermöglicht überhaupt erst eigene Subjektivität und damit „*Freiheit in Relationalität*", im Bezug auf den Anderen. Damit wird der *Freiheitsbegriff* für die Anthropologie zentral gestellt, als „Freiheit mit" dem und durch den Anderen, denn sie wurde im Ko-respondenzprozeß bestimmt, in Begegnung erfahren und in Auseinandersetzung erarbeitet – und seien es die „inneren Auseinandersetzungen" mit der eigenen (biologischen) Natur, die ich zu übersteigen trachte oder mit den „verinnerlichten Anderen", zu denen ich mich in Bezug setze, von denen ich Exzentrizität zu gewinnen suche, ohne dies je gänzlich zu erreichen – hier kommt das Moment der „Gebundenheit" zum Tragen und grenzen wir uns, bei aller Wichtigkeit ihrer Impulse, vom meontischen Freiheitsbegriff *Berdjajews* (1930, 1936, 1954; vgl. *Petzold* 1971a II; *Rößler* 1956) und vom frühen, nicht-relationalen Freiheitsbegriff *Sartres* ab (vgl. aber idem 1979, 14f und zum Ganzen *Streller* 1952; *Biemel* 1979; *Waldenfels* 1983b). Dies folgt schon zwingend aus der Position, daß man Mensch nur durch den Mitmenschen wird (*G.H. Mead; A. Gehlen; J. L. Moreno*; vgl. *Rehberg* 1985; *Honneth, Joas* 1980; *Petzold, Mathias* 1983).

Sowohl die ***Hominität*** (vgl. S. 884), d. h. in der Verschränkung von bewußten und unbewußten Strebungen vollzogene leibhaftige, personale, bezogene und *kokreative* Subjekthaftigkeit, als auch die menschliche *Kultur* und Kreativität wurzeln einerseits im individuellen biologischen Potential des *Körpers*, d. h. in der genetischen Ausstattung, in den Sinnesvermögen des „perzeptiven Leibes", den Ausdrucksvermögen des „expressiven Leibes", den Erinnerungen des „memorativen Leibes" (*Petzold* 1988n, 196; 1990b; *Petzold, Orth* 1990a), andererseits in der *Konsubstantialität* des Leibes mit dem „Fleisch" der Lebenswelt, der unlösbaren Verbundenheit des Leib-Subjekts mit der *biologischen Mitwelt* und der *communitas* der Mitmenschen, an deren Vielfalt er teil hat und die ihm selbst Vielfältigkeit, **Plurizität** verleiht (2003e, 2001b). In dieser Gemeinschaft wird die *Verkörperung* sozialer Rollen *(Mead)*, die

Einleibung (*H. Schmitz*) biographischer Erfahrungen, wird die *Incarnation* des Subjekts (*Merleau-Ponty*) möglich, wenn nicht Einwirkungen der Gewalt, der Entfremdung und Entbehrung dies alles verhindern oder gar schon gewonnene personale Leiblichkeit in die *Decarnation* (*Petzold* 1970c, 1990d; *Orth, Petzold* 1991; *Petzold, Orth* 1991, dieses Buch, S. 461, 856ff) treiben: Menschen, die das Gesicht verloren haben, denen das „Rückgrat gebrochen" wurde, deren Hände schlaff und leblos geworden sind, weil sie nichts ergreifen, gestalten und festhalten durften, deren Füße das Springen und Tanzen verlernt haben.

Die Möglichkeiten des Leibes entfalten sich zur Fülle, wenn sie in die Interaktion, die Ko-respondenz, die Kooperation getragen werden. Über alle kompensatorischen Aktivitäten des „Mängelwesens" (*Herder*) hinaus (*Marquard* 1983) wird der Mensch aus Interaktion Schöpfer: Kokreator. Die **Anthropologie des schöpferischen Menschen** in der Integrativen Therapie ist von ihrer Quelle her – der bewußt vollzogenen und zugleich unbewußt fungierenden *Koexistenz*, der *Synousie* des Menschen mit dem sich ausfaltenden (*Bohm*) Kosmos und den Manifestationen dieser Wesensverbundenheit (sunousia) und Generativität in der zwischenmenschlichen Praxis – grundsätzlich als *„relational"* und *„kokreativ"* zu sehen (*Petzold* 1971k, 1990b; *Iljine* 1990).

Weiterführende Lit.: *Plessner* (1928/1981), *Häfner* (1982), *Weingart* (1985), *Oelmüller* et al. (1985), *Kühn, Petzold* (1992), *Marcel* (1985), *Honneth, Joas* (1980), *Dux* (1982), *Hernegger* (1978, 1982, 1989), *Bischof* (1991), *Petzold, Orth* (1993 c; zusammenfassend 2003e)

5.5 Gesellschaftstheorie

– synarchistisch, kritisch-pragmatisch –

„Ich glaube, daß eine Theorie der Freiheit, die meist zugleich erklärt, was Entfremdungen sind, in welchem Maße die Freiheit manipuliert, pervertiert und gegen sich selbst gekehrt werden kann, tatsächlich eine grausame Täuschung sein kann, wenn man glaubt, die Freiheit sei überall" (*Sartre* 1977, 244).

Das aus der Kosmologie in die Anthropologie verlängerte *Koexistenzaxiom*, d.h. die *„ökologische Perspektive"*, und das erkenntnistheoretische *Konsenskonzept* führen unmittelbar hin zur *Sozialität*, d.h. zur **Gesellschaftstheorie** und ihren Fragestellungen. Die Position der Integrativen Therapie ist hier als *synarchistisch* und *kritisch-pragmatisch* zu kennzeichnen. Der Mensch, der zunächst nur biologisch der Spezies *Homo Sapiens* angehört, wird erst durch *Sozialisation* zum Subjekt, zu einem der menschlichen Sprache mächtigen Wesen, das selbstreflexiv zu sich und der Welt in Beziehung treten kann. Der Mensch wird in der Sozialisation *„sich selbst zum Gefährten"* durch die Verinnerlichung des *„generalized other"* (*Mead* 1934). Das *Ich* wächst in Dialogen bzw. POLYLOGEN (*Bakhtin, Buber* 1983; vgl. *Waldenfels* 1971; *Petzold* 2002c), das *Selbst* in der symbolischen und praktisch-handelnden Interaktion (*Steinert* 1973; *McCall, Simmons* 1974) mit dem *Anderen* (*Mead* 1934; vgl. *Joas* 1980). Das Subjekt wächst im Diskurs mit dem Mitsubjekt (*Marcel* 1985 und von anderer Warte *Habermas* 1981), der schöpferische Mensch wächst in *Ko-respondenz* und *Kokreation* mit der Welt und dem Mitmenschen (*Petzold* 1978c, 1990b).

Intersubjektivitätstheoretische (*Marcel, Habermas*), kontextuell-ökologische (*Merleau-Ponty, Lewin*) und ko-respondenzpraktische (*Buber, Petzold*) Überlegungen sind in der Metatheorie der Integrativen Therapie ein verbindendes Element zwischen Erkenntnistheorie, Anthropologie, Gesellschaftstheorie und Ethik.

Gesellschaftstheorie ist ein schwieriges Kapitel. Im Verlauf der Menschheitsgeschichte zeigte sich, daß das „*zoon politikon*" mit fortschreitender kultureller Entwicklung und Differenzierung sozialer Strukturen immer neue Gesellschaftsformen und immer mehr an *Freiräumen gesellschaftlicher Pluralität* hervorgebracht hat, die zunehmend *personale Subjektivität* ermöglichten. In dieser sind Individuum und Gesellschaft, Privatheit und Kollektivität „verschränkt", so daß sich ein hochkomplexes gesellschaftliches Milieu konstituiert, in dem es für das Individuum nicht einfach ist, sich selbst nicht verloren zu gehen, nicht zu vereinzeln und – Pendelschlag ins andere Extrem – nicht zu vermassen.

Plurale Gesellschaft erfordert *plurale Vernunft* (*Welsch* 1987), und diese trägt bei zur Humanität von Gesellschaft, denn solche Vernunft fördert die „Wertschätzung von Vielfalt" und die „Achtung von Andersartigkeit". *Kultur* (von lat. *colere*: dienen, pflegen, bebauen, hegen, heilen) ist der Prozeß, in dem zentrische Menschen-*Natur* und exzentrischer Menschen-*Geist* aneinander vermittelt werden. Die Gesellschaft hat diesen Vermittlungsprozeß in einer Weise zu ermöglichen, daß Leiblichkeit nicht reprimiert (*Schühlein* 1975; *Dahmer* 1982), Leben nicht beschädigt (*Adorno* 1951), Natur nicht verdinglicht und dem Menschen entfremdet, d.h. in einem Prozeß der *Kolonialisation* zerstört wird, denn das würde auch die Zerstörung des Menschen bedeuten, der über seinen Leib – bei aller Subjekthaftigkeit seines Menschseins – an der Natur partizipiert (vgl. Abschn. Kosmologie). Das „kollektive Gut" der Natur muß verwaltet werden. Der Haushalt, die Ökonomie, bedarf eines Wissens um das „Haus der Welt" und einer „Treue" zu ihm – um diesen Gedanken *Marcels* (1940) in kosmologischer Umdeutung aufzunehmen –, bedarf der „*Ökologie*", bedarf einer „*Ökosophie*" als Grundlage gesellschaftlicher Praxis. Gesellschaft muß darüber hinaus auch gewährleisten, daß der Mensch seine Subjekthaftigkeit intersubjektiv realisieren kann (*Mead* 1969, 357), denn nur in der *Intersubjektivität* konnte er sich von der Bestimmtheit durch und von der Eingebundenheit in evolutionäre Programme emanzipieren. **Kulturarbeit** geschieht also im Wesen des Menschen selbst, der in der Ausgewogenheit von Natur und Geist, Zentriertheit und Exzentrizität, Treue und Freiheit in seinem subjektiven und intersubjektiven Dasein seine *humanitas* (ich gebe diesen Begriff mit „Hominität" wieder) verwirklicht. *Hominität* ist die Aufgabe, die der Mensch in seiner persönlichen und gesellschaftlichen Arbeit anzugehen hat. Der alte Imperativ: „Mensch, werde der Du bist!" kann nicht einsam verwirklicht werden. Das lateinische Wort „*humanitas*" verbindet denn auch eine kollektive und individuelle Qualität. „Mensch werden" und „Mensch sein" beruhen auf einer ethischen Grundlage: Menschlichkeit, *Humanität*, als Basis von *Hominität*.

Der „*Prozeß der Zivilisation*" (*N. Elias*) mit seiner, den Leib und seine Äußerungen (*e-motiones*) disziplinierenden Tendenz und die „gesellschaftliche Konstruktion der Wirklichkeit" (*Berger, Luckmann*) mit ihrem normierenden „Identitätszwang" (*Adorno*, vgl. *Stross* 1991), sie stehen immer in der Gefahr, bei der Gratwanderung des zivilisatorischen Balanceaktes zwischen *Kulturarbeit* und *Kolonialisation* abzustürzen, so daß Hominität nicht entstehen kann und die Prozesse *multipler Entfremdung* (*Petzold* 1987d, 1993d; *Israel* 1985; *Suchey*

1975; *Mészáros* 1973; *Schuller* 1991) zu wuchern beginnen, die in Ausbeutung und Verdinglichung des eigenen Leibes, des Mitmenschen, der Lebenswelt führen. Eine solche *Kolonialisierung* (zum Begriff vgl. *Habermas* 1981, II, 522; *Müller, Otto* 1984) entsteht, wo die *„ökologische Perspektive"* (und diese darf nicht naturschützlerisch verkürzt werden um die *historische* und *ökonomische*) verloren geht und unkontrolliert *Macht* ausgeübt wird, die Repression und Zynismus gebiert (*Sloterdijk* 1983), in deren Folge die Neurose und der Wahnsinn blühen (*Foucault* 1969; *Lepenies* 1981) und wo Herrschaft nicht partizipativ und ko-respondierend, *„synarchisch"* also, verwaltet werden kann.

Daraus folgt, daß Gesellschaftsformen, in denen *Macht* – ökonomische, militärische, politische, wissenschaftliche – monarchisch, oligarchisch und hierarchisch zentriert wird, besonders in der Gefahr stehen, Inhumanität, Biozid, Devolution (*Petzold* 1986h) zu produzieren. Sie müssen deshalb von antihierarchischen und *synarchischen*, d.h. partizipativ herrschenden (*Mead* 1969, 333) und die *Oikonomia*, den Welthaushalt, öffentlich und gerecht verwaltenden Gesellschaftsformen abgelöst werden. Auf solche Gesellschaftsformen und -ziele war ursprünglich der *„Anarchismus"* eines *Bakunin, Kropotkin, Tolstoi, Landauer, Goodman* gerichtet. Auch die parlamentarischen Demokratien sind Spielarten der *Synarchie*. In ihnen besteht die Chance, durch eine *kritisch-pragmatische* und *mundanökologisch*, auf das Ganze der Welt orientierte, gesellschaftliche Arbeit (*Mead* 1938, 1969; vgl. *Tugendhat* 1973, 282; *Joas* 1980; *Goodman* 1966; *Blankertz* 1983), die in Prozessen besonnener, intersubjektiver Ko-respondenz gründet, *Hominität* und *Humanität*, d.h. ein *humanes*, kokreatives Miteinander-Leben im gemeinsamen „Haus der Welt", zu ermöglichen.

Lit.: *Luckmann* (1970), *Habermas* (1981), *Joas* (1980), *Adorno* (1964), *Sennett* (1987), *Petzold* (1994c)

5.6 Ethik

– diskursiv, situativ-historisch, mutual –

„... das gute Handeln ist selbst ein Ziel."
(*Aristoteles*, Nik. Eth. 1972, 186)

Jede Psychotherapie und Form psychosozialer Arbeit muß in ihrer metatheoretischen Grundlegung Konzepte über ethische bzw. normative Fragen differentiell und integrativ erarbeiten (*Krämer* 1992). Diese sind genauso bedeutsam, wie die Positionen zum Menschenbild (*Schlüter* 1988). Die Bearbeitung konkreter ethischer Fragestellungen, mit denen sich Psychotherapeuten oft genug konfrontiert sehen – z.B. Fragen von Patienten, die Scheidung, Abtreibung, Offenheit usw. betreffen, oder Fragen der Therapeuten selbst, die sich um Manipulation, Verführung oder Sexualität in therapeutischen Kontexten drehen (vgl. *Anonyma* 1988; *Zehnder-Juvalta* 1990) –, die Behandlung ethischer Detailprobleme also, gerät leicht in die Gefahr, normative Setzungen und moralische Postulate aufzustellen, die zu kurz greifen oder inkonsistent werden, wenn sie nicht in einer fundierten Ethiktheorie gründen, die mit den erkenntnistheoretischen und anthropologischen Prämissen des therapeutischen Verfahrens stimmig sind. Beispielhaft seien die Probleme gestalttherapeutischer Ethik genannt, die auf die „organismische Ethik" (sic!), die *„wisdom of the organism"*, auf eine „Moral des Organismus" (*Perls* 1978, 159) rekurriert, die „uns die Richtung an(zeigt), selbst für die abstraktesten und subtilsten Ebenen unserer Existenz" (ibid. 160f). Das Konzept des durch Prozesse biologischer Selbstregulation und „kreativer Anpassung" (*Perls* et al. 1951) *autopoietisch* gesteuerten *Organismus* (*Portele* 1988) kann das anthropologische Axiom bewußter, reflexiver und fundamental relationaler Subjektivität nicht substituieren. Auch *Höchstetters* (1988, 152) Nachbesserungen zu einer „organischen Ethik" lösen die Aporien der *Perls*'schen Position nicht.

Ähnliche Probleme finden wir in der impliziten Ethik *S. Freuds*, bei der immer wieder alttestamentliche Strenge und aufklärerische Emphase, biologistischer Determinismus und emanzipatorisches Anliegen kollidieren (*Sulloway* 1979; *Russelman 1983; Herzog* 1991) und die deshalb – zum Teil prinzipielle – Versuche der Neufundierung notwendig machte (*Fromm* 1954; *Szasz* 1965; *Erikson* 1976; *Spiegel* 1978). Die Beispiele zeigen: es besteht ein dringender Bedarf an ethiktheoretischen Untersuchungen zu den in Theorie und Praxis der großen Psychotherapieverfahren implizierten Ethik-Konzepten.

Nachstehend sollen einige Positionen umrissen werden, von denen her normative Fragen in der „Integrativen Therapie" und ihren verschiedenen methodischen Ausfaltungen (*Schreyögg* 1988) angegangen werden und die für die Bearbeitung von therapierelevanten ethischen Problemen eine schulenübergreifende Brauchbarkeit haben könnten (*Petzold* 1993 l; *Moser, Petzold* 2003).

In der „Integrativen Therapie" vertreten wir im Hinblick auf die Ethik eine *diskursive, situativ-historische* und *mutuale* bzw. reziproke Position, d.h. eine im übergeordneten Kontext der Menschheitsgemeinschaft und -geschichte verwurzelte, aber dabei aus der erlebten eigenen *Betroffenheit des Subjekts, der „Selbstbetroffenheit"* situativ zugespitzte „Diskursethik" *(Apel* 1992; *Habermas* 1983; *Alexy* 1978, 37; *Kambartel* 1974, 54ff), die in *Intersubjektivität* als wechselseitiger Beziehung mit dem anderen (*Tugendhat* 1984, 173) gründet und unter einer *„mundanökologischen Perspektive"* auf die *Integrität des Lebendigen* (und dessen, was es erhält, z.B. eine unbeschädigte Weltökologie) und eine *differentielle Gerechtigkeit* (2003d) abzielt. Hier kommt der „erlebten Mitbetroffenheit" (*compassio*), der sich der unentfremdete Mensch nicht entziehen kann – der Schmerz des Anderen widerfährt mir als dränge der Pfahl in mein eigenes Fleisch –, immense Bedeutung zu. Ich werde vom Schicksal des Anderen, von seinem Glück und Leid berührt, bin betroffen, wenn er getroffen wird, weil diese Widerfahrnis aufgrund der uns *gemeinsamen Menschennatur* – der andere ist mein *„Fleischgenosse"* – auch mir geschieht bzw. geschehen könnte. Dieser Impuls der *Mitbetroffenheit* darf nun nicht unmittelbar und unbearbeitet zum Maß ethisch-normativer Strukturen werden. Über die situative Reaktion spontaner Hilfeleistung (*Kropotkin* 1977) hinaus muß er diskursiv verarbeitet werden, denn er ist in die Dialektik von Selbstbeziehung und Fremdbeziehung eingelassen (*Herzog* 1991a,b).

Für den *Diskurs* zur Bearbeitung metaethischer, ethiktheoretischer und ethikpraktischer Fragestellungen wird auf das Modell der „intersubjektiven Ko-respondenz" (*Petzold* 1978c/1991e) zurückgegriffen, das in spezifischer Weise zugepaßt wird als „**fundierte Korespondenz**", d.h.: Im Diskurs zwischen Einzelpersonen und Gruppen wird höchste Subjektivität mit einer übergreifenden, in der individuellen Memoration, im *„mémoire"* und mit einer im *„histoire"* (*Halbwachs* 1952), im kollektiven, im „kulturellen" Gedächtnis (*Petzold* 1990f; *Assmann, Hölscher* 1988; *Middleton, Edwards* 1990) aufgehobenen, gleichsam „objektiven" Dimension verbunden und fundiert, die ich als das „**Milieu generalisierter Humani-**

tät“ bezeichnen möchte. Dieses ist Niederschlag aller je geführten ethischen Diskurse und ihre Verlängerung in einem *Vorgriff* auf eine synarchische Gesellschaft, die an einem *sinn*vollen, vernünftigen und liebevollen Leben, an einem „*guten Leben*“ für alle (*Steinfath* 1998; *Spaemann* 1984, 937) orientiert ist. Der Mensch bedarf in einer gegenwärtigen Situation im Hinblick auf von ihm hier und jetzt zu fällende ethische Entscheidungen des *Rückgriffs* (auf vorgängige gute Entscheidungen) und des *Vorgriffs* (auf künftige, ideale Situationen, eine „höhere Art von Gemeinschaft“, *Mead* 1968, 210), sowie des *Zugriffs* auf das, was vor ihm liegt – und sei es noch so widerständig und ständen noch so viele gegen ihn (eine im „Dritten Reich“ gar nicht so ungewöhnliche Lage für so manchen). „Ein Mensch kann einen Punkt erreichen, an dem er gegen die ganze Welt um ihn herum angehen muß ... Aber um das tun zu können, muß er mit der Stimme der Vernunft zu sich reden. *Er muß die Stimmen der Vergangenheit und der Zukunft umgreifen.* Das ist der einzige Weg, wie das Selbst eine Stimme gewinnen kann, die mehr ist, als die Stimme der Gemeinschaft, und es ist der einzige Weg, wie es die Einstellung der Gemeinschaft ändern kann“ (*Mead* 1968, 210f, meine Hervorhebung) – sofern dies überhaupt möglich ist und nicht das „Leiden des Machtlosen“ beginnt.

Durch die „inneren Diskurse“ mit den ethischen Positionen der Vergangenheit oder einer entworfenen, erhofften Zukunft (besonders dort, wo unsere unmittelbaren, intersubjektiven Ko-respondenzen eingeschränkt oder verhindert sind), d.h. durch den persönlichen und – wo immer möglich – auch gemeinschaftlichen, ko-respondierenden Bezug auf das „Milieu generalisierter Humanität“, das nun keineswegs als ein erhaben verklärtes (*Kant* 1788, 211) gesehen werden sollte, kann Diskursethik (*Edwards* 1965; *Apel* 1973; *Marquard* 1984; *Habermas* 1986) eine allgemeinere Bedeutung und Geltung gewinnen, ohne dabei jemals die konkrete Situation zu verlieren (*Apel* et al. 1981, 1984), und eine „*ökologische Validität*“ (*Lerner* et al. 1980), die zu einer *mundanökologischen* sich weiten muß, zu verfehlen. Diese „**Ethik fundierter Ko-respondenz**“, wie ich sie unter Rückgriff auf einen Terminus aus meinen frühen rechtshistorischen Arbeiten genannt habe (*Petzold* 1968 II f), schafft einen eigentümlichen Zwischenraum zwischen Spezifität und Generalität, zwischen situativer Aktualität, historischer Verwurzelung und realutopischem Entwurf, zwischen Universalanspruch (*Apel* 1992, 9-11) und Einzelgeltung normativer Setzungen, genereller und differentieller Gerechtigkeit (2003d), und genau darin liegt ihre Stärke, was die Erfordernisse an Ethik in den „angewandten Humanwissenschaften“ (z.B. in Medizin, Pädagogik, Sozialarbeit, Psychotherapie etc.) anbelangt. Psychotherapie als *Wissenschaft* i n t e r p r e t i e r t Wirklichkeit. *Ethik* r e g u l i e r t die Interpretation und die aus ihr folgenden, „wissenschaftlich“ begründeten Handlungskonsequenzen für die jeweiligen Aussage- und Handlungszusammenhänge.

Ähnlich wie die Wissenschaftstheorie die Bedingungen wissenschaftlicher Erkenntnisfindung metareflektiert, ist es sinnvoll, die objektsprachliche Ebene anwendungsbezogener Ethik durch eine metasprachliche im Sinne einer **Metaethik** zu unterfangen (*Stegmüller* 1968, 38ff). Die ethischen Aussagen und Zielvorgaben werden in einen erneuten Diskurs gestellt, wie er etwa anhand einer Hypothesenüberprüfung im Sinne wissenschaftlicher Forschung (*Mead* 1980, 363ff; vgl. *Cook* 1985, 141f) oder vermittels der „Brückenprinzipien“ von *Albert* (1977) in Gang gebracht werden kann: **Konsistenzpostulat** – ethische Systeme sollten logisch widerspruchsfrei sein; **Kongruenzpostulat** – ethische Systeme sollten mit dem Stand vernunftgegründeter, zeitgemäßer wissenschaftlicher Erkenntnis nicht unvereinbar sein; **Realisierbarkeitspostulat** – ethische Ziele sollten mit Bezug auf Realisierbarkeit erarbeitet werden. Als unverzichtbar allerdings müssen hier ergänzend eingeführt werden **kritische Reflexionen** auf den historischen Hintergrund ethischer Ziele und den monetären Nutzertrag und faktischen Machtgewinn normativer Regelungen für die verschiedenen gesellschaftlichen Interessengruppen, sonst greifen pragmatische und funktionalistische Positionen zu kurz.

Die Notwendigkeit einer *Metaethik* (idem 1979b) ergibt sich mit dem Blick auf die Menschheitsgeschichte, auf die „kulturelle Evolution" (*K. Lorenz*) und den „Prozeß der Zivilisation" (*N. Elias*). Hier wird deutlich: „Es gibt keine absoluten Werte" (*Mead* 1980, 387) und „Es gibt keine objektiven Werte" (*Mackie* 1981, 11); es gibt keine „Ethik für die Ewigkeit". Sie würde zur Dogmatik geraten, die ihrerseits immer Ketzer- und Bücherverbrennungen, Einkerkerung und – in neuerer Zeit – Psychiatrisierung Andersdenkender im Gefolge hatte..., aber es gibt auch keine traditionslose Ethik, die relativistisch im freien Raum schwebt, enthoben von *Kontext* und *Kontinuum.*

Gerade im Bereich der Ethik, wo es immer wieder um „Alles-oder-Nichts-Positionen" geht, kommen die *frühen Störungen* der Menschheit (*Petzold* 1986h) und die schweren *„frühen Schädigungen"* (*Kernberg* 1988) einzelner Menschen besonders massiv zum Tragen, liegen „Glaube, Ideologie und Wahn" (vgl. *Huth* 1984) eng beieinander und gilt es, sensibel zu sein gegenüber Polarisierungen, wie sie sich an Positionen von radikalem ethischen Traditionalismus oder Relativismus zeigen, die die fruchtbare Dialektik des „situativen" und des „historischen" Moments, der *„diskursiven Aktualität der Mitbetroffenheit"*, der Orientierung am wechselseitigen Bezug (*mutualité*) und des *„traditionsgesicherten Milieus generalisierter Humanität"* verhindern.

Ethische Positionen, wie z.B. das „anthropologische Profil" von *Fletcher* (1972, 2-4; vgl. idem 1974: Neokortikale Funktion, Selbstbewußtsein, Beziehungsfähigkeit, Glücksempfinden), müssen also im Hinblick auf ihr Zustandekommen unter gesellschaftlicher, historischer und ökonomischer Perspektive „metaethisch" reflektiert (*Kraft* 1963; *Albert* 1979b, 476ff; *Edwards* 1965, 45ff) und immer wieder auf eine jeweils gegebene *Situation* zugespitzt werden (*Fletcher* 1966; *Tillich* 1952). Es ist absolut wichtig, das Herkommen ethischer Positionen aus einem gesellschaftlichen Kontext/Kontinuum zu begreifen und ihre Funktion für das jeweilige Gesellschaftssystem und seine Interessengruppen zu erfassen (*Berger, Luckmann* 1970; *Adorno* 1973), wenn man nicht in Verkürzungen, wie sie der utilaristischen und pragmatistischen Ethik (*Mead* 1923/1980; *Dewey* 1939) unterlaufen, geraten will, die verkennen, „daß der Mensch sein Handeln über die Zeit hinweg am Gesamtertrag messen muß", wie *Tenbruck* (1985, 210) die ethiktheoretische Position *Meads* kritisiert. Praktisch wird dies deutlich, wenn man eine ahistorische Situationsethik an Beispielen wie der Sexualmoral, der Vaterlandsliebe, der Wehrpflicht (die immer auch Tötungspflicht impliziert) durchbuchstabiert. *Foucault* (1978, 1976) hat dies scharfsichtig aufgezeigt, und *Paul Goodman* – einer der Mitbegründer der Gestalttherapie – hat derartige Fragen in seinem Werk in mutiger und nonkonformistischer Weise angegangen (*Goodman* 1945, 1962, 1967, 1986; vgl. *Blankertz* 1988, 1990a, b).

Die Sedimentation ethischer Diskurse im „**Milieu generalisierter Humanität**" kann zur Herauskristallisierung kritisch metareflektierter ethischer Leitprinzipien führen. Diese entfließen also dem Faktum koexistiver Intersubjektivität bzw. Mutualität, wie *G. Marcel* (1940, 1967, 1985, vgl. *Troisfontaines* 1965) und *E. Lévinas* (1972, 1983) herausgearbeitet haben, sind an Prozesse *intersubjektiver Ko-respondenz* gebunden und konstituieren sie zugleich. Durch Ko-respondenz werden Leitwerte situationsspezifisch anwendbar. Derartige Leitprinzipien bzw. Leitwerte sind z.B. die *„Ehrfurcht vor dem Leben"* (*Schweitzer* 1981) und die Sicherung von *Lebensqualität* (*Fletcher* 1977), die *Verhinderung von Unterdrückung* (*Adorno* 1973; *Goodman* 1945; vgl. *Blankertz* 1988, 1990) als *„Praxis von Verantwortung"* (*Lévinas* 1983) und die *„Gewährleistung von Intersubjektivität"* durch *„Treue" zum Du* (*Marcel* 1967), weil *„Sorge um die Integrität von Menschen, Gruppen, Lebensräumen"* (*Petzold* 1978c) zählt, und weil „persönliche Integrität mehr wiegt als biologisches Überleben" (*Fletcher* 1974, 13). Leitwerte müssen miteinander in Ko-respondenz gebracht werden, so daß sie einander gegebenenfalls korrigieren können. Dies darf allerdings nicht nur auf der Ebene der pragmatistischen Ethik, etwa der von *Dewey* und *Mead* geschehen: „Die moralische Frage besteht nicht darin, einen richtigen Wert einem falschen Wert gegenüber zu stellen; sie besteht darin, eine Möglichkeit zum Handeln dergestalt zu finden, daß *alle vorhandenen* Werte so weit wie möglich berücksichtigt werden können" (*Mead* 1938, 465, meine Hervorhebung). Damit wird das Problem der Wertkonflikte und Entscheidungsnotwendigkeit übergangen und nicht gesehen, daß es ein *bonum commune* „für alle" nicht geben kann. Es wird nicht verstanden, „daß das Leben, individuell wie sozial, in Wertgegensätze eingelassen ist, die weder durch Kompromisse und Einigungsverfahren aus der Welt geschafft, noch durch eine zunehmende Kenntnis der (physikalischen und sozialen) Wirklichkeit überwunden werden können" (*Tenbruck* 1985, 211). Ko-respondenz um Leitwerte entbindet nicht von Entscheidungen, Wertsetzungen und Fehlwertungen und bedeutet nicht einfach, den „gelungenen Kompromiß" anzustreben oder die „demokratische" Mehrheitsentscheidung zur Handlungsgrundlage zu machen, sondern sie will genau für diese vordergründig „glatten" Lösungen Korrektive bieten.

Daß derartige, wenngleich schon sehr allgemeine Prinzipien keinen aprioristischen Charakter gewinnen dürfen, wird unmittelbar deutlich, wenn man die Fragen nach der *Qualität des Lebens (Allen, Allen* 1979) oder der *Qualität* zwischenmenschlicher Beziehungen (*McCormick* 1974) aufwirft oder wenn man sich klarmacht, daß es auch Gruppen von SS-Schergen und Folterknechten gegeben hat und geben wird und daß auch immer wieder „maligne Mehrheiten" destruktive, inhumane Entscheidungen fällen (*Hillmann* 1992).

Die situative Zupassung muß, damit sie kontextuelle Gültigkeit, „ökologische Validität" gewinnen kann, 1. die emotionale Resonanz der *Mitbetroffenheit* aufnehmen, 2. jeweils *ko-respondierend* erfolgen, 3. die *situative Sachlage* berücksichtigen, 4. ihr *historisches Herkommen* und *ökonomisches Bedingungsgefüge* reflektieren, sowie 5. eine Rückbindung an vorhandene ethische Maximen (Leitwerte des „Milieus generalisierter Humanität") als *übergeordneter Legitimationsbasis* vornehmen, 6. mit Bezug auf die *Umsetzungsmöglichkeiten der Adressaten* der ethischen Leitprinzipien vorgehen (vgl. *Albert* 1979b, 214, 496). Daraus folgt nun nicht, daß jede Gruppierung auch die uneingeschränkte Akzeptanz ihrer Ansichten und gesellschaftlichen Praktiken beanspruchen kann. Vielmehr müssen diese in die Ko-respondenz gestellt werden, und es muß die Gruppierung bereit sein, in Ko-respondenzprozesse einzutreten, Konsensfindung anzustreben und Konsens- und Konzeptbildung zu akzeptieren.

Wie lassen sich nun diese allgemeinen ethiktheoretischen Überlegungen für eine *psychotherapeutische Ethik* auswerten? Denn Psychotherapie braucht ethische Grundlagen (*Hoose*, *Kottler* 1977; *Karasu* 1980; *Goldberg* 1977; *Finkel* 1980; Übersicht bei *Spiegel-Rösing* 1984). Durch Therapie werden Verhalten und Haltungen von Menschen beeinflußt (*Kitchener* 1980), deshalb braucht Psychotherapie *Legitimierung*. Diese erfolgt von drei Seiten: von *juridischer* (z.B. durch rechtliche Regelungen), *klinischer* (z.B. durch Forschung und evaluierte Erfahrung) und *ethischer* (z.B. durch ethische Konsensbildung professioneller Organisationen). In der Psychotherapie kann man *„nicht nicht manipulieren“*, auch wenn man bemüht ist, soweit dies immer möglich ist – und es ist eben nicht immer möglich –, die eigenen Strategien transparent zu machen, **Interventions**macht *„synarchisch“* und diskursiv zu verwalten, z.B. durch *„informed* consent“ (*Robitscher* 1978), der noch überschritten werden muß durch einen *Diskurs* über die Information zu einem *Ko-respondenz-gegründeten*, d. h. *mutuellen Konsens*. Weiterhin werden Psychotherapeuten durch die Komplexität der therapeutischen Situation, etwa die Frage nach der Regulierung von Nähe und Distanz, dem Umgang mit Verliebtheit, Verführung, dem eigenen Begehren (*désir*) und durch die Lebensprobleme ihrer Patienten mit ethischen Fragestellungen konfrontiert und um Stellungnahme angefragt (Abort, Scheidung, Sexualmoral, Umgang mit Wahrheit etc.), dies zuweilen mit einer Direktheit, wo es aus „ethischen *und* klinischen Gründen“ erforderlich ist, daß Position bezogen wird (ausweichende Antworten wären hier unethisch und könnten darüber hinaus – klinisch betrachtet – das Arbeitsbündnis gefährden und damit die Gesundheit des Patienten, *Petzold* 2003i, 2000a).

Aufgrund gesellschaftlicher Normen, Rechtsvorschriften, institutioneller Bedingungen müssen Therapeuten Entscheidungen treffen (*Redlich*, *Mollica* 1976; *Moore* 1978), die nicht immer durch *Konsens* aufgrund von *Ko-respondenz* mit dem Patienten (z.B. wegen fehlender Belastungsfähigkeit oder bei akuter Psychose) abgesichert werden können (Zwangseinweisung, Medikation, Indikation zur aufdeckenden oder stützenden Arbeit, Umgang mit Übertragungsliebe etc.). So muß – kann ein *„informed consent“* nicht erreicht werden – zuweilen in der Therapie aus *„unterstellter Intersubjektivität“* und in *„virtueller Ko-respondenz“* gehandelt werden (*Petzold* 1989i), bis daß der Patient wieder dialogfähig ist. Auch der Umgang mit der persönlichen Wertwelt, der „privaten Ethik und Moral“ von Patienten erfordert von Therapeuten ethische Positionen und eine Methodik in der Handhabung von *Werten* und ethischen Fragestellungen. Eine solche Ethik muß rationaler, besonnener Diskussion standhalten (*Mayo* 1958, 46ff; *Singer* 1969) und gewährleisten, daß „die Befriedigung menschlicher Bedürfnisse, die Erfüllung menschlicher Wünsche, die Vermeidung unnötigen Leidens, die intrasubjektive und intersubjektive Harmonisierung menschlicher Bestrebungen“ berücksichtigt werden und es sich „auf alle Fälle um Tatbestände, die sich aufgrund menschlicher Erfahrungen kontrollieren lassen“, handelt (*Albert* 1979b, 513). Ein Rekurs auf die traditionelle christliche Ethik (*Küng* 1974) der Nächstenliebe oder auf die klassische medizinische Ethik des *„nil nocere“* im Hippokratischen Eid (*Lichtenthaeler* 1984), die selbstauferlegte Verpflichtung des Arztes, „niemandem zu schaden“, ist heute nicht mehr ausreichend (*Mackie* 1981). Bei den gegenwärtigen Dimensionen möglicher Schädigungen des Einzelnen, großer Bevölkerungsgruppen (deren intersubjektive Beziehungsqualität durch Vermassung oder Verelendung gefährdet wird), ja, der gesamten Menschheit bei der derzeitigen Bedrohung nicht nur *eines* Biotops, sondern regionaler Ökosysteme (z.B. Regenwälder), ja, der mundanen Ökologie (Treibhauseffekt) lassen sich eine solche „Ethik der Abstinenz" oder eine allein auf den Menschen zentrierte Ethik nicht mehr durchhalten. Sie müssen abgelöst werden von einer Ethik der „*Mitbetroffenheit*" und der „*Treue zu den Menschen und den Dingen*", der „*engagierten Verantwortung*" unter „*ökologischer Perspektive*" für das Leben schlechthin, von einer *Ökosophie*, einem weisen Umgang mit dem Lebenszusammenhang (*Petzold* 1961aII, 1978c). Dabei ist „Treue" nicht moralisch aufzufassen, sondern als das Versprechen – in Unkenntnis des Zukünftigen –, mich als Person für Dich über die Gefahren der Zeit hinweg zu engagieren (*Marcel* 1940, 56ff). Dies geschieht indes nicht nur als individueller Akt, sondern in diesem ist schon die *Wirklichkeit von Gemeinschaft* vorausgesetzt. Sie wird durch das Gedächtnis (*commemoratio*) bezeugt (idem 1935, 140). Weiterhin wird „*Verantwortung*" hier in dem radikalen Sinne verstanden, wie ihn *Lévinas* (1983) herausgearbeitet hat (vgl. *Halder* 1984; *Strasser* 1978): Verantwortung für die *Integrität* und die *Entfaltungsmöglichkeiten*, für das „gute Leben", die *Lebensqualität* jedes Menschen, jeder Gruppe, jedes Lebenskontextes, Verantwortung für die *Qualität* von Beziehungen. Schaut man auf den substantiellen Beitrag, den die „Wissenschaft" zur Destruktion leistet (*Weizsäcker* 1984; *Traube* 1986; *Vester* 1986) oder die Medizin (*Illich* 1987) durch „iatrogene Krankheiten" (*Heintz* 1966; *Hausbrandt, Gstirner* 1987), durch schädigende Psychotherapien (*Hemmiger, Becker* 1985), so ist in besonderer Weise die Verantwortung der Wissenschaftler, Mediziner, Therapeuten angefragt (*Markl* 1985; *Jonas* 1985; *Mittelstraß* 1987), die den Mut zur *Parrhesie*, zur offenen Rede über Mißstände, aufbringen müssen (*Foucault* 1996; *Petzold, Orth, Sieper* 2000).

Die Interessen *aller* – und hierin liegen natürlich die Probleme – von einer Handlung Betroffenen müssen bei ethischen Erwägungen berücksichtigt werden (*Singer* 1984, 23), und das sind nicht nur Menschen, sondern auch „Bruder Tier" (*Kyber* 1948) und Ökologien (*Singer* 1986). Eine solche „*engagierte*" *utilaristische* oder „*kritisch*" *pragmatische* Position ist von klassischen ethischen Konzepten – etwa religiöser Ethiken – nicht so weit entfernt (*Quinton* 1973), aber sie greift in zwei Hinsichten weiter: einmal bis in den Bereich der Natur (vgl. jedoch *Franziskus von Assisi, Hildegard von Bingen* oder *Sergius von Radonez*), zum anderen bis in den Bereich der konkreten Persönlichkeit, wie sie sich im Prozeß der Enkulturation und Sozialisation konstituiert, die Persönlichkeit mit ihrer je spezifischen *Weltsicht* und ihrem je spezifischen *Lebenssinn* – beides wirkt bestimmend in die Wertsetzungen und die Ethik des personalen Subjektes hinein. Damit sind Kultur, soziale Welt, Ökologie dem Subjekt inhärent und ist das „Milieu generalisierter Humanität" im Individuum schon je in der jeweiligen altersspezifischen Entfaltung (*Piaget* 1932; *Kohlberg* 1974; kritisch *Gilligan* 1988; *Gilligan, Wiggins* 1987; *Herzog* 1991a, 386ff.; *Mogdil, Mogdil* 1986) anwesend, wenn auch in unterschiedlichen Graden von Bewußtheit. Auf einem solchen Hintergund wird Ethik halbwegs rational rekonstruierbar, ohne dabei rationalistisch oder historisch verknappt zu sein oder in funktionalistischen Reduktionismus zu verfallen. Die Epitheta „engagiert" und „kritisch" stehen hier für eine grundsätzliche, diskurs- und subjekttheoretische Erweiterung utilaristischer und pragmatistischer Konzepte (*Dewey* 1939; *Mead* 1980). Diese haben den Vorteil, Realitätsbezug und Rationalitätsbezug in der Wertkonstitution zu verbinden. Dabei hat das kritische Moment die Rekonstruktion der Rationalität unter historischer Perspektive zu leisten und das verantwortliche und *treue Engagement* – ein für *Marcel* zentraler Begriff, der von *Sartre* (1943, 558/1962, 607) aufgenommen wurde – für den Menschen und die Welt gibt dem Realitätsbezug eine über die funktionale Möglichkeit hinausgehende *Tiefe* (*Marcel* 1951, 1961)

Darüber hinaus gelingt es der Konzeption *G.H. Meads*, Wertwelt, gesellschaftliches Milieu und Persönlichkeitstheorie über den Begriff der *Identität* und das damit verbundene Sozialisationskonzept zu verbinden. Dies ist eine Konzeptualisierung, in der wir ihm in der Integrativen Therapie folgen: „Es gibt keine geistige oder körperliche Phase des Handelns, keine Art von innerer Erfahrung und keine Darstellung der äußeren Wirklichkeit, die nicht in ein moralisches Urteil eingebettet wäre" (*Mead* 1980, 360). Das „Über-Ich" *Freuds* kann damit als eine im Sozialisationsprozeß innerhalb der Persönlichkeit gebildete Stuktur gesehen werden (*Petzold* 1984i), die wir der *Identität* zuordnen. Wie die Identität als solche bleibt Persönlichkeit über das Leben hin formbar und veränderbar und vermag zugleich auf den sozialen Kontext und seine normativen Strukturen verändernd zu wirken: „Als gesellschaftliche Wesen sind wir moralische Wesen. Auf der einen Seite steht die Gesellschaft, die die Identität ermöglicht, auf der anderen die Identität, die eine hochorganisierte Gesellschaft ermöglicht. Die beiden entsprechen einander im moralischen Verhalten" (*Mead* 1968, 436). Wertsetzung erfolgt damit in emanzipatorischen Ko-respondenzprozessen zwischen Gesellschaft und Individuum, Individuum und Gesellschaft, zwischen Subjekt und Mitsubjekten. Dies bietet die Chance, ethische Maximen ohne Rekurs auf unhinterfragbare dogmatische „*Gebotsethiken*" zu gewinnen, denn wie weit diese in der Lebenspraxis greifen – von „*Verbotsethiken*" einmal ganz zu schweigen – ist dahinzustellen (*Petzold* 1985 c,d). Das „Du sollst ...!" verhindert Ko-respondenz und Konsensbildung, d.h. die Verpflichtung auf eine Ethik, die man in dialogischen Prozessen erfahren und zu seiner eigenen gemacht hat und dann auch engagiert gemeinsam mit anderen umsetzt, verwirklicht, lebt. Auch die *Kant*sche Position des „*kategorischen Imperativs*" („Handle nur nach derjenigen Maxime, durch die Du zugleich wollen kannst, daß sie ein allgemeines Gesetz werde", *Kant* 1974, 51) oder seine pragmatistischen (*Mead*, loc. cit. supr.) und utilaristischen Reformulierungen (z.B. „Handle so, daß die Folge dieser Handlung bzw. Handlungsregel für das Wohlergehen aller Betroffenen optimal ist", *Höffe* 1975, 10) wird zu wenig an die ko-respondierende Erarbeitung von „*allgemeinen Maximen bzw. Gesetzen*" rückgebunden. *Kants* Postulat bleibt in seiner strengen Gesetzlichkeit auf die heroischen Taten des Einzelnen verwiesen, und es kommt die Frage auf, aus welchem Grund der einzelne seine Maximen schöpft. Der lateinische Begriff der „*con-scientia*" (= des Gewissens) zeigt, daß es hier nicht um die Position des Einzelnen geht, sondern daß es um das „ihm ge-wisse", das er mit anderen teilt, zu tun ist. *Gewissen* als der durch Enkulturation (*Fend* 1970) und Sozialisation (Sprache, Normen, Sitte, Brauch) von Elternhaus, Nachbarschaft, Schule, Kirche, Schicht, Kultur an das Individuum vermittelte, im „kulturellen Gedächtnis" (*Niethammer* 1985) aufgehobene Niederschlag „*kollektiver* **Gewissensarbeit**", Sedimentation vielfältiger ethischer Diskurse in unterschiedlichen, gesellschaftlichen Gruppierungen, *Gewissen* ist damit wirklich *con-scientia*. Das individuelle Gewissen ist z u g l e i c h Repräsentation und Wirkfaktor des übergeordneten „ethischen Milieus" *generalisierter Humanität*, von dem es geprägt wird, aber zu dessen Qualität es auch beiträgt – bekräftigend und schwächend, konformistisch stabilisierend und kritisch verändernd. Das „*moralische Gesetz in mir*" ist weder autochthone „innere" Gegebenheit noch Widerspiegelung des „*Sternenhimmels über* *mir*". Es ist in der Sozialisation „von außen" in den Menschen hineingesenkt worden, wuchs durch *Verinnerlichung* ethisch als bedeutsam erlebter, erkannter, *erfühlter* Situationen, „*Self ethics*". Mit *Martha C. Nussbaum* (1986, 1990) betone ich die Bedeutung des Gefühls als „Gemüt" für die Ethik. Nichts spricht dagegen, eine genetisch vorgegebene, cerebrale „*Disposition*" für das Gewissen anzunehmen – ähnlich wie eine Disposition des Gehirns für die Sprache – ja, es spricht einiges für eine derartige Annahme, wie sich aus den Arbeiten *Piagets* (1932) und *Kohlbergs* (1971, 1974, 1981, 1987, vgl. *Mogdil, Mogdil* 1986) ersehen läßt. Indes, es wird „Gewissens*bildung*" notwendig, aus der „*conscientia* heraus", damit individuelles Gewissen entstehen kann, das persönliche Gewissensentscheide zu fällen vermag. Diese werden vom Subjekt aufgrund einer „inneren Gewißheit" im Sinne von *Marcels* (1935/1954, 119) „zweiter Reflexion" (vgl. *Berning* 1973) als „*richtig*" und „*stimmig*" erlebt ... eben weil der Entscheid „aus*gerichtet*" ist an allgemeinen Richtmaßen, einem *co-esse*, und „ab*gestimmt*" ist mit einem übergeordneten, *kollektiven ethischen Milieu*: eine Übereinstimmung in der Richtung der *conscientia*. Nun gibt es immer wieder Situationen, wo die normativen Strukturen „ethischer Milieus" unterschiedlicher Herkunft aufeinandertreffen – in einem Individuum, zwischen Partnern, Gruppierungen, die sich in Situationen befinden, welche sich *nicht* eindeutig entscheiden lassen oder deren Bewertung eben nicht unbezweifelbar erscheint. Hier nun wird **Ko-respondenz** zwischen konkurrierenden Wertvorstellungen, divergierenden „*social worlds*" (*Petzold, Petzold* 1991), ja, wird immer wieder eine „interkulturelle Hermeneutik" notwendig. Die Normen, Werte, Leitprinzipien müssen vorgestellt und in die Ko-respondenz getragen werden. So besteht die Chance, daß sie sich klären, ergänzen, füreinander zum Korrektiv werden und gemeinsam die rechte Ausrichtung gefunden werden kann: im *Konsens*. Die **Gewissensarbeit** des einzelnen besteht in inneren Ko-respondenzprozessen, in denen die verschiedenen Leitwerte und gegebenenfalls verschiedene „ethische Milieus" (bzw. *social worlds*) gegeneinander abgewogen, Wertehierarchien aufgebaut und umgeschichtet werden – z. T. in *virtuellen Diskursen*, inneren Dialogen/Polylogen mit anderen Menschen, Gruppierungen und Institutionen. Hier nun können Gewissenskonflikte entstehen! Werden diese zu groß und nicht mehr lösbar, bleibt nur die direkte „intersubjektive Ko-respondenz" in Kontext/Kontinuum (d.h. auch im historischen Bezug), um wieder zu einer „*conscientia*" zu finden, die in aller situativen Spezifität die Zustimmung (*consensus*) einer Gemeinschaft (*communitas*) hat, mit der man dann übereinstimmt, *concordant* ist – „eines Herzens und Sinnes".

Es zeigt sich in diesen Ausführungen, wie stark ethische Konzepte rückgebunden sind an anthropologische (der Mensch ist wesensmäßig Koexistierender) und an gesellschaftstheoretische Überlegungen (der Mensch ist *consors*, schicksalsverbundenes Gemeinschaftswesen, das aus dem intersubjektiven Kollektiv der *Humanitas* seine *Hominität* gewinnt.) Sie sind schließlich rückgebunden an das erkenntnistheoretische Konzept, daß Erkenntnis ihrem Wesen nach *con-naissance*, gemeinsame Erkenntnis ist und an die kosmologisch-ontologische Aussage, daß Sein zutiefst Mitsein, *Synousie* ist.

Con-scientia ist der Niederschlag von und zugleich die Voraussetzung für *Ko-respondenz*, ist die wechselseitige Anerkennung subjektiver Integrität, die durch *Kon-sens* bezeugt wird, „und sei es nur der Konsens darüber, miteinander auf der Subjektebene in den Prozeß der Ko-respondenz einzutreten" oder der „Konsens, einen Dissens zu haben" (*Petzold* 1978c). So fundamental der „kategorische Imperativ" *Kants* auch erscheint, er impliziert einen Solipsismus und eine alttestamentliche Strenge und Gesetzlichkeit, die gerade unter der Perspektive psychotherapeutischen Wissens um biographische Determinierungen, Milieuschäden, negative Sozialisationseinflüsse, toxischen Über-Ich-Druck, Übertragungsdynamik usw. situativer Korrektive bedürfen. Ein Behelf für solche Korrektive läßt sich aus der Rechtsphilosophie der byzantinischen Kanonistik (*Milasch* 1905) gewinnen, die für die Bewertung einer Situation, einer Übertretung, eines Verstoßes Beurteilungen nach dem Prinzip der Akribie, der *Strenge* (kat akribeia) oder nach dem Prinzip der Ökonomie, der *Nachsicht* (kat oikonomia) vorsah. Welches Prinzip nun angemessen und anzuwenden sei, war Gegenstand des prozessualen Diskurses (*Petzold* 1968f II, 1969b II) und könnte im therapeutischen bzw. klinischen Kontext durch Diskurse in Gremien der *„professional communities"* (vgl. idem 1993n) der Psychotherapeuten, Ärzte, Sozialarbeiter etc., z.B. in Ethikkommissionen (*Petzold* 1993l), erarbeitet werden.

Für eine „therapeutische Ethik" liegt *ein* Fokus bei der Verantwortung des Therapeuten gegenüber seinen Patienten, ein anderer bei der Bewertung der Lebenssituation und des Verhaltens von Patienten durch den Therapeuten, ein weiterer bei der Verantwortung des eigenen Handelns als Therapeut gegenüber dem eigenen Gewissen, gegenüber der *„professional community"* und gegenüber der Gesellschaft. Hier wird der Therapeut, wenn er um persönliche und professionelle Integrität bemüht ist, sich am Prinzip der *Akribie* auszurichten haben. Gelingt ihm das nicht, muß er sich kollegiale oder fachliche Hilfe (Intervision, Supervision, Kontrollanalyse) holen. In der Arbeit mit Patienten wird in der Regel das Prinzip der *„oikonomia"*, der Nachsicht, indiziert sein, da diese Menschen oft genug durch Unnachsichtigkeit und Strenge geschädigt wurden und sich durch toxische Über-Ich-Strukturen – sie sind in unserer Theorie Teil der *Identität*, Resultat der Internalisierung von „Szenen überstrenger Bewertung" – häufig sehr beschneiden. Hier wäre das Prinzip kategorischer *Akribie* sicher kontraindiziert, und es wird das Prinzip des Verstehens, der *Nachsicht* anzuwenden sein. Letzteres habe ich auch als *„anthropologischen Imperativ"* gekennzeichnet, nach dem „unser Handeln im ‚Haus der Welt' sich so ausrichten muß, daß es vor Menschen mit klarsichtigen Augen und liebevollen Herzen bestehen kann" (*Petzold* 1985p; vgl. *Saint-Exupéry* 1958), Menschen, Lebewesen, die den Blick für das Ganze und die Liebe für das Teil und die Treue zu beidem gefunden haben.

Das verstehende Prinzip der *„oikonomia"* wird möglich, wenn man in Ko-respondenzprozesse, in Begegnung und Auseinandersetzung eintritt, wie sie für Menschen kennzeichnend sind, die in *Mitbetroffenheit* und in *Treue*, allen Zukunftsfährnissen zum Trotz, füreinander eintreten, die in einem *„oikos"*, in einem Haus wohnen und einen gemeinsamen Haushalt haben, Menschen, die durch Freundschaftsbande verbunden sind, die einander verwandt sind, Brüder und Schwestern, Eltern und Kinder. Für die Arbeit mit Patienten wird eine solche Haltung der „Mitbetroffenheit" und der „Treue" (*Marcel* 1940; vgl. *Berning* 1973) unverzichtbar sein, wenn sie nach dem Prinzip der *therapeutischen Wahlverwandtschaft* (*Petzold* 1965, 1984c, 469) „emotional adoptiert" werden (vgl. *Ferenczi* 1931).

Ein „konkretes Philosophieren" über derartige Fragestellungen im Sinne *Gabriel Marcels* (*Foelz* 1980) – der dies im übrigen den Ärzten nahelegt (*Marcel* 1957) – durch kollegiale Ko-respondenz in Supervision oder Intervision (*Petzold* 1989i) hilft Therapeuten, für die Wertung der Situation von Patienten, aber auch für die Wertung des eigenen Verhaltens, eine

Position im *Spektrum zwischen Akribie und Oikonomie* zu erarbeiten, eine Aufgabe im Dialog zwischen Philosophie und Psychotherapie (*Kühn, Petzold* 1992), die für therapeutisches Handeln von einer spezifischen Relevanz ist, da der Umgang mit strengen, ja zuweilen malignen Über-Ich-Strukturen bzw. dysfunktionalen Identitätsstrukturen von Patienten einerseits und **Gewissensarbeit** andererseits ein gewichtiger Bestandteil jeder Therapie sind, die im Rahmen der „therapeutischen Sozialisation" flexible Identitäts- bzw. benigne Über-Ich-Strukturen ermöglichen will. Die Ko-respondenz über Normen und Werte zwischen Therapeut und Patient in der emotionalen Dichte der Beziehungserfahrung bildet das Kernstück einer solchen „*konkreten Gewissensarbeit*" als „*Praxis von Ethik*". Voraussetzung hierfür ist, daß der Therapeut in den eigenen Prozeß der *Gewissensarbeit* und *Herzensbildung* und in die dahinterstehenden kosmologisch-ökosophischen, anthropologischen, gesellschaftlichen und therapeutischen Fragestellungen der Auseinandersetzung mit den Werten und dem Lebenssinn eingetreten ist (*Petzold, Zenkowski* 1969 II; *Petzold* 1983e; *Fox* 1979).

Weiterführende Lit.: *Marcel* (1967), *Lévinas* (1983), *Oelmüller* et al. (1983), *Mackie* (1981), *Apel* et al. (1984), *Adorno* (1973), *Petzold* (1978c), *Schlüter* (1988), *Kühn, Petzold* (1992), *Herzog* (1991), *Apel* (1992), *Krämer* (1992), *Petzold* (2003d), *Moser, Petzold* (2002)

5.7 Ontologie

– synontisch, partizipativ –

Es gibt Bereiche, über die man nur schwer reden kann und über die man besser schweigen sollte (*Wittgenstein*). Deshalb müssen unsere Bemerkungen zur Ontologie spärlich ausfällen. Dennoch kann man – blickt man auf die impliziten Ontologien in den großen Psychotherapieverfahren, aber auch auf die Bewegungen der Philosophie – der ontologischen Fragestellung nicht entkommen, zumal *Kants* Zurückweisung der Ontologie als unhaltbarer Metaphysik und ihre Ersetzung durch seine transzendentale Philosophie zu einer „Neubestimmung" der Ontologie geführt hat (*G. Jacoby, N. Hartmann, M. Heidegger, R. Zachow*), zu unterschiedlichen Richtungen mit unterschiedlicher Überzeugungskraft (vgl. *Stegmüller* 1960 I, 281ff). Weiterhin kann man sagen, daß die konsequenteste Ausarbeitung des transzendental-philosophischen Ansatzes, nämlich die von *Carnap* (1928), gescheitert ist und *Cramer* (1954/1969) gute Gründe dafür beibringen konnte, daß die transzendentale Philosophie ihre Grundlage notwendig in einer Ontologie der Subjektivität hat.

Wie die anderen Bereiche der Metatheorie, die im Hintergrund eines psychotherapeutischen Verfahrens stehen, muß die ontologische Position, für die man sich entscheidet, daraufhin betrachtet werden, inwieweit sie mit der psychotherapeutischen Arbeit und ihren übrigen Rahmenkonzepten kompatibel ist und diese zu fundieren vermag, was sie Menschen, die Psychotherapie ausüben und mehr noch, denjenigen, die eine Psychotherapie durchlaufen, zu bieten hat. In der Psychotherapie geht es um die erfahrbare, die erfahrene Lebenswirklichkeit des Menschen, und insofern muß Ontologie sich mit eben dieser Wirklichkeit befassen. „Sie ist eine ganz und gar empirische Wissenschaft, die sich auf dem Boden der Lebenserfahrung erhebt, nur daß sie diesen Boden selbst in Augenschein nimmt" (*Schmitz* 1990). Es wird also bei dem „*sentiment du réel*" (*Pierre Janet* 1893, 1903) angesetzt. *Schmitz* hat die Wirklichkeit gebunden an das „elementar-leibliche Betroffensein" des personalen Subjekts. „... die Wirklichkeit packt den Betroffenen unmittelbar, ohne ihn in seiner Distanzierungsfähigkeit zu lassen" (*Schmitz* 1990, 49). Man kann wahrnehmend „auf dem Boden der Tatsachen" mit der Wirklichkeit in Kontakt kommen oder in „elementaren Erfahrungen". In all diesen Zugängen wird das *Sein als Wirklichkeit* an Erfahrung gebunden, und zwar eine Erfahrung, die das subjektive Erleben mit anderen Daseienden verbindet. Im Wirklichkeitserleben wird sich der Mensch in ganz eminenter Weise gewiß, daß Sein ein Sein unter Anderen, mit Anderen ist, ein *co-esse*, immer ein Mit-*Sein*. Besonders deutlich wird dies im „Mitbetroffensein" oder „Mitleiden" (*Fox* 1979), etwa über das Miterleben einer Verletzung, eines Unfalls, der einen anderen trifft und bei dem sich der Anblick eines sich ins Fleisch bohrenden Eisenhakens so eingräbt, als würden die Verletzungen „am eigenen Leib" erfahren.

Der andere Erfahrungsbereich, in dem das *co-esse* in einer vertiefenden Qualität zugänglich wird, ist etwa die versunkene Betrachtung einer Landschaft, in die man einsinkt und ihr zugehörig wird, wie der Baum, unter dem man sitzt. Man erlebt sich in die Textur der Welt eingewoben, mit ihrem Wesen (ousia) verbunden, ja diesem Wesen unlösbar, gleichsam in *Synousie* zugehörig.

Schließlich ist die *dialogische Erfahrung* im engagierten Gespräch, aber auch im zwischenleiblichen Dialog des *co-ire*, der sexuellen Vereinigung, zu nennen, wo fundamentale Verbundenheit erlebt wird: das „Ein-Fleisch-Sein" in der Liebe oder wie „Zwei Leiber und eine Seele" in der Freundschaft (*Aristoteles*). Ein *„synontisches Seinsverständnis"* als *„Ontologie des erfahrenen Mitseins"* (*Petzold* 1980g, 2001k), die durch das „mit" die Signatur einer *Differenz* trägt, werden für die Integrative Therapie durch zwei Möglichkeiten der „Überschreitung" sichtbar, auf die *Gabriel Marcel, Karl Albert, Maurice Merleau-Ponty* und neuerdings *Mathew Fox* hingewiesen haben und die, so verschieden diese Autoren auch sind, einen gemeinsamen Bezug haben, den der *Erfahrung*: für *Albert* erschließt sich das „gemeinsame Sein" (idem 1981) in „ontologischen Erfahrungen" (idem 1972). Hier soll der Seinsgedanke der abendländischen Tradition mit den Überlegungen der Existenzphilosophie verbunden werden, wobei die Gefahr, in die „alte Ontologie" zu verfallen, stets im Hintergrund steht. Ähnlich liegt es bei *Gabriel Marcel*, der in „intuitiven Reflexionen" (idem 1935/1954, 41) sich dem „Mysterium des Seins" nähern will, in einer intuitiv-denkenden Seins-Erfahrung, im schöpferischen Seinsvollzug und in personaler Seinsteilhabe (idem 1927, 32/1955, 50). In „existentiellen Erfahrungen" der Begegnung, in Grenzerlebnissen kann ein solcher Zugang genauso gewonnen werden, wie in der „reflektierten Intuition" künstlerischen Tuns, in „nootherapeutischen Dialogen" und versunkener Kontemplation (*Petzold* 1969 IIh; 1983e, 1993o; *Orth* 1993). Intuitive Reflexion bzw. reflexive Intuition ist spontan, diskontinuierlich, ko-kreativ. Sie erschließt dem Subjekt seine Leiblichkeit als koexistive „Zwischenleiblichkeit", als Ort generalisierter Intersubjektivität, als synontische Einwurzelung in das „Fleisch der Welt" (*Merleau-Ponty* 1964).

Merleau-Ponty vollzieht natürlich *Marcels* Bedingung der Ontologie in einer vom einzelnen *erfahrenen Teilhabe* am ultimativen Seinsmysterium eines „göttlichen Du" nicht mit. Ihm geht es um Sein *hinter* der unmittelbar zugänglichen, bewußten Erfahrung der *Phänomene*, hinter welcher *Strukturen* ruhen, eine Dimension der Welt, wie sie durch die Arbeiten von *F. de Saussure* und *S. Freud* erschließbar wird und die eine „Unsichtbarkeit im Sichtbaren" aufzeigt. Sowohl *Merleau-Ponty* wie auch *Marcel* geht es allerdings um das Faktum einer „Teilhabe": dem einen um die Partizipation am „Mysterium des Seins", dem Anderen um das „Teilsein im Fleisch der Welt", und beide zielen auf ein Milieu ab, das jenseits der Zerspaltung der Welt in Subjekt und Objekt liegt. Beide sehen ihren Zugang über die menschliche Leiblichkeit, die sich als „Zwischenleiblichkeit" erweist. Der zu Eingang dieses Kapitels erwähnte ontologische Ansatz, den *Hermann Schmitz* mit seinem Zugriff auf die unmittelbar in leiblichem Betroffensein erlebte Wirklichkeit des Seins vertritt, entspricht dem an einem „historischen und horizonthaften Hier-und-Jetzt" (*Petzold* 1981e) orientierten und in der Perzeptivität des Leibes gegründeten phänomenologischen Vorgehen in der Integrativen Therapie. Diese Position wird durch die Arbeiten des späten *Merleau-Ponty*, durch seinen Hinweis auf ein „Sein im Untergrund", im „Hintergrund" des Sichtbaren erweitert zu der einer Ontologie, die sich „indirekt" im Sichtbaren, Wahrnehmbaren erschließt, also phänomenologisch bleibt (*Waldenfels* 1985a, 202).

Marcels Ontologie „erfahrener Metaphysik" oder die Kosmosmystik von *Fox* (1982, 1991) in bezug auf *Meister Eckhart* und *Hildegard von Bingen* schließlich bieten für Menschen eine Option, die im Rahmen der Ausübung oder des Durchlaufens einer Integrativen Therapie mit der religiösen Frage konfrontiert sind, sei es, weil sie z.B. praktizierende Christen sind oder nach einem „erlösenden Zugang" für ihr Leben suchen, angetrieben durch die „Ruhelosigkeit" des Herzens (*Augustinus*, Confessiones), durch ein „Seinsverlangen" (*exigence ontologique*), durch die Sehnsucht nach einem „göttlichen Du", das – wenn auch nicht beweisbar (*Marcel* 1940, 226ff) – in der Tiefendimension der „Teilhabe" *erfahren* werden kann (*Berning* 1973, 320). Man muß dieser theistischen Transzendierung der Ontologie nicht folgen, wenngleich der Weg *Marcels* als eine der angenehmsten und überzeugendsten Möglichkeiten erscheint, einen Zugang zu einem „*milieu divine*" und einer personalen Gotteserfahrung zu gewinnen. Ein auf die Breite, d.h. auf eine Vielzahl unterschiedlichster Menschen, gerichtetes psychotherapeutisches Verfahren muß eine solche Option auf jeden Fall möglich machen, auch wenn seine Positionen eher einer „innerweltlichen Religiosität" und „säkularen Mystik" (*Petzold* 1983e) zuzuordnen sind.

Es mag auf den ersten Blick schwierig sein, *Merleau-Ponty* und *Marcel* zusammenzubinden, aber es gibt gemeinsamen Grund. *Marcel* hat *Merleau-Ponty* – wie im übrigen auch *Sartre* – spürbar beeinflußt (*Spiegelberg* 1965 II, 423, II, 522; *Waldenfels* 1983a, 27; *Berning* 1973, 363ff, 368ff). Gemeinsame phänomenologische Zugänge über die Leiblichkeit, wie schon erwähnt, und *Marcels* Bestimmung des Seins als „*mystère*" werden von *Merleau-Ponty* (1945, XVI/1966, 17) aufgenommen: „Welt und Vernunft stellen kein Problem dar; mag man sie, wenn man will, geheimnisvoll nennen, doch dieses Geheimnis definiert sie; es kann nicht darum gehen, eine ‚Lösung' dafür zu finden, es ist diesseits jeglicher Lösung." Das apophatische Moment des *Wittgenstein*zitats, auf das im ersten Satz dieses Kapitels angespielt wurde, scheint hier wieder auf. *Marcels* Kategorien der Verfügbarkeit (*disponibilité*), der Teilhabe oder Zugehörigkeit (*appartenance*), „deuten hin auf eine *Partizipation* an einem Sein, das dem objektiven, begrifflichen Zugriff vorausliegt und darüber hinausreicht" (*Waldenfels* 1983a, 26). *Merleau-Pontys* (1964) späte ontologische Reflexionen nehmen diese Thematik *Marcels*, der ihn auch schon auf das Thema der Leiblichkeit gestoßen hatte (vgl. *Merleau-Ponty*, Rezension von „Être et Avoir", in: „La vie intellectuelle" 8, 1936, 98-109), in höchst eigenständiger und die Linien des eigenen Denkens fortführender Weise auf. *Marcel* und der späte *Merleau-*

Ponty haben beide einen gleichsam meditativen Zugang zum *Sein*, das allerdings recht unterschiedlich aufgefaßt wird: einerseits als ein „Umgreifendes", eine *„omniprésence"* (*Marcel* 1935, 49; vgl. *Jaspers* 1964, 13f und die Formel *„totum simul"* von *Royce*, World II, 143) und andererseits als ein polymorphes, durchtränkendes *„être brut et sauvage"*, ein „vertikales Sein", das sich der Domestizierung entzieht (*Merleau-Ponty* 1964, 281, 322, 325). Sieht sich *Marcel* als „neosokratischer Denker" (idem 1951, 5; vgl. *Tilliette* 1957, 405), so sieht sich *Merleau-Ponty* als Philosoph, der sich der beständigen Selbstüberschreitung in das „wilde und rohe Sein" (idem 1964) aussetzt. Aber in methodischer Hinsicht finden sich Übereinstimmungen. *Marcels* Philosophie „auf dem Wege" (idem 1944/1949, 202), seine Rede vom *Zirkel* ohne Ende (idem 1949, 561) trifft sich mit *Merleau-Pontys* kreisendem Denken, seinem beständigen Verweis auf die *Zirkularität*, Reversibilität, ein Chiasma, ein „Ineinander", das jeder Vermischung vorausgeht (idem 1964, 353). Mit unterschiedlicher Nuancierung kann auf beide Denker zutreffen, was *Foelz* (1980, 189) von *Marcel* sagt: „Das suchende und fragende Denken hat keinen begrifflichen Inhalt, keine logischen Prinzipien, sondern wird zurückgeworfen auf ein wesentlich *Unfaßbares*, auf ein konkret *Unerschöpfliches*." Eine solche Aussage trifft sich auch mit *Husserls* Überlegungen (Krisis 1954, 512): „Welchem Selbstdenker hat jemals ... sein ‚Wissen' genügt, für welchen hat in seinem philosophischen Leben ‚Philosophie' aufgehört, ein Rätsel zu sein?"

Dieser Weg der ständigen Selbstüberschreitung kann auch verstanden werden als ein Weg auf den Anderen (*Levinas* 1982) und den „unerschöpflichen Gegenstand" (*Schmitz* 1990), auf das eigene und das gemeinsame Sein hin, das offen zugängliche und das untergründige, unbewußte, ein Weg, der jede Psychotherapie kennzeichnet, die sowohl auf das „Offen-sichtliche", Bewußte (*Perls* 1969) gerichtet ist, als auch auf das „Verborgene", Unbewußte (*Freud* 1915c) – sei es persönlich oder kollektiv im Sinne von *Jung* aber auch im Sinne von *Foucault* –, welches im wesentlichen über die „Zeugenschaft" eines Anderen, etwa des Therapeuten, zugänglich wird (*Ricœur* 1969; dieses Buch S. 284f).

Derartige Überlegungen zu einer koexistiven, synontischen Seinslehre, zu einer *„Ontologie des Mitseins* affirmieren, daß uns das Sein umgibt, wie den Maler die Landschaft, deren Teil er ist" (*Petzold* 1969 II f), daß wir eingebunden sind in die Textur des Seins, ein Milieu „zwischen" Subjekt und Objekt (*Merleau-Ponty* 1964, 284), das Sichtbares und Unsichtbares verbindet und das Subjekt in den „Stoff des Sichtbaren" eingliedert, wie *Merleau-Ponty* (1961, 30/1967, 20) an den Werken *Cézannes* oder *Klees* gezeigt hat. Weil wir vom „gleichen Stoff" wie die Welt sind (idem 1964, 183), bleibt uns das Sein im letzten inakzessibel. Darum wird bei *Merleau-Ponty* – im Unterschied zu *Heidegger*, der „vom Sein her" denkt – nur auf indirektem Wege der ontologische Zugang erschlossen (ibid. 223). In der Ursprünglichkeit der erfahrenen und erschaffenen Gegenwart (ibid. 320) – denn diese wird auch über das schöpferische Tun des Subjekts – konstituiert sich über „Inkarnation" und Teilhabe des *„sujet incarné"* am „Fleisch der Welt", am „Ineinander" eines Gewebes (*texture*) eine „indirekte Ontologie" (ibid. 233). Wohlgemerkt, *Merleau-Ponty* geht es in der Ontologie nicht um eine weltenthobene Transzendenz, um eine letzte Totalität wie bei *Royce* oder um eine „hyperphänomenologische" Ganzheit wie bei *Marcel* (1935, 206/1954, 152). Es ist ihm um den *Hintergrund der Phänomene* zu tun, der allein dadurch gegeben ist, daß man als Subjekt in der Lebenswelt wie die *Figur* vor dem *Hintergrund* steht. Es eröffnet sich damit die Dimension eines *strukturellen Grundes* „hinter den Phänomenen".

Merleau-Ponty analysiert diesen Zusammenhang am gestalttheoretischen Figur/Hintergrund-Konzept und zeigt an dieser ultimativen Struktur, daß sich in der damit immer gegebenen *Abweichung* oder *Differenz* ein Verbindendes findet, ein *„Scharnier"*, das die Einzelelemente zusammenhält, aber selbst unsichtbar bleibt (idem 1964, 291). Der bewußtseinszentrierte Zugang *Husserls* wird so hinterstiegen (ibid. 155, 272), ohne daß damit einer Irrationalität das Wort geredet würde. Im Gegenteil, das systematische Fragen der Vernunft bleibt unverzichtbar (ibid. 235, 320), nur werden ihre *Grenzen* spürbar (idem 1960, 194). Wo immer aber Grenze gegeben ist, wird auf ein „Jenseits-der-Grenze" verwiesen, dem gegenüber man eine Ausstreckung, eine Sehnsucht entwickeln kann, vielleicht – mit *Marcel* (1935, 290f) – einen „Hunger nach Sein" (*exigence ontologique*), ohne daß damit eine metaphysische Weiterführung verbunden sein *muß* – sie kann es, wenn man so will. Die *„disponibilité"*, von der *Marcel* spricht, dieses „Offenstehen" für das Mitsein und Miteinanderwerden läßt sich auch als „ontologische Erfahrung" des Verbundenseins mit den Unendlichkeiten der Lebenswelt, ja des Universums verstehen, wie es sich in der meditativen Erfahrung erschließen kann, in einer *„co-naissance"* aller Dinge, von der *Paul Claudel* (Ars poetica mundi, p. 123) spricht. Sowohl *Marcel* wie auch *Merleau-Ponty* verweisen auf diese Formulierung.

Sein, verstanden als *synontisches Milieu*, das sich über Partizipation zu erschließen vermag, ist für die metatheoretische Fundierung der Integrativen Therapie als Praxis bedeutsam. Als *erfahrenes Mitsein*, und nur als solches (das theoretische Konstrukt allein bleibt blutleer und lebensfern), bietet es eine Basis für das Verständnis der *Metaszene* koexistiver, intrauteriner Verbundenheit (dieses Buch S. 675f), in der das *Grundvertrauen* als je mitgegebenes wurzelt, ist es die Basis von Ko-respondenz- und Ko-kreationsprozessen, in denen es sich zeigt (dieses Buch S. 529ff), ist es auch der Boden, auf dem therapeutische *Mutualität* (*Ferenczi*), wechselseitige Empathie (dieses Buch S. 799), die prinzipielle zwischenleibliche Hinwendung „schöpferischer Treue" über die Gefahren der Zeit hin (*Marcel* 1985) zwischen Therapeut und Patient gründet. Mitsein, Synousie ist der Horizont nootherapeutischer Exploration in die innerweltliche Unendlichkeit und in die eigene Tiefe (*Petzold* 1983e; *Orth* 1993). Durch die konkrete Rückbindung an Erfahrungen, die – wie bruchstückhaft auch immer – überdacht und in die intersubjektive Ko-respondenz gestellt werden können, bewahrt ein solches Seins-Konzept vor dem Mystizismus oder schlechter Metaphysik.

Die Ontologie des *„erfahrenen Mitseins"* steht am Abschluß des ersten Hauptstücks im „Tree of Science" über die Metatheorie, weil es die übrigen Ausführungen gleichsam unterfängt als ein unsichtbares Fundament. Es wird immer wieder sichtbar in den *Verknüpfungen* (sunapsieV, *Heraklit* B 10, *Diels, Kranz* 22), im *Gefüge* (*jointure, Merleau-Ponty* 1964, 155) des „Tree of Science" selbst, in seiner ko-respondierenden Qualität, durch die die Teilgebiete sich wechselseitig zu erhellen suchen und Theorie und Praxis zu *einer Textur* verwoben werden, deren Ränder offen sind und ungesäumt bleiben. Die *„intuitive Reflexion"* (*Marcel* 1935/1954, 141), die *„reflektierte Intuition"* (*Petzold* 1969 IIh) ist selbst Ausdruck des Gewebes und eines „fungierenden Lebens", einer „Intentionalität im Inneren des Seins" (*Merleau-Ponty* 1964, 294f) und führt also an ein Seins-Verständnis heran, dessen koexistive Qualität in ständigen Überschreitungen spürbar wird, am „Saum, wo die gelebte Erfahrung über das Wissen hinausdringt" (*Lévi-Strauss* 1971, 47), und hier werden die Worte karg – sie fehlen indes nicht gänzlich.

Weiterführende Lit.: *Marcel* (1949/1961, 1935/1954), *Merleau-Ponty* (1964), *Albert* (1972, 1981), *Diener* (1959), *Heidegger* (1977), *Rombach* (1971), *Berning* (1973, 1982), *Schmitz* (1990), *Kühn, Petzold* (1992), *Fox* (1991), *Orth* (1993), *Petzold* (2001k, 1983e), *Petzold, Orth* (2004)

6. – II. REALEXPLIKATIVE THEORIEN

Bei den **realexplikativen Theorien** handelt es sich um Theorien von „mittlerer Reichweite" (*middle scale theories*), die darauf gerichtet sind, für die Klärung konkreter Situationen, wie sie von den „angewandten Humanwissenschaften" angegangen werden, *Mesofolien* der Explikation bereitzustellen. Realexplikative Theorien haben eine geringere Reichweite als die Metatheorien. Sie sind für die empirische Überprüfung ihrer Annahmen und Aussagen prinzipiell geeignet, wenngleich derzeit noch nicht für alle Bereiche adäquate Untersuchungsmethoden bereitstehen, so daß es – z.B. in der persönlichkeitstheoretischen Forschung – von unserer Position her gesehen, immer wieder zu nicht vertretbaren Verkürzungen des „Untersuchungs*gegenstandes*" kommt, weil man seine Komplexität durch unzulässige Begrenzung von Variablen reduziert hat. Trotz dieser Einschränkungen wird empirische Forschung wichtig, ja unverzichtbar sein, denn nur so läßt sich erkennen, wie die Beeinflussung der Wirklichkeit des Patienten durch Interventionen geschieht oder wie gesellschaftliche Prozesse Konzepte über Gesundheit und Krankheit (*Petzold, Schuch* 1992) beeinflussen. Deshalb müssen klinische *und* sozialwissenschaftliche Forschungsstrategien zum Einsatz kommen, nomologische, „exakte" (z.B. neurowissenschaftliche, psychobiologische) und „heuristische", pragmatische, ideographische Ansätze müssen herangezogen werden (*Thomae* 1987, 114; 1988, 3), und es ist vor allem auf die Frage nach *„ökologischer Validität"* (*Bronfenbrenner* 1977; *Hutsch, Hickey* 1978; *Lerner* et al. 1980) Wert zu legen.

In all diesen Bereichen stehen wir vor der Aufgabe, die Vielfalt der schon vorhandenen und noch zu erwartenden Ergebnisse zu ordnen, zu durchdringen, zueinander in Beziehung zu setzen, so daß auch die durch positivistische Forschungsansätze gewonnenen Daten einen *hermeneutischen*, ja *metahermeneutischen* Verarbeitungsprozeß durchlaufen müssen, um für den praktischen Umgang mit Menschen handlungsleitend werden zu können. Die realexplikativen Theorien liefern viele der mittelfristig zu erreichenden *Grobziele* und zum Teil *Feinziele.* Sie bieten spezifische *Mesofolien* für die Betrachtung eines Patienten, seiner Lebens- und Sozialwelt mit einer „fokussierten Optik". Dabei ist es wichtig, daß eine *Kompatibilität* zwischen den metatheoretischen Annahmen und denen der realexplikativen Theorien gegeben ist, daß z.B. die Annahmen der Anthropologie mit denen der Persönlichkeitstheorie in Einklang stehen. (Dies ist bei verschiedenen großen psychotherapeutischen Ansätzen nicht immer der Fall). Inkompatibilitäten zwischen den Zieldimensionen der Metatheorie, d.h. den Leit- oder Richtzielen, und den Zieldimensionen der realexplikativen Theorien, d.h. den Grob- und Feinzielen, können Diskordanzen bzw. Interferenzen der Interventionsstrategien mit sich bringen. Es kann zu *Ziel-Mittel-Divergenzen* kommen, ein Problem, das in der Psychotherapie ohnehin häufig zu finden und äußerst schwierig zu handhaben ist.

Realexplikative Theorien haben einerseits eine *allgemeine*, zum anderen aber eine *spezielle* Charakteristik. So sind zum Beispiel Persönlichkeitstheorie, Entwicklungstheorie, Gesundheits- und Krankheitslehre Kernstücke, die – wenn auch mit geringfügigen Unterschieden in der Akzentsetzung – für alle „angewandten Humanwissenschaften“ bedeutsam sind: für die Psychotherapie, die Pädagogik, die Sozialarbeit etc. Sie stellen deshalb für die verschiedenen, im Rahmen des *Verfahrens* der „Integrativen Therapie“ am „Fritz Perls Institut für Integrative Therapie“ und an der „Europäischen Akademie für psychosoziale Gesundheit“ gelehrten *Methoden* ein verbindendes Moment dar. Ein Musiktherapeut wird im Hinblick auf die Persönlichkeitstheorie für seine Arbeit keine anderen Erfordernisse haben als ein Psychotherapeut oder ein Soziotherapeut. Ähnlich steht es mit der Entwicklungstheorie oder mit der Krankheitslehre. So ist im Mittelbereich des „*Tree of Science*“ nur in zwei Sektoren Spezifität gegeben: einmal bei der „allgemeinen Theorie der Psychotherapie“ (Soziotherapie, Musiktherapie, Supervision, Agogik etc.) und zum anderen bei der „speziellen Theorie der Psychotherapie“ (Soziotherapie etc.). Im folgenden wird auf die Psychotherapie – wir bevorzugen den ganzheitlicheren Begriff *Humantherapie*, auch um den impliziten Dualismus zu vermeiden – zentriert.

6.1 Allgemeine Theorie der (Psycho)therapie

– interaktionistisch, tiefenhermeneutisch, empirisch-fundiert –

Der „*allgemeinen Theorie der Therapie*“ ist es um die Bestimmung dessen zu tun, *was* Human- bzw. Psychotherapie als Form „angewandter Humanwissenschaft“ im eigentlichen ist, *worum* es ihr geht, welche *Ziele* für die (psycho)therapeutische Arbeit gesteckt werden, *wie* sie zu erreichen sind (*Petzold, Leuenberger, Steffan* 1998) und *welche* Modelle aus den Bereichen von Psychologie, Philosophie, Soziologie o.a. ihnen zugrunde liegen (*Herzog* 1984).

Sie befaßt sich mit den Wirkweisen therapeutischen Handelns in *Kontext/Kontinuum*, mit der Integration von Ergebnissen relevanter Grundlagenforschung in Methodik und Praxis (*Petzold, Wolf* et al. 2000), den **spezifischen** und **unspezifischen Wirkfaktoren** von Therapie, wie wir sie für die „Integrative Therapie“ an anderer Stelle herausgearbeitet haben (S. 745ff). Weiterhin befaßt sie sich – bei beziehungszentrierten, interaktionistischen Therapieformen – mit dem Wesen der therapeutischen Beziehung (S. 788ff) und Problemen therapeutischer Interaktion. Schließlich werden in ihr die Konzepte der Metatheorie mit denen der anderen realexplikativen Theorien in einer Art und Weise verschmolzen, daß daraus *Meso-* und *Mikrofolien* zur Fundierung spezifischer Interventionen entstehen können und die „Praxeologie“ und „Praxis“ einen sicheren Boden haben.

In der „*allgemeinen Theorie der (Psycho)therapie*“ werden überdies die Ergebnisse empirischer Psychotherapieforschung – nicht zuletzt der vergleichenden – verarbeitet (dieses Buch, S. 738ff), eingepaßt und führen, wo erforderlich, zu Veränderungen. Die „allgemeine Theorie der Therapie“ in der **Integrativen Therapie** versteht sich – der Name macht dies deutlich – nicht allein als theoretischer Rahmen für *Psycho*-Therapie, sondern gemäß der doppelten anthropologischen Grundformel (vgl. S. 408 und jetzt *Petzold, Orth, Schuch, Steffan* 2001), als *»ein „abgestimmtes Ensemble theoretischer Konzepte für* ***Körpertherapie, Psychotherapie, Nootherapie, Soziotherapie, Ökotherapie,*** *für eine „Integrative Humantherapie“ also, die die* *einzelnen Dimensionen des Menschen indikationsspezifisch zu erreichen sucht, stets bewußt, daß unter „systemisch-ökologischer Perspektive“ diese Dimensionen Aspekte* ***einer*** *Wirklichkeit sind und die Beeinflussung eines Teilaspektes auch Auswirkungen auf das* ***Ganze*** *hat. „Integrative Therapie“ versteht sich deshalb stets als* ***ganzheitliche u n d differentielle Therapie*** *(Petzold 1988n, 179f, 188). Sie ist ihrem Wesen nach relational bzw. interaktionistisch und sinnorientiert.«* „Beziehung und Deutung“ (idem 1988p, 1980g), in Interaktionen dramatisch-narrativ konstituierte Subjektivität (idem 1988k, dieses Buch, S. 685ff), stehen – wie sollte es bei dem metatheoretischen Koexistenzaxiom, der hermeneutischen Orientierung und dem Ko-respondenzmodell auch anders sein – zentral. *Deutung* und *Interpretation* implizieren, daß nicht alles dem *wachen Bewußtsein* in der Phänomenwelt zugänglich ist, sondern daß die *„laterale Perspektive“*, der Blick in die *Breite* (*Dreyfuss* 1981), durch einen Blick in die *Tiefe,* durch eine *„Tiefenperspektive“* ergänzt werden muß (*Zacher* 1988), so daß **„von den Phänomenen zu den Strukturen und zu den Entwürfen“** kommend, die zwischenmenschliche Wirklichkeit in ihrer Geschichtlichkeit als *Geschichte* von *Beziehungen,* in ihrer Temporalität als erzählte und gespielte Narrationen (*Straub* 1989; *Ricœur* 1988) evident wird, die neben dem eigenen auch noch „den anderen Blick“ braucht, die Zeugenschaft des Anderen (*Ricœur* 1969), die sieht, was uns durch das *punctum caecum* entgeht. Das Zeugenbewußtsein des Analytikers macht **Unbewußtes** zugänglich, das in seinen hartnäckigsten Verschlossenheiten vom Subjekt nicht aus eigener Kraft hinterstiegen werden kann (*Petzold* 1988a, dieses Buch, S. 595ff).

Der *Sinn* der eigenen Geschichte erschließt sich letztlich nur im Dialog, eben weil sie eine dialogische Geschichte ist, und deshalb ist dieser Sinn nicht nur rationales Verstehen, sondern „sinnenhafte Erfahrung in Interaktionen“. Die Syntax der eigenen Geschichte ist eine Syntax des Zwischenmenschlichen, denn das Subjekt wird im Kontext/Kontinuum eines intersubjektiven Milieus durch *faktische und symbolische Interaktionen* (*Mead* 1934, 1938; *Steinert* 1972) konstituiert, wie die Entwicklungspsychologie und Sozialisationsforschung zeigen. Die Positionen der Integrativen Therapie im Hinblick auf die „allgemeine Theorie der Therapie“ können deshalb als *tiefenhermeneutisch* und *interaktionistisch* bzw. *intersubjektiv* gekennzeichnet werden.

Tiefenhermeneutik will durch intersubjektive **Bewußtseinsarbeit** die Strebungen des individuellen und kollektiven Unbewußten zugänglich machen, einen **mehrperspektivischen Sinn** erschließen; doch darin allein liegt nicht die Heilung. *Sinn* muß nicht nur mitgeteilt, sondern auch geteilt werden in einer Weise, daß der Patient ihn aufnehmen, annehmen, integrieren kann. Je früher Schädigungen im biographischen Kontinuum des Lebens anzusiedeln sind, desto wichtiger wird es, daß Sinnerkenntnis in konkreten Interaktionen durch intersubjektive Qualitäten unterfangen wird: durch die *Atmosphäre* einer nährenden und haltenden Mutter und eines sichernden und stützenden Vaters. Gerade in der regressionsorientierten (*Ferenczi, Balint*) Arbeit mit Patienten wird es darum gehen, das Klima von *„good enough parents“* – um *Winnicott* zu paraphrasieren – bereitzustellen, deren Zuwendung und Verläßlichkeit die Matrix *primordialen Sinnes* (dieses Buch, S. 102f) bekräftigen, wie er durch die selbstverständlichen Gegebenheiten des **Grundvertrauen**s, d.h. durch die Geborgenheit in der „primären Ökologie“ pränataler Zwischenleiblichkeit in der „thalassalen Urszene“ des mütterlichen Schoßes und durch die Fraglosigkeit eigenleiblichen Funktionierens (vgl. *Petzold* 1984i, dieses Buch, S. 529ff) gewirkt wird. Auf dieser Basis vermag sich im Verlaufe des Lebens ein *pluraler Sinn* auf einer einheitlichen Basis, der des Vertrauens (*con-fidentia*) in die Welt, in das Leben, in die Menschen, zu entfalten.

Die allgemeine „Theorie der Therapie“ im Integrativen Ansatz ist damit (in der Folge von *Mead, Moreno, Merleau-Ponty, Ricœur, Marcel, Buber*) in radikaler Weise an das zwischenmenschliche Milieu gebunden, das in seinen unendlich vielfältigen Konfigurationen für Menschen zur Quelle von Gesundheit und Krankheit wird und in dem deshalb auch die Möglichkeiten für heilendes Geschehen beschlossen liegen. Welche *„Wege der Heilung“* (*Petzold* 1969b/1988n, 448; 1988d) man auch beschreiten will, sie sind in Beziehungsgeschehen eingebettet. Und so kreisen Überlegungen zur Therapeutik und zu ihrer Praxeologie immer um das Wesen und um die Handhabung von Beziehung (*Petzold* 1980g, 1986e, 1988p, dieses Buch S. 777-808).

Es ist noch hervorzuheben, daß Relationalität und Entwicklungsperspektive, tiefenhermeneutische Sinnexplikation und Konstituierung von Subjektivität im intersubjektiven Milieu in der „allgemeinen Theorie der Therapie“ nicht nur unter dem Gesichtspunkt der *Krankheit* und daraus folgend der *Heilung* gesehen werden, sondern auch unter der Perspektive der *Gesundheit* und der *Förderung*. Im Sinne des griechischen θεραπεύειν (= heilen, fördern, pflegen, entwickeln) wird neben dem engeren *klinischen* Gebrauch des Begriffes ‚Therapie‘ noch ein weiterer, umfassenderer *anthropologischer* Therapiebegriff zur Anwendung gebracht, der im Sinne „asklepiadischer Medizin“ (idem 1988n, 194, 216) auf *„Anthropoplastik“*, auf Menschenbildung und Kulturarbeit gerichtet ist (*Petzold, Sieper* 1990b). (Das griechische *therapeuein* entspricht dem lateinischen *colere*, aus dem sich der Begriff ‚Kultur‘ ableitet). Die „allgemeine Theorie der Therapie“ befaßt sich auch mit Fragen, die in die Bereiche der Therapieforschung und Theorienbildung (dieses Buch, S. 738ff), aber auch in die der Pädagogik/Agogik hineinreichen, mit Problemen der Prävention, der Rehabilitation, mit Fragen der Kommunikations- und Kreativitätsförderung (*Petzold, Orth* 1990) und Persönlichkeitsentwicklung. Hier ergänzt das Erbe der *„Humanistischen Psychologie“* (*Quittmann* 1985) das Erbe der *Psychoanalyse* bzw. der *Tiefenpsychologie* und finden sich Ergänzungen aus den Natur-, Sozial- und Humanwissenschaften.

Weiterführende Lit.: *Petzold* (1988n; 2002b), *Quekelberghe* (1979), *Garfield, Bergin* (1986), *Thomä, Kächele* (1989), *Ricoeur* (1988), *Straub* (1989), *Schelp, Kemmler* (1988)

6.2 Persönlichkeitstheorie

– entwicklungsbezogen-relational, polylogisch –

Persönlichkeit wächst in Beziehungen. Aus der biologischen Zugehörigkeit eines Menschen zur Spezies *Homo Sapiens*, die durch die Zeugung und das Heranwachsen des Föten konstituiert wird, ergibt sich noch nicht die Ausbildung einer Persönlichkeit. Diese erfordert das intersubjektive Milieu. Im Unterschied zur *Anthropologie*, die Aussagen über das Wesen des Menschen macht, will **Persönlichkeitstheorie** Erklärungsfolien für den Aufbau und das Zustandekommen sowie für das Funktionieren der Person bieten. Sie muß dabei mit den Grundaussagen der *Anthropologie* abgestimmt sein. Koexistenzaxiom, ökologische Perspektive und Intersubjektivitätstheorie verlangen eine Persönlichkeitstheorie, die in der **Relationalität** gründet. Die Konzeptualisierungen für diesen Theoriebereich können als *entwicklungsbezogen-relational* und *polylogisch* gekennzeichnet werden. Persönlichkeit entwickelt und *entwirft* sich in vier verschränkten Matrizen: 1. die der *Dyade* (Mutter-Kind), 2. der *Triade* (Mutter-Vater-Kind), 3. des *sozialen Milieus* (Geschwister, Familie, Freundeskreis, Nachbarschaft, Arbeitskollegen etc.) als polylogischer, vielstimmiger Einflußphäre, 4. des *ökologischen Zusammenhanges* (Wohnung, Quartier, Landschaft).

Persönlichkeit ist nicht nur *Geschichte* und gegenwärtiger Lebensvollzug, sie ist auch *Lebensentwurf im Kontext/Kontinuum*. Der **Körper** des Föten, „programmiert" zu wachsen und ausgestattet mit der Fähigkeit wahrzunehmen, mnestisch zu speichern und auszudrücken, bietet die Grundlage zur Ausbildung des „**archaischen Leibselbst**". Wir haben damit eine organismustheoretische Ausgangslage – im Sinne von *Plessner* oder *Buytendijk* (vgl. *Herzog* 1991, 253ff.) oder von *Goldstein, Rogers* oder *Perls* (vgl. *Hall, Lindsey* 1978, 335-371). Diese wird indes überschritten dadurch, daß das **Leibselbst** schon *in utero* mit dem Leib der Mutter in kommotibler Interaktion, ja Kommunikation steht (dieses Buch, S. 529ff). Das **Selbst** (*Stevens* 1996) formt sich aus im Zusammenwirken von genetisch vorgegebenen Reifungsschritten und Stimulierungen aus dem ökologischen Milieu, dem Lebensraum, insbesondere von seiten der *„caregiver"*, als *Synergem* sich ausbildender sensumotorischer, emotionaler (selbstreferentieller, leibgegründeter Gefühle, vgl. S. 621, 630ff), kognitiver und kommunikativer Schemata. Es bildet sich als weitere Dimension der Persönlichkeit ein *„archaisches* **Ich**", das sich zum reflexionsfähigen *„reifen* **Ich**" entwickelt (*Döbert* et al. 1977) als *„Gesamtheit aller Ich-Funktionen im Prozeß"* (d.h. bewußtes Wahrnehmen, Fühlen, Wollen, Denken, Werten, Handeln), durch das das Selbst sich seiner selbst bewußt wird, ein **Ich**, das in der Lage ist, die dritte Dimension der Persönlichkeit, **Identität** (vgl. *Hernegger* 1982; *Nunner-Winkler* 1983; *Krappmann* 1978, 1985; *Kames* 1992; *Frey, Haußer* 1987; *Keupp* 1988; *Stross* 1991; *Petzold* 1993d), zu konstituieren. Damit ist der Übergang vom *archaischen* zum **reifen Leib-Selbst** vollzogen (siehe Legende zu Abb. 6, S. 463 und Darstellung dieses Prozesses S. 529-548). Dieses besitzt **Ich** und **Identität**, die wiederum formend auf das **Selbst** und die *selbst*referentiellen Gefühle und Kognitionen (S. 630ff) sowie auf die leibliche Realität des sich wahrnehmenden Subjektes, das Wahrnehmendes und Wahrgenommenes *zugleich* ist – Koinzidenz von Subjekt und Objekt –, zurückwirken.

Besonders im Konzept der **Identität** kommen derartige Einflüsse zur Wirkung, eine Identität, die sich in sprachlich-symbolischen, aber auch handlungskonkreten, präverbalen und transverbalen, rationalen und emotionalen *Interaktionen* mit *anderen Identitäten* (*Bakhtin* 1981; *Mead* 1980, 318; *Krappmann* 1985, 171) und mit *Institutionen* (*Gehlen* 1983) aus *Fremdattributionen*, ihren *Bewertungen* (*valuation, appraisal*, vgl. S. 546) und ihren *Verinnerlichungen*, sowie aus den durch derartige Erfahrungen und Zuweisungen bestimmten *Selbstattributionen* (*Krampen* 1987, 131ff) *über die Zeit* hin, d.h. unter Konditionen von Kontinuität und Diskontinuität, und in Handlungsspielräumen (*Weymann* 1989) *konstituiert* und bis in die konkrete Leiblichkeit hineinwirkt, womit das **Leib-Selbst** auch **Rollenselbst** wird (z.B. durch Skripts, in die man hineingestellt war, Stücke, die man spielen mußte, Rollen, die einem „auf den Leib geschrieben" wurden, die man „verkörpert" hat). Durch die Verinnerlichung anderer Identitäten im Handlungsbezug (Drama, Narration) bzw. von Teilaspekten derselben als *„generalized other"* (*Mead* 1934/1968) ist die Sozialität konstitutiv für Persönlichkeit und in ihr über Skripts bzw. Narrative (dieses Buch 322ff, 670ff, 684ff) stets präsent und ist der Leib über das Leben hin gesellschaftlich imprägnierter *„social body"*. Das *Balancie-*

ren zwischen sozialer Zuschreibung und Selbstattribution, zwischen Konsistenz und kreativer Offenheit (*Keupp* 1988), zwischen Kontinuität und Diskontinuität (*Angehrn* 1985, 71) stellt die **transversale Identitätsarbeit** des Ich dar, das dringend eine *Metaperspektive* durch die Ko-respondenz mit anderen gewinnen muß, um nicht entfremdende Rollen- und Identitätszwänge zu perpetuieren (*Adorno* 1955; *Stross* 1991; *Petzold* 1993d). Eine vielfacettige **emanzipierte Identität** zu gewinnen, ist vielmehr Ziel von Identitätsarbeit (dieses Buch, S. 322ff; *Müller, Petzold* 1999 und jetzt *Petzold* 2001p).

Durch *Fremdattributionen* (**Identifizierung**) aus dem Kontext und *Selbstattributionen* (**Identifikationen**), der *kognitiven Einschätzung* (**appraisal**) und der *emotionalen Bewertung* (**valuation**, d. h. Einordnung in biographisch bestimmte Sinnzusammenhänge) von beidem sowie durch *Verinnerlichung* (**Internalisierung**, d.h. Speicherung im Gedächtnis – auch Verinnerlichung von aufgenommenen Bildern von Anderen) konstituiert das **Ich** im kommunikativen Kontext und im Kontinuum des Lebens **Selbstbilder** (Selbstschemata, Autoskripts, Selbstkonzepte). Diese bilden insgesamt vermittels eines Synergieeffektes eine hinlängliche Einheitlichkeit/Konsistenz/**Unizität**, gewährleisten zugleich aber auch eine **Pluralität**, eine Vielfalt der Person. Sie kann auf dieser Grundlage eine polyvalente, vielfacettige – und durch Ko-respondenz und Akte der Metareflektion – **emanzipierte Identität** als **Dimension des Selbst** ausbilden. Das wird damit ein „flüssiges Selbst“, ein „Selbst im Prozeß“, in dem auch nicht integrierbare, inkonsistente Moment eine Stimme haben können und das damit Freiheitsgrade gegenüber gesellschaftlichen Zwängen gewinnen kann, ein **polylogisches, emanzipiertes Selbst** wird, das über persönliche „**Souveränität**“ verfügt (*Petzold, Orth* 1998) und als Eines und Vielheit gesehen werden kann (*Petzold* 2001p).

Identität ist plastisch, da das Balancieren, die Attributions-, Bewertungs- und Verinnerlichungsprozesse, die Skript- bzw. Narrativbildung ein Leben lang fortdauern und eine spezifische „*Identitätsdynamik*“ (*Frey, Haußler* 1987, 16f) in Gang halten. Attributionsprozesse sind an Wahrnehmungsvorgänge gebunden: Selbstwahrnehmung und Fremdwahrnehmung. Beide bilden im Laufe der Sozialisation Schemata, Skripts, Narrative, Stile aus: im sensumotorischen und emotionalen Entwicklungsgeschehen (vgl. S. 439ff, 529ff, 630ff) und in der Entwicklung von „*social cognition*“ im sozial-kommunikativen Bereich (vgl. S. 441ff). Der Gesamtbereich der Wahrnehmung gehört, wie *von Cranach* und *Ochsenbein* (1985) deutlich machen, in die Persönlichkeitstheorie. Das Wahrgenommene wird nun aufgrund der in vorgängigen Erfahrungen gewonnenen **Sinnstrukturen** (zu ihnen gehören Werte, Überzeugungen, *believes*) bewertet und geordnet, wobei die „Offenheit“ oder „Geschlossenheit“ (*closed-mindedness*) wichtige Bewertungsparameter sind (*Schmitz* 1985). Die Arbeiten von *Rokeach* (1960) zu „Überzeugungssystemen“ oder von *Kreitler* & *Kreitler* (1982) zu „kognitiven Orientierungen“ haben die Bedeutung der „*believe systems*“ für die Persönlichkeit herausgestellt. Die im Prozeß von **Valuation** und **Appraisal** – er ist für die Ausbildung einer **emanzipierten Identität** und damit einer transversalen, erfahrungsoffenen **Subjektivität** (*Foucault* 1998; *Bakhtin* 1981) von zentraler Bedeutung (*Stross* 1991) – gewichteten bzw. bewerteten Wahrnehmungen werden verinnerlicht, in das Gedächtnis eingegraben. Sie stärken oder schwächen die Sinnstrukturen, die „*believe systems*“ und werden zu „*Schemata*“ von unterschiedlicher Komplexität integriert (*von Cranach, Ochsenbein* 1985). Es entstehen Selbstkonzepte (*Filipp* 1979), bewußte und unbewußte „*Selbstschemata*“ (*Singer, Kolligian* 1987) als „*organisierte Strukturen, die Kenntnisse über die Welt und das eigene Selbst einschließen*“ (dieses Buch

S. 434) und die Gestaltung der eigenen Existenz ermöglichen, eine personale Ästhetik in der das Subjekt, das Selbst, „Künstler und Kunstwerk zugleich ist“ (*Petzold* 1999q).

Wir hatten in unserem Ansatz die Begriffe *„Selbstbild“* bzw. *„Autoskript“* in ähnlichem Sinne gebraucht und wie folgt definiert: *»Selbstbilder sind an der Fremdwahrnehmung real präsenter Anderer und/oder an den verinnerlichten Fremdbildern „signifikanter Anderer“ (z.B. „inneren Beiständen“ oder „inneren Feinden“) bzw. in Interaktionen mit diesen formierte, komplexe Konstrukte“ (vgl. Kelly 1956), kognitive Schemata mit begleitenden affektiven Tönungen. Sie sind Folien, die Dispositionen zur und Strukturierungsmomente von Kommunikation in ihren leiblich konkreten Manifestationen – Haltung, Bewegung, Gesichtszüge, Mimik, Gestik, Tonus etc. – bereitstellen als Niederschlag vorgängiger, bewerteter und ins Zeitkontinuum gestellter Erfahrungen, die insgesamt auch die Gewißheit einer Selbstkonsistenz, d.h. Selbstgewißheit ermöglichen. Die Selbstbilder/Autoskripts können in ihrer Gesamtheit als das „organisierte biographische Wissen“ des Subjekts über sich selbst angesehen werden und konstituieren als dieses Gesamt seine Identität«* (*Petzold* 1970c, 29).

Im Kontext mit den Begriffen *„Fremdbild* und *Selbstbild“* haben wir Differenzierungen in Selbst- und Fremdbildtypen, die sich je nach Alter der jeweiligen Person nochmals unterschiedlich darstellen – bei Kindern anders als bei Jugendlichen und Erwachsenen *(Petzold* et. al. 1993) –, entlang spezifischer Fragestellungen vorgenommen.

»**Fremdbilder** mit den Fragen: *„Wer ist anders und wie ist er?* Diese Fragen gehen seit den frühesten Kindertagen, noch ehe sie in Sprache gefaßt werden können, der Frage nach dem eigenen Selbst voraus. Das Kleinkind sucht ein Bild seiner Mutter, seines Vaters usw. zu gewinnen. An diesen Fremdbildern einerseits und an den von signifikanten Anderen (*Mead* 1934) erfolgenden Zuschreibungen andererseits formieren sich und wachsen die **Selbstbilder** mit fortschreitendem Alter.

Die Fähigkeit, sich *Bilder* von Anderen (zumeist bedeutsamen) Personen machen zu können – realistische und idealisierte – und in sich zu tragen, die damit Teil der eigenen Persönlichkeit und identitätsprägend werden (z.B. als Vor- oder Leitbilder), entwickelt der Mensch über sein Leben hin. **Fremdbilder** – externale und verinnerlichte – bestimmen die Ausprägung der verschiedenen Selbstbildtypen maßgeblich. So die

- **Realbilder** des Selbst, formiert auf die Frage: *„Wer bin ich – hier und heute?“* Derartige Bilder von der eigenen Realität wachsen mit der Entwicklung der Realitätswahrnehmung und der Zeitperspektive. Sie wandeln sich durch zunehmende *Sinnerfassungskapazität* und die Reflexion der eigenen Geschichte sowie durch die Möglichkeit des Entwurfs von Selbstbildern für die absehbare Zukunft im Sinne von Entwicklungsmöglichkeiten, die man für sich zu sehen beginnt. So entstehen

- **Idealbilder** des Selbst als Antworten auf die Fragen: *„Wie möchte/sollte ich sein oder werden?“ – „In welche Richtung möchte/muß ich mich entwickeln?“* Damit wird durch antizipierte Realbilder (so es sich denn um solche handelt) auf künftige Identität abgestellt, wobei der Einfluß internalisierter, idealisierter Fremdbilder bestimmend werden kann, genauso wie er

- **Repräsentationalbilder** des Selbst einfärbt, die mit den Fragen verbunden sind: *„Wie will ich mich hier, in dieser sozialen Situation zeigen?“ – „Was wird von mir als Repräsentation erwartet?“* Fragen mit denen sich schon *Simmel, Marx, Dilthey* und unlängst *Goffman* (1959/1969) befaßt hatten und die deutlich machen, daß Identität auch den Charakter der „Selbstdarstellung“ hat, die mehr oder weniger stark von außen bestimmt sein mag, womit es zu Spannungen zwischen Real-, Ideal- und Repräsentationalbildern konnen kann.

- **Identität** ist nicht als geschlossenes, festgefügtes Ganzes zu sehen. Die „Einheit der Person“ ist weitaus weniger monolith anzunehmen, als das gemeinhin die Auffassung von Psychotherapeuten zu sein scheint. Schon *Lewin, Ichheiser, Vierkandt* haben auf die – nicht als pathologisch zu sehende – multiple Persönlichkeit, „Personen in der Person“ hingewiesen. In der **Identität** werden die verschiedenen Selbstbildtypen und Persönlichkeitsaspekte, Fremdbilder, Rollen, Teilpersönlichkeiten durch das *Ich* integriert. Ihr eignet deshalb eine gewisse vielfacettige und flexible Charakteristik statt starrer Selbigkeit, zumal das *Ich* mit Blick auf die Selbstbilder beständig auf mehreren Ebenen bewußt valuierend tätig ist [vgl. dieses Buch S. 647], aber auch unbewußte Bewertungen zum Tragen kommen mögen« (*Petzold* 1970c, 32).

Wir hatten seinerzeit verschiedene Bewertungsformen unterschieden, durch die Einschätzungen der eigenen Situation möglich werden sollten, indem das *Ich* sie auswertet, bewertet, gewichtet, ein Prozeß, der dem nahekommt, was *Snyder* (1974) als „self monitoring" bezeichnet hat und der bei Menschen verschieden stark ausgeprägt sein kann (idem 1979). In ihm werden die Selbstdarstellungen (Repräsentationsbilder) berwertet (idem 1983). Die folgenden Valuationstypen seien herausgestellt:

»**Valuation I:** „Wie stelle ich mich hier und heute dar?" – „Entspricht es mir?" – „Bin ich mit der Repräsentation meiner selbst zufrieden?"

Valuation II: „Wie sehen mich die Anderen?" – „Wie ist ihre Resonanz?" – „Bin ich mit ihr zufrieden?"

Valuation III: „Wie sollten die Anderen mich sehen?" – Hier gehen neben bewußten, strategischen Momenten, bewußte und unbewußte vorgängige Erfahrungen und Fremdbewertungen ein, die die Selbstbilder und Identitätscharakteristik geprägt haben, das was *Freud* als Über-Ich bezeichnet hat, und von uns als ein Aspekt der Identität gesehen wird, der, wenn er unbewußt zum Tragen kommt, zu

Valuation IV führt: einer oftmals unbewußten, negativen Selbstbewertung, die mit Fragen verbunden ist wie: „Kann ich vor Anderen bestehen?" – „Was würden die Anderen (meine Eltern, Lehrer, Freunde etc.) sagen/denken, könnten sie mein Verhalten hier sehen?" – Tauchen solche Fragen unbewußt, gleichsam „am Ich vorbei" aus den Archiven des Selbst auf als gespeicherte alte Szenen und Stücke, fixierte Narrative, die das Handeln der Person bestimmen, wird das Selbstbild/Autoskript zum Gefängnis, weil eine alte Wirklichkeit die Realität heute verstellt und festlegt« (*Petzold* 1970c, 33).

Die Valuationen sind mit den Selbstbildern und der jeweils gegebenen Situation bzw. Lebenslage unlösbar in einem wechselseitien Bedingungsgefüge verbunden. Über dieses kommen situative Einflüsse, soziale Zugehörigkeiten zu Schicht, sozialen Klassen, Subkulturen etc. zum Tragen und damit auch Zugehörigkeiten zu kollektiven Identitätsarealen etwa der Art, die von *Tajfel (*1978, 1982, 1984) als *„social identity"* gekennzeichnet wurden, womit auch übergeordnete, kollektive Bewertungsparameter ins Spiel kommen. In unserer Theorie sind die Identitätsmerkmale über Mitgliedsrollen (*Luhmann* 1968) durchaus wichtig. Die Identitätsmarkierungen durch Gruppenbindungen *(Kuhn, McPartland* 1954; *Stroebe* et. al. 1992, 420f) jedoch unterstreichen die attributive Seite der sozialen Identität und damit die Kontextvariable, d. h. die Wirkung der in den Kontext, die Lebenslage, eingebetteten Szenen, die vom Individuum aufgenommen werden und über seinen Lebenslauf *(Kohli* 1985) und in seiner Karriere (*Gerhardt* 1986) zur Wirkung kommen.

Schon *Thomae* (1943, 1958) hatte aufgrund biographischer Dokumente die Wirkung und Bedeutung eines „Lageschemas" als des „in *Fleisch* und *Blut* übergegangenen Wissens um wichtige Erfordernisse der eigenen Lage" (idem 1988, 18, meine Hervorhebung) nachgewiesen. Selbstbilder, wie sie in der *Identität* zusammenwirken, sind keine statischen Größen. Sie sind die *Verinnerlichung von „erfahrenen Situationen"* (vgl. *Nelson, Gruendel* 1981 und dieses Buch S. 541-547), *von Atmosphären, Szenen und Stücken.* Selbstbilder bzw. Autoskripts bleiben in ihren kognitiven Repräsentationen, die z.B. Perspektiven auf Situationen ermöglichen, an diesen *dramatischen Kontext* gebunden, an „Drehbücher, Skripts, Erzählfolien – an **Narrative** und **Narrationen**" (*Petzold* 1990p, 1988k, 1988n, 256f, dieses Buch, S. 322ff, 684-689), denn der Mensch ist ein „in Geschichten verstricktes Wesen" (*Schapp* 1959/1981, 274), das sich in seinen Geschichten interpretieren und als zeitliches „selber präsent werden kann" (*Angehrn* 1985, 36), womit dem Moment der *Temporalität* des Subjekts in seinen dramatisch-narrativen – d.h. verlaufenden, sich emergierenden, entwerfenden (*Mead* 1929, 1938) – Kontexten eminente Bedeutung zukommt (*Ricoeur* 1988, *Straub* 1989). *Adlers* (1930/1974) „Lebensstile", *Bernes* (1975) – und mit anderer Konzeptualisierung –, *Nelsons* (1986) „Skripts", *Havighursts* (1963) „Entwicklungsaufgaben" sind Konzepte, die in ähnliche Richtung weisen. Nach *Carlson* (1981) und *Tomkins* (1979) fügen sich „Szenen" der Kindheit zu thematischen Verbindungen, die Denken und Verhalten lebenslang bestimmen können. *Helson* et al. (1984) konnten derartige „Lebenslauf-Drehbücher", die Bestimmung der Persönlichkeit durch die „soziale Uhr" in einer Longitudinaluntersuchung nachweisen.

Die Wirkung von *Szenen* und *Stücken* wurde unter dem Einfluß von *Moreno* (1946), *Iljine* (1942, 1972), *Bakhtin* (1981) in der Integrativen Therapie stets betont (*Petzold* 1972a, 1982a, 1990p). Sozialistion, d.h. Ausbildung einer Persönlichkeit durch die Einflüsse von Kontext und Kontinuum, wurde als „Internalisierung von Szenen und Szenengeschichten" (Skripts/Stücken) und ihren Atmosphären in der „Szenentheorie" (dieses Buch S. 271ff) und der

„Theorie der Narration“ (idem 1988k, dieses Buch, S. 325ff, 670ff) unseres Ansatzes gekennzeichnet (idem 1981i, 1990p), die an dieser Stelle nicht näher dargestellt werden kann. *Morenos* Rollenbegriff, der selbst- und fremdattributiv konstituiert wird und auch die leibliche Realität mit den Konstrukten der somatischen bzw. physiodramatischen Rollen (die einem „auf den Leib geschrieben sind“) einbezieht und den wir zum Konzept des *„Rollenintegrals“* (*Petzold, Mathias* 1983, 151ff) weiterentwickelt haben, war für unsere Vorstellung von **„Selbstbildern in Szenen und Stücken“**, von Autoskripts, von *„narrativer* und *interaktionaler Identität“*, äußerst einflußreich und ähnlich bedeutsam wie die Konzeptualisierungen *Meads* (1934, 1938, vgl. dieses Buch S. 322ff).

Emanzipierte personale *Identität*, die durch Identitätsarbeit, die dramatisch-narrative Aktivität des Ich *und* die Attributionen (auch sie sind zumeist von dramatisch-narrativer Qualität) durch andere Identitäten und Institutionen aus dem *Kontext/Kontinuum* in fünf tragenden Lebensbereichen (Leiblichkeit, soziales Netzwerk, Arbeit/Leistung/Freizeit, materielle Sicherheit, Werte, *Petzold* 1984i; *Kames* 1992) konstituiert wird, ist demnach als *„Ensemble von Selbstbildern in dramatisch-narrativen und interaktionalen Kontexten“* zu sehen, als *„im Leibgedächtnis kognitiv präsente Szenengeschichten“.* Diese können starr und fixiert sein, sich in Wiederholungszwängen beständig inszenieren, dysfunktional zur „Geforderheit der Lage“, zur gegenwärtigen Situation – wir sprechen dann von fixierenden **Narrativen** (ggf. sogar von *malignen Narrativen*). Szenengeschichten mit den in ihnen wirkenden Strukturen können aber auch offen für Neues, plastisch, entwicklungsfähig sein, sich den Erfordernissen von Kontext/Kontinuum anpassen, ohne eine gewisse Basisstrukturierung zu verlieren. Wir sprechen dann von **Narrationen**. ***Narrativ** und **Narration** sind Integrale von kognitiven Strukturen (oder Stilen) und emotionalen, volitiven, sensumotorischen und sozial-kommunikativen Strukturen (idem 1974k, 299/1988n, 69), die aufgrund komplexer Lernprozesse im Verlaufe der lebenslangen Entwicklung ausgebildet werden: durch motorisches Lernen → Bewegungsstile, durch „Verhaltenslernen → Verhaltensstile, durch emotionales Lernen →emotionale Stile, durch Einsichtslernen → kognitive Stile* “ (vgl. idem 1974k, 310/1988n, 78f).

Im Unterschied zu einer rein „kognitiven Theorie der Persönlichkeit“ (*Kelly* 1955; *Combs, Snygg* 1959; *Thomae* 1968, 1988) wird in unserem Ansatz die sensumotorische, emotionale und sozial-kommunikative Wirklichkeit stets mitgedacht. Der Begriff der **Narration** bezieht dies genauso ein wie der an ihn gebundene der **Identität**, die immer leibgegründet und sozial bezogen ist. Sie ist Teil eines **Selbst**, das nicht nur als „Individuum, wie es sich selbst innerhalb eines sozial bedingten Bezugssystems wahrnimmt“, aufzufassen ist, um die klassische Definition *Newcombs* (1959, 258) zu zitieren, das nicht nur ein „Cluster von Kognitionen“, ein „internalisiertes Selbstmodell“ (*Filipp* 1979, 147ff) ist, sondern das **Subjekt** der Konstitution solcher Kognitionen, Selbstschemata, -konzepte, -modelle ist, die dann allerdings auch Teil „seiner selbst“ werden. Das **Selbst** ist „leiblich gegründete Stabilität in ständigen Metamorphosen“ (*Petzold* 1990b), eingebunden in den *Heraklit*ischen Fluß des Lebens – über die Spanne der Lebenszeit, er ist Autor einer *Lebenskunst* als Ästhetik der eigenen Existenz mit Anderen, Künstler und Kunstwerk zugleich (*Foucault, Bakhtin;* vgl. *Petzold* 1999q, 2002h).

Eine derartige „integrative Persönlichkeitstheorie“ ist letztlich konstruierbar über den phänomenologischen, relationalen **Leibbegriff**: *Leib ist der sich selbst und das Umfeld intentional wahrnehmende und das Wahrgenommene speichernde Organismus, welcher sich damit zum Leibsubjekt transzendiert* (vgl. die Positionen von *Merleau-Ponty, Plessner, Marcel, H. Schmitz*, in: *Petzold* 1985g). Dieser Leibbegriff ermöglicht, die Dimensionen *kognitiver Repräsentation* (*Thomae* 1988), *wahrnehmender Interaktion* als sensorisch-perzeptuelles Erfassen (*Combs, Snygg* 1959; *Gibson* 1979) der Welt und ihre *emotionale Bewertung* zu verbinden. Die Anthropologie wirkt so befruchtend in die Persönlichkeitstheorie, die im Begriff des **Leib-Selbst** den ganzen Reichtum des Selbstbegriffes (*Mischel* 1977; *Finagrette* 1963) aufnehmen kann, sich allerdings auch mit seiner Vielschichtigkeit auseinandersetzen muß (*Lee, Noam* 1981). Auf der Grundlage der biologischen, organismischen Realität des Menschen, von der übrigens auch *G.H. Mead* (1934, 1983) ausgeht, kann einerseits die Dimension des *„social self“* (sowohl in der Tradition *Meads* wie auch in der *Lewins*, vgl. *Babad* et al. 1983) einbezogen werden: das *Selbst ist Prozeß* (*Goodman, Perls* et al. 1951 und von anderer Seite *Goffman* 1959), andererseits kann die *Struktur* des Selbst berücksichtigt werden, und ohne diese wäre Therapie kaum zu realisieren – schon gar nicht eine „Therapie des Selbst“ (etwa im Sinne *Kohuts* 1978, 1979; *Muslin, Val* 1987).

Den Prozessen von Reifung, Entwicklung, Sozialisation, dem Zusammenwirken von *nature and nurture* kommt in unserer Persönlichkeitstheorie zentrale Bedeutung zu. In ihnen bilden sich relativ überdauernde Persönlichkeitsstrukturen (*Schaie* 1983) aus, die allerdings nur vor dem biographisch-historischen Hintergrund bzw. Kontext auf der ökologischen Mikro-, Meso-, Makro- und Megaebene verstehbar werden. *Das **Selbst** als **Leibselbst** mit seinen Ausfaltungen **Ich*** und ***Identität***, ist ein **Synergem,** *die im Leibgedächtnis festgehaltene Repräsentation komplexer, interdependenter sensumotorischer, emotionaler, volitiver, kognitiver und sozial-kommunikativer Schemata bzw. Stile, die kommotibel über die Lebensspanne hin ausgebildet werden* (*Petzold* 1970c, 1974j, *vgl. Kaplan* 1988; *Newman,*

Newman 1980; *Lapsley, Power* 1988). Sie sind Gegenstand der therapeutischen Arbeit, deren Wesen in der Beeinflussung der Persönlichkeit als Ganzer, des Leibselbst, der Stile und Strukturen und der sie bewirkenden Prozesse sowie ihres konstitutiven Umfeldes liegt.

Mit dem hier umrissenen Ansatz ist eine Verschränkung von organismischer, interaktionaler und kognitiver Persönlichkeitstheorie (letztere im Sinne von *H. Thomae* 1968/1988, ihrem wohl bedeutendsten Vertreter) möglich, ein integratives Modell also, wie es z.B. auch *Epstein* (1973, 1979) vorgelegt hat. Derartige Modelle sind für die Erfordernisse von Psychotherapie unverzichtbar.

In unserer dynamischen Theorie des Leibselbst (*Petzold* 1984i) sind die „Leitideen der Persönlichkeitstheorien", wie sie *Fisseni* (1984, 257) z.B. herausgearbeitet hat, einbezogen: Subjektivität, die in ihrer Relationalität interaktional und in ihrer Entwicklungstendenz zeitlich extendiert ist, wird mit der Situation, dem sozialen Feld in einer Weise verbunden, daß in der *Dialektik von Struktur und Prozeß*, von Überdauerndem und Variablem die *Einzigartigkeit* der Person und ihre *Verbundenheit* mit der Gemeinschaft zugleich konstituiert wird: *leibhaftige, prägnante Identität in permanentem Wandel. Persönlichkeit ist demnach „individuelle Einzigartigkeit" und „soziale Realität" in Entwicklung.* Diese doppelte Sicht des integrativen Ansatzes hat für die Theorienbildung und die Praxeologie von Psychotherapie kardinale Bedeutung (*Petzold, Mathias* 1983). Die *relationale Sicht* der *multitheoretisch* begründeten (*Pervin* 1978, 1985) „integrativen Persönlichkeitstheorie" verlangt, daß Persönlichkeit nie nur als „Individualität" gesehen wird, sondern im *Netz* der Relationen als *„soziales Atom"* (*Moreno* 1953; *Petzold* 1979c, 1982b). Die *entwicklungsbezogene Sicht* der Persönlichkeit verlangt, daß der Mensch als „soziales System", der – um die radikale Formulierung *Morenos* zu gebrauchen – ein „soziales Atom" *ist* (nicht etwa hat), sich in lebenslanger Entwicklung befindet und seine **Netzwerke** (*Keupp, Röhrle* 1987) mit ihm (d.h. auch die Art und Weise, wie sie individuell kognitiv repräsentiert sind oder kollektiv als *„social worlds"* bzw. *„représentations sociales", vgl. Strauss* 1978, *Moscovici* 1984). Persönlichkeit mit allem, was sie umfaßt und beinhaltet, bietet die Möglichkeit von „Kontinuität im Wandel" (*Piaget* 1964), von Strukturen *und* Prozessen (*Kagan* 1980), von Regelhaftigkeiten in der Veränderung (*Wohlwill* 1977); denn Leben ist Veränderung, und der Mensch kann sich ihr nicht entziehen. Persönlichkeit vermag bei aller Umweltabhängigkeit, allen „aleatorischen" Unwägbarkeiten (*Gergen* 1979) eine gewisse *Stabilität* für das Leben zu bieten, wobei sie durch ihre gleichzeitige *Plastizität* die Gefahr rigider Erstarrung vermeiden kann. Daraus folgt, daß Persönlichkeitstheorie sich auf Entwicklungspsychologie und Sozialisationstheorie (*Kegan* 1986) gründet und Psychotherapie die Entwicklung der Persönlichkeit in ihrem Beziehungsgeflecht, ihrer Relationalität verstehen lernen muß, um indikationsgerecht ihre *Stabilität* zu stützen oder ihre *Plastizität* für veränderungswirksame Interventionen zu nutzen.

Weiterführende Lit.: *Bischof* (1983), *Petzold* (1984i), *Lapsley, Power* (1988), *Leahy* (1985), *Fisseni* (1984), *Hall, Lindsey* (1978), *Thomae* (1968, 1988), *Kegan* (1986). Zusammenfassend: *Petzold* (2001p)

6.3 Entwicklungstheorie

– synoptisch: interaktional, ökologisch, lebenslaufbezogen –

Es dürfte deutlich geworden sein, daß Persönlichkeitstheorie und **Entwicklungstheorie** nicht voneinander zu trennen sind, denn Persönlichkeit ist eine sich entwickelnde (*Kegan* 1986), genau wie die anthropologischen Positionen der Integrativen Therapie das Subjekt im Strom der Zeit *(Kontinuum)* und im Zusammenhang der Welt (*Kontext*) situiert: Mensch in beständigen Metamorphosen (*Petzold, Orth* 1990b; *Petzold* 1990b). Die entwicklungstheoretische und ökologische Position (*Vygotsky, Lewin, Gibson*) zieht sich durch den gesamten Ansatz der Integrativen Therapie. Sie trägt die „allgemeine Theorie der Therapie" mit ihrem Aspekt der Förderung und der Persönlichkeitsentwicklung im Lebenszusammenhang, findet sich in der Gesundheits- und Krankheitslehre, was die Entwicklung von Krankheit anbelangt. Sie bestimmt die Prozeßtheorie, bei der das Anstoßen von Entwicklungsprozessen ein wichtiges Moment darstellt (*Petzold, Schneewind* 1986b), oder die Interventionslehre, durch die derartige Entwicklungen gefördert werden sollen. Integrative Therapie könnte mit Fug und Recht als „Entwicklungstherapie des Subjektes" bezeichnet werden (wobei im Sinne eines weitgefaßten Verständnisses des Therapie-Begriffes nicht nur die kurative Seite, sondern auch die Dimensionen der Förderung und des Enrichement mitgesehen werden müssen; idem 1988n, 215f).

Wir sprechen absichtsvoll von Entwicklungstheorie und nicht von Entwicklungspsychologie, weil wir damit einen breiteren Rahmen abstecken, und dies ist notwendig, um der Komplexität des Entwicklungsgeschehens des Menschen gerecht zu werden. Die Position der Integrativen Therapie kann als *synoptisch*, d. h. interaktionale, ökologische und lebenslaufbezogene Dimensionen einbeziehend – von der Kindheit bis ins Senium (*Rutter, Hay* 1994; *Wrightsman* 1988; *Goldhaber* 1986; *Rebok* 1987; *Petzold* 1999b) – gekennzeichnet werden. Blickt man in die Entwicklungspsychologie, so trifft man auf eine große Anzahl von Strömungen und Richtungen, etwa behavioristischer, psychoanalytischer, sozialpsychologischer oder kognitionstheoretischer Provenienz, und sie alle haben wesentliche Beiträge zum Verständnis des Entwicklungsgeschehens geleistet.

Leider liegt bislang kein ausgereiftes, *integratives Modell* einer Entwicklungstheorie vor (vgl. *Peukert* 1979; *Oerter, Montada* 1987; *Trautner* 1991; *Oerter* 1984). Die einzelnen Strömungen laufen parallel, und Querverbindungen werden nicht häufig gezogen, oder gar systematisch ausgearbeitet (vgl. aber *Keller, Meyer* 1982 und *Petzold*, dieses Buch S. 526-547, für die „Psychologie der frühesten Kindheit"). So bleibt eine Synopse Desiderat, um Entwicklungsgeschehen adäquat verstehen zu können. Hier sollen zumindest die unseres Erachtens notwendigen Elemente einer solchen Synopse vorgestellt werden, die die Praxis der Integrativen Therapie beeinflussen und bestimmen.

Weiterführende Lit.: *Oerter, Montada* (1987), *Oerter* (1984), *Montada* (1987), *Kegan* (1986), *Keller, Meyer* (1982), *Trautner* (1991), *Petzold* (1993c, 1994j), *Müller, Petzold* (2002b, dieselben 2003)

6.3.1 Aspekte einer mehrperspektivischen „klinischen Entwicklungspsychologie"

Die Komplexität des Entwicklungsgeschehens hat eine fruchtbare Vielfalt an Zugängen (*Vasta* 1989) zum Verständnis der menschlichen Entwicklung hervorgebracht, andererseits aber auch eine schwer überschaubare Situation geschaffen, was den Überblick über die Forschungslage anbelangt (*Trautner* 1991). Für den Psychotherapeuten, der einen entwicklungsorientierten Ansatz und die Herleitung aktualen Verhaltens aus den Einflüssen der Vergangenheit vertritt, der weiterhin in seiner Behandlungspraxis mit regressiven Prozessen arbeitet, wird eine komplexe Perspektive auf die Entwicklung unverzichtbar (*Miller* 1989). In der Regel wird er die entwicklungspsychologischen Konzepte seiner spezifischen psychotherapeutischen Schule überschreiten müssen, da sie zu einseitig sind und wichtige Dimensionen des Entwicklungsgeschehens unberücksichtigt lassen oder gar ausblenden. Es soll daher hier ein sehr kompakter Überblick über die Richtungen der Entwicklungstheorie gegeben werden, die u.E. für die Integrative Therapie wichtige Verständnishorizonte eröffnen. Dabei richten wir uns weder an einer Einteilung nach psychologischen Orientierungen aus – z. B. biogenetische, psychoanalytische, lerntheoretische, kognitive Entwicklungstheorien (so *Miller* 1989;

Trautner 1991; *Baldwin* 1974) –, noch an einer Vorstellung von Entwicklung als Stufengang (*Oerter* 1970), auch nicht an einer Gliederung nach Modellen (*Thomae* 1959; *Nickel* 1972), sondern wir blicken mit den Augen des *interventionsorientierten Psychotherapeuten* und wählen unsere Ordnungsgesichtspunkte nach Interventionsfeldern aus, nach Kenntnissen und Perspektiven, die in einer „*klinischen Entwicklungspsychologie*" uns unverzichtbar scheinen. Es wird damit ein Rahmen gegeben, der jeweils geweitet oder verengt werden kann, um „kleine" und „größere" *Synopsen* zu ermöglichen, die zu entwicklungstheoretisch begrundbaren „Heuristiken der Intervention" führen sollen. Natürlich können an dieser Stelle nur Aspekte aufgegriffen, Positionen z.T. nur angedeutet werden, und eine inhaltliche Ausarbeitung ist nicht möglich. So müßte die Frage der Entwicklung der Emotionen mit Konzepten zur Handhabung von Gefühlen in regressiver therapeutischer Arbeit verbunden werden (vgl. z.B. dieses Buch S. 630ff, 655ff) usw. Diese und andere Fragestellungen sind in anderen Veröffentlichungen aufgenommen worden (*Petzold* 1988d, 1990e) bzw. müssen in weiterführenden Publikationen ausgearbeitet werden. Die kompakten Kurzdarstellungen mit Verweisen auf ausgewählte, wichtige Literatur wollen nicht mehr als eine Orientierung für die erforderliche vertiefte Einarbeitung liefern, wobei der „ökologische" Bezug, die Dimension der „Lebensspanne" (vgl. S. 377f) und die Perspektive der makrosozialen, gesellschaftlichen Einflußsphären verbindende Leitprinzipien darstellen.

Die im nachstehenden aufgeführten entwicklungstheoretischen *Perspektiven* müssen also alle in einen lebenslaufbezogenen, ökologischen und gesellschaftlichen Zusammenhang (*Wohlwill* 1983; *Elder* 1974, 1985; *Birren* et al. 1979) gestellt werden, und hier sind die Ergebnisse der Longitudinalforschung (*Rutter* 1989, 1990; *Thomae* 1983) besonders wichtig.

Weiterführende Lit.: *Trautner* (1991), *Nickel* (1975); *Wieczerkowski, zur Oeveste* (1982), *Flammer* (1988), *Baldwin* (1974), *Lerner* (1986), *Miller* (1989), *Vasta* (1989), *Rutter, Rutter* (1992)

6.3.2 Entwicklungspsychologie der Lebensspanne

Entwicklung wird in der Integrativen Therapie im Sinne des „**life span developmental approach**" als Entwicklung in der **Lebensspanne** (*Baltes, Eckensberger* 1979; *Baltes* et al. 1980, 1989; *Featherman, Lerner* 1986) und im **Lebensraum** (*Lewin* 1963; *Gibson* 1979; *Bronfenbrenner* 1979; *Oerter* 1987) gesehen, als Entwicklung in **Kontext und Kontinuum** (*Petzold* 1965, 1970c, 1974j, 1984i). Sie beginnt mit der Konzeption, erstreckt sich über Säuglingszeit und Kindheit (*Rosenblith, Sims-Knight* 1989; *Osofsky* 1987) und endet keineswegs mit dem Jugendalter. Die gravierenden Veränderungen im Senium (*Petzold* 1985a; *Saup* 1992; *Baltes, Baltes* 1990) machen dieses genauso deutlich wie die Entwicklung, die ein erwachsener Mensch durch Freundschaften (*Matthews* 1986; *Youniss* 1982; *Adams, Blieszner* 1989), Elternschaft (*Kleves* 1983; *Pauls, Johann* 1984; *Gauda* 1990), durch Verletzung und Todeserfahrung (*Kalish* 1989), durch berufliche Verantwortung (*Hoff* 1987; *Heinz* 1982), durch Schicksalsschläge erfährt (*Filipp* 1987; *Snyder, Ford* 1987). Die durch Soziologie (*Piper* 1978; *Kohli* 1978), Sozialpsychologie (*Marshall* 1986; *Rossi* 1985) und die Psychologie (*Colarusso, Nemiroff* 1981; *Whitbourne, Weinstock* 1982) beschriebenen Veränderungen im Erwachsenenalter (*Mayring* et al. 1992; dieses Buch S. 377f, 569ff) sind ein differenziertes und vielfältiges Geschehen und beschränken sich nicht auf die „Midlife Crisis" (*Schaie, Willis* 1986; *Hunter, Sundel* 1989; *Norman, Scaramella* 1980) oder „Midlife Loss" (*Kalish* 1989). Von *Eriksons* lebenslaufbezogenem Konzept alterstypischer Konfliktkonstellationen (sie lassen sich empirisch nicht eindeutig bestätigen, vgl. *Peck* 1968) einmal abgesehen, ist diesen Zusammenhängen in der Psychotherapie bislang kaum Rechnung getragen worden (*Lidz* 1980; *Thomas* 1989), etwa für die Erarbeitung einer kontext- und karrierebezogenen Betrachtungsweise und Interventionspraxis (*Petzold* 1990k) oder einer „klinischen Entwicklungspsychologie" (*Noam, Kegan* 1982), die protektive und adversive Ereignisse, salutogene und pathogene Einflüsse gleichermaßen in den Blick nimmt (*Petzold* et al. 1993).

Weiterführende Lit.: *Oerter* (1978, 1987), *Whitbourne, Weinstock* (1982), *Baltes, Eckensberger* (1979), *Thomas* (1989), *Filipp* (1987b), *Dollase* (1985), *Mayring* et al. (1992), *Saup* (1992), *Hunter, Sundel* (1989), *Kalish* (1989), *Rutter, Rutter* (1992), *Petzold* et al. (1993), *Müller, Petzold* (2002b)

6.3.3 Neuro- und sensumotorische Entwicklung

Legt man einen neuromotorischen (*N.N. Bernstein*) und ökologischen Ansatz (*J.J. Gibson*) der Betrachtung zugrunde, so ist von einer intermodalen Koordination der einzelnen Sinnessysteme und von einer Verschränkung von sensorischen und motorischen Handlungsplänen (*Turvey* 1977; *Turvey, Kugler* 1984) auszugehen – ein Gedanke, der sich ähnlich, aber vor anderem Hintergrund im Konzept des „totalen Sinnes- und Handlungsorgans des Leibes" bei *Merleau-Ponty* (1945), der Bewußtsein und Handlung als zwei Seiten eines Prozesses (idem 1976, 188) betrachtet, vorbereitet findet. *Gibson* und *Spelke* (1983) sehen in einer solchen Verschränkung die Basis für die multimodale Exploration der Welt von den ersten Säuglingstagen an (dieses Buch S. 534ff).

Die Entwicklung des Bewegungsverhaltens in Verbindung mit dem Wahrnehmungsvermögen, der sensumotorischen Koordination im Kontext ist für das Verständnis des Entwicklungsgeschehens (*Siedentop* et al. 1983; *Kelso, Clark* 1982; *Schmidt* 1975, 1982) bei Babies, Kleinkindern, Kindern (*Wade, Whiting* 1986; *Hopkins, Vermeer* 1992; *Holle* 1988; *Kalverboer* et al. 1992), aber auch in späteren Lebensphasen bis ins Senium (*Haywood* 1986; *Petzold* 1985f) von zentraler Bedeutung (*van Rossum* 1987; *Wohlwill, Heft* 1987). Perzeptionsverhalten, Bewegungsmuster, Körperhaltung, Muskeltonus, Körperschema (*Fisher, Cleveland* 1968; *Tiemersma* 1989) sind integraler Teil der Persönlichkeit, die nicht nur ein Set kognitiver Stile oder Schemata ist, sondern **Leib-Subjekt**, das auf den Aufforderungscharakter (*Lewin* 1926) der Welt, auf die Handlungsangebote (*affordance, Gibson* 1979) der Dinge reagiert. Kognitionen gründen im sensumotorischen Er-fahren, Be-greifen, Er-fassen, Ver-stehen der Welt. Sprache entspringt den *„vocal gestures"* (*Mead* 1934). Das Wachsen von *„mastery"* und *„competence"* in allen Bereichen (*Harter* 1978, 1983; *Wachs* 1987; *Conolly, Brunner* 1974) über die Lebensspanne hin (*Kolligian, Sternberg* 1989; *Thomas* 1984) setzt bei der fungierenden Sensumotorik im ökologischen Kontext an. Das sollte von Psychotherapeuten nicht vergessen werden, die – sensibel für biologistische Verkürzungen (*Morss* 1990) und zugleich offen für die eminente Bedeutung des somatomotorischen Bereichs – bestrebt sind, kontextbezogene, eigenleibliche Wahrnehmung (*Schmitz* 1989), Körperschema, Bewegungskompetenz nachzusozialisieren bzw. zu fördern und zu entwickeln, das Bewußtsein: *„Ich bin – in Situationen wahrnehmend und handelnd – mein Leib!"*

Weiterführende Lit.: *van Rossum* (1987), *Thomas* (1984), *Turvey* (1977), *Tiemersma* (1989), *Haywood* (1986), *Kaufmann-Hayholz* (1989), *Kalverboer* et al. (1992), *Prechtl* (1984), *Holle* (1988), *Netelenbos* (1988), *Salvesbergh* (1993)

6.3.4 Emotionale Entwicklung

Die Entwicklungspsychologie der Emotionen (*Schmidt-Atzert* 1981) war eine über lange Zeit vernachlässigte Disziplin (in *Oerter, Montada* 1987 fehlt z.B. nicht nur ein spezifisches Kapitel, der Begriff „Emotion" scheint nicht einmal im Register auf). Als Domäne der psychoanalytischen Entwicklungstheorie hat sie sich mehr auf das Material aus Analysen von Erwachsenen gestützt, von dem her die emotionale und die Ich-Entwicklung von Kindern spekulativ konzipiert wurde, als auf differentielle Beobachtungen von Kindern unter empirisch zuverlässigen Bedingungen, und das beginnt sich erst zögernd zu verändern (*Greenspan* 1985, 1989; *Krause* 1983; *Mertens* 1980; *Kutter* 1983). So sind die Konzepte von *Melanie Klein*, aber auch von *Anna Freud*, ja selbst die von *Margaret Mahler* (hier u.a. wegen problematischer Forschungsdesigns) mit Vorsicht zu betrachten. Besser ist es, sich auf die empirische Entwicklungspsychologie der Emotionalität (*Kagan* 1984; *Sroufe* 1979; *Izard* 1981, 1982) zu beziehen, denn diese hat eine Fülle von Material zusammengetragen. Dabei lassen sich divergierende Positionen, wie sie z.B. die Differenzierungstheorie von *Sroufe* (1979, 1984), die psychoevolutionäre Theorie von *Plutchik* (1980) und die Theorie der Entwicklung diskreter Emotionen von *Izard* (1977) darstellen, durchaus fruchtbar integrieren (*Ulich* 1989), ja Integrationsmodelle werden unverzichtbar werden (*Leventhal* 1979, 1984; *Bottenberg* 1991; *Petzold*, dieses Buch S. 607-662). Emotionspsychologische Konzepte müssen verbunden mit kognitions- und sozialisationstheoretischen betrachtet werden, da Emotion, Kognition und Interaktion im Entwicklungsgeschehen zusammenwirken (*Eckensberger, Lantermann* 1985; *Schelp, Kemmler* 1988), und sie müssen für jede Periode der Lebensspanne spezifisch angesehen werden: vom Säuglings- und Kleinkindalter (*Barrett, Campos* 1987; *Lewis, Rosenblum* 1978; *Kagan* 1981), über die Adoleszenz (*Montemayor* et al. 1980; *Adelson* 1980) bis zum Erwachsenenalter und Senium (*Malatesta, Izard* 1984); denn Gefühle spielen in der Psychotherapie eine zentrale Rolle (*Hart* et al. 1975). „Attachment" (*Belsky, Nezworski* 1988; *Lamb* et al. 1985; *Bowlby* 1988; *Ainsworth* et al. 1978) ist nicht nur eine entwicklungspsychologische, sondern auch eine klinische Größe. Jedes Gefühl und seine Äußerung – z.B. Schmerz, Weinen (*Lester* 1985) oder Angst, Aggression (*Wolff* 1987), Ekel, Neid, Freude, Lust etc. – hat für die klinische Arbeit spezifische Implikationen. Die Ergebnisse der Emotionspsychologie und der Entwicklungspsychologie der Emotionen müssen von einer Psychotherapie, die wie die Integrative Therapie Entwicklungsförderung im Sinne „emotionaler Sozialisation" (*Lewis, Saarni* 1985) und „emotionaler Differenzierungsarbeit" als eine ihrer Hauptaufgaben ansieht, beständig rezipiert und für das praktische Handeln fruchtbar gemacht werden (dieses Buch S. 630ff). Nur so kann sie z.B. in regressiver Arbeit (S. 655ff) altersspezifische Emotionsäußerungen (*Izard* 1982; *Keller, Meyer* 1982, 83) identifizieren, verstehen und einordnen und dazu beitragen, daß emotionale Probleme gelöst und eine reiche Emotionalität erschlossen werden können.

Weiterführende Lit.: *Izard* (1980o), *Kagan* (1984), *Malatesta, Izard* (1984), *Euler, Mandl* (1983), *Sroufe* (1979), *Ulich* (1989), *Scherer, Eckman* (1984), *Schelp, Kemmler* (1988), *Kruse* (1991), *Petzold* (1993b, 1995g und dieses Buch, S. 607-662)

6.3.5 Kognitive Entwicklungstheorie

Kognitive Entwicklung befaßt sich im engeren Sinne mit den „höheren geistigen Prozessen", wie „Wissen, Bewußtsein, Intelligenz, Denken, Imagination, Kreativität, das Generieren von Plänen und Strategien, Überlegen, Folgern, Problemlösen, begriffliches Fassen, Klassifizieren und Verknüpfen, Symbolisieren und vielleicht Phantasieren und Träumen" (*Flavell* 1979, 13) und sieht, weiter gefaßt, den Menschen nicht als „Ansammlung oder Haufen von unzusammenhängenden kognitiven Komponenten", sondern als „ein in komplexer Weise organisiertes System von interagierenden Komponenten" (ibid. 16), das auf die Konsitituierung individueller und kollektiver Sinnstrukturen gerichtet ist. Dieses System in seiner Entwicklung über die Lebensspanne hin (*Forman, Sigel* 1979) von den frühen Lern- und Gedächtnisleistungen des Säuglings (*Rovee-Collier* 1987; *Gratch, Schatz* 1987) bis in die Adoleszenz (*Lerner, Spanier* 1980; *Lapsley* 1990) und bis zu den Veränderungen von Kognitionen im Erwachsenenalter (*Labouvie-Vief, Hakim-Larson* 1989; *Schaie* 1983; *Cross* 1981; *Hultsch, Deutsch* 1981) und im Senium (*Birren, Livingstone* 1985; *Lehr* 1979; *Willis, Schaie* 1986) zu kennen und aus dieser Kenntnis zu begleiten, ja zu beeinflussen (*Sugarman* 1986), verlangt von Psychotherapeuten eine gute Kenntnis der kognitiven „life span developmental psychology" (*Schaie* 1983; *Rebok* 1987). Bewußtsein, Gedächtnis und Sprache (*Bruner* 1983) als kognitive Funktionen mit zentraler Bedeutung für psychotherapeutische Prozesse sollten nicht nur fraglos als Gegebenheiten genommen werden, sondern bedürfen einer intensiven Auseinandersetzung mit therapeutischen Konzepten und Forschungsergebnissen (*Wippich* 1984; *Klatzky* 1989). Die wachsende und sich verändernde „Sinnerfassungskapazität" (*Petzold* 1984i) im Lebensverlauf und die Veränderungen, die durch Psychotherapie bewirkt werden sollen, müssen also in ein kognitionspsychologisches Verständnis eingebunden sein. Für dieses ist und bleibt das monumentale Werk von *Piaget* (1972a,b, 1974, vgl. *Furth* 1977) wie die in seiner Folge entstandene Forschungstradition (z.B. *Flavell* 1975, 1985 zur Rollenübernahme und „sozialen Kognition", vgl. *Eckensberger, Silbereisen* 1980; *Kohlberg* 1981; *Levine* et al. 1985; *Portele* 1978 zur Wertentwicklung usw.) für die Psychotherapie unübergehbar. Sie stellt in der Integrativen Therapie die Leittheorie für das Verständnis kognitiver Prozesse dar, wobei allerdings die biologistischen Momente (*Morss* 1990) relativiert und die soziale und ökologische Dimension ergänzt werden müssen (*Vygotsky* 1962, 1978; *Valsiner* 1978; *Silbereisen* 1987; *Walkerdine* 1987). Ein für dramatisch-aktionale Therapieformen besonders wesentlicher Ansatz, der auch eine „Brückenfunktion" sowohl zur ökologischen als auch zur sozial-interaktionalen Entwicklungstheorie (vgl. dieses Buch S. 546) bietet, ist das Konzept von *Katharine Nelson* (1974, 1986), die – *Piaget* weiterführend – davon ausgeht, daß das Individuum begriffliche Strukturen aus dem handelnden Umgang mit Gegenständen und Personen in Situationen aktiv konstruiert als *„event representation"*, die in *„scripts"* repräsentiert sind (*Nelson, Gruendel* 1981; vgl. *Piagets* „Handlungsschema"). Dabei nimmt sie das Skriptkonzept von *Schank* und *Abelson* (1977, 41) auf: „A script is a structure that describes appropriate sequences of events in a particular context. A script is made up of slots and requirements about what can fill those slots.The structure is an interconnected whole, and what is in one slot affects what can be in another. Scripts handle stylized everyday situations ... Thus, a script is a predetermined, stereotyped sequence of actions that defines a well-known situation" (ibid.).

Wir haben hier eine weitgehende Übereinstimmung mit Konzepten, die auch in der Theorie der Integrativen Therapie eine zentrale Stelle haben: Struktur (dieses Buch S. 957, vgl. auch das „Strukturgerüst“ *Arnheims* 1978 und *Petzold* 1990b), Skript/Stück und Narrativ (dieses Buch S. 684, 688). Für einen dramatistisch-narrativen Behandlungsansatz wird hier eine interessante entwicklungspsychologische Fundierung geboten, wobei für unsere Position immer die Verschränkung von aktualem Vollzug (Prozeß, Drama, Narration) und organisierenden Strukturmomenten (Struktur, Skript, Narrativ) in Kontext/Kontinuum gesehen werden muß (S. 685). Damit wird gegenüber dem kognitionspsychologischen Schema-Begriff (*Mandler* 1979; *Rumelhart* 1980; zur Kritik *Hermann* 1982) eine stärkere Temporalisierung der Repräsentationsstrukturen von Wissen, eine höhere Gewichtung der Kontextkomponente, d.h. der ökologischen Perspektive, vertreten und eine Berücksichtigung affektiver, motivationaler und sensumotorischer Aspekte im Sinne einer multimodalen (*Engelkamp* 1990) bzw. integrativen Position möglich. Mit einer solchen erweiterten Perspektive erlaubt *Nelsons* Ansatz auch eine Verbindung mit der heuristischen Gedächtnistheorie der Integrativen Therapie (dieses Buch S. 549ff, 670ff) und ihrem Konzept „maligner Narrative bzw. Skripts“ sowie zu persönlichkeitstheoretischen Überlegungen unter *Mead*schen und narrationstheoretischen Gesichtspunkten (dieses Buch S. 315-322).

Weiterführende Lit.: *Piaget* (1974), *Furth* (1972), *Flavell* (1985), *Rebok* (1987), *Valsiner* (1987), *Brunner* (1983), *Walkerdine* (1987), *Nelson, Gruendel* (1981), *Nelson* (1986, 1989), *Kohlberg* (1987)

6.3.6 Ökologische Entwicklungspsychologie

Der ökologische Ansatz, wie wir ihn hier verstehen, integriert verschiedene Traditionen: zunächst einmal die Lebensraum- und Feldkonzeption *Lewins* (1936, 1946, 1963), welche soziale und physikalische Welt verbindet, dann die Lebenswelt- und „social world“-Perpsektive (*Welter* 1986; *Strauss* 1978), die auf die „wahrgenommene Umwelt“ zentriert und damit *Gibsons* (1979) ökologische Wahrnehmungstheorie aufnehmen kann. Wichtig ist, daß die Verschränkung der Perspektiven von „environmental psychology“ (*Stokols* 1978), die auf die „natürliche“ Umwelt zentriert, und der „ecological psychology“ (*Bronfenbrenner* 1981, *Heft* 2001), die das „soziale“ Umfeld betrachtet, erfolgt. Dies wird im Begriff des „ökologischen Kontextes“ möglich, wenngleich eine solche Verbindung noch zu wenig in Forschung und Interventionspraxis realisiert wird (z.B. bei *Moore* 1986, 1987; vgl. *Wohlwill, Heft* 2001). Gerade in einem leib- und bewegungsorientierten Ansatz, der die Wahrnehmung der Ding- *und* Sozialwelt betont, wie dies bei der Integrativen Therapie der Fall ist, muß eine solche Verbindung ausgearbeitet werden (*Petzold* 1970c, 1974k, 1990q; *Tiemersma* 1989). *Barkers* (1968, 1978) Konzept des „behavior settings“, in dem das Individuum durch den Kontext bestimmt wird, und das systemische Konzept *Bronfenbrenners* (1981), der Mikro-, Meso- und Exo- und Makrosysteme differenziert – beide Autoren sind übrigens *Lewin*-Schüler –, eröffnen für die Praxis klinischer Psychotherapie in Institutionen wichtige Perspektiven, denn der Einfluß räumlicher Gegebenheiten, der Mikroökologie einer Wohnung, eines Hauses, der Mesoökologie eines Quartieres, einer Stadt, einer Landschaft für die Entwicklung von Menschen ist beträchtlich. Die Wirkungen des ökologischen Kontextes, der – wie der „Lebensraum“ *Lewins* – immer mit der Kontinuums-Dimension gesehen werden muß (*Petzold* 1974j), die prägenden Einwirkungen eines Kinderheimes (*Bronfenbrenner* 1981), die eines Krankenhauses oder eines Altersheimes (*Wohlwill, Carson* 1973; *Graumann* 1978) dürfen nicht ausgeblendet werden. Die Interaktionen von Mensch und Umwelt sind durch die Forschung seit den vorbereitenden Schriften *Kurt Lewins* (1931) im Rahmen der verschiedenen Strömungen der ökologischen Psychologie und ökologischer Entwicklungstheorien zunehmend herausgestellt worden (*Lantermann* 1982; *Bronfenbrenner* 1978, 1988; *Proshansky* et al. 1976). Durch kulturelle Faktoren wirken von Säuglingszeiten an auch die ökologischen Bedingungen auf die Entwicklung (*Munroe* et al. 1981; *Field* et al. 1981; *Super*, *Harkness* 1986), denn das Wahrnehmungsgeschehen ist in den ökologischen Kontext eingebunden, wird von seiner *„affordance“*, seinem Aufforderungscharakter bestimmt (*Gibson* 1982; *Mace* 1977). Das Handlungsgeschehen wird von *„environmental determinants“* (*Moos* 1976) beeinflußt. Wenn die „Setting-Variable“ und der Mensch-Umwelt-Bezug ernst genommen werden, müßten Psychotherapeuten dazu beitragen, daß ein gestörter Umweltbezug ihrer Patienten sich verändern kann, indem sie Hilfen zur Entwicklung eines Umweltbewußtseins, zu einer „ökologischen Sensibilität“ geben. Psychotherapie muß, insbesondere wenn sie in Institutionen geschieht, die Fülle der Informationen integrieren, die die ökologische Psychologie und ökologische Entwicklungspsychologie bereitstellen. Dabei muß allerdings immer beachtet werden, daß der Einfluß des ökologischen Raumes immer sozial vermittelt ist und diese Vermittlung von den Strukturen der Sozialität (Macht, Reichtum, Wissen) imprägniert wird.

Weiterführende Lit.: *Heft* (2001), *Bronfenbrenner* (1978, 1981), *Graumann* (1978), *Valsiner* (1987), *Oerter* (1987), *Leyendecker* (1989), *Kruse* et al. (1990)

6.3.7 Sozial-interaktionale Entwicklungstheorie

Die „soziale Interaktion“ und die „soziale Kognition“ im ökologischen Kontext öffnen den Blick auf den Bereich der *sozialen Welt*. Die Entwicklung des Individuums wird damit unlösbar in die Entwicklung zwischenmenschlicher Beziehungen im gesellschaftlichen Kontext, ja, die Entwicklung dieser Kontexte selbst, eingebettet, und das verlangt komplexe theoretische Perspektiven. Auf einige sei verwiesen:

Moreno (1934) hat die Entwicklung des Menschen als Entwicklung sozialer Netzwerke konzeptualisiert und empirisch untersucht (*Petzold*, *Mathias* 1983). Nach ihm ist der Mensch wesensmäßig ein *„interactor“*, ein Rollenspieler, der Rollen im Vollzug des Rollenspielens leiblich-konkret übernimmt, wobei Rolle konfigurativ (Rolle/Gegenrolle) verstanden wird. In der Verkörperung (*incarnation*) von Rollen, wächst Personalität (*Marcel* 1985), das *„sujet incarné“* (*Merleau-Ponty* 1966). Sie kann aber auch durch Defizite und Traumata verhindert oder eingeschränkt werden, so daß **Decarnation**sphänomene (dieses Buch, S. 461, 856), auftreten können, die Wahrnehmung und Ausdrucksfähigkeit, *„role perception“* und *„role creation“* (*Moreno* 1961) beeinträchtigen. Unter diesen Konditionen bildet der Mensch ein „Rollenselbst“ aus, das so mit dem sozialen und kulturellen Netzwerk verflochten ist, daß Persönlichkeitsentwicklung, Rollenentwicklung und Entwicklung des „sozialen Atoms“ von Kindertagen bis ins hohe Alter (*Moreno* 1947) gleichgesetzt werden (*Petzold* 1982b).

Eine andere theoretische Strömung muß beigezogen werden, will man die Bedeutung sozialkommunikativer Entwicklung erfassen, die Arbeiten von *Lev Vygotsky* und seiner Schule (*Wertsch* 1985). Dieser Protagonist russischer Psychologie (*Sève* 1974; *Valsiner* 1978) vertritt dezidiert die „Internalisierung sozial gegründeter und historisch entwickelter Aktivitäten als den bestimmenden Zug der Psychologie“ (*Vygotsky* 1978, 57). Er wendet sich deshalb dem praktischen Handeln und „technischen Denken“ des Kindes zu, „elementaren Prozessen“ wie

Werkzeug/Gegenstandsgebrauch und kommunikativen Signalen, die dem Aufkommen der Sprache vorausgehen. Dabei wird die Entwicklung sozialer Interaktion zentral gesehen, wie in seinem Kernkonzept der „zone of proximal development" deutlich wird, das er definiert als „the distance between the actual developmental level as determined by independent problem solving and the level of potential development as determined through problem solving under adult guidance or in collaboration with more capable peers" (ibid. 86). Hier zeigen sich Verbindungslinien zur Entwicklungskonzeption von *Janet*, *Baldwin* und *Mead*. „The ego and the alter are born together ... both, ego and alter, are thus essentially social, each is a socius and each is an imitative creation" (*Baldwin* 1895/1903, 321), eine Konzeption, die besonders von *Mead* ausgearbeitet wurde.

G.H. Mead (1934, 1980) inaugurierte das Paradigma der Entwicklung als Sozialisation (*Krappmann* 1985; *Fend* 1970), welches besagt, daß der Mensch durch die Verinnerlichung des „*generalized other*" im sozialen Prozeß „sich selbst zum Gefährten wird", d.h. Identität und subjektive Reflexivität ausbildet. Die theoretischen Perspektiven *Meads*, die weitaus komplexer sind als sie sich in „Mind, Self and Society" (z.T. auch durch die eigenmächtige Bearbeitung von *C. Morris*) darstellen und sich erst bei einer umfassenderen Rezeption seines Werkes (vgl. *Joas* 1978, 1980, 1985) erschließen, haben für die Integrative Therapie wichtige Impulse gegeben und erweisen sich für die psychotherapeutische Konzeptbildung als äußerst fruchtbar. Sie bieten überdies durch die von *Mead* begründeten Ideen der Internalisierung des „*generalized other*", der Reziprozität der Perspektiven in der *symbolischen Interaktion*, den gegenseitigen Bezug von Handlungen im „*role taking*" hervorragende Möglichkeiten, die vielfältigen Ergebnisse der sozial-kommunikativen Entwicklungsforschung und Sozialisationstheorie zu integrieren. Zur Demonstration seiner differenzierten Gedankenführung sei auf seine identitätstheoretischen Überlegungen verwiesen: „Die Ich-Identität (kann) für das Individuum nur dann existieren, wenn es die Rollen der Anderen einnimmt, die Tatsache also, daß das Verhalten des Individuums die Tendenz enthält, so zu handeln, wie Andere handeln, kann deshalb als Ursache für das Auftreten sozialer Objekte in der Erfahrung des Individuums gelten, d.h. eines Objektes, welches den komplexen Reaktionen einer Anzahl von Individuen entspricht. Sie ist zugleich die Ursache für das Auftreten der Ich-Identitäten. Diese beiden Erscheinungen korrelieren in der Tat miteinander" (*Mead* 1980, 318). Ich-Identität als „Entwicklung von Gefährtenschaft" aus symbolischer und handlungskonkreter Interaktion, Gefährtenschaft mit sich und in sich selbst (dieses Buch, S. 322ff) kann bei negativer, deprivativer Sozialisation verhindert oder beeinträchtigt werden. In „malignen Regressionen" (*Balint* 1987) kann die Gefährtenschaft „einschmelzen" bis in die Katatonie. In „malignen Progressionen" (*Ferenczi* 1932; *Petzold* 1969b, 1988n, 456ff) kann sie zu einer Ab- und Aufspaltung führen, wie wir sie bei Patienten mit schweren „narzißtischen Neurosen" finden, die keine Beziehungen mehr haben können.

Menschen entwickeln sich in gesunden sozialen Netzwerken, in denen identitätsstiftende Interaktionen stattfinden. Sie erkranken in deprivativen oder toxischen Netzwerken. Eine solche Sicht erfordert, daß die Qualität der Netzwerke, ihre Entwicklung und die in ihnen wirksamen sozial-perzeptiven und sozial-kommunikativen Strukturen (*Olson* 1980; *Hetherington* 1983), Rollen- und Perspektivenübernahme, Empathie (*Chandler, Greenspan* 1972; *Flavell* 1975), Attributionsprozesse (*Kassin, Pryor* 1985) sorgfältig beachtet werden. Skripts und Narrative als die die Verläufe sozialer Ereignisse (*Nelson* 1981, 1986; *Straub* 1989; *Helson* et al. 1984; *Carlson* 1981; *Petzold* 1990p) in der Entwicklung von Kindern, Jugendlichen und Erwachsenen bestimmenden Faktoren, Konzepte wie interaktive oder kommunikative Kompetenz (*Peukert* 1980; *Wine, Smyne* 1981; *Habermas* 1981) müssen durch Psychotherapeuten noch stärker in den Blick genommen werden, als dies bislang geschah. Das ganze individuumzentrierte Paradigma, das die Entwicklungspsychologie dominiert und nahtlos in die Psychotherapie übergegangen ist, muß kritisch befragt werden – und damit auch das Konzeptualisierungsparadigma und die Praxis von Psychotherapie. Das Denken von *Mead* und *Vygotsky*, Überlegungen wie die von *Sève* (1974) und *Riegel* (1976) führen zu einer neuen Einschätzung der Sozialität für das Entwicklungsgeschehen. *Harré* (1983, 1986) und *Shotter* (1984) betonen die Charakteristik von Entwicklung als „*appropriation*", als Aneignung einer Kultur. Dabei muß, wie sich schon in dem zitierten *Mead*-Text zeigt, das interaktionale Moment weiter gefaßt werden als bloße „*interpersonal relations*". Es geht auch um die Interaktion mit Institutionen, zwischen sozialen Gruppen und Kontexten. Zwischenmenschliche Beziehungen sind ja, wie aus unseren anthropologischen, gesellschafts- und ethiktheoretischen Ausführungen deutlich geworden sein dürfte, selbst geformt durch die Entwicklung meso- und makrosozialer Strukturen (der Verteilung von Macht, Reichtum, Wissen, der Wirkung von multipler Entfremdung etc.). Die Prägungen durch den Makro-, ja, den mundanen Megakontext müssen in der sozial-interaktionalen Betrachtung eine zentrale Stelle einnehmen (*Henriques* et al. 1984; *Gergen, Davis* 1985; *Richards, Light* 1986), soziopsychologische Entwicklungsforschung und -theorie (*social cognition*, netzwerktheoretische Konzepte usw.) sowie die auf ihnen gründenden Interventionen (*Nestmann* 1988) dürfen also nicht sozialtechnokratisch verkürzt werden (dieses Buch, S. 663ff, 927ff), da psychosoziale Interventionen und das psychotherapeutische Geschehen selbst in sozialen Kontexten stattfindet und von deren Strukturen bestimmt wird. Da sie weiterhin als spezifische Sozialisationsprozesse gesehen werden müssen (*Böhnisch, Schefeld* 1982; *Zygowsky* 1987; *Keupp* 1982), die in der Erwachsenensozialisation (*Nave-Herz* 1980; *Griese* 1979) erfolgen und diese beeinflussen, wird die Auseinandersetzung mit Sozialisationstheorien (*Hurrelmann, Ulich* 1979; *Walter* 1973; *Goslin* 1969; *Fend* 1970), Forschungen zur Entwicklung sozialer Supportsysteme (vgl. S. 1279ff; *Siegrist* 1987; *Schuch* 1990) und Netzwerke (*Keupp, Roehrle* 1987; *Moreno* 1934, 1947) auf dem Hintergrund gesellschaftlicher Überlegungen (*Sève* 1974; *Riegel, Meacham* 1976; *Wertsch* 1985; *Holzkamp* 1978) unverzichtbar. Für die Psychotherapie sind derartige „kritische" Überlegungen (*Broughton* 1987) noch kaum fruchtbar gemacht worden (vgl. aber *Lorenzer* 1972; *Urwin* 1986). Nur wenn das geschieht, wird man in der Psychotherapie das individuumzentrierte Paradigma von *Freud* durch ein soziales Paradigma (*Moreno, Vygotsky, Mead*) ergänzen können und dazu beitragen, daß Menschen *soziale Kompetenz* und *Performanz* entwickeln, Bewußtheit für ihre sozialen Netzwerke erlangen, um sie aktiv zu pflegen. Sie sollen auf diese Weise Bewußtsein für die bestimmende Kraft des sozialen Kontextes und die in ihm wirkenden Bedingungen gewinnen, um auf diesem Grund zu sozialem Engagement für humane und unentfremdete Lebenszusammenhänge fähig zu werden.

Weiterführende Lit.: *Hurrelmann, Ulich* (1979), *Fend* (1970), *Bolger* et al. (1988), *Petzold, Matthias* (1982), *Keupp, Roehrle* (1987), *Nelson* (1986), *Schuch* (1990), *Broughton* (1987), *Nestmann* (1988), *Petzold, Petzold* (dieses Buch, S. 927-946, 663-680), *Hass, Petzold* (1999)

6.3.8 Synoptische Entwicklungstheorie

Allein die Berücksichtigung der aufgezeigten entwicklungspsychologischen Richtungen im Rahmen einer *„klinischen Entwicklungstheorie"* (die es zu etablieren gilt) als Perspektiven im mehrperspektivischen Blick auf die Lebenssituation eines Patienten bewirkt synoptische Effekte. Sie führen auch ohne (die prinzipiell erforderliche) Detailkenntnis zu einer komplexeren Einschätzung, was Gesundheit und Krankheit – sie sind ja Ergebnis von Entwicklungsprozessen – anbelangt, als das bei der Wahl einer einzigen Optik, z.B. die der psychoanalytischen Entwicklungstheorie, der Fall ist.

Die verschiedenen angesprochenen Bereiche der Entwicklungstheorie unter einer „life-span developmental perspective" (*Baltes* et al. 1980) gesehen und auf Longitudinalforschung gegründet (*Rutter* 1988; *Magnusson* 1988) müssen zu einer karrierebezogenen Betrachtung (*Petzold* et. al. 1993; *Supper* 1957; *Robins, Rutter* 1990) in der Psychotherapie führen (dieses Buch, S. 727-746). Weiterhin muß konsequent eine kontextuelle und interaktionale Perspektive durchgehalten werden. Entwicklung ist immer „joint activity" (*Vygotsky* 1978; *Valsiner* 1987) im übergeordneten Kontext (*Harré* 1986; *Sève* 1974). Die „Nature-nurture-Debatte" erweist sich hier als eine fruchtbare Perspektive, das „interplay" zwischen genetischer Ausstattung und Umwelteinflüssen in der Lebenslaufperspektive zu erfassen (*Tienari* et al. 1985, 1990; *Kendler, Eaves* 1986; *Plomin* 1986, 1988). Eine solche komplexe „synoptische" entwicklungspsychologische Sicht, von der man in der Psychotherapie und z.T. auch in der Pädagogik noch weit entfernt ist, führt zu einem Konzept von Erziehung, das diese als ein „Handeln um Grenzen in einer Weise, die dem Entwicklungsstadium des Kindes angemessen ist" (*Ramin, Petzold* 1987; *Cox* 1986), charakterisieren. Dieses Konzept ist nahtlos auf die Kindertherapie zu übertragen oder auf „Kinderanalysen mit Erwachsenen" (*Ferenczi* 1931), d.h. auf die regressionsorientierte Behandlung erwachsener Patienten (*Petzold* 1969c, vgl. 1988n, 236ff, der „zweite Weg der Heilung").

Die synoptische Arbeit in der metahermeneutischen Durchdringung dieses komplexen Materials wird für die Psychotherapie, wird für das Verständnis von Krankheit und Gesundheit von grundlegender Bedeutung sein. Die Ergebnisse der Longitudinalforschung und die sich hier abzeichnenden Perspektiven (vgl. die Übersichtsarbeiten von *Rutter* 1987, 1988, 1989, 1990) werden zu einem „Paradigmenwechsel" für die Psychotherapie führen. Sie müßten tiefgreifende Revisionen der psychoanalytischen Entwicklungstheorie (Rezeption der neueren Baby- und Longitudinalforschung, Hinwendung zur karrierebezogenen Betrachtungsweise, vgl. *Petzold* 1990k) und daraus folgend der Krankheitslehre und Therapiepraxis als Konsequenz im Gefolge haben. Die genialen Entwürfe *Ferenczis* (1972, 1988, vgl. *Schuch* 1990) erfahren in mancher Hinsicht Bestätigung. Ihre oft nur skizzenhaften Vorzeichnungen müssen auf der Grundlage entwicklungstheoretischer Forschung entsprechend ausgearbeitet werden, wie dies im Integrativen Ansatz versucht wird, der durch den breit angelegten synoptischen Rahmen der entwicklungspsychologischen Position den Blickwinkel traditioneller Psychotherapien dezidiert überschreitet. Die Konsequenzen für die Theorienbildung und die Praxis sind erheblich, im Fluß und noch nicht vollends überschaubar.

Weiterführende Lit.: *Rutter, Rutter* (1992), *Petzold* et al. (1993), *Morss* (1990)

6.4 Gesundheits- und Krankheitslehre

– kontextbezogen, multifaktoriell –

Es wurde schon herausgearbeitet, **Gesundheit** und **Krankheit** sind in ein Entwicklungskontinuum zu stellen. Sie sind aber gleichzeitig in erheblichem Maße von soziokulturellen Kontexten abhängig, so daß das klassische medizinische Modell der Pathogenese überschritten werden muß (*Kardorff* 1978; *Katschnig* 1980; *Keupp* 1974, 1980). Gesellschaftliche Interessengruppen nämlich bewerten Krankheitsgeschehen, sie bestimmen, was krank ist oder gesund (*Pritz, Petzold* 1992). Zu diesen Kontexten gehören natürlich auch die verschiedenen *„scientific communities"*, *„professional communities"* (dieses Buch, S. 771ff) und die gesellschaftlichen Hilfsagenturen, die mit Gesundheit und Krankheit befaßt sind (Gesundheitsbehörden, Kostenträger, Praxen, Krankenhauswesen etc.). Die Position der Integrativen Therapie im Hinblick auf die Gesundheits- und Krankheitslehre kann deshalb als *kontextbezogen* und *multifaktoriell* gekennzeichnet werden.

Wir unterscheiden eine *„allgemeine bzw. anthropologische Krankheitslehre"*: Krankheit gründet in Dysregulation und Entfremdung, und eine *„anthropologische Gesundheitslehre"*: Gesundheit gründet in Integriertheit, Kohärenz und Zugehörigkeit (*Petzold, Schuch* 1992). Sie befaßt sich mit den übergeordneten Zusammenhängen der Pathogenese, den „Ursachen hinter den Ursachen und Folgen nach den Folgen" (*Petzold* 1991c, 1993d), wobei sie Krankheitsmodelle entwickelt, epidemiologische und sozialmedizinische Aspekte in den Blick nimmt und anthropologische Reflexionen anstellt und zu einer *„speziellen Gesundheits- und klinischen Krankheitslehre"* kommt, die auf Phänomenologie, Genese und Verlauf von Gesundheitsentwicklung bzw. von bestimmten Erkrankungen und Krankheitsbildern gerichtet ist. Mit dieser können wir uns in der vorliegenden Übersicht nicht ausführlich befassen, sondern wir müssen auf Detailstudien etwa zur Psychosomatik (*Thomas* 1986), zu Altersneurosen (*Petzold* 1985a; *Müller, Petzold* 2002), zu kindlichen Neurosen (*Petzold, Ramin* 1987), zur Psychosebehandlung (*Hausmann, Meier-Weber* 1990) usw. verweisen. Prinzipiell gründet sie im Prinzip multipler, benigner, salutogener und schädigender, pathogener Stimulierung.

6.4.1 Gesundheit

Gesundheit und Krankheit sind zwei Dimensionen menschlicher Existenz. Mit einer solchen anthropologischen Aussage wird die prinzipielle Zerbrechlichkeit der menschlichen Natur anerkannt und eine Absage an jedweden einseitigen Gesundheitskult erteilt, aber auch an eindimensionale oder konzeptuell verknappende Gesundheits- und Krankheitsdefinitionen. Gesundheit ist sicher mehr als „Liebes- und Arbeitsfähigkeit" (*Freud*) und auch mehr als das „gesunde Funktionieren des Organismus" (*Perls* 1980; vgl. *Latner* 1973). Die biologistische Gesundheitslehre der Gestalttherapie greift zu kurz, denn der Mensch ist nicht nur ein Organismus (*Petzold* 1988e; *Jacob* 1978; *Morss* 1990). Es gibt zuviele Menschen, die trotz eines solchen „gesunden Funktionierens" ihre **Integrität** verloren haben, und andere, die mit schwerer körperlicher Erkrankung gesund sind, weil sie im Zentrum ihrer *Hominität* „heil" sind, weil sie in ihrem Lebensvollzug Integrität realisieren können. Gesundheit ist damit mehr als die „Abwesenheit von Krankheit", und das *„healthy functioning"* ist nur ein – wenngleich wichtiger – Aspekt in einer „holistischen" Betrachtungsweise. In Rückbindung an unsere erkenntnistheoretischen und anthropologischen Grundkonzepte und die ökologische und sozial-interaktionale Perspektive, die unseren Ansatz durchzieht, müssen Gesundheit und Krankheit ko-respondierend bestimmt werden. In unserem Ansatz legen wir einen „**erweiterten Gesundheits- und Krankheitsbegriff**" (*Petzold* 1990i) zugrunde. **Gesundheit** wird als *„eine subjektiv erlebte und bewertete sowie external wahrnehmbare, genuine Qualität der Lebensprozesse im Entwicklungsgeschehen des Leib-Subjektes* ***und*** *seiner Lebenswelt gesehen. Sie ist dadurch gekennzeichnet, daß der Mensch sich selbst, ganzheitlich und differentiell, in leiblich-konkreter Verbundenheit mit dem Lebenszusammenhang (Kontext und Kontinuum) wahrnimmt und im Wechselspiel von protektiven und Risikofaktoren entsprechend seiner Vitalität/Vulnerabilität, Bewältigungspotentiale, Kompetenzen und Ressourcenlage imstande ist, kritische Lebensereignisse bzw. Probleme zu handhaben, sich zu regulieren und zu erhalten, schließlich, daß er auf dieser Grundlage seine körperlichen, seelischen, geistigen, sozialen und ökologischen Potentiale kokreativ und konstruktiv entfalten und gestalten kann und so ein Gefühl von Kohärenz, Sinnhaftigkeit, Integrität und Wohlbefinden entwickelt persönliche Souveränität und Lebenskunst"*.

In diese komplexe Definition sind die Annahmen der *Regulationskompetenzmodelle*, der *Selbstaktualisierungs-* und *Sinnfindungsmodelle* (*Becker* 1982, 143ff.; *Becker, Minsel* 1986) von Gesundheit eingearbeitet, ohne daß die idealisierenden Aspekte der WHO-Definition („Gesundheit ist ein Zustand vollkommenen körperlichen, psychischen und sozialen Wohlbefindens und nicht nur definiert durch die Abwesenheit von Krankheit und Behinderung", cit. ibid. 42) aufgenommen würden. Natürlich stehen gesundheitstheoretische Konzepte der Humanistischen Psychologie, wie sie z.B. bei *Rogers* und *Maslow* entfaltet wurden, im Hintergrund. *Jahoda* (1958) hat hier sechs Charakteristika benannt: *positive Einstellung zu sich selbst, Selbstverwirklichung, Integration, Autonomie, korrekte Wahrnehmung der Realität, das Meistern von Anforderungen.* In unserer Definition kommt darüber hinaus eine „ökologische Perspektive" (im Sinne von *Gibson*, aber auch von *Bronfenbrenner*) und der *life-span developmental approach* zum Tragen. Gesundheit wird an den Entwicklungsprozeß zurückgebunden, an ein Konzept der „**Salutogenese**" (*Antonovsky* 1979), das die einseitige Zentrierung auf die **Pathogenese** in Psychoanalyse, Psychotherapie und klinischer Psychologie ergänzen, ja korrigieren muß. Unter einer entwicklungspsychologischen Perspektive longitudinaler Ausrichtung sind *positive, negative und defizitäre Faktoren* in ihrem Zusammenwirken in den Blick zu nehmen (*Petzold* 1988n, 206f), sind protektive und Risikofaktoren (*Garmezy* 1983; *Honig* 1986; *Petzold* et al. 1993) als „Ketten positiver oder negativer Ereignisse" zu betrachten. Dies sind die Dimensionen einer „**klinischen Entwicklungspsychologie**" (*Petzold* 1968a, idem et al. 1993). In eine solche Richtung hatte *Havighurst* (1948) schon mit seinem Konzept der „Entwicklungsaufgaben" bzw. der „*dominant concerns*" (idem 1963) gewiesen oder *Thomae* (1988, 56ff.) mit seinen „Themen des alltäglichen Lebens" (vgl. *Lehr* 1987). Auch die berühmte Untersuchung von *Cantril* (1965) bei 20 000 Menschen in dreizehn Ländern (vgl. *Graumann, Willig* 1983) weist auf eine Vielzahl lebensbestimmender Faktoren – etwa im Sinne *Maslows* (1962) Hierarchie vitaler Motive –, deren Förderung oder Beeinträchtigung Gesundheit und Krankheit nachhaltig beeinflussen. *Sroufe* und *Rutter* (1984) spitzen derartige Überlegungen wiederum entwicklungstheoretisch zu, wenn sie die Bewältigung oder Nicht-Bewältigung von lebensalterbezogenen Entwicklungsthemen zum Prädikator von positiven bzw. Fehlentwicklungen machen.

Salutogenese und *Pathogenese* dürfen im Sinne dieser Ausführungen nicht mehr als voneinander isolierbare Prozesse gesehen werden (vgl. Abb. 5, dieses Buch, S. 576), sondern sind Dimensionen auf dem *Kontinuum des Lebensprozesses des Subjektes*, wie es *Antonovsky* (1979) in seiner einflußreichen Theorie als *Gesundheits-/Krankheitskontinuum* konzeptualisiert hat (Abb. 3, S. 449) und wir mit „Gesundheits-/Krankheitspanorama" *(Petzold, Orth* 1993) und Karrierepanoramen *(Petzold* et al. 1993) für die klinische Praxis umsetzen konnten.

Allerdings muß man sich auch vor einer verkürzenden Bestimmung von seelischer Gesundheit hüten als dem „Muster all jener psychischen Eigenschaften (d. h. relativ stabilen Kennzeichen des Verhaltens und Erlebens) ..., die bei vorgegebenem Ausmaß der konstitutionellen Vulnerabilität, bei vorgegebener Intensität und Dauer der Stressoren und bei vorgegebenem Ausmaß der förderlichen Umweltbedingungen die Wahrscheinlichkeit des Auftretens einer psychischen Krankheit verringern" (*Becker* 1982, 282). Hier fehlt eine positive Bestimmung von Vitalität gegenüber Vulnerabilität und von Gesundheit als einer erfahrbaren Lebensqualität – etwa *Antonovskys* (1979, 123) Kohärenzsinns oder unseren Kategorien Sinnhaftigkeit, Wohlbefinden, Integrität (vgl. *Cantril* 1965). Wie **Gesundheit** wird auch **Krankheit** zu einer möglichen **Qualität** der Lebensprozesse des Leibsubjekts *und* seiner Lebenswelt.

Die Betonung von subjektivem Erleben und persönlicher, emotionaler und kognitiver Bewertung (*Thomae* 1988) hebt in unserem Konzept die personale, existentielle „subjektive" Qualität von Gesundheit hervor. Ganzheitliche und differenzierte (Selbst)wahrnehmung

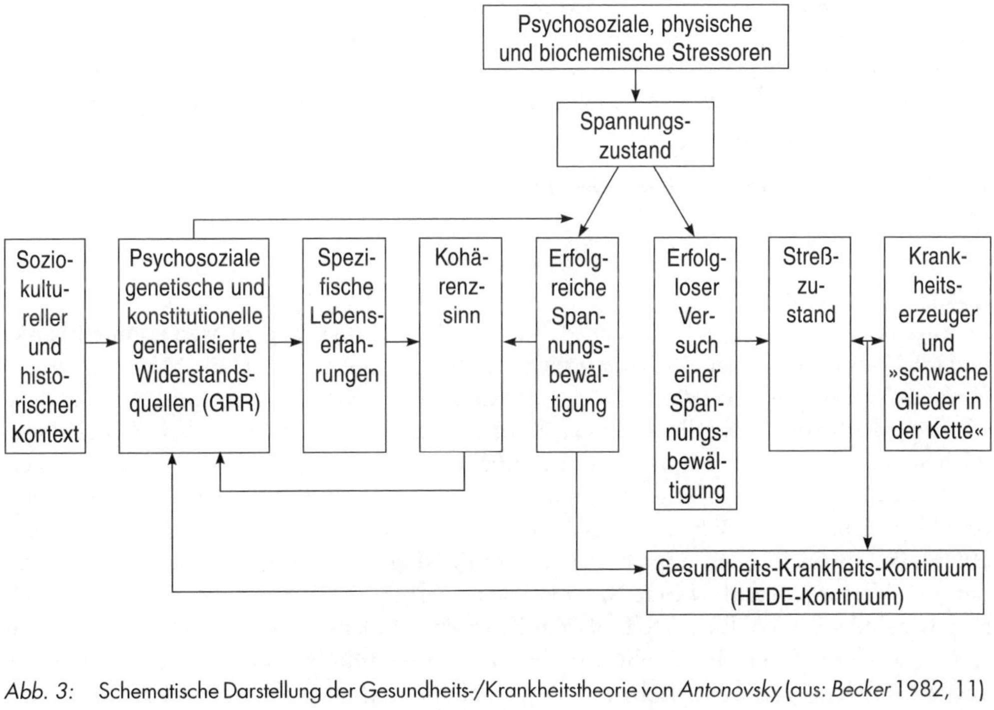

Abb. 3: Schematische Darstellung der Gesundheits-/Krankheitstheorie von *Antonovsky* (aus: *Becker* 1982, 11)

werden als Charakteristika von Gesundheit herausgestellt. Gesundheit wird als leibliche (nicht allein körperliche) gekennzeichnet. Die Momente der externalen Wahrnehmung, des Kontextes, der Verbundenheit machen deutlich, daß Gesundheit nicht nur etwas Individuelles, sondern auch ein kollektives – soziales und ökologisches – Gut ist (*Hurrelmann* 1988). Die Aspekte der Entfaltung und Gestaltung unterstreichen, daß Gesundheit kein Zustand, kein „status quo" ist, sondern ein die Gestaltung von positiven und negativen Lebensereignissen bzw. Ereignisketten in der Lebensspanne umgreifender *Prozeß*, der nicht medizinalisierend und individualisierend verkürzt werden darf (*Kardorff* 1978; *Wirsching, Stierlin* 1982; *Thomas* 1986), sondern in mitmenschlicher Kokreation realisiert wird und jeweils in der *Chronik* des Leibgedächtnisses seinen Niederschlag findet. Entwicklungsmöglichkeiten, die über die bloße Erhaltung von regulativen Funktionen im Rahmen der Bewältigungsfähigkeit (*coping*) und Ressourcenlage hinausgehen, und ihre Verwirklichung sind ein genuines Moment und Kennzeichen von Gesundheit. Die Nennung der fünf Dimensionen der anthropologischen Grundformel (Körper, Seele, Geist, Soziales, Ökologisches, jeweils im Zeitkontinuum) weist auf einen ganzheitlichen und differentiellen Gesundheitsbegriff hin. Leibliche Gesundheit umfaßt mehr als nur körperliches Funktionieren, sondern schließt Qualitäten wie seelische Ausgewogenheit, geistiges Interesse, zwischenmenschliche Beziehungen, soziales Engagement und ökologische Bewußtheit ein, um einmal eine Reihe von Merkmalen von Gesundheit zu benennen. Mit der Hervorhebung des Lebenszusammenhanges und der Lebensgeschichte dürfte deutlich geworden sein, daß das Verständnis von Gesundheit, daß der **„erweiterte Gesundheitsbegriff"** in einer solchen „anthropologischen Sicht" sehr stark von Kontext/Kontinuum abhängt, von persönlichen Welt-Anschauungen und von kulturellen Vorstellungen sowie von gesellschaftlichen Interessen, Machtkonstellationen und Wertungen und daß Gesundheit deshalb an Ko-respondenzprozesse gebunden ist. Dies gilt in gleicher Weise für das Verständnis von Krankheit, die Krankheitslehre und den Krankheitsbegriff (*Kuiper* 1980; *Jacob* 1978; *Loch* 1983; *Mentzos* 1982; *Heim, Willi* 1986; *Miltner* et al. 1986; *Hahn* 1983; *Uexküll* 1986 – um mit diesen Autoren eine Reihe unterschiedlicher Positionen zu nennen).

Weiterführende Lit.: *Ulich* (1987), *Hurrelmann* (1988), *Antonovsky* (1979, 1987), *Becker* (1982), *Becker, Minsel* (1986), *Maslow* (1973)

6.4.2 Krankheit

Im folgenden wird von drei Krankheitsdefinitionen (1-3) ausgegangen: Man könnte **Krankheit** mit Blick auf die Gesundheitsdefinition nun einfach und global (1) als *„Abwesenheit oder Beeinträchtigung von Gesundheit und der sie charakterisierenden Momente und Prozesse"* definieren und erhielte damit alle wichtigen Kennzeichen für Krankheitsgeschehen. Bei einem solchen, durchaus sinnvollen und das neuzeitliche medizinische Krankheitsmodell übersteigende Vorgehen ist allerdings auf die Gefahr hinzuweisen, die *„Krankheit zu pathologisieren"*. Krankheit gehört als Möglichkeit des Lebensprozesses zur menschlichen Existenz (*Petzold* 1990i), die als solche auch immer eine gewisse Brüchigkeit hat und deshalb der Sorge, der Für- und Vorsorge bedarf. Unsere Natur ist eben zerbrechlich. Wir können erkranken, wir altern, wir sind sterblich. Eine solche existentialistische Dimension in der „anthropologischen Krankheitslehre" darf nicht zu solipsistischen Tendenzen führen, wie sie sich bei *Kierkegaard* oder z.T. auch bei *Heidegger* finden; im Gegenteil: die Krankheit als zur *conditio humana* gehörig gesehen, als anthropologische Größe, verlangt nach dem anderen als *consors*, als Helfer, als Beistand, fordert Gemeinschaft und Verbundenheit, denn nur in dieser und nur durch jene kann Krankheit getragen, ausgehalten, durchlitten werden – begleitet von Mitleid und Zuwendung –, kann Gesundheit wiedergewonnen werden. Das *natura sanat* (so wesentlich es ist, *Goodman* 1978) ist nur die halbe Wahrheit. Auch das Wissen und die Liebe heilen, und sie werden unverzichtbar, wenn die „Natur ihren Lauf nimmt" und die Krankheit zum Tode führt (Krankheit ist eben nichts „Un-natürliches"). In Gesundheit und Krankheit verschränken sich Organismus und Subjekt, Biologie und Soziales, Natur und Kultur, und das macht ihre Bestimmung so schwierig. Beide Begriffe und Realitäten bleiben vielfacettig, mehrwertig, stehen im Wandel. Sie werden durch eine Definition sicher niemals umfassend bestimmt. Weil Gesundheit persönlich erlebt und genossen und Krankheit persönlich erfahren und durchlitten werden, haben sie eine höchst subjektive Dimension, über die sich Menschen jeweils intersubjektiv verständigen müssen, um einander gerecht zu werden und die richtige, „stimmige" Hilfe, Unterstützung, Therapie zu finden.

Nach diesen prinzipiellen Erwägungen sei ergänzend zur Negativbestimmung von „Krankheit als fehlender Gesundheit" im Sinne eines „**erweiterten Krankheitsbegriffes**" (ausführlich *Petzold, Schuch* 1992) eine weitere „allgemeine Krankheitsdefinition" (2) gegeben:

„Krankheit ist eine mögliche Qualität der Lebensprozesse des Leibsubjektes u n d seiner Lebenswelt. Sie kann im Verlauf des Lebens durch exogene Ketten schädigender Ereignisse, die das Bewältigungspotential und die Ressourcenlage des Individuums überlasten, verursacht werden oder/und durch endogene Dysregulationen und natürliche Abbauerscheinungen. Die Folge ist, daß die gesunden Funktionen des Organismus, die Fähigkeit der Person zur alloplastischen Gestaltung und kokreativen Entfaltung des Lebens in Kontext/Kontinuum mehr oder weniger beeinträchtigt, gestört, außer Kraft gesetzt werden oder irreversibel verloren gehen können und dysfunktionale autoplastische Reaktionen auftreten. Damit verbunden können internal subjektive Dissonanzen zum vertrauten Gefühl eigenleiblich gespürter Gesundheit entstehen sowie external perzipierbare Abweichungen von stabilisierten Erscheinungsbildern gesunder körperlicher, seelischer, geistiger und sozialer Lebensprozesse erkennbar werden. Diese Abweichungen werden durch das eigene Gesundheitserleben des Subjekts bzw. durch einen externalen Beobachters festgestellt, wobei sie an kulturellen bzw. gesellschaftlichen normativen Konsensbildungen, Gesundheit und Krankheit betreffend, orientiert sind."

Wiederum sind internale, subjektive und externale (oft als „objektive" Kriterien fehlbewertete) Merkmale vorhanden, die verschränkt sind, aber auch divergieren können. (Um hier ein pointiertes Beispiel zu geben: mit einem floriden Maniker, der sich „voll im Hoch fühlt", also kein für ihn wahrnehmbares Krankheitsgefühl hat, wird kaum Einigung über den Krankheitscharakter seiner überschießenden Aktionen zu erreichen sein.) Wie ist der Dissens über subjektiv erlebte, aber klinisch nicht „objektivierbare" Schmerzzustände bzw. Krankheitsgefühle zu klären? Durch das Etikett „Rentenneurose" sicher nicht! Die negative Bewertung der „Abweichungen" durch den gesellschaftlichen Kontext und seine Institutionen, die *Stigmatisierungen* durch den „Feind von außen" (*Petzold* 1965; *Goffman* 1963; *Wagner* 1986) und die negative Selbstbewertung des Krankheitsgeschehens aufgrund internalisierter, in der *Chronik* des Leibgedächtnisses niedergelegter gesellschaftlicher Normen (bezüglich Hysterie, Depressionen, Angstzuständen, Geisteskrankheiten usw.) als „Feind von innen" (*Petzold* 1965,

4/1985a, 15; 1988n, 592), als *Selbststigmatisierung* (*Hohmeier, Pohl* 1978) wirken in pathologische Prozesse hinein und spielen deshalb für das Krankheitsgeschehen und seine Therapie eine entscheidende Rolle. Stigmatheoretische Überlegungen müssen deshalb unbedingt für eine Krankheitslehre herangezogen werden (was in attributionstheoretischen Ansätzen auch geschieht, *Krampen* 1989). Auf jeden Fall müssen Gesundheit und Krankheit immer auf den Kontext hin, in dem diese Begriffe gebraucht werden, auf die Personengruppen, die sie gebrauchen, und auf die Traditionen, denen sie entstammen, ko-respondiert und reflektiert werden. Insbesondere muß diese Ko-respondenz in der Therapie mit jedem Patienten geführt werden, um zusammen mit ihm zu *seiner* Auffassung bzw. „subjektiven Theorie" (*Flick* 1991) von Gesundheit und Krankheit und der Auffassung seines Lebenskontextes (social world) zu kommen, die in Auseinandersetzung mit anderen Gesundheits-/Krankheitskonzepten (z.B. denen des Therapeuten, der Institution, denen der Kostenträger) sich präzisiert. Es muß dieser Diskurs aber auch mit Vertretern von Institutionen geführt werden, d.h. es muß eine politische Ko-respondenz erfolgen: über den verkürzten und verkürzenden Krankheitsbegriff und den – zumeist nur implizit vorhandenen – verknappten Gesundheitsbegriff (wie er z.B. in der Reichsversicherungsordnung oder im „*Blüm*-Paket" erkennbar wird). Hier zeigen sich Manifestationen von Krankheit, die im Sinne der **„anthropologischen Krankheitslehre"** (*Petzold, Schuch* 1992) der „Integrativen Therapie" Ausdruck „multipler Entfremdung und Verdinglichung" (*Israel* 1975; *Petzold* 1987d, 1993d; *Schuller* 1992), ja letztlich Ausdruck von **Devolution** (idem 1986h) sind: Entfremdung vom eigenen Leibe, von den Mitmenschen, von der Lebenswelt, von der Arbeit, von der Zeit. Verdinglichung geht zumeist mit Destruktion und Desintegration, mit der Beschädigung der Integrität des personalen Leib-Subjektes, des sozialen Kontextes, des ökologischen Lebensraumes einher, die bis zum Verlust der Hominität und zur Zerstörung der Lebenswelt führen kann, d.h. aber zur devolutionären Zerstörung des Lebens schlechthin. Die Ursachen für die „multiple Entfremdung" (*Petzold* 1993d) und „Verdinglichung" (*Lukacs* 1964) sind vielfältig. Sie müssen ko-respondierend unter Rückgriff auf die in der Metatheorie formulierten Konzepte – insbesondere im Hinblick auf die Ethik und die gesellschaftstheoretischen Rahmenbedingungen – erarbeitet werden, damit ihnen kooperativ und engagiert entgegengetreten werden kann. Berücksichtigt man den Hintergrund der **„anthropologischen Krankheitslehre"** nicht, so greift die **„klinische Krankheitslehre"** in der Regel zu kurz. Zentriert jene in den Begriffen der „multiplen Entfremdung und Verdinglichung", so zentriert die klinische Krankheitslehre im Konzept der „multiplen pathogenen Stimulierung" (*Petzold* 1977a/ 1988n, 353ff) als Wirkungen in konkreten Szenen, die für alle Bereiche der Persönlichkeit: Selbst, Ich und Identität zum Tragen kommen kann: Überstimulierung *(Trauma),* Unterstimulierung *(Defizit),* inkonstante Stimulierung *(Störung),* widerstreitende Stimulierung *(Konflikt).* Hier wird deutlich, daß Pathogenese in konkreter, sinnenhafter Erfahrung wurzelt und diese die Syntax der eigenen Geschichte ist, eine Syntax des Zwischenmenschlichen, in der der soziokulturelle Hintergrund, die ökonomischen Bedingungen, der Zeitgeist (idem 1989f), die fördernden oder destruktiven Einflüsse, die in der „anthropologischen Gesundheits- und Krankheitslehre" thematisiert werden, zum Tragen kommen.

Auf dem Hintergrund dieser Ausführungen ist es nun möglich, ohne unbillige Verkürzungen die „allgemeine Krankheitsdefinition", die wir eingangs gegeben haben, im Sinne einer „klinischen Krankheitsdefinition" zuzuspitzen.

Es soll dies hier für die neurotischen Störungen und Psychosomatosen geschehen, womit noch kein einzelnes Krankheitsbild herausgegriffen wurde. Für Depressionen, Zwangsverhalten, Migräne, Asthma bronchiale etc. müßte jeweils eine weitere Zupassung erfolgen. Wir ziehen es hier vor, von „neurotischen Störungen" zu sprechen (wie der DSM-III und ICD-10), da der damit implizierte deskriptive begriffliche Rahmen gegenüber dem traditionellen Neurosebegriff mit seinem psychodynamischen, libidoökonomischen Theoriehintergrund erhebliche Vorteile bietet. Auf jeden Fall müßte man das Konzept der „Neurose" neu fassen, wenn man es verwenden will (und ein solches Unterfangen ist durchaus sinnvoll). Wenn wir neurotische Störungen und Psychosomatosen im folgenden in eine Reihe stellen, so geschieht dies auf dem Hintergrund des *Leibbegriffs* der Integrativen Therapie, der Psychisches und Somatisches integriert und den Leib-Seele-Dualismus hintersteigt. Weiterhin findet sich keine der klassischen Neurosen, die nicht unter *leibtherapeutischer Perspektive* (sie wurde von den *Psycho*therapeuten zumeist ausgeblendet) spezifische, somatische Symptomatik zeigt (beispielhaft sei nur auf den Muskeltonus und das Atemmuster bei neurotischen Depressionen oder bei Zwangsneurosen verwiesen). In ähnlicher Weise ist es wesentlich, die Symptomatik stärker unter *psychosozialer Perspektive* zu betrachten und nicht mit dem Patienten überwiegend auf den organpathologischen Befund zu zentrieren. Differenzierungen im Hinblick auf primäre somatische Reaktionen, sekundäre Somatisierungen (Konversionsneurosen) oder funktionelle Syndrome (psychovegetative Störungen) werden im Rahmen dieser übergreifenden Definition (3) nicht gemacht.

„Neurotische Störungen und Psychosomatosen sind überwiegend durch exogene, negative Ereignisketten, durch Schädigungen – Distress und Noxen (= Traumata, Defizite, Konflikte, Störungen) – aus dem sozialen bzw. ökologischen Kontext im Verlauf des Lebenskontinuums verursachte Erkrankungen der Person als ganzer mit ihren Dimensionen Leib-Selbst, Ich und Identität, wobei diese in unterschiedlicher Weise betroffen sein können. Zeitextendierte Überlastungen bzw. Überforderungserlebnisse (Distress, Negativattributionen, kognitive Dissonanzen) mit den mit ihnen verbundenen Streßgefühlen und Einflüsse pathogener Stimulierungen (Noxen) treffen, ohne daß kompensatorische oder protektive Faktoren ausreichend zur Wirkung kommen können, z.T. auf vorfindliche (genetisch disponierte oder biographisch erworbene) Vulnerabilität sowie auf etwaig vorhandene, in der Chronik des Leibgedächtnisses gespeicherte, negative Ereignisketten und lösen Abwehr- und Bewältigungsstrategien aus. Neurotische Störungen als das Resultat fehlgeleiteter Regulations- und Lernprozesse sowie emotionaler und kognitiver Bewertungen (valuations, appraisals) und als dysfunktionale Verarbeitungsversuche auf symbolischer Ebene von teilweise unbewußten, seit früher Kindheit bis in die Gegenwart erlittenen exogenen Schädigungen bewirken Symptomatiken im körperlichen, seelischen, geistigen und sozialen Bereich (also ‚leibliche Symptome')."

Bei den Psychosomatosen liegen Ketten von Schädigungen und die Abwesenheit von protektiven Faktoren und Kompensation z.T. im präverbalen Bereich bzw. massive noxische Einwirkungen auf den Organismus und seine Regulationsprozesse (z.B. Unfall, Mißhandlung, Mißbrauch). Die Symptombildung zeigt eine Prävalenz im körperlichen Bereich mit teilweise organdestruktiven Befunden. Als Verarbeitungs- und Bewältigungsmodus wird häufig die Somatisierung gewählt, weil die pathogenen Einwirkungen nicht *alloplastisch,* die Umwelt verändernd beseitigt werden konnten, so daß nur *autoplastisch* der Körper als Ausdrucksmöglichkeit blieb. Deshalb muß das Symptom als „Ausdruck auf noxische Eindrücke"

(Pathogenesemodell III, dieses Buch, S. 652f) in seiner symbolischen und kommunikativen Qualität gesehen werden als leibhaftiges Zeichen, als Körpersymbol, das der schädigenden Umwelt und einer ersehnten protektiven Umwelt Signale gibt.

In dieser recht umfassenden Bestimmung von „neurotischer Störung" und „Psychosomatose" werden kognitions-, emotions- und tiefenpsychologische Perspektiven auf dem Hintergrund unserer Persönlichkeitstheorie und unseres Menschenmodells verarbeitet. In der speziellen Krankheitslehre wird dann herausgestellt, *wo* die „prävalenten pathogenen Milieus" (idem 1988n, 234f) zentriert sind, *welche* Dimensionen der Persönlichkeit (Leibselbst, Ich oder Identität) besonders geschädigt wurden, *welche* Ereignisketten (*chains of adversive and protective events)* sich *wie* verflochten haben, welche Abwehr- und Bewältigungsreaktionen auftreten und welche Formen der Symbolisierung gewählt wurden, d.h. *welche* Symptomatiken sich *wie* zeigen usw. Da die Schädigungen überwiegend exogen sind, muß der gesellschaftliche Einfluß im Blick bleiben, müssen die „Ursachen hinter den Ursachen" (*Petzold* 1989c, 1993d) bewußt gemacht werden, wo immer dies möglich und vertretbar ist. Da die Noxen aus sozialen Netzwerken kamen, wird die Therapie bzw. Beeinflussung pathogener sozialer Netzwerke erfolgen müssen, damit – was schon *Ferenczi* erkannte – *autoplastisches* Verhalten in *alloplastisches* verändert werden kann und die Person zur aktiven Veränderung und Gestaltung ihrer Umwelt das notwendige Stützsystem erhält.

Pathogenese wird im Integrativen Ansatz immer *multifaktoriell* (*Rolf* et al. 1990; *Magnusson, Ohman* 1987) und lebenslaufbezogen (*Erlenmeyer-Kimling, Miller* 1986) gesehen. Psychologische Faktoren (*Weiner* 1977) müssen genauso in Betracht gezogen werden wie psychosoziale (*Thomas* 1986), biographische (*Cremerius* 1984b; *Riemann* 1988) genauso wie aktuale oder antizipierte. Nicht nur die Traumata der Vergangenheit wirken, sondern auch Überlastungen der Gegenwart und drohende Zukunftsereignisse – seien sie nun realistisch eingeschätzt (Realitätsebene nach *Lewin* 1946) oder fehlbewertet (Irrealitätsebene): *Antizipierter Streß ist Streß.* Die teleoanalytische Perspektive *Adlers (Titze* 1979) legt eine solche Sicht genauso nahe wie die kognitiven Theorien zu *„perceived competence"*, *„self-efficacy"* (*Bandura* 1986), *„perceived control"* (*Sherrod* et al. 1977), *„secondary appraisal"* (*Lazarus, Folkman* 1984), *„challenge" (Lazarus, Launier* 1978) etc. Die Bedeutung dieser „Erwartungstheorien" (*Heckhausen* 1980; *Frese, Sabini* 1985), Theorien zur Kompetenz, Selbstwirksamkeits- und Kompetenzerwartung (*Schwarzer, Jerusalem* 1989) oder zur Zielorientierung (*Weiner* 1985, 1986) kann gar nicht hoch genug eingeschätzt werden für eine Ergänzung der vergangenheitsorientierten tiefenpsychologischen Perspektive oder der gegenwartszentrierten humanistisch-psychologischen Theorien. „Erwartungstheorien" stützen die zielorientierte Sicht der Verbindung von *„Erinnerungsarbeit"* und *„Antizipationsarbeit"* („Prospektionen") und die mit ihnen entwickelten Methoden der *„Vergangenheits-* und *Zukunftsprojektion"* in der Integrativen Therapie (*Petzold* 1965, 9/ 1985a, 16; 1988n, 208ff, 268f; 1979k, 1989d). *Nicht bewältigter Streß* im Sinne der transaktionalen Streßtheorie von *Lazarus (Lazarus, Folkman* 1984; *Jerusalem* 1990) und Streßgefühle im Sinne der Überforderungs- und Krisentheorie unseres Ansatzes (*Petzold* 1968a,b, 1982a, 1989b, dieses Buch, S. 637ff, 933f) – aus der fernen Vergangenheit sowie aus der rezenten und unmittelbaren Gegenwart – zeitigen Folgen, auch für die Zukunft. Emotions- und zeittheoretische Überlegungen (*Petzold* 1981e; 1986g, dieses Buch S. 299ff, 607ff) sind deshalb für eine Krankheitslehre unverzichtbar. Genauso müssen streßtheoretische

Überlegungen aufgegriffen werden, denn als Streß können sowohl Traumata als auch Defizite und Störungen, nicht zuletzt aber Konfliktsituationen aufgefaßt werden, und wie diese hat *Distress* somatische, psychologische und soziale bzw. physiologische, affektive und kognitive Komponenten. Die verschiedenen Formen von Überforderung, Streß, der sich chronifiziert, jenseits der Bewältigungsmöglichkeiten liegt oder Streßgefühle, die sich stabilisieren (dieses Buch, S. 835) sind potentiell krankheitsauslösend.

Krankheiten des Individuums sind zumeist Ausdruck pathogener Lebenszusammenhänge, kranker sozialer Netzwerke (so schon *Moreno* 1947, 1934), prävalent pathogener Milieus (*Petzold* 1988n, 459). In diesen können Erkrankungen zustande kommen bzw. Krankheiten sich ausbilden, wenn

1. eine ***genetisch disponierte Vulnerabilität*** vorliegt (*Plomin* 1986, 1988; *Sakai, Suboi* 1985; *Anthony, Cohler* 1987; *Kendler, Eaves* 1986);

2. wenn aus pathologischen Kontexten Noxen, ***pathogene Stimulierungen*** (Defizite, Traumata, Störungen, Konflikte) auf die Persönlichkeit (Selbst, Ich, Identität) wirken, die die altersspezifischen Coping-Fähigkeiten (*Pearlin, Schooler* 1978; *Lazarus, Launier* 1978; *Thomae* 1968; *Brüderl* 1988) und das Kompetenzerleben (*Bandura* 1988; *Lazarus, Folkman* 1987; *Averill* 1973) des Subjekts sowie seine Ressourcenlage (*Schneider* 1979; *Jerusalem* 1990) massiv überschreiten (*Moss* 1986; *Brown* et al. 1978, 1986; *Bowlby* 1973; *Ainsworth* 1985; *Snyder, Ford* 1987; *Reicherts* 1988) und zu „malignen Internalisierungen" führen, die destruktive Narrative in Gang setzen;

3. wenn „protektive Faktoren" (*Petzold* et al. 1993), ***kompensatorische*** oder ***substitutive Entlastungen*** durch soziale Supportsysteme fehlen (vgl. dieses Buch, S. 939; *Rutter* 1985; *Rolf* et al. 1990; *Sarason, Sarason* 1985; *Sarason* et al. 1989; *Schwarzer, Leppin* 1989; *Nestmann* 1988) und „benigne Internalisierungen" (*Petzold* et al. 1993) nicht entstehen können (*Petzold* 1993p);

4. wenn ***internale Negativkonzepte*** vorliegen. Unter diesem Begriff lassen sich verschiedene Theoreme unterschiedlicher Herkunft subsummieren:

a) ***negative kognitive Konzepte***, wie z.B. destruktive „social worlds" (*Petzold, Petzold* 1991), dysfunktionale Lebensstile (*Adler* 1929), negative Selbstkonzepte (*Filipp* 1979) z.B. durch Symptome, Fehlschläge, „kummulative Mißerfolge" (*Jerusalem* 1990),

b) ***negative Bewertungen*** (*negative appraisal/valuation*) nach Ausbildung der Fähigkeit zu wertenden Urteilen, wodurch Lebensereignisse und situative Einflüsse eine besonders belastende Qualität gewinnen können (*Lazarus, Launier* 1978), so daß positive Neubewertungen (*positive reappraisal/valuation*) nicht greifen, sondern statt dessen problematische „subjektive Krankheitstheorien" (*Faller* 1990; *Hasenbring* 1990) selbst eine pathogene Valenz gewinnen,

c) ***Antizipation*** von realer oder imaginärer Bedrohung bzw. Streßerwartung (negative Prospektionen) nach Ausbildung der Zeitperspektive (*Nelson* 1989, 290ff.), was zu perpetuierten Spannungszuständen und Belastungsgefühlen führen kann, die z. T. auch unbewußt sein können (etwa verdrängte Todesangst);

5. wenn ***Negativkarrieren*** durch eine Permanenz psychosozialer Risikofaktoren in kranken sozialen *Netzwerken* mit kontinuierlich wirkenden Noxen, zu akkumulativen Schädigungen führen, so daß „*chains of adversive events*" (*Rutter* 1989; *Robins, Rutter* 1990), sich fortschreibende „*maligne Narrative*" (*Petzold* 1990e, idem at al. 1993) entstehen;

6. wenn durch ***auslösende Aktualfaktoren*** eine massive situative Überbelastung eintritt, ein hoher, unspezifischer Alltagsstreß oder ***„zeitextendierte Belastungen"*** mit sich perpetuierenden **Streßemotionen** gegeben sind, die nicht bewältigt werden können. Zu nennen sind hier Entwicklungskrisen, Karriereknicks, Ressourcenverlust, „*critical life events*" (*Filipp* 1982), Burnout (*Petzold* 1991p, dieses Buch, S. 637ff, 934ff);

7. wenn ***diverse pathogene Einflüsse*** und ***ungeklärte Faktoren*** wie Drogenkonsum, chronische Intoxikationen, ökologische Einwirkungen (Haft, Extremklimata) zum Tragen kommen oder auch unklärbare Faktoren wie z.B. etwaige „delegierte Gefühle" bzw. „toxische Familienmythen" bei frühverwaisten, familienlosen Patienten, wo eine derartige, unter der Perspektive der Mehrgenerationen-Familientherapie durchaus interessante „*social inheritance*" nicht mehr objektiviert werden kann. Im übrigen muß man sich darüber klar sein, daß nicht alle relevanten Krankheitsursachen auch stets aufgefunden werden können.

Treffen diese Faktoren oder einige von ihnen ohne protektive Kompensationen in einer „**negativen Synergie**" zusammen, *können* Erkrankungen entstehen – sie müssen es nicht. Treffen sie auf eine schon vorgeschädigte Persönlichkeit mit brüchigem *Selbst*, schwachem *Ich* und diffuser *Identität* in einem Kontext ohne „*supportive Valenz*", so kann es zu einer schweren Störung, z.B. zu einer „akuten psychotischen Dekompensation" kommen (vgl. Abb. 4).

Die im voranstehenden aufgelisteten Einflußgrößen verlangen zwingend, wie es im fünften Punkt auch explizit formuliert ist, nach einer karrierebezogenen Betrachtungsweise von Saluto- und Pathogenese (vgl. Abb. 5, S. 576; Abb. 3, S. 449, *Petzold* 1990e; *Antonovsky* 1979; *Brown, Harris* 1978) und natürlich auch nach karrierebezogenen Modellen von Krankheitsbewältigung (*Badura* 1985, 340) und von Therapie (*Petzold, Hentschel* 1991) – Therapien sind in der Regel ja kürzere oder längere *Karrierebegleitungen* (S. 572ff). Leider ist diese Perspektive sowohl in der Suchtkrankentherapie als auch in der Therapie psychiatrischer Patienten – von Neurosekranken einmal ganz zu schweigen – noch kaum umgesetzt worden. So werden die Karrieren „multipler Rückfälle" bei Drogenabhängigen genauso wenig therapeutisch genutzt wie der Drehtüreffekt bei Psychiatriepatienten. Jeder neue Kontakt mit den Hilfsagenturen könnte im Sinne einer gezielten „*Karrierebegleitung*" und „*intermittierenden Therapie*" genutzt werden (*Petzold* 1990k; *Petzold, Hentschel* 1991). Stattdessen kommt es zu einer Kette von unkoordinierten Zufallsinterventionen, die das Vertrauen in die Hilfsagenturen mehr und mehr schwinden lassen (idem 1980c). Das hohe Potential **intermittierender Psycho- und Soziotherapie** (*Petzold, Petzold* 1992) bleibt ungenutzt. Von den Arbeiten, die für die Analyse von Ereignisketten und Karrieren besonders wertvolle Anregungen bieten, seien genannt *Brown, Harris* (1978), *Dohrenwend, Dohrenwend* (1981), *Ulich* et al. (1985), *Kessler* et al. (1985), *Robins, Rutter* (1990), *Rutter, Rutter* (1992) und spezifisch für die Integrative Therapie *Petzold* et al. (1993) sowie die Integrative Fokaltherapie (idem 1993p).

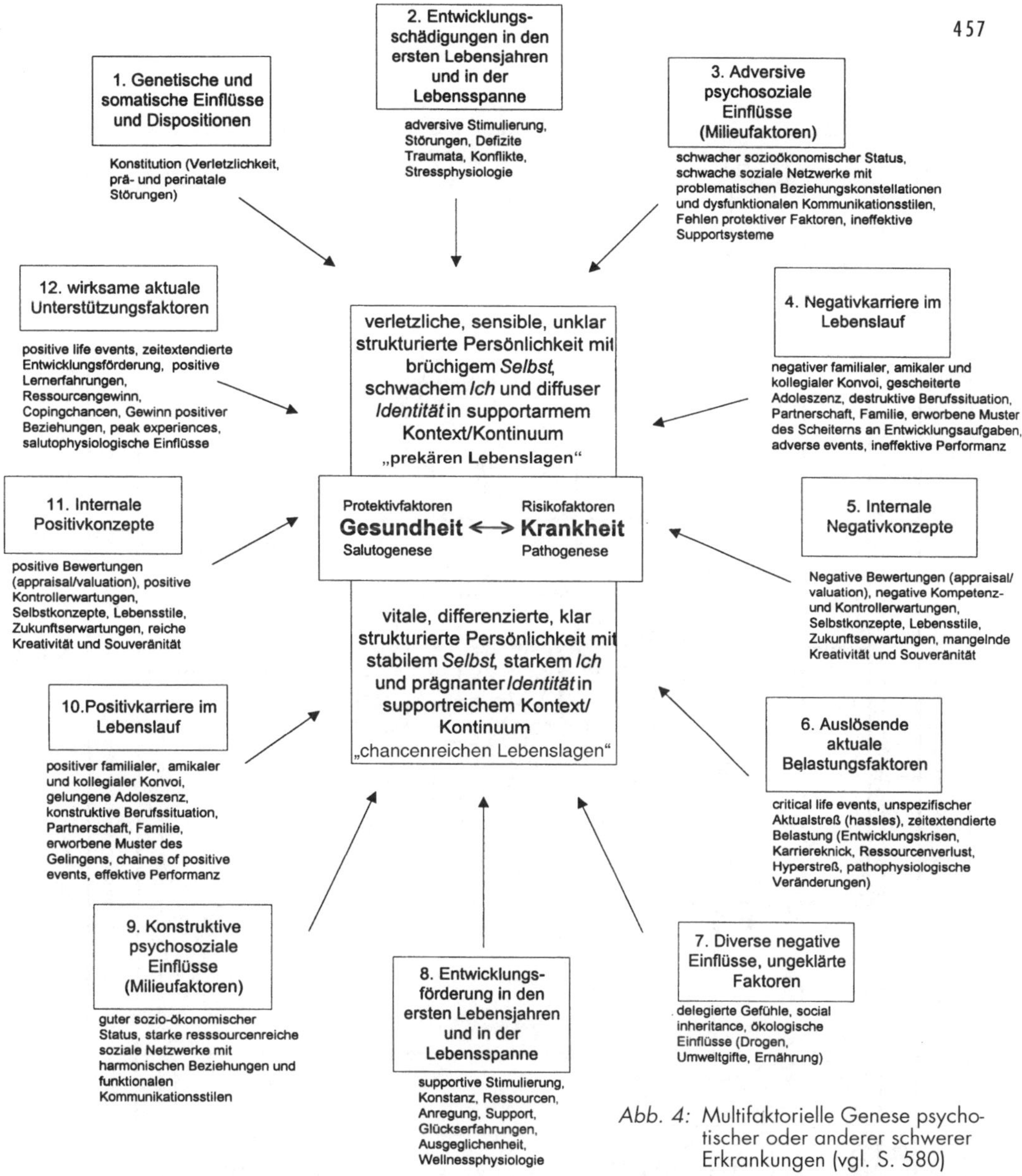

Abb. 4: Multifaktorielle Genese psychotischer oder anderer schwerer Erkrankungen (vgl. S. 580)

Legende: Das Modell zeigt die multifaktorielle Genese deutlich auf, wobei mögliche genetische Dispositionen (1.) zusammenwirken mit Schädigungen in der frühen Entwicklungsphase (2.), Schädigungen durch psychosoziale Einflüsse (3.) in der Adoleszenz und im weiteren Lebensverlauf, aktuellen „stressfull life events" (*Filipp* 1981) und zeitextendierten Überlastungen (6.) im Verein mit internalen Negativkonzepten (4.), z.B. negative Selbstbilder. Mit dieser Sicht wird konsequent eine „*life span developmental perspective*" (*Petzold* 1988n) angenommen, also die Pathologie in einer „unglücklich verlaufenden Lebenskarriere" (5.) als negativem Sozialisationsgeschehen („*chain of adversive events*" und „*absence of protective factors*", vgl. idem et al. 1993) gegründet, das sich über die „gesamte Lebensspanne" hin erstreckt und bei Ressourcenverlust und kritischen Lebensereignissen kulminiert, sofern keine Entlastung durch tragfähige Supportsysteme eintritt. Auslösend für Dekompensationen werden dann „*critical life events*", Streß bzw. zeitextendierte Überlastung. Die genetischen Einflüsse werden geringer gewertet als dies früher geschah, wenngleich der Aspekt einer hereditären Disposition bzw. Vulnerabilität durchaus beachtet wird. Es bleiben diverse Einflüsse wie z.B. Drogenmißbrauch, chronische Intoxifikationen, ökologische Einwirkungen sowie ungeklärte und z.T. unklärbare Faktoren (7.) Die Faktoren 8-12 umfassen salutogenetische bzw. protektive Einflüsse und Ressourcen. 8.-12. umfassen positive ***biopsychosoziale Einflüsse***, so daß Gesundheit und Krankheit als komplexe ***ökologische*** und ***biokulturelle Phänomene*** (*Morris* 2000) gesehen werden müssen.

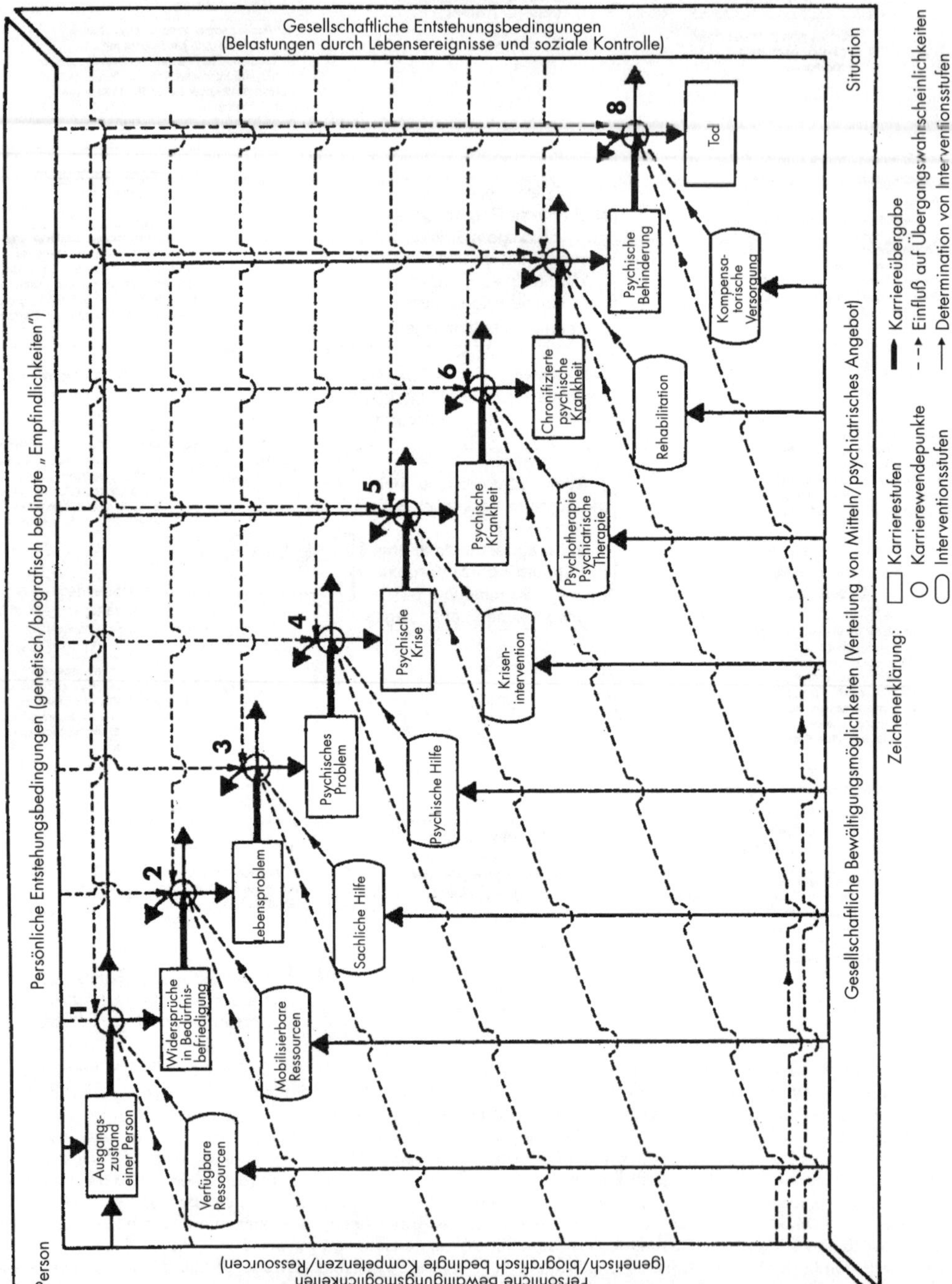

Abb. 5: Karrieremodell psychischer Störungen und Interventionen (*Forster, Pelikan* 1977, 32/33, aus *Ulich* 1987, 161)

Karrieren als *das Zusammenwirken aller positiven, negativen und defizitären Einflüsse* (*Petzold* 1988n, 200-206) sind in ihren Auswirkungen beim derzeitigen Forschungsstand noch schwer zu typisieren. Die Longitudinalforschung (*Rutter* 1988; *Robins, Rutter* 1990; *Thomae* 1983, 1988) legt eine **differentielle** Betrachtung jeder einzelnen Lebenskarriere nahe (*Keupp* 1983), wobei besonders den **Krisen** zentrale Bedeutung zuzumessen ist (*Ulich* 1987, 195). Je nach Verlauf kann es zu folgenden drei Auswirkungen kommen:
1. „Produktive Verarbeitung zur positiven Sozialisation",
2. „keine substantielle Persönlichkeitsveränderung",
3. „psychische Störung" (*Keupp* 1980, 585).

Die Verbindung von „kritischem Lebensereignis", „subjektiver Bewertung", „ausgelöster Krise" und „Krisenverarbeitung" mit später resultierenden Erkrankungen, das „*event-disturbance-link*" (*Thoits* 1983, 85), stellt nach wie vor ein weitgehend ungelöstes Problem der Ätiologie dar und erfordert die individualisierte Rekonstruktion der Karriere in ihren *bewußten* und *unbewußten* Dimensionen nach dem Prinzip „*von den Phänomenen zu den Strukturen und den Entwürfen*". Der Exploration von „*critical life events*" und ihrer Summation, von Krisenhäufigkeit und -intensität – eine Verbindung von Krisentheorie und Event-Theorie, so *Ulich* (1987, 195) – wird dabei besondere Bedeutung für die Bewertung einer Karriere auf ihre pathogenen und salutogenen Einflüsse, *risk and protective factors* zukommen (umfassend *Petzold* et al. 1993; 1993p).

Ein interessantes Modell karrierebezogener Betrachtung haben *Forster* und *Pelikan* (1977) vorgelegt (siehe Abb. 5), interessant, weil es einerseits sehr nuanciert unterschiedliche Problemlagen und -intensitäten differenziert und andererseits differentielle Interventionen anbietet, wie man sie in einer „**systematischen Karrierebegleitung**" einzusetzen hätte. Das Modell der beiden Soziologen akzentuiert das Zusammenspiel von individuellen Belastungen und Ressourcen und nimmt verschiedene Belastungen, Übergängen und Wendepunkte an. Es zentriert demnach in einem Krisenmodell (κρισις = Wendepunkt) im Sinne von *Lindemann* (1956) und *Caplan* (1963), nur das *Forster* und *Pelikan* das Krisenparadigma auf die gesamte Karriere beziehen, ähnlich wie wir es in den überforderungs- und krisentheoretischen Überlegungen der Integrativen Therapie unternommen haben (*Petzold* 1968a,b; 1977i; 1982r; 1991p; dieses Buch, S. 637ff, 934f), und wie es sich in der Konzeptualisierung des „Integrativen Modelles der Pathogenese II" (S. 469ff) niedergeschlagen hat. Man kann *Ulich* (1987, 162) vollauf zustimmen, wenn er für derartige, karrierebezogene Modelle postuliert, es müsse Ziel der Forschung sein, „*Übergangswahrscheinlichkeiten*" bestimmbar zu machen, die sich aus den „Verletzbarkeiten, realen Problemen, der konkreten Lebenslage sowie den individuellen und gesellschaftlichen Ressourcen zusammensetzen würden und Prognosen sowie die Planung von Interventionen im konkreten Fall erlauben könnten" (ibid.) Allerdings muß darauf geachtet werden, daß die Lebenskarriere insgesamt und nicht nur unter dem Blickwinkel der Pathogenese betrachtet wird, wie es dem Kliniker immer wieder unterläuft.

Unter Rückgriff auf das *Lewin*sche Konzept des Lebensraumes und der Zeitperspektive (*Lewin* 1963, 229; vgl. *Walter* 1978) hat *Petzold* (1991a) mit Bezug auf die integrative Zeittheorie (idem 1981e; 1991o, dieses Buch, S. 299) ein Modell der Lebenskarriere konzipiert (Abb. 12), das nachstehend (S. 488) noch näher dargestellt wird (idem et al. 1993).

Die Auswirkungen einer „**negativen Synergie**“ der aufgeführten Einflußgrößen in Lebenskarrieren lassen sich an Symptomatiken erkennen, die sich im körperlichen, seelischen, geistigen und sozialen Lebensvollzug des Menschen herausbilden. Die *Rekonstruktion* dieser Einflußgrößen und ihre Beeinflußung durch *Einsicht* (1), *korrigierende emotionale Erfahrungen* im Sinne einer Nachsozialisation (2), die Bereitstellung *alternativer Erlebnismöglichkeiten* (3) auf dem Boden *solidarischer Hilfe* (4) konstituieren die „**vier Wege**“ therapeutischen Handelns mit ihren *vierzehn therapeutischen Wirkfaktoren* (idem 1993p) der Heilung und Förderung in der Integrativen Therapie (Bd. I, 215ff) zur Veränderung von negativen Lebenskarrieren in einer positiven Weise.

6.4.3 Modelle der Pathogenese

Im folgenden werden zwei Modelle der Pathogenese skizziert, ein drittes ist an anderer Stelle (dieses Buch, S. 652ff) dargestellt:

I. Das **Modell der Entwicklungsnoxen** aufgrund pathogener Stimulierung,
II. das **Modell der zeitextendierten, multifaktoriellen Be- bzw. Überlastung**,
III. das **Modell der Repression emotionaler, expressiver Impulse.**

Doch zunächst noch eine **Vorbemerkung**: Die Begrifflichkeit „**pathogene Stimulierung**“ wie auch andere „klinische“ Begriffe bedürfen im Kontext des Entwurfes der Integrativen Therapie zweifellos der Erläuterung und auch der kritischen Diskussion. Zumal wenn sie im Rahmen klinischer Settings oder eines universitären Wissenschaftsbetriebes verwendet werden, stehen sie im Sog der Verdinglichung, die diesen Institutionen eignet. Aufmerksamkeit ist weiterhin geboten, weil eine positivistisch-behavioristische Herkunft des Reiz-Reaktion-Schemas („*stimulus and response*“) assoziiert werden könnte und somit auch innerhalb der Psychologie ein keineswegs immer unproblematisches Bedeutungsfeld aufkommen kann. Indes, der Behaviorismus ist nicht unser Bezugsrahmen für stimulierungstheoretische Überlegungen. Es gilt also vorweg klarzustellen: Mit Sicherheit soll nicht nach kritisch-theoretischem Vorspann in der Metatheorie und der **anthropologischen Krankheitslehre** (*Petzold* 1980d, 1993d) wieder Positivismus eingeführt werden. So sollen nicht durch ein mechanistisches Stimulus-Response-Modell „Kritische Theorie“, Phänomenologie oder Hermeneutik über Bord geworfen und z.B. die leibtheoretische Prämisse, das atmosphärische Erfassen und szenische Verstehen, das Ko-respondenzmodell (S. 93ff), Konzepte wie Bezogenheit und Intersubjektivität außer Kraft gesetzt werden.

Ganz sicher geht die Bedeutung von Ko-respondenz nicht in einem, wenn auch wechselseitig verstandenen, „Stimulus-response-Modell“ auf. *Stimulierung* wird vielmehr organismustheoretisch (*Goldstein* 1934), im Sinne von Adaptierungsleistungen (*Helson* 1964) des Organismus an Einflüsse des Feldes, und – diese Sicht ergänzend und überschreitend – entwicklungstheoretisch (der Säugling ist ein Stimulierung suchendes Wesen, vgl. *Stern* 1985; *Petzold* 1990e) und wahrnehmungstheoretisch gesehen (*Arnheim* 1978). Aus „ökologischer Perspektive“ (*Gibson* 1979) ist Stimulierung ein permanenter Fluß von *Informationen* aus der Umwelt, die wahrgenommen, erfaßt, verstanden und erklärt werden können (dieses Buch, S. 162-175) und damit persönliche Bedeutung gewinnen. Stimulierungen können als Impulse (*impetus*) gesehen werden, die anregen und Kreativität freisetzen, Kokreation möglich machen (*Iljine* 1990; *Petzold* 1990b und e). Der *perzeptive Leib* nimmt multiple Einwirkungen auf, die auf die Lebensgeschichte treffen und diese beeinflussen. Sie tragen damit zur Ausbildung persönlicher Biographie durch intersubjektive Kommunikation oder durch Auseinandersetzung mit der Lebenswelt und den in ihr enthaltenen und wirkenden *„social worlds“* (*Petzold, Petzold* 1991) bei.

Bei den Begriffen der *„pathogenen“* oder der *„multiplen“ Stimulierung* handelt es sich – dem Gedanken der *Mehrperspektivität* folgend (idem 1990o) – um klinische Arbeitsbegriffe. Es geht mit diesen Modellen darum, für die Praxis möglichst einfach (deshalb notwendigerweise schematisch) bestimmte, pathogene Strukturen zu skizzieren, verursachende Einwirkungen und Kräfte, die in konkreten Lebensszenen zur Wirkung kommen, aber stets auf die „Ursachen hinter den Ursachen“ (idem 1991c, 1993d) befragt werden müssen.

Innerhalb einer definierten klinischen Perspektive kann diesen Modellen zweifellos eine gewisse Geltung zukommen. Aus der Meta-Perspektive des Integrativen Ansatzes geschlossen, sind sie aber auf diesen Bereich zu beschränken. Denn für sich allein genommen drücken sich in ihnen lediglich Ansichten formalisierender Analyse, von Abstraktion und Selektion aus. Sie müssen deshalb notwendigerweise durch zusätzliche Perspektiven erweitert werden und sind nur im Rahmen einer integrativen Meta-Perspektive zu vertreten. Vor allem müssen sie stets **subjekt- und erlebnistheoretisch aufgefüllt werden** und bedürfen der entwicklungs- und persönlichkeitstheoretischen Einbindung und insbesondere der **szenischen Rückübersetzung** (idem 1990e,p, 1991o). Erst dann können sie mit Fug und Recht als „integrative Modelle“ gelten. Im folgenden werden die **Modelle von Pathogenese** anhand von Diagrammen dargestellt.

Das **Pathogenesemodell der „Entwicklungsnoxen“** (Modell I, Abb. 6, auf S. 531) ist auf Wirkungen von *Noxen*, d.h. **Schädigungen** im Entwicklungsverlauf, gerichtet, durch die aufgrund **pathogener Stimulierungskonstellationen** in konkreten biographischen Situationen bzw. Szenen im Lebenskontinuum die sich entwickelnde Persönlichkeit mit ihren Dimensionen Leib-Selbst, Ich, Identität beeinträchtigt wird. Insbesondere die Entwicklung vom „**archaischen zum reifen Leib-Selbst**“ durch *Einleibungen* (*H. Schmitz*) der mitmenschlichen Realität, durch *Verkörperung* von Rollen (*G.H. Mead*; *J.L. Moreno*), kurz, durch **Incarnation** (*M. Merleau-Ponty* 1964; *G. Marcel* 1985; dieses Buch, S. 855ff) ist gefährdet. Bei Häufungen von „stressful life-events“, bei Polytraumatisierungen in bestimmten biographischen Ebenen entstehen dann „**prävalent pathogene Milieus**“, in denen z. B. **Decarnationen** (dieses Buch, S. 856) stattfinden. Der Mensch kann seine perzeptiven und expressiven Vermögen nicht mehr nutzen. (Man denke an die schlaffen, leblosen Hände von depressiven Patienten.) Der *Leib* hat sich bei *Decarnationsphänomenen* gleichsam aus dem *Körper* zurückgezogen (umgekehrt wie bei den *Phantomphänomenen*, wo der *transmaterielle* Leib noch vorhanden ist, obgleich der *materielle* Körper z.B. einen Arm verloren hat). Ereignisse aus „prävalent pathogenen Milieus“ können bei fehlender Kompensation Nachwirkungen haben. Zentral ist die Fundierung des Modells in der Persönlichkeits- und Entwicklungstheorie. Es steht damit im Denkparadigma der Tiefenpsychologie, überschreitet dieses aber in der Differenzierung der *Schädigungen* (es gibt eben „frühe“ Defizite, Traumata, Störungen und Konflikte) und in der Betonung der „life span-Perspektive“ der Pathogenese, indem die frühe Kindheit zwar als wichtig, aber nicht als omnikausal betrachtet wird.

Das **Pathogenesemodell der Repression emotionaler, expressiver Impulse** (Modell III, Abb. S. 652) nimmt das *Freud-Reich*sche Repressionskonzept auf: Verhinderung emotionalen und motorischen Ausdrucks kann krankheitsverursachend wirken *(Traue* 1989).

Das **Pathogenesemodell zeitextendierter, multifaktorieller Überlastung** (Modell II, Abb. 7) ist genereller. Es integriert Modell I und III, betont aber bei Berücksichtigung der Vergangenheitseinflüsse die Prozesse in der Gegenwartsdimension und dem faktischen, antizipierten und projektiv ausgespannten Zukunftsraum. Es verarbeitet kognitive Streß- und Coping-Theorien (*Lazarus, Launier* 1978; *Seligman* 1978; *Jerusalem* 1990), emotive Überforderungs- und Krisentheorien (*Butcher, Mandal* 1976; *Baldwin* 1979; *Petzold* 1968a, 1982i, 1989h), Ressourcen- und „Social-support-Theorien" (*Siegrist* 1987; *Schuch* 1990), Mastery- und Competence-Konzepte (*Lazarus, Folkman* 1984; *Bandura* 1986 etc.). Wiederum wird auf die Entwicklungs- und Persönlichkeitstheorie rekurriert, und zwar besonders auf die Aspekte der kognitiven Stile, Selbstbilder und Narrative/Narrationen. Modell II ist einer kognitivistischen Perspektive verpflichtet, integriert aber wesentliche Konzepte eines von epistemologischen Mißverständnissen, metapsychologischen Konstrukten und entwicklungspsychologischen Irrtümern (*Perrez* 1979; *Fisher, Greenberg* 1985; *Trautner* 1991, 93f; *Weiner* 1988; *Baldwin* 1979b, 90ff.) befreiten psychoanalytischen bzw. tiefenpsychologischen Ansatzes.

Bevor die Pathogenesemodelle nun im einzelnen vorgstellt werden, muß erneut darauf verwiesen werden, daß der Blick auf die Salutogenese für das Verständnis menschlichen Verhaltens, der menschlichen Persönlichkeit in ihrem Kontext/Kontinuum unverzichtbar ist. In unseren Modellen ist dem Moment der **Förderung** (Bd. I,1, S. 216), der „positiven Außenresonanz" (vgl. S. 652), der benignen, salutogenesen Stimulierung ——▷, der *protektiven Faktoren* (*Petzold* et al. 1993) und *supportiven Einflüsse* immer große Bedeutung beigemessen worden, denn **Schädigungen** – z.B. Traumata ⇉▷–, adversive Ereignisse, *„critical life events"*, *Risikofaktoren*, Defizit- und Mangelerfahrungen kommen in Lebensläufen, in Karrieren des Erfolges und des Scheiterns stets in einer **Interaktion** zum Tragen. Soziale Belastungen und *„social support"* (*Nestmann* 1988), *„chains of adversive and protective events"* (*Petzold* et al. 1993) müssen in ihrer dialektischen Bezogenheit gesehen werden. Gerade mit Blick auf die beeindruckenden Befunde der Longitudinalforschung (*Rutter* 1988; *Robbins, Rutter* 1990; *Rutter, Rutter* 1992; *Werner, Smith* 1992; *Thomae* 1988) kann der Wichtigkeit von Schutzfaktoren, ihrer Wirkung und kontextuellen Spezifität gar nicht genug Aufmerksamkeit beigemessen werden, zumal vieles dafür spricht, daß ähnliche Faktoren dabei sind, wie die, die in heilsamen therapeutischen Beziehungen und Maßnahmen zum Tragen kommen *(Orlinsky, Howard* 1986, 1987; *Huf* 1992). Protektive Faktoren und Prozesse haben die Aufmerksamkeit der Forschung in der *„developmental psychopathology"* in zunehmendem Maße gefunden *(Rolf* et al. 1990). Leider wurde ihnen in der Psychotherapie bislang keine nennenswerte Beachtung geschenkt, obgleich eine gelingende psychotherapeutische Behandlung selbst als ein bedeutsames protektives Geschehen im Leben eines Menschen angesehen werden kann, kommt doch in ihr der bedeutsamste *„protective factor"* zur Wirkung, der von allen Studien herausgestellt wurde: der des *„significant caring adult"*, der verläßlichen Bezugs- und Vertrauensperson *(close support figure)*, die, wenn sie verinnerlicht wird, einen positiven „inneren Beistand" (vgl. S. 433; *Petzold* 1985l) konstituiert. Wir haben zum Erfassen solcher „inneren Beistände" (oder auch „innerer Feinde") eigene projektive diagnostische Instrumente entwickelt (*Petzold* et al. 1993) genauso wie für das Erfassen der komplexen Interaktion von negativen und positiven Ereignisketten durch *Karrierepanoramen* bzw. *-diagramme* (idem 1993p) oder *Gesundheits-/Krankheits*panoramen (*Petzold, Orth* 1993a). Dies alles muß in der Rezeption unserer Krankheitsmodelle mitgesehen werden, damit keine einseitige Pathologiezentriertheit, die sich bei derartigen modellhaften Darstellungen leicht in den Vordergrund schieben kann, mit Blick auf unsere Gesamtkonzeption aufkommt.

Aufgrund einer umfassenden Auswertung der relevanten Literatur und eigener longitudinaler Forschungsprojekte haben wir das Konzept der *„protective factors"* wie folgt zu bestimmen versucht:

»Protektive Faktoren sind einerseits – internal – Persönlichkeitsmerkmale und verinnerlichte positive Erfahrungen, andererseits – external – spezifische und unspezifische Einflußgrößen des sozio-ökologischen Mikrokontextes (Familie, Freunde, significant caring adults, Wohnung), Mesokontextes (Subkultur, Schicht, Quartier, Region) und Makrokontextes (übergreifende politische und sozioökonomische Situation, Zeitgeist, Armuts- bzw. Krisenregion), die im ***Prozeß ihrer Interaktion*** *miteinander und mit vorhandenen Risikofaktoren Entwicklungsrisiken für das Individuum und sein soziales Netzwerk weitgehend verhindern. Sie verringern Gefühle der Ohnmacht und Wertlosigkeit und gleichen den Einfluß adversiver Ereignisformen und Ereignisketten aus bzw. kompensieren ihn. Sie fördern und verstärken aber auch als salutogene Einflußgrößen die Selbstwert- und Kompetenzgefühle und -kognitionen sowie die Ressourcenlage und „suppportive Valenz" sozioökologischer Kontexte (Familie, Schule, Nachbarschaft, Arbeitssituation), so daß persönliche Gesundheit, Wohlbefinden und Entwicklungschancen über ein bloßes Überleben hinaus gewährleistet werden« (Petzold, Goffin, Oudhof 1993; Müller, Petzold 2003).*

Protektive Faktoren wirken – wie *adversive* oder *risk factors* – von Säuglingszeiten an über die Lebensspanne hin bis ins Senium (*Rutter, Rutter* 1992; *Filipp* 1990; *Saup* 1991, 1993; *Rolf* et al. 1990). Es ist deshalb sowohl in diagnostischer wie in therapeutischer bzw. interventiver Hinsicht das Gesamt der Entwicklungseinflüsse in den Blick zu nehmen, um Fehlbewertungen zu vermeiden, angemessene Behandlungsstrategien zu entwickeln bzw. anzuwenden und schließlich um eine effektive *Prävention* zu betreiben.

6.4.4 Das Pathogenesemodell der Entwicklungsnoxen (I) – Abb. 6: Pathogenesemodell I, dieses Buch S. 530

Die nachfolgenden Überlegungen sind eingebunden in unser *„tentatives Modell zur entwicklungstheoretischen Betrachtung der Persönlichkeit in den Formen ihres Weltbezugs"*, in dem wir sechs „Welten" annehmen (*Petzold* 1990i, dieses Buch S. 526-543).

Erläuterungen zu Modell I: Die befruchtete Eizelle entwickelt sich als Organismus, als Körper, ● als *„organismisches Selbst"* (Figur 0) in der **„Welt sensumotorischer Erfahrung und organismischer Perzeptivität"** (0.-6. Monat pränatal). Er ist genetisch ausgestattet mit den Möglichkeiten der Entfaltung. Mit der Ausbildung des Nervensystems und der Wahrnehmungsorgane in der embryonalen Entwicklung werden propriozeptive ➔ und exterozeptive ⇨ Stimulierung als Informationen vom Organismus aufgenommen und bewirken Adaptierungsleistungen. Diese Stimulierung, die der Organismus geradezu sucht (*Stern* 1985), kann benigne, fördernde, oder maligne, schädigende Qualitäten haben. Propriozeptionen ermöglichen dem Organismus eine „matte Awareness" (*preawareness, organismic perceptivity*). Es entsteht in der „**Welt der affektiven Erfahrung** und eigenleiblichen Selbstempfindung" (-3 bis 3. Monat postnatal) das *„archaische Leibselbst"* (Fig. 1 und 2) als komplexe somatopsychische Repräsentanz – wir sprechen von „Holorepräsentanz" – vom Körper wahrgenommenen und gespeicherten *sensumotorisch-emotional-kognitiven Schemata* als *Synergem* Wahrnehmungs-, Speicher- und Ausdrucksmöglichkeiten werden aus dem Organismus im Leibselbst als *„archaisches Ich"* (Figur 3) – d. h. noch nicht kohärent verbundene Ich-Funktionen – entwickelt in der „**Welt der interpersonalen Erfahrung** und intrapersonalen Daseinsgewißheit" (3.-6. Monat). Im Verlauf des ersten Lebensjahres bildet sich das „archaische Leibselbst" und das „archaische Ich" unter dem Einfluß „fördernder Umwelt" immer weiter aus in Richtung eines exzentrischen, *„reifen Ich"* (Figuren 4-6), das das Leibselbst „in den Blick zu nehmen" vermag. Reflexive, scharfe Bewußtheit, Ich-Bewußtheit (*consciousness*) entsteht in der „**Welt der intrapersonalen Erfahrung**" (8.-12. Monat, Figur 4) und damit *Selbstempathie* und *Selbstgefühl* als Qualitäten eines *„subjektiven Leibselbst"*. Die organismische Zentriertheit wird durch die „exzentrische Position" zunehmend abgelöst. Das exzentrische, reflexiv-bewußte, „reife Ich" tritt in aktive Interaktion mit der Umwelt, aus der es Fremdattributionen aufnimmt, *Identifizierungen*, die es gewichtet und bewertet (*appraisal, valuation*) und mit *Identifikationen* belegt, so daß über *Internalisierung* „Selbstbilder" entstehen können. Diese werden durch Synergieeffekte allmählich zu einer *„archaischen Identität"* und einem *„symbolischen Selbst"* (Figur 5) in der „**Welt der Symbol- und Spracherfahrung**" (12.-18. Monat), in der auch das *Selbstwertgefühl* entsteht, allmählich zur *Identität* synthetisiert. Schließlich bilden sich mit wachsender Exzentrizität und kognitiver Kompetenz eine *„reife Identität"* und ein *„reifes Selbst"* in der „**Welt der Identitätserfahrung**" (18. Monat bis 4 Jahre) aus, eine Zeit, in der *Selbsterkenntnis* und *Selbstverständlichkeit* beständig zunehmen (Figur 6). Die Selbstbilder und die gesamte Identität wirken formend auf das *Leibselbst* zurück, indem es z. B. einen bestimmten „Habitus" in Körperhaltung, Mimik, Bewegungsmuster ausprägt, ein Vorgang, den wir mit *Merleau-Ponty* als „**incarnation**" bezeichnen. Mit Ausbildung der *„reifen Identität"* ist das *„reife Leibselbst"*, die Persönlichkeit als Ganzes konstituiert. Da die verändernden Einflüsse aus Kontext und Kontinuum die historisch gewachsenen Strukturen des Selbst, die Charakteristik der Identität bestimmen, steht die Persönlichkeit in permanentem Wandel. Die *Identifizierungen* aus dem Lebenszusammenhang, die die *social identity* herstellen, sind nicht konstant. So sind stets neue *Identifikationen* als Leistungen des Ichs notwendig, um *„ego identity"* zu konstituieren, in der die sozialen Zuschreibungen und die Selbstwahrnehmungen und -attributionen zu einer vollen, *„vielfacettigen Identität"* synthetisiert werden. Im Prozeß der Ausfaltung des Organismus, der Entwicklung vom archaischen zum reifen Leibselbst, in der Ichentwicklung und in der Identitätsentwicklung können durch „pathogene Stimulierungskonstellationen" Schädigungen, *Noxen* eintreten. Als solche sehen wir Kräfte, die in konkreten biographischen Situationen zum Tragen gekommen sind und belastende emotionale Situationen auslösen. Das Stimulierungskonzept muß als formales Modell zur Beschreibung salutogener und pathogener Einflußgrößen gesehen werden, die immer szenisch und atmosphärisch konkretisiert werden müssen, damit sie für die therapeutische Praxis Handlungsrelevanz gewinnen können.

Förderung = salutogene und protektive Stimulierung

Schädigungen = folgende pathogene Stimulierungskonstellationen:

Traumata = Überstimulierung (körperliche Verletzung, abrupte Trennung). Traumata hinterlassen – je nach Stärke und entlastender Wirkung protektiver bzw. kompensatorischer Einflüsse – oftmals Deformationen der Persönlichkeit: im *Leib-Selbst*, das sich z.B. anästhesiert (Figur 3), im *Ich*, das Blindheiten behält, in der Identität, die „Löcher" (Figur 4) ausbildet.

Defizite sind fehlende oder einseitige Stimulierung, durch die der Organismus, der zur Entwicklung Anregungen braucht, Kompetenzen und Performanzen nicht ausbildet: etwa Wahrnehmungsfähigkeit und Ausdrucksfähigkeit auf der *Ebene des archaischen Leibselbst* (Figur 2), emotionale Steuerung, Erinnerungs- und Denkvermögen, Phantasie und Willenskraft, Kommunikations- und Interaktionsfähigkeit auf der *Ebene des Ich* (Figur 5), Stabilität und klare Konturen lebensstützender Bereiche (Leibbezug, soziales Netzwerk, Arbeit/Leistung/Freizeit, materielle Sicherheiten, Werte) auf der *Ebene der Identität* (Figur 5).

Störungen entstehen durch inkonstante oder uneindeutige Stimulierungen (z.B. *double-binds*). Bei fehlender Kompensation können so auf der *Ebene des Leibselbst* psychosomatische Reaktionen, auf der *Ebene des Ich* instabile Syntheseleistungen, auf der *Ebene der Identität* schwankende, labile *Identität* entstehen (Figur 4, 5).

Konflikte sind gegenläufige, widerstreitende Stimulierungen (4-6). Sie hinterlassen, wenn sie nicht gelöst und ausgeglichen werden, Spannungszustände im *Leibselbst* (4), Widersprüchlichkeiten und Zerrissenheiten im *Ich* (5), Unvereinbarkeit und Widersprüchlichkeit in der *Identität* (6). Derartige *Schädigungen* (als Oberbegriff für die verschiedenen pathogenen Stimulierungskonstellationen) können über die gesamte Lebensspanne hin eintreten und pathogen wirken, z. B. **Inkarnation** beeinträchtigen, also zu **Inkarnationsdefiziten** führen, oder **Dekarnationsphänomene** in Wahrnehmungs- und Ausdrucksvermögen auslösen sowie negative emotionale Lagen fixieren. Besonders die ersten Lebenswochen und -monate, in denen sich das *Leibselbst* (im Diagramm Figur 1 und 2,) zunehmend aus der organismischen Grundlage (im Diagramm Figur 0) entfaltet und der kleine Nukleus des *Ich* (im Diagramm Figur 2, 3 und 4) allmählich wächst, ist optimale Stimulierung unerläßlich und führt fehlende Stimulierung zu Deprivationszuständen. Um den sechsten Monat (3) beginnt das *„archaische Ich"* über das Leibselbst hinauszugehen. Traumata (z. B. repressive Umweltimpulse) oder Defzite (z. B. mangelnde Sicherheit und Präsenz) können hier zu Rückschlägen führen. Um den achten Monat reicht das *„archaische Ich"* schon in die Umwelt, wird die Umwelt bewußt-aktiv angegangen. Hier ist Stütze notwendig. Defizite (fehlende Interaktion) oder Störungen (stets unterbrochene Handlungszyklen) können zu Rückschlägen führen. Im zweiten Lebensjahr (Figur 5) greift das *Ich* weit aus in die Umwelt. Es wird exzentrisch, bewußt (*Kagan* 1981). Das *Leibselbst* ist nicht mehr in der Sicherheit autonomer Regulationsprozesse gestützt. Das *Ich* ist *noch nicht* kräftig genug, seine Exzentrizität noch nicht ausreichend entwickelt, um das eingetretene Defizit an Sicherheiten zu kompensieren. Aus diesem Grunde besteht im zweiten Lebensjahr eine besondere Vulnerabilität (*Kagan* 1981; *Vyt* 1989). Die Identität beginnt sich rudimentär auszubilden, eine *„archaische Identität"* (5), die sich bei optimaler sozialer Interaktion mit dem zunehmend an Exzentrizität und

Reflexivität gewinnenden *Ich*, das die Identifizierungen bzw. Attributionen aus dem sozialen Kontext allmählich zu werten und bewußt zu verarbeiten vermag, immer prägnanter formt. Im vierten Lebensjahr finden wir dann eine altersentsprechende, *„reife Identität"* (Figur 6), die bis zur Adoleszenz sich in weiteren Reifungsprozessen entwickelt, dann voll ausgebildet ist und sich über die Lebensspanne hin unter fördernden oder schädlichen Einflüssen, benignen oder pathogenen Stimulierungen entfaltet oder geschädigt und beeinträchtigt wird (z.B. durch Stigmatisierungen und daraus folgend durch Selbststigmatisierung).

Die unterschiedlichen pathogenen Stimulierungen können singulär auftreten, wie in den Figuren 1 – 3 in der Abbildung gezeigt. Die Figuren wurden exemplarisch konzipiert, um einige wesentliche Möglichkeiten von Schädigungen aufzuzeigen. Es ist zu beachten, daß neben den *pathogenen* Stimuli ein beständiger Zustrom positiver, protektiver, d. h. *salutogener* Stimulierung → fließt, der gleichzeitig die kontinuierliche Interaktion des Säuglings mit dem Umfeld und den relevantenBezugspersonen repräsentiert.

Figur 1 könnte eine pränatale Schädigung durch ein exogenes *Trauma* (**T**) mit nachfolgender schwerer Spastik und geistiger Behinderung sein. Der Organismus wurde durch ein eingegrenztes Trauma verletzt. In Figur 2 können wir schwere *Defizite* (**D**) durch Unterversorgung oder Vernachlässigung annehmen. Die Deprivationserfahrungen sind so stark, daß die organismische Ebene verletzt wird und sich ein organpathologischer Befund erheben läßt. Das Leibselbst ist *apathisch*, nicht altersgemäß entwickelt und sehr fragmentiert. In Figur 3 können wir eine abrupte Trennung, z.B. durch Erkrankung und Hospitalisierung der Mutter, als *Trauma* annehmen, das eine akzellerierte Ich-Entwicklung, eine *„maligne Progression"* in Gang setzt mit Verhaltensauffälligkeiten und Somatisierungen im Gefolge. Figur 4 und 5 sind Beispiele für *Polytraumatisierungen*, *Störungen* ⇢ (**S**) z. B. durch eine nervöse, ungeduldige Mutter, *Defizite* durch ihre häufige Abwesenheit. Die Folgen sind Verhaltensauffälligkeiten, Labilisierung des Körperschemas, Schädigung und weitere *„maligne Progression"* des Ichs. In Figur 5 kommen in das vulnerable, zweite Lebensjahr *Störungen* durch fehlende Konstanz der Beziehungsperson auf, *Defizite* (**D**) durch mangelnde verbale Ansprache und körperliche Zuwendung, *Konflikte* →← (**K**) durch widersprüchliche oder →← durch repressive Impulse aus der Umwelt. Die Möglichkeiten, *ideoplastisch* bzw. *alloplastisch* auf die Umwelt einzuwirken, sind äußerst gering, deshalb kommt es zur *autoplastischen* „Retroflektion", welche bis in die organismischen Grundlagen in Form von schweren Somatisierungen und bis in die Funktionen des *Ichs* wirken, die inkonstant werden. Die *„archaische Identität"*, die sich allmählich aufzubauen beginnt, wird in diesem Prozeß beeinträchtigt. Figur 6 zeigt ein *„reifes Leibselbst"* mit einer alloplastischen, in die Umwelt hineinwirkenden → Identität, einem starken *exzentrischen Ich* und einem *kohärenten Leibselbst* mit unbeschädigter, funktionsfähiger, organismischer Grundlage. Bei positiver Stimulierung aus dem Außenfeld können Konfliktsituationen →← (**K**) gut bewältigt werden – in Figur 5 führten sie noch zu Spannungen und zu Deformierungen des *Leibselbst.*

Derartige Stimulierungskonstellationen, die hier – wie in der graphischen Darstellung deutlich wird – auf unterschiedliche Niveaus der Persönlichkeit einwirken, müssen natürlich in ihrer *Gesamtwirkung* unter *longitudinaler Perspektive* gesehen werden, um keine monokausale Pathogenese zu konstruieren. In dieser Sichtweise können pathogene Stimulierungskonstellationen an jedem Punkt des Lebenskontinuums als Gesundheits-/Krankheitskontinuum (*An-*

tonovsky 1979, vgl. Abb. 3, S. 449) Pathologie bewirken. Besonders deutlich wird dies in Belastungssituationen und Krisenzeiten und im Senium. Bei Hochbetagten (Figur 7) kann es durch multiple Deprivationen, wie sie z.B. Heimsituationen mit sich bringen können, und durch organische involutive Prozesse zu Verlusten im Funktionieren des Ich kommen, das Leistungsfähigkeit einbüßt, zu Einbußen an Identität, die Bereiche verliert (z.B. Arbeit und Leistung) und zu Einbrüchen in das Leibselbst, dessen Strukturen defizitär und brüchig werden. Weil sich also über das Leben hin die Stimulierungskonstellationen im Kontext/Kontinuum ändern, die Persönlichkeit sich wandelt und der Lebenszusammenhang immer neue Situationen bietet, ist auch eine Zuordnung spezifizierter Stimulierungskonstellationen zu bestimmten Krankheitsbildern schwierig, denn in der Regel ist z.B. ein 34jähriger Borderline-Patient kein „Frühgestörter", sondern ein Mensch, der 34 Jahre unglücklicher **Karriere** mit einer *„chain of adversive events"* und wenig an Kompensationen durch *„protective factors"* und *„salutogenen Einflüssen"* hinter sich hat, eine *Karriere*, in der „frühe Schädigungen" durchaus auch eine gewichtige Rolle spielen können. Spätere *„kritische Lebensereignisse"* (mit 24 Jahren z.B. verschuldet der Patient einen Unfall, bei dem seine Freundin in schlimmer Weise zu Tode kommt) haben aber Wirkung „mit eigenem Gewicht". Die Einflüsse von potentiell pathogener Stimulierung auf unterschiedliche *prävalente Milieus* der Biographie können als konstitutiv für *„maligne Narrative"*, für *„chains of adversive events"* gesehen werden. Für das Verstehen von Pathologie müssen wir deshalb die Wirkungen auf den verschiedenen biographischen Milieus, das Zusammenspiel protektiver und adversiver Ereignisketten in den Blick nehmen und ihre Einwirkungen auf die Persönlichkeit untersuchen, z.B. in fokaldiagnostischen Explorationen (*Petzold* 1993p).

Die klinische Charakterisierung bestimmter pathogener Konstellationen im Hinblick auf spezifische Altersstufen und Persönlichkeitsdimensionen kann deshalb nur Hinweise und Tendenzen für die Genese umrissener Krankheitsbilder hergeben (die sich mit Hilfe der graphischen Darstellung vom Modell I auch spezifisch visualisieren lassen). Zum Beispiel können *Defizite* an Zuwendung und Pflege im ersten Lebensjahr die Folge haben, daß sich ein *fragmentiertes Leibselbst* ausbildet, welches bei weiterer Negativkarriere als die Grundlage einer möglichen psychotischen Erkrankung oder einer schweren Psychosomatose angesehen werden kann. Oder: durch *Störungen* der Interaktionen in einer „vulnerablen" Periode im zweiten Lebensjahr (*Vyt* 1989) wird ein schwaches, *nicht synthesefähiges Ich* ausgebildet, das bei weiteren Noxen und fehlender Kompensation, also bei einer *Negativkarriere*, als Grundlage einer Borderline-Erkrankung betrachtet werden kann. Das schwache *Ich* vermag in der Regel keine *stabile*, sondern nur eine *labile, inkonsistente Identität* auszubilden, wie sie für Borderline-Patienten kennzeichnend ist. Andererseits können *Defizite*, die das *archaische Leibselbst* treffen, wenn dieses über genügend vitale Ausstattung verfügt, eine *„maligne Progression"* (*Ferenczi*) als akzelerierte Ichentwicklung in Gang setzen. Es bildet sich als Notreaktion auf einem *brüchigen Selbst* ein *starkes Ich* aus, dem es auch gelingt, eine prägnante *Identität* auf diesem schwachen Grund zu synthetisieren. Diese Konstellation bietet oftmals Grundlage für die Ausbildung schwerer Persönlichkeitsstörungen, z. B. einer „narzißtischen Neurose". An diesen Beispielen wird deutlich, daß Persönlichkeitstheorie, Entwicklungsgeschehen und Pathogenese aufs Engste miteinander verbunden sind.

Das Modell I, die Betrachtung von Pathogenese unter dem Aspekt *schädigender Stimulierungskonstellationen* im Entwicklungsverlauf und mit Blick auf unser persönlichkeitstheoretisches Modell, kann auch noch einen anderen Bezug erhalten, den der „Anthropologie des schöpferischen Menschen" (*Petzold* 1987c/*Petzold, Orth* 1990a, 593f; 1993c, 93f). Wenn *Defizite, Traumata, Störungen und Konflikte* in noxischer Intensität und Dauer auf den *„perzeptiven, expressiven und memorativen Leib"* einwirken, so hat dies zur Folge, daß die Prozesse der Subjektwerdung, der „**Incarnation**" beeinträchtigt werden, ja daß **Decarnation**sphänomene, d. h. der Verlust von Potentialen des *„sujet incarné" (Merleau-Ponty* 1966) im Bereich der Wahrnehmung und des Ausdrucks eintreten können (*Orth, Petzold* 1991; *Petzold, Orth* 1991). Der *„perzeptive Leib"* kann durch traumatische Überstimulierung geschädigt werden. Wahrnehmungsausfälle und -störungen können eintreten, oder dysfunktionale Abwehrformen können aufgebaut werden: *Analgesierung* bei Überflutung mit Schmerz, *Anästhesierung* als Schutz vor Häufungen von Negativeindrücken, Szenen des Schreckens. Anästhesierung kann aber auch Folge ständiger Stimulierungs*defizite* sein, so daß die Aneignung von Welt, Einleibung (*Schmitz*), Inkarnation (*Merleau-Ponty*) nicht erfolgen kann. – Der *„expressive Leib"* kann durch *Repression* (vgl. Modell III, S. 652f) z.B. Ausdrucksverbote (*Konflikt*) und verhindernde Impulse (*Störung*) *inhibiert,* durch Strafen (*Trauma*) *mutiliert* oder gar *amputiert* werden – Menschen, die z.B. ihre Hände zwar „körperlich" noch haben, diese aber „leiblich" nicht zum Zufassen, Ausdrücken, Gestalten gebrauchen können. Hände, die kalt, kraftlos, ausdruckslos, tot sind. Auch fehlender Aktionsraum für und fehlende Antworten (*Defizite*) auf die Äußerungen des „expressiven Leibes" können Inhibitionen oder mangelnde Ausdrucksfähigkeit, die sich nicht ausbilden und üben kann, im Gefolge haben. Sind die Eindrücke, die der *„perzeptive Leib"* aufnehmen mußte, zu schrecklich gewesen, daß Anästhesierungsreaktionen auftraten (z.B. aufgrund von Mißhandlungen), besteht die Möglichkeit, daß auch die Erinnerung an derartige Geschehnisse zu belastend ist. Abspaltung und Verdrängung, die *Amnesierung* des *„memorativen Leibes"* ist die Folge. Diese Zupassung des Modells I pathogener Stimulierung unter Einbezug von Modell III muß nun wiederum in eine *„life span developmental perspective"* gestellt werden, denn der *„perzeptive, expressive und memorative Leib"* des Säuglings, Kleinkindes, Adoleszenten oder Erwachsenen sind differentiell zu sehen. Im übrigen handelt es sich bei Modell III letztlich um eine Variante des Modells I, die aber unter leib- und kreativitätstherapeutischen Gesichtspunkten (*Petzold* 1988n; *Petzold, Orth* 1990a) fruchtbar ist, da sich z.B. Dekarnationsphänomene oder Anästhesierungsmuster in Folge von Impulsrepressionen (S. 653) im Bereich des Ausdrucksverhaltens gut objektivieren lassen, wertvollen Aufschluß über das Krankheitsgeschehen und seine Hintergründe geben und mit Rückgriff auf den leib- und kreativitätstherapeutischen Fundus der Integrativen Therapie auch Behandlungsmöglichkeiten eröffnen.

Trotz des explikativen Wertes von Modell I und seiner leibtheoretischen Variante (III) bedarf die klinische Sicht der Pathogenese in der Integrativen Therapie noch einer umfassenderen Perspektive.

Beim derzeitigen Stand der Forschung und der Konzeptualisierung im Felde der Psychotherapie müssen ohnehin verschiedene Möglichkeiten in Betracht gezogen werden, Modelle der Krankheitsgenese zu konzipieren. Die Vielfalt der Einflußgrößen ist einfach zu komplex. Unserer Auffassung nach müssen übergreifende, integrative Modelle die anthropologische Perspektive im Sinne einer „allgemeinen Krankheitslehre" als Hintergrundsdimension einbeziehen und in der „speziellen, klinischen Krankheitslehre" breit genug ausgelegt sein, denn es wird immer wieder nötig sein, von allgemeinen Modellvorstellungen zu spezifischen zu kommen, die einerseits besonderen Lebenslagen und Problemsituationen, andererseits speziellen Krankheitsbildern gerecht werden. So wird man z. B. für die Entstehung von Depressionen allgemeine *und* spezielle Gesichtspunkte zur Anwendung bringen und in differentielle Modelle einarbeiten müssen (*Bosscher* 1991).

Im zweiten Modell (II) der Pathogenese (Abb. 7) soll nun unter Einbezug von Modell I und III ein allgemeines, möglichst umfassendes Konzept auf der Grundlage der Vorstellung entwickelt werden, daß Krankheit als Resultat *zeitextendierter multifaktorieller Be- und Überlastung* gesehen werden kann. Dabei richten wir uns an der *Krisentheorie* des integrativen Ansatzes (*Petzold* 1982r, 1968a,b, 1991p) aus, greifen also überforderungstheoretische (idem 1968a; *Mierke* 1955) und streßtheoretische (*Seyle* 1978) – also physiologische und emotionale Momente einbeziehende (vgl. S. 637ff) – Ansätze auf und berücksichtigen kognitionspsychologische Modelle (Attributionstheorie, Kontrolltheorie), wie wir sie in unseren gerontologischen Arbeiten (*Petzold, Bubolz* 1976; *Petzold* 1985a, 123-158, 237-293) verwendet haben. Die Einbindung unserer persönlichkeitstheoretischen Konzepte, insbesondere der Identitätstheorie (idem 1984i, dieses Buch, S. 430ff) und der Theorie der Kompetenz/Performanz (idem 1988n, 586ff, 212) sind weitere Momente. Das Konzept der „pathogenen Stimulierung" (idem 1977a, 1988n, 356f), des Ressourcenvorrats sowie die Perspektive des Lebenslaufes (*life span developmental approach*), in dem *„chains of adversive and nourishing events"* (vgl. *Rutter* et al. 1990), schädigende und protektive Faktoren (*Petzold* et al. 1993) zum Tragen kommen können, sind gleichfalls von Bedeutung. Für eine Vielzahl *interagierender* Faktoren muß also ein *„multitheoretisches Modell"* auf einem breiten Fundus sich ergänzender, spezifischer Theorieansätze entworfen werden, das jeweils differentiell für bestimmte Krankheitsbilder und Situationen zugepaßt werden kann.

Derartige Modelle finden sich bislang in der psychotherapeutischen Theorienbildung noch selten (vgl. z.B. *Ulich* et al. 1985, 71ff., 1987, 118f; *Keupp* 1980; *Kriz* 1985/1991), obgleich in der Modellkonstruktion bei spezifischen Krankheitsbildern – etwa von Depressionen – schon ein hoher Komplexitätsgrad erreicht wurde (*Brown, Harris* 1978; *Hautzinger* 1979 und aus integrativer Sicht umfassend *Bosscher* 1991).

6.4.5 Das Pathogenesemodell „zeitextendierter, multifaktorieller Be- und Überlastung" in der Lebenskarriere (II) – Abb. 7

Erläuterungen zu Modell II:
Gesundheit und Krankheit werden von **Kontext** und **Kontinuum**, den aktualen und prospektiven Rahmenbedingungen der GESELLSCHAFT (mit ihren Entfremdungs- und Verbundenheitstendenzen) und den aktualen und prospektiven Potentialen des INDIVIDUUMs bestimmt sowie von den in beiden zur Wirkung kommenden Vergangenheitseinflüssen. Dabei spielen individuell-genetische (*Genom*) und kollektiv-genetische Faktoren zusammen und fließen individuelle Biographie (über persönliches Gedächtnis, *mémoire*, *Engelkamp* 1990; *Galliker* 1990; dieses Buch, S. 549ff) und kollektive Geschichte (über kollektives

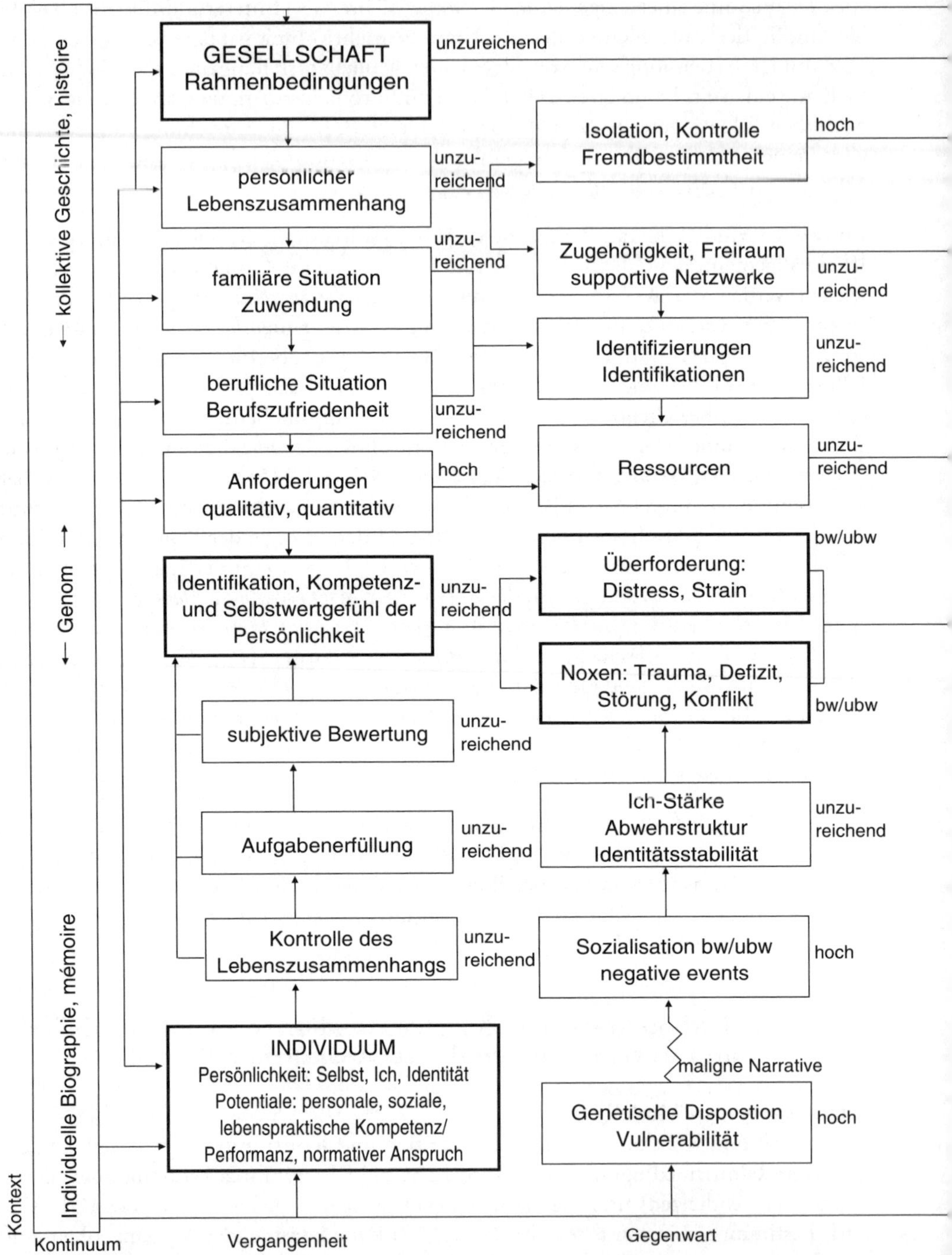

Abb. 7: Integratives Modell der Pathogenese II: zeitextendierte, multifaktorielle Be- bzw. Überlastung in der Lebenskarriere

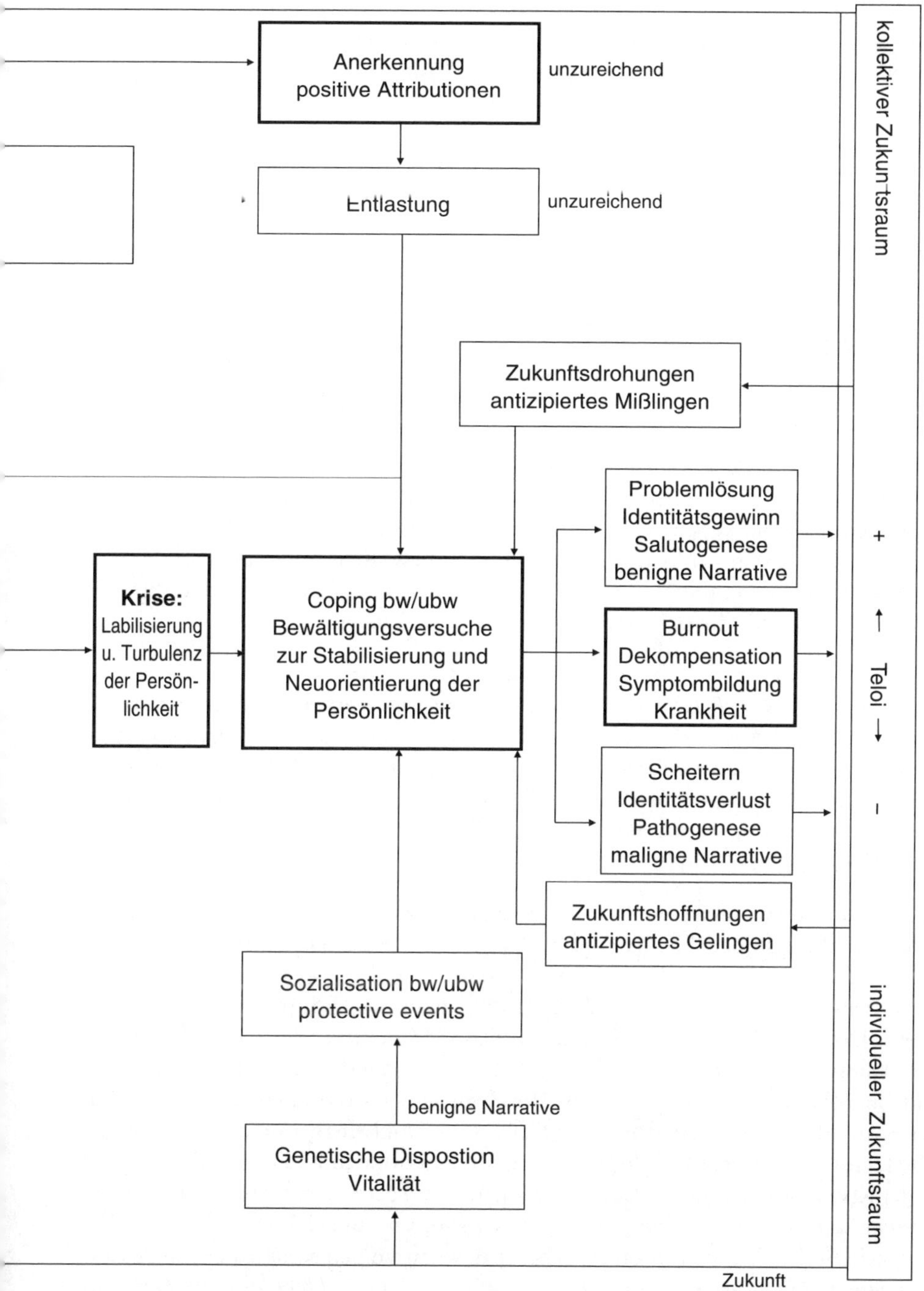

Anerkennung
positive Attributionen
unzureichend
Entlastung
unzureichend
kollektiver Zukunftsraum
Zukunftsdrohungen
antizipiertes Mißlingen
Problemlösung
Identitätsgewinn
Salutogenese
benigne Narrative
+
Krise:
Labilisierung
u. Turbulenz
der Persön-
lichkeit
Coping bw/ubw
Bewältigungsversuche
zur Stabilisierung und
Neuorientierung der
Persönlichkeit
Burnout
Dekompensation
Symptombildung
Krankheit
Teloi
Scheitern
Identitätsverlust
Pathogenese
maligne Narrative
–
Zukunftshoffnungen
antizipiertes Gelingen
Sozialisation bw/ubw
protective events
benigne Narrative
Genetische Dispostion
Vitalität
individueller Zukunftsraum
Zukunft

Gedächtnis, *histoire*, *Halbwachs* 1986; *Assmann, Hölscher* 1988; dieses Buch, S. 882ff), ineinander. Geschichte (*retrospektiv*), Gegenwart (*aspektiv*) bestimmen (*prospektiv*) die Struktur des individuellen und kollektiven Zukunftshorizontes (Ängste, Pläne, Ziele, Erwartungen, Entwicklungen, Tendenzen). Gesellschaftliche Situation, Zeitgeist, ökonomische und politische Verhältnisse prägen den *persönlichen Lebenszusammenhang*, die *familiäre Situation*, die *berufliche Situation*, in denen biographische Einflüsse und *Teloi*, Lebensentwürfe und -ziele – beides kann positiv-fördernd oder negativ-unzureichend sein – zum Tragen kommen.

Aus dem Lebenszusammenhang, aus Familie und Beruf kommen in qualitativer und quantitativer Hinsicht *Anforderungen*, denen es zu genügen gilt. Gelingt dies, wird *Aufgabenerfüllung* und *Kontrolle des Lebenszusammenhanges* erreicht, werden positive *Identifikationen*, mit dem eigenen Lebensvollzug, *Kompetenzgefühle*, *Selbstwertgefühl* möglich. Das INDIVIDUUM wird in seinen Potentialen, d. h. seiner personalen, sozialen und lebenspraktischen *Kompetenz/Performanz* gestärkt. Seine *normativen Ansprüche* werden erfüllt. Sind die *Anforderungen* aber zu hoch und zur Verfügung stehender *Support* und *Ressourcen* zu knapp (vgl. Abb. 2, S. 939f) sind die *Rahmenbedingungen* unzureichend, ist der *Lebenszusammenhang* widrig, die *familiäre Situation* ohne Geborgenheit und *Zuwendung*, gibt der Beruf keine *Zufriedenheit*, so entsteht an Stelle einer ausgewogenen Interaktion eine *Dissonanz* zwischen Anforderung und Aufgabenerfüllung. Es kommt zu bewußten (bw) und unbewußten (ubw) physischen, psychischen und sozialen Spannungszuständen, zu *Überforderungen* (*distress*) und *Überforderungsgefühlen* (vgl. S. 637ff), die sich chronifizieren können (*strain*).

Es wird folgende Definition von Überforderung zugrunde gelegt:
Überforderung tritt ein, wenn Belastungssituationen und externalen Ansprüchen keine stützende Umwelt, unzureichende äußere und innere Ressourcen und keine adäquaten Bewältigungsmöglichkeiten sowie keine ausreichende persönliche Stabilität gegenüberstehen, so daß die Wahrnehmungs- und Handlungsmöglichkeiten des Individuums im Feld eingeschränkt oder blockiert und seine Fähigkeiten der Selbststeuerung beeinträchtigt oder gar außer Kraft gesetzt werden – Krisen sind die Folge" (*Petzold* 1968a, 42).

In diese frühe Definition wurden äußere Bedingungen, das Setting und Stressoren, die zuhandenen Mittel, Handlungsmöglichkeiten und Persönlichkeitsfaktoren in die Betrachtung krisenhaften Geschehens einbezogen, Dimensionen, die später in der Coping-Forschung (*Moos* 1976, 1986), dem Life-Event-Research (*Filipp* 1990), dem Social-Support-Research (*Caplan, Killelea* 1976; *Schuch* 1990), der Ressourcentheorie (*Jerusalem* 1990), der Theorie der Kontrollerwartungen (*Folkman* 1984; *Mayring* 1987) und anderen Strömungen der Belastungs- und Bewältigungsforschung (*Brüderl* 1987) sowie der Krisentheorie (*Ulich* 1987), differenzierte Ausarbeitung erfahren und auch für die Krankheitstheorie der Integrativen Therapie Bedeutung gewinnen. Überforderungen, Streßemotionen und das Risiko nicht zu bewältigender Krisen werden noch verschärft, wenn aus dem gesellschaftlichen Rahmen keine *Anerkennung* kommt, keine *positiven Attributionen* erfolgen (für geleistete Arbeit, familiären Einsatz), kein Status, keine Position erreicht wird, wenn im persönlichen Lebenszusammenhang *Isolation* statt *Zugehörigkeit*, *Kontrolle* statt *Freiraum*, *Fremdbestimmtheit* statt *Selbstbestimmtheit* herrschen, und wenn keine *supportiven sozialen Netzwerke* vorhanden sind. Damit wird Selbstwertgefühl, eine Stärkung positiver Identität (durch *identifizierende* Attributionen und *Identifikations*möglichkeiten mit diesen, vgl. *Petzold* 1984i) nicht möglich.

Support und *Ressourcen* werden knapp, und *Entlastungen* in Krisensituationen werden verhindert (vgl. S. 939). Als eigenständige Belastungsquelle oder als eine zusätzliche, in die Überforderungssituation hineinwirkende („Ein Unglück kommt selten allein!") können nun im Sinne von Modell **I** noch *Noxen*, schädigende Einflüsse aus dem Lebenszusammenhang kommen: *Traumata* (z.B. Verlust eines geliebten Menschen), *Defizite* (z.B. fehlende Zuwendung), *Störungen* (z.B. häufige Trennungen) oder *Konflikte* (z.B. in der Partnerschaft).

Wie mit derartigen Belastungen umgegangen werden kann, ist abhängig von den Potentialen des INDIVIDUUMS, z.B. seiner *Ich-Stärke*, seinen *Abwehrstrukturen*, seinen *genetischen Dispositionen zur Vulnerabilität* oder *Vitalität*, seinen vorgängigen *Sozialisationserfahrungen*, in denen negative oder protektive *„life-events"* vorherrschen und *„chains of nourishing events"* oder *„chains of adversive events"* (*Rutter* 1985; *Rutter* et al. 1990; *Petzold* et al. 1991), maligne *Narrative*, d. h. stereotype, fixierte Muster, oder benigne *Narrationen*, d. h. lebendige, kreative Lebensvollzüge (*Petzold* 1988n, 96, 204, 1991o), zum Tragen kommen und gegenwärtiges Krisengeschehen, Bewältigungsversuche, ja künftige Lebenssituationen bestimmen.

Überforderungen (*Seyle* 1978; *Mierke* 1955; *Petzold* 1968a,b, 1991p; *Nitsch* 1981) und/oder *Noxen*, d. h. Schädigungen in verschiedener Form (idem 1977a, 1988n, 356ff.), können *Krisen* auslösen, die akut und virulent oder schleichend und chronifiziert verlaufen und die die *Identität* der Person labilisieren und in schwere *Turbulenzen* bringen (vgl. unser Krisenmodell, idem 1982a), so daß *Coping*, bewußte und unbewußte Bewältigungsversuche notwendig werden. Kommt es zu deren Scheitern, sind regressive (z.B. Depression) oder überschießende (z.B. manische Phasen) *Dekompensationen* möglich, tritt ein Verlust an Identität ein, manifestiert sich somatische, psychosomatische, psychische und soziale *Krankheit* (als Beispiel für Letztgenanntes sei auf den *„malignen Burnout"* verwiesen, vgl. *Petzold* 1991p). Es entstehen neue, dysfunktionale Abwehrstrukturen und *fixierende oder maligne Narrative.* Wird aber das *Coping,* werden die Bewältigungsversuche über *Entlastung*, Heranführung von *Ressourcen,* vorhandene *Vitalität* und *protektive Faktoren* aus *benignen Narrationen* sowie durch einen positiven Zukunftshorizont mit persönlich bedeutsamen Zielen (*Teloi*) gestärkt, so kommt es zu *Problemlösungen*, *Neuorientierungen* werden möglich, *Gesundheit* wird gewonnen oder gekräftigt, und es erfolgt ein *Identitätsgewinn.* Positive *Zukunftshoffnungen* bzw. antizipiertes Gelingen oder *Zukunftsdrohungen,* antizipiertes Mißlingen beeinflussen dabei die Bewältigungsarbeit. Zukunft *wirkt* – pathogen oder salutogen – aus dem persönlichen und kollektiven *Zukunftsraum* heraus in die krisenhafte Gegenwart. Welche Copingstile (*Lazarus, Launier* 1978) oder Abwehrformen (*Haan* 1977; *Vaillant* 1977) zum Tragen kommen, muß jeweils exploriert werden. Welche Bewältigungsformen (*Thomae* 1988) angemessen sind, muß in der Therapie oder in der Krisenhilfe unter Rückgriff auf die „Geschichte des Bewältigungsverhaltens" herausgefunden und erarbeitet werden. Aufstellungen von Copingprozessen können dabei hilfreich sein. *Folkman* et al. (1986) schlugen z.B. aufgrund der faktorenanalytischen Auswertung empirischen Materials acht Bewältigungsversuche vor: *confronting coping* (das Problem in Angriff nehmen), *distancing* (kognitive Distanzierung), *self control* (Zusammenreißen), *searching social support* (Suche nach Hilfe), *accepting responsibility* (Übernahme von Verantwortung), *escape-avoidance* (Flucht-Vermeidung), *planful problem solving* (überlegtes Problemlösen), *positive reappraisal* (positive Neubewertung). Überzeugender noch erscheinen die von *Thomae* (1988) – allerdings nicht im klinischen Kontext – herausgearbeiteten *Daseinstechniken*, sein „deskriptives System zur Klassifikation von Reaktionen auf Belastung" (ibid. 86), das unter Rückgriff auf zahlreiche Untersuchungen, besonders im Rahmen der „Bonner Längsschnittstudie über das Alter" (idem 1983) ausgearbeitet wurde. Er stellt 20 Reaktionsweisen heraus:

> 1. Leistung, 2. Anpassung an Institutionen, 3. Anpassung an andere, 4. Aufgreifen von Chancen, 5. Bitte um Hilfe, 6. Stiftung und Pflege sozialer Kontakte, 7. Zurückstellung eigener Bedürfnisse, 8. sich auf andere verlassen, 9. Korrektur von Erwartungen, 10. Widerstand, 11. (Selbst)Behauptung, 12. Akzeptieren der Situation, 13. positive Deutung der Situation, 14. Situation den Umständen überlassen, 15. Hoffnung, 16. depressive Reaktion, 17. Identifikation, 18. evasive Reaktion, 19. betonte Realitätsorientierung, 20. Aggression/Kritik (*Thomae* 1988, 86-101).

Dabei zeigt „jede Analyse von einigermaßen ergiebigen Berichten über Belastungssituationen ..., daß auf diese nicht mit einer einzigen Reaktion geantwortet wird, sondern mit einem mehr oder weniger komplexen System von Reaktionen" (ibid. 101).

Die Bedeutung von Reaktionshierarchien, ihre Ausbildung im Verlauf der Biographie, ihre konstanten Veränderungen im menschlichen Lebensverlauf wurden von *Thomae* und seinen Mitarbeitern für verschiedenste Bereiche erforscht. Dennoch ist nicht deutlich, welche Reaktionsformen bzw. -systeme stabile Persönlichkeitsmerkmale sind, welche für spezifische Persönlichkeiten, Krankheitsbilder bzw. -stadien oder Problemlagen bedeutsam und effektiv sind. All dieses muß im Gang einer Therapie aus der *„Analyse des Lebenszusammenhanges"* (*Petzold* 1988n, 207f), d. h. mit Bezug auf Kontext und Kontinuum, herausgearbeitet werden (cf. infr.). Auf jeden Fall ist auch im Hinblick auf Coping-Stile und Daseinstechniken bzw. Reaktionsformen zu sagen, daß sie für die Konzeptualisierung einer Krankheitslehre in ätiologischer, diagnostischer und therapeutischer Hinsicht erhebliche Bedeutung haben. Man kann *Reinhard* (1987) zustimmen, wenn er als Ergebnis seiner Untersuchung von mehr als 1.300 Kindern und Jugendlichen feststellt: „Insgesamt zeigt sich nach diesen Ergebnissen, daß Formen der Daseinsbewältigung, wie wir sie als formale Persönlichkeitseigenschaften, als Daseinsthemen und Daseinstechniken erfaßt haben, eine sinnvolle Ergänzung der bisherigen Diagnostik darstellen können". Zu ähnlichen Ergebnissen kommen die Untersuchungen von *Schaub* (1984) und *Stöhr* (1986) bei psychiatrischen Patienten. Gelungene Bewältigungen wirken kompetenz- und performanzstärkend auf das INDIVIDUUM zurück. Sie werden Teil seiner *positiven Lebensgeschichte* und ermöglichen hoffnungsvolle und zuversichtliche Zukunftserwartungen, tragende (individuelle und kollektive) Lebensziele, *Teloi* in einem positiven Zukunftshorizont, der versichernd in die Gegenwart hineinwirkt. Gelungene Problemlösungen (+) können auch auf die Rahmenbedingungen der GESELLSCHAFT zurückwirken und zu ihrer Humanisierung beitragen, genauso wie gescheiterte Bewältigungen (–), verfehlte Inkarnationen, ja Dekarnationen, Dekompensationen das Ausbilden dysfunktionaler Muster, *fixierender Narrative erlernter Hilflosigkeit* (*Seligman* 1978) inhumane Lebensbedingungen verstärken. Auf der einen Seite – der der Gesellschaft – werden durch solches Scheitern Fremdbestimmtheit, Kontrollverhalten, Machtstrukturen verfestigt, auf der anderen Seite – der des Individuums – nimmt der Verlust der Kontrolle über den Lebenszusammenhang zu (und damit Lebensunzufriedenheit und negatives Selbstwertgefühl). *Entfremdung* (*Petzold* 1993d) wächst: das Individuum verliert an *Hominität*, die Gesellschaft an *Humanität* ... die Dispositionen zu Erkrankungen und ihre Häufigkeit steigen. Individuelle und kollektive Gesundheit bleiben auf der Strecke. Das persönliche Schicksal ist mit der Gesellschaft, die Gesellschaft ist mit dem persönlichen Schicksal unlösbar verbunden, auch wenn diese Verbindungslinien oft nicht gesehen werden oder gesehen werden wollen (z.T. sind sie nicht unmittelbar augenfällig, weil die Zusammenhänge sich zeitextendiert auswirken). Im übrigen wirken die Mechanismen individueller und kollektiver Verdrängung. Im Hinblick auf die *Pathogenese* dürfen diese aufgezeigten *interagierenden* Faktoren und die in unserem integrativen, allgemeinen Krankheitsmodell immer wieder deutlich werdenden Zusammenhänge von speziellen Krankheitsmodellen nicht ausgeblendet werden, sonst greifen sie zu kurz und werden in ihrer Brauchbarkeit eingeschränkt, mögen sie in ihrer spezifischen Ausformulierung noch so treffend sein. Das klassische Krankheitsmodell der neuzeitlichen Medizin (Ätiologie, Pathogenese, Symptom, Diagnose, Prognose) wird von dem hier vorgelegten Modell eingeschlossen, aber auch deutlich überschritten. Die Orientierung am Konzept des *Lebenszusammenhanges* (vgl. 1991a, Abb. 1, 5, 6, 7, 8, 9, 10, 12), des *Lebenskontinuums* und an einer positiven Bestimmung von *Gesundheit* machen dies unerläßlich.

6.4.6 Prozessuale Diagnostik und Therapeutik im Lebenszusammenhang

Der traditionelle „klinische Blick" schaut – symptomfixiert – meistens dort nicht breit genug, wo eine „Lebensweltanalyse" notwendig wäre (*Buchholz* 1984). Auch die klinische Krankheitslehre ist unter dem Einfluß eines entfremdeten *Kontext/Kontinuum* mehr an den Fragen der Finanzierbarkeit und Kostenoptimierung (Monetarisierung), der Eindämmung, Verwaltung und sozialen Kontrolle (*Chorover* 1982; *Bassaglia, Bassaglia-Ougaro* 1980; *Mutz* 1983, 1988) ausgerichtet als an einer Vorstellung von Gesundheit, die umfassend genug ist, um dem Menschen und der Lebenswelt gerecht zu werden. Die beständige Vernachlässigung „**sozialer Erkrankungen**", die fehlende Sanierung „pathogener Milieus" auf der Mikro-, Meso- und Makroebene, die individualisierende Ausblendung des kränkend-krankmachenden Kontextes (*Holdstock* 1991) durch die Mehrzahl der Therapeuten, die sich allzu selten als *„social atom repairer"* (*Moreno* 1947; *Petzold* 1979e), als *„Netzwerker"* (*Kähler* 1983) verstehen, macht dies deutlich. Es wird dabei das Faktum übersehen, daß diese Vernachlässigung die Gesellschaft letztlich sehr teuer zu stehen kommt – kurative Medizin ist immer teurer als präventive. Allein das Faktum, daß hier *ökonomisch* argumentiert werden muß und nicht die *Integrität* und die Entfaltungsmöglichkeiten des Menschen als Argument ausreichen – immerhin ist in der amerikanischen Verfassung der *„pursuit of happiness"* als *„unalienable right"* festgelegt worden –, macht die Wirkung von Entfremdungsfaktoren deutlich, die den „diagnostischen Blick" und die „therapeutischen Strategien", die Gesundheits- und Krankheitslehre nachhaltig prägen.

Die „klinische" bzw. „spezielle Krankheitslehre" führt unmittelbar in die *Diagnostik* (*Osten* 2000) und zu Theoremen über das Zustandekommen von psychischen, psychosomatischen und sozialen Erkrankungen. Modellvorstellungen zur Pathogenese und diagnostisches Procedere sind unlösbar miteinander verknüpft, und hier drohen Gefahren. Die wesentlichste: Pathogenesemodelle und Krankheitstheorien werden reifizierend, sie konstruieren „Wirklichkeit" durch Ausblendung, Umdeutung, Festlegung von Phänomenen, denen Strukturen zugeschrieben werden, z.T. ehe sich noch der Strom der Phänomene entfalten konnte. Komplexe, ***multitheoretische Modelle***, die *zeitextendierte Prozesse, Viationen, Convoys, Chains, Karrieren, Ereignisketten* zu erfassen suchen, indem sie verschiedene *diagnostische Folien* zur Verfügung stellen, sind der aufgewiesenen Gefahr weniger ausgesetzt, müssen sie aber im Blick behalten. In der Integrativen Therapie vertreten wir ein *„prozessuales"* diagnostisches Vorgehen von den ***Phänomenen zu den Strukturen und den Entwürfen*** *auf der Grundlage multipler diagnostischer Folien und komplexer, multitheoretisch angelegter Modelle*, wie z.B. die dargestellten Pathogenesemodelle (*Petzold* 1993p).

Eine sorgfältige Betrachtung der Geschichte der Epidemiologie zeigt, daß klinische Krankheitsbilder nicht zeitüberdauernde, stabile Größen sind (*Keupp* 1982; *Häfner* 1978; *Badura* 1983), sondern daß sie sich wandeln, abhängig von verursachenden gesellschaftlichen Milieus, die einer permanenten Veränderung des Lebenszusammenhanges, d.i. *Kontext/Kontinuum*, unterworfen sind. Kriegskinder und Nachkriegskinder, Wohlstandskinder, Fernsehkinder, Computerkinder, diese Stichworte verweisen auf vielfältige Einflußgrößen. Die *pathogenen Stimulierungskonstellationen* müssen jeweils *atmosphärisch* und *szenisch* konkretisiert werden, so daß in jedem persönlichen Schicksal, das uns in der Therapie begegnet, ko-respondierend das herausgearbeitet werden kann, was dann – auf der Grundlage und im Verein mit genetischen Dispositionen (*Scarr, McCartney* 1983; *Kendler, Eaves* 1986) – tatsächlich oder mindestens mit großer Wahrscheinlichkeit in der Vergangenheit und Gegenwart, ja von der antizipierbaren Zukunft her verletztend, bedrängend, bedrückend, also pathogen, gewirkt hat und wirkt. Bei der Annahme einer *multikausalen Krankheitsgenese* auf unterschiedlichen Niveaus der Biographie, d.h. in *variierenden prävalent pathogenen Milieus* (*Petzold* 1988n, 238), und mit Blick auf die *kontextabhängigen, multifaktoriellen* Bedingungen von Erkrankungen, die hinter den phänomenal erfaßbaren und mit dem Instrumentarium verschiedener diagnostischer und klassifikatorischer Systeme beschreibbaren Krankheitsbildern stehen, sehen wir es in der Integrativen Therapie als nicht möglich an, einseitige diagnostische Zuordnungen und eindimensionale Erklärungsmodelle für die Genese bestimmter Krankheitsbilder zu geben.

Allein schon die Geschichte diagnostischer Parameter und Klassifikationen (*Möller* 1989; *Simhandl* et al. 1987) zeigt, wie stark veränderte gesellschaftliche Bedingungen, Sichtweisen von Therapieschulen, Forschungstraditionen usw. als Einflußgrößen wirken. Die Divergenzen zwischen DSM-III und ICD-9 z.B. sind gravierend – von einem Vergleich mit psychoanalytischen Diagnose-Schemata einmal ganz zu schweigen –, was für die Indikation therapeutischer Maßnahmen und für die Interventionspraxis erhebliche Probleme aufwirft. Nosologische und syndromatologische, kategoriale oder dimensionale Klassifikationen (vgl. *von Zerssen* 1973 a,b; *Eysenk* 1970) sind oft nicht zu konsolidieren. Die multiaxiale Klassifizierung des DSM-III-R hat hier schon einen erheblichen Fortschritt gebracht und die Reliabilität und Validität der Diagnostik verbessert. Andererseits bleibt die Frage der Validität – nicht zuletzt der „ökologischen Validität" (*Bronfenbrenner* 1986) – doch soweit offen, daß immer wieder ein *multidiagnostisches* Vorgehen (z.B. DSM-III und ICD-9 kombiniert) empfohlen wurde (*Katschnig, Simhandl* 1987; *Philip* et al. 1986; *Möller* et al. 1988), eine Strategie, die dem Ansatz der Integrativen Therapie durchaus entgegenkommt. Insbesondere sollten Diagnosen nach den großen standartisierten Systemen immer durch die schulenspezifische Diagnostik des therapeutischen Verfahrens, mit dem die Intervention durchgeführt wird, komplementiert werden, und natürlich gilt das auch umgekehrt, besonders für die kleineren Verfahren, deren Konzepte unzureichend durch empirische Forschung abgesichert sind. Die verschiedenen diagnostischen Sichtweisen vermögen sich genauso zu ergänzen wie die verschiedenen theoretischen Erklärungsmodelle zur Genese, seien sie nun tiefenpsychologischer, kognitivistischer, lerntheoretischer, systemischer etc. Art. Synoptische, schulenübergreifende Ansätze (z.B. zur Erklärung von Krankheitsgenese) sind bislang noch eher selten und, wo man sie findet, kaum annähernd vollständig. Entweder werden die tiefenpsychologischen oder die kognitivistischen bzw. behavioralen Perspektiven ausgeblendet (z.B. *Reinecker* 1989; *Thomä, Kächele* 1989). Insbesondere wird der Rückgriff auf Ergebnisse der Longitudinalforschung (*Rutter, Robins* 1990; *Nicol* 1985; *Caspi* et al. 1990) – wiederum mit einer ganzheitlichen und differentiellen Perspektive – unverzichtbar.

In der Integrativen Therapie legen wir neben der *polydiagnostischen* Betrachtungsweise und der *polytheoretischen* Erklärungsweise die spezifischen Parameter der von uns entwickelten *prozessualen Diagnostik* und die Pathogenesemodelle auf der Theoriebasis unseres Ansatzes zugrunde (*Petzold* 1993p, 267ff), um ko-respondierend mit den Patienten in einem Klima, das größtmögliche Intersubjektivität gewährleistet, eine *karrierebezogene* Erarbeitung der Pathogenese zu unternehmen (*Jüttemann* 1984, 1990). Dabei ist auf Seiten des Therapeuten, der die fachspezifischen Perspektiven in das gemeinsame diagnostische Bemühen einbringt und damit die objektivierende, verdinglichende Seite des Diagnose- und Explorationsgeschehens zu vermeiden oder zu mindern sucht, eine flexible Handhabung diagnostischer Folien und theoretischer Modelle unerläßlich, deren konzeptuelle *„essentials"* dem Patienten, soweit dies möglich ist, transparent gemacht werden sollten. Man kann nicht versuchen, therapeutisch die Folgen von Verdinglichung anzugehen, und gleichzeitig im diagnostischen Procedere Objektivierungen reproduzieren und Intersubjektivität verhindern. **Diagnostik wird so ein prozessuales, kooperatives, hermeneutisches Unterfangen**, die Zusammenhänge des Krankheitsgeschehens in Kontext und Kontinuum des persönlichen Lebens wahrzunehmen, zu erfassen, zu verstehen, um sie sich (und Anderen) erklären zu können. Der gemeinschaftlichen *prozessualen Diagnostik* von Therapeut und Patient als hermeneutischem bzw. tiefenhermeneutischem Prozeß muß auf theoretischer Ebene eine metahermeneutische Auseinandersetzung des Therapeuten mit Krankheits- und Diagnosemodellen vorausgegangen sein, die ihm einen Abstand von einengendem Schulendenken ermöglicht, ihn für die Vielfalt von Lebenskonstellationen sensibilisiert, ihn offen macht für die subjektiven Krankheitstheorien (*Muthny* 1990; *Hasenbring* 1990; *Flick* 1991) seiner Patienten und die ihn mit einer *suchenden Grundhaltung* ausstattet für die gemeinsame *„bricolage"* (*Lévi-Strauss*): die experimentierende Rekonstruktion einer persönlichen Biographie (*Petzold* 1991o), die kreative Organisation einer problematischen Gegenwart und den phantasievollen und realistischen Entwurf eines hoffnungsstiftenden Zukunftsraumes im therapeutischen Geschehen, das immer *zugleich* Diagnose und Therapie ist und *prozessuale Diagnostik und Therapeutik* verlangt.

Die meta- und tiefenhermeneutischen Prinzipien unseres Ansatzes (vgl. S. 141ff, 181ff) kommen – dies sollte durch diese Ausführungen in Erinnerung gebracht werden – natürlich auch in den diagnostischen Konzepten und in der Krankheitslehre zum Tragen. Wo immer pathogene Stimulierungskonstellationen auf die fünf Aspekte menschlicher Existenz (Körper, Seele, Geist, Soziales, Ökologisches), wie sie unsere „anthropologische Grundformel" aufzeigt, treffen, wo immer sie den perzeptiven Leib anästhesieren, den memorativen Leib amnesieren, den expressiven Leib amputieren (*Petzold* 1988n, 196), wo immer sie auf die Dimensionen der Persönlichkeit *Selbst, Ich* und *Identität* (ibid. 37, 199) oder auf die gesunden Beziehungsmodalitäten (ibid. 48f) schädigend einwirken (*Breakwell* 1983), wo immer sie eine oder mehrere der „fünf Säulen der Identität" (Leiblichkeit, soziales Netzwerk, Arbeit und Leistung, materielle Sicherheit, Werte) beschädigen, *können* Krankheiten entstehen, wenn noch die übrigen erwähnten pathogenen Faktoren zum Tragen kommen (Vulnerabilität, Überlastung, abwesende Kompensation, Permanenz der Noxen, negative Zukunftsperspektive). Wann, unter welchen Bedingungen, bei welchen Faktoren bzw. Faktorenkombinationen nun eine Sucht oder ein Boderline-Syndrom oder eine Zwangsneurose ausgebildet wird oder was in der Psychosomatik die Organwahl bestimmt, das läßt sich beim derzeitigen Stand der genetischen und longitudinalen Pathogenese-Forschung nicht mit Bestimmtheit sagen. Nicht nur die zum Teil äußerst unterschiedlichen Pathogenese-Modelle der verschiedenen psychotherapeutischen Schulen – selbst innerhalb des tiefenpsychologischen Paradigmas haben wir höchst divergierende, ja unvereinbare Konzepte (vgl. z.B. die Auffassungen von *S. Freud, M. Klein, C.G. Jung, W. Reich, A. Adler, J. Lacan)* –, sondern auch die empirische Longitudinalforschung (*Rutter* 1987, 1988, 1990; *Schaie* 1983; *Ernst, v. Luckner* 1987; *Thomae* 1983) machen deutlich, daß die traditionelle Praxis psychoanalytischer, aber auch humanistisch-psychologischer Pathogenesetheorie unzureichend ist, nämlich von aktuellen Manifestationen des Krankheitsgeschehens (Symptomatik, Alltagsverhalten, Träume, Widerstands- und Abwehrphänomene) auf die Genese der Krankheit zu extrapolieren, z.T. unter Rückgriff auf sehr unzulängliche, partikularistische, ja falsche Entwicklungstheorien.

Derartige – letztlich im spekulativen Rückschluß gewonnene – „typisierte Konstellationen" für die Entstehung spezifischer Neuroseerkrankungen oder für die „Grundformen der Angst" (*Riemann* 1972) als ursächlich zu reklamieren oder einseitig auf die kausale Wirkung „früher Störungen" (*Kohut* 1979; *Kernberg* 1984) zu rekurrieren, *läßt sich heute nicht mehr wissenschaftlich seriös vertreten.* Hier müssen andere Explikationsfolien herangezogen werden, von denen die *empirische Säuglings- und Kleinkindforschung* (*Keller* 1989; *Osofsky* 1987), der *„life event"* und der *„longitudinal research"* sowie der *„life-span developmental approach"* und die *„ökologische Perspektive"* wohl die wichtigsten darstellen. Die klinische *Krankheitslehre* der Integrativen Therapie ist daher im besonderen Maße an *Mustern von Karriereverläufen* (*Supper* 1957; *Block* 1971), an *„unfavorable life-course patterns"* (*Elder* 1988, 1990), an *„malignen Narrativen"* (*Petzold* 1990p), *„negative pathways"* (*Brown* 1988), *„chains of adverse events"* (*Maugham, Rutter* 1986), aber auch an *„guten Kontinuitäten protektiver Einflüsse"* (*Petzold* et al. 1993) interessiert, und diese müssen immer in einem *interaktionalen Rahmen,* unter einer *Netzwerkoptik,* in *„ökologischer Perspektive"* also, gesehen werden. Das, was wir in unserem Ansatz als *„Narrative"* (vgl. S. 688), d.h. die kognitiven und emotionalen Repräsentationssysteme (*Strukturen)* und die mit ihnen verbundenen, konkreten leiblichen Verhaltensweisen (etwa sensumotorischer Koordination, nonverbaler Kommunikation und sozialer Interaktion), bezeichnen, macht deutlich, daß *Krankheit bzw. pathologisches Verhalten der lebensgeschichtliche Niederschlag von „pathogenen Interaktionen über die Zeit" (= Narrativ) und Resultat aktualer, belastender Kontexteinflüsse sowie Ausdruck negativer Zukunftsperspektiven ist.*

Eine longitudinale, kontextbezogene und interaktionale Betrachtungsweise darf allerdings nicht außer acht lassen, daß wir uns mit beidem, „*risk and protective factors* together, and with the interactions between them", befassen müssen (*Rutter* 1983, 1990). In der Integrativen

Therapie wurde stets affirmiert, daß Verhalten – gesundes wie krankes – und damit Persönlichkeit aus der *Gesamtheit aller positiven, negativen und defizitären Erfahrungen resultiert* (*Petzold* 1969b, 1988n, 200ff). Die „spezielle Krankheitslehre" hat diese Einflüsse „*multipler Kausalitäten im Lebensweg*", die von ihnen verursachten „*prävalenten Milieus* der Schädigung", wie sie in longitudinaler Betrachtung erkennbar werden, auszuwerten und nach kompensatorischen Ereignissen und protektiven Faktoren zu suchen. Sie hat zu sehen, wo negative Umwelteinflüsse positive Bewältigungsimpulse setzten (*Riegel* 1975; *Silver, Wortmann* 1980) oder wo sie destruktiv und schädigend zum Tragen kamen und „*prävalent pathogene Milieus*" für die Persönlichkeit und ihre Dimensionen (Selbst, Ich, Identität) konstellierten (vgl. Abb. 6, S. 462-467; *Petzold* 1988n). Sie muß danach suchen, wo positive Umwelteinflüsse heilend oder abschwächend wirkten, denn auch das kann der Fall sein (*Elder* 1974, 1979). Das Leben beschert uns ja nicht nur Böses mit bösen Nachwirkungen (*Hodges, Tizard* 1989), sondern auch gute und nährende Erfahrungen mit guten Nachwirkungen (*Caspi* et al. 1990). Es kommt nicht nur zu Akkumulierungen negativer Einwirkungen, sondern auch *zur Synergie protektiver, supportiver und heilender Einflüsse* – über die Lebensspanne hin: „*chains of positive events*", „*benigne Narrationen*", „*pathways of growth*" (*Werner, Smith* 1982; *Werner* 1985). Es ist deshalb eine *prozessuale Diagnostik* im Sinne interaktionaler, praktischer Lebenswegforschung (*Straub* 1989; *Riemann* 1987; *Bertaux* 1981) angesagt, in der „Lebensverläufe als ganze" jeweils differentiell gesehen werden müssen, wobei die pathogenen *und* fördernden Einflußgrößen und Veränderungen im Erwachsenenalter (*Kalish* 1989; *Haan* 1989; *Labouvie-Vief, Hakin-Larson* 1989; *Schaie, Willis* 1986) – auch unter longitudinaler Perspektive (*Schaie* 1983; *Thomae* 1987) – und ihre *kognitive und emotionale Bewertung (valuation)* durch das Individuum (*Thomae* 1968) weitaus größeres Gewicht erhalten müssen als dies bisher in der psychoanalytischen bzw. tiefenpsychologisch orientierten Krankheitslehre (*Fenichel* 1974; *Mentzos* 1982; *Loch* 1983; *Hoffmann, Hochapfel* 1987) der Fall war. Der derzeitige Forschungsstand wird exemplarisch in den zusammenfassenden Bemerkungen von *Rutter, Quinton* und *Hill* (1990, 150; vgl. *Quinton, Rutter* 1988) zu ihrer Untersuchung „Adult outcome of institution-reared children: Males and females compared" wiedergegeben:

> „We may conclude that the data on the adult outcome of institution-reared males have provided a powerful confirmation of many of the key findings from the earlier comparable follow-up in females. In both cases there was a strong effect on adult outcome stemming from seriously adverse experiences in childhood; but in both there was a marked heterogeneity in outcome. This heterogeneity was associated in a meaningful fashion with later experiences. In particular, marital support in early adult life (meaning a harmonious marriage to a nondeviant spouse) provided a powerful protective effect. Most strinkingly, this protective mechanism showed the operation of an interactive process, with the effects evident in the *presence* of adversity but not in its absence."

Wir hoffen, daß unsere theoretischen Ausführungen und der Bezug auf die Ergebnisse der Longitudinalforschung den in der Integrativen Therapie vertretenen Ansatz einer **multitheoretisch ausgelegten, komplexen und differentiellen Theorie der Pathogenese in der Lebensspanne**, einer breit angelegten, multidiagnostisch vorgehenden, ko-respondierenden Praxis der Exploration, einer **„prozessualen Diagnostik"**, die konsequenterweise nach einer integrativen, **„prozessualen Therapeutik"** verlangt, deutlich machen und hinlänglich begründen konnten (*Petzold* 1993p).

Solange die Forschung nur die bisherigen Positionen erschüttert, zwar Trends erkennen läßt, ohne aber für therapeutische Interventionen *verläßliche* Handlungsmodelle bereitzustellen, wird sich eine integrative, *prozessuale Therapeutik* bzw. Behandlungspraxis an folgenden Orientierungen auszurichten haben:

1. *retrospektiv* an dem *tiefenhermeneutischen* Prinzip der Rekonstruktion persönlicher Vergangenheit aufgrund multipler Einflüsse unter einer *„ökologischen Perspektive"* und gemeinsam mit dem Patienten (und gegebenenfalls Personen seines sozialen Netzwerkes) **von den Phänomenen** (Symptomen, sozialen Verhaltensweisen etc.) **zu den** dahinterstehenden, biographisch determinierten **Strukturen** und ihrer Weiterführung in – dann ebenso festgelegten – **Entwürfen**;

2. *aspektiv* an der mehrperspektivischen Bestandsaufnahme (*Petzold* 1990o) der aktualen Gegenwart und ihrer *emotionalen* (vgl. S. 653) und *kognitiven Bewertung* (*Thomae* 1968, 1979, 1988) durch das Individuum und

3. *prospektiv*, an der Erfassung antizipatorischer Konstrukte (Wünsche, Ängste, Sehnsüchte, Hoffnungen, Pläne, Ziele) und damit unlösbar verbunden an der Erarbeitung von Zukunftsentwürfen.

4. *Struktural* wird sie dysfunktionale Verhaltenskontinuitäten in Form von fixierenden oder malignen *Narrativen* (Negativstrukturen), die die Bewältigung des Lebens beeinträchtigen und behindern, und die selbst der Niederschlag polyvalenter, pathogener Einflußfaktoren bzw. Ereignisketten sind (*Petzold* 1988n, 202), aufspüren müssen.

Dies alles sollte auf dem Boden einer *metahermeneutischen Arbeit* geschehen, d.h. unter Beiziehung des Reichtums der Ergebnisse empirischer Forschung und klinischer Theorien (*Reinecker* 1989; *Tschuscke, Czogalik* 1990; *Thomae, Kächele* 1989), um die vorgefundenen Phänomene in ihrem Lichte zu betrachten und zu werten.

6.4.7 Gesundheit und Krankheit in Kontext und Kontinuum

Eine derartige komplexe Betrachtungs- und Vorgehensweise im Blick auf Gesundheit und Krankheit, die nichts anderes als die *systematische Heuristik* differenzierter, klinischer Alltagsarbeit repräsentiert (*Jüttemann* 1991), kann als „Pfadanalyse" bezeichnet werden. Ich verwandte diesen Ausdruck *„l'analyse des viations"* (*Petzold* 1969b, 1/1988n, 228, 282, 488f) lange vor der Entwicklung des gleichnamigen, hypothesengeleiteten Verfahrens empirischer Forschung, verzweigte Variablenmuster zu untersuchen (*Pedhazur* 1982). Insofern mag es erlaubt sein, die zufällige und entfernte Analogie zu vermerken und unsere heuristische, nicht mathematisierte, ko-respondierende Untersuchung der *Viationen* des Lebens in Gesundheit und Krankheit, der Lebenspfade im Kontext/Kontinuum, weiterhin *„Pfadanalyse"* zu nennen. In ihr wird im Integrativen Ansatz versucht, praxisrelevante Interventionsstrategien zu entwickeln (ähnlich wie in longitudinalen Untersuchungsdesigns). Dies geschieht allerdings zum großen Teil retrospektiv-rekonstruktiv, zu einem anderen Teil prospektiv, denn die Therapie begleitet den Patienten (und sei es *intermittierend*) oft über Jahre, ja sie handelt auf der Grundlage der gewonnenen Daten und Erkenntnisse auch antizipatorisch und präventiv in der Absicht *„antizipatorischer Sozialisation"* und *„evolutiver Entwicklungsziele"* (*Petzold* 1979k, 183f), entsprechend dem Konzept der „Integrativen Intervention" (vgl. S. 504, Abb. 17 und *Heekerens* 1984). Man muß sich allerdings der Gefahren präventiven Handelns bewußt sein:

wenn man nämlich ohne ausreichendes Durcharbeiten der Hintergrundsstrukturen vorgeht, kann man die „Ursachen hinter den Ursachen“ (z.B. Entfremdungseinflüsse des Makrosystems) verdecken (*Petzold* 1981k, 1989f, 1993d; *Hellerich* 1988). Die *Analyse struktureller Beziehungen* „von den Phänomenen zu den Strukturen“ (vgl. wieder die unbeabsichtigte Analogie zur LISREL-Analyse: analysis of *Li*near-*S*tructural-*Rel*ationships, *Hodapp* 1984) wird in die Zukunft verlängert. So wird die *„gute Kontinuität“ (Koffka* 1935) pathologischer Muster, werden *dysfunktionale Lebensstile* (*Adler*), *maligne Narrative* (*Petzold* 1988n, 228) erkennbar (idem et al. 1993).

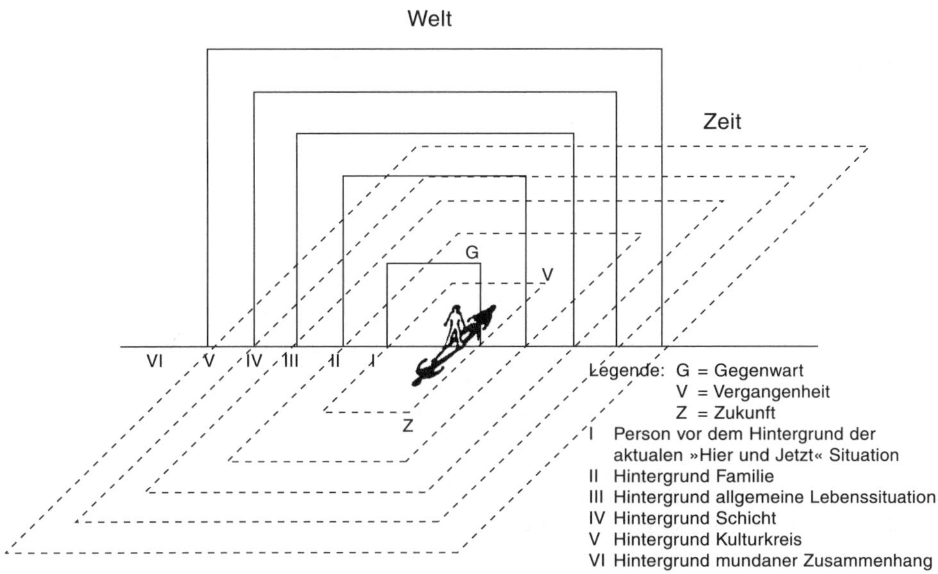

Abb. 8: Mehrebenenmodell [1970]: Die Person und ihr Umfeld als räumlich und zeitlich gestaffelte Figur/Hintergrund-Relation (=Kontext/Kontinuum): Mikro-, Meso-, Makro-, Megaebene (aus: *Petzold* 1974k, 316)

Der Klient trägt in jedem Moment seiner Gegenwart die Ereignisse seiner Vergangenheit und die Möglichkeiten seiner Zukunft in sich. Er ist als Person nur in diesem zeitlichen *Kontinuum* zu begreifen. In gleicher Weise steht er in einem sozio-kulturellen (Volks- und Schichtzugehörigkeit) und einem sozio-physikalischen bzw. ökologischen (Land, geographische Region) *Kontext*, der sich als gestaffelte Figur/Grund-Relation erweist und als Bezugsrahmen in eine Mikro-, Meso-, Makro- und Megaebene differenziert werden kann: die aktuale „Hier-und-Jetzt-Situation“, die Familie (*Mikroebene*), die allgemeine Lebenssituation mit Beruf, Freundeskreis, Nachbarschaft etc. bis zur sozialen Schicht (*Mesoebene*), die vom Kulturkreis (*Makroebene)* und vom mundanen sozialen Zusammenhang (*Megaebene*) umspannt wird. Die gleiche Differenzierung läßt sich für den ökologischen Kontext machen: Wohnung, Haus (Mikroebene), Quartier, Dorf, Stadt (*Mesoebene*), Region, Land (*Makroebene*), und mundanökologischer Zusammenhang (*Megaebene*). Für jeden dieser Bezugsrahmen (die in sich noch einmal untergliedert werden können, um Feinstrukturen innerhalb der einzelnen Ebenen abzubilden) findet sich wiederum ein Zeit-Kontinuum; denn jedes aktuale Geschehen, jede Familie, jede Lebenssituation, jede Kultur hat – retrospektiv, aspektiv, prospektiv – *Geschichte, Gegenwart und Zukunftsperspektiven.* Ohne dieses Zeitkontinuum ist ein Verständnis von Struktur und Verhalten der genannten Systeme (Person, Familie, Schicht usw.) nicht möglich. Insgesamt ist also ein mehrperspektivischer Zugang erforderlich. Dieses Modell wurde 1970 unabhängig von den *Bronfenbrenners* (1976) entwickelt und vermeidet den Kategorienfehler des „Exosystems“.

Das Verstehen von Krankheitsursachen muß – dies ist evident – immer im **Kontext/Kontinuum**, d.h. als „Analyse des Lebenszusammenhanges" (idem 1988n, 207) geschehen, muß also die *„ganze Zeit"* im Sinne der „Integrativen Zeittheorie" (vgl. S. 670ff, 299ff) unseres Ansatzes und den *„ganzen Raum"*, den in Mikro-, Meso-, Makro- und Megaebene (letztere auch Supraebene genannt) gegliederten „social and environmental space" einbeziehen (idem 1988n, 85; 1981e, 277-299). Diese **„ökologische Perspektive"** liegt dem *Mehrebenenmo*dell zugrunde, wie ich es für die Integrative Therapie (1969c, 1974k, 360) entwickelt habe (unabhängig von *Bronfenbrenner* und mit anderer Ebeneneinteilung, aber wie dieser angeregt durch *Lewins* Lebensraum-Konzept).

Das *Mehrebenenmodell* von Kontext/Kontinuum (Abb. 8) ermöglicht in der „prozessualen Diagnostik", über verschiedene Analysen (Bedürfnisanalyse, Problem- und Konfliktanalyse, Ressourcenanalyse, Kontextanalyse, Kontinuumanalyse, idem 1985e, 268, 1988n, 207) mit dem Patienten ko-respondierend ein reiches Material zu seiner Lebensgeschichte und Lebenssituation sowie über seine Zukunftsentwürfe zu gewinnen. Dieses Material repräsentiert jeweils die Optik des Therapeuten, des Patienten und seiner Bezugsgruppe mehr oder weniger genau.

Ein *Mehrperspektiven-Analysemodell* (S. 975), das ich zur Betrachtung von Kontext/Kontinuum entwickelt habe (idem 1970c, 1988n, 450, ausführlich in 1990o) und das von *Frühmann* (1986, 258) visualisiert wurde (Abb. 9), macht es möglich, die multiplen Ursachen von Krankheitsgeschehen besser in den Blick zu bekommen, weil eine multidiagnostische und multitheoretische Zugangsweise gewählt werden kann, um auf den Lebenszusammenhang (Kontext/Kontinuum) zu schauen.

An *diagnostischen Perspektiven* sind bei einem solchen Modell z.B. möglich: „Common-sense-Einschätzung", psychoanalytische Diagnostik (*Argelander* 1970), psychiatrische Diagnostik (ICD-10, DSM-III-R), Verhaltensanalyse nach *Kanfer* (vgl. *Schulte* 1974), Attributionsdiagnostik (*Krampen* 1989), Life-event-Diagnostik (*Filipp, Baukmann* 1990), körpertherapeutische Diagnostik (*Rumpf, Schomann* 1983) usw.

An *theoretischen Perspektiven* sind z.B. möglich: Alltagstheorien, phänomenologische, psychoanalytische, behaviorale, entwicklungs-, emotions- und kognitionspsychologische, sozialpsychologische, humanistisch-psychologische, systemische usw. Theorien.

Worauf sich der „mehrperspektivische Blick" richtet, ist der Lebenszusammenhang in seiner räumlich-zeitlichen Staffelung, d.h. auf die im Kontext/Kontinuum stattgefundenen, sich aktuell vollziehenden und erwarteten Ereignisse in qualitativer und quantitativer Hinsicht. Zwischen diesen Ereignissen (positive, negative, ambivalente) gilt es, bedeutungsvolle Beziehungen, d.h. ***Sinn****strukturen* herzustellen: bedeutungsvoll für den Patienten, für wichtige Personen seines Netzwerkes (Angehörige, Freunde usw.), bedeutungsvoll für den Therapeuten und ggf. sein Netzwerk (Supervisionsgruppe).

In der Interaktion über die Bedeutungszuweisungen, die Ereignisbewertungen und -gewichtungen können *ko-respondierend* Ursachen herausgearbeitet werden, die unter *subjektiver* Perspektive und *externaler* Perspektive (der Begriff „objektiv" ist hier nicht angezeigt) zu einer *„hinreichenden Stimmigkeit"* führen, d.h. als „ökologisch valide" betrachtet werden können.

Abb. 9: Mehrperspektiven-Analysemodell zur multidiagnostischen und multitheoretischen Betrachtung von Krankheitsursachen (nach *Frühmanns* MPG-Modell, *Petzold/Frühmann* 1986, I, 258, vgl. ausführlicher P*etzold* 1990o, dieses Buch S. 1291ff)

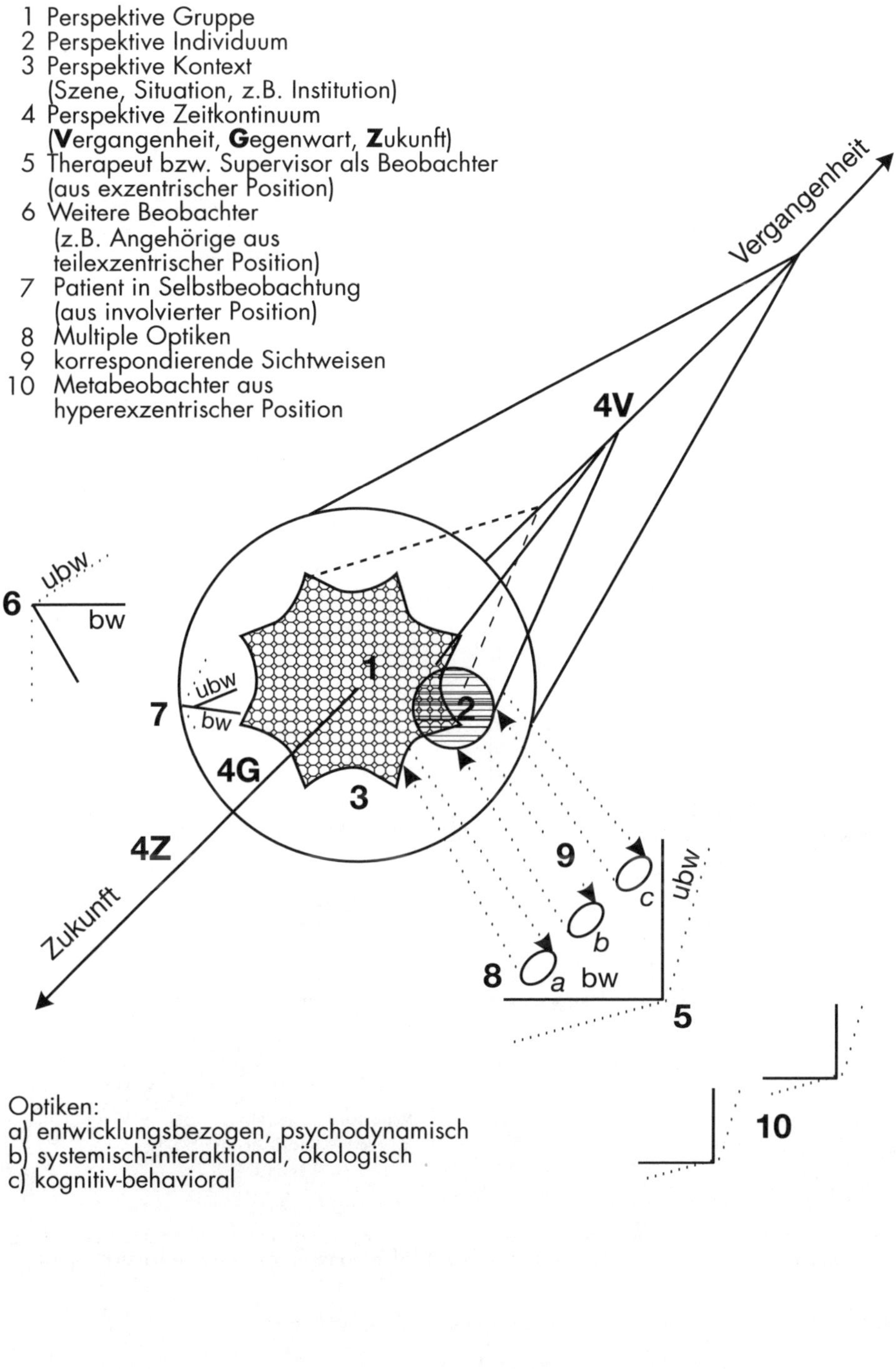

Ein *Mehrebenenmodell*, wie es von mir für Therapie (*Petzold* 1974k, 316) und Supervision (1990o, dieses Buch, Abb. 2, S. 958) konzipiert wurde oder wie es *Belschner* und *Kaiser* (1990) zur Analyse von Lebenssituationen, kritischen Lebensereignissen und Coping-Reaktionen entwickelt haben (Abb. 10, S. 484) ist, wenn man die Kontinuumsdimensionen (Vergangenheit, Gegenwart, Zukunft) einbezieht, zur Analyse von Krankheitsursachen und gelungenen bzw. mißlungenen Bewältigungsversuchen recht geeignet. Es muß allerdings gewährleistet sein, daß eine solche „Analyse des Lebenszusammenhanges" vom Betroffenen und möglichst von wichtigen Bezugspersonen des Patienten/Klienten aktiv in Ko-respondenzprozessen mitvollzogen wird und nicht nur durch den objektivierenden Blick des Diagnostikers bzw. Therapeuten erfolgt.

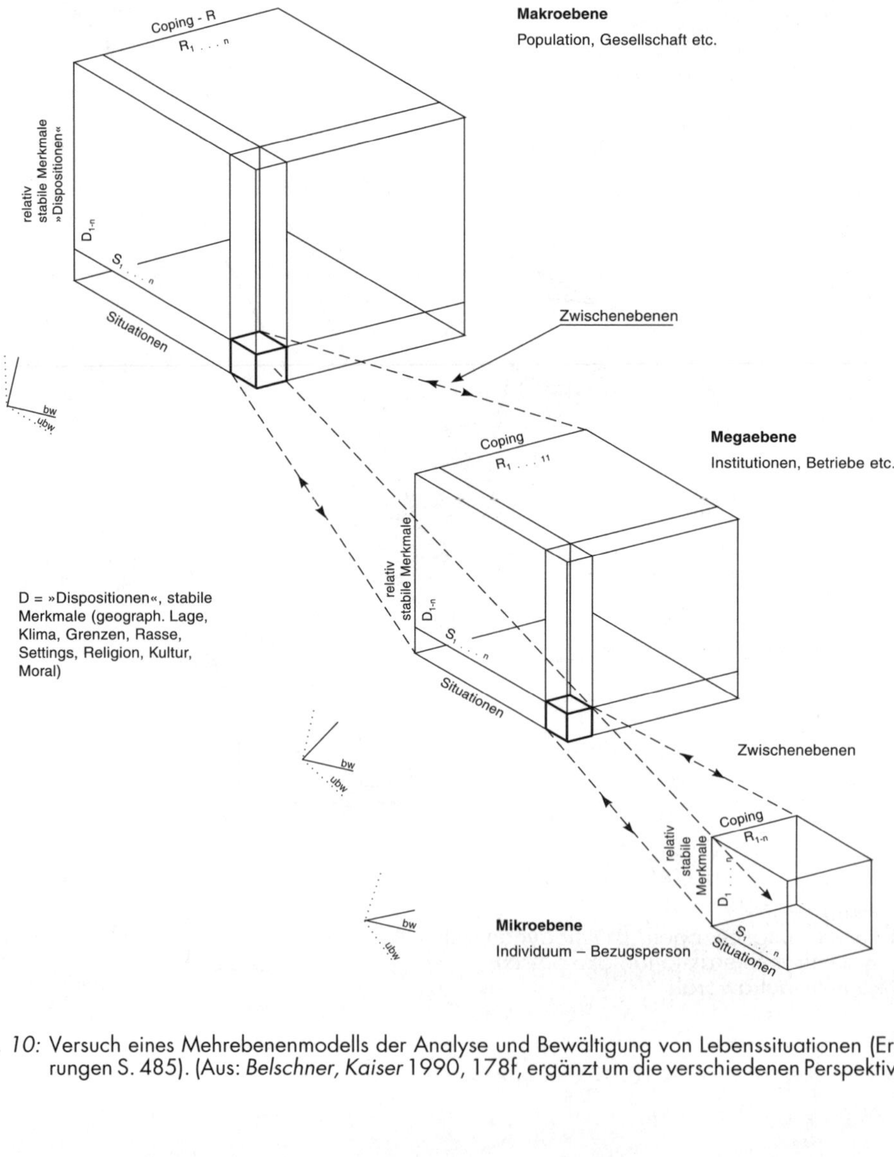

Abb. 10: Versuch eines Mehrebenenmodells der Analyse und Bewältigung von Lebenssituationen (Erläuterungen S. 485). (Aus: *Belschner, Kaiser* 1990, 178f, ergänzt um die verschiedenen Perspektiven)

Legende zu Abb. 10:
Auf der *Mikroebene* sind alle Situationsaspekte anzusiedeln, mit denen sich das Individuum in seinem Lebenszusammenhang auseinandersetzt. Diese individuelle Ebene wird unter drei Perspektiven analysiert, nämlich 1. hinsichtlich zeitlich stabiler Merkmale (Dispositionen) wie beispielsweise Geschlecht, Intelligenz, Körpergröße, 2. hinsichtlich der Situationen, an denen das Individuum beteiligt ist, z.B. seiner Rolle als Lehrer, Partner, Arbeitskollege, 3. hinsichtlich der Bewältigungsreaktionen des Individuums auf diese Situationen, wie z.B. der „Trauerarbeit" oder der Neuorganisation des Alltags nach dem Tode eines Angehörigen.
Auf der *Mesoebene* befaßt sich die Situationsanalyse mit institutionellen Faktoren, die an der Entstehung eines kritischen Lebensereignisses potentiell beteiligt sein können. Diese Faktoren umfassen wiederum 1. zeitlich stabile Merkmale, wie z.B. Organisationsstruktur, Arbeitsschutzeinrichtungen im industriellen Bereich oder Prüfungsordnungen im Ausbildungsbereich, 2. Situationen, denen Organisationen bzw. Institutionen ausgesetzt sind, wie z.B. Streik, Personalmangel, 3. Bewältigungsstrategien, mit denen Organisationen bzw. Institutionen diesen Situationen begegnen, wie z.B. Aussperrung, Verschärfung von Prüfungsanforderungen.
Auf der *Makroebene* werden die Analyseeinheiten konstituiert durch Gesellschaften oder Populationen, aber auch durch übergreifende ökologische Gegebenheiten. Die fraglichen Faktoren stellen hier wiederum 1. zeitlich stabile Merkmale dar, wie z.B. Staatsform, ethnische Zusammensetzung, geographische oder klimatische Gegebenheiten, 2. Situationen, an denen das System bzw. die Populationen beteiligt sind, wie z.B. politische oder wirtschaftliche Krisen, Naturkatastrophen, 3. Bewältigungsreaktionen des Systems bzw. der Population auf solche Situationen, wie z.B. Geldentwertung, Mobilmachung, Verhängung des Ausnahmezustandes.
Es ist davon auszugehen, daß die auf allen drei Ebenen anzusiedelnden Variablen in komplexer Wechselwirkung miteinander stehen. Auch wenn man kritische Lebenssituationen als etwas betrachtet, was sich auf der individuellen Ebene manifestiert, scheint es doch unerläßlich, den Interaktionszusammenhang über alle drei Ebenen hinweg zu erfassen. Nur eine solche, der Komplexität von Lebensproblemen Rechnung tragende Situationsanalyse ist geeignet, eine angemessene Grundlage für die Erforschung von Problembewältigung und erst recht für die Prävention kritischer Lebenssituationen zu liefern (*Belschner, Kaiser* 1990, 178f). Das erfordert von seiten des Therapeuten und des Patienten eine hohe Exzentrizität, die oft genug mit dem Patienten erst erarbeitet werden muß, sowie – da sich die Situationen beständig wandeln – eine fortgesetzte Situationsanalyse bzw. eine „prozessuale Diagnostik".

Eine andere Möglichkeit der Betrachtung greift unmittelbar auf *Lewins* (1946, 798) berühmtes Modell des *Lebensraumes* zurück, wobei hervorgehoben werden muß, daß der Lebensraum der subjektiv *perzipierte,* psychosoziale Raum ist und deshalb z.B. für das kleine Kind entsprechend seinen Wahrnehmungs- und cerebralen Verarbeitungsmöglichkeiten kleiner ausgelegt ist. Dies gilt auch im Hinblick auf die Vielfalt der vorhandenen *„affordances*" (*Gibson* 1979), die Komplexität des *Aufforderungscharakters* (*Lewin* 1963). Es ist Ziel der „prozessualen Diagnostik", den Lebensraum in der subjektiven Sicht der Betroffenen und auch – so weit wie möglich – external zu erfassen und über den Ko-respondenzprozeß mit dem Patienten eine *„gemeinsame Sicht* der Dinge, der Situation und der Geschichte" zu gewinnen.

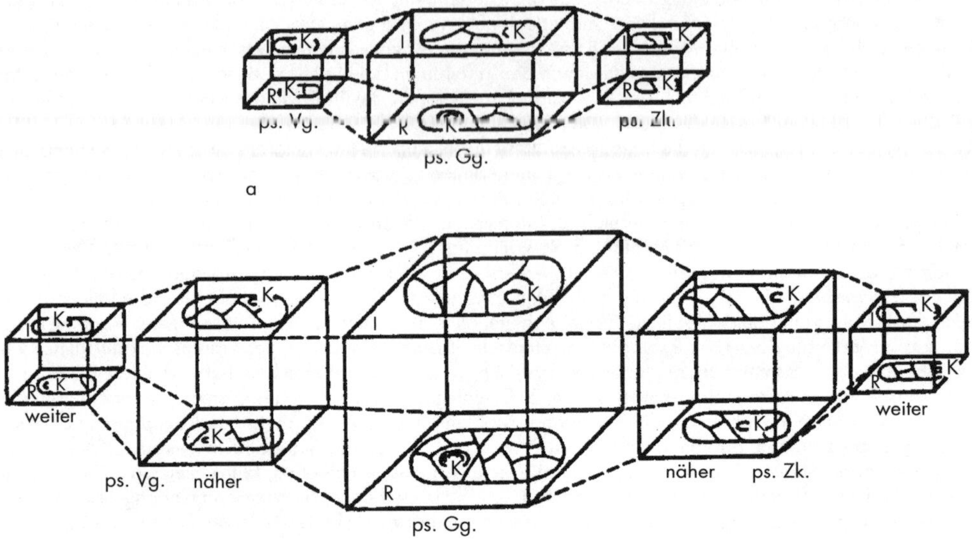

Abb. 11: Der Lebensraum nach *Lewin*

Die Differenzierung des Lebensraumes in verschiedenen Stadien der Individualentwicklung unter Berücksichtigung verschiedener Abschnitte der Zeitperspektive (Gegenwart, Vergangenheit, Zukunft) und zweier Realitätsebenen (Realität vs. Irrealität). Oben ist der Lebensraum eines jüngeren Kindes dargestellt, unten der Lebensraum eines älteren Kindes. Dieser weist in dreierlei Hinsicht einen größeren Differenziertheitsgrad auf: hinsichtlich der Anzahl von Umweltbereichen, der Spannweite der Zeitperspektive und der Abgehobenheit von Realitäts- und Irrealitätsebene. (Nach *Lewin* 1946, S. 798). K = Kind; R = Realitätsebene; I = Irrealitätsebene; ps. Vg. = psychologische Vergangenheit; ps. Gg. = psychologische Gegenwart: ps. Zk = psychologische Zukunft (aus: *Heckhausen* 1980, S. 183).

Walter (1978) hat zu Recht betont, daß das Konstrukt *des Lebensraumes* zugleich das *Konstrukt der Zeitperspektive* ist. Letzteres wird von *Lewin* (1963, 116) definiert als: „die Gesamtheit der Ansichten eines Individuums über seine psychologische Zukunft und seine psychologische Vergangenheit, die zu einer gegebenen Zeit existieren". Dabei ist es sinnvoll, mit *Bergius* (1957) anzunehmen, daß auch die nicht-bewußten Dimensionen psychischen Geschehens, die sich auf Vergangenheit und Zukunft beziehen und in ihren Wirkungen nachweisbar sind (z.B. durch Krankheitssymptome oder Erwartungsspannung), mit einbezogen werden müssen. Dies entspricht einer tiefenpsychologischen Perspektive und hat für die Erfassung von Krankheitsgenese eine erhebliche Bedeutung. Lebensraum/ Zeitperspektive, Kontext/Kontinuum also, können damit selbst Bewertungsparameter für Gesundheit und Erkrankung hergeben, wenn man nämlich *Engung* und *Weitung* (d.h. das Maß der Abblendung bzw. Verdrängung, vgl. S. 290ff; *Dreyfuss* 1986; *Petzold* 1988n, 318f), *Realität und Irrealität* (als Indikator für Regression oder infantile Fixierung, vgl. S. 861ff; *Lewin* 1986; *Balint* 1977) betrachtet. Für unsere Krankheitstheorie ermöglicht der Rekurs auf das Zeitperspektive-/Lebensraumkonzept folgende Gesichtspunkte:

Im Verlauf des Lebens sind Menschen positiven wie negativen Situationen ausgesetzt, die weiterwirkenden Einfluß haben können. Werden sie nun von „kritischen Lebensereignissen", psychophysischem Stress bzw. *Distress* (vgl. 637ff; *Seyle* 1978), von Verlust/*loss*, (vgl. S. 860f), Verletzung/*harm* (vgl. S. 943ff), Bedrohung/*threat*, Herausforderung/*challenge* (vgl. *Lazarus, Launier* 1978), von Noxen, „pathogenen Stimulierungskonstellationen" (Defizit, Trauma, Störung, Konflikt) – und das sind immer konkret erfahrene „schlimme Szenen" und „bedrückende Atmosphären" – so betroffen, daß derartige Einwirkungen *zeitextendierten* Einfluß ausüben und nicht kompensiert werden können, vermögen diese zur Krankheitsursache zu werden, d.h. Nachwirkungen zu zeitigen. Nachwirkungen aber sind immer von einer jeweils gegebenen Gegenwart ausgehende, zukunftsdeterminierende Faktoren.

Pathogene Ereignisse, „*kumulative Mißerfolge*" (*Jerusalem* 1990), können eine Schwächung der Gesamtbefindlichkeit der Person über die Stabilisierung dysfunktionaler Bewältigungs- bzw. Abwehrstrategien (vgl. *Haan* 1977) einleiten, „*chains of adversive events*" (*Rutter* 1988), „*maligne Narrative*", „*negative Viationen*" (vgl. S. 688) initiieren. Je nach „*noxischer Valenz*" des Ereignisses und nach Stärke, Ausmaß und Auswirkung der Schädigung können wir „*critical life events*" oder „*pathogene Situationen*" von unterschiedlicher „Prägnanz" differenzieren, um einen im wahrnehmungspsychologischen Kontext von *Rausch* (1966) gebrauchten Terminus aufzugreifen, d.h. Ereignisse, die länger oder kürzer wirken bzw. schwerer oder leichter zu therapieren sind. Bei großer „Prägnanzhöhe" des pathogenen Ereignisses (Abb. 12) „*überschattet*" dieses aus seiner einstmaligen Gegenwart (die Vergangenheit wurde) den gegenwärtigen *Lebensraum*, ja den *Zukunftsraum*. *Kontext/Kontinuum* werden von „*alten Atmosphären*" überschwemmt: negative Stimmungen (vgl. S. 630), die unheilvolle Zukunftserwartungen bewirken. „Dunkle Ereignisse werfen ihre Schatten voraus!". Die „Schatten aus der Zukunft" sind z.T. drohende Schicksalsschläge (*fatum*, vgl. *Petzold, v. Schlippe* 1990) oder unabänderliche Ereignisse aus der Makro- oder Megaebene (z.B. die große Wirtschaftsdepression, wie sie *Elder*, 1974, untersucht hat), jenseits der Einflußmöglichkeiten des Individuums. Es sind aber auch *maligne Kontinuitäten* aufgrund biographischer Erfahrungen unter diesen Zukunftsschatten, Negativerlebnisse, die in die Zukunft projiziert wurden. Positive Bewältigungserfahrungen lassen Menschen auch bei verdüsterter Zukunftsperspektive den Blick mutig nach vorne wagen. Erfahrungen beständigen Scheiterns, kumulativer Mißerfolg machen verzagt und fördern im Sinne einer „*Self-fullfilling prophecy*" (*Rosenthal, Jacobson* 1971) weitere Schäden. So verschränken sich Vergangenheitswirkungen, Zukunftsantizipationen und Gegenwartsfakten in vielfachen Einflußlinien – *malignen* wie *benignen*, *pathogenen* wie *protektiven*.

In Abb. 12 wurden die positiven Einflußlinien bzw. Kontinuitäten nicht eingezeichnet, um das Diagramm halbwegs übersichtlich zu halten. Sie müssen aber mitgedacht werden, da die positive Lebensgeschichte für Gesundheit wie für Krankheit gleichermaßen zum Tragen kommt. An den Schnittpunkten der negativen Einflußlinien können in der erlebten und vollzogenen Gegenwart Störungen im Befinden, im Sozialverhalten, können Symptome und Krankheiten entstehen. Die unterschiedliche Höhe der Senkrechten, die die Bedeutung der Ereignisse anzeigt, wird in der Sicht der verschiedenen Betrachter (Patient, Angehörige, Therapeut) variieren. Es wird nicht immer möglich sein, hier ko-respondierend einen tragfähigen Konsens herzustellen. Die im vorliegenden Diagramm aufgewiesene konzeptuelle Position macht deut-

Abb. 12: Pathogene und salutogene Ereignisse, protektive, defiziente und adversive Erlebnisströme im Lebenszusammenhang, d. h. in Kontext/Kontinuum bzw. Lebensraum/Zeitperspektive, als individuelle Lebenskarriere (vgl. ausführlich: *Petzold* et al. 1993)

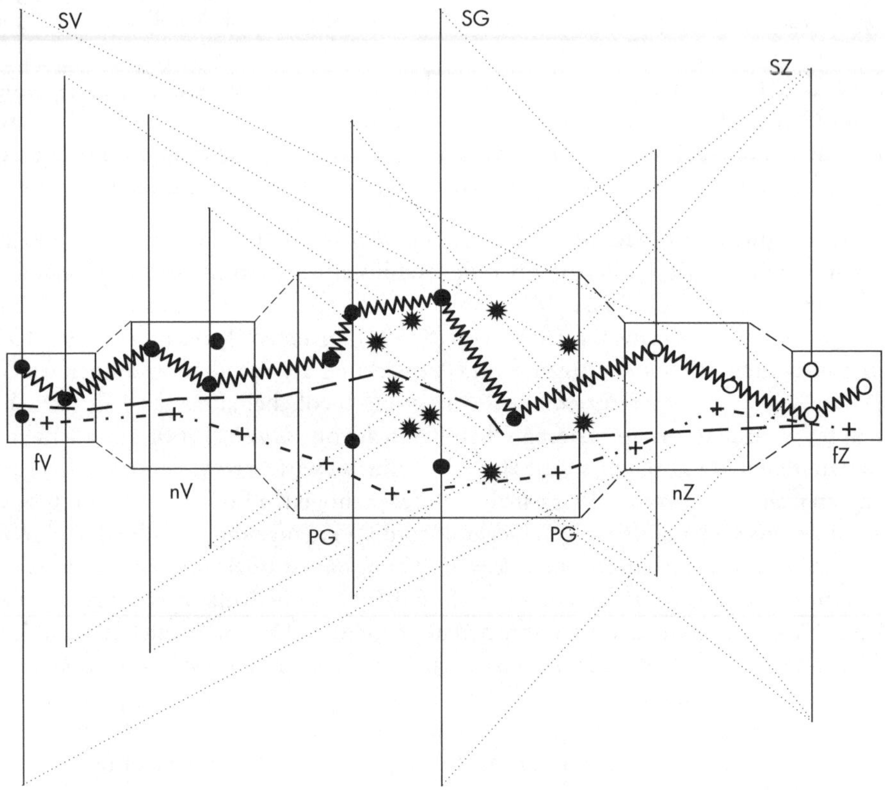

PG	Psychologische Gegenwart
nV	nähere Vergangenheit
fV	ferne Vergangenheit
nZ	nähere Zukunft
fZ	ferne Zukunft
SV	Schatten der Vergangenheit auf die Gegenwart bzw. Zukunft
SG	Schatten aus der Gegenwart in die Zukunft
SZ	Schatten aus der Zukunft
+	positive Stimulierung/förderndes Lebensereignis/Eustreß
●	pathogene Stimulierung/kritisches Lebensereignis/Distreß oder Krise in der Vergangenheit oder Gegenwart
○	antizipierte Bedrohung (threat) oder Streßsituation
✷	Schnittpunkt pathogener Einflußlinien, Störzone, Krise, Symptome, Erkrankung
|\\	Prägnanzhöhe des Ereignisses
ʌʌʌ	maligne Narrative, pathogene Faktoren, Risiken, chain of negative events
+–·+	benigne Narrationen, salutogene Faktoren, chain of positive events, continuity of protective factors
....	pathogene Einflußlinien
– – –	prolongierte Mangelerfahrungen, Defizite

lich: im Integrativen Ansatz geht es mehr um das nicht-lineare *Zusammenspiel und -wirken positiver und negativer Ereignisketten* als um Einzelereignisse und um monokausal als traumatisierend angesehene „Erstursachen". Das Auffinden einer *„causa prima"*, eines „Prototraumas", einer „Urszene" wird für die Erklärung einer Erkrankung und das Verständnis eines Menschen in und mit seinem Kontext/Kontinuum nie mehr als einen *Aspekt* hergeben und für den Entwurf einer Behandlungskonzeption nie mehr als eine Interventionslinie. *Prozessuale Diagnostik* und *Therapeutik* „klinken sich ein" in Ereignisketten, gute und schädigende Kontinuitäten, und deshalb wird es darum gehen, sie adäquat zu erfassen (vgl. hierzu *Petzold* et al. 1993) und in *„Wegen der Heilung"* zu nutzen, *denn die Charakteristik der Ereignisketten und ihre subjektive, emotionale und kognitive Bewertung sowie die Rahmenbedingungen unter „ökologischer Perspektive" bestimmen das Krankheitsbild.* **Multiple Kausalitäten,** das wird das nosologische Paradigma der Zukunft werden müssen. Eine Betrachtungsweise, wie sie dieses Diagramm anregt, schafft ein sehr vielfältiges Material. Wie mit diesem umgegangen wird, ist Gegenstand der „speziellen Theorie der Therapie". Eine komplexe Gesundheits- und Krankheitslehre wird auf jeden Fall äußerst spezifische und differentielle Konzeptbildungen und multimodale, vielseitige Interventionsstrategien und -konzepte (vgl. S. 504) erforderlich machen.

Weiterführende Lit.: *Keupp* (1979), *Jacob* (1978), *Kuiper* (1980), *Robins, Rutter* (1990), *Pritz, Petzold* (1992), *Reinecker* (1989), *Thomä, Kächele* (1989), *Filipp* (1990), *Jerusalem* (1990), *Hoffmann, Hochapfel* (1987), *Jüttemann* (1990), *Petzold* et al. (1993), *Petzold, Orth* (1993)

6.5 Spezielle Theorie der Therapie

– mehrperspektivisch, systematisch-heuristisch –

Die „**spezielle Theorie der Therapie**" liefert *Meso-* und *Mikrofolien* zur Fundierung der Feinstrukturen des therapeutischen Geschehens. Sie befaßt sich mit der Indikation, mit den kurzfristigen und mittelfristigen *Zielen*, mit der *Ziel-Mittel-Relation*, d.h. den Methoden und Wegen, wie man ans Ziel gelangt. Sie beschäftigt sich mit spezifischen Phänomenen in der therapeutischen Interaktion z.B. Übertragung, Gegenübertragung, Widerstand, Abwehrmechanismen usw. und mit der Erarbeitung spezieller Konzepte etwa zur Gruppentherapie (*Petzold, Schneewind* 1986; *Petzold, Frühmann* 1986) oder Einzelbehandlung (*Petzold, Frühmann* 1993). So entsteht ein beständiger Transfer hin zur **Praxeologie** und eine Vermittlungsarbeit zwischen dieser, den Konzepten der *allgemeinen Theorie der Therapie*, denen der übrigen **realexplikativen Theorien** und denen der **Metatheorie**.

Die „spezielle Theorie der Therapie" wird durch zwei Merkmale gekennzeichnet: durch ihren *mehrperspektivischen Ansatz* und ihre Position einer *systematischen Heuristik.* In ihr wird unter ko-respondierender Einbeziehung des Patienten ein *therapeutisches Curriculum (Petzold* 1988n, 208ff) entwickelt, ein relativ offener Rahmen, in dem Ziele, Inhalte und Methoden des therapeutischen Geschehens abgesteckt werden. Hierfür ist es notwendig, auf die verschiedensten Materialien der Forschung, klinischen Erfahrung und Konzepte verschiedener Theorien zurückzugreifen.

Die praktischen Situationen in der Psychotherapie stellen Therapeuten immer wieder vor die Aufgabe, in flexibler Weise Teiltheorien zu kombinieren, für sich und für den Patienten und teilweise gemeinsam mit ihm *Explikationsfolien* zu entwickeln, die eine zumindest approximative „ökologische Validität" haben. Dies erfolgt in der Verbindung von Alltagserfahrungen, klinisch-professionellem und vielfältigem theoretischen Wissen in einer Weise, die wir als *„systematische Heuristik"* (vgl. S. 134f, S. 757ff, *Petzold* 1969b, 1988n, 267f; *Müller* 1970) bezeichnet haben. Die Brauchbarkeit einer Heuristik (*Bromme, Hömberg* 1977; *Grawe* 1988; *Ambühl, Grawe* 1989) bestimmt sich an ihrer praxeologischen Effizienz, ihrer inneren „Stimmigkeit" und ihrer Eingebundenheit in ein übergreifendes theoretisches Rahmenwerk. Der Bezug etwa auf metatheoretische Annahmen oder Folien der *realexplikativen Theorien*, das beständige Bemühen im heuristischen Vorgehen, „Anschlußstellen" an gesicherte Erkenntnisse zu gewinnen bzw. von sicherem theoretischen Boden aus und von soliden Forschungsergebnissen her *hermeneutische Suchbewegungen* in unbekannte und wenig faßbare Bereiche voranzutragen (*Franz* 1987), kennzeichnet die **„systematische Heuristik"** (vgl. Abb. 2, S. 135). Heute kann aufgrund breiter Kenntnisse verschiedener Theorien *multitheoretisch* und *synoptisch* konzeptualisiert werden. Phänomenologie und Metahermeneutik erweisen sich hier als besonders geeignete methodische Grundlagen. Auftauchende Probleme werden in der systematischen Heuristik durch *„virtuelle Ko-respondenzprozesse"*, d.h. die Auseinandersetzung mit theoretischen Positionen, durch *Praxisdiskurse* (z.B. in Kontrollanalyse, Supervision, kollegialer Intervision, mit den Patienten, zwischen den Mitgliedern einer Therapiegruppe) oder durch *Aktions-* (*Moser* 1975) bzw. *Interventionsforschungsprojekte* (*Petzold* et al. 1992) geklärt. Im therapeutischen Alltag arbeitet die Mehrzahl der Praktiker mit erfahrungsgestützten, *unsystematischen Heuristiken* bzw. Pragmatiken, weil die Situationen der Patienten in ihrer Vielfalt durch die vorhandenen klinischen Theorien nicht ausreichend expliziert werden, es sei denn, man reduziert die situative Komplexität in unzulässiger Weise, so daß Theorien zum Prokrustesbett für Patienten geraten. Hier kann das heuristische Vorgehen anhand einer Systematik, wie sie durch das metahermeneutische Modell des *„Tree of Science"* gewonnen werden kann, die Qualität der *„speziellen Theorie der Therapie"* und der *Praxeologie* nachhaltig verbessern. Wenn auch die unsystematische Heuristik der Praktiker in der Regel also eine praxeologische und keine theoretische ist, (zumindest was den *expliziten* und fundierten Bezug auf Theorien anbelangt), so ist *implizit* häufig die Ausrichtung an einem metatheoretischen Paradigma (z.B. dem tiefenpsychologischen) gegeben (idem 1993h). Der Bezug auf *realexplikative Theorien* ist zumeist weitaus diffuser. Insgesamt fehlt es an „speziellen Theorien zur Psychotherapie".

Den „heuristischen Wert" (*Ferenczi* 1928/1964, III, 483) eines Vorgehens wird man neben einer pragmatischen Effizienz (etwa im Sinne des asklepiadischen Dictums: „Wer heilt, hat recht!") auch an der Möglichkeit zu messen haben, ob und in welcher Art und Weise man angestrebte Ziele erreichen kann. Die neuere Heuristikforschung (*Orlinsky, Howard* 1988; *Ambühl, Grawe* 1989) hat bestimmte *Faktoren* herausgearbeitet, die in therapeutischen Prozessen wirken (*Frank* 1982; *Harter* 1988; *Petzold* 1993p und S. 981-998 für die Integrative Therapie) und die für eine **„spezielle Theorie der Therapie"** fruchtbar gemacht werden müssen, da sie erlauben, auch dort, wo z.B. die Krankheitslehre keine überzeugenden oder ausreichend spezifischen Kausalerklärungen bereitstellt, wo Fakten aus der Lebenssituation des Patienten sich nicht *stimmig* entwicklungspsychologischen oder persönlichkeitstheoretischen Konzepten zuordnen lassen, hinlänglich wirksam therapeutisch tätig zu werden. Die „Vermittlung von *Einsicht* (*Wegman* 1985) in Lebenszusammenhänge", wo es an Überschau und damit an Sinnerleben fehlt, kann als eine solche Heuristik gesehen werden (wobei es offenbar eine nachgeordnete Rolle spielt, welche *sinn*-stiftende Explikationsfolie verwandt wird, die psychoanalytische oder gestalttherapeutische oder rogerianische usw.; die Hauptsache ist, sie zeigt dem Patienten Zusammenhänge auf und entspricht seinen „Bedürfnissen nach *Erklärung*" in einer Weise, die für ihn stimmig ist und ihn nicht mit „kognitiven Dissonanzen" beläßt oder sogar noch zu solchen beiträgt). *Erlebnisaktivierung*, wo Erlebnisarmut herrschte, *Förderung von Kommunikation*, wo Kommunikationsmangel vorliegt, Eröffnung von selbstbestimmtem Handeln und von *Kontrollmöglichkeiten*, wo *„erlernte Hilflosigkeit"* (*Seligman* 1978) Patienten den *„locus of control"* (*Rotter* 1972) entzogen hat, die *Förderung von Copingverhalten* (*Lazarus, Launier* 1978) dort, wo Muster der Daseinsbewältigung (*Thomae* 1968) sich als effektiv erwiesen hatten ... all das sind heuristische Strategien mit verschiedenen theoretischen Herleitungsmöglichkeiten, die im Rahmen einer **„speziellen Theorie der Therapie"** als *„multitheoretische Begründungskonstrukte"* eingesetzt werden können, sofern sie sich mit den *metatheoretischen Vorannahmen*, z.B. dem Menschenbild, der therapeutischen Ethik, dem wissenschaftstheoretischen Ansatz vereinbaren lassen und sie eine *„hinlängliche Stimmigkeit"* zur Persönlichkeitstheorie und zu den Eckpositionen der Gesundheits- und Krankheitslehre aufweisen. Dies gilt besonders im Hinblick auf die Kernstücke der **„allgemeinen Theorie der Therapie"**, wie z.B. die am Modell „intersubjektiver Ko-respondenz" ausgerichtete „Theorie der therapeutischen Beziehung" (vgl. S. 788ff, *Petzold* 1980g, 1986e). Auf diese Weise kann eine „systematische Heuristik" eine *konzeptuelle Stimmigkeit* gewährleisten, die für verantwortungsvolles, praktisches Handeln erforderlich wird. Die **„spezielle Theorie der Therapie"** befaßt sich mit der Erstellung, Dynamik und Handhabung von höchst individualisierten *„Therapeutischen Curricula" (Petzold* 1988n, 208ff), die die Erarbeitung einer „variablen und polyvalenten Zielstruktur und Inhaltsfindung" in beständigen Ko-respondenzprozessen erforderlich machen. Die aus der *Metatheorie* und den *realexplikativen Theorien* vorgegebenen bzw. gewonnenen Richt- bzw. Globalziele und Grobziele sowie Therapieinhalte müssen auf die jeweils spezifische Situation zugepaßt werden, wie es die aus der Analyse des *„Lebenszusammenhanges"* mit ihren Teilanalysen (ibid. 206; *Rahm* 1988) gesammelten Daten erforderlich machen. Es müssen die aus der Lebenssituation des Patienten im Hinblick auf seine Erkrankung herausgearbeiteten Grob- und Feinziele theoretisch abgesichert werden, Strategien der Behandlung sind zu entwickeln, so daß entscheidbar wird, welcher der „Vier Wege der Heilung und Förderung" (idem 1988d) in welcher Kombination gewählt werden sollte. Durch die „spezielle Theorie der Therapie" wird es möglich, daß auf dem Hintergrund der vorhandenen **Makro-** und **Mesofolien** individuell zugepaßte **Meso-** und **Mikrofolien** für die Behandlung erarbeitet werden können. So kann nicht nur eine differenzierte und flexible Zielhierarchisierung erfolgen, sondern im Prozeß der Behandlung selbst auftauchende Phänomene werden theoretisch reflektierbar, wie z.B. die Wertung eines bestimmten Widerstandsphänomens oder spezifischer Abwehrvorgänge (*Schneider* 1981; *Petzold* 1981c) oder die Wahl eines *Mikro-* oder *Mesofokus* in der fokaltherapeutischen Arbeit (idem 1988n, 231f). Es entstehen durch die Arbeit im Bereich der „speziellen Theorie der Therapie" die *Bündel an* *handlungsleitenden Konzepten und Strategemen*, die wir in unserem Ansatz als „**Trajektorien**" (vgl. Abb. 13) bezeichnen (idem 1988 n, 233, 282f) und die den Verlauf eines therapeutischen Geschehens wesentlich bestimmen. Durch Trajektorien wird nämlich versucht, die **Viationen des Patienten**, d.h. die psychodynamischen Strebungen, die Motivationen, Interessen, Einflüsse aus dem aktualen Lebensfeld und dem sozialen Netzwerk, die den Lebensweg des Patienten im Alltag und in der Therapie prägen, zu beeinflussen. Die Trajektorien sollen durch entsprechende Intervention eine Wegführung bereitstellen. Sie bieten weiterhin durch ihre konzeptuellen Linien ein mögliches Korrektiv für die **Viation des Therapeuten**, seine biographisch begründeten, psychodynamischen Strebungen (z.B. Eigenübertragungen) und Einflüsse aus der Lebenswelt bzw. *„social world"* (ibid. 204ff; *Petzold, Schneewind* 1986; *Petzold, Petzold* 1991; *Strauss* 1978, dieses Buch S. 877ff).

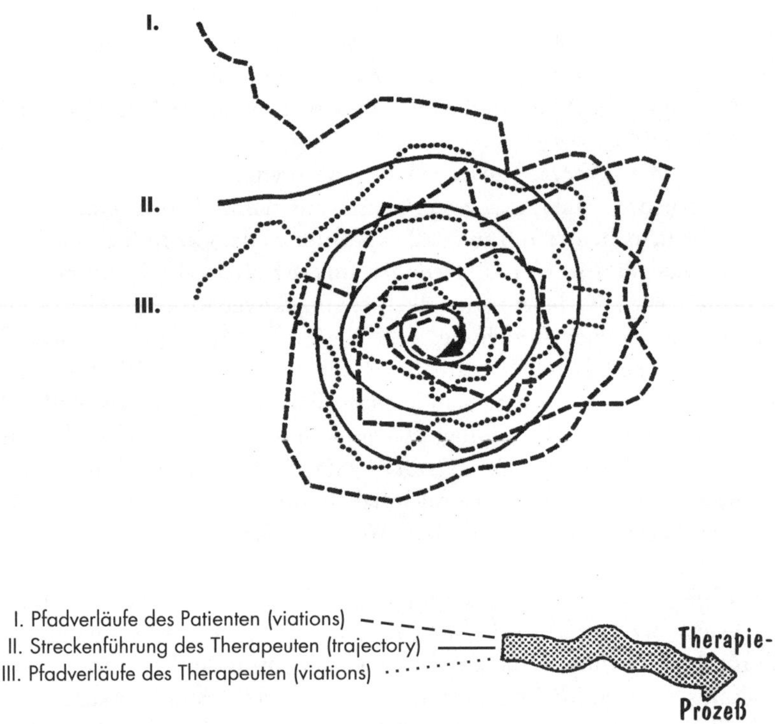

Abb. 13: Der therapeutische Prozeß – Synergie von Viationen und Trajectorien in „spiraliger" Verflochtenheit

Dies alles, die beiden Viationen und das Trajektorium, bilden den **therapeutischen Prozeß**, der sich *spiralig* und – bei gelingendem Verlauf – *prinzipiell progredierend* auf die gesteckten und (soweit dies immer möglich ist) ko-respondierend per Konsensbildung festgesetzten, kurzfristigen, mittelfristigen und langfristigen therapeutischen Global-, Grob- und Feinziele zubewegt.

Dabei werden Umwege, Rückschritte, Umleitungen, Doppelbegehungen nicht zu verhindern sein. Die Mühen der fortwährenden Abstimmung und Verflechtung der Viationen und des Trajektoriums auf der Grundlage von theoretischer Reflexion, methodischer Intervention und engagierter *Beziehungsarbeit* sind unumgänglich.

Es wird deutlich, daß hier *„spezielle Theorie der Therapie"* und *„Praxeologie"* untrennbar verwoben sind und eine scharfe Abgrenzung beider Bereiche weder stets möglich noch immer notwendig ist.

Weiterführende Lit.: *Norcross* (1986), *Patterson* (1985), *Howard* et al. (1987), *Strotzka* (1978), *Thomas* (1990), *Petzold* (1988d, 1993p), *Norcross, Goldfried* (1992)

7. – III. PRAXEOLOGIE

Die **Praxeologie** ist der dritte große Gliederungsabschnitt des *„Tree of Science"*. Wir verstehen unter ihr die *„Wissenschaft von der systematischen Praxis"* (vgl. jetzt *Petzold* 2000h) in den angewandten Humanwissenschaften, in der Praxis und Theorie sich durchdringen (*Bourdieu* 1976). Die Praxeologie ist spezifisch, je nachdem, ob es sich um Psychotherapie, Soziotherapie oder Agogik usw. handelt. Jedoch gibt es übergreifende, allgemeine Elemente, wie z.B. die *Prozeßtheorie* oder Teile der *Interventionslehre* (*Frühmann* 1987) oder das Prinzip der *Mehrperspektivität* (*Petzold* 1990o). Verbunden ist die Praxeologie mit der *„allgemeinen* und *speziellen Theorie der Therapie"* (was z.B. Fragen der „Ziel-Mittel-Relation", oder der „Zielhierarchisierung" anbelangt), mit der *Gesundheits-* und *Krankheitslehre* (was die Praxis der Diagnostik und die sich aus ihr ergebenden Indikationen betrifft). Schließlich kommen in ihr alle Bereiche der *Metatheorie* und der *realexplikativen Theorien* zum Tragen und ermöglichen die Entwicklung übergreifender Integrationsprinzipien auf der Praxisebene, **Synergien** (*Petzold* 1974k/1988n, 73f), die wiederum kokreativ Rückwirkungen auf die Theorieebene bzw. Theorienbildung haben. Wissenschaftliche Erfahrung „als solche" führt zu einer Veränderung von Perspektiven, zur Erweiterung des Verständnishorizontes, zum Entstehen von neuen Erklärungsmodellen genauso wie die *praktische Erfahrung* „als solche". In der *Permeation* und *Synergie* dieser Erfahrungsmöglichkeiten liegt indes der höchste Erkenntnisgewinn.

Die Praxeologie wird in ihrer Effizienz am besten durch die verschiedenen Möglichkeiten der qualitativen und quantitativen Forschung evaluiert, wobei es von Bedeutung ist, daß die Forschungsinstrumente für die jeweilige Form der Praxis angemessen sowie mit der Metatheorie und den realexplikativen Theorien *kompatibel* sind und auf einem differentiellen Verständnis von *„Effizienz"* gründen. Mit bloßer „Legitimationsforschung" ist wenig gewonnen. Mit der Ausgrenzung von Zusammenhängen, die sich schwer operationalisieren lassen, mit der Ausblendung intervenierender Variablen, durch eine Komplexitätsreduktion, die situative Vielfalt negiert oder zerstört und den „Horizont von der Welt" eingrenzt, wird Praxeologie nicht fundiert werden können. Klassische empirische Forschungsdesigns müssen deshalb durch komplexe, transaktionale und probabilistische Modelle, durch hermeneutische Ansätze, durch qualitative (z.B. inhaltsanalytische) Verfahren sowie durch Projekte des *„ecological re-*

search", der *Aktions-* und *Interventionsforschung* ergänzt werden (*Petzold* et al.1992). Die Fragen, *was* in psychotherapeutischen, sozio-, kreativ- und leibtherapeutischen oder in agogischen Prozessen wirkt und *wie* es wirkt, dürfen nicht nur durch den Verweis auf „klinische Erfahrung" oder eine vage „*face validity*" beantwortet werden. Die Psychotherapie wurde bisher allzusehr durch individualisierende „Begründungskasuistiken" nach dem Strickmuster: „Ich hatte da mal einen Fall" geprägt, die allzuleicht in die Gefahr geraten, zu „*Begründungslegenden*" (vgl. *Jolles* 1938) zu werden. Prozeßforschung, sorgfältige Einzelfallstudien, Untersuchungen im Kontrollgruppendesign, katamnestische Studien, Longitudinalforschung usw. sind unverzichtbare Maßnahmen.

Praxeologie ist in sich selbst ein Forschungsprozeß, der die Geschehnisse in der Praxis sammelt, sichtet und aufarbeitet, so daß daraus Fragestellungen für empirische Überprüfungen und Theorienbildung entstehen können (vgl. S. 135). Die Frage der **Theorie-Praxis-Dialektik** ist für die Praxeologie zentral. Die in jeder *Praxis* zumindest *implizite Theorie* begründet jede *explizite Theorie* in den „angewandten Humanwissenschaften", die damit immer in einer Praxis wurzelt. Die ohne Reflexion auf die *impliziten Strukturen* fungierende „blinde Praxis", die wir in der Arbeitssituation vieler Therapeuten, Pädagogen, Sozialarbeiter finden (und die zuweilen zu einem Methodenaktionismus und einer Polypragmasie verkommt – oft genug zu Lasten der Patienten) begibt sich der Möglichkeiten, daß Handeln an und mit Menschen – selbst wo es eine pragmatische Effizienz zeigt – an Konsistenz gewinnt, rational begründbar sowie ethisch legitimierbar wird und in die Ko-respondenz mit den Klienten und Patienten getragen werden kann. Damit werden *emanzipatorische Prozesse* verhindert, wird ein mehrperspektivischer Blick auf die Welt unmöglich gemacht, denn auch der Patient muß *verstehen*, was der Therapeut im therapeutischen Geschehen *wahrgenommen, erfaßt* und *verstanden* hat oder *erklären* kann (vgl. S. 162ff). Die „Partizipation am Erkenntnisprozeß" ist ein Kernstück jeder Praxeologie. Sicherlich, es ist nicht alles restlos der Erklärung zugänglich, und es muß ein gewisses Maß an Ungewißheit, an *Ambiguität* ausgehalten werden, aber dieses ist schon eine theoretisch begründbare Aussage, sofern es sich nicht um eine Ausflucht handelt.

Ein wichtiges Moment der Praxeologie ist das „*Processing*", d.h. die Reflexion des eigenen Tuns auf theoretische Hintergründe und methodische Konsistenz hin, ist die *Praxis von Metahermeneutik*, durch die *Sinn* gestiftet und *Bedeutung* gewonnen wird. Wenn es im Leben darum geht, „*sich selbst im Lebensganzen verstehen zu lernen*" (*Petzold* 1981g), so sind *Wahrnehmen, Erfassen, Verstehen, Erklären,* ist die „**hermeneutische Spirale**" (Abb. 2, S. 404, Abb. 15, S. 498) Herzstück der Integrativen Therapie (idem 1988p, 123; 1988n, 564) und ihrer Praxeologie. Deshalb muß der therapeutische Prozeß selbst ein Modell derartiger Durchdringung der Wirklichkeit bieten und sollte der Patient, soweit es irgend möglich ist, an den Verstehensprozessen des Therapeuten, d.h. auch an seiner *Exzentrizität,* partizipieren. Er muß in ihm ein Modell haben, so daß zunehmend das „Gefangensein in Unbewußtheit" einer „gegründeten Exzentrizität" Platz macht (Bd. I, 2, Abb. 2, S. 450). Es entsteht damit eine *Permeation* (idem 1977m) von bewußten und unbewußten Strebungen, eine Vertrautheit von *Ich* und *Es* (nicht mehr die Dominanz: „Wo Es war, muß Ich werden!", *Freud*), eine Versöhnung von Verstand und Erleben (nicht mehr die Einseitigkeit: „Lose your mind and come to your senses!", *Perls,* sondern: „Keep your mind and come to your senses!", *Petzold*), eine *Dialektik von Exzentrizität und Zentrierung.* Derartiges „Zusammendenken" unterschiedlicher, ja widerstreitender Strebungen kennzeichnet den *heraklitischen* Zugang zur Lebenswirklichkeit (*Petzold, Sieper* 1988b), kennzeichnet eine kreative Wirklichkeitsbewältigung, und deshalb müssen Patienten diese Fähigkeit zur *exzentrischen Zentrierung* und *zentrierten Exzentrizität*, zur Gesamtschau und zur Mehrperspektivität gewinnen. Sie erlernen diese Fähigkeiten in einer therapeutischen Praxis, die das gemeinsame „*Processing*", die die gemeinsame **Bewußtseinsarbeit** der metahermeneutischen Durchdringung als bedeutungsvolles Element der Praxeologie wie der Theorie sieht. Psychotherapeutische Theorien, die so lebensenthoben sind, daß sie nicht über die spezifischen Fachpublikationen hinausgehende Literatur anregen und durch *alltagssprachliche Umsetzung* der (ja z.T. durchaus sinnvollen und notwendigen) Fachterminologien in einer Weise vermittelbar werden, daß sie Patienten die Partizipation an der Metareflexion ihres eigenen Therapieprozesses erlauben, sind unbrauchbar. Sie dienen in der Regel lediglich zur Sicherung von Machtstrukturen und damit ist immer die Aufrechterhaltung von Dependenzen verbunden. Es handelt sich dabei häufig um „*strukturelle Homologien*" zu den Machtstrukturen, an denen Patienten in ihrem Lebensweg krank geworden sind. Da der Therapieprozeß beide betrifft, den Therapeuten wie den Patienten, sollte er, wenn irgend möglich, in eine „**Mutualität**" (*Ferenczi* 1988), in eine möglichst umfassende „**Intersubjektivität**" (*Marcel* 1985; *Jaquenot, Rauber* 1981) münden, sollte er selbst Gegenstand der *Ko-respondenz* werden, ansonsten wird das Prinzip des *ko-respondierenden* Sinngewinns, das zugleich *Humanität* und *Hominität* konstituiert (*Petzold* 1978c), außer Kraft gesetzt, und der Prozeß der Emanzipation verkehrt sich in einen Prozeß der Verdinglichung (idem 1993d). Dies gilt für Therapie genauso wie für Pädagogik, Soziotherapie, die Supervision (*Petzold* 1989i, j, k). Im *Processing* als Metakommunikation über die Praxis des therapeutischen Geschehens sind auch gewisse Aporien aufzulösen, die der Vollzug fast jeder Therapie impliziert, insbesondere, da die Metareflexion kein abgehobener Vorgang, kein rationalisierendes „*talking about*" (*Perls* 1974) ist, sondern eingebettet wird in den therapeutischen Kontext. Mit seinem Patienten über theoretische Begründungszusammenhänge zu sprechen, zu „philosophieren" (*Kühn, Petzold* 1992), kann eine ähnliche Qualität gewinnen, wie das partnerschaftliche Gespräch von Eltern mit ihren heranwachsenden Kindern und darüber hinaus wie der *intersubjektive Dialog* auf gleicher Ebene. In ihm werden paradoxe Strukturen psychotherapeutischer Praxis auflösbar: z.B. die Paradoxie der Psychodramatherapie, die auf Kreativität und Spontaneität abzielt, aber die den „*director of psychodrama*" Interventionen direktiv anordnen läßt (*Leutz* 1974; *Petzold* 1984b), oder die paradoxe Situation des psychoanalytischen Settings, das auf persönliche Emanzipation gerichtet ist, aber die Auslieferung an die Regeln des Arbeitsbündnisses verlangt: eine *Ziel-Mittel-Divergenz*. Weiterhin können das Paradox gestalttherapeutischen Vorgehens, das personale Autonomie auf seine Fahnen geschrieben hat und mit jeder Intervention die Awareness-Prozesse des Patienten determiniert (idem 1984h), das Paradoxon der Integrativen Therapie, die auf selbst-bewußte Mehrperspektivität abstellt und beständig den Patienten „die Augen öffnet" oder Perspektiven vorgibt, auf diese Weise eingeholt werden. **Praxeologie** ist damit nicht nur eine Praxiswissenschaft für Therapeuten, sondern auch für Patienten bzw. Klienten, indem sie diesen transparent zu machen versucht, was mit ihnen geschieht und unternommen wird. Sie stellt damit, soweit dies möglich ist, „*informed consent*" (*Robitscher* 1978) her und beteiligt sie an der Gestaltung der Therapie und des eigenen Therapieprozesses. *Die Metareflexion des Prozesses ist also konstitutiver Bestandteil des Prozesses selbst* und bildet einen Angelpunkt in der Praxeologie der Integrativen Therapie (*Petzold* 1993m).

7.1 Prozeßtheorie

– differentiell, variabel –

Therapie ist unter „ökologischer Perspektive" ein prozessuales Geschehen, das – wie schon hervorgehoben wurde – in einer räumlich und zeitlich gestaffelten Figur/Hintergrund-Relation (= *Kontext/Kontinuum*) stattfindet (*Petzold* 1974k/1988n, 85). Als „verlaufende Zeit" zwischen Therapeut und Patienten in ihrer jeweils relevanten Umwelt und in einem zeitgeschichtlichen Zusammenhang ist dieser Prozeß vielfältigsten Einflüssen ausgesetzt (idem 1989f). Damit werden einerseits die Psychodynamik des Therapeuten, zum anderen die des Patienten, schließlich die des sozialen Netzwerkes als Konstituenten des Therapieprozesses gesehen. Weitere Determinanten sind durch die theoretische Orientierung des Therapeuten und durch die Struktur der Institution, in der die Therapie stattfindet (Klinik, Ambulanz usw.) gegeben. Insofern haben therapeutische Prozesse keine stereotyen, fest strukturierten Verlaufsmuster bzw. -phasen, sondern sind höchst *differentiell*, d.h. für jeden Patienten und jede Situation spezifisch und äußerst *variabel*. Mit diesen beiden Adjektiven kann demnach auch die Prozeßtheorie der Integrativen Therapie gekennzeichnet werden. Zwar gibt es *idealtypische* Modelle, wie das „tetradische System" (Initial-, Aktions-, Integrations- und Neuorientierungsphase, *Petzold* 1974k/1988n, 80ff) oder wie den vierphasigen Theorie-Praxis-Zyklus des Ko-respondenzmodelles (1. Differenzierung → Komplexität, 2. Strukturierung → Prägnanz, 3. Integration → Stabilität, 4. Kreation → Transgression, ibid. 580; *Petzold, Lemke* 1979). Diese Modelle aber sind von *Kontinuität* **und** *Diskontinuität* gekennzeichnet. Wenngleich sie prinzipiell progredierend angelegt sind, kann es zu Oszillationen zwischen den Phasen, Rückschritten, Übersprüngen usw. kommen. Diese Variabilität ist in den unterschiedlichen Dichten der *„heraklitischen Spirale"*, so wie sie von *Johanna Sieper* visualisiert wurde, angedeutet (idem 1988n, 265; *Petzold, Sieper* 1992, 1988b, dieses Buch S. 497). Das Prozeßmodell der *heraklitischen Spirale* ist nach beiden Seiten offen. Es geht hier nicht um eine „archimedische Spirale", die an einem Punkt beginnt. Sie fängt sich auch nicht in einer Zyklik, sondern ist eine spiralig-progredierende *Suchbewegung*, die durch die Einführung einer vierstufigen Gliederung ein Strukturierungsmoment erhält, wie es sich auch in Problemlösungs-, Krisen- und Kreativitätsprozessen findet (*Seiffge-Krenke* 1974; *Eisler-Stehrenberger* 1990) oder auch in den Prozeßmodellen anderer psychotherapeutischer Verfahren: Erinnern, Wiederholen, Durcharbeiten, Verändern (*Freud*); Explorieren, Agieren, Integrieren, Reorientieren (*Petzold*); unfreezing, change, refreezing (*Lewin*) usw. (*Petzold* 1981i). Der **Ko-respondenzprozeß** als Problemlösungsprozeß weist eine solche Struktur auf und ist gleichzeitig dieser Strukturierung gegenüber *exzentrisch*, da er sie selber zum Gegenstand der Ko-respondenz machen kann.

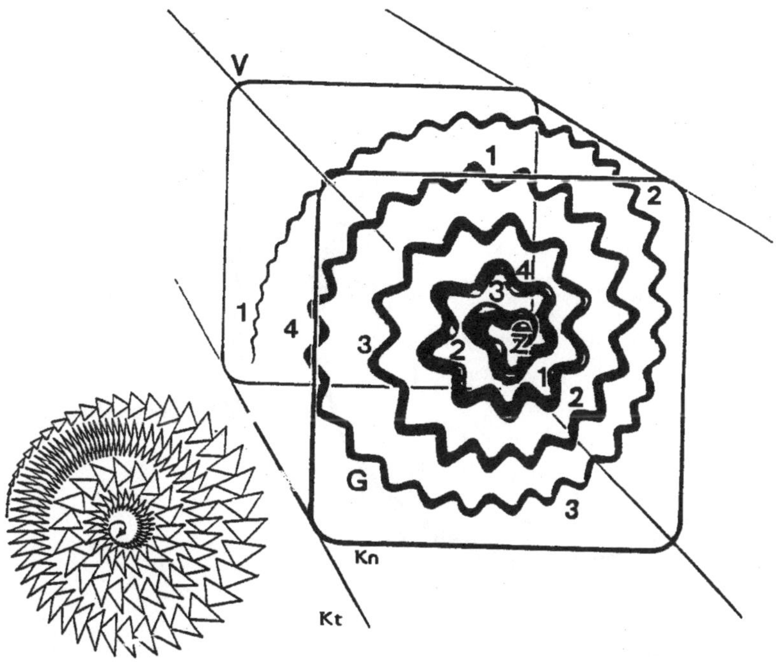

Abb. 14: Die „heraklitische Spirale" der Integrativen Therapie

Kn = Kontext/Lebensraum
Kt = Kontinuum/Zukunftsperspektive →
▷ = mehrperspektivisches Plateau
V = Vergangenheit, **G** = Gegenwart, **Z** = Zukunft

Legende:
„Der Weg der Walkerschraube ist vorwärts und rückwärts ein und derselbe" *Heraklit (Diels, Kranz* 22, B 60). Wie die Spiralschraube einer Wein- bzw. Walkerpresse hat die Spirale, die in der Integrativen Therapie als Symbol aller Prozeßverläufe gilt (dieses Buch, S. 351ff), insbesondere des Lebensprozesses (man denke an die Doppelhelix der DNS), keinen Anfang und kein Ende – im Unterschied zur archimedischen Spirale oder der schöpferischen Spiralbewegung des *Anaxagoras*. Sie kann – obgleich prinzipiell progredierend – „in der Zeit" vorwärts und rückwärts gelesen werden. „Die letzte Wahrheit ist die Umkehrbarkeit" (*Merleau-Ponty*). Die variierenden Dichten zeigen das Voranschreiten in Kontinuität und Diskontinuität. Die Dreiecke verweisen auf Prozesse der *Engung* (z.B. als Fokussierung der *consciousness*) und der *Weitung* (in der Ausdehnung der *awareness*). Sie eröffnen verschiedene Blickwinkel, Mehrperspektivität im *Kontext*: Höhe, Breite, Tiefe – und im *Kontinuum*: Vergangenheit, Gegenwart, Zukunft. Lebensprozesse, biologische wie soziale, sind nur in dieser spatiotemporalen Verschränkung verstehbar. Die Spirale schraubt sich durch Zeit und Raum, fängt sich nicht in einer geschlossenen Zyklik. Die Metamorphosen finden nicht zu einer ultimativen Form (*Petzold* 1990b). Die **„Heraklitische Spirale"** bestimmt die Prozesse der Theorienbildung und des praktischen Handelns der Integrativen Therapie, findet sich in ihren Modellen (vgl. Abb. 1, 2, 14, 15, 16). Sie verweist auf die vielfältigen, verschlungenen Wege der Menschen (Abb. 13), zeigt die Lebensprozesse des „Individuums in seiner Welt" auf (vgl. Abb. 1) und läßt die Dynamik des „in sich selbst gegebenen Kosmos aller Dinge" erahnen, der „... war, ist und sein wird: ewig lebendiges Feuer" (B 20), das – „sich wandelnd – ausruht" (*Heraklit: Diels, Kranz* 22, B 84a).

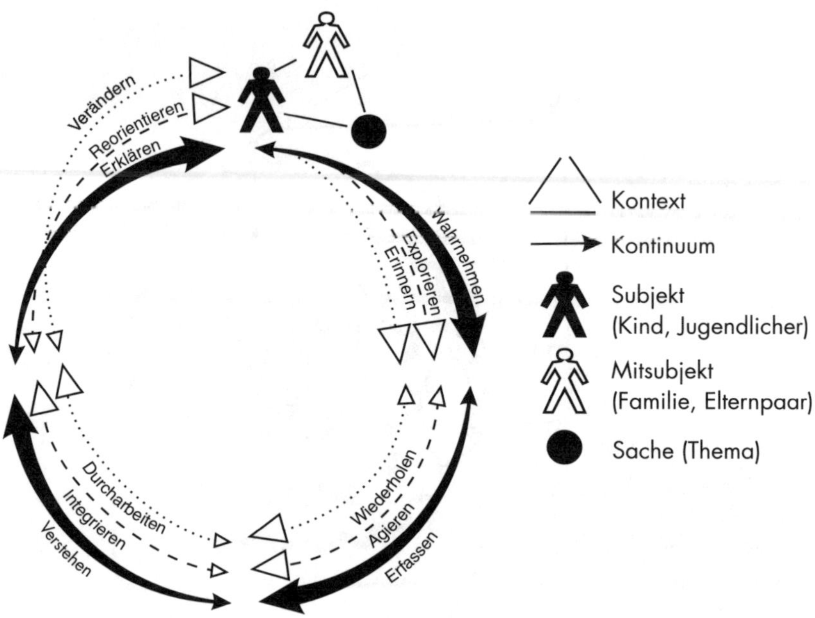

Abb. 15: Die „heraklitische Spirale" des Erkenntnisgewinns, des Lernens und Handelns und des Veränderns im Ko-respondenzprozeß der Integrativen Therapie als „schöpferische Metamorphose"

1. Legende: die „Spirale von Erkennen, Lernen und Handeln" – verschränktes Modell

I. Die „hermeneutische Spirale"
II. Die „agogische Spirale"
III. Die „therapeutische Spirale"

In *agogischen* (pädagogischen, andragogischen, soziotherapeutischen, supervisorischen) Prozessen finden sich ganz ähnliche Abläufe wie in *therapeutischen* – in beiden geht es ja um Erkennen, Lernen und Handeln/Veränderung. Es sei hier besonders auf die Dimensionen „wachstumsorientierter" Therapie verwiesen. Die Strukturierung der *„agogischen Spirale"* kommt deshalb vielfach in therapeutischen Prozessen zum Tragen, und die *„therapeutische Spirale"* kann umgekehrt auch für agogische Prozesse ein Erklärungsraster bieten, so daß sie von mir in früheren Veröffentlichungen oft in eins gesetzt wurden und man sagen kann: es handelt sich um Akzentuierungen *eines* Erkenntnis-, Lern- und Handlungs-/Veränderungsprozesses, eines Prozesses *„schöpferischer Metamorphose"* (idem 1990b, 666).

I	II	III	I – III
1. Wahrnehmen	1. Explorieren	1. Erinnern	1. Initialphase
2. Erfassen	2. Agieren	2. Wiederholen	2. Aktionsphase
3. Verstehen	3. Integrieren	3. Durcharbeiten	3. Integrationsphase
4. Erklären	4. Reorientieren	4. Verändern	4. Neuorientierungsphase

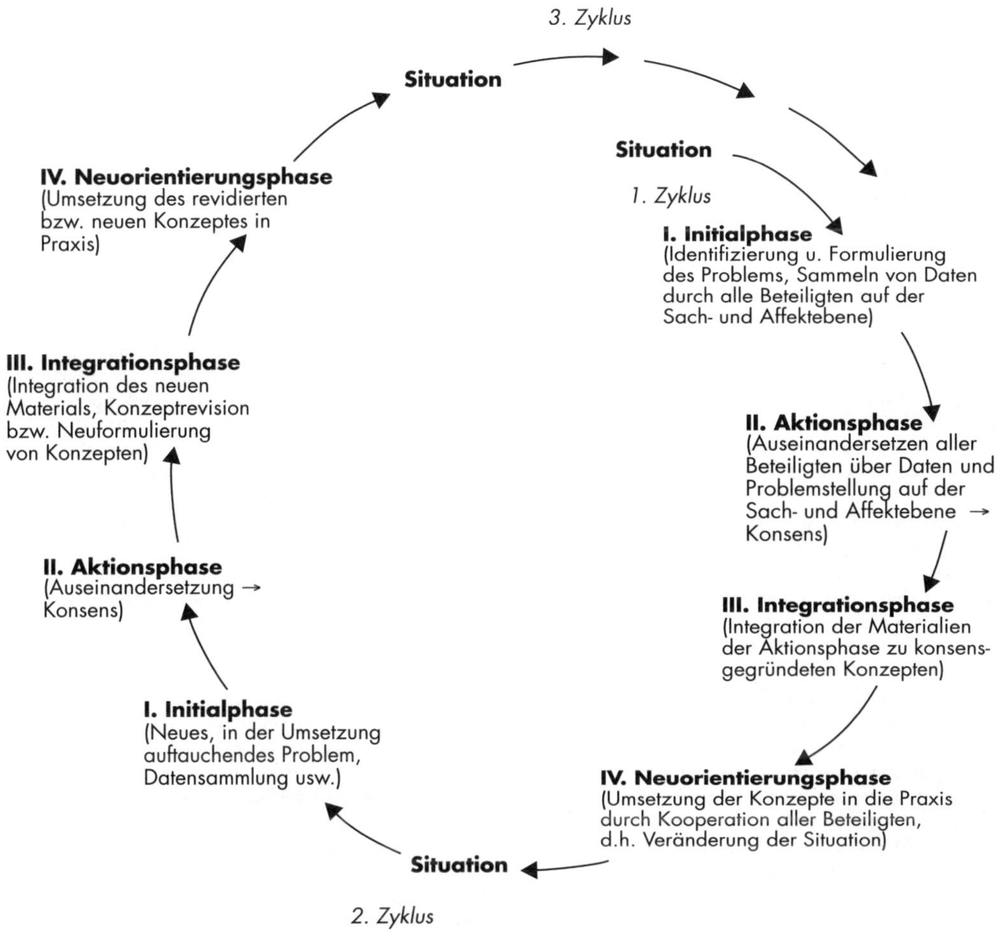

I. Initialphase → Differenzierung → Komplexität, *Dissens*
II. Aktionsphase → Strukturierung → Prägnanz, *Konsens*
III. Integrationsphase → Integration → Stabilität, *Konzepte*
IV. Neuorientierungsphase → Kreation → Transgression, *Kooperation*

Abb. 16: Der „Theorie-Praxis-Zyklus" im Ko-respondenzmodell (aus: *Petzold* 1973/1980c, 346)

Wir wollen nachstehend die drei Prozeßmodelle parallelisieren (näheres zur theoretischen Begründung siehe dieses Buch, S. 162-175).

1. Modell: Die *„Hermeneutische Spirale"* (vgl. Abb. 2 S. 404)
In Kontext und Kontinuum steht das Leib-Subjekt in *Ko-respondenz* mit der Lebenswelt, ein Prozeß, aus dem Erkenntnis geschaffen wird. Sie beginnt mit dem *Wahrnehmen* (1) der *Phänomene*, das subliminal einsetzend, immer dichter wird, an Prägnanz gewinnt und die Gedächtnisspeicher aktiviert, wodurch aufgrund identifizierender Erkenntnisleistungen ein *Erfassen* (2) von *Strukturzusammenhängen* möglich wird. In ihm verbinden sich *aktuale* und *abgespeicherte, vorgängige* Wahrnehmungen zu der breiten, umfassenden Qualität, die die „mit einem Blick erfassende" und mit „allen Sinnen" präsente *Awareness* kennzeichnet: *„Weitung"*. Das *Erfassen* fokussiert sich, Strukturen werden deutlich. Unter Abblendung der Fülle des Erfaßten strukturiert sich im Bewußtsein (*consciousness*) sprachlich gefaßtes *Verstehen* (3), das sich zum begrifflich präzisen *Erklären* (4) unter weiterem Informationsverlust verdichtet (*„Engung")*, um sich wieder erneut dem phänomenalen Feld, dem *Wahrnehmen* (1) und *Erfassen* (2) usw. der Lebenswelt zu öffnen (*„Weitung"*).

2. Modell: *Der „tetradische" Prozeß, die agogische und therapeutische Spirale* (Abb. 15)
In der **Initialphase** (1) jeder agogischen und therapeutischen Situation wird Kontakt hergestellt, wird versucht, eine Vertrauensbasis aufzubauen. In diagnostisch-anamnestischer Arbeit soll mit dem Lernenden, dem Klienten/Patienten ein Zugang zu dem aktualen Problem im Lebenszusammenhang gefunden werden – gemeinsames Explorieren des Kontextes –, weiterhin ein Zugang zum Hintergrund der Problemlage, ihrer Geschichte. Das *Stimulieren* von aktualem Wahrnehmen und von „archivierten" Ereignissen, die im „memorativen Leib" aufgehoben sind, ermöglicht *Erinnern,* den Zugang zu alten Atmosphären und Szenen. Damit geschieht der Übergang zur **Aktionsphase** (2), in der ein *Wiederholen* der alten Szenen im Spiel möglich wird, ein Durch*agieren*, das den Klienten/Patienten die lebensbestimmende Wirksamkeit alter Strukturen, Skripts, Narrative *erfassen* läßt: eine Katharsis als Erfahrung von *„vitaler Evidenz"*, in der emotionale Erfahrung, leibliches Erleben und rationales Verstehen zusammenfließen, und damit erfolgt ein Übergang in die **Integrationsphase** (3), in ein *Durcharbeiten*, in ein vertieftes *Verstehen* des Erlebten, das in den Lebenskontext eingeordnet werden kann und einen neuen *Sinn* und *Bedeutungen* freisetzt. Hierin besteht das *Integrieren* des in der Aktionsphase durchlebten Materials. Es wird dem Klienten/Patienten verfügbar, wird neu bewertet, handhabbar. Die alten Narrative verlieren ihre determinierende Kraft, und so wird die **Phase der Neuorientierung** (4) möglich. Der Klient/Patient kann aus dem Wahrgenommenen, Erfaßten und Verstandenen, den emotionalen Erfahrungen und rationalen Einsichten Konsequenzen ziehen, um sein Leben zu *verändern.* Er kann sich die Zusammenhänge auf dem Hintergrund durchlebter Erfahrung *erklären* und vermag sich zu reorientieren und sein Leben in neuer Weise zu gestalten.

3. Modell: *„Theorie-Praxis-Zyklus"* (Abb. 16)
Praxis setzt Theorie frei, Theorie wirkt verändernd in die Praxis, Praxis wirkt verändernd auf die Theorie. Die Dialektik des „Theorie-Praxis-Zyklus" beginnt mit einer *Differenzierungsphase* (1), in der *Komplexität* geschaffen wird, in der die „Lage der Dinge" in der Ausgangssituation untersucht wird, von allen Beteiligten Daten auf der Sach- und Affektebene gesammelt werden, die Probleme identifiziert und formuliert, *Dissens* oder *Divergenz* zum Ausdruck gebracht werden. Der „mehrperspektivische Blick" und der ko-respondierende Austausch lassen die Situation vielschichtig und die „Lage der Dinge" differenziert erscheinen. Scheinbar feste, vorgegebene Strukturen verflüssigen sich (*unfreezing*). Die *Komplexität* wächst, bis daß die Notwendigkeit ordnender Maßnahmen unumgänglich wird. Es kommt zur *Strukturierungsphase* (2), in der die Probleme durch die Ko-respondenz aller Beteiligten auf der Sach- und Affektebene neu konstelliert oder umgeschichtet werden (*change*), neue Formationen *Prägnanz* gewinnen und über die „Lage der Dinge" in der Situation *Konsens* hergestellt werden kann. Dieser wird in der *Integrationsphase* (3) ausgearbeitet, fundiert, so daß *Stabilität* eintritt und konsensgegründete *Konzepte* deutlich werden, die in der Phase der *Kreation* (4) die Grundlage von *Transgression*, Überschreitung der Ausgangssituation zu Neuem wird – in der kokreativen *Kooperation* aller Beteiligten. Mit der Veränderung der Situation und der neuen „Lage der Dinge" beginnt mit einer erneuten *Differenzierungsphase* (1) ein weiterer Zyklus.

Im therapeutischen Prozeß der Integrativen Therapie werden die *diskursiv-hermeneutische* Ausrichtung mit der *dramatisch-aktionalen* und der *tiefenpsychologischen* verbunden (vgl. S. 685, 692, *Petzold* 1990q). Der spiralige *„hermeneutische Zirkel"* (Wahrnehmen, Erfassen, Verstehen, Erklären) ist mit der *„agogischen Spirale"* (Explorieren, Agieren, Integrieren, Reorientieren/Kreieren) und der *„therapeutischen Spirale"* (Erinnern, Wiederholen, Durcharbeiten, Verändern) in *einem* Erkenntnis-, Lern- und Handlungsprozeß verflochten – über die Dimension des *Teilens* und *kokreativen Gestaltens* von Wirklichkeit (idem 1988b; *Iljine* 1990) in „schöpferischer Metamorphose".

In der Integrativen Therapie wurden weitere Prozeßmodelle entwickelt (*Eisler-Stehrenberger* 1990) wie das Modell des „kreativen Zirkels" der Morphogenese und Metamorphose (idem 1990b; *Petzold, Orth* 1990b), das Modell des Therapieprozesses als Zusammenspiel von Variationen und Trajektorien (vgl. Abb. 13, idem 1988n, 282) oder des Prozesses „progredierender Analyse" (1969b), in dem in der Einzeltherapie und in der Gruppe tendenziell das Geschehen der Ontogenese nachgebildet wird (idem 1988n, 44f; *Petzold, Schneewind* 1986b). Mit dieser Vielfalt einsetzbarer und abstimmbarer Modelle wird der Möglichkeit Raum gegeben, die Phänomene des therapeutischen Geschehens und die sich in ihnen artikulierende Struktur und Dynamik zu erfassen, und es werden – was insgesamt für unseren Ansatz kennzeichnend ist – die phänomenale und strukturale Ebene miteinander verschränkt. Es handelt sich also um eine phänomenologisch-tiefenhermeneutische Ausrichtung (*Petzold* 1988a,b), die allen technischen und strategischen Momenten vorgeordnet ist: *der Prozeß bestimmt die Intervention, nicht die Intervention den Prozeß*, auch wenn sie, wo sie einmal zur Anwendung gebracht worden ist, Wirkungen entfaltet; aber auch dies geschieht „im Prozeß", weil die Intervention aus ihm geschöpft wurde.

Weiterführende Lit: *Bastine* et al. (1989), *Orlinsky, Howard* (1989), *Greenberg, Pinsof* (1986), *Petzold* (1988d), *Thomä, Kächele* (1989), *Bastine* (1992)

7.2 Interventionslehre

– multimodal, multilateral –

Der Interventionsbegriff im Bereich psychosozialer Hilfe und angewandter Humanwissenschaften erfreut sich zunehmender Beliebtheit (*Hörmann, Nestmann* 1988; *Fuerst* 1982; *Hurrelmann* et al. 1987; *Haines* 1978 usw.). Er wurde ursprünglich im Bereich der Krisenhilfe (*Caplan* 1964) als „*Krisenintervention*" eingeführt (*Burnside* 1970; *Oberleder* 1970) und in einer ständig wachsenden Literatur ausgearbeitet (*McGee* 1974; *Aguilera, Messik* 1977; *Ewing* 1978; *Butcher, Mandal* 1976; *Morrice* 1976; *Petzold* 1968a, 1993g), dann in den Bereich der Gerontologie übernommen, zur Kennzeichnung breit angelegter Maßnahmen, die die Lebenssituation alter Menschen beeinflussen (*Simon, Lowenthal, Epstein* 1970; *Lowenthal* 1964). Die *Interventionsgerontologie* (*Baltes* 1973; *Lehr* 1979; *Petzold* 1979b, k, 299ff) hat differenzierte Modelle „ökologischer Interventionen" entwickelt, die nicht nur auf „psychologische Krisenbewältigung" (*Ulich* et al. 1985; *Fiedler* 1985) abzielen, sondern sozialpädagogische, geragogische, psychotherapeutische, architektonische Maßnahmen etc. einbeziehen. Überall, wo der *Therapie*-begriff als zu eng betrachtet wurde oder vermieden werden sollte – aus welchen Gründen auch immer, z.B.: Therapeutisierung, Medizinalisierung, Expertenhegemonie (*Hellerich* 1985; *Gröschke* 1982; *Petzold, Schuch* 1992) – wurde der *Interventions*-begriff eingeführt: in die Sozialpolitik (*Kaufmann* 1982; *Pankoke* 1986), in die Sozialarbeit und psychosoziale Betreuung (*Meinhold* 1988; *Haines* 1978; *Golan* 1983), in die Psychiatrie (*Schulz* 1980), die Rehabilitation (*Hartmann* 1986), die Familienarbeit (*Lukesch* et al. 1980), den Strafvollzug, die Behindertenarbeit, die Suchtkrankentherapie usw. (vgl. die Beiträge in *Hörmann, Nestmann* 1988). Dies geschah mit dem Resultat, daß oft genug der Therapie-Begriff nur kaschiert wurde und die „*Klientelisierung*" der Bevölkerung (*Zygowsky* 1988; *v. Kardorff* 1988) und die „*Therapeutokratie*" (*Habermas* 1981) voranschreitet.

Intervention ist immer Eingriff, Machtausübung, Kontrolle. *Interventionstruppen* machen dies nur allzu deutlich. Interventionen stehen deshalb in der Gefahr – auch wenn sie in humanitärer Absicht und wohlmeinend eingesetzt werden – krankmachende Bedingungen *strukturell* zu reproduzieren, denn vielfach sind Patienten Menschen, die daran krank geworden sind, daß ihnen die *Kontrolle* über ihr Leben entzogen wurde, sie unter Zwangsstrukturen leben mußten, die sie nicht beeinflussen konnten. Psychotherapie und psychoziale Arbeit stehen ständig in der Gefahr, derartige „*strukturelle Homologien*" zu reproduzieren. Interventionen sind deshalb nur vertretbar, wenn sie partizipativ geplant und durchgeführt werden und „Interventionsmacht" *synarchisch* verwaltet wird. Gesellschaftstheoretische (vgl. S. 410ff) und ethische (vgl. S. 412ff) Überlegungen sind also unverzichtbar, damit die Rahmenbedingungen von Interventionen, die Ursachen und Hintergründe, welche sie notwendig machen, und gegebenenfalls ihre *verdeckten Ziele* nicht ausgeblendet werden. Ihre konzeptuelle Auslegung und ihre methodische Umsetzung sind ethisch zu legitimieren, ihre Absichten für die Zielgruppe bzw. den Klienten/Patienten transparent zu machen, damit sie ko-respondierend verhandelt werden können und die Betroffenen eine angemessene Einflußnahme haben.

In vielen Interventionsansätzen mit z.T. erheblicher „*Eingriffstiefe* und *Eingriffsbreite*" werden diese Dimensionen vernachlässigt (*von Kardorff* 1988, 312), so daß sie immer wieder auch zu *repressiven Interventionen* (*Hellerich* 1986; *Mutz* 1983) geraten, die an den Betroffenen vorbei oder über sie hinweggehen, sie „*zurichten*" (*Chorover* 1982), „*befrieden*" (*Bassaglia* 1980), Abweichler in gesellschaftlich akzeptierte Sinnprovinzen zurückholen (*Berger, Luckmann* 1970).

Grubitzsch (1988, 67) sieht deshalb zu Recht die Notwendigkeit, „psychologische Intervention" als „politischen Begriff" zu fassen, damit sie nicht nur „*der Befriedung gesellschaftlicher Konflikte mittels psychologischen Wissens und unter Nutzung psychologischer Praktiken neben anderen*" dient (ibid. 61). *Looft* (1973, 9) hatte schon früh die Problematik des „Interventionsbooms" gesehen: „Again, we must pause and consider carefully what we are doing before we are pulled inexorably into the cult of intervention". Das Problem, alle Lebensbereiche mit „Interventionen zu überziehen", alles interventiv regulieren und kontrollieren zu wollen, muß in der Tat gesehen und beständig reflektiert werden. Der aufgezeigte Zusammenhang trifft für den Interventionsbegriff allerdings genauso zu wie für den der Prävention, der Versorgung, der psychosozialen Hilfe usw. Allzu oft verdeckt die hier angebotene Vorsorge, Fürsorglichkeit und Hilfe Entfremdungsprozesse, aufgrund derer überhaupt erst Prophylaxe notwendig und Rehabilitation oder Therapie erforderlich werden (*Petzold* 1981k).

Der *Interventionsbegriff* der „Integrativen Therapie", der Mitte der 60er Jahre im gerontologischen Kontext entwickelt wurde, hatte im Kontext des politischen Diskurses dieser Zeit, der 1968 kulminierte, von vornherein eine gesellschaftskritische und methodisch breite Ausrichtung. Es wurde die Notwendigkeit „politischer Interventionen ..., *Intervention, die Situatio-*

nen verändern muß, wenn sie sich nicht nur auf die Manipulation von partikularen Verhaltensweisen beschränken will" (*Petzold* 1979k, 299; 1979b), betont. „Ökopsychologische und milieubezogene Interventionen ... dürfen nicht auf *eine* konkrete Situation beschränkt bleiben und sich auf prothetische Maßnahmen begrenzen, sondern es muß der gesamte Kontext einbezogen werden" (idem 1979k, 299; vgl. auch *Mühlum* 1986; *Buchholz* 1984).

Interventionen sollen theoriegeleitet und praxisbezogen sein. Sie müssen deshalb in *Theorie-Praxis-Zyklen* (s.o.) gründen und mit dem Betroffenen – wo immer dies möglich ist – ko-respondierend vorbereitet, erarbeitet und realisiert werden. „... derartige Interventionen müssen selbst wiederum beforscht werden, um sie in ihrer Wirksamkeit und Auswirkung zu überprüfen, und zwar nicht im Labor, sondern in der Lebenswirklichkeit und unter Beteiligung der Beforschten" (*Petzold* 1965, 4/1985a, 11). Wir hatten damit das Konzept der **Interventionsforschung** umrissen, welche uns „Materialien bereitstellen soll, die uns zum Handeln befähigen" (ibid. 4). Die Berücksichtigung politischer, ethischer und forschungsbezogener Dimensionen vermag – das ist zu hoffen – Interventionsaktionismus und Machtausübung durch fremdverfügte Eingriffe entgegenzuwirken. Interventionen aus „ökologischer und kritisch-pragmatischer Perspektive" sind so ausgelegt, daß die *„doppelte Expertenschaft"* (*Petzold* 1990i) – die der Betroffenen und die der Fachleute – zusammenwirken kann und sich professionelle Hilfe und Selbsthilfe im *„Exchange-Learning/Exchange-Helping"* verbindet (idem 1983f, *Petzold, Schobert* 1991). Werden Interventionen so geplant, könnten Fehlentwicklungen eingeschränkt werden, die etwa zur Forderung nach *„radical non-intervention"* (*Schur* 1973) geführt haben, mit der hinter ihr stehenden Kritik an ineffektiver, kontrollierender oder repressiver Wohlfahrtsbetriebsamkeit und selbstherrlichem Expertentum (*Illich* 1979; *von Kardorff* 1984; *Hellerich* 1985). *Schurs* krasse Reaktion auf die desolate Lage des amerikanischen Strafvollzugs oder Forderungen nach Freigabe und Legalisierung der Drogen – gleichfalls eine Reaktion der Hilflosigkeit – sind ja auch Interventionen. *Unterlassung ist Handlung.* Deshalb wird es zwischen hochschwelligen und niedrigschwelligen Angeboten, professioneller Hilfe und Selbsthilfe, Sofortmaßnahmen und Handlungsabstinenz vielfach Zwischenschritte und Kombinationen geben müssen (*Petzold* 1990k). Dann kann der Interventionsbegriff seine martialischen und monetarischen Konnotationen (militärische, wirtschaftliche, ökonomische Interventionen) verlieren und in der umfassenden Art und Weise entfaltet werden, in der seine Fruchtbarkeit liegt: als ein „Zuhilfekommen", wo Not herrscht, ein „Dazwischentreten", wo Unrecht geschieht, ein „Aufklären", wo Unwissenheit wirkt. Es wird möglich, mit einem ganzheitlichen *und* differentiellen Interventionskonzept Problem- und Notsituationen nicht mehr nur unter medizinalisierter, psychotherapeutischer oder soziotherapeutischer Optik zu sehen und anzugehen, sondern mit der Perspektive und Zielsetzung umfassender Hilfeleistung, die nicht entmündigt, sondern die Würde der Betroffenen wahrt und ihre Kompetenzen einbezieht.

Psychotherapie als eine spezifische Form helfender Intervention (*Zygowsky* 1988) muß durch ein *multimodales, multilaterales* und *kritisch-pragmatisches* Interventionskonzept unterfangen werden, wenn sie nicht zu kurz greifen und nur reparativ Patienten für den Arbeits- und Konsumprozeß wiederherstellen will. In der Integrativen Therapie tragen wir durch den *4. Weg* der „Heilung durch Solidarität" (*Petzold* 1988n, 260ff) derartigen Überlegungen Rechnung.

Abb. 17: Integrative und differentielle Intervention (aus *Petzold* 1979c, 156f; vgl. *Heekerens* 1985)

Globalziele	*Gewährleistung von Selbstregulation und Selbstverwirklichung*		
Richtziele	PROPHYLAXE	ERHALTUNG	RESTITUTION
	präventive Interventionen zur Verhinderung des Abbaus oder der Störung von Kompetenz und Performanz*	*konservierende* bzw. stabilisierende Interventionen zur Erhaltung vorhandener Kompetenz und Performanz	*reparative* bzw. rehabilitative Interventionen zur Behebung oder Verbesserung geminderter bzw. gestörter Kompetenzen u. Performanz
Grob- und Feinziele	müssen zielgruppen-, person- und situationsspezifisch erarbeitet werden**	→ desgleichen	→ desgleichen
Inhalte	müssen zielgruppen-, person- und situationsspezifisch erarbeitet werden**	→ desgleichen	→ desgleichen
Strategien	agogische und medizinische Interventionen	agogische und medizinische Interventionen	medizinische, psychotherapeutische, soziotherapeutische und agogische Interventionen
Methoden (Techniken, Medien, Stile, Modalitäten, Formen)	wie z.B. Sport, Bewegungsagogik, kognitives Training, Sozial- und Kommunikationstraining, angemessene Ernährung u.a.	→ desgleichen konservierende bzw. stabiliserende Therapie etc.	→ desgleichen und übungs- und/oder konfliktzentrierte Psychotherapie z.B. Psychodrama, Gestalt, analyt. Gruppentherapie, Verhaltensmod., ökologische Maßnahmen

* Unter *Kompetenz* verstehen wir „die Gesamtheit aller *Fähigkeiten*, die zum Erreichen eines bestimmten Zieles notwendig sind," unter *Performanz* verstehen wir deren praktische Umsetzung durch *Fertigkeiten* in Handlungen im sozialen und ökologischen *Kontext* (Lebenswelt, Lebensraum) und *Kontinuum;* vgl. *Petzold, Engemann, Zachert* (2003)

** Eine Aufstellung von Grobzielen und Inhalten siehe *Petzold* (1979k, S. 152, Anm. 2).

im Lebenskontext/Humanisierung des Lebenszusammenhangs			
ENTWICKLUNG	*DASEINSBEWÄLTIGUNG/COPING*	REPRÄSENTATION	AMELIORATION
evolutive Interventionen zur Entfaltung und Förderung von potentieller Kompetenz und Performanz	*supportive* Interventionen als Hilfen beim Umgang mit irreversiblen Störungen und Minderungen von Kompetenzen und Performanz	*politische* Interventionen zur Vertretung und Sicherung von Ansprüchen im gesellschaftlichen Kontext	*infrastrukturelle* Interventionen zur Verbesserung sozioökonomischer Bedingungen und materieller und logistischer Ressourcen
→ desgleichen	→ desgleichen	müssen spezifisch für Gruppen und den aktualen Gesellschaftskontext erarbeitet werden	müssen spezifisch für den individuellen, sozioökonomischen, geographischen und sozialen Kontext erarbeitet werden
→ desgleichen	→ desgleichen	→ desgleichen	→ desgleichen
agogische und erlebniszentrierte psychotherapeutische Interventionen	medizinische, agogische, psycho- und soziotherapeutische Interventionen	politische und soziale Interventionen durch	ökonomische und infrastrukturelle Interventionen durch
Kreativitäts- und Kommunikationstraining, Meditation, Bewegungsagogik, themenzentrierte Arbeit, Selbsterfahrung etc.	Beratung, stabilisierende und stützende Psychotherapie, protektive, prothetische und ökologische Maßnahmen, Verhaltensprogramme etc.	Bürgerinitiativen, Öffentlichkeitsarbeit, Selbsthilfeprojekte	Bildungsmaßnahmen, Arbeitsprogramme, kulturelle Maßnahmen, Ansiedlung von Betrieben usw.

Je nach der *Weite* des *Eingriffsraumes* und nach der Intensität der *Eingriffstiefe* unterscheiden wir zwischen Mikro-, Meso- und Makrointervention. Abhängig von der Interventionsaufgabe und dem Interventionsfeld werden Möglichkeiten *differentieller Intervention* notwendig. Da zu treffende Maßnahmen in der Regel von mehreren Ansatzpunkten her vorangetragen und verbunden werden müssen, damit „*synergetische Effekte*" (die mehr und anderes bewirken als die Einzelmaßnahmen oder ihre Summe) entstehen, sprechen wir von „*integrativer Intervention*".

„*Integrative Interventionen sind mehrperspektivisch begründete, differentielle Einwirkungen auf Systeme (personale, soziale, ökologische, ökonomische, politische etc.) mit dem Ziel ihrer planvollen, theoriegeleiteten und ethisch legitimierbaren Veränderung unter Beteiligung aller von der Veränderung Betroffenen und unter Berücksichtigung des übergeordneten Zusammenhanges (Kontext/Kontinuum).*"

In diesem Sinne sind „*Interventionen Strukturierungsmomente im Rahmen von Prozessen, denen sie selbst entfließen.*" Sie wirken damit strukturierend in das Leben des Patienten, in sein *Kontext/Kontinuum.* Sie wirken in Praxisfelder, Institutionen, Settings zur Verfolgung von Interventionszielen, die durch die **Metatheorie**, die **realexplikativen Theorien** und die **korespondierende Analyse des Lebenszusammenhanges** erarbeitet wurden. Interventionstheoretische Überlegungen sind einerseits auf Ziele und Inhalte, Hintergründe und Konsequenzen gerichtet, andererseits mit *der Interventionsmethodik* befaßt, d.h. mit *Interventionsstilen* (*Petzold, Schneewind* 1986b), weiterhin mit dem Einsatz von Methoden, Techniken und Medien, ihrer Auswahl, ihren Plazierungen, schließlich mit den Möglichkeiten ihrer Kombination, mit dem Timing und nicht zuletzt mit der Evaluation ihrer Wirkung (*Schneider* 1979; *Hawallek* 1987). Zum anderen sind sie auf *Interventionsfelder* bzw. *-bereiche* gerichtet (*Lehr* 1979). Das Modell der „Integrativen Intervention" (*Petzold* 1979b; 1982n; *Heekerens* 1984) differenziert folgende sieben Interventionsbereiche und methodische Zugangsweisen (siehe Abb. 17, S. 504).

Die Interventionen werden in das jeweilige *Interventionsfeld* mit seinen sozialen Netzwerken (*Röhrle, Stark* 1985; *Biegel* 1984; *Kähler* 1983) im Rahmen eines durch die **Metatheorie** bestimmten und aufgrund der **Lebensweltanalyse** mit Bezug auf die allgemeine und spezielle Theorie der Therapie erarbeiteten *Handlungscurriculums* eingebracht. Die Interventionsstrategien sind dabei vielfältig und die Interventionsbereiche bzw. -felder mehrdimensional verschränkt, so daß die Interventionslehre der Integrativen Therapie als *multimodal* und *multilateral* gekennzeichnet werden kann. Bei den Interventionsstrategien wird auf das reiche Repertoire der verschiedenen methodischen Zugangsweisen im Integrativen Ansatz zurückgegriffen.

Weiterführende Lit.: *Hörmann, Nestmann* (1988), *Fuerst* (1982), *Seidman* (1983), *Petzold* (1982n, 1979b, 298-314), *Hurrelman* et al. (1987), *Sarason* et al. (1985, 1989), *Buchholz* (1984), *Nestmann* (1988), *Petzold, Engemann, Zachert* (2003), *Sieper, Petzold* (2003)

7.3 Methodenlehre

– elastisch, pluriform, integrativ –

Die **Methodenlehre** umfaßt Überlegungen zu *Methoden, Techniken, Medien, Wegen, Modalitäten, Stilen, Formen, Strategien, Modellen* (vgl. Abb. 4, dieses Buch S. 974) – ein reichhaltiges Instrumentarium, dessen Möglichkeiten kombiniert werden konnen, um in elastischer Anpassung an die Erfordernisse des Patienten und seiner Lebenssituation *(Kontext/Kontinuum)* (*Ferenczi* 1927/28) im Rahmen des *Verfahrens Ziele* zu erreichen und *Inhalte* zu vermitteln. Die Methodenlehre ist das Kernstück der Praxeologie in der Integrativen Therapie und kann als *elastisch, pluriform* und *integrativ* gekennzeichnet werden.

Besonders die aktionalen *Verfahren* der Psychotherapie wie das Psychodrama oder die Gestalttherapie haben sich in einer reichhaltigen Literatur *(Petzold* 1977c, 1979k; *Stevens* 1975; *Oaklander* 1981; *Jason-Michl* 1981) mit methodisch-technischen Fragen auseinandergesetzt.

Als **Verfahren** werden im Kontext unserer Systematik psychotherapeutische Richtungen bezeichnet, die

1. in allen wesentlichen, im „*Tree of Science*" zusammengestellten Bereichen aufeinander abgestimmte, konsistente theoretische und praxeologische Konzepte entwickelt haben,

2. ihre klinischen Annahmen und Methoden in der Praxis langjährig erprobt haben,

3. die Effizienz ihrer Behandlungen und die Stimmigkeit ihrer Theorien durch Forschung überprüfen,

4. ihre Ansätze in didaktisch ausgearbeiteten und systematisch durchgeführten Aus- bzw. Weiterbildungsgängen vermitteln, und

5. ihre gesundheits- und berufspolitischen Positionen durch Fachverbände vertreten.

Psychoanalyse, Gestalttherapie, Verhaltenstherapie, Psychodrama, Gesprächstherapie, Integrative Therapie, Individualpsychologie sind neben anderen im Sinne dieser Definition als Verfahren zu betrachten (vgl. *Petzold* 1993h).

Methode als „*konsistentes, theoriegeleitetes Ensemble von Strategien im Rahmen eines Verfahrens, das über Techniken und Medien verfügt*", steht im Dienste der Realisierung von Zielsetzungen, Zielen, die durch die Erfordernisse der Lebenssituation und die theoretischen Konzepte des Verfahrens vorgegeben sind. **Techniken** sind „*Instrumente zur Strukturierung von Situationen im Rahmen einer Methode*" (z.B. Rollentausch, Identifikations-, Doppeltechnik usw.). **Medien** sind Träger von Informationen (*Petzold* 1977c) und Gegenstand der Aktion (z.B. Puppen, Instrumente). **Formen** wie Einzel-, Paar-, Familien-, Gruppen- oder Netzwerkbehandlungen sind spezifische Ausrichtungen im Rahmen einer Methode. **Wege** sind komplexe, konzertierte und zielorientierte Ausrichtungen der Behandlung innerhalb der Methode, die indikationsspezifisch einzeln oder kombiniert verfolgt werden. **Modalitäten** kennzeichnen den Anwendungsmodus der Methode (z.B. konfliktzentriert-aufdeckend, übungszentriert-funktional, erlebniszentriert-stimulierend). **Stile** sind Qualitäten der Intervention im Rahmen der Methode, z.B. direktiv/non-direktiv, abstinent/zugewandt, aufdeckend/stützend (vgl. *Petzold* 1980g; *Schneider* 1979).

Wie verschiedene andere psychotherapeutische **Verfahren** verfügt auch die Integrative Therapie über mehrere **Methoden** als Zugangsweisen. Ähnlich wie in der Psychoanalyse die „psychoanalytische Musiktherapie" (*Willms* 1975), die „psychodynamisch orientierte Kunsttherapie" (*Naumburg* 1958) oder die „psychoanalytische Tanztherapie" (*Siegel* 1985) wurden im Laufe der Jahre im Rahmen der **„Integrativen Therapie"** die „Integrative Bewegungstherapie" (*Petzold* 1970 c, 1974k, 1988n; *Höhmann-Kost* 1991; *Kirchmann* 1979), „Integrative Therapie mit Kreativen Medien" bzw. „intermediale Kunstpsychotherapie" (*Sieper* 1971; *Petzold* 1971k, 1972e, 1987d; *Petzold, Orth* 1990), die „Integrative Musiktherapie" (*Canacakis-Canas* 1975; *Frohne* 1990), die „Integrative Tanztherapie" (*Briner* 1977; *Willke* 1985; *Willke, Hölter, Petzold* 1991), die „Integrative Dramatherapie" im *tetradischen System (Petzold* 1979k, 1982a) entwickelt, und es wurde mit **Medien** experimentiert: mit Imagination als „komplexem katathymen Erleben" (*Brandau* 1986; *Katz-Bernstein* 1990; *Petzold* 1972f), mit Puppen (idem 1972e, 1983a, 1987k), mit Märchen und Masken (idem 1975c; *Lückel* 1979; *Weiß* 1990), mit Ton (*Petzold, Kirchmann* 1990; *Köllermann* 1979), mit Poesie *(Petzold, Orth* 1985; *Heinermann* 1990). Es ist zu unterstreichen, daß es sich um **Methoden** und **Medien** im Rahmen eines **Verfahrens** handelt, nicht um eigenständige Therapierichtungen, weil diese methodischen Zugangsweisen alle auf die *Metatheorie*, die *realexplikativen Theorien* und zum Teil auf die gemeinsame *Praxeologie* des Integrativen Verfahrens zurückgreifen und hier gegründet sind. Die methodische Vielfalt ist nicht ein Zeichen von „Polypragmasie", sondern wurzelt in dem metatheoretischen Konzept der „Anthropologie des schöpferischen Menschen", nach der jedes *expressive Vermögen* einem der *perzeptiven Vermögen* des Leibes entspringt (visuelles Vermögen → Malerei/Maltherapie; akustisches → Musik/Musiktherapie; kinästhetisches → Tanz/Tanztherapie usw.). Die „**asklepiadische Therapeutik**", wie sie schon in den Tempelkrankenhäusern der Antike praktiziert wurde, setzte diese verschiedenen Zugangsweisen indikationsspezifisch jeweils einzeln, aber auch kombiniert und insgesamt ein, d.h. in differentieller *und* ganzheitlicher Art und Weise (vgl. *Petzold* 1988n, 190ff; *Petzold, Sieper* 1990b). In gleicher Weise werden im Rahmen der Integrativen Therapie am „Fritz Perls Institut" und an der „Europäischen Akademie für Psychosoziale Gesundheit" (*Petzold, Sieper* 1992) die verschiedenen *Methoden* praktiziert und vermittelt, und zwar in eigenen Weiterbildungscurricula (4-5jährig), in denen *„die Methode durch die Methode erfahren und gelehrt* wird" (*Petzold* 1983i). Es wird damit dem spezifischen Reichtum, den jeder methodische Zugang birgt, Rechnung getragen und versucht, die Fülle der *Techniken* und *Medien* im Rahmen der *Methoden* zu pflegen. Dies ist der *pluriforme Aspekt* unseres *Verfahrens.* Andererseits wird im Hauptstrom der „Integrativen Therapie" eine **Integration** der verschiedenen Möglichkeiten vorgenommen. Auf der Grundlage der realexplikativen Theorien und der Praxeologie mit der Prozeßtheorie und der Interventionslehre sowie im Rückgriff auf das Wissen um die besonderen Möglichkeiten der Methoden, Techniken und Medien wird ein *integratives* Arbeiten mit „kreativen Methoden und Medien" im Sinne einer *intermedialen Therapie* angestrebt (*Petzold* 1978b, c, d; 1990b; *Petzold, Orth* 1990a, b). Über die Art der Schwerpunktbildung, über die Gewichtung der methodischen und medialen Möglichkeiten im integrativen Vorgehen entscheiden die Spezialisierung und die Breite der Vorbildung auf Seiten des Therapeuten, sowie die Indikation im Hinblick auf die Persönlichkeit, Erkrankungen und Situation auf Seiten des Patienten, schließlich der institutionelle Kontext, das Setting, das jeweilige Praxisfeld.

Weiterführende Lit.: *Ferenczi (*1927/28), *Petzold* (1979k), *Stevens (*1975*)*, *Petzold, Orth* (1985, 1990), *Frohne-Hagemann* (1990), *Willke, Hölter, Petzold* (1991), *Petzold* (1993h, 2002b), *Petzold, Sieper* (1993)

7.4 Theorie der Institutionen, Praxisfelder, Zielgruppen

– systemisch, differentiell –

Der Begriff der **Institution** wird hier als „*zusammenfassende Bezeichnung für öffentliche und private Einrichtungen, z.B. Behörden, Verbände, insbesondere aber Hilfsagenturen, die gesellschaftliche Arbeit im Sinne einer Entlastung des Gesamtsystems leisten*“, gebraucht, nicht im spezifischen Sinne kulturanthropologischer oder struktural-funktionaler Theorien der Soziologie (*Durkheim* 1901, 22; *Parsons* 1951, 39; *Gehlen* 1961), obgleich die soziologischen Institutionstheorien bei der Verwendung des Begriffes „Institution“ immer mit im Blick bleiben sollten. Es werden ja durch gesellschaftliche Institutionen das Geflecht der sozialen Beziehungen, Austausch, Transaktionen und Rollen *(relationaler Aspekt)* geregelt, weiterhin die Zuordnung der Machtpositionen und der sozialen Belohnungen (*regulativer Aspekt*) und schließlich die sinngebenden Momente mit ihren symbolischen Ausdrucksformen (*kultureller Aspekt*) – so *Parsons* (1954, 230f). Auch die Kontrollfunktion oder Identitätszuweisung von Institutionen (*Berger, Luckmann* 1970), ihr Entlastungsaspekt für den Einzelnen und für die Gesellschaft (*Gehlen* 1961), ihre Funktion, Sicherheit und Vertrauen (*Kaufmann* 1973; *Luhmann* 1973; *Grant* 1971) zu bieten und soziale Komplexität zu reduzieren, muß gesehen werden (*Luhmann* 1971). Mit dem Institutionsbegriff als Bezeichnung für Kliniken, Beratungsstellen, Heime etc. rücken wir diesen nahe an den Begriff der **Organisation** heran, den wir „*als Personen, Gruppen und soziale Gebilde* fassen, *die systematisch und arbeitsteilig in zeitüberdauernden Rahmenbedingungen und Kooperationsformen auf Ziele hinarbeiten, besonders auf das Ziel, sich in ihrer Umwelt zu erhalten, indem sie für diese Güter oder Dienstleistungen bereitstellen*“.

Psychosoziale und klinische Institutionen/Organisationen leisten für Mitglieder der Gesellschaft und für die Gesellschaft insgesamt (in der Regel systemerhaltende) Arbeit. Obgleich sie damit – gesamtgesellschaftlich gesehen – eine Entlastungsfunktion wahrnehmen, werden sie unter dem Diktat der Ökonomisierung (*Mutz* 1988) häufig in dieser Arbeit (zu Lasten der Betroffenen) behindert, zumal Hilfsagenturen die verursachenden Hintergrundsdimensionen kaum angehen können, sondern meistens an „Symptomen kurieren“ oder „Entsorgungsarbeit“ betreiben müssen. Psychotherapeutische, soziotherapeutische (vgl. S. 927ff), oder sozialpädagogische *Methoden* werden im Rahmen von Institutionen bzw. Organisationen (psychosozialen Diensten, Praxen, Fachkrankenhäusern etc.) eingesetzt, um deren helfende, betreuende, regulierende, kontrollierende Funktion zu unterstützen. Weiterhin verwendet man Methoden in **Praxisfeldern** (im ambulanten und stationären klinischen Bereich, in der offenen Jugendarbeit, im Strafvollzug, in der Behindertenarbeit etc.) mit den entsprechenden **Zielgruppen**

(Kinder, Jugendliche, Erwachsene, alte Menschen, oder: Drogenabhängige, Alkoholiker, Behinderte, Psychiatriepatienten etc.). Die theoretische Auseinandersetzung mit Institutionen, Organisationen und diesen *„Settings"* (*Barker* 1968) bzw. *„ecological client systems"* (*Bronfenbrenner* 1979) stellt eine wichtige Aufgabe der Praxeologie dar (*Strotzka* 1978); denn wie in der Pädagogik Methodik und Didaktik nicht ohne eine „Theorie der Schule" auskommen und spezifische Altersgruppen und Aufgaben Fachdidaktiken erfordern, muß im Bereich der Psychotherapie davon ausgegangen werden, daß Behandlung nie nur eine Frage der angewandten *Methode* ist, sondern daß sie in dem und durch das *Setting* geschieht, in der Verschränkung von Interventionsstrategien und Settingvariablen bzw. Institutionsstruktur und -kultur. Besonders deutlich wird dies im Bereich der therapeutischen Gemeinschaften (*Petzold, Vormann* 1980). Es gilt aber für jeden Bereich der Therapie. Da zu einer „Theorie der Klinik" oder einer „Theorie des Heimes" oder einer „Theorie der freien Praxis" – blickt man in die Literatur – noch kaum Konzepte vorliegen, wird für bestimmte Praxisfelder und Zielgruppen noch wichtige Arbeit zu leisten sein, für andere bestehen Vorarbeiten – schulenspezifisch für unseren Ansatz etwa für die Kindertherapie, Jugendlichentherapie/Jugendarbeit (*Petzold, Ramin* 1987), Gerontotherapie/Altenarbeit (*Petzold* 1985a; *Petzold, Spiegel-Rösing* 1984) oder für den Bereich der Psychiatrie (*Hausmann, Meier-Weber* 1990), den der Drogentherapie (*Petzold* 1974b, 1990k,j; *Petzold, Vormann* 1980; *Petzold, Hentschel* 1991). In all diesen Bereichen müssen auch künftig weiterführende theoretische und methodische Konzeptualisierungen ausgearbeitet werden, da sich Kontext, Klientenzustrom und Patientencharakteristik beständig verändern.

Für eine kritische Betrachtung von Institutionen und Organisationen kommen besonders markierende Impulse aus der Gemeindepsychologie (*Sommer* et al. 1978; *Keupp* 1980; *Wambach* 1980) und Gemeindepsychiatrie und aus der antipsychiatrischen Bewegung (*Bassaglia* 1975; *Jervis* 1978). Für die „Theorie von Institutionen und Organisationen" muß auf gemeinwesenorientierte, organisationssoziologische und -psychologische Ansätze rekurriert werden (*Rothmann* 1979; *Boulet* 1980; *Hodge, Anthony* 1984; *Sievers* 1977; *Greif* 1983). Wir greifen hier für die Integrative Therapie systemtheoretische Überlegungen auf (*Luhmann* 1968; *Willke* 1985, 1990; *Aregger* 1976) und in einer fruchtbaren Spannung dazu Ansätze der phänomenologischen Soziologie (*Berger, Luckmann* 1970; *Coenen* 1985) und der sozialwissenschaftlichen Hermeneutik (*Habermas* 1980, 1981; *Oevermann* 1981), die für Einseitigkeiten der systemtheoretischen Sicht Korrektive bieten (*Habermas, Luhmann* 1971; *Macijewski* 1974; *Giegel* 1975).

Institutionen und Organisationen sollen in diesem Kontext aber nicht nur als Einrichtungen gesehen werden, in denen Methoden der Hilfeleistung zum Einsatz kommen. Sie sind selbst Wirkfaktoren und werden deshalb mit Recht als „Hilfs-agenturen" bzw. *Agenturen* bezeichnet. In ihnen wird gehandelt. Sie sind damit konstitutiver Bestandteil jeder Therapie. Da sie in pathogene Umfelder eingebunden sind, soziale Arbeit, kurative Arbeit für die Gesellschaft leisten, stehen sie in Gefahr, selbst „infiziert" zu werden oder dysfunktional zu fungieren. Dann kann es nötig werden, daß psychosoziale Interventionsmethoden eingesetzt werden, um Institutionen zu therapieren (Institutionsberatung, Organisationsentwicklung etc.). Der eingangs gegebenen Organisationsdefinition soll unter dieser Perspektive eine weitere hinzugefügt werden: *Organisationen (Klinik, Betrieb, Praxis etc.) werden verstanden als „ ... an or-*

ganized or complex whole, an assemblage or combination of things or parts performing as a complex or unitary whole" (*Hodge, Anthony* 1984). Prozesse in Organisationen und Institutionen müssen demnach ganzheitlich untersucht und analysiert werden. Genauso müssen Interventionen in Institutionen darauf gerichtet sein, dieses Ganze, d.h. das System oder wesentliche Subsysteme oder Systemgrößen zu erreichen. Folgende interdependente Systemgrößen seien genannt:

➜ Organisationsgeschichte,	➜ Organisationsziele
➜ Organisationsphilosophie,	➜ Organisationskultur
➜ Organisationsmitglieder,	➜ Organisationsstrukturen
➜ Organisationssysteme,	➜ Organisationsleistung
➜ Organisationsumwelt,	➜ Organisationszukunft

Aregger (1976, 42) formuliert die Relationen für einige dieser Größen wie folgt: „Die *Organisationsziele* werden *Organisationsmitgliedern* gesetzt und/oder anerkannt und zu erreichen versucht. Die *Organisationsstrukturen* sind das Ergebnis des Organisierens durch die Mitglieder und sind auf die Zielerreichung ausgerichtet. Die *Organisationsleistung* ergibt sich aus den zielorientierten und durch Strukturen koordinierten Arbeitsprozessen der Mitglieder. Die Organisation als Totalität oder System weist *Grenzen* gegenüber der ... *Organisationsumwelt* auf." Der Autor setzt sich noch nicht mit Konzepten wie *Organisationsphilosophie* (normative Orientierung), *Organisationskultur* (Interaktionsklima, Tradition) oder *Organisationsgeschichte* und *-zukunft* auseinander, die aus der Sicht des Integrativen Ansatzes für das Verständnis der Organisationen genauso wichtig sind wie die aktuale *Organisationsumwelt.* Unter einer solchen komplexen organisationspsychologischen Sicht, angewandt auf psychosoziale Institutionen bzw. Hilfsagenturen, werden wichtige diagnostische und interventorische Dimensionen (*Brauchlin* 1984) deutlich. Insbesondere wird klar, daß *Effizienz* und *Viabilität* (Lebensfähigkeit, *Malik* 1984) der Institution bzw. der Organisation nur möglich sind, wenn eine richtig gewichtete *Interdependenz* dieser Größen gewährleistet ist: „Es ist somit keine beliebige, willkürliche Gliederung eines Systems in Subsysteme möglich, sondern die Bereichs- oder Subsystemgliederung muß dem Prinzip der Lebensfähigkeit genügen" (idem 1984, 87). Allerdings müssen entsprechend unseren ethiktheoretischen Überlegungen (s.o.) die Kriterien der *Effizienz* und *Lebensfähigkeit* durch das der *Lebensqualität* ergänzt und gegebenenfalls korrigiert werden. Fehlende Interdependenz weist häufig auf Angst- und Abwehrprozesse (*Mentzos* 1976), auf institutionelle Pathologie, auf die Reproduktion pathogener Strukturen der Organisationsumwelt in der Organisation selbst hin. Diese anzugehen, um ein *„humanes Klima für humane Aktionen"* in Institutionen zu schaffen und die Effektivität der Hilfeleistung durch Sozialagenturen zu verbessern, erfordert wiederum externale Hilfen durch spezialisierte Methoden, von denen hier die Institutionsberatung, Organisationsentwicklung und **Supervision** (vgl. S. 947ff) genannt seinen.

Dabei wird Supervision definiert als
„eine interdisziplinär begründete Methode zur Optimierung zwischenmenschlicher Beziehungen und Kooperation, z. B. in der psychosozialen, pädagogischen und therapeutischen Arbeit durch mehrperspektivische Betrachtung aus ‚exzentrischer Position', eine aktionale Analyse und systematische Reflexion von Praxissituationen (Situationsdiagnostik) auf ihre situativen, personabhängigen und institutionellen Hintergründe hin. Sie geschieht durch die Ko-respondenz zwischen Super-

visor und Supervisanden in Bündelung ihrer Kompetenzen (joint competence) an theoretischem Wissen, praktischen Erfahrungen, differentieller Empathie, Tragfähigkeit und common sense" (*Petzold* 1973, 1).

„Supervision ist ein interaktionaler Prozeß, in dem die Beziehungen zwischen personalen und sozialen Systemen (z.B. Personen und Institutionen) bewußt, transparent und damit veränderbar gemacht werden mit dem Ziel, die personale, soziale und fachliche Kompetenz und Performanz der supervisierten Personen durch die Rückkoppelung und Integration von Theorie und Praxis zu erhöhen und weiterhin eine Steigerung der Effizienz bei der supervisierten Institution im Sinne ihrer Aufgabenstellung zu erreichen. Diese Aufgaben selbst müssen reflektiert und gegebenenfalls den Erfordernissen der ‚relevanten Umwelt' enstprechend verändert werden.

Supervision erfolgt in dem gemeinsamen Bemühen von Supervisor und Supervisanden, vorgegebene Sachelemente, vorhandene Überlegungen und Emotionen in ihrer Ganzheit, ihrer Struktur, ihrem Zusammenwirken zu erleben, zu erkennen und zu handhaben, wobei der Supervisor auf Grund seiner personalen, sozialen und fachlichen Kompetenz als Feedback-Instanz, Katalysator, Berater in personaler Auseinandersetzung fungiert, ganz wie es Kontext und Situation erforderlich machen" (*Petzold* 1977e, 242, 1993m, vgl. jetzt 1998a; *Petzold, Ebert, Sieper* 2000; *Petzold, Schigl* et al. 2003).

Diese, am *Integrationsparadigma* ausgerichtete Auffassung von Supervision verlangt einen „multitheoretischen" und „polymethodischen" Rahmen.

Bei einem solchen breiten, integrativen Supervisionsansatz (*Schreyögg* 1991; *Petzold* 1989i;) werden die Konzepte des *„organisational development"* einbezogen. Durch *Supervision* auf der Grundlage des Mehrperspektivitätskonzepts (idem 1990o) ist es möglich, die Arbeitsweise von Institutionen (*Wellendorf* 1986; *Pühl* 1990) und die Wirksamkeit von Methoden im Rahmen der *„Settings"* und *„client systems"* unmittelbar zu untersuchen. Es werden aus der Situation heraus in *Ko-respondenzprozessen Konzepte* erarbeitet, also Theorien von kurzfristiger Reichweite geschöpft, womit man verändernd auf das Funktionieren der Institution, die methodische Arbeit der Helfer und auf das Feld selbst zurückwirkt (*Petzold* 1989i; *Schreyögg* 1989a, b, 1988, 1991; *Reichel* 1989; *Schneewind* 1989). Supervision wird damit zu einem Instrument *situativer Diagnostik* und *fokaler Intervention* im Rahmen der Praxeologie des Integrativen Ansatzes und ist von kaum einzuschätzender Bedeutung (*Petzold* 1990o; *Schreyögg* 1991; *Petzold, Schreyögg, Melchard* 1990). Weil für die Vielzahl der Settings, der situativen Konstellationen, institutionellen Bedingungen, der Problemlagen von Klienten, Krankheitsformen von Patienten usw. die erforderliche Vielfalt von Handlungsstrategien durch systematisch erarbeitete und über empirische Forschung abgesicherte Theorie gar nicht abgedeckt werden kann, wird *Supervision* zu einer am **Theorie-Praxis-Zyklus** (vgl. Abb. 16) orientierten *Methode*, die in *Ko-respondenzprozessen* im Rückgriff auf vorhandene Theorien und Forschungsergebnisse und das Material der Situation unter Zusammenfassung der personalen, sozialen und professionellen Kompetenz und Performanz aller an einer Situation Beteiligten – also auf der Grundlage von *„joint competence"* – theoretische und methodisch-praktische Strukturierungsarbeit leistet (*Petzold, Lemke* 1979; *Petzold, Heinl* 1981a). Eine Supervisionsgruppe wird damit so etwas wie eine „professionelle Selbsthilfegruppe", in der sich Psychotherapeuten oder Soziotherapeuten nach dem Modell des *„Exchange Learning/ Exchange Helping"*

(*Petzold, Schobert, Schulz* 1990) wechselseitig unterstützen und die Qualität ihrer Arbeit zu verbessern suchen.

Unter „ökologischer Perspektive" kann jede Situation nur spezifisch gesehen werden, jede Institution muß in ihrer Eigenart und Dynamik verstanden werden, jedes Praxisfeld hat seine Charakteristik, jede Zielgruppe zeigt sich mit besonderen Problemen und Potentialen. Immer handelt es sich also um *Besonderes*, das allerdings in komplexe *Zusammenhänge* eingebunden ist. Es geht deshalb um das Zusammenspiel von Einzelnen, Gruppen, Organisationen, Einrichtungen (freier Verbände, des Staates, der Kirche usw.) um „*Systeme in Interaktion*". Das von der Integrativen Therapie im Hinblick auf **Institutionen, Praxisfelder** und **Zielgruppen** vertretene praxeologische Konzept kann deshalb als *differentiell* und *systemisch* gekennzeichnet werden. Die *systemische Sicht* erlaubt es, allgemeine Gesetzmäßigkeiten und Prinzipien auf die unterschiedlichen Bereiche anzuwenden. Die *differentielle Sicht* fordert *Feldwissen* und *Feldkompetenz*, einen je spezifischen Zugang für die besondere Aufgabenstellung, Klientel, Einrichtung. Beide Sichtweisen helfen dem Praktiker, zu *integrativen Interventionen* zu finden, und zuweilen kann er dabei auch auf einen Fundus an praxeologischen Arbeiten und praxisfeld-spezifischer Forschung zurückgreifen, der bei bestimmten „*client systems*", etwa im Bereich der Neurosetherapie, der Kinderbehandlung oder der Drogenarbeit usw. durchaus vorhanden ist.

Weiterführende Lit.: *Mentzos* (1976), *Strotzka* (1978, 1980), *Schreyögg* (1991), *Malik* (1984), *Hodge, Anthony* (1984), *Willke* (1985), *Sievers* (1977), *Kurtz, Stiefel* (1985), *Petzold, Schreyögg, Melchard* (1990), *Petzold* (1989i, 1990o, 1998a), *Belardi* (1992)

8. – IV. PRAXIS – Schlußbemerkung

In den Praxisfeldern, in den Institutionen und den dort ganz konkret im Umgang mit bestimmten Zielgruppen, Patientenpopulationen, Krankheitsbildern, Altersstufen erfolgenden Interventionen, d.h. also bei der Anwendung von Methoden, Techniken, Medien, Stilen usw. **in der Praxis** im Sinne einer fundierten **Praxeologie,** geschieht ein beständiger impliziter und expliziter Rückgriff auf Positionen der **realexplikativen Theorien**, und es kommen beständig implizit und explizit Konzepte der **Metatheorie** zum Tragen, insbesondere was normative Fragen anbelangt (*Schreyögg* 1988; *Schuch* 1988). Die **Praxis** wird von der Theorie durchfiltert, auch wenn dem Praktiker dies oft in seinem konkreten Tun nicht bewußt ist. Wo aber Theoriebewußtsein vorhanden ist, reichert der Praktiker aus seiner Praxiserfahrung die Theorie an. Praxis gestaltet gegebene (materielle) *Wirklichkeit* in menschliche *Realität* (*Wallner* 1990), zunächst in naiver Weise. Mit wachsender „*sophistication*" des akkumulierten Praxiswissens indes werden Synergien mit Wissen, das durch Theorieentwicklung und Forschung generiert wurde, möglich und es entsteht allmählich die Makrofolie des „**Tree of Science**" mit seinen Meso- und Mikrofolien. Benutzt man diese dann als Strukturierungsraster, so wird bald erkennbar, welches Menschenbild z.B. in einer Institution wirksam ist und unter welchen Einflußgrößen gesellschaftlicher Art ein Praxisfeld steht. Es kann dann deutlich werden, wieviel an *Entfremdung* und *Verdinglichung* in ihm geschieht (*Petzold, Schuch* 1991; *Petzold* 1991c, 1993d). Es wird für therapeutisch Tätige (Psychologen, Pädagogen, Sozialarbeiter, Krankenschwestern, Mediziner usw.) auch besser einschätzbar, ob und in welcher Form sich die Prinzipien seiner Metatheorie oder seiner allgemeinen und speziellen „Theorie der Therapie" in einer Institution oder in einem Praxisfeld in der **Praxis** realisieren lassen – und bei Praxisfeldern handelt es sich ja oft um konkrete Lebenswelten und die spezifischen „Social Worlds" von Patienten und Klienten.

In diesen Prozessen mehrperspektivischer, exzentrischer Betrachtung von Praxis, von Arbeits- und Lebenssituationen unter „ökologischer Perspektive" kommt es zu Dissonanzen. Es wird erkennbar, daß theoretische Annahmen, aber auch Praxen, nicht oder nicht mehr „stimmig" sind. Es entstehen Betroffenheiten, und es werden in der **Ko-respondenz** mit Betroffenen, Mitbetroffenen, Kollegen, Forschern Entdeckungen gemacht. Neue Fragen und Aufgaben stellen sich, und es müssen – auf den verschiedenen Ebenen – neue Lösungen gefunden und neue Erkenntnisse (*con-naissance*) geboren werden, die wiederum auf die Theorie und die Praxis zurückwirken, sie ergänzen oder modifizieren. So wird der „*Theorie-Praxis-Zyklus*" der Integrativen Therapie (vgl. Abb. 16; *Petzold, Lemke* 1979) für den gesamten „**Tree of Science**" wirksam, was seine inhaltliche Ausgestaltung anbelangt. Bei tiefgreifenden Veränderungen in der *Lebenswelt* (z.B. ökonomische und ökologische Krisen) und in den „*social worlds*" (z.B. soziale und kulturelle Umbrüche) oder durch fundamentale Entdeckungen in Wissenschaft und Forschung wirken derartige Umwälzungen bis in den Bereich der Metatheorie des „Tree of Science", der damit eine *Plastizität* und konzeptuelle Flüssigkeit (*fluency)* behält. Im Bereich des theoretischen Rahmens, ja selbst im Bereich von wichtigen Grundannahmen bleibt „alles im Fluß"; denn das „**heraklitische Prinzip**" kann nicht außer Kraft gesetzt werden. So sind wir beständig darauf verwiesen, in stets neuen **Ko-respondenzprozessen Konsens** zu finden, **Konzepte** zu erarbeiten, in **Kooperationen** einzutreten. Es gilt die Phänomene jeweils gegebener Wirklichkeit stets aufs neue *handelnd* und *hermeneutisch* zu durchdringen: wahrnehmend, erfassend, verstehend, erklärend, wirkend und die uns so erschließbaren großen Zusammenhänge metahermeneutisch zu strukturieren, Welt besonnen zu gestalten. – Solange wir in die synergetische Generativität des Kosmos, die kreativen Metamorphosen der Lebenswelt (idem 1990b) organisch eingebunden bleiben, gehen die Entdeckungsreisen, Erkenntnisschritte, kokreativen Entwürfe und ihre Realisierung weiter ... „*the Tree of Science keeps growing*!"

Integrative Therapie in der Lebensspanne – klinische Entwicklungspsychologie und -therapie

Zur entwicklungspsychologischen und gedächtnistheoretischen Fundierung aktiver und leibzentrierter Interventionen bei „frühen Schädigungen" und „negativen Ereignisketten" in unglücklichen Lebenskarrieren (1990e)*

„Wissenschaft verlangt die Bereitschaft, die eigenen Überzeugungen und Erklärungsmodelle immer wieder grundsätzlich in Frage zu stellen und sich neuen Visionen zu öffnen. Psychotherapeuten haben – als Erben der Theologie – hier offenbar besondere Schwierigkeiten, von ihren Dogmen zu lassen." – *Vladimir N. Iljine*

1. Therapietheoretischer Kontext

Körperorientierte Psychotherapie, nonverbale Therapieverfahren, Körpertherapie, leib- und bewegungstherapeutische Ansätze gewinnen derzeit zunehmend an Interesse (*Stolze* 1988; *Cserny* 1990). Verbunden damit ist oftmals die Kritik klassisch psychoanalytischer Behandlungspraxis (*Moser* 1989). Die leib-, bewegungs- und handlungsorientierten Verfahren haben in der Psychotherapie seit den Behandlungsexperimenten von *Iljine, Moreno, Groddeck, Ferenczi, Rank* und *Reich* eine Tradition gebildet, die sich einerseits in den „neoreichianischen" Verfahren entfaltete, andererseits in phänomenologisch und tiefenhermeneutisch ausgerichteten Methoden wie der „Konzentrativen Bewegungstherapie" (*Stolze* 1977, 1984; *Klotz-Wiesenhütter* 1985; *Graeff* 1986) und der „Integrativen Bewegungstherapie" (*Petzold* 1974k, 1988n; *Kirchmann* 1979; *Höhmann-Kost* 1991), schließlich zu aktionalen Formen klinischer Bewegungs- und Tanztherapie (*Siegel* 1986; *Schoop* 1974; *Willke* et al. 1991) oder Musik-, Kreativitäts- und Kunsttherapie (*Frohne-Hagemann* 1989; *Petzold, Orth* 1990; *Adamson* 1984). All diese Ansätze fordern ein aktives Vorgehen in der Behandlung, und sie erheben den Anspruch durch den Bezug auf die nonverbale Dimension, d.h. die präverbalen und transverbalen Phänomene des „sprachlosen Raums" (*Polanji* 1964; *Merleau-Ponty* 1964, 1969; *Plessner* 1968; *Petzold* 1969c, 1988b), „frühe" Erfahrungen ansprechen zu können (*Becker*

* Die Vorträge wurden um neuere Literatur für diese Veröffentlichung ergänzt und im Text teilweise erweitert.

1989; *Hausmann, Meier-Weber* 1990). Hierbei folgt zumeist ein Rekurs auf psychoanalytische Entwicklungstheorien (*M. Mahler, D.W. Winnicott, O. Kernberg, E. Jacobson* u. a.). Dieser Rekurs macht eine Modifikation der klassischen Technik, eine Neuinterpretation der „Abstinenzregel" (*Cremerius* 1984) und – mit Blick auf die neuere Babyforschung (*Stern* 1985; *Sameroff, Emde* 1989; *Petzold* 1993c) – eine Ergänzung der psychoanalytischen Entwicklungslehre durch eine *„klinische* Entwicklungspsychologie" notwendig. In der „Integrativen Therapie" (*Petzold* 1965, 1980g) mit ihren Teilbereichen der „Integrativen Bewegungstherapie" (idem 1974k, 1988n) und der „Integrativen Therapie mit kreativen Medien" als intermedialer Kunstpsychotherapie (idem 1972e, 1987c) wird es unternommen, in einem *tiefenhermeneutischen* Ansatz therapeutisches Handeln zu begründen und in bezug auf die Ergebnisse empirischer Entwicklungspsychologie Interventionsstrategien zu erarbeiten, die in der Arbeit mit schweren psychischen und psychosomatischen Erkrankungen multipler Genese eingesetzt werden können. Bei psychiatrischen, psychosomatischen und Borderline-Patienten gehen wir dabei nicht nur von einem Konzept *„früher Schädigungen"* aus, sondern von dem in den Biographien solcher Menschen immer wieder vorfindlichen Bild einer *„prolongierten* ***Karriere*** von Polytraumatisierungen", Schädigungen also, die über die Lebensspanne hin erfolgen, bei weitgehender Abwesenheit von *„protektiven Faktoren"* (*Petzold* et al. 1991). Eine derartige „multiple Genese", die sich nicht nur auf den „frühen" Bereich begrenzt, sondern auch auf den weiteren Verlauf der Kindheit und besonders auf pathogene Konstellationen im Jugendalter zentriert, ja die pathogene Valenz unglücklicher Lebensverläufe im Erwachsenenalter mit in das therapeutische Procedere einbezieht, erfordert eine *elastische* und vielseitige Behandlungspraxis. Dies hat schon *Ferenczi* in seiner inspirierenden Arbeit über die *„Elastizität der psychoanalytischen Technik"* (1927/28) hervorgehoben, ein Beitrag, der bis heute von grundlegender Bedeutung ist und dessen weitsichtige Konzeption leider – nimmt man einige seiner Schüler einmal aus (*I. Holló, J. de Forest, V.N. Iljine* u. a.) – kaum aufgenommen wurde. Wenn auch *M. Balint* (1987) die Intentionen seines Lehrers durch gewichtige theoretische Beiträge fundierte und weiterentwickelte (*Haynal* 1989), blieb die experimentierende Praxeologie *Ferenczis*, die in seinen Texten seit 1926 ihren Niederschlag fand, außerhalb Ungarns – sieht man von unseren Arbeiten einmal ab (*Petzold* 1969b, 1974k, 1980g, 1988d) – ohne nennenswerte Nachfolger (*Schuch* 1990). Ausläufer von *Ferenczis* elastischer Vorgehensweise finden sich auch noch in der Analysetechnik *Winnicotts*, insbesondere seinem „Squiggle-Spiel", dem gemeinsamen Zeichnen (*Ziegler* 1976) zwischen Analytiker und Analysanden. Die bedrückende Situation der ungarischen Psychoanalyse im Dritten Reich und in der Zeit kommunistischer Diktatur ist für das Scheitern einer Schulenbildung ein wichtiger Grund (*Harmat* 1988; *Schuch* 1990). Die Integrative Therapie mit ihren leib- und bewegungstherapeutischen Ansätzen ist durch den *Ferenczi*-Schüler *V.N. Iljine*, aber auch durch aktionale Verfahren wie die Gestalttherapie von *F.S. Perls* und das Psychodrama *J.L. Morenos* nachhaltig beeinflußt worden. *V.N. Iljine* hatte als kreativer Einzelgänger (idem 1990) die „elastische und aktive" Behandlungstechnik des großen Ungarn weitergeführt und sie nicht – wie unter dem Druck der psychoanalytischen Orthodoxie die Mehrzahl der *Ferenczi*-Schüler – aufgegeben, wodurch sie außerhalb Ungarns weitgehend verschwunden und auch dort nur vereinzelt zu finden ist.

Ich habe versucht, die von *Ferenczi* praktizierten „Kinderanalysen mit Erwachsenen" (1931) unter Einbezug von Leib- und Bewegungsarbeit sowie „kreativer Medien" und Aspekten seines Ansatzes der „mutuellen Analysen" (idem 1988) fortzuführen, und zwar in „dyadischen Einzelbehandlungen" (*Petzold* 1969b,1991n), in therapeutischen Gruppen (*Petzold, Schneewind* 1986a), in therapeutischen Wohngemeinschaften (idem 1969c, 1980d, e). In ihnen wurde das Konzept der *Mutualiät* durch das der „intersubjektiven Korespondenz" (idem 1980g, 1986a, 1991b) und das Konzept einer ursprünglichen, autochthonen Kreativität *(Balint* 1968/1990) durch das der *„Kokreativität"* (*V. Iljine* 1990; *Petzold* 1971k) ausgearbeitet. Durch den Interventionsstil des „partiellen Engagements" und der „selektiven Offenheit" (idem 1980g) wurde in Erweiterung der „aktiven und elastischen Technik" (*Ferenczi* 1927/1928) die klinische Arbeit in einer Weise fortgeführt, daß die Gefahrenmomente *„mutueller Analysen"* handhabbar geworden sind, ohne daß die grundlegende *intersubjektive* Position *Ferenczis* und sein spezifischer Umgang mit der Eigenübertragung bzw. Gegenübertragung des Therapeuten entschärft würden (*Petzold* 1969b, 1980f, 252, 1988d). *Ferenczi* (1964) hat – oft nur skizzenhaft – vielfältige Themen aufgegriffen und Impulse gesetzt. Sein evolutionsbiologischer Entwurf (idem 1962), wie revisionsbedürftig er unter heutiger Perspektive auch ist, sein Interesse für Regressionsphänomene und psychosomatische Fragestellungen und an der kindlichen bzw. frühkindlichen Entwicklung hat vielfältige Fortführungen in seinem Schülerkreis gefunden: in der Baby- und Kleinkindforschung etwa durch die Arbeiten von *Melanie Klein, René Spitz, Alice Balint, Margarete Schönberger (Margaret Mahler)* – es ist beeindruckend, wie viele seiner „Söhne und Töchter und Enkel" sich dem Frühbereich zugewandt haben (vgl. auch *Michael Balint, Imre Hermann, Bela Grunberger, Donald W. Winnicott*). Auch für unseren Ansatz sind hier wichtige Anregungen zu sehen (*Petzold* 1969b), was die Gewichtung „früher Erfahrungen" anbelangt. Weiterhin war *Ferenczis* fundamentale Erkenntnis von der sozialen Verursachung seelischer Erkrankungen (neben *Morenos* und *Goodmans* Impulsen und *Kropotkins* Idee des *„mutual aid"*) ein wesentlicher Beitrag zu den – natürlich auch biographisch motivierten – Bemühungen um die Erarbeitung des *„exchange learning/exchange helping-models"* (idem 1985t; *Petzold, Schobert, Schulz* 1991) für die Gruppenarbeit und Selbsthilfe (*Petzold, Schneewind* 1986; *Petzold, Schobert* 1991) und die Entwicklung einer Konzeption von *„Soziotherapie"* (idem 1965, 1974b, 1983f), die mit den Begriffen *„Gestaltberatung"* und *„Gestaltsoziotherapie"* bekannt geworden ist (*Rahm* 1979; *Hille* 1982; *Petzold, Sieper* 1972b). Genau diese Verbindung psychotherapeutischer, kreativitätstherapeutischer, soziotherapeutischer und agogischer (idem 1973a, b; *Petzold, Bubolz* 1976; *Petzold, Brown* 1977) Arbeit unter entwicklungspsychologischer Perspektive im Konzept „Integrativer Therapie" (idem 1965, 1974k, 1980g, 1991a) und „Integrativer Intervention" (idem 1979k) macht das Spezifikum dieses Ansatzes aus, der in all seinen Ausfächerungen ein *entwicklungsbezogener* ist – ausgerichtet an einem *„life span developmental approach"*.

Wenn die „Integrative Therapie" der Entwicklung der Persönlichkeit *in der Lebensspanne* besondere Bedeutung zumißt, also affirmiert, daß über das gesamte Leben hin bis ins hohe Senium *Entwicklung* geschieht und möglich ist, so wird doch den frühen Sozialisationserfahrungen in Babyzeit, Kindheit und Jugend eine zentrale Stellung eingeräumt. Die Persönlichkeit des Menschen ist temporal bestimmt (dieses Buch, S. 299), und sie kann in ihrem Dasein, in Gesundheit und Krankheit nur auf dem Hintergrund von Lebensgeschichte (dieses Buch, S. 333) verstanden werden, auf dem Hintergrund einer permanenten, sich fortschreibenden Entwicklung, deren Ort beim „Leib in Szenen" zu sehen ist. Auch für die Erarbeitung von Behandlungskonzepten hat eine solche Perspektive hervorragende Bedeutung.

Wenn man nämlich in der Entwicklungstheorie der Persönlichkeit ausgeht von der leiblich-konkreten Interaktion, in der allein sich durch Differenzierungs- und Integrationsleistungen sensumotorische, emotionale und kognitive Strukturen und Stile ausbilden können, so wie sich ein prägnantes *Körperschema* (*Tiermersma* 1989) hin zu einem *kohärenten Selbst* entwickeln kann, folgt daraus behandlungsmethodisch, daß bei Defiziten und Mangelerfahrungen in diesem frühen Bereich eine rein *verbale* Behandlungstechnik, wie die der traditionellen Psychoanalyse, sicher nicht ausreichend ist. Sie treibt vielleicht sogar defizitäre Patienten zur Unzeit zu Leistungen an (z. B. einer einseitigen rational-kognitiven Kontrolle), die ihnen schaden. Diese Menschen sind ja großgeworden – wenn auch mit einer schweren Erkrankung – unter anderem dadurch, daß sie zum Teil, um zu überleben, eine akzelerierte Entwicklung genommen haben. Sie mußten oftmals zum „gelehrten Säugling" (*Ferenczi* 1923/1972, 137) werden und gerieten dadurch in eine pathologische bzw. *maligne Progression* (idem 1932, 33/1972, 311; *Petzold* 1969b/ 1988n, 457). Ein solches „zu früh zu viel" kann, das ist unsere Erfahrung aus zwanzigjähriger leib- und bewegungstherapeutischer Praxis, vermieden werden, wenn ein nonverbaler, leiborientierter Ansatz in der Behandlung ein entsprechendes Gewicht bekommt und dabei auf die frühen Interaktionen des „*intuitive parenting*" (*Papoušek, Papoušek* 1987) bzw. „*sensitive caregiving*" (*Vyt* 1989) zwischen Eltern und Kindern zurückgegriffen wird. Menschen mit schwachen oder verwirrten Lebensimpulsen – atmosphärischen Relikten aus dem präverbalen Bereich früher Kindheit (*Petzold* 1992b) – oder mit schweren traumatischen Erfahrungen, für die „keine Worte" gefunden werden können (violenter sexueller Mißbrauch, Unfall, Katastrophen), Erfahrungen im *sprachlosen Raum* des Transverbalen also, wo das Schweigen oder der Schrei regiert (*Petzold* 1985h), und Psychotiker und Borderline-Patienten gehören in der Regel zu derart Geschädigten, brauchen einen anderen behandlungsmethodischen Zugang als den bloß verbalen und auf die strukturierenden Kräfte des Ich bauenden.

„Entsprechend meiner mitgeteilten Versuche einer ‚Elastizität' der alten Technik sah ich mich in diesen Fällen von verminderter Lebenslust allmählich gezwungen, in den Anforderungen an die Leistungsfähigkeit der Patienten während der Kur mehr und mehr nachzulassen. Schließlich stellte sich eine Situation heraus, die man nicht anders beschreiben kann, als daß man den Patienten eine Weile, gleichsam wie ein Kind, gewähren lassen muß, nicht unähnlich jener ‚Vorbehandlung', die *Anna Freud* bei der Analyse von Kindern für notwendig hält. Durch dieses Gewährenlassen läßt man diese Patienten eigentlich erstmalig die Unverantwortlichkeit des Kindesalters genießen, was gleichbedeutend ist mit der Einführung *positiver* Lebensimpulse und Motive für die spätere Existenz. Erst später kann man vorsichtig an jene Versagungsforderungen herangehen, die unsere Analysen sonst kennzeichnen" (*Ferenczi* 1929/1972, 255). Die „Integrative Therapie" orientiert sich nun nicht unbesehen an spekulativen oder nach heutigem Wissensstand fragwürdigen psychoanalytischen Konzepten der Entwicklungspsychologie (*M. Klein, M. Mahler, O. Kernberg,* vgl. dagegen *Stern* 1985, 231ff), sondern überprüft sie an den Ergebnissen der empirischen Säuglingsforschung, Entwicklungspsychologie bzw. -psychobiologie (*Papoušek, Papoušek* 1981; *Osofsky* 1987; *Rovee-Collier* 1990, 1987; *Nelson* 1986; *Keller* 1989; *Hopkins* et al. 1989; *Stern* 1985; *Sameroff, Emde* 1989, *Rutter* 1989). Dies hat seine Ursache unter anderem darin, daß ich von 1970 – 1975 in Düsseldorf einen Lehrauftrag zur „allgemeinen Entwicklungspsychologie des Kindes- und Jugendalters" wahrgenommen habe und seit 1979 an einer Abteilung der Freien

Universität Amsterdam lehre und forsche, die sich unter einer *„life span developmental perspective“* und mit dem Ziel der Entwicklung neuro-, sensu- und psychomotorischer Interventionen, besonders mit der Erforschung des sensumotorischen und neuromotorischen Verhaltens „in der Lebensspanne“, d.h. auch von Frühgeborenen und Kindern im ersten Lebensjahr befaßt und an der bekannte Säuglings- und Kleinkindforscher wie *H. Papoušek* und *B. Hopkins* tätig sind.

Dieser Hintergrund, das Faktum, daß ich immer kindertherapeutisch (*Petzold* 1969b, 1972e, 1987a, 1990m etc.) und gerontotherapeutisch (idem 1965, 1977g, 1985a, 1991j), also *lebenslaufbezogen* gearbeitet habe, meine entwicklungspsychologischen Interessen immer mit einem praktischen Erfahrungsfeld verbunden und von interventiver Hinsicht motiviert waren, dieser Praxishintergrund muß bei meinen Ausführungen stets im Blick bleiben.

Entwicklungspsychologische und persönlichkeitstheoretische Überlegungen, wie weitreichend sie auch immer durch empirische Forschung abgesichert sein mögen, sind *Modell*vorstellungen. Wir verstehen unter „Modell“ eine theoretische Konstruktion, über die versucht wird, einer gegebenen Wirklichkeit so nahe wie möglich zu kommen, um sie zu *erfassen*, zu *verstehen* und sie *erklären* zu können. Das Modell reduziert dabei Komplexität, um damit neue Komplexität freizusetzen bzw. zu erschließen (*Luhmann* 1968). Es versucht, strukturell wichtige Momente herauszuarbeiten und wird bei Wirklichkeiten von hohem Komplexitätsgrad oft nur Teilaspekte oder Grobstrukturen erfassen können. Dies trifft sicherlich auch für Modelle zur menschlichen Entwicklung und Persönlichkeit zu, Realitäten, die ob ihrer Vielschichtigkeit immer nur aspekthaft erfaßbar und durch Meso- und Makrozusammenhänge (Kontext/ Kontinuum) der gesellschaftlichen Situation, durch den Zeitgeist bestimmt sind. Weiterhin sind sie geprägt durch erkenntnisleitende Interessen. Deshalb sind sie nie als *umfassendes* Abbild von Wirklichkeit oder Rekonstruktionen mit *umfassendem* Erklärungswert und Geltungsanspruch zu sehen. Diese triviale Feststellung muß im interventiven Kontext – und therapeutische Arbeit ist ein solcher – immer wieder neu betont werden, weil in diesem Kontext *Modelle, Konstrukte* und *Konzepte* legitimierende und handlungsleitende Funktion haben. Sie „müssen stimmen“, rechtfertigen sie doch „Eingriffe“ in das Leben von Menschen und versuchen sie doch, Funktionen und Fehlfunktionen zu erklären auf dem Hintergrund eines *Diskurses*, der sich, bei genauer Betrachtung, als der der Medizin bzw. der nomothetischen Wissenschaft erweist. Dieser Diskurs ist dem Bezugspunkt (eben nicht dem „Gegenstand“) der Erkenntnis, nämlich der Entwicklung und der Persönlichkeit eines konkreten Menschen, nicht immer angemessen (zur epistemologischen Problematik vgl. *Petzold* 1991e, o und h, dieses Buch S. 93ff, 404ff). Im nomothetischen Paradigma auf der Grundlage positivistischer Forschungsdaten gewonnene Erkenntnisse bedürfen einer *metahermeneutischen Transformation*, um sie als Modelle für die Erklärung menschlicher Wirklichkeit schlechthin und zur Explikation der spezifischen Lebenswirklichkeit eines konkreten Menschen zuzupassen.

Persönlichkeit, wie wir sie beim älteren Kind, bei Adoleszenten und Erwachsenen finden, ist das Resultat eines Entwicklungsgeschehens, das fördernden und abträglichen Einflüssen ausgesetzt war. Es ist das Bild, das wir uns unter einer bestimmten theoretischen Betrachtungsfolie zu einem gegebenen Zeitpunkt und in einem jeweiligen Kontext von einem Menschen machen. So schauen wir z.B. nach der „Dynamik des ES“ oder nach der „Struktur des Ich“ oder der „Qualität des Über-Ich“ (*Freud*), oder wir schauen nach der „Pathologie des Selbst“ (*Ko-*

hut) oder nach den „Selbst-Aktualisierungs-Tendenzen" (*Rogers, Perls*), nach dem „Rollenrepertoire" (*Moreno*) oder dem „Lebensstil" *(Adler*), nach dem „Schatten" und der „Persona" (*Jung*) usw. (vgl. *Bischof* 1983; *Petzold* 1984a). Die Betrachtung eines Menschen ist also abhängig vom Blick unserer *„professional community*" (idem 1991g, dieses Buch S. 771ff) und unserer *„scientific community*" (*Kuhn* 1970). Es handelt sich im wesentlichen um Persönlichkeitstheorien aus dem Bereich der Psychotherapie. Persönlichkeitstheorien, die der allgemeinen Psychologie bzw. Persönlichkeitspsychologie entstammen, werden in der Psychotherapie kaum berücksichtigt, z.B. die Ansätze von *G. Allport, H. Murray, Ph. Lersch, Ch. Bühler, K. Lewin, A. Maslow, G. Kelly, R. Cattel, J. Guilford, W. Mischel, H. Thomae*, um einmal eine „bunte Reihe", was die Vielfalt der Ansätze anbetrifft, aufzulisten. Die Mehrzahl dieser Autoren ging *nicht* von einer entwicklungspsychologischen Perspektive aus. Das aufgezeigte, breite Spektrum macht deutlich: Persönlichkeit kann in unterschiedlichster Weise betrachtet werden, und es gibt nicht *das* „richtige" *Modell.* Die meisten Modelle bieten nützliche Aspekte. Keines kann transkulturelle Gültigkeit beanspruchen. Alle repräsentieren einen Kontext, von dem her geforscht und konzeptualisiert wurde, und dies gilt, wie voranstehend ausgewiesen, auch für die *„Integrative Therapie*". Ihre persönlichkeitstheoretischen Entwürfe wurden an anderer Stelle schon dargestellt (*Petzold* 1984i, 1991o, dieses Buch S. 430). Im vorliegenden Kontext kann es daher nur darum gehen, mit dem Blick auf Überlegungen zur *Pathogenese* und *Salutogenese* (*Petzold* et al. 1993) eine entwicklungspsychologische *Perspektive* für die frühe Persönlichkeitsentwicklung zu umreißen; um mehr kann es beim derzeitigen Stand der Frühforschung, die im Fluß ist und ständig neue Erkenntnisse hervorbringt, nicht gehen (idem 1992d).

In diesem Zusammenhang ist auf die auffällige Abstinenz zu verweisen, die von seiten empirischer Entwicklungspsychologen dahingehend besteht, ihre Forschungsergebnisse in Richtung persönlichkeitstheoretischer Konzeptualisierungen auszuweiten und auszubauen. Eine Ausnahme haben hier stets psychoanalytisch orientierte Forscher oder Psychoanalytiker mit Forschungsinteressen im Frühbereich gemacht, z.B. *R. Spitz, M. Mahler, D.W. Winnicott* – in neuerer Zeit wohl am profiliertesten *L. Sandner* (1983) und *D. Stern* (1985). Wie innovativ und *integrativ* die Arbeiten des Letztgenannten auch sind und wie stringent *Sterns* Konzeptualisierungen auch erscheinen, sie stellen eine vorläufige Modellbildung dar – am Werk des Autors wird dies selbst evident (idem 1977, 1985, 1990) –, die gute Orientierungen bietet, aber *keinesfalls* – was immer wieder voreilig, so meine ich, geschieht (*Köhler* 1990) – zu festlegenden Konklusionen im Hinblick auf die Pathogenese und auf die Pathologie Erwachsener führen sollte. *Stern* (1985) macht dies selbst immer wieder deutlich. Seine Konzeptualisierungen, die vor ähnlichem Hintergrund erarbeitet wurden (Babyforschung, Psychoanalyse, neuerdings Hermeneutik bzw. Erzähltheorie) wie die der Integrativen Therapie, sollen wegen ihres grundsätzlichen Charakters, vieler Ähnlichkeiten und Überschneidungen und ihrer ausführlichen Ausarbeitung auch für das hier vorgestellte *Modell* immer wieder herangezogen werden, gerade weil es unabhängig von Stern konzipiert wurde und z.T. mit anderen Begrifflichkeiten arbeitet sowie andere Perspektiven aufzeigt. Derartige Modelle bieten unter Beiziehung der Gesamtheit vorfindlicher klinischer Daten Leitlinien für Hypothesenbildungen, welche im konkreten Behandlungsprozeß mit dem jeweiligen Patienten „ko-respondierend" validiert werden müssen.

2. Konzepte klinischer Entwicklungspsychologie zur frühen Persönlichkeitsbildung

Im folgenden soll das entwicklungstheoretische Modell der frühen Persönlichkeitsbildung, wie es der „Integrativen Therapie" und ihrer Praxis zugrundeliegt, kurz dargestellt werden. Dabei wird das für dieses Verfahren charakteristische und originelle Konzept einer *„klinischen Entwicklungspsychologie in der Lebensspanne"* vertreten, weswegen sie als eine *„entwicklungspsychologisch fundierte Psychotherapie"* zu verstehen ist, ein Paradigma, das zunehmend Bedeutung gewinnt (vgl. jetzt *Oerter* et al. 1999) und von mir in die Psychotherapie eingeführt wurde.

Ich nehme in meinem theoretischen Ansatz ein *primäres*, ein *„primordiales Grundvertrauen"* an (*Petzold* 1984i). Die intrauterine „thalassale" *Geborgenheit* im „Urmeer" des mütterlichen Schoßes (*Ferenczi* 1962) erlebt der Föte in einem „biologisch gesicherten" Milieu, das kaum nachhaltig gestört werden kann.

Im Uterus lebt der Föte sein eigenes emotionales Leben. Er ist durch den „protektiven Megafaktor" des *uterinen Schutzraums* und dem – trotz der sehr frühen neuronalen und cerebralen Funktionsfähigkeit – doch noch geringen Differenzierungsgrad der perzeptiven und kortikalen Organisation (*Blechschmidt* 1976) optimal gesichert. Die intrauterine Entwicklung: (18.-20. Tag Bildung der Nervenplatte, 4.-8. Woche Axonbildung, Hirnimpulse, 12.-16. Woche Vorderhirnbildung, vernetzte, nicht-neurale Gliazellenbildung, 20. Woche Wachstumsschub ZNS, erst um die 32.-35. Woche ermöglichen Synapsen und Axone Informationsaufnahme des ZNS über die Sinne, 37. Woche Wachstumsschub ZNS, Bildung von Synapsen, Dendriten, Gliazellen, Differenzierung der Nervenzellen (*Dargassies* 1983; *Prechtl* 1981, 1983; *Parmelee, Sigman* 1983; *Trevarthen* 1980). Das Nervensystem entwickelt sich selektiv, was präsynaptische Verbindungen und postsynaptische Membranen anbelangt (*Vitiello* et al. 1982), und die Hirnbereiche entstehen heterochron.

Sinnesorgane und Cerebrum entwickeln sich zunächst, was den sensorischen Informationsfluß anbetrifft, weitgehend unabhängig voneinander, wobei die Hirnentwicklung der der Sinnesorgane sogar funktionell vorausliegt und die sensorische Stimulation nach der synaptischen Verschaltung (32. Woche) in den verbleibenden Gestationswochen der Feinabstimmung der Synapsen dient und nicht auf komplexere Lernprozesse und damit auf Gedächtnisfunktionen gerichtet ist (*Dargassies* 1983). Gäbe es den „cerebralen Schutz" (weitgehende Abkoppelung des Perzeptionssystems vom ZNS, selektive Rückbildung überschüssiger Neuronen, vgl. *Delmas* 1975) *in utero* nicht, die Menschheit hätte über die Jahrtausende die Belastungen der Schwangeren und ihrer Ungeborenen durch das Nomadenleben, die Migration, die Kriege, die Naturkatastrophen wahrscheinlich nicht überstanden. Dennoch ist der Föte keineswegs von seiner Umgebung abgekoppelt. Die genetisch vorgegebenen Entwicklungsschritte bedürfen, „um ihre Informationen wirksam werden zu lassen, der Umwelt, der Reize von außen ... der von außen kommenden Störmomente" (*Blechschmidt* 1979, 17), deren „Kompensationen zu Entwicklungsschritten" führen (ibid.). Dies aber keineswegs in einem einfachen Reiz-Reaktions-Schema. Die Synaptogenese, das Entstehen von Kreisläufen, ist komplexer. Stimulation hat offenbar eine wichtige Wirkung, wie die frühe Myelinisierung des Vestibularsystems aufzeigt. Die *Ko-respondenz* zwischen den Föten und dem intrauterinen Lebensraum, dem *Feld*, ist der *Impetus* der Entwicklung, wie schon die Vertreter der biologischen Feldtheorie für die Morphogenese in der Embryologie postulierten. *Waddington* (1956, 1975) sprach von „*Individuationsfeldern*" und *Paul Weiss* (1939, 291) schrieb:

> „Ein Feld ist die Rahmenbedingung, der ein lebendiges System eine typische Organisation und seine spezifischen Aktivitäten verdankt. Spezifisch sind diese Aktivitäten insofern, als sie den Charakter der aus ihnen hervorgehenden Formationen bestimmen ... da das Feldgeschehen räumliche Ordnung schafft, ist zu postulieren, daß die Feldfaktoren selbst eine definitive Ordnung besitzen. Die dreidimensionale Heterogenität sich entwickelnder Systeme, also die Tatsache, daß diese Systeme in den drei Dimensionen des Raumes unterschiedliche Eigenschaften aufweisen, muß zu einer dreidimensionalen Organisation und Heteropolarität der erzeugenden Felder in Beziehung gesetzt werden" (ibid.).

„Morphogenetische Felder" (*Sheldrake* 1988), wie immer ihre Funktionsprinzipien auch sein mögen (*Thom* 1975, 1983; vgl. *Petzold* 1990b, 654), komplex vernetzte sensumotorische Handlungspläne (*Turvey* 1977; *Turvey, Kugler* 1984; *Kugler* 1986), die in einer *Gibson*schen Perspektive (*Gibson* 1969, 1979) in den Aufforderungscharakter (*affordance*) der jeweiligen – hier der uterinen – Ökologie eingepaßt sind ... all diese Modelle weisen auf eine originäre Bezogenheit hin und stellen das *offene System* „Föte – mütterlicher Leib – Mutter im Kontext" in das Zentrum der Betrachtung. Wenn der Föte vom vierten, fünften Monat an auf sensorische Stimuli reagiert, wenn er andererseits die Mutter plazentär und sensumotorisch stimuliert, sind komplexe Interaktionen anzunehmen, wofür z.B. auch die Intensivierung des mütterlichen REM-Schlafes während der Schwangerschaft spricht (*Sollai* 1990, 377), so kann man von einer „*organismischen Ko-respondenz*", einer *Kommotilität* sprechen als Vorformen des „*dialogue tonique*" (*Ajuriaguerra* 1962, 1970). *Sollai* (1980, 370) hat versucht, die komplexen Interaktionsprozesse in einem synthetischen Modell zu fassen, das den *integrativen* Aspekt des frühen Entwicklungsgeschehens verdeutlicht.

Natürlich ist der Föte im mütterlichen Schoß nicht „unberührt" (*Fein* 1978). Emotionale Erregung und Streß der Mutter werden als muskuläres, respiratorisches, kardio-vaskuläres und hormonales Geschehen (z.B. Adrenalin, Noradrenalin, Serotonin) an den Föten weitergegeben, der sie als unspezifische Erregungszustände wahrnimmt, ohne daß eine „affektive Synchronisierung" gegeben sein muß (die Mutter kann unter dem emotionalen Streß einer Auseinandersetzung stehen, ohne daß der Föte physiologische Reaktionen der Alarmierung aufweist). Der Föte braucht Entwicklungsreize. Er ist auf Problembewältigung eingerichtet, kann sich der uterinen Mikroökologie anpassen (*Schindler, Zimprich* 1983) und offenbar auch Frustrationen bewältigen (*Milakovic* 1982). In der Interaktion von genetischen Vorgaben und sensumotorischen Erfahrungen vollzieht sich die fötale Entwicklung und in Sonderheit die cerebrale als eine „*Spirale der Erfahrung*", die *Gottlieb* (1976, 218) wie folgt faßt: *Gene* ⇄ *Strukturreifung* ⇄ *Funktion.*

Natürlich können zeitextendierter Streß bzw. Überstressung Auswirkungen zeitigen, z.B. durch überhöhte Serotoninausschüttung, die Kontraktionen und ggf. Mangelzustände als Folge bewirken. Hier aber lebenslang wirkende Engrammierungen anzunehmen (*Graber* 1982, 15; *Graber, Kruse* 1973) ist für die frühe Embryonalzeit bei dem massenhaften Absterben überschüssiger Nervenzellen in der 4. Gestationswoche und der erst nach der 32. Woche erfolgenden sensorisch-cerebralen „Schaltung" und der dann beständig folgenden Überformung von Gedächtnisinhalten kaum anzunehmen. Überdies steht etwaigen episodischen Be-

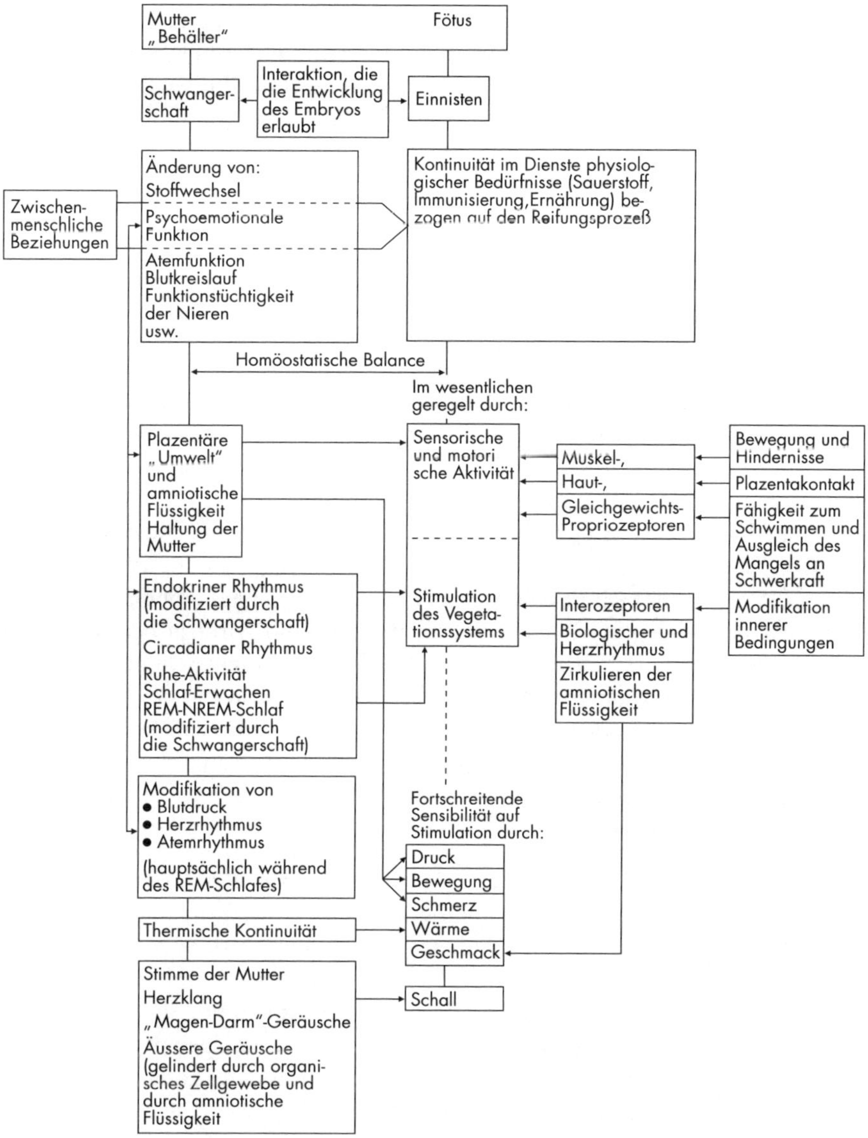

Abb. 1: Synthetisches Schema über Funktionsstufen (hypothetisch) (aus: *Sollai* 1989, 378)

Legende zu Abb. 1

»Das allgemeine theoretische Modell, das abgeleitet ist von der Neubewertung fötaler Fähigkeiten, verschiebt den Akzent vom geschlossenen „Stimulations-Reaktions"-System zu einem offenen System der Art „Vorschlag-Gegenvorschlag", welches der Komplexität der Mutter-Kind-Interaktion eher gerecht wird.
Dieses Modell ermöglicht eine Neudefinition des augenscheinlichen Widerspruchs von „angeboren" und „erworben", entweder auf einer speziellen Stufe als integrative und sensorische/motorische Entwicklung des Fötus oder auf einer allgemeinen Stufe.
Dieses integrative „Annahme-Gegenannahme"-System bildet die Grundlage für den ersten Mutter-Kind-Dialog, dem der Hauptanteil der Forschung über pränatales Leben gewidmet ist. (*Fedor-Freybergh* & *Vogel*, 1988)« Aus: *Sollai* 1989, 379

lastungserfahrungen der *„protektive Megafaktor"* des *uterinen Schutzraumes* gegenüber. Wärme, Nahrung, die regelmäßige Rhythmik von Atmung und Herztönen, sensorische und motorische und damit auch affektive Stimulierung, die für die fötale Entwicklung notwendig ist, werden im Mutterleib durchgängig bereitgestellt, so daß es sinnvoll und wohlbegründet ist, dieses uterine Milieu koexistiver Verbundenheit als *eine* Quelle des *Grundvertrauens* anzusehen. Die *andere* Quelle des *„basic trust"* ist das selbstverständliche, unwillkürliche Funktionieren des Organismus – von Anfang an. Frühes *Grundvertrauen* findet sich schon im vorgeburtlichen Bereich als je *mitgegebenes* und muß nicht erst in nachgeburtlicher Zeit in der Mutter-Kind-Dyade als Quelle des *Urvertrauens (Winnicott)* gebildet werden, sondern es wird in der Mutter-Kind-Interaktion und im Kontakt mit dem Umfeld bekräftigt.

Bei normal verlaufenden Schwangerschaften und Geburten ist im Sinne einer „evolutionären Logik" (*Gould* 1977) davon auszugehen, daß das Kind diese „**Entwicklungsaufgaben**" meistert und ohne pränatale oder perinatale Schädigungen mit einer *gesunden*, vitalen Ausstattung, d.h. *ohne Geburtstrauma*, auf die Welt kommt. Das *„Geburtstrauma"* ist eine *„Männerphantasie"* und eine kryptoreligiöse Fortschreibung der jüdisch-christlichen Erbsündenlehre – jede Frau wird schuldig wie Eva: Mit der Geburt wird die „Angst" *(Freud* „Die Angst" 1916/1917, GW 11, 407-427), wird ein „Urtrauma" (*Rank* 1924; *Bernfeld* 1925) für das Neugeborene gesetzt (*Petzold* 1991 h). Die Geburt vermittelt keine „Urangst" (Freud), sondern sie ist ein Stimulierungsimpuls, ein vorgegebener „kommotibler" (das Kind wirkt ja bei der Geburt mit) Schritt in einem kontinuierlichen *interaktionalen* Entwicklungsgeschehen (*Prechtl* 1984). Aufgrund von Longitudinaluntersuchungen haben prä- und perinatale Belastungen und Frühgeburten – sofern keine eindeutig nachweisbaren Hirnläsionen vorliegen – keine Aussagekraft für den späteren Entwicklungsverlauf. Im Alter von fünf Jahren sind anfängliche Entwicklungsverzögerungen ausgeglichen (*Bee* et al. 1982; *Sameroff* 1979; *Meyer-Probst, Teichmann* 1984; *Largo* et al. 1985; *Molfese*, *Thomsen* 1985; *Wilson* 1985).

Eine Pathologisierung des pränatalen Bereiches (*Graber, Kruse* 1973; *Grof* 1983) ist deshalb genausowenig angezeigt wie eine Pathologisierung des Geburtsvorganges. Eine sorgfältige Vorbereitung der Eltern auf ein Kind und eine auf das Ungeborene zentrierte Schwangerschaftszeit des Paares ist für die Aufnahme des Kindes in diese Welt, bei diesen Eltern – im psychologischen Sinne – und mit Blick auf die gesamte Kindheit und die in ihr stattfindende *Erziehungsarbeit* wichtiger als ein überängstliches Bemühen, etwaigen psychischen oder psychosomatischen Folgen durch den krampfhaften Versuch, Anstrengungen und Probleme in der Schwangerschaft zu vermeiden, vorzubeugen (*Hau, Schindler* 1982). Komplikationslos „ausgetragene" und geborene Säuglinge sind *nicht traumatisiert.* Dies zeigt der Vergleich des klinischen Erscheinungsbildes von unfall- oder mißhandlungstraumatisierten Säuglingen aus den ersten Lebenswochen mit normalen Neugeborenen.

> *„Für mich, der ich Babys nach der Geburt sehr genau und aus der Nähe beobachtet habe, ist überraschend, wie untraumatisiert sie wirken. Oft beruhigt sich das Baby nach dem ersten lauten Schrei schnell und liegt dann still da, offenbar zufrieden, damit beschäftigt, mit seiner neuen Umgebung zurande zu kommen"* (*MacFarlane* 1978, S. 61).

Die Geburt ist in der Regel ein durch genetische Vorgaben physiologisch gut vorbereiteter Überrgang vom „mütterlichen Schoß" in den „Schoß der Familie", der eine „gute Kontinuität" liebenden Auf- und Angenommenseins fortführen kann, wenn es die Lebensumstände erlauben. Bei „unwillkommenen Kindern" besteht die Gefahr, daß eine Negativkarriere beginnt

(*Ferenczi* 1929a), die dann auch negative Folgen zeitigt. Dennoch: die „protektive Megaerfahrung" *uteriner Geborgenheit* ist eine Grundausstattung für das Leben eines jeden Menschen, die ihn *trägt.* Dies war offenbar auch schon die Auffassung von *Freud* (1916/1917, GW 11, 84f), wenn er schreibt:

> „Unser Verhältnis zur Welt, in die wir so ungern gekommen sind, scheint es mit sich zu bringen, daß wir sie nicht ohne Unterbrechung aushalten. Wir ziehen uns darum zeitweise in den vorweltlichen Zustand zurück, in die Mutterleibsexistenz also. Wir schaffen uns wenigstens ganz ähnliche Verhältnisse, wie sie damals bestanden: warm, dunkel und reizlos. Einige von uns rollen sich noch zu einem engen Paket zusammen und nehmen zum Schlafen eine ähnliche Körperhaltung wie im Mutterleibe ein" (ibid.).

Auch in der Arbeit mit deprivierten, schwergestörten Kleinkindern und Kindern bietet dieses Konzept des Grundvertrauens Anknüpfungspunkte für eine therapeutische Praxis, die in „zwischenleiblichen Interventionen" (*Petzold, de Groot* 1992) Geborgenheitserfahrungen bereitstellt. Auch bei Adoleszenten, Erwachsenen, ja mit Alterspatienten ist dieses *Milieu primordialen Vertrauens* eine Basis für jedes therapeutische Tun, und sei der Patient auch noch so geschädigt. In der leiblichen Berührung, im Wiegen und Halten (es sei an die Jactationen bei Deprivationszuständen von Kleinkindern, Erwachsenen, Psychotikern, Alterspatienten erinnert, die sich die „frühe Geborgenheit" uterinen Wiegens herholen – so könnte man es sehen) werden selbst bei schweren Belastungen *Atmosphären des Schutzes* und der Geborgenheit wachgerufen, die Zugänge zum Patienten ermöglichen und dazu beitragen, daß er „gehalten" und „durchgetragen" werden kann, bis sein eigener Wachstumsprozeß ihm erlaubt, das Leben wieder selbständig und selbstbestimmt in die Hände zu nehmen.

Das Theorem von der basalen Geborgenheit im mütterlichen Schoß, in dem „**Grundvertrauen**" gleichsam mitgegeben wird, ermöglicht einen positiven und hoffnungsbestimmten Umgang mit Menschen, die durch schlimme Lebenskarrieren schwer beschädigt worden sind. Es bietet einen Ausgangspunkt für therapeutische Arbeit in allen Lebenssituationen und mit allen Altersgruppen, von der Kindertherapie bis hin zur Sterbebegleitung. Der sterbende Mensch, der im „Schoße der Familie" seine letzte Lebensstrecke zu Ende bringen möchte – „getragen" und „aufgehoben" –, wird, sofern er unruhig ist, durch ein sanftes Wiegen beruhigt *(Petzold* 1984c, 1990g). In der körperlichen, innigen Berührung durch diejenigen, die sein Sterben begleiten, wird wieder an die fundamentale Erfahrung der *Zwischenleiblichkeit* angeschlossen, aus der der Lebenszyklus begann und in der er nun enden kann. Die *zwischenleibliche Erfahrung* – sie wird nach der Geburt in der Mutter-Vater-Kind-Interaktion im *„intuitive parenting"* (*Papoušek, Papoušek* 1987), im *„intuitive caregiving"* (*Vyt* 1989) und im *empathischen Bezug* (*Kohut* 1971) fortgeführt – wird also zur Grundlage für eine Beziehungskontinuität gemacht und setzt dabei basaler an als die *empathische Kontinuität* (*Emde* 1989), eben in der Zwischenleiblichkeit. Es sind die hier genannten Grundmuster früher Bezogenheit, die in der Psychotherapie – und hier stimmen wir *Emde* (ibid.) uneingeschränkt zu – aktualisiert werden bzw. werden müssen, denn in ihnen liegt die heilende Wirkung therapeutischen Geschehens.

3. Ein biopsychosoziales Modell zur entwicklungstheoretischen Betrachtung des „emergierenden Selbst in Kontext und Kontinuum" bzw. der Persönlichkeit in ihren „Formen des Weltbezugs"

Die Entwicklung der Persönlichkeit setzt in unserem Modell an der *biologischen* Basis des Menschen, dem Organismus an, bezieht das emotionale Leben, die *psychische* Dimension ein, und den *sozialen* Kontext (*Vygotsky*). Mit der neueren Entwicklungspsychologie werden diese Dimensionen in einem als kontinuierlicher Prozeß gesehen. *Lewis, Brooks-Gunn* (1979) vertreten in ihrem einflußreichen Buch, daß sich ein klares *Selbstkonzept* (vgl. *Ludwig-Körner* 1962) im Sinne des „*kategorialen Selbst*" von *James* 1892 und *Mead* 1934 aus einem primären, „*existentiellen Selbst*" (ibid.) heraus entwickelt. Dieses gründet in unreflektierter leiblicher Wahrnehmungs- und Gedächtnistätigkeit. Das „*kategoriale Selbst*" erfordert reflektiertes Selbsterleben (*Brooks-Gunn, Lewis* 1984; *Amsterdam, Lewit* 1980, vgl. *Bischof-Köhler* 1989,53). Auch in der psychoanalytischen Entwicklungspsychologie, insbesondere im Rahmen der Selbstpsychologie, wird die Konzeption eines „*emerging self*" (rather than *emergent*) vertreten (*Sroufe* 1977,144f). *Sandner* (1975) nimmt eine Reihe von Phasen an:

0 – 6 Monate	präintentionales Selbst
6 – 12 Monate	intentionales Selbst
12 – 24 Monate	getrenntes (bewußtes) Selbst
24 – 60 Monate	selbstbeobachtendes Selbst
Adoleszenz	selbstreflexives Selbst

Sroufe (1989, 75ff) unterscheidet:

1 – 3 Monate	Phase 1: Basale Regulierung, Synchronisierung zwischen Mutter und Kind
3 – 6 Monate	Phase 2: Wechselseitiger Austausch, koordinierte soziale Interaktion
3 – 9 Monate	Phase 3: Initiative, zielgerichtete Schemata, Beziehungsaufnahme
9 – 12 Monate	Phase 4: Fokalisierung, expandierende Entdeckungen, erfahrungsgeleitetes Verhalten
14 – 20 Monate	Phase 5: Selbstgewißheit, selbstintendiertes Verhalten nach eigenen inneren Zielen, Trennungen
18 – 36 Monate	Phasen 6 und 7: Erkennen und Kontinuität, Selbsterkennen und Selbstkonstanz

Am elaboriertesten und inzwischen bekanntesten ist das Modell von *Daniel Stern* (1985).

Kurz seien *Sterns* Positionen zum „*emergent sense of self*", zur sich herausbildenden Selbstempfindung, zusammengefaßt. *Stern* spricht von *Selbstempfindung,* weil er deutlich machen will, es handelt sich hier noch um keine bewußte Selbstreflexion *(self consciousness).*

> „I mean an invariant pattern of awareness that arises only on the occasion of the infant's action or mental process. An invariant pattern of awareness is a form of organization. This organizing subjective experience is the preverbal, existential counterpart of the objectifiable, self-reflective verbalizable self" (*Stern* 1985, 7).

I.	1. – 2. Monat	*Sense of an emergent self* – Dieses entsteht in den ersten beiden postnatalen Lebensmonaten als Sensibilität für Selbst-*organisierende Prozesse.*
II.	3. Monat	*Sense of a core self: Self versus other/Self with other* – Dieses entsteht mit dem dritten Monat als leibliches Selbstempfinden. Im Stadium des *Kern-Selbst* vermag das Kind sich als von der Mutter in körperlicher, aktionaler und affektiver Hinsicht getrennt zu erleben. Selbstinitiiertes Verhalten und seine Auswirkungen bekräftigen das Empfinden eines Kern-Selbst.
III.	7. – 9. Monat	*Sense of a subjective self: Affect Attunement* – kommt zwischen dem siebten und neunten Monat aus dem Erleben von „Intersubjektivität" (*Trevarthen* 1977). In diesem Stadium ist das Kind in der Lage, mit Bezugspersonen 1.: den „*Fokus der Aufmerksamkeit*" zu teilen. 2.: Intentionen zu teilen (weil die Mutter seine Intention versteht, nimmt es an, „daß sie seine Bedürfnisse auch mit ihm teilt"). 3.: Gefühlslagen zu teilen (*sharing affective states*). Hier wird mit Bezug auf das Phänomen des „*social referencing*" vom Säugling „erwartet", daß der von der Mutter ausgedrückte Gefühlszustand für sein eigenes Verhalten bedeutungsvoll ist. Ist er selbst ängstlich, so fördert die Mutter durch ein ermunterndes Gesicht sein Explorationsverhalten. *Sterns* Annahmen werden durch das Phänomen der „Gefühlsansteckung" (*Thompson* 1987; *Bischof-Köhler* 1989, 43ff) gestützt.
IV.	15.-18. Monat	*Sense of verbal self* – Dieses Stadium beginnt zwischen dem 15. und 18. Monat und führt zum *verbalen* oder *konzeptuellen* Selbst. Sprachproduktion, Sprachverständnis, Vorstellungstätigkeit, Reflexivität, d.h. Selbstobjektivierung sind für dieses Stadium kennzeichnend, in dem das Kind sich seiner selbst bewußt wird.

Stern arbeitet konsequenter als wir dies bei vielen anderen Autoren finden, die Verbindung zwischen der Entwicklung des Selbst und der sich entwickelnden Sozialbezüge „*domains of relatedness*" (*Stern* 1985, 33) heraus. Er steht damit in einem interaktionistischen Paradigma, das mit den Namen *Cooley* (1902), *Baldwin* (1906), *Moreno* (1934) und insbesondere *G.H. Mead* (1934) verbunden ist. Diese Pioniere haben eine auf die soziale Realität zentrierte Betrachtungsweise begründet, eine Sicht, die heute als „neues Paradigma" der „klinischen Entwicklungspsychologie" und -psychopathologie mit ihrer Betonung von „*relationship disturbances*" (*Sameroff, Emde* 1989) angesehen werden kann. *Stern* akzentuiert diese Position noch in einer späteren Arbeit (1990), in der er zu seinem Konzept der „*inter-personal world*" sechs Welten spezifiziert (cf. infr.).

Auch wir haben, um die Entwicklung der Persönlichkeit als solche und mit Blick auf klinische Fragestellungen darzustellen, ein **Prozeßmodell des „emergierenden Selbst in Kontext und Kontinuum"**, d. h. der kontinuierlichen Ausbildung von Persönlichkeitsstrukturen im Weltbezug, konzipiert. Dieses Modell gehört zum Fundus „klinischer Heuristiken" in der Integrativen Therapie. Mit ihm soll das Erstellen variabler bzw. variierbarer Arbeitshypothesen in der therapeutischen Arbeit erleichtert werden.

Das Modell gründet auf unseren anthropologischen Überlegungen, die den Menschen als „wesensmäßig Koexistierenden" sehen (*Petzold* 1989g), als ein *„être-au-monde"* (*Merleau-Ponty*), das in die Lebenswelt eingebunden ist und unserer Arbeit in der Säuglings- und Kleinkindforschung und -therapie (*Petzold, van Beek, van der Hoek* 1984). Der Mensch ist nie ohne eine biologische Grundlage, seinen Kontext (*Vygotsky*) und seinen Kontinuumsbezug zu sehen. Deshalb wird die Persönlichkeit in ihrer Entwicklung von der Embryonalzeit an immer in ihrer Beziehung zur Welt zu sehen sein. Es geht um das „Individuum und seine Welt", wie man in der Tradition *Kurt Lewins* formulieren kann (*Thomae* 1988). In der Integrativen Therapie sprechen wir vom **„Leib-Subjekt in der Lebenswelt und der Lebenszeit"** (*Petzold* 1970b, 1974k, 1988n). Diese Perspektive bestimmt unsere Konzeptualisierung für das frühe Milieu des menschlichen Lebens wie für seine letzte Wegstrecke (*Petzold, Petzold* 1991a). Es liegt also nahe, das Leben des Menschen unter *„ökologischer Perspektive"* (*Heft* 2001), einschließlich der sozialen Beziehungen und Erfahrungen, d.h. mit Blick auf die *„Formen seines Weltbezugs"*, zu differenzieren. *L. Vygotskys* Proximitätskonzept, die ökologischen Betrachtungsweisen von *J. Gibson* und *K. Lewin* sind hier die maßgeblichen Referenztheoretiker (*Petzold* 2002h). Für den frühen Entwicklungsbereich haben wir sechs solcher Formen unterschieden. Auch *Stern* (1990) spricht von der **„Welt"** des Kindes, der „interpersonal world of the infant", und er differenziert fünf „worlds":

1. the world of feelings,
2. the immediate social world,
3. the world of mindscapes,
4. the world of words,
5. the world of stories (idem 1990).

Stern nimmt weder auf den „ökologischen Ansatz" des *Lewin*-Schülers *Bronfenbrenner* (1977) noch auf den phänomenologischen Lebensweltbegriff (*Husserl, Merleau-Ponty*) noch auf den Begriff der *„social world"*, wie ihn die phänomenologische Soziologie in der Tradition von *A. Schütz* herausgearbeitet hat (*Strauss* 1978; *Berger, Luckmann* 1970), Bezug – er steht in einem anderen Diskurs.

In seinem Buch „The diary of a baby" (1990) bietet er indes ein Meisterstück der Verbindung von Daten aus sorgfältiger Beobachtung phänomenologischer Art und der Verarbeitung von Daten aus empirischer Forschung im Sinne einer *metahermeneutischen Integration*, durch die ein lebendiger Zugang zum Verlauf der frühen Entwicklungszeit möglich wird. Dieser Text sollte zur Komplementierung unseres hier nur sehr knapp darstellbaren und fachlich gehaltenen Modells hinzugezogen werden. Dabei werden auch Unterschiede und Abweichungen ersichtlich werden, die einerseits als Ausdruck der noch ungeklärten Bereiche in der Forschung und in der Modellkonstruktion gesehen werden müssen, andererseits als Ausdruck des Faktums, daß es unterschiedliche Diskurse zum gleichen Thema gibt.

Was Zeitangaben zu den Erfahrungswelten anbelangt, wie sie unser Modell oder das anderer Autoren bietet, so handelt es sich um den Versuch eines groben Rasters, das individuelle Variationen aufweist und auch kulturabhängig ist. Die *child rearing practices* variieren in unterschiedlichen Kulturen erheblich und beeinflussen Entwicklungsgeschehen (*Hopkins, Westra*

1989; *Barrat* 1993), so daß hieraus keine Phasenlehre abgeleitet werden sollte in Analogie zur psychoanalytischen Phasenlehre der Entwicklung. Gerade *Sterns* Konzepte – er rekurriert nicht ohne Grund auf den Begriff der „*world*“ – stehen in Gefahr, als Phasenlehre mißverstanden zu werden. In der Betrachtung der kindlichen Entwicklung sind Phasenmodelle als Explikationsfolien ohnehin problematisch. Verwendet man sie – etwa mit Rekurs auf *Piaget* –, dann sind sie durch das Konzept höchst individualisierter Entwicklungsverläufe *(developmental trajectories)* vor allem mit Blick auf die Babyzeit zu ergänzen bzw. zu relativieren. Bei dem derzeitigen Forschungsstand des „*baby and infant research*“ sind zwar Kulminationspunkte auszumachen, mit denen jeweils ein neues Integrationsniveau erreicht wird (mit ca. 2/3, 6, 8, 15/18 Monaten), aber das sind relativ unscharfe, individuell um Wochen variierende Umgrenzungen, die inhaltlich unterschiedlich gewertet werden können, wie z.B. die Arbeiten von *Sandner* (1962, 1975), *Greenspan* (1981), *Stern* (1985, 1990) zeigen. Diese Autoren stehen im psychoanalytischen Diskurs.

Weiterhin ist hervorzuheben, daß die dargestellten *Erfahrungswelten* sich nicht – wie ein Phasenkonzept suggeriert – ablösen, sondern sie werden in der Weiterentwicklung integriert, und das in einer Form, die Neues ermöglicht und dennoch über die Archive des Gedächtnisses Vorgängiges bewahrt (*Petzold* 1992c). Zum Beispiel sind auch im „reifen Leib-Selbst“ Erfahrungsqualitäten des „archaischen Leib-Selbst“ anwesend und können in *benignen Regressionen* (*positive Konfluenz*, etwa im Spiel oder bei der Zärtlichkeit) oder in *malignen Regressionen* (*negative* bzw. *pathologische Konfluenz*, etwa in psychotischen Dekompensationen) aktiviert werden (*Petzold* 1988n, 47ff, dieses Buch S. 656; *Balint* 1987).

Erfahrungswelten – und der Welt-Begriff beinhaltet konsequent ökologische und soziale Bezogenheit – entstehen über die gesamte Lebensspanne hin, wirken auf die Persönlichkeit und prägen sie bis ins hohe Alter (*Thomae* 1983,1989). In der Frühentwicklung bringen sie jedoch im „*interplay*“ mit dem Organismus und seinen genetisch vorgegebenen Reifungspotentialen Strukturen der Persönlichkeit und letztlich die Persönlichkeit hervor. Dieses Geschehen soll durch das nachstehende Modell verdeutlicht werden. In ihm lassen sich folgende Entwicklungsschritte skizzieren:

3.1 Der Körper als „organismisches Selbst“ – die „Welt sensumotorischer Erfahrung und organismischer Perzeptivität“ *(0-6 Monate pränatal) – Figur 0*

Im Unterschied zu allen voranstehend referierten Modellen setzen wir im psychobiologischen Blick auf die Entwicklungskontinuität vom pränatalen zum postnatalen Leben (*Blechschmidt* 1978; *Prechtl* 1984) die Entwicklung der Persönlichkeit im vorgeburtlichen Bereich an, denn „Intrauterinleben und erste Kindheit sind weit mehr ein Kontinuum, als uns die auffällige Caesur des Geburtsaktes glauben läßt“ (*Freud* 1926, GW 14,169).

Die Entwicklung nimmt ihren Ausgangspunkt vom Organismus/Körper (Figur 0, im Diagramm S. 530 schwarz), d.h. der befruchteten Eizelle, die sich teilt und den **Körper** – nur hier trifft der Begriff im eigentlichen Sinne zu – immer spezifischer ausdifferenziert. Mit der Aus-

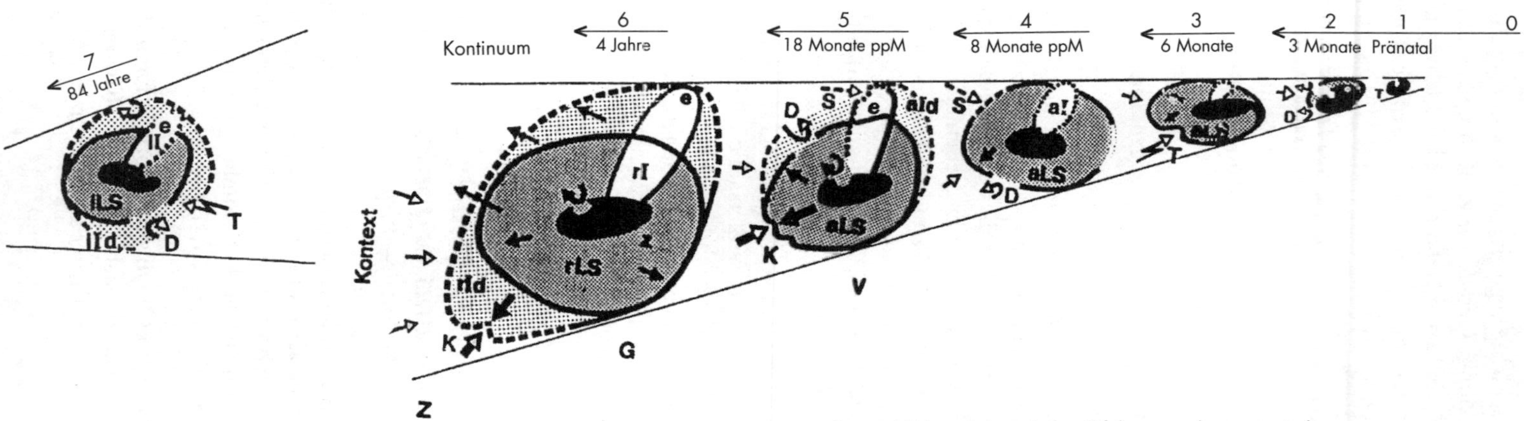

0 = Welt sensumotorischer Erfahrung und organismischer Perzeptivität – *„organismisches Selbst"*
1-2 = Welt der affektiven Erfahrung und eigenleiblichen Selbstempfindung – *„archaisches Leib-Selbst"*
2-3 = Welt interpersonaler Erfahrung und intrapersonaler Daseinsgewißheit – *„archaisches Ich"*
4-5 = Welt intrapersonaler Erfahrung – *„Subjektives Leib-Selbst"*
5 = Welt der Symbol- und Spracherfahrung – *„archaische Identität", „verbal-symbolisches Selbst"*
6 = Welt der Identitätserfahrung – *„reifes Ich", „reife Identität", „reifes Selbst"*
7 = Welt der Involutionserfahrung – *„involutives Selbst"*

Abb. 2: Die Entwicklung der Persönlichkeit in der Lebensspanne – die ersten Lebensjahre [zugleich auch Darstellung potentieller Entwicklungsnoxen zum Pathogenesemodell I auf S. 463ff]

Organismus/Körper **O**

Leib-Selbst **LS**

archaisches Ich **aI**

reifes Ich **rI**

archaische Identität **aId**

reife Identität **rId**

Einflüsse aus Kontext/Kontinuum als Identifizierung bzw. Attributionen

Einwirkung in den Kontext, kommunikative, ideoplastische, alloplastische Impulse des Leibselbst und des Ich

Einwirkung in das eigene Leibselbst und ich durch retroflexive, autoplastische Impulse

e = exzentrische Position des Ichs
z = zentrierte Position des Leibes
V = Vergangenheit
G = Gegenwart
Z = Zukunft
aLS = archaisches Leibselbst (awareness)
sLS = subjektives Leibselbst
vLS = verbal-symbolisches Leibselbst
rLS = reifes Leibselbst/Leib-Subjekt (consciousness)
iLS = involutives Leibselbst
aI = archaisches Ich (unbewußt, vorbewußt)
rI = reifes Ich (exzentrisch, reflexiv, bewußt)
iI = involutives Ich
aId = archaische Identität
rId = reife Identität
iId = involutive Identität
ppM = prävalent pathogenes Milieu durch singuläre oder Polytraumatisierung

positive Stimulierungen:
= protektive und salutogene Stimulierung

Pathogene Stimulierung/Schädigungen:
T = Überstimulierung: Trauma
K = gegenläufige Stimulierung: Konflikt
D = fehlende Stimulierung: Defizit
S = inkonstante Stimulierung: Störung

bildung neuronalen Gewebes (18.-20. Tag) und dann der Perzeptoren beginnt die Wahrnehmungstätigkeit des Organismus, der selbst als Teil der Lebenswelt zum *„Gegenstand der Wahrnehmung“* wird. Taktile, propriozeptive, vestibuläre, kinästhetische Wahrnehmungen sind im dritten Schwangerschaftsmonat funktionsfähig, was nicht heißt, daß das Wahrgenommene auch schon in komplexerer Form gespeichert wird bzw. werden kann.

Der Föte ist reizempfindlich (16. Woche). Er reagiert, ja er ist reizsuchend (24. Woche). Tastsinn, Gleichgewicht, Propriozeption als Eigenwahrnehmung und genetisch vorgegebene Bewegungsprograme (*Prechtl* 1981, 1984) ermöglichen Orientierung (*Moor* 1980; *Blechschmidt* 1976) in der *uterinen Mikroökologie* und im Verein mit einer fortschreitenden Bewegungsaktivität (14. Woche) eine Aneignung des Körper/Organismus als **Leib**. Geschmackssinn (4. Monat) und Gehör (Ende des vierten Monats) steuern Exterozeptionen bei (*Tomatis* 1987). Motorik und Perzeption funktionieren also als *ein* verschränktes System (*Turvey, Kugler* 1984; *Meijer, Roth* 1988; *Kugler* 1986; *Meijer* 1988), bevor das Zentralnervensystem ausgereift ist und unabhängig von ihm, und es ist anzunehmen, daß genau dieses Faktum zu seiner Ausreifung wesentlich beiträgt (*Gottlieb* 1973; *Moor* 1980). Vom vierten Monat an verfügt der Föte über sein eigenes, von der Mutter unabhängiges Regulationssystem, kann seine eigenen Homöostasen herstellen, und auch das führt zu propriozeptiven Erfahrungen (*Larrsen* 1993).

System	Reize	Rezeptororgan	Empfindung	funktional *
Hautsinne	Druck Vibration	Meissnersche Tastkörperchen	Berührung	8. SSW
	Temperaturdifferenz	Krausesche Körperchen	Wärme, Kälte	26.-40. SSW
	Intensive Reize	freie Nervenendigungen	Schmerz	26.-40. SSW
Kinästhetischer, statischer und propriozeptiver Sinn	Lageveränderung Bewegung	Vater-Pacini-Körperchen in tiefen Hautschichten	Eigenbewegung, Körperstellung Raumlage	16. SSW
		Spannungsrezeptoren in Muskel- und Sehnenspindeln		
	Kopfbewegung	Vestibularapparat im Innenohr		
Chemische Sinne	Chemische Substanzen in wässriger Lösung	Geschmacksknospen der Zunge	Geschmack	26.-40. SSW
	Chemische Substanzen in Gasform	Riechepithel im Nasendach	Geruch	26.-40. SSW
Gehör	Mechanische Vibration 20 - 20000 Hz	Corti-Organ im Innenohr	Töne, Klänge, Geräusche	25. SSW
Gesichtssinn	Elektromagnetische Wellen 400-760 nm	Nezthaut im Auge	Licht, Farben, Muster	26.-40. SSW

* Angaben in dieser Kolonne nach *Bürgin*, 1982.
SSW = Schwangerschaftswoche

Abb. 3: Die Sinnessysteme des Menschen in ihrer Entwicklung (nach *Faller* 1984 und *Kaufmann-Hayoz* 1989, 404)

Wahrnehmungen werden – wenngleich in sehr rudimentärer Form – verarbeitet und wahrscheinlich schon mit der Synaptogenese auf einer neuronalen „*Low-level*“-Ebene gespeichert, da die „Schaltung“ von Sinnesorganen und Gehirn (32.-35. Woche) noch nicht erfolgt ist – erst in der 12. Woche bilden sich Nervenfasern zwischen Hirnstamm und Rezeptoren/Effektoren (*Delmas* 1975; *Dargassies* 1983). Damit entsteht ein „Fundus von Wahrnehmungsspuren“ über den Körper, seine Motorik und über seine Umgebung, die in den Archiven des neuronalen Gewebes den Grundstock für das Gedächtnis (cf. infr.) legen. Es kann wegen der Charakteristik des vorherrschenden Informationsstromes als „*sensumotorisches* oder *propriozeptives Gedächtnis*“ (vgl. dieses Buch S. 551ff) bezeichnet werden. Dieses Gedächtnis konstituiert eine an der Reagibilität des Föten ablesbare differenzierende Perzeptivität, eine matte *awareness* oder besser *preawareness* des Organismus, eine „organismische Perzeptivität“ *(organismic-perceptivity)*, die den Ausgangspunkt einer Entwicklung bildet, die auf ein leibliches Selbstgewahrsein hinausläuft, einen „*Selbstvorläufer*“ (*Petzold* 1970c) oder ein „*organismisches Selbst*“, das später einmal zum differenzierten, komplexen Bewußt-sein (vgl. dieses Buch S. 243ff) eines „*reifen Selbst*“ führen soll. Schon von der zehnten Gestationswoche an findet sich ein breites Spektrum an fötalen Bewegungen in Form von „Primary Motor Patterns“ (*Milani-Comparetti* 1982), so daß für das zweite Schwangerschaftstertial zumindest basale Repräsentationen des Körpers und seiner z. T. sehr komplexen Bewegungen anzunehmen sind, die über die genetisch vorgegebenen Bewegungsmuster hinausgehend Niederschlag von Erfahrungen des „Körpers in Bewegung mit sich selbst“ sind, wie Ultraschalluntersuchungen (*Prechtl* 1981, 1983; *de Vries* et al. 1982) nahelegen. In dieser Zeit also kann der Ursprung des *Leibes* als der wahrgenommene *Körper* angesetzt werden. Die originäre *Kommotilität* (vgl. dieses Buch S. 977ff) der frühesten Schwangerschaft (ab Ende 8. Woche), in der der Föte, umhüllt vom mütterlichen Leib im „thalassalen Urmeer des Fruchtwassers“ mit der Mutter *mitschwingt*, schafft einen Gleichschwung, ein basales Eingewurzeltsein, von dem wir annehmen, daß es – wie schon ausgeführt wurde – als *primordiale Erfahrung* das *Grundvertrauen* des Menschen konstituiert, welches ein Leben lang anhält und ihn trägt. Dieser Gleichschwung, diese *kommotible Bewegtheit* wird nun durch die beginnenden Eigenbewegungen (selbstinitiierte Kindsbewegungen), ohne daß er ganz aufgelöst würde, wieder unterbrochen, und schon *Preyer* (1888-1889) sah hierin den Ursprung der embryonalen Entwicklung (*Hopkins* 1991). Früh also wird die fötale, *uterine Koexistenz*, wird der *originäre Konfluenzzustand* (der Begriff ist besser als der falsch gebrauchte, biologistische Terminus der *Symbiose* [*Mahler* 1971], denn der Föte und später der Säugling ist nie Symbiont) durch kreative Selbstbewegungen des Föten durchbrochen, die von der Mutter etwa von der 16. Woche an wahrgenommen werden. In den hieraus resultierenden propriozeptiv-kinästhetischen Wahrnehmungen der eigenen Bewegungen und in den taktilen Exterozeptionen durch die Berührung der Umgebung und die Aufnahme ihrer „*affordances*“ *(Gibson* 1979) – beides wird wahrscheinlich auf einer Low-level-Ebene primitiver Nervenkreisläufe und von der 35. Woche an im ZNS „mnestisch“ gespeichert – liegt der Beginn einer Differenzierung der *Konfluenz* durch *Kontakt* (dieses Buch S. 793ff) in *Eigenes* und *Anderes*. Der Organismus ist also nicht nur *reaktiv* und homöostatisch balancierend, er ist auch (hier motorisch-perzeptiv) *kreativ* in den *selbstinitiierten Bewegungen*. Er ist *ko-kreativ*, wenn er sein Bewegungsverhalten (*Prechtl* 1981; 1983) mit den Impulsen seiner Umgebung kommotibel abstimmt (25.-28. Woche), wobei ihm wahrscheinlich eine angeborene Koordination der verschiedenen Perzeptionssysteme einen multi- bzw. intermodalen Zugriff auf die ihn umgebende Mikroökologie erlaubt (*Gibson, Spelke* 1983). Das

Ungeborene ist für ein solches „*interplay*", das im letzten Schwangerschaftstertial in Bewegungsspielen mit der Mutter, mit dem Vater (z.B. durch Druck auf die Bauchdecke und spielerische Reaktion) Ausdruck finden kann, von der Evolution für die *Erfahrung des Anderen* ausgerüstet. Dem Organismus eignet eine ursprüngliche *Intentionalität* zur Welt und zum Mitmenschen hin (*être-au-monde, Merleau-Ponty; être-à l' autrui, Lévinas*).

3.2 Der Leib als „archaisches Leib-Selbst" – die „Welt der affektiven Erfahrung und eigenleiblichen Selbstempfindung" (6. Gestationsmonat bis 3. Monat postnatal) – Figur 1-2

In den letzten vorgeburtlichen Wochen sind alle Sinnessysteme weitgehend ausgebildet, so daß die Wahmehmungsaktivität *post partum* gut vorbereitet ist (*Cohen, Salapatek* 1975; *Aslin* et al. 1983; *Salapatek, Cohen* 1987; *Bower* 1976). Dabei ist das pränatale Wahrnehmungsgeschehen schon kontextorientiert. Sieht man seine Entwicklung als evolutionäre Adaptierungsleistung an die Welt, kann man mit *Merleau-Ponty* (1966) schließen, daß die Sinne sich entwickelt haben, weil die Welt ihre Entwicklung ermöglichte, ja verlangte. Die Welt, d. h. die explorierbare, perzipierbare Außenwelt und die Innenwelt des Körpers, bietet damit der Wahrnehmung vertraute Strukturen, ein Gedanke, der sich in *Lewins* (1926) „*Aufforderungscharakter*", *Koffkas* (1935) „*demand character*", in *Arnheims* (1978) „*Strukturgerüsten*" oder *Gibsons* (1979) „*affordances*" findet und in der Theorie von *Turvey* (1977; *Turvey, Kugler* 1984; *Kugler* 1986) eine elaborierte Ausformung fand. Wahrnehmung/Handlung sind *Akte der Informationsaufnahme* (*Gibson* 1982) und zugleich der *Informationsproduktion*, deren Produkte wiederum wahrgenommen und – abhängig von der mnestischen Speicherkapazität – gespeichert werden. Auf dem Hintergrund dieser theoretischen Strömungen, nicht zuletzt dadurch, daß wir *Gibsons* Annahmen auf die Wahrnehmung des Körpers, der seine eigenen „*affordances*" hat, anwenden, gewinnen wir einen interessanten Zugang zum Leibkonzept. „The object offers what it does because what it is" (idem 1979, 139). „lst Information vorhanden, so kann eine Wahrnehmung entstehen" (idem 1982, 60). Der Leib als „bedeutungstragender Körper" muß also nur in der Wahrnehmung „entdeckt" werden, und er wird aufgrund seiner spezifischen „*affordances*" entdeckt, denn diese sind „zugleich Faktum der Umwelt als auch des Verhaltens" (ibid.). Im letzten Schwangerschaftstertial beginnt sich durch *Monästhesien, Polyästhesien* und *Synästhesien* (*Petzold* 1988n, 192ff) bzw. durch *monomodale* und *intermodale Wahrnehmung* (*Rose, Ruff* 1987; *Stern* 1985,153; *Bower* 1974, 1976) des „Körpers im Kontext" – etwa aufgrund selbstinitiierter, respondenter und *kommotibler* motorischer Aktivität sowie durch basale Affektregungen (sie sind gleichfalls entweder selbst initiiert, respondent, vielleicht schon *ko-affektiv* und mit Motorik und Perzeption unlösbar verflochten) – das auszubilden, was wir als „*archaisches Leib-Selbst*" (Figur 1, im Diagramm dunkel gerastert) bezeichnen. Dieses verstehen wir als leibgegründetes, d.h. in evolutionären Programmen wurzelndes, an die grundsätzliche *Intentionalität* des „Leibes als totalem Sinnesorgan" gebundenes, vernetzendes Organisationssystem, das Innen- und Außenwelt verschränkt, also relational und prozessual gesehen werden muß. In ihm konvergieren in sehr grundsätzlicher Weise Ökologie, Individuum und Sozialität, denn Leib ist immer zugleich „*body in space and time*" sowie *„my body and social body"* (*Petzold* 1985i). Die Entwicklung des Selbst wird also dynamisch gesehen, als *„emerging self"* (*Sroufe* 1977, 194f; *Sandner* 1975; *Stern 1*985, 37), genauer müßte man sagen: **emergierend durch „Beziehungen des Selbstvorläufers"** *in Kontext/Kontinuum* (*Petzold* 1970c). „The nascent self may be glimpsed within the dyadic organization of the attachement relationship" (*Sroufe* 1989, 83). Es ist „the inner organization of attitudes, expectations and feelings, which derives from the history of affective and behavioral regulation within the caregiving system" (ibid. 85), wobei wir den Begriff *„inner organization"* lieber durch *„interlinking organization"* ersetzen, weil sich im Selbst Leib und Welt verbinden: der Föte und der Säugling ist mit seinen Sinnen bei der Welt. Er ist nicht „introspektiv" auf komplizierte Innenwelten als Repräsentationssysteme gerichtet, wie sie z.B. *Melanie Klein* angenommen hat. Solche Innenwelten bauen sich erst in einem komplexen Entwicklungsprozeß durch Interaktionserfahrungen, also mit Bezug zu einem „Außen" auf. Die Basis hierfür ist das *Gedächtnis*, in dem aus Interaktionen stammende Perzeptionen mit motorischen Expressionen und Affekten – wie rudimentär und passager aufgrund der noch unreifen zerebralen Organisation auch immer – gespeichert werden. Der Föte in den letzten Schwangerschaftswochen reagiert auf Außenreize, z.B. Klänge oder Druck, heftige Bewegung. Er zeigt *„affective states"*, wie die Intrauterinphotographie (*Nilsson* 1990) eindrucksvoll belegt.

Dabei ist die Frage nach „Grundaffekten" nach wie vor nicht eindeutig entscheidbar (vgl. 7.1). Neben physiologischen Parametern für *Irritation/Erregtheit*, die sich unspezifisch darstellt, lassen sich aufgrund der diese Reaktionen begleitenden Mimik und Gestik ausmachen: *adgressive Expression* (Irritation, Schmerz, Wut, Unlust-Mimik/Gestik), *evasive Expression* (Schreck, Schmerz, Widerwillen, Aversions- und Wein-Mimik/Gestik), *exitierte Expression* (Lust, Interesse, angeregt-motorische und explorative Aktivität), *irenische Expression* (Wohlbehagen, Geborgenheit, ruhige Lage, vgl. S. 622). Affekt und Motorik (Mimik, Gestik, Bewegung) sind also unlösbar miteinander verbunden – *e-motio*, nach „außen" gerichteter Ausdruck mehr oder weniger intensiver „innerer" Erregungszustände, die autochthon auftauchen, reaktiv auf Außenreize folgen und mit der Affektlage der Mutter konkordant oder diskordant sein können, ko-affektiv oder auto-affektiv. Derartige „Vorläuferemotionen" werden von den Beobachtern (Wissenschaftler, später Eltern) „gelesen" und aufgrund der „Erwachsenen*gefühle*" und „Erwachsenen*empfindungen*" – die Differenzierung ist wesentlich – interpretiert und entsprechend benannt. Die archaischen, affektivmotorischen Zustände werden wahrscheinlich mit ihrem Auftreten auch mnestisch archiviert und führen zu „emotionalen Lagen" oder Grundstimmungen, die im Laufe der „emotionalen Differenzierungsarbeit" (vgl. 7.1 und S. 649ff) in der Interaktion mit emotional initiativen und responsiven Bezugspersonen aufgefächert werden (z. B. Niedergeschlagenheit, Bedrückung, Kummer, Schmerz, Trauer, Leid oder Verstimmung, Ärger, Wut, Zorn, Haß).

Im Hinblick auf prä- und postnatale Affektregungen muß natürlich unterstrichen werden, daß diese beobachtbaren, emotionalen Erregungszustände und Verhaltensweisen nicht mit denen älterer Kinder oder gar Erwachsener gleichgesetzt werden können. Die „Wut" eines Föten, eines Säuglings oder Kleinkindes ist im erwachsenen Menschen durch die erfolgte Affektdifferenzierung nie mehr reproduzierbar *(Petzold* 1992b, c), selbst in tiefster Regression nicht (und das gilt für alle frühen Affektzustände), so daß es nicht sinnvoll ist *(Herzog* 1991), von „narzißtischer Wut" oder „narzißtischen Affekten" zu sprechen (einmal ganz abgesehen davon, daß sich der Begriff „Narzißmus" im Lichte der Ergebnisse der neueren Säuglings- und Kleinkindforschung ohnehin als äußerst fragwürdig erweist, vgl. *Petzold* 1992f).

Die *„developmental embryology" (Prechtl* 1984) und die *„pränatale Psychologie" (Schindler* 1982; *Schindler, Zimprich* 1983) haben eine Vielzahl von Erkenntnissen geliefert, wonach das Neugeborene mit seinen doch beachtlichen Möglichkeiten an Wahrnehmung und Kommunikation in einer *Kontinuität neuronaler Entwicklung* vom vorgeburtlichen zum nachgeburtlichen Bereich steht, aufgrund derer man keineswegs sagen kann, der Neonate käme als *„tabula rasa"* auf die Welt. Die *„organismic perceptivity"* hat sich zur *„eigenleiblichen Selbstempfindung" (bodily self-awareness)* in diesem Stadium des „archaischen Leib-Selbst" entwickelt. Dabei spielen die *Kommotilität*, ihre Unterbrechung durch *selbstinitiierte Bewegungen* des Föten und ihre beständige Wiederaufnahme durch erneute Synchronisierungen mit den Bewegungsrhythmen der Mutter (25. Gestationswoche) offensichtlich eine wichtige Rolle für die Ausbildung des affektiven Lebens des Föten und mehr noch, des Neugeborenen. Er sammelt Erfahrungen aus selbstinitiierten, reaktiven und ko-aktiven Ereignissen, gewinnt Eindrücke, auf die er mit Affekten reagiert, mit Freude und Wohlbefinden und mit Unlust und Wut. Neben den *Affekten* werden auch *Sensationen* aus dem eigenen Körper, besonders Hunger, aber auch Schmerzen und die motorischen, respirationsmuskulären und (postnatal) vokalen Reaktionen auf diese Empfindungen – beides also, Perzeptionen und Reaktionen, im „atmosphärischen Gedächtnis" (vgl. *Petzold* 1992c) – archiviert und tragen zur Ausbildung des „archaischen Leib-Selbst" bei. Motorische Aktivitäten und affektive Äußerungen des Neugeborenen und Säuglings werden in der Regel durch „korrespondierende Aktionen" der *„caregivers"* beantwortet. *Beebe, Lachmann* (1986), *Stern* (1980) u. a. sprechen von „ko-aktiven Episoden". In diesen erfolgt nicht nur eine Abstimmung der Bewegungen, *Kommotilität*, sondern auch die der Gefühlsregungen, *Ko-Affektivität*, wie sich etwa an den korrespondierenden Lautspielen des *„vocal tennis" (Uzgiris, Hunt* 1975) des zweiten und dritten Monats oder der reziproken Gesichtsmimik von Mutter/Vater und Kind ablesen läßt, die *Field* (1985) schon für die ersten Lebenstage, ja bei Frühgeborenen nachweisen konnte. Da – wie ausgeführt – Affektmimik sich schon pränatal zeigt, haben wir hier eine erste kommunikative Affektsynchronisierung, die, wenngleich sie wohl eher auf einem reflektorischen Niveau fungiert, das bei Dreimonatigen beobachtete Vermögen der *Affektdifferenzierung* von Freude, Ärger, Trauer der Bezugspersonen *(Haviland, Lelwika* 1987) und das bei Halbjährigen klar objektivierbare Phänomen der *Gefühlsansteckung (Bühler, Hetzer* 1928, zusammenfassend *Thompson* 1987) bzw. des *„affect attunement" (Stern* 1985, 138) vorbereitet. *Kommotilität* und *Ko-Affektivität* werden vom Säugling leibhaftig erlebt und gespeichert und gehen damit in den Aufbau des „archaischen Leib-Selbst" ein, das damit fundamental im interpersonalen Raum gründet und sich ihm mehr und mehr öffnet *(Sandner* 1975; *Sroufe* 1989). Die Realität des Anderen bzw. von Anderem ist damit, wie schon *Mead* (1934) zeigte, von Anfang an ein konstitutives Moment der Selbstentwicklung (*Sameroff, Emde* 1989) und bleibt es über die Lebensspanne hin (*Emde* 1989). Allerdings ist es nicht nur das „dyadische System" Mutter-Kind (*Sandner* 1975). Der Säugling kann sich schon in den ersten Lebenswochen auf unterschiedliche *„caregivers"* (z.B. den Vater, die Großmutter, Geschwister) richten und sie differenzieren, ja mit ihnen gleichzeitig in Interaktionen treten. Er ist nicht wie die *Lorenz*schen Gössel auf ein Muttertier oder ein Objekt in einer Prägephase fixiert. Im Gegenteil, er ist – und das ist ein evolutionäres Überlebensprogramm – trotz seiner Präferenz für die Hauptbezugsperson (in der Regel die Mutter) in den ersten drei Lebensmonaten „beziehungspromiskuös", d.h. er nimmt mit jeder liebevollen Pflegeperson (ältere Geschwister, Kinderschwester, Babysitter, Pflegeperson) Kontakt auf und adaptiert sich leicht an neue „caregivers", wie wir bei in den ersten Lebensmonaten zur Adoption freigegebenen oder in eine Pflegefamilie übergebenen Säuglingen beobachten konnten, die diese Umstellung ohne objektivierbare Probleme (*Petzold, Frühmann, Ramin* 1984) aufgrund ihrer großen Verhaltensplastizität (*Rauh* 1987, 155) meisterten.

Die vermittelbare soziale Realität ist also schon in den ersten Lebensmonaten in komplexerer Weise präsent als in der Dyade (*Lewis* 1987), zumal im *„individual parent's code"* auch der *family code* und der *cultural code (Sameroff* 1989, 25f) transportiert werden. Diese Konzepte treffen sich mit *Sterns* (1985, 27) Annahme eines an *„intersubjective relatedness"* rückgebundenes *„sense of self"*, dessen rudimentäre Form wir schon in den letzten Schwangerschaftsmonaten als Weiterent*wicklung der „organismic perceptivity"* und *„bodily self-awareness"* ansiedeln. Wir vermeiden allerdings Begriffe wie *„core-self"* (ibid. 26), weil sie die Vorstellung eines innersten Kernes im Menschen suggerieren, eines innersten Wesens, eines *„wahren* Selbst", das es – so konzeptualisieren dann Psychotherapeuten und Körpertherapeuten für die Behandlung von Erwachsenen – zu erreichen und zu „befreien" gelte. Heilung geschehe dann, wenn man zu seiner *„core energy" (Pierrakos* 1977), zu seinem „eigentlichen Wesen" vordringe und es von allen „Panzerungen" befreien könne (vgl. in unterschiedlicher Weise *Reich, Lowen, Jung, Pierrakos, Winnicott* etc.). Hier handelt es sich um kryptoreligiöse Konzepte, werden Theologoumena vom *„logos spermatikos"*, vom *„semen divinum"*, von der *„scintilla animae"*, von der „Gottesgeburt im Herzen" im Gewand psychotherapeutischer Begriffsbildung fortgeschrieben, wie wir sie aus der neuplatonischen Tradition und den verschiedenen Strömungen der christlichen Mystik oder der spirituellen Anthropologie kennen (*Petzold, Zenkowsky* 1968). Das Selbst hat keinen „Kern", ist nirgendwo im „Kern des Menschen" lokalisiert, sondern ist eine komplexe, *transmaterielle* (nicht *immaterielle*, vgl. *Petzold* 1988i, 1988n, 187; dieses Buch S. 854ff) Realität, die sich als Niederschlag verarbeiteter und archivierter biographischer Erfahrung – und das sind interaktionale Erfahrungen – leibhaftig und konkret darstellt als **„Inkarnation"** (*Orth, Petzold* 1991; *Merleau-Ponty* 1966) eines ganz spezifischen und einmaligen menschlichen Wesens und seiner **Beziehungsgeschichte**.

Das Selbst ist nicht nur das Zusammenwirken kognitiver „Schemata" oder „Stile", „affektiver Stile", „kommunikativer Handlungsstile", (vgl. S. 529), sondern in ihm ist all dieses in der leiblichen Realität verbunden, nicht allein über „Gedächtnisspuren", mnestische Repräsentationen (*Stern* 1989), sondern über Mimik, Gestik, Haltung, Bewegung. Im Leib sind materielle und transmaterielle Wirklichkeit *verschränkt*, „innen und außen" verbunden (*Waldenfels* 1978). Das „archaische Leib-Selbst", wie es sich in den ersten pränatalen und postnatalen Lebensmonaten herausgebildet hat, könnte also nur insofern als „Kern-Selbst" bezeichnet werden (und dies ist denn auch die Intention von *Stern* 1985, 27), als es sich um einen „Nukleus" von Erfahrungen handelt, von dem aus die weitere Entwicklung voranschreitet, wobei dieser Nukleus und die nachfolgenden Entwicklungsschritte nicht hypostasiert und damit festgeschrieben werden dürfen. Vor allem müssen sie in ihrer sozialen Eingebundenheit, „a domain of co-relatedness" (ibid.) gesehen werden. *Hier* liegt der *„Kern"* des neuen Paradigmas „klinischer Entwicklungstheorie" – ich ziehe diesen Begriff dem der *„developmental psychopathology" (Bowlby* 1980; *Rutter, Garmezy* 1983; *Sroufe, Rutter* 1984; *Sameroff* 1989) vor, weil in ihm die Synopse von *Salutogenese* und *Pathogenese (Antonowsky* 1979; dieses Buch, S. 449) besser repräsentierbar ist (*Petzold* et al. 1993).

3.3 Das „archaische Ich" – die „Welt interpersonaler Erfahrungen und intrapersonaler Daseinsgewißheit" (3. bis 7. Monat) – Figur 2-3

Wie *Sandner* (1975, 1985), *Trevarthen* (1977, 1980), *Greenspan* (1981), *Stern* (1985, 1990), *Emde* (1989), *Sameroff* (1983) u.a. stellen wir für diesen Zeitraum die interpersonale Erfahrung in das Zentrum der Betrachtung. Kontaktaufnahme und Interaktionsverhalten betrachten wir als Artikulation eines „archaischen Ich", das sich aus dem „archaischen Leib-Selbst" mit seiner perzeptiven, motorischen, affektiven und mnestischen Ausstattung (wir sehen hier den Boden für rudimentäre Ich-Funktionen) herausbildet und sich in einem langfristigen Entwicklungsprozeß zu einem reifen, funktionsfähigen Ich formiert (Figur 3, im Diagramm weiß, wobei die gepunktete Linie die noch unverbundenen Ich-Funktionen, die durchgezogene Linie in Figur 5 und 6 das vollfunktionsfähige und exzentrische Ich darstellt). Durch multiple Stimulierung aus der Umgebung, insbesondere in der Interaktion des Neugeborenen mit einer *empathisch kompetenten Mutter* oder anderen *„empathic caregivers"* wachsen das „archaische Leib-Selbst" und das „archaische Ich", und dabei sind die sensumotorische, die mnestische und die affektive Entwicklung im und durch den kommunikativen Kontext zentral für die Ausbildung einer *„Daseinsgewißheit"* des „archaischen Leib-Selbst". Folgende Perspektiven sind wichtig: die perzeptuelle Differenzierung, die zunehmende mnestische Leistungsfähigkeit durch das Aufkommen des „szenischen Gedächtnisses" (dieses Buch S. 557ff). Die zunehmende *„mastery"* in der Kontrolle von Haltung, Bewegung und Mikroumwelt *(postural and motor control*, vgl. *Hopkins* 1991), Interaktions- und Empathieerfahrung (*Bischof-Köhler* 1989) von seiten der wichtigen Bezugspersonen spielen hier eine zentrale Rolle. Dabei geht es nicht nur um die Beziehung zwischen Säugling und Mutter. Die ganze „proximale Zone" *(Vygotsky)* ist wichtig.

Die Mutter-Kind-Dyade ist bedeutsam, aber keineswegs, wie immer wieder behauptet, ein geschlossenes System *(Simon* 1982), eine „Dualunion" *(Mahler* 1971). Der „präödipale" Vater *(M. Papoušek* 1987) und andere *„caregivers"*, mit denen das Kind häufiger Kontakt hat, sind in ihrer Wichtigkeit für die Entwicklung des „archaischen Leib-Selbst" und des frühen Ich nicht zu unterschätzen.

Das interaktive Geschehen zwischen dem Säugling und seinen *„caregivers"* darf nicht nur als Ablauf genetisch vorgegebener Programme aufgefaßt werden, obgleich diese in den Mustern des *„intuitive parenting" (Papoušek, Papoušek* 1987) durchaus zum Tragen kommen, sondern es entsteht von seiten des Säuglings in den Interaktionen ein immer prägnanterer, interpersonaler Bezug zu den *„relevant caregivers"*: Mutter, Vater, älteren Geschwistern, Pflegepersonen, Menschen, die sein Dasein bestätigen und von ihm je nach Maß der Vertrautheit und der Interaktionsfrequenz gemocht werden und *„attachement"* erhalten. Der Säugling beginnt zunehmend, seine Umgebung *intentional*, also nicht mehr nur reflexhaft, zu „motivieren" durch Laute und Aktionen, die auf das Auslösen von Effekten bei den Pflegepersonen abzielen. Das „archaische Ich" folgt also nicht nur den Automatismen biologischer Programme *(Chasiotis, Keller* 1992). Es initiiert Kontakte und nimmt Kontaktangebote auf, die über *„triggered responses"* oder *„evoked behavior"* hinausgehen. In Interaktionen macht das „archaische Ich" Erfahrungen mit empathischen (lustvoll erlebten) und unempathischen (unlustvoll erlebten) Resonanzen im sozialen Miteinander, *matches* und *mismatches, attunements* und *misattunements (Stern* 1985, 148f; *Sroufe* 1989) – *und beides ist wichtig*, denn auf diese Weise wird gerade in den *Dissonanzen* der andere als anderer, vom Selbst nicht nur perzeptuell verschiedener erlebt. Dissonanzen sind, sofern sie nicht chronisch erfolgen, für die Entwicklung notwendig, ja entwicklungsfördernd. Man sollte sie nicht vorschnell pathologisieren. Das „andere" kann schon im zweiten Schwangerschaftstertial bei den taktilen Explorationen der intrauterinen Mikroökologie rudimentär differenziert werden (allein durch das Faktum, daß etwa die Nabelschnur oder die Uteruswand, die berührt werden, nicht innerviert werden können und deshalb als nicht zum Organismus gehörig erfahren werden). Jetzt, in der „Welt interpersonaler Erfahrungen" gewinnt die Differenz des Anderen, ja verschiedener Anderer eine immer größere Bedeutung, zumal die affektiven Äußerungen der verschiedenen *caregivers*, wie sie in der Gesichtsmimik und Prosodik wahrnehmbar sind, vom Säugling differenziert werden können *(Spieker* 1982) und auch stimmige empathische Koaktionen von unstimmigen *(mismatch)* unterscheidbar sind *(Beebe, Stern* 1977; *Stern* 1980). In derartigen Interaktionen wird über den Anderen und im Kontakt mit ihm das *eigene Selbst* immer prägnanter erfahrbar, die Selbstgewißheit gefestigt.

3.4 Das „subjektive Leib-Selbst" – die „Welt der intrapersonalen Erfahrung", das Entstehen von Selbstgefühl und Selbstgewißheit (8.-12. Monat) – Figur 4

Die beständigen empathischen Akte der *„caregivers"*, die sich auf die affektiven Regungen des Säuglings einlassen, sollen ihn bestätigen, spiegeln, kontrastieren, um „Weinen in Lachen" zu verwandeln. Sie vermitteln dem Kind ein permanentes Feedback über seine affektiven Zustände. Auf diese Weise fängt es allmählich an, ein Gefühl für seine inneren Zustände zu entwickeln, ein *Selbstgefühl*. Weil es empathiert wurde, entstehen rudimentäre Formen der *„Selbstempathie"* und damit über die Daseinsgewißheit hinausgehende *Selbstgewißheit*. Es beginnt auch für sein Spiegelbild (vgl. 7.4) Interesse zu zeigen (*Papoušek, Papoušek* 1977; *Lewis, Brooks-Gunn* 1979) und *„Playmateverhalten"* zu entwickeln – es lächelt den Spiegel an, bietet ihm Spiele an (*Amsterdam* 1972; *Zazzo* 1979). Es lernt, seine *„affective states"* als „seine" in der Differenz etwa zur Mutter zu erleben. Es nimmt wahr, daß die Mutter andere *„states"*, Stimmungslagen, Intentionen hat als es selbst. *Stern* (1990) spricht von *„mindscapes"*. Man könnte auch von kognitiv-affektiven Repräsentationen sprechen. Die innere subjektive Wirklichkeit, die in der *Selbstgewißheit* weit über die basale *„organismic perceptivity"* der „ersten Welt" oder die Daseinsgewißheit der „dritten Welt" hinausgeht, verdichtet sich über die nun erwachende *„Selbstempathie"*, so daß das „archaische Leib-Selbst" eine qualitative Wandlung erfährt und von einem „subjektiven Leib-Selbst" gesprochen werden kann, obgleich das „Gefühl für sich selbst“, das **Selbstgefühl** (vgl. S. 623f), noch kein reflexives ist. Es ist festzuhalten, daß es sich zwar um das Erfahren einer eigenen, inneren subjektiven Wirklichkeit handelt, diese aber an *Beziehungserfahrungen* gebunden ist, etwa durch die intendierte „Synchronisierung“ von Aufmerksamkeit (sharing the focus of attention, *Stern* 1985,129f), von Absichten (sharing of intentions) oder von affektiven Zuständen durch vollzogene *Ko-affektivität*, die nicht allein reflektorisch abläuft, sondern vom Säugling selbst initiiert, bestimmt und gestaltet werden kann. Beginnen sich die frühen Formen der Selbstempathie zu entwickeln, ist sie auf das „Selbst in Situationen“, auf das „Selbst in Interaktionen“ gerichtet, und das bedeutet immer auch eine empathische Öffnung dem Anderen gegenüber. Der Begriff **‚Selbst‘**, der so oft solipsistisch mißverstanden wird (Selbstsucht, Selbstbezogenheit), kann, wie *G.H. Mead* gezeigt hat (*Joas* 1985), immer nur im dialektischen Bezug auf den Anderen gedacht werden: *self and other* (*Mead* 1934). Vorformen des empathischen Miteinanders finden sich im *„affect attunement“ (Stern* 1985, 138ff), in dem die Mutter die Regung des Kindes, das Kind die Regungen der Mutter „liest“ und im *„social referencing“ (Feinman* 1985) beantwortet. *Emde* (1988) begründet, daß das Lesen und mimisch sichtbare Übernehmen des mütterlichen Affektes, z.B. der Freude oder Trauer, als das unmittelbare Wiederfinden der eigenen Affektlage zu verstehen ist. Die *„mutuelle Resonanz“* (*Petzold, Verweij* 1989), in der Säugling und Mutter ihre Affekte wechselseitig abstimmen und modulieren, kennzeichnet diese Prozesse, die noch nicht im Sinne einer vollentwickelten *Empathie (Stern* 1985,145; dieses Buch S. 856; *Bischof-Köhler* 1989; *Petzold* 1990f) aufgefaßt werden dürfen, sondern als ein *interpersonales Resonanzphänomen* mit noch begrenzten identifikatorischen Leistungen von seiten des Säuglings. All diese von unterschiedlichen Autoren mit unterschiedlichen Begrifflichkeiten beschriebenen Phänomene haben einen deutlich *intersubjektiven* Grund und untermauern die anthropologische Aussage, daß *Subjektivität* in *Intersubjektivität* wurzelt, wie sie von *G. Marcel, M. Buber, M. Merleau-Ponty, J. Habermas* u. a. vertreten wird, von seiten der empirischen Babyforschung (*Trevarthen* 1980; vgl. 7.4) in überzeugender Weise.

Die zum subjektiven Selbst-Erleben (*subjective self-awareness*) führenden Interaktionen sind von proto-dialogischen Prosodien zwischen Säugling und caregivers begleitet, wobei letztere überwiegend auch affektiv getönte, verbale Ansprache verwenden. Der Säugling erfährt so über Laute und Lautikonen (Worte) affektive Intonationen und in ihnen die Stimmungslage der caregivers, die er mit eigenleiblich gespürten, selbst-erlebten *„affective states“* verbinden kann. Hier liegen die Anfänge *emotionaler Differenzierungsarbeit* (*Petzold* 1969b/1988n, 478; dieses Buch S. 649ff). Diese ist für die Persönlichkeitsentwicklung von grundsätzlicher Bedeutung. Der Säugling lernt dabei, seine Affekte zu unterscheiden, zu dosieren, umzustimmen (*shifting*) und gegenüber den Affekten des anderen abzugrenzen (*distancing*, vgl. dieses Buch S. 642ff). Er übernimmt den *„affective state“* der Mutter vorübergehend, findet aber dieses dann zu seiner „eigenen Lage“, genauso wie die Mutter die Lage des Säuglings vorübergehend übernimmt, um zu ihrer eigenen Gestimmtheit zurückzukehren oder gar den *affective state* auf ihre eigene Stimmungslage *umzustimmen*. Das bedeutet einen wichtigen Schritt in der Entwicklung des *„archaischen Ich“*, das mehr und mehr gegenüber den Affektstürmen (z.B. des Hungers, *Stern* 1990, 31) des archaischen Leib-Selbst an Exzentrizität gewinnt und allmählich Frustrationstoleranz aufbaut. Ich und *Selbst* sind auf dem Wege, ein integriertes System zu werden, eine Entwicklung, die mit der vollständigen Ausbildung des *„reifen Ich“*, das sich zum *Selbst* in bewußte Beziehung zu setzen vermag, abgeschlossen ist. In der Regulation der Impulse des Selbst durch das heranwachsende Ich und der Auswirkung solcher Impulse auf das Ich setzt ein wechselseitiger Formungsprozeß ein, in dem Ich und Selbst wachsen und miteinander vertraut werden.

Sind die Bezugspersonen des Säuglings emotional flexibel und differenziert, wird ein reiches Spektrum nuancierter Gefühle im Verlauf des ersten Jahres ausgebildet. Sind sie aber gefühlsarm, gefühlskalt, emotional blockiert, depressiv oder ängstlich, kann es zu einer eingeschränkten Ausbildung des Affektlebens kommen oder zur Übernahme von Fremdaffekten, wozu auch „delegierte Gefühle" gerechnet werden können, Affekte also, die von den Bezugspersonen nicht offen gelebt werden können, aber als subtile Spannungszustände, Gefühlsströmungen, Gestimmtheiten weitergegeben werden, ein Prozeß übrigens, der sich über das gesamte Leben hin vollziehen kann.

3.5 Archaische Identität, reifendes Ich und verbales bzw. symbolisches Leib-Selbst – die „Welt der Symbol- und Spracherfahrung", das Entstehen des Selbstwertgefühls (12.-18. Monat) – Figur 5

In den affektgetönten Interaktionen wird der Säugling immer wieder angesprochen, beim Namen genannt, mit Koseworten umschmeichelt. Die Eltern versuchen, dem Kind zu verdeutlichen, daß es *gemeint*, geliebt ist, und gleichzeitig versuchen sie, ihm mehr und mehr zu zeigen, wer sie selbst sind: „Das bin ich, deine Mama! Sag Mama!" So wird Sprache in das Gedächtnis des Kindes eingesenkt. Das Selbst wird benannt, mit Attributen versehen. Körperteile und Funktionen werden mit Namen versehen. „Das ist das Füßchen!" Und so „durchtränkt" die Sprache den Leib. Der benannte Körper verwandelt seine Qualität. Er wird *Sprachleib* und etwa zeitgleich sprechender Leib, denn das Kind lernt den symbolischen Gehalt elterlicher Körpersprache „lesen" (etwa den erhobenen, Einhalt gebietenden Finger), und es lernt seine Mimik und Gestik intentional als informationsvermittelnde Zeichen einzusetzen.

Die wichtigen, nahrungs- und liebesspendenden Bezugspersonen werden in diesen Interaktionen mit sprachlichen Formen präsentiert, bis daß das Kind sie benennen kann: „Mama, Papa!" Es lernt damit, den anderen zu be-zeichnen in der Verbindung von nonverbalen und verbalen Zeichen und unter Einschluß des affektiven Bezugs. Der Säugling ist so erst beim Anderen, bevor er zu sich selbst kommt, sich selbst be-zeichnet, erkennt (*Mead* 1934). Mit den v*erbalen, präverbalen* und *periverbalen* Zeichen als „bedeutungsgeladenen Äußerungen", die zunächst nur im aktualen Interplay mit den Pflegepersonen, dann aber auch in deren Abwesenheit auftauchen, entsteht die Welt des Symbolischen, in der die Sprache eine kardinale, aber nicht ausschließliche Rolle spielt. Gerade die nonverbalen Symbolsierungen dürfen nicht unterschätzt werden. Sie haben als Mimik, Gestik, Haltung in allen Kommunikationsprozessen eine unverzichtbare Funktion, ein Leben lang. Die periverbale Mimik und Intonierung z.B. transportieren die „affektive Ladung" der verbalen, in Worte gefaßten Aussagen (*Petzold, Orth* 1993a, 3.6).

Die attributiven, identifizierenden Botschaften der Eltern an den Säugling, die seit der pränatalen Phase signalisieren: „Du bist unser Kind!", können in der „Welt der Symbol- und Spracherfahrung" durch das heranreifende Ich wahrgenommen werden, das immer kohärenter wird (durchgezogene Linie in Figur 5 des Diagrammes), an *Exzentrizität* (**e**) gewinnt und nicht mehr allein ein Set von Funktionen (gepunktete Linie in Figur 4 und 5) ist. Das reifende Ich des Kindes begreift, daß die Identifizierungen einen Bezug zu ihm haben, und das wird im Langzeitgedächtnis festgehalten und kann reproduziert werden. Dabei handelt es sich sowohl um *verbale* wie auch um *ikonische* Identifizierungen, etwa Hinzeigen auf das Bild im Spiegel, auf ein Foto oder einen Videofilm. Vereinzelt wird das Spiegelbild vom 15. Monat an erkannt, zwischen dem 20.-24. Monat dann regelhaft (*Amsterdam* 1972; *Zazzo* 1979; *Lewis, Brooks-Gunn* 1979; *Bischof-Köhler* 1989; vgl. 7.4). Die Identifizierungen sind also repräsentiert. Sind sie liebevoll, spürt das Kind ganz konkret durch Berührungen, Ansprache, Blicke, wie wertvoll es für seine Eltern ist. Die Internalisierung und Archivierung dieses positiven affektiven Zustroms und die auf sie folgende Resonanz des Wohlbefindens werden im Leibgedächtnis festgehalten, können wieder aufkommen und dies um so mehr, je besser der Boden des primordialen Grundvertrauens aus der „ersten Welt" oder die positive Daseinsgewißheit der „dritten Welt" ist. Das Zusammenwirken all dieser Momente konstituiert das *Selbstwertgefühl.* Die *Identifizierungen* kommen von „außen", aus einem anderen „Selbst", werden aber vom nunmehr ausreichend reifen Ich mit dem eigenen Selbst verbunden, d.h. mit *Identifikationen* belegt und internalisiert. So entstehen erste Eindrücke des Kindes von sich selbst, seinem Selbst, rudimentäre Selbstbilder. Damit sind die Voraussetzungen für den Aufbau einer „archaischen Identität" (gestrichelte Linie in Figur 5) gegeben. In dieser sind Reversibilität (*Piaget)* und Differenzierungen bedeutsam: zwischen sich und dem anderen als Subjekt und zwischen den eigenen Affekten, Absichten, Vorstellungen und denen des Anderen sowie *last but not least* zwischen aktualen Handlungen und Regungen und memorativ bzw. antizipativ imaginierten Aktivitäten, Gefühlen, Situationen. Es wird also eine *doppelte Balancierung* zu bewältigen sein: die zwischen **Identifizierung** (Fremdattribution) und **Identifikation** (Selbstattribution), zwischen Individualität und Sozialität – so *Habermas* (1968), *Krappmann* (1978), *Petzold, Mathias* (1983), *Dubiel* (1974) – und weiterhin zwischen dem Vorher-/Nachher-Modus bzw. der Vergangenheits-, Gegenwarts-, Zukunftsdimension, je nachdem, welche Zeitmatrix unter chronosophischer Perspektive zugrundegelegt werden muß (vgl. *Petzold* 1991o, dieses Buch S. 717f). Das Wechselspiel zwischen Identifizierung und Identifikation, Vorher- und Nachherorientierung (wir haben hier eine frühe Zeitmatrix, *Piaget* 1955), erfolgt in diesem Lebensabschnitt noch nicht in voller Exzentrizität. Rollenübernahmen (*Mead* 1934; *Moreno* 1983; *Flavell* 1975) als komplexe identifikatorische Leistung eines „reifen Ich" sind noch nicht möglich. Andererseits sind bloße Mimikry oder nachvollziehende Imitation schon überschritten. Es können also Identifikationen erfolgen. Das Kind ist auf dem Wege zu einer"reifen Identität", die als Teil eines „reifen Selbst" durch ein „reifes Ich" konstituiert wird.

3.6 Reifes Selbst mit reifem Ich und reifer Identität – die „Welt der Identitätserfahrung", das Entstehen von reflexiver Selbsterkenntnis und Rollenhandeln (18. Monat bis 4 Jahre) – Figur 6

Das Ich wird in dieser „sechsten Welt" zunehmend kohärenter (in Figur 6 des Diagramms durchgezogene Linie). Seine Syntheseleistungen werden komplexer, und es vermag gegenüber dem Leib-Selbst und seiner Umgebung volle Exzentrizität zu gewinnen. Es erkennt sich im Spiegel, auf Fotos und in Videofilmen (*Bischof-Köhler* 1989, 153), benennt das erkannte Bild mit „Ich". Es kann zum subjektiven Leib-Selbst eine ähnliche Beziehung aufnehmen, wie die Bezugsperson zum Selbst des Säuglings. Dies alles kennzeichnet ein *„reifes Ich"*. Die Ko-respondenzprozesse zwischen Mutter und Kind werden nun im *Kind* selbst, zwischen seinem Selbst und seinem Ich möglich, wobei es die „dialogische Erfahrung" mit seinen relevanten Bezugspersonen auf das Gespräch mit sich selbst überträgt. „Der Monolog wird aus dem Dialog geboren" (*Petzold* 1982g[2]). Diese Monologe nehmen einen immer bedeutsameren Raum ein, etwa bis zum Alter von 2 Jahren (*Weir* 1962; *Kuczaj* 1983). Indes sind die *„crib monologues"* nicht als Ausdruck kindlichen Egozentrismus (*Piaget* 1923) zu werten, eine Auffassung, gegen die sich schon *Vygotsky* (1934, 1978, 1987) ausgesprochen hatte. Wie *Katherine Nelsons* (1989) faszinierendes Material über Emily's frühe Monologe zeigt, haben diese drei Funktionen:

1. *Constructing a World,* wobei die frühen Memorationen und Antizipationen wichtig sind,
2. *Constructing a Language,* und auf diesem Grund
3. *Constructing a Self*... „the discovery of herself as a thinking, feeling, acting person in the world of other people who think, feel, act, interact with her" (ibid. 20).

Für die Ausbildung eines „reifen Selbst" sind erforderlich, daß ein reifes, reflexives Ich vorhanden ist und mnestische Fähigkeiten, die Ereignisse und soziale Interaktionen in einem zeitlichen Rahmen festhalten, weiterhin ein linguistisches System, das mit Verben und Zeitadverbien dies alles zu benennen vermag. Ist dies gegeben, vermag sich das Kind in sozialem Kontext als *„Person* unter Personen" zu erleben und darzustellen. *Nelsons* Emily verwandte drei selbstreferentielle Begriffe: *I, my* und *Emmy. Ich* erscheint vorwiegend in Dialogen, bei Willensäußerungen im interaktionalen Kontext, vom 21.-28. Monat in deutlich zunehmender Tendenz. *Emmy* – der Name erscheint nicht gehäuft durch die sprachlichen Vorgaben der Eltern, da diese ihr Kind in zwei Dritteln der Äußerungen mit „Du/Dein" ansprachen – wird vorwiegend in den Monologen gebraucht und stellt eine *Selbstobjektivierung* dar, die im Verlauf der Zeit deutlich abnimmt. Mit 23 Monaten kommt das „Wir" hinzu, das mit 33 Monaten gemeinsame Aktivitäten bezeichnet (vgl. *Nelson* 1989b, 288ff). *Ich* erscheint als „actor and experiencer" und Emmy „as a person within a social nexus in which her role is defined in terms of the expectations and actions of others. It may be inferred that because the monologues apparently serve the function of re-presenting Emily's emerging conception of an objective social world, *Emmy* is the most appropriate form for this representation" (ibid. 287). *Nelson* (ibid. 295ff) konnte zeigen, daß mit der Entwicklung von einfachen Zeitvorstellungen das Selbst zu einer zeitbestimmten Größe wird, und das heißt, daß es zunehmend in eine innere und äußere Erzählstruktur eingebunden wird, den Fluß der *Narration* in seiner relevanten *Erzählgemein-*

schaft, z.B. seiner Eltern, Geschwister (vgl. dieses Buch, S. 670ff, 333f). Die sich vollziehenden Lebensereignisse, die *Biosodie* des sich erzählenden Lebens führt zu einer „inneren Vorstellung“ vom Leben, zu einer Geschichte, an der man mitwirkt, in der man definiert wird, aber auch zunehmend selbst definiert. Der mnestische Niederschlag dieser Vorgänge – wir sprechen von *Narrativen* – konstituiert die Ursprünge der persönlichen *Biographie* als aufgezeichnete Geschichte des Selbst *in actu. Stern* (1990, 318) spricht für diese Zeit von einem „*narrative Self*“, in dem Emily „in her monologues transforms experiences of agency, coheren ce, continuity, affectivity, intersubjectivity, and self-reflection into the domain of narration ... The task Emily is undertaking in these monologues is the creation of her narrativ self. And it is this self – that is, the same epistemological form – that she will build upon for the rest of her life in explaining herself to herself and to others“ (ibid. 319). Dieser „process clearly need not to be a dialogic one“, er geschehe – so *Stern* – besser in einem Monolog (ibid.). Dies geht an dem wichtigen Aspekt vorbei, daß es sich hier um einen *Dialog* des Ich *mit dem Selbst* handelt, Widerspiegelung des Dialogs des Ich mit einem Anderen. Das Kind beginnt „*über* Emily“, d.h. „*über* sich“, zu sprechen, bis es schließlich in der Ich-Form“ *von* sich“ spricht, und damit ist das „reife Ich“ vollständig ausgebildet. Es kann dann nämlich auch „mit sich selbst“ sprechen, ja „mit sich über sich“, und so wird der Mensch „sich selbst zum Gefährten“ (*Mead* 1934), kann mit sich in eine *bedeutungsvolle Zwiesprache* eintreten. Das Ich des Kindes vermag zu seinem Leib-Selbst, wie es von ihm im Spiegel oder der Selbstberührung und -betrachtung wahrgenommen wird, einen reflexiven Bezug aufzunehmen, dieses also zum Gegenstand der Betrachtung zu machen und Repräsentationen des „*Selbst in Situationen*“ und in „*temporalen Horizonten*“, also *Selbstbilder* zu entwickeln. Diese sind vielfach deckungsgleich mit Rollenschemata – einem Begriff aus einer anderen theoretischen Tradition (*Mead* 1934; *Moreno* 1934, 1983; *Petzold, Mathias* 1983; *Flavell* 1975). In der „Welt der Identitätserfahrung“ bekommt das Kind in den verbalen und nonverbalen Handlungsdialogen Rollen zugeschrieben. Es vermag zwar diese Rollen *aktiv* erst im dritten Lebensjahr auszufüllen, aber es ist in die konfigurative Struktur von Rolleninteraktionen zunehmend bewußt eingebunden: „Das ist die Mama – ich bin das Kind“. In „Vater-Mutter-Kind-Spielen“ *überninimt* das Zweieinhalbjährige nicht die „Rolle“ des Kindes, aber es *ist* (etwa im Unterschied zum Zwölfmonatigen) *bewußt* „in der Rolle“, wohingegen die Vier- und Fünfährigen die Rolle von Mutter und Vater annehmen (*playing at a role,* vgl. *Mead* 1934; *Petzold, Mathias* 1983) und handlungsantizipierend spielen können. Die Rollen werden dabei verleiblicht, sind den Spielenden in der Aktion geradezu „auf den Leib geschrieben“. Sie sind also nicht nur als Erwartungsstrukturen oder Attributionen, als kognitive Schemata oder symbolische Größen zu verstehen, sondern symbolisch-inter*aktional* als leiblich konkrete Handlungsmuster und Verhaltensweisen. Diese entfließen indes der narrativ-dramatischen Organisation von Interaktionen, Erzählungen, Stücken (scripts) als Szenensequenzen, Episoden, d.h. Ereignissen in einer zeitlichen Folge. Rollenhandeln kann niemals von Szene und Skript, von der spatiotemporalen Struktur losgelöst werden. Es beginnt rudimentär um den 28. Monat und entfaltet sich voll im vierten Lebensjahr mit zunehmender Fähigkeit der Rollenverkörperung in den Prozessen der Identitätsbildung, in denen sich das reife Leib-Selbst auch als **Rollenselbst** erweist und über die Rolle als „symbolic reality, unit of conserved behavior and living action“ (*Moreno* 1983) Leib und Identität verschränkt sind.

Bei den Rollenmustern, Bildern über das Selbst, Selbstbildern, Selbstkonzepten (*Filipp* 1979; *Epstein* 1979) bleiben zunächst die unmittelbare, eigenleibliche Erfahrung und der situative, interaktionale Kontext wichtig. Dies alles wird dann aber in zunehmenden Abstraktionsleistungen allmählich nur noch oder überwiegend in Konzepten, Schemata (Skripts, Narrative) gefaßt, die auf das *„repräsentierte Selbst“* bezogen sind, das dabei in Gefahr steht, den Leibesbezug, das leibhaftige *Selbsterleben*, das **Selbstgefühl** zu kognitivieren, auszudünnen, zu verlieren. Durch die kognitive Repräsentation werden die Selbstbilder einander zugeordnet, miteinander verbunden. Das Ich synthetisiert sie in immer komplexerer Weise, bis schließlich eine „reife Identität“ (*Figur* 5 gestrichelte Linie) ausgebildet ist, wobei Introspektive Vorgänge und reflexiv bewertende eine Rolle spielen. Das Ich beginnt also, das Selbst zunehmend zu erkennen in Akten der Selbsterkenntnis, durch die sich das Kind im Zeitkontinuum selbst immer besser verständlich wird, eine Selbst-Verständlichkeit gewinnt, die nicht zu einem Abschluß führt, sondern die der Beginn bewußter und unbewußter Selbstinterpretationsprozesse ist, eine „Selbstkonstitution“, eine *„Identitätsarbeit“* (dieses Buch, S. 322), in der sich über *autobiographisches Memorieren* (*Conway* 1990; *Petzold, Orth* 1993a) die persönliche Biographie formiert. Das dauert über ein Leben hin und macht dem „Selbst in Interaktion“ einen interpretativen Verständnishorizont für seine jeweilige Lebenslage (idem 2000h) in „Kontext und Kontinuum“ möglich. In diesem Prozeß formieren sich zunehmend im Zusammenwirken mit den Einflüssen der relevanten Umwelt als „Erzählgemeinschaft“ (dieses Buch, S. 333f, 670f) Narrative und Skripts als Interpretations- und Handlungsmuster für die Bewältigung des Lebens und Entwicklung einer *Lebenskunst* und *Souveränität.* Sie enthalten damit auch kulturelle, gesellschafts- und schichtspezifische Perspektiven, Familientraditionen und -mythen. Derartige Traditionen, religiöse und weltanschauliche Orientierungen des „relevanten Kontextes“ – wir sprechen von *„social worlds“* (*Petzold, Petzold* 1991) oder *„représentations sociales“* (*Moscovici* 1984) – werden in der jeweiligen „Erzähl- und Handlungskultur“ (ibid.) an das Kind vermittelt. So entstehen Bewertungsparameter, die für die reife Identität eine erhebliche Bedeutung gewinnen.

Bedeutsame Skripts bzw. Narrative – sie haben in der Regel auch einen wichtigen, normativen Gehalt – gewinnen auch den Charakter von „Kristallisationskernen“, Organisationsstrukturen, etwa im Sinne von *Ausubels* (1969) *„advanced organizer“*, um die sich Erfahrungen ähnlicher Art gruppieren. Auf diese Weise entstehen *„believe systems“*, die die Persönlichkeit über ein Leben hin nachhaltig beeinflussen können und die Rollenschemata, die Selbstbilder, das „repräsentierte Selbst“ formen. Sie werden Teil der Identität und darüber Teil des Leib-Selbst (man denke z.B. an religiös motiviertes Reinlichkeitsverhalten und seinen leiblich sichtbaren Ausdruck oder an „preußische Sauberkeits- und Ordnungsideologie“ und ihren konkreten Niederschlag in Mimik, Gestik, *Haltung,* d.h. im Verhalten eines Menschen). Das „repräsentierte Selbst“ (vgl. S. 434) erweist sich damit wiederum als inkarniertes. Die Repräsentationen sind „eingefleischte Haltungen“, nicht vom Leibe zu lösen: „Ja, das ist er durch und durch – mit jeder Faser seines Leibes!“

Diese Dimensionen von *Biographie* sind vielfach unzugänglich, weil die Narrative bzw. Skripts von den Sozialisationsinstanzen geschrieben und vom Kind „eingeleibt“ (*Schmitz* 1989) wurden, und das schon lange, bevor reflexive Selbsterkenntnis diesen Vorgang beobachten konnte, wie die Transkripte früher Eltern-Kind-Dialoge und der auf sie folgenden und von ihnen beeinflußten *„crib monologues“* (*Weir* 1962; *Nelson* 1989) zeigen. Die Sozialisationsagenturen – Vater, Mutter, Großeltern, Nachbarschaft, Kirche – führen die Feder, sind maßgeblich an der Formation von Narrativen beteiligt, und es wird deshalb Menschen viele Jahres ihres Lebens beschäftigen, über das Vermittelte hinaus – es ist ja nicht nur immer negativ – eine eigene Charakteristik und einen eigenen Entwurf zu entwickeln. Das Erkennen solcher Zusammenhänge in ihrem biographischen Gewordensein durch intersubjektive Korespondenz mit wichtigen Bezugspersonen, durch Selbstreflexion und Selbsterkenntnis in den lebenslang fortwährenden Prozessen der Selbstkonstitution und Identitätsarbeit, ist der Weg, den es zu beschreiten gilt und der etwa vom vierten Lebensjahr an mit zunehmender Reflexivität und **Sinnerfassungskapazität** beschnitten wird. Die Umgebung muß es dem Kind natürlich ermöglichen, Zusammenhänge zu durchschauen. Sie muß also Transparenz praktizieren und die Reflexionen sozialer Bezüge und des eigenen Verhaltens fördern, einen Raum für die Prozesse „persönlicher und gemeinschaftlicher Hermeneutik" (dieses Buch, S. 151ff, 197ff) bereitstellen. Ein reifes, introspektionsfähiges und sozial flexibles Ich ist in diesen Prozessen unerläßlich, denn es bewertet und kategorisiert, verbindet und verknüpft. Die Bedeutung kognitionspsychologischer Konzepte zur Erklärung dieser Vorgänge und damit auch die Bedeutung des *„social cognition research"* und der allgemeinen kognitiven Psychologie für die Persönlichkeitstheorie werden hier unübersehbar (*Thomae* 1979,1990). Die „Welt der Symbol- und Spracherfahrung", in der sich die archaische Identität aufbaut und weiter zur reifen Identität hin entwickelt, in der das Ich durch „symbolische Interaktion" in einen Bezug zu sich selbst kommt, erweist sich als die Welt vergesellschafteter Subjekte.

Wenn das „reife Ich" die Selbstbilder zu einer *„Reihe von Identitäten"* synthetisieren kann, ein Vorgang, der im vierten Lebensjahr ein Niveau erreicht hat, das für die *Identitätsarbeit* in komplexen sozialen Bezügen ausreichend ist, sind *reflexive Subjektivität* und volle *Intersubjektivität* gegeben – auf einem kindgemäßen Niveau natürlich – die im weiteren Entwicklungsverlauf beständig an Differenziertheit und Komplexität gewinnen.

In diesen vielschichtigen Prozessen, für die auf die ganze Breite entwicklungspsychologischer Forschung verwiesen werden muß (*Oerter, Montada* 1987), spielen Symbolisierungsfähigkeit, z.B. differenzierendes Sprachvermögen, Spiegelerfahrungen (*Bischof-Köhler* 1989), Rollenübernahmen und -aneignungen (*Flavell* 1975; *Petzold, Mathias* 1983) und Bewertungsvorgänge (*Kohlberg* 1969,1987) eine wichtige Rolle. Bei einer „reifen Identität" weiß das Kind etwas über sich und seinen Kontext (Name, Alter, Wohnort, Beruf des Vaters/der Mutter, Situation der Eltern etc.). Es verfügt über eine erzählbare Geschichte (*Sterns* 1990,129 „world of stories"). Es baut seine Biographie auf als Bündelung von Narrativen bzw. Skripts, d. h. erfahrungsgegründeten Interpretations- und Handlungsfolien.

Im Bezug des Kindes zum eigenen Selbst, zu sich selbst, in seinem reflexiven Bemühen, das Selbst zu erfassen, kommen im Prozeß der „Emergenz des Selbst" zu den in den Welten 1-5 gebildeten Qualitäten: *Daseinsgewißheit, Selbstgewißheit, Selbstempathie, Selbstwertgefühl* nun die *Selbsterkenntnis* im Sinne einer *Selbstverständlichkeit* hinzu.

Um Selbstverständlichkeit zu gewinnen, ist es nicht mehr damit getan, die attributiven Einflüsse der Umwelt einfach aufzunehmen und zu internalisieren. Es wird ein Zwischenschritt erforderlich, der im übrigen die archaische von der reifen Identität unterscheidbar macht, nämlich der Schritt der **Bewertung** (emotional durch *valuation,* kognitiv durch *appraisal)* von *Identifizierungen,* d.h. von Fremdattributionen. Das vierjährige Kind nimmt die Attributionen aus seinem sozialen Kontext nicht mehr als bloßen Zustrom auf. Es gewichtet sie auf dem Boden der schon gewonnenen Erfahrungen (Tante: „Du böser Junge!" Das Kind innerlich: „Ich bin gar nicht böse! Blöde Tante Mia!") und kann damit seine Identität stabilisieren.

Die **Bewertung** ist – das machen Überlegungen aus dem Bereich biographisch-begründeter und phänomenologisch-hermeneutisch orientierter „kognitiver Persönlichkeitstheorie" (*Thomae* 1979,1991) deutlich – für den Aufbau *benigner* und *maligner Narrative* von großer Bedeutung, insbesondere, wenn es sich um negative Bewertungsmuster handelt, die im Laufe dieses doch relativ frühen Sozialisationsabschnittes vermittelt wurden. Sie erhalten dann die Funktion eines *„toxischen Über-Ich"*. Das *Über-Ich* ist in unserem Ansatz in das *Identitätsmodell* integriert (vgl. *Petzold* 1984i), weshalb wir auf den *Freud*schen Begriff im Rahmen unserer Persönlichkeitstheorie verzichten. Indes sind die Bewertungsparameter im Rahmen der Identitätsarbeit in ihrer Entstehung nicht an eine bestimmte Lebensphase gebunden (z.B. die „ödipale"). Sie wurden nicht nur einstmals in früher Kindheit internalisiert, sondern durch den Prozeß *lebenslanger Sozialisation* ist die Möglichkeit einer beständigen Einwirkung der Gesellschaft – *for better or worse* – und damit einer kontinuierlichen Aufnahme und Transformation von Bewertungsparametern gegeben. Die Festschreibung und Fixierung solcher Bewertungsstrategien können geradezu als ein pathologischer Vorgang angesehen werden. In der Therapie muß es dann zu einer Auflockerung derartiger Festlegungen kommen und zur Aneignung neuer, flexiblerer und situationsangemessener Bewertungsstrategien. *Valuation* bzw. *appraisal* müssen sich auf verschiedenen Niveaus (vgl. S. 434f) ständig an die gegenwärtige Lebenssituation adaptieren und dabei dennoch eine übergeordnete Kontinuität bewahren. Sie sind von *Stabilität* und *Plastizität* gekennzeichnet.

Diese differenzierten Prozesse sozialer Kognition und affektiver Selbstbewertung, die hier nur angetönt werden können, sind nicht ungefährdet. Sie bedürfen der beständigen *„Balancierung"* von Identifizierung und Identifikation, von *social identity* und *ego identity* (*Goffman* 1977; *Krappmann* 1978; *Petzold, Mathias* 1983; dieses Buch, S. 322f, 430f). Es wird ein Klima notwendig, in dem „Handeln um Grenzen" möglich wird, denn dieser Vorgang ist für die Bildung einer stabilen Identität genauso unerläßlich, wie das gemeinsame Vollziehen (Spielen, Erzählen) identitätsstiftender Narrationen im relevanten sozialen Kontext, d.h. in Spiel- und Erzählgemeinschaften mit spezifischen „Spielkulturen" bzw. „Erzählkulturen" (*Ramin, Petzold* 1987; *Petzold, Petzold* 1991b).

Das *„reife Leib-Selbst"* verfügt über ein *„reifes Ich"*, das mit wachsender *Sinnerfassungskapazität* (idem 1970c, 1984i) beständig stabilisiert, reflektiert, synthetisiert, entwirft und entwickelt. Unter chronosophischer Perspektive (dieses Buch S. 299ff) kommt in der *Identitätsarbeit* zum Vergangenheitsbezug der Zukunftsentwurf (*Nelson* 1989, 290ff) hinzu. Die Partizipation am sozialen Leben erfordert nicht nur den Gegenwartsbezug, sondern die Möglichkeit, auf der Zeitschiene zu reisen (*Petzold* 1989d, 1990o). Es geht nicht nur darum, in der Vergangenheit übernommene Rollen in der Gegenwart zu aktualisieren oder gegenwärtig Rollen zu übernehmen, sondern auch darum, Rollen zu schaffen: *„role creation"* (*Moreno* 1979, 14ff). Durch die *Identitätsarbeit* des reifen Ich kommen all diese Momente für das Selbst zum Tragen – leibhaftig. Es bekommt nicht nur Rollen attributiert, die wahrgenommen und differenziert werden können *(role perception)*, es vermag auch, Rollen zu übernehmen *(role taking)*, diese spielerisch auszuprobieren *(playing at a role)* und sie zu *verkörpern*, spielend auszufüllen *(role playing)*, wie *Mead* (1934) und *Moreno* (1983) mit unterschiedlichen Argumentationen vertreten haben (vgl. *Petzold, Mathias* 1983). Damit ist das *reife Selbst* unlösbar in den sozialen Prozeß eingebunden. Ich habe deshalb auch von einem **„Rollenselbst"** (ibid. 154ff) gesprochen, denn – es sei nochmals betont – Rollen sind leiblich konkret verkörperte soziale Realität. Sie sind dem

Menschen in „Fleisch und Blut" übergegangen oder „auf den Leib geschrieben", sind Teil seiner leiblich gegründeten Identität. In der **reifen Identität**, in welcher Selbstbilder und Rollenschemata synthetisiert und damit Teil des **„reifen Leib-Selbst"** werden, wirkt die Gesellschaft auf den Leib und prägt ihn. Die Rollen durchfiltern den Leib. Dies wird z.B. bei der Schülerrolle deutlich, die die Identität des Kindes in der Schulzeit maßgeblich bestimmt. Die Rolle ist in unserem Kulturkreis spezifisch sozial definiert, und dennoch wird sie individuell recht verschiedenartig verkörpert bzw. eingeleibt, *„verleiblicht"*. Hier wird erkennbar, daß im Konzept des Leib-Selbst Organismisches und Symbolisches verschränkt sind (Leib ist eben *nicht* Körper) und Individualität und Sozialität verbunden werden in einem lebenslangen Prozeß der Selbstkonstitution und Identitätsarbeit, d.h. der Konstitution von Subjektivität in intersubjektiver Ko-respondenz.

3.7 Involutives Selbst – die „Welt der Involutionserfahrung" – Figur 7

Im hohen Senium oder auch bei schweren Erkrankungen mit cerebral-pathologischen Auswirkungen (Alzheimersche Krankheit, Korsakow-Syndrom etc.) kommt es zu involutiven Prozessen, in denen hirnorganische Veränderungen, Negativattributionen und Deprivationen sich wechselseitig bedingen. Soziale Deprivationen und schlechte Behandlung forcieren den Abbau. Durch hirnatrophische Prozesse bedingtes, dementes Verhalten erhöht die Gefahr von negativer Behandlung durch die Umwelt.

In involutiven Prozessen gelingen die Syntheseleistungen des Ich nicht mehr. Es verliert an Exzentrizität. Seine Kraft reicht nicht mehr aus, um eine prägnante Identität zu stabilisieren. Die *„Ego Identity"* verfällt – und dies progredierend –, wenn die *„social Identity"* gleichzeitig schwächer wird durch das Ausbleiben positiver Identifizierungen oder wenn sie gar durch negative Attributionen (*Baardman* 1990) geschwächt wird. Die Folge ist der Verfall des Leib-Selbst und mit ihm der personalen Subjektivität. Dies ist ein düsteres Szenario, das ich an anderer Stelle vielfach behandelt habe (*Petzold* 1977g, 1979b, 1985a und besonders 1985d, 1989d, 1990a). Es zeigt nur eine mögliche Seite von schwerer Krankheit (z.B. cerebralem AIDS, Morbus Pick etc.) und hohem Alter. Diese Seite sollte man allerdings nicht verdrängen. Im Gegenteil, es wird notwendig, für derartige Situationen in einer *„life span oriented therapy"* nach Behandlungsmöglichkeiten auch für diese letzte Lebensstrecke zu suchen, um Menschen Hilfe und Erleichterung zu bieten (*Spiegel-Rösing, Petzold* 1984; *Lückel* 1981; vgl. dieses Buch S. 808f).

3.8 Das Selbst in der Lebensspanne

Nach der Kinderzeit wird das Leben in so spezifischer Weise durch kulturelle und sozialisatorische Einflüsse geprägt, daß systematische Strukturierungen wenig sinnvoll sind. Die Forschungen zur Erwachsenensozialisation und -entwicklung (vgl. 6, *Müller, Petzold* 2002, 2003) müssen gender-, schicht- und ethniespezifisch herangezogen werden (*Petzold* 1998h). Ansonsten werden höchst individualisierte biographische Rekonstruktionen erforderlich, für die ich die Methode des *„dreizügigen Karrierepanoramas"* entwickelt habe (*Petzold, Orth* 1993).

4. Materialien zu einer „heuristischen" Konzeption des Gedächtnisses für die Praxis

In der Integrativen Therapie wird der Mensch als „Reisender in der Zeit" gesehen. Identitätsarbeit als memorierende und antizipierende Lebensgestaltung in der *Gegenwart* setzt voraus, daß der Mensch reflektierend in die *Vergangenheit* zurückgreifen kann und sich zugleich auch in die *Zukunft* zu entwerfen vermag. Für all dieses ist das *Gedächtnis* zentral, das wir als ein soziales, *kollektives* (vgl. dieses Buch S. 325ff, 670ff; *Yates* 1990), als ein sich lebensgeschichtlich entwickelndes, *persönlich-subjektives* (s. u.) begreifen: beides auf der Grundlage der Biologie und Neurophysiologie des menschlichen Organismus. Gedächtnis ermöglicht „Lernen", das „unsere Identität durch die gespeicherten Inhalte garantiert" (*Pöppel* 1987, 105). Das Leibsubjekt/der Mensch steht in einem ununterbrochenen Strom von bewußtem/*supraliminalem* und (in unendlich umfassenderer Weise) nichtbewußtem/*subliminalem* informationalen Inputs, der in seinen Gedächtnisarchiven festgehalten wird (*Tulving* 2000; *Tulving, Craig* 2000). Er wird mit diesen sich stets überschreitenden Informationszuflüssen **transversal „informierter Leib"** (*Petzold* 1988n, 192), dessen vielschichtiges Funktionieren von der Transmitteraktivität bis zur Grobmotorik, von der Wahrnehmung bis zur endokrinen Sekretion – den Molekülen also bis zum subtilen Gedanken im reflexiven Bewußtsein (*Rose* 1992) – im „Leibgedächtnis" festgehalten wird.

»Unter dem Begriff „**Leibgedächtnis**" (*Petzold* 1970; 1981h), der im Integrativen Ansatz ursprünglich phänomenologisch-hermeneutisch konstituiert worden war, werden folgende Gedächtnissysteme gefaßt: **1**. Die **neuronalen Speichersysteme** (*Cowan* 1988; *Daum, Ackermann* 1997; *Markovitch* 1997; *Murray* 2000; *Tulving* 1995, 2000). Sie umfassen das kurzzeitig modalitätsspezifisch speichernde „***sensorische Gedächtnis***" (*Cowan* 1995), das „***Kurzzeitgedächtnis***" (*Mayes* 2000), das ***Langzeitgedächtnis*** – als ‚deklaratives Gedächtnis' den Assoziationscortices (*Bailey, Kandel* 1993, 1995) zugeordnet – oder als ‚prozedurales Gedächtnis' mit den Regionen Kleinhirn, Basalganglien, Parietallappen, somatosensorischer, motorischer Cortex, teilweise Präfrontalcortex verbunden (*Pascual-Leone* et al. 1995); **2**. die **immunologischen Speichersysteme** (*Besedovsky, del Rey* 1991; *Schedlowski* 1994; *Schedlowski, Tewes* 1996, 1999), z. B. die langlebigen Lymphoyzyten (*Sprent, Tough* 1994; *Zinkernagel* et al. 1996). Erwähnt sei noch **3**. das **genetische Gedächtnis** – ursprünglich Feld der „Vererbungslehre" (*Vogt* 1969) –, das mit der Kartierung des menschlichen **Genoms** ein Zentrum öffentlicher Beachtung geworden (*Macilwain* 2000) ist und mit der behavioralen Genetik bzw. developmental genetics auch für den therapeutischen Bereich Perspektiven bietet (*Plomin* 1994, 2000). Wobei das „*Lernen des Genoms*" kaum ein Feld psychotherapeutischer Intervention werden wird.« (2002j, dieses Buch S. 1051ff)

Im **Leibgedächtnis** kommen all diese Bereiche des Gedächtnisses „*synergetisch*" zum Tragen. Das genetische Gedächtnis (**3**.) stellt die Basisstrukturen bereit, in denen sich die Prozesse der neuronalen und immunologischen Gedächtnissysteme vollziehen können. „Aufgerufen" und aktiviert werden können durch „events" die Systeme **1** und **2,** mittelbar auch **3**. Bewußtseinsfähig werden können nur *Inhalte* von System **1** und auch das nur zu einem sehr geringen Teil (*Perrig* et al. 1993), weil die Mehrzahl der Prozesse als „fungierende Neurophysiologie" abläuft (*Eichenbaum* 1993, 1997) – durch nichts dem Bewußtsein zugänglich zu machen. Der **informierte Leib** setzt seine Informationen frei, und je vielfältiger er sensorisch stimuliert wird – visuell, olfaktorisch, taktil etc. –, desto mehr Material wird in den Leibarchiven aktiviert, was akkumulativ zu Prozessen der innersektoriellen Konnektivierung cerebraler Modalitäten führt: das „Bild der Erinnerung" wird komplexer, schärfer. Deshalb wird in der Integrativen Arbeit mit Leib und Bewegung, mit kreativen Medien bei vorliegender Indikation „*Erlebnisaktivierung*" durch „*multiple Stimulierung*" (*Petzold* 1988f) eingesetzt. Das **„erlebte Leibgedächtnis"**, dessen sich der erinnernde Mensch „inne wird", ist – obwohl es nur einen geringen Ausschnitt des vorhandenen, ja des aktivierten Materials zugänglich macht, als **„subjektives Leibgedächtnis"**, gesättigt mit *autobiographischen Memorationen* (*Conway* 1990) –, für das Selbst- und Identitätserleben des Subjekts von herausragender Bedeutung, eben weil es mit seinen vielfältigen Informationsebenen *kognitives, emotionales, volitives, somatomotorisches* und *perzeptives* Geschehen mit einbezieht, die gesamte Person involviert und *subjektiv bedeutsame* Erfahrungen und das Erleben von persönlichem **Sinn** (*Petzold* 2000k, 2001k) ermöglicht – wiederum *leibhaftig*. Damit wird zu der neurowissenschaftlichen Perspektive die phänomenologisch hermeneutische gewonnen: denn ohne **persönliche Sinnsysteme** (die von der Psychologie gut erforscht sind, vgl. *Dittman-Kohli* 1998) bleibt für das Subjekt, sein Erleben und Leben, bleibt damit auch für die subjektzentrierte, die „intersubjektive" Psychotherapie das neurophysiologische Fundament ohne Bedeutung.

Vor diesem Hintergrund einer integrativen Gedächtnis- und Lerntheorie (vgl. jetzt *Sieper, Petzold* 2002) ist das nachstehende heuristische Modell zu sehen.

Das abgespeicherte *bewußte, mitbewußte* und *unbewußte* Wissen (z.B. bei intuitiven Vorgängen) muß *fungierend* zur Wirkung kommen, wenn es erforderlich ist. Weiterhin müssen die *Archive* offen stehen, so daß neue Informationen aufgenommen werden können, um alte *„fixierende Narrative"* zu ergänzen, zu verändern oder – wo erforderlich – außer Kraft zu setzen.

Diese können auf verschiedenen *„prävalent-pathogenen Milieus"* der Lebensgeschichte liegen (ibid. 1988n, 268, 488) und sind in der *Biographie* aufzusuchen. Das erfordert aktivierende *Erinnerungsarbeit*, ein ko-respondierendes Sichten, Ordnen, Bewerten des Aufgefundenen, um seinen *Sinn* zu verstehen, neuen *Sinn* zu implementieren, was zu einer wachsenden **Sinnerfassungs-, Sinnverarbeitungs-, Sinnschöpfungskapazität** führt. So werden gemeinsame Einsicht in Zusammenhänge und damit *„korrigierende emotionale Erfahrungen"* (*F.M. Alexander*, vgl. *Schuch* 1990) im Sinne einer „korrigierenden" oder „alternativen" Nach- bzw. Neusozialisation (*Petzold* 1969b, 1988d) möglich, und es kann gelingen, die determinierende Kraft dysfunktionaler *Narrative* durch *„ko-respondierende Erinnerungsarbeit"* und erweiterte *„Sinnerfassungskapazität"* aufzuheben.

In unserem Ansatz haben wir auf der Grundlage von entwicklungspsychologischen Ansätzen, Ergebnissen der Gedächtnisforschung (*Craik, Lockhart* 1972; *Klix* 1984; *Hoffmann* 1980, 1988; *Hoffmann* 1983; *Paivio* 1971; *Nelson* 1979; *Engelkamp* 1990; *Riddoch* et al. 1988) und klinischen Beobachtungen über Memorationsvorgänge in der Psychotherapie von Kindern, Erwachsenen und alten Menschen eine *heuristische Konzeption* zum Gedächtnis entwickelt, die für die *Praxis* erlebnisaktivierender und regressionsorientierter Psychotherapie Handlungsmöglichkeiten bietet. Arbeit mit Bewegung, Musik, bildnerischen Mitteln, komplexen

Methoden wie therapeutisches Puppen- oder Theaterspiel (*Petzold* 1969h, 1972e, 1973b, 1974j, 1975d, 1977g, 1987a,b etc.). Besonders die Arbeit mit Säuglingen und Kleinkindern, die das „Erwachen des Gedächtnisses" miterleben ließ (*Petzold, Verveij* 1989), und die Arbeit mit Hochbetagten und verwirrten alten Menschen (idem 1988g; *Petzold, Petzold* 1991b; *Müller, Petzold* 2002a, b 2003; dieses Buch, S. 905-919), die mir das „Erlöschen des Gedächtnisses" schmerzlich vor Augen führte, haben mir für das *heuristische Gedächtniskonzept* in der Integrativen Therapie Anregungen gegeben. Es bildete sich ein für die Praxis handlungsrelevantes Modell heraus, das mit Blick auf die Entwicklungen in der neuen Theorienbildung und Forschung der Gedächtnispsychologie und -physiologie interessante Anknüpfungspunkte bietet.

4.1 Zur multimodalen und holographischen Funktion des Gedächtnisses

Die Untersuchungen von *Craik* und *Lockhart* (1972) zum Konzept der *Verarbeitungstiefe* ergaben, daß *Behalten* an Verarbeitungsprozesse gebunden ist. So ist es „wichtig, ob im Gedächtnisexperiment mit sprachlichen oder nichtsprachlichen Reizen gearbeitet wird, da bestimmte Informationsverarbeitungsprozesse notwendig nur in dem einen, nicht aber in dem anderen Fall stattfinden und umgekehrt" (*Engelkamp* 1990, 37).

Nach der dualen Code-Theorie (*Pavio* 1971, 1986) ist das imaginale System gedächtniswirksamer als das verbale. *Nelson* (1979), *Wippich* (1980) u.a. nehmen visuell-sensorische, verbalsensorische und semantische Prozesse als gedächtnisrelevant an. *Engelkamp* (1990) belegt überzeugend die Gedächtniswirksamkeit von motorischen Prozessen. *Wippich* und *Wagner* (1989) legen eine Arbeit zum propriozeptiven Gedächtnis vor, die besonders den Leibtherapeuten interessieren dürfte: „Auch Hände haben ein Gedächtnis."

Nachdem schon *Bruner* (1970) sich mit den *„modalities of memory"* befaßt hatte, kommen *Riddoch* et al. (1988) und insbesondere *Engelkamp* (1990) zu einer *„multimodalen Theorie des Gedächtnisses"*. In ihr „hat sich die Annahme von partiell unabhängigen Teilsystemen, die jeweils spezifische Informationen zur Verfügung stellen bzw. zu spezifischen Leistungen beitragen, als sehr geeignet erwiesen, eine Vielzahl grundlegender Phänomene beim episodischen Erinnern zu erklären" (ibid. 176).

Engelkamp kommt bei seinem schon sehr komplexen Ansatz zu dem Schluß, „daß eine umfassende Theorie auch anderen Subsystemen [als das visuelle, sprachliche und motorische m.E.] wie jenen für Gerüche und Geräusche, aber vor allem auch einem für Affekte Rechnung tragen muß" (ibid. 477). Die Fragen nach der Verknüpfung der Teilsysteme bzw. komplexeren Einheiten sind immer noch, trotz immenser Forschungsfortschritte (*Tulving, Craig* 2000) nicht gänzlich geklärt (*Gazzaniga* 1989, 2000). Die Forschungen zur *inter-* bzw. *crossmodalen* oder *amodalen* Wahrnehmung bei Säuglingen (*Gibson, Spelke* 1983), die immer auch ein *crossmodales Gedächtnis* implizieren (*Rose, Ruff* 1987; *Stern* 1985, 47ff), oder auch das interessante Modell des „holographischen Gedächtnisses" von *Pribram* (1979, vgl. *Petzold* 1988n, 59ff), das annimmt, alle wahrgenommenen Ereignisse würden wie ein Hologramm aufgenommen und gespeichert, verweisen auf ultrakomplexe Interferenzmuster. Forschungsergebnisse wie die von *Lewcowicz* und *Turkewitz* (1980), die auf eine Äquivalenz von Intensitäten bzw. qualitative Entsprechungen verschiedener Sinnesmodalitäten verweisen (Äquivalenz von Stimulation visueller Helligkeitsgrade mit Tönen bestimmter Lautstärke) weisen in ähnliche Richtung. Holographische Speicherungen im „**Leibgedächtnis**" gewährleisten, daß mit jeder Detailinformation die Gesamtinformation mitgegeben ist, über ein Teil andere Teile bzw. Modalitäten, ja das „Ganze" aktiviert werden kann, z.B. über einen Geruch – man denke an das *Proust*sche Teegebäck – die ganze Szene der Erinnerung zugänglich wird. Dieses Prinzip hat für die evokative Erinnerungsarbeit in der Integrativen Therapie höchste Relevanz, weil in ihrem Ansatz „komplexer katathymer Imagination" (*Petzold* 1972f, 1990w; *Katz-Bernstein* 1990) und intermedialer Praxis (*Petzold, Orth* 1987c) beständig mit der Evokation von Bildem, Klängen, Propriozeptionen, Kinästhesien, Geschmacks- und Geruchssensationen monomodal gearbeitet wird, aber auch mit Synästhesien, Atmosphären und Szenen, holographischen Evokationen also (idem 1981i, dieses Buch, S. 691ff).

In der Auseinandersetzung mit der Gedächtnisforschung bleibt für die Psychotherapie noch viel an Arbeit zu leisten (*Lichtenberg* 1991,71f; jetzt *Deneke* 1999), um deren Ergebnisse auf die klinische Situation zuzupassen bzw. mit der klinischen Erfahrung zu vereinen (notfalls müssen Konzepte revidiert werden). Mit den inkonsistenten Gedächtniskonzepten psychoanalytischer Provenienz wird man auf jeden Fall nicht aus- und weiterkommen. Hier zeigt sich wieder einmal die verhängnisvolle Isolation der Psychoanalyse bzw. Tiefenpsychologie von den übrigen Bereichen der Psychologie, die sich nur allmählich aufzuweichen beginnt. Mit der selektiven Rezeption von Arbeiten „der Babywatcher" (*Köhler* 1990) – der Begriff schreibt das alte Paradigma *Freuds* fort, der Kinder als besonders geeignete *„Beobachtungsobjekte"* ansah (1933, GW 15, 158f) – ist nichts gewonnen, wenn man weiterhin linearkausal konzeptualisiert und man nicht, wie *Stern* (1985), *Emde* (1988, 1989) u.a. beginnt, eine neue Konzeption des Entwicklungsgeschehens zu erarbeiten, die zu einer neuen Form „klinisch-therapeutischer Entwicklungstheorie" führt. Diese zeichnet sich erst im Umrissen ab (*Sameroff, Emde* 1989). Sie müßte gesunde wie gestörte Entwicklungsverläufe unter *longitudinaler* Perspektive (*Rutter* 1988) gleichermaßen in den Blick nehmen, also die einseitige medizinalisierte Perspektive aufgeben, müßte *„adverse"* wie *„protective events"* (*Rolf* et al. 1990; *Petzold* et al. 1993) berücksichtigen, den sozialen bzw. ökologischen Kontext einbeziehen, um „ökologische Validität" zu gewinnen (dieses Buch, S. 442), und sie müßte *„integrativ"* sein und die verschiedenen Strömungen entwicklungspsychologischer Forschung aufnehmen (dieses Buch, S. 436-446) und im Hinblick auf ihre Relevanz für die klinisch-therapeutische Arbeit auswerten. Schließlich müßte eine solche „klinisch-therapeutische Entwicklungstheorie" die entwicklungspsychologischen Erkenntnisse mit den Erfahrungen zu verbinden suchen, die man in der Behandlung von Erwachsenen – insbesondere in regressiven Zuständen, *Stern* (1985, 14) spricht vom *„clinical infant"* – gemacht hat, und dies nicht, um von daher, wie im psychoanalytischen Paradigma bisher üblich (*Spitz* und *Mahler* haben damit z.T. ihre Beobachtungen fehlinterpretiert und Erkenntnismöglichkeiten verfehlt), auf das „Wesen" des Kindes zu schließen und auch nicht, um von kindlichen Erlebnisweisen nahtlos die Verfassung von Erwachsenen – etwa von *Borderline*-Patienten (*Mahler* 1971; *Rhode-Dachser* 1979) – zu erklären. Es wird vielmehr darum gehen, auf der Grundlage einer differenzierten Kenntnis der „Sozialisation und Entwicklungspsychologie des Erwachsenenalters" (*Hurrelmann* 1988; *Lehr* 1978; *Olbrich* 1987; *Filipp* 1987; *Thomae* 1983, 1987; *Faltermaier* et al. 1992), das Netz von Einflüssen besser zu begreifen, das diese Persönlichkeit, mit der wir arbeiten, geprägt hat. Dies erfordert eine multikausale, zeitextendierte Betrachtungsweise, die *Karriereverläufe* (*Strauss, Harding* 1990) und die in ihnen wirkenden Faktoren ko-respondierend zu *rekonstruieren* sucht, und das ist immer auch ein kreatives, *konstruktives* Unterfangen. Wie in jeder Form der Geschichtsschreibung wird unter Verwendung vorhandener Daten *keine* getreue Reproduktion vergangener Ereignisse erfolgen, sondern es wird eine *„neue Geschichte"* geschrieben, mit der man sich von einer Gegenwart her einer vergangenen Gegenwart annähert, um sich von ihr ein Bild zu machen, das *sinnvoll* ist und das den Betrachtern – Therapeut und Patient – ermöglicht, die gegebene Gegenwart (der therapeutischen Situation, des aktuellen Lebensgeschehens) besser zu verstehen und kommende Gegenwarten, Zukunft also, angemessen vorzubereiten, etwa im Sinne von *Veränderungen von Verlaufstendenzen* in Karrieren (Aufhebung von Wiederholungszwängen, Auflösen fixierender Narrative oder negativer Ereignisketten etc.) aufgrund der gewachsenen *Sinnerfassungskapazität.*

Klinisch-therapeutische Entwicklungstheorie muß deshalb immer *chronosophisch* begründet sein. Zeittheoretische und hermeneutische Überlegungen (*Petzold* 1988n, 1991o, dieses Buch, S. 233f, 282ff, 299ff) werden für sie unverzichtbar, wenn es um das In-Beziehung-Setzen von entwicklungspsychologischen Erkenntnissen, die uns die Forschung über das Säuglings-, Kindes- und Jugendalter bereitstellt, mit den Phänomenen einer therapeutischen Situation im „Hier-und-Jetzt" und den Fakten eines aktuellen Lebensgeschehens geht (dieses Buch, S. 865f, 825f), um *Sinn* für das Verständnis eines Lebensverlaufes zu schöpfen, der dem Patienten einen *„sense of self"* und ein Identitätserleben ermöglicht, *Sinn,* der heilend wirkt. All dieses – die *Erinnerungsarbeit* und die tiefenhermeneutische Auswertung des Erinnerten in der therapeutischen Ko-respondenz (idem 1980g) – wird ohne gedächtnistheoretische Konzepte oder zumindest ohne eine klinisch relevante *heuristische Konzeption* des Gedächtnisses und **autobiographischen Memorierens** (idem 1992c; *Petzold, Orth* 1993; *Conway* 1990) nicht auskommen.

4.2 Das heuristische Gedächtniskonzept

Im folgenden sei unser Konzept umrissen: Im Integrativen Ansatz wird das Gedächtnis fundamental als Eigenschaft des *Leibes* gesehen, in dem all seine Memorationsmöglichkeiten „holographisch und synergetisch" zusammenfließen. Es wird deshalb als *transversales, „integrales Leibgedächtnis"* bezeichnet (S. 549). Dies wird einmal in der basalen Dimension eines *„somatischen kollektiven Gedächtnisses"* gesehen, als molekularbiologisches Geschehen, durch das im *Genom* die Geschichte der Evolution bis zu diesem Exemplar des *Homo sapiens,* der vor uns steht, festgehalten ist. Die Baupläne, die sich in der evolutionären Geschichte entwickelten und die in genetischen Konfigurationen festgehalten wurden, ermöglichen einerseits das *immunologische Gedächtnis,* Grundlage der Lernfähigkeit unseres Immunsystems, andererseits das Entstehen des individuellen, memorationsfähigen Gehirns, das sich wiederum in einer genetisch festgelegten Form von der Embryonalzeit bis zum Abbau und Verfall im hohen Senium entwickelt. Diese genetische Ausstattung als *„kollektiver Gedächtnisspeicher"* des Menschen ermöglicht das *persönliche cerebrale Gedächtnis,* in das vielleicht auch sehr generelle Informationen aus dem „kollektiven Speicher" einströmen können – vielleicht in Form „paläopsychischer Relikte" aus einer kollektiven Dimension des Unbewußten, die aber wohl anders gefaßt werden muß als es von *Freud* und *Jung* vertreten wird (vgl. dieses Buch, S. 276). Sie ist eher im Sinne struktureller Informationen über Wahrnehmungsgegebenheiten zu sehen. Hier läge eine Erklärungsmöglichkeit für Phänomene wie die „intermodale Wahrnehmung" (*cross-modal resp. amodal perception*, vgl. *Stern* 1985, 47ff; *Meltzoff, Moore* 1977; *Gibson, Spelke* 1983 und insgesamt *Rose* und *Ruff* 1987), „intermodales Gedächtnis" (*Engelkamp* 1990) oder die „transmediale Konstanz" (*Petzold, Orth* 1990a, 702, 740). Dabei ist es begrifflich wahrscheinlich genauer, von „*transmodalen Phänomenen*" zu sprechen, denn wahrgenommen wird ja beim visuell-haptischen Transfer z.B. ein haptischer Eindruck, der in einer kognitiven Operation in den visuellen Sektor, der für eine andere Wahrnehmungsmodalität zuständig ist, *transportiert* wird, wobei das Gedächtnis eine besondere Rolle spielt, denn das nur haptisch Wahrgenommene wird ja bei visueller Darbietung des Gegenstandes *erkannt*, ohne daß Berührungskontakt gegeben ist.

Die Wahrnehmungsmodalitäten werden also überschritten. Im *persönlichen* – im immunologischen wie im cerebralen – Gedächtnis eines konkreten Menschen stehen die Ereignisse zentral, die er in seiner individuellen Lebensgeschichte aufgenommen hat und aufnimmt: von der Embryonalzeit bis ins Senium – sei es die Information über einen Erreger, der nach einer Infektion in der Kindheit über ein Leben hin wiedererkannt wird, oder sei es die Speicherung eines lebensgeschichtlichen *Ereignisses* (*Filipp* 1990) im cerebralen Cortex. Die *Entwicklung des persönlichen cerebralen Gedächtnisses* in einer Longitudinalperspektive über die Lebensspanne hin, die für die Psychotherapie so zentral steht, wirft noch viele Fragen auf, die von der Forschung unbeantwortet sind, so daß man beim derzeitigen Erkenntnisstand mehr als eine *heuristische Konzeption* nicht vorlegen kann. Eine solche wird indes unverzichtbar. Dabei ist es wichtig, einen komplexen Ansatz zu wählen, wie er sich in der neueren Gedächtnisforschung abzeichnet (*Engelkamp* 1990) und der auch für die Betrachtung der vielfältigen, im klinischen Kontext auftauchenden Gedächtnisphänomene geeignet ist. Besonders in einem leib- und bewegungstherapeutischen Ansatz der Psychotherapie, der mit kreativen Methoden und Medien arbeitet (*Petzold, Orth* 1990), in dem also Bewegungsfolgen, Leiberfahrungen, Bilder, Klänge, Geräusche, Kinästhesien, Gerüche, Szenen, Stücke, Atmosphären, Stimmungen, Affekte, Worte, Sätze memoriert werden, kommt man mit einer monomodalen oder bimodalen Gedächtnistheorie nicht aus. Eine Unterscheidung in „episodisches und semantisches" Gedächtnis, wie sie von *Tulving* (1972,1983), *Brown* (1973) u.a. vorgenommen wurde – *Stern*s (1985) Konzeptualisierungen basieren wesentlich auf dieser Differenzierung, und in der psychoanalytischen Rezeption der Babyforschung folgt man ihm (*Köhler* 1990, 44f) – eine solche Unterscheidung ist sinnvoll, aber sicherlich noch zu wenig differenzierend. Insbesondere wird der Bedeutung des motorischen Gedächtnisses gerade für die früheste Zeit der sensorisch-perzeptuellen Erfahrungen (*Hopkins* 1991) nicht genügend Rechnung getragen. *Piaget*s (1983) „sensumotorisches Handlungsschema" oder *Nelson*s (1983) „events" oder „scripts" sind Konzepte, die ähnlich dem Konstrukt der „Episode" (*Tulving* 1972) eine ganzheitliche, zugleich aber auch eine differentielle Sicht erforderlich machen. In unserem heuristischen Konzept eines **transversalen „Integralen Leibgedächtnisses"** (S. 549), in dem auf der Grundlage der neuronalen bzw. cerebralen Ausstattung des Leibes Wahrnehmungen *ganzheitlich* und *differentiell*, *multimodal* und *intermodal* bzw. *holographisch* abgespeichert werden können, wird versucht, dieser Forderung zu entsprechen.

Gemäß unseres heuristischen Modells können unter einer Entwicklungsperspektive folgende Schritte angenommen werden:

4.2.1 Sensumotorisches bzw. propriozeptives Gedächtnis

Für den vorgeburtlichen und nachgeburtlichen Bereich gehen wir von einem *„sensumotorischen* bzw. *propriozeptiven Gedächtnis"* aus (*Petzold* 1992b). Es handelt sich um *„memory without words"* (*Bruner* 1970) für Ereignisse im „sprachlosen Raum" (*Heinl* 1991), ein Gedächtnis, das der „**Welt sensumotorischer Erfahrungen**" (I) zuzuordnen ist (vgl. 3.1). In ihm werden auf einem *„Low-level"*-Niveau (d.h. in primitiven neuronalen Kreisläufen, in denen ein Austausch intra- und interzellulärer Information stattfindet) und dann spätestens mit der 35. Gestationswoche überwiegend zerebrale Eindrücke aus dem propriozeptiven Bereich und der intrauterinen Mikroökologie festgehalten, z.B. motorische, vestibuläre und kinästhetische, aber auch taktile oder auditive Erfahrungen. Diese Eindrücke werden in sehr rudimentärer Form bzw. auf einer nicht *memorablen Ebene* gespeichert und dienen überwiegend in der Interaktion mit den von der DNA generierten Entwicklungsimpulsen dem weiteren Aufbau des Organismus, des ZNS, des Leibes. Die Information wird z.T. an bestimmte Entwicklungsstadien gebunden und – für spezifische Entwicklungsaufgaben zugepaßt – aufgenommen. Da die gewaltige Menge von Neuronen, die in der Embryonalentwicklung produziert wird, sich auch wieder selektiv zurückbildet und dies z.T. in erheblichem Umfange, kann angenommen werden, daß die von ihnen wahrgenommenen Aufgaben und die damit verbundenen und festgehaltenen Informationen nur temporäre Bedeutung hatten, also keine überdauernden Speicherungen erforderlich machten.

Der Föte kann sich von der 9. Woche an mit relativ komplexen, selbstinitiierten Bewegungsmustern, die genetisch vorgegeben sind, im uterinen Milieu orientieren, wie z.B. Untersuchungen aus der Groninger Forschergruppe um *Prechtl* (*deVries, Visser, Prechtl* 1982) aufgrund von Ultraschallaufzeichnungen zeigen, und die so gewonnenen „Erfahrungen" können rudimentär auf einer „Low-le-vel"-Ebene gespeichert werden. (Derartige Ergebnisse stehen der Annahme entgegen, daß sich Bewegungsmuster allmählich von einfachen zu komplexen Formen entwickeln, eine Annahme, die für viele Bereiche frühen Funktionierens von Föten und Babies in Frage gestellt werden muß, vgl. *Hopkins* 1991.) Einfache akustische Muster – Töne sind vom Ende des 4. Monats an wahrnehmbar (*Tomatis* 1987) – im letzten Schwangerschaftstertial vorgegeben, können *post partum* wiedererkannt werden (*DeCasper, Fifer* 1980). Monästhetische Wahrnehmung und monomodale Memoration sind also für die meisten Sinnessysteme und die über sie generierten Informationen vorhanden. Aufgrund der bestehenden Vernetzungen, wie eingeschränkt sie auch noch sind, ist auch von intermodalen Phänomenen auszugehen, von synergetischen Effekten (*Droge* et al. 1986; *Chugani* et al. 1987; *Prechtl* 1984).

4.2.2 Atmosphärisches Gedächtnis

Nach der Geburt lebt der Säugling – wie noch im letzten Schwangerschaftstertial – in einer *einheitlichen Welt*, in der Hörbares auch greifbar, Greifbares sehbar ist usw. (*Bower* 1976). Die verschiedenen Sinneseindrücke werden „gestalthaft" präsentiert. „Informationen aus unterschiedlichen Sinnen sind daher gegeneinander austauschbar" (*Rauh* 1987, 161). In dieser Zeit ist das *„atmosphärische Gedächtnis"* anzusiedeln, das das ganze „Konzert von Sinneseindrücken" auf einem relativ undifferenzierten (*Conolly, Jones* 1970; *Oerter, Schuster-Oeltzschner* 1987, 541) bzw. „globalen" Niveau (*Meltzoff* 1981) aufnimmt als Gesamteindruck, als „Atmosphäre", als „Stimmung", als „synästhetische Erfahrung" (*Petzold* 1988n, 192), als „Qualitäten" (Intensitäten, zeitliche Sequenzen, vgl. *Lewkowicz, Turkewitz* 1980; *Stern* 1985), als „invariante Eigenschaften" von Gegenständen (*Gibson* 1979), als „Strukturgerüste" (*Arnheim* 1978). Dabei können durchaus visuelle oder akustische Wahrnehmungen „separat", d. h. monästhetisch aufgenommen und *monomodal* behalten werden, aber es treten auch Polyästhesien, Synästhesien auf der Wahrnehmungsebene und damit verbunden „intermodale Quergänge", d. h. *„transmodale* bzw. *holographische Phänomene"* auf der Ebene des Gedächtnisses auf, wie die berühmte Untersuchung von *Meltzoff* und *Borton* (1979) zeigt: drei Wochen alte Säuglinge konnten aus unterschiedlich geformten Schnullern denjenigen visuell identifizieren, der ihnen mit verbundenen Augen mehrfach zum Saugen gegeben worden war (es war also nur taktiler Mundkontakt vorhanden). Dieser *haptisch-visuelle* Transfer oder der *akustisch-visuelle* Transfer (*Lewcowicz, Turkewitz* 1980) oder das a*udio-visual matching* verweisen nicht nur auf eine polyästhetische Wahrnehmung und eine synästhetische, holographische Vernetzung der Perzeptionen (*McGurk, Mac Donald* 1976) „im totalen Sinnesorgan des Leibes" (*Merleau-Ponty* 1966), sondern auch, weil es in den Experimenten ja immer auch um ein Erinnern und Wiedererkennen geht (*Bower* 1976; *Spelke* 1982; *Morrongiello* 1984), auf ein synergistisch-holographisches, auf ein multi- oder transmodales Funktionieren des Gedächtnisses (*Pribram* 1979). Diese übergreifenden Wahrnehmungs- und Gedächtnisfähigkeiten (*Rose, Ruff* 1987) haben für die „intermediale Arbeit mit kreativen Medien" (*Petzold, Orth* 1990b) einen hohen explikativen Wert und erklären auch so komplexe Phänomene wie Empathie oder die für die Integrative Therapie so zentralen Konzepte wie *Synopse* und *Synergie* (*Petzold* 1974j, 305; 1988n, 76, 344 et passim) oder *Synästhesie* und *Synekthesie* (ibid. 192, 197) oder *Permeation* (ibid. 551; 1977m, 144; *Petzold, Orth* 1990a, 152, 645 et passim), *atmosphärisches Erfassen* und *szenisches Verstehen* (ibid. 149, 152, 894; 1988n, 319, 453, 590). Wahrnehmung wird also in vielfältiger Form, z. B. akustisch oder visuell oder kinästhetisch, monästethisch oder synästhetisch aufgenommen und monomodal oder intermodal gespeichert, wobei die übergreifenden Modalitäten das „atmosphärische Gedächtnis" konstituieren, das der **„Welt der affektiven Erfahrung"** (II) zuzuordnen ist (vgl. 3.2).

4.2.3 Multimodales ikonisches Gedächtnis

Monästhetische und polyästhetische Wahrnehmungen, d.h. Sinneswahrnehmungen in einem Bereich – z.B. des Sehens – oder in verschiedenen separaten Bereichen – z.B. des Sehens und Hörens – konstituieren das *„multimodale ikonische Gedächtnis"*. Dieses ist nicht nur auf visuelle Gestalten begrenzt, sondern umfaßt z.B. auch akustische *Monästhesien,* d.h. „Lautikonen" (*Aslin* 1987) oder kinästhetische, z.B. Bewegungsgestalten. Es folgt schon bald dem *„atmosphärischen Gedächtnis"*, wenn sich aus dem Geräusch Lautgestalten, aus der Masse visueller Eindrücke umgrenzte Bilder oder Bildfragmente, aus der Vielfalt der Bewegungen Bewegungsmuster herausgliedern und mittel- und längerfristig rekognizierbar werden – was nicht mit Reproduzierbarkeit gleichzusetzen ist. Dies geschieht schon vom ersten Lebensmonat an mit wachsender Kapazität. Im Sinne des multimodalen Gedächtniskonzeptes und des polyästhetischen Wahrnehmungsmodells schatten sich für die einzelnen Sinnesbereiche prägnante

„Gestalten" vor dem Hintergrund komplexen Wahrnehmungsgeschehens zu unterschiedlichen Zeitpunkten ab, Lautikonen z.B. schon pränatal, also früher als prägnante visuelle Ikonen. Sie sind zunächst auch alleinig *im fungierenden* Gedächtnis „deponiert" und etwa bis zum 8. Lebensmonat nicht aktiv memorierbar. Rekognition ikonischer Wahrnehmungsgegenstände sind an entsprechende „Schlüssel" (*cues*) bzw. Adressen, d.h. an die Anwesenheit des zu erinnernden Gegenstandes bzw. Ereignisses gebunden (*Petzold* 1992c). Ikonische Gedächtnisinhalte, etwa gestischer Art, können mit archaischen Bedeutungstragern verbunden sein, „Protosymbolen" wie z.B. die Hand, der zeigende Finger etc., die später in ihrem Bedeutungsgehalt dem Bewußtsein zur Verfügung stehen und stets an Bedeutungsfülle gewinnen (vgl. 4.2.5).

4.2.4 Szenisches Gedächtnis

Szenisches Gedächtnis, in dem ganze Szenen mit den in ihnen ablaufenden Handlungen, ja ganze Szenensequenzen festgehalten werden (*event representations, Nelson* 1983), finden wir mit dem 2. Lebensjahr (eadem et al. 1981; *Butler* 1986) in zunehmender Kapazität. Es faßt die voranstehend beschriebenen monomodalen Gedächtnisformen in einer Synthese zusammen, die mehr leistet als eine Summation, indem sie eine Synopse schafft. Unser Konzept des „szenischen Gedächtnisses" entspricht in vieler Hinsicht dem *„episodic memory"* (*Tulving* 1983). In ihm wird komplexes, polyästhetisches, d.h. von den vielen Sinnen des „totalen Sinnesorgans Leib" wahrgenommenes, szenisches Geschehen, das als Ereignis bzw. Ereigniskette (Drama, Episode) aufgenommen wird, abgespeichert. Dabei sind senso-motorische, atmosphärisch-affektive, ikonisch-perzeptive Erfahrungen *synästhetisch* zu einem Ganzen verbunden und intermodal abgespeichert, obgleich auch Einzelmomente abgerufen werden können als *monästhetische Eindrücke* und *monomodale Abspeicherungen*. Einzeladressen aber evozieren häufig auch die Gesamtszene „holographisch" (*Pribram* 1979). Szenen sind – wie schon die Atmosphären – *als ganze* archiviert, wobei die Intensitäten und bei Szenenfolgen auch die zeitliche Struktur des Geschehens in ihrer *Verlaufsrhythmik* festgehalten werden, also *„event sequences"*, aktionale Narrationen bzw. Dramen mit ihren Szenen, Narrativen, Skripts abgespeichert werden, d.h. als *Repräsentanzen* von Abläufen motorischer und interaktionaler Art im jeweiligen *Kontext/Kontinuum*. Damit ist der *„mikroökologische Raum"* mit in den Repräsentanzen eingeschlossen, was gegenüber *Sterns* (1985, 97) **RIG**s (Repräsentanz von Interaktionen Generalisierter Art) ergänzend betont wird. Die Repräsentanzen im „szenischen Gedächtnis" sind keine getreuen Aufzeichnungen historischer Geschehnisse, sondern als Skript oder Narrativ eine *„Typisierung* von Ereignissen bzw. Ereignisketten". Das szenische Gedächtnis ist der **„Welt der interpersonalen Erfahrung"** (III) zuzuordnen (vgl. 3.3). *Stern* (1989) hat neuerdings seine theoretische Position mit einer sehr spekulativen, aber faszinierenden Publikation zur „Repräsentation von Beziehungsmustern" bzw. einer *„interactive history"* in Form von *„internal working models"* (*Bowlby* 1980), *„narrative models"* und *„scenarios"* vorgelegt, die Berührungsflächen mit der Narrations- und Dramatheorie der Integrativen Therapie (*Petzold* 1970c, 1981i, 1990o; dieses Buch, S. 692) möglich macht.

4.2.5 Symbolisches bzw. verbal-semantisches Gedächtnis

Etwa gleichzeitig wie die memorierbare Aufzeichnung von Szenen und Skripts finden sich über einzelne protosymbolische Lautikonen hinausgehende Ein-Wort-Sätze (*Stern* 1927) als symbolische, d.h. bedeutungsgeladene Informationsträger, reproduzierte „Aufzeichnungen" komplexerer Formen, Mehrwort-Sätze, bis dann im dritten und vierten Lebensjahr Satzfolgen, Gespräche im *verbal-semantischen Gedächtnis* festgehalten werden (*Brown* 1973,250 ff; *Bruner* 1987). Dieses entwickelt sich mit dem Spracherwerb als Archiv verbal-symbolisch gefaßter Regeln, Strategien, als ein geordnetes Wissen, das auch den Gebrauch der Regeln etc. umfaßt. Natürlich gibt es auch ikonische Symbolisierungen, Bildgeschichten, wie die Bilderbücher ohne Textteile für Kleinkinder zeigen. In der Psychotherapie ist besonders von psychoanalytischer Seite die Rolle des verbal-semantischen, d.h. sprachgebundenen Gedächtnisses m. E. überschätzt worden, wenn das Erinnern überwiegend an die Reproduktion sprachlich gefaßter Inhalte gebunden wird und nur die sprachlichen Symbolformen, nicht aber die bildlichen, mimischen, gestischen, musikalischen berücksichtigt wurden, die bei Bildgeschichten, symphonischen Dichtungen, „Liedern ohne Worte" doch eine erhebliche Komplexität gewinnen können (*Petzold* 1988b). Viele Forscher sehen motorische, sensorische, imaginale, episodische, szenische Gedächtnisinhalte als memorabler an als verbale (*Pavio* 1986; *Nelson* 1986). Aber eine solche Polarisierung ist unnötig, da die Ereignisse, in denen sich verbal-semantisches Gedächtnis formiert, in atmosphärische, szenische bzw. episodische Zusammenhänge eingebunden sind. Bei einer konsekutiven Entwicklung des Gedächtnisses ist davon auszugehen, daß präverbale Gedächtnisinhalte zwar beim Einsetzen des verbalsemantischen Gedächtnisses überdauern und weiterwirken, daß sie aber auch vom Prozeß der „Benennung" erfaßt wurden. Was im aktionalen Lebenskontinuum geschieht, wird nunmehr benannt, erhält einen Namen, wird damit auch kontrollierbarer (*Petzold, Orth* 1985b). Frühe Atmosphären aber bleiben im „Ungreifbaren", „Unbenennbaren" – namenloses Glück, unaussprechliche Furcht, Gefühle für die man „keine Worte" hat, die sich der symbolischen Formgebung durch die Sprache entziehen und eher durch „ikonische Symbole", Bilder oder Gesten erfaßt werden können, wie dies etwa in der „magischen Phase" geschieht (*Katz-Bernstein* 1990; *Fraiberg* 1972). Frühe Atmosphären werden durch Bilder dann verbalsprachlich „gefaßt", wobei oftmals metaphorische Sprache notwendig wird, weil exakte Benennungen nicht greifen. In der Therapie wird es oft zu einer wichtigen Aufgabe, Hilfen zu geben, daß ungreifbare frühe Atmosphären explikative Bilder und Benennungen erhalten und somit in ein altersangemessenes Sinniveau gehoben werden. So ist eine Fülle von wechselseitigen Einflüssen der Gedächtnisbereiche gegeben, und es entsteht allmählich ein immer komplexeres *„multimodales Gedächtnis"* (*Riddoch* et al. 1988; *Engelkamp* 1990), das prinzipiell Synthesen hervorbringt, wie wir es auch für unser Konzept des „Integralen Leibgedächtnisses" annehmen. Das symbolische bzw. semantischverbale Gedächtnis ist der **„Welt der Symbol- und Spracherfahrung"** (V) zuzuordnen (vgl. 3.5).

4.2.6 Integrales Leibgedächtnis – das autobiographisch memorierende Subjekt

Die einzelnen Gedächtnisformen werden im Verlauf der Kleinkindphase auf der Grundlage intermodaler Prozesse „holographisch" und „transmodal" zu einem *„integralen Leibgedächtnis"* (S. 549) mit vielfältigen Gedächtnisstrategien (*Ornstein* 1989) und einem prägnanten

„Metagedächtnis" (*Schneider* 1985; *Flavell* 1971, 227; 1981), einem Wissen um das eigene Memorieren, „its knowledge of its own knowledge" (*Tulving, Madigan* 1970,477) zusammengefügt. Es wird damit die Basis für **autobiographisches Memorieren** (*Conway* 1990) gelegt, das mit ständig wachsender **Sinnerfassungskapazität** zur Herausbildung persönlicher Identität und Subjekthaftigkeit führt (vgl. dieses Buch S. 322ff; ausführlich *Petzold, Orth* 1993a). Und so bleibt es, bis im Senium durch hirnatrophische Prozesse die mnestische Integrationsfähigkeit, die aktive Memorationsfähigkeit und die Funktion des Kurzzeitgedächtnisses abnimmt, zuweilen auch das Langzeitgedächtnis beeinträchtigt wird und es insgesamt zu einer Entdifferenzierung der Gedächtnisleistungen kommen kann (*Schuster* 1990; *Knopf* 1987; *Salthouse* 1987; *Kliegl* et al. 1989), was dann einen Verlust memorierbarer Biographie und damit personaler Kompetenz und Performanz zur Folge hat.

4.3. Gedächtnispermanenz: Kurzzeit/Langzeitgedächtnis – Gedächtniskompetenz: Rekognition, fungierendes und intentionales Memorieren

Im folgenden sollen wiederum einige Ergebnisse entwicklungspsychologischer Gedächtnisforschungen, die für unseren Kontext relevant sind, vorgestellt werden.

„Preverbal infants encode and retain some information about their visual world from the first hours of life" (*Werner, Perlmutter* 1979). Indes: *Wahrnehmungsfähigkeit* und *Speicherfähigkeit*, hier *Kurzzeit-* und *Langzeitgedächtnis*, müssen differenziert werden, und bis zur bewußten, „aktiv-reproduzierenden" Verwendung des Gedächtnisses im Sinne eines intentionalen „Sich-erinnerns" ist ein weiter Weg. Zuvor *fungiert* das Gedächtnis des Babies unbewußt und automatisch beim Rekognizieren von Gegenständen, Personen und Situationen. Das bewußte *„aktiv-intentionale Memorieren"* setzt in Ansätzen im zweiten Lebensjahr ein und wächst nur allmählich (*Myers, Perlmutter* 1978; *Nelson* 1989c, 32ff), wobei die Rekognitionsleistungen hoch und die Reproduktionsleistungen gering und kontextgebunden sind (*Rovee-Collier* 1990; *Ratner, Myers* 1981). Das ändert sich erst etwa um das 5. Lebensjahr, wenn sich ein *Metagedächtnis (Flavell* 1971, 1981) zu entwickeln beginnt, sich „organisiertes Wissen" und „Strategien der Informationsverarbeitung" (Memorieren, Organisieren, Elaborieren) ausgebildet haben. Für eine Therapie „früher Störungen" wird man an „konkreten", verbalisierbaren Erinnerungen aus dem Frühbereich wenig zu erwarten haben. Das *„fungierende Memorieren"* beginnt – abhängig von der jeweiligen neuronalen Speicherkapazität – im vorgeburtlichen Bereich mit der Ausreifung des Wahrnehmungssystems. Seine „Schaltung" mit dem Gehirn (*Parmelee, Sigman* 1983), d. h. das Einsetzen des zerebralen Gedächtnisses, ist in dieser Entwicklung ein zentrales Moment. Es sei aber auch an die selektiven neuronalen Rückbildungsprozesse der Embryonalzeit erinnert (*Delmas* 1975). Ab der 26. Schwangerschaftswoche reagiert der Föte auf Laute (*Tomatis* 1987). Postnatal kann der Säugling unmittelbar Geräusche lokalisieren und schon in der ersten Lebenswoche Stimmen diskriminieren (*DeCasper, Fifer* 1980), wobei es die Stimme der Mutter fremden Stimmen – auch der des Vaters – vorzieht (*DeCasper, Prescott* 1984; *DeCasper, Spence* 1986). Der *olfaktorische Sinn* funktioniert differenzierend vom 6. Lebenstag an. Der Geruch der Mutter wird von dem anderer Personen diskriminiert (*Cernoch, Porter* 1985). Die *visuelle Wahrnehmung* ist pränatal vorbereitet (*Chugani* et al. 1985) und – wenn auch nicht in aller Funktionsreife – von Geburt an vorhanden (optimale Sehschärfe des Neugeborenen 22,5) und wächst an Prägnanz und Tiefenschärfe (*Schoetzau, Papoušek* 1977).

Schon in der ersten postnatalen Woche schaut das Neugeborene besonders gerne Gesichter an (*Hainline* 1978) und reagiert auf unterschiedliche mimische Reize der Pflegepersonen (*Field* et al. 1982). Es bevorzugt das Gesicht der Mutter. Vom zweiten Lebensmonat an können Gesichter unterschieden und erinnert werden (*Sherrod* 1981). *Tast-* und *kinästhetische Sinne* fungieren schon im zweiten Schwangerschaftstrimester und sind *post partum* unmittelbar sehr aktiv und bedeutsam in der Kommunikation. Gegenstände können schon in den ersten Wochen monomodal und intermodal unterschieden, d.h. rekogniziert, werden (*Cohen, Salapatek* 1982). Einfache Lernprozesse sind vom ersten Lebenstag an möglich (*Papoušek, Papoušek* 1979), wahrscheinlich schon pränatal, blickt man auf die Kontinuität neuronalen Funktionierens (*Prechtl* 1984). Vom 12.-21. Tag an sind mimische und gestische Imitationsleistungen (*Meltzoff, Moore* 1977) deutlich nachweisbar. Wo immer Diskriminationsfähigkeit nachgewiesen werden kann, verweist das auch auf Gedächtnisleistungen, wobei wir über die *Permanenz* der Speicherung (Langzeitgedächtnis) noch wenig wissen (*Wippich* 1984; *Ornstein* 1978, 1979). Im Langzeitspeicher, „tertiäres Gedächtnis" genannt – auch „Chronik", „depositives Gedächtnis" (*Petzold* 1968b) – werden schon sehr früh Informationen abgespeichert, aber sie verändern ihre Struktur im Laufe der Zeit. Damit wird auch die Zugänglichkeit zu diesen Informationen weitgehend verschlossen, weil die Bedeutungsebene der frühen Erfahrungen nicht mehr gewußt wird und die Schlüssel *(cues)* bzw. „Adressen" durch die Veränderungen nicht mehr greifen. Regressionsorientierte Therapie, die – etwa durch den Einsatz von Körperinterventionen und Übergangsobjekten (*Petzold* 1983a; *Ramin, Petzold* 1987), durch „Kinderanalysen mit Erwachsenen" (vgl. idem 1969c; *Ferenczi* 1931) – Schlüssel bereitzustellen sucht, indem sie vermittels „multipler Stimulierung" mehrere potentielle „Adressen" anfragt, vermag vielleicht in bestimmten Grenzen „frühes Material" zu aktivieren und auf diese Weise „prävalent pathogene Milieus" zu erreichen. Für die Vergegenwärtigung konkreter Szenen und prägnanter Erinnerungsbilder reicht die Erinnerung nicht in die Zeit vor dem zweiten Lebensjahr (*Nelson* 1984, 1989). Was immer auch die Rätsel der *frühkindlichen Amnesie* sind, die gegenwärtige Forschungslage (vgl. *Rovee-Collier* 1987) spricht *gegen* eine *unveränderte* Langzeitpermanenz von Erfahrungen aus dem frühesten pränatalen und postnatalen Erlebnisbereich (*Petzold* 1992c) bzw. gegen ihre Reproduktion, was Konsequenzen für die Beurteilung von Phänomenen in den sogenannten „Geburtstherapien" hat (vgl. *Freundlich* 1981). Es wäre zu untersuchen, inwieweit ein induziertes *regressives Setting* Hilfen für ein *retrieval*, ein *Abrufen* von frühen kontextuellen Erfahrungen ermöglicht. Da *Retrieval*-Phänomene bei Säuglingen in den ersten Lebenswochen für das „episodische Gedächtnis" (*Brown* 1973, 108) nicht nachweisbar sind, ist *nicht* davon auszugehen, daß sie in „regressiven Settings" als „originäre Erfahrungen" evoziert werden können, d.h. daß Geburtserlebnisse oder Ereignisse aus den ersten beiden Monaten als „reproduzierte Szenen" aufkommen können (*Petzold* 1992c). Finden sich solche Phänomene, so handelt es sich um Bildungen der „Nachträglichkeit" (*Freud*), Erlebniskonglomerate aus verschiedenen Lebensperioden (nicht zuletzt auch geformt von den Erwartungsstrukturen der therapeutischen Situation und den in ihr zur

Wirkung kommenden Theorieannahmen, etwa der „Rebirther" oder „Primärtherapeuten"; *Petzold* 1990ä).

Für komplexere Erinnerungsleistungen, etwa von *„szenischen Kontexten"*, müssen die Wahmehmungsfähigkeiten des Säuglinges schon gut entwickelt sein. Weiterhin sind die Affektlage und die motorische Erfahrung wichtige Voraussetzungen. Zunächst lokalisieren Säuglinge Objekte im Bezug zur Position ihres eigenen Körpers. Später nehmen sie aber auch außenliegende Bezugspunkte auf, die von ihrer eigenen Position unabhängig sind (*Acredolo, Evans* 1980), vom 9. Monat an bevorzugt die Mutter (*Presson, Ihrig* 1982). Vom 8. Monat an können Säuglinge auf der Grundlage von *„place cues"* komplexere Orientierungsleistungen erbringen (*McKenzie* et al. 1984; *Keating* et al. 1980). Bezugspersonen als Orientierung werden besonders in der Zeit gewählt, in der das *„social referencing"* auftaucht (*Feinmann* 1985; *Campos, Stenberg* 1981). Schon mit drei Monaten beziehen sich Säuglinge auf *„distal contextual cues"* (*Butler* 1986; *Hayne, Rovee-Collier* 1987). Kontexte werden auf diese Weise aufgenommen, gespeichert und dienen sogar zur Reaktivierung von Erinnerungen, wie besonders die Arbeiten zum *retrieval* (*Rovee-Collier, Patterson, Hayne* 1985; *Butler* 1986) zeigen. Die Arbeiten der Forschergruppe um *Rovee-Collier* und *Hayne* verweisen auch darauf, daß situative Kontexte schon von drei Monate alten Säuglingen länger behalten werden als bislang angenommen:... „these findings challenge the popular contention that longterm memory requires the functional hippocampus" (*Rovee-Collier* 1987, 128). Vor dem dritten Lebensmonat vergessen Säuglinge Gelerntes (ganz gleich ob das Lerntraining mit oder ohne *„reminder"* geschah) sehr schnell, und das Vergessene ist nicht mehr aktivierbar (*Van der Linde* et al. 1985; *Ungerer* et al. 1978). Vom dritten Monat an sind sie aber in der Lage, proximale und distale Details ihres Kontextes für Tage und Wochen zu lernen (*Fagan* 1984; *Rovee-Collier* et al. 1985). Da besonders kontextuelle Variablen das Behalten fördern und Reaktivierungen zu einer Vertiefung des Behaltenen führt, ist zumindest die Hypothese erlaubt, daß atmosphärische Qualitäten und grobe szenische Strukturen bzw. *Strukturgerüste* (Aufbau und Anordnung eines Raumes, z.B. eines Kinderzimmers) der Erinnerung zugänglich werden können, besonders wenn eine hohe Konstanz der Einflüsse gegeben war. *Rovee-Collier* (1987) schließt aufgrund der vorliegenden Untersuchungsergebnisse: „Reactivation procedures have indicated that many forgotten memories remain available even though they have temporarily become inaccessible to the retrieval process. Under these conditions, there is a continuing possibility that they could influence or guide subsequent behavior after lengthy developmental periods. Whether previously encoded memories are recoded during the retrieval process, thereby becoming inaccesible in their original form, is a problem for future research" (ibid. 131). Es muß dabei im Gedächtnis behalten werden, daß diese Aussage für die Memorationstätigkeit im ersten Lebensjahr gemacht wurde. Über Langzeitmemorationen in das zweite und dritte Lebensjahr oder gar bis in das Erwachsenenalter liegen keine zuverlässigen Forschungsergebnisse vor. Die Barriere der frühkindlichen Amnesie scheint für visuelle und auditive Ikonen, d.h. auch für visualisierbare Szenen, undurchdringbar. Frühe *szenische Qualitä*ten, Atmosphären, Propriozeptionen im Sinne von Leibempfindungen mögen mit Blick auf die Vielzahl der in Körpertherapien berichteten Phänomene näherungsweise zugänglich werden, aber auch die hierbei eventuell vorliegenden Primärerfahrungen wurden ja wieder und wieder überformt und übertönt. Die regressionsinduzierenden Techniken der Körpertherapeuten (abgedunkelter Raum, Kissen, Kuscheltiere, Halten und Wiegen durch Therapeut/Therapeutin etc.) sind auf jeden Fall dazu angetan, mögliche Retrieval-Phänomene im Rahmen von generellen biographischen Evokationen und Anregungen der Imaginations- bzw. Phantasietätigkeit auszulösen.

In derartigen Erlebniskonglomeraten könnten sich also durchaus frühe Informationen als *„mnestische Kerne"* aus dem propriozeptiven oder atmospharischen Gedachtnis finden, biographische Einflüsse, die bearbeitet werden können, wenngleich nicht derart, daß sie als getreulich wiedergegebene, lebensgeschichtliche Fakten gewertet werden dürfen. Das Leben ist mit seinen vielfältigen Einflüssen zu oft über diese frühen Gedächtnisspuren hinweggegangen und hat sie modifiziert. Durch die wachsende *„Sinnerfassungskapazität"* wurden sie im *autobiographischen Memorieren* (dieses Buch S. 670; *Conway* 1990; *Petzold, Orth* 1993) wieder und wieder reinterpretiert, wobei spätere Erkenntnisse vorgängige Erfahrungen modifizieren. Die „Mikrolongitudinalanalyse" von Emilies Monologen läßt dies deutlich erkennen (*Levy* 1989; *Feldman* 1988). Die Bearbeitung kann auch nicht nur oder überwiegend durch verbale Deutungen erfolgen, sondern muß im Vermitteln alternativer Erlebnisqualitäten, benigner Atmosphären und szenischer Kontexte, korrigierender emotionaler Erfahrungen z.B. in Parenting-/Reparenting-Therapien (*Petzold* 1969b, 1988n, 245ff) geschehen.

Die Erforschung der *fungierenden Memoration* bei Säuglingen und Kleinkindern, insbesondere im Hinblick auf Langzeitspeicherung und Langzeit*wirkung* des Gespeicherten als „Chronik", wird für die Theorien der Pathogenese von zentraler Bedeutung werden. *Fungierende Memoration* bleibt über das gesamte Leben unser vorherrschender Gedächtnismodus. Sie ist *vorbewußt*, allenfalls *mitbewußt* (*Petzold* 1988n, 278ff). Sie geschieht gleichsam beiläufig und absichtslos – wenn ich z.B. in die Tasche greife, um ein Kleenex herauszuholen, gedankenverloren den Fernseher abschalte und selbstverständlich auf die richtige Taste drücke. Der größte Teil der Gedächtnisleistungen erfolgt in dieser Weise, nämlich jenseits der *awareness* oder *consciousness* (idem 1988a, vgl. dieses Buch, S. 239ff). Und dennoch, es handelt sich um *zugängliches* Gedächtnis, das der Persönlichkeit zur Verfügung steht und auch weitgehend metakognitiv erschlossen werden kann (*Denis, Cartantan* 1985), und es handelt sich um Informationen aus allen Bereichen des Gedächtnisses: des visceral-propriozeptiven, atmosphärischen, ikonischen, szenischen und verbalen, das damit in der Tat eine „multimodale" Charakteristik hat (*Engelkamp* 1990).

Feldunabhängige Abrufprozesse, also Memorationen im spezifischen Sinne, treten erst nach dem 8. Lebensmonat auf (*Schacter, Moscovitch* 1984). Vor dem 2. Lebensjahr gibt es offenbar keine aktiv-intentional memorierbaren Bilder, die im langzeitig speichernden „depositiven Gedächtnis" (*Petzold* 1968b) als unsere „frühesten Erinnerungen" festgehalten sind. Anfänge autobiographischen Wissens lassen sich mit Beginn des zweiten Lebensjahres feststellen. Hier ist die Untersuchung von *Nelson* (1984, 1989a) von Interesse, die die Einschlaf-Selbstgespräche eines zweijährigen Kindes – die erwähnte Emily – über fünfzehn Monate hin aufzeichnen ließ und einen kontinuierlichen Aufbau autobiographischer Narrative feststellen konnte, Memoration in *szenischen Sequenzen* und Ausbildung eines „archaischen Zeitbewußtseins" (eadem 1989b, c). Zurückliegende Ereignisse werden von Emily in der Tonlage höher dargestellt als gegenwärtige oder rezente, ein Phänomen, das man gleichfalls in regressionsorientierten Therapiesitzungen beobachten kann, etwa bei Stimmesregressionen. Kinder vermengen, wie die Materialien von *Nelson* zeigen, das, was sie erfahren haben mit dem, was man ihnen erzählt hat zu *Geschichten (narratives)* eigener Prägung, in denen vielfältige Einflüsse und Phantasien vermengt sind, die aber ein Strukturgerüst und damit einen *Sinn* haben. Wir können hier mit *Schank* und *Abelson* (1977) von *„Scripts"* sprechen, von *Narrativen* (*Petzold* 1970c, dieses Buch S. 688) als „representation of real-life-experience" (*Nelson* 1989b), die den weiteren Lebensvollzug bis ins Erwachsenenalter beeinflussen können (*Carlson* 1981; *Tomkins* 1979). Derartige *biosodische* Szenensequenzen, dramatische Abläufe, *Narrationen*, die zu Handlungsfolien, Skripts, *Narrativen*, *Biographie* führen, ermöglichen typische Erfahrung (*Nelson, Gruendel* 1979), die im erwähnten *„szenischen Gedächtnis"* (*Petzold* 1970c) archiviert werden, oftmals organisiert um archaische *„mnestische Kerne"* aus dem atmosphärischen oder ikonischen Gedächtnis. In der therapeutischen Arbeit werden wir an derartige „bedeutungsvolle szenische Folgen" anzuknüpfen haben (*Brauckmann* et al. 1984), die sich als dysfunktionale (*Moscovitch* 1984) *Narrative*, als fixierte, verhaltensbestimmende „Drehbücher" fortgeschrieben haben. *Katherine Nelsons* (1981, 198) „Script"-Konstrukt für episodische Erinnerungen bietet hier für dramatisch-aktionale Therapieformen (*Petzold* 1972a; 1982a) eine interessante entwicklungspsychologische Fundierung.

„... young childrens' memory is all episodic and only later develops a semantic component" (*Nelson, Brown* 1978, 238), d.h. vom Kontext weitgehend unabhängige Komponenten. Erst dann kann im eigentlichen Sinne auch von einer *autobiographischen Erfahrung* gesprochen werden (*Stern* 1989), wenn nämlich durch die Funktionsreife des Ich, d.h. dem Grad seiner kognitiven Organisiertheit, genügend *Exzentrizität* vorhanden ist, daß das Kind Ereignisse, Szenen mit sich in Beziehung bringt, Abweichungen im Erwarteten zu identifizieren und anderen gegenüber zu artikulieren vermag (*Nelson, Gruendel* 1979) aufgrund einer aktiv-intentionalen szenischen Memoration. Die szenische Situation ist für den Spracherwerb und das Sprachverhalten dabei grundlegend. Es sei hier daran erinnert, daß auch der frühe Spracherwerb an dramatisch-aktionale Kontexte gebunden ist, an den Austausch *signifikanter* bzw. *vokaler* Gesten (*Mead* 1934) in kommunikativen Sprechakten zwischen Kind und Bezugsperson (*Bruner* 1975; *Lorenzer* 1976). In ähnlicher Weise wird auch das aktiv-intentionale Memorieren von Ereignissen und Szenen in der Interaktion zwischen Eltern und Kind vom zweiten Lebensjahr an zunehmend als *„Kommemoration"* durch *„gemeinsame Erinnerungsarbeit"* aufgebaut, und es eröffnet sich neben dem Entstehen einer erinnerbaren persönlichen Lebensgeschichte durch **autobiographisches Memorieren** (*Petzold, Orth* 1993; *Conway* 1990) die so wichtige Dimension „gemeinsamer Geschichte", etwa die einer Familie oder Dorfgemeinschaft o.ä. Kinder brauchen und suchen diesen Anschluß an das „kollektive Gedächtnis" (*Halbwachs* 1985), wenn sie die Eltern oder Großeltern bitten, Geschichten zu erzählen von Zeiten, wo sie noch ganz klein waren, Geschichten, „wie es früher war" in diesem Haus, diesem Dorf. Sie entwickeln dabei mit ihrem individuellen Gedächtnis, ihrer „persönlichen Lebenschronik" und einem Bewußtsein für sich selbst ein prägnantes Identitätsgefühl und ein auf Gemeinschaften gerichtetes Geschichtsbewußtsein als „kollektive Chronik", eine Dimension, die wir in der Integrativen Therapie spezifisch aufgreifen *(Petzold, Orth* 1993a).

5. Aspekte zu klinischen Konsequenzen für psychotherapeutische Verfahren

Die Ergebnisse der empirischen Babyforschung haben nicht nur für die Kindertherapie, sondern für die klinische Praxis jedes biographisch orientierten Therapieverfahrens erhebliche Konsequenzen, wenn man nämlich wie in der *Psychoanalyse* vom Paradigma „früher Störungen" *(Balint, Mahler, Winnicott, Kohut, Kernberg)* ausgeht oder vom *„lifespan developmental approach"* wie in der *Integrativen Therapie (Petzold, Heinl, Orth, Sieper, Frühmann),* oder wenn man prinzipiell vertritt, daß gegenwärtiges Verhalten von biographischen Erfahrungen determiniert ist, Krankheit also Geschichte und verursachende Gründe hat.

5.1 Psychoanalyse und Babyforschung

Weil der Föte in den letzten Schwangerschaftsmonaten und erst recht der Säugling – vom ersten nachgeburtlichen Tag an – auf *Kommunikation* ausgerichtet ist (*Stern 1985*; *Sameroff, Emde* 1989), stimmt die neuere Forschung „darin überein, daß *Margaret Mahlers* Konzeption von Loslösung und Individuation, die auf einer anfänglichen autistischen und symbiotischen Phase beruht, korrekturbedürftig ist. Vor allem die Konzeption der ersten beiden Phasen, die autistische und die symbiotische, ist durch die neueren Ergebnisse der Entwicklungsforschung schwer erschüttert worden", schreibt *Bohleber* (1989, 41) in der *„Psyche"* (vgl. *Klein* 1981). Die Problematik von *Freuds* und auch von *Mahlers* Konzeption für das zweite und dritte Lebensjahr im Lichte der neueren, empirischen Forschung zu dieser Zeit (*Vyt* 1989, 1992; *Kagan* 1981; *Chasiotis, Keller* 1992; *Bischof- Köhler* 1989) ist bislang von Psychoanalytikern noch kaum zur Kenntnis genommen worden. *Mechthild Papoušek* (1989, 112) weist für den Frühbereich auf die Problematik der folgenden, in der Psychoanalyse gängigen Konstrukte hin: „‚primärer Narzißmus', ‚frühkindlicher Autismus' und ‚Symbiose', aber auch auf die Annahme rudimentärer Phantasien und Gefühle jenseits des konkret Erfahrbaren ... ‚magischer Allmachtsvorstellungen' und eines ‚regressiv sehnsüchtigen Verlangens nach Auflösung in Selbstvergessenheit'... sowie auf die Vorstellung von narzißtischer Wut' und ‚rücksichtslos verschlingenden Anteilen des primären Liebesstrebens' und den damit verbundenen Vernichtungsängsten (*Winnicott* 1953)". Die auch von einigen Psychoanalytikern (*Sandner* 1975; *Lichtenberg* 1983; *Stern* 1985; *Emde* 1987 u.a.) aufgenommene empirische Säuglingsforschung setzt hier Korrektive und führt zu anderen Schwerpunktbildungen. Bedauerlicherweise greift die Lektüre vieler psychoanalytischer Autoren zur empirischen Entwicklungspsychologie in der Regel recht selektiv nur bestimmte, ihre Theorien stützende Strömungen der Babyforschung auf, z.B. die *Attachementtheorie* (*Bretherthon, Waters* 1985), so daß eine kritische Auseinandersetzung mit divergierenden Konzeptbildungen, die notwendig oder fruchtbar wäre – etwa mit Positionen der psychobiologischen Forschung oder des *„social cognition research"* –, weitgehend unterbleibt. Das derzeitige entwicklungspsychologische und damit auch klinische *Dilemma der Psychoanalyse* ist nicht allein darin zu sehen, daß ihre Positionen vom Fortschritt wissenschaftlicher Erkenntnis eingeholt worden sind. Es scheint tiefer zu liegen, andere Hintergründe zu haben, und genau bei diesen müßte eine Aufarbeitung der Situation ansetzen. Zunächst ist einmal *Freuds* Auffassung über die Natur des Säuglings, die im

Geiste und gemäß dem Kenntnisstand seiner Zeit formuliert wurde, zu revidieren, und das wird schwierig sein, denn es handelt sich um ein Denkparadigma, das sich als äußerst hartnäckig erweist, vielleicht, weil in ihm ein ubiquitäres, genetisch bestimmtes *„protektives Muster"* (*Chasiotis, Keller* 1992) – sich nämlich um Säuglinge und Kleinkinder zu kümmern – zum Tragen kommt: Derartige Muster des *„intuitive parenting"* (*Papoušek, Papoušek* 1981) werden auch Grundlage psychischer Muster, wie z.B. das der „Projektion" eigener Verwundbarkeit oder das einer „Identifikation" mit der Hilflosigkeit des Babys im Gewand psychoanalytischer Theorienbildung. Daraus aber, wie im psychoanalytischen Diskurs, eine Theorie der Inkompetenz, ja Minderwertigkeit des Säuglings abzuleiten, ist äußerst problematisch. Die Konsequenzen zeigen sich an vielen Orten psychoanalytischer Theorienbildung und Praxis, so auch in den Heuristiken, die die Behandlungstechnik, d.h. das Handeln der Praktiker bestimmen. Sie folgen vielfach noch *Freuds* Annahme: *„Nicht wahr, das kleine Lebewesen ist ein recht armseliges, ohnmächtiges Ding gegen die übermächtige Außenwelt, die voll ist von zerstörenden Einwirkungen. Ein primitives Lebewesen, das keine zureichende Ich-Organisation entwickelt hat, ist all diesen Traumen ausgesetzt. Es lebt der ‚blinden' Befriedigung seiner Triebwünsche und geht so häufig an dieser zugrunde"* (*Freud* 1926, GW 14, 229). Hier liegt eine Aussage vor, die die Pathologisierung und Psychiatrisierung des Säuglings als ein primitives, in einem kontaktlosen „primären Narzißmus" gefangenes Wesen (*Freud* 1916, GW 10, 137-140) fortschreibt, das gleichsam als *„tabula rasa"* auf die Welt kommt, geschüttelt von bösen Trieben. Derartige pathomorphen und adultomorphen Positionen (*Peterfreund* 1978) werden dann von *Melanie Klein* mit Konzepten wie der „paranoid-schizoiden" (0-4 Monat) und der „depressiven Position" (4-12 Monat) noch verschärft oder durch *Margaret Mahlers* (et al. 1975, 57) Behauptung, die frühe Säuglingszeit sei einer kindlichen Psychose ähnlich. Die „autistische Phase" hat mit *René Spitz* (1967, 24) und seiner Annahme, der Organismus des Neonaten habe „noch kein Bewußtsein, keine Wahrnehmung, keine Empfindung" (ibid.) einen prominenten, aber – trotz all seiner verdienstvollen Arbeiten zur Säuglings- und Kleinkindzeit – hier falsch liegenden Gewährsmann; denn **so** sind Säuglinge nicht, das zeigen die Befunde der empirischen Babyforschung (*Keller* 1989; *Rovee-Collier* 1987; *Osofsky* 1987; *Papoušek, Papoušek* 1987; *Papoušek, Papoušek* 1992; *Nelson* 1987, 1989 usw.) in überwältigender Weise. Sie sind vielmehr kommunikativ, lernbegierig, experimentierfreudig, weltoffen. Babyforscher sprechen daher vom *„kompetenten Säugling"* (*Stone* et al. 1975), der auf Erfahrungsgewinn und Problemlösung angelegt ist: „Problemsolving is a major component of the infants normal dayly behaviour" (*Rovee-Collier* 1987, 125; 1983). Säuglinge suchen Kontakt und Stimulation, das erfährt jeder, der mit ihnen umgeht.

Auf dem Hintergrund dieser Forschungsergebnisse und mehr noch der Alltagserfahrung mit Babies ist hier die beunruhigende Frage an die Psychoanalyse zu stellen: Wie kommt es, daß derartige Konzepte von *Freud*, seinen Nachfolgern, von Psychoanalytikern bis in die Gegenwart, die als Väter und Mütter doch Umgang mit ihren Babies hatten, ausgedacht, ausgearbeitet und zur Grundlage weiterführender Theorienbildung gemacht wurden? Und – beunruhigender noch – wie kommt es, daß Generationen von Psychoanalytikern, ja Kinderanalytikern bis in die Gegenwart derartige Konzepte vertreten und zur Grundlage ihres klinischen Handelns gemacht haben? Zweifel beginnen sich erst seit einigen Jahren unter der überwältigenden Evidenz der Fakten der Forschung bei einigen zu artikulieren, und Kliniker wie *Lichtenberg* (1981, 1991), *Greenspan* (1981), *Sandner* (1975,1985) haben auf der Grundlage der Rezeption dieser Forschungen wichtige Vorschläge zur Ergänzung und Revision der psychoanalytischen Theorie und Praxis gemacht. Mit Rückzugsgefechten aber (so die *Mahler*-Mitarbeiterin *Pine* 1986) oder schnellen Adaptierungen des „neuen Paradigmas" (*Schüßler, Bertl-Schüßler* 1989; *Kächele* 1989 u.a.) ist hier wenig gewonnen, sondern es müssen folgende Fragen selbstkritisch und mit einem psychoanalytischen Verstehensrahmen reflektiert werden:

1. Die Frage nach dem Abwehrcharakter pathomorpher Betrachtung in der Psychoanalyse,
2. die nach den Dimensionen deterministischer Anthropologie und pessimistischer Kulturtheorie in der Psychoanalyse und die Frage nach ihrer Funktion;
3. die Frage nach den epistemologischen Unstimmigkeiten – dem letztlich positivistischen Begründungsansatz *Freuds* steht eine hermeneutische Praxis unverbunden parallel bzw. gegenüber;
4. die Frage nach der Haltbarkeit der nach wie vor linearkausal verfahrenden klinischen Theorienbildung,
5. die nach den ethischen Implikationen psychoanalytischer Theorie und – wichtiger noch – der gängigen Behandlungspraxis blickverweigernder Couchanalysen.

Es geht also keineswegs nur um die Reflexion von Detailfragen der Entwicklungspsychologie, sondern um die Diskussion, ja die *Infragestellung von Grundsatzpositionen des psychoanalytischen Diskurses.* Die strukturalistischen *(Lacan),* hermeneutischen (*Ricœur, Lorenzer*), sprachtheoretischen *(Schafer)* Neuentwürfe dieses Diskurses – jeweils unter Aufgabe oder Uminterpretation der Metapsychologie – machen deutlich, daß diese Infragestellungen innerhalb der psychoanalytischen *„scientific community"* selbst geschehen (die persönlichkeits- und krankheitstheoretischen Debatten habe ich dabei noch gar nicht angesprochen). Werden aber diese Fragen auch in der *„professional community" (Petzold* 1993n), die standespolitische Interessen und Privilegien zu verteidigen hat, gestellt? Werden die Fragen richtig angesetzt und fundamental genug aufgeworfen – etwa nach der stigmatisierenden Diagnostik („frühgestört"!), nach der Qualität der zwischenmenschlichen Praxis im therapeutischen Diskurs, dem Klima der Behandlungssituation (Couchanalysen, Grundregel usw.)? Nur die Bearbeitung solcher, für Psychoanalytiker zutiefst beunruhigenden Fragen, wird über das „szientistische Selbstmißverständnis" (*Habermas* 1968) hinaus das „anthropologische Selbstmißverständnis" *Freuds* und der Psychoanalyse überwinden helfen, welches bis in die Gegenwart zu einer ständigen Reibungsfläche zwischen Theorie und Praxis geführt hat und führt. Eine solche Bearbeitung muß *mit den Mitteln der Psychoanalyse selbst* erfolgen, nämlich unter Beiziehung eines außenstehenden und doch empathisch beteiligten *Zeugenbewußtseins (Ricoeur* 1969) im *Diskurs* auf gleicher Ebene (*Habermas* 1971) mit interessierten Kollegen und Kolleginnen aus anderen Wissenschaften und aus anderen psychotherapeutischen Schulen ohne den psychoanalytischen Gestus letztendlicher Überlegenheit. Ein solcher Diskurs würde das retten können, was in der Psychoanalyse das kostbarste ist, wo immer es sich entwickeln konnte: eine sorgfältig-kritische Wachsamkeit gegenüber gesellschaftlichen Unterdrückungs- und Verblendungsstrategien und eine empathische und respektvolle – *Ferenczi* (1927/28) spricht von Takt – dialogische Praxis des gemeinsamen Begreifens und Verstehens von Lebensgeschichte in ihren bewußten und unbewußten Dimensionen. Eine solche Praxis hat ein Vorbild in der dialogischen Grundstruktur gelingender Eltern-Kind-Beziehungen, die von den Anfängen menschlicher Existenz an das Leben bestimmt und in der beständig Beziehungs- und Bewußtseinsarbeit geleistet wird. Die „Integrative Therapie" sieht sich *dieser* psychoanalytischen Tradition verpflichtet.

5.2 Integrative Therapie – Babyforschung und „life-span developmental perspective"

Mit Blick auf die liebevolle Unmittelbarkeit in der Kommunikation zwischen Säuglingen und ihren Eltern, die zwischenleibliche Interaktion und den unverstellten Ausdruck von Gefühlen, ist in der Integrativen Therapie die Konzeptualisierung von Theorie und Praxis darauf gerichtet, diese Qualitäten für den Prozeß der Behandlung fruchtbar zu machen und zu bewahren. Sie sieht durch die empirische Säuglingsforschung ihr philosophisches *Koexistenzaxiom:* „Alles Sein ist Mit-Sein" (*Petzold* 1980g) und ihr *Ko-respon*denzmodell (idem 1978c, dieses Buch, S. 93-140) vollauf bestätigt. *Ent*wicklung ist Entwicklung in, durch und von Beziehungen – über die Lebensspanne hin im ko-respondierenden Miteinander. Die Anfänge dieses grundsätzlichen Lebensprinzips führt uns die Babyforschung eindrucksvoll vor Augen. Unsere Modellvorstellungen in der Integrativen Therapie von der Entwicklung der Persönlichkeit als Zusammenwirken *pathogener* und *salutogener* Einflüsse, als die S y n e r g i e von positiven, negativen und Defiziterfahrungen, ausgehend vom Frühbereich über die Lebensspanne hin, haben wir voranstehend (Abschn. 3 und 4, vgl. auch 6.2 und 6.4) dargestellt. Diese Modelle nehmen – wie auch auf ihnen aufbauend unsere Krankheitslehre – starken Bezug auf die Ergebnisse des *„baby resp. infant research"*. Therapie muß auf solchem Grund ein ko-respondierendes, kokreatives Milieu schaffen, um heilend wirken zu können, wenn sie Krankheitszustände behandeln will, deren Ursachen u.a. *auch* auf das Fehlen von interaktiven Stimulierungskonstellationen zurückgehen, die Säuglinge brauchen: nämlich wache, liebevolle Interaktion mit den wichtigen Bezugspersonen ihrer Umwelt (*Bullowa* 1979; *Tronick* 1982; *Emde* 1988). Sie sind auf Körperdialoge, „multiple Stimulierung" aller Sinne angewiesen (*Petzold* 1969b), weil sie Anregung und Zuwendung suchende Wesen sind (*Stern* 1985, 74; 1990), und sie können sich deshalb in hohem Maße an Personen und Konzepte adaptieren. Diese „Verhaltensplastizität ... sichert dem Kind die Möglichkeit, sich im Prinzip auf sehr verschiedene Erwachsene einzulassen und erst in der Interaktion mit ihnen seine Verhaltensbesonderheiten zu entwickeln" (*Rauh* 1987, 155).

Wenn wir in der Integrativen Therapie auch für die Säuglingszeit *„prävalent pathogene Milieus"* annehmen, in denen die Adaptierungsfähigkeit überfordert wird und die vorhandene Verhaltensplastizität nicht ausreicht, dann müssen wir auch in der therapeutischen Beziehung kommunikative Qualitäten anbieten, indem durch positive, stimulierende Interaktionsmuster versucht wird, die fehlenden Erfahrungsmöglichkeiten zu ersetzen oder Negativerfahrungen zu kompensieren Hier nun ist eine weitere, sehr grundsätzliche Überlegung einzubringen: „Frühe Störungen" führen keineswegs immer oder überwiegend zu schweren psychischen oder psychosomatischen Erkrankungen im späteren Leben, denn die *Kompensationsfähigkeit* von Säuglingen und Kleinkindern ist ungeheuer groß (*Rauh* 1987; *Ernst* 1992; *Vyt* 1992), wie man im klinischen Umgang mit traumatisierten oder deprivierten Kindern glücklicherweise immer wieder feststellen kann. Longitudinaluntersuchungen, insbesondere zu protektiven und Risikofaktoren (*Sameroff* 1979; *Ernst, v. Luckner* 1987; *Rutter* 1988, 1989; *Rutter, Rutter* 1992; *Rolf* et al. 1990; *Petzold* et al. 1991) zeigen, daß die Frühkindheit allein die „Weichen durchaus nicht stellt". Ein „historisches" Prototrauma, *eine* Urszene als Erstursache, die aufgedeckt und „durchgearbeitet" werden muß, läßt sich selten objektivieren (*Schafer* 1981a; *Spence* 1982b; *Stern* 1985, 256ff), und *lineare* Kausalbeziehungen im Hinblick auf deprivierende oder traumatisierende Auslöser, wie sie von *Spitz, Mahler, Bowlby, Winnicott* u.a., dem *Freud*schen Paradigma folgend, immer wieder vertreten werden, lassen sich in den seltensten Fällen finden. Vielmehr – und das wird wiederum von modernen Analytikern zugestanden – finden wir multiple Ursachen in unterschiedlichen biographischen Milieus, *„narrative Wahrheiten"* über pathogene Einflüsse, die nicht notwendigerweise *„historischen Wahrheiten"* entsprechen müssen (*Schafer* 1981a,b, 48f; *Spence* 1982a, vgl. dieses Buch, S. 325ff). Neben Kontinuitäten begegnen wir vielen Diskontinuitäten im Entwicklungsverlauf *(Emde* 1987; *Rutter* 1987; *Robins, Rutter* 1990). Deshalb sind, wie *Stern* (1985) mit guten Gründen feststellt, keine ursprünglichen Konfliktkonstellationen anzunehmen, die es als Ausgangspunkt der Pathogenese „aufzudecken" gälte, sondern nur einen *„narrative point of origin"* (ibid. 258ff), mit dem als Explikationsfolie die biosodische Erfahrung zu einem sinnhaften Geschehen formiert werden kann. Der Mensch, den man mit *Odo Marquart* als „geschichtenerzählendes Wesen" sehen kann, stellt in fortwährenden *N a r r a t i o n e n* seine Geschichte her (dieses Buch S. 200f), und Psychotherapie hilft ihm in diesem Unterfangen, das schon in frühesten Kindertagen beginnt *(Nelson* 1987, 1989; *Stern* 1989, 1990), wenn Mütter mit ihren Säuglingen *„prosodische Geschichten"* mit Lauten, Mimik, Gestik erzählen, wenn sie ihnen verbal etwas vorerzählen, vielleicht darüber, wie sehr sie sich über das kleine Wesen freuen und das, was es vielleicht einmal werden wird oder werden soll, oder wenn Kleinkinder „vor sich hin erzählen" oder etwas größere Kinder die Eltern fragen, ihnen etwas aus der Zeit zu erzählen, in der sie noch „ganz klein" waren, um diese Geschichten wiederum weiterzugeben. Diese auch im *sprachlosen Raum* des „Präverbalen" (*Golinkoff* 1983; *Heinl* 1991) vorfindliche *Erzählstruktur* (*Papoušek, Papoušek* 1990) beschränkt sich nun nicht allein auf die Mutter-Kind-Interaktion. Die Bedeutung der Dyade für das erste Lebensjahr wird meistens zu einseitig gesehen. Der *prädipale Vater* (*M. Papoušek* 1984; *Lamb* 1976), das kommunikative Feld des sozialen Netzwerks (*Lewis* 1982, 1984, 1987; *Lewis* et al. 1984) und die gesamte Atmosphäre des ökologischen Settings (*Bronfenbrenner* 1977), der Einfluß von Geschwistern (*Dunn, Kendrick* 1979) ist auch für das erste Lebensjahr nicht zu unterschätzen, und in transkultureller Perspektive lassen sich sogar Modelle eines *„multiple caregiving"* (*Whiting, Whiting* 1975) finden. *Mechthild Papoušek* betont deshalb: „Es soll jedoch nachdrücklich davor gewarnt werden, die Mutter als Hauptursache oder sogar als Schuldige für die Entstehung gestörter Beziehungen herauszustellen. Konzepte wie die von der ‚psychotoxischen' Mutter, der ‚schizophrenogenen', der ‚depressiogenen', der ‚borderlinogenen' oder ‚Autisten'-Mutter haben in der Öffentlichkeit mehr Schaden und Verunsicherung angerichtet als genutzt. Gestörte Beziehungen entwickeln sich in einem Beziehungsgeflecht, zu dem mit ebensolchem Gewicht wie die Mutter oder der Vater auch Temperament, Konstitution und abnorme Verhaltensbereitschaften des Kindes beitragen, ebenso wie die Geschwister, die eheliche Beziehung und Kommunikation zwischen den Eltern" (*M. Papoušek* 1989, 21). Man muß deshalb unterstreichen: Damit aus *frühen Schädigungen* gegebenenfalls Schäden und Erkrankungen resultieren, ist in der Regel *mehr* notwendig als *eine* Traumatisierung oder *ein* Defizit, *eine* Störung oder *eine* Konfliktsituation im ‚frühen Milieu'. „Psychopathology when viewed from a developmental point of view is perhaps best seen on a continuum of pattern accumulation" (*Stern* 1985, 261), denn „Development is not a succession of events left behind in history. It is a continuing process, constantly updated" (ibid. 260).

Insgesamt müssen vielfältige Faktoren in *„negativer Synergie"* eine *„zeitextendierte Überlastung"* (dieses Buch, S. 469ff) herbeiführen, um pathogen zu wirken (vgl. 6.4).

Man soll also nicht glauben, daß *ein* ‚Geburtstrauma' oder *eine* ‚mißlungene ödipale Situation' ausschließlich oder auch nur überwiegend für komplexe Persönlichkeitsstörungen verantwortlich gemacht werden können. Man soll noch viel weniger glauben, daß etwa die primärtherapeutische Behandlung eines ‚Geburtstraumas' (*Janov* 1970) Defizite in der Sprachsozialisation, Interaktionsmangel in der ‚rollensensiblen Phase' (vgl. *Flavell* 1975; *Petzold, Mathias* 1983) heilen könnte ... Räumt man den Unrat aus dem Keller, so heißt das doch nicht, daß auch der dritte Stock schon damit gesäubert sei. Die *„gesamten positiven, negativen und defizitären Erfahrungen* im Lebensverlauf im Verein mit hereditären Dispositionen bestimmen die Persönlichkeit – *ihre Gesundheit* wie ihre Krankheit" (*Petzold* 1969b, 1984c). Fallen Kompensationen weg, kommen protektive Faktoren nicht zum Tragen und setzen sich Schädigungen durch, dann können allerdings die Einwirkungen im Frühbereich auch nach dem Konzept der „Integrativen Therapie" besonders nachteilig zum Tragen kommen.

6. Entwicklung der Persönlichkeit im Lebensverlauf und Pathogenese

Auf dem Hintergrund des im Voranstehenden entworfenen entwicklungstheoretischen Modells (vgl. dieses Buch, S. 377ff), muß die behandlungsspezifische Arbeit in der Integrativen Therapie lebenslaufbezogen gesehen werden. Sie hat in zahlreichen Publikationen ihren Niederschlag gefunden.*

Es sollen deshalb nur einige Perspektiven für die Behandlungspraxis aufgezeigt werden.

6.1 Persönlichkeitsentwicklung als lebenslanger Prozeß

Die unter dem *„life span developmental approach"* konzipierte Persönlichkeitstheorie in der Integrativen Therapie geht von einer Lebenskarriere des Leibsubjekts aus (vgl. auch *Baur* 1987). Sie affirmiert, wie dargestellt wurde (Abschnitt 3), daß auf der Basis des *Körpers* als biologischer Vorgegebenheit sich schon intrauterin das *Leib-Selbst* ausbildet als der propriozeptiv wahrgenommene, mnestisch archivierte und dadurch repräsentierte *„Körper in kommotibler Interaktion"*. Aber auch die frühen Exterozeptionen des Körpers im uterinen Mikrokosmos

---

* Die „life span developmental perspective" macht deutlich, warum in der Integrativen Therapie mit Babies (*Petzold, de Groot* 1992; *Petzold, Verweij* 1989), Kindern (*Petzold* 1969b; *Petzold, Ramin* 1987; *Petzold, Kirchmann* 1990; *Katz-Bernstein* 1990), Jugendlichen (*Petzold* 1971c; *Petzold, Epe* 1984; *Petzold, Metzmacher* 1984; *Heinermann* 1990), mit Erwachsenen (*Petzold* 1974k; *Petzold, Orth* 1990b; *Hausmann, Meier-Weber* 1990) und alten Menschen (*Petzold* 1965, 1977g; *Petzold, Bubolz* 1979) therapeutisch gearbeitet wird. Die multiplen Erfahrungsebenen, die den „ganzen Menschen" betreffen, machen verstehbar, warum leibtherapeutische (idem 1974j, 1988n; *Petzold, Orth* 1991b), psychotherapeutische (idem 1980g; *Petzold, Schneewind* 1986), soziotherapeutische (*Rahm* 1979; *Petzold* 1985a; *Petzold, Schobert* 1991; *Petzold, Petzold* 1992) und nootherapeutische Ansätze (idem 1983e) gewählt werden und warum für die therapeutischen Interventionen vielfältige Medien eingesetzt werden (*Petzold, Orth* 1990a; *Willke, Hölter, Petzold* 1991).

tragen zum Aufbau des *„archaischen Leib-Selbst"* bei. Der Leib, der mit der Fähigkeit *wahrzunehmen*, zu *reagieren* und zu *speichern* ausgestattet ist, bringt im Verlauf der Entwicklung Vorläufer des *Ich* hervor, ein *„archaisches Ich"* und schließlich ein leistungsfähiges, *„reifes Ich"* als die „Gesamtheit aller bewußten und bewußtseinsfähigen aktionalen, emotionalen, kognitiven und mnestischen Funktionen" (*Petzold* 1970c). Das *Ich* nimmt einerseits den Leib, das *Leib-Selbst* wahr (Identifikation, Selbstattributionen) und nimmt andererseits wahr, wie dieser Leib von der Umgebung gesehen wird (Identifizierung, Fremdattributionen). Aus diesen beiden Informationsströmen und ihrer Bewertung (*appraisal, valuation*) konstituiert das *Ich* die *Identität*. Damit wird der Übergang vom *„archaischen Leib-Selbst"* zum *„reifen Leib-Selbst"* vollzogen (*Petzold* 1984i, 1988d), das über das Leben hin in beständigen Veränderungsprozessen steht (*Hurrelmann* 1976, 1986; *Brim, Kagan* 1980; *Kohli* 1978) durch die Einflüsse des Kontextes (*Wentworth* 1980; *Silbereisen* et al. 1986). Entwicklungsimpulse (*Newman, Newman* 1975; *Magnusson, Allen* 1983) kommen dabei aus dem sozialen Zusammenhang (*Geulen* 1977; *Kohn* 1981), aus dem ökologischen Raum (*Bronfenbrenner* 1981; *Heft* 2001), aber auch aus Selbstaktualisierungstendenzen im Sinne von *Maslow* (1973) und *Rogers* (1973), Autoren, die sich auf *Goldstein* (1936) beziehen. Persönliches und Gesellschaftliches sind verschränkt (*Elias* 1987) in der Dynamik des Lebenslaufes (*Clausen* 1986; *Featherman, Lerner* 1985), ja bedingen diese Dynamik (*Elder* 1985; *House* 1981; *Petzold* et al. 1993).

6.2 Sozialisation und Entwicklung im Erwachsenenleben und Alter

In der vorliegenden Arbeit haben wir uns auf den Bereich der frühen Entwicklung als Entwicklung von Beziehungen zentriert. Eine Entwicklung über den Lebenszyklus hin müßte weiterführend dargestellt werden (vgl. *Faltermaier* et al. 1992; *Hurrelmann, Ulich* 1990; *Saup* 1991). Hierfür ist an dieser Stelle kein Raum (vgl. dieses Buch, S. 438f; *Müller, Petzold* 2002b, 2003). Außerdem ergeben sich auch nicht unbeträchtliche Schwierigkeiten, denn der Bereich der Sozialisation (*Hurrelmann* 1986) und Entwicklungspsychologie des Erwachsenenalters (*Löwe* 1983; *Filipp* 1987) oder des Alters (*Mayring, Saup* 1990; *Saup* 1991) ist bislang in die klinische Psychologie und das Feld der Psychotherapie kaum integriert worden. Meine eigenen Arbeiten zur Sozialgerontologie und Gerontotherapie (*Petzold, Bubolz* 1976,1979; *Spiegel-Rösing, Petzold* 1984; *Petzold* 1985a; *Petzold, Stöckler* 1988; *Petzold, Petzold* 1991a, b; dieses Buch, S. 905ff, 663ff) haben für den Bereich des therapeutischen Umgangs mit älteren und alten Menschen, Hochbetagten und Sterbenden einiges Terrain erarbeiten können. Weiteres bleibt zu tun. Die Psychotherapie hat – wohl in Abwehr der Auseinandersetzung mit der eigenen Lebensphase der Psychotherapeuten und den Unvermeidlichkeiten des eigenen Altwerdens wenig unternommen, sich mit den „Formen seelischen Alterns" (*Lehr, Thomae* 1987) zu befassen. Inzwischen kommen erste Arbeiten zu dieser Themenstellung, z.B. der Beitrag „Relationship Disturbances and Development Through the Life Cycle" von *Leidermann* (1989). Auch im Hinblick auf die Entwicklung und den Verlauf psychiatrischer Erkrankungen und die Entwicklungspsychologie des Erwachsenenalters finden sich zunehmend Studien (*Strauss, Harding* 1990). Nach wie vor bleibt die Pionierarbeit „Childhood and Society" (*Erikson* 1950) ein *Markstein* für die klinische Betrachtung des Lebenslaufes, obgleich ihre Konzeptualisierungen im einzelnen keinen Bestand haben, z.B. die altersstufenspezifischen Konfliktkonstellationen. Aufgrund der Ergebnisse der „Psychologie der Lebensspanne“ (*Baltes* et al. 1980, 1986) wird man für das Erwachsenenalter nicht von „Phasen“ ausgehen können, wie dies in der Psychologie der Kindheit und des Jugendalters üblich ist. Die Entwicklungsverläufe der einzelnen Schicksale im Erwachsenenalter sind zu verschieden, als daß die im Anschluß an *Erikson* konzipierten Entwürfe (*Gould* 1972; *Neugarten* 1964, 1979) Geltung behalten könnten. Der Titel des klassischen Buches von *Charlotte Bühler* (1933) „Der menschliche Lebenslauf als psychologisches Problem“ gilt nach wie vor. Die Vielfalt der ökologischen Bedingungen, *„social environments“*, *„social worlds“* haben für Sozialisations- und Entwicklungsprozesse im Erwachsenenalter einen zu großen Einfluß (dieses Buch, S. 667; *Elder* 1974; *Faltermaier* et al. 1992). In unterschiedlichen Kulturen kommt es zu unterschiedlichen *„aging patterns“* (*Neugarten* 1979), ja in *einer* Kultur, wie z.B. die Bonner Längsschnittstudie zeigt, kommt es unter unterschiedlichen persönlichen und sozialen Bedingungen zu vielfältigen *„patterns of aging“* (*Thomae* 1976; *Rudinger* 1983), unterschiedlichen „Alternsstilen und Alternsschicksalen“ (*Thomae* 1983), so daß eine „differentielle Alternswissenschaft“ den gegebenen und den sich wandelnden Kontexten Rechnung tragen muß (*Lehr* 1983). Sie muß dazu führen, daß von stereotypen Phasenmodellen abgegangen wird und dynamische Lebensverläufe, Convoys, Trajectorien und Viationen (*Robins, Rutter* 1990; *Kahn, Antonucci* 1980; *Petzold* 1988n, 231) und die von Menschen retrospektiv als bedeutsam angesehenen Lebensereignisse (*Braukmann* et al. 1983) jeweils mituntersucht werden. Eine rekonstruktive therapeutische Arbeit muß aber dennoch spezifische Sozialisationsbedingungen und Entwicklungsprobleme des Erwachsenenalters unter der *Perspektive* der *Pathogenese* und *Salutogenese* in den Blick nehmen (*Antonovsky* 1979, 1987; *Hurrelmann* 1988): z.B. Rollenveränderung und Rollenverluste (*Petzold, Bubolz* 1976; *Petzold, Mathias* 1983), Phasen besonderer Vulnerabilität (*empty nest phase, Atchley* 1980) oder Statuspassagen wie Scheidung (*Petri* 1991), Arbeitslosigkeit (*Jonas* 1998; *Jahoda* 1983), die Pensionierung (*Mayring* 1990; *Petzold* 1983f), Elternschaft (*Olbrich* 1987), weiterhin Arbeitssozialisation (*Kohn* 1981; *Kohn, Schooler* 1983; *Hoff* 1987), unterschiedliche Bildungskarrieren und verschiedenartige Strömungen leiblicher (*Baur* 1987) und kognitiver Entwicklung (*Kohlberg* 1969), Geschlechtsunterschiede (*Rossi* 1985) und die große Breite kritischer Lebensereignisse (*Katschnig* 1981; *Filipp* 1990). *Lehr* (1979, 210) hat in einer Longitudinaluntersuchung zu „Alter und Langlebigkeit“ versucht, das Zusammenwirken und die wechselseitige Interaktion einer Vielzahl von für *„psychophysisches Wohlergehen“* relevanten Faktoren in einem Modell darzustellen (vgl. jetzt auch *Schröder, Beschke* 1992; *Abele, Becker* 1991), das das Bedingungsgefüge für Erwachsenenleben und Alter aufzeigt:

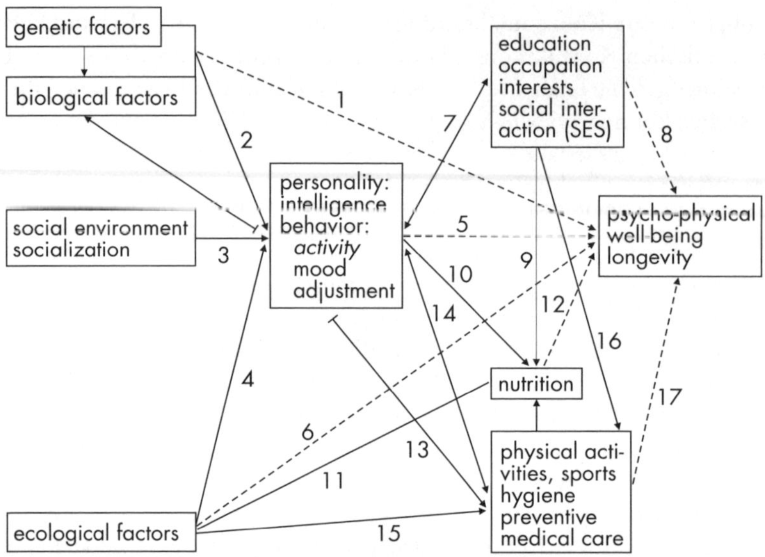

Abb. 4: Faktoren für psychophysisches Wohlergehen (*Lehr* 1979, 210)

Legende:
„Psychophysisches Wohlergehen und Langlebigkeit" werden beeinflußt durch: „eine genetische Komponente wie auch biologische Faktoren (1) ..., sodann aber auch (2) die Persönlichkeitsentwicklung (Intelligenz, Aktivität, Stimmung, Anpassung, Kontaktfähigkeit etc).
Die Persönlichkeitsentwicklung wird außerdem durch die soziale Umwelt, durch die Erziehungsweisen der Eltern, Lehrer usw. mitgeprägt (Sozialisationsprozeß) (3), ebenso wie durch ökologische Faktoren, die dingliche Umwelt, sachliche und klimatische Gegebenheiten (4).
Darüber hinaus wurden direkte Zusammenhänge zwischen Persönlichkeit und Langlebigkeit (5) und auch ökologischen Faktoren und Langlebigkeit (6) festgestellt.
Darüber hinaus ist die Persönlichkeit von Einfluß auf die Schul- und Berufsausbildung, auf die berufliche Tätigkeit und damit auch den sozialen Status (7), Zusammenhänge zwischen sozialem Status und psychophysischem Wohlbefinden in höherem Alter wurden ebenso nachweisbar (8).
Sozialer Status (9), Persönlichkeit (10) und ökologische Faktoren (11) bestimmen mit die Ernährungsgewohnheiten; der direkte Zusammenhang Ernährung und psychophysisches Wohlbefinden/Langlebigkeit (12) ist nachgewiesen.
Genetisch/biologische Faktoren (13), Persönlichkeit (14), ökologische Faktoren (15) wie auch sozioökonomischer Status (16) lassen einen Zusammenhang zu sportlichen Aktivitäten im engeren Sinne wie auch zur Hygiene und Gesundheitsvorsorge im weiteren Sinne erkennen, die wiederum mit psychophysischem Wohlbefinden im höheren Alter zusammengebracht werden müssen (17)" (aus *Lehr* 1979, 210f).

All das sind auch Faktoren, die klinische Relevanz gewinnen können. An der Lebensspanne orientierte Psychotherapie und Beratung, die einen solchen breiten Referenzrahmen für das Entstehen von Gesundheit und Krankheit, für fördernde Einflüsse und Risiken (*Ulich* 1987; *Hurrelmann* 1988) berücksichtigen, stellen an den Therapeuten hohe Anforderungen, und so nimmt es nicht wunder, daß es noch kaum Veröffentlichungen gibt, die den Gesamtbereich bearbeiten. Ein sehr umfassender Versuch wurde von *Thomas* (1990) vorgelegt, und die Arbeiten zur *„developmental therapy"* nehmen zu (*Brandstädter, Gräser* 1985; *Seidman* 1983; *Gazda* 1985; *Ivey* 1986), insbesondere auch durch die wachsende Bedeutung klinischer Longitudinalforschung (*Rolf* et al. 1990). Sie macht deutlich, daß eine Vielfalt verschiedenster

Einflüsse über die gesamte Lebensspanne hin Krisen auslösen können, Vulnerabilitäten entstehen lassen, pathogene Situationen schaffen und heilende Einflüsse (*Ulich* 1987; *Robins, Rutter* 1990). Sieht man diese Ergebnisse und Tendenzen auf dem Hintergrund unseres Entwicklungsmodells der Persönlichkeit, so wird deutlich, daß diese Entwicklung nicht ungefährdet ist, daß Gesundheit und Krankheit zum menschlichen Leben gehören und daß salutogene und pathogene Faktoren das Lebensgeschehen, die Lebenskarriere beeinflussen über die Lebensspanne bis hin zu einem „konstruktiven Altern" (*Saup* 1991) oder einem mißlingenden.

6.3 „The power of longitudinal data" – karrierebezogene Krankheitstheorie und intermittierende, karrierebegleitende Therapie

Die „*Soziologie* und *Psychologie der Lebensspanne*" (*Kohli* 1978; *Hurrelmann* 1976, 1988; *Baltes, Eckensberger* 1979; *Baltes* et al. 1980, 1986), an der sich die Integrative Therapie ausrichtet, sowie die Überlegungen zur Erwachsenensozialisation und zur Sozialisation und Entwicklungspsychologie im Alter verweisen zwingend auf Longitudinalforschung. Ein weiteres gewichtiges Moment für die Ausrichtung klinischer Konzeptbildungen an Längsschnittforschungen liegt in der Erkenntnis, daß Lebenskarrieren kontinuierlich und diskontinuierlich verlaufen, daß also eine *linearkausale Pathogenese-theorie* bzw. monokausale Herleitungen von Pathologie äußerst problematisch sind. Gerade wenn man auf die empirische Babyforschung Bezug nimmt, liegt nur allzu leicht die im *Freud*schen Paradigma bis heute gängige lineare Ableitung von Späterem aus Früherem nahe (*Lichtenberg* 1991). Es besteht die Gefahr, daß die Ergebnisse der Babyforschung mißbraucht werden, um von entwicklungspsychologischen Fakten über die frühe Sozialisation und die ersten „Objektbeziehungen" auf das Verhalten erwachsener Patienten zu schließen bzw. dieses Verhalten nurmehr mit den neuen Kenntnissen zu explizieren („Jetzt wissen wir ja, was in der Frühentwicklung geschieht, also wissen wir auch, was mit Borderlinern geschehen ist und geschieht und zu geschehen hat."). Hier nun zeigt der inzwischen reiche Fundus an Longitudinaluntersuchungen (*Rutter* 1988; *Rolf* et al. 1990; *Robins, Rutter* 1990; *Thomae* 1986,1988; *Lehr, Thomae* 1987), daß eine solche Vorgehensweise sich nicht vertreten läßt. Damit kommen auch die Theorien der Psychopathologie und einer ätiologischen Krankheitslehre, die zu festen, in der frühen Sozialisation formierten „Persönlichkeitstrukturen" und „typischen" Krankheitsbildern führen, wissenschaftlich unter erheblichen Druck. Die Längsschnittforschung kann nämlich solche Typisierungen nicht stützen. Vielmehr werden höchst differentielle Verlaufskarrieren feststellbar, zeigen sich Kontinuitäten und Diskontinuitäten in Karriereverläufen, sind selbst „typische" Karrieren bei näherer Untersuchung höchst spezifisch. Die im vorangegangenen Abschnitt in der Grafik von *Lehr* (Abb. 4) zusammengestellten Wirkfaktoren für die Erwachsenensozialisation weisen eine ungeheure Vielfalt von Einflüssen auf die Persönlichkeit, die Identität, die Selbstbilder, das Selbst aus (vgl. *Hurrelmann, Ulich* 1980), so daß schon „Klassiker" wie *Lewin* (1935, 1963), *Mead* (1934) oder *Goffman* (1979) diese Größen als im permanenten Wandel stehend ansehen und man mit *Pervin* (1981, 207) formulieren könnte: „Das Selbstbild als Ausschnitt aus dem gesamten phänomenalen Feld oder auch der gesamten individuellen Erlebniswelt ist kein festes und gleichbleibendes Gebilde, sondern variiert sehr deutlich mit den situativen Gegebenheiten, unter denen es aktualisiert wird". Ein Gleiches kann auch für Krankheitsgeschehen und im Hinblick auf „kranke Selbstbilder" bzw. den Verlauf seelischer Erkrankungen ausgesagt werden. Die Ergebnisse der „Bonner Längsschnittstudie des Alterns" (BOLSA) zeigen anhand der quantifizierten Daten, daß Alternsvorgänge im hohen Maße individualisierte Prozesse sind und daß eine breite intra- und interindividuelle Variabilität im Verlauf des Alterns zu verzeichnen ist. Wo Konstanzen auftreten, sind diese nicht vom kalendarischen Alter bestimmt, sondern an primäre, sekundäre und terziäre Sozialisationsfaktoren gebunden, z. B. den Gesundheitszustand, die sozialen Kontakte, das Aktivitätsniveau, die Kompetenzen und Selbstkonzepte. Diese Konstanzen beziehen sich vor allem auf Mittelwertanalysen. Mit neueren statistischen Analyseverfahren zeigen diese Daten etwa im Hinblick auf Konstanz und Veränderung der psychischen Leistungsfähigkeit, daß „Stabilität, Konstanz und Kontinuität über längere Zeiträume kaum auftreten, vielmehr in der Überzahl diskontinuierliche und ondulierende Verläufe sehr unterschiedlicher Amplituden zu beobachten sind" (*Tokarski, Schmitz-Scherzer* 1991, 92; *Schmitz-Scherzer* 1987, 55). *Tokarski* (1987) konnte bei erneuter Analyse noch in höherem Maße „diskontinuierliche Verläufe auf der individuellen Ebene des Alterns" aufweisen als die ohnehin schon auf eine große Variabilität verweisenden Ausgangsdaten. Auf dieser Grundlage erfolgte die Forderung nach einer „differentiellen Gerontologie" von *Thomae* (1983) und *Thomae* und *Lehr* (1987). Die jeweiligen aktuellen situativen Bezüge und die spezifischen Karriereverläufe führen zu „Lebensstilkonfigurationen mit *labilem Gleichgewicht*" (*Tokarski, Schmitz-Scherzer* 1991, 92). Was dies für die klinische Konzeptbildung zur Psychopathologie von erwachsenen Menschen bedeutet, ist noch gar nicht genau abzusehen. Die Ergebnisse des *„life-event-research" (Filipp* 1990) verweisen auf die gleiche Problematik: Es lassen sich keine sicheren Regelhaftigkeiten ableiten, wie sie von den klassischen Pathogenesemodellen und Konzepten der psychoanalytischen Neurosenlehre vorgetragen werden, zumeist unter grober Vernachlässigung sozialer Zusammenhänge, wie sie sozialepidemiologische Daten (*Baur* 1987; *Badura* 1981, 1983; *Antonovsky* 1987) und sozialklinische Fakten *(Thomas* 1985; *Petri* 1979; *Keupp* 1982) deutlich machen.

Michael Rutter (1988a) hat seinem Buch über „Studies of Psychosocial Risk" den Untertitel „The Power of Longitudinal Data" gegeben. Die Betonung lag auf den Risikofaktoren, obgleich die Perspektive protektiver Einflüsse durchaus gesehen wurde. Zwei Jahre später zeigt sich eine Akzentverschiebung an: „Straight and Devious Pathways from Childhood to Adulthood" (*Robins, Rutter* 1990), „Risk and Protective Factors in the Development of Psychopathology" *(Rolf* et al. 1990). Risiko- und Schutzfaktoren, pathogene und salutogene Einflüsse und ihre Kontexte müssen untersucht werden, um Gesundheit und Krankheit, d.h. die Persönlichkeit eines Menschen hier und jetzt und seine Zukunftsperspektive adäquat zu verstehen (*Antonovsky* 1987; *Hurrelmann* 1988; *Ulich* 1987). Die Longitudinalforschung erschüttert mit diesem neuen Paradigma die medizinalisierte Ätiologie und psychoanalytische Pathogenesetheorie schwer. Bei einem Ergebnis sind die Längsschnittforscher – bei aller sonstigen Divergenz – einig: Es gibt **„multiple Kausalitäten"**, höchst individualisierte *„life trajectories"* (*Brown* et al. 1986), und es gibt eine Vielzahl intervenierender Ereignisse (*Labouvie* 1986), so daß die Voraussage von Psychopathologie äußerst schwierig, wenngleich nicht unmöglich wird (*Erlenmeier, Kimmling, Miller* 1986). Wir finden Faktorenhäufungen für Risiken und für protektive Entlastungen. Wir finden Charakteristika von *„chains", „convoys", „viations"* und *„strands"*. Dennoch kommt es stets zu einer Heterogenität der Ergebnisse, was Gesundheit und Krankheit anbelangt (*Rutter* 1988b, 3), zu einer **„multiplen Ätiologie"**: „However, almost never will this amount to the identification of the one basic underlying cause of some maladaptive outcome. Multiple aetiologies are the rule and most causal processes operate through a series of indirectly connected sequences involving different, relatively shortterm effects or operations. It is in the analysis of these chain effects over time that longitudinal data really come into their own" (ibid. 22).

Natürlich, es gibt an der aufwendigen Longitudinalforschung noch vieles, was verbessert werden muß (*Garmezy* 1990, 528f), und trotzdem hat die Forschungsstrategie dieses Ansatzes in ihrer grundsätzlichen Auslegung schon ein Spektrum abgegriffen, das einer *„developmental psychopathology"* angemessen ist und die herkömmlichen Modelle weit überschreitet. *Garmezy* (1983, 173) hebt folgende Aspekte heraus:

1. Es handelt sich um prospektive Entwicklungsstudien bei Menschen (Kindern und Erwachsen), die
2. Stressoren von ausgeprägtem Schweregrad ausgesetzt waren,
3. durch biologische Prädispositionen und familiäre oder situationsbedingte Negativeinflüsse belastet waren, mit
4. einer erhöhten Wahrscheinlichkeit paralleler oder künftiger Fehlentwicklungen verbunden waren. Diese haben sich jedoch
5. bei *den* Versuchspersonen (Kindern und Erwachsenen) *nicht* ergeben, deren Verhalten durch Kompetenzen statt durch Anpassung gekennzeichnet waren.

Ressourcen, Kompetenzen, Copingfähigkeiten werden also als weitere Größen neben die Risiko- und Schutzfaktoren, die biologische Ausstattung und die Charakteristik der Verläufe *(trajectories, viations, convoys, chains, strands)* gestellt. Seit den frühen Arbeiten von *Block* (1971), *Robins* (1966), *Murphy, Moriarty* (1976), den Sekundäranalysen von *Elder* (1974) sind erhebliche Fortschritte erzielt worden (*Grossmann* et al. 1989; *Ulich* et al. 1985). Individuelle Einflußgrößen, aber auch Einflußgrößen aus dem Meso- und Makrobereich (*Elder, Caspi, Nguyen* 1986) konnten ausgemacht werden, und eins wurde deutlich: Negative Einflüsse in der Kindheit und Jugend haben nicht notwendig Pathologie im Gefolge (*Ernst* 1992). Die berühmte Studie von *Werner* und *Smith* (1982; *Werner* 1985), die 698 Kinder aus den unteren Sozialschichten auf einer Insel des Hawaii-Archipels über zwei Jahrzehnte lang untersucht haben (Geburtskohorte 1955), hat herausgearbeitet, wie Kinder unter ungewöhnlichen Belastungen (Armut, „broken home", perinatale Komplikationen, psychotische Elternteile etc.) dennoch zurechtkommen. „*Vulnerable but invincible*" ist ein provokativer Titel, und so plakativ lassen sich die Ergebnisse eigentlich nicht darstellen. Eine wesentliche Aussage dieser Studie wird durch viele andere Longitudinaluntersuchungen unterstrichen: Pränatale Komplikationen, *psychosoziale Belastungen* und *Risikofaktoren* in den frühen Jahren kommen weniger zum Tragen, wenn es ausreichend **protektive Faktoren** (*Rutter* 1985; *Petzold* et al. 1993) gibt, die kompensatorisch wirken, und wenn es nicht zur Ausbildung von negativen Ereignisketten kommt (*Werner* 1985, 341). Immerhin hat ein beachtlicher Teil der gesamten Untersuchungsgruppe trotz negativster Umstände keine anhaltenden Lern- oder Verhaltensprobleme entwickelt, sondern Kompetenzen für die Lebensbewältigung ausgebildet.

Die Bedeutung kompensatorischer Einflüsse und protektiver Faktoren kann gar nicht hoch genug eingeschätzt werden. Sie wirken entlang von Zeitachsen und nicht punktuell, kommen über die Interaktionsprozesse des Individuums seiner Umwelt zumeist indirekt zum Tragen, wobei persönlichkeitsspezifische Eigenschaften und genetische Dispositionen diese Beziehungen beeinflussen.

„Aufgrund dieser Erkenntnisse muß man von der These, wonach der Mensch in den ersten Lebensjahren weitgehend geprägt wird, Abstand nehmen. Die sogenannten frühen Erfahrungen sind nicht unbedeutend, aber sie determinieren keineswegs die spätere Entwicklung oder das Risiko für psychische Erkrankungen. Sie müssen vielmehr als einer unter vielen bedeutsamen Faktoren angesehen werden, wie kognitive Prozesse, Temperamentseigenschaften, Qualität von Beziehungen, Erfolgserlebnisse, günstiges oder ungünstiges Selbstkonzept, Erfahrungen auf verschiedenen Altersstufen usw. Neuere Untersuchungen lassen erhebliche Zweifel an der frühen Deprivationsforschung aufkommen, die den Erfahrungen in den ersten Lebensjahren eine fast irreversible prägende Bedeutung zuschrieb“ (Remschmidt 1992, 8f).

Die Permanenz und Häufung von Negativeinwirkungen im Sinne *„zeitextendierter Überlastung“* (*Petzold* 1991j, 263f), Fortschreibung negativer Sozialisationsbedingungen (*Ernst, Luckner* 1987) und Einschränkung von Copingmöglichkeiten (*Honig* 1986) stellen sich als prognostisch ungünstig dar, wohingegen die Eingliederung in stabile, soziale Milieus und das Vorhandensein einer positiven Bezugsperson (*Tress* 1986) als wichtige, positive Merkmale herausgestellt werden.

Gelingt es einem Kind nicht, die altersspezifischen *Bedürfnisse* erfüllt zu bekommen und die jeweiligen *Entwicklungsaufgaben* zu bewältigen, so ist dies durchaus ein Prädikator für spätere Störungen (*Sroufe, Rutter* 1984). Die Prädikatoren variieren in vielen Studien je nach theoretischer Ausgangslage, Fragestellung, Untersuchungspopulation und Untersuchungskontext. Dennoch zeigt sich immer wieder, daß es starke Einflüsse aus negativen Kindheitserfahrungen gibt, die für das spätere Leben Auswirkungen haben (*Grossmann, Grossmann* 1991). Jedoch gibt

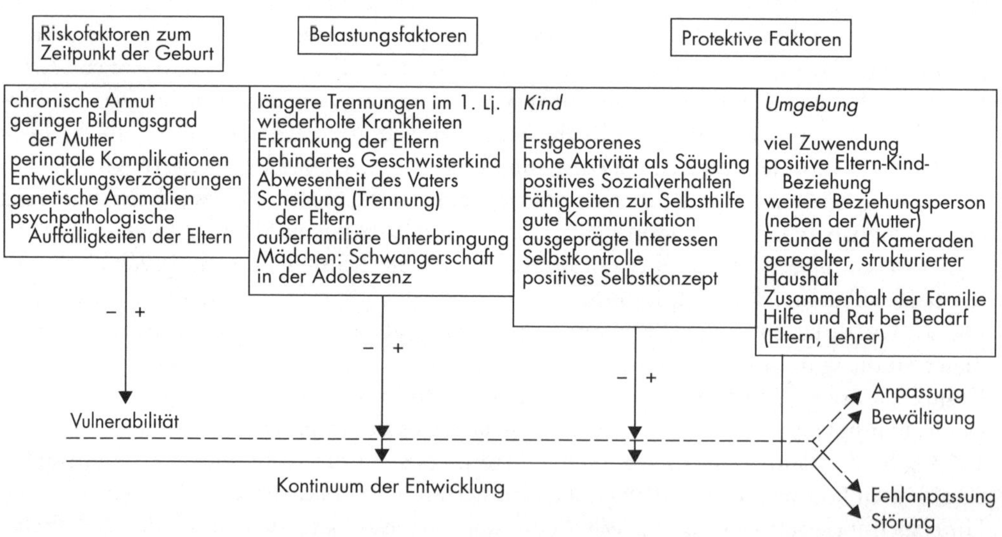

Abb. 5: Modell zur Wirkung und Wechselwirkung von Risiko-, Belastungs- und protektiven Faktoren (aus: *Remschmidt* 1992, 8, modifiziert nach der Studie von *Werner* 1985).

es immer wieder auch „a marked heterogeneity in outcome. This heterogeneity was associated in a meaningfull fashion with later experiences" (*Rutter* et al. 1990, 150). Die Identifizierung von Risikofaktoren und die Bereitstellung von protektiven Faktoren wird insbesondere für die Kinderpsychotherapie und die präventive Arbeit in der Adoleszenz eine große Rolle spielen. Es können auf diese Weise „heilende Umwelten" mit protektivem Charakter für Jugendliche angeboten werden – z.B. kann das *Wohngemeinschaftsmodell* therapeutischer Arbeit mit Drogenabhängigen, besonders wenn es über längere Zeit (zwei Jahre und mehr) zur Wirkung kommt, einen solchen Effekt haben (*Petzold, Vormann* 1980) oder auch die Bereitstellung einer *„niedrig-schwelligen", kontinuierlichen Karrierebegleitung* (*Petzold, Hentschel* 1991). In gleicher Weise wirken „Hilfswelten" (*Moreno* 1946) im Sinne therapeutischer Gemeinschaften für psychiatrische Patienten (*Jones* 1980). Langzeitstudien, wie die seit über 30 Jahren laufende von *Chess* und *Thomas* (1987) zeigen anhand von detaillierten *„case histories"*, wie die *Einsicht* in Probleme der frühen Kindheit Erwachsenen helfen können, ihr Leben erfolgreich zu meistem, insbesondere wenn sie supportive, soziale Kontexte zur Verfügung hatten.

Mittelfristige und langfristige Psychotherapien als karrierebegleitende Interventionen, die fortlaufend oder intermitierend in dyadischen Therapien und Gruppenbehandlungen durchgeführt werden, stellen als solche ein *protektives Milieu* bereit, in dem positive emotionale Erfahrungen gemacht werden können und von negativen Erlebnissen entlastet wird, was in vielen psychotherapeutischen Schulen ein zentrales Moment des Geschehens ist (*Schelp, Kemmler* 1988; *Kemmler* et al. 1991). Das therapeutische Milieu als **„fördernde Umwelt"** *(Winnicott)* kann über längere Zeit positiv zur Wirkung kommen, wenn es nicht pathologische Konstellationen reproduziert oder im Setting selbst Fehler macht und verletzende Frustrationen setzt, die mit denen homolog sind, die das Kind und der Jugendliche in seiner Karriere schon zu ertragen hatte (z.B. „Gefühlskälte", wie sie *Freud* vom Analytiker fordert 1912, GW 8, 380f). Biographisch orientierte Therapien stellen eine gemeinsame Untersuchung der Lebensgeschichte „unter longitudinaler Perspektive" dar, in der aspektive, retrospektive und prospektive Faktoren eine Rolle spielen. Die Rekonstruktion der *Vergangenheit (retrospektiv)* geschieht ja in einer gegebenen *Gegenwart (aspektiv)* und öffnet sich *prospektiv* auf eine miteinander zu durchlebende *Zukunft* hin, die der Behandlungszeit. Dieses Setting erschließt eine einzigartige Möglichkeit, die **Phänomene** im Hier-und-Jetzt der therapeutischen Situation und des aktualen Lebensvollzuges gemeinsam zu beobachten, dabei die Reproduktion alter Muster, Narrative, Skripts als Strukturen der Vergangenheit, die sich fortschreiben, herauszufinden, um damit „prävalent pathologische Milieus" in widrigen Lebensverläufen, Risiko- und protektive Faktoren sowie Bewältigungsfähigkeit als *biographische Realtitäten* im aktualen Geschehen, d.h. als „fortwirkende Vergangenheit in der Gegenwart" zu validieren (*Petzold* 1991o; dieses Buch, S. 314ff) und ihre Auswirkungen für die Zukunft durch Wiederholungstendenzen, dysfunktionale **Entwürfe** bzw. Pläne antizipatorisch zu identifizieren. Unter dieser Optik erweitert sich das theoretische und praxeologische Kernkonzept der Integrativen Therapie: **„Von den Phänomenen zu den Strukturen zu den Entwürfen"** (wobei in pathologischen *Karrieren* die Entwürfe mit der invarianten Fortschreibung von *Strukturen*, von *fixierenden Narrativen*, die eine *schöpferische Biosodie* verhindern, gleichbedeutend ist, vgl. umfassend *Petzold* et al. 1993).

Eine breite theoretische Optik, wie sie uns die Longitudinalforschung bereitstellt, ist dabei unerläßlich, denn sonst kommt es nur zu Artefakten, indem die Fakten der Lebensgeschichte, der Lebensgegenwart und des Krankheitsverlaufs durch den „theorieverstellten Blick“ so „kalibriert“ werden, wie es dem konzeptuellen Rahmen des Therapeuten entspricht. Es muß eine Offenheit für ungewöhnliche Karriereverläufe gegeben sein und die Bereitschaft zur Infragestellung typisierender ätiologischer Konzeptbildungen auf der Grundlage der Erkenntnisse der „life-span-developmental-psychology and psychopathology“, der Forschungen zur Sozialisation im Lebensverlauf (*Kohli* 1978; *Kohli, Robert* 1984; *Hurrelmann* 1986, 1988), Psychologie des Erwachsenenalters (*Faltermaier* et al. 1992; *Pieper* 1978), longitudinalen Biographieforschung (*Thomae* 1988; *Lehr, Thomae* 1987), des life-event-research (*Katschnig* 1981; *Filipp* 1990) und der neueren Längsschnitt- und Verlaufsforschung (*Robins, Rutter* 1990). Für die Psychotherapie heißt das nicht, daß frühe Erfahrungen zu vernachlässigen seien. Negative Auswirkungen werden durch Longitudinalstudien durchaus bestätigt (*Cox* 1979; *Cohen Beckwith* 1979; *Brown* 1988; *Rutter* 1987; *Rutter, Garmezy* 1983; *Grossmann, Grossmann* 1991); aber Psychiater und Psychotherapeuten können heute nicht mehr in einem fragwürdigen Kausalitätsdenken aufgrund von negativen Kindheitserfahrungen stereotyp düstere Prognosen stellen. Diese Erkenntnisse haben auch Konsequenzen für die Gestaltung therapeutischer Praxis. Neben kontinuierlichen Langzeittherapien müssen – gegebenenfalls auf dem „Sockel“ einer kurzzeitigen oder mittelfristigen Behandlung – vermehrt intermittierende Fokalinterventionen treten (gute Ansätze haben schon immer nach einem ähnlichen Prinzip gearbeitet), die bei Karrierekrisen ein „Abstürzen“ verhindern oder bei Sensibilisierungen (z.B. Elternschaft) – die „Gunst der Stunde“ nutzend – Probleme bearbeiten, die in vorgängigen Behandlungssequenzen nicht angehbar waren. Hier finden sich Alternativen zur hochfrequenten Langzeitanalyse auch und gerade für die Behandlung schwerer Erkrankungen. Es werden unnötige Parentifizierungseffekte vermieden, und es können die Interventionen den „Erfordernissen der Lebenslage“ im Sinne *Lewins* angepaßt werden. Auch von der Perspektive der Finanzierbarkeit ist dieses Modell bedenkenswert. Es erfordert allerdings ein weitgreifendes Behandlungskonzept, eine elaborierte fokaltherapeutische Technik (*Petzold, Heinl 1*980; *Petzold, Heinl, Walch* 1983; grundlegend *Petzold* 1993p), eine spezifische Indikation (nicht zuletzt im Hinblick auf das vorhandene „soziale Netzwerk“) und die Bereitschaft und Fähigkeit des Patienten, ein langfristiges Arbeitsbündnis mit intermittierenden Behandlungssequenzen einzugehen. Die longitudinale Perspektive hilft uns hier umzudenken, und sie eröffnet für erfolgreiche Behandlungen einen Horizont, in welchem Therapie selbst sich als „protektives Ereignis“, als *„salutogener Raum“* definieren kann und eine positive, zukunftsstiftende Größe darstellt.

6.4 Pathogene Faktoren als „multiple Pathogenese" im Lebensverlauf

Multiplen *pathogenen* Einflüssen kann der Mensch *über das gesamte Leben hin* ausgesetzt sein. „Naturally, the patterns start at only one point, the earliest point, but that does not assure that the contribution of this first point is more important quantitatively or even qualitatively than the contributions at later points“ (*Stern* 1985, 261). Schädigungen können damit über die ganze Lebensspanne hin zur Entstehung von **prävalent pathogenen Milieus** (*Petzold* 1977j, 1988n, 234) führen. Diese können aufgrund von Akkumulationseffekten, Verstärkungen durch *critical life events* oder massive Aktualtraumatisierungen spätere Erkrankungen in mehr oder weniger großem Abstand zu dem schädigenden Ausgangsmilieu im Gefolge haben. Dabei können die *negativen Synergien* verschiedener Milieus, besonders ungünstige Event-Konstellationen, fehlende kompensatorische Einflüsse, aber auch dysfunktionale Kompensationen, subjektive Negativbewertungen etc. ein äußerst komplexes Gewebe von Einflußgrößen konstellieren, die sich erst in einem längeren Behandlungsgeschehen im Sinne einer „prozessualen Diagnostik" (*Althen* 1987; *Petzold* 1993p, 1988n, 200ff) und einer differenzierten „Pfadanalyse" erschließen. Dabei wird die Qualität der *aktualen* therapeutischen Beziehung die *Wirkung* von *vergangenen* „prävalent pathogenen Milieus" selbst beeinflussen – zum Guten wie zum Schlechten –, weil jede gegebene Gegenwart (Faktor Sicherheit und Zuwendung) und jede antizipierte Zukunft (Faktor Hoffnung) die Wertung und damit auch die Wirkung archivierter Vergangenheit beeinflußt. *Aktuales Krankheitsgeschehen ist deshalb immer als ein Zusammenspiel von „Nachwirkungen" aus der Vergangenheit, „Wirkungen" der Gegenwart und „Auswirkungen" bzw. erwarteten Wirkungen für die Zukunft (antizipierte gute oder schlechte Ereignisse) zu sehen.*

Weiterhin ist in Betracht zu ziehen, daß sehr gute soziale, familiäre und ökologische Bedingungen in Babyzeit und Kindheit, ausreichende Ressourcen und protektive Faktoren, optimale *salutogene* Einflüsse also, keine Garantie für einen gelingenden Lebensverlauf sind. Sie können Menschen für die Bewältigung späterer Belastungs- und Krisensituationen, für den Umgang mit den „harten Seiten des Lebens" sogar schlechter ausrüsten als Biographien, die in Kindheit und Jugend nicht so glatt verlaufen oder gar belastend gewesen sind (*Werner* 1985). Härten können von stets beschützten und gesicherten Menschen als besonders schlimm und kränkend erlebt und verarbeitet werden. Eine gute Vergangenheit (es wird hier nicht von „*overprotection*" gesprochen, sondern von „normalen Verhältnissen" gut funktionierender bundesdeutscher oder Schweizer Mittelschichtsfamilien) kann also eine größere *Vulnerabilität* für eine schwierige Gegenwart (etwa in einer Wirtschaftskrise oder Notzeit) bedeuten. Zwischen den Extremen: „Gelobt sei, was hart macht!" und überprotektiver Verzärtelung gibt es ein breites Spektrum von Entwicklungs-, Erziehungs- und Sozialisationsmöglichkeiten. Selbst bei optimal verlaufender *früher Kindheit* können z.B. schwere Erschütterungen des Lebensgefüges in der Adoleszenz – im Sinne der geschilderten Konstellationen – pathogen wirken (*Ebata* et al. 1990). Selbst bei guter Adoleszenz und erfolgreichem Erwachsenenleben können schwere Vernachlässigungen *(neglect)* im Senium Borderline- und Psychoseerkrankungen beim alten Menschen als *„späte Schädigungen"* auslösen (*Petzold* 1985a). Da *Störungen* in der Pathogenesetheorie der Integrativen Therapie etwas Spezifisches sind, sprechen wir insgesamt von **Schädigungen**. Wir unterscheiden – mit Blick auf die gängigen Gliederungen der „Entwicklungspsychologie der Lebensspanne" (*Oerter, Montada* 1987):

> *„vorgeburtliche Schädigungen", „frühe Schädigungen I"* (Babyzeit, 0-18 Monate), *„frühe Schädigungen II"* (frühe Kindheit 2.-4. Lebensjahr), *„Kindheitsschädigungen"* (Kindheit, 4.-11. Lebensjahr), *„mittlere Schädigungen I"* (Jugendalter, 11-18 Jahre), *„mittlere Schädigungen II"* (frühes Erwachsenenalter, 19-30), *„spätere Schädigungen"* (mittleres und höheres Erwachsenenalter, 30-60 Jahre), *„späte Schädigungen"* (Alter 60-80 Jahre und hohes Senium: 80 und mehr Jahre).

Dabei muß jeweils kritischen Lebensereignissen (*Filipp* 1990), belastenden Erfahrungen (z.B. *empty nest phase, Atchley* 1980), Diskontinuitäten wie Statuspassagen (z.B. Pensionierung, *Petzold* 1983f), mikroökologischen Shifts (z.B. Übergang ins Altenheim, *Petzold, Petzold* 1991) besondere Aufmerksamkeit geschenkt werden.

Psychische Erkrankungen können nach unseren Modellvorstellungen ausgelöst werden, wenn in dem komplexen Sozialisationsgeschehen, in dem der Mensch ein Leben lang steht (*Hurrelmann* 1988; *Baur* 1987) und das von einem archaischen Leib-Selbst zu einem reifen Leib-Selbst mit funktionsfähigem Ich und prägnanter Identität, d.h. zu einem *„personalen Subjekt im Wandel"* führt, **Schädigungen** eintreten.

Wir differenzieren sie in *Traumata* (Überstimulierung), *Defizite* (Unterstimulierung), *Störungen* (inkonstante Stimulierung) und *Konflikte* (gegenläufige Stimulierungen, vgl. *Petzold* 1988n, 352; dieses Buch S. 465ff). Sie müssen akkumulativ und chronifiziert zur Wirkung kommen, um Pathologie im Gefolge zu haben.

Es können folgende, potentiell pathogene Einflüsse aufgeführt werden (vgl. S. 457):

1. Genetische Faktoren, die hereditäre Ausstattung, was Vitalität, Kompetenzen, Vulnerabilität anbetrifft, spielen eine nicht zu unterschätzende Rolle.
2. Es müssen die **multiplen Schädigungen** (Trauma, Defizit, Störungen, Konflikte) so nachhaltig sein, daß die Kompetenzen und die Coping-Möglichkeiten des Organismus und seine Ressourcenlage massiv überschritten werden.
3. Es muß das Fehlen von **substitutiver Entlastung** bzw. Kompensation (z.B. Trost und Fürsorge durch die Mutter, den Vater usw.) durch *Abwesenheit* von *protektiven Faktoren* und *sozialen Supportsystemen* gegeben sein.
4. Es müssen **internale Negativkonzepte** zum Tragen kommen, wie z.B. *Negativbewertungen* („negative appraisals", *Lazarus, Launier* 1981), dysfunktionale „subjektive Krankheitstheorien" (*Faller* 1990), durch die sich das Befinden verschlechtern kann, negative Selbstkonzepte und Lebensstile, aber auch Erwartungen zukünftiger realer oder imaginärer Bedrohungen.
5. Es muß in einer **Negativkarriere** zu einer Akkumulation von Risikofaktoren über den Entwicklungsverlauf hin bzw. zu einer Permanenz schädigender Konstellationen (wie die voranstehend unter 2 aufgeführten) kommen.
6. Es müssen **auslösende Aktualfaktoren,** z.B. ‚stressful life-events', zeitextendierte Belastungen, Lebenskrisen eintreten, die die vorhandene Bewältigungsfähigkeit und die Ressourcenlage überschreiten.
7. Es müssen noch weitere **pathogene Einflüsse** und **ungeklärte Faktoren** (z.B. Drogenkonsum, verdeckte, toxische Familienmuster) einen schädigenden Einfluß ausüben (vgl. *Petzold* 1990h; *Petzold, Schuch* 1991).

Insgesamt müssen einige der genannten Faktoren eine *„negative Synergie"* entfalten, um pathogen zu wirken, immer vorausgesetzt, daß keine *protektiven Faktoren* (*Petzold* et al. 1991) und *Kompensationen* gegeben sind und die vorhandenen Copingstrategien und Abwehrmechanismen die aufgetretenen Probleme nicht bewältigen konnten, ohne sich dysfunktional zu fixieren.

- Insbesondere in der prekären Phase der Adoleszenz (*Ebata* et al. 1990; *Erdheim* 1983; *Hurrelmann* et al. 1985, 1986) können Aktualtraumata auf dem Hintergrund einer unglücklich verlaufenen Lebenskarriere mit schwerwiegenden, frühen *Schädigungen* des *„archaichen Leib-Selbst"* durch *Defizite* und/oder *Polytraumatisierungen*, die die Ausbildung eines funktionsfähigen *Ich* und damit einer kohärenten *Identität* beeinträchtigt haben, als mögliche Ursachen von **Psychosen** im Jugendalter (*Seiffge-Krenke* 1986) oder als Wegbereiter einer später in der mittleren Erwachsenenzeit ausbrechenden psychotischen Erkrankung angesehen werden (*Petri* 1979; *Rutter* 1980; *Dohrenwend* et al. 1980).
- *Traumatisierungen, Störungen* und *Konflikte* in der frühen zwischenleiblichen Kommunikation mit ihren Konsequenzen für die leibliche Stimulierung des Säuglings (die allerdings die Ich-Entwicklung und die Identitätsbildung relativ intakt lassen können), können zu **Psychosomatosen** führen (*Remschmidt* 1990).
- Frühe *Störungen* und *Konflikte,* die auf das archaische Leib-Selbst wirken und nicht zu Einbrüchen (wie beim Trauma) oder zu „Löchern" (wie bei Defiziten) führen, sondern zu einem brüchigen *Leib-Selbst* und damit zu einem labilen *Ich* und einer schwachen *Identität,* können im Verein mit weiteren, biographisch späteren Störungen **Borderline-Erkrankungen** im Gefolge haben (*Petzold, Maurer* 1985), die zu einer zerrütteten Lebensführung, zu Unstimmigkeiten in der beruflichen Situation, in Beziehungen und im Lebensalltag führen (*Janssen* 1991).
- Zuweilen werden diese pathogenen Schädigungen im Frühbereich aber auch durch *„maligne Progressionen" (Ferenczi)* kompensiert, wenn hereditär genügend an vitaler Ausstattung vorhanden ist, etwa durch die Ausbildung eines starken, belastungsfähigen *Ich,* das allerdings auf der Grundlage eines brüchigen Leib-Selbst ein *Ich* „ohne Resonanzkörper" wird. Sein pathisch-empathisches Potential, seine emotionale Schwingungsfähigkeit ist deshalb beeinträchtigt und bedingt daher oft kalte Leistungspersönlichkeiten oder ungehemmte Machtmenschen, in psychoanalytischer Terminologie „narzißtische Neurosen", in unserer Terminologie Menschen mit „**schweren Persönlichkeitsstörungen**", die ihre Größenimpulse hemmungslos leben, „herzlos" und ohne Beziehungsmöglichkeit und -fähigkeit zu ihren Mitmenschen.

Noch einmal: die Ausbildung solcher Krankheitsbilder ist Resultat der Gesamtsozialisation. Dies alles erfordert als Hintergrund eine *fortgesetzte Karriere des Scheiterns,* was zumeist auch ein Scheitern von Beziehungen bedeutet und natürlich ein Versagen der Coping- und Abwehrmechanismen. Die Psychopathologie wird sich deshalb vermehrt mit pathogenen Beziehungskonstellationen (*Sameroff, Emde* 1989) und fixiertem Abwehrverhalten und die Diagnostik wird sich mit dem Erfassen, Verstehen und der klinischen Bewertung von Lebenskarrieren zu befassen haben (*Kahn, Antonucci* 1980).

Dieses Konzept *„multipler **Pathogenese** in der Lebenskarriere"* wird ergänzt durch die Annahme *„multipler **Salutogenese** in der Lebensspanne"* (*Antonovsky* 1979, 1987) und durch das Faktum *„multipler **Heilungsprozesse** im Lebensverlauf"* (*Petzold* 1988n). Nicht alle „frühen" Schädigungen führen ja zu psychosomatischen, Borderline- oder Psychoseerkrankungen, sondern die malignen Sozialisationserfahrungen können durch benigne ergänzt und korrigiert werden, (weshalb der Vermittlung positiver Erfahrungen im Rahmen der Therapie große Bedeutung zukommt, vgl. *Petzold* et al. 1993)*.

6.5 Abwehr- und Bewältigungsstrategien – frühe Formen

Da der Mensch ein „konfliktträchtiges Wesen" (*Lückert* 1959) ist, aber auf Konflikt- und Problemlösung angelegt ist – von Babyzeiten an *(Rovee-Collier* 1983) –, ist er auch mit Möglichkeiten der Abwehr *(defence)* und der Bewältigung *(coping)* ausgestattet, um den Unbilden des Lebens Widerstand *(resistance)* entgegensetzen zu können. *Widerstand,* als die Kraft zu widerstehen, ist in seiner protektiven Funktion als eine positive Fähigkeit anzusehen (*Petzold* 1981c), und auch die Mittel, die hierzu eingesetzt werden, die *Abwehrmechanismen* „im Dienste des Widerstandes" – sie sind teilweise genetisch mitgegeben, teilweise erlernt – sind eine wichtige Ausstattung für die Lebensbewältigung. *Coping* und *defending* (*Haan* 1977) sind – zumindest für den Frühbereich – zwei Namen für die gleiche Sache. Für spätere Lebensphasen sind Differenzierungen dieser aus unterschiedlichen wissenschaftlichen Traditionen stammenden Begriffe möglich und vielleicht sinnvoll (*Thomaes* [1968] Daseinstechniken müßten noch in die Diskussion einbezogen werden).

Föten differenzieren von der 24. Gestationswoche an taktile und Schmerzreize und zeigen im letzten Schwangerschaftstertial Fluchtreaktionen und Abwehrmimik. Babies wehren sich gegen Unlust und Schmerz und bewältigen mit ihren Strategien zumeist ihre Probleme *autoplastisch* und – durch Beeinflussung der Pflegepersonen – auch *alloplastisch.* Abwehr- und Bewältigungsstrategien können durch einseitige oder auch übermäßige Beanspruchung einen dysfunktionalen Charakter gewinnen, indem aus der Vielzahl von Bewältigungsmöglichkeiten, die differenziert eingesetzt werden sollten, sich *eine* Strategie stabilisiert, ja dysfunktional fixiert, so daß sie zur überwiegenden Abwehr- bzw. Bewältigungsform wird, das Verhaltensrepertoire eingeschränkt und variable und nuancierte Reaktionen auf unterschiedliche Situationen nicht mehr möglich werden. Damit können Wachstum und notwendige Adaptierungsleistungen verhindert werden, sekundäre Schädigungen folgen, und die Persönlichkeit kann durch derartige dysfunktionale Mechanismen in ihrer Entwicklung beeinträchtigt werden. Begegnen wir solchen einseitigen, überschießenden und situationsinadäquaten Abwehrmechanismen nun bei Menschen im Alltag oder in der Therapie, so führen sie uns in der Regel zu

---

* In einem solchen integrativen Ansatz, wie wir ihn vertreten, können psychoanalytische Modelle etwa im Sinne der Systematisierung von *Hartmann-Kottek-Schroeder* (1981, in: *Hausmann, Meier-Weber* 1990, 1015ff) durchaus aufgenommen werden. Man muß sie allerdings ohne monokausalen Explikationsanspruch in den größeren Rahmen der Lebensspanne stellen und aus fragwürdigen entwicklungspsychologischen Annahmen abgeleitete Konstellationen relativieren – wie dies z.B. *Lichtenberg* (1991) oder *Stern* (1985) getan haben –, sie also dergestalt verwenden, daß sie als mögliche Sonderkonstellationen vorkommen können. Gegebenenfalls müssen sie eine neue oder ergänzende, andere Interpretation erfahren. Die von *Mahler* für die von ihr so genannte „Phase der Symbiose" beschriebenen Phänomene können z.B. aufgrund ergänzender Beobachtungen als Phänomene einer „zentrierten Kommunikation" aufgefaßt werden, die die Mutter-Kind-Interaktion kennzeichnet, wobei gleichzeitig aber auch gesehen werden muß, wie „weltoffen" der Säugling ist und wie er auch gegenüber anderen Bezugspersonen interessiert und wach ist, wie er Kontakte zu anderen Menschen aufnimmt, die er durchaus differenziert (*M. Papoušek* 1987) und zu denen er sich auch verschiedenartig verhält.

den Situationen bzw. pathogenen biographischen Milieus, in denen es notwendig war, solche lebensrettenden Strategien auszubilden. Das Problem ist also nicht die *Abwehr* als solche, sondern ihre *Fixierung*, ihr Ausschließlichkeitscharakter. Wir können solche Muster als *„Monumente"* biographischer Belastungen, ja Schädigungen ansehen. Sie berichten von Ereignissen, die lange zurück oder vor der aktiv-intentionalen Erinnerung liegen oder die verdrängt wurden (vgl. 4.3). Sie können uns Informationen über Ereignisse aus der Zeit der *frühkindlichen Amnesie* geben. Dabei ist es wichtig, „frühe" Abwehrformen nicht aus der Beobachtung des erwachsenen Patienten, dem „klinischen Kind" (*Stern* 1985,14) zu *rekonstruieren*, sondern Kenntnisse über sie aus der Beobachtung von Säuglingen und Kleinkindern zu gewinnen (*Lichtenberg* 1991) und zu prüfen, ob die bei Erwachsenen beobachteten Phänomene tatsächlich mehr oder weniger modifizierte Fortschreibungen archaischer Strategien sind oder später entwickeltes Verhalten.

Denn obwohl sich Pathogenese und Heilungsprozesse über die gesamte Lebensspanne hin vollziehen, *können* bei widrigen Bedingungen *Schädigungen aus frühen Phasen* und die Anstrengungen zu ihrer Bewältigung, soweit sie zu objektivierbaren Entwicklungsschäden führten oder im Langzeitgedächtnis abgespeichert wurden (cf. supr.), besonders nachhaltig wirken, da das kleine Kind in den ersten beiden Lebensjahren belastende Einwirkungen, die seine Abwehr- und Copingfähigkeiten überschreiten, als unentrinnbare Totalitätserfahrungen erlebt. Die Fähigkeit zur *Memoration* („Die Mutti kommt ja immer wieder"), zur *Antizipation* („Bald ist sie zurück"), *Erklärung* („Sie wurde aufgehalten"), *Benennung* („So was Dummes!") sowie die Möglichkeiten der *Affekt- und Impulskontrolle* („Ruhig Blut!") sind ja noch nicht oder nur unzureichend ausgebildet. Die physische Hilflosigkeit des Säuglings – er kann sich weder Negativreizen wirksam durch Flucht entziehen, noch sie durch aggressive Aktionen zerstören – und das noch geringe kognitive Organisationsniveau führen zu sehr primitiven und wirksamen Abwehr- bzw. Bewältigungsstrategien (die übrigens auch bei schweren Erkrankungen und im Senium wieder auftauchen können). Werden diese Abwehrformen als Überlebensstrategien *fixiert* (defensives Narrativ), verhindern sie damit – wie gesagt – ein flexibles Reagieren auf komplexe Wirklichkeit in späteren Altersstufen. Wenngleich anzunehmen ist, daß viele der sehr frühen „kritischen Lebensereignisse" und Überlastungserfahrungen nicht als *memorierbare „events"* langzeitig abgespeichert werden, so bleiben doch *„Monumente"* solcher nicht mehr zugänglicher „historischer" Einwirkungen zurück: als leibliche Muster (z.B. der Verspannung), emotionale Muster (Grundstimmungen, Lebensgefühl), Kommunikationsstile oder als Abwehrstrategien.

Es ist erstaunlich, daß bei der Bedeutung, die Konzepte wie Widerstand oder Abwehr in der Psychoanalyse haben, bei dem herausragenden Platz, den „frühe" Abwehrmechanismen, z.B. „Spaltung" (*Volkan* 1975; *Meissner* 1982) oder „projektive Identifikation" (*Odgen* 1979; *Zwiebel* 1985) in der Theorienbildung und für die Behandlungspraxis sogenannter „früher Störungen" haben (*Kernberg* 1975, 1984; *Rosenfeld* 1982; *Ermann* 1985; *Janssen* 1990), diese Mechanismen in der psychoanalytischen Baby- und Kleinkindforschung niemals systematisch untersucht worden sind. Wenngleich zeitliche Klassifizierungen von Abwehrmechanismen vorgenommen wurden (*A. Freud* 1968; *Lichtenberg, Alap* 1972), gibt es in der Tat kaum Untersuchungen über das Abwehrverhalten im Säuglings- und Kleinkindalter (*Fraiberg* 1982), das aber, was es gibt (z.B. *Brazelton* et al. 1974; *Emde, Easterbrooks* 1985; *Gaensbauer,*

Hormon 1982; *Sroufe* 1983), ist nicht dazu angetan, die genannten Abwehrmechanismen als „früh" einzustufen. Säuglinge „spalten" nicht und verwenden keine „projektiven Identifikationen" zur Problembewältigung oder andere Strategien, die eine Repräsentationsfähigkeit voraussetzen, weil das „ganze Gewicht der Ergebnisse aus sensumotorischen und anderen kognitiven Untersuchungen (*Greenspan* 1979,1981) dafür spricht, daß das Kleinkind sie nicht hat" (*Lichtenberg* 1991,58). *Lichtenberg* problematisiert auch die sogenannten „frühen" Abwehrmechanismen „Verleugnung, Projektion, Introjektion, Inkorporation und Spaltung" (ibid.) und zieht es vor, für die Frühzeit von *Abwehrmaßnahmen* auf motorischem Niveau zu sprechen, von „perzeptuell-affektiven Handlungsantworten", und wir stimmen ihm hier zu.

In der Beobachtung von Säuglingen und Mutter-Kind-Interaktionen im Kontext physiotherapeutischer und bewegungstherapeutischer Frühförderung (*Petzold, de Groot* 1992; *de Groot* 1993), konnte ich folgende Abwehrformen finden, die – wie gesagt – immer auch als Bewältigungsleistung *(coping)* für eine schwierige Situation gesehen werden müssen:

6.5.1 Expressive Resistenz

Mit Mimik, Gestik, Blickverhalten, Lauten, Bewegung, hypertoner oder dystoner Muskelspannung, Moro-Reflex gibt der Säugling in einer *„primären Abwehrreaktion"* seine Unzufriedenheit und sein Unlusterleben auf negativ erlebte Stimulierung zum Ausdruck. Diese Abwehrform ist die häufigste und unmittelbarste und schon in den letzten beiden Gestationsmonaten vorhanden. Hält die unlustvolle Reizquelle an, steigert sich die expressive Resistenz und schlägt um in die beiden folgenden *„sekundären Abwehrreaktionen"*.

6.5.2 Motorisch-aggressive Resistenz

Der Säugling versucht, Unangenehmes mit Händchen und Füßen wegzustoßen. Er wendet den Kopf widerwillig ab und schreit oder wimmert ärgerlich oder schmerzvoll. Zuweilen ist, wenn der negative Reiz nicht zu intensiv ist oder gleichzeitig eine Ablenkung erfolgt, nur eine muskuläre Abwehrspannung – hyperton und dyston – festzustellen (etwa gegen physiotherapeutische Interventionen). Die motorisch-aggressive Resistenz ist eine sehr häufige Abwehrform bei Säuglingen und kann als Vorläuferin aggressiver Bewältigungs- und/oder Abwehrformen angesehen werden.

6.5.3 Motorisch-evasive Resistenz

Der Säugling wendet sich gleichsam in einer Fluchtreaktion von der Unlustquelle ab, dreht den Kopf weg, schließt die Augen, zeigt „Nein-Mimik", kontrahierende Abwehr- und Schutzgestik mit Armen und Beinen, ähnlich wie auch Primatenbabies (*Plooij* 1979, 233, 242f), klägliches Weinen, hypertone, dystone und zuweilen hypotone Muskelspannung. Fluchtreaktionen und evasives Coping (*Thomae* 1988, 99; *Dembo* 1931) haben hier ihre Vorläufer. Scheitern diese primären und sekundären Abwehr- und Bewältigungsversuche (*Petzold* 1975e, 120f, 1988n, 364), kommt es also zu wiederholten oder zeitextendierten Überlastungen, werden *„tertiäre Abwehrformen"* ausgebildet (ibid.). Diese sind komplexer und von nachhaltiger Wirkung. Sie haben einen *protektiven Charakter* wie zunächst alle Abwehroperationen, sind also nicht zu pathologisieren oder als negativ und dysfunktional zu werten. Dysfunktional werden sie erst dann, wenn sie sich als Muster mit Ausschließlichkeitscharakter etablieren und damit andere Verhaltensmöglichkeiten und die Persönlichkeitsentwicklung blockieren. Folgende Mechanismen sind zu nennen:

6.5.4 Archaische Regression

Nehmen Defizite oder Überstimulierungen eine für den Säugling bedrohliche Form an, so kann als Notreaktion eine *Regression* der schon entwickelten sensumotorischen Kompetenzen, Selbstschemata und Ich-Funktionen eintreten mit motorischer Antriebslosigkeit, hypotoner Muskelspannung, prolongierten Schlafperioden. Dieser Rückzug mag der Reproduktion eines früheren Milieus der Sicherheit dienen, etwa der totalen Stimulierung *in utero,* der Atmosphäre des *Grundvertrauens* im Schoße der Mutter, die im Leibgedächtnis abgespeichert wurde (vgl. die Thalassa-Theorie, *Ferenczi* 1962). Es werden durch eine solche Reaktion nicht nur für die Entwicklung notwendige Außenstimulierungen abgeschirmt – „korrektive positive Erfahrungen" können nicht mehr optimal aufgenommen werden –, sondern die autochthonen Wachstumsimpulse des Organismus selbst werden gehemmt und können über den Weg der Retroflexion ein hochgradig toxisches Potential entwickeln. Setzen sich Defizite und/oder Traumatisierungen intermittierend im Verlaufe der Entwicklung und Sozialisation fort, so besteht die Möglichkeit, daß die „Regression in archaische Körperebenen", ihre Fixierung auf der Körperebene (im propriozeptiven, atmosphärischen, präverbalen, präszenischen Bereich also) destruktive Wirkungen im Organischen hat. Die „archaische Regression" als Verarbeitungsversuch von Belastungen kann als Nachwirkung bei Patienten zu *konfluenten* Verhaltensweisen führen. Verschmelzungsphantasien und Symbiosewünsche bestimmen die Beziehungen. Die Abgrenzungsfähigkeit ist schlecht ausgeprägt. Verluste werden als extrem bedrohlich erlebt. Die archaische Regression hat, wenn sie fortdauert, zur Folge, daß die Strukturen des Selbst *an der Basis* defizitär und brüchig werden. Normalisieren sich zu einem späteren Zeitpunkt in der Entwicklung des Kleinkindes die Lebenszusammenhänge, so daß wieder genügend fördernde Stimulationen in den Beziehungen möglich werden, so können sich die Ich-Funktionen oft noch in einem Maße entwickeln, daß ein leidlich funktionsfähiges Ich ausgebildet wird, das eine mehr oder minder tragfähige Identität aufbauen kann. Die Basis jedoch ist schwach.

Bei fortgesetzten Belastungen oder erneuten, schweren Traumatisierungen kann der archaische Abwehrmechanismus auch in späteren Lebensphasen weiter oder wieder zur Wirkung kommen, der zu der dann gegebenen Lebenssituation natürlich in dysfunktionalem Kontrast steht und den Organismus in ständigem Spannungszustand hält. Dabei können, wie *Jonas* (1981) es annimmt, eventuell auch noch paläopsychische, phylogenetische Relikt-Mechanismen aktiviert werden; dieses Zusammenwirken vermag ein hohes pathogenes Potential zu entfalten, sofern keine kompensatorischen Erfahrungen Entlastung bringen.

6.5.5 Archaische Retroflexion

Die archaische Retroflexion ist einer der primitivsten Abwehrmechanismen. Er wurde im Prinzip von *Wilhelm Reich* entdeckt, der als einer der ersten Psychotherapeuten eine psychosomatische Theorie des Krebses entwickelte. In der Gestalttherapie und Integrativen Therapie kommt der archaischen und der sekundären Retroflexion große Bedeutung zu. Es setzt dieser Mechanismus besonders bei Traumatisierungen des Säuglings, also bei Überstimulierungen ein. Der Organismus des Säuglings bzw. Kleinkindes kann auf die unlustvollen Reize nicht durch effektive Flucht (vgl. Mechanismus 6.5.3) reagieren. Aggressive Äußerungen (Mechanismus 6.5.2) führen häufig zu weiteren Negativsanktionen (z.B. Mißhandlungen). Deshalb werden nach schmerzlichen Lernerfahrungen aggressive Regungen zurückgehalten. Es kommt zu motorischen und affektiven Staus. Wir haben das Bild des chronisch hypertonen und/oder dystonen Säuglings. Die aggressiven Impulse richten sich gegen den Organismus selbst, der ohnehin als Quelle des Schmerzes und der Unlust erlebt wird. Sie werden auf den, bzw. in den Körper *retroflektiert* und entfalten hier ihre destruktiven Kräfte. Die Folge sind psychosomatische Beschwerden des Säuglings in verschiedenen Schweregraden und – wenn sich ein solches Muster chronifiziert und auch noch in der weiteren Entwicklung und im Erwachsenenalter zur vorherrschenden Strategie der Konfliktbewältigung wird – die Ausbildung von psychosomatischen Erkrankungen. Das *Leib-Selbst* wird durch diesen Mechanismus unter einen Dauerstreß gesetzt und ist den archaischen Impulsen ausgeliefert. Zwar wird ein kohärentes *Ich* ausgebildet, aber dieses negiert den Leib bzw. steht ihm feindselig gegenüber. Die Identitätssäule „Leiblichkeit" (*Petzold* 1988n, 40) wird unzulänglich ausgebildet bzw. ist Gegenstand negativer Selbstattributionen (*Baardman* 1991). Der Mensch ist in einer permanenten Kampfhaltung. Er ist mit seinem Leib „im Krieg", der z.T. gnadenlos geführt wird.

6.5.6 Archaische Anästhesierung

Auf Überstimulierung, also Traumatisierungen, Störungen oder konflikthafte Stimulierungen kann neben *archaischer Regression* und *Retroflexion* mit einer *Selbstanästhesierung* reagiert werden. Wir haben das Bild des „robusten, unempfindlichen Säuglings", der allerdings viel schläft oder häufig „wegschläft". Der Organismus versucht, sich gegen negative Impulse unempfindlich zu machen, sich ihnen „passiv" zu entziehen. Die Muskelspannung ist häufig dyston, zuweilen hypoton. Der Leib wird als Fremdkörper erlebt, fühllos gemacht, verdinglicht. Das Selbst wird sich damit kaum erlebbar. *Ich*-Funktionen werden mangelhaft ausgeprägt, und so ergeben sich in der weiteren Entwicklung auch in der Konstituierung von *Identität* Mängel. Das Gefühl der Nicht-Identität mit dem Körper schreibt sich fort und führt zu einer vernachlässigenden, lieblosen Haltung dem Leib gegenüber, der oftmals wie eine Maschine ausgebeutet wird und dessen Signale der Erschöpfung oder Überforderung nicht wahrgenommen werden können. Im Unterschied zur archaischen Regression, die oftmals mit Impulslosigkeit und Apathie einhergeht, sind Menschen mit dem Mechanismus der archaischen Anästhesierung durchaus aktiv. Sie weisen häufig das Krankheitsbild einer „larvierten Depression" auf. Durch Leistung und Aktivismus wird Depressivität überdeckt. Das relativ funktionsfähige Ich konstituiert eine in mehreren Bereichen (Arbeit und Leistung, materielle Sicherheit, Werte) klar ausgeprägte Identität. Die „Säule der Leiblichkeit" ist defizient, der Bereich „soziales Netzwerk" ist im Hinblick auf die Beziehungsintensitäten arm. Es erscheinen diese Menschen psychisch und sozial weitgehend unauffällig, in hohem Maße angepaßt, zumeist leistungsbezogen. Beim Mechanismus der archaischen Retroflexion hingegen tritt die depressive Symptomatik und der Leistungsaktivismus klarer hervor. Die archaische Alles-oder-Nichts-Haltung wird in ihren destruktiven Aspekten deutlicher erkennbar (Überforderungstypen).

6.5.7 Archaische Spaltung bzw. Abspaltung

Den in der psychoanalytischen Literatur immer wieder als „frühe" Abwehrform beschriebenen Mechanismus der *Spaltung* im Sinne einer Gut/Böse-, Idealisierungs-/Abwertungs-, Grandiositäts-/Ohnmachtspolarisierung kennen wir natürlich auch aus der Behandlung von Borderlinepatienten. Wir kennen ihn indes so aus der Beobachtung und Behandlung von Säuglingen (*Petzold, de Groot* 1992) und aus der psychotherapeutischen Behandlung von Kleinkindern und jüngeren Kindern (*Petzold* 1972e; *Petzold, Kirchmann* 1990; *Katz-Bernstein* 1990) nicht. Es findet sich indes bei Kindern vom ausgehenden zweiten, beginnenden dritten Lebensjahr an ein Mechanismus *„passagerer Polarisierung"*, der eine einseitige Affektlage vorübergehend fixiert, z.B. ein emotionales *„Tief"*, ein aufgedrehtes, hyperaktives *„Hoch"*. Weil die Stabilisierung einer „Mittellage" nicht möglich ist, erfolgt oft nach einiger Zeit Retroflexion oder Anästhesierung. Frühe Konflikte, aber auch Traumatisierungen, unlustvolle, belastende Erfahrungen werden also zunächst polarisiert, wobei es mehrere „Umschläge" in der Affektlage geben kann, und dann abgespalten in dem Sinne, daß sie überspielt und „in den Körper hinein" verdrängt werden, womit wieder ein retroflektives Moment und ein Kampf widerstreitender Impulse im Körper gegeben ist. Die Folge derartiger chronischer Spaltungsprozesse ist eine beständige Unausgewogenheit des Ich und daraus folgend eine „Fragmentierung des Selbst". Bleiben Ich-Funktionen unausgeglichen, wird auch die Identität einseitig ausgebildet oder polarisiert.

Die Spaltung ist – und hier unterscheiden wir uns von anderen Autoren – ein Abwehrmechanismus, der nicht in den Frühbereich der ersten 18 Lebensmonate fällt. Spaltung in Gutes und Böses, Positives und Negatives erfordert schon eine ausgeprägte kognitive Strukturierung und ist deshalb nicht im ersten Lebensjahr anzusiedeln, wo wir eher die unter 6.5.1 – 6.5.6 beschriebenen Muster finden. Wir gehen also nicht, wie in der kleinianischen Tradition (*Klein* 1962), von inneren Phantasiewelten des Säuglings aus, denn das Baby ist mit den Sinnen bei der Welt, oder es schläft oder ist motorisch aktiv (so auch *Greenspan* 1979, 1981; *Lichtenberg* 1991). Seine Innenwelten entwickeln sich im 2. und 3. Lebensjahr (*Nelson* 1989; *Stern* 1989). So können wir auch *Kernbergs* (1984) Spaltungskonzept nicht teilen, besonders seine in Ausarbeitung der Ideen von *Melanie Klein* vorgenommene Dichotomisierung in *gute* und *böse* Erfahrungen, die voneinander isoliert und abgespalten werden. „Each is encapsulated from the other. Accordingly, the infant is forced to do double bookkeeping with regard to experience and its memory" (*Stern* 1985, 249). An *Kernbergs* Position ist aus der Sicht der Babyforschung vieles problematisch. So können wir weder vom Konzept einer undifferenzierten Erfahrung noch von dem einer extremen Dichotomisierung ausgehen. Säuglinge haben ein sehr differenziertes Erfahrungsspektrum, und Kleinkinder können einseitige Affektlagen nicht lange halten, weshalb die polarisierende archaische Spaltung nur vorübergehend wirksam wird und dann retroflektive oder anästhesierende Strategien im Sinne einer *Abspaltung* eintreten. *Stern* hat gute Gründe gegen diesen „frühen" Mechanismus der Spaltung ins Feld geführt und kommt zu dem Schluß: „It is the product of a post-infancy mind, capable of many symbolic transformations and condensations on a hedonic theme. It is not a likely experience of infants as observed" (ibid. 252). Das hier als „archaische Spaltung" vorgestellte Konzept unterscheidet sich denn auch von dem *Kernbergs* und anderer Theoretiker in seiner Linie. Spaltung heißt in unserem Ansatz passagere Affektpolarisierung mit folgender *Abspaltung*.

Das Faktum, daß wir z.B. bei Borderlinepatienten des öfteren Spaltungsphänomene im Sinne *Kernbergs* finden bzw. solche in ihrem sozialen Kontext (z.B. im Team zwischen den sie behandelnden Therapeuten) auftauchen, ist kein Indiz dafür, daß es sich um einen sehr *frühen* Mechanismus handelt. Es wäre zu untersuchen, warum bei derart schwierigen Patienten die Umgebung oft so uneins und gespalten ist, nicht so recht wissend, was eigentlich zu machen sei. Handelt es sich hier nicht um einen spezifischen Abwehrmechanismus erwachsener Menschen – hier der Psychotherapeuten –, die mit den schwer greifbaren, oft bedrohlichen frühen Atmosphären nicht umgehen können? Handelt es sich bei den Patienten selbst – und sorgfältige klinische Beobachtungen sprechen dafür – nicht auch um einen *späten* Mechanismus der fortgeschrittenen Ich-Entwicklung, mit dem die Persönlichkeit (sie ist eben nicht die eines Kindes) sich vor – zumeist malignen – archaischen Atmosphären zu schützen sucht? Ein repräsentational verstandener Spaltungsmechanismus läßt sich jedenfalls von der Verhaltensbeobachtung her bei Säuglingen nicht ausmachen. Bei Kleinkindern im 2. und 3. Lebensjahr kann man bestimmte Phänomene als archaische Spaltungsvorgänge einordnen, wenn sie z.B. bei unangenehmen Situationen in der Stimmung „umschlagen", „abschalten" oder sich z.T. abrupt anderen Situationen zuwenden oder solche schaffen.

In der Bewertung des Abwehrmechanismus der Spaltung und der Abwehrstrategien insgesamt wird – wie auch bei anderen Konzepten – deutlich, daß die Integrative Therapie sich weniger an Konstrukten ausrichtet, die aus Erfahrungen in der psychotherapeutischen Behandlung mit Erwachsenen, dem „klinischen Kind" (*Stern* 1985), extrapoliert und auf die Kleinkind- bzw. Säuglingszeit projiziert werden, sondern mehr an dem, was durch Beobachtungen unter Forschungsbedingungen bei Säuglingen und Kleinkindern festgestellt wurde. Sie zieht aus derartigen Beobachtungen für mögliche spätere Pathogenese oder spätere Verhaltensweisen nur sehr vorsichtig Schlüsse und versucht, anhand der *Gesamtheit von Sozialisationseinflüssen im Lebensverlauf* Krankheitsgeschehen differentiell und höchst individualisiert zu rekonstruieren. Dabei bieten die pathogenen Stimulierungskonstellationen Explikationshilfen. Das Auftauchen spezifischer Abwehrmechanismen gibt Möglichkeiten der Einordnung, die für die praktische therapeutische Arbeit äußerst wichtig sind, da es gilt, für Widerstands- und Abwehrvorgänge – sie sind ja oft „*Monumente*" früherer Schädigungen – die originären biographischen Milieus aufzufinden, um elastisch und angemessen reagieren zu können und den Patienten in einer besonders sensiblen Konstellation nicht zu übergehen, zu verletzen oder gar zu gefährden (*Petzold* 19771, 1981c), denn „hinter der Abwehr liegt das Trauma" (*Iljine* 1942).

7. Dimensionen einer „elastischen" und „aktiven" Behandlungstechnik

Für die Behandlungspraxis haben die auf der Grundlage longitudinaler Betrachtungsweise und des „*infant research*" gewonnenen Erkenntnisse wichtige Folgen: Man wird höchst individualisierte Behandlungspläne auf der Grundlage komplexer *Kontext- und Kontinuumsanalysen* (idem 1988n, 206f) zu erarbeiten haben und wird im Sinne der Forderung nach einer „*elastischen*" Behandlungstechnik *(Ferenczi)* zu *differentiellen Interventionen* für die jeweils einzigartige, biographische Lage finden müssen. Von den **Phänomenen** der aktualen Symptomatik ausgehend, muß man unter der „*life span developmental perspective*" in der Analyse des *gegenwärtigen Belastungsmilieus* zurückgehen, um *vergangene „prävalent pathogene Milieus"* aufzufinden, biographische Erfahrungen also, die besonders belastend waren und Nachwirkungen durch die Ausbildung von *„Monumenten"*, z.B. körperlichen Symptomen (dieses Buch, S. 898ff), oder von dysfunktionalen **Strukturen,** d. h. *Skripts* bzw. *Narrativen* zeitigten. Weiterhin sind die *zukunftsgerichteten* **Entwürfe,** die *Erwartungsstrukturen* (Pläne, Ziele, Hoffnungen, Befürchtungen, Zukunftsängste), die sich ja immer in einer beobachtbaren Gegenwart artikulieren, in den Blick zu nehmen. Es gilt, *„von den Phänomenen zu den Strukturen zu den Entwürfen"* vorzustoßen (*Petzold* 1988n, 221, 485, 1979f). Schließlich ist unabdingbar, daß die Behandlung als interaktionales Geschehen zu verstehen ist, das die Interaktionspartner *ganzheitlich* einbezieht – verbal und nonverbal, körperlich, seelisch, geistig – mit der ganzen Breite der intersubjektiven Kommunikation in Kontakt, Begegnung, Beziehung, Bindung, auf dem Boden wechselseitiger Empathie *(mutualité).* Diese Breite findet sich übrigens in allen emotional bedeutsamen, „heilenden" Alltagssituationen von Kindeszeiten an: im Trost bei Verlust und Verletzung, in der Pflege und Linderung bei Krankheit und Verwundung, in der Beruhigung bei Verstörung und Aufgewühltsein. Diese Bedeutung zwischenleiblichen emotionalen Austausches für die Entwicklung und die Gesamtheit der menschlichen Persönlichkeit muß in der Praxis therapeutischer Arbeit zum Tragen kommen und führt zu kritischen Anfragen an die Behandlungsmethodik zahlreicher herkömmlicher Therapieverfahren.

Auf der Grundlage der voranstehenden Ausführungen erfordert das therapeutische Handeln eine große patienten- und situationsorientierte Variabilität. In Fortführung der Idee von einer „elastischen, aktiven Behandlungspraxis", die die Psychotherapie *Ferenczi* (1927/82)* zu danken hat, habe ich drei „Modalitäten therapeutischer Arbeit" (*Petzold* 1970c, 1974j, 1988n, 552ff), „Vier Wege der Heilung" und „vierzehn therapiewirksame Faktoren" VTW (idem 1993p) unterschieden (idem 1969b; 1988d, 215ff):

Erste Modalität: *übungszentriert-funktionale* Arbeit für Aufbau, Stabilisierung und Entwicklung der Funktionen des Leibsubjektes; **zweite Modalität:** *erlebnisaktivierend-stimulierende Arbeit* zur Bereitstellung alternativer Erfahrungen und Förderung kreativer Potentiale; **dritte Modalität:** *konfliktzentriert-aufdeckende Arbeit* zur Bearbeitung verdrängten biographischen Materials; weitere Modalitäten sind möglich vgl. S. 77ff.

Erster Weg (vgl. die Reformulierungen S. 77f)**:** *Bewußtseinsarbeit,* die zur Sinnfindung führt; **zweiter Weg:** *Nachsozialisation,* die Grundvertrauen bekräftigt und emotionale Defizite durch *„korrigierende emotionale Erfahrungen"* zu kompensieren trachtet; **dritter Weg:** *Erlebnisaktivierung,* die durch *„alternative Erfahrungsmöglichkeiten"* zur Persönlichkeitsentfaltung beiträgt; **vierter Weg:** *Solidaritätserfahrung* und komplexes Bewußtsein durch den mehrperspektivischen Blick auf pathogene Lebenssituationen, was das Engagement für ein humanes Miteinander fördert. Die „vierzehn therapiewirksamen Faktoren" wurden an anderer Stelle ausführlich dargestellt (*Petzold* 1993p, m, vgl. dieses Buch S. 78 und S. 1036).

Die **Faktoren**, **Wege** und **Modalitäten** müssen in komplexen Behandlungsprozessen mit situations- und indikationsspezifischer Gewichtung zusammenwirken. Der **erste Weg** ist spe-

---

* Sie hat meines Erachtens zu den Theoremen von *Kernberg, Kohut* und *Winnicott* überhaupt erst adäquate, praktische Behandlungsmodelle geboten.

zifisch für die einsichtsorientierte Arbeit bei Neurosepatienten mit noch gut funktionierenden Strukturen der Persönlichkeit geeignet und wirkt stets auch in die übrigen Wege ein. Der **zweite Weg** kommt besonders bei Menschen mit „frühen Schädigungen", d.h. mit *prävalent pathogenen Milieus* in den ersten beiden Lebensjahren (die ja nur ein Faktor im Gesamtgeschehen sind und nicht überbewertet werden dürfen) in Frage, sofern man aufgrund der Abwehrsituation bei ausreichender Ich-Stärke und Stabilität der Identität mit der **dritten Modalität** konfliktzentriert-aufdeckend arbeiten kann. Der **dritte Weg** kommt für die gleiche Zielgruppe in Frage, sofern die vorhandenen Persönlichkeitsstrukturen so defizitär sind, daß „aufdeckende" Arbeit nicht oder noch nicht möglich ist oder wo die Abwehrstruktur so massiv ist, daß ein eher stützender Weg, der mit der **zweiten Modalität** aktivierend und stimulierend über alternative Erlebnismöglichkeiten voranzukommen sucht, indiziert ist. Der **vierte Weg** unterfängt beständig die Arbeit in den übrigen drei Wegen durch die solidarische Haltung des Therapeuten, die Aktivierung sozialer Netzwerke und Supportsysteme (*Keupp, Röhrle* 1987; *Nestmann* 1988). Die therapeutischen Wirkfaktoren kommen in allen Wegen und Modalitäten zum Tragen (*Petzold* 1993p).

7.1 Erlebnisaktivierung durch kreativitätstherapeutisches Vorgehen in der Arbeit mit „positiven Regressionen" (dritter „Weg der Heilung und Förderung")

In der kreativitätstherapeutischen Arbeit des Integrativen Ansatzes, über die an anderer Stelle vielfach publiziert worden ist (*Petzold* 1972e, 1973c, 1975c, 1983a; *Petzold, Orth* 1985, 1990; *Willke* 1990; *Frohne* 1990; *Bubolz* 1979 usw.), nimmt für die Behandlung von Patienten, die nicht „aufdeckend" (**erster Weg**) therapiert werden können, die Erlebnisaktivierung durch *Bewegungsarbeit* und *multiple Stimulierung* vermittels kreativer Medien einen besonderen Raum ein (**dritter Weg**). Bei den meisten Patienten sind jedoch noch genügend gesunde Ich-Anteile vorhanden, die den ersten Weg eines einsichtsorientierten Gesprächs möglich machen. Dies kann zum Teil in Einzelbehandlungen aber auch in Gruppen geschehen. Kreative Medien (Ton, Farben, Musikinstrumente, Puppen, Spielmittel etc.) können, wo sie in einem *konfliktzentrierten* Ansatz zur Wirkung kommen, sehr leicht frühe propriozeptive Erfahrungen, Atmosphären oder hochverdrängte Bilder und Szenen evozieren, die dann für Patienten mit einem schwachen Ich und/oder einem fragilen Selbst (für die solche konfliktzentrierte Arbeit kontraindiziert ist) nicht oder nur schwer zu integrieren sind. In der verbalen, einsichtszentrierten Arbeit des „**ersten Weges**" hält hier noch die Kontrolle der intakten Ich-Strukturen, so daß der Damm, der die schlimmen frühen Erfahrungen vom Bewußtsein fernhält, nicht bricht. Es kann aber auch regressive Arbeit mit kreativen Medien in der erlebniszentriert-stimulierenden Modalität indiziert sein (*Petzold* 1988n, 111 f, 496 ff), die also nicht konfliktzentriert-aufdeckend ist. Sie aktiviert *benigne biographische Milieus*, um sie in ihrer Wirkung gegenüber Negativerfahrungen zu bekräftigen. Sofern es an solchen positiven Milieus insgesamt gefehlt hat oder diese nur indirekt erlebt wurden (z.B. durch Zuschauen bei zärtlichen Interaktionen und Spielen zwischen Eltern und Kindern anderer Familien), kann die spielerische Arbeit mit kreativen Medien im Rahmen einer erlebniszentrierten Sequenz der Therapie Atmosphären aufkommen lassen, die sich mit den indirekt oder auch „vikariell" erlebten positiven Frühszenen verbinden, nur, daß der Patient *jetzt* erfährt: „*Ich* bin gemeint, auch für *mich* sind diese schönen Dinge möglich, auch *mir* ist es möglich, so glücklich zu spielen!" In derartigen Behandlungssequenzen – sie können in der Einzelbehandlung wie im Rahmen einer Gruppentherapie stattfinden – kommt es auch *ohne Konfliktzentrierung* zu intensiven „*Parenting-/Reparenting*-Prozessen" (**zweiter Weg**), in denen die Patienten gleichsam „emotional adoptiert" werden und „mütterliche Zärtlichkeit" im Sinne von *Ferenczi* (1932) oder väterliche Fürsorge und Versicherung erhalten (*Petzold* 1987a; vgl. *M. Papoušek* 1989). Natürlich sind dies nicht die einzigen Rollen, die Therapeutinnen einnehmen müssen. Eine klare Indikation ist wichtig, um ein kritisch reflektiertes, **differentielles Parenting** (*Petzold* 1999, 198ff, 140ff) zu praktizieren. In diesen Prozessen sind das *„Halten"*, die *„leibliche Berührung"*, der *„Blick"*, das *„Spielen"* zentrale Momente. Der Förderung von frühem experimentierenden *Explorationsverhalten*, wie es bei diesen Patienten dann oft in der Regression auftaucht, kommt große Bedeutung zu. *Übergangs-* und *Intermediärobjekte* erweisen sich hier als ausgesprochen hilfreich (*Ramin, Petzold* 1987; *Petzold* 1987a). Im direkten Körperkontakt und durch das Schaffen benigner Atmosphären können die Auswirkungen emotionaler Defizite, d.h. immer auch *Defizite von guter Zwischenleiblichkeit*, nachsozialisiert werden, indem die Erfahrungen liebevollen Angenommenseins und freudigen Spiels erlebt, aufgenommen und internalisiert werden, wie dies *Ferenczi* in der Technik der „Kinderanalysen mit Erwachsenen" (1931) beschrieben und *Petzold* (1969b, 1987b; *Petzold, Orth* 1990, dieses Buch S. 828ff, 865ff) aus der Anwendung dieses Modells der „Beelterung" *(parentage)* mit Kasuistiken illustriert hat. Dabei ist es letztlich unerheblich, ob ein Anknüpfungspunkt an eine „wirkliche" biographische Situation gefunden wurde oder nicht. Wichtig ist das Herstellen und Erleben der Szene mit ihren Atmosphären als Grundlage für *Internalisierungsprozesse.* Derartige *„positive Regressionen"* erlebt jeder Erwachsene, wenn er mit Kindern spielt und dabei „wie ein Kind" spielt – und die meisten Menschen kennen die beglückende, ja heilsame Erfahrung solcher Momente. Wir setzen durch die Arbeit mit Puppen- und Märchenspiel, durch gemeinsames Malen und Musizieren (*Petzold* 1975b, 1983a, 1987a; *Petzold, Orth* 1990b; *Frohne-Hagemann* 1989) genau diese Erfahrungsmöglichkeiten im Rahmen der Integrativen Therapie ein. Therapeuten, die mit diesem Behandlungskonzept arbeiten, müssen dabei in der Lage sein, die verschiedenen Regionen des „Kinderlandes" zu betreten, und es muß ihnen ihr eigenes „inneres Kind" zugänglich sein. Sie sollten dabei auf ihre Erfahrungen als Eltern zurückgreifen können und am besten noch über kindertherapeutische Praxis und Kenntnisse verfügen (kindertherapeutische Praktika sollten eigentlich im Programm jeder Psychotherapieausbildung integriert sein, vgl. *E. Freud* 1976). Sie müssen für die Arbeit mit „positiven Regressionen" (dieses Buch, S. 657) offen sein, es nicht befremdlich finden, „als Erwachsener" mit Patienten, „erwachsenen Menschen", Kinderspiele zu machen, mit Puppen, Teddybären, Klötzchen. Sind Therapeuten in dieser Ebene nicht „blockiert", stehen ihnen für die Arbeit in Milieus der *Kleinkindphase* die Muster des *„sensitive caregiving"* (*Vyt* 1989) und für die *Babyphase* die Muster des *„intuitive parenting"* (*Papoušek, Papoušek* 1987) zur Verfügung, die jedem Menschen als evolutionäre Programme (*Gubernik, Klopfer* 1981; *Plooij, Van de Rijt-Plooij* 1989; *Lancaster* et al. 1987) *und* aufgrund der Erfahrungen der eigenen Kinderzeit mitgegeben sind. Es ist immer wieder erstaunlich, in der Life-Supervision solcher Therapiesitzungen zu beobachten, wie derartige Muster (Blick- und Sprachverhalten) sich spontan bei den supervidierten Therapeutinnen und Therapeuten zeigen. Und wenn man „die Regression des Patienten mit eigener Regression begleitet", wie dies *Balint* (1987) vom Analytiker verlangt, ist es beeindruckend zu erleben, wie die Gefühle des *parenting* und *caregiving* innerlich aufkommen und sich im Verhalten konkret äußern, so daß ein *„interplay"* mit dem regredierten Patienten zustande kommt und die Phänomene des *„co-actings"* sich deutlich zeigen, besonders in der leibbezogenen Arbeit der Integrativen Therapie, wo die Kommunikationsimpulse des regredierten Patienten aufgenommen werden: vor allem im Blickkontakt „Aug' in Auge", denn lachende Augen, ein erwartungsvoll aufmunternder Blick mit gehobenen Brauen und leicht geöffnetem Mund (*Petzold, Verweij* 1989; *Papoušek* et al. 1984) – das *„play face"* der Primaten – bewirken in der analytischen Situation ähnliches wie beim Säugling und Kleinkind (*Stern* 1974). Es ist auch beachtenswert, daß unter den wenigen Therapeutinnen und Therapeuten, die schwergestörte, regredierte psychotische Patienten psychoanalytisch behandelt haben – von *Pankow* (1969), *Séchéhaye* (1947) bis *Becker* (1990), um einige zu nennen – zwischenleibliche Interaktion, Spiel, Pflege- und Versorgungshandlungen (baden, kämmen, füttern, streicheln) eingesetzt wurden – mit Erfolgen. Ihre Kritiker haben sich weder der Mühen eines solchen *„parenting"* unterzogen, noch waren sie bereit, solche Behandlungen vorurteilsfrei (und das heißt immer auch angstfrei) zu akzeptieren als *eine* Möglichkeit, bei gegebener Indikation und in richtigen Settings schwerstgeschädigte Menschen zu behandeln.

7.2 Nachsozialisation als differentielle Parentage/ Reparentage durch nonverbale Interaktion in konfliktzentrierter Regressionsarbeit (zweiter „Weg der Heilung und Förderung")

Für die konfliktzentrierte Regressionsarbeit gelten (vgl. S. 656ff, 828) ähnliche Prinzipien. Dabei kommt uns zugute, daß der Integrative Ansatz von jeher neben der verbalen auch der nonverbalen Dimension in der Therapie besondere Bedeutung zugemessen und zahlreiche Methoden der Kreativitäts-, Leib- und Bewegungstherapie in der Behandlung von Patienten mit schweren Krankheitsbildern entwickelt hat (*Petzold* 1974j, 1977n, 1985g, 1988n; *Heinermann* 1990; *Hausmann, Meier-Weber* 1990; *Kirchmann* 1979; *Heinl* 1985; *Höhmann-Kost* 1991). Dabei wurde aufgrund unserer Erfahrungen in Kindertherapie und Elternarbeit (*Petzold* 1969b, 1972e, 1973f) schon früh in der Entwicklung der „Integrativen Therapie" auf Muster des *„child rearing"* bzw. der Eltern-Kind-Interaktion zurückgegriffen, aber auch auf Methoden aus der Frühbehandlung von Babies (*Ayres* 1979, 1984; *Petzold, de Groot* 1992) und der psychomotorischen Arbeit mit behinderten Kindern (*Petzold, Mathias* 1978; *Petzold* 1991m). Im Zusammenspiel mit unseren eigenen Erfahrungen in einer regressionsorientierten Lehranalyse nach *Ferenczis* Methode der „Kinderanalysen mit Erwachsenen" bei *V.N. Iljine* entstand dann die Form der „Parentage/Reparentage-Therapie", die wir in Fortführung der Arbeit von *Ferenczi* und *Iljine* heute praktizieren. In diesem, von kreativen, leibnahen Interaktionen gekennzeichneten Ansatz verlassen sich Therapeutinnen und Therapeuten intuitiv auf ihre Fähigkeiten, auf die Bedürfnisse des regredierten Patienten und seines „inneren Kindes" adäquat zu antworten. Es kommt dabei das breite Repertoire von Mustern zum Einsatz, mit denen wir auch die Bedürfnisse eines Säuglings oder eines Kleinkindes „lesen" können (*Papoušek, Papoušek* 1977, 1979, 1987). „Parentage- und Reparentage-Prozesse" sind ein intersubjektives, *kokreatives* Geschehen zwischen Therapeut und Patient auf der Grundlage intuitiver und empathischer Ereignisse. *Intuition* wird dabei verstanden als „das *Zusam-*

menwirken von genetisch angelegten Kompetenzen des Organismus, vorgängigen Erfahrungen und aktueller, bewußter und unbewußter Wahrnehmung. Kommen dann noch mitmenschliche Berührtheit und Engagement hinzu, ein Mitleiden und Mitschwingen, erweitert sich die *Intuition* zur *Empathie*" (*Petzold* 1970c, 12). In der Ko-respondenz, in intersubjektiver Begegnung und Beziehung (*Petzold* 1986e, 1991b; dieses Buch, S. 788ff) kommt es dann zu dem, was *Ferenczi* (1988) als **Mutualität** bezeichnet, zu einem wechselseitigen empathischen Erfassen als einem „kokreativen Geschehen (*Iljine* 1990). *Empathie* und *Mutualität* werden für uns gerade bei schwerstgestörten, z.B. psychotischen Menschen schwierig, weil wir hier mit Relikten sehr früher und oft sehr bedrohlicher Erfahrungen konfrontiert werden, so daß unsere Intuition blockiert wird und sich unsere Empathie sperren will. Nur das schmerzliche Durchleben solcher Erfahrungen in der regressionsorientierte und leibtherapeutische Sequenzen einbeziehenden Eigenanalyse ermöglicht es uns, solche Reste früher, bedrohlicher Atmosphären auszuhalten, so daß wir sie therapeutisch nutzen und bearbeiten können. Sie öffnet uns aber auch für eigene frühe *salutogene Erfahrungen*, Gefühle der Sicherheit, Geborgenheit, die Quelle des *Grundvertrauens*, die in jedem von uns fließt – *Ferenczis* „Orpha" (idem 1988; *Iljine* 1990) – so daß wir unsere Patienten durch das Bereitstellen *‚beniger Atmosphären'* aus unserem eigenen Fundus heilend beeinflussen können. Die von *Ferenczi, Iljine* u. a. angestoßenen und von uns weiterentwickelten Behandlungswege erfahren derzeit – das ist unsere Auffassung – durch die empirische Säuglingsforschung eine hervorragende Bestätigung, z.B. in den Untersuchungen des *„intuitiven elterlichen Verhaltens"* im „Zwiegespräch mit dem Neugeborenen" (*Papoušek, Papoušek* 1981). Wichtig ist es indes, frühe Schädigungen auf ihre tatsächlichen *Nachwirkungen* zu untersuchen, die „Lifespan-Perspektive" zu berücksichtigen, um zu einem **differentiellen Parenting** jenseits dysfunktionaler Mythen (z.B. vom „Inneren Kind") zu kommen (*Petzold, Orth* 1999, 172ff)

Im folgenden sollen exemplarisch zwei Momente herausgegriffen werden, die in der Baby- und Kleinkindforschung und in der Behandlungsmethodik der Integrativen Therapie gleichermaßen Bedeutung haben, die „Blickdialoge" und die „Spiegelerfahrung".

7.3 Blickdialoge

In der „asklepiadischen Therapeutik" (*Petzold* 1988n, 251) und der mittelalterlichen Heilkunst kam dem „Schauen", der „Welt des Auges" eine immense Bedeutung zu (*Schipperges* 1978). Diese Tradition ist verloren gegangen. Die Babyforschung gibt Anlaß, diese Traditionslinie wiederaufzunehmen. Das Blickverhalten ist in seiner *spezifischen Wechselseitigkeit (mutualité)* für die Entwicklung der menschlichen Kommunikation und Persönlichkeit von zentraler Bedeutung, wie die reiche Literatur zeigt (*Stern* et al. 1974; *Keller* et al. 1985; *Keller, Gauda* 1987). Das Suchen des Blickes und die Erwiderung des Blickes im Sinne eines „Angeschaut-Werdens" mit einem Blick, der „identifiziert", ist unter evolutionsbiologischer Perspektive wohl einer der wichtigen Faktoren für die Hominisation, die Entstehung des Menschen. Einen „Dialog der Blicke" kennen wir bei Primaten nicht. Rhesusmütter schauen ihre Babies nicht an, Schimpansenmütter im Vergleich zu Menschenmüttern äußerst selten, besonders in den ersten Wochen (*Plooij* 1979, 230f, 1984; *Redshaw* 1978, *Dienske* 1984; *Pet-*

zold, Verweij 1989). Überdies ist das Spiel der Pupillen durch die zumeist helle Iris und ist die Blickrichtung durch die Absetzung der Iris im Weiß der Bulbi bei Menschen gut identifizierbar, ganz im Gegensatz zu den gänzlich dunklen Augen der Schimpansen, deren Blickaktivität kaum erkennbar ist. Eine „Zwiesprache der Augen", wie sie für die Interaktion zwischen Müttern und Babies so kennzeichnend ist, ist auf diese Weise nicht möglich. Weil menschliche Augen „sprechen" können und sie dem Gegenüber ein fundamentales Erkennen vermitteln – „Das bist Du!" –, weil sich der andere im Blick des einen und der eine im Blick des anderen spiegelt, wodurch in der frühen Babyzeit die Wurzeln des „Selbst-erkennens" und damit jeder Selbst-erkenntnis und des intersubjektiven Bezugs gelegt werden, kommt dem Blick, dem Blickverhalten, dem Erkennen, dem Spiegeln in jeder Psychotherapie fundamentale Bedeutung zu. *Trevarthen* (1974,1980; idem, *Hubley* 1978) hat in seinen Mikroanalysen früher Mutter-Kind-Interaktionen das intersubjektive Moment besonders hervorgehoben. Er spricht von *„primary intersubjectivity"*:

> »For infants to share mental control with other persons they must have two skills. First, they must be able to exibit to others at least the rudiments of individual consciousness and intentionality. This attribute of acting agents I call *subjectivity.* In order to communicate, infants must also be able to adapt or fit this subjective controll to the subjectivity of others they must also demonstrate *intersubjectivity«* (idem 1980, 322).

Wenn Neugeborene besonders nach menschlichen Gesichtern schauen (*Hainline* 1978), wenn Sterbende in den letzten Augenblicken des Lebens den Blick eines Menschen suchen (*Petzold* 1990g), wenn in Momenten höchsten Glücks Menschen die Blicke ineinander senken, so kann die Bedeutung der *„gazing dialogues"* gar nicht hoch genug eingeschätzt werden: Selbsterleben, Identitätssicherheit und Selbstwertgefühl sind vermittelt durch liebevolles, wertschätzendes, identifizierendes Angeschautwerden.

In den ersten drei Lebensmonaten ist das Blickverhalten ein wichtiger Indikator für die Beziehungsqualität zwischen Eltern und Kindern, wobei der Blickkontakt mit den Müttern häufiger und qualitativ intensiver ist als mit den Vätern (*Keller, Gauda* 1987, 132f). Die Blickdialoge dieser Periode haben sogar eine prognostische Dimension. Kinder mit geringen Blickinteraktionen haben gegenüber *„high gazern"* (ibid.) in der Entwicklung Rückstände (ibid. 139f; *Noble* et al. 1983; *Cohen, Beckwith* 1979). Dies nimmt nicht wunder, denn: „The human infant is a creature that is ‚tuned' to eye contact and fine-grained forms of communication with his caregiver" (*Vyt* 1989, 148). Blindgeborene Babies, die ansonsten keine weiteren Behinderungen haben und nicht in besonderen Förderprogrammen betreut werden, entwickeln häufig „grave impairment in their human-object relationships ... in the second, third and fourth year [they] appear to have no investments in persons or things" (*Fraiberg* 1980, 168). (Genauso wie erblindete oder erblindende Alterspatienten dazu tendieren, sekundäre psychische Symptomatik auszubilden, vgl. *Petzold, Bäumges* 1983.) Babies, die *„gaze averters"* sind, die also aktiv soziale Interaktion vermeiden, stellen unter longitudinaler Perspektive eine Risikogruppe dar, wie *Keller* und *Gauda* (1987) aufgrund der Daten ihrer Langzeitstudie feststellten: „only gaze averting children show psychopathological behavior" (ibid. 140). Der *„gazing dialogue"* (*Perry* 1983) – so wichtig für das *„attachment"* (*Ainsworth* et al. 1978, 1982) und das Ausbilden von kommunikativen Strukturen (*Stern* 1974; *Brazelton* et al. 1975), Intersubjektivität (*Trevarthen* 1980) und *Mutualität* (*Wynne* 1984) – konstituiert ein Grundmuster des Zwischenmenschlichen, das über die Lebensspanne hin in allen Situationen emotionaler Nähe und Intimität bedeutsam bleibt, wie z.B. Beobachtungen von *„courting behaviour"* zeigen. Auch bei Pflegesituationen mit Schwerkranken und bei Sterbebegleitungen (*Petzold* 1984c, 468f) in der terminalen Phase (letzter Blick) läßt sich das die Augen des Pflegenden/Begleiters suchende Blickverhalten des Patienten und die beruhigende Wirkung des Angeschautwerdens und des Augendialogs beobachten.

Das Verweigern des Blickes (Hindurchsehen, Vorbeisehen) löst hier genauso Störungen aus (z.B. Unruhe, *Petzold* 1990g) wie bei Babies und Kleinkindern. Gestörte Interaktion – und zu ihr gehört zentral das Blickverhalten – stört den Entwicklungsverlauf (*Ainsworth* et al. 1978; *Smith, Pedersen* 1988; *Belsky, von Eye* 1989). Dabei ist die emotionale Situation der *„caregivers“* (bei Alterspatienten die der Pflegepersonen, bei Erwachsenen in der Psychotherapie die Befindlichkeit der Psychotherapeuten) von Belang, wie *Bettes* (1988) für Mütter von Kleinkindern aufzeigen konnte. So ist z.B. Babies von depressiven Müttern (bei denen sich übrigens auch geringere Blickinteraktionen, was Frequenz und Dauer anbelangt, finden) ein erhöhtes Risiko im Hinblick auf emotionale Störungen und Verhaltensauffälligkeiten gegeben (*Field* 1985; *Brown* et al. 1986; *Billings, Moos* 1982; *Radke-Yarrow, Shermann* 1989; *Sameroff, Seifer, Zax* 1982). Die Sensibilität *(sensitivy)* von Eltern (*Brody* 1956) oder die fehlende Sensibilität und Empathie, die sich in Berührungen, Lautgebärden und Blicken zeigen, und ihre *Konsequenzen* (*Lamb, Easterbrooks* 1981) erfordern weitere Forschung, denn ohne Longitudinaluntersuchungen müssen Ursache-Wirkung-Schlüsse mit Vorsicht betrachtet werden (*Brim, Kagan* 1980). Longitudinalstudien sprechen eher gegen lineare Kausalitäten im Hinblick auf Pathogenese (*Rutter* 1988). Sie lassen aber auch Kontinuitäten, was Schädigungen anbelangt (*Grossmann* et al. 1985; *Ernst, v. Luckner* 1987), erkennen: Negativkonstellationen setzen sich in der Regel auch in der weiteren Sozialisation fort. (Mütter/Väter, denen der liebevolle Blick für das Neugeborene und das Baby fehlte, fehlt er häufig auch für das Fünfjährige, den Fünfzehnjährigen, obgleich es auch Mütter/Väter gibt, die mit dem Baby „gar nichts anfangen“ konnten, aber mit dem Vierjährigen gut zu spielen verstehen und das verbal dialogfähige Kind dieses Alters annehmen und lieben können.) Finden sich aber die angesprochenen „Kontinuitäten im Bösen“, müssen sie als durchaus pathogen angesehen werden. Kalte, böse, strafende Blicke, die an den „blicksuchenden Augen“ des Säuglings vorbeigehen –*„mismatches“* (*Beebe, Stern* 1977) in den *Koaktionen* (*Stern* 1983) also – zeitigen Wirkung auch schon bei Babies in den ersten Lebenswochen, die mit Abwenden des Blickes und des Kopfes oder mit „Abschalten des Blickes“ (Abwehrform der Anästhesierung, cf. 6.5.6) reagieren. Der *Ferenczi*-Schüler und Kinderanalytiker *A. Petö* (1956) hat die Auffassung vertreten, daß *„terrifying eyes* precursors of a toxic superego“ seien. Beziehungen haben Nachwirkungen (*Sroufe* 1983; *Erickson* et al. 1985; *Grossmann* et al. 1985, 1986, 1991). Sie werden qualitativ und von den Interaktionsmustern her wahrgenommen und altersentsprechend „archiviert“ bzw. internalisiert (*Troy, Sroufe* 1987; *Olweus* et al. 1986). In welcher Form allerdings die Auswirkungen auftreten, wird von Ereignisketten bzw. vom Karriereverlauf abhängen (*Leidermann* 1989). Prolongierte Blickverweigerung von seiten der Bezugsperson, „böse Blicke“ – sie sind in allen Kulturen gefürchtet (*Hauschild* 1982; *Koenig* 1975) – Blicke, unter denen „man sich duckt“, die „vernichtend“ sind, „gehen unter die Haut“. Sie hinterlassen *Spuren* im Leib-Selbst (vgl. die Körperbilder von Patienten, *Petzold, Orth* 1991; *Orth, Petzold* 1991, dieses Buch, S. 885ff, Abb. 879, 882). Es spricht einiges dafür, daß bei bestimmten Psychotikern die Erfahrung böser Blicke (etwa in Bedeutungserlebnissen) generalisiert und projiziert wird. Sie können dann Blicke insgesamt nicht ertragen, weil Augen aus ihrer frühen Erfahrung zu schrecklich waren, oder nicht aushalten, weil liebevolle Blicke sie zu schmerzlich an das fehlende liebevolle Angeschaut-Werden erinnern. Hier ist ein vorsichtiges Heranführen notwendig, bis daß die Blicke ausgehalten und als wohltuend erlebt werden können und sich eine Spiegelung (*Kohut* 1971; *Bornstein* et al. 1985) im therapeutischen Miteinander voll und freudig entfalten kann.

Für unsere therapeutische Praxis hatten diese Erkenntnisse über Blickdialoge große Bedeutung. Die „Verweigerung des Blicks" durch einen hinter der Couch sitzenden Therapeuten, das klassische psychoanalytische Setting also, wird von uns als *dysfunktional* für die Behandlung von Patienten mit „frühen Schädigungen" in ihrer Biographie angesehen. Blickdialoge stellen ein zentrales Moment der Einzeltherapien – wir sprechen lieber von „dyadischen Behandlungen" – dar, ja man kann sagen, daß die intensivsten und veränderungswirksamsten Sitzungen (so die Aussage vieler Patienten und Analysanden) die waren, wo in tiefer wechselseitiger Berührtheit Blick in Blick getaucht war und der Analysand sich in „seinem Wesen gesehen" fühlte, „in tiefster Seele erkannt und angenommen", oder wo ein „wechselseitiges Erkennen" auf einer „fundamental menschlichen Ebene" stattfand.

Wir lassen uns also in unseren Therapien anschauen, in die Augen schauen, lassen unsere Regungen „lesen", sofern wir sie zeigen wollen und können. Über solche Situationen – auch die der Verweigerung des Blickes – wird in verbalen Dialog getreten und erfolgt häufig eine *Rekonstruktion der „Geschichte des Angeschautwerdens"*. Erinnerungen an die Augen der Mutter, des Vaters, wichtiger Caregivers steigen auf, Blicke, Blickqualitäten werden spürbar, werden so lebendig erlebt, daß Erröten, Gänsehaut, Erschauern, Erstarrung aufkommen und starke Affekte sich Bahn brechen. Die beruhigenden, versichernden, liebevollen Blicke des Therapeuten, Blicke der Anteilnahme sind in diesen Situationen die beste Intervention. Es laufen vor den „inneren Augen" des Patienten oft ganze „Filme" von Blickerfahrungen ab, die „schlimme Ein-drücke" hinterlassen haben („Mein Vater brauchte nur die Braue zu heben!" – „Ein Blick genügte!" – „Ich werde seinen Blick nie vergessen!" etc.). Auf gemalten Lebenspanoramen (*Petzold* 1987c) in der kunsttherapeutischen Arbeit sind kritisch-beobachtende, bewertende Augen, strafende Blicke ein häufiges Motiv. Hier vermitteln die Blickqualitäten des Therapeuten oder in Gruppenbehandlungen die der Gruppenmitglieder „korrigierende Erfahrungen" (*Foulkes* 1972). Die Blicke der Therapeuten werden aufgenommen und internalisiert. Patienten berichten immer wieder, sie hätten in Problemsituationen den versichernden Blick ihres Therapeuten gespürt.

„*Gazing dialogues*" ereignen sich in Therapien spontan, oder sie werden gezielt eingesetzt aufgrund verbaler Übereinkunft. Wechselseitiges Betrachten, Anschauen, sich in die Augen schauen, die dabei aufkommenden Gefühle, Ängste, Regungen stellen ein wichtiges Moment des therapeutischen Diskurses dar. Dabei spielen Blickdialoge nicht nur in der regressiven Arbeit, etwa in körperzentrierten Sitzungen eine Rolle, sie stellen eine „normale" Interaktionsform dar. Die Unfähigkeit, „sich mit Blicken zu verständigen", kann als Ausdruck von Pathologie oder zumindest als eine erhebliche Einschränkung der sozialen Fähigkeiten gewertet werden. Inwieweit sie auf gescheiterte Koaktionen in der Babyzeit zurückgehen – *coaction* ist nach *Stern* (1983) ein wichtiger Faktor in der Entwicklung der Fähigkeit zu subjektiver Intimität –, läßt sich zumeist nicht eruieren, weil die frühkindliche Amnesie eine Grenze setzt. Manchmal konnten meine Patienten noch ihre Mütter befragen, und so ließen sich immer wieder auch Zusammenhänge herstellen. In der Regel waren es aber *ganze Geschichten* fehlender Blickdialoge oder abschätziger Blicke, die Auswirkungen hatten. In verschiedenen Fällen konnte ich in familientherapeutischen Sitzungen zwischen Patienten und ihren Müttern Blickdialoge anregen, die eine intensive Qualität der Begegnung ermöglichten („Zum ersten Mal fühlte ich mich richtig angeschaut!" – „Ich glaube, ich habe meinen Sohn noch nie *so* gesehen!"). Es sollten derartige Wege der Behandlung – durchaus auch mit alten Eltern und erwachsenen Kindern (*Petzold* 1979k, 347-362) – vermehrt beschritten werden, wie überhaupt der Arbeit mit Blicken in der Psychotherapie eine zentrale Stelle zukommen müßte (sie wird teilweise, allerdings in sehr mechanistischer Weise in der Bioenergetik von *Lowen* eingesetzt, vgl. idem 1976; *Lowen, Lowen* 1977).

7.4 Spiegeln

Sich im Spiegel zu erkennen bedeutet, über eine Selbstidentifikation zu verfügen, und sei sie noch so primitiv (*Gallup* 1968). *Gallup* hat für Schimpansen (idem 1977) ein solches Erkennen nachgewiesen – auch für Orang-Utans (*Lehtmathe, Dücker* 1973), nicht aber für Gorillas (*Suarez, Gallup* 1981). In diesen Untersuchungen war bedeutsam, daß Schimpansen, die *Gallup* (1977) ohne Artgenossenkontakt aufzog (im Unterschied zu ihren gleichaltrigen, in der Gruppe aufgewachsenen Artgenossen), sich im Spiegel nicht erkennen konnten. Das Selbstkonzept entsteht also nicht durch den **„Spiegel aus Glas"**, sondern durch Spiegelung in der sozialen Interaktion, wie *Gallup* mit Bezug auf *Meads* (1934) „me" bzw. „social self" und *Cooleys* (1902) „Looking glas"-Konzept angenommen hatte.

Es gibt in der Forschung überzeugende Evidenz, daß das Erkennen im Spiegel eine zentrale Bedeutung für die Ausbildung eines stabilen Selbstbildes und einer persönlichen Identität hat (*Amsterdam* 1972; *Papoušek, Papoušek* 1974; *Lewis, Brooks-Gunn* 1979; *Zazzo* 1979) und daß die wesentlichen Erkennensprozesse ab dem 18. Monat, bei den meisten Kindern zwischen dem 21. und 24. Monat, stattfinden, wenn sie beim Rougetest eine Fleckmarkierung an der Nase bemerken und entfernen wollen (zusammenfassend *Bischof-Köhler* 1989, 133). Es ist dies die Zeit, in der das Kind zunehmend an „Exzentrizität" gewinnt und ein reflexives Bewußtsein entwickelt (*Kagan* 1981). Das Spiegelbild wird mit „Ich" oder dem eigenen Namen bezeichnet (*Zazzo* 1975), und auch auf Fotos und Videoaufnahmen erkennt sich das Kind selbst. Das geschieht nun nicht über Nacht, sondern hat wichtige Vorstufen. Bis zum 15. Tag schenkt das Kind dem Spiegel keine Beachtung. Danach erfolgt zunehmend Aufmerksamkeitsverhalten (*Boulanger-Balleyguier* 1967, 1968, 76f). Mit dem sechsten Monat lächeln Säuglinge das Spiegelbild an, berühren es, zeigen also *Playmateverhalten* (*Amsterdam* 1972; *Zazzo* 1979; *Schulmann, Kaplowitz* 1977). Vom 12. Monat an kann das Baby den Reflexionscharakter des Spiegels einschätzen (*Berthenthal, Fischer* 1978). *Lewis, Brooks-Gunn* (1979, 168) nehmen aufgrund ihrer Daten an, daß „Kleinkinder noch vor dem Alter von 12 Monaten bereits Anzeichen dafür liefern, daß sie sich selbst wiedererkennen". Später (*Brooks-Gunn, Lewis* 1984) setzen sie diese Zeit mit 15-18 Monaten an, eine Auffassung, die näher an den Ergebnissen anderer Forscher liegt (*Amsterdam* 1972; *Bischof-Köhler* 1989). Die Entdeckung der Spiegelneuronen (*Rizzolatti* et al. 1996, 2000; dieses Buch S. 1080ff) bietet für Spiegelphänomene jetzt eine neurobiologische Erklärungsgrundlage.

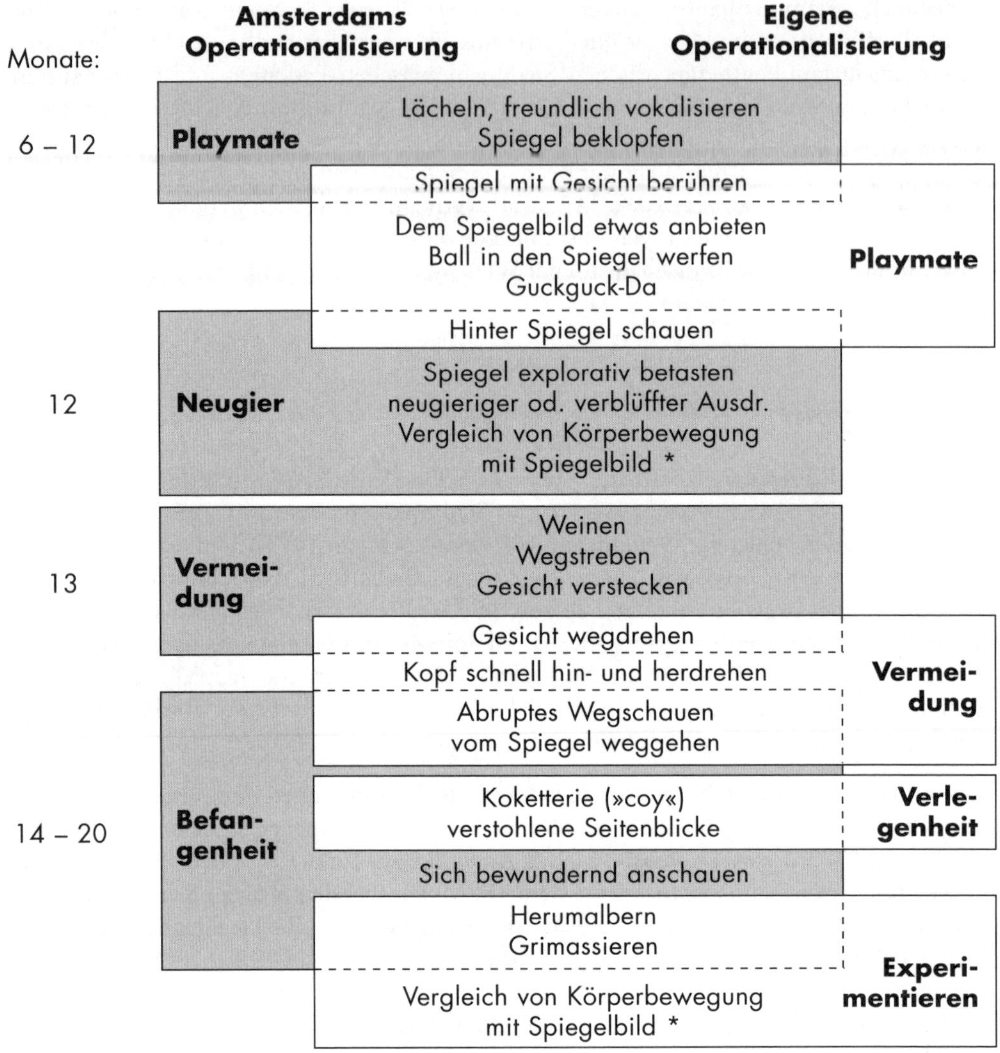

Abb. 6: Verhalten vor dem Spiegel, aus: *Bischof-Köhler* (1989, 138)

Das Selbsterkennen entwickelt sich also in Schritten: „Self recognition does not occur suddenly but develops gradually" (*Brooks-Gunn, Lewis* 1984). Playmateverhalten, Neugier, Vermeidung, Befangenheit (vgl. Abb. 6) sind wichtige Schritte vom Erkennen der figuralen *Gestalt* des menschlichen Gesichts im Spiegel bis zum Selbsterkennen. Hier nun ist ein Zwischenschritt von Bedeutung, der Beachtung verdient. Vom 10. Monat an beginnt der Säugling Bezugspersonen (z.B. Mutter und Vater) im Spiegel zu erkennen. Er berührt das erblickte Gesicht, lächelt es an. Auf das Lächeln der Bezugsperson reagiert er selbst mit Lächeln. Vom 15. Monat an vermag das Kind auf die Frage: „Wo ist Mama?" zum Spiegelbild der Mutter hinzublicken. Es lächelt es an. Mit 17 Monaten sagt es spontan: „Mama!". Diese Daten von *Boulanger-Balleyguier* (1964, 1967) bestätigen die frühen Beobachtungen von *Wallon* (1921, 1931, 1949), auf die auch *Lacan* (1938, 1953) Bezug nimmt (*Müller* 1985). *Wallon* berichtet über das Erkennen des Vaters im Spiegel durch einen sechsmonatigen Säugling. Die Stimme des Vaters hörend, wendet er sich ihm mit Verwunderung zu. Dieses „Perplex-Sein" haben wir in eigenen Beobachtungen bei Kindern vom 10.-12. Monat immer wieder feststellen können. Sie erkennen das Bild der Bezugsperson spontan im Spiegel und wenden sich dann erstaunt, perplex und z.T. beunruhigt dem realen Gesicht zu. Der Blick wandert zwischen den beiden Gesichtern hin und her. Das Kind berührt z.T. beide Gesichter und bleibt dann bei dem dreidimensionalen „Original", um die Kommunikation fortzusetzen. Aus derartigen Beobachtungen kann festgehalten werden: Das Kind erkennt den anderen eher im Spiegel als sich selbst, und – schaut man auf die Forschung zur Unterscheidung von selbst und Anderen (*Lewis* 1987; *Stern* 1985) – so trifft dies insgesamt zu.

Merleau-Ponty hat in der „Phänomenologie der Wahrnehmung" (1966) die Befunde von *Wallon, Guillaume* und *Ch. Bühler* aufgegriffen und schließt mit *Lacan,* daß das Kind sich mit dem Spiegelbild identifiziert und dadurch erkennt, daß es für sich selbst und für andere *sichtbar* ist, daß man es betrachten kann. *Durch das Spiegelbild kann es zum Betrachter seiner selbst werden.* Es erhält – so kann man mit Bezug auf *Merleau-Pontys* Spätwerk *„Le visible et l'invisible"* (1969) formulieren – einen Ort in der Welt, einen sichtbaren Platz in der Fülle des Sichtbaren. Das ikonische, gestalthafte Selbst-erfassen geht der Selbstidentifikation durch sprachliche Benennung deutlich voraus.

Ein weiteres Moment verdient hier hervorgehoben zu werden. Das Kind wird, wenn es sich mit seinen Bezugspersonen vor dem Spiegel befindet, stets von diesen identifiziert: „Das bist Du! Das ist Kläuschen!" etc. Eltern, die wir in unseren Beobachtungssituationen baten, mit ihrem Säugling vor den Spiegel zu treten, haben schon mit zweiwöchigen Babies versucht, die Aufmerksamkeit des Kindes auf sein Spiegelbild zu lenken. Dies gelingt auch regelhaft vom dritten Monat an, wobei stets das Interesse mehr beim Gesicht der Bezugsperson liegt. Diese identifizierenden Aktionen der Eltern sind von Lächeln und Babytalk begleitet. Das Spiegelbild des Kindes wird also freundlich angeschaut. Der hinweisende Finger lenkt die Aufmerksamkeit des Kindes auf sein eigenes Bild. Das Kind lernt auf diese Weise, *sich im Spiegel mit den „Augen des Anderen" zu sehen.* Sind diese freundlich, liebevoll, lachend, so kann es sein entstehendes Selbstbild mit diesen emotionalen Qualitäten verbinden. Sind die Augen ausdruckslos und traurig – wie von depressiven Müttern – oder gar böse, werden negative Affekte durch die attributiven Identifizierungen der Bezugsperson in die selbstidentifikatorischen Prozesse eingebracht. Hier könnte man im eigentlichen Sinne von malignem *„mirroring"* sprechen (*Zinkin* 1983, 117). Negatives Spiegeln durch die Bezugsperson ist eine weitaus naheliegendere Erklärung in der Erörterung der Spiegelerfahrung als eine beunruhigende Erfahrung der *„aliénation"* anzunehmen, wie dies *Lacan* (1966) tut. Ebenso sind m. E. die freudigen Reaktionen dem Spiegel gegenüber, die *„jubilation",* nicht als Freude darüber zu interpretieren, daß das Baby sich nunmehr zum ersten Mal „als Ganzes" wahrnimmt und „da draußen sieht", anstelle eines „zerstückelten Körpers", der seiner Propriozeption gegeben ist *(le corps morcelé).* Die Unterscheidung von „innen und außen" ist für Babys in der von *Lacan* angenommenen Phase nicht relevant, und überdies ist das Erleben des Körpers in unterschiedlich spürbaren *Leibinseln* (*Schmitz* 1965) die *normale Form* des eigenleiblichen Spürens – bis in die Erwachsenenzeit hinein (idem 1989), wie im eigenen Nachspüren leicht zu überprüfen ist. Ein bildhaftes Körperschema kann *nicht* eigenleiblich *wahrgenommen* werden, sondern ist die Projektion eines Bildes aufgrund der Selbstbetrachtung des eigenen Körpers und seiner Glieder, insbesondere der Selbstbetrachtung im Spiegel, wie das nicht zuletzt ein Blick auf Spiegelmotive in der Kunst deutlich macht (*Schneider* 1985). Beunruhigende, verstimmte oder depressive Blicke von Bezugspersonen im Spiegel sind in der gleichen Linie zu sehen, wie das Blickverhalten in den *gazing dialogues* (cf. supr.), und doch besteht ein Unterschied: im Face-to-face-Blickkontakt erhält das Kind von einer(m) depressiven Mutter (Vater) keine Resonanz und „dann ist das mütterliche Gesicht kein Spiegel mehr" (*Winnicott* 1967). Im „Spiegel aus Glas", vor dem es mit seiner(m) Mutter (Vater) steht, sieht sich das Kind, aber es sieht sich mit den resonanzlosen Augen der Bezugsperson, die auf es gerichtet sind. Es lernt dadurch, sich auf *diese Weise* anzuschauen, was – sofern nicht andere Bezugspersonen korrektive Erfahrungen vermitteln – negative Auswirkungen haben kann.

Mit *Winnicott* muß nun ein weiterer Schritt gemacht werden zum „**Spiegel des Gesichts**". In seiner Theorie über die „Spiegelfunktion der Mutter" (idem 1967) wurde er von *Jacques Lacan* beeinflußt, wenngleich er seine Konzepte in eine ganz andere Richtung entwickelte. Im Gesicht der Mutter sieht das Kind – so *Winnicott* – keine „objektive Wahrheit", sondern ihre subjektive Resonanz, auf die es wiederum reagieren kann, so daß *„circular gazing dialogues"* entstehen. Wird die Spiegelung von Gesicht zu Gesicht aber verweigert, sei es von seiten der Mutter, sei es dadurch, daß das Kind ein *„gaze averter"* ist (*Keller, Gauda* 1987), kann man durchaus sagen: „Ein solcher Säugling wird ohne klare Vorstellung von Spiegeln und von dem, was sie spiegeln aufwachsen. Bleibt das Antlitz der Mutter ohne Antwort, dann bleibt der Spiegel ein Ding zum Anschauen, aber nicht zum Hineinschauen" (*Winnicott* 1967). *Winnicott* zentriert also auf *„benignes Spiegeln"* und nimmt weder die entfremdungstheoretischen Überlegungen von *Lacan* auf, noch zieht er Parallelen zum „Spiegeltabu" primitiver Kulturen, in denen es oftmals verboten ist, sein eigenes Spiegelbild anzuschauen (*Roheim* 1919; *Frazer* 1959). Es erscheint nicht sinnvoll, die nach *Amsterdam* (1972) vom dreizehnten Monat an auftauchenden Reaktionen der Vermeidung oder der Befangenheit (ab 20. Monat) mit solchen ethnologischen Befunden in Verbindung zu bringen (*Pines* 1985; *Zinkin* 1983) und als Hinweis auf einen schmerzlichen Prozeß der Selbstbewußtwerdung, „painful-selfconcsiousness" zu sehen (*Amsterdam, Levitt* 1980). Hier sind andere, ethologisch ausgerichtete Erklärungsmodelle griffiger (*Zazzo* 1979): Da die Interaktionsregeln mit dem Spiegelbild andere sind als mit einem realen Interaktionspartner, entsteht auf diese Weise für das Kind, wenn es diesen Unterschied wahrnimmt, eine „kognitive Dissonanz". Außerdem taucht Vermeidungsverhalten auch noch in der Zeit des Selbsterkennens auf und muß hier wohl mit der Stimmungslage des Kindes in Verbindung gebracht werden (*Priel* 1985; *Priel, DeSchonen* 1986). Interessant ist auch *Paulina Kernbergs* (1984) Kommentar zu *Amsterdams* Beobachtungen. Nach ihr erlebt das Kind Spiegelinteraktionen zunächst als *„echoing"* von *„attachement behaviour"* zwischen Kind und Mutter. Später, in der Zeit vom 14. bis zum 20. Monat, nimmt es die Mutter zunehmend als von ihm unterschiedene Person wahr und erkennt damit auch, daß der reflektierende Spiegel *nicht* die Mutter ist. Das Kind zeigt ein Befremden aus dem Erleben des Getrenntseins und als Ausdruck seines instabilen Selbst.

Sicher sind die identifikatorischen Leistungen in Spiegelerfahrungen und Blickdialogen für den Säugling nicht immer einfach. Sie fallen aber insgesamt in seine Grundtendenz, die Welt interessiert zu explorieren, mit Erstaunen, Befremden, manchmal mit einem Erschrecken, um dann fremde oder schwierige Situationen in neuen Anläufen zu untersuchen, damit er sie erfassen kann.

Die benigne Sicht von Spiegelerfahrung wird auch von *Kohut* aufgenommen mit seinem Konzept des „Glanzes im Auge der Mutter", *„gleam in the mother's eye"* (*Kohut* 1971), und er zieht für seine Behandlungspraxis auch Konsequenzen aus diesem Konzept, etwa in der Handhabung der „Spiegelübertragung", ähnlich wie *Foulkes* (1972) die spiegelnde Funktion der Gruppe als einen der bedeutenden therapeutischen Faktoren in der Gruppenanalyse ansieht (über Negativwirkungen vgl. *Yalom* 1975; *Zinkin* 1983).

Betrachtet man die Wichtigkeit der visuellen Spiegelerfahrung für die frühe Entwicklung des Menschen, so nimmt es wunder, wie wenig diese Konzepte – sieht man von *Moreno* (1969) mit seiner *„mirror-technic"* einmal ab – für die therapeutische Praxis aufgegriffen wurden. Mag es mit *Freuds* (1919) Verbindung des Spiegelerlebens mit dem Doppelgänger und dem Gefühl des *Unheimlichen* zusammenhängen, wobei er offenbar an *Roheim* (1919) anschließt, oder mit seiner „Spiegelmetapher" (*Freud* 1912), wo er dem Analytiker auferlegt, sich „wie ein Spiegel" zu verhalten und dem Analysanden alles, was er zeigt, zurückzuspiegeln? Der dritte Hinweis bei *Freud* auf ein Spiegeln ist auch nicht positiv getönt. Er findet sich in „Jenseits des Lustprinzips" (1920), wo es um das bekannte „Fortda-Spielen" geht. Der kleine Junge, den *Freud* beobachten konnte, hatte während eines langen Alleinseins ein Mittel gefunden, „sich selbst verschwinden zu lassen. Er hatte sein Bild in dem fast bis zum Boden reichenden Standspiegel entdeckt und sich dann niedergekauert, so daß das Spiegelbild ‚fort' war" (GW 13, 13). Wie dem auch sei, *Freuds* „Spiegelmetapher" hatte und hat – ähnlich wie seine „Chirurgenmetapher" – für die psychoanalytische Behandlungspraxis äußerst unglückselige Auswirkungen. Den Patienten wird das identifikationsstiftende und das Selbst aufbauende Spiegeln bzw. Widerspiegeln versagt. Die möglichen Auswirkungen dieser Interaktionsvorschrift für die therapeutische Situation müssen im Lichte der empirischen Babyforschung als höchst bedenklich angesehen werden. Das *Bild (imago)* des Therapeuten muß, da er durch das Couch-Setting in emotionalen Interaktionen nur *über das Ohr* erfahren wird, in Abstraktionsleistungen konstruiert werden, und der Patient muß, da er die emotionale Reaktion auf sich selbst nicht unmittelbar im „Spiegel des Gesichts" lesen kann, auch in der Korrektur seines Selbstbildes stets auf der verbal-semantischen Ebene verbleiben, die wiederum abstrakter ist als die ikonische oder szenische. Auch *Kohut* (1968), der 1968 zum ersten Mal das Phänomen der „Spiegelübertragung" beschrieb, hat m. E. seine Entdeckung durch die Einflußstärke der *Freud*schen Tradition nicht voll nutzen können. So setzt er Empathie ein als „a method for the collection of psychoanalytic data. To be empathic does not mean to be doing something good for the patient" (sic!) – so *Wolf* (1985, 275). Aber die Einführung bleibt ja vom Patienten nicht unbemerkt. Sie ist deshalb immer auch Intervention. *Kohut* steht letztendlich behandlungspraktisch weiterhin im Diskurs von *Freud* und mit ihm die Mehrzahl der Selbst-Psychologen. Wenn sie von *„mirroring"* sprechen, verstehen sie darunter kein supportives, Empathie-*zeigendes* Verhalten. Wünsche nach Anerkennung und Beachtung von seiten des Analysanden werden nicht aufgenommen. Sie werden *interpretiert.* Dabei wird die in der

Tradition *Ferenczis* entwickelte Hypothese, daß das Spiegeln des Patienten heilenden Einfluß habe, abgelehnt, die Auffassung nämlich, „the current misery follows directly from early analogous deprivations and that by providing a warmly supportive and gratifying milieu in the here-and-now the deficit can be repaired or at least filled in" (*Wolf* 1985, 274f). Genau diese Annahme wird aber durch Longitudinalforscher durchaus bejaht (*Grossmann, Grossmann* 1991). Im Unterschied dazu wird die analytische Haltung der Selbstpsychologen – *Freuds* Rigorismus abschwächend – wie folgt charakterisiert: „The analyst does not actively soothe; he interprets the analysand's yearning to be soothed. The analyst does not actively mirror; he interprets the need of confirming responses. The analyst does not actively admire or approve grandiose expectations; he explains their role in the psychic economy. The analyst does not fall into passive silence; he explains why his interventions are felt to be intrusive. Of course, the analyst's mere presence, or the fact that he talks, or, especially, the fact that he understands, all have soothing and self-confirming effects on the patient, and *they* are so interpreted" (*Wolf* 276).

Eine *Überschätzung der verbalen Interpretation für* frühe Schädigungen und eine *Fehleinschätzung* der aus solchen Schädigungen resultierenden Krankheitsbilder sind der Hintergrund einer solchen therapeutischen Haltung und Praxis, die dazu angetan sind, die Fähigkeiten des *Ich* zu stärken, wobei der Grund des *Leib-Selbst* brüchig bleibt und die Gefahr besteht, daß in Langzeitanalysen rationalisierende „Als-ob-Persönlichkeiten" produziert werden, deren eigenleibliche Basis weiterhin schwach ist, deren Beziehungen flach bleiben und die theoretische Konstrukte, die ihnen in der Interpretation vermittelt werden, als mageren Ersatz für durchlebte, nährende Beziehungsintensitäten nehmen. Derartige Effekte konnten wir verschiedentlich bei der Nachbehandlung von Patienten und Analysanden mit kognitiv orientierten Langzeitanalysen beobachten, wobei man – auch aufgrund empirischer Forschungsergebnisse (*Kemmler* et al. 1991) – nicht davon ausgehen darf, Psychoanalysen seien emotionslos oder wesentlich weniger auf das Ansprechen emotionaler Inhalte gerichtet als etwa Gestalttherapien. Die andere Gefahr des hysterieformen Agierens und des Distanzverlusts, den man bei klassischen, ausschließlich emotionszentrierten Gestalttherapien zuweilen beobachten kann, muß gleichermaßen erwähnt werden. Das *obligatorische Setting* der Arbeit „Aug' in Auge", im „vollen Kontakt", das *Perls* (1969, 1973) und seine Nachfolger (*Simkin* 1976; *Rosenblatt* 1989) den Patienten auferlegen, kann zu „er zwungenen Spiegelungen" führen, einer „Bemächtigung durch den Blick" (*Sartre* 1962), die Ängste, Unterwürfigkeit und Abhängigkeit zur Folge haben können. In der *Integrativen Therapie* praktizieren wir mit Blickdialogen und Spiegelungen ein äußerst flexibles, „elastisches" Vorgehen. Beide Kommunikationsformen müssen der Dynamik des therapeutischen Prozesses entsprechen. Wo dies gegeben war, haben wir mit direktem Spiegeln den Blickdialog wie auch in der Arbeit mit Spiegeln aus Glas und mit Selbstportraits, die – vor dem Spiegel sitzend – gezeichnet wurden, gerade bei schwerstgestörten Patienten äußerst positive Erfahrungen gemacht (*Petzold* 1987c).

Unsere praktische Arbeit mit Spiegeln wurde durch einige Beobachtungen aus der älteren psychiatrischen Literatur angeregt. *Kraus* (1949) hat zahlreiche Beispiele für Patienten aufgeführt, die ein großes Interesse an Spiegeln zeigten. Sie fühlten Entfremdungsphänomene vor dem Spiegel oder konnten ihr Gesicht nicht identifizieren, oder sie sahen Verzerrungen, wie *Wittreich* (1959) mitteilte und daraus schließt, daß Psychotiker für sich zu Fremden werden.

Dies wird durch *Fauré* (1956) gestützt, der Patienten ihre Fotographien zeigte. Dabei erkannten sich viele nicht, sahen auf dem Photo eine Maske oder einen Zwilling oder eine fremde Person. Bei Schizophrenen wurde beobachtet, daß sie besonders in frühen Stadien häufig in den Spiegel starren und lange Zeit vor ihm verbringen (*Abély* 1930; *Delmas* 1975). Die Arbeiten von *Traub* und *Orbach* (1964) sowie *Orbach, Traub* und *Olsen* (1966) verwendeten verstellbare Zerrspiegel. Dabei stellten sie fest, daß es Psychotikern sehr schwer war, ihr verzerrtes Bild auszuhalten. Viele konnten nicht einmal auf es schauen, ja vergaßen in den Experimenten, wie sie aussahen, schauten gehäuft auf ihren Körper im offensichtlichen Versuch, sich an ihr Aussehen zu erinnern. Im Vergleich mit gesunden Menschen fand die Forschergruppe, daß ein deutlicher Unterschied in der Selbstwahrnehmung zwischen normalen und schizophrenen Menschen vorlag. Ein Blick in die bildende Kunst zeigt, daß zahlreiche Maler in Zeiten innerer Krisen ihr Bild festgehalten haben – *van Gogh, Ensor, Schiele* (vgl. *van Riemsdijk-Zandee* 1985) oder *Beckmann* (*Zenser* 1984) – in dem offenbaren Bemühen, im entgleisenden Selbsterleben eine Möglichkeit zu finden, „doch noch ein identischer bleiben zu können" und sich nicht verloren zu gehen, *dysmorph* zu werden oder einen Gestaltzerfall, einen Verlust der persönlichen Form zu erleiden (*Petzold, Orth* 1990b, 766). Es gab oftmals Selbstportraits (*Bonafoux* 1984; *Erismann* 1989; *van Ginneken* 1985; *Petzold, Petzold* 1990), die die Funktion hatten, innere Zutände im äußeren Ausdruck zu erfassen oder im Verlauf eines Lebens die Wandlungen ihres Gesichtes als Ausdruck eines sich verändernden Selbst faßbar zu machen und zu dokumentieren – etwa wie bei *Rembrandt* (*Wright* 1982). Hingegen haben die Selbstportraits psychisch belasteter oder kranker Maler klar die Funktion der Stabilisierung in seelischen Krisen. In der konkreten Behandlung stellten *Cornelison* und *Arsenian* (1960) positive Verhaltensveränderungen bei Psychotikern fest, denen man Fotos von sich selbst zeigte. In ganz ähnlicher Richtung gehen die inzwischen sehr zahlreichen Versuche, Patienten mit Videofeedback zu behandeln. Über die systematische Verwendung von Spiegeln und Selbstbildnissen, die nach Spiegeln gemalt wurden, im therapeutischen Kontext, liegen bislang noch wenige Berichte vor (vgl. die Patientenbilder bei *Petzold, Orth* 1990a, 634). Sieht man, welch hohes Interesse Kinder – im Alltagskontext wie in der Kinderpsychotherapie – Spiegelerfahrungen oder dem Spiel mit dem Spiegel entgegenbringen (Spiegel verwenden wir etwa vom vierten Lebensjahr an immer wieder in der Kindertherapie bis zur Behandlung von Adoleszenten, z.B. in der Arbeit mit Schminkmasken, vgl. *Petzold, Orth* 1991, dieses Buch, S. 886), sieht man, wie oft Kinder vor dem Spiegel Grimassen schneiden, um ihre unterschiedlichen Gesichter kennenzulernen, und Jugendliche vor dem Spiegel stehen, um ihr eigenes Wesen zu ergründen, die Geheimnisse der eigenen Tiefe, die in der Adoleszenz erahnbar werden, auszuloten, so erscheint es ganz stimmig, Arbeit mit Spiegeln auch in der Therapie einzusetzen, um negative Selbstkonzepte oder die sich bei psychotischen Patienten und auch bei zahlreichen Psychosomatikern und Neurosepatienten findende „eingebildete Häßlichkeit" (*Baardman* 1990) zu beeinflussen.

Der Mensch lebt mit seinem Spiegelbild ein Leben lang, denn es sind *Spiegelungen über die Zeit hin:* Bilder des jungen und alten Gesichtes, das – bei all seinen Wandlungen – stets das *eigene* bleibt, ein identisches, wenn auch nicht ein homomorphes Gesicht. Dabei wird es wesentlich sein, mit welcher *Blickqualität* man sich im Spiegel betrachtet: akzeptierend, kritisch-bewertend, angewidert. Die Qualität dieser Betrachtung ist nicht unabhängig von der frühen Spiegelerfahrung. In der Behandlung schwerer Depressionen, bei Borderlinepatienten und Psychosen zeigen sich immer wieder Ansatzpunkte, die nahelegen, daß ein Fehlen positiver Spiegelerfahrungen gegeben war (was z.T. durch konkrete Erinnerung bestätigt wird) oder ein „böser Spiegel" negative Wirkungen entfaltete: „Schau Dich nur im Spiegel an, da siehst Du, wie verlogen Dein Gesicht aussieht! Guck doch in den Spiegel, wie häßlich Du bist!" Ein Patient berichtete, daß er, wenn er schrie, regelmäßig vor den Spiegel gezerrt wurde und in sein angstvolles, gequältes, schreiendes Gesicht schauen mußte, was ihn noch weiter in die Panik trieb. Hier wirken der negative Spiegel des Gesichtes in der „face-to-face-Interaktion" und schlimme Spiegelerfahrungen zusammen. In der leibtherapeutischen Arbeit verwenden wir in der Einzel- und Gruppenbehandlung Spiegel aus Metall oder Glas. Sie stehen (verdeckbar) als Wandspiegel im Bewegungsraum, so daß der ganze Körper gesehen werden kann. In therapeutischen Prozessen wird auf den unterschiedlichen Niveaus der Regression und Progression (Bd. I, 105, Diagramm VII), wenn es indiziert ist, gemeinsam mit den Patienten in den Spiegel geschaut. Wir ermutigen sie, im Spiegel ihre verschiedenen Gesichter zu erproben, damit sie sich vertraut werden und ihr Wesen erfassen. Wir bieten ihnen an, Selbstportraits zu malen, betrachten mit ihnen ihre Gesichter im Spiegel und lassen unsere Gesichter anschauen, um den Vorgang des Erfassens und Erfaßt-Werdens zu ermöglichen. Die Patienten erfahren damit den liebevoll-identifizierenden Blick des anderen. Sie sehen sich – im Spiegel (und nicht nur dort) – von akzeptierenden Augen angeschaut, und das bietet eine „korrektive emotionale Erfahrung", denn im weiteren Therapieverlauf oder nach Abschluß der Behandlung werden derartige Sitzungen oft als äußerst wesentlich erwähnt.

Die Arbeit mit dem **Spiegel des Gesichtes** *und dem* **Spiegel aus Glas**, mit Selbstportraits und Fotos aus verschiedenen Lebensphasen stellt ein nützliches und wichtiges Moment im Gesamtrepertoire der Interventionen in der Integrativen Therapie dar. Sie erfordert von seiten des Therapeuten die Möglichkeit, die Konfrontation mit seinem eigenen Gesicht auszuhalten. Sie verlangt von ihm, die Auseinandersetzung mit der Geschichte eigener Spiegelungen – und diese ist oft genug schmerzlich. Im Gesicht sind unsere Lebenserfahrungen – gute wie schlimme – eingegraben, und so stellt die Spiegelarbeit zuweilen auch eine harte Konfrontation dar. Eine sorgfältige Indikation und eine *Stimmigkeit* dieser Arbeit im therapeutischen Prozeß ist deshalb unbedingt erforderlich. Das Faktum, daß in vielen Psychotherapieformen trotz der eminenten Bedeutung der Spiegelung diese nie methodisch eingesetzt wurde, muß auch unter dem Gesichtpunkt der *Abwehr* der konfrontierenden Erfahrung, im eigenen Gesicht seine Geschichte zu erkennen, gesehen werden und natürlich auch der Abwehr, sein Gesicht durch den Patienten „lesen" zu lassen. Der Mensch wird aber auf die spiegelnde Rückmeldung in den Augen und Gesichtern anderer Menschen nie verzichten können. Diese Widerspiegelungen beschränken sich nicht nur auf Baby- und Kinderzeit. Er wird immer wieder in den Spiegel schauen, um zu sehen, wie es um ihn steht, und er wird in seinem Gesicht seine Geschichte zu lesen versuchen, um sich zu begreifen, und er wird dieses auch aus den widerspiegelnden Gesichtern der Menschen zu erfahren suchen, die für ihn bedeutsam und wichtig sind.

Eine Psychotherapie, die vom Wesen des spiegelnden Blickes nichts weiß und die konfrontierende, aber auch identitätsstiftende Spiegelerfahrung vermeidet und beides nicht in die therapeutischen Prozesse einbezieht, geht an zentralen Dimensionen menschlichen Miteinanders und menschlicher Selbstfindung vorbei. In den Spiegelungen wird mir durch das liebevolle, wertschätzende Erkennen von Menschen, die mir nahe sind, und durch das akzeptierende Selbsterkennen beim Betrachten des eigenen Gesichtes ein sicheres Identitätserleben möglich. Diese Spiegelungen ermöglichen zusammen mit meinem Gedächtnis, daß ich mir *über die Zeit hin* nicht fremd werde und mir in der Vielfalt der Welt und im Strömen der Zeit nicht verlorengehe.

8. Schlußbemerkung

Ein ganzheitliches und zugleich differentielles Behandlungskonzept – und nur ein solches kann als „integrativ" angesprochen werden – bedarf einer komplexen Sicht auf das Entwicklungsgeschehen im Sinne eines *„life span developmental approach"* und auf diesem Hintergrund einer *multikausalen Theorie der Pathogenese unter longitudinaler Perspektive.* Zeittheoretische (dieses Buch, S. 233ff, 234ff, 282ff) und damit verbunden, gedächtnistheoretische Überlegungen, ein Modell „komplexen Lernens" (*Sieper, Petzold* 2002) und entwicklungspsychologische Fakten werden deshalb unverzichtbar und haben unmittelbare Konsequenzen für das praktische Handeln in der Psychotherapie als „Geschehen in der Zeit", als Arbeit *„in der Gegenwart über die Vergangenheit für die Zukunft".* Der Mensch als in Bezogenheiten aktual Handelnder und Erlebender ist in jedem Moment seines Daseins geschichtlich und relational gegründet. *Seine* Geschichte mit Menschen als im **„Leibgedächtnis"** (S. 540ff; vgl. dieses Buch S. 1074) archivierte hat ihn zu dem werden lassen, der er hier-und-jetzt ist, ja sie bestimmt sogar weitreichend seine Zukunftsentwürfe, wenngleich in diesen auch die Chancen zu einer Befreiung von biographischen Determinierungen liegen. Deshalb müssen, wenn es um den „ganzen Menschen" geht, auch die „Zeit als Ganze", seine „Lebensspanne als Gesamt", sein „soziales Beziehungsgefüge als Ganzes" in den Blick genommen und in die therapeutische Arbeit integriert werden, in der wir selbst als Therapeuten oder Therapeutinnen Teil des sozialen Netzwerks unserer Patienten werden, mit ihnen in einer *„social world"* leben (*Petzold, Petzold* 1991). Die Therapie schließt damit vielfältige, empathische Prozesse ein (*Kohut* 1971): von der *„kommotiblen Zwischenleiblichkeit" (Petzold* 1989h) über das *„intuitive parenting" (Papoušek, Papoušek* 1987) bis zum *„sensitive caregiving"* (*Vyt* 1989) und den beständigen Spiegelungen und Widerspiegelungen. So werden wechselseitige Empathie (*Petzold* 1986e), volle Mutualität (*Ferenczi* 1988) und Intersubjektivität (*Marcel* 1985) ermöglicht in einer wertschätzenden, ko-respondierenden Qualität, in der Menschen heil werden können.

Konzepte zu einer integrativen „sozialökologischen" Emotionstheorie und zur emotionalen Differenzierungsarbeit als Thymopraktik (1992b)

„Ich fühle, also bin ich!"
(*Petzold* 1970c)

1. Konzepte und Materialien zu einer entwicklungsorientierten, integrativen Theorie der Emotionen

„Eigenleibliches Spüren" in persönlicher, „affektiver Betroffenheit" (*Schmitz* 1989) begründet – auch unter evolutionstheoretischer Perspektive (*Hernegger* 1985) – die Daseinsgewißheit des Menschen in der Welt und seinen Bezug zu ihr. Das wird erkennbar seit dem Erwachen der Affekte, das im letzten Schwangerschaftstertial durch den Zugriff der Wissenschaft auf den weiblichen Leib (*Duden* 1991) der Beobachtung zugänglich wird, z.B. über physiologische Messungen, Ultraschallaufzeichnungen und über Intrauterinphotographie. Die **emotionale Interaktion** zwischen dem Baby, seinen Bezugspersonen und der Mikroökologie seiner Welt, die **emotionale Kultur**, in der es aufwächst, erweist sich über die gesamte Säuglings- und Kleinkindzeit bis hin in die späte Kindheit als ein zentrales Moment für die Ausbildung der Persönlichkeit – z.B. ihres Grundvertrauens, ihrer Daseinsgewißheit, ihres Bewußtseins, ihres Selbstwert- und Lebensgefühls. Sie ist weiterhin bestimmend für die Entwicklung der Fähigkeit zu zwischenmenschlichem Miteinander. Positive emotionale Interaktionen sind ein Prädikator für Gesundheit, negative, besonders wenn sie *zeitextendiert* und ohne Kompensation zur Wirkung kommen, ein wichtiger Faktor für die mögliche Ausbildung von Krankheiten (*Petzold, Schuch* 1992; *Petzold* et al. 1991). In folgendem wird die sozioökologische Emotionstheorie der Integrativen Therapie vorgestellt.

1.1 Entwicklung, Sozialisation – individuelle und kollektive Dimensionen des Emotionskonzeptes

Obgleich in den Standardwerken der Entwicklungspsychologie die „emotionale Entwicklung" traditionell kaum Beachtung findet (*Nickel* 1975; *Oerter* 1984), ja die Begriffe *Emotion*, *Gefühl* oder *Affekt* noch nicht einmal in den Schlagwortverzeichnissen auftauchen (*Oerter, Montada* 1987; *Trautner* 1991), kann man nicht umhin festzustellen:

Emotionen bestimmen den Weltbezug des Menschen, sein Verhalten in Situationen und Interaktionen. Fehlende, negative oder mißlungene emotionale Situationen, Deprivationen durch Defizite an Zuwendung, Störungen und Konflikte durch emotionale „*mismatches*", traumatisierende Überflutungen mit toxischen Gefühlen und Gefühlsintensitäten, z.B. Streßgefühlen als Hauptfaktoren von Pathogenese (vgl. *Petzold* 1975e, 1988n, 354 ff) machen es erforderlich, das Augenmerk einer „*developmental clinical psychology*" nicht nur auf die Beziehung als solche zu richten (*Sameroff, Emde* 1989), sondern wesentlich darauf, was in diesen Beziehungen an emotionaler Interaktion – positiver wie negativer – geschieht. Und gerade das Zusammenwirken von protektiven und Risikofaktoren, von Salutogenese und Pathogenese läßt es ratsamer erscheinen, von einer „*differentiellen, klinischen Entwicklungspsychologie*" (*Petzold* 1975h) als von einer „*developmental psychopathology*" (*Achenbach* 1982; *Garmezy* 1974c; *Sroufe, Rutter* 1984) zu sprechen. Der Umgang mit „co-affectiv states" (*Stern* 1985; dieses Buch, S. 534) und empathische Feinabstimmung „emotionaler Lagen" durch ko-respondierende Gefühlsresonanzen in einer differenzierten **emotionalen Kultur** ist eine der wichtigsten Funktionen der Sozialisation und ko-emotiver, entwicklungsfördernder Erziehung. Folgen des Mißlingens dieser Prozesse – aufgrund psychischer Störungen bei Eltern (z.B. Depressionen, *Vyt* 1992) – begegnen wir bei unseren Patienten in der Therapie, und es wird nun die Sache des Therapeuten, mit diesen Folgen im konkreten Kontakt mit dem Patienten umzugehen. Dem Ermöglichen von, der Beeinflussung von und dem Umgang mit Emotionen kommt deshalb im Rahmen von Psychotherapie größte Bedeutung zu. Dies wird durch die vergleichende Psychotherapieforschung vollauf bestätigt (*Schelp, Kemmler* 1988). In den großen Therapieschulen spielt der Umgang mit Emotionen, wie die Analyse von Tonbandaufzeichnungen zeigt, eine hervorragende Rolle, ja *Kemmler* und Mitarbeiter konnten nachweisen, „daß die expliziten und impliziten Emotionstheorien, die in Psychoanalyse, kognitiver (rational-emotiver) Verhaltenstherapie, klientzentrierter Gesprächstherapie und Gestalttherapie aufgestellt worden sind, aus einem konstruktiv-kognitiven Blickwinkel betrachtet, große Gemeinsamkeiten aufweisen" (*Kemmler, Schelp, Mecheril* 1991, 9).

So haben denn auch die verschiedenen Therapieschulen Beiträge zur Emotionstheorie im klinischen Kontext geleistet. Für das Verständnis von Gefühlen als solchen ist allerdings – sieht man auf die Erträge der neueren Emotionspsychologie – von seiten der Psychotherapieformen bislang wenig Erhellendes gekommen. Insbesondere klassisch psychoanalytische, von der Triebtheorie ausgehende Konzepte sind heute nicht mehr zu halten, und so gehen die emotionstheoretischen Versuche, besonders aus dem Bereich der Selbstpsychologie, andere Wege. Sie richten sich an der kognitiven und emotionalen Entwicklung des Selbst aus (*Stern* 1985, 1987), eines Selbst, das in Beziehungen steht (*Emde* 1980 a, b, c). Dabei werden alte Probleme der Neurosetheorie, z.B. linearkausale Ableitungen von „frühen Störungen" und biologistische Argumentationen z.T. fortgeschrieben (*Krause* 1983, 1988). Die Rekonzeptualisierung psychoanalytischer Affekttheorie (*Moser* 1978, 1983, 1985; *Nathanson* 1983; *Krystal* 1988), ihre Ausrichtung an einer Theorie des sich entwickelnden Selbst, machen auch Quergänge zur kognitiven Entwicklungstheorie des Selbst (*Noam, Kegan* 1982; *Ulich* 1987; *Kagan* 1981, 1984) und die in diesem Rahmen entwickelten Konzepte zu pathogenen Einflüssen (*Guidano, Liotti* 1983; *Schwarzer* 1987; *Horowitz* 1986) möglich und legen Integrationsbemühungen nahe.

In der **Integrativen Therapie** wird den Emotionen nicht nur aufgrund der leib- und bewegungstherapeutischen Praxis oder wegen der Einflüsse aus Gestalttherapie und Psychodrama größte Aufmerksamkeit geschenkt, sondern aufgrund ihrer auf das Konzept der *„wechselseitigen Empathie“* zentrierten Praxis (*Petzold* 1986e) und ihrer konsequenten entwicklungspsychologischen Orientierung (idem 1990e). Dieser komplexe Hintergrund und das Integrationsparadigma, das wir vertreten, verlangen im Hinblick auf ein Konzept der Emotion einen übergreifenden Ansatz, in dem kognitivistische Perspektiven, klinische Streß- und Traumaforschung (*Horowitz* 1986; *Figley* 1985; *Rutter* 1981; *Kolk* 1987; *Garmezy* 1985, 1986; *Ochberg* 1988), Ereignisforschung (*Dohrenwend, Dohrenwend* 1974; *Filipp* 1990), Bewältigungs- und Vulnerabilitätsforschung (*Jerusalem* 1990; *Murphy, Moriarty* 1976; *Masten, Garmezy* 1985) und die Erkenntnisse der *„developmental psychopathology“* (*Sameroff, Emde* 1989; *Stevenson* 1985; *Sroufe, Rutter* 1984) zu berücksichtigen wären. Dabei muß die Zentrierung auf die Kindheit (*Kazdin* 1989) hin zu einer Lebenslaufperspektive überschritten werden (*Ulich* 1989; *Hurrelmann* 1987). In der Integrativen Therapie werden mit Blick auf die Psychopathologie (*Petzold, Schuch* 1992n) und die Entwicklungstheorie des Selbst (*Petzold* 1990e) derartige Synopsen schon versucht, und unsere emotionstheoretischen Überlegungen sind in diesen Kontext eingebunden.

Betrachten wir die Probleme unserer Patienten und Patientinnen, so haben *psychische, psychosomatische* und *soziale Erkrankungen* und Störungen immer auch wesentlich mit negativen Gefühlen sowie mit Störungen in der Handhabung von Emotionen zu tun (*Ulich* 1982, 118) und damit mit Schwierigkeiten in der zwischenmenschlichen Interaktion, da diese wesentlich emotionsbestimmt ist. Für die Psychotherapie stehen deshalb die Emotionen im Zentrum ihrer Arbeit (*Nichols, Zax* 1977; *Greenberg, Satran* 1987, 1989; *Kruse* 1985, 1986; *Kemmler* et al. 1991). Im psychotherapeutischen Handeln geht es um die Wahrnehmung, Klärung, Differenzierung, Feinabstimmung, Regulation, Deutung, Versprachlichung, Veränderung von Gefühlen, und das in einem eminent emotionalen Kontext, dem einer *empathischen* therapeutischen Beziehung. Emotion kann deshalb mit Fug und Recht als ein integrierendes Konstrukt für die Psychotherapie betrachtet werden (*Schelp, Kemmler* 1988).

Streß, Überlastung, Krisen als Ursachen von Störungen (*Petzold* 1982r, 1991p, 1991j) sind in der Regel mit emotionalen Erregungen, ja Extremzuständen verbunden (*Scherer* 1985). Einige Patienten werden von negativen Grundgefühlen bestimmt (Depressionen, Angst), andere können ihre Aggression nicht kontrollieren, andere leiden daran, daß sie keine Liebe und Geborgenheit erfahren hatten, wieder andere daran, daß sie keine Emotionen zeigen können oder daß sie „gefühlsarm“ sind. Bei näherer Betrachtung unter biographischer Perspektive wird deutlich: Die emotionale Kommunikation in der Primärgruppe zwischen dem Kind und seinen wichtigen Bezugspersonen (Vater/Mutter/Geschwister usw.) und der Bezugspersonen untereinander (Vater/Mutter) waren gestört, defizitär, einseitig, inkonstant, so daß sich spezifische dysfunktionale oder gestörte *„emotionale Stile“* ausgebildet haben. Dabei erscheint es uns nicht als sinnvoll, für bestimmte „neurotische Strukturen“ Leitemotionen bzw. Leitaffekte (*Krause* 1988) anzunehmen, da Emotionen, wie zu zeigen ist, in hohem Maße kontextabhängig sind, die Persönlichkeit in beständigem Wandel ist, so daß eine derartige Festlegung uns problematisch dünkt, besonders, wenn sie sich am Raster klassischer Neurosenlehre orientiert. Emotionale Stile bilden sich zwar in der Sozialisation aus, aber sie sind nicht auf eine „Leitemotion“ zentriert, sondern betreffen das gesamte emotionale Leben eines Menschen, und – dies ist wesentlich – sie sind wandelbar, selbst wenn man eine gewisse Temperamentabhängigkeit unterstellt (*Zentner* 1992).

Besonders aufschlußreich wird dies durch Untersuchungen von Kindern mit depressiven Eltern. Mütterliche Depressionen führen beim Kleinkind vermehrt zu Angst und Furchtsamkeit (*Ghodsian* et al. 1984; *Pound* et al. 1985). Es können Depressionen, aber auch aggressives, antisoziales Verhalten auftreten (*Trad* 1987; *Zahn-Waxler* et al. 1988). Oft werden die kognitive und soziale Kompetenz eingeschränkt (*Weintraub* et al. 1986) und Motivationen, Bewältigungsverhalten, ja die kognitive Leistungsfähigkeit beeinträchtigt (*Breznitz, Friedman* 1988; *Richman* et al. 1982; *Redding* et al. 1990). Andererseits führen *protektive Faktoren* zu Kompensationen (*Rolf* et al. 1990; *Petzold* et al. 1991), so daß monokausale Herleitungen obsolet sind (*Ernst,* v. *Luckner* 1987; *Robins, Rutter* 1990).

Eine differenzierte Untersuchung solcher emotionaler Interaktionsstile in der Primärgruppe unter longitudinaler Perspektive dürfte eine Vielzahl nachteiliger und protektiver emotionaler Muster zutage bringen. Jetzt schon aber läßt sich sagen: Vieles spricht für unsere These, daß das „Scheitern emotionaler Sozialisation im Sinne ‚emotionaler Differenzierungsarbeit‘, das Fehlen ko-emotiver Resonanzen und der Mangel an ‚emotionaler Sicherheit‘ und ‚emotionaler Nahrung‘ zentrale Momente in der Entstehung von Pathogenese sind“ (*Petzold* 1970c, 19). Depressive Eltern z.B. können auf die Kommunikationsangebote ihrer Kinder in der Regel nicht ausreichend antworten, weder auf der behavioralen Ebene noch auf der emotionalen. Sie überschwemmen entweder das Kind mit depressiven Gefühlen, oder/und – das ist nicht weniger nachteilig – sie bleiben emotional „stumpf“ oder resonanzlos. Gerade für die Kleinkindperiode ist diese Reaktionsweise depressiver Eltern besonders typisch: Sie sind schweigsam, zurückgenommen, arm in der nonverbalen Kommunikation und karg in der verbalen. Der fehlende Antrieb, depressive Kraftlosigkeit machen dies verstehbar. Zwischen der erschlagenden, hyperaktiven, gefühlsüberflutenden Kommunikation hektischer, dominanter „hysterisch strukturierter“ Eltern und der kargen Zuwendung sowie dem niedrigen Aktionsniveau depressiver Eltern liegt ein breites Spektrum entwicklungsfördernder Verhaltensweisen, in denen emotionale Vielfalt eine Rolle spielt, ein breites Spektrum von Nuancierungen und Dosierungen ohne die aufgezeigten Einseitigkeiten. Zieht man eine Parallele zu psychotherapeutischen Interventionsstilen, so zeigt der psychoanalytisch-abstinente Stil beunruhigende Ähnlichkeiten zum Emotions- und Verhaltensstil depressiver Eltern. Das Interventionsverhalten in einem ausschließlich aktionalen, aktivistischen Psychodrama- und Gestalttherapiestil wiederum zeigt ebenso beunruhigende Gemeinsamkeiten mit dem Verhalten von überaktiven Eltern, die „des Guten zuviel“ tun. Probleme – das sei betont – zeitigen solche elterlichen Stile (und sehr wahrscheinlich auch die therapeutischen Stile), wenn sie *„zeitextendiert“* zur Wirkung kommen, und das ist bei Eltern mit relativ stabilen, einseitigen emotionalen Lagen und Stilen der Fall, genauso bei Therapeuten und Therapeutinnen, die aufgrund der Ideologie ihrer Schulen und ihrer therapeutischen Sozialisation einen relativ stereotypen Beziehungs- und Interventionsstil praktizieren. Emotionales Nachnähren und Nachsozialisieren, *emotionale Differenzierungsarbeit* – und diese impliziert immer eine lebendige verbale, nonverbale und prosodisch ko-emotive Interaktion – kann auf jeden Fall dann nicht geleistet werden.

Das ganze Spektrum von bedrohlichen Gefühlen, die Erwachsene Kindern vermitteln – sei es, indem sie bedrohende Situationen herstellen oder selbst furchteinflößende Emotionen generieren (Angst, Wut, sexuelles Begehren etc.) –, emotionale Belastungen (*Ulich* 1982, 218; *Kemmler, Schelp* 1988, 54) und/oder emotionale Defizite (*Petzold* 1977a) zeigen Wirkung bei Menschen: bei Kindern wie bei Erwachsenen und bei alten Menschen. Die Konsequenz ist, daß das emotionale Leben und Erleben eine negative Entwicklung nimmt, sei es, daß es sich unzureichend entfaltet oder sich die Fähigkeit zur *Dosierung* oder zur *Flexibilität* nicht ausbildet, sei es, daß sich sozial problematische Gefühle übermäßig stark ausprägen. Für die Persönlichkeitsentwicklung und die persönliche Reife entstehen dann Nachteile. Eine Persönlichkeit mit einer reichen, differenzierten Emotionalität, die Tiefenintensität gewinnen kann, bedarf eines „guten Nährbodens", und das ist stets das „emotionale Klima" der primären Bezugsgruppe, nicht zuletzt im Entwicklungsabschnitt der ersten Lebensjahre, die im wesentlichen emotional, d. h. *ko-emotiv* bestimmt sind. An dieser Stelle ist es nicht möglich, die Emotionstheorie der Integrativen Therapie in ihrer Relevanz für die Praxis therapeutischer Arbeit in extenso darzustellen. Es sollen deshalb nur einige wichtige Positionen aufgezeigt werden:

Nach der anthropologischen Grundformel (idem 1965, 1974k, dieses Buch S. 407f) der Integrativen Therapie ist das **Leibsubjekt** konstituiert durch den *Körper* als „die Gesamtheit aller physiologischen bzw. organismischen *Prozesse*" (Motorik, Sensorik, Tonusregulation etc.), durch die *Psyche* als die „Gesamtheit aller *Prozesse* des Empfindens, Fühlens und Wollens" (z.B. Affekte, Emotionen, Stimmungen, Motivationen, Volitionen) und durch den *Geist* als die „Gesamtheit aller kognitiven, reflexiven, mnestischen, imaginativen, wertenden und spirituellen *Prozesse*" im Verein mit der *individuellen Sozialität* als der „Gesamtheit aller kommunikativen und sozialen *Prozesse*" auf dem Hintergrund von gesellschaftlichen Traditionen und kulturellen Klimata und der *persönlichen Ökologie* als der „Gesamtheit aller persönlich relevanten, ökologischen Bezüge" auf dem Hintergrund regionaler und mundaner ökologischer Verhältnisse. Gefühle sind demnach in unserem Ansatz eine anthropologische Konstituente (*Hernegger* 1985, 1989). Sie wirken als Erregungszustände im *Somatischen* und bestimmen maßgeblich das *Psychische*, denn dieses ist **subjektiv**, von einem erlebnisfähigen Ich bestimmt, das ein „affektiv getöntes Erleben seiner selbst" hat, ein *Selbstgefühl* mit den Dimensionen Wertlosigkeitsgefühl und Selbstwertgefühl. Das Psychische ist **intentional emotiv**. Es ist auf Gegenstände, Personen, Sachverhalte gerichtet, die mit Gefühl besetzt werden. Es ist also **attributiv**. Es schreibt den Gegenständen, Personen, Sachverhalten im Rahmen eines Bezugssystems Qualitäten und Bewertungen zu, die gefühlsgetönt sind. Das *Psychische* ist in gefühlsgesteuerter Weise **kommunikativ**.

Auch in den Bereich des *Geistigen* wirken die Emotionen hinein. Das *Geistige* ist **bewußt** und dies nicht nur in einer neutralen Reflexivität, vielmehr findet sich immer eine affektive Tönung oder eine Stimmung im Hintergrund, ja dieses ist vielleicht eine wichtige Basis des Bewußtseins (*Damasio* 2000). Erlebtes Gefühl in ethisch relevanten Situationen (felt ethics) kann als Grundlage von Ethik und damit von menschlicher Kultur angesehen werden.

Das *Geistige* ist **kausal**. Es ermöglicht uns aufgrund vorgängiger Erfahrungen, „begründet" zu handeln, wobei die Begründung auch oder gerade bei rationaler Stringenz emotional getragen ist, etwa von dem Gefühl der Überzeugung, daß diese oder jene Entscheidung richtig ist. Wo immer das Geistige **wertend** ist, sind Gefühle mit im Spiel. Das *Geistige* ist **regulativ**, es kann reflektierend Bedürfnisse steuern, aufschieben, und auch dieses ist nicht von Affektregungen abzulösen.

Wenn die rechte Gehirnhälfte für die emotionale Bewertung von Gegenständen dominant zu sein scheint und die linke Hemisphäre Gegenstände eher sprachlich-analytisch fassen soll, so müssen z.B. visuelle Informationen über ein Objekt, die aus dem linken und dem rechten Sehraum in die jeweilige spiegelbildliche Seite gehen, kognitiv *und* emotional, psychisch *und* geistig bestimmt sein, geht es doch um jeweils *einen* Gegenstand. Auch wenn dramatische, emotionsbetonte Aktionen auf Bildern von *Goya, Kandinsky, Manet* und anderen häufig auf der linken Bildseite liegen, also die rechte Hemisphäre ansprechen, so wirkt doch immer auch das Bild als Ganzes.

Gefühle sind also für die Interpretation wahrgenommener Wirklichkeit unabdingbar. Sie bestimmen nicht nur *„Psyche"* und *„Nous"*, sind also anthropologisch relevant, sie sind auch ein bestimmendes Moment unserer Persönlichkeitstheorie, wo sie als die Antriebskräfte des *„Leib-Selbst"* und als soziokulturell bestimmte Motivationen betrachtet werden (*Petzold* 1984i), die in ihren bewußten Dimensionen durch das *Ich* gesteuert werden und durch die Tönung von Wahrnehmungen, Erfahrungen, Interaktionen, Wertungen (*appraisal, valuation*) auch die „Identitätsarbeit", d.h. die persönliche und soziale *Konstituierung von Identität* nachhaltig beeinflussen (dieses Buch S. 322ff). Unsere anthropologische Formel und die von ihr notwendigerweise bestimmte Persönlichkeitstheorie affirmiert die Verschränkung von **Natur** (Körper-Organismus, ökologischer Kontext/ökologisches Kontinuum) und **Kultur** (Geist, sozialer Kontext/soziales Kontinuum), von Individuum und Gesellschaft (durch Identifikation und Identifizierung, d.h. Selbst- und Fremdattribuierung, vgl. dieses Buch S. 430ff). Diese Interaktion individueller und kollektiver Impulse und Formierungsstrebungen ist für das Ausbilden von Emotionen von größter Bedeutung, wie *Hernegger* (1985, 1989) auch für den phylogenetischen Prozeß der Gefühlsentstehung zeigen konnte. Das jeweilige Kollektiv synchronisiert seine Lebens- und Überlebensbedürfnisse mit denen des Individuums, das Teil des Kollektivs ist, in einer Weise, die einfache lineare Ursache-Wirkungs-Ableitungen nicht mehr möglich macht. *Norbert Elias* hat in seinem „Entwurf einer Theorie der Zivilisation" (1939) die zunehmende Verinnerlichung äußerer Kontrollen über den Ausdruck körperlicher und emotionaler Bedürfnisse bis hin zur Entwicklung dessen, was er als „Selbstzwangsapparatur" bezeichnete – ein repressives Über-Ich also –, differenziert beschrieben (*Gleichmann* et al. 1979; *Korte* 1990), und diese Kernthese wird auch durch *Duerr*s (1987, 1991) berechtigte und unberechtigte Kritik nicht erschüttert, steht sie doch in einer kulturanalytischen Tradition, durch die von *Hegel* und *Marx* das Phänomen der *„Entfremdung"* in unterschiedlichen Facettierungen herausgestellt wurde (*Schuller* 1991; *Petzold, Schuch* 1991; *Petzold* 1993d). *Nietzsche, Freud, Weber, Parsons, Riesmann, Adorno, Marcuse, Foucault* u. a. haben sie als Affektdisziplinierung durch die Ausbildung von verhaltensleitenden Rationalitätsstrukturen beschrieben. Der „innengeleitete Sozialcharakter" (*Riesmann* 1960) ist dabei als Reflexion außengesteuerter Normierungen zu sehen, der wiederum ins „emotionale Feld" durch seine „affektive Neutralität" (*Parsons*) zurückwirkt, wodurch es zu multiplen Akkumulationen kommt, zu nicht-linearen Feed-back- und Feed-forward-Prozessen, die das affektive (und damit moralische) Klima einer Kultur und der in ihr lebenden Individuen bestimmen und die sich selbst in Bewegungen (scheinbarer) Befreiung – etwa der sexuellen – als eine „repressive Entsublimierung" (*Marcuse*), als subtile Wirksamkeit der „Dispositive der Macht" (*Foucault*) erweisen. *Lawrence Kohlberg* (1973) hat in seiner entwicklungspsychologischen Forschung zum Entstehen moralischer Urteile und Haltungen umfangreiches Material vorgelegt, das geeignet ist, diesen von *Elias* aufgezeigten Prozeß zu stützen. Die Genese des „moralischen Subjektes" (*Herzog* 1991) ist mit der Einpassung in gesellschaftliche Strukturen verbunden, die häufig zu gesellschaftlichen Zwangsapparaturen geraten, zur „repressiven Toleranz" (*Marcuse* et al. 1966), zu Rollen- und Identitätszwang (*Adorno, Dahrendorf, Haug, Derrida*), zur ubiquitären Neurose als Eroberung der eigenen menschlichen Natur durch die Selbstkontrolle (*Goodman* 1951, 42) – ein Programm übrigens, das *Freud* als das Kernanliegen seiner Psychoanalyse herausstellte („Wo Es war, soll Ich werden") und sich damit – unbewußt – in den disziplinierenden Diskurs der „Macht" einreiht (*Foucault* 1976, 1977), der auf eine „Kolonisierung" (*Habermas*) hinausläuft, deren Gegenstand der Leib und die Lebenswelt ist, mit einer Minimalisierung des Gefühls und einer Anästhesierung der sinnlichen Wahrnehmungen des *perzeptiven Leibes*, einer Amputation des *expressiven Leibes* und einer Amnesierung des *memorativen Leibes* (Bd I 1, 193; dieses Buch, S. 854ff), die das Herstellen biographischer und historischer Bezüge (und damit Kritik) verunmöglicht. Daß dies durch die Verschränkung äußerer und verinnerlichter *Kontrollen* (Über-Ich-Bildung) über die Leiblichkeit und ihre Regungen (*thymoi, e-motiones*) geschieht, darin liegt der originelle Kern von *Elias*' Zivilisationstheorie, die für psychologische Emotionstheorien gleichsam ein Hintergrundparadigma bietet, das unbedingt im Blick bleiben muß, soll es nicht zu gravierenden Verkürzungen kommen.

Auf diesem Hintergrund also können wir feststellen, daß in **Emotionen** *körperliche/physiologische, subjektiv-psychologische, geistige/kognitiv-reflexive, behavioral-aktionale* und *sozioökologische* Komponenten in einem gegebenen sozialen und kulturellen Kontext/Kontinuum in Form von *Verhalten/Expression* zum Tragen kommen. Emotionen haben *motivationale Funktionen* (*Buck* 1985). Sie bewirken *Handlungen* (*Volpert* 1983). Sie haben *kommunikative Funktionen* (*Buck* 1984) und drücken den Zustand des Leibsubjektes im Kontext aus, woraus sich ergibt, daß die Kontextwahrnehmung bewertet (*valuation*) wurde und die Emotionen eine *orientierende Funktion* (*Scherer* 1984) und eine *selbstregulatorische Funktion* (*Heckhausen* 1985) erhalten. Emotionen *betreffen* das Leibsubjekt (*Schmitz* 1989), die Person als Ganzes. Sie werden situativ durch externale oder internale Stimuli ausgelöst, die komplexe endokrine und zentralnervöse (z.B. mnestische) Prozesse in Gang setzen, welche sich auf der Verhaltensebene manifestieren, nämlich in Atemmustern, Gesichtsausdruck und Körperhaltung/Bewegung, wobei sie als solche subjektiv wahrgenommen und bewertet werden, d.h. *Bedeutung* erhalten *und* zugleich Signale an die Umwelt geben. Emotionen orientieren so das Individuum wie seine Umgebung über seinen inneren Zustand, und sie zeigen beiden die Reaktionen auf eine äußere Situation oder ein inneres Ereignis (z.B. einen Einfall). Sie haben also eine informative und kommunikative Funktion, die – wie schon *Darwin* (1892) zeigte – für Tier und Mensch lebenssichernde Qualitäten hat. Eine solche Aussage darf nun nicht zur evolutionsbiologischen Verkürzung führen (so *Plutchik* 1980). Der soziokulturelle Kontext und die entwicklungsbezogene Sicht müssen im Vordergrund bleiben, denn Emotionen sind kulturspezifisch moduliert (*Averill* 1980), über die Lebensspanne hin (*Ulich* 1987). Makroeinflüsse und Mikroeinflüsse spielen dabei zusammen. Das preußische Disziplinkonzept ist Ausdruck einer spezifischen kulturellen Entwicklung, aber es wird transportiert über Familien, in denen z.B. „preußische Zucht und Ordnung" regiert. Die Kulturtheorie von *Norbert Elias* macht in überzeugender Weise die emotionsmodulierenden Einflüsse des Makrokontextes deutlich.

Für den Einfluß familiärer Sozialisation ist die Untersuchung von *Mantell* (1978) bei kriegsfreiwilligen *„Green Barrets"* und Kriegsdienstverweigerern zur Zeit des Vietnamkrieges bedeutsam. Diese Untersuchung kann als unverzichtbare Pflichtlektüre für Psychotherapeuten (und nicht nur für diese) gelten, denn sie macht deutlich, wie *Gefühlskälte* einerseits und *Gewalt* andererseits in familiärer Sozialisation gefördert werden.

Die synchronisierten kognitiven und kommunikativen Momente der Emotionen, z.B. ihre Tönung durch vorgängige, erinnerte Emotionserfahrungen, ihre Nuancierung durch differenzierte Benennungen („Ich bin nicht traurig, eher niedergeschlagen, nein, bedrückt!") und ihr Ausdruck in Abstimmung auf den sozialen Kontext und die Situation („Ich zeigte mich etwas verstimmt, meinen Ärger, ja, letztlich meine Empörung habe ich jedoch zurückgehalten!") sind natürlich abhängig vom Alter des Menschen, von Temperamentdispositionen (*Thomas, Chess* 1977; *Zentner* 1992), seinen „**emotionalen Stilen**" und seiner „**emotionalen Kultur**", die ihm durch die „**emotionale Differenzierungsarbeit**" in seiner Sozialisation vermittelt wurde. Eine derartige Differenzierungsarbeit setzt Undifferenziertes voraus, eine angelegte emotionale Grunddisposition, die sich an Expressionen und den diese begleitenden physiologischen Reaktionsmustern – *emotional effector patterns* (*Bloch* 1986, 1989) – deutlich ausmachen läßt. Komplexe Emotionstheorien wie die von *Schacter* (1964) oder von *Izard* (1977) oder von *Leventhal* (1979, 1980, 1982, 1984) hatten das Problem, noch keine konsistente Entwicklungstheorie der Emotionen vorlegen zu können. Betrachtet man verschiedene Ansätze (*Lewis, Rosenblum* 1978; *Lewis, Michalson* 1983; *Lewis, Saarni* 1985; *Kagan* 1978; *Scherer* 1979; *Scherer, Ekman* 1984), so erscheinen die Theorien von *Sroufe* (1984) und *Emde* (1984) besonders ausgereift, da sie physiologische, kognitive und sozial-interaktionale Momente berücksichtigen. Für *Sroufe* steht die soziale Formung physiologischer Spannungs- und Erregungszustände im Vordergrund. *Izard* (1977, 1981) hingegen nimmt in seiner Theorie der „Entwicklung diskreter Emotionen" an, daß es angeborene neuronale Erregungsmuster für 10 grundlegende diskrete Emotionen gibt. Diese „primären Gefühle" seien: 1.Neugier/Interesse, 2. Überraschung/Schreck, 3. Freude, 4. Furcht/Angst, 5. Kummer/Trauer, 6. Ärger/Wut, 7. Widerwillen/Ekel, 8. Verachtung/Geringschätzung, 9. Scham, 10. Schuld. Für Babys sind diese Gefühle so nicht zu objektivieren. Andere Autoren weisen „anger, disgust, happiness, sadness/distress, fear, surprise" als Grundemotionen aufgrund von *„facial expression"* aus (*Boucher* 1973; *Ekman* 1972, 1973), die bei kulturspezifischen Nuancierungen transkulturelle Gültigkeit haben sollen (*Tomkins* 1963; *Friesen* 1972; *Ekman, Friesen* 1975). Wieder andere (*Bloch, Lemeignan* 1992) sehen als Grundemotionen solche an, die ein eindeutiges respiratorisch-postural-faziales Muster aufweisen: Furcht, Zärtlichkeit, Ärger, Schmerz, Freude, erotische Liebe (ibid.) oder eine raumzeitliche Ausdruckskonfiguration zeigen, eine „essentielle Form" (*Clynes* 1976): love, hate, grief, joy, reverence, anger, sex, bliss.

In der Emotionstheorie der Integrativen Therapie sehen wir Emotionen als genetisch disponiert an und unter der *„life span developmental perspective"* sowie unter dem Kriterium der „sozioökologischen Einflußgrößen" als lebensalterspezifisch und kontextbedingt ausgeprägt und getönt. Welche Emotionen dabei als *„basal"* – der Begriff erscheint mir besser als der einseitig temporalisierende „primär" – zu betrachten sind, hängt – selbst wenn man spezifische Temperamenteinflüsse in Rechnung stellt (*Buss, Plomin* 1984; *Chess, Thomas* 1984) – von ihrer Funktion im jeweiligen Lebenskontext ab. Baby-Wut über einen *„hunger storm"* (*Stern* 1990) mit ihrem hohen expressiven Signalwert für die Umwelt wird es beim Erwachsenen nie mehr geben. Kann man bei Föten in den letzten Gestationswochen, bei Frühgeborenen und Neugeborenen aus mimetischem Geschehen und der motorischen Aktivität gegebenenfalls auch Unlust, Angst, Schmerz, explorative Neugier, Widerwillen, Schreck, Freude und Geborgenheit/Zufriedenheit „herauslesen", so ist damit nichts für die Bedeutung dieser Regungen für das Kleinkind oder den Adoleszenten ausgesagt, denn es handelt sich um spezifische, frühe *Emotionspatrone*, die sehr bald moduliert werden.

Zur biologischen Regulationsfunktion der Gefühle kommt – mit fortschreitender Einwurzelung des Kindes in die Sozial- und Kulturwelt zunehmend – ihre soziale Funktion und Bewertung. Deshalb sind weder Emotionsklassifikationen, die von frühestem Auftreten her argumentieren, noch solche, die respiratorisch-postural-faziale Eindeutigkeit favorisieren oder transkulturell feststellbare Ausdrucksformen betonen, ausreichend. Im klinischen Kontext müssen etwa die zehn von *Izard* (1981) herausgestellten „Grundemotionen", die nicht alle den ersten Lebensmonaten deutlich zuzuordnen sind, immer im jeweiligen Lebenszusammenhang gesehen werden. Wir ergänzen in der Integrativen Therapie noch zwei *„basale"* Emotionen, die sich bei *Izard* und *Ekman* nicht finden, die wir aber für äußerst zentral halten: *Grundvertrauen/Geborgenheit* (basic trust) und das um den 12. Monat ausgebildete *Selbstgefühl* mit den später hinzugekommenen Tönungen *positiv*, d.h. Selbstwertgefühl mit ca. 18 Monaten, und *negativ*, d.h. das Minderwertigkeits- bzw. Wertlosigkeitsgefühl mit ca. 24 Monaten. Die Begrenzung auf 10 primäre Gefühle scheint als solche schon fragwürdig. Für Neid oder Eifersucht z.B. könnte man durchaus auch Momente herausstellen, aufgrund derer sie als „Primärgefühl" ausweisbar würden.

Da die Gesichtsmuskulatur gegen Ende des letzten Schwangerschaftstertials voll ausgebildet und funktionsfähig ist, lassen sich schon bei Ungeborenen, Frühgeborenen und Neugeborenen mimische Konfigurationen für Emotion ausmachen (*Oster, Ekman* 1978; *Oster* 1982): z.B. ganz eindeutig *„crying"* als Ausdruck von *„distress"*. Auch Widerwillen (*disgust*) läßt sich ausmachen *(Rosenstein, Oster* 1982): Daß sich Emotionen schon früh entwickeln, zeigt die Fülle von Untersuchungen zum *Lächeln*, das zunächst schon bei Frühgeborenen und Neugeborenen (*Bower* 1982) z.B. während des REM-Schlafes auftritt (*Sroufe, Waters* 1976), dann im zweiten bis dritten Monat Ausdruck von *„mastery"* bei gelungenen Leistungen ist (*Papoušek, Papoušek* 1977) und vom dritten Monat an eine eindeutig soziale Funktion erhält (*Ainsworth* 1973), um mit dem vierten Monat in volles, selbstinitiiertes Lachen zu münden (*Sroufe* 1978). Daß die frühen emotionalen Ausdrucksmuster – ich habe *„adgressive, evasive, exitierte, irenische Affektexpressionen"* unterschieden (vgl. dieses Buch S. 535ff) – den emotionalen Tönungen von Gefühlen Erwachsener entsprechen, ist indes nicht anzunehmen. Es fehlt die Möglichkeit der *distanten Selbstwahrnehmung*, d.h. das kognitive Moment, welches die Emotionen bei älteren Kindern und Erwachsenen einschließlich der Bewertung und Benennung oder der bewußten Erinnerung an vorgängige Gefühle dieser oder ähnlicher Art kennzeichnet. Ich spreche deshalb von „**Vorläufergefühlen**". Da Neugeborene offenbar emotionale Gesichtsmimik diskriminieren und imitieren können (*Meltzoff, Moore* 1977, 1979, 1982), z.B. zwei Tage alte Babys die Muster *„happy, sad, surprised"* (*Field* et al. 1982), ist anzunehmen, daß die angeborenen emotionalen Muster besonders auf kommunikative Funktionen ausgerichtet sind, die Emotionen ohnehin über das gesamte Leben hin behalten

(*Hoffmann* 1977; *Darwin* 1877) und die im Frühbereich besonders für die Ausbildung von „*attachment*" bedeutsam sind (*Ainsworth* 1973; *Bowlby* 1969; *Trevarthen* 1977, 1979). Insofern kann man den „**Vorläuferemotionen**" auch ohne die Ausbildung differenzierter, kognitiver Komponenten den Status von „*true emotions*" zuweisen, zumal sie durch den Säugling gezielt eingesetzt werden können (*Wolff* 1969). Die „Gestaltung" von Emotionen in sozialisatorischer Interaktion (*Lewis, Michalson* 1982; *Malatesta, Haviland* 1982) zeigt eine Verwobenheit psychomotorischer und psychischer, sozialer, kognitiver und ökologischer Momente, so daß die Vorstellung fester, weitgehend invarianter Muster, wie sie *Ekman, Friesen* u. a. vertreten haben, zu Recht von Emotionsforschern nachdrücklich kritisiert wurde (*Ulich* 1990), und noch nachhaltiger gilt solche Kritik für physiologische Ansätze wie die von *Bloch* (1989) oder *Clynes* (1976), wobei *Clynes*' Position erhebliche forschungsmethodische Probleme aufweist, weshalb er in der Emotionsforschung kaum Resonanz fand – trotz seiner interessanten Perspektiven.

Über die Lebensspanne hin werden – wie schon gesagt – beständig neue Gefühle und Gefühlstönungen in spezifischen sozialen Kontexten mit jeweils besonderen Bewertungen von Emotionen ausgebildet: *life long emotional development and socialisation.* Dabei sind die kognitiven Dimensionen der Emotionen und der soziale Kontext, die *emotionale Kultur* als Erfahrungsraum von Bedeutung. „Elterliche Liebe" wird erst durch Elternschaft voll ausgeprägt, bedarf der Elternerfahrung, Gefühle wie „Endlichkeit" oder „Lebensüberdruß", erfordern einen entsprechenden Erfahrungshintergrund. Die Existenzängste eines von Arbeitslosigkeit bedrohten Familienvaters unterscheiden sich von denen eines jugendlichen Berufsanfängers oder eines achtzigjährigen Kleinrentners, dessen Lebensgrundlage sich seit seiner Pensionierung beständig verschlechtert hat – lange Jahre negativer Sozialisationserfahrung beschädigen oder zerstören dem alten Menschen Selbstwertgefühl und Würde (*Petzold* 1983f, 1985d). Mit der Veränderung des kognitiven Differenzierungsniveaus verändern sich auch die Gefühle. Die Dunkelängste, die man häufig mit den involutiven Prozessen des Seniums findet, seien hier als Beispiel genannt (sie können nur zum Teil als ein Hochkommen kindlicher Pavor-nocturnus-Gefühle gedeutet werden, weil sie auch Ausdruck einer Antizipation der „letzten Dunkelheit" sind). Entwicklungs-, Rückbildungs- und Transformationsprozesse spielen für die Veränderung der Emotionalität im Lebensverlauf eine große, bislang noch kaum erforschte Rolle und erfordern eine Kooperation von Entwicklungs-, Kognitions- und Sozialisationspsychologie: *Verantwortungsgefühl* z.B. erfordert ein voll ausgebildetes operatives Denken, das Ursache-Wirkung-Relationen zu antizipieren vermag. *Pflichtgefühl* verlangt die Fähigkeit, sich und sein Handeln in einem übergeordneten sozialen Rahmen zu sehen und die Reaktionen anderer Menschen auf dieses Handeln vorwegnehmen zu können (*social cognition*, vgl. S. 542f). Die beiden genannten Gefühle wird man also nicht bei einem Vierjährigen oder auch einem Siebenjährigen finden, obgleich es auch für diese, erst im Stadium des *operativen Denkens* (*Piaget*) entwickelten, komplexen Gefühle „Vorläuferemotionen" gibt, die in spezifischen sozialen Kontexten von Gehorsam, Folgsamkeit, Bravheit über Belohnung und Strafe herausgebildet werden. („Wehe, Du läßt Dein Brüderchen über die Straße laufen, dann setzt es Popohaue! Die Straße ist zu gefährlich. Da kann er totgefahren werden!" – Für die Fünfjährige ist der erste Satz der relevante „Motivator" zu einem folgsamen, gebotskonformen Handeln, das durch Angst, aber *nicht* durch ein „Verantwortungsgefühl" bestimmt ist, für ein solches aber als eine emotionsformende Vorläuferkonstellation anzusehen ist.)

Berufliche Sozialisation ist für die Ausbildung von Gefühlen je spezifischer *Tönung* von herausragender Bedeutung. Die *Tönung* des Verantwortungsgefühls, die in einer Ausbildung zum Berufsoffizier, zum Chirurgen, zum Lehrer herausgebildet wird, wird sich jeweils unterscheiden. Andere Beispiele emotionaler Spezifizierung sind Verlassenheits- und Einsamkeitsgefühle in der Adoleszenz, im Erwachsenenalter und im Senium. Sie unterscheiden sich deutlich in ihrer Tönung. Nicht nur mit Bezug auf Altersstufen, sondern auch geschlechtsspezifisch für Männer und Frauen finden sich unterschiedliche Gefühle und Gefühlstönungen, ein Bereich, über den noch kaum Forschung vorliegt, obgleich sich in der Praxis therapeutischer Arbeit immer wieder deutlich geschlechtsspezifische Ausprägungen von Gefühlen feststellen lassen, die unabdingbar zu berücksichtigen sind. Nicht anders steht es für die kulturelle, ethnische oder religiöse Einfärbung von Gefühlen, wie z.B. bei Schuld oder Scham, Ehrfurcht oder Mitgefühl. Selbst basale Emotionen wie Liebe und Haß sind von diesen sozioökologischen Kontexten und Traditionen nachhaltig bestimmt (es sei an den „Judenhaß" im Dritten Reich, an den Amerikahaß fundamentalistischer Khomeini Anhänger erinnert). All diese nur kurz angerissenen Aspekte machen es erforderlich, eindimensionale Ausrichtungen zu vermeiden, dergestalt, daß man sich etwa bei emotionstheoretischen Überlegungen ausschließlich kognitiv ausrichtet oder sich – mit Blick auf therapeutische Arbeit – auf das Benennen und „Besprechen" von Emotionen beschränkt und allenfalls noch das Ausdrücken eines „milden Affektes" in Kauf nimmt. Es wird vielmehr ein breiter explikativer, aber auch interventiver Ansatz erforderlich, wenn man Emotionen verstehen und erklären, ja, mit ihnen arbeiten will.

Auch kann es nicht angehen, Emotionen nur als autochthone Artikulationen des *„emoters"* anzusehen, sondern Emotionen sind zu einem großen Teil konfigurativ, ko-respondierend. Sie geschehen zwischen Menschen: dem Säugling und dem *„caregiver"*, zwischen dem Kind und seinem Spielgefährten, zwischen dem Therapeuten und seinem Patienten. „Emotionale Ansteckung", ko-affektive Regungen, Kommotilität (*beide* „halten sich den Bauch vor Lachen" oder „nehmen die Hände im Schmerz vors Gesicht" oder „wenden sich mit Ekel ab"), emotionales Spiegeln, affektives Kontrastieren, gefühlsbetontes Feedback ..., all das zeigt, daß Therapeuten, die die Bedeutung und das Wesen von Emotionen erkannt haben, sich nicht „draußen vor" halten und emotionslose „gleichschwebende Aufmerksamkeit" praktizieren können oder gar in einer Haltung der „Gefühlskälte" (*Freud* 1912, GW VIII, 380f) zu verharren vermögen. Die „Ratschläge für den Arzt bei der psychoanalytischen Behandlung", die *Freud* (1912, ibid.) formulierte, sich nämlich „den Chirurgen zum Vorbild zu nehmen, der alle seine Affekte und selbst sein menschliches Mitleid beiseite drängt" (ibid.), kennzeichnen fatalerweise genau die elterlichen Haltungen, die *Mantell* (1978) in seiner Untersuchung für die Elternhäuser der *„Green Barrets"* ausmachen konnte, Männern, die sich über das Töten keine Gedanken machten, die Menschen wie Rehe abschossen und sich dabei sogar wohlfühlten. Die „Rechtfertigung dieser vom Analytiker zu fordernden Gefühlskälte liegt darin, daß sie für beide Teile die vorteilhaftesten Bedingungen schafft, für den Arzt die wünschenswerte *Schonung seines Affektlebens*, für den Kranken das größte Ausmaß von Hilfeleistung, das uns heute möglich ist" (*Freud* 1912, loc. cit. supr., meine Hervorhebung). Nun, das ist alles andere als überzeugend und für den Therapeuten wie für den Patienten gleichermaßen schädlich (vgl. *Petzold* 1980g, 254).

Mit Blick auf die Baby- und Kleinkindforschung und die dort erkennbar werdenden emotionalen Interaktionsstile im *„sensitive caregiving"* und *„intuitive parenting"* ist statt dessen zu sagen: Es geht um dosierte *Ko-emotionen* und um ein Spektrum von Intensitäten, insbesondere im Bereich der positiv getönten Gefühle, denn Drohung und Einschüchterung bewirken zwar „Bravheit", Erziehung zur Härte hilft zwar, Furcht zu bändigen und „tapfer zu sein", aber diese Strategien bleiben nicht ohne Folgen. Indes, solange das Kind der Norm entspricht, kümmern sich die Eltern nicht um die verborgenen Kosten seiner „Konformität" (*Izard* 1977/1981, 415). Wiederum wird die soziokulturelle Komponente deutlich. Sie scheint natürlich auch voll in dem zitierten *Freud*-Text auf, der von der Erziehungsideologie seiner Zeit geprägt ist: in preußischen Maximen der Disziplin und dem Neo-Stoizismus, wie er im Lateinunterricht des Humanistischen Gymnasiums als Ideal vermittelt wurde. Bei gezielter Beeinflussung von Emotionen, sei es durch Psychotherapie, Soziotherapie, Beratung oder agogische Maßnahmen, muß deshalb immer eine kritische Reflexion auf den gesellschaftlichen Kontext der Gefühle, um die es geht, erfolgen, auf die Funktion von Emotionen und darauf, wer von den Emotionen „profitiert". Dies wird besonders wesentlich, wenn leibtherapeutische Arbeit funktional und übungszentriert die physiologische und behaviorale Seite von Emotionen zu beeinflussen sucht (*Petzold* 1974k, 360f, 380f).

1.2 Emotionen als „Synergeme" – Konzepte zu einem differentiellen und integrativen Emotionsbegriff

Aus den bisherigen Ausführungen wird schon offensichtlich, wie schwierig Emotionen zu bestimmen sind und wie komplex die Perspektiven sein müssen, die einzubeziehen sind.

Die verwirrende Vielzahl von emotionstheoretischen Ansätzen ist durch dieses Faktum der Mehrdimensionalität emotionalen Geschehens, der Vielschichtigkeit emotionaler Phänomene und durch die Bedeutung bestimmt, die Emotionen in allen Bereichen des menschlichen Lebens haben, so daß Biologen (*Lorenz* 1980; *Panksepp* 1982; *Vincent* 1990), Psychologen (*Ulich* 1982; *Izard* 1981; *Euler, Mandl* 1983), Soziologen (*Scheff* 1983; *Schumann, Stimmer* 1986; *Luhmann* 1982; *Gerhards* 1988), Philosophen (*Scheler* 1933, 1948; *Schmitz* 1989; *Heller* 1980) glaubten, sich mit ihnen auseinandersetzen zu müssen. Und jede Disziplin, jeder Forschungsansatz, jeder Weg der Konzeptualisierung macht deutlich: es wird im Hinblick auf die Emotionstheorie ein integrativer Ansatz notwendig, der mehrperspektivisch verschiedene Zugangsweisen und Dimensionen berücksichtigt. *Kleinginna* und *Kleinginna* (1981) kamen nach Auswertung von 92 Emotionsdefinitionen zu folgendem synthetisierenden Definitionsversuch:

> *„Emotion ist ein komplexes von neurohumoralen Systemen vermitteltes Interaktionsmuster von subjektiven und objektiven Faktoren, welches (a) affektive Erfahrung, z.B. ein Empfinden der eigenen Angeregtheit oder Lust/Unlust entstehen lassen kann, (b) kognitive Prozesse und emotional bedeutungsvolle Wahrnehmungseffekte hervorbringen kann, (c) auf erregungsauslösende Bedingungen physiologische Anpassungsleistungen zu aktivieren vermag und (d) zu Verhalten führt, das oft – wenn auch nicht immer – expressiv, zielgerichtet und adaptiv ist."*

Izard (1981, 85) definiert:

> *„Eine Emotion ist ein komplexes Phänomen mit neurophysiologischen, motorisch-expressiven und Erlebniskomponenten. Der individuelle Prozeß, durch den diese Komponenten interagieren, um die Emotion hervorzubringen, ist ein evolutionär-biogenetisches Phänomen. Zum Beispiel sind beim Menschen der Ausdruck von Zorn und das Erlebnisphänomen von Zorn angeborene, kulturübergreifende, universale Erscheinungen."*

Derartige komplexe Emotionsdefinitionen zeigen, wie vielfacettig der Emotionsbegriff ist, und damit wird auch schon deutlich, wie vielfältig die Aufgaben sind, die Emotionen für das Individuum, für Gruppen oder für größere Kollektive, ja für die Gesamtgesellschaft zu leisten haben.

Emotionen sind ihrem Wesen nach relational, sie verbinden und sie trennen, sie ziehen an und sie grenzen ab. Den Fragen zu kollektiver Emotionalität bzw. zu kollektiven emotionalen Lagen kann hier nicht weiter nachgegangen werden, obgleich sie für die Gefühle des Individuums ganz erhebliche Bedeutung haben, denn sie konstituieren das sozioemotionale „Makroklima", das die sozioemotionalen „Mikroklimata" nachhaltig beeinflußt. Die theoretischen Annahmen der Integrativen Therapie, ihre „Theorie der Emotionen" wurden nachhaltig durch derartige Makroeinflüsse, den „Zeitgeist" (*Petzold* 1989f) der 68er Jahre geprägt, und so lautete eine frühe Definition (idem 1969c, 8, vgl. 1968a, 38):

> *„Emotionen sind leiblich gegründete, bewegende Kräfte (thymoi) im Menschen, deren Kontrolle und Manipulation durch gesellschaftliche Interessengruppen Herrschaft über Individuen sichert und deren reflektierter und koordinierter Einsatz Individuen Befreiung von gesellschaftlicher Repression ermöglicht. Emotionen müssen sich frei äußern dürfen. Sie drängen ja aufgrund eines inneren Berührtseins und Betroffenseins leiblich-konkret heraus auf andere zu, zu anderen hin und erfahren in der Begegnung mit den Gefühlen der anderen ihre Grenzen und in der Auseinandersetzung mit den Gefühlen der anderen ihre Formung in einer Art und Weise, daß ein konstruktives soziales Miteinander möglich wird – im großen wie im kleinen."*

Diese Überlegungen entsprangen auch unseren Erfahrungen in einem spezifischen „emotionalen Mikroklima" in der ersten von uns gegründeten therapeutischen Wohngemeinschaft für Drogenabhängige im europäischen Raum, in welcher emotionales Zusammenleben und Miteinanderauskommenmüssen eine Grundform des Miteinanderlebens war (ibid.) und wo wir in der Arbeit mit den Abhängigen erfuhren, wie leiblich-konkret Gefühl und Ausdruck, die Regungen des Körpers und die E-motion verbunden waren (*Petzold* 1985h). Der griechische Begriff „*Thymos*", eine den ganzen Menschen ergreifende, affektive Leibregung, schien uns das Emotionskonzept in besonders adäquater Weise zu fassen, weil im *Thymos* körperliches, seelisches und geistiges Geschehen verschränkt sind und Therapie, als „Thymopraktik" verstanden, die verbale Psychotherapie erweiterte (*Petzold* 1970c, 1974j, 1975e).

Mit Blick auf die psycho- und leibtherapeutische Arbeit wurde dann unser Emotionskonzept mit folgenden Definitionen umrissen:

> *»**Emotionen** sind komplexe, das gesamte Leibsubjekt in seinem soziophysikalischen und soziokulturellen Kontext ergreifende Prozesse, **Thymosregungen**, die mit variierender Intensität, Tönung und Bewußtheit als **Affekt**, **Gefühl**, **Passion**, **Stimmung**, **Grundstimmung** oder **Lebensgefühl** vom ‚Selbst' eigenleiblich gespürt und vom ‚Ich' bewußt erlebt werden. Sie sind komplexe **Synergeme** von spezifischen physiologischen (neuronalen, endrokrinen, kardio-vaskulären, muskulären, respiratorischen) Erregungsmustern, von subjektiven Erlebnisweisen, kognitiven Bewertungen und Benennungen, sozial-kommunikativen Orientierungen und – daraus folgend – von charakteristischem Expressionsverhalten in Mimik, Gestik, Haltung und Bewegung. Sie kommen auf als Resonanz auf Einflüsse der aktualen **Umwelt** (Stimulierung) oder als autochthone Impulse der aktualen **Innenwelt** (Motivation, Antriebe, Erinnerungen, Phantasien).*

*– **Emotionen** werden aus genetisch disponierten, basalen affektiv-expressiven Mustern, wir nennen sie ‚**Vorläuferemotionen**', zu stabilen transkulturell identifizierbaren Erregungs- und Ausdrucksmustern, wir nennen sie **Grundemotionen**, ausgebildet und in einem Prozeß ‚**individueller emotionaler Differenzierungsarbeit**' – über die Lebensspanne hin bis ins hohe Alter – nuanciert und moduliert. Dabei formen sich vor dem Hintergrund der jeweiligen **‚emotionalen Kultur', d.h. kollektiven Stilen des Fühlens,** und charakteristischer Anlagen **persönliche emotionale Stile** und ein ‚Lebensgefühl' aus aufgrund von Stimmungslagen und Grundstimmungen, die in aktuale Affekte eingehen.*

*– **Emotionen** werden in ‚**kollektiver emotionaler Differenzierungsarbeit**' im Rahmen von kulturellen und zivilisatorischen Formierungsprozessen (Elias) ausgeprägt, gewertet, gefördert oder eingeschränkt, ganz wie es die Bedürfnisse des jeweiligen gesellschaftlichen Systems erforderlich machen. So werden dann auf diesem Hintergrund gesellschaftlicher Traditionen, Bewertungen, Atmosphären, ‚sozioemotionaler Makroklimata', ‚**Grundemotionen**' im Verlaufe der Biographie **enkulturiert** und **sozialisiert**, wobei ‚**komplexe Emotionen**' mit spezifischer subjektiver Charakteristik entstehen. Die Familie mit ihrer spezifischen ‚emotionalen Kultur' als primäre Sozialisationsinstanz und das nähere soziale Netzwerk mit den für sie kennzeichnenden emotionalen Stilen und ‚positiven emotionalen Mikroklimata' tragen in diesen Prozessen dazu bei, daß die Grundemotionen und komplexen Emotionen gesellschaftsspezifische Tönungen und Intensitäten erhalten.*

*– **Emotionen** haben für das Individuum eine motivierende, orientierende, wertende und sinnstiftende Funktion im Hinblick auf seinen Bezug zur Umwelt und für die Umwelt eine orientierende und Bewertung ermöglichende Funktion im Hinblick auf den inneren Zustand eines Individuums. Als qualitative Komponente von Kommunikation umgeben **Emotionen** das Leib-Selbst durch die von ihm ausgehenden, subliminal und supraliminal wahrnehmbaren, multiplen Signale (emotiones) als **Atmosphäre**, womit sich aufgrund der ausgelösten Resonanzen ein ‚**emotionales Feld**' aufbaut. Dieses kann durch ‚Ansteckungseffekte' Gruppen und größere Kollektive erfassen, wodurch in Rückwirkungseffekten wiederum das subjektive Gefühl als körperlich-seelisch-geistige Synergie (Thymos) beeinflußt wird. Therapeutische Interventionen zur Veränderung emotionaler Lagen müssen deshalb das Feld, seine emotionale Kultur einbeziehen und die Leiblichkeit in all ihren Dimensionen. Sie werden sich, weil es um Thymosregungen geht, nicht auf Psychotherapie beschränken können, sondern sie als thymopraktische Leibarbeit und feldorientierte Soziotherapie ergänzen bzw. überschreiten müssen (Petzold 1970c, 57).«*

Unser definitorischer Versuch wurde graphisch umgesetzt als Darstellung des Leibsubjektes mit seinem emotionalen Feld, d. h. in Kontext und Kontinuum (vgl. Abb. 1).

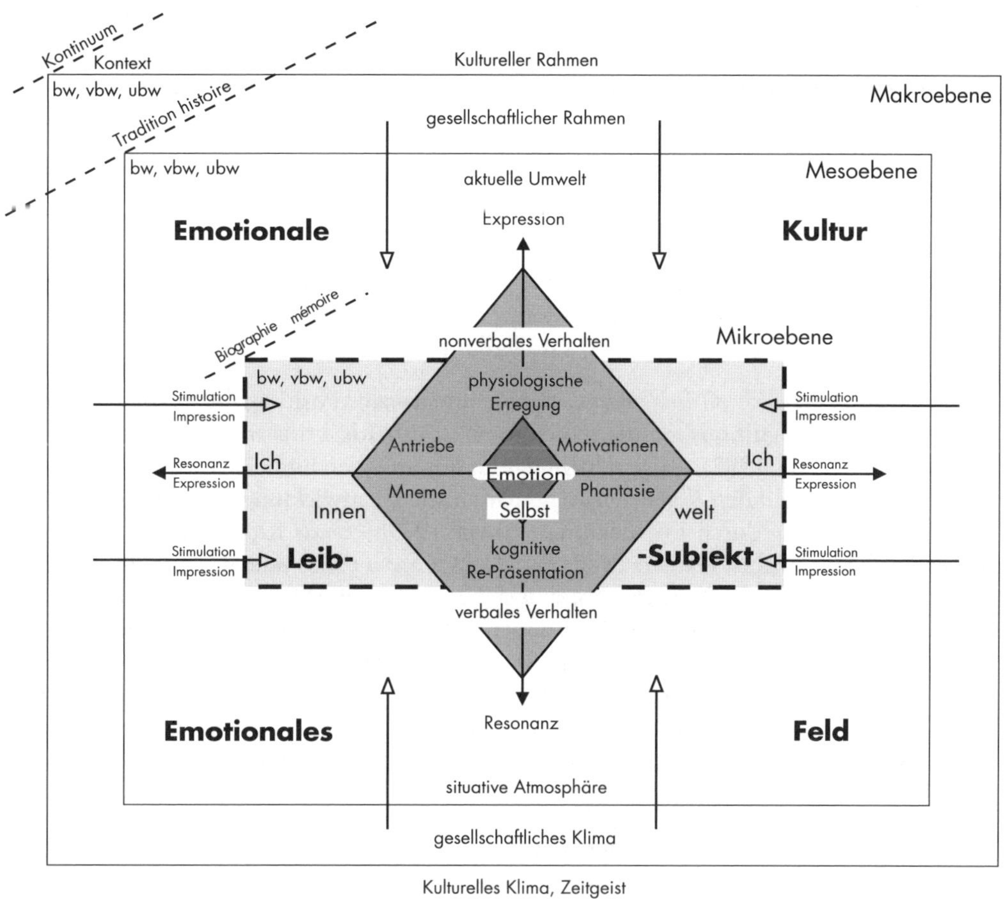

Abb. 1: Das Leibsubjekt mit seinem „emotionalen Feld" in Kontext und Kontinuum, eine Perspektive sozioökologischer Emotionstheorie (aus: *Petzold* 1970c, 58)

Legende: »Das Leibsubjekt lebt in seiner aktualen Befindlichkeit mit dem Hintergrund biographischer Erfahrung (mémoire) und einer gegebenen kulturellen Tradition (histoire) in einer Verschränkung (deshalb gestrichelte Linien) von aktualer Umwelt und Innenwelt. Impressionen (d.h. Außenstimulierungen durch Ereignisse im Kontext oder Innenstimulierungen durch motivationale Kräfte, z.B. Antriebe, Erinnerungen, Phantasien) führen zu ‚physiologischen Erregungszuständen' und ‚kognitiven Repräsentationen' der inneren und/oder äußeren Ereignisse. Die ***Synergie*** *dieser Faktoren als Resonanzphänomene sind die* ***Emotionen****, die hinter den sichtbaren und hörbaren Verhaltensäußerungen stehen, zur* ***Expression*** *drängen und die damit das ‚emotionale Feld' konstituieren sowie die Qualität der „****emotionalen Kultur****" prägen«* (1970c, 58).

In diesen Definitionsversuchen sind verschiedene Perspektiven zusammengefaßt, die physiologische, kognitivistische, sozialpsychologische und soziologische Orientierung repräsentieren. Die darwinistische Tradition der Emotionspsychologie (*Darwin* 1872, 1877), die in verschiedenen Strömungen gegenwärtiger Entwicklungspsychologie ihren Niederschlag gefunden hat (*Izard* 1971; *Ekman, Friesen* 1975; *Plutchik* 1980), wird auch im Integrativen Ansatz mit der Annahme „diskreter bzw. elementarer Emotionen" (*Tomkins* 1962, 1963; *Izard* 1972; *Izard, Tomkins* 1966) und spezifischer Temperamenttönungen (*Thomas, Chess* 1977; *Plomin* 1986) – wir sprachen unter Bezugnahme auf *Thomas* et al. (1968) von „charakteristischen Anlagen" (*Petzold* 1970 c, 58) – aufgenommen, aber durch Berücksichtigung motorisch-perzeptueller Faktoren (*Gellhorn* 1964; *Tomkins, McCarter* 1964) ergänzt. Insbesondere unter einer Entwicklungsperspektive muß man kognitiven Aspekten Einfluß zubilligen (*Arnold* 1970a; *Schachter, Singer* 1963; *Lewis, Brooks* 1978) und sie als mit dem *Selbst* verbunden betrachten, einem Selbst, das unlösbar in soziale Situationen eingebunden ist, die die Emotionen bestimmen (*Averill* 1980, 1984). Es muß also über die intraorganismische Interaktion von Physiologie, Emotion, Kognition (*Lewis, Sullivan, Michalson* 1984) hinausgegangen werden zu einer Interaktion dieser Größen mit dem Kontext.

Wenn wir also etwas wie „*Grundemotionen*" annehmen – eine Position, die von den konstruktivistischen bzw. kognitionsorientierten Autoren z.T. heftig kritisiert wird (*Lazarus* 1975; *Mandler* 1979; *Ulich* 1982) – so geschieht das im wesentlichen unter entwicklungspsychologischer Perspektive für den *Frühbereich* der menschlichen Entwicklung. Mit der Annahme einer „Differenzierung durch Entwicklung" (*Sroufe* 1979b; *Emde* 1980a), z.B. des „hedonischen Tons" Lust/Unlust (*Zajonc* 1980; *Emde* 1983; *Stern* 1985) oder der differenzierenden Entfaltung präformierter Muster (*Izard, Beuchler* 1979) und Temperamentdispositionen (*Zentner* 1992), muß die kognitive Komponente ihren Platz in diesem Geschehen erhalten (*Kagan* 1987; *Hesse, Cicchetti* 1982; *Lewis, Michalson* 1983). Es wird also eine *lebensalterspezifische Emotionstheorie* erforderlich, durch die sich viele der vorhandenen Widersprüchlichkeiten lösen lassen. Weil die „volle Emotion" die kognitiven Momente der Benennung, Bewertung und sozialen Zuordnung (*social referencing*) einschließen sollte, spreche ich für den Frühbereich von **Vorläuferemotionen** oder Affektpatrone.

Als Vorläuferemotion differenziere ich *derzeit* aufgrund von physiologischen Parametern für *Irritation/Erregung* (diese stellt sich relativ unspezifisch dar), aufgrund der begleitenden, durch Intrauterin-Photographie dokumentierten Mimik und die durch Ultraschalluntersuchungen darstellbare Motorik sowie aufgrund der Mimik und Gestik von Frühgeborenen vier basale affektiv-expressive Muster, die sich wie folgt interpretieren lassen:

- → *adgressive Expression* (Irritation, Schmerz, Wut – Unlust-Mimik/ Gestik);
- → *evasive Expression* (Schreck, Schmerz, Widerwillen – Aversions- und Wein-Mimik/Gestik);
- → *exitierte Expression* (Lust, Interesse – angeregt-motorische und explorative Aktivität, Aufmerksamkeits-/Neugier-Mimik);
- → *irenische Expression* (Wohlbehagen, Geborgenheit, Grundvertrauen – Entspanntheits-Mimik, Daumenlutschen, ruhige Lage).

Dabei sind Affektmotorik (Mimik, Gestik, Bewegung) und physiologische Reaktionen unlösbar miteinander verbunden. Natürlich ist davon auszugehen, daß derartige archaische Regungen in ihrem Erlebniswert für den Föten bzw. das Frühgeborene von Außenbeobachtern nicht beurteilt werden können. Weiterhin kann bislang nichts über die mnestische Archivierung derartiger Vorläufergefühle ausgesagt werden. Für unsere Definitionen spielen sie insoweit eine Rolle, als diese Muster Grundlage unserer *Differenzierungshypothese* werden, zumal aus den vier herausgestellten affektiv-expressiven Grundmustern sich die wesentlichen, postnatal im ersten Lebensjahr objektivierbaren Emotionen ableiten lassen. Für theoretische Annahmen, wie z.B. die des *„je mitgegebenen* ***Grundvertrauens***" durch den *protektiven Megafaktor* des sicheren, intrauterinen Milieus (*Petzold* 1984i, dieses Buch S. 682), ist es überdies durchaus von Belang, Hinweise auf einen „irenischen Zustand" zu haben (Abbildungen von irenischer Fötalmimik, vgl. *Zimmer, Nilsson* 1992, 3, 10, 14).

Aufgrund der vorhandenen, sehr divergierenden Literatur zur Entwicklung von Emotionen eine Chronologie des Auftretens von *Vorläuferemotionen* als affektiv-expressiven Mustern, *Grundemotionen* als stabilen Erregungs- und Ausdrucksformen und *komplexen Emotionen* als spezifisch subjektiv geprägten Gefühlen zu erstellen ist schwierig, weil hierfür expressives Verhalten nicht als einziger Parameter dienen kann, denn latente, schwache oder subtile Emotionsregungen sind nicht oder schwer beobachtbar, und die Qualität, Tönung und Wirkung von Emotionen kann nicht standardisiert abgeschätzt werden. Folgende tentative Auswertung der Literatur versucht, einen Überblick zu geben:

1 Vorläuferemotionen	**6. Monat pränatal**	**– 3. Monat postnatal**
2 Grundemotionen	**3. Monat pränatal**	**– 12. Monat postnatal**
3 Komplexe Emotionen	**12. Monat postnatal**	**– über die Lebensspanne hin**

ad 1	**Schreck/Irritation**	**6. Monat pränatal**
	exploratives Interesse	**6.**
	Geborgenheit/Grundvertrauen	**6.**
	Widerwille/Ekel	**6.**
	Unlust/Ärger/Schmerz	**6.**
	Lust/Exitation/Wohlbehagen	**6.**
ad 2	**Furcht**	**8. Monat postnatal**
	Neugier	**2.**
	Ärger/Wut	**2.**
	Kummer	**6.**
	Freude/Spaß	**2.**
ad 3	**Selbstgefühl**	**12. Monat postnatal**
	Selbstwertgefühl	**18.**
	Ablehnungs-/Wertlosigkeitsgefühl	**24.**
	Schamgefühl	**36.**
	Schuldgefühl	**42.**
	Trauer	**48.**

Es wird an dieser Aufstellung ersichtlich, daß die Emotionen eng mit der Persönlichkeitsentwicklung des Kindes verbunden sind. Komplexe Emotionen, z.B. Trauer (dieses Buch, S. 860), erfordern die Möglichkeit eines *selbstreferentiellen Bezugs*, ein subjektives Leib-Selbst (dieses Buch, S. 543). *Letztlich müßte auf jeder Entwicklungsstufe das jeweilige Gefühl in seiner altersgemäßen Entfaltung erneut aufgeführt werden, verbunden mit seinen orientierenden, kommunikativen und selbstregulatorischen Funktionen sowie seinem sozioökologischen Bezugsrahmen.*

Emotionen umfassen folgende Komponenten:

1. physiologische	*2. behaviorale*	*3. kognitive/psychische*	*4. soziale/kommunikative*
organismische	expressive	perzeptive	signalisierende
biochemische	posturale	affektive	konnektierende
viscerale	faziale	imaginale	kontrastierende
endokrine	motorische	mnestische	synchronisierende
neuronale	vokale	evaluative	konsensstiftende
cardiovaskuläre	gestuelle	symbolische	motivierende
muskuläre	atemmotorische	verbale	demotivierende
respiratorische		interpretative	

Diese aufgeführten Komponenten sind in komplizierten Formen des Zusammenspiels mehr oder weniger aufeinander abgestimmt. Deshalb sehen wir Emotion als ein *„komplexes Synergem*". Emotionen organisieren sich in *Mustern, Schemata, Strukturen, Stilen* von unterschiedlicher Prägnanz als in „affektiver Betroffenheit" *„eigenleiblich-gespürte*" (*Schmitz* 1989), *„bewußte*" (*Zajonc* 1980) **private Ereignisse** (*Mandler* 1980), die *„persönlich bedeutsam*" (*Petzold* 1970c) sind, einen *subjektiven* **Sinn** haben (ibid.), **und** sie können als gemeinsam erlebte, aufeinander wirkende (synchron oder kontrastierend), kommunizierte bzw. verbal und nonverbal kommunizierbare (*Dittman* 1972), „ansteckende" (*Izard* 1977) oder „ablöschende" *(Petzold* 1970c) **kollektive Ereignisse** auftreten, die für das Kollektiv, d. h. für eine *„social world*" (*Unruh* 1983; *Petzold, Petzold* 1991) *„gemeinschaftlich bedeutsam*" sind und als *„représentation* sociale" (*Moscovici* 1984) konsensuellen **Sinn** oder auch Dissens konstituieren. Beides, die private und die kollektive Ausformung von Emotion kann, was Intensität, Nuancierung und Breite des abgreifbaren *„emotionalen Spektrums*" (*Petzold* 1970c) aufgrund eines vorhandenen „emotionalen Repertoires" (*Ulich* 1982) anbelangt, individuell und kollektiv sehr variieren.

Wenn ein „emotionales Feld" auf ein anderes trifft, bildet es mit diesem ein übergreifendes Feld als *Ensemble nicht-linearer Resonanzphänomene*, in dem die „Wellen hochschlagen" können, in dem es also „brodeln" kann, *emotionales Chaos* herrscht oder ein *emotionaler Gleichklang*. Im „Inneren" eines Individuums können sich ähnliche Phänomene abspielen, wenn innere oder äußere bzw. innere und innere Impulse zu einem „Widerstreit der Emotionen" führen und die Gefühle „hoch aufwallen", wobei sich ein Gefühl schließlich durchsetzen kann, weil es sich „mit aller Kraft" oder durch den Zufall eines Summationseffektes wie eine „Translationswelle" (*J.S. Russel*) fortschreibt (vgl. *Petzold* 1993p, 243ff).

Heute nehme ich an, daß Gefühle in Individuen und Kollektiven sich in vieler Hinsicht wie Wellen verhalten und es deshalb zu chaotischen Wirbeln, aber auch zu *Solitonen* kommen kann (*Lonngren, Alwyn* 1978; *Dodd* et al. 1982; *Takeno* 1988) – letzteres im guten Sinne wie auch mit verheerenden Effekten (man denke an das: „Wollt Ihr den totalen Krieg?" oder an die verhängnisvollen Entwicklungen in Jugoslawien zwischen Serben und Kroaten, Muslimen und Orthodoxen). Bei „Gefühlsstürmen", „Gefühlswallungen", Wellen des Gefühls, die Einzelpersonen, Gruppen oder Massen durchfluten, sind chaostheoretische Überlegungen (*Briggs, Peat* 1990; *Gleick* 1987) durchaus fruchtbar; denn auch in einer *Therapiegruppe* und in der *Therapeut-Patient-Beziehung* finden sich aus wechselseitiger Resonanz entstehende „emotionale Felder", „emotionale Mikroklimata", in denen sich primäre Sozialisationsklimata reproduzieren können, was natürlich auch die große Chance bietet, diese zu modulieren, um durch die Veränderung der *Stimmung* einen Menschen *„umzustimmen“*, auf neue Gefühle *„einzustimmen“*, Einfluß auf die habitualisierten Gefühle, emotionalen Stile, ja Grundstimmungen zu nehmen, die das *„Lebensgefühl“* prägen.

Emotionen als „Synergeme“, als „Synergie-Effekte“ oder als „Klimata“ verstanden, werden von *Kagan* (1978, 50) mit einem treffenden Bild charakterisiert: „... der Ausdruck *Emotion* [sollte] die Beziehung zwischen Außenreizen, Gedanken und Veränderungen des inneren Empfindens bezeichnen ... so, wie *Wetter* ein übergeordneter Ausdruck für die sich wandelnden Beziehungen zwischen Windgeschwindigkeit, Luftfeuchtigkeit, Temperatur, Luftdruck und verschiedenen Niederschlagsformen ist.“

Eine solche, durchaus griffige Bestimmung wie auch alle Versuche darwinistischer Emotionstheorie müssen jeweils um das wichtige Moment *sozialer Formung* und gesellschaftsabhängiger Differenzierung und Bewertung ergänzt werden, da die Prozesse emotionaler Sozialisation schon in den ersten Lebenstagen beginnen (*Field, Fogel* 1982), die Gesellschaftsformen jedoch sehr variieren, was ihre *emotionale Kultur* anbelangt, das heißt auch, welche Emotionen gefördert oder gehäuft modellhaft angeboten werden. Deutsche, japanische und amerikanische Eltern, um nur einmal drei vom Lebensstandard vergleichbare Industrienationen zu nennen und keine exotischen Vergleiche zu bemühen, variieren bezüglich der Strategie emotionaler Sozialisation erheblich (*Gordon* 1989; *Izard, Malatesta* 1987; *Keller* et al. 1990).

Es nimmt daher nicht wunder, daß Versuche, Basisemotionen zu bestimmen in Probleme geraten, die nicht nur mit den unterschiedlichen Theorie- und Forschungskonzepten der Emotionspsychologen zusammenhängen (die allerdings nicht unerheblich zu einem „erschwerten Diskurs“ in diesem Feld beitragen). *Ortony* und *Turner* (1990) haben in ihrer Auswertung von vierzehn Ansätzen, Basisemotionen zu bestimmen, völlig unterschiedliche Auflistungen feststellen müssen. Für die psychotherapeutische Praxis ist letztlich auch nicht wichtig zu wissen, welche Gefühle *„basal“* im Sinne von „angeboren“ oder „früh“ sind. Bedeutsamer erscheint es zu wissen, *welche* Emotionen in den „relevanten Lebensfeldern“, d. h. im gesellschaftlichen Rahmen, in der Schicht oder Subkultur, in der familiären Tradition und in aktualen Lebenskontexten, denen der Patient entstammt, *wie* ausgedrückt und bewertet werden, welche Bedeutung die verschiedenen Emotionen in der „subjektiven Theorie“ (*Flick* 1992) des Patienten haben. Subjektive Theorien allerdings sind wiederum wesentlich abhängig von *„social worlds“* (dieses Buch, S. 667), „sozialen Repräsentationen“ (*Moscovici* 1984; *Jodelet* 1989 a,b; *Farr, Moscovici* 1984). Psychotherapeuten müssen sich deshalb einen solchen kulturspezifischen Kontext, sofern sie sich des sozialen Repräsentationsrahmens ihres Patienten nicht sicher sind, durch Feldbeobachtungen, Methoden der Erlebnisaktivierung und „szenischen Repräsentation“ (dieses Buch, S. 683, 692ff) erarbeiten. Sofern sie Kinder oder in Regressionsbehandlungen Erwachsene therapieren, müssen sie allerdings auch ein Wissen um die kulturspezifischen, altersgemäßen Ausformungen und Ausdrucksweisen von Emotionen haben und sich in die „Entwicklungspsychologie der Emotionen“ (*Campos* et al. 1983, 1989; *Barret, Campos* 1987; *Lewis, Saarni* 1985; *Saarni, Harris* 1989; *Izard, Malatesta* 1987; *Geppert, Heckhausen* 1990) und die Temperamentforschung (*Thomas, Chess* 1977; *Zentner* 1992) einarbeiten, um in einem „hinreichend konsistenten“ Rahmen einer „klinischen Entwicklungspsychologie“ (*Petzold* 1992d; *Kruse* 1991) handeln zu können.

Insgesamt ist für psychotherapeutisches Handeln eine kenntnisreiche Übersicht über den Bereich des Emotionalen unerläßlich. Eigene Gefühlspräferenzen, Temperamentsdispositionen, emotionale Stile, ihr biographisches Herkommen, ihre kulturelle und soziale Verwurzelung müssen zentrale Themen der Selbsterfahrung in Lehranalyse und Ausbildungsgruppe sein, nicht zuletzt das Thema der „verleugneten und vermiedenen Emotionen". Auch Supervision und Kontrollanalyse (*Petzold* 1993m) werden das Thema „Gefühle" immer wieder aufgreifen müssen. Bezugsrahmen werden die „übergeordnete emotionale Kultur" des sozio-kulturellen Raumes und schichtspezifische emotionale Kulturen sein. Letztere sind aufgrund der desolaten Forschungslage wiederum „*in situ*" zu bestimmen. „Emotionale Stile" (vgl. S. 638) und „emotionale Bedeutungsfelder" sind weitere wichtige Bezugsparameter für Psychotherapeuten. Sprachanalytische Klassifizierungsversuche erweisen sich hier als recht nützlich, wenn sie versuchen, den psychologischen Gehalt alltagssprachlicher Gefühlsbezeichnungen bzw. -wörter zu fassen, wie dies *Mees* (1985) zu 13 Klassen geführt hat (vgl. Tabelle I).

Tab. I: Sprachanalytische Klassifikationen von Emotionen nach *Mees* (1985)

1. Beziehungsemotionen:	Positiv:	Verehrung, Wohlwollen, Vertrauen, Liebe, Zuneigung, Zutrauen
	Negativ:	Abneigung, Abscheu, Verachtung, Ekel, Widerwille, Trotz, Groll, Haß, Mißtrauen
2. Sympathie-Emotionen:	Positiv:	(Mit-)Freude, (Stolz), Schadenfreude, Häme
	Negativ:	Eifersucht, Neid, (Sorge), (Kummer), Bedauern, Mitleid, Mitgefühl, Rührung, (Schuld)
3. Ziel-Emotionen:		
a) *Bewertungsemotionen*:	Positiv:	Freude, Begeisterung, Glück, Zufriedenheit, Lust
	Negativ:	Trauer, Kummer, Langeweile, Leere, Unlust, (Verstimmtheit)
b) *Erwartungsemotionen*:	Positiv:	Hoffnung, Erleichterung, Befriedigung, Genugtuung, Leidenschaft (Spannung, Ungeduld), Vorfreude, (Lust)
	Negativ:	Angst, Sorge, Befürchtung, Hoffnungslosigkeit, Entsetzen, Panik, Verzweiflung, Enttäuschung, Frustriertheit, Unruhe, Sehnsucht, Verlangen, Heimweh
c) *Attributionsemotionen*:	Positiv:	Stolz, Dankbarkeit, (Rührung)
	Negativ:	Ärger, Wut
d) *Moralische Emotionen*:	Positiv:	Stolz
	Negativ:	a) internale Attribution: Schuld, Scham, Reue b) externale Attribution: Zorn, Entrüstung, Empörung

Schmidt-Alzert und *Ströhm* (1983) haben durch Clusteranalysen von Emotionsbegriffen zu Klassifikationen gefunden. Aus umfänglichen Auflistungen von Emotionsbegriffen aus mehreren Sprachen kamen sie zu 56 Gefühlsbezeichnungen, die von Versuchspersonen in Gruppen eingeteilt wurden, welche wiederum einer Clusteranalyse unterzogen wurden. Das Ergebnis waren 14 Klassen (vgl. Tabelle II).

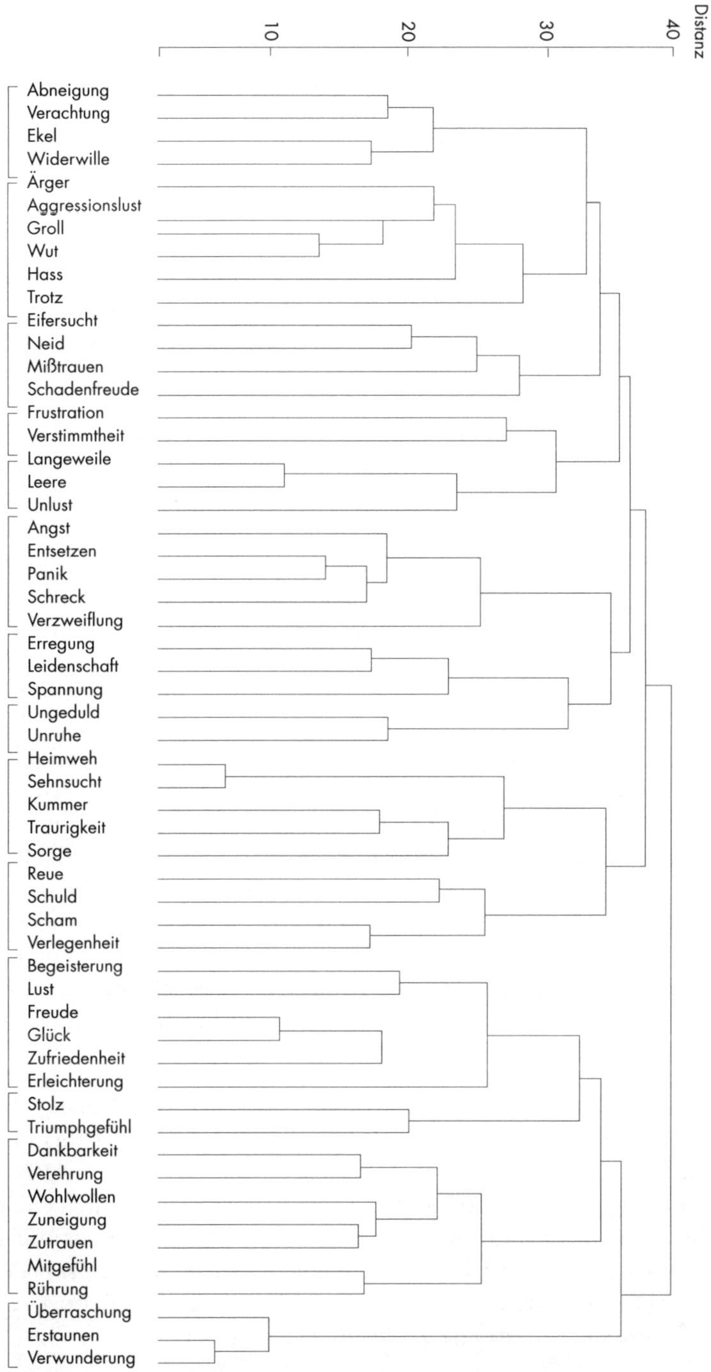

Tab. II: Clusteranalytisch ermittelte *Bewertungsemotionen*, Emotionsbegriffe nach *Schmidt-Alzert* und *Ströhm* (1983, 135)

Derartige Aufstellungen „emotionaler Bedeutungsfelder" werden in die klinische Situation zu transponieren sein, d. h. es muß mit dem Patienten herausgefunden werden, welche Bedeutung ein Gefühl oder eine Gruppe von Gefühlen für ihn hat. In gleicher Weise muß der Therapeut seine persönliche Bedeutungszuweisung reflektieren und die Gewichtung emotionaler Konstellationen im Rahmen seiner „klinischen Emotionstheorie" oder zumindest seiner klinischen Heuristik der Bewertung von und des Umgangs mit Emotionen. Klinische Emotionstheorien sind bislang kaum über das Stadium von *Heuristiken* hinausgekommen, trotz der Wichtigkeit der Gefühle für die Psychotherapie. Clusteranalysen wie die von *Schmidt-Alzert* und *Ströhm* (1983) anhand der Klassifikationen von Therapeuten einzelner Schulen könnten hier interessante Aufschlüsse darüber bieten, wie die Funktionen einzelner Emotionen und Stimmungen in bezug auf kritische Lebensereignisse oder auf spezifische Situationen in therapeutischen Prozessen gewertet werden.

In der Literatur findet sich eine übergreifende „klinische Emotionstheorie" mit interventiven Perspektiven bislang nur in Ansätzen. Den weitestgreifenden Versuch hat neuerdings *Kruse* (1991) vorgestellt, obgleich in Teilgebieten, insbesondere im Umkreis der Streßforschung (*Schwarzer* 1987; *Scherer* 1985, 1989; *Lazarus* 1986; *Dohrenwend* 1979) klinisch äußerst brauchbare Modelle vorgelegt wurden. Auch im Bereich der Gesundheitsforschung etwa zur Lebenszufriedenheit (*Fahrenberg* et al. 1986) oder zum physischen und psychischen Wohlbefinden (*Abele, Becker* 1991) lassen sich klinisch relevante emotionspsychologische Modelle finden, etwa das von *Becker* (1989) entwickelte dreidimensionale sphärische Strukturmodell der emotionalen Befindlichkeit, das eine Differenzierung verschiedener Stimmungen ermöglicht, indem es z.B. die Stimmung des *Wohlbefindens* in „aktuelles" und „psychisches" Wohlbefinden unterscheidet – das Modell läßt sich mit geringfügigen Modifikationen auch auf negative Stimmungen, z.B. Niedergeschlagenheit, Hoffnungslosigkeit, übertragen. Indes, die sprach- oder clusteranalytische Klassifikation von Gefühlen, ihre Gruppierung unter dem Gesichtspunkt ihrer Funktion für Gesundheit, Krankheit, Wohlergehen, der Prozeßdynamik für klinische Zusammenhänge erfordert einen emotionstheoretischen Rahmen, der bestimmt, was Gefühle sind, wie sie zustandekommen, der qualitative Differenzierungen etwa zwischen Stimmungen, Gefühlen, Affekten möglich macht, entwicklungspsychologische Aspekte berücksichtigt und Brückenschläge zu persönlichkeitstheoretischen Konzepten einerseits und sozialen Bezugssystemen andererseits ermöglicht, ein komplexes Programm, das eigentlich den Rahmen einer umfassenden Therapietheorie erfordert.

Der Bezugsrahmen ist hier die Theorie der *Integrativen Therapie* (*Petzold* 1991a), ihre entwicklungspsychologischen Konzepte (idem 1990e), ihre Persönlichkeitstheorie (idem 1984i) usw., Theorien, die wiederum den Kontext hergeben (im Verein mit metatheoretischen, in Sonderheit anthropologischen Positionen), die Befunde der Emotionspsychologie auszuwerten und mit Blick auf den vorhandenen *„body of knowledge"* des Verfahrens und die mit ihm in der klinischen Praxis gewonnenen Erfahrungen eine *hinreichend konsistente* Position „klinischer Emotionspsychologie" zu formulieren, wie es der vorliegende Beitrag versucht. Nachstehend einige für unseren Ansatz charakteristische Positionen:

Emotionen gründen stets in eigenleiblich gespürten ***Regungen*** (*thymos*), z.B. Herzschlag, Spannung, Zittern bzw. in ***Empfindungen*** (*aisthesis*), die auch ohne Gefühle auftreten (Durst, Hunger, Schmerz), sich aber zu Gefühlen entfalten können (*Vincent* 1990): eine leichte Hunger*empfindung* zu einem nagenden Hunger*gefühl*, eine Schmerz*empfindung* zu einem quälenden Schmerz*gefühl* eine schmerzliche Empfindung zu tiefem Seelenschmerz (vgl. *Buytendijk* 1948). Die Möglichkeit, Erregungsmuster von der *Empfindung* zu *Grundgefühlen* (*Izard* 1987) zu transformieren, die kulturspezifisch weitere Feinabstimmungen erfahren könnten, ist genetisch vorgegeben und wird durch Synergieeffekte des ZNS umgesetzt.

Emotionen haben in der Regel eine situative Funktion von Signalen, die – so *Ekman* und *Friesen* (1972; *Ekman* 1980) für Überraschung, Ärger, Furcht, Freude, Trauer, Angst und Ekel – transkulturell „lesbar" sind, und damit können sie eine weitergreifende soziale Orientierungsfunktion gewinnen (*Kahle* 1981; *Gerhards* 1988; *Schumann, Stimmer* 1987).

Sie erhalten damit auch eine lebenspraktische Bedeutung (*Heller* 1980) und bestimmen die verschiedenen Formen sozialer Interaktion (*Petzold* 1991b): *Konfluenz* (z.B. Zärtlichkeit, Seligkeit, aber auch Verzweiflung, Angst, Entsetzen), *Kontakt* (z.B. Überraschung, Freude, aber auch Ekel, Schreck), *Begegnung* (z.B. Interesse, Neugier, Angezogensein, aber auch Enttäuschung, Scham, Peinlichkeit), *Beziehung* (z.B. Glück, Sicherheit, Vertrauen, aber auch Schuld, Ärger, Hilflosigkeit, Ohnmacht), *Bindung* (z.B. Liebe, Treue, Sorge, Geborgenheit, Haß, Verbitterung, Gleichgültigkeit, vgl. dieses Buch, S. 795f).

Emotionen können *unbewußt, vorbewußt, mitbewußt, wachbewußt, ich-bewußt ablaufen* (dieses Buch, S. 254ff) und als **Oberbegriff** unter qualitativer und temporaler Perspektive differenziert werden in:

Affekt: situationsabhängiges, kurzzeitiges, bewußtes, emotionales Erleben mit kräftigen Thymos*regungen;*

Gefühl: situationsspezifisches, längerdauerndes, unbewußtes bis bewußtes emotionales Erleben, auf der Grundlage von *eigenleiblich* wahrgenommenen, gespürten *Regungen* und *Empfindung*, wobei der Begriff „Ge-fühl" das Zusammenlaufen unterschiedlicher Strömungen oder Komponenten beinhaltet;

Leidenschaft: situationsübergreifende, aber für Situationsimpulse sensible, längerandauernde, bewußte bis unbewußte, intensive Gefühlslage, die an „Gegenstände der Leidenschaft" fixiert ist; diese können Menschen – eine leidenschaftlich geliebte Person – oder Gegenstände – etwa Objekte der Sammelleidenschaft – sein, aber auch das Erreichen eines bestimmten Erregungsniveaus selbst, etwa in der Spielleidenschaft, im leidenschaftlichen Extremklettern oder Drachenfliegen. Oft sind Passionen noch in emotional aufgeladene soziokulturelle Klimata eingebunden (Fremdenhaß, religiöser oder politischer Fanatismus usw.);

Stimmung: situationsübergreifende, mittelfristige, relativ überdauernde, unbewußte bis bewußte emotionale Lage, die durch äußere, *atmosphärische* „Einstimmungen" aus dem Kontext oder durch das Aufkommen erinnerter Atmosphären und Kontexte sich in einer Person ausbreitet;

Grundstimmung: situationsunabhängige, langfristig überdauernde, unbewußte bis bewußte persönlichkeitsspezifische emotionale Lage;

Lebensgefühl: situationsunabhängige, temperamentbestimmte und persönlichkeitsspezifische, von verschiedenen Grundstimmungen und dem hedonischen

Ton geprägte emotionale Dauertönung, die unbewußt bis bewußt als Hintergrund den gesamten Lebensvollzug unterfängt und in seiner Qualität prägt und deren Wurzeln an das *Grundvertrauen* und das auf ihm aufruhende *Selbstgefühl* anschließen.

Affekte und *Gefühle* haben in der Regel eine unmittelbare, externale, feldgerichtete Signal- bzw. Kommunikationsfunktion. Sie stehen in einem aktualen *Sinngefüge* und *Bedeutungszusammenhang*. Emotionen sind relational:

Furcht → Bedrohung → Aggressor/in;
Aggression → Bedrohter → Opfer;
Freude → Erfreuliches → Beglückte/r;
Liebe → Liebenswertes → Liebende/r;
Interesse → Interessierendes → Faszinierte/r etc.

1.3 Grundstimmungen und Lebensgefühl – Grundvertrauen und selbstreferentielle Gefühle

«Um der Unmittelbarkeit, in der das Selbstgefühl noch bestimmt ist, d. i. um des Moments der Leiblichkeit willen, die darin noch ungeschieden von der Geistigkeit ist, und indem auch das Gefühl selbst ein besonderes, hiermit eine partikuläre Verleiblichung ist, ist das obgleich zum verständigen Bewußtsein gebildete Subjekt noch der Krankheit fähig, daß es in einer Besonderheit seines Selbstgefühls beharren bleibt, welche es nicht zur Idealität zu verarbeiten und zu überwinden vermag.» *Hegel*, Anthropologie, Enzyklopädie 1830 § 408.

Passionen, Stimmungen, Grundstimmungen, Lebensgefühl sind in der Regel eher internale, weitgehend feldunabhängige, über längere Entwicklungsprozesse formierte Grundmuster, emotionale Stile als Prolongierung von *Affekten* und *Gefühlen* unter Ablösung derselben von ihrem ursprünglichen Situationsbezug und ihren einstmals vorhandenen Kommunikationsadressaten. Aktuale, bedrückende Verhältnisse führen zu Niedergeschlagenheiten, die zu einer verzweifelten Stimmung ausufern können und sich unter schlechten Bedingungen zu einer depressiven *Grundstimmung* chronifizieren. Akkumulieren dann negative Lebensereignisse über längere Zeit, kommen Grundstimmungen der Ohnmacht und Hilflosigkeit z.B. hinzu, so kann sich ein „depressives *Lebensgefühl*“ ausbilden. *Ketten* erschreckender Ereignisse können sich so zu einer *Grundstimmung* der Angst, einer perpetuierten latenten Panik und zu einem *Lebensgefühl* der Unsicherheit stabilisieren, genauso wie Erfahrungen von Geborgenheit, Sicherheit und Glück – sind sie dauerhaft und durchtragend – sich zu einem „positiven *Lebensgefühl*“ verdichten können.

Das **Lebensgefühl** hat seine Wurzeln in dem für uns so wesentlichen „*Grundvertrauen*“, einer Gesamtbefindlichkeit des Organismus (*Orpha*), die sich mit der Entwicklung der „*organismic awareness*“ pränatal beim Föten ausbildet, wie wir an anderer Stelle ausgeführt haben (dieses Buch, S. 682ff, 529). Der einerseits in der thalassalen uterinen Geborgenheit und andererseits im selbstverständlichen Funktionieren des Organismus wurzelnde „*basic trust*“ wird postnatal durch positive emotionale Zuwendung, das freudige Erleben derselben, aber auch durch Erfahrungen von „*mastery*“, von gelingenden Handlungen und Interaktionen des Babys (*Sroufe, Waters* 1976; *Stern* 1979) bekräftigt. Die Verhinderung solcher Erfahrungsmöglichkeiten oder Ablehnung, Vernachlässigung und Mißhandlung schwächen das *Grundvertrauen* und hemmen wichtige weitere Entwicklungsschritte im ersten Lebensjahr (vgl. dieses Buch, S. 534ff): die Ausbildung einer *Daseinsgewißheit* (6. Monat), eines *Selbstgefühls* (12. Monat) als Gefühl für sich selbst, Basis späteren *Selbstvertrauens*, sich entwickelnder *Selbstsicherheit*, ja, *Selbstverständlichkeit*. Dem *Selbst-gefühl* – es ist oft im Begriff des „Lebensgefühls" oder in späteren selbstreferentiellen Gefühlen versteckt – wurde wohl deshalb so wenig Beachtung geschenkt, weil es so selbst-verständlich und vertraut ist, daß es – wie der eigene Körpergeruch auch – kaum oder gar nicht wahrgenommen, aber auch, ob des kulturspezifischen „Primats des Geistes" (vgl. das *Hegel*-Zitat S. 823), verdrängt wird. Erst wenn eben diese Selbstverständlichkeit verloren geht, etwa in schweren seelischen Krisen, in denen man „sich fremd wird", sich „nicht mehr richtig auskennt mit sich", „sich selbst nicht mehr versteht", depersonalisiert, wird aus dem Kontrasterleben heraus zugänglich, was es heißt, das *Selbstgefühl*, durch das man sich „bei sich selbst zu Hause", „wohl in seiner Haut", mit sich „selbst vertraut" fühlt, zu verlieren.

Erst im zweiten Lebensjahr (18. – 24. Monate), wenn das Kind Außenattributionen mit sich selbst verbindet (*Kagan* 1981; *Nelson* 1989), erste *Selbstbewertungen* stattfinden, erfolgt die Entwicklung von *Selbstwertgefühl* (*self esteem, Rosenberg* 1965). Blickt man auf diese Entwicklung *selbstreferentieller Gefühle und Kognitionen*, werden die psychoanalytischen Überlegungen zum „primären Narzißmus", die dieses unscharfe Konstrukt für die Zeit nach der Geburt verwenden, im Lichte der Babyforschung obsolet und bedürfen einer vollständigen Rekonzeptualisierung (*Deneke* 1989), wenn es nicht sogar besser wäre, den Narzißmusbegriff (auch schon wegen der fehlinterpretierenden Herleitung, vgl. z.B. *Ovid*, Metamorphosen 3, 463; *Wahl* 1985; *Petzold* 1992f) aufzugeben. Die Entwicklung eines Selbst (*Leahy* 1985) legt nahe, daß sich über die *Selbstwahrnehmung* auch ein *Selbstempfinden*, ein *Selbstgefühl* und eine *Selbstgewißheit* – Grundlage aller *selbstreferentiellen Emotionen* und *Kognitionen* – ausbilden und durch wertschätzende Außenkommunikationen ein *Selbstwertgefühl*, und dies auf unterschiedlichen Altersstufen in unterschiedlicher Weise. Die Formierung von *Selbstbildern* bzw. *Selbstschemata* ist keineswegs eine ausschließlich kognitive Angelegenheit, wie die ältere Selbstkonzeptforschung nahelegt (*Filipp* 1979).

Allein durch die wertenden Elemente (*appraisal, valuation*) kommt ein emotionales Element hinzu. Selbstbezogenheit, Selbstbetrachtung, Selbstversunkenheit, Selbstachtung, Selbstzufriedenheit, Selbstzweifel, Selbstsüchtigkeit, Selbstmitleid, diese und andere Begriffe weisen auf eine Vielfalt selbstreferentieller Aktivitäten, Emotionen und Kognitionen hin, die mit den Selbstbildern bzw. Selbstkonzepten verbunden sind und in den Prozessen der Identitätsbildung eine Rolle spielen. Wenn sich, wie in unserer Persönlichkeitstheorie dargestellt (*Petzold* 1984i), Identität formiert durch *Identifizierungen*/Fremdattributionen an das Selbst, deren *Bewertung* (*appraisal, valuation*) und *Internalisierung* im Verein mit – durch die Zuschreibungen geprägten – *Identifikationen*/Selbstattributionen, so sind bei diesen attributiven Vorgängen immer auch Gefühle mit im Geschehen wirksam, ja sie sind von großer Bedeutung, wie die Attribution negativer Emotionen zeigt. In der Identitätsentwicklung gewinnt der Mensch Gefühle zu sich selbst, Gefühle für seine Identität – positive wie negative –, und diese sind häufig mit einer Bewertung seiner Leiblichkeit (*Baardman* 1991) verbunden. Die neuere Identitätsforschung (*Frey, Haußer* 1987) hat diesen emotionalen Aspekten noch nicht die Beachtung geschenkt, die ihnen zukommt. Es ist auffällig, wie wenig unmittelbar zum Selbstgefühl geforscht worden ist (*Bischoff-Köhler* 1985, 1990; *Epstein* 1979b; *Coppersmith* 1967). Zieht man aber Arbeiten zur „*selfefficacy*", zu den Kontrollüberzeugungen bzw. zum „*locus of control*", zur „*social competence*" hinzu (*Bandura* 1977, 1989; *Sternberg, Kolligian* 1990; *Alloy, Abramson* 1982), ändert sich das Bild, wenngleich deutlich wird: mit Bezug auf Selbstgefühl, Selbstwertgefühl, Selbstvertrauen, ja, auf selbstreferentielle Gefühle insgesamt bleibt noch viel Arbeit zu leisten und sind verschiedene Forschungs- und Theorietraditionen zu verbinden, insbesondere unter einer lebenslaufbezogenen Perspektive und mit Blick auf die Wirkung „kritischer Lebensereignisse" (*Filipp* 1990), die das Selbstwertgefühl jederzeit gefährden können, wie die Situation alter Menschen z.B. im Heim zeigt (*Saup* 1984; *Eisdorfer, Friedel* 1977; *Petzold* 1985d).

Fromm (1947, 119-141), *Horney* (1950, c. 5) und andere Psychotherapeuten haben schon früh auf die klinische Bedeutung von Selbstwert- und Wertlosigkeitsgefühlen hingewiesen. *Andras Angyal* hat in seinem berühmten Aufsatz „A theoretical model for personality studies" das Thema auf den Punkt gebracht: „The whole complicated structure of neurosis appears to be founded on this secret feeling of worthlessness that is, on the belief that one is inadequate to master the situations that confront him and that he is undeserving of love" (idem 1951, 137), eine Annahme, die *Rosenberg* (1965) in seiner Untersuchung bei amerikanischen Jugendlichen bestätigen konnte. Auch *Coppersmith* (1967) konnte in seiner Untersuchung zeigen, daß wertschätzende Einflüsse das Selbstwertgefühl fördern und Ablehnung, fehlender Kontakt Verunsicherung und niedriges Selbstwertgefühl zur Folge hat mit allen damit verbundenen Problemen (Isolation, Ohnmacht, Angst, Kommunikationsstörungen). *Epstein* (1979b) konnte in seiner Untersuchung die positiven Effekte der Steigerung des Selbstwertgefühls belegen (Reduktion von Angst und Unsicherheit, Offenheit gegenüber Neuem, Zunahme positiver Emotionen etc.). Mit Blick auf die klinische Erfahrung kann man feststellen, daß ein sicheres Selbst- bzw. Lebensgefühl, ein gutes Selbstwertgefühl und Selbstvertrauen Prädikatoren für Gesundheit und Lebensglück sind, daß andererseits Selbstwertprobleme, Minderwertigkeitsgefühle, Selbstunsicherheit und Selbstzweifel gewichtige Faktoren für Erkrankung sind und damit zu einem zentralen Bereich psychotherapeutischer Arbeit werden. Positive Attributionen verbaler *und* nonverbaler Art, die das Leib-Selbst aufbauen, über längere Zeit eindeutige Wertschätzung in Parentage/Reparentage-Analysen (dieses Buch, S. 592, 828ff) können dazu beitragen, daß Patienten „im Grunde ihres Selbst" gefestigt werden, weil verschüttetes *Grundvertrauen* freigelegt und *Selbstgefühl* gestützt, Selbstvertrauen und Selbstwertgefühl aufgebaut, Wertlosigkeitsgefühle und Selbstzweifel gemindert und Selbstbewußtsein geschärft werden können (*Petzold* et al. 1993), so daß der Mensch die „Selbst-verständlichkeit" des Daseins gewinnt, die ein positives Lebensgefühl kennzeichnet. Emotionszentrierter Arbeit, sei sie nun nachnährender, nährender, differenzierender oder integrierender Art, kommt in diesen Prozessen eine kardinale Stellung zu, da *Emotionen stets mit dem Selbst* des Menschen als Leib-Subjekt verbunden sind (vgl. Abb. 1). Sie werden vom Leib-Selbst hervorgebracht und bringen es in diesen Prozessen *zur Geltung. Im Gefühl erweist sich das Leben und die Existenz des Selbst in leiblicher Konkretheit, Unmittelbarkeit und Verbundenheit.*

Psychotherapie hat immer wieder die Funktion, selbstreferentielle Emotionen und Kognitionen, mit diesen verbundene Grundstimmungen und Lebensgefühle gemeinsam aufzufinden, ihre Formationsprozesse zu durchleuchten, einsichtig und beeinflußbar zu machen, stabilisierte, ja, fixierte „emotionale Lagen" zu mobilisieren, eine Variabilität verschiedener Stimmungs*lagen* und Selbstgefühle zu ermöglichen. Es sind dazu stets – legt man unser komplexes Emotionsmodell zugrunde – physiologische, psychologische, kognitive und soziale Dimensionen zu beeinflussen, indem in der therapeutischen Arbeit Prozesse in Gang gesetzt werden, die zu Ereignissen von *„vitaler Evidenz"* führen, die wir als *„Synergie von körperlichem Erleben, emotionaler Erfahrung, rationaler Einsicht und sozialer Bedeutsamkeit"* definieren (*Petzold* 1981i, 1990p). Dies ist in der Regel mit einer differenzierten, sprachlich-begrifflichen Benennung bzw. nuancierten, symbolischen Kommunizierbarkeit verbunden, wenngleich es auch Emotionserlebnisse gibt, die die „Worte übersteigen", Erfahrungen von „unaussprechlichem Glück" oder „unsäglichem Leid", die also im *„sprachlosen Raum"*, in einer *nonverbalen*, oder genauer, *transverbalen* Dimension bleiben, die allenfalls umschrieben werden kann.

Aufgrund der leiblichen Orientiertheit unseres Therapieansatzes gehen wir in der Arbeit mit Emotionen, in der *Thymopraktik* (*Petzold* 1970c, 1975e) häufig von der Dimension des Nonverbalen aus, um gleichsam vom „Boden" der Leiblichkeit in die „Höhe" der Gefühlsnuancierungen und der differenzierten Benennung als kognitivem Moment des *komplexen Synergems „Emotion"* zu gelangen (*bottom-up-approach*).

Wir versuchen z.B. über Atmung, Haltung, Bewegung, Mimik, prosodische Laute zu affektiven Regungen zu kommen. Aber natürlich gibt es auch den umgekehrten Weg von der Imagination, der Vorstellung eines bestimmten Ereignisses oder einer besonderen Situation oder der Evokation einer Atmosphäre zu Affekten, Gefühlen, Stimmungen und den damit verbundenen Ausdrucksformen zu gelangen (*top-down-approach*). In der Integrativen Therapie wird auch dieser Weg über die Imagination durchaus häufig eingeschlagen (*Petzold* 1972f; *Katz-Bernstein* 1990; *Signer-Brandau* 1986). Zumeist werden aber beide Wege miteinander kombiniert. Egal welchen Einstieg man nun wählt, den imaginativen oder den leibzentrierten, haben erst die induzierten Prozesse eine gewisse „Prägnanzhöhe" erreicht, so kommt es zu Synergie-Effekten, Feed-Forward- und Feed-Back-Schlaufen. Zirkuläre Einflüsse, ultrakomplexe, nichtlineare Rückkoppelungen bewirken das Zustandekommen einer Emotion oder Stimmung als *Synergem* (*Edelman* 1983; *Bergström* 1973; *La Violette* 1979). *Edelmans* Netzwerk-Theorie des Gehirns oder *Pribrams* Hologramm-Theorie des Gehirns oder *Bergströms* Konzept des „bipolaren Generators" kommen den komplexen Vorgängen bei den Prozessen der Entstehung von Emotionen wahrscheinlich wesentlich näher als die herkömmlichen linearen Modelle.

1.4 Integrative Ansätze in der Emotionstheorie und Integrative Ansätze in der Therapie

Vermutlich ist das Phänomen der Emotionen in der experimentellen Psychologie bislang noch so wenig konsistent bearbeitet, weil Gefühle im Zusammenfließen unterschiedlichster Phänomene gründen und damit auch unterschiedlichste wissenschaftliche Disziplinen angefragt sind. Schaut man in die Lehrbücher der Emotionspsychologie (*Euler, Mandl* 1983; *Ulich* 1989), so ist es auffällig, wie separiert die Forschungsansätze nebeneinanderstehen und wie wenig es doch an übergreifenden Modellen gibt – und nur solche sind für die Fundierung psychotherapeutischer Intervention brauchbar. Eines der komplexesten Konzepte wurde von *H. Leventhal* (1979, 1982, 1984) vorgelegt, und mit guten Gründen haben *Schelp* und *Kemmler* (1988) diese „integrative Emotionstheorie" als Grundlage ihres Versuches gewählt, das „Konstrukt" Emotion als verbindendes Moment zwischen den verschiedenen Therapieschulen zu verwenden und auf diesem Boden ein Modell für eine „integrative Psychotherapie" zu entwerfen. *Leventhal* nimmt an, daß Emotionen mit sensorisch-perzeptiven Wahrnehmungskognitionen, aber auch mit abstrakten Begriffskognitionen Verbindungen eingehen, wobei die an Empfindungen und Wahrnehmungen gekoppelten Verbindungen schneller zustande kommen und dauerhafter sein sollen. Sie konstituieren „*Schemata*" (vgl. auch *Ulich* 1991, 1992). In unserem Ansatz sprechen wir von „*emotionalen Stilen*" *als komplexen Konfigurationen von Schemata, „nicht-linearen Schemaketten mit multiplen Ko-respondenz–, Resonanz- und Evolutionsprozessen, deren Informationen netzartig verbunden werden und sich dadurch akkumulieren und nicht exakt voraussagbar transformieren können*". Ein solches Modell kann das Zustandekommen von Emotionen wohl besser erklären als linearkausale Herleitungen, insbesondere wenn die Leib- und die Umfelddimension in die Betrachtung einbezogen werden und im Bewußtsein bleiben: der ***Leib*** *ist Teil des* ***Feldes, in dem beständig „Ko-respondenzprozesse"*** ablaufen. Beide Faktoren sind in *Leventhals* Theorie schwach ausgeprägt, obgleich sie Kognition, Verhalten und Körperempfindungen, innerpsychische und externale Momente aufnimmt. *Schelp* und *Kemmler* geben *Leventhals* Theorie wie folgt wieder:

»An der Entstehung von Emotionen sind nach *Leventhals* Auffassung drei unterscheidbare Mechanismen beteiligt, die mit Schemata verschiedener Hierarchiestufen operieren:

1. Sensorische Impulse des eigenen Gesichtsausdrucks führen spontan über Vorwärtsmeldung (engl.: «feed forward») zu wenigen primären Gefühlen (Interesse, Überraschung, Freude, Furcht, Trauer, Ekel, Verachtung; vgl. die Grundemotionen von *Izard*, 1977). *Leventhal* betrachtet die diesen Ausdrucksformen zugrundeliegenden Gedächtnisrepräsentationen als weitgehend *angeborene*, automatisch aktivierte Ausgangsbasis des emotionalen Erlebens überhaupt.
2. Aktivierung konkreter emotionaler Schemata, die auf die Wahrnehmung selektiv wirken, handlungsleitend sind und zu den strukturierten, ganzheitlichen Erfahrungen emotionalen Erlebens führen. Dieser emotionale Entstehungsmechanismus unterliegt in begrenztem Rahmen dem bewußten, willentlichen Einwirken des Individuums (z.B. können durch Imagination emotionale Erfahrungen aktiviert werden).
3. Das abstrahierend-begriffliche Emotionssystem schließlich erlaubt es einem Individuum, über seine Emotionen nachzudenken, sie zu klassifizieren, über sie zu sprechen und Schlußfolgerungen über Ursachen (Kausalattributionen) und Konsequenzen (Erwartungen und Bewertungen) zu ziehen. Dieses System ist weitgehend der willentlichen Kontrolle zugänglich und eröffnet die Möglichkeit der therapeutischen Beeinflussung von Emotionen.

Leventhal (1982) geht davon aus, daß alle drei Mechanismen bei der Entstehung von Emotionen miteinander zusammenwirken und durch Vorwärts- und Rückwärtsmeldungen dynamisch miteinander verbunden sind (*Schelp, Kemmler* 1988, 48).«

Schelp und *Kemmler* haben diese Theorie mit der nachstehenden Grafik dargestellt.

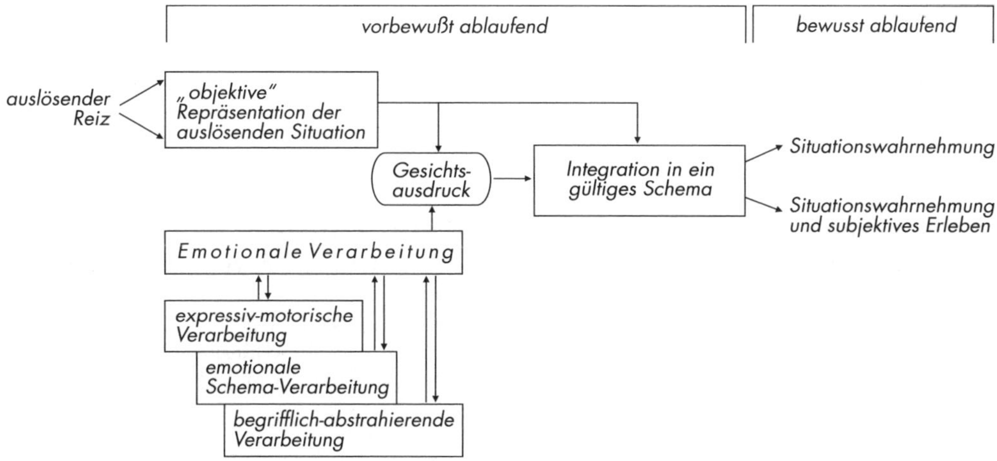

Abb. 2: Die Entstehung einer Emotion in der Theorie von *Leventhal*. In der Darstellung weggelassen ist die Planung-Handlungs-Phase, in der aus emotionalen und nicht-emotionalen Informationen offenes Verhalten konstruiert wird (nach *Leventhal* 1979, 17 und 1980, 169, aus: *Schelp, Kemmler* 1988, 49)

Die starke kognitive Orientierung dieser Theorie stellt ihre Stärke und ihre Schwäche dar. Dadurch wird der Charakter der Emotionen als *Synergem, „das [mehr und] etwas anderes ist als die Summe der Teilkomponenten"*, d.h. auch der Charakter der Emotion als eigenständigem Phänomen, eingeschränkt. Es treten weiterhin die leiblichen Aspekte zurück und auch die ökologische und soziale Dimension, die besonders darauf gerichtet sind, welche „soziale Bedeutung", welche *„représentation sociale" (Moscovici* 1984) die entstehende und gezeigte Emotion im Kontext einer *„social world"*, eines sozialen Bewertungszusammenhanges hat (*Petzold, Petzold* 1991). Die Gefühle als Resonanzphänomene sind ja vom kulturellen Rahmen und seiner Tradition geprägt und entfließen deshalb nicht nur dem individuellen *„mémoire"*, sondern auch dem „kollektiven Gedächtnis" (*„histoire"*, vgl. *Halbwachs* 1950), das hinter jeder aktualen Umwelt steht und jeden „Zeitgeist" prägt (*Petzold* 1989f). Derartige „Mega-Atmosphären" wirken genauso wie situative „Mikro-Atmosphären": Sie erzeugen Stimmungen im Menschen, stimmen ihn ein. Atmosphären verleihen Situationen einen „Aufforderungscharakter" (im Sinne *Lewins*), „affordances" (im Sinne *Gibsons*), und *wie* nun die aufkommende Stimmung, das entstehende Gefühl *getönt* ist, welche Intensität es hat, ist maßgeblich mitbestimmt von der persönlichen Geschichte des Menschen, seiner biographischen Erfahrung, die im *„mémoire"*, in der *Chronik* des Leibgedächtnisses archiviert ist (*Petzold*

1991o). Derartige „chronosophische“ Perspektiven (dieses Buch, S. 299ff) sind im Kontext von Überlegungen zum Entstehen von Emotionen unerläßlich. Sie kommen ganz natürlich in den Blick, wenn man auf dem Hintergrund eines *„life span developmental approach“* konzeptualisiert, und – plastischer noch – durch den konkreten Umgang mit den Emotionen von Babys, Kindern, Erwachsenen und alten Menschen in altersgemäßen und regressiven Emotionsereignissen, wie sie für die Praxis und den Erfahrungshintergrund der Integrativen Therapie und ihrer Begründer (vgl. *Petzold, Sieper* 1988a; *Lemke* 1992; *Oeltze* 1992; *Zundel* 1987; *Sieper, Schmiedel* 1992) charakteristisch sind. Damit kommen praxeologische Perspektiven in den Blick, und auch diese verlangen – sieht man auf die Komplexität therapeutischer Praxis – differentielle und integrative Ansätze.

2. Praktische Aspekte der Arbeit mit Emotionen in der Integrativen Therapie – Konzepte zur „Thymopraktik“

„Der *Thymos*, diese tiefste und innerste Regung des menschlichen Wesens,
ist die Quelle aller Gefühle und Grund aller wahrhaften Mitmenschlichkeit.
Er ist die Resonanz des Herzens auf die Welt.“
(*Petzold* 1970c)

Durch die Prozesse emotionaler Sozialisation, Ausdifferenzierung und Formung von Vorläuferemotionen oder Affektpatrone in den primären intersubjektiven Beziehungen (*Trevarthen* 1979; *Emde* 1983; *Stern* 1985; dieses Buch S. 538ff) wird die Ausbildung von Beziehungen – es sei nochmals betont – unlösbar mit der Persönlichkeitsentwicklung verbunden. Autochthone Affektregungen werden in Beziehungen belohnt, nicht beachtet, zuweilen bestraft. Im Blick- und Mimikdialog (sie sind zu differenzieren) finden sich erste *Imitationen* emotionalen Ausdrucks (*Field* et al. 1982; *Meltzoff, Moore* 1977), für die der Säugling genetisch ausgestattet ist (*Malatesta, Izard* 1984a) und die die spätere *Voluntarisierung* emotionalen Ausdrucksverhaltens in der zweiten Hälfte des ersten Lebensjahres vorbereiten (*Trevarthen* 1984a, b; *Fogel* 1985), womit eine beständige Veränderung der Affekte, ihrer sozialen Funktion und ihres subjektiven Erlebens einhergeht (*Thelen* 1985). Erst mit dem Erlernen von *„display rules“* (*Ekman, Friesen* 1969a) und ihrer intentionalen Verwendung im zweiten Lebensjahr (*Lewis, Michalson* 1982, 1983) bei vorhandener „self-awareness“ (*Kagan* 1981; *Nelson* 1989; *Bischof-Köhler* 1990) finden sich emotionale Selbstkontrolle und gesteuertes emotionales *interplay* des Kindes mit seiner Umgebung. Das Kind weiß dann um das „wie, wann und wozu“ des emotionalen Ausdrucks, kennt die Effekte solchen Ausdrucks, positive wie negative, lernt sie also im sozialen Kontext zu bewerten und allmählich mit dem Spracherwerb differenzierter zu benennen, was das Erleben der Gefühle verändert (*Lewis, Michalson* 1983).

2.1 Überforderungsgefühle und emotionale Stile

Derartige mobile Prozesse emotionaler Sozialisation sind höchst störanfällig und können durch die in unserer Pathogenesetheorie beschriebenen schädigenden Stimulierungskonstellationen (*Petzold* 1975e; *Petzold, Schuch* 1991) beeinträchtigt werden: durch **Defizite** (Unterstimulierung), **Traumata** (Überstimulierungen), **Störungen** (inkonstante Stimulierungen) und **Konflikte** (gegenläufige Stimulierungen), die sich bei *zeitextendierter* Einwirkung pathogen kumulieren können (idem, dieses Buch, S. 465). Pathogene Stimulierung stellt, wenn sie die Copingfähigkeiten und Ressourcen der Menschen – gleich welchen Alters – überschreitet, eine „*Überforderung*" (*stress, dis-stress, strain*) dar, die immer auch mit emotionalen Reaktionen verbunden ist, ja mit Extremreaktionen (etwa im „malignen Burnout", vgl. idem 1991j), wie wir in unseren überforderungstheoretischen Ausführungen und Forschungen (idem 1968a, b, c, 1990o, s, t, 1991a, dieses Buch, S. 469ff) deutlich gemacht haben: „*Überforderung generiert Emotionen – Überforderungsgefühle – mit einer jeweils spezifischen, die normale emotionale Lage überschreitenden Qualität*" (*Petzold* 1968a, 42; vgl. auch *Scherer* 1985, 199). Überforderung wird wie folgt definiert:

> „*Überforderung tritt ein, wenn Belastungssituationen und externalen Ansprüchen keine stützende Umwelt, zureichende äußere und innere Ressourcen und keine adäquaten Bewältigungsmöglichkeiten sowie keine ausreichende persönliche Stabilität gegenüberstehen, so daß die Wahrnehmungs- und Handlungsmöglichkeiten des Individuums im Feld eingeschränkt oder blockiert und seine Fähigkeiten der Selbststeuerung beeinträchtigt oder gar außer Kraft gesetzt werden*" (*Petzold* 1968a, 42).

Diese Überforderungsdefinition bildet auch die Grundlage unserer Arbeiten zum Burnout (idem 1969c, 1989b, 1990t, 1991p) als emotionaler Überlastungssituation mit pathogenen Wirkungen, nicht zuletzt der emotionalen Verrohung, wie wir sie beim „malignen Burnout" finden (vgl. idem 1985d, 1990r). Wir definieren Burnout:

> „*als ein **komplexes Syndrom**, das durch multifaktorielle, z.B. makro-, meso- und mikrosoziale, **zeitextendierte Belastungen** bzw. Überlastung eines personalen oder sozialen Systems bis zur völligen Erschöpfung seiner Ressourcen verursacht wird, besonders wenn ein Fehlen protektiver Faktoren und eine schon vorhandene Vulnerabilität gegeben ist. Sofern nicht durch die Beseitigung von Stressoren und Entlastung, z.B. durch Zuführung von Ressourcen eine Wiederherstellung der Funktionsfähigkeit gewährleistet wird, hat Burnout Funktionsstörungen, Fehlleistungen und Identitätsverlust des Systems zur Folge.*
>
> *Bei personalen Systemen führt dies zu Motivationsverlust, emotionaler Erschöpfung, Leistungsabfall, Selbstwertkrisen und psychischen bzw. psychosomatischen, aber auch psychosozialen Symptomen, wie z.B. aggressiver Umgang mit Patienten und Klienten bis hin zu Vernachlässigung und Mißhandlung*" (idem 1990p).

Das erhöhte psychophysiologische Niveau emotionaler Erregung unter *Überforderung* bzw. *Streß* wird noch gesteigert, wenn Hilfe ausbleibt, Copingmöglichkeiten versagen, Ressourcen sich erschöpfen und durch beschneidende oder bedrohliche Situationen die **Überforderungsgefühle**, die **Streßemotionen** nicht ausgedrückt werden dürfen, sondern zurückgehalten werden müssen (*Traue* 1989).

Verspannung und Stau sind die Folgen, und hält dieser „Damm" nicht, kommt es zum emotionalen Durchbruch und damit oft auch zum Zusammenbruch der Persönlichkeit, z.B. in Burnout-Reaktionen, weil die letzten Kontrollmöglichkeiten über die Situation verloren gehen. Es besteht dann die Gefahr, daß solche traumatischen Erfahrungen (*Eth, Pynoos* 1985) eine Störung der Orientierungs-, Kommunikations- und Selbstregulationsfunktion des emotionalen Systems zurücklassen (*Kolk* 1988; *Horowitz* 1986; *Ochberg* 1988) und zu psychischen, psychosomatischen und sozialen Erkrankungen führen.

Traumatische Überstimulierung und defizitäre Unterstimulierung (*Goldberger* 1982), Störungen und Konflikte können jeweils einzeln – abhängig von ihrer Intensität und Dauer – oder kumulativ zur Wirkung kommen und *Überforderungs* bzw. *Streßemotionen* freisetzen und Abwehrvorgänge auslösen und fixieren. Damit ist auch die Gefahr der Ausbildung *maligner Narrative* gegeben, die sich aus dysfunktionalen somatomotorischen, emotionalen, kognitiven und sozialkommunikativen **Stilen** formieren. Wir haben diese Möglichkeiten der Pathogenese, besonders bei genetisch disponierter Vulnerabilität und fehlenden protektiven oder kompensatorischen Faktoren an anderer Stelle beschrieben (dieses Buch, S. 608ff) und möchten hier nur auf emotionsspezifische Phänomene hinweisen, die durch negative Sozialisationseinflüsse bzw. pathogene Stimulierungen (S. 465f), z.B. einer destruktiven „emotionalen Kultur", zu *pathologischen „emotionalen Stilen"* als komplexen Konfigurationen von Schemata (S. 634) führen können.

Stil: „**Gefühlsverwirrungen**". Die inkonstanten Stimulierungen der *Störung* oder die gegenläufigen der *Konflikte* verhindern in Bereichen der Emotionalität die Ausbildung stabiler Gefühlslagen oder die Abgrenzung einer Lage von einer anderen. Ziel der Therapie muß das Ermöglichen emotionaler Eindeutigkeit und der Trennschärfe für Affekte sein.

Stil: „**Gefühlsarmut**". *Defizite* an affektiver Zuwendung, emotionaler Ansprache und Differenzierungsarbeit können Gefühlsarmut, mangelnde Gefühlstiefe, flache Emotionalität im Gefolge haben. Aufgrund elterlicher Affektpathologie (z.B. Depression, Überängstlichkeit, Gewalttätigkeit aber auch Aggressionsvermeidung) können bestimmte komplexe Gefühle nicht ausgebildet werden. Ziel der Therapie wird es sein, durch Nach- und Neusozialisation das emotionale Spektrum, was Vielfalt und Intensität anbetrifft, auszudehnen.

Stil: „**Alexithymie**". Wiederum durch *Defizite* – vornehmlich im Bereich der emotionalen Sprachsozialisation – lernt das Kind, das seine *Regungen* zwar spüren kann, nicht, Thymosregungen bzw. Affekte differentiell zu benennen. Die Therapie muß versuchen, Erleben und Benennen zu verbinden, so daß der *Thymos* „lesbar" wird. Wichtig wird es hier sein, keine schichtspezifischen Artefakte dadurch zu produzieren, daß Therapeuten die emotionalen Sprach- und Ausdrucksmuster der *„social world"* des Patienten (*Petzold, Petzold* 1991) nicht verstehen und fehlinterpretieren (so *Sifneos* 1973, 1988; vgl. *Thomas* 1985).

Stil: „**Ambivalenz**". *Störungen* und *Konflikte* – zuweilen auch *Traumata* – können die Ausbildung von Ambivalenzen zur Folge haben. Personen, Situationen, Handlungen werden auf dem Hintergrund von negativen Erfahrungen zwiespältig besetzt. Im Unterschied zum Stil der Verwirrung, den ein chaotisches Gefühlsdurcheinander kennzeichnet, sind die emotionalen Lagen klar identifizierbar, jedoch nicht klar einzunehmen (vgl. S. 586f). Die Therapie muß durch Aufarbeitung der auslösenden Konstellationen eine Entscheidbarkeit der Ambivalenz ermöglichen.

Stil: „**Inhibierung**". Durch *traumatischen Streß* oder tiefgreifende Gefühls*konflikte* kann es zu Blockierungen emotionalen Ausdrucks und damit zu Affektstaus kommen. Der „expressive Leib" wurde durch Strafen und Verbote inhibiert, verkrüppelt, so daß er die Emotionen nicht zeigen kann. Ausdrucksfördernde therapeutische Maßnahmen sind hier angezeigt.

Stil: „**Anästhesierung**". *Traumata*, aber auch schmerzlich erfahrene *Defizite* bewirken, daß sich das Leibsubjekt fühllos macht, um Schmerzen oder andere belastende Affekte nicht spüren zu müssen, sich aus schon personifizierten Regionen des Leibes *(incarnation)* zurückzieht *(decarnation)*. Therapie muß einen sicheren Rahmen bereitstellen, in dem die aufgedeckten Gefühle erlebt, ausgedrückt, ausgehalten, geteilt und dadurch verarbeitet werden können.

Stil: „**Skotomisierung**". Durch *Konflikte* und *Traumatisierungen* kann das Subjekt für Gefühle, die im Ausdrucksverhalten für andere durchaus sichtbar sind, *blind* werden. Es blendet bei seinen Handlungen den Affekt aus, selbst wenn die Aktion spürbar ist. Aufdeckende Therapie muß *„awareness“* und *„consciousness“* für die Abwehr der Gefühlswahrnehmung schaffen.

Stil: **„Agitiertheit“**. *Störungen, Traumata* und *Konflikte* können Zustände ständiger emotionaler Alarmiertheit bewirken, überschießende Gefühlsintensitäten, die nicht wahrgenommen und/oder nicht gesteuert werden können. Die hinter solchen agitierten emotionalen Zuständen stehenden Situationen müssen aufgedeckt und durch alternative emotionale Erfahrungen „umgestimmt“ werden.

Stil: **„emotionale Einseitigkeit“**. Jede Form der pathogenen Stimmungskonstellation kann Temperamentdispositionen *(Zentner* 1992) in negativer Weise eingleisig verstärken und zu emotionalen Einseitigkeiten führen, die sich als fixierte *Stimmungslagen, Grundstimmungen* oder gar als *Lebensgefühl* artikulieren – als chronifizierte ängstliche, feindselige, hoffnungslose, depressive Stimmungslage, aus der es keinen Ausweg zu geben scheint. Der Patient scheint nur noch in ganz bestimmter Weise fühlen zu können. Therapie kann durch das dauerhafte Bereitstellen alternativer Stimmungslagen ggf. Umstimmungen und einen besseren Umgang mit Temperamenteinflüssen ermöglichen, so daß der Patient ein anderes Lebensgefühl gewinnen kann oder neue Möglichkeiten der Feinabstimmung und damit ein breiteres emotionales Spektrum.

Stil: **„regressive Fixierung“**. Alle pathogenen Stimulierungsformen vermögen Fixierungen auf archaische Formen des Denkens, Fühlens und Handelns auszulösen, Formen, die zur Zeit der fixierenden Ereignisse eine problembewältigende Funktion hatten, jetzt aber für eine adäquate Lebensbewältigung hinderlich sind. Therapie hat für die fixierende Qualität zu sensibilisieren, die Situationen, in denen die Fixierung erfolgte, durchzuarbeiten und neue Möglichkeiten des Fühlens durch eine experimentierende Haltung zu eröffnen.

Stil: **„Vernunft-Gefühl-Divergenz“**. *Konflikte* und *Störungen* haben oft Dissonanzen, Divergenzen, Antinomien von Vernunftsentscheidungen und Gefühlsregungen im Gefolge, die nicht gelöst werden können und die Spannungszustände im Subjekt bewirken. Klärungsarbeit ist angesagt, durch die Affekte und Kognitionen „synchronisiert“ werden können.

Diese Zusammenstellung pathologischer **emotionaler Stile** erhebt keinen Anspruch auf Vollständigkeit, sondern weist nur auf einige häufigere Formen hin, die ihrerseits im Verein mit den konstruktiven bzw. positiven emotionalen Stilen des Patienten unter „chronosophischer Perspektive“ wiederum im Rahmen von skript- bzw. narrationstheoretischen Überlegungen (dieses Buch, S. 325ff, 670ff), denn Stile des Wahrnehmens, Denkens, Handelns, Kommunizierens sind mit den Stilen des Fühlens unlösbar verbunden im konkreten Lebensvollzug des Leibsubjektes im gegebenen Kontext/Kontinuum. Das Zustandekommen emotionaler Stile muß jeweils untersucht und – abhängig von der Indikation und den Behandlungsmöglichkeiten – kognitiv, erlebnis- und gefühlszentrierend rekonstruiert werden, um den Stil zu ändern, wo es erforderlich ist. Dabei werden *„atmosphärisches Erfassen“* und *„szenisches Verstehen“* (*appréhension et compréhension scénique, Petzold* 1965) stets eine zentrale Bedeutung haben, denn Emotionen (Affekte, Gefühle, Passionen, Stimmungen, Grundstimmungen, Lebensgefühle) stehen in konkreten Kontexten. Das Herausarbeiten eines „emotionalen Stils *im Kontext*“ und seiner etwaigen dysfunktionalen Momente ist als solches schon therapeutisch wesentlich und veränderungswirksam. Es erfordert eine gemeinsame Erfahrung, ko-emotives Erleben, das jenseits kognitiver Bewertungen und Benennungen ansetzen kann, wie *Zajonc* (1980, 1984) und *Izard* (1984) zeigen konnten, aber in der Regel über die sinnenhaft „eigenleiblich“ gespürten *Regungen* (*Schmitz* 1989), den „erlebten Sinn“ (*felt meaning*) hinaus in die Reflexivität, die Bedeutungen, die Sprache führen muß, um jene *sinnliche Reflexivität* bzw. *reflexive Sinnlichkeit* zu gewinnen, die die „vollen Emotionen“ des reifen Leibsubjektes kennzeichnen. Es wird also ein gemeinsamer, phänomenologisch-hermeneutischer Prozeß der *lebendigen Erfahrung* mit all ihren Empfindungen, Wahrnehmungen, Gefühlen, Gedanken, Phantasien nötig, um therapeutisch *sinn*-voll und *gefühl*-voll und *gedan-*

ken-reich arbeiten zu können – und genau das erfordern die Lebenssituationen unserer Patienten und Patientinnen und die Prozesse in unseren Therapien. Es geht damit keineswegs nur um die Bearbeitung und Veränderung dysfunktionaler emotionaler Stile, sondern um eine *emotionale Neusozialisation* im Sozialisationsfeld der therapeutischen Beziehung, die ein Spektrum an Tönungen, Intensitäten, Verschiedenartigkeiten so dauerhaft verankert, daß sie in das *Gefühlsrepertoire* des Menschen eingehen und situationsadäquat gebraucht werden können. Die Beschreibung **positiver emotionaler Stile** (in Stilen des „creatings", im **Konflux**: *creative adjustment, creative change, creative cooperation,* der Erhellung/Illumination, der Verlebendigung/Vitalizing, der Experimentation, vgl. *Petzold* 1997c, 2002b) und die Darstellung der Arbeit mit ihnen in therapeutischen und agogischen Kontexten ist eine eigene Arbeit wert. Das „komplexe Kreativitätstraining", die Arbeit mit „künstlerischen Methoden" und „kreativen Medien" in der Integrativen Therapie (*Petzold* 1971j, 1972e; *Martin* 1973; *Sieper* 1971; *Petzold, Orth* 1990; *Jason-Michl* 1981) und in der Integrativen Agogik bzw. Gestaltpädagogik (*Petzold* 1973c; *Petzold, Brown* 1977) bieten eine Fülle von Material in Theorie und Praxis zu diesem Bereich.

Wenn wir mit Emotionen arbeiten – und das geschieht kontinuierlich, weil Psychotherapie und Leibtherapie, auf **wechselseitiger Empathie** (*Petzold* 1986e) gründend, durch und durch emotionale Prozesse sind –, erfolgt dies in der Regel zunächst als Umgang mit affektiven Regungen (*thymoi*), die im Kontext einer konfliktzentrierten oder erlebniszentrierten biographischen Arbeit „im Prozeß" auftauchen (2. und 3. Weg der Heilung; idem 1988n, 236ff). Es können sich z.B. folgende Konstellationen finden: wird ein emotionales Defizit oder Vakuum spürbar, so wird die Therapeutin versuchen, es zu füllen, indem sie emotionale Zuwendung gibt, darum bemüht ist, im Sinne des „Parenting/Reparenting-Modells" ein „emotionales *Nachnähren*" zu ermöglichen; oder: verdrängte Angst kommt hoch, und der Patient erfährt Stütze; zurückgehaltener Schmerz bricht sich Bahn, und der Klient wird getröstet; Unruhe kommt auf, und der Therapeut vermittelt Ruhe und Sicherheit; verleugnete Aggression wird spürbar, und es wird die Erlaubnis gegeben, sie zu zeigen; oder: es wird Desinteresse und emotionale Kälte im Elternhaus erinnert, und der Patient erfährt im Kontrast dazu die emotionale Wärme und das Interesse der Therapiegruppe; er erlebt seine eigenen Gefühlsverwirrungen und erhält Klärungshilfen durch die Klarheit der Therapeutin; er spürt seine emotionale Blockierung oder Unbeholfenheit, und er bekommt Ausdruckshilfen, müht sich um Worte für Gefühle, die in einer resonanz- und emotionsarmen Familie nie benannt worden sind, und das Therapeutenpaar leiht ihm Worte, benennt Regungen für ihn, lehrt ihn, den „*Thymos*" zu spüren *und* zu benennen. So werden Wege aus emotionalen Defiziten gefunden, werden Affektmimik und -gestik erschlossen, werden Laute für emotionale Wirkungen zugänglich und Möglichkeiten bereitgestellt, der alexithymen Sprachlosigkeit zu entrinnen (*Thomas* 1985).

Derartiger Umgang mit „**emotionalen Stilen**", derartige „**emotionale Differenzierungsarbeit**" darf nicht nur oder überwiegend bei der Versprachlichung und Benennung liegen – in der Betonung der kognitiven Komponente also. Es werden von Kindertagen an in der emotionalen Kommunikation (*Buck* 1984; *Zivin* 1985; *Collier* 1985; *Scherer* 1982; *Malatesta* 1981; *Trevarthen* 1986) immer wieder nonverbale, präverbale und *prosodische* Elemente eingesetzt: Der Therapeut macht Laute (z.B. des Trostes, der Beruhigung), er vokalisiert synchron (z.B.

Wimmern, Seufzen), er schreit mit (bei Zorn, Wut), ist also vollauf leiblich präsent (*Petzold* 1985h) und im „partiellen Engagement" (idem 1980g) mitbeteiligt. Er ist berührt, ohne indes *involviert* oder emotional überflutet, *konfluent* zu sein. Er kann seine Gefühle handhaben, nuancieren (*dosing*), die emotionale Lage wechseln (*shifting*), sich emotional zurücknehmen (*distancing*). Er vermag damit nicht nur den „Fluß der Emotionen" beim Patienten oder in der Gruppe zu fördern, er setzt auch durch seine eigene emotionale „*fluency*" ein Imitationsmodell und erschließt Gefühlsnuancierungen, -tönungen, Gefühlsräume, Stimmungslagen, Gefühlsqualitäten, die der Patient/die Patientin in der eigenen emotionalen Sozialisation von bedeutsamen primären Bezugspersonen, etwa in seiner/ihrer Familie und in seinem/ihrem sozialen Netzwerk nicht erhalten hatte. Emotionale Stile können – wo sie dysfunktional sind – auf diese Weise beeinflußt bzw. ergänzt werden. Neue bzw. alternative emotionale Stile werden erschlossen und hinzugewonnen. Wichtig ist dabei die Beeinflussung des „**hedonischen Tons**" (*Beebe, Center* 1932), der zu den ersten Empfindungen des Menschen schon im pränatalen Bereich zu rechnen ist und sich beim Neugeborenen beobachten läßt (*Emde* 1980a, 1983; *Stern* 1985). Lust und Unlust „färben" Gefühle ein (*Zajonc* 1980), und der hedonische Ton kann, wenn er generalisierend Unlust stabilisiert, Grund*stimmungen*, ja das Lebensgefühl prägen, das, was *Emde* (1983) als das „affektive Selbst" (für uns ist es immer ein Leib-Selbst) bezeichnet hat, in negativer Weise bestimmen, indem die affektiven Kernerfahrungen unlustvoll eingefärbt bleiben. Emotionale Stile werden damit von einem „Mißton" unterfangen und entsprechend getönt, „*verstimmt*". Da der „hedonische Ton" auch im physiologischen Tonus eine Entsprechung hat, muß der Leib „*umgestimmt*" werden durch ganzheitliche Erfahrungen. Es müssen neue oder andere **Gefühlsräume** erschlossen werden, und diese sehen wir als konkret leibliche: der Zorn, der „zu Kopfe schießt" oder mit den „Zähnen knirschen" läßt, wenn er in einer Situation der Ohnmacht nicht ausgedrückt werden kann, der einem „in der Brust wühlt", die Wut, die man „im Bauch" hat, die Angst, die einem „im Gesicht geschrieben steht", im „Nacken sitzt", das „Herz zum Halse schlagen", in „die Hosen scheißen" läßt. Kopf, Hals, Brust, Bauch sind – Atemgeschehen und stimmliche Laute machen dies evident (cf. infr.) – in der Tat Räume, in denen sich das Gefühl entfalten kann oder Gefühl verhindert wird oder in denen Emotionen auch fixiert werden können, so daß ein breites Spektrum von Intensitäten nicht möglich wird. Behandlung hat hier leibtherapeutisches Vorgehen einzubeziehen, um neue **Gefühls**- bzw. **Stimmungslagen** zu ermöglichen. Damit sind **Gefühlsqualitäten** verbunden, die sich durch bestimmte Qualitative und Metaphoriken fassen lassen: *Farbe* – eine „feuerrote Wut", „I'm feeling blue", „une jalousie jaune", „grün vor Ärger"; *Temperatur* – der „kalte Haß", eine „warme Zärtlichkeit", ein „laues Lächeln", „heiße Liebe"; *Räumlichkeit* – „große Freude", „tiefer Frieden", hochvergnügt, tiefbetrübt, weite, erhabene Gefühle, enge, bedrückende Gefühle. Die Dispositionen **Enge** und **Weite**, wie sie *Hermann Schmitz* (1965, 1989) in seiner „Philosophie der Leiblichkeit" für das Gefühl als leiblicher Regung herausgearbeitet hat, spielen für eine emotionszentrierte therapeutische Praxis eine große Rolle und machen deutlich, daß eine solche **Thymopraktik** immer auch leibtherapeutische Praxis sein muß.

2.2 Thymopraktische Übung, Affekt-Training, Co-emoting

„Haben Sie jemals über den Unterschied zwischen den Tränen, die durch ein tragisches Ereignis, und denen, die durch eine traurige Erzählung hervorgerufen werden, nachgedacht?"
Diderot (1964, 14)

Durch die dramatherapeutischen Quellen der Integrativen Therapie, insbesondere durch den Einfluß des „Therapeutischen Theaters" von *V.N. Iljine* (1942, 1972) und der Arbeit mit Stimme und Schrei von *A. Wolfsohn*, die uns über seine Schülerinnen *Hilde Steuernagel* und *Irma Petzold-Heinz* vermittelt wurde, sowie durch die Atemarbeit, die wir bei *Nikolaij Ouspienskij, Lily Ehrenfried* und *Conrad Schmidt* kennengelernt hatten, wurden Wege zum übungs- und erlebniszentrierten Umgang mit Emotionen entwickelt (*Petzold* 1970c, 49ff, 1974k, 358ff, 382f). Dem spielerischen Erschließen affektiver Tönungen und dem experimentierenden Einüben emotionaler Flexibilität kommt besondere Bedeutung zu. Es wurde seinerzeit (ibid.) von dem Faktum ausgegangen, daß alle „großen" Emotionen spezifische *„emotionale Positionen": Atemmuster* und *-räume, Mimik, Prosodik, Ausdruckshaltungen* und *Ausdrucksbewegungen* haben und daß das bloße Einnehmen dieser Positionen, das Vollziehen dieser Bewegungen, das „Einsteigen" in diese Muster selbst die entsprechenden Gefühle bzw. ko-respondierenden Stimmungslagen aufkommen lassen, ein Ansatz, wie er auch von *Diderot* (1964, 8ff), *Stanislavskij* (1958), *Bloch* (1989) und *Clynes* (1976) vertreten wird und den wir (*Petzold* 1970c, 49ff) wie folgt beschrieben haben:

»Bei den *„thymopraktischen Übungen"*, die auch als ein systematisches „Affekt-Training" betrachtet werden können, wird in vier Schritten vorgegangen:

Konstellierung (*constellating*):
Der Therapeut bereitet das Gefühlsexperiment mit dem Klienten vor. Er entscheidet, ob er als Imitationsmodelll den Affekt darstellt, um den Klienten zu „affizieren", ob er ko-affizierend die Entwicklung des emotionalen Geschehens beim Klienten begleitet, ihn das eine Mal voranschreiten läßt, ihm ein anderes Mal einen Schritt vorausgeht und dabei stets das Phänomen „wechselseitiger Ansteckung" nutzt – was unser Affekt-Training für die Arbeit mit Gruppen hervorragend geeignet macht –, oder ob er in die „korrespondierende emotionale Position" geht und von dieser her affiziert, z.B. für Furcht in die Position Bedrohung, für Ärger in die Position provozierender Herausforderung usw. Hier ist für die Arbeit mit Patienten Vorsicht, Sorgfalt und eine Überprüfung der Übertragungs-Gegenübertragungssituation angesagt. Zuweilen verhält sich der Therapeut auch neutral instruierend, zuweilen wechselt er in den verschiedenen Möglichkeiten. Niemals verfährt er mechanisch und ohne Berücksichtigung des aktualen und biographischen Kontextes.

Einstimmung (*induction*):
Die für das Gefühl charakteristische Körper- und Kopfhaltung wird eingenommen (z.B. Wut: Kopf und Rumpf vorwärts gerichtet), das Atemmuster wird eingestellt (wiederum Wut: scharf, heftig ansteigend), die Mimik wird „aufgesetzt" (aufeinandergepreßte Lippen, durchdringender Blick, gerunzelte Brauen). Diese Muster werden intensiviert. Die Therapeutin geht dabei mit, manchmal eine Spur voraus, ermutigt, verstärkt, ist Modell. Häufig kommen bei dieser Arbeit biographische Ereignisse auf, werden „alte Szenen" evoziert. Derartige „szenische Evokationen" müssen zuweilen durchgearbeitet werden, läßt man aber oft auch einfach abklingen, bei einiger Übung können sie in der Intensität *dosiert* werden oder über eine „Umstimmung" verändert bzw. zu anderen Szenen geführt werden.

Feinstimmen (*dosing*):
Mit Anleitung bzw. durch Vorgabe des Therapeuten wird die Intensität gewechselt: z.B. von der *„Verstimmung"* zur leichten Verärgerung, zum Ärger, zu Zorn und Wut erfolgt eine *Feinabstimmung*. Die Atemintensität und -frequenz wird gesteigert oder gebremst. In der Stimmarbeit werden die „leiblichen Resonanzräume" des Gefühls ausgetestet: z.B. hilflose Wut → Preßatmung, Ton im Kopf; gebremste Wut → Preßatmung, Ton

in der Kehle, schmerzende Stimmbänder; feuerrote Wut → freie Atmung, Ton oberer Brustraum, Stimme frei; existentielle Wut → Ton unterer Brustraum und Bauch, Atmung frei und tief ins Abdomen, Stimme tief und frei.

Ausstimmen (*distancing*): Auf Anweisung wird das Gefühl zurückgenommen: „Lockern, dehnen, recken, strecken und ausklingen lassen!" Das Gefühl klingt relativ rasch ab (nach einiger Übung sogar recht schnell) und kann dann aus der Distanz, aus einer „exzentrischen Position" (*Plessner*) betrachtet und benannt werden. Aufgekommene Bilder, Erinnerungen, Assoziationen, Symbole, Farben etc. werden mitgeteilt und besprochen. Aus der Distanzierung kann wieder unmittelbar durch Einnahme der „*emotionalen Position*" (Haltung, Mimik, Gestik, Atmung) eingestiegen werden, um z.B. eine „Tönung" zu explorieren.

Umstimmen (*shifting*): Es kann aber auch eine andere, ggf. kontrastierende Emotion aufgenommen werden, indem durch verbale oder aktionale Vorgaben eine erneute *Induktion* erfolgt oder – nach einiger Praxis – indem unmittelbar auf ein anderes Gefühl umgestimmt oder in eine andere Gefühlslage eingestimmt werden kann, bis hin zu einem raschen Wechsel der Stimmungslagen mit dem Ziel, die Vielzahl emotionaler Möglichkeiten, emotionale Flexibilität zu erschließen, den *Thymos*, die leibliche Regung mit ihrer affektiven Tönung *praktisch* zu handhaben.

Ziel solcher **Thymopraktik** ist es, sich als „Instrument" einstimmen, feinstimmen, umstimmen und ausstimmen zu können, aufzuklingen und abzuklingen und eine „stimmige" Selbststeuerung in Gefühl, Stimmungslage und Ausdruck bzw. Verhalten zu erreichen. Dabei wird der Therapeut im *Kontakt* mit dem Affekt des Patienten *affiziert, berührt*, ja *bewegt*. Hier indes stabilisiert er seine emotionale Lage, um dem Patienten, wenn dieser *aufgewühlt*, ja *erschüttert* wird, Halt und Stütze geben zu können.« (aus: *Petzold* 1970c, 49ff, vgl. 1974k, 382ff/1988n, 152ff mit Kasuistiken).

Ähnliche Prinzipien hatte schon *Diderot* (1964, 8ff) vertreten und *Constantin N. Stanislavskij* mit seinem Konzept und seiner Praxis „physischer Handlungen" im Sinn gehabt: „*... es ist schwieriger für uns zu definieren, was wir* ***fühlen*** *als was wir in genau denselben Umständen* ***tun****. Warum? Weil es einfacher ist, eine physische als eine psychische Handlung zu fassen. Sie ist besser zugänglich als flüchtige innere Gefühle. Eine physische Handlung ist besser festzumachen, sie ist greifbar, sichtbar. Es gibt in der Tat keine physische Handlungen, die nicht Wünsche, Sehnsüchte, Ziele und Gefühle umfassen würden, die diese Handlungen rechtfertigen*" (*Stanislavskij*, Notizen zur Othello-Aufführung 1929/30 in: idem 1968, 47).

Aus dem Bezug „Kunst und Emotionalität" hat *Manfred Clynes* (1976) spezifische „*sentische Formen*", Formen des Fühlens und der Empfindung in unkonventionellen – und empirisch nicht unbedingt überzeugenden – Experimenten aufgefunden, die aber zumindest für eine Heuristik psychotherapeutischen Handelns interessante Aspekte bieten können (vgl. neuerdings *Dreitzel* 1992).

In der Arbeit mit Schauspielern und der experimentalpsychologischen Untersuchung ihrer emotionalen Reaktionen haben *Susana Bloch* (1972a, b, 1986, 1989) und Mitarbeiter typische „*emotional effector patterns*" herausgearbeitet, „respiratory-posturo-facial patterns related to specific basic emotions" (*Bloch, Lemeignan* 1992). Als Grundemotionen werden solche betrachtet, die auf den Dimensionen „*body posture*", „*facial trait*" und „*breathing pattern*" – Parameter, die auch für unser Affekt-Training grundlegend waren und sind – ein stabiles Muster aufweisen. Als solche werden – wie schon erwähnt – von *Bloch* Zorn/Aggression, Traurigkeit/Weinen, Freude/Lachen, Angst/Abwehr, erotische Liebe/Leidenschaft, Zärtlichkeit/Zuwendung herausgestellt. *Bloch, Lemeignan* (1992) visualisieren diese Muster in drei Grafiken:

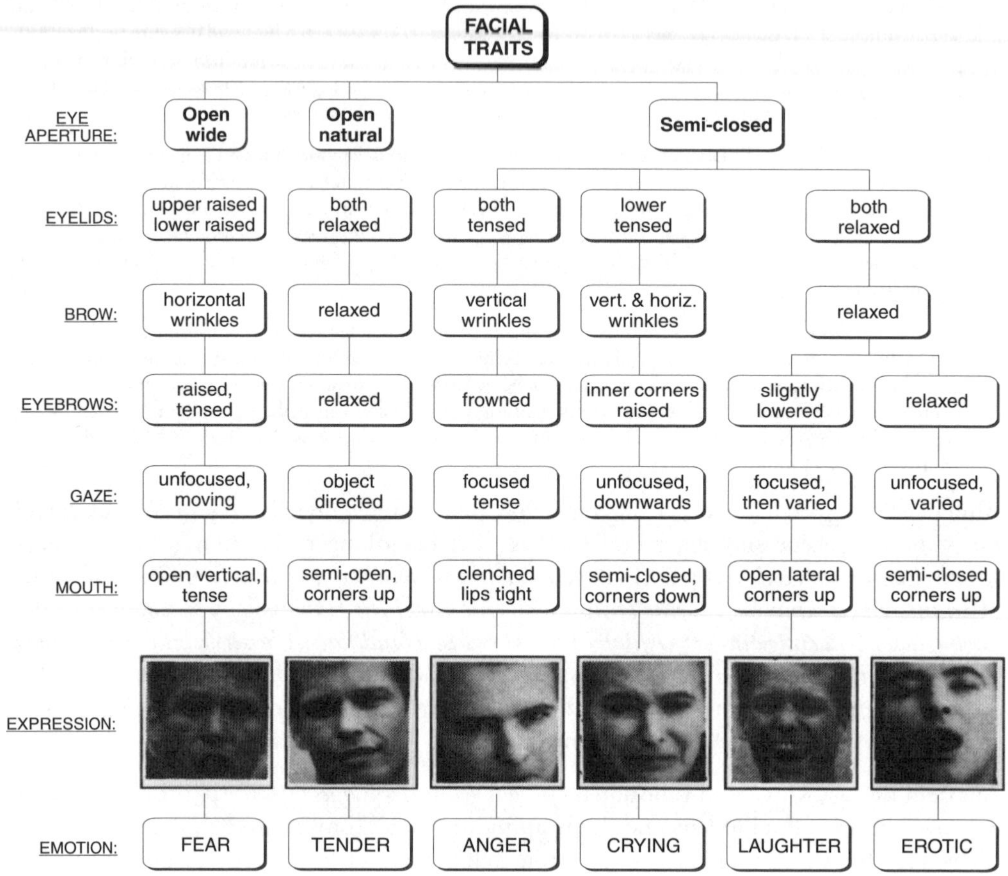

Abb. 3: Main facial traits differentiating each emotion: degree of eye aperture, position and/or degree of tension/relaxation of eyelids, muscular tension of the brow, direction of gaze, mouth/lips configuration and examples of typical facial expressions (aus: *Bloch, Lemeignan* 1992)

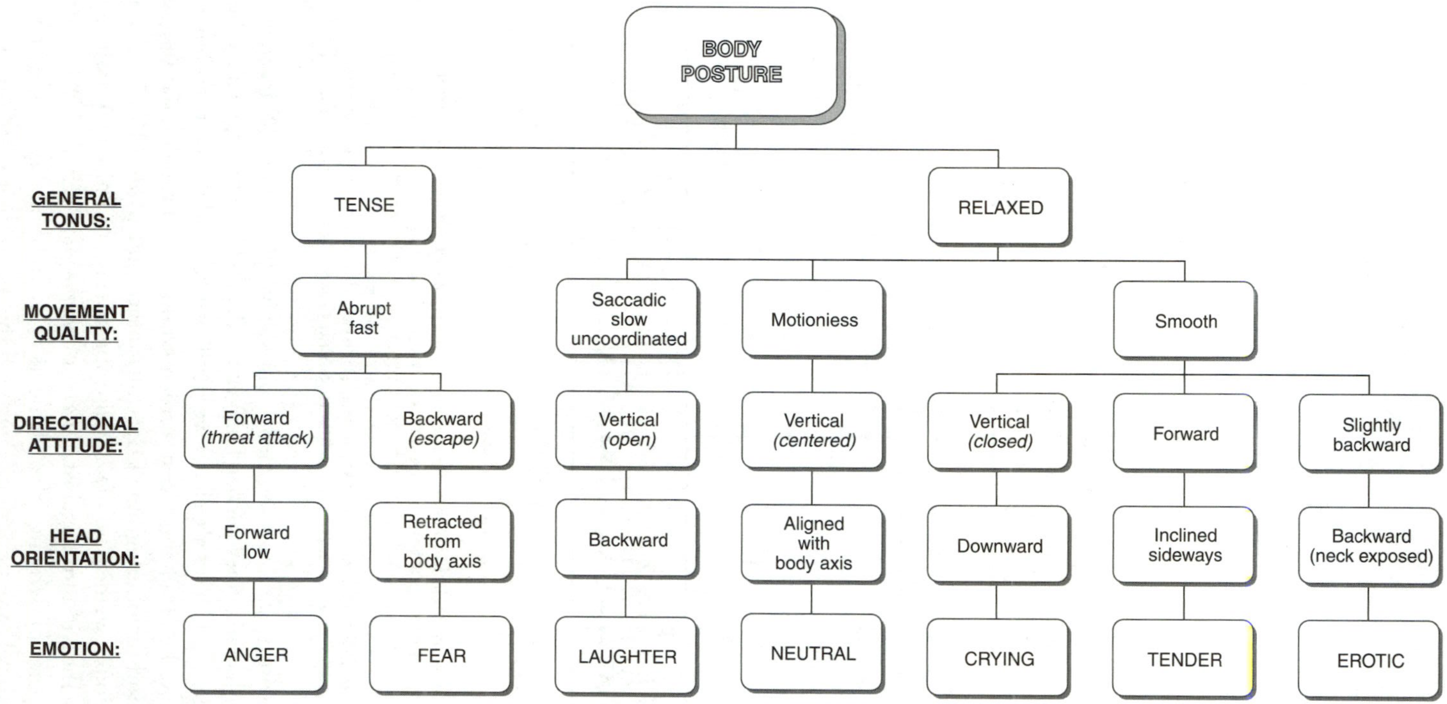

Abb. 4: Prototypical features of body posture for each emotion: general tonus, movement quality, directional attitude and head orientation (ibid.)

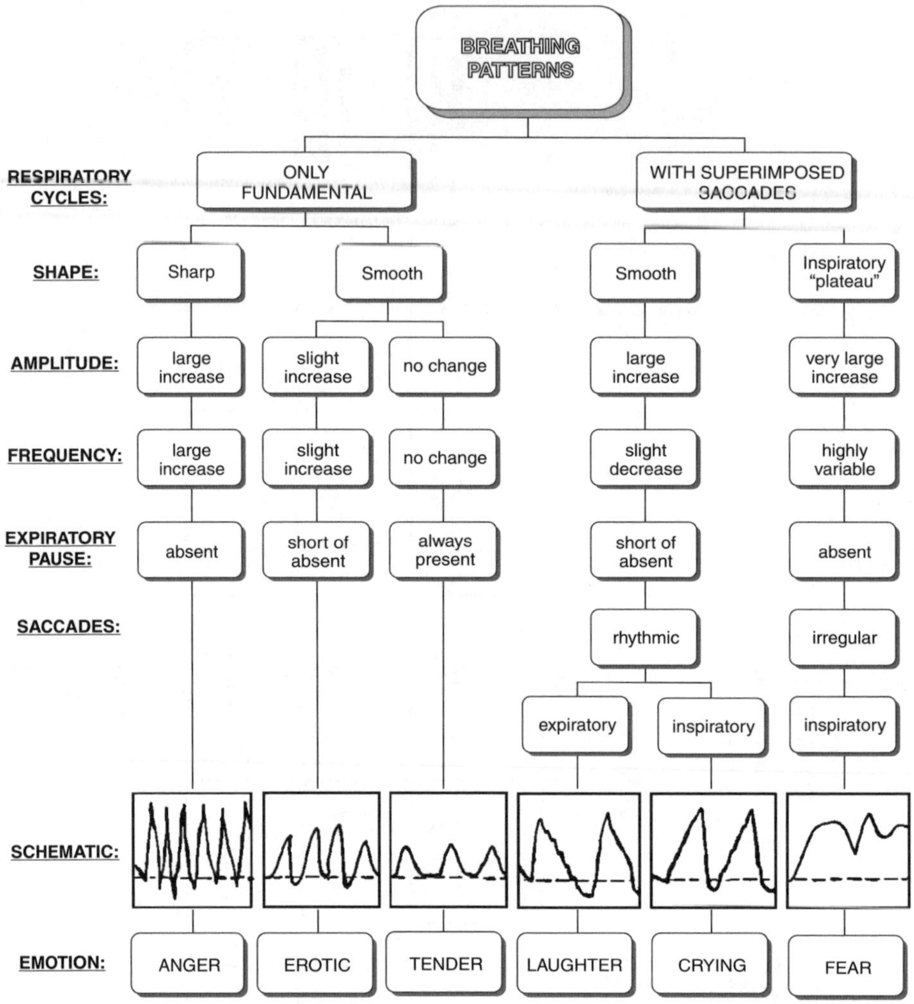

Abb. 5: Structural representation in form of a decision tree summarizing the main respiratory characteristics of the emotional effector patterns. To the left is underlined the name of the feature. *Amplitude and *Frequency descriptions correspond to changes from neutral baseline values. The pause refers to the period within the respiratory cycle during which no further expiratory movements could be detected. The dashed lines in the schematic representation of the respiratory prototypical patterns, give an indication of the lowest level of expiration attained during neutral non-emotional states (ibid.).

Die darwinistische Seite dieser Emotionstheorie und -praxis (*Darwin* 1872) impliziert natürlich die gesamte Problematik eines solchen Denkens: z.B. daß keine Aussagen über die unmittelbaren Ursachen des Verhaltens abgeleitet werden können, sondern die Emotionen gleichsam geschichtslos dastehen und abgerufen werden können, ein Problem, das insgesamt für psychobiologische und soziobiologische Erklärungsansätze gilt (*Markl* 1987, vgl. aber *Hernegger* 1989). Emotionen werden auf diese Weise objektiviert, technisch reproduzierbar und damit letztlich vom Individuum abgelöst. *Bloch* und *Lemeignan* (1992, 34) argumentieren wie folgt: „The property of deriving other elements of an emotional system by reproducing well defined prototypical somatic actions, suggested the use of these emotional effector patterns as an experimental model for generating emotions in a controlled way (*Bloch* 1989; *Bloch* et al. 1991; *Bloch* in press). We think that this model which results from the joint activation of different somatic systems has the advantage of using precise, objective and reproducible actions. Such a ‚bottom-up' procedure is essentially different from the most commonly employed techniques as for example representing visual material containing strong emotional valence (e.g. *Wagner, MacDonald, Manstead* 1986) or instructing subjects to recall or imagine particular emotional events (e.g. *Lang* et al. 1982; *Schwartz, Weinberger, Singer* 1981). With such elastical procedures it is often difficult to determine what emotion is being evoked, whether it is pure or blended, and if present, when it begins and ends."

Eine derartige Technik als „*experimental model for generating emotions*" (ibid.) ist natürlich für das Training und die Ausbildung von Schauspielern von großem Interesse. *Stanislavskij* und *Meyerhold, Grotowski* und *Beck, Malina* haben ihre Trainingsmethoden in ähnlicher Weise aufgebaut, und auch *Moreno* hatte seine „*role practice*", eine Art „emotionales Rollentraining", mit dem Hintergrund konzipiert „to give our prematurely aging artists the needed mental prophylaxis" (*Moreno* 1946, 156). Er stellte dabei allerdings seine Arbeit in den Rahmen einer Konfliktanalyse: „The actor suffers from a three-way conflict: the conflict with the playwright, the conflict with his co-actors and the conflict with the public" (ibid. 154). Damit wurde die emotionale Arbeit in einen Rahmen gestellt, den *Iljine* noch weiterspannt, wenn er schreibt: „Die emotionale Arbeit in der Rolle und an der Rolle muß rückgebunden werden an die Geschichte des Lernens von Emotionen, denn diese sind nicht ‚Physiologie pur', sondern in Szenen der Biographie ‚geformte Physiologien', die sich wieder und wieder reinszenieren" (*Ijine* 1942, 35). *Bloch* und ihrer Forschergruppe kommt sicher das Verdienst zu, für die Praxis psychotherapeutischer und körpertherapeutischer Arbeit mit Emotionen durch ihre psycho-physiologischen Forschungen Muster systematisch beschrieben zu haben, deren Kenntnis die in der Regel „intuitive" Arbeit leiborientierter Therapeuten konzeptuell unterfangen kann, ja zuweilen diese Arbeit korrigieren muß (z.B. die Atemarbeit verschiedener bioenergetischer Ansätze). Aber das Modell hat – wie das von *Clynes* (1976) – auch gravierende Probleme theoretischer und interventiver Art. Es werden hier Emotionen Erwachsener untersucht und typisiert, und zwar vor allen Dingen Gefühle mit einem hohen expressiven Potential. Andere wesentliche, „leise" Emotionen wie Zufriedenheit, Geborgenheit, Resignation, inbrünstige Gefühle wie heimliche Liebe, Verehrung, Andacht, die also kein hohes expressives Potential haben, aber auch expressive Gefühle wie Scham, Schuld, Peinlichkeit, Neid, Eifersucht oder sehr frühe „basic emotions" wie explorative Neugierde oder Widerwille/Ekel, Zufriedenheit/Geborgenheit, die sich schon intrauterin als adgressive, evasive, exitierte, irenische Affektexpression beschreiben lassen, werden mit *Blochs* Modell nicht zugänglich. Gefühle wie „erotische Liebe" oder „Zärtlichkeit" sind bei Säuglingen nicht zu objektivieren. Von Atmung und Ausdrucksverhalten her ließe sich die „Zärtlichkeit" noch am ehesten dem irenischen Muster zuordnen, erotische Liebe dem adgressiven oder exitierten Muster. Geborgenheits- und Zufriedenheitsgefühle, die das Grundvertrauen bekräftigen, sind in der Tat „ko-respondierende Emotionen" zu Zärtlichkeit und Zuwendung (das Gesicht in der Zärtlichkeitshaltung wird ja in der Regel nach links unten in Richtung des Kindes an der Brust geneigt – übrigens bei Männern und Frauen gleichermaßen – wie auch das Kind überwiegend – ohne Unterschied bei Rechts- und Linkshändern – auf der linken Seite gehalten wird.

Die relationale Seite des Gefühls – das „**Ko-Afifzieren**“ oder „**co-emoting**“ im **sozialökologischen Kontext**, welches in unserem Modell zentral steht – fehlt im Ansatz von *Bloch* vollständig. Das „**emoting**“ führt zu einem Ablauf der unbezogenen organismischen Reaktion, und das ist nicht ohne Probleme, wie *Bloch* und *Lemeignan* (1992, 38) selbst feststellen: „... a warning should be made concerning danger of misusing the proposed model, as it deals with voluntary changes in breathing, which we know is a delicate issue. The reproduction of the emotional effector patterns, with the exception of that of tenderness, poses a serious ethical problem for both the teacher and the subject and must be used with great care, respect and sensibility. In fact such training should not be attempted without expert guidance.“ Ich würde die getroffene Aussage über „*tenderness*“ keinesfalls unterschreiben. Bei der emotionalen Arbeit in therapeutischen Kontexten und Selbsterfahrungsgruppen zeigt sich immer wieder, daß die Evokation von Gefühlen der „irenischen“ Gruppe (Zufriedenheit, Geborgenheit, Zärtlichkeit, Frieden, Glück, Heiterkeit) aus einem „Kontrasteffekt“ immer wieder Erfahrungen aufschwemmt, in denen derartige Gefühle gefehlt haben oder verletzt worden sind. Im „*emoting*“ und besonders im „*co-emoting*“ entstehen letztlich „szenische Evokationen“ (*Petzold* 1988n, 252), wie sie für unseren Ansatz des „Affekt-Trainings“ als „*thymopraktischer Übung*“ kennzeichnend sind. Man kommt mit „prävalent-pathogenen“ Milieus (ibid. 238) in Kontakt, und diese müssen *lege artis* durchgearbeitet werden.

Psychotherapeutische Emotionstechniken wie *Morenos* Psychodrama oder *Pessos* „Psychomotor-Therapy“ (*Moreno* 1959; *Pesso* 1969, 1973, 1987) verwenden deshalb im wesentlichen szenische Kontexte und überwiegend imaginative „Warm-up-Techniken“ (*top-down-approach*). *Stanislavskij, Meyerhold* und *Grotowski* verwenden Körpertechniken (*bottom-up-approach*). Das „Therapeutische Theater“ *Iljines* und das Affekt-Training bzw. die thymopraktische Leibarbeit der „Integrativen Therapie“ (*Petzold*) kombinieren indikationsspezifisch die beiden Ansätze (vgl. dieses Buch S. 1051).

Das „affektive Training“, das Training in „emotionalen Rollen“, die Förderung der emotionalen und der Rollenflexibilität in der „erlebnisaktivierenden Modalität“ des „dritten Weges der Heilung“ (*Petzold* 1988n, 250) ist durch eine „*ludische Ausrichtung*“ gekennzeichnet. Die Emotionen werden „gespielt“. Das heißt nicht, daß sie nicht „echt“ sind, denn es treten alle Intensitäten auf, zeigen sich die posturalen, respiratorischen und fazialen Emotionsmuster. Indes, bei aller Intensität des Spiels bleibt sich das Individuum bewußt, daß es spielt. Bei einer regressiven Kinderszene bleibt ein Rest *exzentrischen, beobachtenden Ichs.* Der Protagonist denkt im Hintergrund: „Mein Gott, das geht aber tief in den Keller! Ist ja interessant, was jetzt gerade abläuft!“ oder ähnliches. Dieser Vorgang der „involvierten Distanznahme“ findet sich im übrigen auch bei spontan im therapeutischen Prozeß auftauchenden, biographischen Arbeiten auf großem Intensitäts- und Regressionsniveau. Wenn immer dieses „Restchen Ich“ verschwindet, die Involvierung in eine „totale Konfluenz“ führt, dann werden zuweilen Kriseninterventionstechniken notwendig, weil das Niveau „emotionaler Tiefung“ (idem 1988n, 104ff) zu entgleiten droht. Die Untersuchungen von *Thomas Scheff* (1979) zur Katharsis bei Heilungsritualen und im Drama zeigen auf, daß gerade diese Verbindung von Selbstbeobachtung und emotionalem Vollzug ein hohes veränderungswirksames, d.h. *therapeutisches* Potential haben.

2.3 Emotionale Differenzierungsarbeit, „narrative Praxis" als berührtes Gespräch und leiblicher Ausdruck – Wege aus der Erkrankung

Das „Affekt-Training" im Rahmen des thymopraktischen Konzeptes war immer biographisch ausgerichtet und stets kontextuell orientiert (*Petzold, Orth* 1993e):

> »*Thymopraktik ist die **Praktik**, mit dem **thymos**, mit Regungen und Empfindungen des Leibes umzugehen, mit den dazugehörigen Emotionen, Stimmungen, Gedanken, Begriffen, Bewertungen, Volitionen, Phantasien und Erinnerungen in ihrer Bezogenheit auf Atmosphären, Szenen, Ereignisse, Menschen, soziale Zusammenhänge. Thymopraktik ist in diesem Sinne ganz eigentlich beziehungszentrierte, „leibgegründete Emotionsarbeit" in Kontext und Kontinuum und zielt auf den differenzierten Umgang mit Leibregungen, Empfindungen, Gefühlen, Stimmungen und den zugehörigen Kognitionen und Verhaltensweisen*« (*Petzold* 1970c, 1).

Emotionale Differenzierungsarbeit in der Integrativen Therapie schließt deshalb immer die Meta-Kommunikation über Emotionen ein, etwas, was von *F.S. Perls* als „*mind fucking*" und „*bull shit*" abgetan wurde (*Perls* 1969). Es ist aber unverzichtbar, Gefühle nuanciert zu benennen, über die „Bewertung" von Gefühlen zu sprechen, und dies mit Bezug auf den aktualen Kontext als auch mit Bezug auf vergangene Emotionsereignisse. Emotionen vollziehen sich ja in „*social worlds*", als „*units of shared perspecitves*" (*Unruh* 1983), als „kollektiver Bewertungsrahmen" (*Petzold, Petzold* 1991b), Teil von „*représentations sociales*" (*Moscovici* 1984).

Ein Aggressionsausbruch, der spontan aufkommt, wird oft vom Individuum selbst in Folge der installierten **„Selbstzwangsapparatur"** (*Elias*), der Über-Ich-Zensur (*Freud*) – zum Teil schon im Moment des gezeigten Verhaltens – als unangemessen erlebt oder zumindest kurze Zeit danach, wenn soziale Rückmeldungen kommen. Es entstehen dann Gefühle der Peinlichkeit, der Scham oder der Schuld. Zuweilen laufen derartige Gefühle auch parallel: Es wird ein unfreundliches Verhalten gezeigt, das Individuum spürt selbst das Übermaß seines Ärgers und hat *zugleich* dabei ein ungutes Gefühl. Der Umgang mit derartigen „Doppelgefühlen", widerstreitenden Gefühlen, der Ausgleich zwischen Einstimmung, Feinstimmung und Umstimmung gehören zur „*Emotionsarbeit des Alltags*", und diese führt immer wieder in die Metareflexion, z.T. noch in der Situation selbst. Man könnte mit Blick auf unsere Persönlichkeitstheorie (*Petzold* 1984i, 1993d) formulieren: *Ich* und *Selbst* ko-respondieren. Ich stehe mit meinem „inneren Gefährten" (*Mead* 1934) in Ko-respondenz. Oder man könnte ganz im Sinne *Goffmans* (1956) sagen, daß sich das „Selbst" im tagtäglichen Leben präsentiert: „Wir alle spielen Theater!" – wobei dieses Spiel zum Teil bitterer Ernst ist. Es erfolgt nach *Ausdrucksregeln* (*Ekman, Friesen* 1969), nach *Gefühlsregeln* (*Hochschild* 1979), die zeitspezifisch, kulturspezifisch, schichtspezifisch sind (*Elias* 1979; *Stevenson* 1977; *Bernstein* 1971). „Emotionale Felder" stehen in gesellschaftlichen und kulturellen Zusammenhängen, die die „Emotionsarbeit" (*Petzold* 1970c, 8; *emotion work, Hochschild* 1979) bestimmen, ja ihre Richtung festlegen. Gerade das erfordert Reflexion, blickt man z.B. auf die Sexualmoral oder die Bewertung von Aggression in bestimmten sozialen Gruppierungen. Ein „*emoting*" ohne derartige Reflexion und Offenlegung der mit der Reflexion verbundenen Gefühle wird allenfalls zu einem kontextlosen „*emotional modelling*" führen, nicht aber zu „*emotionaler Differenzierungsarbeit*", die immer gleichzeitig mit der *Bewußtheit* für das Gefühl auch das *Bewußtsein* des Individuums für sich und seinen Lebenskontext fördert, ihm zeigt, wie es durch „Gefühle *hinter* den Gefühlen" bestimmt wird und durch ihre sozialen Determiniertheiten. *Kemper* (1978) hat eine „sozial-interaktionale Theorie der Emotionen“ vorgelegt. Am Beispiel von Macht und Status in dyadischen Interaktionen beschreibt *Kemper* eine Reihe möglicher Beziehungsmuster, die einen spezifischen emotionalen Aufforderungscharakter haben. Er arbeitet drei Grundtypen von Emotionen heraus: *strukturelle Emotionen* für einen Gleichgewichtszustand von Macht/Status/Verteilung, *antizipatorische Emotionen*, die auftauchen, wenn dieses Bedingungsgefüge verändert wird und *Konsequenz-Emotionen*, die als Folge solcher Änderungen auftreten. *Kempers* Konzeption hat insbesondere für die Psychotherapie, in der ja auch ein strukturelles Macht/Status-Gefälle besteht, größte Bedeutung. Wenn z.B. der Psychotherapeut, der aufgrund der Übertragungskonstellation überdies noch in eine überhöhte Machtposition geraten kann, „Gefühle erwartet“, wie dies etwa in der Primärtherapie oder Gestalttherapie der Fall ist, emotionale Gratifikation also nur darüber gewonnen werden kann, wenn „gehorsam Gefühle“ (d. h. *Gehorsamsgefühle)* gezeigt werden, dann ist damit eine äußerst problematische Situation gegeben. Im „Affekt-Training“ wird deshalb regelhaft die Beziehung der Gruppenteilnehmer untereinander und ihre Beziehung zum Therapeuten thematisiert. Dabei wird darauf Wert gelegt, daß im Rahmen einer Gruppentherapie die Gruppe insgesamt über die *„emotionale Kultur“* wacht, die in ihr *herrscht*. Sie metareflektiert damit ihren eigenen Umgang mit Gefühlen. Dies ist um so naheliegender, als das „Gruppengefühl“ in allen Formen „psychologischer Gruppenarbeit“ (*Petzold* 1971i), seien sie nun therapeutischer oder pädagogischer Art, eine große Rolle spielt.

Dem *Gruppengefühl* wurde im Rahmen der Integrativen Therapie deshalb stets große Aufmerksamkeit geschenkt (*Frühmann* 1987), wie unsere *Gruppendefinition* zeigt:

> *„Eine Gruppe von Menschen ist ein relativ zeitkonstantes Interaktionssystem mit einem spezifischen Status- und Rollengefüge, einem verbindenden Wertesystem und Zielhorizont sowie gemeinsamen Ressourcen, wodurch ein besonderes* ***Gruppengefühl****, ein eigenes* ***Gruppenbewußtsein*** *möglich wird, aufgrund dessen im Verein mit Identitätsattributionen aus dem sozialen Umfeld eine* ***Gruppenidentität*** *aufgebaut werden kann“* (vgl. *Petzold* 1990o).

Dem „Gruppenbewußtsein“ kommt im Hinblick auf Emotionen in der Gruppe die Aufgabe zu, die dem Bewußtsein des Individuums in seinen Alltagsbeziehungen obliegt, eine Art „Selbstüberwachung“. *Schnyder* (1974, 1979) hat diesem Aspekt des *„self-monitoring“* in seinen Untersuchungen besondere Aufmerksamkeit geschenkt. Das Bewußtsein überwacht die Eigengefühle und prüft sie im Hinblick auf ihre *Angemessenheit*, wobei Untersuchungen darauf hinweisen, daß die Selbstüberwachung an verschiedene Persönlichkeitsdimensionen gebunden ist (*Briggs* et al. 1980). Derartige persönliche „emotionale Stile“ sind Ziel der Veränderungsbemühungen in psychotherapeutischen Prozessen. Affektives Training im Rahmen der Integrativen Therapie sucht deshalb neben der Arbeit an Haltung, Mimik und Atmung immer wieder die Konstellation sozialer Situationen und kommt dann zu „Rahmenstücken“ im Sinne von *Iljines* „Therapeutischem Theater“ (*Petzold* 1973b) oder zu *„structures“* im Sinne des *Pesso*-Systems (*Pesso* 1987) oder eben zu improvisierten psychodramatischen Szenen (*Moreno* 1946).

Das systematische Üben und die Metareflexion von Emotionen reduzieren deren Charakter als „Widerfahrnis“, ohne daß diese Qualität des Emotionalen jemals ganz aufgehoben werden könnte. Metareflexionen machen „Hintergrundsemotionen“, emotionale Stile, Grundstimmungen bewußter und fördern die Handhabung und Steuerung des affektiven Lebens. Diese Fähigkeit des *„emotional management“* ist beim Menschen äußerst unterschiedlich ausgeprägt, abhängig vom primären Sozialisationsmilieu. Das gezielte „Einsetzen" von Emotionen indes ist ein charakteristisches Verhalten von Menschen – von frühen Kindertagen an –, ja wahrscheinlich sogar von anderen Primaten, wie die Untersuchungen von *Woodruff* & *Premack* (1979) zu strategischem Verhalten von Schimpansen zeigt. *Niccòlo di Bernardo dei Machiavelli* (1469 – 1527) räumte der Manipulation durch den gezielten Einsatz von Emotionen in seiner Theorie einen wichtigen Platz ein (Il Principe, Rom 1535; vgl. *Christie, Gleis* 1970; *DePaulo, Rosenthal* 1979).

Je basaler die Emotionen sind, je näher sie bei „Grundgefühlen" liegen, wie sie von *Izard* (1977) oder von anderer Warte her von *Clynes* (1976) oder von *Bloch* (1989) herausgestellt wurden, desto schwieriger wird es für das Individuum, sich der „ergreifenden Macht des Emotionalen" zu entziehen und desto körpernaher wird auch das Geschehen und wird der Einfluß der inneren und äußeren Stimulation. Diese „relationale Qualität" der Emotionen, daß nämlich auf Eindruck Ausdruck gezeigt werden kann, ist offenbar für die seelische Gesundheit des Individuums von entscheidender Bedeutung. Der Mensch ist auf expressives Verhalten bei emotionaler Erregung angelegt, und die Unterdrückung, Behinderung, Einschränkung oder die Dämpfung des emotionalen Ausdrucks führt zu retroflektiven Prozessen der Anspannung, Verkrampfung, des Staus (*Traue* 1989) mit potentiell pathogenen Wirkungen. Neben das zu Eingang als Referenzmodell der Pathogenese angesprochene **Überforderungs**- bzw. **Streßmodell** (dieses Buch S. 469ff) wird hier ein weiteres, das **Repressionsmodell der Pathogenese** gestellt, das mit dem Streßmodell insofern verbunden werden kann, weil Repressionssituationen immer auch als Streßsituationen aufgefaßt werden können.

Dabei ist Repression nicht mit Verdrängung im *Freud*schen Sinne gleichzusetzen, sondern trifft eher das Konzept der *Retroflexion* von *Perls* oder der *Dissoziation* von *Janet*. Impulse, die in den Ausdruck drängen, werden abgedrängt, zurückgedrängt, unterdrückt, an die Seite gedrängt, dissoziiert, weil der Ausdruck, die negative Sanktionierung zu stark – vielleicht traumatisch – ist.

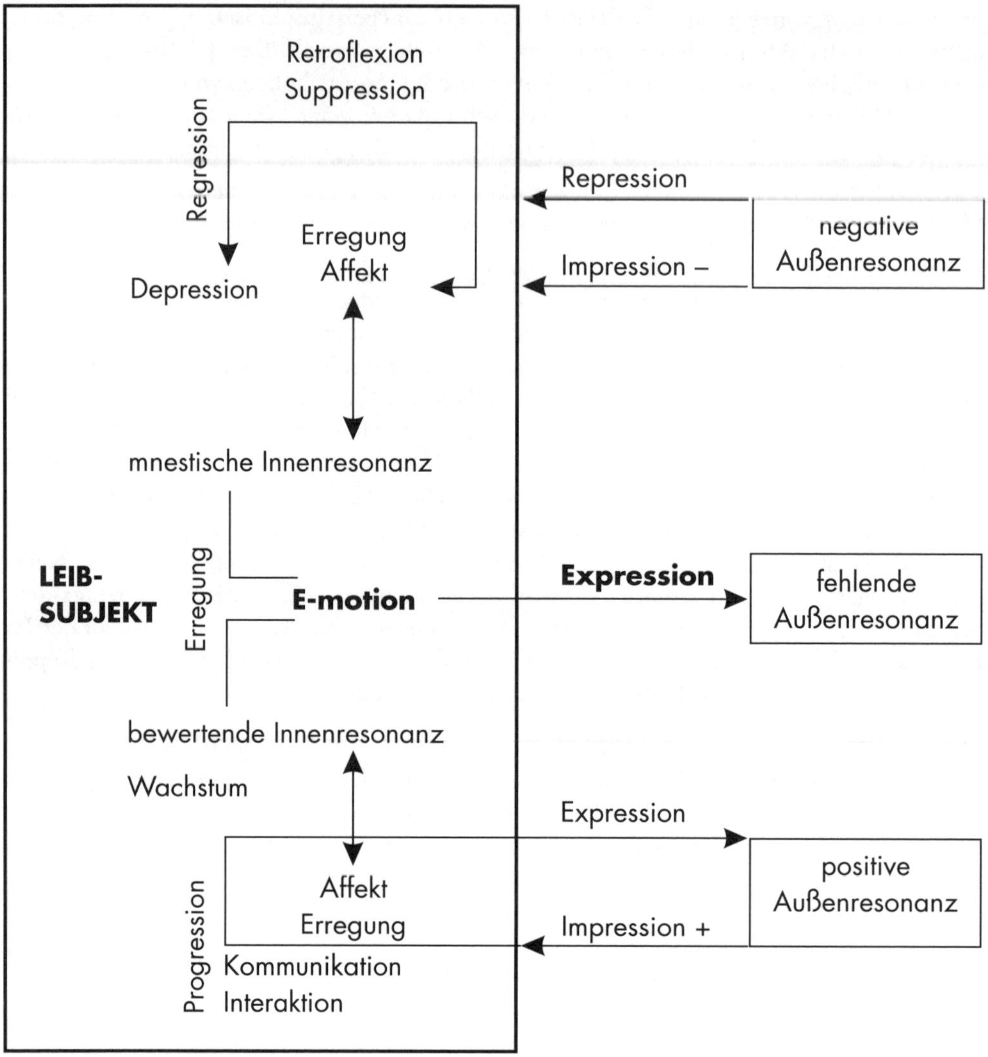

Abb. 6: Repressionsmodell der Pathogenese III: Impression → Erregung → Resonanz → Emotion → Expression → ← Repression → Suppression → Depression (aus *Petzold* 1970c)

Ein komplexes Geflecht benigner/maligner Stimulierungen, belastender/entlastender Faktoren wirkt als positive (+) und negative (–) „**Impressionen**" auf das Leibsubjekt und löst physiologische Erregung, Affekte und *mnestische* und *valuierende* **Resonanzen** aus, Erinnerungen an ähnliche bzw. kontrastierende **Impressionen**.

Weiterhin werden Eindrücke vom Subjekt kognitiv bewertet und gefühlsmäßig gewertet (+/–). Unter Einfluß dieser Komponenten entwickelt sich als „Synergem" *die* **E-motion**, die nach außen in die **Expression** drängt. Diese trifft entweder auf *positive Resonanz* im Außenfeld, etwa bei anderen Subjekten, so daß Interaktion, ein *kommunikativer Zyklus* beginnt von

Impression → Erregung → Innenresonanzen → Expression →, die zur Impression beim Gegenüber wird → Außenresonanzen auslöst, die wiederum zur Expression/Impression wird usw. Ein solcher Zyklus ermöglicht *Wachstum* und *benigne Progression.* Geht aber die Expression ins Leere, bleibt sie ohne Resonanz, kann keine Entwicklung geschehen. Trifft die auf die Impression erfolgende Resonanz mit ihrem emotionalen Ausdruck auf *negative Außenresonanz* von repressiver Qualität, so kann die Emotion nicht in den Ausdruck gelangen. Der expressive Impuls wird durch *externale* ***„Repression***" (negative Sanktionierung, Bedrohung, Kritik) zurückgedrängt. Er wird vom Individuum häufig auch selbst zurückgenommen aufgrund *„internaler* ***Repression***" bzw. retroflexiver *Suppression* als *Selbstrepression* durch verinnerlichte Sanktionen und Normen. Es kommt als Folge dieser Dynamik dann nicht selten zu malignen Regressionen, zur **„Depression"** und/oder zu psychosomatischen Reaktionen. Ich habe diesen Vorgang verschiedentlich in den Krankheitsmodellen der Integrativen Therapie dargestellt (*Petzold, Schuch* 1991; dieses Buch S. 462f, 469f). Offenes, angstfreies Ausdrücken emotionaler Reaktionen führt zu einer Reduzierung emotionaler Spannungen bzw. Überforderungsgefühle. Dieses Konzept ist seit der *Nietzsche/Freud*schen Verdrängungsthese, der *Reich*schen Konzeption der Charakterpanzerung, *Perls*' Retroflexion der *„concealment-self-disclosure-theory"* von *Mowrer* oder *Jourard* (1968, 1974) bis hin zu kognitionstheoretisch orientierten Arbeiten immer wieder aufgezeigt worden (*Verres, Sobez* 1980). Ein Modell „psychosozial vermittelter Krankheit" von *Verres* (1983) macht diese Überlegungskette aus kognitivistischer Sicht noch einmal deutlich und gibt den emotionalen Reaktionen für die subjektive Situation einen wichtigen Platz. Dabei muß unterstrichen werden, daß in diesem Modell der Faktor *„Bewertung"* gleichfalls als emotional relevant zu sehen ist. Wertungen sind stets mit Gefühlen verbunden (es sei denn, sie werden von einem Computer vorgenommen). Schaut man das Modell von *Verres* unter diesem Blickwinkel an, so ziehen sich die Emotionen durch den gesamten Prozeß der Entstehung von Krankheit.

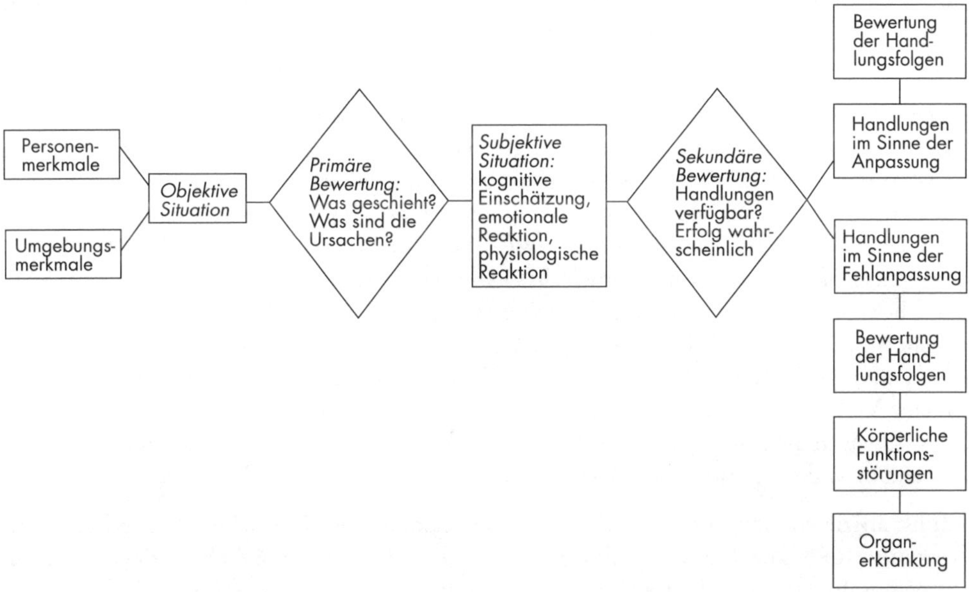

Abb. 7: Vereinfachtes Modell psychosozial vermittelter Krankheiten (aus: *Verres* 1983, 291)

Die Arbeit mit Emotionen auf dem Hintergrund eines komplexen Verständnisses von Emotion bezieht körperliche, kognitive und soziale Komponenten ein, um affektive Regungen zu beeinflussen. Die Wege einer solchen emotionsgerichteten Therapie sind vielfältig und abhängig von der klinischen Situation des Patienten. Es wird eine Frage der Indikation, ob „emotionales Nähren" oder „Nachnähren", „emotionale Differenzierungsarbeit", „emotionales Expressions- und Flexibilitätstraining" angezeigt sind, ob man sich den leiblichen Ausdrucksblockierungen zuwendet oder den kognitiven Bewertungen von Gefühlsereignissen (die in der Regel Hintergrundemotionen implizieren). *Wann* welche therapeutische Linie verfolgt wird, *wie* Maßnahmen zusammenspielen müssen, *wo Einstimmungen* und *Umstimmungen* angezeigt sind, eine Modulation des Affektes usw. ist eine Frage des therapeutischen Prozesses, der gemeinsamen Erarbeitung des therapeutischen Weges zwischen Patient und Therapeut, eine *Synergie* der inneren Strebungen (*viation*) von beiden und der konzeptgeleiteten Strategie (*trajectory*) des behandelnden Arztes oder Psychologen (*Petzold* 1988n, 282f). Dabei wird das „Sprechen *über*" Gefühle ein wichtiges Geschehen – das zeigt denn auch „der Sprachgebrauch in der Psychotherapie", wie *Kemmler*, *Schelp* und *Mecheril* (1991) in ihrer Untersuchung zum emotionalen Geschehen in vier Therapieschulen deutlich gemacht haben. Gefühl wird damit in die Sprache hineingeholt. *Emotionale Differenzierungsarbeit* kann auf Sprache nicht verzichten, selbst wenn es wichtige Wege nonverbaler Differenzierungen zu beschreiten gilt. „Gefühl ist ... auf Sprechen angelegt, jedoch so, daß es darin in seiner Fülle nur eingeht, solange Sprechen kreativ ist, d.h. den *vertikalen* Durchgriff von primärer, intimer Bedeutungserfahrung in einem Positionsschema mit entsprechenden Kognitionsfiguren bis hin zu den spezifizierten, öffentlichen, auf Kommunikation wie auf Sachbezeichnung verpflichteten Namen verwirklicht. So kulminiert Gefühl in seinem Namen" (*Bottenberg* 1972, 269f; vgl. *Bottenberg* 1991). Deshalb ist in der Integrativen Therapie neben den emotionszentrierten Fokalsitzungen (*Petzold, Heinl* 1980; *Petzold* 1993p), der Leibarbeit (idem 1974i), den Kreativen Medien (*Petzold, Orth* 1990) die „**narrative Praxis**" (*Petzold* 2003g) als Form *„emotional berührten Gesprächs"* unverzichtbarer Bestandteil therapeutischer Arbeit. Sie führt die nonverbalen Elemente fort und gibt dem Gefühl auch sprachlichen Bedeutungszusammenhang, verbindet Kognition und Affekt in der Ko-respondenz.

Therapeut und Patient sprechen miteinander in der tiefen, unverstellten Berührtheit, die das *Teilen* bedeutsamer und bewegender Lebensereignisse kennzeichnet. Vom Therapeuten verlangt dies eine Bereitschaft, sich betreffen zu lassen und eine große Resonanz- und Tragfähigkeit. Er muß sein emotionales Spektrum und seine Personalität in einer sehr menschlichen, untechnischen Weise einsetzen können. Er muß sich selbst einsetzen. Für ihn gilt – wie für jeden integeren, erwachsenen Menschen und sein Gefühlsleben –, daß „integrale, vollständige Gefühle" solche sind, „bei denen sich Empfindungen, Bedeutungen und der entsprechende Ausdruck in völligem Einklang befinden" (*Hart, Binder, Corriere* 1983, 15). Dabei ist das „entsprechende" situativ und ko-respondierend als adäquate soziale Referenz aufzufassen, ansonsten ergibt sich eine Verkürzung. Das Gefühl bezieht sich auf Ereignisse und die darin agierenden Menschen (zuweilen beklagt es auch ihre Abwesenheit). Emotion „erwartet" eine emotionale Antwort. Sie ist in diesem Sinne ein *„ko-kreatives Ereignis"* (*Petzold* 1971k, 1990b; *Iljine* 1990).

Gefühle affizieren, berühren, ergreifen, bewegen, erschüttern Menschen und verlangen eine ko-emotive Resonanz. Nur wenn diese Prozesse gelingen, wird es möglich werden, Emotionsarbeit im Rahmen einer Integrativen Therapie jenseits von „Gefühlstechniken" und „affektivem Agieren" konstruktiv für das Heilwerden von Menschen einzubeziehen.

2.4 Regression und emotionszentrierte Atemarbeit

„Es muß betont werden, daß gerade die Atmung unglaubliche Massen psychischer Energien bindet und befreit."
G. Groddeck

„Le souffle accompagne le sentiment et on peut pénétrer dans le sentiment par le souffle, à condition d'avoir su discriminer dans les souffles celui qui convient à cet sentiment."
Antonin Artaud 1964, 205

Da bei jedem intensiven Gefühl die Atmung eine zentrale Rolle spielt – man schnaubt vor Wut, stöhnt vor Lust, seufzt vor Schmerz, prustet vor Lachen, hält vor Furcht den Atem an, verstummt vor Entsetzen etc. –, kann die Bedeutung der Atemarbeit im Rahmen eines integrativen, leiborientierten Therapieansatzes gar nicht hoch genug veranschlagt werden. Gefühl und Atem und die damit verbundenen Laute – vom leichten Seufzen bis zum durchdringenden Schrei, vom unterdrückten Schmerzenslaut bis zum Wutgebrüll – wurden von uns auch stets in das therapeutische Prozedere einbezogen (*Petzold* 1970c, 1974k, 1975e, 1983g usw.). Funktionale und konfliktorientierte Atemarbeit (idem 1974k, 358ff) und Arbeit mit der Stimme (ibid. 364ff), der Einbezug der Emotions- und Atemräume (Kopf, Hals, oberer Brustraum, unterer Brustraum, Bauch) zur emotionalen „Tiefung" über die Lösung der Atemmuskulatur, das „Locken" des Atems, die Intensivierung des Atems, das alles gehört in das Standardrepertoire thymopraktischer, integrativer Leibarbeit.

Wo immer – z.B. unter sozialem Streß, repressiven Situationen – die Atmung eingeengt, die am Atemgeschehen beteiligte Muskulatur chronisch verspannt ist, kann sich der Affekt nicht frei entfalten (*Traue* 1989). Wo immer wir sehen, daß Affektverbalisation, Affektmimik und Respirationsmuster nicht korrespondieren, können wir annehmen, daß verhindernde Einflüsse auf das Atemgeschehen gewirkt haben, ... und wir begegnen derartigen Befunden häufig. Sie sind im „**Leibgedächtnis**" archivierte „Monumente" *prävalent pathogener Milieus* (Bd. I, 238) und führen uns bei leiborientierter Arbeit stets zu traumatischen Situationen, in denen Individuen – zumeist Kinder, Frauen, aber auch alte Menschen und Menschen aus benachteiligten Schichten in subalternen Positionen – gezwungen waren, Emotionen zu unterdrücken, zu verformen und Ausdrucksverhalten zurückzunehmen, vor allem aber „den Atem anzuhalten", „nur noch ganz leise zu atmen", „mucksmäuschenstill zu sein" oder im Schmerz den Atem zu pressen, daß „kein Tönchen über die Lippen kommt", weil dann die Situation noch ärger würde. Oder sie durften ganz einfach „nicht zu atmen wagen", weil sonst „etwas ganz Schlimmes passieren" könnte usw.

Die Bearbeitung solcher Muster kann natürlich nur im Kontext eines übergreifenden therapeutischen Prozesses geschehen, da die Beeinflussung des Atemmusters die Person „an der Basis" berührt, einem „schweren Eingriff" vergleichbar. Workshop-Settings, „bioenergetische

Seminare", Rebirthing-Gruppen o. ä. sind hier kein geeigneter Rahmen und müssen auf der Grundlage unserer klinischen Erfahrung als äußerst risikoreich und bedenklich angesehen werden (*Petzold* 1977l, 1990ä), auch wenn es sich bei der Bearbeitung oft nur um eine „Fokalregression" handelt bei Menschen, die als „Zeitreisende" (idem 1989d) mit einem integrationsfähigen, starken Ich durchaus einmal in frühe Zeiten „hinabtauchen" können; es ist zumindest ein mittelfristiger Rahmen für die Arbeit mit Atmung anzusetzen, da man nie weiß, auf welche „Altlasten" man stößt, die einen größeren Raum zur Aufarbeitung benötigen und eine längere Zeitstrecke, und für die im Hinblick auf die Bearbeitung auch eine mittelfristige oder längerfristige *Regression* in Kauf genommen werden muß. Dies ist natürlich nur zu rechtfertigen, wenn eine entsprechend gewichtige Symptomatik vorliegt und der Patient sich auf die konfliktzentrierte Atemarbeit auf der Grundlage von „*informed consent*" (vgl. dieses Buch, S. 417f) einläßt.

Die atemzentrierte Leibarbeit setzt archaische Emotionen frei, in denen sich ein eingeschränktes Atemmuster restituieren kann. Je *umfassender* die Regression ist, desto frühere Schichten können dabei aktiviert werden, so daß Formen des Fühlens und damit Atmens aufkommen, die für frühe Kinderzeiten kennzeichnend sind – und bei Kindern in den ersten beiden Lebensjahren findet man selten distortive Atemmuster, wenngleich solche durchaus vorkommen, etwa bei Risikokindern (*Lipsitt* 1979). Die bei solchen Sitzungen auftauchenden Phänomene, wie z.B. Stimmregression, Kindersprache, Babylaute sind nun kein „wirkliches" Babyverhalten.

Wenn wir von einem qualitativen bzw. transformationellen Entwicklungsbegriff (*Turiel* 1983, 103f) ausgehen und nicht von einem quantitativen wie *Freud*, so läßt sich „tiefe Regression" nicht als ein tatsächlicher, zeitlicher Rückschritt auffassen. Das, was sich bei *Babys* beobachten läßt und das, was sich in der Behandlung erwachsener Patienten in „umfassenden Regressionen" zeigt, *ist bei aller Ähnlichkeit bestimmter Phänomene niemals das gleiche* (*Barison* 1974). Ein Erwachsener mag sich *als* Baby fühlen, aber er wird niemals mehr *wie* ein Baby fühlen können (*Willick* 1985, 183f), wie regrediert er auch sei (*Petzold* 1992c). Im aktualen Verhalten einer regressionsorientierten Sitzung haben wir es mit einer „Durchmischung von *mnestischen Kernen*" (im Sinne propriozeptiver, exterozeptiver und atmosphärischer Relikte) und „*Phänomenen der Nachträglichkeit*" – Erfahrungen, die in späteren Sozialisationszeiten aufgenommen wurden – zu tun, mit einer „Durchmischung von aktualisierten primären und sekundären Narrativen" (idem 1991o). Auch wenn diese archaischen Relikte vielfachen Veränderungen und Wandlungen ausgesetzt waren, so findet sich ihr Niederschlag in leiblich-objektivierbaren, respiratorischen, muskulären, emotionalen und kognitiven Mustern. Derartige „Monumente" zeitigen auch Wirkung. In regressionsorientierter Arbeit n ä h e r n wir uns über die Erinnerung und durch „*reminder*" (d.h. auslösende Reize, die nicht-memorables, aber archiviertes Material aus dem Leib-Gedächtnis freisetzen, vgl. S. 559ff) pathogenen Szenen und Atmosphären, die in der Form, in der sie noch „deponiert" sind, „gegenwärtig gesetzt" werden. Es handelt sich dabei niemals um eine getreue Reproduktion einer historischen Situation, sondern um eine „Näherung". In diesem Sinne definieren wir auch unser Konzept der **Regression**:

> *Regression ist »eine Aktivierung kognitiver-emotionaler-sensumotorischer Erinnerungen, wie sie in der „Lebenschronik" des Leib-Gedächtnisses abgespeichert sind, und die aufgrund ihrer emotionalen Komponenten Ich und Selbst des Menschen überfluten. Seine Wahrnehmung, sein Denken und sein Verhalten werden temporär so beeinflußt, daß sie*

von Beobachtern (und auch von Resten des sich selbst beobachtenden Ich) nicht als altersangemessen erlebt werden. Dabei ist die Regression – phänomenologisch betrachtet – keine zeitliche, sie geschieht ja in einem gegebenen Hier-und-Jetzt, sondern sie ist zu sehen als ein generelles oder sektorielles Außerkrafttreten oder Zusammenbrechen des aktualen kognitiven, emotionalen und behavioralen Differenzierungsniveaus von Kompetenz und Performanz über einen kürzeren oder längeren Zeitraum (situative bzw. Fokalregression, Dauerregression). Dies erfolgt auf eine Weise, daß frühere bzw. archaischere Formen kognitiven, affektiven und behavioralen Funktionierens in der Gegenwart wirksam werden und auf diese Weise eine erlebnisintensive, memorative „Näherung" an zurückliegende biographische Ereignisse und die mit diesen verbundenen Erlebnisformen möglich wird « (Petzold 1970c, 38)

Einem solchen Regressionskonzept ähnelt die „topische Regression" (*Freud* 1914, 544) im *Freud*schen Begriffsrahmen. Wir sehen allerdings aus kognitionspsychologischer Sicht eine Möglichkeit der Selbstbeobachtung (self-monitoring, *Schnyder* 1979), da Bewußtseinsprozesse nicht „eindimensional" verlaufen, sondern oftmals mehrschichtig (*Petzold* 1988a), und wir uns immer wieder „zugleich" auf „mehreren Ebenen" bewegen können. Zumindest ist dies bei „benignen Regressionen" (*Balint* 1968) der Fall, bei „Regressionen im Dienste des Ich" (*Kris* 1952). Bei „malignen Regressionen" (*Balint* 1968) hingegen kann es immer wieder zu derart „massiven Konfluenzzuständen" kommen, daß die „Insel der Vernunft im Ich" (vgl. *Sterba* 1934) überflutet wird. Eine solche *sichere* Insel kann man indes nicht unbedingt annehmen (*Körner* 1989), besonders nicht, wenn der Therapeut keine Hilfen gibt, die selbstbeobachtende Funktion des Ich zu stabilisieren. Häufig wird sie auch bei intensiveren Regressionen zurückgenommen, wenn er nicht selbst für den Patienten als „Hilfs-Ich" (*Moreno, Moreno* 1944) fungiert. In Dauerregressionen kann diese „Hilfs-Ich-Funktion" durchaus über längere Zeiträume notwendig werden, wobei sich der Therapeut in dem Maße zurücknimmt, wie der Patient in seinem Ich erstarkt. Die Hilfs-Ich-Funktion findet sich z.B. deutlich in den *„structures"*, Formen intensiver emotionaler Arbeit im *Pesso*-System psychomotorischer Therapie (*Pesso* 1987) sowie in allen therapeutischen Ansätzen, die einem Modell der *parentage/reparentage* (*Iljine* 1942) verpflichtet sind. Da Regression in der Regel in sozialen Kontexten stattfindet oder als Reaktion auf das Fehlen solcher Kontexte (wobei diese virtuell präsent sind und herbeigesehnt werden), ist ihre *relationale Qualität* hervorzuheben.

In der regressionsorientierten Leibarbeit kommt in der nonverbalen Sprache von seiten der Patienten immer wieder das Ausstrecken der Arme auf, wie ein kleines Kind die Ärmchen ausstreckt. Die damit verbundenen Emotionen: Schmerz, Angst, Unglücklichsein, warten darauf, auf *ko-respondierende „emotionale Positionen"*, leiblich-konkret gezeigte Emotionen zu treffen, von ihnen umfangen zu werden, von Trost, Sorge, Zärtlichkeit, Liebe und den damit verbundenen Handlungen der Linderung, des Umsorgens, der Beruhigung. Das setzt im therapeutischen Rahmen die Fähigkeit und die Bereitschaft des Therapeuten voraus, auf „affektive Anfragen" emotional und leiblich-unmittelbar zu antworten, in eine Ko-affektivität einzutreten, eine Berührtheit zuzulassen, sich „bewegen" zu lassen: *co-emoting.* Ein technisches *„emoting"* ist deshalb ausgeschlossen. Insofern muß der Therapeut die Regression des Patienten durch eigene Regression begleiten (*Balint* 1968), eine theoretische Position und eine *Praxis*, die von *Ferenczi* und einigen seiner Schüler (*I. Holló, V.N. Iljine, J. de Forest*) in der Behandlung schwerstkranker Patienten eingesetzt wurde. „Man verfährt also wie eine zärtliche Mutter, die abends nicht schlafen geht, ehe sie alle schwebenden kleinen und großen Sorgen, Ängste, böse Absichten, Gewissensskrupel mit dem Kinde durchgesprochen und in beruhigendem Sinne erledigt hat" *(Ferenczi* 1931, 284), läßt den Patienten also die „Wohltaten einer guten Kinderstube" (ibid.) erfahren. Der Therapeut bzw. die Therapeutin müssen sich damit auf eine solche mütterliche oder väterliche Haltung einlassen können, die ko-respondierenden Emotionen „generieren", in leiblich-konkreter Präsenz aktualisieren. In diesem Klima, in diesen Handlungen geschieht *„emotionale Differenzierungsarbeit"*. *Ferenczi* war in der Lage, seine Patienten in den Arm zu nehmen, zu halten, zu wiegen – er ist dafür in der psychoanalytischen *„professional community"* (nicht zuletzt von *Freud* und *Jones*) in übelster Weise diskriminiert und geächtet worden. Bis heute verstehen Psychoanalytiker seinen genialen – weil so natürlichen und einfachen – Ansatz nicht, *emotionales Nachnähren* zu praktizieren, leiblich-konkret mit all den Möglichkeiten *emotionaler Differenzierungsarbeit*, wie sie in der Kindertherapie als selbstverständlich gelten und von uns in dieser Tradition auch für die Arbeit mit Erwachsenen aktualisiert wurden (*Petzold* 1969b).

In der konfliktorientierten Atemarbeit bzw. thymopraktischen Leibtherapie wird nicht „aus dem Stand" in intensive Regressionen eingestiegen. Der therapeutische Prozeß, der zumeist über große Strecken verbal verläuft, bereitet leiborientierte Sequenzen vor. Die Patienten sind mit *emotionalen Regressionen* vertraut, der Therapeut weiß um die Belastbarkeit und die Integrationsfähigkeit der Menschen, mit denen er arbeitet. Vielleicht taucht über einen Traum, in dem keine Menschen sind, nur Öde, ein Verlassenheitsgefühl auf, oder es durchströmt den Körper plötzlich eine Atmosphäre der Verlorenheit, wenn der Therapeut den Patienten auffordert, seine Aufmerksamkeit (*awareness*) auf die flache, im Brustraum festgehaltene Atmung zu fokussieren (wir verwenden hier Ansätze, wie sie von *Perls* mit seinem Awareness-Konzept oder von *Gendlin* mit seinem *focussing* entwickelt wurden, vgl. *Perls* 1969; *Stevens* 1975; *Gendlin* 1970). Diese Gefühle extremer Verlorenheit werden zunächst metakommuniziert. Entweder kann der Patient sie benennen, oder er äußert nur sein Unbehagen, zuweilen holt er sich ein *„Übergangsobjekt"* (*Winnicott* 1952) – in unseren Therapieräumen liegen immer Teddys, Kuscheltiere, Puppen etc. –, oder er begibt sich auf die Matte in die „Kuschelecke", oder er sucht Kontakt, indem er z.B. über ein *„Intermediärobjekt"* (*Petzold* 1987a, dieses Buch, S. 848), z.B. einen Ball oder einen Stoffhund ein Spielangebot macht, was bedeutet, daß der Therapeut dieses Angebot des Patienten aufnehmen und seine *Spielkultur* (dieses Buch S. 843) erfassen können muß. Sind der therapeutische Prozeß und die Erfahrung mit regressiver Arbeit schon fortgeschritten, fragt der Patient auch aktiv von sich selbst aus nach haltendem, bergendem Kontakt: „Ich glaube, ich muß jetzt gehalten werden, ich habe einen Einstieg gefunden". Derartige „Einstiege in *Viationen*" regressiver Therapieverläufe (*Petzold* 1988n, 231ff) verlangen vom Therapeuten die Bereitschaft und die Fähigkeit, „miteinzusteigen", durch den Affekt des Patienten „affiziert", Berührung zu zeigen, sich „bewegen zu lassen" von dessen Schmerz oder Leid und dieser inneren Bewegtheit auch Ausdruck zu verleihen. Dies kann z. B. dadurch geschehen, daß er z. B. den Patienten in den Arm nimmt und wiegt. Videoanalysen solcher Sequenzen zeigen, daß dabei Therapeuten Muster des *„intuitive parenting"* und *„sensitive caregiving"* (dieses Buch S. 592) zeigen und stets die zu Schmerz und Leid ko-respondierende emotionale Lage mit dem respiratorisch-postural-fazialen Muster von Zärtlichkeit/Sorge (*tenderness/caring*) eingenommen wird (vgl. Abb. 3 und 4). Das damit verbundene ruhige, gleichmäßige Atemmuster, die versichernde Mimik und Gestik des Therapeuten/der Therapeutin beruhigt zunächst das affektive Geschehen des Patienten/der Patientin nicht, sondern *ermöglicht* im Gegenteil erst eine emotionale Lösung und expressives Verhalten, genauso wie ein Kind mit aufgeschlagenem Knie zur Mutter, zum Vater läuft und erst in ihren/seinen Armen zu schreien und zu weinen beginnt. Dann, später, nach vollem emotionalem Ausdruck, tritt Beruhigung ein. Natürlich kann der Therapeut in solchen Situationen nicht „stocksteif" dasitzen. Er ist leiblich affiziert. Kommotibel geht er mit. „*Intuitiv*" unterstützt er in diesem „*co-affektive state*" die Atmung, den emotionalen Ausdruck durch Berührungen, das Streicheln des Rückens, durch prosodische Laute, tröstende Worte. Diese „unspezifischen" Ateminterventionen in ko-emotionalen Prozessen werden beim leibtherapeutisch geschulten Therapeuten durch „spezifische", physiotherapeutische Interventionen „ergänzt"; und auch diese werden nicht in einer technischen Form eingesetzt. So wird die Flankenatmung „gelockt", ermöglichen lösende Massagestriche neben den Schulterblättern das Durchbrechen des Schluchzens, eines Weinens, wie es Kinderweinen kennzeichnet und wie es beim Weinen Erwachsener nur selten möglich ist, stimulieren Interventionen auf die Interkostalmuskulatur, tiefe, reflektorische Atmung usw. Insbesondere ist es wichtig, bei gepreßtem Weinen, verhaltenem Schluchzen die „*superimposed saccades*" (Abb. 5) zu ermöglichen, da diese für den vollen emotionalen Ausdruck erforderlich sind. Vor allen Dingen wird damit ein durch Streßerfahrungen stabilisierter muskulärer Hypertonus (*Traue* 1989), werden „chronifizierte Haltemuster", wie sie für das „inspiratorische Plateau" (vgl. Abb. 5) bei Furcht/Angst kennzeichnend sind und sich in einem generalisierten Spannungstonus sowie in spezifischen Verspannungen der Respirationsmuskulatur zeigen (vgl. Abb. 4), gelöst. Nach Ausschwingen und Abklingen der emotionsintensiven „Aktionsphase" läßt sich bei den Protagonisten regelhaft das respiratorisch-postural-faziale Muster Geborgenheit/Zufriedenheit (als Ko-respondenzgefühl zu Zärtlichkeit/Sorge) feststellen. Es hat sich damit das vollzogen, was *Susana Bloch* aufgrund ihrer experimentalpsychologischen Befunde von diesem Atemmuster annimmt: „We think that, for example, the breathing pattern of tenderness, with its slow abdominal rhythm and long expirations followed by a pause, might be well adapted to re-educate people who suffer from respiratory disturbances. What is important in such cases is to activate all the somatic actions involved in this emotion, i.e. the postural and facial elements as well. In this way one could go beyond a mere breathing ‚exercise' and have the subject enter into the imagery and/or personal evocation of tenderness. We found, by the way, that this is the only emotion accompanied by a significant decrease in heart rate (*Lemeignan, Bloch*, manuscript in preparation). The reproduction of the entire emotional pattern of tenderness may have valuable clinical and therapeutic uses" (*Bloch, Lemeignan* 1992, 37f).

Die regressive Emotionsarbeit erfordert natürlich wieder eine „Progression", und dabei ist es wichtig, daß in der therapeutischen Sitzung kein plötzlicher „step-out" erfolgt, sondern ein allmähliches Auftauchen. *Ferenczi* (1932) hat zu Recht vor „*malignen Progressionen*" (vgl. *Petzold* 1969b; Bd. I, 468) gewarnt, in denen sich das Kind, der regredierte Patient den Wünschen des Therapeuten anpaßt und „brav" (hinter Bravheit steht immer Angst, genauso wie hinter Tapferkeit) möglichst schnell aus der Regression auftaucht, sich wieder „zusammenreißt", „funktioniert". Auf diese Weise kann das, was *Balint* (1968) als „Neubeginn" bezeichnet, die „*benigne Progression*" (Bd. I, 482) einer neuen Entwicklung nicht geschehen. Dieser Neubeginn bedeutet nämlich, „das Leben wahrlich neu beginnen" (*Balint* 1935, 44), und das kann nur in einer angstfreien Atmosphäre geschehen. Da aber Angst nicht nur momentaner Zustand emotionaler Erregung, sondern auch „eingefrorenes muskuläres Muster" sein kann, *chronifizierte Engung*, die sich im leiblichen Verhalten habitualisiert hat, so wird eine verbale Therapie allein kaum weiterkommen, denn diese Muster sind äußerst persistent. Zu ihnen stehen „*emotionale Stile*" parallel, die flach, blaß, eingegraut sind, ohne wirkliche Wärme und

Fülle. Deshalb braucht es neben einer „Atmosphäre des Vertrauens und vollkommener Freiheit" (*Ferenczi* 1964 III, 481) „taktvoll beruhigende Worte", „ermutigenden Händedruck", „freundliches Streicheln des Kopfes", wird „Verständnis", „Zärtlichkeit" und „volle Aufrichtigkeit" nötig (ibid. 505). *Ferenczi* hat die „natürlichen" Muster körperlich-emotional-kognitiver Interaktion praktiziert, die wir im *„sensitive caregiving"* (*Vyt* 1989) finden (vgl. *Petzold* 1969b, et al. 1993).

In stärker ludisch ausgerichteten Kontexten, etwa der „erlebnisaktivierenden Modalität" im „dritten Weg der Heilung", können wir auch Emotionen einfach einmal üben, wie Kinder „Gefühle einüben": „Man prustet vor Lachen", „hält sich den Bauch vor Lachen", „schimpft wie ein Rohrspatz", schreit und kreischt vor Furcht, erschreckt von imaginierten Gespenstern. Derartige spielerische Arbeit erfolgt aber wiederum *nicht technisch*, sondern unter dem „wohlwollenden, gewährenden Blick" der „Therapeuteneltern" in ihrem Mitspielen, ihrem Aufbauen einer spielerischen Atmosphäre und Aktualisierung einer konstruktiven *Spielkultur* (dieses Buch, S. 843). Auch hier kann es immer wieder geschehen, daß „aus Spaß Ernst" wird, daß eine Emotion „kippt". Lachen und Weinen liegen nahe beieinander: das eine auf der inspiratorischen, das andere auf der expiratorischen Linie (vgl. Abb. 5). In solchen Fällen müssen die Therapeuten eingreifen, auffangen, stützen und immer wieder emotionale Differenzierungsarbeit leisten, Hilfen der *Umstimmung* (*shifting*), der *Feinstimmung (dosing)* geben usw. Zuweilen müssen sie eine *Ausstimmung* (*distancing*) vornehmen.

Wenn Patienten *awareness* für ihr Atemgeschehen gewinnen, und dies geschieht durch „emotionales Atmen", werden sie lernen, wahrzunehmen, wenn sie retroflektieren, stauen. Sie haben dann als Hilfe die Fähigkeit, ihre Gefühle zu nuancieren, vielleicht umzustimmen, auf jeden Fall aber sie in einer Weise zu zeigen, daß sie sie weder unterdrücken müssen noch gänzlich aus dem sozialen Rahmen fallen, in dem sie ja auch leben müssen, es sei denn, dieser Rahmen ist zu toxisch, und sie entschließen sich, mit Hilfe der Therapie, der Therapeuten, der therapeutischen Gruppe neue *„soziale Netzwerke"* aufzubauen, neue *„social worlds"* aufzusuchen.

Atmung, Gefühl und emotionale Gesundheit sind unlösbar miteinander verbunden. Das Neugeborene muß lernen, seinen Atem zu regulieren und zu kontrollieren, um seine Gefühle differenzieren zu können. In den ersten drei Lebensmonaten kann es dies bekanntlich noch nicht sehr gut. Es kann zwar zugleich atmen und schlucken, aber die Atemkontrolle gelingt ihm erst mit dem dritten Monat, und dann differenzieren sich auch seine Affekte, beginnt in dem nun möglichen „Lallen", im *„baby talk"* zwischen Eltern und Kind die *Emotionsarbeit*, deren Feinabstimmungen über die Sozialisation hin einen emotional reichen und differenzierten Menschen heranwachsen lassen (*Papoušek, Papoušek* 1985, 1993). Das Erlernen der Atmungs- und Emotionskontrolle erfordert unmittelbare, leibliche Unterstützung der Eltern, und wo diese unzureichend erfolgt, haben wir es häufig mit „Risikokindern" (*Lipsitt* 1979) zu tun. Wenn immer unsere Patienten in starken emotionalen Erregungszuständen gestaut sind (*Traue* 1989) und von abgrenzend „abstinenten Therapeuten", die sich nicht affizieren lassen und, resonanzlos, keine ko-emotionale Bewegtheit zeigen können, dürfen oder wollen, keine Hilfen erhalten, über Atmung, Mimik, Gestik, Haltung und Bewegung ihr Gefühl auszudrücken, birgt diese *„maligne Abstinenz"* erhebliche Risiken: Die leiblichen *Engungen* chronifizieren weiterhin, die fehlende emotionale Bandbreite bleibt fixiert. Empathiefähigkeit für andere und Selbstempathie werden verhindert. Das Gefühlsspektrum erfährt keine Ausdehnung. Es wird keine *Weitung* möglich, sondern es werden allenfalls sekundäre kognitive Bewältigungsstrategien, rationale Einsichten, bessere Verbalisations- und Kommunikationstechniken erworben. Das ist *etwas*, aber es ist zu wenig und manchmal sogar dysfunktional.

Ein komplexes Konzept emotionalen Lebens, Erlebens und Kommunizierens, wie es in der Emotionstheorie der Integrativen Therapie vorliegt und aufgrund der Ergebnisse der empirischen Säuglingsforschung – etwa über das *„affective attunement"* (*Stern* 1985) – formuliert werden mußte, fordert *unabdingbar* eine leibtherapeutische Orientierung, einen atemtherapeutischen Ansatz, eine emotionsgerichtete **„Thymopraktik"** aus der **„Zwischenleiblichkeit"** einer heilenden therapeutischen Beziehung heraus.

Soziale Gruppe, „social worlds" und „narrative Kultur" als bestimmende Faktoren der Lebenswelt alter Menschen und gerontotherapeutischer Arbeit

in Zusammenarbeit mit *Christa Petzold*

(1991)*

Der Mensch lebt in sozialen Gruppen, Netzwerken, Konvois**. Er ist „*zoon politikon*" (*Aristoteles*). In Gruppen, sozialen Netzwerken, Kultur- und Traditionsgemeinschaften wird seine Persönlichkeit geprägt, entwickelt er sich in „Begegnung und Auseinandersetzung" zum Subjekt. Die soziale Gruppe als Sozialisationsinstanz wird zu einer „Matrix" personaler Identität (*Moreno* 1934; *Petzold, Mathias* 1983; *Müller, Petzold* 1999, 2002). Dies gilt nicht nur im Hinblick auf Kindheit und Jugend, sondern für die gesamte Lebensspanne (*Petzold* 1981f, g) – natürlich auch für das Alter. „Gesunde" soziale Gruppen können Menschen Entfaltungsspielräume bereitstellen, die ihre Potentiale fördern, in denen sie sich zu einer Persönlichkeit entwickeln und in denen Gesundheit und Wohlbefinden bis ins hohe Alter erhalten bleiben. In lebensfeindlichen Gruppen, die beschneiden, einengen, verdinglichen, in denen kaltes, feindseliges, gewalttätiges Klima vorherrscht, verkümmern Menschen. Diese an sich trivialen Feststellungen bedürfen für den sozial-gerontologischen Kontext einer Spezifizierung.

1. Soziale Gruppen im Alter – Aging networks

Der Begründer einer netzwerktheoretischen Betrachtungsweise, *J. L. Moreno* (1932, 1934), dessen Verdienst und Bedeutung leider in der Literatur zum „*social network approach*" (*Keupp, Roehrle* 1986) nicht ausreichend gewürdigt wird, hatte schon 1947 in einer Arbeit „The social atom and death" herausgearbeitet, daß Altern in erster Linie kein biologisches Faktum sei, sondern ein Absterben des „sozialen Atoms", ein Atrophieren sozialer Netzwerke, ein Verfall sozialer Gruppen und ein Verlust der in ihnen einstmals anwesenden „bedeutungsvollen Bezugspersonen". Wir können an solchen gruppalen Bezügen folgende herausstellen:

---

* Erschienen in: *Ch. Petzold, H. Petzold,* Lebenswelten alter Menschen, Vincentz Verlag, Hannover 1991.

** Siehe Definitionen in der Fußnote am Schluß.

- ➔ familiäre Bezüge (*Townsend* 1975; *Brubaker* 1985, 1990; *Troll* et al. 1979; *Dooghe, Hilander* 1979)
- ➔ freundschaftliche Bezüge (*Adams, Blieszner* 1989; *Matthews* 1979)
- ➔ nachbarschaftliche Bezüge (*Atchley* 1980; *Litwak* 1985; *Rosow* 1967; *Keller* 1968; *Keith* 1982)
- ➔ interessenorientierte Bezüge (*Unruh* 1983; *Schulz* 1979; *Palmore* 1981; *Saup* 1991)
- ➔ institutionelle Bezüge (*Saup* 1984; *Hummel* 1984; *Brubaker* 1987)

Mit der netzwerktheoretischen Betrachtungsweise hatte *Moreno* eine der Grunderkenntnisse der Sozialgerontologie klarsichtig vorweggenommen, daß nämlich soziale Netzwerke mit zunehmendem Alter (*Marshall* 1986; *Litwak* 1985) – allein durch die Ausdünnung der jeweiligen Alterskohorte (Freunde und Bekannte des gleichen Jahrgangs „sterben weg") – massive Einbußen erfahren und dies Konsequenzen für die Gesundheit und das psychische Wohlbefinden des alten Menschen hat (*Hass, Petzold* 1999; *Petzold* 1994e).

Mit dem „Altern der Netzwerke" kommt es häufig zur Vereinsamung, die schmerzlich als „Einsamkeit" erlebt werden kann, aber auch zur Abstumpfung führt (*Zimmermann* 1982), und Einsamkeit ist ein Risikofaktor (*Eder* 1990). Zuweilen macht sie krank bzw. noch kränker, als es die Menschen schon zuvor waren. Das Phänomen der Einsamkeit ist an sich schon komplex, je nachdem, aus welcher Perspektive man es betrachtet – aus psychologischer, philosophischer, soziologischer, therapeutischer etc. (*Bitter* 1967; *Kamper* 1967). Auch die Ergebnisse des *„loneliness research"* (*Hojat, Crandall* 1989; *Weiss* 1989) sind keineswegs einheitlich oder leicht zu interpretieren, insbesondere, da es immer wieder zu Adaptierungen an die Einsamkeit kommt, so daß sie im subjektiven Erleben häufig nicht mehr als unlustvoll erlebt wird (*Bungard* 1975). Weiterhin sind psychische, psychosomatische und funktionelle Erkrankungen multifaktoriell bestimmt. Dennoch zeigt sich in den verschiedenen Untersuchungen Einsamkeit als ein nicht zu unterschätzender Risikofaktor für die Gesundheit alter Menschen (*Lowenthal* 1964; *Sosna* 1983, 197; *Bennett* 1980), besonders, wenn die *„perceived control"* über die Einsamkeitssituation nicht gegeben ist (*Moore, Schultz* 1983). Wichtig ist auch, die Netzwerkdynamik für das Einsamkeitserleben zu betrachten, denn „allein sein" und „einsam sein" sind zwei verschiedene Dinge (*Berg* et al. 1981). Es zählt nicht die Quantität, sondern die Qualität der Kontakte (*Mullins* et al. 1989). Soziale und emotionale Isolation müssen differenziert werden (*Weiss* 1982), um das Einsamkeitsgefühl richtig zu verorten (*Peplau, Perlmann* 1982). Weiterhin spielt die Zunahme an Hilflosigkeit und damit das Angewiesensein auf Hilfe (*Bennett* 1973) sowie die Zugänglichkeit von Hilfsangeboten in den *„aging networks"* (*Gelfand, Olsen* 1980) eine wichtige Rolle für das Aufkommen von Einsamkeitsgefühlen und für ihre Wirkung als „Risikofaktor" (*Eder* 1990). Von ausschlaggebender Bedeutung für die Wertung von Isolation und Einsamkeit scheinen uns aber das subjektive Krankheitsverständnis des Betrachters dieser Phänomene und seine Bezugsparameter zu sein: sind es die „neuen Alten" (*Schultz* 1985), die Validen und unabhängig Lebenden (*Wieltschnig* 1982) oder die Dementen (*Dröes* 1991)? Auf dem Hintergrund unseres „erweiterten Gesundheits- und Krankheitsbegriffes" (*Petzold* 1990i; *Petzold, Schuch* 1991) und der Theorie der Salutogenese von *Antonowsky* (1979) sehen wir nicht nur somatische, psychosomatische und psychische Erkrankungen, sondern auch *psychosoziale* und *soziale Erkrankungen* als wesentlich an, und zu letzteren gehört die *Isolation*, weil sie die Entfaltung der Persönlichkeit im kommunikativen Bezug verhindert – und schon das hat Krankheitswert –, ja sie führt oft zu psychischen und psychosomatischen Symptomatiken (*Lowenthal* 1965).

Kranke Netzwerke bewirken Erkrankungen. Sie sind Ausdruck von Krankheit. Das ist ein gut untersuchtes Faktum, genauso wie es in der *Interventionsgerontologie* (*Lehr* 1979a; *Petzold* 1979k, 1994e) klar ist, daß netzwerkbezogene interventive Maßnahmen unverzichtbar sind, will man alten Menschen eine effektive Lebenshilfe geben und einen Beitrag zur Restrukturierung ihrer Lage und ihres gesundheitlichen Wohlbefindens leisten. Es geht also um die Beeinflussung von Netzwerken und – unter ökologischer Perspektive – von „Situationen" oder „soziophysikalischen Settings" (*Altman* 1975). Dabei müssen umweltpsychologische Maßnahmen (*Kaminski* 1976; *Kiernat* 1982) bis hin zu baulichen Konzeptionen bei Altenwohnungen und Altenheimen (*Reimann* 1983; *Burchard* et al. 1983) oder Entwürfen städteplanerischer Art bei der Gestaltung von Quartieren (*Auer* 1978; *Blumenstock* et al. 1981; *Dieck* 1979) und Interventionen aus „ökologischer Perspektive" (*Baltes* et al. 1975, 1983; *McClannahan, Risley* 1975), d.h. unter Einbezug der sozialen Wirklichkeit der Netzwerke, organisch verbunden werden in einem integrativen Ansatz des *„environmental and social modelling"* (*Bayne* 1971; *Lawton* et al. 1970; *Lawton* 1980, 1981; *MacDonald* 1978, 1982; *Müller, Petzold* 2002).

Städtische Altenarbeit (*Hummel* 1989) oder Stadtteilarbeit mit alten Menschen z.B., darf also nicht nur darauf gerichtet sein, die soziale Ausgrenzung alter Menschen zu verhindern, indem sie netzwerkfördernde Projekte in Angriff nimmt (*Petzold, Zander* 1985); sie hat auch – etwa durch kommunal- oder regionalpolitische Planungen (*Amman* et al. 1991) und Maßnahmen – darauf hinzuwirken, daß Verkehrs- und Transportmöglichkeiten zur Verfügung stehen, daß es genügend „kommunikative Flächen" und Aktivitätsangebote (*Quint, Spinkart* 1984) gibt, die alten Menschen Partizipationsmöglichkeiten bieten und die „alt und jung" verbinden. Im Hinblick auf Heime ist deren Öffnung nach außen (*Hummel* 1981) und deren Integriertheit in „urbane Kernzonen" zu betreiben – oft genug sind Heime abgeschottet oder peripher angesiedelt. Im Hinblick auf die Einzelperson ist deren Einbindung in kommunikative Felder zu gewährleisten (Telefonketten, Besuchsdienste, Clubs, Altenbildungsprogramme, Seniorenzentren, Aktivitäten in der Altenarbeit von seiten kommunaler, kirchlicher oder anderweitiger Träger).

Seit unseren ersten *„Exchange learning/exchange helping"-Aktivitäten* zwischen alt und jung, unseren Märchenerzählprojekten, Projekten zur lebendigen Geschichte durch Einbezug alter Menschen in den heimatkundlichen Unterricht oder in gerontologische Hochschulveranstaltungen, unseren Altenbildungsinitiativen an Volkshochschulen und in Altenheimen in Form von literarischen Werkstätten, Kunsttherapie-, Bewegungs-, Tanz-, Theater- und Puppenspielgruppen etc., die wir *(H. Petzold, Ch. Petzold, I. Petzold-Heinz)* seit Ende der 60iger, Anfang der 70iger Jahre initiieren konnten (*Laschinsky, Petzold, Rinast* 1979; *Petzold, Bubolz* 1976, 1979; *Petzold, Marcel* 1976; *Petzold* 1965, 1977g, 1979k, 1983a,f usw.; *Petzold-Heinz* 1985; *Petzold, Ch.* 1972a, b, 1973, 1990 usw.), haben sich derartige Initiativen in äußerst erfreulicher Weise vermehrt, nicht zuletzt Projekte zur „erlebten Geschichte" und „lebendigen Vergangenheit" mit „exchange learning-Charakter" (*Erftkreis* 1990, 1991).

All diese Maßnahmen wirken verändernd auf das tägliche Leben (*Altergott* 1988) und die „Lebenswelt alter Menschen", und zwar in einer Weise, daß ihre „Lebensqualität" sich verbessert in Richtung einer größeren Menge und breiteren Vielfalt von kommunikativen Angeboten sowie von Hilfen, diese Angebote zu nutzen. Daß dabei die Settingvariable immer größere Bedeutung erhält, man dafür sensibel wird, daß nicht nur der Sozialkontakt bedeutsam wird, sondern der Kontext, in dem diese Kontakte stattfinden, ist insgesamt eine erfreuliche Tatsache, und es ist zu hoffen, daß sich diese Erkenntnis noch weiter durchsetzt.

In den von uns unternommenen „netzwerkbezogenen Interventionen", sei es im Kontext von Bildungsmaßnahmen, psychotherapeutischen Gruppen (*Petzold* 1979b, 1985e), kreativ- und beschäftigungstherapeutischen Aktivitäten (*Petzold, Ch.* 1973, 1990), Wohngemeinschaftsarbeit und Selbsthilfe (*Petzold* 1980e; *Petzold, Schobert* 1991), haben wir die Feststellung gemacht, daß es nicht nur um die Bereitstellung von Netzwerken geht, um das Initiieren von sozialen Aktivitäten, den Aufbau von Gruppen. Obgleich derartige Intitiativen die Voraussetzungen für die identitätssichernde „sozialgeragogische Arbeit" (*Veelken* 1983) sind, genügen sie keineswegs. Immer wieder stößt man an „unsichtbare Barrieren". Die Gruppen „kommen nicht in Gang", sie verlaufen „zäh" oder verbleiben in der unermüdlichen Heiterkeit gelungener Animation, wie sie viele Kaffeetreffen oder Seniorentanzveranstaltungen kennzeichnet. Auch bei therapeutisch ausgerichteten Angeboten im Bereich der Bewegungs- und Tanztherapie (*Petzold* 1991h; *Petzold, Vermeer* 1986) oder musik- und kreativitätstherapeutischen Maßnahmen (*Bubolz* 1979; *Frohne* 1979, *Petzold, Ch.* 1972a,b; *Petzold* 1982j) oder bei poesietherapeutischen Projekten und literarischen Werkstätten (*Petzold, Orth* 1985b; *Petzold-Heinz* 1985) ist oftmals eine eigenartige Widerständigkeit zu beobachten, eine unsichtbare Barriere, die verhindert, daß das kommunikative Angebot in fruchtbarer Weise aufgenommen werden kann.

Es hat den Anschein, als wollten die angesprochenen alten Menschen nicht mehr durch „neue Türen" in ihrer hergebrachten Lebenswelt gehen. Im Hinblick auf Seniorenveranstaltungen hört man dann auch: „Was soll ich denn da, da sind doch nur alte Menschen!" Bei Veranstaltungen, die alte und junge Menschen zusammenführen, kommen Äußerungen wie: „Was soll ich denn mit den jungen Leuten?", oder „Die jungen Leute haben doch sowieso kein Interesse an mir alter Frau!" Auf einem solchen Hintergrund eine *kohäsive Gruppensituation* herzustellen, ist zuweilen sehr mühsam, geschweige denn wirklich *persönlich bedeutungvolle Beziehungen* anzustoßen, z.B. Freundschaften oder gar eine Partnerschaft. Psychotherapeutische Widerstandstheorien (*Petzold* 1981b) allein helfen hier nicht weiter. Es müssen die Probleme auf der Mikroebene vor dem Hintergrund der Makroebene einer *„übergeordneten Alterskultur"* gesehen werden, *in sozialen Mustern*, die offenbar zum Sozialisationshintergrund alter Menschen gehören, wie er über die Lebensspanne hin erworben wurde: „Mit seinen Problemen muß man alleine fertigwerden." – „Ein alter Mensch hat sich zu bescheiden." – „Kontaktvielfalt, das ist etwas für Junge!" etc. Es handelt sich um verinnerlichte Normen, die als *„Feind von innen"* (*Petzold* 1965, 1979l) gekennzeichnet wurden und im Verein mit der „sozialen Depotenzierung in allen Bereichen" (*Petzold, Bubolz* 1976), dem *„Feind von außen"*, die Möglichkeiten an sozialer Partizipation und zu *„persönlich bedeutungsvollen Beziehungen"* massiv einschränken. Weiterhin sind die sozio-emotionalen Mikroklimata, etwa in Heimen oder gar in Mietshäusern zu untersuchen, um Phänomene wie die der *„progredierenden Isolierung"* von seiten des Umfeldes, der *„klischeehaften Interaktion"*, etwa im Heimalltag und – daraus folgend – der faktischen Vereinsamung und Isolation (quantitativer und qualitativer Beziehungsverlust) oder der *„inneren Emigration"* und *„äußeren Unzugänglichkeit"* zu verstehen. Nur auf einem solchen Hintergrund sind psychodynamische Interpretationsfolien nützlich und entgehen der Gefahr individualisierender Verkürzungen. Aussagen wie: „Ich möchte mich auf keine neue Beziehung mehr einlassen, ich bin zu oft enttäuscht worden!" – „Ich habe schon zu viele Menschen verloren, ich bin einfach müde!" oder „Ich habe Angst, daß man sieht, wie schlecht ich eigentlich dabei bin", bieten natürlich einen Hintergrund für Deutungen. Die Abwehr solcher unlustvoll oder auch als bedrohlich erlebter Situationen ist verstehbar. Man muß derartige Dynamiken berücksichtigen und aufzulösen wissen, wenn man neue soziale Netzwerke in die Lebenswelt von alten Menschen einbringen bzw. diese Netzwerke zu neuen sozialen Feldern hin öffnen will. Aber es gilt natürlich auch, den mikro- und makrosoziologischen Kontext und seine beziehungsverhindernden Bedingungen zu berücksichtigen und in die Interventionen einzubeziehen.

Die Arbeit in Heimen, wo besonders kraß erfahrbar wird, daß auf engem Raum eine große Zahl alter Menschen „nebeneinander her lebt" zeigt, daß quantitative Aktivierungs- und Kommunikationsangebote keineswegs ausreichen, um *tragfähige* soziale Netzwerke herzustellen. Die *Bekanntheit* des tagtäglichen Umgangs ist zwar ein verbindendes Moment, aber es reicht nur in seltenen Fällen aus, *Vertrautheit*, tragfähige Kohäsion sozialer Gruppen zu schaffen, von *Intimität* einmal ganz zu schweigen. Wie aber können diese Qualitäten hergestellt werden, die für das Lebensglück und damit auch für die Gesundheit alter Menschen so wesentlich sind? Wo immer es uns gelungen ist, *„persönlich bedeutungsvolle Beziehungen"* in Gruppen alter Menschen herzustellen – am besten gelungen ist uns dies in therapeutischen Gruppen, Wohngemeinschafts- und Nachbarschaftsprojekten (*Petzold* 1980e, 1979k) – waren es zwei Momente, die es verdienen, herausgestellt zu werden: Das Herstellen *„persönlich bedeutungsvoller sozialer Welten" (social worlds)* und das *„emotional berührte Teilen von Lebensgeschichte"* in lebendigen Erzählgemeinschaften. Beides hat häufig miteinander zu tun, so daß das eine durch das andere gefördert wird oder erreicht werden kann, und beides stärkt die *Kohäsion* und *supportive Valenz* sozialer Gruppen und damit die Humanität von Lebenswelt.

2. Geteilte Lebenswelt – eine „social world perspective"

Konzepte wie die der *„social world"* (*Strauss* 1978, 1982; *Shibutani* 1961), der *„sozialen Repräsentationen"* (jetzt *Petzold* 2002g) sind für die psychosoziale Gruppenarbeit nicht zuletzt im sozialgerontologischen Bereich äußerst fruchtbar (*Unruh* 1980a, b, 1983). Im Unterschied zum „sozialen Netzwerk" (*Moreno* 1934; *Keupp, Roehrle* 1986), das zum einen quantitative Dimensionen hat („Er hat noch 3 Brüder und Schwestern, er hat 7 Freunde und 25 Arbeitskollegen") und dessen qualitative Dimensionen sich vorwiegend auf die Charakterisierung von Relationen beziehen („Er hat überwiegend negative oder ambivalente oder positive Beziehungen; sein Beziehungsnetz ist supportiv, brüchig oder belastend, ja toxisch") – im Unterschied zu einer solchen Netzwerkperspektive ist die *„social world"* ein Konzept zur Kennzeichnung eines symbolischen Bereiches: *der von einer Gruppe von Menschen geteilten Sicht auf die Welt.* Bei der „sozialen Welt" handelt es sich um die Sicht einer *„Interpretationsgemeinschaft"*, und diese ist immer auch eine *„Erzählgemeinschaft"*, die von kollektiven *„représentations sociales"* (*Moscovici* 1984) bestimmt ist.

Die soziale Welt ist in dieser Gemeinschaft eine miteinander geteilte. Die gemeinsame Interpretation von Wirklichkeit, die *„shared perspectives"* (*Unruh* 1983) gewährleisten eine Synchronisierung von *„believe systems"*, Werten, Gefühlen, Loyalitäten, Traditionsbindungen etc. Man ist „eines Sinnes", einer Meinung, handelt aus „einem Geist", fühlt in gleicher Weise, steht in einer emotionalen Verbundenheit usw. In einer sozialen Gruppe, z.B. einer Mehrgenerationenfamilie, einer Schulklasse, einem Stationsteam, einer Therapiegruppe etc. finden sich in der Regel unterschiedlichste *„social worlds"*, die u.U. sehr divergieren können. Je besser die Sozialwelten bei den Angehörigen einer Gruppe übereinstimmen, desto reibungsloser sind die Kommunikationen, nicht zuletzt deshalb, weil die *Emphatiefähigkeit* der Gruppenmitglieder füreinander auf diesem Boden der gemeinsamen Sinnfolien steht. *Soziale Welten* treffen in *sozialen Gruppen* aufeinander und können zu erheblichen Spannungen führen, wenn es nicht gelingt, gemeinsame Perspektiven zu finden, d.h. in Ko-respondenzprozessen (*Petzold* 1978e, 1991e) der Begegnung und Auseinandersetzung eine gewisse Synchronisierung und damit Kohäsion zu erreichen. Geschehen solche Ko-respondenzen nicht, sind die Möglichkeiten der Auseinandersetzung eingeschränkt (wie z.B. in Heimen), so führt dies häufig zu „innerer Emigration", zum Rückzug von der sozialen Gruppe durch ein *„dwelling on the past"* (*Marshall* 1980), indem man „in der Phantasie" Welten der Vergangenheit aufsucht, Gruppen, mit denen man sich „eins weiß", was die Einschätzung der Weltverhältnisse anbelangt – die aktuale soziale Welt verengt sich damit noch mehr. Genau diese Prozesse finden wir immer wieder in der Gruppenarbeit mit alten Menschen, wobei noch zu vermerken ist, daß die Möglichkeiten, gemeinsame Auffassungen zu finden und zu teilen gar nicht so schlecht wären, wenn nicht vorgängige frustrierende Erfahrungen in kommunikativen Kontexten die Bereitschaft vermindert und geschädigt hätten, sich auf das Teilen gemeinsamer Perspektiven einzulassen.

Außerdem entsteht beim Versuch, eine *„social world"* im Rahmen einer konkreten sozialen Gruppe herzustellen, die sich nicht naturwüchsig konstituiert hat, sondern durch die Zufälligkeiten und Bedingungen der Relokation zustande gekommen ist (Umzug in ein Altenheim, in eine Altenwohnung, zu den Kindern etc.), eine Auseinandersetzung mit eben dieser – zumeist schmerzlich erlebten – Situation und dies noch mit „fremden Menschen"! Hier muß es nicht wunder nehmen, daß solche Unternehmungen nicht oder nur selten gelingen. Die unterstellte (und manchmal faktische) Unvertrautheit mit der *social world* des Anderen, eine Fremdheitssituation (*strange situation in old age*) ... all das wirkt zusammen, um Widerstände zu mobilisieren, die kohäsive und damit tragfähige Gruppen- und Beziehungsbildungen verhindern. Wir haben bei Menschen, die wir vor dem Umzug ins Altenheim über lange Zeit betreut und gekannt hatten, deren Mimik, Gestik, Kommunikationsstile uns vertraut waren, nach der Relokation immer wieder massive Veränderungen beobachtet, welche sich insbesondere auch im Bereich der Nonverbalität äußerten. Mimik, Gestik, Haltung waren verschlossen, abweisend und blieben es, wenn nicht durch günstige Umstände ein neues Bezugssystem entstehen konnte. Selbst nach einer Adaptierungszeit wurde die alte Flüssigkeit und Spontanität nicht wieder gewonnen. Stattdessen machten sich Klischees oberflächlicher, angepaßter Freundlichkeit breit. Eine Auflösung dieser Einschränkung (die zum überwiegenden Teil von den Betroffenen selbst bemerkt wurde, u.a. wenn man sie daraufhin ansprach), war für die alten Menschen selbst kaum möglich. Sie sahen sich in einer Situation „gefangen", die sie blockierte, für die sie keine Lösung sahen: „Ich werde mit den Leuten nicht warm!" – „Ich finde keinen gemeinsamen Nenner!" – „Ich verstehe mich mit den Leuten nicht!" – oder verdeckter: „Ach, ich möchte lieber allein sein, mir wird das zu viel mit all den Menschen, ich bin zufrieden, wenn ich auf meinem Zimmer bin!" Das sind typische Aussagen für diese Situation, die, wenn sie über längere Zeit anhält, vermehrt zu depressiven Reaktionen, Rückzug und einem kommunikationslosen „*dwelling on the past*" führte, wie unsere klinischen Beobachtungen zeigten. Vergangene Lebenswelten beginnen, die gegenwärtige zu überlagern durch die Repräsentation vergangener *sozialer Netzwerke* und der Aktualisierung verflossener „*social worlds*". Mit deren – oft schon lange verstorbenen – Personen werden vermehrt „innere Dialoge" geführt. Sie werden bedeutsamer als die Möglichkeit, in den gegenwärtigen Netzwerken „persönlich bedeutsame Interaktionspartner" zu finden und mit ihnen aktuelle soziale Welten zu teilen. *Social worlds* aus früheren Bereichen der Biographie – oft weit zurückliegend – reaktualisieren sich statt dessen zunehmend. Für den alten Menschen hat dieser Prozeß eine „kompensatorische" Wirkung, durch die Vereinsamung und Einsamkeit vorübergehend besser ausgehalten werden. Andererseits werden aber auch die Chancen vermindert, eine neue Orientierung in der Gegenwart zu finden. Da man auf Dauer nicht nur von Phantasiewelten leben kann, ohne Schaden zu nehmen, kommt es irgendwann zu einem Umschlag, zu massiven *Kompetenzverlusten*, insbesondere zum Abbau *kognitiver Fähigkeiten* und damit verbunden, zu massiven *Performanzverlusten*, d.h. dem Abbau von *kommunikativen Fertigkeiten*. Beides ist nur bedingt reversibel, letztlich nur durch therapeutische Maßnahmen, die – und das gilt es hervorzuheben – im performatorischen Bereich, bei den *Skills*, bei praktischen Lebensvollzügen ansetzen müssen. Hier wird die Exploration von und der Bezug auf vergangene „*social worlds*" für die Arbeit von großer Bedeutung. Letztlich werden psychotherapeutische Maßnahmen notwendig, um eine Veränderung solcher Rückzugsphänomene zu bewirken, wenn sie sich einmal stabilisiert haben. Damit wird schon deutlich, wie begrenzt die Möglichkeiten sind, *lebendige Lebenswelt* für die alten Menschen herzustellen, die einen massiven Einbruch in ihrem Lebenszusammenhang erfahren haben und auf diesen mit defensiven und evasiven Bewältigungsstrategien (*Thomae* 1983, 1989) reagiert haben.

Das Faktum, daß *soziale Welten ein „Ensemble geteilter symbolischer Konstrukte"*, von „*représentations sociales*" (*Moscovici* 1984) sind, die lebensalter- und bezugsgruppenspezifisch als *Konsensgemeinschaften* entstehen, bedingt, daß in *einem* Lebenslauf verschiedene *social worlds* durchlebt wurden und als Biographie im Gedächtnis archiviert sind. So sind auch verschiedene Anknüpfungsmöglichkeiten gegeben, sofern es gelingt, *Fixierungen* – wir finden sie bei alten Menschen doch häufiger – zu durchbrechen und zu einer *Verflüssigung* der *Biographie*, des lebensgeschichtlich Erworbenen zu kommen, damit es in die gegenwärtige *Biosodie*, den aktuellen Lebensvollzug einfließen kann. Die „archivierten Sozialwelten" stellen also ein Potential dar, das genutzt werden kann, ähnlich wie lange nicht mehr gespielte Rollen, die aus dem „Rollenrepertoire" gefallen sind und ins „Rolleninventar" abgesunken sind, als Potential gesehen werden müssen (*Petzold, Bubolz* 1976; *Petzold, Mathias* 1983). Fruchtbar gemacht werden kann dies aber nur, wenn die Möglichkeit und Fähigkeit des *Teilens von Erfahrungen* hergestellt bzw. wiederhergestellt wird, und das, ehe sich „innere Dialoge" mit den Gestalten der Vergangenheit automatisieren und es zu psychotischen Dekompensationen kommt und bevor noch die „innere Zwiesprache" des alten Menschen mit sich selbst, die Ausdruck einer intakten „Gefährtenschaft" ist, zusammenbricht und in der Perseveration verödet. Hier liegt nämlich die Gefahr! Der Mensch, der im Prozeß der Sozialisation „sich selbst zum Gefährten geworden ist" durch die Verinnerlichung des „*generalized other*" (*Mead* 1934), ist im Alter davon bedroht, diese Gefährtenschaft zu verlieren, und d.h. sich selbst zu verlieren. Dies geschieht zum einen durch zerebralen Abbau, wobei dieser in nicht unbedeutendem Maße vom sozialen Kontext, insbesondere durch soziale Deprivation mitbestimmt ist, zum anderen durch die Ausgrenzung aus sozialen Netzwerken. Die Isolation, in der persönlich bedeutsame Kommunikationen nicht mehr möglich sind, bewirkt ein Herausfallen aus „gelebten sozialen Welten", womit ein massiver Identitätsverlust verbunden ist, denn das Teilen von Perspektiven ist identitätsstiftend. *Identitätsarbeit* wird in sozialen Gruppen mit kohärenten *„social worlds"* geleistet (*Petzold* 1991o). Eine wechselseitige Bekräftigung der gemeinsamen sozialen Welt impliziert immer auch ein Moment der Selbstdefinition, sie enthält Identitätsattributionen von Anderen, aufgrund derer (nicht zuletzt in Prozessen der Bewertung, *valuation, appraisal)* die Selbstgewißheit durch Selbstattributionen möglich wird. Einbrüche der geschilderten Art müssen deshalb durch präventive Maßnahmen vermieden und restitutive Maßnahmen – soweit dies möglich ist – aufgefangen werden. Die Konstituierung *subjektiver Identität* ist eben ein lebenslanger Prozeß (*Baltes* 1987; *Luyten* 1979; *Kegan* 1986), und die Auswirkung unfavorabler Sozialisationsbedingungen *im Erwachsenenalter* und im *Senium* (*Saup* 1991) auf die Persönlichkeit von Menschen wird nach wie vor für die klinische Theorienbildung, die Explikation von Pathogenese und für die interventive Praxis, etwa durch Psycho- und Soziotherapie zu wenig in Betracht gezogen, genauso wie von den Interventionsdisziplinen, insbesondere der Psychotherapie, die Ergebnisse der „Entwicklungspsychologie des Erwachsenenalters" ignoriert werden (*Huyck, Hoyer* 1982; *Ryff* 1986; *Kleiber, Maehr* 1985; *Whitbourne, Weinstock* 1982; *Hultsch, Deutsch* 1981; *Oerter* 1978; *Lehr* 1979b; *Gurin, Brim* 1984; *George* 1980; *Lehr, Birren* 1983; *Faltermaier* et al. 1992).

Die Perspektive von *„social worlds"* und *„représentations sociales"* im Kontext interventionsgerontologischer Arbeit (sei sie nun pädagogischer, soziotherapeutischer, psychotherapeutischer Art) kann für das Verständnis von Prozessen, ja für die Durchführung von Interventionen selbst, wichtige Impulse geben. So haben wir herausgefunden, daß, wenn immer es uns gelang, einen Austausch über *soziale Welten* in Gang zu bringen, die Kohäsion von Gruppen zunahm, Gruppen arbeitsfähig wurden und dies Auswirkungen bis in den alltäglichen Umgang etwa zwischen Heimbewohnern hatte. Auffällig war dabei auch das Phänomen – hatte der Austausch erst einmal stattgefunden –, daß die Beteiligten sehr viel an gemeinsamen Perspektiven entdeckten, obgleich man angenommen hatte, mit den Anderen „keinen gemeinsamen Boden" zu haben. Dieses „unterstellte Unverständnis" ist ein sehr verbreitetes Phänomen. Bei näherer Exploration seiner Hintergründe kommen bedrückende Geschichten von Zurückweisung, Unverstandensein, Verletzung, Kommunikationsabbrüchen zutage, die Menschen dann dazu geführt haben, ihre Ansichten über das Leben und die Welt nicht mehr mitzuteilen, zu teilen, es sei denn auf einer Ebene unverfänglicher, oberflächlicher Klischees, einer *„pseudo social world"*, die ihren Ort auf der Bank im Park oder im Eingangsfoyer des Heimes hat.

3. Narrative Kultur und Erinnerungsarbeit

Eine Maßnahme, die sich nach unseren Erfahrungen als besonders geeignet erwiesen hat, die Situation alter Menschen, z.B. im Heim, zu einer persönlich bedeutungsvollen und als positiv erfahrenen Lebenswelt zu gestalten, in der unterschiedliche social worlds nicht konfligierend aufeinandertreffen und ungute Klimata herstellen – und sei es nur, weil sich „unterstellte Unvereinbarkeiten" in angespannten oder negativen Atmosphären auswirken – ist der Aufbau einer *narrativen Kultur*, einer *„Erzählkultur"* (im Heim, auf der Station, in der Altentagesstätte usw). Die narrative Konstitution von Biographie (*Angehrn* 1985; *Straub* 1989; *Petzold* 1991o) – und das heißt auch immer Konstitution von Subjektivität –, *Identitätsarbeit* durch biographische Narrationen legt einen solchen Ansatz nahe (jetzt, idem 2001b, 2003g).

In diesem Geschehen kommt persönlichen und kollektiven Erinnerungen eine besondere Bedeutung zu. *Social worlds* sind in Traditionsströme eingebunden, ja geradezu Ausdruck von diesen. Sie sind nie ahistorisch. Auch Erzählgemeinschaften, in denen sich eine Erzählkultur entwickelt hat, haben einen Geschichtsbezug, in dem sich individuelle Biographien und gruppale Überlieferungen verschränken (*Halbwachs* 1986; *Assmann, Hölscher* 1988). Hier wird *„autobiographischem Memorieren"* (*Conway* 1990; *Petzold, Orth* 1993a), den Phänomenen des *persönlichen* und des *kollektiven Gedächtnisses*, individueller und gemeinschaftlicher Erinnerungen und der *„oral history"* (*Niethammer* 1980) besondere Aufmerksamkeit zu schenken sein.

Auf allgemeine und spezifische gedächtnistheoretische Überlegungen kann an dieser Stelle nur kurz eingegangen werden: Im Integrativen Ansatz vertreten wir das Konzept eines „multimodalen" (*Engelkamp* 1990) und zugleich „holographisch" (*Pribram* 1979) arbeitenden Gedächtnisses (vgl. *Petzold* 1990e; 1991o, 1993d; dieses Buch, S. 549ff), das Teilbereiche (propriozeptives, atmosphärisches, ikonisches, szenisches, verbales Gedächtnis) in je spezifischem, aber auch integriertem Fungieren annimmt (ibid.).

Das Gedächtnis hat nicht einen Leistungsparameter, sondern eine Vielfalt von möglichen Leistungsarten (z.B. Gedächtnis für Plätze, für Worte, für Bilder, für Gerüche, für zukünftige Aktionen, vgl. *Schuster* 1990a, 126, 1990b), und dies hat für die Erinnerungsarbeit im Alter und mit den alten Menschen hervorragende Bedeutung. Für die „narrative Praxis" kommt dem im Alter zu beobachtenden Leistungsabfall im Kurzzeitgedächtnis (*Horn* 1982) keine Bedeutung zu. Das ikonische, episodische und szenische Gedächtnis (*Kausler* 1985) bleibt im Alter unbeeinträchtigt (*Park* et al. 1984, 1986), wenngleich das *inzidentelle Gedächtnis* für rezente Aktivitäten im Alter etwas schlechter wird (*Kausler* et al. 1986). Insgesamt zeigt sich ohnehin eine „Abschleifung" länger zurückliegender Ereignisse und ihre Zentrierung auf wesentliche Züge, was eine Verbindung von gedächtnispsychologischen Befunden mit denen des *„oral history research"* und der Biographieforschung nahelegt (*Bertaux, Bertaux-Wiame* 1985). Für den Umgang mit autobiographischen Erzählungen alter Menschen mag dies dazu führen, *narrativer Wahrheit* größere Bedeutung beizumessen als historischer Exaktheit. Menschen mit verbaler Kompetenz und Praxis zeigen auf jeden Fall geringere Leistungsverluste im Alter als verbal schwache und inaktive Personen (*Craik* et al. 1987), und das spricht für die Förderung narrativer Kontexte. Biographische Erzählungen enthalten in hohem Maße *selbstreferentielles Material* und Informationen mit *Selbstbezug*, werden von alten Menschen genauso gut erinnert und elaboriert wie von jungen (*Perlmutter, Mitchel* 1983), und sie werden als persönlich bedeutungsvoll erlebt: „Schließlich ist das *mein* Leben; wenn ich da was erzähle, dann weiß man doch, *wer ich bin*!"

Das Gedächtnis ermöglicht die Stabilisierung von Identität, Identitätsarbeit auf der Grundlage von *Memoration*, die ihrerseits *Antizipation* möglich macht. Menschen werden so zu „Zeitreisenden" (*Petzold* 1989d), können unterschiedliche Sozialwelten aufsuchen, können in einer gegebenen Gegenwart Geschichten der Vergangenheit erzählen *und* Zukunftspläne schmieden. Dabei sollten die *Modi* der Zeit (*Hartmann* 1939/1982) nicht strikt im Sinne physikalisch-linearer Zeitauffassung genommen werden (*Petzold* 1988a, 1991o; dieses Buch S. 309ff; *Loewald* 1974). In unterschiedlichen Ethnien gibt es unterschiedliche Zeitmodalitäten (*Whorf* 1941), und gleiches gilt für die unterschiedlichen Altersstufen (*Piaget* 1946; *Gubrium* 1976). Die Zeitatmosphären hängen ab von sozialen Situationen – z.B. der Partnerschaft (*Wickert* 1990, 31 ff) – oder von der Gemütsverfassung – z.B. bei Depressionen (*Payk* 1979). Das kommt auch in den Erzählungen zum Tragen und in der Wiedergabe autobiographischer Ereignisse (vgl. *Crovitz* et al. 1974, 1976, 1980; *Conway* 1990; *Petzold, Orth* 1993). In Erzählungen nähern sich die berichteten Ereignisse einander an, abhängig von ihrer Bedeutungslage, z.B. ihrem selbstreferentiellen Charakter. Im Prozeß des Erzählens verschränken sich Gegenwart und Vergangenheit, wie die *Analyse von Narrationen* (*Galliker* 1990, 35) und chronosophische Überlegungen zum Phänomen der *Zeitperichorese* zeigen (*Petzold* 1981e, 1990o), so daß das *Erinnerte* immer als *Rekonstruktion* und nicht als *Reproduktion* „historisch objektiver Fakten" zu sehen ist, und die Rekonstruktion in der Erzählgemeinschaft selbst ein temporales Ereignis, ein Ablauf in Sequenzen (*Rehbein* 1980) wird. Die Vergangenheits-Gegenwarts-Zukunfts-Matrix der Zeit wird so ständig überschritten, indem abgeschlossene und unabgeschlossene Vergangenheit sich durchmischen, Vergegenwärtigungen, Gegenwärtigsetzungen in der Erzählung – dies zeigt sich im Tempuswechsel von Narrationen – für den Erzähler und seine Zuhörer spezifische *Zeitatmosphären* konstituieren: „Ich erinnere mich, als wäre es heute." – „Wir waren von seiner Erzählung so gefangen, daß wir die Zeit vergaßen." – „Sie erzählte so lebendig, als seien die Dinge gerade geschehen" usw. In der Narration wird damit die *Verdinglichung* von Geschichte und Zeit (*Whorf* 1984, 83f) relativiert, ja aufgehoben, dadurch daß beides subjektiviert oder besser resubjektiviert wird. Phantasie und Wirklichkeit, historische Faktizität und aktuales Geschehen fließen ineinander und stützen das Identitätsgefühl (*Elias* 1984, 36), nicht zuletzt durch das Mitteilen, Teilen der Ereignisse, die den Zuhörern vorgetragen werden. Dies geschieht in Versionen, durch die sich der Erzähler vermitteln kann und seine Zuhörer erreicht. So werden frühere Erfahrungen durch neue Zusammenhänge verändert (*Hartwig* 1977) und zu neuen, vollständigen Geschichten figuriert (*Kerz-Rühling* 1986). Das Erinnern geschieht beim Erzählen (*Galliker* 1990), wie die „allmähliche Verfertigung der Gedanken beim Reden" – „*l'idée vient en parlant*" (*H. v. Kleist* 1806/1981, 48), und beim Erzählen entsteht auch Zeit – Erzählzeit. Zwar bieten *äußere Monumente* (Örtlichkeiten, Photos, Erinnerungsstücke, vgl. *Halbwachs* 1985; *Bertaux, Bertaux-Wiame* 1985, 150) oder auch Kommemorationen der Zuhörer (*Lehmann* 1978) Gedächtnishilfen, aber die Narration wird damit keine Wiedergabe einer Aufzeichnung, sie bleibt Rekonstruktion, ja wird genuin kreative, ko-kreative Konstruktion zwischen Erzähler und Zuhörer, „in deren Schnittpunkt sie [die Erinnerung und die Erzählung, m.E.] auftaucht" (*Halbwachs* 1985, 306) als in einem „Netz sozialer Beziehungen" (*Bertaux, Bertaux-Wiame* 1985, 157), das das Gedächtnis genauso konstituiert wie die Identität. Die Narration dramatisiert „abgelegte Existenz", macht sie sozial lebendig, so daß Sinnzusammenhänge hier und heute aufscheinen: „So ist der Sinnzusammenhang der Wörter und Sätze der Träger, an dem erst, blitzartig, die Ähnlichkeit in Erscheinung tritt" (*Benjamin* 1977, 213). In eine derartige *Mimesis* (*Koller* 1954; *Auerbach* 1956) werden Erzähler und Zuhörer gleichermaßen einbezogen und konstruieren in dieser Wechselseitigkeit bedeutungsvolle, sinnvolle Gegenwart im Vergangenheitsbezug und Zukunftsausgriff.

Auf diesem Hintergrund wird deutlich, daß die Möglichkeiten der Erinnerung und ihrer Mitteilung in Erzählungen für den Menschen eine hervorragende Rolle spielen – besonders für alte Menschen – (*Petzold, Lückel* 1985), versichern sie ihn doch in solchen, durch die Narration zu Kommemorationen werdenden Erinnerungen seiner Geschichte, die das Fundament seines Identitätserlebens bilden, selbst wenn die Bedingungen der Gegenwart seine Würde und sein Identitätsgefühl bedrohen (idem 1985d, 1991j). *Solange der Mensch sich erinnern kann, kann er erzählen, Mitglied von Erzählgemeinschaften sein und an ihrer jeweiligen Erzählkultur partizipieren* (idem 2001b).

In interventiven gerontopsychologischen und gerontotherapeutischen Ansätzen (*Hughston, Merriam* 1982) hat das Erinnern, die Verwendung von Erinnerungsarbeit eine doch beachtliche Verbreitung gefunden, seitdem erste Versuche mit der „szenischen Erinnerung“ (*Iljine* 1965) und der „Lebensbilanz- und Lebenspanoramatechnik“ unternommen wurden (*Petzold* 1965, 1987f, 1990o, 1993e, vgl. *Hugo Petzold* 1935) und besonders der vielbeachtete Ansatz des „*life review*“ von *Butler* (1963, 1974) in das therapeutische Arsenal der Alterspsychotherapie Eingang fand (*Lewis, Butler* 1974).

Es wurden in der Folge verschiedene Formen von Reminiszenztherapien entwickelt – häufig im Rahmen von Ansätzen der Demenzbehandlung – als Möglichkeit der kognitiven Aktivierung, aber auch mit dem Ziel verarbeitender Gerontopsychotherapie. Dabei wurde oft nicht oder nicht ausreichend beachtet, daß Erinnern meistens auch mit Erzählen verbunden ist (*Galliker* 1990). Memorieren hat nicht nur als solches schon ein positives Selbstwert- und Identitätsgefühl im Gefolge (*Merriam* 1980; *Revere, Tobin* 1980; *Coleman* 1986), also einen intrapersonalen Effekt, es zeitigt auch interpersonale Wirkungen (*Romaniuk, Romaniuk* 1981; *Kaminsky* 1984; *Tarman* 1988), weil „geteilte Erinnerungen“, insbesondere biographische Materialien, die biosodisch als verlebendigte Lebensgeschichte vorgetragen werden, ein Erzählklima schaffen, in dem Kohäsion und Intimität erlebt werden können (*Lewis* 1971; *Gardella* 1985) und positive Stimmungen aufkommen (*David* 1990; *Fallot* 1980). Dabei scheint es nicht bedeutsam, ob es sich um „*informatives Erinnern*“ (*LoGerfo* 1980), das bloße Wiederholen von Ereignissen handelt oder um „*evaluatives Erinnern*“ (*Rossaert* 1989; *Thornton, Brochtie* 1987). Das auswertende, bewertende, evaluative Durcharbeiten von lebensgeschichtlich bedeutsamen und oft auch konflikthaften Reminiszenzen durch die *Lebensbilanztechnik* (*Petzold, Lückel* 1985; *Petzold* 1987f, 1993e) oder die *Life-review-Technik* (*Butler* 1974), das immer auch eine Ko-respondenz zwischen dem erinnernden Erzähler und seinen Zuhörern einschließt, führt offenbar, wie einige Untersuchungen anzeigen, zu einer Stärkung der Ich-Integrität (im Sinne *Eriksons* 1963), d.h. zu einem ausgeglichenen Lebensgefühl trotz des Wissens um das nahe Lebensende (*Boylin* et al. 1976; *Taft, Nehrke* 1990, vgl. *Thornton, Brochtie* 1987). Dabei darf wiederum das narrative Moment als positiver Faktor nicht unterschätzt werden, die supportive Wirkung der Zuhörer, die die aus Erinnerungen gewobene Erzählung empathisch aufnehmen und dem Erzähler ihre anteilnehmende Resonanz geben (*Gardella* 1985), für ihn eine lebendige „*social world*“ bereitstellen, weil sie die des Erzählers zumindest während der Zeit der Narration betreten.

„*Social worlds*“ sind nicht nur durch geteilte Narrationen entstanden, aufgrund derer sich Sinnfolien, Muster der sozialen Wahrnehmung, Schemata der Beurteilung, Narrative, Skripts – um eine Reihe unterschiedlich benannter, aber in der Sache übereinstimmender Konzepte aufzulisten – ausgebildet haben, sie müssen auch durch das Fortwähren von Narrationen erhalten und bekräftigt werden, seien es Geschichten aus dem allgemeinen Milieu, das diese „*social world*“ umfaßt, oder seien es Geschichten aus dem eigenen Leben eines Erzählers, der einer bestimmten Sozialwelt zugehört. Seine Narration – wird sie empathisch aufgenommen – ist ja eine Bestätigung der vorgetragenen Perspektive und des mitgeteilten Lebensvollzuges (*Tarrman* 1988), der von den Zuhörern überdies in der Regel bestätigt wird: „Das also war deine Welt und dein Leben!“ Das Erzählen einer Lebensgeschichte ist ein sehr konkretes Teilen des eigenen Lebens und seines Kontextes. In der „Zeit der Narration“ treten die Zuhörer ein in den Lebensvollzug des Erzählers, bezeugen seine Geschichte und damit auch seine „*social world*“ durch ihre Präsenz. Sie machen damit deutlich, daß diese *Biosodie*, diese Lebenserzählung als „narrativ aktualisierte Biographie“ kein isolierter Prozeß ist, sondern kontextuelles Geschehen. Phänomene wie das „*dwelling on the past*“ (*Marshall*) oder die „*life-review*“ (*Butler*) erweisen sich unter dieser Perspektive als „*bedingt*“ identitätssichernde Rekapitulationen, biographische Erinnerungen, die, indem sie innerlich vergegenwärtigt werden, dem Memorierenden die Vergangenheitsdimension seines Lebens verfügbar halten, ja mehr noch, daß „die Erzähler auch noch im nachhinein ihr Leben gestalten“ können (*Nyssen, Metz-Göckel* 1984, 316), und das ist Biographieaneignung! Identität erfordert unter *chronosophischer Perspektive*, d. h. mit Bezug auf zeittheoretische Überlegungen (*Petzold* 1991o), das Kontinuum. Der Mensch braucht seine *Geschichte*, um zu wissen und zu spüren, wer er ist, und er braucht seine *Zukunft* als offenen Raum des Selbstentwurfes, der Selbstfindung, der Selbstverwirklichung. Dieser Raum, *Kontext und Kontinuum*, müssen geteilt werden, weil bei genauer Betrachtung Selbstentwurf stets im Bezug zu „bedeutungsvollen Anderen“ geschieht, Selbstfindung immer in Begegnung und Auseinandersetzung mit anderen Menschen erfolgt, und ein gleiches ist für die Selbstverwirklichung auszusagen. Dies alles ist niemals ein solipsistisches Geschehen, sondern erfordert Partizipation. Die innere Rekapitulation reicht auf die Dauer nicht, eben weil sie keinen geteilten, keinen gemeinsamen Raum, den des Kontakts, der Begegnung, Beziehung, ja der Bindung (*Petzold* 1991b) eröffnet, sondern bestenfalls in einstmals geteilten Räumen verweilt. Deshalb sprechen wir dem „*dwelling on the past*“ nur eine „*bedingt*“ identitätssichernde Funktion zu. Für den alten Menschen ist dieser Partizipationsaspekt, d.h. daß er am Leben Anderer partizipiert und Andere an seinem Leben beteiligt sind, von besonderer Wichtigkeit, weil sein Zukunftshorizont sehr begrenzt ist und damit die Möglichkeit von Entwürfen und der Realisation solcher Entwürfe fehlt. Es gibt ja nicht mehr viel zu erreichen, mit anderen zu realisieren. Projekte materiell-externaler Art – „Wir bauen ein Haus, machen dieses Geschäft, erreichen noch jene Position“ – finden sich kaum noch als identitätssichernde Momente. Unter identitätstheoretischer Perspektive kommen damit die Identitätsdimensionen „Arbeit und Leistung“ und „materielle Sicherheit“ zum Fortfall, und die der „leiblichen Validität“ ist zumeist eingeschränkt (*Petzold* 1983f). Es bleiben die Dimensionen des „sozialen Miteinanders“ und der „geteilten Werte“, die in das Zentrum des Lebens rücken und den Zukunftsraum bestimmen. Die Zukunft des alten Menschen liegt im emotional dichten Austausch mit Menschen, die ihn lieben und die er liebt, die ihm etwas bedeuten und denen er wichtig ist, die ihn wertschätzen und die ihm am Herzen liegen, Menschen, mit denen er seine Vergangenheit teilen, seine Gegenwart erfüllt leben und in deren Gemeinschaft er seiner verbleibenden Zukunft in Vertrauen und Zuversicht entgegensehen kann. Die innere Rekapitulation, das Leben in Phantasiewelten, Selbstgespräche ermöglichen dies alles nicht. Sie erhalten keine „engagierte Bestätigung" durch empathische Zuhörer und Mitakteure im Lebensspiel. Es geht ja nicht um mechanisches Kopfnicken zu irgendwelchen Geschichten, sondern *Biosodien* erfordern ein affektives Beteiligtsein. Geteilte Narrationen zeichnen sich durch das Moment der Berührtheit, durch Anteilnahme, ein Mitbeteiligtsein aus, das zurückgemeldet wird durch Mimik, Gestik, Sprache. Die *Mutualität*, das wechselseitige Angerührtsein macht geradezu die Qualität „*narrativer Praxis*" aus. Es handelt sich also hier nicht um ein Abspulen biographischer Versatzstücke, das perseverierende Wiederholen immer der gleichen Geschichten als Ausdruck „*obsessiv-defensiven* Erinnerns" (*LoGerfo* 1980), Geschichten, denen niemand mehr zuhören kann und will, wie wir es häufig bei alten Menschen – besonders bei isoliert lebenden – finden, denen das *bezogene Gespräch*, die dialogische Qualität im Teilen von lebensrelevanten Erzählungen verlorengegangen ist. Von Mitarbeitern in der Hauskrankenpflege, mobilen sozialen Hilfsdiensten usw. wird immer wieder berichtet: „Wir können das schon nicht mehr hören, immer die gleichen Geschichten, die einem aufgetischt werden!" Aber es ist eben auch ein Faktum, daß hier über viele Jahre niemand mehr wirklich zugehört hat, daß die in den Erzählungen berichteten, persönlich bedeutungsvollen Lebensereignisse kein offenes Ohr fanden, daß die in den Geschichten aufgeworfenen Probleme nicht gelöst wurden. Gute Lebenserinnerungen wollen geteilt werden (*Molinari, Reichlin* 1985; *Poulton, Strassberg* 1986), schlechte Lebenserinnerungen brauchen Zeugen, bedürfen der Tröstung, verlangen ein Zeichen, daß die in den Erzählungen mitgeteilten Schmerzen Anteilnahme, Mitgefühl, Beileid geweckt haben. Weil dies fehlte, hatten sich Erzählklischees herausgebildet, perseverierende Geschichten, die von der ursprünglichen motivationalen Grundlage der Erzählung weit entfernt sind und als unverbundene Biographiefragmente, als „biosodische Trümmer" dem Zuhörer, den Möbeln oder der Wand präsentiert werden. Die Beschädigung der Persönlichkeit ist bei Menschen mit einer solchen Symptomatik – und Perseverationen haben Symptomwert – in einem Maße fortgeschritten, daß selbst nunmehr gezeigte Empathie, vermitteltes Beteiligtsein nicht mehr greifen. Emotionale Zuwendung kann nicht mehr oder nicht mehr adäquat angenommen werden. Interesse für die in Vereinzelung geratene *social world* kann nicht mehr aufgenommen werden. Das Individuum ist im Hinblick auf seinen Kontext auf Klischees reduziert und steht in der Gefahr, gänzlich abzusterben: „*social death*" (*Moreno* 1947).

Die Entwicklung einer *narrativen Kultur* ist ein „naturwüchsiges Antidot" gegen Persönlichkeitsabbau und Identitätsverlust im Alter. In *integrierten sozialen Netzwerken*, in denen *social worlds* sich artikulieren können und geteilt werden, ist es kennzeichnend für das Alter, daß alte Menschen, Alte und Junge, zusammensitzen und Geschichten erzählen: aus ihrem Leben (*Biosodien*, Lebenserzählungen) oder aus dem Leben der Menschen im Quartier, im Dorf, im Land (*Rhapsodien*, Ereigniserzählungen), und daß sie damit vergangenen, gegenwärtigen und auch zukünftigen Lebenskontext teilen. In gewachsenen, intakten Netzwerken steht dahinter natürlich der kräftige Strom gemeinsam erlebter Geschichte. Man ist gemeinsam ein gutes

Stück des Lebensweges gegangen, ist zusammen älter oder gar alt geworden, hat im gleichen Lebensraum gelebt. Man versteht deshalb den Anderen, weiß, was er meint, wovon er berichtet. Man verfügt in der Tat über eine *gemeinsame Lebenswelt*, weil sie miteinander durchlebt worden ist. Auf diesem Boden entstehen *„naturwüchsige Erzählgemeinschaften"*. Ihre Mitglieder haben emotional bedeutungsvolle Ereignisse miterlebt. Sie sind damit bekannt, vertraut. So müssen in der Erzählung nicht alle Details in aller Intensität reaktualisiert werden. Dennoch fühlt der Erzähler sich verstanden. Von einer derartigen Qualität sind *„narrative Biosodien"*, Lebenserzählungen, oder *„Rhapsodien"*, Ereigniserzählungen in *„okkasionellen Erzählgemeinschaften"* (z.B. in Altenheimen oder auf der Bank am Kinderspielplatz) in der Regel nicht. Sie sind flacher, weil die durchlebte gemeinsame Geschichte fehlt und weil – wie ausgeführt – zumeist die Bereitschaft fehlt, die Geschichte in einer Intensität mitzuteilen, daß Berührtheit entsteht, die über *gemeinsames Wissen* von Zusammenhängen hinaus eine *gemeinsame Erfahrung*, ein verläßliches, personales Miteinander begründet. Daß dies in *„instituierten Erzählgemeinschaften"* (z.B. in kompetent geführten therapeutischen Gruppen oder in geragogischen Gruppen im Rahmen begleiteter Projektarbeit oder auch in Selbsthilfegruppen mit alten Menschen) anders sein kann, liegt auf der Hand. Für sie ist der Aufbau eines „narrativen Klimas" und einer lebendigen „Erzählkultur" *conditio sine qua non.* Aufgrund der erlebnisaktivierenden Methoden und Techniken therapeutischer und geragogischer Gruppenarbeit (*Petzold, Stöckler* 1988; *Petzold, Schobert, Schulz* 1991; *Petzold, Bubolz* 1976, 1979; *Petzold* 1985a), durch die spezifische Motivation und Dynamik von Selbsthilfegruppen können *Atmosphären* durch die und in den entstehenden Narrationen aufkommen bzw. hergestellt werden, die sich im Sinne der Definition von *Hermann Schmitz* (1989) tatsächlich als „ergreifende Gefühlsmächte" erweisen, „die randlos in den Raum ergossen sind" und die deshalb *Ergriffenheit* bewirken, Begegnungen ermöglichen, Beziehungen stiften, Freundschaften begründen.

Auf die eingeschränkten Möglichkeiten psychotherapeutischer Gruppenarbeit im sozialgerontologischen Kontext wegen des Fehlens qualifiziert ausgebildeter Mitarbeiter, des Fehlens von Finanzierungsmodellen für solche Arbeit, braucht ausführlicher nicht nochmals hingewiesen zu werden. Breiter sind schon die Möglichkeiten des Einsatzes für entsprechend ausgerichtete geragogische, kreativitätstherapeutische und beschäftigungstherapeutische Gruppen sowie für Selbsthilfeinitiativen, die versuchen, biographische Themen aufzunehmen und gestalten zu lassen (*Petzold* 1977e). In der gruppalen Interaktion, in Rollenspielen, aber auch über Collagen, Wandzeitungen, Bilder (*Ch. Petzold* 1972a, b), die oftmals den Charakter *„ikonischer Narrationen"* , von Bildgeschichten also gewinnen, können Erzählprozesse in Gang gesetzt werden, in denen die *„social worlds"* der einzelnen Gruppenteilnehmer sichtbar und prägnant werden und sich Übereinstimmungen, Divergenzen und Synchronisierungsmöglichkeiten zeigen. Im Gespräch über die Bilder, die Rollenspiele, die Szenen, die Gruppenprozesse und „im Gespräch über das Gespräch", in einem metareflexiven Zugang also, wird ein *„narratives Klima"* aufgebaut, in dem sich eine *„Erzählkultur"* entwickeln kann, die identitätssichernd ist und die dazu beiträgt, kohärente und stabile *„social worlds"* aufzubauen. Dies ist für kohäsive Gruppen unerläßlich und für therapeutische und agogische Gruppenarbeit kennzeichnend.

Auf einige besonders interessante, nicht spezifisch therapeutische oder geragogische bzw. sozialgeragogische Wege, *„instituierte Erzählgemeinschaften"* aufzubauen, sei kurz verwiesen: auf

Projekte zur „lebendigen Geschichte" (*Ch. Petzold* 1972b; *Erftkreis* 1990, 1991), *„Märchenerzähl-Projekte"* (*Ch. Petzold* 1972a) und *„literarische Werkstätten" (Meier-Baumgartner, Mencke* 1987; *Petzold-Heinz* 1985), *„Tagebuchprojekte"* (*Petzold, Orth* 1993), Möglichkeiten, die wir seit Mitte der sechziger Jahre immer wieder mit guten Erfolgen einsetzen konnten (*Petzold, Laschinsky, Rinast* 1985; *Petzold* 1982i, 2001b):

→ *„Lebendige Geschichte"* greift das persönliche Wissen von Zeitzeugen auf, versucht es zu nutzen und zu bewahren. Alte Menschen werden in den Geschichts- oder Heimatkundeunterricht eingeladen, um zu erzählen, wie das „Reisen 1920" war, was es hieß, 1938 ein Fabrikarbeiter zu sein oder 1942 ein Soldat an der Ostfront oder wie es war, 1913 den Besuch des Kaisers in der Stadt zu erleben. Hier werden vergangene Lebenswelten, vergangene *„social worlds"* für die „Jungen" zugänglich, und es werden die Erinnerungen und Erfahrungen der „Alten" interessant und wichtig genommen, ja wertgeschätzt. In Exchange-learning-Projekten können alte und junge Menschen Lokalgeschichte rekonstruieren und bewahren, die Veränderungen eines Dorfes, eines Quartiers. Alte Menschen können aufgefordert werden, derartige Erfahrungen aufzuschreiben (*Petzold* 2003g), so daß sie veröffentlicht werden und Grundlage für weitere Gespräche, Erzählgruppen werden können, wie es ein bemerkenswertes Projekt des Erftkreises unternommen hat (*Erftkreis* 1990, 1991). Auf diese Weise werden neue kommunikative Felder und Möglichkeiten der Partizipation für alte Menschen eröffnet. Sie erhalten neue, bedeutsame Identifikationsattributionen. Sie können ihre eigene Identität in der gemeinsamen Rekonstruktion und Tradierung *historischer Wahrheit* bestätigen und in der Vermittlung *ihrer* Sicht der Geschichte (insbesondere der eigenen, selbsterlebten) *narrative Wahrheit* aktualisieren (*Spence* 1982a, b), d.h. ihre subjektive Position als Zeitzeugen bekräftigen. Ihre Erzählungen und Berichte gewinnen dabei zuweilen eine beachtliche formale Qualität, durch die Faktisches und Atmosphärisches verbunden werden, es wichtiger wird, einen „Zeitgeist" zu vermitteln, als exakt Details aufzulisten, so daß die *„ästhetische Wahrheit"* der Narration im Vordergrund steht (*Petzold* 1991o).

→ In *„Märchenerzähl-Projekten"* werden alte Menschen geschult, ihre narrative Kompetenz und Performanz (idem 1988n, 586 ff) zu entwickeln, um Kindern im Vorschul- und Grundschulalter Märchen und Geschichten zu erzählen. Es werden auf diese Weise Verbindungen zwischen den Generationen möglich, und es entstehen *„narrative Felder"*, in denen durch wechselseitige Identitätsattributionen das Identitätserleben vertieft wird. Der alte Mensch kann sich eingebunden fühlen in die Lebenswelt, den Raum des gesellschaftlichen Lebens. Die Kinder können sich im Fokus einer Aufmerksamkeit fühlen, die ihnen sonst nicht häufig in dieser Ausschließlichkeit und Intensität entgegenkommt. Es entsteht ein spezifisches, sehr lebendiges „narratives Klima", eine „Erzählgemeinschaft" von alt und jung, die – wenn sie dazu auch noch die Erwachsenengeneration, die Eltern der Kinder einbezieht, und das ist möglich – eine generationenübergreifende Verbindung schaffen kann, von der alle profitieren können.

→ In *„literarischen Werkstätten"* (*Petzold, Orth* 1985a; *Petzold-Heinz* 1985; *von Werder* 1986, 1988) oder *„Tagebuchwerkstätten" (Petzold* 1993e), wie sie z.B. in Heimen oder in Erwachsenen- und Altenbildungsprogrammen angeboten werden, kann eine *„Erzählkultur"* entstehen, in der die biographischen Geschichten, die narrativen Biosodien nur ein – wenn auch ein gewichtiger – Teil sind. „Ereigniserzählungen", „Rhapsodien", Berichte werden hier wichtig, aber auch das Schreiben von Prosatexten und von Gedichten (*Meier-Baumgartner, Mencke* 1987). Im Vorlesen und Durchsprechen solcher Texte, dem Erfühlen und Erspüren der *inneren Resonanz* auf diese Ausdrucksformen persönlicher Kreativität sowie im Teilen dieser Resonanz wird der geteilte Lebensraum „belebter Raum", entsteht gemeinsame Welt als Lebenswelt. Literarische Werkstätten leisten so Konnektierungen von einer Dichte, die wir sonst nur in therapeutischen Gruppen finden, ohne daß dabei eine *Therapeutisierung von Alltagssituationen* entsteht oder eine Konfliktorientierung aufkommt, die unnötig und zuweilen auch unangemessen ist. Das Teilen von Erzählungen mit biographischem Inhalt zentriert ja keineswegs nur oder auch überwiegend auf dem Mitteilen von Problemgeschichten, Katastrophenberichten, sondern auch auf dem Miteinanderteilen von guten Erinnerungen und schönen Ereignissen, deren Vergegenwärtigung das Erleben der eigenen Identität bekräftigt, indem die historische Dimension der Identität aktiviert und in ein Feld der Partizipation gestellt wird. Gerade für den alten Menschen, dessen „Identitätserleben aus Zukunftsentwürfen" aufgrund des verkürzten Zeithorizontes wenig Stütze erfährt, ist die durchlebte Vergangenheit – und das ist immer die Geschichte seiner sozialen Erfahrung – von großer Bedeutung (*Petzold, Lückel* 1985).

Die Szenen seiner Geschichte sollte ein Mensch aber nicht in einem „leeren Theater" betrachten müssen, das ihn als einsamen Zuschauer seines eigenen Lebensspiels in einer Verlassenheit beläßt, die nur schwer ausgehalten werden kann und ihn der Depression überantwortet. Gemeinsam betrachtete Geschichte ermöglicht, daß Leid mit denjenigen geteilt wird, die empathisch und engagiert zuhören, geteilt wird, weil das Vergangene in der Narration lebendig wird, die Zuhörer zu Mitspielern im Lebensdrama werden, wenn die Ereignisse vergangener Zeiten vergegenwärtigt, „gegenwärtiggesetzt" werden. Die „literarische Werkstatt" kann hier zur „Theaterwerkstatt" werden, wenn man das Geschriebene oder Erzählte in Rahmenstücke umsetzt und dramatisiert, wie wir es mit dem Ansatz des „Therapeutischen Theaters" (*Iljine* 1972) vielfach praktiziert haben (*Petzold* 1973b, 1979j).

Alte Menschen sind nicht nur literarisch sehr produktiv, wenn man sie anregt (*Schmalbrock, Schoiswohl* 1982), ihnen Raum gibt, sie schreiben nicht nur sehr schöne Gedichte, Kurzgeschichten, Märchen (*Petzold* 1982j), sie sind auch begeisterte und kreative Spieler in Theaterprojekten, im Psychodrama, im Therapeutischen Theater oder im Puppenspiel (idem 1979k, 1982h, i; *Mazor* 1982).

In biographischen Berichten, narrativen Biosodien, im Spiel von „Szenen eines Lebens" (*Petzold* 1979j), wie sie in therapeutischen Gruppen, literarischen Tagebuch- oder Theaterwerkstätten vom einzelnen in die Gruppe getragen werden, geht es nicht um die Abbildung *historischer Wahrheit*, sondern um die Darstellung subjektiver Wirklichkeit, wie sie vom Gedächtnis festgehalten wurde (*Revere, Tobin* 1980; *Romaniuk, Romaniuk* 1981) und einem spezifischen, gegenwärtigen Zuhörerkreis vorgetragen werden soll. Die Zuhörer bestimmen dabei wesentlich, welche „*Version*" der Ereignisse vorgestellt wird. Es geht also nicht um „*historic truth*", sondern um *narrative Wahrheit* (vgl. *Petzold* 1991o), mit der im narrativen Kontext – dem der Erzählgemeinschaft – umzugehen ist, ja zuweilen um *ästhetische Wahrheit* (*Spence* 1982a, b), wenn „Dichtung und Wahrheit" ineinandergreifen und die Geschlossenheit, Eleganz, Originalität für den Erzähler wichtiger werden als historische Exaktheit, wenn die „große Linie" wichtiger wird als die Sequenz der Details. Es lassen sich solche Tendenzen vielfach in Berichten „aus der guten alten Zeit“ beobachten. Natürlich haben wir hier auch Abwehr von Schmerzlichem und Bedrohlichem, Verdrängung von Schrecklichem oder Beschämendem als eine mögliche Komponente, aber eine solche Optik allein wird dem Erzähler und seiner Geschichte nicht gerecht, denn er ist darauf gerichtet, *Sinn* zu konstituieren, sein Leben in einer Art und Weise zu figurieren, die die vielfachen, oft disruptiven Metamorphosen des Lebenslaufs zu einer *„guten Gestalt“* und *„bedeutungsvollen Form“* (*Petzold* 1990b) integriert. Dies wird besonders eindrücklich in der Arbeit mit Schwerkranken und Sterbenden deutlich. Mit dem Wissen um das herannahende Lebensende, ja „im Angesicht des Todes“ – etwa in der Begleitung terminaler Patienten (idem 1980a, 1984c) unter Verwendung kreativtherapeutischer und poesietherapeutischer Mittel – zählt die *ästhetische Wahrheit* mehr als die historische, denn sie sichert Identität, die im Verlöschen ist. Die letzten Narrationen alter Menschen oder Moribunder sollen das durchlebte Leben klären, in Ordnung bringen, reinigen – Lebensbeichten. Letzte Worte und Mitteilungen sind darauf gerichtet, das Erinnern durch die Hinterbliebenen zu sichern, die den Verstorbenen „in gutem Gedächtnis“ behalten sollen, ja von seinem Leben etwas behalten können, womit er noch weiterhin „unter ihnen zu weilen“ vermag – Vermächtnisse. Die Rituale der Klage und Trauer und die Inszenierungen der Gedächtnisfeiern, die *Kommemorationen* nehmen die Narration auf und führen sie weiter (idem 1982f). Der Verstorbene tritt ein in die *Geschichte*: die seiner Familie, seiner Freunde, seiner Nachbarschaft – zuweilen seiner Kultur, wenn er ein „großes Leben“ gelebt hat. Er hat sich „verewigt“, wenn er in Erzählungen weiterlebt. Das aber setzt Traditionen, eine lebendige *Erzählkultur* und *Erzählgemeinschaften* voraus, und an diesen ist unsere Zeit arm geworden. Sie sind zunehmend im Verschwinden begriffen (idem 1982d), und damit geht eine wichtige Möglichkeit zunehmend verloren, subjektive Integrität – nicht nur die alter Menschen – in der Komplexität pluralistischer, ja multikultureller Gesellschaften zu sichern. Die „sozialen Welten“ in den „sozialen Netzwerken“* der Lebenden verlieren damit den Boden ihrer Geschichte. Sie werden dadurch fragiler, flüchtiger und ihre Funktion, in sozialen Gruppen Kohäsion zu stiften, wird eingeschränkt. So wächst in unserer komplexen Kultur Fremdheit, Entfremdung, wenn die Nähe verlorengeht – und Nähe ist Wärme. Die ersten Opfer sind diejenigen, die Wärme, Herzenswärme besonders brauchen: Kinder und alte Menschen. In kalten Zeiten aber werden auf Dauer alle frieren.

---

* *„Unter ‚**sozialer Welt**‘ (**social world**) verstehe ich die von einer sozialen Gruppe (einem Mikronetzwerk) geteilte Perspektive auf die Welt, eine ‚Weltsicht‘ (mit ihren belief systems, Wertvorstellungen, Basisüberzeugungen im Mikro- und Mesobereich), eine ‘Weltanschauung‘ im (Makro- und Megabereich) als kollektive **mentale Repräsentation**. **Soziale Welten** in Makrobereichen prägen etwa über einen ‚Zeitgeist‘ Mikro- und Mesobereiche entweder konformierend – man stimmt zu - oder divergierend – man lehnt sich auf, stemmt sich gegen die Strömungen des Zeitgeistes. Sozialwelten formieren sich in Gesprächs- und Erzählgemeinschaften in Prozessen kollektiver Interpretationsarbeit bzw. Hermeneutik“ (Petzold 2000h, vgl. idem 2001b).*
*„Ein **soziales Netzwerk** ist das für exzentrische Beobachter eines sozioökologischen Kontextes mit Mikro- oder Mesoformat vorfindliche und umschreibbare **multizentrische Geflecht differentieller Relationen in der Zeit zwischen Menschen** (und ggf. Institutionen), die zueinander in unterschiedlichen Bezügen stehen (Kontakte, Begegnungen, Beziehungen, Bindungen, Abhängigkeiten) und in konkreten oder virtuellen Austauschverhältnissen (z.B. wechselseitige Identitätsattributionen, Hilfeleistungen, Teilen von Informationen, Interessen, Ressourcen, Supportsystemen). In der Lebensstrecke betrachtet, wird ein Netzwerk zum ‚**Konvoi**‘, zum Weggeleit. Dabei können sich durch das Vorhandensein konkordanter und diskordanter ‚**sozialer Welten**‘ als ‚**kollektiven mentalen Repräsentationen**‘, das sind kollektive Kognitionen, Emotionen, Volitionen (z.B. Wirklichkeitskonstruktionen, Interpretationsfolien, Werte, Normen, Entscheidungsroutinen), in dem vorfindlichen **Netzwerk/Konvoi** als konkreter Realität der Interagierenden unterschiedliche ‚**soziale Welten**‘ als mentale Realitäten konstituieren“ (vgl. Hass, Petzold 1999).*

Das Klima unserer Lebenswelt bestimmen wir alle. Die Situation alter Menschen ist dabei der beste Gradmesser dafür, wie es um die „Temperatur" in einer Welt für Menschen, einer menschlichen Welt bestellt ist. Diese Situation beständig und sorgfältig zu betrachten, um aktiv und entschlossen handeln zu können, wird unerläßlich sein, wenn wir die Humanität unserer Lebenswelt – und diese ist immer eine gemeinsame – sichern und bewahren wollen (*Müller, Petzold* 2002 a, b, 2003).

Integrative Dramatherapie und Szenentheorie – Überlegungen und Konzepte zur Verwendung dramatherapeutischer Methoden in der Integrativen Therapie (1981i/1990p)*

Als Schüler von *Moreno, Perls und Iljine* hatte ich die seltene Gelegenheit, bei den Begründern der drei bedeutendsten Formen dramatischer Therapie selbst zu arbeiten und ihre Theorie, Methodik und Praxis aus unmittelbarer Anschauung kennenzulernen. Weitere jahrelange theoretische Arbeit bei *Gabriel Marcel,* einem Meister des modernen „psychologischen *Dramas*", und Praxis als Akteur an avantgardistischen Experimentierbühnen in den sechziger Jahren in Paris haben mich tiefer mit dem Wesen und den Möglichkeiten dramatischer Gestaltung vertraut gemacht. Es sind all diese Einflüsse in meine Arbeit eingegangen, in der ich versuche, eine Synthese oder einen gemeinsamen Nenner zu finden, einen übergreifenden Ansatz dramatherapeutischer *Methodik* im Rahmen des Verfahrens der Integrativen Therapie, dessen Konzepte** auch einen explikativen Wert für die Wirkweise von klassischem Psychodrama, Therapeutischem Theater und Gestalttherapie haben – und darüber hinaus für andere Ansätze aktionaler und dynamischer Therapie. Auf jeden Fall ist die *Methode* der „Integrativen Dramatherapie", die auch Arbeit mit Masken, Kostümen, Puppen, Pantomine einschließt (*Petzold, Orth* 1990a, dieses Buch, S. 885ff), ein wichtiges Instrument im Rahmen der „Integrativen Therapie", von der her sie ihre theoretische Fundierung erhält und zu deren theoretischen Fundus sie zugleich beiträgt. Unverzichtbar werden in diesem Zusammenhang meine Arbeiten „Theater oder das Spiel des Lebens" (*Petzold* 1982a), „Geheimnisse der Puppen" (*idem* 1983b, 1987a), „Welttheater" (*idem* 1982a), sowie meine Rekonstruktion der Rollentheorie *Morenos (Petzold, Mathias* 1983) und der Übersichtsband „Dramatische Therapie" (*idem* 1982a).

Mit den genannten „Vätern" dramatherapeutischer Therapie gehe ich davon aus, daß der Mensch auf der Bühne dieser Welt „so manche Rollen spielt" (*Shakespeare,* vgl. *Petzold* 1982 g, o). Dieses Rollenspiel im *Drama des Lebens,* so meine ich, kann aber nicht ohne ein Konzept

---

* Orig.: *Integrative Therapie* 1 (1981i) 46-61, völlig neu bearbeitete Version aus: *Petzold, Orth* (1990a) 849-880

** Das *Konzept* wird als vorläufiges Element einer sich aus dem „Hintergrund universalen Sinnes" ausgliedernden Theorie gesehen, die, wenn auch noch nicht prägnant, so doch als Horizont „anwesend" ist.

der *Bühne,* der *Szene,* des *Skripts* und ihrer *Atmosphären* sinnvoll expliziert werden. Es sollen im folgenden deshalb kurz einige Überlegungen zu einem *„dramatistisch-aktionalen Ansatz“* (*Burke* 1969; *Petzold, Mathias* 1983; *Petzold, Schneewind* 1986) theoretischer Konzeptualisierung und praktischer Behandlungsmethodik vorgestellt werden.

1. Bühne oder Metaszene

Die Bühne, auf der wir spielen, auf der alle Szenen ablaufen, ist die *Lebenswelt (E. Husserl, A. Schütz).* Ihr gehören wir zu, auf ihr sind alle Spieler in *einem* Spiel verbunden, sind alle *Mit-Spieler.* Sie ist Matrix und Ausdruck *totaler Ko-Existenz.* Alles ist aufeinander bezogen, nichts ist unverbunden, und diese Intentionalität wirkt einen ganz grundsätzlichen, ursprünglichen *Sinn*: das Drama auf der Bühne dieser Welt ist *sinn*-voll (*Petzold* 1981g). Dieser *primordiale Sinn,* der als ein *Kon-sens,* als eine Übereinstimmung alles Existierenden, oder besser *Koexistierenden,* zu sehen ist, schafft die Grundlage für das Gefühl, daß diese Welt unsere Heimat ist, unser *Haus,* daß wir in *einem Haushalt* leben. Er konstituiert Grundvertrauen. Wir sind konstitutiver Bestandteil der Bühne, der Szene, nicht nur Figuren im Spiel, sondern ein Element, das zur Sinnhaftigkeit des Spieles beiträgt, durch das das Spiel erst zustandekommt.

Die Erfahrung der Zugehörigkeit und Koexistenz ist kondensiert in der *„Urszene“* des uterinen Mikrokosmos und dem *„Urdrama“* der embryonalen Entwicklung. Das Leben des noch Ungeborenen im Mutterleib repräsentiert die primordiale Struktur der totalen Zugehörigkeit, ist *Metaszene,* totale Verbundenheit: *Koexistenz.* Im *Urdrama* der embryonalen Entwicklung vollzieht sich – ohne daß hier einer verkürzenden *Haeckel*schen Position das Wort geredet werden soll – gerafft das gesamte Stück der Evolution noch einmal (*Gould* 1977), entsteht aus der *Thalassa* des Fruchtwassers *(Ferenczi* 1962) der Körper als biologischer Organismus und aus diesem der Mensch als „archaisches Leib-Selbst“ (*Petzold* 1984i, 1990h; dieses Buch, S. 534ff).

Mit der Geburt tritt das Kind in eine erste „spezifizierte“ Szene: den Kreißsaal, das Wöchnerinnenzimmer, den Purpursaal* oder wo auch immer die Szene der Geburt stattgefunden hat. Und dann folgt Szene auf Szene: das Leben – eine Geschichte von Szenen. Es bleibt die *Metaszene,* aber sie verliert an Dichte. Sie wird zum universalen Hintergrund, zum Hintergrund aller Hintergründe, der fast vergessen wird und sich in der Dämmerung zu verlieren scheint.

Zunächst ist die *Metaszene* noch sehr deutlich präsent durch die *Atmosphäre* der Geborgenheit in der innigen Beziehung von Mutter und Kind. Die Mutter „trägt“ ihr Kind und das Kind fühlt sich von ihr und bei ihr „aufgehoben“. Im Stillen und Halten und Tragen wird das in den ersten nachgeburtlichen Wochen noch wirksame Grundvertrauen und die Konfluenz, die totale Verbundenheit, in der das Kind wie in den ersten Gestationsmonaten *in utero* zwischen sich und seiner Umwelt noch nicht klar differenziert (*Moreno, Moreno* 1944; *Petzold* 1986e), bekräftigt. In diese Verbundenheit greifen roh die Entfremdungsmechanismen unse-

---

* Im Purpursaal wurden die byzantinischen Kaiser geboren, weshalb sie zuweilen den Beinamen (πορφυ–ρογένετος) „Purpurgeborener“ führten.

rer Gesellschaft und Kultur, kalte, feindselige *Atmosphären* ein durch die zum Teil denaturierenden Brutpflegepraktiken in den Kliniken und Haushalten (Trennung von Mutter und Kind nach der Geburt, frühes „Abstillen", minimaler Körperkontakt durch Überlastung, mangelnde Zeit und eigene Leibentfremdetheit der Mütter). So werden Differenzierungsprozesse forciert – maligne Progressionen (*Petzold* 1969b) – oder zumindest mit Erfahrungen des Unverbundenseins gekoppelt. Den Preis, den wir für eine solche Differenzierung zahlen, ist der Verlust der Verbundenheit, des existentiellen Erlebens von Zugehörigkeit und *Koexistenz* und eine Einschränkung des Grundvertrauens. Wir finden damit in den „Brutpflegepraktiken" unserer Kultur eine der Wurzeln von Entfremdung (*Montagu* 1975), die Mitmenschlichkeit bedroht und *Kokreativität (Petzold* 1971k, 1990b; *Iljine* 1990) verhindert.

2. Szene und Atmosphäre

Szene ist eine raumzeitliche Konfiguration, das Zusammenspiel von *Kontext* und *Kontinuum.* Sie spielt immer im *Hier-und-Jetzt,* aber sie hat immer auch Geschichte und Zukunft (*Petzold* 1981e). Sie ist erfüllt von sozioemotionalen Mikro-, Meso- und Makroklimata, z.B. einem „Zeitgeist" (*idem* 1990f), von *„Atmosphären, die randlos in den Raum ergossen sind"* (*Schmitz* 1989), als ein *„Konzert von subliminalen und supraliminalen Sinneseindrücken und ihrer Gedächtnisresonanz" (Petzold* 1971k), die „Stimmungen" schaffen. Szene folgt auf Szene. So entsteht ein *Stück,* eine *Narration,* ein *Skript,* eine „Geschichte von Szenen und Atmosphären" geladen mit *Sinn.* Szenen sind jeweils *erlebte* sinnerfüllte Kontexte. Der Leib als totales Sinnesorgan, als inkarniertes Subjekt (*Merleau-Ponty* 1945, 1969) ist die Konstituente jeder Szene, jedes Stücks. Damit werden „objektive" Szenen unmöglich. Szenen sind subjektiv strukturierte und erlebte Wirklichkeit. Der zeitliche Raum, der räumliche Rahmen, das sozioökologische Setting werden vom wahrnehmenden und handelnden Leib konstituiert. Leib und Szene sind nicht voneinander zu trennen, bilden eine strukturelle und atmosphärische Einheit. Zur Szene gehört alles, was ich wahrnehmend und handelnd erreiche: Menschen und Dinge und mehr noch, die Beziehungen, Bewegungen, Handlungen in dieser Situation und ihre Atmosphäre.

Eine Szene ist nie statisch, sie ist in Bewegung, sie ist eine *lebendige Struktur,* in mir, um mich herum, durchmischt. So gibt es kein *Innen* und *Außen,* keine säuberliche Trennung zwischen den Szenen der Innenwelt und denen der konkreten äußerlichen Realität (*Waldenfels* 1976). Über meinen *Leib* sind Innen und Außen verschränkt, wenn die in ihm eingegrabenen „alten Szenen" und „archaischen Atmosphären" in die neuen hineinragen und die neuen Szenen und Atmosphären alte evozieren. Die zeitliche Dimension der Szene bedingt, daß eine Szene immer ganz neu und niemals ganz neu ist – zumindest der sie konstituierende Leib ist eine gewisse Konstante. Er schreitet von Szene zu Szene, von Stimmung zu Stimmung. Er ist Garant einer gewissen Kontinuität und Identität. Er ist der Ort der Freiheit, denn bei aller Fremdbestimmtheit durch gesellschaftliche Rollenzuschreibungen ist er es, der die Rollen *verkörpert.* Der Leib wird damit aber auch zum Fokus möglicher Unterdrückung und Disziplinierung. Dann nämlich, wenn die Szene Macht über den Leib gewinnt, Verkörperung erzwungen wird durch Atmosphären der Gewalt: Bestrafung, Verstümmelung, Todesdrohung (*Foucault* 1978; 1976, 130). Der Tod des Leibes ist das Ende jeglicher Szene, jeglichen Stückes.

3. Skript und Drama, Narration und Narrativ – Sozialisation als Geschichte von Szenen

Jede Szene und Atmosphäre, die ich (mit)konstituiere, die ich wahrnehmend und handelnd gestalte, wird in mir eingegraben. Ich nehme ihre Elemente und Bewegungen wahr, die Wirkungen der Personen und Dinge auf mich, meine Wirkungen auf die Personen und auf die Dinge, ihren Sinn. So schreite ich von Stimmung zu Stimmung, von Szene zu Szene-Ereignissen, die sich mir leibhaftig einprägen, in meinem *Gedächtnis* verankert werden. Das Gedächtnis wird so ein unendliches Reservoir von Atmosphären und Szenen: szenisches und atmosphärisches Gedächtnis (*Petzold* 1989d). Es *archiviert* meine Geschichte als Serie von *Narrationen*, als Geschichte von räumlichen, zeitlichen und sozialen Konfigurationen, deren Kondensat als „*Struktur*" *(Form, Gestalt)* bezeichnet werden kann. Ich internalisiere die Szene mit ihrer *Struktur*, wobei Struktur verstanden wird als der „mnestische Niederschlag von spezifischen Konfigurationen in Lebensereignissen". Strukturen können sich im Zeitkontinuum an unterschiedlichen Orten des Lebensweges eines Menschen reinszenieren und sind dann als *homolog* erkennbar (es werden z.B. „immer die gleichen Fehler gemacht", man „sucht sich immer die gleichen Typen heraus", es „ist mal wieder *typisch*"). *Strukturen* haben eine überdauernde Qualität. Positiv gewendet gewährleisten sie eine gewisse Stabilität im Lebensvollzug. Sie stellen Textvorlagen (*Narrative* und *szenischer Kontext*) bzw. „Drehbücher" (*scripts*) für Handlungen, „*Dramen*" bereit, die an die gegebenen Situationen adaptiert werden im Sinne einer „*kreativen Anpassung*" (*Perls* et al. 1951).

Handeln indes ist lebendig, flüssig, gering strukturiert. Strukturen können sich aber – und das ist der Negativaspekt – so verfestigen, daß der freie Fluß der *Biosodie*, lebendiger sich entwikkelnder *Szenengeschichten*, wir sprechen hier von *Narrationen* oder *Stegreifinszenierungen*, erstarrt und fixiert wird. Dann reden wir von determinierender Biographie, von *Skriptfixierungen* oder *fixierenden Narrativen* (*Petzold* 1988n, 222, 226), die sich im Sinne eines „*Wiederholungszwangs*" reproduzieren und lebendige, den situativen Bedingungen des Lebens adäquate Verhaltensweisen, das kreative Gestalten der eigenen Lebensgeschichte im gegenwärtigen Vollzug – also lebendige biosodische *Narrationen* – verhindern. Das Konzept des *Narrativs* oder *Skripts* wird einerseits als „*Strukturgerüst*" (*Arnheim* 1978), als thematisch strukturierte kognitive Repräsentation verstanden (*Schank* 1977; *Abelson* 1981), die eine „sinnvolle Folge von Szenen" im Handlungsvollzug möglich macht. Es ist nicht mit dem in der Transaktionsanalyse gebrauchten Script-Begriff (=Botschaft der Eltern oder wichtiger Bezugspersonen, vgl. *Steiner* 1981; *Berne* 1975) gleichzusetzen, dessen verkürzenden Determinismus und dessen Simplifizierung komplexer Konstellationen (*Kopp* 1978) wir ablehnen. Andererseits orientieren wir uns durchaus an Konzepten empirischer Skriptforschung, die den Niederschlag *situativer Ereignisse (events) als Szenen* und *Ereignisketten*, als *Skripts* also, in ihrer determinierenden Kraft untersuchen (*Tomkins* 1979), sowie die Auswirkungen familiärer und sozialer „Botschaften" und Prägungen, Regeln und Normierungen für die Formierung von Skripts, „Lebensdrehbüchern" (*Carlson* 1981; *Helson* et al. 1981), von Lebensstilen (*Adler* 1908; *Thomae* 1983, 1988), von Narrativen (*Petzold* 1988n, 222, 2003g).

Wir haben in unserem szenentheoretischen Ansatz ein begriffliches Instrumentarium entwickelt, um einerseits das phänomenale, prozeßhafte Geschehen, die *Handlungsperspektive* zu erfassen und andererseits die strukturale Seite, die Perspektive auf feste Formen und determinierende Momente nicht aus dem Blick zu verlieren. Die Begrifflichkeiten können, wie in Abb. 1 dargestellt, zugeordnet werden.

Es ergibt sich so eine Verschränkung von prozeß- und strukturtheoretischen Perspektiven. In jedem prozeßhaften Geschehen (*Drama, Narration* etc.) wirken Strukturelemente (*Skripts, Narrative* etc.). In jedem aktionalen Geschehen gibt es diskursive Momente (Handlung als Sprache), und in jedem verbalen Diskurs gibt es stets Handlungselemente (Sprache als Handlung). In unserem hermeneutischen und therapeutischen Ansatz verbinden wir in **Ko-respondenzprozessen** (*Petzold* 1978c) Aktionales und Diskursives, arbeiten wir mit der *Verschränkung von Prozeß und Struktur im Lebensvollzug* (Arbeits- und Familienleben, Freizeit, Therapie etc.).

Eine weitere theoretische Verschränkung ergibt sich aus unseren Begrifflichkeiten: Rolle, Szene, Skript, Drama verweisen dabei auf einen *„dramatistischen"* (*Burke* 1969) Hintergrund, auf den Aspekt des Aktionalen, wohingegen Begriffe wie Sprecher/Erzähler, (Gesprächs-, Erzähl)situation, Narrativ, Narrationen den *„diskursiven"* (*Ricoeur* 1982) Bezug herausstellen, und auf den Aspekt von Inhalt und Bedeutung abstellen. Die Verbindung dramatistischer und diskursiver Ansätze wird für Formen dramatischer, erlebniszentrierter Therapie und

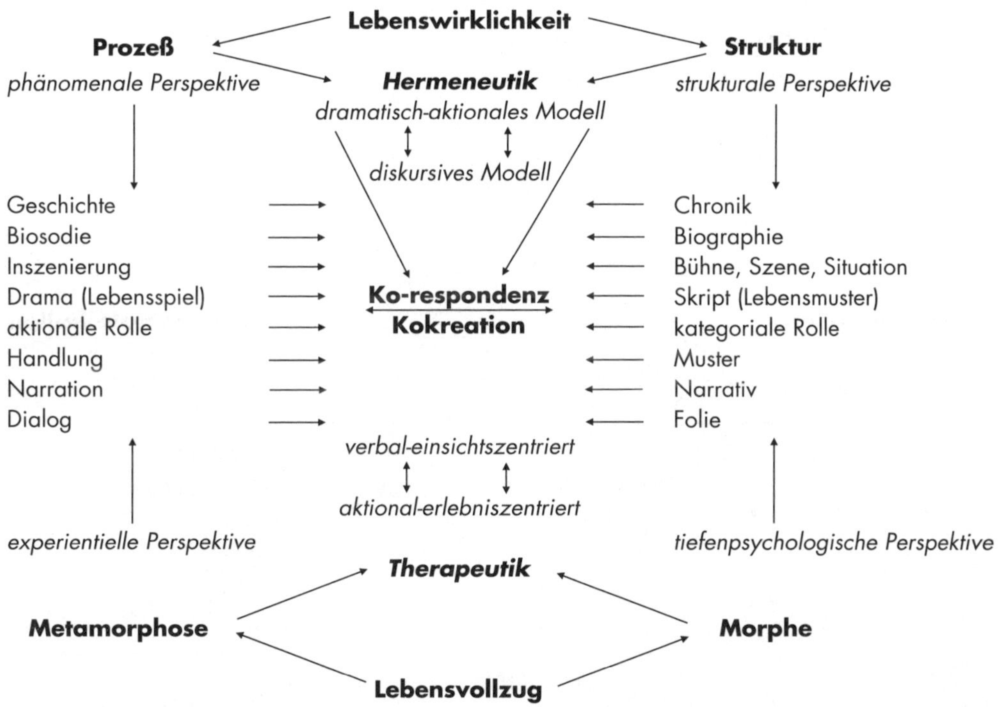

Abb. 1: Verschränkung von Prozeß und Struktur im persönlichen Lebensvollzug und in der Therapie

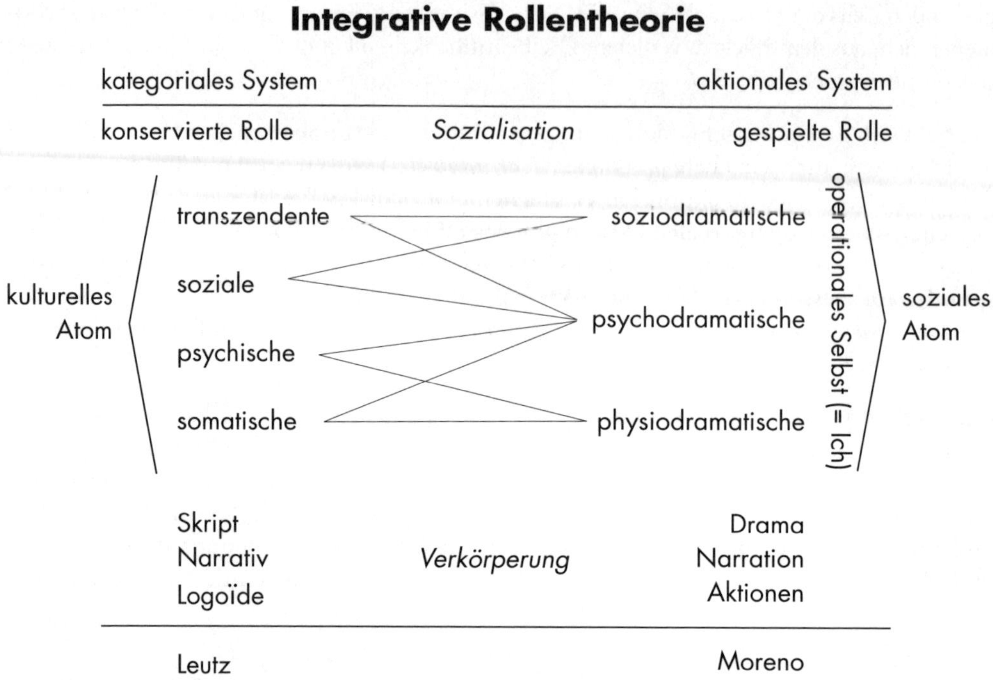

Abb. 2: Modell einer integrativen Rollentheorie (nach *Petzold, Mathias* 1983, 152)

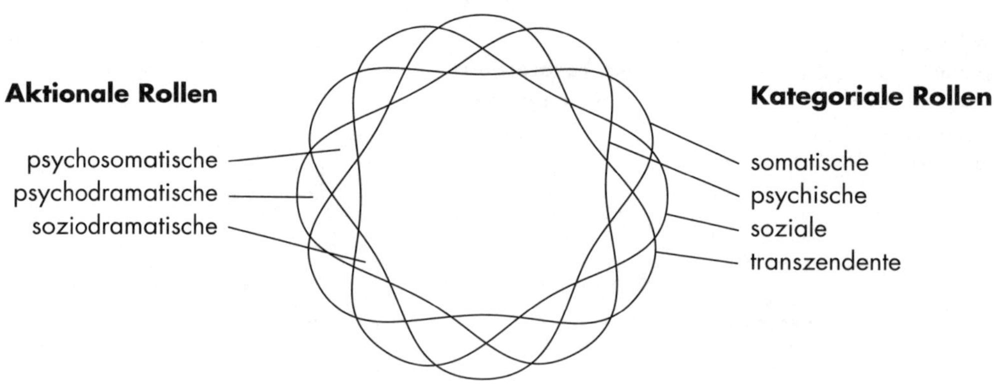

Abb. 3: (aus *Petzold, Mathias* 1983, 153)

Therapeutik auf experientieller Grundlage unverzichtbar, wollen sie sich nicht im Aktionismus erschöpfen, und ist für die Formen einsichtszentrierter, diskursiver Therapie auf tiefenpsychologischer Grundlage belebend, wenn sie im Gerede zu versanden drohen. In der Integrativen Therapie werden deshalb diese beiden theoretischen Linien aufgenommen (*Petzold* 1988p; *Petzold, Mathias* 1983) und verbunden.

Die Parallelisierungen der Begrifflichkeiten in dieser Arbeit weisen jeweils auf den *prozessualen* (Narration, Drama) und den *strukturalen* (Narrativ, Skript) Aspekt sowie auf den *dramatistisch-aktionalen* (Rolle, Drama etc.) und den *diskursiven* (Narration, Dialog) Aspekt im Material der Patienten und Patientinnen hin. Diese beiden Aspekte stehen in einem dialektischen Verhältnis. *Prozeß und Struktur wirken „in der Ko-respondenz, in Kooperationen, Kokreationen" zusammen*, ähnlich wie in *Morenos* Theorie und Praxis *aktionale* und *kategoriale Rollen* aufeinander bezogen und in „Rollenintegralen" (vgl. Abb. 2, 3) unlösbar verflochten sind. In *Narrationen* wirken *Narrative* und szenischer Kontext als strukturgebende Momente – bis hin zur Fixierung. In Lebensdramen wirken Skripte, in Dialogen wirken Gesprächsfolien und gewährleisten Verhaltenssicherheit – bis hin zur Determinierung des Handelns.

Die *Narration* des Subjekts wird also von den – oft unbewußten – Mustern der Vergangenheit (dieses Buch S. 200), einstmals durchlebten Ereignissen (*events*) und Ereignisgeschichten (*chains*) und ihrem Niederschlag, den *Narrativen* bestimmt. Das ist eine natürliche Gegebenheit und bietet uns sogar eine notwendige Verhaltenssicherheit – wie sollten wir uns ohne Rollen, Skripts, Narrative, *Handlungsmuster* und *Gesprächsfolien* also, orientieren? Pathologisch wird es, wenn der Lebensvollzug eines Menschen von *fixierenden Narrativen, fixierten Skripts* und *sich perpetuierenden Chains* invariabel determiniert wird, anstatt daß die *Narrative* als variierbare Elemente der biographischen Erfahrung verwandt und genutzt werden können. *Narrative* sind als solche also nicht unbedingt negativ oder gar pathologisch. Sie sind Strukturelemente jeder *Narration* wie *Skripts* Strukturelemente eines *Dramas* sind. Pathologisch werden sie erst dann, wenn sie, unbewußt wirkend, den Lebensvollzug – an den Realitäten der Gegenwart vorbeigehend – deterministisch bestimmen und damit die Erfahrungs- und Handlungsmöglichkeiten des Subjekts einschränken oder gar den Lebensverlauf in destruktive Bahnen lenken. In diesem Kontext verstehen wir dann *fixierende Narrative/Skripts als in widrigen Biographien formierte, komplexe, pathologische – und zumeist unbewußte – Strukturen mit hoher determinierender Kraft für die Prozesse kreativer Narration/spontanen Lebensspiels, die das Subjekt in und mit seinem Kontext als Biosodie inszeniert.* Es wäre allerdings eine Verkürzung, diesen strukturellen Aspekt, diese Geschichten von Interaktionen, von Wirkungen und Gegenwirkungen im Kontext, in der Sozialisation allein auf *interpersonales* Geschehen zu begrenzen: Ich werde zu dem, der ich bin, nicht nur durch den Kontakt mit den Menschen meiner Lebenswelt, sondern auch durch den Kontakt mit den Dingen, mit dem Park, in dem ich aufgewachsen bin, oder mit dem Hinterhof, auf dem ich meine Jugend verbringen mußte – eine *„ökologische Perspektive"* (idem 1990h).

Das Erleben in Szenen und in den Dramen des Lebens und die Erfahrungen mit Atmosphären und Narrationen in der Vergangenheit bestimmen mein Handeln in jeder neuen Szene, die ich betrete, in jedem neuen Stück, in jeder neuen Narration. Vergangene Atmosphären, Szenen werden aktualisiert, fließen „unbewußt" oder „mitbewußt" in mein Lebensspiel ein, hier und jetzt. Vielleicht treten sie mir auch so deutlich ins Bewußtsein, daß ich gegenwärtiges

Handeln „bewußt" an vergangenen Atmosphären, Szenen und Szenensequenzen (d.s. Stükke, Skripts, Narrationen) ausrichten kann. Diese werden zusammen mit meiner Leiblichkeit – das *Leib-Selbst* ist Grundlage aller *Verkörperung* –, meinem ökologischen Kontext, der mein Wahrnehmen und Handeln prägt und meinem sozialen Kontext, der mir verkörperbare, spielbare *Rollen zuschreibt*, zu den Konstituenten meiner *Identität*.

4. Identität in Kontext und Kontinuum

Der Begriff der Identität (vgl. jetzt *Petzold* 2001p) wird in seiner Doppelgesichtigkeit, seiner Verschränkung von Innen und Außen, von Privatem und Gesellschaftlichem, von Rollen*zuschreibung* und Rollen*verkörperung in der Zeit* gesehen. Transversale Identität (dieses Buch, S. 73f, 430ff, 322f) wird gewonnen, indem *Ich* mich im Zeitkontinuum *navigierend* durch leibhaftiges Wahrnehmen und Handeln in Szenen als der identifiziere, der ich bin (=*Identifikation*), und indem mich die Menschen meines relevanten Umfeldes in unseren gemeinsamen Szenen und Stücken als den identifizieren, als den sie mich sehen (=*Identifizierung*), und ich dies wahrnehme, emotional und kognitiv bewerte (*valuation, appraisal*) und verinnerliche (*Internalisierung*). Identität konstituiert sich also im Ineinander von Leib und Szene in der Zeit. Auf eine Formel gebracht wird **Identität** (**I**) durch das **Ich** (**i**) im Zusammenwirken, durch die Synergie von **Leib** (**L**) und **Kontext** bzw. **Szene** (**Kn**) im **Zeitkontinuum** (**Kt**) des Stückes, verflochtener Narrationen des Lebensdramas konstituiert, wobei **Kn** den sozialen und ökologischen Kontext umfaßt *(ökologische Perspektive)* und **Kt** die Zeitmodalitäten Vergangenheit, Gegenwart, Zukunft in ihrer jeweils altersspezifischen Ausprägung *(chronosophische Perspektive)*. Sie ist in diesen Querungen von Raum und Zeit als eine *transversale Identität* zu verstehen:

$\mathbf{I} = f_i\, \mathrm{Kt}\, (\mathrm{L}, \mathrm{Kn})$. Der Begriff *Identifikation* wird als im Leib-Subjekt liegender, durch das *Ich* vollzogener Vorgang wahrnehmenden Erkennens „von innen" aufgefaßt, in dem das Wahrgenommene bzw. Erkannte als „meines", mir Zugehöriges, von mir Gewertetes (*valuation, appraisal*) erlebt wird. *Identifizierung* (Fremdattribution) wird als ein Wahrnehmen des Erkennens „von außen" verstanden, in dem das „Andere" erlebt und gesehen wird. Aus Identifizierung kann über Valuation (dieses Buch, S. 430ff) Selbstattribution, Identifikation erwachsen, wächst das „archaische Leib-Selbst" zum „reifen Leib-Selbst". In den Divergenzen zwischen Identifizierung und Identifikation liegen bedeutsame Wurzeln der Pathologie bzw. Entfremdung (vgl. *Petzold, Mathias* 1983; *Petzold* 1984i, 1990h, 1993d). Die im Lebenskontinuum erlebten Atmosphären, Szenen, Stücke sind keine Wirklichkeiten, die einmal waren und dann wieder erloschen, sondern solche, die sich als „eingeprägte" Atmosphären und Szenen fortschreiben.

Viele dieser zahllosen Szenen sinken in den Hintergrund, in ein Vergessen, das nicht mit einem Verlust gleichbedeutend ist; denn konstituiert sich im Hier-und-Jetzt meiner Lebenswirklichkeit eine ähnliche Konstellation, so ruft sie die alte Atmosphäre: das alte Szenarium wird wach (*Lorenzer* 1970). Und je größer die Parallelitäten sind, *je stärker die evozierenden Kräfte der Gegenwart das Vergangene rufen, desto wirksamer wird es in der Vergegenwärtigung.* Hier nun treten zwei Gefahren auf: die Vergangenheit wirkt in die Gegenwart, die alte Atmosphäre oder Szene in die neue, ohne daß ich mir dieser Wirkung bewußt werde, oder: eine fixierte Szenenfolge, das Skript der Vergangenheit – denn keine Szene steht ja isoliert da –, ein *Narrativ* sich wiederholender Strukturen also, bestimmt die Szenensequenz der Gegenwart. So wichtig die Sicherheiten sind, die mir die alten Stücke geben, so determinierend können sie auch sein. Ich spiele Stücke, die von anderen für mich geschrieben worden sind, die mein Vater entworfen hat oder die meine Mutter niederschrieb, deren Rollen durch gesellschaftliche Normierungen verteilt wurden, deren Lösungen für vergangene Zeiten richtig waren, für die Gegenwart aber oft nicht mehr ausreichen oder dysfunktional geworden sind. Autor der eigenen Geschichte, Regisseur des eigenen Stückes zu sein, neue Rollen kreieren, alte distanzieren zu können, dem Zwang alter Atmosphären und Szenensequenzen nicht unbewußt ausgeliefert sein, darum geht es. Das aber bedeutet, seine *Archive* zu erkennen, sich der Atmosphären, der Szenen und Szenenfolgen bewußt zu sein, ihren *Sinn* zu verstehen, Kostüme, Kulissen, Partituren zur Verfügung zu haben, ohne von ihnen festgelegt zu werden (*Petzold* 1982g) als Marionette der eigenen Geschichte (idem 1983b, 1993d; *Foucault* 1971, 1974).

Die Einsicht in die Klimata und Szenengefüge der eigenen Vergangenheit und Gegenwart, das Wahrnehmen und Erleben der „zwingenden Kraft" der Szenen und Szenensequenzen, der *Skripts* und *Narrative* bietet die Chance zur größeren Freiheit. Indem ich in meinem gegenwärtigen Handeln in aktualen Szenen die Fortwirkung vergangener Szenen und ihrer Atmosphären, von sozioökologischen Mikro-, Meso- und Makroklimata (*Petzold* 1989f, 1990h) erkenne, gewinne ich die Möglichkeit, diesen Einfluß zu *bejahen*, zu *verneinen* oder zu *verändern.* Die Sicherheiten vergangener Erfahrungen werden mir bewußt verfügbar, die Zwänge vergangener Situationen können von mir zurückgewiesen werden, die Lösungen aus vergangenen Szenen können an die gegenwärtige Lage adäquat angepaßt werden und prospektiv meine ganze Zukunft beeinflussen. Verfahren aktionaler, dramatischer Therapie müssen deshalb darauf abzielen, über die *Vergegenwärtigung* vergangener Szenen deren Identifizierung, Valuation und Identifikation zu ermöglichen. Und da es meine Szenen mit ihren Atmosphären sind, die mir wieder verfügbar werden, deren Fortwirkungen ins Bewußtsein treten, gewinne ich meine Geschichte, meine Gegenwart und meine Zukunft in neuer, intensiver Weise. *Mit jeder Identifizierung, die über Appraisal und Valuation Identifikation ermöglicht, gewinnt meine Identität im Schnittpunkt von Kontext und Kontinuum an Prägnanz, reift das Leib-Selbst heran* durch die Szenen und Stücke meines Lebensspiels, die mir im *autobiographischen Memorieren (Petzold, Orth* 1993) zur Verfügung stehen, aus deren Vielfalt und Reichtum ich schöpfen kann, und auf deren Grund ich mich nicht nur in neuen Szenen zu bewegen weiß, sondern auch neue Narrationen, Stücke, Bühnenbilder, Szenarien zu entwerfen vermag: ich, Autor, Spieler, Regisseur, Zuschauer, Kritiker meines eigenen Stückes (idem 1982g). Im Lebensverlauf werden Szenen zu Stücken, zu einem Drehbuch, einem Skript. Szene folgt auf Szene, Szenen gehen ineinander über, werden zu Geschichten – ein Panorama.

Für die Konstituierung einer prägnanten Identität ist es von zentraler Bedeutung, daß die Szenen nicht vereinzelt dastehen, als punktuelle Ereignisse erlebt werden, sondern im temporalen Zusammenhang in ihrer *sinn-vollen* Folge, als Sequenz von Szenen, als Ereigniskette, *Chain* (*Rutter* et al. 1990) uns zur Verfügung stehen. Viele diskursive, aber auch aktionale und dynamische psychotherapeutische Ansätze versuchen eine *Rekonstruktion* der Biographie allein als Rekonstruktion von traumatischen Einzelszenen, Einzelsituationen (*events*) und ihres Bedeutungsgehaltes. Ein solches Unterfangen ist zum Teil auch für die Verfahren dramatischer Therapie kennzeichnend. Es wird dabei keine Rekonstruktion „objektiver" historischer Konstellationen versucht (dieses Buch S. 325ff), sondern die in der Erinnerung im *hic et nunc* der therapeutischen Situation auftauchenden Atmosphären und Szenen werden durchgearbeitet als Sedimente (=*Strukturen*) von „*life events*" (*Filipp* 1990), von Ereignissen (=*Konfigurationen*). Hier stellt sich das Problem der erlebnishaft vollzogenen „großen Überschau", des Verstehens von „*chains of adversive and protective events*" (vgl. *Petzold* et al. 1993) und ihrer Inhalte, ihres Sinns im Verlauf, d. h. das Verstehen der *Narrationen* und der in ihnen wirksamen *Narrative*. Oft stehen fragmentiert und isoliert evozierte Szenen da, ohne daß die Zusammenhänge prägnant genug und ihr *Sinn* deutlich würden.

Im Ansatz der Integrativen Dramatherapie wird deshalb Wert darauf gelegt, daß sich Szene aus Szene entwickelt, daß – unter chronosophischer Perspektive (dieses Buch, S. 299ff) – die Lebensdramen als Szenengeschichten, die Narrationen im Gesamt erlebt werden können.*

5. Die Verschränkung von Diskurs und Aktion, von Hermeneutik und Therapeutik

So kann das jeweilige in der Therapie auftauchende Thema *im Kontinuum* als Sequenz, als Folge von Szenen ganzheitlich er-fahren und ver-standen werden. Es wird damit möglich, ein Verständnis, ein Gefühl für die „Lebensspanne" (*life span, Baltes* 1979) zu entwickeln, so daß man sie um-greifen, sie be-greifen kann, ein hermeneutisches Verstehen des Lebensganzen, das sich als leibhaftiges *sinn*-volles Handeln im Lebensganzen erweist (*Petzold* 1981f, g). Entfremdung von der eigenen Vergangenheit, der eigenen Zukunft, insbesondere von der eigenen Leiblichkeit, kann auf diese Weise überwunden werden: Konstituierung von Lebens-Sinn (vgl. *Petzold* 1978c). Integrative Therapie aber beschränkt sich nicht nur auf „Archivarbeit", auf das Finden, die Rekonstruktion, das Verstehen und Erklären vergangener Atmosphären, Szenen und Stücke von der „Gegenwart her" als Sedimenten erlebter und subjektiv verarbeiteter Geschichte. Sie begrenzt sich nicht nur auf die Bestandsaufnahme der gegenwärtig spielbaren Rollen und szenischen Kontexte. Integrative Therapie will nicht nur das Fortwirken vergangener Konfigurationen, bestimmender alter Strukturen (*Narrative/Skripts*) im gegenwärtigen Lebensspiel (*Biosodie* als *Narration/Drama*) bewußt, begreiflich und verfügbar machen. Sie wirkt nicht nur rekonstruktiv-integrierend, sondern auch konstruktiv-schöpferisch (dieses Buch, S. 325ff). Sie zielt darauf ab, daß neue Szenen, neue Stücke mit

---

* Eine besonders gute Methode stellt in diesem Zusammenhang die vom Autor entwickelte „Panoramatechnik" dar (*Petzold* 1975h, 1986f, idem; *Heinl, Fallenstein* 1983; *Eilenberger* 1979; *Mathies* 1980). Unter Zuhilfenahme bildnerischer Mittel, z.B. Papier und Wachsmalfarben, werden Szenenfolgen zu einem Thema auf das Papier gebracht, bildnerisch gestaltet, um später mit Hilfe von Gestalt- und Psychodramamethoden in Szene gesetzt zu werden. Es kann das globale Thema „Zeichne deine Lebenslinie, dein Lebenspanorama, von der Geburt bis zum heutigen Tage und darüber hinaus in die Zukunft, wie du sie antizipierst", gegeben werden. Aber auch spezifischere Anweisungen sind möglich: „Zeichne die Geschichte deiner Partnerbeziehungen, das Panorama deiner Erfahrungen mit Krankheit (Gesundheits-/Krankheitspanorama), mit Abschied, mit Freude, mit Leistung, mit Sexualität" o.ä. Auf einem großdfen Papierbogen wird aus der erlebten Erinnerung heraus Situation um Situation, Szene um Szene mit Farbe, in Formen evtl. mit Beschriftung gestaltet. So ergibt sich ein Panorama, ein Überblick von den ersten Erlebnissen bis zur Gegenwart: eine Gesamtschau des Kontinuums (*Petzold, Orth* 1993a; *Petzold* et al. 1993).

größeren *Freiheitsgraden* und größerer Eigenverantwortlichkeit kreiert werden können. So bedarf *therapeutische Hermeneutik* immer der „Überschreitung" in die Handlungsdimension zur *hermeneutischen Therapeutik* und wird psychotherapeutisches *Verstehen* und psychotherapeutisches *Handeln* ein integratives *und* kreatives Geschehen. *Integration* (als synoptisch-synergetisches Geschehen) *und Kreation* (als interaktionales, kokreatives Geschehen) werden damit als die beiden zentralen Prozesse betrachtet, die das menschliche Leben bestimmen.

Der Ansatz integrativer, dramatischer Therapie fügt der *aktional-dramatischen* Perspektive die *diskursiv-hermeneutische* Ausrichtung hinzu. Die „hermeneutische Spirale": *Wahrnehmen, Erfassen, Verstehen, Erklären* (*Petzold* 1988p, 323) wird mit der „agogischen Spirale": *Explorieren, Agieren, Integrieren, Reorientieren* verflochten (Abb. 15, S. 498) und mit dem tiefenpsychologischen Weg der „therapeutischen Spirale": *Erinnern, Wiederholen, Durcharbeiten, Verändern* . Hermeneutische und therapeutische Spirale wirken zusammen. *Wahr-nehmen* wird in der Handlungsdimension *Explorieren* und ruft *Erinnern, Er-fassen* wach. Dieses erweist sich durch die Verflechtung der Spiralen nicht als rein kognitives Geschehen sondern als Handlungsvollzug, als *Er-fassen* in Aktion, z.B. das Wiederholen einer alten Szene – Reinszenierung, die ein Skript, ein Narrativ faßbar werden läßt und dem *Ver-stehen* zugänglich macht. Auch hier wird der kognitive Prozeß, das diskursive Verstehen – etwa im therapeutischen Gespräch – mit seiner aktionalen Dimension verbunden (die sprachlichen Wurzeln der Be-griffe machen dies immer wieder deutlich). Das *Integrieren* ist in der Tat ein *Durcharbeiten*, das sich als *Verstehen* im Gespräch, im „*Sprechen als Handlung*" (*Mead, Austin, Goodman*), in verständigem Handeln, im Handeln als Verstehen erweist. Integration verbindet emotionale Erfahrung, kognitives Durchdringen und handlungskonkretes Begreifen. Die Konsequenz dieses Geschehens „im Prozeß" ist die Möglichkeit des *Erklärens.* Das Verstandene, Durchgearbeitete, Integrierte wird erklärbar und Erklärung überschreitet die – unverzichtbare – kognitive Dimension in den Handlungsraum, manifestiert sich in Reorientierung, in Veränderung des Denkens, Fühlens, Handelns. Erklärbarkeit ermöglicht, ja Erklären *ist* Veränderung. Die Verschränkung der Zirkel führt uns in eine *aktionale Hermeneutik* und in *hermeneutische Aktion* als Ko-respondenz und Kokreation.

Die Verbindung des diskursiven und des dramatischen Momentes, von Einsicht und Umsetzung, von Verstehen und Handeln, von Hermeneutik und Therapeutik im therapeutischen Geschehen *als Prozeß* ist Charakteristikum der Integrativen Therapie. Das Lebensspiel bzw. -drama und die Szenen als Orte von *Wahrnehmen* und *Erfassen/Erkennen, Verstehen* und *Handeln* müssen deshalb im therapeutischen Geschehen so aufgegriffen werden, daß rationale Einsicht, emotionale Erfahrung und leiblich-konkret vollzogene Handlung stets in das therapeutische Procedere einbezogen bleiben. Nur dann wird es der Komplexität des Menschen (der Erkennender, Fühlender und Handelnder, Erforschender und Verstehender ist) und der Vielfalt seiner Lebenssituationen gerecht.

6. Evokationen

Eine Szene ist eine Ganzheit. Ein Stück ist ein Ganzes (olon). Jedes Detail steht in Verbindung zu allen anderen Elementen: Die Handlung zeigt in jeder Sequenz den Gesamtkontext.

Szene und Stück sind „holographisch". In jedem Detail ruht das Ganze. Das heißt aber auch, daß wie ein *Hologramm* (*Ferretti* 1977; *Franson* 1972) das Ganze aus jedem Detail evoziert werden kann, in all seiner Komplexität, in allen Dimensionen (*Pribram* et al. 1974, 1979). Wird der „Laserstrahl der Awareness" auf ein Bruchstück oder Fragment gerichtet, so ersteht die gesamte Szene. *Awareness* und *Consciousness*, wache Bewußt*heit* und klares Bewußt*sein*, das mehrperspektivische Wahrnehmen all der Phänomene, die sich hier und jetzt in mir und um mich herum vorfinden und mir „*conscious*" werden, für das reflexive Ich-Bewußtsein zugänglich (*Petzold* 1988n, 278f), sind das Instrument *holographischer Evokation*. Die atmosphärischen Schwingungen, die im Konzert der Sinneseindrücke in der gegebenen Szene hier und heute wahrgenommen werden, finden Resonanz und lassen alte, fortwirkende Szenen aus dem Hintergrund, der Biographie in ihrer ganzen Plastizität deutlich werden. *So gelangen wir von der Oberfläche zur Tiefendimension, von den Phänomenen zu den Strukturen, ja, zu den Entwürfen vom aktualen Lebensspiel zum (determinierenden) Skript, von den lebendigen Erzählungen (Narrationen) zu den (fixierenden) Narrativen und ihren Fortschreibungen.* Je komplexer die Stimulierung ist, je größer die Zahl der Fragmente und Details ist, auf die das „Licht der Awareness" und der erhellende „Strahl der Consciousness" fällt, desto schärfer wird das Bild, das sich der wachen Bewußtheit bzw. dem Ich-Bewußtsein darbietet (ibid.). Die erlebnisaktivierenden Methoden Integrativer Therapie: Doppel, Rollentausch (idem 1979k), Gestalt-Awareness-Training (*Stevens* 1975), Imaginations- und Visualisierungstechniken (*Katz-Bernstein* 1990, 883 ff.), kreative Medien (*Orth, Petzold* 1990a, 721 ff.) vermögen derartige Details ins Erleben zu heben, die aus dem Hintergrund der persönlichen Geschichte in die Gegenwart ragen.

Die Fokussierung auf ein solches Detail evoziert die vergangene Szene oder Szenengeschichte und ihre Strukturen (*Narrative*), läßt den Hintergrund in den Vordergrund, in das Hier-und-Jetzt treten: *Gegenwärtigsetzung*.

Beispiel:
Eine Krankenschwester bringt einen Konflikt mit ihrer Oberin ins Spiel. Die Szene wird konstelliert und mit Imaginationstechniken (*Katz-Bernstein* 1990, 908 ff.) konkretisiert:

T: „Vielleicht können Sie einmal die Augen schließen und sich noch einmal die *Szene* vorstellen, in der die Auseinandersetzung stattfand."
K: „Das war das Dienstzimmer der Oberin."
T: „Vielleicht können Sie alles in der Gegenwart erzählen, so als ob es *jetzt* geschehen würde, z. B.: ‚Das ist das Dienstzimmer der Oberin'."
K: „Das ist das Dienstzimmer der Oberin. Ein recht kleiner Raum. Alles ist steril weiß."
T: „Welche *Atmosphäre* liegt über dem Raum?"
K: „Kalt. So kalt wie die Frau auch."
T: „Gibt es irgend etwas Besonderes in dem Zimmer?"
K: „Absolut gar nichts. Weiße Möbel, ein Aktenschrank, gar nichts Persönliches."
T: „Gut. Dann versuchen Sie, das Zimmer hier auf der Spielfläche aufzubauen. Benutzen Sie die vorhandenen Stühle, das Tischchen da!"

Die Klientin beginnt, das zunächst visualisierte Zimmer aufzubauen, wobei sie ihre Handlungen erklärt. Eine *Narration* entsteht!

„Hier ist der Schreibtisch, wie immer sauber aufgeräumt. Diesen Stuhl hier stelle ich mal für den Aktenschrank hin. Die Fenster sind da drüben, hier ist die Tür. Da steht noch eine Waage und ein Hocker."

Die Klientin befindet sich jetzt in ihrer *Erlebniswelt* im Dienstzimmer der Oberin, und auch für die Gruppenmitglieder ist die *Szene* plastisch geworden. Das *Evozieren* von rezentem Material – Atmosphären, Szenen, Stücke, die noch nicht lange zurückliegen, noch nicht in die Dunkelheit des Hintergrundes gesunken sind – bereitet meist keine großen Schwierigkeiten. So auch hier. Das Stationszimmer wird recht klar ins Erleben gehoben; eine Mitspielerin, die die Rolle der Oberin gut *verkörpern* kann, wird gefunden. Das Spiel beginnt. Es ist die *erste* Auseinandersetzung der Klientin mit der Oberin, und dennoch ist die Szene nicht *neu*. Aus dem Hintergrund der Biographie ragen, nicht bewußt für die Protagonistin, Szenen mit ihrer Lehrschwester, mit Lehrerinnen, mit der Mutter, in die gegenwärtige Szene hinein, entfaltet die *Struktur* eines fixierenden *Narrativs* seine Wirkung. Sie beschwert sich zaghaft und nicht sehr überzeugend, daß sie die Arbeit nicht mehr schaffen könne, denn ihre Kollegin sei jetzt schon drei Wochen krank und sie habe keine Entlastung.

Oberin: „Das ist eben die Situation, ich kann auch kein Personal zaubern, da müssen Sie eben mit fertigwerden. Früher mußten wir mit doppelt so vielen Patienten zurechtkommen. *Ich* kann den Arbeitsaufwand beurteilen. Er ist nicht zu groß. Sie müssen eben rationeller arbeiten. Und ich hoffe sehr, daß sorgfältig gearbeitet wird. Ich werde mich davon überzeugen. So, und jetzt gehen Sie mit Schwung an die Arbeit, dann ist alles halb so schlimm."

T: „Was fühlen Sie jetzt?"

K: „Hilflos fühle ich mich. So gelähmt. Absolut hilflos."

T: „Woher kennen Sie das Gefühl, die Atmosphäre?"

K: „Ich weiß nicht. Das ist mir sehr vertraut. Das habe ich schon sehr oft in meinem Leben erlebt."

T: „Was kommt Ihnen jetzt in den Sinn?"

K: „Ich denke an meine Klassenlehrerin im Gymnasium, wie die mich so abgekanzelt hat (fängt an zu weinen), wie die mich immer so fertiggemacht hat."

T: „Was war damals? Welche Szene steht jetzt vor Ihren Augen?"

Die Klientin beschreibt eine Situation nach der Rückgabe einer Klassenarbeit. Die Räumlichkeiten, die Worte der Lehrerin, der Ton ihrer Stimme, das ganze Ambiente tritt „glasklar" in ihr Bewußtsein. Im Vorgehen werden psychodramatische und gestalttherapeutische Vorgehensweise verbunden. Die *Evokation* der *Atmosphäre* durch gestalttherapeutische Fokussierung der *„Awareness"* hat zu einer *Szene* geführt, die der gegenwärtigen (Oberschwester/Schwester) auf der strukturellen Ebene *homolog* war. In beiden Szenen findet sich die *Struktur* Überlegenheit/Unterlegenheit, Macht/Ohnmacht. Die phänomenale Oberfläche hat ihren strukturellen Grund freigegeben; denn *die andere Seite der Phänomene sind die Strukturen.* Die Strukturen sind in den Konfigurationen des Lebensdramas „anwesend". Sie lassen sich an unterschiedlichen Punkten des Zeitkontinuums als „homolog" identifizieren. Sie tauchen an unterschiedlichen Stellen des Lebensweges als gleichförmige oder ähnliche Probleme auf. Sie lassen sich in den Szenen und Stücken als invariable Wiederholungsmuster, d.h. als *Narrative*, erkennen.

In der Szene mit der Lehrerin wird die Doppel-Ich-Technik des Psychodramas (*Petzold* 1979d) verwandt, um weitere Szenen aus dem Hintergrund zu evozieren:

Lehrerin: „Wer wirklich ernsthaft arbeitet, kann das auch schaffen. Ich vermisse bei dir genügend Fleiß."

K: „Aber ich hab doch alles gelernt, ich versteh das einfach nicht. Ich hab's einfach nicht verstanden. Können Sie mir das denn nicht nochmal erklären?"

Lehrerin: „Ich hab das eindrücklich genug erklärt und klar genug. Wenn du das immer noch nicht verstanden hast, kann ich dir nicht helfen. Da mußt du dich eben hinter die Bücher setzen und mal etwas Arbeit investieren."

Doppel-K: „Was mach ich bloß? Ich versteh's einfach nicht. Und die hilft mir nicht. Was soll ich bloß machen?"

K: „Ich bin ganz verzweifelt, ich weiß nicht mehr, was ich machen soll."

Doppel-K: „Wenn ich doch zu irgend jemandem hingehen könnte. Vielleicht wenn ich die Mutter einmal frage?"

K: „Ach die, die ist ja genauso, noch viel schlimmer."

Doppel-K: „Ja, bei der Mutter finde ich auch keine Hilfe. Wenn ich so daran denke ..."

K: „Ja, wenn ich daran denke, wie sie mir nie geholfen hat, wenn die mich auf der Straße gehauen haben. Weggeschickt hat die mich. ‚Wehr dich selbst!' hat sie gesagt." (Es tritt eine deutliche Stimmregression ein. Die Klientin verfällt in eine Kindersprache mit heller Stimme.)

T: „Vielleicht kannst du mal die Szene beschreiben und aufbauen: Wie war das damals?"

Die Szene wird aufgebaut und ein Spiel kommt in Gang, in dem die ganze Traurigkeit, die Verzweiflung und der Zorn des kleinen Mädchens gegen die verständnislose Mutter aufkommt. Das Geschehen wird von ihr so lebendig erzählt, daß die Mitspieler für sie tatsächlich die Gestalten der Vergangenheit *verkörpern* – ein für das Psychodrama (*Leutz* 1974) und das Therapeutische Theater bekanntes Phänomen (*Iljine* 1972). Die Stimmregression und das übrige Verhalten zeigen, daß auch der *Leib* als Konstituente der Szene in die Gegenwärtigsetzung einbezogen wird.

7. Vitale Evidenz

Im Spiel und den verschiedenen Szenenkonstellationen erlebt die Klientin mit überwältigender Deutlichkeit die Atmosphäre der Hilflosigkeit und ihre Ohnmacht in den jeweiligen Szenen. Ihr werden die strukturellen Zusammenhänge zwischen den Szenen in Ihrem Lebenskontinuum nicht nur *rational* verstehbar und einsichtig, sondern *emotional* erfahrbar und leiblich-konkret (z.B. durch psychovegetative Reaktionen) erlebbar. Die Erkenntnis: Ich komme *immer* in eine Situation der Hilflosigkeit, wenn mir Frauen so wie meine Mutter oder meine Lehrerin begegnen; ich verhalte mich wie ein hilfloses achtjähriges Mädchen, obwohl ich 35 Jahre alt bin, weil ich vor diesen Müttern und Frauen Angst habe – wird zu einer Erfahrung von *vitaler Evidenz.* Diese ist das Movens jeder Veränderung. Unter ***vitaler Evidenz*** *verstehen wir das* ***Zusammenwirken*** *von rationaler Einsicht, emotionaler Erfahrung, leibhaftigem Erleben in Bezogenheit, d.h. mit sozialer Bedeutsamkeit.* Die *Synergie* (*Petzold* 1974k) dieser

Komponenten ist [mehr und] etwas anderes als ein kognitives Verstehen der Zusammenhänge oder eine kathartische Abreaktion. Es ist ein *totales Geschehen,* das eine Neukonstellierung der Szene und der Stücke möglich macht und Freiräume für das kreative Gestalten neuer Szenen und Szenengeschichten schafft. Die fixierende Kraft der alten Narrative und Skripts ist aufgehoben, und das freie Spiel, die spontane biosodische Narration kann sich entfalten.

8. Alternativerfahrung

Im bewußten Kontakt mit dem Kondensat alter Szenen und Stücke, d.h. den *Strukturen,* den *Narrativen* in den verschiedenen durchgespielten Szenen, entwickelt sich aus dem überwältigenden Impuls des Evidenzerlebens eine neue Bewegung. Die Klientin vermag ihre Ohnmacht, ihren Zorn, ihre Trauer in Bewegung zu setzen, nach außen zu bringen und der Mutter Vorwürfe zu machen, sie in der Rolle der „unterdrückenden Mutter" anzuschreien. Sie erlebt, daß sie in der Lage ist, sich gegen die „*Schattenseite*" der Mutter zu behaupten, erfährt, daß sie ihre Gefühle ausdrücken kann, ohne vernichtet zu werden. Die Struktur der alten Szene wird aufgelöst, das *Narrativ* verliert seine zwingende Kraft, ein neues Stück konstelliert sich. Das *Narrativ* verflüssigt sich zu einer neuen Erzählung, zu einer neuen *Narration.* Diese Alternativerfahrung ist wiederum ein Erleben von *vitaler Evidenz.* Es schafft einen neuen Hintergrund. Auch die Szene mit der Lehrerin wird noch einmal aufgegriffen und alternativ durchgespielt. Schließlich wird die Szene mit der Oberin noch einmal direkt und in neuer Weise angegangen; und die *neuen Szenen* und Szenenfolgen mit ihren positiven *Atmosphären* im Hintergrund tragen durch. Sie mindern den Einfluß der Szenen von Ohnmacht und Ausgeliefertsein, bieten einen neuen Erfahrungs- und Handlungshintergrund, der neues Spiel, andere Verhaltensmöglichkeiten eröffnet.

Die Klientin war später auch in der Realsituation in der Lage, sich mit der Oberin angemessen auseinanderzusetzen. Die Erfahrung im dramatischen Spiel hatte ihr, so sagte sie, die Möglichkeit gegeben, sich von den aufkommenden Gefühlen der Hilflosigkeit zu distanzieren und sie habe plötzlich die Kraft aus der psychodramatischen Szene gespürt, sich selbst behaupten zu können.

Die therapeutische Wirksamkeit des dramatischen Spiels ist hier zum einen in der Ermöglichung der „inneren Distanzierung" von überholten und dysfunktionalen Narrativen, von Handlungsmustern der Vergangenheit zu sehen und zum anderen in der Generalisierung alternativer Erfahrungen. Durch beides wird es möglich, auf die *Struktur* einer „*alten Szene*" (Macht/Ohnmacht) neu *zu* reagieren, den „Zwang der Szenenfolge", der durch Narrative bzw. Skripts bestimmt wird, aufzuheben und zu spontanem und kreativem Spiel zu finden (*Moreno* 1990). *Moreno* hat in seiner expressionistischen Theaterschrift „Das Stegreiftheater" diese Vorgänge der Wirkung von Szenen, Wiederholung von Szenen, Umstrukturierung von Szenen schon beschrieben und auf den Satz kondensiert „*Jedes wahre zweite Mal ist die Befreiung vom ersten*" (1924, 77):

„*Die Personen spielen sich wie einst aus Not in selbstbewußter Täuschung dasselbe Leben vor. Der Ort des Konflikts und seines Theaters ist gleich. Sein und Schein werden gleichnamig und gleichzei-*

tig. Sie wollen das Sein nicht mehr überwinden, sie bringen es hervor. Sie wiederholen es. Sie sind souverän; nicht nur als Scheinende, sondern auch über ihr eigenes Sein. Könnten sie es sonst noch einmal gebären? Denn so viel tun sie. Das ganze Leben wird entfaltet, seine gegenseitigen Verwicklungen, im zeitlichen Zusammenhang, kein Augenblick ist ausgelöscht, jede Langeweile, jede Frage, jeder Angstanfall, jeder Frost treten wieder auf. Es sind nicht nur Gespräche, die sie vorführen, auch ihre Körper haben sich verjüngt, ihre Nerven, ihre Herzfasern, sie spielen sich selbst von Anfang her wie aus einem göttlichen Gedächtnis noch einmal. Doppelgängerglück, alle ihre Kräfte, Taten, Gedanken treten in der ursprünglichen Zusammensetzung auf, genauer Ausdruck der Stadien, die sie einmal durchmessen haben. Die ganze Vergangenheit ausgefahren in einem Augenblick" (Moreno 1924, 77).

Die *holographische Evokation*, das Erleben des Ganzen in seinen strukturellen Verflechtungen im *Kontext und Kontinuum* führt im Evidenzerlebnis zu einer *totalen Erfahrung* von Identität. Szenen, die in den Hintergrund gesunken waren, unbewußt oder teilbewußt aus der Dämmerung kaum wahrnehmbare Schatten in die Gegenwart werfen, werden beleuchtet, ausgeleuchtet, mir verfügbar. Die Aufzeichnungen meiner *Archive* werden mir bekannt, der Grund, auf dem ich stehe, wird mir vertraut. So werden Lösungen nicht gemacht, sie *geschehen* aus der Erfahrung der Ganzheit.

Stegreifspiel *„läßt das Unbewußte unverletzt (durch das Bewußtsein) frei steigen. Die Lösung tritt nicht durch fremden Eingriff ein, sondern autonom. Darauf beruht seine Bedeutung als Heilmittel. An die Stelle der Tiefenanalyse tritt Tiefenproduktion* ..."(*Moreno* 1924, 77).

9. Therapie als Metapraxis

Die Vielzahl der aktualisierten Szenen, der in der *Gegenwart* wirksamen Skripts aus der *Vergangenheit*, die in der Lebensgeschichte gegenwärtiggesetzten Narrative oder aus der antizipierten *Zukunft* im Hier-und-Jetzt inszenierten Entwürfe spielen sich nicht im „leeren Raum" (*Brooks* 1970) ab, sondern im Drama *individueller und kollektiver Geschichte* auf der „Bühne dieser Welt" und in den Szenen eines Lebensverlaufs. Das dramatische Spiel im Psychodrama oder im Therapeutischen Theater als „Sonderfall dieser allgemeinen Theatralität" (*Iljine* 1942), als Szene unter Szenen, ist somit – unter ökologischer und chronosophischer Perspektive – eingebettet in *Kontext und Kontinuum*, in die *Koexistenz* „aller mit allen". Das Spiel einer Szene aus der individuellen Biographie eines Patienten steht nicht isoliert da. Es geschieht vor dem Hintergrund der zuschauenden Gruppenmitglieder und des Therapeuten. Sie sind Zuschauer, sie lassen sich berühren, sie nehmen teil, werden *Sozialität* repräsentierende Mithandelnde. Sie werden Mit-leidende, Con-sortes, Schicksalsgenossen. Das Miterleben der Gruppe und des Therapeuten im Spiel konstituiert die *Metaszene*, bezeugt die jenseits aller Szenen stehende Realität von *Koexistenz*. Die Gegenwärtigsetzung dieser ultimativen Szene in der *Ko-respondenz*, der Begegnung, Auseinandersetzung und wechselseitigen Berührung muß als das Zentrum, als das eigentlich Heilsame dramatischer Therapie angesehen werden: *„Der höhere Arzt heilt nicht durch Mittel, sondern durch bloße Begegnung"* (*Moreno* 1924,71). Das ist die Transzendierung der Therapie zur ***Entfremdung*** *beseitigenden Metapraxis (Petzold* 1993d). Die teilnehmende Präsenz der Gruppe, das Halten und Bergen (*holding and bonding*) in der *Zwischenleiblichkeit* des therapeutischen Kontaktes vermag die Erfahrung des Aufgehobenseins und Angenommenseins zu vermitteln, die das Kind im Schoß der Familie und in den Armen der Mutter erhalten hat, und die eine der Quellen jenes grundlegenden Vertrauens in die Welt, in die anderen Menschen und in das Leben ist. Die andere Quelle des Grundvertrauens ist das fraglose, selbstverständliche Funktionieren des eigenen Leibes.

Dem *Sharing*, der emotionalen Mitteilung, der wechselseitigen Berührung kommt im Psychodrama und im Therapeutischen Theater deshalb immense Bedeutung zu. Der wirklich teil-nehmenden Beobachtung, die nicht distanziert analysierend ist, sondern engagiert und mit-bewegt, ist die wesentliche Heilwirkung zuzuschreiben. Die dramatherapeutische Praxis muß deshalb immer darauf gerichtet sein – über alle Einsicht, kathartische Entlastung, Evokation, alternative Erfahrung hinaus –, die *Metaszene gegenwärtig zu setzen*, das engagierte Füreinanderdasein, unentfremdete, lebendige *Koexistenz*. Therapie wird damit zur *Metapraxis*. Therapie ist mehr als die Praxis professioneller Intervention. Sie ist existentielle zwischenmenschliche, mitmenschliche Begegnung.

Es geht aber nicht nur um die Konstituierung der *Metaszene* im „Rückgriff". Auch der „Vorgriff" auf die in der Zukunft jedes Menschen liegende ultimative Szene des eigenen Todes ist Metapraxis. Die Auseinandersetzung mit der Endlichkeit, die uns alle verbindet, die eine der fundamentalen Gemeinsamkeiten alles Lebenden ist, kann in der Gruppe erfolgen. Die psychodramatische Praxis der Zukunftsprojektion (*Petzold* 1979k) bietet eine Möglichkeit, dieses Thema in der Gruppe erlebnisnah anzugehen. Die Vorwegnahme der eigenen Sterbeszene in der dramatherapeutischen Auseinandersetzung mit dem eigenen Tod oder das Durcharbeiten von Sterbeszenen, an denen ein Gruppenmitglied teilgenommen hat, z. B. der Tod eines Elternteils, schafft eine Dichte und Verbundenheit, die über das „kohäsive Klima" einer gut funktionierenden „sozialen Gruppe" hinausgeht. Es entsteht ein basales Vertrauen, das Gefühl „aufgehoben" zu sein – oder besser, es ersteht aufs neue. Aus solchen Erfahrungen kann die Angst vor dem Tode, kann Todesangst überwunden werden (idem 1981f, 1984c; *Petzold, Orth* 1990a, 1175ff., 1185ff.).

Die Bearbeitung dieser Thematik in der Konkretheit dramatischen Spiels in Patienten- und Selbsterfahrungsgruppen ist von fundamentaler Bedeutung (idem 1979e, j, 1980d); denn Stücke vom Sterben und Szenen von Krankheit und Alter sind in unseren Gesellschaften rar geworden. Sie wurden exiliert, hinter die Vorgänge von Sonderbühnen verbannt. Sie werden nicht mehr öffentlich aufgeführt. Man stirbt nicht mehr „im Schoße der Familie", in der Geborgenheit der gegenwärtiggesetzten Metaszenen; und doch ist es die Partizipation an der ultimativen Szene des Todes eines Menschen, aus der wir unser Menschsein, unsere *Hominität* und *Humanität* gewinnen. Es ist die Antizipation und dann der Vollzug des eigenen Sterbens, durch die wir entlang der Grenze des Todes unsere Identität gewinnen (*Marcel, Petzold* 1976); denn nur der Mensch weiß um sein Sterben und vermag aus dieser *Exzentrizität* (*Plessner*) deshalb sein Leben „bewußt" zu gestalten. Die ultimative Szene des Todes beschließt das Stück, das individuelle Lebensspiel im „großen Welttheater" (idem 1982o). Es ist gelungen, wenn wir im Verlaufe des Lebens die primordiale Verbundenheit wieder gewonnen haben, wenn am Lebensende nicht das Gefühl der Vereinzelung, der Verlorenheit, des Abbruchs steht, sondern in der Rückschau auf das Spiel des Lebens das Erleben *eines sinn-erfüllten Ganzen* und das Bewußtsein, daß ich dieser Welt koexistiv zugehöre: *„être-au-monde"* (*Merleau-*

Ponty 1966). Die biblische Aussage: „Von Erde bist du genommen und zu Erde wirst du werden", wird dann keine Bedrohung, sondern ist Ausdruck des Eingebundenseins in diesen Kosmos, Ausdruck der universellen Gültigkeit der Metaszene. Aus einem derartigen Erleben wird es möglich, wieder in den Hintergrund der Geschichte zu treten, sich wieder einzugliedern in das „*Fleisch der Welt*" (idem 1964), aus dem man sich in den Ereignissen von Zeugung und Geburt als Figur, die im Verlauf des Lebens Prägnanz gewinnen konnte, ausgegliedert hat. Die individuelle *Narration*, das persönliche *Lebensdrama*, die *fabula vitae*, und die in ihr abspielenden Szenen und Handlungen bleiben noch eine Weile in den Gedächtnissen derer, die in vielen Szenen mitspielen konnten, um sich dann im Dunkel des Raumes und im Schweigen der Zeit zu verlieren.

10. Der „heraklitische" Prozeß der Transformation und Überschreitung

Das Leben ist Metamorphose (*Orth, Petzold* 1990, S. 761 ff.), *ein „heraklitischer Fluß"* (*Petzold, Sieper* 1988b). Verwandlung, Veränderung kann immer nur als Transformation von Vorhandenem in Anderes, Neues verstanden werden. Das Paradoxon menschlicher Entwicklung und das der Psychotherapie als Instrument zur Förderung menschlicher Entwicklung besteht darin, daß Veränderung geschehen soll unter Wahrung der Identität. Der Mensch soll sich im Prozeß seiner Veränderung, d.h. im Zeitkontinuum, als der erkennen, der er ist, ja die Art und Weise seiner Entwicklung soll für das Erleben seiner Identität konstitutiv werden. Und auch für das Außenfeld muß bei aller möglichen Wandlung der Mensch identifizierbar bleiben, soll seine Identität gewährleistet werden. Diese Doppeldimension von privater und sozialer Wirklichkeit, von Leib und Szene, *diese Verschränkung von Innen und Außen (Waldenfels* 1976) bedingt, daß Metamorphose in der Regel nie allein intrapsychisches Geschehen ist und auch niemals nur Veränderung des Umfeldes, sondern Veränderung von beidem, in wechselseitiger Abhängigkeit und Beeinflussung. Untersucht man die Prozesse qualitativer Verwandlung, seien sie nun pathologischer Art (wie z.B. bei Krise und Dekompensation) oder gesunder (bei kreativen bzw. Problemlösungsprozessen) oder seien es Abläufe, die zwischen beidem liegen (z.B. der Prozeß der Trauer, vgl. *Petzold* 1982f), so wird man einen regelhaften, mehrphasigen Ablauf beobachten können. Der *status quo* verändert sich durch eine innere oder äußere Einwirkung, die Dynamik des Geschehens steigt an, spitzt sich zu und führt zu einem *qualitativen Umschwung*. Die Ausgangsszene gerät in Bewegung. Die einzelnen Teile, Elemente, Requisiten, Rollen verändern ihre Konstellation zueinander, die Handlungsabläufe akzelerieren, und auf dem Höhepunkt der Auflösung erweist es sich, ob eine neue Integration stattfinden kann (idem 1982r), eine neue Anordnung des Vorhandenen, ein Hineinnehmen plötzlich aufgetauchter Elemente (*Eisler-Stehrenberger* 1990).

Eine derartige **Integration** ist immer auch zugleich **Kreation**, ko-kreativer Akt (*Petzold* 1990b). Oder es entscheidet sich, daß Auflösung, Zerfall, Dekompensation eintritt, wenn Integration und Kreation nicht wirksam werden können. Der qualitative Umschwung im Aha-Erlebnis, im *Erleben vitaler Evidenz*, in der Illumination des kreativen Prozesses (*Seiffge-Krenke* 1974), im Loslassen und Annehmen bei der Trauerarbeit (*Spiegel* 1972), in der „*Perip-*

teia" des klassischen Dramas oder im „*Kairos*" des „Therapeutischen Theaters" (*Iljine* 1942; *Petzold* 1981e) ist Ausdruck qualitativer Veränderungen im Sinne einer Umstrukturierung von *Szenen, Stücken, Narrationen.* Die Übereinstimmung der therapeutischen Prozesse in den Formen dramatischer Therapie mit dem Verlauf von Veränderungs- und Problemlösungsprozessen macht diese für die Intervention besonders geeignet. Der Verlauf der klassischen Kurve von *Protasis, Peripeteia, Lysis* im Drama entspricht dem „Erinnern, Wiederholen, Durcharbeiten" *Freuds* und dem „unfreezing, change, refreezing" *Lewins*. Bei diesen „Drei-Stufenmodellen" allerdings wird der „Entwurf in die Zukunft" nicht ausgearbeitet. Die Transformation hat ein Ende, die Narration bricht ab. Sie führt zu einem neuen *status quo* und ist nicht – zumindest nicht explizit – auf Transfer, Neuorientierung, Überschreitung gerichtet. Für den integrativen Ansatz der Dramatherapie aber gilt, „*there is no end to integration and there is no end to creation*" (*Petzold* 1970c).

Das Leben als Geschichte von Szenen fordert einen Ansatz, der als „*théâtre permanent*" (*Petzold, Schmidt* 1972) dem bestandigen Auftauchen neuer Szenen und ihrem Verschwinden im Hintergrund, ihrem Wirken aus dem Hintergrund und ihren Entwürfen in die Zukunft hinein gerecht wird, und zwar vom *theoretischen* und vom *methodischen* Vorgehen her. *Moreno* (1946), *Iljine* (1942) und *Perls* (1948/80) haben mit ihren Verfahren Entwürfe in diesem Sinne vorgelegt. Die hier dargestellten Konzepte verstehen sich als ein Versuch weiterer theoretischer Vertiefung. Im Hinblick auf den methodischen Zugang habe ich versucht, mit dem „*tetradischen System*" (*Petzold* 1972a, 1978c, 1979k), einem „Vier-Stufenmodell" der Strukturierung des therapeutischen Prozesses oder mit den Schritten des „*Therapeutischen Theaters*" (idem 1973b, 1982a) einen integrativen Ansatz auszuarbeiten. Beide Zugänge haben sich korrespondierend entwickelt, denn Theorie und Praxis sind in der dramatischen Therapie nicht zu trennen.

11. Methoden „Dramatischer Therapie"

Im *Verfahren* der Integrativen Therapie können wir unter Zugrundelegung ihres theoretischen bzw. metatheoretischen Rahmens (*Petzold* 1990h) verschiedene *Methoden,* z. B. Musik-, Tanz- und Kunsttherapie, einsetzen. Wir können aber auch bestimmte *Verfahren* wie z.B. die Gestalttherapie oder das Psychodrama auf der Ebene von *Methoden* aufnehmen, indem wir kompatible theoretische Konzepte einbeziehen, inkompatible aussetzen und uns auf den Teil des methodischen Repertoires des Verfahrens zentrieren, das sich ohne Schwierigkeiten in den Integrativen Ansatz einpassen läßt und für einen methodischen Zugang im Rahmen der Theorie der Integrativen Therapie geeignet ist. Zuweilen arbeiten wir ein eigenes theoretisches Teilstück im Gesamtcorpus unserer Theorie aus. Dies wurde im Einleitungsteil dieser Arbeit mit der „**Szenentheorie**" unternommen. Aus dem Bereich der dramatischen Therapieverfahren (*Petzold* 1982a) greifen wir im wesentlichen auf folgende Ansätze zurück, die wir in reiner Form oder in Kombinationen einsetzen: Masken- und Märchenspiel (*Petzold* 1975b; *Lückel* 1979; *Weiß*, 1990, 777 ff.), Gestaltdrama (*Petzold* 1982f), Therapeutisches Theater (*Petzold* 1973, 1979k), Therapeutisches Puppenspiel (*Petzold* 1983a; 1990a, 1115 ff.) und Therapeutische Pantomime (*Horetzky* 1982). Durch die Fundierung in der Integrativen Theorie und Praxeologie (idem 1990h) passen sie sich organisch in die intermediale Arbeit unseres Ansatzes (idem, *Petzold, Orth* 1990a, 1184 ff., 739 ff.) ein. Es kann hier nur auf die wesentlicheren Methoden in unserer Adaptierung verwiesen werden: das Psychodrama *Morenos* in der Erweiterung zum „Tetradischen Psychodrama“ (*Petzold* 1979k, 1984b), das „Therapeutische Theater“ *Iljines* (*Petzold* 1973b, 1975b, 1979j). Im übrigen muß auf die Vielzahl unserer Veröffentlichungen zu diesem Themenkreis verwiesen werden (besonders 1982 a,g[2], 1993k).

Die Verfahren „dramatischer Therapie“ haben zur Psychotherapie im allgemeinen und zur Integrativen Therapie im besonderen in theoretischer und praktischer Hinsicht Beiträge geleistet, die in ihrer Bedeutung gar nicht hoch genug eingeschätzt werden können. Sie knüpfen mit den Bühnenmetaphern: „der Mensch als Rollenspieler im Drama des Lebens“ – an uraltes Gedankengut, die Idee des „Welttheaters“ (idem 1982o) an. Die dramatistische Sicht des Lebens und des gesellschaftlichen Zusammenhanges hat in der modernen Soziologie von *Simmel* bis *Mead, Burke* und *Goffman* und in den Verfahren „dramatischer Therapie“ überzeugende Ausformulierungen erfahren (*Petzold, Mathias* 1983). Weit davon entfernt, den rollenspielenden Menschen auf einem „*homo sociologius*“ (*Dahrendorf* 1974) zu reduzieren, wird hier ein überzeugendes „Modell des Menschen“ (*Herzog* 1983) vorgelegt, das zu einer komplexen anthropologischen und klinischen Konzeptbildung wertvolle Perspektiven beiträgt. Wir hoffen, daß der vorliegende Text hiervon einen Eindruck vermitteln konnte.

Das „neue Integrationsparadigma" in Psychotherapie und klinischer Psychologie und die „Schulen des Integrierens" in einer „pluralen therapeutischen Kultur" (1992g)*

„Es braucht Mut und vielleicht ein Stück Narrheit, zu versuchen,
ein Architekt von Systemen zu sein; aber wir hoffen,
daß am Horizont für Psychologie und Psychotherapie
einige solcher mutigen ‚Narren' auftauchen."
Ford, Urban (1964, 690)

Integration (von lat. *integer* = ganz, vollständig, unverletzt) bedeutet die Zusammenfassung differenzierter oder disparater Teile zu einem übergeordneten Ganzen bzw. das Lösen von Problemen und Aufgaben auf höherer Strukturebene. Über *Spencer*s Auffassung der Integration als *Aggregation*, als Zusammenballung und Anlagerung von Materialien hinausgehend, sehen wir

> „Integrieren als einen Prozeß, dessen Folge eine *Ganzheit* (nicht *das* Ganze) ist, in der Differentes nicht eingeschmolzen, eingeebnet wird, sondern erkennbar bleibt. Es geht um Verbindungen von Zerstreutem, Unterschiedlichem durch Vernetzungen, Synopsen, Synergieeffekte, so daß durch die *kokreative* Wirkung der Teilaspekte Sinnbezüge hergestellt werden und Innovationen geschehen, ein *Novum* auftauchen kann. Damit werden die Begriffe *Differenzierung, Integration* und *Kreation* in einen dialektischen Bezug gestellt" (*Petzold* 1975h, 8, vgl. 1990b).

Der in dieser Form bestimmte Integrationsbegriff wird den Überlegungen des vorliegenden Textes zur Integrationsfrage in der Psychotherapie, der auf dem Hintergrund des Faktums einer „*pluralen therapeutischen Kultur*" und aus dem Engagement für eine solche (idem 1991g) geschrieben wurde, als Leitkonzept vorangestellt. Da jedoch Psychotherapie und klinische Psychologie im sozialen Miteinander stehen, in „*scientific and professional communities*" organisiert sind, ist es nützlich, noch auf eine andere Bedeutung des Integrationsbegriffes zu verweisen: In der Staatslehre bedeutet Integration die ständige Selbsterneuerung des Staates durch die gegenseitige Durchdringung aller auf ihn gerichteten Aktivitäten, so daß die Einheit des Sozialsystems gewährleistet wird, solange ein konfliktfreies oder doch konfliktlösendes, koope-

* Um einige Literatur ergänzt.

ratives Zusammenwirken von funktional-differenzierten Elementen und Betätigungen möglich ist, und zwar aufgrund ihres sich gegenseitig ergänzenden Charakters. Nur ein solches Integrationskonzept ermöglicht eine *„plurale therapeutische Kultur"*. Es erfordert zwischen den therapeutischen Richtungen eine „Politik des runden Tisches" (*Petersen* 1982, 177).

Schließlich geht es in Psychotherapie und klinischer Psychologie um den Menschen, und der ist ein differenzierendes und integrierendes Wesen (*Gebser* 1973). „In der Integration liegt die Möglichkeit, die eigene Identität zu transzendieren, indem der Mensch befähigt wird, die Welt und den Anderen in sich aufzunehmen, ohne sich dabei zu verlieren" (*Petzold* 1975a, 2). Es wird hier eine anthropologische Perspektive eingebracht, denn „Behandlung kann heute nicht mehr in Psycho- und Somatotherapie polarisiert werden, sondern muß auf den g a n z e n M e n s c h e n, seinen Leib, seinen seelisch-emotionalen Bereich und seine geistigen Strebungen abzielen. Sie muß Somatotherapie, Psychotherapie und Nootherapie zugleich sein. Dabei darf nicht vergessen werden, daß der Mensch nicht ohne seinen ‚Hintergrund', sein soziophysikalisches Umfeld verstanden werden kann. Da die Therapie pathologischer Zustände auch immer eine Therapie des pathogenen Umfeldes erfordert, können soziotherapeutische Aspekte und politische Fragestellungen nicht ausgeklammert werden. Die herkömmlichen Behandlungsverfahren sind, für sich genommen, für eine derart komplexe Aufgabe, wie sie sich aus der Forderung nach einem integrativen Ansatz ergibt, nicht ausgerüstet. Die Chance liegt in übergreifender Kooperation" (idem 1975k, 2; vgl. schon idem 1965).

Psychologie ist eine *„Integrationswissenschaft"*, nicht nur, weil sie vielfältige Wissensgebiete und Quellen zusammenbringt, wie das besonders an ihren Anfängen durch die Arbeiten von *William James* (1890) oder *J. M. Baldwin* (1891) deutlich wird, sondern weil sie sich mit dem Menschen als integrierendem befaßt, der sich im Prozeß der Verinnerlichung der wahrgenommenen Welt über das Leben hin, in der *Lebensspanne* zu einer Persönlichkeit mit einer je spezifischen Identität ausbildet, wie auch *Freud* in „Massenpsychologie und Ich-Analyse" betont: „Im Fortschritt der Entwicklung vom Kinde zum reifen Erwachsenen kommt es überhaupt zu einer immer weitergreifenden Integration der Persönlichkeit" (*Freud* 1921, GW XIII, 85, Fußnote). Klinische Psychologie und Psychotherapie in Sonderheit sind Integrationsdisziplinen, nicht nur, weil sie durch die Existenz zahlreicher therapeutischer Schulen in der gegenwärtigen „pluralen therapeutischen Kultur" ein gigantisches Material an Wissen, Kenntnissen und Methoden zu integrieren hätten, sondern wesentlich, weil sie sich mit dem „Desintegrierten", dem Menschen in Konflikten, Problemen, Zerrissenheiten, in Krankheit, Not und Leid zu befassen haben mit dem Ziel, über eine *„restitutio in sano"*, eine Wiederherstellung der Gesundheit hinaus, eine *„restitutio ad integrum"*, eine Wiederherstellung der Integrität zu bewirken. Dieses Wissen um das einheitliche, ungetrennte, „integrierte" Zusammenwirken der verschiedenen, psychischen Prozesse in der Person und um die Notwendigkeit, das Desintegrierte wieder zu einem Ganzen zu verbinden, ließ den Nestor der klinischen Psychologie, *Pierre Janet*, dessen Lebenswerk seit dem letzten Dezennium des 19. Jahrhundert bis zu seinen späten Arbeiten Ende der 30er Jahre dem Paradigma von *Differenzierung und Integration* verpflichtet war, zum Begriff der *„Integrationspsychologie"* finden (nicht zu verwechseln mit der von *E. R. Jaensch* begründeten Richtung der Charakterkunde).

Der Begriff *Integration* wird in unserem Kontext schließlich wichtig im Hinblick auf die Person des Therapeuten und des klinischen Psychologen selbst. In professioneller Hinsicht wird er am Pulsschlag seiner Wissenschaft bleiben müssen, um ihre Fortschritte und die ihrer Nachbardisziplinien aufzunehmen und zu integrieren. In seiner Praxis wird er das Material seiner Patienten, seine Resonanz darauf und die „Bedingungen und Erfordernisse des Feldes" (*Lewin*) zu integrieren haben. Als Person muß er selbst in den Prozessen von *Differenzierung, Integration* und *Kreation* stehen, „denn man wird einen Menschen nie weiterbringen, als man selbst gegangen ist, und man kann ihm keine Dinge zeigen, auf die man nicht selbst geschaut hat. Integration und Kreation werden in der Teilhabe vermittelt, und so sind die eigene Kokreativität und die eigene Differenzierungs- und Integrationsarbeit des Therapeuten Grundvoraussetzung jeder therapeutischen Arbeit, soll sie Erfolg haben" (*Petzold* 1970c, 2). Dieses Konzept der *„integration permanente"* (ibid.) als persönlicher Lebensstil, professionelle Haltung und wissenschaftliches Leitprinzip hat die Arbeit des Autors des vorliegenden Werkes, die Entwicklung des von ihm begründeten *Verfahrens* der „Integrativen Therapie" mit ihren verschiedenen *Methoden* und die Form seiner klinischen, agogischen, ja gesundheits- und berufspolitischen Aktivitäten grundlegend bestimmt (*Zundel* 1987; *Sieper, Schmiedel* 1992).

1. Überlegungen zum Paradigmakonzept im klinischen und professionellen Kontext

„Die Selbstverständlichkeit aller Integration humanistischer Wissenschaft und Pragmatik ist die Tatsache, daß der Mensch, der sein Leib *ist*, als Individual- und Sozialorganismus in seiner (Um)welt sich darstellend und darin handelnd immer diese Einheit ist, die nur aufgrund der möglichen Vielfalt symbolischer Umschreibung immer wieder partiell und desintegriert betrachtet wird" (*E. Frühmann* 1980, 249).

Von einem *„neuen" Integrationsparadigma* zu sprechen bedarf der Begründung, zumal der Paradigmabegriff, wie er von *Thomas Kuhn* (1962) in der Rekonstruktion einer naturwissenschaftlichen Disziplin erarbeitet wurde, in den Human- und Sozialwissenschaften oft inflationär gebraucht worden ist. Ob er auf ideographische oder historisch-kritische Wissenschaften – und insbesondere die Psychologie – überhaupt angewandt werden kann, ist mit guten Gründen immer wieder bezweifelt worden (*Westmeyer* 1977). *W. Schmidt* (1981) konnte jedoch zeigen, daß die *Kuhn*sche Theorie sich auch für die Erhellung der Wissenschaftsdynamik der „allgemeinen Psychologie" verwenden läßt. Für die *Psychotherapie* und die *klinische Psychologie* sind indes einige Einwände zu machen, die die Brauchbarkeit der „Theorie wissenschaftlicher Revolutionen" einschränken. Drei seien genannt:

- ➔ Beide Disziplinen sind nicht nur Wissenschaften (deren Status, obwohl wir sie in diesem Beitrag vielfach gleichordnen, jeweils separat zu bestimmen wäre), sie sind auch Behandlungsansätze, *Praxeologien.* Es müßten damit auch „Muster des Behandelns" mit ihren Begründungskonzepten erfaßt werden, um *klinische Paradigmen* zu rekonstruieren.
- ➔ Hinter den klinischen Disziplinen stehen nicht nur *„scientific communities"* oder *„communities of investigators"*, die ein Paradigma bzw. eine „disziplinäre Matrix" (*Kuhn* 1976, 186), die sich in komplexen Prozessen der Konsensfindung stabilisiert hat, tragen, sondern auch *„professional communities"* (*Petzold* 1991h; dieses Buch S. 771, 775). Diese vertreten die – zumeist wirtschaftlichen, aber auch die ideellen – „Interessen einer Profession"

(bei der Psychotherapie sind es hierzulande zumindest zwei recht divergierende wissenschaftliche und berufliche Gemeinschaften: Ärzte und Psychologen).

→ Die Zersplitterung der Psychotherapie und klinischen Psychologie in kleinere, relativ geschlossene *„scientific communities"*, die untereinander wenig an Verbindung haben – z.B. Psychoanalytiker, Verhaltenstherapeuten, humanistisch-psychologisch orientierte Therapeuten – macht es schwierig, den Paradigmenbegriff *Kuhns* und insbesondere seine Begründung durch das Konzept „wissenschaftlicher Revolutionen" für dieses heterogene Feld zur Anwendung zu bringen, es sei denn, man wolle – wie *Westmeyer* (1977) es für die Psychologie getan hat – für Psychotherapie und klinische Psychologie annehmen, sie befänden sich noch nicht im Stadium „reifer Wissenschaft", sondern in *Kuhn*s Phase der „Proto-Wissenschaft".

Faßt man Psychotherapie und klinische Psychologie aber als „Sozialwissenschaften" – und beide Disziplinen sind als solche anzusehen, obgleich sich bei allen Gemeinsamkeiten auch bedeutende Unterschiede finden lassen, je nach dem, auf welche psychotherapeutische Schulen und welche Richtungen der klinischen Psychologie man sich bezieht –, dann muß der Paradigmabegriff „weicher" gefaßt werden, und die Charakteristik des *„Paradigmenwechsels"* wird sich als weniger „revolutionär" erweisen. Grundsätzliche „Revolutionen" in einem wissenschaftlichen Feld wie der Psychologie, Soziologie oder Psychotherapie, die Basisannahmen gänzlich umstoßen und zu „völligem Umdenken" zwingen würden, sind selten. *B. Schmidt* (1981) sieht nur die Gestaltpsychologie als eine psychologische Richtung in der deutschen Psychologie, die ein neues Paradigma begründet hat. Für die *Psycho*therapie könnte man das Einführen einer körperorientierten Behandlungstechnik durch *Ferenczi*, *Groddeck* und *Reich* als einen Paradigmenwechsel bezeichnen oder die „kognitive Wende" in der Verhaltenstherapie, wenngleich dies keine Umwälzungen waren, die neue **Grundorientierungen** hervorbrachten, wie etwa das Aufkommen der *systemischen* Therapieformen, denn auch die „Neuen Körpertherapien" (*Petzold* 1977n) blieben zum überwiegenden Teil dem tiefenpsychologischen, klinischen Paradigma verpflichtet.

Es ist deshalb vielleicht sinnvoll, mit Blick auf *Reichweite* und *Eingriffstiefe* der Veränderung durch wissenschaftliche Innovationen von *Makro-*, *Meso-* und *Mikroparadigmen* zu sprechen, um die *Kuhn*sche Gedankenlinie auf die Felder der Psychotherapie und klinischen Psychologie zuzupassen. Der inflationäre Gebrauch des Paradigmabegriffes würde so einer spezifizierenden Betrachtungsweise Platz machen, und die von einer konkreten *„scientific community"* erlebten Umbrüche (wie etwa das Aufkommen der Ich-Psychologie, der Objekt-Beziehungs-Theorie oder der Selbstpsychologie in der Psychoanalyse) könnten dann als „Wechsel eines Mesoparadigmas" gewertet werden, weil – obwohl einschneidend – die tiefenpsychologischen Basisperspektiven, das *konzeptuelle „Zentrum"* (z.B. das Konzept des Unbewußten oder der Übertragungs-/ Gegenübertragungs-Konfiguration) nicht außer Kraft gesetzt wurden.

Als Beurteilungskriterien dafür, was Makro-, Meso- und Mikroparadigmen umfassen, müßten *internale Bewertungsparameter* aus der *„scientific and professional community"* selbst herangezogen werden und dazu *externale Parameter* aus der Metaperspektive der klinischen Psychologie oder – einer noch zu etablierenden Disziplin – der *„vergleichenden Psychotherapiewissenschaft"*.

Für den Kontext wissenschaftlich begründeter, klinischer und psychosozialer Interventionsdisziplinen möchten wir den Begriff des *„klinischen Paradigmas"* vorschlagen, weil neben den wissenschaftlichen immer auch praxeologische Perspektiven einbezogen werden müssen und berufs- und gesundheitspolitische Einflußgrößen zum Tragen kommen.

> *»Wir sehen ein „klinisches Paradigma" als fungierende, aus Praxiserfordernissen des Feldes formierte und aus informellen und formalen Ko-respondenzprozessen bzw. Diskursen herausgebildete „Schemata" des Wahrnehmens, Empfindens, Verstehens, Bewertens, Erklärens und Handelns, die mit unterschiedlicher Reichweite und Geltungskraft (Makro-, Meso-, Mikroparadigmen) für die Gesamtdisziplin, ihren „body of knowledge" (Forschungskonzepte und -methoden, Theorien), ihre Praxiskonzepte (Interventionsstrategien, Behandlungsmethoden bzw. -techniken), ihre Interessen und Werte umfassen. Klinische Paradigmen zeigen sich in „sozialen Repräsentationen", d.h. kollektiven, kognitiven Mustern bzw. „social worlds" und ihren Manifestationen (z.B. Kongressen, Journals, Gebühren- und Ausbildungsordnungen usw.), weiterhin in den wissenschaftlichen bzw. professionellen Konsensgemeinschaften und in dem von ihnen beeinflußten gesellschaftlichen Raum.«*

Den Begriffen der *„sozialen Repräsentation"* (*Moscovici* 1984) und der *„social world"* (*Strauss* 1978; dieses Buch, S. 669, jetzt 2002g) als „kollektiven Stilen des Denkens und Bewertens" kommt in diesem Zusammenhang ausschlaggebende Bedeutung zu, denn das, was ein Paradigma ist, erweist sich abhängig von auf verschiedenen Niveaus erfolgenden, gesellschaftlichen Bewertungsprozessen. Bei einer solchen Definition finden sich im Felde der Psychotherapie und klinischen Psychologie verschiedene *konkurrierende Paradigmen*, und sie konkurrieren keineswegs oder vorwiegend im Bereich der wissenschaftlichen Wirklichkeitserklärung, sondern auch im Bereich der Einflußsphären, Territorien, Machtpositionen und Märkte, wie derzeit die Bestrebungen zur Neuordnung und Verrechtlichung der Psychotherapie und klinischen Psychologie in den anlaufenden Prozessen der Legislatur europaweit zeigen. Wie sehr dabei *regionale „scientific and professional communities"* mit ihren verschiedenen Traditionen, Einflußmöglichkeiten und Interessenlagen differieren können, wird dabei in eindrucksvoller Weise evident. So stellt das von der Bundesregierung in Deutschland mit Blick auf die Vorbereitung eines Psychotherapeutengesetzes in Auftrag gegebene Gutachten (*Meyer* et al. 1991) zwei **Grundorientierungen** bzw. Hauptströmungen heraus, denen derzeit „Wissenschaftlichkeit" nach einem spezifischen, nicht näher und kritisch diskutierten Wissenschaftsverständnis, nämlich einem positivistischen, aufgrund theoretischer Elaboration und erwiesener therapeutischer „Effizienz" – ohne kritische Diskussion des Effizienzbegriffes und der Effizienzkriterien – zugesprochen wird: *Tiefenpsychologisch fundierte bzw. psychoanalytische Therapie und Verhaltenstherapie.* Solche Bewertungen sind im Rahmen des *Kuhn*schen Theorieansatzes nicht mehr unterzubringen, stellt man unter dem Kriterium der Vergleichbarkeit/Nichtvergleichbarkeit in Rechnung, daß die therapeutische Effizienz von Laien und Selbsthilfegruppen auch empirisch erwiesen (*Durlak* 1981; *Gunzelmann* et al. 1987) wurde oder daß für die psychoanalytische Standardtechnik hochfrequenter Langzeitanalysen ein positivistischer Effizienzbeweis bislang nicht zu erbringen war oder daß Elaboration und konzeptuelle Kohärenz der Theorie alles andere als ein Nachweis von wissenschaftlicher Wahrheit sein muß (dieses Buch, S. 106ff).

Die nachfolgenden Ausführungen haben in einigen Aspekten nur noch eine historische Bedeutung.

Der Autor hat in der auf seine Initiative hin begründeten „Arbeitsgemeinschaft psychotherapeutischer Fachverbände" in der Bundesrepublik Deutschland (1978, AGPF, zuvor AIEP*; vgl. *Coellen* 1979, 1980), in der sich ein großer Teil der von den vorgegebenen „Grundorientierungen" (Psychoanalyse, tiefenpsychologische Psychotherapie, Verhaltenstherapie) nicht erfaßten – quasi ausgegrenzten – Therapieverfahren zusammengeschlossen hat (Gesprächspsychotherapie, Gestalttherapie, Psychodrama, Transaktionsanalyse, Familientherapie, Integrative Bewegungstherapie, Konzentrative Bewegungstherapie, Musikpsychotherapie, Kunstpsychotherapie), eine **dritte Grundorientierung** bzw. Hauptströmung in Vorschlag gebracht: die *phänomenologisch-hermeneutische Orientierung*, die 1992 von der Delegiertenkammer des BDP als dritte zu vertretende Grundorientierung beschlossen wurde. Unter dieser Bezeichnung finden sich die „experientiellen", zu einem Teil aus der „Humanistischen Psychologie" stammenden Verfahren, leib- und kreativitätstherapeutische Methoden und die letztlich im tiefenpsychologischen Paradigma stehenden, doch von seinen Vertretern nicht akzeptierten Richtungen (z.B. Transaktionsanalyse) zusammen. Als **vierte Grundorientierung** muß die *systemische Therapie* genannt werden. Die vier aufgeführten Gruppierungen entsprechen den derzeitigen niederländischen Regelungen, die die Grundorientierung „psychoanalytisch", „behavioral", „experientiell" und „systemisch" vorsehen. Die Aufteilung in „Grundorientierungen" ist in sich höchst problematisch und dies auf mehreren Ebenen. Sie suggeriert eine derartige „grundsätzliche" Spezifität, daß kaum vorstellbar scheint, daß so bald noch eine neue „Grundorientierung" möglich ist. Dabei zeichnen sich derzeit schon zwei starke Strömungen ab: die Grundorientierung *„integrativ"* (*Norcross* 1987; *Textor* 1988; *Petzold* 1988n), über die dieser Beitrag handelt, und weiterhin die aufgrund hervorragender empirischer Fundierung durch Longitudinalforschung (*Rutter* 1988; *Robins, Rutter* 1990; *Rolf* et al. 1990) zukunftsträchtige Grundorientierung *„klinischer Entwicklungstherapie"*, die aus der *clinical developmental psychopathology bzw. clinical developmental psychology* (*Achenbach* 1982; *Garmezy* 1983; *Sroufe, Rutter* 1984; *Sameroff, Emde* 1989) hervorgeht und zunehmend klinisch-interventive Modelle hervorbringt (*Kruse* 1991; *Petzold* 1991a).

Exkurs: Ordnungsgesichtspunkte – Grundorientierungen, Verfahren, Methoden

»Mit dem Paradigmakonzept könnte man, wenn es sich auf das psychotherapeutische Feld zupassen läßt, eventuell einige Ordnungsgesichtspunkte gewinnen, die an *inhaltlichen* Kriterien ausgerichtet sind und nicht an „Genealogien", die wenig hergeben – zwischen *Freud* und *Lacan* liegen Welten, zwischen *Kohut* und *Kernberg* sind nicht zu überbrückende Gräben, *Brenner* und *Schafer* reden nicht mehr die gleiche Sprache, und dennoch werden sie alle der Psychoanalyse zugerechnet, obgleich ihre wissenschaftstheoretischen und anthropologischen Positionen grundsätzlich divergieren (die Beispiele ließen sich leicht vermehren). Für die im Rahmen der berufspolitischen Diskussion der letzten Jahre in Mode gekommene Ordnungskategorie *„Grundorientierung"* und die Interessengruppen, die sie gebrauchen, zählt offenbar nur das historische Herkommen, nicht aber der theoretische Standort oder die praxeologische Position, und so wird eine Pseudoordnung geschaffen, die allenfalls etwas über „Territorien" aussagt, auf die Vertreter von „professional communities" einen *Grund*satzanspruch anmelden und vertreten. In der tiefenpsychologischen, behavioralen, systemtheoretischen „Grundorientierung" – so es denn solche gibt – wird äußerst Divergierendes zusammengeworfen: elaborierte *Verfahren* unterschiedlichen Hinter*grundes* (von *Wolpe* bis *Bandura,* von *Rachman* bis *Kanfer),* erprobte *Methoden* mit wenig theoretischem Background, zuweilen bloße Techniken. Ich finde folgendes Ordnungsschema nützlich (*Petzold* 1993h):

Metatheoretisches Makroparadigma
(Grundorientierung)
↓
Klinisches Mesoparadigma
(Verfahren)
↓
Klinisches Mikroparadigma
(Methode)

* AIEP = Arbeitsgemeinschaft interaktionaler und experientieller Psychotherapieverbände, Düsseldorf 1978

Nachstehend einige tentative Definitionen:

»**Grundorientierungen** *sind historisch im Prozeß der wissenschaftlichen Theorienbildung im Felde der Psychotherapie und klinischen Psychologie gewachsene Makro- oder Meso-Paradigmen, die für* **Verfahren** *der Psychotherapie bzw. Methoden der klinischen Psychologie metatheoretische Grundannahmen (Menschenbild, Ethik etc.) und mit diesen kohärente psychologische Modellvorstellungen (Persönlichkeitstheorie, Entwicklungstheorie, Krankheitslehre etc.) für die Entwicklung einer konsistenten Praxeologie der Krankenbehandlung bereitstellen.«*

»**Verfahren** *sind im Feld der klinischen Praxis entwickelte theoretische Modellvorstellungen (klinische Mesoparadigmen) über die gesunde und die gestörte Entwicklung der menschlichen Persönlichkeit in ihrem Kontext und über die Möglichkeiten der Beeinflussung ihrer kognitiven, emotionalen, sensumotorischen und sozialen Stile und Verhaltensweisen durch ein systematisch erarbeitetes und überprüftes Repertoire von Interventionsmethoden. Durch diese Modellvorstellungen, die in der Regel unter Rückgriff auf „Referenztheorien" (d.h. auf philosophisches, psychologisches und klinisches Grundlagenwissen aus ‚main streams' oder ‚Grundorientierungen') erarbeitet werden, wird die Praxeologie des Verfahrens, durch welche Krankheiten, Störungen und Leidenszustände von Patienten in/mit ihrem Kontext behandelt werden, auf dem Boden wissenschaftlich konsistenter Theorien (z.B. zur Salutogenese und Pathogenese) gestellt, werden klar formulierbare Therapieziele möglich und können Methoden, Formen und Techniken der Beeinflussung von Befindlichkeiten, Leidenszuständen und Krankheiten im Rahmen therapeutischer Beziehungen und supportiver Agenturen der Hilfeleistung (Ambulatorien, Kliniken usw.) systematisch erprobt und empirisch überprüft werden.«*

»**Methoden** *sind (der Begriff sagt es) an übergeordneten, theoretischen Prinzipien, d.h. an einer Grundorientierung bzw. an einem Verfahren, ausgerichtete Wege theoriegeleiteten, systematischen Handelns in der Praxis (Mikroparadigmen), ein Gesamt konsistent abgestimmter Praxisstrategien (Interventionsformen, Techniken, Medien, Behandlungsstile, Settings usw.), durch die therapeutische* ***Zielsetzungen,*** *wie sie im Rahmen eines Verfahrens erarbeitet werden (Globalziele von Therapie etwa) und wie sie sich aus der Anwendung eines Verfahrens in der Praxis ergeben (Grob- und Feinziele), unter Bearbeitung der* ***Inhalte*** *einer Therapie mit einem konkreten Menschen in seiner Situation erreicht werden.«*

Auf dieser Basis könnte man weiterarbeiten und an eine Elaboration gehen, was nicht Gegenstand dieses Beitrages ist (vgl. *Petzold* 1993h).

Grundorientierungen sollen in der Vielfalt der *Verfahren* der Psychotherapie eine Ordnung bringen. Nur stellt sich die Frage: „Welche Ordnung?" – „In wessen Interesse?"

Das Konzept der „Grundorientierung" findet sich in der angelsächsischen und französischen Literatur praktisch nicht und ist (aufgrund fehlender Trennschärfe) hierzulande sehr umstritten. Wenn man es verwenden will, muß man derzeit sicher mehr als zwei Grundorientierungen unterscheiden und müssen die Formen der Verhaltenstherapie als *Verfahren* im Rahmen der *Grundorientierung* „behaviorale Psychologie" und die Formen der Psychoanalyse (auch sie ist *keine* Grundorientierung) als *Verfahren* im Rahmen der „Tiefenpsychologie" gesehen werden.

Es geht nicht an, wie es in der Folge des Forschungsgutachtens *Meyer, Grawe* et al. (1991) immer wieder geschieht, von einer *„empirisch-psychologischen Grundorientierung"* zu sprechen. Dann wird nämlich eine allgemeine *forschungsmethodische* Orientierung der Psychologie insgesamt zur Grundorientierung gemacht (auch die Entwicklungspsychologie ist z.B. „empirisch psychologisch"). Außerdem wird damit unterstellt, Psychoanalyse bzw. Formen der tiefenpsychologischen Grundorientierung seien *nicht* „empirisch", obgleich es auch in diesem Bereich zunehmend empirische Forschung (die Autoren zeigen eben dieses) gibt. Auch die verschiedentlich vorgeschlagene Version *„klinisch-psychologische Grundorientierung"* verfängt nicht, wird hier doch ein Teilgebiet der Psychologie einfach als Grundorientierung ausgewiesen. Außerdem wird damit impliziert, daß Tiefenpsychologie und Psychoanalyse nicht zur klinischen Psychologie gehörig seien.

Es zeigt sich hier eine Problematik des Konzeptes der „Grundorientierung": Es gibt Überschneidungen und Unschärfen in der Abgrenzung. Dies ist nicht zuletzt dadurch gegeben, daß seine „Umbrellafunktion" zu breit faßt und daß seine wissenslogische Konsistenz heterogen ist. Auf welcher Ebene greift der Begriff „Grundorientierung"? – auf der wissenschaftstheoretischen (z.B. *systemisch*)?, auf der anthropologischen (z.B. *tiefenpsychologisch*)?, der der allgemeinpsychologischen Theorienbildung (z.B. *developmental, behavioral*)?, auf der methodologischen (z.B. *integrativ, interaktional*)? Es reicht nicht, eine Gliederung nach nur vordergründig stimmigen Etikettierungen vorzunehmen als Richtungen, die historisch aus einer Quelle stammen, in ihrem gegenwärtigen Status aber theoretisch, methodisch, praxeologisch und von der empirischen Absicherung her sehr divergieren. So werden z.B. dem tiefenpsychologischen

Paradigma die *Jung*sche und *Adler*sche Richtung zugeordnet. *Adler* überschreitet aber das tiefenpsychologische Paradigma und kann als einer der ersten humanistischen Psychologen bezeichnet werden (*Titze* 1978). Konsequenterweise müßte man dann den tiefenpsychologischen Rahmen erweitern und die humanistisch-psychologischen Therapien – was durchaus möglich wäre – auch der tiefenpsychologischen Grundorientierung zurechnen (was politisch nicht gewünscht wird). Für die *Adler*sche wie für die *Jung*sche Therapierichtung gibt es keine empirischen Effizienznachweise (*Grawe* 1992; idem et al. 1993). Wie will man das bei einer globalen Anerkennung von *Grundorientierungen* rechtfertigen, wenn dieser Effizienznachweis andererseits zum Annahme- bzw. Ausschlußkriterium für die Zulassung anderer Verfahren oder „Grundorientierungen" gemacht wird? Alles in allem erweist sich das Konzept der Grundorientierung als ein sehr fragwürdiges und in seiner derzeitigen Fassung brüchiges und inkonsistentes. Es ist für eine Strukturierung des Feldes der Psychotherapie – zumal noch durch Gesetze und Verordnungen – beim jetzigen Stand der Forschung und Theorienbildung unbrauchbar und ohne weitere Elaboration für die Psychotherapie als wissenschaftliche Disziplin und als Profession schädlich (*Petzold* 1993h)«.

In Österreich wurde das neue Psychotherapiegesetz ebenfalls durch ein wissenschaftliches Fachgutachten (*Jandl-Jagger* et al. 1989) vorbereitet. Es gab aber nicht wie in der BRD eine schon kassenanerkannte Psychoanalyse und Verhaltenstherapie, deren Funktionäre, in allen wichtigen Entscheidungsgremien sitzend, auf die Sicherung von schulengebundenen Privilegien hinwirken und sich dabei auf ein Gutachten stützen können, das von einem prominenten Verhaltenstherapeuten (*K. Grawe*) und einem renommierten Psychoanalytiker (*A. Meyer*) erstellt wurde (denen man durchaus Bemühungen um Objektivität attestieren muß). Vielmehr hat in Österreich die Zusammenarbeit aller Therapiefachverbände, die insgesamt mit den gleichen Voraussetzungen antraten, ein Gesetz geschaffen, in dem die „gesellschaftlich anerkannten" Richtungen und „wissenschaftlich ausgewiesenen" Verfahren vertreten sind, u.a. all die, die in Deutschland bislang durch die Festlegung auf **zwei Grundorientierungen** ausgegrenzt werden. Eine ähnliche Entwicklung wie in Österreich zeigt sich in der Schweiz, wo durch die „Charta der Psychotherapieverbände" ein übergeordneter Zusammenschluß wissenschaftlich und praktisch erprobter Verfahren erreicht wurde und die bestehenden kantonalen Regelungen Therapeuten (nicht Verfahren) anerkennen, die eine klinisch ausgerichtete Psychotherapieausbildung nachweisen können, die von Umfang und Inhalt her bestimmten Kriterien entsprechen muß. Das Integrationsparadigma erfordert also auch berufs- und gesundheitspolitische Integrationsarbeit, das Ermöglichen von Dialogen zwischen den Richtungen zur Abstimmung von Konzepten, politischen Initiativen, Ausbildungsordnungen etc. Der Autor hat sich diesen Integrationsaufgaben in besonderer Weise gewidmet durch schulenübergreifende Publikationsreihen, Organisation von Fachtagungen und Gründung von Dachverbänden auf nationaler und europäischer Ebene (vgl. *Sieper, Schmiedel* 1992) – neben der AIEP/AGPF auch die „Deutsche Gesellschaft für Kunsttherapie und Therapie mit kreativen Medien" (DGKT), in der 14 Ausbildungsinstitute und Fachverbände zusammengeschlossen sind. Eine eigenständige Profession „*Psychotherapeut*" in einer kohärenten Disziplin „*Psychotherapie*" wird ohne die überaus mühsame berufspolitische Integrationsarbeit nicht zu erreichen sein, eben weil Psychotherapie nicht nur „*scientific community*", sondern auch „*professional community*" ist. Die Akzeptanz einer gemeinsamen wissenslogischen Struktur, wie es den Schweizer Psychotherapieverbänden in ihrer „Charta" (1991) unter Orientierung an dem vom Autor entworfenen Metamodell des „Tree of Science" (*Petzold* 1988i, 1992q, vgl. dieses Buch, S. 396) gelungen ist, ist dabei *ein* wichtiger Schritt, die Einigung auf eine übergreifende Ausbildungsstruktur, wie sie in der AGPF unter Federführung des Autors erarbeitet wurde, ein anderer, die Bestimmung von Qualifikationskriterien für Psychotherapie ein weiterer. Als Beispiel einer solchen, in mehrjähriger Arbeit erfolgten Abstimmungs- und Integrationsarbeit, die die wissenschaftliche und professionelle Dimension zu verbinden sucht, seien die Standards der AGPF vorgestellt, die von zehn psychotherapeutischen Fachverbänden approbiert wurden:

Qualifikationskriterien für Psychotherapieverfahren

A. Als **wissenschaftlich ausgewiesen** möchten wir Verfahren betrachten, die über ein konsistentes theoretisches Konzept verfügen: Dieses muß umfassen:

1. eine klar bestimmbare wissenschaftstheoretische und erkenntnistheoretische Position;
2. ein ausgearbeitetes anthropologisches Konzept;
3. theoretische Konzepte zur Ethik therapeutischen Handelns;
4. eine eigenständige Persönlichkeitstheorie;
5. eine differenzierte Krankheits- und Gesundheitslehre (Theorien zur Neurosenlehre, zu psychiatrischen Erkrankungen, zur Psychosomatik);
6. eine Entwicklungspsychologie und Sozialisationstheorie;
7. Modelle und Methoden der Diagnostik;
8. eine allgemeine Therapietheorie (Theorie des therapeutischen Prozesses, der therapeutischen Beziehung, der Indikation und Prognose, der Dynamik seelischen Geschehens, des psychosozialen Kontextes);
9. eine Praxeologie bzw. spezielle Therapietheorie (Interventionslehre, Theorie therapeutischer Techniken, Methoden und Medien, Theorie des therapeutischen Settings, z.B. Einzel-, Gruppen- und Familienberatung, theoretische Konzepte zur Behandlung spezifischer Zielgruppen, z.B. Kinder, Jugendliche, Patienten aus benachteiligten Schichten).

B. Als **klinisch ausgewiesen** soll ein Verfahren gelten, wenn:

1. Methoden der Diagnostik,
2. ein Repertoire an Interventionsmethoden,
3. spezielle Methoden und Techniken der Krisenintervention gegeben sind;
4. der Nachweis der erfolgreichen Anwendung an Kranken mit unterschiedlichen Indikationsstellungen und Störungsbildern über einen mehrjährigen Zeitraum (10 Jahre) durch wissenschaftliche Überprüfung erbracht werden kann; mögliche Nachweise:
   - das Vorhandensein eines breiten Fundus an klinischer Literatur in Form von Buch- und Zeitschriften-Veröffentlichungen und spezifischen Fachzeitschriften;
   - empirisch kontrollierte Evaluationsstudien der therapeutischen Effizienz;
   - katamnestische Untersuchungen;
   - Einzelfallstudien;
5. bestimmte Standards hinsichtlich Repräsentation, Organisation und Vermittlung gewährleistet sind, nämlich:
   a) Das Verfahren muß durch einen psychotherapeutischen Fachverband repräsentiert sein;
   b) es müssen Institutionen oder Einrichtungen der Weiterbildung vorhanden sein, die das Verfahren in einem konsistenten Curriculum mit klinisch ausgewiesenen Lehrtherapeuten weitervermitteln und lehren;
   c) das Verfahren muß in Einrichtungen des klinischen Bereiches und der psychosozialen Arbeit bundesweit repräsentiert sein.

Standards bzw. Minimalanforderungen an eine Psychotherapie-Weiterbildung

A. Umfang der Weiterbildung

Der Umfang einer psychotherapeutischen Weiterbildung soll mindestens 1400 Stunden (Unterrichtsstunde = 45 Minuten) betragen.

B. Untergliederung in Inhalte der Weiterbildung

1. Theorie und Methodik:	insgesamt	400 Stunden
	a) Theorie	250 Stunden
	b) Methodik	150 Stunden
	(Varianzmöglichkeit im Verhältnis a) und b) ist einzuräumen, entsprechend der Größe des Methodenspektrums eines Verfahrens.)	
2. Eigentherapie/Selbsterfahrung:	insgesamt	300 Stunden
	(Einzel- und Gruppentherapie empfohlen)	
3. Kontrollierte therapeutische Tätigkeit:	insgesamt	700 Stunden
	Patientenbehandlung	500 Stunden
	(dokumentiert; Behandlungsjournal); begleitende Behandlungskontrolle 200 Stunden).	
4. Abschluß des Weiterbildungsganges:	Der Abschluß einer psychotherapeutischen Weiterbildung sollte durch eine Überprüfung der theoretischen und praktischen Kompetenz erfolgen.	

C. Kriterien für die Ausbildung zum Ausbilder

Ausbilder in einem Psychotherapieverfahren sollen folgenden Bedingungen genügen:
1. abgeschlossene Psychotherapie-Weiterbildung
2. mindestens dreijährige Praxiserfahrung in der Arbeit mit Patienten nach Abschluß ihrer Ausbildung;
3. mindestens zweijährige Ausbildertätigkeit unter Supervision;
4. Teilnahme an Ausbilderseminaren/Supervisorentrainings über mindestens 80 Stunden;
5. Verpflichtung zu fortlaufender Supervision.

Angeschlossene Verbände: DAGG, DAKBT, DFS, DGGK, DGIB, DGKT, DGTA, DVG, GTA, GwG

DAGG	Sektion Psychodrama des Deutschen Arbeitskreises für Gruppenpsychotherapie
DAKBT	Deutscher Arbeitskreis für Konzentrative Bewegungstherapie
DFS	Dachverband für Familientherapie und systemisches Arbeiten
DGGK	Deutsche Gesellschaft für Gestalttherapie und Kreativitätsförderung
DGIB	Deutsche Gesellschaft für Integrative Bewegungstherapie
DGKT	Deutsche Gesellschaft für Kunsttherapie und Therapie mit Kreativen Medien
DGTA	Deutsche Gesellschaft für Transaktionsanalyse
DVG	Deutsche Vereinigung für Gestalttherapie
GTA	Gesellschaft für Gestalttheorie und ihre Anwendungen
GwG	Gesellschaft für wissenschaftliche Gesprächspsychotherapie

November 1988; Autoren: *Petzold, Frielingsdorf-Appelt, Hagehülsmann*

Diese Standards wurden bislang von den psychoanalytischen und verhaltenstherapeutischen Fachverbänden nicht mitunterzeichnet.

Aus der hier nur kurz umrissenen Situation der Psychotherapie in den deutschsprachigen Ländern und den Niederlanden wird überdeutlich: Hier spielen die Machtblöcke von *„professional communities"* – Ärzte, Psychologen bzw.

Psychoanalytiker, Verhaltenstherapeuten –, weiterhin von Berufs- und Fachverbänden und schließlich die Interessen des Gesetzgebers, der Kostenträger und vielfältiger, politischer Kräfte eine Rolle, nicht aber die Wissenschaftlichkeit einer Grundorientierung oder die Paradigma-Zugehörigkeit einer Richtung oder die *de facto* Zugehörigkeit zu einer *„professional community*". Denn will man z.B. die Psychoanalyse einem Paradigma zuordnen, dann stellt sich die Frage: welche Psychoanalyse welchem Paradigma? *Kriz* etwa (et al. 1990, 158) haben für die Psychoanalyse folgende Orientierungen aufgewiesen: die einer Naturwissenschaft (*S. Freud, H. Hartmann*), die einer empirisch-analytischen Sozialwissenschaft (*S. Rosenzweig, H. Thomä*), die einer hermeneutischen Disziplin (*A. Lorenzer, D. Spence*), die einer kritischen Theorie (*W. Reich, S. Bernfeld*). Eine genauere Analyse der neueren Entwicklungen in der Verhaltenstherapie (*Lieb, Lutz* 1992) macht deutlich, daß sich auch hier durchaus nicht mehr alle Richtungen dem *logischen Empirismus* zuordnen lassen. Auf jeden Fall läßt sich für die „Grundorientierungen" oder „Hauptströmungen" der Therapierichtungen, wie sie das *Meyer/Grawe*-Gutachten herausgestellt hat, der Paradigmabegriff im strikten Sinne der *Kuhn*schen Wissenschaftstheorie nicht anwenden, weil die verschiedenen Unterströmungen dieser *Grundorientierungen* durchaus unterschiedlichen wissenschaftlichen Paradigmen verpflichtet sein können bzw. sind. Im Sinne unserer kurzen Definition von „klinischem Paradigma" könnte man indes durchaus den Paradigmenbegriff anwenden, denn die derzeitige Situation der Psychotherapieregelungen verweist auf das Wirksamwerden der Vorstellungen von *Interessengemeinschaften,* die ihre Tradition etabliert haben und sie gemäß der unterschiedlichen Gegebenheiten und historischen Entwicklungen in den einzelnen europäischen Ländern auch in unterschiedlicher Weise durchzusetzen suchen, wobei sich das Kriterium der „Wissenschaftlichkeit" als ein recht *arbiträres* erweist. Betrachtet man das Feld der Psychotherapie und klinischen Psychologie dann näher, nimmt man die einzelnen Richtungen, Verfahren, Schulen näher in den Blick, so stellt man fest – bei den Psychotherapieverfahren mehr als bei den Richtungen der klinischen Psychologie –, daß es sich bei ihnen keineswegs in erster Linie um Wege des „Rätsellösens" und der „Aufräumungsarbeit" (*Kuhn* 1976, 38), des Aufklärens unbekannter Sachzusammenhänge und des systematischen Ordnens vorhandener Phänomene handelt, wie *Kuhn* die Aufgaben von Wissenschaft umschreibt, sondern um „Weltanschauungen", die Muster der Welterklärung und der Selbsterklärung für den Menschen bereitstellen. Es handelt sich um Gemeinschaften, die *Sinnfolien* und *Wertorientierungen* für die Gewährleistung von Gesundheit, Wohlbefinden, Lebenssicherheit und – wo diese beschädigt oder gefährdet sind – für deren Wiederherstellung bereitstellen in einer Weise, daß betroffene Individuen sich wieder in das einpassen können oder angepaßt werden, was die gesellschaftlich lizensierten Vorstellungen von *Gesundheit, Glück* und *Sinn* sind, wie *Berger* und *Luckmann* (1970, 121) die Funktion von Psychotherapie beschrieben haben. Psychotherapien haben hier eine ähnliche Funktion wie Religionen und politische Orientierungen: nämlich die von Explikationsgemeinschaften für das Leben, die das Alltagswissen aufnehmen und zugleich beanspruchen, es zu transzendieren, um wiederum mit den transzendierten Konzepten in es hineinzuwirken.

Serge Moscovici (1961) hat in seiner inzwischen berühmten Studie, „La psychanalyse, son image et son public" über die „soziale Repräsentation" der Psychoanalyse in Frankreich gezeigt: Die Psychoanalyse – und das gilt für die Mehrzahl der Psychotherapien – ist eine Gemeinschaft mit charakteristischen *„représentations sociales*". Diese sind „spezifische Phänomene, die sich auf eine besondere Art zu verstehen und zu kommunizieren beziehen – eine Art, die sowohl Wirklichkeit wie Alltagswissen herstellt" (*Moscovici* 1984, 19). Psychotherapierichtungen liefern damit für ihre Therapeuten, Klienten und Patienten *Sinnfolien*, Explikationsraster, die von diesen übernommen werden – und das macht einen wichtigen Wirkfaktor von Therapie aus (*Bittner* 1981; *Krause Jacob* 1991). Die übergreifende *Typik* derartiger Raster kann durchaus als *„Paradigma"* bezeichnet werden. Damit wird der Paradigmenbegriff konsequent *sozialwissenschaftlich* bestimmt und an Konsensgemeinschaften gebunden, wie es *Kuhn* (1976, 186) in Präzisierung seiner ursprünglichen Überlegungen gleichfalls unternommen hat, wenn er das „Paradigma" als „die ganze Konstellation von Meinungen, Werten, Methoden usw., die von den Mitgliedern einer gegebenen Gemeinschaft geteilt werden" (ibid.) bezeichnet. Nur, das Konzept der *sozialen Repräsentation* greift weiter aus (*Petzold* 2002g) – in die Alltagswelt, in die Wissenschaft. Psychotherapie ist in beides eingebunden, weil sie den Alltag alltäglicher Menschen mit ihren Einstellungen, Gefühlen, Problemen, Verhaltensstörungen, Krankheiten beeinflussen bzw. verändern will. Die Definition, die *Jodelet* (1984a, 361f) von *représentations sociales* gibt, macht deutlich, wie sehr diese dem konzeptuellen Rahmen dessen nahekommen, was man in dem oben umrissenen Sinne für die Psychotherapie als *„klinisches Paradigma"* bezeichnen könnte.

> „Das Konzept der sozialen Repräsentation bezeichnet eine spezifische Bewußtseinsform – das Wissen des Alltagsverstandes –, dessen Inhalte die Wirkung von sozialen Entstehungs- und Funktionsprozessen verdeutlichen.
>
> Im weitesten Sinne bezeichnet es eine Form sozialen Denkens. Soziale Repräsentationen sind Modalitäten des praktischen Denkens, die auf Kommunikation, Verstehen und die Beherrschung der sozialen, materiellen und

> ideellen Umwelt gerichtet sind. In dieser Hinsicht stellen sie spezifische Typen in bezug auf die Organisation der Inhalte, auf die mentalen Operationen und auf die Logik dar. Die soziale Kennzeichnung der Inhalte oder Prozesse der Repräsentation ist bezogen auf die Bedingungen und Kontexte, in denen die Repräsentationen zum Vorschein kommen, auf die Kommunikation, durch die sie sich verbreiten und auf die Funktion, die sie in der Interaktion mit der Welt und den anderen erfüllen" (ibid.).

Es geht also hier primär nicht um *Inhalte*, sondern um *Formen* oder *Stile* der Wirklichkeitserkenntnis, des *Denkens, Fühlens, Wertens* und – wir überschreiten hier den kognitivistischen Rahmen *Moscovicis* – des *Handelns*. In der Psychotherapie wird dies deutlich in den „Mustern der Behandlung", den *„klinischen Paradigmen"*, die vom deutungszentrierten, einsichtfördernden Paradigma der Psychoanalyse zum aktionszentrierten, katharsisfördernden des Psychodramas zum lernzentrierten, verhaltensmodifizierenden der Behaviour Therapy reichen, zum verstehenden, Introspektion und Selbstakzeptanz fördernden Ansatz der Gesprächspsychotherapie oder zum emotionszentrierten, „awareness" fördernden der Gestalttherapie, schließlich zur körperliche Ausdrucksmöglichkeiten oder Entspannungszustände entwickelnden Leibtherapie sowie Kreativität und Phantasie weckenden Schulen der Kunsttherapie geht – um die wichtigsten Orientierungen in einigen ihrer charakteristischen Aspekte zu nennen. Mit den „Mustern der Behandlung" und den hinter ihnen stehenden Begründungskonzepten ist es aber nicht getan. Das *„klinische Paradigma"* greift weiter bis in die spezifischen Formen der Aus- und Weiterbildung hinein, wo zumeist „die Methode durch die Methode gelehrt und gelernt wird" (*Petzold* 1983c) in schulenbezogenen Modellen der Vermittlung und Selbsterfahrung – Lehranalyse, Ausbildungsgruppe, Selbstmodifikationsseminar usw.: Lehrjahre der Seele (*Frühmann, Petzold* 1993), die der angehende Therapeut in je spezifischer Form zu durchlaufen hat, abhängig davon, ob er nun Psychoanalytiker, Psychodramatiker, Gestalttherapeut usw. wird. Jede Schule, Richtung, Methode hat hier ihre mehr oder weniger elaboriert ausgearbeiteten Theorie- und Praxiskonzepte bzw. „klinische Paradigmen", die z. T. wenig Verbindungsmomente untereinander aufweisen, andererseits aber auch über *„common ground"* verfügen, wie z.B. in der sich immer breiter durchsetzenden Auffassung, daß *Selbsterfahrung* ein unverzichtbares Element der Psychotherapieausbildung darstellt (ibid.). Inhalte, Form, Zielsetzung und Begründungsrahmen variieren dabei allerdings erheblich, ganz wie es auch bei den konkreten Bedingungen der Patientenbehandlung zwischen den therapeutischen Schulen der Fall ist, und Abstimmungen, wie die als Beispiel gegebenen AGPF-Standards (cf. supr. S. 710), die ja nur einen Minimalkonsens darstellen, sind eine arbeits- und diskussionsaufwendige Angelegenheit, geht es doch um die „Identität" des jeweiligen Verfahrens (cf. infr. S. 769f, *Petzold* 1991g). Es findet sich damit eine ungeheure Vielfalt von Konzepten im Felde, eine Fülle *„klinischer Meso-Paradigmen"*, die sich immer weiter vermehrt.

Klinische Psychologie und Psychotherapie als junge Disziplinen beziehen sich – je nach Akzentsetzung – auf den Bereich der Natur-, Sozial- oder Geisteswissenschaften. Sie werden, da sie Menschen, konkrete Subjekte als Untersuchungs- und Interventions*bezug* (nicht Gegenstand!) haben (und Subjekte können im Unterschied zu Objekten in Prozesse eingreifen), der Mensch aber eine biologische, soziale und geistige Realität ist, keine der genannten wissenschaftlichen Orientierungen gänzlich ausblenden können (obwohl dies seit *Watson* oder *Freud* in den von ihnen begründeten Traditionen immer wieder versucht wurde und wird, vgl. *Rillaer* 1980; *Becker* et al. 1969). Damit wird eine ungeheure Komplexität geschaffen, die beständig Reduktionsleistungen (*Luhmann* 1968) erfordert, Abblendungen notwendig macht, die zu Ausblendungen geraten können. Will man den gesunden und kranken Menschen mit seinem Kontext/Kontinuum verstehen, um ihn und sein Umfeld beeinflussen zu können, wirft das beständig neue Fragestellungen auf und macht immer weitere Differenzierungen erforderlich. Die klinische Psychologie hat sich im Rückgriff auf die allgemeine Psychologie und die Sozialwissenschaften mit ihrem methodischen und konzeptuellen Instrumentarium an diese Aufgabe der *Differenzierung* gemacht, und dies mit einer Elaboration, daß es nicht angezeigt ist, im Sinne *Kuhns* (1976) von einer noch nicht „reifen" Wissenschaft in der vor-paradigmatischen Phase zu sprechen. Im Gegenteil, differenzierende Wissenschaft ist Kennzeichen einer produktiven *„scientific community* und einer normalen Wissenschaft" (ibid. 56).

2. Das Paradigma der Differenzierung

»Der Fluch der „einzigen Theorie und einzigen Methode"
ist teilweise synonym mit der Pest der „psychologischen Schulen".«
David Rapaport (1970, 149)

Von *Hearnshaw* (1987) wurde mit seiner Darstellung der Formierung der modernen Psychologie deren Tendenz zur Zergliederung aufgezeigt, und *Werner Herzog* (1983) hat mit seinem Grundsatzwerk über „Modelle und Theorien der Psychologie" die Prozesse des *„model buildings*", insbesondere die Ausarbeitung der Menschenmodelle, rekonstruiert. Offenbar ist die komplexe Wirklichkeit Mensch mit *einem* Modell nicht zu fassen – und gleiches gilt für menschliches Denken, Verhalten, soziales Miteinander, Gesundheit und Krankheit, Entwicklung und Persönlichkeit. Sozialwissenschaften wie Psychologie und Soziologie sind immer von *„Modellpluralität*" gekennzeichnet, und dies in höherem Maße, als dies bei Naturwissenschaften gemeinhin der Fall ist: Mensch und Gesellschaft sind als Bezugsgrößen für Wissenschaft und Forschung in ständigem Wandel. Die Gesetzmäßigkeiten solchen Wandels sind in unterschiedlicher Weise durchaus gültig zu erklären. Die Polymorphie menschlicher Wirklichkeit als solche, die Mehrperspektivität der Betrachtung von Wirklichkeit, die Mehrdimensionalität des Auffassens, die Vieldeutigkeit des Hörens von Wirklichkeit und die Prozesse der Verständigung über das in spezifischen Modalitäten Wahrgenommene auf dem Hintergrund jeweils charakteristischer gesellschaftlicher Kontexte führt zu in leiblicher Wahrnehmung gegründeten und über Ko-respondenzprozesse fixierten, d.h. letztlich „gesellschaftlich" konstruierten (*Berger, Luckmann* 1970) **Formen** der Wirklichkeit (Formen/Typen, d.h., nicht nur *optisch* konstituierte Gestalten, sondern von der gesamten Wahrnehmungstätigkeit des „totalen Sinnesorgans des Leibes" aufgenommene *In-formation*, vgl. *Gibson* 1979; *Petzold* 1990b; *Arnheim* 1978; *Schütz* 1932, 206).

Herzog (1991, 23f) weist auf das säkularisierte, theologische Erbe der „neuzeitlichen Erkenntnistheorie" hin, die „vom Auge her" die Welt zu überblicken trachtet (wie die griechischen Götter das Leben vom Olymp her), sie mit dem Blick beherrschend, die weiterhin die *machina mundi* erforscht, indem menschliche Erkenntnis sie so gut zu verstehen trachtet, daß sie sie *zerlegen*, d.h. *bauen* kann, Wissenschaft „sich der Natur gegenüber auf den Standpunkt dessen [stellt], der sie erschaffen hat" (ibid. 24). Diese demiurgische Haltung führt zur „Verobjektivierung" der Erkenntnis*bezüge*, selbst wenn es sich um Lebendiges – die Ökologie, die Gesellschaft, das Individuum – handelt. Die Verdinglichung des Lebendigen aber ist letztendlich sein Tod. Leben ist immer „erkennendes Leben" (*Riedl* 1981; *Petzold* 1990b). Der Mensch ist immer Erkennender und Erkannter zugleich. Somit ist stets eine Wechselseitigkeit der *Perspektiven*, die Korespondenz verschiedener *Auffassungen* möglich. Der postmoderne Diskurs der Erkenntnistheorie (*Welsch* 1987) nimmt von einer einzigen *Metaerzählung* (*Lyotard*) Abstand, denn er weiß darum: Es gibt „keinen absoluten Standpunkt, von dem aus ‚das' ... Modell der Wirklichkeit konstituiert werden könnte. Jede Erkenntnisperspektive ermöglicht eine Vielzahl von Modellen und damit verschiedene Konstruktionen von Wirklichkeit. So ergibt sich eine Erkenntnistheorie, die auf den Begriffen der *Perspektivität*, der *Konstruktivität* und der *Kommunikation* fußt" (*Herzog* 1991, 25). Der Autor gibt hier eine Position wieder, die in ähnlicher Form den Diskurs der *Integrativen Therapie* kennzeichnet, wie er in der Arbeit über „Gestalt und Rhizom", über Ganzheit und Teil (dieses Buch, S. 329ff), über heraklitisches Denken (dieses Buch, S. 351ff) und über die „hermeneutische Spirale" (dieses Buch, S. 151ff, 498) deutlich wird. Will der *hermeneutische Zirkel* (*Gadamer* 1965) für viele Zusammenhänge – etwa die Auslegung literarischer oder juristischer Texte – das zu Erkennende aus dem schon Erkannten explizieren, ermöglicht die *hermeneutische Spirale* im Modell der **Metahermeneutik** ins Unbekannte vorzustoßen, und setzt auf *Synergieeffekte*, die Wechselseitigkeit der Erhellung von Zusammenhängen aus *kokreativen Vernetzungen* (*Petzold* 1990b, dieses Buch, S. 392ff) durch die *Integration von Differenzierungen.* Sozialwissenschaftliche *Erkenntnisziele* und *-bezüge* aber tragen, da sie sich ständig in neuer Form reproduzieren, sich entwickeln (wie eine Persönlichkeit, Gruppe, Organisation), ein solches Maß an *Novität* in sich, daß sie nicht nur im Rekurs auf Bekanntes und mit dem Ziel ein- oder zweidimensionaler Erklärungsmöglichkeiten angegangen werden können.

Unter der hier entfalteten Perspektive ist die *Vielfalt der Psychologie* ein gegenstandsangemessenes, genuines Charakteristikum dieser Disziplin – und dies gilt für alle sozialwissenschaftlichen Disziplinen, damit auch für Psychotherapie und klinische Psychologie. Die in neuerer Zeit immer häufiger beklagte *„disunity of psychology"* (*Staats* 1983; *Giorgi* 1987; *Krantz* 1987; *Royce* 1970, 1987; *Schneider* 1990) wird als solche zu einem Teil in Verkennung dieser dargelegten Zusammenhänge gewertet. Psychologie kann niemals, wie *Koch* (1969, 1981) betont, eine *„coherent science"* sein. Sie ist einem *„Paradigma des Differenzierens"* verpflichtet. Bei genauerer Betrachtung unter einem *Mesofokus* muß man dann sagen: *„Paradig**men** des Differenzierens"*, da die Art der Diskriminationsprozesse variiert. Andererseits kann *Differenzierung zur Fragmentierung verkommen*, wenn Kommunikation, Vernetzung, Evaluation, Bilanzierung, Integrationsleistungen ausbleiben. So sieht *Mahrer* (1985) die Psychologie in einem Zustand *„of fragmentation and chaotic diversity"*, und *Bevan* (1991) spricht von einer „Balkanisierung der Disziplin" (ohne zum damaligen Zeitpunkt das ganze Gewicht dieser Metapher übersehen zu können). Sicher ist *MacIntyres* (1988) Diagnose, die Psychologie befinde sich in einem „vorwissenschaftlichen" Stadium, zu eng an *Kuhns* naturwissenschaftlich orientiertem Paradigmakonzept ausgerichtet, aber daß sie sich in einer *„crisis of disunity"* befindet (*Staats* 1991, 899), *„already drowning in diversity"* (ibid. 904), darüber dürfte kein Zweifel bestehen. Dieser Zustand wird u. a. von Forschern produziert, *„driven to produce novelty and not look for communality"* (ibid. 901). Deutlich wird das z.B. an den Fachzeitschriften: „The journals:

More and more about less and less" (*Jahoda* 1988), mit „methodisch sauberen" Studien, die *„when striped of their jargon"*, die *„poverty of the core"* zeigen (ibid. 88).

In der klinischen Psychologie und Psychotherapie bietet sich ein ähnliches Bild, nur wiegt hier schwer, daß ein großer Teil der Theorien handlungsleitende Konzepte für *Interventionen* bietet, die in das Leben von Menschen eingreifen. In diagnostischer und therapeutischer Hinsicht hat in den vergangenen zwanzig Jahren eine Explosion an Konzepten, Instrumenten und Methoden stattgefunden. Eine Flut von Tests und Assessment-Prozeduren, eine kaum überschaubare Vielfalt von Krankheitstheorien, von Erklärungsmodellen für Psychosomatik, Depression, Angstzustände allein in der forschungsorientierten klinischen Psychologie – nicht zu sprechen von den schulenspezifischen Konzeptentwicklungen in den Psychotherapierichtungen – führt zu einem *Zustand der Desorientierung* unter den klinischen Praktikern, die entweder in einen *„wilden Eklektizismus"* verfallen, oder in einengendes Schulendenken, um „Halt im Begrenzten" zu suchen – und beides ist fatal, wie das diesem Abschnitt vorangestellte *Rapaport*-Zitat deutlich macht, denn es führt auch zu einer Verwirrung der Patienten, für die seit Mitte der 80er Jahre Therapieführer in Menge auf dem Buchmarkt erscheinen, ein Indikator für die geschilderte Situation. Die im Zuge des „Psychobooms" (*Bach, Molter* 1976) aufgekommene, mittlerweile kaum noch überschaubare Zahl „neuer" Psychotherapieverfahren verdeutlicht die Problematik. Führte 1956 *Harper* 36 Verfahren auf, so sah er sich zwanzig Jahre später nicht mehr in der Lage, alle Variationen aufzulisten (*Harper* 1975). Für 1976 werden 130 Verfahren aufgeführt, 1980 dann 250, schließlich 1986 gar 300, nach einer anderen Zählung 460 (*Omer, London* 1988, 171).

Die *Differenzierung* des Feldes der Psychotherapie seit den grundlegenden Entdeckungen Ende des 19. Jahrhunderts von *Janet* (1919), der als der eigentliche Begründer neuzeitlicher Psychotherapie gelten kann (*Ellenberger* 1973), über *Freud* und seine Schule (*Gay* 1989; *Wyss* 1973), *Moreno* und die Formen dramatischer Therapie (*Petzold* 1982a, 1984b), die vielfältigen Formen der Verhaltenstherapie (*Reinecker* 1987) bis hin zu den „neuen Körpertherapien" (*Petzold* 1977n) oder den „neuen Kreativitätstherapien" (*Petzold, Orth* 1990) hatte zunächst eine Verbreiterung der Sichtweisen des Menschen, der Persönlichkeit, ihrer Entwicklung, allgemeiner und spezieller Krankheitsformen usw. zur Folge und – wichtiger noch – eine Bereicherung des behandlungsmethodischen Instrumentariums im Rahmen der Psychotherapie. Die „new psychotherapies" (*Harper* 1975), die „new group therapies" (*Ruitenbek* 1970), sie alle wollten etwas *Neues* einbringen in die Psychotherapie, und in der Tat ist dies in der Mehrzahl der Fälle auch geschehen. Die Prozesse der *Differenzierung* und *Integration* erfolgten zunächst aber fast ausschließlich innerhalb der Schulen selbst und entfalteten dort eine *zentrifugale Kraft*, in ähnlicher Weise, wie dies *Spence* (1987) für die Psychologie insgesamt darstellt. So haben sich von den traditionellen Schulen in der zentrifugalen Dynamik Gruppierungen abgelöst (wie *Assagioli* oder *Perls* von der Psychoanalyse), oder sie wurden von den *„Hütern des Zentrums"* ausgegrenzt (wie *Reich* und *Rank*). Daraus folgt, daß offensichtlich ein *Zentrum* besteht oder bestimmt werden mußte: Vom Schulengründer selbst und seinem inneren Kreis (*Freud* hatte ja einen solchen eingerichtet, vgl. *Nagler* 1987) bzw. durch Herausbildung eines **Konsenses** über das „Zentrum", und das macht Integrationsleistungen erforderlich, durch die Differenzierungen und Entwicklungen dem schon vorhandenen *„body of knowledge"* einverleibt werden. Dabei stellt sich dann jeweils die Frage: *„Will the center hold?"* (*Spence* 1987).

Ist das „Zentrum", sind die Kernkonzepte in sich hinreichend stabil und widerspruchsfrei? Sind sie weit und elastisch genug, um Neues aufzunehmen? Für die Psychoanalyse ist als bedeutsamer Versuch der Bestimmung des Zentrums *David Rapaports* (1960/1970) „Die Struktur der psychoanalytischen Theorie" zu sehen – und das dort bestimmte *Zentrum* hat, blickt man auf die heutige Situation der Psychoanalyse, *nicht* gehalten. Es geht bei der Frage nach dem *Zentrum* letztlich darum, ob die *Struktur* des Verfahrens in dogmatischen Setzungen gründet, deren Veränderung das Gebäude in Theorie und Praxis zusammenbrechen läßt, oder ob statt einer *dogmatischen Struktur* (die Metapsychologie *Freuds* ist als solche zu sehen) eine *transformative Struktur* vorliegt, die den Prozeß der *Veränderung* mit in die Kernannahmen eingebaut hat, wie das z.B. bei der Gestalttherapie ansatzweise und bei der Integrativen Therapie explizit erfolgt ist?

Bei psychotherapeutischen Verfahren kann man in diesem Zusammenhang ein weiteres Charakteristikum hervorheben: *Zentrierung zur Theorie hin oder Zentrierung zur Praxis hin.* Die Aufgabe der *Freud*schen Metatheorie etwa durch zahlreiche Analytiker führte keineswegs zum Zusammenbruch der Psychoanalyse. Im Gegenteil, die *Praxis* erwies sich in diesem Prozeß als eben dieses Zentrum, das Halt gab, und die theoretischen Konzepte, die der vollzogenen Praxis am nächsten waren (Übertragung, Gegenübertragung, Widerstand, Verdrängung, Unbewußtes), wurden als dem eigentlichen *Zentrum* der Theorie zugehörig erkennbar. Für die Mehrzahl der psychotherapeutischen Verfahren ist eine Theorie-Praxis-Verschränkung anzunehmen, und das *Zentrum* liegt genau in dieser Verschränkung. Es gibt aber Verfahren wie das Psychodrama *Morenos*, die auch *nur* als Praxeologie existieren können. Hat man z.B. das psychodramatische Spiel seines eigenen elaborierten, theoretischen Hintergrundes (*Petzold, Mathias* 1983) entkleidet, kann es mit einem anderen Theorienhintergrund eingesetzt werden. So gibt es psychoanalytisches, adlerianisches, jungianisches, verhaltenstherapeutisches Psychodrama (vgl. die Arbeiten in dem von mir herausgegebenen Sammelband, idem 1982a). Das Kriterium der *dogmatischen* oder *transformativen Struktur* kann sich damit sowohl auf die Theorie, die Praxis und/oder das Theorie-Praxis-Verhältnis therapeutischer Verfahren beziehen. Transformative Verfahren mit einer hohen Theorie-Praxis-Verschränkung, einem balancierten Verhältnis von zentrifugalen und zentripetalen Strebungen sind dadurch gekennzeichnet, daß Differenzierungs- und Integrationsmomente in ausgewogener Weise zum Tragen kommen.

3. Differenzierung und Integration – theoretische, praktische und berufspolitische Perspektiven

„Wenn es nicht in den nächsten Jahrzehnten ein erbarmungsloses Hauen
und Stechen verschiedener Therapierichtungen und -methoden geben soll,
bei dem viele positive und für die Gesundheit der Bevölkerung
unbedingt notwendige therapeutische Ansätze vernichtet werden,
so ist es erforderlich, rechtzeitig eine integrale Ordnung zu entwickeln"
Peter Petersen (1982, 177).

Differenzierung und Integration sind nun keineswegs nur unter wissenschaftlicher, theoretischer oder klinisch-praktischer Perspektive zu sehen. Sie stehen – derzeit wird dies besonders evident – unter berufs- und gesundheitspolitischen Einflüssen, wie schon mehrfach angetönt, und es scheint mir im Rahmen des vorliegenden Werkes durchaus angemessen, diese Thematik aufzugreifen. Das *Kontextprinzip* (dieses Buch, S. 97ff; *Petzold* 2000h) im Ansatz der Integrativen Therapie macht eine solche Perspektive erforderlich – nicht zuletzt, weil derartige Einflüsse auch das von mir begründete Verfahren und die Bemühungen um Integrationsansätze in der klinischen Psychologie und Psychotherapie insgesamt tangieren werden (*Zillig* 1992). Für die etablierten Verfahren werden „**Schulen des Integrierens**" leicht einen bedrohlichen Aspekt gewinnen können – sie müßten es nicht! In jedem Fall stellen Integrationsbewegungen eine Herausforderung dar, die sich allerdings fruchtbar auswirken kann, wenn kritische Infragestellungen als konstruktive Beiträge aufgefaßt werden (*Grawe* 1992). Polemik gegen Hegemonialansprüche einzelner Richtungen wird sich dabei nicht vermeiden lassen und ist letztlich im Sinne der originären, „kritischen bzw. emanzipatorischen" Ansprüche dieser Verfahren selbst (*Keupp, Bergold* 1970*; Bergold* 1991; *Bergold, Selg* 1973 für die Verhaltenstherapie und *Horn* 1972; *Dahmer* 1982 für die Psychoanalyse), in denen immer wieder gewichtige und Respekt abverlangende selbstkritische Diskussionen geführt wurden und werden (*Parin* 1980a, b) und etwa das „Unbehagen in der Psychoanalyse" (*Lohmann* 1985) artikuliert wird. Dennoch: Die schulenpolitischen Einflüsse der *„professional community"* (*Petzold* 1993n) wiegen schwer und lasten auf Bemühungen um *Differenzierung und Integration* und um eine *„plurale, therapeutische Kultur"* (ibid.), die nicht zur Zersplitterung verkommt, sondern zur Identität der Psychotherapie und der Psychotherapeuten beiträgt.

Der Begriff der **Integration**, der in den neueren Entwicklungen im Felde der Psychotherapie eine immer größere Bedeutung erhält, muß im dialektischen Bezug zum Begriff der **Differenzierung** gesehen werden. Nur, wo Vielfalt, Differentes, Divergentes gegeben ist, wird Integration möglich. Ihr liegen Differenzierungsprozesse voraus, zuweilen auch Prozesse der *Dekonstruktion (Derrida* 1972, 1986; *White* 1992) ja der Destruierung, des Zerfalls, die Dynamik des *Chaos*. Integration bedeutet nun nicht, die Ganzheit eines einstmaligen Ganzen wiederherzustellen oder originäre „chaotische Mannigfaltigkeit" zu einer „guten Gestalt" geregelter Ordnung (*kósmos)* zu formen, bedeutet auch nicht, gegebene Differenzen und erfolgte Differenzierungen einzuebnen, sondern Integration heißt, einen Zusammenhang (**con***textus*) und damit **Sinn** herzustellen, denn in Zusammenhängen scheint **Sinn** (***con****sensus*) auf (*Luhmann* 1971), der allerdings nicht *einförmig* sein muß, sondern unter einer mehrperspektivischen Optik sich häufig als *pluriform* und *polyvalent* erweist.

Sinn wird gleichermaßen erkannt (***co****gnoscere*) in Prozessen der Integration wie in Prozessen der Differenzierung, in der Stiftung von Kohärenz wie in der *dekonstruktiven* Auflösung klar, allzu klar konfigurierter Zusammenhänge im Sinne eines *„undoing"* – hier gewinnen die Überlegungen von *Jaques Derrida* Bedeutung. Es ist dies die Situation, in der sich die Psychotherapie der Gegenwart befindet: Vielfältige Strömungen, Schulen, Methoden, Behandlungstechniken – mittlerweile oftmals wirklich eine *„chaotische* Mannigfaltigkeit" – verlangen nach **Integration**, nach dem Herstellen von *Sinn*zusammenhängen, und das würde **Ko-respondenz**, Begegnung und Auseinandersetzung zwischen den Richtungen verlangen, will man zu *Konsens*, zu gemeinsamen *Konzepten* und damit zu Formen der *Kooperation* gelangen. Andererseits haben die bis in die fünfziger und sechziger Jahre fest formierten Schulen wie die „klassische" *Verhaltenstherapie* und die „klassische" *Psychoanalyse* in ihren „Mainstream"-Ausprägungen eine solche Prägnanz – und in gewisser Hinsicht auch Starre – erreicht, daß **Diffe-**

renzierungen erforderlich wurden und auch eintraten, Seitenlinien, dissidente Richtungen wieder und neu auftauchen und erstarken konnten, bis hin zu einer konzeptuellen Pluralisierung, einer Diversifizierung von Konzepten, ja zur Produktion einer kaum noch „unter einen Hut" zu bringenden Vielfalt unterschiedlicher, divergierender und widersprüchlicher Auffassungen, die – wo diese Situation eingestanden wurde – den mächtigen Ruf nach **Integration** aufkommen ließ. Für die klassische Verhaltenstherapie führte dies zur „kognitiven Wende" und zu mehreren starken Strömungen einer kognitiven Reintegration sowie zu neuen Wegen der Therapie. Beispielhaft seien hier Namen wie *Lazarus, Cautela, Bandura, Kanfer, Mahoney, Meichenbaum, Grawe* genannt, und diese Reihung zeigt schon, daß man von *einer* Integration, die auf eine konzeptuelle Kohärenz verweist, noch ziemlich weit entfernt ist. Schlüsselbegriffe wie Kognition, Schema, Plan reichen nicht aus, wenn sie so unterschiedlich interpretiert werden, wie von den genannten Autoren. Dennoch: die „klassischen" Positionen von *Skinner, Wolpe, Rachman, Eysenck* wurden sehr grundsätzlich verändert. Mag man sich auch darüber streiten, ob die Verhaltenstherapie – selbst die „klassische" – jemals eine kohärente, theoretisch konsistente Richtung oder Schule war (*Braun, Tittelbach* 1978 und *Franks, Wilson* 1979 konnten keine einheitliche Definition finden, ich nenne als weitere Beispiele für Heterogenität nur Orientierungen wie die von *Stampfl, Levis, Salter, Ellis,* nicht zu erwähnen die Arbeiten in der Tradition *Pawlovs*), so herrscht derzeit eine Diversifizierung des behavioralen Feldes in der Psychotherapie vor, die kaum noch zu überschauen ist, findet sich eine Identitätskrise der Verhaltenstherapie, die damit an der *„chaotic diversity*" (*Mahler* 1985) der klinischen Psychologie partizipiert. Die „Grundlagen der Verhaltenstherapie" (*Reinecker* 1987) sind so sicher nicht mehr gegründet. Immerhin, es wird diese Situation zur Kenntnis genommen. Sie hat zu neuen Wegen in der Konzeptbildung und in der Forschung geführt – nicht zuletzt zu Versuchen und Modellen der **Methodenintegration**, wo wichtige Anstöße auch von Verhaltenstherapeuten kamen (*Goldfried, Lazarus* u.a.) und kommen. **Integration** ist also angesagt (*Norcross, Goldfried* 1992).

Im Bereich der *Psychoanalyse* stehen die Dinge ähnlich und doch zugleich anders. Wurde schon von *Anna Freud* (1972) beklagt, daß kein Bereich der psychoanalytischen Theorienbildung von grundsätzlichen Infragestellungen unberührt geblieben sei, so wird inzwischen von kritischen und selbstkritischen Psychoanalytikern von einer tiefgreifenden „Krise in der Theorie" oder gar „Krise der Theorie" gesprochen (*Schafer, Thomä, Kächele, Cremerius* u. a.). Die Probleme sind seit langem bekannt: Die physikalistischen und biologistischen Annahmen der Metapsychologie mit ihren tiefgreifenden erkenntnistheoretischen und anthropologischen Fehlkonzeptionen (*Rillaer* 1980; *Russelman* 1983; *Eschenröder* 1984), die höchst problematische Verschränkung der mechanistischen Theorie der Metapsychologie mit einer hermeneutischen Praxis, bedeutet mehr als ein „szientistisches Selbstmißverständnis" (*Habermas*), es schafft einen Spannungsherd für die klinische Theorienbildung und für die Praxeologie mit kaum auflösbaren Aporien – nicht zuletzt auch für die Patienten. *R. Schafer* hat 1976 mit guten Gründen eine *„new language for psychoanalysis*" gefordert, um zu verhindern, daß falsche Metaphorik (z.B. psychische „Energie"), Analogien aus der Mechanik (z.B. „Verschiebung"), unangemessene Begriffswahl (mütterliches „Objekt") die Theorienbildung behindern, ja fehlleiten. Von *Rank, Fromm, Lacan, Winnicott, Perls, Erikson, Kohut, Lorenzer* u. a. sind Versuche gemacht worden, die Psychoanalyse *Freuds* auf einen anderen Grund zu stellen als den der Metapsychologie. Hermeneutik und Sprachphilosophie, Strukturalismus und Sozialpsychologie bzw. Soziologie wurden beigezogen, um ein solches neues Fundament zu legen. Zuweilen wurden auch originelle, innovative Konzepte entwickelt (z.B. schon früh von *Groddeck, Reich, Rank* und *Ferenczi*), doch die „Söhne" hatten bei „*Vater Freud*" wenig Chancen. Die Psychoanalyse hatte sich über Jahrzehnte – und bis in die jüngste Zeit – von den humanwissenschaftlichen Nachbardisziplinen isoliert: der Philosophie (insbesondere der Erkenntnis- und Wissenschaftstheorie, vgl. *Kühn, Petzold* 1992), der empirischen Entwicklungspsychologie, der klinischen, der Sozial- und der Persönlichkeitspsychologie. Es erfolgten ausschließlich schulenimmanente Differenzierungen, die nur zu geringem Teil zu neuen Integrationen führten (z.B. zeitigten die theoretischen Arbeiten etwa von *E. H. Erikson* oder *A. Lorenzer* für die Behandlungs*praxis* keine Konsequenzen), und wurden die behandlungspraktischen Innovationen von *Groddeck, Ferenczi, Reich, Rank, Séchéhaye, Pankow* oder *Perls* nicht aufgenommen. Ihnen blieb das Schicksal von Dissidenten oder Außenseiterinnen. Noch weniger wurden fundamentale Erkenntnisse humanwissenschaftlicher Forschungen und Konzeptualisierung diskutiert, geschweige integriert (zu erwähnen wären hier nur Autoren wie *J. Piaget, M. Merleau-Ponty, G.H. Mead, A. Schütz, E. Goffman, P. Berger* und *Th. Luckmann, M. Foucault, J. Derrida* usw.).

Da die Psychoanalyse in der Tradition *Freuds* (im Unterschied etwa zur Verhaltenstherapie) Differenzierungsbestrebungen – man denke an *Adler, Jung, Reich, Rank, Ferenczi, Perls* u.a. – eher ausgrenzte, exkommunizierte, kam das **Integrationsparadigma** für sie bislang nur wenig zum Tragen – durchaus zu ihrem Schaden. Die Differenzierungsbewegungen „mittlerer Intensität" (ich denke z.B. an *Balint, Winnicott, Bion* und die von ihren Gedanken beeinflußten Analytiker) wurden „unter der Hand" doch so stark, gewannen ein solches Profil, daß Integration zwar angesagt, aber bislang äußerst schwierig ist. Die von *Kohut* initiierte „Selbstpsychologie" etwa führte durch die Rezeption der empirischen Kleinkind- und Babyforschung (*Lichtenberg* 1983; *Stern* 1985) zu einer radikalen Infragestellung, ja Falsifizierung zentraler Annahmen der traditionellen, psychoanalytischen Entwicklungspsychologie, z.B. der Phasenlehren von *Freud* und *Mahler* – es gibt keine „autistische oder symbiotische Phase", Konzepte wie orale oder anale Phase verkennen die tatsächlichen Entwicklungsschwerpunkte oder gewichten sie falsch, wie z.B. die sensumotorische, affektive und soziale Differenzierung im „oralen" Frühbereich oder die Sprach- oder Symbolbildung in der sogenannten „analen Phase". Diese fehlkonzeptualisierte Entwicklungslehre wird nun allmählich revidiert, und das führt unausweichlich zu notwendigen und sehr grundsätzlichen Revisionen: in der Persönlichkeitstheorie (Selbst-Modell anstatt Instanzenmodell, *Ludwig-Körner* 1992), der Krankheitslehre („frühe Störungen", *Kohut* 1973; „Beziehungsstörungen", *Sameroff, Emde* 1989; Pathogenese im Lebensverlauf, *Leiderman* 1989), zur Infragestellung der Abwehrlehre (Spaltung ist kein „früher" Mechanismus, *Stern* 1985) usw. Im Hinblick auf die Behandlungspraxis wird der Wert der Standardtechnik, werden die hochfrequenten Langzeitanalysen in Frage gestellt (*Strupp, Binder* 1991; *Crits-Christoph, Barber* 1991) und auch die Ausbildungspraxis in Form der „endlosen" Lehranalysen und im Kontext institutioneller Abhängigkeiten (*Cremerius* 1987; *Thomä* 1991; *Petzold, Frühmann* 1993).

Die Psychoanalyse ist – wieder einmal – in einer „kreativen Krise". In ihr fanden und finden also – ähnlich wie in der Verhaltenstherapie – Paradigmenwechsel auf der „Mikro- und Mesoebene“ statt, die Grundannahmen in Frage stellen, ja z.T. umstoßen. Das geschieht in jeder Form von Psychotherapie immer wieder, wenn sie nicht dogmatisch erstarrt.

Diese beiden „Gruppen von Verfahren“, die zum Teil erheblich divergieren und bei denen es sich **nicht** um eindeutig abgrenzbare **Grundorientierungen** handelt, dann in einem für die Bundesregierung mit Blick auf ein Gesetz zur Regelung der Psychotherapie erstellten Gutachten als Ansätze mit elaborierter Theorienbildung und empirisch bestätigter Effizienz und als derzeit einzig anerkennungsfähige Grundorientierungen darzustellen (*Meyer* et al. 1991), erscheint mir sehr problematisch (*Petzold* 1993h, 1992o).

Damit wird eine Konsistenz, Elaboration und Kohärenz unterstellt, die faktisch nicht vorhanden ist und die bei näherer Betrachtung sich als eine kaum integrierte, recht fragmentierte Diversität darstellt (*Holdstock* 1992; *Staats* 1991; *Mahrer* 1985; *Lammers* et al. 1991). Die Psychotherapie insgesamt und ihre *Mainstream-Orientierungen*: Verhaltenstherapie, Psychoanalyse, phänomenologisch-hermeneutische Therapie (letztere wird auch humanistisch-psychologisch oder experientiell-interaktional genannt) partizipieren hier – unter negativer Optik – an der *„crisis of disunity“*, die das Gutachten nicht aufgezeigt. Zumindest verfehlt es darzustellen, daß die Generierung von Differenzierungen das gegenwärtige „Paradigma“ der Psychotherapie ist, welches gerade durch das Moment der Methodenpluralität seine Fruchtbarkeit hat, so daß sich eine Festlegung auf zwei oder drei Grundorientierungen für die Entwicklung der Disziplin und für die Versorgung der Patienten verhängnisvoll auswirken würde, besonders, da es in den favorisierten Schulen durch solche Maßnahmen keineswegs zu einer Konsolidierung in wissenschaftlicher Hinsicht kommen wird (wohl aber von Machtpositionen im Gesundheitswesen), denn ohne eine „Erneuerung von innen“ werden *Verhaltenstherapeuten* fortfahren, zahllose Detailstudien zu publizieren – zumeist mit geringfügiger übergreifender Relevanz. Studien von größerer Reichweite sind rar. *Psychoanalytiker* werden fortfahren, unüberprüfbare Theoreme zu produzieren, deren spekulative Kraft selten den Status von Theologoumena übersteigt, und wo dies der Fall ist, ist nicht Integration, sondern neue Schulen- bzw. Richtungsbildung die Folge. *Humanistische Psychologen* werden weiterhin Behandlungstechniken und -methoden erfinden und als „neue“ *Verfahren* propagieren – es sind meistens nicht mehr als Techniken –, ohne sie theoretisch ausreichend elaboriert zu haben. Vielleicht werden sie sich unter dem Druck der Situation mehr um ihre empirische Überprüfung kümmern – und das hoffentlich in einer Weise, die neue und ihrer therapeutischen Charakteristik angemessene Forschungsmethoden verwendet (vgl. z.B. *Krause Jacob* 1992; *Flick* 1991).

Bei einem solchen *„state of the arts“* kann man nur sagen: „Seufz, Seufz, Doppelseufz“ (*Track* 1992, 25) und man sollte nicht einzelnen Grundorientierungen einen Vorschuß geben oder vorschnell von „richtig oder falsch“, von einem „besser oder schlechter“ reden, denn das würde einen Übergang vom *Differenzierungs-* zum *Integrationsparadigma* erforderlich machen, und auf diesem Wege befindet sich die Disziplin erst ansatzweise. Welches Verfahren anerkannt werden wird oder nicht, wird deshalb derzeit keine Frage der wissenschaftlichen Wahrheit und Objektivität oder des empirischen Effizienznachweises sein, sondern eine Frage der Machtverhältnisse, der Lobby, der Protektion; denn wurden Effizienznachweise erbracht, so ist zu fragen: für welche Form der Verhaltenstherapie? *Grawe*s effektiver, schematheoretisch fundierter „interaktionaler“ Ansatz hat noch wenig Verbreitung. *Caspar* und *Grawe* (1992) fordern erst noch zu konzipierende Ausbildungsmodelle und ihr Ansatz inkorporiert gewichtige Elemente erlebnisaktivierender, interaktionaler Verfahren humanistischer Psychotherapie. Es ist weiter zu fragen: für welche Richtung der Psychoanalyse, für welche ihrer Behandlungstechniken, mit welcher theoretischen Orientierung? Psychoanalytische fokal- und kurzzeittherapeutische Ansätze wie z.B. der von *Binder* und *Strupp* machen konzeptuell und behandlungspraktisch kräftige Anleihen bei humanistisch-therapeutischen Verfahren. Außerdem gibt es hierzulande kaum nach diesem Modell ausgebildete Analytiker, und die bestehenden Ausbildungsmodelle reichen für Kurzzeit und Fokaltherapien nicht aus oder wirken sogar abträglich (vgl. *Strupp, Binder* 1991). Es sei weiterhin daran erinnert, daß es keineswegs für alle methodischen Ausprägungen der Grundorientierung und für ihre Anwendung auf vielfältige Krankheitsbilder und Zielgruppen (z.B. „Unterschichtspatienten", Psychosomatiker) solide Effizienznachweise im Sinne empirischer Kriterien gibt (wie immer auch man zu solcher positivistischen Empirie stehen mag, ihre Maßstäbe werden im Legitimationskampf der Methoden angelegt). Effizienznachweise gibt es etwa für analytische Kurzzeit- und Fokaltherapie, wobei verschwiegen wird, daß wichtige Prinzipien dieser Methoden (Hier-und-Jetzt-Zentrierung, Erlebnisaktivierung, Themenzentrierung, Fokuswahl, Übertragungskanalisierung etc.) seit eh und je z.B. in der Gestalttherapie praktiziert wurden (vgl. *Heinl, Petzold* 1980), obgleich die analytischen Kurzzeittherapien bezüglich ihrer Anleihen bei humanistisch-psychologischen bzw. experientiellen Verfahren natürlich mit deren Erklärungsmodellen divergieren – jedoch nicht mehr als sie untereinander divergieren, denn es herrscht keineswegs konzeptuelle Einheitlichkeit in der analytischen Kurz- bzw. Fokaltherapie (*Luborsky* 1984; *Strupp, Binder* 1991; *Malan* 1965; *Sifneos* 1979; *Davanloo* 1978, 1980). Ähnlich ist auf das Faktum hinzuweisen, daß ein großer Teil der Verhaltenstherapeuten Gestalt- und Psychodramamethoden in der Praxis verwenden, die dann als „VT" abgerechnet werden. Man muß sich ernsthaft fragen: Warum machen Verhaltenstherapeuten und Psychoanalytiker aufwendige, der Dauer ihrer Grundausbildung durchaus gleichwertige körper- und gestalttherapeutische Ergänzungsausbildungen? Nun, weil einerseits veränderte Motivationslagen entstehen können (*Clever, Rechtien* 1990), aber auch weil es im Repertoire ihrer Verfahren Mängel und Defizite gibt – und das wird für jede Richtung gelten, denn Gestalttherapeuten verwenden ausgiebig analytische Theoreme. *Eine* Methode genügt heute eben nicht mehr in der Psychotherapie (*Weller, Meier-Räder* 1990).

Sieht man diese Situation auf dem Hintergrund des – diskussionsbedürftigen – Faktums des „*psychotherapeutischen Paradoxons*" (*Stiles* et al. 1986), daß nämlich eine große Zahl von Studien empirischer Psychotherapieforschung keine oder nur unbedeutende Differenzen in der Wirksamkeit der verschiedenen psychotherapeutischen Ansätze – psychoanalytisch, behavioral, humanistisch-psychologisch – aufzeigt (vgl. aber *Grawe* et al. 1993), so wird evident: Im Gerangel um Anerkennung geht es nicht um Objektivität oder wissenschaftliche Bonität, sondern um Reviere, um *Territorialität* (*Gniech* 1983) und Machtpositionen, um die Sicherung von Privilegien, um Zugang zum Brotkorb und um Ausgrenzungen. Dabei wird Anciennität für Effektivität ins Feld geführt und theoretische Elaboration für explikative Geltung (*Psychoanalyse*), Verbreitung als Beleg für Qualität (*Gesprächspsychotherapie*), Zahl der Untersuchungen als Beleg für Wissenschaftlichkeit (*Verhaltenstherapie*), enthusiastische Patientenberichte als Beleg für kurative Wirksamkeit und Wertorientierung als Beleg für Seriosität (*humanistische Verfahren*).

All dieses ist höchst fragwürdig. Die besondere historische Situation der Psychoanalyse in Deutschland – ihre Verfolgung im Dritten Reich und die Vertreibung und Vernichtung von bedeutenden Vertretern dieser Bewegung – hat nicht zuletzt durch die kluge und verdienstvolle Arbeit und Politik von *Alexander Mitscherlich* zu einem psychoanalytischen Establishment im klinischen und universitären Feld geführt, wie sonst in keinem anderen Land der Welt. Sie hat aber auch zu einer Politik der Ausgrenzung und Privilegiensicherung durch berufs- und standespolitische Aktivitäten psychoanalytischer Funktionäre geführt, die weder dem aktuellen wissenschaftlichen Status der Psychoanalyse, noch dem empirischen Nachweis ihrer klinisch-praktischen Effizienz (vgl. *Grawe* et al. 1993) entspricht und schon gar nicht ihrem eigenen emanzipatorischen Anspruch oder ihrer ursprünglich suchenden, experimentierenden Grundhaltung, die allerdings schon früh wenig Toleranzspielräume zeigte und Dissidenten und Feindbilder erzeugte (*Rohde-Dachser* 1990), obgleich sich das „Dissidente" in der Psychoanalyse oftmals als besonders fruchtbar erwies (bei *Freud* selbst, bei *Ferenczi, Balint, Adler* u. a., vgl. *Cremerius* 1982).

Auch für die Psychoanalyse wäre **Integration** angesagt, nicht zuletzt über ihre Grenzen hinaus, was tiefgreifende Revisionen von Theorie und Praxis mit sich bringen würde. Für die traditionelle Verhaltenstherapie und Psychoanalyse steht ein Neuüberdenken der jeweiligen Metatheorie mit allen Konsequenzen an, die das für die Praxeologie haben wird. Die erkenntnistheoretischen, wissenschaftstheoretischen und anthropologischen Positionen sind doch recht ungeklärt, zumeist nur implizit erschließbar und oft nicht auf Kompatibilität mit den klinischen und praxeologischen Konzepten untersucht und abgestimmt (*Rillaer* 1980; *Becker* et al. 1979). So kann man z.B. nicht eine hermeneutische Praxeologie entwickeln (*Sandner, Körner* u.a.), ohne den *wissenschaftstheoretischen Ort* der Hermeneutik mit Blick auf den gesamten *„body of knowledge"* der Psychoanalyse, z.B. Erkenntnistheorie, Persönlichkeitstheorie und Krankheitslehre, zu bestimmen. Man müßte letztere als Folge einer solchen Abgleichung z.B. recht grundsätzlich reformulieren, bis dahin, daß man Begriffe wie „Verschiebung, Verdrängung, Objektrepräsentanzen" etc. neuinterpretieren oder gar aufgeben muß, weil sie mit einem hermeneutischen Ansatz inkompatibel sind und einem anderen wissenschaftstheoretischen *Diskurs* entstammen. *Lorenzer, Körner* u. a. geraten aber nicht nur in begriffliche Aporien (vgl. „Objekt*beziehung*"), sondern auch in systematische, wenn Begriffe wie „Übertragung" oder „Widerstand" oder „Besetzung" nicht wissenshistorisch rekonstruiert werden, also geklärt wird, in welchem Diskurs (im Sinne *Foucaults*) sie stehen und welchen wissenslogischen Status sie in der Theorie haben: Übertragung z.B. ist als behandlungstechnischer Begriff konstruiert, nicht aber als phänomenologisch gewonnener Begriff, der eine besondere Qualität menschlichen Miteinanders kennzeichnet (vgl. *Schuch* 1991). Hierzu wäre die Entwicklung einer „Theorie zwischenmenschlicher Beziehungen" notwendig, wie sie mit unzureichendem begrifflichen Instrumentarium bzw. unter Beibehaltung eines inkompatiblen, veralteten Begriffsapparates (vgl. *Schafer* 1983) von den „Objektbeziehungstheoretikern" versucht wurde unter mehr oder weniger impliziter Übernahme des im Übertragungsbegriff versteckten Physikalismus *Freuds* (z.B. bei *Kernberg*, ja selbst bei *Kohut* sind Plus- und Minuspol-Analogien zu finden, als ob seelisches Geschehen im Sinne des Gleichstrommodelles erklärt werden könnte). Die Objektbeziehungstheoretiker konzeptualisieren in souveräner Ignoranz der intersubjektivitätstheoretischen Erträge der philosophischen Anthropologie oder der sozialwissenschaftlichen Theorienbildung zum Bereich des Zwischenmenschlichen (es seien beispielhaft *Mead* und *Lewin* oder *Buber, Marcel* und *Levinas* oder *Plessner* und *Merleau-Ponty* oder *Habermas, Goffmann, Strauss* genannt, vgl. *Kühn, Petzold* 1992; *Joas* 1982, 1985). Der Begriff *Besetzung* impliziert eben den Energieübersprung von einer elektrostatisch überladenen Metallkugel auf eine „unbesetzte", elektrostatisch neutrale, die „besetzt" wird. Bei dieser *Übertragung* von Energie in der *Kathexis* muß der *Widerstand* der Luft zwischen den beiden Kugeln überwunden werden – ein Modell, das *Freud* in seinem Physikunterricht als (damals) beeindruckendes Experiment vermittelt bekam. Der explizite Physikalismus der psychoanalytischen Theorienbildung (vgl. *Rapaport* 1970, 96) und der eher versteckte des analytischen Begriffsapparates (*Russelman* 1983, 1988) läßt sich oftmals nicht mit bloßen Umdefinierungen verändern. Manche Begriffe wird man radikal aufgeben müssen (z.B. Objekt, Besetzung), andere in einem anderen Theorierahmen neu konstruieren müssen (Übertragung, Widerstand, Unbewußtes). Hier ist die traditionelle Psychoanalyse auf den von *Freud* und seinen Schülern vermiedenen, ja zuweilen abschätzig abgetanen Dialog mit der Philosophie (Erkenntnis- und Wissenschaftstheorie, Anthropologie und Ethik usw.) verwiesen, zumal wesentliche Konstrukte und Theorienannahmen der Psychoanalyse (z.B. Bewußtseins- und Ich-Begriff) aus der Philosophie entnommen wurden, wie *Odo Marquard* (1987) und andere gezeigt haben *(Kühn, Petzold* 1992). **Integration** erfordert interdisziplinäre Kooperation in einer lernenden Haltung ohne den Gestus der letzlichen Überlegenheit, wie schon *Rapaport* (1970, 143ff) mit seiner Analyse der „theoretischen und praktischen Hindernisse des Fortschrittes" in der (psychoanalytischen) Psychologie gezeigt hat. Verhaltenstherapie und Psychoanalyse werden darangehen müssen, ihre – seit langem bekannten – wissenschaftstheoretischen und anthropologischen Defizite (*Becker* et al. 1979; *Sulloway* 1979) aufzufüllen. Sie werden – wie derzeit praktisch jede der verschiedenen therapeutischen Schulen – den Dialog mit der Entwicklungs- und Persönlichkeits- und mit der Sozialpsychologie suchen müssen – von dem mit der Gedächtnis- und Wahrnehmungspsychologie und damit mit den Neurowissenschaften einmal ganz zu schweigen. Wie sonst will man eine „Theorie des Bewußtseins" gewinnen, wie eine Begründung für die „hermeneutische Rekonstruktion der Biographie" gedächtnistheoretisch fundieren, wie Phänomene wie Regression oder Übertragung erklären und klinisch fruchtbar machen?

Im *internen Diskurs* monomethodischer Schultraditionen sind derartige Aufgaben nicht zu leisten. Es wird schulenübergreifende Ko-respondenz (*Petzold* 1978c/1991e) erforderlich (*Kunz, Röhrborn* 1991), in der Begriffe und der Umgang mit ihnen zur Diskussion gestellt werden (vgl. *Ludwig-Körner* 1991 und *Schuch* 1991), in der Krankheitsmodelle, Gesundheitskonzeptionen verglichen werden (*Pritz, Petzold* 1992), nicht nur auf *Pathogenese*, sondern auch auf *Salutogenese* zentriert wird (*Antonovsky* 1979), um einer einseitig medizinalisierenden oder verdinglichenden Optik in der Betrachtung von Krankheit, Persönlichkeit, Beziehungen, Emotion etc. zu entgehen (vgl. *Bottenberg* 1991). Es wird um den Austausch zu diagnostischen Klassifikationen (*Gergen* 1990), multidiagnostischen Modellen (*Phillip* et al. 1986) und über Methoden der diagnostisch-anamnestischen Exploration gehen (*Althen* 1991) oder um die Auseinandersetzung über „Therapieziele und Zeitstrukturierung bei individueller Therapieplanung" (*Knauf* 1991). Wenn es um Integration geht – und das heißt, es sei nochmals betont, keineswegs Nivellierung, Vereinheitlichung unter einer „Supertheorie" –, geht es um **Ko-respondenzen** zwischen verschiedenen Theorien und Praxeologien. Das wird fallweise zu weiteren Differenzierungen führen und fallweise zu Vereinheitlichungen durch Integrationsleistungen. Die gegenwärtige „chaotische Mannigfaltigkeit" (*Schmitz* 1990) und bedrohliche Fragmentierung der klinischen Psychologie und Psychotherapie und das „psychotherapeutische Paradoxon" bedürfen also beider Wege: des Weges der **Integration** (*Petzold* 1974k; *Goldfried* 1982; *Mahoney, Freeman* 1985) und des der **Differenzierung** (*Petzold* 1978c; *Fiedler* 1980; *Grawe* 1989), und zwar nicht als isolierte Strategien, sondern im Sinne eines dialektischen Bezuges, der einen „dritten Weg", den *kokreativer Innovation* (*Petzold* 1990c; *Bottenberg* 1991) möglich macht.

Differenzierung und Integration ist die Grundbewegung jedes Erkenntnisprozesses und jeder Wissenschaft. Die heraklitische Dialektik, daß das „zusammenstrebende Widerstreitende die *kalisten harmonian*", die schönste Harmonie (*Diels, Kranz* 1961, 22, B 18) ergibt, weil das, was der Mensch in seiner eigenen Tiefe und in der Welt wahrnimmt, Ordnung, Konvergenz, Harmonie ist, aber auch Chaos, Divergenz, Dissonanz und beide Strebungen durch Prozesse der Differenzierung und Integration zu „vorläufigen Regelhaftigkeiten", „wandelbaren Gesetzmäßigkeiten", für einige Zeit „geordneten Unordnungen" führen – wenn man die Dinge im Bezugsrahmen von Konzepten aus der Chaostheorie sehen will. Durch die Theorie-Praxis-Verschränkung und die konsensuelle Konzeptbildung durch Ko-respondenzprozesse gelten diese Überlegungen in Sonderheit für Psychotherapie und klinische Psychologie, die im Unterschied zu nomothetischen Wissenschaften wie die traditionelle Physik „*weiche Explikationen*" und „*transformatives Wissen*" hervorbringen in einer *Dialektik von Differenzierung und Integration.* Auf dieser Grundlage fundierte Innovationen anzustoßen, ist nicht einfach, denn diese Dialektik wirft in theoretischer, klinisch-praxeologischer und forschungsmethodischer Hinsicht viele Fragen und große Probleme auf, die nicht schnell gelöst werden können. Wir brauchen dabei das Potential *aller* Orientierungen, der tiefenpsychologischen bzw. psychoanalytischen, der behavioralen, der phänomenologisch-hermeneutischen, der systemischen und was auch immer sich noch in konsistenter oder tentativer Weise artikulieren mag.

4. Das „neue Integrationsparadigma"

> „Wenn man die Entwicklungsfortschritte empirischer Psychologie während der letzten zwei bis drei Jahrzehnte näher betrachtet, wird man sicher nicht in naher Zukunft eine makrotheoretische Synthese erwarten können."
> – *R. van Quekelberghe* (1979, 9)

Die Rede von einem „*neuen*" *Paradigma der Integration* – das dürften die voranstehenden Ausführungen deutlich gemacht haben – kann nicht über eine grundsätzliche Novität auf der *Inhaltsebene* gehen, da es sich bei solchen Integrationen um *eine* Komponente der *Struktur* „*Differenzierung/Integration*" handelt, die auf der *Prozeßebene* in der Erkenntnissuche und in den Aktivitäten einer Disziplin (zumindest auf der Mikroebene) permanent zum Tragen kommt, sich auf der Meso- und Makroebene indes seltener und in längeren Zeiträumen zeigt. Für die in den Prozessen von Differenzierung und Integration hervorgebrachten *Inhalte* kann immer wieder Novität geltend gemacht werden. Auf die *Prozeßebene* bezogen, müssen wir das Epitheton „*neue*" in *temporaler* Hinsicht verwenden: Wir befinden uns auf der Meso- und Makroebene der Theorien- und Strategienbildung der klinischen Psychologie – wieder einmal –

in einer Bewegung der Integration, die allerdings auch auf der *Inhaltsebene* Novität, Erkenntnisfortschritt und ein Weiterkommen der Praxis mit sich bringt. In einer *„pluralen therapeutischen Kultur"* – und von einer solchen ist durch die Differenzierungsarbeit in unserer Disziplin auszugehen – wechseln Perioden, die stärker auf die Aufgliederung zentriert sind, mit denen, die stärker den Integrationsprozeß akzentuieren.

Die Frage der Methodenintegration in der Psychotherapie, die Praxis der Integration verschiedener psychotherapeutischer Ansätze, tritt – das ist unsere Überzeugung und wird an vielen Indikatoren ablesbar – derzeit allmählich in ein neues Stadium, nicht zuletzt eingeläutet durch systematische Psychotherapieforschung, durch Evaluation und empirischen Effizienzvergleich.

Als ich Mitte der 60er Jahre vor der Situation stand, unterschiedliche Erfahrungen mit verschiedenen psychotherapeutischen Ansätzen zu „integrieren", war dies von meiner ganz persönlichen Suche, meinen biographischen Konstellationen, von den Zufälligkeiten und dem Reichtum dieser lebendigen, 1968 kulminierenden Zeit in Paris bestimmt und von Erfordernissen des Praxisfeldes: Betreibt man psychosoziale Arbeit mit dissozialen Jugendlichen, alten Menschen oder in der Rehabilitation von psychiatrischen Patienten und Drogenabhängigen, so wird man – ist man einem *transformativen* Wissenschaftsideal verpflichtet und stehen nicht *dogmatische* Therapieideologien im Weg, die den Blick versperren (z.B. ein fehlinterpretiertes Abstinenzgebot) – auf die Notwendigkeit eines integrierten, multimodalen Vorgehens geradezu gestoßen. Die Auseinandersetzung mit der wissenschaftsgeschichtlichen Entwicklung der Psychotherapie tat ein übriges. Hierzu einige Beispiele:

4.1 Historische Aspekte zur Methodenintegration

Mit dem Blick auf die Geschichte des Integrationskonzeptes in der Psychotherapie bieten sich zwei Perspektiven an – eine weitere, die auf die Entwicklung übergreifender Integrationsmodelle gerichtet ist, und eine engere, die auf Integration von Methoden zentriert, auf die Erarbeitung von Therapieansätzen, die einen breiten, integrativen, konzeptuellen Rahmen haben (z.B. psychodynamische, soziodynamische und politische Perspektiven verbinden, Einzel- und Gruppentherapie kombinieren, Leiblichkeit einbeziehen). Es sind hier z.B. zu nennen die „Psychosynthese" von *Roberto Assagioli* (1967), der imaginative und meditative Methoden zu einem vielfältige Dimensionen integrierenden Verfahren entwickelte, aber auch die Bemühungen von *Sàndor Ferenczi* (*Nagler, Petzold* 2003) mit seinem Plädoyer für eine *„elastische Behandlungstechnik"* (idem 1927/28) oder von *Wilhelm Reich* (1949), der in der *Vegetotherapie* durch die Einbeziehung des Körpers, den Aufbau von Arbeiterkliniken, die theoretische Reflexion politischer Einflußgrößen im Hinblick auf die Pathogenese einen integrativen Ansatz verfolgte *(Boadella* 1976). Auch in den Verfahren von *C.G. Jung* und *A. Adler* finden sich integrative Momente, die zu einer weiterfassenden P r a x i s führen könnten, als dies vom *Mainstream* der Individualpsychologie und der *Jung*schen Tiefenpsychologie realisiert wurde. Die genannten Verfahren sind vom Entwurf her übergreifend, integrativ, komplex – umfassender jedenfalls als die klassische Analyse *Freuds* oder der klassische Behaviorismus, die beide einer atomistischen, elementenpsychologischen Konzeption verpflichtet waren und zum Teil noch sind. Aber auch hier gewinnt das Integrationskonzept an Bedeutung (*Daser* 1991). Die Einflüsse der Gestalttheorie bzw. Gestaltpsychologie – die große Integrationsrichtung der neuzeitlichen Psychologie (*Schmidt* 1981; *Walter* 1977) – spielten bei einigen dieser Integrationsversuche eine Rolle, die zu beachten ist, insbesondere bei der Entwicklung der Gestalttherapie (*Perls* 1942), der Gruppenanalyse von *Foulks* (1974) – beide waren *Goldstein*-Schüler – und bei der Gestaltkreislehre (*v. Weizsäcker* 1947), aber auch bei *Rapaports* (1970) theoretischen Bemühungen, einen *Kanon* der Psychoanalyse zu formulieren.

Interessant zu beobachten ist, daß bei Psychotherapieverfahren, wenn sie einen gewissen Entwicklungsstand erreicht haben (dies läßt sich sowohl für die Psychoanalyse als auch für Gestalttherapie und Psychodrama aussagen, vgl. *Petzold* 1982a, 1984b, h; *Leutz* 1974; *Bünte-Ludwig* 1984), Differenzierungsbewegungen auftreten. Sie führten in der Psychoanalyse zu Abspaltungen (*Adler, Jung*) oder dazu, daß ihre Protagonisten z.T. noch für einige Zeit randständig im Gesamtfeld blieben (*Rank, Reich, Ferenczi, Binswanger*). Es wird aber auch ersichtlich, daß aus dieser Situation erste integrierende Ansätze in theoretischer und behandlungspraktischer Hinsicht entstanden (z.B. *Ferenczi* 1927/28; *Ferenczi, Rank* 1924). Diese schulenimmanente Integration bereitete eine frühe *erste Bewegung von übergreifenden Modellen* vor. Diese Bewegung beginnt sich seit Anfang der 40er Jahre zu artikulieren. Bedeutende Namen sind hier *Otto Rank* in seiner zweiten Phase der Theorienbildung nach seinem Verlassen der *Freud*schen Bewegung, wobei er auf Konzepte wie Emotion, Wille, Begegnung, Kunst zentrierte, die in der traditionellen Psychoanalyse in dieser Form nicht behandelt worden waren. Weiterhin sind *Erich Fromm* und *Erik Homburger Erikson* zu nennen, deren unschätzbares Verdienst die Integration sozialpsychologischer Konzepte in die tiefenpsychologische Theorie ist. Der *Ferenczi*-Schüler *Franz Alexander* und besonders sein Mitarbeiter *Thomas French* (1946, 1948) haben neue Wege beschritten, die *French* zu einer Verbindung psychoanalytischer und behavioristischer Modellvorstellungen führte, wie sein Grundsatzwerk *„The integration of behaviour“* (1952) mit einem spezifisch ausgearbeiteten Konzept der „Integration als Daseinsbewältigung“ aufgrund der *„integrative capacity“* des Individuums zeigt. *French* wagt damit einen ähnlichen Integrationsversuch, psychodynamische und lerntheoretische Konzepte für die Neurosegenese und Psychotherapie zu verbinden, wie er von *Dollard* und *Miller* (1950) unternommen wurde (ibid. 223). Erwähnt werden muß noch *Viktor von Weizsäcker* (1947, 1950) mit seinem höchst originellen Integrationsversuch von gestalttheoretischen, psychoanalytischen und existentialontologischen Konzepten, sowie die seit Ende der 40er Jahre unternommenen Versuche französischer Psychoanalytiker, die Psychoanalyse und das Psychodrama *Morenos* zu integrieren (*Moreau-Dreyfus, Lebovici* 1947; *Lebovici* et al. 1952; vgl. *Petzold* 1981m). Aus der Vielzahl der Modelle dieser *ersten Bewegung der Integration* seien vier exemplarisch herausgegriffen und kurz umrissen, da sie die „Integrative Therapie“ seit ihren Anfängen Ende der 60er Jahr maßgeblich beeinflußt haben.

4.1.1 Das therapeutische Theater – Vladimir N. Iljine*

Der russische Biologe, Mediziner, Philosoph und Psychologe *V.N. Iljine* (1890-1974) hat während seiner Studienzeit 1908 begonnen, mit psychisch Kranken Theater zu spielen, und

---

* Diese Zusammenfassungen aus *Petzold* (1980b)

zwar nicht, wie es der *Marquis de Sade* (1813) oder der Nestor der deutschen Psychiatrie, *Johann Christoph Reil* (1803), getan haben, in unspezifischen Aufführungen, sondern mit „Rahmenstücken", die aufgrund der Anamnese für die spezifische Problematik des jeweiligen Kranken geschrieben wurden (*Petzold, Schmidt* 1972). Es war nur das Gerüst der Handlung skizziert, und die Patienten konnten in den Rollen frei improvisieren. Dieses konfliktzentriert-aufdeckende Vorgehen wurde später von *Iljine* in der Emigration durch seine Analyse bei *Sàndor Ferenczi* vertieft. *Iljine* war in der Verwendung der „Rahmenstücke" von dem russischen Theaterinnovator *Konstantin N. Stanislavskij* beeinflußt, der, einer Idee *Maxim Gorkijs* folgend, Szenarien benutzte, um die Persönlichkeit der Schauspieler auszubilden und ihre Improvisationsfähigkeit zu fördern. Daneben hatte *Stanislavskij* zahlreiche Übungen entwickelt, die Atmung, körperliche Beweglichkeit, Sensibilität und Ausdruck des Schauspielers schulen sollten (*Rellstab* 1978). *Iljine* hatte aus diesem Repertoire vieles übernommen und neue Übungen, die er als Biologe der Beobachtung von Tieren entlehnte, geschaffen. Er selbst macht „Dionysius und Apollon", die Katharsis/Gefühl und die Disziplin/Vernunft zu den Grundpfeilern seiner Methode (*Iljine* 1909, 1910). Sein Zugang in der Behandlung, wie er ihn später in Berlin und dann in Paris ausbaute, verband konfliktzentriert-aufdeckendes Vorgehen mit übungszentriert-funktionalem (*Iljine* 1942, 1972; *Petzold* 1973b, 1975b; *Schmidt-Ranson* 1976).

Für *Iljine* stellte sich nicht nur das persönliche Problem, seine unterschiedlichen Sprachen, die er sprechen mußte, die Kulturkreise, in die er geworfen wurde, zu integrieren, sondern auch die Breite seiner wissenschaftlichen Interessen und Studien (*Petzold* 1974 II; *Zernov* 1963). Er mußte, von der Psychoanalyse und von dem verhaltensorientierten *Stanislavskij* beeinflußt, diese beiden divergenten Strömungen in seiner Praxis verbinden.

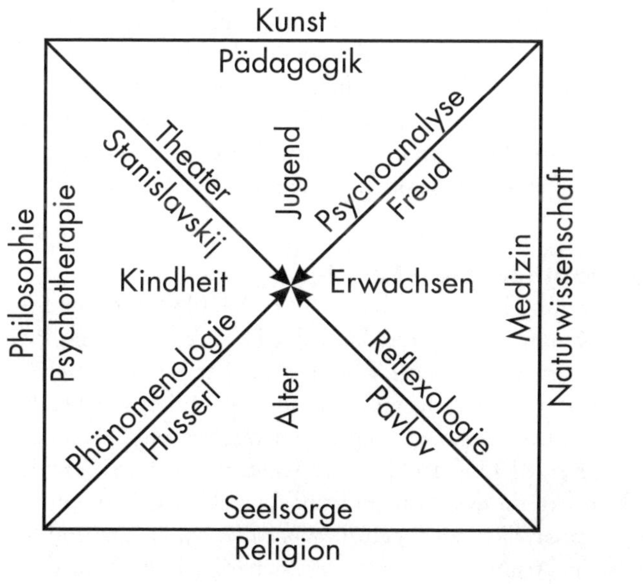

Abb. 1: Die Integration der Zugänge zum Menschen im „Therapeutischen Theater" (aus *Iljine* 1942, 5)

In seinem 1942 russisch abgefaßten Büchlein über das Therapeutische Theater zeigt er in einem Diagramm auf, wie seine Methode, die auch eine pädagogische Variante hervorbrachte, das „Didaktische Theater" (*Petzold, Iljine, Zenkovskij* 1972), eine Integration verschiedener Zugänge zum Menschen darstellt. Schon 1910 hatte er seinen Ansatz formuliert: „Es ist eine Methode, die eine Integration von Körper, Seele und Geist bewirken soll, eine Perichorese (περιχώρεσις), durch die der Mensch ein Ganzer wird, unvermischt, unverwandelt, ungeteilt, ungesondert" (*Iljine* 1910, 7). In einem Diagramm (vgl. 1) zeigt er die Quellen seines Verfahrens auf. Die Phänomenologie *Husserls*, die Reflexologie *Pavlovs*, die Psychoanalyse *Freuds* und die Theaterpraxis *Stanislavskijs* laufen im Therapeutischen Theater zusammen. Den Rahmen bilden die Grundbereiche menschlicher Kultur: Religion, Philosophie, Kunst und Naturwissenschaft. In diesem Rahmen entfalten sich die angewandten Humanwissenschaften: Seelsorge, Psychotherapie, Pädagogik und Medizin. Es ist für die hier referierten Ansätze insgesamt kennzeichnend, daß sie ein disziplinübergreifendes Vorgehen anstreben und dies nicht nur als theoretisches Postulat. *Iljine* hat mit seinem Freund *B. Zenkovskij*, das „Didaktische Theater" als Form der Drama-Pädagogik praktiziert und Therapeutisches Theater auch in der Soziotherapie und Seelsorge verwendet (*Petzold* 1979j). Mit Bezug auf den Gedanken des *„theatrum mundi* (idem 1982o) und unter Verweis auf das *„studium generale*", einem Ideal, dem er bis ins hohe Alter nachstrebte, und auf die *Einheit* von *Theorie* und *Praxis* sowie auf das Konzept der „Wissenschaft als Kunst" – man denke an die *„septem artes*" des Mittelalters – stellte er schon früh das Postulat der Verbindung unterschiedlicher Disziplinen in der Praxis und die Forderung nach der Integration unterschiedlicher theoretischer Ansätze auf. „Die menschliche Wirklichkeit ist polymorph, und jede Wissenschaft, jede Disziplin vermag nur einige Aspekte dieser Vielfalt zu erfassen. Die Perichorese der unterschiedlichen Vorstöße ermöglicht eine Annäherung an das *Ganze*; das aber ist das Wirkliche" (*Iljine* 1942,6).

Bedeutsam ist auch, daß *Iljine*, der sich aufgrund seiner philosophischen Arbeiten mit dem Problem Zeit intensiv auseinandergesetzt hatte (vgl. *Petzold* 1981e), die Dimension der menschlichen Lebenszeit in der psychotherapeutischen Praxis berücksichtigte und bis in sein eigenes hohes Alter mit Kindern, Jugendlichen, Erwachsenen und alten Menschen arbeitete. *Iljine* entwirft sein Modell aus dem Universalismus der russischen Enzyklopädisten seiner Generation (vgl. *Zenkovskij* 1952; *Zernov* 1963). Im Unterschied zu anderen Integrationsmodellen betont er die Wichtigkeit des Zusammenwirkens der humanwissenschaftlichen Disziplinen.

4.1.2 Die Gestalttherapie – F.S. Perls

Die Gestalttherapie von *Friedrich S. Perls* (1893 – 1970) wurde von ihrem Urheber zunächst als *„concentration therapy"* (1942) und dann als „Theorie und Technik der Persönlichkeitsintegration" (1948) bezeichnet. *Perls*, als Sohn jüdischer Eltern in Berlin geboren, Mediziner und Psychoanalytiker, trägt, wie die meisten Juden, das Erbe zweier Kulturen in sich. In seiner Jugend vom Theater *Max Reinhardts* angezogen, blieb er sein Leben lang vom „dramatischen Spiel fasziniert" (*Petzold* 1973f, 1984h). Als Assistent von *Kurt Goldstein* kam er mit der Gestalttheorie in Kontakt, diesem „integrativen Versuch", die Elementenpsychologie zu überwinden. Seine Lehranalytiker, zu denen *Fenichel, Horney, Happel* und *Reich* zählten – ein sehr unterschiedliches Spektrum –, stellten an *Perls* sicherlich hohe Anforderungen, was die Fähigkeit zur Integration anbelangt. Er floh mit dem Aufkommen des „Dritten Reiches" zunächst nach Holland, dann nach Südafrika und siedelte 1946 in die USA über. Die Integration seiner vielfältigen und bunten Biographie blieb lebenslang sein Thema, und er beschließt seine Autobiographie mit dem Satz: *„There is no end to integration"* (*Perls* 1969a). In seinem 1942 in Südafrika geschriebenen und veröffentlichten Buch „Ego, hunger and aggression" unternimmt er einen ersten Versuch der Integration. Er erwuchs aus der Kontroverse von Psychoanalyse und Gestalttheorie, der sich *Perls* durch seine Studien in beiden Bereichen ausgesetzt sah. Er versucht, die Psychoanalyse *Freuds* und die gestalttheoretischen Konzepte von *Köhler, Wertheimer, Goldstein* u. a. mit den philosophischen Ideen *Friedlaenders* zur „Kreativen Indifferenz" (1918) zu integrieren. Die neuen wissenschaftlichen Paradigmen der Semantik und des Holismus dienen ihm als Ausgangspunkt. Der Südafrikaner *Smuts* (1929), Begründer des *„Holismus"* bot *Perls* in seinem integrativen Ansatz Anregung und Bestätigung, was durch den späteren Kontakt mit *Korzybskis „General Semantics"* noch vertieft wurde *(Petzold* 1984h). Durch den gestalttheoretischen Ansatz versuchte *Perls* einen übergeordneten Rahmen für die unterschiedlichen Strömungen und Einflüsse in seinem Denken zu finden. Er sieht Differenzierung und Integration in dialektischer Bezogenheit und vertritt, daß diese Prozesse in der wachen Bewußtheit des Menschen *hier und jetzt*, im *„continuum of awareness"* (*Perls* 1980) ablaufen.

In seinem Werk von 1942 verweist er auf das vielleicht bedeutendste Integrationssymbol menschlichen Denkens, das Yin Yang bzw. Tai-Chi-Symbol des Taoismus. Taoistisches und zenbuddhistisches Gedankengut blieb auch in der Folge eine Einflußgröße für seinen theoretischen und praktischen Ansatz (*Joslyn* 1977; *Petzold* 1983d).

Perls selbst hat sich im praktisch pädagogischen Bereich nicht betätigt, aber der Mitbegründer der Gestalttherapie, *Paul Goodman* (1979) und verschiedene Schüler von *Perls* haben einen pädagogischen Ansatz entwickelt, der unter dem von *Petzold* 1972 geprägten Begriff „Gestalt-Pädagogik" weite Verbreitung gefunden hat (*Petzold, Sieper* 1972a; *Petzold, Brown*

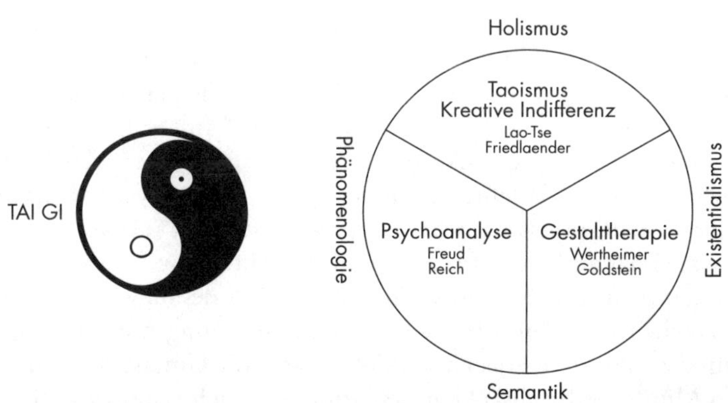

Abb. 2: Taoistisches Symbol der Differenzierung und Integration (aus *Perls* 1942, 14) und graphische Darstellung der von *Perls* 1942 versuchten Integration, die er 1948 als „Theorie und Technik der Persönlichkeitsintegration" bezeichnete.

1977; *Fuhr* 1989). Die Gestalttherapie findet inzwischen in der Soziotherapie, der Beratung, der Seelsorge, der Familientherapie, in praktisch allen Bereichen der Psychotherapie und der Rehabilitation Verwendung (*Rahm* 1979). Es ist damit heute eine der zentralen Forderungen von *Perls* erfüllt, daß „die artifizielle Trennung zwischen dem Philosophen, Pädagogen und dem Psychotherapeuten aufgehoben werden soll; denn in all diesen Disziplinen (*approaches*) geht es um Wachstum, um Lernen und Integration. Sie stellen die Grundformen menschlichen Denkens und Handelns dar, die jedem Menschen eigen sein sollten. Jeder Mensch sinnt über das Leben nach, jeder kann lehren, jeder kann heilend wirken und Wachstum fördern" (*Perls* 1969b).

4.1.3 Das Psychodrama – J.L. Moreno

Jacob L. Moreno (1889-1974), als Sohn jüdischer Eltern in Bukarest geboren und zwischen 5 und 7 Jahren nach Wien übergesiedelt, studierte Philosophie und Medizin. Er verkehrte in den Kreisen expressionistischer Dichter und Theatermacher, schrieb selbst Gedichte und expressionistische Stücke theologisch-philosophischen Inhalts und gründete 1921 seine Experimentierbühne, das Stegreiftheater. 1924 erfand er eine Form der Magnettonaufzeichnung auf Draht.

1925 emigrierte er in die USA. Dort begründete er die Soziometrie und wurde damit einer der Pioniere der modernen Mikrosoziologie. Er arbeitete zeitgleich mit *Mead* den frühesten Ansatz zu einer Rollentheorie aus (1934; vgl. *Petzold, Mathias* 1982), entwickelte den Begriff und das Konzept der Gruppenpsychotherapie (1932), Rollenspiel und Psychodrama sowie erste Ansätze zu einer Kreativitätstheorie (1934, 1946). *Moreno* hatte sein Psychotherapieverfahren aus dem Theater abgeleitet. Er hatte auf keine vorgegebene Theorie zurückgegriffen. Seine Soziometrie entwickelte er eigenständig und deshalb auch nicht im Fluß bestehender soziologischer und sozialpsychologischer Tradition, was ihre Rezeption erheblich erschwerte.

Moreno sah in den Konzepten *Spontaneität, Kreativität, Ich und Du, Hier und Jetzt, Rolle* und *Soziometrie* die integrativen Elemente für seine Psychotherapie. In der Theorienbildung des Psychodramas greift er behavioristische Elemente auf, zentriert sich auf die Modifikation offenen Verhaltens (idem 1934, 226f; 1963). Aber er bleibt nicht nur auf der Linie des „*experiential learning*", er greift auch, wie schon in seinem Frühwerk, auf existentialistische Kategorien, die Ich-Du-Beziehung, zurück, weiterhin auf das psychoanalytische Übertragungskonzept und entwickelt Begriffe wie den des „*co-unconscious*" (idem 1954). Das Psychodrama zielt also auch auf *Einsicht*. De facto inkorporiert es behavioristische und tiefenpsychologische Ansätze. Seit Mitte der vierziger Jahre sieht *Moreno* explizit sein Psychodrama „als die Methode, die die Hauptsysteme psychologischer Forschung integriert" (1946, 229). „Behavioristische Schulen waren darauf beschränkt, ‚äußeres' Verhalten von Individuen zu beobachten und mit ihnen zu experimentieren, wobei sie wichtige Teile des subjektiven Lebens ausließen. Viele psychologische Methoden, z.B. die Psychoanalyse ... gingen in das andere Extrem, indem sie sich auf das subjektive Erleben zentrierten, aber die Untersuchung des direkten Verhaltens auf ein Minimum beschränkten, was zum Gebrauch elaborierter Systeme symbolischer Interpretationen führte. Die psychodramatische Methode bringt diese beiden Extreme zu einer neuen Synthese. Sie ist so strukturiert, daß sie unmittelbares Verhalten in all seinen Dimensionen explorieren und behandeln kann" (*Moreno* 1959a, 175). *Moreno* hat denn auch

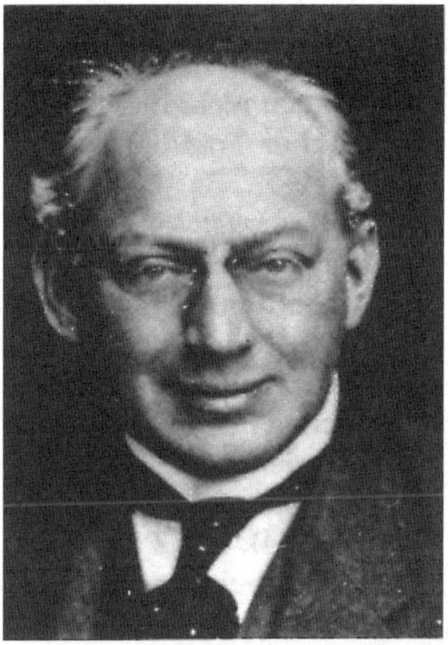

Sàndor Ferenczi
1873-1933

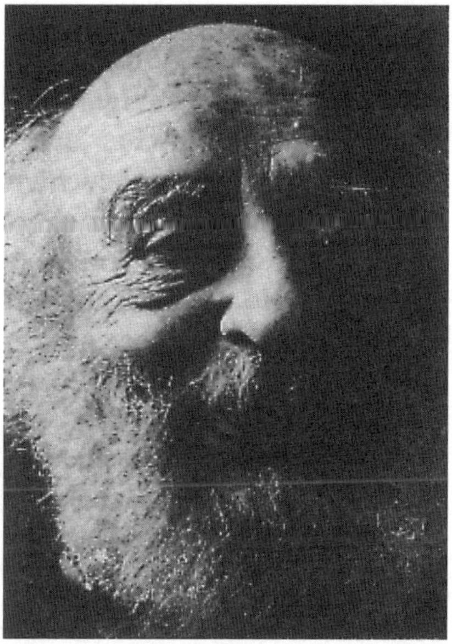

Friedrich Solomon Perls
1893-1970

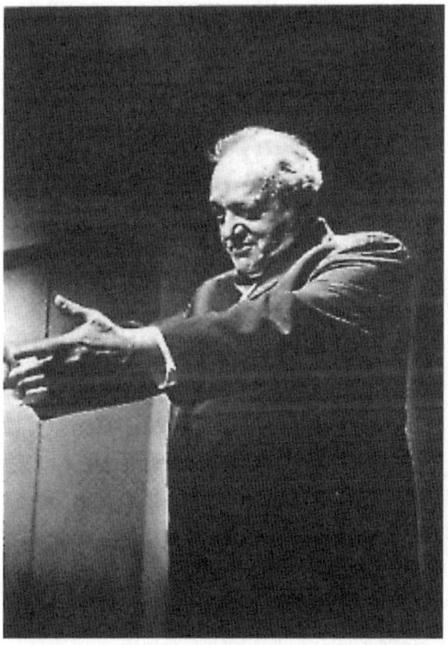

Jacob Levi Moreno
1889-1974

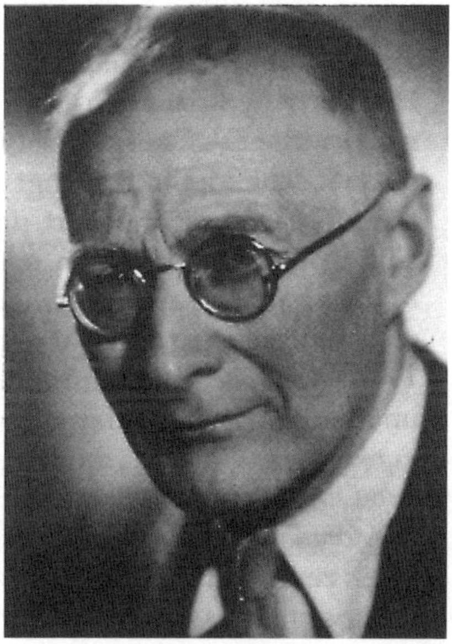

Vladimir Nikolajewitsch Iljine
1890-1974

Abb. 3: Frühe Protagonisten integrativer Konzeptualisierung und Praxis in der Psychotherapie und Impulsgeber für die „Integrative Therapie"

in seinem ersten Buch über Psychodrama, das 1946 erschien, ein Diagramm abgedruckt, das sein Mitarbeiter, *Paul Cornyetz,* 1944 entworfen und veröffentlicht hatte. In ihm wird verdeutlicht, daß im Psychodrama die damaligen Hauptströmungen der Psychologie, die versuchten, ein Erklärungsmodell für den erlebnis- und reaktionsfähigen Organismus zu finden, verbunden werden (siehe Abbildung 4).

Moreno leistete zum Konzept der Integration in der Psychotherapie einen zentralen Beitrag. Er verband das Individuum mit der Gruppe und darüber hinaus durch seine soziometrischen Arbeiten mit dem übergeordneten sozialen Netzwerk. Die „Integrationskatharsis" zielt auf „psychische Integrierung" der Mitglieder und ihrer Gruppe und ist darauf gerichtet, Verbundenheit zwischen Menschen aufzubauen (*Moreno* 1959b, 65).

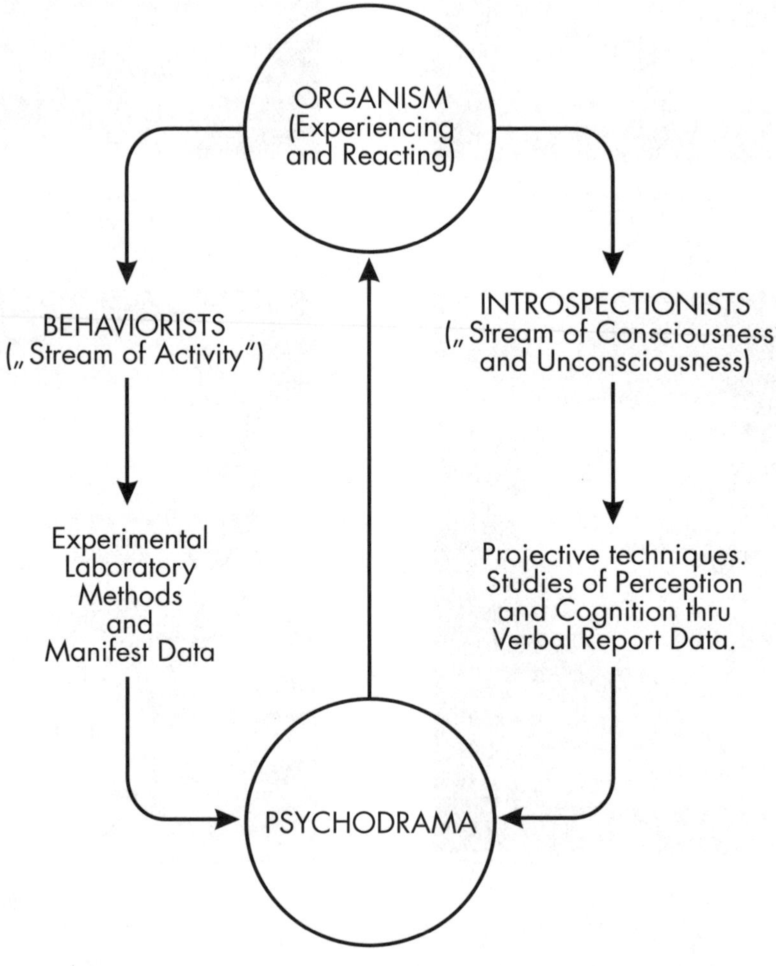

Abb. 4: Die psychodramatische Methode als Integrationsmodell (aus: *Moreno* 1946, 249; erstveröffentlicht *Cornyetz* 1944)

Auch *Morenos* Verfahren ist disziplinübergreifend. Neben seiner psychotherapeutischen Form finden wir eine „Psychodrama-Pädagogik" (*Haas* 1949; *Bubenheimer* 1980) sowie die Verwendung in Soziotherapie und Rehabilitation.

Dieser Ausgriff in das pädagogische Feld kennzeichnet alle diese frühen integrativen Modelle. Er geschieht im übrigen auch in monolithen Schulen, wenn sie eine gewisse „Prägnanzhöhe" in der Theorienbildung und Praxeologie erreicht haben, wie die Entwicklung einer psychoanalytischen (*Treschner* 1989) oder *roger*ianischen (*Behr* 1989) Pädagogik zeigt, hier aber eher als ein Epiphänomen, wohingegen *Ferenczi* (1908, 1928), *Perls* (et al. 1951), *Moreno* (1909, 1931) und *Iljine* (1910, 1942) von Anfang an auch pädagogische und persönlichkeitsbildende Intentionen hatten (*Petzold* 1989j).

4.2 Das Aufkommen des „neuen Paradigmas"

Die hier vorgestellten frühen Integrationsansätze, besonders die der vierziger Jahre, für die der *Frenchs* (1933) oder des späten *Rank* ebenso hätten beispielhaft stehen können, zeitigten keine Breitenwirkungen. *Ferenczis* Konzepte erhielten das Stigma der Dissidenz, *Iljines* Ansätze verliefen an der Sprachbarriere und an den Besonderheiten des Emigrantenschicksals. *Morenos* Ansprüche wurden von ihm und seinen Schülern nicht systematisch ausgearbeitet. *Perls* (1942) originäres Integrationsunterfangen „theory and technic of personality integration" (idem 1948) wurde von ihm zugunsten einer eigenen Schulenbildung (*Perls* et al. 1951, 1969, 1980) aufgegeben (vgl. *Petzold* 1984h). Das, was wir als das „neue Integrationsparadigma" bezeichnen, hat von diesen Versuchen sicherlich profitiert, aber seine Wurzeln liegen in einer *zweiten Integrationsbewegung*, in Entwicklungen, die in den 60er, Anfang der 70er Jahre ihren Ausgang nehmen, Impulse, die in der Mitte der 80er Jahre aus der Prodromalphase in die der Entfaltung des Paradigmas treten sollten. Kennzeichned war für diesen Prozeß, daß er nicht von autochthonen Methodenbildungen ausging, sondern von dem Bemühen einiger Therapeuten mit einer oder mehreren Schulenzugehörigkeiten, Verbindungen zwischen den Richtungen herzustellen oder die zu engen Grenzen ihrer Schule zu überschreiten. Zuweilen waren es Einzelgänger wie der Psychoanalytiker, Hypnotherapeut und Kenner der Atemtherapie und Chiropraktik *Udo Derbolowsky*, der seit Mitte der 60er Jahre um die Integration der genannten Ansätze bemüht war (idem 1966, 1982). Andere, wie *S.L. Garfield* (1957, 1973, 1982, 1992) mit seinem auf *„common factors"* gründenden Eklektizismus oder *A. Lazarus* mit seinem „plea for technical and theoretical breadth" (idem 1966), fanden ein breites Echo. *Lazarus* entwickelte seinen Ansatz über das klassische VT-Modell hinaus zu einer *„multimodal behaviour therapy"* (idem 1970, 1973, 1976). Da die Geschichte der amerikanischen Eklektizismus-/Integrationsbewegung dargestellt ist bei *Goldfried* & *Newman* (1992) – allerdings ohne jede Kenntnis europäischer Entwicklungen – setze ich bei diesen einen Schwerpunkt.

Wenig beachtet wurden die Arbeiten von *F.C. Thorne*, der schon früh eine dezidiert *eklektische Position* in der Psychotherapie vertrat (idem 1950, 1957, 1967), eine *„integrative psychology"* entwarf, die den eklektischen Standpunkt weiter ausformulierte hin zu einer „eklektischen Psychotherapie", deren „Position impliziert, daß alle ihren Besitzstand betonenden ‚Schulen' in einem gewissem Maß unvollständig und nicht valide seien ... Diese Zurückweisung von

‚Schulen' und Systemen rief eine Welle abwertender Kritik gegen die Vertreter der eklektischen Position hervor" (idem 1982, 138), eine Kritik, auf deren zwölf Hauptargumente *Thorne* mit handfesten Entgegnungen reagieren kann (ibid. 138-140), insbesondere da er sich keinem „wilden Eklektizismus" oder einem „pragmatischen" verschrieben hatte, sondern eine klinische Systematik des Auswählens entwickeln konnte.

Von besonderer Elaboration ist der Ansatz von *Dieter Wyss*, der, auf umfangreichen Vorarbeiten aufbauend (idem 1971), insbesondere auf der Grundlage einer souveränen Kenntnis der „tiefenpsychologischen Schulen" (idem 1977), eine *existential-ontologische Psychotherapie* entwickelte, für die er in seinem *magnum opus* „Beziehung und Gestalt" (idem 1973) die zentralen Konzepte erarbeitet hat, die in Nähe zu *V. E. v. Gebsattel, J. Zutt* und natürlich zu *V. v. Weizsäcker* stehen. Seit Anfang der 80er Jahre nennt *Wyss* seinen Ansatz „anthropologisch-integrative Therapie" (idem 1982; *Bühler, Wyss* 1982). Leider fand *Wyss*, dessen Werk als einer der bedeutendsten systematischen Integrationsversuche an den Anfängen des „neuen Integrationsparadigmas" gesehen werden muß, nicht die verdiente Resonanz, wohl wesentlich deswegen, weil er keine substantiellen, praxeologischen Innovationen anstoßen konnte und ihm keine Schulenbildung gelang.

Noch in den Bereich der Prodromalphase des „neuen" Paradigmas zu rechnen sind die Arbeiten von *J. Haley* (1963), die besonders im Feld klinischer Praxeologie höchst fruchtbare Anstöße gegeben haben und auf kommunikationstheoretischer Basis hypnotherapeutische, familientherapeutische und behaviorale Ansätze verbinden. Der „gemeinsame Nenner Interaktion" – so der Titel seines Werkes in der deutschen Übersetzung (idem 1978) –, den *Haley* bei allen Therapieformen am Werk sieht, bleibt bei ihm allerdings technizistisch verkürzt und unspezifisch, so daß eine wirkliche konzeptuelle Integration nicht geleistet wird (*Dittmar* 1982, 41). Schließlich fallen die frühen Arbeiten des Autors (*Petzold* 1965, 1969a, b, c, 1970c, 1974j) in die Anfänge des „neuen" Integrationsparadigmas, für das das vorliegende Werk ein Beispiel ist als Ausdruck einer mehr als 25jährigen systematischen Suchbewegung und Entwicklungsarbeit. Der Begriff „Integrative Therapie" wurde von mir 1965 im klinischen Kontext der Gerontotherapie umrissen als ein Arbeitsprogramm aufgrund der „Forderungen der Praxis", als „ganzheitlicher Ansatz" der Behandlung, „eine integrative Therapie ... die den Menschen in seiner *leiblichen Realität* ernstnimmt ... durch Somatotherapie, die seine *emotionale Realität* ernstnimmt und damit seine psychische Betreuung sicherstellt durch Psychotherapie und die den Menschen in seiner *geistigen Realität* ernstnimmt durch Nootherapie" *(Petzold* 1965, 16, dtsch. 1985a, 29).

Diese umfassende Perspektive gründet in der anthropologischen Grundannahme: „Der Mensch ist ein körperliches, seelisches und geistiges Wesen in einer je gegebenen *Lebenswelt*. Deshalb müssen wir ihn in dieser Welt auf diesen Dimensionen aufsuchen ... in intersubjektiver Begegnung" (ibid. 1965, 16/1985a, 30). Methodisch wird auf die „Integration des Lebens" abgestellt mit den Zielen der Restituierung von „Intersubjektivität", auf „Persönlichkeitsentwicklung" und den Gewinn einer *„prägnanten persönlichen Identität"* (alle Zitate ibid.). An Behandlungsansätzen wurden verbunden: Aktive Psychoanalyse, Psychodrama, Therapeutisches Theater, Rêve Éveillée und – mit spezifischer Indikation für die Psychotherapie alter Menschen (*Petzold, Bubolz* 1979) – vielfältige Medien: „Deshalb [wegen des hohen Alters, sc.] arbeiteten wir zugewandt, aktiv und mit erlebnisfördernden Methoden (therapeutisches Malen, Musizieren, Dichten, Imagination, Bibliodrama), also kreativen Medien, kreativer Therapie" (*Petzold* 1965, 12/1985a, 24f). Im Hintergrund stehen kontextbezogene Analysen der pathogenen gesellschaftlichen Kräfte, des „Feindes von außen", dessen Attributionen zum „Feind von innen" (ibid., vgl. dieses Buch, S. 433), zu negativen „subjektiven Theorien" werden, die den Lebensvollzug einschränken, insbesondere das leibliche und emotionale Ausdruckspotential und die Konstituierung von persönlichem „*Sinn*".

„Behandlung, Stützung und Persönlichkeitsentwicklung ... mit Hilfe von psychotherapeutischen Mitteln" ist dabei durch „sozialgeragogische Maßnahmen", „psycho-soziale Interventionen" zu flankieren, ggf. durch eine „therapeutische Kette" (*chaîne thérapeutique*) von Maßnahmen und Sozialagenturen. „Bei aller Differenzierung der Maßnahmen ist doch, bei aller Mehrperspektivität, an einer *Synergie* der verschiedenen Disziplinen und Interventionen festzuhalten ...; es wird damit die Forderung nach disziplinübergreifendem ‚teamwork' zu stellen sein" (ibid. 18). Der Ausarbeitung dieser und anderer programmatischer Konzepte in theoretischer und praxeologischer Hinsicht als Dimensionen „angewandter Anthropologie und klinischer Theorie" (idem 1970c, 1) war und ist das Lebenswerk des Autors (vgl. *Zundel* 1987), seine klinische Arbeit, Forschungs-, Ausbildungs- und Publikationstätigkeit gewidmet. Es sei nur auf die Zeitschrift „Integrative Therapie" (begründet von *Hilarion Petzold* und *Charlotte Bühler*, seit **1975**), sowie die Buchreihe „Vergleichende Psychotherapie" (mit *K. Grawe* und *E. Wiesenhütter* seit 1979) verwiesen, auf die Gründung des „Fritz Perls Instituts für *Integrative Therapie*, Gestalttherapie und Kreativitätsförderung" (1972, vgl. *Petzold, Sieper* 1988a) und der „Europäischen Akademie für psychosoziale Gesundheit" als klinischer Ausbildungsstätte (1981) mit inzwischen ca. 45 000 Ausbildungstagen europaweit (*Petzold, Sieper* 1993) sowie auf eine Vielzahl von schulenübergreifenden Projekten und verschiedene Richtungen verbindende, berufspolitische Initiativen (*Sieper, Schmiedel* 1992) als Beitrag zum „neuen Integrationsparadigma" und zu einer „pluralen therapeutischen Kultur".

Der Begriff „*Integrative Therapie*" bzw. „Integrative Psychotherapie" wird inzwischen von verschiedenen Autoren verwandt – z.B. *W. Urban* (1981), *M. Textor* (1983) –, ohne daß damit immer, wie es der Anspruch des Autors ist, ein „*hinreichend konsistenter*", eigenständiger Entwurf eines Integrationsweges im Sinne eines Therapie*verfahrens* vorgelegt worden wäre (*Urban* z.B. bietet nur einen *pragmatischen Eklektizismus*). Ein solches Unterfangen finden wir indes bei *Dieter Wyss* (1982) und auf der Grundlage der Gestalttheorie bei *Hans-Jürgen Walter* (1977; *Walter, Walter* 1979), einem ehemaligen Mitarbeiter des Autors, der ein beachtenswertes Integrationsmodell durch die Explikation therapeutischer Fragen unter einer gestalttheoretischen Folie vorgelegt hat.

Was sich seit Mitte der sechziger Jahre und Anfang der siebziger Jahre im Feld psychotherapeutischer Theorienbildung und -praxis entwickelt hat, wurde in der klinischen Psychologie durch theoretische Arbeiten und Forschung zunehmend als Problem erkannt. Ein Meilenstein waren hier die Arbeiten von *D.H. Ford* und *H.B. Urban* (1963): „Systems of psychotherapy – A comparative study" und von *J.D. Frank* (1973²) „Persuasion and healing – A comparative study of psychotherapy". Im deutschsprachigen Bereich war es der Nestor der klinischen Psychologie, *Ludwig Pongratz* (**1975**), der die Forderungen nach einem „*synthetischen Zugang*" der Psychotherapieformen aufstellte: „Von einer Synthese sprechen wir, wenn versucht wird, die Gegensätze auf der semantischen Ebene zu einen. Es geht darum, das Gemeinsame in einer einheitlichen Terminologie zu artikulieren. Es kann sich nicht darum handeln, auch die tatsächlich vorhandenen Unterschiede einzuebnen" (ibid. 374). Gemeinsame Nenner zu finden bei Wahrung der Unterschiedlichkeiten, das ist ein programmatisches Anliegen im „neuen Integrationsparadigma". Einem weiteren Pionier schulenübergreifenden Denkens, *Hans Strotzka* (**1975**), gelingt im gleichen Jahr, in dem *Pongratz* seine Forderungen aufstellt, eine solche Synthese mit seiner heute weithin als gültig akzeptierten Psychotherapiedefinition: „Psychotherapie ist ein bewußter und geplanter interaktioneller Prozeß zur Beeinflussung von Verhaltensstörungen und Leidenszuständen, die in einem Konsensus (möglichst zwischen Patient, Therapeut und Bezugsgruppe) für behandlungsbedürftig gehalten werden, mit psychologischen Mitteln (durch Kommunikation) meist verbal, aber auch averbal, in Richtung auf eine definiertes, nach Möglichkeit gemeinsam erarbeitetes Ziel (Symptomminimalisierung und/oder Strukturänderung der Persönlichkeit) mittels lehrbarer Techniken auf der Basis einer Theorie des normalen und pathologischen Verhaltens" (ibid. 4).

Es kann hier nicht darum gehen, die einzelnen Stadien aufzuzeigen „auf dem Wege zu einer integrierten Psychotherapie" – so der Titel eines „Psychologie-Heute-Artikels" von *R.H. Bastine* aus dem gleichen Jahr **1975**, für den deutschsprachigen Bereich sicher ein Trendjahr des „neuen Integrationsparadigmas" –, noch können die einzelnen Forscher und Kliniker mit ihren Beiträgen vorgestellt und gewürdigt oder kritisch diskutiert werden, wie die Arbeiten zur „Differentiellen Psychotherapie" von *Grawe* (1976), die in eines der großen neueren Forschungsprogramme zur vergleichenden Psychotherapie münden sollten (idem 1988a, b; 1990) – „weg vom Methoden-Monismus in der Psychotherapie" (*Caspar, Grawe* 1989), hin zu einer „schematheoretisch fundierten" Konzeption einer „Heuristischen Psychotherapie" (idem 1988a); auch die grundlegende Studie von *van Quekelberghe* (1979) zu einer „Systematik der Psychotherapie", die er kognitiv-psychologisch zu fundieren sucht, der „transtheoretische Ansatz" vom *Prochaska* und *DiClemente* (1984), das „Mehr-Ebenen-Modell" von *Kriz* (1985), die „Prozeßperspektive" von *Bastine* (1989) oder *Orlinskys* und *Howards* (1987) „allgemeines Psychotherapiemodell" können hier nicht erörtert werden, ganz zu schweigen von allgemeinpsychologischen Beiträgen zum Eklektizismus (*Plaum* 1988) oder zu Integrationsmodellen wie das von *Dietrich* (1981, 1988).

Die Geschichte des „neuen Integrationsparadigmas" bleibt zu schreiben (vgl. *Goldfried* 1982; *Norcross, Grencavage* 1989; *Norcross, Prochaska* 1988; *Norcross, Goldfried* 1992), und das Material hat schon eine erhebliche Unüberschaubarkeit erreicht. Mit großen Fachzeitschriften, die jeweils wissenschaftliche Felder repräsentieren – *„Integrative Therapie"* (die älteste), *„Journal of Integrative and Eclectic Psychotherapy"*, *„Journal for Therapy Integration"*, *„International Journal of Eclectic Psychotherapy"* – hat das „neue Integrationsparadigma" Instrumente gefunden, eine *„Scientific Community"* zu formieren, die ihre Etabliertheit auch durch nationale und internationale Fachgesellschaften ausweist wie z.B. SEPI (Society for the Exploration of Psychotherapy Integration; *Colijn* 1991).

5. Einflüsse, Strömungen und Entwicklungen im „neuen Integrationsparadigma"

„No form of therapy has ever been initiated without a claim that it had unique therapeutic advantages. And no form of therapy has ever been abandoned because of its failure to live up these claims"
Parloff (1968, 195).

Es sollen im folgenden einige Strömungen im „neuen Integrationsparadigma" aufgezeigt werden. Die Entwicklungen sind nämlich keineswegs uniform, sondern es finden sich verschiedene Wege, integrativ-theoretisch zu konzeptualisieren, Methoden in der Praxis zu verbinden oder integrative Behandlungsstrategien zu entwickeln. Bei einer Übersicht über die inzwischen sehr umfängliche Literatur und aus der Beobachtung des Praxisfeldes lassen sich verschiedenste Motivationen für Integrationsbemühungen auf theoretischer und methodisch-praktischer Ebene feststellen. Folgende seien genannt:

- → Erleben eines breiteren Handlungsbedarfs aufgrund der Situation der Patienten als dies der eigene Ansatz ermöglicht;
- → Bewußtwerden der Unzulänglichkeiten monomethodischer Ansätze durch die eigene Praxis;
- → Erleben theoriespezifischer Erfordernisse, die das eigene Erklärungsmodell nicht abdekken kann;
- → Erfahren unterschiedlicher Sichtweisen im kollegialen Austausch, z.B. in multidisziplinären Teams, auf Tagungen, Kongressen oder in Weiterbildungsveranstaltungen;
- → Kontakt mit unterschiedlichen Interpretationsfolien für die Pathogenese und die Behandlung spezifischer Krankheitsbilder;
- → Bewußtwerden eigener Präferenzen und Grenzen, die zur Wahl des eigenen Therapieverfahrens geführt haben;
- → Erweiterung des Bewußtseinshorizontes durch Alter, Lebenserfahrung und wachsende Professionalität, d.h. Gewinn einer größeren persönlichen und „professionellen *Exzentrizität*";
- → Bewegungen in der *„scientific community*", etwa durch vergleichende Psychotherapieforschung, „common factor research", Evaluationsforschung, Prozeßforschung, Metaanalysen etc.;
- → Bewegungen in der *„professional community*", durch berufspolitische Umschichtungen und veränderte Interessenlagen;
- → Bewegungen im klinischen Feld durch neue Krankheitsbilder, neue Sicht alter Krankheitsbilder, Aufkommen neuer Moden und Trends, Einflußnahmen von Kostenträgern etc.;
- → Bewegungen in der Gesundheitskultur, d.h. Erwartungen und Ansprüchen der Öffentlichkeit an die Psychotherapeuten;
- → Veränderungen in der gesundheitspolitischen Landschaft aufgrund sich wandelnder ökonomischer und politischer Rahmenbedingungen;
- → Veränderungen und Umwälzungen in der allgemeinen politischen und ökonomischen Situation.

Sowohl für den einzelnen Psychotherapeuten wie auch für seine Schule, wie schließlich für die jeweilige *„scientific community“* oder *„professional community“* lassen sich damit *internale* und *externale* Motivationen feststellen.

5.1 Einflüsse aus der Psychotherapieforschung

„Die Irrelevanz der Psychotherapieforschung für die Psychotherapiepraxis ist eines der bestgepflegtesten Stereotype der Psychotherapieszene“ *Grawe* (1992, 25).

Als besonders gewichtige Faktoren, die für das „neue Integrationsparadigma“ zum Tragen kommen, sehe ich das immer breitere Erleben eines Ungenügens an der eigenen Methode durch die Praktiker im Feld, die schon thematisierten externalen Einflüsse durch Psychotherapiegesetzgebungen und Einflußnahmen von Kostenträgern und schließlich – allerdings sehr zögerlich – das Zurkenntnisnehmen von Ergebnissen der Psychotherapieforschung, die so manches überkommene *„believe system“*, so manche etablierte Praxis und so manchen Anspruch in Frage stellen – z.B. durch das Dokumentieren der äußerst schlechten Erfolge von psychoanalytischer Therapie bei Psychosomatikpatienten (*Thomas* 1985; *Grawe* et al. 1992) –, was Abwehrverhalten zur Folge hat. Unbequeme Forschungsergebnisse werden mit unangemessenen Argumenten „unschädlich zu machen versucht“, oder „sie werden nicht registriert“ (*Grawe* 1992, 26). Hier eine ausgewogene Position zu finden, die nicht forschungsfeindlich ist, aber auch keiner naiven Forschungsgläubigkeit anhängt, wird für jede Schule wichtig werden.

5.1.1 „Common factor research“ und „common concept approach“

Im Hinblick auf die für das „neue Integrationsparadigma“ relevante Forschung können an dieser Stelle nur einige Aspekte aufgezeigt werden. Bevor im Rahmen kompetitiver berufspolitischer Auseinandersetzungen zwischen den Schulen und dem effizienzorientierten Druck von Kostenträgern und Gesetzgebung *„Psychotherapie auf den Prüfstand“* (*Grawe* et al. 1993, in Vorber.) kam, vermehrt die Kosten-Nutzen-Frage aufgeworfen wurde (*Zerssen* et al. 1986; *Bühringer, Hahlweg* 1986) – dies alles führte zu einer erheblichen Intensivierung der Forschung (*Tschuschke, Czogalik* 1990) –, waren es verschiedene wissenschaftliche Interessenlagen, die Forschungen mit Relevanz für die Integrationsfrage anregten. Ein wichtiges Interesse lag bei den „Wirkfaktoren“ von Psychotherapie: Ist Psychotherapie effektiv, und wenn ja, welche Psychotherapie – später dann: welche Psychotherapie auf welche Weise? Eine frühe Arbeit von *Rosenzweig* (1936) verwies auf „implicit common factors in diverse methods of psychotherapy“ und formulierte damit einen Gedanken, der später zu einer eigenen Forschungsrichtung werden sollte, dem *„common factor research“* (*Garfield* 1973; *Norcross, Goldfried* 1992), in dem versucht wird, aufgrund empirischer Analysen *spezifische* und *unspezifische Wirkfaktoren* zu finden, die in Verfahren gleichermaßen zum Tragen kommen (*Goldfried* et al. 1990; *Parloff* et al. 1986). Ein anderer Ansatz wurde von mir als *„common and divergent concept approach“* bezeichnet (*Petzold* 1970c, 11), bei dem versucht wird, aufgrund hermeneutischer bzw. metahermeneutischer Analysen theoretische, methodische und praxeologische Konzepte zu finden, die funktional-äquivalent sind oder synonyme Inhalte in sprachlich differenter Form beschreiben oder auch divergent sind. Ein solches Vorgehen wurde vom Autor seit Ende der sechziger Jahre betrieben und auch in der Praxis angewendet: „Die Arbeit mit unterschiedlichen theoretischen Modellen und therapeutischen Praktiken – z.B. der Psychoanalyse, der Gestalttherapie und der Verhaltenstherapie – in einem gegebenen Kontext, etwa der konkreten Situation eines Patienten, erfordert die Fähigkeit, synonyme Inhalte oder Kategorien zu erkennen ..., funktionale Äquivalente herauszufinden und Taxonomien zum Einordnen der so gewonnenen Materialien zu bilden. Es ist weiterhin notwendig, die Stärken,

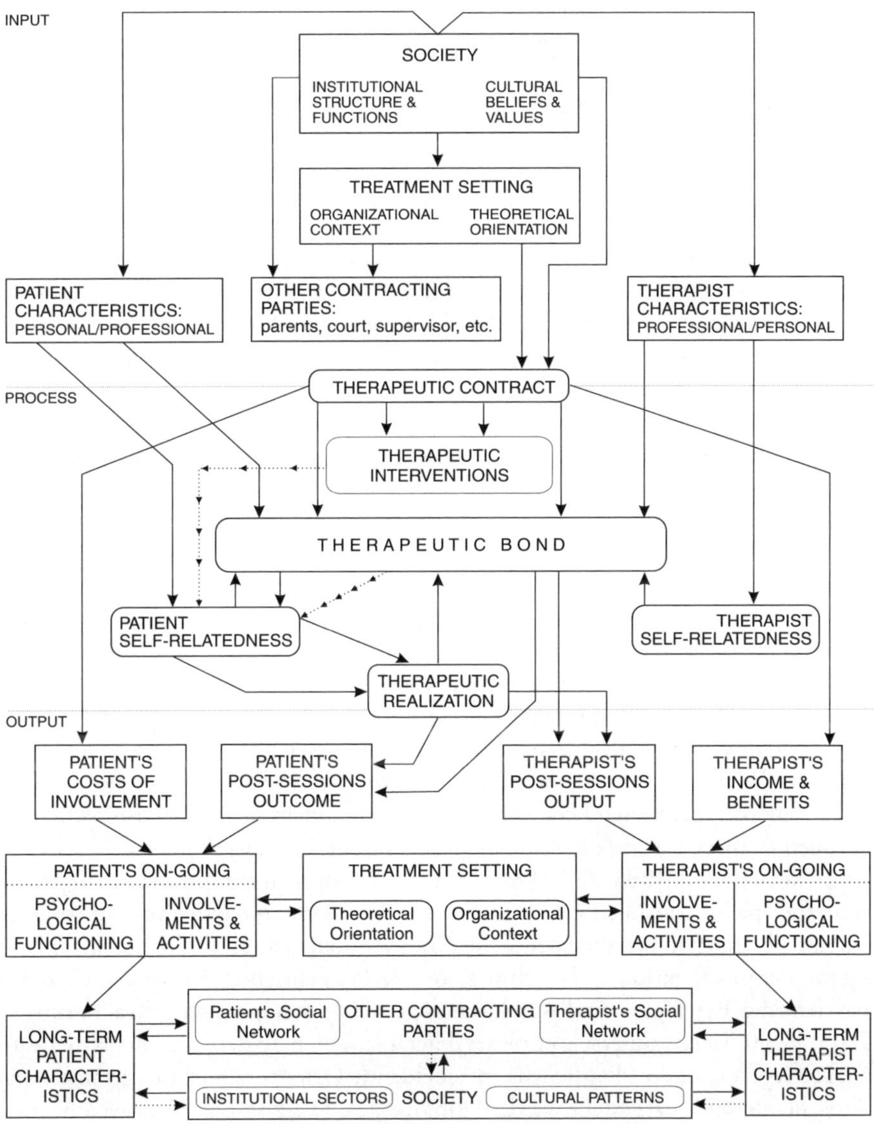

Abb. 5: Ein allgemeines Psychotherapiemodell von *Orlinsky* und *Howard* (1988)

Schwächen und Lücken eines Erklärungsmodelles zu erkennen, um abwägen, ausgleichen und neue Aspekte gewinnen zu können" (*Petzold* 1974k, 301f). Zwei Leitprinzipien, das *Synopse-* und *Synergieprinzip* (ibid. 303) werden dazu benutzt, Fakten, die einen „hinreichend konsistenten" Bezug haben, zusammenfassend zu interpretieren und zu verwenden. Ein solcher Bezugsrahmen kann über einen systemtheoretischen Ansatz gewonnen werden (ibid 295ff; *Kayser, Stättner-Kayser* 1983), in dem die genannten Verfahren „als Subsysteme eines übergeordneten Systems der ‚Integrativen Therapie' gesehen werden oder als Systeme, die sich nach bestimmten Prinzipien aufeinander beziehen oder miteinander verbunden sind" (*Petzold* 1974k, 295). Es erfolgt aber auch in der systemtheoretischen Verwendung eine *Wertung* der Konzepte (*Habermas, Luhmann* 1971) nach übergeordneten, wissenschaftstheoretischen, epistemologischen, anthropologischen, ethischen und klinischen Maximen und Modellen, an denen die *„common concepts"* gemessen werden, so daß eine in einer sozialwissenschaftlichen Hermeneutik gegründete *„vergleichende Psychotherapieforschung"* die Ergebnisse von Theorieuntersuchungen *und* empirisch gewonnene Daten über die Prozesse und Wirkungsweisen therapeutischer Praxis gleichermaßen einbeziehen muß, wie dies auch im „transtheoretischen" Modell von *Prohaska* und *DiClemente* (1984) erfolgt.

Der *„common and divergent concept approach"* vergleicht Ansätze nach ihren theoretischen und methodologischen Grundstrukturen oder anhand von in empirischen Untersuchungen evident gewordenen „Kernkonzepten" oder ihren handlungsleitenden „Heuristiken". Im Theorievergleich hat dies anhand einer Metastruktur zu geschehen, wie sie etwa – in unterschiedlicher Form – den Handbüchern von *Corsini* (1973), *Petzold* (1984a), *Toman, Egg* (1985) zugrunde liegt. Der Autor hat seine Vergleiche insbesondere im Hinblick auf das Menschenbild, die Persönlichkeitstheorie, die Krankheits- und Gesundheitslehre, die Theorie der therapeutischen Beziehung und des therapeutischen Prozesses vorgenommen, also anhand der Lineatur des „Tree of Science" (dieses Buch, S. 396), die auch Grundlage des von ihm zusammen mit *L. Pongratz* durchgeführten Forschungsprojekts zur vergleichenden Psychotherapie „Wege zum Menschen" (*Petzold* 1984a) war. Dabei aber gilt es allerdings im Auge zu behalten, daß es noch „keiner psychotherapeutischen Theorie ... gelungen ist, ein therapeutisches Konzept zu erstellen, in dem spezifische Faktoren überzeugend Wirkungen erzielen, die dem kausalen Ursache-Wirkungs-Zusammenhang entsprechen, wie er in der Theorie formuliert ist" (*Bozok, Bühler* 1988, 126). Der Rekurs auf Daten der empirischen Forschung ist daher völlig unverzichtbar und erweist sich als durchaus fruchtbar, wie man am *„generic model of psychotherapy"* sieht, das *David E. Orlinsky* und *Kenneth I. Howard* (1987/1988) aufgrund der Analyse von 1100 Psychotherapiestudien herausgearbeitet haben, indem sie die Determinanten (input), die Konstituenten (process) und die Konsequenzen (output) von „psychotherapeutischen Aktivitäten" untersuchten (ibid. 1988, 282). Dabei war es der Anspruch der Autoren, „daß jede spezifische Psychotherapieform adäquat gekennzeichnet werden kann durch den von ihr vorgeschlagenen Kontrakt, die angebotenen therapeutischen Interventionen, ihren expliziten oder impliziten Umgang mit der therapeutischen Beziehung, ihre Berücksichtigung der persönlichen Aufnahmebereitschaft der Beteiligten und durch die angestrebte therapeutische Realisierung" (ibid. 283). Das Ergebnis ist ein äußerst komplexes Therapiemodell, in dem gesellschaftliche und institutionelle Gegebenheiten „deutlich als entscheidende Determinanten des gesamten psychotherapeutischen System dargestellt werden" (ibid. 302). Die komplexe Vernetzung von Einflußgrößen erfährt Stabilisierung durch Feedback-Schleifen, etwa zwischen den Prozeßvariablen *„therapeutischer Bund → Aufnahmebereitschaft des Patienten → therapeutische Realisierung → therapeutischer Bund oder in der Aufnahmebereitschaft des Patienten → therapeutischer Bund → Aufnahmebereitschaft des Patienten bzw. → Aufnahmebereitschaft des Therapeuten → therapeutischer Bund → Aufnahmebereitschaft des Therapeuten"*. Eine weitere Schleife zentriert auf die Rückkoppelung in das soziale Netzwerk, in die Alltagswelt des Patienten (vgl. Abb. 5).

Ein solches Modell birgt natürlich auch Probleme. Die in ihm verarbeiteten *„common concepts"* werden nicht an die Theorien der jeweiligen Verfahren zurückgebunden, ja stehen überhaupt in keinem übergeordneten metatheoretischen Rahmen. So bleibt die wissenschaftstheoretische Position unklar, wenn einfach unterstellt wird, daß Konzepte wie der „therapeutische Bund" und seine Bewertung oder wie *„self-relatedness"* gleichsam wertfrei im Raum stehen. Neuere Forschung zeigt, daß die persönlichen Bewertungen (des Therapeuten wie des Patienten), ihre „subjektiven Theorien" (*Flick* 1991) für den *„outcome"* der Therapie große Bedeutung haben (*Krause Jacobs* 1991; *Ambühl* 1993) und daß „soziale Repräsentationen" der Schulen, die ja Konsensgemeinschaften darstellen, ein bestimmender Faktor sind. Dies haben *Thom* et al. (1988) in der Untersuchung von Therapeuten aus der „Berner Therapievergleichsstudie" (*Grawe* 1990) aufzeigen und damit dokumentieren können, wie bedeutsam das Konzept der „sozialen Repräsentation" (*Moscovici* 1984) im Bereich der Psychotherapie insgesamt und für die Handlungsorganisation von Psychotherapeuten im besonderen ist. Das Modell von *Orlinsky* und *Howard* wird damit einerseits in seiner Aussagekraft über die Wirkungsgewichtigkeit einzelner Faktoren sehr unspezifisch, andererseits führt es zu einer „Übergeneralisierung", für die *Ambühl* und *Grawe* (1988) zeigen konnten, „daß die dort postulierten funktionalen Zusammenhänge zwischen verschiedenen Prozeßfaktoren und dem Therapieergebnis für die hier [in der Berner Studie] untersuchten Therapieformen in sehr unterschiedlichem Maße gelten" (*Grawe, Caspar, Ambühl* 1990, 372). Empirisches *„common factor research"* und theoretische bzw. konzeptuelle Untersuchungen im Sinne eines *„common concept approach"* bedürfen daher weiterer Spezifizierungen und synthetisierender Arbeiten: einmal in Richtung einer Mikroperspektive, die Prozesse in spezifischen Therapiesituationen in Einzelfallstudien mit quantitativen *und* qualitativen Parametern untersuchen, zum anderen in Richtung der Makroperspektive, die die wissenslogische Struktur des jeweiligen therapeutischen *Verfahrens* unter die Lupe nimmt. Dabei verstehen wir unter *Verfahren* nicht eine Praxeologie oder eine inkohärente Ansammlung von Techniken, auch nicht eine *Methode* als „Ensemble in sich konsistent abgestimmter Praxisstrategien und Behandlungstechniken", sondern ein *Verfahren* der klinischen Psychotherapie muß die oben (S. 706, 708f) aufgeführten Qualifikationskriterien erfüllen und die im „Tree of Science" (dieses Buch, S. 396) aufgelisteten metatheoretischen und theoretischen Positionen (mit Rückgriff auf kompatible Referenztheorien) ausfüllen können. Eine solche übergreifende Perspektive läßt eine alleinig effizienzzentrierte, vergleichende Psychotherapieforschung in ihrer Fixierung auf den besten Platz „im Pferdewettrennen" (*Kächele* 1986) oder den Anspruch einzelner Therapieschulen auf die alleinige Richtigkeit oder einen Explikationsprimat ihrer Modelle obsolet erscheinen.

5.1.2 Meta-Analysen, spezifische und unspezifische Wirkfaktoren

In der Vielzahl der – zum Teil disparaten – Forschungsergebnisse wurden übergreifende Perspektiven vorwiegend über *Meta-Analysen* angestrebt, durch die sich Ergebnisse verschiedener Untersuchungen zusammenfassen und miteinander vergleichen lassen über eine Effekt-

Meßgröße (*Bozok, Bühler* 1988). Eine solche Sekundäranalyse als variablenbezogene Analyse der Analysen hat eine solche Generalität, daß spezifische Wirkungen nicht erfaßt werden können – ganz abgesehen davon, daß erhebliche methodische Probleme bestehen, nicht zuletzt das, daß man nicht sicher ist, tatsächlich „Äpfel mit Äpfeln zu vergleichen" (*Grawe* 1981; *Revenstorf* 1984). Es wurde oft nicht beachtet, daß die Patientenpopulationen doch recht variieren, bzw. es wurde häufig nicht nach Patientenpopulationen differenziert. Meta-Analysen müßten hier, spezifizierend auf die Bereiche Psychosomatik, Psychiatrie, Neurosetherapie, Suchtkrankentherapie gerichtet, durchgeführt werden – gegebenenfalls altersgruppen- und schichtspezifisch –, um die Effizienz einzelner Verfahren *differentiell* zu beurteilen. Für den Bereich der Kinderpsychotherapie etwa wurden erst in allerjüngster Zeit Metaanalysen in Angriff genommen (*Heekerens* 1991). Weiterhin entsteht ein erheblicher *Bias* dadurch, daß natürlich nur größere Psychotherapieschulen, die im akademischen Feld gut repräsentiert sind, erfaßt werden konnten, weil für sie entsprechende Untersuchungen vorliegen, die den Kriterien, die für die Berücksichtigung bei Meta-Analysen angelegt werden müssen, genügen. Es fehlt damit das Wissen über bestimmte Verfahren oder gar Verfahrensgruppen und ihre differentielle Wirkung.

Trotz aller Kritik hat sich der Ansatz der Meta-Analysen aber in bestimmter Hinsicht durchgesetzt, wo es um den Nachweis von Globaleffekten (*Brown* 1987; *Lambert* et al. 1986; *Gunzelmann* et al. 1987; *Wittmann, Matt* 1986 und zusammenfassend *Reinecker* et al. 1989; *Drinkmann* 1990) geht. Die Meta-Analysen hatten das „neue Integrationsparadigma" ganz entscheidend vorangetrieben. Sie konnten zumindest generell nachweisen, daß psychotherapeutische Interventionen Wirkung haben (*Höfling* 1988; *Bozok, Bühler* 1988; *Wittmann, Matt* 1986). Das schon von *Luborsky* et al. (1975) aufgeworfene Problem der *Unterscheidbarkeit* verschiedener Therapiesysteme, was ihre Wirksamkeit anbetrifft, wurde durch die Metaanalysen nicht gelöst; vielmehr entstand das Bild, daß *alle* Formen psychosozialer Hilfe Wirksamkeit zeigten. In einer für die psychotherapeutische „*professional community*" sehr peniblen Weise wurde dies durch Studien untermauert, die feststellten, daß Laien und halbprofessionelle Therapeuten gegenüber professionellen Therapeuten im Hinblick auf die therapeutische Wirksamkeit ihrer Interventionen nicht schlechter dastanden (*Durlak* 1979, 1981; *Nietzel, Fischer* 1981; *Stein, Lambert* 1984; *Berman, Norton* 1985). Die Überprüfung der Meta-Analyse von *Durlak* (*Gunzelmann* et al. 1987) hielt prinzipiell allen kritischen Einwänden stand, ja man kann im Hinblick auf besonders schwierige Patientenpopulationen, etwa aus dem Psychiatrie- oder Suchtkrankenbereich oder bei schweren Psychosomatosen und sonstigen chronischen Erkrankungen sagen, daß *Selbsthilfe* oft ein größeres generelles Hilfspotential und eine umfassendere „*supportive Valenz*" hat als professionelle Hilfe (*Gunzelmann* et al. 1987), weil sie Menschen in materiellen Notlagen und mit defizienten sozialen Netzwerken in sehr umfassender Weise *Ressourcen* bereitstellt, ohne sie dabei zu „klientelisieren" – im Gegenteil, man nutzt sogar ihre spezifische „Expertenschaft" für ihr Problem (*Petzold, Schobert* 1991).

Sind es nun allgemeine, *unspezifische Wirkfaktoren*, wie die „therapeutische Beziehung", die ausschlaggebend sind? Sicher nicht nur! Die massive Ressourcenzufuhr der Selbsthilfegruppen, die zerstörte soziale Bezüge durch „prothetische soziale Netzwerke" substituieren, muß also als ein *spezifischer Faktor* angesehen werden. Insofern ist eine „Einheitswirkung" im Sinne des „Äquivalenz-Paradoxons“ (*Meyer* 1990) kaum anzunehmen. Um eine Polarisierung von Selbsthilfe und professioneller Hilfe kann es überdies kaum gehen, da die Profession eine Permanenz der Hilfeleistungen gewährleistet (*Enke, Czogalik* 1990), Laien jedoch nur vorübergehend Engagement und Freizeit investieren (*Strupp, Hadley* 1979) und – wie wir in der praktischen Zusammenarbeit mit Selbsthilfegruppen immer wieder feststellen konnten (*Petzold, Schobert, Schulz* 1991) – die besten Effekte sich ergeben, wenn die „doppelte Expertenschaft“ genutzt wird: die der Selbsthelfer *und* die der Professionellen (*Petzold* 1990i). „*Common factors*“ und „*main factors*“ in der Psychotherapie und Beratung als professioneller, psychosozialer Hilfeleistung und in der Laien- bzw. Selbsthilfe sprechen ja in keiner Weise gegen eine Effizienz von Psychotherapie, wie dies *Eysenck* (1952) unterstellt hatte, der damit den Boom der „Legitimationsforschung“ initiierte. Übereinstimmungen verweisen indes nur auf das Faktum, daß es unspezifische *und* spezifische Wirkfaktoren in helfenden Beziehungen gibt (*Czogalik* 1990). Immerhin hatte *Eysencks* Herausforderung ein Unbehagen produziert, das Psychotherapieforschung angeregt hat, durch die dann seine Annahmen widerlegt oder spezifiziert wurden (*Bergin* 1971; *Meltzoff, Kornreich* 1970; *Parloff* 1978; *Vandenbos, Pino* 1980; *Lambert* et al. 1986). Aber selbst wenn es nur „unspezifische Wirkfaktoren“ geben sollte, so wird ein Wissen um diese dazu führen, sie über die Vermittlung in den Ausbildungen von helfenden Berufen zu „spezifischen Wirkfaktoren“ zu machen, indem ihnen Beachtung geschenkt wird und sie systematisch eingesetzt werden. Die in jeder „stimmigen“ zwischenmenschlichen Beziehung zum Tragen kommenden, Gesundheit und Wohlbefinden fördernden Faktoren (*Petzold* 1993m, p) – und sie wirken dann natürlich auch heilend – können durch *Schulung* auch gezielt, ja strategisch eingesetzt werden. Hier liegt letztlich die große Entdeckung *Pierre Janets*, die er Ende des 19. Jahrhunderts gemacht hatte und die *Freud* von ihm übernahm und (ohne angemessene Nennung ihres Urhebers) verbreiten konnte: die zwischenmenschliche Beziehung selbst systematisch in Prozessen der Heilung einzusetzen.

Unter anthropologisch-philosophischer, entwicklungspsychologischer und sozialpsychologischer Perspektive ist das auch völlig evident: Der Mensch wird Mensch durch den Mitmenschen (dieses Buch, S. 408ff), denn er ist wesensmäßig *Koexistierender.* Er entwickelt seine kommunikativen Fähigkeiten in stimmigen Interaktionen von Babyzeiten an (*Stern* 1985) in fördernden, stützenden sozialen Netzwerken (*Keupp, Röhrle* 1986), und er wird krank in mißlingenden Beziehungen und Beziehungserfahrungen und zerrissenen sozialen Netzwerken. In „*Broken-home-Situation*en“ gedeiht er nicht. Insofern nimmt es nicht wunder, wenn positive Beziehungen und supportive Netzwerke, in denen Engagement, Wärme, Verständnis, Empathie, Akzeptanz und Stütze zur Verfügung gestellt werden, eine positive Wirkung zeitigen. Das Spezifische an professioneller Psychotherapie ist, daß dieses Wissen gezielt für zeitextendiertes berufliches Handeln genutzt wird und aufgrund einer theoretischen – anthropologischen, psychologischen, sozialwissenschaftlichen und klinischen – Vision koordiniert wird: „Es spricht eben sehr viel dafür, daß theoretische Konzeptualisierung und daraus ableitbare Handlungsanweisung den Rang unerläßlicher Rahmenbedingungen für die Möglichkeit der Psychotherapie als berufliche und institutionalisierte Tätigkeit selbst haben“ (*Czogalik* 1990, 22; vgl. auch *Bozok, Bühler* 1988). Sucht man nach einer Zusammenstellung solcher „unspezifischer“ Faktoren, gerät man wieder an das Problem der Untersuchungen und Studien, auf die sich bezogen wird. Aus dem Bereich der Körper-, Bewegungs- und Kunsttherapien liegen vergleichsweise nur wenige Untersuchungen vor, und diese wenigen wurden nicht von Psychotherapieforschern ausgewertet, weil sie in der Regel nicht in den gängigen „Journals“ publiziert wurden, in denen bestimmte *„scientific communities“* ihre Konzepte, Trends, Meinungen und auch Vorurteile immer wieder selbst bestätigen. Das Spektrum „unspezifischer Wirkungsfaktoren“ wird also wahrscheinlich wesentlich breiter sein, als dies bisher angenommen wird. Aussagen wie: „Die zentrale Bedeutung der zwischenmenschlichen Beziehungen von Therapeuten und Patienten für den Therapieerfolg darf als die empirisch bestgestützte Aussage der Psychotherapieforschung gelten“ (*Czogalik* 1990, 14), besagen viel und dennoch wenig, denn es muß spezifiziert werden, was diese Beziehung ausmacht: ob sie strikter *„Abstinenz“* im Sinne verknappt interpretierter klassischer Psychoanalyse (*Cremerius* 1981, 1989) folgt oder vollkommenem *„self disclosure“* (*Weiner* 1978) im Sinne einiger Schulen humanistisch-psychologischer Psychotherapie oder dem Konzept des „partiellen Engagements und der selektiven Offenheit“, wie in der „Integrativen Therapie“ (*Petzold* 1980g). In dem von mir herausgegebenen konzeptvergleichenden Band „Die Rolle des Therapeuten und die therapeutische Beziehung“ (idem 1980f) stellen die Vertreter der unterschiedlichen Schulen z.T. recht divergierende Konzeptionen vor, die natürlich nichts darüber aussagen, wie in der Praxis tatsächlich gearbeitet wird. Aber die Auswertung von Tonbändern und Videoaufzeichnungen zeigt ein breites Spektrum: vom einfühlenden Verstehen bis zur Konfrontation, Provokation, ja Ironisierung. Es wird direktiv (auch bei klientzentrierten Gesprächstherapeuten) und nondirektiv, interpretativ (auch bei Gestalt- und Verhaltenstherapeuten) und nicht-interpretativ in der therapeutischen Beziehung gearbeitet, und *bei wem welcher* Beziehungs- und Interventionsstil *wie* wirkt, ist von vielfältigen Faktoren abhängig. „Mitfühlendes Verstehen“ ist, wie zahlreiche Untersuchungen, z.B. die umfangreiche (und wenig beachtete) von *Mente* und *Spitler* (1984) zeigen, in hohem Maße fördernd, was die Gesundheit und das Wohlbefinden der Patienten anbelangt. Aber gilt dies für alle Patientengruppen, alle Krankheitsbilder? Die klinische Erfahrung zeigt, daß z.B. bei depressiven Kranken in bestimmten Situationen mitfühlendes Verstehen die Befindlichkeit verschlechtert und eine konfrontative oder fordernde Ansprache effektiver sein kann. Eine Spezifizierung für bestimmte Erkrankungen, Karrieren, Lebenssituationen wird hier unerläßlich. Das Konstatieren der Bedeutung des Beziehungsfaktors z.B. durch *Orlinsky* und *Howard* (1986) aufgrund ihrer Auswertung von 1100 Arbeiten zu Therapieergebnissen im Prozeßbezug bleibt also zu generell, wenn festgestellt wird: „The patient‘s and therapist‘s therapeutic bond – that is the reciprocal role-investment, empathic resonance, and mutual affirmation – is effectively therapeutic“ (1986, 371). Konzepte wie „konstruktives Arbeitsbündnis“, „helping alliance“ (*Luborsky* et al. 1985), „voller Kontakt“ (*Perls* et al. 1951) und ähnliches suggerieren zumeist, daß die Gestaltung der Beziehung einseitig in Händen des Therapeuten liegt, der damit einen positiven Therapieausgang beeinflussen kann. Andere Untersuchungen weisen darauf hin, daß es eher *Klientenmerkmale* sind, von denen ein positiver Therapieverlauf und -ausgang abhängig ist (*Barret, Wright* 1984; *Krause Jacob* 1992; *Ambühl* 1993). Diese Beispiele genügen, um aufzuzeigen, daß der *„main factor“* der „therapeutischen Beziehung“ so eindeutig nicht ist (*Zimmer* 1983), und es wird aus der Kennzeichnung des *„therapeutic bond“* von *Orlinsky* und *Howard* deutlich, daß das, was diese Beziehung ausmacht, differenziert bestimmt werden muß und bestimmbar ist (*Bastine* 1988): In der *Feinstruktur* werden eben nicht nur alle *Rogers*-Variablen auftauchen, die sich übrigens der Sache nach schon bei *Ferenczi* (1927/28) finden. „Role investment“ ist ein sehr spezifisches Moment, der Grad der „mutuality“ bei der „affirmation“ wird bei den einzelnen Schulen sehr variieren – *Ferenczi* (1933/1988) ist wegen des Konzeptes der „Mutualität“, das er in seinem Spätwerk formulierte, in der *community* der Psychoanalytiker heftig angegriffen und bis heute mißverstanden und abgelehnt worden (vgl. *Schuch* 1991). Dieser Subfaktor „Mutualität" wird also im Verständnis des „*therapeutic bond*" vieler Psychoanalytiker fehlen. Jeder „*main factor*", der von der Forschung herausgearbeitet wurde (in der Regel durch Clusterung), hat derartige Sub- bzw. Feinstrukturen, die in spezifischer Handhabung auch differentielle Wirkung zeigen dürften, denn es kann für einen Faktor „Förderung von Bewältigungsverhalten" (*Fillipp* 1990) nicht gleichgültig sein, wie dies prinzipiell und im Einzelfall geschieht.

Viele der sogenannten „unspezifischen" und „spezifischen" Faktoren sind – das ist unsere Überzeugung – auch Indikatoren für biographisch erlebte und aktuale Defizite. „Empathisches Verstehen" wirkt u. a., weil ohne ein solches – ganz trivial – keine angemessene Kommunikation mit Patienten über ihre Probleme möglich ist. Wieviel an Wirkung ist also der kommunikativen Grundvoraussetzung, wieviel der kurativen Effektstärke zuzuschlagen? Weiterhin ist unter diagnostisch-anamnestischer Perspektive festzustellen: empathisches Verstehen ist in der Lebensgeschichte und -gegenwart der meisten Patienten „Mangelware". Die Therapie vermittelt diese Qualität, vermindert das Defizit, kontrastiert Mangelerfahrungen. Ein Faktor „*Förderung emotionalen Ausdrucks*" verweist auf ein Unvermögen im Bereich der Expression und auf die Geschichte dieses Unvermögens. „*Ermöglichung von Realitätsprüfung*" verweist auf Störungen von Realitätsprüfung, „*Förderung kommunikativer Kompetenz*" auf Defizite dieser Kompetenz. Das „Unspezifische" solcher Faktoren wird *spezifisch*, wenn bei einem Patienten ein solches Defizit festgestellt, inhaltlich konkretisiert, biographisch aufklärbar wird, um dann gezielt behandelt zu werden. Von den Beobachtungsfeldern „prozessualer Diagnostik" her, wie sie in der Integrativen Therapie entwickelt wurde (*Petzold* 1977j, 1993p, 1988n I, 206f; *Rahm* 1979; dieses Buch, S. 475): Bedürfnisanalyse, Problem-Konfliktanalyse, Leibfunktionsanalyse, Lebensweltanalyse, Kontinuum-Analyse, Ressourcen-Analyse, zeigt sich der enge Zusammenhang von Wirkfaktoren, Defiziten/Störungen und Behandlungsplänen, -strategien und -methoden, dem in der gesamten Debatte über spezifische und unspezifische Wirkungsweisen, *main factors*, Effizienz usw. größere Bedeutung beigemessen werden muß. Vor diesem Hintergrund sind auch die im folgenden aufgeführten Aufstellungen von Wirkfaktoren zu sehen.

In einer eigenen konzeptanalytischen Auswertung von 120 Therapiestudien aus den Jahren 1973–1990 für die Bereiche psychodynamisch orientierter Psychotherapie, Verhaltenstherapie, Gesprächspsychotherapie, Gestalttherapie, Psychodrama und auch aus dem Bereich nonverbaler und kreativer Therapieverfahren (letzterer mit Rückgriff auf die umfassende internationale Bibliographie von *Aissen-Crewett* 1986) konnten wir „unspezifische" Wirkfaktoren bzw. *main factors* aufgrund der Häufigkeit der Nennungen durch die Autoren herausarbeiten und tentativ in nachstehend aufgeführter Reihenfolge gewichten:

→ *einfühlendes Verstehen* (Mitgefühl, Empathie, Takt, Wertschätzung);
→ *emotionale Stütze* (Akzeptanz, Entlastung, Trost, Ermutigung, positive Zuwendung, insbesondere Förderung positiver selbstreferentieller Gefühle, z.B. Selbstwertgefühl, Selbstsicherheit, Selbstvertrauen, was eine Reduktion negativer selbstreferentieller Gefühle erforderlich macht);

- → *Hilfen bei der praktischen Problem- und Lebensbewältigung* (Erschließung von Ressourcen, Rat und tätige Hilfe bei der Bewältigung von Problemen, z.B. durch soziotherapeutische Maßnahmen);
- → *Förderung emotionalen Ausdrucks* (Zeigen von Gefühlen, Sprechen über Gefühle, kathartische Entlastung);
- → *Förderung rationaler Einsicht* in Problemzusammenhänge und Krankheitsbedingungen (dabei scheint es unerheblich, ob dies nun aufgrund *Freud*scher, gestalttherapeutischer oder verhaltenstheoretischer Erklärungskonzepte geschieht, da es offenbar darum geht, dem „Kausalitätsbedürfnis" von Menschen und ihrem Bedürfnis nach handlungsleitenden Explikationsfolien für die Strukturierung ihres Alltags und Lebensvollzugs zu entsprechen);
- → *Förderung kommunikativer Kompetenz* (social skills, Empathie);
- → *Förderung leiblichen Bewußtseins* (awareness, Empfindungs- und Wahrnehmungsfähigkeit);
- → *Förderung von Lernmöglichkeiten und -prozessen*;
- → *Förderung kreativer Gestaltungskräfte*;
- → *Anregung von Interessen*;
- → *Erarbeitung von positiven Zukunftsperspektiven* (Aufbau und Bekräftigung von Hoffnungen und Plänen, Abbau von Katastrophenerwartungen).

Weiterhin ließ der Autor 240 an FPI und EAG angefertigte Graduierungsarbeiten (Aufstellung in *Petzold, Sieper* 1993, 727ff) und 26 Publikationen aus dem Kreis der Ausbildungskandidaten und Lehrtherapeuten dieser Einrichtungen wiederum mit Blick auf die Nennung therapie- bzw. veränderungswirksamer Faktoren konzeptanalytisch auswerten. Dabei fanden sich *alle* in der voranstehenden, schulenübergreifenden Übersicht aufgeführten *„main factors"* in klaren Mehrfachnennungen (die ähnliche Reihung mag darauf verweisen, daß die schulengebundene Perspektive der Auswerter zum Tragen kommt), wobei die *„Förderung von kreativen Gestaltungsmöglichkeiten"* und *„leiblichen Bewußtseins"* vor der *„Förderung rationaler Einsicht"* rangiert und dieser letztgenannte Faktor eher als *„Förderung von Sinnerleben"* zu fassen wäre. Als schulenspezifische Wirkfaktoren bzw. als Faktoren der „Integrativen Therapie" in schulenspezifischer Ausformulierung kommen hinzu:

- → *Förderung von Sinnerleben* (*personal wisdom,* vgl. S. 395),
- → *Förderung eines prägnanten Identitätserlebens,*
- → *Förderung tragfähiger sozialer Netzwerke,*
- → *Förderung von Kontakt-, Begegnungs-, Beziehungsfähigkeit,*
- → *Förderung eines positiven persönlichen Wertebezugs.*

Insgesamt wurden *„14 therapeutische Wirkfaktoren"* (VTW) herausgearbeitet und für die Praxis Integrativer Therapie (*Petzold* 1993p, 313ff, dieses Buch S. 1037) systematisiert.

Natürlich sind derartige, durch konzeptanalytische Auswertung von Behandlungsberichten, Methodik- und Theorieartikeln gewonnenen Items nicht trennscharf, zumal in ihnen (durch Clusterbildung) unterschiedliche Begrifflichkeiten zusammengefaßt sind. Dennoch zeigen sich hier Trends, die beachtenswert sind, und es wäre sinnvoll, die klinische Literatur der einzelnen Verfahren und Video- und Tonbandmaterial auf das Vorhandensein solcher Wirkfaktoren in breiterer

Weise zu untersuchen, denn hier wird Aufschluß über die Gewichtung von Wirkfaktoren zu gewinnen sein, und damit auch Aufschluß über Spezifitäten von Verfahren und mögliche Indikationen. Es wird aber auch die Notwendigkeit von höchst individualisierten Behandlungsplänen mit einer „variablen, polyvalenten Zielstruktur" (*Petzold* 1988n, 267) und „systematisch heuristischer Methodenauswahl" (ibid.) erkennbar (vgl. *Caspar* 1989; *Caspar, Grawe* 1991; *Knauf* 1991; *Bartling* et al. 1992), in denen Wirkfaktoren kombiniert zum Tragen kommen.

Letztlich bleiben solche sequentiellen Auflistungen und Versuche von Gewichtungen aber völlig unzulänglich, wenn sie – wie bei der Durchsicht der Studien – nur nach Häufigkeiten gehen können und dabei weder objektivierbare Maße (im Hinblick auf Qualitäten, Intensitäten und Frequenz im Interaktionsgeschehen) noch Vergleichbarkeiten (im Hinblick auf Altersgruppenspezifität, Krankheit, Lebenssituation, Schichtzugehörigkeit usw.) haben und auch keine vergleichbaren Mengen von Untersuchungen von jedem betrachteten Verfahren vorhanden sind. Auch muß der schulenspezifische Bezugsrahmen der Auswertung plastisch werden, da sonst Faktorenlisten von Autor zu Autor variieren. Beispielhaft sei die Arbeit von *Korchen* (1988) genannt, der einen anderen Bezugsrahmen bei der Auswahl und Bewertung der von ihm durchgesehenen Studien hatte. Er führt folgende wirkungsrelevante *„main factors"* auf:

→ soziale Rückmeldung,
→ Ermöglichung von Realitätsprüfung,
→ Förderung von Bewältigungsverhalten,
→ Selbsterfahrung und Einsicht,
→ emotionale Anregung,
→ Förderung von Lernvorgängen emotionaler, kognitiver und operanter Art durch Modellernen oder zur Ermittlung von Problemlösungsstrategien.

Zehn Faktoren sind nach *Bloch* & *Crouch* (1985) für die Grupppentherapie wirksam, wobei die Gruppenperspektive spezifisch zu Buche schlägt:

→ Akzeptanz (als Person und als Zugehöriger zu der Gruppe),
→ Selbstöffnung (Einbringen persönlicher Belange),
→ Einsicht und Selbst-Verstehen,
→ Lernen aus interpersonellen Handlungen,
→ Katharsis,
→ Nutzen von Anleitung, Information, konkreter Hilfe,
→ Erleben der Universalität des Leidens („andere haben auch Probleme"),
→ Altruismus („anderen zu helfen, hilft auch mir selbst"),
→ stellvertretendes Lernen (Modell-Lernen),
→ Hervorrufen von Hoffnung und Optimismus.

Thomas (1990) nimmt aus der Position eines *„enlightened eclecticism"* aufgrund einer sehr umfassenden Auswertung der Beratungsliteratur unter der Perspektive des *Life-Span Development* und der *Developmental Therapy* eine Umsetzung von *„main factors"* in Beratungsstrategien vor. Es werden als interventive Konsequenzen gezogen:

→ fostering emotional catharsis,
→ providing a catalytic setting,
→ offering hope and assurance,
→ furnishing information,
→ altering reciprocal relationships,
→ constructively reliving the past,
→ rearrange consequences to produce new habits,
→ confronting and analyzing reality,
→ focusing on *Being* and on creating goals,

- addressing make-believe-situations,
- altering body chemistry (nutritional and drug treatment) (*Thomas* 1990, 5).

Der Bezug auf Beratungsarbeit „in der Lebensspanne", d. h. „from infancy to the final decades" (ibid 6), kommt für die Auswahl der Faktoren und für die Strategiebildung voll zum Tragen.

Es zeigen sich bei derartigen Zusammenstellungen die Zielsetzungen und die schulenspezifische Optik des Autors bzw. die psychologische Orientierung des Forschers, der Studien auswertet, ja zunächst einmal für die Auswertung selektiert und dabei natürlich auch immer ausgrenzt (vgl. z.B. *Kanfer* et al. 1991). Die Berufung auf Forschung ist kein unbedingtes Kriterium für Objektivität oder gar Wahrheit. Weiterhin ist die Frage der Methodik der übergreifenden Erfassung von Wirkfaktoren bedeutsam. Ein metaanalytischer Ansatz allein greift hier nicht. Systematische konzeptanalytische Untersuchungen über die *believe systems* von Therapeuten über das, was ihrer Meinung nach wirkt, von Patienten über das, *was* sie als wirksam erlebt haben (*Krause Jacob* 1992), von Interaktionen, um zu sehen, *was* tatsächlich *gemacht* wird und *wie* es kurz-, mittel- und längerfristig wirkt, werden notwendig, und hier ist unser Wissensstand, wenn er auf gesicherte Forschungsergebnisse zurückgreifen will, als gar nicht *so* solide zu bewerten, wie dies *Grawe* (1992) mit seinem herausfordernden – und notwendigen –, allerdings einseitig an quantitativer Forschung orientiertem Artikel nahezulegen scheint. Die Forderung, daß bei bestimmten Erkrankungen, Störungen und Problemen nur noch „eine Form der Psychotherapie angeboten wird, die bei der jeweiligen Problematik *nachweislich* positivere Auswirkungen hat" (ibid. 24, meine Hervorhebung), läßt sich aufgrund des derzeitigen Forschungsstandes in der Generalität *nicht* erheben: Nachweislich bei Männern und Frauen gleichermaßen? Bei Unter- und Mittelschichtspatienten gleichermaßen? Nachweislich im jüngeren oder höheren Erwachsenenalter gleichermaßen? Bei guter oder schlechter materieller Ressourcenlage oder Netzwerksituation gleichermaßen? Bei männlichen und weiblichen, alten und jungen, erfahrenen und unerfahrenen Therapeuten bzw. Therapeutinnen gleichermaßen? All das ist doch noch nicht ausreichend untersucht – für kein Verfahren! Im übrigen widerspricht es auch *Grawes* eigenem Konzept, daß nicht den *Methoden* der Primat zukommt, sondern den zu erreichenden Zielen, die in einem interaktional orientierten „heuristischen, integrierenden Produktionsprozeß" (*Caspar, Grawe* 1992) erreicht werden müssen, einer Annahme, der wir aus der Sicht Integrativer Therapie vollauf zustimmen, wobei wir den von dem Berner Konzept wenig berücksichtigten *Klientenmerkmalen* noch größere Bedeutung zumessen (jetzt aber *Ambühl* 1993). Besser würde *Grawes* Forderung als Ausschlußkriterium formuliert, daß nämlich Schulen, Verfahren, Methoden bedenklich sind, deren explizite Theoriekonzepte und deren Praxisstrategien die durch die Forschung bestätigten, „unspezifischen Faktoren" in ihrer Praxis nicht oder unzureichend ermöglichen und die erprobte und als wirksam bestätigte, „*spezifische* Effekte von *spezifischen* Interaktionen an *spezifischer* Stelle" (*Caspar, Grawe* 1992) verhindern.

Werden in der Literatur „spezifische Wirkfaktoren" im wesentlichen an methodische Interventionen gebunden (z.B. *shaping*, systematische Desensibilisierung), so zeigt dies nur, daß hier ein eingeengtes Verständnis von Spezifität vorliegt. Die vorstehend aufgeführten Faktoren *werden in dem Moment „spezifisch", wenn sie bewußt, indikationsorientiert, systematisch und methodisch stringent eingesetzt werden.* Hier bleibt für die Forschung noch ein weites Feld und wird der Fragenkomplex „spezifisch/unspezifisch" differenziert zu betrachten sein (*Blaser* 1989; *Karasu* 1986; *Kächele* 1988).

„*Main factors*" und „*common factors*", „*spezifische Effekte*" ergeben für das Entwickeln integrativer Modelle wichtige Perspektiven. Es wird sicher nicht darum gehen können, exakt herauszustellen, welche Faktoren „am wesentlichsten" sind (z.B. aufgrund der Feststellung, daß sie in allen oder zumindest doch der Mehrzahl der Verfahren nachweisbar sind). Dennoch erscheint es bedeutungsvoll festzustellen, daß es offenbar *einige* wesentliche Faktoren gibt, die, in (noch nicht näher erforschten) *spezifischen Kombinationen* und auf besondere (noch nicht näher bestimmbare) Alltags-, Krankheits- und Therapiesituationen zugepaßt, wirken können (spezifisch und/oder unspezifisch). Das Faktum, daß einsichtsfördernde, sinnstiftende Interpretationen unterschiedliche Bedeutungsfolien im Hintergrund haben können und dies – was schon *Rosenzweig* (1936) herausgestellt hatte – unabhängig von ihrem Wahrheitsgehalt (*Polkinghorne* 1988), zeigt, daß die Dinge doch komplexer liegen.

Therapeuten – ganz gleich, welcher Schule – müssen sich klarmachen: Es zählen nicht nur die von der jeweiligen Richtung als wirksam herausgestellten Faktoren. Sie müssen sich vielmehr fragen, *welche* unspezifischen und spezifischen Faktoren und Effekte für ihren Ansatz kennzeichnend sind, *welche* fehlen und *warum sie fehlen,* wo Ausblendungen, kollektive Abwehrhaltungen, handlungsmethodische Defizite liegen? Ein schulenübergreifender, differenzierender und integrierender Blick vermag hier Verknüpfungen zu schaffen. In jedem Falle ist die Festlegung auf *einen* gemeinsamen Nenner unzureichend, möge er nun „Einsicht" heißen (ganz gleich, ob sie von Verhaltenstherapeuten, Psychoanalytikern, Gesprächstherapeuten verbalinterpretativ oder strukturell-interpretativ vermittelt wird, vgl. *Sloane* et al. 1975), möge er nun „awareness" genannt werden, wie er in den über sechzig von *Thomas* (1987) ausgewerteten gestalttherapeutischen Evaluationsstudien auftaucht, möge er „emotionaler Ausdruck bzw. emotionale Verbalisierung", heißen (*Schelp, Kemmler* 1988) oder wie auch immer. Es ist die *Vernetzung von Faktoren* in einer spezifischen, situativen Zupassung, die wirkt, und zwar so wirkt, daß Menschen in Problemsituationen, Notlagen und mit Erkrankungen, für diese ihre Schwierigkeiten neue Perspektiven im Sinne neuer kognitiver und emotionaler Bewertungsparameter und neuer Handlungsmöglichkeiten erhalten, und zwar in einer Art und Weise, daß sie integrierbar und umsetzbar sind und für die Betroffenen und ihr soziales Umfeld keine unüberwindlichen, kognitiven und praktischen Dissonanzen schaffen (vgl. *Crits-Christoph, Luborsky* 1988; *Enke, Czogalik* 1990). Derartige Konzepte finden sich nun nicht nur in einer Schule. In mehr oder weniger ausgeprägter Form und mit spezifischen Zupassungen, Akzentuierungen und Gewichtungen – auch zur Frage der Gewichtung von Faktoren und Strategien oder zur Situations- und Problemzupassung sagt die Forschung noch wenig – lassen sich derartige Postulate in Veröffentlichungen zur psychoanalytischen Kurzzeit- und Fokaltherapie (*Strupp, Binder* 1991), zur Integrativen Therapie (*Petzold* 1993p; *Rahm* et al. 1992) oder zur Verhaltenstherapie (*Kanfer* et al. 1991) finden. Nur besteht hier natürlich die Gefahr, daß es zu Strategienbildungen kommt, die der Komplexität und Vielfältigkeit von Patientensituationen nicht gerecht werden. Beispielhaft sei hier das Handlungsraster der „Selfmanagement-Therapie" genannt, die Klienten darin unterstützen will:

➜ verhaltensorientiert zu *denken*
➜ lösungsorientiert zu *denken*

➔ positiv zu *denken*
➔ in kleinen Schritten zu *denken*
➔ flexibel zu *denken*
➔ zukunftsorientiert zu *denken* (*Kanfer* et al. 1991, meine Hervorhebungen).

Alles gut und schön – aber das Fühlen, das Kommunizieren, das soziale Netz, die Leiblichkeit, wo bleibt das? Die Verkürzungen sind offensichtlich, obgleich die Autoren diese Strategien „forschungsbasiert" entwickelt haben.

Integrationsmodelle müssen über die eigene Forschungstradition hinausgehen, Ergebnisse anderer Strömungen aufnehmen und verarbeiten und auch in Bereiche schauen, wo Praxeologien vorliegen, die noch nicht erforscht werden, denn dort findet sich oftmals Innovation (*Doubrawa* 1992).

5.2 Integrationsmodelle, Integrationsebenen und Interventionspraxis

„The dangers are not in working with models, but in working with too few, and those too much alike, and above all, in belittling any efforts to work with anything else."
Abraham Kaplan (1964, 293)

Für die Integration wichtiger Wirkkomponenten und damit auch für die Interventionsorientierungen in der Psychotherapie sind verschiedene Modellvorstellungen für unterschiedliche Ebenen entwickelt worden, abhängig davon, wo die Autoren mit ihren Integrationsbemühungen ansetzten.

Karasu (1986) stellt drei *„change agents"* heraus, die sich in einem Therapieverfahren finden – wenn auch in unterschiedlicher Gewichtung: *affektives Erleben, kognitive Beherrschung, Verhaltensregulation.*

Affektive Komponenten sollen den Patienten für Veränderungen motivieren. Die kognitive Kontrolle soll Wahrnehmungs- und Denkmuster verändern (und damit letztlich Selbstkonzepte). Die Verhaltensregulation soll durch verhaltensmodifizierende Techniken Veränderungen festigen. *Karasus* Modell geht von einer heuristischen und nicht explizit ausgearbeiteten Persönlichkeitskonzeption mit den Dimensionen affektiv, kognitiv, behavioral aus, die integriert werden sollen. Sein Modell ist – trotz seiner Breite – ganz im Stil klassischer psychotherapeutischer Konzeptualisierung aufgebaut: Mit einem Patienten wird durch den Therapeuten etwas *gemacht.* Seine Mitwirkung am therapeutischen Prozeß und an der Zielformulierung und Zielrealisierung wird nicht explizit berücksichtigt. Hier fehlt also die Integration „Patientensystem/Therapeutensystem". Weiterhin wird der *soziale Kontext* weder in die Strategienbildung noch in die Intervention einbezogen. Die faktische Lebensrealität, „subjektive Theorie" und die „sozialen Repräsentationen" sind ausgeblendet.

Das vom Autor entwickelte „Tetradische System" Integrativer Psychotherapie (*Petzold* 1970c, 1974k, 1981i, dieses Buch, S. 496ff) hat gleichfalls auf Hauptkomponenten abgestellt, die sich in einem interaktionalen therapeutischen Prozeß vor dem Hintergrund und in Berücksichtigung des Lebenskontextes/Kontinuums in Erfahrungen von *„vitaler Evidenz"* verdichten, in denen *leibliches Erleben, emotionale Erfahrung, rationale Einsicht* und *soziale Orientierung* entsprechend der anthropologischen und persönlichkeitstheoretischen Konzepte der Integrativen Therapie (dieses Buch, S. 430ff) synergetisch zusammenwirken. In einem Transferschritt werden deshalb mit dem Patienten verhaltensstrategische bzw. verhaltensmodifizierende Maßnahmen auf dem Hintergrund des *Evidenzerlebnisses* erarbeitet, um eine Umsetzung des Erfahrenen in den sozialen Raum der Alltagswelt zu ermöglichen. Insgesamt wird versucht, leibtherapeutische Vorgehensweisen, psychotherapeutische Interventionen mit kognitiver und emotionsorientierter Ausrichtung und behaviorale sowie soziotherapeutische Maßnahmen im *Gesamtansatz* eines Behandlungsprozesses zu verbinden. Das Modell will also Persönlichkeitsdimensionen integrieren und rekurriert deshalb differentiell auf verschiedene methodische Möglichkeiten, integriert aber zum Einsatz kommende Interventionen (*technische Integration*). Man muß dabei die Intentionen des Therapeuten, des Klienten und des Kontextes berücksichtigen, also auch eine *interaktionale Integration* anstreben: die Kooperation von Therapeut, Patient und sozialem Netzwerk. Daß ein solches „integratives" Vorgehen durch die Initiierung von *Ko-respondenzprozessen aller am Prozeß Beteiligten* möglich und sinnvoll ist, davon zeugt die behandlungspraktische Literatur der Integrativen Therapie (*Petzold* 1985a, 1993p; *Petzold, Orth* 1990; *Rahm* 1979; *Rahm* et al. 1992).

Ein weiteres übergreifendes Modell steht im Strom kompetenztheoretischer Arbeiten (*White* 1958) und hat im klinischem Feld großen Einfluß gefunden: *Banduras* (1977) Konzept der *„self-efficacy"*, das durch kontrolltheoretische Überlegungen und Arbeiten zur *„perceived competence"* abgestützt werden kann (*Mayring* 1986). Konzepte wie *„self-efficacy"*, *„social competence"*, *„mastery"* erweisen sich als Integrationschiffren für letztlich äußerst komplexe Interventionsformen, die kognitive, emotionale, sozial-kommunikative und behaviorale Momente verbinden – die ökologischen müßten hier noch hinzugefügt werden.

Theorienbildung sowohl aufgrund von klinischer Erfahrung als auch auf der Basis von Psychotherapieforschungen mit indikativer und interventiver Zielsetzung erfolgt *akkumulativ*. Dies ist ein Weg, der auch in Zukunft zu beschreiten ist. Der Autor hat diese Erfahrung in der Entwicklung seiner eigenen Theorie- und Praxiskonzeptualisierung über die vergangenen fünfundzwanzig Jahre gemacht. Sie ist anhand seiner Schriften nachvollziehbar. Akkumulation ist weiterhin zu beobachten an dem bekanntesten forschungsbasierten Integrationsmodell für die Wirkfaktoren helfenden Tuns in einer Therapieschulen übergreifenden und Laienhilfe einbeziehenden Form: Das Modell von *Frank* läßt von seiner ersten Exposition bis zu seiner derzeitig vorliegenden Ausarbeitung fortschreitende Integrationsleistungen durch die Vernetzung mit Konzepten, die in der Zwischenzeit vorgelegt wurden (z.B. von *Karasu* und *Bandura*), erkennen. *Frank* (1982) betont vier Komponenten für jede Form heilender Intervention:

- ➜ emotional intensive, involvierende, vertrauensvolle Beziehung zwischen Klient und Helfer,
- ➜ ein konsistentes Heilungs-Setting aufgrund gesellschaftlicher Legitimation oder Regelkompetenz,
- ➜ konzeptuelle Schemata (Mythologien), die den Klienten einleuchtende Erklärungen ihrer Problemlagen bieten,
- ➜ therapeutische Rituale als die Interventionsformen und Verhaltensmuster, die für die jeweilige Therapieform spezifisch sind.

Durch diese Komponenten soll der Status der „Demoralisierung“ des Patienten, d.h. seine „Gefühle subjektiver Inkompetenz, die mit Belastungsgefühlen verbunden sind“ (*Frank* 1982, 60), verändert werden. Man ist hier natürlich an die Theorien zur „erlernten Hilflosigkeit“ erinnert und wiederum an kompetenztheoretische Vorstellungen. Diese vier Komponenten erweisen sich bei genauerer Betrachtung als ein *Set* von weiteren wesentlichen Komponenten, wie *Frank* selbst in der Ausarbeitung der therapieübergreifenden Komponenten „Mythologien“ und „therapeutisches Ritual“ zeigt. Er bezieht in seinen komplexen Ansatz stärker die gesellschaftliche Wirklichkeit ein, als dies etwa *Karasu* und *Bandura* tun, und er spricht zumindest die Seite des Patienten an, wenn er betont, daß eine *„Passung“* zwischen Therapeut und Klient notwendig ist – nicht jede Konstellation führt in eine fruchtbare therapeutische Beziehung. In der Integrativen Therapie wird dieser Gedanke durch die Betonung der Ergebnisse der Babyforschung, der „wechselseitigen Empathie“ (*Petzold* 1986e, dieses Buch, S. 799) und durch Konzepte wie „Ko-respondenz und Kooperation“ herausgestellt.

Forschung und Theorienbildung zu spezifischen und unspezifischen Wirkfaktoren, *common factors, main factors* sind – das zeigt dieser kursorische Überblick – auf einem Stand, der weitere Integrationsleistungen, weitere Differenzierungen und deshalb weitere Forschungen und Sammlung klinischer Erfahrungen unbedingt erforderlich macht. Bislang aber wurde für das „neue Integrationsparadigma“ schon ein unumstößliches Ergebnis erbracht: Der Anspruch, der von der Mehrzahl der Psychotherapieschulen erhoben wird, die jeweilige Richtung habe ihre theoretischen Annahmen optimal in Handlungsstrategien umgesetzt mit klar bestimmbaren Komponenten, Wirkfaktoren und Interventionslinien, läßt sich so nicht halten. Die von der Forschung herausgestellten Wirkfaktoren betonen häufig andere Momente als die in der Theorienbildung der Verfahren hervorgehobenen. Bei Positionen der klassischen Psychoanalyse wird dies vielleicht noch am deutlichsten (*Luborsky* 1984; *Strupp, Binder* 1991). Die Forschung zeigt weiterhin, daß eindimensionale Ansätze „falsch“ liegen, daß die Lebenssituationen, Krankheitsbilder und Schicksale der Patienten so unterschiedlich sind, daß „elastische Konzepte“ für die Interventionspraxis – wie dies *Ferenczi* (1927/1928) schon gefordert hat – notwendig werden, die sich an den jeweiligen „Erfordernissen der Lage“ (*Lewin*) auszurichten haben. Situationsanalysen müssen deshalb die klassische Diagnostik ergänzen. Ziele für das therapeutische Vorgehen sind aus einem solchen *„assessment“* zu formulieren unter weitestgehender Beteiligung des Patienten/Klienten. So können offene oder halboffene *„therapeutische Curricula“* mit einer „variablen und polyvalenten Zielstruktur und Inhaltsfindung“ entwickelt werden (*Petzold* 1988n, 208 ff, 367 ff). *Nicht die Methoden werden die Interventionspraxis bestimmen, sondern die Ziele* (*Petzold, Leuenberger, Steffan* 1998) und die hinter ihnen stehenden *Probleme, Ressourcen* und *Potentiale,* nicht monolithe Klischees über therapeutische Verläufe, sondern pragmatische „Pfadanalysen“, nicht starre Behandlungsstrategien, sondern „systematische Heuristiken“ (idem 1988n, 267; *Grawe* 1988).

Das „Äquivalenzparadox“ (*Stiles* et al. 1986), nach dem in der Psychotherapie bei unterschiedlicher Interventionspraxis gleiche Wirkungen erzielt werden, wie dies – besonders ältere – Vergleichsstudien immer wieder ausgewiesen haben (*Sloane* et al. 1975; *Elkin* et al. 1985), zeigt ein nur vordergründiges Integrationsmoment, das bei differenzierterer Betrachtung auf „polyvalente Wirkungen“ verweist, auf Synergieeffekte und immer wieder auch auf differentielle Wirkungen. Die „Berner Therapievergleichsstudie“ (*Grawe* 1990) hat im Vergleich vier therapeutische Ansätze mit einer sehr aufwendigen Untersuchung prozeßanalytisch durchleuchtet. Dabei zeigte sich, daß es doch mehr oder weniger große Unterschiede gibt (*Grawe, Caspar, Ambühl* 1990) und die in den Therapien verwandten „therapeutischen Heuristiken" in unterschiedlichen Häufigkeiten und Formen eingesetzt wurden. *Ambühl* (1987) und *Ambühl, Grawe* (1989) haben folgende vier Heuristiken herausgearbeitet:

- ➜ reflektierende Abstraktion/Erarbeitung neuen Bewußtseins,
- ➜ Emotionsverarbeitung,
- ➜ Kompetenzerweiterung,
- ➜ Beziehungsgestaltung.

(*Bastine* [1992, 231] gewichtet anders: Emotionsverarbeitung, kognitive Verarbeitung, Kompetenzerweiterung, Selbstakzeptanz.)

Grawe et al. (1990) zeigen: „Die meisten der empirisch gefundenen Unterschiede stimmen gut mit den Konzepten der jeweiligen Therapieformen überein" (ibid. 335), und es wurde weiterhin festgestellt, „daß es nämlich für die Wirkung einer Psychotherapie nicht gleichgültig ist, mit welcher Therapieform man arbeitet. Zumindest für die hier untersuchten Therapieformen kann nach den Berichten und Ergebnissen sowohl ein tatsächliches unterschiedliches Vorgehen als auch eine unterschiedliche Wirkung, Wirkungsweise und Indikation als nachgewiesen gelten" (ibid. 373). Dies spräche allerdings für eine differentielle Interventionspraxis, besonders wenn man noch auf unterschiedliche Interventionsebenen abstellt (Leiblichkeit, Emotionen, Kognitionen, Kommunikation, praktische Lebensbewältigung oder Therapeut-Patient-Beziehung oder Patient-Netzwerk-Relation).

Schlägt nun das Pendel in die andere Richtung aus? Wohl kaum. Die Dichotomisierung spezifisch/unspezifisch, generell/differentiell ist unnötig und unfruchtbar, weil erst Kriterien gefunden werden müssen, *wann* Faktoren als generell, wann als differentiell zu betrachten sind und welche Interventionen diesen beiden Dimensionen zuzuordnen wären. Bei kurzfristigen, mittelfristigen und besonders den langfristigen Therapieprozessen oder gar bei „Karrierebegleitungen" in intermittierender Form (*Petzold, Hentschel* 1991) muß von variierenden Gewichtungen einzelner Faktoren und einer variablen Wirksamkeit einzelner Interventionen oder Therapeut-Patient-Interaktionen bzw. Kooperationen ausgegangen werden. Das verweist in die Richtung einer verstärkten Investition in Prozeßforschung und in Einzelfallstudien, in transaktionale, qualitative Untersuchungen und kombinierte qualitative/quantitative Untersuchungsdesigns – der „Königsweg" künftiger Forschung. Nur so kann der Zeitkomponente Rechnung getragen werden, denn *Psychotherapie begleitet den Lebensprozeß des Patienten,* wird Teil dieses Prozesses mit seinen kognitiven, emotionalen, somatischen, sozialen und behavioralen Komponenten. Der Verlauf von Therapien ist immer wieder von unvorhersehbaren Außenfaktoren, von kritischen Lebensereignissen, Ressourcenfluktuation, Kontinuumsbrüchen, sozialen und materiellen Veränderungen gekennzeichnet. All das ist bislang in Forschung, Theorien- und Strategienbildung und in der Interventionspraxis eigentlich aller Therapieverfahren kaum berücksichtigt. Hier müßten Anleihen bei der Lebenslaufforschung, der Alternsforschung – sowohl in theoretisch-konzeptueller als auch in methodischer Hinsicht – gemacht werden (*Thomae* 1988; *Straub* 1989). Auch Autoren wie *Goldfried* et al. (1990), *Marmar* (1990), *Krause Jacob* (1992) haben hier Wege beschritten, die vielversprechend sind, wenn sie sich auf Therapie als variable Abfolge von Segmenten, Perioden oder Phasen zentrieren. Sie nähern sich damit den Konzepten des „Weges" (der „Viationen" und „Trajektorien") und der „Pfadanalyse", die in der Integrativen Therapie als Kernmomente therapeutischer Arbeit gesehen werden (dieses Werk Bd. I, 1, 173ff, 228f): *Therapie als ein gemeinsamer Erlebnis-, Erfahrungs-, Entdeckungs-, Forschungs-, Interpretations- und Handlungsprozeß von Therapeut und Patient, der die Lebensgeschichte, den gegenwärtigen Lebensalltag und den persönlichen Zukunftshorizont beider sowie Vergangenheit, Gegenwart und Zukunft der therapeutischen Beziehung und ihres Kontextes (z.B. Klinik, Beratungsstelle) zum Gegenstand hat.*

Der Bezug auf die qualitative Sozialforschung, auf Konzepte wie „*social world*" und „*Lebenswelt*" oder „*soziale Repräsentation*" (*Strauss* 1978; *Moscovici* 1984; *Kiwitz* 1991; *Petzold, Petzold* 1991; *Petzold* et al. 1992) kommen hier zum Tragen und damit die Erforschung „subjektiver Theorien" über Gesundheit, über Krankheit, über das Leben schlechthin (*Flick* 1991). Therapeutische Prozeßforschung macht evident: „Es ist nicht nur die therapeutische Beziehung an sich, die wirkt, sondern es sind bestimmte Qualitäten, Episoden, Verläufe, die Wirkungen bestimmen" (*Kolb* et al. 1985). Damit kommt die Interventionsseite wieder stärker in den Blick, werden Methoden und Techniken bedeutsam, denn diese zeigen Wirkung (*Hill* 1990; *Hill* et al. 1988). Aber auch das Setting, der Kontext, die Verfassung der Patienten (*Elliott, Janes* 1989), die positiven und negativen Momente, ja die Verletzungen in einer Therapie (*Wirbel* 1987) müssen im Hinblick auf ihre Auswirkungen ins Auge gefaßt werden. Dies wiederum wird kaum dazu führen, „Prozeßtypen" herauszuarbeiten, zu normieren und zu Standardprozessen zu finden. Wenn *Bastine* et al. (1989, 16) feststellen, daß sich noch „keine empirisch gehaltvollen Prozeßtheorien abzeichnen, die perspektivisch über den jeweils analysierten Einzelfall hinausweisen können", so liegt dies im Wesen therapeutischer Arbeit selbst, die vom jeweiligen Patienten, seiner Situation, seiner Familie, seiner persönlichen Integration, aber auch von seinem Therapeuten, dessen professionellem Kenntnisstand und dessen Persönlichkeitsentwicklung und Bewußtseinslage sowie von den Zufälligkeiten unterschiedlichster Lebensprozesse abhängt. Prozeßforschung wird eher zu einem Wissen darüber führen, *wie* Prozesse sich entwickeln und *wie* man Prozesse handhabt, wie Differenzierung, Integration und Kreation im therapeutischen Geschehen selbst gestaltet werden. Sie wird zeigen, wie gemeinsam mit Patienten therapeutische Curricula konzipiert werden können und der Prozeß der Therapie in Ko-respondenz evaluiert wird und zunehmend aktiv und kooperativ gestaltet werden könnte. Prozeßforschung nimmt die *interaktionale Seite* des therapeutischen Geschehens auf, und das heißt auch, sie muß *die Sicht der Patienten* erforschen und einbeziehen. Uns liegen hier noch nicht sehr viele Arbeiten vor (*Krause Jacob* 1992; *Bittner* 1981; *Guski* 1988), doch diese zeigen: Die Erwartungen des Therapeuten an den Patienten und die Erwartungen des Patienten an den Therapeuten bekommen gleiches Gewicht. *Guski* kommt in ihrer Untersuchung zu der Konklusion: „Den größten Einfluß auf die Vorhersage des Beratungsausganges haben die unterschiedlichen Erwartungen an den Berater. Beratungsabbruch kann besonders dann ‚vorhergesagt' werden, wenn die Erwartung ‚Koalitionspartner' starr und die Erwartung ‚change agent' gering ausgeprägt ist" (eadem 1988, 163). Letztlich heißt dies, daß hohe kognitive Dissonanzen bzw. Konsonanzen zwischen Beratern und Klienten, daß Erwartungsstrukturen, konvergierende und divergierende „subjektive Theorien" zu berücksichtigen sind. Je mehr die Forschung dem eigentlichen „Gegenstand", den es zu untersuchen gilt, nahekommt, nämlich einer lebendigen Beziehung zwischen Subjekten in einem, vielfältigen Einflüssen ausgesetzten Kontext und Kontinuum, desto mehr wird sie von ausschließlich naturwissenschaftlichen bzw. quasi-naturwissenschaftlichen Forschungskonzeptionen Abstand zu nehmen haben – bislang allerdings ist ein großer Teil der Psychotherapieforschung rein *quantiativen* Zugangsweisen verpflichtet. Sie wird sich indes subjektiven und sozialen Realitäten in *qualitativer* Hinsicht nähern und dabei vermehrt auf die Instrumente sozialwissenschaftlicher Forschung zurückgreifen müssen. Dieses Wissen gilt es zu integrieren – nicht nur forschungsmethodisch, sondern auch vom theoretischen Fundus her. Damit wird keine Abkehr von quantitativer Forschung im „neuen Integrationsparadigma" vertreten, sondern eine mehrdimensionale Zugangsweise. Die „Berner Therapievergleichsstudie" ist im Ansatz von der Forschungsmethodik her ein solches kombiniertes Unterfangen, wobei den qualitativen Auswertungen noch mehr Gewicht hätte zukommen müssen.

Es ist auf dem Hintergrund der bisherigen Ausführungen auch nicht verwunderlich, daß der interaktionale Therapieansatz in der Berner Untersuchung besonders gute Ergebnisse erzielt hat: Therapie ist, wie jedes Lebens- und Entwicklungsgeschehen, *interaktional* (*Sullivan* 1953; *Anchin, Kiesler* 1982; *Sameroff, Emde* 1989; *Stern* 1985). Sie ist damit am Pulsschlag zwischenmenschlichen Lebens; die Konklusion, die *Grawe* et al. (1990, 375) am Schluß ihrer Übersichtsarbeiten über das Forschungsprojekt ziehen, entspricht der dem Integrationsparadigma inhärenten Logik, daß multiple Einflußgrößen und vielfältig interagierende Faktoren nicht mit monolithen Strategien angegangen werden können: „*Wir interpretieren die Ergebnisse dieser Untersuchung in erster Linie als einen Hinweis darauf, daß Flexibilität im Beziehungsverhalten und im technischen Vorgehen zu den wichtigsten Qualitäten eines erfolgreichen Psychotherapeuten gehören. Durch die Schulenorientierung im Bereich der Psychotherapie wird die Entwicklung dieser Qualitäten nicht gefördert, sondern eher behindert. Für die Verbesserung der gesellschaftlichen Dienstleistung „Psychotherapie" wäre es wichtig, theoretische Konzepte und Ausbildungsformen zu entwickeln, die diese therapeutischen Qualitäten systematisch fördern*" (ibid.). Wir unterschreiben diese Konklusion weitgehend aus theoretischen Gründen, aufgrund der Lage der Forschung und aus der konkreten Erfahrung mit der Berner Forschergruppe selbst. Der Autor konnte von 1980 – 1989 als Gastprofessor mit einem Lehrauftrag für „erlebnisaktivierende Verfahren der Psychotherapie" auf Einladung von *Klaus Grawe* in Bern mit Studenten und mit Therapeuten der Praxisstelle arbeiten. Anhand von Videoaufzeichnungen hat er mit dem Therapeutenteam Supervision durchgeführt. Einmal konnten Videoaufzeichnungen von Therapien von ihm und von *F. Kanfer* gemeinsam im schulenübergreifenden Diskurs supervidiert werden. Mit *H. Kächele, F. Kanfer* und *H. Petzold* als Lehrbeauftragten waren in Bern im Bereich der klinischen Psychologie Protagonisten der drei „Grundorientierungen" behavioral, tiefenpsychologisch, phänomenologisch-hermeneutisch an einer Abteilung tätig, die diese Einflüsse kreativ zu verarbeiten vermochte und den langjährigen Gastdozenten ihrerseits Anstöße gegeben hat.

5.3 „Schulen" bzw. „Orientierungen des Integrierens"

Im Hinblick auf die Schulenorientierung stimmen wir den Berner Autoren nicht ganz zu, denn es könnte die Situation eintreten, daß die traditionellen Schulen in der Rezeption des Forschungsstandes und der Auseinandersetzung mit den im Rahmen des „neuen Integrationsparadigmas" aufkommenden theoretischen, methodischen, konzeptuellen und praxeologischen Arbeiten „offener" und integrationsfreudiger werden, sich von *dogmatischen* Orientierungen zu einer *transformativen* Ausrichtung wenden. Dabei aber wird es notwendig werden, „professionelle Stichelei zu überwinden und den fanatischen Glaubenseifer, der die psychotherapeutische Entwicklung behindert" (*Beitman* 1989) und der leider bestimmte Schulenvertreter kennzeichnet. Dies ist keine einfache Angelegenheit, aber hierhin wird der Weg gehen.

Weiterhin wird die Entwicklung von übergreifenden Theoriekonzepten und Ausbildungsformen zu Schulenbildungen führen. Es wird „**Schulen des Integrierens**" oder besser „**Orientierungen**" geben. Die Berner Gruppe ist unseres Erachtens schon auf dem Wege, eine solche zu werden. Ein Blick in die Landschaft der Integrationsbewegung (*Norcross, Goldfried* 1992) zeigt verschiedene Formen und Niveaus von Integrationsaktivitäten, -strömungen und -orientierungen. Einige wichtige seien kurz umrissen, nämlich die *pluralistische Orientierung*, die *kombinatorische Orientierung*, die *eklektische Orientierung* und die *integrative Orientierung*.

5.3.1 Pluralistische Orientierung

Linsenhoff, Bastine und *Kommer* (1982) hatten Anfang der achtziger Jahre „Korrosionserscheinungen" beim psychotherapeutischen Schulansatz festgestellt. Die Position, die „einzig richtige" oder zumindest die „wirksamste" oder elaborierteste Methode zu vertreten, ist bei vielen Psychotherapeuten ins Wanken gekommen. Es macht sich z. T. eine Unzufriedenheit mit den traditionellen Schulen breit (*Garfield* 1986), eine Unsicherheit, was die eigene Position anbelangt, auf jeden Fall eine Offenheit gegenüber anderen Schulen. Man beginnt anzuerkennen, daß auch diese wirksame Behandlungswege darstellen. Das ist zumeist mit einer Relativierung der eigenen Positionen verbunden, und damit wird der Blick geschärft für die Stärken und Schwächen des eigenen Verfahrens und für die Lage der eigenen Therapieschule. Psychoanalytiker stellen fest, daß kaum noch *„common ground"* in den verschiedenen psychoanalytischen Richtungen vorhanden ist (*Wallerstein* 1990; *Wittenberg* 1987; *Cremerius* 1990 usw.). Verhaltenstherapeuten sehen die Heterogenität ihres konzeptuellen Rahmens und ihrer Praxis (*Goldfried* et al. 1990; *Kazdin* 1984), und für die übrigen Schulen steht es nicht anders (*Omer, London* 1988). Die Pluralisierung und der Wandel in der Psychotherapie, so stellen diese Autoren fest, kündigen das *„end of the systems' area"* an (ibid.). Aber so schnell wird es sicher nicht gehen. Schulen haben eine hohe Stabilität, und die von *Linsenhoff, Bastine* und *Kommer* (1982) getroffene Feststellung, daß „die Anzeichen allmählich unübersehbar werden, die dieses Schulendenken mit den impliziten/expliziten Allgemeingültigkeitsansprüchen jeder Schule und den klaren Abgrenzungen gegenüber anderen ins Wanken geraten lassen" – eine Aussage, die hier exemplarisch für viele andere zitiert wird –, hat bis jetzt, zehn Jahre später, noch nicht zu einem Zusammenbruch des Schulensystems geführt, wohl aber zur Festigung einer *pluralistischen Orientierung* (obgleich diese derzeit über die Gesetzgebungsprozesse mit ihren Nivellierungstendenzen wieder einen Rückschlag zu erleiden scheint). Zwar geht *„die Zeit der Orthodoxien zu Ende, doch ob die neue Zeit leichter wird, ist zu bezweifeln, denn Integration ist ein mühevolles Unterfangen"* (*Petzold* 1982g, 110). Diese Auffassung des Autors scheint sich zu bestätigen. Die *pluralistische Orientierung* ist allerdings die Voraussetzung für das „neue Integrationsparadigma". Sie unterstreicht, daß *alle* klinisch erprobten Verfahren einen großen Wert haben, die Schulen also bestehen bleiben müssen, allerdings nach spezifischen Indikationen zu streben sei. In der klinischen Praxis geschieht dies seit langem. So werden Phobien besonders den Verhaltenstherapeuten zugeordnet, allgemeine Lebensprobleme den Gesprächstherapeuten, schwere Persönlichkeitsstörungen der Psychoanalyse, Ausdruckshemmungen, psychosomatische Störungen der Gestalttherapie, Kommunikationsprobleme der Gruppenpsychotherapie oder dem Psychodrama usw. Vom *Pluralismus* zu einer eklektischen oder kombinatorischen Position ist es dann nur noch ein Schritt.

5.3.2 Kombinatorische Orientierung

Die überzeugende Stringenz des lerntheoretischen Begründungsmodells hat – wie schon dargestellt wurde – schon früh psychoanalytische Autoren angezogen oder Kombinationsversuche zwischen Psychoanalyse und verhaltenstherapeutischen Konzepten und Praktiken angeregt (*French* 1952; *Dollard, Miller* 1950; *Greenspan* 1975). Inzwischen sind die verschiedenen Bemühungen (etwa von *Heigl, Triebel* 1977; *Wachtel* 1977, 1982, 1984; *Rhoades* 1981, 1984; *Kazdin* 1984; *Marmor* 1980 usw.) so weit fortgeschritten, daß auch die Probleme solcher Integrationsversuche deutlich werden: erkenntnistheoretischer, anthropologischer, klinischer, methodischer Art (*Arkowitz, Messer* 1984; *Birk, Brinkley-Birk* 1974; *Salzmann* 1984). Das anspruchsvolle Programm von *Wachtel* (1984, 37): „Mein Ziel ist nicht einfach die praktische Anwendung einer Kombination von klinischen Vorgehensweisen, sondern vielmehr die Arbeit in Richtung auf eine gründliche konzeptuelle Integration" (S. 37) wurde mit Blick auf die hier herausgestellten und zu berücksichtigenden Dimensionen sicher nicht erreicht. Weiterhin wird durch die konzeptuellen Bewegungen in der Psychoanalyse selbst (Objekt-Beziehungstheorie, Selbstpsychologie) und nicht zuletzt in der Verhaltenstherapie – etwa durch die „kognitive Wende" – die Situation für Integrationsversuche nicht nur erleichtert. Auch wird deutlich, daß die Verhaltenstherapie durchaus nicht nur unmittelbar von Lerntheorien abgeleitet wird (*Goldfried* et al. 1990; *Norcross* 1988): „There is no single psychodynamic or behavioral view that could serve as the basis to provide a uniform position. Within each orientation, several different and often competing theories can be identified to explain clinical problems and therapeutic techniques" (*Kazdin* 1984, 145). Von seiten der Verhaltenstherapie sind Kombinationen mit dem psychoanalytischen Bezugsrahmen weniger häufig in Angriff genommen worden. Aber Polarisierungen wie die in der klassischen Veröffentlichung von *Eysenck, Rachmann* (1965) sind gänzlich überholt. Die „therapeutische Beziehung" (*Grawe, Dziewas* 1978; *Wilson, Evans* 1977; *Seiderer-Hartig* 1980), Konzepte wie Widerstand und Abwehr (*Caspar, Grawe* 1981), ja das Konzept des „Unbewußten" wird in interaktionalistischen Ansätzen der Verhaltenstherapie aufgenommen, etwa in der Vorstellung „automatisierter Gedanken oder Handlungsscripts" (*Langer* 1978).

Zunehmend finden sich auch Kombinationsversuche der beiden großen Richtungen Verhaltenstherapie und Psychoanalyse mit anderen therapeutischen Ansätzen (*Garfield, Kurz* 1977; *Goldfried* 1982), vornehmlich aus dem Bereich der Humanistischen Psychologie (*Petzold, Osterhues* 1972; *Doubrawa* 1991), eine Vorgehensweise, die im Rahmen der Humanistischen Psychologie selbst eine lange – und nicht immer gute – Tradition hat (*Crochane, Holoway* 1974): die seit Anfang der siebziger Jahre sich immer mehr ausbreitende Mode der „Methoden-Addition", die in dem Faktum gründet, daß praktizierende Therapeuten zunehmend in mehreren Verfahren ausgebildet sind, die sie eklektisch bzw. polypragmatisch verbunden haben – in der Regel ohne Rücksicht auf die theoretische oder methodische Kompatibilität –, so daß sehr häufig widersprüchliche „Kombinationen" entstanden. Gehen „Gestalttherapie *und* Psychodrama" als Kombination noch an, weil wichtige metatheoretische, anthropologische und praxeologische Gemeinsamkeiten bestehen, so werden Kombinationen wie „Gestalttherapie *und* Bioenergetik" oder „Primärtherapie *und* Gestalt" schon höchst fragwürdig oder „Transaktionsanalyse *und* Gestalt". Der Autor hat mit solchen Kombinationen selbst experimentiert (*Petzold, Thomson* 1976; *Petzold* 1973e, 1975j) und dabei herausgefunden, daß viele Kombinationen *nicht* gehen. Obgleich Verbindungen wie „Gesprächstherapie und Bioenergetik", „TA und Gestalt", „TA-Scriptanalyse und Primärtherapie", „Gestalt und Bioenergetik", „Psychoanalyse und Psychodrama" (als psychoanalytisches Psychodrama) höchst gängig sind, kann in den seltensten Fällen von einer konsistenten Kombination oder gar einer „Methodenintegration" gesprochen werden. Das Gegenteil ist der Fall. Es handelt sich in der Regel um wissenschaftstheoretisch ignorante, höchst oberflächliche Arrangements, denn es sind z.B. die erkenntnistheoretischen und anthropologischen Positionen, die Persönlichkeitstheorie und Krankheitslehre von Gesprächs- oder Gestalttherapie (als dem phänomenologischen Paradigma verpflichtet) einerseits und Transaktionsanalyse, Primärtherapie oder Bioenergetik (als dem psychodynamisch-tiefenpsychologischen Paradigma zugehörig) andererseits – bislang wenigstens – *nicht* vereinbar. Diese klinischen und theoretischen Paradigmata sind z.T. derart disparat, daß sich die Widersprüchlichkeiten sogar in der Methodologie und Interventionspraxis niederschlagen. Der Patient wird auf der Interventionsebene (z. B. Direktivität/Nondirektivität) und auf der Ebene der Strategienbildung „*mixed messages*" ausgesetzt, die ausgesprochen ungute Effekte haben können (die zumeist vom Therapeuten noch nicht einmal in ihrer Ursächlichkeit selbst bemerkt werden).

In ähnlicher Weise sind die Grundpositionen der Psychoanalyse *Freuds* nicht mit denen des Psychodramas von *Moreno* zu verbinden, es sei denn, die Axiomatik beider Verfahren würde erheblich modifiziert und durch einen neuen, übergreifenden metatheoretischen Ansatz „unterfangen". Dies ist bislang noch nicht geschehen. Was in den genannten oder anderen „Methoden-Additionen" geschieht, ist in der Regel folgendes: Die „Integration" erfolgt in *praxeologischer* Hinsicht auf der Ebene der „*Techniken*" (nicht auf der der „*Methoden*"), indem zum Beispiel bioenergetische Techniken und Übungen in die Gestalttherapie übernommen werden, durchaus aber nicht der theoretische und methodologische Grundansatz des „Verfahrens" der Biogenergetik. Vielmehr wird die Bioenergetik dem Gestaltansatz „geopfert". Das kann auch umgekehrt geschehen. Die große Frage, die dabei offenbleibt, ist, ob nicht in den Techniken selbst noch soviel Niederschlag von unvereinbaren Grundpositionen vorhanden ist (und bei einigen ist dies sicher der Fall, z.B. den Streßpositionen), daß wir zu einer „Addition des Disparaten" kommen.

Für die verschiedenen Schulen des „analytischen Psychodramas" ist durchgängig zu sagen, daß sie die *Moreno*sche Anthropologie, Persönlichkeitstheorie und Krankheitslehre aufgegeben haben und statt dessen im psychoanalytischen Rahmen verbleiben, wobei eine stark modifizierte (und gegenüber *Morenos* Intentionen reduzierte) Praxeologie des Psychodramas übernommen wurde: das Spiel in Rollen, das mit gewissen Adaptierungen durchaus in ein psychoanalytisches Modell eingepaßt werden kann. Schaut man auf die Arbeiten von *Anzieu* (1984), *Lemoine* (1972) und *Lebovici* (et al. 1958), so muß man erkennen, daß hier auf der praxeologischen Ebene eine differenzierte Integrationsarbeit geleistet wurde, so daß Inkompatibilitäten, wie wir sie in anderen additionalen Ansätzen häufig finden, kaum aufkommen.

In der Kombination von Gestalttherapie und Transaktionsanalyse (*Goulding, Goulding* 1979) wird in der Regel nur das gestalttherapeutische Prinzip der Erlebnisaktivierung und die gestalttherapeutische Fokalintervention in Form der „Hot-Seat-Technik" zur Bearbeitung von Materialien verwandt, die im Rahmen transaktionsanalytischer Arbeit aufgekommen sind und auf dem Hintergrund des eigenständigen Theoriemodells der TA interpretiert werden. Es werden also Gestalt*techniken* übernommen, und es handelt sich keineswegs um eine kohärente Verbindung von Gestalttherapie und Transaktionsanalyse auf der Ebene der Methode oder gar des Verfahrens. Die erkenntnistheoretischen oder persönlichkeitstheoretischen Divergenzen z.B. bleiben völlig unberücksichtigt.

Ein eigener Versuch „hinlänglich konsistenter" Kombinatorik von Verhaltenstherapie, Imagination und Psychodrama im *Behaviordrama* (*Petzold, Osterhues* 1972) stand auf dem Boden einer integrierenden Auseinandersetzung mit den Lerntheorien (vgl. *Sieper* 2001).

Die Probleme und Möglichkeiten kombinatorischen Vorgehens bzw. additionaler Verbindungen sind nur wenig beachtet worden und könnten für theoretische, konzeptuelle und praxeologische Arbeit fruchtbare Aufgaben bieten, nicht zuletzt auch für empirische Forschung. Davon ist bislang indes nichts oder nur wenig zu sehen. Es finden sich allenfalls *Ansätze* zu einer hermeneutischen Durchdringung theoretischer Konzepte, um auf diesem Wege zu *„common concepts"* und zu verbindenen Metakonzepten zu kommen, die eine *„systematische Heuristik"* fundieren können. Meine eigene Arbeit war und ist z. T. sehr stark von einem derartig ausgerichteten Bemühen bestimmt. Der systematische Vergleich erkenntnistheoretischer, anthropologischer, ethischer, persönlichkeitstheoretischer, entwicklungspsychologischer, krankheits- und therapietheoretischer Konzepte, der Vergleich von Praxeologien zur Umsetzung derartiger Konzepte, d.h. von Methoden, Techniken und Medien, bietet in der Tat Chancen zu sehen, was bei Kombinationen kompatibel und was inkompatibel ist, herauszufinden, wo die Stärken und die Schwächen der verschiedenen Verfahren liegen (*Prochaska, DiClemente* 1984). Aufgrund einer solchen *hermeneutischen Suchbewegung* können Verbindungen hergestellt und Ergänzungen vorgenommen werden. So vermag eine einseitige Vergangenheitsfixierung der Psychoanalyse durch die Zentrierung auf das Hier-und-Jetzt im Ansatz von *Moreno* und *Perls* und durch die Einbeziehung der Zukunftsdimension bei *Adler* komplementiert werden, so daß die „ganze Zeit" für die Psychotherapie gewonnen werden kann (vgl. *Petzold* 1981e). – Noch interessanter wird der Gang durch den Wald, den Dschungel, das Chaos der Persönlichkeitstheorien oder der Konzeptionen zur Pathogenese. Die hermeneutische Untersuchung dieser Bereiche, um zu *verstehen*, was die Vision der einzelnen Autoren ist, steht bislang noch in den Anfängen. Hier aber beginnt die eigentliche Methodenintegration, durch die die kombinatorischen und eklektischen Positionen überwunden werden können und „hinreichend stimmige" Verbindungen von *Verfahren* vielleicht möglich werden. Vorerst aber ist der Eklektizismus immer noch die stärkste Strömung im „neuen Integrationsparadigma".

5.3.3 Eklektische Orientierung

Schon 1967 stellten *Wildman* und *Wildman* fest, daß der Eklektizismus die am weitesten verbreitete Haltung praktiziernder klinischer Psychologen sei. Damit wurde *Kellys* (1961) Feststellung zu einer Übersicht über die klinische Psychologie in den USA von 1960 bestätigt, in der sich 40 % der Psychotherapeuten als Eklektiker beschrieben. Diese Situation hat sich dahingehend geändert, daß Ende der siebziger Jahre dieser Prozentsatz auf weit über 50 % angestiegen ist (*Kelly* et al. 1978; *Garfield, Kurtz* 1976). Dieser Trend hat angehalten (*Patterson* 1989; *Goldmeyer* 1986). Dann tritt eine Trendwende ein: gut die Hälfte der amerikanischen Psychotherapeuten rechnet sich Ende der achtziger Jahre eher einer „integrativen" als einer eklektischen Position zu (*Norcross, Grencavage* 1989). Was aber hier der Begriff „*Integration*" bedeutet, bleibt zu bestimmen. Der Eklektizismus relativiert die Positionen der klassischen Schulen. „Intuitiv" oder nach persönlichen Präferenzen wird von Therapeuten aus dem professionellen Vorratsraum mit der Aufschrift: „Alles, was ich kann" das ausgewählt, was ihnen für die Situation der Patienten angemessen erscheint. Dabei kommen offene oder verdeckte „Heuristiken" zum Tragen, einmal für die Beurteilung der Problemangemessenheit oder die Beurteilung stimmiger Methodenkombinationen. Die Doppel- und Mehrfachausbildung in der Psychotherapie fördern diesen Trend. In der Bundesrepublik hatten sich Ende der siebziger Jahre mehr als die Hälfte der in der BRD organisierten Gesprächs- und Verhaltenstherapeuten, wie eine Erhebung von 1978 ausweist, in mehr als einer therapeutischen Zusatzqualifikation ausgebildet (*Wittchen* et al. 1979; *Dvorak* et al. 1978) – dieser Trend hat im übrigen angehalten: *Wellmer, Meier-Räder* (1990) konnten dies in ihrer Untersuchung für Gestalttherapeuten zeigen, *Gombert* (1979) in seiner Erhebung für die Psychodramatiker. *Gombert* vergleicht seine Ergebnisse mit der im Jahre 1978 durchgeführten Erhebung. Bei den Psychodramatikern wurden Methodenkombinationen von 49,7 % (manchmal), 37,9 % (häufig), 3,6 % (nie) der Befragten angegeben, bei den Gesprächstherapeuten 59,8 % (manchmal), 31,1 % (häufig), 8,7 % (nie). Er konkludiert: „Es manifestiert sich hier eine methodenintegrative Grundeinstellung der Psychodramatiker sowie auch der Gesprächspsychotherapeuten. Der Anteil der Schulendogmatiker ist verschwindend gering" (ibid. 45). Die von *Wellmer, Maier-Räder* (1990) befragten Gestalttherapeuten haben zu 74 % noch eine weitere Therapieausbildung, 53 % kombinieren Methoden manchmal. Allerdings 39 % kombinieren nie. Der Hintergrund für dieses Ergebnis ist darin zu sehen, daß die befragten Therapeuten der Richtung der „Integrativen Therapie" zuzurechnen sind und eine FPI-Ausbildung durchlaufen hatten, welche explizit einem Integrationsparadigma verpflichtet ist und ein Integrationsmodell in Theorie und Praxis in der Ausbildung vermittelt.

Die Wahl eines Zweitverfahrens der Ausbildung hat – wie differenzierende Untersuchungen zeigen – komplexe Motivationen, die im Hinblick auf die Eklektizismusfrage durchaus interessant sind. Einerseits wird damit ein Ungenügen des eigenen Ansatzes kompensiert – Verhaltenstherapeuten und Psychoanalytiker holen sich bei Gestalttherapeuten und körperorientierten Ansätzen ein Instrumentarium für den Umgang mit Emotionen, Anhänger der klassischen Gestalttherapie holen sich z.B. bei der Script-Theorie der Transaktionsanalyse kognitive Orientierungen, wobei sich heute bei klassischen Gestalttherapeuten eine stärkere Ausrichtung an psychoanalytischem Gedankengut, insbesondere aus dem Bereich der „Objektbeziehungstheorie", bemerkbar macht (*Beaumont* 1987). Andererseits finden sich auch Merkmale, die persönlichkeitsspezifische Hintergründe für die Auswahl eines Hauptverfahrens oder Zweitverfahrens erkennbar werden lassen *(Clever, Rechtien* 1991).

Eklektische Therapeuten lassen bei genauerer Untersuchung ihres Praxishandelns pragmatische Prinzipien erkennen, *Heuristiken des Handelns* – man kann von einem *„pragmatischen Eklektizismus"* sprechen, wie der Autor *(Petzold* 1974k, 301) bestimmte Richtungen der Gestalttherapie, des Psychodramas und der Encounter-Therapie oder der Verhaltenstherapie bezeichnet hatte. Insbesondere die Position von *Lazarus* (1986) mit dem BASIC ID (**B**ehavior, **A**ffect, **S**ensation, **I**magery, **C**ognition, **I**nterpersonal, **D**rugs/Biology) ist durch diesen Begriff treffend charakterisiert. Auch die „Integrative Therapie" wurde vom Autor seinerzeit – dem damaligen Grad der Elaboriertheit des Ansatzes durchaus entsprechend – einer solchen Position zugeordnet, wobei zugleich *Polypragmasie* dezidiert abgelehnt und deutlich eine »*integrative Position*« angestrebt wurde mit einer »*übergreifenden Betrachtungsweise im Unterschied zu einer elementen- oder assoziationshaften ... Für die Therapie ist ein solcher Ansatz insofern wesentlich, als daß er die Möglichkeit eröffnet, vom einseitigen Schulendenken wegzugehen und in technischer, methodologischer und teilweise auch in theoretischer Hinsicht Zusammenhänge herzustellen, Einzelfakten in einen übergeordneten Kontext zu stellen und in diesem Rahmen zu interpretieren ... Therapie erhält auf diese Weise die Chance zur polyvalenten Deutung der Wirklichkeit in einem übergeordneten Bezugsrahmen. Ein solches Vorgehen wird dem komplexen Charakter der Wirklichkeit und der unterschiedlichen Vielfalt der Situationen, wie sie den in der therapeutischen Situation stehenden Ärzten, Psychologen immer wieder deutlich wird, weit eher gerecht als der oftmals sehr krampfhafte Versuch, alles Geschehen in* ***ein*** *Deutungsschema zu pressen. Ein solches Vorgehen darf auf keinen Fall mit Agnostizismus, theorielosem oder -feindlichem Intuitionskult oder mit einer ‚Leipziger-Allerlei'-Methode gleichgestellt werden. Im Gegenteil: Wenn man in der skizzierten Weise an die Dinge herangeht, werden größte Anforderungen gestellt, was die Kenntnis unterschiedlicher Theorien und Methoden anbelangt. Nur dann ist es möglich, einen Patienten in seiner Situation aus unterschiedlichen Blickwinkeln oder nach verschiedenen Aspekten zu betrachten, um so zu einem komplexen Bild der jeweiligen Wirklichkeit zu gelangen"*« (*Petzold* 1974k, 301). *Der „mehrperspektivische diagnostische Eindruck des Therapeuten muß stets aber durch die Einschätzungen des Patienten ergänzt werden – beide Sichtweisen gilt es im therapeutisch-diagnostischen Gespräch zu integrieren" (idem* 1970c, 14). Mit einer solchen Perspektive waren damals schon die Weichenstellungen zur Ausarbeitung von Integrationsmodellen gegeben. Derartige Entwicklungen finden sich bei vielen, ursprünglich eklektischen Therapeuten, wenn sie *systematisch* arbeiten und Forschungsergebnisse und Theorieentwicklung aus dem Feld klinischer Psychologie verarbeiten. Ein *„wilder Eklektizismus"* wird über den *„pragmatischen Eklektizismus"* zu einem *„systematischen Eklektizismus"* hin überschritten (*Garfield, Kurtze* 1974, 1977; *Garfield* 1981, 1982). Der prominenteste Vertreter eklektischer Psychotherapie, *Frederick C. Thorne*, der 1950 in seinem Buch „Principles of personality counselling" schon dezidiert eine eklektische Position vertrat, hat – wie sich an der Entwicklung seines Œuvres aufweisen läßt – in mehr als dreißigjähriger Arbeit zu einer *„integrative psychology"* (idem 1967) gefunden, die eine Systematik der Diagnostik und des „psychological case handling" (1968) hervorbrachte, dabei jedoch nicht den Anspruch einer eigenen Schulenbildung vertrat, sondern klar der Position eines „systematischen Eklektizismus" verpflichtet blieb (idem 1982). Eine solche Position des „enlightened eclecticism" (*Thomas* 1990, 87) oder „skilled eclecticism" (*Goldstein, Stein* 1976, 3) läßt sich im Fortschreiten der Theorieentwicklung und der Forschung im klinischen Feld auf Dauer durchaus halten als eine gültige Ausdrucksform des „neuen Integrationsparadigmas" (*Norcross* 1986; *Norcross, Goldfried* 1992).

5.3.4 Integrative Orientierung

In dieser Orientierung geht es um mehr als um „Methodenintegration", es geht vielmehr darum, auf praxeologischer Ebene verschiedene Methoden und Techniken und auf theoretischer Ebene verschiedene Konzepte und Modelle unter dem *Dach* einer übergreifenden Theorie *und* Praxeologie zu verbinden, durch die es gelingt, zwischen den verschiedenen Zugehensweisen theoretische und praktische Vernetzungen herzustellen. Hat der „*systematische Eklektizismus*" zu Ordnungsprinzipien, zu mehr oder weniger gut begründeten Heuristiken geführt, so wollen Integrationsmodelle nicht nur „*common factors*" feststellen. Sie wollen für diese auch konzeptuelle Begründungen liefern. „Sie gehen zumeist von einem ganzheitlichen Menschenbild aus, konzeptualisieren das Individuum als einen einzigartigen Körper-Seele-Geist-Organismus und betrachten es als ein denkendes, empfindendes, fühlendes und handelndes Wesen, das in einer physikalischen und sozialen Umwelt lebt" (*Textor* 1988, 275, vgl. *Petzold* 1965, 1974k). Damit ist das Arbeitsprogramm umschrieben, das die „Integrative Therapie" als eine der „Orientierungen des Integrierens" seit Mitte der sechziger Jahre vertritt, ein Programm, das über die psychotherapeutische Intervention im engeren Sinne hinausgreift und an einem Konzept „integrativer Intervention" (*Petzold* 1979k, 298 ff; dieses Buch, S. 936) orientiert ist, weitere sozialwissenschaftlich begründete Einflußmöglichkeiten und Hilfeleistungen heranzieht und sich weiterhin auch auf die theoretische Arbeit der allgemeinen Psychologie, Soziologie usw. sowie auf die Therapieforschung, sozialwissenschaftliche und klinisch-psychologische Forschung bezieht, wie dies auch von anderen Integrationisten gefordert wird (*Boy, Pine* 1983; *Schacht* 1984; *Textor* 1983, 1985). Es gibt aber auch Vertreter der integrativen Orientierung, die ihren Ansatz enger fassen. Sie begrenzen ihn spezifisch auf *psychotherapeutische* Interventionen (*Urban* 1981; *Beitman* 1989). Eine weitere Strömung zentriert das Integrationsbemühen auf die Theoriebildung (*Arkowitz* 1989; *Patterson* 1990), dagegen halten andere, so *Norcross* (1990 gegen *Patterson* 1990), das Entwickeln von neuen, effektiveren Psychotherapien für die Aufgabe der Integrationsarbeit. Wiederum: Ein Entweder-Oder ist nicht erforderlich. Theorieübergreifende Ansätze (*Prochaska, DiClemente* 1986) werden auf jeden Fall notwendig. *Psychotherapie lebt von der Verschränkung von Theorie und Praxis,* und so werden theoretisch begründete praxeologische Verbindungen unter einer metatheoretischen Perspektive auch zu einer „*Metapraxis*" führen können.

Im Feld der integrativen Orientierung gibt es in der Tat „Schulen des Integrierens", die idealerweise theoretische Konzeptbildung mit klinischer Praxis und Forschung verschränken. Schaut man dabei auf die entwickelten Modelle, so zeigt sich, daß es offenbar verschiedene sinnvolle Möglichkeiten des Vorgehens gibt: So kann die vergleichende Untersuchung therapeutischer Praxis zum Entdecken von „*underlying principles*" führen, welche wiederum eine theoretische Ausarbeitung mit unterschiedlichem Grad an Elaboration möglich machen. Andererseits kann von synthetisierenden theoretischen Positionen ausgegangen werden, die versuchen, im Bezug auf den „*body of knowledge*" der allgemeinen Psychologie, Entwicklungspsychologie und klinischen Psychologie einen übergreifenden theoretischen Entwurf mit entsprechenden praktischen Strategien zu entwickeln. Hier gehen aus der integrativen Richtung

Ansätze hervor, die durch „Methoden-Konstruktion“ den Charakter neuer Verfahren gewinnen, wie dies von *Norcross* (1990) vertreten wird. Eine frühe Form solchen Vorgehens finden wir in der „rational-emotiven“ Therapie von *Albert Ellis* (1962). Als weitere Ansätze sind zu nennen: die *„Feeling therapy“* von *Hart*, *Binder* und *Corrière* (1972), schließlich das „Neurolinguistische Programmieren“ (NLP) von *Richard Bandler* und *John Grinder* (1988).

Natürlich treten bei derartigen Unternehmungen auch Probleme auf. Als Beispiel sei der Ansatz von *Bandler* und *Grinder* genannt, die in „systematischer“ Analyse von Interventionsstilen und Praktiken bedeutender Therapeuten ihr „integratives“ Modell erarbeitet haben – zunächst auf praxeologischer Ebene und dann zunehmend in der Theorieentwicklung –, allerdings keineswegs in dem eingangs (dieses Buch, S. 393ff) aufgeführten Rahmen einer umfassenden Theorienbildung. *Bandler* und *Grinder* beanspruchen, daß sie die Praxis „großer therapeutischer Magier“ wie *Milton Erickson, Fritz Perls, Virginia Satir* systematisch „untersucht“ hätten. Haben sie das wirklich? Sicherlich nicht im Sinne einer gründlichen empirischen Analyse der Arbeit der genannten Therapeuten *mit Patienten* unter kontrollierten Bedingungen. Es handelt sich auch nicht um eine systematische wissenschaftliche Sichtung und Untersuchung vorhandenen Tonband- oder Videomaterials. Grundlage bildet vielmehr eine kreative, jedoch sehr arbiträre Auswertung von recht heterogenem Material (Transkripte von Therapien, Videobändern aus Workshops mit „Professionals“, Seminarbeobachtungen etc.). Krankheitsbildspezifische Differenzierungen wurden nicht vorgenommen. Im Zentrum standen *Interventionsmuster*. Für ein solches „konzeptanalytisches“ Vorgehen muß ein Bezugsrahmen vorhanden sein. Dieser wurde nun nicht in vorhandenen klinischen Theorien gesucht, sondern in der Transformationsgrammatik von *Chomsky* – womit natürlich alle Probleme dieses Ansatzes übernommen wurden, insbesondere die Ausblendung eines kontextuellen Rahmens. Ein solcher Rahmen müßte grundsätzlich *interaktional* verfaßt sein und dürfte den Intervenierenden nicht aussparen (Gegenübertragungsaspekt), Probleme, die durch eine Orientierung, etwa an der Sprechakttheorie (*Austin, Searle*), vielleicht vermeidbar gewesen wären. Wie immer indes die Problematik des NLP gelagert ist, dieser Ansatz hat höchst interessante Wege aufgezeigt, wie man die Frage der Integration weiter vorantreiben könnte *(Bachmann* 1992). Typologien von Interaktionen, typische Interventionen aus therapeutischen Dokumenten herauszudestillieren, um sie zu formalisieren, ist in der Tat eine spannende Möglichkeit, die bei weitem noch nicht ausgeschöpft ist und auf solide empirische Füße gestellt werden müßte. Natürlich darf man nicht hoffen, mit den *„Mustern“* allein den Schlüssel zu dem zu finden, was therapeutisch *wirksam* ist. Es macht schon einen Unterschied aus, ob eine Intervention von *V. Satir* oder *F.S. Perls* gemacht wurde, die mit der ganzen Kraft ihrer Ausstrahlung und Persönlichkeit hinter ihr stehen, mit dem ganzen Potential ihrer Übertragungsevokationen, oder ob das gleiche Interventionsmuster von Berufsanfängern verwandt wird, die gerade den NLP-Einführungskurs im Rahmen einer Weiterbildung gemacht haben. Die Persönlichkeit des Therapeuten bleibt eben der spezifischste Wirkfaktor von Psychotherapie und eines der schwierigen Probleme der Psychotherapieforschung. Am Beispiel NLP wird deutlich: Die Entwicklung wirklich *neuer* Ansätze ist so einfach nicht, und die Vertreter des NLP wären gut beraten, wenn sie sich auf die Vorarbeiten stützen würden, die in anderen therapeutischen Traditionen, mit denen ihr Ansatz kompatibel wäre, geleistet worden sind, um ihre Defizite hinsichtlich ihrer anthropologischen Position, der Persönlichkeitstheorie, Entwicklungs- oder Krankheitslehre usw. abzudecken.

Wir kommen hier zur Frage nach „Referenztheorien", die für die Entwicklung von Integrationsmodellen eine herausragende Bedeutung hat. So ist es durchaus möglich, bestehende allgemeinpsychologische Theorien als *„frame of reference"* für Integrationsmodelle in Theorie und Praxis zu verwenden. Im klinischen Bereich ist hier das bedeutendste Beispiel die *„Tiefenpsychologie"*, die immer wieder als „übergreifende und einende" Referenztheorie herangezogen wird. Nur: Was denn die „Tiefenpsychologie" ausmacht, ist derzeit noch kaum stringent zu fassen. Das klassische Werk von *Dieter Wyss* (1972) über die „tiefenpsychologischen Schulen" läßt sogar die berechtigte Frage aufkommen, ob es jemals klar bestimmbar war, was Tiefenpsychologie in epistemologischer, anthropologischer, persönlichkeitstheoretischer und krankheitstheoretischer Hinsicht ausmacht. Zudem ist das tiefenpsychologische Modell nachhaltig von der „Krise der Theorie" in der Psychoanalyse affiziert, weil es sich wesentlich an psychoanalytischen Grundannahmen orientiert, die selbst unter Druck gekommen sind und in der psychoanalytischen Theorienbildung dazu Anlaß gaben, neue Konzeptualisierungen vorzunehmen, die auf neue „Referenztheorien" sozialwissenschaftlicher, linguistischer oder philosophischer Art rekurrieren. Die „hermeneutische Wende" in der Psychoanalyse, ihre „tiefenhermeneutische" Fundierung, für die Namen wie *P. Ricœur, A. Lorenzer, D. Spence,* stehen, sei hier exemplarisch genannt. Tiefenpsychologie ist derzeit ein loses Bündel von klinischen und anthropologischen Konzepten ohne eine eindeutige epistemologische Verortung und ohne eine kohärente metatheoretische und theoretische Ausarbeitung. Dieser „weiche" Referenzrahmen könnte für die Ausarbeitung einer Integrationstheorie durchaus Vorteile bieten. Besonders, wenn man auf den derzeitigen Stand der Forschung und der Theorienbildung blickt, ist eine zu frühe Verfestigung der Explikationsfolien nicht von Vorteil. Dabei werden sich in der Ausarbeitung der Tiefenpsychologie wahrscheinlich auch weiterhin unterschiedliche Strömungen etablieren. *Lorenzer*s Versuch, der in seiner „materialistischen Sozialisationstheorie" psychoanalytische und marxistische Konzeptionen in einem tiefenhermeneutischen Weg zu verbinden sucht, darf dabei als eine, wenn nicht als „die avancierteste Lösung der in der Metapsychologiediskussion aufgeworfenen Fragen" gelten, so *Dahmer* im Vorwort zu *Zepf* und *Hartmann* (1989).

Viele Therapieansätze aus dem Bereich der „Humanistischen Psychologie" haben sich im vergangenen Dezennium der tiefenpsychologischen Betrachtungsweise als Referenztheorie zugewandt, um Theoriedefizite im klinischen Bereich zu kompensieren, ohne deren Probleme zu sehen, aber dennoch mit einer guten Intuition für das, was ihren eigenen Konzeptbildungen nahesteht. Die tiefenpsychologische Grundorientierung steht aber selbst vor bedeutenden Theoriedefitziten und vor Integrationserfordernissen, will sie die fruchtbaren Potentiale nutzen, die dieser Ansatz bietet.

Ein weiterer Versuch, über eine umfassende *Referenztheorie* einen Integrationsrahmen für das Feld der Psychotherapie bereitzustellen, stammt von *Hans-Jürgen Walter* mit seinem Bezug auf die Gestalttheorie und die Gestaltpsychologie einschließlich ihrer feldtheoretischen Ausarbeitungen durch *Lewin. Wertheimer, Koffka, Köhler, Duncker* und nicht zuletzt *Wolfgang Metzger* haben in ihren Theorien und Konzeptbildungen unschätzbare Beiträge zum Fundus der Psychologie geleistet, die auch für klinische Zusammenhänge Explikationsmöglichkeiten bietet. So kann die solide metatheoretische Position des *„kritischen Realismus"* (*Bischof* 1966) mit seiner Unterscheidung in eine phänomenale und transphänomenale Welt es dem Kliniker ermöglichen, Phänomene aus Problembereichen eines Patienten, aber auch aus der aktualen therapeutischen Beziehung zu ordnen und zu bewerten. Vor allen Dingen bietet die Gestalttheorie in ihren theoretischen Ausarbeitungen für die verschiedenen Bereiche der klinischen Psychologie ein elaboriertes, begriffliches Instrumentarium in stimmiger Rückbindung an metatheoretische Positionen. Auf diese Weise sieht es *Walter* als möglich an, Theoriekonzepte und Praxisstrategien verschiedener psychotherapeutischer Methoden in einem gestalttheoretischen Rahmen zu explizieren (*Walter, Walter* 1979), also einen theoriegeleiteten Integrationsweg zu gehen, und ein solcher ist notwendig, da aus der gestaltpsychologischen Schule selbst – bis auf einige kleinere Arbeiten von *Metzger* oder von *Conrad* (1958) zur Schizophrenietheorie oder die immer noch lesenswerten Arbeiten *Kurt Goldsteins* – nur wenig an klinischem Wissen bereitgestellt werden kann. Deshalb bleiben die weiteren Ausarbeitungen dieses Versuches von *Walter* und seiner Gruppe abzuwarten, wobei sich einige interessante Entwicklungen zeigen, etwa in den Arbeiten *Tholeys* (1981) zur Traumtheorie.

Ein weiterer Ansatz sei genannt, weil er besonders für die psychologische Theorienbildung viele Vorteile bietet: die Orientierung am „epistemologischen Paradigma" (*Groeben, Scheele* 1977), für das folgende Kernannahmen kennzeichnend sind:
- ➜ die kognitive Reflexivität und Flexibilität des Menschen,
- ➜ die Symmetrie zwischen Forschungssubjekt und Forschungsobjekt,
- ➜ die Überschaubarkeit der Situation für das Forschungsobjekt,
- ➜ die prinzipielle Möglichkeit zur Umweltkontrolle durch das Individuum.

Das „epistemologische Paradigma" fragt „nach der aktiven Reflexivität des menschlichen Subjektes ..., indem es das Erkenntnisobjekt gemäß dem Bild des (hypothesengenerierenden/-prüfenden) Subjektes konstituiert und so über die (direkt-metatheoretische) Rationalitätskritik der Alltagstheorien und die Kritik des wissenschaftlichen Rationalitätsbegriffes ... die Interdependenz von Methode/Wissenschaftskonzeption und Gegenstand als konstitutive Implikation realisiert" (ibid. 25). Damit wird dem Patienten die gleiche prinzipielle Fähigkeit zur Entwicklung von Theorien zugestanden wie dem Forscher. Hier bietet sich die theoretische Fundierung interaktionaler Therapieansätze (und das ist die Mehrzahl der bestehenden Psychotherapieformen). *Angelika Kolbe* (1985) hat mit Bezug auf dieses Paradigma Kriterien für ein integratives Therapiekonzept entwickelt:
- ➜ das Menschenbild (Subjektmodell mit den Komponenten Reflexivität, Ganzheitlichkeit, Beziehungssymmetrie),
- ➜ die Problemorientierung,
- ➜ die Therapeut/Klientbeziehung, die die Person des Therapeuten, die des Klienten, die der Beziehung selbst einschließlich des methodischen Vorgehens umfaßt,
- ➜ die Veränderungsebene,
- ➜ die Zeitdimension,
- ➜ ein systemtheoretischer Hintergrund.

Mit diesen sechs, aus den Grundannahmen des „epistemologischen Paradigmas" abgeleiteten Kriterien liegt ein Konzept vor, das theoretisch begründet die Einseitigkeit der klassischen Therapieschulen überwindet. Es ist in der Lage, potentiell alle Wirkfaktoren von Therapie zu berücksichtigen, ohne methodische Bevorzugungen *a priori* vorzunehmen. Diese ergeben sich einzig problemorientiert aus dem Diskurs mit dem Klienten, wodurch die bisherigen subjektiv eklektizistischen, therapeutenorientierten Methodenkombinationen abgelöst werden können – so *Kolbe* (1985, 175) zusammenfassend.

Kolbe (1983) hat die gängigsten Therapieschulen: Gesprächspsychotherapie, Verhaltenstherapie, Psychoanalyse, Gestalttherapie und – interessanterweise – die unverdientermaßen wenig verbreitete „Personal Construct Theory" von *G.A. Kelly* mit ihren therapeutischen Entwicklungen (z.B. „fixed role playing", *Rillaer* 1982) überprüft und dabei herausgefunden, daß *Kellys* Ansatz das größte integrative Potential in sich vereinigte.

Die Arbeiten von *Walter, Kolbe* oder neuere, auf die Autopoiesetheorie (*Maturana* 1982; *Varela* 1982) zurückgreifende Modelle (*Portele* 1988, 1990 – kritisch dazu *Walter* 1988; *Fischer* 1993 sowie *Krohn* et al. 1990; *Schweizer* et al. 1992) und an der Tätigkeitstheorie orientierte Integrationsversuche – sie verdienen besondere Beachtung (*Kunz, Röhrborn* 1991) – zeigen, daß eine Hauptströmung der integrativen Orientierung in der Entwicklung von Integrationsmodellen über metatheoretische Ansätze besteht. Das entspricht auch dem Stand der wissenschaftstheoretischen Diskussion dieser Fragestellung (vgl. insbesondere *Herzog* 1982, 1983, 1991; *Westmeyer* 1973, 1976, 1977; *Hagehülsmann* 1984; *Kriz* 1985 und idem et al. 1990).

5.3.5 Transdisziplinäre Integration

Es wird also von einer „Wissensstruktur des psychotherapeutischen Handelns" ausgegangen (*van Quekelberghe* 1979, 224ff; *Herzog* 1982, 18 f) so, wie sie der Autor im Modell des „Tree of Science" exemplarisch als „**biopsychosoziales Modell**" (*Petzold* 1975h, 2001a) herausgearbeitet hat. Ein solches Modell scheint offenbar in der Lage zu sein, die Theorie-Praxis-Struktur der psychotherapeutischen Verfahren zu erfassen. Es diente als ordnende Folie für das Projekt zur vergleichenden Therapieforschung „Wege zum Menschen" (idem 1984a) und findet im Felde der Praxis, ja als Strukturierungsraster für schulenübergreifende Kooperation Akzeptanz (vgl. oben, S. 709ff, idem 1992q, 2000h, 2002b).

Die Herausstellung der Wissensstruktur psychotherapeutischen Handelns, wie sie von *Herzog* (1982), *van Quekelberghe* (1979), *Fürstenau* (1991) und anderen mit unterschiedlicher Elaboration vorgelegt worden ist – soweit wir sehen, zählt unser Modell zu den ältesten und komplexesten (vgl. *Kunz, Röhrborn* 1991) –, genügt aber nicht. Eine solche „formale Wissensstruktur des therapeutischen Feldes [muß] auf allen Ebenen *in extenso* inhaltlich gefüllt [werden]. Um handeln zu können, muß der Psychotherapeut Zugang zu einer Wissensstruktur haben, die keine gravierenden Lücken aufweist. Zweifellos sind die zur Zeit verfügbaren psychologischen Theorien nicht in der Lage, diesen Wissensansprüchen zu genügen. Die Erkenntnisse der wissenschaftlichen Psychologie sind noch immer zu mager, als daß sie der Komplexität des therapeutischen Handlungsfeldes gerecht werden könnten" (*Herzog* 1982). Es wird daher der Rückgriff auf „Ergänzungswissen, ergänzende Wissensquellen" erforderlich, die *Herzog* (loc. cit) wie folgt benennt: *Wissen aus Analogiestudien, kollektives Wissen, persönliches Wissen, analogisches Wissen.*

Einem ähnlichen Programm war der „Entwurf der Integrativen Therapie" gefolgt. Das vorliegende Werk macht dies deutlich. Es versucht nämlich entlang der „Lineatur des Tree of Science" die einzelnen Positionen zumindest soweit auszuarbeiten, daß Psychotherapeuten einen *„hinreichend prägnanten“* Zugang zu den therapierelevanten Wissensbereichen haben. Damit war die Chance zu *„transdisziplinären Entwicklungen“* durch *Konnektivierung* gegeben (*Petzold* 2001a, 2000h, 2002b), die durch Trennung evaluiert werden konnte (*Petzold, Hass* et al. 2000). Es wurde von den „ergänzenden Wissensquellen“ Gebrauch gemacht, um dem Integrationsanspruch und der „Komplexität des therapeutischen Handlungsfeldes gerecht werden zu können“ (loc. cit. supr.). Es wurde beständig Bezug auf positives Wissen genommen, das aufgrund von Ergebnissen experimenteller Forschung im Felde der klinischen Psychologie und der allgemeinen Psychologie gewonnen wurde. Reichlich Gebrauch gemacht wurde von „kollektivem Wissen“ aus den verschiedenen *„scientific and professional communities“* des psychotherapeutischen Feldes. Natürlich fließt auch persönliches Wissen aus den Selbsterfahrungprozessen der *„model builder“* in die Konzept- und Modellentwicklung ein – beim Autor Ausbildung und Erfahrungen in verschiedenen psychotherapeutischen Methoden (Psychoanalyse, Psychodrama, Verhaltenstherapie, Gestalttherapie, Körpertherapie, imaginative Verfahren, meditative Ansätze) und aus vielfältigen Sozialisationseinflüssen (*Zundel* 1987; *Petzold* 1985t; *Petzold, Petzold-Heinz* 1985). Dazu kommt für die „Integrative Therapie“ „analogisches Wissen“ aus dem Felde der Selbsthilfe, der Erwachsenenbildung, der Sozialarbeit, der Heilpädagogik und Agogik usw. (idem 1971d, i; 1972e, f; 1973c, f; *Petzold, Bubolz* 1976; *Petzold, Brown* 1977; *Petzold, Reinhold* 1983; *Petzold, Schobert* 1991). Wissen aus Analogiestudien der Gesundheitspsychologie, insbesondere Arbeiten zur „Salutogenese“ und zu „protektiven Faktoren“ (*Petzold* et al. 1991), aus der Sozialgerontologie und der „life span developmental psychology“ (*Petzold, Bubolz* 1979; *Petzold, Petzold* 1991), gaben höchst wichtige Anstöße.

Dabei wurde stets die auch von *Herzog* vorgeschlagene Verbindung einer *Integration „von oben“* in deduktiver Weise von der Metatheorie zur Praxis hin und der *Integration „von unten“* in induktiver Weise über die Auswertung der Praxis zur Metatheorie hin beschritten, denn es handelt sich um „zwei taktische Schritte einer einzigen Integrationsstrategie“ (*Herzog* 1982, 27).

Die „Schulen bzw. Orientierungen des Integrierens“ werden sich u. a. daran erkennen lassen, ob sie stärker „von oben“, von der Metatheorie, epistemologischen Positionen, Menschenmodellen und ethischen Setzungen her ihre Integrationsarbeit betreiben oder „von unten“ von einer Evaluation der Praxis mit mehr oder weniger starker Anbindung an vorhandene *Referenztheorien* (wie dies beispielhaft die Berner Forschergruppe mit ihren Anleihen bei schematheoretischen Vorstellungen von *Piaget* und *Neisser* unternimmt), weiterhin, ob sie die *Dialektik von Theorie und Praxis* zugrunde legen, wie dies z.B. die Ansätze von *Petzold* (dieses Buch, S. 493ff) und *Fürstenau* (1991) kennzeichnet.

Die explizit *integrativen Orientierungen* stehen im „neuen Paradigma“ der Integration noch in den Anfängen, wobei die Integrationsbewegung mit ihren verschiedenen Ausprägungen: *Pluralismus, Kombinatorik, Eklektizismus* und *Integration*, insgesamt schon stark und lebendig ist und sie vor allen Dingen der Wirklichkeit des klinischen Alltags bei den praktizierenden Psychotherapeuten und den hilfesuchenden Patienten entspricht (*Wachtel, McKinney* 1992).

Die verschiedenen „Schulen“ bzw. „Orientierungen“ integrativer Therapie und „Modelle des Integrierens“ werden in diesem Jahrzehnt zunehmend an Prägnanz gewinnen: durch die Zunahme relevanter Forschungsergebnisse und theoretischer Modellvergleiche und durch in metahermeneutischer Arbeit gewonnene Theoriesynopsen bzw. Theorie-Praxis-Forschungs-Synopsen.

Die Komplexität, Differenziertheit und Kohärenz derartiger Synopsen bzw. Synthesen und der aus ihnen gewonnenen Modelle, d.h. das Maß an *Integration* wird ihre Güte ausmachen *und ... die Qualität ihrer Vermittlung*, d.h. ihrer *Ausbildungsdidaktik (Andrews* et al. 1992). Die kognitive Synthese allein, optimale Kombination von Faktoren, die raffinierte Selektion potenter Techniken lösen das Vermittlungsproblem nicht. Der *Therapeut zählt – nicht die Interventionsmuster und -strategien*; obgleich dies kein Freibrief für theoretische und methodische Ignoranz werden darf, wollen Therapeuten sich nicht den Vorwurf gefallen lassen, sie seien „unprofessionelle Psychospieler" (*Grawe* 1992). Es zählt neben fundiertem theoretischem Wissen, Kenntnis des Forschungsstandes für den Therapeuten, die Schulung seiner Empathie, „seines klinischen Blicks", die Förderung seiner persönlichen Integration und seines Engagements für Menschen. Eine *integrative Selbsterfahrung*, die konsistent und nicht eklektisch ist, und eine differenzierte Didaktik der Psychotherapieausbildung, Kontrollanalyse und Supervision (*Petzold, Heinl* 1981; *Schreyögg* 1991, dieses Buch, S. 747; *Petzold* 1998a, 1993m) werden hier die wesentlichen Elemente sein – es finden sich bislang noch wenig Ansätze (vgl. *Petzold* 1983i, dieses Werk Bd I,2,583-638) in diesem Bereich, der indes die Stärke der traditionellen Schulen ausmacht. Die Durchsetzungsfähigkeit integrierter Modelle wird sich an diesem Punkt der Ausbildung und an der Lösung der damit verbundenen Fragen erweisen (*Caspar, Grawe* 1992, 18; *Strupp, Binder* 1991; *Andrews* et al. 1992; *Petzold, Frühmann* 1993; jetzt *Petzold, Steffan* 2000). Die bisherigen Ansätze, etwa im Bereich der klinischen Psychologie hierzulande (z.B. Bildungswerk des BDP), haben diese Fragen noch nicht gelöst, sondern stehen eher in der Gefahr eines unzureichenden Eklektizismus. Allerdings sind die Entwicklungen hier noch relativ neu, und man muß sehen, in welche Richtung sie gehen.

Integrationsmodelle – sofern man *Integration* ernst nimmt – werden die Psychotherapie nicht einfacher machen, sondern sicher schwieriger. Sie stellen mit ihren Metamodellen erhebliche theoretische und methodische Ansprüche an den Therapeuten. Integrationskonzepte sind nämlich nicht technizistisch zu handhaben. *Sie bleiben an die persönliche Integrationsleistung des Therapeuten/der Therapeutin gebunden.* Es ist zu hoffen, daß diese Erkenntnis nicht „pragmatisch" übergangen wird und in der „Kostenoptimierung" der Aus- bzw. Weiterbildungen versandet. Der allenthalben vorfindliche *„pragmatische Eklektizismus"* ist die Lösung nicht. Er entbehrt in der Regel Konsistenz und birgt die Gefahren der disparaten Botschaften und Strategien (ohne daß dies von den Pragmatikern in Rechnung gestellt wird). Das Faktum, daß zahlreiche Psychotherapeuten zwei und mehr Ausbildungen haben, ist nicht nur unter „wettbewerblichen" Aspekten zu sehen; es ist auch Ausdruck einer Sensibilität für das Ungenügen, die Begrenzung der einzelnen Ansätze. Nur – die Zweitausbildung müßte mit dem ersten Verfahren *integriert* werden, wenn es zu einem „akkumulativen Nutzeffekt" kommen soll, und dafür werden bislang kaum Hilfen gegeben. Die Praxis in der ärztlichen Weiterbildung in der BRD, die *„Zweitverfahren"* auf dem Hintergrund des *„Erstverfahrens"* (Psychoanalyse oder Verhaltenstherapie) bzw. im Rahmen einer relativ unspezifischen „tiefenpsychologischen Theorie" zu interpretieren und zu applizieren, löst die Probleme nicht befriedigend. Sie verschleiert z.B. anthropologische und persönlichkeitstheoretische Divergenzen, Verschiedenheiten in der Krankheitslehre usw. Sie kupiert das innovative Potential der Zweitverfahren und immunisiert das Erstverfahren gegen Kritik und die Möglichkeit externaler Revision. Das ist die äußerst bedenkliche Konsequenz schulenprotektionistischer Machtpolitik von Verbandsfunktionären, die bis in die Ausbildungsordnungen hineinwirkt, die arbiträr ohne Rezeption der Psychotherapie- oder Ausbildungsforschung abgefaßt werden.

Integrierende Modelle müssen Ängste mobilisieren, denn sie stellen den „alleinseligmachenden" Anspruch der großen Schulen in Frage (worin auf Dauer deren Rettung und ihr Überleben läge oder zumindest der Gefahr gesteuert würde, daß sie in Dogmen erstarren). Sie werden deshalb befeindet oder abgewertet. „Integrieren – das tun wir doch alle!" Forschung einerseits und *„model building"* in der Theorie andererseits zeigen aber: so einfach geht es nicht! – Auch integrierte Modelle werden in Gefahr geraten, in Lehrgebäuden zu erstarren, zu „Leergebäuden" zu werden, wenn sie das Problem der *„continuous integration"* nicht lösen, den *„heraklitischen Weg"* nicht meistern, der ja keineswegs Relativismus, Standortlosigkeit bedeutet. Therapeutische Modelle und Schulen haben *Identität*, und das ist gut so. Sie müssen sich aber auch im Wandel der Zeit und mit dem Fortschritt der Erkenntnis verändern, und das bedroht Identität, mobilisiert Abwehr. Diese Dynamik zu meistern, darin besteht die Fahrt zwischen *Skylla* und *Charybdis*. Integrierte Modelle müssen deshalb über eine gute Theorie und Praxis des Integrierens bzw. ein praxisrelevantes Metamodell der Integration verfügen (*Petzold* 1978c, 1991e, dieses Buch, S. 115ff). Darin wird ihre Stärke liegen müssen.

Ob die verschiedenen Ansätze zu integrativen Modellen, ob die verschiedenen Formen „Integrierender Therapie" ihre Ansprüche einlösen können (*Lamb* 1992; *Messer* 1992), wird die Zeit erweisen. Was sie auf jeden Fall leisten, ist eine breitere Sicht der menschlichen Wirklichkeit (*Prochaska, DiClemente* 1992), und das heißt immer auch, eine bessere Möglichkeit zu gewährleisten, daß Menschen in Not die Hilfe zuteil wird, die sie brauchen, ohne in das Prokrustesbett dogmatischer Setzungen gezwungen zu werden.

6. Abschließende Bemerkungen zur „therapeutischen Identität" und zu einer „pluralen therapeutischen Kultur"

Zum Abschluß dieses Teilbandes sei auf das *„Plädoyer für eine ko-respondierende, plurale therapeutische Kultur"* des Eingangskapitels (S. 383ff) zurückgekommen, und es sollen auf dem Hintergrund der voranstehenden Ausführungen einige Überlegungen zur **„therapeutischen Identität"** angestellt werden, denn um „Identität" geht es in Fragen der Methodendifferenzierung und Methodenintegration.

Sieht man Pluralismus als Erkenntnisprinzip und als Ausdruck humaner Lebensformen (*Spinner* 1974; *Welsch* 1987) auf der Grundlage einer *pluralen Vernunft*, dann wird es auch in der Psychotherapie darum gehen, Pluralität zu gewährleisten, denn der Gegenstand unserer (und jeder) Wissenschaft entfaltet sich erst durch die Vielfalt der Perspektiven (*Petzold* 1990o; *Berger, Luckmann* 1970, 11). Deshalb wird die Forderung: „Weg vom Methodenmonismus in der Psychotherapie!" (*Caspar, Grawe* 1989) durchaus bedeutsam. Dies darf weder als Forderung nach dem Abschaffen der Therapieschulen noch nach einer „Allroundtherapie" oder einer „Supertheorie“ verstanden werden und auch nicht so, daß der Anspruch aufkommt, jeder Psychotherapeut müsse als „Supertherapeut“ in allen Feldern und Fragestellungen beschlagen sein (vgl. die Diskussion *Caspar, Petzold* et al. bei *Zillig* 1992). Psychotherapie ist eine so komplexe Disziplin, daß interdisziplinäres Teamwork im Praxisfeld und kooperative Projekte in der Theorienbildung erforderlich werden, um die anstehenden Probleme mittel- und langfristig zu bearbeiten und die erforderliche „permanente Integrationsarbeit“ zu leisten, denn Entwicklungspsychologie, Wahrnehmungs- und Sozialpsychologie und die Sozialwissenschaften generieren beständig neue, psychotherapierelevante Forschungsergebnisse und Konzepte, die für die klinische Praxis in einer Art und Weise ausgewertet werden müssen, daß der Praktiker im Feld von diesen Erkenntnissen profitieren kann. Neben der Rezeptions- und Adaptierungsarbeit wird also noch ein didaktisches Problem anzugehen sein, das der praxisrelevanten Vermittlung.

Schulenmonismus, der sich abkapselt in individualisierende Segregation, kann solche komplexen Aufgaben nicht lösen. Er führt insgesamt in die Irre: „Individualismus und Falschheit sind ein und dasselbe“, wie *Charles S. Peirce* (1839-1914) im Hinblick auf die grundsätzliche Verbindung von Erkenntnis und Intersubjektivität formuliert. Nur wenn man an diesem Grundprinzip festhält, können die unterschiedlichen, schulenspezifischen *Kulturen* (*Peters, Waterman* 1983) zu einer „pluralen therapeutischen Kultur“ beitragen, in der jede Richtung als „*scientific community*“ (*Kuhn*) und als „*professional community*“ (*Petzold)* ihr „*proprium*“, ihren „*Kulturkern*“ behält, aber gerade damit zum übergeordneten Milieu der Psychotherapie als Ganzer beiträgt. „Konkurrierende Kulturen“ (*Gregory* 1983) hätten dann „die Möglichkeit, Differenzen ko-respondierend auszutragen, Gemeinsamkeiten zu teilen und von fruchtbaren Unterschiedlichkeiten zu profitieren“ (*Petzold* 1991k).

Auf dem Hintergrund meiner Identitätstheorie (idem 1984i, 1993d; *Kames* 1992; jetzt *Petzold* 2001p) stellt sich mir die gegenwärtige Situation der Psychotherapie wie folgt dar: Obwohl wir den Anderen, die Anderen brauchen, um das Eigene zu erfahren, Identität sich nur „in Relation zu“ definiert (vgl. S. 432f, 688f), eine „Distanzierung des unlösbar in seinem Erleben lebenden Subjekts von seinen Erlebnisinhalten“ (*Luckmann* 1971, 52) nicht möglich ist – und das gleiche gilt für Gemeinschaften –, tun sich therapeutische „*scientific communities*“ schwer miteinander.

Die „splendid isolation“ der Psychoanalyse – sie war hier wohl paradigmatisch für viele Schulen der Psychotherapie –, ihre kollektive Fortsetzung der *monomachia Freuds*, Ausfluß seiner jüdischen und religiösen Sozialisation (z.B. durch *Hammerschlags* Thora-Unterricht, die Meßbesuche mit Kinderfrau *Nannie* und die Philippsonsche Bibelausgabe, vgl. *Bakan* 1964; *Simenauer* 1989; *Roberts* 1973), die – betrachtet man die Dokumente seiner Selbstanalyse (*Anzieu* 1972/1990) – von ihm unaufgearbeitet blieb (ibid. 512f; 241f; *Petzold* 1991h), zeigt in bedrückender Weise, wie schwer das Identitätsthema als Thema fremdbestimmter Ausgrenzung, Segregation, selbstgewählter, identitätssichernder Absonderung für *Sigismund Schlomo Freud* wog; auf dem Hintergrund seiner *familiären Geschichte* (z.B. die Demütigung seines Vaters Jacob in Freiberg), seiner *persönlichen Biographie* (z.B. die Armut in den Wiener Kinderjahren, Klassenbester im Gymnasium, Diskriminierung in der Studentenzeit,vgl. *Gay* 1989; *Schur* 1982) und der *kollektiven Geschichte (Keller* 1973) der europäischen Juden *(Freud* ist zeitlebens humanitär engagiert und seit 1895 bis zu seinem Tode Mitglied der jüdischen Vereinigung B'nai B'rith, vgl. *Jones* 1953; *Sulloway* 1979; *Clark* 1980; *Gedo, Pollock* 1976). *Freud*, dessen Ziel es seit 1897 war, eine „allgemeine Psychologie zu begründen“, blieb auf sein Gedankengebäude zentriert, ohne sich mit der bestehenden Psychologie (*Wundt* 1874, 1896; *James* 1890; *Binet* 1888) auseinanderzusetzen. Das von ihm initiierte „Komitee“ sollte als Wächterin der „reinen Lehre“ fungieren, und die „Internationale Psychoanalytische Vereinigung“ ist ihm in dieser Aufgabe gefolgt (*Castel* 1973; *Fara, Cundo* 1981). So hat nie in breiteren Kreisen eine fundierte Auseinandersetzung mit anderen Modellen, z.B. entwicklungspsychologischen Positionen – *Piagets* Werk findet erst neuerlich einige Beachtung – oder anderen Konzepten der Persönlichkeitspsychologie, etwa *Meads* oder *Kellys*, stattgefunden; und innerhalb des eigenen Lagers waren die Auseinandersetzungen zumeist abwertend und destruktiv, so daß z.B. die Inspirationen *Jungs*, *Ferenczis*,

Ranks, *Adlers* oder des politischen und körperbezogenen *Reichs* für das Ganze der psychoanalytischen Bewegung und ihre Praxis nicht zum Tragen kommen konnten, denn sie wurden exkommuniziert. Die Politik der fehlenden Dialogbereitschaft und Ausgrenzung hält – zumindest in Deutschland – immer noch an, und das bei einem Verfahren, das trotz seiner großartigen Leistungen auch eine Vielzahl grundsätzlicher Fehlannahmen hervorgebracht hat, grundlegender zum Teil als die dissidenten Auffassungen, die Abweichlern wie *E. Berne, F. Perls* oder *A. Lowen* von Psychoanalytikern vorgeworfen werden. So daß *H. Thomä* (1992, 134) feststellt: „Für jeden wissenschaftlich denkenden Analytiker muß es beunruhigend sein, daß die Ideen und Theorien *Freuds*, *Ferenczis*, *Eisslers*, *Kleins*, *Kohuts*, *Lacans*, *Mahlers*, *Winnicotts*, um nur einige der großen Namen zu nennen, in sich widersprüchsvoll, untereinander inkompatibel oder mit Beobachtungen und Theorien anderer Disziplinen unverträglich sind."

M. Graf, der Vater des „kleinen Hans", erinnert die frühe Wiener Zeit so: „*Freud* als Oberhaupt der Kirche exkommunizierte *Adler*, er stieß ihn aus der offiziellen Kirche aus. Im Zeitraum weniger Jahre erlebte ich die ganze Kirchengeschichte, von den ersten Predigten vor einer Apostelschar bis hin zum Streit zwischen *Arius* und *Athanasius*" (*Graf* 1992, 473).

Dieser Stil dogmatischen Zelotentums und ekklesialer Glaubenskämpfe – die Deutschen, d.h. das Berliner Institut (*Doman* 1994), waren hier „besonders" effektiv – hat offenbar das Feld der Psychotherapie insgesamt infiziert, das konkurrent statt korrespondierend ist.

Sieht man das Gerangel der Therapieschulen im Rahmen der derzeit europaweit anlaufenden Prozesse der Legislatur um staatliche Anerkennung und damit Kassenzulassung, und sieht man dabei die Rolle der berufspolitischen Funktionäre, ihre Vorteilsnahme, ihre Ausgrenzungsstrategien, ihren theoretischen Hegemonieanspruch, so setzt sich darin die autoritäre, diskursverhindernde Ausgrenzungspolitik *Freuds* (*Cremerius* 1987; *Sandner* 1989, 335) nahtlos fort, in der er seinem eigenen kritisch-emanzipatorischen Anspruch untreu wurde. Werden dann noch – wie in der BRD – zweckorientierte Allianzen zwischen bestimmten Gruppierungen von Verhaltenstherapeuten und von Psychoanalytikern zur Sicherung gemeinsamer Machtpositionen geschlossen, stehen die Ausgegrenzten in Gefahr, in einer „Pars-pro-toto-Reaktion" wiederum die etablierten Richtungen abzuwerten. Das Traurige daran ist, daß man sich damit der Chance begibt, zu einer konstruktiv, supportiv, kokreativ und synergistisch wirkenden „*professional community*" der Psychotherapeuten zu werden (ob dies in Österreich gelungen ist, wird die Zeit weisen, vgl. *Schütz* 1990), mit fruchtbar interagierenden und ko-respondierenden und d e s h a l b identitätssicheren Subkommunitäten, den Therapieschulen.

Ich habe den Begriff der „*professional community*" wie folgt bestimmt: *als eine »Makro- oder Mesogruppierung von Menschen, die einerseits im gesellschaftlichen Kontext als Ausübende einer bestimmten Profession mit einer gemeinsamen Interessenlage und -vertretung identifiziert werden* [*z.B. die Ärzte*] *und die sich andererseits mit ihrer Profession identifizieren, berufsständische Normen, Regeln und Organisationsformen herausbilden und ein „professionelles Bewußtsein" entwickeln [z.B. „wir als Psychologen"]. Das Maß der „professionellen Identität" des einzelnen wie der Gesamtgruppierung hängt von der Prägnanz der Gruppenbildung (Petzold* 1990o, 29)*, also dem Grad ihrer Organisiertheit, Kohärenz, Interessenverfolgung ab, weiterhin von den verbindenden Zielen, Werten und Konzepten sowie der gesellschaftlichen, durch Wissen, Kapital, Einfluß, Tradition gesicherten* ***Macht****, d.h. von ihrer Präsenz als „commercial community" im Markt« (Petzold* 1991g, 1993h).

Im Hinblick auf die große Bedeutung, die theoretische Konzepte für die Psychotherapie haben, ist für diese Profession charakteristisch, daß ihre Mitglieder einer spezifischen „*scientific community*" [„wir als Analytiker"] zugehören, und von diesen *communities* gibt es bekanntlich verschiedene mit unterschiedlichen Ausrichtungen und Interessen. Daraus ergeben sich erhebliche Probleme. Hinzu kommt, daß die externalen *Identifizierungen* der Psychotherapeuten aus dem gesellschaftlichen Raum eher schwach sind – es ist eine „junge" Profession, der ohnehin das Odium des Sonderbaren anhaftet (sie hat mit „Verrückten" und mit „Psyche" zu tun, partizipiert damit an der Stigmatisierung ihrer Patienten, *vgl. Goffman* 1967; *Brusten, Hohmeier* 1975; *Belardi* 1991).

Die Identitätssicherheit vieler Psychotherapeuten ist daher oft gering. Das führt dazu, daß die *Identifikationen* mit der Profession schwach bleiben. Begünstigt wird dies dadurch, daß Psychotherapeuten einen „Erstberuf", z.B. als Arzt oder Psychologe, haben, also einer „*professional community*" bereits zugehören, die – so jedenfalls bei den Ärzten – recht prägnant und mächtig ist. Die Folge ist, daß eine Reihe potentieller Konfliktherde vorhanden sind, denn es geht ja um Macht und Geld: der Konflikt zwischen Ärzten und Psychologen bzw. ärztlichen und nicht-ärztlichen Psychotherapeuten oder z.B. der Konflikt zwischen Analytikern und humanistischen Psychologen. Da es zu einer Vermischung von *„scientific community“* (der Psychoanalytiker, Verhaltenstherapeuten, Gesprächstherapeuten usw.) und *„professional community“* (der Ärzte, Psychologen) gekommen ist, ohne daß dies gesehen wird oder werden will, und damit die notwendigen und schwierigen Synchronisationen beider *„communities“* unterbleiben, werden „wissenschaftliche“ Argumente verwandt (empirische Effizienznachweise, theoretische Elaboration), um „professionelle“ Interessen zu sichern. Die berufs- und standespolitisch tätigen Psychoanalytiker oder Verhaltenstherapeuten stellen dabei in der Regel ihre *Identität als Psychotherapeuten* gegenüber ihrer Identität als Ärzte oder Psychologen zurück und ihre professionellen Interessen über ihre wissenschaftliche Seriosität (denn als Wissenschaftler sollten sie mit den anderen Richtungen im Diskurs bleiben). Die beiden großen Professionen Ärzte und Psychologen – hinter denen übrigens wiederum auch *„scientific communities“*, nämlich die der Mediziner und Psychologen, stehen – opfern immer wieder ihre wissenschaftliche Integrität gegenüber ihren wirtschaftlichen Interessen, indem sie z. B. Mitglieder ihrer *„professional community“*, die einer der kleineren bzw. schwächeren *„scientific communities“* angehören, z.B. Gestalt- oder Gesprächstherapie, Psychodrama etc., nicht vertreten und sie damit zwingen (vgl. Abb. 6, S. 773), sich einer der „anerkannten“ und „seriösen“ Richtungen zuzuwenden.

Die derzeitige (1989 – 1991) berufspolitische Situation in der BRD im Bezug auf die gesetzliche Regelung der *Psychotherapie* läßt einen offenen Ausgrenzungskampf ⟷ der Ärzte und Psychologen gegen alle übrigen psychosozialen Berufe (Diplompädagogen, Sozialarbeiter etc.) erkennen. Dabei wird gleichzeitig ein überwiegend verdeckter Ausgrenzungskampf ←--→ zwischen Medizinern und Psychologen geführt. Beide Professionen sind sich indes mehr oder weniger einig in ihren Ausgrenzungsbestrebungen gegenüber „wissenschaftlich“ nicht ausreichend „seriösen“ phänomenologisch-hermeneutischen bzw. humanistisch-interaktionalen Verfahren (Psychodrama = PD, wissenschaftliche Gesprächstherapie = WG und Gestalttherapie = GT). Diese kleineren Gruppen haben untereinander kooperative Beziehungen ——. Sie sitzen in einem Boot. Auch die Ärzte und Psychologen dieser Gruppierungen sind kooperativ verbunden. Mit direktem Ausgrenzungskampf werden die „humanistisch-interaktionalen“ Verfahren von den berufspolitischen Funktionären der Psychoanalyse und der Verhaltenstherapie angegangen ⟷. Hierzu haben diese ansonsten so unterschiedlichen, ja kontroversen Verfahren de facto ein Stillhalte- oder gar Kooperationsabkommen getroffen ------. Sie haben die gleiche Interessenlage. Auch die beiden Professionen, die diese Verfahren praktizieren, halten still. Die „humanistisch-interaktionalen Verfahren“ ihrerseits zeigen unklare Beziehungen oder Ausgrenzungstendenzen ········ gegenüber den aus ihrer Sicht „nicht seriösen Verfahren“ wie z.B. Bioenergetik = BE, Primärtherapie = PR, Neurolinguistisches Programmieren = NLP. Diese Außenseiterverfahren stehen unverbunden und ohne Support oder Kooperation und Diskurs nebeneinander. Die Beziehung zwischen der Psychotherapie als *„scientific* community“ und als *„professional community“* ist wenig prägnant ···· und die Identität der Psychotherapie insgesamt folglich schwach. Die Einbettung von Familientherapie (FM) und Beratung (BR) wird in dem Bereich der Psychotherapien als nicht prägnant ··· angesehen.

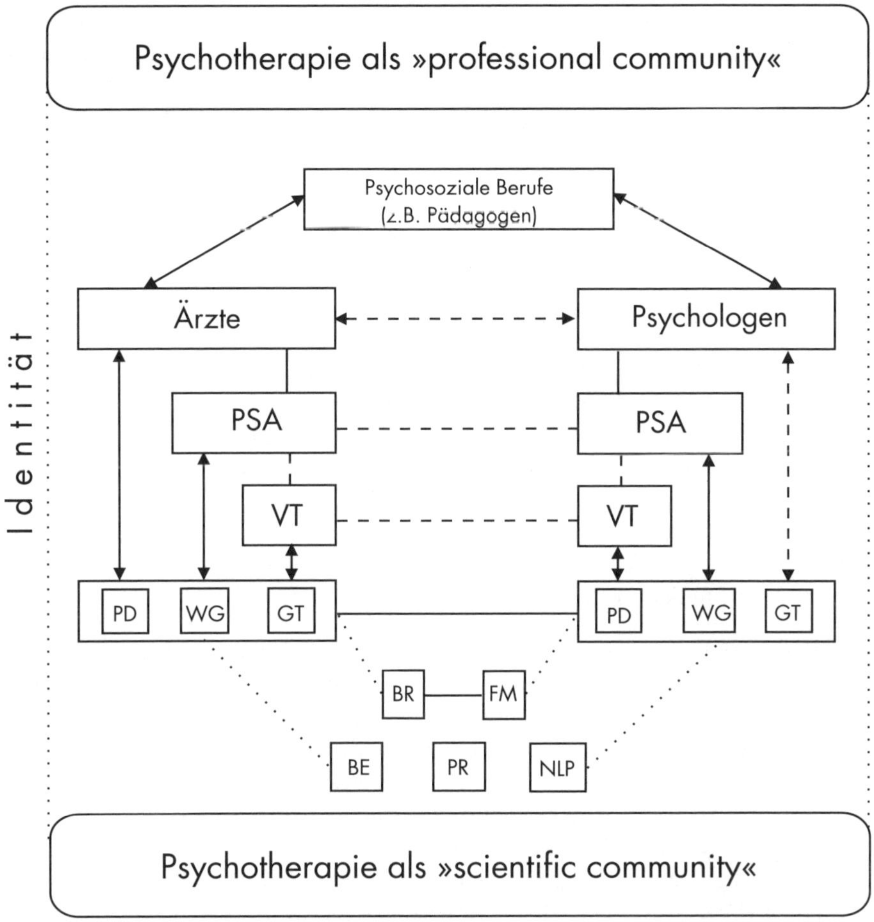

Abb. 6: Konfliktherde und Ausgrenzungsbestrebungen im Felde der Psychotherapie (in der BRD 1980-1991) zwischen den „professional communities" und „scientific communities"

Legende:

- ←——→ offener bzw. direkter Ausgrenzungskampf
- ←- - - -→ verdeckter bzw. indirekter Ausgrenzungskampf
- ——— kooperative, diskursive Beziehungen
- - - - - - - Stillhalteabkommen
- ·········· Beziehung mit geringer Prägnanz

Auf der Strecke bleiben hier die *Psychotherapie als eigenständige Profession* mit einer starken und integren *„professional community"* und die *Psychotherapie als wissenschaftliche Disziplin* mit einer vielfältigen, nicht homogenisierten und deshalb lebendigen *„scientific community"* (mit ihren *sub-communities*), deren Chance des Erkenntnisfortschritts und der methodischen Entwicklung (was unmittelbar der praktischen Ausübung der Profession und damit den Patienten zugute käme) in der *Pluralität* läge. Mit jeweils unterschiedlichen Argumentationsfiguren haben *Kant, Peirce, Mead, Ricoeur, Adorno, Habermas* u.a. in Erkenntnis der Vielfältigkeit des menschlichen Wesens (Denkens, Fühlens, Handelns, Kommunizierens) für eine Pluralität in der Wissenschaft gute Gründe angeführt. Für eine „angewandte Humanwissenschaft" wie die Psychotherapie wiegen sie umso schwerer, weil die Vielfalt der Menschen, mit denen sie umgehen muß, auch eine Vielfältigkeit verlangt (*Petzold* 1988u): *„different strokes for different folks!"*

Für die Psychotherapie können die derzeitigen Tendenzen zur Limitierung der psychotherapeutischen Methoden unter fragwürdigen Effizienzkriterien oder Theorieansprüchen – hier existieren in der Verhaltenstherapie keine Brüchigkeiten des konzeptuellen Rahmens (*Goldfried* et al. 1990) und in der Psychoanalyse plötzlich keine „Krise der Theorie" (*Thomä, Kächele*) mehr – tödlich sein, wenn sie sich durchsetzen sollten. Die Psychotherapeuten könnten in Ermangelung einer eigenen starken *„professional community"* in die Botmäßigkeit ihrer Ausgangsprofessionen kommen, in denen sie – zumindest bei den Ärzten – nur eine marginale Gruppe ohne große Bedeutung darstellen. Sie würden damit auf Dauer in den medizinalisierten Diskurs und seine Dispositive der *Macht* (*Foucault* 1973, 1976) eingepaßt, in die verdinglichende, kannibalische Ordnung (*Attali* 1981), die all dem, was Psychotherapie – ganz gleich welcher Schule – an emanzipatorisch-kritischen Impulsen beinhaltet, entgegensteht, ... und unsere Patienten brauchen Vielfalt und Freiheitsimpulse, denn sie sind durch Einengung, Rigidität, Zwang, Verdinglichung krank geworden.

Der wissenschaftliche Fortschritt ging gerade in der Psychotherapie häufig von den Außenseitern, vom „Dissidenten" (*Cremerius* 1982) aus, von *transformativ* ausgerichteten „kleinen" Verfahren (die großen stabilisieren Machtpositionen und verschleißen darin ihre Kreativität oder fahren sich häufig in *Dogmatiken* fest). Durch die Festschreibung auf „zwei Grundorientierungen" (PSA und VT) werden klinische und wissenschaftliche Entwicklungen ernstlich behindert, zumal man – ist die Anerkennung erst erfolgt – verdrängen könnte, wie sehr man noch am Anfang steht und wie brüchig, partikulär und in weiten Bereichen inkonsistent die Theorien (auch und gerade die der großen Schulen) sind, so daß ein vielfältiger Diskurs dringend erforderlich wäre, anstatt eine Hegemonie von zwei „Konfessionen", die damit de facto alle anderen Ansätze auf die Position unbedeutender oder bedenklicher „Sekten" fixieren (und so die eigenen Privilegien sichern). Auch die ethischen Bedenken von *Grawe* (1992, 24), „Patienten mit Verfahren von zweifelhafter oder bisher nicht nachgewiesener Wirksamkeit zu behandeln", sind ohne Spezifizierungen problematisch. Wie sollten denn dann neue Verfahren entwickelt und erprobt werden? Der *status quo* oder die Dominanz *eines* „klinischen Paradigmas" wären die Folge.

Die Psychotherapie als „Wissenschaft für den Menschen", bei der die Verschränkung von Theorie und Praxis unverzichtbar ist, verlöre weiterhin die Möglichkeit, ihre faktisch vorhandene *„professional community"* (nebst ihren Werten, Normen, Interessen, Problemen) mit ihrer ebenfalls faktisch vorhandenen *„scientific community"* zu synchronisieren. Sie begäbe sich damit der Chance, die Qualität einer kongruenten, unentfremdeten Profession zu gewinnen, die nicht vom monetarisierten Diktat einer versteckten *„commercial community"* korrumpiert ist. Sie braucht diese Qualität, wenn sie den Anspruch hat, seelische Erkrankungen – die Auswirkung „multipler Entfremdung" – zu heilen (*Petzold, Schuch* 1991). Und das geht nicht, solange in der eigenen Profession xenophobische Haltungen bestimmend sind (*Duala-M'Bedy* 1977): „Die Anderen, das sind die Fremden!"

Identität darf unter Psychotherapeuten nicht mehr über Ab- und Ausgrenzung konstituiert werden. Sie entsteht, wie *Luhmann* herausgearbeitet hat, einerseits durch Mitgliedsrollen („Nehmen wir *die* bei uns auf?“ – „Wollen wir zu *denen* gehören?“ – „Sind *wir* bei denen Mitglied oder können es werden?“); andererseits entsteht *Identität,* wie ich gezeigt habe (*Petzold* 1984i, dieses Buch, S. 430ff), durch das Zusammenwirken von Selbstattributionen und Fremdattributionen („*Ich* bin Gestalttherapeut/in“ oder: „*Ich* bin *Integrativer Bewegungstherapeut*!“ oder: „*Der* ist doch kein richtiger Gestalttherapeut mehr!“ etc.). Es gilt, diese Zusammenhänge zu berücksichtigen, wenn man über die Identitätsfrage bei Psychotherapeuten nachdenkt. Was nämlich jemand ist – das zeigen sowohl *Luhmann*s Mitgliedsrollen als auch mein Identitätskonzept –, wird nicht nur von ihm selbst bestimmt, sondern *entsteht* im Geflecht der Relationen zwischen Positionen, Menschen, Gruppen, Institutionen, die ko-respondierend zusammenfinden oder konfrontierend aufeinandertreffen, die aneinander vorbeigehen und keine Berührungspunkte mehr finden oder die sich begegnen, zusammenfinden *trotz* (und manchmal auch wegen) bestehender Divergenzen.

Vielleicht muß gerade deshalb auch jeder Therapeut, jede Therapeutin der Frage nach *seiner/ihrer* Identität besondere Aufmerksamkeit schenken. Dies muß aber in einer Weise geschehen, daß die Betrachtung „nach innen hin“ nicht die Offenheit für das „Außen“ verdeckt. *Niklas Luhmann* (1968) bezeichnet den Gewinn von Identität als die Stabilisierung einer „Innen-Außen-Differenz“, als Abgrenzungs-Phänomen also, Abgrenzung aber in einer Weise, bei der – wie ich immer wieder herausgearbeitet habe – gesehen wird: Grenze ist *zugleich* Abgrenzung und Berührungsfläche, ist Besonderheit und Verbundenheit i n e i n e m (*Petzold* 1986e, 1991b). Identitätsarbeit – in Erziehung, Psychotherapie, im Alltagsleben – ist „Handel um Grenzen“ (idem 1970c).

Die Frage nach der Eigenidentität als Therapeut/Therapeutin *und* Mensch sowie nach der Identität als „scientific community“ und als „professioneller Gruppe“ wird sich nicht durch „kontroverstheologische“ Debatten oder konkurrente Macht- und Revierkämpfe beantworten lassen, sondern erfordert ein *sorgsames Ko-respondieren* miteinander über eine gute Zeitstrecke hin, in der *Dauer.*

In solchen Ko-respondenzprozessen (idem 1978c, 1991e) wird deutlich: therapeutische Identität ist nicht *ein*dimensional. Sie konstituiert sich mit wechselnden Gewichtungen im Spannungsfeld von *„scientific and professional community“*: 1. durch ein „Wir-Gefühl“ (man kennt Menschen, eine Gruppierung persönlich, fühlt sich ihnen zugehörig, wird von ihnen als Kollege, Freund, Peer erlebt); 2. durch Identifikation mit den Leitfiguren (z.B. Schulengründern, herausragenden Theoretikern oder Klinikern, aber auch berufspolitischen Machern) oder 3. mit Theoriekonzepten und Werten; 4. ein verbindendes Moment ist die gemeinsame Praxis („Wir kennen uns nicht und arbeiten doch in gleicher Weise“); 5. der leibliche Habitus („Auf dem Bahnhof sah ich ihn und wußte, der fährt auch zu der Gestalttagung“); 6. ein gemeinsames Territorium („Diese Ausbildung findet *bei uns* am Beversee *an unserem* Institut statt“); 7. gemeinsame Interessen („Wir wollen die Kassenzulassung“); 8. durch Fremdattribution („Das sind die Psychotherapeuten!“).

Diese identitätsstiftenden Momente können in mein Modell der Identitätssäulen (I. Leiblichkeit, II. soziales Netzwerk, III. Arbeit und Leistung, IV. materielle Sicherheit, V. Werte, vgl.

idem 1984i, 1990m; *Kames* 1992) eingeordnet werden.* Die Identitätsbereiche von Therapeuten müssen auf dem Hintergrund eines Kontinuums gesehen werden. Es gibt gemeinsame Geschichte *und* Zukunftsperspektiven in diesen Dimensionen, und sie können für jeden Therapeuten auch situativ zum Tragen kommen („Ich arbeite als Gestalttherapeut in einer psychoanalytisch ausgerichteten Klinik", ... „in einer therapeutischen Gemeinschaft mit FPI-Leuten als Kollegen" etc.). Therapeutische Identität ist – wie jede andere – plastisch und steht in beständigen, durch Außen- und Binnenwirkungen bedingten Veränderungen. Tritt man mit Kollegen über diesen Wandel selbst wieder in Ko-respondenzprozesse, wächst Identität, die tragfähig ist.

In diesem Sinne ist man als Vertreter einer „Integrativen Therapie" als „Metaverfahren" bei Integrationsversuchen nicht identitätslos. Wenn man auf der Metaebene und in der Theorie einen Boden hat, auf dem man steht, kann man ihn als den seinen bezeichnen, als seine „*Heimat*" (und man wird auch auf dieser Position gesehen). Beim näheren Hinschauen wird dann deutlich, daß man auf einem „**Plateau**" mit verschiedenen Regionen steht. Man steht nicht alleine. Man hat Nachbarn mit anderen *Heimatländern*: An die Gestalttherapie von *Perls* – Verfahren der Einzel- *und* Gruppentherapie – grenzt *Freuds* Psychoanalyse mit dem individuumszentrierten Paradigma. Zur anderen Seite liegt die Region *Morenos* mit seinem sozialwissenschaftlichen (auf den Menschen als Sozialwesen gerichteten) Paradigma. Nicht soweit entfernt sind auch die Regionen der kognitiven Verhaltenstherapeuten (sie sind z.B. der „*social learning theory*" von *Bandura* u. a. verpflichtet). Das lädt dann ein, sich dem Dialog mit den anderen psychotherapeutischen Schulen vermehrt zu öffnen, und das stellt eine Herausforderung für Integrationsaufgaben dar, denn nur so kann kulturelle Vielfalt fruchtbar werden (*Ruhloff* 1990) und eine „*plurale, ko-respondierende therapeutische Kultur*" entstehen, in der verschiedene Strömungen in einer „*scientific community*", die der **Psychotherapie**, und einer „*professional community*", die der **Psychotherapeuten**, kooperieren und in der sich diese beiden „*communities*" mit ihren unterschiedlichen Strebungen synchronisieren oder zumindest koordinieren. Von einer solchen Kooperation und Abstimmung würden alle Nutzen haben: die Therapieschulen, die Therapeuten und vor allen Dingen die Patienten – sicher auch die Kostenträger.

Vereinnahmung oder Zersplitterung drohen nicht, solange ko-respondierende und kooperative Formen gefunden werden und solange man sich bewußt bleibt, daß eine theoretische und praxeologische Identität über Vereinsformen und Berufsverbände (d.h. letztlich natürlich über eine standespolitische Identität) hinausgeht. Sogar in professioneller Hinsicht muß unsere Identität als Psychotherapeuten immer wieder überschritten werden, denn wir haben mit anderen psychosozialen und medizinischen Professionen eine übergeordnete Identität als „*helfende Berufe* im Dienste von Menschen", die Hilfe brauchen, und hierin liegt das wichtigste verbindende – und das heißt immer auch *identitätsstiftende* – Moment für unser Leben und Tun.

---

* Punkt 5 und 4 zu Säule I „Leiblichkeit", Punkt 1, 2 und 3 zu Säule V „Werte", Punkt 6 zu Säule III „Arbeit und Leistung". Punkt 1, 4, 5, 8 zu Säule II „soziales Netzwerk", Punkt 7 zu Säule IV „materielle Sicherheit."

Hilarion G. Petzold

Integrative Therapie

Modelle, Theorien und Methoden für eine schulenübergreifende Psychotherapie

3. Klinische Praxeologie

(1993a/2003a)

– humanitas sanat –

Dieser Band II, 3: „Klinische Praxeologie"
ist meinen Lehrern in der
Psychotherapie zugeeignet

Vladimir N. Iljine, Jacob L. Moreno,
Friedrich S. Perls, Ola Raknes

„Eine tragfähige Beziehung und empathisches Verständnis für erlebtes Leid, konkrete Hilfe in Problemlagen, Einsicht in die gesellschaftlichen Bedingungsgefüge der Biographie, des aktualen Lebens und der Zukunftsentwürfe, Bewußtheit für den eigenen Leib, sowie Räume für emotionalen Ausdruck und soziales Miteinander, das ist es, was unsere Patienten brauchen, um gesund zu werden, was Menschen brauchen, um gesund zu bleiben, und was Psychotherapie bereitstellen muß, um wirksam zu sein. Dabei müssen vielfältige, kreative Methoden und Medien eingesetzt, sowie differentielle und integrative »Wege der Heilung und Förderung« beschritten werden. Dies ist die Richtung, die wir in der Praxis der Integrativen Therapie eingeschlagen haben." – Hilarion Petzold

Integrative Therapie
Schriften zu Theorie, Methodik und Praxis Bd. II/3

Hilarion G. Petzold

Integrative Therapie

Modelle, Theorien und Methoden für eine schulenübergreifende Psychotherapie

3. Klinische Praxeologie: Lifespan Developmental Therapy

Junfermann Verlag • Paderborn

2. überarbeitete und erweiterte Auflage 2003
Coverabbildung: © Demart pro Arte B.V./VG Bild-Kunst, Bonn 2001, Urheber: Dali, Salvador,
Titel: Tete raphaelesque eclatée

Satz: adrupa Paderborn
Druck: PDC – Paderborner Druck Centrum

CIP-Titelaufnahme der Deutschen Bibliothek
Petzold, Hilarion G.:
Integrative Therapie: Modelle, Theorien und Methoden für eine schulenübergreifende Psychotherapie /
Hilarion G. Petzold. – Paderborn: Junfermann, 1993
ISBN 3-87387-066-6
NE: GT

ISBN 3-87387-066-6

Inhaltsübersicht

1. Teilband

2. Teilband

3. Teilband

Inhaltsverzeichnis Teilband II,3

Einführende Überlegungen

*»**Integrative Therapie** als differentielle **klinische Praxeologie**, hat eigenständige behandlungsmethodische Entwicklungen und Elemente der aktiven und elastischen Technik der „Ungarischen Psychoanalyse", Konzepte kognitiver und behavioraler Therapieansätze, der emotionszentrierten, erlebnisaktivierenden Verfahren humanistischer Psychologie (z. B. Gestalttherapie, Psychodrama), der Leibtherapie und der Arbeit mit kreativen Medien zu einer originellen, konsistenten Behandlungskonzeption mit einer flexiblen, vielseitig zupaßbaren Methodik verbunden. Sie hat zum Ziel, den Menschen in seiner körperlich-seelisch-geistigen Ganzheit und mit seinem Lebenskontext/Kontinuum durch theoriegeleitetes, forschungsbasiertes und indikationsspezifisches Vorgehen im Rahmen einer ko-respondierenden und kooperativen, therapeutischen Beziehung zu behandeln, um beschädigte Gesundheit und Identität wiederherzustellen, die Entwicklung der Persönlichkeit zu fördern, bei der Bewältigung von irreversiblen Schädigungen Copinghilfen oder palliative Stützung zu geben. Von den „Phänomenen zu den Strukturen und Entwürfen" im Lebensgeschehen und im therapeutischen Prozeß voranschreitend, sind Schwerpunkte der Therapie die Bearbeitung biographischer Defizite, Traumata, Konflikte und Störungen und ihrer Auswirkungen im gegenwärtigen Leben des Patienten, die Nach- oder Neusozialisation bei frühen Schädigungen und Negativkarrieren, das Aufdecken unbewußter Problematiken, das Bereitstellen alternativer bzw. korrigierender Erfahrungen und praktischer Hilfen bei der Bewältigung aktueller Lebensschwierigkeiten sowie das Entwickeln kommunikativer Kompetenz, tragfähiger Beziehungsstrukturen und positiver Zukunftsentwürfe. Dabei kommen für die jeweils spezifische Behandlung psychischer, psychosomatischer und sozialer Erkrankungen verschiedener Schweregrade ausgewählte therapeutische Wirkfaktoren in Einzel-, Gruppen-, Familien- und Netzwerktherapie und vielfältige Methoden, Techniken und Medien im Rahmen eines Modelles „integrativer Intervention" zum Einsatz.«*

Die **„klinische Praxeologie"** ist nicht einfach mit **Praxis** gleichzusetzen. Sie ist praktizierte Theorie und theoriestiftende Praxis. Die in diesem Teilband zusammengestellten Texte versuchen einen Eindruck von der Breite der methodischen Zugangsweisen, der Medien und behandlungstechnischen Möglichkeiten zu vermitteln, die für die Integrative Therapie als *Verfahren* charakteristisch sind (vgl. die Übersicht S. 974) und führen damit die Vielzahl praxeologischer Studien fort, für die meine Texte über die „Vier Wege der Heilung und Förderung" (dieses Werk Bd. I, 1, 173-284), „Fokaltherapie" und „Protektive Faktoren" in dem Übersichtswerk „Integration und Kreation" (*Petzold, Sieper* 1993, 173-340), die Bände „Mit alten Menschen arbeiten" (1985a) oder „Die neuen Kreativitätstherapien" (*Petzold, Orth* 1990), die Suchttherapie (*Petzold, Schay, Ebert* 2003) und klinische Therapie (*Leitner* 2001, 2003) exemplarisch sind. Das **Verfahren** der Integrativen Therapie verfügt über verschiedene **Methoden**, z.B. die „Integrative Bewegungstherapie" oder die „Integrative Kunstpsychotherapie" (ähnlich wie es eine psychoanalytische Kunst-, Tanz- oder Musiktherapie gibt). Diese methodische Vielfalt auf dem Hintergrund *einer* „klinischen Philosophie“ und *einer* „klinischen Theorie“ ermöglicht es, Patienten aus unterschiedlichen Altersgruppen, sozialen Schichten und mit einem großen Spektrum an Erkrankungen, Störungen, Problemen und Entwicklungsaufgaben zu behandeln. Voraussetzung ist eine methodische Vertiefung, die nicht unbedingt von jedem Therapeuten in den spezifischen Ausfaltungen beherrscht werden muß, wie z.B. die „Integrative Musiktherapie“ (*Frohne-Hagemann* 1990; *Tarr-Krüger* 1989), die „Integrative Tanztherapie“ (*Willke* et al. 1991) oder die „Integrative Poesie- und Bibliotherapie“ (*Petzold, Orth* 1985).

Dies alles sind – wie gesagt – keine eigenständigen **Verfahren**, sondern **Methoden** als Spezialisierungen. Integrative Therapeuten indes verfügen über ein Standardrepertoire, das in den Beiträgen dieses Teilbandes zugänglich werden soll, nämlich die leibtherapeutische Arbeit, künstlerische Methoden und kreative Medien.

Die für die Integrative Therapie charakteristische „Anthropologie des schöpferischen Menschen“ (*Orth, Petzold* 1993c, 1992b) ordnet allen Sinnesvermögen spezifische Ausdrucksvermögen zu (z.B. der visuellen Wahrnehmung das Bildnerische, der auditiven die Musik, der kinästhetischen die Bewegung) und affirmiert mit Blick auf gesunde Kinder und originäre Kulturen eine „multiple Kreativität“ des Menschen, der „mit allen Sinnen“ wahrnimmt und sich in vielfältigster Art auszudrücken vermag, wenn er nicht im Prozeß kultureller Disziplinierung seine kreativen Potentiale verloren hat, wie wir es bei vielen unserer Patienten finden. Die „Kreativierung“ des Menschen in „kokreativen Aktionen“ wird deshalb im integrativen Ansatz in kurativer, präventiver und persönlichkeitsbildender Hinsicht als außerordentlich bedeutsam angesehen.

Methoden, Techniken und *Medien* (vgl. Abb. S. 974) erhalten ihre klinische Bedeutung nur, wenn sie ohne aktionistische Verkürzungen im Rahmen einer therapeutischen Beziehung und der Dynamik des Übertragungs-Gegenübertragungsgeschehens im therapeutischen Prozeß eingesetzt werden. Der Beitrag über „Integrative Therapie mit Kindern“ (S. 809-850) macht dies und die *intermediale* Vorgehensweise deutlich. Die intersubjektivitätstheoretische Fundierung ist das Herzstück unserer Praxeologie. Deshalb wurde an den Anfang dieses Teilbandes ein Text über die „Chance der Begegnung“ gestellt, ursprünglich ein Vortrag, gehalten auf einer psychoonkologischen Tagung. Er hat die *Phänomenologie der Relationalität – Konfluenz, Kontakt, Begegnung, Beziehung, Bindung* –, wie sie für die Integrative Therapie kennzeichnend ist (vgl. Bd. I, 2, 285 ff), zum Gegenstand. Ansonsten nimmt dieser Teilband die Orientierung am *„life span developmental approach“* auf (*Petzold* et al. 1993). Die Kindertherapie steht am Anfang. Sie ist in vielfacher Hinsicht die Basis der Psychotherapie, denn in ihr lernt man die Neurosen *„in statu nascendi“* kennen. Kindertherapeutische Erfahrungen wären jedem Erwachsenenpsychotherapeuten zu empfehlen. Sie standen an den Anfängen der Entwicklung der Integrativen Therapie (idem 1969b; Bd. I, 2, 455 ff) und sind bis heute wesentlich geblieben (*Petzold, Kirchmann* 1990; *Katz-Bernstein* 1990). Das gewählte Fallbeispiel einer multiplen Entwicklungsstörung der Persönlichkeit mit komplexer Symptomatik (Aggressivität, Enkopresis) läßt exemplarisch zentrale Konzepte der „klinischen Theorie“ plastisch werden: die Dimensionen der therapeutischen Beziehung, Widerstand und Abwehrgeschehen, Regression, die Übertragungs-Gegenübertragungsdynamik, die therapeutischen Strategien des *„reparenting“* und der *„progredierenden Analyse“*, deren entwicklungstheoretische und emotionstheoretische Grundlagen im zweiten Teilband (II, 2, S. 607-662) dargestellt wurden.

Weitere Arbeiten befassen sich mit diagnostischem Fragen und mit der körperorientierten Psychotherapie bzw. der leibtherapeutischen Behandlung erwachsener Menschen mit verschiedener Problematik. Es wird in kompakter Form der leibtherapeutische, emotionszentrierte Ansatz der „Thymopraktik" dargestellt und in methodisch-technischer Hinsicht die von uns entwickelte Technik der *„body charts"* und der *„relationalen Körperbilder"*. Sie lassen Prozesse leiblicher Sozialisation, d.h. der „leibhaftigen Personwerdung" (*incarnation*), Inkarnationsdefizite – z.B. die Mißsensationen und leiblichen Fremdheitsgefühle, die häufig bei Psychotikern oder Borderlinepatienten zu beobachten sind – und Dekarnationsphänomene – z.B. die kalten, leblosen Hände von Depressiven – und ihre biographischen Hintergründe erkennbar werden und machen sie zugleich einer Bearbeitung zugänglich. Dabei werden in Fallvignetten die intermediale Arbeit, die fokaltherapeutische Intervention und die Handhabung therapeutischer Prozesse deutlich, wiederum im Bezug auf unsere emotions- und entwicklungstheoretischen Ausführungen (S. 515ff, 436ff), unsere Krankheitslehre (S. 462ff, 652ff) und unsere persönlichkeitstheoretischen Konzepte (S. 430ff). Schlüsselbegriff ist dabei das „reife Leibselbst" mit seinen Strukturen „Ich" und „Identität" (S. 544ff, 436).

In einem Beitrag über die bewegungs- und tanztherapeutische Arbeit mit alten Menschen in der übungszentriert-funktionalen, erlebniszentriert-stimulierenden und konfliktzentriert-aufdeckenden Modalität des integrativtherapeutischen Vorgehens wird die lebenslaufbezogene Perspektive dieses Bandes abgeschlossen. Es handelt sich um eine spezifische Darstellung geronto-therapeutischer Arbeit, ein Bereich, in dem die Integrative Therapie im Felde der Psychotherapie bekannterweise Pionierarbeit geleistet hat (*Petzold* 1965; 1985a; *Petzold, Bubolz* 1976, 1979; *Spiegel-Rösing, Petzold* 1984). Hier werden theoretische Konzepte umgesetzt, die im Beitrag über „soziale Welten und Identitätsarbeit" (Bd. II, 2, S. 322ff, 667ff) dargestellt wurden, und es wird die Notwendigkeit einer engen Verbindung von Psychotherapie und Soziotherapie evident, wie sie für jede Arbeit mit wirklich schwerkranken Menschen – psychiatrischen Patienten, Suchtkranken, Borderlinekranken sowie Kindern und Jugendlichen mit gravierenden Störungen der Persönlichkeit und problematischen Familiensituationen – unverzichtbar ist. Es wurde deshalb in diesem Teilband noch ein Beitrag über unser Konzept der Soziotherapie aufgenommen, wie es Ende der sechziger Jahre entwickelt wurde, seit 1972 curricular gelehrt wird und in ständiger Adaptierung an die „Erfordernisse des Feldes" weiterentwickelt wird. Unter soziotherapeutischer Perspektive wird deutlich, daß kurative Therapie zu kurz greift, wenn sie nicht bereit ist, „die Ursachen hinter den Ursachen" (idem 1991a, 1993d) in den Blick zu nehmen und die verursachenden gesellschaftlichen Bedingungen von Leiden und Krankheit mit in die interventiven Bemühungen einzubeziehen *(Petzold, Schuch* 1992). Hier kommt therapeutische Arbeit in sehr konfrontierender Art und Weise an ihre Grenzen und erfahren Therapeuten ihre Ohnmacht und Hilflosigkeit. Das Modell „integrativer Intervention", wie wir es konzipiert haben, sieht deshalb neben den konkreten Hilfeleistungen von Seiten der Therapeuten ein Engagement für die Betroffenen (idem 1989i) und eine Repräsentation ihrer Anliegen durch gesundheitspolitische Arbeit vor.

Die Komplexität der Probleme in der therapeutischen Praxis, das Faktum, daß therapeutische Arbeit „Intervention" ist, Eingriff in die Lebenssituation von Menschen, Beeinflussung ihrer Persönlichkeit, macht eine Begleitung und Kontrolle professionellen Handelns erforderlich und Hilfen durch Kontrollanalyse und Supervision unerläßlich. Deshalb wurde in der Integrativen Therapie der Entwicklung effektiver Supervisionsmethoden große Bedeutung zugemessen. Über die Jahre hin konnte ein eigener Ansatz der „Integrativen Supervision" (idem 1977e, 239 ff; *Schreyögg* 1991; *Belardi* 1992) entwickelt und eine spezifische Ausbildung angeboten werden (*Petzold* 1980i; *Schreyögg* 1992). Der in diesen Teilband aufgenommene Beitrag zur Integrativen Supervision (jetzt *Petzold* 1998a; *Petzold, Schigl* et al. 2003) stellt diesen Ansatz am Beispiel einer einzel- und institutionskasuistischen Vignette in Theorie und Praxis vor. Er macht noch einmal deutlich, wie stark in den methodischen Ansätzen der Integrativen Therapie – und Supervision ist zu diesen zu zählen – klinische Philosophie, klinische Theorie und Praxeologie ineinandergreifen, wie das **Ko-respondenzmodell** als Kernstück theoretischer und praktischer Arbeit, wie das Intersubjektivitätskonzept, die Identitätstheorie, das Modell der Mehrperspektivität, der hermeneutischen Spirale usw. immer wieder auftauchen, ähnlich wie man in den lebensalterspezifischen Arbeiten dieses Teilbandes Theorien und Konzepte in unterschiedlichen biographischen Milieus wiederfindet: Regression (S. 657), Trauerarbeit (S. 860), narrative Praxis (S. 325), Zwischenleiblichkeit, Umgang mit Widerständen usw. Es wird damit deutlich, daß Integrative Therapie eine komplexe Textur von Konzepten und Praxisstrategien ist, eine lebendige Bewegung der Theorieentwicklung, praktischen Umsetzung, Lehre (dieses Buch, S. 134f, 136) und Vermittlung eines Ansatzes, dem es darum geht, im Sinne einer **Metapraxis** zur Reduzierung von „multiplen Entfremdungserscheinungen" einen Beitrag zu leisten (*Petzold* 1993d). Für diese Aufgabe wurden mit der *dyadischen Langzeiteinzeltherapie* (*Frühmann, Petzold* 1993), der *Integrativen Gruppentherapie* (*Petzold, Schneewind* 1986), der *fokalen Kurzzeittherapie* (*Petzold, Heinl* 1980; *Petzold* 1993p; repr. dieses Buch, S. 985) und der *methodenpluralen Behandlung* (*Petzold, Orth* 1990a) ein reiches Instrumentarium von Interventionsmöglichkeiten entwickelt und klinische Behandlungseinrichtungen und Ausbildungsinstitutionen aufgebaut (vgl. jetzt umfassend diesen Teilband III, 3, ergänzend *Petzold, Sieper* 1993/1996a). Der Beitrag über „Leben und Bewegung" will den heraklitischen Impetus, der hinter dem Gesamtentwurf der Integrativen Therapie steht, noch einmal verdeutlichen.

Mit dem Text über den „Informierten Leib" (S. 1051), „embodied" und „embedded", wird sozusagen als Grund- und Schlußstein zugleich nochmals das Zentralkonzept des in Kontext und Kontinuum eingebetteten **Leibsubjektes** mit seinen neurobiologischen und sozialökologischen Basisprozessen „komplexen Lernens" zusammenfassend dargestellt.

Im „Epilog" werden dann einige Worte zum Abschluß gesagt, die keine abschließenden sind und die wir für das Verständnis unseres Unterfangens, eine Therapie zu entwickeln und zu praktizieren, in der es um *Differenzierung, Integration* und *Kreation* geht, für unerläßlich erachten.

Dieser dritte Teilband des vorliegenden Werkes ist mit dem Doppelband „Integration und Kreation" (*Petzold, Sieper* 1993) zusammen eine Dokumentation unserer Praxis. Er hat Texte aufgenommen, die auf der Grundlage einer langjährigen theoretischen und praktischen Zusammenarbeit mit Kollegen und Kolleginnen entstanden sind und die zeigen, daß Integrative Therapie in Ko-respondenzprozessen gründet. *Renate Frühmann, Bernd Heinermann, Hildegund Heinl, Jürgen Lemke, Ilse Orth, Gabriele Ramin, Alexander Rauber, Waldemar Schuch, Astrid Schreyögg, Johanna Sieper* und meiner Schwester *Christa Petzold* sei an dieser Stelle herzlich für ihre Mitarbeit, ihre konzeptuellen Beiträge und ihre praxeologischen Inspirationen gedankt.

Beversee, Herbst 1993/Sommer 2003

Die Chance der Begegnung

Einige Reflexionen über Formen der Relationalität zur Fundierung der „Beziehungsarbeit" mit schwerkranken und terminalen Patienten (1991b)*

„*Du, Ich, Wir* – das ist die Grundformel zwischenmenschlicher Relationalität" – (*Petzold* 1969c)

Ich darf mich für die Einladung bedanken. Ich habe sie gerne angenommen. Das Thema wurde mir vorgegeben: „Die Chance der Begegnung", mit dem Wunsch nach *allgemeinen* Reflexionen zum Begegnungsgeschehen, um einen fundierenden Hintergrund für die Arbeit mit schwerkranken und terminalen Patienten zu gewinnen. In der Regel ist es mir am liebsten, wenn ich mir meine Vortragsthemen selbst wählen kann. Hier habe ich aber nicht lange gezögert. „Die Chance der Begegnung" ist ein zentrales Thema, wenn man als Psychotherapeut tätig ist (vgl. jetzt 1996k), und mich betrifft dieses Thema in besonderer Weise, denn ich habe bei einem der bedeutendsten Begegnungsphilosophen studiert und promoviert, bei *Gabriel Marcel*. Die Begegnungsthematik hat mich stets beschäftigt, und ich will mich hier auch an den Auftrag allgemeiner Reflexionen halten, zumal ich für die speziellen Fragestellungen der Beziehungsgestaltung in der Sterbebegleitung auf meine Veröffentlichungen verweisen kann (*Petzold* 1980a, 1984c, 1999l).

1. Wer braucht eine Chance?

Als ich dann anfing, mich mit dem Thema gedanklich auseinanderzusetzen, kam mir die Frage auf: „Warum laden die Psychoonkologen j e t z t zu diesem Thema ein? Braucht die Begegnung eine Chance? Oder – ist die Begegnung unsere Chance? Oder – brauchen die Psychoonkologen eine Chance, einander zu begegnen? Oder – müssen die Patienten eine Chance haben, Psychoonkologen zu begegnen?" ... Ich meine nicht, weil sie so dünn gesät sind, sondern im Kontakt mit ihnen. Oder – ist es so schwierig, Patienten zu begegnen, so daß w i r

---

* Eröffnungsreferat auf der 5. Jahrestagung der „dapo" (Deutscher Arbeitskreis für Psychoonkologie), 2. Juni 1988, Wiesbaden-Naurod. Für die Veröffentlichung redigiert und mit Literatur versehen.

eine Chance brauchen, mit ihnen in *Kontakt* zu treten, zu einer *Begegnung* zu finden, eine *Beziehung* aufzubauen?

Kontakt ist etwas anderes als *Begegnung*, und diese wiederum unterscheidet sich von *Beziehung*, und beides ist natürlich etwas anderes als *Bindung*. Mein Vorredner hat bei seiner kurzen Einleitung zum Referat die Begriffe „Beziehung, Bindung, therapeutische Beziehung" parallel gestellt. Das ist etwas, was ich immer wieder finde, besonders bei Menschen, die in psychosozialen Berufen arbeiten. Die genannten Begriffe werden oft synonym gebraucht; zuweilen werden sie intuitiv und unsystematisch differenziert. Fast nie werden sie konzeptuell unterschieden. So entsteht ein Begriffsgewirr. Manche reden von therapeutischen Kontakten, andere von der Begegnung mit dem Patienten, wieder andere von Beziehung. Dann kommt noch der Übertragungsbegriff hinzu, die Übertragungs-/Gegenübertragungskonfiguration, das therapeutische Bündnis, das Arbeitsbündnis. Wir haben ein weites Begriffsfeld, in dem es um Interaktion, um Kommunikation, um Relationen geht; und wir haben eine relativ große begriffliche Unschärfe. Dennoch, ich wurde nicht gefragt, ein Referat über „Die Chance der Beziehung" zu halten oder über „Die Chance der Handhabung von Übertragungs- und Gegenübertragungskonfigurationen in der Betreuung und Behandlung onkologischer Patienten", sondern ich sollte über B e g e g n u n g sprechen. Diejenigen, die dieses Thema ausgewählt hatten, haben es sicherlich aus einem bestimmten Kontext, einer spezifischen *Atmosphäre* heraus formuliert, und so ist dieser Begriff in einer gewissen Weise gezielt gewählt worden.

Über Begegnung und Dialog ist von Philosophen und Therapeuten viel geschrieben worden: von *Bakhtin, Buber, Ebner, Levinas, Marcel, Moreno, Perls, Trüb, Rogers* und vielen anderen. Auch ich habe einige Arbeiten zu diesem Thema verfaßt (*Petzold* 1980g; 1986e). Das Begegnungsthema taucht immer wieder in Kontexten auf, wo mit Menschen umgegangen, gearbeitet wird. Warum ist dieses Thema also gerade hier aktuell? Zu dieser Tagung kommen Menschen, die mit Patienten umgehen, mit Schwerkranken, die in Beratungsstellen, aber auch in Settings arbeiten, in denen Begegnungen schwierig sind, in denen eigentlich kein Klima für Begegnung ist. Ich denke hier an den klinischen Alltag eines normalen Krankenhauses. Wir arbeiten da in Situationen, in denen wir in Funktionsabläufe eingebunden sind, in minutiös geplante Zeitstrukturen, wo das, was für Begegnungen das Wichtigste ist, knapp, ja kaum vorhanden ist, nämlich *Zeit und Raum*. Es handelt sich um Situationen, in denen oft ein hohes Maß an *Verdinglichung* und Entfremdung herrscht: Instrumente, Apparate, die Krankheit, das Symptom, der Krebs stehen im Vordergrund. Der Krebskranke wird zum Tumorträger, zum „Fall". Hinter seiner Erkrankung geht er als Person verloren (idem 1982d). Patient wie Therapeut sind in solchen Situationen in die Medizintechnik eingebunden. Patienten sind mit diagnostischen und therapeutischen Methoden konfrontiert, mit invasiven Untersuchungen, operativen Interventionen, Bestrahlungen, Maßnahmen, bei denen sie sehr leicht zum Objekt werden und Humanität verlorengeht (idem 1983j, 1985d, 1990r). Begegnung ist etwas, was sich mit Objektivierung schlecht vereinbaren läßt. Vielleicht – so dachte ich mir – ist das mir vorgeschlagene Thema *deswegen* so relevant. Vielleicht wurde es auch deswegen so allgemein gehalten. Nicht etwa „Die Chance der Begegnung in der Psychoonkologie" oder „in der Arbeit mit Patienten". Ist dies nun eine Form der Abwehr des spezifischen „schweren" Themas, das uns im Umgang mit schwerstkranken Menschen immer wieder bedrängt (idem

1985u), oder ist es Ausdruck eines Bedürfnisses, über das Thema Begegnung einmal grundsätzlicher nachzudenken? Die Antwort auf diese Frage muß sich ein jeder in diesem Saal hier selbst geben.

2. Begriffsgeschichtliche Überlegungen zum Thema Begegnung, Beziehung, Bindung

Ich habe mich dann von Assoziationen zum Thema treiben lassen und ein wenig über historische Zusammenhänge nachgedacht. Es ist nützlich, über das Entstehen wichtiger Begriffe nachzudenken. Sie sind ja nicht voraussetzungslos. Begegnung (ahd. *bigagenan,* mhd. *begagenen*) war zunächst Widerfahrnis im Sinne von *obviam venire* oder *occurrere: „es möchte im ein unfal begegnen"* (1. Mos. 42,4 *Luther*); dann aber auch ein Gegenübertreten: *„dis erwehne ich allhier, damit dem Teufel und seinen propheten begegne" (Matherius).*

> „doch ein wort zu den verwegnen.
> ja ein wort soll euch begegnen
> kräftig wie ein Donnerschlag"
>
> *(Goethe II, 28)*

Schließlich ein Treffen: „und es begegneten im die engel gottes" (1 Moses 32,1 *Luther*); „wenn dir mein Bruder Esau begegnet" (ebenda 32,17). Hier ist noch nichts von dem Begegnen zweier Menschen im Sinne eines existentiellen Aufeinandertreffens, in dem man sich wechselseitig erfaßt und versteht. Aber selbst wenn die Begriffe Begegnung, begegnen in früheren Zeiten nicht die Bedeutungsfülle hatten, die sie später erhielten, so findet sich doch das *Phänomen* Begegnung. Hier stellt sich die Frage: War bzw. ist Begegnung ein allgemein menschliches Phänomen? Kontakt, Kontaktfähigkeit ist dies ohne Zweifel. Der menschliche Leib ist darauf angelegt, mit der Welt und mit anderen Menschen in Kontakt zu treten. Aber ist Begegnungsfähigkeit etwas, was allen und zwischen allen Menschen möglich ist? Ein Streifzug durch die Literatur der Jahrhunderte läßt mich diese Frage bejahen *und* verneinen: Bejahen, weil sich immer wieder Konstellationen finden, die Begegnungscharakter haben; verneinen, weil sich die Begegnungen oftmals eingeschränkt, eingegrenzt haben auf die Menschen einer Ethnie, einer Klasse. Volkszugehörigkeit, Stände, Klassen, Schichten – soziale Gruppierungen verschiedenster Prägung also – waren Trennungslinien, über die hinweg Begegnungen kaum möglich waren. Und wenn sie geschahen, endeten sie – die Geschichte der *Agnes Bernauer* macht dies deutlich – oft tragisch. Der Herrscher begegnete dem Untergebenen nicht, er gebot ihm. Der Herr begegnete der Magd nicht, er benutzte sie. Der Freie begegnete dem Sklaven nicht, der Adlige nicht dem Bauern. Der Graben zwischen der Herrschaft und ihren Leibeigenen (*homine proprio*) oder Hörigen (*litus*), die zu einem Gute gehörig waren, hören und gehorchen mußten, war unüberwindbar. Leibeigene und Hörige genossen keinen persönlichen Freiraum. Sie konnten noch nicht einmal in einer Kriegsrolle stehen wie die (Lands)knechte. Aber auch der Abstand zwischen „Herr und Knecht" (*Tolstoi, Hegel,* vgl. *Benjamin* 1990) war letztlich nicht zu überbrücken. Eine Ebene von „Mensch zu Mensch", unabhängig von Stand, Rang und Namen, konnte kaum gewonnen werden. Begegnungen bleiben im scharf umgrenzten Rahmen des eigenen Feldes. In unserem Kulturkreis gewinnt der Begegnungsbegriff im Sinne des existentiellen Aufeinandertreffens zweier Menschen im 19. Jahrhundert Kontur. Er findet sich in dieser Form etwa bei *Schiller*:

„viel edle ritter find ich hier vesammelt,
und alle augen glänzen freudenhell
nur einem traurigen hab ich begegnet,
der sich verbergen musz, wo alles jauchzt."

Er wird in der Literatur der Romantik entfaltet, von der Philosophie seit Mitte des 19. Jahrhunderts aufgenommen und von den sich entwickelnden Sozialwissenschaften zu Anfang des 20. Jahrhunderts allmählich ausgearbeitet. Für das Feld der Psychotherapie waren hier insbesondere interessant die Schriften von *Buber*, der sein dialogisches Prinzip, die Idee vom *„Ich und Du"* schon im Vorwort zur „Legende des Baalshem" (1907) entfaltete, also geraume Zeit vor seinem wohl berühmtesten Werk *„Ich und Du"* (*Buber* 1923). Unabhängig von *Buber* erscheint 1914 *Morenos* wichtige Frühschrift „Einladung zu einer Begegnung". Ein Streit über Priorität ist müßig. Die Frage von Interdependenz ist interessant, denn *Buber* publizierte in *Morenos* Zeitschrift „Daimon" (vgl. Jg. 1918 und die Kontroverse *Pfuetze, Moreno, Buber, Horowitz* 1978). *Moreno*, der Begründer der modernen Gruppenpsychotherapie und des Psychodramas, ist damals zwar schon Medizinstudent, aber er spricht in seiner Schrift eigentlich als expressionistischer Dichter, und *Buber* schrieb noch im „mystischen Stadium" seines Schaffens. Er wandelt sich in das „dialogische Stadium" erst während des ersten Weltkrieges (*Schapira* 1985, 425), um dann das „Zwischenreich des Dialogs" (*Waldenfels* 1971) über sein Leben hin in Theorie und Praxis, pädagogischen Initiativen und politischen Aktionen auszuarbeiten, genauso wie *Moreno* in seinen sozialen Projekten, soziologischen und psychotherapeutischen Schriften und in der Praxis seines Psychodramas die *„interpersonal relations"* (*Moreno* 1937) entfaltete. Der erste Weltkrieg mit seiner immensen Destruktivität (Materialschlachten, Giftgaseinsätzen, Luftbombardements), seinem Zerbrechen so vieler Begegnungsmöglichkeiten (*Remarque* 1919/1990) war für die beiden Begegnungstheoretiker sicher ein entscheidender Impuls, gegen die Destruktion den *Dialog* zu setzen, die Anfänge zu einer allgemeinen und umfassenden „Theorie der Begegnung" zu erarbeiten, in der die Begegnungsfähigkeit als *anthropologisches Grundfaktum* angenommen wird. *Der Mensch wird Mensch aus der Begegnung.* Begegnungsfähigkeit kennzeichnet nach diesen Überlegungen das Wesen des Menschen. Die kollektive gesellschaftliche *Bewußtseinsarbeit*, die im Prozeß der französischen und amerikanischen Revolution in Konzepten wie *Liberté, Égalité, Fraternité* oder dem Recht des *pursuite of happiness* ihren Ausdruck fand, hat die Ausarbeitung einer solcher Anthropologie erst möglich gemacht. Ihre zeitverzögerte Formulierung zu Beginn des 20. Jahrhunderts und ihre so mühevolle Realisierung – bis heute sind wir hier unterwegs – zeigt, wie schwierig eine solche Selbstdefinition des Menschen im Bezug auf den Anderen, und das heißt *auf jeden Menschen,* ist (*Levinas* 1983; *Petzold* 1996 k).

Was war nun *vor* dem Begegnungskonzept, das in der Tat als ein Kulminationspunkt soziokultureller Entwicklung gesehen werden muß? In archaischen Gesellschaftsformen bis in die Zeit vorindustrieller Gesellschaft zählen die Bluts*bande*, die Gefolgschaft, die Knechtschaft, die Leibeigenschaft, Hörigkeit – Beziehungsformen ohne Freiheitsgrade. Das *„vinculum oboedientiae"*, das Band – eigentlich die Fessel des Gehorsams – ließ ebensowenig Spielraum für Begegnung wie das *„vinculum matrimonii"*, ein Eheband, eine Ehefessel, die von den Eltern oder von der Herrschaft gestiftet wurde und eine gleichsam magische Unverbrüchlichkeit begründete, ein *ligamentum magicum*, gebunden wie durch einen Zauber*bann* – er ist auch der Hintergrund des Wortes *Bindung*. Bindungsstrukturen dieser basalen Art finden wir in Familien-, Clan-, Lehensabhängigkeiten, in Dienstbarkeiten. Man gehörte einem Stand zu, gehörte zu einer Herrschaft. In diese Zusammenhänge war man eingebunden. Weltliche und geistliche Machtstrukturen bestimmten das Leben der einzelnen. Herrscher beherrschten und waren selbst wiederum gefangen in den Ritualen der Macht. Die Freiheit der Machtigen war eine äußerst relative – und die Freiheit der Liebenden? Wo konnten sie einander begegnen, zueinander finden? Selbst Königskinder wurden verbunden, ansonsten konnten sie „zueinander nicht kommen". Die Trauformel, die der Priester sprach: „*Ego conjungo vos in Nomine Patris et Filii* ..." zeigt, wo die Macht zu binden und zu lösen lag, jedenfalls nicht beim einzelnen. Und doch gab es immer wieder Bereiche, in denen sich zu allen Zeiten „Begegnungen" vollziehen konnten, in römischer Zeit etwa unter den Freien: da war es der „*contractus*" zwischen Leuten, die sich ‚zusammengezogen' fühlten; da wurden die Paare nicht aneinander gefesselt, sondern es galt: „*Consensus fecit matrimonium*", der Konsens machte die Ehe (*Petzold* 1968f II; 1969b II). In diesem Kontext sind Menschen in Freiheit aufeinander zugegangen, konnte Begegnung stattfinden. Daneben standen die rechtlosen Barbaren und die Sklaven.

Der Begegnungsbegriff oder ähnliche Begrifflichkeiten, wenn wir sie im geschichtlichen Raum betrachten, kommen immer in Zeiten auf, in denen für bestimmte Gruppen F r e i h e i t entsteht. Offensichtlich braucht *Begegnung* die Freiheit als Hintergrund. So entstehen über die Geschichte hin immer wieder Klimata, in denen – neben aller Unterdrückung und Angst (*Elias* 1986) – Freiraum für Begegnungen ist: zwischen römischen Bürgern, den Rittern der höfischen Gesellschaft, den Patriziern der freien Hanse- und Reichsstädte, den Bürgern der frühen europäischen Revolutionen, den Genossen und Genossinnen der späteren – für eine Zeitlang zumindest, solange die Freiheit und Gleichheit lebendig war und Macht und Herrschaft sich nicht wieder in einer Weise aufgebaut hatten, daß Begegnung verhindert und verunmöglicht wurde.

Insgesamt läßt sich in der begriffsgeschichtlichen Betrachtung feststellen, daß die Begriffe der *Relationalität* zunehmend an Freiheitsgehalt und intersubjektiver Qualität gewinnen. *Begegnung* als Widerfahrnis und Kampf wird zwischenmenschliches Ereignis, *Bindung* als Bann, als unauflösliche, magische Fessel wird freigewähltes Beieinanderbleiben. Beziehung als einschränkendes Überziehen (ahd. *bitiuhan*) – das Instrument mit Saiten beziehen, das Buch mit Leder, der Baum wird mit Efeu bezogen, der Himmel bezieht sich mit Wolken, die Blässe bezieht das Gesicht, der Feind bezieht das Land – beziehen also wird von einem umschließenden *circumducere*, zu einem *sich beziehen* (*referre se ad aliquid*), zur Möglichkeit wechselseitiger Bezogenheit aus dem Wunsch, in Beziehung zu stehen.

Ich möchte mich nun ein wenig differenzierend mit den Begrifflichkeiten befassen, denn – dies sei noch einmal betont – *Kontakt* ist nicht Begegnung, *Begegnung* nicht *Beziehung* und diese nicht Bindung, *Bindung* ist nicht Gebundenheit im Sinne von Abhängigkeit oder Hörigkeit. Wenn wir uns begegnen, sind wir in der Regel nicht „in Banden", weder in einer Gefangenschaft, noch versklavt an Rauschmittel, noch hilflos ans Krankenlager gefesselt, in Todesbanden. Wir sind auch nicht in Übertragungsabhängigkeiten. *Kontakt* können wir fast zu jeder Zeit aufnehmen. Aber wir müssen *frei* sein, wenn wir uns begegnen und wenn wir uns entscheiden, Beziehungen oder gar Bindungen einzugehen. Für Begegnung, Beziehung und Bindung müssen die Beteiligten eine grundsätzliche Qualität gemein haben, die der *Gleichheit* auf einer existentiellen Ebene des Menschlichen, sonst entstehen Gefälle, Abhängigkeit, Fesseln.

Begegnungen und den Begegnungsbegriff finden wir also besonders in Zeiten, in denen Freiraum herrscht oder entsteht. Wir finden ihn dann oft in einer kämpferischen, revolutionären Atmosphäre, in der *„Freiheit und Gleichheit"* geboren, geschaffen werden: Im ausgehenden 18. Jahrhundert in Frankreich, im beginnenden 19. Jahrhundert in Deutschland. Im russischen Bereich kommt der Begegnungsgedanke etwas später auf, im letzten Viertel des 19. Jahrhunderts, z.B. bei den Anarchisten, den ersten Kommunisten, der slavophilen Bewegung, und ist dort mit den Namen *Bakunin, Tolstoi, Kropotkin, Chomiakov* u. a. verbunden und mit Gedanken, die im Zyklus der vier großen „W's" des Anarchismus Ausdruck finden: *Wachheit, Wertschätzung, Würde* und *Wurzeln*. Diese Begriffe müssen auch in dieser Reihenfolge genannt werden. Denn wo *Wachheit* ist, kann *Wertschätzung* entstehen, und wo *Wertschätzung* entsteht, entsteht *Würde*, diese aber ermöglicht *Wurzeln*. Auf eigenem Boden gut gegründet, wird wiederum *Wachheit* möglich ... der Zyklus beginnt aufs neue. Wie bei der „heraklitischen Spirale", einer Schraubenspirale ohne Anfang und Ende (*Petzold, Sieper* 1988b), haben wir beständig neue Anfänge.

Wir hatten herausgestellt: Begegnung geschieht in der Regel unter Freien gleichen Ranges, wobei die Gleichrangigkeit, die Freiheit, die Intersubjektivität gleichsam Voraussetzung des Begegnungsgeschehens ist. Die Gleichrangigkeit mußte nicht erst erwiesen werden, sie war gegeben, bedurfte der Probe nicht und auch nicht der beständigen Bestätigung, wie wir sie etwa im Kontext mittelalterlicher Turniere finden (*Elias, Dunning* 1983): Hier begegnete man sich, indem man „aufeinander traf". Die Ritter, die Edlen hatten das Privileg des „freien" Kampfes, um sich ihren Stand immer wieder zu bestätigen – ein *belliköser Kontext*, der deutlich machte: Begegnung war nicht selbstverständlich, nicht ungefährdet und nur mäßig geschützt durch Regeln, die Tugend der Ritterlichkeit: Tapferkeit, Mut, Treue, Edelmut und all dieses stand in den Zwängen mittelalterlicher Feudalordnung, hierarchischem Statusgefüge und unabänderlichen Rollenfestlegungen. Ein „Treffen" als Kampf unter Freien bestätigte jedem Kontrahenten seine Freiheit, d.h. sicherte seinen Rang und Status; und wer nicht mehr selbst streiten konnte (die greisen Fürsten) oder wer prinzipiell nicht streiten konnte (die Frauen), mußte sich einen Kämpen halten oder wählte sich einen Streiter – und wehe, wenn dieser versagte, dann war man dem Edelmut auf Gnade und Ungnade ausgeliefert. Die Möglichkeit solcher Begegnung verlangte die Kraft, ein „Treffen" durchstehen zu können. Von derartigen Treffen zu zwischenmenschlichen Begegnungen als Qualität des Miteinanders, das Menschsein kennzeichnet, war noch ein weiter Weg zu gehen.

All diese Überlegungen mögen auf den ersten Blick weit von der Arbeit mit Patienten, mit Schwerkranken und Sterbenden (*Spiegel-Rösing, Petzold* 1984; idem 1980a; 1982u) entfernt sein. Ich meine indes, sie können für das Verständnis im Umgang mit diesen Patienten erhellende Perspektiven bieten, denn sie beleuchten die Frage nach der *Würde* der Kranken, der *Gleichheit* zwischen Therapeuten, Helfern, Patienten, die Frage der *Freiheit*; denn unsere Tumorpatienten sind in Todesbanden, sind an das Krankenlager gefesselt oder in Übertragungsbindungen (idem 1990y). Sie sind auf die Patientenrolle fixiert, gebunden an die unverrückbaren Regeln der „totalen Institution“ Klinik (idem 1983 j; *Goffman* 1961; *Schwendter* 1990). Sie sind abhängig von der Macht der Ärzte und des Pflegepersonals. Sie verfügen oft nicht über Rang, Namen und Status, geschweige denn über ausreichende physische und psychische Kraft für ein Treffen, für eine Auseinandersetzung über das, was mit ihnen geschieht, vielleicht sogar nicht einmal über die Kraft, eine Begegnung einzugehen und durchzustehen. Sie haben in der Regel kaum noch eigenen Boden, einen frei verfügbaren Bereich. Selbst das Bett gehört nicht ihnen. Wo soll es da *Wurzeln* geben? Wo kann *Wurde* gewonnen werden (idem 1985d)?

Mit der Freiheit kommt die Wertschätzung, die Würde des Anderen als Gleichrangigem in die Begegnung hinein. Um jemandem wirklich begegnen zu können, muß ich ihn als Gleichen, als Ebenbürtigen wertschätzen, ihn als mir zugehörigen erfahren und annehmen, als *„consors“*, als Schicksalsgenossen, jenseits des Rollenklischees oder der Ebene der Funktion, der Macht, des Einflusses, wohl aber auf der Ebene des unantastbaren Wertes der Person“ als einer existentiellen Realität, die in einem Milieu *primordialer Verbundenheit* gründet, einer basalen Koexistenz, in zwischenmenschlicher Erfahrung, die darum weiß: **Mensch wird man nur durch Mit-Menschen**. Weil Menschsein sich nur in einem „inmitten“ vollziehen kann, in der Gemeinschaft (*communitas)* anderer Menschen, Existenz sich immer als Koexistenz erweist, verdient der Mitmensch genuines *inter-esse,* denn ich partizipiere mit ihm an einer Natur: der menschlichen. Er wurde wie ich geboren, ist mir also *ebenbürtig.* Ich werde wie er sterben. Wir haben das gleiche Los, sind *consortes.* Wir sprechen deshalb vom *„Consorsprinzip“* (vgl. S. 120). *W*eil wir dem Menschenwesen zugehören, Menschenkinder, Fleischgenossen sind (*syssarkoi*), der Mensch neben uns unser „Nächster“ ist, muß unserer *Hominität* auch unsere *Humanität* entfließen.

Wenn wir den Begegnungsbegriff verwenden, müssen wir uns fragen: Wie steht es denn mit der Ebenbürtigkeit, mit dem *Consorsprinzip* (dieses Buch, S. 116). Wie steht es mit dem persönlichen Freiraum, der Wertschätzung, der wechselseitigen Anerkennung und der Zuweisung personaler Würde, dem Respekt vor der Freiheit des Anderen? Wieviel Abhängigkeit und Gebundenheit ist da, und welche Freiheitsgrade stehen zur Verfügung? Heute sind Begriffe wie Nächstenliebe, Brüderlichkeit, wie Edelmut, Würde und Treue, sie stehen im Zentrum der Philosophie meines Lehrers *Gabriel Marcel* (vgl. dieses Buch, S. 421ff), etwas aus dem Gebrauch gekommen. Die Zeiten haben sich geändert. Die Begriffe haben sich geändert. Auch die Inhalte? Immerhin haben wir auch heute eine besondere Wertschätzung des freien, des selbstbestimmten Menschen. Der Begriff, der heute für den Edlen, den Adligen als funktionales Äquivalent gelten kann, ist vielleicht der des *„autonomen Subjekts“* oder der *„selbstbestimmten Persönlichkeit“*. Mit jemandem, der eine Persönlichkeit ist, der von uns als Subjekt ernst genommen wird, ist I n t e r s u b j e k t i v i t ä t, d.h. Auseinandersetzung in Freiheit und Wertschätzung auf gleicher Ebene im Respekt vor der Würde des Anderen als Mitmensch möglich. Man kann zeigen, wie traditionelle Begrifflichkeiten und ihr Kontext sich in unsere Zeit hinein verwandelt und transformiert haben und andere Begriffe in den Vordergrund traten: Nächstenliebe wurde Humanität, Treue wurde Zuverlässigkeit, vielleicht Verbindlichkeit, und man muß sich fragen: Was wurde hier verloren und was auch gewonnen? Beide Aspekte sind wichtig. An Nibelungentreue besteht kein Bedarf mehr, an unverbrüchlicher Herzenstreue indes besteht erheblicher Mangel.

Es ist nicht von ungefähr, daß zu Beginn des 20. Jahrhunderts der Begegnungsbegriff allmählich, aber wirklich nur sehr allmählich anfing, in den allgemeinen Lebensraum einzudringen. Seine Thematisierung in der Kunst, besonders des Expressionismus, aber auch in der Philosophie, im Existentialismus, ist hierfür ein Ausdruck. In den damaligen Zeitströmungen, in denen sich allmählich die Verwandlung der frühkapitalistischen Gesellschaft anbahnte, wurde die Notwendigkeit der Wandlung von Gebundenheit und Abhängigkeit in Selbstbestimmtheit und Freiheit deutlich. Das, was mit den Begriffen Abhängigkeit, Botmäßigkeit, Gebundenheit, Fesseln und Banden konnotiert ist, wird im Bild von „Herr und Knecht" deutlich. In der Beziehung zwischen Herr und Knecht ist immer einer in hohem Maße gebunden, abhängig. Der Knecht ist eine Art Eigentum, Objekt. Wo immer Personen im Besitz eines Anderen stehen – und seien die Besitzverhältnisse noch so subtil –, geschieht *Objektivierung* und kann Begegnung nicht stattfinden, kann frei entschiedene Bindung nicht greifen. An ihrer Stelle stehen Weisung und Befehl, Gebundenheit und Abhängigkeit. Wo sich aber Gesellschaft ändert in Richtung auf Subjekthaftigkeit, wo intersubjektive Klimata entstehen, werden die alten Abhängigkeitsstrukturen, die Formen der Einschränkungen und Unterdrückung krankmachend; in einer Gesellschaft, in der Abhängigkeit herrscht, Gebundenheit mit Besitz und Verdinglichung gleichgesetzt wird, in der aber die Möglichkeit der Freiheit geschmeckt werden kann, wird die Dependenz, das Gefesseltsein eine Qual, die in die Krankheit führt.

3. Relationalität in der Psychotherapie

Psychotherapeuten sind relativ früh darauf gekommen, daß Verfügung durch Begegnung abgelöst werden müsse, daß Fessel in Bindung, Abhängigkeit in Beziehung umgewandelt werden müsse – jedenfalls solche Psychotherapeuten, die vom Expressionismus, von dieser Freiheitsbewegung und von den Ausläufern der romantischen Sensibilität berührt waren. Und das waren Pioniere wie *Moreno, Iljine* und *Perls* (*Petzold* 1984b; 1984h; 1982). Sie vertraten rigoros einen *dyadischen* Begegnungsgedanken und entwickelten *„dialogische"* Konzepte zur zwischenmenschlichen Relationalität (*Moreno* 1914, 1937). Wir betonen heute (2000c) den ***POLYLOG*** (S. 59, 807f). *Freud* hingegen, der – trotz seiner bedeutenden medizinischen Impulse – noch viel stärker eingebunden war in die positivistischen „Objektivierungen" einer naturwissenschaftlichen Medizin, schreibt mit seiner Begrifflichkeit (z. B. „Objektbeziehung") und seiner Metaphorik das alte cartesianische Paradigma fort: Der Psychotherapeut als Forscher, als beobachtender Experimentator, der außerhalb des Prozesses steht, das war das Paradigma, in dem *Freud* als Physiologe für lange Zeit dachte (*Sulloway* 1972; *Russelman* 1983), bis er ein Korrektiv erhielt von seinem Schüler und Mitarbeiter *Sándor Ferenczi*, der ein weites Konzept der Gegenübertragung und die Arbeit mit ihr entdeckte (und später noch wesentlich weiterging, indem er die *„mutuelle Analyse"* einführte, vgl. *Ferenczi* 1988). Indes, *Freud* hat dieses Korrektiv nie voll realisiert. Noch 1933 in der „Neuen Folge der Vorlesungen zur Einführung in die Psychoanalyse" (*Ferenczi* war inzwischen verstorben) schreibt er, daß man durch Kinderanalysen seine Theorien „am lebenden Objekt bestätigen könnte", da „das Kind ein sehr günstiges Objekt für die analytische Therapie ist" (GW 15, 158f).

Eine der Hauptformen der Psychotherapie, die Psychoanalyse, trägt deshalb bis heute die Objektsprache weiter (obgleich es intern durchaus vielfache Kritik zu dieser Sprachregelung gibt, etwa durch *R. Schafer*). Man spricht von „Objektbeziehung", auch wenn die Beziehung von Mensch zu Mensch gemeint ist, von „Objektkonstanz", wo *Beziehungskonstanz* zur Rede steht. Dennoch wird der Terminus beibehalten, obwohl – sprachanalytisch gesehen – sich die Begriffe Objekt und Beziehung nicht verbinden lassen. Objekte können sich nicht beziehen. Es wird hier ein Begriff weitergetragen, dessen sprachgeschichtliche, ideengeschichtliche Hintergrundsdimensionen nie ausgelotet wurden, und da *Sprache Fakten schafft*, besteht die Gefahr, daß Objektivierungstendenzen, wie sie sich auch in Formen der psychoanalytischen Technik finden, weitergetragen werden. Ich denke hier an die Spiegelmetapher oder an eine rigide Applikation des Abstinenzgebots, das *Freud* – wie *Cremerius* (1981) zeigen konnte – selbst glücklicherweise nicht so strikt praktiziert hat. Wenn *Freud* allerdings in den „Ratschlägen für den Arzt bei der psychoanalytischen Behandlung" schreibt: „Ich kann den Kollegen nicht dringend genug empfehlen, sich während der psychoanalytischen Behandlung den Chirurgen zum Vorbild zu nehmen, der alle seine Affekte und selbst sein menschliches Mitleid beiseite drängt", so gibt es hierfür keine Rechtfertigung, auch wenn *Freud* meint: „Die Rechtfertigung dieser vom Analytiker zu fordernden Gefühlskälte liegt darin, daß sie für beide Teile die vorteilhaftesten Bedingungen schafft, für den Arzt die wünschenswerte Schonung seines eigenen Affektlebens, für den Kranken das größte Ausmaß von Hilfeleistung, das uns heute möglich ist" (GW 8, 380f). Wir finden hier eine höchst bedenkliche, mechanistische Auffassung des Zwischenmenschlichen, der Arzt, der etwas an einem anderen *macht*, der wie ein Chirurg interveniert, der aber dem Patienten nicht begegnet. *Freud* selbst war ambivalent. Er hat für den *Wolfsmann*, als dieser in Not kam, Geld gesammelt *(Cremerius* 1981). Er hat seine Tochter *Anna* analysiert. Und er ist Leuten auch begegnet, obwohl er Mühe damit hatte. Dennoch hat er im Hinblick auf die Wertung der Dimension von Begegnung und Beziehung der Psychoanalyse kein gutes Erbe hinterlassen, und sie hat dieses Erbe auch noch an viele andere von ihr beeinflußte Therapieformen weitergegeben. Die analytische Situation wurde auf die *Übertragung* und das *Arbeitsbündnis* begrenzt – und das ist sicher zu wenig, denn zwischen Menschen geschieht mehr, auch und gerade im therapeutischen Kontext.

Etwas von dieser Haltung *Freuds* erscheint für die „kannibalische Ordnung" (*Attali*) der Medizin und für ihre Verdinglichungstendenzen symptomatisch. Wenn wir in ärztlichen bzw. klinischen Kontexten arbeiten – und die Sprache dieser Kontexte gehört ja nicht der Vergangenheit an –, treffen wir beständig auf derartige Objektivierungen: „Was steht denn heute auf dem Operationsplan? Aha, eine Niere, ein Ulcus usw." Der Patient – ein Tumorkranker, ein Ulcusträger. Das Symptom, das kranke Körperteil steht im Vordergrund. Obwohl wir uns als psychologisch geschulte und psychotherapeutisch arbeitende Menschen in klinischen Kontexten anders definieren, in unserer Art, mit Menschen umzugehen, anders verstehen, entfaltet die *„totale Institution Klinik"*, das medizinalisierte Denken, einen solchen Sog, daß wir in der Tat die Frage stellen müssen: „Hat die Begegnung eine Chance? – Wie steht es mit den Chancen der Begegnung?"

Auf jeden Fall – das kann als unverrückbar festgestellt werden – brauchen Begegnung und Beziehung Subjekthaftigkeit und nicht Objekthaftigkeit, Freiheit und nicht Repression und Direktiven. Es wird uns deshalb immer schwer werden, in Kontexten mit massiven Verdinglichungstendenzen in Beziehungen einzutreten und Begegnungen möglich zu machen. Denn daß man sich begegnen kann, ist ja keineswegs etwas Selbstverständliches. Begegnung erfordert einen Rahmen und auch einen innerpsychischen Entwicklungsprozeß. Es müssen also persönliche, psychische und kollektive, kulturelle Voraussetzungen gegeben sein. Es gibt heute noch Kulturen, in denen Begegnungen für viele Menschen nicht möglich sind (ich denke an die Situation von Frauen im fundamentalistischen Islam), oder auch Gesellschaftsformen, in denen Begegnung kaum möglich ist, weil keine Freiheit herrscht, weil Menschen unterdrückt und verdinglicht werden. Begegnungen werden sehr schwer oder sehr gefährlich: Wenn man nämlich jemandem begegnen will, der nicht zu den „erlaubten Menschen" gehört. Zu den Geächteten, Ausgestoßenen, Unliebsamen in Beziehung zu treten, Kontakt mit ihnen aufzunehmen, Begegnungen mit ihnen zu wagen, war schon immer gefährlich.

Gehören Krebskranke zu den Menschen, denen man begegnen darf? Vielleicht für die auf dieser Tagung Versammelten, sicher nicht für jedermann. Es gibt leider eine Population, der man z. B. in Bayern – folgt man der AIDS-Politik des Herrn *Gauweiler* – schon nicht mehr begegnen darf, eine Situation, die sich vielleicht noch verschärfen wird. In früheren Zeiten durfte man nicht den Geächteten begegnen. Sie waren vogelfrei, ein Ding, das man abschießen durfte. Unsere Formen der Ächtung sind subtiler, aber nicht weniger wirksam (*Petzold* 1990r).

Begegnung ist also nicht ungefährdet. Sie hat – das dürfte deutlich geworden sein – Voraussetzungen kultureller, ökonomischer, ökologischer, psychologischer und sozialer Art, und sie hat Voraussetzungen persönlicher Art.

Damit will ich von den generellen Betrachtungen zu einer therapietheoretischen Betrachtungsweise übergehen und einige Momente des Begegnungsgeschehens herausarbeiten.

4. Orte der Begegnung

Begegnung braucht einen ökologischen Rahmen, den richtigen Raum, den rechten Ort. Was das bedeutet, wird klar, wenn wir in die „Mikroökologie" klinischer Institutionen schauen: Wo und wie treffen wir unsere Patienten? Betrachten wir doch einen Untersuchungsraum. Draußen auf dem Schild stehen Funktionen, unser Status, unser Titel. Drinnen stehen wir, Leute mit professionell-sachlicher Miene und weißen Kitteln. Wenn jemand zur Untersuchung kommt, und ich soll für ihn als Neuromotoriker zusammen mit der Krankengymnastin einen Bewegungsstatus erheben, um ein bewegungstherapeutisches Programm zu erarbeiten, findet sich der Patient in einem sterilen, funktionsgerechten Untersuchungsraum. Wir haben die weißen Kittel an, und er muß sich ausziehen ... Ist das eine Situation von Begegnung, in der Begegnung möglich ist? An diesem Beispiel aus meiner Praxis – und Sie werden Ihre Beispiele haben – wird deutlich, daß Begegnung einen Raum braucht, und wenn der Raum nicht favorabel ist, wird es sehr schwer, Begegnung *gegen* den Raum zu realisieren, gegen den Ort durchzusetzen, gegen die Mikroökologie, die *normative Kraft des Settings*, und in dieses gehen natürlich auch weitere Determinanten ein.

4.1 Begegnung und soziale Situation

Wenn jemand in die Beratungsstelle oder in die Klinik kommt, sucht er diese Settings in der Regel nicht freiwillig auf. Er kommt unter dem Diktat seiner Not, ohnmächtig, hilflos, bedürftig, gefesselt, in seine Probleme verstrickt. Berater, Therapeuten, Ärzte, Psychologen, Sozialarbeiter sitzen in einer völlig anderen Position. Sie haben ihren *Status*. Sie verfügen über eine gewisse *Macht* – jedenfalls wird sie ihnen zugeschrieben – kraft ihrer professionellen *Rolle*. Auch wenn ich Rolle und Status nicht haben will, ich kann sie nicht ohne weiteres loswerden, denn den *Status* bekleide ich, und die Rolle und die damit verbundene Macht (*Claessens* 1970) wird mir attribuiert, z. B. durch die Sehnsucht nach Hilfe von Seiten der Patienten, die kommen und Unterstützung suchen (obwohl wir oft gar nicht so sicher sind, ob wir helfen können ...). Der soziale Rahmen wiegt schwer, und es stellt sich die Frage: Ist in ihm Begegnung, Intersubjektivität, Beziehung möglich – gegen das Statusgefüge und die Rollenzwänge, gegen das Faktum, daß ich als Therapeut, Arzt, Psychologe etc. aus der Position des Helfers handle und er aus der des Patienten? Auch wenn ich ihn *Klient* nenne (d. h. ursprünglich der „Hörige", von lat. *cluere*), um *mir* zu helfen, ihm und mir eine Brücke zu bauen, die Distanz etwas zu verringern, bleibt es schwer. Denn mein Gegenüber sieht sich als *Patient*. Er leidet, ist bedrückt. Kann ich ihm das absprechen? Auch wenn ich den weißen Kittel ausziehe ..., ich entgehe dem Problem nicht, denn im Krankenhaus will er den weißen Kittel haben. Er dient ihm als Orientierung.

Sicherlich ist auch in diesem Statusgefälle und mit dieser Rollendifferenz wirkliche Begegnung möglich. Sie werden diese Erfahrung genauso gemacht haben wie ich. Aber Sie werden auch die Erfahrung gemacht haben, wie schwer es ist, trotz, gegen und neben diesen sozialen Konfigurationen, Rollenzuweisungen und Statusfixierungen Begegnung zu schaffen. Begegnung erfordert, das hat *Martin Buber* herausgearbeitet, das „Ich *und* Du", drei Elemente: das „*Ich*", das „*Du*" und die Konjunktion „*und*". Diese verbindet Gleichartiges, wenn mich meine Schulkenntnisse nicht täuschen. Es muß also eine gewisse Gleichwertigkeit da sein zwischen Ich *und* Du, damit sie verbunden werden können. *Gabriel Marcel* betont, es müsse „personale Präsenz von Subjekten", *Intersubjektivität* gewährleistet sein, dann sei Begegnung möglich. Das erfordert die Abwesenheit von Dependenz, von Machtgefälle, von Verdinglichung. Begegnung erträgt vielleicht gerade noch die *sachliche Funktionalität*, die im Alltagsgeschehen zwischen Menschen ihren Platz haben muß. Wenn der Patient mir, dem Therapeuten, seine Daten gibt und ich diese notiere, muß das nicht unbedingt *Objektivierung* sein. Dieser Vorgang hat eine sachlich-funktionale Qualität, aber diese steht immer in der Gefahr, zur Objektivierung zu degenerieren.

Was also notwendig ist, wenn wir in der klinischen Situation Begegnung herstellen wollen (und entsprechend in der Beratungsstelle, denn in einer Krebsberatungsstelle wird ja die klinische Situation in den Beratungskontext hineingetragen), ist unsere grundsätzliche B e r e i t s c h a f t, Intersubjektivität zu praktizieren. Das erfordert unseren Willen und unser Vermögen zur Intersubjektivität, und Vermögen heißt hier, daß wir selbst unsere Subjekthaftigkeit erfahren haben und leben können. Ist diese Voraussetzung nicht gegeben, kann Begegnung nicht geschehen. Zum Begegnen gehören immer zwei Menschen. Beide müssen also Bereitschaft mitbringen und über Begegnungsfähigkeit verfügen.

Was aber, wenn wir, wie häufig in unserer Arbeit, auf Menschen treffen, die von sich aus Intersubjektivität nicht praktizieren können, weil man ihnen ihre Subjekthaftigkeit beschnitten und ihre Würde genommen hat? Oftmals kommen zwei Faktoren zusammen: Einmal die biographischen Vorschädigungen im Verlaufe der kindlichen Entwicklung, aber auch noch im Sinne eines Life-span-developmental-approach (*Petzold* 1990h) aus späteren Zeiten des Lebens; zum anderen treffen wir gerade bei schwerkranken Patienten auf Schädigungen der Subjekthaftigkeit durch klinische Prozeduren. Diese haben einen oft nicht unerheblichen Beitrag zur Zerstörung der Person geleistet. Bei Tumorkranken wird dies an den Auswirkungen von Mehrfachoperationen, Chemotherapien, Bestrahlungen usw., bei psychiatrischen Langzeitpatienten an Folgen von Dauermedikation mit Psychopharmaka, fehlindizierte E-Schock-Behandlung besonders deutlich. Wir haben hier häufig eine *iatrogene Schädigung* der Patientenpersönlichkeit. Weiterhin ist die Qualität der medizinischen Hilfeleistung, was die menschliche Seite anbelangt, allzu häufig unzureichend, ja destruktiv für das Dasein des Patienten als Subjekt, auch wenn die Maßnahmen im Hinblick auf die biologische Existenz des Kranken eine Lebensverlängerung bewirken. Er steht dabei aber in Gefahr, zum Objekt zu werden. *Leben* und Lebensbewahrung müssen als ein „Leitwert" betrachtet werden. Dieser aber bedarf einer ergänzenden Perspektive durch den Leitwert der *Lebensqualität* (*Fletscher* 1967, 1977), denn Leben muß lebenswert sein (*Petzold* 1990n, dieses Buch, S. 412ff). Wie demütigend und reduzierend medizinische Interventionen – Diagnostik wie Therapie – sein können, erkennt man erst in dem Moment, wo man auf der „anderen Seite" l i e g t , der des Patienten.

Durch das Dickicht und Gestrüpp der Verstellungen von Intersubjektivität, der Distorsionen von zwischenmenschlicher Begegnung, menschlicher Bindungen hindurchzukommen, ist unendlich schwer. Wenn wir auf Patienten stoßen, denen die Begegnungsfähigkeit genommen wurde oder die sie nur unzureichend ausbilden konnten, wenn wir Menschen finden, die sich selbst verdinglicht haben und verdinglichen, weil sie immer wieder in ihrer Biographie wie eine Sache behandelt wurden, wird uns plastisch, was atmosphärisch in weiten Bereichen der allgemeinmenschlichen, zwischenmenschlichen Praxis als verborgenes destruktives Moment nistet. Die Situation dieser Patienten ist ja nicht nur Ausdruck des aktualen Behandlungsgeschehens, nicht nur Resultat unglücklicher Lebenskarrieren, sondern auch Zeichen der Entfremdung und Verdinglichung in unserer Gesellschaft. Das Militär, das Krankenhaus, das Altenheim, weiterhin die Banken, die chemische Industrie, das sind die Institutionen, an denen die Verdinglichungstendenzen einer Gesellschaft besonders deutlich werden. Deshalb müssen wir nicht nur den mikrosozialen Kontext in den Blick nehmen, sondern die Voraussetzung für Begegnung, Beziehung, für Intersubjektivität liegen auch im meso- und makrosozialen Kontext. Diese bestimmen das „Sozialisationsklima", in dem Intersubjektivität sich entwickeln kann oder beeinträchtigt wird.

5. Begegnungsfähigkeit im Entwicklungskontext der Sozialisation

Wir sind als Menschen mit der Potentialität für Begegnung ausgestattet. Begegnungsfähigkeit wird uns in diesem Sinne zwar als Mitgegebenes in die Wiege gelegt, aber sie muß entwickelt und entfaltet werden. Ungünstige Entwicklungsbedingungen führen zu Schädigungen in der Ebene des Relationalen. In der Arbeit mit Patienten haben wir oft genug mit den Resultaten solcher negativen Sozialisationseffekte zu tun. Es soll deshalb an dieser Stelle kurz auf die Entfaltung der *Relationalität* eingegangen und auf entwicklungstheoretischem Hintergrund eine Begriffsbestimmung vorgenommen werden, die eine *„Heuristik des Relationalen"* für die therapeutische Praxis hergibt und Begriffe wie Beziehung oder Begegnung in definitorischer *Einengung des alltagssprachlichen Gebrauchs* spezifisch zu fassen sucht.

Ganz am Anfang der Entwicklung eines Menschen steht eine *naturwüchsige Verbundenheit.* Die Nabelschnur bietet ein lebendiges Band, ein Band des Lebens, durch das Leib und Leib in *Zwischenleiblichkeit* zusammenhängen.

5.1 Konfluenz/Verschmelzung

Der Leib der Mutter und der Leib des Kindes sind verbunden im totalen Kontakt des Innenraumes, der für den Föten in den ersten Lebenswochen Welt ist, eine Welt, von der er sich zunächst nicht verschieden weiß (dieses Buch S. 529ff). Er lebt in undifferenziertem Verschmolzensein, in *Konfluenz.* In der Thalassa (*Ferenczi* 1962*),* dem Urmeer des Fruchtwassers, vollzieht sich das Drama der Evolution noch einmal – dies ist natürlich nicht in einer verkürzenden *Haeckelschen* Sicht zu verstehen. Der Föte ist nicht nur mit der Mutter verbunden, sondern auch mit dem „Fleisch der Welt" (*Merleau-Ponty*), mit der Gesamtheit der Evolution. In dieser naturwüchsigen und primordialen Verbundenheit findet sich *eine* der Quellen des *Grundvertrauens* als eine je mitgegebene, leibliche Qualität des Lebens (*Petzold* 1990p; vgl. *Mahler* 1985; *Winnicott* 1969). Die *andere* Quelle liegt im fraglosen Funktionieren unseres Organismus, auf den wir vertrauen können, der sich entfaltet und uns selbstverständlich gegeben ist.

Konfluenz – wir ziehen diesen Begriff dem biologistischen und inhaltlich falschen der „Symbiose" vor – *Konfluenz* also als die Beziehungsmodalität des vorgeburtlichen Lebens im ersten Schwangerschaftsdrittel bleibt uns auch in der nachgeburtlichen Zeit erhalten in Momenten der Innigkeit, der Liebe, im „ozeanischen Gefühl" (*Freud*), das uns im Betrachten einer großartigen Landschaft oder im Hören großer Musik erfüllt und umspült, im gemeinsamen Orgasmus, im Tanzerleben. Diese *positive Konfluenz* ist zu unterscheiden von der *pathologischen Konfluenz,* die als Fixierung auf infantile Erlebnisweisen keine Differenzierung, kein Getrennt-sein, kein Für-sich-sein ermöglicht, Überflutungen mit Gefühlen „früher Depressionen", Überschwemmung mit psychotischen Bildern und Gedanken, kollusive Paarbindungen, Hörigkeiten usw. In solchen pathologischen Formen des Beziehungsgeschehens wurde Konfluenz nicht durch Prozesse der Differenzierung abgelöst.

Zusammenfassend: *Konfluenz ist die unabgegrenzte Daseinsform des Menschen, das Verschmolzensein in totaler Koexistenz, wie sie einerseits in ihrer originären Form die Embryonalzeit kennzeichnet, in der die Flut der Propriozeptionen und Exterozeptionen noch nicht durch differenzierende Wahrnehmung strukturiert wird, die das eigene vom anderen scheidet, und wie sie andererseits in Ganzheits- und Verschmelzungserfahrungen positiver und pathologischer Art von Erwachsenen erlebt werden kann.*

Die *originäre Konfluenz* der frühen Entwicklungsphase läßt sich also unterscheiden einerseits von Formen ihrer Fixierung, der *pathologischen Konfluenz*, durch die ein Mensch in späteren Entwicklungsstadien von „innen" oder „außen" überflutet wird und seine identitätsbewahrenden Abgrenzungen nicht zu stabilisieren vermag, und andererseits von der *positiven Konfluenz*, in der ein Mensch temporär und für ihn steuerbar sich auf Verschmelzungs- und Ganzheitserfahrungen einzulassen vermag.

5.2 Kontakt

Schon in zweiten und besonders im letzten Schwangerschaftsdrittel und nach der Geburt beginnt sich Konfluenz auszudifferenzieren durch *Kontakte* (dieses Buch, S. 534ff). Kontakt herzustellen ist eine biologische Funktion des Organismus, die in der Wahrnehmungsphysiologie gründet. Der Mensch berührt mit den Sinnen die Welt.

Kontakt ist im wesentlichen ein Prozeß leiblich konkreter, differenzierender Wahrnehmung, der das Eigene von Fremdem scheidet, die Dinge der Welt unterscheidet und durch die Stabilisierung einer Innen-Außen-Differenz die Grundlage der Identität schafft.

Im Moment des Wahrnehmens, im Hier-und-Jetzt des *tangere*, im Berühren (*Eisler* 1991) entsteht ein „Zwischen", *contingere, con-tact.* Durch sich wiederholende Kontaktereignisse kommt aufgrund des sich entwickelnden Gedächtnisses noch ein Moment hinzu: das des Erkennens. Das „Zwischen" dehnt sich aus in die Zeit und bietet dadurch die Möglichkeit, Konfluenz zu überwinden und über den Kontakt hinaus auf Dauer die Dimension der Begegnung zu finden.

Die nachgeburtliche Phase ist die des Kontaktes. Trotz aller Rede von der „autistischen und symbiotischen Phase" (*Mahler*) sind Säuglinge, wie die empirische Babyforschung gegen die Annahmen psychoanalytischer Entwicklungspsychologie gezeigt hat, „Kommunikationsgiganten" (*Osofsky* 1987; *Keller* 1989, dieses Buch, S. 538ff).

An meiner Abteilung an der Freien Universität Amsterdam erforschen wir die neuropsychologische Entwicklung von Menschen- und Primatenbabies. Menschenbabies sind vom ersten Lebenstag an wach, in lebendiger Interaktion mit ihrem Gegenüber. Sie kennen, erkennen ihre Mütter. Die Mutter ist kein Objekt für das Kind. Beobachtet man in Videoanalysen die Interaktion, so zeigt sich die ganze Absurdität des Begriffes „Objektbeziehung". Die evolutionären Programme der Kommunikation zwischen dem Kind und seinem „*Care giver*" machen deutlich, daß das Kind auf Subjekthaftigkeit angelegt ist (*Osofsky* 1987; *Keller* 1989; *Papoušek* 1989); die Primatenmütter und ihre Babies haben keine Blickdialoge (*gazing dialogs*). Rhesusaffenbabies lösen nicht mit dem Blick Ansprache und Pflegeverhalten bei ihren Müttern, eine wechselseitige Spiegelung aus (*Dinske* 1984, 1987). Die Blick*dialoge* sind etwas spezifisch Menschliches (*Petzold* 1990c, 1045, dieses Buch, S. 770ff) im Brutpflegeverhalten. *Der Mensch muß angesehen werden, um Mensch zu werden.* Das Kontaktverhalten des Säuglings birgt die Potentialität für spätere Begegnungen, sofern er Antwort auf seine Kontaktsuche findet. Im Kontakt differenziert sich Konfluenz dergestalt, daß im Berühren (*contingere*) eine Differenz wahrnehmbar wird. Kontakt ist „Berührung und Abgrenzung in einem", Kontaktfläche und Scheidelinie zugleich, die ermöglichen, daß das Eigene vom anderen unterschieden werden kann. Wahrnehmung und Erkennung wirken im Kontakt zusammen durch vielfältige Akte des Erkennens und Wiedererkennens. Im Faktum, daß in jedem neuen Wahrnehmen und Erkennen das einstmals Erkannte mitgegeben ist, wird die Grundlage für Begegnungen gelegt.

5.3 Begegnung

Obwohl in jeder Begegnung Kontakt vorhanden sein muß, ist nicht jeder Kontakt Begegnung. Wie sich die Konfluenz ausdifferenziert in der Kontaktfähigkeit, der Fähigkeit des Säuglings, zwischen sich und der Mutter, sich und der Umwelt zu unterscheiden, so wächst die Kontaktfähigkeit im Laufe der Entwicklung weiter zur Begegnungsfähigkeit, deren früheste Form wir im zweiten Lebensjahr finden (*Bischof-Köhler* 1989). Alle, die Kinder haben, kennen diese Momente von Begegnung, in denen sie sich vom eigenen Kind erkannt und *erfaßt* fühlen und es zu einem wechselseitigen Begreifen kommt. Begegnung setzt ein, wenn soviel an Subjekthaftigkeit ausgebildet ist, daß über das *Wahrnehmen* und *Erkennen* ein *Erfassen* möglich ist, in dem der andere als Subjekt – d.h. im Hier-und-Jetzt über den Moment des Hier-und-Jetzt-Kontaktes hinaus – in seiner Geschichtlichkeit zugänglich wird, bei gleichzeitiger Bewußtheit der eigenen Subjektivität und des Faktums, daß diese auch vom Anderen erfaßt wird. So entsteht *Intersubjektivität* aus Wechselseitigkeit (*mutualité*) der Empathie. Wenn nicht nur das Kind von uns erkannt, empathisch erfaßt wird, sondern der Zeitpunkt eintritt, wo uns unsere Kinder auch empathieren können und dürfen, dann erst ist Begegnung möglich, und sie wird um so umfassender, voller und tiefer, je mehr die Fähigkeit zur Mutualität ausgebildet ist. Begegnungsfähigkeit wächst also von den frühen Kindertagen an über ein Leben hin.

Begegnung ist ein wechselseitiges empathisches Erfassen im Hier-und-Jetzt geteilter Gegenwart, bei dem die Begegnenden im frei entschiedenen Aufeinanderzugehen ganzheitlich und zeitübergreifend ein Stück ihrer Geschichte und ihrer Zukunft aufnehmen und in einen leiblichen (d.h. körperlich-seelisch-geistigen) Austausch treten, eine Berührtheit, die ihre ganze Subjekthaftigkeit einbezieht. Begegnung ist also ein Vorgang, in dem sich Intersubjektivität lebendig und leibhaftig realisiert.

In Begegnungen, das ist für sie charakteristisch, erfasse ich aufgrund meiner zwischenmenschlichen Erfahrungen, aufgrund vorgängiger Begegnungserlebnisse den anderen ein Stück weit in seiner Historizität, selbst wenn sie sich mir nur in Bruchstücken darbietet, und ich nehme auch etwas von seiner Zukunft vorweg, selbst wenn ich von dieser noch nicht viel weiß. Es handelt sich um eine Art Gestaltphänomen. Aus einigen Konturen erschließt sich mir die ganze *Gestalt.* In der Begegnung beginne ich einen Menschen ganzheitlich und zugleich differentiell wahrzunehmen, zu erfassen und zu verstehen, weil meine Empathie aufgrund der Tatsache, daß ich selbst oft empathiert worden bin, aus dem Teil auf das Ganze schließen kann, aus Charakterzügen auf die ganze Person, aus Aspekten auf Gesamtzusammenhänge. Das Detail gibt, wie in einem Hologramm (*Pribram* 1979), das Ganze frei – in einem Moment.

5.4 Beziehung

Begegnung wächst im entwicklungspsychologischen Prozeß und vertieft sich zur Beziehung – hier spezifisch gefaßt und ohne die alltagssprachliche Breite an Bedeutungsmöglichkeiten des Wortes „Beziehung" aufzunehmen –, wenn Dauer und Zuverlässigkeit erfahren wird.

Beziehung ist in die Dauer getragene Begegnung, eine Kette von Begegnungen, die neben gemeinsamer Geschichte und geteilter Gegenwart eine Zukunftsperspektive einschließt, weil die frei entschiedene Bereitschaft vorhanden ist, Lebenszeit miteinander in verläßlicher Bezogenheit zu leben.

Die Freiheit des Begegnens, die in der Exzentrizität des Subjekts begründet ist, vertieft sich in der freien Entscheidung, eine Beziehung einzugehen und zu leben. Die *naturwüchsige Verbundenheit,* in der Kinder zu ihren Familien stehen, wird in Begegnungen überstiegen. In ihnen wird der Grund gelegt für eine Art *innerer Zustimmung* zu den gegebenen Familienbanden: „Das sind meine Eltern. Ich bin froh, ihr Kind zu sein!" Aufgrund solcher Begegnungsereignisse entstehen dann *Beziehungen,* die „gewollt" sind. Es sind dann nicht mehr nur die „Blutsbande" (was immer dies auch sei), früh habituiertes *attachment* (*Ainsworth*), die Grundlage für eine *Bindung* werden, sondern es wächst die Entscheidung: „Ich will an diese Familie gebunden sein in guten und schlechten Zeiten." In der Begegnung hat sich ein Kontakt vertieft und entfaltet – für eine Zeitlang in einer gegebenen Hier-und-Jetzt-Situation. In der Beziehung ist *Dauer* und *Verläßlichkeit* hinzugekommen, die Möglichkeit, in Kontakt zu treten, Begegnungsereignisse zu suchen und zu finden, sich aber auch zurückzuziehen, ohne daß es zu einem Abbruch kommt. Das Moment von *Kontakt* und *Rückzug* – das in der Begegnung immer die Möglichkeit des Endgültigen beinhaltet – wird in der Beziehung durch Verläßlichkeit unterfangen, und dadurch entsteht eine neue Qualität, die vom siebten, achten Lebensjahr an wächst, sich ausfaltet und zur *Treue* (*Marcel* 1940; *Berning* 1973, 1982) vertieft. Auch in der Treue, und gerade in ihr, liegt Freiheit, die Freiheit, Verläßlichkeit zu gewährleisten und auf diesem Boden einen neuen, anderen Freiraum zu gewinnen.

5.5 Bindung

Die Treue, die sich mit der Dauer der Beziehung und ihrer Qualität vertieft, legt den Boden für Bindung. Auch Bindung überschreitet das Hier-und-Jetzt der Begegnung. Sie ist in der Regel auf Langzeitperspektive angelegt – wenn es sich nicht gerade um terminale Patienten handelt. Beziehung ist nicht Bindung, denn in einseitiger und wechselseitiger Bindung (Beziehung *muß* – wie die Begegnung – immer wechselseitig sein, soll sie sich in Fülle realisieren) findet sich eine neue Dimension im Umgang mit der Freiheit.

Bindung entsteht durch die Entscheidung, seine Freiheit zugunsten einer freigewählten Gebundenheit einzuschränken und eine bestehende Beziehung durch Treue, Hingabe und Leidensbereitschaft mit der Qualität der Unverbrüchlichkeit auszustatten.

Bindung wird damit das tragende Fundament für eine Ehe, Lebenspartnerschaft, für Elternschaft, für Adoption, Wahlverwandtschaften, Lebensfreundschaften. *Konfluenz, Kontakt, Begegnung, Beziehung* bleiben in einem solchen Miteinander weiterhin konstitutive Bestandteile, aber es wird ein Band geknüpft, das auf Unauflösligkeit angelegt ist – zumindest ist dies die Intention – und bei dem, dies sei nochmals betont, die Leidensbereitschaft eingeschlossen ist: „Ich mag dich leiden", und es muß schon sehr viel geschehen, bis ein solches Band der Ehe oder der Elternschaft oder der Lebensfreundschaft zerbricht ... „Drum prüfe wer sich ewig bindet!".

Zur Bindung muß man reif werden. Sie erfordert Beziehungserfahrungen – und ich rede hier nicht von der naturwüchsigen Verbundenheit gegebener Verwandtschaftsbande, sondern von der frei entschiedenen Bindung. Bindungsfähigkeit erfordert *Beziehungsarbeit*, und diese setzt in der Adoleszenz ein, entwickelt sich im Jugend- und Erwachsenenalter und dauert unter wechselnden Umständen, Situationen und Lebensbezügen über die Lebensspanne hin an, ein Aspekt, der von der auf die frühe Kindheit und Jugend fixierten Psychotherapie kaum gesehen wird, da sie sich mit der Entwicklungspsychologie des Erwachsenenalters und des Seniums nicht auseinandergesetzt hat und in der Regel die Perspektive eines „Life span developmental approach" (*Petzold* 1990h) negiert.

Konfluenz, Kontakt, Begegnung, Beziehung, Bindung (*Petzold* 1986h) sind die Beziehungsmodalitäten, die menschliches Miteinander bestimmen. Auch wenn sie als eine Entfaltung im entwicklungspsychologischen Prozeß gesehen werden müssen, geht keine der vorgängigen Möglichkeiten in den nachfolgenden unter, sondern bildet einen konstitutiven Bestandteil des jeweils höheren Relationsmodus. Pathologische Entgleisungen zu *maligner Abhängigkeit* und *Hörigkeit* können sich entwickeln.

Subjekthaftigkeit kann sich nicht ausbilden, wenn wir auf der Ebene der naturwüchsigen, primären *Konfluenz* fixiert bleiben oder auf die Ebene des *Kontaktes* festgeschrieben sind. Sie erfordert Begegnung und mehr als das, denn Begegnungen sind kurzfristig, oft unverbindlich. *Subjekt kann man nur in Beziehungen werden*, die eine intersubjektive Qualität haben. Wir sind in der Psychotherapie und in der psychologischen Beratung vielfach – was unsere konzeptuelle Ausrichtung anbelangt – begegnungszentriert. *Moreno, Perls, Rogers, May, Goodman*, um nur einige zu nennen, gründen ihre Ansätze im „Ich und Du" eines gegenwartszentrierten Begegnungsideals, im „I and Thou in the Here and Now" (*Perls*) und entgehen damit dem existentiellen Problem der *Bindung*. Bei *Perls* und *Goodman* kann man geradezu sagen, sie umgehen mit ihrer physiologistischen Kontakttheorie (*Perls* et al. 1951) diese Probleme. *Goodman* konzipierte den „Kontaktzyklus" im Anschluß an *Mead*, der in seiner physiologischen Arbeitsperiode ein solches Modell entwickelte, und *Perls* steuerte hier Konzepte der *Goldstein*schen Theorie bei. Das Ergebnis: ein Modell homöostatischer Selbstregulation, eine organismustheoretisch begründete Anthropologie, die daran vorbeigeht, daß es geradezu das *Wesen des Menschen* ist, die Gesetzmäßigkeiten der Selbstregulation überschreiten zu können – for better or worse –, Exzentrizität gegenüber der „*wisdom of the organism*" (*Perls*) zu haben, über die Möglichkeit der Freiheit zu verfügen, die Begegnung (auch unter widrigsten Umständen und in Todesgefahr, ja gegen den Selbsterhaltungstrieb) möglich macht, die Menschen Bindungen durchtragen läßt, selbst wenn sie „über die Kräfte" gehen, die Beziehungen überdauern läßt, selbst wenn sie kaum noch tragbar sind.

Um Beziehungen, zuweilen Bindungen und oft genug schwierige und belastende, geht es aber gerade in der Therapie mit schwerkranken Patienten. Sie sind das Zentrum der Behandlung und Begleitung. Hier reichen ein Kontaktmodell, ja ein Begegnungskonzept nicht aus. Aber auch die psychoanalytische Konzeption der Objektbeziehung und der Übertragungsbindungen löst das Problem der „therapeutischen Beziehung" (*Petzold* 1980g, 1984c, 467) und der Verbundenheit, die eine Sterbebegleitung erfordert – man denke an *Feigenbergs* (1980) Konzept des „Freundschaftspaktes" – nicht zufriedenstellend. Bleibt bei den „Humanistischen Psychologen" ein Moment der *Unverbindlichkeit* durch die Hier-und-Jetzt-Konzeption des Kontaktes oder der Begegnung, so besteht die Gefahr der *Unverbundenheit* im psychoanalytischen Behandlungssetting durch die zwiespältige Konzeption *Freuds*, aus einer Haltung distanter Abstinenz Beziehung als Behandlungs***technik*** einzusetzen. Es bleibt hier ein Gefälle, das nicht nur funktionaler Art oder durch das Krankheitsgeschehen bedingt ist. Der Analytiker behält die Deutungsmacht, und die Abstinenz bewahrt ihn vor dem „Wagnis der Begegnung" und den Fährnissen der Beziehung. Kühl wie ein Chirurg (*Freud*), exakt wie ein empirischer Forscher soll er sich nicht involvieren, die Kontrolle behalten. Damit werden *Mutualität* (*Ferenczi* 1932/1988) und *Intersubjektivität* (*Marcel* 1965; 1969) nicht möglich.

In einer „*Behandlung durch Beziehung*" muß die Ebene der „Heilung aus der Begegnung" (*Trüb* 1949) überschritten werden, genauso wie die Ebene der Intervention und Behandlungstechnik in Richtung auf die der Bezogenheit und zuweilen in die der Bindung (dies insbesonders in der Behandlung von Menschen mit „frühen Schädigungen" oder bei Sterbebegleitungen) überstiegen werden muß. *Freud* als Exponent analytischen Denkens muß also auf seine Konzeption hin genau so befragt werden wie *Moreno* und *Perls* als Exponenten humanistisch-psychologischen Denkens, wenn formuliert wird: „Der höhere Arzt heilt nicht durch Mittel, sondern durch bloße Begegnung" (*Moreno* 1924), oder die Heilung geschehe durch das „I and Thou in the Here and Now" (*Perls* 1969).

Nun ist im Diskurs der Psychoanalyse nicht nur die versagende Abstinenz entwickelt worden (*Cremerius* 1984). *Ferenczi* und die „Ungarische Schule" haben ein anderes Paradigma erarbeitet. In seinen „Kinderanalysen mit Erwachsenen" (ders. 1931), in denen er Patienten gleichsam „emotional adoptierte", oder in seinen „mutuellen Analysen", bei denen er in seinen späten Experimenten in *wechselseitiger Empathie* eigenes biographisches Material auch von seinen Analysanden analysieren ließ (ders. 1932, 1988), wurde das realisiert, was *Marcel* (1985) in seiner Intersubjektivitätstheorie postulierte: leibhaftige Begegnung in wahrhafter Wechselseitigkeit. *Ferenczi* hat z.B. sein eigenes Traummaterial für den gemeinsamen Prozeß der Analyse so wichtig genommen, daß er es zuweilen seinen Patienten zur Deutung freigab, wenn ihm von der Situation der Behandlung dies möglich erschien, womit er sich in radikaler Weise auf *gleiche Ebene* begab, das Prinzip der Deutungsmacht aufgab und die Chance von

Begegnung und – hier wird Weiterführung notwendig – *Beziehung* gewann. Leider verstarb der große Ungar zu früh, um seine „mutuellen Analysen" (ders. 1988) zu einer ausgereiften Behandlungsmethode entwickeln zu können. Die heutige Psychoanalyse, die seine Arbeiten neu entdeckt und auch zu würdigen beginnt, ist nur allzu schnell bei der Hand mit der Aussage, daß diese Experimente gescheitert seien (*Dupont* 1988). Es wird damit das Ungenügen der eigenen Konzeption nur kaschiert. In meinem Ansatz, der „Integrativen Therapie" (*Petzold* 1969b/1988o, 1974j, 1986h, 1988n), habe ich die Konzeption der *Mutualität*, die mir uber meinen Lehranalytiker – den *Ferenczi*-Schüler *Vladimir Iljine* – vermittelt wurde, weiterentwickelt. Angeregt durch die Praxis von Gestalttherapeuten wie *Lore Perls* oder *E.* und *M. Polster* habe ich ein Modell der „selektiven Offenheit" und des „partiellen Engagements" (*Petzold* 1970c, 1980g) theoretisch und methodisch ausgearbeitet, die Möglichkeit, so viel in den therapeutischen Prozeß einzubringen, wie klinisch indiziert und vertretbar war, unter Berücksichtigung der Übertragungs-Gegenübertragungskonstellation, des Widerstands- und Abwehrgeschehens – auch Kindern gegenüber praktiziert man ja nicht in jeder Situation „totale Offenheit", sondern wägt ab, was ihnen gut tut, was sie „verdauen" können. Man praktiziert Offenheit *dosiert*. Im Ansatz *Ferenczis* oder der Integrativen Therapie sind deshalb die Modalitäten *Beziehung* und *Bindung* unverzichtbar. Wir können nicht beim *Kontakt* oder bei der *Begegnung* stehen bleiben und den ganzen Reichtum zwischenmenschlicher Relationalität, wie er in den Differenzierungen unserer Sprache zum Ausdruck kommt, negieren.

Die begegnungszentrierten Therapieformen und die in Mode gekommenen Kurzzeit- und Fokaltherapien müssen auf dem Hintergrund der bisherigen Ausführungen nicht nur im Hinblick auf das ökonomische Diktat der Kostenträger kritisch betrachtet werden, sondern es gilt auch zu reflektieren, welcher *Zeitgeist* (*Petzold* 1989f, 1990k) sich hier niederschlägt, wenn wir uns auf Kontakt und Begegnung beschränken. Ist es der gleiche Zeitgeist, der vermehrt Borderline-Erkrankungen und narzißtische Neurosen, also schwere Persönlichkeitsstörungen hervorbringt? Bewirkt er auch den Trend zu Therapien, in denen man sich begegnet, aber nicht in verläßliche, zeitextendierte Beziehungen eintritt oder sich gar bindet? Wir *verlassen* häufig Menschen durch die Kürze der Situation, wie sie uns von den Möglichkeiten unserer Institutionen vorgegeben ist. Wir geben uns der Illusion einer Kurzeittherapie für Menschen hin, deren Fähigkeiten zur zwischenmenschlichen Relationalität über ein Leben von zwanzig, dreißig, vierzig Jahren hin geschädigt wurden, der Idee, daß wir mit einer „Fokalintervention" Defizite an Beziehungserfahrungen heilen könnten, wo eigentlich eine längere verläßliche *Karrierebegleitung* gefordert wäre (idem 1991l, 1993p).

Bei der Begleitung von schwerstkranken Menschen, z.B. Krebspatienten, liegen die Dinge indes anders. Da wird die Dauer der Therapie von der verkürzten Lebenszeit bestimmt. Das aber bedeutet nicht, daß wir uns in die Ebene des Kontaktes und der Begegnung retten können. Die radikale Qualität lebensbedrohlicher Krankheit und terminaler Situation stellt einen besonderen Zusammenhang her. Hier „Begegnung als Technik" einzusetzen, muß mißlingen, oder es ist der Preis völliger Abspaltung zu zahlen, denn entsprechend der gegebenen Bestimmung von Begegnung als *„ein Akt wechselseitiger Empathie* im *Hier-und-Jetzt leiblich-konkreter Berührtheit, der einen Zeithorizont ausspannt, und zu einem ganzheitlichen Erfassen des Gegenübers bei gleichzeitigem Erfaßt-werden durch das Gegenüber führt*", bringt uns die Begegnung mit Schwerkranken in Kontakt mit ihren Leiden, und diese Berührung bewirkt in uns eigene Betroffenheit, aus der wir handeln, z.B. in mitmenschlicher Zuwendung, in *„Berührung aus Berührtheit“* (idem 1970c; *Eisler* 1991). Weil Begegnung wechselseitige *leibliche* Berührtheit ist (was nicht unbedingt mit *körperlicher* Berührung einhergehen muß): Blick in Blick, Hand in Hand, weil es also immer um „leibliche Begegnung“ (*Marcel* 1985) geht, die ein Moment von *„Zwischenleiblichkeit“* einschließt, können wir uns dem schwerkranken Patienten nicht entziehen, es sei denn durch Verleugnungen, Verdrängungen, Abspaltungen, die zur Herzlosigkeit geraten. In solchen Situationen reproduzieren sich häufig genug pathologische Szenen aus der eigenen Geschichte der Erfahrungen von Zwischenmenschlichkeit, Materialien der eigenen Biographie.

6. Störungen und Einschränkungen menschlichen Miteinanders

Da die Entwicklung von der Konfluenz zu Begegnungs-, Beziehungs- und Bindungsfähigkeit im Verlauf eines komplexen Sozialisationsprozesses geschieht, besteht auch die Möglichkeit, daß traumatische Ereignisse, Defizite, Konflikte oder Störungen pathogene Auswirkungen haben. So kann es geschehen, daß durch mangelnde Antwort auf die Kontaktangebote des Kindes Defizite ausgebildet werden, daß die Möglichkeit, zu Anderen und zu sich selbst Kontakt aufzunehmen, schlecht entwickelt wird und auf dieser Grundlage Begegnungsfähigkeit nur schwach ausgeprägt werden kann. Inkonstante Eltern wiederum verhindern stabile Beziehungen, und so wird die Möglichkeit, selbst Beziehungen aufgrund eigener positiver Beziehungserfahrungen einzugehen, beeinträchtigt. Der plötzliche, abrupte Abbruch von Beziehungen im Sinne einer traumatischen Erfahrung kann bewirken, daß ein Mensch das „Wagnis der Beziehung“ nicht mehr eingehen will, sich zurückzieht und in oberflächlichen Kontakten verbleibt oder – mit einer Reaktion ins andere Extrem – überall versucht, kollusive, unabgegrenzte Konfluenzzustände herzustellen, um etwaig drohende Verluste zu verhindern. Die Beziehungsstörungen, die immer auch Störungen der eigenen Subjektivität und der Möglichkeit zur Intersubjektivität sind (denn wie schon betont, Mensch ist man nur in Beziehungen), sind vielfältig, und man kann – wie es auch *Sameroff* und *Emde* (1989) unternehmen – geradezu eine „Theorie der Pathologie“ nur von den verschiedenen Störungen der *Relationalität* (*Petzold* 1986h, 1988n, 46ff), des zwischenmenschlichen Miteinanders her entwickeln (nicht nur von Störungen des *Kontaktes* wie in der klassischen Gestalttherapie).

Im Umgang mit Patienten bietet auf jeden Fall diese Perspektive auf das Relationale in diagnostischer Hinsicht eine wichtige Möglichkeit, adäquate therapeutische Wege zu finden. Die Lebensgeschichte eines Menschen ist ja eine Geschichte des Relationalen (vgl. dieses Buch, S. 322ff, 670ff), eine Geschichte von Kontakten, Begegnungen, Beziehungen, Bindungen, ... gelungenen und gescheiterten, zerbrochenen und in Hörigkeit entgleisten, um Extrempositionen zu nennen. Sollen im therapeutischen Kontext Begegnung und Beziehung „Chancen“ haben, so muß man diese Geschichte erfassen und verstehen. Viele unserer Patienten sind nur noch sehr partiell begegnungsfähig, und zwar sowohl insgesamt im Kontakt mit Menschen als auch im besonderen im Hinblick auf den Kontakt mit professionellen Helfern, so daß keine Chance mehr besteht, vom Kontakt zu einer Begegnung zu kommen. Viele Patienten haben sich im Verlaufe ihrer Krankheitskarriere Begegnungen abgewöhnt, weil zuviel Enttäuschung da war, weil kaum ein Kontakt sich zu einer Begegnung vertiefte und kaum eine Begegnung zu einer Beziehung wuchs, obgleich von der Notlage des Patienten her Beziehung *not-wendig* gewesen wäre. Gerade bei Patienten wiegt eine Begegnung doppelt, denn sie brauchen mehr als nur ein gutes Wort im Moment, sie brauchen die Verläßlichkeit dauerhafter, durchtragender Hilfeleistungen. *In jeder Begegnung liegt die Potentialität von Beziehung.* Oft ist hier eine Verheißung von Beziehung, ein Versprechen von Verbindlichkeit und Dauer. Wenn wir Patienten mit großer Intensität und Empathie, mit Mitleid und Engagement im Vorgespräch und bei der Untersuchung begegnen und sie dann vielleicht nicht mehr wiedersehen oder nur noch von „Ferne", so setzen wir Enttäuschungen oder gar Verletzungen. Oft ist es dann vielleicht besser, auf der Ebene des Kontaktes zu bleiben, der allerdings von einer *intersubjektiven Grundhaltung* getragen sein muß. Aber wenn aus den vielen Kontakten nie Begegnung wird und in der gesamten Krankheitskarriere nie Beziehung entstehen kann, eine Beziehung, die etwas Tragendes und Heilendes hat, dann wird nicht nur Heilungsgeschehen verhindert, sondern es schwinden auch die Möglichkeiten der Linderung, Unterstützung und Entlastung. Bei den Patienten entstehen im Hinblick auf die professionellen Helfer eine Vorsicht, ja Ablehnung. Sie hüten sich vor Begegnungen, sind vorsichtig, nicht Beziehungen aufzubauen. Sie wollen keine neuen Zurückweisungen, keine weiteren Frustrationen. Die hier geschilderten Zusammenhänge gründen auf Erfahrungen, die ich in der Arbeit mit Patienten immer wieder gemacht habe. Ganz extrem begegnet mir dies mit alten Menschen, die nur noch konfluent, unabgegrenzt sich an die Betreuer hängen oder die sich nur noch in die Isolation zurückziehen können, weil sie zuviel Verletzungen durch Zurück-Gestoßen-Werden erfahren haben.

Um unseren Patienten begegnen zu können, müssen wir versuchen, ihre Geschichten mit zwischenmenschlichen Erfahrungen kennenzulernen, sowohl im Hinblick auf ihre persönliche Entwicklung als auch auf ihre Patientenkarriere. Wenn wir sie in diesen Dimensionen zu verstehen beginnen, werden uns Kontakt, Begegnung und Beziehung gelingen. Bei einem psychotherapeutischen Zugang in der Arbeit mit schwerkranken Menschen wird eine solche Perspektive besonderes Gewicht haben. Gelingt es uns nicht, mit Menschen in Kontakt zu kommen, so müssen wir fragen: Warum ist der Kontakt blockiert? Ist der rechte Raum, die rechte Zeit gegeben? Wird die Kontaktsituation als Gefahr erlebt? Haben wir eine chronifizierte Karriere gestörten Kontaktes? Handelt es sich um eine partielle Kontaktstörung oder ein generalisiertes Unvermögen, mit Menschen in Kontakt zu treten? Die Beantwortung derartiger Fragen wird unsere Handlungsstrategien bestimmen, wird uns nach Hilfen suchen lassen, die Kontaktsituation zu entängstigen, wird uns erfinderisch machen, Kontaktangebote zu gestalten, die aufgenommen werden können. Kommt es dann zu Kontakten, ist zu fragen: Soll und kann dieser Kontakt die Chance für Begegnungsmöglichkeiten bieten? Geschieht Begegnung, so ist die Frage zu stellen: Ist es gut, daß diese Begegnung die Chance zur Beziehung erhält? Beziehung muß nämlich zumindest über eine gewisse Zeitstrecke gelebt werden können. Der Betreuer oder der Berater muß sich fragen, ob die Begegnungsmöglichkeit, für die er sich öffnet, sinnvoll ist und ob er das Beziehungsangebot, das er macht, einhalten, aushalten kann, um nicht eine weitere Negativerfahrung zerbrochener Beziehung zu setzen. Kommt es zu einer therapeutischen Zusammenarbeit mit den Patienten, so wird es in der Regel notwendig und anzustreben sein, Begegnung in Beziehung umzuwandeln, vielleicht über den Notweg der Übertragungsbindung, indem wir die Möglichkeit zu „positiver Regression" anbieten, die einen Menschen in das primäre Milieu der „Urformen der Liebe“ (*Balint* 1987) zurückführt, in die Grundformen positiver Konfluenz, damit dort ein „Neuanfang“ (*Balint* 1988) beginnen kann und das „Wagnis der Liebe neu begonnen werden kann“ (*Iljine* 1990). Eine solche „emotionale Adoption“ (*Ferenczi* 1931) und die sich in ihr vollziehenden Prozesse der „Neubeelterung“ (*parentage, reparentage*, vgl. *Petzold* 1988d, o) mag es möglich machen – wenn sie gelingt –, daß sich die Entwicklung der Differenzierung von Konfluenz durch Kontakt hin zur Begegnung vollzieht: durch die Empathie, die wir geben, und die Empathie, die wir auch zulassen, indem wir dem Patienten die Chance geben, auch uns zu erkennen, uns zu erfahren durch die Haltung der *selektiven Offenheit* und der *partiellen Teilnahme* (*Petzold* 1980g) und, wo indiziert, durch „mutuelle Analyse“ (*Ferenczi* 1988). In wechselseitiger Empathie kann Nachsozialisation geschehen, und mißlungene Prozesse der Differenzierung des menschlichen Miteinanders können durch „korrektive emotionale Erfahrungen“ (*Alexander*) eine neue, bessere Qualität gewinnen. In einer solchen Arbeit werden wir kontakt-, begegnungs-, beziehungs- und bindungsunfähigen bzw. eingeschränkten Menschen vielleicht helfen können.

In der Begleitung und Therapie bei terminalen Patienten (*Petzold* 1984c, 1982n, 1990y) haben wir allerdings in der Regel nicht die Zeit, derartig langzeitig angelegte Prozesse der Nachsozialisation einzuleiten. Aber vielleicht können wir darauf vertrauen, daß die frühen Erfahrungen zwischenleiblicher Gemeinschaft uns einen Ansatzpunkt geben, und auch die besondere Lebenssituation von Krebskranken mag dazu beitragen, daß über die Begegnung hinaus Beziehung, ja Bindung hergestellt werden kann. Dabei wird es von Seiten der Betreuer notwendig werden, einen „potential space“ (*Winnicott*), einen psychologischen Freiraum zu schaffen, in dem ihre Patienten, soweit es möglich ist, partnerschaftlich und mündig handeln können. Wenn sie aber dazu nicht mehr in der Lage sind, wird es notwendig werden, sie in ihrer Nicht-Partnerschaftlichkeit und Nicht-Mündigkeit anzunehmen, zu akzeptieren, daß sie keine Kraft mehr haben und daß sie eine so unglückliche Sozialisationsgeschichte hatten. Wie ist diese Aussage nun auf dem Hintergrund unserer Ausführungen über das Moment der *Freiheit* in Begegnung und intersubjektiver Beziehung zu verstehen? Es kann hier folgende Antwort gefunden werden:

7. Handeln aus unterstellter Intersubjektivität

Intersubjektivität kann in unterschiedlicher Fülle und Tiefe verwirklicht werden. Mit einem Kind von sechs Jahren, einem Jugendlichen von sechzehn Jahren, einem Erwachsenen von sechsunddreißig Jahren wird es verschiedene Qualitäten geben. Begegnung kann auf unterschiedlichen Ebenen stattfinden. Die Begegnung mit einem im Bereich des Hörens und Sehens eingeschränkten Hochbetagten wird *anders* verlaufen als mit einem Menschen in den „besten Jahren“. Sie ist dabei nicht notwendigerweise weniger tief oder reich. Je eingeschränkter ein Mensch aufgrund seines Alters oder schwerer Erkrankung ist, je geringer die Leistungen seines exzentrischen Bewußtseins sind, desto schwieriger kann es werden, in Begegnungen auf gleicher Ebene einzutreten oder Intersubjektivität zu realisieren. Bei schwerstkranken Menschen, z.B. floriden Psychotikern oder verwirrten Alterspatienten, mit terminalen Tumorpatienten oder Menschen, die an den Folgen von Schädelhirntraumen leiden, wird sich Intersubjektivität im herkömmlichen Verständnis des Begriffes, nämlich in der vollen Wechselseitigkeit der Begegnung von Gleichen, gar nicht realisieren lassen. Hier nun besteht die Möglichkeit, daß Betreuer aus *„unterstellter Intersubjektivität"* handeln, aus einer intersubjektiven Grundhaltung, die versucht, einem Menschen auf *der* Ebene zu begegnen, die ihm möglich ist, und ihn dabei in seinem Sosein wertzuschätzen. Unterstellte Intersubjektivität versucht im Blick zu behalten, wie dieser Mensch wohl behandelt sein wollte, angesprochen werden möchte, wenn er im vollen Besitz seiner geistigen und seelischen Kräfte wäre. Wir finden mit einer solchen Haltung auch eine Leitlinie für das therapeutische Handeln mit zwei identifikatorischen Schritten:

1. Einer *projektiv-persönlichen* Identifikation: Ich setze mich an die Stelle des Betroffenen, versuche herauszufinden, wie ich an seiner Stelle (d. h. aber aus *meiner* persönlichen Perspektive) seine Situation erleben würde, um auf dieser Grundlage Richtwerte für mein Handeln zu finden;

2. einer *empathisch-intuierenden* Identifikation: Ich versuche, mich in die Situation des Patienten als Betroffenen hineinzubegeben, indem ich mich bemühe, *seine* Sicht der Dinge, seine Art des Denkens und Fühlens aufzunehmen. Dabei sehen wir ***Intuition*** *als das Zusammenwirken von aktualer, supra- und subliminaler Wahrnehmung und ihrer mnestischen Resonanz aufgrund genetischer Ausstattung und vorgängiger Erfahrung (persönlicher und professioneller). Hinzu kommen antizipatorische Leistungen. Führt Intuition zu affektiver Teilnahme und wird sie von mitmenschlichem Interesse und Engagement getragen, sprechen wir von* ***Empathie*** (dieses Buch, S. 872, 275).

Bei einem depressiven Patienten also werde ich das depressive Lebensgefühl empathisch aufzunehmen versuchen. Diese zweite Identifikationsform wird uns um so schwerer, je bedrohlicher das Krankheitsgeschehen des Patienten und je fremder er uns seinem Wesen nach erscheint. Im Leben handeln wir oft aus *unterstellter Intersubjektivität.* Jede Mutter tut das, wenn sie als „Hilfs-Ich" für das Baby handelt, das noch keine Person, kein Subjekt ist. Wenn man „kompetente Mütter" beobachtet, so fällt dabei auf, daß sie mit ihren Säuglingen so sprechen, als ob diese schon alles verstünden. In der Kommunikation wird etwas angesprochen, was noch nicht da ist, noch nicht da sein kann. Aber aus dieser Unterstellung des Möglichen erfolgen Wachstumsimpulse. Personen wachsen immer aus *unterstellter Intersubjektivität,* aus dem, was wir ihnen zutrauen und zuschreiben. Genau diese Haltung wird auch erforderlich werden, wenn wir verschüttete Begegnungsfähigkeit wieder aktualisieren wollen. Wenn wir beschädigte Beziehungsfähigkeit heilen wollen, werden wir darauf abzielen, *Wachheit* zu wecken, den Boden für neue *Wurzeln* zu bereiten, so daß *Wertschätzung* und *Würde* wachsen können (*Petzold* et al. 1991).

Ein Weg, mit Menschen, die sehr schwer in ihrem Beziehungsverhalten eingeschränkt sind, in Kontakt zu kommen, ist das Gespräch über die Geschichte zwischenmenschlicher Erfahrung. Hier kommen wir mit der Geschichte der gescheiterten Begegnungen, Beziehungen, der Zurückweisungen, der zerbrochenen Bindung in Kontakt, und das gibt einen gemeinsamen Grund, denn auch wir haben solche Erfahrungen gemacht. Wir können uns auf dieser Ebene berühren lassen und unsere Berührtheit zeigen, und das eröffnet uns oft genug einen Zugang.

Sollen Begegnung und Beziehung also Chancen haben, so ist es erforderlich, daß wir differenziert in das Begegnungs- und Beziehungsgeschehen einzutreten versuchen, aus einer empathischen Grundhaltung, die uns ermöglicht, etwas von der Geschichte unseres Gegenübers zu erfassen (Grundvoraussetzung jeder Begegnung), um die richtige Haltung, das rechte Wort, die angemessene Form zu finden, auf die der andere antworten kann, so daß eine Ko-respondenz (*Petzold* 1978c; 1990e, dieses Buch, S. 115ff) in Gang kommen kann.

8. Vier Dimensionen der Begegnung

Ich habe mich im Hinblick auf das vorgegebene Thema auf verschiedene Aspekte zwischenmenschlicher Begegnung konzentriert – ein schier unerschöpfliches Thema, über das nachzudenken man nicht aufhören kann und darf, denn da Begegnung in konkreten historischen Situationen, in einem ökologischen und sozialen Raum stattfindet, wird sich das Begegnungsgeschehen mit dem Wandel dieser Größen gleichfalls wandeln. *Buber* und *Marcel* und all die anderen Denker und Therapeuten, die über Begegnung und Beziehung geschrieben haben, haben bei weitem nicht alles gesagt. Zuweilen sind ihre Aussagen, eben weil sie aus einer bestimmten Zeit heraus formuliert wurden, auch zeitgebunden. Wir müssen aus unserer Zeit heraus unsere „Philosophie der Begegnung" entwickeln, jeder für sich, aber auch in Ko-respondenzgemeinschaften, denn es gilt, diese Dimensionen des Zwischenmenschlichen für unsere Zeit zu erfassen und zu erkennen, wo sie bedroht sind. Der Begegnungsbegriff muß für unseren Lebenszusammenhang neu zugepaßt werden.

8.1 Begegnung mit den Dingen

Im Nach*sinnen* über dieses Faktum und im Nach*denken* über die Konzepte der Begegnungsphilosophen *Ferdinand Ebner, Martin Buber, Emmanuel Levinas, Jacob L. Moreno, Gabriel Marcel* saß ich im Zugabteil und spielte gedankenverloren mit meinem Opalring, einem Erbstück meiner Großmutter, und ein Aufreißen der Wolkendecke ließ ihn plötzlich grünrot aufstrahlen. Wieder einmal war ich von der Schönheit dieses Steines berührt, und es kam mir in den *Sinn*, daß Begegnung nicht nur *personalistisch* gesehen werden darf, wie es die genannten und andere Begegnungstheoretiker vertreten, als Begegnung von Subjekt und Subjekt. Als entwicklungspsychologisch orientierter Therapeut standen mir plötzlich Szenen vor Augen, in denen Kinder mit ihren Puppen spielen, mit einfachen Spielmaterialien, und ich erinnerte mich an Situationen, wo ich erleben konnte, wie Kinder *Begegnungen mit den Dingen* haben, mit einem Püppchen, einem Teddy, aber auch mit einem Stein, einer Pflanze, die – als lebendig erkannt oder von ihnen projektiv belebt – den Objektcharakter verlieren. Plötzlich standen mir eigene Begegnungen aus Kindertagen vor Augen. Dann erinnerte ich mich an meine kleinen Patienten und die Bedeutung ihrer Beziehungen zu einem Spielzeug, den Wert, den dieser „Gegenstand" für sie darstellte, ihre „Sorge um die Dinge". Das kleine Kind belebt die Dinge. Sie werden ihm zum *Übergangsobjekt* (*Winnicott*), mit dem sie in Dialog treten können, und ein wenig später in der Entwicklung werden sie ihm zum *Intermediärobjekt*, das eine

Brücke zu anderen Menschen schlagen hilft („Du darfst auch einmal mit meinem Püppchen spielen!"). Die „Geheimnisse der Puppe" (*Petzold* 1983c, 1987a) lohnt es zu erforschen. In der Übergangsobjektzeit entwickelt das Kind eine liebevolle Hinwendung zu den Dingen, und es hat die Chance zu erfahren, daß uns die Dinge zugehören. Sie sind unsere Lebensquelle, und sie sind durchaus nicht immer reproduzierbar. Die Vorräte der Welt sind nicht unerschöpflich. Gerade in einer Zeit, wo unsere Ökologie sehr bedroht ist, scheint es mir notwendig, die Dimension der *Begegnung mit den Dingen* besonders zu beachten, selbst wenn wir unterstellen, daß wir im Gespräch mit dem Baum oder mit dem See nur unsere Wünsche und Sehnsüchte projizieren. Wenngleich die Antworten, die wir zu erhalten glauben, aus uns stammen, so stammen sie doch aus der *abskonditiven* Tiefe unserer Existenz, die uns keineswegs voll zugänglich ist, aus den Abgründen des Unbewußten, die niemals voll ausgelotet werden können, selbst wenn man das analytische Senkblei wieder und wieder hinabläßt (*Meyrink* 1916). So mag es sein, daß unsere Antworten aus unserer innersten Natur – und das ist *die* Natur, der wir ja zugehören – stammen.

Es ist verständlich, daß sich die Begegnungsphilosophen zu Anfang unseres Jahrhunderts unter den Verdinglichungstendenzen des Frühkapitalismus, des preußischen Militarismus und seines Scheiterns im Ersten Weltkrieg der personalen Dimension der Begegnung in Ausschließlichkeit zugewandt haben. *Wir* müssen uns darüber hinaus der *Begegnung mit den Dingen* zuwenden, und die Dinge sehen uns, wenn wir sensibel dafür sind, oft in jämmerlichem Zustand an: die Bäume, die Wälder, die Landschaften. Wir müssen den „Dialog mit den Dingen" wiederfinden, den Dialog mit dem Lebendigen. Kinder sprechen mit Bäumen und Tieren wie mit Menschen, und diese Möglichkeit ist nicht nur ein Privileg der Kinder oder des heiligen *Franziskus.*

Viele unserer Patienten sind krank geworden, weil sie die Beziehung zu den Dingen vernachlässigt haben, keine Sorge um ihre Lebenswelt trugen, damit sie zu einer lebendigen Welt, in der man leben kann, beitragen. Ich halte es für durchaus vertretbar, von einer *Wachheit* gegenüber den Dingen zu sprechen, einer *Wertschätzung* für die Dinge. Ein Baum hat nicht nur *Wurzeln,* er kann durchaus auch *Würde* haben.

8.2 Begegnung mit sich selbst über die Begegnung mit dem Anderen im „Du, Ich, Wir"

Neben der Begegnung mit den Dingen sei eine zweite Dimension der Begegnung angesprochen: *die Begegnung mit sich selbst.* Diese ist – entwicklungspsychologisch betrachtet – ein Vorgang von ungeheurer Bedeutung. Sich selbst zu erkennen ... im Spiegel und im Nachsinnen über sich selbst, das hält über ein ganzes Leben an. Selbsterkenntnis ist ein zentral menschliches Vermögen, wie schon *Heraklit* lehrte (dieses Buch S. 351ff). Die Begegnung mit sich selbst wird möglich, wenn ein Mensch Begegnungserfahrungen hatte. Der Andere ist „immer vor mir", betont *Levinas* (1983). Die traditionelle *Buber*sche Formel „Ich und Du" wird deshalb neu gefaßt „*Du, Ich, Wir*". Man kann andocken, man ist vernetzt, man kann „ohne Angst verschieden sein" *Adorno.* Das Kind erkennt ja erst den Anderen, bevor es sich selbst erkennt. Das Kind wird empathiert, ehe es sich empathieren kann. Der lachende *Kon-*

takt von Gesicht zu Gesicht, beim Säugling noch reflexhaft aufstrahlend, wird zur *Begegnung*, wenn das Kind sich gemeint fühlt, als Person gemeint fühlt. Der forschende Blick in den Spiegel, der Versuch, sich auszuloten, das Reden mit sich selbst, ist ein Begegnungsgeschehen, denn der *Monolog wurzelt im Dialog*. Er ist Niederschlag vollzogener Gespräche, die eine bedeutungsvolle *Zwiesprache* mit sich selbst ermöglichen. Wenn *George Herbert Mead* (1934) Sozialisation als den Prozeß bezeichnet, *„in dem ein Mensch sich selbst zum Gefährten wird"* durch die Verinnerlichung des *„generalized other"*, so kennzeichnet er sehr präzise die Grundlagen für die Begegnung mit sich selbst. Der Mensch, der mit sich in Zwiesprache steht, Antwort aus seiner inneren Tiefe zu erhalten sucht, der *homo absconditus*, der unauslotbare Mensch in uns selbst, hat Antworten bereit, die uns immer wieder erstaunen, betroffen machen, in Verwunderung setzen. *Es lohnt sich, sich zu begegnen*. Viele Menschen habe diese Erfahrung verloren, konnten sie vielleicht nie wirklich machen. Deshalb gilt es in der Therapie, sie für diese Dimension zu sensibilisieren, so daß sie wieder in Zwiesprache mit sich selbst treten können – und das ist nicht der perseverierende Monolog des Alzheimer-Patienten oder die Ideosynkrasie der Schizophrenen, sondern das ist ein sinnerfülltes „mit mir selbst" sein, eine *Zwiesprache* mit mir selbst, in der *ich mir selbst* begegne. Eine solche Selbstbegegnung vollzieht sich durchaus nicht nur auf einer Ebene des Denkens, sondern auch auf der Ebene des Fühlens und des Wollens – leiblich-konkret in der Selbstbetrachtung, der Selbstberührung, die wiederum Niederschlag von Erfahrungen der *Zwischenleiblichkeit* sind, aus der wir hervorgegangen sind und durch die wir wesensmäßig *Syssarkoi*, Fleischgenossen, werden. Das darf aber nicht zu einer Vereinnahmung führen, eine Gefahr, die im *Buber*schen Konzept liegt, das mit dem *Ich* beginnt. *Levinas* und *Bakhtin* gehen in ihrem Konzepten der „Andersheit des Anderen" und der *vielstimmigen Dialogik* in radikaler Weise vom Anderen aus und stellen damit die traditionelle Dialogik infrage, so daß sich in einer begegnungsorientierten Psychotherapie neue Wege entwickeln müssen, an denen wir arbeiten (vgl. jetzt *Petzold* 1996k, 2001, 200b): Wege in den ***POLYLOG*** (S. 56, 807f).

8.3 Begegnung mit der Transzendenz

Die dritte Dimension ist die der *Begegnung mit der Transzendenz*. Transzendenz ist in Ärzte- und Psychologenkreisen vielfach ein verpöntes Wort. Uns ist es vielleicht durch unsere Tätigkeit im onkologischen Bereich etwas vertrauter, etwa dadurch, daß unsere Patienten zuweilen religiöse Themen zur Sprache bringen, wenn wir es ihnen ermöglichen. Ich meine mit Transzendenz nicht unbedingt eine weltenthobene Ferne, sondern die Möglichkeit des „Überschreitens" einer Grenze in einen Bereich, der noch weit entfernt ist oder der „hinter den Dingen" liegt. Wenn wir den Dingen „auf den *Grund* gehen", nähern wir uns einer Transzendenz. Wieder kommen mir Beispiele aus der kindertherapeutischen Praxis in den Sinn. Die Frage in der magischen Phase: „Und was ist dahinter?" Ein fünfjähriges Mädchen fragte mich: „Woher weißt du denn, daß wir da sind und nicht einfach träumen?" Eine *Shakespeare*sche Frage! Hier werden von Kindern Zusammenhänge ganzheitlich erfaßt. Oder wenn wir den Sternenhimmel betrachten und plötzlich erfassen, daß sich hier unendliche Fernen auftun, wird im „Hier-und-Jetzt" das Unmittelbare, das Nahe überschritten und erfaßt uns eine Ahnung von einem „Jenseits", das so jenseitig ist, daß es unfaßbar bleibt. Wer kann sich schon vorstellen, was 60 000 000 Lichtjahre bedeuten? Das *ist* eine Ewigkeit, innerweltliche Transzendenz. Was brauchen wir da eine andere? Der todkranke Physiker *Steven Hawking* hat dies in faszinierender Weise deutlich gemacht. Wenn wir die Eigenschaften unseres Kosmos beschreiben: er ist allumfassend, unendlich, unzugänglich, von unbeschreiblicher Schönheit. All dies sind Attribute, die man in den alten Texten *Gott* zuordnete. In *Kosmoserfahrungen* haben wir einen Zugang zur Transzendenz, dies weisen die mystischen Texte aller Kulturen aus. Es ist ein genuines Bestreben des Menschen, daß er sich nach einem Jenseitigen ausstreckt, das „über" uns und zugleich innen in uns liegt. Begegnung mit der Transzendenz macht uns erlebbar, daß wir Zentrum und Peripherie zugleich sind. Wiederum: dem *„Homo absconditus"*, dem unauslotbaren Menschen, werden diese Dimensionen zugänglich, und – soweit der Mensch sich seiner Tiefe bewußt ist, soweit er sie noch spüren kann, sie nicht verschüttet ist – wird ihm die Möglichkeit der *Begegnung mit der Transzendenz* erschlossen werden; es handelt sich nämlich um eine Begegnung. Der Ruf des Menschen geht nicht ins Leere. Sein Ausstrecken, seine „ruhelose Suche" (*Augustinus*) erhält eine Antwort. Diese kann in einer persönlichen Gotteserfahrung bestehen oder in einer Kosmoserfahrung oder in einer Begegnung mit der Tiefendimension eines anderen Menschen. Es sind diese Begegnungen sehr klar und einfach. *Ontologische Erfahrungen* (*Orth* 1993) umgibt kein mystifizierender Glorienschein (dieses Buch, S. 422ff). Es ist das Erleben und Mitvollziehen des „heraklitischen Stromes" (*Petzold, Sieper* 1988b), es sind Erfahrungen der *Bezogenheit*, des *Verbundenseins. Religio*, eine solche innerweltliche Religiosität, „eine solche säkulare Mystik" (*Petzold* 1983e), öffnet diese Dimension der Begegnung auch für Menschen, die keinen traditionellen Zugang zur Religion mehr haben und denen eine „überweltliche" Transzendenz nichts sagt.

9. Das Wagnis des Miteinanders

Die bisher aufgewiesenen drei Dimensionen von Begegnung, die einen anderen Aspekt als den intersubjektiven in den Vordergrund stellen, können natürlich nicht von der intersubjektiven Erfahrung losgelöst werden. Die Begegnung mit den Dingen und der Welt, das Material der Begegnung mit sich selbst, dem eigenen Wesen, der eigenen Leiblichkeit und der Begegnung mit der Transzendenz als Kosmoserfahrung oder Gotteserfahrung gründen im Erleben eines „Du", einer Relationalität zum Anderen *(Marcel* 1940, 1949, 1952, 1961; *Levinas* 1983). Oder wurzelt diese nicht vielleicht doch in einem gemeinsamen Boden, dem des **Wir**, der *Lebenswelt*? Wird uns die Lebenswelt über das Du oder das Du über die Lebenswelt erschlossen? Zweifelsohne ist die Lebenswelt „die *Mutter* von allem". Aus ihr geht jeder Partner für mögliche Begegnungen hervor. In der Begegnung zeigt er sich als **Du** auf dem Boden des **Wir** und seiner ***POLYLOGE*** (*Petzold* 2002c) und werde ich – erst in der Begegnung – zu einem **Ich**. Die Lebenswelt selbst und die Dinge, die sie umfaßt, ja die möglichen Dimensionen ihrer Jenseitigkeit, das „dahinter", das sich in die Unendlichkeit fortsetzt, wird mir indes erst zu einem Gegenüber auf der Grundlage von Begegnungserfahrungen. So wurzelt eines im anderen, bedingt sich wechselseitig. Keines wird verzichtbar, das Du nicht und nicht die Lebenswelt, wenn wir unsere Subjekthaftigkeit aus Begegnung und Beziehung gewinnen wollen, die „im Fleische der Welt" (*Merleau-Ponty*), in consubstantialer Verbundenheit gründen.

Über Begegnung, Beziehung und Bindung nachzusinnen, erfordert Nachdenklichkeit und zwischenmenschliche Praxis, Praxis aber auch im Umgang mit der Welt und ihren Dingen, im Umgang mit sich selbst, im Umgang mit dem Anderen. Es wird im menschlichen Leben beständig Begegnungs- und Beziehungs*arbeit* notwendig, Begegnungs- und Beziehungs*spiel*, um nicht nur die Mühen anzusprechen. Das ist eine Aufgabe für jeden von uns, für jeden Menschen, der verstanden hat, daß er eine *Chance* hat, über sein Leben hin – bis in seine Sterbesituation (*Lückel* 1981) – Begegnung, Beziehung und Bindung in wachsender Tiefe und Fülle zu erfahren, wenn er bereit ist, das *Wagnis des Miteinanders* – mit den Menschen, mit den Dingen, mit sich selbst und mit Transzendenz (*Petzold* 2002h; *Orth* 1993) – einzugehen.

10. Überschreitung in den *POLYLOG*

*»**Du, Ich, Wir in Kontext/Kontinuum**, in dieser Konstellation gründet das Wesen des Menschen, denn er i s t vielfältig verflochtene Intersubjektivität, aus der heraus er sich in **Ko-respondenzen** und **Polylogen** findet und Leben gestaltet – gemeinschaftlich für dich, für sich, für die Anderen. Menschen entspringen einer **polylogischen Matrix** und begründen sie zugleich, sie leben, überleben aus wechselseitiger humanitärer Hilfeleistung und begründen damit zugleich ihre Hominität und Humanität im globalen Rahmen dieser Welt, für die es eine „Kultur der Konvivialität" zu entwickeln gilt.«* (Integrative Formel der Relationalität, *Petzold* 1988t).

Unser Nachdenken über Beziehung ist weitergegangen: über die „Andersheit des Anderen" (*Levinas*; vgl. *Petzold* 1996k), über vielstimmige Dialoge (*Bakhtin*; idem 2002c). Die *„integrative Formel der Relationalität"* und die eigene introspektive Erfahrung, die Beobachtung von Interaktionen und Kommunikationen in Gruppen/ sozialen Netzen (S. 679; *Hass, Petzold* 1999) führten uns etwa 1988 – neben grundsätzlichen philosophischen, soziologischen, sozialpsychologischen Überlegungen – an die Grenzen des Dialogmodells und zeigten uns die Möglichkeit, ja Notwendigkeit seiner Überschreitung in den ***POLYLOG***, was hier nur kurz angedeutet werden kann: Da Interaktionen und Kommunikationen, Begegnungen und Beziehungen immer in *verinnerlichtem Beziehungsgeschehen* und in den kollektiven repräsentationalen Mustern des gegebenen sozialen Kontextes gründen, die für die Interagierenden „mental präsent" sind, sind damit auch immer „Andere" (*Levinas*) in jedem Gespräch anwesend, selbst im „Zwiegespräch", womit eine den Dialog überschreitende ***Polylogik*** (*Petzold* 2001b, 2002c) gegeben ist, ein „vielstimmiges Gespräch" (*M. Bakhtin* 1981), die „Ko-respondenz nach vielen Seiten". Das verändert die Sicht auf zwischenmenschliches Miteinander und therapeutische Beziehungen radikal:

*»**Polylog** wird verstanden als vielstimmige Rede, die den Dialog zwischen Menschen umgibt und in ihm zur Sprache kommt, ihn durchfiltert, vielfältigen Sinn konstituiert oder einen hintergründigen oder untergründigen oder einen übergreifenden **Polylogos** aufscheinen und „zur Sprache kommen läßt" …*

*„**Polylog** ist ein kokreatives Sprechen und Handeln, das sich selbst erschafft" (Petzold 1988t). Polylog ist aber auch zu sehen als „das vielstimmige innere Gespräch, die innere Zwiesprache, die sich selbst vervielfältigt". „Polylog ist der **konviviale** Boden, aus dem **Gerechtigkeit** hervorgeht; sie gedeiht nicht im Zwiegespräch, denn sie braucht Rede und Gegenrede, Einrede und Widerrede, bis ausgehandelt, ausgekämpft werden konnte, was recht, was billig, was gerecht ist" (ibid.). «*

Konvivialität (idem 2002h; *Orth* 2001) als „gutes Miteinander von Menschen" ist sozusagen die „Umgebung", der Kontext gelingender *Dialoge* und *Polyloge* und wird zugleich von ihnen geschaffen. Solche Polylogik und Kovivialität zu realisieren, wird Kernanliegen von Therapie.

Integrative Therapie mit Kindern – in Zusammenarbeit mit Gabriele Ramin (1987*)

„Ich weiß nicht, als was ich der Welt erscheine,
aber in meinen eigenen Augen bin ich immer nur der Knabe gewesen,
der am Meeresufer spielte und sich freute,
wenn er einen noch glatteren Stein, eine noch schönere Muschel fand,
während der große Ozean der Wahrheit noch ganz unerforscht vor mir lag."
– *Isaac Newton*[1]

Was *Newton* hier beschreibt, ist dem Integrationsgedanken der „Integrativen Therapie" nicht fern: nämlich Bewußtseins- und Erkenntnisprozesse mit der Neugier auf Unerforschtes und mit dem Spielerischen zu verbinden. In der *„Integrativen Therapie mit Kindern"*[2], die hier beschreiben wird, sind wir dem Spiel, dem gemeinsamen Tun, dem kreativen Gestalten, der In-szenierung in besonderer Weise zugewandt. Durch diese Möglichkeiten lebendiger, zugewandter Interaktion versuchen wir, mit unseren kleinen Patienten eine Ebene des vertrauten Kontakts herzustellen, aus dem heilende menschliche Begegnung, Sicherheit gebende Beziehung, positive Bindung und eine klare Identität entstehen kann (dieses Buch, S. 548ff, 430ff, 321ff).

1. Das Verfahren

Die „Integrative Therapie" wurde als Verfahren ganzheitlicher Behandlung Mitte der sechziger Jahre[3] in der Arbeit mit Kindern, Jugendlichen[4] und alten Menschen[5] entwickelt und in Zusammenarbeit mit den Lehrtherapeuten am „Fritz Perls Institut" weiter ausgebaut.[6] Wichtige Quellen sind das Psychodrama *Morenos*[7], die Gestalttherapie von *Perls*[8] und die aktive Psychoanalyse der Ungarischen Schule[9], wie sie durch *Ferenczi, Iljine* und *Balint*[10] repräsentiert wird. Diese aktive Ausrichtung, in der Kreativität und Spiel einen bedeutsamen Platz haben, macht die Integrative Therapie für die Behandlung von Kindern besonders geeignet. Ihre Methoden und Medien sind kindgemäß[11]. Inzwischen wurden innerhalb der In-

* Überarbeiteter Nachdruck von *Petzold, Ramin* (1987) 359-426

tegrativen Therapie eine Reihe von methodischen Zugangsweisen erarbeitet, die spezifische Aspekte entwickelt haben, z.B. die Integrative Bewegungstherapie[12)] (vgl. *Metzmacher* 1987) oder die Integrative Arbeit mit Puppen[13)] (vgl. *Petzold* 1987a) oder die Integrative Musiktherapie[14)]. Für alle diese therapeutischen Wege ist charakteristisch, daß sie eine „Anthropologie des schöpferischen Menschen“[15)] verbindet. Auf der Grundlage einer mehrperspektivischen Sichtweise[16)] praktizieren sie einen erlebnisaktivierenden Behandlungsstil[17)], in dem aufdeckendes und durcharbeitendes mit stützendem und förderndem Vorgehen verbunden werden kann. Auch deshalb bietet die Integrative Therapie für die Arbeit mit Kindern und Jugendlichen vielfältige Möglichkeiten.[18)]

2. Der Kontext: Lebenswelt, social world

Therapeutische Arbeit findet immer in konkreten Kontexten statt: dem Beziehungsnetz der Familie[19)], das auch in der Einzelbehandlung als Hintergrund präsent ist[20)], dem Lebenszusammenhang des Kindes, dem Setting der Behandlung (Klinik, Heim oder Praxis) und dem Lebenszusammenhang des Therapeuten[21)]. Die verschiedenen Lebenswelten und der gesamtgesellschaftliche Zusammenhang müssen im therapeutischen Prozeß berücksichtigt und genutzt werden.

Der Zugang, den der Therapeut zum Kind und zu seiner Familie finden muß, wird durch eine gemeinsame Partizipation am Milieu der „Lebenswelt“[22)] ermöglicht: Therapeut, Kind, Eltern, Bezugspersonen sind leiblich konkrete, präsente, wahrnehmende, fühlende, sprechende und denkende Wesen. In der Regel teilen Therapeut und Patient eine Kultur und eine Sprache; und dennoch sind meistens Differenzen da im Hinblick darauf, wie nämlich die Lebenswelten erlebt werden, wie ihre unterschiedlichen Dimensionen gewichtet werden. Dies wird von vielfältigen Faktoren bestimmt, die durch den Begriff der „social world“[23)] (vgl. dieses Buch, S. 663ff, 679) charakterisiert werden können. Eine *social world* ist „ein Ensemble von geteilten Perspektiven“ (*shared perspectives*)[24)], also eine symbolische Realität. Eine Gruppe von Eltern z.B., die die gleichen Auffassungen und Prinzipien von Erziehung vertreten, partizipieren an der gleichen „*social world*“. Im Rahmen einer Familie können durchaus unterschiedliche, ja zuweilen disparate „*social worlds*“ vorhanden sein: Die Eltern leben in ihrer Welt, sie wissen von der Welt ihrer Kinder, ihrer *Spielkultur* (dieses Buch S. 843) wenig. Sie können sich in das kindliche Fühlen und Handeln nicht einleben, weil sie ihr eigenes Kinderland verloren oder verdrängt haben. Oder sie leben in einer spezifischen Erwachsenenkultur, und ihnen ist die Jugendkultur ihrer heranwachsenden Kinder, die vielleicht gerade auf dem „Popper-Trip“ sind, fremd. Natürlich ist eine gewisse „Fremdheit des Anderen“ (*Adorno*)[25)] unvermeidlich, ja sogar wichtig, aber es muß der gemeinsame Boden der Lebenswelt noch tragfähig genug sein, es müssen doch noch genügend gemeinsame Interessen und Perspektiven vorhanden sein, um miteinander kommunizieren zu können.

In der Kindertherapie sind wir in einer zuweilen schwierigen Situation. Zunächst muß der Therapeut in der Lage sein, die verschiedenen Provinzen des „Kinderlandes“ betreten zu können. Ein drei- oder vierjähriges Kind lebt in anderen Regionen, erlebt andere Qualitäten, denkt und fühlt anders als ein acht- oder neunjähriges bzw. zwölf- oder dreizehnjähriges

Kind; und nicht nur das – die Provinzen der Knaben und Mädchen sind verschieden, wenngleich es auch gemeinsames Terrain gibt. Der Therapeut braucht ein flexibles Ich, das über die Archive des Leibgedächtnisses verfügen kann, das Regressionen ermöglicht, damit er auf „Kinderweise" fühlen und denken kann, ein Ich, das immer wieder auch Restabilisierung ermöglicht. Der Therapeut steht beständig im „partiellen Engagement"[26]. Er ist Erwachsener und Kind zugleich und vermittelt für das Kind beständig zwischen diesen beiden Welten, weil sein reifes und flexibles Ich in der Lage ist, diese beiden Welten zu verbinden, so wie es das *Newton*-Zitat, das dieser Arbeit vorangestellt wurde, deutlich macht. Für Kindertherapeuten gilt das gleiche wie für gute Eltern: Sie sind besonders kompetent, wenn sie an der Lebenswelt der Kinder, ihrer Erlebniswelt, ihrer *Spielkultur* (*Frühmann* 1992), ihren sozialen Welten partizipieren können, ohne dabei ihr Erwachsensein, auf das die Kinder ja angewiesen sind, aufzugeben oder sich in permanenter Regression zu verlieren.

Die *„social world"* der Eltern und Bezugspersonen ist für die Therapie von herausragender Bedeutung. Sie gilt es zu erfassen und zu verstehen. In ihrem Rahmen gilt es zunächst einmal zu arbeiten, wenn immer dies möglich ist. In der Regel ist es ja weder wünschenswert noch intendiert, das Kind aus seinem familiären Milieu zu lösen, es sei denn, dieses sei so zerstörend oder zerstörerisch oder das Kind sei so krank, daß keine andere Wahl bleibt. Therapeuten der oberen Mittelschicht werden keineswegs immer den sozialen Welten von Klienten gerecht, die anderen Schichten angehören (wir ziehen es vor, von „benachteiligten Schichten" zu sprechen, und vermeiden die Bezeichnung „Unterschicht", die ohnehin recht undifferenziert ist).[27] Deshalb muß besondere Sorgfalt darauf verwandt werden, die Bezugssysteme der Familien zu erfassen.

In Kindertherapien geht es immer auch um Erziehungsziele, Erziehungsstile, *Spielkulturen.* Sie haben implizierte Modelle von „Kindsein", eine Konzeption der Kindheit, eine pädagogische Ideologie. Doch diese Ausrichtungen werden in der Mehrzahl der kindertherapeutischen Schulen nicht explizit gemacht, obgleich sie implizit vorhanden sind.[28] Was z.B. „altersgemäß", „entwicklungsgemäß" ist, hängt auch immer damit zusammen, was man für „kindgemäß" hält. Die psychohistorische Forschung[29] hat dies genauso deutlich gemacht wie transkulturelle Forschungen zum *„child rearing"*[30]. Derartige Ideologien wechseln von Schicht zu Schicht, von Generation zu Generation. Therapeuten müssen sich über ihre eigene Position im Hinblick auf diese Konzepte klar sein, und sie müssen versuchen – und darin besteht eine zentrale Aufgabe –, zwischen ihren Konzepten und denen der Familie, mit der sie arbeiten bzw. aus der sie ein Kind behandeln, zu vermitteln; *denn es gibt kein striktes „richtig oder falsch", sondern es gibt viele lebbare Möglichkeiten.* Jede ideologische Starre ist hier unangebracht. Selbst in einer Einzeltherapie mit einem Kind muß die *„social world"*, aus der das Kind kommt und in die das Kind nach der Stunde oder nach dem Klinik- oder dem Heimaufenthalt wieder hineingeht, berücksichtigt werden, sollen die Probleme für den kleinen Patienten nicht vergrößert, oder verschärft werden, besonders wenn Eltern nicht bereit oder in der Lage sind, mit in den therapeutischen Prozeß einzutreten und gegebenenfalls ihre Erziehungskonzepte zu verändern oder gar ihr Familienklima dem therapeutischen Prozeß auszusetzen, damit es eine andere Qualität gewinnen kann. Auch familientherapeutische Interventionen stehen vor dem Problem der Vermittlung zwischen unterschiedlichen „social worlds" und können keinesfalls so betrieben werden, daß die Konzepte des Therapeuten und seiner Schule der alleinseligmachende Maßstab sind, an dem sich alles auszurichten habe. Leider geschieht dies nur allzu häufig.

Die Lebensweltanalyse[31)] und die Analyse der *„social worlds"* der Personen, mit denen in der Therapie direkt und indirekt gearbeitet wird, nimmt im Integrativen Ansatz – ganz gleich, ob in der Arbeit mit Kindern, Erwachsenen oder alten Menschen[32)] – eine hervorragende Stellung ein. Das aus diesen Analysen entwickelte „therapeutische Curriculum"[32)], d.h. die erarbeiteten Grob- und Feinziele, bestimmen die Interventionen. Es kann auf diesen komplexen Prozeß im Rahmen der vorliegenden Arbeit nicht weiter eingegangen werden. So sei nur betont, daß eine derartige Konzeption ausgesprochen flexible therapeutische Strategien verlangt. Für die Analyse der „sozialen Welt" gilt wie bei der Betrachtung der individuellen Psychodynamik das tiefenhermeneutische Grundprinzip der Integrativen Therapie: *„Von den Phänomenen zu den Strukturen zu den Entwürfen"*.[33)]

Die pädagogischen Konzeptionen der Integrativen Therapie können hier nicht entfaltet werden. Sie wurden in der Literatur zur Integrativen Agogik[34)] bzw. Gestaltpädagogik[35)] indes ausführlich thematisiert (vgl. dort). Verkürzend kann gesagt werden, daß die pädagogischen und kindertherapeutischen Globalziele, die die aus der Lebensweltanalyse gewonnenen Grob- und Richtziele nachhaltig beeinflussen, natürlich aus den anthropologischen, persönlichkeitstheoretischen und entwicklungspsychologischen Konzepten des Integrativen Ansatzes hergeleitet werden. Solche simplen diagnostischen Fragen wie: „Was fehlt dem Kind/der Familie?" – „Welche Defizite finden sich in seinem Lebensraum?" – „Welche *Spielkultur* (dieses Buch, S. 843) hat die Familie?" – „Was muß bereitgestellt werden?" sind ohne derartige metatheoretische Konzepte nicht zu entscheiden.[36)]

Die an einer „Anthropologie des schöpferischen Menschen"[37)] orientierte Integrative Therapie sieht die Förderung einer expressiven, kreativen Persönlichkeit als ein zentrales Anliegen. Eine leibzentrierte und am Sinnkonzept orientierte Anthropologie,[38)] wie wir sie vertreten, hat natürlich pädagogische und therapeutische Konsequenzen.[39)] Freien Ausdruck von Gefühl und körperlichen Regungen zu ermöglichen, direkte und offene Kommunikationen, die im Konzept von „Kontakt, Begegnung, Beziehung, Bindung" gründen, zu praktizieren, Selbstbestimmtheit und Autonomie[40)] zu fördern und für die eigenen Bedürfnisse zu sensibilisieren, Wege zu vermitteln, wie diese Bedürfnisse so befriedigt werden können, daß die Integrität des Anderen nicht verletzt wird und eine Orientierung am Intersubjektivitäts- und Koexistenzideal gewährleistet bleibt[41)] ... all dies sind Erziehungs- und Therapiemaximen, die zu den expliziten oder impliziten Normen zahlreicher „social worlds" (und nicht nur der restringierten) querlaufen und diskordant sind. In welche Probleme Kinder geraten können, wenn sie aus einem sehr normierenden Elternhaus zu einem Therapeuten kommen, der strikt „antiautoritären"[42)] Prinzipien verpflichtet ist, kann man sich vorstellen. Die Aussage: „Es ist ja immerhin gut, daß das Kind wenigstens in der Therapie einen Freiraum hat!", muß äußerst kritisch hinterfragt werden, denn was kommt danach? Was geschieht zwischen den Stunden? In welche zusätzliche Spannungen gerät das Kind? Hier praktikable Interventionen zu finden, durch die sich unterschiedliche soziale Welten aneinander adaptieren können, ist eine der schwierigsten, aber auch wesentlichsten Aufgaben der Kindertherapie, die sicher nicht erfolgreich sein wird, wenn der Therapeut versucht, die Erziehungsideologie des Elternhauses vermittels familientherapeutischer Interventionen durch die Erziehungsideologie seines Verfahrens und seiner sozialen Welt zu ersetzen. *Annäherungen* zu schaffen, Verbindungen herzustellen, erfordert nicht nur die Akzeptanz pädagogischer Konzepte von Seiten der Eltern, sondern auch Toleranz und Akzeptanz von Seiten des Therapeuten im Hinblick auf pädagogische Vorstellungen der Eltern und Bezugspersonen.

3. Konzepte zur Therapie

Auf dem Hintergrund unserer Überlegungen zum Kontext der Behandlung wollen wir versuchen, zentrale Konzepte der Integrativen Therapie mit Kindern[43)] anhand eines exemplarisch ausgewählten Behandlungsverlaufes vorzustellen und damit einen Einblick in unsere Arbeit zu geben. Wir haben hierzu exemplarisch eine dokumentierte Behandlung aus der Praxis von *G. Ramin* gewählt. Das Material wurde gemeinsam reflektiert, ausgewertet und kommentiert. Die Problematik ist so geartet, daß sie sowohl im kinderpsychiatrischen Setting als auch im Rahmen einer freien Praxis behandelbar wäre. Es handelt sich um *Mathias*, einen 9jährigen Jungen, der aufgrund einer zerbrochenen Familiensituation und massiver Verhaltensauffälligkeiten in einem Heim untergebracht worden war und in diesem Rahmen über die allgemeinen heilpädagogischen Maßnahmen hinaus noch eine Einzeltherapie erhielt.

Mathias ist das dritte von vier Kindern und mit einem Wolfsrachen geboren. Im ersten Lebensjahr hat er lange Zeit im Krankenhaus verbracht und wurde danach von seiner Mutter nie richtig angenommen. Als *Mathias* sechs Jahre alt war und gerade eingeschult wurde, kam sein nächstjüngerer Bruder zur Welt. *Mathias* wurde immer aggressiver. Es kam zu gelegentlichen, unkontrollierbaren Wutausbrüchen, und er entwickelte eine Enkopresis, die ihn für die einfach strukturierten Eltern, die selbst in einer chaotischen Beziehung lebten, untragbar machte. Der Vater war Alkoholiker, die Mutter hatte einen Freund und wollte sich trennen. So kam *Mathias* in das erwähnte private Kinderheim.

3.1 Setting, Methode und Form

Als die Frage an mich (*Ramin*) herangetragen wurde, ob ich *Mathias* in einzeltherapeutische Behandlung nehmen könne, war ich zunächst mit den Besonderheiten des *Settings* konfrontiert: das Heim, die irgendwo noch vorhandene Familie, die Schule, die Möglichkeiten der Therapie im Heim. Ich hatte zu entscheiden, mit welchem *methodischen Ansatz* und in welcher *Form* die Behandlung geschehen könne.

All dieses ist grundsätzlich abhängig vom Krankheitsbild des jeweiligen Patienten, aber auch von den Möglichkeiten der Einrichtung oder Praxis und den *Methoden* der Behandlung (z.B. Psychodrama, Bewegungstherapie) und den *Formen* (Einzel- oder Gruppenbehandlung), mit denen der Therapeut – abhängig von Ausbildung, Kompetenz und Erfahrung – arbeitet.[44)] Ein Teil der initialen Diagnostik ist auf die Entscheidung dieser Fragen gerichtet. So ist z.B. nicht jedes Kind gruppenfähig. Man wird ein übermäßig aggressives oder ein extrem gehemmtes, verletzliches Kind nicht ohne weiteres in eine Gruppe geben, sondern eher einer

Einzeltherapie unterziehen. Beide *Formen* sind in der Integrativen Therapie mit Kindern möglich.

In der Einzeltherapie (eigentlich wäre es besser, von „dyadischer Therapie" zu sprechen) ist das Kind in der Sitzung mit dem Therapeuten allein – zu zweit. Der äußere Rahmen (*setting*) einer Praxis oder Beratungsstelle wird kindgerecht ausgerüstet sein: Spielmaterialien, Möglichkeiten zu kreativem Tun, Sand, Wasser, Ton müssen zur Verfügung stehen, denn Kinder äußern sich zunächst im Tun, im Spiel, in Aktionen und erst dann durch das Wort. Der Therapeut ist Begleiter, Ansprechpartner, Hilfs-Ich und Projektionsfigur. Je nach Schweregrad der kindlichen Störung wird die Länge einer solchen Einzeltherapie variieren: Wir kennen die Form der Langzeittherapie (über 2-3 Jahre), der mittelfristigen Therapie (über 20-30 Sitzungen bis zu 2 Jahren) oder der Kurzzeit- und Fokaltherapie (über 10-20 Sitzungen bis zu einem halben Jahr). Langzeittherapie wird grundsätzlich nur in einem Setting durchgeführt, das die Einbeziehung vorhandener Bezugspersonen möglich macht (im Falle von *Mathias* der Erzieherin), da jede Veränderung des Kindes nur vor dem Hintergrund seines Bezugsrahmens geschehen kann. Dieser wird bei Fokaltherapien zwar nicht vernachlässigt, aber weniger einbezogen. Man wird wählen zwischen eingestreuten Einzelsitzungen mit der Bezugsperson oder gar deren Anwesenheit (bei kleinen Kindern unerläßlich) oder einer Mischung aus beidem (in unserem Fall Anwesenheit gekoppelt mit Supervision für die Erzieherin).

In einem klinischen Rahmen, eventuell auch in der Beratungsstelle, wird sich eine Kombination aus Einzel- und Gruppentherapie anbieten mit größeren Variationsmöglichkeiten als in der freien Praxis. In der Gruppentherapie arbeiten wir mit Gruppengrößen von drei bis sechs Kindern, abhängig vom Alter der Kinder und von der Art und dem Schweregrad der Störung. Die Gruppe kann vom Ansatz her auch eine medienbezogene *Methode* der Integrativen Therapie sein und z.B. als Integrative Bewegungstherapie (*Metzmacher* 1987), Musiktherapie, Integrative Kunsttherapie unter Einbeziehung von kreativen Medien, z.B. Puppen, Rollenspielen, mit den je spezifischen Besonderheiten des methodischen Zugangs durchgeführt werden. Auch hier sind lang-, mittel- und kurzfristige Gruppen möglich. Die letzteren sollten als geschlossene Gruppen geführt werden, um unnötige Themenaufsplitterungen und Unruhe durch Umstellungen zu vermeiden. Die anderen kann man als sogenannte Slow-open-Gruppen führen, mit gelegentlichem Weggang oder Neueintritt von Mitgliedern.

Die Frage, ob und in welcher Form *Mathias* behandelt werden könne, wurde von folgenden Überlegungen bestimmt: *Mathias* war schwierig, distanzlos, aggressiv. Er hatte Mühe, sich in Gruppen zurechtzufinden. Er war andererseits durch die Heimsituation ständig in Gruppen. Er hatte den Verlust bzw. die Abwesenheit wichtiger Bezugspersonen zu verkraften. So schien eine Einzelbehandlung die *Form* der Wahl. Von der Problematik und Symptomatik wurde eine mittel- bis langfristige Therapie in Aussicht genommen. Die Einbeziehung des Heimalltags und wichtiger Bezugspersonen im Heim, so einer engagierten Erzieherin, durch die sich das Kind schon gut eingewöhnt hatte, erschien unerläßlich. Als *Methode* haben wir uns für ein integriertes, multimodales und intermediales Vorgehen entschieden, da *Mathias* auf vielfältigen Ebenen angesprochen werden konnte.

Im folgenden wird der Therapieverlauf aufgezeigt und mit einigen wichtigen Stunden exemplarisch verdeutlicht, wobei immer zentrale Konzepte herausgestellt werden sollen.

3.2 Kontakt

In den Anfangsstunden, in denen es um „*prozessuale Diagnostik*"[45] geht, also um Diagnostik, die im Prozeß der Behandlung und der Interaktion von Therapeut und Kind geschieht, bemühen wir uns vor allem um den Aufbau von *Kontakt* (dieses Buch, S. 1066) und Vertrauen, damit wir eine gemeinsame Plattform finden können, auf der spätere therapeutische Auseinandersetzungen und Wachstum stattfinden kann. In den ersten Therapiestunden spielt *Mathias* überwiegend mit Plüschtieren. Er wählt „Übergangsobjekte"[46] und übernimmt immer wieder abwechselnd die Rollen zweier Tiere. Eines ist meist ganz klein, das andere sein übermächtiger Gegenspieler: der Zauberer „Zipfelmoser", mit enormer Aggressivität. Die Auseinandersetzung endet meist im Chaos, zumal *Mathias* noch eine große Anzahl weiterer Tiere einführt und sich in der Rolle des kleinen Tieres dann ängstlich verkriecht. Er spielt offenbar unverbundene (disjunkte bzw. desintegrierte) Persönlichkeitsanteile[47], die sich auch während des Tagesablaufs im Heim zeigen, wenn er sich nach seinen zerstörerischen Wutausbruchen immer ganz kleinlaut in sein Bett verkriecht.

Mathias, in dessen Familie praktisch keine *Spielkultur* vorhanden war, bezieht mich in diesen Stunden noch wenig in sein – sehr regressives – Spiel mit ein. Er zeigt mir indes, was ihn bewegt. Dabei achtet er aber sehr genau auf meine Reaktionen, meine Kommentare, schaut mir fragend ins Gesicht, beobachtet meine Mimik, meine Körperhaltung. Darüber nehmen wir *Kontakt* auf, in diesen kleinen Momenten des gegenseitigen Wahrnehmens, in denen *Mathias* ein wenig von seiner Angst preisgibt und ich mich als möglicher Begleiter zu erkennen gebe. Im Hier-und-Jetzt[48] unserer gemeinsamen Realität wird dieser Kontakt als eine erste Schärfung der „Awareness"[49] der Sinne über Sehen, Hören, Tasten, Riechen (manchmal auch Schmecken) möglich, erfahren[50] wir uns in unseren *Grenzen*, die *zugleich Ort der Berührung und Trennung* von Ich und Du sind. So können für *Mathias* schon Veränderungen stattfinden, und sei es nur über das Wahrnehmen von anderen Umgangsmöglichkeiten mit seinen Ängsten. Das heißt für ihn auch, daß er in der Kontaktaufnahme Unabhängigkeit aufs Spiel setzt, da im Kontakterleben beide Pole der Bezogenheit, das Bedürfnis nach Vereinigung und das Bedürfnis nach Trennung enthalten sind.[51]

3.3 Begegnung

In der 6. Stunde, in der er zum ersten Mal keine chaotischen Szenen darstellt, gibt er mir gleich zu Anfang ein Plüschtier, einen Raben, und nimmt selbst einen Papagei.[52] Auf seine Aufforderung hin spielen wir dann „Bussarde", wobei er meinem Raben mehrfach kräftig eines auf die Nase gibt, dabei lacht und immer heftiger wird, bis „ich" mich mit den Worten „Du willst mir wohl auf der Nase rumtanzen", wehre und schließlich, da er nicht nachläßt, in ein jammervolles Geschrei ausbreche, bei dem ich mich durchaus involvieren lasse: authentisches Spüren und Ausdruck des Schmerzes, der aufkommt, wenn „mir" jemand auf die Nase haut.[53] *Mathias* ist betroffen, wechselt plötzlich die Szene, stattet mich mit neuen Tieren aus und meint: „Jetzt sind wir zwei Fische unter Wasser. Komm, ich zeig' dir was." Die Atmosphäre[54] ist völlig verändert, kein aggressives Bedrohen mehr, sondern sanftes Umeinanderherschwimmen im Raum, der mit Wasser gefüllt scheint. *Mathias* schwimmt immer „tiefer". Er fordert mich auf, ihm zu folgen, und verkriecht sich schließlich in einen Winkel zwischen einem (Polstersessel-)Felsen und einem (Stoffhaufen-)Felsen. Hier entsteht eine innige Atmosphäre. „Schau, jetzt bin ich eine kleine Muschel, ganz klein. In seiner Stimme liegt etwas von der großen Verletzlichkeit und Verletztheit, die in ihm ist. Er hält die zusammengelegten Hände vor seinen Bauch und öffnet sie ganz vorsichtig, wie um mich in die „Muschel" hineinschauen zu lassen. Jetzt sind wir erstmals von einem *Kontakt* zu einer *Begegnung*[55)] gekommen. – Mathias läßt sich innerlich berühren und spürt, wie ich berührt bin.

Ich blende deutend auf seine Lebensrealität zurück:[56)] „Das tut weh, wenn du immer wieder einen drauf bekommst, nicht wahr?" In *Mathias*' Blick sehe ich, daß er sich verstanden fühlt. Um die körperlich nahe Situation aufzulösen und ihm zu zeigen, daß er als der „ganze *Mathias*" von mir angenommen wird, mit seiner durch die Operation etwas verunstalteten Nase, frage ich ihn: „Weißt du, wie Eskimos Küßchen geben?" Er verneint und ich zeige ihm, wie sie die Nasen aneinander reiben, worüber wir beide lachen müssen.

In der *Begegnung* (dieses Buch, S. 795) geht es um mehr als *Kontakt*, der allerdings für sie Voraussetzung ist. Es geht um das *Erfassen* des ganzen Menschen als Subjekt, „von Mitteilung auf Mitteilung, von Verhalten auf Verhalten, Wort auf Wort, Gefühl auf Gefühl"[57)] und dies in der Zentrierung auf die gegenwärtige, leiblich-konkrete Präsenz im ersten gegenseitigen Vertrauen. In einem solchen Klima können alternative Atmosphären entstehen und verinnerlicht werden, erfolgt „*emotionale Differenzierungsarbeit*", können angemessenere „emotionale Stile" (dieses Buch, S. 638) und eine elaboriertere *Spielkultur* (dieses Buch, S. 843) ausgebildet werden.

3.4 Beziehung

In der geschilderten Behandlungssequenz wird der Boden für *Beziehung* (dieses Buch, S. 796) bereitet. Diese schließt die Erfahrung von gemeinsamer Vergangenheit und die Antizipation von zu erwartender gemeinsamer Zukunft mit ein. Beziehung bildet den Hintergrund für *Wachstum*, für die Bildung, Formung und Vervollkommnung von Identität. Sie schließt das Wiederkehrende und das Mögliche und Neue mit ein, kennt Elemente wie Echtheit, Reife (beim Erwachsenen) und Verantwortung für den Anderen.[58)] Die therapeutische Beziehung,[59)] die einen Sonderfall allgemein-menschlicher Beziehungsmöglichkeiten darstellt und auf die wir später eingehen werden, ist ebenfalls durch diese Qualitäten gekennzeichnet.[60)]

Von den ersten *Begegnungserfahrungen* bis zu einer vertrauensvollen *Beziehung* mit *Mathias* war es noch ein weiter Weg. Kleine Anzeichen waren z.B. darin zu sehen, daß er begann, unser Therapiezimmer im Heim vorzubereiten, im voraus etwas aufzubauen oder zu basteln, mir ein kleines Geschenk zu bringen, in den Zwischenzeiten mit seiner Erzieherin über mich oder die Behandlungsstunden zu sprechen. Dies waren gleichzeitig Zeichen seiner individuellen Entwicklung, die von uns aus therapeutischer Sicht vor dem Hintergrund der wichtigen Aspekte kindlicher Entwicklung gesehen und gewichtet wurden.

4. Entwicklungskonzepte und Diagnostik

Integrative Kindertherapie richtet sich am Entwicklungsgeschehen aus. Das Kind soll in seiner Entwicklung gefördert werden. Endogene Reifungsprozesse brauchen, um sich entfalten zu können, die sie „fördernde Umwelt".[61] Therapie soll ein solches „*facilitating environment*" bereitstellen, wo es nicht vorhanden ist, wo *Defizite* die Lebenswelt des Kindes kennzeichnen. Sie muß eindeutige, klare Kommunikation bieten, wo Beziehungschaos zu *Störungen* und *Konflikten* geführt hat. Sie muß heilende Atmosphären schaffen, wo *Traumata*[62] Verletzungen gesetzt haben.

Entwicklung ist ein Geschehen zwischen „Innen und Außen",[63] zwischen Wachstumsimpulsen und Förderung, zwischen dem Bedürfnis des Leibes, Rollen zu verkörpern, und Rollenzuschreibungen,[64] die das Kind über seine Familie durch die Gesellschaft erhält. Entwicklung als der komplexe Prozeß des Gewinns von motorischer, sensorischer, perzeptueller, kognitiver und sozialer *Kompetenz* und *Performanz*,[65] des Gewinns von Strukturen und Funktionen, wird durch die vielfältigen Einflüsse der *Sozialisation* (der personalen wie der ökologischen) bestimmt.[66]

Das Kind wächst sich in die *Kultur* hinein, wird in der Kultur verwurzelt: *Enkulturation*[67] – sie hat einen autoplastischen und einen alloplastischen, also einen von innen formenden und einen von außen geformten Aspekt. Eine derart komplexe, integrative Entwicklungskonzeption, die das Somatische (Sensorische, Perzeptuelle, Motorische), Emotionale, Kognitive und Soziale berücksichtigt, muß die Erkenntnisse der verschiedensten Strömungen der Sozialisationsforschung und der Entwicklungspsychologie[68] – insbesondere der empirischen – integrieren: der kognitiven, der sensomotorischen wie der psychodynamischen (dieses Buch, S. 436ff, 446).[69] Sie muß Perspektiven der Sozialisationstheorie, die Konzepte der ökologischen Sozialisationsforschung verarbeiten, um wahrhaft „integrierend" zu sein, damit sie dem Kind in seiner Lebenswelt, in seinem Milieu gerecht werden kann: denn Entwicklung braucht eine Matrix,[70] braucht Szenen, Atmosphären, Boden, auf dem sich Wachstum vollziehen kann. Ständige Entwurzelung und Verpflanzung führt in die Krankheit.

Derartige Perspektiven kommen in der Integrativen Therapie bei der konkreten Behandlung von Kindern immer wieder zum Tragen. Sie bestimmen unsere „Diagnostik im Prozeß", die immer im Verlauf der Behandlung stattfindet und ein *Labeling* (Etikettieren) des Patienten vermeiden will. Dabei werfen sich folgende Fragen auf: (1) Welches sind die *gesunden Anteile*, die altersadäquat funktionsfähig sind, erhalten werden müssen und auf die das Kind im Leben und in der Therapie zurückgreifen kann? Bei *Mathias* war das in ganz großem Maße seine ungebrochene Kreativität und seine Neugier, ein für das Gelingen einer Therapie ungeahnt wichtiges Potential. (2) Eine weitere Frage richtet sich auf das, was *gestört* wurde und nicht mehr funktioniert, woraus folgt, welche Verhaltensweisen, Ausdrucksmuster oder Wertmaßstäbe wir in der Therapie zu restituieren versuchen. Bei *Mathias* stand im Vordergrund, daß er einen angemessenen Ausdruck für seine aggressiven Impulse im Kontakt finden lernte. (3) Die nächste Frage zielt auf die *Defizite*: Was war nie da und muß bereitgestellt oder substituiert werden? Da ging es bei *Mathias* wohl am ehesten um das Erleben einer tragfähigen Beziehung. (4) Und eine letzte Frage, die oft übersehen wird, ist auf die *ungenutzten Potentiale* gerichtet: Was schlummert und kann entwickelt werden? – Bei Mathias z.B. handwerkliche Fähigkeiten zur Unterstützung seiner Kreativität. Weitere Fragen sind: Wo steht das Kind in seiner emotionalen, seiner kognitiven Entwicklung? Wie gelingen ihm seine Kommunikationen? Wie weit kann es seine kreativen Fähigkeiten[71)] aktualisieren? Wie breit ist seine *Awareness*, wie klar seine *Consciousness*?[72)] *Prozessuale Dia*gnostik und Wissen um Entwicklungsgeschehen sind immer wieder miteinander verschränkt und bestimmen unsere Interventionen.

Im Falle von *Mathias* werden uns diese Perspektiven wieder und wieder deutlich. So zeigt sich bei ihm, daß seine kognitive und motorische Entwicklung und auch die seiner kreativen Fähigkeiten der seiner Altersgenossen entspricht, daß aber die emotionale und soziale Entwicklung je nach Anforderung schwankt. Es kommt gelegentlich zu „Einbrüchen" auf frühere Entwicklungsstufen, die des *archaischen Selbst* (dieses Buch, S. 534).

In der 7. Stunde bahnt sich eine erste Integration disjunkter Persönlichkeitsanteile an: *Mathias* hat einen Jungen aus aufeinandergesetzten Legosteinen gebaut, der sich nur mühsam aufrecht halten kann, da die Verbindung zwischen Kopf und Rumpf nur aus einem einzigen Stein besteht und so der Kopf immer wieder herunterpurzelt. Er zeigt mir den Jungen mit den Worten: „Ich kann doch nicht immer zwei Leute spielen." Wir beginnen, mit dem Jungen zu spielen.

M.: „Schau, der verliert immer den Kopf!" Er lacht und demonstriert mir, wie der Junge sich mühsam aufrecht hält, bis der Kopf abfällt. So geht das einige Male. Ein richtiges Spiel kann durch die Fehlkonstruktion, das Handikap, gar nicht in Gang kommen. Schließlich kommt es zu folgendem Dialog:

Th.: „Was sagt denn der Kopf zu dem unteren Teil, wenn er da 'runterfällt?"

M.: „Du dummer Bauch, du meinst immer, du kannst ohne mich und verlierst mich, nee, du willst mich sogar loswerden! So geht das aber nicht!" (Er setzt ihn wieder auf.)

Th.: „Und was antwortet der Bauch?"

M.: „Du willst mir immer sagen, wohin ich gehen soll, will ich aber nicht, und dann werf' ich dich eben weg!" (Er läßt ihn fallen.)

Th.: „Und was sagt der Kopf nun?"

M.: „Wenn du mich nicht hast, mußt du immer explodieren ... poff, krach, da hast du auch nichts davon, da mag ich dich nicht." (Er setzt ihn wieder auf.)

Th.: „Und was sagt der Bauch?"

M.: „Ist mir egal, besser als immer nach deiner Nase tanzen!"

Th.: „Und der Kopf?"

M.: „Ich weiß es aber besser!" – „Du lügst, das sagst du immer, und dann stimmt's doch nicht. Ich explodier' lieber und dann stinkt's dir!" (Ein unbewußter Verweis auf die Hintergrunddynamik der Enkopresis.)

So geht es eine Weile weiter, und ich bekomme eine Vorstellung davon, welche Kämpfe sich in dem Kind abspielen. Auf die Frage: „Und der *eine* Stein, was meint der denn eigentlich dazu?“ meint *Mathias*: „Der? Der sagt: Ach ihr Blöden, könnt ihr euch nicht vertragen? Ich muß hier immer alles zusammenhalten. Immer rennt ihr weg! Ihr laßt mich ganz allein. Alles kommt durcheinander. Jeder will was anderes!“

Mathias hat Tränen in den Augen, als er mich bei diesen Sätzen anschaut mit der unausgesprochenen Frage, ob ich die Stimme des Steines wohl verstehe, der für die zerstrittenen Eltern, das zerrissene Familienleben, die innere Zerrissenheit des Jungen spricht.

Th.: „So geht es dir wohl auch oft, nicht wahr?“

Mathias nickt. Ich lege ihm den Arm um die Schultern, und er läßt sich ohne Abwehr berühren.

In dieser Stunde geht es um *Integration*, um die Konstituierung von Sinn[73] für *Mathias*. Indem er verstehen lernt, daß das, was in ihm kämpft, nicht unvereinbar ist und verstanden werden kann, schafft er die Verbindung seiner Persönlichkeitsanteile und die Verbindung von Lebensereignissen (mit Konflikten alleingelassen zu werden und die auseinanderbrechende Familie zusammenhalten zu müssen). *Identifikation* mit den Charakteristika dieser Anteile, eine gestalttherapeutische Technik,[74] war der Weg, den wir wählten, um diesen Schritt in der Persönlichkeitsentwicklung zu tun. Persönlichkeit bildet sich aus verinnerlichten Erfahrungen mit den Eltern und dem relevanten sozialen und ökologischen Feld und – wo erforderlich – aus korrektiven bzw. ergänzenden Erlebnissen in der Kindertherapie. Die „abgespeicherten“ Atmosphären, Szenen, Stücke verbinden sich zu einer kohärenten Innenwelt; Persönlichkeitszüge *(personality traits)* verbinden sich im Entwicklungsgeschehen zur Persönlichkeit.

5. Persönlichkeit

Die entwicklungspsychologische Dynamik hat natürlich ein Menschen- und Persönlichkeitsmodell[75] im Hintergrund und eine Vorstellung darüber, wie der Individuationsprozeß verläuft. Derartige persönlichkeitstheoretische Modelle erweisen sich für die Diagnostik, die Therapieplanung und den Therapieprozeß als *conditio sine qua non.* Integrative Therapie nimmt als Grundlage der Persönlichkeit den *Körper*, aus dem *„archaische Leib-Selbst“* sich entwickelt, das mit der Fähigkeit, wahrzunehmen, zu reagieren und zu speichern, ausgestattet ist. Wo Leiblichkeit ist, ist auch Wahrnehmung: zunächst eine matte *Awareness*, die im Embryonalstadium und im frühen Säuglingsalter areflexiv, im späteren Säuglingsalter und in der frühen Kleinkindzeit präreflexiv[76] ist. *Awareness* entwickelt sich mit der motorischen, sensorischen und perzeptuellen, emotionalen, kognitiven und mnestischen Reifung in Richtung auf eine *„reflexive consciousness“*, von einer unspezifischen *Bewußtheit* des Existierens, einem vagen *Gewahrsein „seiner selbst“* bis zu einem klaren Ich-Bewußtsein[77]: „Ich bin Peter und 4 Jahre alt, ich wohne in der Bürgerstraße, und mein Vater ist Maler.“ Und hier wird das Ich-Bewußtsein bereits überschritten hin zu einem Bewußtsein der eigenen *Identität.* Das Kind erkennt die Art und Weise, wie es „von außen" identifiziert wurde, weiß um die Zuschreibung seines sozialen Feldes und gewinnt daraus seine *Identität.* Es weiß, daß es zu diesem Vater und in diese Straße gehört, ja, es weiß, daß es, wenn es sich verlaufen hat, Straße und Hausnummer sagen muß. Wir haben hier das Ergebnis komplexer *interaktionaler Prozesse* von Sehen und Gesehenwerden, von Erkanntwerden und Erkennen, Angesprochenwerden und Antworten, von Symbol und Bedeutung, von Erinnerung und Inhalt, und deshalb müssen die intersubjektiven Beziehungen im therapeutischen Geschehen zentral stehen.

Die leibliche Awareness entfaltet sich im *Kontakt,* vertieft sich im Angeschautwerden zur *Begegnung.* Im Erkennen des *Du* formt sich das *Ich.* Das *Ich* ist die Gesamtheit aller wahrnehmenden, erkennenden Funktionen, die Gesamtheit unserer bewußten Aktivität und Emotionalität.[78)] Das *Ich* wird aus der Wahrnehmungstätigkeit der *primären Struktur,* des *archaischen Leib-Selbst,* geboren. Wir bezeichnen es deshalb auch als die *sekundäre Struktur,* die in einem reflexiven Akt das Erkennen des Leib-Selbst ermöglicht: „*Ich* schaue in den Spiegel und erkenne *mich selbst.*"[79)] Als seine höchste Leistung gebiert das *Ich* die *tertiäre Struktur, die Identität.*[80)] Ich und Identität sind spezifische Artikulationen des Selbst. Dieses wird durch sie entfaltet und reicher. Die Persönlichkeit ist voll entwickelt, wenn ein funktionsfähiges *Ich,* eine prägnante *Identität,* auf der Grundlage eines stabilen, sich entfaltenden und ausformenden *Selbst* aufgebaut wurde, das in diesem Prozeß *vom archaischen zum integrierten Selbst herangereift ist* (dieses Buch, S. 534-543).

Mit einer solchen Entwicklung geht die Ausdifferenzierung des Kontaktverhaltens[81)] einher. Aus der archaischen *Konfluenz* der frühen Mutter-Kind-Dyade bildet sich das *Kontaktvermögen,* die Fähigkeit, Differenzen wahrzunehmen, heraus. Es wächst zur *Begegnungsfähigkeit* durch die Tätigkeit des Ich, das das Du wahrnimmt, am Du wächst und schließlich zur *Beziehungs- und Bindungsfähigkeit* findet. Beziehung ist an das Erleben von Antizipation und Retrospektion gebunden, d.h. aber an die Möglichkeit, Identität miteinander zu leben, sie zu verwirklichen und zu entfalten. Damit verbunden ist auch die Möglichkeit, das soziale Miteinander leben zu können. Das Kind muß mit Normen und Strukturen zunehmend umgehen lernen, die vitalen Impulse des archaischen Leib-Selbst (es entspricht in etwa dem „Es" der Psychoanalyse) regulieren, so wie es die Zuschreibungen der Außenwelt und die an ihnen gewachsenen eigenen Regeln, d.h. die Strukturen der Identität (mit ihrer persönlich-privaten und kollektiv-sozialen Dimension) erfordern. Identität beinhaltet damit auch das, was die Psychoanalyse mit dem Begriff des „Über-Ich" zu fassen versucht, – nur daß sie nicht allein die verinnerlichte Sozialität, sondern auch die gegenwärtig wirkende und antizipierbare gesellschaftliche Realität mit umfaßt. Die Identität (und damit das Über-Ich) sind plastisch, veränderbar.[82)] Mit der sich wandelnden Leiblichkeit und dem sich verändernden Umfeld steht Identität in einem beständigen, langsamen Prozeß des Prägnanzgewinns, wenn sie sich in guter Weise verwirklicht.

Die hier idealtypisch skizzierten Entwicklungslinien geben nun für die Behandlung in der Kindertherapie wichtige Raster: Finden wir bei einem 12jährigen Kind ein lebendiges, waches, funktionsfähiges *Ich* am Werk? Läßt sich bei ihm eine altersgemäße, klare *Identität* feststellen, die sich nicht in Fixierung verfangen hat, sondern für Entwicklung und Prägnanzgewinn offen ist? Finden wir ein stabiles, im Grundvertrauen der Leiberfahrung wurzelndes *Selbst,* das durch die Sozialisationserfahrung bereichert und nicht durch *Defiziterfahrungen,*

Traumata, Störungen oder *Konflikte*[83)] überlastet und verstört wurde? Oder haben wir es mit einem Kind zu tun, das in seiner Entwicklung auf primäre oder sekundäre Strukturen fixiert geblieben ist, dessen Ich-Tätigkeit zwar vital, aber chaotisch ist und eine Stabilität des Selbst nicht ermöglicht? Drohen übermächtige Identitätszuweisungen von außen die Impulse des Leib-Selbst zu ersticken, formieren sie eine „kalibrierte Identität"? usw.[84)]

Bei *Mathias* können wir auf der Grundlage dieser Fragestellungen folgendes feststellen: Viele seiner Ich-Funktionen sind gut entwickelt. Er hat eine wache Perzeptivität und klare Kognitionen. Abgesehen von einer gewissen, durch die Mißbildung verursachten Artikulationsstörung ist eine normale Sprachentwicklung gegeben. Er ist motorisch altersgemäß und auch sensorisch „mit allen Sinnen" offen am Lebensprozeß beteiligt. Da aber seine emotionalen und sozialen Fähigkeiten weit hinter denen seiner Altersgenossen zurückliegen, kommt es immer wieder zur Bedrohung seiner Integrität, was zum Auftreten von Angst oder Aggression führt. Dabei erfolgen Einbrüche auf die Ebene des *archaischen Leib-Selbst,* zerstörerische Wutausbrüche mit Einkoten und Regression durch Rückzug ins Bett. Es entsteht folgender Zyklus:

Ausbalancierte Identität → Verletzung → *Schwächung des Ich* → Fortfall von positivem Support → *Labilisierung der Identität* → *Einbruch* → *Regression* (Rückzug aus dem Kontakt) → Hilfe (neuer Support durch positive Zuwendung von Erzieher, Therapeutin etc.) → *Restitution der Identitätsbalance.*

In der Restitution kann *Mathias* durch die therapeutischen Hilfen mit seiner Umwelt wieder Kontakt aufnehmen, was zu neuer Begegnung führt, einem erneuten Vertrauen in die bejahenden Beziehungen bis dann eventuell eine Wiederholung des Zyklus *maligner Regression* (dieses Buch, S. 657ff) erfolgt.[85)]

Nach der zuletzt beschriebenen Stunde beginnt *Mathias* im Haus und in der Schule ausgeglichener zu werden. Er macht ein Gedicht mit dem Refrain „Ich war verloren und bin neu geboren". Thema ist nun immer wieder sein Gefühl, in seiner Familie Sündenbock zu sein. Er fängt vorsichtig an, gerichtete Wut zu zeigen, auch auf mich. Die Medien[86)] wechseln dabei hin zu mehr feucht-formbaren Materialien, z.B. zu Ton- und Kleksbildern.

In der 17. Stunde arbeiten wir mit Ton (*Petzold, Kirchmann* 1990):[87)] M.: „Ich will eine Vase machen für meine Mutter." Aus der breiten Vasenform wird bald ein Becken mit Wasser. *Mathias* ist mit aller Intensität dabei: „Das ist ein Becken für meinen kleinen Bruder." Und nach einer Weile: „Der hat sich in mein Nest gesetzt." – Th.: „In dein Nest?" – M.: „Ja, in *mein* Nest!" Er wird wütend und beginnt, mit dem nassen Tonbecken zu kämpfen, das immer wieder reißt. Wasser läuft aus. Es muß geflickt werden. *Mathias* ächzt und stöhnt, wühlt bis zu den Oberarmen im Ton. Er zerstört es und setzt es wieder zusammen, schlägt in den Ton und reagiert mit deutlicher Wut, da der Ton nicht so will wie er. Vor dem Hintergrund von Ereignissen im Heimkontext gebe ich folgende Deutung: „Vielleicht bist du ja auch wütend auf mich, weil Till (ein anderes Kind im Heim) auch zu mir in die Stunde kommt?" – *Mathias* fängt an zu schluchzen. Th.: „Schau, und doch bin ich genauso für dich da." Er setzt sich zögernd auf meinen Schoß und beruhigt sich langsam. Wir bauen auf dem Tonhaufen zusammen ein Haus, wobei er erstmals erzählt, wie sein Bruder immer vorgezogen wurde. Die Tränen versiegen dabei. Er sieht aus, als sei er aus einem ganz tiefen Erleben aufgetaucht und wirkt körperlich erschöpft.

Hier wird deutlich, wie das Kind in der Therapie das Gefühl der intersubjektiven Begegnung und Beziehung auch in der Leiblichkeit braucht, daß also „*Zwischenleiblichkeit*"[88)] hergestellt werden muß, damit im leiblich-konkreten Kontakt mit der Therapeutin wie auch mit dem *Medium* (hier Ton als Ausdruck der verinnerlichten Mutter) Grenzen erfahren werden – die eigenen und die des Anderen.

6. Das kindliche Unbewußte

Im Prozeß der sich entwickelnden Awareness von der areflexiven Frühzeit zum präreflexiven Kleinkindalter bis hin zum reflexiven Ich-Bewußtsein (dieses Buch, S. 239) werden Bereiche des autochthonen Unbewußten,[89)] wie es durch die Regungen des Leibes und sein kollektives phylogenetisches Erbe gegeben ist,[90)] immer weiter zugänglich. Das Kind lernt sich kennen. Der Reichtum der Propriozeptionen erschließt sich ihm. Seine Gefühle differenzieren sich aus,[91)] seine Phantasietätigkeit erwacht und entfaltet sich. Die Quellen des Unbewußten fließen und speisen die *Kreativität* des Kindes. Und die dunklen Wasser, die archaischen Ängste, werden durch das erstarkende Ich im Zaum gehalten.

6.1 Das kindliche Unbewußte und die Kreativität

Wo nun die Ich-Entwicklung beeinträchtigt wird, wo durch ein zerbrochenes, gestörtes Außenfeld die Identität brüchig bleibt, ist das Kind den Impulsen der Angst oder der Destruktion aus dem *archaischen Leib-Selbst* in besonderer Weise ausgeliefert, denn ihre Bewältigung und Bändigung und das Vertrautwerden mit diesen Impulsen bedarf der Präsenz integrierender Bezugspersonen, einer liebevollen Mutter,[92)] eines tragfähigen Vaters,[93)] eines stabilen sozialen Netzwerkes. Aus den Erfahrungen der Tröstung, der Beruhigung, der Grenzsetzung, der spielerischen Förderung bildet sich im Kind die Möglichkeit, daß die disjunkten Ich-Funktionen zusammenwachsen zu einem lebendigen, tätigen *Ich*, das die Strebungen des „positiven Unbewußten" ordnet und das dazu beiträgt, ihr kreatives Potential zu nutzen und zu verwirklichen.

Die leibliche Ausstattung des Kindes, insbesondere die sinnenhafte Wahrnehmung führt im Entwicklungsgeschehen zu kreativen Ausdrucksformen:[94)] Die kinästhetischen Sinne führen zum Tanz und zur Pantomime; das Gehör ins Musikalische, zum Gesang und zur Sprachgestaltung; das Auge zu den Farben, zum Malen; Visuelles und Taktiles ins Plastische, Formende; Geruch und Geschmack zum Experimentieren mit Speisen – das „kreative Kochen" ist eine bevorzugte Kinderbeschäftigung. So ist jedes kleine Kind „Maler" – es macht begeistert Kritzelzeichnungen;[95)] jedes ist „Komponist" – es improvisiert und singt vor sich hin; jedes ist „Dichter" – es spielt mit Lauten, Wortschöpfungen, Versen, Reimen; jedes vermag zu tanzen, zu plastizieren, jedes vermag Rollen zu verkörpern, ist ein kleiner Schauspieler;[96)] in jedem steckt ein „Meisterkoch". All diese kreativen Fähigkeiten, die sich aus der Sinnenstruktur des Leibes und seiner expressiven Vermögen entwicklen, können gefördert und entfaltet werden, oder, wie dies gemeinhin der Fall ist, durch den Prozeß kultureller Disziplinierung *(N. Elias)*, durch repressive oder einfach „nicht fördernde" Erziehung zum Verstummen gebracht werden; und damit hört auch das Unbewußte auf zu sprechen und in *positiven Projektionen* die Geheimnisse der Innenwelt nach außen zu bringen. Das „Unbewußte als Potential"[97)] wird uns zunehmend unzugänglicher. Unsere Träume gehen uns verloren und dringen nicht mehr in unser Bewußtsein. Der Reichtum der Traumwelt in der „magischen Phase"[98)] wird durch die Strukturen der Rationalität unterdrückt, anstatt daß das Rationale und das Mythische, die digitale Sprache und die Sprache der Bilder miteinander koexistieren könnten, divergentes und konvergentes Denken,[99)] Rechtshemisphärisches und Linkshemisphärisches[100)] sich vereinigen würden zu einer reichen, phantasievollen und dennoch kognitiv klaren Persönlichkeit.

Kindertherapie, die das „positive Unbewußte", das nicht mit dem *Freudschen* Stigma der „Bedrohung"[101)] versehen ist, ernstnimmt, die einer „Anthropologie des schöpferischen Menschen" *(Petzold, Orth* 1993c) verpflichtet ist, wird versuchen, das Expressive, Künstlerische im Kinde durch *kokreatives* Tun zu fördern und zu entwickeln[102)] und, wo es schon eingeengt und beschränkt wurde, es wieder zu wecken und zur Entfaltung zu bringen. Eine solche Haltung findet ihren Ausdruck im Konzept der *Kokreativität* der Integrativen Therapie durch die Verwendung der zahlreichen kreativen Medien, der Arbeit mit Musik, Ton, Bewegung, mit Farben, Rollenspielen, mit Sprachspielen, Puppen, Pantomime und Tanz ... zuweilen kochen wir auch zusammen,[103)] feiern Feste, versuchen, kindgemäße Ausdrucksformen zu bewahren, um einen Entwicklungsprozeß zu begleiten, aus dem integrierte, erwachsene Persönlichkeiten hervorgehen können, die sich ihre Kindlichkeit bewahrt haben.[104)]

Im folgenden Beispiel finden wir das Beschriebene in mehrfacher Weise verdeutlicht. *Mathias* hatte sich für die 19. Stunde Papier, Bleistift und Schere zurechtgelegt. Er hatte sich in der letzten Zeit viel mit sozialen Regeln und deren willkürlicher Veränderung durch Menschen seiner Biographie und Umgebung auseinandergesetzt und diese in den Stunden mit mir immer wieder überprüft und geübt. Er schien mehr und mehr eins mit sich zu werden. In der Stunde bastelt er sich in Windeseile aus weißem Papier ein Kleid, das seinen ganzen Körper bedeckt, dazu eine Zipfelmütze, die er sich auf den Kopf setzt. Die Regel dabei heißt: „Schweigen bis es fertig ist." Nun tanzt er vor mir einen Zwergentanz.

M.: „Ich bin der kleine Zwerg! Du mußt jetzt mein Lied aufschreiben! Schreib, was ich singe!"

„Es ging ein Männlein durch den Wald.
Er tanzte mit seiner Frau.
Tata li tata. Tatatata.
Da entdeckte er ein kleines Haus.
Sie gingen hinein.
Es war unbewohnt.
Da gingen sie wieder hinaus
und tanzten weiter
in dem schönen Sonnenschein.

Da erschien der Zauberer und lachte.
Er warf dem Zauberer was an den Schädel, da war er ohnmächtig.
Sie fesselten ihn.
Da weinte der Zauberer.
Du bist ganz unehrlich, sagte der Zwerg.
Da kam er mit der Schere und schnitt
den Zauberstab kaputt.
Schnipp, schnapp!
Der Zauberer weinte noch mehr.
Wäh, wäh.
Tata li, tata la."

„So, nun lies mir alles vor."
Ich wiederhole das Gedicht, während er, die Schere noch in der Hand, Verbesserungen anbringt und dabei weiter tanzt.

In der Stunde insgesamt geht es um die Konstituierung von Identität, dies auch vor dem Hintergrund der Eingangsstunden und der Tonstunde. Ist in der Tonstunde eher noch auf der Ebene des unbewußten archaischen Selbst gearbeitet worden, so finden wir hier viele Ich-Leistungen: *Mathias* erkennt sich und gibt sich zu erkennen, leiblich konkret im Tanz, in der dramatischen Darstellung, angetan mit seinem aus den kreativen Materialien zurechtgeschnittenen Kleid. Er zeigt sich als „Dichter", der die eigene Ballade extemporiert, als „Musiker", der sein Lied vorträgt und als „Tänzer", der im ganzen Schauspiel mir seine neugewonnene (vorläufige) Identität als kleiner Zwerg vortanzt.

Unter analytischer Perspektive können wir bei diesen Szenen durchaus von einem ödipalen Thema sprechen. In der Tat ist diese Stunde auch beispielhaft für das Deutlichwerden und die Integration von Verdrängtem, indem *Mathias* sich auch zeigt als jemand, der sich in vielen Szenen mit den ihn beherrschenden aggressiven, disjunkten Persönlichkeitsanteilen (Introjekten des alkoholsüchtigen, gewalttätigen Vaters) beschäftigt hat und im kleinen Zwerg mit Zipfelmütze eine Integration des übermächtigen Zauberers *Zipfelmoser* erreicht hat. Wir sehen, daß im Unbewußten nicht nur das positive Reservoir der kreativen Fähigkeiten, sondern auch die getrübten Quellen des Verdrängten liegen (dieses Buch S. 271).

6.2 Das kindliche Unbewußte und die Verdrängung

Das Unbewußte ist nicht nur das leibliche Mitgegebene, es ist auch das Verdrängte.[105] Im Prozeß der Sozialisation[106] werden die Ereignisse, die dem Körper durch Einwirkung der Außenwelt widerfahren, im „Gedächtnis des Leibes" als Atmosphären, Szenen und Szenengeschichten archiviert.[107] Das Leibgedächtnis verliert nichts; und so würden schmerzliche Erfahrungen von Traumatisierungen, Defiziten, Störungen leidvoll im Erleben bleiben, wenn nicht die Möglichkeit der Verdrängung *Schutz* böte. Die Verdrängung ist eine *positive Möglichkeit des Organismus* und wird von uns als solche gewertet. Denn nicht sie, sondern das Verdrängte beginnt schädigend zu wirken, wenn es zu toxisch ist, in zu großem Ausmaß anfällt, so daß es durch die Bewältigungskräfte der Seele und die positiven Wirkungen des Umfeldes nicht *„entsorgt“* werden kann. In der Therapie haben wir es häufig mit Kindern zu tun, deren unbewußte Reservoire mit zu vielen traumatischen Ereignissen gefüllt sind und bei denen die Archive des Leibes überquellen von Kränkungen und Erfahrungen der Entbehrung. Und auch dieses „negative Unbewußte“ artikuliert sich: durch Verhaltensauffälligkeiten, Störungen der Kommunikation, psychosomatische Reaktionen. Das geschieht besonders bei Kindern, denen die kreativen Ausdrucksmöglichkeiten genommen wurden. Durch diese können nämlich die im Verlaufe eines Sozialisationsprozesses unabdingbaren kleineren und größeren Verletzungen zu einem Teil bewältigt werden, besonders wenn hierzu genügend Kraft aus den gleichfalls im sozialen Feld vorhandenen positiven Erfahrungen bereitgestellt wird. Wird der Ausdruck im Verhalten unterbunden durch repressive Erziehungsstrategien und darf die Verletzung nicht Form gewinnen im Matschen, Schmieren auf dem Papier, auf der Hauswand, im Plastilin, im Sandkasten, dann macht das Kind *seinen eigenen Körper zur Plastik*. Er wird zur *Skulptur*, an der die Symptome makabre Ornamente bilden, die Ausdruck körperlicher und seelischer Mißhandlung oder Fehlbehandlung sind. Im Unbewußten verbinden sich zuweilen dann die archaischen, autochthonen Ängste mit den widerfahrenen beängstigenden Situationen aus dem sozialen Umfeld. Wird der Druck dieser Ängste zu stark, „spricht“ das Unbewußte in der Krankheit ... leibhaftig.

In unserer therapeutischen Arbeit versuchen wir, dem Kind die Sprache der Expression in den Medien wiederzugeben, um dem Unbewußten einen *anderen Ausdruckskörper* zu verleihen, so daß sich das Bedrohliche und Bedrückende zeigen kann: im Puppenspiel,[108)] im Maskenspiel,[109)] am Instrument,[110)] im Tonfeld.[111)] Das Verdrängte tritt in die Awareness, es wird mitgeteilt und kann deshalb *geteilt* werden, und damit beginnt die Heilung; denn der Therapeut wird in diesem Moment zur Person, die versteht und das Mitgeteilte mitträgt. Wir können trösten, erklären, neue Wege aufzeigen und alternative Szenen mit neuen Erlebnis- und Erfahrungsmöglichkeiten bereitstellen. Die dunklen Brunnen des Unbewußten beginnen sanfter zu fließen, und Getrübtes vermag sich zu klären – zum einen, weil es der Awareness und Consciousness zugänglich wird, zum anderen, weil durch die vermittelte Sicherheit der Beziehung Impulse aus der Leibsphäre und dem Verdrängten nicht mehr so bedrohlich erlebt werden.

7. Exkurs: Progredierende Analyse – Parentage und Reparentage*, Beelterung und Neubeelterung in der Integrativen Therapie

Eines der zentralen Konzepte der *Integrativen Therapie*, sei es in der Arbeit mit Kindern, Jugendlichen, aber auch mit Erwachsenen, wurde von *Petzold* (1969b) mit dem Gedanken der „progredierenden Analyse“ (*l'analyse progressive*) entwickelt. In ihr wird Therapie nicht nur als Situation der Intervention angesehen, sondern als *„prozessuale Diagnostik“*, in der *„prävalent*

---

* Die Begriffe werden hier immer wieder auch in der ursprünglichen, französischen Form (*reparentage*, *Iljine* 1942; parentage, *Petzold* 1969b) gebraucht, obgleich sich das englische *„parenting“* bzw. *„reparenting“* durchgesetzt hat, vgl. jetzt auch konzeptkritisch mit einem „differentiellen“ Parentingmodell *Petzold*, *Orth* (1999).

pathogene Milieus" der Biographie aufgefunden werden, damit sie bearbeitet werden können. Es wird dabei davon ausgegangen, daß Pathologie in der Regel nicht *monokausal* erklärt werden kann, sondern daß es sich um eine „*multiple Genese*", eine Vielzahl von Einflüssen im Verlauf der Lebensgeschichte handelt, die *in ihrer Gesamtheit* pathogen wirken können. Dabei kann es Lebensabschnitte, Situationen und Einflüsse geben, die besonders toxisch gewirkt haben und die deshalb für die Ausprägung eines Symptoms oder einer Persönlichkeitsstörung besondere Bedeutung haben. Derartige „prävalent pathogene Milieus" können sehr weit zurückliegen – sie werden dann als „frühe Schädigungen" bezeichnet, die das „archaische Selbst" (die *primäre Struktur*) bzw. das „archaische Ich" (die *sekundäre Struktur*) oder die „archaische Identität" *(tertiäre Struktur)* beeinträchtigt haben. Prävalent pathogene Milieus können aber auch abhängig oder unabhängig von frühen Schädigungen in anderen Phasen der Entwicklung auftauchen, etwa in der Adoleszenz oder im jungen Erwachsenenalter; sie können in der Midlife-Crisis gesetzt werden oder erst im Senium eintreten. Liegen sie nicht in unmittelbarer Nähe der gegenwärtigen Lebenssituation, so können sie nur über eine „*Regression*" (vgl. dieses Buch, S. 657) erreicht werden, durch die der Patient sich noch einmal den *Atmosphären* und *Szenen* seiner Sozialisation nähert, die für ihn schädigend waren. Von diesem Milieu ausgehend, wird dann im therapeutischen Prozeß ein „Neuanfang" (*Balint)* begonnen, ein neuer Entwicklungsgang, der fortschreitend eine „*Progression*" durch die einzelnen Lebensalter bis hin in die Situation „hier und jetzt" initiiert und vorantreibt (idem 1969b, c). Auf diese Weise kann „*Nach- oder Neusozialisation*" erfolgen. Im Integrativen Ansatz wird „*Therapie als Prozeß der Nach- und Neusozialisation*" verstanden, und *Sozialisation als die „Internalisierung von Szenen und Szenensequenzen und den mit ihnen verbundenen Atmosphären*" betrachtet (wobei es im präszenischen Bereich vorwiegend um die Verinnerlichung von Atmosphären geht). In einer solchen Sichtweise kommt den Begriffen „*Regression*" und „*Progression*" eine besondere Bedeutung zu. Wir unterscheiden dabei horizontale und vertikale Regressionen. Die letzteren finden wir vorwiegend in der klassischen Gestalttherapie, die durch erlebnisaktivierende Techniken kurzfristige, fokussierte Regressionen induziert. Ein solches Eintauchen in frühe biographische Szenen und das Wiederauftauchen in *einer* gestalttherapeutischen Sitzung erfordert allerdings ein sehr starkes, integrationsfähiges *Ich*, und das kann man bei Patienten mit Schädigungen im frühen Milieu in der Regel nicht voraussetzen. Deshalb sind diese Patienten (z.B. Borderline- und Psychosomatikpatienten) mit der klassischen Gestalttechnik nicht behandelbar. Es werden hier vielmehr *horizontale Regressionen* notwendig, die – „*time extended*" – ermöglichen, daß der Patient über längere Zeit im therapeutischen Prozeß in regressiven Milieus verbleibt und hier positive Atmosphären und Szenen erleben und verinnerlichen kann. Dadurch kann ein *Ich* aufgebaut werden und wachsen, das zunehmend integrationsfähig wird und stark und flexibel genug, um fokussierte *vertikale Regressionen* handhaben zu lernen. Diese benignen Regressionen – um den von *Balint* geprägten Ausdruck zu verwenden – überfordern das *Ich* des Patienten nicht durch ihre Heftigkeit und die Fülle des dabei freigesetzten Materials. Vielmehr kann dieses Material allmählich vom *Ich* verarbeitet und im *Selbst* integriert werden, so daß die Gefahr einer *malignen Regression*, die durch zu heftige Erlebnisaktivierungen eintreten kann (etwa in Form einer psychosomatischen Reaktion, Suizidalität oder psychotischen Dekompensation), vermieden wird. Der Integrativen Therapie geht es aber beim Konzept der „*progredierenden Analyse*" nicht nur und vorherrschend um die Verhinderung von Therapiezwischenfällen, sondern in erster Linie darum, spezifische Effekte therapeutischer Sozialisation zur Wirkung kommen zu lassen. Die Frage, ob vorwiegend mit *horizontaler* und *vertikaler Regression* gearbeitet wird oder in welchem Maße diese beiden Möglichkeiten in der Therapie miteinander verbunden werden (*Petzold* 1969b, 1993p), wird vom Krankheitsbild, der Lebenssituation, der Ressourcenlage und dem Problempotential des Patienten bestimmt, und natürlich von der Qualität der therapeutischen Beziehung. Das Konzept der *„prävalent pathogenen Milieus"*, die in ihrer Bedeutung und Gewichtung sich auch im Verlauf des fortschreitenden Therapieprozesses verändern können, erfordert eine *„Lebenslaufperspektive"* in der Betrachtung der Pathogenese und in der Planung und Ausführung der therapeutischen Intervention. Wir behandeln nie nur eine „frühe Störung", sondern wenn wir es mit einem jugendlichen Borderline-Patienten im Alter von 17 Jahren zu tun haben, so ist sein Krankheitsbild, ist seine Symptomatik, seine gegenwärtige Lebenssituation das Resultat von 17 Jahren unglücklicher Karriere, in der eine Vielzahl schwererer und leichterer Defiziterfahrungen, Negativerlebnisse, aber auch positive Einflüsse (und selbst wenn es nur wenige sind) zusammengewirkt haben. Das Verhalten dieses Patienten, ja, seine gesamte Persönlichkeit in ihren gesunden und kranken Aspekten ist „die Gesamtheit aller positiven, negativen und defizitären Erfahrungen" (ibid.), denen er im Sozialisationsprozeß ausgesetzt war, wobei die *„frühen Schädigungen"* – wenn sie nicht durch kompensatorische Einflüsse aufgefangen werden konnten – besonders nachhaltig wirken. Dem kleinen Kind stehen natürlich nur wenige, nicht sehr weit reichende „Coping-Strategien" zur Verfügung (idem et al. 1993).

Der therapeutische Prozeß der *„l'analyse progressive"* hat das Ziel, von prävalenten Schädigungen ausgehend heilende Sozialisationsklimata und -atmosphären bereitzustellen, *„benigne Szenen"*, nicht um die „alten Erfahrungen" zu „löschen" – dies ist nach den Erkenntnissen der Gedächtnisforschung kaum möglich –, sondern um durch die Bereitstellung neuer Erlebnisqualitäten, „korrigierender emotionaler Erfahrungen" und „korrigierender kognitiver Inhalte", die Möglichkeit zu bieten, daß der Patient in seinem Erleben und Handeln noch andere Optionen zur Verfügung hat als die, die ihm durch seine Sozialisation vermittelt wurden und die sich im Repertoire seiner Lebens- und Überlebensstrategien habitualisiert haben. Es werden ihm kognitive und emotionale *„Umbewertungen"* von Situationen möglich, neue Wege der „Finalisierung", der Zielbestimmung, neue Abwehr- und Bewältigungsstrategien (*coping, defending*), neue Problemlösungsmuster. Diese treten sozusagen „neben" die alten und müssen allmählich an ihre Stelle treten und verankert werden. Je besser dies gelingt, desto nachhaltiger kann der Patient „auf alte Situationen in neuer Art und Weise und auf neue Situationen in angemessener Art und Weise" reagieren (diese Formulierung in Anlehnung an *Morenos* Definition der Spontaneität). Da aber solche neu- bzw. resozialisierten Inhalte die alten vorgängigen Muster nicht *löschen*, bleibt immer die Möglichkeit, daß bei Überbelastungen durch eine Massierung widriger Lebensumstände sich die alten Bewältigungsstrategien wieder durchsetzen können (selbst wenn sie dysfunktional sind). Es besteht dann aber die Chance, sofern die vorausgegangene Therapie gelungen ist – und man kann hier geradezu ein Kriterium für „Therapieerfolg" gewinnen –, daß derartige „Rückfälle" von den Betroffenen selbst wahrgenommen, angegangen und bewältigt werden können, sei es durch eigene Auseinandersetzung mit der Situation oder durch das Beiziehen von Hilfen aus dem Familien- oder Freundeskreis oder sei es durch die Inanspruchnahme einer vorübergehenden therapeutischen Hilfe.

Die „progredierende Analyse" will einen heilsamen Sozialisationsprozeß konstituieren. Hierfür ist es in der Kindertherapie notwendig festzustellen, in welchem Entwicklungsalter sich das Kind befindet, mit dem wir arbeiten, über was es in seinem Sozialisationsmilieu verfügt und was ihm fehlt. Beim Adoleszenten oder Erwachsenen wird es erforderlich, relevante Störzonen aufzufinden und in einer „Synopse" zu gewichten und zu bewerten, um eine Behandlungsstrategie, ein „therapeutisches Curriculum" entwickeln zu können. Diagnostische Verfahren wie „Lebenspanorama", „Krankheitspanorama", „projektives Soziales Atom" (*Petzold* 1987 d, 1993p) sind mit dieser Zielsetzung entwickelt worden. Im „Lebenspanorama" sehen wir auf der vom Patienten erstellten Zeichnung, wie er seinen Lebensweg vom Zeitpunkt seiner Empfängnis an sieht, was er als belastend und als förderlich erfahren hat bis hin in die Gegenwart – ja über sie hinausgehend in die Zukunft, so wie er sie aufgrund seiner Vergangenheit antizipiert. Ein ähnliches progredierendes Moment finden wir im „projektiven Sozialen Atom", bei dem ja nicht nur das gegenwärtige soziale Netzwerk von Patienten mit Farben, Formen und Symbolen dargestellt wird, sondern aus der Erinnerung heraus jeweils auch das Soziale Atom mit fünf Jahren (ödipal/postödipal), mit fünfzehn Jahren (Adoleszenz), mit fünfundsechzig Jahren (antizipiertes Alter). Hinzukommen können Darstellungen Sozialer Atome in „kritischen Lebensphasen". Aus diesen Bildern – besonders der frühen sozialen Netzwerke – wird deutlich, welche emotionalen Qualitäten und Atmosphären im Sozialisationsprozeß gefehlt haben, welche gestört wurden und welche in guter und ausreichender Weise vorhanden waren. Daß dabei den Familienatmosphären, den elterlichen Beziehungsformen, der väterlichen und mütterlichen Zu- und Abwendung, der Anwesenheit oder Abwesenheit von elterlichen Identifikationsfiguren besondere Bedeutung zukommt, steht außer Zweifel und hat für eine nachsozialisierende Form der Psychotherapie erhebliche theoretische und behandlungspraktische Konsequenzen.

Im Rahmen der „progredierenden Analyse" haben deshalb zwei Konzepte einen besonderen Rang: *Parentage* und *reparentage.* Unter „Parenting" verstehen wir die Bereitstellung *elterlicher Qualitäten* als „Similequalitäten" (*Petzold, Orth* 1999) im Rahmen der therapeutischen Beziehung in einer Art und Weise, daß die Patienten Atmosphären, Szenen, Beziehungskonstellationen und die mit ihnen verbundenen Haltungen und Werte internalisieren können, um vorhandene Defizite zumindest partiell „auffüllen" zu können. Im Rahmen unserer theoretischen Konzepte zur Pathogenese, in denen wir *Defizite* (Unterstimulierung), *Traumata* (Überstimulierung), *Störungen* (uneindeutige Stimulierung) und *Konflikte* (widerstreitende Stimulierung) unterscheiden, nehmen die Defizite insofern eine besondere Stellung ein, als sie für die Behandlung z.T. erhebliche Probleme aufwerfen. Dies gilt spezifisch für „frühe Defizite", die das „archaische" Selbst, das Ich und die frühen Vorformen und Formen der Identität beeinträchtigen. Hier haben Kinder in ihrer Sozialisation durch das Fehlen von notwendigen Angeboten, etwa im Bereich des Taktilen der „guten Brust", später dann der „guten Blicke" oder der „guten Worte", nötige Zuwendung und Stimulierung entbehren müssen, die für ein gesundes Entwicklungsgeschehen, für das Ausbilden stabiler Persönlichkeitsstrukturen notwendig gewesen wären. Dabei können die Abwesenheiten *physischer Art* gewesen sein (etwa durch den Tod eines Elternteiles) oder *psychischer Art* (etwa durch die physische Anwesenheit, aber die emotionale und personale Abwesenheit: „Mein Vater war für mich nie da"). In solchen Fällen muß der Patient durch die Regression im prävalenten Milieu des Defizits die „Not des Mangels" noch einmal in *dosierter* Weise erfahren, indem die damit verbundenen

Gefühle, Atmosphären und Szenen aus den „Archiven des Leibes" aufkommen. Er nähert sich in einer regressiven Bewegung des Ichs seinem „Kinderland", allerdings mit einem zentralen Unterschied: der anwesende Therapeut ist nun *da*, wo vorher Abwesenheit war. Ihm kommt die Aufgabe zu, das zu *verkörpern*, was fehlte. Er muß Berührung, wo keine streichelnden Hände waren, „gute Blicke", wo der abwesende Blick war, „gute Worte", wo Schweigen war, bereitstellen. Um dieser Aufgabe gewachsen zu sein, ist es notwendig, daß der Therapeut seine eigenen traumatischen Kindheitserfahrungen durchgearbeitet hat, damit er das defizitäre Milieu nicht „fliehen" bzw. abwehren muß. Er muß weiterhin seine eigene *Väterlichkeit* oder *Mütterlichkeit* – abhängig davon, was jeweils erforderlich ist – zur Verfügung haben und darüber hinaus in der Lage sein, diese in einer Weise zu „modulieren", daß er die spezifischen „sozio-emotionalen Mikroklimata" (*Petzold* 1969b) herstellen kann, die notwendig sind, um dem dermaleinst erlebten Mangel ein Angebot entgegenzusetzen, das das Fehlende ergänzt, auffüllt, zumindest aber teilweise kompensiert oder substituiert. Dies ist nur möglich, wenn der Therapeut, wie schon *Ferenczi* und *Balint* betont haben, „die Regression des Patienten mit eigener Regression begleiten kann". Er muß selbst in das Kinderland hinabsteigen, um empathisch erfassen zu können, was der Patient braucht. Er muß gleichzeitig Erwachsener bleiben, um den Patienten zu sichern und den Anforderungen des Feldes begegnen zu können. Es ist also eine Haltung vonnöten, die *kompetente Eltern* kennzeichnet: eine *partielle Teilnahme*, die das Miterleben und Mitvollziehen des Kindlichen ermöglicht, ohne dabei die Fähigkeiten des Erwachsenen einzutrüben oder zu beeinträchtigen. *Ferenczi* hatte dieses Prinzip in seinen „Kinderanalysen mit Erwachsenen" (*Cremerius* 1983) klar erkannt und deutlich gemacht, daß wir Patienten, die der mütterlichen Liebe entbehren mußten, auch „mütterliche Zuwendung" bereitzustellen haben, um ihnen die Erfahrung zu vermitteln: *auch für mich* gibt es Liebe, Wärme, Wertschätzung. Und selbst wenn die „Löcher", die die frühen Defizite bewirkt haben, niemals ganz aufgefüllt werden können, selbst wenn die Verzichtsleistungen notwendig werden, die die „Wiener Psychoanalyse" *Freuds* so betont, so wird doch das Abschiednehmen, der unabdingbare Verzicht, leichter, wenn wenigstens etwas an Wegzehrung bereitgestellt wurde, als wenn der Patient „den Geschmack der Zuwendung" nie verkosten durfte.

Das Konzept der *parentage*, wie wir es unter Rückgriff auf die Vorstellung der „emotionalen Adoption" in der ungarischen Schule, die „Budapester Psychoanalyse" *Ferenczis, Balints* und *Iljines* (beim letztgenannten durften wir diese Form der Behandlung erleben), entwickelt haben (*Petzold* 1969b) und mit Bezug auf die von der empirischen Säuglingsforschung gefundenen Muster des *„intuitiven Parenting"* (*Papoušek* 1981) fundieren konnten (vgl. dieses Buch, S. 592ff), bedarf natürlich der sorgfältigen Indikation. Sowohl für die Arbeit mit Kindern, Adoleszenten oder Erwachsenen ist zu fragen: Wie tief und andauernd soll die horizontale Regression sein? Welche Defizite sollen aufgefüllt werden? Wo sind die Grenzen eines derartigen „Bondings"? Wo bestehen die Gefahren „maligner Regression", so daß erst auf der Ebene der „sekundären Struktur" Ich-Stärke aufgebaut werden muß, bevor die Regression an die Brüchigkeiten des Selbst führen darf? Wann müssen Übergangs- bzw. Intermediärobjekte in die Behandlung einbezogen werden?

„Differentielle" Reparenting- und Parenting-Konzepte kennzeichnen die längerfristigen „dyadischen Therapien", d.h. die Einzelbehandlungen der Integrativen Therapie bei Defiziterfahrungen – nicht nur frühkindlichen (durchaus auch in Lehranalysen). Sie kommen auch in der Gruppenbehandlung zum Tragen. Die psychoanalytischen Behandlungsinnovationen der „Objekt-Beziehungs-Theoretiker" lassen sich mit dem Parenting-Konzept genauso erklären wie die Therapie mit schwerstgestörten Psychotikern durch die *Schiff*-Schule der Transaktionsanalyse (*Schiff, Day* 1972), wobei letztere ihr methodisches Vorgehen im „*reparenting*" unabhängig von unseren Arbeiten entwikkelt haben, ohne dabei ihre Beeinflussung durch die „Ungarische Schule" (nämlich über *J. Schiffs* Kontakte zu der *Ferenczi*-Schülerin *de Forrest*) aufzuzeigen. Das im „Parenting/Reparenting-Konzept" entwickelte Behandlungsmodell ist durchaus nicht nur auf den Bereich „früher Schädigungen" begrenzt. Es kann auch eingesetzt werden bei Problemen, die in der Adoleszenz ihre Genese haben. Diese Entwicklungsphase ist von einer besonderen Verletzlichkeit (*vulnerability*) gekennzeichnet, die ihre Ursache nicht nur in den biologischen Umstellungen und Veränderungen hat, sondern auch in den eintretenden, „sozialen Diskontinuitäten" (*R. Benedict*), in den sich verändernden „*social worlds*" zwischen den Generationen und dem Aufkommen von ungelösten Beziehungsproblemen aus der „archaischen Triangulation", durch die sich Familienklimata dramatisch verschlechtern können. Gerade in der Adoleszenz können deshalb neue Verletzungen gesetzt werden, wenn den Eltern die Handhabung dieser komplexen emotionalen Konstellation nicht oder nicht gut gelingt. Andererseits kann ein adäquates „Miteinander-Aushandeln" derartiger Konstellationen auch dazu beitragen, noch virulente „frühe Schädigungen" zu stabilisieren, Defizite aufzufüllen und offene Konflikte zu klären. Bei problematischen oder gar pathogenen Adoleszenzphasen (*Erdheim* 1982), insbesondere, wenn Eltern sich von ihren Kindern zurückziehen und in den Prozessen der Identitätsbildung und -stabilisierung Defizite entstehen, wird ein Parenting unerläßlich. Das Modell der „Beelterung" erstreckt sich demnach über einen breiten Entwicklungszeitraum, d.h. von der Babyzeit bis zum Erwachsenenalter. Hier stellt sich dem Therapeuten die Aufgabe, in der Lage zu sein, die in dieser Zeitspanne wesentlichen „sozio-emotionalen Mikroklimata" auch schaffen zu können. Er muß adäquate Formen der „*temporären Wahlverwandtschaft*" (*Petzold* 1969b,c) finden, muß seinen Patienten gleichsam „auf Zeit emotional adoptieren". Ein solches Vorgehen ist besonders in der Behandlung von schwergestörten *Kindern und Jugendlichen* unverzichtbar. Behandlungstechnisch müssen dabei die jeweils altersspezifischen Kommunikations- und Interaktionsformen gefunden und praktiziert werden, und diese beziehen Verbales wie Nonverbales, Puppen und Spielmittel als Übergangs- bzw. Intermediärobjekte – auch in der Behandlung von Jugendlichen und Erwachsenen – mit ein. Im Parenting-Prozeß wird der Therapeut zum „significant caring adult" (idem et al. 1993). Es kann deshalb auf körperliche Berührung, körperlichen Support, auf Halten, Streicheln, Spielen, Trösten, wann immer dies von den aufkommenden Szenen angezeigt ist, nicht verzichtet werden. Wiederum sind indes das Maß, die Handhabung, das Timing, die Intensität bedeutsam.

Ist das *Parenting* auf die Behandlung von *Defiziten* durch Abwesenheit der Eltern und ihren Folgen zentriert, so verstehen wir unter *Reparenting* eine Behandlungsform, in der *Störungen, Traumata* und *Konflikte*, die durch Persönlichkeitsprobleme der Eltern verursacht oder mitverursacht wurden (z.B. durch uneindeutige Haltungen, emotionale Überflutungen, Repressionen, Beziehungsambivalenzen usw.), therapeutisch angegangen werden. Es geht im Unterschied zur *Nachsozialisation* des Parenting nicht darum, eine fehlende *Elternimago* zu verkörpern und zu verankern, sondern darum, in der *Neusozialisation* durch *alternative Verkörperungen*, durch das Schaffen korrektiver Atmosphären dem Patienten neue und andere Wege im Erleben und Verhalten zu ermöglichen. Neben die repressiven Atmosphären etwa eines durchweg brachialen und dominanten Vaters werden jetzt wertschätzende, akzeptierende Atmosphären gesetzt, neben die bindenden Atmosphären einer umstrickenden Mutter die klare Eindeutigkeit und raumgebende Atmosphäre des Therapeuten/der Therapeutin, der/die jetzt eine „neue Mutter" verkörpert. Diese neuen Imagines bieten die Chance, die schädigenden Wirkungen verinnerlichter elterlicher Bilder und Anteile zu neutralisieren oder zu verändern. Im Reparenting wird mit großer Sorgfalt darauf geachtet, daß die im Prozeß der Sozialisation verinnerlichten Elternbilder und Familienklimata durch den Prozeß der therapeutischen Neusozialisation nicht gänzlich in Frage gestellt, attackiert oder destruiert werden. Eine solche, die gesamte Elternimago abwertende Vorgehensweise ist aus klinischer Sicht im höchsten Grade problematisch. In der Regel handelt es sich dabei um einseitige therapie-ideologische Zuschreibungen, die den Eltern und *insbesondere den Müttern* die „alleinige Schuld" an den seelischen Erkrankungen ihrer Kinder geben. Hinzu kommen identifikatorische Prozesse der Therapeuten mit ihren Patienten, die mit unaufgearbeiteten Elternbeziehungen aus der Biographie der Therapeuten selbst durchtränkt sind. Parentage und Reparentage basieren geradezu darauf, positive Aspekte der Herkunftsfamilie und der Elternbilder aufzunehmen und herauszuarbeiten, so daß sie den – durchaus vorhandenen – Negativatmosphären und den „dunklen Seiten" der Eltern entgegenwirken können. Es wird damit eine *Neubewertung* des familiären Potentials und der elterlichen Persönlichkeiten durch den Patienten angestrebt, um den „nährenden" Anteilen seiner Biographie stärkere Wirkkraft zu geben. Attackiert werden demnach nur die „*Schattenseiten*" der Eltern, und es ist mit Sorgfalt darauf zu achten, daß hier keine „archaischen Pars-pro-toto-Reaktionen" in den Patienten (und beim mit diesem und seinem Leid identifizierten Therapeuten) aufkommen. Der Schatten der Eltern „überschattet" dann auch noch ihre lichten Seiten. Derartige Generalisierungen, die nur allzu häufig vorkommen – man sehe daraufhin nur einmal die psychoanalytische kasuistische Literatur durch oder gar die transaktionsanalytische, in der zuweilen sogar von „Schweineeltern“ gesprochen wurde – berauben den ohnehin geschwächten Patienten noch zusätzlich seines Grundes und beeinträchtigen oder verunmöglichen den Behandlungserfolg. Gerade in der Kindertherapie führt eine unreflektierte Überidentifikation mit dem Kinde häufig dazu, daß nur der „*Schatten*“ der Eltern gesehen wird, und nicht der „*Glanz*“, nur die Atmosphäre der „*Kälte*“ in einer Familie wahrgenommen wird und nicht die in der Regel durchaus auch vorhandene (wenngleich auch sehr sektoriell fixierte) „*Wärme*“. Ehe nicht die Therapeuten zu einer komplexen Sicht der Elternpersönlichkeiten ihrer Patienten und der in deren Herkunftsfamilie herrschenden emotionalen Klimata gelangt sind, können sie in Parentage und Reparentage nicht die richtigen Akzente setzen, angemessene Szenen und Atmosphären bereitstellen und die „Übertragungsanfrage“ nicht durch adäquate *Verkörperungen* beantworten; denn „Liebe allein genügt nicht“ (*Bettelheim*), und „mütterliche Zuwendung“ (*Ferenczi*) allein könnte einseitige Akzente setzen – auch die Atmosphären guter und klarer Väterlichkeit müssen vorhanden sein und verinnerlicht werden können. Hier haben wir in unserem Ansatz die Überlegungen und die Praxis *Ferenczis* verändert und ergänzt. Wird aber eine derartige komplexe und differentielle Sicht zugrundegelegt und verfügt der Therapeut bzw. das Therapeutenpaar über eine ausreichende emotionale Breite und Flexibilität, kann der Parenting- und Reparentingansatz sich für die Behandlung von Kindern, Jugendlichen und Erwachsenen als sehr wirksam erweisen und kranken und leidenden Menschen Hilfen bringen und Alternativen eröffnen. Supervision kann diese Prozesse optimieren (*Petzold* 1993m).

Die hier dargestellten theoretischen und behandlungsmethodischen Parentingkonzepte (2. Weg), das sei nochmals unterstrichen, bedürfen einer klaren Indikation. Sie müssen in der Traditionslinie der „ungarischen Schule“ der Psychoanalyse gesehen werden, denn die Arbeiten von *Sándor Ferenczi*, der – anders als die mehr funktional ausgerichteten Körperpraktiken von *Georg Groddeck* und *Wilhelm Reich* – mit Formen körperlicher und emotionaler *Zuwendung* und einem Konzept „*wechselseitiger Einfühlung*“ (*Mutualität*) arbeitete, haben im wesentlichen unsere Überlegungen zum Parentage-Konzept vorbereitet. *Ferenczi* war leider durch seinen für seine Forschungsarbeiten unzeitigen Tod nicht mehr in der Lage gewesen, derartige Differenzierungen in der Praxis ausreichend zu erproben und so zu verfeinern, daß er eine konsistente Behandlungsmethodik und Interventionstechnik erarbeiten konnte. Ein solcher Rahmen ist jedoch erforderlich, um Patienten – Erwachsene wie Kinder – vor Fehlinterventionen zu bewahren, die problematisch werden könnten. (Dies gilt übrigens für eine Parenting/Reparenting-Analyse genauso wie für eine abstinent durchgeführte Couchanalyse.)

Ferenczis Behandlungsmethoden waren erfolgversprechend, aber natürlich waren auch Probleme vorhanden. Es ist im höchsten Grade bedauerlich, daß sein bedeutendster Schüler, *Michael Balint*, aus eigener Verunsicherung durch den Druck der psychoanalytischen Orthodoxie, die *Ferenczi* und seine Arbeit mit emotionaler Zuwendung und direktem Körperkontakt hart attackierte (so *S. Freud* und *E. Jones*), die behandlungsmethodischen Innovationen seines Lehrers nicht konsequent weitergeführt hat (*Barande* 1972; *Balint* 1987). *Balint* hat sich darauf beschränkt, „frühe Grundstörungen“ mit einer zugewandten Haltung zu behandeln; ein Weg allerdings, der die gesamten behandlungsmethodischen Öffnungen im Rahmen der Objekt-Beziehungs-Theorien beeinflußt hat. Auch *Melanie Klein*, gleichfalls eine Schülerin *Ferenczis*, hat Körperkontakt nur in den Kinderbehandlungen eingesetzt, und Parenting- und Reparentingstrategien unter Einbeziehung physischer Zuwendung in ihren Analysen von Erwachsenen, insbesondere ihren Lehranalysen, nicht praktiziert. Die Tradition der „aktiven und elastischen Technik“ und der „Kinderanalysen mit Erwachsenen“ wurde nur in einem kleinen Schülerkreis im Rahmen der Budapester Schule selbst, z.B. zeitweise von *Sàndor Lorand*, *Istvan Hollós* oder dem russischen *Ferenczi*-Schüler *Vladimir Iljine* fortgeführt. In diesen Kreisen, auf die die Behandlungsmethodik in den „dyadischen“ Einzeltherapien von Kindern, Jugendlichen, Erwachsenen und alten Menschen zurückgeht, wie sie von *H. Petzold* und *J. Sieper* seit Mitte der 60er Jahre in der Patientenbehandlung und am „Fritz Perls Institut" seit 1972 in Therapie und klinischer Weiterbildung durch Lehranalysen (*Frühmann, Petzold* 1993) praktiziert wird, wurde eine Behandlungsform weiterentwickelt, auf deren Grundlage ein Parenting/Reparentingkonzept konsequent ausgearbeitet und umgesetzt werden konnte. Von besonderen Gefährdungen und Risiken für die Patienten durch eine solche Methodik und Technik kann – sofern sie *lege artis* angewandt wird – nach den Erfahrungen aus unserem großen Kollegen- und Schülerkreis nicht die Rede sein: Im Gegenteil, es werden Patienten aus benachteiligten Schichten, mit frühen Schädigungen und schweren Störungen angehbar, die ansonsten in anderen Behandlungsformen „durch das Netz fallen", bzw. mit keinen oder nur geringen Behandlungserfolgen zu rechnen haben (*Thomas* 1985). Diese Feststellung gilt sowohl für die Therapie mit Erwachsenen als auch insbesondere für die Behandlung von Kindern und Jugendlichen. Diese können nämlich durch ein Parentage- und Reparentagemodell der Behandlung schon in den Situationen, in denen Defizite, Traumata, Störungen und Konflikte durch unglückliche, familientherapeutisch nicht zu beeinflussende häusliche Konstellationen gesetzt werden, korrektive, kompensatorische oder substitutive Erfahrungen durch das therapeutische Milieu machen, das ihnen einfühlsame Therapeuten in Form von „guten" Szenen und Atmosphären bereitstellen, die damit die wichtigsten der „*14 therapeutischen Wirkfaktoren*" der Integrativen Therapie aktualisieren (*Petzold* 1993p).

8. Therapeutische Beziehung

Als integrative Kindertherapeuten werden wir alles, was in den gemeinsamen Szenen des therapeutischen Geschehens auftaucht, aus der „Kinderperspektive" aufnehmen, d.h. wir werden uns innerlich in die Rolle des Kindes begeben, um die *Erlebniswelt des Kindes zu erfassen*, um mit ihm zu einer Beziehung zu kommen, die ihm entspricht und die zugleich einen therapeutischen Charakter hat. In der Kindertherapie, besonders wenn sie länger verläuft und die Kinder noch sehr jung sind, hat die therapeutische Beziehung – mehr noch als in der Erwachsenentherapie – den Charakter eines quasi verwandtschaftlichen Verhältnisses, einer „Wahlverwandtschaft". Der Arzt ist der „*Onkel*" für das Kind, und der Kindertherapeut muß seine kleinen Patienten im Rahmen dieses kindlichen Beziehungswunsches annehmen, ja, sie in einigen Fällen gleichsam „emotional adoptieren", damit die Behandlung gelingen kann. Dabei ist die Frage der Beziehung zu den realen Eltern, die – wo immer möglich – einbezogen werden müssen und nicht entwertet werden dürfen, im Auge zu behalten. Und auch das Problem der Bindung und Lösung,[112)] des Aufbaus affektiv dichter Bezüge und die Realität eines begrenzten Zeitkontingents und des Abschlusses der Therapie mit der dann anstehenden Trennung müssen berücksichtigt werden.[113)]

Der Aufbau der therapeutischen Beziehung in der Kindertherapie knüpft an das alters- und milieuspezifische Kontakt-, Begegnungs-, Beziehungs- und Bindungsverhalten[114)] des Kindes an. Dabei kommt für die Behandlung dem nonverbalen Kontaktverhalten und leiblicher Interaktion[115)] die entsprechende Bedeutung zu. Kinder nehmen in der Regel weitaus körperlicher wahr und reagieren unmittelbarer leiblich, z.B. durch Muskelspannung, als die Erwachsenen, die häufig einseitig visuell geprägt sind. Wir versuchen deshalb, wie ein Kind und mit den Sinnen eines Kindes wahrzunehmen, damit wir „*shared perspectives,*[116] also gleiche Erlebens- und (An)sichtsweisen entwickeln können. Wir versuchen, wie das Kind eigenleiblich zu spüren, atmosphärisch wahrzunehmen, szenisch zu sehen und zu erleben. Im Laufe des Lebens entwickeln wir alle einen endlosen Film innerer *Szenen,* zu denen nicht nur das visuell eingeprägte Bild, sondern auch auditive Szenarien, körperliche Sensationen, Gefühle, Atmosphären, Worte und unausgesprochene Botschaften gehören. All das geht in die therapeutische Beziehung mit ein. Das Kind, und das machen wir uns als Therapeuten zunutze, konstelliert seine verinnerlichten Atmosphären, seine inneren Szenen im Spiel für sich, mit Übergangs- und Intermediärobjekten[117] und im Spiel mit dem Therapeuten in sich wandelnden Formen wieder und wieder, um Lösungen für die in der Szene enthaltenen Aufgaben, Konflikte und Probleme zu finden. Es finden sich sogar Szenenäquivalente für die im Mikrokosmos der Seele enthaltenen inneren Konflikte, wie in der Beschreibung der 7. Stunde aus der Therapie von *Mathias* zu sehen ist. Am deutlichsten erfassen wir die Erlebniswelt des Kindes in der therapeutischen Beziehung, wenn wir mit ihm in die Atmosphäre und Szene eintauchen, ein Mitspieler in seinen Szenen werden, mit ihm und wie es fühlen, um dann durch Wechsel in eine „engagierte innere Distanz“ im „partiellen Engagement“[118] die Übersicht zu gewinnen, aus der heraus unsere jeweiligen Interventionen kommen. *Mathias* hat immer wieder Szenen mit seiner Puppenstube und seinen Tieren konstelliert, in die es einzutreten galt. Auch die mitgeteilte Tonstunde ist eine solche Konstellierung, allerdings mit Materialien auf einem *präszenischen* Niveau, bevor das Kind Szenen synthetisieren und mnestisch verankern kann.[119] Es handelt sich hier um frühe, nicht-ikonische Erinnerungen, im viszeralen Gedächtnis gespeicherte Propriozeptionen (vgl. dieses Buch, S. 529ff, 549ff) und Atmosphären aus der eigenen Leibsphäre und dem „*dialogue tonique*“[120] der körperlichen Mutter-Kind-Interaktion. Als Therapeutin, die ich eigene Erfahrungen mit szenischem Erleben und solcher Tonarbeit an mir selbst gemacht habe, erlebe ich *Mathias*‘ Kampf körperlich konkret und bin bereit, für ihn immer wieder auch die „gute Mutter“ zu verkörpern, um ihm neue Möglichkeiten neben der alten erfahrbar zu machen. So konstelliert *Mathias* konkrete Familienszenen mit seiner Puppenstube, um über eine Sequenz von mehreren Stunden das Chaos der elterlichen Beziehung mit ihrer Willkürlichkeit und dem Wechsel von Freundlichkeit und haßerfülltem Streit und seiner eigenen Hilflosigkeit bei der Suche nach Schlichtung oder Schutz zum Ausdruck zu bringen.

Die therapeutische Beziehung war in dem hier dargestellten Fall von einer besonderen Dynamik geprägt. *Mathias* lebte als Heimkind nicht mehr in seiner Ursprungsfamilie, besuchte sie aber von Zeit zu Zeit und hegte den mehr oder weniger deutlichen Wunsch, dorthin zurückzukehren. Es hieß also, realistisch mit diesem Wunsch umzugehen, ohne Hoffnungen zu zerstören. „Der Therapeut füllt Defizite, bleibt aber ‚Lückenbüßer‘, um nicht in Konkurrenz mit den Eltern zu treten“[121] und das Kind ihnen nicht zu entfremden. Zudem hatte *Mathias* eine enge, oft spannungsreiche, aber tragfähige Beziehung zu seiner Erzieherin, die in unserem Setting regelmäßig in den Stunden anwesend war, sich aber im Verlauf nur wenig beteiligte. Sie erhielt überdies regelmäßig Supervisionsstunden. Von der Übertragung her hatte ich also zuweilen eine Großmutterrolle inne, zuweilen die einer „Patentante“. Der Heimleiter war für *Mathias* als Autoritätsperson ebenfalls wichtig. Eine solch komplexe Beziehungs- und damit auch Übertragungsstruktur muß als Hintergrund für die hier mitgeteilte Therapie mitgesehen werden.

In der therapeutischen Beziehung geschieht im Prozeß der Grenzfindung Ich- und Identitätsentwicklung. Diese ist *„Handeln um Grenzen.“*[122] *Grenze als Ort von Berührung und Trennung in einem* ist für das Kind von eminent wichtiger Bedeutung, da ohne Berührung, sei sie sanft oder aggressiv, und ohne Trennungserleben keine gute Ich- und Identitätsentwicklung möglich ist. Dies erkennen wir z.B. bei grandioser Selbstüberschätzung oder distanzloser Aggressivität.

Der Therapeut, der in den Prozessen der Selbstfindung oft nur durch seine wache Awareness Anstöße geben kann, ist mit seiner leiblichen Gegenwart Partner für die Grenzfindungsversuche des Kindes, was oft den ganzen persönlichen Einsatz verlangt. Wenn z.B. *Mathias* mit mir am spritzenden Wasserhahn erkunden will, wie weit er gehen kann, oder wenn er den bergenden Schoß nach einer Erfahrung voll Angst und Schmerz braucht, so bin ich als Therapeutin und Mensch ganz gefordert. Im dialogischen Geschehen des „Ich und Du“, die sich wechselseitig bedingen, lernt das Kind, sich zu sehen, weil es angeschaut wird, lernt es, sich zu zeigen und gesehen zu werden, so daß in diesen Ko-respondenzprozessen aus Konfluenz (Allverbundenheit) sinnvolle und sinnenhafte Differenzierung von „Innen und Außen“ wird.[123]

Die therapeutische Beziehung hat eine intersubjektive, koexistive Qualität – wir setzen uns von der Objekt-Beziehungssprache der Psychoanalyse terminologisch ab, weil Sprache Fakten schafft. „Koexistenz muß intersubjektiv bekräftigt werden“. Wir gehen davon aus, daß Beziehungen keine Objekt-, sondern Subjektbeziehungen sind, die von einem Engagement für die andere Person (hier das Kind) getragen sind, ein Engagement, das das Kind als ganzen Menschen meint, d.h. „versucht, es zu berühren und sich von ihm berühren zu lassen.“[124] Im Ko-respondenzprozeß von direkter und ganzheitlicher Auseinandersetzung zwischen Subjekten (dem Kind und mir) auf der Leib-, Gefühls- und Verstandesebene vor dem Kontext (der Umgebung in ihrer mannigfachen Ausprägung) wird diese Beziehung erlebbar.

Ich stehe dem Kind als Therapeutin zur Verfügung, um mit ihm gemeinsam *Sinn* zu konstituieren, indem wir Elemente seines Erlebens, Bruchstücke seiner Lebenswelt, die keinen *Sinn* ergeben, zusammensetzen und darüber *Konsens* herstellen, oder indem wir den im „stummen Sinn“ der Gesten und Blicke impliziten Sinn[125] auffinden, aussprechen, gemeinsam betrachten, belachen, also wieder zu *Konsens* finden, und sei es der *Konsens* darüber, daß wir unterschiedlicher Meinung sind, *Dissens* haben (dieses Buch, S. 117). Dabei bedeutet das Benennen, das Finden gemeinsamer Sprache ebenfalls Integration. Für das Kind vermindert sich damit oft die magische, düstere, atmosphärisch beängstigende Besetzung des Unbekannten bzw. Noch-nicht-Bekannten, der in der Zukunft liegende Noch-nicht-Sinn.[126]

Der Stil der therapeutischen Beziehung ist also von Intersubjektivität[127] getragen. Mit Kindern kann und soll man nicht „abstinent“ arbeiten. Sie verlangen nach einem konkreten, leibhaftigen Gegenüber. Sie lassen sich nichts vormachen, sondern nehmen die anderen bewußt oder unbewußt genau wahr. *Die Abstinenz liegt* (wenn wir diesen Begriff aufnehmen wollen) *in der Eindeutigkeit und Klarheit der Kommunikation.* Das bedeutet keineswegs ein völliges *„self disclosure“*,[128] in dem der Therapeut *alle* seine Gefühle und Regungen zeigt oder seine Gedanken ausspricht. Wir sprechen vom *„partiellen Engagement“* und der *„selektiven Offenheit“*.[129] Ich teile dem Kind soviel von mir und meiner Wahrnehmung mit, wie es erfassen kann, so daß es ihm möglich wird, einen weiteren Schritt zu tun. Das kann u.U. auch bedeuten, daß es Tränen in meinen Augen sieht und ich mich seiner Einfühlung öffne. Denn das Kind braucht nicht nur die rechte *Empathie* von seiten seiner Eltern und seines Therapeuten, um ein Gefühl für sich selbst, „*Selbstempathie*", entwickeln zu können, es muß auch die Möglichkeit erhalten, seine Einfühlung praktizieren zu dürfen,[130)] seine Fremdwahrnehmung zu erhärten, damit es begegnungs- und beziehungsfähig wird. Das heißt, daß der Therapeut es in seiner Wahrnehmung – auch von Stimmungen des Therapeuten – bestärken muß, wenn sie zutreffen, damit das Kind *nicht an seiner Wahrnehmung irre wird.* Hier liegt eine wichtige, oft vernachlässigte Quelle der Pathogenese, und Therapeuten, die sich nicht öffnen und als Person zeigen können oder einer spezifischen Ideologie über die therapeutische Beziehung verhaftet sind, werden hier nicht hilfreich und fördernd sein.

Wenn ich durch eine familiäre Schwierigkeit bedrückt in die Stunde komme und *Mathias* mich fragt: „Gabriele, bist du traurig?", so ist es durchaus angemessen zu antworten: „Ja, heute bin ich traurig, aber es wird schon wieder". Ich werde aber vermeiden, ihm Dinge von mir zu zeigen, die ihn belasten oder die für neue Schritte seinerseits nicht dienlich oder überflüssig sind. Der Therapeut sollte in der Ausbildung eigene Neurotisierung so weit überwunden oder handhaben gelernt haben, „sein Herz soweit gefunden haben",[131)] daß er in „unverstellten, liebevollen Kontakt treten"[132)] und seine Gefühle und Stimmungen adäquat vermitteln kann. Nur dann kann „emotionale Differenzierungsarbeit" (dieses Buch, S. 649ff) gelingen. Innerhalb dieser therapeutischen Beziehung muß ein Kind auch lernen, mit sozialen Regeln umzugehen. *Mathias* mußte sich mit mir als Person und Vertreterin bestimmter Regeln und deren eindeutiger Handhabung auseinandersetzen, aber in einer Form, daß er sich im Laufe der Zeit sicherer fühlen und erleben konnte, daß Regeln im Leben nichts Starres, Bedrängendes sein müssen und man mit den zuweilen entstehenden Verwirrungen menschlich umgehen kann, z.B. indem man sie äußert und nicht in sich verschließt. *Mathias* hat das verstanden und in seinem Lied zum Ausdruck gebracht.

8.1 Übertragung und Gegenübertragung

Im Rahmen der gelungenen therapeutischen Beziehung, die in unverstellter Intersubjektivität den – für jede Entwicklungsphase spezifischen – *gesunden* Interaktionsmodus aus der Sicht der Integrativen Therapie darstellt, treten Übertragungen als pathologische Beziehungsformen auf. Übertragungen sind die Vergegenwärtigung „alter" Atmosphären und Szenen in einer Art und Weise, daß die Gegenwart verstellt wird und die Realitäten des Anderen nicht gesehen werden können. Übertragungen verhindern Intersubjektivität. Deshalb gilt: „Wo Übertragung war, muß Beziehung werden"[133)]. In der Übertragung erfolgt eine Manifestation von Verdrängtem. Ihre Intensität ist abhängig von erlittenen Defiziten, erfahrenen Traumata und Konflikten, die verdrängt werden mußten. Erst wenn diese *Quellen* der Schädigung aufgefunden, bearbeitet (z.B. durch Deutung) und zum Versiegen gebracht worden sind (z.B. durch ein Reparenting), erlischt auch die Übertragung. Das Übertragungskonzept muß sehr differenziert gesehen und angewandt werden. Übertragungen variieren in ihrer Qualität abhängig vom Alter des Kindes. Je jünger das Kind ist, desto weniger Material befindet sich im „Reservoir des Verdrängten", und um so basaler sind die in ihm aufgehobenen Inhalte. Die

Übertragungsqualitäten sind unspezifisch und überflutend. Besonders im Alter von drei bis fünf Jahren äußern sie sich im wesentlichen in Konfluenzzuständen der Angst, Aggression oder Zuneigung. Aufgabe der Therapie ist die Differenzierung dieser „Gefühlswelten" durch „emotionale Differenzierungsarbeit" (dieses Buch, S. 649f). Die Differenziertheit des Übertragungsgeschehens nimmt zur Adoleszenz hin zu. Charakteristisch ist, daß die Übertragungsaktivität bei kleinen Kindern meist generalisiert ist. Sie ist selten ausschließlich auf den Therapeuten gerichtet, sondern manifestiert sich bei der Mehrzahl der Bezugspersonen. Das Kind „wiederholt" unter dem Diktat der Dynamik im Unbewußten die „bösen Szenen", die es erleiden mußte mit den Personen (aber auch mit Intermediär- und Übergangsobjekten), mit denen es in Kontakt tritt. Das Einsichtigmachen derartiger *Narrative*, Szenenzwänge durch *verbale Deutung* ist nur bei älteren Kindern zu erreichen. Doch die Einsicht durch Deutung ist nur ein „erster Schritt" auf dem Weg zur Besserung. Die „korrektive emotionale Erfahrung" bleibt unverzichtbar. Sie führt zum Erlöschen der Übertragung. Bei jüngeren Kindern werden das Wiederholen der Szene als Entlastung und aktionale Deutung[134)] durch eine neue Inszenierung, ein neues Spiel und eine qualitative Veränderung durch alternative Szenen die Mittel der Wahl sein. Neue, gute Atmosphären müssen gegen die alten, toxischen gestellt werden. Neue Szenen der Akzeptanz, des Freiraums, der Zuneigung müssen neben den alten der Ablehnung, der Repression und der Verletzung verankert werden. Bei älteren Kindern kann das Zusammenwirken von *verbaler* und *szenischer Interpretation* fruchtbar sein.

Wir versuchen, wo uns die Übertragungsqualitäten des Kindes begegnen, immer wieder neue Situationen herzustellen, in denen das Kind an uns und mit uns neue Erfahrungen machen kann. Wir verdeutlichen im Spiel die traumatischen oder defizitären Erlebnisse der Biographie in einer Weise, daß wir uns kontrastierend zu den Schemen der Vergangenheit als ein zugewandtes, liebendes Subjekt zur Verfügung stellen, das wahrzunehmen ist, wahrnimmt und zu neuer Wahrnehmung verhilft. Die „Tonstunde" mit *Mathias* gibt ein Beispiel dafür, wie die Ablösung der Übertragung zur Differenzierung seiner Wut und zur Vertiefung des therapeutischen Prozesses führt, der damit zu einem Wachstumsprozeß wird.

In der therapeutischen Arbeit mit Kindern und Jugendlichen kommt der *„Übertragung des Therapeuten"*[135)] entscheidende Bedeutung zu. Es handelt sich hierbei um eine unbewußte, in der Eigenproblematik des Therapeuten gründende, notorische Übertragungsdynamik, die in der Beziehung zum Kinde ausagiert wird. Hiervon zu unterscheiden ist die *„Gegenübertragung"* des Therapeuten, die als eine *bewußtseinsfähige Resonanz* des Therapeuten auf das verstanden werden kann, was ihm das Kind entgegenbringt, *eine empathische Reaktion* also. Überträgt ein Therapeut in der Behandlung auf ein Kind, indem z.B. überprotektive oder ablehnende Impulse durchschlagen, (er will das Kind „um jeden Preis" vor Leid bewahren, das ihm selbst als Kind widerfahren ist, ohne zu bemerken, daß die Problemkonstellation des Kindes doch deutlich anders gelagert ist – oder er neidet unbewußt dem Kind Freiraum, Zuwendung, materielle Ausstattung, z.B. an Spielzeug, weil er selbst darben mußte und kein Spielzeug hatte) – wird nun also Übertragung agiert, kommt es für das Kind zu einer höchst unglücklichen Verschärfung seiner Problematik. Die ambivalenten Emotionsströme des Erwachsenen sind für die „Sinnerfassungskapazität" des Kindes nicht einzuordnen oder zu klären. Übertragende Therapeuten haben nicht die Möglichkeit, das „partielle Engagement", die „distante Involviertheit" (*Petzold* 1980g), die für eine erfolgreiche Kindertherapie so wichtig sind, zu praktizieren. In der Kindertherapie muß der Therapeut auf das Regressionsniveau des Kindes herabsteigen, um mit ihm kommunizieren zu können und doch gleichzeitig Erwachsener bleiben (es sei wiederholt: *Ferenczi* und *Balint* haben herausgearbeitet, daß in der Behandlung von Personen mit frühen *Grundstörungen* der kompetente Therapeut die Regression des Patienten mit eigener Regression begleiten muß). In diesem regressiven Milieu aber kann der *verstrickte* Therapeut dann als „Vierjähriger mit dem Vierjährigen" in ein *malignes Agieren* archaischer Übertragungsgefühle geraten und verletzend und sadistisch handeln, wobei ihm das Kind aufgrund seiner körperlichen und intellektuellen Unterlegenheit nichts entgegenzusetzen hat. Oder es werden im Therapeuten Erziehungsprogramme wach, wie er sie von seinen Eltern erlitten hat. Er reproduziert in der Übertragung elterliche Erziehungsstrategien – für das Kind ein Desaster. Weil der *regressive Sog* in Kindertherapien derartige Gefahren birgt, ist die Eigenanalyse des Kindertherapeuten eine *conditio sine qua non* (vgl. den Abschnitt 9. „Ausbildung").

Auch der *Gegenübertragung als „empathischer Reaktion"* (dieses Buch, S. 803, 872) und als die *„Gesamtheit aller bewußten und bewußtseinsfähigen Regungen des Analytikers gegenüber dem Patienten"*[136)] kommt in der Kindertherapie[137)] hervorragende Bedeutung zu. Der Kindertherapeut vermag auf Material zurückzugreifen, das er selbst durchgearbeitet hat, das ihm bekannt ist und das angesprochen wird, anklingt, wenn das Kind in der Totalität seiner Äußerungen in einer Geste, einem Tonfall, einem Bild etwas ausdrückt, was als Artikulation seines Unbewußten oder Zeichen seiner aktuellen Not zu werten ist. Dem Therapeuten eröffnen sich auf diese Weise verborgene Welten. Er wird zum *Resonanzkörper*, der ihm hilft, das Kind angemessen zu verstehen, auf seine Bedürfnisse adäquat zu reagieren, das zu *verkörpern*, was in der *„Übertragungsanfrage"* vom Kind an ihn herangetragen wird.

8.2 Widerstand und Abwehr

Wir definieren *Widerstand* ganz allgemein „als die Fähigkeit des Ich, sich gegen Einflüsse auf das Selbst und die Identität zur Wehr setzen zu können", eine Widerstandsfähigkeit, eine Resistenz also, die als Ausdruck der Kraft positiv zu bewerten ist, die aber auch dysfunktional sein kann, wenn dadurch notwendige Veränderungen verhindert werden oder eine Auseinandersetzung mit der Realität verstellt wird. Wir differenzieren folgende Grundformen des Widerstandes:[138)]

Protektiver Widerstand: Dieser ist zunächst immer *intrapersonal*. Durch ihn wird verhindert, daß der Mensch mit schmerzlichem Erleben, verdrängtem, traumatischem Material in Kontakt kommt, daß er von Emotionen, Körpersensationen, Erinnerungen überschwemmt wird. Will der Therapeut an derartige Bereiche rühren, so kann der Widerstand *interpersonal* werden.

*Mutativer Widerst*and: Er wird als ein „Sich-Wehren gegen Veränderungen des Selbst und der Identität" gesehen. Die „Trägheit" der Persönlichkeitsstrukturen führt zu einer Beharrungstendenz, aus der heraus Veränderungsimpulse abgewehrt werden. Der mutative Widerstand ist im wesentlichen *interpersonal*.

Das Widerstandsgeschehen kann nun bestimmte Formen annehmen und sich dabei der *Abwehrmechanismen*[139)] bedienen. Diese stehen im Dienste des Widerstandes. In der Kindertherapie begegnen wir am häufigsten protektiven Widerständen, weil das Kind von seiner Entwicklungsdynamik her in der Regel Veränderungsprozessen gegenüber offen ist. Sind diese aber zu radikal oder treffen sie auf vorgängige Trennungstraumata, so tauchen auch mutative Widerstände auf als der Wunsch, am Bestehenden festzuhalten, um nicht erneut Verunsicherungen ausgesetzt zu werden. Es gilt, diese beiden Formen zu differenzieren. – Die Ausdrucksformen des Widerstandes und das Spiel der Abwehrmechanismen[140)] in der Kindertherapie sind unendlich vielfältig. Sie können sich im Spiel, in der Interaktion, im Sprach- und Ausdrucksverhalten, in Symptombildung, in festgefahrenen Übertragungsreaktionen zeigen. Wichtig ist, den Widerstand als positive Kraft zu erkennen und zu werten und, wo dies sinnvoll ist, sogar zu unterstützen. Er wird dann als interpersonaler Widerstand nicht mehr notwendig und seine dysfunktionalen Aspekte können neutralisiert werden. Ein solches „Stützen des Widerstandes" wirkt oft als „paradoxe Intervention", die unnötige Kraft überflüssig macht, *resistance* in *assistance* umwandelt (*Perls* 1969), weil die Dinge sich auch anders ordnen lassen. – Protektive Widerstände müssen „zart" angegangen werden, oft müssen Stützstrukturen entwickelt werden, das Kind muß Zuwendung und Sicherheit erfahren, so daß es sich nicht mehr durch kommunikationsverhindernde Verhaltensweisen „widerständig" schützen muß. Geduld, Zuwendung und spielerische Atmosphäre wirken hier Wunder. Widerstände zu brechen, zu durchbrechen, reproduzierten negative Erziehungsstrategien und führten zur Deformation einer freien, kreativen Persönlichkeit. Deshalb arbeiten wir „*vor*" dem Widerstand oder „*mit*" ihm, mit abschmelzenden Strategien, mit Akzeptanz. Wie in einem Haus vor dem Umbau erst Stützen eingezogen werden müssen, soll das Kind zunächst eine Stützung seiner Person erfahren. Der Therapeut wird ihm zum *Hilfs-Ich*,[141)] das es in seinem protektiven Bemühen unterstützt und das auch beigezogen werden kann, wenn das „hinter" dem Widerstand gelegene traumatische Material angegangen werden soll. Dieses ist oft noch nicht – wie beim Erwachsenen – verdrängt, sondern vorbewußt, mitbewußt (dieses Buch, S. 239ff), bewußtseinsnah.

In der Therapie von *Mathias* zeigte sich das Widerstandsgeschehen in vielfältigen Formen. In der 22. Stunde z.B., vor der sich unser Patient mit der schon erwähnten Lehrerin auseinandersetzte und viel davon in die Therapiestunde trug und an mir ausprobierte (ob ich nämlich ähnlich wie sie auf seine heftigen Aggressionen mit Liebesentzug reagiere), wollte er das Setting ändern und „wollte mal in der Küche backen"! Die Therapie sollte abgesagt, umfunktioniert werden. Das ging über meine Toleranzbereitschaft hinaus, und ich hielt es für indiziert, eine Grenze zu setzen. Ich schlug ihm den Wunsch ab. Er war in dieser Stunde schon 10 Minuten zu spät erschienen. Die Erzieherin berichtete, daß er in den letzten Tagen des öfteren fortgelaufen sei, ein Verhalten, das bei *Mathias* immer auftritt, wenn er unter Spannung durch Versagungen gerät. Er reagierte ärgerlich auf mein „Nein" zum Backen, das er wohl unbewußt provoziert hatte. Dazu versuchte er zu verhandeln (er hatte „das Handeln um Grenzen" schon recht gut gelernt) und wurde, da ich fest blieb, immer wütender, provozierender, bis ich schließlich ärgerlich reagierte. Daraufhin bricht er die Stunde ab und läuft hinaus. Auch die nächste Stunde, in der er ähnlich provozierend ist, bricht er ab, und es ist deutlich, wieviel er dabei aufs Spiel setzt. Er steht in einem inneren Konflikt, denn er ist sich nicht ganz sicher, ob ich wiederkomme und die Therapie fortsetze (und dies, obwohl von meiner inneren

Haltung her für diese Phantasie kein Grund besteht). Ich sage ihm in sein Weggehen hinein: „Die nächste Stunde wie üblich!" Und er kommt in diese Stunde und ist wie ausgewechselt. Er spricht zum erstenmal davon, daß er erkannt hat, daß er anderen Angst macht und übt mit der elektrischen Eisenbahn, wie man Zusammenstöße vermeidet: Beide Züge (Partner) müssen dabei aufpassen, um nicht zu kollidieren (sich zu verletzen). Diese Phase der Therapie war ein Grenzgang. Es wurde eine Grenze gesetzt, aber sie tendierte nicht auf einen Abbruch oder auf ein „Biegen oder Brechen". Ich bin konsequent geblieben, habe aber die Tür offen gehalten. Der weitere Verlauf der Therapie ist günstig. Unterstützend wirkt sich dabei die *Kontinuität der therapeutischen Beziehung* aus, die sich in dem Maße wandelt und verändert, wie auftauchende Probleme behandelt und verändert werden können. *Mathias* kann auf dem Boden der Beziehungskonstanz seinen Ärger und seine Wut erproben. Er kann Sicherheit gewinnen, indem er erfährt, daß ich wiederkomme, daß er wiederkommen kann, auch wenn er provozierend ist und willkürlich eine Stunde vorzeitig abbricht. Er lernt, seine Familiengeschichte besser zu verstehen, z.B. Strafen durch Weggehen, Schuldgefühle im Hinterherlaufen. Er lernt zunehmend soziale Verhaltensweisen, die er im Spiel einübt, setzt sich, anfangs noch mit großer Angst und von Rückfällen (Einkoten) begleitet, mit männlichen Autoritäten, z.B. seinem Rektor, auseinander. In dieser Behandlungssequenz kommt er in einer Stunde auf allen Vieren herein und hat sich einen braunen Papierkorb über das Hinterteil gestülpt. Er gibt zu erkennen – und verbalisiert das dann auch später in der Stunde – daß er das Einkoten nicht mehr braucht. Wir hatten nie darüber gesprochen, und dennoch hat er eine Verbindung zwischen diesem Symptom und seinen Schwierigkeiten herstellen können. *Mathias* erfährt seine Veränderung. Er erlebt sich als ein „sich Wandelnder in der Zeit" und gewinnt dadurch eine Zukunftsperspektive.[142)] Ein Schulwechsel bringt weitere Konsolidierung.

Jedes Widerstandsgeschehen kann verbal und aktional gedeutet werden,[143)] kann akzeptiert oder konfrontiert[144)] werden, ganz wie es die therapeutische Situation erforderlich macht. Die Analyse der Verlaufsdynamik und des Gegenübertragungsgeschehens, sowie des Gesamtkontextes gibt die Grundlage für die „richtige" Intervention. Starre Regeln können nicht gegeben werden. Der Therapeut muß mit seiner Gegenübertragung ausgesprochen wachsam sein. In schwierigen Phasen der Therapie empfehlen sich Kontrollstunden oder Supervision, um Übertragungsreaktionen von seiten des Therapeuten auszuschließen; insbesondere *negative pädagogische Reaktionen*, in denen Widerstand als „Widerspenstigkeit und Widerborstigkeit"[145)] bewertet werden und entsprechende punitive Reaktionen erfolgen, müssen aufgearbeitet werden, genauso wie Gefühle der Verletztheit und des Abgelehntseins durch das Kind, die im Therapeuten aufkommen können und dann zu Liebesentzug oder Strafe als Gegenreaktion führen. Gelingt es dem Therapeuten, eine *Wertschätzung des Widerstandes* als „Äußerung von Kraft" zu finden, sich daran zu freuen, daß das Kind sich wehren kann, seinen „eigenen Kopf" hat, sich durchsetzen will und kann, so wird das Klima in der Behandlung positiv verändert.[146)]

8.3 Trennung, Verlust, Abschied

»Das Leben ist eine Kette von Trennungen. Es wird vorbereitet durch die Lösung des Eies aus dem Ovarium. Es setzt sich fort in der „Austreibung“ der Geburt und der Durchtrennung der Nabelschnur, in der Trennung von der archaischen Konfluenz, die die Mutter und das Kind als zwei distinkte Persönlichkeiten scheidet, in der Trennung von sicheren Räumen, – „wir sind umgezogen“ –, in der Trennung von geliebten Personen, – „die Oma ist gestorben“ –, der Trennung von Sicherheiten, die man nicht mehr will – „Ich bin ausgezogen, hab jetzt meine eigene Wohnung“; in der Trennung von den Eltern, die sich mit deren Tod [oder innerpsychisch sogar noch später] vollendet, in der Trennung von den eigenen Kindern, die wiederum selbständig werden und eigene Wege gehen, in der Trennung von körperlichem Vermögen – „Ich bin fast ganz vom Laufen abgekommen“ –, in der „ultimativen Trennung von Leben“ durch den Tod. Derartige Trennungen stehen immer in der Gefahr, zu einem Verlust zu werden, der Verletzung ist und zerstörerische Auswirkungen hat, wo vom Getrennten kein A b s c h i e d genommen werden kann, sondern durch einen abrupten Abbruch, der nicht verarbeitet wird, Schäden gesetzt werden.«[147)]

Der Abschied wächst aus der Trauerarbeit (vgl. dieses Buch, S. 860), und diese setzt – in ihrer ausgereiften Form – ein starkes Ich voraus. Trauerarbeit ist also eine hochentwickelte Ich-Leistung[148)] und kleinen Kindern nicht möglich. In der Kindertherapie besteht häufig eine wesentliche Aufgabe darin, die *archaischen Vorformen des Trauerprozesses* zu stützen, ihn altersentsprechend zu entwickeln (gerade beim Verlust von Übergangsobjekten, etwa der verlorenen Puppe, dem Goldhamster, der „in den Hamsterhimmel gekommen ist“). Das Erzählen von Geschichten – was der Hamster auf dem Weg in den Hamsterhimmel alles macht, was er dort erlebt und wie es ihm dort geht –, das Malen, das Zelebrieren von kleinen Ritualen ist hier sehr hilfreich.[149)] Die archaische Trauerarbeit ist nicht dem *Realitätsprinzip* verpflichtet – der Notwendigkeit, einzusehen, daß der Verlust unwiederbringlich ist –, sondern dem *Wunschprinzip* (*Petzold* 1985q), der *Expression* des Gefühls, der *Substitution* durch andere Angebote. Erst bei Kindern vom fünften oder sechsten Lebensjahr an ist Integrationsarbeit möglich, die „Aneignung“ des Verlorenen auf einer anderen Ebene, so daß man den geliebten Großvater, der gestorben ist, im Herzen und im Gedächtnis behalten kann und dennoch *weiß*, daß er „tot“ ist[150)].

Ein Abschied ruft den andern (Petzold 1982f). Deshalb ist Abschiedssituationen in der Therapie besondere Aufmerksamkeit zu schenken. Sie spülen voraufgegangene Trennungen bis hin zum Geburtsereignis auf. Und gerade bei Kindern, die vielfach Trennungen schmerzlich erfahren mußten, ohne dafür ausreichende Bewältigungsmechanismen und Hilfen zur Verfügung zu haben – von einer liebevollen Mutter gestützt zu werden, die den Schmerz aufnimmt, teilt und heilt – kann die Abschiedssituation, die auch die Therapie mit sich bringt, gar nicht sorgfältig genug vorbereitet werden, da Verluste, die nicht aufgefangen oder betrauert werden, eine wichtige Quelle der Pathogenese und der Symptombildung sind und zur Ausbildung dysfunktionaler Bewältigungsstrategien führen: psychosomatischen Reaktionen, Depressionen, Apathie, – wohl noch am gesündesten – Aggressionen.

Auch in der Therapie von *Mathias* war uns bewußt, daß die Ablösung von neuem alte Erfahrungen reproduzieren würde: die Karriere von Trennungen, von Bezugspersonen, die ihn verlassen hatten, Eltern, Heimerzieher, die die Stellung wechselten usw.. Das Risiko des Rückfalls in alte Verhaltensweisen war damit gegeben. Die Ablösung wurde deshalb von langer Hand vorbereitet, damit die *Trennung* nicht zu einem *Verlust* werden sollte. Wir arbeiteten deshalb an dem vertieften Verständnis der Bedeutung seines eigenen Symptomes, unterstützten den Ausdruck der Gefühle von Trauer und Ärger, um ihm über Somatisierung, Anästhesierung und Verleugnung hinwegzuhelfen. Durch partielles Self-Disclosure[151)] (das Zeigen meiner eigenen Gefühle in einer Weise, die das Kind annehmen konnte) wurde *Mathias* deutlich, daß auch mir der Abschied schwer wurde. Es wurde bekräftigt, daß mir an ihm liegt. Die „antizipatorische Trauer“[152)] half ihm, die tatsächlich eintretende Trennung besser zu verarbeiten.

Um in diesem Prozeß Hilfestellung zu geben, ist es für den Therapeuten selbst notwendig, den Abschied und den damit verbundenen Schmerz zu antizipieren und für sich selbst zu durchleben, aber auch sich in Trauer und Aggression des Kindes einzufühlen. Ich selbst habe mich in meiner Kontrollanalyse mit meinen Gefühlen auseinandergesetzt, sie zugelassen, sie durchlebt, so daß ich in der Situation mit dem Kind, das auch mir „ans Herz gewachsen“ war, mit Berührtheit reagieren konnte und keine heftigen Affekte unterdrücken mußte. Ich konnte auch mit Gelassenheit und ohne „antizipierten Streß“ die Umgebung von *Mathias* entsprechend vorbereiten, um ihr ein verstehendes Umgehen mit eventuellen extremen Reaktionen möglich zu machen. Auch das gemeinsame Schreiben dieses Artikels ist als ein Verarbeitungsprozeß zu sehen.

Zuweilen ist es in der Kindertherapie notwendig, ein Kind „umzutopfen“, es also in andere therapeutische Hände zu geben, sei es, weil das Heim gewechselt wird, sei es, daß es aus der stationären Kindertherapie in ein ambulantes Setting geht. Im Falle einer vorzeitigen Beendigung einer Therapie aus äußeren Gründen sollte dafür Sorge getragen werden, daß Gleichgeschlechtigkeit bei den Therapeuten gewährleistet ist, damit die angearbeiteten Probleme auf dem gleichen Niveau weiterbearbeitet werden können. Im Falle von *Mathias* war es jedoch notwendig, daß ein männlicher Therapeut die Arbeit weiterführte, um die problematisch gebliebene Vatergestalt noch besser integrieren zu helfen. Ich konnte den Kollegen durch überlappendes Arbeiten noch selbst in das Setting einführen. Auch dies hat die Situation erleichtert.

Wir beendeten die Therapie mit einem Ritual, einer kleinen, für den Abschied in der Kindertherapie notwendigen Zeremonie. *Mathias* hat sie selbst gestaltet: ein Mohrenkopfessen, bei dem die Erzieherin und ich seine Gäste waren. Vielleicht lag in dieser Einladung, in der Umkehr der Position vom Empfangenden zum Gebenden, ein Reifungsschritt, durch den es ihm gelang, mich als Person, als „inneren Beistand“ (*Petzold* et al. 1993) in sich zu bewahren. – Wir haben zusammen gegessen und das Aufgenommene uns angeeignet. Wenn man satt ist, fällt es leichter, aufzubrechen.

9. Ausbildung

Ein derart komplexes Verfahren wie die Integrative Therapie, ganz gleich, ob sie nun mit Erwachsenen[153)], Jugendlichen[154)], oder alten Menschen[155)] praktiziert wird, erfordert eine differenzierte und umfassende Ausbildung. Da im therapeutischen Geschehen der Therapeut „das wichtigste Instrument der Behandlung"[156)] ist, kommt der Bearbeitung der eigenen Biographie und des eigenen Lebenszusammenhanges eine besondere Bedeutung zu. Die eigene *Lehranalyse* als Grundlage für die dyadische Einzelbehandlung, die Selbsterfahrung in der Ausbildungsgruppe als Grundlage für die Gruppentherapie, stehen an zentraler Stelle. Da Kindertherapeuten beständig in der Situation sind, im regressiven Milieu arbeiten zu müssen und oft in direkter körperlicher Interaktion stehen, muß die Lehranalyse von Kindertherapeuten auch diesen besonderen Gegebenheiten Rechnung tragen. Dies ist leider in der Aus- bzw. Weiterbildung von psychoanalytischen Kinder- und Jugendlichenpsychotherapeuten kaum gewährleistet. Ihre Lehranalysen unterscheiden sich nicht von den „Couchanalysen" der Erwachsenenpsychotherapeuten in der gängigen psychoanalytischen Weiterbildung. Im Integrativen Ansatz wird aber auf eine solche Differenzierung Wert gelegt. Es sind bestimmte Menschen, die sich zu einer solchen Aus- bzw. Weiterbildung hingezogen fühlen, und es sind spezifische Anforderungen, die an sie gestellt werden, z.B. die Aufgabe, sich beständig in die Regression hineinzubegeben, mit Teilen der Persönlichkeit aber auch erwachsen zu bleiben und außerhalb der Behandlungssituation den regredierten Teil auch wieder zu restabilisieren – und dies ist nicht immer einfach. Die Lehranalyse[157)] muß diesen Spezifika Rechnung tragen. Sie muß Übergangs- und Intermediärobjekte einbeziehen, die Erfahrung von Körperkontakt[158)] und seine Handhabung ermöglichen. Weiterhin macht die Vielfalt der kreativen Medien[159)], wie sie besonders in der Integrativen Kindertherapie verwandt werden, es notwendig, daß Therapeuten diese Medien und sich in ihnen erfahren haben, daß sie mit den medialen Möglichkeiten umzugehen vermögen und eine differenzierte Spielkultur (*Frühmann* 1992) entwickeln.

„Unter Spielkultur ist die spezifische Ausformung des natürlichen (bei Mensch und Tier vorfindlichen) Impulses zu spielerischer Aktivität im mikrogesellschaftlichen (Familie, Nachbarschaft), meso-(Schicht) und makrogesellschaftlichen Rahmen zu sehen, die Art und Weise, wie Alters-, Geschlechter-, Status-, Schichtdifferenzen, wie Leiblichkeit, Emotionalität, Intelligenz, Phantasie, Geschicklichkeit, Kommunikation, wie weiterhin Normen, Werte, Traditionen, Ideologien – etwa über Gewinnen und Verlieren – zusammenwirken. Die Synergie all dieser Faktoren macht die Charakteristik familiärer, schulischer, schichtenspezifischer Spielkultur aus. Ihre Beeinflussung und Veränderung im Sinne einer Bereicherung defizitärer oder Modifikation toxischer Spielkulturen durch therapeutische und agogische Maßnahmen muß als ein wichtiges Ziel von Kinder-, Familien- und Soziotherapie angesehen werden" (Petzold, 1969c*).*

Ohne Bezug auf Kontext und Spielkultur unsachgemäß eingesetzt, können die erlebnisaktivierenden Methoden, Techniken, Medien auch erheblichen Schaden anrichten. Aktivitäten, Spiel und Spielmittel allein genügen nicht, wenn die Dynamik von Übertragung und Gegenübertragung, von Widerstand und Abwehrgeschehen nicht berücksichtigt wird. Eine Weiterbildung in Integrativer Therapie mit Kindern und Jugendlichen[160)] erfolgt berufsbegleitend auf der Grundlage eines pädagogischen Berufes bzw. Pädagogik-, Psychologie- oder Medizinstudiums und einer schon vorhandenen praktischen Erfahrung in der Arbeit mit Kindern. Sie läuft über einen Zeitraum von fünf Jahren, in Form von Blockseminaren und Kursen, die Theorie- und Methodikveranstaltungen, sowie direkte Arbeit mit Kindern unter Supervision umfassen. Ihr Ziel ist es, die personale, soziale und professionale Kompetenz und Performanz des Weiterbildungskandidaten und seine spielerischen Fähigkeiten (*Sennett* 1987, 394ff) zu fördern und zu entwickeln, ihn in seinem Engagement zu bestärken, mit Kindern und ihren Bezugspersonen so zu arbeiten, daß eine gesunde Entwicklung und ein gutes Miteinander für alle, die mit dem therapeutischen Prozeß direkt oder indirekt in Berührung kommen, ereicht werden können und damit ein Beitrag zu einer „*spielerischen Kultur*" in gesellschaftlichem Rahmen geleistet wird.

Anmerkungen

Ein Teil dieser Literatur muß in der Originalpublikation in *Petzold, Ramin* (1987) 413-426 aufgesucht werden.

1. zitiert in *Montagu* (1985, 175).
2. vgl. für eine Definition des Verfahrens Anmerk. 161.
3. *Petzold* (1965, 1969b, c, 1970c, 1974k, 1987a); *Bünte-Ludwig* (1985).
4. idem (1968c, 1971c, 1972e).
5. idem (1965, 1985f).
6. idem (1985a).
7. *Moreno* (1946, 1959).
8. *Perls* (1974).
9. *Barande* (1972), *Harmat* (1985).
10. *Ferenczi* (1964); *Iljine* (1942, 1972), *Balint* (1987).
11. vgl. die zahlreichen Spieltechniken, die in der Gestaltkindertherapie entwickelt wurden und die *V. Oaklander* (1981) gesammelt hat, und die vielfältigen Möglichkeiten der psychodramatischen Kindertherapie *(Anzieu* 1984 und *Widlöcher* 1974).
12. vgl. *Petzold* (1974k), *Ullmann* (1985).
13. vgl. *Petzold* (1983a, b, c).
14. vgl. *Frohne* (1983, 1987); *Hegi* (1986).
15. *Petzold* (1975h, 1987a, b, c, d; *Petzold/Orth* 1992).
16. idem (1990o).
17. idem (1965); *Frühmann* (1986).
18. *Kirchmann* (1980); *Petzold/Mathias* (1978); *Petzold/Metzmacher* (1984); *Krüger* (1980); *Petzold/Epe* (1984); *Rahm* (1986); *Frank* (1983); *Brügel* (1986); *Heinermann* ((1986, 1990); *Kehrberg* (1980); *Mehrkens* (1981); *Rosenkranz* (1978); *Rau* (1982). Auch kann auf gestaltpädagogisches Schrifttum zurückgegriffen werden. Zur Gestaltpädagogik bzw. Integrativen Agogik vgl. *Petzold/Bubolz* (1976); *Petzold/Brown* (1977); *Bürgermann, Reinert* (1983); *Dauber* (1986); *Brown/Petzold* (1978); *Fatzer* (1987); *Prengel* (1987); *Goodman* (1964); *Petzold* (1973a, c); *Burow, Sherpp* (1983); *Bürmann* (1986, 1983); *Bubolz* (1983), sowie die Themenhefte zur Gestaltpädagogik: *Integrative Therapie* 1 (1981); 2 (1985); 4 (1986).
19. vgl. *Schneider* (1983); *von Schlippe* (1984).
20. *Petzold, Schneewind* (1986a).
21. *Petzold* (1980g).
22. zu diesem Konzept *Waldenfels* (1985).
23. *Strauss* (1978). In unserem Ansatz rekurrieren wir sowohl auf das *social-world-* wie auf das *social-network-*Konzept (vgl. *Moreno* [1934]; *Keupp, Röhrle* [1987] und das der „*représentation sociale*" [*Moscovici* 1984]).
24. *Unruh* (1983). Wie unterschiedlich soziale Welten sein können, macht eine historische Betrachtung der Spielkultur deutlich. Wie z.B. kleine Mädchen im 19. Jahrhundert spielen, ist hier ein gutes Beispiel (vgl. *Chabreul* 1881; *Château* 1976; *Flittner* 1973).
25. vgl. *Adorno* (1964).
26. vgl. zu diesem Begriff *Petzold* (1980g).
27. vgl. *Heinl, Petzold, Walch* (1983).
28. vgl. *Zulliger* (1964); *Segal* (1974); *Anna Freud* (1968, 1970); *Miller* (1979, 1981).
29. *DeMause* (1977); *Ariès* (1978).
30. *Bronfenbrenner* (1981); *Hopkins* (1986).
31. vgl. *Petzold, Zander* (1985); idem (1986f).

32. vgl. idem (1970c, 1980g).
33. idem (1970c, 1984i).
34. *Petzold* (1973), *Petzold/Bubolz* (1976); *Petzold/Brown* (1977); *Bürgermann/Reinert* (1983).
35. *Brown/Petzold* (1978); *Burow/Sherpp* (1982); *Prengel* (1984).
36. *Bürmann* (1986).
37. *Petzold* (1975h); *Petzold, Orth* (1992).
38. *Petzold, Sieper* (1977), idem (1978c, 1991e).
39. *Petzold, Reinhold* (1983); *Dauber* (1986).
40. vgl. *Cohn* (1975).
41. *Petzold* (1978c, 1980g, 1987d).
42. In der Integrativen Therapie und Pädagogik vertreten wir eine „antirepressive Erziehung", in der das Konzept positiver Autoritäten, die für die Kinder Leitbild sind und ihnen auch Auseinandersetzung und „Reibungsfläche" ermöglichen, durchaus bedeutsam ist.
43. Vgl. die Anmerk. 18 zitierte Literatur.
44. Die Integrative Therapie als *Verfahren* verfügt über verschiedene *Methoden* als spezifische Zugangsweisen, wie z.B. Integrative Bewegungstherapie, Integrative Puppenarbeit, Integrative Musiktherapie, Integrative Kunsttherapie. Innerhalb dieser können unterschiedliche *Modalitäten* praktiziert werden: übungszentriert, erlebnis- und konfliktzentriert. Weiterhin gibt es verschiedene *Formen* der Behandlung: Einzeltherapie, Gruppentherapie, Langzeittherapie, mittelfristige Therapie, Kurzzeittherapie, Fokalbehandlung. Im Rahmen der *Formen* finden sich unterschiedliche Vorgehensweisen als *Stile:* personenzentriert, gruppenzentriert, gruppengerichtet, themenzentriert. Jede Methode verfügt über *Techniken* wie z.B. Doppeltechnik, gezeichneter Dialog, Identifikationstechnik, Rollentausch. Schließlich verfügen die Methoden über *Medien*: Bälle, Puppen, Farben, Spielmittel usw. Als Beispiel:
    Verfahren: Integrative Therapie;
    Methode: Integrative Bewegungstherapie;
    Modalität: erlebnis- und konfliktzentriert;
    Form: Einzeltherapie, langfristig;
    Stil: personenzentriert;
    Technik: Spiegelbewegung;
    Medium: Bälle.
    Vgl. zum Ganzen *Petzold/Schneewind* (1986) 170 ff; (1986a); *Petzold, Frühmann* (1986).
45. *Petzold/Schneewind* (1986); *Rahm* (1986); *Althen* (1987).
46. *Winnicott* (1953); *Ammon* (1983). Wir unterschieden *Übergangsobjekte*, mit denen das Kind selbstbezogen „spielt" und die für die Babyphase und die frühe Kleinkindzeit kennzeichnend sind, von *Intermediärobjekten* (*Rojas-Bermúdez* 1983), die eine kommunikative Brücke bilden und die Übergangsobjekte im Entwicklungsgeschehen ablösen. In der Arbeit mit Hochbetagten und Dementen verwenden wir Puppen und Kuscheltiere als *Passageobjekte* (*Petzold* 1983c).
47. Es ist hier nicht an *„subpersonalities"* zu denken, wie sie in der Gestalttherapie von *Perls* unter dem Begriff Top-Dog und Under-Dog (*Perls* 1974, 1980) oder aus der Psychosynthese von *Assagioli* (1982) bekannt sind, vielmehr handelt es sich um Persönlichkeitsanteile, die sich im Verlauf der kognitiven Entwicklung und Symbolbildung herausbilden und sich nach und nach in der Identität zur Gesamtpersönlichkeit verbinden. Hochentwickelte Formen solcher Persönlichkeitsanteile sind die Selbstbilder, die durch eigene Wahrnehmung und Verinnerlichung von Fremdzuschreibungen zustande kommen.
48. Die Hier-und-Jetzt-Konzeption der Integrativen Therapie wird im Unterschied zu der herkömmlichen Gestalttherapie als „historische" verstanden und beinhaltet immer die Gesamtheit der Geschichte und hat die mögliche Zukunft als Horizont (*Petzold* 1981e, 1986g).
49. Der Awarenessbegriff steht in der Gestalttherapie zentral (*Perls* 1980) und beinhaltet das wache Gewärtigsein sinnenhafter Wahrnehmung. In der Integrativen Therapie wird dieser Begriff weiter differenziert (*Davis* 1986) und unter Rückgriff auf die Wahrnehmungslehre von *A. Gurwitsch* und besonders von *M. Merleau-Ponty* (1966) erweitert, wobei das Konzept der *consciousness*, des Ich-Bewußtseins, in das der *self-awareness* einbezogen wird (*Petzold* 1988a; dieses Buch, S. 241ff).
50. *Stevens* (1975); *Jason-Michl* (1980); *Brooks* (1979). Dem Konzept der Leiblichkeit und leiblichen Erfahrung kommt daher in unserem Ansatz eminente Bedeutung zu (*Petzold* 1978a; 1985g; *Weyde* 1985, 1985a; *Rosenkranz* 1978; *Dauber* 1986; *Lippert-Lutz* 1987; vgl. *Herzog* 1985; *Montagu* 1976).
51. *Perls, Hefferline, Goodman* (1951); *Petzold* (1986e).

52. *Mathias* wählt die Tiere nun nicht mehr als *Übergangsobjekte*, sondern als *Intermediärobjekte*, die gleichsam eine sichere Pufferzone zwischen mir und dem Kind darstellen sollen. Das regressive Milieu wird dadurch aber abgeflachter. *Mathias* beginnt sich in Richtung einer altersgemäßen Kommunikation zu bewegen (vgl. Anmerkung 46).
53. In der Integrativen Kindertherapie ist ein dosiert involvierter Ausdruck von Gefühl, wie er auch für die Arbeit mit Kindern in der Gestalt-Heilpädagogik kennzeichnend (*Ledermann* 1969) ist, durchaus möglich. Aggressive Gefühle des Kindes dürfen Ausdruck finden (*Denker, Ballstaed* 1976), aber auch Therapeuten dürfen – situationsadäquat – Ärger zeigen.
54. Der Begriff der „Atmosphäre", wie er in der phänomenologischen Philosophie verwandt wird, spielt für die Integrative Therapie eine große Rolle. Atmosphären sind „ergreifende Gefühlsmächte" (*Schmitz* 1985, 1965, 1967; *Böhme* 1985). Sie kennzeichnen Erlebnisinhalte aus dem „präszenischen" Bereich, in dem Kinder noch keine vollständigen Szenen perzipieren können. Sie färben auch die Stimmung von Szenen ein (dieses Buch, S. 296, 864).
55. In der Integrativen Therapie gehen wir davon aus, daß intrauterine und postnatale Konfluenz der Verbundenheit (*attachement*) in der Mutter-Kind-Dyade durch Kontakterleben aufgrund der sensumotorischen und perzeptuellen Reife ausdifferenziert wird. Kontakt vertieft sich zur Begegnung, Begegnung zur Beziehung und zur frei entschiedenen Bindung, vgl. *Petzold* (1986h und dieses Buch, S. 788ff). Hintergrundtheorien sind das „dialogische Prinzip" von *Buber* (1965, vgl. *Waldenfels* 1971) und die Intersubjektivitätstheorien von *Marcel* (1985, vgl. *Jaquenoud/Rauber* 1981) und *G.H. Mead* (1934, vgl. *Joas* 1981).
56. Derartige „*Kontextdeutungen*" werden so plaziert, daß sie für das Fassungsvermögen des Kindes unmittelbar einsichtig sind, vgl. *Petzold* (1987a, c, 1988p).
57. *Petzold/Schneewind* (1986, 154).
58. Das Verantwortungskonzept der Integrativen Therapie beschränkt sich nicht, wie in der klassischen Gestalttherapie (Perls 1974), auf „response-ability", sondern bezieht sich auf eine „engagierte Verantwortung für die Integrität von Menschen, Gruppen, Lebensräumen" (*Petzold* 1978c, 1986b, 1987d; dieses Buch S. 412ff).
59. idem (1980g).
60. *Petersen* (1980).
61. Dieser auf *Winnicott* zurückgehende Begriff des „*facilitating environment*" (vgl. *Davis, Wallbridge* 1983) spielt auch bei *Rogers* und anderen humanistischen Psychologen eine große Rolle, vgl. *Winnicott* (1974, 1983); *Rogers* (1973, 1976, 1957).
62. In der Theorie der Integrativen Therapie sehen wir die Ursache von Pathologie im wesentlichen durch pathogene Stimulierungskonstellationen (*Werner* 1986) gegeben. Unter dem Oberbegriff „*Schädigung*" differenzieren wir folgende Konstellationen: *Defizite* = Unterstimulierung bzw. einseitige Stimulierung (Monotonie-Effekt). Die Folgen sind Depravationserscheinungen und Hospitalismus, bzw. die mangelhafte Ausprägung von Kompetenzen und Performanzen, die dem Entwicklungsalter nicht entsprechen. – Weiterhin kennen wir *Traumata*. Das sind Überstimulierungen, die den Organismus überfordern, so daß seine habituellen Bewältigungsleistungen nicht mehr greifen und pathologische Auswirkungen bzw. Nachwirkungen entstehen. – *Störungen* schließlich sind uneindeutige oder inkonstante Stimulierungskonstellationen, die eine Wiederherstellung homöostatischer Balance nicht möglich machen. – *Konflikte* sind gegenläufige Stimulierungen, Impuls und Hemmung, ein Sonderfall der Störungen, durch die gleichfalls pathologische Aus- oder Nachwirkungen gesetzt werden können. Je nach dem Zeitpunkt der Noxe unterscheiden wir „frühe Schädigungen" der *primären Struktur*, d.h. in der Entwicklung des „archaischen" Selbst und der beginnenden Ich-Entwicklung im 1.–2. Lebensjahr.
    Weiterhin Schädigungen in der *sekundären Struktur* vom 2.–4. Lebensjahr, durch die die Ich-Entwicklung und die beginnende Identitätsentwicklung beeinträchtigt wird, und schließlich Schädigungen der *tertiären Strukturen*, vom 4. Lebensjahr an über die Lebensspanne hin, in denen es zu Schädigungen der Identitätsentwicklung kommt, durch die sich eine konsistente, stabile Identität nicht entwickeln kann, der Übergang vom *archaischen* Selbst zum *reifen, integrierten* Selbst nicht möglich oder letzteres geschädigt wird. Die archaischen Schädigungen durch pathogene Stimulierungen können, weil das Baby oder das Kleinkind keine oder nur geringe Kompensationsmöglichkeiten hat, schwerwiegende Auswirkungen haben, insbesondere wenn keine kompensatorischen Erfahrungen in der Zeit nach der prävalent pathogenen Periode eintreten. Geschieht dies indessen, so haben Kinder, wie die entwicklungspsychologischen Befunde zeigen, gute Kompensationschancen. Die Zentrierung psychoanalytischer Autoren (*Kohut* 1971; *Kernberg* 1978; *Rohde-Dachser* 1979) auf Frühschädigungen läßt sich in dieser Einseitigkeit nicht halten (*Vyt* 1992).

Die entwicklungspsychologischen Befunde zeigen, daß Schädigungen in den sekundären und tertiären Ebenen der Sozialisation z.T. gravierendere Auswirkungen haben als „frühe Schädigungen", die durch nachfolgende multiple Stimulierung und ausreichende Zuwendungen aufgefangen werden konnten. Insbesondere die Störungen und mangelnde Entwicklung in sozialen Netzwerken (*Lewis* et al. 1984; *Schulz, Rau* 1985) können sich nachteilig auswirken.

Die Stimulierungstheorie der Pathogenese, wie sie in der Integrativen Therapie erarbeitet wurde (*Petzold* 1975e, dieses Buch, S. 462ff) affirmiert, daß pathogene Stimulierungskonstellationen und maligne oder benigne soziale Netzwerke über die ganze Lebensspanne hin wirken (*Baltes, Sowarka* 1982) und Schädigungen setzen können bis ins hohe Senium (*Petzold* 1984c, 1979k; *Wenger* 1984). Es wird damit eine *Lebenslaufperspektive der Pathogenese* angenommen, die Summationseffekte von *„stressful life events"* (*Filipp* 1981) zugrundegelegt. Wenn wir es also mit einem jugendlichen Borderline-Patienten zu tun haben, so haben wir es nicht *nur* mit einer „frühen Störung" zu tun, sondern mit dem bedauernswerten Resultat einer unglücklich verlaufenen Entwicklungskarriere mit schlechten oder fehlenden *„convoys"*, d.h. stützenden Netzwerken (*Antonucci* 1985; *Parkes* et al. 1982; *Sarason, Sarason* 1985). Für die Therapie folgt daraus, daß die Noxen des gesamten Lebensverlaufes bearbeitet werden müssen und es keineswegs genügt, sich auf die „frühen Schädigungen" zu zentrieren oder diese überzubewerten. Es gibt durchaus Defizite und Traumata der Adoleszenz, die verheerende Wirkungen haben können (*Erdheim* 1983). Und es ist ein gravierender Mangel, daß die psychotherapeutische Literatur – insbesondere die psychoanalytische – über die Pathogenese in der Adoleszenz so wenig zu sagen hat (vgl. jedoch *Blos* 1962; *Mâle* 1969). Vielleicht war den Psychotherapeuten das schmerzliche Material dieser Phase selbst zu nahe, so daß sie es besonders massiv abwehren mußten!

63. *Waldenfels* (1976).
64. vgl. *Petzold, Mathias* (1983); *Flavell* (1975); *Walter* (1973); *Peukert* (1979).
65. Wir rekurrieren hier auf die in der generativen Linguistik von *Chomsky* (1969) eingeführte Unterscheidung von Kompetenz und Performanz, die wir – ohne den gesamten Hintergrund *Chomskys* zu übernehmen – für die therapeutische Arbeit übernommen haben (*Petzold* 1985a, 589ff). Eine derartige Unterscheidung in *Fähigkeiten* und *Fertigkeiten* macht das in der Entwicklungs- und Sozialpsychologie zunehmend etablierte Konzept der „Competence" (*Keller, Meyer,* 1982; *White* 1959; *Harter* 1974, 1978; *Ainsworth* 1973; *Sroufe* 1978, 1984; *Keller* 1976) für psychotherapeutische Belange handhabbarer.
66. *Oerter, Montada* (1982).
67. *Bronfenbrenner* (1978); *Fend* (1972).
68. *Oerter, Montada* (1982); *Nickel* (1975); *Fornari* (1970), *Mahler* et al. (1975); *Oerter* (1982); *Walter* (1973); *Mussen, Conger, Kagan* (1976); *Osofsky* (1979); *Izard* (1977); *Kagan* (1978); als integrative Ansätze vgl. *Keller, Meyer* (1982).
69. Es ist befremdend zu beobachten, wie die dynamischen Formen der Psychotherapie, die die Tradition *Freuds* weiterführen, sich gegenüber den bahnbrechenden Forschungen von *Piaget* und die sich in seinem Gefolge entwickelnde kognitive Psychologie (*Kohlberg* 1984) verschlossen haben, von einer Integration *Mead*scher Denkansätze oder Überlegungen zur Rollenübernahme in *„rollensensiblen"* *Phasen* im Kontext *sozialer Netzwerke* (*Lewis* 1984) einmal ganz zu schweigen (*Flavell* 1975; *Keupp, Röhrle* 1987). Die für die Entwicklungspsychologie der ersten beiden Lebensjahre so zentralen Gebiete der sensumotorischen (*Ayres* 1979, *van Rossum* 1982) und emotionalen Entwicklung (*Izard* et al. 1984; *Sroufe* 1979b; *Lewis, Rosenbluhm* 1978; *Kagan* 1979) werden in kinderpsychotherapeutischen Veröffentlichungen beinahe vollständig ausgeblendet. Erst in neuerer Zeit beginnt mit der verdienstvollen Arbeit von *Wolff* (1961), über die Arbeiten von *Nitsch-Berg* (1978) bis zu denen von *Schneider* (1981) sich eine schmale Rezeptions- und Integrationsarbeit für das Werk *Piagets* bei analytischen Autoren abzuzeichnen.
70. vgl. hier das frühe Matrix-Konzept von *J. L.* und *F. Moreno* (1934; 1944), das als einer der frühesten Ansätze betrachtet werden muß, sozialisationstheoretische, emotionspsychologische und kognitionspsychologische Perspektiven zu verbinden (vgl. *Petzold, Mathias* 1983).
71. Hier ist die Betrachtung von Kinderzeichnungen in diagnostischer Hinsicht fruchtbar (*Widlöcher* 1974; *Mühle* 1975; *Richter* 1976; schon *Albert* 1925).
72. Eine *Entwicklungspsychologie des Bewußtseins* steht noch aus und wird nicht allein kognitionspsychologisch zu leisten sein (vgl. Anmerk. 89).
73. *Petzold* (1978c, 1991e).
74. *Perls* (1974, 1980).
75. vgl. *Petzold* (1984h).
76. vgl. dieses Buch, S. 529ff.

77. idem 1988a und *Scharfetter* (1985, 36).
78. An der Ich-Entwicklung ist also das kognitive, perzeptuelle, mnestische und soziale Entwicklungsgeschehen beteiligt (vgl. dieses Buch, S. 436-446, 538-548). Es muß durch unterschiedliche theoretische Ansätze fundiert werden (vgl. insbesondere *Kagan* 1978, 1978a, 1979; *Izard* 1977, 1978; *Sroufe* 1978, 1979a, 1979b; *Sander* 1962; *Piaget* 1975a, 1975b; *Papoušek* 1974, 1975; *Osofsky* 1979; *Lewis, Rosenbluhm* 1979; *Mahler, Pine, Bergmann* 1975b; *Lewis, Feiring, Kotsonis* 1984; *Lewis* 1984).
79. *Leahy* (1985); *Papoušek* (1974); *Lewis, Brooks* (1977).
80. *Petzold* (1984); *Habermas* (1984a, b); *Hernegger* (1978).
81. *Lewis, Rosenblum* (1977); *Mayo, La France* (1978); *Sander* (1963); *Duncan, Fiske* (1977).
82. *Petzold* (1984i).
83. idem (1975e).
84. *Petzold, Maurer* (1985).
85. *Balint* (1987).
86. vgl. *Petzold* (1977c, 1983c).
87. vgl. *Petzold* (1970c), idem, *Kirchmann* (1990); *Lange-Rinast* (1986), *Köllermann* (1980).
88. *Petzold* (1985i, 1987c); *Ajuriaguerra* (1962, 1964).
89. Eine Entwicklungspsychologie des Unbewußten wurde in systematischer Form noch nicht erarbeitet, obwohl uns die therapeutische Arbeit mit Kindern immer wieder zeigt, daß auf unterschiedlichen Altersstufen und bei unterschiedlichem Entwicklungsstand sich das Unbewußte in durchaus differenzierbarer Weise artikuliert. Das Unbewußte als das „Verdrängte" und das Verdrängte als früher einmal Wahrgenommenes ist gebunden an die sensorischen, perzeptiven und mnestischen Fähigkeiten der jeweiligen Altersstufe: Was wird wahrgenommen, wie wird es wahrgenommen, wie wird es gespeichert und was kann vom Gespeicherten wann und in welcher Form erinnert werden? Was wird massiv verdrängt, was bleibt mehr an der Oberfläche? In welchem Alter und in welchem Entwicklungsstadium ist Verdrängtes leicht, in welchem schwerer zugänglich? Welche Inhalte sind in welchem Alter besonders der Verdrängung ausgesetzt (denn das variiert durchaus) und sind in welchem Alter durch welche Ansätze evozierbar? All diese Fragen wurden nie systematisch erarbeitet, wenngleich sich in der kinderanalytischen Literatur hierzu ständig Aussagen finden, jedoch ohne daß sie je in einen entwicklungspsychologischen Gesamtzusammenhang gestellt worden wären: Ein großer Teil der Divergenzen zwischen *Melanie Klein* und *Anna Freud* wird schon darin begründet sein, daß *Klein* ihre Thesen in der Arbeit mit weitaus jüngeren Kindern entwickelt hat als *A. Freud.* Auch *Winnicotts* Arbeit zentriert auf kleinere Kinder. Die Verarbeitung des Verdrängten in Form der Symbolisierung ist etwas besser bearbeitet, aber auch nicht in eine systematische Entwicklungsperspektive gestellt. Insbesondere *Ferenczi* in seiner Arbeit „Die Entwicklungsstufen des Wirklichkeitssinnes" (1913/1964, I, 62–83) und „Zur Ontogenese der Symbole" (1913/1964, I, 101–105) hat hier wichtige Vorarbeiten geleistet (vgl. auch *Jones* 1970; *Bittner* 1969). Kognitionspsychologische Perspektiven dürfen hier aber nicht vernachlässigt werden (vgl. *Piaget* 1969, 1976, 31 ff). Hier wäre noch sehr viel Arbeit zu leisten. Kindertherapeuten – ganz gleich ob sie mit Deutungen oder deutungsfrei arbeiten – müssen deshalb große Vorsicht walten lassen, bis sie durch die Erfahrung der Praxis eine Sicherheit für alters- und entwicklungsspezifische Artikulationen des Unbewußten gewonnen haben, die allerdings immer an den Erkenntnissen der empirischen Entwicklungspsychologie „geeicht" werden müssen.
90. *Galenson, Roiphe* (1971); *Piaget* (1969, 256); *Ferenczi* (1913/1964, I, 67); *Peller* (1965, 59); *Fornari* (1970).
91. vgl. *Izard* (1978, 389 ff); *Sroufe* (1979).
92. *Mahler* et al. (1975); *Lewis, Freedle* (1973); *Schaffer* (1977); *Ainsworth, Bell* (1974).
93. *Parke* (1979); *Fthenakis* (1985); *Stechama* (1981); *Puhle-Hans* (1977).
94. *Ferenczi* (1913/1964, I, 73 f.); *Kubie* (1934); *Piaget* (1969, 223 f.); *Winnicott* (1973).
95. *Widlöcher* (1974); *Mühle* (1975); *Richter* (1976); *Merleau-Ponty* (1958).
96. *Flavell* (1975); *Keller* (1976); *Coburn-Stege* (1977); *Seidl* et al. (1976).
97. *Petzold* (1987a).
98. *Piaget* (1969, 1974); *Fraiberg* (1972).
99. vgl. die in der Kreativitätsforschung immer wieder betonte Unterscheidung, *Landau* (1969).
100. *Ornstein* (1976); *Watzlawick* (1977).
101. Bei *Freud* hat das Konzept des Unbewußten sehr häufig die Konnotation des Bedrohlichen, das durch das Bewußtsein ausgeleuchtet werden muß, welches wieder „Herr im eigenen Hause" werden soll (vgl. dieses Buch, S. 186ff).

102. *Kramer* (1975); *Oaklander* (1981); *Petzold* (1972); *Albert* (1925). Es kommt natürlich dem Spiel insgesamt, in das alle kreativen Aktivitäten eingebunden sind, als der Manifestation der kindlichen Kreativität bzw. Kokreativität *par excellence* für die Therapie hervorragende Bedeutung zu. Das Wesen des Spiels zu verstehen wird deshalb für Kindertherapeuten unerläßlich (vgl. *Château* 1976; *Miller* 1973; *Sutton* 1973; *Winnicott* 1983; *Piaget* 1969; *Schaefer* 1976).
103. Das „Gemüse-Theater", in dem Kartoffeln, Möhren, Rüben, Kohlköpfe etc. als Figuren in improvisierten Puppenspielen benutzt werden – eventuell werden sie geschnitzt und geschmückt –, bietet eine sehr schöne Möglichkeit, Aktional-Expressives und Symbolisches miteinander zu verbinden. Die gestalteten Figuren (Vater, Mutter, Geschwister etc.) können anschließend zu einem Salat verarbeitet oder gekocht werden. Sie werden dann aufgegessen, d.h. zerkleinert, assimiliert und damit verarbeitet im Sinne des *Perls*schen Assimilationskonzeptes (*Perls* 1969). Eine derartige „Bemächtigungstherapie" wurde auch von *G.* und *U. Derbolowsky* entwickelt (*Derbolowsky* 1977).
104. *Montagu* (1984).
105. *Freud* (1915); *Böhme* (1986); *Petzold* (1987a).
106. vgl. *Freud* (1972); *Walter* (1973); *Bronfenbrenner* (1981).
107. Wir definieren „Sozialisation als einen interaktionalen Prozeß ..., durch den das Verhalten aufeinander einwirkender Systeme (von denen zumindest eines als personales System ausgewiesen sein muß), entlang eines zeitlichen Kontinuums verändert wird" (*Petzold/Bubolz* 1976, 132) oder als die „Internalisierung von Szenen und Szenensequenzen" in inter-aktionalen Prozessen (*Petzold* 1981i).
108. *Petzold* (1983a).
109. vgl. *Petzold* (1975c, 1982a); *Winkler* (1987); *Hoffmann, Krieger* (1979); *Weiß* (1990); *Sommer* (1992) sowie das Schwerpunktheft zur „Kreativen Therapie" *Integrative Therapie* 2 (1987).
110. *Petzold, Frohne* (1983); *Hegi* (1986); *Frohne-Hagemann* (1990).
111. vgl. Anmerkung 87.
112. Das altersspezifische Bindungsvermögen und Lösungsverhalten muß dabei im Auge behalten werden (vgl. *Mahler* et al. 1975; *Eggers*, 1984), da archaische Bindungsmuster immer wieder durchschlagen können (vgl. *Bowlby* 1971; *Antonucci* 1985; *Parkes* et al. 1982).
113. *Bowlby* (1975).
114. *Petzold* (1986e).
115. *Lotzmann* (1982); *Kuras* (1980); *Kimpfler* (1984).
116. vgl. Anmerkung 23, 24.
117. Die Konzepte Übergangs- und Intermediärobjekte spielen sowohl für die Kinder- als auch für die Erwachsenentherapie im Integrativen Ansatz eine zentrale Rolle, wobei das von *Winnicott* (1953, 1969) inaugurierte Konzept weiter differenziert und kritisch gewertet werden muß (vgl. *Brody* 1980). Wenn auch in unterschiedlichen kulturellen Milieus und unterschiedlichen Schichten die Bedeutung und die Art der Übergangsobjekte variieren mag (*Gaddini* 1970) – und das muß natürlich berücksichtigt werden –, hat das Fehlen von Übergangsobjekten sowohl für das Kind als auch dann später für den durch ein solches Fehlen geschädigten Erwachsenen wichtige Folgen, insbesondere im Hinblick auf die Ausbildung von psychosomatischen Symptomen (*Hoppe* 1964; *Mitscherlich* 1978, 1984). Besonders die frühen Übergangsobjekte spielen eine Rolle für die Ausbildung des Körperbewußtseins (*Kestenberg, Weinstein* 1978). Mit zunehmender sensorischer und motorischer Reife und kognitiver Kompetenz werden die Übergangsobjekte im Entwicklungsprozeß komplexer, bis sie den Charakter von „Intermediärobjekten" (*Rojas-Bermúdez* 1979, 1983) annehmen, die in der Kommunikation zwischen Kind und Kind und zwischen Kind und Mutter eine vermittelnde Rolle spielen (vgl. weiterhin *Hong* 1978; *Hong, Townes* 1976; *Ekecrantz, Rudhe* 1971; *Busch* 1974; *Petzold* 1983c; 1987a, 435ff).
118. vgl. zu diesem Konzept *Petzold* (1980g).
119. Wir unterscheiden verschiedene Erlebnisniveaus in der Ontogenese, die gleichzeitig mnestische Entwicklungsstadien darstellen: zunächst, im intrauterinen Bereich beginnend, ein archaisches *„viszerales oder propriozeptives Gedächtnis"*, in dem Erfahrungen aus der Körpersphäre, Propriozeptionen und einfache Exterozeptionen abgespeichert werden, Sensationen und Gefühlsströme unterschiedlicher Intensität, wabernden Erlebnisfeldern gleich, die in der Primärtherapie als *emotionale Pools* bezeichnet werden (*Janov* 1984, 1971). In der nachgeburtlichen Phase kommt den Exterozeptionen eine größere Bedeutung zu. Die Innenwahrnehmungen und Außeneindrücke lassen Atmosphären entstehen, die wahrgenommen und abgespeichert werden: Auf dieses *präszenische Gedächtnis* folgt das *szenische Gedächtnis*, das eine gewisse Tiefenwahrnehmung des Kindes voraussetzt. Die Fähigkeit, komplexe Szenen im Gedächtnis langzeitig zu speichern, bildet sich

erst relativ spät aus. Erste Fragmente hierfür beginnen um den 8. Lebensmonat. Langzeitig abgespeicherte und memorierbare Szenen weitaus später, etwa um den 24. Lebensmonat. Die Regressionsarbeit mit Erwachsenen trifft, wenn sie in diese Zeit vordringt, nicht mehr auf Szenen, sondern meistens auf Atmosphärisches oder Körpergefühle, die häufig nicht klar benannt werden können, weil sie *vor der Sprache* liegen. Mit dem Einsetzen der Sprachentwicklung bildet sich dann das *Sprachgedächtnis* aus (Näheres dieses Buch, S. 558).

120. *Ajuriaguerra* (1962, 1964).
121. *Frank* (1983).
122. Therapie wird wie Erziehung im Integrativen Ansatz als „*Handeln um Grenzen*" gesehen (*Petzold, Mathias* 1978). Dem Kind werden keine starren Grenzen gesetzt, sondern die Grenzen bleiben in der Regel „verhandelbar". In diesem Prozeß lernt das Kind Grenzen des Erwachsenen kennen und zu akzeptieren und erfährt die Akzeptanz seiner eigenen Grenzen. „Grenzkonflikte" werden ausgetragen, indem Positionen verdeutlicht werden und revidierbar bleiben.
123. *Petzold* (1978c, 1986e, dieses Buch, S. 793ff).
124. idem (1980g; *Eisler* 1984).
125. Wir sprechen auch von „Implikaten"; idem (1987a, 1987b).
126. vgl. *Bloch* (1959, 149ff).
127. *Petzold, Maurer* (1985).
128. *Weiner* (1978).
129. vgl. *Petzold* (1980g).
130. vgl. *Petzold* (1986e). Die von der neueren Psychoanalyse zu Recht betonte Rolle der Empathie (*Kohut*) für die gesunde Entwicklung des Kindes (wobei das Fehlen der mütterlichen Empathie als eine wesentliche Krankheitsursache anzusehen ist), wird in unserem Ansatz erweitert durch die Betonung der *Empathie des Kindes den Eltern gegenüber*: *mutuelle Empathie* ist notwendig. Eine auf Nachsozialisation zentrierende Psychotherapie muß deshalb auch der Empathie des Patienten gegenüber dem Therapeuten Raum geben.
131. vgl. *Lowens* (1975) Statement: „It took me 30 years to reach my heart."
132. *Petzold* (1980g).
133. ibid (1986e).
134. Die Frage nach der Deutung in der Kinderanalyse ist ausgiebig diskutiert worden. Die konträren Positionen von *Anna Freud* und *Melanie Klein* und ihren jeweiligen Anhängern schaffen eine unnötige Polarisierung. Deutungstechnik muß „differentiell" gehandhabt werden, d.h. dem emotionalen und kognitiven Entwicklungsstand des Kindes und seiner Möglichkeit, in Kontakt zu treten und Beziehung aufzunehmen, entsprechend. Dabei ist *nicht* davon auszugehen, daß es eine „deutungsfreie Kinderanalyse" (*Zulliger*, *Friedemann* u.a. 1964) gibt, weil auch nonverbale Interaktion Deutungsqualitäten hat. Das Eintreten des Therapeuten in das Spiel des Kindes, seine non-verbalen Interaktionen in „pathogen geladenen" Konstellationen, *ist Deutung*. *Deutung* ist zunächst aktionaler oder verbaler Hinweis (*dût*), der Offensichtliches ins Bewußtsein bringt. Sie darf nicht nur verbal aufgefaßt werden. In der verbalen *Interpretation* hingegen, die Nicht-offensichtliches vernetzend, theoriegeleitet Bedeutungszusammenhänge *herstellt*, sind bei Kindern die „periverbalen" Anteile meist gewichtiger als die verbalen Inhalte. Die Verbindung von verbalen *Interpretationen* und aktionalen *Deutungen* wird einerseits erforderlich sein, um das verbale Differenzierungsvermögen des Kindes zu entwickeln, andererseits aber seinen nonverbalen Verhaltensreichtum zu nutzen und zu bekräftigen. Eine rein verbale Deutungsprozedur fügt sich ein in die Disziplinierungstendenzen einer intrusiven Hochsprache, die für unsere Kultur kennzeichnend ist. Deutung kann auch zur verbalen Repression degenerieren (vgl. *Petzold, Orth* 1985). Die Deutungen in Farben, Ton, Spielen, kreativen Medien fördern das spontane und kreative Potential des Kindes. Bei der verbalen Interpretation ist es wichtig, daß mit einer altersentsprechenden Syntax der kognitiven Reichweite des Kindes Rechnung getragen wird. *Interpretationen* auf dem Niveau operativen Denkens, die Kindern von 4 oder 5 Jahren gegeben werden – die kinderanalytische Literatur ist voll von solchen Beispielen –, können nicht greifen oder wirken nicht durch den verbalen Inhalt, sondern durch Periverbales.
135. Zur Diskussion stehen verschiedene Gegenübertragungskonzepte, die im Spektrum von der „Übertragung des Therapeuten" bis zur „empathischen Reaktion" reichen; vgl. *Kernberg* (1978), *Racker* (1978), *Mertens* (1981, 1983).
136. vgl. *H. Heimann* (1960); *Kemper* (1969).
137. *Pearson* (1973); *Biermann* (1972); *Barker* (1974); *Einsiedel* (1983).
138. vgl. *Petzold* (1981b); *Horney* (1936); *Sandler* et al. (1979, 78ff).
139. *A. Freud* (1975); *Kernberg* (1976).

140. Die Theorie der Abwehrmechanismen in der Kinderpsychotherapie steht trotz der zahlreichen kasuistischen Beiträge empirisch noch auf schwachem Grund. Systematische Beobachtungen für die einzelnen Altersphasen erscheinen unerläßlich. Die Arbeiten *Anna Freuds* sind durch die von *Melanie Klein* über Abwehrmechanismen auf einem niedrigen Niveau der Ich-Organisation zu ergänzen. Aber gerade diese Konzepte müßten systematischer empirisch überprüft werden. Die von *Kernberg* (1976) im Anschluß an *Klein* entwickelte Theorie der Abwehrmechanismen beruht *nicht* auf Kinderbeobachtungen. Ob Introjektionen mit *positiver Valenz* tatsächlich in diesen frühen Phasen von solchen mit *negativer* getrennt gehalten werden und die *Spaltung* tatsächlich ein derart archaischer Vorgang ist, muß auf der Grundlage von Beobachtungen bei Säuglingen und Kleinkindern bezweifelt werden. Wir siedeln den Mechanismus der Spaltung erst nach anderen archaischen Abwehrmechanismen an wie z.B. der *archaischen Regression* in die pränatale, uterine Konfluenz, der *archaischen Retroflektion* und der *archaischen Anästhesierung*. Erst auf diese folgt die *archaische Spaltung* (vgl. dieses Buch, S. 587). Auch die entwicklungspsychologische Gruppierung von Abwehrmechanismen in der Folge: Verleugnung, Identifikation, Projektion, Regression, Reaktionsbildung, Verschiebung, Ungeschehen-Machen, Isolierung, Rationalisierung, Verdrängung, Sublimierung (*Bock* 1984, 134 f.) kann u.E. als ontogenetisches Modell *nicht* aufrechterhalten werden. Die Projektion ist, wie die direkte Beobachtung an Kleinkindern zeigt, kein archaischer Abwehrmechanismus, sondern setzt schon eine komplexe Ich-Organisation und ein differenziertes kognitives Niveau voraus.
141. *Petzold* (1979k, 1987a).
142. vgl. *Petzold* (1979k) Kapitel: „Zukunftsprojektion", S. 212–251.
143. idem (1988p, 1977m).
144. *Schneider* (1981).
145. *Petzold* (1981c).
146. *Petzold, Mathias* (1978).
147. idem (1969c).
148. *Spiegel* (1972).
149. *V. d. Hart* (1982); *Petzold* (1982f); *Canacakis-Canas* (1987, 1986, 1982).
150. *Bürgin* (1977, 1978, 1984); *Raimbault* (1975); *Waas, Corr* (1982).
151. *Weiner* (1978).
152. *Spiegel-Rösing, Petzold* (1984, 150ff).
153. *Bünte-Ludwig* (1984); *Thomas, Thomas* (1986).
154. *Heinermann* (1990); *Petzold, Epe* (1984).
155. *Petzold* (1985a); *Bubolz* (1983); *Lückel* (1981); *Petzold, Bubolz* (1976, 1979).
156. *idem* (1980g); *Vööbus* (1975).
157. *Petzold, Frühmann* (1992).
158. *Petzold* (1985g).
159. *Petzold, Orth* (1990).
160. *Petzold, Landsberg, Metzmacher, Schneewind* (1983).
161. **Definition:** »Integrative Kinder- und Jugendlichentherapie ist ein ganzheitlicher und differentieller Ansatz der Behandlung und Förderung von Kindern und Jugendlichen in Einzel- und Gruppensitzungen unter Einbeziehung ihrer Familien bzw. Bezugspersonen in Berücksichtigung der pathogenen und salutogenen Einflüsse des jeweiligen mikroökologischen und sozialen Kontextes. Auf eine „kindgemäße Weise" wird mit den „heilenden Kräften des kindlichen Spiels" (*Zulliger*), mit Spielmitteln, kreativen Medien gearbeitet, die auf die jeweilige Altersstufe und „Spielkultur" (*Petzold*) zugepaßt werden, so daß ein „Raum des Möglichen", eine „ fördernde Umwelt" (*Winnicott*) entstehen kann. Die Integrative Kindertherapie gründet sich dabei auf tiefenpsychologische Denkmodelle und Konzepte, die Ergebnisse moderner Longitudinalforschung und auf eine „integrative Entwicklungspsychologie", die richtungsübergreifend die Erträge psychomotorischer, emotionaler, kognitiver, sozialer und ökologischer Entwicklungsforschung einbezieht, um sie mit einem reichen Repertoire an Methoden, Techniken, Medien, Formen auf kreative Weise interventiv umzusetzen. Dies geschieht „im Prozeß" eines „Handelns um Grenzen", in gemeinsamem Gestalten, in liebevoller Bezogenheit und Respekt vor der sich in der Ko-respondenz entwickelnden einzigartigen Persönlichkeit des Kindes oder Jugendlichen. In der Integrativen Kindertherapie wird versucht, für Kinder in schwierigen Lebenslagen „schützende Insel-Erfahrungen" bereitzustellen. Der Kindertherapeut bemüht sich dabei, zum wichtigsten protektiven Faktor zu werden, den es für Kinder geben kann: ein „significant caring adult" (*Rutter*), der als „innerer Beistand" internalisiert werden kann und der das bereitzustellen und zu ermöglichen sucht, was das Kind braucht.«

Integrative Leib- und Bewegungstherapie mit erwachsenen Patienten* –
In Zusammenarbeit mit Ilse Orth (1991)

»Die Reduktion der Behandlung von Menschen in
komplexen Lebenslagen und Problemsituationen auf ***Psycho***-*therapie*,
die damit die körperliche, geistige, soziale und
ökologische Realität menschlicher Existenz ausblendet,
ist nicht nur anthropologisch verkürzend,
schreibt nicht nur den Körper-Seele-Dualismus fest,
sie verhindert auch wirklich effektive therapeutische Hilfe
und vergibt die Chance für eine wahrhaft „integrative" Therapie.«
(Petzold 1970c)

1. Hintergrund des Verfahrens

Definitionen:

*»**Thymopraktik** ist die **Praktik**, mit dem **thymos**, mit Regungen und Empfindungen des Leibes, umzugehen, mit den dazugehörigen Emotionen, Stimmungen, Gedanken, Begriffen, Bewertungen, Volitionen, Phantasien und Erinnerungen in ihrer Bezogenheit auf Szenen, Ereignisse, Menschen, soziale Zusammenhänge. Thymopraktik ist in diesem Sinne ganz eigentlich beziehungszentrierte, „leibgegründete Emotionsarbeit" in Kontext und Kontinuum und zielt auf den differenzierten Umgang mit Leibregungen, Empfindungen, Gefühlen, Stimmungen und den zugehörigen Kognitionen und Verhaltensweisen«* (*Petzold* 1970c, 1).

*»**Integrative Leib- und Bewegungstherapie** als „Thymopraktik" ist ein Verfahren phänomenologisch und tiefenhermeneutisch begründeter Behandlung, die den Menschen in seiner Ganzheit, seiner körperlichen Realität, seinen seelischen Regungen, seinen geistigen Strebungen und seinem sozialen und ökologischen Eingebundensein zu erreichen sucht. Sie gründet auf der anthropologischen Annahme, daß **der Leib als ganzer die Person** in ihrer **Hominität****, ihrem Menschenwe-*

* *Orth, Petzold* (1991) aus: *Energie und Charakter* 2 (1991)/1(1992)

** Vgl. Definition in der Fußnote S. 884

*sen **ist**. Ihre Praxis besteht deshalb in der gezielten und theoriegeleiteten Beeinflussung von Haltungen, Verhalten und sozialen Kontexten, d.h. von somatomotorischen, emotionalen, volitiven, kognitiven und sozialen „Stilen“ des Leib-Subjektes im Rahmen einer therapeutischen Beziehung. In dieser arbeiten Therapeut und Patient zusammen daran, S i n n zu erfahren, miteinander E i n s i c h t zu gewinnen und ein Klima herzustellen, in dem „alternative bzw. korrigierende Erfahrungen“ möglich werden, so daß Krankheit geheilt, Leiden gelindert, Gesundheit aufgebaut und persönliches und zwischenmenschliches Wachstum gefördert wird.*

Die Entwicklung „komplexer Bewußtheit“, der perzeptiven, memorativen und expressiven Fähigkeiten und Fertigkeiten des Leibes, wo immer sie beeinträchtigt oder verloren wurden, ist eines der Hauptziele der Behandlung, die in Sonderheit auf die Veränderung von Verhaltensformen und von Persönlichkeitsstrukturen gerichtet ist, wie sie sich z.B. in muskulären Verspannungen, dysfunktionalen Atmungs-, Bewegungs- und Kommunikationsmustern als Niederschlag pathogener biographischer Erfahrungen zeigen.

Diese Zielsetzungen können erreicht werden durch emotionale und kognitive Neu- oder Umbewertungen, durch einsichtsorientiertes Durcharbeiten von Übertragungs-Gegenübertragungs-Konstellationen, Widerständen, Abwehrmechanismen, durch Prozesse der Nach- und Neusozialisation, z.B. im Sinne „emotionaler Differenzierungsarbeit“ und durch Solidaritätserfahrungen, Interventionen, die auf der Grundlage einer konsistenten Theorie von Gesundheit und Krankheit stehen müssen. Sie erfordern eine elaborierte Praxeologie der Deutung und Erlebnisaktivierung, weiterhin körperorientierte, psychologische und sozio-kommunikative Methoden, Techniken und Medien, und sie umfassen konfliktzentriert-aufdeckende, erlebniszentriert-stimulierende sowie übungszentriert-funktionale Modalitäten des therapeutischen Prozedere. Die Breite des praxeologischen Ansatzes befähigt leiborientierte Therapeuten, mit dem physischen, phänomenalen und dem sozialen Leib zu arbeiten, d.h. dem Leib-Subjekt in seiner Totalität« (*Petzold, Orth* 1993e).

Auf dem Hintergrund einer solchen komplexen Konzeption, die den Rahmen traditioneller, am medizinischen Modell orientierter Psychotherapiedefinitionen überschreitet, ist die Integrative Bewegungs- und Leibtherapie im strengen Sinne keine „Körpertherapie“, denn sie arbeitet mit dem *Thymos*, den Regungen, Empfindungen des Leibes, mit dem wahrgenommenen, dem „phenomenal body“. Sie gehört nicht zu den „reichianischen Verfahren“, sondern schöpft aus anderen Quellen: der „aktiven und elastischen Technik“ der Psychoanalyse *Ferenczis*, der französischen Leibphänomenologie *Gabriel Marcels* und *Merleau-Pontys*, der „neuen Phänomenologie“ von *Hermann Schmitz* (1989, 1990), den Traditionen der Atem- und Bewegungstherapie aus dem Kreis um *Elsa Gindler* sowie der fernöstlichen Bewegungsmeditation. Sie wurde in den vergangenen 20 Jahren von *Hilarion Petzold, Hildegund Heinl, Ilse Orth* und anderen Mitarbeitern und Mitarbeiterinnen des „Fritz Perls Instituts“ entwickelt und wird heute an der „Europäischen Akademie für psychosoziale Gesundheit“, Beversee, als Postgraduate-Studium an der Freien Universität Amsterdam und der Donau-Universität Krems gelehrt. Das besondere Charakteristikum des Verfahrens besteht in der Verbindung von tiefenpsychologischem Denken und erlebnisaktivierender Praxis, wie sie u.a. aus der Gestalttherapie von *Perls* oder dem Psychodrama Morenos bekannt ist, mit einem „verstehenden Ansatz“, einer Tiefenhermeneutik (dieses Buch S. 207), der es nicht nur um das Erschließen sprachlich gefaßten Sinnes geht, sondern die auch in den „sprachlosen Raum“, in den Bereich präverbaler und transverbaler Erfahrungen vorzudringen sucht.

2. Theoretische Perspektiven

Einige theoretische Kernkonzepte der Integrativen Leib- und Bewegungstherapie, die zum Verständnis ihrer Praxis notwendig sind, seien kurz vorgestellt. Dabei sind anthropologische Perspektiven von besonderer Bedeutung, weil sich von ihnen einerseits die übergeordneten Therapieziele herleiten und begründen lassen und sie andererseits auch für Persönlichkeitstheorie, Entwicklungstheorie und Krankheitslehre grundlegend sind.

2.1 Anthropologische Überlegungen

Aus anthropologischer Perspektive wird der Mensch als „*Leibsubjekt in der Lebenswelt*" (dieses Buch S. 408) gesehen – genderspezifisch als Mann und Frau (*Petzold, Sieper* 1998), mit seinen Sinnen auf die Welt als phänomenal wahrnehmbare (*Hermann Schmitz*) gerichtet, der Welt verbunden mit jedem Atemzug. Deshalb muß man mit *Merleau-Ponty* die fundamentale *Intentionalität* des Leibes affirmieren: der Mensch ist ein „*être-au-monde*", leibhaftig zur Welt gerichtet. Man muß weiterhin mit *Gabriel Marcel* betonen, daß der Mensch als Leibsubjekt wesensmäßig ein Koexistierender ist. Mit *George Herbert Mead* als Referenzphilosophen schließlich können wir die grundsätzliche Relationalität des Menschen herausstellen, dessen sprachliche Kommunikations- und symbolische Interaktionsformen in leiblich-konkreten, „vokalen Gesten" wurzeln und dessen Leib dazu bestimmt ist, Rollen zu *verkörpern*. Diese Autoren sind für die Theorienbildung der Integrativen Leib- und Bewegungstherapie wichtige Gewährsmänner. Auf ihrer – jeweils unterschiedlichen – Argumentation gründet das Konzept der *Zwischenleiblichkeit* in der Integrativen Therapie, das besagt: Der Mensch ist aufgrund seiner Leiblichkeit dem Wesen nach ein Bezogener, bezogen auf den anderen Menschen als „*Syssarkos*" (Fleischgenosse), bezogen auf die Welt, an deren „Fleisch" (*chair du monde, Merleau-Ponty* 1964) er partizipiert.

Der Begriff „*Leib*" umschließt die Dimensionen *Körper, Seele, Geist*, aber auch *Sozialität* und *Ökologie*, denn er ist Teil der *Lebenswelt* (dieses Buch S. 675f, 751f). In ihm koinzidieren Subjekt und Objekt. Er ist Erkennender und Erkannter zugleich. In diesem Sinne kann der Mensch – darin stimmen die Leibphilosophen (*Marcel, Merleau-Ponty, Plessner, Buytendijk, Schmitz*) überein – immer nur „Leib *sein*" und letztlich nicht oder allenfalls nur virtuell den „Leib *haben*", wie Schmerzen oder die Prozesse des Alterns zeigen.

Die Grundlage des Leibsubjektes ist die *materielle* Realität des Organismus mit seinen physikalischen (Gewicht, vermeßbare Raumausdehnung) und seinen biologischen Dimensionen (physiologische Lebensprozesse). Für diese materielle Grundlage des Menschen verwenden wir in unserem Ansatz den Begriff „*Körper*". Als „*Leib*" wird die Verschränkung *materieller* und *transmaterieller* Realität gesehen. Die deutsche Sprache macht die Unterscheidung von *Körper* als Objekt bzw. als Organismus und *Leib* als die Person, wie sie „leibt und lebt", uns leibhaftig begegnet, möglich. Im Englischen und Französischen findet sich diese direkte sprachliche Differenzierung nicht, man muß vom *body object, corps objectif* und vom *phenomenal body* bzw. *corps phénoménal* sprechen. Und dennoch ist auch diesen Sprachen die Unterscheidung nicht fremd. Man spricht von „*human flesh and blood*", von „*chair humaine*" und nicht von „*meat*" oder „*viande*". All diese Begriffe verweisen auf das Moment der „***Inkarnation***", der Person, die „in Fleisch und Blut" konkret vor einem steht mit der ganzen Fülle oder Ärmlichkeit ihrer Geschichte, ihrer Erfahrungen, ihres Wesens: *transmaterielle Wirklichkeit* also. Wie der Leib „Schätze" der Erfahrung sammeln und verleiblichen kann, so kann er auch Erworbenes verlieren: durch physiologische Veränderungen (z.B. Alzheimersche Krankheit) oder psychologische Einwirkungen (Menschen, denen „das Rückgrat gebrochen" wurde, die ihre Haltung verlieren oder ihre Weichheit und die sich statt dessen verhärten usw.). Wir sprechen dann von „***Dekarnation***". Als *transmateriell* bezeichnen wir demnach all das, was in den Leib an „Information" eingegraben ist: genetisches Programm und – wichtiger für unseren Kontext noch – Einflüsse von Enkulturation und Sozialisation. Der „**informierte Leib**" (*Böhme* 1986; *Petzold* 1988n, 192, 297) und der „informierbare Leib" ist das, was uns in der körperorientierten Psychotherapie besonders interessiert.

In den „Archiven des Leibgedächtnisses" (S. 549, idem 1981h; *Hermant* 1986) ist – Blick, Haltung, Bewegung machen dies deutlich – die Geschichte des Lebens eingegraben: *Bio-graphie.* Auch wenn sie cerebral abgespeichert ist, so ist ihr Niederschlag doch sichtbar, in Verkörperungen „eingefleischt". Man kann mit *Hermann Schmitz* (1989) auch von „Einleibung" oder mit *Gabriel Marcel* (1985) und *Merleau-Ponty* (1945) auch von „*incarnation*" sprechen. Diese „*incarnation*" gründet im Bezug zum Mitmenschen und zur Welt. Die beiden französischen Phänomenologen betonen denn auch nachdrücklich das Moment der Existenz als „Ko-existenz", die „Intentionalität" des Leibes, die grundsätzlich „*relationale*" Verfaßtheit des Menschen. Auf diesem anthropologischen Boden wird der Mensch in beständiger *Ko-respondenz* (*Petzold* 1978c, 1991e) mit der Welt gesehen, und so ist die „*incarnation*" keine einsame Leistung, sondern sie geschieht als ein Miteinander. Sie wird aus der „Ko-habitation" mit der Welt geboren. Hier schafft sich das Subjekt und wird geschaffen, gestaltet sich der Leib und wird gestaltet, ein fundamental „*ko-kreatives*" (idem 1971k; *Iljine* 1990) Geschehen. Die Aneignung von Welt, die Einverleibung der Welt, aber auch das Sich-Einnisten in die Welt, das Soziale und das Ökologische wird von der Dialektik von Einwirkung und Auswirkung bestimmt, von Enkulturation und Kultivieren, von Sozialisation und Sozialisieren. „***Inkarnation***" muß deshalb als „***Ko-inkarnation***" verstanden werden, als etwas, was einem Körper nicht passiv widerfährt, sondern sich als ein wechselseitiger Gestaltungsprozeß vollzieht. In der **„*Ko-inkarnation*"** erfolgt eine ko-respondierende Beeinflussung, die prägt. Der verbitterte Zug um den Mund hat die Demütigung als Gegenüber. Die gramgebeugte Haltung verweist auf Niederdrückendes, auf Kummer. Der müde Schritt begleitet die Überlastung. Der aufrechte Gang wird von der Bestätigung begrüßt. Der klare Blick spiegelt klares, wohlwollendes Angeschautwerden usw. Wertschätzende oder abwertende Interaktionen mit der Umwelt modellieren den Körper. So findet In-formation *Form* (*Petzold* 1990b), deren *Inhalte* sich niederschlagen – leibhaftig. Hier, auf der Ebene der Leiblichkeit als inkarnierter Lebensgeschichte, liegt nach *Merleau-Ponty* (1966) die Möglichkeit, den „*mysterious leap from the mind to the body*" (*Deutsch* 1949) be-greifbarer zu machen. Wenn der Mensch Leibsubjekt, *sujet incarnée* ist, dann wird Therapie immer die „verkörperte Geschichte" (*Hermant* 1986) und damit die Dimension von Inhalt und Form zum Gegenstand haben. Sie wird niemals nur „Körperarbeit" sein können und niemals nur kognitive Umstrukturierung, sondern sie muß die unlösbare Verbundenheit dieser Dimensionen in ihrer Praxis berücksichtigen.

Das, was wir unter der „*transmateriellen Dimension*" der Leiblichkeit verstehen, wird besonders plastisch an zwei Beispielen: Bei **Phantomphänomenen** – (Phantomglied, Phantomschmerz) – ist ein Teil des materiellen *Körpers* durch Unfall oder Operation nicht mehr vorhanden, der *Leib* aber ist noch spürbar präsent als Niederschlag propriozeptiver Erfahrungen, d.h. Informationen (S. 549), durch die im Verlaufe der Biographie das Körperschema des „informierten Leibes" (S. 1051ff) auf der Grundlage genetischer Programmvorgaben Prägnanz gewann (bei Babies und Kleinkindern konnte die neuromotorische Forschung nur schwache Phantomphänomene feststellen). Das andere Beispiel sind die **Dekarnationsphänomene** (*Petzold* 1970c; vgl. infr. dieses Buch S. 899, 893).

Eine solche anthropologische Sicht, die sich mit den Ergebnissen neuromotorischer Forschung und mit der klinischen Erfahrung zum „Leib-Gedächtnis" gut verbindet, eröffnet nicht nur interessante Perspektiven für eine Krankheitslehre, sondern bietet auch Handlungsstrategien für die therapeutische Praxis.

2.2 Inkarnation, Ko-inkarnation, Dekarnation

Ein zentrales Konzept des Integrativen Ansatzes ist die „*Enkulturation* und *Sozialisation* des ***Körpers***", durch die dieser sich zum **Leib** als „individual and social body" entwickelt. Mit der Ausbildung der neuronalen Strukturen in der embryonalen Entwicklung wird Wahrnehmung möglich: Extero- und Propiozeptionen, durch die die Welt erfahren wird – auch die Welt des eigenen Körpers. Der Niederschlag derartiger *Perzepte* im „Gedächtnis des Leibes" (*Petzold* 1989d, dieses Buch, S. 549ff) kann als Beginn einer C h r o n i k, als die Einrichtung von A r c h i v e n angesehen werden. Über den „memorativen Leib" konstituiert sich personale Leiblichkeit, das Leib-Subjekt. Wahrnehmungen und Erinnerungen umfassen einerseits Informationen aus dem mikroökologischen Raum, andererseits Informationen aus dem mesoökologischen der jeweils relevanten Sozialwelt (*Strauss* 1978; *Unruh* 1983; *Petzold, Petzold* 1991).

Im Verlaufe der Evolution ist der menschliche Körper ausgestattet worden, die Außenwelt aufzunehmen. Mit seinen Sinnen ist er intentional auf das Umfeld gerichtet. Das Gehirn ist disponiert, soziale Interaktionen, Sprache aufzunehmen. Es können „Rollen *verkörpert*" werden. Diese aufnehmende Tätigkeit des Körpers wird mit *Merleau-Ponty* (1945/1966) als „***incarnation***" bezeichnet, als Verkörperung, und mit *Hermann Schmitz* (1989, 1990) als „*Einleibung*". Die Prägung des Körpers durch die Einflüsse der sozialen Welt bewirken eine spezifische Mimik, Gestik, Körpersprache, die Sprache, in der sich die jeweils vorfindliche Kultur *inkarniert.* Leibhaftige Enkulturation und Sozialisation (*Fend* 1970) als *Einwurzelung* in den Boden der Kultur läßt den Menschen sich als personales Leib-Subjekt entwickeln – über die „Lebensspanne" (*Baltes*) hin. Geglückte oder mißglückte Inkarnationsprozesse entscheiden dabei über Gesundheit und Krankheit, Entfaltung und Bereicherung der Persönlichkeit oder ihre Verarmung und Deformation (*Petzold* 1990b).

Die originäre Transformation des „*Körpers*" in „*Leib*", des Organismus in „*human flesh and blood*", der naturwüchsige Vorgang der „***Inkarnation***" muß aufgrund der Intentionalität des

Körpers und der grundsätzlichen *Relationalität* des Menschen als ein „*zwischenleibliches*“ Geschehen gesehen werden: im Blickkontakt zwischen Mutter und Kind, in der stummen Zwiesprache der Mimik und Gestik, im Berühren und Berührtwerden (*Eisler* 1991), im nonverbalen und im verbalen Dialog (dieses Buch, S. 536ff, 593ff). Wir sprechen deshalb auch unter Rückgriff auf das *Koexistenzaxiom* der Integrativen Therapie (*Petzold* 1980g; dieses Buch, S. 54f) – inspiriert von *Gabriel Marcel*, *Merleau-Ponty* und der interaktionistischen Position von *G. H. Mead* – von „**Ko-inkarnation**“, einer wechselseitigen „Einleibung“. Das Kind verändert ja auch im „*dialogue tonique*“ (*Ajuriaguerra* 1962) den Körper der Mutter und des Vaters, die Eltern geworden sind. Es wird nicht nur „geprägt“, sondern wirkt – anders als die *Gössel* des *Konrad Lorenz* – im *Leibdialog* prägend! Dies ist das Grundparadigma moderner Sozialisationstheorie (*Reingold* 1969; *Goslin* 1969; *Hurrelmann, Ulich* 1982) auf die Leibebene übersetzt. *Ko-inkarnation* im Rahmen von Sozialisationsprozessen führt dazu, daß beim erwachsenen Menschen *Körper* und *Leib* nur noch im Sinne einer prinzipiellen theoretischen Differenzierung unterschieden werden können. Im Lebensvollzug ist dann nur noch *Leib*, weil die sozialen Rollen „in Fleisch und Blut“ übergegangen sind. Die inkarnierte „*social world*“ (dieses Buch, S. 614ff) kann dem Körper nicht mehr entrissen werden. Jede Lach- und Gramfalte macht dies deutlich und zeigt, daß Sozialisation nicht nur die Aneignung „kognitiver Stile“ (*Köstlin-Gloger* 1973), „emotionaler Stile“ (*Izard* 1977; dieses Buch, S. 638ff) bedeutet, sondern Aneignung des ganzheitlichen Leiblich-in-der-Welt-Seins durch Bezogenheit.

Inkarnation im koexistiven Feld der Mutter-Kind-Dyade (*Petzold* 1991f), der familiären *Triangulation* (*Rojas-Bermúdez* 1979), in sozialisatorischen Mikro- und Mesoklimata ist nicht ungefährdet. Sie ist abhängig vom „*sensitive caregiving*“ (*Vyt* 1989) der relevanten Bezugspersonen, eben weil sie an „*Ko-inkarnation*“ gebunden ist, an das zwischenleibliche Milieu wechselseitiger Berührungen. Die neue entwicklungspsychologische Forschung zum „*parenting*“ (*Papoušek, Papoušek* 1981; *Hopkins, Papoušek* 1991) zeigt dies nur allzu deutlich. Wir können hier auf folgende pathologische Phänomene (*Petzold* 1988n, 353 ff) verweisen: **Inkarnations*defizite*** durch mangelnde Zuwendung, z.B. das Fehlen liebevoller Blicke und Berührungen usw., **Inkarnations*störungen*** durch unsichere Beziehungskonstellationen, z.B. ein „*dialoque tonique*“ in der frühen Mutter-Kind-Interaktion (*Ajuriaguerra* 1962), der sich nicht in ausgeglichener Form vollziehen kann. Die Folge sind „***Miß-inkarnationen***“, z.B. eine phobische Haltung des Leibes gegenüber der Welt, Verzerrungen der Wahrnehmung, Restriktionen des Ausdrucksvermögens. Ein *brüchiges Selbst* entsteht, wie wir es bei Borderline-Patienten, Psychosekranken oder auch bei gewissen Psychosomatosen finden.

Es ist aber auch möglich, daß *Defizite, Traumata, Störungen* oder *Konflikte* schon ausgebildete Leiblichkeit beschädigen, daß das Wahrnehmungsvermögen, der „perzeptive Leib“ beeinträchtigt wird, das Ausdrucksvermögen, der „expressive Leib“ beschnitten wird, daß das Erinnerungsvermögen, der „memorative Leib“ amnesiert wird: Ereignisse waren zu schlimm, als daß sie erinnert werden dürften. Wahrnehmung wird stumpf, Ausdruck rudimentär, Erinnerung blaß oder lückenhaft. Es entstehen „Löcher“ – um diese Metapher zu verwenden – im Leib-Selbst. Bereiche, in denen sich der Mensch nicht spürt und damit in Gefahr gerät, sich selbst zu beschädigen bzw. Noxen nicht oder zu spät wahrzunehmen. Wir sprechen hier von ***Dekarnationsphänomenen***, die für eine klinische Betrachtungsweise psychischer und psychosomatischer Erkrankungen eine große Bedeutung haben, z.B. die reduzierte Expressivität etwa von Zwangsneurotikern, die leblosen, schlaffen Hände, die wir häufig bei depressiven Menschen finden. Hände, die nichts be-greifen, nichts ertasten dürfen, die zwar als Teil des *materiellen Körpers* präsent sind, aber in denen sich nur wenig „leibliche Anwesenheit" feststellen läßt, als habe sich der *Leib* aus diesen Regionen des Körpers zurückgezogen (dieses Buch S. 638, 899), eine Art „*transmaterieller* Amputation", die den materiellen *Körper* intakt ließ und den *Leib* verstümmelte durch negative Sozialisationseinflüsse: Einengung, Beschneidung, Strafen.

Insgesamt verweisen eingeschränkte leibliche Vitalität (besonders bei schweren Depressionen mit ihrer Einengung der Wahrnehmung und ihrem eingefrorenen Ausdrucksvermögen) auf generalisierte, dekarnative Prozesse, deren Ursachen es zu beseitigen und deren Tendenzen es aufzuhalten gilt. Wo wir auf ***Inkarnationsdefizite*** bzw. ***Dekarnationsphänomene*** treffen, sollten wir die Umstände rekonstruieren, in denen diese *Schädigungen* (idem 1988n, 355ff) eintraten. Ein phänomenologisches Erfassen und tiefenhermeneutisches Verstehen von „Leiblichkeit im Bezug" ist hier der diagnostische Zugang, nicht die Suche nach stereotypen, körperlich ausgeprägten „Charakterstrukturen" (*Petzold* 1988n, 291ff gegen *Lowen* 1958). Wir sehen in der Bewegung, in Ausdruckshandlungen, in der Körpersprache, wo der „expressive Leib" eingeschränkt ist. Wir erkennen in Wahrnehmungsexperimenten, wo der „perzeptive Leib" anästhesiert oder analgesiert wurde, und wir treffen im Verlauf dieser „prozessualen Diagnostik" (*Petzold* 1988n, 200 ff; *Althen* 1987) immer auch auf Lücken in der Erinnerung, auf Amnesierungen des „memorativen Leibes", des Leibgedächtnisses (idem 1988n, 252). „Verdrängungen in den Leib" sind durch Unbewußtheit gekennzeichnet. So wird es Aufgabe der Therapie sein, neue Inkarnationen möglich zu machen und die Lücken der Erinnerung zu füllen, durch leibhaftige Erfahrungen, heilende Berührung, Interaktionen, die *nachnähren* und „Löcher im Leibselbst" füllen. Die Arbeit vollzieht sich „*entre les trous de la mémoire*". Was das heißt, hat *Dominique Appia* in seinem beeindruckenden, gleichnamigen Bild (Abb. 1) dargestellt, das mit einer Situation besonderer „*préoccupation*" in seinem Leben verbunden ist. Er schreibt zu dem Bild:

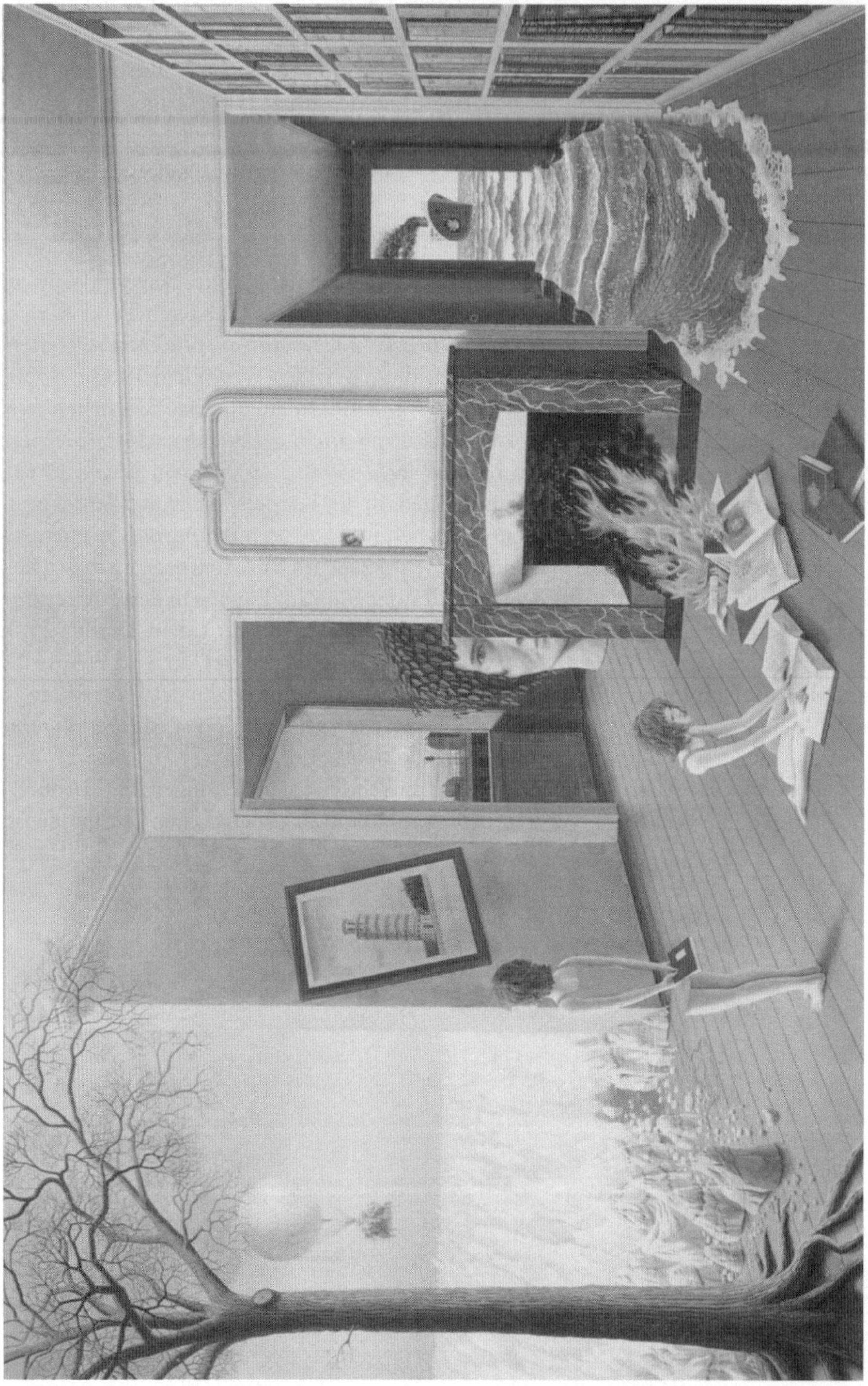

»Entre les trous de la mémoires«
Abb. 1: Dominique Appia 1973, Acryl auf Leinwand, 247 cm/155 cm, aus „APPIA", Julliard/L'âge d'homme, Paris 1985 (farbige Wiedergabe des Bildes siehe Farbteil am Ende des Buches, S. I)

A propos „Entre les trous de la mémoire"

„Das Mysterium des Schöpferischen entzieht sich jeder Definition. Jeder Versuch der Erklärung, der den Anschein erweckt, es auszuloten, wird sehr unvollständig sein und da ein Mittelmaß einrichten, wo es nichts als die Extreme gibt. Je mehr eine Erklärung dieses Genres uns fasziniert, desto sicherer ist sie falsch.

Die wirklich schöpferischen Menschen sind sehr selten, und das, was der Betrachter an Kreativem in einem Werk sehen kann, entspricht allein seinem Überraschtsein, dem Stand seiner Erkenntnis, Kultur und Sensibilität. Ein Künstler hat keinerlei besonderen Verdienst darum, Ideen zu haben. Wenn die Inspiration ihn durchdringt, ist das ein Glücksfall. Er ist nicht dafür verantwortlich, was er daraus macht, die Wahl, die er trifft, Stil und Form, die er ihr gibt.

Man kann sagen, daß die Kunst sehr seltsam geworden ist. Man könnte glauben, der Mensch wolle seinem eigenen Bild entfliehen: Daraus entsteht eine große Verwirrung und ein tiefes Elend. Meine natürliche Neigung, meine Sensibilität treibt mich von all dem weit weg. Ich bevorzuge das, was vom Herzen kommt, dem, was die Vernunft bringt, bin lieber berührt als erstaunt.

‚Entre les trous de la mémoire' ist ein Gemälde auf Leinwand von 247 x 155 cm, gemalt 1973, einem sehr intensiven Abschnitt meines Lebens, in dem die Sorgen *(préoccupations)* des Augenblicks eine besondere Wirkung auf mein Gemüt hatten. Es kommt mir nicht zu, zu sagen, ob es da eine Beziehung zu meinem Bild gibt. Ich kann meine Bilder nicht erklären. Dies wäre nichts als Gestammel, eine groteske Karikatur meiner selbst. Ich schätze indes die Meinungen der Betrachter, die eine neue, erhellende Sicht zu dem beitragen können, was ich, ohne es zu wissen, geschaffen habe.

Es gibt so viele Weisen, ein Werk zu gestalten, daß ich nicht sagen kann, wie es mich da gepackt hat. Man sagt, daß *Mozart* so schnell komponierte, daß der Kopist mit dem Schreiben nicht nachkam. *Beethoven* hingegen verbrachte Tage damit, auszufeilen, zu verändern und zu vereinfachen, um zu der reinen und endgültigen Form zu kommen, wobei er vor sich hin sprach: ‚... einfacher, einfacher!' *Balzac* wiederum identifizierte sich derart mit den Personen seiner Romane bis zu einem Punkt, daß er mit ihnen ihre Dramen und Leidenschaften durchlebte, als würden sie existieren. *Stephan Zweig* schrieb sehr moderne Sachen in einer sehr klassischen Sprache. Ich glaube, in meinem Bild ist eine Mischung von all diesem. Eine der großen Schwierigkeiten, die ich erlebe, ist, mir die Frische der Inspiration zu erhalten trotz der geduldigen und sorgsamen Ausführung, die nichts Gestisches oder Spontanes hat.

Es ist dieses Bild dasjenige meiner Werke, das den größten öffentlichen Erfolg hatte. Es wurde von einem Psychiater gekauft, auf Postkarten, ja Glückwunschkarten gedruckt, es erschien in Schulbüchern, illustrierte Artikel über Psychologie, diente als Dekoration in Filmen und Fernsehsendungen. Es wurde als Wandbild von 3,33 m gedruckt und als Poster in mehr als 220 000 Exemplaren über die ganze Welt verbreitet. Warum?"*

Nun, so könnte man auf diese Frage antworten, weil es die Betrachter berührte, weil es eine Geschichte erzählt von verlorenen Geschichten, weil es Träume gibt, Phantasien, die *„trous de*

---

* Aus einem Brief von *Dominique Appia* an *H. Petzold*

la mémoire" zu füllen, weil dieses Bild Identifikationsmöglichkeiten mit den „*préoccupations*" des Künstlers bietet, deren Atmosphären aus den Lücken, Löchern, Öffnungen des Bildes hervorfluten, Atmosphären der Trauer, der Verlorenheit, in denen die Leiblichkeit, das Herz verblaßt und durchscheinend wird.

Werden Ereignisse zu bedrohlich oder zu schmerzlich, führt das in *Dekarnationen*, in die Amnesierung des „memorativen Leibes", entstehen Löcher in der Erinnerung, die – werden sie nicht durch Aufarbeiten oder benigne Ereignisse, durch neue *Inkarnationen*, *Ko-inkarnationen* gefüllt – zu Löchern in der Persönlichkeit werden können.

Therapeutisches Handeln muß also Situationen bereitstellen, in denen *Inkarnationen* möglich werden, ein *ko-inkarnatives Klima*, in dem Patienten Vertrauen wiederfinden, Selbstwertgefühl aufbauen oder wieder aufbauen können, weil sie in ihrer leibhaftigen Existenz wertgeschätzt und bestätigt werden. Atmosphären der Sicherheit, der Geborgenheit, der Akzeptanz, der Wertschätzung entstehen in der therapeutischen Dyade durch die „Mutualität" (*Ferenczi* 1988), durch „leibhaftige Begegnung" (*Marcel* 1985; dieses Buch S. 790ff). Dies allerdings ist nur möglich, wenn der Therapeut sich nicht „undurchsichtig wie ein Spiegel" (*Freud*) verhält oder den therapeutischen Prozeß mit „der Gefühlskälte eines Chirurgen" (*Freud* GW VIII, 380f) strukturiert. Er darf sich der Berührtheit, ja Betroffenheit nicht entziehen (*Eisler* 1991; *Petzold* 1970c, 1989i). Nur so kann vermieden werden, daß die therapeutische Situation selbst Dekarnationsphänomene reproduziert und sie vertieft oder daß sie einseitige und dysfunktionale Kompensationsstrategien fördert und weiter ausbaut: maligne Progression (idem 1988n, 468 f), Rationalisierung als Überlebensstrategie, Kontrolle von Situationen allein „über den Kopf", durch „Einsicht" ohne adäquate emotionale Absicherung und leibliche Gegründetheit. Die Behandlungsmethodik der Integrativen Leib- und Bewegungstherapie (idem 1988n) versucht, diesen Gefahren zu begegnen, indem sie verbale und nonverbale Elemente verbindet, darauf gerichtet ist, Erfahrungen von „*vitaler Evidenz*" (idem 1990p, 868; dieses Buch S. 694), d.h. das Zusammenwirken von leiblichem Erleben, emotionaler Erfahrung und rationaler Einsicht, im Rahmen einer heilenden und heilsamen intersubjektiven Beziehung zu vermitteln.

2.3 Trauer um beschädigte Leiblichkeit

Es gibt Ereignisse in unserer Lebensgeschichte, die reißen Lücken, die nicht mehr zu füllen sind. Der Verlust geliebter Menschen zeigt dies deutlich. Manchmal gelingt es uns nur mühsam weiterzuleben. Das, was uns aus dem Herzen gerissen wurde, wiegt schwer, und die Wunden des Herzens heilen schlecht. Trauerarbeit stellt sich als Aufgabe. Trauer kann dreifach gesehen werden – als schmerzliches Gefühl, als bedrückende Atmosphäre und als Prozeß, der wie folgt definiert werden kann: „*Trauer ist ein komplexer, die Persönlichkeit erschütternder und verschiedene Stadien durchlaufender, somatischer, emotionaler, kognitiver und sozialer (d.h. leiblicher) Prozeß, in dem sich das Ich mit Trennungs- und Verlusterfahrungen auseinandersetzt, zerbrechende Gefühlsbindungen durchlebt und die dabei auftretenden Affekte, wie z.B. Schmerz, Wut, Verzweiflung, zulassen kann, um auf diese Weise von Verlorenem oder – antizipierend – von zu Verlierendem Abschied zu nehmen. Gelingt die Trauerarbeit, wird es möglich, die Trennungs-*

erfahrung zu integrieren, sich mit dem Schicksal auszusöhnen, die Persönlichkeit zu restabilisieren und ihr eine Neuorientierung zu eröffnen. Mißlingt sie, kommt es zu pathologischen Trauerprozessen, die psychische bzw. psychosomatische Erkrankungen zur Folge haben können" (vgl. *Petzold* 1989g).

Es muß in diesem Zusammenhang gesehen werden, daß Persönlichkeit sich entwickelt und Trauer in unterschiedlichen Altersphasen verschieden ist. Sehr kleine Kinder können noch nicht trauern. Sie erleben Schmerz, Angst, Vorformen der Trauer, die von der Ichentwicklung der emotionalen Differenzierung und der Entwicklung der Zeitperspektive und Exzentrizität abhängig sind. In jeden Trauerprozeß gehen Aktivierungen vorgängiger Trennungs- bzw. Verlusterlebnisse und Trauererfahrungen ein und ermöglichen für zu erwartende Verlusterfahrungen *„antizipatorische Trauer"*. In dieser wird das *Abschiednehmen* als Kernmoment des Trauerprozesses vorwegnehmend begonnen. Dabei können neben Trauer um Verluste oder Verletzungen, die man selbst erfahren hat (*Simplexstruktur*), auch Trauerprozesse eintreten, die das Unvermögen des Verletzenden (Vater, Mutter), anders handeln zu können, betrauern (*Duplexstruktur*), ja, die in einem identifizierenden Rollentausch Trauer erlebbar werden lassen, Tränen weinen lassen, die der Verletzende (Vater, Mutter etc.) selbst nicht weinen konnte (*Triplexstruktur*). Derartige Prozesse „doppelter Trauer" (idem 1988n, 224) können über die *Aussöhnung* mit den „facts of life" zur Versöhnung mit Menschen führen, von denen man verletzt, ja, geschädigt wurde, um dann Möglichkeiten zur Neuorientierung zu gewinnen.

Über Trauerprozesse ist in der psychotherapeutischen Literatur viel geschrieben worden, da die Verabschiedung von frühkindlichen Verletzungen, unerfüllten Wünschen und Sehnsüchten, aber auch die Verarbeitung von Verlusterlebnissen einen Schwerpunkt in der therapeutischen Arbeit darstellt. Die leibliche Dimension der Trauer wurde dabei übersehen. Es wurden verschiedene Modelle über den Trauerprozeß (*Lindemann, Pinkus, Kast*, u.a.) erarbeitet, ähnlich wie in der psychologischen und thanatologischen Trauerforschung (*Spiegel* 1972; *Petzold* 1982f; *Canacakis-Canas* 1988). In der Integrativen Therapie wird aufgrund klinischer Erfahrungen dem Prozeß der „doppelten Trauer" besondere Aufmerksamkeit geschenkt (*Petzold* 1988n, 224 ff). In ihm geht es nicht – wie ausgeführt – nur um das Betrauern von Verletzungen und Entbehrungen, die der Patient erlitten hat, sondern auch darum, zu betrauern, daß der Vater, die Mutter so verletzend gehandelt haben und keine bessere Beziehung zu ihrem Kind aufbauen konnten; es geht um ein Verstehen ihrer Determinierungen, ja, ihrer Pathologie. Dies darf zu keinen voreiligen *Versöhnungen* führen, und vielleicht gelingt nur eine *Aussöhnung* mit dem Schicksal. Die „doppelte Trauer" kann sich weiter vertiefen in der „Identifikation mit dem Aggressor", die nun nicht mehr im Sinne einer Abwehr- und Hilflosigkeitsreaktion geschieht, sondern als empathischer Akt des Verstehens. Im „Rollentausch mit dem Aggressor" werden die Hintergründe seiner Aggressivität deutlich und wird seine verdrängte Trauer spürbar. Auf diese Weise können *„delegierte Gefühle"* aufgelöst werden.

Die umrissene Dynamik kommt auch bei Verlusterfahrungen durch den Tod, durch schwere Erkrankung, Alternsprozesse, aber auch beim Erleben von Sozialisationsdefiziten zum Tragen. Fehlende Zwischenleiblichkeit wird betrauert – in einem Milieu der Zwischenleiblichkeit; Dekarnationen werden betrauert, die zu unwiederbringlichen Einbußen führten – auch das in einer „leiblichen Präsenz“ (*Marcel* 1985): der des Therapeuten.

So kann Abschied*nehmen* gelingen, das eine Wiederaneignung des Verlorenen auf andere, neue Weise ermöglicht, ein *Nehmen*, das die „Löcher der Erinnerung“ füllt, indem es nicht durch übermäßigen Schmerz blockiert wird und ein gutes Angedenken möglich wird, wodurch der Schatz an Erfahrungen mit eben diesem verlorenen Menschen zugänglich bleibt (*Petzold* 1982f, 1989g). Ein solches „Durcharbeiten“ von Verlusten (idem 1988n, 224ff) erweist sich als ein eminent leiblicher Prozeß, der Ausdruck findet in Lauten und Gesten der Klage, aber auch in Worten und Gesten des Trostes.

Im leib- und bewegungstherapeutischen Umgang mit derartigen Situationen wird niemals nur über das Leid gesprochen, Trost nur in verbaler Weise gespendet, sondern es geschieht ein „Teilen des Leides“ in stützender und bergender Zwischenleiblichkeit. Auf diese Weise werden *Ko-inkarnationen* möglich, wird – in der akuten Trauersituation – Anästhesierung als Form der *Dekarnation* verhindert, und in der retrograden Bearbeitung fehlender Trauermöglichkeiten werden schon eingetretene *Dekarnationen* gemildert oder aufgehoben: steinerne Mimik belebt sich, und an die Stelle emotionaler Resonanzlosigkeit tritt erneut Schwingungsfähigkeit, abkapselnder Rückzug wird aufgegeben zu Gunsten einer neuen Öffnung zur Welt und zu den Menschen. Die *„Trous de la mémoire“* füllen sich wieder, weil die schmerzlichen Erinnerungen geteilt werden können und in einer Aufhebung generalisierter Verdrängung auch die glücklichen Ereignisse der Vergangenheit wieder zugänglich werden, und das heißt: sie werden leiblich erfahrbar. Daß dies nicht bloße Metaphorik ist, wird jeder wissen, dem es beim Gedanken an einen geliebten Menschen „warm ums Herz wird“, der sich in der Erinnerung an ein freudiges Ereignis „gelöst“ und „beschwingt“ fühlt, der beim Aufkommen einer schmerzlichen Situation sich bedrückt und niedergeschlagen fühlt und dies besonders, wenn er allein stand, verlassen war, niemand da war, der Leid mit ihm teilte, der Trost spendete. Genau hier setzen dann genuine Gesten des Trostes in der therapeutischen Situation an. Sie werden möglich, wenn ein Therapeut selbst auf der leiblichen Ebene resonanzfähig ist und sich berühren lassen kann, um „zu Berührungen aus der Berührtheit“ (*Petzold* 1970c; *Eisler* 1991) zu finden.

3. Methodische Perspektiven der Integrativen Leib- und Bewegungstherapie

Auf dem Hintergrund dieses komplexen theoretischen Ansatzes, der im Konzept des Leibes als *„inkarnierter Subjektivität“* (*Marcel, Merleau-Ponty*) gründet, die sich in *„Sozialisation als Ko-inkarnation“*, in *„intersubjektiver Zwischenleiblichkeit“* (*Petzold*) herausbildet, in einem Prozeß gemeinsamer Bewegtheit – Bewegungen aufeinander zu und voneinander weg –, in einer *„Kommotilität“* (dieses Buch S. 977ff), kann das Praxisverständnis der Integrativen Leib- und Bewegungstherapie sich nicht nur als „bloße Interventionstechnik“ begrenzen. Weil der Leib von seiner gesamten Ausstattung her auf den anderen Menschen und die Welt gerichtet ist, muß Leibtherapie immer ein „Milieu der Ko-inkarnation“ bereitstellen, immer „Praxis zwischenleiblicher Begegnung“ sein, und die in ihr verwandten *Methoden*, *Techniken* und

Medien müssen deshalb immer „im Prozeß" dieser Begegnung zum Tragen kommen. Dies gilt für die drei *Modalitäten* unseres therapeutischen Ansatzes, die indikationsspezifisch je für sich oder kombiniert eingesetzt werden können:

1. **Übungszentriert-funktionale Modalität** des Vorgehens, in der auf einem tiefenpsychologischen Verstehenshintergrund Entspannung, Atmung, Beweglichkeit durch *Übungen* gefördert werden sollen,

2. **erlebniszentriert-stiumlierende Modalität** therapeutischer Arbeit, in der durch kreative Bewegungsimprovisation, durch spielerisches Vorgehen alternative Formen des Leiberlebens und des Ausdrucks vermittelt werden sollen,

3. **konfliktzentriert-aufdeckende Modalität** der Behandlung schließlich, wo im Sinne einer „körperorientierten Psychotherapie" versucht wird, Defizite, Traumata, Konflikte und Störungen aufzufinden, die „in den Leib verdrängt wurden" und leiblich-konkret Niederschlag gefunden haben.

Weitere Modalitäten, z.B. netzwerk-, familienzentrierte, medikamentöse (2002b, *Hass, Petzold* 1999; *Birchler, Petzold* 2001) sind möglich.

3.1 Heilende Atmosphären oder das „therapeutische Klima"

Die Grundvoraussetzung leibtherapeutischer Arbeit ist die „Stimmigkeit" des *Klimas* in der therapeutischen Beziehung. Zwischen Therapeutin und Klient muß eine Vertrauensbasis gewachsen sein, die es möglich macht, daß leibliche Berührung als Form therapeutischen Handelns verwandt werden kann. In der Regel wird die Leibarbeit durch längere Sequenzen verbaler Therapie, durch die Arbeit mit „kreativen Medien" (z.B. Ton oder Fingerfarben, vgl. *Petzold, Orth* 1990), mit Materialmedien (z.B. Bälle, Tücher, Seile, vgl. idem 1977c; *Hausmann* 1987; *Höhmann-Kost* 1991) und durch Übungen, die Bewegung und eigenleibliches Spüren anregen, vorbereitet (*Brooks* 1979). So kann zwischen einer „direkten" und einer „indirekten" leibtherapeutischen Arbeit unterschieden werden, *„touching and non-touching approach"*. Nur wo das Klima in der therapeutischen Beziehung direkten Körperkontakt „stimmig" erscheinen läßt, ist dieser sinnvoll. Es geht ja nicht um physiotherapeutische Interventionen, die durchaus in anderen Kontexten ihren Platz haben können, sondern es geht hier um eine Behandlung des ganzen Menschen, in der sich Psychotherapie und Somatotherapie verbinden.

Da Therapie immer ein „dyadisches Geschehen" ist – der Ausdruck „Einzeltherapie" ist insofern irreführend –, müssen Patient *und* Therapeut für leibtherapeutische Behandlungssequenzen bereit sein. Auf der Seite des Patienten finden wir zumeist eine „benigne Regression" (*Balint* 1987), d.h. die Bereitschaft, sich auf frühe Bereiche seiner Biographie einzulassen, in denen er neben lebensfördernden Erfahrungen, die ihn wachsen ließen, traumatischen Ereignissen, Defiziten oder Ketten anderer schädigender Einflüsse (*chain of adversive events*) ausgesetzt war (dieses Buch S. 575f, 478ff; *Petzold, Hentschel* 1991; *Rutter, Robins* 1990). Derartige widrige Einflüsse müssen als leiblich konkrete Einwirkungen gesehen werden: „Innere" Spannungen, die z.B. auf Grund von Konflikten – „äußeren" zwischen den Eltern – aufkommen, sind immer mit *muskulären Verspannungszuständen* (und damit auch mit vaskulären und respiratorischen Beeinträchtigungen) verbunden, die sich durchaus chronifizieren können, wenn man „immer auf dem Pulverfaß sitzt" und spannungsfreie Zeiten selten sind. *Zeitextendierte Überlastung* (dieses Buch S. 469f; *Petzold, Schuch* 1991) wird hier zur Krankheitsursache.

Schläge, Mißhandlungen, Druck oder Mangelzustände, jeder negative Einfluß aus dem Sozialisationsfeld wird *leiblich konkret* erfahren. Diesem Faktum wird in den verbalen Psychotherapien in der Regel zu wenig Bedeutung beigemessen. Der Leib ist *atmosphärischen Einflüssen* ausgesetzt, guten und schädigenden. Atmosphären werden von *Hermann Schmitz* (1989,1990) als *„ergreifende Gefühlsmächte, die randlos in den Raum ergossen sind*" definiert. Bedrückenden Atmosphären kann man sich genauso wenig entziehen wie heiteren, die „anstecken". Diese poetisch formulierte Definition von *Schmitz* läßt sich wahrnehmungspsychologisch präzisieren: Wir charakterisieren *Atmosphäre als „ein Zusammenwirken von subliminalen und supraliminalen Sinneseindrücken, die das t o t a l e S i n n e s o r g a n L e i b* aufnimmt und *die durch die Resonanzen aus dem Leibgedächtnis angereichert werden*" (S. 549f; *Petzold* 1970c, 1971k, 1991d), eine Vielfalt von Reizen, *Polyästhesien*, oberhalb und unterhalb der Bewußtseinsschwelle, die im Verein mit erinnerten atmosphärischen Relikten Resonanzen wecken und den Leib „einstimmen" (dieses Buch, S. 642ff), wie ein Instrument gestimmt wird. Im Aufklingen von Leiberinnerungen werden neben den gegenwärtigen, frühere *Atmosphären* wachgerufen (dieses Buch, S. 558), die die Person als ganze „ergreifen" und überfluten können.

Die Eindrücke als *„multiple Stimulierung*" (*Petzold* 1988f), die Einflußgrößen einer *Szene* (Raum, Licht, Farben, Formen, Gerüche usw.) schaffen im Verein mit der Resonanz aus den „Archiven des Leibgedächtnisses", die in die Szene durch Ausdrucksverhalten zurückwirkt, die aktuell wirkende Gesamtatmosphäre. Ist diese gespannt, gerät der Leib in eine entsprechende „Stimmung", eine verschreckte Gestimmtheit, deren leibliche Disposition mit *Schmitz* (1989) als *Engung* bezeichnet werden kann, oder – ist sie gelöst – in ein Wohlgefühl, das mit der Disposition der *Weitung* verbunden ist. Die *Atmosphären* bewirken also leibliche Dispositionen, denen in einer differentiellen Leibtherapie große Bedeutung zukommt. Das therapeutische *Klima* muß deshalb „gestaltet" werden. Der Therapeut muß auf die Bereitschaft des Patienten zur *benignen Regression* antworten können, indem er auf Wünsche nach Geborgenheit, Sicherheit und Verbundenheit aus einer Position *elterlicher* Zuwendung (*Mathias* 1978), „mütterlicher Zärtlichkeit" (*Ferenczi*) antworten kann. Er muß selbst eingestimmt sein, seinen Patienten gleichsam „emotional zu adoptieren", um ihm die „Wohltaten einer guten Kinderstube zuteil werden zu lassen", wie es *Ferenczi* (1931) einmal formuliert hat. *Regression* in diesem Kontext bedeutet nicht nur einen Rückgang in *„pathogene Milieus*" (*Petzold* 1988n, 458f), um auf diese Weise Einsichten in Verdrängtes zu gewinnen, ein Wissen um die determinierenden Fakten der Biographie, sondern Arbeit in *regressiven Settings* (dieses Buch, S. 657) hat als besondere Zielsetzung, *korrektive emotionale Erfahrungen* (*Alexander, French* 1959) zu ermöglichen. Das gemeinsame Durchleben düsterer Kindheitssituationen von Einsamkeit und Verlassenheit, die der Patient in der Regression aktualisiert, verändert diese Szenen durch das bloße Faktum, daß jetzt, in der therapeutischen Situation, der Therapeut in „hilfreicher Präsenz" anwesend ist. Es wird damit das *situative Klima* verändert, zumal, wenn es dem Therapeuten gelingt, Atmosphären des Schutzes, des Trostes, der Zuversicht, der Verbundenheit zu mobilisieren, die sich gegen die alten Atmosphären der Bedrückung stellen, die aus den „Archiven des Leibes" (S. 549; *Petzold* 1981h, 1989d) hervorquellen. Die Verinnerlichung solcher „heilenden Atmosphären", die in einem regressiven Milieu der therapeutischen Beziehung leibhaftig und konkret erfahren werden, ermöglicht eine *innere Umstimmung* bis in die leibliche Befindlichkeit hinein.

In diesen Prozessen wird *leibliche Berührung* zum Medium, das „qualitative Veränderungen" fördert. Der Patient muß konkret erfahren, daß er gehalten wird, wo Ungeborgenheit war, daß er Wärme erhält, wo Kälte war, daß an die Stelle des rauhen Griffes, der Schläge, der Mißhandlung die stützende, tröstende Geste tritt. *Auf diese Weise* geschieht die korrigierende Erfahrung im „potentiellen Raum" (*Winnicott* 1972; *Neubaur* 1988) der Therapie, die neue Möglichkeiten bereitstellt (*Petzold, Goffin, Oudhof* 1993).

3.2 Nachsozialisation – Therapie zwischen Bedürfnisbefriedigung und Grenzsetzung

Mit dem Bereitstellen heilender Atmosphären, eines „*facilitating environment*" (*Winnicott*) werden in der Integrativen Bewegungs- und Leibtherapie die Konzepte der „Nach- und Neusozialisation", des Nachnährens, der Neubeelterung (*reparentage*) vertreten (*Ramin, Petzold* 1987), wie sie der Sache nach von *Sándor Ferenczi* inauguriert und von einigen seiner Schüler, z.B. *Vladimir Iljine, Istvan Hóllos*, oder in der „zweiten Generation" *Hilarion Petzold, Hildegund Heinl* u.a. ausgearbeitet und weitergeführt wurden. *Ferenczi* vertrat die Auffassung, daß Menschen, denen die mütterliche Zuwendung gefehlt hatte, mit „mütterlicher Zärtlichkeit" begegnet werden müsse. Was gemangelt habe, müsse in der Therapie gegeben werden. Eine solche Auffassung bedeutet nun nicht, daß wir in Projektion elterlicher Schuldgefühle eine Art „Wiedergutmachung" zu betreiben versuchen oder daß Leibtherapeuten den Anspruch haben, alle Defizite, die ein Mensch in früher Kindheit und über sein Leben hin erfahren hat, ausfüllen zu können. Der Weg *Ferenczis* stellt nur *eine* Dimension des therapeutischen Prozesses dar, und der Weg *Freuds*, auf kindliche Bedürfnisse aufgrund gewonnener Einsichten zu verzichten, eine andere Dimension. Letztere hat für die therapeutische Praxis die Konsequenz, daß infantile Bedürfnisse des Patienten auch zurückgewiesen werden müssen, wo er in der Lage ist, Verantwortung zu übernehmen, ohne in einem „zu früh zu viel" durch eine zu fordernde Therapie in „*maligner Progression*" (*Ferenczi* 1931; *Petzold* 1969b) traumatische Erfahrungen reproduzieren zu müssen. Diese beiden Wege – der Ansatz *Ferenczis* und der *Freuds* – sind kein „entweder oder", sondern müssen indikationsspezifisch und prozeßorientiert zum Tragen kommen. Grundsätzlich allerdings meinen wir, daß gerade bei frühen Defiziten zunächst einmal eine *nachnährende* Therapie erfolgen muß. Nachnähren, „korrigierende emotionale Erfahrung", *reparentage*, Nachsozialisation – all dies sind Termini, die nur im Rahmen eines Konzeptes *regressionsorientierter Therapie*, die frühe, z.B. präverbale Erfahrungsebenen erschließen kann (vgl. dagegen *Rangell* 1966), sinnvoll sind. Es geht hier nicht um ein Nachlernen von fehlenden Kompetenzen aufgrund von Sozialisationsdefiziten aus der aktualen Erwachsenenebene heraus, sondern um einen „Lernprozeß im regressiven Milieu" einer Übertragungsbeziehung und einer fokal induzierten Regression. Durch die Übertragungskonstellation wird der Therapeut in die Position einer „emotional bedeutsamen" Bezugsperson gestellt (*Petzold* et al. 1993). Es können dadurch emotionale Qualitäten aufkommen, Atmosphären entstehen, die denen in Primärgruppen (Atmosphären in Familienbindungen also) nahekommen, wie dies auch in *Wahlverwandtschaften* möglich ist.

Durch die erlebnisaktivierenden Methoden der Integrativen Therapie können darüber hinaus frühe Atmosphären und archaische Szenen in einer Dichte aufkommen, daß Phänomene wie Stimmregression, Kindersprache und -mimik, Gestik, Prosodik auftreten. Auf sie wird mit Intervention reagiert, wie sie uns aus der Baby- und Kleinkindforschung bekannt sind und als *„patterns of intuitive parenting"* (*Papoušek, Papoušek* 1981) für das erste Lebensjahr bzw. *„sensitive caregiving"* (*Vyt* 1989) für das zweite Lebensjahr anhand von Videoanalysen herausgearbeitet wurden. Videoaufzeichnungen, die wir von Leibtherapeuten und ihren Patienten in regressionszentrierter Arbeit machen konnten, zeigen in frappierender Weise derartige *patterns*. Es finden *„gazing dialogues"* statt, die in großer emotionaler Intensität ein Anschauen und ein Angeschautwerden möglich machen, das „identitätsstiftend" ist, und der Mensch braucht solche Dialoge, um Mensch zu werden (vgl. *Petzold* 1990c, 1045 ff; dieses Buch S. 593ff). Es finden „prosodische Dialoge" statt, ein Austausch gefühlsgetönter Laute, in denen ein unmittelbarer Bezug auf einer tiefen Ebene des Miteinanders und des Angenommenseins entsteht. Die „Sprache der Zärtlichkeit" (*Ferenczi* 1931) hat eine heilende Qualität für frühe Defizite und Wunden. In der unmittelbaren „Berührung aus der Berührtheit" (*Petzold* 1970c; *Eisler* 1991) entsteht in der Leibtherapie ein *„dialogue tonique"* (*Ajuriaguerra* 1962), der Spannungen löst, primäre Affekte aufkommen läßt: erschütternde Kleinkindschreie des Schmerzes, der basalen Wut (wir verzichten auf den terminologisch weniger glücklichen, in der Sache aber Ähnliches meinenden Begriff „narzißtische Wut"), aber auch Laute des Wohlseins, der Zufriedenheit, Jauchzen des Glücks (*Petzold* 1985h). Derartige, von Körpertherapeuten unterschiedlicher und z. T. theoretisch recht differierender Schulen – Bioenergetiker, Primärtherapeuten etc. – vielfach beschriebene und durch Fotos und Videoaufnahmen dokumentierte Phänomene zeigen die Intensität der Regression auf der Leibebene. Mit diesem Zugang können durchaus bei sorgfältiger Indikationsstellung Patienten mit „frühen Störungen", Borderlineerkrankungen und Psychosomatosen (z.B. dermatologische oder Asthmapatienten) behandelt werden, von denen manche analytischen Kollegen lediglich aufgrund theoretischer Überlegungen und Erfahrungen mit deutungszentrierter Technik (*Kernberg* 1980, 215 ff) behaupten, bei derartigen Krankheitsbildern seien „tiefe" Regressionen bzw. die Befriedigung regressiver Bedürfnisse kontraindiziert. Dies aber ist keineswegs so durchgängig zu sagen. In einem sicheren Setting (klinischer Rahmen) oder bei stabilem sozialem Netzwerk mit hoher „supportiver Valenz" (*Petzold* 1979c; 1988n, 227) und nach längerer, stabilisierender „Plateauarbeit" (ibid. 220, 233) kann durchaus leibzentrierte Regressionsarbeit eingesetzt werden, ohne daß die Gefahr der Dekompensation oder der unauflösbaren „pathologischen Idealisierung des Therapeuten" (*Kernberg* 1980, 219), der „lebenslänglichen Therapieabhängigkeit" (ibid. 117) entsteht.

Dies sind *nicht* unsere Erfahrungen in der Therapie mit einem regressionsorientierten, leib- und kreativtherapeutische Methoden (*Hausmann, Meier-Weber* 1990) einbeziehenden Ansatz der *„parentage"*, der Beelterung in der Therapie (*Petzold* 1987b). Mit anderen behandlungsmethodischen Ansätzen als denen der verbalen, klassischen oder modifizierten, deutungszentrierten psychoanalytischen Technik kommt man eben z. T. zu anderen Erfahrungen, anderen theoretischen und praxeologischen Konzepten. Es gibt aber nicht nur einen „Weg der Heilung" (idem 1988j) oder nur verbale Formen der Deutung (idem 1988j). Eine versichernde Berührung: „Hab keine Angst, es kann dir nichts geschehen. Ich bin da, bei dir!", ein Blick, der sagt: „Ich sehe dich. Ich habe dich erkannt, habe erkannt, daß du nie wirklich angenommen wurdest, und ich nehme dich jetzt an, hier, leibhaftig, mit deiner ganzen Person!", ist auch Deutung, Bedeutungszuweisung auf einer existentiellen Ebene, auf einem Tiefenmilieu zwischenmenschlicher Verbundenheit und „unmittelbarer Teilhabe" (*Lorenzer* 1974, 138 f). Patienten sagen, sie hätten sich durch solche „Sternstunden" in leibzentrierter Therapie erstmalig im Leben gesehen und angenommen gefühlt, sie seien an solchen Erfahrungen gesundet, und die dauerhafte Besserung, ja, Beseitigung schwerer psychosomatischer oder Borderline-Symptomatik (bei langjährigen Katamnesen) zeigt die Wahrheit solcher Therapie (vgl. *Petzold* 1987b) – wer will uns Leibtherapeuten diese Heilungen absprechen, wer solche Erfolge bezweifeln (weil sie etwa nicht in aufgrund anderer Methodik gewonnene Theoriekonzepte passen)?

Wir bezweifeln erfolgreiche Borderlinetherapien mit der klassischen Analysetechnik nicht. „Wer heilt, hat recht!" Das alte asklepiadische Dictum gilt uneingeschränkt – auch für Leibtherapeuten!

Die Erfahrung, genährt, nachgenährt worden zu sein, wird von unseren Patienten immer wieder verbalisiert und als entscheidendes Moment in ihrer Therapie, ihrem Gesundungsprozeß herausgehoben – noch nach zehn oder fünfzehn Jahren, wenn wir ihnen wiederbegegnet sind und die überschatteten Zeiten ihrer schweren Erkrankungen schon lange der Vergangenheit angehören. Sie berichteten dann zuweilen, daß sie in Belastungssituationen, in akuten Krisen plötzlich unsere Gegenwart gespürt hätten, unsere *Atmosphäre*, daß ihnen ein Blick, eine Geste, ein Wort, ein Satz von uns in den Sinn gekommen sei, der ihnen Trost, Mut oder Kraft gegeben habe. Sie schreiben uns nach Jahren, wie die Erfahrungen, die sie mit uns gemacht haben, sie durch schwere Zeiten getragen haben. Das ist Nachnähren, *parentage* (idem 1969b; 1988n, 238, 249 et passim), das ist die *Inkarnation* guter Atmosphären, die Verinnerlichung guter Szenen in einem *„koinkarnativen Milieu"*, welches wir in der Integrativen Leib- und Bewegungstherapie aufkommen lassen können und dürfen, unbeeinträchtigt von der Sorge um unsere „Neutralität" (*Kernberg* 1980, 119), nicht gebunden durch ein Gebot verweigernder Abstinenz, das den Therapeuten verpflichtet, „all seine Affekte und selbst sein menschliches Mitleid beiseite zu drängen" (*Freud* 1912, GW VIII, 380 f), um in wünschenswerter „Schonung seines eigenen Affektlebens" (ibid.) zu arbeiten (*Petzold* 1991h). Wir sind *nicht* neutral, sondern *engagiert*, arbeiten aus einem reflektierten und wohldosierten Engagement (idem 1980g, 1989i). Unsere Abstinenz ist die Eindeutigkeit der Beziehung, die Klarheit der Zuwendung. *Ferenczi* (1927/28) hat uns hier mit seinem Plädoyer für eine „elastische" Behandlungstechnik, mit seinen „Kinderanalysen mit Erwachsenen" (idem 1931) den Weg gewiesen, nicht zuletzt mit seinem mutigen Versuch „mutueller Analyse" (idem 1988), deren Methodik auszufeilen ihm durch seinen Tod nicht mehr vergönnt war.

Zumindest hat er das Konzept der **Mutualität** mit nicht mehr zu relativierender Deutlichkeit als Basis jeder Therapie auf der *zwischenmenschlichen Tiefendimension* herausgestellt, ein Konzept, das *Bubers* (1928) existentieller Ich-und-Du-Begegnung, *Marcels* (1985) intersubjektiver Erfahrung als „leiblicher Begegnung" entspricht. *Ferenczis* behandlungsmethodische Versuche sind keineswegs als gescheitert anzusehen, wie vorschnell von „im Paradigma der Abstinenz" sozialisierten Psychoanalytikern (so selbst von seiner Herausgeberin *Dupont* 1988) geschlossen wird, die keine Erfahrungen im „Paradigma elterlicher Zärtlichkeit" (vgl. *Ferenczi* 1931) machen konnten, so daß vielleicht eine „Angst vor Nähe", die ja ein spezifisches Problem von *Freud* zu sein schien (vgl. den *Ferenczi/Freud*-Briefwechsel), blieb. *Ferenczis* Versuche verlangten nach Fortführung und Ausarbeitung, die wir unternehmen durften (*Petzold* 1969b, 1988d; *Heinl* 1985, 1990; *Petzold, Orth* 1990b). Die Methodik therapeutischer Arbeit aus dem – aufgrund klinischer Reflexion und sorgfältiger „prozessualer Diagnostik" (idem 1988n, 200 ff; *Althen* 1987) – wohldosierten „partiellen Engagement" auf dem „Spektrum zwischen Abstinenz und Selfdisclosure" (idem 1980g) ist Frucht dieser Bemühungen um die Ausdifferenzierung „mutueller Praxis". Beispielhaft sei der Umgang mit den Phänomenen „wechselseitiger Empathie" (idem 1986h, dieses Buch S. 803) genannt, der für den Heilungsprozeß notwendigen Bereitschaft des Therapeuten, sich von seinem Patienten empathieren zu lassen, damit dieser seine Empathie üben kann, wie jedes Kind seine Eltern empathisch erfassen dürfen muß, um in seiner Wahrnehmung sicher zu werden und eine gemeinsame Ebene mit Vater oder Mutter finden zu können.

Ein anderes Moment ist das Erkennen von Eigenübertragungen und die Handhabung von Gegenübertragungen in regressiven und leiborientierten Therapieprozessen, der wir große Aufmerksamkeit geschenkt haben, denn nur in einer bewußten und *eindeutigen* Einnahme von Elternpositionen – für eine Zeitlang –, in einem *nicht agierenden* Schaffen und Handhaben elterlicher Atmosphären können Prozesse der *„parentage"* und *„reparentage"* gelingen, insbesondere auch Prozesse der „benignen Progression" (*Ramin, Petzold* 1987), um auf dieser Grundlage auch die unausweichlichen Verzichtleistungen erbringen zu können, die nicht zu vermeiden sind. Es wird natürlich Trauerarbeit (idem 1982f, dieses Buch, S. 860ff) über Verlust, Entbehrungen, über Vernachlässigung, ja Mißhandlung notwendig werden, um zu Ablösungen und Verselbständigungen zu kommen. Aber Trauerarbeit und Selbstsupport (*Perls* 1969a) brauchen *Kraft* (*Petzold* 1988n, 224 f), sie können nicht ohne Schaden aus einem Zustand des Mangels geleistet werden.

Nachnähren bedeutet keinesfalls, daß alles in eitel Wohlbefinden und oraler Endlosigkeit „mündet" oder daß Therapeuten eigene Nähebedürfnisse agieren oder unbewußt eine Art „Wiedergutmachung" inszenieren. Das ist schon durch die Realität des therapeutischen Kontextes, die Zeit der Therapiestunde und den Ort des Behandlungsraums eingegrenzt und wird durch fortlaufende Kontrollanalyse, Supervision oder kollegiale Intervision, die für Leibtherapeuten unverzichtbare Instrumente professionellen Handelns sind, gewährleistet. Das wohldosierte Balancieren zwischen der Befriedigung der Sehnsucht nach „primärer Liebe" (*Balint* 1988) und bedürfnisverwehrender Frustration zum Aufbau einer adäquaten Frustrationstoleranz und eines durchtragenden Selfsupports bereitet den Grund für die not-wendige Trauerarbeit. Wenn sich die „offenen Gestalten" (*Perls*) schließen, Atmosphären des Verlorenseins durch erfahrene Atmosphären des Aufgehobenseins verändert werden und die Qualität „stimmiger" Beziehung erlebt werden konnte, wird der Patient auf diesem Boden erst fähig, die Gefühle des Schmerzes und der Trauer zuzulassen, *Trauerarbeit* zu leisten. Diese setzt immer eine gute Kraft und Integrationsfähigkeit des Ichs voraus und muß, sofern die Verletzungen und Entbehrungen in frühen Lebensphasen vor der Ich-Entwicklung oder in ihren Anfängen liegen, durch „nachträgliche Trauer“ (*Petzold* 1988n, 225, 233) in der Therapie geleistet werden, gestützt und begleitet durch Verständnis und Trost des Therapeuten und der Gruppe.

In der leibtherapeutischen Arbeit findet dies alles konkrete, *zwischenleibliche* Formen. Das *Nachnähren* als ein Prozeß, in dem *Ko-inkarnation* möglich wird, erfordert z.B., einen Patienten aus der *Eindeutigkeit* mütterlicher oder väterlicher Zuwendung als „Similequalitäten“, d.h. *wie* ein Vater, wie eine Mutter (vgl. konzeptkritisch *Petzold, Orth* 1999) zu halten (*holding*), zu wiegen, zu trösten, um Verbundenheit (*bonding*) herzustellen, wo Verlorenheit und Trennung war. Auf dieser Basis wird Trauerarbeit möglich, in der der *leibliche Ausdruck* von Schmerz, von Tränen, von Lauten der Angst, des Klagens, aber auch der Wut zugelassen werden kann und sich in der „gewährenden Präsenz“ des Therapeuten, unter seinem wohlwollenden Blick zu *zeigen* vermag. Ein solcher Ausdruck verdrängter, abgespaltener oder verbotener Gefühle kann durch unterstützende Berührungen (z.B. zwischen den Schulterblättern), die die Muskulatur lösen, ein Atemmuster des Schmerzes (*Bloch* 1986) stimulieren und damit das Aufkommen und Ausdrücken von Schluchzen ermöglichen, gefördert werden. So hat etwa die Berührung der Schulter mit der einen Hand und das Stützen der Lendenwirbelsäule mit der anderen zugleich eine physiotherapeutisch relaxierende und atemstimulierende Wirkung und eine *symbolische Qualität* – „dem Patienten wird der Rücken gestärkt“. Beides fördert den emotionalen Ausdruck, und das ist immer der leibhaftige Ausdruck der Person einem anderen Menschen gegenüber.

3.3 Behandlungstechnische Perspektiven Integrativer Leib- und Bewegungstherapie

Leibtherapeutische Arbeit mit Patienten ist immer „Be-handlung“, die „im Prozeß“, im Milieu der „Zwischenleiblichkeit“ geschieht. Methoden und Techniken gewinnen hier stets eine interpersonale Qualität. Sie sind nie nur funktionsbezogene Intervention, denn sie sind in Übertragung und Gegenübertragung eingebettet und müssen der fundamentalen *Relationalität* des Leibsubjektes Rechnung tragen. Andererseits allerdings erfordern sie auch eine Kunstfertigkeit, eine Handhabung. Techniken sind „Handwerkszeug“. Diese mehrdimensionale Ausrichtung, das Handeln auf verschiedenen Ebenen, ist für die Arbeit in der Integrativen Leib- und Bewegungstherapie charakteristisch. Berührung, etwa der Schulter, hat immer eine *physikalische Ebene* (1), *Stimuli* im Sinne von Wärme, Schwere, Druck. Sie bewirkt Lösung der Muskulatur, Weitung der Kapillargefäße, Aktivierung der Atmung. Gleichzeitig aber kann die Berührung der Schulter auf der *Übertragungsebene* (2) als eine Geste (des Vaters oder der Mutter) zur Wirkung kommen, die signalisiert: „Du brauchst keine Angst zu haben, ich bin bei dir, dir kann nichts geschehen“. Schließlich ist die Berührung auf der *Ebene mitmenschlicher Beziehung* (3) Ausdruck selbstverständlicher Zwischenmenschlichkeit. Trost oder Unterstützung wird in der Regel „von Mensch zu Mensch“ jenseits der Übertragungsdimension gegeben. Diese drei Aspekte gehen in das therapeutische Handeln ein und wirken zusammen. Sie sind vielleicht, je nach Verlauf des Prozesses, unterschiedlich gewichtet, aber sie konstituieren die Gesamtqualität der Intervention, die deshalb immer ein zwischenmenschliches Geschehen ist.

Der Patient erfährt diese drei Ebenen im konkreten Vollzug. Er erlebt den Therapeuten in seiner *Profession*, erfährt ihn als Mitmenschen und erkennt im Verlauf der therapeutischen Arbeit zunehmend auch die Ebene der Übertragung, die allmählich schwächer wird und sich nach und nach auflöst, nicht nur, weil durch Deutungsarbeit *Einsicht* gewonnen wurde, sondern weil die unerledigten Situationen, die als motivationale Quellen hinter der Übertragung stehen, durch Prozesse des „Nachnährens" abgesättigt worden sind. „Zum Schlusse einer analytischen Kur muß die Übertragung selbst abgetragen sein" (*Freud* 1916/17, GW XI, 471).

Die leibliche Berührung im therapeutischen Prozeß dient nicht nur der Evokation alter Atmosphären und Szenen, die traumatisches Material dem „***Erinnern** in der Bezogenheit*" (*commemoratio)* zugänglich macht. Sie ist auch Zeichen einer leiblichen Präsenz: Der Patient ist mit seinen Erinnerungen nicht allein. Berührung bewirkt nicht nur *Wiederholen* biographischer Konstellationen, die aufkommen und kathartisch durchlebt werden, weil das „***Wiederholen** in Bezogenheit*" erfolgt. Der Therapeut ist in der aufkommenden Szene ja anwesend. Schließlich ermöglicht zugewandte Berührung in der Therapie auch ein „***Durcharbeiten** in der Bezogenheit*" – gemeinsam mit dem Therapeuten. So können *leibliches Erleben, emotionale Erfahrung und rationale Einsicht in Bezogenheit zusammenwirken, d.h. Ko-inkarnation und „Erfahrungen von vitaler Evidenz" ermöglichen* (dieses Buch S. 694). Eine solche *Synergie* (idem 1974k), die im Durcharbeiten kulminiert, verändert Einstellungen, Gefühle, Haltungen, Verhalten. Sie wirkt auf der Ebene des *Körpers* (Verspannungen lösen sich), im Bereich des *Seelischen* (Gefühle erhalten eine andere Tönung), im Bereich des *Kognitiven* (Perspektiven verändern sich) und im Bereich des *Sozialen* (neue Kommunikationsformen werden möglich). Ein derartiges Durcharbeiten führt damit immer zu einem weiteren Schritt, zum „*Verändern*": Der *Freud*sche Dreischritt „*Erinnern, Wiederholen, Durcharbeiten*" wird um das „*Verändern*" explizit ergänzt, indem die Transferleistungen aus der therapeutischen Beziehung in den Alltag sorgfältig vorbereitet und begleitet werden.

Unter behandlungsmethodischer und -technischer Perspektive geht es für uns zunächst einmal darum, den Patienten für das *eigenleibliche Spüren* zu sensibilisieren, ihn zu ermutigen, *wahrzunehmen*, was er „nicht merken" durfte (*A. Miller* 1981), ihm die Relationalität des Leibes wieder zu erschließen. Die *Anästhesierung* des „**perzeptiven Leibes**" kann auf diese Weise nach und nach aufgehoben werden. Er spürt, wann er sich verspannt und wie er sich verspannt. Er nimmt die auslösenden Situationen und Atmosphären wahr, und das ist die Voraussetzung, um sich diesen Einflüssen entziehen oder ihnen begegnen zu können. Mit der Förderung des Spürens und Wahrnehmens erfolgt nicht nur eine „Wiederaneignung" abgespaltener Leiblichkeit, sondern der Patient lernt, „feinspürig" zu werden für das, was ihm förderlich oder abträglich ist. Ihm wird es auf diese Weise möglich, in komplexen sozialen Situationen seiner Wahrnehmung zu trauen und angemessen für sich zu sorgen. Dies ist immer auch verbunden mit einem Wiedergewinn des **„expressiven Leibes"**. Der Patient lernt, auf Situationen zu reagieren, Bewältigungsformen zu finden (*Thomae* 1989), Unbehagen auszudrücken, Grenzen zu ziehen, sich zu wehren (aggressive Bewältigung) oder ungute Szenen rechtzeitig zu verlassen (evasives Coping) und sich in streßbelasteten Lebenssituationen (*stressful life events*) Ressourcen zu erschließen (*Jerusalem* 1990), wofür die *„Integrative Ressourcentheorie"* (*Petzold* 1997p) elaborierte Modelle entwickelt hat.

Die Förderung des expressiven Verhaltens in Mimik, Gestik und Bewegung ist sehr oft auch mit der Auflösung chronifizierter Muster des Zurücknehmens, des Festhaltens verbunden. Zurückhaltung führt oft genug zu einer starren Haltung, leiblichen Erstarrung und damit – dies sei noch einmal betont – zu einem Menschen, der als Person zu einer „rigiden Persönlichkeit" erstarrt ist ohne Flexibilität und Weichheit in den körperlichen, seelischen und geistigen Regungen. In der Behandlung solcher Patienten werden neben Übungen der *„sensory awareness"* auch Sequenzen improvisierten Bewegungsausdrucks (*Höhmann-Kost* 1991), Übungen der Pantomime und des Rollenspiels (*Petzold* 1982a) eingesetzt – wiederum „im Prozeß" und nicht als aufgesetzte, verordnete Übungen, sondern als Handlungen, die sich organisch aus dem therapeutischen Geschehen ergeben.

Das Behandlungsgeschehen selbst als Verflechtung der psychodynamischen Strebungen (*Viationen*) von Therapeut und Patient mit den Strategien des Therapeuten (*Trajectorien*, vgl. *Petzold* 1988n, 226 f) muß diesem prozeßhaften Charakter gerecht werden und die Verbindung von differenzierter Wahrnehmung und differentiellem Ausdruck immer wieder fördern. So kann z.B. in einer Behandlungssequenz, in der *holding* und *bonding*, Bergen, Halten und Wiegen im Vordergrund stehen, weil ein biographisches Milieu bearbeitet wird, das sehr viel an frühen Verlassenheitserfahrungen enthält, der Patient immer wieder ermutigt werden, „herauszuspüren", *was* er jetzt braucht, *wie* er gehalten werden möchte, was für ihn „stimmig" ist. Der Therapeut seinerseits muß diese Wünsche überprüfen, um auf sie eine *Resonanz* geben zu können, die von seiner Position her angemessen ist. In diesem „Ko-respondieren" um die „richtige Qualität" geschieht ein *„Aushandeln von Grenzen"*, wie es oft in der biographischen Situation nicht möglich war, wo Unabgegrenztheit oder Grenzverletzungen zu Schädigungen führten. Der Dialog darüber, was gebraucht wird und was stimmig ist, eröffnet die Möglichkeit, daß in der regressiven Situation leibtherapeutischen Geschehens *emotionale Differenzierungsarbeit* geleistet werden kann, indem die zwischenmenschliche Erfahrung des „Haltens" nicht sprachlos bleibt, sondern für das Erleben Worte, Begriffe, Bilder gefunden werden. Eine dreißigjährige Borderlinepatientin ist ja in einer regressionszentrierten, leibtherapeutischen Sitzung nicht in ihrer Ganzheit auf die Ebene – sagen wir – einer Zweijährigen regrediert. Sie befindet sich zwar in Atmosphären, Gefühlen, die situativ denen einer Zweijährigen nahekommen können, aber ist zugleich auch dreißig Jahre alt (vgl. dieses Buch, S. 657, 764).

So kann und muß in leibtherapeutischen Behandlungssequenzen immer wieder auch eine „Metakommunikation" über die Situation erfolgen. Dies geschieht in der Regel durch *„narrative Praxis"* (*Petzold* 1988n, 317, 485; 1988k), einem Dialog aus wechselseitiger Berührtheit, in einem emotional *dichten* Gespräch über das, was gerade im Moment geschieht. Der Patientin wird auf diese Weise einfühlbar, was ihr gefehlt hat, spürbar, was sie im Moment erhält – nämlich Zuwendung statt Zurückstoßung –, *und* sie vermag über diese Erfahrungen im *Hier und Jetzt* der therapeutischen Situation zu sprechen. Auf diese Weise findet sie Worte für bislang Unbenennbares, findet eine Sprache, ihre Sprache, für Dinge, die „unfaßbar" waren oder nicht benannt, nicht „auf den Begriff gebracht" werden durften. Integrative Leib- und Bewegungstherapie ist also keineswegs eine „nonverbale" Therapieform, sondern ist im Gegenteil auf die Verbindung von Nonverbalität und Verbalisation gerichtet. Auch Erfahrungen aus dem „vorsprachlichen Bereich" müssen für den Menschen hier und heute benennbar oder zumindest umschreibbar werden. Die frühen „ungreifbaren Atmosphären", die in den *Archiven des Leibes*, im Leibgedächtnis (*Petzold* 1981h) aufgehoben sind und aus diesem heraus wirken, bekommen auf diese Weise Namen. Dabei werden dem Patienten Begriffe zur Verfügung gestellt, damit er benennen kann, was er zwar schon leiblich spürt, aber noch nicht in Worte zu kleiden vermag. Eine Aussage wie: „Ich fühle mich heute schlecht", wird durch Nachfragen differenziert, und wenn der Patient – was oft genug geschieht – seine Empfindungen oder Gefühle nicht in Worte fassen kann, so ist es möglich, durch eine angebotene *Reihung* von Empfindungen und/oder Gefühlsqualitäten ihm die Möglichkeit zu bieten, das für ihn Richtige, „Stimmige" auszuwählen: „Schlecht, was heißt das: bedrückt, niedergeschlagen, traurig, erschöpft, depressiv, ärgerlich?" Es werden mit dem Patienten weiterhin „leibliches Empfinden" (*Gespür*) und „affektive Regung" (*Gefühl*) differenziert. Die Sicherheit des empathischen Erfassens ist hier Voraussetzung für das Gelingen des therapeutischen Prozesses.

Empathie setzt *Intuition* (dieses Buch, S. 275, 803) voraus und kann, diese einbeziehend, hier definiert werden *„als das Zusammenwirken eines genetisch disponierten Verhaltensprogramms mit aktualer, subliminaler und supraliminaler sozialer Wahrnehmung und ihrer mnestischen Resonanz aufgrund vorgängiger Erfahrungen und antizipierender Entwürfe, wodurch ein affektives Teilnehmen an dem, was ein anderer empfindet, möglich wird sowie identifikatorische und antizipierende Leistungen, die Voraussetzung für mitmenschliches Engagement sind"* (*Petzold* 1970c; vgl. *Rauh* 1987; *Bischof-Köhler* 1989). Der Patient wird auf diese Weise nicht „Objekt" der Beobachtung aus einem abstrakten diagnostischen Interesse, sondern die Einfühlung ist von einem Mitfühlen, Mitschwingen getragen, einer *„sympatheia"*. *S. Ferenczi* (1932/1988) hat zu Recht herausgestellt, daß ohne eine solche mitfühlende Sympathie keine Heilung möglich sei, d.h. es kann keine Umgestaltung der Leiblichkeit, keine neue *Einleibung* in Prozessen der Ko-inkarnation erfolgen. Dadurch, daß die *„Berührung aus Berührtheit"* (*Petzold* 1970c; *Eisler* 1991) erfolgt und nicht als technische Intervention, dadurch, daß sie eine Rückmeldung ermöglicht – der Patient darf reagieren, darf korrigieren, und der Therapeut ist für ihn erreichbar –, wird auch den Gefahren der „Fehlempathie", entgleisender Übertragungs-Gegenübertragungskonstellationen (*Petzold* 1980g), d.h. des Agierens eigener Problematik, begegnet. Die durch die eigene Lehranalyse mit leibtherapeutischen Sequenzen geschärfte Empathie des Therapeuten für zwischenleibliche Phänomene und Übertragungs- bzw. Gegenübertragungsreaktionen einerseits und die Förderung des empathischen Vermögens des Patienten andererseits tragen zum Gelingen des Behandlungsprozesses bei. Der Patient lernt, sich zu verstehen, weil er verstanden worden ist, vermag sich zu begreifen, weil er begriffen worden ist, kann Selbstempathie entwickeln, weil er empathisch erfaßt worden ist. Er kann auf dieser Grundlage aber auch seine Empathie zum Therapeuten hin entfalten, und dieser Prozeß muß Raum haben. Empathie in der therapeutischen Beziehung erfordert *Wechselseitigkeit, Mutualität* (*Ferenczi* 1988).

Unter entwicklungspsychologischer Perspektive kann man sagen: Nicht nur die Mutter muß sich in das Kind einfühlen, sondern auch dem Kind muß es möglich sein, Einfühlsamkeit der Mutter gegenüber zu entwickeln. Es muß die Möglichkeit haben, das Erspürte auszudrücken und bestätigt zu bekommen, damit es in seiner Wahrnehmung sicher wird und seine Fähigkeit zur *Intersubjektivität* (*Marcel* 1985) sich entfalten kann. Die Entwicklungsschritte des Kindes von der *Konfluenz* – wir ziehen diesen Terminus dem biologistischen Begriff der „Symbiose" vor – in der frühen Mutter-Kind-Dyade zum wachen *Kontakt*, der sich zur *Begegnung* vertieft und in die *Beziehungs-*, ja *Bindungsfähigkeit* mündet (dieses Buch S. 529-543, 796), dieser Entwicklungsverlauf zur *vollen Intersubjektivität* wird, wo er sich nicht vollziehen konnte oder beeinträchtigt wurde, in der Therapie zwischen Therapeut und Patient neukonstelliert und erlebbar, so daß er eine „korrigierende Erfahrung" von Zwischenmenschlichkeit bereitstellt, die verinnerlicht werden kann (*Petzold* 1986e, 1988d, 1991b). Die Intensitäten und ihre Dosierung müssen von der Therapeutin sorgfältig und feinspürig reguliert werden, so daß die Grenzen des Patienten, aber auch seine eigenen Grenzen Berücksichtigung finden. Grenzen öffnen und Abgrenzung finden, Barrieren beseitigen und Grenzen setzen und wahren werden damit zentrale Aufgaben therapeutischen Handelns. So wird Therapie, ähnlich jeder Erziehungsarbeit, ein *„Aushandeln von Grenzen"*: im Bereich zwischenleiblicher Interaktion und im Bereich verbaler Auseinandersetzung.

4. Konzepte klinischer Praxeologie in der Integrativen Leib- und Bewegungstherapie

Unsere theoretischen, anthropologischen und praktisch-behandlungsmethodischen Überlegungen haben uns immer wieder auf das intersubjektive Milieu der therapeutischen Beziehung verwiesen, das bei regressionsorientierter Arbeit durch den Bezug auf entwicklungspsychologische Modelle fundiert werden muß. Konzepte zur klinischen Praxeologie, zu Behandlungsstrategien und Therapiezielen müssen deshalb auf diesem Hintergrund gesehen und auf eben dieselbe Basis gestellt werden. Pathologie entspringt mißlungenen, gestörten, defizitären, traumatisierenden Beziehungen. Sie kann deshalb nur im Rahmen gelungener, ungestörter, sicherer, heilsamer Beziehungen überwunden werden. Charakterpanzerung (*Reich*), neurotische und psychosomatische Symptome, ***Dekarnationsphänomene***, wie z.B. die *Anästhesierung* des *„perzeptiven Leibes"* oder die Einengung des *„expressiven Leibes"*, können deshalb nur durch alternative Beziehungserfahrungen, in denen durch **Koinkarnation** neue Qualitäten erlebt werden, angegangen werden. Wenn es darum geht, dem Leib die Sinne wieder aufzuschließen durch Übungen zur sinnenhaften Wahrnehmung (*sensory awareness*) und durch die Bearbeitung der biographischen Situationen, in denen die Sinne verschlossen wurden oder sich verschließen mußten, kann dies nur in der Beziehung geschehen.

Auch die Bereitstellung von Ausdrucksmöglichkeiten durch Übungen zur Expression geschieht durch die Öffnung eines „potentiellen Raumes" (*Winnicott*) in der therapeutischen Beziehung, wo Gespürtes ausgedrückt werden darf. Schließlich ist die unerläßliche Bearbeitung der biographischen Szenen, in denen Ausdruck verhindert oder bestraft wurde, als Beziehungsarbeit zu sehen, in der auch eine allmähliche Auflösung der *Amnesierung* des *„memorativen Leibes"* gelingt. Die „Archive des Leibgedächtnisses" werden geöffnet. Defizitäre, bedrohliche oder schmerzliche Beziehungserfahrungen werden in ihrer ganzen leiblichen Konkretheit zugänglich. Dies zeigt sich in der therapeutischen Praxis sehr greifbar, wenn Patienten, die Bereiche ihres Leibes nicht spüren konnten – etwa die Lendenwirbelsäule oder das obere Kreuz –, plötzlich merken, *wie* sie sich verspannen, wenn sie in schwierigen sozialen Konstellationen unter Druck kommen. Sie fangen an, Schmerzen wahrzunehmen, die sie zuvor „weggepackt hatten", weil sie sie „nicht merken" durften und gewohnt waren, sie zu übergehen (*Traue* 1989). Die leibtherapeutische Arbeit bringt eine *Sensibilisierung* mit sich, eine Feinspürigkeit für soziale Situationen und die *eigenleibliche Resonanz* auf abträgliche Szenen. Eine solche Sensibilisierung ist natürlich nur sinnvoll, wenn gleichzeitig Hilfen durch die Therapie geboten werden, um die Lebenssituationen angemessen zu bewältigen, Beziehungen zu handhaben und den Alltag zu strukturieren.

Derartige Aufgaben können durch Methoden, welche im engeren Sinne der „Körpertherapie" (*Petzold* 1977n) zuzurechnen sind, allein nicht geleistet werden. Was „in den Leib hineinverdrängt" (idem, *Hundertmark, Teegen* 1986, 72f) wurde, muß im *Durcharbeiten* der Situationen, die eine solche Verdrängung verursacht haben, bearbeitet werden (*Leitner* 1991; *Tarr-Krüger* 1991). Die Be-handlung des Niederschlags solcher pathogener biographischer Szenen (etwa in Form von Verspannungszuständen) durch physikalische, physiotherapeutische oder entspannungstherapeutische Methoden allein wird nur begrenzten Erfolg bringen, genauso wie eine Bearbeitung der Inhalte solcher Szenen auf der kognitiven Ebene des Einsichtsgewinns allein in der Wirkung eingeschränkt bleiben muß, da eine Veränderung des „depressiven Leibes" so allenfalls auf indirektem Wege erfolgen kann. Wird nach Eindrücken (*imprimere*) das Ausdrücken (*exprimere*) durch äußere Einflüsse zurückgedrängt (*reprimere*) oder innere Normen unterdrückt (*supprimere*), kommt es zu einem Niedergedrückt- oder Bedrückt-Sein (*deprimere*), wie z.B. bei depressiven Patienten (dieses Buch, S. 852) mit leiser Stimme, flachem Atemmuster, schlaffem Haut- und Muskeltonus, mit gesenkten Augen, Händen, die verhalten sind und nichts aufnehmen und festhalten dürfen, muß sich diese ganze gedämpfte, deprimierte Form leiblicher Existenz im Kontext therapeutischer Interaktion wandeln, verwandeln können, hörbarer, sichtbarer, ausdrucksstärker werden. So ermutigen wir die Patienten, alles etwas „lauter" zu tun, vom Sprechen bis zum Schließen der Tür. Eine solche Verwandlung kann durch übende Sequenzen in der Bewegungstherapie gefördert werden: Stampfen, Fallen und Halten, aber auch Werfen und Kicken von Bällen in der Einzelarbeit oder in spielerischen Gruppensituationen. Derartige übende Sequenzen sind nun keineswegs als „pädagogische Maßnahmen" zu sehen oder im Sinne einer Verhaltensmodifikation behavioristischer Prägung aufzufassen. Die *Übung* erwächst aus dem therapeutischen Geschehen, aus einem Erfassen der Eingeschränktheiten und Defizite und aus einem Wissen um ihre Hintergründe, *und* sie geschieht unter dem wohlwollenden, gewährenden Blick des Therapeuten und der Gruppe, um sich von hier in den Alltag fortzusetzen. Der Alltag wird dann zu einem Feld der *Übung* (*Dürckheim* 1964). Allerdings werden Gelingen und Mißlingen wieder in die Therapie zurückgetragen, besprochen und – wo notwendig – in alternativen, ergänzenden Übungssequenzen mit weiteren Hilfen begleitet.

In dieser Arbeitsform gewinnen Übungen oder Bewegungsspiele oft die Qualität von *Reinszenierungen in alternativer Form*: Der Ball wird geworfen *trotz* des Verbotes und – auf dem Boden einer tragfähigen therapeutischen Beziehung und eines stützenden Gruppenklimas – auch einmal *gegen* das Verbot. Dieses Verbot kann in einem Bewegungsspiel durch eine Wolldecke symbolisiert werden, die von mehreren Gruppenteilnehmern gehalten wird. Der Protagonist schmettert den Ball gegen die Decke, fegt sie hinweg, wird sich seiner eigenen Kraft, seiner eigenen Möglichkeiten bewußt, die ihm durch väterliche und mütterliche Gebote oder Verbote verstellt worden sind. Ausdrucksbewegungen, tänzerische und pantomimische Improvisationen, Symbolspiele mit Intermediärobjekten sind hier Instrumente der Integrativen Bewegungs- und Leibtherapie. Der Begriff „*Bewegung*" wird damit nicht auf die Dimension bloßer Lokomotion begrenzt, sondern in einem weiteren Sinne als Lebensphänomen begriffen. **Bewegung ist Leben**, *emotio*, innere Bewegtheit (*Ekman* 1988), *movement of thought*, geistige Beweglichkeit, *social movement*. Daß eine solche Auffassung nicht bloße Metaphorik ist, enthüllt der Blick auf die Körpersprache, die sich bei „geistig regen" Menschen auch in einer lebhaften Mimik und Gestik zeigt, oft bis ins hohe Alter (*Isler* 1986).

In den hier vertretenen Konzepten findet sich ein Einfluß *Morenos*. Der Leib wird in seiner Expressivität und Bewegtheit im „szenischen Kontext" gesehen (dieses Buch S. 683). Aber es wird eine Dimension hinzugefügt, die das Psychodrama nicht oder zumindest nicht so explizit berücksichtigt hat, die der *„inneren Szene"*, die sich mit der äußeren verschränkt. Das Brüllen des Vaters, seine Drohgebärden bleiben ja nicht in einem „Außen", sondern diese Szene geht quer durch den Leib. Man hält vor Furcht den Atem an, wird „mucksmäuschenstill", beißt die Zähne zusammen, verspannt die Muskulatur, nicht zu sprechen von den vasculären oder endokrinen Aspekten der „inneren Szene", wie sie uns etwa im „Erröten und Erblassen" sinnfällig wird. Daß hiermit nicht einer physiologistischen Verkürzung komplexer seelischer Regungen das Wort geredet wird, dürfte aufgrund der entfalteten Konzeption *transmaterieller Leiblichkeit*, des ***„informierten Leibes"***, wohl deutlich sein und ergibt sich auch aus der Bedeutung, die wir neben der „inneren Szene" physiologischer Prozesse der „äußeren Szene", d.h. den intersubjektiven, sozialen Einflüssen, die den *„social body"* prägen, beimessen. Weiterhin finden wir in der Integrativen Leib- und Bewegungstherapie eine Wertschätzung der *symbolischen Realität* des Leibes, die uns in einer *verbalen* und *nonverbalen* Ebene zugänglich wird: Sprache wirkt auf den Leib. Ist der Körper des Kindes erst einmal benannt: „Das ist der Daumen, der schüttelt die Pflaumen...", haben Körperteile und innere Organe erst einmal *Namen* erhalten: Arme, Beine, Mund, Nase, Augen, Hände, Herz, Magen, Gehirn, so hat sich der Leib in unwiderruflicher Weise verwandelt. Er ist von der Sprache durchtränkt worden.

Aus diesen Sprachsymbolen kann dann die *Leibmetaphorik* wachsen, die für die Behandlung psychosomatischer Erkrankungen nicht nur einen erhellenden, verstehenden Zusammenhang bietet, sondern auch auf Wege der Behandlung verweist. Die Sprache macht uns wesentliche Zusammenhänge deutlich: *„Dieser Schreck ist ihm nicht in den Kleidern hängengeblieben"*; das ist ihr *„unter die Haut gegangen"*, ihr *„in die Knochen gefahren"*, ihr *„durch Mark und Bein"* gegangen. Da gibt es Ereignisse, die man *„sich zu Herzen genommen"* hat, die man *„im Kopf nicht aushält"*, Ereignisse, die einem *„auf den Magen geschlagen"* oder *„an die Nieren gegangen"* sind (*Wigand* 1899). Derartige Geschehnisse werden nun, je nach dem Grad ihrer Verdrängung, als propriozeptive, atmosphärische, bildliche, szenische oder verbale Erinnerungen zugänglich. Ist das Verdrängte aber besonders bedrohlich oder liegt es im Bereich schwer greifbarer Propriozepte, „früher Atmosphären" oder im bildhaften, symbolischen Milieu der „magischen Phase" (*Fraiberg* 1972), so hat das verbale und szenische Gedächtnis (*Petzold* 1989d, dieses Buch, S. 553) nur wenig Möglichkeiten zur Aktualisierung der zugrundeliegenden biographischen Situationen. Dem Bewußtsein ist der Zugriff auf dieses Material kaum möglich. Hier wird nun auf die projektiven Methoden Integrativer Leib- und Bewegungstherapie zurückgegriffen, auf die Formung des eigenen Leibes mit Ton, Tonplastiken der Familie z.B., durch die Einwirkungen auf den Leib zugänglich werden können, indem sie sich als „Eindrücke" in den Ton artikulieren (idem 1969b; *Petzold, Kirchmann* 1990). Es entstehen Figuren, die ohne Arme und Beine dargestellt werden, Ausdruck von Dekarnation. Es werden symbolisierend „Partialobjekte" hergestellt: Körperteile, Hände, Brüste, Genitalien usw. Aus den in den Archiven des Leibes abgespeicherten Erfahrungen fließen nicht-sprachliche Inhalte des Gedächtnisses in die Gestaltung des Materials ein, und so kann Ungreifbares greifbar werden (*Köllermann* 1979).

Ein anderer Weg, Zugang zur leiblichen Geschichte, insbesondere der verdrängten zu finden, sind die **„Body Charts“** (dieses Buch S. 876ff; *Petzold, Orth* 1991; dieses Buch S. 885ff), „Körperbilder“, in denen Patienten ihren Leib in seinen Umrissen aufzeichnen und mit Finger- oder Wachsmalfarben all das hineinmalen, was ihnen in den Sinn kommt. Formen, Farben, Bildsymbole bieten eine Fülle von Material, das durch verbale oder aktionale Deutung oder *„ikonische Interpretation“* (im „dialogischen Malen“, etwa durch das Hinzufügen eines Bildelementes), durch gestalttherapeutische Identifikationstechniken oder in der Arbeit aus „innerer Resonanz“ erschlossen werden kann. „Wie wirkt diese Farbe auf Sie? Was sagt Ihnen dieses Symbol, wie spricht es Sie an?“ – so die Resonanzarbeit. Oder: „Versuchen Sie, sich in die geballte Faust hineinzufühlen, sich mit ihr zu identifizieren. Versuchen Sie, ihr eine Stimme zu geben, sie sprechen zu lassen!“ – so die *Identifikationstechnik* (*Petzold* 1977m). Auf diese Weise wird der Körper in seiner symbolischen Realität zugänglich (*Heinl* 1985) und wird das Symbol in seiner verdichteten Aussage und damit in seiner kommunikativen Funktion greifbar.

„Symbole sind ja Zeichen mit Inhalt und Wirkung, der verdichtete Niederschlag und Ausdruck einer komplexen atmosphärischen und szenischen Realität, ihres Sinngefüges, Bedeutungs- und Handlungszusammenhanges sowie Wirkungsfeldes“ (*Petzold* 1990b, 704, 1988t). Das Symbol macht diese Fülle in komprimierter Form zugänglich, die von den Adressaten eines konkreten soziokulturellen Raumes in dem Maße der jeweils gegebenen *Sinnerfassungskapazität* verstanden werden kann und deshalb Wirkungsmacht entfaltet (*Petzold, Orth* 1993a). Symbole in Körperbildern und Körperbemalungen sind demnach als Leibwiderfahrnis aufs Papier gebracht, eine Verdichtung von erlebten Szenen, Lebensgeschichte. Farben und Formen lassen erkennbar werden, was der Körper der Patientin erfahren, erlitten, erduldet hat, was er fühlen mußte und durfte: Glück und Leid, Wohlgefühl und Entsetzen. Der Körper wird damit selbst zum Symbol. Seine Formen werden Haltungen, Gesten. Symptome erweisen sich als Expression des Leibes, die (genauso wie die Projektionen aus den „Archiven des Leibes“ in kreativen Bild- oder Tongestaltungen) biographische Szenen in verdichteter Form zugänglich machen, wenn es gelingt, den Hintergrund der Symbole in den Blick zu bekommen, die im Zeichen verdichteten Ereignisse zu entfalten, so daß ihre Aus- bzw. Nachwirkungen verständlich werden.

Die Arbeit mit kreativen Medien und symbolischen Ausdrucksformen ist ein besonderes Charakteristikum der Integrativen Leib- und Bewegungstherapie. In ihr wird der Leib zum Zeichen (*Bühler* 1991), das *Bedeutung* trägt, die Bewegung zur Geste, die *Sinn* birgt – beides kann im therapeutischen Diskurs erschlossen werden, und damit wird auch „die Botschaft des Symptoms“ (*Petzold* 1990l) zugänglich. In der medialen Arbeit wird aber vor allem die *relationale Verfaßtheit* des Leibes deutlich, seine Bezogenheit und Intentionalität.

5. Relationale Körperbilder

Abschließend sollen die hier vorgestellten Konzepte durch Fallbeispiele verdeutlicht werden, in denen wir eine spezifische,von uns in der Integrativen Leib- und Bewegungstherapie entwickelte Technik verwenden: das **„relationale Körperbild“** (*Petzold, Orth* 1991; dieses Buch S. 897). In dieser Technik wird das Prinzip der *„Ko-inkarnation“* besonders deutlich, daß nämlich *Sozialisation Formung von Leiblichkeit in „zwischenmenschlicher Interaktion“* ist. Wir können „relationale Körperbilder“ im Rahmen der Einzel- als auch der Gruppentherapie einsetzen, denn in leib- und bewegungsorientierten Ansätzen sind diese therapeutischen Vorgehensweisen immer auch als zwischenleibliches Geschehen aufzufassen, das von der Dynamik des Therapieprozesses bestimmt wird. Kreative Medien werden in der Regel nicht dazu verwandt, Prozesse auszulösen, sondern sie sind Instrumente, die Prozesse aufzeigen, prägnanter werden lassen, dazu beitragen, daß sie sich entfalten können. Körperbilder (*Petzold* 1969b) werden aufgrund einer spezifischen Situation im Verlauf der Therapie angeboten von Ausdruck zum Übertragungs/-Gegenübertragungsgeschehen, eines Gruppenthemas, einer Familiendynamik – wo auch immer sie zum Einsatz kommen.

Es werden hier Beispiele aus der Therapie einer Gruppe vorgestellt, die von ihrer Entwicklung und ihrer Dynamik her eine „Adoleszenzphase“ (*Petzold, Berger* 1986) durchlief, in der auf der Ebene gruppaler Interaktion die Themen „Beziehung und Sexualität“ eine große Rolle spielten und im Hinblick auf das Therapeutenpaar Themen wie „Auseinandersetzung“, „Erwachsenwerden“, „Auf-eigene-Füße-Kommen“ anstanden. Dabei tauchte häufig die Auseinandersetzung mit den eigenen Eltern aus dem Hintergrund auf. „Wie war meine Beziehung zu meinen Eltern als Jugendlicher? Wie ging es mir mit ihnen in der Pubertät? Wie haben sie auf mich gewirkt? Wie habe ich ihre Leiblichkeit erlebt? Was ist unter ihrem Einfluß mit meiner Leiblichkeit geschehen?“ – derartige Fragen bestimmten das Gruppengespräch. In dieser Situation wird nun vom Therapeuten das relationale Körperbild angeboten: *„Stellt euch vor, wie ihr eure Eltern als Jugendliche erlebt habt, wie sie auf euch wirkten! Versetzt euch wieder in diese Zeit, spürt ihre Blicke, ihre Mimik, ihre Gestik. Nehmt eure innere Resonanz wahr, was geschieht, wenn sie den Raum betreten. Enge ich mich ein in diesen Erinnerungen oder werde ich weit, ängstigen sie mich, drücken sie mich nieder oder bauen sie mich auf? ... Verweilt in den Jahren der Pubertät, der Jugendzeit, des Heranwachsens, und wenn ihr euch deutlich spürt, geht an eure Papierbögen und stellt euch dar, wie Ihr euch leiblich unter den Augen des Vaters, den Augen der Mutter fühlt, wie ihr den Leib des Vaters, den Leib der Mutter seht. Trefft eure Wahl, ob ihr einen Elternteil oder beide Elternteile darstellen wollt, nehmt euch Zeit, euer Befinden aus eurer eigenleiblichen Resonanz heraus in Formen und Farben, Bild und Schrift darzustellen – ganz, wie es euch enspricht und wie ihr es wünscht.“*

Die Gruppe fängt an, intensiv zu malen. Die weit gefaßte Anleitung ermöglicht sehr unterschiedliche Zugehensweisen.

Einige Teilnehmer beginnen mit ihrem eigenen Körperbild. Andere fangen an, das Bild des Vaters oder der Mutter oder beide zu malen. Die Mehrzahl entscheidet sich für einen Elternteil.

5.1 Beispiel I* (Abb. 2):

Franz, 40 Jahre, Lehrer, geschieden. Ein Kind lebt bei seiner Frau, ein anderes schulpflichtiges Kind lebt bei ihm. Er kam in die Therapiegruppe, weil er unter Depressionen und Kontakt-

* Die Beispiele wurden anonymisiert. Vom Begriff „Fall“-beispiel nehmen wir wegen der verdinglichenden Sprache Abstand.

ängsten litt, sich im Kontakt gehemmt erlebte, einerseits gegenüber Frauen, aber ganz allgemein auch im beruflichen Alltag.

Sehr oft fühlte er sich überlastet. Im „relationalen Körperbild" zeichnet er zuerst sich selbst: ein schmaler Junge vor einer angedeuteten grünen Landschaft, nur an einer Horizontlinie erkennbar. Ansonsten steht er in einem Leerraum, der Hintergrund ist weiß. Seine Füße sind in Kreisen gefangen. Insgesamt wirkt das Bild „dünn", obgleich die Farben Ocker, Grün, Blau und Gelb nicht unfreundlich wirken. Der rechte Arm hängt schlaff herunter, der linke ist zu einem Wurf erhoben, der nicht ausgeführt werden kann. Expansive Momente können sich nicht entfalten. Als ko-respondierendes Bild malt Franz seine Mutter: eine große, schwere Frau, hinter deren Kopf dunkle Wolken der Depression, aber auch Blitze des Zornes die Gemütsverfassungen aufzeigen, in denen sich die Mutter überwiegend befand. Die Augen sind dunkel umrandet und wirken sehr starr. Franz hatte vor der starken Brille der Mutter stets Angst. Sie war ihm unangenehm. Die rechte Hand hält einen Blumenstrauß. Franz war Einzelkind. Er lebte mit der Mutter „in glücklicher Dyade", war ihr „Ein-und-Alles", da sie in ihrer Ehe wenig Zufriedenheit und Kommunikation hatte. Ihr „Franz" war der Schönste, der Beste: eine Überprotektivität, die wenig Entfaltungsspielraum ließ und deren dysfunktionale Wirkung sich zeigte, als Franz in die Schule kam und hier keinen Kontakt fand, ausgegrenzt wurde, sich nicht durchsetzen konnte, keineswegs der Größte, Schönste und Beste war. Er wurde mit dieser Kontrastsituation nicht fertig, zog sich immer weiter zurück. Die freundlichen Farben erwiesen sich als trügerisch, die Haltung der Zugewandtheit wird in ihrer Qualität als Fessel, als Verhinderung von Kontakt zu anderen Menschen, Kameraden, Altersgenossen deutlich. Unter der Freundlichkeit überprotektiver Zugewandtheit wurden Depressionen delegiert, Kontaktunfähigkeit festgeschrieben, die in der Therapiegruppe immer wieder Gegenstand der Bearbeitung wurde. Das relationale Körperbild machte deutlich: Wenn ich mich anderen Menschen und der Welt zuwenden will, darf ich nicht mit meinem Blick auf die Mutter fixiert bleiben. Ich muß die Fesseln von meinen Füßen streifen, muß auf die Welt zugehen, sie ergreifen, sie gestalten, den Raum um mich herum füllen ... mit *meinen* Blumen.

Die zurückgenommenen Arme und Beine – in Wahrnehmung und Ausdruck eingeschränkt –, die *Inhibition* des *expressiven Leibes* und die Dämpfungen des *perzeptiven Leibes* mußten aufgehoben werden. Die Gruppe als Interaktionsfeld sollte durch Übungen und Bewegungsspiele, Theaterimprovisationen – Tun unter „wohlwollenden Augen" – ermöglichen, daß Franz sich bunter, lebendiger fühlen durfte, ein neues, besseres Lebensgefühl gewinnen konnte. In Körperbildern zählt nicht nur das, was dargestellt wird, sondern auch das, was ausgelassen wird: die Leerflächen, die Lücken, der weiße Hintergrund. Das Bild der Mutter macht ihre Zwiespältigkeit für Franz (der Blumenstrauß, die Brauntöne des Leibes, die schwarzen Andeutungen des Skeletts) sehr gut deutlich.

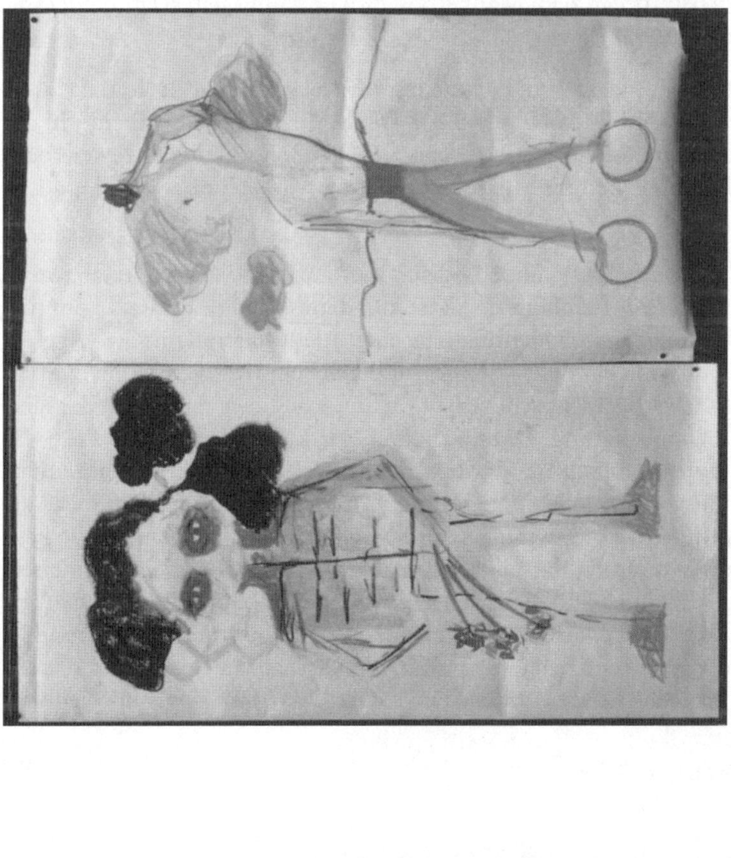

Abb. 2: Franz (siehe auch Farbteil am Ende des Bandes, S. II)

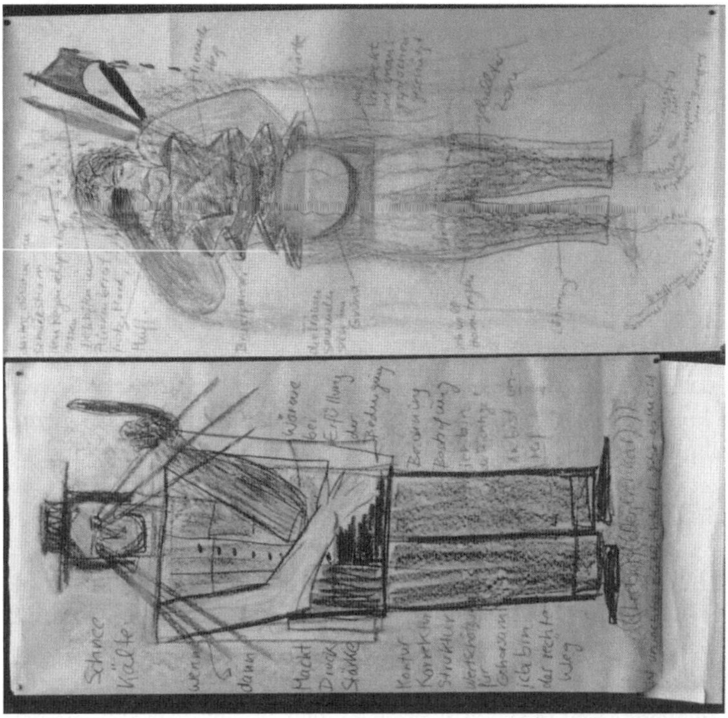

Abb. 3: Lilo (siehe auch Farbteil, S. II)

5.2 Beispiel II (Abb. 3):

Lilo, 35 Jahre, ist ledig und Krankenschwester. Sie neigt zu psychosomatischen Reaktionen, fühlt sich im Beruf immer wieder überlastet und mußte schon zweimal ihre Berufstätigkeit unterbrechen. Nach der Trennung von einem narzißtischen, kontaktgestörten Partner, mit dem sie eine längere Beziehung gehabt hatte, kommt sie mit einer depressiven Reaktion in die Therapiegruppe. Nicht nur, daß sie an dem aktuellen Schmerz der Trennung leidet, ihre *Bilanz* ist bedrückend: fünf Jahre Gebundensein in Unbezogenheit und Nebeneinanderherleben in weiten Bereichen. Im *„relationalen Körperbild"* stellt sie sich im Bezug zu ihrem Vater dar. Durch die Texte auf dem Bild wird deutlich, wie das Klima zwischen Vater und Tochter leiblich-konkrete Auswirkung finden konnte. Der starke, sehr massive Vater hatte die Mutter stets gedemütigt, erniedrigt. Er wertete Mutter und Tochter ab, verhinderte, daß Selbstwertgefühl aufgebaut werden konnte. Auf Ungehorsam folgten Bestrafung und Liebesentzug. Wärme gab es nur bei Erfüllung seiner Forderungen und Bedingungen. Erziehungsmittel waren Macht und Strafe. Insgesamt verbreitete der Vater Schneekälte. Sein massiver Körper, sein drohend gereckter Arm mit dem überdimensionalen, drohenden Finger signalisierte jeweils, wo es lang geht. „Ich bin der Richtige, Du bist unreif!" Hier war kein Platz für Weiblichkeit, für Zärtlichkeit. Korrektur und Strukturierung waren die Maxime. Entsprechend war die Wirkung auf den Leib der Tochter: ihr Herz ist einsam, dem Schneesturm, dem Regen ausgesetzt. Es versucht, die Dinge von sich abperlen zu lassen, aber das Herz friert. Sie baut einen Brustpanzer auf, um es zu schützen, verhärtet ihre Muskulatur, sammelt ihre Tränen tief in sich, versteckt ihre Verletzlichkeit. Statt dessen legt sie sich einen „breiten Rücken" zu, versucht, sich zu wappnen, zu bewaffnen, zieht Männerhosen an und fühlt sich gelähmt, in ihrer Entwicklung voranzuschreiten.

Dennoch, unter ihren Füßen, die nackt sind, nicht in feste Stiefel gezwängt, ist Kontakt zu einem Boden da, der Hoffnung und Entwicklung birgt. Dieses Bild stellt die Patientin in der Pubertät dar. Es macht ihr beim Vergleich der erlebten Qualitäten viele Parallelen zu dem Freund deutlich, der sich von ihr getrennt hatte und von dem sie sich noch nicht ablösen konnte.

Trauerarbeit um die verlorene und die so unbefriedigend verlaufene Beziehung ist angesagt, und mehr noch, um die belastete Beziehung zum Vater, mit dem sie nur in Kontakt kommen konnte, wenn sie sich mit seinen Werten identifizierte, eine „Identifikation mit dem Aggressor", der den Aufbau eines in leiblicher Akzeptanz gegründeten Selbstwertgefühls nicht möglich machte. Hier nun hatte die therapeutische Arbeit im Sinne des „zweiten Weges der Heilung" als *„reparentage"*, als Umbeelterung (*Petzold* 1988n, 238ff), einzusetzen. Ihre Ziele waren die Bestätigung weiblicher Leiblichkeit, Zuweisung positiver Identifizierungen, Durchkreuzung von Identifikationsvorgängen mit „Aggressoren" in der Gruppe, vor allem aber Aufbau einer alternativen Mutter-Imago durch die Verinnerlichung der Therapeutin, die kein gebrochenes, gedemütigtes Mutterbild darstellte – ganz im Gegenteil. Die Auseinandersetzung mit dem häuslichen Milieu machte die vielen Gebote und Verbote deutlich, nicht zuletzt auch im Bereich der Sexualität. Die Patientin hatte nach sexuellen Kontakten, besonders wenn sie befriedigend und beglückend verlaufen waren, immer wieder Vaginal- und Blasenentzündungen. Wieder „folgt die Strafe auf dem Fuß". Die Darstellung im Bild greift die

Themen auf, die durch die vorausgehende therapeutische Arbeit z. T. schon bewußt waren, zeigt aber auch neue Dimensionen und bewirkt insbesondere eine große Plastizität in der Erfahrung. Das Bild enthält noch viele verschlüsselte Botschaften: drohender Finger und Arm sind hochgereckt wie ein erigierter Phallus, andererseits wird der Genitalbereich verdeckt. Der Prälatenhut und die feurigen Blicke weisen auf sehr strafende Über-Ich-Einflüsse hin. Das Bild der Patientin zeigt mit dem Verdecken des Auges durch die Hand Einschränkungen des *perzeptiven Leibes*. Die andere Hand, hinter dem Rücken versteckt, weist (wie die Beschriftung an den Beinen, vgl. Abb. 3) auf die Beeinträchtigung des *expressiven Leibes* hin. Der Blick ist niedergeschlagen, nicht in die Welt gerichtet, die Mundwinkel depressiv nach unten gezogen: ein Verweis auf retroflektierte Aggression (*Perls* 1942). Dies alles muß – soweit es inkarniert, „*eingefleischt*" ist – „*umgefleischt*" werden durch alternative Erfahrungen in der Gruppe und mit der Therapeutin. Bestätigende körperliche Berührung, Bewegungsarbeit, die expansiv ist und einen offenen Blick ermöglicht, wo keine Augen mehr gesenkt, Hinsehen nicht mehr verboten ist, das sind die Erfahrungen, die in der Gruppe gemacht worden sind und die der Patientin eine Änderung in ihrer inneren Haltung, ihrem äußeren Ausdruck, ihrer Lebensführung ermöglicht haben.

5.3 Beispiel III (Abb. 4):

Karl ist 35 Jahre alt, ledig und Erzieher. Er leidet an Depressionen. Er ist kontaktgestört, unausgeglichen, wird von diffusen Ängsten heimgesucht und ist – es paßt ins Bild – sehr aggressionsgehemmt. Er berichtet von seiner Kindheit im Mittelgebirge; sie sei steril, grau und öde gewesen, langweilig. Als „Zugezogene" wurde die Familie vom sozialen Umfeld nie akzeptiert. Für *Karl* führte das zu einer sehr vereinsamten, dürftigen Kindheit. Der Vater als Handlungsreisender war nur an Wochenenden zu Hause und agierte seine ganze Frustration mit Schlagen und Prügeln aus. Die Mutter litt still vor sich hin, *Karl* war immer froh, wenn der Vater wieder wegreiste. Beide Eltern werden grau und bedrückt dargestellt, die Köpfe gesenkt. Der Sexualbereich des Vaters ist durch ein schwarzes Kreuz „ausgestrichen", der der Mutter ist durch eine schwarze Schraffur verdeckt. Lebendige Farben finden sich nur in den Träumen der Eltern für ihren Sohn, der Arzt werden und einmal eine bessere Zukunft haben soll. Der Sohn wiederum träumt davon, wie er der Mutter helfen könne. Wir sehen einen emotional unterernährten, ausgehungerten Körper, dargestellt durch eine Form, die an Giacometti-Skulpturen erinnert. Als Symbol der Aggressivität auf den Vater finden wir das hinter dem Rücken versteckte blutige Messer. Diese Aggression muß in der Therapie hervorkommen, damit eine fülligere, kräftigere Leiblichkeit gewonnen wird. Die an den Sohn *delegierten* Leistungsansprüche des Vaters, der als Handelsvertreter und dann als kleiner kaufmännischer Angestellter nie Aufstiegsmöglichkeiten hatte, sondern mit zunehmendem Alter sogar noch abstieg, müssen neutralisiert werden, so daß *Karl* seine eigene Zukunftsvision entwickeln kann, einen Entwurf für sich, nicht mehr in Reaktion auf den Vater und nicht mehr aus Sorge um die Mutter. Nur so kann es ihm gelingen, daß er an leiblichen Erfahrungen reicher wird und seine Umgebung zu gestalten vermag, daß er „ad-gressiv" auf die Welt zugehen kann, ohne versteckte Waffen in den Händen halten zu müssen. Diese Erfahrungen werden in der Gruppe möglich, die ein Feld der Akzeptanz bereitstellt. Die Teilnehmer wollen *Karl* haben.

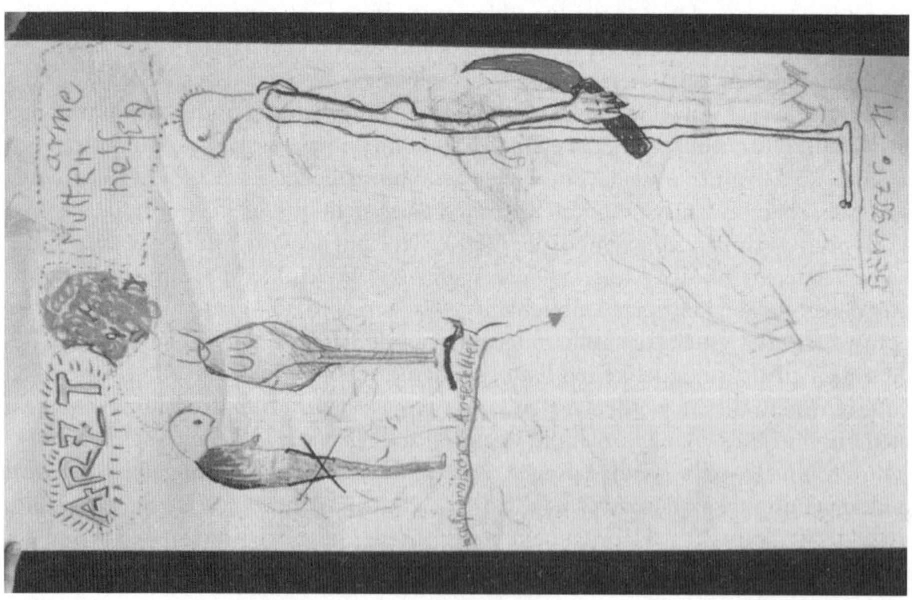

Abb. 4: Karl (siehe auch Farbteil am Ende des Bandes, S. III)

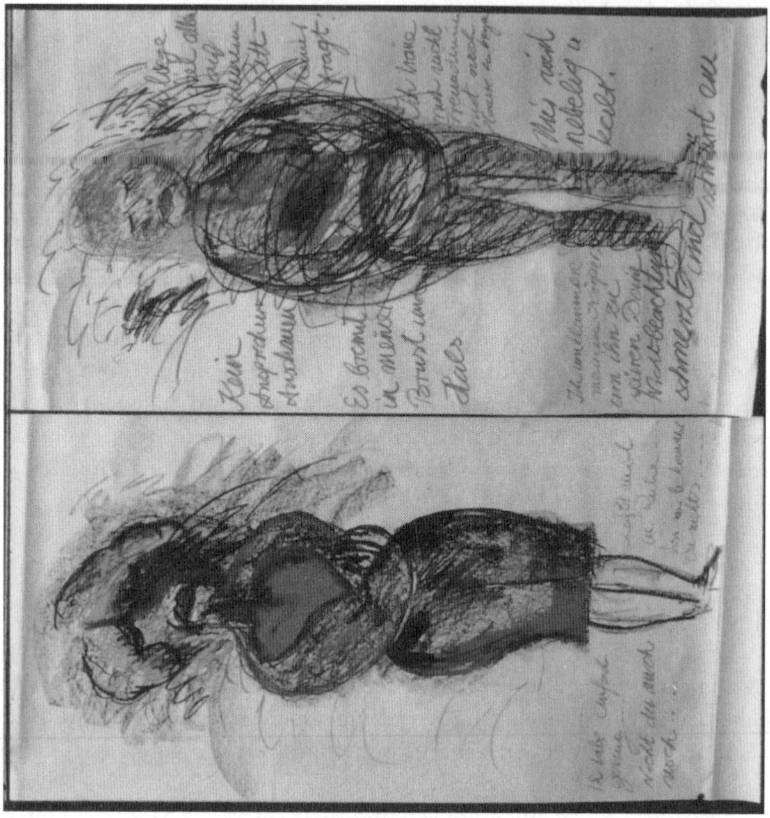

Abb. 5: Veronika (siehe auch Farbteil, S. III)

Die Therapeutin nimmt *Karl* an, leiblich-konkret. Sie gibt ihm bestätigende Blicke, keine gesenkten Augen. Im Verlauf der Therapie ändert sich die Leiblichkeit des Klienten. Die *emotionale Nahrung* der Therapie läßt ihn „runder“, lebendiger und raumgreifender werden. Die Bearbeitung der versteckten Wut auf den Vater, der er in leiborientierten, therapeutischen Sitzungen offenen Ausdruck verleihen kann, führt dazu, daß er selbstbehauptender wird, Selbstwertgefühl entwickeln kann, weil er in seiner Therapiegruppe wertgeschätzt worden ist.

5.4 Beispiel IV (Abb. 5):

Veronika, 32 Jahre, ist ledig und Kindergärtnerin. Sie leidet an Kontaktstörungen und Depressionen. In ihrem Leib-Bild malt sie die Beziehung zu ihrer Mutter, von der sie sich vernachlässigt, nicht gesehen fühlt, da diese sich ihrer Zwillingsschwester besonders zuwendet. *Veronika* kommt mit fünf Jahren aus Jugoslawien nach Deutschland und damit in einen Raum, dessen Sprache sie nicht beherrscht. Ihr fehlt die Sprache. Die mangelnde Zuwendung der Mutter, die nur für ein Kind genügend Kraft hatte und vom Vater keinerlei Stütze bekam, und der mangelnde Umwelt-Support haben *Veronika* sehr eingeschränkt. Der Mutter war das Zwillingspaar zuviel: „Ich habe einfach genug...!“ – „Nicht du auch noch!“ – „Von mir bekommst du nichts!“ Das sind die Botschaften der Mutter, die mit starken schwarzen und blauen Farben gemalt wird. Arme und Beine sind geschlossen. Im Grunde sehnt sich *Veronika* nach einem großen, glühenden mütterlichen Herzen. Sie liebt – wie jedes Kind – ihre Mutter. Die Blicke der Mutter aber gehen an ihr vorbei. Sie erlebt kein Ansprechen und Anschauen. Sie ist zuviel allein, keiner fragt nach ihr, und so verschließt sie sich, spinnt einen Kokon aus schwarzen Abwehrfäden um sich und läßt niemanden sehen, daß es in ihrer Brust und in ihrem Herzen brennt und weh tut.

Sie traut sich nicht, Freundinnen mit nach Hause zu bringen, weil alles beengt und kalt ist. Sie umklammert ihren Körper, um ihn zu spüren, sich zu spüren, muß immer wieder feststellen, daß die Nichtbeachtung der Mutter sie schmerzt und zuschnürt: *Engung* (*Schmitz* 1989). Wiederum sind die Begleitbeschriftungen an den Bildern explikativ. Sie zeigen die Wirkungen von mißlungener *Zwischenleiblichkeit*, zeigen negative *Ko-inkarnationen* (*Petzold* 1970c), denn auch ein Mangel, eine Abwesenheit bleibt nicht ohne Folgen, sondern führt zu negativen Verleiblichungen. In dieser Therapie wird es nicht damit getan sein, die fehlende mütterliche Liebe zu betrauern und in der Auseinandersetzung mit der Zwillingsschwester Gefühlen der Eifersucht und der Verletztheit nachzugeben. Es wird notwendig werden, daß *mütterliche Liebe und Zärtlichkeit* (*Ferenczi* 1931) erfahren werden. Das überdimensional groß gemalte Herz der Mutter zeigt diese Sehnsucht der Patientin nach mütterlicher Liebe, und es wird darum gehen, daß diese im Rahmen ihrer Therapie erfahren werden kann – ein Stück weit zumindest, und dann bleibt noch genügend für die Trauerarbeit zu tun. Das bedeutet aber konkret, daß anstelle der verschlossenen Arme der biographischen Mutter offene Arme für *Veronika* bereitstehen müssen, Augen, die sie liebevoll anschauen, und ein Mund, der nicht verschlossen ist, sondern zu ihr spricht, ihr „gute Worte“ gibt. Voraussetzung dafür ist, daß sich die Therapeuten und Gruppenmitglieder von *Veronikas* Eingesponnenheit nicht abschrecken lassen, daß sie sich von ihrem verletzten Herzen berühren lassen, daß *Berührung aus Be-*

rührtheit (*Petzold* 1970c; *Eisler* 1991) erfolgen kann. *Veronikas* Bild zeigt in den Begleitbeschriftungen all das auf, was die Klientin braucht und was in guten therapeutischen Beziehungen durch Einzel- und Gruppenarbeit erfahren werden kann.

6. Schlußbemerkung

Die „*relationalen Körperbilder*" haben, dies dürfte deutlich geworden sein, ein hohes diagnostisches Potential. Sie geben weiterhin Hinweise für die therapeutische Strategienbildung, für die Handhabung des therapeutischen Prozesses. Diese Diagnostik ist keineswegs nur für den Therapeuten aufschlußreich, sondern auch dem Patienten wird „sinnfällig", was geschehen ist, was ihm fehlt und was er braucht. Er kann auf diese Weise Einsicht in seine *Leibsozialisation* gewinnen und aktiv an der Veränderung seines „leiblichen In-der-Welt-Seins", an der Entwicklung seiner Persönlichkeit, seiner Subjekthaftigkeit, seiner **Hominität*** mitarbeiten. Er lernt zu spüren, was er braucht, und auch, wie er sich das Fehlende holen kann. Die Bilder sind neben diesen projektiv-diagnostischen Momenten therapeutisch, indem sie *Einsicht* vermitteln und darüber hinaus den perzeptiven und expressiven Leib erschließen. Sie machen Gefühle in Form und Farben ausdrückbar, und das heißt immer auch: spürbar. *Dekarnationsphänomene* werden schon durch den bloßen Prozeß der Gestaltung angegangen, Inhibitionen werden aufgehoben, finden den Weg ins Expressive. Anästhesierungen des *perzeptiven Leibes* machen körperlichem Erleben, emotionalen Regungen Platz, die sich im *expressiven Leib* zeigen dürfen. In der Einzel- und in der Gruppentherapie wird damit ein Milieu bereitgestellt, in dem *Ko-inkarnationen* gelingen können: die Aufnahme, Verinnerlichung, Verleiblichung *benigner Atmosphären*, die die Grundlage für neue, tragende *Lebensszenen* vermitteln.

---

* „***Hominität*** bezeichnet die Menschennatur in ihrer individuellen und kollektiven Dimension als *Potentialität*: der symbolisierenden und problematisierenden *Selbst-* und *Welterkenntnis*, der engagierten Selbstsorge und Gemeinwohlorientierung, der kreativen Selbst- und Weltgestaltung, der *Souveränität* und *Solidarität* durch Kooperation, Narrativität, Reflexion, Diskursivität in sittlichem, helfendem und ästhetischem Handeln – das alles ist *Kulturarbeit* und Grundlage von Humanität. Die Möglichkeit, diese zu realisieren, eröffnet einen Hoffnungshorizont, die Faktizität ihrer immer wieder stattfindenden Verletzung verlangt einen *desillusionierten* Standpunkt. Beide Möglichkeiten des Menschseins, das Potential zur *Destruktivität* und die Potentialität zu *Dignität*, erfordern eine wachsame und für ***Hominität*** und ***Humanität*** eintretende Haltung. Diese muß stets die biopsychosoziale Verfaßtheit der Menschennatur und ihre ökologische, aber auch kulturelle Eingebundenheit berücksichtigen: der Mensch als *Natur- und Kulturwesen, das sich selbst zum Projekt macht und seine Entwicklung selbst gestaltet*. In dieser *Dialektik*, die zugleich eine Dialektik von *Exzentrizität* und *Zentriertheit* ist, liegt sein Wesen" (idem 1988t, 5, 2002b, ausführlich *Petzold* 2003e).

Körperbilder in der Integrativen Therapie (1991)

„Mache Dich selbst, Dein Selbst zum Projekt."
(H. Petzold 1969c)

Darstellungen des phantasmatischen Leibes durch „Body Charts" als Technik projektiver Diagnostik und kreativer Therapeutik*– in Zusammenarbeit mit Ilse Orth

Der *Körper* des Menschen, sein biologischer Organismus, ist die Grundlage *aller* menschlichen Lebensprozesse, und deshalb ist es – trotz des etwas altmodischen Beiklanges – sinnvoll, den fülligeren Begriff „*Leib*" für die nachfolgenden Überlegungen ins Zentrum zu stellen, denn um den Menschen, wie er „leibt und lebt", wie er seine Geschichte leibhaftig durchlebt, im „**Leibgedächtnis**" (S. 549) aufzeichnet, geht es in den „*body charts*" oder Körperbildern, eine der zahlreichen diagnostisch-therapeutischen Zugangsweisen, die seit Mitte der 60er Jahre in der Integrativen Therapie von *Hilarion Petzold* (1970c) entwickelt wurden. Es handelt sich um Bilder, die Menschen im Rahmen ihrer Therapie von „sich selbst" malen, wobei der „**informierte Leib**" (S. 541, 1051ff) seine archivierten Informationen freigibt. Wie die Mehrzahl der projektiven, kreativen Therapietechniken – das Lebenspanorama, das Ressourcenfeld, das Selbstbildnis usw. (*Petzold* 1987j; *Petzold, Orth* 1993a, c) – wurde die Technik der „*body charts*" aus der Beobachtung von Patienten entwickelt, 1967, in der von *Petzold* begründeten, ersten „therapeutischen Wohngemeinschaft" für drogenabhängige Jugendliche in Europa (idem 1969b, *Petzold, Vormann* 1980).

1. Drogentherapie – Hilfen im Entzug

*I. Beispiel***

Jeannine (19 Jahre) ist im kalten Entzug, den zweiten Tag schon. Sie ist fiebrig. Der Körper ist schweißbedeckt. Zuweilen krümmt sie sich zusammen und würgt. Aber erbrechen kann sie nicht mehr. Es ist immer jemand bei ihr, der sie begleitet, der ihr zuredet, der sie festhält, sie anschreit, wenn sie herauslaufen will, weg, irgendwohin, wo es einen Schuß gibt – egal welcher Preis zu zahlen ist. Morgens gegen vier Uhr holt mich Pierre, der den zweiten Teil der Nachtwache übernommen hatte. Jeannine klappert mit den Zähnen, zittert am ganzen Leibe und ist

* *Petzold, Orth;* aus: *Integrative Therapie* 1/2 (1991) 117-146.

** Die Beispiele wurden anonymisiert.

nicht ansprechbar. Sie stammelt wirre Dinge, kaum verstehbare Laute: „... Körper... Sterben... so kalt“, dann bäumt sie sich auf und fängt an zu schreien. „Oh... Feuer... auuu... es brennt so!“ Sie heult und wimmert und beginnt sich das Gesicht und den Körper zu zerkratzen. Wir halten sie fest, legen ihr feuchte Handtücher aufs Gesicht. „Alles Gift in meinem Körper, so schreckliche Farben... sie müssen rauuuus, ... rauuuus!“ Sie fällt zusammen und wimmert. Ich gehe auf mein Zimmer und hole die Schminkfarben. Ich habe sie da für die Arbeit mit dem „Therapeutischen Theater“ (*Iljine* 1972; *Petzold* 1973b). Ich sage zu Jeannine: „Hier sind Farben. Sag mir, wo du die schlimmen Farben in dir spürst [**Wahrnehmen** archaischer Propriozepte bzw. Leibatmosphären], und dann bringen wir sie heraus, raus auf die Haut, nach draußen!“ Ich spüre, wie ich selber unter Druck stehe, angesteckt von ihrer Not, von dem, was in ihr brennt und ätzt. Aber Jeannine bleibt unansprechbar. Sie hält sich den Leib und wimmert: „Das brennt so... pitié... Erbarmen, Erbarmen!“ Ich presse ihr aus der Tube mit roter Schminke etwas auf die Hände, und sie beginnt die Farbe zu verreiben. Starrt auf die roten Handflächen und fängt an zu schreien. Ich kenne diese Schreie. Wenn sie kommen, bricht etwas los und wird herausgeschwemmt (*Petzold* 1985h). „Das ist Feuer... alles muß sauber brennen!“ Jeannine fängt an, sich den Bauch einzureiben, langsam und rhythmisch, als ob sie sich salbt. Sie starrt auf ihren roten Bauch, starrt uns an – inzwischen sind Solange und Martha noch hinzugekommen. „Das muß alles herausbrennen!“ – „Nimm noch mehr Farbe, wenn du willst. Nimm dir die Farben, die du brauchst!“ Jeannine sagt: „Schwarz, gib mir schwarz und noch grün“. Sie presst die schwarze Farbe auf die Arme und verreibt sie. „Abgefault, verdammt abgefault, verfault!“. Sie schmiert sich die grüne Farbe ins Gesicht, in die Haare, sie schreit und schreit und schreit. „Ooooh, Gift, Gift... alles Gift,... Mutter... oh Gott!“

Nach einer Zeitlang wird sie ruhiger. „Ich will zum Spiegel!“. Wir stützen sie, als sie sich ins Bad schleppt, in den Spiegel starrt. Lange schaut sie sich an. „Soviel Zerstörung... Das muß ein Ende haben! (Weint) Ich kann dieses Gesicht nicht mehr ertragen!“– „Dann mal dir ein anderes! Hier sind Farben!“ – „Ich kann nicht. Es geht nicht!“ – „Dann machen wir das zusammen. Wir malen einfach ein neues Gesicht. Eine neue Jeannine!“ Ich beginne das Grün zu verteilen, auf die Wangen Weiß aufzutragen. „Hier an die Schläfen muß rot hin“, sagt Jeannine. Es beginnt ein Prozeß „dialogischen Malens“, in dem über fast zwei Stunden hin der ganze Körper bemalt wird. Teilweise von Jeannine selber, teilweise von Solange und mir nach ihren Angaben. Die Entzugssymptomatik klingt etwas ab. Sie spricht, sagt uns, was sie fühlt. Welche Farbe das Gefühl haben muß. – „Die sagen was, die Farben. Ich krieg das nicht klar.“ Zwischenzeitlich tritt sie etwas weg, lauscht auf die Regungen ihres Körpers [**Wahrnehmen/Erinnern**], kommt mit schlimmen Ereignissen aus ihrem Leben, aus der Kindheit und aus der Drogenzeit in Kontakt. Die wahrgenommenen Leibatmosphären konkretisieren sich als erinnerte *Szenen*, die aus dem *Unbewußten* ins *Bewußtsein* treten. Und diese Ereignisse erhalten einen Ort auf dem Körper und werden durch Farben und Formen dargestellt und greifbar [**Erinnern/Erfassen**], erhalten eine „*ikonische Interpretation*“. Schwarz und Grün machen ihren Seelenzustand deutlich. Gegen Morgen fällt Jeannine in einen tiefen Schlaf, aus dem sie erst am Abend erwacht. Gemeinsam wird „abgeschminkt“, wiederum im Gespräch und unter zum Teil heftigen Gefühlsäußerungen gegen das Gift der Droge und das Gift der Mutter. Danach fällt sie wieder in einen Erschöpfungsschlaf.

Tage später berichtet sie in der Gruppensitzung, wie wesentlich für sie die Erfahrung war, während des Entzugs „das ganze Gift nach draußen bringen zu können. Mir wurde dabei plötzlich ganz *klar*, wie so `ne richtige Erleuchtung [**Klarbewußtsein**, vgl. dieses Buch S. 250f], was ich da alles geschluckt hatte, was da alles drin ist in mir, was für 'ne Scheiße!" Einige der in die Erinnerung und damit ins Bewußtsein (idem 1988n, 218, 1988a) gekommenen Szenen werden aufgegriffen und im „Therapeutischen Theater" (*Iljine* 1972; dieses Buch S. 691) mit der Gruppe durchgespielt, wobei die Technik des *Bühnenbildes* eingesetzt wurde: Auf mehreren Stellwänden, die als Kulissen dienen, werden gedankliche Assoziationen oder Gefühle, die einen anderen Ausdruck als Sprache und Geste erfordern, mit Pinseln und Farben auf die angehefteten Packpapierbögen gemalt. Derartige „intermediale Quergänge" (*Petzold* 1971k, 1987c; *Petzold, Orth* 1990c), wie sie für die Arbeit in der Integrativen Therapie charakteristisch geworden sind, bieten die Möglichkeit, noch andere Ebenen des Ausdrucks zu finden und dabei neues biographisches Material zu erschließen. Jeannine begann während eines Spiels, ihren Körper auf die Stellwand zu malen. Die Farben der Schminkmaske wurden wieder aufgenommen. Ihre Symbole – eine schwarze Rose, eine heruntergebrannte Kerze, eine blutrote Katze – als Weg, Atmosphärisches zu fassen, wurden von Gruppenteilnehmern „entschlüsselt" und im Spiel umgesetzt.

Von Jeannine mit ihrem spontanen Körperbild auf der Kulissenwand des „Therapeutischen Theaters" habe ich die Anregung für die Technik der *„Körperbilder"*, der *„Body Charts"* erhalten, die aus unserem diagnostischen und therapeutischen Instrumentarium nicht mehr wegzudenken ist. Wir haben später Körperbemalung und Schminkmasken (ein Beispiel vgl. Abb. 1 im Farbteil am Ende des Bandes, S. IV) immer wieder bei Entzügen mit gutem Erfolg eingesetzt, und das Modell ist dann auch von anderen Einrichtungen übernommen worden (*Eisenring* 1984). Das hier mitgeteilte Fallbeispiel schildert Anstöße für einen methodischen Zugang in der Integrativen Therapie, der sich in der Behandlung von Suchtkranken, Psychosomatikern, aber auch von Neurosepatienten als äußerst fruchtbar erwiesen hat.

Eine weitere Erfahrung, die gleichfalls in das Jahr 1967 zurückgeht, kam hinzu durch die Beobachtung von psychotischen Patienten im Hôspital de St. Anne, die sich Muster, Frätzchen, Figuren in die Haut ritzten, um innere Spannungen zum Ausdruck zu bringen. „Das sind Gefühle, die keine Namen haben und die nach draußen müssen. Die stoßen von unten gegen die Haut, und ich muß sie herauslassen. Ich muß das, denn sonst platzt das alles auf, von innen platzt das!" – so eine 22jährige Schizophrene. Mehrfach habe ich auch gesehen, wie Patienten sich mit Kot einschmierten, eine *symbolische Bemalung*, die Inneres nach außen bringen, der Außenwelt ein Zeichen geben sollte.

Derartige Figurationen innerer Bilder in Form von Körperbemalungen und Schminkmasken lassen sich in einer alternativen Einrichtung, wie sie eine Wohngemeinschaft mit Drogenabhängigen darstellt (*Petzold, Vormann* 1980), gut realisieren. In klinischen Settings sind sie nur schwer einzusetzen. Sie finden häufig bei Ärzten und Pflegepersonal keine Akzeptanz, weil die Unmittelbarkeit der zum Teil massiv aufkommenden archaischen Atmosphären Angst macht und die Betroffenheit so stark wird, daß sie vom Personal, aber auch von Mitpatienten in der Regel nicht ausgehalten wird. Wo wir aber im Rahmen von einzeltherapeutischen Sitzungen in derartige Prozesse eintreten konnten, war dies für die Behandlung sehr nützlich und weiterführend. Insgesamt läßt sich die Bemalung einzelner Körperteile, z.B. der Hände und Arme, der Füße und Beine, gut in kreativtherapeutische Prozesse einbringen.

Aus den Körperbemalungen erwuchs einerseits unsere Arbeit mit *Masken* in der Integrativen Therapie (*Petzold* 1970c; 1975c; 1991d; *Weiß* 1990; *Sommer* 1991), eine Möglichkeit, die sich im therapeutischen Geschehen als sehr fruchtbar erwiesen hat (*Sheleen* 1987; *Hoffmann* et al. 1988), andererseits unsere Arbeit mit den „*Body Charts*" (*Petzold* 1970c), als wir nämlich – angeregt durch die Arbeit mit Jeannine – 1968 begannen, in „*Les Quatres Pas*" Bilder des eigenen Körpers zeichnen zu lassen, indem wir Patienten zu frei gestalteten Körperbildern ermutigten oder Umrißzeichnungen des Körpers ausmalen ließen. In diesen Bildern wurde in beeindruckender Weise der Mensch in seiner ganzen Geschichte plastisch, wurde *sinn*fällig, daß der Leib „*Container*" aller Lebensereignisse ist, die er je aufgenommen, verkörpert, eingeleibt (*Schmitz* 1989), inkarniert (*Merleau-Ponty* 1966) hat und die ihn zur Person werden ließen; denn nichts anderes ist der Leib, als das „*sujet incarné*", die durch leibhaftige Sozialisation (vgl. dieses Buch S. 826, 683) fleischgewordene Person. Diese Begriffe der Integrativen Therapie nehmen *Gabriel Marcels* (1974) Konzept ernst, daß „mein Leib meine Möglichkeit ist, eine Welt zu haben, daß mein Leib meine Geschichte ist". Mit den „*Body Charts*" werden diese theoretischen Konzepte aufgegriffen und umgesetzt. Sie stellen einen Weg dar, Zugang zu den „Archiven des Leibes" zu finden, um das, was dort „hinein verdrängt" und verschlossen wurde, offen-sichtlich – das heißt *wahrnehmbar* und *erfaßbar* – zu machen, so daß es *verstanden* werden kann und dazu beiträgt, biographische Bedingtheiten, den aktuellen Lebensvollzug und Zukunftsentwürfe zu *erklären*, „**Sinn**" zu stiften.

Wir folgen hier dem Modell der „*hermeneutischen Spirale*" (Wahrnehmen, Erfassen, Verstehen, Erklären), die sich mit der „*therapeutischen Spirale*" (Erkennen, Wiederholen, Durcharbeiten, Verändern) und der „*agogischen Spirale*" (Explorieren, Agieren, Integrieren, Reorientieren/Kreieren) in der Integrativen Therapie verschränkt (idem 1988p, 1990o, dieses Buch S. 498). In einer solchen komplexen therapeutischen Arbeit geht es nicht nur um Wahrnehmen und Erkennen von Unbewußtem und Vorbewußtem, um den Gewinn von Selbstbewußtheit (*awareness*) durch eigenleibliches Spüren und Ich-Bewußtsein (*consciousness*) durch Einsicht, sondern auch darum, das *Ein*geprägte in den *Aus*druck zu führen: Gutes und Schlechtes, Schönes wie Häßliches, Liebevolles und Grausames – was auch immer diesem Menschen in seinem Lebensverlauf leibhaftig widerfahren ist, Ketten widriger, aber auch protektiver Ereignisse, damit sie durchgearbeitet werden können (idem 1990h; *Petzold* et al. 1991, dieses Buch S. 478ff). Dabei werden uns Bereiche zugänglich, die abgespalten, verdrängt, aus der Wahrnehmung und Erinnerung ausgeschlossen waren oder die in der sprachlichen Exploration des verbalen therapeutischen Diskurses oftmals ausgespart sind, ja verschlossen bleiben müssen, weil sie im „*sprachlosen Raum*" liegen, im Binnenraum des Leibes, in dem die propriozeptiven Erfahrungen, Leibatmosphären des Wohlgefühls oder Unbehagens, Mißsensationen, leibliche Befindlichkeiten und Gestimmtheiten abgespeichert sind. Sie nisten im Körper als Sensationen „namenlosen Schreckens", aber auch „unaussprechlichen Glücks". Durch die kreativtherapeutische Arbeit werden diese Atmosphären und Gestimmtheiten im eigenleiblichen Spüren wahrnehmbar (*Wahrnehmen/Wachbewußtsein*). Sie rufen Erinnerungen des atmosphärischen Gedächtnisses (idem 1989d) wach, durch die Szenen faßbar, erfaßbar (*Erfassen/Selbstbewußtsein*) werden, Prägnanz gewinnen und verstanden (*Verstehen/Ich-Bewußtsein*) werden. Zusammenhänge werden für die Patientin – wie in der Arbeit mit Jeannine – spürbar, bewußt, „klar", *sinn*-voll und auf dem Hintergrund unserer Theorie komplexer Bewußtseinslagen (idem 1988a) für den Therapeuten verstehbar.

So können die scheinbar anonymen Widerfahrnisse der Biographie, (dieses Buch, S. 684), die Einschreibungen des Lebens in den Leib – über die *Lebensspanne* hin –, die scheinbaren Zufälligkeiten des Lebensweges, aber auch des Therapieverlaufs (*viation*) für die Patientin und den Therapeuten erklärbar werden. Das, was der Körper aufgenommen hat, wirkt über die Lebensspanne (idem 1990h) hin, und was Verkörperung, Einleibung, Leibwerdung (*incarnation*) ermöglichte, aber auch was Entkörperung, Ausleibung, Leibverfall (*decarnation*) bewirkte, liegt oftmals im Bereich der Atmosphären und der Stimmungen (vgl. dieses Buch S. 629).

Gegenwärtiges Erleben *und* vorgängige Erfahrungen aus den *„Archiven des Leibes“* werden hier also wirksam in einer wechselseitigen Durchdringung (*perichoresis*) von Innenwelt und Außenwelt, Vergangenheit und Gegenwart, Unbewußtem und Bewußtem. In der *Perichorese* oder *Permeation* von Erfahrungen lösen diese sich nicht ineinander auf, sie werden nicht homogenisiert und machen auf diese Weise schwer greifbare Anmutungen und Ahnungen, kaum faßbare Schwingungen im eigenleiblichen Empfinden, aber auch im kommunikativen Klima eines sozialen Raumes spürbar. Aus der wechselseitigen Durchdringung entstehen Kräfte, die Gestalt und Form (vgl. idem 1990b, 681ff) gewinnen wollen. Es sind bewegende Impulse (*impetus*), ganz gleich, ob sie nun als Reaktion auf Außeneindrücke entstehen oder autochthon aus dem Innenraum des Leibes aufsteigen, aus seinen abskonditiven Tiefen hervorquellen oder als eine Mischung von beidem – Innen *und* Außen, Bewußtem *und* Unbewußtem – aufkommen und nach Ausdruck und Form drängen.

Es handelt sich bei diesen Äußerungen um Manifestationen dessen, was wir in der Integrativen Therapie als den „phantasmatischen Leib“ (*corps phantasmatique, Petzold* 1988n, 35f) bezeichnen. Der *phantasmatische Leib* hat seine Wurzeln in den frühen Propriozeptionen aus der Genese von Leiblichkeit im pränatalen Bereich (dieses Buch S. 529ff). Er bildet sich im Verlauf der frühen Sozialisation allmählich heran und entfaltet sich in der „magischen Phase“ in seiner ganzen Fülle. Hier werden die einzelnen „Leibinseln“ (*Schmitz* 1989) – wabernde Erregungszonen, die eigenleiblich gespürt werden – mit Bildern und Szenen verbunden, die sich wiederum in Symbolen verdichten können, Leibsymbole, die ihre Form in Mimik und Gestik finden. Entstanden als Reaktion auf die kommunikativen Impulse des Außenfeldes, wirken die Leibsymbole in das Umfeld zurück. Die „magische Phase“ (*Piaget, Fraiberg*) bestimmt den *„corps phantasmatique“*, den *Traumleib*, denn in ihr erwacht die Kraft zur Symbolbildung, die Fähigkeit zum „Verdichten“, aber auch zum Entschlüsseln. Die Welt des Magischen bleibt uns über den *phantasmatischen Leib* erhalten, ein Leben lang. Sie ist eine wichtige Wurzel und Quelle unserer Kreativität (*Katz-Bernstein* 1990), unserer Phantasie und Imaginationskraft, unserer Fähigkeit, zu ahnen und zu wähnen und zur Symbolwelt anderer Menschen, ja Kulturen, Zugang zu finden.

Andere Ausdrücke für den *„corps phantasmatique“* sind „ES-Leib“ und „Traum-Leib“ (*dream body, Mindell* 1988). Er umschließt atavistisches Material, das Erbe der Phylogenese, und beinhaltet das Verdrängte (*Petzold* 1988a): das, was in den Leib hineingedrängt wurde und nun in verborgenen Archiven lagert, deren Inhalte unbekannt oder verboten sind oder sich nur atmosphärisch in „Leib-Atmosphären“ äußern, vage und kaum greifbar oder mächtig, aber unverständlich in Form von Symptomen oder Erkrankungen. Leib-Atmosphären „nisten“ unter der Haut als Niederschlag von all dem, was „nicht in den Kleidern hängen geblieben ist“, sondern „unter die Haut“, „in die Knochen“ gefahren ist, „durch Mark und Bein“ und so „in

Fleisch und Blut übergegangen" ist: *maligne Inkarnationen* durch *sozioemotionale Mikroklimata,* in denen ein Mensch aufwuchs und leben mußte. All das, was „an die Nieren ging", Schreie, die einem „das Herz zerreißen", Szenen, die einem „das Blut erstarren" ließen, sind in den *„memorativen Leib"* eingegraben worden. Wo seine furchtbaren Dokumente nicht erinnert werden dürfen oder können und damit aus dem Wahrnehmen, Erfassen, Verstehen und Erklären ausgeschlossen sind, bleiben diese Ereignisse unter dem Schatten der Verdrängung in den Tiefen des Unbewußten (idem 1988a) und konstituieren den *phantasmatischen Leib.* Dieser wird – wo er sich nicht in „Monumenten", z.B. in Symptomen äußert, in die Wahrnehmung drängt und zu uns zu sprechen versucht – uns zuweilen in den Träumen faßbar, in Traumgeschichten, in denen der Körper bedroht wird, in Gefahr gerät, verletzt, verstümmelt, gefoltert, gequält, ja getötet wird. Er artikuliert sich in Traumbildern des disfigurierten, häßlichen, verwesenden Körpers oder – kontrastierend – in Leibphantasmen von ungeheurer Schönheit, glorioser Wohlgeformtheit. Der ideale Körper, voll Anmut und Glanz, und der abstoßende Körper, verrottet und lemurengesichtig, der Leib des Begehrens (*désir*) und der Leib der Angst (*angoisse*) – dies alles sind Aspekte des *„corps phantasmatique"*, in dessen verschlüsselten Botschaften sich biographische Hintergründe melden, um *erinnert und erfaßt, wiederholt* und *verstanden* zu werden, weil nur im *Durcharbeiten* und *Erklären* der Zusammenhänge eine *Veränderung* der lebensbestimmenden Kraft unglücklicher Biographie, eine Veränderung der Gegenwart, die Eröffnung eines positiven Zukunftshorizontes und damit *Heilung* in einem umfassenden Sinne möglich wird.

Im Bereich der Symptomatik finden wir bei derart schwergeschädigten Patienten körperliche Mißsensationen, Coenästhesien (*Huber,* 1957, 1971, 1982; *Janzarik* 1983), Empfindungen, die so unangenehm sind, daß sie sich in „ihrer Haut" (*Anzieu* 1990) nicht wohlfühlen können, sich bei sich nicht mehr zu Hause fühlen. Dies sind Zeichen dafür, daß die „Archive des Leibes" überquellen von bösen Archivalien, daß der phantasmatische Leib voller böser Träume ist und das gute Traumland in weite Fernen rückte. Deshalb wird es nötig, (1) die Geheimnisse des phantasmatischen Leibes aufzudecken und ihn durch kathartische Erfahrungen zu reinigen, um ihm (2) darüber hinaus *benigne Atmosphären* bereitzustellen. Die Therapie muß dazu beitragen, daß sich die Leibarchive mit guten Ereignissen füllen können, indem nährende und heilende Szenen in der therapeutischen Beziehung erfahrbar gemacht und auf diese Weise internalisiert werden können. Diese therapeutischen Zugangsweisen decken sich einerseits mit dem „ersten Weg der Heilung und Förderung" (*Petzold* 1988n, 218ff), der aufdeckend über den Gewinn von Einsicht in ursächliche Zusammenhänge, über die Vermittlung von Erfahrungen „vitaler Evidenz" Klärungen und Verarbeitungshilfen geben will und andererseits mit Aspekten des „zweiten Weges der Heilung und Förderung" (ibid. 236ff), der über die Nachsozialisation in der therapeutischen Beziehung *„korrigierende emotionale Erfahrungen"* vermitteln will. Dies ist nur möglich, wenn ein Milieu von Vertrauen, Vertrautheit geschaffen werden kann, ein wertschätzendes, liebevolles Miteinander, das wir als **Konvivialität*** bezeichnet haben (*Petzold* 2002b; *Orth* 2001), mit einer Qualität guter, integrer „**Zwischenleiblichkeit**"; vgl. die „**Grundregel** der Integrativen Therapie" (S. 1050).

* Siehe die Definitionen in der Fußnote S. 904.

2. Psychosetherapie – Körper und Symbolisierung

II. Beispiel

Pieter ist ein 27jähriger psychotischer Patient, der von seiner Symptomatik her dem Typus der „coenästhetischen Schizophrenie" (*Huber* 1971) zugeordnet werden kann. Die erste Episode trat ein, als er mit 23 Jahren durch ein Examen fiel. Die Anamnese ergab eine Prodromalsymptomatik: Seit der Pubertät habe er immer wieder unangenehme Körperempfindungen gehabt, die immer schlimmer geworden seien. Pieter mußte wiederum stationär aufgenommen werden, weil er wieder von Coenästhesien überflutet wurde. Er ist nun schon das dritte Mal in der Klinik. Er kennt die Ärzte, die Schwestern und die Bewegungstherapeuten. Wieder war es ein „kritisches Lebensereignis" (*Filipp* 1990), das zu einer Dekompensation führte, nämlich das bevorstehende theologische Abschlußexamen. Trotz vieler Unterbrechungen war es Pieter gelungen, das Studium der katholischen Theologie in immer neuen Anläufen weiterzuführen. Jetzt sollte er „abschließen", und da traten die Unruhezustände wieder auf, die Schlaflosigkeit, die körperlichen Mißempfindungen und Bedeutungserlebnisse. Pieter wurde von seiner Freundin auf die Klinik gebracht. Sie kannte die Situation schon, wußte, was zu tun war. Sie hatte sich entschlossen, mit einem Partner zu leben, der immer wieder psychotisch erkrankte. Diese Kernbeziehung im sozialen Netzwerk (*Petzold* 1982b; *Keupp, Roehrle* 1986) war für Pieter sicher einer der wichtigsten tragenden Momente in seinem Leben.

In der Klinik nimmt er wieder an der Bewegungstherapiegruppe teil, die halboffen geführt wird, überwiegend mit psychotischen Patienten. Für diese ist ein bewegungstherapeutischer Behandlungsansatz indiziert, wenn eine spezifische Methodik zur Anwendung kommt, wie sie von uns und unseren Mitarbeitern (*Petzold* 1970c, 1974k; *Petzold, Berger* 1977; *Hausmann, Meier-Weber* 1990; *Höhmann-Kost* 1991) und anderen Bewegungsarbeit einbeziehenden Therapeuten entwickelt wurde (*Maurer-Groeli* 1975, 1976; *Scharfetter, Benedetti* 1978; *Scharfetter* 1982). Außerdem erhält er therapeutische Einzelgespräche. Wie schon bei vorigen Aufenthalten klagt er über leibliche Mißempfindungen: Brennen im Kopf, zuweilen über einen schneidenden, stechenden Kopfschmerz, weiterhin über „negative Ströme" in den Schenkeln. Er fühle sich im Körper „so zerrissen". Sein Kopf und seine Ohren würden oft groß und unförmig. Nach Abklingen der psychotischen Symptomatik durch die Medikation bleibt Pieter über einige Wochen passiv, wird häufig von Unruhezuständen geplagt und klagt auch immer wieder über „schlimme Körpergefühle". In der Gruppe arbeitet er gut mit, bringt biographische Themen ein und verhält sich im Stationsalltag stabil.

Als er eines Tages im Bewegungstherapieraum vorbeischaut und dort die Körperbilder einer anderen Gruppe (mit Neurose- und Psychosomatikpatienten) sieht, äußert er in den Einzelstunden den Wunsch, auch solch ein Körperbild zu malen. Er hoffe, dadurch Zugang zu den Hintergründen für die „schlimmen Gefühle" in seinem Körper zu finden. Wir lassen Pieter ein frei gestaltetes Körperbild, eine *Body Chart* ohne Umrißzeichnung, malen. Die Instruktion: *„Male deinen Körper so, wie du ihn spürst. Benutze Farben und Formen so, wie sie dir in den Sinn kommen! Wenn dich etwas ängstigt oder beunruhigt, unterbreche das Malen und sprich mit uns!"* – Beide, die Bewegungstherapeutin und der Einzeltherapeut sind, so hatte es sich der Patient gewünscht, in der Sitzung anwesend. Pieter gestaltet sehr vertieft und zügig ein äußerst symbolträchtiges Bild (vgl. Abb. 2 im Farbteil am Ende des Bandes, S. V). Die Körpergrenzen sind in kräftigem Rot gehalten. Unmittelbar ins Auge springt, daß keine Hände und Füße gemalt wurden – ein Hinweis auf ***Inkarnationsdefizite*** oder ***Dekarnationsphänomene*** (*Orth, Petzold* 1991, dieses Buch, S. 461, 856) – und die Gliedmaßen sehr abgegrenzt dargestellt sind, als ob sie ein Eigenleben führen, was für ein archaisches Körperschema charakteristisch ist (*Schmoll* 1988). Ins Auge springt die Axt, die wie ein Damokles-Schwert über seinem Haupt droht („Manchmal sind meine Kopfschmerzen so schlimm, als ob mir der Schädel gespalten wird!"). Auf der Axt ist ein griechisches Omega eingraviert. (Den auf die Stirn geschriebenen Namen des Patienten haben wir zur Wahrung der Anonymität abgedeckt.) Oberhalb des Genitals hat er ein Alpha eingezeichnet. „Sexualität, das ist der Anfang allen Übels, so heißt es doch", sagt er und lächelt schief. „Aber ich brauche kein Feigenblatt, ich decke ein Velum drüber, schön violett. Das A könnte auch Altar heißen, nicht?" Die ekklesiogenen Momente (*Petzold, Osterhues* 1972) im Krankheitsgeschehen sind überdeutlich. Pieter hat immer wieder Potenzstörungen, für die er seine „verkorkste kirchliche Erziehung" verantwortlich macht: „Ich kann dann *da unten* gar nichts fühlen, da ist nichts, überhaupt spür ich beim Sex fast nichts, auch wenns klappt. Das ist ganz gefühllos! Die sagen ja auch, bei Hurerei fällt dirs ab!" (*Dekarnation*). In einer Reihe von Arbeiten mit dem Bild lernt Pieter, seinen Leib *über* das Bild w a h r - z u n e h m e n , denn in ihm werden Leibatmosphären greifbar, gewinnen Form. Er beginnt Hintergründe zu ahnen, biographische Bezüge zu e r f a s s e n . Besonders die Kontaktlosigkeit der strengen, sehr normierenden Mutter, die nie Wärme gab und nur in Strafen und Drohungen erkennbar war, wurde ihm zugänglich. Frühe Verlassenheit, Verlorenheit und Bedrohung, diese *ungreifbaren Atmosphären*, die seine Gegenwart immer wieder überfluten (*Janzarik* 1982), finden nun eine *Form* in Symbolen, die der „magischen Phase" zugeordnet werden können.

Das Material aus kreativen Gestaltungen psychotischer Patienten ist, wie die Sammlungen von *Réja, Prinzhorn, Navratil, Bader* u.a. zeigen, von „magischer" Qualität (wie übrigens auch häufig die Inhalte von optischen und akustischen Halluzinationen). Wie ist dies mit der These von der „frühen", z. T. im präverbalen Bereich liegenden Genese von Psychosen zu vereinen? Die Antwort kann darin gesehen werden, daß das Erlebnismaterial einer Entwicklungsstufe in der Ontogenese durch die Möglichkeiten des nächsthöheren Entwicklungsniveaus interpretiert wird. So werden aufgrund gewachsener *Sinnerfassungskapazität* und *Verarbeitungsleistung* die frühen *atmosphärischen* Eindrücke durch *ikonische* Formen, bildhafte Symbole und diese wiederum durch *szenische* Konkretisierung oder *sprachliche* Bedeutungszuweisung expliziert. Bei psychotischen Patienten erfolgte eine Fixierung des *magischen* Interpretationsmodus, mit dem Atmosphärisches durch Symbolisches *erfaßbar* wird. Die Entwicklung ist dann bei diesen Patienten – zumindest in weiten Bereichen des Seelenlebens – nicht weitergegangen. Die Atmosphären und Bilder blieben ohne Worte. Es konnte keine Sprache gefunden werden, und damit wurden diese Erfahrungen aus der Alltagskommunikation ausgeschlossen und die Patienten mit ihrer archaischen Erlebniswelt von der der „normalen Menschen" ausgegrenzt. In der Therapie wird es deshalb erforderlich, daß Therapeuten Zugang zur Welt des Atmosphärischen, des Ikonischen, Symbolischen finden und auf diesen Ebenen mit dem Patienten kommunizieren lernen, um ihnen zu helfen, für die archaischen Erlebnis- und Kommunikationsformen Worte, eine Sprache, Sinn und Bedeutung zu finden, durch die diese Erlebnisinhalte, d.h. frühe oder schlimme biographische Erfahrungen, intersubjektiv teilbar werden.

Dieser kurze Exkurs über Verarbeitungsmechanismen bei bestimmten psychotischen Erkrankungen unter einer entwicklungstheoretischen Perspektive vermag zu verdeutlichen, was das Körperbild für Pieter zu erschließen vermag. Pathogene Einflüsse seiner Biographie in verschiedenen Stufen seiner Persönlichkeitsentwicklung, die ihm „ungreifbar" geblieben waren, sich nur in psychotischer Symptomatik artikulierten, transformieren sich aus dem Bereich des *Atmosphärischen* in den *ikonischer Symbole*, und diese gilt es in einer weiteren Transformation aufzulösen, das „Verdichtete" („Symbol", von *symbalein* [griech.]: zusammenwerfen, verdichten, zusammenballen) wieder in *szenische Realität* zu bringen, die dann *sprachlich* benennbar und beschreibbar wird. Dies muß auf allen Niveaus seiner Biographie (nicht nur der frühen) bei lebensgeschichtlichen Erfahrungen geschehen, in denen sein archaischer Verarbeitungsmechanismus der „symbolisch-magischen Interpretation" von bedrohlichen Atmosphären zum Tragen kam, fixierend wirkte und ein *Erfassen, Verstehen* und *Erklären* (dieses Buch, S. 162) seiner persönlichen Vergangenheit – und damit auch Gegenwart – verhindert hat. Die Folge war, daß Pieter sich in Bereichen seiner eigenen Persönlichkeit fremd ist und damit auch für andere Menschen befremdlich, ver-rückt, uneinfühlbar wurde. Gelingt es ihm aber, seine Stimmungen zu erfassen, seine Symbolisierungen zu erschließen, tauchen Erinnerungen auf, gewinnen Farben, Formen, Bilder einen *szenischen Sinn* und *sprachliche Bedeutung*.

So entdeckt Pieter in der Auseinandersetzung mit seinem Bild, daß das violette Feld wie ein Gefängnisgitter gemalt ist, und ihm fällt plötzlich ein, daß er häufig im Keller eingesperrt wurde als Strafe für sein „schlechtes und böses Verhalten". Er lernt w a h r z u n e h m e n, wie er sich verkrampft hat, und e r f a ß t, daß seine Körpersymptome etwas mit dem Auftauchen von verbotenen Gefühlen, mit Aggressionen, Begehren und Sexualität zu tun haben. In der Auseinandersetzung mit seinem Leibbild v e r s t e h t er: „Die Arme kleben an meinem Körper, weil ich mich nicht wehren darf. Die Wellenlinien in meinen Schenkeln, die schlechten Ströme, das ist, weil da unten nichts raus kann, aber wenn es raus könnte, dann wär' wohl Omega!" Seine Brustwarzen hat er wie Augen gemalt („Die Augen Gottes, die prüfen Herz und Nieren"). Seine Ohren sind übergroß, Blitze symbolisieren „Schimpf und Schande, harte Worte". Der schwarze Kreis vor dem anderen Ohr soll den „Mund Gottes" darstellen. Das Gesicht ist gespalten. Eine Seite zeigt einen lachenden Mund, ein lachendes Auge. Die andere einen schreienden Schlund, ein schreckgeweitetes Auge. Die Symbolik ist gut zugänglich. „Mir wird dabei sehr vieles deutlich. Das meiste hab ich irgendwie gespürt. Es war nur nie so klar. Ich hab's nie so gesehen. Ich meine... so anschaulich... und was noch dahinter ist."

Als er darauf angesprochen wird, daß er sich keine Hände und Füße gemalt hat, ist er erstaunt. Das war ihm nicht aufgefallen. Pieter hat eine kalte, feuchte, schlaffe Hand ohne Leben und Kraft. Derartige *Dekarnationsphänomene* (dieses Buch S. 856) finden wir häufig bei Menschen, denen Teile des „perzeptiven Leibes" *anästhesiert* sind, so daß sie nichts spüren dürfen, oder bei denen Bereiche des „expressiven Leibes" *amputiert* sind (*Petzold*, 1988n, 193), so daß sie nicht zugreifen, weglaufen, schlagen, treten usw. dürfen. Die Teile des *Körpers* (hier die Hände) sind vorhanden, aber der *Leib* ist kaum präsent, er ist dekarniert. Im Hinblick auf die verbogene Religiösität von Pieters Elternhaus und die repressive sexuelle Erziehung des Patienten dachten wir an ein hochbesetztes Onanieverbot: die „Amputation" der Hände, um der Selbstberührung, der Selbstbefleckung zu entgehen. Es stellte sich hier aber etwas anderes heraus. Als wir Pieter vorschlugen, auf der Zeichnung die Hände zu ergänzen (wir lassen in einem solchen Fall, um die ursprüngliche Zeichnung zu erhalten, ein Blatt über die Stelle legen, die verändert oder ergänzt werden soll), wurde er sehr unruhig, beinahe aggressiv. Er könne und wolle das jetzt nicht. Warum, wisse er nicht, aber wir sollten ihn damit in Ruhe lassen. Bei dieser Äußerung knetete er mit Daumen und Mittelfinger der rechten Hand Innenseite und Handrücken der linken Hand, eine Bewegung, die wir schon verschiedentlich beobachtet hatten. „Spürst du deine Hände jetzt?" – „Ich kann sie gar nicht spüren, ganz taub. Aber meine Ohren werden wieder so komisch, so groß." – „Gut, dann lassen wir dieses Thema jetzt, und wir können ja in einer anderen Sitzung darauf zurückkommen, wenn du dich damit wohler fühlst!"

In den Therapien, in denen wir es mit *Dekarnationsphänomenen*, *Anästhesierungen* und *Amputationen* des „perzeptiven und expressiven Leibes" (idem 1988n, 196) zu tun haben, wo also der *Körper*, die *materielle Realität* vorhanden ist, aber der *Leib*, die phänomenale, *transmaterielle Realität* reduziert worden oder abhanden gekommen ist (umgekehrt also wie beim Phantomglied, wo der transmaterielle *Leib* noch vorhanden ist, der materielle *Körper*teil, etwa ein Arm, verloren gegangen ist) – in einer solchen Störung des Körperschemas also (*Tiemersma* 1989) geht es um *Wiederaneignung* (*reowning*) von Leiblichkeit, den Aufbau einer lebendigen Zugehörigkeit des dekarnierten, entfremdeten Körperteils oder Organs zum Ganzen des Leibes. Bei Pieter haben wir dieses Ziel zunächst in einem „intermedialen Quergang" von der gestalterischen zur übungszentriert-funktionalen Arbeit der Integrativen Bewegungstherapie (spüren, tasten, greifen, halten) in Angriff genommen (*Petzold* 1988n, 111ff). Wir haben Selbstberührung in Bereichen ermutigt, die unbelastet schienen: Massieren der Unterschenkel, der Arme, dann aber auch Massieren der Füße und der Hände. Von einem *konfliktzentrierten* Zugang (ibid. 112) nahmen wir aufgrund der Widerstandsreaktion zunächst Abstand (idem 1981c). Dann berichtet Pieter eines Tages, er habe die Hände im Traum gesehen, ganz undeutlich zwar, aber es seien seine Hände gewesen. Ein erneutes Angebot, die Hände zu zeichnen, lehnte er wiederum ab. Wir schlagen vor, ob er sich vorstellen könne, mit dem Zeichnen der Füße zu beginnen, und wenn er nicht malen wolle, ob er die Körperteile – ein weiterer Quergang wird vorgenommen – in Ton formen möge. Hier willigt der Patient ein. Und so formt er in der nächsten Sitzung seine Füße aus Tonerde („Wie Gott den Adam geformt hat... Der hat bestimmt nicht mit den Füßen begonnen", lächelt wiederum schräg). Die Füße sind gut gestaltet, sorgfältig ausgearbeitet. „So müßte der ganze Körper werden", meint Pieter, „nicht bloß so ein Stück!" – „Ja", so antwortet die Therapeutin, „das wäre gut, aus Teilen eine Ganzheit zu machen!" Pieter wird traurig und beginnt gleichsam absichtslos mit dem Zeigefinger in den Ton des geformten Fußes zu ritzen. Er erzählt dabei, wie überdrüssig er seiner Krankheit sei, wie sie ihm das Leben vergälle... dann wird er unruhig, und wir haben Mühe, ihn zu beruhigen.

In der nächsten Sitzung berichtet er, daß er im Traum seine Hände mit Wunden gesehen habe. (Das häufige Massieren der Mittelhand kommt uns unmittelbar in den Sinn). Er bricht darüber in Tränen aus. Er fühle sich so belastet. Die naheliegende religiöse Konnotation, die „Stigmatisierung", wird von ihm nicht erwähnt. Die Therapeutin malt eine Figur, die ein Kreuz auf ihren Schultern trägt. Diese „ikonische Interpretation" macht ihm Angst. „Ich will keine Nachfolge!" Pieter kommt mit dem Druck in Kontakt, der von seiner Mutter und Großmutter ausging. Priester habe er werden sollen. Ihm werden plötzlich Verspannungen im Nacken bewußt – in seinem Körperbild sind die „Furcht im Nacken" und die „Lasten auf seinen Schultern" angedeutet. Wieder wird er unruhig und teilt uns mit, daß seine Ohren groß würden, ihm Arme und Beine als nicht zu ihm gehörig vorkämen. Ihm wurde die *Fragmentierung* des Leibes „spürbar" [**Wahrnehmen**] und „deutlich" [**Verstehen**], ein Phänomen, daß wir häufig bei archaischen Leibstörungen finden (*Schmoll* 1988). Oft stehen hinter ihnen Erfahrungen, durch die verhindert wurde, daß sich der Leib als zusammengehöriger aufbauen konnte. In einer anderen Stunde weist Pieter darauf hin, daß in ihm ein Teufel stecken müsse. Die Haare im Bild seien wie Teufelshörner, sein Name auf seiner Stirn wie ein „Kainszeichen". – „Hoffentlich steckt in mir ein Teufel und viel Kain. In mich ist viel zu viel Heiligkeit geölt worden. Fromme Sprüche wie Schmieröl." Dann weist er darauf hin, daß er im Bild seine linke Hand doch gemalt habe, aber sie sei nur hinter dem Körper versteckt. Er habe sicher Böses mit ihr getan (Pieter ist Linkshänder, und vielleicht bestätigt sich unsere Phantasie über ein Onanieverbot noch).

Das Bild von Pieter ist voller Symbole, die mit konkreten biographischen Ereignissen verbunden sind. Sie alle zu *„desymbolisieren"*, zu entschlüsseln, und zwar in einer Form, daß sie nicht nur „erkannt" [**Verstehen**] werden, sondern gespürt, gefühlt [**Wahrnehmen**] und mit Erinnerungen verbunden werden können [**Erfassen**], wird viel Arbeit bedeuten. Der *„memorative Leib"* muß die Ursprungsszenen, die verdichtet wurden, wieder freigeben. Den phantasmatischen Leib zu „reinigen", wird Mühen kosten. Die „Gottesvergiftungen" (*Moser* 1989), ekklesiogenen Komponenten seiner Erkrankung wiegen schwer (*Petzold* 1972c). In den phantasmatischen Leib gute Atmosphären einzulassen, als Niederschlag einer heilenden, gewährenden therapeutischen Beziehung, wird die Aufgabe der nächsten Jahre für die Therapie werden, eine Aufgabe, die die toxische Seite von Pieters Religiosität auflösen muß, dabei aber bemüht zu sein hat, die positive religiöse Substanz, die der Patient auch in sich verspürt und – wie er betont – sich bewahren will, unangetastet zu lassen.

Die Symbolik des *corps phantasmatique*, wie er uns in Pieters „Body Chart" entgegentritt, bedarf noch manchen Schlüssels. Was bedeutet das hebräische Zeichen vor seinem rechten Ohr, was das gespaltene Herz, was die Farben? Warum wurde die Leber eingezeichnet? Was stellen die schwarzen Punkte in ihr vor, was die Spirale um den Bauchnabel? Die Wunde am linken unteren Rippenbogen – das fanden wir heraus – war die „fehlende Rippe", aus der „das Weib" gemacht wurde. „Ja, ich bin Adam, und vielleicht werde ich ja mal 'n Mensch, ein ganz normaler!" Dies ist Pieter zu wünschen, und wir werden versuchen, dazu beizutragen, was uns möglich ist.

Das Beispiel und die eingestreuten theoretischen Anmerkungen haben, so hoffen wir, deutlich gemacht, daß der *phantasmatische Leib* sich *zeigen* muß, damit er verstanden wird. Die Stimmungen, Gestimmtheiten, Leibatmosphären, Gefühle wollen gesehen, erkannt werden. Dafür wird es notwendig, daß das Innere nach außen tritt: *E-motionen*, Herausbewegungen, die sich natürlich nicht nur in Körperbildern oder Tonplastiken im Rahmen von therapeutischen Situationen zeigen, sondern in natürlichen Situationen des Alltags und hier durch Körperformen: Mimik, Gestik, Haltungen und Bewegungen, in Körperfarben – Erröten, Erblassen –, in klanglichen Äußerungen des Körpers, Lautgestalten – Seufzer, Schreie, Lachen. Der Drang des Impulses nach Form (*Petzold* 1990b, 658ff), des E-motionalen nach Gestaltung, die Notwendigkeit, daß die im Leibe abgespeicherten Atmosphären der persönlichen Geschichte, die den „phantasmatischen Leib" konstituieren, Ausdruck, Gestalt und Form finden, damit sie erfaßt, be-griffen werden können und ein Mensch sich auf diese Weise selbst verstehen und be-greifen lernt, bieten die Grundlage für unsere Arbeitsweise mit den *Body Charts.* Sie sind Landkarten für eine phänomenologisch zugängliche „Topographie des Unbewußten" – jenseits aller transpersonalen Spekulationen –, eine Kartierung für das unbekannte, unwegsame Land (dieses Buch, S. 269f, 276ff) des *„corps phantasmatique"*, das dennoch betreten und erkundet werden muß, *weil es das eigene Territorium ist*, dessen Aneignung uns zur Person reifen läßt und unsere Identität begründet. Besonders die Atmosphären der frühen Kindheit und ihr Niederschlag in den *Regungen* des Körpers verlangen nach Formgebung.

In archaischen Kulturen seit dem Neolithikum fanden derartige basale Regungen *(thymos)* leiblich-konkreten Ausdruck, z.B. in den Masken und Körperbemalungen für Jagd und Krieg, bei Fruchtbarkeitsriten und Trauerritualen (idem 1975c, 1982f). Über Mimik und Gestik hinaus zeigen die Farben auf dem Körper dessen *Regungen* von Angst und Zorn, von Liebe und Haß. Die Körperbemalung macht das Innere sichtbar (idem 1991d). Macht, durch Hoheitssymbole dargestellt, erweist sich oft genug als Ausdruck eines Ohnmachtgefühls. In der Kriegsbemalung wird die den Leib überflutende Angst auf die Haut geschminkt – eine Maske, die furchterregend wirkt: die Haut wird Projektionsfläche des eigenen Entsetzens, und die Formen und Farben wirken auf diese Weise schreckenerregend. Körperbemalungen, Masken und Kostüme haben und hatten in originären Kulturen ähnliche Funktionen, wie wir sie zum Teil bei Patienten im Nicht-Seßhaften-, Drogen- und Punkermilieu finden: *heavily tattooed...* (*Bradbury* 1981). Hier wird der Körper tatsächlich zum „Spiegelbild der Seele", zum Ausdrucksorgan, das auf der Haut Phantasien der Macht, Bilder des Begehrens, Symbole der Gewalt (oft Ausdruck abgewehrter Furcht) zeigt: eine Art psychogenes Exantem, ein „Ausschlag" von etwas, das irgendwann einmal „eingefahren" war und Erschütterungen auslöste, die im Inneren nicht mehr gehalten und gefaßt werden konnten, auf diese Weise aber Form und Faßbarkeit gewinnen (*Petzold* 1991d).

Wenn wir Patienten Bilder ihres Leibes malen lassen, Umrißzeichnungen mit Formen und Farben ausfüllen lassen, geht es genau um diesen Weg der Veräußerlichung, um die „Offenlegung des Verdrängten", dessen atmosphärische Kraft *Form* gewinnt. Im Bild realisiert sich zusammengeballt, zusammengeklumpt ein *Symbolon* (vgl. dieses Buch S. 876) voller Szenen und *wirkt.*

Für die Körperbilder stimmen wir die Patienten ein, ermutigen sie, ihren Leib zu spüren, die eigenleiblichen Regungen wahrzunehmen, sich von den Körperatmosphären ergreifen zu lassen und das Gespürte, Empfundene, das Gefundene, Aufgefundene in eine Form zu gießen, zu einem Bild zu gestalten. Die narrative, szenische Qualität solcher Bilder, Bilderzählungen macht durchlebte Geschichte, Lebensgeschichte zugänglich, *Bio-graphie*, das, was in den Leib, das lebendige Fleisch, eingeschrieben wurde. Zuweilen wird es dann möglich, das Abgebildete, Symbolisierte zu *desymbolisieren* (wir verwenden diesen Begriff anders als *Lorenzer* und meinen damit eine „Ent-dichtung", eine szenische Rekonkretisierung). Damit wird es auch möglich, das im ikonischen Symbol Verdichtete in einer weiteren Form zu begreifen, es in Worte zu fassen, auf den Begriff zu bringen, eine Sprache zu finden, zuweilen über den Weg poetischer Formen, im *Gedicht* (*Petzold, Orth* 1985, 1993a, Abschn. 3.6). So wird Ungreifbares greifbar und kann im Dialog „besprochen" (und dieses Wort steht ja auch synonym zu „beschworen", „gebannt") werden. Es werden Schemen prägnant, es werden die „schwankenden Gestalten" erkennbar, identifizierbar und verlieren ihre „unfaßbaren Schrecken". Das Chaos bekommt eine Ordnung, Verwirrtes einen Sinn, Unaussprechliches eine Bedeutung.

Die Körperbilder sind oftmals äußerst expressiv. Hineingedrücktes kommt mit Druck heraus. Repressionen und in ihrer Folge Depressionen (festgehaltene, blockierte Impulse also) werden in der Expression frei. Verkümmerte, eingeengte Formen, farblose, eingegraute Lebensbereiche werden wieder farbig, voller Buntheit und Lebendigkeit (idem 1990b). Es ist demnach nicht nur das *projektive Potential*, das die Körperbilder so faszinierend für die Therapie macht, für den Therapeuten wie für den Patienten, sondern das Faktum, daß Unbewußtes bewußt, Verdrängtes offenbar, Unsagbares und Ungesagtes ausprechbar wird. Es ist die therapeutische Qualität der Gestaltung selbst, die – etwa im Prozeß des Malens – über die Externalisierung böser Introjekte hinaus zu einer *Metamorphose*, einer Umformung und Neuformung des Leibes führt (idem 1990b; *Orth*, *Petzold* 1990c). Das Bild auf dem Papier ist keineswegs nur Äußerung, sondern *Auswirkung*, die rückwirkt. Das, was mir in Farben und Formen und Symbolisierungen begegnet, meine Männlichkeit oder Weiblichkeit, meine Kraft oder meine Schwäche, meine Verletzungen oder meine Defizite, all das wirkt verändernd auf den Leib. *Body Charts* zeigen nicht nur als diagnostisches Instrument auf, was fehlt oder was verstört oder verwundet ist, sondern sie wirken auch als Therapeutikum, denn sie verwandeln. Sie erlauben mir, meine Leibgeschichte wahrzunehmen und zu verstehen, und sie bewirken zugleich in der emotionalen Resonanz auf das im Bild Dargestellte und Erschaute, daß sich Spannungen lösen und daß sich ein *„locus minoris resistentiae"* vielleicht sogar in einen „Ort der Kraft" verwandelt: wenn z.B. der Patient in eine Leerstelle des Körperbildes (etwa einen großen, weißen Fleck im Bereich der Lendenwirbelsäule) etwas hineinzeichnen kann, das diese Lücke füllt. Oder es kann eine traumatisierte Zone (vielleicht dargestellt durch ein schwarz-graues Gebilde im Nackenbereich, das dort sitzt wie das Grauen und die Furcht) mit kräftigen Farben verändert werden. Mit Farben des Zornes und des Ärgers über all das, was demütigend war oder Schrecken bereitet hat, können Um- und Neugestaltungen angeregt und möglich werden. Derartige Umformungen verbleiben entweder auf dem symbolischen Niveau, etwa durch Übermalung mit Farben, die einen anderen Symbolwert haben, oder sie konkretisieren sich, indem alte Szenen aus der Biographie in der bildnerischen Darstellung auftauchen. Es ist weiterhin möglich, daß sich aus dem Körperbild ganze Bildsequenzen, *ikonische Narrationen* entwickeln – Lebensgeschichte in Bildern.

Die Archivierungen im Leibgedächtnis sind zu einem großen Teil Niederschlag von Beziehungen (*Sameroff*, *Emde* 1989) – zu Personen, Dingen, Settings. So hat denn die *Body Chart* immer auch eine *relationale Qualität*, die sich darzustellen vermag. Dies wird besonders fruchtbar, wenn man in der Instruktion für die Anfertigung der Bilder schon auf diese Dimension hinweist: *„Der Körper nimmt auf, er steht in Situationen, Menschen kommen ihm entgegen, er geht auf Menschen zu, er empfängt Eindrücke und reagiert auf diese. Das alles kann sich in der Zeichnung niederschlagen und ausdrücken!"* Auf diese Weise werden zuweilen die „Atmosphären" *um* den Körper gemalt oder wichtige Bezugspersonen der Biographie in ihrer Wirkung auf den Leib.

Die Dimension des *Zwischenleiblichen* („Ko-inkarnation") kann sogar in einer besonderen Form der *Body Chart* herausgearbeitet werden, in den „relationalen Körperbildern" *(Orth, Petzold*, dieses Buch, S. 876ff), wenn man in den Instruktionen explizit eine „explorative Qualität“ anregt: *„Spürt einmal nach, wie eure Umgebung auf euch gewirkt hat, wichtige Menschen... ihre Blicke, ihre Zuwendung und Abwendung, wie sie in ihrer Leiblichkeit euch be-ein-druckt haben. Blicke wirken, Mimik hat Auswirkung, Körperhaltung spricht. Die Leiblichkeit des Anderen gibt Botschaften. Versucht, solche Botschaften zu spüren und ins Bild zu bringen!*“ Auf dem Hintergrund derartiger „evozierender Instruktionen“, die auch in einem einzeltherapeutischen Prozeß (der vielleicht gerade auf ein bestimmtes Thema mit dem Vater, der Mutter, dem Bruder zentriert, im Sinne einer „kunsttherapeutischen Sequenz“ zur Auslotung dieser Beziehungen) eingesetzt werden können, entstehen dann Bilder, die das *„zwischenleibliche Milieu*“ in Familienkonstellationen repräsentieren.

3. Ängste – stumme Schreie

III. Beispiel

Hermann, 35 Jahre, Sozialwissenschaftler mit diffuser Angstsymptomatik und nächtlichen Panikattacken, nimmt an einer integrativen Kunsttherapiegruppe teil, um mit seinen Beschwerden fertig zu werden und in einem persönlichen Wachstumsprozeß das Spektrum seiner Potentiale zu erweitern. Er hat eine gute Introspektionsfähigkeit und kann sich auf die Prozesse mit kreativen Medien als Wegen der Selbstexploration einlassen, ja, es gelingt ihm, hier eine gewisse Neugierde und Faszination zu entwickeln, um Inhalte in den „Leibarchiven“ aufzuspüren. In einer Gruppensitzung wird der Gruppe die „Body Chart“ angeboten, damit die Teilnehmer sich klarer darüber werden, in welchen Bereichen des Leibes sie sich gelöst, vital, beweglich fühlen und in welchen sie durch Schwere, Festigkeit, Verspannung, Spürlosigkeit eingeengt sind. Hermann zeichnet das Bild (Abb. 3 im Farbteil am Ende des Bandes, S. VI) eines vitalen, lebendigen Mannes, der sich offen und expansiv in den Raum reckt. Die Farbqualitäten rot, gelb, orange symbolisieren für ihn Lebendigkeit. Andererseits finden sich in dem Bild Körperpartien, die – in einem kräftigen Blau gehalten – Verspannung und Belastung ausdrücken: Schulter, Nacken, Brustbein, oberer Magenbereich. Diese – im Vergleich zum Gesamtbild – eher kleinen Areale liegen „wie ein Schatten“ über ihm. Die Assoziation kontrastiert die expansive Tendenz des Gesamtbildes. Sind die ausgebreiteten Arme, die gut gegründeten Beine nur Wunschbild? Sind sie Abwehr des „Schattens“ oder niederdrückender Ängste? Uns kommt eine Tonarbeit des Patienten in den Sinn, in der er eine Woche zuvor seine nächtlichen Ängste gestaltet hatte. In einem Brustbild hält er die Hände schützend vor sich verschränkt, den Mund zu einem qualvollen Schrei geöffnet. Der Druck im Brustraum, der ihn nachts bei Angstanfällen belastete, konnte sich artikulieren... im „stummen Schrei“ (Abb. 4 im Farbteil, S. VII). Nach dieser Arbeit war für Hermann eine Verbesserung in seiner Symptomatik eingetreten. Ist das Bild ein Rückfall, oder wird es eine weitere, vertiefende Erarbeitung der Problematik ermöglichen? Das Abklingen der Beschwerden erfolgte auf die Gestaltung im Medium der Tonerde (*Petzold, Kirchmann* 1990) durch das Ausdrücken des Schreies in einer Plastik, ohne daß Hermann in der Sitzung selbst geschrieen hätte. Es war ihm bewußt: „Dieser lautlose Schrei hat mir Erleichterung gebracht, aber ich habe die Stimme nicht gebraucht!“ Der Schrei muß sich inkarnieren. Im Kontakt mit den blauen Arealen kommt das Belastungsgefühl wieder auf und auch ein Zorn über die „Schatten der Vergangenheit“, die auf seinem Leben liegen.

Er wagt es, sich auf diese Dimension stärker einzulassen, und arbeitet mit der „Vergrößerungstechnik“ (*Orth, Petzold* 1990c, 752, 1072) die blauen Passagen stärker heraus. Neben/hinter seiner Körperdarstellung entsteht die Schattenfigur, einem großen dunklen Vogel gleich. Die „Flügel“ zeigen ihr ganzes niederdrückendes Potential. Im Kontrast zu den ausgebreiteten Armen und Beinen sind die „Schwingen“ nach unten gebogen. Eng aneinander gepreßte Stelzen tragen eine durch rote Ringe eingeschnürte Leiblichkeit. In einer weiteren Malsequenz wird Hermann aufgefordert, aus der „Resonanz“ auf diese kontrastreiche Darstellung ein neues Bild zu gestalten (Abb. 5 im Farbteil, S. VIII), in sich hineinzulauschen, um zu sehen, welche Atmosphären heraufziehen, ob und wie sie sich verdichten, ob aus ihnen ein Bild, eine *Szene* heraustritt und sich konkretisieren will. Nach einiger Zeit beginnt der Klient zu gestalten.

Er zeichnet sich: die rote Umrißfarbe verblaßt zu einem Ocker, die expansiv ausgreifende Haltung wirkt niedergedrückt, eine inverse Figur. Die Arme liegen hilflos, impulslos auf den Oberschenkeln, die Beine sind verschränkt, die Füße ohne tragenden Bodenkontakt, alles Zeichen von **Dekarnation**. Der Kopf ist zwischen die Schultern eingesenkt, die, „blauen Wülsten“ gleich, sich gegen bedrohliche Impulse abzuschirmen suchen. Hinter der Figur entsteht eine Form, ein schwarzes Podest. Es ist eine Treppe, auf der Hermann seine Mutter darstellt: über ihm, ihn mit ihren Blicken niederdrückend. Aus ihren Augen schießen beherrschende Strahlen, unter denen sich der Leib verkrümmt, Strahlen, die auch das Herz – noch lebendig, rot und sichtbar dargestellt – treffen. Im Bild werden die Blicke in ihrer Wirkmacht unübersehbar und damit auch für ihn leiblich spürbar [*Wahrnehmen*] – ihre Gewalt durfte er zuvor „nicht merken“. In der formalen Qualität erinnern die Beine des Schattenbildes an die Beine der Mutter auf dem Podest. Hermann kommt aus seiner Darstellung eine Atmosphäre entgegen, die er erkennt und die ihm ermöglicht, eine typische Kindheitsszene zu *erfassen*. Sie stellt die „Qualität“ der „Zwischenleiblichkeit“ im Bezug zu seiner Mutter dar, die über ihm stehende, ihn kontrollierende niederdrückende Dominanz.

In einem weiteren Bild (Abb. 6 im Farbteil, S. VIII) wird die Entwicklung dieser Konstellation in die Adoleszenz und in die Erwachsenenzeit weiterverfolgt. Die Mutter wird zu einer kompakten Figur – schwarz und dunkelblau sind ihre Farben. Sie schleudert schwarze und rotblaue Pfeile auf ihren Sohn, der nichtsdestotrotz erstarkt, selbst groß und massiv wird und Möglichkeiten ausbildet, sich abzugrenzen (Trennungslinie quer durch das Bild), um den Preis der Verhärtung. Er entwickelt Panzerung: auf seiner linken Seite besonders stark, einen blauen Schild, vor seiner Brust, eine quadratische Stahlplatte. Sie schützt sein Herz, aber sie wiegt auch schwer und drückt. Herrmann kann Attacken (blaue Pfeile) zurücksenden, aber er muß immer in einer „Hab-acht-Stellung“ auf Gegenangriffe und Bedrohungen gefaßt sein. Seine Schultermuskulatur, die Muskulatur seiner Arme und Beine wird in massiven schwarzen und blauen Schraffuren herausgestellt und zeigt die chronische Überlastung und Panzerung. Die Bildsequenz macht deutlich, wie das entsteht, was *Wilhelm Reich* als „Charakter-Panzer“ beschrieben hat. Es zeigt: die Fähigkeit der Abgrenzung ist da, aber der Preis, der gezahlt wurde, war hoch, und Hermann muß sich heute immer noch abgrenzen, muß auf der Hut sein, kann aber auch die Initiative ergreifen und bei Besuchen seiner Mutter die Situation zunehmend gestalten, u.a. auch durch zeitliche Begrenzungen.

Therapeutisch wird folgendes zu erarbeiten sein: Der „stumme Schrei“ muß laut werden. Die Verhärtungen müssen an Rigidität verlieren, zu flexiblen Abwehr*möglichkeiten* werden, um damit die Qualität eines *chronifizierten* Musters zu verlieren. Das *Narrativ* (*Petzold* 1988n, 218ff) von Angriff, Zurücknahme, Verpanzerung wird seine lebensbestimmende, generalisierende Kraft verlieren müssen. Die Therapie hat hierzu Wichtiges beigetragen, genauso wie eine gute, liebevolle Partnerbeziehung, in der sich die „weichen Seiten" unter dem „Schutzschild" immer mehr zeigen können. Es scheint, daß Hermann zunehmend lernt, in welchen Situationen er „Helm und Harnisch" ablegen kann, wo es vielleicht möglich ist, das „Visir" aufzuklappen, und wo es gut ist, durchaus gewappnet und gerüstet zu bleiben. In seinem beruflichen Alltag kann er diese Möglichkeiten schon differenzieren und gezielt nutzen.

In der Integrativen Therapie geht es nämlich keineswegs darum, Abwehrstrukturen unbesehen aufzulösen und sie nur unter einer negativen Perspektive zu betrachten und zu werten. *Abwehr* stellt ein nützliches Überlebenspotential dar. Sie wird nur dysfunktional, wenn sie sich auf einige wenige Muster beschränkt, die sich fixieren und Lebens- und Entfaltungsmöglichkeiten einschränken. In *intermedialen Quergängen* zu bewegungstherapeutischen Sequenzen und Rollenspielen hat Hermann sich ein „differenzierendes Erspüren" von Situationen und eine Vielfalt alternativer Reaktionsformen und Handlungsmöglichkeiten erworben.

Die Bildsequenz macht nicht nur in diagnostischer Hinsicht eine Entwicklung deutlich, ein Fortschreiten der Selbstexploration, sondern sie zeigt, daß die Gestaltung selbst eine verarbeitende Kraft hat, eine narrative Qualität, ein interpretatives Moment. *Ikonische Narrationen* dieser Art verweisen auf eine „nicht-sprachliche Hermeneutik" (idem 1988a), in der Gesten durch Gesten, Klänge durch Klänge, Bilder durch Bilder usw. expliziert werden: *ikonische Interpretationen,* die der Therapeut dem Patienten (z.B. im „dialogischen Malen" und „kokreativen Gestalten") gibt oder die dem Patienten selbst im Prozeß des Gestaltens als „Botschaft von sich, über sich, für sich und an Andere" (idem 1971 k) entgegenkommen. So legen Bilder Lebens-geschichte aus. Sie machen im eigenleiblichen Spüren *Wahrgenommenes* erfaßbar, führen das *Erfaßte* in ein *Verstehen* durch Bilder, das Grundlage für die *Erklärung* des eigenen Lebens „im Bilde" wird. Aber es geht nicht nur um Einsicht und Erkenntnis, es geschieht auch Veränderung: das, was der Klient spürt (Abb. 3), führt ins *Erinnern* (Abb. 5), in ein „ikonisches *Wiederholen*" (Abb. 5 + 6), ja in ein *Durcharbeiten* und *Verändern* (Abb. 6 + 4). Der verbale Diskurs kommt unterstützend hinzu, aber das „fixierte Narrativ" (*Petzold* 1990p, 853ff) kann sich dadurch auflösen, daß es sich „im Bild" verflüssigt. Das Bild wird zur *Szenenfolge,* zum *Stück,* zur *lebendigen Narration,* in der die determinierende Kraft negativer Ereignisketten gebrochen wird und eine neue „gute Kontinuität" eröffnet, ein neuer Weg beschritten werden kann (idem 1988n, 226ff; der Fortgang dieser Therapie bei *Orth* 1994).

In diesen Prozessen, die auf dem Hintergrund einer tragfähigen, raumgebenden therapeutischen Beziehung möglich werden, erfolgen Gestaltungen „unter den wohlwollenden Augen" einer „Therapeutin/Mutter", die „*potential space*" (*Winnicott*), Gestaltungsraum eröffnet und gegen die beschneidenden Atmosphären der Vergangenheit neue Qualitäten setzt. Dieses Geschehen *insgesamt* bewirkt Veränderung, gibt Chancen für eine Neuorientierung, für Kreation. Wir möchten diese Dimension besonders hervorheben: Es geht um Gestaltung im therapeutischen Prozeß, mediale Arbeit auf dem Hintergrund einer therapeutischen Beziehung, die ein „*facilitating environment*" (*Winnicott*), ein „kokreatives Milieu" (*Petzold* 1971k, *Iljine* 1990) herzustellen vermag, in dem „Durcharbeiten in Bezogenheit" (dieses Buch, S. 870), „Um- und Neugestaltung" möglich werden. Durch Umzeichnen allein können keine Schicksale beeinflußt werden, können keine Veränderungen von Lebensverläufen Raum greifen. Biographische Ereignisse erhalten durch „Gestaltung in der Beziehung", durch kokreatives Tun in der therapeutischen Beziehung eine andere Wertung und Tönung.

Über die Veränderung durch Umgestaltung der Körperbilder hinaus bestehen weitere Möglichkeiten der verbalen und medialen Aufarbeitung. In den *Body Charts* haben *Empfindung, Gefühle, Stimmungen, Gestimmtheiten* und *Atmosphären* eine bildliche – oft symbolische – Form gefunden. Nun gilt es, diese Form inhaltlich zu erschließen, das Ge-dichtete (*symbolon*) aufzulösen, auszulegen, auszubreiten und auf diese Weise zugänglicher zu machen: durch das Malen weiterer, explikativer Bilder (z.B. Vergrößerungen), durch den Wechsel des Mediums, durch intermediale Quergänge (*Petzold* 1987e; *Orth, Petzold* 1990c), z. B. Übergang in Tanz oder Pantomime (*Willke* et al. 1991), weiterhin durch das Schreiben von Texten (*Petzold, Orth* 1985), durch Dramatisierung (idem 1982a, 1990p) in „freien Aktionen", aber auch durch sprachliche „freie Assoziationen", durch verbale oder aktionale Deutungen (idem 1988j), durch gestalttherapeutische Identifikationstechniken, wie in der Arbeit mit Träumen (idem 1977m) usw. Durch dieses alles – die vielfältigen Wege integrativer Kunstpsychotherapie und intermedialer Arbeit mit kreativen Medien (idem 1971k, 1972e; *Petzold, Orth* 1990) – kann das Symbol desymbolisiert, aufgeschlüsselt werden. Die Formen und Farben gewinnen an Aussage. Sie geben biographische Szenen frei, die auf den Leib eingewirkt haben, die ihn geformt haben, ja zuweilen deformiert haben. Alles, was aus der *Body Chart* dem Betrachter entgegentritt, gewinnt Sinn, der mit dem Mitbetrachter, dem Therapeuten, den Mitgliedern einer Gruppe, geteilt wird, gewinnt eine *Bedeutung*, deren Sinnfülle durch die Interpretation des Therapeuten, durch Assoziationen der Gruppenmitglieder in einem gemeinschaftlichen hermeneutischen Prozeß (idem 1988b, dieses Buch S. 204ff) reicher werden kann. Eine *Body Chart* macht einen Menschen für den Betrachter eines solchen Bildes verständlicher, denn aus ihm springt uns seine Geschichte an, und wenn sie verstanden wird und damit dieser Mensch in seinem Wesen erfaßt, begriffen wird, gelingt es ihm vielleicht, sich *selbst-verständlicher* zu werden, sich selbst zu verstehen, einen vertieften Zugang zu seiner Vergangenheit, seiner Gegenwart und seiner Zukunft zu gewinnen.

4. Depression – Wege aus der Isolation

IV. Beispiel

Gerda, 29 Jahre, Erzieherin, unverheiratet, nimmt an einer kunsttherapeutischen Gruppe teil. Sie leidet an Angstzuständen, Einsamkeitsgefühlen, hat Probleme in der Beziehung zu Männern und eine schwere Depression. Sie hat das Gefühl, „gänzlich unter ihren Möglichkeiten" zu leben, eingesperrt, fixiert, als sei es schon in ihrer Kindheit zu einem „Stillstand" in ihrem Lebensprozeß gekommen. In einem „relationalen Körperbild" stellt Gerda sich selbst dar (Abb. 7 im Farbteil, S. IX), umgeben von einem schwarzen Rahmen. Bedrohliche, rote, attackierende Farbzacken dringen auf sie ein. Ihr Herz ist noch einmal in einen schwarzen Kasten eingezwängt. Das Bild hat eine düstere Atmosphäre, ist Repräsentation von Lebenssituationen, aus denen es „kein Entkommen" gab. Aus der inneren Resonanz auf diese Darstellung entsteht ein zweites Bild, das die „ergreifenden", „ein-wirkenden" Kräfte deutlich werden läßt, die Gerdas *Leib* erfahren, aufgenommen und abgespeichert hat und die ein „Muster leiblichen Daseins in der Welt“ als Reaktionsbildung zur Folge hatten. Es entsteht auf einer zweiten Papierrolle ein *Körperbild des Vaters* (Abb. 9 im Farbteil, S. X). Daß dies möglich ist, muß auf dem Hintergrund eines länger laufenden Prozesses gesehen werden. Relationale Körperbilder erfordern, daß Patienten in eine „intersubjektive Hermeneutik“ (idem 1988a) eintreten können, in der Lage sind, *sich selbst* zu spüren (ICH, Self), den anderen zu spüren (DU, Other), schließlich das „*Zwischen*“ (und, and) zu spüren, d.h. die drei Komponenten des „Ich *und* Du“ (*Buber*) des „Self *and* other“ (*Mead*). Dann wird *Ko-inkarnation* möglich (dieses Buch S. 856). Gerda konnte im Verlauf der Therapiegruppe sich zunehmend selbst spüren, sie konnte zur Therapeutin, aber auch zu Gruppenteilnehmerinnen und wachsend auch zu Gruppenteilnehmern *Kontakt* aufnehmen, *Isolation* durchbrechen. Zuweilen wurden *Begegnungen* möglich. *Beziehungen* allerdings gestalteten sich noch schwierig (*Petzold* 1986g, dieses Buch, S. 796). Auf diesem Hintergrund also war es ihr möglich, sich auch immer wieder mit ihrer eigenen Biographie auseinanderzusetzen, insbesondere mit der Beziehung zu ihrem Vater, dessen strenges, gewaltsames Regiment ihre Kindheit und Jugend verdüstert hatte. Das Bild des Vaters (Abb. 8 im Farbteil, S. IX) ist selbstexplikativ. Es macht deutlich, *warum* das Körperbild von Gerda (Abb. 7) diese Audrucksqualität hat. Es ist – unter relationalem Aspekt betrachtet – ein „korrespondierendes Bild“ zu einer „prägenden Imago“ ihrer Kindheit.

Therapeutisch gesehen geht es natürlich darum, in einer mittel- bis langfristigen Therapie, die einzel- und gruppentherapeutische Sequenzen umfaßt, Prozesse der *„reparentage“* bzw. des *„reparenting“* zu ermöglichen (idem 1988n, 236ff), um die ambivalenten Seiten des Vaters zu klären und seine harten, brutalen Wesenszüge durch die Verinnerlichung guter, väterlicher Atmosphären zu neutralisieren. Es ist also der erste und vor allem der zweite „Weg der Heilung“ (idem 1988d/1988n, 236f) als Behandlungsstrategie indiziert, um die Struktur „Macht/Ohnmacht“, aber auch die Struktur „Bedrohung/Abkapselung“ zu durchbrechen. Besonders wird es wichtig werden, daß Gerda aus der schwarzen Umgrenzung, ihrem Gefängnis, ihrer *Isolation,* ihren Einschränkungen, ihrer Depression herauskommen kann. Es muß ihr möglich werden, eine *Vision* davon zu entwickeln, wie sie sein und werden könnte, eine Zukunftsperspektive, die im Potential ihrer Persönlichkeit gegründet ist; und das ist ihr in der Therapie und durch sie auch gelungen. In ihrem persönlichen Leben war natürlich nicht alles überschattet, war nicht alles beschnitten. In ihrem Berufsleben zeigte sie Stärken, hatte sie Sensibilität, waren ihr Erfolge möglich. In ihrem Bezug zu Menschen, von denen sie sich nicht bedroht fühlte, war sie feinfühlig und warmherzig. Diese Seiten, die in der Gruppenarbeit immer wieder aufblitzen, gilt es zu entwickeln, zu verdichten, damit sich für sie *ein Bild ihrer selbst* formen – und das heißt letztlich ihr Selbst – als Ziel und Hoffnungsraum weiter ausformen kann.

Gerda hatte eine schlimme Kindheit und Jugend, aber sie war auch 29 Jahre alt geworden, das heißt, daß in ihrer Lebensgeschichte auch ausreichend protektive, positive, stützende Elemente vorhanden sein mußten, salutogene Quellen, aus denen sie schöpfen konnte (dieses Buch, S. 456ff). Auf diese „Faktizität des Lebens und Überlebens“ greifen wir in der Integrativen Therapie immer wieder zurück. Unsere therapeutische bzw. klinische Erfahrung zeigt uns, daß auch Begegnungen, die vielleicht nur kurz lebensbejahende Impulse vermittelten, „Randbeziehungen“, die sich erst „auf den zweiten Blick“ in ihrer Wichtigkeit als „Beistände“, „Schützende Insel-Erfahrungen“ (*Petzold* 1985l; idem et al. 1993), als protektive *„significant others“*

(*Werner, Smith* 1982) enthüllen, lebensbewahrend wirken können. Es gilt, diese als „Rekurs auf positives Vergangenheitsmaterial" zu aktivieren und im Verein mit den neu erlebten Qualitäten in der therapeutischen Beziehung zur Wirkung zu bringen. Mit diesem Hintergrund bitten wir Gerda einige Sitzungen später, ein weiteres Selbstbild zu malen (Abb. 9 im Farbteil, S. X), eine *„projektive Body Chart"*, die das ausdrückt, was sie in ihrer Kindheit und Jugend gebraucht *hätte*, was sie sich erwünscht und ersehnt hatte, ein Bild, wie sie hätte sein mögen. Eine solche „projektive Vision" darf nur angeleitet werden, wenn die Patientin durch den Kontakt mit „benigner Vergangenheit" und die Erfahrung „nährender Beziehung" in der Therapie schon Zugang zu den positiven Möglichkeiten ihres Selbst hat. Ansonsten besteht die Gefahr, daß ein „illusionäres Bild" entsteht: weil ein solches Bild keinen Boden hat, könnte die Gestaltende in einem Kontrasteffekt in eine tiefe Depression stürzen. Manchmal wird es ihr auch gar nicht erst möglich, eine Perspektive zu entwickeln, und auch das kann zu einer niederdrückenden Erfahrung geraten, die therapeutisch schwer aufzufangen ist.

Bei Gerda bestand mit dem Blick auf den Entwicklungsstand in ihrer Therapie keine Kontraindikation für diese Technik der Integrativen Kunstpsychotherapie. Im Gegenteil, es war notwendig, die vorhandenen, im *Bewußtseinsfeld* (idem 1988n, 279, dieses Buch S. 254ff) noch sehr randständigen Potentiale zu kontaktieren, um sie bewußter, verfügbarer zu machen, sie stärker in das Lebenszentrum zu stellen. Es liegt ja nicht nur das Böse, das Bedrohende, das Schlimme „im Schatten der Verdrängung". Durch einen „Generalisierungseffekt" (*Merleau-Ponty* 1966; *Petzold* 1988a) kann auch positive Lebensgeschichte überschattet werden. Verdrängung wirkt demnach auch beeinträchtigend, weil sie Potentiale unzugänglich macht, so daß man auf sie für die alltägliche Bewältigung des Lebens nicht zurückgreifen kann. Gerda hatte ihr Herz ja nicht verloren, es war ihr nicht unauffindbar, es war „eingeschlossen" in einen Schutzraum, der allerdings auch die Möglichkeit des Kontaktes verhinderte und Einsamkeit bewirkte. In der „projektiven Body Chart" malt sie sich mit kräftigen, leuchtenden Farben (Abb. 9). Die Haare gelb und rot, umrahmen ein klares Gesicht mit großen blauen Augen, die offen auf die Welt gerichtet sind. Im Hintergrund zeichnet sie eine Frau, deren wohlwollende Blicke auf ihr ruhen. Im Nachgespräch wird deutlich, daß es die Blicke einer Gruppenteilnehmerin sind, zu der sie Vertrauen hat, weil sie sich „von ihr gesehen fühlt" und immer wieder Unterstützung erhalten hatte wie von einer großen Schwester. Der „gute Blick", der internalisiert werden kann, muß also nicht nur in der Übertragungskonfiguration Gruppentherapeutin/Klientin wirksam werden, sondern er kann auch auf der Ebene „lateraler Übertragung" (*Petzold, Schneewind* 1986a) im Rahmen der Gruppenarbeit gründen und in den zwischenmenschlichen Beziehungen, die sich durch das Aufarbeiten von Übertragungen in therapeutischen Gruppen entwickeln. Das Bild war keineswegs nur Darstellung einer augenblicklichen Empfindung, es war Perspektive, Entwurf. Es verwies auf eine „Vision von sich selbst in Beziehung", steckte Ziele für persönliche Entwicklungsarbeit *„jenseits der Isolation"*. Der Mensch wird nicht nur „von außen" geprägt, durch Attributionen, sondern er „entwirft sich selbst" (*Sartre*). Im Zusammenwirken dieser beiden Strebungen – des Bildes, das Andere von mir haben, und des Bildes, das ich von mir selbst gewinne, durch Auseinandersetzungen mit mir selbst und den Anderen – entwickelt sich *personale Identität (Petzold* 1984i) als Gesamtheit der Selbst- und Fremdbilder, die durch die „Body Charts" und „relationale Körperbilder" in ihrer ikonischen Qualität für den Malenden als Betrachter und die Gruppenteilnehmer als Mitbetrachter faßbar werden.

An dieser Stelle konnte nur ein kurzer Einblick in die Arbeit mit den „*Body Charts*“ und „*relationalen Körperbildern*“ (zu letzteren vgl. dieses Buch, S. 876ff) gegeben werden. Sie stellen ein Diagnose- und Behandlungsinstrument bereit, dessen Potential gar nicht hoch genug eingeschätzt werden kann und dem „*Lebenspanorama*“ und seinen Varianten (*Petzold* 1975h, 1986i, 1993p; *Heinl, Petzold, Fallenstein* 1983; *Petzold, Orth* 1993a) durchaus an die Seite zu stellen ist. Die Handhabung dieser sehr viel Material freisetzenden, erlebnisaktivierenden Technik muß im Rahmen einer tragfähigen therapeutischen Beziehung erfolgen (denn diese ermöglicht die Aktivierung heilenden Potentials). Sie erfordert eine solide Kenntnis der Methodik Integrativer Therapie, insbesondere was „intermediale Quergänge“ *(Orth, Petzold* 1990b) und die Aufarbeitung medialer Produktion anbelangt. Auf diesem sicheren Hintergrund eingesetzt, bieten die „*Body Charts*“ als „Selbstbilder“ dem Gestaltenden „Wege zu sich selbst“: „*Wege der Heilung und Förderung*“ (idem 1969b; Bd. I, 2, 484ff), wo Entbehrungen und Verletzungen waren, und darüber hinaus „*Wege der Förderung*“ (Bd. I, 1, 215ff) von Selbsterkenntnis, Selbstfindung und schöpferischer Selbstverwirklichung (*Petzold, Orth* 1993c). Sie ermöglichen überdies in der Bearbeitung eine Qualität „integrer, vertrauensvoller **Zwischenleiblichkeit**“, ein Klima der **Konvivialität***, das heilend ist.

---

* „***Konvivialität*** ist die Qualität eines freundlichen, ja heiteren *Miteinanders*, die aufkommt, wenn Menschen bei einem Gastmahl oder in einem Gespräch oder einer Erzählrunde zusammensitzen, wenn sie miteinander spielen, singen, wenn Lachen und Scherzen den Raum erfüllt oder sie gemeinsam Musik hören oder einer Erzählung lauschen. Die Qualität der *Konvivialität* umfaßt Verbundenheit in einer Leichtigkeit des Miteinanderseins, wo jeder so sein kann und akzeptiert wird, wie er ist, und so eine ‚*Konvivialität der Verschiedenheit*‘ möglich wird, wo ein Raum der Sicherheit und Vertrautheit gegeben ist, eine gewisse Intimität integrer *Zwischenleiblichkeit*, in der man ohne Furcht vor Bedrohung, Beschämung, Beschädigung, ohne Intimidierung zusammen sitzen, beieinander sein kann, weil die Andersheit unter dem Schutz der von allen gewünschten, gewollten und gewahrten *Gerechtigkeit* steht“ (*Petzold* 1988t, 2002b).

Die Behandlung und Aktivierung alter Menschen durch Integrative Tanz- und Bewegungstherapie (1990a)

„Der Mensch wird alt, wenn er aufhört zu springen."
(Vladimir N. Iljine)

1. Der Kontext tanz- und bewegungstherapeutischer Arbeit mit alten Menschen

Das Bewegungsverhalten alter Menschen variiert abhängig vom Gesundheitszustand, dem Alter und der „Bewegungskarriere", die wir vorfinden (*Petzold, Beks* 1990; *Beks, Drewes* 1989). Bei Personen mit einem *„bewegungspassiven Lebensstil"* (*Petzold* 1985f, 1988g; *Meusel* 1982; *Lendvoy* 1982) über die Lebensspanne hin ist im Alter eine weitaus geringere Chance gegeben, eine Bewegungsaktivierung zu erreichen – bei noch selbständig wohnenden Menschen mehr als bei institutionalisierten, da z.B. im Rahmen einer Station eine unmittelbare Zugangsmöglichkeit gegeben ist. In einer Untersuchung über die Bewegungsmotivation von über Achtzigjährigen haben wir ein differentielles Motivationsbild festgestellt – auch was die gewünschten oder für möglich erachteten Formen physischer Aktivität anbelangt. Tanz rangierte hier neben „leichter Gymnastik" an erster Stelle. Die Realisierung war jeweils abhängig von den Möglichkeiten des Angebots und dem motivierenden Einfluß der Umgebung (Angehörige und Pflegekräfte), deren Einfluß auf das Bewegungsverhalten alter Menschen – nicht zuletzt durch eine zutrauende oder absprechende Erwartungsstruktur – nicht unterschätzt werden darf (*Beks, Drewes* 1989; *Petzold, Berger* 1979). Sollen Bewegungs- und Tanz-Angebote für alte Menschen eingeführt und realisiert werden – ganz gleich, ob es sich um intramurale oder extramurale Aktivitäten handelt – muß der Frage nach der *Motivationsstruktur* der Einzelperson, der Zielgruppe und des Feldes Beachtung geschenkt werden. Wichtig ist dabei auch die Klarheit über die eigenen Zielsetzungen: in welcher Absicht nämlich diese Angebote konzipiert wurden. Nur wenn die Zielsetzung des Therapeuten und der Institution und die Motivation des alten Menschen in seinem Feld zu einer gewissen Abstimmung kommen, steigen die Chancen, Personen, die seit Jahrzehnten einem *„bewegungspassiven Lebensstil"* verhaftet waren, zu aktivieren. Die Möglichkeiten „extrinsischer Motivierung" sind bei einer *Kooperation des Feldes* recht gut. Der „ärztliche Rat", die Überzeugungskraft der Stationsschwester, die Ermunterung von Kindern und Enkeln sind hier wichtige Momente.

Meistens jedoch werden motivierende Faktoren aus Desinteresse oder Unkenntnis nicht in konstruktiver Weise eingesetzt. Immer noch findet man auch bei Medizinern und beim Pflegepersonal die Tendenz zur „Ruhe und Schonung" vor, wo „dosierte Aktivierung" angezeigt wäre; außerdem sind viele Praktiker im Felde der Altenarbeit mit den Möglichkeiten der Tanz- und Bewegungstherapie nicht vertraut. Oft werden hier Aktivitäten wie Seniorengymnastik, Seniorensport, Seniorentanz assoziiert (*Prokop, Bachl* 1984; *Ratzel, Schweizer* 1978; *Singer* 1981; *Schwaner* 1978; *Tutt* 1977). Das Informationsdefizit hat sich lange für die Verbreitung bewegungstherapeutischer Maßnahmen im Bereich der Interventionsgerontologie (*Lehr* 1979a) als hinderlich ausgewirkt, genauso wie das Faktum, daß bei der katastrophalen Personalsituation, die unter dem Stichwort „Pflegenotstand" mittlerweile in aller Munde ist, sich Planstellen für Tanz-, BewegungstherapeutInnen bislang noch kaum finden und auch nur wenige KrankengymnastInnen und ErgotherapeutInnen mit entsprechender Zusatzqualifikation Arbeitsstellen in den Altenheimen oder geriatrischen Abteilungen finden. In Holland und in den skandinavischen Ländern sieht diese Situation etwas besser aus und es beginnt sich insgesamt – blickt man in die Literatur (*Petzold, Vermeer* 1986; *Beks, Drewes* 1989) – in diesem Feld etwas „zu bewegen".

2. Voraussetzungen für die tanz- und bewegungstherapeutische Arbeit mit alten Menschen

Tanz- und bewegungstherapeutische Arbeit ist auf das „*Leib-Subjekt*" gerichtet (*Petzold* 1988n; *Willke* 1985; *Willke, Hölter, Petzold* 1990). In der Arbeit mit alten Menschen haben wir es mit dem alternden bzw. dem alten Leib zu tun, dem *Leib, der Geschichte hat, ja ist* (*Petzold* 1981h) und in den das Leben seine Spuren eingegraben hat – gute wie schlechte, glückliche und schmerzliche. Der Leib wird zum „Archiv". Das *Leibgedächtnis* hat alle Szenen und Atmosphären des Lebens abgespeichert. Der Leib wurde geprägt, gezeichnet. Die Falten des Gesichts, die Qualität der Bewegung, die körperliche Haltung, die nonverbale Kommunikation (*Ekman* 1988) geben davon Zeugnis. Belastungen physischer und psychischer Art haben den alten Körper verbraucht, seine Leistungsfähigkeit gemindert – oftmals vor der Zeit. So treffen wir in der Bewegungstherapie vielfach auf eine eingeschränkte Mobilität, auf abgestumpfte Sinnesvermögen, auf eine geschwächte physische Kondition, auf Depressionen und psychosomatische Beschwerden und – als Konsequenz daraus – auf eine Ablehnung physischer Aktivität (*Beks, Drewes* 1989). Oft fehlt die „Freude an der Bewegung". Sie ist vor vielen Jahren oder Jahrzehnten verloren gegangen.

Leibliche Existenz ist in konkrete, gesellschaftliche Realität eingebunden. Der Körper ist immer auch „*social body*" (*Douglas* 1984; *Bernhard* 1980). Im Tanz ist er sozial vermittelter „*Tanz-Leib*" (*Fritsch* 1980). Der gesellschaftliche Einfluß erweist sich besonders am *alten Leib* (*Hannah* 1982), der sich nicht zeigen darf, der sich „gemessen" bewegen muß. Die „großen Sprünge" der Jugend sind ihm untersagt. Die Verhaltenserwartungen des sozialen Feldes schränken die Bewegungsaktivitäten alter Menschen ein. „Das schickt sich nicht", sagt der „*Feind von außen*" (die Nachbarn, die Angehörigen, der Arzt, die Schwestern usw.). „Das geht doch nicht mehr!", sagt der „*Feind von innen*", d.h. die über ein Leben hin internalisierten sozialen Klischees im Hinblick auf das Alter. Tanz- und bewegungstherapeutische Arbeit hat oft genug leider beide Feinde zum Gegner (*Petzold* 1979l, 1985f, 428, *Petzold, Berger* 1979). Das eingeschränkte Lebenspotential, die geminderte Leistungsfähigkeit vermittelt vielen alten Menschen das Gefühl, über keine „Bewegungskompetenz" mehr zu verfügen (*van der Steen, Vermeer* 1987); vielmehr finden wir eine „bewegungspassive Inkompetenz", und das drückt auf die Motivation und beeinträchtigt die Motivierbarkeit. Tanz- und Bewegungstherapeu-tInnen, die mit alten Menschen arbeiten, müssen diesen Faktoren Rechnung tragen. Sie müssen das Bewegungspotential alter Menschen unter einer „*life span developmental perspective*" (*Haywood* 1986) sehen und sie müssen darüber hinaus die Lebenssituation alter Menschen (*Unruh* 1983; *Thomae* 1983, *Petzold* 1985a, *Petzold, Stöckler* 1991; *Petzold, Petzold* 1991 und dieses Buch, S. 663ff) kennen, über ein Wissen verfügen, was die psychosoziale Situation, die kognitiven Fähigkeiten, die Emotionalität, die physischen Möglichkeiten und Einschränkungen im Alter anbetrifft (*Lehr* 1979c; *Thomae* 1983; *Tews* 1979, *Spacapan, Oskamp* 1989). Die „Integrative Gerontotherapie" (*Müller, Petzold* 2002, 2003; *Petzold, Müller* 2002) hat den Fundus gerontologischer Forschung für die Behandlungspraxis fruchtbar gemacht.

3. Zur Praxis tanz- und bewegungstherapeutischer Arbeit mit alten Menschen

Die tanz- und bewegungstherapeutische Arbeit kann in folgender Weise eingesetzt werden:

1. in rekreativer Absicht als aktivierendes Freizeitangebot mit gesundheitsfördernden Effekten;
2. in funktionstherapeutischer Absicht als präventives und kuratives Training;
3. in psychotherapeutischer Absicht als indikationsspezifische Intervention bei seelischen und psychosomatischen Erkrankungen sowie bei Verhaltensauffälligkeiten und Störungen im sozialkommunikativen Bereich.

Diese Dreigliederung entspricht den *Modalitäten* der Integrativen Bewegungs- und Tanztherapie: „erlebniszentriert, übungszentriert, konfliktzentriert" (*Petzold* 1974k, 1985f, 446, dieses Buch, S. 863).

In allen drei Formen kommen bestimmte Grundprinzipien zum Tragen:
→ Erlebnisaktivierung
→ physische Mobilisierung
→ soziale Kommunikation,
so daß in jedem der drei Zugangsweisen ein komplexes Vorgehen, wie es den Integrativen Ansatz kennzeichnet, gegeben ist. Selbst bei funktionstherapeutischer Ausrichtung wird in der Integrativen Tanz- und Bewegungstherapie jede Intervention immer als eine Arbeit mit dem „Menschen als Ganzem" in seinem „Kontext/Kontinuum" gesehen, als ein Geschehen, das in Kontakt, Begegnung, Beziehung und Bindung (dieses Buch, S. 788-799) eingebettet ist (*Petzold* 1965, 1977e, 1980g, 1985f, 1986e). Gerade im Umgang mit alten Menschen erweist sich dies als unverzichtbar.

3.1 Rekreative Tanz- und Bewegungstherapie – erlebnisaktivierende Modalität

Körperliche Bewegung in einer Art und Weise zu betreiben, daß Spannkraft, Elastizität, physische Leistungsfähigkeit und Beweglichkeit erhalten bleiben, ist die wichtigste Möglichkeit, den Alternsprozeß positiv zu beeinflussen und zu verlangsamen (*Hollmann* 1975). Die verschiedenen Möglichkeiten des Seniorensports (*Meusel* 1982) bieten hier ein reiches Repertoire. In der rekreativen Tanz- und Bewegungsarbeit wird Übung in einer Weise angeboten, die Training mit kreativem Bewegungsausdruck und kommunikativen Erfahrungen verbindet. Anknüpfungspunkte bilden „Tanztreffs", Veranstaltungen wie „Tanzschulen für Senioren" oder Seminare zur „Tanzimprovisation für Senioren", die im Rahmen der Erwachsenenbildung, aber auch in Institutionen angeboten werden. Von der Motivation her werden das Kommunikationsbedürfnis und die vorhandene Kompetenz, tanzen zu können, angesprochen. Von der Ankündigung her werden mit dem Titel „Tanzschule für Senioren" auch Zielgruppen anvisiert, die sich das Tanzen nicht mehr zutrauen oder die in ihrem Erwachsenenleben nie getanzt haben. Im institutionellen Rahmen geschieht die Motivationsarbeit z.B. durch persönliche Gespräche, durch einen Videofilm, den man im Altenheim zeigt oder durch eine Kontaktgruppe mit Studentinnen und Studenten der Bewegungstherapie, die eine Tanzvorführung machen und dann die alten Leute einbeziehen (dies ist eine besonders effektive Form, ein solches Tanzangebot einzuführen). Die rekreative Bewegungs- und Tanztherapie mit *gesunden* alten Menschen setzt demnach ganz ähnlich an wie der „Seniorentanz" (*Tutt* 1977; *Beal* 1988). Sie greift auf Erfahrungen zurück, z.T. gezielt durch Musik aus der „guten alten Zeit". Im Unterschied zu einer herkömmlichen Tanzveranstaltung wird jede Einheit mit einem Entspannungs- und Lockerungstraining begonnen. Einfache Übungen zum Dehnen, Recken, Strecken, Gähnen, Ausschütteln tragen dazu bei, daß man ganz locker in den Tanz eintritt. Weiterhin wird durch ausführliche Gesprächsphasen zwischen den Tanzpartnern und in der Gruppe ein kommunikativer Prozeß in Gang gesetzt, der immer zum Ziel hat, daß die Teilnehmer über die „Gesprächsklischees" hinaus zu einem Austausch kommen, der persönlicher wird als dies gemeinhin in Heimsituationen der Fall ist, wo oft viele Bewohner in relativer Distanziertheit *nebeneinanderher* leben. Erreicht wird dies besonders durch Austausch über die Bewegungserfahrung, der zu einem „körpernahen Gespräch" führt und eine Dimension von „Zwischenleiblichkeit", „leiblicher Begegnung" (*Marcel* 1985) eröffnet. Wie die Sprachklischees, so müssen auch die Bewegungs- und *Tanzklischees* aufgelöst werden, um zu freien, kreativen Tanz- und Bewegungsimprovisationen (*Mahler* 1979) zu kommen. Dieses Unterfangen ist nicht einfach, weil die alten Bewegungs- und Tanzklischees „*eingefleischt*" sind und neue experimentierende Bewegungsformen mit Unsicherheit und Zurückhaltung aufgenommen werden. Es ist deshalb notwendig, hier wohldosiert vorzugehen, um die Motivation nicht zu beeinträchtigen, weiter an der Tanzgruppe teilzunehmen. Verschiedene Hilfsmittel erweisen sich hier als nützlich, z.B. Verkleidung und Masken. Im Maskenball unter dem „Schutz" einer Larve oder eines Kostüms, das aus einigen Tüchern improvisiert wird, faßt mancher Mut, mit neuen Bewegungsformen zu experimentieren. Musikcollagen, die traditionelle aber auch rhythmisch und musikalisch „exotische" Stücke (z.B. indische, balinesische Musik, rumänischer Kolo u.a.) kombinieren, stimulieren neue Bewegungsmuster. Experimentieren mit Gesang, etwa durch Mitsingen von Liedtexten, zu denen man sich bewegt,

Experimentieren mit Rhythmusinstrumenten – ein Teil der Gruppe tanzt, der andere improvisiert am musiktherapeutischen Instrumentarium – all das sind Wege, Tanz- und Bewegungsimprovisation anzuregen. Die rekreative Arbeit verwandelt sich in kreatives Gestalten. Die Teilnehmer an der Tanzveranstaltung werden zur *Gruppe* (*Petzold* 1985e), zu einem kommunikativen Feld, in dem persönlicher Austausch stattfinden kann, Lebenshilfe geboten wird und kreative Entfaltungsmöglichkeiten bereitgestellt werden. Die Art und Weise, wie hier zu Übungsangeboten musikalische Anregungen und Improvisationssequenzen in die Gesprächs- bzw. Kommunikationsphasen eingebracht werden, hängt vom Alter, dem Gesundheitszustand, der kognitiven Kompetenz und dem institutionellen Rahmen ab. Es ist jedenfalls ein sehr spezifisches Vorgehen erforderlich, denn jede Gruppe ist verschieden. Ist die Faszination an der Tanzimprovisation oder am Experimentieren mit neuen Tanzformen in einer Gruppe erwacht, so finden wir in der Regel ein organisches Wachsen der „*Aktivphasen*". Unter diesen verstehen wir die Sequenzdauer intensiver körperlicher Bewegung durch den Tanz. Oft ergibt sich ein „Trainingseffekt", ohne daß dies spezifisch intendiert war und systematisch aufgebaut wurde. Es entsteht so eine Überschneidungszone zur *funktionalen* Behandlung durch Tanz- und Bewegungstherapie. Die Bereiche lassen sich nicht immer scharf abgrenzen. Vielmehr wird man in der Regel bereichsübergreifend arbeiten.

In der funktionsorientierten, übungszentrierten Therapie und in der erlebniszentrierten Arbeit kommt dem Prinzip der „*multiplen Stimulierung*" (*Petzold* 1988f) besondere Bedeutung zu. Es wird der Situation „*multipler Deprivation*" (*Petzold*, *Bubolz* 1976) entgegengestellt, durch die alte Menschen häufig einen Entzug an motorischer, sensorisch-perzeptueller, emotionaler, sozialer und kognitiver Stimulierung durch widrige gesellschaftliche Umstände erleiden müssen. Das Resultat ist eine Rückbildung von Funktionen im Sinne der „Inaktivitätsatrophie" (*Rohracher*). Aktivierende Angebote und Übungsprogramme müssen deshalb alle Bereiche, in denen Deprivationen eingetreten sind, berücksichtigen (*Petzold* 1988g). Sportiv oder krankengymnastisch ausgerichtete Angebote, die die emotionale oder sozialkommunikative Situation nicht einbeziehen, greifen in der Regel zu kurz. Das Konzept der „*multiplen Stimulierung*" wird deshalb immer wieder über die rein funktionstherapeutische Arbeit hinaus in den Bereich der *Erlebnisaktivierung* erweitert werden. Die einzelnen Stimulierungsmaßnahmen werden multipel verbunden. Dabei nutzen wir die „Archive" des Leibgedächtnisses (*Petzold* 1989f).

Beispiel I – Soziale Isolation und physische Inaktivität:

Eine übungs- und erlebniszentriert geführte Tanztherapiegruppe mit TeilnehmerInnen eines Altenheims, die bei guter Gesundheit und geistiger Klarheit, sich weitgehend vom Heimleben zurückgezogen und sozial isoliert hatten, sowie physisch inaktiv geworden waren (das Zimmer wird nicht mehr verlassen, keine Spaziergänge), wird wöchentlich mit zwei Sitzungen behandelt. Die Gruppe hat 6 Teilnehmer: 4 Frauen 76 J., 79 J., 80 J., 83 J.; 2 Männer 75 J., 77 J. In der Regel beginnen wir die Sitzungen mit einem gezielten *Stretching*-Programm zum Aufwärmen, zunächst auf dem Stuhl, dann im Stand, dann mit einigen langsamen Bewegungssequenzen (*slow motion*). Danach wird – wiederum im entspannten Sitzen – mit geschlossenen Augen einem Walzer zugehört mit der Instruktion, sich nur ganz leicht zu wiegen, sich der Melodie „anzuschmiegen" und auf die Empfindungen, Bilder, Gefühle zu achten, die beim

Hören der Musik aufkommen. Es sollen auf diese Weise mögliche „*Tanzfremdheit*“ (d.h. alte Erfahrungen von Peinlichkeit, Unbeholfenheit etc.) gemindert und „*Tanzlust*“ geweckt werden (*Fritsch* 1988, 15ff). In der Nachbesprechung werden von allen TeilnehmerInnen positive Erfahrungen, insbesondere kinästhetische Evokationen berichtet: „Ich hab mich ganz leicht und schwebend gefühlt.“ – „Ich bin über das Parkett geglitten, wie in meinen besten Tagen.“ – „Es ist ein wunderbares Gefühl im Körper.“ Wir dehnen das Erlebnisspektrum noch aus, indem die TeilnehmerInnen gebeten werden, sich auch den Ort vorzustellen, wo sie in dieser Weise getanzt haben. Farben, Gerüche, szenische Erinnerungen kommen als „*komplexe katathyme Imaginationen*“ (*Petzold* 1972h; *Katz-Bernstein* 1990) auf. Nach kurzem Austausch im Gespräch mit der Gruppe beginnt die erste „*Aktivphase*“: Bewegung nach der Walzermusik für sich allein. Erst soll eine gewisse Sicherheit in der Bewegung gewonnen werden, dann wird die Partnersituation angegangen. Wieder kommt das Prinzip der *multiplen Stimulierung* über die Imagination (*top down approach*, dieses Buch, S. 648) zum Tragen. Die TeilnehmerInnen werden aufgefordert, Erinnerungen aufkommen zu lassen. Es ist deutlich zu sehen, wie die Bewegungen allmählich gelöster, ungezwungener und dabei sicherer werden. In der erneuten Gesprächssequenz wächst das Vertrauensverhältnis in der Gruppe. Man lacht, „schwelgt in Erinnerungen“. Dann wird eine neue „*Aktivphase*“ mit einer kleinen Imaginationsübung angeleitet:

> *„Stellen Sie sich vor, Sie haben in Ihrer Hand zwischen Daumen und Zeigefinger einen Rosenstil mit einer schönen Rose. Den Stil vorsichtig anfassen, damit Sie sich nicht stechen! Versuchen Sie vor dem inneren Auge ganz deutlich die Rose zu sehen, sie einmal zur Nase zu führen und den Duft zu riechen. So, die Augen wieder öffnen, aber die Rose in der Hand behalten! Jetzt suchen Sie sich für das Tanzen ein anderes Gruppenmitglied. Sie können dann zueinander hingehen und jeder gibt dem anderen seine Rose als Geschenk.“*

Einige der TeilnehmerInnen machen das ganz galant, andere sind etwas befangen, aber die Partnerwahl gelingt ohne Schwierigkeiten und auch der erste Tanz – wir wählen eine kurze Sequenz – macht den Beteiligten offensichtlich großen Spaß. Es wird eine kleine Ruhepause eingelegt. Man unterhält sich ungezwungen. Dann „zaubert“ der Leiter sechs kleine Rosen hervor, die er mitgebracht hat und überreicht sie jedem Gruppenmitglied als „Belohnung“. In der nächsten „*Aktivphase*“ werden die TeilnehmerInnen angeregt, ihre Rose in die Hand zu nehmen, den Duft zu riechen, um ihn zu *tanzen*. Düfte stimulieren das Tanzgeschehen und sie helfen dabei, Tanzklischees aufzubrechen. Als Musik verwenden wir eine einfache Collage, die mit einem langsamen Walzer beginnt, dann eine Passage aus „Solveigs Lied“ (*E. Grieg*) und zum Abschluß wieder den langsamen Walzer. Das Tanzen des Duftes hat eine ausgesprochen anregende Wirkung. Die TeilnehmerInnen sind sehr motiviert und freuen sich auf die nächste Sitzung.

Die rekreative Vorgehensweise mit ihren kreativen Aspekten, mit zahlreichen Bewegungsspielen, themenzentrierten Tanzimprovisationen, kommunikationsfördernden Gruppenaktionen (*Reichel* et al. 1983; *Mahler* 1979) stellt einen Fundus an motivierenden Methoden bereit, der auch in der funktionalen oder klinisch-tanztherapeutischen Arbeit von großem Nutzen ist. Herausgestellt werden muß das kommunikative Moment. Ansätze tänzerischer Gruppenarbeit, die Kohäsion aufbauen, nonverbale Kommunikation, die den verbalen Austausch fördert, stellen damit bereit, was vielen alten Menschen fehlt, die an der Vereinsamung und daraus folgend an der Einsamkeit krank werden (*Stöckler* 1990; *Hojat, Crandall* 1989; *Weiss* 1973). Sie bieten *supportive soziale Netzwerke* in einer Zeit, wo die Netzwerke ausdünnen

(*Keupp, Roehrle* 1987; *Petzold* 1985a, 134), den Aufbau konsistenter *„social worlds"*, wo diese atrophieren, und in den Gesprächsphasen ermöglichen sie *Erzählgemeinschaften* mit einem lebendigen, durch die Bewegung angeregten „narrativen Klima" (vgl. dieses Buch, S. 670ff, 325ff). Insbesondere Qualitäten, die für die innere Zone „sozialer Atome" kennzeichnend sind, nämlich körperliche Nähe und Zuwendung, zwischenleibliche „Interaktion", intime Gespräche, wie sie zwischen Eltern und Kindern, Großeltern und Enkeln oder sehr guten Freunden üblich sind, werden durch tanz- und bewegungstherapeutische Gruppen möglich, und hier liegt ein eindeutiger Vorteil gegenüber rein verbal orientierten Gruppenangeboten in der Altenarbeit. Gefördert wird dies durch Übungen zur nonverbalen Kommunikation, durch „tänzerische Dialoge". Sich im Tanzen, durch den Tanz Botschaften übermitteln, Geschichten erzählen, sich tanzend unterhalten, das sind Möglichkeiten, die von alten Menschen bei guter Einstimmung gerne aufgenommen werden und dazu beitragen, eine Gruppenkohäsion (idem 1985e) aufzubauen, die auch zu Kontakten außerhalb der spezifischen tanztherapeutischen Situation führt. Das soziale Netzwerk wird sicher, die soziale Welt stabil.

3.2 Funktionstherapeutische Arbeit – übungszentrierte Modalität

Integrative Tanz- und Bewegungstherapie als funktionstherapeutische Intervention und *Aktivierung* (idem 1988g) hat zum Ziel, die Prägnanz der Körperschemaerfahrung (*Tiemersma* 1989), das Spüren der Leibinseln (*Schmitz* 1989) zu fördern – z.B. durch Sensory-Awareness-Übungen (*Brooks* 1979) –, den mimisch-gestischen Ausdruck von Gefühlen (*Ekman* 1988, dieses Buch) zu ermutigen, Vitalität, Elastizität, Spannkraft, Beweglichkeit wiederherzustellen, wo diese beeinträchtigt wurden. Im Sinne der *„Disuse-Theorie"* kann davon ausgegangen werden, daß Funktionen, die nicht gebraucht werden, sich zurückbilden (*Lehr* 1978), solche aber, die gebraucht werden, erhalten bleiben, ja, wenn sie geübt werden, sich entwickeln. Dies gilt auch besonders im Senium (*Lehr* 1979b; *Liesen* 1979; *Prokop, Bachl* 1984). Hier hat ein funktionales tanztherapeutisches Training für die Arbeit mit alten Menschen Unschätzbares beizutragen. Ob nun auf Methoden der *Laban*- oder *Alexander*schule zurückgegriffen wird (*Friedmann* 1989), auf Dehn-, Streck- und Entspannungsübungen – etwa der *„relaxativen Organgymnastik"* (*Petzold, Berger* 1974a; *Berger* 1971) oder Isodynamik (idem 1988n, Bd. I, 2, 532ff) –, ob auf Koordinations- und Haltungsübungen oder solche zur Mobilisierung der Feinmotorik, immer werden durch die Kombination mit tänzerischen Momenten, durch den Einsatz von stimulierender Musik für die alten Menschen die Übungs- und Trainingsteile leichter annehmbar, ja sie gewinnen sogar Spaß dran. Dieses Faktum ist von nicht zu unterschätzender Bedeutung, da die Akzeptanz von Trainingsmaßnahmen – auch bei vorhandenem Leidensdruck und medizinischer Verordnung – nicht einfach zu gewinnen ist (speziell was die Dauer und Regelmäßigkeit in der Durchführung der Maßnahmen anbelangt). Eine nähere Darstellung dieser funktionsorientierten Arbeit muß im Rahmen dieser Arbeit entfallen. Einige Beispiele finden sich im Abschnitt 4.1.

3.3 Psychotherapeutisch orientierte Bewegungs- und Tanztherapie in der „lifespan developmental perspective" – konfliktzentriert-aufdeckende Modalität

Die Bedingungen psychotherapeutischer Arbeit (Einzel- und Gruppentherapie) bei alten Menschen und Hochbetagten mit verschiedenen psychischen und psychosomatischen Erkrankungen habe ich, was die Handhabung der therapeutischen Beziehung, die Übertragungs-Gegenübertragungs-Dynamik, spezifische Widerstands-, Abwehr- und Gruppenphänomene anbelangt, an anderer Stelle ausführlich dargestellt und muß hier auf diese Veröffentlichungen verweisen (*Petzold, Bubolz* 1976, 1979; *Petzold* 1984c, 1985a; *Spiegel-Rösing, Petzold* 1984; *Petzold, Stöckler* 1988, 1991). Psychotherapie mit alten Menschen (*Kemper* 1988) setzt sich mit der Situation auseinander, daß der Abschluß des Lebens in greifbare Nähe getreten ist, der Zukunftshorizont keine Ausdehnung mehr hat, daß aber der Vergangenheitshintergrund eine Lebensstrecke umfaßt, in der die ganze Vielfalt eines über sieben oder acht Dezennien gelebten Lebens uns entgegentritt. Dies war einer der Gründe, warum *Freud* eine psychotherapeutische Behandlung alter Menschen nicht für möglich erachtete. Nicht nur die Menge des angesammelten Materials schien für ihn nicht bearbeitbar, sondern er hielt darüber hinaus den alten Menschen für starr und nicht mehr lernfähig. *Freud* selbst indes war ein gutes Beispiel für geistige Flexibilität und Lernbereitschaft bis ins hohe Alter. *Freud* unterschätzte mit seiner, auf die Pathologie gerichteten Theorie- und Konzeptbildung *die verarbeitende Kraft des Lebens* selbst. Das Material in den Lebensgeschichten alter Menschen ist in der Tat umfangreich und komplex, aber es ist auch als Biographie (dieses Buch S. 333ff, 670ff) durch das Leben geordnet – in der Regel jedenfalls. Wo es nicht geordnet ist, wo alte Konflikte aus der Vergangenheit nachwirken oder durch eine bedrückende Gegenwart oder bedrohliche Zukunft wieder aufbrechen, sind Verarbeitungshilfen unerläßlich. Der alte Mensch wird in dieser Situation meistens allein gelassen. Psychotherapeutische (*Kemper* 1988) und beratende (*Herr, Weakland* 1988) Angebote gibt es kaum, sozialarbeiterische nur in ganz geringem Umfang. Die Alten müssen mit ihren Problemen „selber fertig werden". In ihrem sich ausdünnenden sozialen Netzwerk (*Petzold* 1979c) gibt es immer weniger Gesprächspartner, durch die in der Alltagssituation Lebensbewältigung geschehen kann, und so verstummen sie allmählich. Sie vereinsamen, und „Einsamkeit macht krank" (*Stöckler* 1990). Wo aber ein solches Verstummen eingetreten ist (*Petzold* 1982j), alte Menschen die Verbalsprache weitgehend verloren haben, bieten nonverbale Ansätze der Tanztherapie (idem 1983f, 451; *Garnet* 1977; *Fersh* 1980; *Beal* 1988) gute Möglichkeiten, einen Zugang zu finden, der einen verarbeitenden Kontakt ermöglicht (*Samuels* 1973). Die konfliktzentrierte tanz- und bewegungstherapeutische Arbeit als Einzelbehandlung oder Gruppentherapie zielt auf Bearbeitung von belastenden biographischen Ereignissen, Konflikt-Lösungs-Hilfen für gegenwärtigen Lebensstreß und Unterstützung in der Auseinandersetzung mit bedrohlicher Zukunft: Krankheit, Siechtum, Tod. Gerade was Gegenwart und Zukunft des alten Menschen anbelangt, handelt es sich hier zentral um die Bedrohung von *Leiblichkeit*. Der Körper wird hinfällig, bereitet Schmerzen, wird unansehnlich. Man kann sich nicht mehr auf ihn verlassen. Ablehnung, Abspaltung und Vernachlässigung sind die Folge. Oft kommen leibfeindliche Tendenzen aus der vorgängigen Sozialisation auf, schon in der Jugend internalisierte Klischees über den alten Leib, das Verhalten alter Menschen („Feind von innen", *Petzold* 1965, 1979l). Die

Menschen fühlen sich als „altes Eisen". Dies alles behindert die Bewältigung der aktualen Lebenssituation, den Umgang mit unabgeschlossenen Situationen der Vergangenheit.

In der tanztherapeutischen Behandlung alter Menschen, die aufgrund gegebener Indikation – psychosomatische Beschwerden, Angstzustände, Depressionen (*Petzold* 1977g, 1979b) – eine konfliktzentrierte Ausrichtung anstrebt, versuchen wir zunächst einmal, durch übungszentrierte und erlebniszentrierte Vorgehensweise einen Kontakt zwischen dem Therapeuten und dem Patienten herzustellen und einen positiven Bezug zur Leiblichkeit aufzubauen, so daß der eigene Körper als angenehm gespürt werden kann und nicht nur als Ort des Schmerzes und Unbehagens gesehen wird. Sanfte, fließende Bewegungen zur Musik im Raum oder auf dem Stuhl, „*Behaglichkeitstänze*" (mit Dehnen, Recken, Strecken, Gähnen, Räkeln) bieten hier einen guten Ansatz. In diesen Übungen kommen lebensgeschichtliche Themen und Szenen auf (*bottom-up approach*, dieses Buch, S. 648f): Trauer über den Verlust körperlicher Vitalität, Furcht vor kommenden weiteren Verlusten, Angst vor dem Tod u.a. (*Petzold* 1984c). Tanztherapeutische Übungen zur „Standfestigkeit" und Sicherheit bieten hier Hilfen:

> *„Stellen Sie sich vor, Sie sind ein großer alter Baum mit einer mächtigen Krone, vielen Ästen, einem breiten Wurzelwerk. Die Beine wachsen wie Wurzeln in die Erde, die Krone – ausgestreckte Arme – ragt weit ins Land. Dieser Baum hat viel gesehen in seiner langen Lebenszeit. Er ist alt geworden. Er hat Äste verloren, hat auch morsche Stellen, aber er ist noch gut gegründet in der Erde. Der Wind spielt in den Zweigen. Es gibt noch viel zu sehen, weit über das Land, und es gibt noch viel zu erinnern, die lange Lebensstrecke, und es gibt noch viel zu überdenken."*

Eine derartige Übung pantomimisch ausgeführt, die Arme als Zweige, die der Wind bewegt, führt im nachfolgenden Gespräch der Gruppe als Erzählgemeinschaft regelhaft zu „*Geschichten aus der Lebensgeschichte*", die in der therapeutischen *Ko-respondenz* (idem 1980g) aufgenommen werden, denn es ist wichtig, daß der Therapeut, die Therapeutin und die Gruppe auf das Gezeigte mit „innerer Resonanz" reagierten, eine mitschwingende Antwort geben. Diese erfolgt nun nicht nur verbal, sondern auch nonverbal, z.B. in einem gemeinsamen Schreittanz, in dem ein Stück der Lebensstrecke „abgeschritten" wird. Die Lebenserfahrungen des Patienten und Patientinnen – gute und schlechte Erfahrungen in der *Lebensspanne*, auf dem *Lebensweg* – werden noch einmal im Tanz gemeinsam durchmessen (mit oder ohne Musik, je nachdem was stimmig ist).

Die *konfliktzentriert-aufdeckende* Arbeit in Form von Tanz- und Bewegungstherapie mit alten Menschen setzt natürlich ein bestimmtes Maß an kognitiver Organisiertheit, Introspektionsfähigkeit und Bereitschaft voraus, vorhandene Probleme und Symptomatiken mit Hilfe von Therapie- und Beratungsangeboten zu lösen. Hierfür bedarf es allerdings auch der Information. Alte Menschen müssen damit vertraut gemacht werden, daß es diese Möglichkeiten gibt. Wird ein solches Angebot erst einmal aufgenommen, so sind die Chancen einer Be- und Verarbeitung von Problemen, einer Symptomverbesserung oder -beseitigung durch psychotherapeutische Maßnahmen – insbesondere durch den tanz- und bewegungspsychotherapeutischen Zugang – nicht schlechter als in der Behandlung jüngerer Menschen. Hier gilt es, Vorurteile zu revidieren. Es müssen vielmehr die Spezifika einer *Gerontotherapie* gesehen und praktiziert werden. Von diesen seien einige in ihrer tanz- und bewegungstherapeutischen Adaptierung herausgestellt:

3.3.1 Netzwerktherapie

Die atrophierenden sozialen Netzwerke alter Menschen (*Petzold* 1979c) stellen eines der schwierigsten Probleme in der psychosozialen Intervention (*Lehr* 1979a) und im therapeutischen Umgang (*Petzold* 1979b) mit dieser Population dar, denn schwache, ausgedünnte soziale Netzwerke ohne *„supportive Valenz"*, mit verblassenden *„social worlds"* (d.h. geteilten Weltsichten, dieses Buch, S. 667ff; *Hass, Petzold* 1999), bieten wenig an Identitätsattributionen und damit kommt es zu Einbrüchen der *Identität* (idem 1984i). Therapeutische Gruppen sind deshalb *„prothetische soziale Netzwerke"*, durch die der alte Mensch wieder emotional bedeutsame Beziehungen gewinnen und stabile soziale Welten aufbauen kann. Diagnostisch arbeiten wir mit der Darstellung des sozialen Netzwerkes bzw. des „sozialen Atoms" über die Bewegung. Der Teilnehmer stellt sich auf die Fläche des Gruppenraumes und imaginiert, daß alle wichtigen Menschen seines sozialen Lebenszusammenhanges um ihn herumstehen. Oft hat er dabei die Augen geschlossen, um die Imagination stärker zur Wirkung kommen zu lassen. Er wendet sich jeder Person zu, beschreibt sie laut für den Therapeuten und die Gruppenteilnehmer. Er nimmt – so die Instruktion – zu jedem eine körperliche Haltung ein, die mimisch-pantomimisch ausdrückt, wie er zu dem Betreffenden steht (zur Enkelin, zum Sohn, zur Schwiegertochter, zur Nachbarin, zum Freund, zum Zivildienstleistenden usw.). Er wird auch aufgefordert, einmal in die eine oder andere Rolle zu schlüpfen, durch den Raum zu gehen und sich z.B. auf die Position des Zivildienstleistenden zu stellen, um ihn zu *verleiblichen*, ihn zu *„skulpturieren"*. Es geschieht also eine Art *Rollentausch*, durch den der Protagonist selbst, dann auch der Therapeut und die Gruppe sehen, welche Qualität die „wahrgenommenen Beziehungen" haben. In einem weiteren Schritt können auch Gruppenteilnehmer als Mitspieler die Positionen im sozialen Netzwerk füllen, indem sie die einzelnen Rollen, die sie durch die Präsentation gesehen und kennengelernt haben, übernehmen. Der Protagonist kann dann durch Anweisungen Mimik, Gestik, Haltung „modellieren". Schließlich wird es möglich, die eine oder andere Beziehung im Tanz zu explorieren. Eine Beziehung tanzen zu lassen, macht für alle Beteiligten die emotionale Qualität des Beziehungsgeschehens deutlich. Aufschlußreich wird dies gerade bei alten Menschen, die schon längere Zeit in der Gruppe sind, und wo die Gruppenmitglieder selber Teil des „sozialen Atoms" geworden sind. Dies wird ja in der Behandlung alter Menschen geradezu intendiert, denn die Gruppen sollen auch Beziehungen im Alltagsleben stiften und über die eigentliche Sitzung hinaus weitergeführt werden im Sinne einer Selbsthilfegruppe (*Petzold* 1983f; idem et al. 1991). Es lassen sich so über die getanzten Beziehungen des „sozialen Atoms" zuweilen auch Beziehungen in der Gruppe klären.

Insgesamt wird durch eine derartige Arbeit eine Bewußtheit für die Bedeutung sozialer Beziehungen, ihre „protektive Qualität" (*Petzold* et al. 1993) geweckt und es werden Impulse gegeben, soziale Netzwerke zu pflegen und zu entwickeln, sie als Erzählgemeinschaften, Interessen- und Supportsysteme zu nutzen, um wieder in eine konsistente *soziale Welt* (*Unruh* 1983) eingebunden zu sein, über vertraute *„représentations sociales"* (*Moscovici* 1984) zu verfügen.

3.3.2 Erinnerungsarbeit

Alte Menschen leben aus der Erinnerung. Sie ermöglicht ihnen Partizipation an Bereichen, die aufgrund der physischen Invalidität nicht mehr aktiv erlebt werden können. Sie stützen die Persönlichkeit ab, wo Identitätserleben nicht mehr ausreichend durch die Attributionen aus der Gegenwart und durch Hoffnung auf eine gute Zukunft gesichert werden kann. *Erinnerungsarbeit* im Alter ist ein natürlicher Vorgang, der durch die Aktivität des Altgedächtnisses und die Abnahme des Kurzzeitgedächtnisses noch gefördert wird. Das *„dwelling on the past“* (*Marshall* 1975, 1980; *Petzold, Lückel* 1985) muß therapeutisch genutzt werden. Methoden wie *„Lebenspanorama“* und *„Life-Review-Technique“* (*Butler* 1980; *Petzold, Orth* 1993; *Petzold* 1965, 1986f) haben diese natürlichen Fähigkeiten des Alters aufgegriffen und therapeutisch fruchtbar gemacht. *Erinnerungsarbeit* gewinnt dabei immer eine verarbeitende Qualität, einmal im Sinne einer Bilanzierung des gelebten Lebens, zum anderen in der Auseinandersetzung mit den „Schatten der Vergangenheit“, mit Scheitern, mit Schuld, mit belastenden Lebensereignissen, die „hochgespült“ wurden und nicht mehr verdrängt werden können oder die zumindest „aktiviert“ wurden und notdürftig unter der Verdrängung bleiben, aber zur Ausbildung von Symptomen führen. Die therapeutische *Erinnerungsarbeit* muß hier immer wieder eine „aufdeckende Qualität“ gewinnen, allerdings in einer Form, daß das Auf gedeckte verarbeitbar bleibt. Oftmals sind es *Atmosphären*, die *Stimmungen* hochkommen lassen (dieses Buch, S. 559, 172, 864), deren szenischer Hintergrund noch nicht ganz greifbar ist, die aber das Lebensgefühl verdüstern, zu Depressionen, Überdruß, Mißmut führen. Über das Tanzen, den Bewegungsausdruck solcher Stimmungen oder Grundstimmungen (ibid, S. 823), kommen wir zu einer Entlastung, denn sie können sich zeigen, werden konkretisiert und damit benennbar, mitteilbar, teilbar. Es kommt damit auch ihr szenischer Hintergrund „ins Bild“. Es werden die Situationen deutlich, von denen die Quellen alter Atmosphären herrühren und aus denen sie gespeist werden. Damit steht die Bearbeitung dieser Vergangenheitsereignisse an. Hier wechseln Gesprächs- und Bewegungssequenzen im Gruppengeschehen. Die *Erinnerungsarbeit* in der Bewegungs- und Tanztherapie bleibt nicht sprachlos, aber sie verrieselt auch nicht in der Rede, denn es handelt sich ja um Ereignisse, die in den „Archiven des Leibes“ (idem 1981h) aufgehoben waren, die verleiblicht worden sind, z.B. in verbitterten Gesichtszügen, resignierter Haltung usw. Hier müssen die Veränderungen einsetzen.

Tanz- und Bewegungstherapie decken nicht nur auf. Sie sind auch darauf gerichtet, leiblichen Habitus, Haltungen und Verhalten umzuformen. Die abgewandte Haltung eines alten Menschen, der sich zurückgezogen hat, weil er zu oft zurückgestoßen wurde, wird, nachdem ihm in der Bewegungsarbeit der Mechanismus des „Sich-Verschließens“ deutlich geworden ist – bis in die abweisende Mimik hinein, bis zu den *„eingefleischten“* Gesten der Abwertung –, *„umgefleischt“*. Es werden Blicke und Gesten der Zuwendung in neuer Weise erfahrbar gemacht, eingeübt, „eingeleibt“ (*Schmitz* 1989). Paartänze, Gruppentänze, in denen solche Themen improvisatorisch angespürt und ausgedrückt werden – und dieses wird möglich, sind erst einmal die Tanzklischees (*Fritsch* 1988, 24) aufgebrochen –, bieten hier hervorragende Möglichkeiten zu neuem Lernen. In ihnen werden auch „alte Erinnerungen“ aus „besseren Zeiten“ vergegenwärtigt. Die „Archive des Leibes“ setzen positive Materialien frei, die oft viele Jahre, ja Jahrzehnte verborgen waren, ungenutzt, vergessen, verdrängt. *Autobiographische Erinnerungsarbeit* (dieses Buch, S. 670; *Conway* 1990) in der Therapie mit alten Menschen ist deshalb keineswegs nur auf das Aufdecken traumatischer Erfahrungen gerichtet, sondern auf den *Wiedergewinn positiven Vergangenheitspotentials* durch „aufdeckendes“ Vorgehen. Bewegungs- und Tanzerfahrungen gehören in ganz besonderem Maße zu solchen Höhepunkten der persönlichen Geschichte. Ihre Vergegenwärtigung in der *„Erinnerungsarbeit“* durch

„komplexe katathyme Imagination“ (*Petzold* 1972f; *Katz-Bernstein* 1990), d.h. die Evokation visueller Bilder (z.B. das Interieur eines Lokals), akustischer Eindrücke (eine beliebte Tanzmelodie), olfaktorischer Erinnerungen (der Duft eines Parfüms) und kinästhetischer Sensationen (das Körpergefühl, das man einst hatte), „bringen die Vergangenheit zurück“.

Im Tanzerleben wird immer wieder mit Erstaunen von den Teilnehmern und Teilnehmerinnen berichtet, daß sie plötzlich ihren Körper wieder „gut spüren“ können, daß die gleichen Körpergefühle aufkommen, wie sie vor fünfzig oder sechzig Jahren in einer rauschenden Ballnacht den Leib durchflutet haben. Die gleichen Mechanismen (z.B. *retrievals*, vgl. dieses Buch, S. 559), die die Evokation traumatischer Ereignisse bewirken, wirken beim Aufkommen *benigner Szenen* und Atmosphären. Diese haben durchaus eine heilende Kraft.

Beispiel II – Depression und sozialer Rückzug:

Hulda S., 82 Jahre, nimmt an einer tanz- und bewegungstherapeutischen Gruppe in einem Altenheim teil. Sie ist körperlich oft hinfällig, geistig klar, hat aber wenig Kontakt zu ihren Mitbewohnern, teilt mit ihnen also keine „social world“ und ist häufig in depressiver Stimmung. Ihre einzige Tochter ist vor einigen Jahren verstorben. Ab und an erhält sie Besuch von einer Großnichte, an der sie sehr hängt. Ansonsten ist das soziale Atom schon sehr abgestorben. Auch in der Tanzgruppe – Hulda wurde von einer Studentin im Rahmen eines Projektes „Studenten und Senioren tanzen“ zur Teilnahme motiviert – verhält sie sich zurückhaltend. Ihre geringe physische Belastungsfähigkeit ermöglicht ihr immer nur an wenigen *„Aktivsequenzen“* teilzunehmen. Beim dritten Treffen zeigt sich, daß sie zu *Hans*, einem der Studenten, einen besonderen Kontakt gefunden hat. Die Aktivsequenzen werden häufiger und sie unterhält sich angeregt. Auch im Gruppengespräch wird sie aktiver. Sie erscheint „aufgeräumt“, und ihre depressive Mimik ist aufgehellt. Zum achten Treffen kommt sie nicht mehr und läßt ausrichten, sie wolle an der Gruppe nicht mehr teilnehmen. Es sei ihr zuviel. *Hans*, der Student, ist verwundert und betroffen und fragt mich, ob er einen Zimmerbesuchstag machen solle, um *Hulda* wieder in die Gruppe zu holen. Ich beschließe, das selbst in die Hand zu nehmen. Frau S. empfängt mich sehr zurückhaltend. Wir sprechen über die Tanzgruppe. T: „Ich hatte den Eindruck, die Gruppe hat Ihnen ganz gut getan, und Sie haben ja zunehmend länger tanzen können. Besonders mit dem *Hans* ging das doch recht gut.“ Frau S. hält einen Moment inne und wird verlegen: „Das ist es ja. Zu gut. Das macht mich ganz verlegen. In meinem Alter ... Deswegen will ich nicht mehr in die Gruppe.“ T: „Aber Frau S., der *Hans* ist doch ein fescher junger Mann. Auf den mal ein Auge zu werfen, das ist doch keine Frage des Alters. Der ist einfach attraktiv.“ – „Da haben Sie recht. Aber befremdlich ist das doch. Also ich ... so geht das nicht. Das hat mir viele Erinnerungen an die Jugendzeit wachgerufen ... und die kommt ja nicht mehr, wie es so schön heißt.“ – T: „Aber es ist gut, sich zu erinnern und beim Tanzen noch einmal ein bißchen wiederzuerleben. Das geschieht oft. Das ist das Wesen des Tanzes, auch bei alten Menschen. Er bringt Glücksgefühle mit sich.“ Frau S. wird traurig und weint ein bißchen. T: „Die Erinnerung kann einem doch niemand nehmen. Und in der Gegenwart bietet die Tanzgruppe doch schöne Möglichkeiten des Kontaktes, und die würde ich nutzen.“ Frau S. nickt. Zur nächsten Tanzstunde kommt sie wieder. Sie tanzt mit *Hans*, flirtet ein wenig, ist nachdenklich und sitzt mit ihm lange zusammen.

Später berichtet mir der Student, sie hätten ein langes Gespräch über das Altwerden geführt und er habe da viel für sein persönliches Leben gelernt. Frau S. bittet ab und an um ein Einzelgespräch. Im Zentrum steht das „Abschiednehmen" (*Petzold* 1982f) von dieser Welt und das Genießen der Schönheiten der Welt, solange es irgend geht. Wichtig waren für sie die entlastenden Gespräche mit dem Therapeuten, die Ermutigung, für den Kontakt mit dem Studenten offen zu sein, und die Erfahrung, daß die „alten, guten Körpergefühle" in der Erinnerung aufgehoben und nicht verloren waren. „Was man erinnern kann, das hat man nicht verloren", so Frau S.!

In diesem Fallbeispiel war kein tiefgehendes Durcharbeiten erforderlich, und dennoch war es wichtig, die biographischen Dimensionen aufzugreifen. Das Thema der Verluste – und zwar nicht nur in retrospektiver Hinsicht (die Unwiederbringlichkeit der Jugend), sondern auch in prospektiver Hinsicht (*antizipatorische Trauer* als allmähliches Abschied-*nehmen* vom Leben, idem 1984c, 462; 1982f) – wurde in der Kombination von erlebnisaktivierendem und konfliktzentriertem Vorgehen in einer Weise bearbeitet, daß die depressiven Stimmungen von Frau S. weitgehend verschwanden.

Beispiel III – Depression, psychosomatische Reaktion:

Das nächste Beispiel gibt eine Sequenz aus der Therapie einer 74 jährigen Heimbewohnerin wieder: *Klara C.*, die seit 4 Jahren in einem Altenwohnheim lebt. Innerhalb des ersten Jahres war *Klara C.* fast gänzlich „vom Laufen abgekommen". Sie isolierte sich, ging nur im Zimmer ein paar Schritte und wurde im Rollstuhl zu den Mahlzeiten gefahren. Nach draußen oder in die Gemeinschaftsräume wollte sie nicht. Sie klagt über Schmerzen und Kraftlosigkeit in den Beinen. Neben diesen psychosomatischen Reaktionen litt sie häufig an schweren Depressionen und Suizidphantasien. In eine von Studenten geleitete Projektgruppe ließ sie sich nicht eingliedern. Durch eine Fokalintervention mit Handpuppen versuche ich eine Aktivierung. Es werden dazu improvisierte Puppen aus einfachen Materialien hergestellt. Wichtig dabei ist die „*Selbst-Puppe*", eine Puppe, die man von sich selbst macht (*Petzold* 1982h/ 1985a, 300ff).

Nachdem in mehreren Sitzungen über Märchenfiguren und die Geschichte vom „Gevatter Tod" eine Auseinandersetzung mit der Todesangst der Patientin Thema war, kommt sie in der folgenden Stunde mit zwei sehr schön gearbeiteten *Selbst-Puppen*: Eine junge Frau mit langen blonden Haaren (sie hatte mit gelber Nähseide sorgfältig eine Perücke geklebt) in einem Ballkleid und eine gepflegte alte Dame in einem dunkelbraunen Samtkleid. „Das war ich", sagt sie stolz, „mein erster ‚großer Ball', und hier", sie weist auf die alte Dame, „der Besuch in der Oper. Fünf Jahre ist das her. Ich bin so gerne in die Oper gegangen. Fünf Jahre ..." – T.: „Erzählen Sie mir doch ein bißchen von Ihrem Ball." – „Ich war eine gute Tänzerin. Eine sehr gute Tänzerin. Ich habe gerne getanzt ..." Ich frage Frau C., ob sie eine Walzer-Platte habe. Es gibt Walzermusik.

Wir suchen eine Platte aus und legen sie auf. Die Musik erfüllt den kleinen Raum. Ich improvisiere aus einer meiner Therapiepuppen und einem schwarzen Druckknopfflicken einen Tanzpartner – mit ein bißchen Phantasie kann man sich einen Herrn im Frack vorstellen –, und dann lassen wir die beiden Puppen tanzen. Es gelingt uns ein gutes Zusammenspiel, und das ganze sieht sogar elegant aus. Die Musik ist zu Ende. „Da haben wir ‚die Puppen tanzen' lassen", sage ich. – „Ja, dabei kann man fast hinter Atem kommen ... und Sie werden es nicht glauben, aber ich habe zwischendurch in meinem Körper diese Leichtigkeit gefühlt, so wie damals beim Tanzen. Ich fühle mich noch ganz beschwingt, bis in die Füße hinein." T.: „Ob wir das nicht ausnutzen sollten? Für ein paar Schritte vor's Haus? Es ist schön draußen." – Frau C. (schelmisch): „Wozu wollen Sie mich verführen, Herr Doktor? Na, versuchen kann ich es ja. Ich weiß nicht ..."

Ich gehe langsam mit Frau C. bis zum Aufzug, dann durch die Eingangshalle bis zur Bank auf dem Hof. Dort pausieren wir. Nach einigen Minuten gehen wir weiter bis zur Bank am Eingang des Parks – etwa 50 Meter. Wir sitzen eine Viertelstunde in der Sonne und unterhalten uns. Ich erkläre, wie Funktionen, die nicht gebraucht werden, sich zurückbilden – unnötigerweise – und wie wichtig es sei, daß sie deshalb ein bißchen mehr Bewegung und Kontakt in ihr Leben bringe. Wir gehen zurück.

Diese Erfahrung war für Frau C. ein einschneidendes Ereignis. Sie hatte das Zutrauen in ihre eigenen Möglichkeiten wiedergefunden. In weiteren Sitzungen arbeiten wir mit der *Selbst-Puppe:* Die Tänzerin, die Witwe am Grab, die erfolgreiche Abteilungsleiterin, die einsame alte Frau in der Wohnung, die junge Mutter, die Großmutter, die Rotkreuzhelferin im Krieg, die fast bewegungsunfähige Greisin im Altersheim, all das waren Stationen, die wir mit der *Selbst-Puppe* durchspielen konnten, in etwa 5 Sitzungen (vgl. *Petzold* 1985a, 300ff). Danach war die Patientin bereit, an einer der Projektgruppen im Heim teilzunehmen, was sich für ihre körperliche und seelische Befindlichkeit sehr gut auswirkte.

4. Materialien zur Praxis tanztherapeutischer Arbeit mit alten Menschen*

Im folgenden sollen zur Illustration der theoretischen Ausführungen und in Ergänzung der Beispiele noch eine Reihe praktischer Arbeitsmöglichkeiten zum erlebnisaktivierenden, rekreativen und zum übungszentrierten, funktionalen Vorgehen in der Integrativen Bewegungs- und Tanztherapie aufgezeigt werden.

4.1 Ich bewege mich – ich lasse mich bewegen – und das mit allen Sinnen

Um lebenslang die Chance des Wachstums zu haben, bedarf es der beständigen Möglichkeit, mit der Umwelt in *vielfältigen Kontakt* zu treten und eines breiten Angebots von Anregungen. Bei diesem Kontakt benutzen wir Menschen das ganze Repertoire unserer Sinne.

Ob im Heim, ob im Familienverband oder alleine in der eigenen Wohnung – bei vielen alten Menschen tritt die durch „*multiple Deprivation*" ausgelöste Kettenreaktion ein: die Kontakte

---

* Dieser Abschnitt wurde mit Gabriele Frick-Baer, ausgebildet in Integrativer Tanz- und Bewegungstherapie, zur Illustration des vorstehenden Textes erstellt.

und Austauschmöglichkeiten mit der Umwelt reduzieren sich. Durch mangelnde Stimulierung der einzelnen Sinne verkümmern diese. Das Selbst(wert)gefühl, die Möglichkeiten der Kontaktaufnahme und -entwicklung sinken. Dadurch wiederum wird der Kontaktrückzug und die Reduzierung des Sinnenpotentials verstärkt ...

Um dem entgegenzuwirken, gehört zum Grundangebot der meisten unserer bewegungs- und tanztherapeutischen Gruppen mit alten Menschen das Prinzip: „Ich bewege mich – ich lasse mich bewegen – und das mit allen Sinnen". In diesem Angebot steht jeweils nacheinander ein Sinnenvermögen im Vordergrund und ist Mittelpunkt einer kürzeren oder längeren Arbeitseinheit. Das Angebot ist auch geeignet für Hochbetagte bis hin zu mittelschweren Demenzkranken. Es ist sowohl diagnostisch (es lassen sich bestimmte Sinnesaktivitäten als *verborgene Ressourcen* entdecken und besondere Sinnesschwächen feststellen), als auch therapeutisch (auf die festgestellten Defizite kann in der weiteren Arbeit der Gruppe oder auch z.B. im Heimalltag gezielt eingegangen werden), als auch unmittelbar wachstumsfördernd und stimulierend.

4.1.1 Das Thema Tasten

Eine Gruppe von alten Menschen sitzt auf Stühlen und Rollstühlen im Kreis. Die Therapeutin hat neben sich einen Beutel mit verschiedenen Gegenständen mit unterschiedlicher Oberflächenstruktur. Sie hat zur Vorbereitung und Sensibilisierung die Handgelenke und Finger der Gruppenmitglieder „tanzen" lassen und dabei nacheinander auch noch Ellenbogen und Schultern einbezogen, weiterhin hat sie die Handflächen sich gegeneinander reiben und die Arme sich häufig streicheln oder rubbeln lassen. Th.: „Ich gebe Ihnen jetzt einen Gegenstand. Wenn Sie ihn bekommen haben, schließen Sie bitte die Augen und tasten ihn ab. Wenn Sie dies getan haben, geben Sie ihn weiter, sodaß er durch die ganze Gruppe wandert." Ein Gegenstand nach dem anderen wandert durch die Gruppe: der Stoffhase, der Kieselstein, das Blütenblatt, der Gummihandschuh, der Apfel ...

Eine mögliche Anweisung ist auch: Th.: „Probieren Sie aus, wie sich die Gegenstände anfühlen. Bevor Sie z.B. diesen Apfel bekommen, überlegen Sie sich, wie sich der vermutlich anfühlt? Und dann betasten und be-greifen Sie ihn und stellen Sie fest, wie er sich wirklich anfühlt." Die Atmosphäre ist erwartungsvoll gespannt, alle GruppenteilnehmerInnen sind hochkonzentriert. Manchmal kommt eine lebhafte Erregung auf. Es gibt Kommentare: „Oh wie schön, oh wie furchtbar, oh, das habe ich aber ganz anders erwartet ..." Nachdem ein Gegenstand die Runde durchwandert hat, wird er in die Mitte des Sitzkreises gelegt.

Danach gibt es zwei Möglichkeiten fortzufahren:

Möglichkeit A:

Th.: „Was haben Sie gerne angefaßt? Was war am angenehmsten, was war am unangenehmsten? Erzählen Sie uns das. Schauen Sie sich die Gegenstände, die hier in der Mitte liegen, noch einmal an, Sie können sie ja auch noch einmal anfassen, tasten und testen, probieren." In der Gesprächsrunde wird nicht nur deutlich, daß Tasten eine eigene, vom Sehen zu unterscheidende Qualität hat, es wird auch deutlich, wie unterschiedlich die Bewertungen durch die einzelnen Personen sind, wieviel Spaß es machen und Selbstbewußtsein geben kann, sich eindeutig für Wertungen zu entscheiden, sich zu „streiten". Es entsteht ein Klima, in der die Individualität, die Einzigartigkeit jeder Persönlichkeit sich entfalten kann. Bei manchen Teilnehmern ist die Entscheidung für das, was sie gerne anfassen, und das, was sie ungern anfassen, mit Erinnerungen verbunden. Manche sprechen diese Erinnerungen aus, teilen sich der Gruppe mit, bei anderen spürt man es, man sieht ihnen die *innere* Bewegung an. Th.: „Suchen Sie sich einen Gegenstand aus der Sammlung hier in der Mitte heraus, den, der Sie am meisten interessiert. Es mag der sein, den Sie am liebsten angefaßt haben oder der, der Sie am meisten überrascht hat. Sie haben die freie Wahl." Dann, wenn sich jedes Gruppenmitglied entschieden hat, erfolgt ein „amplifizierendes" Angebot: „Ich mache jetzt Musik an und Sie lassen den Gegenstand tanzen. Bewegen Sie sich und tanzen Sie mit diesem Gegenstand im Sitzen, im Stehen, ganz wie Sie wollen ... Zeigen Sie Ihren Gegenstand auch den anderen Tanzenden ... Wenn Sie mögen, lassen Sie auch die anderen Ihren Gegenstand berühren, ertasten, und bewegen Sie sich miteinander und mit Ihren Gegenständen." Die Tanzenden berühren den Gegenstand und werden von dem, was dieser Gegenstand auslöst, berührt. Im Tanz wird die besondere Qualität des Erlebens, die die Berührung des Gegenstandes evoziert hat, assimiliert und erfährt ständige Entwicklung und Veränderung, auch und intensiviert noch einmal im Kontakt mit den anderen. Der Tanz verändert sich, die Bewegung verändert sich, der Kontakt zu den anderen GruppenteilnehmerInnen wird spielerisch erweitert.

Möglichkeit B:
Th.: „Schauen Sie sich selbst an und suchen Sie sich ein Stück Ihrer Kleidung aus. Schließen Sie die Augen und ertasten Sie dieses Stück Ihrer Kleidung. Und jetzt nehmen Sie ein anderes Stück, z.B. einen Knopf oder ein anderes Stoffmaterial, und tasten und berühren Sie es. Lassen Sie dabei die Augen geschlossen, spüren Sie mit Ihren Fingern den Kontakt. Und nun berühren Sie Ihr eigenes Haar ... Betasten Sie dann mit der einen Hand die Oberfläche Ihrer anderen Hand ..."

Dieser Instruktion folgt eine Austauschrunde, in der viel Überraschung mitgeteilt wird: „Ich mag den Stoff meines Kleides gar nicht, das habe ich noch nie gemerkt." – „Meine Hand fühlt sich ganz anders an, als ich gedacht hatte ..." Th.: „Ich mache jetzt eine Musik an. Tanzen Sie im Sitzen, Stehen und geben Sie sich im Tanzen selbst die Hand, nehmen Sie die Berührung Ihrer Hände in den Tanz auf." Th.: „Und nun geben Sie, während Sie weiter tanzen, anderen aus der Gruppe die Hand, reichen Sie sich die Hand, berühren Sie sich und spüren Sie die Hand des anderen. Tanzen Sie dabei weiter. Dann trennen Sie sich, wenden Sie sich einem anderen Partner zu, geben diesem die Hand und tanzen einen Moment zusammen, bis Sie sich wieder trennen ..."

4.2 Themenzentrierte tanztherapeutische Arbeit

Im folgenden soll kurz ein Beispiel themenzentrierter, tanztherapeutischer Arbeit beschrieben werden. Das Thema der Gruppenstunde ist: „Meine Idole". Wie andere Themen dient das Thema „Idole" dazu, vorhandene Lebensressourcen wiederzuentdecken, zu aktivieren und damit zu Potentialen von Interaktion und Wachstum zu machen. Auch hier kehren die häufigsten Komponenten themenzentrierter, tanztherapeutischer Arbeit mit alten Menschen wieder:

→ Erinnern
→ Identifizieren
→ Ausdruck
→ Austausch.

Die Mittel, die den alten Menschen in ihrem Prozeß hilfreich sind, sind: Imagination, Beschreibung, Darstellung, Tanz. Th.: „Ich werde Ihnen heute eine Frage stellen, die Ihnen vielleicht etwas ungewöhnlich vorkommt. Die Frage lautet: Wer ist Ihr Idol?" Manchmal reicht die Frage nach dem Idol, manchmal muß die Frage erläutert werden: „Wen bewundern Sie? Wen finden Sie ‚toll'? Von wem könnten Sie sagen, ich möchte ein bißchen so sein wie er oder sie?"

In der Regel fällt den meisten Teilnehmern an einer solchen Gruppe von älteren Menschen sehr spontan ein Idol ein. Diejenigen, die damit Schwierigkeiten haben, z.B. Verwirrte, können manchmal überraschenderweise ein Idol benennen, wenn Sie die Namen der Idole von anderen GruppenteilnehmerInnen als Anregung und Beispiel gehört haben.

Th.: „Nennen Sie uns in der Gruppe den Namen Ihres Idols."

Verschiedene Namen werden genannt: Die Liste reicht von *Rudolf Schock* bis *Roy Black*, von *Zarah Leander* bis *Hans Albers*, von *Marlene Dietrich* bis *Kaiser Wilhelm II*, von *Ilse Werner* bis zur eigenen Mutter. Manche beginnen sofort zu erzählen, man sieht die kleinen Veränderungen in den Augen, in der Haltung oder Bewegung, hört sie in der Stimme ...

Die Therapeutin fragt: „Beschreiben Sie eine Situation, ein Bild, eine Filmszene, in der Sie Ihr Idol vor sich sehen. Beschreiben Sie uns und zeigen Sie uns: wie war die Haltung Ihres Idols, die charakteristische Bewegung, die Stimme, wie hat Ihr Idol geguckt?"

Die GruppenteilnehmerInnen „kramen" in ihrem Gedächtnis, wundern sich, wie mühelos Ihnen etwas einfällt, wie präsent viele Erinnerungen sind oder werden. Sie zeigen „den Blick" von *Hans Albers*, die große, väterliche Geste von *Rudolf Schock*, das kecke Pfeifen von *Ilse Werner* ... internalisierte Leibsignale werden wach, aktivieren die gegenwärtige Leiblichkeit. Die Therapeutin und andere GruppenteilnehmerInnen fragen nach: „Was bewundern Sie an diesem Idol? Was ist Ihnen an dieser Person wichtig?"

Die GruppenteilnehmerInnen erzählen, und sie zeigen sich. Mit den Idolen werden die eigenen Ideale und Träume sichtbar, Familienstrukturen und vorhandene familiäre Wunschvorstellungen werden präsent. Beim Austausch wird immer wieder nachgefragt: „Wie war das genau? Was hat Ihnen an *Kaiser Wilhelm* so imponiert? Was ist denn Ihr Lieblingslied von *Roy Black* ? ..."

Th.: „Und nun zeigen Sie uns allen nacheinander nochmal eine charakteristische Bewegung und Körperhaltung Ihres Idols." Danach folgt der Tanz: „Tanzen Sie zu dieser Musik, als wären Sie Ihr Idol, nehmen Sie dessen Haltung an, wie Sie sie sich vorstellen; fordern Sie Ihren Partner/Ihre Partnerin zum Tanz auf, entscheiden Sie sich, mit wem Sie tanzen möchten."

So tanzt dann der in jeder Gruppe vielfach vertretene *Rudolf Schock* mit *Marlene Dietrich, Zarah Leander* fordert *Kaiser Wilhelm* auf. Das Klima im Raum verändert sich, es bekommt etwas prickelnd Lebendiges. Es wird der Traum vom Lieblingssohn, der Traum der selbstbewußten Liebhaberin getanzt. Die alten Menschen tanzen – und es gibt viel „inneren Tanz".

4.3 Verwirrung und Raumerfahrung

Bei alten Menschen mit Verwirrtheitszuständen ist zu beobachten, daß die innere Verwirrung immer auch eine räumliche Dimension hat.

Eine Patientin mit halbseitiger Teillähmung klammert in ihrer Bewegung eine Seite aus. Eine andere Patientin bewegt sich immer im Kreis. Ein alter Mann bewegt und tanzt nur geduckt, ein anderer in einer Schräglage nach rechts.

Verwirrung ist immer vielschichtig. Sie bedeutet nicht nur Gedächtnisverlust. Zu der inneren Verwirrung auf der kognitiven Ebene und zu der räumlichen Desorientierung kommt eine dritte Ebene, ein dritter Aspekt von Verwirrung: die Verwirrung des eigenen Körpererlebens.

Ein Beispiel: Frau F., 78 Jahre, mittelschwer verwirrt, nimmt an einer Gruppe in einem Altenheim teil. Die Therapeutin sagt: „Bewegen Sie leicht Ihren linken Fuß, spielen Sie mit ihm hin und her." Frau F. blickt fragend um sich, sie bringt die Orientierung „linker Fuß" mit ihrem eigenen linken Fuß nicht in Verbindung. Sie sieht, daß andere GruppenteilnehmerInnen ihren linken Fuß bewegen, sie versucht zu imitieren. Dabei ist der Imitationsprozeß interessant: Sie bewegt erst beide Beine, dann nur das linke Bein. Dabei bewegt sich der Kopf mit. Der Versuch, die Bewegung des linken Beines auf die Bewegung des linken Fußes zu reduzieren, mißlingt – hauptsächlich bewegt sich das linke Knie und nimmt in der Bewegung den linken Fuß mit.

Die verschiedenen Ebenen der Desorientierung sind miteinander verknüpft. Bewegungs- und Tanztherapie kann über die verhaltenszentrierten Orientierungstrainingsverfahren hinaus die drei genannten Ebenen in die Intervention einbeziehen. Dabei haben sich das ganze Spektrum tanztherapeutischer Arbeit und die oben beschriebenen sinnenbezogenen und themenzentrierten Ansätze sehr gut bewährt.

Einige besondere Aspekte der Arbeit mit Verwirrten seien noch aufgeführt:

- ➜ Musik (*Frohne* 1979) und Tanz (*Willke* 1985) wecken Erinnerungen, auch Körpererinnerungen, und aktivieren/bekräftigen damit oft das Körperbewußtsein und die Koordination der Bewegung. Wir haben häufig festgestellt, daß verwirrte alte Menschen mit geringem Körperbewußtsein und geringer motorischer Koordinationsfähigkeit in der Lage sind, in einem geschützten Setting zu bekannter Musik einen Foxtrott zu tanzen. Die dabei wieder-erlebten körperlichen und räumlichen Koordinations- und Orientierungsfähigkeiten bieten Ansatzpunkte und Ressourcen zur weiteren Arbeit.
- ➜ Gezielte, übungszentrierte tanztherapeutische Interaktionen (mit der rechten Schulter tanzen, mit den Füßen rollen ...) können die Körperorientierung reaktivieren, zumindest

vermögen sie vorhandene Potentiale zu aktivieren, zu erweitern, sichtbar, erlebbar und für den Lebensalltag nutzbar zu machen. Bei solchen übungszentrierten Interaktionen sind Imagination, Rhythmus und Musik hilfreich. Der gezielte Übergang in Kontaktübungen und räumliche Bewegung kann die in den Übungen gewonnenen Potentiale ausbauen und festigen. Dabei werden die verschiedenen Ebenen der Desorientierung mit wechselndem Fokus angesprochen.

→ Bei manchen verwirrten alten Menschen ist der innere Orientierungsrahmen (rechts, links, oben, unten) verschoben. Wenn für Herrn N. eine – von außen gesehen – halblinke Orientierung vom inneren Erleben her „vorne" bedeutet, dann wird er sich auch immer nach halblinks bewegen, wenn er nach vorne gehen möchte. Es hat wenig Sinn, (quasi gewaltsam) mit Training, Lob und Strafe gegen den „verzogenen" inneren Orientierungsrahmen anzukämpfen. Was Sinn macht ist, die Verwirrung ernst zu nehmen, Vergleichsmöglichkeiten zu geben, den verwirrten alten Menschen bei seinem Verwirrungsmuster abzuholen, es – soweit es möglich ist – zu schmelzen, umzuformen, zu „readjustieren", Variationen in das Bezugsmuster einzufügen.

Dafür ist ein zentrales methodisches Moment das ständige Feedback der Klienten untereinander und zwischen TherapeutIn und KlientIn. Gerade im Tanz und tänzerischen Kontakt kann dieses Feedback ernsthaft und dennoch spielerisch erfahren werden. Der Tanz und seine Formen können ein hilfreicher Bezugsrahmen für die Überprüfung und Korrektur von Orientierungsmustern sein.

→ Herr N. hat eine halbseitige Lähmung auf der rechten Seite, d.h. sein Blick und seine Körperorientierung ist auf die linke Seite beschränkt. Im Krankenhaus wurde sein Nachttisch auf die rechte Seite gestellt, um ihn „zu zwingen", die rechte Seite zu benutzen, sich nach rechts hin zu orientieren. Seine Krankengymnastin hatte die gleiche Anweisung gegeben: Ihn von rechts her anzusprechen, sich ihm von rechts her zu nähern.
Unsere bewegungs- bzw. tanztherapeutische Intervention holt ihn da ab, wo er ist: Wir sprechen ihn von links an, fassen ihn von links her an, sehen ihn von links her an. Wir „holen ihn links ab", gehen mit seinen Bewegungen mit, mit den Richtungen seines Körpers. Dabei ist der Walzer wichtig, um im Kreis umherzudrehen, um sich hin und her zu schwingen. In der Bewegung werden in die Bewegungsrichtungen von Herrn N. Variationen eingebaut, wird tänzerisch und spielerisch ein Einbeziehen der rechten Seite erprobt. Dabei beachten wir die Grenzen der Beweglichkeit und Bewegungskompetenz. Wir spielen mit diesen Grenzen, geben Herrn N. Sicherheit, innerhalb seiner Bewegungsgrenzen zu bleiben und sie gleichzeitig zu erweitern.

4.4 Inneres Tanzen

Tanztherapie in der Arbeit mit alten Menschen verknüpft die äußere Beweglichkeit mit der inneren Bewegtheit, das „äußere" Tanzen mit dem „inneren" Tanzen.

Die Tanztherapeutin legt eine Platte mit fremd anmutender Musik auf (eine auf das erste Hören hin ungefällige, japanische Flötenmusik „Die vier Jahreszeiten von Kyoto").

Th.: „Konzentrieren Sie sich auf diese Musik, lassen Sie sie auf sich und in sich wirken. Wenn Sie mögen, schließen Sie die Augen. Lassen Sie Bilder zu dieser Musik entstehen! In welcher Jahreszeit könnte diese Musik gespielt werden? An welchem Ort könnten Sie diese Musik hören? Mit welchen Menschen? ... (Und später:) Welche Bewegungen entstehen in Ihnen, wenn Sie dieser Musik zuhören, sie in sich erklingen lassen? Stellen Sie sich vor, Sie tanzen zu dieser Musik in Ihrem Inneren, in Ihrem Bild, Ihrer Landschaft, Sie lassen sich von der Musik in Ihren Bewegungen leiten ... Lassen Sie diese Bewegung, die Sie in Ihrem Innern spüren, langsam nach außen dringen, bewegen Sie Ihre Hände, Ihren Oberkörper, wenn Sie mögen Ihren Kopf, wenn Sie mögen Ihr Becken, Ihre Beine. Wenn Sie Ihren Tanz für sich sicher haben, öffnen Sie, wenn noch nicht geschehen, langsam Ihre Augen ... und suchen sich einen Partner oder eine Partnerin, der oder dem Sie für einen Moment Ihren Tanz zeigen ..."

4.5 Kontakt und Nacherleben

Herr A. kann sich nur noch in seinem Rollstuhl fortbewegen. Er wirkt sehr kraftlos, seine Haltung, seine Bewegungen sind ohne Dynamik. Es wird ein Walzer gespielt. Herr A. und die Therapeutin sitzen sich gegenüber, fassen sich gegenseitig an den Händen an, schwingen zum Takt des Walzers. Allmählich faßt Herr A. kräftiger zu, packt dann ganz fest die Hände der Therapeutin, schwingt kraftvoll und dynamisch. Dabei beginnt er heftig zu weinen, während er mit der Musik mitsingt. Auf die Frage der Therapeutin, ob ihn das an eine Situation von früher erinnert, erzählt er ihr von seiner Frau, wie gerne er mit ihr getanzt habe ... Das Weinen ist nicht verkrampft, sondern lösend. Herr A. bedankt sich immer wieder durch Händedruck und Worte für den Kontakt, für den Tanz.

Ein solches Beispiel ist typisch. Immer wieder rufen Musik, Tanz und Kontakt Erinnerungen wach, geben die Möglichkeit, mit Gefühlen und Erlebnissen in Berührung zu kommen. Dies kann bei jeder übungszentrierten Einheit geschehen, auch wenn der Fokus nicht auf erlebnis- oder konfliktzentrierter Arbeit liegt. Gerade Musik und Tanz schaffen und ermöglichen Kontakt, Kontakt zu anderen GruppenteilnehmerInnen und zur Therapeutin, Kontakt auch mit der eigenen Geschichte und dem eigenen Erleben. Vielfach bedarf solches Nacherleben gar keiner weiteren Worte, vielfach ist es einfach gut so, wie es ist. Manchmal gibt es den Anstoß zu weiterer Arbeit, zu weiterem Austausch, zu weiterem Kontakt.

4.6 Rituale

Ein Grundsatz unserer erlebnisaktivierenden Arbeit mit alten Menschen ist es, auf Rituale Wert zu legen und sorgfältig zu achten. Die Erfahrungen zeigen: Je mehr Öffentlichkeit und experimentierendes Entdecken und Ertasten angeboten und ermöglicht wird, desto fester, sichernder und beschützender müssen die Rahmenbedingungen sein. Dazu zählt, daß Tanz als Anfangs- und Abschlußritual bei der Gruppenarbeit eingesetzt wird.

Als Anfang verwenden wir einen funktionalen Einstieg: Alle GruppenteilnehmerInnen stehen (wenn sie das nicht können, sitzen sie auf dem Stuhl oder Rollstuhl), eine Hand liegt auf dem Bauch, sie spüren, wie ihr Atem den Bauch und die Hand bewegt. Es kehrt innere Ruhe ein, allmählich entsteht aus dieser Ruhe ein Schwingen, das sich langsam verstärkt. Die TherapeutIn legt Musik auf. Am besten bewährt hat sich ein langsamer Walzer, gespielt von einer Bigband, nicht zu ernsthaft, eher swingend. Aus dem Swingen entsteht ein schwingender, wiegender Anfangstanz.

Dieses Eingangsritual nach immer der gleichen Tanzmusik setzt einen Anfang, markiert den Übergang von Alltag in die geschützte Gruppensituation. Es führt jede/n TeilnehmerIn auf sich, seinen/ihren Atem, seinen/ihren Körper zurück und eröffnet gleichzeitig den Kontakt in die Gruppe.

Kennzeichnend für jeden Gruppenabschluß (und somit ritualisiert) ist, daß am Ende jeder Gruppeneinheit ein Tanz steht, der sich zu einem freien Tanz entwickelt, in dem verschiedene Elemente und Erfahrungen der Gruppeneinheit aufgegriffen und gestaltet werden. Beim Abschlußritual verwenden wir wechselnde Musik (Walzer, Tango, Cha-cha-cha, Foxtrott, Menuett etc.).

5. Schlußbemerkung

Aus der Fülle tanz- und bewegungstherapeutischer Behandlungs- und Aktivierungsmöglichkeiten konnten an dieser Stelle nur einige herausgegriffen und dargestellt werden. Das Potential dieser Ansätze für die Arbeit mit alten Menschen ist bislang noch kaum genutzt, obgleich die leib- und bewegungsorientierten Methoden die besten Voraussetzungen dafür bieten, in einem ganzheitlichen Konzept zur körperlichen, seelischen, geistigen und sozialen Gesundheit im Alter wirkungsvolle Beiträge zu leisten, die nicht nur therapeutisch wirken, sondern die die Lebensqualität alter Menschen verbessern und Lebensfreude freisetzen.

Daß eine derartige Arbeit neben einer qualifizierten tanz- und bewegungstherapeutischen Ausbildung (*Petzold* 1988n, 583-600) auch eine spezialisierte gerontotherapeutische Kompetenz erfordert (idem 1988f), muß unterstrichen werden. Im Bereich der Alternswissenschaften wurde in den vergangenen drei Jahrzehnten ein reicher Fundus an Forschungsergebnissen und Erfahrungen erarbeitet, der in der therapeutischen Praxis zur Kenntnis genommen und – wie hier gezeigt – spezifisch umgesetzt werden muß, zum Wohl alter Mitbürgerinnen und Mitbürger.

Soziotherapie als methodischer Ansatz in der Integrativen Therapie –

In Zusammenarbeit mit Christa Petzold

(1992)

Definition: *»Soziotherapie und psychosoziale Beratung wird verstanden als die theoriegeleitete, planvolle Arbeit mit Menschen in sozialen Systemen und die Beeinflussung solcher Systeme und Kontexte auf der Mikro- und Mesoebene durch Interventionsmethoden, die Problemsituationen strukturieren. Damit sollen die sozialen Fähigkeiten (Kompetenzen) und Fertigkeiten (Performanzen) von einzelnen und Gruppen für den Umgang mit der persönlichen und gemeinschaftlichen Lebenswirklichkeit im Sinne ihrer Bewältigung, aber auch Gestaltung gefördert und die Möglichkeiten zu solidarischem Handeln und sozialer Ko-kreativität entwickelt werden. Auf diese Weise ist es möglich, Institutionen und soziale Felder zu verändern und die in diesen lebenden bzw. arbeitenden Menschen zum Engagement für die eigene Sache, für psychosoziale Gesundheit und eine humane Lebensqualität zu motivieren. Um diese Zielsetzungen zu erreichen, wird ein breites, multitheoretisch begründetes Modell psychosozialer Intervention erforderlich, in dem verschiedene, erprobte, methodische Ansätze beratender und therapeutischer Arbeit integriert werden« (Petzold 1968a, 51).*

Aus heutiger Sicht (vgl. jetzt *Petzold* **1997c**, 2003b, f; *Ossola, Petzold* 2003; *Petzold, Schay, Ebert* 2003) muß diese Definition wie folgt ergänzt werden:

»Integrative Soziotherapie (Gestaltsoziotherapie) und eine integrierte psychosoziale Beratung (Gestaltberatung) bezieht sich dabei auf den metatheoretischen und theoretischen Fundus der Integrativen Therapie und ihre Quellen sowie auf die ganze Breite ihrer Praxeologie (z.B. Prozeßtheorie, Interventionslehre) und Methodenvielfalt (z.B. psychodramatisches Rollenspiel, kreative Medien), die durch spezifische Formen der sozialen Intervention (z.B. Netzwerkarbeit, Ressourcen- und Supportmanagement, Copinghilfen etc.) erweitert werden.«

1. Das Konzept „Soziotherapie"

Diese Umschreibung von *Soziotherapie* – der Begriff wurde Mitte der sechziger Jahre von uns eingeführt und wird seitdem von uns verwendet *(Petzold* 1965) – und die in ihr kondensierten Inhalte kennzeichnen den methodischen Ansatz im Rahmen der Integrativen Therapie. Er wurde aus dem komplexen Zusammenhang der Arbeit mit Gastarbeitern (*Petzold* 1968a, b) und Randgruppen (idem 1970d, 1971c, 1972f) entwickelt und läßt sich für jedwede Arbeit mit belasteten, überlasteten Populationen anwenden. Die theoretische Perspektive, die den Menschen als von kollektiven Denkstrukturen, *„représentations sociales"* (*Moscovici* 1984; *Jodelet* 1988), nachhaltig bestimmtes „personales System" unter anderen personalen Systemen sieht, die ihrerseits soziale Systeme auf der Mikro-, Meso-, Makro- und Megaebene formen (*Petzold* 1974k), verlangt mehrperspektivische Sichtweisen und Interventionen, verlangt „Exzentrizität und Engagement" (*Petzold* 1989i, 1990o). Sie fordert ein Instrumentarium, das *Fokalinterventionen* (*Heinl, Petzold* 1980), aber auch langfristig angelegte Karrierebegleitung durch *„intermittierende Interventionen"* (*Petzold, Hentschel* 1991) umfaßt (idem 1993p).

Die Integrative Therapie hat für den Soziotherapiebereich theoretisch, konzeptuell und methodisch-praktisch einen breiten Fundus erarbeitet (*Petzold* 1985a) oder, genauer gesagt, die soziotherapeutische Arbeit hat den Fundus der Integrativen Therapie wesentlich bereichert, denn der Integrative Ansatz verbindet gemäß seiner anthropologischen Formel (idem 1965, 1974k), die den Menschen als „Körper-Seele-Geist-Wesen in einem sozialen und ökologischen Kontext/Kontinuum" sieht, „Somatotherapie, Psychotherapie, Nootherapie, ***Sozialtherapie*** und ökologische Interventionen" (*Petzold* 1974d, 1988n, 188). Dabei haben diese Interventionen das Ziel *„integrierter, sozialer Bezüge, Gewinn von tragfähigen, sozialen Netzwerken (Freundschaften, Familien) und vielfältigen ‚social worlds' sowie die ‚Reduktion multipler Entfremdung'* (idem 1993d) *und die Steigerung von ‚social awareness' und ‚consciousness'"*, wobei *„Netzwerktherapie, Soziodrama, Familientherapie, Selbsthilfegruppen, Wohngemeinschaften, Projektarbeit als methodische Wege verwendet werden"* (vgl. ibid.). Die umfängliche Dokumentation von Praxisprojekten (etwa in *Petzold* 1985a) zeigt die Umsetzung dieser Prinzipien in konkreten Handlungsfeldern, ähnlich wie die Vielzahl soziotherapeutischer Graduierungsarbeiten am FPI (vgl. *Petzold, Sieper* 1993, 727ff).

2. Institutionsgeschichtlicher und berufspolitischer Kontext

Zu den ersten Ausbildungscurricula, die am FPI bei seiner Gründung 1972 angeboten wurden, zählte das des *soziotherapeutischen Zweiges.* Die Motivation und die Gründe, am FPI einen solchen Zweig einzurichten, lagen in dem Faktum, daß ein Großteil der therapeutischen Arbeit im Felde der Praxis *zwischen Psychotherapie und Sozialarbeit* angesiedelt ist und eine „doppelte Kompetenz" erforderlich macht. Einerseits muß der Psychotherapeut sozialarbeiterische Fragestellungen erfassen und Kenntnisse sozialer Hilfeleistung haben, andererseits muß der Sozialarbeiter über Beratungsskills und psychotherapeutische Kenntnisse der Einzel- und Gruppenarbeit verfügen, wenn beide ihren Patienten und Klienten effektiv helfen wollen, denn deren Problemlagen sind breit gefächert. Individualisierende Psychotherapie, die den sozialen Kontext nicht zu beeinflussen sucht, sondern die allein bei der persönlichen Tiefendimension ansetzt, und nur bei dieser, greift im Hinblick auf die aktuale Lebenssituation und die Problem*lage* der Betroffenen genauso zu kurz wie die ausschließlich bei den sozialen Kontexten ansetzende Sozialarbeit, die den biographischen Problem*hintergrund*, die Problem*geschichte* ausblendet. Die faktischen Notlagen der Patienten fordern deshalb eine

„mehrperspektivische Sicht" (*Petzold* 1990o) und methodenübergreifende Interventionen (idem 1970c). Sie benötigen die Kooperation zwischen Psychologen, Ärzten und Sozialarbeitern, die, um kooperieren zu können, alle über eine soziotherapeutische Kompetenz verfügen müssen, wenngleich diese auch unterschiedlich intensiv ausgebaut wird.

Da das FPI seit seinen Gründerjahren mit seinen Projekten sehr stark auf die Behandlung von benachteiligten Patienten- und Klientengruppen ausgerichtet ist, sich für *marginalisierte Menschen* eingesetzt hat, und weil in der Gründergeneration Ärzte, Psychologen, Sozialarbeiter und Pädagogen vertreten waren, lag es nahe, ein Berufsbild ***„Soziotherapeut"*** einzurichten. Daß sich dieses Weiterbildungsangebot im wesentlichen an psychosoziale Berufe wendet, die nicht über das Grundstudium der Psychologie oder Medizin verfügen, lag darin begründet, daß Ärzte und Psychologen die Möglichkeit zu therapeutischer Weiterbildung hatten, für Sozialarbeiter, Sozialpädagogen o. a. diese Möglichkeit aber nicht gegeben war. Genau diese Berufsgruppen aber waren im Feld der Suchtkrankentherapie, der Altenarbeit, der Nichtseßhaftenhilfe beratend, psychotherapeutisch und soziotherapeutisch tätig. Die geltende Gesetzeslage – und daran hat sich bis heute in der Bundesrepublik nichts verändert – begrenzte dabei die psychotherapeutische Tätigkeit. Sie war den Ärzten – in einer Art Grauzone den Heilpraktikern – vorbehalten. Erst durch das Bundesverwaltungsgerichtsurteil vom Februar 1983 wurde die nicht-ärztliche Ausübung der Heilkunde für den Bereich der Psychotherapie auch den Psychologen zugebilligt. Alle anderen im Felde der Psychotherapie tätigen Berufsgruppen wurden von dieser Regelung nicht berührt, und die derzeitigen [1991] Bestrebungen der Regierungsparteien, die Psychotherapie gesetzlich zu regeln, zentrieren denn auch darauf (von der Kinder- und Jugendlichenpsychotherapie einmal abgesehen), die psychotherapeutische Behandlung an die Voraussetzung des Medizin- und Psychologiestudiums zu binden. Diese Entwicklung ist in vieler Hinsicht äußerst problematisch, geht sie doch an dem Faktum vorbei, daß in der Regel an den Brennpunkten im psychosozialen Feld Ärzte und Psychologen *nicht* arbeiten und daß es genau an diesen Brennpunkten um mehr geht als um sozialarbeiterische Einzelfallhilfe oder allgemeine Lebensberatung. Vielmehr geht es um Krisenintervention, Fokaltherapie bei Notfällen, um mittel- und langfristige Begleitung in einer Verbindung von sozialer Hilfeleistung *und* Psychotherapie, um *intermittierende Behandlung* von Patienten, die die Kontinuität eines klassischen psychotherapeutischen Settings von ihrer Motivationslage und Lebenssituation her nicht durchhalten könnten. *Soziotherapie* wird also für die Bevölkerungsgruppen, die Hilfe am notwendigsten brauchen, dringend benötigt. Das idealtypische Kooperationsmodell: hier Psychotherapeut, dort Sozialarbeiter, wie es in einigen psychosozialen Diensten und klinischen Einrichtungen verwirklicht ist, kommt nur für einen kleinen Teil der großen Gruppe von Hilfsbedürftigen zum Tragen, u.a. weil schon in der Kontaktsituation, die diese Klientel überhaupt erst für eine Psychotherapie herkömmlicher Art motivieren könnte (sofern eine solche indiziert ist), psychotherapeutische Kenntnisse erforderlich sind. Der Soziotherapeut muß die Menschen auf der „Tiefendimension" ansprechen können; er muß gegebenenfalls in einer spezifischen Form psychotherapeutisch intervenieren können, wenn Klientenprobleme mit den entsprechenden biographischen Hintergründen aufgebrochen sind, aber weder eine Motivation für Psychotherapie vorhanden ist noch Psychotherapeuten da sind, die solche Patienten (Suchtkranke, Nichtseßhafte, Spieler, Menschen im intramuralen und extramuralen Strafvollzug etc.) behandeln können. Bei dieser schwierigen und zahlungsunfähigen Klientel gibt es ja kaum für diese Gruppen ausreichend engagierte und kompetente Psychotherapeuten. *Soziotherapie* ist neben anderem also darauf ausgerichtet, eine psychotherapeutische Spezialkompetenz an Berufsgruppen zu vermitteln, die an besonderen *psychosozialen Brennpunkten* arbeiten müssen, wo sie als Soziotherapeuten *de facto* tätig werden – mit oder ohne Ausbildung (*Petzold* 1992o, p).

Es ging für die Initiatoren der Soziotherapieausbildung am FPI keineswegs darum, eine „Marktlücke" aufzutun, nämlich Berufsgruppen ohne die entsprechenden, rechtlichen Berufsvoraussetzungen eine Schmalspur-Psychotherapieausbildung zu vermitteln. Es waren vielmehr *inhaltliche* Überlegungen, ein sozialpolitisches Engagement ausschlaggebend. Weiterhin verfügten Kollegen wie *Jürgen Lemke, Ike Huy, Hartmut Stichtenoth, Ute Wirbel, Ursula Standke, Thomas Zehnder, Willi Rihs* u.a. über eine spezifische Handlungskompetenz in soziotherapeutischen Feldern – zumeist in der Drogentherapie und Randgruppenarbeit. *Hilarion Petzold, Astrid Schreyögg, Sabine Scheffler* u.a. waren als Psychologen langjährig Dozenten an Fachschulen und Fachhochschulen für Sozialpädagogik und Sozialarbeit. So war ein besonderes „Know-how" vorhanden, an dessen Verbreitung wir interessiert waren. Das alles hatte uns seinerzeit [1972] motiviert, einen soziotherapeutischen Zweig der Ausbildung einzurichten. Dieser Zweig stand und steht damit im Spannungsfeld zwischen ärztlich-psychologischer Psychotherapie und Sozialarbeit, in der Auseinandersetzung zwischen diesen beiden Berufsgruppen, in der berufspolitischen Diskussion zwischen ihren Interessenverbänden. *Soziotherapie* steht weiterhin im Spannungsfeld der Klienten/Patientengruppen: hier die Neurosepatienten (vorwiegend aus den privilegierten Schichten), die „auf Kasse" gemäß einem eingeschränkten Indikationskatalog (Depression, Angstzustände, Zwangserkrankungen usw.) psychotherapeutisch behandelt werden können, und dort Angehörige benachteiligter Schichten, für deren weitgehend sozial bedingte Erkrankungen (schwere Überlastungspsychosomatosen, psychische Probleme, z.B. aufgrund von Langzeitarbeitslosigkeit, „soziale Krankheiten" wie zerfallende soziale Netzwerke aufgrund von Verelendung etc.) die Gesellschaft keine spezifischen Hilfsagenturen und die Kostenträger keine angemessenen Leistungen bereitstellen. Für einige dieser „sozialen Erkrankungen" bestehen noch nicht einmal diagnostische Kategorien (etwa im ICD-10 oder DSM-III R). Wo kein Kostenträger zuständig ist, folgen in der Regel auch keine Leistungen und werden auch keine Spezialkompetenzen ausgebildet. Wer würde diese denn bezahlen? Genau solche Spezialkompetenzen aber sind notwendig. Bereiche, in denen *Soziotherapie* noch am ehesten eine Chance hat, sind die der Drogen- und Suchtkrankenarbeit, und nur ganz allmählich kommen andere hinzu, z.B. im Feld der Sozialgerontologie und der Randgruppenarbeit, in alternativen Projekten und in der betrieblichen Sozialarbeit, im Bereich der Migranten-, Flüchtlings- und Asylantenbetreuung, in ambulanten psychosozialen Diensten, in der Gesundheitsvorsorge.

So kann das Arbeitsfeld von Soziotherapeuten durchaus umrissen werden, aber es ist breit und unscharf abgegrenzt und erstreckt sich auch in den Bereich der Psychotherapie, in den der Erwachsenenbildung und Sozialpädagogik, in den der Sozialarbeit. Diese *Unschärfe* ist ein Nachteil – kein Zweifel –, aber auch eine Stärke. *Soziotherapie* entzieht sich – bislang noch – gesetzlichen Regelungen und Restriktionen. Dies gilt für die kantonalen Regelungen in der Schweiz, das gilt für die derzeitige Rechtslage in der Bundesrepublik, wie das schon zitierte Urteil des Bundesverwaltungsgerichts deutlich macht und wie sie in den Durchführungsverordnungen zum Heilpraktikergesetz in den verschiedenen Bundesländern, aber auch in den

Vorarbeiten zu einem Psychotherapiegesetz in der Bundesrepublik zum Ausdruck kommt: Maßnahmen der Lebenshilfe, der Beratung, der psychosozialen Hilfeleistung sollen nicht durch gesetzliche Regelung der Psychotherapie eingeschränkt werden. Es bleibt eine Grauzone. Diese Grauzone ist ein Freiraum, aber auch ein Zeichen für ein mangelndes Problembewußtsein, was die Aufgaben und die Bedeutung von Soziotherapie anbelangt. Soziotherapeuten werden durch diese Situation einerseits stark an die Tätigkeit in psychosozialen Institutionen gebunden, in denen sie ihre Arbeit kompetenter und umfassender ausführen als allein mit einer sozialarbeiterischen Grundausbildung (ohne daß diese damit abgewertet werden soll, denn sie hat einen anderen Fokus). Soziotherapie wird bei persönlicher Kreativität und Innovationsfreude auch noch andere Aufgabenbereiche und Tätigkeitsfelder finden als die aufgeführten, die z.B. im Bereich der Gesundheitsvorsorge, der psychosozialen Beratung, der Lebenshilfe, der Weiterbildung und – bei entsprechender Zusatzqualifikation – im Feld der Supervision liegen können. Die gängigen Supervisorenausbildungen fordern – so die Vorstellungen der „Deutschen Gesellschaft für Supervision" und der in ihr zusammengeschlossenen Ausbildungsinstitutionen, aber auch anderer Träger von Supervisionsausbildungen – eine 400- bis 600stündige methodische Vorausbildung als Zulassungsvoraussetzung. Die Soziotherapieausbildung ist als solche anerkannt.

3. Zur Ausbildung von Soziotherapeuten und Soziotherapeutinnen – Berufsprofil, Berufschancen

Für die Ausbildung von Soziotherapeuten gibt es vielfältige Konzepte und Modelle. An FPI und EAG wird sie – was die fortlaufende Selbsterfahrungs- und Ausbildungsgruppe anbelangt – zusammen mit der Ausbildung der Psychotherapeuten durchgeführt. Dies bietet Chancen und Probleme. Einerseits wird hier schon in der Weiterbildungsgruppe die Kooperation zwischen den verschiedenen Berufsgruppen, die dann später im psychosozialen Feld miteinander arbeiten müssen (etwa in multidisziplinären Teams), geübt und vorbereitet, und es können Vorurteile abgebaut werden. Zum anderen ist die Selbsterfahrung für beide Berufsgruppen von gleicher Bedeutung und gleichgeartet. Differenzierungen wären hier unangebracht. Psychotherapeuten wie Soziotherapeuten müssen ihre eigene Biographie durcharbeiten, müssen lernen, mit Übertragung, Gegenübertragung, Widerstands- und Abwehrmechanismen umzugehen, müssen gruppendynamische Prozesse handhaben können. Dies ist der Aspekt des Vorteils. Andererseits wird durch die intensive Selbsterfahrung mit psychotherapeutischen Techniken, durch den ständigen Kontakt mit angehenden Psychotherapeuten auch das Bedürfnis geweckt, selbst den „statushöheren" und besser dotierten Psychotherapeutenberuf zu ergreifen. Ein solcher Wunsch ist verstehbar, besonders, da die Handlungskompetenz von *Psychotherapeuten* und *Soziotherapeuten* in vielen Bereichen so verschieden ja nicht ist. Die vielzitierte „klinische Erfahrung" findet sich bei vielen der psychotherapeutischen Ausbildungskandidaten, die als Psychologen und Ärzte kurz nach ihrem Studienabschluß mit einer Psychotherapieausbildung beginnen, noch nicht sehr ausgeprägt. Andererseits bringen die vielen Sozialarbeiter, die in klinischen Einrichtungen arbeiten, in der Psychiatrie, in Fachkrankenhäusern, Wohngemeinschaften und Beratungsstellen, einen Gutteil an klinischen Kenntnissen mit. Die gesetzliche Zäsur, die – im Unterschied etwa zu Österreich – in der

Bundesrepublik mit der Eingrenzung auf Ärzte und Psychologen besteht, ist sicher eine artifizielle. Sie entspricht weder der Realität der psychotherapeutischen Versorgung von Problemgruppen in der Bevölkerung, noch dem Faktum der hohen personalen Kompetenz von Sozialberufen, noch der faktischen psychotherapiespezifischen Ausrüstung durch ein Grundstudium der Psychologie oder Medizin, denn auch an vielen Fachhochschulen der Sozialarbeit und Sozialpädagogik oder in pädagogischen Studiengängen der Heil- und Sonderpädagogik und Sozialpädagogik auf Universitätsebene findet sich genausoviel, ja zuweilen mehr an psychotherapierelevanten Studieninhalten als in Studiengängen von Ärzten und Psychologen.

Die „österreichische Lösung", die es praktisch allen Sozialberufen ermöglicht, eine Psychotherapieausbildung zu absolvieren, ist da breiter und liberaler. Aber kommt sie auch den notleidenden Bevölkerungsschichten zugute? Wohl kaum, denn bislang übernehmen Psychotherapeuten nur in minimaler Weise soziotherapeutische Aufgaben (sie können diese in der Regel ja auch nicht mit den Kassen abrechnen). Das Feld der *Soziotherapie* bleibt bei einer solchen Regelung nach wie vor unterbesetzt, ja es ist zu befürchten, daß für die „Problemgruppen" noch weniger an Kapazitäten herausschaut als bisher. Wahrscheinlich wird der Gesetzgeber in der BRD Nischen lassen für die institutionelle *Soziotherapie* – besonders im Bereich der Suchtkrankenarbeit oder dem der sozialgerontologischen Interventionen. Diese Nischen sind natürlich nicht ausreichend, besonders wenn den dort zu erbringenden Leistungen keine Abrechnungsmöglichkeiten gegenüberstehen. So wird die Not in diesen Feldern steigen, und es werden die Notlagen und die immer größer werdenden Probleme vielleicht das einzig wirksame Druckmittel werden, daß *Soziotherapie* als das anerkannt wird, was sie eigentlich ist: ein eigenständiges Berufsbild, für dessen Aufgabenprofil Kostenträger gefunden und Abrechnungsmöglichkeiten geschaffen werden müssen.

Für *Soziotherapie* muß also sehr viel an berufspolitischer Arbeit eingesetzt werden. Die Chancen dafür sind derzeit klein. Die „Töpfe" der Kostenträger und der öffentlichen Haushalte geben wenig Spielraum. Die Einsicht, daß durch soziotherapeutische, präventive, begleitende und rehabilitative Maßnahmen sehr viel Geld eingespart werden könnte, wird noch kaum zur Kenntnis genommen, zumal es sich hier um *langfristige Perspektiven* handelt und die Haushalte immer kurzfristig budgetiert werden. Weiterhin sind die Gesetzgeber derzeit vollauf beschäftigt, das Berufsbild des Psychotherapeuten zu regeln, und sie haben damit jede Menge Schwierigkeiten, nicht zuletzt wegen der Uneinigkeit der Psychotherapieverbände und der berufsständischen Organisationen. Schließlich ist von seiten der Berufs- und Fachverbände der Sozialarbeiter, Sozialpädagogen und Diplom-Pädagogen eine völlig unverständliche berufspolitische Passivität festzustellen, was die Wahrnehmung der Interessen für ihre Berufsgruppe sowohl im Hinblick auf die Regelungen des kommenden Psychotherapiegesetzes in Deutschland betrifft als auch was das *„promoting"* einer „soziotherapeutischen Zusatzqualifikation" anbelangt – zu ihrem Nachteil und zum Nachteil der hilfsbedürftigen Klienten und Patienten. Last but not least sei die Okkupation ärztlicher und psychologischer Psychotherapeuten mit ihren eigenen berufsständischen und berufsrechtlichen Fragen genannt, was für die *Soziotherapie* eher hinderlich als hilfreich ist. Dabei weiß jeder in der Praxis arbeitende Psychotherapeut, wie dringlich er neben einer Erweiterung seiner eigenen soziotherapeutischen Kompetenz die Zusammenarbeit mit fachlich kompetenten Soziotherapeuten brauchen würde. Diese Berufsgruppen hätten also allen Grund, die Etablierung eines soziotherapeutischen Berufsprofils zu stützen, zumal sich von den Patientenpopulationen und Arbeitsfeldern nur geringfügig Konkurrenzsituationen ergäben.

Die schwierige Bestimmung von *Soziotherapie* als Berufsprofil *zwischen* den etablierten Berufsständen macht die Ausbildung von Soziotherapeuten in ausbildungsdidaktischer Hinsicht, im Hinblick auf die Zielformulierung, im Hinblick auf die Methodenvermittlung nicht einfach. Hier steht die *Soziotherapie* vor ähnlichen Problemen wie im Praxisfeld, insbesondere vor dem Problem der „soziotherapeutischen Identität".

Beide Autoren dieses Beitrages kennen dieses Problem aus der Praxis. *H. Petzold* als Initiator soziotherapeutischer Projekte im Gerontologiebereich (*Petzold* 1985a) und in der Drogentherapie (*Petzold* 1974b; *Petzold, Vormann* 1980) und als Supervisor in diesem Bereich (idem 1991o), *Christa Petzold* als Beschäftigungstherapeutin und Soziotherapeutin in einer gerontopsychiatrischen Einrichtung und als diplomierte Supervisorin u.a. im sozialgerontologischen Bereich (*Petzold, Petzold* 1991, dieses Buch S. 663-680). An dem aufgezeigten Spannungsfeld kommen Soziotherapeuten nicht vorbei. Solange sie sich nicht organisieren und ihr Identitätsprofil nicht berufspolitisch festigen, sind sie darauf verwiesen, die Probleme dieses Spannungsfeldes zu bewältigen, spezifische Copingstrategien zu entwickeln und in kreativer Weise die Chancen und die Freiräume dieses unstrukturierten Bereiches zu nutzen.

Wegen der großen Breite des soziotherapeutischen Berufsfeldes ist das Spektrum der Ausbildungsinhalte nur schwer zu begrenzen. Feldspezifische Spezialkompetenzen zu vermitteln würde an der Vielfalt der Aufgabengebiete scheitern. So zentriert die soziotherapeutische Ausbildung in der Entwicklung der *personalen Kompetenz* und *Performanz*: der Selbstwahrnehmung, der Kenntnis des eigenen biographischen Hintergrundes, dem Wissen um die eigenen Potentiale und Defizite, Stärken und Schwächen. Weiterhin sind *soziale Kompetenzen* und *Performanzen* wesentlich, die Förderung einer präzisen, sozialen Wahrnehmung, kommunikativer Skills, der Fähigkeiten, soziale Situationen zu handhaben. Es wird Wert auf das Erkennen interaktiver Prozesse in Einzel- und Gruppenarbeit gelegt und auf die Fähigkeit, mit derartigen Prozessen umzugehen. Die *professionelle Kompetenz* und *Performanz* muß einen allgemeinen sozialwissenschaftlichen, psychotherapeutischen und soziotherapeutisch-interventiven Fundus umfassen, der für eine Vielfalt von Feldbezügen umsetzbar ist.

Im Verlaufe der soziotherapeutischen Ausbildungspraxis an FPI/EAG – also in den vergangenen zwanzig Jahren – haben sich die Akzente immer wieder einmal verschoben. Am Anfang stand durch unsere Praxisorientierung der Bereich der Drogentherapie, Randgruppen- und Suchtkrankenarbeit im Vordergrund. Inzwischen ist der gesamte Beratungssektor hinzugekommen.

4. Theoretisches Verständnis und praktische Ausrichtung von Soziotherapie

Die Theorie und Praxis von *Soziotherapie* kennzeichnen den Ansatz der „Integrativen Therapie" von seinen Anfängen an (*Petzold* 1965). Die Arbeit mit gerontopsychiatrischen Patienten und alten Menschen in Notlagen, die Arbeit in Wohngemeinschaften und Streetwork mit drogenabhängigen Jugendlichen (*Petzold* 1971c), die Betreuung von Gastarbeitern in totalen Entwurzelungssituationen (*Petzold* 1968a, b) wäre ohne soziotherapeutische Maßnahmen zum Scheitern verurteilt gewesen. Menschen, die in chronischen *Überforderungs-* bzw. *Überlastungssituationen* stehen, welche durch widrige Umfeldsituationen bedingt sind, können mit psychotherapeutischen Maßnahmen allein keine ausreichende Hilfe bekommen. Das Phänomen der Überforderung selbst ist hierfür viel zu komplex. Es wurde wie folgt definiert:

»*Überforderung tritt ein, wenn Belastungssituationen und externalen Ansprüchen keine stützende Umwelt, zureichende äußere und innere Ressourcen und keine adäquaten Bewältigungsmöglichkeiten sowie keine ausreichende persönliche Stabilität gegenüberstehen, so daß die Wahrnehmungs- und Handlungsmöglichkeiten des Individuums im Feld eingeschränkt oder blockiert und seine Fähigkeiten der Selbststeuerung beeinträchtigt oder gar außer Kraft gesetzt werden*« (*Petzold* 1968a, 42).

Diese relativ komplexe Definition, die die Grundlage unserer Krisentheorie (*Petzold* 1977i, 1993g) bildet und auch unserer Burnout-Theorie (*Petzold* 1991j), kann ressourcentheoretisch, copingtheoretisch und netzwerktheoretisch ausgearbeitet werden. Burnout wird definiert als „ein ***‚komplexes Syndrom‘***, *das durch multifaktorielle,* ***‚zeitextendierte Belastungen‘***, *eines personalen oder sozialen Systems bis zur völligen Erschöpfung seiner Ressourcen verursacht wird, besonders wenn ein Fehlen protektiver Faktoren und eine schon vorhandene Vulnerabilität gegeben ist. Sofern nicht durch die Beseitigung von Stressoren und Entlastung eine Wiederherstellung der Funktionsfähigkeit gewährleistet wird, hat Burnout Funktionsstörungen, Fehlleistungen und Identitätsverlust des Systems zur Folge. Bei personalen Systemen führt dies zu Motivationsverlust, emotionaler Erschöpfung, Leistungsabfall, Selbstwertkrisen und psychischen bzw. psychosomatischen, aber auch psychosozialen Symptomen, wie z.B. aggressiver Umgang mit Patienten und Klienten bis hin zu Vernächlässigung und Mißhandlung (ibid.).*“

Das für die Soziotherapie so wesentliche Burnout-Konzept greift mit dieser formalen Definition bei Personen, Gruppen, Teams, ja, Institutionen, die jeweils als *ganze* erfaßt werden. Der „ganze Mensch“ als „personales System im Kontext“ wird betroffen, wenn durch Dauerbelastung, ja Überlastung, für die keine Abhilfe geschaffen werden kann, Burnout-Phänomene eintreten.

In interventiver Hinsicht verlangt diese Definition nach komplexen therapeutischen Maßnahmen, einer Soziotherapie, wie sie in der diesem Artikel vorangestellten Definition gegeben wurde. *Soziotherapie* stellt sich damit als Interventionsmodell für Problemlagen und Krisensituationen dar, als Hilfe in sozialen „*emergencies*“, sei es für Einzelpersonen, Gruppen, Gemeinwesen, Institutionen. Häufig sind diese aufgeführten Bereiche verbunden, denn das Individuum lebt in Gruppen, in Mikro-, Meso- und Makrokontexten und benötigt in diesen und mit diesen Hilfsmaßnahmen, die zeitübergreifend sind, womit ein *Kontinuum der Hilfeleistungen* bereitgestellt wird. So wird Soziotherapie auch im besonderen Maße als Grundvoraussetzung einer erfolgreichen Psychotherapie von schwerstgestörten Patienten notwendig, wo psychotherapeutische Behandlung sich als „*intermittierende Karrierebegleitung*“ (*Petzold, Hentschel* 1991) versteht, ja in dieser Form zum Einsatz kommen muß. Das ist nicht nur in der Behandlung von Drogenabhängigen der Fall, sondern auch in der Psychosetherapie und nicht zuletzt in der Behandlung von Borderline-Patienten. Der soziotherapeutische Ansatz ist dabei an das Vorhandensein von stabilen *Hilfsagenturen* gebunden, die Patienten oder Klienten gleichsam „adoptieren" und unabhängig von den Wechselhaftigkeiten der Personalfluktuation eine Betreuung über mehrere Jahre gewährleisten. Dabei werden Wechsel von „Bezugs-Soziotherapeuten" sorgfältig vorbereitet, so daß es in der Tat zu einer *„Kette von Hilfeleistungen"* kommt, die stabil und verläßlich ist, so daß der Patient nicht im Verlaufe seiner Karriere durch ständige neue Abbrüche eine Wiederholung seiner traumatisierenden Geschichte von Verlassenheiten erfährt und sein Vertrauen in *Hilfsagenturen* verliert (*Petzold* 1980c). Das intermittierende Moment entspricht auch eher der Realität instabiler Patienten, die längere Kontinuitäten nur schwer durchhalten können. Außerdem bietet es die Möglichkeit der soziotherapeutisch begleiteten Erprobung im Alltag von all dem, was in der Psychotherapie gelernt wurde. Die *„vierte Phase"* im tetradischen System, die „Phase der Neuorientierung und des Transfers", fordert zwingend soziotherapeutische Arbeit, ganz gleich, ob sie nun vom Psychotherapeuten oder in der Kooperation eines ganzheitlichen Behandlungsprogramms durch Soziotherapeuten geleistet wird. Wo immer man zu verstehen beginnt, daß die ***Behandlung*** die Gesamtheit aller Maßnahmen ist und nicht nur die einzeltherapeutische bzw. dyadische oder gruppentherapeutische Arbeit als Therapie angesehen wird, muß *Soziotherapie* einen Stellenwert gewinnen, der noch gar nicht hoch genug eingeschätzt werden kann. Sie kann dann nicht länger ein „Stiefkind im Gesundheitssystem" bleiben. Kurzfristiges Denken auf seiten der Kostenträger und der Institutionen haben diese Aspekte leider bislang noch nicht ausreichend berücksichtigt, weil eine momentane Kostensteigerung sie von Finanzierungen soziotherapeutischer Maßnahmen abschreckt. Es wird nicht gesehen, daß auf Dauer die Verhinderung von Drehtüreffekten oder die konstruktive, systematische Nutzung solcher Effekte im Sinne der „**Karrierebegleitung**" (*Petzold* 1969c, et al. 1993) volkswirtschaftlich erhebliche Ersparungen bringen würde. Gesundheits- und berufspolitische Arbeit der Soziotherapeuten wäre also dringend angesagt, um für diese Ideen eine öffentliche Bewußtheit zu schaffen.

Die Theorienbildung und die Entwicklung in der Praxeologie haben in den vergangenen Jahren immer wieder Akzentverschiebungen erhalten. Die allgemeine „anthropologische Krankheitslehre", die die spezielle, klinische wie die soziotherapeutische Krankheitslehre durch das Konzept der „multiplen Entfremdung (*Petzold* 1987d, 1993d), z.B. durch die Verdinglichung des Leibes, die Entsinnlichung des Körpers, die Disziplinierung der Emotionalität (*N. Elias*) im Prozeß *schlechter Zivilisation* und *Kolonisierung* unterfängt, wurde ausformuliert (*Petzold, Schuch* 1992). Methodisch wurde der „vierte Weg der Heilung" – Solidaritätserfahrung und Verständnis für Entfremdungsprozesse aus einer Metaperspektive – als *Proprium* der Soziotherapie und als Bindeglied zwischen psychotherapeutischer und soziotherapeutischer Arbeit (Bd. I, 1, S. 332) ausgearbeitet. Das Modell der *„komplexen und integrativen Intervention"* (idem 1979b, 149 ff, vgl. Abb. 1) wurde verfeinert und empirisch bekräftigt (*Heekerens* 1984), ebenso wie das Modell *„Identitätssäulen"*, dessen Relevanz für die Soziotherapie kaum zu unterschätzen ist (*Petzold* 1983f; *Kames* 1992). Das interventionstheoretische und -praktische Moment wurde hervorgehoben (*Hörmann, Nestmann* 1988).

Die Grundlage aller Interventionen indes, der subjektzentrierte, kontextorientierte, erlebnisaktivierende, mehrperspektivische Ansatz, blieb unverändert. Gestaltmethoden (*Petzold* 1984h), psychodramatisches Rollenspiel (*Petzold* 1979k), nonverbale Kommunikation (*Ar-*

Abb. 1: Integrative und differentielle Intervention (aus *Petzold* 1979c, 156f; vgl. *Heekerens* 1985)

Globalziele	*Gewährleistung von Selbstregulation und Selbstverwirklichung*		
Richtziele	PROPHYLAXE	ERHALTUNG	RESTITUTION
	präventive Interventionen zur Verhinderung des Abbaus oder der Störung von Kompetenz und Performanz*	*konservierende* bzw. stabilisierende Interventionen zur Erhaltung vorhandener Kompetenz und Performanz	*reparative* bzw. rehabilitative Interventionen zur Behebung oder Verbesserung geminderter bzw. gestörter Kompetenzen u. Performanz
Grob- und *Feinziele*	müssen zielgruppen-, person- und situationsspezifisch erarbeitet werden**	→ desgleichen	→ desgleichen
Inhalte	müssen zielgruppen-, person- und situationsspezifisch erarbeitet werden**	→ desgleichen	→ desgleichen
Strategien	agogische und medizinische Interventionen	agogische und medizinische Interventionen	medizinische, psychotherapeutische, soziotherapeutische und agogische Interventionen
Methoden (Techniken, Medien, Stile, Modalitäten, Formen)	wie z.B. Sport, Bewegungsagogik, kognitives Training, Sozial- und Kommunikationstraining, angemessene Ernährung u.a.	→ desgleichen konservierende bzw. stabilisierende Therapie etc.	→ desgleichen und übungs- und/oder konfliktzentrierte Psychotherapie, z.B. Psychodrama, Gestalt, analyt. Gruppentherapie, Verhaltensmod., ökologische Maßnahmen

* Unter *Kompetenz* verstehen wir „die Gesamtheit aller *Fähigkeiten*, die zum Erreichen eines bestimmten Zieles notwendig sind“, unter *Performanz* verstehen wir deren praktische Umsetzung durch *Fertigkeiten* in Handlungen im sozialen und ökologischen *Kontext* (Lebenswelt, Lebensraum) und *Kontinuum*.

** Eine Aufstellung von Grobzielen und Inhalten siehe *Petzold* (1979k, 152, Anm. 2).

im Lebenskontext/Humanisierung des Lebenszusammenhangs			
ENTWICKLUNG	DASEINSBEWÄLTIGUNG/ COPING	REPRÄSENTATION	AMELIORATION
evolutive Interventionen zur Entfaltung und Förderung von potentieller Kompetenz und Performanz	*supportive* Interventionen als Hilfen beim Umgang mit irreversiblen Störungen und Minderungen von Kompetenzen und Performanz	*politische* Interventionen zur Vertretung und Sicherung von Ansprüchen im gesellschaftlichen Kontext	*infrastrukturelle* Interventionen zur Verbessserung sozioökonomischer Bedingungen und materieller und logistischer Ressourcen
→ desgleichen	→ desgleichen	müssen spezifisch für Gruppen und den aktualen Gesellschaftskontext erarbeitet werden	müssen spezifisch für den individuellen, sozioökonomischen, geographischen und sozialen Kontext erarbeitet werden
→ desgleichen	→ desgleichen	→ desgleichen	→ desgleichen
agogische und erlebniszentrierte psycho-therapeutische Interventionen	medizinische, agogische, psycho- und soziotherapeutische Interventionen	politische und soziale Interventionen durch	ökonomische und infrastrukturelle Interventionen durch
Kreativitäts- und Kommunikations-training, Meditation, Bewegungsagogik, themenzentrierte Arbeit, Selbsterfahrung etc.	Beratung, stabilisierende und stützende Psychotherapie, protektive, prothetische und ökologische Maßnahmen, Verhaltensprogramme etc.	Bürgerinitiativen, Öffentlichkeitsarbeit, Selbsthilfeprojekte	Bildungsmaßnahmen, Arbeitsprogramme, kulturelle Maßnahmen, Ansiedlung von Betrieben usw.

gyle 1979; *Petzold, Orth* 1988a), Imaginations- und Kreativmethoden (*Signer-Brandau* 1978; *Katz-Bernstein* 1990; *Petzold, Orth* 1990a) spielen nach wie vor eine große Rolle. Der elaborierte Ansatz der „Gestaltberatung" (*Petzold, Sieper* 1972a; *Rahm* 1979/1985; *Hille* 1983), der zu einem integrativen Beratungsmodell entwickelt wurde, ist ein weiteres unverzichtbares Element. Aber es sind heute andere, neue Akzente in den Vordergrund getreten: Ressourcen-, Coping-, Krisen-, überforderungs- und streßtheoretische Konzepte wurden umgesetzt, z. B. für die Burnout-Problematik (*Petzold* 1968b; 1991p). Die Arbeit in therapeutischen Wohngemeinschaften (*Petzold* 1974b; *Petzold, Vormann* 1980) wurde überschritten in Richtung auf die Arbeit mit Selbsthilfegruppen (*Petzold* 1983e; *Petzold, Schobert* 1991; idem et al. 1991), die für die soziotherapeutische Arbeit zunehmend an Bedeutung gewinnt. Die in diesem Zusammenhang von uns entwickelten Wege des „*exchange learning/exchange helping*" (ibid.; *Petzold, Laschinsky, Rinast* 1979) haben für Soziotherapie höchste Relevanz, geht es ihr doch darum, die Selbsthilfepotentiale der Klientengruppen zu nutzen und zu mobilisieren. Die ursprünglich aus *Moreno*s Soziometrie kommenden Interventionsformen, die auf das „*soziale Atom*", auf die *sozialen Netzwerke* gerichtet sind (*Petzold* 1971g, 1979c; *Keupp, Röhrle* 1987), haben an Bedeutung gewonnen, da sie für netzwerktherapeutische Intervention (*Kähler* 1983) oder soziotherapeutische Projekte, z. B. Stadtteilarbeit (*Petzold, Zander* 1985), einen unverzichtbaren Verstehenshintergrund und praktische Handlungsmöglichkeiten bieten. *Kontrolltheoretische, ressourcentheoretische* und *copingtheoretische* Überlegungen haben für die soziotherapeutische Theorie und Praxis neue Impulse gegeben (*Petzold* 1985a; *Jerusalem* 1990; *Lazarus, Launier* 1981; *Mayring* 1987; *Brüderl* 1989), und damit kommt das ganze Material des „*social support research*" (*Nestmann* 1988; *Schuch* 1990) ins Spiel. Die *Soziotherapie* wird mit dem Modell des *sozialen Rückhalts* als Referenztheorie selbst zu einer Quelle von *sozialem Support*, die dazu beiträgt, Streß zu reduzieren, Probleme zu bewältigen, Situationskontrolle wiederherzustellen, Wohlbefinden zu ermöglichen und sozialem Abstieg und Krankheit zu begegnen, so daß körperliche, seelische, geistige und soziale Gesundheit und soziale Integration erhalten bleiben und gefördert werden. Soziotherapie, Beratung, Psychotherapie, Andragogik, Sozialarbeit gehören zu den wesentlichen psychosozialen Interventionen, die die jeweils gegebene *supportive Valenz* der Lebenswelt eines Menschen bzw. von Menschengruppen (*Petzold, Petzold* 1991) erhöhen bzw. entwickeln können.

Soziotherapie kann am Konzept des „*social support*" in seinen vielfältigen Ausprägungen (*Veiel* 1989; *Hobfoll* 1988; *Baumann* et al. 1987; *Schwarzer, Leppin* 1989) und unterschiedlichen Forschungsergebnissen nicht vorbeigehen, ja, sollte sich in ihren Interventionen im Rahmen dieser Forschungslinien evaluieren lassen. Angeregt von den Metaanalysen von *Schwarzer* und *Leppin* (1989, 1991) und ihren Überlegungen zu einem komplexen Kausalmodell zur Wirkung von sozialem Rückhalt (ibid. 1991, 183), haben wir für den Kontext und den Ansatz der von uns konzipierten und praktizierten „Integrativen Soziotherapie" und mit Bezug auf die Persönlichkeits-, Gesundheits-/Krankheits- und Emotionstheorie der Integrativen Therapie (*Petzold, Schuch* 1991; *Petzold* 1991c) ein Modell „*sozialer Unterstützung*" (vgl. Abb. 2) in ihrem Bezug zur sozialen Situation der Person, ihrer Beeinflussung durch professionelle psychosoziale Interventionen und ihre Auswirkungen auf Gesundheit, Krankheit und Wohlbefinden (*Abele, Becker* 1991) skizziert (seitdem der „*pursuit of happiness*" als ein Grundrecht des Menschen in einem konstitutionellen Dokument affirmiert wurde, muß die *Sicherung von Glück* bzw. Wohlergehen Aufgabe psychosozialer Arbeit sein, so daß Soziotherapie kei-

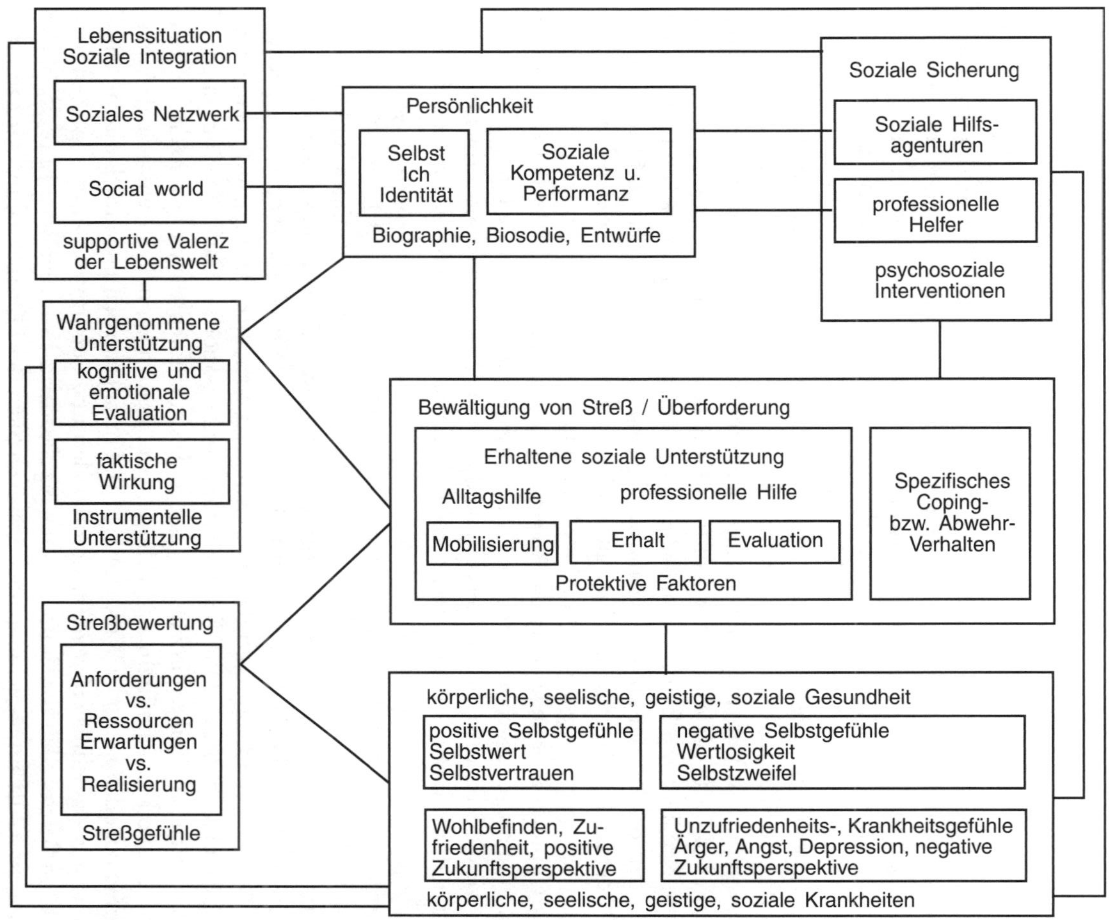

Abb. 2: Soziale Unterstützung, soziale Situation der Person, psychosoziale Intervention und Gesundheit, Krankheit und Wohlbefinden

neswegs nur als *Instrument der Nothilfe* gesehen werden darf). Ausgegangen wird von der allgemeinen **Lebenssituation** des Menschen, bei der das Maß seiner sozialen **Integration**, d.h. die Stabilität seines *„sozialen Netzwerks"* in qualitativer und quantitativer Hinsicht (*Petzold* 1979c; *House* et al. 1988) und die Konsistenz seiner *„social world"*, seiner Wertewelt und -gemeinschaft (*Petzold, Petzold* 1991b), die von Bedeutung für die allgemeine *„supportive Valenz"* seiner Lebenswelt ist, aber – nicht zuletzt unter biographischer (Vergangenheit), biosodischer (Gegenwart) und prospektiver (Zukunftsentwürfe) Sicht – auch für die Stabilität seiner *Persönlichkeit* (von *Selbst, Ich, Identität*) und für deren soziale Fähigkeiten (*Kompetenzen*) und Fertigkeiten (*Performanzen*).

Interventionen werden deshalb immer auf eine Förderung der sozialen Integration durch Stabilisierung der Lebenssituation und auf eine Stützung der Persönlichkeit, ihrer historisch gewachsenen Identität und ihrer Zukunftsentwürfe gerichtet sein. Ein weiterer Faktor für supportive psychosoziale Interventionen ist das Netz *sozialer Sicherungen*, das z.B. das öffentliche Gesundheitswesen mit seinen *sozialen Hilfsagenturen* (Beratungsstellen, Kliniken, Diensten usw.) und *helfenden Berufen* bereitstellt. Hier liegen die wesentlichen Bedingungen für interventive Erfolge und Mißerfolge bei Hilfen zur *Bewältigung von Krisen*, Streß bzw. Überforderungserlebnissen. Das Vorhandensein sozialer Sicherungen und das Wissen um diese wird für die Betroffenen im Hinblick auf ihre Kontrollüberzeugungen, ihre Erwartungen und ihre persönliche Stabilität von Einfluß sein. Neben das Wissen um *Alltagshilfen* von Familie und Freunden tritt das Wissen um die Möglichkeiten *professioneller Hilfe* als „informationeller Support", der zu den Dimensionen instrumentellen/materiellen und emotionalen Supports hinzutritt (*Schwarzer, Leppin* 1989) und im Verein mit protektiven Faktoren (*Petzold* et al. 1993) die Copingbemühungen oder das Abwehrverhalten (*Haan* 1977) der Betroffenen unterstützt. Supportive Angebote werden in Krisensituationen genauso wahrgenommen und bewertet wie die Stressoren. Wahrscheinlich wird man in der Soziotherapie vermehrt auf die Spezifität in der *Relation von Streßereignis und Supportform* zu achten haben bzw. auf die Angemessenheit in der Kombination *emotionalen, materiellen und informativen Supports.* Die *Streßbewertung* etwa einer Diskrepanz von *Anforderungen* (z.B. finanzieller und emotionaler Art bei einer Alleinerziehenden) und *zuhandenen Ressourcen*, von Erwartungen auf Hilfe und realiter eintretender oder ausbleibender Hilfeleistungen, werden wiederum *bewertet* und mit vorhandenen Copingmöglichkeiten aufgrund vorgängiger Krisenerfahrungen abgeglichen, was zum Wiedergewinn von *Kontrolle* und Beruhigung oder aber zu Streßemotionen, Überforderungsgefühlen führt und die Wahrnehmung und emotionale *Evaluation* von supportiven Maßnahmen beeinflußt, dies zuweilen derart, daß instrumentelle Unterstützung, etwa in Form von Geld oder Sachmitteln, gar nicht gewertet werden kann, keine emotionale Entlastung bringt oder daß faktische Wirkungen – z.B. Fortfall von Schuldendruck durch Schuldenregulierung – geschmälert werden. Emotionalen und kognitiven Bewertungen kommt deshalb beim Bereitstellen von Support durch psychosoziale Interventionen ganz erhebliche Bedeutung zu, ja die Ermöglichung einer positiven Sicht der Hilfsmaßnahme wird zu ihrer Akzeptanz und ihrem Gelingen wesentlich beitragen. Das *„emotional management"* von Streßemotionen durch entlastende Interventionen aus dem Repertoire der Integrativen Therapie (*Petzold* 1991q) wird hier eine wichtige Funktion haben.

Gelingen die supportiven Interventionen, werden *Gesundheit* und *Wohlbefinden* gefördert, wird *Krankheit* vermieden oder bewältigt, treten positive Selbstgefühle vermehrt auf und werden negative Selbstgefühle vermindert (ibid.). Die Rückwirkung auf die *allgemeine Lebenssituation* und *soziale Integration* einerseits und auf die *Stabilität der Persönlichkeit* andererseits erweist sich gleichfalls je nach Gelingen oder Mißlingen der Maßnahmen und Hilfeleistungen zur Unterstützung der Bewältigungsleistungen als positiv oder negativ.

Bezieht man Supporttheorie, coping- und ressourcentheoretische Konzepte zur Fundierung von Soziotherapie ein, so wird sie vor diesem Hintergrund „**sozio**therapeutischer", ohne daß damit die psychotherapeutisch orientierte Selbsterfahrung in der Soziotherapie, der psychotherapeutische Verstehenshintergrund (*Kompetenz*) und die für den psychosozialen Bereich zugespitzte psychotherapeutisch orientierte Handlungsmethodik (*Performanz*), die in der Soziotherapie über lange Zeit hoch gewertet wurde, geringeres Gewicht erhielte. Das Verstehen institutioneller Zusammenhänge und spezifischer Felddeterminanten, das Wissen um die Netzwerke und die Ressourcenlage der Klienten/Patienten ist heute indes stärker präsent, als dies etwa vor 10 Jahren der Fall war. Diagnostische Instrumente wie das „projektive soziale Atom", das „projektive Diagramm der Identität" (*Petzold* 1983f, 1987c) oder das Erfassen der Identitätssituation über Fragebogen (*Kames* 1992), um zu *differentiellen* und *integrativen Interventionen* (Abb. 1) zu kommen, die stärker im Bereich der Netzwerke, im Bereich Arbeit und Leistung, gegebenenfalls aber auch über die Panoramatechnik in der biographischen Arbeit ansetzt, haben den Blick in die Richtung einer *soziotherapeutischen Diagnostik* gewendet, die sich allmählich schärfer herauskristallisiert.

Die methodischen Möglichkeiten der Intervention wurden zugepaßt und verfeinert: Soziodrama und Rollenspiel (*Petzold* 1973d; 1975i; 1982w), Wohngemeinschafts- und Selbsthilfearbeit (idem 1980e, 1983f; *Petzold, Schobert* 1991), Netzwerk- und Stadtteilarbeit (*Petzold, Zander* 1985; idem 1979c, 1983f). Besondere Aufmerksamkeit hat dabei als zentrale Methode der Soziotherapie die *„ressourcenaktivierende Arbeit"* (vgl. zur Integrativen Ressourcentheorie idem 1997p) und die *„psychosoziale Beratung"* erfahren, auf die deshalb kurz exemplarisch eingegangen werden soll.

4.1 Integrative Beratung

Zunächst unter dem Namen „Gestaltberatung" (*Petzold, Sieper* 1972b), weil auf die erlebnisaktivierenden Elemente der Gestalttherapie zurückgegriffen wurde, haben wir ein integratives Modell der Beratungsarbeit entwickelt, das von *Dorothea Rahm* (1979) in einer Monographie ausgearbeitet wurde und heute unter Rückgriff auf moderne Beratungspsychologie und -forschung fundiert wird (*Petzold* 2002g; *Ossola, Petzold* 2002, vgl. S. 946). Als zentrale Konzepte können herausgestellt werden:

»Integrative Beratung in psychosozialen Feldern ist ein Prozeß ko-respondierender, kooperativer Problemlösung zwischen einem theoretisch und methodisch geschulten Helfer und Menschen in inneren und äußeren Problemsituationen und Schwierigkeiten, welche mit Rückgriff auf die eigenen Fähigkeiten (Kompetenzen), Fertigkeiten (Perfomanzen) und Mittel (Ressourcen) nicht mehr oder nicht

adäquat bewältigt werden können, weil sie die Bewältigungspotentiale (Coping) und Kontrollmöglichkeiten der Betroffenen überforderen, so daß negative Kontrollüberzeugungen bzw. „erlernte Hilflosigkeit" die Folge sind, und Umattribuierungen und Ressourcenaktivierung notwendig werden.«

- *Im Prozeß Integrativer Beratung stellt sich der Berater als kompetenter und empathischer Zuhörer und Mitdenker mit seiner persönlichen Lebenserfahrung, seinem professionellem Know-how und seinem methodischen Instrumentarium an Beratungsmethoden und -techniken dem Ratsuchenden zur Verfügung, um ihn in die Lage zu versetzen, zu seiner Situation Abstand (Exzentrizität) und erneut über sie Kontrolle zu gewinnen und unter fokaler Betrachtung seiner biographisch bestimmten Problemgeschichte die gegenwärtige Problemlage besser zu durchschauen, zu reflektieren, emotional auszuloten und zu bewerten, damit er auf dieser Grundlage Entscheidungs-, Bewältigungs- und Handlungsmöglichkeiten erhält, seine aktuelle Lebenssituation und seine nähere und mittelfristige Zukunft für sich und mit den relevanten Personen seines sozialen Netzwerkes zu strukturieren und zu gestalten. Dabei werden, wo immer dies möglich und indiziert erscheint, wichtige Bezugspersonen des Netzwerkes in die Beratungssituation – z. T. „vor Ort" – einbezogen.*
- *In der Integrativen Beratungsarbeit geht der Berater vom Bezugssystem des Klienten (social world) und dessen „subjektiven Theorien" aus und versucht, ihn in seiner Ganzheit als Person, d.h. in seiner seelisch-emotionalen, seiner körperlichen und seiner geistigen Realität wahrzunehmen, zu erfassen und zu verstehen, und das erfordert eben auch, die soziale, ökologische und ökonomische Situation des Patienten bzw. Klienten mit in den Blick zu nehmen. Nur so können die Möglichkeiten des Systems des Klienten optimal genutzt, ja, Systemgrenzen erwe*itert werden, und es wird die „supportive Valenz" seines sozialen Netzwerkes gestärkt.
- *Der Berater verwendet für seine theoriegeleitete Tätigkeit indikations- und situationsspezifisch Methoden psychosozialer Beratungsarbeit, z.B. nondirektive aber auch fokale und direktive Ansätze, verbale, nonverbale, mediale Zugänge auf dem Hintergrund eines schulenübergreifenden und methodenintegrativen Beratungsmodelles, das tiefenpsychologische, sozialwissenschaftliche, humanistisch-psychologische und systemische Konzepte unter der Perspektive eines „life-span-developmental-approach" und unter Beiziehung empirischer Beratungs- und Therapieforschung verbindet (Thomas 1989; Krause Jakob 1992). Ein solcher Rahmen wird durch das Metamodell der Integrativen Therapie (Petzold 1988n, 1991a; Rahm 1987; Rahm et al. 1993) geboten und ermöglicht, auf die vielfältigen Erfordernisse, die durch die Variabilität der Problemkontexte, die Vielzahl menschlicher Problemlagen und die unterschiedlichen Bedürfnisse spezifischer Populationen gegeben sind, in einer flexiblen, differentiellen und integrierenden Weise zu reagieren.«*

Da Beratungsarbeit in psychosozialen Feldern im wesentlichen mit Lebensschwierigkeiten, -problemen und – unlösbar damit verbunden – mit Verletzungen befaßt ist, ist sie selbst in einem fragilen Milieu angesiedelt. Sie hat die Chance, zu Problemlösungen beizutragen, Verletzungen zu begegnen. Sie steht aber auch in der Gefahr, daß sich Verletzungen reproduzieren und in der Beratungsarbeit erneut Wunden geschlagen werden. *Verletzungen* werden in diesem Kontext definiert als *„intentionale oder auch unbeabsichtigte gewaltsame Eingriffe in ein personales System, wodurch seine Copingmöglichkeiten und Ressourcen belastet oder überfordert und seine Integrität beschädigt wird, was in der Regel von Kontrollverlust und Streßgefühlen wie Schmerz, Ohnmacht, Scham und Schuld begleitet ist".*

Psychosoziale Interventionen wie z.B. Psychotherapie, Soziotherapie, Beratungsarbeit, müssen im Hinblick auf Problemlagen und die in ihnen gesetzten Verletzungen folgendes leisten:

- ➔ sie in ihren Ursachen aufklären
- ➔ sie in ihren Wirkungen diagnostisch einschätzen
- ➔ sie in ihren Manifestationen an- und ernstnehmen
- ➔ sie in ihren Folgen beseitigen oder mindern
- ➔ für ihre irreversiblen Nachwirkungen Bewältigungshilfen und solidarische Unterstützung bieten
- ➔ neue Copingmöglichkeiten und Kontrolle erschließen (*Mayring* 1987)
- ➔ alternative Situationsbewertungen ermöglichen
- ➔ Hilfen für das Entwickeln alternativer „subjektiver Theorien" (*Flick* 1991; *Krause Jakob* 1992) und damit Verhaltensmöglichkeiten bieten
- ➔ die Entwicklung positiver Zukunftsperspektiven fördern.

Zum Umgang mit Verletzungen und Vulnerabilität und für die Verhinderung von Verletzungen in der psychosozialen bzw. soziotherapeutischen Beratungsarbeit seien kurz einige Thesen vorgestellt:

1. Menschen, die psychosoziale Beratung aufsuchen oder aufsuchen müssen, weil sie mit Problemen ihrer Lebenssituation und den damit verbundenen Verletzungen nicht mehr fertig werden, befinden sich ohnehin schon meistens in einer Situation besonderer Vulnerabilität. Psychosoziale Beratung wird damit selbst zu einer eminent emotionalen Situation. Diesem Faktum und der erhöhten Verletzlichkeit und Kränkbarkeit müssen Berater Rechnung tragen.

2. Das Faktum, daß Menschen sich professionellen Rat und fachliche Hilfe suchen müssen, ist als solches für viele Ratsuchende eine Kränkung ihres Selbstwertgefühls. Es ist keine angenehme Situation, seine Schwächen, seine Ohnmacht, sein Unvermögen einer „wildfremden Person" gegenüber zeigen zu müssen. Das Kränkbarkeitspotential (die Erwartung oder Befürchtung abgelehnt oder gar verachtet zu werden) ist entsprechend hoch.

3. In der Beratungsarbeit treffen stets mehrere Bezugssysteme aufeinander, die in Feinabstimmung aufeinander bezogen werden müssen, so daß es nicht zu Reibungsflächen, Brüchen und Verletzungen kommt. Das persönliche Bezugssystem des Klienten und das seines sozialen Kontextes (Familie, Elternhaus, Nachbarschaft, Freundeskreis), das Bezugssystem des Therapeuten (sein privates und sein professionelles) und das Bezugssystem der Einrichtungen bzw. ihres Trägers sind keineswegs immer leicht synchronisierbar.

4. Unterschiedliche Werte, Normen, Menschen-/Weltbilder – wir sprechen hier von *social worlds* – können, wenn sie aufeinander treffen, Beratungsprozesse unterbrechen und Menschen verletzen. Werte und Normen sind ein wichtiges Moment in der Konstituierung persönlicher Identität. Wertkonflikte und normative Unsicherheiten sind deshalb häufig die Ursache dafür, daß Beratung in Anspruch genommen wird. Wertkonflikte stehen in der Gefahr, sich in der Beratungssituation zu reproduzieren. Es werden damit zuweilen nicht nur der Ratsuchende verletzt, sondern auch sein sozialer Kontext, relevante

Personen des sozialen Netzwerkes, die von Beratungsinterventionen immer auch mitbetroffen werden.

5. Verletzungen in Beratungsarbeit erweisen sich häufig als Reinszenierung alter, ungelöster und sich deshalb wiederholender Verletzungssituationen im Übertragungs-/Gegenübertragungsgeschehen. Eine äußerst sorgfältige Beobachtung, supervisorische Kontrolle und Handhabung von Übertragungsphänomenen sind deshalb unerläßlich (*Petzold* 1991o, 1993m).

6. Verletzungen in der Beratungsarbeit erfolgen oft, wenn Widerstand und Abwehrphänomene nicht erkannt und übergangen oder inadäquat gehandhabt werden. Die auf kurzzeitige bzw. mittelfristige Gesprächssequenzen angelegte Beratungsarbeit ist besonders anfällig für derartige Verletzungen, allein aufgrund des Faktums, daß solche Widerstands- und Abwehrphänomene eine mittel- oder längerfristige Bearbeitung erfordern, die in vielen Beratungssituationen nicht gewährleistet werden kann.

7. Verletzungen in der Beratungsarbeit entstehen häufig dann, wenn die Indikationsfrage nicht geklärt wurde, wenn z.B. für eine Situation, in der eine Psychotherapie indiziert wäre, Beratung angeboten und durchgeführt wird, die mit den anstehenden Aufgaben überfordert ist (idem 1993p).

8. Verletzungen in der Beratungsarbeit sind nicht vermeidbar, weil es immer wieder Situationen gibt, an denen Berater und Klienten scheitern. Hier gilt es zu versuchen, Schaden zu begrenzen.

9. Hinter den aktuellen Problemen, die in der Beratung bearbeitet werden, stehen häufig multiple Ursachen, die über die individuelle Situationen hinausgehend auf gesellschaftliche Benachteiligung verweisen. Werden solche „Ursachen hinter den Ursachen" (*Petzold* 1991c, 1993d) in der Beratungsarbeit ausgeblendet, so werden die Hintergründe von Lebensprobleme und persönlichem Leid verkürzt und es besteht die Gefahr, daß Beratung nur darauf gerichtet ist, vordergründige Adaptierungsleistungen zu fördern und zu erreichen, womit man der persönlichen Integrität des Rat- und Hilfesuchenden nicht gerecht wird. Beratung gerät dann in die Gefahr, zu einer Anpassungs- und Disziplinierungsapparatur zu verkommen, die allein darauf gerichtet ist, Menschen auf gesellschaftlich akzeptierte Verhaltensformen zu orientieren und „Abweichler in die objektive Wirklichkeit der symbolischen Sinnwelt seiner Gesellschaft" zu resozialisieren (*Berger, Luckmann* 1970, 21, vgl. dieses Buch, S. 296, Anmerk. 140).

Beratung erfordert deshalb politisches Bewußtsein und eine kritische Reflexion des Settings, der Beratungsinstitution und des gesellschaftlichen Auftrages an Beratung, eine Aufgabe, vor die sich Berater, Psycho- und Soziotherapeuten in ihrer tagtäglichen Arbeit mit ihren Klienten und Patienten immer wieder gestellt sehen. Sie müssen eine *„engagierte Parteilichkeit"* (*Petzold* 1989e) für die Betroffenen aus Mitbetroffenheit über deren Schicksal entwickeln und zu Formen persönlicher und professioneller Solidarität finden.

Die soziotherapeutische Interventionslehre dehnt sich damit über die Einzel- und Gruppenberatung hin aus zu *Netzwerkberatungen* und *Netzwerkinterventionen* (*Kähler* 1983). In theoretischer Hinsicht ist über die Netzwerkperspektive hinaus die *Lebenswelt* (*Kiwitz* 1991) der Menschen stärker in den Blick der Soziotherapeuten gerückt, die Mikroökologie, das Setting des Klienten, sein konkreter *Lebensraum*. Weiterhin wurden der kognitive und emotionale Bezugsrahmen der Klienten, die *„représentations sociales“ (Moscovici* 1984; *Jodelet* 1988), die „gemeinsame Perspektive“ einer Zielgruppe auf ihre eigene Situation, auf die *Lebenslage*, auf die Welt insgesamt zu Punkten, denen besondere Aufmerksamkeit geschenkt werden muß. Derartige *„social worlds“* als *„units of shared perspectives“* (*Unruh* 1983, vgl. dieses Buch, S. 669) gilt es zu beeinflussen, wenn effektive Hilfe geleistet werden soll. Ohne eine Kräftigung bestehender *sozialer Netzwerke*, ohne eine Stärkung ihrer *„supportiven Valenz“*, ihrer Tragkraft und ohne die Förderung einer positiven Zukunftsperspektive in den *„social worlds“* der Klientengruppen ist wirkungsvolle *Soziotherapie* eigentlich nicht möglich. In der Vernachlässigung solcher Faktoren ist schon die sozialarbeiterische „Einzelfallhilfe“ oft genug versandet und hat sich die Psychotherapie oft genug verfehlt. In der Tat sind derartige spezifisch soziotherapeutische Perspektiven für die Psychotherapie unverzichtbar, wenn sie nicht beständig zu kurz greifen will. *Holdstock* (1992) hat diese *individualisierenden Tendenzen* der klinischen Psychologie und Psychotherapie als ihr gravierendstes Problem anhand einer umfangreichen Literaturanalyse offengelegt, und er artikuliert hier nur als einer von vielen Autoren ein mittlerweile weithin kritisiertes Grundproblem der Psychologie und Psychotherapie, die sich unter dieser Perspektive in einer tiefgreifenden Krise befindet (die Bereitschaft, diese wahrzunehmen, ist verständlicherweise nicht groß). Eine interventionsorientierte *Soziotherapie* (*Hörmann, Nestmann* 1988) mit modernen methodischen, theoretischen, feldorientierten Konzepten könnte für die Psychotherapie und die psychosoziale Hilfeleistung insgesamt äußerst wichtige Beiträge leisten.

Dies alles setzt nun voraus, daß Soziotherapeuten sich ihrer beruflichen Identität stärker bewußt werden, um sie selbstbewußter zu sichern, ihre Feldkompetenz zu nutzen und sich nicht im Gerangel um Status und Positionen – etwa in der Konkurrenz mit Psychotherapeuten – zu erschöpfen. Es gilt, die durchaus vorhandene, breite theoretische Literatur zu sichten, zu nutzen, das methodische bzw. interventive Rüstzeug zu systematisieren und die *eigene Kompetenz* für die Arbeit mit benachteiligten Schichten und Randgruppen (Psychotherapeuten sind hierfür in der Regel weder ausgebildet, noch sind sie in diesen Feldern tätig) deutlich zu machen und offensiv zu vertreten. Die Ansätze hierzu sind noch zu wenig artikuliert. Wenngleich ein Fundus an soziotherapeutischer Literatur vorhanden ist (*Rahm* 1985; *Petzold* 1974b; 1985a; *Petzold, Petzold* 1991; *Schreyögg* 1991) und eine reiche und spezifische Methodologie soziotherapeutischer Arbeit entwickelt wurde, hat dieser Bereich noch nicht das Selbstverständnis und Gewicht gewonnen, das ihm eigentlich zukäme. Er leidet an dem grundsätzlichen Problem der Sozialarbeit: mangelndes Selbstvertrauen und Selbstwertgefühl aufgrund benachteiligter Arbeitssituationen, womit diese Sozialberufe an der benachteiligten Situation und *Stigmatisierung* (*Belardi* 1990; *Hohmeier, Brusten* 1975) ihrer Klientengruppen partizipieren. Die Situation kann nur durch *Bewußtseinsarbeit und Engagement* überwunden werden. Durch eine kritische Reflexion der eigenen Position muß sich ein Bewußtsein dafür entwickeln, daß der ***„4. Weg der Heilung und Förderung“*** (*Petzold* 1988n, 260ff), des „Engagements und der Solidaritätserfahrung auf der Grundlage einer Metaperspektive“, die ***Basis*** jeder therapeutischen und psychosozialen Arbeit ist. *Dieser „vierte Weg“ ist ein spezifisch soziotherapeutischer und ein Herzstück integrativer therapeutischer Arbeit.*

4.2 Ein Metamodell von Beratung

Die Arbeit an den Themen Beratung, Supervision, Coaching ist im Integrativen Ansatz weitergegangen (*Petzold* 1998a, 2003f; *Ossola, Petzold* 2003) und hat zu einem komplexen Konzept, einem Metamodell von Beratung geführt, das seine komplexe Sicht der Konnektivierung mit vielfältigen wissenschaftlichen und praxeologischen „social worlds" (z.B. der modernen Beratungspsychologie, *Nestmann* 1997) mit den entsprechenden „komplexen sozialen Repräsentationen" verdankt. In ihm betonen wir eine „doppelte Expertenschaft": der Ratsuchende als Kunde oder Klient wird als kompetenter „Partner im Beratungsprozeß" gesehen, der damit als ein „kooperatives Unterfangen" verstanden wird. In diesem werden durch intersubjektive Diskurse, durch ***Ko-respondenz*** – über ***Konsens-Dissens-Prozesse*** – ***Konzepte*** für ***Kooperationen*** gefunden, es werden Ressourcen erschlossen (*Petzold* 1997p), und damit ist neue ***kokreative*** Entwicklung möglich (idem 1998a). Zwei kompakte Definitionen müssen zur Illustration der Weiterentwicklungen genügen:

»Beratung wird als polylogische „Methodologie der Konnektivierung und Distribution von Wissen und Praxen" in interpersonalen Diskursen gesehen, die auf gesellschaftliche Wissensstände und die mit ihnen verbundenen sozialen Repräsentationen zurückgreifen kann und zugleich zu diesen Wissensvorräten mit neuen Erkenntnissen und Praxen beizutragen vermag.«

„***Beratung*** ist eine fachliche Dienstleistung und eine person- und sachbezogene, ziel- und ergebnisorientierte Methodologie für dialogische bzw. polylogische interpersonale Prozesse, die kognitive, emotionale, volitive und sozial-kommunikative Dimensionen einbeziehen. Im Beratungsgeschehen arbeitet ein *Berater als Experte* ,vom Fach' mit besonderen personalen, sozialen und professionellen Fähigkeiten/Kompetenzen, Fertigkeiten/Performanzen und spezifischen Ressourcen an Wissen und Methoden korrespondierend und partnerschaftlich mit einem *Ratsuchenden* (Klienten, Kunden) zusammen, der als *Experte für seine Situation,* für seine Bedürfnisse, Probleme und Potentiale relevante Fragen und Interessen in einen kooperativen Arbeitsprozeß einbringt. Dieser hat zum Ziel, Wissensstände und Informationen bereitzustellen, Zielfindungen und Entscheidungen zu fördern, Handlungsfolien und Innovationsstrategien gemeinschaftlich durch Koreflexion und Metareflexion zu erarbeiten, so daß Probleme gelöst und Entwicklungsaufgaben gemeistert werden können. ***Beratung*** kann dabei auch die Umsetzungen von Zielen und die Implementierung von Entscheidungen vorbereiten sowie ressourcen- und lösungsorientiert Prozesse der Problembewältigung und Zielrealisierung begleiten. Ein Klima der wechselseitigen Wertschätzung, der Partnerschaftlichkeit und positiven Affiliation, der gradlinigen Offenheit (*parrhesia*) und Transparenz kennzeichnet Beratungsprozesse" (idem 1994q, 2003f).

5. Schlußbemerkung

Am Beispiel „integrativer psychosozialer Beratungsarbeit" wird deutlich, daß sich die zentralen soziotherapeutischen Zielsetzungen in jeder methodischen Zugangsmöglichkeit psychosozialer Hilfeleistung finden. Auch *Psychotherapie* wird auf beraterische Elemente und die Dimension der Soziotherapie in ihrer Praxis nie verzichten können, will sie Menschen in *komplexen Notlagen* (*Petzold* 2000h) wirklich helfen. Psychotherapie und Beratung – klassische Domänen personzentrierter Hilfe für den Einzelfall im dyadischen Gespräch – sind im Integrativen Ansatz selbst in der Einzelberatung und -behandlung stets *kontextorientiert* und *polylogisch* bis hin zur unmittelbaren Beratungsarbeit und Hilfe *sur place* in den konkreten Lebenssituationen der Betroffenen. Soziotherapie als eigenständiger, methodischer Ansatz oder als Element in verschiedenen Formen psychosozialer Arbeit erweist sich damit als ein unverzichtbarer Bestandteil *integrativer Hilfeleistung* für Menschen, die Hilfe brauchen, in Kontexten, die verändert werden müssen, damit helfende Maßnahmen greifen können.

Konzept und Praxis von Mehrperspektivität in der Integrativen Supervision –

dargestellt an Fallbeispielen für Einzel- und Teambegleitung aus dem Feld der Drogenarbeit (1990o)

1. Bemerkungen zum Kontext, zur historischen Entwicklung und aktuellen Situation Integrativer Supervision

Integrative Supervision, wie sie am „Fritz Perls Institut" und der „Europäischen Akademie für psychosoziale Gesundheit" von *Hilarion Petzold, Johanna Sieper, Kurt Höhfeld, Jürgen Lemke, Astrid Schreyögg* u.a. zu Anfang der 70er Jahre entwickelt wurde und seit 1972 in großen Supervisionsprojekten, insbesondere im Rahmen der Drogenarbeit, im Bereich psychiatrischer Kliniken, Heimen für alte Menschen und Behinderte, aber auch in Beratungsstellen und in Projekten für soziale Brennpunkte praktiziert wurde und wird, ist ein komplexer Ansatz supervisorischer Praxis, der als Einzel-, Gruppen-, Team-, Institutions- und Systemsupervision zum Einsatz kommt (*Petzold* 1973, 1977e; *Petzold, Lemke* 1979; *Petzold, Heinl* 1978; *Höhfeld* 1980; *Schreyögg* 1988, 1986, 1991). Dieser Ansatz, der auch unter den Namen „Gestaltsupervision" oder „Integrative Gestaltsupervision" Verbreitung gefunden hat, wurde 1971 bis 1975 von mir in drei Schwerpunktbereichen feldspezifisch und methodisch zugepaßt und ausgearbeitet: 1. dem soziotherapeutischen, sozialarbeiterischen und sozialpädagogischen, 2. dem agogischen und 3. dem psychotherapeutischen, und zwar jeweils, den Erfordernissen der Aufgabenstellung entsprechend, in den Formen der Einzel-, Gruppen-/Team- und Institutions-/Systemsupervision. Durch meine Tätigkeit als Dozent an der Fachschule für Sozialpädagogik und an der Fachhochschule für Sozialarbeit in Düsseldorf im Kontext der Praxisbegleitung von Studenten der Sozialarbeit und von Erzieherinnen, wurde das Supervisionsmodell für sozialarbeiterische und sozialpädagogische Belange im Rahmen der Einzelfallhilfe, sozialen Gruppenarbeit und Gemeinwesenarbeit spezifiziert. Umfassende Ausarbeitungen der Integrativen Supervision finden sich jetzt in *Petzold* (1998a); *Petzold, Ebert, Sieper* (2000), *Ebert* (2001) und *Petzold, Schigl* (et al. 2003).

Ein Überblick über die damaligen Praxisfelder:

Stationäre und ambulante Drogenarbeit, Street Work (*Vollmer* 1974), Drogenberatungsstellen, Methadonprogramm (*Lotze* et al. 1974), Therapeutische Wohngemeinschaften (*Petzold* 1973; *Petzold, Vormann* 1980) in Supervisionsaufträgen für die „Therapiekette Niedersachsen", die drogentherapeutischen Einrichtungen der

Nürnberger Stadtmission, des „Hauses der Volksarbeit" Frankfurt (*Petzold* 1974b), der Day-Top-Häuser in Fridolfing, für die Lebenshilfezentren bzw. Telefonnotrufe in München und Düsseldorf (*Petzold, Osterhues* 1972) oder die Altenwohngemeinschaften in Düsseldorf bzw. das Altenheim in Eller (idem 1980b) und die Arbeiterinitiative in Erwitte, um nur einige Projekte zu nennen. In ihnen ging es um z. T. extreme Notlagen im sozialen Feld und damit um Praxissituationen, in denen professionelle Helfer mit größten Schwierigkeiten zu kämpfen hatten, weil Anforderungen, Aufgaben und Rahmenbedingungen äußerst komplex und die Ressourcen unzureichend waren (idem 1989; *Cherniss* 1988a,b). Andere Praxisfelder, in denen wir unsere Supervisionskonzepte feld- und methodenspezifisch zupassen und entwickeln konnten, lagen in der Erwachsenenbildung (idem 1973c). In den von uns geleiteten Volkshochschulen Büttgen und Dormagen wurde Supervision für die Dozenten zur Optimierung ihrer Kursarbeit angeboten (*Petzold, Sieper* 1973) und kam auch in von uns betreuten pädagogischen und geragogischen Projekten (*Petzold, Schulwitz* 1972; idem 1977e) zum Tragen. Die agogischen Erfahrungen wurden für unsere Konzeptualisierung supervisorischer Arbeit insofern bedeutsam, da sie uns deutlich werden ließen, daß Supervision immer auch eine Form berufsbezogener Weiterbildung ist, die von dem methodisch-didaktischen Fundus der Erwachsenenbildung profitieren kann (*Petzold, Reinhold* 1983). Der letzte hier zu nennende Bereich, in dem wir unseren Supervisionsansatz entwickeln konnten, war der klinische Kontext, z.B. Supervision im Alexius-Krankenhaus, Neuss, Anfang der siebziger Jahre (einer psychiatrischen Klinik) sowohl auf der Station für Psychotiker wie auch auf der Alkoholikerstation, oder Supervision in den „Rheinischen Landeskrankenhäusern für Kinder- und Jugendpsychiatrie", Düsseldorf, Supervision im Fritz-Perls-Klinikum an den Hardtwaldkliniken in Zwesten, weiterhin in der Sozialpsychiatrischen Klinik in Häcklingen, in Krebsberatungsstellen, geriatrischen Fachabteilungen, Abteilungen für Innere Medizin an Allgemeinkrankenhäusern usw.

Wir arbeiteten z. T. mit ganzen Supervisorenteams bei der Systemsupervision großer Einrichtungen, etwa in der Zusammenarbeit mit *Kurt Höhfeld, Bert Voigt, Hartmut Stichtenoth, Ike Huy, Hildegund Heinl, Johanna Sieper, Thomas Zehnder*, um nur einige zu nennen. Dieser „klinische Kontext" hat zur Ausbildung des Integrativen Ansatzes nicht weniger beigetragen als der agogische und sozialarbeiterische. Schließlich wurden im gleichen Zeitraum von 1971 bis 1978, in dem ich in den genannten Projekten als Supervisor arbeitete, seit 1972 am „Fritz Perls Institut" die Psychotherapie-, Soziotherapie- und Gestaltpädagogikausbildung entwickelt, in denen eine praxisfeld- und methodenspezifische Supervision ein wichtiger Teil der Ausbildung ist, so daß die Methodik von Einzel- und Gruppensupervision sowie Kontrollanalyse (*Schreyögg* 1986; *Petzold* 1991e) vom Kollegium der Lehrenden am Institut beständig theoretisch und praktisch ausgearbeitet werden konnten. Es ist diese Breite und Komplexität der Aufgabenfelder, die von Anfang an einen *differentiellen* und zugleich *integrativen* konzeptuellen Rahmen und ein differenziertes Interventionsinstrumentarium erforderte und die Entwicklung von spezifischen *Dimensionen* und *Aspekten* von Supervision bestimmte, die den „Erfordernissen der Lage" (*Lewin*) jeweils entsprachen:

1. Weiterbildungsaspekt/agogische Dimension,
2. kommunikativer Aspekt/soziotherapeutische Dimension,
3. supportiver Aspekt/psychohygienische Dimension,
4. aufdeckender Aspekt/psychotherapeutische Dimension.

Wenn ich heute meine Supervisionsprotokolle vom Anfang der 70er Jahre aus Einrichtungen, wie z.B. der „Therapiekette Niedersachsen" lese, in der ich 1972 als Supervisor tätig wurde, und in der ich heute – immer wieder von einigen Jahren des Pausierens unterbrochen – noch tätig bin, so springt mir als wesentlichstes Konzept das der „*Mehrperspektivität*" ins Auge. Im Gespräch mit Supervisanden und Supervisandinnen, denen ich unlängst, nach 18 Jahren, in der gleichen Einrichtung wieder begegnete, wird genau diese Dimension unseres supervisorischen Ansatzes als besonders markierend herausgestellt – damals wie heute, wird hier das bestimmende Charakteristikum gesehen (idem 1993m).

Supervisionsausbildung wurde am „Fritz Perls Institut für Integrative Therapie, Gestalttherapie und Kreativitätsförderung" seit seiner Gründung 1972 angeboten. Diese Ausbildung geschah nach einem „offenen Curriculum", d.h. von der faktischen Kompetenz des Kandidaten ausgehend, im „Tandemverfahren". Mein Kollege *Kurt Höhfeld* und ich arbeiteten bei den komplizierten System- bzw. Institutionssupervisionen, bei denen z. T. zwischen 30 und 50 Mitarbeiter aus verschiedenen Segmenten einer *Therapiekette* anwesend waren (*Petzold* 1974b), im Team. Bald schon nahmen wir Kollegen – Psychotherapeuten und Soziotherapeuten – mit in unsere Supervisionsprojekte. So lernten sie durch „*Co-Supervision*" in den verschiedensten Praxisfeldern nach dem Modell der „szenischen Internalisierung" bzw. des „holographischen Lernens" (idem 1988n, 591f). Aus dieser Projektarbeit wuchs die erste Generation unserer späteren Lehrsupervisoren heran. Sie verfügten alle über große praktische Erfahrung in psychosozialen und/oder klinischen Problemfeldern. Sie waren alle in einzeltherapeutischer und gruppentherapeutischer Arbeit oder sozialer Einzelfallhilfe und sozialer Gruppenarbeit ausgebildet, und zwar mit einem integrativen *methodischen* Ansatz, der Gestalttherapie (*Perls* 1980; *Petzold* 1973a), Psychodrama (*Moreno* 1959; *Petzold* 1979k), Arbeit mit kreativen Medien (*Petzold, Orth* 1990) und Konzepte der aktiven und elastischen Psychoanalyse der „Ungarischen Schule" (*Ferenczi, Balint, Iljine*) umfaßte. Sie hatten alle eine Einzelanalyse als Lehranalyse und eine Kontrollanalyse durchlaufen.

Die Handlungsorientierung und erlebnisaktivierende Ausrichtung unseres supervisorischen Ansatzes war weiterhin durch Gruppendynamik und Organisationsentwicklung geprägt worden (ich war als NTL-Trainer bei *Benne* und *Bradford* und in OD bei *Steve Ruma* und *Charles Seashore* in Bethel, Maine, ausgebildet worden). Neben den theoretischen Verstehensrastern, die die aufgeführten Ansätze boten, bezieht unser Supervisionsansatz einen soliden Fundus an Sozialpsychologie ein, insbesondere der Identitäts- und Rollentheorie (*Petzold, Mathias* 1983) und der Netzwerk-, Kompetenz-, Coping- und Ressourcentheorie (*Keupp, Röhrle* 1987; *Jerusalem* 1990; *Petzold* 1990h) auf dem Hintergrund eines metahermeneutischen Ansatzes, der es ermöglichen soll, verschiedene Theorieansätze im Sinne einer „systematischen Heuristik" zu verbinden und eines tiefenhermeneutischen Konzeptes, in dem es darum geht, von den „*Phänomenen zu den Strukturen und den Entwürfen*" (des Einzelfalls, der Gruppe, des Teams, der Institution) und ihrer Dynamik vorzudringen (vgl. idem 1988a,b,p; 1991a).

Unsere Faszination an den erlebnisaktivierenden Gestaltmethoden und -techniken (viele entstammen allerdings, wenn man es historisch präzise zurückverfolgt, dem Psychodrama, vgl. *Zinker* 1982), führte dazu, daß ich unseren Ansatz 1972 zunächst „*Gestaltsupervision*" nannte (ähnlich, wie ich die Begriffe „Gestaltpädagogik", „Gestaltberatung", „Gestaltseelsorge", „Gestaltsoziotherapie" in diesem Jahre prägte, vgl. *Petzold, Sieper* 1972). Dennoch war die Wahl dieses Begriffes, der einen Rekurs auf die Gestalttherapie impliziert, schon damals nicht glücklich, denn die Gestalttherapie hatte und hat für die Theorie von Supervision nicht sehr viel zu bieten – und *Supervision erfordert eine solide Theorie*, sowohl was das Verstehen von Prozessen der Einzelbetreuung von Klienten und Patienten anbelangt als auch das Begreifen von Gruppenprozessen, von Team- und Institutionsdynamik. Supervision braucht eine anthropologische und ethische Orientierung (idem 1990n; *Schreyögg* 1988), eine organisationssoziologische und institutionstheoretische Ausrichtung (eadem 1991). Für all dieses mußte auf andere Quellen zurückgegriffen werden als auf die klassische Gestalttherapie. Die von mir mit meinen Kolleginnen und Kollegen bzw. Mitarbeitern im Laufe der Jahre entwickelte Integrative Therapie bot einen guten Hintergrund für unsere Supervisionstheorie und -praxis, insbesondere ihr Metamodell, in dem der **„Ko-respondenzprozeß"** (idem 1978c, dieses Buch, S. 93-140) oder die **„hermeneutischen Spirale"** (idem 1991a, dieses Buch, S. 498) besonders gewichtig sind oder ihre realexplikativen Theorien, z.B. ihre integrative Persönlichkeitstheorie (idem 1984i, dieses Buch, S. 430ff), ihre Gruppentheorie (*Petzold, Schneewind* 1986), ihr medientheoretischer Ansatz (idem 1977c; *Petzold, Orth* 1990) und ihr Konzept „Integrativer Intervention" (idem 1979k, 296 – 314, dieses Buch, S. 936f) erwiesen sich hier als fruchtbar. Dies alles war gewachsen aus vielfältigen Erfahrungen und Tätigkeiten und bot wiederum auch die Möglichkeit zu neuen Perspektiven, eröffnete **Mehrperspektivität** (dieses Buch, S. 146ff). Die Praxiserfahrungen haben Theoriekonzepte hervorgebracht, diese wirkten strukturierend in die Praxis zurück – ein **Theorie-Praxis-Zyklus** (idem 1973, vgl. Abb. dieses Buch, S. 126), der Theorie und Praxeologie generiert und gewährleistet, daß der Integrative Ansatz sowohl für die Psycho- und Soziotherapie als auch für die Pädagogik wie für die Supervision als Metamodell dienen kann. Ich habe dieses Modell inzwischen in Form eines „Tree of Science", der die verschiedenen theoretischen und praxeologischen Bereiche umfaßt, ausgearbeitet (idem 1975h, 1990h, 1991a, dieses Buch, S. 396). Für die Integrative Agogik wurden Spezifizierungen vorgenommen (idem 1978e; *Petzold, Bubolz* 1976; *Bubolz* 1983; *Petzold, Reinhold* 1983), und für die Supervision haben der Autor, *Astrid Schreyögg, Nando Belardi* und andere Mitarbeiter unseres Instituts die zentralen Konzeptionen in *Ko-respondenzprozessen* ausformuliert, weiter- und neuentwickelt (*Schreyögg* 1987, 1988, 1989, 1990, 1991; *Frühmann* 1991; *Schneewind* 1991; *Petzold* 1989i; *Belardi* 1992).

„Der Ko-respondenzprozeß führt zu Sinn durch Analyse und zur Veränderung von Situationen, indem die an einer Situation beteiligten Personen ihre Lage reflektieren, d.h. in einem Prozeß der Differenzierung Komplexität freisetzen, die strukturiert und prägnant gemacht werden kann. In einer weiteren Phase des Gruppenprozesses, der verbal und aktional (z.B. psycho- und soziodramatisch) abläuft, werden Erfahrungen und Erkenntnisse integriert. Es wird auf diese Weise eine neue Stabilität gewonnen, die die Möglichkeit zur Veränderung, der Kreation, der Überschreitung des Bisherigen bietet (*Petzold* 1978c; *Petzold, Lemke* 1980). Es entsteht ein Zyklus von Reflexion und Handlung, von Theorie und Praxis, von Stabilisierung und Veränderung, von Integration und Kreation, der für das Identitätserleben zentrale Bedeutung gewinnt: die Chance zur Entfaltung , zum Wachstum der Identität, die ja immer in soziale Kontexte eingebunden und von ihnen bestimmt ist. Im gruppalen Ko-respondenzprozeß wird, wie im individuellen, Identität gestiftet, bekräftigt und gesichert durch Akte von Konsens und Kooperation" (*Petzold, Mathias* 1983, 186).

Seit 1974 wird am „Fritz Perls Institut" (FPI), seit 1982 dann an der in seiner Trägerschaft stehenden „Europäischen Akademie für psychosoziale Gesundheit" (EAG) eine curricular strukturierte zweijährige, seit 1978 eine dreijährige Supervisorenausbildung durchgeführt, die nach Umfang und Inhalt den im deutschsprachigen und niederländischen Bereich üblichen Supervisorenausbildungen entspricht. An dieser Ausbildung arbeiten Lehrsupervisoren aus den unterschiedlichsten Bereichen mit: Kollegen und Kolleginnen aus der Sozialarbeit und Sozialpädagogik, aus Pädagogik, Soziologie, Psychologie, Psychotherapie, Medizin und

Wirtschaft. Ein solches Kollegenteam bringt unterschiedlichste Perspektiven ein, die Sichtweisen verschiedener Disziplinen, die Erfahrung aus einer Vielzahl von Praxisfeldern. All diese Einflüsse haben den Ansatz der *„Integrativen Supervision“* bereichert. Er ist also keineswegs ausschließlich oder überwiegend von der Psychotherapie geprägt, obwohl diese einen gewichtigen Beitrag leistet, sondern Sozialarbeit und Soziotherapie, Pädagogik und Erwachsenenbildung sowie Institutionssoziologie und *„Organisational Development“* (OD) stellen gewichtige Quellen dar. Es kommen diese Einflüsse auch in unserer Ausbildungskonzeption zum Tragen, und sie werden integriert über die verbindende erkenntnistheoretische (phänomenologisch-tiefenhermeneutische) Position, die anthropologische Theorie, die Persönlichkeitstheorie und die Praxeologie (Prozeß- und Interventionslehre). Seit 1990 wird unsere Supervisorenausbildung in Kooperation mit dem Postgraduierten-Studiengang „Supervision“ an der Freien Universität Amsterdam und dem Hochschulkurs „Supervision“ der Donau-Universität für postgraduale Studien Niederösterreich, Krems, in einem vierjährigen Curriculum durchgeführt, das mit dem Grad des Diplom-Supervisors abschließt. Supervisionsausbildungen der „Europäischen Akademie für psychosoziale Gesundheit“ (EAG) finden in Deutschland, Österreich, der Schweiz, Italien (Südtirol) und in den Niederlanden statt. Der supervisorische Ausbildungszweig hat sich seit seiner Gründung 1978 sehr intensiv entwickelt. Ausbildungen wurden und werden in Kooperation mit verschiedenen Trägern durchgeführt: dem Katholischen Bildungswerk der Erzdiözese Wien, der Katholischen Akademie Trier, Pro Senectute Österreich, weiterhin mit Unterstützung der und für die Niederösterreichische Landesregierung, für die Südtiroler Landesregierung usw.

Eine europäische, zwei deutsche, eine holländische und drei österreichische Fachtagungen für Supervision konnten durchgeführt werden: „Supervision in Großorganisationen und Totalen Institutionen“, Remscheid, 16. – 18. Februar 1990; „Methodenintegration in der Supervision“, 2. – 4. September 1988, Europäische Akademie, Hückeswagen; „Supervision in psychosozialen Feldern“, Neuwaldeck, Wien, 25. – 26. Oktober 1988; „Arbeit mit Angehörigen alter Menschen und Supervision“, Buchberg, Wels, 7. Dezember 1989; „Teamsupervision – Modelle, Methoden, institutioneller Rahmen“, Neuwaldeck, Wien, vom 18. – 20. Mai 1990; „Supervision im Feld klinischer Bewegungstherapie“, Freie Universität Amsterdam, 23. Juni 1989; „Institutionen im Wandel“, 1. Europäische Tagung für Supervision, Leipzig, 23.-26. November 1992.

Zahlreiche Veröffentlichungen zur Integrativen Supervision dokumentieren die theoretische und methodische Arbeit an FPI/EAG (*Schreyögg* 1991; *Petzold* 1989i). Mit 15 Ausbildungsgruppen, die seit Einrichtung des dreijährigen Ausbildungsganges 1978 durchgeführt worden sind bzw. noch laufen, sind fast 200 Supervisoren geschult worden. Dies ist eine erfreuliche Bilanz, und es steht zu erwarten, daß der Integrative Ansatz der Supervision sich auch weiter verbreiten und durchsetzen wird: zur Unterstützung der Mitarbeiter in psychosozialen, pädagogischen und klinischen Feldern und Institutionen, zur Optimierung der Arbeit in der Einzelfallhilfe und Einzeltherapie, in Gruppen, in Teams und Organisationen und zur Verbesserung der Hilfeleistung für Patienten und Klienten. Für spezifische klinische Belange, z.B. Langzeitbehandlungen, kommt darüber hinaus *Kontrollanalyse* (*Petzold* 1993m) zur „Arbeit an Feinstrukturen in Kontinuität“ zum Einsatz, wohingegen Gruppensupervision „klinische Vielfalt“ bietet.

2. Mehrperspektivität als Metakonzept

Supervision im Rahmen der Integrativen Therapie orientiert sich am *Integrationsparadigma* der neueren vergleichenden Psychotherapieforschung (vgl. dieses Buch, S. 738ff), z.B. dem *„common factor research“* (*Frank*) oder der „Heuristikforschung“ (*Grawe*). Sie wurde seit den Anfängen unserer theoretischen und praktischen Arbeit als ein *komplexer, multitheoretisch begründeter Ansatz psychosozialer Diagnose und Intervention* gesehen. So unsere frühen Definitionen:

A – »Supervision ist eine interdisziplinär begründete Methode zur Optimierung zwischenmenschlicher Beziehungen und Kooperation, z.B. in der psychosozialen, pädagogischen und therapeutischen Arbeit durch mehrperspektivische Betrachtung aus ‚exzentrischer Position', eine aktionale Analyse und systematische Reflexion von Praxissituationen (Situationsdiagnostik) auf ihre situativen, personabhängigen und institutionellen Hintergründe hin. Sie geschieht durch die Ko-respondenz zwischen Supervisor und Supervisanden in Bündelung ihrer Kompetenzen (joint competence) an theoretischem Wissen, praktischen Erfahrungen, differentieller Empathie, Tragfähigkeit und „common sense“ und zielt auf die Erarbeitung konsistenter Interventionen im Praxisfeld. Supervision ist damit selbst handlungsbezogen und hat Interventionscharakter« (Petzold 1973,1).

B – »Supervision ist ein interaktionaler Prozeß, in dem die Beziehungen zwischen personalen und sozialen Systemen (z.B. Personen und Institutionen) bewußt, transparent und damit veränderbar gemacht werden mit dem Ziel, die personale, soziale und fachliche Kompetenz und Performanz der supervidierten Personen durch die Rückkoppelung und Integration von Theorie und Praxis zu erhöhen und weiterhin eine Steigerung der Effizienz bei der supervidierten Institution im Sinne ihrer Aufgabenstellung zu erreichen. Diese Aufgaben selbst müssen reflektiert und gegebenenfalls den Erfordernissen der ‚relevanten Umwelt' entsprechend verändert werden.

Supervision erfolgt in dem gemeinsamen Bemühen von Supervisor und Supervisanden, vorgegebene Sachelemente, vorhandene Überlegungen und Emotionen in ihrer Ganzheit, ihrer Struktur, ihrem Zusammenwirken zu erleben, zu erkennen und zu handhaben, wobei der Supervisor auf Grund seiner personalen, sozialen und fachlichen Kompetenz als Feedback-Instanz, Katalysator, Berater in personaler Auseinandersetzung fungiert, ganz wie es Kontext und Situation erforderlich machen« (Petzold 1977e, 242).

Eine derartige Auffassung von Supervision verlangt einen sehr breiten „multitheoretischen“ und „polymethodischen“ Rahmen. Eines seiner Kernkonzepte ist das der *„Mehrperspektivität“*. Es scheint in allen Aspekten der zitierten Definitionen auf.

Mehrperspektivität als Konzept ist einerseits die Konsequenz aus der metahermeneutischen Position in der Erkenntnistheorie der Integrativen Therapie, die phänomenologische, tiefenpsychologische und sozialwissenschaftliche Sichtweisen zu verbinden sucht, und folgt andererseits aus ihrer grundsätzlich „heraklitischen“ Ausrichtung (*Petzold* 1990h; *Petzold, Sieper* 1988b). Wirklichkeit ist im Fluß. Das Leben ist ein beständiger Prozeß von *Morphogenese* und *Metamorphose* (idem 1990b), in dem schöpferische Grundkräfte (*impetus*) „Gestalt und Wandel“ bewirken. Der *Impetus* des Lebens will Form, Lebensform, und wie diese Form *wahrge-*

nommen, erfaßt, verstanden und *erklärt* wird, ist abhängig von der jeweiligen Perspektive, die der Betrachter innehat, vom jeweiligen Standpunkt, auf dem er sich befindet: Ein Haus vom Berge oder von der Ebene her betrachtet, mit den Augen eines Kindes oder denen eines Erwachsenen, einer Frau oder eines Mannes, eines Armen oder eines Reichen, stellt sich jeweils anders dar.

Mehrperspektivität wurzelt einerseits in der *Polymorphie* und Veränderbarkeit der Wirklichkeit, zum anderen in der Verschiedenheit der Betrachter, ihrer Standorte und Weisen zu schauen. Sie wurzelt weiterhin in dem Faktum, daß ein einzelner Mensch selbst in sich verschiedene Sichtweisen trägt – wenn er z.B. sich in einer regressiven Situation, in einer Situation von Intimität oder von Fremdheit befindet, wird seine Sicht auf den gleichen Zusammenhang immer ein wenig differieren. Die *Einheit der Persönlichkeit* ist oft überschätzt worden, wie schon *Ichheiser* (1929) und *Vierkandt* (1923), aber auch *Kurt Lewin* (1926) in seinem persönlichkeitstheoretischen Werk „Vorsatz, Wille und Bedürfnis" herausgearbeitet haben. Wenn man *Morenos* Rollentheorie zugrunde legt, so wird aus jeder unterschiedlichen Rolle, in der man agiert, eine andere Perspektive gewonnen (*Petzold, Mathias* 1983). *G. H. Mead* zeigt, daß sich die Persönlichkeit durch die Verinnerlichung des „*generalized other*" (*Mead* 1934) konstituiert, und auch dieses Konzept bedingt und ermöglicht unterschiedlichste Perspektiven. Die Literatur ist voll von Beispielen für die Möglichkeiten verschiedener Sichtweisen in *einer* Person, *Barbara Königs* „Personenperson" und das Doppelgängermotiv in der Romantik oder das Denken und Handeln aus einer Teilpersönlichkeit, z.B. bei *E.T.A. Hoffmann*, mögen hier als Beispiele genannt sein. Die Mannigfaltigkeit der Wirklichkeit, die Vielfalt in jeder Persönlichkeit und die Vielfalt der Persönlichkeit sind Grund genug für eine Disziplin, in der es um „Überschau" (*supervisio*) geht und Grund dafür, Supervision im Konzept der *Mehrperspektivität* zu verankern. Es wurde auf dieses Konzept und auf die Möglichkeiten des Zugangs zur Mehrperspektivität in meinen Arbeiten immer wieder hingewiesen (dieses Buch S. 146ff, 210ff).

Mehrperspektivität erfordert atmosphärisches und szenisches Erfassen und Verstehen. Es ist dies eine ganzheitliche Form des Wahrnehmens und zugleich des Durchdringens, die greift, weil sie dem Wahrgenommenen entspricht.

Aus einer „atmosphärischen Anmutung", dem Bruchteil einer Szene – mehr steht uns vielleicht nicht zur Verfügung – entsteht durch die Fokussierung der Wahrnehmung die *ganze Szene* wie ein *Hologramm*, ja es werden uns Szenenfolgen in ihrer Verbundenheit deutlich. Zuvor nicht *Sichtbares*, z.B. unbewußtes Material, erscheint plötzlich in der holographischen Evokation, die das mehrperspektivische Erfassen möglich macht (*Petzold* 1982g). Die Fokussierung der Awareness und Consciousness über die Optiken des Mehrperspektiven-Modells (vgl. Abb. 2 und 3) auf verschiedene Facetten der Wirklichkeit evoziert, wie der Laserstrahl auf der Fotoplatte, Hologramme, mehrdimensionale Bilder, *Szenen*, die unterschiedliche Interpretationsmöglichkeiten zulassen. Mehrperspektivische Sichtweise durch die unterschiedlichen Optiken bzw. ‚Linsen' darf aber nicht als ein fragmentierter Wahrnehmungs- und Verstehensprozeß aufgefaßt werden. Der jeweilige Fokus hat die übrige Wirklichkeit als Horizont. Mehrperspektivität steht unter dem Prinzip der *Synopse*: Die Dinge werden *zusammengeschaut* und enthüllen wie im Hologramm ihr Wesen als Ganzheit, ohne daß dabei die Spezifität der Teile verlorengeht. Bei differentieller Betrachtung wird deutlich, daß sich verschiedene „Dichten" im Material unterscheiden lassen. So werden *Bereiche struktureller Ähnlichkeit* oder *struktureller Homologie, Differenzen*, ja *Divergenzen* erkennbar (vgl. Abb. 1). Exemplifizieren wir diesen Zusammenhang, etwa mit Blick auf das Feld der Supervision und die in ihm vorfindliche Schulen- und Methodenvielfalt, z.B. im Rahmen einer Beratungsstelle oder einer Klinik, so kann die mehrperspektivische Betrachtung der Praxis eines Teams, in dem mehrere Psychologen mit unterschiedlichen Ausbildungen (z.B. Psychodrama, VT, Psychoanalyse) zusammenarbeiten, mit den Optiken der Psychoanalyse, der Humanistischen Psychologie, des systemischen Ansatzes, der Verhaltenstherapie erfolgen. Die Arbeitsweise des Teams, die Wirklichkeit seines konkreten Handelns kann unter allen Perspektiven „Sinn" machen – in diagnostischer wie auch in interventiver Hinsicht. Neben Gleichheiten (*homologies*) und Ähnlichkeiten (*similarities*) der Sicht können auch gravierende Gegensätze (*divergencies*) oder Unterschiede (*differences*) mit fließenden Übergängen auftauchen.

Wie der Übergang von der Dichte der Homologien zur teilweisen Überlappung im Similären fließend ist (*Husserl* 1968, 76f; 1974, 77), so ist keine scharfe Grenze zwischen dem *Differenten* und dem *Divergenten* zu ziehen, der grundsätzlich verschiedenen Sicht, die zur Unvereinbarkeit führt, die nicht in eine Komplementierung mündet, sondern Ausdruck eines Antagonismus ist. Und auch dies ist prinzipiell nicht problematisch, denn der Anspruch, daß alles ohne Rest aufgeht, sich als dialektische Synthese erweist, trägt der Undurchsichtigkeit und Ambiguität, der Vielfalt und Brüchigkeit der Wirklichkeit nicht Rechnung. Die Forderung nach

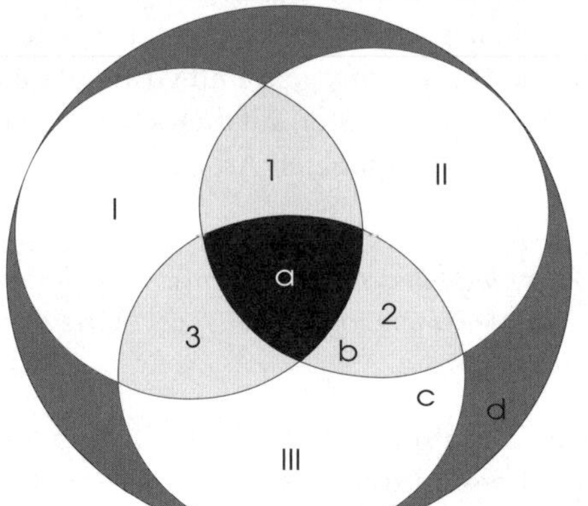

Abb. 1: Methodenintegration (aus *Petzold* 1980b)

Legende:
I Psychoanalyse *(Freud, Jung, Lacan)*
II Humanistische Psychotherapie *(Moreno, Perls, Rogers)*
III Verhaltenstherapie *(Skinner, Lazarus, Kanfer, Meichenbaum)*
a) Homologes (schwarzes Feld)
b) Similäres (hellgraue Felder)
c) Divergentes und Differentes (weiße Felder)
d) Synergetisches (mittelgraue Felder)
1. Verfahren, die zu Psychoanalyse **und** Humanistischer Psychotherapie Ähnlichkeiten aufweisen
2. Verfahren, die zu Humanistischer Psychotherapie **und** Verhaltenstherapie Ähnlichkeiten aufweisen
3. Verfahren, die zu Verhaltenstherapie **und** Psychoanalyse Ähnlichkeiten aufweisen

ein-eindeutigen Lösungen oder auch nur nach durchgängiger Kompatibilität läßt sich aus erkenntnistheoretischer und wissenssoziologischer Sicht nicht aufrechterhalten. Wir werden uns mit dem Divergenten versöhnen oder zumindest abfinden müssen, und dies zu vermitteln ist eine wichtige Aufgabe von Supervisoren.

Die zentrifugale Kraft, die vom Kern der Homologien nach außen deutlich wird und ein zunehmendes Zerfließen von Sinn bzw. Zusammenhang nahelegt – die freigesetzte Komplexität erscheint nicht mehr integrierbar – führt nicht unabänderlich ins Chaos, sondern gebiert neue Formen durch synoptische Phänomene, durch das *„Prinzip der Synergie*". Dieses besagt, daß *„die Gesamtheit von Phänomenen und Wirkungen" [mehr und] etwas anderes ist als die Summe der Teilphänomene bzw. Wirkungen.* In der Vielfalt können neue Gestalten entstehen, neue Ganzheiten, die in generativer „Übersummativität" Teilaspekte zusammenfassen. Die Vielfalt diagnostisch/interventiver Informationen aus den verschiedensten Blickwinkeln vermag zu Prägnanzen zu führen, die vorher nicht oder in dieser Form noch nicht sichtbar waren.

Damit wird die Möglichkeit gegeben, den in der Ganzheit ruhenden *Sinn* differentiell zu erfassen – zumindest teilweise, denn in jeder Szene und ihren Atmosphären liegt mehr Sinnfülle als dem Begreifen der Betrachter zugänglich ist, auch wenn multiple Optiken eingesetzt, eine multitheoretische Betrachtungsweise verwendet wird. Für die Supervisionen eines Teams, eines Einzelfalles, für die Beratung eines Klienten, für jede Alltagsinteraktion gilt: Je differenzierter meine alltagspraktischen und fachlich-theoretischen Verstehensraster sind, mit denen ich an eine Situation herangehe, je vollständiger die Szene ‚ausgeleuchtet' ist, je prägnanter ihre Kulissen hervortreten, die einzelnen Elemente sichtbar werden, je dichter und faßbarer die Atmosphäre wird, je günstiger die Position des Betrachters ist und schließlich je größer sein „Wissen", der Bestand an ähnlichen Stimmungen, Szenen und Stücken in den „Archiven des Leibgedächtnisses" ist, desto umfassender wird er den *Sinn* der Szene erfassen und verstehen können. Und wenn dieses hermeneutische Unterfangen gar noch von einer Gruppe gemeinsam vorangetrieben wird, wenn also mehrere wahrnehmen, erfassen, verstehen, erklären, ist die Chance, *noch mehr an Sinn* zu erschließen, wiederum größer.

Die individuelle und kollektive *Sinnerfassungskapazität* ist abhängig von der „Mehrperspektivität des Sehens und der Komplexität des Erfassens von Atmosphären, abhängig von den Möglichkeiten, Wahrgenommenes und Erfaßtes synoptisch-synergetisch zu synthetisieren" (*Petzold* 1971k, g; vgl. *Petzold, Mathias* 1983). *Sinn* scheint nur in Zusammenhängen auf (*Luhmann* 1978). Zusammenhang, Verbindung, Verknüpfung *ist* Sinn. Ziel individuellen und gemeinschaftlichen Lebens ist, Zusammenhänge immer besser verstehen zu lernen, und das bedeutet: sich selbst, die Mitmenschen, die Welt verstehen zu lernen. Die menschliche Entwicklung (die phylogenetische wie die ontogenetische) ist von einem zunehmenden Wachstum an Differenzierung und Komplexität einerseits, aber auch an Integrationsfähigkeit und *Sinnerfassungskapazität* andererseits gekennzeichnet, wobei hier *Sinn* nicht nur rational, sondern auch als *sinnlicher Sinn* verstanden wird (Sinn erwächst aus den Sinnen, *Merleau-Ponty* 1966; *Petzold* 1978c). Wo die Sinne verletzt, depraviert, gestört werden, können Sinn-losigkeit, Irr-sinn eintreten, und das ist immer mit einem Zerfall zeitlicher und szenischer Zusammenhänge, mit einem Verlust von *Mehrperspektivität* verbunden und mit einer Beeinträchtigung der Möglichkeit, sich in der Welt zu orientieren. Dies bedeutet für den Menschen mit seelischen und psychosomatischen Erkrankungen, daß ihm in einer umfassenden Weise *Sinn* (*sens*) abhanden gekommen ist, daß er seine Sinne (vgl. die *Alexithymie*), seine Orientierung (Uhrzeiger*sinn*), seinen Lebens-*sinn* verloren hat oder daß ihm dies alles verletzt und beeinträchtigt wurde. Das Modell des mehrperspektivischen Sehens bzw. Wahrnehmens, des atmosphärischen und szenischen Erfassens und Verstehens ist damit nicht nur Orientierungshilfe für den Therapeuten, sondern auch Sinnbereicherung für den Patienten, der an der Mehrperspektivität seines Therapeuten partizipiert. Es wird so die Restitution von verlorenen Fähigkeiten ermöglicht, welche als solche schon heilsam ist. Unsere Zielsetzung geht damit über die klassische psychoanalytische Deutungstechnik hinaus; es geht nicht nur oder in erster Linie darum, einen Sinnzusammenhang, eine Bedeutung zu erkennen, sondern zu lernen, wie man sich mehr Sinn ‚leibhaftig' erschließen und eine Vielfalt an Bedeutung gewinnen kann.

Diese theoretischen Ausführungen machen methodische Prinzipien deutlich, welche für Supervision von zentraler Wichtigkeit sind – die des *atmosphärischen* und *szenischen Erfassens* (*Petzold* 1970c) –, die sich auch auf nicht-sprachliche Zusammenhänge richten und breiter greifen als das „szenische Verstehen" (*Lorenzer* 1970). Die „*appréhension scénique*" geht der „*compréhension scénique*", die als kognitive Zuspitzung durchaus ihre Bedeutung hat, voraus. Diese Konzepte wurden von mir etwa zeitgleich zu *Lorenzer* und unabhängig von ihm auf dem Hintergrund einer „*dramatistisch-aktionalen* Hermeneutik" (dieses Buch, S. 692ff), inspiriert von *Morenos* Psychodrama und *Iljines* Therapeutischem Theater (dieses Buch, S. 726ff), entwickelt. Damit wird eine „*diskursive* Hermeneutik" durchaus nicht überflüssig, im Gegenteil: in der Verschränkung der beiden Hermeneutiken ergibt sich erst ein mehrperspektivischer Zugriff auf die jeweils vorfindliche, pluriforme Wirklichkeit.

Supervision hat neben ihren vielfältigen Funktionen, z.B. Entlastung zu bieten oder als spezifische Form praxisbezogener beruflicher Weiterbildung zu dienen, in ihrem Zentrum die Reflexion und Metareflexion von Situationen im Praxisfeld. Ihr Ziel ist, diese besser zu verstehen, damit daraus folgend das eigene Handeln (als einzelner, im Team, in der Institution) im Sinne übergeordneter (z.B. Humanisierung des Lebenszusammenhanges, Verbesserung der Lebensqualität) oder spezifischer Zielsetzungen (Lösung konkreter Problemlagen) optimiert werden kann. Weil Supervision unabänderlich auf das *Wahrnehmen*, *Erfassen*, *Verstehen* und *Erklären* von Situationen verwiesen ist, muß sie, um diese strukturieren zu können, einen phänomenologisch-hermeneutischen Zugang wählen. Es geht ja in der Regel um das Erfassen und Verstehen der intrapersonalen Problemlagen (z.B. Helfersyndrom, Übertragungen), von Problemen zwischen Personen (Berater/Klient, Berater/Teamkollege, Berater/Supervisor) oder um die Relationen verschiedener Subsysteme (z.B. Abteilungen einer Dienststelle oder Teileinrichtungen einer Therapiekette). In der Supervision gilt es, diese unterschiedlichen Sichtweisen in *Ko-respondenz* zu bringen, sie zu vernetzen und dazu beizutragen, daß alle an einer intrainstitutionellen oder interinstitutionellen Zusammenarbeit Beteiligten einen Konsens bezüglich der Sicht von Situationen und Prozessen gewinnen können, um auf diese Weise zu gemeinsamen Konzepten zu kommen, die Kooperation möglich machen. Die Polymorphie der jeweils vorfindlichen Wirklichkeit, die vielfältige Perspektiven ermöglicht, erfordert Ko-respondenzprozesse (*Petzold* 1978c), die Arbeit einer gemeinschaftlichen Hermeneutik, die die Phänomene mehrperspektivisch *wahrnimmt*, *erfaßt* und die in ihnen wirksamen Kräfte und Prinzipien (wir nennen diese: *Strukturen*, die auch *Entwürfe* für die Zukunft bestimmen) zu verstehen sucht, damit das Gesamtgeschehen für alle Beteiligten erklärbar wird und einen Sinn (*consensus*) erhält.

Das Grundprinzip supervisorischer Arbeit nach dem Integrativen Ansatz liegt damit im Modell der „hermeneutischen Spirale": *wahrnehmen, erfassen, verstehen, erklären* (dieses Buch S. 162ff). Ausgangspunkt ist der phänomenologische Zugriff des *Wahrnehmens* auf die gegebene Situation. In diesem ist aber durch das Wiedererkennen von situativen Charakteristika bzw. Strukturmerkmalen aus anderen Kontexten im Rückgriff auf Lebenserfahrung, aber auch durch den Rekurs auf theoretische Kenntnisse ein *Erfassen* möglich. Und damit gelangen wir von der Oberfläche zur Tiefendimension, wird der Schritt von der *Phänomenologie* in die Hermeneutik vollzogen. Es werden hinter den *Phänomenen Strukturen* und damit *Zukunftsentwürfe* zugänglich. Wir verstehen unter „*Struktur*" (Form, Gestalt) den „*mnestischen Niederschlag von spezifischen Konfigurationen, die in Handlungen aktualisiert, an unterschiedlichen Orten des Zeitkontinuums als homolog erkennbar werden*". Wir können auch von sich wiederholenden *Mustern, Scripts, Narrativen* (idem 1990c) sprechen, und solche reinszenieren sich sowohl auf der intrapersonalen und interpersonalen, der intrainstitutionellen und interinstitutionellen Ebene. Der Ko-respondenzprozeß verbindet die Mehrperspektivität verschiedener Menschen und damit möglicherweise auch ein unterschiedliches Erfassen von Strukturen, unterschiedliche Wertungen. Vielleicht werden im Ko-respondieren auch unterschiedliche Strukturen aufgegriffen. Dies alles schafft eine hohe *Komplexität*, die reduziert werden muß (*Luhmann* 1968). Genau das soll der supervisorische Diskurs leisten, und zwar nicht nur durch die *Exzentrizität des Supervisors* und seine Fähigkeit zu mehrperspektivischem Wahrnehmen, sondern dadurch, daß er dazu beiträgt, die Exzentrizität des Supervisanden, der Supervisionsgruppe, des Teams zu vergrößern, so daß durch das Zusammenführen aller Kompetenzen (*joint competence, Petzold, Lemke* 1979) *gemeinsame Mehrperspektivität* und *Exzentrizität* möglich wird, eine gute *Hyperexzentrizität*, die eine Metaebene eröffnet, von der aus wirklich Überschau, *supervisio* möglich wird. Je mehr Ko-respondenzpartner in einem solchen Prozeß beteiligt sind, desto komplexer wird dieses Geschehen. Aus dem potentiell unerschöpflichen Sinn- und Bedeutungszusammenhang von sozialen Situationen auf dem Boden der „*Lebenswelt*" (d.h. ihrer ökologischen, ökonomischen und zeitgeschichtlichen Bedingtheit) und dem Hintergrund der „*social world*" (d.h. sozialen Gruppen gemeinsame Sinnwelten, vgl. *Strauss* 1978; *Petzold, Schneewind* 1986a) mit ihren kollektiven kognitiven „*représentations sociales*" (*Moscovici* 1984) werden Aspekte, Dimensionen erschlossen, ganz wie es die *Sinnerfassungskapazität* der Beteiligten zuläßt.

3. Prozeßbeispiel: mehrperspektivische Einzelsupervision – Theorie und Praxis

Um diese Aussage zu verdeutlichen, möchte ich in einer Prozeßskizze die Situation eines Beraters herausgreifen, der in einer Drogenberatungsstelle mit einem jugendlichen Klienten arbeitet, dessen Verhältnis zu seinem Vater sehr belastet ist. Zu Hause gibt es immer wieder Streit, so daß der drogengefährdete Klient, der sich zu Hause überhaupt nicht mehr wohlfühlen kann, immer mehr Zeit in der Szene verbringt und mit dem Gedanken spielt, „mal Koks zu probieren oder 'nen Fix", also auf harte Drogen umzusteigen. Genau an diesem Punkt kam es nun im Beratungsprozeß zu Schwierigkeiten. Verlief der Kontakt bislang gut und kooperativ, so kommt es jetzt zu Auseinandersetzungen, zum „Verschlampen" von Terminen. In dieser Situation entschließt sich der Berater, diesen „Fall" seinem Supervisor vorzustellen (der selbst noch in Lehrsupervision, also in der Schlußphase seiner Ausbildung ist). Die Ausgangssituation des Beraters für die Supervision ist das Problem in der Beziehung mit seinem Klienten. Ich möchte diese Situation als *Niveau* 3 bezeichnen (vgl. Abb. 2).

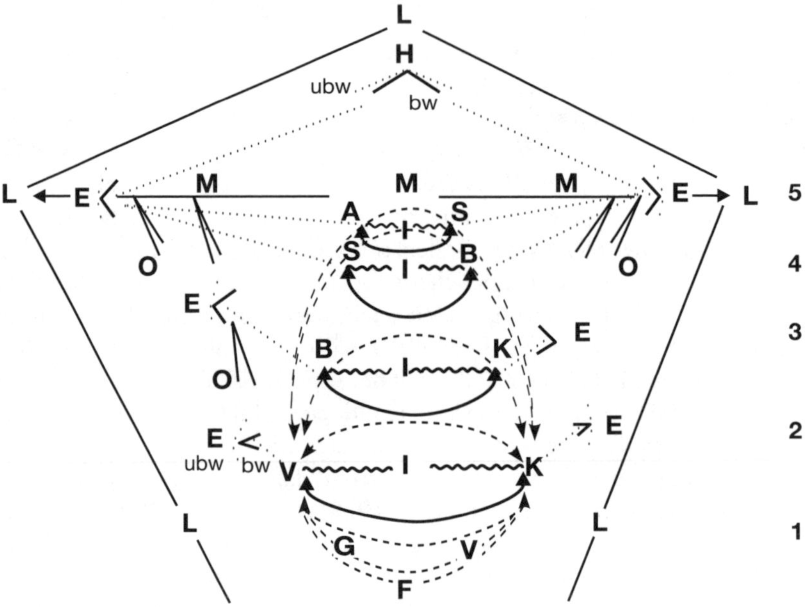

Abb. 2: Ebenen der mehrperspektivischen Betrachtung einer Beratungssituation in der Integrativen Supervision.

Legende zu Abb. 2:

G = Großvater	E = Exzentrizität	Beziehung
V = Vater	H = Hyperexzentrizität	
K = Klient/Sohn	M = Metaebene, metareflexive Ko-respondenz	Übertragung
B = Berater	L = Sinnhorizont der Lebenswelt	Ausmaß der Exzentrizität
S = Supervisor	bw = bewußt	Ausmaß der Involviertheit
A = Lehrsupervisor Intervision	ubw = unbewußt	Blick aus exzentrischer Position
F = Mehrgenerationen Familien-Perspektive	I = Involviertheit	multitheoretischer und multidiagnostischer Optiken
	O = Optiken	

Berater und Klient haben eine Beziehungsstörung, die sich am Thema „Experimentieren mit härteren Drogen" entzündet hat. Der Berater ist natürlich darum bemüht, den Klienten vor Schaden zu bewahren. Er ist an diesem jungen Menschen engagiert, denn er hat ihn schon seit einem halben Jahr in Einzelgesprächen, von denen er glaubte, daß sie dem Klienten recht gut in der Bewältigung seiner Lebenssituation weitergeholfen hätten. Nun aber kommt es zu Mißverständnissen, zu abweisender Haltung von seiten des Jugendlichen, zu Rückzug im Kontakt. Der Supervisor bekommt diese Situation vom Berater vorgetragen (ich bezeichne diese Situation als *Niveau* 4, vgl. Abb. 2): Der Berater läßt erkennen, daß er um seinen Klienten besorgt ist. Auf die Frage des Supervisors, inwieweit er vielleicht zuviel Druck ausgeübt habe, wird der Berater unwillig: Er mache diese Arbeit schon sehr lange, habe den Klienten gerade in dieser Sache „wie ein rohes Ei" angefaßt. *Supervisor*: „Rohe Eier sind immer zerbrechlich, also ist auch Gefahr im Verzug!" – *Berater*: „Ist es ja auch. Wenn der erstmal auf der Nadel hängt...!" – *Supervisor*: „Ich spreche hier nicht von der Drogengefährdung, sondern von der Gefahr für eure Beziehung!" – *Berater*: (unwirsch) „Nun, die wird sich durch Heroin sicher nicht verbessern, das weiß ich auch." Der Supervisor, der den Berater schon seit einiger Zeit in Supervision hat, ist von dem ungeduldigen, leicht aggressiven Ton des Beraters befremdet, d.h., ihm ist dieses Verhalten, sind diese Töne aufgrund der bisherigen Supervisionsarbeit mit dem Berater fremd. Er meldet dies zurück: „Mir fällt auf, daß du ungeduldig, ja fast etwas ungehalten bist. Das ist anders als sonst in unserer Arbeit. Könnte es sein, daß hier in unsere Situation deine Ungeduld mit dem Klienten hineinspielt? Du bist ja besorgt um ihn!" (Es wird *Niveau* 3 angesprochen.) „Und könnte es nicht sein, daß deine etwas ungeduldige Besorgtheit etwas von dem Klima widerspiegelt, das zwischen deinem Klienten und seinem Vater geherrscht hat oder herrscht? Sicher in verschärfter Form, aber immerhin, das ist einen Gedanken wert!" (Hier wird *Niveau* 2 angesprochen.) „Gib dir ein wenig Zeit, meinen Deutungsvorschlag auf dich wirken zu lassen. Was ist deine innere Resonanz?" – Der Berater wird nachdenklich: „Ich habe mir die Übertragungssache natürlich auch schon überlegt. Und gerade darauf habe ich geachtet. Ich denke schon, daß ich dem Klienten sehr anders begegne als sein Vater. Nur so war ja das gute Klima in der Beratung möglich, und wir sind ja auch weitergekommen." Der Berater hat sich mit seinem Klienten identifiziert. Er hat dessen Vater abgelehnt und ist selber in die Vaterrolle eingetreten. Und selbst wenn diese qualitative Verschiedenheiten aufweist, so sind damit doch *strukturelle Ähnlichkeiten* gegeben, die sich zur *strukturellen Homologie* verdichteten, als ein kontroverses Thema – der Gebrauch harter Drogen – aufkam.

Supervisor: „Ich möchte dir auch einmal vorschlagen, die Rolle deines Klienten einzunehmen, hier auf dem ‚leeren Stuhl' einmal so zu sitzen, wie er in den schwierigen Situationen dir gegenübersitzt. Ja, versuche seine Körperhaltung aufzunehmen, dich in seine leibliche Befindlichkeit so genau wie möglich einzufühlen, sie darzustellen!" In der Technik der „Skulpturierung" (*Petzold, Orth* 1988a), des einfühlenden Darstellens der leiblichen Situation des Klienten, wurde deutlich, wieviel der Berater in unbewußter Identifikation von dessen Spannungen aufgenommen, verleiblicht und weitergetragen hatte, z.B. in die Supervisionssituation hinein, wo die leiblichen Signale vom Supervisor in der Gegenübertragung (idem 1980g) aufgenommen wurden. Wir haben diese Technik entwickelt, um Supervisanden Bewußtheit (*awareness*) zu vermitteln, wie Klienten leiblich-konkret auf sie wirken, denn Übertragungs-/Gegenübertragungskonstellationen konkretisieren sich in Körperhaltung und Körpersprache. Überdies ist es unsere Erfahrung, daß, wenn ein Berater/Therapeut nicht in der Lage ist, die leiblichen Haltungen und Bewegungen seines Klienten zu „skulpturieren“, er wichtige Dimensionen von dessen Wirklichkeit ausblendet. In gleicher Weise finden wir Ausblendungen, wenn es zu unbewußten „*Koinkarnationen*“ kommt (*Petzold, Orth* 1991a), d.h. wenn durch unbewußte Identifikation in einer Art „Beifahrereffekt“ die leiblichen Befindlichkeiten und Haltungen eines Klienten übernommen werden.

In unserem Beispiel hatte eine derartige Koinkarnation stattgefunden, die sich in einer ähnlichen Übertragungskonstellation manifestierte (Berater-Sohn/Supervisor-Vater), wobei der Berater in identifikatorischer Involviertheit mit seinem Klienten hier die Sohnrolle übernahm.

Obgleich der Berater unter psychoanalytischer Optik die Situation auf Übertragungskomponenten hin betrachtet hatte, war ihm dieser Zusammenhang verborgen geblieben, bezeichnenderweise sprach er nur von der Übertragung, nicht von der Eigen- bzw. Gegenübertragung (*Petzold* 1980g). Er konnte nicht feststellen, wie sich in der Berater-Klient-Situation mit den Phänomenen Terminverschlampen, Mißstimmung, Aggressivität eine *strukturelle Ähnlichkeit* oder gar *strukturelle Homologie* aus der Vater-Sohn-Situation reproduzierte bzw. widerspiegelte, mit ihrem hohen Maß an wechselseitiger *Involviertheit*, geringen Möglichkeiten zur *Exzentrizität* und mit blockierter Kommunikation (Vater und Sohn konnten miteinander nicht mehr sprechen). Obgleich in der Beratungssituation das Maß an *Involviertheit* (siehe Schlangenlinie in Abb. 2) geringer war und die Möglichkeit zur *Exzentrizität* (siehe gepunktete Linie) aufseiten des Beraters größer war als die des Vaters, entstand Verstrickung. Das Übertragungspotential im zugänglichen Basiskonflikt (gestrichelte Linie) überschattete die Beziehungsebene (durchgezogene Linie) und war so stark, daß es sich in die Berater/Klient- und die Supervisor/Supervisand-Situation hineinspiegelte.

Aufgrund der Supervision wurde dann ein Elterngespräch möglich, in dem der Berater, entgegen seinen Erwartungen (vgl. *Hentschel* 1988), auf einen sehr besorgten, gesprächsbereiten Vater traf, der „verzweifelt“ versuchte, seinen Sohn vor dem „Schlimmsten“ zu bewahren. Er erkannte in der „Atmosphäre“ die Qualität seiner eigenen Besorgtheit wieder. Andererseits wurde eine sehr strenge, normierende Seite des Vaters deutlich: „In meiner Jugend hatte ich es wesentlich schlechter. Uns ist das alles nicht geboten worden. Mein Vater war an der Front. Der mußte sich auf mich verlassen können. Da gab's gar nichts!“ (Hier wird eine aggressiv-gespannte Leiblichkeit erfaßbar: die Reproduktion einer Atmosphäre mit ihrer leiblichen Resonanz schreibt sich über Generationen fort.) Wir gelangen damit auf *Niveau 1.* Unter einer Mehrgenerationen-Familienperspektive (*Boszormenyi-Nagy*), zeigt sich, daß der Vater-Sohn-Konflikt schon in der Interaktion von Großvater/Vater begründet liegt. Die Familiengeschichte wird wirksam durch die *Reproduktion homologer* bzw. *similärer Strukturen*, die sich in Form von Atmosphären, szenischen Arrangements und leiblichen Haltungen manifestieren.

Der Supervisor bringt die gesamte Situation in seine Lehrsupervision, in der ich als Lehrsupervisor die Frage stelle, ob der Supervisor den Berater auch genügend gestützt habe. Er müsse ja schließlich mit seiner Sorge für den Klienten Gehör finden. Wiederum spiegelt sich das Moment der Besorgtheit, aber der Supervisor kann diese Frage gut aufnehmen. Es kommt kein

Widerstand, keine Ungehaltenheit auf, sondern es wird überlegt, wie man dem Berater genügend Stützung geben könne, einen Zugang zu seinem Klienten zu finden, damit dieser adäquate Hilfen erhält. Der Lehrsupervisor stellt die Frage, ob die *Ressourcen* des Klienten von seiten des Beraters in ausreichendem Maße erfaßt worden seien und ob er versuche, diese zu nutzen, insbesondere wie es um das übrige *soziale Netzwerk* (Geschwister, Freunde, die nicht in die Szene involviert sind) bestellt sei, welche Rolle die Mutter spiele, wie das Verhältnis der Eltern zueinander sei. Damit wird einerseits die Familiendynamik angesprochen – dies durchaus unter Einbeziehung der psychoanalytischen Perspektive –, zum anderen aber werden ressourcentheoretische und netzwerktheoretische Überlegungen einbezogen (*Keupp, Röhrle* 1987; *Jerusalem* 1990). Die Mobilisierung sozialer Supportsysteme (Rekurs auf *social support research*, vgl. *Schuch* 1990; *Nestmann* 1988) geht über den unmittelbaren Familienverband hinaus. Sie stellt eine wichtige Dimension in der Drogenberatung dar. Die Ko-respondenz zwischen Lehrsupervisor und Supervisor auf einer Metaebene (M), die von Übertragung relativ ungestört ist, ermöglicht einen weiteren Gewinn von *Exzentrizität*, führt zu einer Ausdehnung des mehrperspektivischen Horizontes, insbesondere dadurch, daß sowohl für die Situationsdiagnose als auch für die Erarbeitung von Interventionskonzepten weitere theoretische Optiken hinzugenommen wurden.

Multitheoretische und *multidiagnostische* Vorgehensweise (*Petzold* 1990h)ist ein Spezifikum des Integrativen Ansatzes der Supervision. Neben der tiefenpsychologischen Betrachtungsweise wird häufig auf rollentheoretische Überlegungen rekurriert (*Petzold, Mathias* 1983), z.B. auf das Konzept von Inter- und Intrarollenkonflikten (*Rocheblave-Spenlé* 1962; *Biddle, Thomas* 1966), um die Situation des Beraters, aber auch des Vaters zu erklären; die Qualität der Vaterrolle wird untersucht *(Fthenakis* 1988) usw. Weiterhin werden sozialpsychologische Konzepte (etwa Rosenthal-Effekt: Wie bestimmt die Erwartungshaltung von Vater und Berater das Verhalten des Jugendlichen?) einbezogen. Besonders wichtig sind ressourcentheoretische und copingtheoretische Überlegungen. (Was sind die „kritischen Lebensereignisse" im Lebensfeld des Klienten, wie kann man sie mildern, welche Coping-Strategien setzt der Klient ein, wie kann man ihm Copinghilfen geben, welche „*protective factors*" lassen sich finden usw.? Vgl. *Filipp* 1990; *Robins, Rutter* 1990; *Petzold* et al. 1993). Natürlich werden immer wieder auch systemische Überlegungen und verschiedene familientherapeutische Perspektiven aufgenommen, nicht zuletzt im Sinne des Mehrgenerationen-Familien-Modells (*Boszormenyi-Nagy, Spark* 1973). Die multitheoretische Vorgehensweise in der „mehrperspektivischen Arbeit mit *variablen Optiken*" erschließt so in der Tat ein Mehr an Verstehensmöglichkeiten für die gegebene Situation und eröffnet auch weitere Wege der Hilfe, und zwar nicht nur, weil für den Berater wie für die Betroffenen der „Blick aus exzentrischer Position" weiter wird (dargestellt in der Graphik durch die Weite des Winkels in durchgezogener Linie) und damit das Ausmaß an Unbewußtheit abnimmt (dargestellt durch den Winkel in gepunkteter Linie) und schließlich die Höhe der Exzentrizität und damit die Überschau größer wird (dargestellt durch die Länge der gepunkteten Linien), wodurch das Maß an Involviertheit abnimmt (dargestellt durch die Länge der gewellten Linien). Insgesamt wächst der Sinnhorizont, das Verständnis für das eigene Handeln in der Lebens- und Sozialwelt.

In dem hier vorgestellten Fallbeispiel erfolgt nun eine Rückkopplung von *Niveau 5* (der Situation Lehrsupervisor/Supervisor) zum *Niveau 4.* Der Supervisor versucht seine Beziehung (durchgezogene Linie) zum Berater zu klären und Übertragung aufzulösen. Damit kann der Berater eine noch komplexere Sicht der Gesamtsituation gewinnen, auf deren Grundlage mögliche Interventionsstrategien für die Situation mit dem Klienten erarbeitet werden: einerseits eine Klärung der Übertragungssituation Berater/Klient durch entlastende, versöhnliche Deutungen, eine Wiederherstellung des „facilitating environment“ (*Winnicott*), zum anderen das Einbringen supporttheoretischer Momente auf der Grundlage der Diagnose des sozialen Netzwerkes, das durch Zeichnen eines „projektiven sozialen Atoms“ *(Petzold* 1985a, 245 – 252, 132 – 134) zusammen mit dem Klienten exploriert wurde. Die Vorbereitung der Arbeit in *Niveau 4* (Supervisor/Berater), insbesondere in „klimatischer“ Hinsicht, ermöglichte eine Verbesserung der eigentlichen Beratungssituation (Berater/Klient) auf *Niveau 3* und hatte Rückwirkung auf die Vater-Sohn-Beziehung (*Niveau 2*) dadurch, daß dem Klienten Hilfen gegeben wurden, durch die er die momentane Drucksituation zu Hause besser aushalten konnte und seine Ressourcen im Freundeskreis besser zu nutzen wußte. Das Maß seiner *Exzentrizität* im Hinblick auf seine Situation wuchs deutlich (gepunktete Linie verlängert sich, durchgezogener Winkel wird größer, Bewußtheit nimmt zu, Unbewußtheit nimmt ab) und das Maß seiner Involviertheit verringerte sich (Verkürzung der gewellten Linie).

Die *Praxis der „Mehrperspektivität“* in der Integrativen Supervision, wie sie an diesem Beispiel verdeutlicht werden sollte, zeigt, daß es sich nicht nur um ein *diskursives hermeneutisches* Modell handelt. Natürlich spielen die Prozesse des *Wahrnehmens*, *Erfassens*, *Verstehens* und *Erklärens* der auftauchenden Phänomene eine große Rolle. Das „Aufdecken“ der dahinterstehenden Mechanismen, z.B. der Übertragungs-/Gegenübertragungskonfiguration, der Rollenkonflikte („Ich will für meinen Sohn nur das beste, deshalb schränke ich ihn ein und unterdrücke ihn“/„Ich will für meinen Klienten nur das beste, deshalb setze ich psychologischen Druck ein, wenn er sich nicht einsichtig zeigt“) erfolgte nicht allein im Gespräch, sondern bezog auch *Aktionen* ein. In den Supervisionsprozessen wurden z.B. die Techniken der *„Skulpturierung“*, der *„Dramatisierung“* (d.h. des *Nachspielens* der Situation) und des *„Rollentausches“* eingesetzt. Der Berater verwandte bei seinem Klienten in einer entscheidenen Situation, die seiner Supervision folgte, gleichfalls die Technik des *Rollentausches*, indem er den Klienten auf den Stuhl des Beraters setzte und ihm vorschlug, er solle einmal versuchen, wie er – der Klient – in einer solchen Situation einen Jugendlichen beraten wolle; es sei wirklich nicht einfach, und vielleicht könne man gemeinsam über diesen Weg zu einer besseren Form des Verstehens finden. Hier kommt ein *dramatistisch-aktionales Modell* der Hermeneutik zum Tragen, das den Schritt in die Ebene der Intervention erleichtert, denn *Supervision ist in der Regel nicht nur Situationsdiagnose, sondern sie ist auch Intervention.* Die Interventionsseite supervisorischer Arbeit wird oft nicht klar genug gesehen und angemessen bewertet. Es geht hier nicht nur um die die Problemanalyse und Situationsdiagnose fördernden Interventionen in der Supervisionssituation (Deutung, Gestalttechniken, Rollenspiele), durch die dem Supervisanden/Berater seine Situation verdeutlicht werden soll, sondern es geht hier auch um *„Praxisberatung“* im Hinblick auf zu verwendende *Interventionen* – sowohl im Beratungsprozeß mit dem Klienten als auch mit Bezug auf soziotherapeutische Maßnahmen, was z.B. das soziale Netzwerk anbetrifft, ja mit Richtung auf familientherapeutische Gespräche. Supervision greift „aus der zweiten Linie“ in eine jeweils gegebene Lebenswirklichkeit ein und verändert ihren Verlauf. Sie beeinflußt damit mittelbar den Lebensvollzug. Dies geschieht einerseits durch das Schaffen von Übersicht und Transparenz im Hinblick auf den Prozeß (*phänomena-*

le Perspektive) und die in ihm wirkenden Muster bzw. Strukturen (*strukturale Perspektive*), andererseits dadurch, daß in den Prozeß eingegriffen wird, um Strukturen zu verändern. Supervision impliziert also immer ein interventives Moment, eine „*Therapeutik*" (wenn man darunter die gezielte Beeinflussung von Situationen in Richtung einer geplanten Veränderung versteht). Im Unterschied zu bestimmten therapeutischen Modellen, wo die Intervention einseitig durch den Therapeuten erfolgt (etwa durch Deutung), wird im supervisorischen Prozeß großer Wert darauf gelegt, daß Situationsdiagnosen und Interventionen *ko-respondierend* erarbeitet werden in einer gemeinsamen hermeneutischen Interaktion zwischen Supervisor und Supervisanden, einer gemeinsamen, „ko-kreativen" Aktion (*Iljine* 1990; *Petzold* 1971k). Man versucht, gemeinsam eine kreative Lösung für die anstehenden Probleme zu erarbeiten. Dabei wird im Integrativen Ansatz einmal verbal-einsichtszentriert, zum anderen aber auch aktional-erlebniszentriert vorgegangen, werden psychodramatische Techniken (idem 1979k) und kreative Medien (*Petzold, Orth* 1988a, 1990a) eingesetzt. Die diskursive „*hermeneutische Spirale*" (Wahrnehmen, Erfassen, Verstehen, Erklären) wird dann mit einer tiefenpsychologischen, „*therapeutischen Spirale*" (Erinnern, Wiederholen, Durcharbeiten, Verändern) und einer aktionalen „*agogischen Spirale*" (Explorieren, Agieren, Integrieren, Reorientieren/Kreieren) verflochten (vgl. *Petzold* 1988p, 323). Dieses Modell der verflochtenen Spirale ist selbst wiederum Ausdruck von *Mehrperspektivität* (vgl. Abb., dieses Buch, S. 146f, 210f).

Das Geschehen erfolgt ko-respondierend zwischen Subjekt und Mitsubjekt im Hinblick auf vorliegende Sachen, Probleme, Situationen. Dabei ist der Rückgriff auf unterschiedliche Prozeßmodelle eine Möglichkeit, den Blick, die Sicht der Dinge und den Interventionsspielraum zu erweitern. Derartige spiralige Erkenntnis- und Handlungsprozesse sind für supervisorische, soziotherapeutische, psychotherapeutische und agogische Prozesse kennzeichnend. Das Muster „Erinnern, Wiederholen, Durcharbeiten, Verändern" – der Weg *Freuds* – vollzieht sich in unserem Beispiel sowohl in der Situation zwischen Berater und Klient als auch zwischen Berater und Supervisor. In gleicher Weise kommt das Muster „Explorieren, Agieren/Intervenieren, Integrieren und Reorientieren/Kreieren" zum Tragen. Basis hierfür ist der hermeneutische Wahrnehmens- und Verstehenshintergrund. Wir finden damit im supervisorischen Prozeß eine Verschränkung von *Diskurs* und *Aktion*, von *Hermeneutik* und *Therapeutik*, von *Diagnostik* (im weitesten Sinne des Wortes unter Einschluß von Situationsdiagnostik) und *Intervention*. Eine solche Verschränkung wird auf theoretischer Ebene durchaus möglich, wenn man „Sprechen als Handlung" (*Mead, Wittgenstein, Austin, Searle, Goodman*) versteht, so daß *Integrieren* in der Tat ein Durch-*arbeiten* ist, *Verstehen* im Gespräch sich als verständiges *Handeln* und Handeln sich als aktionales Verstehen erweist. *Wahrnehmen* wird in der Handlungsdimension supervisorischen Tuns ein *Explorieren* und erfordert *Erinnern*, das in das *Er-fassen* führt. Dieses – der Begriff macht das schon deutlich – wird durch die Verflechtung der Spiralen nicht als ein rein kognitives Geschehen zu sehen sein, sondern als Handlungsvollzug, als Er-fassen in Aktion: z.B. das *Wiederholen* einer alten *Szene*, eine Reinszenierung, die eine archaische Struktur, ein *Script*, ein biographisches *Narrativ* faßbar werden läßt und dem *Verstehen* zugänglich macht. Das Verstandene, Durchgearbeitete, Integrierte wird erklärbar, doch *Erklärung* überschreitet in der Praxis die – unverzichtbare – kognitive Dimension in den Handlungsraum, manifestiert sich in *Reorientierung*, in *Veränderung* des Denkens, Fühlens, Handelns. Erklärbarkeit ermöglicht, ja Erklären *ist* Veränderung.

Die Verschränkung der Spiralen führt uns in eine *aktionale Hermeneutik* und in *hermeneutische Aktion als Ko-respondenz* (vgl. Abb. S. 146f, 210f).

Die *Praxis von Mehrperspektivität* darf also nicht nur unter der Frage gesehen werden: „Wie blickt man mehrperspektivisch?", sondern auch: „Wie handelt man auf der Grundlage von Mehrperspektivität". Mehrschichtige, polyvalente Interventionen ergeben sich als Konsequenz aus mehrperspektivischer Betrachtungsweise und Erlebenswirklichkeit. Der Lebensvollzug muß differentiell, subtil, vielschichtig beeinflußt werden. Mit Blick auf das vorgestellte Beispiel: Es wird nicht allein darum gehen, den „Absturz" des Klienten in den Konsum harter Drogen zu verhindern; es wird, um dies zu erreichen, nicht genug sein, einen guten Beratungskontakt, vielleicht eine tragfähige therapeutische Beziehung aufzubauen; es wird auch notwendig werden, allgemeine soziotherapeutische und agogische Maßnahmen als Hilfen in der Adoleszenzkrise einzuleiten, netzwerktherapeutisch oder familientherapeutisch tätig zu werden, in den Freizeitbereich hineinzuwirken, dem Klienten zu ermöglichen, sich verschiedener Hilfsagenturen zu bedienen. Es wird vielmehr erforderlich werden, eine „Kette helfender Maßnahmen", eine *„chain of protective interventions*" aufzubauen und eine längerfristige Karrierebegleitung ins Auge zu fassen (*Petzold, Hentschel* 1991; idem 1990c,k). Dabei wird es darum gehen, den Prozeß, d.h. die ablaufenden *Phänomene* zu verfolgen (*wahrzunehmen*), die in ihm wirksamen *Strukturen* im Hinblick auf die Reproduktion dysfunktionaler, alter Muster (Scripts, Narrative, Rollenklischees) zu *erfassen*. Phänomenale und strukturale Perspektive, der *Prozeß* der Wandlung, der Metamorphose (idem 1990b) und das Moment der *Struktur*, Form, Gestalt (*morphe*), wie sie im persönlichen Lebensvollzug des Klienten und in der Beratung, in der Therapie, in der Supervision zum Tragen kommen, müssen beständig im Blick bleiben. Das *phänomenale* Moment, das Prozeßhafte, Aktionale, Diskursive ist mit Begriffen wie „Lebensgeschichte, Lebensspiel, aktionale Rollen, Handlung, Narration, Dialog" verbunden (vgl. Abb., dieses Buch, S. 685). Das *strukturale* Moment wird mit Begriffen wie „Bühne, Situation, Script, Rollenklischee, Muster, narrative Folie" konnotiert. *Prozeß und Struktur sind verschränkt.* Das strukturale Moment darf keineswegs nur pathologisch gesehen werden. Handlungen brauchen Handlungsmuster, Dialoge, Gesprächsfolien, Dramen, Scripts, Narrationen brauchen *Narrative.* Narrative sind Strukturelemente jeder *Narration*, genauso wie Scripts Strukturelemente jedes Dramas sind. Pathologisch werden solche Muster erst dann, wenn sie den Lebensvollzug determinieren, unbewußt wirkend, die Erfahrungs- und Handlungsmöglichkeiten des Subjektes – an den Realitäten der Gegenwart vorbeigehend – einschränken oder gar den Lebensverlauf in destruktive Bahnen lenken. Wir sprechen dann von toxischen Mustern oder von *„fixierenden Narrativen*/Scripts als komplexen, pathologischen – zumeist unbewußten – Strukturen mit hoher determinierender Kraft für die Prozesse spontanen Lebensspiels/kreativer Narration, die das Subjekt im Hier und Jetzt *mit seinem Kontext immer wieder re-inszeniert*" (idem 1990p).

Supervisorische und kontrollanalytische (*Petzold* 1993m) Arbeit auf der Grundlage des Modelles der Mehrperspektivität ist besonders darauf gerichtet, Prozesse ausfindig zu machen, in denen Strukturen einseitig determinierend wirken, in denen sich negative Ereignisse perpetuieren und zu Negativkarrieren werden (*chains of adversive events*, vgl. *Robins, Rutter* 1990). Die Prozesse selbst werden dann pathogen-toxische Metamorphosen. Historische Ereignisse werden übermächtig und verstellen die Gegenwart. Dies trifft sowohl für die Dynamik in

Einzelkontakten wie auch für Gruppen und Institutionen zu. Das Bewußtmachen der Zusammenhänge ist *als solches* schon verändernd und *kann* Prozesse wieder in andere Bahnen lenken. Oft aber werden prozeßbeeinflussende Interventionen notwendig. Tiefenhermeneutik und Therapeutik müssen zusammenwirken. Hierbei versucht die komplexe Konzeption des Integrativen Ansatzes eine Verbindung von dramatistischer (*Burke* 1969), handlungstheoretischer und diskurstheoretischer (*Habermas* 1981) Perspektive zu begründen (vgl. für die Aktionsforschung einen ähnlichen Versuch von *Moser* 1975, 1978).

In Prozessen der *Ko-respondenz* und der *Ko-kreation* (idem 1971k, 1978c; *Iljine* 1990) werden einerseits die „dramatistische" Handlungsperspektive und die „diskursive" Gesprächsperspektive verbunden und zum anderen die phänomenologisch-prozeßhafte und die strukturtheoretische Perspektive. In jedem prozeßhaften Geschehen (Drama, Narration, Dialog etc.) wirken Strukturelemente (Scripts, Narrative, Folien etc.). In jedem aktionalen Geschehen gibt es diskursive Momente (Handlung als Sprache). In jedem verbalen Diskurs gibt es Handlungselemente (Sprache als Handlung). In unserem supervisorischen Ansatz verbinden wir in Prozessen der Ko-respondenz und ko-kreativen Intervention Aktionales und Diskursives, arbeiten wir mit der Verschränkung von Prozeß und Struktur im Lebensvollzug (das ist: Arbeits- und Familienleben, Freizeit, Bildungsarbeit, Therapie etc., also all dessen, was vollzogene Lebenswirklichkeit *„hinreichend"* kann).

Die Praxis mehrperspektivischer Integrativer Supervision beruht damit – das dürfte deutlich geworden sein – auf einem komplexen metatheoretischen Modell (*Schreyögg* 1991; *Petzold* 1990h). Nur ein solches ist angemessen, will man den Versuch wagen, die Polymorphie der Wirklichkeit *„hinreichend"* breit zu erfassen und die Lebenswirklichkeit von Menschen einigermaßen angemessen – unter größtmöglicher Beteiligung der Betroffenen – zu beeinflussen. Das *„einigermaßen"* bzw. *„hinreichend"* betont den tentativen Charakter dieses Unterfangens und ist eine Absage an jeden Perfektionismusanspruch, was keineswegs heißt, daß es nicht notwendig sei, nachhaltige theoretische und praxeologische Anstrengungen im Bereich der Forschung und konzeptuellen Elaboration zu machen. Dennoch, wir werden uns – um *Winnicott* zu paraphrasieren – damit begnügen müssen, *„good enough supervisors"* zu sein.

Das für die Einzelberatung und ihre Supervision gegebene Fallbeispiel wurde mit dem Focus auf das *Spiegelungsphänomen* dysfunktionaler Strukturen (Übertragungen) *über mehrere Niveaus hinweg* ausgewählt. Allein, damit fand eine Eingrenzung von Komplexität, bei aller Aufweisung von Mehrperspektivität, statt, denn es muß die Situation des Klienten wie des Beraters und auch des Supervisors natürlich noch breiter durchleuchtet werden. Die familiendynamische und netzwerktheoretische Betrachtung der Situation des *Klienten* reicht keineswegs aus. Es stellt sich die Frage, wie es um die Netzwerke des *Beraters* bestellt ist: Wieviel Entlastung und Zuwendung hat er in seinem privaten Bereich, oder sind die Patienten seine Hauptbezugspersonen? Wie sieht sein Familienbezug mit Blick auf die Herkunftsfamilie und die Aktualfamilie aus? Wie ist seine berufliche Situation? Wie seine Stellung im Team? Wie wirkt die Drogenberatungsstelle, wie wirken dort vorhandene Teams in die Klientenbeziehung hinein? Welche therapeutische Schule kommt in seiner Beratungsarbeit konzeptuell besonders zum Tragen? usw. Der Rahmen kann und muß noch weiter gespannt werden: Wie ist die Beratungsstelle personell ausgestattet? Mit welchen anderen Hilfsagenturen ist sie regional verknüpft? Welche Hilfsangebote gibt es in der Region? Wie ist die drogenpolitische Situa-

Abb. 3: Modell mehrperspektivischer Situationsdiagnostik und Intervention, erweitert nach *Petzolds* mehrperspektivischem Gruppenmodell (MPG-Modell, visualisiert von *Frühmann*), in: *Petzold/Frühmann* (1986 I, 258)

1 Perspektive Gruppe
2 Perspektive Individuum
3 Perspektive Kontext (Szene, Situation, z.B. Institution)
4 Perspektive Zeitkontinuum (**V**ergangenheit, **G**egenwart, **Z**ukunft)
5 Therapeut bzw. Supervisor als Beobachter (aus exzentrischer Position)
6 Weitere Beobachter (z.B. Angehörige aus teilexzentrischer Position)
7 Patient in Selbstbeobachtung (aus involvierter Position)
8 Multiple Optiken
9 korrespondierende Sichtweisen
10 Metabeobachter aus hyperexzentrischer Position

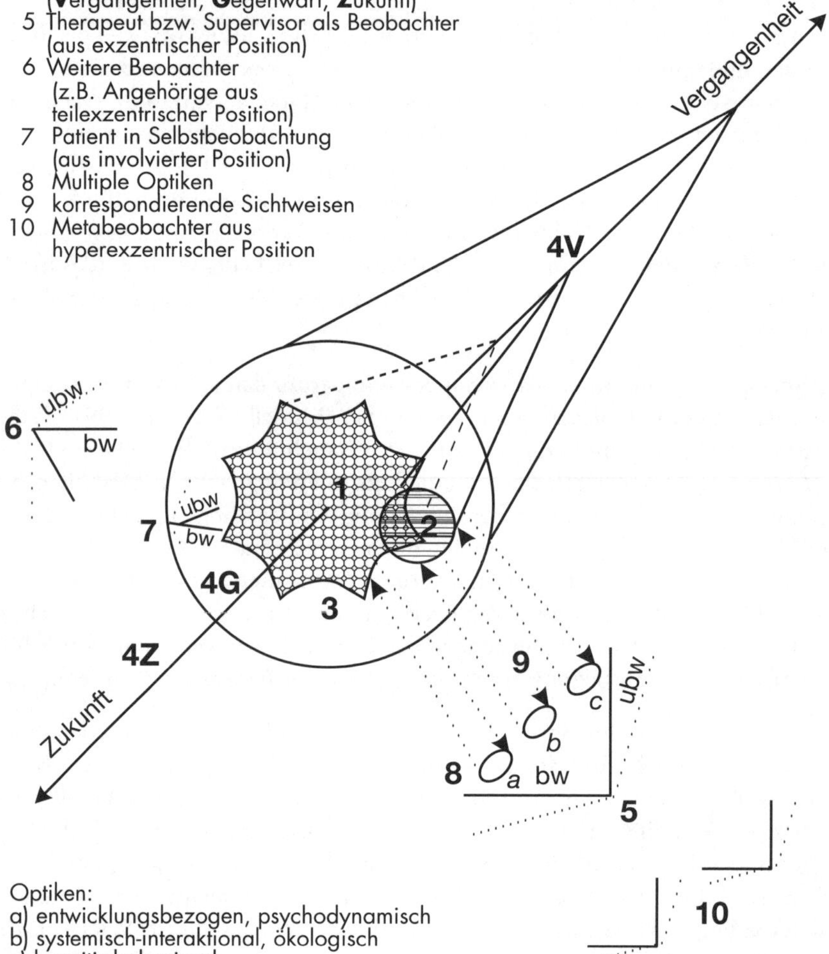

Optiken:
a) entwicklungsbezogen, psychodynamisch
b) systemisch-interaktional, ökologisch
c) kognitiv-behavioral

»Nach der anthropologischen Grundformel der Integrativen Therapie (*Petzold* 1965, 1974k) ist der Mensch ein ganzheitlich funktionierendes Wesen, eine Körper-Seele-Geist-Einheit, 

unlösbar verbunden mit einem ökolgischen und sozialen Umfeld, 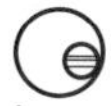

Er ist als Mensch auf den/die Mitmenschen bezogen 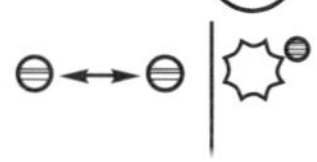
und eingebettet in die Gesellschaft 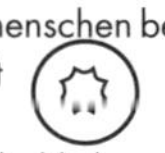

Diese wird nur als Entfremdete bedrohlich und schädigend. 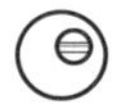

„Ich und Du, das sind Grundlagen zum wir, und nur gemeinsam können wir das Leben menschlicher machen" (*Perls* 1969).

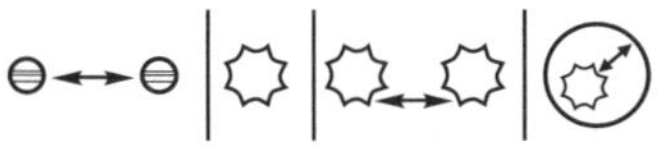

Das therapeutische Geschehen ist in einer „Philosophie der Koexistenz" ⟷ fundiert (*Petzold* 1980b). Der „integrative Ansatz" der Gestalttherapie und somit auch seine Gruppentherapie gründet insgesamt auf systemischen und feldtheoretischen Betrachtungsweisen (*Lewin* 1963; *Petzold* 1974k; *Walter* 1977). Er muß in einem zeitlichen

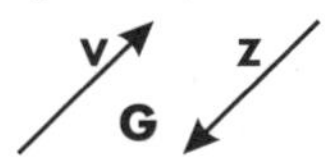

und gesellschaftlichen Kontext gesehen werden und kann sich deshalb auch der politischen Dimension nicht entziehen.

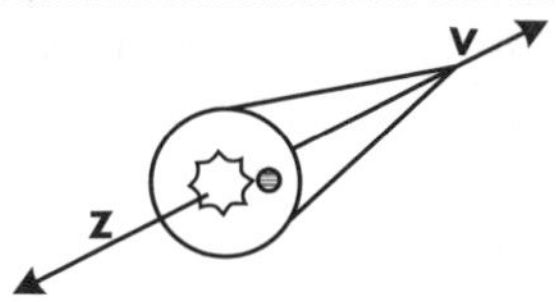

Mit dieser Einblendung des Modells in die theoretischen Konzepte können die Perspektiven, die in den Aussagen zueinander in Bezug stehen, leicht gesehen werden« (*Frühmann* 1986, 259).

Legende zu Abb. 3

tion auf kommunaler Ebene und auf Landesebene? Welche drogenpolitische Situation herrscht derzeit auf Bundesebene? Welche Strömung der Jugendkultur ist für den Klienten relevant? Wie sind seine Berufsaussichten, seine Zukunftschancen? Welches politische Klima, welcher Zeitgeist beeinflussen ihn? Diese und andere Fragen kommen auf, wenn man das Mehrperspektivenmodell beizieht, mit dem *Renate Frühmann* meine Theorie und Praxis der Mehrperspektivität in sehr anschaulicher Weise visualisiert hat (*Frühmann* 1986). Ich verwende hier eine von mir für diesen Kontext leicht modifizierte Variante (Abb. 3).

Dieses Modell – ursprünglich für die mehrperspektivische Betrachtung von Therapiegruppen konzipiert – läßt sich, wie *Frühmann* (1990) überzeugend deutlich gemacht hat, natürlich ohne weiteres auf Supervisionsgruppen anwenden, aber auch auf „naturwüchsige Gruppen" des Alltags. Wenn die Perspektive des Individuums (2) eingestellt wird, ist als Hintergrund auch immer die Perspektive seiner Bezugsgruppe (Familie, Freundschaften, Kollegen) mitgegeben (1) und natürlich der nähere und weitere *Kontext*, die aktuale Szene und ihr Zusammenhang (3). Dieser Zusammenhang kann die *Mikroebene* (persönliches, soziales Netzwerk), die *Mesoebene* (Subkultur, soziale Schicht), die *Makroebene* (ethnische und kulturelle Zugehörigkeit), ja – der derzeitige Krieg am Golf macht dies deutlich – die *Megaebene* des mundialen Zusammenhanges umfassen. Jeder dieser Rahmen steht im *Zeitkontinuum*, muß im Hinblick auf seine Vergangenheit, Gegenwart und Zukunft betrachtet werden (4), und diese Betrachtung geschieht vom Therapeuten und Sozialarbeiter, Supervisor als *Beobachter* (5), der aufgrund seines professionellen Trainings über eine recht gute *Exzentrizität* verfügen sollte. Aus dieser heraus regt er Ko-respondenzprozesse (9) mit dem Klienten (2) und/oder den Gruppenteilnehmern (1) oder eventuell vorhandenen weiteren Beobachtern (6) an, in denen versucht wird, *gemeinsame Perspektiven* zu gewinnen. Es wird damit das klassische, positivistische Paradigma des „objektiven", außenstehenden Beobachters/Wissenschaftlers überschritten, das auch noch hinter *Freuds* Spiegelmetapher und rigoristischer Abstinenzregel steht. Statt dessen wird ein dialogisches, intersubjektivitätstheoretisches Paradigma vertreten, in dem es aber nicht nur auf die *Exzentrizität* des Supervisors ankommt, sondern auf Erarbeiten einer gemeinsamen exzentrischen Position. Es liegt dabei zunächst noch ein höherer Grad an *Involviertheit* und geringerer Distanz zur Situation von seiten etwa der Angehörigen oder von Freunden (6) vor (der Winkel, der auf Abb. 2 in durchgezogener Linie das bewußte Feld umspannt, ist kleiner als der des professionellen Helfers, andererseits ist der Bereich des Unbewußten, dargestellt durch die gepunktete Linie, größer). Der Ko-respondenzprozeß jedoch öffnet die Möglichkeit, die Perspektive von Angehörigen und Freunden (6) nachhaltig zu erweitern. Hat der Patient oder Klient zunächst nur eine geringe Exzentrizität (7) und sind seine Möglichkeiten, zu sich und seiner Situation Distanz zu gewinnen, eingeschränkt (schmaler Blickwinkel), so zielt doch alles darauf ab, durch ko-respondierende „Bewußtseinsarbeit" seine Exzentrizität zu vergrößern, das Maß an Involviertheit zu reduzieren, um ihm Einsicht in seine Situation zu vermitteln.

Dem Therapeuten, Berater, Supervisor, Lehrsupervisor stehen für eine mehrperspektivische Betrachtung der Situation unterschiedliche theoretische Optiken (8) zur Verfügung, die, ausgerichtet an der Aufgabenstellung, *feldspezifisch* ausgewählt und eingesetzt werden müssen. So kann (mit Blick auf unser Beispiel) der Berater die Situation seines Klienten unter tiefenpsychologischer Sicht, unter familientherapeutischer, jugendsoziologischer, lerntheoretischer Sicht betrachten, aber auch unter dem Blickwinkel seiner sozialen Bezugsgruppen, seiner Angehörigen, seines Lebenskontextes, seiner Lebensgeschichte und Karriere. Aufgrund einer solchen differenzierten Sicht kann dann der Berater ein *differentielles Instrumentarium* an Interventionen einsetzen. Im Hinblick auf die Supervision von Gruppen und *Teams* soll versucht werden, eine derartige komplexe Betrachtungsweise abschließend darzustellen, um ein Beispiel für das Konzept der „Mehrperspektivität" und die Umsetzung multitheoretischer Arbeit zu geben.

4. Fallbeispiel: mehrperspektivische Teamsupervision – Theorie und Praxis

Ein Team ist eine besondere Form der Gruppe. Ein mehrperspektivischer Ansatz muß sich deshalb zunächst einmal mit der „Gruppe" befassen, die das zur Rede stehende Team konstituiert. Nehmen wir eine Gruppe von Drogenberatern und Drogentherapeuten in einer Drogen- und Jugendberatungsstelle, an der unser Berater aus dem oben angeführten Beispiel arbeitet. Natürlich sind nach dem Mehrperspektivenmodell (Abb. 3) der aktuale *Kontext* der Beratungsstelle, die schon aufgezeigten regionalen und überregionalen Dimensionen der Drogenarbeit (3) und das *Kontinuum* zu betrachten, die Geschichte der Drogenarbeit in dieser Region, die Geschichte der Beratungsstelle, die Geschichte des Teams, die Geschichte unseres Beraters (4) mit ihren zukünftigen Entwicklungen, soweit sie antizipierbar sind. Es ist weiterhin das Team selber in den Blick zu nehmen (1), unser Berater (2) und jedes einzelne Teammitglied (2a, b, c, d). Der Supervisor wird das Maß an Exzentrizität der einzelnen Teammitglieder einzuschätzen haben (7). Er wird berücksichtigen müssen, wie andere Einrichtungen der Drogenarbeit die Beratungsstelle, wie andere Teams in der Beratungsstelle das zur Rede stehende Team sehen (6). Der Supervisor tut dies alles aus der Position der *Exzentrizität* (5), und er wird organisationstheoretische, systemische, gruppendynamische, psychoanalytische usw. Konzepte als Optiken wählen (8) sowie Theorien zu süchtigem und deviantem Verhalten. Wenn er von dem Team eingeladen wird, die Supervision zu übernehmen und die allgemeinen Bedingungen des Supervisionskontraktes festgelegt werden, wird er sich die Frage zu stellen haben: „Handelt es sich hier überhaupt um ein *Team*?" – der Begriff wird oft mißbräuchlich gewählt – und: „Handelt es sich hier überhaupt um eine *Gruppe*?" Hat er es nicht vielleicht mit einer bunt zusammengewürfelten Menge von Berufsanfängern zu tun, die mehr oder weniger zufällig über ABM-Stellen in ein neues Projekt gekommen sind? Diese Fragestellungen machen theoretische Vorannahmen darüber notwendig, was ein *Team* ist oder was eine *Gruppe* sei. Solche Vorentscheidungen allein erfordern schon einen multitheoretischen Ansatz, denn die Definitionen bzw. theoretischen Bestimmungen von „Gruppe" sind äußerst vielfältig. Die verschiedenen soziologischen und sozialpsychologischen Gruppenmodelle (vgl. *Fengler* 1986) sind in ihrer Vielfalt so fruchtbar, daß es kaum angehen kann, sich ohne gute Gründe (die z.B. in der Spezifität der Situation liegen könnten) auf *eine* Definition, *ein* Modell, *ein* Konzept zu beschränken, etwa auf das „Familienmodell der Gruppe" (*W. Schindler* 1951) oder das „Balancemodell der Gruppe" (*K. Lewin* 1963) oder das „Beziehungsmodell der Gruppe" (*J.L. Moreno* 1934). Der Supervisor wird unterschiedliche Gruppenmodelle zur Verfügung haben müssen, um die Situation der von ihm zu supervisierenden Mitarbeitergruppe und damit des *Teams* beurteilen zu können. Mit mehrperspektivischem Blick auf die ihm zur Verfügung stehenden theoretischen Modelle kann er vielleicht versuchen, situationsbezogen ein synthetisches Modell zu erarbeiten, das relativ komplex ist und ihm für seine supervisorische Aufgabe einen angemessenen konzeptuellen Rahmen bietet, ohne daß er damit den Anspruch haben kann, alle Dimensionen der Gruppe und des Gruppengeschehens erfaßt zu haben oder daß ihm für alle Situationen dieser Gruppe Interventionsmöglichkeiten zur Verfügung stehen. Er wird dann noch mit dem Problem konfrontiert sein, mit den Teilnehmern an seiner Supervision herauszufinden, welches Verständnis sie von *Gruppe* und von *Team* haben, denn das „Selbstkonzept" der Gruppenteilnehmer im Hinblick auf ihre Gruppe bestimmt auch die Form, Qualität und Arbeitsweise dieser Gruppe. Vielleicht wird der Supervisor, wenn das „konzeptuelle Niveau", der Bewußtseinsstand im Hinblick auf Gruppenprozesse und Teamarbeit noch sehr gering sind – es handelt sich ja z. T. um Berufsanfänger –, den Wissensstand der Supervisionsteilnehmer fördern müssen. Seine Supervision wird den *agogischen Aspekt* einer fachspezifischen Weiterbildung stärker in den Vordergrund zu stellen haben.

Das Faktum, daß hier eine Anzahl von Mitarbeitern einer größeren Drogenberatungsstelle, die in einem gewissen Ausmaß zusammenarbeiten, sich einen Supervisor geholt haben, um gemeinsam „*Teamsupervision*“ zu machen, mag für manche gruppenpsychologische Konzeption schon ausreichen, hier von einer *Gruppe* zu sprechen: Es ist eine „relative Kleinheit“ gegeben, es gibt direkte Interaktion (*face-to-face-contact*), es gibt gemeinsame Ziele, z.B. „Drogenarbeit zu machen“ und „sich Supervision zu holen“. Wahrscheinlich gibt es auch unterschiedliche Berufsbilder und -funktionen (vgl. *Fengler* 1986, 33ff).

Es handelt sich also sicher nicht um eine A g g l o m e r a t i o n , „eine Zahl von Menschen in zufälligen Situationen, die als unterschiedliche Individuen wahrgenommen werden können, aber keine gemeinsame Geschichte, keine gemeinsamen Ziele und Interessen haben und nicht über gemeinsame Normen, Regeln und Interaktionsmuster verfügen; die A g g l o m e r a t i o n ist durch Unterschiedenheit ohne Verbundenheit (distinction without unitedness) gekennzeichnet“ (Petzold, Schneewind 1986a, 131f).

Es handelt sich auch um keine *M a s s e* als eine „*große Anzahl von Menschen in einer gegebenen Situation, die nicht als unterschiedliche Individuen wahrgenommen und von Mechanismen gesteuert werden, die jenseits der Kontrolle und Verfügbarkeit des einzelnen liegen; die Masse ist durch Verbundenheit ohne Unterschiedenheit (unitedness without distinction) gekennzeichet*“ (ibid.).

Insoweit müssen unsere Mitarbeiter in der Drogenberatungsstelle also eine *G r u p p e* sein, und die würde dann wie folgt definiert:

Als „*eine Anzahl von Menschen, die von sich selbst und von anderen als Gesamt und als unterschiedliche Individuen in einer gegebenen Situation wahrgenommen werden können, durch gemeinsame Geschichte, Ziele und Interessen verbunden sind und sich durch spezifische Normen, Regeln und Interaktionsmuster organisieren; die Gruppe ist durch Verbundenheit und Unterschiedenheit zugleich (distinction and unitedness) gekennzeichnet*“ (ibid. 132).

Hier ist also eine relativ komplexe Definition gegeben, die verschiedene Theorielinien und sozialpsychologische Untersuchungsergebnisse zusammenführt und die für diese Supervisionsgruppe, die vielleicht ein *Team* ist oder es zumindest noch werden soll, wichtige Bestimmungsmerkmale bietet: Alle Beteiligten arbeiteten im „niedrigschwelligen“ Angebot einer Kontakteinrichtung der Drogenarbeit. Sie nehmen sich selbst als in diesem Kontext gemeinsam Arbeitende wahr und werden von den übrigen Mitarbeitern der Beratungsstelle als Gesamt in dieser Einheit wahrgenommen. Sie haben auch schon eine – wenn auch nicht lange – gemeinsame Geschichte. Ihre Ziele und Interessen sind wenigstens im groben abgestimmt (Drogenarbeit, Supervision). Spezifische Normen und Interaktionsmuster müßten noch festgestellt werden. Die Teilnehmer sind miteinander verbunden und sind natürlich auch als Einzelpersonen präsent.

Der Arbeitsplatz dieser Mitarbeiter – zur Mehrzahl Berufsanfänger und ABM-Kräfte – ist äußerst belastend. Es gibt wenig Erfahrung mit der Arbeit in Notschlafstellen, in Kontaktläden, Straßencafés, im Street-Work. Die *Ziele, Werte* und *Normen* müssen also schon gewichtig sein, damit durch sie in dieser unsicheren Situation *Stabilität* vermittelt werden kann. Die *Rollen* müssen klar umschrieben sein, damit gute *Kooperation* möglich wird. Es muß *Kohäsion,* ein Zusammenhalt da sein, ein Identitätsgefühl, denn nur so können die Belastungen ausgehalten werden.

Mit Rücksicht auf derartige Überlegungen mag sich der Supervisor entschließen, seine Gruppendefinition zu modifizieren:

„Eine Gruppe von Menschen ist ein relativ zeitkonstantes (1) Interaktionssystem (2), mit einem spezifischen Status- und Rollengefüge (3), einem verbindenden Wertesystem (4) und Zielhorizont (5) sowie gemeinsamen Ressourcen (6), wodurch ein eigenes Gruppengefühl und Gruppenbewußtsein (7) möglich wird, auf Grund dessen im Verein mit Identitätsattributionen aus dem sozialen Umfeld (8) eine Gruppenidentität (9) aufgebaut werden kann."

Wir haben hier 9 Faktoren, die für die Beurteilung der Situation dieser Gruppe bei einem mehrperspektivischen Blickwinkel bedeutsam sein können. Die Gruppe ist relativ zeitkonstant (1). Sie bricht nicht nach drei Wochen auseinander. Ihre Aufgabe ist so angelegt und ihre Situation so abgesichert, daß die Mitglieder über längere Zeit miteinander arbeiten können. Sie ist ein Interaktionssystem (2); geregelte Interaktionen sind für ihr Leben erforderlich, und diese Regeln werden durch die Berufsrollen (3) und verschiedene Positionen (Status) – z.B. „auf ABM-Stelle", Festangestellter, Zivildienstleistender, Praktikant etc. – gewährleistet und durch Wertesysteme (4) abgestützt. Sind diese Wertesysteme verbindend, so fördern sie Interaktion und Kooperation in der Gruppe. Schließlich hat die Gruppe einen Zielhorizont (5). Sind die Ziele gut abgestimmt und Ressourcen vorhanden (6), kann an ihrer Realisierung – sofern realistisch festgelegt – gearbeitet werden. Die gemeinsamen Werte und Ziele und die Interaktionserfahrungen, d.h. die Erfahrung in der Zusammenarbeit, tragen dazu bei, daß sich ein spezifisches „Gruppengefühl und Gruppenbewußtsein" (7) bilden kann: „Wir sind die Leute in der niedrigschwelligen Arbeit". Und aus Gruppengefühl und Gruppenbewußtsein kann das Identitätsgefühl aufgebaut werden: „Wir machen hier eine neue, innovative Arbeit". Und auch von außen kommen Identitätszuweisungen (8). „Die machen offenbar eine interessante und nützliche Arbeit da im niedrigschwelligen Bereich". Beides, Selbst- und Fremdattributionen, ermöglichen Gruppenidentität (9).

Nun ist zu fragen, ob all dieses tatsächlich gewährleistet ist. Wo Momente dieser Gruppendefinition im Hinblick auf die gegebene, spezifische Situation nicht prägnant oder auch defizient sind, wird dies der Gruppe bewußt gemacht werden müssen, und es sollten gemeinsam Möglichkeiten erarbeitet werden, wie man das Fehlende beschaffen und das schlecht Funktionierende verbessern und verändern kann. Aber ist diese Gruppe schon ein *Team*? Nun, ein Team ist eine Gruppe im Sinne der oben aufgeführten Definition. Aber es ist noch mehr, es kommen neun weitere Faktoren hinzu:

„Ein Team ist eine in einen definierten institutionellen Rahmen (1) eingebundene Gruppe von Mitarbeitern (2), die eine fest umrissene, oft komplexe Aufgabenstellung (3) im Hinblick auf ein bestimmtes Feld (4) und eine spezifische Population (5) hat. Diese Aufgaben sind kooperativ und unter Nutzung und Koordinierung personaler (6) und institutioneller (7) Ressourcen im Sinne der Zielsetzungen (8) der Institution und ihrer Auftraggeber (9) zu bewältigen."

Nun, unser „*Team*" ist als Mitarbeiter*gruppe* (2) in einen institutionellen Rahmen (1), den der Beratungsstelle, eingebunden, und es hat eine spezifische Aufgabenstellung (3), die in der Tat komplex ist, nämlich „niedrigschwellige Arbeit" für eine bestimmte Population (5), Drogenabhängige in einem problematischen Feld (4). Um dieser Aufgabe (3) gerecht zu werden, sind Koordination und Kooperation unerläßlich, und es ist die Frage zu stellen, ob die institutionellen (7) Ressourcen (Know-how, Mittel, Personalstellen) und die personalen (6) Ressourcen (Berufserfahrung, Ausbildung, Motivation, Bewältigungsvermögen, persönliche Standfestigkeit) ausreichen, um die anstehenden Probleme zu bewältigen. Die Aufgaben kommen einmal aus dem „Feld" (4), von der Notlage der Patienten und Klienten (5) her, zum anderen von der Motivation und den Interessen der Mitarbeiter (6) und natürlich – ein gewichtiger Punkt – von den Zielsetzungen der Institution (8), ihres Trägers und der dahinterstehenden politischen Kräfte (9).

Es ist zu hoffen, daß diese Zielsetzungen und der sich aus ihnen ergebende Auftrag klar umrissen und leistbar ist, also bewältigt werden kann, und daß er mit den Erfordernissen des Feldes (4) und der Zielgruppe (5) kompatibel ist. Ist dies nicht gewährleistet, werden das Team und die Teammitglieder (darunter unser Berater) Mühe haben, die vorfindlichen, selbstgestellten und fremdverfügten Aufgaben zu bewältigen und gar sich als Team zu konstituieren. Auch in die Teamdefinition, die auf der Grundlage der schon komplexen Gruppendefinition gegeben wurde, gehen also bestimmende theoretische Vorannahmen ein, wobei wiederum ein *multitheoretischer* Bezug hergestellt wurde.

Dem Supervisor stehen hier erhebliche Probleme ins Haus: die Probleme eines Teams, das noch keines ist, das sich erst finden muß, genügend Kooperation aufbauen muß, um seinen Auftrag zu bewältigen. Wahrscheinlich muß es auch noch die Aufgaben präzisieren, eingrenzen, abstimmen, Ressourcen und Anforderungen abwägen, die Motivation der Mitarbeiter und den institutionellen Auftrag soweit synchronisieren bzw. harmonisieren, daß eine Arbeitsgrundlage gefunden werden kann, damit es nicht in den *„Burn-Out"* gerät (*Petzold* 1989b), denn eine *Ziel-Mittel-Divergenz*, ein Auseinanderklaffen von Motivation und Auftrag, Anforderungen und Ressourcen, verbunden mit „zeitextendierter Überlastung" (dieses Buch, S. 469) und Fehlen von spezifischen Coping-Strategien führen oft zum Burn-Out. Der Supervisor muß hier aus seiner professionellen Erfahrung und seiner theoretischen Auseinandersetzung mit den verschiedenen Burn-Out-Modellen (die er wiederum auf die spezifische, vorfindliche Situation zupassen muß – eventuell erneut durch Konzipierung eines integrierten Modells, vgl. idem 1989h) zur Abwendung oder Bewältigung von Überforderungssituationen einzelner Mitarbeiter und des Teams insgesamt beitragen. Wahrscheinlich ist mit der Supervision sogar gerade aufgrund des Faktums begonnen worden, daß das Team am Rande des *Burn-Out* manövrierte und mit der Situation ohne äußere Hilfe nicht mehr fertig wurde. Zur supervisorischen Begleitung der Teamarbeit und zur Förderung der Kooperationsfähigkeit wird höchstwahrscheinlich als Aufgabe des Supervisors die der Krisenintervention, der Entlastung und die der Weiterbildung hinzukommen. Nehmen wir an, wir finden ein „Team" vor, das bislang keine Chance hatte, sich wirklich zu finden, das von den Ressourcen her schlecht ausgestattet ist, das sich eigentlich schon im *Burn-out* befindet, so wird die Aufgabe für den Supervisor wiederum darin bestehen, die komplexe Situation mehrperspektivisch zu diagnostizieren, d.h. die institutionellen Bedingungen zu untersuchen, die Situation des Teams insgesamt zu betrachten, sein Funktionieren als Gruppe und seine Substanz, was die Kompetenz der einzelnen Teammitglieder anbelangt. Er wird gemeinsam mit diesem Team

Bewußtseinsarbeit im Hinblick auf diese Zusammenhänge leisten müssen, exzentrische Positionen schaffen, damit die den „*Burn-Out*" bewirkenden Faktoren herausgearbeitet werden und – soweit dies möglich ist – im Rahmen des Teams und unter Einbeziehung der Trägerinstitution geändert werden können. Ohne ein komplexes, theoretisch wie praxeologisch mehrperspektivisches Modell der Teamarbeit und des „Burn-Out" ist die vorfindliche supervisorische Aufgabe nicht zu leisten. Ich habe im übrigen ein solches integratives Modell des *Burn-Out* (*Petzold* 1989h, 1993g) erarbeitet. Es verbindet ressourcentheoretische, kompetenztheoretische und streßtheoretische Konzepte mit Modellen zum Überforderungserlebnis (idem 1968b), zum „social support" (*Schuch* 1990), „locus of control" (*Mayring* 1986) und zur „erlernten Hilflosigkeit" (*Jerusalem* 1990; *Filipp* 1990).

Solche „schlauen Modelle" zur Verfügung zu haben ist eine Sache (Ressourcendimension), mit ihnen als „Folien" angemessene Situationsdiagnosen erarbeiten zu können eine andere (Kompetenzdimension), noch eine andere ist es, auf Basis von all diesem Interventionen zu finden (Performanzdimension), die greifen – nicht zuletzt, weil sie auf einem *gemeinsamen* Verstehenshintergrund kooperativ erarbeitet wurden. Der Supervisor hat sicher einen Vorsprung an Erfahrung und theoretischem und methodischem Wissen (=*Kompetenz*); aber er sollte auch in der praktisch-interventiven Umsetzung (=*Performanz*) ein Modell bieten. Seine besondere Expertise muß indes darin liegen, seine Ressourcen, Fähigkeiten und Fertigkeiten so einzusetzen, daß er die Gruppe an der Arbeit weitestgehend mitbeteiligt. Dies ist nicht nur eine Frage der supervisorischen Ethik (*Schreyögg* 1986; *Petzold* 1990m), sondern eine Frage der supervisorischen Zielsetzungen, die nicht darin bestehen können, daß ein Super-Experte mit dem großen Durchblick und der brillanten Interventionstechnik die Dinge regelt, sondern darin, Teams in der Bewältigung der eigenen Probleme und in der Handhabung ihres Aufgaben- und Handlungsbereiches arbeitsfähig zu machen, ihre Fähigkeiten (Kompetenzen) und Fertigkeiten (Performanzen) zu entwickeln und zu fördern. Um dies zu gewährleisten, muß der Supervisor daran arbeiten, die Fähigkeit zur „*joint competence*", zum Zusammenführen aller Kompetenzen an Wissen, Können, Motivation, Durchhaltevermögen, menschlicher Integrität etc. aufzubauen, die Fähigkeit zum „*Exchange helping, Exchange learning*" innerhalb des Teams zu fördern (*Petzold, Schobert, Schulz* 1991), die *Sinnerfassungskapazität* zu entwickeln und die Exzentrizität auszuweiten. Weiterhin wird er dem Team das *Interventionsinstrumentarium* des Integrativen Ansatzes, die *Methoden, Formen, Techniken, Medien, Strategien* usw. (vgl. Abb. 4 und dieses Buch, S. 507ff) zur Verfügung stellen und allmählich erschließen.

Dies alles erfordert den Aufbau von *Mehrperspektivität*. Deshalb wird der Supervisor die Teilnehmer seiner Supervisionsgruppe mit dem „Modell der Mehrperspektivität" (*Petzold* 1970c; *Frühmann* 1986, 1990, 92 und Abb. 3) vertraut machen, wird ihnen exemplarisch in der Untersuchung der eigenen Teamsituation und der Situation des Aufgabenfeldes zu verdeutlichen suchen, was *mehrperspektivisches Sehen* und disziplinübergreifendes Denken, „*atmosphärisches Erfassen*" und „*szenisches Verstehen*" heißt. Seine Gruppenarbeit muß auf das Team als ganzes und auf das einzelne Teammitglied, auf die Institution und auf das Feld mit seinen Populationen gerichtet sein. Im Rahmen seiner supervisorischen Arbeit muß eine Sensibilisierung für *pluriformes Denken* (*Petzold* 1991a, 1988n) und die Bedeutung *transversaler Vernunft* (*Welsch* 1987) erfolgen, eine Relativierung einengenden Schulendenkens mit seiner Fixierung an dogmatische Metanarrative (*Lyotard* 1983). Es muß ein Freiraum des Denkens, müssen Spielräume des Handelns eröffnet werden, wodurch die *Exzentrizität* des Teams insgesamt und jedes einzelnen Teilnehmers zunehmen, die *Bewußtheit* von Handlungszusammenhängen im Aufgabenfeld und in den Institutionen wachsen und *Unbewußtheit* abnehmen kann. Um diesen Vorgang deutlich zu machen, greife ich auf ein Modell zur „Mehrperspektivität und Exzentrizität der Gruppe" zurück (Abb. 5), das ich 1970 für therapeutische Gruppenarbeit entwickelt hatte, das sich aber auch nahtlos auf die Arbeit in Supervisionsgruppen übertragen läßt (wenn statt Therapeut Supervisor und statt Patient Teammitglied eingesetzt wird).

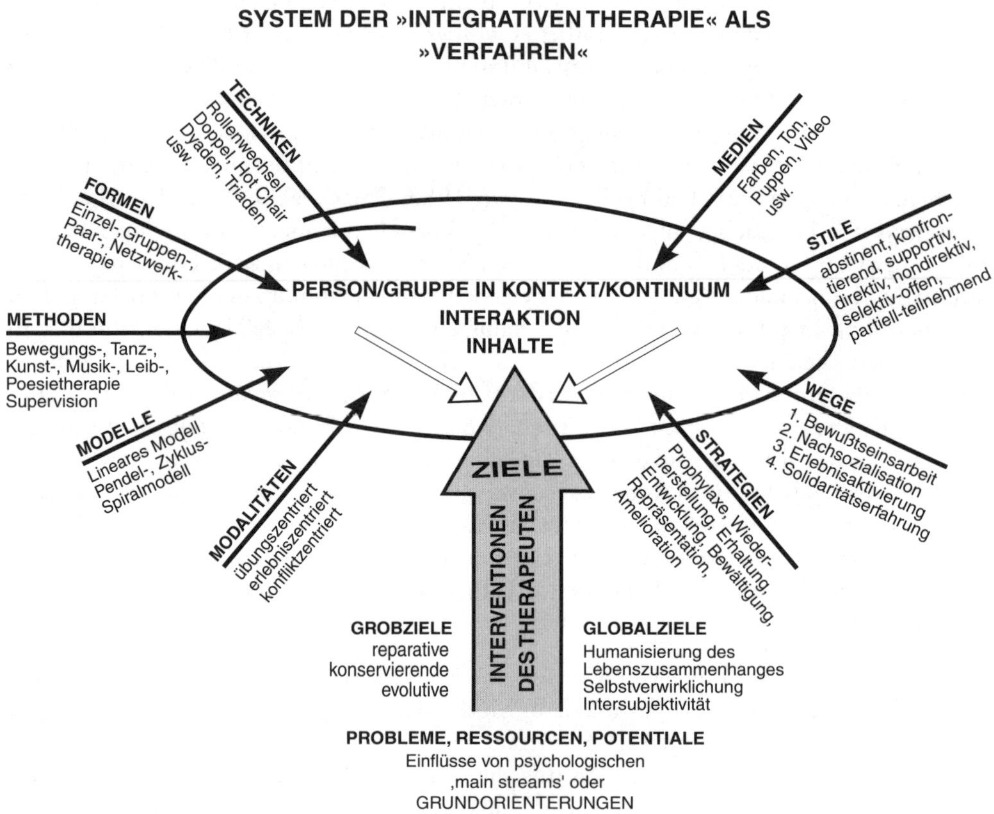

Abb. 4: System der Integrativen Therapie als Verfahren. Vgl. die Erläuterungen im Text S. 507ff.

Abb. 5: Mehrperspektivität und Exzentrizität in der Gruppe in der psychotherapeutischen, soziotherapeutischen und supervisorischen Arbeit (aus: *Petzold* 1970c)

Therapiebeginn
1 Patient (involviert)
2 Therapiegruppe (involviert)
3 Therapeut (exzentrisch)
4 Kontext

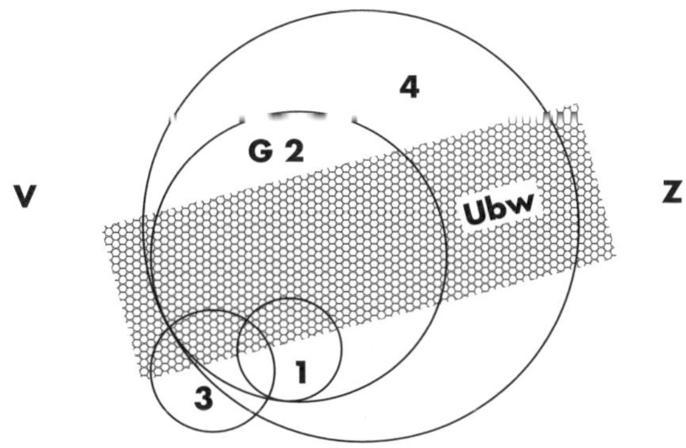

Therapieende
1 Klient (exzentrisch)
2 Peergruppe (exzentrisch)
3 Therapeut (exzentrisch)
4 Kontext

V = Vergangenheit, G = Gegenwart,
Z = Zukunft
Ubw = Unbewußtes

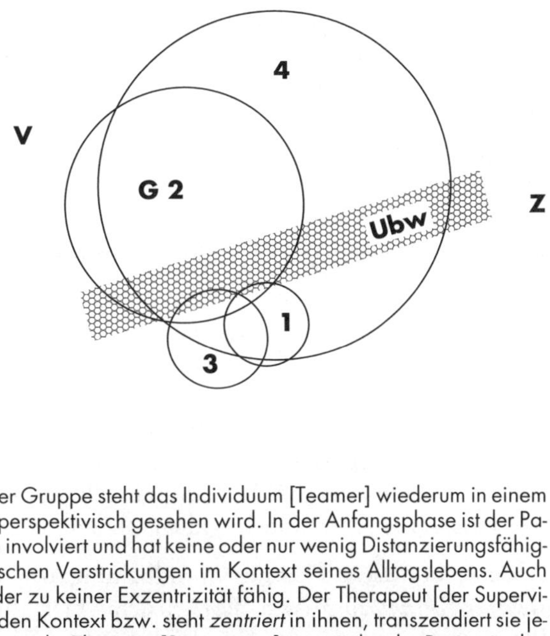

Legende zu Abb. 5:
„Im therapeutischen supervisorischen Kontext der Gruppe steht das Individuum [Teamer] wiederum in einem gestaffelten Figur-Hintergrund-Bezug, der mehr-perspektivisch gesehen wird. In der Anfangsphase ist der Patient [Teamer] in der Gruppe [im Team] gänzlich involviert und hat keine oder nur wenig Distanzierungsfähigkeit gegenüber der Gruppe und seinen neurotischen Verstrickungen im Kontext seines Alltagslebens. Auch die Patientengruppe [das Team] ist zu wenig oder zu keiner Exzentrizität fähig. Der Therapeut [der Supervisor] hingegen berührt die Patientengruppe und den Kontext bzw. steht *zentriert* in ihnen, transzendiert sie jedoch gleichzeitig in *exzentrischer Position.* Gelingt die Therapie [Supervision], so wächst der Patient in den Klientenstatus [den Status eines kompetenten Teammitglieds], der durch ein höheres Maß an Zentriertheit und Exzentrizität gekennzeichnet ist, und es verwandelt sich die Therapiegruppe in eine Peergruppe, die gleichzeitig zu dem einzelnen, zu sich selbst, zu dem Therapeuten [zum Supervisor] und zum Kontext in Distanz zu gehen vermag, also an Exzentrizität gewonnen hat. Damit verbunden ist eine Zunahme von Bewußtheit, ein Abbau von Unbewußtheit. Wo Übertragungen waren, sind Beziehungen geworden.
Der Therapeut hat in seiner Arbeit Patient, Gruppe, Kontext und sich selbst hier und jetzt wahrzunehmen und zu verstehen und im aktualen Verhalten Implikate bzw. Äußerungen *unbewußter Dynamik* aufzuspüren (*Petzold* 1970c)." (Die Einfügungen in eckigen Klammern dienen der Adaptierung dieses Textes an die Supervisionssituation.)

Mehrperspektivität in der und durch die Supervision und die Befähigung zu differentiellem, mehrdimensionalem Handeln auf der Grundlage von Mehrperspektivität muß als die wichtigste Aufgabe supervisorischer Tätigkeit gesehen werden. Dies ist jedenfalls die Auffassung im Ansatz „Integrativer Supervision".

Der Begriff der *Mehrperspektivität* konnte hier auf knappem Raum nur umrissen, die Art und Weise, wie *Mehrperspektivität* in der Praxis eingesetzt wird, nur skizziert werden. Dabei wurden viele Begriffe der Integrativen Therapie, die als Bezugsverfahren dient, kurz angesprochen. Sie müssen an anderem Ort weiter supervisionsspezifisch ausgeleuchtet werden. Für Begriffe wie Atmosphäre (idem 1989f, 1990p), wie Übertragung, Beziehung und Deutung (idem 1980g, 1988o), Begriffe wie Sinnerfassungskapazität oder szenisches Erfassen (idem 1988p, 336f), den Begriff des *Prozesses* im Integrativen Ansatz (*Eisler-Stehrenberg* 1990), muß auf die bestehende Literatur verwiesen werden, die von mir und meinen Kolleginnen und Mitarbeitern, aber auch von den Absolventen und Absolventinnen im Ausbildungszweig Supervision an FPI und EAG erarbeitet wurden (*Petzold, Sieper* 1993, 727). Vieles bleibt auch noch auszuarbeiten. Die Konzepte des *„heraklitischen Flusses"* und der *Mehrperspektivität* machen dies erforderlich.

Ich möchte diesen Beitrag mit dem Verweis auf zwei Texte abschließen, die in diesem Band (II, 146ff, 274ff) abgedruckt wurden und die wichtige Konzepte zur Mehrperspektivität umreißen, wie sie nach dem Verständnis des Integrativen Ansatzes im soziotherapeutischen, psychotherapeutischen und supervisorischen Handeln zum Tragen kommen sollten. Der Text von 1970 (S. 274-275) macht eine theoretische Position und eine methodische Zugangsweise deutlich, die schon vor 25 Jahren umrissen worden war und ihren Hintergrund in biographischen Zusammenhängen hat: der Aufgabe, unterschiedliche kulturelle Welten zu verbinden (*Petzold* 1965; idem, *Petzold-Heinz* 1985; *Petzold, Schobert, Schulz* 1991). Es zeigt dieser Text auch, wie ein konzeptueller Rahmen durch eine Grundidee bestimmt ist, die im Verlaufe eines Lebenswerkes ko-respondierend und kooperativ ausgearbeitet werden konnte und noch weitergeführt werden wird.

»*Mehrperspektivität* bedeutet, *gleichzeitig* unterschiedliche Ebenen und Phänomene zu betrachten. Sie zentriert in der eigenen Wahrnehmung und ist doch exzentrisch: gelebte Dialektik von Exzentrizität und Zentrierung. Diese schafft eine *engagierte Distanz* und ein *partielles Engagement*, Haltungen, die für jede therapeutische Arbeit unverzichtbar sind. Auf diese Weise wird es möglich, in atmosphärischem Erspüren und szenischem Verstehen komplexere Wirklichkeit zu erfassen, soziale Situationen, die *Phänomene*, ihren Text zu verstehen, ihre *Struktur*, ihren Hintergrund zu erfassen, d.h. das zu begreifen, was sich unter dem Blick der *‚Mehrperspektivität'* erschließt« (idem 1970c).

Es wurde in diesem Text die Grundhaltung, das theoretische Konzept und die Praxis der *Mehrperspektivität* umrissen, die nach dem Verständnis des Integrativen Ansatzes die Basis des therapeutischen – und natürlich gleichermaßen des supervisorischen – Handelns ist und seine Möglichkeiten, aber auch seine Grenzen aufzeigt, denn die Polymorphie der Wirklichkeit und der „heraklitische Fluß" entziehen sich einer letzen Überschau. Sie erlegen dem Supervisor die Verpflichtung zum *gemeinsamen Blick*, zu ko-respondierender Auseinandersetzung auf (idem 1989i) und verweisen ihn nachhaltig auf die Grenzen seines Tuns.*

* Ein Teil der Literatur dieses Beitrages konnte nicht in die Gesamtliteratur übernommen werden und muß in der Originalpublikation (1990o) aufgesucht werden.

„Leben ist Bewegung" – Überlegungen zu einem komplexen Bewegungsbegriff und zum Konzept der Kommotilität (1989h)

„... natural movement is a source of pleasure"
(*Berthoz* 2000, 137).

„... es liegt vielmehr in der Natur der Sache,
daß die Bewegung des Verstehens eine
umfassende und universale ist"
(*Gadamer* 1975, XVIII).

„Leben ist Bewegung, Bewegung ist Leben –
bewegtes Leben ist gutes Leben, gemeinsame
Aktion voller Spannung und Elastizität"
(*Petzold* 1970c, 1).

Der vorliegende zweite Band meiner ausgewählten Schriften macht in theoretischer Hinsicht, so hoffe ich, deutlich, was die ersten beiden Halbbände zur „**Integrativen Therapie**", die auf ihren methodischen Zugang, die „Integrative Leib- und Bewegungstherapie", zentriert waren, in praxeologischer Hinsicht vermitteln wollten: hier wird ein Verfahren vorgestellt, das im Fluß ist, dessen wesentlichstes Charakteristikum das einer *methodischen Suchbewegung* ist. Erkenntnis entsteht in der Bewegung des Erkennens zwischen Erkennendem und Erkanntem. Für die Theorien-, Modell- und Konzeptbildung gilt das gleiche Prinzip wie in der konkreten therapeutischen Arbeit und – weiter greifend – für den persönlichen Lebensvollzug des Menschen: das Prinzip einer *Ko-respondenz* (*Petzold* 1978c), die ein komplexes Gewebe von Bezügen wirkt durch Gedankenbewegungen, Gefühlsbewegungen, bewegtes Miteinander. Theorie ist nichts Statisches. Sie wird im Aufeinandertreffen verschiedener Erlebensströme, gedanklichen Strömungen aus dem Bezug zur Lebenswelt und zur Praxis geboren. Das Theorie-Praxis-Welt-Verhältnis ist eine Verbindung von Prozessen zu einer vielfältig zusammenspielenden Bewegtheit, einer *commotilité* (idem 1970c), die eben aus diesem Zusammenspiel schöpferisch wird (idem 1990b). Auseinandersetzung mit Theorie erfordert *Ko-kreation* (idem 1971k; 1990b; *Iljine* 1990), und das ist mehr als Aneignung, erfordert gemeinsame Such- und Gedankenbewegungen, geistige Beweglichkeit und – wird man von Ideen angeregt – auch emotionale Flexibilität, ja eine leibliche Bewegtheit. Das peripathetische Philosophieren der Antike macht die Verschränkung von Gedanken- und Körperbewegung und die Kommotilität der gemeinsam Nachsinnenden in beeindruckender Weise deutlich.

Der Bewegungsbegriff der Integrativen Therapie und Agogik ist vielfältig. Er zentriert auf die Verschränkung von Wahrnehmung und Handlung (*J.J. Gibson*), auf dynamische, nonlinear organisierte Koordination (*N.N. Bernstein, S. Kelso, A. Berthoz*), auf Verbindung von Psychischem und Motorischem (*H. Wallon*), aber er begrenzt sich nicht auf „bloße Lokomotion", die Fortbewegung eines Dingkörpers von einer Stelle im Raum zu einer anderen. Er ist auf das Lebensphänomen „Bewegung" gerichtet, schließt an die „Grundbewegtheit des Daseins" (*Gadamer* 1977, XVIII; *Heidegger* 1977, 12, 142) an: die *„e-motio"*, die nach außen in die Welt gerichtete Bewegung des berührten, affizierten Leibes. Sie schließt gedankliche Beweglichkeit, die *„movements of thought"* ein. Geistige Regsamkeit und innere Bewegtheit, die Bewegungen im sozialen Miteinander, Zu-neigungen oder Ab-neigungen, Hin-wendung oder Weg-wendungen ... diese Formulierungen verweisen auf die ganze Breite eines solchen Bewegungskonzeptes, das die intrapersonale und die interindividuelle Ebene einbezieht, den Mikrobereich wie den Makrobereich.

Schauen wir auf das Phänomen „Bewegung" mit einer makrosystemischen Perspektive, so kommen die „historischen Bewegungen", die *„social movements"*, die *„courants d'esprit"* in den Blick. Auch wir als *Leib- und Bewegungs(psycho)therapeuten* gehören solchen Strömungen an. Wir sind eine *„Bewegung"* und damit gehen wir in der Selbstdefinition über die einer umschriebenen, psychotherapeutischen Schule – wir verstehen uns natürlich *auch* als solche – hinaus. Eine *Bewegung* ist mehr als eine Schule. Es sei nur auf die von *Freud* ins Leben gerufene „psychoanalytische Bewegung" verwiesen. Die auf den Leib bzw. Körper bezogenen Psychotherapieverfahren, die Tanz- und Bewegungstherapie, Sensory Awareness und Atemarbeit, all diese vielfältigen Richtungen können als Ausdruck einer *Bewegung* gesehen werden, die begonnen hat, den Menschen als ganzen in seiner leiblichen Bewegtheit und seiner bewegten Leiblichkeit zu sehen und ernst zu nehmen, den „heraklitischen Menschen" (*Petzold, Sieper* 1988b, *Petzold* 1988c, 1991g; dieses Buch S. 351ff), der auf dem Wege ist: zu sich selbst und zum anderen, *homo viator* (*Marcel* 1949). Bewegung heißt Aktivität in einer gegebenen Gegenwart, heißt immer auch Herkommen und stets auch Fortgang. *Vergangenheit, Gegenwart* und *Zukunft* kennzeichnen „Bewegung im Ablauf". Diese Zeitstruktur unseres Bewegungskonzeptes (*Petzold* 1981e, h) verlangt von uns, den Lebensweg in seiner Gesamtheit in den Blick zu nehmen, Anfang und Ende, Geburt und Tod und die ganze Erstreckung, die zwischen diesen beiden Extrempolen menschlicher Existenz liegt (idem 1984c; *Lückel* 1981). Doch diese Aussage steckt nicht nur einen Rahmen für therapeutische Verstehensprozesse und Handlungsstrategien ab, sondern verweist auf eine Lebensorientierung, für die die Offenheit des Horizontes, die Vielfalt von Zielen und Wegen kennzeichnend ist. Eine solche *„philosophy"* spannt einen weiten Freiheitsraum aus. Sie bietet – vordergründig gesehen – wenig Sicherheiten, und das macht Angst. Die Menschen haben die Tendenz, sich an gut ausgezeichnete, gradlinige Straßen zu halten. Die Schönheiten abgelegener Routen, verborgener Pfade gehen ihnen dabei verloren. Integrative Leib- und Bewegungstherapie vertritt eine Lebenshaltung, die bewußt auf „Trassen ohne Abfahrten" und mit festlegenden Ausschilderungen verzichtet. *Gewißheit* muß auf andere Weise gewonnen werden: durch die Erfahrung, daß man gehen kann und daß man nicht alleine gehen muß – meistens zumindest. Und sollte es einmal einsame Strecken geben, so wandern in Gedanken Menschen mit, mit denen wir so manches Stück Wegs gegangen sind – in ihren und in unseren Erinnerungen. Verirrungen, Verlassenheiten, Verlorensein, dem können wir durch Weggenossen begegnen. Die Sicherheit, die Wege beschreiten zu können, die Gewißheit, Rastplätze zu finden, die Gefährtenschaft auf dem Lebensweg mit seinen zuweilen gradlinigen, zuweilen verschlungenen Pfaden – das alles bietet die Chance, daß wir uns nicht in die vermeintlichen Schutzräume starrer Umfriedungen flüchten. Sie erweisen sich in der Regel dem Fluß der Zeit nicht gewachsen. *Nichts ist festzuhalten!* Der Versuch etwas, sich oder Andere zu fixieren, wird mit Erstarrung teuer bezahlt: mit dem Verlust der Lebendigkeit, der Verhinderung der Bewegung in das eigene Innere, die Tiefen des „*homo absconditus*", des unauslotbaren Menschen (*Petzold* 1983e), mit der Blockierung der Bewegungen in die Tiefe des anderen durch Begegnung, Beziehung, Bindung (dies sind – betrachtet man die eingeschlossenen Verben – Formen bewegten Miteinanders, vgl. S. 795ff). Der Preis der „Sicherheit durch Fixierung" ist der Verlust der Bewegung in den sozialen Raum und in die Weiten der Lebenswelt, ist letztlich der Verlust von Lebendigkeit, denn nochmals: „*Leben ist Bewegung.*"

Bewegung ist gerichtet, auf den Raum bezogen. Die Intentionalität des „lebendigen Leibes-in-Bewegung" weist seine Weltverbundenheit aus, das, was *Merleau-Ponty* (1945/1966) als „*être-au-monde*" bezeichnete und was mit *Levinas* (1947, 1963) immer auch ein „*être à l'autrui*" bedeutet. Diese für unsere therapeutische und lebenspraktische „*philosophy*" grundlegenden Gedanken, die mit *Gabriel Marcel* eine ontologische Dimension (dieses Buch, S. 422ff) bekommen – Existenz ist Koexistenz, Sein ist Mitsein –, gründen in einer primordialen Relationalität und einer *Kommotilität*, die sich bis in die Mikrostrukturen der Materie hinein findet und das physikalische, biologische, soziale Raum-Zeit-Kontinuum umfaßt, das durch Bewegung gefüllt wird: Bewegungen, die Räume durchmessen und Zeiten umspannen, Bewegungen, die Verbindungen, Verknüpfungen ermöglichen, Differentes in seiner Verschiedenheit ausweisen und Integrierbares zu Zusammenhängen verschweißen (*Orth* 1993; *Petzold* 1993o). *Kommotiliät* ist für die Stiftung von Sinn (*consensus*) unerläßlich: *Sinn* als Ausrichtung und Orientierung (Uhrzeigersinn, Drehsinn, *sens unique), Sinn* als verknüpfende Hin-und-Her-Bewegung (Sinngewebe, *sens de l'étoffe*), *Sinn* als mikro-, meso-, makro-, megaökologische Größe.

Ökologie, das Wissen um das Haus, den Haushalt, ist ein eminent sinnträchtiges Konzept. Der Haushalt der Lebenswelt aber wird uns allein zugänglich, wenn wir ihn wahrnehmend durchmessen, ihn er-*fahren*, ihn gleichsam erwandern, um ihn auf diese Weise kennenzulernen, Erkenntnis zu gewinnen. Dies ist kein einsames Unterfangen, wie die Begriffe *consensus, conscientia, connaissance* sinnfällig machen. Die Bewegungen des Lebens sind immer „Bewegungen *mit*": das Ich *mit* dem Du, das eine *mit* dem anderen. Die Betrachtung des menschlichen Lebens von Zeugung und Geburt bis zum Tod zeigt uns diese „*convivacité*", durch die Erfahrung als gemeinsam Erfahrenes gekennzeichnet wird.

Derartige, eher philosophisch ausgerichtete Überlegungen konkretisieren sich in der therapeutischen Praxis, sie bestimmen diese und werden durch sie zugleich bestätigt. Sie werden überdies durch entwicklungspsychologische Forschung gestützt (*Osofsky* 1987; dieses Buch, S. 529-548). Das intrauterine, pränatale Miteinander ist *Kommotilität*, lange bevor die Kindsbewegungen für die Mutter bewußt spürbar werden. Das Konzept der „*commotilité*", das von mir Ende der sechziger Jahre entwickelt wurde (*Petzold* 1970c), ging von der Beobachtung und Erfahrung grundsätzlicher Lebensphänomene als Bewegungsaktionen aus: von der nonverbalen Interaktion zwischen Eltern und ihren Säuglingen, Kleinkindern, Kindern (*Pecht-*

mann, Deutsch 1980; *Papoušek* et al. 1987), von Spielsituationen unter Kindern, durch die Beobachtungen von Gruppen- und Mannschaftsspielen, in denen die Bewegungen des einen auf die Bewegungen des Anderen höchst präzise abgestimmt sind, durch die lebendige Erfahrung des Tanzes, der die Bewegungen von Paaren und Gruppen „synchronisiert", aber auch durch Beobachtungen und Erleben der traumwandlerisch sicheren Orientierung von Menschen im bewegten Gewühl, etwa eines vorweihnachtlichen Einkaufssamstags (*Schmitz* 1989)! In all diesen Situationen stellen wir fest, daß der sich bewegende Leib sich „mit der Welt" bewegt, mit ihren Gegebenheiten, daß Bewegung sich ausrichtet an den Bewegungen anderer Menschen, sie vorwegnehmend, Reaktionen antizipierend. Es erfolgen Feinabstimmungen und Ko-orientierungen in der Wahrnehmung, Koordination in den Aktionen – in der motorischen Performanz wie in der emotionalen Reaktion –, in der gedanklichen Ausrichtung, wie in situativen Bewertungen. Das alles, wie es z.B. in jedem Spiel zwischen Kindern geschieht, in *vielfältig abgestimmter Aktion*, kann mit einem verknappten Bewegungsbegriff nicht expliziert werden, sondern erfordert das komplexe Konzept der Bewegung, wie es für die Integrative Bewegungstherapie charakteristisch ist. Die *Kommotilität* ist nicht nur die in der Tat äußerst wichtige *motorische Mitbewegung* (sie ist die Grundlage für alle anderen Dimensionen des komplexen Bewegungsbegriffes), sie ist auch Ausdruck eines „*social interplay*", das alle, die an ihm beteiligt sind, untereinander abstimmt und koordiniert. In der Kommotilität zwischen dem Ungeborenen und der Mutter (*de Vries* et al. 1982), der Mutter und dem Neugeborenen (*Brazelton* et al. 1974; *Bornstein* 1985, 1990; *Papoušek* 1987) wird ein Anfang für eine „Geschichte von Mitbewegungen" gemacht, eine „*coevolution*" (*Papoušek* 1991), die erst mit letzten Gesten zwischen dem Sterbenden und denjenigen, die ihn pflegen, begleiten (*Petzold* 1980a; *Sporken* 1979), endet. In der Interaktion zwischen Kindern, Liebenden, Spielenden, Tanzenden, aber auch zwischen Kämpfenden – die Budo-Künste zeigen dies eindrücklich (*Ting* 1980) – sehen wir fasziniert die minutiös ineinandergreifenden Aktionen, korrespondierende Bewegung, die ineinandergreift, Gegenläufigkeit in exakter zeitlicher Verschaltung, rhythmisches Zusammenspiel, das die Körper bis in die letzte Faser synchronisiert. Die Kommotilität findet sich als Grundphänomen bewegter Interaktion zwischen Menschen. Die Evolution der Sprache (*Liebermann* 1984), Mimik und Gestik eines engagierten Gesprächs, machen dies sinnfällig. Bei schweren psychischen und psychosomatischen Erkrankungen ist ein herausstechendes Faktum die Einschränkung oder Gestörtheit des bewegten Zusammenspiels, des Miteinanders in der Bewegung. In der Bewegungstherapie wird deshalb durch eine Vielfalt von Partnerübungen, mit Imitation, Synchronisation, Spiegelung o. ä. von Bewegung und Bewegungsabläufen gearbeitet und die empathische Vorwegnahme von Bewegungssequenzen gefördert. In der Tanztherapie kommt dem „Miteinandertanzen" herausragende Bedeutung zu. Mit zunehmender Kommotilität wächst in einem Patienten die Fähigkeit, sich einzustimmen, sich einfühlen zu können, und das heißt, es wächst seine Lebendigkeit, er gesundet. *Kommotilität* ist damit als ein Basisprinzip therapeutischen Handelns anzusehen und bestimmt das therapeutische Procedere des Integrativen Ansatzes, die praktische Arbeit in der Einzel- und Gruppentherapie nachhaltig. Sie ist nur als gemeinsame Bewegung, als gemeinschaftlich beschrittener Weg (*viation*) zu verstehen (*Petzold* 1988n, 228ff).

Das bewegte Zusammenspiel zwischen Menschen über die Lebensspanne hin als „Lebens*lauf*" kennzeichnet unsere Wirklichkeit, ja die entwicklungspsychologische Betrachtung des Erwerbs von Sprache (*Bruner* 1987), Welt- und Selbstbildern macht es wiederum deutlich

(*Vygotsky* 1978): menschliche Wirklichkeit wird aus diesem Zusammenspiel, den ko-kreativen Akten zwischen Mutter und Kind und Kindern untereinander gestiftet (*Fronick* 1982; *Stern* 1985, 1977). Diese Ko-kreativität (*Petzold* 1971k; *Iljine* 1990) macht die Wirklichkeit konkret. Konkretionen sind gemeinsam Geschaffenes, Erschaffenes, Frucht bewegten Miteinanders. Das *coire* in der Liebe, im *coitus*, verdeutlicht diese Zusammenhänge in äußerst plastischer Weise.

Leib- und Bewegungstherapie, so wie wir sie verstehen – es sei erinnert: sie schließen Somato-, Psycho-, Nootherapie und soziale und ökologische Interventionen ein (*Petzold* 1988n, 185ff) –, ist dem Leben verpflichtet, dem Miteinanderleben im „Haus der Welt". Sie ist an den Prinzipien der *Kommotilität* und der *Ko-kreativität* orientiert.

Vor diesem Hintergrund soll versucht werden, durch drei, bestimmte Aspekte betonende und sich ergänzende, teilweise überschneidende Definitionen, das Phänomen Bewegung zu fassen (vgl. *Petzold, Orth* 1993e).

> »Menschliche *Bewegung* ist die aufgrund der genetisch vorgegebenen, sensumotorischen Organisation des Körpers und seinen ökologischen, sozialen und kulturellen Prägungen ausgebildete *Lebens- und Ausdrucksform eines konkreten Subjekts*, die es durch den Aufforderungscharakter (*affordance*) eines gegebenen Kontextes/Kontinuums in jeweils einzigartiger Weise aktualisiert.«

> »In der *Bewegung* zeigt sich die Befindlichkeit der biographisch gewordenen Persönlichkeit eines Menschen im Zusammenspiel (*commotilité*) mit den Gegebenheiten seiner Situation und seiner Geschichte, an die er sich *autoplastisch* anpaßt, in die er sich *ideoplastisch* einpaßt oder die er kooperativ in *alloplastischer* Weise verändert.«

Autoplastische Bewegungen sind nicht unbedingt als destruktiv oder negativ zu sehen, weil Leiblichkeit und Bewegungspotential über eine Plastizität verfügen, über eine gewisse Formbarkeit, die allerdings zur Deformation degenerieren kann (*Petzold* 1990b), indem das Leib-Selbst fremdbestimmte Gestaltungsimpulse in einem Maße absorbieren muß, die seine Identität disfigurieren und seine Potentiale verkrüppeln.

Ideoplastische Bewegungen geben den Aktivitäten des „Ich" Spielraum. Sie stellen die selbstbestimmten Formungsprozesse in das Zentrum, Impulse, die nicht nur als Widerfahrnis erlitten werden, sondern eine aktive Eigengestaltung des Selbst und des Kontextes erkennen lassen.

Alloplastische Bewegungen wirken gestaltend in die Welt als die Situationen und Gegenstände formende Aktivitäten des *Selbsts* und des *Ichs* in kooperativen Unternehmungen mit anderen Subjekten. Natürlich ist auch hier eine Gefährdung gegeben, wenn die Gestaltung der Welt eine deformierende Qualität gewinnt. Das geschieht meist, wenn nicht mehr wahrgenommen wird, daß Leib und Welt *koexistieren*, daß sie in einer Textur verwoben sind, und eine kolonisierende Alloplasie auch immer in destruktiver Weise auf den Leib des Gestalters zurückschlagen wird, weil sie Verdinglichung, Entfremdung, Devolution produziert (*Petzold* 1986h, 1993d).

Vor dem Hintergrund dieser Überlegungen kann noch eine weitere Bestimmung von *Bewegung* versucht werden:

> »In der Bewegung liegen die Möglichkeiten des Leibsubjektes, sich unter Ausschöpfung der Potentiale seiner Wahrnehmung, Mobilität, Expressivität, seiner Einbildungskraft, Gefühle, Stimmungen, Bedürfnisse im sozialen Kontext zu artikulieren und die Welt in *funktionaler, kommunikativer* und *ästhetischer* Hinsicht zu gestalten.«

In *funktionaler Hinsicht* erledigt Bewegung zu leistende Arbeit, in *kommunikativer Hinsicht* vermittelt sie Informationen, in *ästhetischer Hinsicht* ermöglicht sie die Gestaltung vorfindlicher Materialien in einer Weise, daß sie eine künstlerische Ausdrucksqualität gewinnen (vgl. *Petzold, Orth* 1993c). In diesen drei genannten Situationen verbindet Bewegung vorgegebene Realität in einer „**kokreativen**" Art und Weise (*Petzold* 1990b; *Iljine* 1990), die strukturierte Zusammenhänge erkennbar werden läßt und den ihnen innewohnenden *Sinn* sichtbar macht.

Für Therapeuten und insbesondere solche, die im Verfahren der **Integrativen Therapie** mit ihren Schwerpunkten der Leib- und Bewegungstherapie ausgebildet sind, sind derartige Überlegungen nicht nur als Konzepte zu einer metatheoretischen Position zu verstehen. Sie haben für die Praxeologie, die praktische Arbeit mit Patienten und auch für die persönliche Lebensführung des Leib- und Bewegungstherapeuten Konsequenzen. Ein *heraklitisches Lebenskonzept*, die Offenheit für Veränderungen, Wandlungen, persönliche Metamorphosen (*Petzold* 1990b; *Petzold, Orth* 1990c) ... das sind eminent praktische Dimensionen, die über die theoretische Vision hinaus ins tagtägliche Leben eingreifen und dazu beitragen, den *„Alltag als Übung"* (*Dürckheim* 1964) und den *„Alltag als Experiment"* (*Petzold* 1970c) zu verstehen, zwei Dimensionen der Bewegtheit mit unterschiedlichen, sich ergänzenden Qualitäten. Sie entsprechen der *Dialektik von Zentriertheit und Exzentrizität*, die es im persönlichen Leben des einzelnen oder auch im Leben von Gruppen, ja in der Gesellschaft zu verwirklichen gilt. Das Leben – in all seinen Dimensionen – ist Bewegung, ist Prozeß. Sein Vollzug ist Widerfahrnis *und* Gestaltung zugleich, und je bewußter das Leben vollzogen wird, je aktiver die kokreativen Prozesse der Gestaltung von Menschen in die Hand genommen werden, desto größer ist die Chance, schicksalhaften Determinierungen zu entkommen, nicht, weil man sich der Illusion hingeben dürfte, durch Hyperexzentrizität, durch möglichst umfassendes Wissen und ultrakomplexe Bewußtheit alles steuern und bestimmen zu können, sondern weil die Grenzen unseres Wissens, unseres Bewußtseins und – damit verbunden – unserer Einflußmöglichkeiten klarer werden (idem 1977 II). Dieses allein schon hat eine veränderungswirksame Kraft. Sie ermöglicht uns, *mit* dem Strom des Lebens zu fließen und unsere Lebensbewegung aus unserem Herkommen in unserer Gegenwart zu einem Entwurf zu bringen (idem 1989d), der zu einer *guten Gestalt* und zu einer *bedeutungsvollen Form* führt (idem 1990b). Die Verbindung der Begriffe Bewegung, Gestalt, Form, Konzepte wie *„Lebensgestalt"*, *„Lebensform"*, *„Lebensstil"* zeigen, daß es hier nicht um eine starre Figur, um einen immobilen Hintergrund geht, sondern um eine *Verlaufsgestalt*, um eine *Verlaufsform*, eine Kette von Morphogenesen, Metamorphosen, die selbst wiederum zu einer übergreifenden Konfiguration führen. *Leben verlangt Form*, Lebensform, und die Bewegung ist der Prozeß, in dem Formgebung geschieht (ibid. 679ff, 686f) – wiederum in allen Bereichen des Lebens. Diese Mobilität, Kommotilität und Flüssigkeit (*fluency*) ist nicht ungefährdet. Eingrenzungen, Verhinderungen, Hemmungen, Beschneidungen bedrohen sie. Einflüsse der Entfremdung und Verdinglichung, der Verfestigung oder Mechanisierung. Mechanische Bewegung ist tot. Die Lokomotion, die Maschinen bewirken, können nie die Qualität von Lebendigkeit gewinnen. Vor der Bedrohung *multipler Entfremdung* (*Petzold* 1987d, 1993d; *Petzold, Schuch* 1991) muß der Mensch sich zu bewahren wissen. Beweglichsein und Beweglichbleiben ist hier Schlüsselfunktion. Leib- und Bewegungstherapie will dazu beitragen, daß körperliche, seelische, geistige und soziale Beweglichkeit wiedergewonnen werden kann, vorhandenes Potential einer derartigen komplexen Mobilität erhalten bleibt, ja daß es sogar wachsen und sich entfalten kann. Das umfassende Verständnis des Phänomens „Bewegung“, das für den Integrativen Ansatz kennzeichnend ist, zentriert damit nicht in abgehobenen, metatheoretischen Überlegungen. Es ist vielmehr an die konkrete Selbst-Erfahrung des „Leibes in Bewegung“ gebunden. Unter entwicklungspsychologischer Perspektive betrachtet heißt das, Bewegung eröffnet die Erfahrung von Raum und Zeit, und das sind die Koordinaten, in deren Schnittpunkt sich in sozialen Interaktionen Identität konstituiert (idem 1984i). So entwickelt sich Persönlichkeit in der Bewegung, in einem Lebens*lauf*. Komplexe Bewegungserfahrungen müssen deshalb den tagtäglichen Vollzug des Lebens in seinen vielfältigen Dimensionen unterfangen. Dies wird um so bedeutsamer, je mehr in der hochindustrialisierten Gesellschaft die natürlichen Bewegungsmöglichkeiten eingeschränkt werden oder verloren gehen: Arbeitsbewegungen, Bewegungen zu Fuß und zu Pferd von Ort zu Ort, aber auch Bewegungsaktivitäten in Spielen, Wettkampf, ritualisierte Bewegung bei Feier und Fest – sportive Aktivität und Disco-Dancing sind hier nur magerer Ersatz. Die naturwüchsigen Bewegungen waren in der Regel durch eine unmittelbare soziale Eingebundenheit gekennzeichnet, sie waren Sinnträger, sinngeladen, symbolträchtig (*Fritsch* 1988, dieses Buch, S. 676), Ausdruck von Traditionen, die sie weitertrugen. Bewegung als Vehiculum „kollektiven Gedächtnisses“ (*Assmann, Hölscher* 1988) hat eine andere Fülle als funktionalisierte Lokomotion. Bewegung, die der Bewegtheit des Lebens entfließt, vermag über den Strom der Tradition ihre originäre Qualität der „Natürlichkeit“ (*Buytendijk* 1956) zu überschreiten, Tiefe zu gewinnen und zum Gestus (*Jousse* 1974) zu werden. Diese Transformation von *Natur* in *Kultur* verliert indes den Konnex zur Natur nicht. Der Gestus im Tanz oder Ritual drückt das *Wesen* primordialen Bewegtseins aus, weil er an ihm teilhat. Das Sein ist nicht statisch, es ist Bewegung, *ens*. Das ist das ontologische Credo der Integrativen Therapie.

Die Verlaufsform macht deutlich, daß das Sein unlösbar an die Zeit verschweißt ist (*Heidegger* 1977). Die Zeiterfahrung in der Bewegung ist einerseits durch die Qualität der Erstreckung gekennzeichnet, der Dauer (*durée*), andererseits durch das Aufbrechen oder Hereinbrechen des Augenblicks (*kairos*), etwa in der spontanen Geste (*Bergson* 1948; *Petzold* 1981e). Es handelt sich hier um Grunderfahrungen, die gemacht werden müssen, damit wir die Welt verstehen, uns selbst verstehen, den Anderen verstehen, das Leben verstehen.

Die Formen der Bewegungsmeditation bzw. des meditativen Tanzes in den großen religiösen Traditionen: das taoistische T'ai Chi bzw. Kung Fu, das zenbuddhistische Aikido (*Nocquet* 1985), das Mukabele der Mevlevi-Derwische aus der islamischen Sufi-Tradition (*Wosien* 1972), die sakralen Tänze im Bereich der Frauenmystik des christlichen Mittelalters (*Berger* 1985) sind Niederschlag und Ausdruck solcher Erfahrungen und wurden dabei zugleich zu einem Medium, mit derartigen Bereichen des Erlebens in Kontakt zu kommen (*Lander, Zahner* 1987). Bewegung als meditative Praxis einerseits (*Petzold* 1983d) und der spontane, kreative Bewegungsvollzug im improvisierten Tanz oder auch Tanztheater (*Tufnell, Crickmay* 1990) andererseits mit dem Einbezug von emotionaler, geistiger und zwischenmenschlicher Bewegtheit, sind Ausdruck einer *Lebensphilosophie*. Sie gehören in das Leben derjenigen, die Integrative Leib- und Bewegungstherapie praktizieren, seien es Therapeuten, Patienten oder persönliches Wachstum suchende Menschen. Sie eröffnen ihnen ein Feld „lebendiger und bewegter Erfahrung“ ... jeden Tag aufs neue, für sich und gemeinsam mit anderen.

Eine solche Bewegtheit, Beweglichkeit, ein solches Bewegtwerden und Bewegen hat mit motorischem Aktivismus, Fitnessgymnastik, Airobic-Training nichts zu tun. Es ist nicht darauf gerichtet, die Körpermaschine für die Realisierung des Begehrens, für den Konsum und die *competition* funktionstüchtig zu halten, obgleich *Bewegung als Übung* und *Bewegung als Experiment,* wie wir sie im Integrativen Ansatz praktizieren, durchaus auch eine nachhaltige, gesundheitsfördernde Wirkung haben. Doch diese Wirkung ergibt sich gleichsam als Beiprodukt. Sie entfließt der natürlichen Bewegtheit des Lebens, der man verbunden ist und der man sich nicht entgegenstellt, sondern die man aktiv mitvollzieht. Nicht ohne Grund wird in der Ausbildung von Integrativen Leib- und Bewegungstherapeuten auch gewünscht, daß sie sich in ein Verfahren meditativer Bewegungspraxis vertiefen (z.B. Aikido oder T'ai Chi) und daß sie sich weiterhin mit Wegen tänzerischen, improvisatorischen Bewegungsausdrucks befassen (*Petzold* 1983i/1988n, 632 f).

Ein *„bewegungsaktiver Lebensstil"* (ibid. 524) in dem umfassenden Sinne, wie er hier auf dem Hintergrund unseres „komplexen Bewegungsbegriffes" entfaltet wurde ... das ist die *„philosophy of life"*, die im Hintergrund der Integrativen Therapie steht. Ihn in einer Form zu vermitteln, die Körper, Emotion, Geist und soziale Bewegtheit und Beweglichkeit, den persönlichen und gemeinschaftlichen Lebensvollzug einbezieht, ist Ziel unserer Arbeit, ein Ziel, das über die Heilung von Krankheit und Beschädigungen, über die klinische Perspektive also, über eine Wiederherstellung von Gesundheit (*restitutio in sano*) hinausgeht und eine anthropologische Dimension gewinnt: die des Menschen, der in einem Wachstumsprozeß steht, der zu einer persönlichen Integrität (*restitutio ad integrum*) findet, der die „Wandlung will" (*Rilke*), weil er – wie *Heraklit* – den Strom des Lebens erfahren hat und deshalb dem Strömen der eigenen Lebendigkeit Raum geben kann, das sich der *commotilité*, der gemeinsamen Bewegung alles Lebenden einfügt.

Integrative Bewegungs- und Leibtherapeuten, die diese Dimension unseres Verfahrens erlebt, erfaßt und verstanden haben, können zu einer Faszination finden, die sich nicht auf das Erlernen einer differenzierten Methode oder auf die Aneignung wirksamer *„clinical tools"* begrenzt: sie entdecken die Begeisterung für einen *Weg*, den man beschreiten kann, den man *gemeinsam* erwandert, den man zuweilen auch entlangtanzt, um wieder in einen ruhigen Schritt zu fallen, einen *Weg*, auf dem man Rast macht in bewegter Ruhe (*wu wei*). Die Ausbildung in Integrativer Leib- und Bewegungstherapie (ibid. 1988n, 583ff) und ihre Praxis mit Patienten und Klienten sollte diese Dimension eröffnen.

Ich hoffe, daß meine Überlegungen zum *Wesen von Bewegung*, zu einem *komplexen Bewegungsbegriff*, zu *Kommotilität* etwas von dieser Qualität herüberbringen können. Ich erlebe meine theoretische und praktische Arbeit, mein Leben, mich selbst als bewegt. Ich bin von vielem berührt und bewegt worden, und ich habe einiges in Bewegung setzen dürfen und können – aus dem Moment und in der Dauer, Improvisiertes und Ausgearbeitetes. Ich bin froh, zu den vielfältigen Bewegungen des Lebens beitragen zu können und Impulse zu geben, von denen ich weiß, daß sie weiterfließen werden.

Integrative fokale Kurzzeittherapie (IFK) und Fokaldiagnostik – Prinzipien, Methoden, Techniken

1. Quellen und Konzepte der IFK

In der *Integrativen Therapie* wurden neben *Langzeittherapien* (zwei Jahre und mehr, 80 Stunden und mehr), *mittelfristigen Therapien* (sechs bis achtzehn Monate, 30-80 Stunden) stets auch *Kurzzeittherapien* mit stützender, aber auch mit fokalisierender, konfliktzentriert-aufdeckender Ausrichtung bei entsprechender Indikation eingesetzt (Beispiele bei *Petzold* 1969b, 1974k, 1988n, 455-490; *Petzold, Heinl* 1980; *Heinl, Petzold, Walch* 1983). Die *Langzeittherapien* haben in kurativer Absicht die Ziele eines umfassenderen *Verstehens* des eigenen biographischen So-geworden-Seins, der *Einsicht* in die gesellschaftlichen Bedingungsgefüge, des *Erkennens* der im Sozialisationsgeschehen entstandenen biographischen Prägungen (erster und zweiter und vierter „Weg der Heilung und Förderung", vgl. idem 1988n, 215 ff). Langzeitbehandlungen erfolgen im wesentlichen nach dem Konzept einsichtszentrierten Durcharbeitens bewußter und unbewußter Probleme und Konflikte sowie nach dem Modell der „Nachsozialisation", des Parenting/Reparenting (ibid. 247ff). Ziel ist die Symptomreduktion und die Steigerung der Sinnerfassungs-, Sinnverarbeitungs- und Sinnschöpfungskapazität der Behandelten. Dabei kommen die Prinzipien der Grundregel der Integrativen Therapie (S. 1050) zur Anwendung.

Die *Integrativen Kurzzeittherapien* greifen weniger weit und sind darauf gerichtet, unter den zeitökonomischen Begrenzungen von Institutionen oder aufgrund der Ressourcenknappheit der Betroffenen in einem begrenzten zeitlichen Rahmen Patienten zu helfen, einige ihrer zentralen Lebensprobleme zu handhaben. Dabei kann die Zielsetzung jeweils abhängig von Krankheitsbild, Lebenssituation und Ressourcenlage unterschiedlich sein, was auch Rückwirkungen auf das methodische Vorgehen hat. In vorliegender Arbeit wird auf die **„Integrative fokale Kurzzeittherapie" (IFK)** abgestellt und die **„Integrative supportive Kurzzeittherapie" (ISK)** nicht behandelt. Diese Darstellung bleibt einer anderen Veröffentlichung vorbehalten. Kurz nur soviel: Die **ISK** ist ein vielfach indiziertes, äußerst nützliches und anspruchsvolles Behandlungs- und Interventionskonzept. Sie ist bei Patienten, bei denen mit konfliktzentriertem Vorgehen aufgrund der Ressourcenlage, der familiären Situation, der Motivation usw. nicht gearbeitet werden kann, einzusetzen und geht – an Konzepte der longitudinalen

Entwicklungsforschung anschließend – davon aus, durch die **ISK** *protektive Faktoren* (*Rutter* 1985) zu mobilisieren und „schützende Inselerfahrungen" (*Petzold, Goffin, Oudhof* 1993, dieses Buch) bereitzustellen, „social support" und „Ressourcen" (idem 1997p) zu erschließen und „Coping- Fähigkeiten" zu stärken. Soziotherapie und Netzwerkarbeit werden dabei genauso wichtig, wie die „**supportive Valenz**" von Familiensystemen zu stärken. Der Rückgriff auf Erfahrungen mit „significant caring adults", das Erschließen von „bedeutungsvollen persönlichen Beziehungen", die Aktualisierung „innerer Beistände" (*Petzold* 1985l) und das Zugänglichmachen von neuen „Netzwerken/Konvois" (Selbsthilfegruppen, Gruppen in der Familien- und Erwachsenenbildung, im Breitensport, Seniorensport usw.), sind in der ISK zentrale Strategien. Dabei wird eine aufdeckende, konfliktzentrierte Vorgehensweise bewußt abgegrenzt. Ein solches Vorgehen hat durchaus Sinn, zumal wenn man sich klarmacht, daß sich die ISK in die Kette positiver, protektiver Faktoren einreiht, die in ihrer Gesamtheit Gesundheit, Krankheit und Lebensqualität maßgeblich mitbestimmen, und wenn man sich weiterhin verdeutlicht, daß andere Interventionsmöglichkeiten oftmals nicht bestehen (jetzt: *Petzold, Schay, Ebert* 2003 für die Suchttherapie).

Die **„Integrative fokale Kurzzeittherapie" (IFK)** hingegen versucht, Probleme, Störungen, Erkrankungen, seit längerer Zeit bestehende psychische bzw. psychosomatische Krankheiten oder Störungen mit Krankheitswert mit ihren historischen Hintergründen und biographischen Bedingtheiten – also nicht nur stützend – so zu bearbeiten, daß damit die Bewältigung der anstehenden Schwierigkeiten und eine Entlastung der Persönlichkeit im Gesamt ihres Problempotentials möglich wird. Weiterhin wird in der IFK eine eigenständige Weiterbearbeitung relevanter Themen mit den Supportsystemen der Alltagswelt (Lebenspartner, Freunde, etc.) angestrebt. Dabei wird ressourcenorientiert vorgegangen und auf erlebnisaktivierende und fokalisierende Techniken – z. B. aus der „aktiven Analyse" (*Ferenczi*), der „Gestalttherapie" (*Perls, Goodman*) und dem Psychodrama (*Moreno*), der Arbeit mit „kreativen Medien" (*Orth, Petzold*) – zurückgegriffen, um Zusammenhänge szenisch konkret erlebbar zu machen und um Einsichten zu vermitteln. Für unsere fokaltherapeutische Arbeit sind die Begriffe der *„Szene"*, der *„Stücke"* (*script*) und des *„atmosphärischen Erfassens"* sowie des *„szenischen Verstehens"*, der Erzählung (*narration*) und des Erzählmusters (*narrative*) von grundlegender Bedeutung, Konzepte, die ich in den sechziger Jahren aufgrund meiner dramatherapeutischen Ausbildung eingeführt (*Petzold* 1965, 1969b, 1970b, c, d, 1972a) und in einer „Szenentheorie" ausgearbeitet habe (idem 1979k, 1981i, dieses Buch S. 681-683).

1.1 Das Konzept des „Szenischen"

Das Konzept des „Szenischen", dessen Wichtigkeit von Dramatherapeuten schon in den ersten beiden Dezennien dieses Jahrhunderts erkannt worden war, nämlich von *V.N. Iljine* und *J. L. Moreno*, das überdies Psychologen wie *Mead* und *Politzer*, Soziologen wie *Simmel* und *Vierkandt* fasziniert hatte (vgl. *Petzold, Mathias* 1983), scheint sich zum beherrschenden Paradigma auch der psychoanalytischen Kurzzeittherapie zu entwickeln, ohne daß erwähnt und gewürdigt würde, daß szenische Kurzzeittherapie Vorläufer in den dramatischen Therapieformen hatte. *Strupp* und *Binder* (1984/1991, 60) zentrieren auf „Inszenierungen" (*enact-*

ments) von „Cyclical Maladaptive Patterns" CMP (*Binder, Strupp* 1991, 140), wobei sie ein szenisches Verständnis von Übertragung, Gegenübertragung und Widerstand, wie sie sich der klinischen Beobachtung erschließen, zugrunde legen. Dabei müssen diese Konzepte allerdings „vom Einfluß der Metapsychologie befreit" werden, „ deren Bedeutung für die therapeutische Arbeit zunehmend in Frage gestellt wird" (ibid. 1984/1991, 18, wobei auf *M. Gill, E. S. Klein* und *R. Schafer* als Referenztheoretiker verwiesen wird). Letztlich kann man eine solche, am szenischen Zusammenhang orientierte Haltung im psychoanalytischen Feld schon bei *Ferenczi* und *Rank* (1924) finden. Diese Autoren – Väter der psychodynamischen Kurzzeittherapie (*Crits-Christoph, Barber* 1991) –, die auch unsere Arbeit geprägt haben, sehen die aktuelle Übertragung des Patienten als verdichtete *Reinszenierung* „fixierter biographischer Konstellationen" an. Hier ist die Grundlage von Konzepten wie „Core Conflictual Relationship Theme" CCRT (*Luborsky* 1984; *Luborsky, Crits-Christoph* 1990), „Cyclical Maladaptive Patterns" CMP (*Binder, Strupp* 1991), fixierender Scripts (*Berne* 1975; *Steiner* 1974) oder „dysfunktionaler bzw. maligner Narrative" DN (*Petzold, Orth* 1985b; *Petzold* 1992a, 600 ff.) zu sehen. Derartige Muster gilt es emotional *und* rational *wahrzunehmen*, zu *erfassen*, zu *verstehen* und *erklärbar* zu machen, um sie beeinflussen und verändern zu können, so die Konzeption interaktionaler Tiefenhermeneutik und Therapeutik in der Integrativen Therapie (*Petzold* 1988a, b).

Die Reinszenierungen – das war die Konsequenz von *Ferenczi* und *Rank* – mußten in einer aktualen Szene im „Hier und Jetzt" durch die Aktivität des Therapeuten in einer affektiv dichten, szenischen Konstellation beeinflußt werden, und zwar im Sinne einer „Neukonstellierung" der originären Szene – wir werden auf diese Zusammenhänge zurückkommen. Hier liegen die Wurzeln von *Balints* „Neubeginn" und der Verhinderung einer Perpetuierung dysfunktionaler Narrative/Skripts dadurch, daß „korrigierende emotionale Erfahrungen" – und diese waren schon bei *Ferenczi* „korrigierende Beziehungserfahrungen" (vgl. sein Konzept der „Mutualität", *Ferenczi* 1932/1988) – zur Veränderung des alten Musters führen (vgl. auch *Horowitz* 1991, 170). Dieser – psychotherapiegeschichtlich gesehen – von *Moreno, Iljine* und *Ferenczi* begründete „szenische Ansatz" des Diagnostizierens und Intervenierens wurde mit Anschluß an diese drei Autoren von uns Ende der sechziger Jahre als fokaltherapeutische Praxis weiterentwickelt (*Petzold* 1969b, 1972a, 1974j; *Petzold, Heinl* 1980). An *Ferenczi, Alexander* und *French* anschließend und stärker mit Blick auf das diagnostische Vorgehen haben *Strupp* und *Binder* (1984/1991) den Szenenansatz aufgenommen, wobei von ihnen auch in interventiver Hinsicht eine „aktive Technik" aufgegriffen wurde, ohne daß dabei eine Reinszenierung mit dramatherapeutischen Mitteln (*Moreno* 1937, 1946, 1969; *Petzold* 1972a, 1982a) oder ein „alternatives Durchspielen" korrigierender Szenen, wie es in der Tradition von *Ferenczi, Iljine* und *Moreno* üblich war, eingesetzt wurde. Vielmehr ist die Inszenierung und das korrektive Moment bei der Mehrzahl dynamischer Kurzzeittherapeuten im Übertragungskontext angesiedelt (*Crits-Christoph, Barber* 1991). *Strupp* und *Binder* sehen die Fortschreibung dysfunktionaler früherer Beziehungsmuster nicht notwendigerweise als das Resultat der Projektion intrapsychischer Inhalte auf Personen, vielmehr gehen sie von der Annahme aus, daß erstens zwischen Patienten und Therapeuten immer dynamische Interaktionen stattfinden, wobei beide eine eigene „Identität" haben (leider wird der Identitätsbegriff nicht expliziert), daß zweitens alle Menschen über Muster verfügen, „Prädispositionen, Handlungstendenzen, Szenarios, die sie mehr oder weniger automatisch mit Menschen inszenieren, die im Leben für sie bedeutsam sind" (*Strupp, Binder* 1984/1991, 68). Wir finden hier im „Szenario-Konzept" der Autoren sehr ähnliche Auffassungen, wie sie weitaus früher schon in unseren interaktionistisch und intersubjektivitätstheoretisch fundierten Begriffen der „*Szene*", der „*Szenenfolge*" *(Skript)*, des „*Narrativs*" seit Ende der sechziger Jahre (*Petzold* 1970c, 1979k, 1981i, 1991o) entwickelt worden sind. Es ist interessant zu sehen, daß sich bei den Autoren der *Vanderbilt*-Gruppe ein Ansatz mit analytischer Tradition findet, der de facto 50 Jahre zuvor konzeptualisierte Theoriemodelle von *Mead* und Therapiemodelle von *Moreno* aufnimmt:

„Wenn sich bedeutsame andere zur Inszenierung dieses speziellen Dramas finden lassen (was meistens nicht schwer ist, da andere Menschen oft ihre eigenen neurotischen Bedürfnisse haben), dann wird die Szene so arrangiert, wie es dem vorbestimmten Szenario entspricht – mit vorhersehbaren Resultaten, die auf den Patienten wie eine sich selbst bewahrheitende Voraussage wirken. Es ist daher die Aufgabe der Psychotherapie, (1) optimale (risikolose) Voraussetzungen für die Inszenierung der Patientenszenarios zu schaffen, (2) deren Inszenierung (innerhalb gewisser Grenzen) zuzulassen, (3) dazu beizutragen, daß der Patient sieht, was er tut, während er es tut, und (4) die Inszenierung komplementärer, vom Patienten zugewiesene Rollen einzuschränken, damit er dazu gebracht wird, die Annahmen, die seinen Szenarios zugrunde liegen, neu zu formulieren, zu verändern und zu korrigieren" (*Strupp, Binder* 1984/1991, 66).

Die Konsequenz einer solchen Konzeption ist, „daß die traditionelle Trennungslinie zwischen Diagnose und Therapie größtenteils künstlich und noch Überrest des alten Modells [der Psychiatrie] ist" (ibid. 82). Ein solches „neuartiges" Konzept wurde von der Integrativen Therapie schon seit Ende der sechziger Jahre vertreten und im Begriff der „Theragnose" (*Petzold* 1974j, 312) zusammengefaßt. „An einer solchen ‚*Theragnose*' ist der Klient durch sein Erleben, seine Selbstexploration und seine Interaktion mit dem Therapeuten zentral beteiligt" (ibid). Natürlich wird ein fokaltherapeutisch-diagnostisches Vorgehen das szenische Arrangement genau in dieser Verbindung zu gestalten haben:

„Es handelt sich um ein Prozedere, in dem diagnostische und therapeutische Interventionen konvergieren. Durch den intersubjektiven Ansatz, der die Objektivierung des Patienten ausschließt, wird das diagnostische Geschehen eingebettet in eine wechselseitige Beziehung bzw. in Übertragungs- und Gegenübertragungskonfigurationen. Diagnostik läßt die jeweils betrachtete Realität nicht unberührt. Sie wird damit in jedem Fall ‚Intervention'. Ein solches ‚theragnostisches' Verfahren ist darauf zentriert, das ‚Konfliktfeld' zu erfassen, die ‚Konfliktkerne' aufzufinden, die jeweils relevante Konfliktkonstellation deutlich werden zu lassen; nicht mit dem Ziel der etikettierenden Festschreibung, sondern um des Verstehens und Begreifens ‚im Prozeß'. ‚Prozessuale Diagnostik' wird damit mehr als ein methodisches Konzept zur verlaufsorientierten Erhebung von Daten und Fakten, sie wird ‚cooperative effort' (*Moreno* 1934), ein intersubjektives Unterfangen" (*Petzold, Heinl* 1980, 35).

Damit wird in Fokaldiagnose und Fokalintervention eine „szenische Konkretisierung" internalisierter Prozesse und eine „szenische Evokation" von „konflikthaften Dort-und-dann-Situationen" ermöglicht (ibid.), beim Abrufen internalisierter, im Leib festgehaltener Prozesse und beim Aufrufen biographisch relevanter Szenen, um das „Lebenskontinuum aufzurollen" (ibid.). Dabei steht man vor der Situation, daß besonders für das Erwachsenenalter sich keine festen Entwicklungsbahnen ausmachen lassen. Die moderne „Entwicklungspsychologie des Erwachsenenalters" (*Faltermaier* et al. 1992) ist aufgrund von Längsschnittforschung (*Schroots* 1993) gänzlich von Phasenmodellen, lebensaltertypischen Konfliktkonstellationen (*Erikson*) oder Entwickungsaufgaben (*Havighurst*) abgekommen, weil in multikulturellen und pluralistischen Gesellschaften die individuellen Lebensläufe so unterschiedlich sind, daß Versuche, sich an schematisierenden Theorien zu orientieren (*Rahm* et al. 1993) in die Irre führen. Die Longitudinalforschung zeigt: Eine differentielle Sicht ist notwending (*Thomae*

1983, 1988; *Lehr* 1987; *Schroots* 1993). Zwar gibt es wichtige Lebensthemen (z. B. Beruf oder Familie, vgl. *Schneewind* 1991; *Oerter, Montada* 1987; *Oerter* 1978), aber sie sind nicht generalisierbar und selbst die so populäre „*midlife crisis*" erweist sich im Lichte der Forschung als „*midlife myth*" (*Hunter, Sundel* 1989), zumindest wenn sie als ubiquitäres Phänomen in menschlichen Lebensläufen gesehen wird, denn natürlich gibt es auch in der Lebensmitte Probleme (*Kalish* 1989). Es wird deshalb notwending, in der Psychotherapie – und das gilt für Langzeit- wie für Kurzzeittherapien im Einzel- und Gruppensetting – Instrumente zu entwikkeln und einzusetzen, die es ermöglichen, die lebensbestimmenden Einflüsse auf das Erwachsenenleben (und nicht nur auf dieses) in ihrer *pathogenen* und *salutogenen* Wirkung in höchst individualisierter Weise *mit dem* Patienten/Klienten *theoriegeleitet* und *systematisch* (und nicht auf ein *naives* Intuitionskonzept bauend) zu rekonstruieren, um auf dieser Grundlage zu entscheiden – und auch dies, soweit es möglich ist, *ko-respondierend* – welcher Aspekt des Lebenslaufes, welcher Abschnitt dieses Kontinuums oder welche Dimension einer Karriere aufgegriffen wird: Geht es um die Krankheitskarriere, um die Arbeitskarriere, um die Beziehungskarriere? Will man die ganze Länge und Breite der Karriere abgreifen oder mit Blick auf die Fülle des diagnostischen Materials nur einige wichtige Jahre bzw. mit Rücksicht auf die Belastungsfähigkeit des Patienten nur einige Sektoren, in denen dann bestimmte Szenen aktualisiert werden?

2. Einige Überlegungen und Konzepte zur Fokaldiagnostik in der Integrativen Therapie und IFK

Um unter Berücksichtigung dieser und anderer Fragen zu einer ädaquaten diagnostischen Einschätzung zu kommen, habe ich seit Anfang der siebziger Jahre an theoretischen und praxeologischen Konzepten zu einer „prozessualen Diagnostik" gearbeitet, die die Grundmodelle psychiatrischer und psychoanalytischer Diagnostik ergänzt (*Althen* 1991; *Petzold* 1977j). Gerade für die Indikation zur Kurzzeit- bzw. Fokaltherapie kommt ja einer umfassenden und spezifischen Diagnostik besondere Bedeutung zu.

*»Unter „**Prozessualer Diagnostik**" verstehen wir in der **Integrativen Therapie** die Gesamtheit aller Maßnahmen, die für das Erfassen und Verstehen eines Menschen im Kontinuum seiner Lebensspanne (Vergangenheit, Gegenwart, Zukunft) und seinem Kontext, seiner Lebenssituation, unter Einbeziehung der eigenen Sichtweise dieses Menschen, seiner „subjektiven Weltbilder", erforderlich sind, um einerseits zu einer klinischen Diagnose und Therapiekonzeption zu kommen und andererseits in ko-respondierender Auseinandersetzung mit dem Patienten zu einer gemeinsamen diagnostischen Einschätzung der Situation, damit über Ziele, Inhalte und Rahmenbedingungen der Therapie ein „fundierter Konsens" hergestellt werden kann, soweit dies jeweils möglich ist. Um dies zu erreichen, ist es erforderlich, im jeweils gegebenen Kontext/Kontiuum*

- ➜ *den **Klienten/Patienten** wahrzunehmen, zu erfassen, zu verstehen*
- ➜ ***sich als Therapeut** in der Interaktion mit dem Patienten/Klienten wahrzunehmen, zu erfassen, zu verstehen*

→ ***die Therapeut-Patient-Interaktion*** *in das gemeinsame Wahrnehmen, Erfassen und Verstehen zu stellen, um auf dieser Grundlage die* Dynamik dieses komplexen Wirkgefüges erklären zu können.« (ibid.)

Die intersubjektive Qualität der Diagnostik muß bei diesem Modell unterstrichen werden. Wenn Menschen durch Verdinglichungserfahrungen krank werden können (*Petzold, Schuch* 1991), dann dürfen diagnostische und therapeutische Vorgehensweisen nicht Verdinglichung reproduzieren. Für die diagnostische und für die therapeutische Beziehungen gelten demnach die gleichen intersubjektivitätstheoretischen Prämissen (*Petzold* 1980g.)

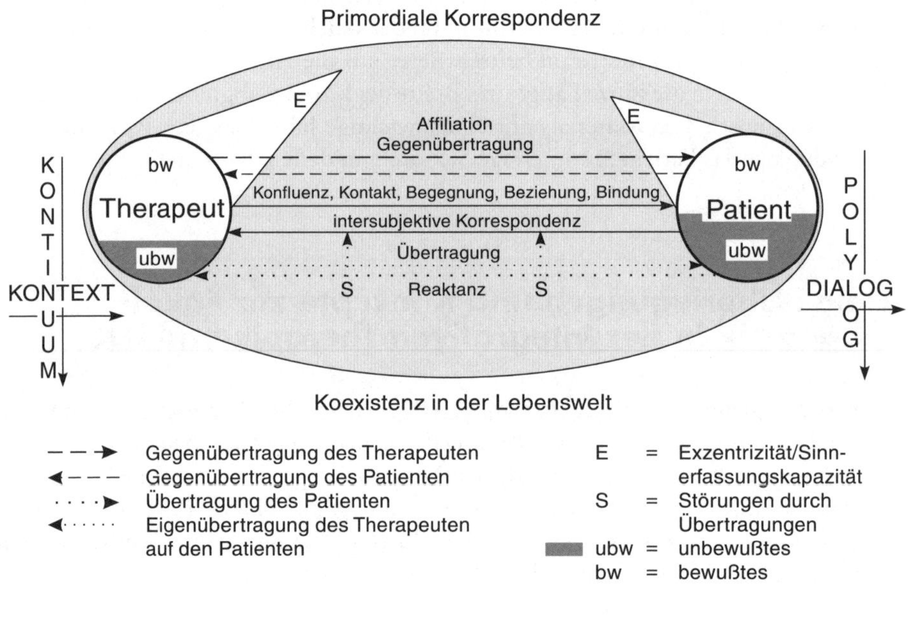

Abb. 1: Dimensionen der Relationalität im theragnostischen Prozeß

In therapeutischen Prozessen können potentiell alle Formen menschlicher *Relationalität* auftauchen: *Konfluenz, Kontakt, Begegnung, Beziehung, Bindung, Abhängigkeit, Hörigkeit* (*Petzold* 1986h, 1991b, 1993a, 1047-1087). Für die diagnostische Situation werden die Relationsformen *Kontakt* und *Begegnung* die häufigsten sein. Weiterhin können von seiten des Patienten als Relationsform *Übertragungen* als „unbewußte Reproduktion alter Szenen, Atmosphären und Relationsformen" (in der Abb. 1 dargestellt durch ···) auftauchen aber auch von seiten des Therapeuten in Form unbewußter Eigenübertragungen (···). Auf die Übertragungen des Patienten reagiert der Therapeut mit bewußten empathischen Resonanzen (- - -), die wir als *Gegenübertragungen* bezeichnen (*Petzold* 1980g). Bei Patienten finden sich gleichfalls Gegenübertragungsresonanzen (– – –) auf das Material des Therapeuten. Die unterschiedliche Stärke der Striche und Punkte versucht – idealtypisch – die Verhältnisse darzustellen, ähnlich wie das Ausmaß an *Exzentrizität* (E) bzw. Bewußtheit und *Unbewußtheit* ( ) (zwischen Therapeut und Patient sich in der Graphik unterscheiden. Dem diagnostischen Erfassen des Beziehungsgeschehens bzw. der Relationalitätsformen *in situ* kommt in der „Prozessualen Diagnostik" große Bedeutung zu. Sie ergänzt damit die Informationen, die durch eine ICD-10 oder durch eine DSM-IV-Diagnose – wir bevorzugen letztgenanntes Instrument – gewonnen wurde. Integrative Diagnostik kann auf psychiatrische Diagnostik aufgrund der Notwendigkeit professioneller Kommunikation und der Realitäten des klinischen Feldes (rechtliche Verordnungen, Bestimmungen der Kostenträger usw.) nicht verzichten, wobei natürlich die Gefahren des „labeling" und die Probleme rein *klassifikatorischer Diagnostik* gesehen und berücksichtigt werden müssen. Die prozeßdiagnostische Sichtweise als Komplementierung etwa des DSM-IV vermindert die Gefahrenmomente reduzierender Etikettierungen, „*labels*", die ja ursprünglich auf Phänomenbeobachtungen gründeten, aber mit den generalisierenden Kategorienbildungen dem Phänomen entfremdet wurden. Wir unterscheiden im Felde der Psychotherapie vier Ansätze der Diagnostik:

1. Klassifikatorisch-Kategoriale Diagnostik (Psychiatrische Diagnostik, z.B. ICD 10, DSM- III-R). Von Phänomenbeobachtungen ausgehend, die nach übereinstimmenden Merkmalen „klassifiziert" werden, kommt es zu „Kategorien" (labels), nach denen man künftig die Phänomene durchprüft und aussondert (*screening*). Wenn in der Menge der beobachteten Phänomene „mindestens *fünf* der [acht] folgenden Kriterien" erfüllt sind, dann hat man die Diagnose – so z. B. der DSM-III-R. Bei der Diagnose einer Borderline-Persönlichkeitsstörung nach diesem Manual (301.83) bleiben indes Aufschlüsse über mögliche Hintergründe der Erkrankung offen. Zu diesen versuchen andere Ansätze Aufschluß zu geben.

2. Strukturell-Kategoriale Diagnostik versucht mit Bezug auf entwicklungspsychologische und persönlichkeitstheoretische Annahmen – in der Regel psychoanalytischer Provenienz – in den beobachteten *Phänomenen* sich zeigende *Strukturen* (z. B. Fixierungen oder Wiederholungszwänge) aufzugreifen. Sie kommt damit zu krankheitstypischen Konflikt- bzw. Problemkonstellationen, die wiederum Grundlage für ein Kategoriensystem werden, nach dem man ein „screening" der Phänomene auf bestimmte Strukturen hin vornimmt, womit auch hier der originäre und spezifische Aussagewert von Phänomenen und Strukturen übergangen wird und wertvolle differentielle Informationen durch den inhärenten Zwang der Kategorisierung verlorengehen.

3. Phänomenologische Diagnostik versucht, bei der „reinen" Phänomenbeobachtung in deskriptiver Weise zu bleiben. Wir finden sie in der klientenzentrierten Gesprächstherapie und in der klassischen Gestalttherapie, die sich auf das „hier und jetzt" Wahrnehmbare (etwa die Formen der Beziehungsqualität oder der Kontaktunterbrechung) richten, damit aber keineswegs Kategorienbildungen (Wärme, Echtheit oder Retroflektieren, Projizieren) entgehen, wenngleich diese Kategorien „weicher" als etwa die psychiatrischen oder psychoanalytischen „*labels*" sind. Auf „*Strukturen* als Beziehungskonstellationen oder Verhaltensmuster, die im Zeitkontinuum als gleichförmig (*homolog*) oder ähnlich (*homoiolog*) erkennbar werden" (*Petzold* 1992a, 901, 1306), wird nicht geachtet.

4. Phänomenologisch-strukturelle Diagnostik ist die Bezeichnung für den prozessualen Ansatz in der „Integrativen Therapie", der „*von den Phänomenen zu den Strukturen und den Entwürfen*" zu gelangen sucht, die sich im Lebensgeschehen und in der Beziehungsgestaltung des Patienten finden. Dabei erfolgt die Phänomenbeobachtung anhand bestimmter Raster und in bestimmten Beobachtungsfeldern [vgl. Anhang], und es werden generalisierende Kategorienbildungen weitgehend vermieden, um die Unmittelbarkeit und Einzigartigkeit der Phänomene und die Spezifität der Strukturbildung und Entwurfsgestaltung nicht zu nivellieren.

Folgende Vorgehensweise ist charakteristisch für die integrative „prozessuale Diagnostik": Es wird eine DSM-IV-Diagnose erstellt, um den Erfordernissen des übergeordneten institutionellen und professionellen Kontextes zu genügen, dann werden – je nachdem, welche Informationen über den Patienten/Klienten notwendig sind und welche Form der Diagnostik für ihn angemessen ist (was wieder schon eine Vordiagnostik, ich spreche hier von einer „Fünf-zehntel-Sekunden-Diagnostik", erforderlich macht) –, nach einem diagnostischen

Leitfaden [vgl. Anhang] Materialien zum Lebenskontext des Patienten, zu seiner Lebens- und Krankheitsgeschichte eingeholt. Gegegebenenfalls werden projektive Arbeitsformen mit „kreativen Medien" eingesetzt, um „die Syntax der gesamten Situation, des Kontextes, des Verlaufs zu entschlüsseln" (*Petzold, Heinl* 1980, 33):

1. Wir gehen in der prozessualen Diagnostik von den *Phänomenen* aus, vom Vordergrund des Offensichtlichen. Wir betrachten zunächst das, was uns der Klient im Hier und Jetzt „an der Oberfläche" in seinem Verhalten und seinen Interaktionsformen zeigt und was wir als Resonanz darauf erleben bzw. was in der Interaktion geschieht. Impliziert dabei ist, daß „hier und jetzt" seine gesamte Lebensgeschichte, weil in den „Archiven seines Leibes" aufgezeichnet, anwesend ist.

2. Wir versuchen in diesem Prozeß nicht, zu einer endgültig festschreibenden Diagnose zu kommen, die zu einem Etikett führt, sondern zentrieren auf das Wahrnehmen, Beschreiben und möglichst ganzheitliche Erfassen von Abläufen und Qualitäten im Verhalten und der Interaktion. Denn „Diagnose ist ein *Prozeß*, der so lange währt, wie ich mit dem Klienten oder Patienten arbeite" (*Petzold* 1974k, 303). Dabei bleibt die Vielzahl an Eindrücken keine summative Aneinanderreihung, sondern wird zum gestalthaften Erfassen komplexer Wirklichkeit, in der sich Prägnanztendenzen zeigen können. Die Gesamtheit der Aspekte und Sichtweisen in der *Synopse* ist [mehr und] etwas anderes als ihre Summe.

Wichtigstes Mittel ist das „*Continuum of Awareness*" (*Perls* 1969, 1980) bzw. das Bewußtseinsspektrum (*Petzold* 1975h; 1991a, 264ff), in dem der Klient/ Patient ebenso wie der Therapeut stehen und das wir erfahrbar (*aware*) und bewußt (conscious) zu machen suchen. So wird der Patient/Klient zum Beobachter seiner selbst aus „exzentrischer Position", und es nimmt durch das „Zeugenbewußtsein" (*Ricœur* 1969) und die „claryfying activities" (*Barber, Crits-Christoph* 1991, 346) des Therapeuten Unbewußtheit ab – dies auch auf seiten des Therapeuten durch die ko-respondierende Klärung und die „Zeugenschaft" des Patienten in der *Mutualität* (*Ferenczi* 1988), weshalb wir auch von einer „doppelten Zeugenschaft" (*Petzold* 1970c) gesprochen haben.

3. Wir gehen davon aus, daß Diagnostik ein intersubjektiver, interaktionaler Prozeß ist. Der Diagnostiker kann nicht „objektiv" wahrnehmen (da er selbst Subjekt mit individuellem Lebenskontext und Kontinuum ist). Das hat zur Folge – da wir den Klienten/Patienten als M i t s u b j e k t betrachten –, daß wir mit ihm gemeinsam diagnostizieren. Je intensiver der Klient/Patient an diesem Prozeß als *Kodiagnostiker* teilnehmen kann, desto deutlicher wird für beide – Therapeut und Patient – die Feststellung der Realitäten hier und jetzt und im betrachteten Lebenskontext/kontinuum. Jede diagnostische Intervention des Therapeuten wird damit auch zur therapeutischen Intervention.

Der Begriff „prozessual" bezieht sich also zum einen auf den zwischen Diagnostiker und Klient/Kodiagnostiker ablaufenden Prozeß, der selbst zum Gegenstand der Diagnostik und – soweit es möglich ist – transparent gemacht wird; zum anderen darauf, daß in jedem gegenwärtigen Geschehen die Vergangenheit und im antizipierenden Sinn auch die Zukunft mit einbezogen ist.

4. Von der phänomenalen Ebene der ablaufenden Prozesse schließen wir auf sinnhafte Strukturen. Strukturen sind nicht „sichtbar", sie müssen hypothetisch erschlossen und überprüft werden. Es wird angenommen, daß im „Hier und Jetzt" die Strukturen des „Dort und Dann" *anwesend* sind und erkannt werden können. Der Leib bzw. das Leibgedächtnis werden als Reservoir derartiger Strukturen bzw. Szenen aufgefaßt. Das Erkennen von Strukturen, die sich prospektiv in Entwürfen niederschlagen bzw. fortsetzen, ist ein wesentliches Moment der prozessualen Diagnostik

Nach dieser kompakten Darstellung von Grundprinzipien „*prozessualer Diagnostik*" bzw. „*Theragnostik*" sei auf einige spezielle methodische Vorgehensweisen eingegegangen, die besonders bei der Fokaldiagnostik in Kurzzeittherapien Verwendung finden, da sich in ihnen therapeutische und diagnostische Momente in idealer Weise verbinden: die Panoramatechnik, die Identitätsbilder, das Fokalinterview.

2.1 Die Panoramatechnik in der Diagnostik der Lebensspanne

Seit Mitte der siebziger Jahre habe ich „als Instrument der Fokaldiagnose die ‚Panoramatechnik‘ (*Petzold* 1975h; *Eilenberger* 1979) eingesetzt, um einen größeren und genaueren Überblick zu gewinnen“ (*Petzold, Heinl* 1980, 48), und zwar in den Formen des Lebenspanoramas (*Petzold* 1975h; *Petzold, Orth* 1993a), des Gesundheits/Krankheitspanoramas (ibid. 124; 1981g) und besonders des „*dreizügigen Karriere*panoramas“ (*Petzold, Goffin, Oudhof* 1993), das sich auf die Konzepte longitudinaler entwicklungspsychologischer Forschung (*Rutter* 1988; *Robins, Rutter* 1990) abstützt. In ihm stellen Patienten 1. die Ketten widriger und „kritischer Lebensereignisse“ (*Filipp* 1990), die Risikofaktoren (*Sameroff* et al. 1975), die „*chains of adverse events*“ in projektiven Zeichnungen bildlich dar, 2. die Ketten salutogener Einflüsse, die „protektiven Faktoren“ (*Rolf* et al. 1990), die „*chains of supportive events*“ und 3. schließlich die „prolongierten Mangelerfahrungen“, die „*chains of deficits*“ – alles mit dem jeweiligen sozialen Bezug, denn bei genauer Betrachtung zeigen sich die „*chains*“ als „*convoys*“, als sich perpetuierende Beziehungskonstellationen (*Brown* 1988; *Sameroff, Emde* 1989). Mit diesem Instrument des Panoramas wird es möglich, *Konfliktfelder, Konfliktkerne, Konfliktkonstellationen,* aber auch *Defizite* und *Traumatisierungen* oder *Störungen* zu erfassen, Differenzierungen, die auf jeden Fall vorgenommen werden sollten (*Petzold* 1977a, 1992a, 578). Das Anbieten des *Karrierepanoramas* und seine erfolgreiche Erstellung sowie das Aufgreifen einer „Probeszene“ aus dem dargestellten Material und der Versuch einer „Probeinszenierung“, z. B. das Anbieten eines „leeren Stuhles“ oder eines „Rollentausches“ (idem 1979k; *Moreno* 1959; *Perls* 1969), ist dabei in unserem Ansatz ein diagnostisches Kriterium (vgl. 2.3), das in etwa der von analytischen Kurzzeittherapeuten in ähnlicher Absicht eingesetzten „Probeinterpretation“ (*Sifneos* 1979; *Malan* 1976a; *Davanloo* 1980; *Pollak* et al. 1991; *Wolberg* 1983) entspricht. Es läßt sich daran ablesen, ob eine von der Ausrichtung her *kurative Fokaltherapie* indiziert ist und der Patient von seiner Flexibilität, Introspektionsfähigkeit und -willigkeit für eine fokaltherapeutische Heilbehandlung geeignet ist oder ob eine *motivierende Fokaltherapie* angezeigt ist, die den Patienten für eine mittel- oder langfristige – vielleicht *intermittierend* angelegte (*Petzold, Hentschel* 1991) – Behandlung bereit machen soll.

Ein Grundproblem der tiefenpsychologisch orientierten, fokalisierenden Kurzzeittherapien ist, einen ausreichenden diagnostischen Überblick über die aktuelle Lebens- und Problemlage des Patienten und ihre biographischen Hintergründe zu gewinnen, um eine solide Indikation für eine fokaltherapeutische Behandlung stellen zu können und einen *Fokus* auszuwählen, der von der *Verarbeitungskapazität* des Patienten, den Lebensbedingungen und den therapeutischen Rahmenbedingungen her in erfolgversprechender Weise angegangen werden kann. Ein fokaldiagnostisches Prozedere (*Petzold, Heinl* 1980) – denn auch die diagnostischen Möglichkeiten stehen unter den zeitökonomischen Begrenzungen der „Short Term Therapy“ – wird hier wesentlich.

2.2 Die Identitätsdiagnostik in der IFK

In der fokaltherapeutischen Diagnostik setzen wir routinemäßig eine *Exploration der „fünf Identitätsbereiche"* (*Petzold, Heinl* 1980) ein, weil ihre Stabilität bzw. ihre Fragilität oder Labilisierung wichtige Hinweise für die Indikation zu einer fokaltherapeutischen Kurzzeittherapie liefert (ibid.) und man damit einen Teil der aufgeworfenen Fragen abkürzen kann. Es wird hierfür die vom Autor entwickelte Identitätstheorie (*Petzold* 1992a, 529ff; *Petzold, Mathias* 1982) zugrunde gelegt, in der *Identität* gesehen wird als „Syntheseleistung des *Ich*", das Informationen aus dem Bereich des *Leib-Selbst* und des sozialen und ökologischen Kontextes im Zeitkontinuum integriert. Dabei erfahren *Identifizierungen* (Fremdattributionen) Bewertungen (*valuation, appraisal*), werden mit *Identifikationen* (Selbstattributionen) belegt – oder auch nicht – und durch *Internalisierung* zu Selbstkonzepten bzw. Identitätsschemata, die in ihrer Gesamtheit (nicht in ihrer Summe) die *Identität* ausmachen oder als „Cluster" von Identitätsschemata bzw. Selbstkonzepten Teilaspekte einer Identität konstituieren. Identitätsattributionen werden durch das Moment ihrer Verinnerlichung Teil des Leib-Selbst (Rollen werden *verkörpert*, gehen in „Fleisch und Blut" über). Die moderne Identitäts- (*Frey, Haußer* 1987) und Selbstkonzeptforschung (*Filipp* 1979) sowie die verschiedenen Selbst-Theorien (*Ludwig-Körner* 1992) stützen dieses Identitätskonzept, das im Rahmen der Persönlichkeitstheorie der Integrativen Therapie – Persönlichkeit wird in den Dimensionen *Leib-Selbst, Ich, Identität* gesehen – einen zentralen Ort hat (*Petzold* 1984i, 1991o, 1992a, 528ff). Die identitätskonstituierenden Fremdattributionen (*Identifizierung*) und Selbstattributionen (*Identifikation*) kommen nach unserem Konzept aus folgenden Bereichen:

I. Leiblichkeit: Ich sehe mich selbst, leibhaftig, finde mich schön oder häßlich, fühle mich „in meiner Haut wohl" (selbstattributiv, Identifikationen). – Ich werde von Anderen in meiner Leiblichkeit gesehen, als angenehm, attraktiv, abstoßend erlebt (fremdattributiv, Identifizierung) und: – Ich sehe und werte, wie mich andere in meiner Leiblichkeit sehen und erleben (Valuation).

II. Soziales Netzwerk: Ich erlebe meine sozialen Bezugspersonen als mir Zugehörige, weiß auch, wem ich trauen kann, wer „meine Leute" sind (selbstattributiv). – Ich werde in meiner Gruppe, in meinen Zugehörigkeiten gesehen: „Der wohnt drüben im Block", „Der ist ein Grüner!" (fremdattributiv), und: – Ich weiß darum und werte, wie andere meine Zugehörigkeiten sehen (Valuation).

III. Arbeit, Leistung, Freizeit*: „Ich weiß, daß ich ein guter Architekt bin, mein Handwerk verstehe", „was wegschaffe" und „mich dabei nicht überstresse, noch Zeit für mich habe!" (selbstattributiv). – „Das ist ein guter Architekt", „ein kreativer Bursche", „bei dem geht's zügig", „der gönnt sich was, macht sich nicht tot!" (fremdattributiv). – Ich sehe und werte, wie andere meine Arbeit, meine Leistung, meinen Freizeitbereich beurteilen (Valuation).

---

* Diese Säule wurde früher (*Petzold, Heinl* 1980) nur als „Arbeit und Leistung" bezeichnet, und der Freizeitbereich, der Übergreifend gesehen wurde, war impliziert. Es ist aber sinnvoll, ihn explizit für die Diagnostik und Therapie aufzuführen.

IV. Materielle Sicherheiten, (ökonomische Absicherung, ökologisches Eingebundensein): „Das ist mein Haus, mein Quartier, mein Auto – gefällt mir alles!" (selbstattributiv). – „Der hat ein schönes Haus, einen tollen Schlitten, wohnt in einer schönen Gegend!" (fremdattributiv). – Ich sehe und werte, wie andere mein Haus, Auto usw. sehen (Valuation).

V. Werte: „Ich bin überzeugter Humanist, bei ‚Amnesty' engagiert!" (selbstattributiv) – „Der setzt sich sehr bei Amnesty ein!", „Der ist'n Mensch!" (fremdattributiv) – Ich sehe und werte, wie andere meine Haltung und Wertüberzeugung betrachten (Valuation).

Die Exploration der „Identitätssäulen" kann durch fremdanamnestische Informationen – z. B. von Lebenspartnern, Freunden – ergänzt werden, um die fremdattributiven *Identifizierungen* der Identitätsbereiche besser zu erfassen. Neben einer fokussierten verbalen Exploration der Identitätssäulen, verwenden wir auch einen von *Kames* (1992) zu diesem Konzept entwickelten Fragebogen (FESI). Zuweilen wird auch das „Identitätsbild" bzw. „Bild der Identitätssäulen" als kreative Form des diagnostischen Informationsgewinns eingesetzt (vgl. Abb. 2, 3, 4, 8).

2.2.1 Identitätsbilder

Für ein „Identitätsbild" bzw. die bildliche „Darstellung der Identitätssäulen" erfolgt eine kurze, erklärende Einführung für die Patienten, die damit in der Regel das Konzept recht gut verstehen und annehmen.

»Die menschliche Persönlichkeit, die Identität jedes Menschen, wird von fünf wichtigen Bereichen bestimmt:

I. Auf unsere Identität wirkt alles, was mit dem Körper, unserem ***Leib*** *zu tun hat, seiner Gesundheit, seinem Kranksein, seiner Leistungsfähigkeit, seinem Aussehen, mit der Art und Weise, wie wir uns mögen oder „in unserer Haut" wohlfühlen oder eben auch unwohl fühlen und natürlich, wie andere Menschen uns in unserer Leiblichkeit wahrnehmen, ob sie uns anziehend finden oder uns ablehnen, schön finden oder häßlich, als gesund und vital oder als krank und gebrechlich erleben.*

II. Weiterhin wird unsere Persönlichkeit und Identität nachhaltig bestimmt von unseren sozialen Beziehungen, unserem ***sozialen Netzwerk,*** *den Menschen, die für uns wichtig sind, mit denen wir zusammen leben und arbeiten, auf die wir uns verlassen können, Menschen, für die auch wir da sein können und denen wir etwas bedeuten. Natürlich gehören auch Leute zu unseren sozialen Netzwerken, die uns nicht wohlgesonnen sind, uns feindselig gegenüberstehen oder schaden.*

*III. Der dritte Bereich, der unsere Persönlichkeit, unsere Identität trägt, kann unter die Überschrift „****Arbeit, Leistung, Freizeit****" gestellt werden. Leistungen, die wir im Arbeitsbereich erbringen, Arbeitszufriedenheit, Erfolgserlebnisse, Freude an der eigenen Leistung, aber auch entfremdete Arbeit, Arbeitsbelastung, überfordernde sowie erfüllte oder fehlende Leistungsansprüche bestimmen unsere Identität nachhaltig. Überdies werden wir in unseren beruflichen Rollen und Leistungen gesehen und wertgeschätzt oder auch negativ beurteilt.*

IV. Der vierte Bereich hat mit unseren ***materiellen Sicherheiten*** *zu tun, unserem Einkommen, den Dingen, die wir besitzen, Mietwohnung oder Haus, aber auch dem ökologischen Raum, dem* *wir uns zugehörig fühlen, dem Stadtteil in dem wir uns beheimatet fühlen oder* wo wir Fremde sind. Fehlende materielle Sicherheiten belasten unser Identitätserleben schwer.

V. Der fünfte und letzte Bereich, der unsere Persönlichkeit und Identität trägt, sind unsere ***Werte****. Das, was wir für richtig halten, von dem wir überzeugt sind, wofür wir eintreten und von dem wir glauben, daß es auch für andere Menschen wichtig sei. Das können religiöse oder politische Überzeugungen sein, unsere „persönliche Lebensphilosophie", Grundprinzipien, an denen wir uns ausrichten.«*

Auf der Grundlage einer solchen Instruktion, die je nach dem sozialen Bezugssystem und dem sprachlichen Kode bzw. der Sprachwelt des Patienten/Klienten variiert werden muß, können Personen aus allen Schichten und von allen Bildungsniveaus sowohl den Identitätsfragebogen FESI (*Kames* 1992) als auch die Identitätsdarstellung ohne sonderliche Probleme ausfüllen oder ausführen. Die Materialien können erlebnissaktivierend oder konfliktzentriert-aufdeckend ausgewertet werden (*Petzold, Orth* 1993), abhängig davon, wie der Patient auf die Auswertungstechnik anspricht und wieviel an aufdeckender Arbeit für ihn integrierbar ist. In der Regel ist es schon eine recht große Informationsmenge, die im „normalen Alltagsgespräch" über das Bild, d.h. im Aufgreifen von *bewußten* Inhalten zugänglich wird.

Oft lassen wir derartige Bilder auch schriftlich kommentieren. Im folgenden ein Beispiel (die Abb. 3 und 4 – siehe Farbteil am Ende des Bandes, S. XII und XIII – sind unkommentierte Illustrationen):

Kommentar zu den 5 Säulen der Identität (Abb. 2 – siehe Farbteil am Ende des Bandes, S. XI)

Karin M., 41 Jahre, Pädagogin, 2 Kinder von 10 und 12 Jahren, hat sich kürzlich nach 20jähriger Ehe von ihrem Mann getrennt.

I. Leib

Die Säule mit den größten Problemen und mit „weißen Flecken". Fühle mich hier sehr verletzt und in meinem Ausdruck behindert. Hier ist noch viel zu tun (im Bild: Treppenstufen). Auch de facto bin ich eingeschränkt: Nach einem Autounfall vor 14 Jahren wurde die linke Kniescheibe entfernt. Dadurch sind viele Sportarten nicht oder nur eingeschränkt möglich. Laufen oder längeres Gehen werden schmerzhaft. Ferner leide ich unter Schlafstörungen.

Meine Mutter hat mich von Geburt an wegen der Ähnlichkeit zu meinem Vater, den sie haßte, abgelehnt (zu große Hände und Füße, häßliches Tier). Die 11 Monate jüngere Schwester war dagegen wie ein Püppchen. Mein Vater hat mich vergöttert; ich wurde abgeschirmt von anderen Kindern, die mir wehtun könnten; er hat mich geweckt, um mich anzusehen. Er war oft monatelang weg zur Kur (TBC), später dann Persönlichkeitsveränderung mit Wahnvorstellungen. War für mich massiv bedrohlich und angstvoll. Habe mich erstarrt. Andere Bezugspersonen gab es nicht. In der Adoleszenz Schamverletzungen und sexualisierte Atmosphäse. Später in der Ehe auch ähnliche Koppelung. Als protektiven Faktor empfand ich die Möglichkeit, einen für ein Kind ungewöhnlich großen und abenteuerlichen Bewegungsspielraum auf dem Land gehabt zu haben. Habe hier auch intensive Gefühlserlebnisse. Heute fühle ich mich noch unsicher in meiner sexuellen Identität, habe kein sicheres Fundament im Fühlen und Wahrnehmen. Brauche die Therapeutin als Spiegel. Im Körper steckt noch viel Spannung. Zugang zu Wut und Trauer ist schwierig.

II. Soziales Netz

In dieser Säule ist z. Z. sehr viel Bewegung drin. Ich habe mich kürzlich von meinem Mann getrennt. Meine sozialen Beziehungen haben sich dadurch verändert. Einige Kontakte sind kaputt, neue und bessere sind dazugekommen. Ich habe viele gute Beziehungen in einer „mittleren Distanz", z.B. Arbeitskollegen, Freundinnen, meine Schwester und meine Ex-„Schwiegerfamilie", die Frauen aus meiner Gruppe. Dadurch, daß wir oft umgezogen sind, gibt es wenig früh gewachsene Beziehungen. Auch habe ich keine Familie im üblichen Sinne. Schwierig sind für mich Beziehungen im nahen Bereich. Hier fühle ich mich sehr unsicher und erlebe sie auch als anstrengend. Es fällt mir schwer, mir etwas zu holen oder mich fallen zu lassen. Auch sexuelle Beziehungen zu Männern machen mir momentan eher angst.

In der Kindheit habe ich mich isoliert gefühlt, wie in einer Blase (Bild). Ich habe versucht, mich sehr anzupassen, zu verleugnen, um dabei zu sein – aber ohne Erfolg. Im Jugendalter, das ich im Internat verbracht habe, wurde es dann besser. Zunächst fielen mir Kontakte mit Jungens sehr viel leichter als mit Mädchen.

III. Arbeit, Leistung, Freizeit

Dieser Bereich war seit jeher unproblematisch. Das schulische und berufliche Angebot entsprach jeweils meinen Fähigkeiten und Wünschen. Ich fühlte mich weder über- noch unterfordert. Mußte mich niemals wirklich anstrengen, hatte genug freie Zeit. In meiner Arbeit werde ich anerkannt und geschätzt, sowie von den Kollegen als den Klienten. Ich habe in der Vergangenheit jeweils gute Momente für Veränderungen abwarten können und dann zielsicher gehandelt. In der Familie hat die Mutter dafür gesorgt, daß ich als mittelmäßige Schülerin auf das Gymnasium kam, als einziges Kind in einem kleinen Westerwalddorf. Es wurde von mir nicht erwartet, daß ich gute Leistungen bringe, ich sollte den Weg aber versuchen. Niemand aus der Familie konnte mitreden und damit auch reinreden. Die Schulzeit habe ich im Internat verbracht. Existenzängste im beruflichen Bereich brauchte ich nie zu haben.
Momentan habe ich den Wunsch in meiner Arbeit eine Veränderung einzuleiten.

IV. Materielle Sicherheiten

Derzeit starke Einbrüche durch Veränderungen in Säule II. Nach der Trennung von meinem Mann Umzug vom Haus in eine Wohnung, aber im gleichen Ort. Lange, schwere Abschiedsphase, hänge sehr an Vertrautem, auch Garten, Umfeld. Hohe finanzielle Einbußen, die mich auch existentiell bedrohen. Ich muß erstmals in diesem Feld kämpfen. Momentan stehe ich wieder auf dem materiellen Status eines Studenten.

Aber auch hier mache ich immer wieder die Erfahrung, daß ich nie untergehen werde, das Wasser wird mir nie bis zum Hals stehen (Bild).

Recht unklar sind meine familiären Wurzeln. Es gibt kaum Verwandschaftsbeziehungen. Ich weiß wenig über meine Familie, meine Mutter ist schon lange tot, der Kontakt zu meinem Vater ist abgebrochen. Starke Bindung habe ich an die Natur, in der ich aufgewachsen bin.
Anmerkung: Vor einigen Wochen ist eine unbekannte Großcousine aufgetaucht, die die Wurzeln meiner Familie (Mutter) verfolgt.

V. Werte

Ich fühle mich heute sehr unabhängig von Normen und Werten, die andere an mich herantragen. Ich kann mich abgrenzen und nein sagen. Seit ein paar Jahren fühle ich mich eingebunden in ein Ganzes, ich erlebe, daß alles einen Sinn hat, daß es eine Bewegung nach vorne gibt, daß ich mich entwickele, und ich bin sicher, daß ich heil werde. Ich bin davon überzeugt, daß es die Aufgabe eines Menschen ist, sich weiterzuentwickeln. Ich lade dabei auch Schuld auf mich auf (nehme den Kindern die Familie, bin viel weg während der Fortbildung). Ich weiß, daß ich auf meinem Weg immer überleben werde. Die Fenster symbolisieren die Blicke nach draußen, die Einflüsse, die mir dabei begegnen und mich fördern. Ich bin in einer Familie aufgewachsen, die total aus dem Rahmen fiel. Vater war Frührentner und zu Hause, die Mutter ging den ganzen Tag arbeiten. Der Vater war ein verspinnerter Außenseiter, die Mutter ein Flüchtling aus Ostpreußen. Es gab wenige soziale Kontakte. Ich hörte nie „man tut dies oder das". Wir waren sowieso extrem.

Identitätsbilder bieten für die Diagnose wie für die Therapie reiches Material, das auch für die Indikation und Prognose wichtige Hinweise liefert.

2.3 Das fokale Tiefeninterview (FTI)

Das „fokale Tiefeninterview“ (FTI) wurde schon Ende der 60er Jahre für die Aufnahme von Drogenabhängigen in der seinerzeit von mir gegründeten, ersten therapeutischen Wohngemeinschaft für drogenabhängige Jugendliche in Europa „Les Quatre Pas“, Paris (*Petzold* 1969p, 1974f) entwickelt. Es wurde dabei bewußt von der Praxis des konfrontativen Motivationsinterviews abgegangen, welches ich 1968 bei *Synanon* und *Daytop* in den Vereinigten Staaten kennengelernt hatte (idem 1974b, d). Das „fokale Tiefeninterview“ wurde dann in der Folge auch für diagnostisch anamnestische Arbeit mit Psychosomatikern, Neurosepatienten und psychiatrische Patienten eingesetzt (idem 1974j), wobei für die Letztgenannten das Prozedere leicht abgewandelt wurde. Schließlich ist diese Interviewform die Standardtechnik für die Zulassungsinterviews zur Ausbildung in „Integrativer Psychotherapie“ (idem 1983i).

Beim „fokalen Tiefeninterview“ wird von der Beobachtung ausgegangen, daß der Patient im Erstkontakt, in dem er sich mit seinen Beschwerden dem Therapeuten vorstellt, in verdichteter Weise die Gesamtheit seiner Problematik mit sich trägt. Seine „inneren Themen“ im Leibgedächtnis sind „aktiviert“. Relevante biographische Atmosphären und Szenen, aber auch habitualisierte Kommunikations- und Abwehrformen sind dadurch in besonderer Weise zugänglich, wenn der Therapeut es versteht, diesen – durch die Interviewsituation gegebenen – Aktivierungszustand zu nutzen. Wie immer man das Interview gestaltet: Der Patient befindet sich in einer ausgelieferten Situation, in der zusätzlich noch durch das oft gegebene Statusgefälle und Rollengefüge sich eine „Macht-Ohnmacht-Strukur“ findet: Er kommt mit Problemen, Lebensschwierigkeiten, Leidenszuständen, Symptomen, mehr oder weniger hilfebedürftig, der Therapeut hingegen ist in einer starken Position. Von ihm wird erwartet, daß er Hilfe bereitstellen kann und Lösungen für die Probleme zur Verfügung stellt. Der diagnostischen Situation immanent ist überdies die Erwartung, daß der Patient sich mit seinen Problemen offen zeigt, der Therapeut hingegen in professioneller Rolle zuhört, beobachtet. Er fragt, der Patient antwortet. Je nach Problemlage des Patienten und den institutionellen Gegebenheiten („totale Institutionen“ als Setting, etwa ein psychiatrisches Krankenhaus, wirken hier verschärfend) ist damit für den Patienten strukturell eine eindeutige „Ohnmachtsposition“ gegeben. Diese Situation, so schwierig sie ist, bietet die Chance, an Szenen heranzukommen, die „*strukturell homolog*“ sind, die also gleichfalls Macht-Ohnmacht-Strukturen beinhalten – und diese führen sehr häufig an „*prä*valent pathogene“ Milieus (idem 1988n, 233ff). Schon im Erstkontakt (d. h. in der, in der Regel, telefonischen Voranmeldung) wird der Patient darüber informiert, daß für Abklärung und Beratung zwei Termine erforderlich sind. Das FTI wird dann – sofern indiziert – beim *zweiten* Termin mit erlebnisaktivierenden Techniken durchgeführt. Es kann in kurzer Zeit wesentliche Lebensthemen in ihrer „emotionalen Besetzung“ deutlich machen. Es spannt eine „synoptische Überschau“ aus – ein „dramatisiertes Lebenspanorama“ –, das aufgrund der Materialfülle für den Patienten durchaus belastend sein kann. Deshalb verlangt es im Hinblick auf die „Dosierung“ vom Therapeuten hohe empathische Leistungen und eine klinisch kompetente Handhabung der Situation. Durch die methodische Form des Interviews wird sehr gut deutlich, ob der Patient für eine IFK geeignet ist.

Die „Eingriffstiefe und -breite“ wird vom Therapeuten aufgrund etwaiger Vorinformationen (Vordiagnosen, Arztbrief etc.), wesentlich aber aufgrund des „ersten Eindrucks“ beim Erstttermin entschieden durch die *„Fünf-zehntel-Sekundendiagnostik“*, die ich so benannt habe, weil der Patient in Mimik, Gestik, Haltung, Bewegungsqualität, Kleidung – in seinem Gesamteindruck also – „mit einen Blick“ *wahrgenommen* und in bestimmtem Maße auch *erfaßt* wird (das *Verstehen* und *Erklären* folgt später, vgl. *Petzold* 1988b, weil er sich in einer Art und Weise „atmosphärisch-szenisch“ vermittelt, die eine „Verhaltensresonanz“ – Zugewandheit, Fürsorge, Zurückhaltung, Abgrenzungsbedürfnis usw. beim Therapeuten auslöst, die dieser wahrnehmen und nutzen kann – eine *„spontane Gegenübertragungsresonanz“*). Feinanalysen der „ersten fünf Minuten“ (*Pitteneger* et al. 1960) haben ergeben, daß sich die essentiellen Informationen schon in sehr kurzen Zeitstrecken finden.

Im folgenden sei ein fokales Tiefeninterview mit kurzer Kommentierung erläutert. Derartige Interviews erfolgen – dies sei nochmals betont – zumeist in der zweiten Sitzung, nachdem im Erstgespräch die allgemeine Situation des Patienten, seine Gründe für den Therapiewunsch, die persönlichen Daten, die aktuale Befindlichkeit sowie die Krankheitsgeschichte (Auftreten der Symptomatik, Dauer der Beschwerden, Vorläufersymptome) Gegenstand des Gesprächs waren. Weiterhin wird in derartigen Vorgesprächen der therapeutische Rahmen geklärt (Kosten, Kassenerstattung, Dauer der Stunden etc.). Der Patient erhält die Möglichkeit des „freien Berichts“, wobei er dazu angehalten wird, auf seine aktuale Lebenssituation zu zentrieren und auf die Geschichte seiner Beschwerden. Biographische Inhalte werden auf das Zweitgespräch verwiesen.

Dieser Verweis auf die zweite Stunde führt nach unseren Erfahrungen dazu, daß eine Aktivierung biographisch relevanten Materials in besonderer Weise erfolgt. Durch die Vorabklärung genereller Fakten zur persönlichen und klinischen Situation kann dann das „fokale Tiefeninterview“ unbelastet von Marginalien durchgeführt werden.

Das mitgeteilte Interview* wurde mit einem 32jährigen Studenten, *Karl Berger*, durchgeführt, der an Depressionen und Prüfungsängsten leidet, mit seinem Studienabschluß (Biologie) nicht zurechtkommt und der deshalb um eine Psychotherapie nachgesucht hatte.

Karl Berger wird von seinen Eltern unterstützt, lebt in einer Studentenwohnung und studiert nach zwei vorausgegangenen Wechseln des Studienfaches (Mathematik, Chemie) im 22sten Semester. Er war nie berufstätig gewesen (auch keine Studentenjobs) und hatte wechselnde, meist nur sehr kurz dauernde Beziehungen. Der Vater ist leitender Ministerialbeamter, derzeit in Pension, die Mutter Hausfrau mit Abitur. Die Symptomatik ist so massiv, daß der Lebensvollzug stark behindert wird. Der Patient macht vom äußeren Erscheinungsbild einen depressiven Eindruck, er wirkt nicht ungepflegt, aber doch irgentwie „vernachlässigt“.

T: „Herr Berger, wir führen unser zweites Gespräch. Wie fühlen sie sich hier in dieser Situation?“
P: „Ja ..., also es ist ... ja schon irgendwie ... eigenartig, ja ...“
T: „Was meinen sie genau mit ‚irgendwie eigenartig‘? Mich interessiert, wie sie sich in dieser Situation erleben, wie sie sich fühlen?“
[Die Frage zielt auf die *Selbstwahrnehmung* und *Situationswahrnehmung* ab.]

---

* Es wurde anonymisiert.

P: „Ich weiß nicht, es geht mir nicht so gut und ich weiß nicht ... ..."
T: „... wie sie sich in dieser Situation verhalten sollen?"
P: „Ja!"
T: „Wie erleben sie mich?"
[Die Frage zielt auf die Fähigkeit der *Fremdwahrnehmung*.]
P: „Ja, ... was soll ich da sagen? ... Beobachtend, verständnisvoll vielleicht ... auch streng!"
[In meiner Selbstwahrnehmung bin ich zugewandt und aufmerksam. Strenge kann ich in der Selbstwahrnehmung nicht feststellen.]
T: „Woher kennen Sie diese Art von Strenge in ihrem Leben, ihrer Lebensgeschichte ..., wenn sie sich erinnern?"
[Die Frage zielt auf die „Atmosphäre" der Strenge mit der Absicht, etwaig vorhandene Szenen im Hintergrund aufzufinden.]
P: „Ich weiß nicht ... Prüfung, oder so ... Wenn man geprüft wird!"
T: „Erzählen sie mir etwas über ihre Geschichte mit Prüfungen. Schauen sie einfach, was ihnen dazu in den Sinn kommt!"
P: „Ich hab Prüfungen nie gemocht ... Wer mag die schon. Ich jedenfalls nicht. Ich hab ihnen das ja schon gesagt. Da hängt mein ganzes Studium dran. Schriftliche Arbeiten, ... das ist kein Problem. Nur Prüfungen ..."
T: „War das immer so? Wie weit können sie sich daran zurückerinnern? Gab es besonders unangenehme Prüfungen?"
Der Patient beginnt, über Prüfungssituationen im Studium zu berichten, dann über sein Abitur und seine Gymnasialzeit. Die Erzählung wird zunehmend flüssig und bildhaft.
P: „Ich hatte immer Probleme, wenn ich an die Tafel gerufen wurde ... so vor der ganzen Klasse ... Am schlimmsten war es, wenn ich schlechte Noten kriegte, ich glaub, ... das war, ... das war ziemlich demütigend."
T: „Ist ihnen das Gefühl der Demütigung jetzt präsent?"
[Der Patient hatte den Kopf gesenkt.]
T: „Irgendetwas geht ihnen doch durch den Kopf?"
P: „Ich hatte gerade, ... ich hatte gerade, ... äh ... an zu Hause gedacht. Schlechte Noten nach Hause bringen, ... das war das schlimmste."
[Der Patient macht einen sichtlich gedrückten, niedergeschlagenen Eindruck.]
T: „Versuchen sie, sich doch einmal eine solche Situation ins Gedächtnis zu rufen. Wenn sie möchten, schließen sie dabei die Augen, dann geht das leichter ...
[Der Patient sinkt noch mehr in sich zusammen.]
"... was geht ihnen jetzt durch den Sinn?"
P: „Mein Vater ... ... äh ... hm ..."
T: „Beschreiben sie ihn, wie sieht er aus, wie wirkt er? Wo sehen sie ihn? Beschreiben sie einfach mal die ganze Szene!"
P: „Das, ... das ist ... Ich muß ein Heft mit einer Arbeit vorlegen ... Er ist sehr verächtlich."
T: „Wo ist Szene, wie alt ist er, was hat er an? Holen sie das Bild ganz nah heran!"
P: „Er ist ein großer, schwerer Mann. Man fühlt sich immer ganz klein vor ihm ... Immer Anzug, Krawatte, sehr korrekt ...
[Der Patient drückt sich jetzt sehr präzise aus. Er steht „innerlich" schon vor dem Vater]
... Er sitzt hinter seinem Schreibtisch in seinem Arbeitszimmer."

T: „Und sie bringen ihm das Heft?"
P: „Ja ... Er muß es unterschreiben."
T: „Was sagt er zu ihnen? Versuchen sie das nochmals zu hören!"
P: „Er sagt ..., daß ich offenbar wieder einmal einen Beweis ... meiner ... meiner Unfähigkeit bringe. Er sagt das ganz ruhig ... wie ein Urteil."
T: „Ich möchte ihnen einmal einen Vorschlag machen. In unserem Therapieverfahren versuchen wir immer wieder einmal die Rolle eines anderen einzunehmen, sozusagen aus der anderen Perspektive zu sprechen und zu handelt. Setzen sie sich einfach einmal da drüben auf den Stuhl."
P: „Da?"
T: „Ja, dort einfach mal rüber gehen ...
[Der Patient steht zögernd auf, geht herüber, setzt sich auf den anderen Stuhl.]
... Und jetzt versuchen sie einmal so zu sitzen, wie ihr Vater gesessen hat, seine Rolle einzunehmen. Es ist wichtig, daß sie auch seine Haltung einnehmen. Ich denke, ihr Vater sitzt nicht zusammengesunken da."
P: „Der nicht ..."
[Der Patient setzt sich aufrecht hin und wirkt sehr gesammelt.]
T: „Sie haben jetzt offenbar die Haltung ihres Vaters eingenommen. Versuchen sie doch einmal das zu sagen, was er seinem Sohn, der da drüben mit dem Heft steht, sagt. Einfach noch mal den ‚Originalton' einblenden!"
P: (in der Vaterrolle)
„Na, bringst du wieder die Früchte deines Fleißes (Stimme sehr ironisch)? Ist es wieder ein Edelfünfer? Du mußt dich auf den Hosenboden setzen! Wenn man schon unfähig ist, dann muß man wenigstens fleißig sein!"
T: „Gehen sie wieder auf ihren Platz zurück. Tauschen sie die Rolle wieder! ..."
[Der Patient geht auf seinen Stuhl zurück und sitzt dort sehr zusammengefallen.]
... Was geht jetzt in ihnen vor? Versuchen sie, das einmal auszusprechen!"
P: „ ... Nun, ... ich weiß nicht (klingt ärgerlich)"
T: „Sie wissen *was* nicht?"
P: „Was soll ich sagen? ..."
T: „Was sind ihre Gefühle jetzt?"
P: „Traurig ..., wütend vielleicht ... Ich fühle mich miserabel!"
T: „Versuchen sie das ihrem Vater einmal rüber zu dem leeren Stuhl hin zu sagen ‚ICH FÜHLE MICH MISERABEL!', wenn das geht!"
P: „Der versteht sowieso nichts!"
T: „Bringen sie das in die direkte Rede ‚DU VERSTEHST SOWIESO NICHTS!' Versuchen sie es mal!"
P: „Du verstehst sowieso nichts!" (Der Satz wird leise mit einem leicht ärgerlichen Unterton gesprochen.)
T: „Tauschen sie die Rolle! Gehen sie herüber auf den Vaterstuhl! Versuchen sie mal zu antworten."
[Der Patient geht und tauscht die Rolle.]
P: „Ja, ich weiß nicht, ... ich fühle mich auf dem Stuhl nicht wohl!"
T: (spricht den Patienten in der Vaterrolle an)

„Herr Berger, sie haben ja gerade von ihrem Sohn gehört, daß er ihnen vorwirft, sie würden nichts verstehen. Was wollen sie ihm darauf antworten?"

P: (fällt aus der Rolle)
„So was hätte ich meinem Vater sowieso nie gesagt!"

T: „Versuchen sie, in der Rolle zu bleiben. Was hätte er geantwortet? – (An die Vaterrolle) Herr Berger, versuchen sie, auf ihren Sohn zu antworten!"

P: „Ich weiß nicht, was er geantwortet hätte. Kann ich mir nicht vorstellen. Das ist eine unmögliche Situation. Die hätte es nie geben können."

T: „Gut, das ist in Ordnung! Dann versuchen sie es jetzt auch nicht weiter."

[Der Patient kann die Rolle des Vaters hier nicht einfühlen. Er kann über memorierte Realtexte hinaus nicht viel „aus der Vaterrolle" sagen, und zeigt, daß ihm die *Identifikation* mit dem Vater schwierig ist und noch wenig an Auseinandersetzung mit dem „verinnerlichten Vater" stattgefunden hat.]

T: „Gehen sie doch wieder auf ihren Stuhl. Wie ist es für sie, hier nicht zu wissen, was in ihrem Vater vorging?"

P: „Weiß ich nicht ... Was in dem vorging, wußte nie einer."

T: „Auch ihre Mutter nicht?"

P: „Wahrscheinlich auch nicht ... Weiß ich nicht."

T: „Bringen sie doch ihre Mutter einmal mit in die Szene. Stellen sie einen Stuhl von da drüben mal dazu ... Stellen sie die Stühle so, wie die Eltern zueinander stehen. Nah heran, oder weit enfernt, zugewandt, oder abgewandt!"

[Der Patient geht zögernd herüber, nimmt einen zweiten Stuhl und stellt ihn recht nahe neben den Vaterstuhl. Dann geht er um die beiden Stühle herum und dreht den Stuhl des Vaters so, daß er der Mutter halb den Rücken halb zuwendet.]

T: „Was sagt das, was sie dort gerade aufgebaut haben, über die Beziehung ihrer Eltern zueinander?"

P: „Na, die war, ... die war nicht gut, natürlich. Bis heute nicht. Da läuft nicht viel zwischen denen."

T: „Und wie geht es ihrer Mutter damit?"

P: „Ich weiß nicht, ... hat sich wohl arrangiert. Die ist ganz formal geworden."

T: „Was empfinden sie, wenn sie die Ehe ihrer Eltern so betrachten?"

P: „Was soll ich da empfinden? Nichts empfinde ich!"

[Klingt resigniert, mit unterschwelligem Ärger. Später, in der Therapie, kommt der Patient auf diese Szene verschiedentlich zurück. Hier liegt ein Grund dafür, daß der Patient Beziehungen immer schon nach kurzer Zeit abbricht. Eine Bindung wie die seiner Eltern will er nicht. Ein anderes Modell ist ihm nicht vorstellbar. Dies ist in den späteren Sitzungen für ihn einsichtig und kann bearbeitet werden.]

T: „Wie geht es ihrer Mutter mit der Situation? Versuchen sie doch auch einmal die Rolle ihrer Mutter einzunehmen, indem sie auf den Stuhl gehen, sich hinsetzen, wie ihre Mutter hätte sitzen könen!"

P: „Na, ich weiß nicht, ... äh ... ich weiß nicht, wie die gesessen hat."

T: „Was war ihre Mutter für eine Frau? Was hatte sie an, wie hat sie sich gekleidet?"

P: „Korrekt, sehr korrekt. Ganz gepflegtes Haar, brünett. Immer frisörfrisch. Meine Mutter war immer sehr gepflegt. Sie sah gut aus ... unnahbar."

T: „Welche Ausstrahlung hatte sie? Offen, warm, verschlossen, kalt, freundlich ... oder *wie* war sie?"

P: „... Was soll ich sagen? ... Freundlich immer, ... neutral irgendwie. Jedenfalls nie warm und nie kalt."

T: „Versuchen sie es noch einmal. Setzen sie sich auf den Stuhl der Mutter."

[P geht auf den Stuhl und setzt sich in seiner eigenen Haltung auf ihm nieder. Er rutscht etwas unruhig hin und her.]

P: „Ich weiß nicht, ... ich weiß nicht ...!"

T: (spricht die Rolle an)
„Frau Berger, ihr Sohn hat da eine schlechte Note mit nach Hause gebracht. Ihr Mann hat ihn ziemlich getadelt. Wie stehen sie denn dazu?"

P: „Ich kann da nichts sagen ... Sie hat meinem Vater nie widersprochen ... Mich nicht in Schutz genommen."

[Dem Patienten fällt es offenbar schwer, sich in die Rolle der Mutter hineinzuversetzen. Er hat wenig Empathie für seine Mutter. Eine innere Auseinandersetzung mit ihr hat bislang offenbar kaum stattgefunden.]

T: „Wie stehen sie denn zu ihrem Sohn, wenn er so schlechte Noten bringt?"

P: „Sie hat eben dann mit mir geübt ... Das hat sie gemacht ... Da hat sie sich auch Mühe gegeben!"

[Wieder kann der Patient die Rolle der Mutter nicht direkt übernehmen. Es findet allenfalls ein „indirekter Rollentausch" statt. Die spätere Therapie läßt deutlich werden: Die Mutter hielt sich so verschlossen, daß sie für den Jungen praktisch unzugänglich geblieben ist. Die Folge für den Patienten: Frauen sind unzugänglich!]

T: „Dann gehen sie wieder auf ihren Platz zurück."

[Der Patient macht dies.]

T: „Wie geht es ihnen, wenn sie jetzt auf dieses kleine Rollenspiel zurückblicken? Was haben sie dabei empfunden? Was ist ihnen durch den Kopf gegangen?"

P: „Das ist alles schwierig ... Was soll ich da sagen?"

T: „Nun, es ist offensichtlich nicht viel Kommunikation in ihrer Familie gelaufen, zwischen ihren Eltern und von ihren Eltern zu ihnen selbst hin."

P: „Da wurde auch nicht viel geredet ... Nicht viel Unnötiges. Mein Vater hatte ja auch keine Zeit und meine Mutter ... (lacht ärgerlich) Ach was solls! Das ist sowieso alles ohne Chance (sehr resigniert). Nun ja, ..."

[Depressive Atmosphäre kommt verstärkt auf und steht deutlich im Raum. Der Patient findet keinen wirklichen Zugang zu seinem Ärger und zu seiner Frustration, auch wenn diese Gefühlsqualitäten unterschwellig anklingen. Hier haben sich offenbar dysfuntionale „*emotionale Stile*" (dieses Buch S. 630ff, 633) ausgebildet und „*Grundstimmungen*" (ibid.), die in der Therapie aufgegriffen werden müssen und eine „Umstimmung" erforderlich machen, vgl. ibid. 643].

T: „Wenn sie Szenen, wie die, die sie jetzt erinnert und gespielt haben, so anschauen und ihre gegenwärtige Befindlichkeit, ihre Schwierigkeiten, ... welche Verbindungen sehen sie da?"

P: „... Na ja, ... es sind wohl da Zusammenhänge, ... wohl nicht zu unterschätzen ... Deshalb komme ich ja, um Therapie zu machen!"

T: „Ja, ich denke, hier sind wichtige Zusammenhänge, und die sind auch in dieser Arbeit deutlich geworden. Sie sehen übrigens hier auch, wie in unserer Therapieform immer wieder auch gearbeitet wird. Eben nicht nur mit Gesprächen sondern auch mit Rollenspielen und anderen Ausdrucksmöglichkeiten ... Wie fühlen sie sich jetzt, am Ende dieser Reise in die Vergangenheit?"

P: „Das ist schon interessant ... interessiert mich ..."

[Es wird mit einer „indirekten Gefühlsäußerung" geantwortet.]

T: „Und wie geht es ihnen jetzt?"

P: „Nicht schlecht ..., ich meine, besser als am Anfang."

T: „Und wie erleben sie *mich* jetzt? Wie ist es ihnen mit mir gegangen?"

P: „Äh ..., ja ..., nunja. Sie sind sehr präzise, sehr interessiert. Sie sehen viel (lächelt). Mit ihnen könnt ichs mir vorstellen."

[Die *Fremdwahrnehmung* greift emotionale Qualitäten nur indirekt auf, ist aber insgesamt stimmig. Im „präzise" klingt noch ein wenig die „Strenge" an, allerdings ohne die Übertragungseinfärbung der Ausgangssituation. Der Abschlußsatz ist das Angebot eines Arbeitsbündnisses.]

Das „fokale Tiefeninterview" hat eine klare Indikation für eine IFK möglich gemacht. Der Patient kann „szenisch imaginieren" und in ausreichender Weise „atmosphärisch erfassen" und „szenisch verstehen", ja, er ist zu „szenischem Handeln" fähig. In den Rollenkonstellationen wurden die „emotionalen Mikroklimata" der Familie deutlich: die Beziehung des Patienten zum Vater, zur Mutter, zu den Eltern insgesamt (Mutter und Vater stehen als Block eng zusammen, die Mutter stellt die strenge und abwertende Haltung des Vaters nicht in Frage). Es wird auch die Beziehung der Eltern zueinander deutlich. Die elterliche Beziehung ist in ihrer *Qualität* ein ganz entscheidender Faktor in der emotionalen Sozialisation von Menschen, denn sie hat eine Modellfunktion – im positiven, wie im negativen Sinne – und prägt weithin die eigene Einstellung zu Beziehungen.

Durch die vorgeschlagenen *Rollentausch*-Situationen, die ja jeweils vom Patienten eine Identifikations- und Empathieleistung verlangen, wird das Maß der eigenen biographischen Arbeit, d. h. der reflektierenden und emotionalen „inneren Auseinandersetzung" mit den Eltern deutlich. Die im Ansatz indirekt oder teilweise vollzogenen Rollentausche weisen darauf hin, daß hier schon einiges „vorbewußt" ist, also im Rahmen einer IFK leicht ins Bewußtsein gehoben werden kann. Mitschwingende Affekte des Ärgers und der Frustration werden gleichfalls durch fokalisierende Emotionsarbeit im Sinne „thymopraktischer Aktivierung" bzw. „emotionaler Differentierungsarbeit" (*Petzold* 1992b) zu bearbeiten sein. Der emotionale Zugang zur Mutter erscheint schwieriger. Die depressiven Atmosphären mit ihrer resignativen, aber auch retroflektiert-aggressiven Qualität zeigen eine Doppelbödigkeit, wobei das Moment der „Niedergeschlagenheit" durch die repressive Haltung des Vaters noch leichter fokaltherapeutisch anzugehen ist, als die bedrückte Stimmung und die Resignation in der Familienatmosphäre [die nachfolgende Therapie bestätigt diese Annahme], die der Patient „eingefleischt" hatte, die ihm sozusagen „in Fleisch und Blut übergegangen war". Der depressive leibliche Habitus (leblose Hände, niedergeschlagener Blick, ausdruckslose Augen, flache Mimik, flache Atmung, d. h. keine volle „Emotionsatmung") wird im Rahmen einer Fokaltherapie allein nicht zu bearbeiten sein, denn hier ist *„leibliches Umlernen"* erforderlich. Konzept und Erfahrung der Integrativen Therapie sind hier anders orientiert als bei der Mehrzahl der klassischen Psychotherapieverfahren. Bei einer depressiven Erkrankung wird immer auch deren *psychosomatische Seite* gesehen. Es geht keineswegs um eine „depressive *Psychoneurose*", sondern immer auch um *depressive Leiblichkeit*. Gewaltsame „*Impressionen*", repressive Verhinderungen von *Expressionen*, die verinnerlicht werden und zu Selbst-*Repressionen* führen, haben *Depression* im Gefolge (*Petzold* 1992a, 855ff). Die Frage bei diesem Patienten ist, ob durch eine „*bimodale Therapie*" diese Seite mit abgedeckt werden kann. Die höchst beachtenswerten Ergebnisse, die wir an unserer Abteilung der Freien Universität Amsterdam durch „Lauftherapie mit depressiven Patienten" erreichen konnten, u. a. höhere Effektstärke als verbale Therapie (vgl. *Bosscher* 1991, 1993; *Bosscher* et al. 1993), sprechen hierfür ebenso wie sehr gute Erfahrungen, die wir durch die Praxis von Aikido und ähnlichen fernöstlichen Kampfsportarten bei depressiven Patienten machen konnten (*Petzold* 1994a). Motivationsarbeit für einen solchen *bimodalen* Ansatz muß während der IFK geleistet werden (und hatte bei diesem Patienten Erfolg).

Die Initialphase des Interviews wie auch sein Verlauf zeigen auf seiten des Patienten hinreichende *Selbstwahrnehmung*. Die *Fremdwahrnehmung* ist leicht „eingetrübt" (die Übertragung kam im Verlauf der Therapie immer wieder mehr oder weniger intensiv ins Spiel und stellte ein wichtiges Moment der therapeutischen Arbeit dar). Als „*operativer Fokus*" wurde auf dem Hintergrund dieser Sitzung und des vorausgegangenen Abklärungsgesprächs sowie durch weitere Momente im prozeßdiagnostischen Verlauf die repressive, abwertende Qualität der Vaterbeziehung gewählt. Als „Mesofokus" wurde die Mutterbeziehung ins Auge gefaßt, allerdings mit einer deutlichen Eingrenzung des Fokusrahmens, weil wir in unserer klinischen Hypothesenbildung auf Grund der im Rollenspiel vermittelten Qualität der Mutter auf *Defizite* in der frühen Sozialisation schließen, insbesondere was die Phase der Ausbildung des *Selbstwertgefühls* (dieses Buch, S. 542ff, 630ff) anbelangt. Die weitere Exploration ergab, daß der Patient von seinem Vater nie geschlagen worden war. Die vorfindliche, massiv „depressive Leiblichkeit" läßt deshalb noch andere Quellen vermuten, z. B. Defizite in der Zwischenleiblichkeit bzw. körperlichen Zuwendung. Diese Annahme führt im Verlauf der IFK zu einer *prozeßtheragnostischen* Arbeit mit dem „relationalen Körperbild" (*Petzold, Orth* in: dieses Buch, S. 876ff). In diesem Bild wurden das „emotionale Defizit" durch die fehlende „körpernahe" Zuwendung von seiten der Mutter einerseits und die gewalttätig-repressive Atmosphäre von seiten des Vaters in sehr prägnanter Weise deutlich.

Die Therapie konnte dann in der Folge auch als *indirekt* „bimodale" Behandlung (indirekt, weil nicht bei einem/einer zweiten Therapeuten/ Therapeutin und in keinem weiteren expliziten Therapieangebot) durchgeführt werden, da sich der Patient zur Teilnahme an einer Aikido-Gruppe motivieren ließ und in der Therapie die Anfangsschwierigkeiten mit dieser Gruppe in einer Art und Weise begleitet werden konnten, daß das Angebot mit einer „guten Kontinuität" wahrgenommen wurde. Der Patient blieb über den Abschluß der Therapie hinaus aktiv bei diesem „Weg" sportlicher Betätigung und persönlicher Selbstverwirklichung (*Petzold* 1994a). Ein besonderes Charakteristikum des „fokalen Tiefeninterviews" ist der Einsatz der Techniken der „leeren Stühle" und des „Rollentausches" (*Moreno*), die aus den Formen „dramatischer Therapie" (*Petzold* 1979k, 1982a), insbesondere aus dem Psychodrama, dem Therapeutischen Theater, der Gestalttherapie übernommen wurden (idem 1973a). Dabei haben wir das Modell des „strukturierten Fokalinterviews" zur Generierung klinischer Hypothesen in der vorliegenden Form entwickelt. Es wird in jedem Interview versucht, die wichtigen Personen der Primärgruppe vermittels „leerer Stühle“ zu repräsentieren. In diesem Fallbeispiel waren dies Vater und Mutter – der Patient war Einzelkind. In anderen „fokalen Tiefeninterviews“ kommen noch Geschwister hinzu oder Großeltern oder andere „relevante Bezugspersonen“. Bei Großfamilien kann ein Stuhl für die Gesamtheit der Geschwisterschar stehen und wird dann nur jeweils unterschiedlich besetzt. Besteht neben der Herkunftsfamilie auch noch eine aktuale Familie, so wird diese im zweiten Teil des Interviews in gleicher Weise einbezogen, weil die eigene Lebenspartnerin, die eigenen Kinder für das Erfassen und Verstehen der Gesamtsituation des Patienten sehr wesentlich sind.

Die „leeren Stühle“ können durch ihre Position und Entfernung in klarer Weise Aufschluß geben über „emotionale Mikroklimata“, über „Beziehungsqualitäten“. Die angebotenen Möglichkeiten des Rollentausches sind jeweils äußerst aufschlußreich mit Blick auf innere Ängste, innere Bezogenheiten, den Grad der Auseinandersetzung mit verinnerlichten wichtigen Bezugspersonen. Durch die Art und Weise, *wie* der Patient den Rollentausch vornimmt – sofern er ihn vornimmt und nicht „blockiert“ –, über die Wege, *wie* man einen nicht vollzogenen Rollentausch vielleicht dennoch motivieren kann, über die auftauchenden Widerstands- und Abwehrformen in diesem Geschehen lassen sich wichtige diagnostische Aufschlüsse finden, die für die Fokuswahl große Bedeutung gewinnen können. Die Beachtung der Körpersprache – etwa ein Zögern beim Aufstehen, um zum anderen Stuhl hinüberzugehen, die Schwierigkeiten bei der Verleiblichung während der Rollenübernahme, Mimik, Gestik, Haltung ..., all das führt in sehr plastischer Weise die biographisch-relevanten Szenen in ihrer atmosphärischen Qualität, die wichtigen Beziehungskonstellationen in ihrer emotionalen Besetzung im „Hier und Jetzt“ der theragnostischen Situation dem Therapeuten, aber auch – in mehr oder weniger zugänglicher Weise – dem Patienten vor Augen. Wenn es gelingt, die Angstschwelle nicht zu hoch werden zu lassen und ein genügendes Maß an Stütze zu geben, wird oftmals ein Interesse, eine *Neugierde* auf die „biographischen Hintergründe“ geweckt, und diese ist eine gute Motivation für therapeutische Arbeit. Auftretende Angstreaktionen werden besprochen, verdeutlicht, interpretiert. Der Rollentausch sollte nie forciert werden. Die Verweigerung oder das Unvermögen – beides muß man differenzieren –, eine Rolle zu übernehmen, sind in sich diagnostisch aufschlußreich. Allerdings wird die fehlende Möglichkeit, eine Rolle aus der Primärfamilie zu übernehmen, nicht nur als diagnostischer Hinweis auf Unversöhntheit oder Ängste, auf verdrängte Beziehungsqualitäten usw. gewertet, sondern es wird hieraus auch ein „Therapieziel“ abgeleitet, da aufgrund unserer theoretischen Konzeptualisierungen das „empathische Verstehen der Eltern“ ein wichtiges Moment für den Gewinn eigenen „Selbst-Verständnisses“ ist. Die Arbeit der *Versöhnung* oder *Aussöhnung* – wir differenzieren diese beiden Qualitäten (*Petzold* 1988n, 235) –, aber auch die Arbeit der *Abgrenzung* und *Zurückweisung* kann ohne zumindest den „inneren“ Rollentausch nicht in einer integrierenden Weise vollzogen werden. Überhaupt lassen sich aus dem „fokalen Tiefeninterview“ eine Menge unmittelbar einsichtiger Therapieziele ableiten, die gruppiert und in ihrer Wichtigkeit geordnet werden müssen, um den *„operativen Fokus“* nicht zu überfrachten.

Im vorgestellten Beispiel war der Patient – trotz aller Eingeschränktheiten – *hinreichend* rollenflexibel und introspektionsfähig. Diese Fähigkeiten werden im Verlauf der Therapie vertieft. Seine Abwehr von emotionalen Resonanzen (sowohl in der Selbstwahrnehmung wie in der Fremdwahrnehmung) wird ein Schwerpunkt in der folgenden IFK, in der er Zugang zu seinen „negativen", abgelehnten Gefühlen bekommt. Vor allen Dingen gewinnt er Zugang zu seiner Aggression.

Die Handhabung des „fokalen Tiefeninterviews" als diagnostisches Instrument in der Integrativen Therapie (*Althen* 1991) erfordert eine sorgfältige Ausbildung und viel Übung. Von entscheidender Bedeutung ist die „Dosierung" der atmosphärischen Intensitäten, der Zahl der szenischen Konstellationen und des Ausmaßes der „Tiefung" (*Petzold* 1974j, 333; 1988n, 105). Bei unsachgemäßer Handhabung können bei diesem methodischen Zugang Verletzungen gesetzt werden (dieses Buch, S. 943ff) oder Labilisierungen erfolgen (dieses Buch, S. 470ff) – ähnlich wie auch bei den „Probedeutungen" in den analytischen Kurzzeittherapien. Ein abklärendes Vorgespräch ist deshalb eine unabdingbare Voraussetzung für die Verwendung des IFK in der Patientenarbeit. Zuweilen kann es notwendig werden, noch weitere Nachgespräche (1 – 3 Termine) anzuberaumen, insbesondere wenn es nicht zur Aufnahme einer Therapie kommt. Dann wird es wesentlich, die theragnostische Situation in einer Weise abzuschließen, daß der Patient aus den gesehenen, erkannten Szenen des „fokalen Tiefeninterviews" Gewinn zieht, so daß für ihn die Qualität einer „interessierten Betrachtung" seiner Lebensgeschichte möglich, und das FTI für ihn eine förderliche, integrierende Erfahrung wird. Wir haben immer wieder erlebt, daß „fokale Tiefeninterviews" *als solche* ein hohes, veränderungswirksames Potential hatten und bei Patienten dauerhafte Einstellungs- und Verhaltensveränderungen bewirkten, weil im Interview plötzlich Dinge „klar wurden", sich „zusammenfügten", die das Leben schon in entsprechender Weise vorbereitet hatte. Das Interview war sozusagen der letzte Baustein in einem Erkenntnis- oder Veränderungsprozeß. Für eine Integrative Fokaltherapie kann ein solches Interview ein intensiver und fruchtbringender Einstieg sein, weil in der Regel – wie auch bei den anderen Einstiegen, etwa über das Lebenspanorama oder die Identitätsbilder oder über einen kombinierten Ansatz – eine hohe Motivation *„zur Arbeit an sich selbst"* geschaffen wird.

2.4 Überlegungen zur Indikation

Für die Indikation zur IFK fallen einige Faktoren besonders ins Gewicht. Bei schwerwiegenden Störungen im Bereich der Leiblichkeit oder des sozialen Netzwerks sind *kurative Fokaltherapien* in der Regel nicht indiziert. Sie haben oftmals bei Patienten negative Folgen (*Petzold* 1993m), weil sie *anbehandeln*, sofern nicht eine *intermittierende Therapie* angelegt wird. Liegt der Fokus aber genau auf den genannten Problemen mit der motivierenden Absicht, den Patienten zu einer längerfristigen oder „intermittierenden" Therapie zu bewegen, hat fokaltherapeutische Arbeit auch bei diesen Patienten durchaus Sinn. Massive Störungen der eigenleiblichen (Selbst)wahrnehmung verweisen häufig auf schwerwiegende Defizite oder Traumatisierungen, die in der Regel kurzzeittherapeutisch *kurativ* nicht behandelbar sind. Weiterhin gewährleisten sehr defiziente soziale Netzwerke nicht den für Kurzzeittherapien erforderlichen *„social support"* (*Schuch* 1990; *Nestmann* 1988). Der Aufbau stabiler, ressourcenreicher und support-starker sozialer Netzwerke braucht in der Regel eine längere Zeit, als sie in Kurzzeittherapien zur Verfügung steht, es sei denn, man entschließt sich von vornherein zu einem „bimodalen Behandlungsansatz" (*Petzold, Schneewind* 1986) etwa dergestalt, daß man mit

Beginn der Kurztherapie den Patienten auch zur Teilnahme an einer Selbsthilfegruppe bewegen kann. Die Zusammenarbeit mit einer „Kontakt- und Informationsstelle für Selbsthilfegruppen" und ein guter Kontakt zur Selbsthilfeszene ist dabei unabdingbare Voraussetzung (*Petzold, Schobert* 1991), damit die Kooperation zwischen „Professionellen und Selbsthelfern" (idem 1990i) fruchtbar werden kann. Mit den Fragen nach einer Indikation für eine fokalisierenden Kurzzeittherapie sind die Probleme der Fokuswahl eng verbunden, d.h. auch die Fragen nach einer Gewichtung des diagnostischen Materials.

Schaut man in die Traditionen psychoanalytischer Fokaltherapie (*Crits-Christoph, Barber* 1991, 1ff), dann sieht man oft typisierende Vorannahmen, unter denen eine Bewertung der diagnostischen Fakten erfolgt: Entweder werden ödipale Konfliktkonstellationen (*Malan* 1976; *Sifneos* 1972, 1979; *Davanloo* 1980) angenommen, oder es erfolgt eine Zentrierung auf Konflikte in der „Individuations-Separationsphase" (*Mahler* 1968), wie dies *Mann* (1973) favorisiert. Als Psychotherapeut im tiefenpsychologischen Paradigma kommt man aber nicht an den Ergebnissen der empirischen Entwicklungspsychologie vorbei (*Lichtenberg* 1981; *Stern* 1985), und diese stellen die von den genannten Autoren in ihren Arbeiten zugrundegelegten, entwicklungspsychologischen Annahmen, die das aktuelle Material der Patienten einseitig vorselektieren, sehr nachdrücklich in Frage. Die Positionen *M. Mahlers*, aber auch das Ödipuskonstrukt bieten u. E. keine ausreichend gesicherte entwicklungspsychologische Grundlage (*Bischof* 1985; *Dornes* 1993; *Petzold* 1993b; *Chasiotis, Keller* 1992) für Fokaldiagnosen und die Fokuswahl. In die Behandlung dürfen sie deshalb nicht als gleichsam „gegebene Vorannahme" übernommen werden, ohne sorgfältige Überprüfung der biographischen Fakten, bei denen dann auch noch die Gefahr besteht, daß die Materialien ausschließlich oder überwiegend unter der Optik der genannten Theorien gewertet werden, wodurch andere Zusammenhänge und neue Erklärungsmöglichkeiten (vgl. z.B. *Lazarus* 1991; *Lewis* 1993) außer acht gelassen oder verstellt werden.

Eine sorgfältige verbale Exploration unter der Perspektive des *„life span developmental approach"* – und hier liegt ein Spezifikum der IFK gegenüber anderen, dynamisch orientierten Kurztherapien (*Leuzinger-Bohleber* 1985; *Crits-Christoph*, Barber 1991) – kann Anschlußstellen an *bewußte*, d.h. erinnerbare und *vorbewußte*, d.h. durch Explorationen erschließbare Konfliktkonstellationen (*Petzold* 1988b) bringen, die dann Hinweise auf anliegende *unbewußte* Konfliktkonstellationen oder Defizite bieten. Verbunden mit dem Rückgriff auf die diagnostischen Instrumente der „Integrativen Therapie mit kreativen Medien" mit ihrer projektiven Qualität, wie die Panoramatechnik, Identitäts- oder Selbstbilder (*Petzold, Orth* 1993a), lassen sich hier solide Grundlagen finden. Die phänomenologisch-hermeneutische bzw. tiefenhermeneutische Ausrichtung der Integrativen Therapie erscheint uns in einem solchen diagnostisch-therapeutischem Prozedere besser gewahrt, und auch das kritisch-emanzipatorische Moment unseres Ansatzes (*Petzold* 1978c, 1981k, 1986a, 1993d), das er mit dem psychoanalytischen teilt (vgl. *Habermas* 1968b; *Lorenzer* 1973, 1974; *Parin* 1983), wird auf diese Weise besser gewährleistet werden können.

Wenn *Integrative fokalisierende Kurzzeittherapie* auf traumatische *Atmosphären, Szenen* und *Stücke* im Hintergrund der Krankheitsgenese zurückgreifen will, um ihre Fortschreibung in *fixierenden Narrativen*, in *negativen Skripts* (*Petzold* 1981i) zu verhindern, und es sogar zu einer Entwicklung „alternativer Kontinuitäten" kommen soll, so gilt es, einen möglichst genauen Eindruck von „malignen Kontinuitäten" zu erhalten, von „dysfunktionalen Skripts", die ständig situationsunangemessene Reinszenierungen produzieren. Karrierepanoramen führen genau an diese Problematik heran. Sie lassen „sinnfällig" erkennen, wo mögliche Konfliktkonstellationen liegen, und sie machen auch deutlich, wo salutogene Ereignisse als stabilisierende und entwicklungsfördernde Lebenskräfte wirksam werden konnten. Die Einstimmung bei Lebens- und Karrierepanoramen (*Petzold, Orth* 1993a, 128f), die in der fokaltherapeutischen Diagnostik eingesetzt werden, zentriert neben den pathogen und salutogenen Einflüssen eben auch auf die dritte Größe: Mangelerfahrungen, Defizite. Es läßt sich damit auch sehr schnell die wichtigste *Ausschlußdiagnose* für fokaltherapeutische Arbeit finden: Wenn nämlich hinter der aktuellen Symptomatik schwerwiegende „prolongierte Mangelerfahrungen", durchgehende Defizite in vitalen Entwicklungsphasen liegen, die die Persönlichkeit insgesamt oder wichtige Strebungen der Persönlichkeit (Selbst, Ich, Identität) geschädigt haben, indem sie ihre organische und ungestörte Entwicklung verhinderten oder beeinträchtigten, ist *kurative* IFK nicht indiziert (allenfalls motivierende IFK).

Für eine erfolgreiche *kurative* Fokaltherapie, ist auf der Patientenseite die *Motivation* wesentlich – und diese ist nicht nur durch den „Leidensdruck" gegeben oder durch ein „Kausalitätsbedürfnis", einen Erklärungswunsch im Hinblick auf Symptome und Leidenszustände, sondern auch durch „Selbstaktualisierungstendenzen" (*Goldstein, Maslow, Perls, Rogers*) des Menschen, sein Streben nach Selbsterkenntnis, Selbstfindung, Selbstverwirklichung und gemeinschaftlichem Tun als *kokreativem Impetus* zur Weltgestaltung (*Iljine* 1990; *Petzold* 1990b; *Orth, Petzold* 1993c). Faktoren wie die „Neugier auf sich selbst", die Sehnsucht, schöpferisch zu werden und die eigenen Möglichkeiten zu entdecken und zu realisieren, dürfen als Motivans für die Auseinandersetzung mit der eigenen Lebensgeschichte nicht unterschätzt werden (*Orth* 1994; *Orth, Petzold* 1993c). Hier muß die psychoanalytische anthropologische Sicht *Freuds* mit ihrer pessimistischen, medizinalisierten, pathologie- und individuumszentrierten Orientierung dringend eine Korrektur erfahren (vgl. hier z. B. die Arbeiten von *O. Rank, K. Horney, E. Fromm, H.S. Sullivan, T. French*).

Für die Indikation zur Kurzzeittherapie wird immer wieder auf die intakten Ich-Funktionen, Ich-Stärke, Introspektionsfähigkeit und reife Abwehrmechanismen verwiesen (*Grüntzig, Meyer-Leuzinger* 1978, 15-87; *Barber, Crits*-Christoph 1991). Dieser Auffassung ist prinzipiell zuzustimmen. Der Klient muß ein gutes Maß an Wahrnehmungsfähigkeit und Integrationsfähigkeit mitbringen, soll er von einer *kurativen* Kurzzeit- bzw. Fokaltherapie profitieren, wobei wir auch bei gewissen Psychoseerkrankungen, Borderline-Patienten, mehr aber noch bei Patienten mit sogen. „narzißtischen Neurosen" (vgl. *Petzold* 1992f) durchaus genügend Introspektionsfähigkeit, Möglichkeiten der kognitiven Strukturierung und zum Teil auch Ich-Stärke finden (bei Borderline-Patienten schwankt diese allerdings periodisch erheblich, und mit Blick auf die Struktur des *Selbst,* in dem das *Ich* gründet, begegnen wir oft erheblichen Brüchigkeiten). Deshalb können diese Patienten auch durchaus für eine Fokaltherapie geeignet sein (vgl. auch *Laikin* et al. 1991; *Benjamin* 1991; *Luborsky, Mark* 1991; *Davanloo* 1985). Sollte aus der Panoramatechnik und aus der verbalen Exploration ein Zweifel aufkommen, ob die „Strukturen des Selbst" – immer das Vorhandensein stabiler, sozialer Supportaspekte vorausgesetzt – für eine Kurzzeittherapie tragfähig genug sind, so kann eine weitere Exploration, etwa mit „Selbstbildern" (*Orth, Petzold* 1993c), zusätzliches Material für die Abklärung bieten, so daß auch bei schwereren Erkrankungen eine „therapy tailored to the patient's level of functioning" (*Pinsker* et al. 1991) als Kurzzeitbehandlung durchgeführt werden kann, wie dies etwa im „Fritz Perls Klinikum", unserem Ausbildungs-Klinikum an den Hardtwaldkliniken in Zwesten (*Schröder, Wolf,* in *Petzold, Sieper* 1993) in Kombination von integrativer Einzeltherapie, Gruppentherapie, Therapie mit kreativen Medien und Stationsarbeit erfolgt (*Hausmann, Meier-Weber* 1990), einem Modell, das auf der Grundlage des Integrativen Ansatzes von *Lotte Hartmann-Kottek* entwickelt wurde. IFK bei Patienten mit massiven Defizitstrukturen sind im Prinzip allenfalls indiziert, wenn diese gut kompensiert sind oder wenn über Kriseninterventionen hinausgehende Motivationsarbeit mit dem Blick auf eine mittelfristige oder längerfristige Behandlung geleistet werden soll oder wenn spezifisch zugepaßte Interventionen mit begrenzter und begrenzbarer Zielsetzungen erfolgen.

3. Überlegungen zu therapeutischen Konzepten der Fokalarbeit

Wird der Patient schon in der diagnostischen Phase aktiv in die Fokussierungen einbezogen, so ist eine *intersubjektive Praxis* gewährleistet und die Gefahr, mit forcierenden und radikalen Techniken Verletzungen zu wiederholen, maligne Regressionen zu provozieren oder unter dem Zeitdruck und aufgrund stereotyper Beobachtungsraster zu gravierender Fehlinterpretation eines persönlichen Schicksals zu kommen, wird erheblich verringert. Wir stimmen *Malan* (1976, 353) deshalb in keiner Weise zu, wenn er schreibt: „... the more radical the technic in terms of transference, depth of interpretation, handling the childhood, the more radical are the therapeutic effects". Wir sind gegenüber der forcierenden und Widerstand bzw. Abwehrformationen attackierenden Technik der „Short-Term-Dynamic-Psychotherapy" von *Habib Davanloo* (1978, 1980, 1985) mit ihren eher stereotypen Hypothesenbildungen höchst skeptisch, wobei er, betrachtet man seine Therapievideos, *in praxi* nichts anderes macht als gestalttherapeutische Fokalarbeit in der Form von *F.S. Perls, J.S. Simkin* u. a. (was leider nicht offengelegt wird). *Davanloo* hat offenbar Psychoanalytiker genauso fasziniert und angezogen, wie weiland *„Fritz" Perls,* zu dem sie gepilgert sind (vgl. *Benz* 1985, 17 f; *Gaines* 1979). Wir sind hingegen darauf gerichtet, in Diagnose und Therapie im Rahmen fokaler Arbeit einen Interventionsstil zu praktizieren, der *strukturierend* und *permissiv* zugleich ist und der von einer warmherzigen, engagierten Grundhaltung getragen wird, womit wir an die Ergebnisse empirischer Psychotherapieforschung anschließen, die auf die besondere Effizienz eines empathischen Therapiestils verweisen (*Zimmer* 1983) und die die eher konfrontative – oft „deckelnde", ja ruppige Vorgehensweise „to break through the patient's defensive barrier" (*Laikin* et al. 1991, 80) der *Davanloo*-Richtung (vgl. die Transkripte ibid. 97-102) nicht stützen (von therapieethischen Erwägungen einmal ganz zu schweigen, denn der Zweck – z. B. Symptombeseitigung – heiligt die Mittel nicht).

Die fokalinterventive Arbeit der Integrativen Therapie kann durch die im „Hier und Jetzt" der Exploration fokaldiagnostisch erhobenen Fakten, die Art und Qualität der geklagten Beschwerden, die in der *Gegenübertragung* empatisch erfaßten *„szenischen Arrangements"* (*Pet-*

zold 1969b, 1981i, 1990p; *Lorenzer* 1970; *Argelander* 1970), wie sie die Panoramaarbeit, das Familienpanorama (*Petzold* 1975h) oder das Genogramm (*Heinl* 1986), die Körperbilder (*Petzold, Orth* 1991a), die Familienskulpturen (*Petzold* 1969b/1988n, 464, 480; *Heinl* 1986; *von Schlippe, Kriz* 1993) deutlich werden lassen, auf den soliden Hintergrund biographisch eruierbarer Fakten stellen. Man erhält über *Defizite, Traumata, Konflikte, Störungen* als spezifische pathogene Stimulierungskonstellationen, die die Dimensionen der Persönlichkeit *Selbst, Ich, Identität* und das diese umgebende *soziale Netzwerk* schädigen können (*Petzold* 1992a, 528 f; 1988n, 236 f), Aufschluß, aber auch über benigne Stimulierungen durch salutogene Vergangenheitseinflüsse, „social support" und Kompensationen. Fokalisierende Theragnostik setzt aktuales Material, unmittelbar sich erschließende Informationen und ihre *Implikate* (d. h. das „Mitgesagte", mittelbar sich zeigende) in fokussierte Interventionen um, eine Praxis, die die Krisentherapie immer schon verlangt hat und die sich auch bei *Freud* und in der frühen Psychoanalyse findet (*Freud* 1895, GW 1, 184-195; 1909 GW 7, 241-397; *Jones* 1955, 161-162; *Stekel* 1938). Die Integrative Therapie steht – wie erwähnt – hier in der Tradition der „ungarischen Schule" *Ferenczis*. Sie nimmt Überlegungen auf, die der Begründer der „aktiven und elastischen Technik" zusammen mit *Otto Rank* in der noch heute für die Psychotherapie wesentlichen Schrift „Entwickungsziele der Psychoanalyse" (1924) darlegte. Hier wird die szenische Reproduktion jener „Stücke ..., die als Erinnerung überhaupt nicht zu haben sind" empfohlen, „so daß dem Patienten kein anderer Weg übrig bleibt als sie zu reproduzieren" (*Ferenczi*, 1924/1964 III, 223) in „Gebärdensprache" (ibid.), „Tonfall, Gebärde, Miene", um zu einem „*Verständnis des ganzen Textes*", seines „Sinnes" (ibid. 226) zu gelangen. Das erfordert „*Aktivität* im Sinne einer direkten Förderung der bisher vernachlässigten, ja als störende Nebenerscheinung betrachteten *Reproduktionstendenz* in der Kur" (ibid. 224), womit „*anstatt dem Erinnern dem Wiederholen die Hauptrolle in der analytischen Technik zuzuteilen*" sei (ibid. Hervorhebung im Original). Sie führt zu „einer Analyse der ganzen Persönlichkeit" (ibid. 227), ausgehend von der „*Gegenwart* des Patienten", denn „das *Vergangene* und *Verdrängte* muß also im *Gegenwärtigen* und *Bewußten* (Vorbewußten), also in der *aktuellen* psychischen Situation seine Vertretung finden, um effektiver erlebt werden zu können", womit für die Therapie ein „stückweise vor sich gehender Affektablauf als eine fraktionierte Katharsis" notwendig wird. „Wir glauben übrigens im allgemeinen, daß Affekte, um überhaupt wirksam zu werden, erst aufgefrischt, d. h. gegenwärtig gemacht werden müssen. Denn was nicht unmittelbar in der Gegenwart, also real affiziert, muß psychisch unwirksam bleiben" (*Ferenczi* 1924/1964, III, 234 f). Der große Ungar umreißt hier „essentials" Integrativer Behandlungstechnik in der Fokaltherapie. Er selbst experimentierte mit aktiven, elastischen Techniken und Kurzzeitinterventionen, die aktuales, erinnerbares oder phantasiertes Material aufgriffen (vgl. den Fall einer „kroatischen Sängerin" oder die „Großvaterszene" Bausteine 1964, II, 67 f; III, 494 f). *Ferenczi* bediente sich dabei szenischer Arrangements, zuweilen des Rollenspiels (ibid. II, 69 f). Er betonte die Realität „ungünstiger Verhältnisse" und „traumatischer Erlebnisse (ibid. III, 409), d. h. negativer Sozialisationserfahrungen und – *Alexander vorwegnehmend* – die Notwendigkeit einer kontrastierenden „Korrektur" (ibid. III, 498): Bei fehlender mütterlicher Zärtlichkeit müsse der Therapeut derartige Qualitäten bereitstellen, ja *Ferenczi* meint, man müsse manche der schwerkranken Patienten „*förmlich adoptieren und erstmals der Segnungen einer normalen Kinderstube teilhaftig werden lassen*" (ibid. III, 489) im Sinne eines Nachnährens, so daß die emotionale Dichte positiver Zuwendung im Hier und

Jetzt zum therapeutischen Faktor werden kann (*Ferenczi*, Bausteine III, 481, 503 f, 521 usw.; *Petzold* 1969b). In seinem Text „Kinderanalysen mit Erwachsenen" (1931) hat er dann das Prinzip ausgearbeitet, das *Franz Alexander* unter dem Namen der „korrigierenden emotionalen Erfahrung" bekannt machen sollte. In seinem Plädoyer für eine „elastische psychoanalytische Technik" umreißt *Ferenczi* (1927/1928) die Grundlagen analytischer Kurzzeittherapie, die bis heute Gültigkeit haben. Sein empathischer, engagierter und emotional zugewandter Stil kontrastiert mit dem einiger neuerer Protagonisten analytischer Kurzzeit- und Fokaltherapie, etwa *Davanloos* (1985, 1986) „challenge and pressure to exhauste the patient's resistance" (*Laikin* et al. 1991, 85) oder *Malans* (1963, 1976) zurückhaltende Abstinenz oder *Sifneos*' Haltung des „unemotionally involved teacher", der den Patienten *konfrontiert* „with the anger, fear, anxiety and uncertainess which result from the examination of the areas of emotional conflict" (*Sifneos* 1972, 115). So ist es durchaus nützlich, sich für die Entwicklung von Konzepten zur Kurzzeittherapie an den Vätern dieser Behandlungsform zu orientieren. Sie sind pragmatisch an der praktischen Erfahrung mit Patienten ausgerichtet und weniger festlegend, so daß ihre Konzepte direkt an die „Erfordernisse der Praxis" zu adaptieren sind. Sie stimmen auch gut mit den Wirkfaktoren überein, die die moderne Psychotherapieforschung als bedeutsam für Heilungsprozesse herausgearbeitet hat (*Garfield* 1982, 1992; *Huf* 1992) und die für die Integrative Therapie besondere Wichtigkeit haben (*Petzold* 1992g, 1993m). Sie kommen nicht zuletzt in der IFK zum Tragen (vgl. Abschn. 6).

Ranks Arbeiten z.B. – sie sind über *Paul Goodman* in die Gestalttherapie eingeflossen –, seine späten Veröffentlichungen zur „Willenstherapie", aber auch „Art and Artist" sind für kurzzeittherapeutische Maßnahmen sehr inspirierend und haben den *erlebnisaktivierenden Stil* gestalttherapeutischer Arbeit im „Hier und Jetzt", der von mir in die Integrative Therapie übernommen wurde, sehr geprägt. *Rank* betonte überdies mit dem Konzept des *Willens* eine in Psychologie und Psychotherapie völlig vernachlässigte Größe, der gerade in der Kurzzeittherapie oft erhebliche Bedeutung zukommt (*Zottl* 1982, vgl. hier auch das Willenskonzept von *Assagioli* 1982).

Alexander und *French* (1946) haben die Konzeptionen der Elastizität und Flexibilität sowie das Konzept der „*korrigierenden emotionalen Erfahrung*" aus der *Ferenczi*-Tradition weiterentwickelt und versucht, sie empirisch abzusichern. Die anfänglich heftige Kritik an ihrer Arbeit greift nur insoweit, als daß in der Tat nicht davon ausgegangen werden kann, durch Kurzzeittherapien stabile Verinnerlichungen positiver Erfahrungen im Sinne eines „*reparenting*" zu erreichen. Aber es werden Kontrasteffekte, Korrekturen von Haltungen und Einstellung durch kognitive *und* emotionale Umbewertung möglich, wenn in der Therapie andere *Modelle des Umgangs im zwischenmenschlichen Bereich* erlebbar werden – so auch *Binder* und *Strupp* (1991) – und damit sind emotionale Orientierungen durchaus zu korrigieren.

In Kurzzeittherapien ist also eine Bildung tragfähiger „innerer Beistände" (guter „Objekte") durch Internalisierung entsprechender Qualitäten des Therapeuten (*Petzold* 1985l) oder eine Umstimmung von „Grundstimmungen", ja des „Lebensgefühls" (idem 1992b) – anders als in den Langzeittherapien – nach unseren Erfahrungen in der Regel *nicht* möglich. Wir unterscheiden uns hier in der Auffassung von einigen analytischen Fokaltherapeuten, die u. E. die Möglichkeiten des Aufbaus und der Verankerung guter „Repräsentanzen" in kurzen Behandlungssequenzen überschätzen. Wir fanden immer wieder, daß entsprechende Phänomene sich als mehr oder weniger oberflächliche Anpassungsleistungen ohne dauerhaften Bestand erwiesen, wenn nicht an „Vorarbeiten des Lebens" angeknüpft werden konnte. In den Integrativen Kurzzeittherapien sind wir deshalb besonders darauf gerichtet, auch *„prävalent salutogene Erfahrungen"* zu aktivieren und vorhandene *„innere Beistände"* (idem 1985l, 12 f; 1992a, 876) aus der Biographie des Patienten zugänglich und nutzbar zu machen, um positive Therapeutenqualitäten an derartige Vorerfahrungen anzubinden und auf diese Weise eventuell einen *benignen Kumulationseffekt* zu erreichen. Dabei ist zu beachten: Auch die positiven Vergangenheitserfahrungen sollten – genauso wie die *„prävalent pathogenen Milieus"* – nur im „Fokusrahmen" Gegenstand der Therapie werden, weil ein Fokus auch zur positiven Seite hin „ausbrechen" kann, was aufgrund von Kontrasteffekten häufig auch ein Nachstürzen pathogener „Trümmer" zur Folge hat, womit der zeitliche Rahmen der Kurzzeittherapie gesprengt wird. In *mittelfristigen Therapien* wird von uns versucht, Momente der Langzeittherapie und der fokalen Kurzzeittherapie indikations- und situationsspezifisch zu verbinden, indem wir Fokusverschiebungen und Fokuswechseln gemäß der Prozeßdynamik nachgehen. In der Kurzzeittherapie hingegen versuchen wir, die Stabilität des Fokus zu gewährleisten und den Patienten „am Ball", d.h. an der gezielten Bearbeitung des fokussierten Problems zu halten.

4. Konzepte zur Fokussierung und Fokuswahl

„Obgleich die Wissenschaftler, die sich mit Kurztherapieforschung befassen, einhellig der Meinung sind, daß ein dynamischer Fokus Therapeuten als Orientierungshilfe oder Bezugsrahmen für ihre Intervention dienen sollte, herrscht doch keine Übereinstimmung darüber, welche spezifische Form eine solche fokale Richtschnur annehmen sollte (innerpsychischer Konflikt, zwischenmenschliches Dilemma, Entwicklungssperre, anhaltendes, affektives Thema); und genausowenig ist man sich darüber einig, wie die Therapeuten an eine Fokusformulierung herangehen, sie entwickeln und darlegen sollen (*Kinston, Bentovim* 1981) oder auch nur darüber, wie die Qualität eines bestimmten Fokus zu beurteilen ist" (*Strupp, Binder* 1984/1991, 100 f). An dieser Einschätzung hat sich bislang im Feld der Kurzzeittherapie wenig gewandelt. In der Fokaltherapie ist nach wie vor der „Fokuskern" keine absolute oder endgültige Formulierung, vielmehr dient er als „heuristische Leitlinie" (ibid. 101). Die klinische Praxis zeigt, daß es bei Patienten in der Tat immer wieder ein „Hauptproblem" gibt (*Mann, Goldmann* 1982), nur ist das, was als solches etwa im Eingangsgespräch präsentiert wird, keineswegs immer identisch mit der Störung im aktualen Lebensfeld oder mit der die Symptomatik *verursachenden* Problematik. Eine Beziehungskrise stellt sich zwar für die Betroffenen als aktuelle, schmerzlich erlebte Belastung dar, aber „hinter ihr" stehen oftmals ungelöste Probleme der Vergangenheit. Es kann aber auch bei Beziehungskonflikten eine akute Aktualsituation wirklich *das* Hauptproblem sein (Seitensprung, Schulprobleme des Kindes, Versetzung eines Partners an einen anderen Arbeitsort usw.). Schaut man nun auf Hintergründe, so trifft man zuweilen auf einen „Kernkonflikt" (*Alexander, French* 1946). Bei genauerer Exploration stellt sich aber dann heraus, daß es sich keineswegs nur um ein „Beziehungskernkonfliktthema" handelt, wie z.B. *Luborsky* (1977) annimmt. Zwischen solchen festlegenden, monokausalistischen Konzepten einerseits, die im Theoriebezug zum Teil sehr grundsätzlich an das (diskutable) Ödipustheorem anknüpfen (*Sifneos* 1972), und einer rein intuitiven, empathischen Arbeit andererseits, bei der sich der Fokus gleichsam im Geschehen aus dem Material gedanklich

„herauskristallisiert" (*Malan* 1976) und schließlich Ansätzen, die zu einer Fokusbildung nach objektivierbaren Prinzipien führen, liegen Welten, auch wenn man diese heterogenen Modelle alle unter dem Oberbegriff „psychoanalytische Kurztherapie" subsummiert (*Leuzinger-Bohleber* 1989), was eine Einheitlichkeit suggeriert, die de facto nicht vorhanden ist (*Crits-Christoph, Barber* 1991).

Die Forscher der *Vanderbilt*-Studie haben den letzgenannten Weg forschungsgegründeter Fokuswahl beschritten, indem sie Prozeßforschung betrieben. Für die theoretische Fundierung schließen sie an narrationstheoretische Überlegungen von *Spence* (1982) oder *Schafer* (1983) an (*Strupp, Binder* 1984/1991, 104). Sie verweisen auch auf die Skript-Theorie von *Schank* & *Abelson* (1977), ohne indes – wie wir dies in der Integrativen Therapie tun – ein entwicklungspsychologisches Konzept der Skriptformation (*Nelson* 1993a, b; *Petzold* 1992a, 685ff, 901 ff.; *Petzold, Orth* 1993a, 98ff) vorzulegen oder den hermeneutischen Standort zu explizieren. Wir haben für diesen Kontext den Ansatz einer *dramatistisch-aktionalen Hermeneutik* entwickt (*Petzold* 1981i), die mit einer *diskursiv-narrativen Hermeneutik* (idem 1992a, 902 f) interagiert. Das Konzept, das wir in der Integrativen Therapie als „*narrativer Praxis*" entwickelt haben, nimmt dabei auf eine Vorstellung der *Biosodie*, der Lebenserzählung (*Petzold, Orth* 1993a, 100 f), Bezug, deren Archivierung zu einer *Biographie* und zu einer Konstituierung von Identität führt (idem 1991o), womit erzähltheoretische, entwicklungspsychologische, persönlichkeitstheoretische und interaktionistische Perspektiven in einer interventionsrelevanten Weise verbunden und eingesetzt werden. Hier wird Sprache als Handlung, Handlung als Sprache begriffen, wie es für originäre Formen der „Mündlichkeit" charakteristisch ist (*Jousse* 1969; *Petzold* 1969 IIa), und es läßt sich der Bereich des Imaginären, die (frühe) Bildwelt in Form „ikonischer Narrationen" aufnehmen, womit wiederum Anschluß an die bildliche Darstellung von Lebenskarrieren gefunden wird (*Petzold, Orth* 1993a, 120 ff). Das hat für die Methode der Fokussierung und das Konzept der Fokuswahl erhebliche Bedeutung, da das Material plastisch und konkret zugänglich wird und sich für den interaktionalen hermeneutischen Prozeß in der Therapie erschließt, denn natürlich wird auch die *Bildgeschichte* wieder in die „Zeit der Erzählung" (*Ricœur* 1986) getragen, in die Ko-respondenz zwischen Therapeut und Patient. Wir sind seit dem Kontakt mit dem hermeneutischen Werk *Ricœurs* in unserer Pariser Studienzeit in den sechziger Jahren einer „interaktionalen Tiefenhermeneutik" verpflichtet (*Petzold* 1988a, b), waren aber im gleichen Milieu mit *Merleau-Ponty* und seiner anhand von Kinderzeichnungen entwickelten Vorstellung der „Bilderzählung" in Kontakt gekommen (*Merleau-Ponty* 1950, 1969), was durch unsere intensiven Studien zu den Bildgeschichten ostkirchlicher Ikonographie (*Sieper* 1970; *Petzold* 1965 II, 1966 II a, b, f, 1968 II g) und dem Erzählcharakter naiver Malerei (idem 1969 II h) untermauert wurde. Schließlich war *Gabriel Marcels* Vorstellung, daß jede Erzählung ein *intersubjektives Unterfangen* sei – auch die Bilderzählung – für uns grundlegend. So können „Karrierepanoramen" (*Petzold, Goffin, Oudhof* 1993) als Bilderzählungen und die sich daraus entwickelnden verbal-narrativen oder szenisch gespielten Sequenzen nicht vom aktualen Interaktionskontext losgelöst werden. Es läßt sich eben „der Erzählprozeß nicht von der aktuellen Patient-Therapeut-Beziehung trennen" (*Strupp, Binder* 1984/1991, 111), so daß „eine Fokusformulierung die Phänomenologie der Erfahrung von Patient und Therapeut respektieren muß" (ibid. 115) – eine beachtenswerte Formulierung, zu der diese psychoanalytischen Autoren aufgrund ihrer klinischen „Phänomenerfahrung" kommen, ohne dabei den reichen Fundus phänomenologischer Theorie und Therapietradition im Rücken zu haben. Ihre Feststellung bedeutet, wie wir verschiedentlich herausgearbeitet haben, daß die Erzählung selbst und auch die Bilderzählungen der Lebens- und Karrierepanoramen eine *adressatengerichtete Qualität* haben, d. h. daß ihre Präsentation etwa einem alten oder jungen Behandler gegenüber variieren wird (*Petzold* 1991o), daß aber „*Monumente*" – und die Konstituierung von Abwehrhaltungen, die Ausbildung von Symptomen und der Aufbau von fixierenden Narrativen sind Beispiele für derartige *Monumente* (idem 1991a, 324f, 588) – auch eine gewisse „biographische Substanz" gewährleisten. Diese Substanz wird in ihren pathogenen Dimensionen sowohl in den Reinszenierungen wie auch in der projektiven Qualität der ikonischen Narrationen, z.B. in den Formen, Farben und figuralen Elemente der Karrierepanoramen objektivierbar.

Die Karrierepanoramen im theragnostischen Prozedere der IFK werden vom Therapeuten angeleitet, vom Klienten/Patienten gefertigt und von beiden mit Blick auf Sinnzusammenhänge, aber auch auf eine Fokuswahl ausgewertet. So kommt dem Therapeut-Patient-Beziehungsgeschehen immense Bedeutung zu, dem „matching", der „Passung" – ein Umstand, der in Supervision und Kontrollanalyse in besonderer Weise beachtet werden muß (*Petzold* 1993m). Das gemeinsame Betrachten eines Lebenspanoramas, das „Anarbeiten" dieser ikonischen Narrationen, dieser Symbolerzählungen, Bildgeschichten (*Petzold, Orth* 1993a), gibt wesentliche Hinweise, ob ein „*fit*" möglich ist, ein „*meeting of the minds*", wie dies bei *Balint* formuliert ist. Auf diesen Hintergrund muß man auch *Balints* Bild für die Fokaltherapie stellen, damit es nicht verkürzend wirkt: *Ein Baumstamm, der stromabwärts treibt, verhakt sich. Weiteres Holz fängt sich und staut sich an dem blockierten Baum, so daß das ganze Feld ins Stocken kommt. Kann aber gezielt ein Stamm gelöst werden, kommt das ganze Feld wieder in Bewegung* (*Balint, Ornstein, Balint* 1973). Welcher Stamm es aber ist, das muß „*ko-respondierend*" mit dem Patienten erarbeitet werden, wobei die größere „Exzentrizität" des Therapeuten ihm Hilfen geben soll, in den Prozeß des „atmosphärischen Erfassens" und „szenischen Verstehens" einzutreten. Dies wird der analytischen Realität gerecht, in der zwei Subjekte miteinander in „Beziehungsgeflechten stehen" (*Klüwer* 1985, 98), und es entspricht auch der intersubjektiven Grundhaltung des Integrativen Ansatzes (*Petzold, Maurer* 1978). Der Patient wird zum „Kodiagnostiker" und kann das Material, das ihm sein eigenes Unbewußtes in der bildnerischen Gestaltung dargeboten hat, schrittweise entschlüsseln. Im „Hier und Jetzt" (idem 1981e) beginnt er, mit dem Therapeuten über seine Gefühle, seine Erlebnisse, sein Bild, sein Situationserleben „in Ko-respondenz" (idem 1978c/ 1991e) zu treten, die damit Modellfunktion für den Alltag gewinnt: für seine Dialoge, seine Ko-respondenzen mit den Menschen seines Umfeldes. Der *Prozeß* des ko-respondierenden Problemlösens als Gegenstand des Lernens wird dabei wichtiger als die Lösung eines konkreten Problems. Eine solche gelungene Lösung hat ihre eigentliche Bedeutung in ihrer „*paradigmatischen Funktion*". Hält man sich dieses fundamentale Faktum bei der Bestimmung des Fokus vor Augen, so wird deutlich, wie wichtig es ist, einen Fokus zu wählen, der auch mit einiger Aussicht auf Erfolg bearbeitet werden kann, um Erfahrungen des Scheiterns zu vermeiden, die an alte Versagenserlebnisse anschließen und einen generalisierenden Effekt der Resignation gewinnen können. Die Fokuswahl muß – selbst bei eingeschränkter Exzentrizität des Patienten – ko-respondierend am konkreten Material möglich werden, andernfalls kann eine fruchtbare Fokaltherapie nicht zustande kommen.

Die Fokuswahl im Modell der „Integrativen fokalen Kurzzeittherapie" (IFK) läßt sich als ein „komprimierter Ko-respondenzprozeß" (*Petzold* 1978c/1991e), als eine zeitbegrenzte „Suchbewegung intersubjektiver Hermeneutik" (idem 1988n, 269) kennzeichnen, wobei der „interaktionell gestaltete Fokus als die zentrale Drehscheibe des Prozesses" zu betrachten ist, wie *Thomä* und *Kächele* (1989, 359) formulierten. In mittelfristigen und langfristigen Therapien wird zwischen Patient und Therapeut und den Personen des relevanten Umfeldes (die durch das therapeutische Geschehen zumindest mittelbar betroffen werden und auf dieses zurückwirken) der therapeutische **Prozeß** im *Fortschreiten von Fokus zu Fokus*, im Zusammenspiel von variierenden, *nicht-linearen* Verläufen als eine komplexe, feine Textur gewirkt (*Petzold* 1969c, 21). In der Fokaltherapie versucht man nun einen Hauptfokus (*Makrofokus*) zu finden und zu halten, der von *Mesofoki* – „Themenkomplexe von mittlerer Reichweite, starker emotionaler Besetzung und biographischem Gewicht" (idem 1988n, 232) oder von *Mikrofoki* flankiert werden kann. Wir bedienen uns dabei des nachstehend erläuterten Modells.

Zeichenerklärung zur Abbildung 5:

F = Operativer Fokus (schwarz, im Zentrum)
N = Nebenfokus (grauschwarz)
MIK = Mikrofokussierung (hellgrau)
MES = Mesofokussierung (dunkelgrau)
MAF = Makrofokussierung (lichtgrau)
SF = Standardfokussierung (mittelgrau)
G = Gegenwart
V = Vergangenheit
Z = Zukunft
\+ = salutogenesezentrierte Perspektive der Fokussierung (protective factors, nourishing events)
– = pathogenesezentrierte Perspektive des Fokussierens (risk factors, adversive events, critical life events)
T = Perspektive der Therapeuten
P = Perspektive des Patienten
● = Prävalent pathogenes Milieu (PPM)
X = Prävalent salutogenes Milieu (PSM)
\- - - = Dysfunktionale, maligne Narration (DN)
••• = Benigne Narration (BN)
↻ = Rotation der Perspektiven und Foki in spiraligen Prozessen

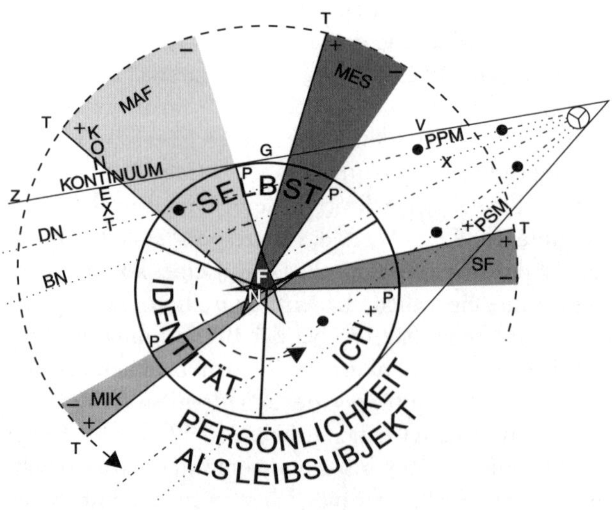

Abb. 5: Fokusbildung im Prozeß der IFK

Legende zur Abbildung 5: „Fokusbildung im Prozeß" der IFK

Die Persönlichkeit mit ihren Dimensionen *Selbst, Ich* und *Identität* wird als gedrittelter Kreis (⊗) in *Kontext und Kontinuum* dargestellt. Das Leibsubjekt bewegt sich also in der Zeit, in der Lebensspanne und tritt als zeitliches in den therapeutischen Prozeß ein, in den es über die *Archive* seines Gedächtnisses seine Geschichte positiver, negativer und defizienter Erfahrungen einbringt. Das sich entfaltende biographische Material, wie es sich dem Therapeuten durch projektive Diagnosetechniken in kreativtherapeutischer Arbeit (*Orth, Petzold* 1993a, c; *Orth* 1994), durch das diagnostisch-anamnestische Gespräch, durch die Wahrnehmung, das „atmosphärische Erfassen" und das „szenische Verstehen" der Übertragung und Gegenübertragung in „gleichschwebender Aufmerksamkeit" einerseits und in „experimentierender Interaktion" (*Schneider* 1979; *Hawallek* 1988) andererseits erschließt, führt zu Themen aus der Lebensgegenwart und Lebensgeschichte des Patienten oder zu *Prospektionen* (*Petzold, Orth* 1993a, 132ff), zukunftsgerichteten Entwürfen. In diesen können sich *im Kontinuum „prävalent pathogene Milieus"* (PPM, dargestellt durch –) finden, in denen „Defizite, Traumata, Störungen und Konflikte" (*Petzold* 1977a, 1992a, 574ff) die Narrationen, die lebendige Lebenserzählung (*Biosodie*) derart negativ beeinflussen, daß sich dysfunktionale Verhaltensmuster, Abwehrformen, Stile des Fühlens, Denkens, Kommunizierens ausbilden, die sich fortschreiben, einen fixierenden Charakter haben und die Narrationen im hohen Maße determinieren.

Wir sprechen dann von „*dysfunktionalen* oder *malignen Narrativen*" (DN) bzw. „*Skripts*" (ibid. 600 f, 906, 639 f). Übertragungen, Wiederholungszwänge (*Freud*), negativer Lebensstil (*Adler*), Negativskripts (*Berne* 1972; *Steiner* 1985), dysfunktionale Schemata (*Grawe* 1988) oder Pläne (*Caspar* 1989) sind ähnliche Konzepte aus anderen therapeutischen Schulen. (Sie sind im Diagramm durch gestrichelte Linien —— mit • dargestellt). Andererseits finden wir „*prävalent salutogene Milieus*" (PSM, dargestellt durch x), biographische Lebensabschnitte, die überwiegend fördernd und aufbauend waren und in denen „benigne Narrative" (BN), sichernde und stützende Strukturen in der Lebenserzählung (dargestellt durch ···· gepunktete Linien) ausgebildet werden konnten, die den freien Fluß der Narrationen nicht einengen und behindern, weil sie nur eine geringe Strukturierungen geben und eine entsprechende Plastizität haben.

Pathogene Milieus und salutogene Milieus, Schutzfaktoren x und Schadensfaktoren •, benigne und maligne Narrative sind *in ihrer Interaktion* zu betrachten. Aus der Gesamtheit des Materials, wie es sich einerseits aus der Perspektive des Therapeuten (T), andererseits aus der Perspektive des Patienten (P) darstellt, schälen sich in der Regel mehrere Schwerpunktbereiche heraus, die von ihrer Gewichtigkeit und ihrem lebensbestimmenden Umfang sich als *Makrofokussierung* (MAF, lichtgrau), *Mesofokussierung* (MES, dunkelgrau) und *Mikrofokussierung* (MIK, hellgrau) charakterisieren lassen können. Dabei erfolgt der Blick des Therapeuten in der Regel aus größerer Abständigkeit und *Exzentrizität* und ist in der Ausgangsposition breiter angelegt. Der Blick des Patienten – zumeist aus geringerer Exzentrizität, in sich selbst gefangen, durch Widerstände und Abwehrgeschehen behindert – greift häufig schmaler (in den die Perspektiven anzeigenden Keilen setzt die Patientenperspektive erst innerhalb der Persönlichkeitsgrenzen mit fetter gestrichelter Linie ein). Die unterschiedlichen lebensgeschichtlichen Materialien, die in den fokussierenden Blick genommen werden, können zu einer Überlappung oder zu mehreren Überschneidungszonen führen, deren dichteste wir als „*operativen Fokus*" (F, schwarz) bezeichnen. Er kann einen oder mehrere *Nebenfoki* (N, grauschwarz) haben. Je stärker die Perspektiven des Therapeuten und des Patienten im Hinblick auf den „operativen Fokus" übereinstimmen bzw. zur Übereinstimmung gebracht werden können (*matching*), d. h. aber auch je mehr der Patient an Exzentrizität und Ich-Stärke zur Verfügung hat, desto chancenreicher ist eine kurative Fokaltherapie, in der vom „Hier und Jetzt" der phänomenalen Gegenwart (**G**) ausgehend, „*prävalent pathogene Milieus*" (PPM), aber auch „*salutogene Milieus*" (PPS) der Vergangenheit (**V**) betrachtet und für die Bewältigung der *Gegenwart* fruchtbar gemacht werden. Aber auch negative Entwürfe für die Zukunft (**Z**, Ängste, Befürchtungen, Katastrophenerwartungen) als Fortschreibung pathogener Vergangenheitseinflüsse (die zu *dysfunktionalen* oder *malignen Narrativen* geführt haben), jedoch auch Hoffnungen, Sehnsüchte, Wünsche, Ziele als *Prospektionen* (*Orth, Petzold* 1993a, 132 f) – in der Regel Fortschreibungen salutogener Erfahrungskontinuitäten – werden in den Blick genommen.

Die Perspektiven, die sich aus dem Material des Patienten ergeben, verändern sich im Verlaufe des Prozesses – für den Therapeuten wie für den Patienten. Die „klinischen Hypothesen" des Therapeuten und die „subjektiven Theorien" (*Flick* 1991) des Patienten sind in der Regel nicht völlig festgelegt. Sie sind den *Viationen* des therapeutischen Geschehens unterworfen, und damit können sich auch „Viationskerne" (*Petzold* 1988n, 234), können sich der „operative Fokus" oder „Nebenfoki" verändern und *Fokuswechsel* (ibid. 233, 246) stattfinden. Besonders Nebenfoki können in den zumeist spiralig verlaufenden Prozessen einer stärkeren Rotation (↺) unterliegen. Dadurch kann der operative Fokus – etwa ein zentraler Konflikt (auf den man in der Fokal- bzw. Kurzzeittherapie zentriert) – von verschiedenen Seiten beleuchtet werden.

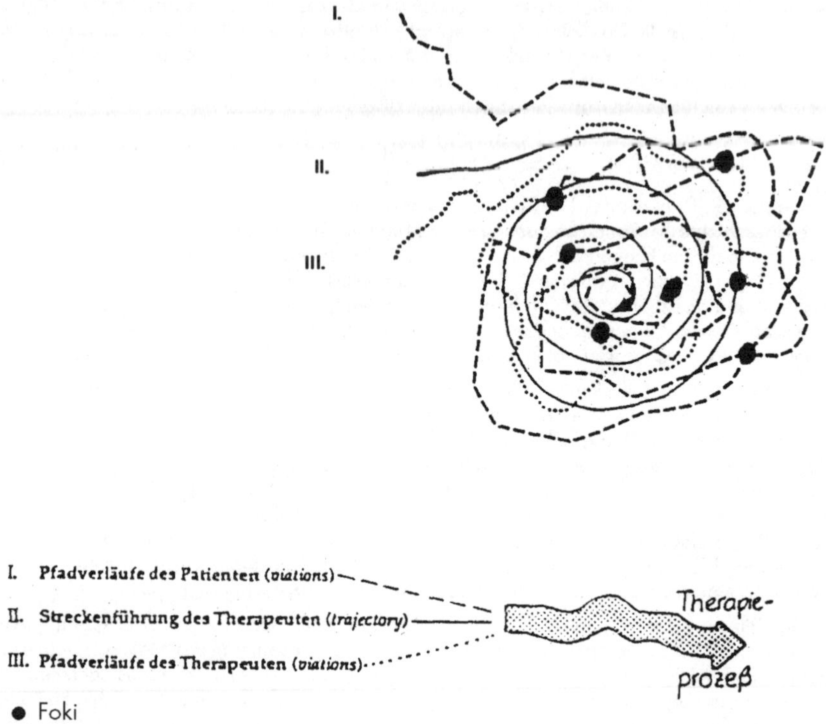

Abb. 6: Rotierende Foki im spiralig mäandrierenden Fortschreiten des Therapieprozesses

In jede dieser Konstellationen geht die „*Standardfokussierung*" (SF, mittelgrau) ein, mit der der Therapeut auf das soziale Netzwerk des Patienten, seine psychosoziale Situation blickt und ihn anregt, über diese Zusammenhänge nachzudenken, um die „Ursachen hinter den Ursachen" (*Petzold* 1991c, 1993d), d. h. die gesellschaftlichen Bedingtheiten seelischer bzw. psychosomatischer Erkrankungen nicht aus dem Blick zu verlieren (*Knobel* et al. 1992; *Dickwach* et al. 1992). Verödete oder zerbrochene soziale Netzwerke haben in der Regel auch makrogesellschaftliche Hintergründe (z. B. Arbeitsmarktlage), und es ist wichtig und für Patienten oftmals entlastend, zu sehen, daß ihre persönliche Misere auch noch andere Hintergründe hat, als z. B. die eines persönlichen Versagens, einer persönlichen, schuldhaften Verstrickung, eines individuellen Scheiterns, d.h. Konstellationen, die Scham- und Entwertungsgefühle als Folge haben (*Lewis* 1993).

Nehmen wir als Beispiel einen *operativen Fokus*, der sich aus der *Makrofokussierung* auf eine schwierige Vater-Sohn-Beziehung ergibt und hier insbesondere – in Verengung der Ausgangsperspektive – durch Fokalisierung der negativen Seiten (–), der gewalttätig-repressiven Aspekte dieser Beziehung. Durch diese *Makrofokussierung*, aber auch durch eine *Mesofokussierung* auf die passive Mutter, die in Szenen der Gewalt dem Sohn keinen Schutz zu Teil werden ließ, ja, die selbst z.T. Opfer dieser Gewalt wurde, und schließlich durch die *Mikrofokussierung* auf eine vom Vater bevorzugte Schwester, die „Pappas Liebling" war (zu Lasten ihres Bruders), stoßen wir auf ein „malignes Narrativ" — im Leben des Patienten: seine unterwürfige Haltung gegenüber „Autoritätspersonen", von denen er sich ausnutzen und demütigen läßt.

Als weiteres Wiederholungsmuster findet sich ein verdecktes und zuweilen bösartiges Konkurrenzverhalten (Schwesterproblem), daß, wenn es offenbar wird (und es wird natürlich offenbar), zu massiven Ablehnungen des Patienten durch seine Umgebung führt. Der *operative Fokus*, der sich in der Überschneidung der drei Fokussierungen ergibt, steckt den Rahmen der therapeutischen Bearbeitung der Narrative und ihrer Hintergründe ab. Mutterproblematik und Geschwisterproblematik werden als *Nebenfoki* soweit beigezogen, wie es für die Bearbeitung des Vaterproblems und das „Unterwerfungsnarrativ" notwendig wird, ohne daß die Mutterfrage oder die Geschwisterfrage selbst zu einem *operativen Fokus*, zu einem Hauptfokus im therapeutischen Geschehen wird und das „Konkurrenznarrativ" zu viel Raum in der Behandlung bekommt. Das Vaterproblem wird auch nicht in seiner ganzen möglichen Vielschichtigkeit bearbeitet, um den gegebenen, zeitlich befristeten Rahmen der Fokaltherapie nicht zu sprengen. So werden memorationsfördernde (bei bewußt zugänglichem Material) oder aufdeckende (bei unbewußtem Material) Explorationen in Richtung *prävalent pathogener Milieus* nur im „Raum des Fokus" vorgenommen und jenseits dieses Raumes liegende Linien (z.B. Defiziterfahrungen durch zeitweilige, längere Abwesenheiten des Vaters, fehlende Vorbildfunktion usw.) „seitlich liegengelassen" oder nur „am Rande" gestreift. Das gleiche gilt auch für die möglichen positiven Seiten in der Fokussierung (+), für salutogene Bezugslinien. Sie werden nur insoweit beigezogen, wie sie in der Fokalisierung der „repressiven Gewalttätigkeit des Vaters" entlastende Aspekte bieten können. In der Grafik gehen von den gestrichelten DN-Linien —— und den gepunkteten BN-Linien ··· nur zwei von MAF und MES und nur eine vom *operativen Fokus* aus in die Vergangenheit. Die anderen thematischen Linien bleiben von der Fokaltherapie unberührt.

Mit der hier geschilderten, dreizügigen Vorgehensweise, die auf die Interaktion von Belastung-, Entlastungs- und Defizitmomenten ausgerichtet ist, und mit seiner Ressourcenorientiertheit unterscheidet sich unser Ansatz deutlich von dem einseitig pathologiezentrierten Vorgehen der übrigen psychodynamischen Kurz- und Fokaltherapien (*Leuzinger-Bohleber* 1985; *Strupp, Binder* 1991; *Klüwer* 1976; *Crits-Christoph, Barber* 1991). Die Arbeit mit verschiedenen Fokussierungen und das sich dabei ergebende „*Behandlungsfenster*" mit einem *operativen Fokus* bzw. *Hauptfokus* und verschiedenen *Nebenfoki*, die als „*Seitenfenster*" Blicke auf Bereiche der Biographie freigeben, durch welche der *Hauptfokus* flankierend gestützt werden kann, ermöglichen eine variable Fokusgestaltung, bei der die aktuelle Problemlage (geklagte Störungen oder Beschwerden, zwischenmenschliche Konflikte o.ä.) zum Ausgangspunkt genommen wird. Schon in der Exploration der Situation, wird nach der „*Reinszenierung maligner Narrative*" Ausschau gehalten, Konstellationen, die den Eindruck erwecken, als handele es sich dabei um die Fortschreibung alter, dysfunktionaler Beziehungs- und Handlungsmuster. Die Qualität von Übertragung und Gegenübertragung liefert zusätzliche Informationen, um im Verein mit der biographischen Exploration zu Szenen mit „homologen Strukturen" (*Petzold* 1990p) zu kommen. Findet man derartige „fixierte szenische Arrangements", „Narrative", „Skripts", so wird es für die Behandlung wichtig herauszufinden, welche Rolle der Therapeut in diesen Szenen und Stücken vom Patienten zugeschrieben bekommt und in welcher Form er sie „*verkörpern*" will. Neben der Grundhaltung, in der Therapie Atmosphären zu aktualisieren, die einen „*significant caring adult,*" eine „persönlich bedeutsame Bezugsperson" kennzeichnen (*Petzold, Goffin, Oudhof* 1993), um „*Kumulativeffekte benigner Erfahrungen*" zu ermöglichen, kann eine Akzentuierung von spezifischen Qualitäten auf der Übertragungsebene nützlich sein. So kann der Therapeut z.B. (wie in dem unter Abschnitt 5 mitgeteilten Beispiel von *Klaus O.*) bewußt seine „väterliche Seite" innerlich „aktivieren". Wir setzen damit in unserem Ansatz eine „aktive szenische Gestaltung" der Übertragung und Gegenübertragung ein, stärker als dies von anderen, mit einem ähnlichen Ansatz arbeitenden analytischen Autoren geschieht (*Luborsky, Mark* 1991; *Baker* 1991; *Laikin* et al. 1991; *Leuzinger*-Bohleber 1985, 65). Aufgrund der Arbeiten *Lorenzers* (1970, 1974) und *Argelanders*

(1970) wird von einigen psychoanalytischen Fokaltherapeuten das Konzept des „szenischen Verstehens" verwandt (*Klüwer* 1976, 1978, 1985). In unserem Konzept des *„szenischen Verstehens"* als *compréhension scénique* – es wurde von mir unabhängig von *Lorenzers* Arbeiten entwickelt – (*Petzold* 1969b/1988n, 469 f, 1970c, 1988n, 319, 590) – kommt noch das *„atmosphärische Erfassen"* (*appréhension atmosphérique*) und das *„szenische Handeln"* (*action scénique*) hinzu, und zwar sowohl durch die aktive Rollengestaltung des Therapeuten, wie auch durch den Einsatz dramatherapeutischer Verfahren. Wir schließen hier klar an die szenische Arbeit von *Iljine, Ferenczi, Moreno* und von *Fritz* und *Lore Perls* sowie die des „analytischen Psychodramas" an (*Lebovici* et al. 1958; *Anzieu* 1982; *Basquin* et al. 1987; *Petzold* 1972a, 1982a). Dabei kommt der Begleitung in Kontrollanalyse und Supervision eine besondere Bedeutung zu, da sich in ihr, wie wir an anderer Stelle dargestellt haben (*Petzold* 1993m), die szenischen Konstellationen in diesen Settings als „systemische Resonanzphänomene" bzw. „strukturelle Echoeffekte" im *Mehr-Ebenen-System* der Supervision reproduzieren. Ähnliche Phänomene hat *Klüwer* (1985, 103ff) beschrieben, dessen Ansatz von der praxeologischen Seite her in bestimmten Konzeptualisierungen – etwa der Betonung des „Verhältnisses von Lebensgeschichte – Krankheitsgeschichte – Behandlungsgeschichte" und der Aufgabe der „Aneignung der Geschichte" (ibid. 107) – unseren Auffassungen noch am nächsten kommt (vgl. unsere narrationstheoretischen Überlegungen in *Petzold* 1991o).

5. Fokusfindung und Fokushandhabung – Beispiele aus der IFK

Auf dem Hintergrund der voranstehenden Ausführungen und des dargestellten Modells möchten wir verschiedene Beispiele für unterschiedliche Problemlagen geben, die eine fokalisierende Kurzzeittherapie indiziert erscheinen lassen.

5.1 Fokaltherapeutische Akutbehandlung

Mit Abb. 7 (siehe Farbteil am Ende des Bandes, S. XIV) möchten wir ein dreizügiges Karrierepanorama mit den Erfahrungsströmen (Positiv-, Negativ-, Defiziteinflüsse) vorstellen, das ein Patient erstellt hat, der wegen einer akuten Angst-/Streßsymptomatik und Schwierigkeiten in seiner Partnerschaft sowie Kontaktproblemen in seinen sozialen Beziehungen (Außenseiterposition) in die Behandlung kam. An diesem Bild kann der Prozeß der Fokusbildung sehr anschaulich exemplifiziert werden. Nach einem einstündigen, explorativen Erstgespräch, aufgrund dessen uns „Panoramaarbeit" möglich schien, wurde eine Doppelstunde für die zweite Sitzung vereinbart. In dieser wurde die Panoramatechnik vorgestellt und das Bild nach zehnminütiger Einstimmung in ca. vierzig Minuten gestaltet. Für das Gespräch mit einer ersten Auswertung folgten unmittelbar anschließend 30 Minuten. Das dritte Gespräch (50 Min.) in der folgenden Sitzung brachte eine weitere Vertiefung und die Festlegung des *„operativen Fokus"*.

Klaus O.[*], ein 28jähriger Schreinermeister mit arbeitstherapeutischer Fortbildung in einer Behindertenwerkstatt, kommt wegen diffuser Angstzustände und gelegentlicher Panikattacken in die Behandlung. In seinem Panoramabild sind die Mutter und die Geburt in leuchtendem Rot-Gelb dargestellt. Der Vater, symbolisiert durch erdiges Braun, stützt die Schwangerschaft und die erste nachgeburtliche Zeit.

Die Geburt ist, wie der Patient aus Erzählungen zu berichten weiß, schwer verlaufen und im Bild durch die schwarze Farbe angedeutet. Gegen Ende des ersten Lebensjahres verstirbt der Vater nach einem Arbeitsunfall. »Er wurde vom Tod verschluckt[**]«, so sagt der Patient. Aus dem Rachen dieses Zerberus kommen zwei Ströme, ein *violetter*, die „Kette widriger Ereignisse", ein *grauer*, die „fortgesetzten Mangelerfahrungen", die Defizite. Von der Mutter geht ein *gelber* Strom aus, die Leitfarbe der „Kette positiver Erfahrungen". Das Bild läßt die drei Strömungen gut erkennen. Die positiven, salutogenen Einflüsse werden symbolisiert durch helles Gelb und kräftiges und lichtes Grün: »Die Landschaft meiner Kindertage!« Ein Jahr nach dem Tod des Vaters zieht man von der Kleinstadt ganz auf das Land, und hier schießen Gelb und Grün hoch auf und tief hinab. Sie durchschneiden sogar den grauen Strom der Defizite für kurze Zeit. Orange, schalenförmige Gebilde, die sich über den ganzen Strom positiver Ereignisse ziehen, erweisen sich als die bergenden und helfenden Hände der Patentante und der Großmutter. Das Grau symbolisiert den abwesenden Vater, aber auch Armut und eine große Isolation – die Nachbarn wollen mit der jungen Witwe nichts zu tun haben, Nachbarskinder nichts mit dem »fremden Jungen«. Im violetten Strom der *„chains of adversive events"* finden sich blaue Personen, die »Übles wollen und Übel bringen«, weiterhin der Tod der Großmutter (ein schwarzes Kreuz) und immer wieder auch die Köpfe verschlingender Ungeheuer. Eine gescheiterte Liebesaffaire der Mutter läßt sie aus sattem Grün und Rot abstürzen, vor die »Mäuler der Nachbarschaft«, und natürlich sind »alle Feinde zur Stelle, wie das so auf dem Dorf ist. Keiner hat dem anderen was gegönnt, außer es war schlecht« (vgl. die Schilderung derartiger Atmosphären bei *Schneider* 1993). Der Junge ist zu diesem Zeitpunkt 17 Jahre alt und hat in einem Jugendgruppenleiter (dargestellt durch einen erdig-braunen Kreis mit einem grünen Keim) einen väterlichen Freund gefunden, der versucht, den Außenseiter zu integrieren. Hier entsteht eine Beziehung, die durchträgt, die den violetten Strom negativer Ereignisse unterfängt und aus der sich ein kraftvolles Grün – eine gelingende berufliche Entwicklung – ein akzeptierender Freundeskreis und eine lebendige Liebesbeziehung (rot-grün, Interaktion am Schluß des Bildes) entwickelt. »Die einzigen Probleme sind die Ängste und daß ich mit meiner Freundin und meinen Freunden nie über persönliche Sachen reden kann, also über Gefühlssachen! Ja... und da bleib ich oft am Rand« – so der Patient. Der violette Strom indes bleibt, denn immer wieder »beißt das Leben zu«. Der Patient hat Angstzustände. Er erkennt, daß das Unbewußte in Panikattacken spricht: »Die Hunde sitzen jetzt in meinem Kopf und überfallen mich«. Symbolisiert ist dies durch die blauen Hundeköpfe. Sie verdichten die vergangenen Schrecken der Biographie (*Petzold, Orth* 1993a, 132ff). Der Patient ist wegen dieser Paniksymptomatik zur Behandlung gekommen. Er will »die Ängste und Spannungszustände

---

* Das Beispiel wurde anonymisiert.

** Die im folgenden in kursiven »Anführungsstrichen« stehenden Zitate sind aus den Stundenprotokollen bzw. Sitzungstranskripten.

wegkriegen« und die Kommunikationsprobleme, die in einer prinzipiell von ihm als positiv erlebten Entwicklung, sein Leben einengen.

Damit ist auch schon ein „*dysfunktionales Narrativ*" (DN) gefunden. Der Patient reproduziert immer wieder Außenseitersituationen, aus denen er trotz der Hilfeangebote wohlmeinender Kameraden oder Kollegen nicht herauskommt. Er wird in der Regel nicht mehr ausgegrenzt, sondern er grenzt sich selbst aus und hält sich randständig. Man läßt ihn in dieser Position. Eine weitere Dimension des *Narrativs* ist, daß sich der Patient aus Kommunikationen zurückzieht (meist abrupt), wenn sie persönlich oder emotional werden. Das Erstgespräch zeigte einen angespannten jungen Mann mit einer hohen Motivation, die als sehr belastend erlebten »Symptome« loszuwerden. Der Patient zeigt sich durchaus als reflexiv mit einem sehr bildhaften Erinnerungsvermögen und einer beruflichen Vertrautheit im gestaltenden Umgang mit Materialien. Er hat über die Hintergründe seiner Angstzustände und Kontaktprobleme seine „subjektiven Theorien" (*Flick* 1991) aufgebaut: Der frühe, plötzliche Vaterverlust und die dadurch entstandenen Folgebelastungen seien »wohl für seine Probleme verantwortlich« (Begründungsargument, vgl. *Petzold* 1991o, 374ff). In der Übertragungsqualität fiel eine für ein Erstgespräch sehr große „Zutraulichkeit" auf (zumal keine eigenen therapeutischen Vorerfahrungen vorhanden waren). Der Patient rückte so „nah heran", daß für den Therapeuten ein Abgrenzungsbedürfnis entstand. Als dann gegen Ende der Stunde noch ein weiteres Interview vorgeschlagen wurde, um mehreren Fragen noch vertiefend nachzugehen, reagierte der Patient sehr unvermittelt schroff, fast feindselig, als wenn der Therapeut ihm mit diesem Ansinnen (es wurde schon in den ersten Minuten des Erstgespräches als Möglichkeit in Aussicht gestellt) „zu nahe getreten" wäre. Die Stimmung schlägt aber wieder um in ein äußerst kooperatives Verhalten, und so wird eine Doppelstunde vereinbart. Dem Therapeuten blieb ein zwiespältiges, ambivalentes Gefühl zurück. Beim zweiten Interviewtermin wurde die Erstellung des Karrierepanoramas vorgeschlagen. Sein Zweck und seine Bedeutung für eine Behandlung sowie die Zusammenhänge und die Vorgehensweise wurden erklärt. Der Patient nahm dieses Angebot gut auf und ging intensiv an die Gestaltung. In diesen Interaktionen war wiederum die Qualität der „Anhänglichkeit" deutlich spürbar geworden, eine Qualität, die der Therapeut aus dem Umgang mit Heimkindern oder Kindern von Alleinerziehenden kennt, bei denen der „Individualdetektor" (das Erkennen von vertrauten Einzelpersonen) nur unscharf ausgeprägt ist (*Bischof* 1985, 473), so daß sich eine generelle Zutraulichkeit gegenüber Fremden finden läßt, aber auch abrupter Rückzug und Verschlossenheit. Diese „Gegenübertragungsresonanz" des Therapeuten sollte sich für die Diagnostik, wie auch für die Fokalintervention als wichtig erweisen, zumal sie durch das Karrierepanorama vollauf bestätigt wurde.

In der Nachbesprechung und Auswertung des Bildes wurde auf die Frage, welchen Schwerpunkt denn der Patient in der Therapie setzen wolle, von ihm klar der »Verlust des Vaters« benannt. Der Therapeut konnte diesem Thema (als „Makrofokussierung") zustimmen, so daß die Wahl der Fokussierung, aufgrund derer ein „*operativer Fokus*" mit guter Wahrscheinlichkeit gefunden werden kann, *konsensuell* erfolgte. Dabei wurde auf das traumatische Ereignis und seine konflikthaften Folgen abgestellt sowie auf die Folgen der Defiziterfahrung. In seinen klinischen Überlegungen schloß der Therapeut schon während des Erstgesprächs mit dem Patienten für sich die Möglichkeit einer kurzzeitig erreichbaren Kompensation der Defiziterfahrung in Form einer fokalen Parenting-Behandlung („*zweiter Weg der Heilung und Förderung*“, *Petzold* 1988n) aus, nicht zuletzt mit Blick auf die große „Anhänglichkeit“ des Patienten und das plötzliche Umschlagen in schroffe Abgrenzungen. Das Klima der Exploration wies darauf hin: Hier war Abgrenzungsarbeit zu erwarten, um den Fokus „stabil zu halten“. Als zwei *Mikro*fokussierungen wurden von Therapeuten die »feindseligen Reaktionen der Umgebung« und der »Lebenskampf der Mutter« ins Auge gefaßt. Die *Mikrofokussierungen* sollten sich als nicht sehr wesentlich erweisen und haben zu keinen prägnanten *Nebenfoki* geführt.

Aufgrund der Übertragungsqualität und ihrer „szenischen Resonanz“ beim Therapeuten (undifferenzierte Zuwendung des Kindes zu „fremden Männern“) einerseits und aufgrund verschiedener Indikatoren in der bildnerischen Darstellung (z.B. die Beziehung zum Jugendgruppenleiter) anderseits, insbesondere aber, weil der Gesamtkontext der Gegenwartssituation nicht sehr plastisch wurde, entschloß sich der Therapeut zu einer weiteren Exploration – und zwar wiederum mit bildnerischen Mitteln, da diese vom Patienten gut aufgenommen wurden. Es wird ein *Identitätsbild* (2.2.1) angeboten, nach Zustimmung des Patienten angeleitet und vom Patienten erstellt (Abb. 8 – siehe Farbteil am Ende des Bandes, S. XVI).

Legende zum „Identitätsbild“ von Klaus O. (Abb. 8)

Das Identitätsbild von *Klaus O.*, in dem er die „Fünf Säulen der Identität“ vorstellt, weist offensichtliche Unausgeglichenheiten auf.

I. Leiblichkeit

Die Darstellung der „Leiblichkeit“ akzentuiert einen kräftigen, sportiven Körper, der allerdings auch sehr gepanzert erscheint. Der Genital- und Beckenbereich ist mit brauen und schwarzen Schraffuren abgedeckt (»Da soll man nicht hinsehen!«). Die Herzregion ist in Rottönen gehalten – eine sehr verletzte und verwundbare Region. Das Herz selbst wird durch einen Kasten geschützt (»Der ist aber schon durchlässiger geworden« – so der Patient). Hier zeigt sich eine Geschichte von Verletzungen, Demütigungen, Ausgrenzungen, aber auch die Lebensarbeit, die in Richtung einer Überwindung von vergangenen Kränkungen und einer allmählichen Öffnung in den sozialen Raum geht. Der Kopf wird als »Schaltzentrale« dargestellt. Der Patient betont in der Nachbesprechnung, daß er oft nur durch »Vernunft und Selbstdisziplin« mit allem fertig geworden sei.

II. Soziales Netzwerk

Die Identitätssäule der sozialen Beziehungen nimmt sich neben der Leibsäule nicht sehr stabil aus. Sie läßt die Entwicklungsgeschichte des sozialen Netzwerkes gut erkennen. Das Fundament zeigt noch eine dichte Verflochtenheit, ein sicheres Beziehungsnetz. Dann aber werden die spätere Kindheit und die Adoleszenz mager. Schwarze Pfeile symbolisieren die Attacken von außen. Spätere Adoleszenz und junges Erwachsenenalter zeigen wieder mehr Lebendigkeit und eine größere Dichte und Offenheit des Beziehungsnetzes. Viele der rot-gelben Linien im oberen Teil sind soziale Kontakt, die die Freundin des Patienten »in die Beziehung mitgebracht« hatte.

III. Arbeit, Leistung, Freizeit

Die Säule „Arbeit, Leistung, Freizeit“ ist besonders ausgeprägt. Überwiegend in Blau gehalten und durch die Beziehungssäule reichend, ist sie massiv, platznehmend und breit – ausgestattet mit Büchern und technischen Geräten. Für den Freizeitbereich finden sich kaum Anhaltspunkte. Wie schon in der Leibsäule und der des sozialen Netzwerkes hat die Freudin – symbolisiert durch leuchtendes Orange – eine herausragende Stellung. Sie hat sich »ihren Platz im Freizeitbereich erkämpft«.

IV. Materielle Sicherheiten

Die Säule der „materiellen Sicherheiten" ist solide. »Ich habe mein Auskommen, da läuft alles gut!« Der Patient hat im Beruf Erfolg. Er stellt diesen Aspekt seiner Identität in hellen, kräftigen Farben dar. In der Kindheit ist dieser Bereich mager. Treppen zeigen: »Es geht aufwärts. Früher waren die Sicherheiten immer draußen bei den Anderen. Jetzt habe ich selbst eine sichere Position!« Die Treppen verweisen auf eine Leistungsproblematik. Die Säule ist schwarz-braun eingerahmt, so daß wenig Möglichkeiten für kreativen Spielraum da zu sein scheinen und die materiellen Sicherheiten offenbar auch sehr geschützt werden müssen.

V. Werte

Der letzte Identitätsbereich in der Darstellung von *Klaus O.* ist der der Werte. Er zeigt eine voluminöse, farbintensive Basis, um deutlich zu machen, wie nachhaltig insbesondere die religiöse Sozialisation – Angst, Sünde, Schuld sind beherrschende Themen – in Kindheit und Jugend gewirkt hat. Dann aber, in der Adoleszenz und im jungen Erwachsenenalter, hat es Einbrüche und Verwerfungen gegeben. Das Vertrauen des Patienten in wertsetzende Institutionen, insbesondere in die Kirche, wurde »schwer angeschlagen«. »Das Ganze hatte nicht mehr so ein Gewicht!«. Dennoch erkennt *Klaus O.*, daß er – trotz vordergründiger Distanzierung – von einem strengen Werte- und Normensystem (einem säkularisierten) bestimmt ist. In der Darstellung bringen die massiven, geschlossenen Quadrate zum Ausdruck: »Ein eingekasteltes System von dem, was richtig ist und was falsch ist; das hält doch ziemlich gefangen!« Die Farben sind überwiegend düster und zeigen die belastende Qualität des normativen Moments durch Symbole wie Paragraphenzeichen und das »Auge Gottes, das alles sieht«.

Das Identitätsbild von *Klaus O.* (Abb. 8 – Farbteil S. XVI) bietet wertvolle Ergänzungen zum dreizügigen Karrierepanorama (Abb. 7 – Farbteil S. XIV). Es bestätigt die Indikation zur fokalisierenden Kurzzeittherapie, denn der Patient zeigt sich auch hier hinsichtlich der Entwicklung seiner Identitätsbereiche als recht bewußt. Weiterhin wird deutlich, daß seine *Ressourcen* und Supportsysteme (soziales Netzwerk, materielle Sicherheit, Arbeit, Leistung, Freizeit) die notwendigen Rahmenbedingungen gewährleisten können, die für eine Kurzzeittherapie notwending sind. Selbst in der diffusen Wertesäule zeigen sich noch strukturierende Momente, die Bestand haben und durchtragen und nicht nur auf die Seite überstrenger, ja toxischer Normierung bzw. Über-Ich-Strukturen gebucht werden dürfen.

Identitätsbilder, wie das von *Klaus O.*, können unmittelbar nach der Fertigstellung erlebnisaktivierend exploriert werden, man kann aber auch die Klienten/Patienten Kommentare zu der Darstellung der Identitätssäule schreiben lassen. Sie sind insofern aufschlußreich, als daß sie die Selbstdarstellungen der Klienten/Patienten, ihr Problembewußtsein und Reflexionsniveau gut erkennbar werden lassen.

Es ist an dieser Stelle vielleicht wichtig, darauf hinzuweisen, daß in der Gestaltung der Therapeut-Patient-Beziehung von den ersten fokaldiagnostischen bzw. theragnostischen Schritten bis in die Form der fokaltherapeutischen Interaktion der Therapeut darauf bedacht ist, nicht nur den Fragen der *Relationsmodalitäten* (Konfluenz, Kontakt, Begegnung, Beziehung, Bindung, Abhängigkeit, vgl. *Orth, Petzold* 1993b, dieses Buch) und dem Übertragungs-Gegenübertragungsgeschehen (idem 1980g) Bedeutung zuzumessen, nicht nur sich dem psychodynamischen Pfadverlauf (vgl. Abb. 6) des Patienten (*Viation I) zuzuwenden oder des eigenen Weges bewußt zu sein (Viation II,* vgl. dieses Buch, S. 492f, 571f), sondern auch seine Strategien und Interaktionslinien (*trajectories,* ibid. 616) bewußt zu planen. Dabei kommt dem direkten und indirekten Einsatz therapeutisch wirksamer Faktoren (*Huf* 1992; *Garfield* 1983, 1992) besondere Bedeutung zu. In der IFK stellen wir dabei besonders auf die „*14 the-*

rapeutischen Wirkfaktoren" (**VTW**) ab, die wir für die Arbeit in der Integrativen Therapie unter Rückgriff auf die Psychotherapieforschung und in Auswertung institutsinterner Falldokumentationen und Graduierungsarbeiten herausgearbeitet haben (*Petzold* 1992g) und die in Abschnitt 6 dieser Arbeit im einzelnen dargestellt werden. Natürlich kommen nicht alle Faktoren in jeder Therapie zum Tragen und selbstverständlich nicht alle in gleicher Gewichtigkeit, da die Problemkonstellationen sehr verschieden sein können. In dem hier mitgeteilten Therapiebeispiel werden zur Kennzeichnung die Faktoren in Abkürzungen (**EV**, **LM**, **TN** usw. siehe Abschn. 6) hinter relevante Passagen gesetzt.

Klaus O. hat eine komplexe Problemlage, deshalb werden die Mehrzahl der **VTW** zum Tragen kommen. Die Wahl des „*operativen Fokus*" – „Beziehungen zu Männern" – wird durch das Material, das der Patient im weiteren Verlauf der theragnostischen Phase bringt, und durch sein Interaktionsverhalten zum Therapeuten hin abgestützt. Er wird in der Exploration der Frage nach etwaigen „Ersatzvätern" und in der Reflexion der Beziehung zum Jugendgruppenleiter weiter verfolgt. Schließlich wurde thematisiert, welche Rolle denn für den Patienten der Mann gespielt habe, der Ursache der gescheiterten Liebesaffaire der Mutter, ihrem »Absturz« und all den negativen Folgen war und welche Zusammenhänge es hier gab (**EE**). Dieses Thema löst über drei bis vier Stunden sehr heftige Reaktionen von seiten des Patienten aus. Er hat vermehrt Panikattacken und Angstträume. Er erinnert sich: »Dieser Typ ist mir zu sehr auf die Pelle gerückt.« Auf die Frage, ob diese Annäherung vielleicht eine homosexuelle Qualität gehabt habe, gibt der Patient eine sehr klare, fast schroffe, verneinende Antwort.

Therapeut: »Es war nur so ein Eindruck, und das ist ja ein Thema, über das viele Menschen nicht leicht sprechen können!« (**EV**)
Der Patient stockt und beginnt plötzlich zu schluchzen.
T: »Lassen Sie Ihre Gefühle ruhig zu. Das ist in Ordnung so.« (**ES**)

Im Verlauf der Stunde berichtet *Klaus O.* dann, daß er kurz nach dem Tod der Großmutter eine sehr gewaltsame und bedrohliche homosexuelle Erfahrung mit einem Landarbeiter aus einem der benachbarten Bauernhöfe gehabt habe. Dieser habe ihm gedroht, ihn totzuschlagen, wenn er etwas verlauten lasse. Der im Panorama (Abb. 7) neben dem zweiten Kreuz von der violetten Konfliktkette ausgehende, in den Defizitbereich hereinragende, schwarz schraffierte Balken mit seiner gerundeten Spitze wird jetzt identifiziert: »Das ist der Riesenapparat von dieser Sau!« Der Patient kann nun seine häufigen, überschäumenden Angstgefühle mit seinen Ängsten bei und nach dem Mißbraucherlebnis verbinden (**EE**). [In der Identitätssäule „soziales Netzwerk" (Abb. 8) findet sich gleichfalls eine schwarzer, attackierender Pfeil, der an einen Phallus denken läßt. Das Detail bleibt aber unausgesprochen.]

Die Intensität der emotionsaktivierenden Fokaltechnik (*Petzold*, *Heinl* 1980), insbesondere die Verwendung von psychodramatischen und gestalttherapeutischen Elementen, wie z.B. dem „leeren Stuhl" (*Perls* 1969; *Moreno* 1946, 1969; *Petzold* 1973a), auf dem der Angreifer – gleichsam „gegenwärtig gesetzt" – erscheint und den Haß und die Empörung des Mißbrauchten entgegengeschrien bekommt (**EA**), macht es dem Patienten möglich, verdrängte Gefühle wahrzunehmen: Haß, Rache, Wut. Er begreift in dieser Arbeit, daß seine Angstgefühle auch mit eigener, abgewehrter Aggression zu tun haben (**EE**).

P: »Ich habe Angst, auch mal so gewalttätig werden zu können, bei all den Verletzungen, die in mir sind!«

Der Patient druckst dann eine Weile herum (das Thema ist eben sehr „emotional"), bis daß der Therapeut ihn fragt.

T: »Da ist offenbar noch etwas, was Sie zurückhalten. Prüfen Sie einfach mal, ob Sie es für sich behalten wollen, dann ist es gut so, oder ob es hier ausgesprochen werden kann (**ES**)?« *Klaus O.* überwindet sich.

P: »Ich würde schon gerne wissen, was Sie jetzt von mir denken?«

T: »Nun, daß Sie Schweres erlebt haben und damit tapfer umgegangen sind. Aber die Unsicherheit, die ist geblieben, und es ist schwer, Selbstvertrauen aufzubauen, sich zu trauen, wenn man von Mißtrauen umgeben ist (**EV, SE**)!«

Der Patient fühlt sich verstanden, eine Träne läuft ihm aus dem Augenwinkel. Das „Rückzugsnarrativ" schmilzt.

P: »Und Sie denken jetzt nicht schlecht von mir?«

T: »Nein! Die Gewißheit können Sie haben!« (**ES**)

P: »Aber Sie sind doch vorhin etwas zurückgerückt?«

T: »Ja, das haben Sie richtig bemerkt! In der Szene, die Sie geschildert haben, war sehr viel Schlimmes, sehr viel Gewalt. Ich habe da einen Abstand gebraucht, ein paar Zentimeter nur, um gut dabei bleiben zu können, und das war mir wichtig. Ich hoffe, Sie haben gespürt, daß ich voll präsent war!« (**SE**)

P: »Hab ich, aber ich war verunsichert. Gut, daß Sie mich nochmal gefragt haben!«

T: »Gut, daß Sie es mir sagen konnten!« (**ES**)

Diese Themen kamen in der neunten bis zwölften Stunde auf. Wenig später beginnen die Angstsymptome weniger zu werden. Sie treten seltener auf und sind nicht mehr so intensiv. Jetzt, nachdem wichtige biographische Zusammenhänge erlebbar, bewußt und begreifbar geworden waren, empfiehlt der Therapeut im Sinne einer „*bimodalen*" Behandlungsstrategie (*Petzold*, *Schneewind* 1986a) dem Patienten, an einem Integrativen Entspannungstraining (Atementspannung und isodynamischer Muskelrelaxion, vgl. *Berger* 1971; *Petzold* 1974k) bei einer vom Autor bewegungstherapeutisch ausgebildteten Krankengymnastin teilzunehmen, die mit dem Behandlungskonzept vertraut ist (**LB**). *Klaus O.* saß nämlich in den Therapien immer hochangespannt da – der hypertone Schulter-Nackenbereich war deutlich erkennbar. Darauf angesprochen, berichtet der Patient, daß er in der Tat oft Verspannungen »im Kreuz und oben im Rücken und Nacken« habe. Bei einem solchen Erscheinungsbild ist nach unserem Konzept eine klare Indikation für eine Entspannungsschulung gegeben – einmal aus der Sicht „praktischer Lebenshilfe" (**LH**), zum anderen aus klinischer, schließlich aus prophylaktischer Sicht. Eine Interferenz mit der fokaltherapeutischen Arbeit ergibt sich nach unseren Erfahrungen dadurch nicht. Im Gegenteil, wir konnten stets äußerst nützliche Synergieeffekte im *bimodalen Vorgehen* beobachten. In der Folge wurde in der Behandlung eine *Fokussierung auf protektive und salutogene Erfahrungen* angestrebt – den positiven Lebensstrom der mütterlichen Fürsorge, die schützenden Hände der Großmutter und der Tante und nicht zuletzt die integre Förderung durch den Jugendgruppenleiter. Dies alles verdeutlicht dem Patienten: »Gott sei Dank, hat es in meinem Leben nicht nur Böses und Schlimmes gegeben!« (**PW**). Der Therapeut bringt während der Behandlung immer wieder Perspektiven der „*Standardfokussierung*" (vgl. Abb. 5) herein, jene in Fokaltherapien systematische Thematisierung gesellschaftlicher Hintergründe. So wird auf die Rolle Mutter als alleinerziehender Frau im kleinstädtischen und dörflichen Milieu hingewiesen (der Patient: »Sie war Freiwild!«). Der Patient wird nach der Bewertung von Homosexualität durch die Umgebung in seiner Jugend befragt und kann die Verschärfung seiner Situation durch die kollektive Tabu- Haltung erkennen (**EE**):

P: »Das hat das alles noch schlimmer gemacht. Der moralische Druck und die ganze christliche Haltung. Ich habe so viele Scham- und Schuldgefühle gehabt und nie gewagt, jemandem was zu sagen! Dies wirkt ja heute noch! Das wurde mir nach der letzten Stunde klar! Deshalb hab ich auch nie was gesagt ...!«

T: »... und sind in die Außenseiterposition gegangen, das war sicher!«

P: »Stimmt!« (**EE**)

T: »Mit Schuld- und Schamgefühlen in der Seele kann man überdies nicht gut über Gefühle sprechen! Vielleicht denken Sie einmal über diese *Überlegung* **von mir** nach, schauen, ob sie Ihnen etwas sagt, oder ob Sie für Ihre Situation nicht zutrifft!«

[Deutungen werden als Angebot, nicht als Wahrheitsaussage mit Geltungsanspruch gegeben (*Petzold* 1988p), sondern als Überlegung des Therapeuten deklariert, auf die die *Resonanz* des Patienten erfolgen muß, die konsent oder dissent sein kann und darf. Abwehr bzw. Widerstandsphänomene zeigen, daß der Widerstand noch eine „protektive Funktion" (*Petzold* 1981c) hat, die respektiert werden muß.]

P: »Mit den Schamgefühlen ... da ist was dran ... mir wird immer ganz blümerant, wenns zu sehr mit Gefühlen kommt!«

[Der Patient erkennt, daß er sich mit seinem Werte- und Normensystem auseinandersetzen muß.]

P: »Da muß ich wohl einiges noch anders sehen lernen ..., ich meine, über einiges neu nachdenken. Auch mit meiner Freundin ... Aber das ist so schwierig. Die versuchts immer wieder ... ..., ich blockier da total!«

T: »Aber hier gehts doch schon ganz gut.« (**ES**)

P: »Schon, aber draußen blockier ich total. Für meine Freundin ist das schon ziemlich belastend ... seit ich in Therapie bin, geht es sogar noch schlechter ... das sagt sie ... ich meine zwar nicht ... aber ...«

T: »Wie steht Ihre Partnerin denn zu Ihrer Therapie, sprechen Sie über das, was hier geschieht?«

P: »Das ist es ja. Am Anfang fand sie es gut, aber jetzt ist sie mißtrauisch ... Ich kann ja auch nicht richtig drüber reden, und das wirft sie mir vor ... daß ich mit Ihnen reden kann ...«

T: »Wenn Sie möchten und Ihre Freundin das will, dann kommen Sie doch mal für ein, zwei Sitzungen zusammen ... Was meinen Sie dazu?«

P: »... hm ... Ich weiß nicht ... also ...«

[Der Patient wirkt etwas beklommen.]

T: »Fühlen Sie sich jetzt ‚blümerant', um mal Ihren Ausdruck zu verwenden?« (**EV**)

P: »Kann man wohl sagen!«

T: »Ich finde es wichtig, wenn Partner, von denen einer in Therapie ist, miteinander über die Therapie sprechen können. Sonst kann es zu Störungen kommen. Wir machen die Therapie ja, damit das soziale Netzwerk und die Beziehungen im Alltag besser funktionieren.« (**TN**)

In der Integrativen Therapie versuchen wir immer wieder, dem Patienten theoretische Konzepte des Ansatzes in verständlicher Form transparent zu machen, um Fremdbestimmtheit zu reduzieren, Partizipation zu ermöglichen, um die „*Eingriffstiefe*" konsensuell zu gestalten (vgl. *Rummel* 1993). In der ITK oder auch in der IT arbeiten wir – es sei nochmals unterstrichen – mit Netzwerken und Beziehungen, auch wenn wir uns hier und jetzt im „dyadischen Setting" befinden. Deshalb beziehen wir immer wieder, wenn es angezeigt oder erforderlich ist, das „virtuell" ohnehin anwesende Netzwerk auch konkret ein. Wir machen Paar- oder Familiensitzungen, um Probleme, die „im System" liegen, „in situ" auf der Ebene des „Realen" ansprechen und gegebenenfalls lösen zu können, denn es geht nicht nur (und hier liegt eine Fehleinschätzung der klassischen Psychoanalyse) um die Ebene des „Imaginären und Symbolischen" (*Freud, Lacan*) oder die Ebene der „Repräsentation" (*Petzold* 1979k, 116ff), so wesentlich diese Ebenen auch sind (ibid. 117f). Der Einbezug von familialen (idem 1973f) und Beziehungsrealitäten (1976e) in die IFK ist darauf gerichtet, die alltäglichen Lebenssysteme des Patienten funktionsfähig zu erhalten, zu stützen, von störenden oder eventuell pathologischen Einflüssen zu befreien (**KG, TN**). In der Folge kommt es zu zwei Sitzungen zusammen mit der Freundin, die sehr gut verlaufen, denn der Patient kann in der Situation mit ihr offen und *emotional* sprechen (**EA**). Der Therapeut kommt mit begleitenden, den kommunikativen Prozeß fördernden Interventionen aus (**EV, KK**), so daß sich für das Paar eine Lernsituation ergibt (**LM**), die auch im Alltag durchträgt. Bedeutsam ist auch, daß der Therapeut für die Partnerin des Patienten „*real*" wird und seine phantasmatische Qualität verliert, sie auch einsehen kann (**EE**), daß bei ihr Verlustängste ins Spiel kamen – »Ich war mit nicht sicher, ob sie für oder gegen die Beziehung arbeiten. Da bin ich jetzt beruhigt!« Wichtig war auch noch, daß die Partnerin in den beiden Sitzungen aus dem Munde des Patienten etwas über die Hintergründe von dessen „Sprachlosigkeit im Raum des Emotionalen" erfährt, von seiner Isolation und der seiner Mutter. Beide erkennen, daß das „eindringende Moment" in der Kommunikation etwa in der Wendung der Freundin: »Jetzt sag doch mal, was mit dir los ist!« (P: »Da muß man nur noch ‚Junge' dranhängen, dann ists Originalton ... und ich konnt' doch damals nicht sagen, was war«). Der Freundin wurde klar, daß sie hier auch ein Frauenmuster aus ihrer Herkunftsfamilie, ja ein übergreifendes Frauenstereotyp inszeniert: »Bei uns hat die Mutter halt gesorgt, daß der Hausfriede und die Emotionen stimmen ..., als ob immer nur die Frauen für die Gefühle verantwortlich sind!«

Das Paar nimmt aus den beiden Sitzungen eine positive Zukunftsperspektive (**PZ**) für seine Beziehung und für die Möglichkeit einer erfolgreichen Problembewältigung durch die Therapie mit, ein besseres Verständnis füreinander (**SE**) und ein gemeinsames Verstehen von Problemhintergründen. Insgesamt wurde durch diese Sequenz der IFK die individuumszentrierte Perspektive überschritten – einmal zum familialen und gesellschaftlichen Rahmen der Ursprungsfamilie, zum anderen zum Netzwerk der Gegenwart hin. Der *Intimitätsraum* der Therapie (der „analytische Raum") – so wichtig und unverzichtbar er ist – steht doch in der Gefahr, zu einer „Tyrannei der Intimität" (*Sennett* 1987) zu verkommen. Hier wurde er zu anderen Intimitätsräumen hin geöffnet, ja, über diese hinaus als Perspektive in den gesellschaftlichen Raum ausgedehnt.

Die gesellschaftskritische Dimension, die aufkommt, weil durch Fragestellungen aufgrund der *Standardfokussierung* dem Patienten Hintergründe bewußt werden, ermöglicht, der funktionalisierenden Tendenz gegenzusteuern, die in der Kurzzeit- und Fokaltherapie zum Tragen kommen kann, soweit sie an gesellschaftlichen Ökonomisierungstendenzen partizipiert (*Castoriadis* 1983). Das „Hin-deuten" auf gesellschaftliche Zusammenhänge (*Parin* 1978, 1983), trägt dazu bei, verdinglichenden „Medikozentrismus" zu reduzieren und für Prozesse der „kollektiven Produktion von Unbewußtheit" (*Erdheim* 1982) zu sensibilisieren. Das wirkt sich insgesamt förderlich auf den Therapieerfolg aus, sofern die oft aufkommende „Akkumulation von Hoffnungslosigkeit" überwunden werden kann. („Was kann man nur bei solchen gesellschaftlichen Negativkräften als einzelner tun?") In der Standardfokussierung muß der Therapeut deshalb auch immer auf Möglichkeiten verweisen, solidarische Erfahrungen aufzusuchen bzw. zu solidarischen Aktionen beizutragen (**SE**, „Vierter Weg der Heilung", *Petzold* 1988n, 332).

Die Karrierepanoramen und Identitätsbilder bieten hier durch die Darstellung der *protektiven Erfahrungen* in der Regel gute Anknüpfungspunkte. Im Panorama des Patienten werden die grünen und gelben Spitzen in diesem Zusammenhang bedeutsam, Zeiten, in denen es ihm und seiner Mutter besonders gutgegangen ist und es sich herausstellt, daß es Aktionen der Hilfeleistung und Solidarität gegeben hatte: für die Familie Unterstützung durch Freundinnen der Mutter, für den Patienten Erfahrungen in Jugendgruppen: »Obwohl ich meistens am Rande stand, habe ich immer wieder Kameraden gefunden, die mich reingeholt haben. Das ist heute noch so. Ich bin nie so richtig drin, aber da kommen immer welche und holen mich rein!«. *Klaus O.* hatte diese Erlebnisse weitgehend vergessen und kann ihre *salutogene Bedeutung* jetzt erst erkennen und richtig werten (**PW**), weil er sie nun durch das erlebnisaktivierende Vorgehen erleben konnte, das in Form „szenischer Imagination" eingesetzt wurde (*Katz-Bernstein* 1990).

Es ist ein Charakteristikum unseres, am Konzept der Interaktion von pathogenen und salutogenen Einflüssen, Risiko- und Schutzfaktoren (*Petzold, Goffin, Oudhof* 1993) orientierten Modell der fokalisierenden Kurzzeittherapie (und der Integrativen psychotherapeutischen Arbeit insgesamt), positive Vergangenheitserfahrungen zu vergegenwärtigen und „innere Beistände" zu aktivieren als Verinnerlichungen von *„significant caring adults"* (ibid. und idem 1985 l). Der Patient konnte hier als einen solchen benignen „Beistand" seine Großmutter identifizieren, die bis zu ihrem Ableben die Familie geschützt und gestützt hatte (u. a. auch materiell). »Sie hat für uns wirklich das Letzte gegeben. Ich hab mich oft an sie erinnert. Die war für mich ein Vorbild!« (**PW**).

Das vorliegende Beispiel verbindet fokaldiagnostische und fokaltherapeutische Arbeit. Es ist in der Tat theragnostisch und zeigt, wie sich der *Hauptfokus* herausbildet, *Nebenfoki* aufkommen und wie *maligne Narrative* in ihrer Entstehung erkennbar werden. Unbewußte Zusammenhänge konnten dabei bewußt gemacht werden, aber wichtig war – so der Patient in den auswertenden Abschlußsitzungen nach 26stündiger Therapie –, daß »ich meine Angst in so vielen Situationen erlebt habe, und da waren Sie dabei. Sonst war ich immer allein. Wichtig war auch die Sache mit der Homosexualität und all die Wut, die da noch ist und die mir auch angst macht ... Es war ja überall Angst, bei meiner Mutter, bei mir ... und ich konnte das ja nie zeigen (**EA**). ... Gut war auch, daß es auch was Gutes gab. Sie haben mir das ja gezeigt ... ich habe es auch wieder gefühlt!«

Die Aufzeichnungen dieser Sitzungen zeigen: Die emotionalen Erfahrungen, das Ausdrücken von Gefühlen und die sichernde und verstehende Präsenz des Therapeuten wurden als die wesentlichen Faktoren (vgl. Abschn. 6) in dieser Therapie gesehen, durch die die *fixierenden Narrative* aufgelöst werden konnten. Die *Einsicht* in Zusammenhänge, das Erkennen von Verdrängtem wurde wichtig *in der Verbindung mit dem emotionalen Erleben*: »Manches habe ich schon gewußt irgendwie, aber fühlen konnte ich nichts außer der Angst, und die war so unklar!« In der Therapie kam es verschiedentlich zu Erfahrungen von „vitaler Evidenz (**EE**), das ist das Zusammenwirken von leiblichem Erleben, emotionaler Erfahrung und rationaler Einsicht in zwischenmenschlicher Bezogenheit“ (vgl. dieses Buch, S. 694f).

Die Angstsymptomatik verminderte sich nach etwa 14 Stunden und war bei Beendigung der fünfmonatigen Therapie weitgehend abgeklungen. Ein katamnestischer Gesprächstermin nach acht Monaten ergab, daß der Patient beschwerdefrei war. Er trug sich indes mit dem Gedanken, in eine Selbsterfahrungsgruppe zu gehen, weil er noch mehr über sich erfahren wolle. »Die Therapie hat mir soviel klar gemacht, und ich habe so viele Sachen auch danach noch gesehen (**EE**). Ich konnte da noch viel zusammenbringen und auch fühlen, wie das alles war. Ich habe auch seitdem viel mehr mit meiner Freundin gesprochen. Wir sprechen oft über uns und unsere Vergangenheit und über Gefühle (**EA**). Das haben wir sonst so nicht gemacht. Das gab es vorher bei mir nicht. Auch mit meinen Freunden kann ich jetzt besser reden (**TN**). Ich komme vielleicht auch noch von der Außenseitersache weg!«

Im Nachhall der Therapie wird der Faktor „Einsicht“ (**EE**) bzw. „Erleben von Sinnzusammenhängen“ wesentlich, allerdings wieder im emotionalen und erlebniskonkreten Kontext und in der intersubjektiven Bezogenheit, dem Gespräch in der Partnerschaft, in der sich eine dialogisch-narrative Kultur (*Petzold* 1991o) zu entwickeln beginnt. Und noch etwas wird von *Klaus O.* hervorgehoben: »Das mit dem Entspannungstraining, das war die Sache. Das hat mir prima geholfen für meinen Rücken. Bei der Frau B. sind jetzt schon ein paar Kollegen von mir und auch Freunde von uns. Die Gerda [seine Freundin] hat's auch gemacht. Wirklich eine Spitzensache!« (**LB**). Das katamnestische Gespräch verläuft in einer lockeren, unbefangenen Atmosphäre. *Klaus O.* sitzt in der Tat nicht mehr angespannt da. Die *bimodale* Integrative Kurzzeittherapie mit ihrer Kombination von konfliktzentriert-aufdeckender Fokalisierung und Integrativem Entspannungstraining hatte sich als erfolgreich erwiesen.

Im folgenden soll noch ein dreizügiges Karrierepanorama im fokaldiagnostischen Kontext vorgestellt werden, um die in kurzer Zeit erschließbare Materialfülle für die Fokuswahl aufzuweisen.

5.2 Beispiel – Fokaltherapeutische Anschlußbehandlung

Sylvia F., eine 38jährige Grundschullehrerin (anonymisiert) mit Kontaktproblemen und Störungen in der Identitätsfindung, trägt sich mit Überlegungen für eine Anschlußtherapie. Sie zeigt eine hohe Introspektionsfähigkeit und Wissen um biographische Einflüsse und Determinierungen. Mehrjährige Teilnahme an Selbsterfahrungsgruppen und eine längere analytisch orientierte Therapie fanden in diagnostischen Gesprächen ihren Niederschlag. Das Panorama und seine Auswertung sollte eine Fokusbildung für eine gezielte Bearbeitung der noch bestehenden Probleme ermöglichen. Es findet sich hier eine durchaus häufige Konstellation: Trotz längerer therapeutischer Bearbeitung und erreichten Fortschritten bleibt eine persistente Restproblematik, die doch noch so nachhaltig ist, daß nach weiteren Möglichkeiten der Therapie gesucht wird. Eine erneute Behandlung müßte sich als eine *Fokaltherapie* im Rahmen eines *intermittierenden* Therapieprozesses definieren und versuchen, an die vorgängige Behandlung anzuknüpfen, insbesondere um auszuloten, wo diese an ihre Grenze gekommen ist und wie durch eine richtige Fokuswahl weitere Entwicklungsschritte unternommen werden können. In einer solchen Situation ist die Mitwirkung der Patientin unerläßlich. Sie hat ja Erfahrungen mit sich selbst und kann – gegebenenfalls mit einigen Hilfestellungen – herausfinden, wo ihr Prozeß nicht weitergegangen ist. Ein solches Vorgehen ist wichtig, denn *sie* muß ihre Fragen prägnant stellen und ihr Problem „auf den Begriff" bringen, um ihre Ziele für die Therapie zu formulieren. *Sie* muß auf all diesen Hintergründen ihrer Erfahrung ihre Lage deuten. Nach all dem, was ihr ihre Therapeuten schon gedeutet, erklärt, vermittelt hatten, zu ihren Träumen, Assoziationen, Erinnerungen, ist nun *sie* an der Reihe. Deshalb die Entscheidung für das Karrierepanorama und eine Auswertung durch den schriftlichen Kommentar. Ein Text von *Adorno* (1973, 87 f), in dem er die Arbeitsteilung zwischen dem Patienten, der assoziiert, und dem Analytiker, der deutet, kritisiert, soll verdeutlichen, was in einem fokaldiagnostischen und fokaltherapeutischen Prozeß bei dieser Patientin *nicht* geschehen darf. „Anstatt daß er [der Patient] um seiner selbst mächtig zu werden, die Arbeit des Begriffs leistet, vertraut er sich ohnmächtig der Bearbeitung durch den Doktor an, der ohnehin schon alles weiß" (ibid.)

Kommentar von Sylvia F. zu ihrem Panorama (Abb. 9 – siehe Farbteil am Ende des Buches S. XIV)

Die Erinnerungen an Schlechtes nahmen lange Zeit in meinem Leben den größten Platz ein. Das Gute, Lebensspendende, wird allmählich wichtiger.

Zum Bild (Abb. 9): Genau chronologisch ist es nicht, einzelne Ereignisse ziehen sich durch, kommen immer wieder. Im oberen Strang des Bildes sind die belastenden, negativen Ereignisse [pathogener Strang, sc.] dargestellt und durch die Defizite im unteren Strang die positiven Ereignisse [salutogener Strang, sc.] der *Kleinkind und Kinderzeit.*

Negativer Strang, *links oben*:

Die bedrückende Atmosphäre zu Anfang ist nicht unbedingt „historisch korrekt", aber zeigt, wie sie durch spätere Erfahrungen beladen wurden: dunkel, bedrohlich, ich weiß nicht, was kommen wird; ob die Mutter wegläuft, sich umbringt.

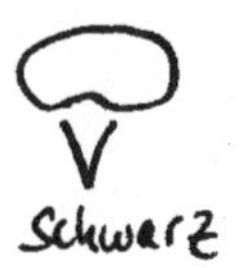

steht für*: sexuellen Mißbrauch (ich war beim ersten Mal 4 Jahre), verbunden mit Drohungen, Angst, Scham, Alleinsein. Später eine zweite Scham darüber, daß ich so blöd hatte sein können zu erwarten und zu glauben, ich könnte als Person gemeint sein. Ich erfuhr nämlich, daß dieser Onkel viele Kinder mißbrauchte. Obgleich das Ganze für mich sehr bedrohlich und eben schambeladen war, war ich zu einem Teil auch geschmeichelt: Er nahm *mich* bei der Hand und führte mich in jenes Zimmer.

* Die farbigen Zeichnungen wurden aus drucktechnischen Gründen schwarz nachgezeichnet unter Angabe der Farbe, so daß sie auf Abb. 9 zu identifizieren sind.

Schwarzes Gesicht, Wolke mit Auto, Flasche, Pistole, unten kleines Kind:

Bedrohung durch Erzählung der Mutter (wie Mütter ihre lästigen Kinder töten, wie mein Vater von seinem Vater mit der Pistole bedroht wurde). Mit „verlorener" Mutter Nächte des Wartens in Angst; der Vater fuhr alkoholisiert Auto, wir wußten nicht, wann und wie er zurückkommen würde. – Später: die ganze Familie im Auto mit dem alkoholisierten Vater am Steuer. Angst. Man durfte nichts sagen, weil er sonst wütend und noch unberechenbarer wurde.

Positiver Strang, *unten*:

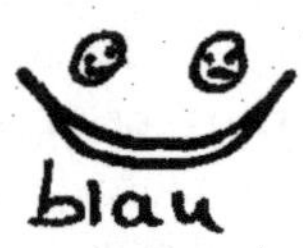

Viel Schutz erfahren von/mit älterer Schwester. Wir waren oft zusammen im Bett, erfanden Geschichten im immer gleichen Muster: Jemand Böser bedroht uns, doch wir haben ein Haus, wo wir Schutz finden. Die Schwester ist immer die schutzgebende Figur, z.B. Bärenmutter.

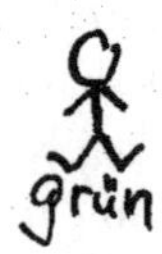

Die andere Seite des Vaters: vital, lustig, er spielt mit uns, hüpft mit mir durch die Straße, ist großzügig. Wenn ich krank bin, schenkt er mir immer wieder was: ein Buch, Stifte zum Zeichnen.

Unterer Strang:

Hund, Katze, Grünes, Tanne (später auch: Pferd, Natur)

Die Tiere waren meine Vertrauten, beim Hund konnte ich weinen, er leckte mir das Gesicht, war lieb. Viel „Auslauf" war da, ich war meist im Freien, konnte machen, was ich wollte, auch viel Material (Holz, Werkzeuge) gebrauchen.

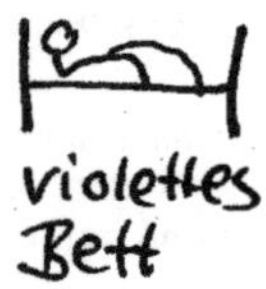

Nähe zur Mutter, Verbundenheit mit ihr spürte ich, wenn ich abends im Bett lag und sie Klavier spielen hörte. Sie spielte sehr oft (leider manchmal auch Cembalo – das haßte ich ...)

Oberer Strang:

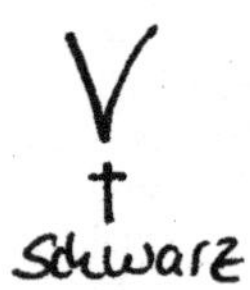

Mein geliebter erster Hund starb.

Schulzeit

Unterer Strang:

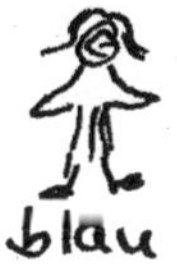

Die blaue Frau steht für meine erste Lehrerin. Sie hatte mich gern, war warmherzig, lieb, strafte nie. Ich liebte sie.

Oberer Strang:

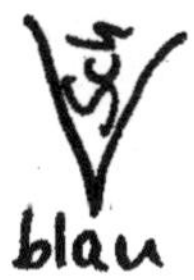

Mit 11 Jahren sehr schwierige Zeit in der Schule: Ich war sehr frech, merkte das schon, konnte mein Verhalten aber nicht steuern („bessern" ...). Die Strafmaßnahmen, die folgten, empfand ich aber als gemein und sehr ungerecht. Ich wurde zur „Frechen" stigmatisiert, mußte so ans Gymnasium übertreten, bekam dieses Etikett schon in der ersten Schulwoche zu spüren, fühlte mich bloßgestellt und ausgeschlossen.

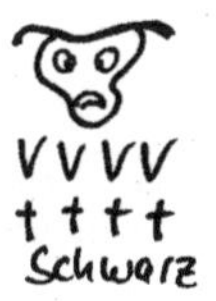

steht nicht für *ein* Ereignis, sondern für eine Reihe von Wut- und Racheaktionen der Mutter in dieser Zeit zwischen 10 und 14: Sie ließ z.B. meine Tiere töten (Hund, Katze) oder verschwinden (Kaninchen, Meerschweinchen), rechtfertigte sich mit ihrem italienischen Temperament und damit, daß ich halt so unmöglich sei und sie zur Weißglut bringe. – Sehr schlimm für mich, diese Aktionen. Ich war verzweifelt, wütend, traurig, allein und ohnmächtig ausgeliefert.

Positiver Strang jener Zeit:

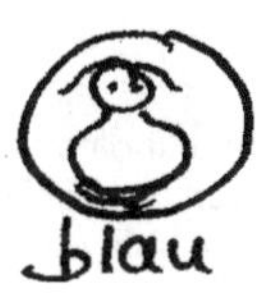

Eine liebe Nachbarin, zu der ich fast täglich ging. Sie hatte mich gern, nahm Anteil [*significant caring adult* sc.].

Oberer Strang:

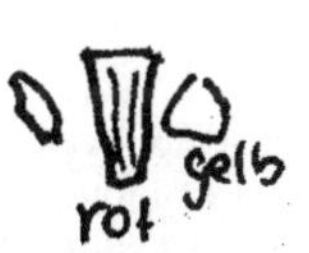

Jetzt, beim Schreiben, denke ich, daß dieses Ereignis nicht in diesen Strang gehört, da es für mich Gutes bewirkte:
Als ich 14 war, brannte das Haus vollständig ab. (Meine Mutter war zur Zeit weg, deshalb konnten meine Schwestern und ich am folgenden Tag ein Kleid von ihr in den verkohlten Schutt werfen ...) – Ich wohnte dann 8 Wochen bei einer Nachbarsfamilie (unterer Strang).

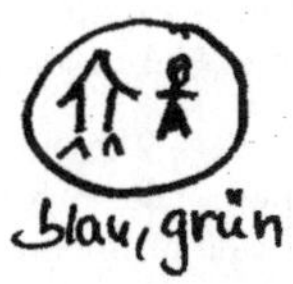

Wichtige Zeit: eine andere Familie erleben. Wärme. Eine Mutter, die da ist, z.B. am Morgen auf war und Frühstück machte. Die Tochter (in Parallelklasse) wurde zur Freundin. Später Loyalitätskonflikt, weil meine Familie diese Nachbarn als kleinkariert ablehnte, verlachte.

Oberer Strang:

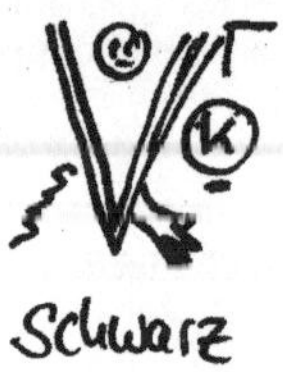

Steht für die Zeit zwischen 15 und 18 (da ging ich von zu Hause fort), sehr schlimme Zeit: Die Freundschaft zur Nachbarstochter zerbröckelt; sie hatte Anschluß in ihrer Klasse, mir gelang das nicht, ich blieb isoliert. – Das Gesicht: mein Vater. Er begann in jener Zeit mit sexuellen Übergriffen: zwar nur „Gegrapsche", doch entwürdigend in zweifacher Hinsicht: erstens, weil ich mich so berühren lassen mußte, zweitens, weil er mich auslachte, wenn ich mich wehrte: Er unterstellte mir falsche Wahrnehmung, vermessen, überhaupt auf die Idee zu kommen, daß jemand mich als weibliches Wesen sehen könnte.

Die Schwester war die schöne Tochter. Um sie zu schützen, trat er mich einmal mit den Füßen vor den Augen jener Freundin eine ganze Treppe runter. Das war sehr demütigend – auch schämte ich mich für den Vater.
Das (K) steht für *Katrin*, ein Mädchen, mit dem ich mich später befreundete. Als sie 18 war, verführte mein Vater sie. Ich wußte es (durch meine Mutter), war völlig überfordert, sagte nie jemandem etwas. Die Freundschaft ging kaputt.

Erwachsenenalter

Unterer Strang:

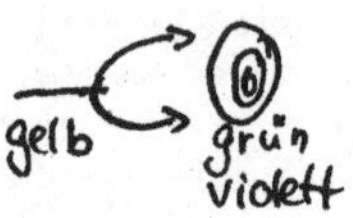

gelb: Austritt aus der Schule, Weggehen von zu Hause, Arbeit in der Welschschweiz; alles allein organisiert. Später in einer anderen Stadt Lehrerausbildung. Das Oval steht für diese Schule. Sie war eine Erholung für mich.

Oberer und unterer Strang verbinden sich.
Zum unteren gehört:

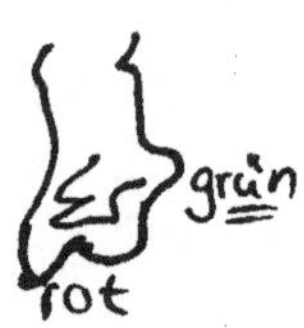

9 Jahre Wohngemeinschaft. Anfangs: endlich aufgehoben sein, Nachholen von Nest, Familie, *miteinander* leben, sich verantwortlich fühlen, Freundschaft. Allmählich verwandelt sich die Freundschaft zu *R.* von einer gleichwertigen zu einer sehr ungleichen, unseligen Beziehung.

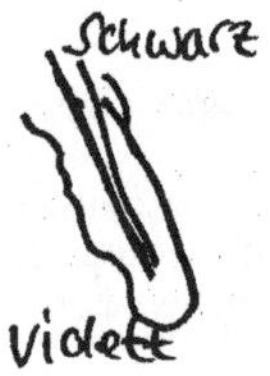

Ich verstehe heute noch nicht ganz, was da genau abgelaufen ist, denke, daß wir gegenseitig dicke Übertragungen machten, uns gegenseitig brauchten und mißbrauchten. Ich gab ihr viel Macht, wurde klein, dumm, abhängig und auf gewisse Weise unterwürfig, packte *R.* in eine Mutterrolle: die erwünschte gute und/oder die gefürchtete böse Mutter. Sie bot sich dafür an; der Preis war Unterwerfung. Ihr Verdienst: daß sie sich aus diesem Muster herausentwickelte, irgendwann genug hatte, die WG auflöste. Ich hätte noch lange höchst unglücklich und isoliert weitergemacht.

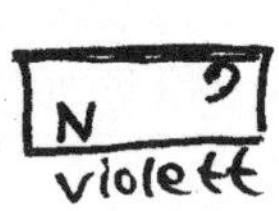

Zeitlich vor und während der WG-Zeit: Zwei Beziehungen zu Männern. Hier aufgezeichnet, weil sie in verschiedener Ausprägung – Wiederholungen meiner früheren Erfahrungen mit Männern waren.

Unterer Strang:

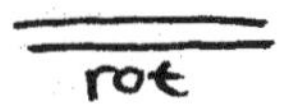

Steht für Arbeit, Beruf (immer mit Kindern). Hat mir Struktur und Halt gegeben, auch das Gefühl, eine Aufgabe, Sinn zu finden.

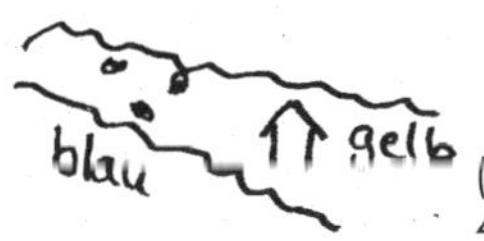

Steht für Beziehungen mit Menschen. Die ältesten stammen aus der Lehrerausbildungszeit, neuere kamen dazu. Das gelbe Haus: mein Wohnort seit 7 Jahren (zum ersten Mal in meinem Erwachsenenleben wohne und arbeite ich langer als 4 Jahre an einem Ort; bin seßhaft geworden, schlage Wurzeln).

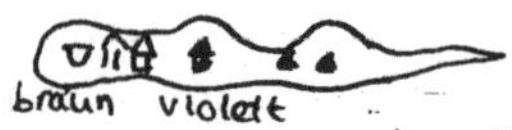

Zeitlich: von Kindheit bis ca. WG-Zeit: diese Figur zähle ich ebenfalls zum positiven Strang: Meine Phantasiewelt. Ich lebte zu einem großen Teil dort. In Geschichten mit immer demselben Strickmuster: Ich war die Heldin, lebte allein, mit meinen Hunden, in arktischer Wildnis, überlebte größte Kälten und Strapazen ... oder ich war passive Heldin (Opfer) und überlebte irgendwelche großen Scheußlichkeiten, auch ganz knapp.

Bild und Kommentar lassen deutlich die pathogenen und salutogenen sowie die Defiziterfahrung erkennen, Negativpersonen und „significant caring adults" (*Petzold, Goffin, Oudhof* 1993). Ein durchgängiges Thema: Mißbrauch in den verschiedensten Ebenen, Enttäuschung von Vertrauen, Entwertung, Bedrohung, Verunsicherung, Unberechenbarkeit. Das ganze Material weist auf erhebliche Beeinträchtigungen in der Entwicklung des *Selbstwertgefühls* und der Ausbildung einer sicheren, gefestigten und kontaktoffenen *Identität.* Dabei sind *„prävalent pathogene Milieus"* (Mißbrauch, unberechenbarer Vater, hilflose Mutter) in der Kindheit *und* in der Adoleszenz (Racheakte der Mutter, Übergriffe des Vaters, schulische Belastung, Abwertung der sich entwickelnden Weiblichkeit) deutlich erkennbar. Dies alles sind Materialien, die eine Indikation für eine langfristige Therapie nahelegen – und eine solche hatte auch stattgefunden und Wirkung gezeigt (Wurzeln, Seßhaftwerden, Beziehungen, berufliche Sicherheit). Hier haben durch die Therapie Versicherungen der eignen Möglichkeiten stattgefunden, aber die Umsetzung in eine expansive, wagemutige Kontaktaufnahme im sozialen Feld steht noch aus. Die Muster tiefen Mißtrauens sind noch wirksam, und hier wird der Fokus anzusetzen sein: Vertrauensbrüche und Enttäuschungen, die zu Mißtrauen führen, noch einmal erlebnisaktivierend anzusehen (**EA**), damit die Patientin im Alltag unter verständnisvoller und stützender therapeutischer Begleitung (**EV**, **ES**) *experimentierend* sich auf Kontakte und Begegnungen (*Orth, Petzold* 1993b) einzulassen vermag (**KK**). Es geht dabei keineswegs um die Anleitung zu einem sozialen *„assertive training"* (*Salter* 1949), sondern um aktive, lebenspraktische Hilfen (**LH**) zum Einstieg in Kontakt- und Begegnungserfahrungen (**KK**) und zum Aufbau von tragfähigen, solidarischen Beziehungen (**TN**, **SE**) mit der Möglichkeit, diese Erfahrungen in der fokalisierenden Kurzzeittherapie und die in ihnen aufkommenden Gefühle (**EA**) immer wieder an die biographischen Ereignisse zurückzubinden und, wo notwending, zu klären (**EE**), so daß Selbstsicherheit gewonnen werden kann, der eigene Wertebezug sich konsolidiert (**PW**), die persönliche Identität an Prägnanz gewinnt (**PI**) und sich ein positiver Zukunftshorizont (**PZ**) aufbauen läßt.

Die Möglichkeit zur bimodalen Kurzzeittherapie (Einzel-/Gruppenbehandlung) bleibt zu erwägen, weil die Gruppe noch einmal gezielte Möglichkeiten böte, „kommunikative Kompetenz" zu fördern. In diesem Beispiel zeigt sich, daß die Fokalisierung nicht nur auf biographische Thematiken, sondern auch auf praktische Umsetzung von Erkenntnisschritten und Erfahrungen der Therapie in Lebensalltag und lebenspraktischem Handeln abzielen kann und muß.

Oft genug haben Zweit- oder Anschlußtherapien (besonders wenn die Ersttherapie regressionsorientiert bzw. nach dem Reparentingmodell verlaufen ist) die Aufgabe, noch ausstehende Transferschritte zu fördern, d. h. emotionale Erfahrungen und kognitive Einsicht in Alltagshandeln, in Verhaltensänderungen, in tagtägliches Lebens- und Beziehungsgeschehen umzusetzen. Erfolgen nämlich „Kinderanalysen mit Erwachsenen“ (*Ferenczi* 1931), in denen „Verzärtelung und mütterliche Zärtlichkeit“ (ibid.) oder „väterliche Fürsorge“ (*Petzold* 1969b) im Vordergrund des heilenden Geschehens standen, so ist der zitierte *Adorno*-Satz natürlich nicht relevant. Es geht ja dann darum, sich in der Analyse „zu überlassen“, um in der Hingabe an die väterliche bzw. mütterliche Qualität des Therapeuten/der Therapeutin prolongierte Defizite oder nachwirkende Traumaerfahrungen ausheilen zu lassen. In solchen Therapien nimmt der Prozeß der Auflösung der zunächst notwendigen Bindung „therapeutischer Wahlverwandschaft“, der Ablösung, des Abschieds und der Verselbständigung viel Raum und Kraft, so daß gerade auf dem Hintergrund des nachsozialisierenden Prozesses die Hier-und-Jetzt-Realität der Umsetzung oft nicht in optimaler Weise realisiert werden kann – zuweilen ist auch die Symptomatik nur gebessert, nicht beseitigt. Und dennoch ist in solchen Therapien viel geschehen, was nicht unbedingt in die Evaluationsraster der psychotherapeutischen Effizienz- bzw. Effektforschung fällt (Symptomfreiheit, Arbeitsfähigkeit, Einpassung in Lebenszusammenhänge etc.), und es wäre oft gut, wenn es Therapeuten gelänge, solche nützlichen Langzeitprozesse zu beenden, ohne darauf zu zentrieren, auch noch bestimmte Restprobleme und Nebenfoki „aufarbeiten“ zu *müssen* oder eine optimale Transferleistung zu erreichen, wo doch die Qualität dieser Therapie durch eine andere Charakteristik gekennzeichnet war. Welchem Anspruch muß hier genügt werden, und wie steht es mit der Relation von Aufwand, Kosten und Nutzen? Wäre es nicht angemessener, auf die Möglichkeit einer themenzentrierten bzw. fokalisierenden Nach- bzw. Weiterbehandlung zu verweisen oder für eine solche zu motivieren?

6. Therapeutische Wirkfaktoren – die 14 „Healing Factors" in der IFK

Heuristiken therapeutischer Wirkfaktoren finden sich immer wieder im behandlungspraktischen Schrifttum der Psychotherapie. In der Integrativen Therapie haben wir uns schon früh dieser Fragestellung nach den „healing factors“ zugewandt, und zwar in Auswertung der Schriften *Ferenczis* auf solche Faktoren (*Petzold* 1969b/1988n, 487 f). Das Resultat war ein heuristisches Zusammenfassen der Faktoren in „vier Wegen der Heilung und Förderung“ (ibid. 484ff, vgl. 1988n, 215 – 267):

I. Einsichtszentrierung → Sinnfindung;
II. Nachsozialisation → Grundvertrauen;
III. Erlebnisaktivierung → Persönlichkeitsentfaltung;
IV. Solidaritätserfahrung → Überschau und Engagement

In diesen „Wegen“ sind – betrachtet man sie in der Feinstruktur – zahlreiche therapeutische Wirkfaktoren in Gruppierungen zusammengefaßt, die in der IFK in Sinne von *„fine grained interventions“* spezifisch zur Anwendung gebracht werden können.

Kurztherapien, auch wenn sie keine fokaltherapeutische Ausrichtung haben, müssen unter zeitökonomischer Perspektive in besonderer Weise darauf gerichtet sein, therapeutische Qualitäten freizusetzen und zur Wirkung zu bringen, die ein hohes heilendes Potential haben. Der Rekurs auf die „Wirkfaktorenforschung“ (*Huf* 1992; *Garfield* 1992) und die empirische Psychotherapieforschung insgesamt (*Grawe* et al. 1993) wird hierbei unverzichtbar. Das Wissen um *„unspezifische* Wirkfaktoren“, die in der Psychotherapie (*Garfield* 1983) und in Selbsthilfegruppen (*Durlak* 1979; *Reinecker* et al. 1989) zur Wirkung kommen, aber auch in Alltagsbeziehungen eine immense Bedeutung haben – sie kennzeichnen etwa die Qualität der *„significant caring adults“* in negativen Lebenskarrieren (*Petzold, Goffin, Oudhof* 1993) –, muß in Kurzzeittherapien gezielt eingesetzt werden. Dadurch werden *„unspezifische“* zu *„spezifischen“* Wirkfaktoren. Kurzzeittherapeuten sollten deshalb nicht nur um derartige *„common factors“* wissen, die in allen großen Therapieverfahren offenbar zum Tragen kommen, sondern ihnen sollten auch damit verbundene *„common concepts“* präsent sein, die wiederum schulenübergreifende Erklärungsmodelle für Diagnose, Pathogenese und Therapie bereitstellen (*Petzold* 1992g). Die Bedeutung derartiger Faktoren und Konzepte ist nicht zuletzt durch die Forschungsarbeiten von Kurzzeittherapeuten herausgearbeitet worden (*Strupp, Binder* 1991; *Strupp* 1993; *Binder, Strupp* 1991; *Barber, Crits-Christoph* 1991, 344ff). Je nach dem Thema des Fokus und abhängig von der aktualen Problemlage und dem Krankheitsbild des Patienten werden die einzelnen Faktoren in unterschiedlicher Weise zum Tragen kommen und einzusetzen sein. Im folgenden soll eine kurze Übersicht über die „14 *therapeutischen Wirkfaktoren“* (**VTW**) gegeben werden, wie ich sie in der Integrativen Therapie therapeutischen Prozessen insgesamt zugrunde lege und wie sie – das Fallbeispiel hat es deutlich gemacht – gezielt in der IFK zur Anwendung kommen. Diese Faktoren wurden durch eine *konzeptanalytische* Auswertung von Psychotherapiestudien, die Auswertung von Kasuistiken aus Therapiesitzungsprotokollen, die im Rahmen der FPI-Graduierung abgegeben werden müssen, und aus FPI-Graduierungsarbeiten gewonnen, d. h. es wurden die in diesem Material als therapeutisch wirksam bezeichneten Zusammenhänge und Maßnahmen und die ihnen zugrundeliegenden Konzepte herausgearbeitet. Weiterhin wurden Zusammenstellungen von unspezifischen und spezifschen Wirkfaktoren in der Psychotherapieliteratur ausgewertet und systematisiert (*Petzold* 1992g).

Indem solche Konzepte und Faktoren systematisch reflektiert und in die Ausbildung von Psychotherapeuten integriert werden, werden Ausbildungskandidaten der Psychotherapie für sie sensibilisiert, und das heißt, daß sie als *spezifische Faktoren prozeßadäquat* im therapeutischen Geschehen eingesetzt werden können. Folgende seien in einer groben Reihung aufgeführt:

1. Einfühlendes Verstehen, Empathie (EV):

Unter diesem Begriff werden Mitgefühl, Empathie, Takt, Wertschätzung gefaßt und Aussagen von der Art, daß ein Patient sich von seinem Therapeuten „so gesehen fühlt, wie er ist“, sich in seiner Lebenssituation, seinen Problemen, seinem Leiden „verstanden fühlt“. Das Erleben von *„stimmiger Empathie“* setzt positive Sozialisationserfahrungen (*Baker* 1991) gegenwärtig oder wirkt als „korrigierende emotionale Erfahrung“ für negative, biographische Einflüsse. Wenn Menschen in stimmiger Weise empathiert werden, vermögen sie sich selbst besser zu verstehen, Selbstempathie zu entwickeln und Einfühlung für andere Menschen, sofern „wechselseitige Empathie“ bzw. *Mutualität* (*Petzold* 1990b; *Ferenczi* 1988) nicht verhindert wird. Gerade in der Fokaltherapie können *prolongierte* positiv-regressive Therapiesequenzen *nicht* als Heilfaktor eingesetzt werden – Fokalregressionen aber durchaus, wir teilen den Regressionsvorbehalt vieler Kurzzeittherapeuten (*Barber, Crits-Christoph* 1991) nicht uneingeschränkt. Prinzipiell ist in der IFK ein partnerschaftliches Arbeiten an Problemlösungen erforderlich, und das kann bei längeren Regressionen nicht gewährleistet werden. Fokalregressionen mit kurzdauernden *Tiefungen* (*Petzold* 1988n, 104 f) bis in die „Ebene der Involvierung“ und einem raschen Wiederauftauchen (wie es die Fokalinterviewtechnik schon verlangt, s.o. 2.3) sind in der IFK gängige Praxis. Dabei ist ein Grundpotential von Ich-Stärke erforderlich, das auf diese Weise sogar erweitert und gekräftigt wird. In derartigen emotional intensiven Prozessen wird der Wechselseitigkeit der „*Selbstöffnung*“ (*Weiner* 1978) als wichtigem Moment in der therapeutischen Beziehung besondere Bedeutung zukommen.

Das erfordert von seiten des Therapeuten, daß er nicht nur bereit ist, sich seinen Patienten gegenüber einfühlend zu verhalten, sondern daß er auch bereit ist, sich von seinen Patienten empathieren zu lassen (sie tun es ohnehin, auch wenn man „hinter der Couch sitzt“). Diese nicht immer einfache Situation wird durch den therapeutischen Stil der „*selektiven* Offenheit“ und „*partiellen Teilnahme*“ (*Petzold* 1980g) sowie durch das Prinzip des „*Aushandelns von Grenzen*“ (idem 1993a, 1126 f) handhabbar. In der Therapie von *Klaus O.* kamen diese Aspekte immer wieder zum Tragen: in der grenzüberschreitenden Nähe der Initialsituation bis zur späteren, zaghaften, aber stimmigen Frage nach den Gefühlen des Therapeuten, der „abgerückt war“, als es sehr gewaltsam wurde, Minimalbewegungen nur, aber durch den Patienten bemerkt.

2. Emotionale Annahme und Stütze (ES):

Akzeptanz, Entlastung, Trost, Ermutigung, positive Zuwendung, insbesondere Förderung *positiver selbstreferentieller Gefühle und Kognitionen* (idem 1992a, 823ff), z. B. Selbstwertgefühl, Selbstsicherheit, Selbstakzeptanz, Selbstvertrauen – was eine Reduktion *negativer selbstreferentieller Gefühle und Kognitionen*, z.B. Minderwertigkeit, Schuld, erlernte Hilflosigkeit (*Seligman* 1978), Scham (*Lewis* 1993) usw. erforderlich macht – kennzeichnen diesen Faktor, der so mit dem des „einfühlenden Verstehens“ unlösbar verbunden ist. Weil aber „stimmige“ Empathie, die nah genug, aber nicht invasiv sein sollte, weil „stimmige“ emotionale Stützung mit der richtigen Intensität zum *Ausdruck* gebracht werden muß, ohne überflutend zu sein und damit Artefakte zu schaffen, weil diese Qualitäten also nicht zu den einfachsten Momenten in der therapeutischen Interaktion gehören und weil gerade hier Verwirrungen und Verwicklungen entstehen können, ist supervisorische Hilfe besonders angezeigt. Das Überprüfen der „emotionalen Resonanz“, das Untersuchen empathischer Reaktionen auf *projektive Elemente* ist für das Gelingen einer von Eigenübertragungen des Therapeuten nicht verzerrten therapeutischen Beziehung unverzichtbar, sonst werden etwa „*repressed memories*“ in unzulässiger Überstrapazierung der (von der empirischen Psychologie vielfach bezweifelten) *Freud*schen Verdrängungstheorie (*Gray* 1993; „Erinnerungen“ z. B. an rituellen Mißbrauch) nicht etwa „gefunden“, sondern „produziert“ durch Ideologien, pseudowissenschaftliche Theorien und ungelöste Probleme von Therapeuten, ja ganzen Teams (vgl. die alarmierten Entwicklungen in den USA, *Jaroff* 1993), und Krankheitsbilder wie „*multiple personality disorders*“ werden u. U. „induziert“.

„*Empathie vollzieht sich ja im Zusammenwirken von subliminalem und supraliminalem Wahrnehmungsmaterial mit der mnestischen Resonanz aus vorgängigen Erfahrungen (persönlichen wie professionellen) sowie auf dieser Grundlage im persönlichen Engagement an der empathierten Person*“ (vgl. dieses Buch, S. 275, 803, 871). Die „vorgängigen Erfahrungen“ bedingen indes oft auch Unschärfen in der Wahrnehmung oder Wahrnehmungsausblendungen, oder sie färben aktuale Wahrnehmung projektiv ein. Die Folge können „Fehlempathierungen“ sein, und damit reproduzieren sich immer wieder belastende oder verletzende Situationen aus der Vergangenheit des Patienten (vgl. *Wirbel* 1987; *Petzold* 1993a, 1285ff), was sich gerade im begrenzten Rahmen von Beratungen und Kurzzeittherapien in Form von therapieinduzierten Verletzungen (ibid. 1283ff) verhängnisvoll auswirken kann. In der Therapie von *Klaus O.* ist die emotionale Stütze ein durchgängiges Moment. Besonders in der Bearbeitung der traumatischen Kindheitsszenen darf er nicht alleine darstehen, sondern braucht Versicherung. Auch beim Ausdrücken gesellschaftlich nicht akzeptierter Gefühle wie Haß, Aggression, sind Stützen und Bekräftigungen notwendig, wird Akzeptanz erforderlich, damit der Patient sich ansehen kann, ohne „vor Scham in den Boden zu versinken“.

3. Hilfen bei der realitätsgerechten praktischen Lebensbewältigung/Lebenshilfe (LH):

Erschließen von Ressourcen (*Petzold* **1997p**), Rat, und tätige Hilfe bei der Bewältigung von Lebensrealität, Problemen usw., praktische Lebenshilfe also, gehört zu den besonders wirksamen Therapiefaktoren, die gerade für die Kurzzeittherapie immense Bedeutung hat. (Dieser Faktor ist durch die große Zahl verhaltenstherapeutischer Studien besonders repräsentiert). Wo immer es Therapeuten gelingt, die Probleme ihrer Patienten ernst zu nehmen und ihnen für die Lösung dieser Probleme (wie „oberflächlich" sie auch unter „tiefen"-psychologischer Perspektive erscheinen mögen, wie „vordergründig" sie auch unter gestalttherapeutischem Blick auf die „Hintergrunds-dimension" zu sein scheinen) Hilfen für realitätsgerechte Lösungen an die Hand zu geben, gelingen therapeutische Beziehungen. Nicht nur der *Leidensdruck* ist ein Motor der Behandlung, sondern auch die Erfahrung, daß Symptome besser werden und Schwierigkeiten abnehmen, besonders wenn mit dieser Erfahrung die Erkenntnis verbunden ist, daß es Hinter- und Untergründe der persönlichen Biographie sind, die Störzonen bilden. Hier können starke Motivationen für eine vertiefende, therapeutische und persönliche Weiterarbeit und eine aktive Mitarbeit in der Behandlung gesetzt werden, und insofern sind die „Hilfen bei der praktischen Lebensbewältigung" alles andere als rein „pragmatische" oder „pädagogische" therapeutische Interventionen, die das „Eigentliche" der Therapie vermeiden. Sie stärken vielmehr den Realitätssinn.

Gerade bei Patienten in *prekären Lebenslagen* (idem 2000h) ist selbst bei nicht so schwerwiegenden Krankheitsbildern ohne flankierende soziotherapeutische Maßnahmen (*Petzold* 1997p) in der Fokaltherapie wenig zu erreichen. In unserem Fallbeispiel von *Klaus O.* waren es das Partnergespräch und die entspannungstherapeutischen Maßnahmen, die eine alltagspraktische Hilfe boten. Derartige sekundäre, flankierende, supportive, pädagogische (usw.) Maßnahmen können und sollten nicht gänzlich von der Psychotherapie abgekoppelt werden. Sie müssen oftmals in psychotherapeutischen Prozessen initiiert, ja, von diesen begleitet werden oder in ihnen sogar eingebettet sein. Wenn der Faktor der „Hilfe bei praktischer Lebensbewältigung" (**LH**) so gewichtig ist, müssen Therapieschulen, bei denen dieses Moment nur schwach vertreten ist, sich befragen lassen, warum dies so ist, was hier ausgeblendet wird und auf welche Weise dieser Faktor in die Arbeit einbezogen werden kann. In der „Integrativen Therapie" machen wir jedenfalls die Feststellung, daß eine psychodynamisch orientierte Arbeit, daß das „analytische" Moment solcher Arbeit keineswegs unvereinbar mit soziotherapeutischen oder anderweitigen Stützmaßnahmen ist, daß sich der *„analytische Raum"* und der *„Raum der Lebensrealität"* keineswegs ausschließen, sondern in der klinischen Praxis durchaus fruchtbar verbinden lassen. Stationäre Settings zeigen dies in überzeugender Weise (*Matakas* 1992). Supervisorische Arbeit trägt dazu bei, etwaige „Turbulenzen an den Schnittflächen" immer wieder zu klären.

4. Förderung emotionalen Ausdrucks, volitiver Entscheidungskraft (EA):

Bei diesem Faktor geht es um Zeigen von Gefühlen, Sprechen über Gefühle und Willensregungen, *kathartische* Entlastung (*Schelp, Kemmler* 1988; *Kemmler, Schelp, Mecherill* 1991). Er findet sich besonders in erlebnisaktivierenden Verfahren und ist von dem der *emotionalen Stütze* (**ES**) zu unterscheiden, aber auch mit diesem eng verbunden. In dem Therapiebeispiel von *Klaus O.* spielt dieser Faktor eine herausragende Rolle. Zurückgehaltene, blockierte Gefühle können aufkommen, dadurch daß der Therapeut empathisch, mit Verständnis für die Schwierigkeiten bereit ist, die Thematik aufzugreifen, die angesprochen wurde. Schmerz, Angst und Wut können aufkommen und in der „akzeptierenden Präsenz" des Therapeuten ausgedrückt werden. Scham, Schuld, Haß und Rache, alles „verbotene" Gefühle, die nicht mit den religiösen Moralvorstellung aus dem Milieu des Patienten übereinstimmten, werden gezeigt und benannt. Großmutter, Tante, Jugendgruppenleiter waren, trotz ihrer positiven Bedeutung für *Klaus O.*, indirekt auch repressive Instanzen (wobei dieser Nebenfokus nicht aufgenommen wird). Der Emotionsausdruck wirkt weiter bis in die Partnerbeziehung des Patienten, in der sich dann – gefördert durch die Paarsitzung (**KK**) – eine positive „emotionale Kultur" und entscheidungsfreudige Willenskultur entwickeln kann (*Petzold, Sieper* 2003).

Gerade mit Blick auf die neuere Emotionspsychologie und -forschung (*Kruse* 1991; *Lazarus* 1991; *Petzold* 1992b, 1993b) und ihre Bedeutung für die Psychotherapie (*Schelp, Kemmler* 1988; *Kemmler* et al. 1991) aber auch mit Bezug auf das klassische „Repressionsmodell der Pathogenese" (*Petzold* 1992a, 855f) wird dem Faktor „Förderung emotionalen Ausdrucks" zunehmend Beachtung zu schenken sein, insbesondere wenn man Psychotherapie als *„emotionale Differenzierungsarbeit"*, als Behandlung „dysfunktionaler emotionaler Stile" oder als die Beeinflussung von „Grundstimmungen" (dieses Buch, S. 637ff) auffaßt. Es wird im übrigen an dieser Stelle deutlich, daß hinter dem Faktor Ein-*fühlung*, „empathisches Verstehen" (**EV**), eine Theorie der Empathie und des Verstehens sowie der therapeutischen Beziehung stehen muß. Weiterhin muß natürlich auch – wie beim Konzept „emotionaler Stütze" (**ES**) oder dem der „Förderung emotionalen Ausdrucks" (**EA**) – eine Emotionstheorie vorhanden sein, auf die sich das Handeln des Therapeuten abstützt. In der fokalen Kurzzeittherapie ist die Bearbeitung des Themas „Emotionen", „Umgang mit Emotionen", insbesondere mit „Überforderungsgefühlen" bzw. Streß und die Veränderung „dysfunktionaler *emotionaler Stile*", eine zentrale Aufgabe, genauso wie die Entwicklung adäquater Willensstile (*Petzold* 2001i).

5. Förderung von Einsicht, Sinnerleben, Evidenzerfahrungen (EE)

Einsicht in Lebens- und Problemzusammenhänge bzw. Krankheitsbedingungen: Daß dieser Faktor bei den empirischen Outcome-Studien nicht an erster Stelle steht – weder bei kognitivistisch-orientierten noch bei der Mehrzahl der psychoanalytischen – zeigt, daß theoretische Konzeptualisierung und die Erfordernisse der Praxis oftmals nicht deckungsgleich sind. Im übrigen hängt es davon ab, was unter dem Begriff „Einsicht" verstanden wird, ob man ihn rationalistisch verkürzend von den Emotionen abkoppelt oder als „Aha-Erleben" oder „Evidenzerfahrung" mit den Gefühlen verbunden hält. In der Integrativen Therapie sprechen wir deshalb lieber von der *„Förderung von Sinnerleben"*, der *Sinnerfassungs-, Sinnverarbeitungs-, Sinnschöpfungskapazität.* In jedem Falle geht es darum, daß Menschen Zusammenhänge und Hintergründe in möglichst umfassender Weise verstehen, Ursachen und Wirkungen zusammenbinden können, daß sie handlungsleitende Explikationsfolien für die Strukturierung ihres Alltags und ihres Lebensvollzugs erhalten. In der Therapie von *Klaus O.* war der Einsichtsfaktor deutlich präsent. Dem Patienten wurden immer wieder Zusammenhänge „klar" und in ihrem Sinnbezug und Bedeutungsgehalt faßbar. Aber seine „Einsichten" in Verdrängtes haben keine rationalisierende Qualität, sondern sind emotional unterfangen: *„felt meaning"*, und dies gilt auch für das Erkennen der gesellschaftlichen Einflußgrößen, die durch die *Standardfokussierung* in den Blick und ins Bewußtsein treten. Hier stellt sich natürlich die Frage, *wie* die Explikationsfolien gewonnen werden, ob die Perspektiven und Erklärungsraster des Therapieverfahrens bzw. des Therapeuten einfach dem Patienten weitergegeben werden (unter dem Zeitdruck der Fokaltherapie besteht die Gefahr, daß sie ihm „aufoktroyiert" werden, – vgl. die Transkripte aus der *Davanloo*-Schule, *Laikin* et al. 1991, 97ff) oder ob sie zwischen Therapeut und Patient erarbeitet werden. Das systematische Einbringen der *Standardf*okussierung ist natürlich eine metatheoretisch begründete Vorentscheidung, die als Angebot vorgetragen wird und dann vom Patienten aufgenommen werden muß, wenn sie fruchtbar werden und legitimierbar bleiben soll. Vor allen Dingen muß geschaut werden, wieviel Komplexität der Patient in seinem Therapieprozeß und seiner Lebenssituation bewältigen kann, wo eine solche Erweiterung des Horizontes konstruktiv ist oder wo sie zu einer Belastung werden kann. *Nicht jede Einsicht ist heilsam!* Therapietheorien können durchaus zur Lebenshilfe werden. Vielleicht werden sie aber auch zu einer neuen „Selbstzwangsapparatur" (*Elias* 1976) – einer psychotherapeutischen. In der Integrativen Therapie versuchen wir deshalb vom Bezugssystem des Patienten ausgehend zu arbeiten. Das bedeutet immer auch, daß der Therapeut in der Lage ist, sein eigenes Bezugssystem zu relativieren, es „für eine Zeit" an die Seite zu stellen. Andererseits wird es für viele Patienten notwendig werden, ihren *„frame of reference"* zu überschreiten, ihn zu erweitern, sich neue *„social worlds"* (*Strauss* 1978; *Petzold, Petzold* 1991) zu erschließen, neue *„représentations sociales"* (*Moscovici* 1984; *Jodelet* 1984, 1989) zu erwerben, wenn sie einengende soziale Welten und restringierende Wertsysteme überwinden wollen. In Kurzzeittherapien kann dies durchaus gelingen und sollte diesem Aspekt besondere Aufmerksamkeit geschenkt werden, obgleich hier auch besonders die Gefahr der Verletzungen, der Mißverständnisse, des Übergehens gegeben ist (vgl. dieses Buch, S. 943ff).

6. Förderung kommunikativer Kompetenz/Performanz und Beziehungsfähigkeit (KK):

Sehr viele Patienten sind in ihren Möglichkeiten, mit anderen Menschen zu kommunizieren, eingeschränkt. Es fehlt an sozialer Wahrnehmung, an Rollenflexibilität, an „social skills", an Ausdrucksvermögen. Es fehlen die Worte, die Möglichkeiten, auf jemanden zuzugehen. Es mangelt an Empathie bzw. „mutueller Empathie" (der Möglichkeit, sich einzufühlen *und* sich empathieren zu lassen). Hier müssen Therapeuten Hilfestellungen geben, Kommunikationsmöglichkeiten zu erschließen, zu erproben und – über die therapeutische Situation hinausgehend – im Alltag zu aktualisieren. In solchen Prozessen, in denen immer auch an die „Geschichte der Relationalität", d. h. der Kommunikationsstörungen, an Erfahrungen von Kommunikationsdefiziten gerührt wird, ist es oft schwierig, den Fokus zu halten, da die Hintergründe sehr komplex sein können. Die Zentrierung auf die Phänomene der „Hier-und-Jetzt-Interaktion" ist deshalb angezeigt, wenngleich sie nicht ungefährdet ist. Hier kann es leicht zu Verstrickungen kommen, zur Reproduktion von Sprachlosigkeit, einem „Aneinandervorbeireden". Wo immer es gelingt, kommunikative Kompetenz/Performanz, Beziehungs- und Bindungsfähigkeit zu fördern, wird ein wesentlicher Beitrag zur Heilung und zur Lebensbewältigung geleistet. In der Therapie von *Klaus O.* wurden sicher seine

Möglichkeiten der Kommunikation im sensiblen Bereich des Zwischenmenschlichen – mit seiner Freundin, seinen Freunden – gefördert und damit ein „selbstverstärkender Prozeß" angestoßen. Gelingende Kommunikationen machen Menschen kommunikativer und kommunikativ kompetenter. Das Ko-respondieren im *berührten* therapeutischen Gespräch hat hier eine wichtige Modellfunktion, denn der Therapeut wird hier zugleich Modell und Feedback-Instanz (*Binder, Strupp* 1991).

7. Förderung leiblicher Bewußtheit, Selbstregulation und psychophysischer Entspannung (LB):

„Awareness" und „consciousness" gegenüber leiblichen *Regungen* und *Empfindungen*, die sich in *Gefühlen* entfalten und leiblich-konkret zeigen können (dieses Buch, S. 618ff), wo immer dies möglich ist, müssen als gesundheitsfördernde und krankheitsvermindernde Faktoren gesehen werden. Bei vielen unserer Patienten finden wir eine *Anästhesierung des „perzeptiven Leibes*" (dieses Buch, S. 855ff), was in der Regel auch mit einer *Inhibierung des „expressiven Leibes*" verbunden ist, mit Verspannungen und Verkrampfungen. Damit sind die Möglichkeiten der körperlichen Selbstregulation – auf Spannung folgt Entspannungen, auf Wachheit Müdigkeit, auf Bewegtheit Ruhe, auf Hunger Sättigung usw. – blockiert, und es können sich dysfunktionale Regulationen und Kompensationen (Verspannungsmuster, Bluthochdruck, aber auch Hypotonie und Antriebslosigkeit) ausbilden (*Traue* 1989), funktionale Störungen bis zur psychosomatischen Erkrankung und zu organpathologischen Befunden. Förderung von Leibbewußtheit und Regulationshilfen – oder im *bimodalen* Vorgehen – Förderung eines bewegungsaktiven Lebensstils (*Petzold* 1985f), sind hier wesentliche therapeutische Maßnahmen.

In der Therapie von *Klaus O.* wird die hohe Angespanntheit schon im Erstkontakt deutlich – eine für Angstpatienten sehr charakteristische Begleitsymptomatik, aufgrund derer sehr häufig eine *bimodale* Behandlung, ein zweigleisiger Therapieansatz, empfehlenswert ist. Die Fokalarbeit wäre mit einer Behandlung der Verspannungszustände überfrachtet worden. Die parallellaufende Entspannungstherapie hat aber Lösung von Spannungen insgesamt gefördert, und so wiederum auch einen Beitrag dazu geleistet, daß emotionaler Audruck freier fließen konnte. Verspannungen wurden auch in der Fokaltherapie immer wieder angesprochen, und der Patient wurde unterstützt, sich entspannter hinzusetzen, sich zu recken und zu dehnen. Der Leib muß entspannen! Er muß lernen, zwischen „Engung und Weitung" (*Schmitz* 1989) zu wechseln. Bei emotional dichten Situationen, in denen der Patient habituell mit Anspannung reagiert, erhält er von seiten des Therapeuten Hilfen zum „Loslassen". Im Hinblick auf leibtherapeutische Interventionen sind „focusing of awareness" (*non touching approach*) oder unspezifische Berührungen im Sinne „emotionaler Alltagsgesten", z.B. Berührungen des Trostes, der Stütze, der Versicherung (*touching approach*) durchaus angezeigt. Spezifische Berührungen, z.B. atemfördernde oder muskuläre Panzerung mobilisierende Interventionen (*psychophysical approach*) sind in Kurzzeittherapien in der Regel kontraindiziert. Bei leibtherapeutischem Vorgehen ist sehr viel Erfahrung unerläßlich, weil durch diese methodischen Ansätze ein sehr unmittelbarer Zugang zu Material gefunden wird, das „in den Leib hineinverdrängt wurde" und oft aus frühen, vorsprachlichen oder sehr traumatischen Bereichen stammt. Leibtherapeutische Arbeit kann große emotionale Intensitäten freisetzen, die eine besonders klare und eindeutige Gestaltung der therapeutischen Beziehung erfordern. Das „*Prinzip integrer Eindeutigkeit*" steht hier für das *Abstinenzprinzip* (vgl. *Petzold* 1993m, 3.2.4.1). In der fokalisierenden Kurzzeittherapie wird tiefenaktivierende Leibarbeit nicht einzusetzen sein. Sensibilisierung für Verspannungen, Beratung und Motivation zur Nutzung von Angeboten funktionaler Entspannungsmöglichkeiten (Volkshochschulkurse in Yoga, Relaxionsgymnastik etc.) ist aber durchaus angezeigt, ebenso wie die Ermutigung zum Langlauf (*Bosscher* 1991) oder anderen Arten von Ausdauersport, um einen *bewegungspassiven Lebensstil* in einen *bewegungsaktiven Lebensstil* umzuwandeln.

8. Förderung von Lernmöglichkeiten, Lernprozessen und Interessen (LM):

Therapeutische Prozesse sind Lernprozesse (*Sieper, Petzold* 2002). Lebensvollzug ist ein permanentes Lernen in der Auseinandersetzung mit dem Kontext. Wir können bei vielen Patienten beobachten, daß ihre Probleme u. a. auch damit verbunden sind, daß ihre Lernmöglichkeiten und Interessen eingeschränkt wurden oder behindert worden sind, ja negativ sanktioniert wurden (hier sind besonders geschlechtsspezifische Problematiken zu beachten, etwa in Biographien von Frauen, denen Intellektualität untersagt wurde, aber auch religiöse Einstellungen, Haltungen, Einengungen). Immer wieder gilt es auch in Kurzzeittherapien, die Lerngeschichte und -motivation des Patienten/der Patientin in den Blick zu nehmen, das intentionale und fungierende Bildungsgeschehen in Schule, Elternhaus, Nachbarschaft. Es ist auf schichtspezifische und milieubezogene Fragestellungen Wert zu legen. Im Fallbeispiel von *Klaus O.* wird die bestimmende Kraft des Milieus sehr deutlich. Der Patient erkennt, wie sehr er noch an die alten Werte und Normen gebunden ist und wie notwendig es ist, manches neu zu überdenken. Da es sich bei Therapien um „begleitete Lernprozesse" (dieses Buch, S. 1051) handelt, müßten die Formen des Interesses und Lernens thematisiert werden, sonst werden „Lernstile" – und es geht hier natürlich keineswegs nur um schulisches Lernen, sondern auch um die Lernprozesse des Lebensalltags – mit ihren konstruktiven Potentialen und ihren dysfunktionalen Verformungen nicht bearbeitbar. (Im übrigen sind die therapiewirksamen Faktoren in der „Förderung kreativer Gestaltungskräfte" und „Anregungen von Interessen" mit dem der „Förderung von Lernmöglichkeiten" eng verbunden.)

9. Förderung kreativer Erlebnismöglichkeiten und Gestaltungskräfte (KG):

Wahrnehmen → *Resonanz* → *Erleben* → *Resonanz* → *Ausdruck* → *Resonanz* → *Gestalten*, das ist eine Sequenz, die schöpferische Prozesse kennzeichnet, wobei die Wahrnehmung selbst schon schöpferisch sein kann, wenn sie vielperspektivisch in die Welt ausgreift und ein komplexes *Realitätserleben* fördert. Viele Menschen sind in ihrer Wahrnehmung eingeschränkt bis hin zur Anästhesierung, und damit sind auch die Möglichkeiten des Erlebens beschnitten, die Möglichkeiten, die Welt zu erfahren. Die „heilende Kraft des *Naturerlebens*" (die Erhabenheit einer großen Landschaft, eine tröstliche Abenddämmerung, eine verzaubernde Blütenpracht) oder die „heilende Wirkung" des *Kunsterlebens*" (eine beschwingende Musik, ein erheiterndes Gedicht, ein bezauberndes Bild), all dieses ist bei Wahrnehmungsbeschränkungen verstellt. Vielen Patienten sind deshalb diese Quellen heilenden Erlebens verschlossen, und es werden keine „inneren Resonanzen" möglich, die – werden sie stark genug – Ausdruck gewinnen können. Ausdruck aber bietet die Chance der Gestaltung.

Bei der Auswertung kunsttherapeutischer und kreativitätstherapeutischer Literatur (*Aissen-Crewett* 1986) wird die „heilungsfördernde Wirkung" vielfältiger, sensibler Wahrnehmung „mit allen Sinnen" (*Brooks* 1979), wird die „heilende Kraft des Schöpferischen" (*Petzold* 1992m, 1999q) immer wieder hervorgehoben. Konkret heißt das, Anregungen zu kreativem Tun zu geben als Form der Lebensbewältigung, der Entlastung, der Bearbeitung von Problemen, der Selbstverwirklichung. Da intermediale Arbeit ein Spezifikum der Integrativen Therapie ist (*Petzold, Orth* 1990a) und *Medien* einen sehr unmittelbaren Zugang zum Unbewußten bieten, überdies die Patienten in der Panoramaarbeit mit ihren Gestaltungskräften in Kontakt kommen, haben die Medien in der IFK einen festen Platz. Sie eröffnen einen Zugang zu „salutogenen Erfahrungen" der Vergangenheit, deren Aktualisierung ein großes, heilendes Potential hat, und sie können in Prozessen der *Symbolisierung* (*Orth, Petzold* 1993a, 132ff) komplexe Zusammenhänge zugänglich und bearbeitbar machen, was gerade in der Kurzzeittherapie ein Vorteil ist, wie in der Arbeit mit *Klaus O.* gut erkennbar wird.

10. Erarbeitung von positiven Zukunftsperspektiven und Erwartungshorizonten (PZ):

Hier geht es um den Aufbau und die Bekräftigung von Sicherheit und Hoffnungen, den Abbau von Befürchtungen und Katastrophenerwartungen, um die Auseinandersetzung mit Plänen, Zukunftsvisionen, Lebenszielen. Die Identität eines Menschen gründet nicht nur in der Vergangenheit. Sie umfaßt auch seine Zukunftsentwürfe (dieses Buch, S. 299ff). Fehlende Lebensziele, ein zusammengebrochener Zukunftshorizont kennzeichnen viele Krisen und psychische Erkrankungen. *Adler* und *Moreno* haben die Zukunftsdimension für die Psychotherapie erschlossen. Wenn man den Menschen als selbstreflexives Subjekt sieht, das sich in seinem Lebensverlauf verwirklicht, so muß er auch als ein „Sich-Entwerfender" (*Sartre*) gesehen werden. Chronosophische Überlegungen (*Petzold* 1981e, 1991o) kennzeichnen den Integrativen Ansatz therapeutischer Arbeit genauso wie leibtheoretische (wobei sich die Verbindung über das Wesen des Leibes als zeitlichem, als „Zeitleib" herstellt, vgl. idem 1981h). *Klaus O.* hatte bei Therapiebeginn eine positive Zukunftsausrichtung, so daß hier keine Notwendigkeit bestand, etwaige antizipierte Befürchtungen zu bearbeiten, was in anderen Fokaltherapien durchaus zu einem wichtigen Aspekt in der Arbeit werden kann. Immerhin: die Kurzzeittherapie hat in ihm eine „Neugier auf sich selbst" geweckt, und das Verschwinden der Angstsymptomatik hat seinen Zukunftshorizont noch weiter geklärt.

11. Förderung eines positiven, persönlichen Wertebezugs (PW):

Dieser Faktor, wie auch die nachfolgenden Faktoren, sind als schulenspezifisch anzusehen, da sie in den an FPI und EAG angefertigten Graduierungsarbeiten und Therapieprotokollen immer wieder auftauchen, in den von uns ausgewerteten Therapiestudien indes nur okkasionell vorkommen (was wiederum nicht heißt, daß sie in der therapeutischen Praxis unbedeutend sind, sondern daß es sich eher um „Leerstellen" in den Fragestellungen der Forscher handelt, die in ihren Erhebungen diesen und anderen Bereichen keine Beachtung geschenkt haben). Andererseits zeigt eine konzeptanalytische Untersuchung des theoretischen Fundus bei vielen Verfahren, daß sie den Fragen der Werte in ihren Theorien nur wenig Aufmerksamkeit geschenkt haben (Ausnahme: die Logotherapie von *V. Frankl.* Sie hat zum Wissensstand der Psychotherapie in dieser Frage wichtige Beiträge geleistet). Werte werden nicht nur im Rahmen Über-Ich-theoretischer Überlegungen bedeutsam. Auch in *identitätstheoretischen* Überlegungen ist die Auseinandersetzung mit Normen und Werten von entscheidender Bedeutung (*Kames* 1992; dieses Buch, S. 412ff). Schließlich ist es Faktum, daß Menschen „sozialen Welten" als „wertenden Perspektiven auf Lebenszusammenhänge" (*Petzold, Petzold* 1991) angehören, daß sich in ihrem Handeln „*représentations sociales*" (*Jodelet* 1989) als kollektive Wertungen realisieren und daß schließlich Psychotherapie immer und immer Bewertung von Lebenssituationen – durch den Therapeuten, durch die Position seines Verfahrens (*Thommen* et al. 1988), durch den Patienten, durch die Institution, durch die Familie, durch die Supervisionsgruppe usw. – bedeutet, ein Grund, sich mit diesem Komplex intensiv auseinanderzusetzen. Dies wird natürlich ohne eine Klärung der eigenen ethiktheoretischen Position, ein Bereich, in dem wiederum die psychotherapeutischen Schulen nicht sehr explizit sind (für die IFK vgl. *Petzold* 1992a, 500ff. und dieses Buch), nicht gut möglich sein. Therapeutische Arbeit hat sich mit den Fragen des Wertebezugs also nicht nur zu befassen, weil ein positives, gefestigtes Wertesystem ein Faktor von Gesundheit bzw. ein heilender Faktor ist, sondern weil auch die „Bewertung der Werte" – sie geschieht zumeist indirekt – in Therapien ein sehr neuralgischer Punkt ist. Hier ausreichende „Exzentrizität" zu gewinnen wird unerläßlich sein, wenn man Patienten gerecht werden will. In der mitgeteilten Therapie von *Klaus O.* wurde das bei der Frage nach der Homosexualität sehr plastisch. Der Patient fragt die Werthaltung des Therapeuten an – wie dieser jetzt von ihm, *Klaus O.*, denke. Auch bei den dörflichen und kirchlichen Normen, die in dieser Behandlung eine Rolle gespielt haben, ist der Wertebereich präsent und gilt es, strenge, rigide, niederdrückende Normierungen bewußt zu machen, ohne das gesamte und offenbar noch stark verankerte (und deshalb auch tragende) Wertesystem zu labilisieren.

12. Förderung von prägnantem Selbst- und Identitätserlebens, Souveränität (PI)

Dieser therapiewirksame Faktor ist insofern verfahrensspezifisch, weil in der Integrativen Therapie und ihrem persönlichkeitstheoretischem Modell das Selbst- und Identitätskonzept eine zentrale Stellung hat (*Petzold* 1984i, 1992a, 528ff; *Kames* 1992; *Affeldt* 1991). Mit Blick auf entwicklungspsychologische und sozialisationstheoretische Forschung erhält der Selbst- und Identitätsbegriff aber auch eine schulenübergreifende Bedeutung in der Psychotherapie (*Petzold, Mathias* 1983; *Frey, Haußer* 1987; *Ludwig-Körner* 1992). Da sich Identität aus dem *Leib-Selbst* durch die Aktivität des *Ich* konstituiert, das die aus dem Umfeld kommenden und sich auf verschiedene Identitätsbereiche („fünf Säulen") beziehenden *Identitätsattributionen* (*Identifizierungen*, social identity) aufnimmt und mit deren *Bewertung* (*valuation, appraisal*) durch *Selbstattributionen* (*Identifikationen*, ego identity) sowie durch die *Internalisierung* dieser Zuschreibungen zur **Identität** synthetisiert, muß Psychotherapie dazu beitragen, diese Prozesse in einer positiven Weise zu ermöglichen, um *persönliche Souveränität* zu fördern.

Negative Identitätsattributionen in Form von Stigmatisierung (*Brusten, Hohmeier* 1975) führen nämlich zu einer „*spoiled identity*" (*Goffman* 1967). Besonderes Gewicht muß den spezifischen Fragen ethnischer und schichtenspezifischer sowie männlicher und weiblicher Identität zugemessen werden (*Flaake, King* 1992; *Tatschmurat* 1980), wobei es insbesondere für männliche Therapeuten wichtig ist, weibliche Selbstdefinitionen des Identitäts- und Rollenthemas zu rezipieren (*Camenzind, von den Steinen* 1991; *Gilligan* 1988) und sich der Einseitigkeiten etwa psychoanalytischer Konzeptbildungen bewußt zu bleiben (*Goldhor Lerner* 1991; *Rhode-Dachser* 1991; *Alpert* 1991; *Chasseguet-Smirgel* 1974), damit nicht Vorurteile und geschlechtsspezifische, stereotype Identitätszuweisungen zu Unangemessenheiten führen. Die Erwartungen des Therapeuten/der Therapeutin an die Patientin/den Patienten (und bei ihnen handelt es sich natürlich auch um attributive Vorgänge, z.B. Rollenzuschreibungen) beeinflussen therapeutische Prozesse (*Rosenthal, Jacobson* 1971). Diese Erwartungen werden natürlich in den therapeutischen Interaktionen immer wieder verändert (*Zimmer* 1983), aber gerade das zeigt ja auch, daß derartigen attributiven Vorgängen Wichtigkeit beizumessen ist, damit der Therapeut in der Dyade zu aufbauenden *Identifizierungen* beitragen kann und dem Patienten ermöglicht, Attributionen positiv zu *valuieren* und mit *Identifikationen* zu belegen, so daß es zu *Internalisierungen* kommen kann, die „gute Innenwelten" und ein breites „*Rollenrepertoire*" aufzubauen helfen. In der IFK sind derartigen, dauerhafte Selbstkonzepte bzw. Identitätsschemata bildenden Internalisierungen Grenzen gesetzt – die Zeit ist zu knapp bemessen –, es sei denn, es gelingt, an vorgängige positive Identitätszuschreibungen anzuknüpfen und sie fortzuschreiben. Es ist auch möglich, daß an die Attributionen in spezifischen Identitätsbereichen bevorzugt angeknüpft wird – etwa im Bereich sozialer Beziehungen, Leiblichkeit, Arbeit und Leistung usw. In der Therapie mit *Klaus O.* wurde darauf abgezielt, die Geschlechtsrollenidentität zu klären, aber auch die Randposition der Mutter, eine Außenseiterrolle bzw. ihre Fortschreibung, denn die Ausgrenzung der Alleinerziehenden hatte auch Auswirkung auf ihren Sohn. Der Patient wurde dazu angeregt, seine sozialen Beziehungen zu überdenken, und er stellte dabei fest, daß er nach wie vor randständig in sozialen Gruppierungen ist. Seine spätere Entscheidung, in eine Selbsterfahrungsgruppe zu gehen, mag hier einen Hintergrund haben, denn in gruppentherapeutischen Prozessen kommen die Identitätsthemen in noch komplexerer Weise zum Tragen. Immer jedoch – ob in Einzel- oder Gruppentherapie – sind die *Transfer-Dimension*en entscheidend: Wie gelingt es dem Patienten, auf dem Boden seiner Erfahrungen in der Therapie, in seinen sozialen Netzwerken negative Zuweisungen zu bewältigen oder abzuweisen und positive Attributionen zu „kapitalisieren"? Welche Hilfen kann er dabei durch seine Therapie erhalten? Diese und ähnliche Fragen führen zur Nennung eines weiteren therapeutischen Wirkfaktors, der an dem erstgenannten des „einfühlenden Verstehens" in der therapeutischen Beziehung – die ja Teil des sozialen Netzwerks ist – anschließt.

13. Förderung tragfähiger, sozialer Netzwerke (TN):

In der Literatur über Wirkfaktoren in der Psychotherapie (*Garfield* 1983, 1992; *Huf* 1992) findet sich kaum etwas über die Bedeutung sozialer Netzwerke. Sie wurden in der Psychotherapieforschung offenbar genauso ausgeblendet wie die Dimension der Leiblichkeit, zumal der Schwerpunkt der Forschung auf der Evaluation von Einzeltherapien und der Verhaltensänderungen von Einzelpersonen zentriert. Aus dem „social support research" (*Nestmann* 1985; *Keupp, Röhrle* 1987; *Kähler* 1983) wissen wir aber um die immense Bedeutung supportiver, ressourcenreicher Netzwerke für die Gesundheit und das Wohlbefinden von Menschen. Durch Untersuchungen bei netzwerkzentrierten Interventionen ist deren positive Wirkung auf das persönliche Wohlbefinden, Identitätserleben und für die Beeinflussung von Krankheitssymptomen, ja für die nachhaltige Behebung von Störungen und seelischen Erkrankungen bekannt (*Petzold* 1979c). Deshalb ist es gerade auch in der „einzeltherapeutischen" Arbeit (als prinzipiell „*dyadischer Therapie*") wichtig, daß Therapeuten realisieren: Sie arbeiten *nicht* mit Einzelpersonen, sondern mit sozialen Netzwerken – vergangenen, gegenwärtigen und zukünftigen. Der Patient hat Angehörige, Freunde, Eltern oder Kinder, und die Interventionen in der „Einzelbehandlung" wirken in diese Netzwerke hinein – *for better or worse*. Auch dem Patienten sollte vermittelt werden, daß er mit sich *und* mit seinem Beziehungsnetz arbeitet. *Klaus O.* war u. a. in die Therapie gekommen, weil er spürte, daß er mit seiner Partnerin und in seinen Beziehungen an Grenzen kam, die er erweitern wollte, so daß für diesen Zusammenhang keine große Motivationsarbeit geleistet werden mußte, wie dies zuweilen bei den Patienten notwendig wird, die noch nicht sehen, daß die Beziehungsqualitäten in ihrem Netzwerk und die „supportive Valenz", d. h. die Tragkraft und der Ressourcenreichtum des Netzwerkes, einen direkten Einfluß auf die Gesundheit und das persönliche Wohlbefinden haben, so daß gegebenenfalls direkte (z. B. Paarsitzungen oder durch Familienkonferenzen) oder indirekte (z. B. durch Arbeit an „sozialen Netzwerkdiagrammen", *Petzold* 1983f) Netzwerktherapie bzw. Netzwerkpflege angezeigt ist.

Als Supervisor und Kontrollanalytiker habe ich vielfach gesehen, wie die fehlende Netzwerkperspektive dazu geführt hat, daß Beziehungen zerbrochen sind. Es hat mich immer wieder erstaunt, mit welcher Selbstverständlichkeit Therapeuten annehmen, die Beziehung zu ihnen sei wichtiger, als zu einem Lebenspartner (das Gebot/Verbot, über die Geschehnisse in der Analyse nicht mit dem Lebenspartner zu sprechen, wie es von manchen orthodoxen psychoanalytischen Kolleginnen und Kollegen ihren Analysanden und Analysandinnen immer noch auferlegt wird, zeugt nicht nur vom Ausblenden der systemischen Perspektive, sondern auch davon, daß Therapeuten hier offenbar das „rechte Maß" verloren haben). Es nimmt denn auch nicht wunder, daß die Psychoanalyse in dem von *Grawe* (1992, 137/138) erstellten Vergleich aller evaluierten Therapieverfahren am schlechtesten beim Kriterium der Verbesserung der Beziehungsfähigkeit abschneidet und Ansätze einer beziehungs- und familienorientierten Psychoanalyse (*Bauriedl* 1983) wenig Resonanz erhielten.

Therapeutische Beziehungen sind wichtig, und sie nehmen in defizitären Netzwerken geradezu eine zentrale Stellung ein. Deshalb ist es wesentlich, daß ein Therapeut über das „soziale Atom" (*Moreno* 1936; *Petzold* 1979c), das „soziale Netzwerk" (idem 1985f; *Keupp, Röhrle* 1987) seines Patienten gut informiert ist, über die Zahl der Menschen in der Kernzone, der Mittel- und Randzone, über die Qualität der Beziehungen, über die Werte- und Normensysteme, kollektive Bewertungsmuster (*social worlds*, *Strauss* 1978, *réprésentations sociales, Moscovici* 1984) über die „supportive Valenz" des Netzwerkes. (Ist es tragfähig, kann es den Patienten stützen, oder ist vielleicht der Patient die stärkste Person in seinem Netzwerk, an der alle hängen? usw.). Das Wissen um die Ressourcen eines Netzwerkes, um den „social support" (*Nestmann* 1988; *Schuch* 1990), muß als Hintergrund für die therapeutischen Strategien, z. B. für etwaige regressive Arbeit oder Einbrüche in der Therapie vorhanden sein. (Wer stützt den Patienten zwischen den Therapiestunden? Hat er Gesprächspartner? usw.). Therapeuten müssen sich darüber klar sein, welche Rolle sie selbst im Netzwerk ihres Patienten spielen, wie sie in das Beziehungsgeflecht eingebunden sind, welchen Platz sie darin haben usw. Das Ansprechen der Netzwerkqualität – eventuell mittels „Netzwerkdiagrammen“ bzw. „sozialen Atomen“ (vgl. Abb. 10 – im Farbteil am Ende des Bandes, S. XV) – stellt eines der wichtigen Momente in der Psychotherapie dar, auch wenn der Faktor aufgrund seiner fehlenden Beachtung durch die Mehrzahl der Psychotherapeuten und Psychotherapieforscher in Untersuchungen nicht so stark repräsentiert ist (ein Forschungsartefakt also). In der IFK werden Netzwerkperspektiven durch eingestreute Paar- und Familiensitzungen und in der Standardfokussierung berücksichtigt. Dabei wird vorausgesetzt, daß der Therapeut selbst um sein eigenes Netzwerk und seine Ressourcen Bescheid weiß (auch darum, welchen Platz seine Patienten darin einnehmen) und daß er in seiner eigenen Lehranalyse sein „soziales Atom“ und dessen Entwicklung bearbeitet hat.

Auch die Repräsentation vergangener sozialer Netzwerke wirkt natürlich in die gegenwärtigen hinein. Netzwerkarbeit steht oftmals am Anfang einer Therapie, da ohne den Aufbau tragfähiger, sozialer Stützstrukturen erfolgversprechende Behandlungen mit überdauernden Effekten kaum möglich sind, wie u. a. in einer Studie deutlich wird, die psychoanalytische, individuumszentrierte und familientherapeutisch-systemische Behandlung vergleichend evaluiert (*Szopocnik, Murray* 1989). Entsprechende haben oft soziotherapeutische Maßnahmen zunächst vor einer vertiefenden biographischen Arbeit Vorrang (ein Prinzip, das leider oft genug bei Therapien vernachlässigt wird), weil ansonsten die Chancen für besonders geschädigte Patienten mit schwachen, support- und ressourcenarmen sozialen Netzwerken besonders schlecht sind und noch geringer werden, wenn die therapeutische Ideologie eines Verfahrens soziotherapeutische Aktivitäten von seiten der Therapeutinnen und Therapeuten oder kooperative „bimodale“ Behandlungen unter Beiziehung anderer Therapeuten, sozialer Hilfszentren, Selbsthilfegruppen (*Petzold, Schobert* 1991) etc. ablehnt.

14. *Ermöglichen von Solidaritätserfahrungen und fundierter Partnerschaft (SE):*
Als letzter, aber nicht unwesentlicher Faktor, sei der der *Solidaritätserfahrung* genannt. Er erscheint in der psychotherapeutischen Wirksamkeitsforschung nicht, obwohl er in gut funktionierenden Therapiegruppen und Selbsthilfegruppen eine entscheidende Rolle spielt (*Richter* 1974; *Möller* 1989; *Petzold, Frühmann* 1986) und seine Bedetuung sich aus dem „social support research“ (*Sarason, Sarason* 1985; *Badura* 1991; *Schuch* 1990; *Nestmann* 1988) erschließen läßt. Soziotherapeutische Perspektiven (*Petzold, Petzold*, dieses Buch) werden bisher von Psychotherapeuten kaum reflektiert oder beforscht. Dabei kann man davon ausgehen, daß ein „engagiertes Eintreten“ für den Anderen (idem 1978c, 1989i) in fundierter Partnerschaft (*Petzold, Gröbelbauer, Geschwend* 1999) ganz allgemein als hilfreich erlebt wird und von Patienten im besonderen, handelt es sich bei ihnen doch oft genug um Menschen, die gescheitert, zusammengebrochen, erkrankt sind, weil ihnen in kritischen Momenten Solidarität gefehlt hat, und diese ist mehr als Stütze oder materielle Hilfe: Hinzukommen muß das „engagierte Eintreten“, wo Unrecht geschieht oder geschehen ist, das sich „Solidarisch-an-die-Seite-der-Betroffenen-Stellen“. Im abstinenten Diskurs der Psychoanalyse oder in dem versachlichenden Diskurs der Verhaltenstherapie ist dies kaum möglich. Solidarisches Eintreten ist ohnehin aufgrund des Statusgefälles Therapeut/Patient und der damit verbundenen Rollenkonfigurationen schwierig, und es wird in Therapieausbildungen dieser Dimension wenig Beachtung geschenkt. Dabei wird keineswegs unterschätzt, daß der therapeutische Prozeß als solcher durchaus eine solidarische Qualität haben *kann* und vielfach auch impliziert, und es werden die Schwierigkeiten solidarischer Praxis im Rahmen von Psychotherapien durchaus gesehen. In der Ausbildung zum Integrativen Therapeuten steht als viertes Leitziel neben der „Förderung der personalen, sozialen und der professionellen Kompetenz und Performanz“ stets die „Förderung sozialen Engagements“ (*Sieper* 1985; *Petzold, Sieper* 1972, 1976; *Petzold* 1988n, 603), und es wurde in der klinischen Heuristik der „Wege der Heilung und Förderung“ als „vierter Weg“ der der *Förderung von Solidaritätserfahrungen* herausgestellt (ibid. 260ff). Derartige Zielsetzungen dürfen keine leeren Worte bleiben, sondern müssen als Wirkfaktor handlungskonkret in Therapien zum Tragen kommen.

7. Abschließende Bemerkungen

Therapiewirksame Faktoren müssen in allen therapeutischen Prozessen – ganz gleich ob Langzeit-, mittelfristige oder Kurzzeittherapien – bewußt und gezielt eingesetzt werden. Deshalb ist das Wissen von Therapeuten um „common and divergent concepts“, um „*specific and unspecific factors*“ wichtig und muß in der Therapieausbildung, insbesondere in Supervision und Kontrollanalyse (*Petzold* 1993m) in *prozeßgerechter Form* vermittelt werden, denn es kann ja keinesfalls darum gehen, die Wirkfaktoren als „eingeübte Prozeßvariablen" einzusetzen. Sie müssen vielmehr integriert im *persönlichen Stil* und organisch im therapeutischen Geschehen situations- und problemangemessen zum Tragen kommen, und das bedarf der Schulung, Erfahrung, ja, der Ausbildung einer gewissen „*clinical wisdom*" (dieses Buch, S. 339), die gute Therapeuten kennzeichnet. Auch die Handhabung der verschiedenen kreativtherapeutischen Diagnose und Interventionsinstrumente z.B. Identitätsbild und dreizügiges Karrierepanorama – erfordert eine sorgfältige Einweisung, Ausbildung und Supervision. Das hohe, aufdeckende und erlebnisaktivierende Potential dieser Ansätze kann bei unsachgemäßer Anwendung natürlich auch zu Destabilisierungen führen und Schäden anrichten – ähnlich, wie fehlplatzierte und falsch dosierte „Probedeutungen" in der Initialphase psychoanalytischer Kurzzeittherapien negative Folgen haben können.

Kurative fokaltherapeutische Behandlungen im Zusammenhang mit Identitätsbildern, Karrierepanoramen oder auch Lebenspanoramen lassen sich bei *adäquater Indikationsstellung* nach unseren Erfahrungen in 65 Prozent der Fälle auch im vorgegebenen Zeitrahmen von ca. 30 Stunden mit Erfolg durchführen. Die übrigen Patienten bedürfen allerdings längerer Behandlung, weil sich der Fokusrahmen nicht stabil halten läßt, sondern es zu einem Einbrechen der Grenzziehung kommt, z.B. durch Verschärfung der aktualen Lebensschwierigkeiten oder durch Auftauchen neuen und schwerwiegenden biographischen Materials, wobei eine Umwandlung der Behandlungsform in eine mittelfristige oder gegebenenfalls sogar langfristige Therapie notwendig wird. Bei der Hälfte dieser Patienten (20 %) wird die Fokaltherapie zu einem Schritt eines absehbaren, weiteren Therapiegeschehens, d. h. zu einem Abschnitt in einer „*intermittierenden Therapie*" bzw. Karrierebegleitung (*Petzold* 1992a, 738 f, 567): Der Patient hat durch die Fokaltherapie erfahren und weiß darum, daß er wahrscheinlich noch weitere Foki bearbeiten muß, glaubt sich aber für seine aktuelle Lebenssituation ausreichend stabilisiert und unternimmt es, seine Lebensbewältigung eigenständig wieder in die Hand zu nehmen. In solchen Situationen bieten wir *explizit* die Möglichkeit an, für einen weiteren fokaltherapeutischen Schritt wieder zum gleichen Behandler zurückzukehren, um keinen „zerrissenen Therapiekarrieren" Vorschub zu leisten, sondern im Sinne einer „extensiven Karrierebegleitung" (*Petzold*, *Hentschel* 1991) eine gewisse Kontinuität in der Arbeit an sich selbst zu gewährleisten. Je nach Thematik kann aber auch die Weiterarbeit bei einer Kollegin empfohlen werden, mit der – gemeinsam mit dem Patienten – eine ein- oder zweistündige „Übergabe" erfolgt, in der die bisher gelaufene Fokalarbeit noch einmal kurz reflektiert wird und anhand des Karrierepanoramas (mit etwaig inzwischen erfolgten bildnerischen Ergänzungen) die Möglichkeiten neuer Foki besprochen werden. Die eigentliche Fokuswahl für den Abschnitt erfolgt dann in dem neuen therapeutischen Bündnis. Ist eine Übergabe in der geschilderten Weise nicht möglich, so erfolgt, wenn es irgend geht, im Einvernehmen mit dem Patienten eine schriftliche Information. In jedem Falle werden Patienten motiviert, ihre Identitätsbilder, ihre Karrierepanoramen und andere Materialien bei einem neuerlichen Behandlungsanlauf dem neuen behandelnden Therapeuten bzw. der Therapeutin mitzubringen und über die Bearbeitung des Fokus in der vorausgegangen Therapie zu berichten, gegebenenfalls auch ihre Therapietagebücher (*Petzold*, *Orth* 1993a) oder Ausschnitte aus diesen ihm/ihr zugänglich zu machen. Die ausgesprochen negativen Auswirkung „zufällig gestückelter Therapien", wie wir sie bei Patienten mit therapeutischen Zufallskarrieren (nicht zuletzt durch

Kurzaufenthalte in psychotherapeutischen Kliniken, die keine adäquaten Nachbetreuungen vermitteln konnten), immer wieder gesehen haben, haben uns zu dieser Strategie motiviert, die sich, soweit wir Karrieren verfolgen konnten, auch sehr positiv ausgewirkt hat.

Nachdem über lange Jahre (1972 – 1978) an unserem Institut im Rahmen der Ausbildung von Soziotherapeuten mit 30stündigen, fokalisierten Selbsterfahrungsanalysen *ohne* die Panoramaarbeit Erfahrungen gesammelt werden konnten und wir diese Form zugunsten eines offenen Lehranalyseangebotes aufgegeben haben (die Konfrontation der Ausbildungskandidaten mit sehr verschiedenen und belastenden Patientensituationen, die sie als Soziotherapeuten in ihrer Praxis erleben, machte dies notwendig), haben wir nunmehr durch den systematischen Einsatz der *dreizügigen* Karrierepanoramen (protektive, adversive und defizitäre Orientierung) feststellen können, daß sich die Qualität der fokaldiagnostischen Arbeit, die Stimmigkeit der Fokuswahl und die Effizienz der fokaltherapeutischen Interventionen wesentlich verbessern ließen, nicht zuletzt durch den unmittelbaren Zugriff auf den *operativen Fokus* und die damit erkennbaren *Narrative* sowie das Erkennbarwerden weiterer relevanter Foki, aber auch aufgrund der Erfahrung, daß durch die szenische Gestaltung der Fokusthemen mit erlebnisaktivierenden Methoden in *einer* fokalisierenden Kurzzeittherapie auch mehre Hauptfoki bearbeitet werden können, ohne daß der gegebene Zeitrahmen überschritten bzw. wesentlich überschritten werden muß.

Da Integrative Fokaltherapien häufig nach dem Vierschrittemodell des „tetradischen Systems" (*Petzold* 1970c, 1974j, 1988n, 80ff) ablaufen – *Initialphase, Aktionsphase, Integrationsphase, Neuorientierungsphase* (idem 1973a, 74f) – und eine Übersicht über „operative Foki" durch die Karrierepanoramen schon in der Initialphase möglich wird, kann schon relativ früh eingeschätzt werden, wann mit weiteren Makro- oder Mesofoki zu rechnen ist (ob dann die Notwendigkeit der Bearbeitung tatsächlich gegeben ist, erweist der Verlauf der Therapie). Ein solches Konzept der *Mehrfokalität* ist allerdings nur zu vertreten, wenn man *nicht* von der verkürzenden Annahme ausgeht, daß das menschliche Leben von „einem" *zentralen, neurotischen Beziehungskonflikt* (*Luborsky* 1984; *Luborsky, Crits-Christoph* 1990) bestimmt sei oder von zweien. Wir sehen, daß *Defizitstrukturen* in Biographien keine geringere Rolle spielen als *Konfliktstrukturen.* Wir sehen weiterhin das Zusammenwirken verschiedener Konflikte, und über derartige „Synergien" oder akkumulierende Effekte weiß man noch recht wenig. Hier wird in fokaldiagnostischer und fokaltherapeutischer Hinsicht in Zukunft noch manche Entwicklung zu erwarten sein. Die **Integrative Fokale Kurzzeittherapie** (IFK) ist ein effizienter Weg, Menschen in schwierigen Lebenssituationen, Problemen und Störungen mit Krankheitswert *kurativ* zu helfen, bei fehlender bzw. schwieriger Motivationslage *motivierend* auf tiefergehende therapeutische Arbeit vorzubereiten oder *fraktioniert* in längerfristigen, „intermittierenden", karrierebegleitenden Therapien Teilziele der Behandlung zu realisieren. Die **IFK** ist damit ein wichtiges methodisches Instrument innerhalb der Integrativen Therapie, bei dem allerdings – wie bei allen Formen der Kurzzeittherapie – durch kritische Reflexion des Handelns, der Situation und der institutionellen „Sachzwänge" darum Sorge getragen werden muß (trotz der Sicherung des „Standardfokus"), daß unter dem Druck der Kostenminimierung nicht emanzipatorische Therapieziele auf der Strecke bleiben oder Patienten kurzzeittherapeutisch behandelt werden, wo doch eigentlich eine mittelfristig oder langzeitig angelegte Therapie wichtig, ja unerläßlich wäre. Hier gilt es, offensiv für unsere Patienten und für die ethischen Grundsätze unserer Profession einzutreten.

8. ANHANG: Prozessuale Diagnostik (vgl. jetzt *Osten* 2001)

Leitfaden zur „Integrativen Diagnostik"

Name: Vorname: Geb.Datum:
Familienstand: Kinder: Herkunftsfamilie:
Straße: Ort:
Tel. Privat: Tel. Geschäft:
DSM-III-R: ICD 10:

I. HEURISTIK DER PROZESSUALEN DIAGNOSTIK

A: Pathogene Stimulierungskonstellation (Klinische Krankheitslehre): Traumata, Defizite, Störungen, Konflikte.
B: Phänomene „multipler Entfremdung" (Anthropologische Krankheitslehre)

Leitfragen

1. Was ist gesund und funktionsfähig und muß erhalten werden?
(*Konservierende Behandlungsstrategie*)
2. (a) Was ist gestört/beeinträchtigt und muß restituiert werden?
(*Reparative Behandlungsstrategie*)
(b) Was ist gestört/beeinträchtigt, nicht restituierbar und muß bewältigt werden?
(*Coping-Strategie*)
3. (a) Was ist defizient (nie vorhanden/nicht mehr vorhanden) und muß bereitgestellt werden?
(*Substitutive Behandlungsstrategie*)
(b oder: falls nicht anders möglich, was muß bewältigt werden?
(*Coping-Strategie*)
4. Was ist noch nicht genutzt und könnte erschlossen und entwickelt werden?
(*Evolutive Behandlungsstrategie*)

II. ANALYSE DES LEBENSZUSAMMENHANGES (Kontext und Kontinuum, Soziales Netzwerk // Ökologische Perspektive)

(a) Mikroebene (Familie, Arbeitssituation, Freundeskreis // Wohnung, Quartier, Arbeitsplatz)
(b) Mesoebene (soziale Schicht, Milieu // Dorf, Stadtteil)
(c) Makroebene (politische und ökonomische Situation im Großraum // regionale ökologische Situation im Großraum)
(d) Supraebene (Zeitgeist, weltpolitische, weltwirtschaftliche Situation // mundane ökologische Situation)

III. BEREICHE DER ANALYSE IN DER PROZESSUALEN DIAGNOSTIK

1. *Bedürfnisanalyse/Motivationsanalyse*: Was sind die Bedürfnisse, Wünsche und Motivationen des Klienten?
2. *Problem- und Konfliktanalyse*: Wo liegen Defizite, Traumatisierungen, Störungen oder Konflikte, die aufzulösen, zu substituieren oder zu mindern sind? Welche zentralen Beziehungskonflikte fallen ins Auge?
Was sind die wesentlichen Coping-Strategien? Wie wird die eigene Kompetenz wahrgenommen (perceived competence)? Welcher Art sind die Kontrollüberzeugungen? Welche Risikofaktoren fallen auf, welche protektiven Faktoren?
3. *Leibfunktionsanalyse*: Wie ist es um die Funktionen des perzeptiven, expressiven und memorativen Leibes bestellt?
4. *Lebensweltanalyse*: Wie ist die Familien- und Arbeitssituation des Patienten, sein sozioökologisches Setting, seine Wohnsituation? Wie konsistent ist sein soziales Netzwerk, wie stabil seine „social world"?

5. *Kontinuum-Analyse*: Wie hat sich das Leben des Patienten vollzogen? Welche „prävalent pathogenen Milieus" lassen sich feststellen, welche kritischen Lebensereignisse, welche Diskontinuitäten? Wie wird der bisherige Lebenslauf eingeschätzt? Welche biographischen Auswirkungen zeigen sich hier und jetzt? Welche prospektiven Aspekte sind zu erwarten? Was sind die spezifischen Merkmale der Krankheitskarriere? Wie ist die Qualität adversiver Ereignisketten bzw. Convoys, prolongierter Mangelerfahrungen, positiver Ereignisketten, und wie stellt sich die Interaktion dieser Ketten dar? Welche Aspekte ergeben sich unter einer Mehrgeneration- Familien-Perspektive?
6. *Ressourcen-Analyse*: Was steht dem Patienten an Eigen- und Fremdressourcen (z. B. soziales Netzwerk, physische Konstitution, materielle Mittel, Bildung, Lebenserfahrungen, Copingstrategien, internale und externale protektive Faktoren etc.) zur Verfügung? Wieviel „social support" ist vorhanden?
7. *Interaktions-Analyse*: Wie sind die Formen der Relationalität (positive/negative Konfluenz, Kontakt, Begegnung, Beziehung, Bindung, Abhängigkeiten) ausgeprägt? Welche Übertragungsqualitäten, Widerstandsphänomene und Abwehrformen fallen auf? Welche Gegenübertragungsresonanzen kamen bei Therapeut/Therapeutin auf? Wie ist das Interaktionsverhalten in der aktualen Situation?

IV. BEOBACHTUNGSFELDER

1. *Körper/Leiblichkeit*: Vitalität, Ausdrucksfähigkeit (Mimik, Gestik), Atmung, Haltung (z. B. Grounding), Bewegungsqualität, Wahrnehmungsfähigkeit, *sensumotorische Stile*
2. *Emotionaler Bereich*: Emotionale Bandbreite und Reaktionsbereitschaft, Differenziertheit, Flexibilität, Intensität, Dosierung, Angemessenheit, Ort und Form des Ausdrucks, Kongruenz, Grundstimmungen, Lebensgefühl, emotionale Belastbarkeit (emotional coping) – *emotionale Stile* (vgl. *Petzold* 1993b, 223-229)
3. *Kognitiver Bereich*: Fähigkeit wahrzunehmen und zu verarbeiten, zu differenzieren, zu analysieren und Synthesen zu erstellen, Zusammenhänge zu verstehen, Probleme zu lösen – *kognitive Stile.*
4. *Soziale Fähigkeiten*: Kontaktbereitschaft, kommunikative Kompetenz und Performanz (verbale und nonverbale Kommunikation), Fähigkeit, Nähe und Distanz zu regulieren, Dauer und Qualität von Beziehungen, Rolleninventar, Rollenrepertoire und Rollenflexibilität – *kommunikative Stile.*
5. *Wertbereich*: Sinn, Ziele, Werte, Normen, Einstellungen zu: Leben, Tod, Liebe, Wahrheit, Mitmenschlichkeit, Hoffnung, Religion und Weltanschauung – *Bewertungsstile* (valuation, appraisal).
6. *Lebenskontext*: Engere soziale Situation (Familie, Freunde), weitere soziale Situation (Status, Rolle, soziale Verflechtungen, Familienstand, Beruf, Lebensraum), ökonomische Situation (Wohnung, Wohnort, Landschaft), epochale Situation (politische, soziale, geistesgeschichtliche Strömungen).
7. *Lebenskontinuum*: Alle Bereiche im Zeitkontinuum (retrospektiv Vergangenheit, aspektiv Gegenwart, prospektiv Zukunft), „prävalent pathogene Milieus" (PPM) und „prävalent salutogene Milieus" (PSM), dysfunktionale bzw. maligne Narrative, Ereignisketten, Convoys.
8. *Intersubjektiver Prozeß*: Berater/Therapeut – Klient/Patient im Kontext und Zeitkontinuum.

V. DIAGNOSTISCHE BEWERTUNG UND EINORDNUNG DER INFORMATIONEN

VI. ZIELFORMULIERUNG UND PROGNOSTISCHE EINSCHÄTZUNG

1. *Metaziele* (z. B. komplexes Bewußtsein, d. h. Selbst-/Weltverständnis, Intersubjektivität, Kokreativität)
2. *Persönlichkeitsbestimmte Ziele* (z. B. Selbst-Wertgefühl, Ich-Stärke, Prägnanz der Identität, Stabilität von Identitätssäulen, Kontakt- und Beziehungsfähigkeit, Abgrenzungsfähigkeit)
3. *Kontextbestimmte Ziele* (z. B. Arbeitsfähigkeit, Abbau von Lernstörungen, soziale Integration etc.)
4. *Störungs-/Krankheitsbestimmte Ziele* (z. B. Verminderung von Spannung, Angst, Depressivität)
5. *Methodenbestimmte Ziele:* (z. B. Einhaltung der Sitzungszeiten, Aushalten der Gruppe, Akzeptanz von Berührung oder von Medien).

VII. INTERVENTIONSFORMEN, BEHANDLUNGSANSATZ

Methoden, Techniken, Medien, Formen, Modalitäten, Stile (*Petzold* 1993h).

GRUNDREGEL der Integrativen Therapie (*Petzold* 2000a)

Die „Grundregel" wurde formuliert auf dem gesamten theoretischen Fundus der Integrativen Therapie, ihrer Anthropologie und Intersubjektivitätstheorie, ihrer Referenztheorien sowie auf dem Boden der Erfahrungen aus der integrativen Behandlungspraxis und der Integrativen Supervision und sollte daher für dieses Verfahren und die, die es praktizieren „**Sinn** machen (*Petzold* 2001i), denn sie wurzelt ganz zentral im „Ko-responenzmodell", dem Herzstück der Integrativen Therapie (idem 1978c, 1991e). Die **Grundregel** lautet:

»*Therapie* findet im Zusammenfließen von zwei Qualitäten statt: einerseits eine Qualität der *Konvivialität* – der Therapeut/die Therapeutin bieten einen ‚gastlichen Raum', in dem PatientInnen willkommen sind und sich niederlassen, heimisch werden können, in dem Affiliationen in *Dialogen, Polylogen* eines „Du, Ich, Wir" möglich werden. Andererseits ist eine Qualität der *Partnerschaftlichkeit* erforderlich, in der beide miteinander die *gemeinsame Aufgabe* der Therapie in Angriff nehmen unter Bedingungen eines ‚geregelten Miteinanders', einer Grundregel, wenn man so will:
➔ *Der Patient* bringt die prinzipielle Bereitschaft mit, sich in seiner Therapie mit sich selbst, seiner Störung, ihren Hintergründen und seiner Lebenslage sowie (problembezogen) mit dem Therapeuten und seinen Anregungen partnerschaftlich auseinanderzusetzen. Das geschieht in einer Form, in der er – *seinen Möglichkeiten entsprechend* – seine Kompetenzen/Fähigkeiten und Performanzen/Fertigkeiten, seine Probleme und seine subjektiven Theorien einbringt, *Verantwortung* für das Gelingen seiner Therapie mit übernimmt und er die *Integrität* des Therapeuten als Gegenüber und belastungsfähigen *professional* nicht verletzt.
➔ *Der Therapeut* seinerseits bringt die engagierte Bereitschaft mit, sich aus einer *intersubjektiven Grundhaltung* mit dem Patienten als *Person*, mit seiner *Lebenslage* und *Netzwerksituation* partnerschaftlich auseinanderzusetzen, mit seinem *Leiden*, seinen *Störungen, Belastungen*, aber auch mit seinen *Ressourcen, Kompetenzen* und *Entwicklungsaufgaben*, um mit *ihm gemeinsam* an Gesundung, Problemlösungen und Persönlichkeitsentwicklung zu arbeiten, wobei er ihm nach Kräften mit professioneller, soweit möglich forschungsgesicherter ‚best practice' Hilfe, Unterstützung und Förderung gibt.
➔ *Therapeut und Patient* anerkennen die Prinzipien der „doppelten Expertenschaft" – die des Patienten für seine Lebenssituation und die des Therapeuten für klinische Belange – des Respekts vor der „*Andersheit des Anderen*" und vor ihrer jeweiligen „*Souveränität*". Sie verpflichten und bemühen sich, auftretende Probleme im therapeutischen Prozeß und in der therapeutischen Beziehung ko-respondierend und lösungsorientiert zu bearbeiten.
➔ *Das Setting* muß gewährleisten (durch gesetzliche Bestimmungen und fachverbandliche Regelungen), daß Patientenrechte, „informierte Übereinstimmung", Fachlichkeit und die **Würde des Patienten** gesichert sind und der Therapeut die Bereitschaft hat, seine Arbeit (die Zustimmung des Patienten vorausgesetzt, im Krisenfall unter seiner Teilnahme) durch Supervision fachlich überprüfen und unterstützen zu lassen
➔ *Das Therapieverfahren, die Methode* muß gewährleisten, daß in größtmöglicher Flexibilität auf dem Hintergrund klinisch-philosophischer und klinisch-psychologischer Beziehungstheorie reflektierte, begründbare und prozessual veränderbare Regeln der konkreten Beziehungsgestaltung im Rahmen dieser *Grundregel* mit dem Patienten/der Patientin und ihren Bezugspersonen *ausgehandelt* und *vereinbart* werden, die die *Basis* für eine polylogisch bestimmte, sinnvolle therapeutische Arbeit bieten.« (vgl. *Petzold* 2000a).

Eine so formulierte und praktizierte **Grundregel** stellt die persönliche und gemeinschaftliche **Integrität** als Basis des *Sinnes* von Psychotherapie in das Zentrum der Arbeit, als Basis aber auch für das generieren von SINN aus zwischenmenschlicher Praxis (*consensus*). Diese gesamte Grundregel, muß beständig durch die Konsens-Dissensprozesse der Begegnungen und Auseinandersetzungen, die **Ko-respondenz** (idem 1991e) kennzeichnet. Sie eröffnet die Möglichkeiten der Überschreitung durch „weiterführende Kritik" in eine kreative „Transversalität".

Der „informierte Leib" – „embodied and embedded" – Leibgedächtnis und performative Synchronisationen (2002j)

1. Vorbemerkungen

Das Konzept des „**informierten Leibes in Kontext/Kontinuum**" ist für den „Integrativen Ansatz" in der Leib- und Bewegungstherapie, aber auch in Psychotherapie, Soziotherapie, Kreativitätstherapie, Supervision und Agogik von herausragender Bedeutung. Das „**Leib-Subjekt in der Lebenswelt**", d.h. der leibhaftig in permanenter Entwicklung stehende Mensch mit den relevanten Mitgliedern seines Netzwerkes/Konvois in seinem ökologischen Lebensraum und seiner Sozialwelt ist der Ansatzpunkt aller sozialinterventiven Arbeit. Der vorliegende Text faßt die wichtigsten Positionen zum Konzept des in die Welt eingebetteten „Informierten Leibes" in dichter Form zusammen. Er ist damit in gewisser Weise zugleich Grundstein und Schlußstein dieses Werkes über die „**Integrative Humantherapie**".

1.1 Kulturalistische Perspektiven

Therapie steht immer in gesellschaftlichen Rahmenbedingungen, in Strömungen der Kultur, von denen sie in Inhalt und Form bestimmt ist. Das Werk von *Janet* im französischen Kulturraum und das von ihm und *Charcot* durchaus beeinflußte Werk von *Freud* im deutschsprachigen Kulturraum oder die Dominanz des behavioristischen Paradigmas im amerikanischen Bereich machen dieses Faktum deutlich. Auch die Akzentsetzungen des 19. Jahrhunderts bei der „Psyche"[1], die sich in der Inauguration der Begriffe und Disziplinen von „Psychiatrie" (*Reil* 1803) und „Psychotherapie" (*Heinroth* 1818) und der „Wiederkehr des Körpers"[2] im 20. Jahrhundert zeigt, die u.a. in einer „neuen Wichtigkeit" der „Körpertherapien" deutlich wird, sind als Kulturphänomene zu sehen und bedürfen einer *kulturalistischen* Betrachtung. In der öffentlichen Meinung bilden sich auf Makro-, Meso- und Mikroebene „kollektive Vorstellungen" (*représentations sociales*) zu Begriffen wie „Körper" oder „Seele", aber auch zu „Psychotherapie" oder „Körpertherapie", wie der bedeutende Sozialpsychologe *Serge Moscovici* (1961) mit seiner berühmten Untersuchung über das Bild der Psychoanalyse in der Öffentlichkeit („La psychanalyse, son image et son public") gezeigt hat. Zu *Körper* und damit zu

„Körpertherapie“, zu *Seele/Psyche* und „Psychotherapie“ gibt es nach diesem Ansatz „*kollektive mentale Repräsentationen*“, die auch die „*subjektiven Theorien*“ (*Flick* 1991) von Menschen, von PatientInnen, TherapeutInnen nachhaltig prägen, ihre „*subjektiven mentalen Repräsentationen*“ beeinflussen und bestimmen.

Diese kulturalistische, kulturphilosophische und soziologische, sozialpsychologische Perspektive (vgl. z.B. *Morris* 2000; *Kamper, Wulf* 1984, 1998) ist bei einer klinischen und neurowissenschaftlichen Betrachtungsweise nach Auffassung des Integrativen Ansatzes immer im Blick zu behalten, ja beide Sichtweisen sind zu verbinden, soll es nicht zu Reduktionismen kommen, denn die subjektive Interpretation der eigenen *Leiblichkeit als Mann und Frau* (die Genderperspektive ist unverzichtbar[3]) ist von den kultur-, schicht-, ideologiebestimmten Einflüssen unabtrennbar. Diese gewinnen damit klinisch eine hohe Relevanz, die bei aller Wichtigkeit der neuronalen und biopsychologischen Basisprozesse nicht ausgeblendet sondern in der Behandlung berücksichtigt werden müssen. Es seien diese Konzepte deshalb in ihrer – den kognitivistischen Rahmen *Moscovicis* überschreitenden – Ausarbeitung im Rahmen des Integrativen Ansatzes an dieser Stelle umrissen, weil sie als Hintergrund für das Thema dieses Beitrages zum „informierten Leib“ und das Gewicht dieses Konzeptes in der Integrativen Therapie zentrale Bedeutung haben:

»**Komplexe soziale Repräsentationen** – auch **„kollektiv-mentale Repräsentationen“** genannt – sind Sets kollektiver Kognitionen, Emotionen und Volitionen mit ihren Mustern des Reflektierens bzw. Metareflektierens in polylogischen Diskursen bzw. Ko-respondenzen und mit ihren Performanzen, d.h. Umsetzungen in konkretes Verhalten und Handeln. Soziale Welten als *intermentale* Wirklichkeiten entstehen aus *geteilten Sichtweisen* auf die Welt und sie bilden geteilte Sichtweisen auf die Welt. Sie schließen Menschen zu Gesprächs-, Erzähl- und damit zu Interpretations- und Handlungsgemeinschaften zusammen und werden aber zugleich durch solche Zusammenschlüsse gebildet und perpetuiert – rekursive Prozesse, in denen soziale Repräsentationen zum Tragen kommen, die wiederum zugleich narrative Prozesse *kollektiver Hermeneutik* prägen, aber auch in ihnen gebildet werden."
In dem, was sozial repräsentiert wird, sind immer die jeweiligen Ökologien der Kommunikationen und Handlungen (*Kontextdimension*) zusammen mit den vollzogenen bzw. vollziehbaren Handlungssequenzen mit repräsentiert, und es verschränken sich auf diese Weise Aktional-Szenisches und Diskursiv-Symbolisches im zeitlichen Ablauf (*Kontinuumsdimension*). Es handelt sich *nicht* nur um eine repräsentationale Verbindung von Bild und Sprache, es geht um Filme, besser noch: dramatische Abläufe als Szenenfolgen oder – etwas futuristisch, aber mental schon real –, um *sequentielle Hologramme,* in denen alles Wahrnehmbare und auch alles Vorstellbare anwesend ist. Verstehensprozesse erfordern deshalb (*Petzold* 1992a, 901) eine diskursive und eine aktionale Hermeneutik in Kontext/Kontinuum, die Vielfalt konnektiviert und Bekanntes mit Unbekanntem verbindet und vertraut macht.« (*Petzold* 2000h).

In den kollektiven Repräsentationen sind Kollektive von Individuen mit ihrer „*intermentalen* Wirklichkeit“ (*Vygotsky*) repräsentiert und in der „*intramentalen* Wirklichkeit“ von Individuen ist das Denken, Fühlen und Wollen von Kollektiven präsent. Das im Integrativen Ansatz so wesentliche Konzept der „Verkörperung/Verleiblichung“ – unterstützt durch die neueren Diskussionen und Arbeiten zum „embodied mind“[4] – erweist sich in dieser Perspektive als ein durch und durch sozial bestimmtes. Der „informierte Leib“ wird durch die kollektiven, über die Lebensspanne hin (*Preuss-Lausitz* 1987, 2002; *Baur, Miethling* 1991) in sozialisationsvermittelten mentalen Repräsentationen aber auch durch Strategien der Selbstsozialisation (*Featherstone* et al. 1991; *Zinnecker* 2000) imprägniert, denn Menschen sind in Sozialisationsprozessen „produktiv die Realität verarbeitende Subjekte“[5]. Das Soziale erweist sich damit zugleich als ein Verleiblichtes, denn es ist in „Fleisch und Blut“ übergegangen. Der Begriff

„mental" ist deshalb nicht als „Konstrukt der Vergeistigung", sondern im Gegenteil als Konstrukt zu sehen, in dem Geist „verleiblicht" gedacht wird und der die in Prozessen ***„komplexen Lernens***" (*Sieper, Petzold* 2002) erfolgte und lebenslang erfolgende „Inkorporierung erlebter Welt" umfaßt: als mentale Bilder, die in jedem Moment ihre leibliche Basis mit sich führen, bei deren Aufkommen oder Vorstellung auch die damit verbundenen Gefühle, Willensimpulse und Physiologien aufgerufen werden, z. B. beim Gedanken an einen Konflikt das Gefühl des Ärgers, die Aufwallungen des Zornes, die Zornesröte. Dann folgt der Willensentschluß zu handeln, etwas zu tun, die Aktion – ein Hologramm des Erlebens und der Performanz.

»**Komplexe persönliche Repräsentationen** – auch **subjektiv-mentale Repräsentationen** genannt – sind die für einen Menschen charakteristischen, lebensgeschichtlich in *Enkulturation* bzw. *Sozialisation* erworbenen, d. h. emotional bewerteten *(valuation)*, kognitiv eingeschätzten *(appraisal)* und dann verkörperten Bilder und Aufzeichnungen über die Welt. Es sind eingeleibte, erlebniserfüllte „mentale Filme", „serielle Hologramme" über „mich-Selbst", über die „Anderen", über „Ich-Selbst-mit-Anderen-in-der-Welt", die die Persönlichkeit des Subjekts bestimmen, seine *intramentale* Welt ausmachen. Es handelt sich um die „subjektiven Theorien" mit ihren kognitiven, emotionalen, volitiven Aspekten, die sich in Prozessen *„komplexen Lernens"* über die gesamte Lebensspanne hin verändern und von den „kollektiv-mentalen **Repräsentationen**" (vom Intermentalen der Primärgruppe, des sozialen Umfeldes, der Kultur) nachhaltig imprägniert sind und dem Menschen als Lebens-/Überlebenswissen, *Kompetenzen* für ein konsistentes Handeln in seinen Lebenslagen, d.h. für *Performanzen* zur Verfügung stehen.« (*Petzold* 2000h).

Diese Repräsentationen haben – bio- bzw. neuroinformatisch betrachtet – den Charakter informationsverarbeitender Netzwerke, die Information durch Aktivierung und Hemmung von Neuronen verarbeiten. Werden Neuronen durch einen externalen und/oder internalen Input aktiviert, so repräsentieren sie diesen Input. Komplexe Aktivierungen in neuronalen Netzwerken schaffen *komplexe Repräsentationen,* wie die, von denen hier die Rede ist, durch parallel distribuierte Prozesse, die **Lernen** zur Folge haben: d.h. Veränderungen der Stärke synaptischer Verbindungen, von Neuronen und von ganzen neuronalen Netzwerken (*Spitzer* 2002), was – höchst therapierelevant – das Entstehen bzw. die Veränderung von „kortikalen Landkarten" zur Folge hat. Über die Lebensspanne hin bleibt diese ***„Neuroplastizität"*** erhalten und gebunden an soziale Erfahrungen. *Neurobiologie, „klinische Sozialpsychologie"* und *„Psychotherapie als Sozialisationsprozeß"* haben demnach unmittelbare „links" (*Petzold* 2002b).

Die Theorie der komplexen ***„kollektiv-mentalen*** bzw ***sozialen Repräsentationen***" muß immer mit der der ***„subjektiv-mentalen*** bzw. ***persönlichen Repräsentationen***" verbunden betrachtet werden und vice versa, denn bei fehlender oder unzureichender *Passung* liegen hier erhebliche Konfliktpotentiale zu übergeordneten, die „Kultur" bestimmenden „sozialen Repräsentationen" hin bzw. zu anderen Menschen mit anderen „social worlds" hin, was gerade in der Psychotherapie und Körpertherapie zwischen Vertretern verschiedener Schulen, aber auch zwischen Therapeutin und Patientin zum Tragen kommen kann. Für die Leibtherapie ist eine solche „kulturalististische", soziologische bzw. sozialpsychologische und sozialökologische Perspektiven einbeziehende Sicht (*Petzold, van Beek, van der Hoek* 1994) von größter Bedeutung, unterstreicht sie doch, daß der menschliche Körper mit seinem Fühlen, Wollen, Denken (*Bethien* et al. 2000) stets auch *„social body"*, *„cultural body"* ist, geformt durch *Sozialisations-* und *Enkulturationsprozesse* (*Hurrelmann* 1995) und bei aller biologischen und neurophysiologischen Orientierung die Dimension des Sozialen nicht vergessen werden darf, die bis in die biologische Grundlage des Leibes durchgreift: der Leib ist nämlich in der Tat verkörpertes Subjekt, eingebettet in die Lebenswelt, ***embodied and embedded***.

1.2 Der Kontext

Als ich 1974 das Buch „Psychotherapie und Körperdynamik" herausgab, war es das erste deutschsprachige Buch im Feld der Körpertherapie. 1977 folgte der Band „Die neuen Körpertherapien", deren Wegbereiter und Protagonist in der klinischen Praxis, der Forschung und Lehre, der Ausbildung und Verbreitung ich im europäischen Bereich wurde. Sie sind inzwischen „in die Jahre gekommen" und Vieles ist überhaupt nicht mehr neu, viele körpertherapeutische Ansätze schreiben alten Positionen fort, sogar längst von der Forschung überholte. Die „Körpertherapie" ist 20 Jahre hinter dem Forschungsstand. Innovation ist erforderlich.

Die körperorientierten Formen der Psychotherapie haben sich in eine Vielfalt von Methoden differenziert, die in ihrer Zahl inzwischen denen der Psychotherapie kaum nachsteht. Aber auch bei ihnen lassen sich Mainstreams ausmachen, und man kann grob vier Richtungen ihres Herkommens aufzeigen:

1. Herkommen aus künstlerischen Bewegungsansätzen (Tanz, Theater, die Arbeiten von *F.M. Alexander, I. Duncan, R. Laban, T. Schoop* führten zu → Formen der Bewegungs- und Tanztherapie[6];
2. Herkommen aus der Gymnastik und Bewegungspädagogik bzw. Leibeserziehung; die Arbeiten von *G. Alexander, E. Gindler, D. Jacobs, H. Medau, M. Feldenkrais* u.a. führten zu → Formen der (teils phänomenologisch, teils tiefenpsychologisch orientierten) klinischen Bewegungspsychotherapie wie die Konzentrative Bewegungstherapie (vgl. *Stolze* 1984) oder teilweise die Integrative Bewegungstherapie (vgl. *Petzold* 1974k);
3. Herkommen aus psychoanalytischen *Körpertraditionen G. Groddeck, S. Ferenczi, W. Reich* (letzterer war Patient *Elsa Gindlers,* und bei ihr erfuhr er den therapeutischen Zugang über den Körper); das führte zu → Formen der reichianischen, neoreichianischen, bioenergetischen, d.h. psychoanalytisch ausgerichteten Körpertherapie (*G. Downing, P. Geißler, G. Heisterkamp, T. Moser*) und der gestalttherapeutischen Körpertherapie (*Stevens* 1977; *Keppner* 1988);
4. Herkommen aus den psychologischen und physiologischen Bewegungswissenschaften, der Entwicklungspsychologie der Motorik (*P. Janet* 1929; *H. Wallon* 1942; *J. de Ajuriaguerra* 1962) und den physiologischen und neurowissenschaftlichen Bewegungsforschungen der sowjetischen Psychologie (*Cole, Maltzman* 1969; *Lurija* 1979) aus dem Umkreis von *L.S. Vygotsky, N.A. Bernstein* und *A.A. Ukhtomsky*[7]; Impulse aus diesen Quellen führten zu → Formen der Psychomotorik (*Calza* 1994), Neuromotorik (*Berthoz* 2000) und Verfahren wie die Integrative Leib- und Bewegungstherapie (*Petzold* 1974j, 2001c), die in ihren Quellen der russischen Psychologie und Physiologie und den genannten französischen phänomenologischen und entwicklungspsychomotorischen Autoren sehr verpflichtet ist (*Sieper* 2001).
5. Herkommen aus der Leibphilosophie (*G. Marcel, H. Schmitz, M. Merleau-Ponty, M. Foucault*), der phänomenologisch-psychologischen Wahrnehmungs- und Bewegungslehre (*J.F.F. Buytendyjk* 1956; *M. Merleau-Ponty* 1945) und phänomenologischen Psychiatrie wie sie in den Arbeiten von *W. Blankenburg, Ch. Scharfetter* und neuerlich *T. Fuchs* auch klinisch relevanten Niederschag gefunden hat und auch für den Integrativen Ansatz fruchtbar wurde (*Petzold* 1985g).

Den meisten dieser Verfahren und Methoden ist – bei all ihren Divergenzen – gemeinsam, daß sie den biologischen Organismus des Menschen als Grundlage aller Lebensprozesse, auch der psychischen und geistigen, ansehen. Dennoch sind die Organismus-, Bewegungs-, Körper- und Leibbegriffe dieser Ansätze, ihre Positionen zum „Leib-Seele-Problem" durchaus different und bedürfen jeweils einer Rekonstruktion ihres epistemologischen, anthropologischen und klinischen Hintergrundes und Gehalts, eine Aufgabe, die von vielen Ansätzen – den meisten sogar, da steht es ähnlich wie in der Psychotherapie – noch zu leisten wäre.

Die *körperorientierte (Psycho)therapie* – besser wohl *psychophysiologische Leib- und Bewegungstherapie* genannt – hat für ein modernes, ganzheitliches und differentielles Selbstverständnis des Menschen und damit für Methoden zur Förderung seiner Gesundheit und Entwicklungspotentiale (*Salutogeneseperspektive*) einerseits und zur Behandlung seiner Störungen und Erkrankungen (*Pathogeneseorientierung*) andererseits eine immense Bedeutung. Sie stellt eine der Möglichkeiten dar, die Mensch-Welt-Polarisierung und den Körper-Seele-Dualismus des traditionellen abendländischen Denkens (*Stoerig* 1985; *Bunge* 1994; *Schmitz* 1989, 1990) und der modernen westlichen Orientierung an Hightech-Intelligenz (*Arkin* 1998) zu überwinden (*Núñez, Freeman* 1999) und Positionen zu den Herausforderungen der modernen Biologie (*Keller* 1998) und einer heraufziehenden „posthumanen Epoche" (*Hayles* 1999; *Moravec* 1996) der Cyberpunks, Klone, Replikanten, Cyborgs zu entwickeln (*Streb-Lieder* 2003; *Fuchs* 1999), in denen die Sinne und das sinnliche Erleben über Maschinenextensionen des Körpers (vgl. jetzt schon Nachtsichtgeräte o.ä.), ja über Maschinen oder Biomaschinen die Leiblichkeit des historischen Menschen übersteigen sollen in monströsen Transgressionen (*Haraway* 1995; *Jütte* 2000) und damit den virtuellen Pluralisierungen der Identität (*Turkle* 1998; *Petzold* 2001p) wieder eine materielle Grundlage, die der *venetzten*, cyborgisierten Körper, geben will.

Die beiden großen dualistischen Denker der Moderne – *René Decartes* und *Sigmund Freud* – haben durch ihre epistemologischen Irrtümer[8] zu nachwirkenden *dualistischen* Konzeptualisierungen in den Humanwissenschaften und in der Kultur der Neuzeit und Moderne beigetragen: res cogitans/res extensa, Denken/Fühlen, Bewußtes/Unbewußtes, Denken/Handeln, Verbalität/Nonverbalität, Sprache/Aktion, Individuum/Gesellschaft, therapeutischer Raum/Alltagsraum, Arzt/Patient usw. *Freud* hatte in seiner Psychoanalyse auf derartige Polarisierungen zentriert. Viele dieser Dualismen oder Antagonisierungen finden sich teilweise bis heute noch in *Psycho*logie und *Psychi*atrie, vor allen Dingen aber in der *Psycho*analyse und tiefenpsychologischen *Psycho*therapie (und den vor ihr beeinflußten humanistisch-psychologischen Therapieverfahren), da diese Ansätze der kryptoreligiösen Tradition *Freuds* verhaftet sind[9]. Was ist das „Psyche", in welcher Weise ist der antike (*Rhode* 1925) und dann der religiöse, griechisch-christliche Seelenbegriff noch in den wissenschaftlichen Psychotherapieverfahren präsent (*Jüttemann* 1991)? Die sogenannten *Körper*therapien stehen im gleichen Dualismus – nur in einer anderen *Vereinseitigung* – und haben Mühe, den Anschluß an die Bio-, Neuro- und Kognitionswissenschaften zu finden und an die von diesen bestimmten aktuellen Entwicklungen in der *life span developmental psychology*, der *developmental psychobiology* und *klinischen Entwicklungspsychologie*[10], aber auch der „cognitive science", der Kognitions- und Gedächtnispsychologie. Diese Disziplinen stellen nämlich Grundannahmen des tiefenpsychologischen Paradigmas – etwa die duale Triebtheorie, das Instanzenmodell der Persönlichkeit, die Entwicklungstheorie, das linearkausale Pathogenesemodell, die Theorie des Bewußten/Unbewußten usw. – sehr grundsätzlich in Frage[11], in Richtungen allerdings, in die auch der späte *Freud* (1940), seinem neurologischen Hintergrund getreu, gedacht hat: es gehe letztlich darum, die neurochemischen Prozesse des Gehirns, die unser seelisches Leben bestimmen, zu erkennen und zu beeinflussen.

Hinter den aufgezeigten Problemen der traditionellen Körpertherapie- und Psychotherapieverfahren (*Geuter* 2002) stehen sehr grundsätzliche Fragestellungen der Erkenntnistheorie und der Anthropologie (*Fuchs* 2000), die für Persönlichkeitstheorie und Krankheitslehre weitreichende Auswirkungen haben. Diese Situation ist neben der der Positionierung der Körpertherapien im gesellschaftlichen Zusammenhang der Modernisierungsprozesse im gegenwärtigen Raum einer „transversalen Moderne" (*Castell* 2002; *Petzold* 2003e, g; *Morris* 2000; *Welsch* 1996) ein wichtiger Kontext für die Auseinandersetzung mit dem Konzept des „**Informierten Leibes**" und für die Verortung der „Integrativen Therapie" mit ihren leib- und bewegungstherapeutischen Methoden.

Die Mehrzahl der Formen der körperorientierten Psychotherapie und klinischen Bewegungspsychotherapie haben weitgehend noch den Status von „*methodenbegründeten Praxeologien*", d.h. von aus reflektierter Praxis hervorgegangenen Formen systematischen Praxishandelns (*Bourdieu* 1976), ohne spezifischen Anschluß an die Grundlagenforschung, z.T. auch ohne Anschluß an die klinisch-psychologische und die empirische Psychotherapieforschung. Darin liegen ihre schwerwiegenden Begrenzungen, aber auch Chancen, und erste Schritte dahin werden auch unternommen[12]. Aus „Praktikererfahrungen" und „Praktikerwissen", ihrer „clinical wisdom" hervorgegangen, bieten sie ein Reservoir von Methoden, Techniken und Konzepten, die im lebendigen Kontakt mit PatientInnen gewonnen wurden: aus Phänomenbeobachtungen, Beobachtungen von evidenten Wirkungen, häufig ohne allzu massive *psychotherapieideologische* Überformung, wie sie sich bei strikt und *spezifisch* theoriebegründeten Praxeologien, die sich explizit an eine übergeordnete Theorie anlehnen, in der Regel finden.

„**Methodengegründete Praxeologien** sind durch Erfahrung, systematische Beobachtung und methodisches Erproben erarbeitete, in sich hinlänglich konsistente Formen und Wege praktischen Handelns. Durch Methoden, die als solche reflektiert wurden, sind Wissensbestände entstanden, ein Praxiswissen. Aus diesem können im Prozeß seiner Elaboration theoretische Konzepte und Konstrukte generiert werden, die sich zu Theorien von zunehmender Komplexität entwickeln können, welche wiederum in die Praxis zurückwirken und diese zu verändern vermögen. Gleichzeitig werden auf der Grundlage elaborierter und damit konsistenter Praxis erst Forschung und Maßnahmen der Qualitätssicherung bzw. -entwicklung möglich, die für die Entwicklung einer differentiellen und integrativen Disziplin und Professionalität grundlegend sind" (*Petzold* 2000h, 2001c)[13].

Damit liegt in diesen *methodenbegründeten Praxeologien* der Körper- und Bewegungstherapien ein Fundus an behandlungstechnischen Erfahrungen vor (*Steinmüller* et al. 2001), der der wissenschaftlichen Exploration harrt.

Auch in den psychoanalytischen oder gestalttherapeutisch orientierten, also *spezifisch* theoriebegründeten Formen der Körper- und Bewegungstherapie gibt es eine Fülle „handwerklicher", methodisch-technischer Behandlungsansätze, die es zu erforschen lohnte, wobei die Praxis in der Regel den theoretischen Deutungsschablonen nachgeordnet ist (*Pohlen, Bautz-Holzherr* 1994, 2001) und relevante Praxisphänomene in der Gefahr stehen, unter den Deutungskonzepten verschüttet zu werden.

Für die Verfahren der Psychotherapie und der Körper- bzw. Leib- und Bewegungstherapie gilt – wie für die Mehrzahl der Wissenschaften –, daß sie in einer „Protodisziplin“ wurzeln (*Janich* 1992, 1996), in Vorannahmen und Erfahrungen des Alltagswissens, aus deren Ausarbeitung und Vertiefung wissenschaftliche Fragestellungen und Forschungsvorhaben erwachsen – die etwa das Verhältnis von Wahrnehmung und Handlung, Sensorik und Motorik, Kognition und Emotion, Bewegung und Gedächtnis, Mikroökologie (Umwelt/Gelände/Gegenstände) und Handlungspotentiale (Kraft/Ausdauer/Beweglichkeit), Kompetenz/Fähigkeiten und Performanz/Fertigkeiten betreffen. Die meisten dieser Fragestellungen haben zu sehr differenzierten Forschungen geführt, welche die Praxis erhellen, erklären und bestätigen, aber auch in Frage stellen, falsifizieren oder neue Perspektiven eröffnen und eine Erweiterung der Praxis oder ihre Modifizierung erforderlich machen. Zuweilen ergeben sich neue Fragestellungen für ein besseres Verstehen des Menschen als Leibsubjekt. Die Entwicklungen stehen hier vielfach noch in der Anfängen, aber sie haben auch einen Stand erreicht, daß man nicht mehr in den Leib- und Bewegungsstherapien nur von der „Tradierung bewährter Praxeologien“ ausgehen kann. Vielmehr muß einerseits Anschluß an die klinischen Wissenschaften – z.B. die Psychotherapieforschung, die Pathophysiologie – gefunden werden und andererseits an die Grundlagenwissenschaften – z.B. die empirischen „human movement sciences“, die Physiologie, Biomechanik, die Neurowissenschaften. Immer wichtiger werden aber auch *inter-* und *transdisziplinäre Zugänge* und Projekte wie Untersuchungen unter einer psychoneuroimmunologischen, einer biopsychologischen, ökosoziopsychosomatischen oder biopsychosozialen Perspektive – Begriffe aus unterschiedlichen Orientierungen, die die Notwendigkeit bereichsübergreifender, integrativer Sichtweisen erkennen lassen. Der interdisziplinäre Diskurs wird notwendig, wenn *Leiblichkeit* und *Sozialität, Natur* und *Kultur, Körper* und *Umwelt* in ihrer Verschränkung und vielfältigen Vernetztheit und Verwobenheit, ihren „multiplen Konnektivierungen“ ins Spiel kommen.

Wissenschaftliche Diskurse sind eine Form der *Kulturarbeit,* heute eingebettet in die Entwicklungen globalisierter Kultur (*Castell* 2002). Sie stellen Folien der Analyse und Interpretation bereit, mit denen Ausschnitte der Wirklichkeit betrachtet und auf Regelhaftigkeiten untersucht werden können, deren Erfassen und Verstehen Vorhersagen über Prozesse in der Wirklichkeit oder über Effekte von Interventionen möglich machen, Wirklichkeit also *kontrollierbar* machen sollen. Um das zu erreichen, war Wissenschaft sehr lange einem Paradigma *linearer Kausalität* verpflichtet und ist es weitgehend auch heute noch. In Psychotherapie und Körpertherapie ist das linearkausale Muster – gewisse systemische und integrative Ansätze ausgenommen[14] – immer noch dominierend, weil auf dem ursprünglich psychoanalytischen Hintergrund der reichianischen und neoreichianischen Verfahren und ihrer weitgehenden theoretischen Stagnation eine erneute Hinwendung vieler KörpertherapeutInnen zu modernen Ansätzen der Psychoanalyse erfolgte, in Sonderheit zur Objekt-Beziehungstheorie und zur sogenannten psychoanalytischen „neuen Säuglingsforschung“ (z.B. *M. Dornes, J.D. Lichtenberg, D. Stern*) – leider nicht zur psychobiologischen (z.B. *G. Butterworth, M. Lewis, H. Papoušek*), die sich für die Entwicklung mythologisierender Konzepte weniger eignet. Damit haben sie die linearkausale Pathogenesetheorie, die schon die klassische reichianische Arbeit kennzeichnete, fortgeschrieben, obgleich es im tiefenpsychologischen Bereich auch einige wenige Versuche einer Neukonzeptualisierung gibt. Zum Teil wurden in starker Vereinfachung die Ergebnisse der Säuglingsforschung (*Trautmann-Voigt, Voigt* 1998) aufgegriffen und wurden in Abkoppelung von einer „Entwicklungspsychologie der Lebensspanne" (*Rutter, Hay* 1994) oder „klinischen Entwicklungspsychologie" (*Oerter* et al. 1999) kausalistisch argumentierend (mit einem Konvolut von halbgaren Versatzstücken aus der Embryologie oder aus bindungstheoretischen Konzepten von Störungen in der frühen „Mutter-Kind-Dyade") Ideologeme zur Entstehung von Krankheiten formuliert und in Behandlungen umgesetzt nach der Maxime: *Frühe Schäden, späte Folgen*! (*Krens* 2000; vgl. dagegen *Petzold* 1993c, 1994j). Die Arbeiten von *G. Downing, P. Geißler, G. Heisterkamp* stehen für diese Formen von tiefenpsychologischer „Körpertherapie", zu denen einige Autorinnen noch transpersonale Erweiterungen einzubringen bemüht sind (*D. Boadella* 2001). Sie alle können durchaus einen reichen Fundus an klinischen Erfahrungen vorweisen. Ein Anschluß an die aktuellen Diskurse und Entwicklungen sowohl im Bereich der Psycho- und Neuromotorik[15] oder der „embodied cognitive science"[16] oder der „Philosophie der Leiblichkeit und Körperverhältnisse"[17] findet sich leider nicht, was zu einer erheblichen Vereinseitigung in den – wie gesagt nun nicht mehr ganz so aktuellen – „neuen Körpertherapien" (*Petzold* 1977n) geführt hat.

Heute werden wichtige Diskurse für körperorientierte Psychotherapien oder integrative Bewegungs- und Leibtherapien in den klinisch relevanten Neuro- und Biowissenschaften geführt[18]. Die Fragen, die anzugehen sind, sind umfangreich und von erheblicher klinischer Relevanz. Einige seien kurz angerissen:

Über der gesamten Thematik liegen immer wieder die Fragen nach dem Leib-Seele-Problem, dem Gehirn-Geist-Problem, dem Kognitions-Emotionsproblem, dem Organismus-Umweltproblem, der Subjekt-Objekt-Polarisierung. All diesen Fragestellungen ist gemeinsam, daß sie antagonisieren, dualistisch konzeptualisieren, und das hat bislang nicht weitergeführt. In einer Welt der **Komplexität**, der nichtlinearen Vernetzungen, sind andere, „komplexe" Modelle gefragt, etwa solche, wie sie *Manfred Eigen* für die Biologie (*Eigen, Schuster* 1977), *Hermann Haken* (1996) für die Physik, *Gerald Edelmann* (1987) für die Neurobiologie, *Ilya Prigogine* (1980) für die Chemie, *Niklas Luhmann* (1992) für die Soziologie entwickelt haben. Die Werke von Gilles *Deleuze*/Felix *Guattari* (1980), *Jaques Derrida* (1982, 2000) und *Michel Foucault* (1986a) stehen für das Komplexitätsparadigma in der Philosophie, meine eigenen Arbeiten vertreten dieses Paradigma dezidiert in der Psychotherapie (*Petzold* 1974j; 1991a/2003a, 1998a). Diese Ansätze sind keineswegs Ausdruck postmoderner Beliebigkeit, eklektizistischer Unbestimmtheit, sondern theoretisch höchst anspruchsvoll. Sie alle haben das Anliegen, komplexe Wirklichkeit zu vernetzen, die *Beziehungen* zwischen Bereichen bzw. Gegenständen der Realität aufzuzeigen – das ist das eigentliche Anliegen von Wissenschaft. In diesem Zusammenhang von Vernetzungen ist auch das Thema des „Leibsubjekts in der Welt" zu stellen.

Die „kognitive Revolution" der Moderne (*Johnson, Erneling* 1997), deren Anfänge sich weit in die Geschichte zurückverfolgen lassen (*Schmitz* 1990; *Núñez, Freeman* 1999), führte zu einer einseitigen Betonung der Rationalität, einer mathematisierten Vernunft (*Whitehead, Russel* 1910), deren Kulminationspunkt die Computerwissenschaften, die Forschungen zur „artificial intelligence" wurde. Der Körper ist der Mensch, eine sich selbst steuernde, denkende Maschine (»L'homme machine«, 1748), wie *Julien Offray de La Mettrie* (*1709 – †1751) konzeptualisierte. Diese Idee erhielt durch den Ansatz, den Menschen als einen Computer zu betrachten (*Gardner* 1985), futuristisch cyborgisiert als einen biopositronischen Rechner mit Schnittstellen zu Großcomputern (*Gibson* 1992), eine neue, unsere Zeit vielfach bestimmende Wende. Cognitive Sciences, Bioinformatik, neurocomputation nähren – zumal noch in ihren popularisierten Formen oder in der Science Fiction Literatur – die Idee, daß der Körper und sein Gehirn so etwas wie die Hardware oder Festplatte seien, auf die dann die Software, die Programme, aufgespielt würden, Informationen, abgespeichert in den Dateien des Cerebrums, die als „Repräsentanzen“ eine Innenwelt konstituieren (so die psychoanalytische und jetzt die objektbeziehungstheoretische „Repräsentanzenlehre), die gleichsam per Mausklick aufgerufen werden könne. *Ryle* (1949) aus epistemologischen und *Schmitz* (1990) aus philosophiegeschichtlichen und neophänomenologischen Gründen haben eine solche Sicht „verinnerlichter Repräsentationen“ mit guten Argumenten abgewiesen. Bewußtsein und Intentionalität sind in dieser Weise nicht zu erklären, sondern es wird nur Kategorienfehlern (*Freeman* 1997) Vorschub geleistet, wie sie sich im tiefenpsychologischen Paradigma oder in humanistisch-psychologischen Verfahren immer wieder finden – und damit auch in den diesen Ansätzen zuzuordnenden Formen der *Körper*therapie. Die Welt ist nicht in einem inneren Bildarchiv „abgebildet“. Sie „durchzieht“ vielmehr den mit seiner Umwelt verschränkten Leib in Form von biochemischen und bioelektrischen Informationsströmen, Informationen, die von Eiweißmolekülen, Botenstoffen transportiert werden, welche aufgrund äußerer und/oder innerer auslösender bzw. auffordernder Reizkonstellationen produziert wurden und an ihren vielfältigen Empfängerorten Phänomene auslösen, die wiederum durch ihre **Synergie** „ganzleibliche Zustände in der Welt“ bewirken. In diese fließen natürlich auch mnestisch archivierte und im Prozeß *aktualisierte* Informationen ein. Ich spreche von „informationalen **Hologrammen**“, die sich als *aktuelle*/aktualisierte Szenen und Szenenfolgen inszenieren. Sie werden dem Leibsubjekt in unterschiedlichen Intensitäten, Wahrnehmungsqualitäten und Bewußtheitsgraden im *leibhaftigen* Erleben „Seiner-Selbst-in-der-Welt“ zugänglich. Wenn in der Integrativen Therapie von „Repräsentationen“ gesprochen wird (*Petzold* et al. 1994), dann im Sinne solcher „informationalen Hollogramme bzw. Hollogrammsequenzen“, die der lebende/erlebende „Leib-in-Situation“ konstelliert. In dieser Arbeit wird deshalb auch sehr bewußt vom „**informierten Leib**“, nicht vom „informierten ***Körper***“ gesprochen (wie er etwa dem Modell des „Neurolinguistischen Programmierens“ mit seinen verschiedenen, sogenannten „Physiologien“ zugrunde liegt). Denn es ist das „Leibsubjekt als Ganzes“, eingebettet in seine Lebenswelt, das wahrnimmt und nicht ein Perzeptor. Es sieht mit „sonnenhaftem Auge“ (*Goethe*) auf *Menschenweise* eine ökologische und soziale Welt, die ihm Wahrnehmungs-Handlungs-Möglichkeiten (*affordances, Gibson* 1979) bzw. Wahrnehmungs-Verarbeitungs-Handlungs-Möglichkeiten (*Petzold* et al. 1994) bietet, zu denen in Prozessen evolutionären, phylogenetischen Lernens (und natürlich auf dieser Basis auch in ontogenetischem Lernen) sich Muster, Schemata, Stile, „*Narrative des Interagierens mit der Welt und den Menschen*“ ausgebildet haben und weiter ausbilden können (idem 2003e; *Freeman* 1995; *Hendriks-Jansen* 1996). Der Mensch hat die Erfahrungen mit der Welt, deren Teil er ist, und sein Erleben von und mit sich „in-Formen“ gebracht: **In-formation** (*Petzold* 1990b), die er prozessual nutzen kann als lebendiges Wissen eines lebendigen Leibsubjektes. Denn das Genie *Einsteins* zum Beispiel, das „die Welt“ mit allen seinen leiblichen Möglichkeiten beobachtete und das Beobachtete vermittels aller Möglichkeiten seines Gehirns, ja seines gesamten leiblichen Wesens durchdachte, hatte in seinem „*mind*“ als transmaterieller Wirklichkeit das Wissen um das Beobachtete aufgenommen. Sein Gehirn, das materielle Substrat dieses Wissens – nach seinem Tode der Wissenschaft zur Verfügung gestellt und anatomisch untersucht – enthielt weder „Repräsentationen" noch Niederschläge dieser Welterfahrung. „... numbers (and mathematical formulae) exist in the mind of observers , and not as representations in the brains being observed" (vgl. *Lakoff, Núñez* 2000; *Longo* 1998).

Der „Informierte Leib" ist ein Leib, der sich in der Welt und mit ihr bewegt, ein *„être-au-monde"*, wie *Merleau-Ponty* (1945, 1964, 1969) aufzeigte – und moderne Vertreter der biologischen Kognitionswissenschaften haben die Wahrheit dieser seiner Erkenntnis für die Konzeptualisierung einer „embodied cognitive science" (*Varela* et al. 1992) entdeckt. Wir hatten sie nie verloren, sondern stets aus dieser Quelle, die wir in unseren Pariser Studientagen kennen gelernt hatten (*Petzold* 2002h), geschöpft. Vor diesem Hintergrund muß ein rein kognitiver Ansatz mit einer Einsichtszentrierung und Repräsentanzenorientierung genauso überwunden werden, wie ein rein neurobiologischer, physiologistischer mit einer funktionalen oder bioenergetischen Körperorientierung. Die Grundlagen für solche Ansätze sind in Entwicklung[19]. Die Praxen (*Petzold, Orth* 1997c; *Höhmann-Kost* 2002), die auf diesem Paradigma gründen (*Petzold* et al. 1994), erhalten damit eine vertiefte Fundierung. Voraussetzung dieses Paradigmas ist: „One needs to understand cognition and the mind as *fully embodied* phenomena" (*Núñez* 1999, 58), denn „all cognition grows from perception and action and remains tied to it, body, world and mind are always united by these common dynamics" (*Iverson, Thelen* 1999, 37).

Merleau-Ponty hatte mit seinen weitgreifenden Intuitionen und seinem beständigen Rückgriff auf die empirische Psychologie, nicht zuletzt auf die Gestaltpsychologie, Wege gewiesen, auf denen leiborientierte TherapeutInnen gut gehen können. *Vygotsky* hatte das Faktum, daß der Leib *„embedded"* ist, welches der französische Pänomenologe im *„être-au-monde"* (*Müller* 1975) immer wieder unterstrichen hat, mit der Akzentuierung der Dimension des Sozialen noch greifbarer gemacht. *Lurija* und *Bernstein* hatten diesen Überlegungen ein neurowissenschaftliches Fundament gegeben. Heute ist ***„mind embodied and embedded"*** (*Haugeland* 1998) ein Paradigma, das eine erhebliche Resonanz hat und für den Integrativen Ansatz eine gute Abstützung seiner Positionen bietet sowie einen nützlichen Kontext bereitstellt, der in sich selbst recht vielfältig ist. Unser eigener Standpunkt bleibt dabei sehr spezifisch und ist mit seiner phänomenologisch-hermeneutischen Fundierung (*Fuchs* 2000) weitergreifend als ein „enlarged cognitivism". Er läßt sich auf die nachstehende Formel bringen:

„Der Mensch ist **Leib-Subjekt als Mitsubjekt**
in seiner je gegebenen **Lebenswelt**".

Die Idee, die nicht den „mind" in das Zentrum stellt, sondern das „**Human Subject embodied and embedded**" als Kosubjekt fokussiert und die auf das „**sujet incarné**" als „**être-au-monde**" zentriert, das immer auch ein „Sein-zum-Anderen" (*Levinas*)" ist, greift breiter als ein weiteres „Segeln unter der Flagge des Kognitivismus" (den wir indes gerne „an Bord" haben).

Mit diesem leib- und lebensweltbezogenen, konzeptuellen Hintergrund bleibt der ganze Reichtum des Leib- und Lebensweltbegriffes mit seiner evolutionsgeschichtlichen Tiefe erhalten, werden Bewegung, Sprache, Emotionen an ihren phylogentischen Grund rückgebunden[20] und kommt damit eine Dimension in den Vordergrund, die bei *Merleau-Ponty* und im Integrativen Ansatz immer eine zentrale Bedeutung hatte, die Dimension des ***„Sinnes"*** (*Richir* 1986; *Petzold* 1978c, 2001k):

Menschen generieren in den Prozessen ihres Lebens im Erleben der Welt „Sinn“ oder besser und in einer Pluralisierung gefaßt, „Sinn*e*“: perzeptiv und interpretativ, abhängig von der Entwicklung der cerebralen Processingkapazität und der kognitiv-emotionalen Verknüpfungs- und Bewertungsarbeit (ihren *appraisals* und *valuations*), abhängig auch von ihrer Fähigkeit zu *Exzentrizität* und *Mehrperspektivität* und natürlich abhängig von den Situationen in Kontext und Kontinuum, in die ein Mensch eingebunden ist. Wenn *Sinn* auch zu einem Teil in den „Sinnen“, ihren Perzeptionen, gründet, so ist im Blick zu behalten, daß diese sinnesgegründeten Erfahrungen *verleiblicht*, aufgenommen und „eingeleibt“ (*H.Schmitz*) werden. Vom Subjekt, eingebettet in die Lebenswelt, wird der in dieser Welt des Lebendigen ruhende **Sinn** (*Merleau-Ponty*) verkörpert (*„embodied*“) und wird dieses Verkörperte wiederum ein leiblich-geistiger „Besitz“ des Subjektes, der aber von seiner Matrix, der Lebenswelt und dem lebendigen Leib, nicht getrennt werden kann, weshalb ich auch gerne von ***„embedded body-mind“*** spreche. Es wird damit deutlich: Einerseits trägt die Lebenswelt in ihrer vielfältigen Verflochtenheit mit dem wahrnehmenden und bewegenden Leib an diesen Sinnqualitäten heran (primordialen Sinn), andererseits werden aber aus dem wahrnehmend Aufgenommenen, Verarbeiteten, in Diskurse und Ko-respondenzen Getragenen wieder Momente der *Verbindung, Wertung* und *Bedeutung* in die jeweils vorfindliche Wirklichkeit eingebracht. Sie wird dann eine *„Wirklichkeit für mich*“, die mir, und denen, mit denen ich diese Muster des Aufnehmens, Verknüpfens-, Wertens, Bedeutungzuweisens und die Ergebnisse dieser Prozesse in hinlänglicher Weise teile, *„Sinn macht,* so daß sie „Wirklichkeit für uns“ wird ... Sinn/Sinn***e*** pluralisieren sich, akkumulieren Bedeutungen durch die Fähigkeiten zu beständig wachsender *„Sinnerfassungskapazität, Sinnverarbeitungskapazität und Sinnschöpfungskapazität*“ eines Menschen und seiner relevanten *Ko-respondenzgemeinschaften* über die Lebensspanne hin ... So steht Wirklichkeit im *Licht* vielfältiger Erkenntnisprozesse, wird von Licht beleuchtet, das durch viele Prismen fällt, und es wird für die Gemeinschaft der Erkennenden und damit für jeden, der ihr angehört, *polyprismatischer Sinn* freigesetzt (*Petzold* 2001k), dessen Fülle letztlich nie vollständig ausgelotet werden kann“ (vgl. idem 2003 l).

In diesem Sinne sind die nachstehenden Diskurse zu verstehen.

2. Der konzeptuelle Rahmen Integrativer Leibtherapie

Ich war bemüht, meine leib- und bewegungstherapeutische Arbeit durch Forschung und klinische Praxis weiterzuentwickeln und meine Situation als Ordinarius für „Psychologie, klinische Bewegungstherapie und Psychomotorik“ mit einer dezidierten Orientierung am *„life-span developmental approach*“ (*Turner, Helms* 1994; *Rutter, Hay* 1994) hat mir und meinen Mitarbeitern an der FU Amsterdam und ihrer psychiatrischen Klinik dazu einige Möglichkeiten geboten.

Der vorliegende Beitrag wird auf dem Hintergrund dieser Erfahrungen und denen aus der *„Integrativen Therapie“* geschrieben, dem Verfahren, daß ich entwickeln konnte, unterstützt von meinen KollegInnen. Dieses methodenübergreifenden Verfahren ist dem **„neuen Integrationsparadigma**“ in der Psychotherapie zuzurechnen, ja steht an seinen Anfängen und hat zu ihm seit Mitte der 60er Jahre wesentliches beigetragen (*Petzold* 1970c, 1992g, 2002b). Allerdings ist die Zuordnung „*Psycho*therapie“ eigentlich zu kurz greifend, und es wird denn auch lieber von „**Integrativer Humantherapie**“ oder eben von „**Integrativer Therapie**“ gesprochen, um die Dualismen – etwa im Begriff „*Psycho*therapie“ – und die Reduktionismen – etwa im Begriff „*Körper*therapie“ – zu vermeiden, die als Erbe der abendländischen Kultur- und Geistesgeschichte sich bis in die Moderne fortschreiben.

Im *Zentrum* des Integrativen Ansatzes steht der altertümlich wirkende Begriff „Leib“. Es wird von „Leibtherapie“ gesprochen (idem 1974j). Der Term wurde aus vielfältigen Gründen gewählt und beibehalten und spielt eine grundlegende Rolle, weil er für das Verstehen des Menschen in seinem Lebenszusammenhang einen breiten und erkenntnisstiftenden Rahmen bietet, und ohne einen solchen hat Therapie – ganz gleich welcher Orientierung – keinen soliden Boden.

„Über den Menschen nachdenken heißt: ein Vernetzen von Perspektiven, ein sich Vernetzenlassen, Konnektivierungen ohne Ende, Bewegungen in alle Richtungen der Welt! Denn der in Kontext und Kontinuum *wahrnehmende* und *handelnde*, bewegte und bewegende Leib ist Teil seiner *Lebenswelt*, in diese eingebettet gehört er einer ‚*Welt der Zwischenleiblichkeit*‘ zu, einer *Sozialwelt*, deren Qualitäten er aufnimmt und verleiblicht und zu deren Möglichkeiten er zugleich kokreativ beiträgt, die aber immer auch von einer spezifischen Ökologie – des Zimmers, Hauses, der Landschaft, Region umfangen ist, welche – z.B. in Stadt oder Dorf durchaus unterschiedlich – spezifisch prägend wirksam wird“ (*Hilarion Petzold* 1969c).

> *„Der Mensch ist Leib-Subjekt in der Lebenswelt, das bedeutet, er ist ein Körper[1]-Seele[2]-Geist[3]-Subjekt in Kontext und Kontinuum und steht in der lebenslangen Entwicklung einer souveränen und schöpferischen Persönlichkeit“* (idem 1970c)

Diese frühe anthropologische Formulierung in der Integrativen Therapie vertritt ein „**biopsychosoziales Modell**“ (idem 2001a), ein Konzept *sensumotorischer* Eingebettetheit des *ganzen Menschen* in seinen Kontext, das derzeit in den modernen Kognitions- und Neurowissenschaften als höchst aktuelles Thema diskutiert wird: die Verbindung von Kognitionen, Leiblichkeit und Situation, von Leiblichkeit und sozialökologischer Entwicklungstheorie[21]: „*Embodied cognitive science*“, „*situatedness*“, „*mind embodied and embedded*“ (so *Petzold, Varela, Haugeland, Clark, Gallagher, Lakoff* u.a.), das sind Themen, die gegenwärtig im Brennpunkt des Interesses stehen und die an Überlegungen von *Merleau-Ponty* oder *Buytendijk* – wichtige Referenzautoren der IBT – zum Leib- und Lebensweltkonzept des „biopsychosozialen Modells“ (*Petzold* 2001a) anschließen. Sie erarbeiten Positionen, die im „Integrativen Ansatz“ seit seinen Anfängen in Theorie und Praxis entwickelt wurden und dabei darauf gerichtet waren, die Erträge der „phänomenologischen Leibtheorie“ aufzugreifen, die Arbeiten von *G. Marcel, M. Merleau-Ponty, H. Schmitz,* die Analysen kritischer Leibphilosophen *F.W. Nietzsche* und in seiner Folge *M. Foucault,* weiterhin die Erträge der „klinischen Bewegungstheorie“ (*F.F.J. Buytendijk, H. Wallon*) und schließlich und ganz zentral die Grundlagenarbeiten der russischen neurophysiologischen Schule, den „Vätern“ biologischer nonlinearer, „dynamischer Systemtheorien“ wie *A.A. Ukhtomskij* (1923/1978, vgl. *Dyamond* 1992) – er befaßte sich mit der Frage der dominanten Themen (*dominata*) in der cerebralen Verarbeitung komplexer Information – dann *N.A. Bernstein* (1967, 1988, vgl. *Bongaardt, R.* 1996) – er arbeitete über die neuromotorische Steuerung komplexer Bewegungen und dem damit verbundenen Problem der Freiheitsgrade und *A.R. Lurija,* Schüler und Mitarbeiter von *L.S. Vygots-*

ky, einer der Begründer der modernen Neuropsychologie. *Lurijas* (1998, vgl. *Jantzen* 1994) Theorie zentraler Verarbeitung von Information bietet eine ganzheitliche Sichtweise, die einzelne Hirnstrukturen in ihren Zusammenhängen darzustellen vermag, indem er mit *Vygotskys* interaktionistischer Sichtweise zeigt, daß psychische Prozesse (Wahrnehmung, Bewegung, Sprache, Denken etc.) in komplexen funktionellen Systemen operieren, die sich keinen eng umschriebenen Hirnregionen zuordnen lassen. Die Erkenntnisse dieser Männer, mit denen ich mich in meinem Studium der russischen Psychologie bei *V.N. Iljine* u.a. auseinandersetzte, haben die Konzeption integrativer Leibtherapie, ihre Theorie des leibhaftigen „komplexen Lernens" beeinflußt (*Sieper, Petzold* 2002). Sie werden von den aktuellen Entwicklungen in den Neurowissenschaften[22] und – für Leibtherapien besonders relevant – durch die vielfältigen Ergebnisse der Neuromotorik[23] gestützt, die insbesondere die Ansätze von *N. Bernstein* weiterentwickelt haben[24]. Moderne Autoren dieser spezifischen „dynamischen", systemischen Richtungen des Konzeptualisierens beziehen sich auf diese Quellen[25], so auch die Forschergruppen an meiner Abteilung, der Fakultät der Bewegungswissenschaften an der Freien Universität Amsterdam. Sie forschen zu folgenden Gebieten: zur Koordination von Bewegung in der Perspektive dynamischer Systemtheorie[26], der Verbindung von mentaler und motorischer Aktivität[27], der praktischen Umsetzung dieser Erkenntnisse in Interventionen – etwa in die Lauftherapie mit major depressions (*van der Mai, Petzold, Bosscher* 1997), die bekanntlich in der Depressionsbehandlung mehr und mehr eingesetzt wird (*Lawler, Hopker* 2001) und auch in der Therapie mit Suchtkranken (*Schay, Dreger* et al. 2003). Aber auch die theoretische Modellbildung – etwa zu dynamischen Modellen der Bewegungskoordination (*Beek* et al. 1995; *Peper* et al. 1995) oder über Musterbildung und Hirnaktivität (*Frank* et al. 1999, 2000) – wird an dieser Abteilung vorangetrieben.

Die Lern- und Verhaltenskonzepte dieser Richtung der Forschung und Modellbildung mit ihrer integrativen, synergetischen Sichtweise unter dem Paradigma *non-linearer dynamic systems theory* und der Selbstorganisation teilen mit den russischen Pionieren der Neurowissenschaft die Position, daß *Lernen in komplexen Systemen* durch ihre Fähigkeit erfolgt, mit verteilter Information in parallelen *und* sequentiellen Prozessen umgehen zu können, die Informationsfülle selbst zu strukturieren. In einem synergetischen Ansatz, wie er von *H. Haken, S. Kelso, P. Beek, A. Berthoz, M. Turvey* u.a. entwickelt wurde und weiterentwickelt wird, „sind menschliches und tierisches Verhalten (Perzeption, Kognition, motorische Funktionen) Ereignisse von Musterbildung (instances of pattern formation), die aus der wechselseitigen Interaktion einer großen Zahl von Subsystemen wie Muskeln und Neuronen entstehen und die dabei Ordnungsparameter hervorbringen, welche wiederum die Entwicklung von Subsystemen hervorbringen" (*Frank* et al. 2000). Derartige Entwicklungen von Mustern sind bei uns auch auf der neuronalen Ebene beobachtet worden (*Daffertshofer, Peper, Beek* 2000).

Auf diesem Hintergrund wurde eine informations- und stimulierungstheoretisch begründete Form nicht-reichianischer Körpertherapie entwickelt, die „Integrative Leib- und Bewegungstherapie" (IBT) – ursprünglich auch „Thymopraktik" (*Petzold* 1970c, 1975e). Sie ist auf die praktische Arbeit mit dem Thymos, den leiblich-emotionalen Regungen, auf sensomotorische Koordination, **komplexes Lernen** und damit auf das „Leibgedächtnis", auf *leiblich gegründete Emotionalität* (1995g), sozioökologische Einbindung und interpersonale, *zwischenleibliche,* erlebniskonkrete und zugleich reflektierte/koreflektierte Interaktion zentriert (idem

1974j). In diesem integrativen Ansatz werden damit Entwicklungen unternommen und vorweggenommen, die auf dem erlebnisaktivierenden Fundus von Gestalttherapie, Psychodrama, Therapeutischem Theater (*Petzold* 1973a), behavioraler Kognitions- und Handlungsorientierung (*Petzold, Osterhues* 1972) mit einer Verschränkung von *Kompetenz* und *Performanz* zentrieren (*Petzold, Engemann, Zachert* 2003) und eine integrative Praxeologie begründen, wie sie heute etwa mit dem Ansatz prozeß-erlebnisorientierter Therapie von *Greenberg* und Mitarbeitern[28] forschungsgestützt vertreten wird. *Greenberg* negiert leider sowohl das Konzept der sozialen Netzwerke als auch das der Leiblichkeit, das allenfalls über seinen differenzierten Ansatz der Arbeit mit „emotionalen Schemata" – ich spreche von „Stilen" – einbezogen wird, der die humanistisch-psychologischen Traditionen aufnimmt, phänomenologisch ansetzt, aber den in diesem Bereich häufig grassierenden vorwissenschaftlichen „Energiebegriff" *Freuds* (Libido) und in seiner Folge den von *Reich* bis *Lowen* (Orgon, Bioenergie, zur Kritik z.B. *Russelman* 1983, 1988) vermeidet. Auch im Integrativen Ansatz wurde auf die Energiemetaphorik dezidiert verzichtet, so daß hier einer der wenigen Ansätze der psychotherapeutisch ausgerichteten Körper- bzw. Leibtherapie vorliegt, der nicht in der Tradition von *Reich* konzeptualisiert, obgleich ich therapeutische Selbsterfahrung bei den Reichschülern *O. Råknes, A. Lowen, F. Perls* durchlaufen und hier auch praktische Anregungen erhalten habe. Aber es fehlte und fehlt diesen Ansätzen und ihren Weiterentwicklungen in den neoreichianischen Strömungen der Anschluß an die Theorienbildung und Forschung der universitären Fachdisziplinen, für die die Körpertherapien „anschlußfähig" (*Luhmann* 1992) sein müßten: bei den somatischen Grundlagen zur Physiologie und den Bewegungswissenschaften, zur funktionellen Anatomie und der modernen Biomechanik, der Bezug auch zu der sich rasant entwickelnden wissenschaftlichen Physiotherapie. Insbesondere was die Fragen von Sensorik und Motorik, von Wahrnehmung und Bewegung, „perception and action" anbetrifft[29], ist für die theoretische Fundierung der körpertherapeutischen Praxeologien erhebliche Arbeit zu leisten – nicht zu reden vom Anschluß an die Neurowissenschaften[30], die Psycho- und Neuromotorik[31] und an die Sportwissenschaften insgesamt bzw. an ihre spezifischen Ergebnisse, die bewegungsagogisch und körpertherapeutisch relevant sind (z.B. *Williams* et al. 1999).

Die neuro- und sensumotorische Entwicklungspsychologie hat empirisch solide Grundlagen für das Verstehen der „infant caregiver" Interaktion geliefert[32], der kognitiven und emotionalen Frühentwicklung[33], die es geratener sein lassen, im Kontext einer modernen „klinischen Entwicklungspsychologie der Lebensspanne"[34] zu konzeptualisieren, statt sich – wie modisch derzeit in der Szene der Körpertherapie üblich – an die tiefenpsychologische Säuglingsforschung zu hängen (nicht etwa an die psychobiologische, was sehr sinnvoll wäre!), um von dort linearkausalistisch die Psychopathologie des Erwachsenenalters zu erklären versuchen, was ohne fundierende Longitudinalforschung ein fruchtloses Unterfangen ist, ein überholtes Paradigma.

Weil die Körpertherapien an einer Schnittstelle von körperlichem und mentalem Lernen stehen, von leiblichen und seelischen Entwicklungsprozessen, von gesundheitsfördernden und therapeutischen Vorgehensweisen, ist natürlich auch der Bezug zur allgemeinen, biologischen und klinischen Psychologie (*Birbaumer, Schmidt* 1999) und zur aktuellen Psychotherapieforschung[35], zu den „Health Sciences" mit dem reichen konzeptuellen Fundus der Gesundheitspsychologie und ihren Forschungsergebnissen[36] unumgänglich, wenn sie eine moderne wissenschaftliche Orientierung nehmen wollen.

3. Der komplexe Leibbegriff des Integrativen Ansatzes

Mit der Formel vom „*Leib in der Lebenswelt*" wird für das Therapieverständnis eine wichtige anthropologische Vorentscheidung (*Fuchs* 2000) getroffen. Der *Körper*, der biologische Organismus, ist zwar materielle Grundlage aller Lebensprozesse, aber „faßt man einen Körper an, faßt man einen Menschen an", wie der Leibtherapeut *Karlfried Graf Dürckheim* (1974) zu sagen pflegte. Der Mensch mit seinen Gedanken, Gefühlen, Willensakten, seinen psychischen und geistigen Prozessen, seiner Personalität ist nicht nur auf einer *materiellen* Ebene zu erfassen, sondern all diese Begriffe bezeichnen Phänomene, die als *transmaterielle* Emergenzen[37] des Organismus/Körpers gesehen werden können – Phänomene von der Art des „Phantomgliedes", nicht etwa Annahmen *immaterieller* Wirklichkeiten im Sinne einer „unsterblichen Seele". Über die Existenz einer solchen bzw. über Immaterielles können keine *wissenschaftlichen* Aussagen gemacht werden. Sie sind eine Sache des Glaubens.

3.1 Leib – „embodied and embedded": anthropologische Perspektiven

Leib ist im Sinne eines „differentiellen, interaktionalen Monismus" (*Petzold* et al. 1994) das Zusammenspiel von *materieller* Wirklichkeit (der Arm ist sichtbar und greifbar, d.h. *materiell* da) und *transmaterieller* Wirklichkeit (Beispiele: der Arm wurde amputiert, dennoch werden Phantomglied und Phantomschmerz konkret erlebt. – „Erinnern Sie sich, wie Sie mit dem Schienbein seinerzeit an die scharfe Kante der Parkbank gestoßen sind! Sie spüren *jetzt* Schmerzen oder Schmerznachhall an der Stelle!" Kapillare Kontraktionen sind feststellbar, obgleich das Ereignis weit zurückliegt, keine Bank da ist – transmaterielle Phänomene des „Leibgedächtnisses"!).

Kompakte Definitionen mögen die Integrative Position des „biopsychosozialen Modells" (idem 2001a) verdeutlichen:

[1.] »**Körper/Soma**, Organismus wird definiert als die Gesamtheit aller aktualen *physiologischen* (biologischen, biochemischen, bioelektrischen) Prozesse des Organismus nebst der im genetischen und physiologischen (immunologischen) Körpergedächtnis als differentielle Informationen festgehaltenen Lernprozesse und Lernergebnisse/Erfahrungen, die zur Ausbildung kulturspezifischer *somatomotorischer Stile* führen.

[2.] **Seele/Psyche** wird definiert als die in körperlichen Prozessen gründende Gesamtheit aller aktualen Gefühle, Motive/Motivationen, Willensakte und schöpferischen Impulse, nebst den durch sie bewirkten und im „Leibgedächtnis" (neocortikal, limbisch, reticulär, low-level-neuronal) archivierten Lernprozessen und Erfahrungen und den auf dieser Grundlage möglichen emotionalen Antizipationen (Hoffnungen, Wünsche, Befürchtungen). All dieses ermöglicht als *Synergem* das Erleben von Selbstempfinden, Selbstgefühl und Identitätsgefühl und führt zur Ausbildung kulturspezifischer *emotionaler Stile*.

[3.] **Geist/Nous** wird definiert als die Gesamtheit aller *aktualen* neurophysiologisch gegründeten *kognitiven bzw. mentalen Prozesse* mit ihren personspezifischen, aber auch kulturspezifischen *kognitiven bzw. mentalen Stilen* und den durch sie hervorgebrachten *Inhalten: individuelle* (z. B. persönliche Überzeugungen, Glaubenshaltungen, Werte) und *kollektive* (Güter der Kultur, Wertesysteme, Weltanschauungen, Religionen, Staatsformen, Strömungen der Kunst und Ästhetik, der Wissenschaft und Technik), nebst der im individuellen cerebralen Gedächtnis und der im kollektiven, kulturellen Gedächtnis (Bibliotheken, Monumenten,

Bildungsinstitutionen) archivierten gemeinschaftlichen Lernprozesse, Erfahrungen und Wissensbestände sowie der auf dieser Grundlage möglichen antizipatorischen Leistungen und Perspektiven (Ziele, Pläne, Entwürfe, Visionen). All dieses ermöglicht im *synergetischen* Zusammenwirken Selbstbewußtheit, persönliche Identitätsgewißheit, d.h. Souveränität und das individuelle Humanbewußtsein, als Mitglied der menschlichen Gemeinschaft an *Kulturen* zu partizipieren: der Kultur eines Volkes, einer Region, aber auch der mundanen Kultur und ihren „sozial repräsentierten Wissensständen" sowie an einem „übergeordneten Milieu generalisierter Humanität" teilzuhaben. *Geist* wird als *bewußt*, also reflektierend/interpretierend und reflexionsfähig/sinnschöpfend gesehen, als *kausal*, also begründetes Handeln ermöglichend und dieses e v a l u i e r e n d und wertend, sowie als *Regulativ* fungierend, z.B. Bedürfnisse steuernd und soziale/politische Erfordernisse entscheidend.

[4.] **Leib**, eingebettet *(embedded)* in Kontext/Kontinuum, wird definiert als die Gesamtheit aller sensorischen, motorischen, emotionalen, volitiven, kognitiven und sozial-kommunikativen *Schemata* bzw. *Narrative*/Stile in ihrer aktualen, intentionalen (d.h. bewußten und subliminal-unbewußten) Relationalität mit dem Umfeld und dem verleiblichten *(embodied)*, als *differentielle Information* mnestisch archivierten Niederschlag der *Narrationen*/Inszenierungen dieser *Schemata*, welche in ihrem Zusammenwirken als „*informierter Leib*" das personale „Leibsubjekt" als *Synergem* konstituieren.« (vgl. *Petzold* 1996a, 283)

Das alles sei nochmals zusammengefaßt in einer anthropologischen Definition:

„Der Mensch als L e i b s u b j e k t ist durch ein differentielles und integriertes Wahrnehmen-Verarbeiten-Handeln (d.h. durch Narrationen, aktionale Lebensvollzüge) unlösbar mit der L e b e n s w e l t verflochten: mit den Menschen in Zwischenleiblichkeit, mit den Dingen in Handhabung. Er wird von den Gegebenheiten der Lebenswelt bewegt, beeinflußt, gestaltet und er wiederum bewegt, beeinflußt, gestaltet sie kokreativ durch sein Tun und Wirken – in konstruktiver und auch in destruktiver Weise – auf der Grundlage seiner archivierten Lebenserfahrung (Narrative)."

Diese Sicht hat für die Praxis der Behandlung große Bedeutung und bildet die Grundlage für die „*ökopsychosomatische*" Perspektive des Integrativen Ansatzes und seines Selbstverständnisses als „*biopsychosoziales*" Verfahren, welches diese modernen wissenschaftlichen Erkenntnisse in ihrer Konzeptbildung und Methodenentwicklung vorweggenommen hat bzw. im Strom dieser aktuellen Erkenntnisprozesse und mitten in den laufenden Diskussionen steht und zu ihnen beiträgt. Der Begriff des *bewegten und bewegenden Leibes* nimmt dabei eine herausragenden Stellung ein und fokussiert folgende Perspektiven:

→ *Leib* ist in ganz wesentlicher Weise mit der Idee der *Lebendigkeit* konnotiert, die immer eine bewegte ist: *Leben ist Bewegung, Bewegung ist Leben* – das Klopfen des Pulses, jeder Atemzug, jeder Lidschlag, jeder Schritt, den ein Mensch tut, machen das deutlich. Die Bewegtheit des Leibes verbindet ihn in unlösbarer Weise mit der Welt, in der er sich bewegt, der Lebens- und Sozialwelt, in der der Mensch durch leibhaftiges Handeln (in *Narrationen*/Lebensvollzügen) Erfahrungen sammelt, die sich als „Lebenserfahrungen", Muster/Schemata der Lebensbewältigung (*Narrative*) niederschlagen (idem 2001b).

→ Der Begriff *Leib* ist mit dem der *Zeit* verbunden: *Leiblichkeit ist Zeitlichkeit.* „Der Leib, der ich bin" (*Gabriel Marcel*), ist als wachsender, sich entwickelnder, aber auch als abnehmender, sterblicher, „Anfang und Ende meiner Existenz" (*Vladimir N. Iljine*). Er ist *Zeitleib.* Die Zeit als erlebter Fluß, als erfahrenes biographisches Entwicklungsgeschehen ist *Leibzeit* – eine Lebensspanne lang. Und alles, was auf der „Lebensstraszen" *erfahren* wurde, findet im „Leibgedächtnis", den immunologischen, neuronalen und cerebralen Speichern, als leibgegründete seelisch-geistige „Lebenserfahrung" Niederschlag. Der Integrative Ansatz ist deshalb einer

„Entwicklungspsychologie der Lebensspanne“ verpflichtet und sieht den Menschen als ein Wesen, das in lebenslanger Entwicklung steht, *Entwicklungsaufgaben* zu bewältigen hat und Entwicklungschancen kreativ aufzugreifen und Resssourcen effizient zu nutzen vermag.

→ Der Begriff „Leib“ wurde weiterhin gewählt, weil er mit der Vorstellung von *Subjekthaftigkeit* und *Personalität* verbunden ist. Jede Lach- und Gramfalte, die Charakteristik von Mimik, Gestik, Haltung zeigen das „Wesen eines Menschen“. Kulturspezifische Körpersprachen, genderspezifischer leiblicher Habitus, eingefleischte Gewohnheiten, soziale Rollen, die Menschen „in Fleisch und Blut“ übergegangen sind, weil sie ihnen in Sozialisationsprozessen „auf den Leib geschrieben“ wurden, machen deutlich, daß Leiblichkeit und Persönlichkeit, Zwischenleiblichkeit und Sozialität aufs engste verschränkt sind. *Das Leibsubjekt lebt in Zwischenleiblichkeit.*

Auf Grund all dieser Überlegungen geht der Integrative Ansatz der Therapie *„vom Leibe“* aus. Die Ausgrenzung des Themas L e i b l i c h k e i t durch die traditionellen Psychotherapieformen – die sprachzentrierte Psychoanalyse (*Freud, Lacan*), die wissenschaftliche Gesprächspsychotherapie (*Rogers, Tausch*), die „kognitive“ Verhaltenstherapie (*Beck, Meichenbaum*) usw. – zeigt, daß diese Verfahren in den anthropologischen Schwierigkeiten des abendländischen „Körper-Seele-Problems“ stehen. Die leib- und bewegungsorientierten Verfahren können hier wesentliche Ergänzungen bringen, ja könnten längst überfällige Neuorientierungen anregen, denn sie machen deutlich, daß die psychische – kognitive, emotionale volitive (willensgerichtete) – Dimension des Menschen nicht von seiner körperlichen Basis abgelöst werden kann, ja genau diese Verbindung *personale Leiblichkeit* ausmacht, denn es geht um den *„embodied mind“*, den verkörperten, leibgewordenen Geist der Person, des Subjektes, des *„Leibsubjekts“*. Es macht klar, daß der *Leib* als durch Lebens- und Welterfahrung „beseelter und gedankenerfüllter“ *Körper-in-Beziehung* gesehen werden muß, der in die Lebenswelt eingebunden ist – ***„embedded body-mind“*** (*Petzold* 2003 l). Mit der modischen „Eingemeindung“ der leiborientierten Ansätze durch die traditionellen Verfahren der *Psycho*therapie (vgl. *Senf, Broda* 2000), ohne daß gleichzeitig die Grundsatzprobleme dieser Verfahren angegangen würden, ist allerdings wenig gewonnen.

Dieser „komplexe Leibbegriff“ (*Petzold* 1988n) des Integrativen Ansatzes ermöglicht die Konnektivierung von philosophisch-phänomenologischer Leibtheorie und neurowissenschaftlichen Perspektiven. Zentral ist hier der Begriff der ***„Information“*** (idem 1990b; *Oyama* 1985) und das Konzept des „informierten Leibes“ und des Leibgedächtnisses.

3.2 Leib: Lernen, Umwelt und Genregulation – neurobiologische Perspektiven

Das „Menschentier“ hat sich, wie alle anderen Lebewesen, über Millionen von Jahren in *komplexen Umwelten* entwickelt (*Petzold* 2003c). In der Auseinandersetzung mit diesen Umwelten hat der Mensch (Männer und Frauen) Erfahrungen gemacht, evolutionäre Lernprozesse durchlaufen, die ihm ermöglichten, in seiner und mit seiner Welt in vielfältigen Habitaten zu überleben und kulturschaffend zu leben. In diesen Erfahrungsprozessen haben sich genetische Programme mit hoher – indes nicht unveränderbarer – Verhaltensfestlegung aus Organismus-Umwelt-Interaktionen mit möglichst optimaler „Passung" zu spezifischen Kontexten als ***evolutionäre Narrative*** entwickelt, als Geschichte der Interaktion von Huf und Steppe, Flosse und Wasser (*K. Lorenz*). Viele dieser genetischen Programme bzw. Narrative werden allerdings nur bei exakter Kontextpassung in spezifischen Genexpressionen – d.h. der aktuellen Nutzung eines DNA-Abschnittes zur Proteinsynthese – aktualisiert und verhalten sich ansonsten „stumm", es sei denn, die Kontexte verändern sich so gravierend und nachhaltig, daß Genexpressionen ausgelöst werden. Es kommen dann **Transskriptionsfaktoren** aus der Zelle bzw. der Zellumgebung – letztlich auch aus der *Umwelt* – zur Wirkung, die die Biosynthese von erforderlichen Proteinen anregen, indem Informationen aus der DNA im Zellkern kopiert und als mit eindeutig festgelegten Start- und Stopp-Codons versehene RNA-Abschrift (messenger RNA) zu den Ribosomen gesandt werden für die Proteinsynthese, die Herstellung von spezifischen Proteinen nach dem „Rezept" der mRNA-Matrize. Diese Prozesse finden natürlich auch in den Nervenzellen statt. Hier kann vor allem die Produktion von Rezeptorproteinen wirksam werden. „Erhöhte oder verminderte Syntheseraten von Rezeptoren durch veränderte oder pathologische Genexpression können psychiatrische Auffälligkeiten hervorrufen" (*Schandry* 2003, 27). Wenn etwa durch Umweltbedingungen/Einflüsse Adaptierungsleistungen mit den vorhandenen Erfahrungsmöglichkeiten (Überlebenswissen und Handlungsroutinen) nicht mehr bewältigt werden können, kommt es zu spezifischen Genexpressionen und Genregulationen. Es entstehen Überlastungen, Streßzustände mit spezifischen Physiologien, die eingeschliffene Bahnungen mobilisieren, lockern (*Hüther* 1997, 2001), so daß die Herausforderungen, die im Raum stehen, mit solcher Flexibilisierung angegangen werden und neue Geschehnisse und damit „neue *Geschichten* mit neuen Genregulationen" (man kann sie deshalb *narratives* nennen) möglich werden, Veränderungen durch Lern- und Gedächtnisprozesse, die mit der Proteinsynthese und spezifischen Genexpressionen zusammenhängen und bis in die neuroanatomische Ebene wirksam werden etwa mit der Bildung neuer Nervenfortsätze und -verbindungen. *Lernen ist, neurobiologisch betrachtet, die Veränderung der Verbindungen zwischen den Neuronen* und involviert genetische Ausstattung und Umwelteinflüsse. „Die verschiedenen Studien weisen darauf hin, dass zwischen 40% und 70% der Varianz des IQ auf die genetische Ausstattung zurückzuführen ist" (*Schandry* 2003, 28). Dennoch führen die Umwelteinflüsse in ganz bedeutendem Maße zu permanenten Veränderungen der Erfahrungsstände durch Lernen, so dass die Aufzeichnungen, die „*Narrative*" in der DNA, die in Transkriptionen unser Verhalten steuern, in der „*Narrativierung*" dieser Strukturen über Translation und Transfer, die Produktion spezifischer Aminosäurenketten, ihrer Kombination mit anderen Ketten durch Transport aus der Zelle in andere Körperregionen ein Potential für die Proteinmodifikation oder „Proteinreifung" von inaktiven Vorstufen bieten. So sind auch auf dem molekularbiologischen Niveau durch „Konnektivierungen" und „Kombinationen" beträchtliche Veränderungsmöglichkeiten durch „Überschreitungen" möglich.

Der Begriff des „***Narrativs***" erweist sich hier in seiner ganzen Fruchtbarkeit, verbindet er doch durch das metaphorische Implikat einer „aufgezeichneten Geschichte" Niederschriften und Tanskriptionen auf dem molekularbiologischen Niveau des „Gedächtnisses des Genoms" mit Scriptings im „immunologischen Gedächtnis" und mit den mnestischen Niederschriften auf dem Niveau des „neuronalen Gedächtnisses" und seinen subliminalen Archivbeständen: 1. *Nicht-bewußt* memorierbare Bestände, die aber dennoch in der „unbewußten Informationsverarbeitung" wirksam werden (auch wenn sie niemals bewußt werden können),

2. *mitbewußte* Bestände, die durch Schlüsselreize ins bewußte Erinnern gebracht werden können (*retrieval memories*) und 3. *bewußte* und intentional aktivierbare Bestände, die durch Erinnerungsleistungen (*memorizing*) zu Bewußtsein kommen. Das alles wiederum ist gebunden an die Erlebnisse konkreter Menschen und ihr Erzählen (***narrations***), das sich in Erzählungen, Geschichten (***narratives***) auf der kollektiven und auf der individuellen Ebene niederschlägt – vom kognitiven bis zum molekularen Niveau.

Die *Narratives* der frühen Hominiden sind Geschichten von „*Überschreitungen*", die auch immer zugleich Prozesse des Lernens sind – *Transgressionen* von Territorien, von Aktionsmustern, von Verhaltensroutinen mit kleinen Spielräumen zu größeren, Fortschritten von Erkenntnismöglichkeiten und Technikentwicklungen. Wenn Muster, die aus dem „Verhältnis" von Lebewesen mit einem oder verschiedenen Lebensräumen hervorgegangen sind, so durchlässig und plastisch werden, daß sie als Prozesse *flexibler Reizselektion* und zunehmend *selbstbestimmbarer Verhaltensorganisation* selbst zur zentralen Struktur eines neuen Typs von *Narrativierung* werden, der in seinen *Narrationen* beständig „neue Geschichten", *new narratives*, hervorbringt, akzelerieren die Möglichkeiten evolutionärer Erkenntnis, evolutionären Lernens (*R. Riedl* 1981; idem; *Wuketis* 1987) und damit in der Folge die Möglichkeiten sozialen *und* individuellen Lernens – beides ist unlösbar verbunden –, wie die Integrative Lerntheorie betont (*Sieper, Petzold* 2002).

Wenn man sich aus neurobiologischer Sicht mit Lernprozessen befaßt, kommt man unmittelbar in den Problembereich der „*nature nurture*" Diskussion, der Anlage-Umwelt-Debatte (*Plomin* 1990, 2000; *Meaney* 2001). Was ist angelegt, was ist umweltvermittelt? Das ist eine Fragestellung, die überall interessiert, wo es um die Beeinflussung von Verhalten geht. In der Praxis begegnet man besonders im sozialarbeiterischen/sozialpädagogischen Feld der These eines weitgehend durch Lernprozesse in der Umwelt geprägten Verhaltens. Demgegenüber steht die Position der modernen Evolutionsbiologie, die eine hohe genetische Determination vertritt. Das löst bei den veränderungsorientierten Berufen in der Regel Unglauben, Ärger oder Resignation aus. Was kann man denn noch machen, wenn das zutrifft? So wird gefragt. Mit seinen nächsten Verwandten, den Schimpansen, teilt der Mensch – seit den Forschungen *von Marie-Claire King* und *Allan Wilson* 1975 wurde dies immer exakter bestimmt – 98,4 % des genetischen Potentials, wobei nach neuesten Erkenntnissen die größten genetischen Unterschiede gegenüber etwa den inneren Organen oder dem Blut das *Gehirn* betreffen. Mit der Entschlüsselung des menschlichen Genoms 2001 durch *Craig Venter,* wissen wir, daß die menschliche DNA-Sequenz ca. 35 000 Gene umfaßt, wobei jedes Gen aus etwa 3000 Nucleotid-Bausteinen besteht, die in je ca. 1000 *Triplett*s organisiert sind (*Tripletts* sind Folgen von jeweils drei nebeneinanderliegenden Nucleotoid-Elementen als Informationseinheiten, sogenannten bis zu 64 unterschiedliche Informationen codierende „Codons"). Die Gene enthalten die „Baupläne" für 35 000 Proteine, die als „Text" (A,C,T,G) in jeder Zelle auf dem DNA-Faden vorhanden sind und es – wie schon erwähnt – ermöglichen, daß im „Ablesen" eines Gens im Zellkern in der Zelle Aminosäurebausteine bzw. Aminosäure-Sequenzen, Proteine produziert werden, die alle wesentlichen Prozesse im Körper steuern. Die Gene mit ihren 3.9 Milliarden Nucleotid-Bausteinen bestimmen also das Funktionieren des Körpers. Das Abrufen von Geninformation – sie können als Niederschlag evolutionärer Lernprozesse gesehen werden, in dem die *Geschichte einer Interaktion des Organismus mit seiner relevanten Um-*

welt „aufgeschrieben" wurde: *evolutionary narratives* – führt zum Aufbau der steuernden Proteine. Die 3.9 Milliarden Nucleotid-Bausteine lange DNA-Sequenz bietet die Grundlage des organismischen Funktionierens, dadurch daß gewisse Gene „*angeschaltet*" und „*aktiv*" sind – sie „erzählen" ihr ***Narrativ***, andere hingegen sind „abgeschaltet" und „deaktiviert", sie sind „stumm". In diesem Geschehen liegt ein Schlüssel für viele Lernvorgänge. Das Verständnis der Fragen zur Aktivierung und Deaktivierung von Genen, die Probleme der *Genregulation* werden die Forschung noch lange beschäftigen. Die von der Genetik errechneten Zahlen sind immens. Sie nehmen sich allerdings gegenüber den 20 Milliarden Nervenzellen des Gehirns, von denen eine jede mit über 10 000 synaptischen Verbindungen mit anderen Neuronen kommuniziert, noch recht „klein" aus. Dennoch mag es dann überraschen, daß der Text der 35 000 menschlichen Gene zu 99,9 Prozent allen Menschen gemeinsam ist. Die 0,1 Prozent – eine zweifellos noch immense Informationsmenge – machen die uns immer wieder erstaunende Unterschiedlichkeit jedes einzelnen Menschen aus, den *Polymorphismus*, mit dem „Menschenarbeiter", so nenne ich Ärzte, Lehrer, Krankenschwestern, TherapeutInnen, SupervisorInnen o. ä. tagtäglich umgehen müssen und wahrscheinlich nur umgehen können, weil in allen Unterschiedlichkeiten so überwältigend viele Gemeinsamkeiten vorhanden sind.

Die unveränderlichen Festlegungen der DNA-Sequenz, des Gentextes, sind aber nicht die einzigen bestimmenden Momente, die Lernen und Verhalten determinieren. Die Umweltrealitäten und die zwischenmenschlichen Erfahrungen sind mächtige Einflüsse, die Genaktivität „regulieren". Unter **Genregulation** versteht man die Steuerung der *Transkription* (die Informationsabgabe) von Genen, die die Synthese der zugehörigen Genprodukte (z.B. Neurotransmitter, Enzyme, Hormone) bestimmen. Der Prozeß der Genregulation wird beeinflußt 1. vom biochemischen und biophysikalischen Zustand der Zelle, oder 2. des Organismus, 3. von biophysikalischen Umwelteinflüssen und 4. von zwischenmenschlichen Erfahrungen. Die Genregulation spielt u.a. eine wichtige Rolle bei der Merkmalsausprägung im Verlauf der Embryonalentwicklung, bei Anpassungsleistungen der Zelle des Organismus an veränderte Bedingungen, wie sie bei Belastungen, Gewalt- und Traumaerfahrungen und im Gesundheits- und Krankheitsgeschehen auftreten. Forschungen zum Schmerzgedächtnis[38] zeigen, daß Gewalterfahrungen zu dysfunktionalen Genregulationen führen. Die inzwischen nur noch schwer zu überschauende neurobiologische Forschung zu Depressionen hat überzeugende Evidenzen dafür, daß für bestimmte Menschen belastende, lebensgeschichtliche Erfahrungen zu dysfunktionalen Lerneffekten in den neuronalen Netzwerken führen, die Erholung/Regeneration und das Zur-Wirkung-Kommen von „Schutzfaktoren"[39], z.B. zwischenmenschlicher Zuwendung – ein besondes starker „protective factor" – verhindern. Derartige als „*kindling*" bezeichnete Fehlprogrammierungen der Genregulation führen zu Fehlbewertungen von Situationen. So kann z.B. eine generalisierte Alarmreaktionen der Amygdala (Mandelkerne, vgl. *LeDoux* 1995) dazu führen, daß ohne adäquate Anlässe die Streßgene CRH/Corticotropin-Realising-Hormon, das Tyrosin-Hydroxylase-Gen u.a. aktiviert werden, im Hirnstamm Noradrenalin und Acetylcholin ausgeschüttet werden und es zu einer erhöhten Konzentration von Cortisol kommt[40], welches in einer Übersteuerung neurotoxisch wirken und zu einem Verlust von Neuronen, erkennbar durch Gewichts- bzw. Volumenverlust im Hippokampus, diesem zentralen Gedächtnisspeicher, führen kann (*Bremner* et al. 2000). Bei Menschen mit belastenden Vergangenheitserfahrungen und periodisch auftretenden Depressionserkrankungen konnte in den krankheitsfreien Zeiten nachgewiesen werden, daß sie bei der *subliminalen* Darbietung von „remindern“ an belastende Ereignissen (Bilder und Begriffe zum Bereich Trennung/Verlust, die so kurz dargeboten wurden, daß sie nicht zu Bewußtsein kamen) mit depressiven Reaktionen antworteten, die deutlich über denen der Kontrollgruppe mit nicht depressiv Erkrankten lag (*Slipp, Nissenfeld* 1981). Es hatte offenbar eine Sensibilisierung, ein *„kindling“* durch „adverse events“, bedrängende zwischenmenschliche Erfahrungen von Trennung, Verlust, Verrat etc. stattgefunden, die die Genregulation bei Menschen mit Überlastungserfahrungen so konditionierte, daß die *emotionale Bewertung* im limbischen System – ich habe sie ***Valuation*** im Unterschied zu den kognitiven Einschätzungen, den ***Appraisals*** im präfrontalen Cortex, genannt (*Petzold* 1997p) – bei drohenden „critical life events“ (*Filipp* 1990) eher mit Übererregung (*hyperarrousal*) reagiert als bei Personen ohne Überlastungserfahrungen. Es haben also durch serielle Negativerlebnisse *Bahnungen* stattgefunden, eine Genregulation, die das Depressionsgeschehen perpetuiert, wobei die Funktionalität, der „Sinn“ dieses Vorgangs noch nicht aufgeklärt ist: eine „erlernte Hilflosigkeit“, ein „Unterstützungsappell“, eine „adaptive Reaktion“ sind vermutete Erklärungen (*Nesse* 2000). Ganz ähnliche Befunde kommen aus der neurobiologischen Forschung zur posttraumatischen Belastungsstörung, als deren Folgen auch schwere Depressionen auftreten können und deren neurologische Pathophysiologie zur *major depression* interessante Berührungspunkte aufweist (*Yehuda* et al. 1998). Auch bei traumatischem Streß zeigt sich, daß PatientInnen, die zwischenmenschlichen Belastungen, sogenannten *„man made desaster“* (Folter, Pogrome, Mißhandlungen, Vergewaltigungen o.ä.) ausgesetzt waren, eine höhere Inzidenz haben, an einer posttraumatischen Belastungsstörung (PTBS) zu erkranken, als dies bei Naturkatastrophen der Fall ist (*van der Kolk* et al. 2000). Und auch hier wird nur eine bestimmte Personengruppe, die derartigen Traumata ausgesetzt war, betroffen. Neben einer genetisch disponierten Vulnerabilität sind es belastende Vorerfahrungen, die das PTBS-Risiko bestimmen und durch zeitextendierte bzw. serielle Traumaerfahrungen und Polytraumatisierungen ein *„kindling“* der *Amygdala* bewirken, so daß sie mit Alarmreaktionen (*hyperarrousal*) reagiert, mit einer Aktivierung bzw. Sensitivierung der „Streßachse“, der Hypothalamic-Pituitary-Adrenal Axis[41] antwortet oder mit Abstumpfung (*numbing*), die u.a. durch eine fehlregulierte Endorphinausschüttung eine Art „Selbstanästhesierung“ auslöst. Noch nicht klar ist, warum, durch welche Traumaereignisse und Verläufe des PTBS eine Prädominanz der Hyperarrousal- oder der Numbing-Reaktion oder eines alternierenden Musters, das sich auch findet, bewirkt wird.

Es zeigt sich gerade bei der Traumaphysiologie recht eindrucksvoll, daß „leibhaftige Erfahrungen“ von Gewalt und Schmerz die Genregulation verändern. *„The body keeps the score“*, so hat *Bessel van der Kolk* (1994) in einem berühmten Artikel formuliert. Bei Gefahrenreizen aus der Umwelt reagiert die *Amygdala* aufgrund „evolutionären Lernens“ (z.B. bei Anblick einer Schlange, bei Rauch, *Hüther* 1997) oder aufgrund von lebensgeschichtlichen Bedrohungs- und Katastrophenerfahrungen, d.h. „ontogenetischem Lernen“, mit der Aktivierung von Notfallgenen, der Ausschüttung von Glutamat, ein Botenstoff, der Hypothalamus, Hirnstamm, Nebennierenrinde alarmiert und die Cortisol-, Noradrenalin-, Acetylcholin-Produktion anwirft. Damit wird eine gesamtsystemische Wirkung erzielt, die auf eine Bewältigung der Hyperstreß auslösenden Ereignisse gerichtet, also im höchsten Maße *funktional*, weil überlebenssichernd, ist. Bei Menschen, denen eine erfolgreiche Bewältigungsleistung nicht möglich ist – sei es aufgrund von Vorschädigungen, sei es aufgrund von Extremüberlastungen –, kann es geschehen, daß eine Beruhigung als „Einregulierung auf den Normalzustand“ nicht gelingt und die Notfallgene (z.B. c-fos-Gen, CRH-Gen, Thyrosin-Hydroxylase-Gen) sensibilisiert bleiben. Die Behandlung solcher Zustände von „*kindling*" (*Corcoran, Moshe* 1997), d.h. von Irritierbarkeit (*Post* et al. 1997) erfordern „Strategien der Beruhigung", ein „*quenching*" der Traumaphysiologie (*Weiss* et al. 1995, 1997), wie sie von mir und meiner Gruppe für die Einzelbehandlung entwickelt wurden, aber auch für Familien und Netzwerke[42], Strategien, in denen neue Lernerfahrungen mit guter Zwischenmenschlichkeit eine immense Rolle spielen. Ein neurobiologisch „informierter Blick" auf Psychotherapie, Supervision, Beratung (*Gabbard* 2000) und die in ihrem Arbeitsbereich zu behandelnden Situationen und Phänomene als komplexe Lernprozesse auf der Ebene von Genregulationen bis in molekulares Geschehen (*Kandel, Hawkins* 1992) führt zu einer veränderten Sicht, was das Verständnis von *Lernen* anbelangt.

Man muß natürlich davon ausgehen, daß nicht nur Negativerfahrung die *Genregulation* beeinflussen, sondern daß auch Positiverfahrungen, „fördernde Umwelten" (*Winnicott*), ein „enriched environment" (*Rampon* et al. 2000) entsprechende *Genexpressionen* aktivieren. Das, was KindertherapeutInnen als „potential space" (*Winnicott*), „secure base" (*Bowlby*), „safe place" (*Katz-Bernstein*), „schützende Insel" (*Petzold*)[43] bezeichnen, würde von Entwicklungspsychobiologen als Bedingungen für eine optimale Genregulation betrachtet, in denen gute „zwischenmenschliche Beziehungen" als das Mittel der „Heilung und Förderung" *par excellence* gesehen werden müssen[44]. Die Umwelt wirkt über gute „*Zwischenleiblichkeit*", über beruhigende „Tonusdialoge" zwischen Säugling/Kleinkind und Caregiver/Pflegepersonen (es geht keineswegs nur um die „Mütter", das zu ihrer Entlastung, vgl. *Petzold* 1994j), zwischen Pflegebedürftigen, z.B. AlterspatientInnen, und ihren PflegerInnen/BetreuerInnen (*Müller, Petzold* 2003a). Es sind die Gesten, Berührungen und beruhigend/versichernd intonierten Worte, die eine „downregulation" von Übererregtheit bei Ängsten, Schmerzen, bei Verlusterfahrungen und Verzweiflung ermöglichen. Insofern ist *Trost* in gewisser Weise wichtiger als *Trauer* bzw. muß diese begleiten, weil *Trost* im Angesicht des Verlustes und seiner identitätsgefährdenden Qualität die Betroffenen einer mitmenschlichen Präsenz und Hilfeleistung versichert, und das gelingt umso besser, je mehr Vorerfahrungen mit guter Zwischenmenschlichkeit/Zwischenleiblichkeit vorhanden sind, Vertrauen in unterstützendes Beispringen und Begleiten *gelernt* werden konnte, so daß Muster der Übererregtheit (*hyperarrousal*) von durch Lernerfahrungen bekräftigten Mustern der „*down regulation*" bewältigt werden können. Im Lichte solcher Erkenntnisse zeigt sich die ganze *Dysfunktionalität* eines abgrenzenden Abstinenzkonzeptes (sensu *Freud*), des Konzeptes der „wohlwollenden Neutralität" (sensu *Kernberg*) oder der ggf. bedrängenden Praxis der psychoanalytischen „Grundregel" (vgl. *Petzold* 2000a). Wenngleich es sich hier um genetisch bestimmte neurophysiologische Prozesse handelt, sind diese durch zwischenmenschliche Erfahrungen moduliert worden, so daß *Eisenberg* (1995) zu Recht von einer „sozialen Konstruktion des Gehirns" gesprochen hat, in der solche Erfahrungen – gute, schlechte, traumatische –, d.h. soziale Informationen in neurophysiologische Informationen umgewandelt werden, *transmaterielle* Wirklichkeit (Worte, Sätze, Gedanken, Gefühle, mimisch gestische Botschaften) in die *materielle* Welt biochemischer und biophysikalischer cerebraler Prozesse wirken (*Whalen* et al. 1998a, b; *Shin* et al. 2000, 2001), genauso wie *Emergenzen* aus der physiologischen Ebene des Cerebrums Gefühle und Gedanken in immer komplexeren Konfigurationen hervorbringen können, die durch Selbstbesinnung, Selbstreflexionen, aber auch Selbstaffektionen – transmaterielle Vorgänge also – wieder in die Physiologie zurückwirken: zirkuläre bzw. spiralige Prozesse kontextgegründeter Erkenntnis- und Lernvorgänge (*Petzold, van Beek, van der Hoek* 1994, 526ff, 553ff), umfeldabhängige (durchaus kurzfristig eintretende) Aktivierungen und Deaktivierungen von Genen, variierende *Genregulationen.* Genregulationen spielen eine besondere und bedeutsame Rolle in *sensiblen Phasen* der Entwicklung, in denen neue Funktionen „angeschaltet" werden, die eine *Umweltantwort* erfordern. Es sei an die *„sprachsensiblen Phasen"* der frühkindlichen Entwicklung erinnert, in denen das Gehirn mit immenser Speicherbereitschaft und -kapazität die Lexeme, die Syntax, die Ideomatik, „the myriad ways of saying things" (*Li, Hombert* 2002) aufnimmt, oder die rollensensible Phase (4-6 Jahre), in der das Kind soziale Rollen zu übernehmen und zu spielen beginnt. Spezifische Sensibilitäten sind indes nicht nur in der Kindheit gegeben. Sie finden sich auch in Pubeszenz und Adoleszenz und sind keineswegs nur auf die sexuelle Entwicklung zentriert. Der Übergang vom präoperativen zum operativen Denken (*Piaget*) ist sicherlich auch mit der „Aufschaltung" genetischer Programme verbunden. Die massiven Entwicklungen präfrontaler Strukturen in der Adoleszenz, die mit einem umfassenderen Reflexionsvermögen von komplexen sozialen Zusammenhängen (multipler Kausalitäten, Werteorientierungen usw.) verbunden sind, bedürfen der Angebote für ihre *Performanz,* damit es zur optimalen Entwicklung dieser Bereiche und zu entsprechenden Genregulationen kommt. Es ist davon auszugehen, dass sich auch im Erwachsenenalter bis ins Senium sensible Phasen finden mit entsprechenden Genexpressionen und Genregulationen, die in künftiger Forschung der Aufmerksamkeit bedürfen. Besonders ist hier an Kinderwünsche und den Entschluß zur Elternschaft zu denken, an elterliches Brutpflegeverhalten und daran, wie es in den arbeitsintensiven hyperflexiblen High-Tech-Gesellschaften (die z.T. die flexibilisierte bzw. deregulierte Arbeit beider Eltern erforderlich machen, vgl. *Jurczyk, Lange* 2002; *Jürgens* 2002) behindert wird, aber auch welche Folgen es ggf. für Eltern (und nicht nur für Kinder) hat, wenn der Sensibilisierung für *„care taking behavior"* keine ausreichenden Möglichkeiten der Realisierung gegenüberstehen (*Petzold* 2003k; *Suthues* 2002). Was macht es mit Eltern, wenn sie sich, statt mit ihren Kindern spielen zu können, jeden Tag dazu bringen müssen, diese Impulse zu unterdrücken, sich zu trennen und erst am Abend wieder kurze Zeiten für Intimität mit ihren Kindern zur Verfügung zu haben? Die klinische Erfahrung zeigt, dass dies anfänglich von Eltern nur schwer ausgehalten wird, zu Unruhe, Unzufriedenheiten und ggf. zu Depressionen führen kann. Auf Dauer kann – wie PatientInnen von mir bemerkten – eine emotionale Abstumpfung und Vergleichgültigung oder eine heruntergesetzte Toleranz gegenüber Belastungen durch die Kinder (Lärm, Unruhe, Lebhaftigkeit usw.) eintreten, Phänomene, die Eltern mit vielfältigem Kinderkontakt in der Regel gut handhaben können. Das alles hat natürlich Rückkoppelungseffekte auf die Familienstrukturen (Einkindfamilien), auf die großelterliche Performanz, bei der mit dem Eintreten von Enkelkindern in das Familienleben schon vorhandene Programme wieder aufgeschaltet werden – und darin liegen durchaus Chancen einer alternden Gesellschaft (*Petzold* 2003k). Und schließlich hat das alles Rückwirkungen auf die Kinder und Jugendlichen selbst, ihr Verhalten, ihr Denken, ihre Emotionalität, ihr Wollen, und letztlich auf die damit verbundenen *Genregulationen.* Negative und positive Effekte biophysiologischen Lernens, funktionale und dysfunktionale Aktivierungen von Streßgenen wie das CRH-Gen werden von belastenden Umwelten und gewaltgeprägten Beziehungserfahrungen einerseits „angeschaltet" (was mit der „Abschaltung" von Wachstumsfaktoren wie BDNF einhergehen kann), wie andererseits die Förderung des Aktivwerdens von Wachstumsgenen, die Substanzen wie Brain-Derived

Neurotropic Factor (BDNF), Nerve Growth Factor (NGF), Ciliary Neurotrophic Factor (CTNF) u. a. produzieren. Diese fördern Nervenwachstum, synaptische Verküpfungen und Leistungsfähigkeit – Long Term Potentiation – und werden von anregungsreichen Environments und positiv erlebten Beziehungserfahrungen aktiviert (*Rampon* et al. 2000; *Scharff* 2000). Besonders die Arbeiten von *Robert Sapolsky* (1988, 1996, 1999) und seiner Kollegen haben die neurotoxische Qualität dysfunktional aktivierter Streßphysiologien auf den Hippokampus, Zentrum für die Archivierung kontextualisierten Wissens und damit zentraler Lernbereich, nachweisen können, Streß, der von belastenden Sozialbeziehungen ausging, so daß interventiven Disziplinen die Beziehungen von Neurobiologie und Sozialverhältnissen in besonderer Weise wichtig werden müssen, wenn sie in einem **biopsychosozialen** Verständnis, wie es der Integrative Ansatz vertritt (*Petzold* 1974j; 2001a), solche Prozesse beeinflussen, moderieren, verhindern wollen, damit es nicht zu negativem Lernen, dysfunktionalen Bahnungen kommt, die – sind sie erst einmal „eingeschliffen", chronifiziert – sehr schwer zu beseitigen sind, weil dann auf der neuronalen Ebene „umgelernt", „umgebahnt" werden muß. Das geht nicht ohne Veränderungen in der *Kontextqualität* und damit ohne ein Verstehen der Beziehungen von Mensch und Kontext.

Einigen Perspektiven soll noch weiter nachgegangen werden.

4. Der „Informierte Leib" – „komplexes Lernen" und das „Leibgedächtnis"

Leibliches Berühren, Wahrnehmen, Information, Wissen (*Hatwell* et al. 2003). Was heißt die Metapher vom „***informierten Leib***" in diesem Kontext? Diese Fragen werden noch über viele Jahre, ja Jahrzehnte – *immer wieder die neuesten Erkenntnisse der Forschung einbeziehend – neu* beantwortet werden müssen. In der Zeit der Neurowissenschaften ist man leicht geneigt, die Ebene der neurobiologischen Grundlagen als die zentrale Fragestellung anzusehen, aber das verkennt die Komplexität der Zusammenhänge, denn was auf der molekularen Ebene in biochemischen Prozessen bei Lernvorgängen abläuft, ist *eine* Dimension des Lernens, die damit verbundenen kognitiven, emotionalen und volitiven Prozesse sind eine *andere* (*Rose* 1992; *Spitzer* 2000). Alle *Ebenen* sind gefragt. Das haben die „Cognitive Neurosciences" – wie *Michael Gazzaniga* (et al. 1998) die zentrale neue, ja revolutionäre Disziplin nannte – gezeigt, die heute das Leitparadigma ist für das Verstehen von komplexen Prozessen wie Lernen, Gedächtnis, Verhalten und dann natürlich auch für Entwicklung und Persönlichkeit – gesunde wie auch gestörte, kranke. *Natur* und *Kultur*, (Neuro)Biologie und Geist, molekulare Prozesse und mentale Zustände sind nur in ihrer *Interaktion* zu verstehen, als ultrakomplexe Konnektivierungen, und das verlangt die enge Zusammenarbeit von Neuro- und Kognitionswissenschaften, von Biologie und Psychologie, von Psychotherapie und Neuropsychiatrie (*Kandel* 2001), aber auch von Philosophie und Neurowissenschaften, von Ökologie, Sozialwissenschaften, politischen Wissenschaften und Ökonomie – die Sprachwissenschaften und Kulturwissenschaften nicht zu vergessen.

Grundlage jeder Entwicklung und Veränderung – sei es in den Lebensvollzügen des Alltags, sei es in der Therapie – ist der *lernfähige Organismus*, der durch das Lernen zum „**informed**

body", zum informierten *Körper* wird, auf dessen Basis sich eine Person mit einer spezifischen Identität ausbilden kann und dann ist **„informed body**" ein wissendes, selbstreflexives, ***informiertes Leib-Subjekt***, vielleicht ... ein *weiser* Mensch.

»Ein ***Organismus*** ist zu sehen als das Gesamt integrierter biologischer Prozesse lebendiger Zellen bzw. Zellverbände, zentriert in ihrem jeweiligen Kontext/Kontinuum (Habitat, Nische), mit dem sie unlösbar verbunden sind: Organismus ist „fungierender" Umwelt/Mitwelt/Innenwelt/Vorwelt-Prozeß.

Der in die *Lebenswelt* eingewurzelte Mensch hingegen ist *Organismus und Subjekt zugleich*, ist ein nicht nischengebundenes „human animal", das im Verlaufe der Evolution durch die Ausbildung eines höchst differenzierten Cortex – der und dessen Funktionen selbst Ergebnis neuronaler Selektionsprozesse sind (*Edelman*) – Überlebensfähigkeit gewonnen hat und zwar in „fungierenden" *und* „intentionalen" Umwelt/Mitwelt/Innenwelt/Vorwelt-Prozessen. Diese Überlebensfähigkeit zentriert in der Möglichkeit des Menschen zur *„exzentrischen Reflexivität* und *Repräsentation seiner selbst"*, ja aufgrund rekursiver und evolutiver Prozesse der Kultur zu *„Metarepräsentationen seiner selbst"* als Mensch eines spezifischen Kulturraumes: z.B. als Angehöriger eines Stammes, als römischer Bürger, als Vertreter eines Standes, als Citoyen, emanzipiertes Individuum, als *polyzentrisches Subjekt* einer transversalen Moderne. Er ist ein Wesen, das sich seiner selbst und der Transversalität seiner eigenen *Natur* und seiner *Kultur* bewußt geworden ist und in permanenter Selbstüberschreitung bewußt wird, ja das sich selbst und seine Lebensbedingungen gestaltet, aber damit die organismische Basis seines Subjektseins dennoch nicht verlassen und verlieren kann, genausowenig wie *Kultur* ihrer Basis, der *Natur*, zu entkommen vermag.

Ein Mensch ist der Prozeß einer produktiven Subjekt-Welt-Bewußtsein-Verschränkung in actu, in dem dieser Prozeß selbst durch höchst komplexe informationale Formatierungen auf einer Ebene von Metarepräsentationen reproduziert wird, wobei sich auch die Konstituierung eines Bewußtseins und damit von Subjektvität vollzieht. In diesem Prozeß kommt sich *dieser selbst* in der und durch die Metarepräsentativität als Strom subjektiven Selbsterlebens zu Bewußtsein und vermag selbst diesen Vorgang im Sinne einer *Hyperexzentrizität* zu erfassen. Als Produzierender und Produzierter, Erkennender und Erkannter zugleich bleibt in diesem gesamten Geschehen indes für den Einzelnen ein *„strukturelles punctum caecum"*, das durch den Blick von Anderen, die Erkenntnis- und Forschungstätigkeit von Anderen – potentiell der gesamten Menschheit – gemindert, aber nie gänzlich beseitigt werden kann, damit also auch eine kollektive strukturelle Einschränkung bedeutet (*Petzold* 2000h).«

Der *Organismus* ist das materielle Substrat, der *Leib* ist der Ort und das Medium des Lernens. Gedächtnis ist letztendlich *„Leibgedächtnis*" auf der Grundlage des biologischen Organismus, in dem Informationen aus der Außen- und Innenwelt (aus den Organen, Muskeln, Nerven und ihren Aktivitäten) aufgenommen, bearbeitet und archiviert werden. Es geht dabei um *komplexe Informationsverarbeitung komplexer Informationen* und um komplexes Verhalten/Lernen von Menschen aller Alterstufen – vom Föten bis zum Hochbetagten[45]. Es geht um die Interaktion von Menschen mit ihrem *„environment"*, um eine Verarbeitung von Umwelt-Input und die damit im Verarbeitungsprozeß verbundenen cerebralen Aktivitäten (= Lernprozesse), die selbst und durch die mitlaufenden Prozesse auf der Verhaltensebene beständig neue *Information* generieren: ***„movement produced information***". Das geschieht auf einer konkret leiblichen Ebene: den neuronalen/cerebralen und physiologischen/immunologischen Systemen in der *Synergie* von externalen Informationen aus Kontext/Kontinuum und internalen Informationen aus der Leibsphäre. In der *Konnektivierung* der Informationsflüsse kommt es zu Neuorganisationen und in diesen selbstorganisationalen Prozessen *emergieren* neue Muster (*Krohn, Küppers* 1992), die Information auf höherer Ebene *„formatieren*" und komplexe Wirklichkeit besser wahrzunehmen, zu verarbeiten und in Handlungen zu strukturieren erlauben (*Petzold* et al. 1994). In der Synergie von externalen und internalen Informationen (*Oyama* 1985) aus und in unterschiedlichsten Ebenen steht das Leibsubjekt/der Mensch in einem ununterbrochenen Strom von bewußtem/*supraliminalem* und (in unendlich umfassenderer Weise) nichtbewußtem/*subliminalem* infomationalen Input, der in seinen Gedächtnisarchiven ein „processing" durchläuft (*Perrig* et al. 1993) und festgehalten, „archiviert" wird (*Tulving* 2000; *Tulving, Craig* 2000), den lebensalterspezifischen mnestischen Kapazitäten entsprechend – sie sind bei älteren Kindern und Erwachsenen andere als bei Kleinkindern, die z.B. mit sechs Monaten Ereignisse nur 24 Stunden, mit neun Monaten schon 30 Tage behalten können und erst mit der Ausreifung des Frontallappens im Verlauf des zweiten Lebensjahres langzeitiger erinnern können. Er wird mit diesen sich stets überschreitenden Informationszuflüssen **transversal „informierter Leib"** (*Petzold* 1988n, 192), dessen vielschichtiges Funktionieren von der Transmitteraktivität bis zur Grobmotorik, von der Wahrnehmung bis zur endokrinen Sekretion – den Molekülen also bis zum subtilen Gedanken im reflexiven Bewußtsein (*Rose* 1992) – im „Leibgedächtnis" festgehalten wird, ein Kernkonzept, das nachstehend kurz präzisiert werden soll:

»Unter dem Begriff „**Leibgedächtnis**" (*Petzold* 1970c; 1981h), der im Integrativen Ansatz ursprünglich phänomenologisch-hermeneutisch konstituiert worden war, werden folgende Gedächtnissysteme gefaßt: 1. Die neuronalen Speichersysteme[46]. Sie umfassen das kurzzeitig modalitätsspezifisch speichernde „*sensorische Gedächtnis*" (*Cowan* 1995), das „*Kurzzeitgedächtnis*" (*Mayes* 2000), das „*Langzeitgedächtnis*" – als ‚deklaratives Gedächtnis' den Assoziationscortices (*Bailey, Kandel* 1993, 1995) zugeordnet – oder als ‚prozedurales Gedächtnis' mit den Regionen Kleinhirn, Basalganglien, Parietallappen, somatosensorischer, motorischer Cortex, teilweise dem Präfrontalcortex verbunden (*Pascual-Leone* et al. 1995); 2. die immunologischen Speichersysteme[47], z.B. die langlebigen Lymphozyten[48]. Erwähnt sei noch 3. das genetische Gedächtnis – ursprünglich Feld der „Vererbungslehre" (*Vogt* 1969) –, das mit der Kartierung des menschlichen Genoms ein Zentrum öffentlicher Beachtung geworden (*Macilwain* 2000) ist und mit der behavioralen Genetik bzw. developmental genetics auch für den therapeutischen Bereich Perspektiven bietet (*Plomin* 1994, 2000), wobei das „*Lernen des Genoms*" kaum ein Feld psychotherapeutischer Intervention werden wird« (*Petzold* 2002b.)

Im Leibgedächtnis kommen all diese Bereiche des Gedächtnisses „*synergetisch*" zum Tragen. Das genetische Gedächtnis (3.) stellt die Basisstrukturen bereit, in denen sich die Prozesse der neuronalen und immunologischen Gedächtnissysteme vollziehen können. Durch „events" „aufgerufen" und aktiviert werden können die Systeme 1 und 2, mittelbar auch das System 3. – Bewußtseinsfähig werden können nur *Inhalte* von System 1 und auch das nur zu einem sehr geringen Teil (*Perrig* et al. 1993), weil die Mehrzahl der Prozesse als „fungierende Neurophysiologie" abläuft (*Eichenbaum* 1993, 1997), durch nichts dem Bewußtsein zugänglich zu machen! Hier ist die Grenze jeder psychoanalytischen Arbeit. Das, was aber zugänglich ist und werden kann, ist immer mit der Gesamtreaktion des Leibes verbunden: Eine böse Erinnerung läßt Menschen erschaudern, eine gute kann sie wohlig erschauern lassen – die „Gänsehaut" ist beidemal einbezogen, ein Amygdalaarrousal desgleichen. Der „**informierte Leib**" setzt seine Informationen frei, und je vielfältiger er sensorisch stimuliert wird – visuell, olfaktorisch, taktil etc. –, desto mehr Material wird in den Leibarchiven aktiviert, was akkumulativ zu Prozessen der *innersektoriellen Konnektivierung* cerebraler Modalitäten führt: das „Bild der Erinnerung" wird komplexer, schärfer. Deshalb wird in der Integrativen Arbeit mit Leib und Bewegung, mit kreativen Medien bei vorliegender Indikation „*Erlebnisaktivierung*" durch „*multiple Stimulierung*" (*Petzold* 1988f) eingesetzt, die unendlich mehr an Gedächtnisaktivierung – nicht nur auf der Inhaltsebene des Verbalen, sondern auch auf der Ebene emotionalen und propriozeptiven Erlebens, des gesamtleiblichen Erlebens also – bewirkt als in assoziationsgegründeter psychoanalytischer Arbeit. Es ist auch anzunehmen, daß die Arbeit mit Gefühlen in der Prozeß-erlebensorientierten Therapie nach *Greenberg, Rice, Elliott* (2003) ihre Wirkungen auch aufgrund dieser Stimulierungseffekte hat, selbst wenn sie theoretisch anders konzeptualisiert. Das „erlebte Leibgedächtnis", dessen sich der erinnernde Mensch „inne wird", ist – obwohl es nur einen geringen Ausschnitt des vorhandenen, ja des aktivierten Materials zugänglich macht, als „subjektives Leibgedächtnis", gesättigt mit *autobiographischen Memorationen* (*Conway* 1990) –, für das Selbst- und Identitätserleben des Subjekts (*Petzold* 2001p) von herausragender Bedeutung, eben weil es mit seinen vielfältigen Informationsebenen *kognitives, emotionales, volitives, somatomotorisches* und *perzeptives* Geschehen mit einbezieht, die gesamte Person involviert und *subjektiv bedeutsame* Erfahrungen und das Erleben von *persönlichem Sinn* (*Petzold* 2000k, 2001k, 2003k) ermöglicht – wiederum *leibhaftig*. Damit wird zu der neurowissenschaftlichen Perspektive wieder die phänomenologisch-hermeneutische gewonnen: denn ohne persönliche Sinnsysteme (die von der Psychologie gut erforscht sind, vgl. *Dittman-Kohli* 1995) bleibt für das Subjekt, sein Erleben und Leben, bleibt damit auch für die subjektzentrierte, die „intersubjektive" Psychotherapie das neurophysiologische Fundament ohne Bedeutung.

Bedeutsam wird es aber, wenn TherapeutInnen und KlientInnen darum wissen, daß in Prozessen multipler Stimulierung und den dadurch bewirkten Zuständen „transversaler Aktiviertheit" es möglich wird, daß *korrigierende* und *alternative* Erfahrungen (es sei erinnert, sie werden differenziert, dieses Buch, S. 695f) aufgenommen und internalisiert werden können, wenn sie in der Therapie mit richtiger „Passung" und in einer Qualität eines „multiplen sensorisch-stimulierenden Angebots" bereitgestellt werden, so daß sie von PatientInnen angenommen werden und damit die Chance bieten, zu vorhandenen dysfunktionalen Gedächtnisinhalten durch die Verankerung neuer alternativer Inhalte einen Fundus bereitzustellen, auf den – Übung vorausgesetzt – im Lebensvollzug zurückgegriffen werden kann. Das korrektive bzw. alternative Erleben in der Beziehungserfahrung mit der Therapeutin oder in der Therapiegruppe (*Aktionsphase* des „Tetradischen Systems", *Petzold* 1974j, 313) muß durch übende Sequenzen und Transferarbeit und -begleitung (*Neuorientierungsphase*, ibid. S. 333) verankert werden. Durch die Konzepte „informierter Leib" und „Leibgedächtnis" werden so in organischer Weise das *psychodynamische*, das *humanistisch-experientielle* und das *behaviorale* Paradigma verbunden, wie schon 1974 (ibid. S. 302) und im „Tetradischen System" (ibid. 313 und schon *Petzold* 1970c, 29) aufgezeigt. Darin liegt ein besonderer Verdienst des Integrativen Ansatzes, der diese Verbindung über die *Integratoren* „Leib und Lernen" ermöglicht hat.

All die angesprochenen Bereiche sind also mit leiblich-konkretem „komplexem Lernen/Verhalten" befaßt, Bereiche, die keineswegs vom behavioristischen (nicht behavioralen) Lern- und Verhaltensmodell, den gängigen Modellen der Verhaltenstherapie abgedeckt werden, sondern die interdisziplinäre Arbeit vielfältiger Forschungsrichtungen bedürfen, um – in weiterer Ferne – zu hinlänglich konsistenten, breit akzeptierten übergreifenden *„transdisziplinären"* (*Petzold* 1998a, 27) Lerntheorien zu gelangen.

Lernen, das dürfte deutlich geworden sein, bedeutet immer auch Gedächtnisleistung, ist ein differentielles Geschehen, das mit unterschiedlichen cerebralen Prozessen und Strukturen verbunden ist (*Salmon* et al. 1995). Dabei „lernt" nicht nur der „Organismus", die sich beeinflussenden, aktivierten Neuronen, wie schon *Donald Hebb* (1949/1988, 50) zeigte, sondern natürlich auch der Mensch, in dessen Organismus, dessen Hippocampus etwa, *Langzeitpotenzierungen* (*LTP Long Term Potentiation*) der synaptischen Erregungsübertragung erfolgen (*Eichenbaum, Otto* 1993). Es „lernen" die Synapsen, indem sich etwa bei entsprechenden

„auffordernden" Innen- und Außenreizkonstellationen (*external and internal affordances*) – ich habe *Gibsons* Konzept auf die somatische Innenwelt ausgedehnt[49] – die Transmitterproduktion und die Rezeptorenzahl und -ansprechbarkeit im glutaminergen Prozeß umreguliert (*Baudry, Davis* 1991, 1994). Derartige Up- und Down-Regulationsprozesse: präsynaptische Steigerung/Verminderung der Ausschüttung von Botenstoffen, postsynaptische Zunahme/Abnahme von Rezeptoren, extrasynaptische Verminderung des Abbaus bzw. der Wiederaufnahme der Transmitter (was die Transmitterverfügbarkeit an den Rezeptoren steigert), morphologische Veränderungen zur Verbesserung der synaptischen Übertragung als *neurophysiologische Lernprozesse* (*Bliss, Collingridge* 1993) finden sich natürlich nicht nur beim wichtigsten exitatorischen Neurotransmitter *Glutamat*, der eine herausragende Rolle (*Dingledine* et al. 1999) bei der Mehrzahl der *mentalen Vorgänge* spielt. Unter *mentalen Vorgängen* verstehe ich die perzeptiven, kognitiven, emotionalen, volitiven Prozesse im ZNS, die jeweils mit gesamtorganismischen Prozessen einhergehen (*Damasio* 1995) – z.B. endokrinen und immunologischen (*Card* et al. 1999), wie z.B. bei der HPA-Axe, der Hypothalamus-Hypophysen-Nebennierenrinden-Achse (*Kirschbaum, Hellhammer* 1999). Ähnliches findet sich bei der *Cortisolsteuerung* mit ihren von spezifischen Streßkonstellationen abhängigen stimulierenden, unterdrückenden und permissiven Wirkungen (*Sapolsky* et al. 2000) etwa in der chronifizierten PTSD-Physiologie (*Petzold, Wolf* et al. 2000), wo die in Langzeitwirkung traumabedingte Cortisoluntersteuerung als Prozeß eines physiologischen „*emergency learning*" mit einer Zunahme von Glucorticoidrezeptoren beantwortet wird (*Yehuda* 1997, 2001; *McEwen* 1999a,b), eine für Notsituationen wirksame und *sinnvolle* Dysregulation ist, die vielfältige Auswirkungen hat – vielleicht die Erinnerungsdefizite bei gewissen TraumapatientInnen (*Chun* 1999) oder selbstverletzendes Verhalten usw. bewirkt. Ähnliche Lernprozesse finden sich im *dopaminergen System. Dopamin* spielt als „Belohnungstransmitter" (*Berridge, Robinson* 1998) in Lernprozessen durch Einflüsse auf Arbeitsgedächtnis, Aufmerksamkeit, Emotionen, Erregung, Bewegungssteuerung eine eminente Rolle (und bekanntermaßen bei Parkinson-, Schizophrenie-, Suchterkrankungen) und innerviert fast den gesamten cerebralen Cortex[50]. Forschungen zum Verhalten dopaminerger Neuronen zeigen in eindrucksvoller Weise, wie bedeutsam das Verstehen der neurophysiologischen Prozesse für ein Konzept des Lernens ist – auch des sozial als dysfunktional bewerteten Lernens, etwa bei Suchtmittelabhängigkeiten oder bei der Spielsucht[51]. So kommt es in Verstärkungsprozessen durch Belohnung (nicht bei negativer Verstärkung, d.h. Bestrafung) zu erhöhter Dopaminausschüttung, allerdings nicht als Response auf eine bestimmte Belohnung, sondern die dopaminergen Neurone feuern, wenn ein *Unterschied* zwischen *erwarteter* und *eingetroffener* Belohnung festgestellt wird. Das ist Lernen. Und das hat eine einleuchtende Logik, denn wenn der Organismus/das Cerebrum in operantem Konditionieren gelernt hat, einen bestimmten Stimulus mit Belohnung/Dopaminausschüttung (die gesucht wird) und Bestrafung (die vermieden wird) zu koppeln, woraus sich eine *Erwartung* an diesen Stimulus habitualisiert – bei „Bravsein und Aufessen" kann das Kind mit Mutters Lächeln/Belohnung rechnen – tritt eine Gewöhnung ein. Kommt es dann zu einer anderen Antwort als die erwartete, sozusagen als „Überraschungseffekt" – „So, du hast nun genug gegessen, du mußt nicht alles aufessen!" verbunden mit „großem Lächeln" – erfolgt auf die Feststellung dieser Novität als *Differenz* zum Bekannten/Gewohnten eine erhöhte Dopaminausschüttung im frontalen Cortex (*Waelti* et al. 2001). Es sind persönliche und gemeinschaftliche Erfahrungen des ***Gelingens***, das Erleben des ***Siegens*** und des Triumphes des Sieges, aber auch Erfahrungen des ***Überwindens*** (*Petzold* 2001m), wenn man durch große Gefahr hindurchgegangen ist, in Situationen der Unterdrückung und Bedrohung letztlich doch „obsiegt" hat, ein Trauma überwinden konnte, die durch die in derartigen Erfahrungen zur Wirkung kommenden dopaminergen Bekräftigungen und die exhilerierende Wirkung der gleichzeitig intensivierten Endorphinausschüttungen Lernen fördern. Das bestätigt Konzepte wie die des *„Lernens durch Experimentieren"* (*J.L. Moreno*), des *„Lernens durch Erleben"* (*experiential learning, F.S. Perls*), des *„Lernens durch Faszination"* (*G.B. Leonard*), *„Lernen durch Evidenzerfahrungen"* (d.i. in körperlich-performatorischem Erleben, emotionaler Erfahrung und rationaler Einsicht in Bezogenheit *H.G. Petzold*), Konzepte, die in Formen „humanistischer Pädagogik" (*Dauber* 1997a,b) zum Tragen kommen, wie sie u.a. von *G. Brown, R. Cohn* oder als „Integrative Pädagogik" mit dem Prinzip der „multiplen Stimulierung" und der „**Performanzorientierung**" von *H. Petzold* und *J. Sieper* entwickelt wurden – hier vor dem Hintergrund des Metakonzeptes des *transversal „informierten Leibes"*[52]. Ein derartiges experientielles, performanzorientiertes Lernen als Verarbeiten von „**performance produced information**", die im *„prozeduralen Gedächtnis"* gespeichert wird, ist auch neben dem Lernen von **Kompetenzen**, gespeichert im *„semantischen Gedächtnis"*, die Grundlage psychotherapiespezifischer Lernprozesse, die nun, mit Forschungsergebnissen zur Neurophysiologie des Lernens verbunden, die erforderliche „Anschlußfähigkeit" an die Grundlagenwissenschaften finden können.

Deren Forschungen zeigen: die Ebene des Verhaltens hat eine klare Entsprechung in der Aktivierung dopaminerger Neuronen auf der Dimension der Belohnung und ihrer Erwartung. Derartige Prozesse können, wie z.B. eine Untersuchung von *Bao* (et al. 2001) nachwies, bei Aktivierung des dopaminergen Systems zur Veränderung kortikaler Landkarten führen. Eine kompakte Zusammenfassung:

*»**Das Gehirn lernt** (und das gesamte neuronale System und die mit ihm verbundenen somatischen Systeme, z.B. die Hypothalamus-Hypophysen-Nebennierenrindenachse). Es lernt in der Auseinandersetzung mit der wahrnehmend und handelnd erfahrenen Welt, hat es sich doch über die Evolution in dieser Auseinandersetzung mit all seinen Möglichkeiten und Grenzen ausgebildet und durch Lernen ausbilden können. Es ist dafür mit einer erheblichen **Neuroplastizität** ausgestattet – **über das gesamte Leben hin bis ins Alter** (Müller, Petzold 2002b). Das heißt, daß Menschen bis ins Alter lernfähig bleiben und ihre **Sinnerfassungs-, Sinnverarbeitungs- und Sinnschöpfungskapazität** erhalten, ja ausdehnen können, wenn die richtigen „auffordernden Situationen" (Lewin, Gibson) ihnen die entsprechenden Handlungs-/Lernmöglichkeiten in „Zonen optimaler Proximität" (Vygotsky) bieten, wenn solche Angebote zum Erproben von Performanzen vorhanden sind oder zur Verfügung gestellt werden und **wahrgenommen** werden können, **Performanzen** anregen, was mit einem Zuwachs von Neuronen in den stimulierten und für entsprechende performatorische Handlungsvollzüge aktivierten Hirnregionen verbunden sein kann – wiederum bis in hohe Alter. Die „affordances" der Umwelt, in die der Mensch eingebettet ist (embedded), die quer durch alle Erfahrungsbereiche bereitgestellten transversalen Informationen kommen im „komplexen Lernen" zum Tragen. Informationen von der ökologischen und sozialen Umwelt und aus allen Bereichen der somatischen Innenwelt als physiologische Stimulierungen werden wahr- und aufgenommen und verleiblicht (embodied) und das auf ganz konkrete Weise: Einerseits erfolgt Verleiblichung auf der neurophysiologischen Ebene – mit der sich die Neurowissenschaften befassen – durch Auslösung spezifischer „Physiologien" (Aktivität von Substanzen, die die Genregulation beeinflussen bzw. die als Neurotransmitter und Neuromodulatoren fungieren[53]), durch neue Transmitterkonfigurationen, neue Bahnungen, durch Zuwachs von Neuronen (new sprouting[54]). Andererseits erfolgt sie auf der personologischen Ebene – mit der sich Subjekttheorien und Persönlichkeitspsychologie befassen – durch Entwicklung neuer **Kompetenzen** und **Performanzen**: Wahrnehmungs-, Fühlens-, Wollens-, Denk- und Handlungsweisen, d. h. in komplexem Verhalten der „Person als ganzer" durch Informationen als Sinn- und Bedeutungssysteme (es geht ja nicht nur um „bits").*

So kann das Leibsubjekt begriffen werden als der ***transversal „informierte Leib"*** *(Petzold 1988n, 192, 297, 351) – ein Kernkonzept der Integrativen Therapie und Agogik.* ***Menschliches Lernen*** *ist damit mehr als das Zusammenspiel neurophysiologischer Prozesse, ausgeschöpfte Neuroplastizität (Ratey 2001, 201ff; Spitzer 2000, 148ff). Es ist eine* ***ultrakomplexe Syntheseleistung*** *von unterschiedlichsten, hochvernetzten Prozessen des* ***Leibsubjektes*** *und seiner „wahrgenommenen" relevanten Umwelt, bei der die faktische Wahrnehmung und ihre Bewertung (kognitves appraisal, emotionale valuation, vgl. Petzold 2002a, 432), der „subjektive Faktor" also, größte Bedeutung hat – ein Mensch gestaltet die Bedingungen seines Lernens mit. Aber es wirken auch unabdingbar soziale und ökologische, „kollektive" Faktoren: Kultur und Sozioökologie beeinflussen die Konditionen des Lernens nachhaltig, binden im Enkulturations- und Sozialisationsgeschehen individuelles und kollektives Lernen zusammen.« (Petzold 2002b)*

Eine solche komprimierte Zusammenfassung bedarf natürlich der konkretisierenden praxeologischen Entfaltung, die an dieser Stelle nicht gegeben werden kann (vgl. idem 1993p). Sie liegt in der Linie der Lernkonzeption, die diese ganze Arbeit verfolgt:

Wahrnehmen/Differenzieren/Konnektivieren ↔ Verarbeiten/Interpretieren/Integrieren ↔ Performanz/Handeln/Üben ↔ Wahrnehmen/Differenzieren/Konnektivieren ↔ usw. usw. ...

Das sind die Schlüsselbegriffe. Die ***Sequenzierung*** ist dabei durchaus variierbar, abhängig von der Komplexität der Informationen. *Gibson*ianer vertreten ja mit guten Gründen einen unmittelbaren „perception-action-cycle" (*Heft* 2001; *Bertental, Clifton* 1997), in dem die Prozesse nicht über die „cerebrale Steuerzentrale" laufen. Und derartige Prozesse gibt es – besonders im sensumotorischen Bereich. Bei komplexeren Vorgängen, immer wo Sprache, emotionale/kognitive Wertungen und Reflexion gefordert sind, kommen aber höhere cerebrale Aktivitäten mit ins Spiel, wie fMRI-Untersuchungen zur emotionalen Beteiligung bei moralischer Urteilsfindung neuerlich beeindruckend gezeigt haben (*Green* et al. 2001). So läuft also ein „Wahrnehmungs-Verarbeitungs-Handlungszyklus"[55] ab, in dem beständige Rückwirkungen bzw. Wechselwirkungen [↔] erfolgen.

5. Synchronisierung, Imitation, Empathie – „Spiegelneuronen" in der Leib- und Bewegungstherapie

In der Integrativen Leib- und Bewegungstherapie nutzen wir Leib- und Bewegungsphänomene, um durch sie spezifisch therapeutische Effekte zu erzielen (neben anderen Wirkmomenten natürlich), weil in jeder Aktion/Interaktion solche Phänomene beteiligt sind. Dabei setzen wir auf vier Ansätze, die von mir und meinen MitarbeiterInnen in besonderer Weise entwickelt wurden:

→ **MPI:** Wir fokussieren auf die im „eigenleiblichen Spüren" (*H. Schmitz*), im leiblichen „Selbsterleben" wahrgenommene Koordination durch **„Movement Produced Information"** (*Warren* 1988). Bewegung (Haltung, Gestik, Mimik „im Vollzug") informiert das Gehirn und *wirkt*, Lächeln z.B. erhöht den Endorphinlevel und regt das dopaminerge System an, was wir durch **Bottom-up-Techniken** des „emotings" und „Affekttrainings" nutzen: *from muscle to mind* (dieses Buch, S. 642ff).

→ **MIM:** Gleichermaßen verwenden wir auch mentale Ansätze, **Top-down-Techniken** der Imagination, Bilder und Vorstellungen, **„Mentally Imagined Motor-Actions"**, die Gefühle und Leiblichkeit beeinflussen: *from mind to muscle* (vgl. *Boschker* 2001).

→ **IMC:** Weiterhin nutzen wir die erlebte und mitvollzogene **„Interactional Movement Coordination"** – ich sprach und spreche von „Synchronisierung" in Kommunikationen/Interaktionen, wie sie sich in Modellvorgaben, Nachahmungen, Widerspiegelungen (dieses Buch, S. 593-605) zeigt. Sie werden gezielt angeregt, d.h. daß man die Patienten auf die Phänomene aufmerksam macht, so daß sie bewußt mitvollzogen werden, oder aber – genauso wirksam und manchmal sogar besser zu implementieren –, sie werden durch Bewegungsexperimente konstelliert, in denen sich Koordinationen aufgrund bereitgestellter „affordances" (*Gibson*) einfach „vollziehen". Es wird die *„unbewußte Informationsverarbeitung"* (*Marcel* 1983a,b; *Perrig* et al. 1993) angesprochen und genutzt.

→ **EIP:** Schließlich nutzen wir als kombinierte **Bottom-Up-Top-Down-Technik** die Evozierung von positiven Personeninternalisationen **„Evoked Internalized Personalities"**, ein Modell, das wir auch unter dem Namen der „inneren Beistände" (*Petzold* 1985l) popularisiert haben. Bei erzählenden Menschen im Alltag – häufig auch in Supervisionssituationen – erlebt man immer wieder, daß auf ihren Gesichtern, in ihrer Gestik und Mimik Gesten des Menschen erscheinen, von dem sie erzählen: sein Lachen, sein Ärger, seine Betroffenheit und das oft in beeindruckender Konkretheit, so daß man sagen kann: die Verinnerlichung dieser Person erfolgte keineswegs nur als „Bild", als „Repräsentanz" oder „Imago", sondern als ein *ganzheitlicher Eindruck,* so daß Qualitäten dieses Menschen auf einer leiblich-mimetischen wie auf einer imaginal-szenischen Ebene mnestisch fremd- und selbstevoziert werden können. Das machen wir uns zu Nutze, indem wir (etwa in der Traumatherapie; *Petzold, Wolf* et al. 2000, 2002) Patienten auffordern, in schwierigen Situationen wichtige Vorbilder, ressource persons, Beistände „innerlich" aufzurufen (top down), ja in ihre Haltung zu gehen, ihre Mimik „aufzusetzen", um so (bottom up) zu Umstimmungseffekten zu kommen (z.B. von Mutlosigkeit zu Zuversicht und Mut). *Bakhtins* (1981) Theorie des polyphonischen „inneren Sprechens" und die modernen persönlichkeitstheoretischen Ansätze zu einem „pluralen Selbst"[56], mein Ansatz des „POLYLOGS" (*Petzold* 2002c) als realer Netzwerksituation, die aber auch als verinnerlichter Polylog zum Tragen kommen kann, stehen hier im Hintergrund einer Sicht, die das Faktum einer bis in die Leiblichkeit gehenden „Einleibung" („Ich bin Viele!") als eine evolutionsbiologisch sinnvolle, im spiegelneuronengestützten Imitationslernen gründende Fähigkeit von Menschen therapeutisch in den Dienst nimmt. Auch eigene Seiten der Persönlichkeit können auf diese Weise mit stimmungsverändernder Wirkung evoziert werden, denn im Verlaufe seiner Entwicklung bildet ein Mensch verschiedene „Seiten", Facetten seiner Selbst, unterschiedliche Identitätsdimensionen aus (*Petzold* 2001p), in denen er durchaus „ein Anderer" sein kann (*Ricœur* 1990), und zwar in aller leiblichen Spezifität. (Ich habe in meiner Arbeit als *Imker* einen völlig anderen Habitus als in meiner Arbeit als Therapeut in der Klinik).

In diesen Behandlungsansätzen und neben ihnen werden spezifisch strukturierte Angebote eingesetzt: neuromotorische Spielmaterialien für Gruppenaktionen, Ballspiele, Waldlauf in Gruppen – Aufgaben, die eine hohe Koordination erfordern – oder spielerisches „emoting" (*Petzold* 1995g) im Sinne mimisch-pantomimischer Gruppenspiele, in denen man „Gefühle spielt", auf die „emotionale Ansteckung" setzt, die Rollen anderer übernimmt – manchmal für längere Sequenzen, z.T. intermittierend –; dies sind hier Standardmethoden, die wir differenziert entwickelt haben und zusammen mit Phantasieübungen als kombinierte Bottom-up/top-down-Strategien verwenden. Die mit einer gewissen Frequenz (10 – 20 Einheiten von 45 – 60 Minuten) angebotenen Behandlungen in der „übungszentrierten und erlebniszentrierten Modalität" (*Petzold* 1988n) schaffen eine Bahnung von Verhalten, setzen motivationale „Anker", die dann leicht angesprochen werden und z.B. einen „Bewegungswunsch" auslösen, „*Prävolitionen*", wie wir das genannt haben. Wenn diese dann zu einer Performanz kommen – etwa in einem „spontan" aufkommenden Laufen bei einem Spaziergang – und ins Bewußtsein treten („Macht das Spaß, mal 'nen kleinen Zwischensprint einzulegen!"), werden sie durch eine bewußte Volition unterstützt. Das Bewußtsein kann eben nicht nur ein „Veto" (*Libet* 2000) einlegen, sondern auch als *bewußte Volition* eine „Affirmation" geben. Es wird hier das durch die Entdeckungen von *Libet* (et al. 2000) erschlossene Wissen um die vorbewußten Willenshandlungen genutzt (*Petzold, Sieper* 2003), indem wir den „Willen locken" durch entsprechende Kontextangebote, die gemeinsames Wollen, „*Kovolitionen*", stimulieren und in die Performanz bringen, was Veränderungsmotivationen bestärkt und neues Verhalten auf allen Ebenen bahnt.

Synchronisation ist ein biologisches Grundphänomen. Neurone feuern im Gleichtakt, um ihre Aktivität zu koordinieren (*Steward, Strogatz* 1994). Menschengruppen klatschen oder skandieren synchronisiert.

Der „koordinierten Bewegung", der „Synchronisierung" von Bewegung, Mimik, Gestik, der emotionalen Lage, der Sprechrhythmik wurde in der Integrativen Leib- und Bewegungstherapie seit ihren Anfängen große Bedeutung zugemessen – sowohl in der *konfliktzentrierten* als auch in der *übungszentrierten* Arbeit[57]. Derartige Vorgehensweisen werden durch die „social learning theory", das „imitation learning" von *Bandura* (1969 a, b; *Sieper, Petzold* 2002) und die neuromotorische Koordinationsforschung[58] nahegelegt und durch die Entdeckung der „*mirror neurons*"[59] jetzt neurowissenschaftlich fundiert. Wenn wir nicht schon ein so breites Repertoire an Übungen gehabt hätten, wir hätten sie nach diesen Entdeckungen erfinden müssen. Unsere Behandlungstechnik des „*coemoting*", des Mitvollziehens von Emotionsmimik, -gestik, -atmung (*Petzold* 1995g; dieses Buch, S. 655ff), der „*covolition*", der Synchronisierung des Wollens und der Zielintentionen im leibtherapeutischen Prozeß wird auf jeden Fall durch diese Entdeckungen gestützt. Und in vielen „unspezifischen" therapeutischen Aktivitäten kommen Synchronisierungen zum Tragen (wenngleich nicht als die einzige Wirkmodalität), denn ganz ohne Frage gibt es auch in den körper- und bewegungsorientierten Therapieverfahren *unspezifische* und *spezifische* Wirkfaktoren. Von denen stimmen einige mit den von der Psychotherapieforschung herausgearbeiteten Faktoren überein (z.B. „Passung" zwischen Therapeutin und Patientin/gute therapeutische Beziehung, Akzeptanz und Wertschätzung. Das ist alles ohne die Beteiligung von Spiegelneuronen nicht möglich). Viele sind mit den von der longitudinalen entwicklungspsychologischen Forschung aufgefundenen „protektiven Faktoren"[60] identisch (significant caring other, soziale Orientierung – auch hier werden *mirror neurons* eine Rolle spielen etc.). Andere werden sehr spezifisch für die Körpermethoden sein. Einige seien genannt:

MPI – Movement Produced Information: Förderung eines positiven Leibbezuges/Selbstbezuges (*Fox* 1997), einer differenzierten leiblichen Selbstwahrnehmung, Bekräftigung positiver Kontrollüberzeugungen und körperbezogener „mastery experiences" (*Harter* 1978), Förderung ausgeglichener Tonusregulation und Entspannungsfähigkeit, physische Aktivierung und Konditionsförderung unter Nutzung von „mentalem Training" (*Boschker* 2001), multiple sensorische und motorische Stimulierung (*Mergner, Hlavacka* 1995) – insbesondere vestibuläre –, emotionale Modulierung „bottom up" durch postural-mimisch-respiratorische Einstellung von Emotionsmustern[61] etwa in der Therapie von Depressionen *(„Give yourself a smile for a while!")* wieder unter Nutzung von **„movement produced information"** der Haltung, Bewegung, Gesichtsmuskulatur[62].

IMC – Interactional Movement Coordination: Nutzung evolutionsbiologisch disponierter Nähemuster und Geborgenheitsreaktionen (dialogue tonique, intuitive parenting, sensitive caregiving[63]). Nutzung psychophysiologischer Synchronisationstendenzen bei Mitbewegungen (*Schmidt, Carello, Turvey* 1990) etwa in der „up regulation" von apathischen, abgestumpften Patienten (numbing reaction) oder der „down regulation" von übererregten Patienten (hyperarrousal reaction) in der Traumatherapie[64]; Spiegelung in der Face-to-face-Kommunikation, Bewegungs- bzw. Tanztherapie in Paarkonstellationen, gemeinsames Singen, rhythmisierte Narrationen usw.

EIP – Evoked Internalized Personalities: Nutzung internalisierter Persönlichkeitszüge stützender Mitmenschen (significant caring others) der Lebensgeschichte oder Gegenwart als „innere Beistände", die allerdings so konkret wie möglich in Mimik und Gestik leiblich evoziert werden. Eine spezifische Körperhaltung wird eingenommen, eine besondere Miene aufgesetzt, um Stimmungen und emotionale Lagen zu verändern. Auch stabile eigene „archivierte Persönlichkeitsseiten" können auf diese Weise aufgerufen und genutzt werden – das ist ein komplexerer Ansatz des **„movement produced information"** als die Nutzung eines einzelnen spezifischen Emotionsmusters.

Dies sind nur einige mögliche Wirkfaktoren oder -prinzipien, die im einzelnen und in ihrer Kombination „im Prozeß" und im Rahmen einer „intersubjektiven Beziehung" von guter „*Konvivialität*" (*Orth* 2002), d.h. einem guten freundlichen Miteinander – Therapie als „gastlicher Raum", wie er durch die *„**Grundregel**"* der Integrativen Therapie bereitgestellt werden soll (*Petzold* 2000a) – und von „integrer Zwischenleiblichkeit" zum Einsatz kommen und untersucht werden müßten. Nonverbale *und* verbale Kommunikation spielen für die erforderlichen Affiliationen als Prozessen wechselseitiger Annäherung, Resonanz und Annahme (Mutalität, *Ferenczi* 1934) eine große Rolle, denn ohne sie ist ein *„sensitive caregiving"* nicht möglich (*Petzold, van Beek, van der Hoek* et al. 1994). *Naturwüchsige* „zwischenleibliche" Interaktionsqualitäten (*Konfluenz, Kontakt, Begegnung, Beziehung, Bindung*, dieses Buch, S. 781-809) werden wichtig, sozialpsychologische wie *Affiliation* und *Reaktanz* (*Stroebe* et al. 2003[3]; *Müller, Petzold* 2003) bedeutsam. Damit wird die Hegemonie des *Übertragungs-Gegenübertragungs-Paradigmas* (idem 2000a) eingeschränkt (es behält natürlich eine spezifische Bedeutung).

Forschung muß sich demnach mit interaktional-kommunikativen Fragen befassen, mit Wirkungs-Nebenwirkungs-Effekten, nicht zuletzt auch mit der Erhebung physiologischer und immunologischer Parameter unter Einsatz moderner Technologien, z.B. bildgebender Verfahren. Im Unterschied zur Psychotherapie und zu weiten Bereichen der Psychotherapieforschung sind überdies für viele körper- und bewegungsorientierte Verfahren Wirkungen auf der Ebene offenen Verhaltens (Bewegung, Kraft/Schnelligkeit/Ausdauer, Spannung/Entspannung, *van der Mei, Petzold, Bosscher* 1997) und physiologischer Meßwerte gut zu untersuchen. Damit sind Wirkungsnachweise zu führen, die wiederum zur Entwicklung differenzierter Theoriemodelle beitragen können. Mit Blick auf psychologische Parameter steht die Forschung in der Körperpsychotherapie erst in den Anfängen, die sich aber mit positiven Perspektiven darstellen (*Geuter* 2002). Bei den biopsychologischen, neurowissenschaftlichen und bewegungswissenschaftlichen Zugängen ist m.E. für die hier diskutierten *Praxeologien* viel mehr zu gewinnen als durch ein dominantes „blending" mit *tiefenpsychologischen* Konzepten, wie es zuweilen versucht wird, weil diese – sieht man von einigen wenigen neueren Bemühungen ab (*Lorenzer* 2002; *Leuzinger-Bohleber* 1998a,b; *Solms* 2000) – weder eine wirkliche Anschlußfähigkeit zu den Neuro- und Biowissenschaften, noch zu den klinisch relevanten sozialpsychologischen Theorieständen Anschluß haben, noch zu den zentralen Erkenntnissen moderner Epistemologie, Anthropologie (*Fuchs* 2000) und Phänomenologie/Hermeneutik (*Ricœur* 1990/1996) – die poststrukturalistische Philosophie steht immer wieder geradezu in Gegenpositionen zur Tiefenpsychologie (vgl. *Dauk* 1989).

Die spezialisierte, *systematische* Arbeit mit leiblichen/zwischenleiblichen *Synchronisierungen* ist eine Vertiefungsaufgabe im übungs-, erlebnis- und konfliktzentrierten Vorgehen (idem 1988n) des Integrativen Ansatzes und erfolgt z.B.:

- ➔ auf der *neuromotorischen* Ebene – eine Gruppe laufender, wandernder, spielender, arbeitender Menschen synchronisiert sich in ihren Bewegungs- und Handlungsabläufen und wird in diesem Geschehen unterstützt;
- ➔ auf der *emotionalen* Ebene – eine Gruppe lachender, trauernder, zorniger Leute befindet sich aufgrund emotionaler Affektion, durch „*coemoting*" in einer gemeinsamen Stimmung bzw. Gefühlslage, die eine Feinabstimmung oder Umstimmung erfordert;
- ➔ auf der *volitiven* Ebene – eine Gruppe oder Mannschaft in einem Spiel, einem Wettkampf *will* gewinnen und sychronisiert alle Willenskräfte, um dieses Ziel zu erreichen; sie wird dabei gefördert. All das ist möglich, weil die Spiegelneurone die Intentionalitäten der Einzelsubjekte erschließen (*Rizzolatti, Fogassi, Gallese* 2000);
- ➔ auf der *kognitiven* Ebene – Gruppen von Menschen bilden eine gemeinsame Weltsicht, gemeinsame Werte aus (*social worlds, Petzold* 2000h) und kommen zu einer grundsätzlichen Übereinstimmung ihres Denkens.

All diese Ebenen sind in komplexen Prozessen konnektiviert und kommen in ihnen zum Tragen, etwa auf der Ebene der Sprache (*Rizzolatti, Arbib* 1998), in dem interaktionalen, kommunikativen Geschehen des Spracherwerbs, des Sprechens.

In *Polylogen* (*Petzold* 2002c), in der „Kommunikation nach vielen Seiten", synchronisieren sich die Kommunizierenden (*Rotondo, Boker* 2002). Damit wird die dyadische Dialogik überschritten (*Bakhtin* 1975, 1981; *Hermans, Kempen* 1993) in ein – auch von der Integrativen Therapie vertretenes – Paradigma „pluriformer Identität", ja eines „Pluralen Selbsts".

Die *Spiegelneurone,* die *Rizzolatti* und *Gallese* mit ihren Kollegen und Mitarbeitern entdeckt hatten, eröffneten neue Perspektiven auf komplexe Prozesse des Zwischenmenschlichen, Zwischenleiblichen[65]. Es handelte sich um „a class of neurons responding both when a particular action is performed by the recorded monkey and when the same action performed by another individual is observed" (*Gallese* 2001). Wenn der Affe eine Rosine aß oder beobachtete, daß sein Pfleger eine Rosine aß, feuerte jeweils das gleiche Neuron. Bei Menschen wurden gleichfalls Spiegelneurone nachgewiesen (*Stamenov, Gallese* 2002). Damit waren Erklärungsmöglichkeiten für die Ausbildung von Imitationslernen, Interaktion/Kommunikation, Sprachentwicklung, für Empathie, Intuition und die Fähigkeit, daß Menschen die Gedanken von anderen Menschen „lesen" können[66], in den Blick gekommen. Für *Vygotskys* Lernen in der „Zone optimaler Proximität", für *Morenos* „Lernen durch role playing", für *Banduras* „Lernen am Modell", für *Petzolds* „Lernen durch Synchronisierung" (etwa im Üben eines gemeinsamen Bewegungsvollzugs, im Abstimmen des Fühlens, Denkens, Wollens) in der Integrativen [Bewegungs]therapie bot die Entdeckung der Spiegelneurone und ihrer Funktion eine Basis für Hypothesenbildungen und Erklärungen, denn diese Neurone ermöglichen offenbar die Synchronisierungsleistungen, die für so viele komplexe soziale Phänomene Voraussetzung sind – von koordinierten Arbeitsvorgängen, Prozessen in Spiel- und Gesprächsgruppen, bis zur „Passung" in therapeutischen Beziehungen, zum Interplay der nonverbalen Kommunikation in der Leibtherapie, der „*wechselseitigen Berührung aus Berührtheit*" (*Eisler* 1991). Die *POLYLOGE* der frühen Hominiden, wenn sie etwa in Erzählrunden ums Feuer saßen (*Petzold* 2003g), im Kreis versammelt Jagd und Beutezüge beratschlagten, mit Lauten (*ulterances*) ihre Aktionen beim Sammeln, bei der Hatz und bei Arbeitsverrichtungen koordinierten, sind zugleich Ursache für die Ausbildung von Spiegelneuronen und – was ihre progredierende Differenzierung anbetrifft – auch ihre Folge: „Every time we are looking at someone performing an action, the same motor circuits that are recruited when we ourselves perform that action are concurrently activated" – „we have seen that both monkeys and humans possess a cortical mechanism able to match onto the same neuronal machinery action-observation and action-execution" (*Gallese* 2001).

Vom Subjekt selbst ausgeführte Handlungen und von ihm bei Anderen beobachtete Handlungen gleicher Art führen jeweils zu den gleichen neuronalen Aktivationsmustern, zu einem Lernen auf der neuronalen Ebene. *Wahrnehmungs-Verarbeitungs-Handlungsverschränkungen*, die im Integrativen Ansatz in vieler Hinsicht als bedeutsam angesehen werden (*Petzold, van Beek, van der Hoek* 1994), sind offenbar an die Funktion von Spiegelneuronen gebunden. Die Fähigkeiten, sich auf Andere einstellen, mit Anderen kooperieren zu können, bedürfen einer biologischen bzw. neurobiologischen Grundlage – der Kommunikationswerkzeuge von Mimik und Gestik mit ihren cerebralen Rückkoppelungen der **MPI**, der „*movement produced information*" genauso wie der *Synchronisierungsprozesse* der Spiegelneurone durch **IMC** „*Interactional Movement Coordination*", die vielleicht zur *Parallelführung* kognitiver Operationen, etwa im gemeinsamen Denken, beitragen (*Iverson, Thelen* 1999). Das alles sind *komplexe Lernprozesse sich synchronisierender Gehirne* (*Singer* 2003; *Sieper, Petzold* 2002), Prozesse, die wir uns auch in der verbale und nonverbale Elemente verbindenden integrativen Gruppentherapie gezielt zu Nutze machen (*Petzold* 1974j; *Orth, Petzold* 1995). In solchen *interaktionalen* Behandlungssettings – jenseits zurückgenommener psychoanalytischer „Abstinenz" und der Position „hinter der Couch", die Imitationslernen, das Fungieren der Spiegelneuronen und damit Lernen behindern –, bieten aktive Formen der Leib- und Psychotherapie einen Ort **„komplexen Lernens"**. (Dieses Konzept überschreitet die traditionellen behavioristischen Verkürzungen.) Leib- und Bewegungstherapie schließen als „zwischenleibliches Lernen" an evolutionsbiologisch disponierte Lernmuster (*intuitive parenting, sensitive caregiving, cooperative experimenting*) an und sind deshalb wohl auch so wirksam. Sie liegen jenseits ritualisierter Kunstformen therapeutischer Kommunikation (psychoanalytisches Couch-Setting, gestaltisches, stereotypes „Was fühlst du jetzt?", gesprächtherapeutische Paraphrasierung, bioenergetische Forcierung etc.) in natürlichen, spiegelnden, spielerischen Leid und Freude teilenden und Trost gebenden, ermutigenden und versichernden Kommunikationen und Interaktionen, in gemeinsamen *Kooperationen* und *Performanzen*.

Ramachandrans (2000) auf der Grundlage von *Rizzolattis* Arbeiten vorgetragenen weitreichenden Spekulationen über den „big bang" in der Humanevolution vor ca. 40 000 Jahren, als in Europa bei den Cro-Magnon Menschen komplexe kulturelle Leistungen (Werkzeuge, Verzierungen, Malerei) aufkamen, für die die Aktivität der Spiegelneurone zentral stände, sind in der Tat diskussionswürdig (*Hauser, Wolpoff* et al. 2000), und das auf vielen Ebenen:

Lernen erfolgt natürlich nicht nur durch die Aktivität von Spiegelneuronen, wenn man nicht in einen neurowissenschaftlichen Reduktionismus verfallen will. Und er betont auch: „mirror neurons are necessary but not sufficient" (ibid.). Mit *Lurija* (1979) ist Lernen als „cerebrale Gesamtleistung" zu sehen. *Rafael Núñez* zeigt, wenn er auf die „richness, the subtleties, the dynamism, and the complexity of the human mind" verweist (in *Hauser* et al. 2000), zu Recht eine Reduktionismusgefahr auf, denn:

Subjekte denken, nicht Neuronen. – Oder: *Neurons are not conscious; perceiving organism are* (*Skarda* 1999, 91).

Diese sind indes die materielle Grundlage des Denkens. Und deshalb verbinden wir im ***biopsychosozialen Modell*** des Integrativen Ansatzes den neurowissenschaftlichen mit dem phänomenologisch-hermeneutischen Diskurs, den naturwissenschaftlichen mit dem kulturwissenschaftlichen (*Petzold* 2001b; *Morris* 2000). Es findet sich hier – wieder einmal – eine Schnittstelle zum „body mind problem" (*Stoerig* 1985; *Bunge* 1984), dem Problem der Verschränkung von ***materieller*** (biochemischer, biophysikalischer) Wirklichkeit und ***transmaterieller*** (kognitiver, mentaler, psychologischer) Wirklichkeit, die die *materielle* als unverzichtbare Basis hat, so die Integrative Position (*Petzold, van Beek, van der Hoeck* 1994). *Ramachandrans* Diskurs löst dieses Problem nicht. Die auf *Merleau-Ponty* zurückgehende integrative Konzeption des „Leibes", in dem die *materielle* und *transmaterielle* Dimension verschränkt sind, bietet für uns ein Arbeitskonzept für den derzeitigen Stand unseres Wissens und unserer konzeptuellen Arbeit. Im Leibe wurde – u.a. durch die Mitwirkung von Spiegelneuronen – Weltwahrnehmung und Mitmenscherfahrung in komplexem Lernen *verkörpert* (eben darin liegt ein spezifisches Lerngeschehen) und – alle Rezeptivität von Außeneinflüssen übersteigend – zu einer je einzigartigen Subjekthaftigkeit *gestaltet*. Die an den *„cognitiv sciences"* orientierten *Entwicklungspsychologen* betonen die Entwicklung einer *„theory of mind"* (*Gopnik, Wellman* 1992), einer Theorie, die ein Mensch über seinen „mind" hat (*Fletscher* et al. 1995; *Gallagher* et al. 2000; *Happé* et al. 1996; *Stone* et al. 1998; *Vogeley* et al. 1999, 2001), um *jemand* zu sein (*Metzinger* 2003). Die Körpertherapeuten betonen die Wichtigkeit eines subjektiv erlebten

„Körperschemas". Aus integrativtherapeutischer Sicht indes ist eine Theorie des „***body-mind of a human subject*** *embedded in context/continuum*" als eine leibbasierte (*Berlucchi, Aglioti* 1997) umfassende „METAERFAHRUNG SEINER SELBST IN KONTEXT/KONTINUUM" (*Petzold* 2002b) angesagt. Diese basiert auf zwei Grundlagen:

1. Sie ist *einerseits* als selbstempathisch *erlebter* und bewerteter Prozeß zu sehen (eine limbisch-emotionale „valuation" des Selbst-Erlebens im Kontext/Kontinnum) sowie als selbstreflexiv *verstandener* und eingeschätzter Prozeß (ein präfrontal-kognitiver „appraisal" des erlebten Selbst als spatiotemporal eingebettetem). Dieser Prozeß gründet in dem, was im Integrativen Ansatz als „REFLEXIVES LEIB-SUBJEKT" bezeichnet wird, und konstituiert es auch zugleich.
2. Andererseits ist die „METAERFARUNG SEINER SELBST IN KONTEXT/KONTINUUM" an das empathische Erfaßtwerden durch Andere (die frühen „care giver" z.B.) gebunden, durch die eine wachsende „Sensibilität für sich selbst" und eine sich beständig vertiefende Selbstempathie möglich wird, aber auch die Fähigkeit zur Fremdempathie, des Herstellens von Umweldpassungen wächst. Man lernt – Spiegelneurone spielen hier eine Rolle – andere „minds embedded in context/continuum" zunehmend besser zu „lesen", selbst Andere zu empathieren und lernt dabei auch Vieles über das Menschenwesen in der Welt und damit wiederum über sich selbst in Kontext/Kontinuum – ein zirkulärer Prozeß, der mit der Zunahme komplexer neuronaler Bahnungen und der Etablierung spezifischer Genregulationen verbunden ist (etwa für Nähe/Distanz, Vertrautheit/Fremdheit – hier lägen Grundlagen für ein solide Bindungstheorie!).

Wechselseitige Empathie im Sinne des Erfassens eines anderen „minds" vor dem Hintergrund und im Bezug auf ein Bewußthaben des eigenen „minds" wirkte seit den Anfängen der Hominisation und ist ein spezifisch menschlicher Lernprozeß (*Fletcher* et al. 1995; *Happé* et al. 1996; *Vogeley* et al. 2001) – er fehlt den Tieren, die höheren Primaten (*Premack, Woodruff* 1978; *Cheney, Seyfarth* 1994; *Goodall* 1990, eadem et al.1993), die Cetacea und Delphinidae (*Gewalt* 1993; *Carwardine* 1996) vielleicht ausgenommen.

Diese Prozesse evolutionären Lernens sind älter als ein vermuteter „big bang" der Humanintelligenz an der Grenze zur Jungsteinzeit. Es müssen vielmehr *kontinuierliche kollektive Lernprozesse auf hohem Niveau* angenommen werden. In Afrika und Asien wurden weitaus ältere Zeugnisse der Werkzeugherstellung gefunden als in Europa – Acheuléen-Werkzeuge seit ca. 1,4 Millionen Jahren und einfache Schmuckformen –, was die eurozentrische „theory of the mind" mit einem „big bang" vor ca. 40 000 Jahren in Frage stellt. Außerdem läßt die Entwicklung des Hirnvolumens und -stoffwechsels (*Martin* 1990, 2002) schon 150 – 200 000 Jahre früher differenziertere Intelligenzleistungen annehmen und die gemeinschaftliche Überlebensarbeit des Gruppentiers „Mensch", wie sie aus den Funden ersichtlich wird, verweist auf eine doch schon recht komplexe, kommunikationszentrierte Sozialstruktur (*Petzold* 2003g). Die Artefakte zeigen technische Traditionsbildungen, die dokumentieren, daß bei der Weitergabe solcher handwerklicher und künstlerischer Fähigkeiten ein differenziertes Lehren und Lernen am Werk war, bei dem mimetische Imitations- und interaktive Synchronisationsleistungen – gestützt durch die Aktivität von Spiegelneuronen – eine zentrale Rolle spielten. Gemeinsames Tun in ökopsychosomatischen Out-door-events (*Petzold* 1974j), wie sie im Integrativen Ansatz entwickelt wurden und praktiziert werden: z.B. Lauftherapie (*van der Mei* et al. 1997), Naturerfahrung mit der Therapiegruppe im Nahraum integrer, „zwischenleiblicher" therapeutischer Beziehung (*Petzold, Orth* 1998) sind hier sehr förderlich und empirisch als wirksam erwiesen (*Schay, Dreger* et al. 2003).

Bei den Prozessen evolutionären Lernens handelte es sich einerseits offenbar um ein Geschehen, in dem motorische Nachahmung und andererseits der polylogische mimisch-gestische, prosodisch-vokale und protoverbale (*D. Bickerton* 1990) und irgendwann auch der verbale Austausch von Informationen eine Grundlage für *intrazerebrale Konnektivierungen und Kommunikationen* bildete, wie sie für das Gehirn eines voll kortikalisierten Hominiden des Sapienstypus kennzeichnend sind, dessen Großhirn nur zu 10-20% mit der Verarbeitung von Außeninput beschäftigt ist. Ansonsten beschäftigt sich „das System ... hauptsächlich mit sich selbst: 80 bis 90% der Verbindungen sind dem inneren Monolog [ich würde mit guten Gründen formulieren „Polylog", H.P.] gewidmet. Dies ist ein erster und starker Hinweis dafür, daß im Gehirn Prozesse ablaufen, die vorwiegend auf internen Wechselwirkungen beruhen und nicht erst dann einsetzen, wenn von außen Reize einwirken ... Bedeutsamer wird mit zunehmender Entfernung von den Sinnesorganen selbstgenerierte Aktivität, welche von den Sinnessignalen lediglich moduliert wird" (*Singer* 2002, 103). Diese inneren, von komplexen sozialen, höchst mimetischen und kommunikativen Situationen (*Iverson, Thelen* 1999) angeregten *POLYLOGE* (*Petzold* 2002c) waren für die Entwicklung von Sprache, exzentrischem Bewußtsein und Kultur – und damit für Subjekthaftigkeit – maßgeblich. Die multiplen informationalen Konnektivierungen durch Mimik, Gestik, Prosodik, Laute, Zeichen „zwischen sich gegenseitig abbildenden und reflektierenden Gehirnen" (*Singer* 2003, 195), waren die Grundlage von Bewußtsein (*Petzold* 1991a, 2002a) und Sprache, von komplexen kulturellen Leistungen einerseits und für die *intrazerebralen* Entwicklungen andererseits. Die Prozesse der Kortikalisierung im Verlauf der Evolution, des Entstehens kognitiver Architektur, die *Emergenz* immer komplexerer kortikaler Leistungen ist von den *POLYLOGEN* zwischen einzelnen Mitgliedern der Spezies Mensch bestimmt. Sie ermöglichen dann Simulationsleistungen, die *synchronisiertes Handeln* unterstützen, aber auch ein „mind-reading", ein empathisches Erfassen des Anderen ermöglichen (*Gallese, Goldman* 1998). Sie förderten aber auch die *cortico-corticalen POLYLOGE* zwischen den verschiedenen Hirnarealen, die unterschiedlichste Informationen verbinden: Geruch, Geschmack, ertastete Oberflächenstruktur, Temperatur, Gewicht, Farbe usw. zum „Gesamtperzept" etwa eines Apfels als einer *Synchronisations- und Syntheseleistung* – oder, komplexer noch, sie ermöglichen das Erfassen einer Gesprächssituation, ja die antizipierende Vorwegnahme des Gesprächsverlaufs, weil durch die sozialen Erfahrungen in zahllosen Polylogsituationen mit ihren vielfältigen *Performanzen* sich ein allen Gruppen- oder Kulturteilnehmern gemeinsames Wissen ausgebildet hat, ein „*common sense*", geteilte „*social worlds*" als Sets von „mentalen Repräsentationen"[67] (vgl. 1.1), Niederschlag kollektiver Erfahrungen auf verschiedenen Ebenen. Mit einer solchen Position wird affirmiert, was Kontexttheoretiker (*Bronfenbrenner, Cole, Rogoff*) in der Folge von *Vygotskij* (*Petzold* 2000h) herausgearbeitet haben: der gemeinsame *Kontext* bestimmt die gemeinsame *Kultur, intermentale* Wirklichkeit schafft *intramentale* (*Vygotskij* 1960, 191f). „Kinder [ja Menschen über ihre gesamte Lebensspanne sc.] wachsen in das geistige Leben der Menschen in ihrer Umgebung hinein" (ders. 1978, 88) durch „psychologische Werkzeuge" wie Sprach-, Symbol-, Zahlensysteme etc., wie *Vygotskij, Lurija* und ihre Schüler zeigen konnten. *Intracerebral* informieren sich einzelne Neurone und Ensembles von Neuronengruppen, sie antworten aufeinander, stimmen sich ab, polylogisieren (*Singer, Gray* 1995; *Singer* 1999a) und generieren auf diese Weise durch Formatierungen und Reformatierungen von informationalen Konfigurationen Wissensstände von immer größerer Komplexität, aber auch immer leistungsfähigere Wahrnehmungs-Verarbeitungs-Handlungsperformanzen (*Petzold, van Beek, van der Hoek* 1994), deren Ausdruck in kommunikativen Akten nach „außen“ zu anderen Hominiden hin zu Prozessen kollektiven Lernens, eines *Lernens durch POLYLOGE* führt, denn „im Laufe der Hirnentwicklung hat sich ... die Möglichkeit angeboten ... auch die Inhalte der hierarchisch höherstehenden assoziativen Speicher über die bereits vorhandenen Effektorsysteme zu externalisieren und damit Lebewesen mit ähnlich strukturierten Nervensystemen auf Zustandsänderungen im eigenen System hinzuweisen“ (*Singer* 2002, 218) bzw. spezifische innere Zustände zu kommunizieren. Primaten verfügen „über ein breites Spektrum akustischer und mimischer Signale, mit Hilfe derer sie ihre Gruppenmitglieder über ihre Stimmungen und Intentionen in Kenntnis setzen ... Die bereits für die einzelnen Gehirne charakteristischen rekursiven Prozesse weiten sich aus und beziehen die Gehirne der kommunikationsfähigen Artgenossen mit ein. Diese Iteration von Perzeption, Reflexion, Rekombination, Abstraktion, Kommunikation und Perzeption, die sich als unendliche Reihe fortsetzen kann, ist in der Lage, neue Systeme von fast beliebiger Komplexität hervorzubringen“ (ibid. 221). Diese anschauliche Beschreibung von *Wolf Singer* deckt sich weitgehend mit den Modellvorstellungen, wie sie auch in der Integrativen Therapie entwickelt wurden[68], nur daß wir den Akzent etwas anders setzen: die rekursiven Prozesse der Gehirne bestehen nicht „bereits“, d.h. seit eh und je, sondern die *intracerebrale* Rekursivität gründet in der permanenten Interaktion von Organismen mit ihren relevanten „environments“, in *intermentalen* Ereignissen, den Erzählungen (*narrations*) über diese Interaktion, die sich in Form von „*evolutionary narratives*“ (ibid.), von Mustern bzw. Programmen im Genom niedergeschrieben haben und sich bei jedem Organismus in seiner Interaktion mit gegebenen ökologischen und sozialen *environments* in entsprechenden Genexpressionen höchst spezifisch aktualisieren. Natürlich kann es nicht um die Frage nach der Henne oder dem Ei gehen: „Was war zuerst, der Polylog oder der plurifunktionale Neocortex?“, sondern es soll nochmals unterstrichen werden: Innere und äußere *POLYLOGE* bedingen einander und schaffen die Voraussetzungen für das Entstehen eines *sensus communis,* von „common sense“, von „social worlds“, von „représentations sociales“ (vgl. *S. Moscovici, A. Strauss, H. Petzold* u.a.), Phänomene, die in *POLYLOGEN* gründen, in der Sozialpsychologie intensiv untersucht wurden und für die Prozesse *kollektiven Lernens* kardinale Bedeutung haben (und damit z.B. auch für soziotherapeutische Interventionen oder gemeinsame leib- und bewegungstherapeutische Gruppenarbeit in der Integrativen Therapie).

6. Um abzuschließen

Derartige Konzeptualisierungen haben für die Psycho- und Körpertherapie durchaus hohe Relevanz, orientieren sie doch den Blick in vieler Hinsicht neu:

Die Bedeutung neurophysiologischer Prozesse wird akzentuiert: „Weil im Gehirn eine große Vielfalt von dynamischen neuronalen Phänomenen miteinander interagiert, entsteht immer eine einzigartige, individuelle Konstellation. Wir brauchen daher ein neues, vielschichtiges Paradigma, um psychische Störungen zielgenauer definieren zu können“ (*Ratey* 2001, 414).

Die **Neuroplastizität** und Lernfähigkeit in allen Altersstufen, auch im Senium wird unterstrichen, eine Position, die in der Integrativen Therapie schon immer aufgrund klinischer Erfahrung und theoretischer Konzeptbildung vertreten wurde (*Petzold* 1965; *Petzold, Bubolz,* 1976, 1979).

Die Neuropsychiatrie und kognitiven Neurowissenschaften zeigen heute der traditionellen Psychotherapie ihre Engführungen, und sie überwinden z.T. dabei einige der Reduktionismen der biologischen Psychiatrie.

„Es ist an der Zeit, daß im Bereich der Psychotherapie Irrationalität, Dogmatismus und Schulengläubigkeit durch Offenheit, fundiertes Wissen und vernünftige Entscheidungsprozesse abgelöst werden [...] Nur dann werden wirklich integrative Ansätze die Behandlung psychisch Kranker nachhaltig verbessern" (*Spitzer* 2000, 333).

Und damit sie ihrerseits nicht selbst wiederum zu eng greifen, zeigt man sich für den *interdisziplinären Diskurs* offen. „Die klinische Erfahrung von Psychotherapeuten stellt einen unschätzbaren Schatz von Wissen dar, der durch neurobiologisches Wissen um Mechanismen und Prozesse ergänzt und präzisiert werden kann" (idem 2001, 85), aber auch korrigiert werden muß, denn es finden sich auch gravierende Irrtümer und Fehlmeinungen. Die „Literatur zu verschiedensten Aspekten psychischer Störungen [steckt sc.] voller Unfug (sprich: nicht replizierten eigenartigen Befunden)" – so der gleiche Autor (ibid.). Gravierender ist es, wenn man das von der psychotherapeutischen Praxis aussagen muß, worum man im Bereich der Psychotherapieschäden und der Risiken und Nebenwirkungen nicht herum kommt (*Märtens, Petzold* 2002).

Die Divergenzen in der Konzeptbildung sind noch erheblich: „Die herkömmlichen Vorstellungen, man müsse ein verborgenes Trauma aufdecken, das an den Wurzeln des Leidens liege, hat sich weitgehend überlebt. Wir suchen heute eher nach Gleichgewichtverschiebungen des Neurotransmitterhaushalts, nach genetischen Abweichungen und nach Anomalien der Hirnfunktion. Wo wir einst von Über-Ich, Ich und Es sprachen, beschäftigen wir uns nun mit Serotonin, Gensequenzen oder mit neuronalen Netzwerken in verschiedenen Hirnregionen. Dennoch versuchen viele Psychotherapeuten nach wie vor Affekte zu behandeln, als seien diese das eigentliche Problem, anstatt zu ergründen, inwiefern sie Folge von tieferliegenden Störungen sind. Außerdem halten sie an einem Pasteurschen Krankheitsmodell fest: ein Krankheitserreger, ein Gegenmittel, eine Kur" (*Ratey* 2001, 412).

Die Diskussionen zwischen angrenzenden Feldern müssen in der Tat geführt werden, damit diese Felder selbst, damit Disziplinen, *scientific communities* und *communities of practitioners* *lernen*. Und diese Prozesse beginnen erst. Feldübergreifende, disziplinverbindende, Professionen konnektivierende *POLYLOGE* stehen in den Anfängen. Neues Wissen ist erforderlich, das ist klar, weil es sich als notwendig erweist, gezielt – nicht nur in Form unspezifischer Beieffekte – (*korrektives* und *alternatives*) Lernen auf der Ebene neurophysiologischer Lernprozesse zu fördern. Und es regt sich die Erkenntnis, daß es am besten gemeinsam generiert werden kann: „gemeinsam ist besser als gegeneinander" (*Spitzer* 2001, 83). Zahlreiche Positionen sind schon zwischen neurowissenschaftlich orientierten Therapeuten und forschrittlichen Körper- und PsychotherapeutInnen konsensfähig:

Performanzzentriertes Vorgehen erhält größere Bedeutung. Mikroökologien und ihre Einflüsse „über die Zeit" auf Verhalten, auf die Persönlichkeit werden stärker beachtet. Damit verbunden ist eine Zentrierung auf Wahrnehmungsprozesse. „Was und wie nimmt ein Mensch wahr und wie verarbeitet er das Wahrgenommene?" wird zu einer Kernfrage. „Der Kliniker muß zu ergründen versuchen, wie der Patient die Welt erfährt, und zwar in einem sehr konkreten, körperlichen Sinne" (*Ratey* 2001, 414), und er muß dabei erreichen, daß der Patient „sich aktiv an der Suche nach einer biologischen Ursache für seine Schwierigkeiten" beteiligt (ibid. 414) und dabei – das ist aus psychotherapeutischer Sicht zu betonen – müssen PatientInnen natürlich nicht nur auf biologische Kausalitäten schauen, sondern in der therapeutischen Partnerschaft (*Petzold, Gröbelbauer, Gschwend* 1999) und ihrer *informationstransparenten* diagnostisch-therapeutischen Arbeit, wie sie die „Grundregel" der Integrativen Therapie zu gewährleisten sucht (idem 2000a), auch in breiter Weise anschauen, was ihnen in ihrem Leben, ihrer jeweiligen Lebenslage, ihrer leiblichen Befindlichkeit, ihren Selbstprozessen als Personen gut tut und was ihnen abträglich ist.

Anmerkungen

1 *Rohde* 1882/1925; *Jüttemann* 1991; *Hinterhuber* 2001; *Benthien* et al. 2000, vgl. auch *Jütte* 2000.

2 *Kamper, Wulf* 1982; *Petzold* 1981h.

3 *Sereni, Sereni* 2002; *Helfferich* 1994; *Orth* 2003; *Petzold* 1998h.

4 *Lakoff, Núñez* 2001; *Núñez, Freeman* 2000. Überhaupt stellt die neuere Kognitions- und Bewußtseinsforschung für die Psychotherapie eine erneute. Herausforderung dar. Für den Integrativen Ansatz erlebten wir folgende Texte, auf die wir in anderem Zusammenhang eingegangen sind, als besonders anregend und mit unserem Paradigma kompatibel: 2002; *Dokic, Proust* 2002; *Globus* 1976, 2003; *Happé* et al. 1996; *Hatwell* et al. 2003; *Mac Cormac, Stamenov* 1996; *Mandler* 2002; *Mateas, Sengers* 2002; *Palmer, Occi* 1999; *Perry* 2003.

5 *Geulen* 1977; *Hurrelmann* 1995; *Petzold* 2001p.

6 Vgl. *Willke, Petzold, Hölter* 1991; *Steinmüller* et al. 2001.

7 Vgl. *Ukhtomsky* 1978; *N.A. Bernstein* 1967; *Anokhin* 1967; *A.R. Lurija* 1963, 1976, 1998.

8 *Damasio* 1995; *Rillaer* 1980.

9 Vgl. *Bakan* 1964; *Petzold, Orth* 1999; *Pohlen, Bautz-Holzherr* 1994.

10 Vgl. *Bertenthal, Cliffton* 1997; *Kalverboer, Genta, Hopkins* 1999; *Oerter, van Hagen, Röper, Noam* 1999; *Petzold* 1993j; *Petzold, van Beek, van der Hoek* 1994; *Thelen, Smith* 1994.

11 Nicht zuletzt nachteilig wirkt sich die fehlende oder einseitige Rezeption der modernen psychobiologischen Säuglingsforschung unter dem Selektionskriterium der Kompatibilität mit dem tiefenpsychologischen Paradigma von Seiten psychoanalytischer Autoren aus (*Stern* 1985; *Dornes* 1993, 1997).

12 Vgl. aus dem Bereich der Integrativen Therapie: *Petzold, Hass* et al. 2000; *Steffan* 2002; *Müller, Czogalik* 2003; *Märtens, Leitner, Steffan, Telsemeyer, Petzold* 2003; *Ebert, Möhler* 1997; *Heinl* 1997; *van der Mei, Petzold, Bosscher* 1997; weitere: *Koemeda-Lutz* et al. 2003a, b; *Müller-Hofer* et al. 2003.

13 Neben dieser „Bottom-up-Definition" des Theorie-Praxis-Verhältnisses in der „*methodengegründeten Praxeologie*" findet man auch „top-down" entwickelte „*theoriegegründete Praxeologien*" (z.B. die klinisch angewandte Psychoanalyse oder das psychodramatische Rollenspiel des komplexen psychosozialen Interventionsverfahrens von *J.L. Moreno*). Hier läßt sich „*theoriegegründete Praxeologie*" bestimmen „*als eine theoriegeleitete, systematische Praxis in angewandten Humanwissenschaften, in welchen Praxis und Theorie sich in reflektierter Weise forschungsgestützt durchdringen*". Zwischenformen und Übergänge sind in unterschiedlichen Entwicklungsstadien von *Methoden* und *Verfahren* möglich.

14 Integrativ: *Petzold* 1988n; *Röhricht* 2000; *Röhricht, Priebe* 1996; *Maurer* 1993, 1998; systemisch: *Petzold,* 1998a; *Vieth-Fleischauer, Petzold* 1999; *Schiepek* 1999; *Baxa* et al. 2002; *von Kibed* 2002; *Böckmann* 2000.

15 Z.B. *Thelen, Smith* 1994; *Kelso* 1995; *Shaw, Turvey* 1999.

16 Z.B. *Clark* 1999; *Varela* et al. 1991; *Haugeland* 1998.

17 *Tamboer* 1985, 1991; *Tiemersma* 1989; *Freeman* 1999; *Lakoff, Johnson* 1999; *Kamper, Wulf* 1981, 1984, 1989; *Jütte* 2000; *Benthien* et al. 2000.

18 *Bauer* 2002; *Clark* 1997; *Damasio* 1995; *Freeman* 1992; *Kandel* et al. 1996; *Núñez, Freeman* 1999; *Roth* 2002; *Spitzer* 2000 usw.
19 *Petzold* 1985g, 1988n; *Bauer* 2002; *Jeannerod* 1997; *Núñez, Freeman* 1999.
20 *Cabanac* 1999; *Petzold* 2002; *Li, Hombert* 2002.
21 *Petzold, van Beek, van der Hoek* 1994; *Núñez, Freeman* 1999; *Lakoff, Núñez* 2001.
22 Wie *Damasio, Edelman, LeDoux, Kandel* u.a.
23 Vgl. *Beek* et al. 1995; *Berthoz* 2000; *Kelso* 1995; *Petzold, Beek, Hoek* 1994; *Thelen, Smith* 1993; *Whiting* et al. 1990.
24 *Whiting* 1994; *Meijer, Roth* 1988.
25 Z.B.: *Hermann Haken* (*Haken, Haken-Krell* 1997, 94), *Scott Kelso* (1995), *Esther Thelen* (*Thelen/Smith* 1994), *Alain Berthoz* (2000).
26 *Beek* et al. 1995; *van den Berg* 2000; *Kawai, Savelsbergh, Wimmers* 1999.
27 *Petzold, van Beek, van der Hoek* 1994; *Boschker, Bakker, Rietenberg* 2000.
28 *Greenberg, Rice, Elliot* 2003; *Greenberg, Pavio* 1997.
29 *Bardy* et al. 1995; *Bruce* et al. 1996; *Glencross, Piek* 1995; *Proteau, Elliott* 1992; *Valenti, Pittenger* 1993.
30 *Kandel* et al. 1996; *Bloom* et al. 2000; *Damasio* 1997, 2000.
31 *Berthoz* 2000; *Bril* et al. 1998; *Kelso* 1995; *Meijer, Roth* 1988; *Whiting* et al. 1990.
32 *Petzold* 1994j; *Papoušek, Papoušek* 1993; *Kalverboer* 1993; *Savelsbergh* 1993.
33 *Thelen, Smith* 1993; *Bloch, Bertenthal* 1990.
34 *Oerter* et al. 1999; *Turner, Helms* 1994; *Rutter, Hay* 1994.
35 *Grawe* et al. 1994; *Petzold, Märtens* 1999.
36 *Ammann, Wipplinger* 1998; *Haisch* 1996.
37 Vgl. *Bunge* 1984; *Krohn, Küppers* 1992; *Petzold* et al. 1994.
38 *Linton* 1997; *Toomey* et al. 1993; *Green* et al. 1999.
39 Vgl. *Petzold, Goffin, Oudhof* 1993, *Müller, Petzold* 2003.
40 Vgl. *Holsboer* 1989, 1993; *Nemeroff* et al. 1984.
41 *Heim* et al. 1998, 2000; *Yehuda* 1997.
42 Vgl. *Petzold* 2001m; *Petzold, Wolf* et al. 2000, 2002; zur Familien-/Netzwerktherapie *Petzold, Josić, Erhardt* 2003.
43 Vgl. zum Ganzen *Petzold, Goffin, Oudhof* 1993.
44 Vgl. *Papoušek, Papoušek* 1992; *Petzold, van Beek, van der Hoek* 1994.
45 *van Heteren* et al. 2000; *Kawai* et al. 1999; *Hasselmo* 1994.
46 *Cowan* 1988; *Daum, Ackermann* 1997; *Markovitch* 1997; *Murray* 2000; *Tulving* 1995, 2000.
47 *Besedovsky, del Rey* 1991, *Schedlowski* 1994; *Schedlowski, Tewes* 1996, 1999.
48 *Sprent, Tough* 1994; *Zinkernagel* et al. 1996.
49 *Gibson* 1979; *Heft* 2001; vgl. *Petzold, Beek, van der Hoek* 1994.
50 *Williams, Goldman-Rakic* 1998; *Lewis, Sesack* 1997.
51 *Koop, Nestler* 1997; *Ziegengänsberger* 2000.
52 *Petzold, Brown* 1977; *Sieper, Petzold* 1993.
53 Vgl. *Kaczmarekt, Levitan* 1987; *Bunin, Wightman* 1999; *Kullmann* 1999.
54 Vgl. *Eriksson* et al. 1998; *Gould* et al. 1999; *Shors* et al. 2001.
55 Perception-processing-action-cycle, *Petzold* et al. 1994.
56 *Hermans, Kempen* 1993; *Rowan, Cooper* 1999; *Shotter* 1993, 1999.
57 Vgl. *Petzold* 1988n; *Hausmann, Neddermeyer* 1996; *Höhmann-Kost* 2002.
58 *von Holst* 1973; *Post* et al. 1998; *Schmidt* et al. 1990.
59 *Rizzollati* et al. 1996; *Stamenov, Gallese* 2002.
60 *Rutter* 1985; *Rolf* et al. 1990; *Petzold, Goffin, Oudhof* 1993.
61 *Bloch, Lemeignan* 1992; *Petzold* 1992b.
62 *Döring-Seipel* 1996; *Levenson* et al. 1990; *Damasio* 1997, 195ff; *Sheets-Johnston* 1999a, b; *Ginsburg, Harrington* 1996; *Hartmann, Schneider, Emrich* 2002.
63 Vgl. *Ajuriaguerra* 1962, 1970; *Papoušek, Papoušek* 1993; *Petzold, van Beek, van der Hoek* 1994.
64 Vgl. *Petzold* 2003d; *Petzold, Wolf* et al. 2000.
65 *Ramachandran* 2000; zur kritischen Diskussion, vgl. *Hauser* et al. 2001.
66 Vgl. *Rizzolatti, Arbib* 1998; *Gallese* 2001.
67 *Moscovici* 2001; *Petzold* 2003a.
68 *Petzold, van Beek, van der Hoek* 1994; *Petzold, Orth* 1998.

Epilog (1993j)

Dieses Buch war für mich ein Lernprozeß – und dies nicht nur oder gar überwiegend in kognitiver Hinsicht. Es brachte mich wieder, und zum Teil in neuer Weise, mit eigenen biographischen und aktuellen Lebensthemen in Kontakt, mit Erfahrungen, die ich mit wichtigen Menschen meiner Lebensgeschichte gemacht habe, *POLYLOGE*, die ich mit Freunden, Lehrern, Kollegen, Therapeuten, Patienten, Ausbildungskandidaten geführt habe, aber auch mit Themen, die ich schon in früheren Zeiten in Angriff genommen hatte (vgl. jetzt 2002c, 2002h). Wenn ich auch immer wieder beim Auswerten älterer Texte mit Überraschung erlebe, daß der Grundentwurf und die zentralen Konzepte der ***Integrativen Therapie*** schon in meinen ersten psychologischen bzw. sozialwissenschaftlichen Veröffentlichungen (1965, 1970c, 1974j) vorhanden waren, das „Ganze" schon sichtbar war, so sind die Prozesse des Durchdringens dieses Ganzen und die Ausarbeitung dieses Entwurfes ein permanentes Entdecken, Aneignen und schöpferisches Gestalten – komplexe Lernprozesse also (*Sieper, Petzold* 2002).

Lernen ist auch der kleinste gemeinsame Nenner, auf den die verschiedenen Psychotherapieformen gebracht werden können, der spezifischste Wirkmechanismus jeder Therapie. „In der Integrativen Therapie sehen wir – wie es für jede andere Form der Therapie gilt – therapeutische Veränderungen als *Lernprozesse*, Vorgänge der Differenzierung, Integration, Archivierung und Kreation, die durch das *Synergieprinzip* verbunden sind. Dabei wird Lernen als ein mehrdimensionaler Vorgang leiblicher Aneignung von Welt gesehen, der – gestützt auf die Gedächtnisarchive des Leibes – *Veränderungen* auf der Ebene der körperlichen, psychischen, kognitiven und sozial-kommunikativen Strukturen bewirkt und damit für das Individuum die Chance der persönlichen Emanzipation von den Determinierungen der Biographie und die Möglichkeit der *Freiheit* begründet" (1970c, 17; 1974j, 309). „What all psychotherapies have in common is that they are methods of learning" (*Corsini* 1984, 4; *Strupp* 1986, 123). Therapie ist damit eingegliedert in den Basisprozeß des Lebens, und dieser ist „*lernen*", wie *Lorenz, Riedl* und andere Vertreter der „evolutionären Erkenntnistheorie" herausgearbeitet haben, also ein Prozeß der Differenzierung, Integration, Kreation und der „Archivierung" dieses gesamten Geschehens. Das „***neue Integrationsparadigma***", dem mein Werk verpflichtet ist und das es mitinauguriert hat, *ist selbst eine solcher Lernprozeß* – nicht nur im Rahmen der „scientific and professional community" der Psychotherapeuten (*Corsini* 1984; *Corey* 1984; *Kriz* 1985; *Petzold* 1974j, 1984a) oder ein Lernen dieser Communities als Gesamtheit, sondern das *Integrationsparadigma* ist ein Lernprozeß von Menschen über Menschen, ein Lernprozeß sowohl der Theorien- und Model-builder, als auch der Praktiker. Für mich selbst war und ist es ein Prozeß des Nach*sinnens*, Nach*denkens*, des schöpferischen Tuns, der Selbsterfahrung und Selbstverwirklichung in *Ko-respondenz* mit den Menschen, die mir wichtig waren und sind (vgl. jetzt 2002h). Ich habe dabei wieder und wieder (so z.B. in den Schlußarbeiten zu diesem Buch) erfahren, wie mit jedem Lern- und Erkenntnisschritt sich neue Erfahrungsfelder auftun und der Sog der Zukunft und der Freiheit spürbar wird.

Integrative Therapie hat das Konzept der ***Differenzierung*** zur Voraussetzung und damit die Idee der *Vielfalt*. Sie ist im Konzept der *Integration* gegründet (*Orth* 1993; *Petzold* 1993o; *Petzold, Orth, Schuch, Steffan* 2001) und damit in der Idee des *Sinnes* (vgl. jetzt 2001k, 2002k). Sie hat das Konzept der *Kreation* als Konsequenz und damit die Idee der *Freiheit*. Es sollen diese für die Integrative Therapie so zentralen Begriffe zum Abschluß dieses Bandes noch einmal herausgestellt werden (vgl. 2002b):

»***Integration*** *(von lat. integer = ganz, vollständig, unverletzt) bedeutet – allgemein gesehen – das Zusammenfassen unterschiedlicher oder auch gegensätzlicher Elemente zu einem übergeordneten Ganzen bzw. das Lösen von Aufgaben auf einer höheren Strukturebene durch Prozesse, in denen sinnvolle Verbindungen und konsistente Vernetzungen geschehen**.

Integration *im zwischenmenschlichen bzw. sozialen Bereich – zwischen Gruppen, in der Familie, zwischen Freunden, in der Therapie usw. – erfordert mehrperspektivisches Wahrnehmen und komplexes Erfassen von Materialien, Ereignissen, Problemen, Aufgaben oder Konzepten aus dem Lebenskontext oder dem erinnerten oder antizipierten Lebenskontinuum in einer Art und Weise, daß in Ko-respondenz, in intersubjektiver Begegnung und ko-kreativer Auseinandersetzung Einzelfakten sich zu übergeordneten Zusammenhängen verbinden, die oftmals die etablierten Grenzen überschreiten und die Qualität eines Neuen haben. Dieses Neue macht wiederum Akte der* ***Differenzierung, Integration*** *und* ***Kreation*** *möglich – eine spiralige Fortbewegung, die beständig neue Zusammenfügungen schafft, neue Formen gebiert und genau in diesem Geschehen* ***Sinn*** *und* ***Freiheit*** *aufleuchten läßt.*

Sinn (vgl. jetzt *Petzold* 2001k, 2002k) *läßt sich als* **horizontaler Sinn** *bestimmen, als das, was Zusammenhänge schafft und Einzelphänomene, die am Horizont des Bewußtseins, auf der „Lichtung" auftauchen, zusammenbindet, so daß Bedeutungen gewonnen werden können, für den Menschen Orientierungen möglich werden, Richtungen (sens) und Ordnungen entstehen, an deren Rändern und in deren Zeitigung allerdings Bewegungen sich ankündigen und erkennbar werden. Diese Bewegungen verweisen auf einen* **vertikalen Sinn** *in einem noch nicht durch horizontale Strukturen geordneten Freiraum, ein kreatives Chaos vielleicht, das aber nicht sinn-los ist, sondern generative Matrix aller möglichen Ordnungen und allen Sinnes und damit ultimativer Ort der* ***Freiheit******, die ihrem Wesen nach das Schöpferische ist und sich nur in Freiräumen artikulieren kann.* **Vertikaler Sinn** *scheint „hinter der Grenze", jenseits des Bewußtseinsfeldes zu liegen, da er doch aus einem Jenseitigen auftauchte – aus den Tiefen eines Unbewußten –, oder der, da er wiederum auf ein „jenseits der Grenze" verweist, in unzugänglichen Höhen eines Überbewußten liegen mag, die das bewußt Erfahrbare und Erfaßbare übersteigen und die dennoch in uns eine unbändige Sehnsucht nach Überschreitung wecken und einen* ***Impetus****, nach Erfüllung dieser Sehnsucht zu suchen – ein Leben lang –, denn nur in der schöpferischen Überschreitung liegt* ***Freiheit****.*« (*Petzold* 1970c, 2)

---

* Diese Position wurde zu einer „Integrativen Theorie differentiellen Integrierens" ausgearbeitet, die „starke Integration" im Sinne der obigen Definition und „schwache Integration" als hinlängliche *Konnektivierungen* unterscheidet.

** Diese ist natürlich keine absolute, sondern eine *bedingte Freiheit*, begrenzt durch die Begrenzungen (*constraints*) unserer Leiblichkeit und durch das *Wollen* der Anderen, womit Freiheit sich als *ausgehandelt* erweist (vgl. *Petzold, Sieper* 2003) und – duch die „Arbeit an sich selbst" – als eine, die wachsen kann.

Mit dieser Bestimmung sinnstiftender und Freiheit begründender Differenzierungs- und Integrationsarbeit ist das Programm eines vielfacettigen integrativen Lebensstils und Lebensvollzuges umrissen und auch das Arbeitsprogramm Integrativer Therapie und Agogik aufgezeigt.

Die „*Integrative Therapie*" hat keinen Vollkommenheitsanspruch. Sie ist – trotz ihres weitgreifenden Ansatzes – nicht perfektionistisch, dazu ist sie zu spielerisch. Sie versteht sich als ***Entwurf*** und vertritt mit methodischer Konsequenz eine *prinzipielle Unfertigkeit*, die diejenigen, die sich ihr zuwenden, zur Auseinandersetzung zwingt, in *Polyloge* stellt: körperlich, emotional, intellektuell, geistig, sozial, ökologisch – leiblich-konkret also, *mit der ganzen Person*. Sie bemüht sich um eine ganzheitliche Sicht und weiß um die Grenzen dieses Strebens. Ihrer konzeptuellen Vielfalt steht die „Einheit der Erfahrung" als *Lebenserfahrung* gegenüber, die sich jedem Menschen in seiner ganz spezifischen Qualität erschließt, wenn er sich auf den ***herakliteischen Strom*** einläßt. Dieser Fluß von Wahrnehmen, Erfassen, Verstehen und Erklären der Welt über die Lebensspanne hin führt ihn zu seiner persönlichen Welt-Anschauung und Lebensphilosophie, zu Überzeugungen, die er mit seiner Konsensgemeinschaft teilt. In Alltagszusammenhängen kann auf diese Weise *Lebensweisheit* gewonnen werden. Therapeuten und Therapeutinnen können zu „*clinical wisdom*" finden, die noch über die „therapeutische Erfahrung" hinausreicht und auf deren Grundlage sie ihren Patienten und Patientinnen in einem *konvivialen Raum* liebevoller Zugewandtheit (*Orth* 2002) im Respekt vor ihrer *Andersheit* und *Würde* (*Levinas, Marcel*) Entwicklungsimpulse, Rat, Lebenshilfe und Trost zu geben vermögen sowie Prozesse der Problembewältigung, der Heilung, des Gewinns von *Souveränität* und der Emanzipation in optimaler Weise anstoßen, begleiten und fördern können, wie es in der „**Grundregel der Integrativen Therapie**" (dieses Buch, S. 1050) formuliert wurde.

Der Integrative Ansatz ist allein auf dem Boden dieses lebensweltlichen Bezuges erfaßbar, d. h. aber über eine Verschränkung von Theorie und Praxis, von Arbeit und Spiel, von heilendem Tun und Gestaltung des Lebensalltags und der übergreifenden Lebenszusammenhänge.

Nur über theoretische Konzepte und ohne das *Durchleben* der intermedialen Erfahrungsmöglichkeiten in der Integrativen Leib-, Bewegungs-, Kunst-, Poesie-, Tanztherapie, ihrer Arbeit mit Musik und mit kreativen Medien (*Petzold, Orth* 1990), ihren Wegen der Meditation (*Petzold* 1983e), bleiben Erfahrungen von „vitaler Evidenz" verschlossen: die Erfahrung des Zusammenwirkens *(Synergie)* von leiblichem Erleben, emotionaler Berührtheit, rationaler Einsicht und sozialer Bezogenheit im *Kairos* der Begegnung mit der Welt und ihren Dingen, mit dem anderen Menschen und mit sich selbst.

„*Integrative Therapie*" erfordert *POLYLOGE* gemeinsamer Auseinandersetzung: das Erleben, das Gespräch, die Arbeit, das Spiel und das gemeinschaftliche Tun, *Kokreativität* und *Engagement* füreinander. Sie ist nicht die Sache von einzelnen. Sie führt, wenn man sich auf sie einläßt, zu schöpferischen Weiterentwicklungen, neuem Spiel ... Was anderes sollte aus Unfertigem folgen?

Αἰὼν ἔστι παίζων, πεσσεύων παιδὸς ἡ βασσιληή (*Heraklit* B52, *Diels, Kranz* 22).*

* „Das ewige Leben ist ein Kind, spielend wie ein Kind, die Brettsteine setzend; die Herrschaft gehört dem Kinde."

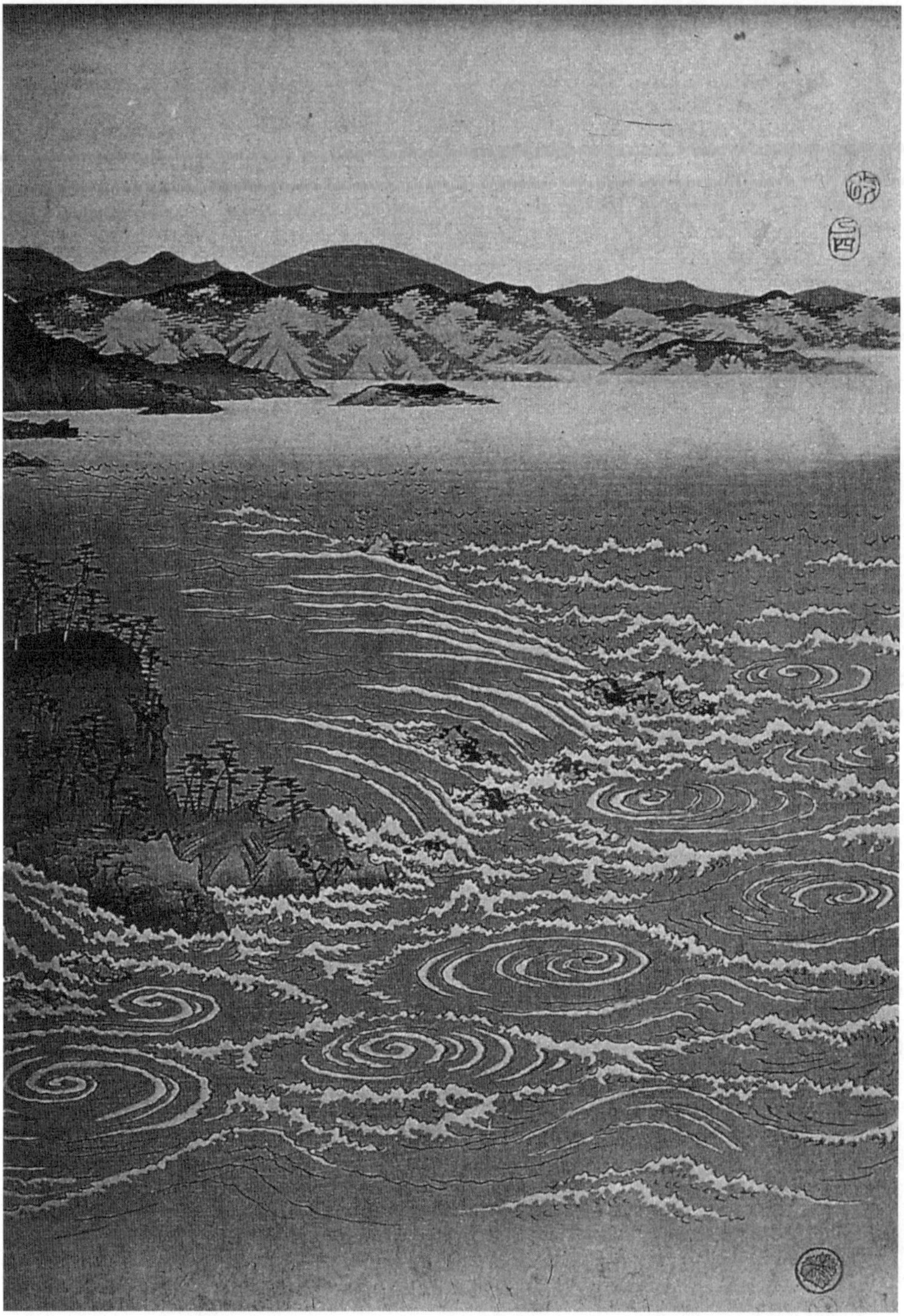

„Alles fließt" – schöpferische Spiralwirbel – Ruhe in der Bewegung

Literatur-Gesamtverzeichnis

(Die Titel von *H.G. Petzold* sind aufgeführt in der Gesamtbiliographie 1958-2003 in diesem Band S. 1197-1225.)

Abba, B., Ver- und Selbstzeitlichung als Versuch der Vermenschlichung in der Phänomenologie Husserls, Hain, Meisenheim 1972.

Abbott, L.F., Learning in neutral network memories, *Network* 1 (1990) 105-122.

Abele, A., Becker, P., Wohlbefinden. Theorie – Empirie – Diagnostik, Juventa, München 1991.

Abély, P., Le signe du miroir dans les psychoses et plus spécialement dans la démence précoce, *Annales Médico-psychologiques* 88 (1930) 28-36.

Abramson, L.Y., Seligman, M.P., Teasdale, J.D., Learned helplessness in humans: critic and reformulation, *Journal of Experimental Psychology* 87 (1978) 49-74.

Achenbach, G.B., Philosophische Praxis, Jürgen Dinter, Köln 1984.

Achenbach, T.M., Developmental psychopathology, Wiley, New York 1982².

Achenbach, T.M., Developmental psychopathology, in: *Bornstein, M.H., Lamb, M.E.* (eds.), Developmental psychology: An advanced textbook, Erlbaum, Hillsdale 1984.

Achenbach, T.M., What is „developmental" about developmental psychopathology?, in: *Rolf et al.* (1990) 29-48.

Acker, J. van, Ouders en kinderen in conflict. Theorie en praktijk van de hulpverlening aan gezinnen, Bohn Stafleu, Van Loghum, Houten 1988.

Acredolo, L.P., Evans D., Developmental changes in the effect of landmarks on infant spatial behavior, *Developmental Psychology* 16 (1980) 312-318.

Adams, H.B., Mental illness or interpersonal behavior? *American Psychologist* 19 (1964) 191-197.

Adams, R.G., Blieszner, R. (Eds.), Older adult friendship – structure and process, Sage Publications, Newbury Park 1989.

Adamscek, R., Trieb und Subjekt, Peter Lang Verlag, Bonn 1985.

Adamson, E., Kunst als Heilungsprozeß, Junfermann, Paderborn 1984.

Adelman, G., Smith, B.H,. Encyclopedia of Neuroscience, 2 vol., Elsevier, Amsterdam 1999.

Adelson, J., Handbook of adolescence psychology, Wiley, New York 1980.

Adler, A., Über den nervösen Charakter, Fischer, Frankfurt 1928, 1972.

Adler, A., Menschenkenntnis, Leipzig 1929, 3. Aufl.

Adler, A., Praxis und Theorie der Individualpsychologie 1930, Fischer, Frankfurt 1974.

Adorno, T.W., Jargon der Eigentlichkeit. Zur deutschen Ideologie, Suhrkamp, Frankfurt 1951, 1964, 1980.

Adorno, T.W., Minima Moralia. Reflexionen aus dem beschädigten Leben, Suhrkamp, Frankfurt 1951, 1964, 1973.

Adorno, T.W., Negative Dialektik, Suhrkamp, Frankfurt 1966, 1982.

Adorno, T.W., Sociology and psychology, *New Left Review* 46 (1967) 63-80.

Adorno, T.W., Ästhetische Theorie, Suhrkamp, Frankfurt 1970.

Adorno, T.W., Versuch, das Endspiel zu verstehen: Aufsätze zur Literatur des 20. Jahrhunderts, Bd. I, Suhrkamp, Frankfurt 1973a.

Adorno, T.W., Zur Dialektik des Engagements: Aufsätze zur Literatur des 20. Jahrhunderts, Bd. II, Suhrkamp, Frankfurt 1973b.

Adorno, T.W., Soziologische Schriften, Bd. I, Suhrkamp, Frankfurt 1979.

Adorno, T.W., Dahrendorf, R., Pilot, H., Albert, H., Habermas, J., Popper, K.R., Der Positivismusstreit in der deutschen Soziologie, Luchterhand, Neuwied 1972, 1982.

Affeldt, M., Erlebnisorientierte psychologische Gruppenarbeit zur Begleitung von Jugendlichen in ihrer Entwicklung, Kovac, Hamburg 1991.

Aguilera, D.C., Messik, J.M., Grundlagen der Krisenintervention, Lambertus, Freiburg 1977.

Ahle, H.-D., Aeroga als Sporttherapie. Über die Möglichkeiten des Sports innerhalb einer integrativen Bewegungstherapie für alkoholgefährdete Jugendliche, Oberhofer, Berlin 1988.

Aitmatow, T., Liebeserklärung an den blauen Planeten, Horizonte, Frankfurt 1993.

Ainsworth, M.D.S., Attachments across the life span, *Bulletin of the New York Academy of Medicine* 61 (1985) 592-812.

Ainsworth, M.D.S., Attachment: retrospect and prospect, in: *Parker, C.M., Stevenson-Hinde, J.*, The place of attachment in human behavior, Tavistock, London 1982.

Ainsworth, M.D.S., The development of infant-mother attachment, in: *Caldwell, B.M., Riccuiti, H.N.*, Review of child development research, University of Chicago Press, Chicago, Vol. 3, 1973, 1-94.

Ainsworth, M.D.S., Blehar, M.C., Waters, E., Wall, S., Patterns of attachment. A psychological study of the strange situation, Lawrence Erlbaum, Hillsdale 1978.

Aissen-Crewett, M., Kunsttherapie. Kunst – Psychotherapie – Psychiatrie – (Sozial-)Medizin – Pädagogik, C. Richter, Köln 1986.
Ajuriaguerra, J. de, Le corps comme relation, *Revue de psychologie pure et appliquée* 2 (1962) 137-157.
Ajuriaguerra, J. de, L'organisation psychomotrice et ses troubles. Manuel de Psychiatrie de l'Enfant, Masson et Cie, Paris 1970.
Ajuriaguerra, J. de, Psychomotricité. Editions medicine et hygiene, Paris 1970.
Albersnagel, F.A., Psychotherapie: van scholenstrijd naar eclecticisme en integratie? *Psychologie en Maatschappij* 1 (1989) 5-18.
Albert, H., Kritische Vernunft und menschliche Praxis, Reclam, Stuttgart 1977.
Albert, H., Theorie und Praxis der Wertfreiheit und Rationalität (1979a), in: *Albert, Topisch* (1979).
Albert, H., Ethik und Meta-Ethik (1979b), in: *Albert, Topisch* (1979).
Albert, H., Apel, K.O., Ist eine philosophische Letztbegründung moralischer Normen möglich? In: *Apel, K.O., Böhler, D., Kadelbach, G.*, Praktische Philosophie – Ethik, Fischer, Frankfurt 1984.
Albert, H., Topisch, E., Werturteilsstreit, Wissenschaftliche Buchgesellschaft, Darmstadt 1979, 2. Aufl.
Albert, K., Die ontologische Erfahrung, Academia, Heidelberg 1972.
Albert, K., Das gemeinsame Sein. Studien zur Philosophie des Sozialen, Verlag Hans Richarz, Sankt Augustin 1981.
Albrecht, C., Das mystische Wort. Erleben und Sprechen in Versunkenheit, Grünewald, Mainz 1974.
Albrecht, C., Psychologie des mystischen Bewußtseins, Grünewald, Mainz 1976.
Alexander, F., The use of the self, Methuen, London 1932.
Alexander, F., French, T.M., Psychoanalytic therapy. Principles and application, Ronald Press, New York 1946.
Alexander, F., French, T.M., Studies in psychosomatic medicine, Ronald Press, New York 1948.
Alexander, F., French, T.M., Psychothérapie analytique. Princips et applications, P.U.F., Paris 1959.
Alexander, G., Eutonie. Ein Weg der körperlichen Selbsterfahrung, Kösel, München 1976.
Alexander, G., Eutonie. Ein Weg der körperlichen Selbsterfahrung, Kösel, München 1978.
Alexy, A., Eine Theorie des praktischen Diskurses, in: *Oelmüller, W.*, Normenbegründung, Normendurchsetzung, Schöningh, Paderborn 1978.
Allen, D.F., Allen, V.S., Ethical issues in mental retardation: Tragic choices, Livinghove, Abingdon, Nashville 1979.
Alloy, L.B., Abramson, L.Y., Learned helplessness, depression and the illusion of control, *J. of Personality and Social Psychology* 42 (1982) 1114-1126.
Alpert, J. (Hrsg.), Psychoanalyse der Frau jenseits von Freud, Springer, Heidelberg 1991.
Alt, E., Zum Entfremdungsbegriff: Der theoretische Ansatz bei Rousseau, Lang, Frankfurt 1982.
Altergott, J., Daily life in later life, Sage, Beverly Hills 1988.
Althen, U., Das Erstinterview in der Integrativen Therapie, Grad.-Arbeit, Fritz Perls Institut, Düsseldorf 1987, *Integrative Therapie* 4 (1991) 421-449.
Alston, W.P., Emotion und Gefühl, in: *Kahle* (1981) 9-33.
Althusser, L., Für Marx, Suhrkamp, Frankfurt 1968; engl. For Marx, Random House, New York 1969.
Altman, J., The environment and social behavior: Privacy, personal space, territory and crowding, Monterey, CA. 1975.
Altman, J., Life span aspects of reproduction and parental care in anthropoid primates, in: *Lancaster, Altmann, Rossi, Sherroc* (1987) 15-29.
Altshuler, K.Z., Will the psychotherapies yield differential results? *Am. Journal of Psychotherapy* 3 (1989) 310-320.
Ambühl, H.R., Psychotherapie im Lichte der Verwirklichung therapeutischer Heuristiken. Eine experimentelle Prozeßvergleichsstudie, unveröff. Dissertation, Psychologisches Institut der Universität Bern 1987.
Ambühl, H.R., Grawe, K., Die Wirkungen von Psychotherapien als Ergebnis der Wechselwirkung zwischen therapeutischem Angebot und Aufnahmebereitschaft der Klienten, *Zeitschrift für klinische Psychologie, Psychopathologie und Psychotherapie* 36 (1988) 308-327.
Ambühl, H.R., Grawe, K., Psychotherapeutisches Handeln als Verwirklichung therapeutischer Heuristiken. Ein Prozeßvergleich dreier Therapieformen aus einer neuen Perspektive, *Zeitschrift für Psychotherapie, Psychosomatik und medizinische Psychologie* 39 (1989) 1-10.
Ambühl, H., Was ist therapeutisch an Psychotherapie? Eine empirische Überprüfung der Annahmen im „Generic Model of Psychotherapy", *Zeitschrift für Klinische Psychologie, Psychopathologie und Psychotherapie* 41 (1993) 285-303.
Amelung, E. (Hrsg.), Ethisches Handeln in der Medizin: Ein Lehrbuch, Springer, Berlin 1992.
Amman, A. et al., Wissenschaftliches Gutachten zu einem Landesaltenplan für Niederösterreich, Niederösterreichische Landesregierung, Wien 1991.
Ammann, G., Wipplinger, R., Gesundheitsförderung, dgvt-Verlag, Tübingen 1998.
Ammon, G., Griepenstroh, D., Methodenintegration – Möglichkeiten und Gefahren aus der Sicht der Psychoanalyse, in: *Petzold* (1982g) 223-244.
Amsterdam, B.K., Mirror self-image reactions before age two, *Developmental Psychobiology* 5 (1972) 297-305.
Amsterdam, B.K., Greenberg, L.M., Self-conscious behavior of infants: a videotape study. *Developmental Psychobiology* 10 (1977) 1-6.
Amsterdam, B.K., Levitt, M., Consciousness of self and painfull self-consciousness, *The Psychoanalytical Study of the Child* 53 (1980) 67-83.
Anchin, J., Kiesler, D. (eds.), Handbook of interpersonal psychotherapy, Pergamon Press, New York 1982.
Anderson, H. H. (Hrsg.), Creativity an its cultivation, Harper & Brothers, New York 1959
Anderson, J.R., The development of self-recognition: A review, *Developmental Psychobiology* 17 (1984) 35-49.
Andreas, H., Scherpe, K. R., Postmoderne. Zeichen eines kulturellen Wandels, Rowohlt, Reinbek 1997.
Andrews, G., Harvey, R., Does psychotherapy benefit neurotic patients? A reanalysis of the Smith, Glass and Miller Data, *Arch. Gen Psychiat.* 38 (1981) 1203-1208.
Andriessen, H., Psychologie des Erwachsenenalters. Ein Beitrag zur Lebenslaufforschung, Bachem, Köln 1972.
Angehrn, R., Geschichte und Identität, de Gruyter, Berlin, New York 1985.
Angyal, A., Foundation for a science of personality, Common Wealth Foundation, New York 1941.
Angyal, A., A theoretical model for personality studies, *Journal of Personality* 20 (1951) 131-142.
Angyal, A., Neurosis and treatment: A holistic theory, Wiley, New York 1965.
Anochin, P. K., Das funktionelle System als Grundlage der physiologischen Architektur des Verhaltensaktes, Fischer, Jena 1967.
Anonyma, Verführung auf der Couch. Eine Niederschrift, Kore, Freiburg i. Br. 1988.

Anstötz, C., Ethik und Behinderung, Edition Marhold, Berlin 1990.
Anthony, E.J., Cohler, B.J., The invulnerable child, Guilford, New York 1987.
Antonovsky, A., Health, stress and coping, Jossey Bass, London, San Francisco 1979.
Antonovsky, A., Unraveling the mystery of health, Jossey Bass, London 1987.
Anzieu, D., Le psychodrame analytique chez l'enfant, P.U.F., Paris 1956; dtsch. Analytisches Psychodrama mit Kindern, Junfermann, Paderborn 1985.
Anzieu, D., L'autoanalyse de *Freud*, P.U.F., Paris 1975; dtsch. Freuds Selbstanalyse, Verlag Internationale Psychoanalyse, München 1990.
Anzieu, D., Psychoanalyse und Sprache. Vom Körper zum Sprechen, Junfermann, Paderborn 1982.
Anzieu, D., Das Haut Ich, Suhrkamp, Frankfurt 1991; orig. Le Moi-peau, Bordas, Paris 1985.
Anzieu, D., Freuds Selbstanalyse, Band 1: 1895-1898, Band 2: 1898-1902, Verlag Internationale Psychoanalyse, München/Wien 1990.
Apel, K.O., Das Leibapriori der Erkenntnis, *Archiv f. Philosophie*, 12 (1963) 152-172; in: *Petzold* (1985g) 47-70.
Apel, K.O., Die Entfaltung der „sprachanalytischen Philosophie" und das Problem der Geisteswissenschaften, *Philosophisches Jahrbuch* 72 (1964/65) 239-289.
Apel, K.O., Das Apriori der Kommunikationsgemeinschaft, in: *Apel, K.O.*, Transformationen der Philosophie, 2 Bde., Suhrkamp, Frankfurt 1973.
Apel, K.O., Erklären und Verstehen, Suhrkamp, Frankfurt 1979.
Apel, K.O., Szientistik, Hermeneutik, Ideologiekritik. Entwurf einer Wissenschaftslehre in erkenntnisanthropologischer Sicht, in: *Apel, Bormann, Bubner, Gadamer, Giegel, Habermas* (1980^2).
Apel, K.O., Das Leibapriori der Erkenntnis 1985, in: *Petzold* (1985g) 47-70.
Apel, K.O., Universelle Ethik, *UNESCO Courier* 7/8 (1992) 7-11.
Apel, K.O., Böhler, D., Berlich, A., Plumpe, G. (Hrsg.), Reader zum Funkkolleg Praktische Philosophie/Ethik, Bd. 1, Fischer, Frankfurt 1981.
Apel, K.O., Böhler, D., Kadelbach, G. (Hrsg.), Praktische Philosophie/Ethik: Dialoge 1 und 2, Fischer, Frankfurt 1984.
Apel, K.O., Böhler, D., Rebel, K.H. (Hrsg.), Praktische Philosophie/Ethik: Studientexte 1-3, Funkkolleg, Beltz, Weinheim 1984.
Apel, K.O., Bormann, C., Bubner, R., Gadamer, H.G., Giegel, H.J., Habermas, J., Hermeneutik und Ideologiekritik, Suhrkamp, Frankfurt 1980.
Apel, K.O., Manninen, J., Tuomela, R., Neue Versuche über Erklären und Verstehen, Suhrkamp, Frankfurt 1978.
Arbeitsgruppe interpretative Altersforschung, Alltag in der Seniorenfreizeitstätte. Soziologische Untersuchungen zur Lebenswelt älterer Menschen, Berlin 1983.
Aregger, K., Innovation in sozialen Systemen, 2 Bde., Haupt, Bern 1976.
Argelander, H., Das Erstinterview in der Psychotherapie, Wissensch. Buchgesellschaft, Darmstadt 1970.
Argelander, H., Die kognitive Organisation psychischen Geschehens – Ein Versuch der Systematisierung der kognitiven Organisation der Psychoanalyse, Klett-Cotta, Stuttgart 1979.
Argelander, H., Textstruktur und Interpretation, *Psyche* 36 (1982) 700-725.
Argüelles, J., Argüelles, M., Das große Mandala-Buch, Aurum, Freiburg 1978.
Argyle, M., Körperkommunikation, Junfermann, Paderborn 1978 (Orig. London 1975).
Argyle, M., The psychology of happiness, Methuen, London 1987.
Aristoteles, Die Nicomachische Ethik, hrsg. v. *Gigon, E.*, dtv, München 1972.
Arkin, R.C., An Introduction to Behavior-Based Robotics. Complexe Adaptive Systems, Bradford Book, London 1998.
Arkowitz, H., Historical perspective on the integration of psychoanalytic therapy and behavioral therapy, in: *Arkowitz, Messer* (1984) 1-30.
Arkowitz, H., The role of theory in psychotherapy integration, *Journal of Integrative and Eclectic Psychotherapy* 1 (1989) 8-16.
Arkowitz, H., Messer, S.B., Psychoanalytic therapy and behavior therapy: is integration possible? Plenum Press, New York 1984.
Arkowitz, H., A Common Factors Therapy for Depression, in: *Norcross, J.C., Goldfried, M.R.* (eds.), Handbook of Psychotherapy Integration, BasicBooks, New York 1992, 402-432
Arlow, J.A., The structural hypothesis – Theoretical considerations, *Psychoanalytic Quarterly* 44 (1975) 409.
Arlow, J.A., Brenner, C., Grundbegriffe der Psychoanalyse, Rowohlt, Reinbek 1976.
Armstrong, E.A., Saint Francis – Nature Mystic, University of California Press, San Francisco 1975.
Arnheim, R., Anschauliches Denken, DuMont, Köln 1972.
Arnheim, R., Zur Kunstpsychologie, DuMont, Köln 1977.
Arnheim, R., Kunst und Leben, de Gruyter, Berlin 1978.
Arnheim, R., Kunst als Therapie, in: *Petzold, Orth* (1990a) 257-265.
Arnold, M.B., Perennial problems in the field of emotion, in: *Arnold, M.B.* (ed.), Feeling and emotion, Academic Press, New York 1970a, 169-185.
Aronfreed, J., The concept of internalization, in: *Goslin, D.A., Glass, D.C.* (Hrsg.), Handbook of socialization theory and research, McNally, Chicago 1968a.
Artaud, A., Le théatre et son double, Gallimard, Paris 1964.
Asemissen, H.U., H. Plessner. Die exzentrische Position des Menschen, in: *Speck, J.*, Grundprobleme der großen Philosophen. Philosophie der Gegenwart, Vandenhoeck & Ruprecht, Göttingen 1973, 146-180.
Aslin, R.N., Visual and auditory development in infancy, in: *Osofsky* (1987) 5-97.
Aslin, R.N., Pisoni, D.B., Jusczyk, P.W., Auditory development and speech perception in infancy, in: *Haith, M.M., Campos, J.J.* (eds.), Handbook of child psychology, Vol. II, Infancy and developmental psychobiology, Wiley, New York 1983, 573-687.
Assagioli, R., Psychosynthesis, Psychosynthesis Foundation, New York 1967.
Assagioli, R., Die Schulung des Willens, Methoden der Psychotherapie und der Selbsttherapie, Junfermann, Paderborn 1982.
Assmann, J., Sein und Zeit, in: *Assmann, Hölscher* (1988) 65-86.
Assmann, J., Kollektives Gedächtnis und Identität, in: *Assmann, Hölscher* (1988) 9-19.
Assmann, J., Hölscher, T., Kultur und Gedächtnis, Suhrkamp, Frankfurt 1988.
Atchley, R.C., The social forces in later life, Wadsworth, Belmont 1980.
Attali, J., Die kannibalische Ordnung. Von der Magie zur Computermedizin, Campus, Frankfurt 1981.

Auer, W., Sozialpsychologische Befunde zur Stadtplanung, zur Nachbarschaft und zum Wohnen. Ein Überblick, VWGÖ, Wien 1978.
Auerbach, E., Mimesis, Francke, Bern 1956.
Augustinus, A., Bekenntnisse (Confessiones), Kösel, München 1955, Insel Verlag, Frankfurt 1987.
Aurobindo, S., Das Integrale Yoga, Rowohlt, Reinbek 1986.
Austin, J.L., Philosophical papers, Clarendon Press, Oxford 1961; dtsch. Zur Theorie der Sprechakte, Reclam U.B., Stuttgart 1972.
Ausubel, D.P., Das Jugendalter, Juventa, München 1968.
Ausubel, D.P., Educational psychology. A cognitive review, Holt, Rinehart & Winston, New York 1969.
Autorenkollektiv, Georg Lukács, Verdinglichung und Klassenbewußtsein, (VSA), Berlin 1975.
Averill, J.R., Personal control over aversive stimuli and its relationship to stress, *Psychological Bulletin* 80 (1973) 286-303.
Averill, J.R., A constructivist view of emotion, in: *Plutchik, Kellerman* (1980) 212-232.
Averill, J.R., Anger and aggression: An essay on emotion, Springer, New York 1982.
Averill, J.R., Emotions: Hard or soft wired? *The Behavioral and Brain Sciences* 5 (1982) 424.
Avila, T. von, The life of Teresa of Avila by herself, Clark, Edinburgh 1957.
Ayres, J., Lernstörung. Sensorisch-integrative Dysfunktionen, Springer, Heidelberg 1979.
Ayres, J., Bausteine der kindlichen Entwicklung, Springer, Heidelberg 1984.
Baardman, I., Ingebeelde Lelijkheid, Dissertation, Freie Universität Amsterdam, Amsterdam 1989.
Baardman, I., Een therapie-protocol voor klachten die oggevat kunnen worden als ‚self-handicapping', *Bewegen* & *Hulpverlening* 8 (1991) 261-271.
Babad, E.Y., Birnbaum, M., Benne, K., The social self. Group influences on personal self, Sage, Beverly Hills 1983.
Bach, G., Molter, J., Psychoboom, Diederichs, Düsseldorf 1976.
Bachelard, G., La psychanalyse du feu, Paris 1938, 1949²; dtsch. Psychoanalyse des Feuers, Klett, Stuttgart 1959.
Bachelard, G., La poétique de l'espace, Paris 1957; dtsch. Poetik des Raumes, Suhrkamp, Frankfurt 1975.
Bachelard, G., La poétique de la rêverie, Paris 1960.
Bachmann, W., Das neue Lernen, Junfermann, Paderborn 1992.
Baczko, B., Weltanschauung, Metaphysik, Entfremdung. Philosophische Versuche, Suhrkamp, Frankfurt 1969.
Badura, B., Soziale Unterstützung und chronische Krankheit, Frankfurt 1981.
Badura, B., Zur Soziologie der Krankheitsbewältigung, *Z. f. Soziologie* 14 (1985) 339-348.
Badura, B., Sozialepidemiologie, Europäische Monographien zur Forschung in Gesundheitserziehung, BZGA, Köln 1983.
Badura, B., Sozialepidemiologie in Theorie und Praxis, Europäische Monographien zur Forschung in Gesundheitserziehung, BZGA, Köln, Bd. 5 1986, 29-48.
Baethge, M. et al., Jugend – Arbeit und Identität, Westdeutscher Verlag, Opladen 1988.
Bailey, C.H., Kandel, E.R., Stuctural changes accompanying memory storage, *Annual Review of Physiology* 55 (1993) 397-426.
Bailey, C.H., Kandel, E.R., Molecular and structural mechanisms underlying long-term memory, in: *Gazzaniga, M.S.*, the cognitive neurosciences, MIT Press, Cambridge MA 1995.
Bakan, D., Freud et la tradition mystique Juive (orig. 1958), Payot, Paris 1964.
Baker, H.S., Shorter-term psychotherapy: A self psychological approach, in: *Crits-Christoph, Barber* (1991) 287-322.
Bakhtin, M.M., Voprosy literatury i estetiki: Issledovaniia raznykh let. Khudozhestvennaia literatura, Moscow 1975.
Bakhtin, M.M, Dialogical imagination, University of Texas Press, Austin TX 1981.
Bakhtin, M.; Emerson, C., Holquist, M. (Hrsg.), „The Problem of Speech Genres." Speech Genres and Other Late Essays, University of Texas Press, Austin 1986.
Bakhtin, M.; Holquist, M. (Hrsg.), „Discourse in the Novel." The Dialogic Imagination. Four Essays, University of Texas Press. Austin 1981.
Bakhurst, D., Social memory in soviet thought, in: *Middleton, Edwards (*1990) 103-226.
Bakker, F.C., Dudink, A.C.M., Savelsbergh, G.J.P., Schuijers, H.H.P.M., Emoties in de sport, VSPN, Amsterdam 1992.
Bakunin, M., Philosophie der Tat, Schneider Verlag, Heidelberg 1968.
Bakunin, M., Staatlichkeit und Anarchie und andere Schriften, Ullstein, Frankfurt 1972.
Bakunin, M., Gesammelte Werke, 3 Bde., Cramer Verlag, Berlin 1975.
Baldwin, A.L., Theorien primärer Sozialisationsprozesse, Beltz, Weinheim, Bd. I 1974a, Bd. II 1974b.
Baldwin, B.A., Crisis intervention: overview of theory and practice, *The Councelling Psychologist* 8 (1979) 43-56.
Baldwin, J.M., Handbook of psychology, Macmillan, London 1891.
Baldwin, J.M., Mental development of the child and the ràce. Methods and progress 1895, Macmillan, New York 1903.
Baldwin, J.M., Social and ethical interpretations in mental development, Macmillan, New York 1906.
Balint, M., Charakteranalyse und Neubeginn (1932), in: *Balint* (1988) 165-177.
Balint, M., Sàndor Ferenczi obiit (1933), *International Journal of Psycho-Analysis* 30 (1949) 215-219.
Balint, M., Dr. Sàndor Ferenczi as psychoanalyst (1933), in: idem, Problems of human pleasure and behavior, Liveright Publ., New York 1957, 235-242.
Balint, M., Das Endziel der psychoanalytischen Behandlung, *Int. Z. Psychoanal.* 21 (1935) 36-45.
Balint, M., Individual differences of behavior in early infancy and an objective way of recording them, *J. Gen. Psychol.* 73 (1948) 57-117.
Balint, M., Changing therapeutical aims and techniques in psychoanalysis, *International Journal Psycho-Anal.* 31 (1950) 117-124; auch in: idem (1988) 222-236.
Balint, M., Der Neubeginn, das paranoide und das depressive Syndrom, *Intern. J. Psychoanal.* 33 (1952) 214; auch in *Balint* (1988) 244-266.
Balint, M., Primary love and psychoanalytic technique, Hogarth, London 1952; dtsch. Die Urformen der Liebe und die Technik der Psychoanalyse, Huber, Bern 1966; Fischer, Frankfurt 1969, 1977; dtv, München 1988.
Balint, M., Die technischen Experimente Sàndor Ferenczis, *Psyche* 12 (1966) 904-925.
Balint, M., The basic fault. Therapeutic aspects of regression, Tavistock Publications, London 1968; dtsch. Therapeutische Aspekte der Regression, Klett, Stuttgart 1970; Rowohlt, Reinbek 1973.

Balint, M., Therapeutische Aspekte der Regression. Die Theorie der Grundstörung, Rowohlt, Reinbek 1968.
Balint, M., Angstlust und Regression, Rowohlt, Reinbek 1972; Klett-Cotta, Stuttgart 1988.
Balint, M., Regression, dtv, München 1987.
Balint, M., Der Bereich des Schöpferischen, in: *Petzold, Orth* (1990) 223-226.
Balint, M., Ornstein, P., Balint, E., Fokaltherapie: Ein Beispiel angewandter Psychoanalyse, Suhrkamp, Frankfurt 1973.
Ball, H., Byzantinisches Christentum, Styria, Graz 1958, 2. Aufl.
Baltes, M.M., Honn, S., Barton, E.M., Orzech, M., Lago, D., On the social ecology of dependance and independance in elderly nursing home residents: A replication and extension, *J. of Gerontology* 5 (1983) 556-564.
Baltes, M.M., Lascomb, S.L., Creating a healthy institutional environment for the elderly via behavior management: the nurse as a change agent, *Int. J. Nursing Studies* 12 (1975) 5-12.
Baltes, P.B., Strategies for psychological intervention in old age, *Gerontologist* 13 (1973) 4-13.
Baltes, P.B., Entwicklungspsychologie unter dem Aspekt der gesamten Lebensspanne, in: *Montada* (1979) 42-60.
Baltes, P.B., Theoretical propositions of life-span development psychology: On the dynamics between growth and decline, *Developmental Psychology* 23 (1987) 611-626.
Baltes, P.B., Baltes, M.M., Successful aging: Research and theory, Cambridge University Press, New York 1989.
Baltes, P.B., Brim, O.G. (eds.), Life-span development and behaviour, Academic Press, New York 1984.
Baltes, P.B., Cornelius, S., Spiro, A., Nesselroade, J.R., Willis, S.L., Integration versus Differenzierung von fluider und kristalliner Intelligenz im Alter, in: *Montada, L.* (Hrsg.), Entwicklungspsychologie und Psychologieentwicklung, Trierer Psychologische Berichte, Sonderband, Universität Trier, Trier 1980, 40-64.
Baltes, P.B., Eckensberger, L., Entwicklungspsychologie der Lebensspanne, Klett, Stuttgart 1979.
Baltes, P.B., Featherman, D.L., Lerner, R.M., Life-span-development and behavior, Erlbaum, Hillsdale NJ. 1988.
Baltes, P.B., Labouvie, G.V., Adult development of intellectual performance: Description, explanation and modification, in: *Eisdorfer, C., Lawton, M.P.*, The psychology of adult development and aging, *Am. Psychol. Assn.*, Washington 1973, 157-219.
Baltes, P.B., Reese, H.W., Lipsitt, L.P., Life-span developmental psychology, *Annual Review of Psychology* 31 (1980) 65-110.
Baltes, P.B., Schaie, K.W., Life-span developmental psychology: Personality and socialization, Academic Press, New York 1973.
Baltes, P.B., Schaie, K.W., On the plasticity of intelligence in adulthood and old age, *American Psychologist* 71 (1976) 720-725.
Balthasar, H.U. v., Herrlichkeit. Eine theologische Ästhetik, 3 Bde., Johannes Verlag, Einsiedeln 1961.
Balthasar, H.U. v., Theodramatik, 4 Bde., Johannes Verlag, Einsiedeln 1983.
Bandler, R., Grinder, J., Metasprache und Psychotherapie, Junfermann, Paderborn 1988.
Bandler, R., Grinder, J., Neue Wege der Kurzzeit-Therapie, Junfermann, Paderborn 1988.
Bandura, A., Social-learning theory of identificatory processes, in: *Goslin, D.A.* (ed.), Handbook of socialization theory and research, McNally, Chicago 1968a, 231-262.
Bandura, A., Principles of behavior modifiation, Holt, New York 1969a.
Bandura, A., Social learning theory of identification processes, in: *D.A. Goslin,* Handbook of socialisation theory, Rand McNally, Chicago, 1969b, 213-263.
Bandura, A., Self-efficacy: Towards a unifying theory of behavioral change, *Psychological Revue* 8 (1977) 191-215.
Bandura, A., On paradigms and recycled ideologies, *Cognitive Ther. & Res.*, Bd. II (1978b) 79-103.
Bandura, A., Social foundations of thought and action: A social cognitive theory, Prentice-Hall, Englewood Cliffs 1986.
Bandura, A., Self-efficacy conception of anxiety, *Anxiety Research* 1 (1988) 77-98.
Bandura, A., Regulation of cognition process through perceived self-efficacy, *Developmental Psychology* 25 (1989) 729-735.
Bao, S., Chan, V.T., Merzenich, M.M., Cortical remodelling induced by activity of ventral tegmental dopamine neurons. *Nature* 412 (2001) 79-83.
Barande, J., Sándor Ferenczi, Payot, Paris 1972.
Barande, R., Barande, J., Psychoanalyse in Frankreich, in: Die Psychologie des XX. Jahrhunderts III (1977) 1-54.
Barber, J.P., Crits-Christoph, P., Comparison of the brief dynamic therapies, in: *Crits-Christoph, Barber* (1991) 323-356.
Bardy, B.G., Bootsma, R.J., Guiard, Y. (eds.), Studies in perception and action III, Erlbaum, Hillsdale 1995, 191-194.
Barker, R.G., Ecological psychology – concepts and methods for studying the environment of human behaviour, Stanford Univ. Press, Stanford 1968.
Barker, R.G., Habitants, environment and human behavior, Jossey-Bass, San Francisco 1978.
Barrat, B.B., Critical notes on *Schafer's* „action language", *Psychoanalytic Quarterly* 49 (1978) 663.
Barrat, M.S., Early child rearing in Japan: Cross Cultural and intra-cultural perspectives, *Early Development and Parenting* 1 (1993) 3-6.
Barret, C.L., Wright, J.H., Therapist variables, in: *Hersen, M., Michelson, L., Bellnack, A.S.* (eds.), Issues in psychotherapy research, Plenum Press, New York 1984, 191-215.
Barrett, K.C., Campos, J.J., Perspectives on emotional development, in: *Osofsky* (1987) 555-578.
Barrow, J.D., Tipler, F.J., The anthropic cosmological principle, Pergamon, Oxford 1986.
Bartels, M., Selbstbewußtsein und Unbewußtes, de Gruyter, Berlin 1976.
Bartels, M., Ist der Traum eine Wunscherfüllung?, *Psyche* 33 (1979) 97-131.
Barthes, R., Mythologies, Paris 1957; dtsch. Mythen des Alltags, Suhrkamp, Frankfurt 1964, 1988.
Barthes, R., Kritik und Wahrheit, Suhrkamp, Frankfurt 1967.
Barthes, R., Die Lust am Text, Suhrkamp, Frankfurt 1974.
Barthes, R., Introduction to the structural analysis of narratives, Image, Music, Text, New York 1977.
Barthes, R., Am Nullpunkt der Literatur, Suhrkamp, Frankfurt 1982.
Barthes, R., Elemente der Semiologie, Suhrkamp, Frankfurt 1983.
Barthes, R., Fragmente einer Sprache der Liebe, Suhrkamp, Frankfurt 1984.
Barthes, R., Sade, Fourier, Loyola, Suhrkamp, Frankfurt 1986.
Barthes, R., Semiologische Abenteuer, Suhrkamp, Frankfurt 1987.
Barthes, R., Kritik und Wahrheit, Suhrkamp, Frankfurt 1988.
Bartling, G., Echelmeyer, L., Engberding, M., Krause, R., Problemanalyse im therapeutischen Prozeß, Kohlhammer, Stuttgart 1992[3].
Bartsch, R., Consciousness Emerging: The Dynamics of Perception, Imagination, Action, Memory, Thought, and Language (Advances in Consciousness Research, 39), John Benjamins Pub Co, Amsterdam 2002.

Baruch, G., Brooks-Gunn, J., Woman in midlife, Plenum, New York 1984.
Basch, M.F., Developmental psychology and explanatory theory in psychoanalysis, *Ann. Psychoanal.* 4 (1977) 229-263.
Basch, M.F., Reflections on self-psychology and infancy, empathy and theory, in: *Goldberg, A.* (ed.), Frontiers in self psychology. Process in self psychology, Vol. 3, Erlbaum, Hillsdale 1988a, 55-59.
Basch, M.F., Understanding psychotherapy. The science behind art, Basic Books, New York 1988b.
Basch, M.F., An operational definition on the self. Skript Workshop Basch/Stern am 14.-17.6.1991, organisiert von der René Spitz Gesellschaft unter der Leitung von L. Köhler, München 1991, 1-27.
Basch, M.F., Die Kunst der Psychotherapie. Neueste theoretische Zugänge zur psychotherapeutischen Praxis, Pfeiffer, München 1992.
Basquin, M., Dubuisson, P., Samuel-Lajeunesse, B., Testemale-Monod, G., Le psychodrame: une approche psychanalytique, Dunod, Paris 1972; dtsch. bei Junfermann, Paderborn 1980.
Bassaglia, F., Die negierte Institution oder die Gemeinschaft der Ausgeschlossenen, Suhrkamp, Frankfurt 1975.
Bassaglia, F., Bassaglia-Ongaro, F., Die abweichende Mehrheit, Suhrkamp, Frankfurt 1972.
Bassaglia, F., Bassaglia-Ongaro, F., Befriedungsverbrechen. Über die Dienstbarkeit der Intellektuellen, EVA, Frankfurt 1980.
Baßler, W., Ganzheit und Element, Hogrefe, Göttingen 1988.
Bastian, T., Herausforderung Freud. Ökologie, Psychotherapie und politisches Handeln, Hirzel, Stuttgart 1989.
Bastin, T., Quantum theory and beyond, Cambridge University Press, Cambridge 1971.
Bastine, R., Auf dem Wege in eine integrierte Psychotherapie, *Psychologie Heute* 7 (1975) 53-58.
Bastine, R., Ethische Probleme der Psychotherapie, in: *Bastine* et al. (1982) 80-84.
Bastine, R., Psychotherapeutische Prozesse – von der Verlegenheit, psychotherapeutische Veränderungen zu klären, *Zeitschrift für Klinische Psychologie, Psychopathologie und Psychotherapie* 4 (1988) 296-307.
Bastine, R., Klinische Psychologie, Kohlhammer, Stuttgart, Bd. 1, 1980, 2. Aufl. 1990, Bd. 2, 1992.
Bastine, R. et al., Grundbegriffe der Psychotherapie, Edition Psychologie, Weinheim 1982.
Bastine, R., Fiedler, P., Kommer D., Was ist therapeutisch an der Psychotherapie? Versuch einer Bestandsaufnahme und Systematisierung der psychotherapeutischen Prozeßforschung, *Zeitschrift für klinische Psychologie* 18 (1989) 3-22.
Bataille, G., Death and sexuality, Walter, New York 1962.
Bataille, G., Die psychologische Struktur des Faschismus. Die Souveränität, Matthes & Seitz, München 1978.
Bataille, G., Die Tränen des Eros, Matthes & Seitz, München 1978, 1981.
Bateson, G., Steps to an ecology of mind, Chandler, New York 1972.
Bateson, G., Ökologie des Geistes, Suhrkamp, Frankfurt 1981.
Bateson, G., Geist und Natur, Suhrkamp, Frankfurt 1982.
Bateson, G., Jackson, D., Laing, R.D., Lidz, Th., Synne, L., Schizophrenie und Familie, Suhrkamp, Frankfurt 1977.
Baudrillard, J., Die Agonie des Realen, Berlin 1978.
Baudrillard, J., Der symbolische Tausch und der Tod, Matthes & Seitz, München 1982.
Baudrillard, J., Die Dickleibigkeit als transpolitische Form und Weise des Verschwindens, in: *Kamper, D., Wulf, Ch.*, Die Wiederkehr des Körpers, Suhrkamp, Frankfurt 1982.
Baudrillard, J., Die fatalen Strategien, Matthes & Seitz, München 1985.
Baudrillard, J., Philosophien der neuen Technologien, Berlin 1989.
Baudry, M., Davis, J.L., Long Term Potentiation. A Debate of Current Issues, MIT Press, Cambridge, MA Vol. I 1991, Vol. II 1994.
Bauer, J., Das Gedächtnis des Körpers. Wie Beziehungen und Lebensstile unsere Gene steuern, Eichborn, Frankfurt am Main 2002.
Bauer, G., Gerstenbrand, F., Aichner, F., Das Locked-In-Syndrom: Pseudocoma bei pontinem Querschnitt, in: *Neumärker, K.J.*, Hirnstammläsionen, Enke, Stuttgart 1983, 139-145.
Baumann, U., Psychotherapie und Forschung. Makro- und Mikroperspektiven, Hogrefe, Göttingen 1984.
Baumann, U., Berbalk, H., Seidenstücker, G. (Hrsg.), Klinische Psychologie: Trends in Forschung und Praxis, Bd. 6. Huber, Bern 1984.
Baumeister, R.F., Identity: Cultural change and its struggleful self, Oxford University Press, New York 1986.
Baur, J., Körper- und Bewegungskarrieren, Habil. Schrift, Universität Paderborn, Paderborn 1987.
Baur, J., Miethling, W.-D., Die Körperkarriere im Lebenslauf, *Zeitschrift für Sozialisationsforschung und Erziehungssoziologie* (ZSE) 11 (1991) 2, 165-188.
Bauriedl, T., Beziehungsanalyse, Suhrkamp, Frankfurt 1980.
Bauriedl, T., Das systemische Verständnis der Familiendynamik in der Psychoanalyse, *Praxis der Psychother. Psychosomatik* 28 (1983) 255-265.
Baxa, G., Essen, C., Kreszmeier, A. H., Verkörperungen. Syremische Aufstellung, Körperarbeit und Ritual, Carl Auer, Heidelberg 2002.
Bayne, J.R., Environmental modification for the older person, *The Gerontologist* 1 (1971) 314-317.
Beal, R.K., Berryman-Miller, S., Dance for the older adult, Amer. Alliance für Health, Physical Education, Recreation and Dance, Reston 1988.
Bearison, D.J., The construct of regression: a piagetion approach, *Merrill-Palmer Quaterly* 20 (1974) 21-30.
Beaumont, H., Prozesse des Selbst in der Paartherapie. Betrachtungen zu einer Gestalttherapie für Paare mit fragilen Selbstprozessen, *Gestalttherapie* 1 (1987) 38-51.
Bechtel, W., Embodied Connectionsm, in: *Johnson, D.M., Erneling, C.E.* (ed.), The Future of the Cognitive Revolution, Oxford University Press, New York 1997.
Beck, A.T., Rush, A.J., Shaw, B.F., Emergy, G., Kognitive Therapie der Depression, Urban & Schwarzenberg, München 1981.
Beck, D., Die Kurzpsychotherapie, Huber, Bern 1974.
Beck, U., Risikogesellschaft. Auf dem Weg in eine andere Moderne, Suhrkamp, Frankfurt 1986.
Becker, H., Konzentrative Bewegungstherapie, Thieme, Stuttgart 1981; 2. Aufl. 1989.
Becker, H., Die Bedeutung der subjektiven Krankheitstheorie des Patienten für die Arzt-Patienten-Beziehung, *Psychother. med. Psychol.* 34 (1984) 313-321.

Becker, H., Konzentrative Bewegungstherapie, Thieme, Stuttgart 1981; 2. Aufl. 1989.
Becker, H., Nedelmann, C., Zwischen Begrenzung und Öffnung. Psychoanalyse als Beruf, in: *Jappe, Nedelmann, C.* (Hrsg.), Zur Psychoanalyse der Objektbeziehungen, frommann-holzboog, Stuttgart, Bad Cannstatt 1980.
Becker, H., Nedelmann, C., Psychoanalyse und Politik, Frankfurt 1983.
Becker, M., Gebhardt, H. J., Wutka, B., Kritik der Verhaltenstherapie, Campus, Frankfurt 1969.
Becker, P., Psychologie der seelischen Gesundheit, Hogrefe, Göttingen, Bd. 1, 1982.
Becker, P., Seelische Gesundheit und Verhaltenskontrolle. Eine integrative Persönlichkeitstheorie und ihre klinische Anwendung, Hogrefe, Göttingen 1995.
Becker, P., Minsel, B., Psychologie der seelischen Gesundheit, Hogrefe, Göttingen, Bd. II, 1986.
Becker, S., Objektbeziehungspsychologie und katastrophische Veränderung. Zur psychoanalytischen Behandlung psychotischer Patienten, edition diskord, Tübingen 1990.
Beckwith, L., Cohen, S.E., Social interaction with the parent during infancy and later intellectual competence in children born preterm, in: *Sterling-Honig* (1983) 25-40.
Bee, H.L., Barnard, K.E., Eyres, S.J. et al., Prediction of IQ and language skill from perinatal status, child performance, family characteristics and mother infant interaction, *Child Development* 53 (1982) 1134-1156.
Beebe, B., Feldstein, St., Jaffe, J., Alson, K., Interpersonal timing: the application of an adult dialog model to mother-infant vocal and kinesic interactions, in: *Field, T., Fuchs, N.* (eds.), Social perception in infants, Norwood, New York 1985, 217-247.
Beebe, B., Gerstmann, L., A method defining „packages" of maternal stimulation and their functional significance for the infant with mother and stranger, *Intern. J. Behav. Devel.* 7 (1984) 423-440.
Beebe, B., Lachmann, F.M., Mother-infant mutual influence and precursors of psychic structure, in: *Goldberg, A.* (ed.), Frontiers in self psychology, 2 Vols., The Guilford Press, New York 1986.
Beebe, B., Stern, D.N., Engagement-disengagement and early object experiences, in: *Freedman, N., Grand, S.* (eds.), Communicative structures and psychic structures, Plenum Press, New York 1977, 35-56.
Beebe-Center, J.G., The psychology of pleasentness and unpleasentness, van Nostrand, Princeton 1932.
Beek, P.J., Juggling dynamics. Free University Press, Amsterdam 1989.
Beek, P.J., Beek, W.J., Task studies tweaking the perception-action cycle, 1991, in: *R. Jacobs, W.E. Rikkert* (eds.), Movement control. An interdisciplinary forum, Free University Amsterdam Press, Amsterdam 1991, 33-49.
Beek, P.J., Meijer, O.G., On the nature of 'the' motor-action controversy, 1988, in: *O.G. Meijer, K. Roth* (1988) 157-185.
Beek, P.J., Peper, C.E., Stegeman, D.F., Dynamical models of movement coordination, *Human Movement Science* 14 (1995) 573-608.
Beek, P.J., Schmidt, R.C., Morris, A.W., Sim, M.-Y., Turvey, M.T., Linear and nonlinear stiffness and friction in biological rhythmic movements, *Biol. Cybern.* 73 (1995) 499-507.
Beek, Y. van, The development of early communication in preterm infants, Diss. Freie Universität Amsterdam, CopyPrint 2000, Enschede 1993.
Beek, Y. van, Geerdink, J.J., Intervention with preterms: Is it educational enough? *European Journal of Psychology of Education. Special Issue on Infancy and Education* 4 (1989) 251-265.
Behr, M., Personenzentrierte Pädagogik, *Integrative Therapie* 3/4 (1989) 399-483.
Behrendt, J.E., Nada Brahma. Die Welt ist Klang, Rowohlt, Reinbek 1985.
Beine, K.-H., Sehen, Hören, Schweigen, Patiententötungen und aktive Sterbehilfe, Lambertus, Freiburg 1998.
Beitman, B.D., The structure of individual psychotherapy, Guilford, New York 1987.
Beitman, B.D., Goldfried, M.R., Norcross, J.C., The movement toward integrating the psychotherapies: an overview, *American Journal of Psychiatry* 2 (1989) 138-147.
Beitman, B.D., Why I am an integrationist (not an eclectic), *British Journal of Guidance and Counseling* 3 (1989) 259-273.
Beijk, J., Psychotherapie en psychologie: divergentie of convergentie? *Tijdschrift voor Psychotherapie* 4 (1985) 259-271.
Beine, K.-H., Sehen, Hören, Schweigen, Patiententötungen und aktive Sterbehilfe, Lambertus, Freiburg 1998.
Beks, C., Drewes, A., Identiteit en de deelname aan aktiviteiten door bejaarde, *Beweging & Hulpverlening* 4 (1989) 323-338.
Belardi, N., Die Stigmatisierung der Institution – Stigmatisierung durch die Institution, *Gestalt und Integration* 1 (1991) 72-77.
Belardi, N., Supervision in der Jugendarbeit, *Gestalt und Integration* 1 (1992) 110-121.
Belke, H., Literarische Gebrauchsformen, Bertelsmann Universitätsverlag, Düsseldorf 1973.
Bell, M.M., Gardiner, M., Bakhtin and the Human Sciences, London, Sage 1998.
Bellah, N.N., Madsen, R., Sullivan, W.M., Swidler, A., Tipton, S.M., Habits of the heast: Individualism and commitment in american life, Univ. of California Press, Berkeley 1985.
Bellebaum, A., Langeweile, Überdruß und Lebenssinn: Eine geistesgeschichtliche und kultursoziologische Untersuchung, Westdeutscher Verlag, Opladen 1990.
Belschner, W., Kaiser, P., Darstellung eines Mehrebenenmodells primärer Prävention, in: *Filipp* (1990) 174-195.
Belsky, J., The determinants of parenting: A process model, *Child Development* 55 (1984) 83-96.
Belsky, J., Intuitive parenting from the perspective of individual differences. Comments on Papoušek and Papoušek's Paper, *European Journal of Psychology of Education* 2 (1989) 211-214.
Belsky, J., Infant-parent attachment and day care: In defence of the strange situation, in: *Lande, J., Scarr, S., Gunzenhauser, N.* (eds.), Caring for children: Challenge to America, Erlbaum, Hillsdale 1989.
Belsky, J., Goode, M.K., Most, R.K., Maternal stimulation and infant exploratory competence: Cross-sectional correlational and experimental analyses, *Child Development* 51 (1980) 1163-1178.
Belsky, J., Nezworski, T., Clinical implications of attachment, Erlbaum, Hillsdale 1988.
Benedetti, G., Psychosentherapie, Vandenhoeck & Ruprecht, Göttingen 1983.
Benedetti, G., Wagner-Simon, Th., Sich selbst erkennen, Vandenhoeck & Ruprecht, Göttingen 1982.
Benhar, E.E., Carlton, P.L., Samuel, D.A., A search for mirror-image reinforcement and self-recognition in the baboon, in: *Kondo, S., Kawai, M., Ehara, S.* (Hrsg.), Contemporary primatology, Karger, New York 1975.
Benjamin, J., Die Fesseln der Liebe, Stroemfeld, Frankfurt 1990.
Benjamin, L.S., Brief SASB-directed reconstructive learning therapy, in: *Crits-Christoph, Barber* (1991) 248-286.
Benjamin, W., Die Aufgabe des Übersetzers, in: Illumination, Suhrkamp, Frankfurt 1961, 56-59.

Benjamin, W., Gesammelte Schriften II, Bd. 1-3, hrsg. v. *Tiedemann, R.* und *Schweppenhäuser, H.*, Suhrkamp, Frankfurt 1977.
Benjamin, W., Passagen-Werk, Bd. I, Suhrkamp, Frankfurt/M. 1983.
Bennett, R., „Living conditions and everyday needs of the elderly with particular reference to social isolation", *Int. J. of Aging and Human Development* 4 (1973) 179-198.
Bennett, R., Aging, Isolation and resocialization, Van Nostrand Reinhold, New York 1980.
Bennis, W.G., Benne, K.D, Chin, R., Änderung des Sozialverhaltens, Klett, Stuttgart 1975.
Benoit, J.M., Identität. Ein interdisziplinäres Seminar unter Leitung von C. Lévi-Strauss, Klett, Stuttgart 1980.
Benoit, J.M., Guillot, I., Mathé, A.G., Créativité et guérison, L'expansion Scientifique Francaise, Paris 1969.
Benthien, C., Im Leibe wohnen. Bwv – Berliner Wissenschafts-Verlag, Berlin 1998.
Benthien, C., Haut. Literaturgeschichte – Körperbilder – Grenzdiskurse, Rowohlt, Reinbek 1999.
Benthien, C., Wulf, C., Körperteile. Eine kulturelle Anatomie. von Rowohlt, Reinbek 2001.
Benthien, C., Fleig, A., Karsten, I., Emotionalität. Zur Geschichte der Gefühle. Böhlau, Köln 2000.
Benz, A., Eindrücke zum Internationalen Symposium zur psychoanalytischen Kurztherapie, in: *Leuzinger-Bohleber* (1985) 17-19.
Berdjajew, N., Cinq méditations sur l'existence, Alcan, Paris 1936.
Berdjajew, N., Die Philosophie des freien Geistes, Holle, Darmstadt/Genf 1930.
Berdjajew, N., Von des Menschen Knechtschaft und Freiheit. Versuch einer personalistischen Philosophie, Holle, Darmstadt 1954.
Berg van den, C., A dynamical systems approach to movement coordination, *Netherlands Journal of Zoology* 50(2) (2000) 163-178.
Berg, J.H. van den, Metabletica. Über die Wandlung des Menschen. Grundlinien einer historischen Psychologie. Göttingen 1960.
Berg, J.H. van den, Medische macht en medische ethiek. Callenbach, Amsterdam 1969[4]
Berg, S., Mellström, D., Persson, G., Svanborg, M., Loneliness in the Swedish aged, *Journal of Gerontology* 36 (1981) 342-349.
Berger, A., Relaxative Organgymnastik und psychologische Gruppenarbeit im System einer „totalen Gymnastik" nach Prof. H. Petzold, *Atem und Mensch* 3 (1971) 8-13; 4, 13-19.
Berger, P.L., Verdinglichung und die soziologische Kritik des Bewußtseins, *Soziale Welt* 16 (1965) 97-112.
Berger, P.L., Einladung zur Soziologie, Olten, Freiburg 1969.
Berger, P.L., Zur Dialektik von Religion und Gesellschaft: Elemente einer soziologischen Theorie, Fischer, Frankfurt 1973.
Berger, P.L., Auf den Spuren der Engel, Herder, Freiburg 1991.
Berger, P.L., Luckmann, T., Secularization and pluralism, in: International yearbook for the study of religion 1966, 73-84.
Berger, P.L., Luckmann, T., Die gesellschaftliche Konstruktion der Wirklichkeit. Eine Theorie der Wissenssoziologie, Fischer, Frankfurt 1970, 1980.
Berger, Th., Liturgie und Tanz, Eos Verlag, Erzabtei St. Ottilien, St. Ottilien 1985.
Bergin, A.E., The evaluation of the therapeutic outcomes, in: *Bergin, Garfield* (1971) 217-270.
Bergin, A.E., Garfield, S.L. (eds.), Handbook of psychotherapy and behavior change, Wiley, New York 1971, 1978, 1986.
Bergin, A.E., Garfield, S.L. (eds.), Handbook of psychotherapy and behavior change (4th edition), Wiley, New York 1994.
Bergin, A.E., Lambert, M.J., The evaluation of therapeutic outcomes, in: *Bergin, Garfield* (1978) 139-190.
Bergin, A.E., Strupp, H.H., Changing frontiers in the science of psychotherapy, Atherton, Chicago 1972.
Bergius, R., Formen des Zukunftserlebens, Barth, München 1957.
Bergold, J., Selg, H., Emanzipation und Verhaltensmodalitäten: Widerspruch und Möglichkeit, in: *Bringemann, H., Tanner, W.*, Verhaltenstherapie, Urban & Schwarzenberg, München 1973.
Bergold, J.B., Überdauernde Aspekte der Verhaltenstherapie aus Sicht des Gemeindepsychologen, in: *Lieb, Lutz* (1992) 23-31.
Bergson, H., Essai sur les données immédiates de la conscience (1889), P.U.F., Paris 1948.
Bergson, H., Zeit und Freiheit, E. Diederichs, Jena 1920.
Bergson, H., Schöpferische Entwicklung, E. Diederichs, Jena 1921.
Bergson, H., Durée et simultanéïté à propos de la théorie d'Einstein, Alcan, Paris 1922.
Bergson, H., Oeuvres, Alcan, Paris 1963.
Bergström, R.M., Quantitative aspects of neural macro-states, *Cybernetic Medicine* (1973) 9.
Berkenbusch, G., Zum Heulen – Kulturgeschichte unserer Tränen, Berlin 1985.
Berlin, I., The sense of reality, Chatto, Windus, London 1996; dtsch. Wirklichkeitssinn. Ideengeschichtliche Untersuchungen, Berlin Verlag, Berlin 1998.
Berlucchi, G., Aglioti, S., The body in the brain: neural bases of corporal awareness, *Trends in Neurosciences* 20 (1997) 560 – 504.
Berman, J.S., Norton, N.C., Does professional training make a therapist more effective? *Psychol. Bull.* 98 (1985) 401-406.
Berman, L.E.A., Rearview-Mirror Dreams, in: *Wolf* (1985) 257-269.
Berman, M., Die Wiederverzauberung der Welt, Rowohlt, Reinbek 1985.
Bermúdez, J.L., Marcel, A., Eilan, N., The body and the self, MIT, Cambridge 1995.
Berne, E., What do you say after you say hello? Grove, New York 1972; dtsch. Was sagen Sie, nachdem Sie guten Tag gesagt haben? Kindler, München 1975.
Berner-Simons, L., Narzißmus zwischen Uterus und Phallus, in: Die neuen Narzißmustheorien: Zurück ins Paradies? hrgs. v. Psychoanalytischen Seminar, Zürich, Suhrkamp, Frankfurt 1981, 133-144.
Bernfeld, S., Psychologie des Säuglings, J. Springer, Wien 1925.
Bernhard, K., Gott und Bild, Evangelische Verlagsanstalt, Berlin 1956.
Bernhard, M., Der menschliche Körper und seine gesellschaftliche Bedeutung, Limpert, Bad Homburg 1980.
Berning, V., Gabriel Marcel und Maine de Biran. Ein Vergleich, *Theologie und Philosophie* 47 (1972) 402-408.
Berning, V., Das Wagnis der Treue. Gabriel Marcels Weg zu einer konkreten Philosophie des Schöpferischen, Freiburg 1973.
Bernstein, B., Class, codes and control, Vol. 1, Routledge, London 1971.
Bernstein, N.A., The co-ordination and regulation of movements, Pergamon Press, Oxford 1967a.
Bernstein, N.A., Biodynamik der Lokomotionen. Genese, Struktur, Veränderungen, 1988, in: *L. Pickenhain, G. Schnabel* (eds.), Bewegungsphysiologie von N.A. Bernstein, Johann Ambrosius Barth, Leipzig 1988, 2. Aufl., 21-66. Original 1940.
Bernstein, N.A., Bewegungsphysiologie, 1988, in: *L. Pickenhain, G. Schnabel* (eds.), Johann Ambrosius Barth, Leipzig 1988, Original 1967.

Bernstein, D.A., Borkovec, Th.D., Entspannungstraining. Handbuch der progressiven Muskelentspannung nach Jacobson, Pfeiffer, München 1975, 6. unveränd. Aufl. 1992.
Berridge, K.C., Robinson, T.E., What is the role of dopamin in reward. hedonic impact, reward learning, or incentive salience? *Brain Res Rev* 28 (1998) 309-369.
Bertaux, D. (ed.), Biography and society. The life history approach in the social sciences, Sage Publications, Beverly Hills 1981.
Bertaux, D., Bertaux-Wiame, J., Autobiographische Erinnerungen und kollektives Gedächtnis, in: *Niethammer* (1985) 146-165.
Berthenthal, J.I., Fischer, K.W., Development of self-recognition in the infant, *Developmental Psychology* (1978) 44-50.
Bertenthal, B.I. Clifton, R.K., Perception and action, 1997, in: *Kuhn, D., Siegler, R.* (Hrsg.), Handbook of Child Psychology, Vol II., Cognition, perception and language, Wiley, New York 1997.
Berthoz, A., The brain's sense of movement, Harvard University Press, Cambridge, Massachusetts, London 2000.
Besedovsky, H.O., del Rey, A, Physiological implications of the immun-neuro-endocrine network, 1991, in: *Ader, R.* et al., Psychoneuroimmunology, Academic Press, San Diego 1991, 2te Auflage.
Besems, T., Überlegungen zu intersubjektivem Unterricht in der Integrativen Pädagogik, in: *Petzold, Brown* (1977a) 45-75.
Besems, T., Philosophisch-anthropologische Bemerkungen zur Integrativen Therapie/Gestalttherapie, *Integrative Therapie* 3/4 (1977b) 176-186.
Besems, Th., Integrative Therapie als Ansatz zu einer „kritischen" Gestalttherapie, *Integrative Therapie* 3/4 (1977c) 187-194.
Bettes, B., Maternal depression and motherease: Temporal and international features, *Child Development* 59 (1988) 1089-1096.
Beutel, M., Bewältigungsprozesse bei chronischen Erkrankungen, Reihe: Psychologie in der Medizin, edition medizin, Weinheim, Basel, Cambridge, New York 1988.
Beutler, L.E., Crago, M., Arizmendi, T.G., Therapist variables in psychotherapy, process and outcome, in: *Garfield, Bergin* (1986).
Bevan, W., A sermon of sorts in three plus parts, *American Psychologist* 37 (1991) 1303-1322.
Bever, T.G. (ed.), Regressions in mental development: Basic phenomena and theories, Erlbaum, Hillsdale 1982.
Bickerton, D., Language and Species, University of Chicago Press, Chicago 1990.
Biegel, D.E., Building support networks for the elderly, Sage, London 1984.
Biemel, W., Jean-Paul Sartre in Selbstzeugnissen, Rowohlt, Reinbek 1979.
Bierce, A., Das Spukhaus, Insel, Frankfurt 1969.
Bieri, P. (Hrsg.), Analytische Philosophie des Geistes, Hain, Königstein/Ts. 1981.
Billings, A.G., Moos, R.H., Psychosocial theory and research on depression: An integrative framework and review, *Clinical Psychology Review* 2 (1982) 213-237.
Binder, J.L., Strupp, H.H., The Vanderbilt approach to time-limited dynamic psychotherapy, in: *Crits-Christoph, Barber* (1991) 137-165.
Binet, A., Etude de psychologie expérimentale: le fétichisme de l'amour, Paris 1888.
Bingen, Hildegard von, Wisse die Wege, Otto Müller, Salzburg 1981.
Binswanger, L., Erfahren, Verstehen, Deuten, 1926; in: idem, Ausgewählte Vorträge und Aufsätze, Franke, Bern 1955, 67-80.
Binswanger, L., Wandlungen in der Auffassung und Deutung des Traumes von den Griechen zur Gegenwart, Springer, Berlin 1928.
Binswanger, L., Ausgewählte Vorträge und Aufsätze, Bd. 1, Huber, Bern 1961.
Birbaumer, N., Physiologische Psychologie, Springer, Berlin, Heidelberg, New York 1975.
Birbaumer, N., Psychophysiologische Grundlagen, in: *Miltner, W., Birbaumer, N., Gerber, W.D.* (Hrsg.), Verhaltensmedizin, Springer, Berlin 1986, 61-98.
Birbaumer, N., Schmidt, R.F., Biologische Psychologie, Springer, Berlin 1999.
Birch, C., Cobb, J.B., The liberation of life. From the cell to community, Cambridge University Press, Cambridge 1981.
Birchler, P., Petzold, H.G., Medikamentengebrauch im Rahmen Integrativer Therapie. Europäische Akademie für psychosoziale Gesundheit, Hückeswagen 2001.
Birdwhistell, R.L., Kinesics and context: essays on body, motion, communication, University of Pennsylvenia Press, Philadelphia 1970.
Birk, L., Brinkley-Birk, A., Psychoanalysis and behavior therapy, *American Journal of Psychiatry* 131 (1974) 499-510.
Birren, J.E., Bulter, R.N., Greenhinse, S.W., Sokoloff, L., Yarrow, M.R., Human aging: a biological and behavioral study, National Institute of Health, Bethesta 1963.
Birren, J.E., Livingstone, J., Cognition, stress and aging, Prentice Hall, Englewood Cliffs 1977, 1985.
Birren, J.E., Schaie, K.W., Handbook of the psychology of aging, Van Nostrand Reinhold, New York 1977, 2. Aufl. 1985.
Bischof, L.J., Persönlichkeitstheorien, 2 Bde., Junfermann, Paderborn 1983.
Bischof, N., Erkenntnistheoretische Grundlagenprobleme der Wahrnehmungspsychologie, in: *Metzger, W.*, Handbuch der Psychologie, Bd. I, Hogrefe, Göttingen 1966, 1974², 21-78.
Bischof, N., Das Rätsel Ödipus. Die biologischen Wurzeln des Urkonflikts von Intimität und Autonomie, Piper, München 1985, 3. Aufl., Rowohlt, Reinbek 1991.
Bischof-Köhler, D., Spiegelbild und Empathie. Die Anfänge der sozialen Kognition, Verlag Hans Huber, Bern, Stuttgart, Toronto 1989.
Bischof-Köhler, D., Über den Zusammenhang von Empathie und der Fähigkeit, sich im Spiegel zu erkennen, *Schweiz. Zeitschrift für Psychologie* 47 (1988) 147-159.
Bischof-Köhler, D., Zur Phylogenese menschlicher Motivation, in: *Eckensberger, L.H., Lantermann, E.D.*, Emotion und Reflexivität, Urban & Schwarzenberg, München 1985, 3-49.
Bitter, W., Einsamkeit, Klett, Stuttgart 1967.
Bittner, U., Ein Klient wird „gemacht", in: *Kardoff, E. v., Koenen, E.* (Hrsg.), Psyche in schlechter Gesellschaft – Zur Krise klinisch-psychologischer Tätigkeit, Urban & Schwarzenberg 1981, 103-137.
Blackwood, A., Der Besuch von Drüben, Suhrkamp, Frankfurt 1979.
Blackwood, A., Der Griff aus dem Dunkel, Suhrkamp, Frankfurt 1979.
Blackwood, A., Die Weiden, in: idem, Das unheimliche Haus, Suhrkamp, Frankfurt 1986.
Blankenburg, W., Körper und Leib in der Psychiatrie, *Schweizer Archiv. F. Neurologie, Neurochirurgie, Psychiatrie* 131 (1982) 13-39.
Blankenburg, W., Phänomenologie der Leiblichkeit als Grundlage für ein Verständnis der Leib-Erfahrung psychisch Kranker, *Daseinsanalyse* 6 (1989) 161-193.

Blankenburg, W., Zur Konzeption von Raum und Zeit in ihrer Bedeutung für die Bewegungstherapie in der Psychotherapie, *Integrative Therapie* 1 (1989) 161-193.

Blankenburg, W., Selbst und Leib. Ein phänomenologischer Zugang, *Psycho* 20 (1994) 48-51.

Blankenburg, W., Phänomenologie der Leiblichkeit und Körpererleben Schizophrener, in: Röhricht, F., Priebe, S. (Hrsg.), Körpererleben in der Schizophrenie, Hogrefe, Göttingen/Bern/Toronto/Seattle 1998.

Blankertz, St., Kritischer Pragmatismus, Zur Soziologie Paul Goodmans, Verlag Die Büchse der Pandora, Wetzlar 1983.

Blankertz, St., Paul Goodmans Ethik und ihre Bedeutung für die Gestalttherapie, *Integrative Therapie* 2/3 (1988) 172-182.

Blankertz, St., Der kritische Pragmatismus Paul Goodmans – Zur politischen Bedeutung der Gestalttherapie, Edition Humanistische Psychologie, Köln 1988.

Blankertz, St., Gestaltkritik. Paul Goodmans Sozialpathologie in Therapie und Schule, Edition Humanistische Psychologie, Köln 1990.

Blaser, A., Wie spezifisch ist unspezifisch? Ein Ausweg aus der Sackgasse um die Wirkfaktoren in der Psychotherapie, *Schweizer Z. Psychol.* 1 (1989) 14-20.

Blaser, A., Heim, E., Ringer, Ch., Thommen, M., Problemorientierte Psychotherapie. Ein integratives Konzept, Huber, Bern 1992.

Blechschmidt, E., Wie entsteht das menschliche Leben, Christiana Verlag, Stein am Rhein 1976.

Blechschmidt, E., Das pränatale Verhalten des Menschen, in: *Luyten* (1979) 10-31.

Bliss, T.V.P., Collingridge, G.L., A synaptic modell of memory. Long-term potentiation in the hippocampus, *Nature* 361 (1993) 31-39.

Bloch, E., Das Prinzip Hoffnung, 2 Bde., Suhrkamp, Frankfurt 1959.

Bloch, H. Bertenthal, B.I. (Hrsg.), Sensory motor organization and development in infancy and early childhood, Kluwer, Dordrecht 1990.

Bloch, M., Aus der Werkstatt des Historikers, Campus, Frankfurt 2000.

Bloch, S., Modèles effecteurs des émotions fondamentales: relation entre rythme respiratoire, posture, expression faciale, expérience subjective, *Bulletin de Psychologie* 377 (1986) 843-846.

Bloch, S., Effector patterns of basic emotions: an experimental model for emotional induction, *Behavioral & Brain Research* 33 (1989a) 317.

Bloch, S., Emotion ressentie, emotion recerée, *Science et Vie (Hors Série, sur 'Les émotions')* 168 (1989b) 69-75.

Bloch, S., Modèles effecteurs des émotions fondamentales: une méthode expérimentale d'induction émotionnelle, in: *Mazet, P., Lebovici, S.* (eds.) Emotions et affects chez le bébé et ses partenaires, Edition Eshel, Paris (in press).

Bloch, S., Bond, G., Qualls, B., Yalom, I., Zimmerman, E., Outcome in psychotherapy evaluated by independent judges, *Br. J. Psychiat.* 131 (1977) 410-414.

Bloch,, S., Crouch, E., Therapeutic factors in group psychotherapy, Oxford University Press, Oxford 1985.

Bloch, S., Lemeignan, M., Precise respiratory-posturo-facial patterns are related to specific basic emotions, *Bewegen & Hulpverlening* 1 (1992) 31-39.

Bloch, S., Lemeignan, M., Aguilera, N., Specific respiratory patterns distinguish between basic emotions, *International Journal of Psychophysiology* 11 (1991) 141-154.

Bloch, S., Orthous, P., Santibánez, H.G., Técnicas psicofisiológicas para el entrenamiento des actores, *Orbita* 9 (1972b) 8-20.

Bloch, S., Paulet, S., Lemeignan, M., Reproducing emotional effector patterns: relationship between physiological activation, expressive output and subjective experience, Proceedings of the Third IBRO Congress of Neuroscience, Montreal 1991.

Bloch, S., Santibánez, H.G., Training emotional 'effection' in humans: significance of its feedback on subjectivity, in: *Bloch, S., Aneiros, R.* (eds.), Psicobiologia del Aprendizaje, Publ. Fac. Med. Univ. de Chile, Santiago 1972a, 170-185.

Block, J., Lives through time, Bancroft Books, Berkeley CA 1971.

Block, J., Gjerde, P.F., Depressive symptoms in late adolescence: a longitudinal perspective on personality antecedents, in: *Rolf* et al. (1990) 334-360.

Bloom, F.E., Lazarus, A., Brain, Mind, and Behavior, Freeman, New York 1988, 2nd ed.

Bloom, F., Nelson, C.A., Lazerson, A., Brain, mind, and behavior, Worth Publishers, Washington 2000.

Blum, H.P., Defense and resistance – Historical perspectives and current concepts, Intern. Univ. Press, New York 1985.

Blumenstock, J., Garms-Homolovà, V., Leitner, K., Schaeffer, D., Ökologische Bedingungen der Gesunderhaltung älterer Menschen in einer Großstadt, Berlin 1981.

Boadella, D., Bio-Energie und Körpersprache, in: *Petzold, H.G.* (Hrsg.), Die neuen Körpertherapien, Junfermann, Paderborn 1969/1977.

Boadella, D., In the wake of Wilhelm Reich, Coventure, London 1976.

Boadella, D., Die somatische Psychotherapie. Ihre Wurzeln und Traditionen, *Energie & Charakter* 21/1 (1990) 3-41.

Boadella, D., Somatische Psychotherapie: Wurzeln und Traditionen, *Energie & Character* 1 (1991) 3-41.

Boadella, D., Befreite Lebensenergie. Einführung in die Biosynthese, Kösel, München 1991.

Boadella, D., Lifescapes, *Energie & Charakter* 23 (2001) 37-43.

Bobath, B., Abnorme Haltungsreflexe bei Gehirnschäden, Thieme, Stuttgart 1976.

Boehm, G., Bildnis und Individuum, Prestel, München 1985.

Boehm, G., Der stumme Logos, in: *Metraux, Waldenfels* (1986) 289-304.

Boehm, G., Zu einer Hermeneutik des Bildes, in: *Gadamer, Boehm* (1978, 1980) 444-471.

Boehm, R., Zeitlichkeit und Endlichkeit bei Merleau-Ponty, in: Studien zum Zeitproblem in der Philosophie des 20. Jahrhunderts, *Phänomenologische Forschung* 13 (1982) 90-106.

Boer, K., Maurice Merleau-Ponty – Die Entwicklung seines Strukturdenkens, Bouvier, Grundmann 1978.

Boesch, E.J., Das Magische und das Schöne, problemata, frommann-holzboog, Stuttgart 1983.

Böckmann, M. B. F., Systemtheoretische Grundlagen der Psychosomatik und Psychotherapie, Springer, Heidelberg 2000.

Bode, R., Aufgaben und Ziele der rhythmischen Gymnastik, München 1926.

Böhler, D., Rekonstruktive Pragmatik, Suhrkamp, Frankfurt 1985.

Bohleber, W., Neue Ergebnisse der empirischen Säuglingsforschung. Ihre Bedeutung für die Psychoanalyse, *Psyche* 6 (1989) 41-46.

Bohm, D., Quantum theory as an indication of a new order in physics; Part B: Implicate and explicate order in physical law. *Foundations of Physics* 2 (1973) 139-168.

Bohm, D., Wholeness and the implicate order, Routledge, London 1980; dtsch. Die implizite Ordnung, Dianus Trikont, München 1985; Goldmann, München 1987.
Bohm, D., Weber, R., Implizite und explizite Ordnung. Zwei Aspekte des Universums, in: *Wilber* (1986) 48-115.
Böhme, G., Information und Verständigung, in: *Weizsäcker, E. v.*, Offene Systeme I, Klett, Stuttgart 1974, 32-42.
Böhme, G., Alternativen der Wissenschaft, Suhrkamp, Frankfurt 1980.
Böhme, G., Wissenschaft und Verdrängung. Ansätze zu einer psychoanalytischen Erkenntniskritik, in: *Böhme, G.*, Alternativen der Wissenschaft, Suhrkamp, Frankfurt 1980, 54-80.
Böhme, G., Sinn und Gegensinn – über die Rekonstruktion von Geschichten, *Psyche* 7 (1980) 577-592.
Böhme, G., Anthropologie in pragmatischer Hinsicht. *Darmstädter Vorlesungen*, Suhrkamp, Frankfurt 1985.
Böhme, G., Der offene Leib, 1986a, in: *Kamper, Wulf* (1986)
Böhme, G., Natur, Leib, Sprache, *Rotterdamse philosofische studies* III (1986) 1-12.
Böhme, G., Freuds Schrift: das Unbewußte, *Psyche* 40 (1986) 761-779.
Böhme, G., Böhme H., Das Andere der Vernunft, Suhrkamp, Frankfurt 1983.
Böhme, H., Der sprechende Leib, in: *Kamper, Wulf* (1986).
Bohner, E., Der Mensch im Widerspruch, Berlin 1937.
Böhnisch, L., Schefeld, B., Sozialisation durch sozialpädagogische Institutionen, in: *Hurrelmann, Ulich* (1982) 551-574.
Bolger, N., Caspi, A., Downey, G., Mourehouse, M., Persons in context: Developmental processes, Cambridge University Press, New York 1988.
Boller, K., Rovee-Collier, C., Contextual coding and recoding of infant memory, *Journal of Experimental Child Psychology* 52 (1992) 1-23.
Bollweg, B., Hermeneutik der Körpersprache, VWB, Oldenburg 1980.
Bommert, H., Henning, T., Wälte, D., Indikation zur Familientherapie, Klett, Stuttgart 1990.
Bonafoux, P., Les peintures et l'autoportrait, Skira, Genève 1984.
Bond, L.A., Rosen, J.C., Competence and coping during adulthood, Cambridge University Press, Hannover, NH 1980.
Bongaardt, R., Shifting focus. The Bernstein tradition in movement science, Druk 80, Amsterdam 1996.
Bono, E. de, Das spielerische Denken, Rowohlt, Reinbek 1972.
Bootsma, R.J., Montaigne, G., Laurent, M., Information and its use in the regulation of movement. Distinguishing what and how, in: *Bril* et al. (1998) 15-18.
Borbély, A., Das Geheimnis des Schlafs, Neue Wege und Erkenntnisse der Forschung, Stuttgart 1984.
Borchmeyer, D., Weimarer Klassik. Portrait einer Epoche, Beltz, Weinheim 1998.
Borke, H., Interpersonal perception of young children: Egocentrism or empathy? *Developmental Psychology* 5 (1971) 263-269.
Borke, H., The development of empathy in chinese and american children between three and six years of age, *Developmental Psychology* 9 (1973) 102-108.
Borke, H., Piaget's view of social interaction and the theoretical construct of empathy, in: *Siegel, L.S., Brainerd, Ch.J.* (Hrsg.), Alternatives to Piaget, Academic Press, New York 1978, 29-42.
Bornstein, M., How mother and infant jointly contribute to developing cognitive competence in the child. *Proceedings Nat. Academ. Science* (U.S.A.) 82 (1985) 7470-7473.
Bornstein, M., Mothers, infants and the development of cognitive competence, in: *Fitzgerald, Lester, Yogman* (1989) 67-99.
Bornstein, M., Silver, D., Polant, W., The Mirror: Psychoanalytic perspectives, *Psychoanalytic Inquiry* 5 (1985) 195-336.
Bornstein, M., Tannis-LeMonde, C.S., Activities and interactions of mothers and their firstborn infants in the first six months of life, *Child Development* 61 (1990) 1206-1217.
Borstelmann, L.J., Children before psychology. Ideas about children from antiquity to the late 1800's, in: *Kessen, W.* (ed.), History, theory and methods, Vol. 1 of *Mussen, P.H.* (ed.), Handbook of child psychology, Wiley, New York 1983^4, 1-40.
Bos, J., Autorität und Erkenntnis in der Psychoanalyse, Psychosozial Verlag, Gießen 2000.
Boschker, M.S.C., Action-Based Imagery, On the Nature of Mentally Imagined Motor Actions, PrintPartners Iskamp, Enschede/Amsterdam 2001.
Boschker, M.S.J. Bakker, F.C., Rietberg, M.B., Retroactive interference effects of mentally imagined movement speed, *Journal of Sports Sciences* 18 (2000) 593-603.
Boss, M., Lebensangst, Schuldgefühle und psychotherapeutische Befreiung, Hans Huber, Bern 1962.
Bosna, H., Graafsma, T.L.G., De ontwikkeling von identiteit in de adolescentie, Dekker & Van de Vegt, Nijmegen 1982.
Bosscher, R.J., Runningtherapie met depressieve patienten, *Bewegen & Hulpverlening* 2 (1985) 99-109.
Bosscher, R.J., Runningtherapie bij depressie, Thesis, Amsterdam 1991a.
Bosscher, R.J., Runningtherapie bij depressive: een experiment, *Bewegen & Hulpverlening* 4 (1991b) 234-260.
Bosscher, R.J., Running and mixed physical exercises with depressed psychiatric patients, *Int. J. Sport Psychol.* 24 (1993) 170-184.
Bosscher, R.J., Tilburg, W. van, Mullenbergh, G.J., Handlopen en depressie, *Maandblatt Geestelijke Volksgezondheid* 6 (1993).
Boszormenyi-Nagy, I., Eine transaktionale Beziehungstheorie, in: ders. u. *J.L. Framo*, Familientherapie, Theorie und Praxis, Rowohlt, Reinbek 1975.
Boszormenyi-Nagy, I., Spark, G., Invisible loyalities, Moeber & Harper, New York 1973; dtsch. Unsichtbare Bindungen, Klett-Cotta, Stuttgart 1981.
Bottenberg, E.H., Emotionspsychologie, Goldmann, München 1972.
Bottenberg, E.H., Neuer Umgang mit Gefühlen, *Integrative Therapie* 4 (1991) 393-420.
Boucher, J.D., Facial behavior and the perception of emotion: Studies of Malays and Temuan Orang Asli. Paper presented at the Conference on Psychology Related Disciplines, Kuala Lumpur 1973.
Boulanger-Balleyguier, G., Premières réactions devant le miroir, *Enfance* (1964) 51-67.
Boulanger-Balleyguier, G., Les étapes de la reconnaissance de soi devant le miroir, *Enfance* (1967) 91-116.
Boulanger-Balleyguier, G., Comparaison entre l'évolution des réactions du chat et de l'enfant devant le miroir, *Journal de psychologie normale et pathologique* 51 (1968) 73-84.
Boulet, J.J., Gemeinwesenheit. Eine Grundlegung, AJZ, Bielefeld 1980.
Bourdieu, P., Entwurf einer Theorie der Praxis, Suhrkamp, Frankfurt 1976.
Bourdieu, P., Les sens pratique, Editions de Minuit, Paris 1980.

Bourdieu, P., Das Elend der Welt. Zeugnisse und Diagnosen alltäglichen Leidens an der Gesellschaft, Konstanzer Universitätsverlag, Konstanz 1997.
Bourdieu, P., Gegenfeuer, Konstanzer Universitätsverlag, Konstanz 1998.
Bower, G.H., Gilligan, S.G., Remembering information related to one's self, *Journal of Research in Personality* 13 (1979) 420-432.
Bower, T.G.R., Development in infancy, Freeman, San Francisco 1974.
Bower, T.G.R., The perceptual world of the child, Harvard University Press, Cambridge 1976.
Bowlby, J., Maternal care and mental health, World Health Organisation, Génève 1951.
Bowlby, J., Child care and the growth of love, Penguin, Harmondsworth 1965.
Bowlby, J., Attachment and loss. Separation, anxiety and anger, Vol. II, Hogarth, London 1973.
Bowlby, J., Attachment and loss, 3 Volumes, Tavistock, London 1969, 1973, 1980.
Bowlby, J., Attachment and loss. Loss: Sadness and depression, Vol. III, Hogarth, London 1974.
Bowlby, J., A secure base: Clinical applications of attachment theory, Routledge, London 1988.
Bowlby, J., Developmental psychiatry comes of age. *American Journal of Psychiatry* 145 (1988) 1-10.
Boyesen, G., Boyesen, M., Biodynamische Theorie und Praxis, in: *Petzold* (1977n) 140-157.
Boyesen, G., Boyesen, M., Biodynamik des Lebens, Synthesis, Essen 1987.
Boyle, M., Senses of Touch, Leiden 1998.
Boylin, W., Gordon, S.K., Nehrke, M.F., Reminiscing and ego integrity in institutionalized elderly males, *The Gerontologist* 16 (1976) 118-124.
Bozok, B., Bühler, K.-E., Wirkfaktoren der Psychotherapie – spezifische und unspezifische Faktoren, *Neurol. Psychiat.* 56 (1988) 119-132.
Brack, U.B., Frühdiagnostik und Frühtherapie, Psychologische Behandlung von entwicklungs- und verhaltensgestörten Kindern, Psychologie Verlags Union, München/Weinheim 1986.
Bradbury, R., Der illustrierte Mann, Diogenes Verlag, Zürich 1981.
Bradley, R.H., Caldwell, B.M., Early environment and cognitive competence: The Little Rock study, in: *Sterling-Honig* (1990) 93-128.
Brandau, D., Imagination in der Gestalttherapie, in: *Singer, J.L., Pope, K.S.*, Imaginative Verfahren in der Psychotherapie, Junfermann, Paderborn 1986, 431-451.
Brandtstädter, J., Entwicklung unter Handlungsaspekten: Aussichten für die entwicklungspsychologische Theoriebildung und Anwendung, in: *Lenk, H.* (Hrsg.), Handlungstheorien interdisziplinär III, Zweiter Halbband, Straub, München 1984.
Brandtstädter, J., Personale Entwicklungskontrolle und regulatives Handeln: Überlegungen und Befunde zu einem vernachlässigten Forschungsthema, in: *Montada, L.* (Hrsg.), Bericht über die 7. Tagung Entwicklungspsychologie in Trier, Trier 1985.
Brandtstädter, J., Emotion, Kognition, Handlung: Konzeptuelle Beziehungen, in: *Eckensberger, L., Lantermann, E.D.* (Hrsg.), Emotion und Reflexivität, Urban & Schwarzenberg, München 1985, 252-264.
Brandtstädter, J., Gräser, H. (Hrsg.), Entwicklungsberatung unter dem Aspekt der Lebensspanne, Hogrefe, Göttingen 1985.
Brauchlin, E., Problemlösungen und Entstimulierungsmethodik, Haupt, Bern 1984.
Braude, St.E., First person plural: Multiple personality and the philosophy of mind, Routledge, London 1991.
Braukmann, W., Ahammer, I., Angleitner, A., Filipp, S.H., Olbrich, E., Bedeutende Lebensereignisse als subjektive Orientierungspunkte bei der rektrospektiven Betrachtung der eigenen Biographie: Ein Forschungsansatz, in: *Löwe, Lehr, Birren* (1983) 89-104.
Braun, P., Tittelbach, E., Verhaltenstherapie, in: *Pongratz* (1978).
Brazelton, T., Als, H., Four early stages in the development of mother infant interaction, *The Psychoanalytic Study of the Child*, Vol. 34, Yale University Press, New Haven 1979, 349-369.
Brazelton, T., Cramer, B.G., The earliest relationship – parents, infants and the drama of early attachment, Addison Wesley 1989; dtsch. Die erste Beziehung zwischen dem Baby und seinen Eltern, Klett-Cotta, Stuttgart 1991.
Brazelton, T., Koslowsky, B., Main, M., The origins of reciprocity: The early mother-infant interaction, in: *Lewis, M., Rosenblum, L.* (eds.), The effect of the infant on its caregiver, Wiley, New York 1974, 137-154.
Brazelton, T., Tronick, E., Adamson, L., Als, H., Wise, S., Early mother-infant reciprocity, in: *Porter, R., O'Connor, M.* (Hrsg.), Parent-infant interaction: CIBA Foundation symposium, Elsevier, Amsterdam 1975, 137-154.
Breakwell, G.M., Threatened identities, Wiley, New York 1983.
Bredenkamp, J., Lernen, 1998, in: *J., Straub, Kempf, W., Werbik, H.* (Hrsg.), Psychologie. Eine Einführung. Grundlagen, Methoden, Perspektiven, dtv., München 1998, 2.Aufl., 280-296.
Breggin, P., Toxic psychiatry, Fontana 1992.
Bremner, J.D. et al., Hippocampal volume reduction in major depression, *American Journal of Psychiatry* 157(1) (2000) 115-118.
Brenner, C.H., Metapsychology and psychoanalytic theory, *Psychoanal. Quaterly* 49 (1980) 189.
Brentano, F., Psychologie vom empirischen Standpunkt, 1873, Bd. I, Leipzig 1924.
Bretherthon, I., Waters, E., Growing points of attachment theory and research, *Monographs of the Society for Research in Child Development* 50 (1985).
Breuer, R., Das anthropische Prinzip, Piper, München 1981.
Breytspraak, L.M., The development of self in later life, Little Brown, Boston 1984.
Briggs, S.R., Cheek, J.M., Buss, A.H., An analysis of the self-monitoring scale, *Journal of Personality and Social Psychology* 38 (1980) 679-686.
Briggs, J., Peat, F.D., Die Entdeckung des Chaos. Eine Reise durch die Chaos-Theorie, Hanser, München 1990.
Bril, B., Ledebt, A., Dietriech, G., Roby-Brami, A. (eds.), Advances in perception-action coupling, Edition EDK, Paris.
Brim, O.G., Kagan, J.K., Constancy and change in Human Development, Harvard University Press, Cambridge, Mass. 1980.
Briner, F., Integrative Tanztherapie, *Integrative Therapie* 2 (1977) 72-90.
Brinkmann, H., Erinnerung, in: *Brinkmann, Brückner, Krahl, Lauermann* (Hrsg.), Sinnlichkeit und Abstraktion, Focus, Wiesbaden 1973.
Broadbent, D.E., Perception and communication, Pergamon, London 1958.
Broadbent, D.E., Decision and stress, Academic Press, London 1971.

Broda, M., Wahrnehmung und Bewältigung chronischer Krankheiten. Eine Vergleichsstudie unterschiedlicher Krankheitsbilder, Deutscher Studienverlag, Weinheim 1987.
Brody, S., Patterns of mothering, International Universities Press, New York 1956.
Bromme, R., Hömberg, E., Psychologie und Heuristik, Steinkopff, Darmstadt 1977.
Bronfenbrenner, U., Ökologische Sozialisationsforschung, Klett, Stuttgart 1976.
Bronfenbrenner, U., Toward an experimental ecology of human development, *American Psychologist* 32 (1977) 513-531.
Bronfenbrenner, U., Ansätze zu einer experimentellen Ökologie menschlicher Entwicklung, in: *Oerter* (1978) 33-65.
Bronfenbrenner, U., Recent advances in research on the ecology of human development, in: *Silbereisen, R.K., Eyferth, K., Rudinger, G.*, Development as action in context, Springer, Heidelberg 1986, 287-309.
Bronfenbrenner, U., Interacting systems in human development, in: *Bolger et al.* (1988) 25-49.
Bronfenbrenner, U., The ecology of human development, Harvard University Press, Cambridge, Mass. 1979; dtsch. Die Ökologie der menschlichen Entwicklung, Klett, Stuttgart 1981.
Bronson, G., The postnatal growth of visual capacity, *Child Development* 45 (1974) 873-890.
Brook, A., DeVidi, R.C. (eds.), Self-reference and Self-awareness, 2001.
Brooks, Ch., Sensory Awareness, Viking Press, New York 1974; dtsch. Erleben durch die Sinne, Junfermann, Paderborn 1979.
Brooks, Ch., Selver, Ch., Sensory Awareness, in: *Petzold* (1974j) 59-78.
Brooks, R.A., Cambrian intelligence, Bradford Books/MIT Press, Cambridge, M.A. 1999.
Brooks-Gunn, J., Lewis, M., The development of early visual self-recognition, *Developmental Review* 4 (1984) 215-239.
Broughton, J., Critical theories of psychological development, Plenum Press, New York 1987.
Brown, G.I., Petzold, H.G., Gestaltpädagogik. Konzepte der Integrativen Erziehung, Pfeiffer, München 1977.
Brown, G.W., Causal paths, chains and strands, in: *Rutter* (ed.), Studies of psychosocial risk. The power of longitudinal data, Cambridge University Press, Cambridge 1988, 285-314.
Brown, G.W., Harris, T., Social origins of depression: A study of psychiatric disorder in women, Free Press, New York 1978.
Brown, G.W., Harris, T.O., Establishing causal links: the Bedford college studies of depression, in: *Katschnig, H.* (ed.), Life events and psychiatric disorders, Cambridge University Press, Cambridge 1986, 107-187.
Brown, G.W., Harris, T.O., Bifulco, A., The long term effects of early loss of parent, in: *Rutter, Izard, Read* (1986) 251-296.
Brown, J., Instrumental control of the sucking response in human newborns, *Journal of Experimental Child Psychology* 14 (1972) 66-80.
Brown, J., A review of meta-analysis conducted on psychotherapy outcome research, *Clinical Psychology Review* 7 (1987) 1-23.
Brown, M., Die heilende Berührung. Die Methode des direkten Körperkontaktes in der körperorientierten Psychotherapie, Synthesis Verlag, Essen 1985.
Brown, R., A first language. The early stages, Penguin, Harmondsworth 1973.
Brubaker, E., Later life families, Sage, Beverly Hills 1985a.
Brubaker, E., Caring for a dependent spouse: Three case studies, *American Behavioral Scientist* 29 (1986) 485-496.
Brubaker, E., Working with the elderly: A social systems approach, Sage, Beverley Hills 1987.
Brubaker, Th.H. (ed.), Family relationships in later life, Sage Publications, Newbury Park 1990.
Bruce, V., Green, P.R., Georgeson, M.A., Visual perception. Physiology, psychology and ecology, Psychology Press, East Sussex, UK 1996.
Brüderl, L. (Hrsg.), Belastung und Bewältigung, Juventa, Weinheim 1987.
Brüderl, L., Belastende Lebenssituationen, Juventa, München 1987.
Brüderl, L., Theorien und Methoden der Bewältigungsforschung, Juventa, München 1988.
Brumund, L., Märtens, M., Die 14 Heilfaktoren der Integrativen Therapie und ihre Bedeutung im Urteil der Therapeuten, *Gestalt und Integration* 2 (1998) 448-466.
Bruner, J.S., Modalities of memory, in: *Talland, G., Waugh, N.* (ed.), The pathology of memory, Academic Press, New York 1969.
Bruner, J.S., The growth and structure of skill, in: *Connolly, K.J.* (ed.), Mechanisms of motor skill development, Academic Press, New York 1970.
Bruner, J.S., The ontogenesis of speech acts, *Journal of Child Language* 2 (1975) 1-19.
Bruner, J.S., Child's talk: Learning to use the language, Norton, New York 1983.
Bruner, J.S., In search of mind: Essays in autobiography, Harper Colophon, New York 1983.
Bruner, J.S., Actual minds, possible worlds, Harvard University Press, Cambridge, Mass. 1986.
Bruner, J.S., Wie das Kind sprechen lernt, Huber, Bern 1987.
Brunner, E., Der Mensch im Widerspruch, Furche, Hamburg 1937.
Brusten, M., Hohmeier, J., Stigmatisierung, 2 Bde., Luchterhand, Neuwied, Darmstadt 1975.
Buber, M., Ich und Du, Schocken Verlag, Berlin 1923; Lambert Schneider, Heidelberg 1965, 1977, 1983.
Buber, M., Das dialogische Prinzip, Lambert Schneider, Heidelberg 1928/1965, 1977, 1984.
Buber, M., Zwiesprache, Schocken Verlag, Berlin 1932; Lambert Schneider, Heidelberg 1978.
Buber, M., Nachwort zu *H. Trüb*, Heilung aus der Begegnung, Klett, Stuttgart 1949.
Buber, M., Die Schriften über das dialogische Prinzip, Lambert Schneider, Heidelberg 1954.
Buber, M., Das Problem des Menschen, Lambert Schneider, Heidelberg 1982.
Buber, M., Pfade in Utopia. Über Gemeinschaft und deren Verwirklichung, Lambert Schneider, Heidelberg 1985[3].
Bublitz, H. Bührmann, A.D., Hanke, C., Seier, A., Das Wuchern der Diskurse. Perspektiven der Diskursanalyse Foucaults, Campus, Frankfurt am Main 1999.
Bubolz, E., Bildung im Alter, Lambertus, Freiburg 1983.
Bubolz, E., Methoden kreativer Therapie in einer integrativen Psychotherapie mit alten Menschen, in: *Petzold, Bubolz* (1979) 343-383.
Buchholtz, F., Die europäischen Quellen des Gestaltbegriffs. Analysen zu einer Theorie der Gestalttherapie, in: *Petzold, H.G., Schmidt, C.*, Gestalttherapie – Wege und Horizonte, *Integrative Therapie*, Beiheft 10 (1985) 19-42.
Buchholz, M.B., Handlung, Selbst, Dialog, *Psyche* 39 (1985) 1031-1057.
Buchholz, W., Lebensweltanalyse, Profil, München 1984.
Buchholz, W., Gmür, W., Höfer, R., Strauss, F., Lebenswelt und Familienwirklichkeit, Fischer, Frankfurt 1984.

Buck, R., The communication of emotion, Guilford, New York 1984.
Buck, R., Neurochemical mechanisms of emotion and emotional expression, in: *Buck* (1984) 68-118.
Buck, R., Prime theory: An integrated view of motivation and emotion, *Psychological Review* 92 (1985) 389-413.
Buer, F., Morenos therapeutische Philosophie, Leske + Budrich, Opladen 1991.
Buer, F., Lehrbuch der Supervision, Votum-Verlag, Münster 1999.
Bühl, W.L., Krisentheorien, Wissenschaftliche Buchgesellschaft, Darmstadt 1984.
Bühler, C., Der menschliche Lebensverlauf als psychologisches Problem, S. Hitzel, Leipzig 1933.
Bühler, C., Wenn das Leben gelingen soll: Psychologische Studien über Lebenserwartungen und Lebensereignisse, Droemer, München 1969.
Bühler, C., Hetzer, H., Das erste Verständnis für Ausdruck im ersten Lebensjahr, *Zeitschrift für Psychologie* 107 (1928) 50-61.
Bühler, C., Mazarik, F., Lebensverlauf und Lebensziele. Studien in humanistischer Psychologie, Fischer, Stuttgart 1969.
Bühler, K.-E., Der Leib – ein Zeichen, *Integrative Therapie* 1/2 (1991) 9-28.
Bühler, K.-E., Wyss, D., Anthropologisch-integrative Psychotherapie. Neurosenkonzeption und Krankheitsbegriff, in: *Petzold* (1982g) 161-176.
Bühlmann, R., Schröder, M., Gestaltungstherapie als Form der Kreativen Psychotherapie, *Integrative Therapie* 1 (1977) 54-61.
Bühringer, G., Hahlweg, K., Kosten-Nutzen Aspekte psychologischer Behandlung, *Psychol. Rundschau* 37 (1986) 1-19.
Bukow, W.-D., (Hrsg.), Die Zivilgesellschaft in der Zerreißprobe. Wie reagieren Gesellschaft und Wissenschaft auf die postmoderne Herausforderung? Leske + Budrich, Opladen 1999.
Bullowa, M., Before Speech. The beginning of interpersonal communication, Cambridge University Press, Cambridge 1979, 1980[2].
Bungard, W., Isolation und Einsamkeit im Alter – eine sozialpsychologische Studie, Hanstein, Köln 1975.
Bunge, M., Scientific research, Vol. I.: The search for system, Vol. II: The search for truth, Springer, Heidelberg, Berlin, New York 1967.
Bunge, M., The furniture of the world, Reidel, Dordrecht, Boston 1977.
Bunge, M., The mind-body-problem – a psychobiological approach, Pergamon, Oxford 1980; dtsch. Das Leib-Seele-Problem, Mohr, Tübingen 1984.
Bunge, M., Exploring the world, Reidel, Dordrecht, Boston 1983a.
Bunge, M., Understanding the world, Reidel, Dordrecht, Boston 1983b.
Bunge, M., Das Leib-Seele-Problem, Mohr, Tübingen 1984.
Bunge, M., Philosophy of science and technology, 2 Bde., Reidel, Dordrecht, Boston 1985a.
Bunge, M., Seudociencia e ideologia, Alianza Universidad, Madrid 1985b.
Bunge, M., Ardila, R., Philosophy of psychology, Spinger, New York 1987.
Bunge, M., Eine Kritik des Mentalismus, *Z. Klin. Psychol. Psychopathol. Psychoth.* 3 (1987) 294-269.
Bunin, M.A., Wightman, R.M., Paracrine neurotransmission in the CNS. Involvement of 5-HAT, *Trends in Neurosciences* 9 (1999) 377-382.
Bünte-Ludwig, Ch., Gestalttherapie – Integrative Therapie, Leben heißt wachsen, in: *Petzold* (1984b) 217-309.
Burchard, D., von Rötel, M., Stolarz, H., Winter, H.P., Ein neues Pflegeheimkonzept – Darstellung anhand eines Projektes, *Zeitschrift für Gerontologie* 16 (1983) 7-17.
Burd, A.P., Milewski, A.E., Matching of facial gestures by young infants: Imitation or releasers? Paper presented at the meeting of the Society for Research in Child Development, Mass, Boston 1981.
Bürgin, O., Die Bedeutung der affektiven Beziehung. Vorgänge für den Aufbau des Selbst in der Kindheit, in: *Rauchfleisch* (1987).
Burke, K., Dramatism, in: *Sills, D.L.*, International Encyclopedia of the social sciences, Bd. 7 (1969) 445-452.
Burke, K., The grammar of motivs, Prentice Hall, Englewood Cliffs 1945.
Bürmann, J., Gestaltpädagogik und Persönlichkeitsentwicklung. Theoretische Grundlagen und praktische Ansätze eines persönlich bedeutsamen Lernens, Bad Heilbrunn 1992.
Burnside, I., Group work with the aged: selected literature, *Gerontologist* 10 (1970) 241-246.
Burow, O.-A., Gestaltpädagogik – Trainingskonzepte und Wirkungen. Ein Handbuch, Junfermann, Paderborn 1993.
Burrow, J.A., The ages of man, Clarendon 1988.
Buser, P.A., Rougeui-Buser, A., Cerebral correlates of conscious experience, Elsevier, Amsterdam 1978.
Buss, A.H., Self-consciousness and social anxiety, Freeman, San Francisco 1980.
Butcher, J.N., Mandal, G.R., Crisis intervention, in: *Weiner, I.B.*, Chemical methods in psychology, Wiley, New York 1976, 591-648.
Butler, J., A contextual hierarchy in infant memory. Unpublished master's thesis, Rutgers University, New Brunswick 1986.
Butler, J., Rovee-Collier, C., Contextual gating of memory retrieval, *Developmental Psychobiology* 22 (1989) 533-552.
Butler, R.N., The life review: an interpretation of reminiscence in the aged, *Psychiatry* 26 (1963) 65-76.
Butler, R.N., Successful aging and the role of the life review, *J. Amer. Ger. Soc.* 22 (1974) 529-535.
Butler, R.N., Lebensrückschau, *Integrative Therapie* 2/3 (1980) 141-156.
Butler, R.N., Lewis, M.I., Aging and mental health, Mosby, St. Louis 1973.
Butler, S.F., Strupp, H.H., Specific and nonspecific factors in psychotherapy: a problematic paradigm for psychotherapy research, *Psychotherapy* 23 (1986) 30-40.
Butollo, W., Rosner, R., Wentzel, A., Integrative Psychotherapie bei Angststörungen, Hans Huber, Bern 1999.
Butterworth, E.A.S., The tree and the navel of the earth, de Gruyter, Berlin 1970.
Butterworth, G. (ed.), Infancy and epistemology, Harvester Press, London 1981.
Butterworth, G., Scaife, M., Rutkowska, J., Evolution and developmental psychology, Harvester, London 1985.
Buytendijk, F.J.J., Traité de psychologie animale, P.U.F., Paris 1930.
Buytendijk, F.J.J., Über den Schmerz, Huber, Bern 1948.
Buytendijk, F.J.J., The phenomenological approach to the problems of feelings and emotion, in: *Reymert, M.L.*, Feelings and emotions, McGraw-Hill, New York 1950, 127-141.
Buytendijk, F.J.J., Zur Phänomenologie der Begegnung, *Eranos-Jahrbuch* 19 (1951) 431-486.
Buytendijk, F.J.J., Allgemeine Theorie der menschlichen Haltung und Bewegung, Springer, Berlin, Heidelberg 1956.

Buytendijk, F.J.J., Das Menschliche. Wege zu seinem Verständnis, Stuttgart, 1958, 1985.
Buytendijk, F.J.J., Plessner, H., Die physiologische Erklärung des Verhaltens. Eine Kritik an der Theorie Pawlows, *Acta Biotheoretica*, Serie A, I, 3 (1935) 151-171.
Cabanac, M., Emotion and phylogeny, *Journal of Consciousness Studies* 6 (6-7) (1999) 176-190.
Caine, T.M., Wijesinghe, B., Winter, D.A., Personal styles in neurosis. Implications for small group psychotherapy and behavior therapy, Routledge, London 1981.
Call, J.D., Galenson, E., Tyson, R.L. (eds.), Frontiers of infant psychiatry (Vol. 1), Basic Books, New York 1983.
Call, J.D., Galenson, E., Tyson, R.L. (eds.), Frontiers of infant psychiatry (Vol. 2), Basic Books, New York 1984.
Callahan, J.F., Four views of time in ancient philosophy, Havard Univ. Press, Harvard 1948.
Calza, A., Psychomotricité, Masson, Paris 1994.
Camenzind, E., von den Steinen, U., Frauen definieren sich selbst. Auf der Suche nach weiblicher Identität, Kreuz, Stuttgart 1991.
Campbell, D., Pattern matching as an essential in distal knowing, Holt, Rinehart and Winston, New York 1966.
Campos, J.J., Barret, K.C., Lamb, M.E., Goldsmith, H.H., Stenberg, C., Socioemotional development, in: *Mussen* (1983) 149-182.
Campos, J.J., Sternberg, C.R., Perception, appraisal and emotion: The onset of social referencing, in: *Lamb, Sherrod* (1981).
Canacakis-Canàs, J., Zur Praxis der Musiktherapie, *Integrative Therapie* 4 (1975) 220-227.
Canacakis-Canàs, J., Ich sehe deine Tränen, Kreuz Verlag, Stuttgart 1988.
Canero, R., Ein Überblick über das schizophrene Syndrom, in: *Canero, R., Fox, N., Shapiro, L.E.*, Behandlungstechniken bei Schizophrenie, Reinhardt, München, Basel 1978.
Canetti, E., Die Befristeten, in: idem, Dramen. Hochzeit – Komödie der Eitelkeit, Fischer, Frankfurt 1989.
Cannon, W.B., Bodily changes in pain, hunger, fear, and rage, Appleton, New York 1929[2].
Cantril, H., The pattern of human concerns, Rutgers Univ. Press, New Brunswick, N.J. 1965.
Capasso, M., De Martino, F., Rosati, P., Studi di filosofia preplatonica, Neapel 1985.
Capelle, W., Die Vorsokratiker, 3 Bde., Berlin 1961, 10. Aufl.
Caplan, G., Principles of preventive psychiatry, Basic, New York 1964.
Caplan, G., Killilea, M. (eds.), Support systems and mutual help: Multidisciplinary exploration, Grune & Stratton, New York 1976.
Capra, F., Der kosmische Reigen, 1981; erw. Neuausg.: Das Tao der Physik, O.W. Barth, München 1984.
Capra, F., Wendezeit, Scherz, München 1986, 13. Aufl.
Card, J.P. et al., The Hypothalamus. An overview of regulatory systems, in: *Zigmond, M.J.* et al. (Hrsg.), Fundamental neuroscience, Academic Press, San Diego 1999, 1013-1026.
Carlson, R., Studies in script theory I: Adult analyses of a childhood unclear scene. *Journal of Personality & Social Psychology* 40 (1981) 501-510.
Carnap, R., Scheinprobleme in der Philosophie. Das Fremdpsychische und der Realismusstreit, Meiner, Berlin/Leipzig 1966.
Carotenuto, A., A secret scenary: Sabina Spielrein between Jung and Freud, Pantheon, New York 1982.
Carpenter, G., Mother's face and the newborn, *New Scientist* 61 (1974) 742.
Carr, D., Intentionality, in: *Pivceric* (1975) 17-36.
Carr, D., Time, narrative, and history, Bloomington, Indianapolis 1985.
Carrera, R., Loiseau, D., Roux, D., Androiden, die Automaten von Jaquet-Droz, Scriptar, Lausanne 1979.
Carus, C.G., Psyche. Zur Entwicklungsgeschichte der Seele, Flammer und Hoffmann, Pforzheim 1846; neu hrsg. v. *Klages, L.*, Jena 1926.
Caruso, I. A., Psychoanalyse und Synthese der Existenz, Wien 1952.
Caruso, I., Zu Joseph Gabels Theorie des falschen Bewußtseins, in: *Gabel* (1967) 27-40.
Carwardine, M., Delphine. Biologie, Verbreitung, Beobachtung in freier Wildbahn. Augsburg 1996.
Casey, J.F., Ich bin viele. Eine ungewöhnliche Heilungsgeschichte, Rowohlt, Reinbek 1992.
Caspar, F.M. (Hrsg.), Problemanalyse in der Psychotherapie. Bestandsaufnahme und Perspektiven, *DGVT, Forum für Verhaltenstherapie und psychosoziale Praxis* 13 (1987).
Caspar, F.M., Beziehungen und Probleme verstehen. Eine Einführung in die psychotherapeutische Plananalyse, Huber, Bern 1989.
Caspar, F.M., Grawe, K., Widerstand in der Verhaltenstherapie, in: *Petzold* (1981b) 349-384.
Caspar, F.M., Grawe, K., Weg vom Methoden-Monismus in der Psychotherapie, *Bulletin der Schweizer Psychologen* 3 (1989) 6-19.
Caspar, F.M., Grawe, K., Psychotherapie: Anwendung von Methoden oder ein heuristischer integrierender Produktionsprozeß? *Report Psychologie* 49 (1992) 10-22.
Caspi, A., Elder, G.H., Emergent family patterns: the intergenerational construction of problem behavior and relationships, in: *Hinde, Stevenson* (1988).
Caspi, A., Elder, G.H., Herbener, E.S., Childhood personality and the prediction of life-course patterns, in: *Robins, Rutter* (1990) 13-35.
Castel, R., Le psychanalysme, Paris 1973.
Castell, M., Das Informationszeitalter, 3 Bd., Leske + Budrich, Opladen 2002.
Castonguay, L.G., Goldfried, M.R., Psychotherapy integration: An idea whose time has come, *Applied* & *Preventive Psychology* 3 (1994) 159-172; dtsch. Die Zeit ist reif für eine Psychotherapieintegration, *Integrative Therapie* 3 (1997) 243-272.
Castoriadis, C., Durchs Labyrinth. Seele, Vernunft, Gesellschaft, Suhrkamp, Frankfurt 1983.
Cernoch, J.M., Porter, R.H., Recognition of maternal axillary odors by infants, *Child Development* 56 (1985) 1593-1598.
Chamberlayne, P., Bornat, J. & *Wengraf, T.*, The Turn to Biographical Methods in Social Science: Comparative Issues and Examples, Routledge, London2000.
Chandler, M.J., Greenspan, S., Ersatz-egocentrism: A reply to H. Borke, *Developmental Psychology* (1972) 104-106.
Chang, S.C., The self: A modal issue in culture and psyche – An Eastern perspective, *Am. J. Psychother.* 36 (1982) 67-81.
Chappell, N., Orbach, H.L., Sozialisation im höheren Alter: Eine Meadsche Perspektive, in: *Petzold, Petzold* (1992) 20-49.
Charlesworth, W., Kreutzer, M., Facial expressions of infants and children, in: *Ekman, P.* (Hrsg.), Darwin and facial expressions, Academic Press, New York 1973, 91-168.

Chasiotis, A., Keller, H., Zur Relevanz evolutionsbiologischer Überlegungen für die klinische Psychologie: Psychoanalytische und interaktionistische Ansätze im Lichte der Kleinkindforschung, *Integrative Therapie* 1/2 (1992) 74-100.

Chasseguet-Smirgel, J. (Hrsg.), Psychoanalyse der weiblichen Sexualität, Suhrkamp, Frankfurt 1974.

Chein, I., The science of behavior and the image of man, Basic Books, New York 1972.

Cheney, D.L., Seyfarth, R.M., Wie Affen die Welt sehen, München 1994.

Chess, S., Thomas, A., Infant bonding: mystique and reality, *American Journal of Orthopsychiatry* 52 (1982) 213-222.

Chevalier-Skolnikoff, S., Poirier, F.E. (Hrsg.), Primate bio-social development: biological, social and ecological determinants, Garland Publishing, London 1977.

Chorover, S.L., Die Züchtung des Menschen, Campus, Frankfurt 1982.

Christie, R., Gleis, F.L. (eds.), Studies in machiavellianism, Academic Press, New York 1970.

Chugani, M.H. et al., Positron Emission Tomography study of human brain functional development, *Annals of Neurology* 22 (1987) 487-497.

Chun, M.M., Memory deficits for implicit contextual information in amnesic subjects with hippocampal damage, *Nature Neuroscience* 2 (1999) 844-7.

Cicchetti, D., Aber, J.L., Early precoursors of later depression: An organizational perspective, in: *Lipsitt, L.P., Rovee-Collier, C.* (eds.), Advances in infancy research (Vol. 4), Ablex, Norwood 1986.

Cierpka, M., Pfaue, D., Hölzer, M., Psychotherapeutische Hilfe durch Studenten. Ein Vergleich mit der professionellen Hilfe, *Praxis der Psychother. Psychosom.* 37 (1992) 287-296.

Ciompi, L., Wie können wir die Schizophrenen besser behandeln? Eine Synthese neuer Krankheits- und Therapiekonzepte, *Der Nervenarzt* 52 (1981) 506-515.

Ciompi, L., Außenwelt – Innenwelt. Die Entstehung von Zeit, Raum und psychischen Strukturen, Vandenhoeck & Ruprecht, Göttingen 1988.

Claessens, D., Rolle und Macht, Juventa, München 1970^2.

Clark, A., Being There. Putting Brain, Body, and World Together Again, MIT Press, Cambridge MA 1997.

Clark, A., An Embodied Cognitive Science? *Trends in Cognitive Sciences* 3 (9) (1999) 345-51.

Clark, A., Visual Awareness and Visuomotor Action, in *Núñez, Freeman* (1999) 1-18.

Clark, A., Chalmers, D.J., „The extended mind, *Analysis* 58 (1998) 7-19.

Clark, A.M., Clark, A.D.B., Early experience: Myth and evidence, Open Books, London 1976.

Clark, R., Freud, the man and the cause, Random House, New York 1980.

Clarke-Stewart, K.A., Hevey, C.M., Longitudinal relations in repeated observations of mother-child interaction from 1 to 2 years, *Developmental Psychology* 17 (1981) 127-145.

Claudel, P., Art poétique, Paris 1913.

Claudius, M., Ewigkeit lebt in der Stille, Herder, Freiburg 1988.

Clauer, J., Von der projektiven Identifikation zur verkörperten Gegenübertragung. Eine Psychotherapie mit Leib und Seele, *Psychotherapie Forum* 11 (2003) 92-100.

Clausberg, K., Kosmische Visionen der Mystik, DuMont, Köln 1980.

Clausen, J.A., The life course, Prentice Hall, Englewood Cliffs 1986.

Clever, L., Rechtien, W., Psychotherapie als berufliche Umwelt, *Gestalt und Integration* 1 (1991) 160-174.

Club of Rome, Die erste globale Revolution, Goldmann, München 1993.

Clynes, M., Sentics: The touch of emotions, Anchor/Doubleday, New York 1977.

Cobb, S., Awareness, function and physiology of the brain, *Prac. Amer. psychopathol. Assoc.*, 45th meeting (1957) 194-204.

Coellen, M., AIEP-Dokumentation, *Gestalt Bulletin* 1/2 (1979) 33-38.

Coellen, M., Bericht über das 6. Treffen der AIEP, *Gestalt Bulletin* 1 (1980) 36-40.

Coenen, H., Leiblichkeit und Sozialität, *Integrative Therapie* 2/3 (1981) 138-166 und in: *Petzold* (1985a) 197-229.

Coenen, H., Diesseits von subjektivem Sinn und kollektivem Zwang. Phänomenologische Soziologie im Feld des zwischenleiblichen Verhaltens, Fink, München 1985.

Cohen, L., Wem sonst als Dir? Book of mercy, Jüdischer Verlag, Frankfurt 1987.

Cohen, L.B., Salapatek, P. (eds.), Handbook of infant perception, Academic Press, New York 1982.

Cohen, L.B., Salapatek, P. (eds.), Infant perception: From sensation to cognition, Vol. 1, Basic visual processes, Academic Press, New York 1975.

Cohen, S.E., Beckwith, L., Preterm infant interaction with the caregiver in the first year of life and competence at age two, *Child Development* 50 (1979) 767-776.

Cohen, S.E., Taylor, L., Ausbruchsversuche: Identität und Widerstand in der modernen Lebenswelt, Frankfurt 1980.

Cohn, J., Tronick, E., Mother-infant face-to-face interaction: The sequence of dyadic states at 3, 6 and 9 months, *Developmental Psychology* 23 (1987) 68-77.

Cohn, R., Von der Psychoanalyse zur themenzentrierten Interaktion, Klett, Stuttgart 1975.

Cohn, R.C., Ockel, A., Das Konzept des Widerstandes in der themenzentrierten Interaktion, in: *Petzold* (1981b) 255-282.

Colarousso, C.A., Nemiroff, R.A., Adult development. A new dimension in psychodynamic theory and practice, Plenum, New York 1981.

Cole, M., Cole, S.R., The development of children, Freeman, New York 1989.

Cole, M., Maltzman, I. (Hrsg.), A Handbook of Contemporary Soviet Psychology, Basic Books, New York 1969.

Coleman, P., Aging and reminiscence processes: Social and clinical implications, Wiley, Chicester 1986.

Coleman, P., Issues in the therapeutic use of reminiscence with elderly people, in: *Hanley, I.G, Gilhooly, I.*, Psychological therapies for the elderly, Croom Helm, London 1986.

Colijn, S., Verslag van de zesde SEPI-conferentie in Philadelphia, *Tijdschrift voor Psychotherapie* (1991) 68-71.

Colli, G., Nach *Nietzsche*, Suhrkamp, Frankfurt 1980.

Collier, G., Emotional expression, Erlbaum, Hillsdale 1985.

Combe, A., Einsamkeit und Befreiung. Werke romantischer Kunst und die Bilder des Fremden. Adornos Modell ästhetischer Erfahrung, Westdeutscher Verlag, Opladen 1991.

Combe, A., Helsper, W., Hermeneutische Jugendforschung, Westdeutscher Verlag, Opladen 1991.

Combs, A.W., Snygg, D., Individual behavior: A perceptual approach to behavior, Harper & Booth, New York 1959.
Condrau, G., Angst und Schuld als Grundprobleme der Psychotherapie, Suhrkamp, Frankfurt/ M 1976.
Connoly, K., Bruner, J.S., The growth of competence, Academic Press, New York 1974.
Conolly, K., Jones, B., A developmental study of afferent-reafferent integration, *British Journal of Psychology* 61 (1970) 259-266.
Conrad, K., Die beginnende Schizophrenie, Thieme, Stuttgart 1958.
Conway, M.A., Conceptual representation of emotions: The role of autobiographical memories, in: *Gilhooly, K.J., Keane, M.T., Logie, R.H., Erdos, G.* (eds.), Lines of thinking, Vol. II, Wiley, Chichester 1989, 133-143.
Conway, M.A., Autobiographical memory. An introduction, Open University Press, Philadelphia 1990.
Cook, G.H., Moralität und Sozialität bei Mead, in: *Joas* (1985) 131-155.
Cook, G.H., The [illegible] of life, symbol of the centre, Thames and Hudson, London 1974.
Cook, N.D., Tone of Voice and Mind. The connections between intonation, emotion, cognition and consciousness. John Benjamins Pub. Co., Amsterdam 2002.
Cooley, C.H., Human nature and the social order, Charles Scribner's Sons, New York 1902.
Coppersmith, S., The antecedents of self-esteem, Freeman, San Francisco 1967.
Corbin, A., Pesthauch und Blütenduft, Fischer, Frankfurt 1984, 1991².
Corcoran, V.M., Moshe, S. (eds.), Kindling. Plenum Press, New York 1997.
Corey, G., Theory and practise of counselling and psychotherapy, Brooks, Monterey 1984.
Cornelison, F.S., Arsenian, J., Study of response of psychotic patients to photographic self-image experiences, *Psychiatric Quarterly* 34 (1960) 1-8.
Cornyetz, P., Del Torto, Y., Psychodrama as expressiv and projective technique, Psychodrama Monographs 14, Beacon House, Beacon 1945.
Corsini, R., Current psychotherapies, Peacock, Itasca 1973, 1984³.
Corsini, R., Handbook of innovative psychotherapies, Wiley, New York 1981.
Couper, R., Die Wächter, in: *Kluge, M.* (Hrsg.), Frankensteins Wiegenlied, Heyne, München 1977.
Cowan, N., Evolving conceptions of memory storage, selective attention, and their mutual constraints within the human information-processing system, *Psychological Bulletin* 104 (1988) 163-191.
Cowan, N., Attention and memory. An integrated framework, Oxford University Press, New York 1995.
Cox, H., Das Fest der Narren, Kreuz Verlag, Stuttgart 1972, 4. Aufl.
Cox, M., The child's point of view, Harvester, Brighton 1986.
Cox, T., Educational disadvantage: The bearing of the early home background on children's academic attainment and school progress, in: *Sterling-Honig* (1990) 5-24.
Craik, F.I.M., Byrd, M., Swanson, J.M., Patterns of memory loss in three elderly samples, *Psychology and Aging* 2 (1987) 79-86.
Craik, F.I.M., Lockhart, R.S., Levels of processing: A framework for memory research, *J. Verbal Learning and Verbal Behavior* 11 (1972) 671-684.
Cramer, B.G., Profession Bébe, Calmann-Lévy, Paris 1989, dtsch. Frühe Erwartungen. Unsichtbare Bindungen zwischen Mutter und Kind, Kösel, München 1991.
Cramer, W., Die Monade. Das philosophische Problem vom Ursprung, Kohlhammer, Stuttgart 1954.
Cranach, M. v., Ochsenbein, G., „Selbstüberwachungssysteme" und ihre Funktion in der menschlichen Informationsverarbeitung, *Schweizer Zeitschrift für Psychologie* 44 (1985) 221-235.
Cremerius, J., Die Beurteilung des Behandlungserfolges in der Psychotherapie, Springer, Berlin 1962.
Cremerius, J., Gibt es zwei psychoanalytische Techniken? *Psyche* 33 (1979) 577-599.
Cremerius, J., Freud bei der Arbeit über die Schulter geschaut – seine Technik im Spiegel von Schülern und Patienten, in: *Ehebald, U., Eickhoff, F.W.*, Jahrbuch der Psychoanalyse 6, Huber, Bern 1981, 128-158.
Cremerius, J., Die Bedeutung des Dissidenten für die Psychoanalyse, *Psyche* 6 (1982) 481-514.
Cremerius, J., Die Sprache der Zärtlichkeiten und der Leidenschaft, *Psyche* 11 (1983) 988-1015.
Cremerius, J., Vom Handwerk des Psychoanalytikers: Das Werkzeug der psychoanalytischen Technik, 2 Bde., frommann-holzboog, Stuttgart, Bad Cannstadt 1984.
Cremerius, J., Die psychoanalytische Abstinenzregel. Vom regelhaften zum operationalen Gebrauch, *Psyche* 9 (1984) 769-800.
Cremerius, J., Spurensicherung. Die „psychoanalytische Bewegung" und das Elend der psychoanalytischen Institution, *Psyche* 12 (1986) 1063-1091.
Cremerius, J., Wenn wir als Psychoanalytiker die psychoanalytische Ausbildung organisieren, müssen wir sie psychoanalytisch organisieren, *Psyche* 12 (1987) 1067-1096.
Cremerius, J., Der Psychoanalytiker als Militärpsychiater. Offener Brief an Peter Kutter, *Psyche* 6 (1989) 558-563.
Cremerius, J., Freuds Sterben – Die Identität von Denken, Leben und Sterben, *Jahrbuch der Psychoanalyse* 24 (1989) 97-108.
Cristol, A.H., Studies of outcome of psychotherapy, *Compr. Psychiatry* 13 (1972) 471-479.
Crits-Christoph, P., Luborsky, L., Application of the CCRT: A measure of adequacy of therapist's interpretation and a measure of patient's self-understanding, in: *Dahl, Kächele, Thomä* (1988).
Crits-Christoph, P., Barber, J.P., Handbook of Short-Term Dynamic Psychotherapy, Basic Books, New York 1991.
Crits-Christoph, P., Barber, J.P., Kurias, J.S., Introduction and historical background, 1991b, in: *Crits-Christoph, Barber* (1991) 1-16.
Cronk, G., The philosophical anthropology of George Herbert Mead, D. Lang, New York 1987.
Cross, K.P., Adults as learners, Jossey-Bass, San Francisco 1981.
Crovitz, H.F., Harvey, M.T., Early childhood amnesia: a quantitative study with implications for the study of retrograde amnesia after brain injury, *Cortex* 15 (1979) 331-335.
Crovitz, H.F., Harvey, M.T., McKee, D.E., Selecting retrieval cues for early-childhood amnesia: Implications for the study of shrinking amnesia, *Cortex* 16 (1980) 305-310
Crovitz, H.F., Quine-Holland, K., Proportion of episodic memories from early childhood to years of age, *Bulletin of the Psychonomic Society* 7 (1976) 61 ff.
Crovitz, H.F., Schiffmann, H., Frequency of episodic memories as a function of their age, *Bulletin of the Psychonomic Society* 4 (1974) 517 ff.

Cserny, S., Seelenprobleme – Entwicklungspsychologischer Bericht für eine körperorientierte Therapie am Beispiel der konzentrativen Bewegungstherapie, Dissertation, Phil. Fak. Universität Salzburg, Salzburg 1989.
Csikszentmihalyi, M., Das Flow-Erlebnis: jenseits von Angst und Langeweile: im Tun aufgehen, Klett, Stuttgart 1985.
Cullmann, H., Das Gutachtenverfahren in der Vertragspsychotherapie. Kritische Bemerkungen zur Einschränkung von Verfassungsrechten, in: *IntegrativeTherapie* 4 (1997) 524-534.
Czerwenka-Wenkstetten, G., Positive und negative Besetzung des Zeitbegriffes bei Kindern, *Integrative Therapie* 3 (1986) 216-222.
Czogalik, D., Wirkfaktoren in der Einzelpsychotherapie, in: *Tschuschke, Czogalik* (1990) 7-30.
Dacey, J., Adult development, Scott Foresman, Glenview 1982.
Daffertshofer, A., Peper, C.E., Beek, P.J., Spectral analyses of event-related encephalographic signals, *Phys. Lett.* A 266 (2000) 290-302.
Dahl, H., Kächele, H., Thomä, H., Psychoanalytic process research Strategies, Springer, Heidelberg 1988.
Dahmer, H. (Hrsg.), Analytische Sozialpsychologie, Bd. 2, Suhrkamp, Frankfurt/M. 1980.
Dahmer, H., Auf dem Weg zu einer analytischen Sozialpsychologie, in: *Dahmer* (1980) 663.
Dahmer, H., Libido und Gesellschaft. Studien über Freud und die Freudsche Linke, Suhrkamp, Frankfurt/M. 1982.
Dahmer, H., Die eingeschüchterte Psychoanalyse. Aufgaben eines psychoanalytischen Forschungsinstituts heute, in: *Lohmann* (1985) 24.
Dahrendorf, R., Homo Sociologicus, Westdeutscher Verlag, Opladen 1958, UTB 1974[14].
Dalcroze, E.J., Der Rhythmus als Erziehungsmittel für das Leben und die Kunst, Basel 1907.
Dalcroze, E.J., Rhythmus, Musik und Erziehung, Basel 1921.
Damasio, A., Descartes Irrtum. Fühlen, Denken und das menschliche Gehirn, Paul List, München 1995, dtv., München 1997.
Damasio, A., The feeling of what happens: Body and emotion in the making of consciousness, Vintage, London 1999; dtsch. Ich fühle, also bin ich. Die Entschlüsselung des Bewusstseins, List, München 2000.
Danthine, H., Le palmier datier et les arbres sacrés dans l'iconographie de l'asie ancienne, Paris 1937.
Danto, A.C., Analytische Philosophie der Geschichte, Suhrkamp, Frankfurt 1980.
Dargassies, S.S.-A., Developmental neurology from the fetus to the infant: Some French work, in: *Hartup, W.W.* (ed.), Review of child development research, University of Chicago Press, Chicago 1983, 45-72.
Darwin, Ch., A biographical sketch of an infant, *Mind* 2 (1877) 285-294.
Darwin, Ch., The expression of emotion in man and animals, John Murray, London 1872.
Darwin, Ch., Der Ausdruck der Gemütsbewegungen beim Menschen und den Tieren, Leipzig 1884; Schweizerbart'sche Verlagsbuchhandlung, Stuttgart 1892; Neuaufl. Nördlingen 1986.
Darwin, Ch., Die Entstehung der Arten durch natürliche Zuchtwahl, Reclam, Stuttgart 1980.
Daser, E., Der Integrationsbegriff in der Psychoanalyse, *Forum der Psychoanalyse* 2 (1991) 98-110.
Datan, M., Ginsberg, L.H., Life-span developmental psychology: Normative life-crisis, Academic Press, New York 1975.
Datan, N., Rodeheaver, D., Hughes, F., Adult development and aging, *Annual Review of Psychology* 38 (1987) 153-180.
Dauber, H., Grundlagen Humanistischer Pädagogik: Integrative Ansätze zwischen Therapie und Politik, Klinkhardt, Bad Heilbrunn 1997a.
Dauber, H., Lernfelder Zukunft. Perspektiven Humanistischer Pädagogik, Klinkhardt, Bad Heilbrunn 1997b.
Dauk, E., Denken als Ethos und Methode. Foucault lesen, Reimer, Berlin 1989.
Daum, I., Ackermann, H., Nondeklaratives Gedächtnis – neuropsychologische Befunde und neuroanatomische Grundlagen, *Fortschritte der Neurologie/Psychiatrie* 65 (1997) 122-132.
Daun, H.-D., Subjektive Theorien des Wohlbefindens, in: *Abele, Becker* (1991) 97-118.
Davanloo, H. (ed.), Basic principles and techniques in short-term dynamic psychotherapy, Spectrum, New York 1978.
Davanloo, H. (ed.), Short-term dynamic psychotherapy, Jason Aronson, New York 1980.
Davanloo, H., Short term dynamic psychotherapy. A two-day comprehensive audiovisual symposium and workshop on short term dynamic psychotherapy (with *Malan, D.* and *Marmor, J.*), New York 1985.
Davanloo, H., Intensive short-term dynamic psychotherapy with highly resistant patients: 1. Handling resistance, *International Journal of Short-Term Psychotherapy* 1 (1986) 107-133.
David, D., Reminiscence, adaption and social context in old age, *Int. J. Aging and Human Development* 30, 3 (1990) 175-188.
Davis, B., Ursprung und Bedeutung des Awareness-Konzeptes, Graduierungsarbeit am Fritz Perls Institut, Düsseldorf 1985.
Davis, M., Wallbridge, D., Eine Einführung in das Werk von D. W. Winnicott, Klett, Stuttgart 1983.
Dawkins, R., The selfish gene, Oxford Univ. Press, Oxford 1982; dtsch. Das egoistische Gen, Springer, Berlin 1978.
DeCasper, A.J., Fifer, W.P., On human bonding. Newborns prefer their mothers' voices, *Science* 208 (1980) 1174-1176.
DeCasper, A.J., Prescott, P.A., Human newborns' perception of male voices: Preference, discrimination, and reinforcing value, *Developmental Psychobiology* 17 (1984) 481-491.
DeCasper, A.J., Sigafoos, A.D., The intrauterine heartbeat: A potent reinforcer for newborns, *Infant Behavior* & *Development* 6 (1983) 19-25.
DeCasper, A.J., Spence, M.J., Prenatal maternal speech influences newborns' perception of spreech sounds, *Infant Behavior & Development* 9 (1986) 133-150.
DeGroot, L., Hoeck, A., v.d., Hopkins, B., Tonnen, B.C.L., Development of the relationship between action and passive muscle power in preterms after term age, Neuropediatrics 23 (1992) 298-305.
Dekers, W.J.M., Het bezielde lichaam heet ontwerp, van een anthropologische fysioogie en geneeskunde volgens F.J.J. Buytendijk, Kerckebosch, Zeist 1985.
Deleuze, G., Foucault, Suhrkamp, Frankfurt 1987.
Deleuze, G., Guattari, F., Anti-Ödipus, Suhrkamp, Frankfurt 1974.
Deleuze, G., Guattari, F., Kapitalisme et schizophrenie, Mille Plateaux, Editions de Minuit, Paris 1980.
Deleuze, G., Guattari, F., Rhizom, Paris 1976; dtsch. Rhizom, Merve Verlag, Berlin 1977.
Deleuze, G., Guattari, F., Rhizome, in: *Deleuze, Guattari* (1980) 9-37.
Deleuze, G., Guattari, F., Mille plateaux, Editions Minuit, Paris 1980; dtsch. Tausend Plateaus, Merve, Berlin 2002.
De Levita, D.J., Der Begriff der Identität, Frankfurt 1971.
Delgado, J.M.R., Physical control of the mind, Harper & Row, New York 1969.

Delmas, A., Voies et centres nerveaux, Masson et Cie., Paris 1975.
Dembo, T., Der Ärger als dynamisches Problem, *Psychologische Forschung* 15 (1931) 1-144.
Demokrit, In: „Die Vorsokratiker". Griechisch/Deutsch, hrsg. und übers. *Mansfeld, J.*, Phlilipp Reclam, Stuttgart 1987.
Demos, V., Kaplan, S., Motivation and affect reconsidered: affect biographies of two infants, *Psychoanal. Contemp. Thought* 8 (1985) 19-35.
Deneke, F.W., Ein praxisnaher Ansatz von Indikationskriterien für psychosomatische Patienten, in: *Baumann, U.* (Hrsg.), Indikation zur Psychotherapie. Fortschritte der klinischen Psychologie, Urban & Schwarzenberg, München 1981.
Deneke, F.W., Das Selbst-System, *Psyche* 7 (1989) 577-608.
Deneke, F.W., Psychische Struktur und Gehirn, Schattauer, Stuttgart 1999.
Denis, M., Cartantan, M., Peoples knowledge about images, *Cognition* 20 (1985a) 49-60.
Denis, M., Cartantan, M., What people know about visual images: A metacognitive approach to imagery, in: *Russel, D.G., Marks, D.F.*, Imagery 2, Human Performance Associates, Dunedin, Nouvelle Zélande 1985b.
Dennet, D., Current issues in the philosophy of mind, *Am. Philosoph. Quarterly* 15 (1978) 249-261.
Dennet, D., Brainstorms, VT Bradford Books, Montgomery 1978.
Dennet, D., The intutional state, MIT Press, Cambridge, Mass. 1987.
DePaulo, B., Rosenthal, R., Measuring the sensitivity to nonverbal communication, in: *Izard, C.* (ed.), Measuring emotions in infants and children, Cambridge Univ. Press, New York 1982.
DePaulo, B., Rosenthal, R., Eisenstat, R., Finkelstein, S., Rogers, P., Decoding discrepant nonverbal cues, *Journal of Personality and Social Psychology* 36 (1978) 313-323.
Deppe, H.-U., Medizinische Soziologie. Aspekte einer neuen Wissenschaft, Fischer, Frankfurt 1976.
Derbolowsky, U., Über verschiedene Seinsweisen des Menschen in der Wirklichkeit als Ansatz für eine logo-somato-psychische Individual- und Soziotherapie, in: *Derbolowsy, U., Stephan, E.* (Hrsg.), Die Wirklichkeit und das Böse, Christians, Hamburg 1970, 35-42.
Derbolowsky, U., Kraft, die eigene Vergangenheit zu verarbeiten, in: Beltz, O. (Hrsg.), Tugenden für heute, Pfeiffer, München 1973, 107-120.
Derbolowsky, U., Kränkung, Krankheit und Heilung in leiblicher, seelischer und geistiger Sicht, Schriftenreihe Erfahrungsheilkunde Bd. 8, Haug, Heidelberg 1976.
Derbolowsky, U., Methodenintegration –insbesondere in der Psychotherapie, in: *Petzold* (1982g) 245-262.
Derbolowsky, U., Derbolowsky, G., Bemächtigungstherapie als psychotherapeutische Kategorie, *Praxis der Psychotherapie* 11 (1966) 245-257.
Derrida, J., L'écriture et la difference, Gallimard, Paris 1967; dtsch. Die Schrift und die Differenz, Suhrkamp, Frankfurt 1972.
Derrida, J., Marges de la philosophie, Paris 1972a; dtsch. Randgänge der Philosophie, Suhrkamp, Frankfurt 1976.
Derrida, J., Grammatologie, Suhrkamp, Frankfurt 1979.
Derrida, J., Die Stimme und das Phänomen, Suhrkamp, Frankfurt 1979.
Derrida, J., The conflict of faculties, in: Riffaterre, M. (ed.), Languages of knowledge and of inquiry, Columbia Univ, Press, New York 1982.
Derrida, J., Apokalypse. Von einem neuerdings erhobenen apokalyptischen Ton in der Philosophie, Passagen, Wien/Graz 1985.
Derrida, J., Positionen. Böhlau, Graz 1986.
Derrida, J., "Être juste avec Freud", in: *Roudinesco, E.*, Penser la folie. Essais sur Michel Foucault, Paris 1992, 139-195.
Derrida, J., Politik der Freundschaft, Suhrkamp Verlag, Frankfurt 2000.
Dethlefsen, T., Das Leben nach dem Leben, Goldmann, München 1988.
Dethlefsen, T., Das Erlebnis der Wiedergeburt, Goldmann, München 1990, 11. Aufl.
Deusinger, I., Selbstkonzept und Selbstwertgefühl bei psychischen Störungen, in: *Frey, Haußer* (1987) 258-271.
Deusinger, I., Identität und Persönlichkeit im Alter, in: *Mayring, Saup* (1990) 201-216.
Deutsch, F., Thus speaks the body –An analysis of postural behaviour, *Trans. New York Academy of Science*, Serial 2, 12 (1949).
Deutsch, F., Thus speaks the body, IV. Some psychosomatic aspects of the respiratory disorder: Asthma, *Acta Medica Orientalia* 3/4 (1951) Israel, 67-69.
Deutsch, F., On the mysterious leap from the mind to the body, International Universities Press, New York 1959.
Devereux, G., Angst und Methode in den Verhaltenswissenschaften, Mouton, Den Haag 1967; Hanser, München 1973; Ullstein, Berlin 1976.
Devereux, G., Normal und anormal. Aufsätze zur allgemeinen Ethnopsychiatrie, Suhrkamp, Frankfurt 1974.
Dewey, J., How we think, Heath & Co., New York 1910; dtsch. Wie wir denken, Gonzett & Huber, Zürich 1951.
Dewey, J., Human nature and conduct, Modern Library, New York 1930.
Dewey, J., Theory of valuation, Univ. of Chicago Press, Chicago 1939.
Dhiravamsa, The middle path of life, Unwin, Surrey, London 1974.
Dick, A., Grawe, K., Regli, D., Heim, P., Was soll ich tun, wenn...? *Verhaltenstherapie und psychosoziale Praxis* 2 (1999) 253-279.
Dick, Ph., Blade Runner. Ballantine Books, New York 1982.
Dickwach, F., Kabat vel Job, K., Linke, S., Weigel, S., Ost/West-Forschungsprojekt zur Bewältigung von individuellen Problemlagen und Optionen in den Neuen Bundesländern. Beitrag zur Präventions- und Interventionsforschung im psychosozialen Bereich, *Integrative Therapie* 4 (1992) 402-429.
Diderot, D., Paradox über den Schauspieler, Suhrkamp, Frankfurt/M. 1964.
Dieck, M., Wohnen und Wohnumfeld älterer Menschen in der Bundesrepublik, Quelle & Meyer, Heidelberg 1979.
Diels, H., Kranz, W., Die Fragmente der Vorsokratiker, 3 Bde., de Gruyter, Berlin 1961.
Diemer, A., Bewußtsein, in: Historisches Wörterbuch der Philosophie, Basel 1971, Bd. I, 888-896.
Diemer, A., Elementarkurs Philosophie, Hermeneutik, Econ, Düsseldorf 1977.
Dienelt, K., Pädagogische Anthropologie, Ernst Reinhardt, München, Basel 1970.
Dienske, H., Early development of motor abilities, day-time sleep and social interactions in the rhesus monkey, chimpanzee and man, in: *Prechtl* (1984) 126-143.
Dienske, H., Regulation of nursing in chimpanzees, *Developmental Psychobiology* 20 (1987) 71-83.
Dieterich, R., Integrale Persönlichkeitstheorie, Schöningh, Paderborn 1981.

Dieterich, R., Ein konkreter Entwurf: Eklektische Persönlichkeitstheorie als Akt von Wissenschaftskonstruktion, in: *Plaum, E.* (Hrsg.), Eklektizismus in der Psychologie, Asanger, Heidelberg 1981.
Dietzgen, J., Das Wesen der menschlichen Kopfarbeit. Dargestellt von einem Handarbeiter. Eine abermalige Kritik der reinen und praktischen Vernunft (1869), in: idem, Das Wesen der menschlichen Kopfarbeit und andere Schriften, Luchterhand, Darmstadt und Neuwied 1973.
Dijk, T.A., Philosophy of action and theory of narrative, *Poetics* 5 (1976) 287-338.
DiLoreto, A.O., Comparative psychotherapy. An experimental analysis, Aldine Atherton, Chicago 1971.
Dilthey, W., Ideen über eine beschreibende und zergliedernde Psychologie, *Sitzungsbericht der Kgl. Preuß. Akad. d. Wiss.* XXIX, 1894, 2. Hbd. (*Dilthey*, Schriften VII).
Dilthey, W., Der Aufbau der geschichtlichen Welt in den Geisteswissenschaften (1910), Gesammelte Schriften Bd. VII, Teubner, Leipzig, Berlin 1924, Nachdruck 1966.
Dilthey, W., Die Entstehung der Hermeneutik, Gesammelte Schriften, Vandenhoeck & Ruprecht u. Teubner, Göttingen, Stuttgart, Bd. V, 1957[4], 317-338.
Dingledine, R., McBain, C.J., Glutamate and Aspartate, 1999, in: *Siegel, G.J.* et al (Hrsg.), Basic neurochemistry. Molecular, cellular, and medical aspects, Lippincott-Raven, Philadelphia 1999.
Diogenes Laertios, Leben und Meinungen berühmter Philosophen, übers. *O. Apelt*, Meiner, Hamburg 1967, 2. Aufl.
Dittman, W.T., Interpersonal messages of emotion, Springer, New York 1972.
Dittmann-Kohli, F., Das persönliche Sinnsystem, Hogrefe, Göttingen 1995.
Dittmer, W., Theoretische Aspekte der Methodenintegration in der Psychotherapie, in: *Petzold* (1982g) 31-46.
Dixon, N.F., Subliminal perception, McGraw-Hill, London 1971.
Dobbs, A., Education and social movements, Kelley, New York 1969.
Döbert, R., Habermas, J., Nunner-Winkler, G., Entwicklung des Ichs, Hain, Meisenheim 1980.
Döbert, R., Nunner-Winkler, G., Adoleszenzkrise und Identitätsbildung, Frankfurt 1982.
Dobson, Keith S. & *Craig, Kenneth D.*, Empirically Supported Therapies. Best practice in professional psychology, Sage Publications, Thousand Oaks u.a. 1998.
Dodd, R.K., Elibeck, J.C., Gibbon, J.D., Morris, H.C., Solitons and nonlinear wave equations, New York 1982.
Dodge, K.A., Pettit, G.S., McClaskey, C.L., Brown, M.M., Social competence in children. Monographs of the Society for Research in Child Development, Serial No. 213, 1986.
Dohrenwend, B.P. et al., Mental illness in the United States: Epidemiological estimates, Praeger, New York 1980.
Dohrenwend, B.P., Dohrenwend, B.S., Socioenvironmental factors and psychopathology, *Hm. J. of Community Psychology* 9 (1981) 128-164.
Dohrenwend, B.S., Dohrenwend, B.P., Stressful life-events. Their nature and effects, Wiley, New York 1974.
Dokic, J., Proust, J. Simulation and Knowledge of Action (Advances in Consciusness Research, 45) John Benjamins Pub. Co., Amsterdam 2002
Dollard, J., Miller, N.E., Personality and psychotherapy: An analysis in terms of learning, thinking and culture, McGraw-Hill, New York 1950.
Dollase, R., Entwicklung und Erfüllung, Klett, Stuttgart 1985.
Domann, G., Die Lehranalyse – ein nicht eingelöstes Versprechen? In: *Frühmann, R., Petzold, H.G.* (Hrsg.), Lehrjahre der Seele. Lehranalyse, Selbsterfahrung, Eigentherapie in den psychotherapeutischen Schulen, Junfermann Verlag, Paderborn 1994, 41-56.
Domanski, J., La philosophie, théorie ou manière de vivre? Les controverses de l'Antiqué à la Renaissance, Fribourg/Paris 1996.
Dooghe, G., Hilander, J., Familiy life in old age, Nijhoff, Den Haag 1979.
Doolittle, H., Tribute to Freud, Norman, Holmes, Pearson, New York 1956; dtsch. Huldigung an Freud, Ullstein, Berlin 1975.
Dorn-van Rossum, G., Die Geschichte der Stunde, Hanser, München 1991.
Döring-Seipel, E., Stimmung und Körperhaltung. Eine experimentelle Studie, Beltz, Weinheim 1996.
Dörner, K., Bürger und Irre. Zur Sozialgeschichte und Wissenschaftssoziologie der Psychiatrie, Fischer, Frankfurt 1975.
Dörner, K., Ploog, U., Irren ist menschlich, Psychiatrie Verlag, Ronsdorf 1989.
Dornes, M., Der kompetente Säugling. Die präverbale Entwicklung des Menschen, Fischer, Frankfurt 1993.
Dornes, M., Die frühe Kindheit, Fischer, Frankfurt 1997.
Dorsch, F., Psychologisches Wörterbuch, Meiner/Huber, Hamburg/Bern 1970, 8. Aufl.
Doubrawa, R., Integration körpertherapeutischer Methoden in die (stationäre) Verhaltenstherapie psychosomatischer Patienten? *Praxis der klinischen Verhaltensmedizin und Rehabilitation* 4 (1991) 54-59.
Doubrawa, R., Integrative Therapie aus der Sicht eines Verhaltenstherapeuten, *Report Psychologie* 49 (1992) 23-33.
Douglas, M., How institutions think, Routledge, London 1986.
Douglas, M., Ritual, Tabu und Körpersymbolik, Suhrkamp, Frankfurt 1984.
Dovring, F., Dovring, K., The optional society, The Hague 1971.
Downing, G., Körper und Wort in der Psychotherapie. Leitlinien für die Praxis, Kösel, München 1996.
Doyle, B., Meditation with Julian of Norwich, Bear & Co., Santa Fe 1983.
Dreifuss, H.L., Alternative philosophische Konzeptionen in der Psychopathologie, in: *Métraux, Waldenfels* (1986) 276-288.
Dreifuss-Kattam, E., Praxis der klinischen Kunsttherapie, Huber, Bern 1986.
Dreifuss-Paucker, M., Sprachspiel –Spiel und Sprache, *Gestalt und Integration* 1 (1992) 122-127.
Dreitzel, H.P., Die gesellschaftlichen Leiden und das Leiden an der Gesellschaft. Vorstudien zu einer Pathologie des Rollenverhaltens, Enke, Stuttgart 1968, 1972, 1983.
Dreitzel, H.P., Körperkontrolle und Affektverdrängung, *Integrative Therapie* 2/3 (1981) 179-196.
Dreitzel, H.P., Der Körper als Medium der Kommunikation, in: *Imhoff, A.E.*, Der Mensch und sein Körper, München 1983.
Dreitzel, H.P., Reflexive Sinnlichkeit, Edition Humanistische Psychologie, Köln – 1992.
Drewermann, E., Der tödliche Fortschritt. Von der Zerstörung der Erde und des Menschen im Erbe des Christentums, Herder, Freiburg 1992[4].
Dreyfus, B., Holism and hermeneutics, *Review of Metaphysics* 34 (1980) 3-23.
Dreyfus, H.L., Alternative philosophische Konzeptionen in der Psychopathologie, in: *Metraux, Waldenfels* (1986) 276-288.

Dreyfuss, H.L., Rabinow, P., Michel Foucault: Beyond hermeneutics and structuralism, University of Chicago Press, Chicago 1982.
Drigalski, D. v., Blumen auf Granit, Ullstein, Berlin 1980.
Drinkmann, A., Methodenkritische Untersuchung zur Metaanalyse, Deutscher Studien Verlag, Weinheim 1990.
Dröes, R.M., In beweging, Krips Repro, Meppel 1991.
Droge, M.H. et al. Multielectrode analysis of coordinated, multisite, rhythmic bursting in cultured CNS monolayer networks, *Journal of Neuroscience* 6 (1986) 1583-1592.
Droysen, J.G., Historik. Vorlesungen über Enzyklopädie und Methodologie der Geschichte 1937, repr. München 1977.
Droysen, J.G., Texte zur Geschichtstheorie, Vandenhoeck und Ruprecht, Göttingen 1972.
Duala-M'Bedy, M., Xenologie. Die Wissenschaft vom Fremden und die Verdrängung der Humanität in der Anthropologie, Alber, München 1977.
Dubiel, H., Identität und Institution, Bertelsmann Universitätsverlag, Düsseldorf 1974.
Duck, D., Aus dem Leben eines Milliadärs. Walt Disneys Lustige Taschenbücher 86, Ehapa-Verlag, Leinfelden-Echterdingen 1963.
Duck, D., Die Zeitschachtel, in: Walt Disneys Lustige Taschenbücher 160, 166-195. Egmond Verlag, Wien 1991.
Duden, B., Der Frauenleib als öffentlicher Ort. Vom Mißbrauch des Begriffs Leben, Luchterhand, Hamburg 1991.
Dudler, A., Sieper, J., Zimmermann, C., Psychotherapeutische Schulen im Diskurs – 20 Jahre AGPF, *Integrative Therapie* 4 (1997) 535-543.
Duerr, H.P., Traumzeit. Über die Grenze zwischen Wildnis und Zivilisation, Syndikat, Fft. 1978.
Duerr, H.P., Nacktheit und Scham. Der Mythos vom Zivilisationsprozeß, Suhrkamp, Fft. 1988.
Duerr, H.P., Intimität, Suhrkamp, Frankfurt 1991.
Duerr, H.P., Physik und Transzendenz, Scherz, Bern 1986, 1989[3].
Dufrenne, M., Estétique et philosophie, P.U.F., Paris, Bd. I. 1967; Bd. II 1976; Bd. III 1981.
Dufrenne, M., Phénoménologie de l'expérience esthétique, 2 vol., P.U.F., Paris 1955.
Dührssen, A., Katamnestische Ergebnisse bei 1004 Patienten nach analytischer Therapie, *Z. Psychosom. Med.* 8 (1971) 94-113.
Dührssen, A., Jorswieck, E., Eine empirisch-statistische Untersuchung zur Leistungsfähigkeit psychoanalytischer Behandlung, *Nervenarzt* 36 (1965) 166-169.
Duhm, D., Angst im Kapitalismus, Kübler, Lampertheim 1972.
Duhm, D., Revolution ohne Emanzipation ist Konterrevolution, Rosa Luxemburg, Köln 1973.
Dumolin, H., Der Erleuchtungsweg des Zen-Buddhismus, Herder, Freiburg 1976.
Dunde, S.R., Neid – Ehrenrettung eines unerlaubten Gefühls, *Psychologie Heute* 11 (1984) 21-27.
Dunitz, M., Scheer, P., Arbeiten mit Säuglingen – Regeln der Erstbegegnung, *Gestalt und Integration* 1 (1992) 96-99.
Duncker, K., Zur Psychologie des produktiven Denkens, Springer, Berlin 1935.
Dunn, J., Kendrick, C., Interaction between young siblings in the context of family relationship, in: *Lewis, M., Rosenblum, C.A.* (eds.), The child and its family, Plenum, New York 1979, 143-168.
Dupont, J., Vorwort, in: *Ferenczi* (1988).
Durckheim, E., De la division du travail social, Alcan, Paris 1893.
Durckheim, E., Les régles de la méthode sociologique, Alcan, Paris 1884, 1902.
Dürckheim, K. v., Der Alltag als Übung, Huber, Bern 1964, 1972[2].
Dürckheim, K. v., Hara. Die Erdmitte des Menschen, O.W. Barth, München 1973.
Dürkheim, K. Graf von, Vom Leib der man ist in pragmatischer und initiatischer Sicht, in: *Petzold, H.G.* (1974j) 11-27.
Dürckheim, K. v., Die Wendung zur initiatischen Therapie. Ton in der Stille, in: *Petzold* (1983d) 9-26,
Durrell, L., Gaia – Atlas zur Rettung unserer Erde, Frankfurt/M. 1987.
Durlak, J.A., Comparative effectiveness of paraprofessional and professional helpers, *Psychol. Bull.* 86 (1979) 80-92.
Dux, G., Die Logik der Weltbilder, Sinnstrukturen im Wandel der Geschichte, Suhrkamp, Frankfurt 1982.
Dvorak, A., Fichter, M., Wittchen, H.U., Zur psychotherapeutischen Versorgung durch „nichtärztliche" Berufsgruppen in der Bundesrepublik Deutschland. Unveröffentl. Studie im Auftrag des Bundesministeriums für Jugend, Familie und Gesundheit, Bonn 1978.
Dyamond, A.L., The principle of the Dominants and Hemisphere Interaction- The Mechanism of Brain Lateralization. Ed. 3, New York 1992
Dziewas, H., Grawe, K., Wedel, Anwendung und Wirkung des interaktionellen Lernprozesses, in: *Grawe, K.* (Hrsg.), Verhaltenstherapie in Gruppen, Urban & Schwarzenberg, München 1980.
Eagle, M., Psychoanalytic interpretation: veridicality and therapeutic effectiveness, *Nous* 14 (1980a) 405-425.
Eagle, M., A critical examination of motivational explanation in pyschoanalysis, *Psychoanal. Contemp. Thought* 3 (1980b) 329-380.
Eagle, M., Recent developments in psychoanalysis, a practical evaluation, McGraw, New York 1984.
Eakin, P.J., Fictions in autobiography. Studies in the art of self-invention, Princeton University Press, Princeton 1985.
Ebata, A.T., Petersen, A.C., Conger, J.J., The development of psychopathology in adolescence, in: *Rolf* et al. (1990) 308-333.
Eberhard, W., Lexikon chinesischer Symbole, Diderich, Düsseldorf 1984.
Eberle, R.A., Nominalistic systems, Dodrecht 1970.
Ebert, A., Möhler, A., Integrative Therapie bei Patienten mit koronarer Herzkrankheit. Aspekte der Förderung von Integrität, Wohlbefinden und Sinnerleben, *Integrative Therapie* 3 (1997) 289-315.
Ebert, W., Systemtheorien in der Supervision, Leske + Budrich, Opladen 2001.
Eccles, J.C., Das Gehirn des Menschen, Piper, München 1975.
Eckensberger, L.H., Lantermann, E.D., Emotion und Reflexivität, Urban & Schwarzenberg, München 1985.
Eckensberger, L.H., Silbereisen, R.K., Entwicklung sozialer Kognitionen, Klett-Cotta, Stuttgart 1980.
Eco, U., Nachschrift von „Name der Rose", München/Wien 1985.
Eco, U., Im Labyrinth der Vernunft, Reclam, Leipzig 1984, 1990[2].
Edelman, G., Group selection as the basis for higher brain function, in: *Schmitt* et al. (1983).
Edelman, G., Tononi, G., Consciousness, Penguin Books 2001a.
Edelman, G.M., Neural Darwinism. The Theory of Neuronal Group Selection, Basic Books, New York 1987.
Edelman, G.M., Bright air, brilliant fire. On the matter of mind, Basic Books, New York 1992.

Edelman, G.M., Tononi, G., A Universe of Consciousness. How Matter becomes Imagination, Basic Books 2001b.
Edelmann, R.J., The psychology of embarassment, Wiley, Chichester 1987.
Edelstein, W., Keller, M., Perspektivität und Interpretation, Suhrkamp, Frankfurt 1982.
Eder, A., Risikofaktor Einsamkeit, Springer, Wien 1990.
Eder, K., Zur Entstehung von Klassengesellschaften, Suhrkamp, Frankfurt 1973.
Edwards, D.G., Existential psychotherapy, Gardner Press, New York 1982.
Edwards, P., The logic of moral discourse, Free Press, New York 1965.
Egan, J.P., Signal detection theory and ROC analysis, Academic Press, New York 1975.
Eggers, C., Bindung und Besitzdenken beim Kleinkind, Urban & Schwarzenberg, München 1984.
Ehlert, M., Handlungssprache und Metapsychologie, *Psyche* 11 (1985) 981-1020.
Ehlich, K. (Hrsg.), Erzählen im Alltag, Suhrkamp, Frankfurt 1980.
Eichenbaum, H., Thinking about brain cell assemblies, *Science* 261 (1993) 993-994.
Eichenbaum, H., How does the brain organize memories? *Science* 277 (1997) 330-2.
Eichenbaum, H., The long and winding road to memory conslidation, *Nat. Neurosci.* 4 (2001) 1057-1058.
Eichenbaum, H., Otto, T., LTP and memory: Can we enhanche the connection? *Trends in Neuroscience* 16 (1993) 163-164.
Eigen, M., Schuster, P., The Hypercycle. A Principle of Natural Self-Organization, Springer-Verlag, Berlin 1979.
Eigen, M., Schuster, P., The hypercycle. A principle of selforganization, *Naturwissenschaft* 64 (1977) 451-565.
Eilan, N., Consciousness and the self, in: *Bermudez* et al. (1995) 337-356.
Eilenberger, M., Das Lebenspanoram als diagnostische und therapeutische Methode in der Integrativen Therapie, Diplomarbeit am Psychologischen Institut der Universität Hamburg, Hamburg 1979.
Einsingbach, T., Wessinghage, T., Funktionelle Ausgleichsgymnastik, München 1993.
Eisdorfer, C., Lawton, M.B., The psychology of adult, development and aging, American Psychological Association, Washington 1973.
Eisdorfer, C., Friedel, R.O., Cognition and emotional disturbance in the elderly, Clinical issues, Year Book Medical Publishing, Chigago 1977.
Eisenberg, L., The social construction of the human brain, *American Journal of Psychiatry* 152 (1995) 1563-1575.
Eisenberg, N., Altruistic emotion, cognition, and behavior, Erlbaum, Hillsdale 1986.
Eisenring, K., Medikamentenloser Drogenentzug und Integrative Therapie, Graduierungsarbeit am Fritz Perls Institut, Düsseldorf 1984.
Eisler, P., Berührung aus Berührtheit, *Integrative Therapie* 1 (1991) 85-116.
Eisler-Stehrenberger, K., Kreativer Prozeß – Therapeutischer Prozeß, in: *Petzold, Orth* (1990) 113-168.
Ekman, P., Universals and cultural differences in facial expressions of emotion, in: *Cole, J.* (ed.), Nebraska Symposium on Motivation (Vol. 19), University of Nebraska Press, Lincoln 1972.
Ekman, P., Cross-cultural studies of facial expressions, in: *Ekman, P.* (ed.), Darwin and facial expression, Academic Press, New York 1973, 169-229.
Ekman, P., Asymmetry in facial expression, *Science* 209 (1980) 833-834.
Ekman, P., Gesichtsausdruck und Gefühl, Junfermann, Paderborn 1988.
Ekman, P., Friesen, W.V., The repertoire of nonverbal behavior: Categories, origin, usage, and coding, *Semiotica* 1 (1969a) 49-98.
Ekman, P., Friesen, W.V., Nonverbal leakage and clues to deception, *Psychiatry* 32 (1969b) 83-105.
Ekman, P., Friesen, W.V., Unmasking the face, Prentice Hall, Englewood Cliffs 1975.
Elder, G.H., Children of the great depression, Univ. of Chicago Press, Chicago 1974.
Elder, G.H., Historical change in life patterns and personality, in: *Baltes, P., Brim, O.G.*, Life span development and behavior, Vol. II, Academic Press, New York 1979.
Elder, G.H., Life course dynamics, Cornell Univ. Press, Ithaca 1985.
Elder, G.H., Caspi, A., Nguyen, van T., Resourceful and vulnerable children: Familiy influencees in hard times, in: *Silbereisen, Eyferth, Rudinger* (1986) 167-186.
Elias, N., Über den Prozeß der Zivilisation, Basel 1939, 2 Bde. Suhrkamp, Frankfurt 1969[2], 1976, 1986.
Elias, N., Über die Zeit, Suhrkamp, Frankfurt 1984.
Elias, N., Die Gesellschaft der Individuen, Suhrkamp, Frankfurt 1987.
Elias, N., Dunning, E., Sport im Zivilisationsprozeß, Lit-Verlag, Münster 1983
Elkin, I., Parloff, M.B., Hadley, S.W., Autry, J.H., NIMH, Treatment of depression collaborative research program: Background and research plan, *Arch. General Psychiatry* 42 (1985) 305-316.
Elladi, B., Rifaat, A. (Hrsg.), Universalität, eine europäische Vision? Das Ganze und die Teile, *UNESCO Courier* 7/8 (1992).
Ellenberger, H.F., Die Entdeckung des Unbewußten, 2 Bde., Huber, Bern 1973; 2. Aufl. Diogenes, Zürich 1985.
Elliott, R., A discovery-oriented approach to significant change events in psychotherapy: Interpersonal processes recall and comprehensive process analysis, in: *Rice, L., Greenberg, L.S.* (eds.), Patterns of change: Intensive analysis of psychotherapy process, Guilford, New York 1984, 249-286.
Elliott, R., Research on the effectiveness of humanistic therapies: A meta-analysis, in *D. Cain & J. Seeman* (Hrsg.), Humanistic Psychotherapies: Handbook on Research and Practice. American Psychological Association, Washington 2001.
Elliott, R., James, E., Varieties of client experience in psychotherapy: An analysis of the literature, *Clinical Psychology Report* (1989) 443-467.
Ellis, A., Reason and emotion in psychotherapy, Stuart, New York 1962.
Elman, J.L., Language as a dynamical system, in: Port, *R.F., van Gelder, T.*, Mind as Motion, MIT Press, Cambridge MA 1995.
Elsas, Chr., Identität, Rissen, Hamburg 1983.
Elsner, N., Lüer, G., Das Gehirn und sein Geist, Wallstein Verlag, Göttingen 2000.
Elten, J.H., Ganz entspannt im Hier und Jetzt, Rowohlt, Reinbeck 1979.
Emde, R.N., Emotional availability: A reciprocal reward system for infants and parents with implications for prevention of psychological disorders, in: *Taylor, P.M.* (ed.), Parent-infant relationships, Grune & Stratton, New York 1980a, 87-116.

Emde, R.N., Toward a psychoanalytic theory of affect, in: *Greenspan, S.I., Pollock, G.H.* (eds.), Infancy and early childhood. The course of life: Psychoanalytic contributions towards understanding personality development. Vol. I., National Institute of Mental Health, Washington 1980b.

Emde, R.N., Toward a psychoanalytic theory of affect (I und II), in: *Greenspan, S.J., Pollock, G.H.* (eds.), Psychoanalytic contributions toward understanding personality development, Vol. 1: Infancy and early childhood, US Government Printing Office, Washington D.C. 1980c, 63-112.

Emde, R.N., The prerepresentational self and its affective core, *The Psychoanalytic Study of the Child* 38 (1983) 165-192.

Emde, R.N., The affective self: Continuities and transformations from infancy, in: *Call, J., Galenson, E., Tyson, R.*, Frontiers of Infant Psychiatry II, Basic Books, New York 1984, 38-54.

Emde, R.N., Infant mental health: Clinical dilemmas, the expansion of meaning and opportunities, in: *Osofsky* (1987) 1297-1320.

Emde, R.N., Development terminable and interminable, Vol. I., *International Journal of Psychoanalysis* 69 (1988) 23-44; dtsch. in: *Petzold, H.G.*, Psychotherapie und Babyforschung, Junfermann, Paderborn 1993b.

Emde, R.N., The infant's relationship experience: Developmental and affective aspects, in: *Sameroff, Emde* (1989) 33-51.

Emde, R.N., Biringen, Z., Clyman, R.B., Oppenheim, D., The moral self of infancy: Affective core and procedural knowledge, *Develop. Rev.* 11 (1991) 251-270.

Emde, R.N., Easterbrooks, M.A., Assessing emotional availability in early development, in: *Frankenburg, W.K., Emde, R.N., Sullivan, J.W.* (eds.), Early identification of children at risk: An international perspective, Plenum, New York 1985, 79-101.

Emde, R.N., Gaensbauer, Th., Some emerging models of emotion in human infancy, in: *Immelmann, K., Barlow, G.W., Petrinovich, L., Main, M.* (Hrsg.), Behavioural development. The Bielefeld interdisciplinary project, Cambridge University Press, Cambridge 1981, 568-588.

Emde, R.N., Harmon, R., Continuities and discontinuities in development, Plenum, New York 1984.

Emmelkamp, P.M.G., Enige ontwikkelingen in de psychotherapie-research, *Nederlands Tijdschrift voor de psychologie* 1 (1988) 5-13.

Emrich, H., Psychophysiologische Grundlagen der Psychiatrie und Psychosomatik –Bewußte und nicht bewußte Wahrnehmung emotionaler Reize, Stuttgart 1983.

Ende, H., Der Konstruktionsbegriff im Umkreis des deutschen Idealismus, Hain, Meisenheim 1973.

Endreß, M. (Hrsg.), Zur Grundlegung einer integrativen Ethik, Suhrkamp, Frankfurt/M 1995.

Engelkamp, J., Das menschliche Gedächtnis, Hogrefe, Göttingen 1990.

Enke, H., Czogalik, D., Allgemeine und spezielle Wirkfaktoren in der Psychotherapie, in: *Heigl-Evers, A., Heigl, F., Ott, J.* (Hrsg.), Lehrbuch der Psychotherapie, Fischer, Frankfurt 1993.

Epiktet, Diatriben. The Discoursess as reported by Arian, the Manual, and Fragments. With an English translation by W. A. Oldfather, 2 Bde, London 1956 u. 1959.

Epiktet, Handbüchlein der Moral (Encheirìdion), übers. und hrsg. v. *Kurt Steinmann*, Reclam, Stuttgart 1992.

Epstein, S., The self-concept revisted, *American Psychologist* 28 (1973) 404-416.

Epstein, S., Entwurf einer integrativen Persönlichkeitstheorie, in: *Filipp* (1979a) 15-46.

Epstein, S., The ecological study of emotions in humans, in: *Pliner, P., Blankstein, K.R., Spiegel, J.M.* (eds.), Perception of emotion in self and others, Plenum Press, New York 1979b, 47-84.

Epstein, S., Controversial issues in emotion theory, in: *Shaver, Ph.* (ed.), Review of personality and social psychology, Vol. V. Emotion, relationships, and health, Sage, Beverly Hills 1984, 64-88.

Erdelyi, M.H., A new book at the new look: perceptual defense and vigilance, *Psychol. Rev.* 81 (1974) 1-25.

Erdheim, C., Bist Du wahnsinnig geworden Mutter? Löcker, Wien 1984.

Erdheim, M., Die gesellschaftliche Produktion von Unbewußtheit. Eine Einführung in den ethnopsychoanalytischen Prozeß, Suhrkamp, Frankfurt 1982.

Erdheim, M., Subjektivität als Erkenntnismedium und ihre Krisen im Forschungsprozeß, in: *Breyvogel, W.* (Hrsg.), Pädagogische Jugendforschung, Westdeutscher Verlag, Opladen 1989, 81-96.

Erdheim, M., Die Relevanz der Kultur-Vorstellungen für die Gesellschaftlichkeit und Friedensfähigkeit des Individuums, in: *Steinweg* (Hrsg.), Subjektivität und Frieden, Suhrkamp, Frankfurt 1990, 93-113.

Erdheim, M., Nadig, C., Größenphantasien und sozialer Tod, *Kursbuch* 58 (1979) 116-126.

Erickson, M.F., Sroufe, L.A., Egeland, R., The relationship of quality of attachment and behavior problems in preschool in a high risk sample, in: *Bretherton, I., Waters, E.* (eds.), Growing points of attachment theory and research, *Monographs of the Society for Research in Child Development* 50 (1985) 147-186.

Erikson, E.H., Childhood and society, Norton, New York 1950, 1963; dtsch. Kindheit und Gesellschaft, Klett, Stuttgart 1961, 1968², 1980.

Erikson, E.H., Identität und Lebenszyklus, Suhrkamp, Frankfurt 1959, 1966.

Erikson, E.H., Psychoanalysis and ethics, avowed and unavowed, *Int. Review of Psychoanal.* 3 (1976) 404-415.

Erikson, E.H., The life cycle completed, N.N. Norton, New York 1982.

Eriksson, P.S., Perfilieva, E., Björk-Eriksson, T., Alborn, A.-M., Nordborg, C. Peterson, D.A. Gage, F.H., Neurogenesis in the adult human hippocampus, *Nature Medicine* 4 (1998) 1313.

Erisman, M., Die dynamische Ästethik des Selbstportraits, *Forum für Kunsttherapie* 2 (1989) 38-46.

Erlenmeyer-Kimling, L., Miller, M.E., Life-span research on the prediction of psychology, Erlbaum, Hillsdale 1986.

Ermann, M., Ansatz und Technik der psychoanalytischen Borderline-Behandlung, *Praxis der Psychotherapie und Psychosomatik* 30 (1985) 243-253.

Ernst, C., Luckner, N. v., Stellt die Frühkindheit die Weichen? Eine Kritik an der Lehre von der schicksalshaften Bedeutung erster Erlebnisse, Enke, Stuttgart 1987.

Ernst, C., Sind Säuglinge besonders resistent gegen psychische Einwirkungen? Argumente für eine hohe Umweltresistenz in der frühesten Kindheit, in: *Petzold* (1993c).

Eschenröder, Ch., Hier irrte Freud, Urban & Schwarzenberg, München 1984.

Eth, S., Pynoos, R.S., Developmental perspectives on psychic trauma in childhood, in: *Figley* (1985) 36-52.

Euler, H.A., Mandl, H., Emotionspsychologie. Ein Handbuch in Schlüsselbegriffen, Urban & Schwarzenberg, München 1983.

Evans, J.St.B.T., Implicit learning, consciousness, and the psychology of thinking, in: *J.St.B.T. Evans* (ed.), Thinking and reasoning, Bd.1, Psychology Press, Hove, UK 1996.

Everlein, G., Piper, R., Psychologie – Wissenschaft ohne Gegenstand? Campus, Frankfurt 1976.

Ewert, O., Ergebnisse und Probleme der Emotionsforschung, in: *Thomae, H.* (Hrsg.), Theorien und Formen der Motivation Enzyklopädie der Psychologie, Hogrefe, Göttingen 1983, 396-452.

Ewing, C.P., Crisis intervention as psychotherapy, Oxford Univ. Press, New York 1978.

Ey, H. (Hrsg.), L'inconscient, VIé Coloque de Bonneval, Paris 1966.

Ey, H., Das Bewußtsein, übers. *Kisker, K.P.*, Phänomenologisch-psychologische Forschung, Bd. 8, Springer, Berlin 1967.

Eye, A. v., Kreppner, K., Familiy systems and family development: The selection of analytical units, in: *Kreppner, K., Lerner, R.M.* (eds.), Family systems and life-span development, Erlbaum, Hillsdale 1989, 247-269.

Eysenck, H.J., The effects of psychotherapy: An evaluation, *J. Consult Psychol.* 16 (1952) 319-324.

Eysenck, H.J., A dimensional system of psychodiagnostics, in: *Mahrer* (1970).

Eysenck, H.J., Rachmann, S., Neurosen – Ursachen und Heilmethoden. Einführung in die moderne Verhaltenstherapie, VEB, Deutscher Verlag der Wissenschaften, Berlin 1968; engl. The causes and cures of neurosis. An introduction to modern behavior therapy. Bases on learning theory and the principles of conditioning, Routledge, London 1965.

Fagan, J., Shepherd, I., Gestalt Therapy now, Harper & Row, New York 1970, 1971[2].

Fagan, J.F., Infants' delayed recognition memory and forgetting, *Journal of Experimental Child Psychology* 16 (1973) 424-450.

Fagan, J.F., Morrongiello, B.A., Rovee-Collier, C., Gekosi, M.J., Expectancies and memory retrieval in three-month-old infants, *Child Development* 55 (1984) 936-943.

Fagan, J.F., Singer, L., Infants' recognition memory as a measure of intelligence, in: *Lipsitt, L., Rovee-Collier, C.* (eds.), Advances in infancy research, Vol. 2, Ablex, Norwood, NJ 1983.

Falck-Ytter, H., Polarlicht–Nordlicht und Südlicht, Verlag Freies Geistesleben, Stuttgart 1983.

Faller, H., Krankheitstheorien als Forschungsgegenstand der Volkskunde und der medizinischen Psychologie, *Curare* (1983) 167-180.

Faller, H., Subjektive Krankheitstheorie, Coping und Abwehr, in: *Muthny* (1990) 131-142.

Fallot, R.D., The impact on mood of verbal reminiscing in later adulthood, *Int. J. Aging and Human Development*, Vol. 10, 4 (1980) 385-400.

Faltermaier, T., Lebensereignisse und Alltag, Profil, München 1987.

Faltermaier, T., Verallgemeinerung und lebensweltliche Spezifität – Auf dem Weg zu Qualitätskriterien in der Qualitativen Forschung, in: *Jüttemann* (1990) 204-217.

Faltermaier, T., Mayring, Ph., Saup, W., Strehmel, P., Entwicklungspsychologie des Erwachsenenalters, Kohlhammer, Stuttgart 1992.

Fara, G., Cundo, P., Psicoanalici, romanzo borghese, Firenze 1981.

Farell, B.A., Can psychoanalysis be refuted? *Inquiry* 1 (1961) 16-36.

Farell, B.A., The standing of psychoanalysis, Oxford Univ. Press, Oxford 1981.

Farr, R., Heider, Harre and Herzlich on health and illness: Some observations on the structure of representations collectives, *European Journal of Social Psychology* 4 (1977) 491-504.

Farr, R., Social representations – A French tradition of research, *Journal of the Theory of Social Behavior* 17 (1987) 346-369.

Farr, R., Moscovici, S., Social representations, Cambridge Univ. Press, Cambridge 1984.

Faure, H., L'investissement délirant de l'image de soi, *Évolution Psychiatrique* 3 (1956) 545-577.

Featherman, D., Lerner, R.M., Life-span development, Academic Press, New York 1986.

Featherstone, M., Consumer Culture and Postmodernism, Sage, London 1991.

Featherstone, M., Hepworth, M. et al., The Body: social process and cultural theory, Sage, London 1991.

Fechner, G.T., Die Tagesansicht gegenüber der Nachtansicht, Berlin 1879.

Fechner, G.T., Elemente der Psychophysik, 1860, 2 Bde., Breitkopf & Hirzel, Leipzig 1907.

Feger, H., Beiträge zur experimentiellen Analyse des Konfliktes, Hdb. Psychol., Bd. 2, Hogrefe, Göttingen 1965, 332-412.

Fehrer, E., Raab, D., Reaction time to stimuli masked by metacontrast, *J. Exp. Psychol.* 63 (1962) 143-147.

Feigenberg, L., Terminal care. Friendship contracts with dying patients, New York 1980.

Fein, G.G., Child development, Prentice Hall, Englewood Cliffs 1978.

Feinman, S., Emotional expression, social referencing, and preparedness for learning in infancy –Mother knows best, but sometimes I know better, in: *Zivin, G.* (ed.), The development of expressive behavior: Biology-environment interactions, Academic Press, Orlando 1985.

Feldenkrais, M., Bewußtheit durch Bewegung, Suhrkamp, Frankfurt 1968.

Feldenkrais, M., Bewußtheit durch Bewegung. Der aufrechte Gang, Suhrkamp, Frankfurt 1996.

Feldman, A.G., Levin, M., Control variables and related concepts in motor control, *Concepts in Neuroscience* 4(1) (1993) 25-41.

Feldman, C., Early forms of thought about thoughts: Some simple linguistic expressions of mental state, in: *Astington, P.H., Olson, D.* (eds.), Developing theories of mind, Cambridge University Press, Cambridge 1988.

Fend, H. Sozialisierung und Erziehung, Beltz, Weinheim 1969, 1970, 1971[3].

Fenichel, O., Problems of psychoanalytic technique, The Psychoanalytic Quarterly Inc., Albany 1941.

Fenichel, O., Early stages of ego development, in: The collected papers of O. Fenichel, London 1955, 25-48.

Fenichel, O., Psychoanalytische Neurosenlehre, 3 Bde., Walter, Olten 1974.

Ferber, Chr.L. v., Der kranke Mensch in der Gesellschaft, Rowohlt, Reinbek 1978.

Ferenczi, S., Psychoanalyse und Pädagogik (1908), Bausteine III, 9-22.

Ferenczi, S., Hysterische Materialisationsphänomene (1919), in: Schriften II (1972) 11-24.

Ferenczi, S., Technische Schwierigkeiten einer Hysterieanalyse (1919b), Bausteine III, 129-147.

Ferenczi, S., Ein Beitrag zum Verständnis der Psychoneurosen des Rückbildungsalters (1922), Bausteine (1964) II, 180-187.

Ferenczi, S., Populäre Vorträge über Psychoanalyse, Intern. Psychoanal. Verlag, Leipzig 1922.

Ferenczi, S., Der Traum vom gelehrten Säugling (1923), in: Schriften II (1972) 937.

Ferenczi, S., Erfahrungen und Beispiele aus der analytischen Praxis, Bausteine III, 1913-1923, 47-57.

Ferenczi, S., Die Elastizität der psychoanalytischen Technik (1927/28), Bausteine III, 380-398.

Ferenczi, S., Das ungewollte Kind und sein Todestrieb (1929), in: Schriften II (1972) 251-256.
Ferenczi, S., Kinderanalysen mit Erwachsenen (1931), Bausteine III, 490-510; in: Schriften III (1972) 274-289.
Ferenczi, S., Sprachverwirrungen zwischen den Erwachsenen und dem Kinde (1932), in: Schriften II (1972) 303-316.
Ferenczi, S., Thalassa, Payot, Paris 1962.
Ferenczi, S., Bausteine der Psychoanalyse, 4 Bde., Huber, Bern 1964.
Ferenczi, S., Schriften zur Psychoanalyse (Hrsg. *M. Balint*) Fischer, Frankfurt 1972.
Ferenczi, S., Journal clinique, Payot, Paris 1985; dtsch. Ohne Sympathie keine Heilung. Das klinische Tagebuch von 1932, S. Fischer, Frankfurt 1988.
Fergusson, M., Die sanfte Verschwörung, Knaur, München 1983.
Ferretti, M., Laser, Maser, Hologramme: eine Einführung in ihre Wirkungsweise und Technik, Franzis, München 1977.
Fersh, D.E., Dance/Movement therapy: A holistic approach to working with the elderly, *American Journal of Dance Therapy* (o. Ang.)
Fetscher, R., Grundlinien der Tiefenpsychologie von S. Freud und C.G. Jung in vergleichender Darstellung, frommann-holzboog, Stuttgart 1978.
Fetscher, R., Das Selbst und das Ich, *Psyche* 6 (1981) 616-641.
Fetscher, R., Das Selbst und Identität, *Psyche* 5 (1983) 385-411.
Fetscher, R., Das Selbst, das Es und das Unbewußte, *Psyche* 3 (1985) 241-275.
Fetscher, R., Der Aufbau des Selbst, *Psyche* 8 (1985) 673-702.
Feuerhorst, R., Integrative Soziotherapeutische Gruppen mit Frauen, *Gestalt* 38 (2000) 3-20.
Feyerabend, P., Wider den Methodenzwang. Skizze einer anarchistischen Erkenntnistheorie, Suhrkamp, Frankfurt 1976, 1977.
Feyerabend, P., Erkenntnis für freie Menschen, Suhrkamp, Frankfurt 1989.
Fichte, J.G., Nachgelassene Schriften, hrsg. v. *Jacob., H.*, Berlin 1937.
Fichte, J.G., Wissenschaftslehre, Berlin 1937.
Fichte, J.G., Grundlage der gesamten Wissenschaftslehre, Meiner, Hamburg 1956.
Fichte, J.G., Die Bestimmung des Menschen, Meiner, Hamburg 1979.
Fiedler, K., Schriften zur Kunst, 2 Bde., München 1971.
Fiedler, P.A., Wider die Methodenintegration. Argumente für eine problemorientierte Psychotherapie, in: *Schnelz, W., Hautzinger, M.*, Klinische Psychologie und Psychotherapie, Kongreßbericht Bd. 1, dgvt, GwG, Tübingen 1980.
Fiedler, P., Integrative Psychotherapie bei Persönlichkeitsstörungen, Hogrefe Verlag, Göttingen 2000.
Fiedler, V., Existentielle Krisenbewältigung, Beltz, Weinheim 1985.
Field, T., Neonatal perception of people: Maturational and individual differences, in: *Field, Fox* (1985) 31-52.
Field, T., Affective and interactive disturbances in infants, in: *Osofsky* (1987) 972-1005.
Field, T., Fogel, A., Emotion and early interaction, Erlbaum, Hillsdale 1982.
Field, T., Fox, N.A. (eds.), Social perception in infants, Ablex Publications, Norwood 1985.
Field, T., Goldberg, S., Stern, D., Sostek, A., High-risk infants and children: Adult and peer interactions, Academic Press, New York 1980.
Field, T., Sostek, H.M., Vietze, P., Leiderman, P.H., Culture and early interaction, Erlbaum, Hillsdale NJ 1981.
Field, T., Woodson, R., Greenberg, R., Cohen, D., Discrimination and imitation of facial expressions by neonates, *Science* 218 (1982) 179-181.
Figley, C.R., Trauma and its wake: The study and treatment of posttraumatic stress disorder, Brunner/Mazel, New York 1985.
Filipp, S.H., Selbstkonzeptforschung, Klett, Stuttgart 1979.
Filipp, S.H., Kritische Lebensereignisse, Urban & Schwarzenberg, München 1981, erw. Aufl. 1990.
Filipp, S.H., Das mittlere und höhere Erwachsenenalter im Fokus entwicklungspsychologischer Forschung, in: *Oerter, Montada* (1987) 375-410.
Filipp, S.H., Baukmann, W., Verfahren zur Erfassung kritischer Lebensereignisse, in: *Filipp* (1990) 92-104.
Finagrette, H., The self in transformation, New York 1963.
Fink, G., Encycopledia of Stress, Harcourt, London 2000.
Fink, M., Integrative Therapie mit hyperaktiven Kindern, *Gestalt und Integration* 1 (1992) 69-77.
Finkel, M.J., Therapy and ethics, Grune & Stratton, New York 1980.
Fischer, A., Die Entfremdung des Menschen in einer heilen Gesellschaft. Materialien zur Adaption und Denunziation eines Begriffs, Juventa, München 1970.
Fischer, H.R. (Hrsg.), Autopoiesis. Eine Theorie im Brennpunkt der Kritik, Carl-Auer-Systeme Verlag, Heidelberg 1993, zweite korrigierte Auflage.
Fischer, J. (Hrsg.), Ökologie im Endspiel, München 1989.
Fisher, R., On creativ, psychotic and ecstatic states, in: *Jakab, I.*, Psychiatry and arts, Vol. II, Karger, Basel/New York 1969.
Fisher, R., Über das Rhythmisch-Ornamentale im Halluzinatorisch-Schöpferischen, *Confinia Psychiatr.* 13 (1970) 1-25.
Fisher, R., The perception-hallucination-meditation continuum, Carthography of conscious states, in: *Siegel, E., Wess, E.*, Hallucinations, Wiley, New York 1974.
Fisher, R., Transformation of consciousness. The Cartography, 19th. annual meeting of the American Academy of Psychoanalysis, Detroit, 3. –5.5.1974.
Fisher, R., Die symbolische Interpretation zentralnervöser Erregung, in: *Bader, A.*, Geisteskrankheit, bildnerischer Ausdruck und Kunst, Huber, Bern 1976.
Fisher, S., Cleveland, S.E., Body image and personality, Dover Publications, New York 1978, 2. Aufl.
Fisher, S., Greenberg, R.P., The scientific credibility of *Freud's* theories and therapy, Columbia Univ. Press, New York 1985.
Fisske, D.W., Hunt, H.F., Luborsky, L. v., Orne, M.T., Parloff, M.B., Reiser, M.F., Tuma, A.H., Planning of research on effectiveness of psychotherapy, *Archives of General Psychiatry* 22 (1970) 22-32.
Fisseni, H.J., Lehrbuch der Persönlichkeitstheorie, Hogrefe, Stuttgart 1984.
Fittkau, B., Ein ganzheitliches Menschenbild als Kern einer integrativen Therapie, in: *Petzold* (1982g) 47-58.
Fitzgerald, H.E., Lester, B.M., Yogman, M.W. (Hrsg.) Theory and research in behavioral pediatrics, Plenum Press, New York, Vol. 4 1989.

Flaake, K., King, V. (Hrsg.), Weibliche Adoleszenz. Zur Sozialisation junger Frauen, Campus, Frankfurt 1992.
Flammer, A., Entwicklungstheorien, Huber, Bern 1988.
Flammer, A., Erfahrung der eigenen Wirksamkeit. Einführung in die Psychologie der Kontrollmeinung, Huber, Bern 1990.
Flashar, H., Antike Medizin. Reihe: Wege der Forschung, Band 221, Wissenschaftliche Buchgesellschaft, Darmstadt 1971.
Flavell, J.H., The developmental psychology of Jean Piaget, Van Nostrand, Reinhold, New York 1963.
Flavell, J.H., First discussant's comments: what is memory development the development of? *Human Development* (1971) 272-278.
Flavell, J.H., Rollenübernahme und Kommunikation bei Kindern, Beltz, Weinheim 1975.
Flavell, J.H., Cognitive development, Prentice Hall, Englewood Cliffs 1985; dtsch. Kognitive Entwicklung, Klett-Cotta, Stuttgart 1979.
Flavell, J.H., Ross, L., Social cognition development: Frontiers and possible future, Cambridge Univ. Press, Cambridge 1981.
Fletcher, J.F., Situation ethics: The new morality, Westminster Press, Philadelphia 1966; dtsch. Moral ohne Norm? Claussen, Bosse, Leck 1967.
Fletcher, J.F., Indicators of humanhood. A tentative profile of men, *Hastings Center Report* 2 (1972) 1-4.
Fletcher, J.F., Four indicators of humanhood – the inquiry matures, *Hastings Center Report* 4 (1974a) 4-7.
Fletcher, J.F., The „right" to life and the „right" to die, *The Humanist* 1 (1974b) 12-15.
Fletcher, J.F., Ethics and euthanasia, in: *Horn, D.J., Mall, D.*, Death, dying and euthanasia, University Publications of America, Washington 1977.
Fletcher, P., Happé, F., Frith, U., Baker, S.C., Dolan, R.J., Frackowiak, R.S.J., Frith, C.D., Other minds in the brain: a functional imaging study of „theory of mind" in story comprehension, Cognition 57 (1995) 109-128.
Fleischer, H., Marxismus und Geschichte, Suhrkamp, Frankfurt 1969.
Fleisher Feldman, C., Monologue as problem-solving narrative, in: *Nelson* (1989a) 98-119.
Flick, U., Das Subjekt als Theoretiker? Zur Subjektivität subjektiver Theorien, in: *Bergold, J.B., Flick, U.*, Ein-Sichten, Zugänge zur Sicht des Subjekts mittels qualitativer Forschung, DGVT, Tübingen 1987, 125-134.
Flick, U., Entzauberung der Intuition – Systematische Perspektiven-Triangulation als Strategie der Geltungsbegründung qualitativer Daten und Interpretationen, in: *Hoffmeyer-Zlotnik, J.* (Hrsg.), Analyse qualitativer Daten, Westdeutscher Verlag, Opladen 1989.
Flick, U., Beratung – Aufhebung erlernter Hilflosigkeit? *Psychosozial.* 12 (1990a) 63-73.
Flick, U., Fallanalysen: Geltungsbegründung durch systematische Perspektiven-Triangulation, in: *Jüttemann* (1990b) 184-203.
Flick, U. (Hrsg.), Alltagswissen über Gesundheit und Krankheit: subjektive Theorien und soziale Repräsentationen, Asanger, Heidelberg 1991.
Flick, U. et al., Handbuch qualitative Sozialforschung, Psychologie Verlags Union, München 1991.
Floßdorf, B., Kreativität. Bruchstücke einer Soziologie des Subjektes, Suhrkamp, Frankfurt 1978.
Flournoy, Th., Genèse de quelques prétendus messages spiritistes, *Annales des sciences psychiques* 9 (1899) 199-216.
Fodor, J.A., Psychosemantics. The problem of meaning in the philosophy of mind, MIT Press, Cambridge, Mass. 1987.
Foelz, S., Gewißheit im Suchen, Bouvier, Bonn 1980.
Fogel, A., Coordinative structures in the development of expressive behavior in early infancy, in: *Zivin* (1985) 249-268.
Folkman, S., Lazarus, R.S., Dunkel-Schetter, C., Delongis, A., Gruen, R., Dynamics of stressful encounter: Cognitive appraisal, coping and encounter outcomes, *J. of Personality & Social Psychology* 50 (1986) 571-579.
Fontaine, de Visscher, L., Phénomène ou structure? Publications des Facultés Universitaires Saint-Louis, Bruxelles 1974.
Fontana, W., Ballati, S., Complexity, *Complexity* 4 (3) (1999) 14-16.
Ford, D.H., Urban, H.B., Systems of psychotherapy. A comparative study of psychotherapy, New York 1967, rev. ed. 1974.
Forer, B.R., The taboo against touching in psychotherapy, *Psychotherapy: Theory, Research and Practice* 6 (1969) 229-231.
Forer, K.L., Birth order and life roles, Thomas, Springfield 1969.
Forman, G.E., Sigel, I.E., Cognitive development: A life-span view, Brooks/Cole, Monterey 1979.
Forster, R., Pelikan, J.M., Krankheit als Karriereprozess, *Österreich. Zeitschr. für Soziologie* 3/4 (1977) 29-42.
Foucault, M., Les mots et les choses, Gallimard, Paris 1966.
Foucault, M., Folie et déraison. Histoire de la folie à l'age classique, Plon, Paris, 1961, Gallimard, Paris 1972[2]; dtsch. in: *Foucault* (1969).
Foucault, M., L'archéologie du savoir, Gallimard, Paris 1966; dtsch. Die Archäologie des Wissens, Suhrkamp, Frankfurt 1973; Ullstein, Berlin 1978.
Foucault, M., Wahnsinn und Gesellschaft. Eine Geschichte des Wahns im Zeitalter der Vernunft, Suhrkamp, Frankfurt 1969, 1973[2].
Foucault, M., Die Ordnung der Dinge. Eine Archäologie der Humanwissenschaften, Suhrkamp, Frankfurt 1971.
Foucault, M., Naissance de la clinique. Une archéologie du regard medical, Gallimard, Paris 1972; dtsch. Die Geburt der Klinik. Archäologie des ärztlichen Blickes, Hanser, München 1973; Ullstein, Berlin 1976.
Foucault, M., Die Ordnung des Diskurses, Hanser, München 1974.
Foucault, M., Mikrophysik der Macht. Über Strafjustiz, Psychiatrie und Medizin, Merve, Berlin 1976.
Foucault, M., Überwachen und Strafen, Suhrkamp, Frankfurt 1977.
Foucault, M., Dispositive der Macht, Merve, Berlin 1978a.
Foucault, M., Die Subversion des Wissens, Ullstein, Frankfurt 1978b.
Foucault, M., Der Staub und die Wolke, Impuls, Bremen 1982.
Foucault, M., Von der Freundschaft. Michel Foucault im Gespräch, Merve, Berlin 1984a.
Foucault, M., Eine Ästhetik der Existenz, 1984b, in: *Foucault, M.* (1984a) 133-41.
Foucault, M., Deux essais sur le sujet et le pouvoir, in: *Dreyfus, H., Rabinow*, Michel Foucault. Un Parcours philosophique, Gallimard, Paris 1984c.
Foucault, M., Face aux gouvernements, les droits de l'homme, *Liberation* 30.6./2.7. 22. (1984d).
Foucault, M., Freiheit und Selbstsorge, Suhrkamp, Frankfurt 1985a.
Foucault, M., Hermeneutik des Subjekts 1985b, in: *Foucault, M.* (1985a) 32-60.
Foucault, M., Die Sorge um sich. Sexualität und Wahrheit 3, Suhrkamp, Frankfurt 1986a.

Foucault, M., Der Gebrauch der Lüste. Sexualität und Wahrheit 2, Suhrkamp, Frankfurt 1986b.
Foucault, M., Sexualität und Wahrheit, Bd. I, Suhrkamp, Frankfurt/M. 1986.
Foucault, M., Die Sorge um sich, Bd. III, Suhrkamp, Frankfurt 1986c, 1989.
Foucault, M., Diskurs und Wahrheit. Die Berkely Vorlesungen, Merve, Berlin 1996.
Foucault, M., Foucault, ausgewählt und vorgestellt von Mazumdar, P., Diederichs, München 1998.
Foulkes, S.H., Therapeutic group analysis, George Allen and Unwin, London 1972.
Foulkes, S.H., Gruppenanalytische Psychotherapie, Kindler, München 1974.
Fox, K.R., The physical self. From motivation to well-being, Human Kinetics, Champain 1997.
Fox, M., A spirituality named compassion, Winston Press, New York 1979.
Fox, M., Breakthrough – Meister Eckhart's creation spirituality in new translation, Doubleday and Doubleday Image, New York 1982.
Fox, M., Vision des kosmischen Christus, Kreuz, Stuttgart 1991.
Fox, M., Der große Segen, Claudius, München 1991.
Fox, M., Swimme, B., Manifesto for a global civilisation, Bear & Co., Santa Fe 1982.
Fraiberg, S., The magic years, Scribners, New York 1959; dtsch. Die magischen Jahre in der Persönlichkeitsentwicklung des Vorschulkindes, Rowohlt, Reinbek 1972.
Fraiberg, S., Insights from the blind: comparative studies of blind and sighted infants, Basic Books, New York 1977.
Fraiberg, S., Blind infants and their mothers: an examination of the sign system, in: *Bullowa* (1980) 149-170.
Fraiberg, S., Pathological defences in infancy, *Psychoanalytic Quaterly* 51 (1982) 612-635.
Fraisse, P., Psychology of time, Harper and Row, New York 1963.
Frank, A., Two theories or one? Or none? *J. Am. Psychoanal. Ass.* 27 (1979) 169.
Frank, J.D., Persuasion and healing. A comparative study of psychotherapy, John Hopkins Univ. Press, Baltimore 1963; dtsch. Die Heiler, Klett, Stuttgart 1981.
Frank, J.D., Therapeutic factors in psychotherapy, *Am. J. of Psychother.* 25 (1971) 350-361.
Frank, J.D., Therapeutic components of psychotherapy, *Journal of nervous and mental disease* 159 (1974) 325-342.
Frank, J.D., Therapeutic components shared by all psychotherapies, in: *Harvey, J.H., Parks, M.M.* (eds.), The master lecture series I. Psychotherapy research and behavior change, APA, Washington 1982.
Frank, J.D., Therapeutic components of all psychotherapies, in: *Myers, J.M.* (ed.), Cures by psychotherapy. What effects change, Praeger, New York 1984, 15-27.
Frank, L.K., Time perspectives, *Journal of Social Philosophy* 4 (1939) 293-312.
Frank, M., Das individuelle Allgemeine. Textstrukturierung und -interpretation nach Schleiermacher, Suhrkamp, Frankfurt 1977.
Frank, R., Das Konzept des Widerstandes in der bioenergetischen Analyse, in: *Petzold* (1981b) 301-324.
Frank, R., Körperliches Wohlbefinden, in: *Abele, Becker* (1991) 71-96.
Frank, T.D., Daffertshofer, A., Peper, C.E., Beek, P.J., Haken, H., Impacts of noise on a field theoretical model of the human brain, *Physica* D 127 (1999) 233-249.
Frank, T.D., Daffertshofer, A., Peper, C.E., Beek, P.J., Haken, H., Towards a comprehensive theory of brain activity. Coupled oscillator systems under external forces, *Physica* D 144 (2000) 62-86.
Franks, C.M., Wilson, G.T., Annual review of behavior therapy – research and practice, Brunner & Mazel, New York 1979.
Franson, M., Holographie, Springer, Berlin 1972.
Franz, J.E., Psychotherapy, rhetoric and hermeneutics, Implications for Practice and Research, *Psychotherapie* 3 (1987) 293-302.
Franz, M.-L. v., „Zahl und Zeit", Suhrkamp, Frankfurt 1980.
Franz, M.-L. v., „Zeit", Insel Verlag, Frankfurt 1981.
Franzke, E., Der Mensch und sein Gestaltungserleben, Huber, Bern 1977.
Frazer, J.G., The golden bough, hrsg. und anotiert als „The new golden Bough", von *Gaster, Th. H.*, Criterian, New York 1959.
Freeman, W.J., „Tutorial in neurobiology", *International Journal of Bifurcation and Chaos* 2 (1992) 451-82.
Freeman, W.J., Societies of Brains, Lawrence Erlbaum Associates, Mahwah NJ 1995.
Freeman, W.J., Three centuries of category errors in studies of the neural basis of consciousness and intentionality, *Neural Networks* 10 (1997) 1175-83.
Freeman, W.J., How Brains Make Up Their Minds, Weidenfeld and Nicolson, London 1999.
Freeman, W.J., Consciousness, Intentionality and Causality, in: *Núñez, Freeman* (1999) 143-172.
Freeman, W.J., Neurodynamics. An Exploration of Mesoscopic Brain Dynamics, Springer-Verlag, London 2000.
Freeman, W.J., Núñez, R., Restoring to Cognition the Forgotten Primacy of Action, Intention and Emotion, in: *Núñez, Freeman* (1999) Seite ix-xix.
Freese, M., Sabini, J., Goal-directed behavior: The concept of action in psychology, Erlbaum, Hillsdale 1985.
Freidson, E., Dominanz der Experten. Zur Sozialstruktur medizinischer Versorgung, Urban & Schwarzenberg, München, Berlin, Wien 1975.
French, L.A., Real-world knowledge as the basic for social and cognitive development, in: *Pryor, J.B., Day, J.D.* (eds.), The development of social cognition, Springer, New York 1985.
French, T.M. The interrelations between psychoanalysis and the experimental work of Pawlov, *Am. J. Psychiatry* 89 (1933) 1165-1203.
French, Th., The integration of behavior, Aldine, Chicago, Bd. I 1952, Bd.II 1954, Bd. III 1958.
Frese, H., Erwachsenenbildung. Eine Praxistheorie, Lambertus, Freiburg 1976.
Freud, A., Normality and pathology in childhood, Writings of Anna Freud, vol. 6., International Universities Press, New York 1965.
Freud, A., Das Ich und die Abwehrmechanismen, Kindler, München 1968.
Freud, A., Schwierigkeiten der Psychoanalyse in Vergangenheit und Gegenwart, Fischer, Frankfurt 1972.
Freud, A., Child analysis as a subspecialty, *Int. J. Psychoanal.* 53 (1972) 151-156.
Freud, A., Changes in psychoanalytic practice and experience, *Int. J. Psychoanal.* 57 (1976) 227-260.
Freud, E.W., Die Beobachtung der frühkindlichen Entwicklung im Rahmen der psychoanalytischen Ausbildung, *Psyche* 8 (1976) 723-743.

Freud, S., Gesammelte Werke (GW), chronologisch geordnet, hrsg. v. *Freud, A., Hoffer, W., Kris, E., Isakower, O.*, Imago Publishing Co., London 1940 ff.; deutsche Ausgabe, Fischer, Frankfurt 1952ff.
Freud, S., Drei Abhandlungen zur Sexualtheorie (1905d), in: GW, Bd. V, Fischer, Frankfurt 1978, 33-145.
Freud, S., Zur Dynamik der Übertragung (1912b), in: GW, Bd. VIII, Fischer, Frankfurt 1973, 364-374.
Freud, S., Ratschläge für den Arzt bei der psychoanalytischen Behandlung (1912c), in: GW, Bd. VIII, Fischer, Frankfurt 1973, 376-387.
Freud, S., Weitere Ratschläge zur Technik der Psychoanalyse. Erinnern, Wiederholen, Durcharbeiten (1914g), in: GW, Bd. X, Fischer, Frankfurt 1973, 126 136.
Freud, S., Triebe und Triebschicksal (1915c), in: GW, Bd. X, Fischer, Frankfurt 1973, 210-232.
Freud, S., Das Unbewußte (1915e), in: GW, Bd. X, Fischer, Frankfurt 1973, 264-303.
Freud, S., Vorlesungen zur Einführung in die Psychoanalyse (1916-1917a), in: GW, Bd. XI, Fischer, Frankfurt 1973.
Freud, S., Schwierigkeiten und erste Annäherungen, in: Vorlesungen zur Einführung in die Psychoanalyse (1916-1917a), in: GW, Bd. XI, Fischer, Frankfurt 1973, 79-96.
Freud, S., Die Angst, in: Vorlesungen zur Einführung in die Psychoanalyse (1916-1917a), in: GW, Bd. XI, Fischer, Frankfurt 1973, 407-426.
Freud, S., Studienausgabe, Fischer, Frankfurt am Main 1975.
Freud, S., Aus der Geschichte der infantilen Neurose (1918b), in: GW, Bd. XII, Fischer, Frankfurt 1978, 27-157.
Freud, S., Das Unheimliche (1919h), in: GW, Bd. XII, Fischer, Frankfurt 1978, 229-268..
Freud, S., Jenseits des Lustprinzips (1920g), in: GW, Bd. XIII, Fischer, Frankfurt 1976, 1-69.
Freud, S., „Psychoanalyse und Libidotheorie" (1923a), in: GW, Bd. XIII, Fischer, Frankfurt 1976, 211-233.
Freud, S., Das Ich und das Es (1923b), in: GW, Bd. XIII, Fischer, Frankfurt 1976, 237-289.
Freud, S., Hemmung, Symptom und Angst (1926), in: GW, Bd. XIV, Fischer, Frankfurt 1976, 111-205.
Freud, S., Das Unbehagen in der Kultur (1930a), in: GW, Bd. XIV, Fischer, Frankfurt 1976, 419-506.
Freud, S., Neue Folge der Vorlesungen zur Einführung in die Psychoanalyse (1933a), in: GW, Bd. XV, Fischer, Frankfurt 1973.
Freud, S., Warum Krieg? (1933b), in: GW, Bd. XVI, Fischer, Frankfurt 1978, 13-27.
Freud, S., Die endliche und die unendliche Analyse (1937c), in: GW Bd. XVI, Fischer, Frankfurt 1978, 59-99.
Freud, S., Abriß der Psychoanalyse (1940a), in: GW, Bd. XVII, Fischer, Frankfurt 1983, 63-138.
Freud, S., „Entwurf einer Psychologie", in: Aus den Anfängen der Psychoanalyse. Briefe an Wilhelm Fließ, Abhandlungen und Notizen aus den Jahren 1887-1902, hrsg. v. *Bonaparte, M., Freud, A., Kris, E.*, Imago Publications Co., London 1950; Fischer, Frankfurt 1962.
Freud, S., Pfister, O., Briefe 1909-1939, hrsg. v. *Freud, L.E., Meng, H.*, Fischer, Frankfurt 1980[2].
Freundlich, D., Geburtstrauma und die Geburtstherapien, *Gestalt-Bulletin* 1/2 (1981) 69-82.
Frey, D., Benning, E., Das Selbstwertgefühl, in: *Mandl, H., Huber, G.L.* (Hrsg.), Emotion und Kognition, Urban & Schwarzenberg, München, 148-182.
Frey, H.-P., Stigma und Identität, Beltz, Weinheim 1983.
Frey, H.-P., Haußer, K. (Hrsg.), Identität, Enke, Stuttgart 1987.
Frey, H.-P., Die Änderungsdynamik abweichender Identitäten bei Jugendlichen, in: *Frey, Haußer* (1987) 179-192.
Fricke, R., Treinies, G., Einführung in die Meta-Analyse, Huber, Bern 1985.
Fridlund, A.J., Ekman, P., Oster, H., Facial expressions of emotion, in: *Siegman, A.* (ed.), Nonverbal communication, Erlbaum, New York (im Druck).
Friedlaender, S., Die schöpferische Indifferenz, Reinhardt, München 1918.
Friedmann, F., Laban – Alexander – Feldenkrais – Pioniere unbewußter Wahrnehmung durch Bewegungserfahrung, Junfermann, Paderborn 1989.
Friedman, M., Der heilende Dialog in der Psychotherapie, Edition Humanistische Psychologie, Köln 1987.
Friedman, M., Dialog zwischen Martin Buber und Carl Rogers, *Integrative Therapie* 3 (1992) 245-261.
Friedman, M.J. et al. (eds.) (1995): Neurobiological and Clinical Consequences of Stress: From Normal Adaption to PTSD. Philadelphia: Lippincott-Raven Press.
Friedmann, M.J., Charney, D.S., Deutch, A.Y., Neurobiological and Clinical consequences of Stress. From Normal Adaption of Post-Traumatic Stress Disorder, Lippincott Raven, New York 1995.
Friedrich, H., Anamnese als Drama, *Zeitschr. f. psychosom. Medizin* 30 (1984) 314-322.
Friesen, W.V., Cultural differences in facial expressions in a social situation: An experimental test of the concept of display rules. Unpublished doctoral dissertation, University of California, San Francisco 1972.
Frijda, N.N., The emotions, Cambridge University Press, Cambridge 1986.
Fritsch, U., Tanz, Bewegungskultur, Gesellschaft – Verluste und Chancen symbolisch-expressiven Bewegens, Afra Verlag, Frankfurt 1988.
Frohne, I., Das rhythmische Prinzip, Eres, Lilienthal 1981.
Frohne, I., Musiktherapie mit alten Menschen, in: *Petzold, Bubolz* (1979) 383-394.
Frohne-Hagemann, I., Musik und Gestalt. Klinische Musiktherapie, Junfermann, Paderborn 1989.
Frohne-Hagemann, I., Integrative Musiktherapie als Form kreativer Therapie und symbolischen Ausdrucks, in: *Petzold, Orth* (1990) 807-830.
Fromm, E., Selfishness, self-love and self-esteem, in: idem, Man for himself, Rineheart, New York 1947, 119-141.
Fromm, E., Psychoanalyse und Ethik, Klett, Stuttgart 1954.
Fromm, E., Die Furcht vor der Freiheit, Europäische Verlagsanstalt, Frankfurt 1966.
Fromm, E., Analytische Sozialpsychologie und Gesellschaftstheorie (Aufsätze 1933-1970), Suhrkamp, Frankfurt 1970.
Fromm, E., Die Kunst des Liebens, Fischer, Frankfurt 1971.
Fromm, E., Haben oder Sein, dva, Stuttgart 1976.
Fromm, E., Die Seele des Menschen. Ihre Fähigkeit zum Guten und zum Bösen, dva, Stuttgart 1979.
Fromm, E., Horkheimer, M., Mayer, H., Marcuse, H. et al., Studien über Autorität und Familie, 2 Bde., Felix Alcan, Paris 1936.
Fronick, E., Social interchange in infancy: Affect, cognition and communication, University Park Press, Baltimore 1982.

Frostholm, B., Leib und Unbewußtes, Freuds Begriff des Unbewußten interpretiert durch den Leib-Begriff Merleau-Pontys, Bouvier, Grundmann, Bonn 1978.
Frühmann, E., Editorial. *Integrative Therapie* 4 (1980) 249-252.
Frühmann, R., Frauen und Therapie, Junfermann, Paderborn 1985.
Frühmann, R., Kontakt, Begegnung und Beziehung in der Psychotherapie. Vortrag auf dem Symposion für Psychosomatik, Geras, Österreich, 1.-2. Juni 1985; Kurzfassung: Möglichkeiten therapeutischer Begegnung, *Ärztliche Praxis und Psychotherapie* 4 (1985) 19-24.
Frühmann, R., Poesie – ein Weg zu sich selbst. Metareflexionen zur Überwindung von Entfremdung durch poetisches Sagen, in: *Petzold, Orth* (1985) 219-243.
Frühmann, R., Begegnung, Beziehung als ethische Grundlage für psychotherapeutisches Handeln. Referat auf dem 2. Europ. Kongreß für Gestalttherapie: „Psychotherapie und Ethik in Klinik und Praxis", Mainz 15.-18. September 1986, Mainz 1986.
Frühmann, R., Das mehrperspektivische Gruppenmodell im „Integrativen Ansatz" der Gestalttherapie, in: *Petzold, Frühmann* (1986) Bd. 1, 255-282.
Frühmann, R., Die Bedeutung der Gruppe in der Integrativen Therapie, Diss. Phil. Fak. Univ. Salzburg, Salzburg 1987.
Frühmann, R., Die Bedeutung des Teams und der Teamsupervision in sozialen Institutionen aus der Sicht Integrativer Supervision, *Gestalt und Integration* 2 (1990), 1 (1991) 83-93.
Frühmann, R., Spiele zwischen Eltern und Kindern – Die Bedeutung der „Spielkultur" in Familien, *Gestalt und Integration* 1 (1992) 29-41.
Frühmann, R., Petzold, H.G., Lehrjahre der Seele, Junfermann, Paderborn 1993.
Frye, D., Social and cognitive development in infancy, *European Journal of Psychology of Education* 2 (1989) 129-139.
Frye, D., Rawling, P., Moore, C., Myers, I., Object-person discrimination and communication at 3 and 10 months, *Developmental Psychology* 19 (1983) 303-309.
Fthenakis, W., Väter, 2 Bde., dtv, München 1988.
Fuchs, H.J., Entfremdung und Narzißmus: Semantische Untersuchungen zur Geschichte der „Selbstbezogenheit" als Vorgeschichte von französisch „amour-propre", Metzler, Stuttgart 1977.
Fuchs, H.J., Selbst und Identität – Zur Kritik des psychologischen Selbstbegriffes, in: *Aschenbach, G., Kempf, W.* (Hrsg.), Methodenprobleme in der Psychotherapieforschung, Fachbuchhandlung für Psychologie, Eschborn 1985, 241-261.
Fuchs, M., Funktionelle Entspannung, Hippokrates, Stuttgart 1974.
Fuchs, T., Fortschritt, Diskontinuität und Einheit der Wissenschaften. Eine Untersuchung zum Problem wissenschaftlicher Polyperspektivität, *Gesnerus* 50 (1993) 201-222.
Fuchs, T., Coenästhesie.Zur Geschichte des Gemeingefühls, *Z. Klin.Psychol. Psychopath. Psychotherapie* 43 (1995) 103-112.
Fuchs, T., Leibliche Kommunikation und ihre Störungen, *Z. Klin.Psychol. Psychopath. Psychotherapie* 44 (1996) 415-428.
Fuchs, T., Klone und Doppelgänger. Über die Duplikatur des Menschen, *Scheidewege* 29 (1999) 54-71.
Fuchs, T., Leib, Raum, Person, Entwurf einer phänomenologischen Anthropologie, Klett-Cotta, Stuttgart 2000.
Fuchs, W. et al., Lexikon zur Soziologie, Westdeutscher Verlag, Opladen 1973, 1978.
Fuchs, W., Biographische Forschung, Westdeutscher Verlag, Opladen 1984.
Fuchs, W., Jugendliche Statuspassage oder individualisierte Jugendbiographie? *Soziale Welt* 34 (1983) 341-371.
Fuchs-Heinritz, W., Lautmann, R., Rammstedt, O., Wienold, H. (Hrsg.), Lexikon zur Soziologie, Westdeutscher Verlag, Opladen 1994, 3. bearb. Aufl.
Fuerst, K.A., Die psychologische Intervention, Enke, Stuttgart 1982.
Fuhr, R., Gestaltpädagogik, *Integrative Therapie* 3/4 (1989) 387-392.
Fürstenau, P., Probleme der vergleichenden Psychotherapieforschung, in: *Bachmann, C.H.* (Hrsg.), Psychoanalyse und Verhaltenstherapie, Fischer, Frankfurt/M. 1976, 18-57.
Fürstenau, P., Praxeologische Grundlagen der Psychoanalyse, in: Pongratz (1978) 847-888.
Fürstenau, P., Entwicklungsförderung durch Therapie. Grundlagen psychoanalytisch-systemischer Psychotherapie, Pfeiffer, München 1992.
Furth, H.G., Thinking without language, Free Press, New York 1966.
Furth, H.G., Piaget and knowledge, Prentice Hall, Englewood Cliffs 1969.
Furth, H.G., Intelligenz und Erkennen: Die Grundlagen der genetischen Erkenntnistheorie, Suhrkamp, Frankfurt 1972.
Fuster, J., The prefrontal cortex, Lippincott-Raven, Philadelphia 1997.
Gabbard, G., A neurobiologically informed perspective on psychotherapy, *British Journal of Psychiatry* 177 (2000) 117-122.
Gabel, J., Formen der Selbstentfremdung: Aufsätze zum falschen Bewußtsein, Fischer, Frankfurt 1964.
Gabel, J., Ideologie und Schizophrenie. Formen der Entfremdung, Fischer, Frankfurt 1967.
Gadamer, H.-G., Wahrheit und Methode, Mohr, Tübingen 1960, 1965, 1975, 1977, 1986.
Gadamer, H.-G., Kleine Schriften, Mohr, Tübingen 1965, 1967 ff.
Gadamer, H.-G., Replik (1980a), in: *Apel et al.* (1980) 283-317.
Gadamer, H.-G., Rhetorik, Hermeneutik und Ideologiekritik. Metakritische Erörterungen zu ‚Wahrheit und Methode' (1980b), in: *Apel et al.* (1980) 50-82.
Gadamer, H.G, Boehm, G., Seminar: Die Hermeneutik und die Wissenschaften, Suhrkamp, Frankfurt 1978, 1980.
Gadamer, H.-G., Vogler, P., Neue Anthropologie, 7 Bde., Thieme, Stuttgart 1972 ff.
Gaensbauer, T.J., Harmon, R.J., Attachment behavior in abused/neglected and premature infants: Implications for the concept of attachment, in: *Emde, R.N., Harmon, R.J.* (eds.), The development of attachment and affiliative systems, Plenum, New York 1982, 263-279.
Gagné, R.M., Problem-solving and thinking, *Ann. Rev. Psychol.* 10 (1959) 147-173.
Gagné, R.M., Psychological principles in system development, New York 1962.
Gagné, R.M., Die Bedingungen des menschlichen Lernens, Schroedel, Hannover 1969.
Gaines, J., Fritz Perls –Here and now, Celestial Arts, Millbrae 1979.
Galatzer-Levy, R., Psychic energy: A historical perspective, *Am. Psychoanal.* 4 (1976) 41-61.
Gall, T.C., Evans, D.R., The dimensionality of cognitive appraisal and its relationship to physical and psychological well-being, *The Journal of Psychology* 121 (1987) 579-546.

Gallagher, S., Lived body and environment, *Research in Phenomenology* 16 (1986) 139-170.
Gallagher, S., Body schema and Intentionality, in: *Bermudez* et al. (1995) 225-244.
Gallese, V., From Grasping to Language: Mirror Neurons and the Origin of Social Communication, 2001, *Towards a Science of Consciousness* Section 4: Vision and Consciousness – *Introduction. CogNet Proceedings*
Gallese, V., Fadiga, L., Fogassi, L., Rizzolatti, G., Action recognition in the premotor cortex, *Brain* 119 (1996) 593-60.
Gallese V., Goldman, A., Mirror neurons and the simulation theory of mind-reading, *Trends in Cognitive Sciences* 2 (1998) 493-511.
Galliker, M., Sprechen und Erinnern, Hogrefe, Göttingen 1990.
Gallup, G.G., Mirror-image stimulation, *Psychological Bulletin* 6 (1968) 782-793.
Gallup, G.G., Chimpanzees: Self recognition, *Science* 157 (1970) 86-87.
Gallup, G.G., Self-recognition in primates, *American Psychologist* 32 (1977) 329-338.
Gardella, L., The neighbourhood group: a reminiscence group for the desoriented old, *Social work with groups* 8 (1985) 43-52.
Gardiner, H.M., Feeling and emotion. A history of theories, Greenwood Press, Westport 1970.
Gardner, H., The Mind's New Science, Basic Books, New York 1985.
Garfield, P., Kreativ träumen, Ansata, Interlaken 1980.
Garfield, P., Der Weg des Traum-Mandala, Ansata, Interlaken 1981.
Garfield, S.L., Introductory clinical psychology, Macmillan, New York 1957.
Garfield, S.L., Basic ingredients or common factors in psychotherapy? *J. Consult. & Clinical. Psychol.* 41 (1973) 9-12.
Garfield, S.L., Psychotherapy: an eclectic approach, Wiley, New York 1980; dtsch. Psychotherapie: Ein eklektischer Ansatz, Beltz, Weinheim 1982.
Garfield, S.L., Eclecticism and integration in psychotherapy, *Behavior Therapy* 5 (1982) 610-623.
Garfield, S.L., Eclectic Psychotherapy: A common factors approach, in: *Norcross, Goldfried* (1992) 162-195
Garfield, S.L., Bergin, A.E., Handbook of psychotherapy and behaviour change, Norton, New York 1986.
Garfield, S.L., Garfield, S.L., What are the therapeutic variables in psychotherapy? in: *Goldfried, M.R.* (ed.), Converging themes in psychotherapy: Trends in psychodynamic, humanistic and behavioral practice, Springer, New York 1982, 134-142.
Garfield, S.L., Kurtz, R.A., A survey of clinical psychologists: Characteristics, activities and orientations, *The Clinical Psychologist* 28 (1974) 7-10.
Garfield, S.L., Kurtz, R.A., A study of eclectic views, *J. Consult & Clinical Psychol.* 45 (1977) 78-83.
Garfinkel, H., Common sense knowledge of social structures: The documentary method of interpretation in lay and professional fact finding. In: *Garfinkel, H.*, Studies in ethnomethodology, Prentice Hall, Englewood Cliffs 1967, 76-115.
Garmezy, N., Stressors of childhood, in: *Garmezy, Rutter* (1983).
Garmezy, N., Stress resistant children: The search for protective factors, in: *Stevenson, J.* (ed.), Recent research in developmental psychopathology, Pergamon Press, Oxford 1985, 213-234.
Garmezy, N., Developmental aspects of children's responses to the stress of separation and loss, in: *Rutter, Izard, Read* (1986) 297-323.
Garmezy, N., A closing note: Reflections on future, in: *Rolf* et al. (1990) 527-533.
Garmezy, N., Nuechterlein, K., Invulnerable children: The fact and fiction of competence and disadvantage, *American Journal of Orthopsychiatry* 42 (1972) 328-329.
Garmezy, N., Rutter, M. (eds.), Stress, coping, and development in children, Aldine de Gruyter, New York 1983.
Garnet, E.D., A movement therapy for older people, in: *Mason, K.C.*, Dance Therapy, AAHPER, Washington 1977.
Gaston, L., Marmar, C.R., Quantitative and qualitative analysis for psychotherapy research: Integration through time-series designs, *Psychotherapy* 26 (1989) 169-176.
Gatzemeier, M., Grundsätzliche Überlegungen zur rationalen Argumentation in: *Künzli, R.*, Curriculumentwicklung – Begründung und Legitimation, München 1974.
Gauda, G., Blickkontaktvermeidung in den ersten Lebensmonaten und Elternidentität, Ursachen, Folgen, Prävention, *Integrative Therapie* 1 (1992) 58-74; auch in: *Petzold* (1993c).
Gay, P., Freud – eine Biographie für unsere Zeit, S. Fischer, Frankfurt 1989.
Gazda, N., Developmental therapy, in: *Husen, T., Postlethwaite, T.N.*, International enzyclopedia of education, Pergamon Press, Oxford 1985, 1385-1391.
Gazzaniga, M., The bisected brain, Appleton-Century, New York 1970.
Gazzaniga, M., Das erkennende Gehirn, Junfermann, Paderborn 1989.
Gazzaniga, M.S., LeDoux, J.E., Neuropsychologische Integration kognitiver Prozesse, Enke, Stuttgart 1983.
Gazzaniga, M.S. (Hrsg.), The cognitive neurosciences, MIT Press, Cambridge (MA) 1995.
Gazzaniga, M.S., Ivry, R. B., Mangum, G.G., Cognitive Neuroscience. The Biology of the Mind, W.W. Norton, New York 1998.
Gazzaniga, M.S. (Hrsg.), The new cognitive neurosciences, MIT Press, Cambridge (MA) 2000.
Gebhardt, E., Identity is a total institution, *International Journal of Sociology* (1975).
Gebser, J., Ursprung und Gegenwart, dtv, Stuttgart 1973.
Gebser, J., Gesamtausgabe, 4 Bde., Novalis, Schaffhausen 1978.
Gedo, J.E., Noch einmal der 'gelehrte' Säugling, *Psyche* (1966) 301-319.
Gedo, J.E., Beyond interpretations. Toward a revised theory of psychoanalysis, Int. Univ. Press, New York 1979.
Gedo, J.E., Zur Form psychoanalytischer Interventionen, *Psyche* 2 (1993) 130-147.
Gedo, J.E., Goldberg, A., Models of the mind, Univ. of Chicago Press, Chicago 1973.
Gedo,, J.E., Pollok, G.M., Freud, the fusion of science and humanism, International Universities Press, New York 1976.
Geertz, C., The interpretation of cultures, Basic Books, New York 1973.
Geertz, C., From the native's point of view: On the nature of anthropological understanding, in: *Rabinow, P., Sullivan, W.M.* (eds.), Interpretive social behavior, University of California Press, Berkeley 1979, 225-241.
Geertz, C., Dichte Beschreibung: Beitrag zum Verstehen kultureller Systeme, Suhrkamp, Frankfurt 1983.
Geertz, H., The vocabulary of emotion, *Psychiatry* 22 (1959) 225-237.
Gehlen, A., Urmensch und Spätkultur: Philosophische Ergebnisse und Aussagen, Aula, Wiesbaden 1956, 1986[5].
Gehlen, A., Anthropologische Forschung, Rowohlt, Reinbek 1961.
Gehlen, A., Der Mensch. Seine Natur und Stellung in der Welt, Athenäum, Frankfurt 1962[7].

Gehlen, A., Studien zur Anthropologie und Soziologie, Luchterhand, Neuwied 1963.
Gehlen, A., Moral und Hypermoral: Eine pluralistische Ethik, Athenaion, Wiesbaden 1969, 1981[4].
Gehlen, A., Über die Geburt der Freiheit aus der Entfremdung, in: *Schrey* (1975) 27-41.
Gehlen, A., Philosophische Anthropologie und Handlungslehre, Gesamtausgabe Bd. 4, Athenäum, Frankfurt 1983.
Geiger, T., Ideologie und Wahrheit, Luchterhand, Neuwied 1968.
Geißler, P., Analytische Körperpsychotherapie. Bioenergetische und psychoanalytische Grundlagen und aktuelle Trends, Facultas Universitätsverlag, Wien 1997.
Geißler, P. (Hrsg.), Analytische Körperpsychotherapie in der Praxis, Pfeiffer, München 1998.
Gelfand, D.E., Olsen, J.K., The aging network. Programs and services, Springer, New York 1980.
Gellhorn, E., Motion and emotion: The role of proprioception in the physiology and pathology of the emotion, *Psychological Review* 71 (1964) 457-474.
Gendlin, E.T., Focusing: Technik der Selbsthilfe bei der Lösung persönlicher Probleme, Müller, Salzburg 1981.
George, L.K., Role transitions in later life, Brooks & Cole, Monterey 1980.
George, U., Die Spirale, *GEO* 8 (1987) 54-76.
Georgiades, Th., Musik und Schrift, München 1962.
Geppert, U., Heckhausen, H., Ontogenese der Emotionen (ungekürzte Langfassung), Max-Planck-Institut für Psychologische Forschung, repr. in: *Scherer* (1990).
Gercke, H., Jarchov, I. (Hrsg.), Prinzhorn-Sammlung: Bilder, Skulpturen, Texte aus psychiatrischen Anstalten (ca. 1890-1920), Athenäum, Frankfurt 1980.
Gergen, K.J., The social construction of self-knowledge, in: *Rischel* (1977) 139-169.
Gergen, K.J., Selbstkonzept und Sozialisation des aleatorischen Menschen, in: *Montada* (1979) 358-373.
Gergen, K.J., Toward transformation in social knowledge, Springer, New York 1982.
Gergen, K.J., Aggression as discourse, in: *Mummendey, A.* (ed.), The social psychology of aggression, Springer, Heidelberg 1984.
Gergen, K.J., Social pragmatics and the origins of psychological discourse, in: *Gergen, Davis* (1985).
Gergen, K.J., The social constructionist movement in modern psychology, *American Psychologist* 40 (1985) 266-273.
Gergen, K.J., Therapeutic professions and the diffusion of deficit, *The Journal of Mind and Behavior* 11 (1990) 353-368.
Gergen, K.J., The saturated self: Dilemmas of identity in contemporary life, Basic Books, New York 1991a.
Gergen, K.J., Benack, S., Metatheoretical influences on conceptions of human development, in: *Levin, M.* (ed.), In the shadow of the past: Psychology portrays the sexes, Springer, Heidelberg 1983.
Gergen, K.J., Davis, K., The social construction of the person, Springer, New York 1985.
Gergen, K.J., Gergen, M.M., Narrative and the self as relationship, in: *Berkowitz, L.* (ed.), Advances in experimental social psychology, Academic Press, New York 17-56.
Gergen, K.L., Toward Transformation in Social Knowledge, Sage Publications, London 1994[2].
Gerhards, F., Soziologie der Emotionen; Fragestellungen, Systematik und Perspektiven, Weinheim 1988.
Gerhards, F., Emotionsausdruck und emotionales Erleben bei psychosomatisch Kranken, Westdeutscher Verlag, Opladen 1988.
Gerhardt, U., Rollenanalyse als kritische Soziologie, Luchterhand, Neuwied/Berlin 1971.
Gerhardt, U., Patientenkarrieren, Frankfurt 1986.
Gerstenmaier, J., Identitätsprobleme von Erziehungsberatern, in: *Frey, Haußer* (1987) 245-257.
Geulen, D., Das vergesellschaftete Subjekt, Frankfurt am Main 1977.
Geuter, U., Körperbilder und Körpertechniken in der Psychotherapie, *Psychotherapeut* 41 (1996) 99-106.
Geuter, U., Körper, Energie und Übertragung. Einige kritische Anmerkungen zu Peter Geißlers neuem Buch „Analytische Körperpsychotherapie", *Energie & Charakter* 28/16 (1997) 136-140.
Geuter, U., Deutschsprachige Literatur zur Körperpsychotherapie, Schriftenreihe der Deutschen Gesellschaft für Körperpsychotherapie, Band1, Ulrich Leutner, Berlin 2002.
Gewalt, W., Wale und Delphine. Spitzenkönner der Meere, Berlin u.a. 1993.
Gewirtz, J.L., Boyd, E.F., Mother-infant interaction and its study, *Advances in Child Development and Behavior* 11 (1976) 141-163.
Ghodsian, M., Jajicek, E., Wolkind, S., A longitudinal study of maternal depression and child behavior problems, *Journal of Child Psychology and Psychiatry* 25 (1984) 91-109.
Gia-Fu-Feng, L., Tai Chi: A way of centering and I Ching, Collier Macmillan, London 1970.
Giard, L., Michel Foucault. Lire l'oeuvre, J. Millon, Grenoble 1992.
Gibson, J., Principles of perceptual learning and development, Appleton Century Crofts, New York 1969.
Gibson, J., Senses considered as perceptual systems, Houghton Mifflin, Boston 1979.
Gibson, J.J., The ecological approach to visual perception, Houghton Mifflin, Boston 1979; dtsch. Der ökologische Ansatz in der visuellen Wahrnehmung, Urban & Schwarzenberg, München 1982.
Gibson, J., The concept of affordance in development: The renaissance of funciontalism, in: *Collins, N.A.*, The concept of development, Elbaum, Hillsdale 1982.
Gibson, J., Spelke, E., The development of perception, in: *Flavell, E., Markman, M.* (eds.), Handbook of child psychology, Vol. III, cognitive development, Wiley, New York 1983, 1-76.
Gibson, W., Neuromancer, Heyne Verlag, München 1992.
Giegel, H.-J., System und Krise. Kritik der Luhmannschen Gesellschaftstheorie, Suhrkamp, Frankfurt 1975.
Giegel, H.J., Reflexion und Emanzipation, in: *Apel* (1980) 244 ff.
Giegerich, W., Atombombe und Seele, in: *Petzold* (1986a) 127-160.
Gilbert, M., Evans, K., Psychotherapy Supervision: An Integrative Relational Approach to Psychotherapy Supervision (Supervision in Context, Open University Press, London 2000.
Gildemeiser, R., Robert, G., Problem beruflicher Identität in professionalisierten Berufen, in: *Frey, Haußer* (1987) 71-87.
Gildemeister, R., Robert, G., Identität als Gegenstand und Ziel psychosozialer Arbeit, in: *Frey, Haußer* (1987) 217-218.
Gill, M.M., Die Metapsychologie ist keine Psychologie, *Psyche* 11 (1976) 961.
Gill, M.M., The analysis of transference, I: Theory and technique, Int. Univ. Press, New York 1982.
Gill, M.M., Holzman, P.S., Psychology versus metapsychology. Psychoanalytic essays in memory of George S. Klein, Basic Books, New York 1976.

Gilligan, C., Die andere Stimme, Lebenskonflikte und Moral der Frau, Piper, München 1988.
Gilligan, C., Wiggins, G., The origins of morality in early childhood, in: *Kagan, J., Lamb, S.*, The emergence of morality in young children, Univ. of Chicago Press, Chicago 1987, 277-305.
Ginneken, L. van, De mens is een wezen dat sich almaar tracht te definieren, *Kunstschrift Openbaar Kunstbezit* 6 (1985) 187-191.
Ginsburg, G.P., Harrington, M.E., Bodily states and context in situated lines of action, in: *Harré, R., Parrott, W.G.*, The Emotions, Sage Publications, London 1996.
Giorgi, A., Psychology as a human science. A phenomenologically based approach, New York 1970.
Giorgi, A., The meta psychology of Merleau-Ponty as a possible basis for reorientation in psychology, *Journal of Phenomenological Psychology* 5 (1974) 53-74.
Giorgi, A., Taking on the problem of psychology's unity, *International Newsletter of Uninomic Psychology* 4 (1987) 26-31.
Glaser, B.G., Strauss, A., The discovery of grounded theory, Univ. of Chicago Press, Chicago 1967.
Gleichmann, P., Goudsblom, J., Korte, H. (Hrsg.), Materialien zu Norbert Elias' Zivilisationstheorie, Frankfurt 1979.
Gleick, J., Chaos: Making a new science, New York 1987.
Glenberg, A.M., What memory is for, *Behavioral and Brain Sciences* 20 (1997) 1-56.
Glencross, D., Piek, J.(eds.), Motor control and sensory-motor integration, North-Holland, Amsterdam 1995.
Globus, G.G, Maxwell, G., Savodnik, I., (eds.), Consciousness and the Brain: A Scientific and Philosophical Inquiry, Plenum Press, New York 1976.
Globus, G.G., Quantum Closures and Disclosures: Thinking-Together Postphenomenology and Quantum Brain Dynamics (Advances in Consciousness Research, 50). John Benjamins Pub Co., Amsterdam 2003.
Gniech, G., Über Reviere in der akademischen Psychologie, *Gestalt Theory* 4 (1983) 293-305.
Godelier, M., Perspectives in Marxist anthropology, Cambridge University Press, Cambridge 1976.
Goetschi, R., Der Mensch und seine Schuld, Benziger, Zürich 1976.
Goff, T.W., Marx and Mead. Contributions to a sociology of knowledge, Routledge, London 1980.
Goffman, E., The presentation of self in every day life, New York 1959; dtsch. Wir alle spielen Theater. Die Selbstdarstellung im Alltag, Piper, München 1969.
Goffman, E., Asylums, Doubleday, Anchor, Garden City 1961; dtsch. Asyle – Über die soziale Situation psychiatrischer Patienten und anderer Insassen, Suhrkamp, Frankfurt 1974.
Goffman, E., Stigma. Notes on the management of spoiled identity, Prentice Hall, Englewood Cliffs 1963.
Goffman, E., Stigma. Über Techniken zur Bewältigung beschädigter Identität, Suhrkamp, Frankfurt 1967.
Goffman, E., Interaktion, Piper, München 1973.
Goffman, E., Rahmenanalyse, Suhrkamp, Frankfurt 1977.
Golan, N., Krisenintervention. Strategien psychosozialer Hilfen, Lambertus, Freiburg 1983.
Goldberg, A. et al., The psychology of the self: A casebook, International Universities Press, New York 1978.
Goldberg, C., Therapeutic partnership: Ethical concerns in psychology, New York 1977.
Goldberg, C. (ed.), Advances in self psychology, IUP, New York 1980.
Goldberger, L., Sensory deprivation and overload, in: *Goldberger, Breznitz* (1982) 410-418.
Goldberger, L., Breznitz, S. (eds.), Handbook of stress. Theoretical and clinical aspects, Free Press, New York 1982.
Goldfried, M.R., On the history of therapeutic integration, *Behavior Therapy* 13 (1982) 572-593.
Goldfried, M.R., Castonguay, L.G., Safran, J.D., Core issues and future directions in psychotherapy integration, in: *Norcross, Goldfried* (1992) 593-616.
Goldfried, M.R., Greenberg, L.S., Marmar, C., Individual psychotherapy: process and outcome, *Annual Review of Psychology* 41 (1990) 659-688.
Goldfried, M.R., Newman, C., Psychotherapy integration: a historical perspective, in: *Norcross* (1986).
Goldfried, M.R., Newman, C.F., A history of psychotherapy integration, in: *Norcross, Goldfried* (1992) 44-93.
Goldhaber, D., Life-span development, Harcourt Brace, New York 1986.
Goldhor Lerner, H., Das mißdeutete Geschlecht. Falsche Bilder der Weiblichkeit in Psychoanalyse und Therapie, Kreuz, Stuttgart 1991.
Goldmeier, J. Private practice and the purchase of services: who are the practioners?, *American Journal of Orthopsychiatry* 1 (1986) 89-102.
Goldner, C., PSYCHO Therapien zwischen Seriosität und Scharlatanerie, Pattloch, Augsburg 1997; erw. Ausg. alibri, München 2000.
Goldstein, A.P., Stein, N., Prescriptive psychotherapies, Pergamon, Elmsford, New York 1976.
Goldstein, K., Der Aufbau des Organismus, Nijhoff, Den Haag 1934; engl. The organism, American Book, New York 1939.
Goldstein, K., Human nature in the light of psychopathology, Harvard University Press, Cambridge 1940.
Goldstein, K., Language und language disturbances, Grune and Stratton, New York 1948.
Goleman, D., The variety of meditation experience, Dutton, New York 1977.
Goleman, D., The meditative mind, Tarcher, Los Angeles 1988.
Golinkoff, R. (ed.), The transition from pre-linguistic to linguistic communication, Erlbaum, Hillsdale, N.J. 1983.
Gombert, K., Anwendung und Indikation des Psychodramas, *Integrative Therapie* 1/2 (1979) 38-50.
Gomes-Schwartz, B., Effective ingredients in psychotherapy; Prediction and outcome from process variables, *Journal of Consulting and Clinical Psychology* 46 (1978) 1023-1035.
Gomes-Schwartz, B., Schwartz, J.M., Psychotherapy process variables distinguishing the inherent helpful person from the professional psychotherapist, *Journal of Consulting and Clinical Psychology* 46 (1978) 196-197.
Goodall, J., The chimpanzees of Gombe, Harvard University Press, Cambridge, Mass. 1986.
Goodall, J., Through a Window. My Thirty Years with the Chimpanzees of Gombe, Houghton Mifflin, Boston, MA 1990.
Goodall, J. et al., Menschenaffen. Die faszinierende Welt der Schimpansen, Bonobos, Gorillas und Orang-Utans, RV-Verlag, Berlin u.a. 1993.
Goodman, N., Twisted tales, or, story, study and symphony, in: *Mitchell* (1981) 99-116.
Goodman, N., Weisen der Welterzeugung, Suhrkamp, Frankfurt 1984.
Goodman, P., Drawing the line (1945), Random House, New York 1962.

Goodman, P., The may pamphlet, in: Art and social nature, Vinco Publ. Co., New York 1946.
Goodman, P., Gestalt Therapy, in: *Perls, Hefferline, Goodman* (1951).
Goodman, P., The structure of literature, The Univ. of Chicago Press, Chicago 1954.
Goodman, P., Utopian essays and practical proposals, Vintage, New York 1962.
Goodman, P., The empire city, Random House, New York 1964.
Goodman, P., Making do, Random House, New York 1964.
Goodman, P., People or personal, Vintage, New York 1967.
Goodman, P., Speaking and language. Defence of poetry, Random House, New York 1971.
Goodman, P., Collected poems, Random House, New York 1972.
Goodman, P., Das Verhängnis der Schule, Fischer, Frankfurt 1975.
Goodman, P., Creator spirit come. Literary essays, Free Life Editions, New York 1977b.
Goodman, P., Nature heals, Dutton, New York 1978.
Goodman, P., in: *Perls, F.S., Hefferline, R., Goodman, P.*, Gestalt Therapie, Klett, Stuttgart 1979a, b.
Goodman, P., Einige Bemerkungen zur Kriegsmentalität, in: *Petzold* (1986a) 11-20.
Goodnow, J.J., Collins, W.A., Development according to parents. The nature, sources and consequences of parents' ideas, Erlbaum, Hillsdale 1990.
Gordon, C., Self-conceptions: configurations of content, in: *Gordon, Gergen* (1968).
Gordon, C., Gergen, K.J., The self in social interaction, Wiley, New York 1968.
Goslin, D., Handbook of socialisation, theory and research, Rand McNally, Chicago 1969.
Gottlieb, G., Studies in the development of behavior and the nervous system, Bd. 1: Behavioral embryology 1973; Bd 2: Early influences 1978, Academic Press, New York.
Gould, E., Tanapat, P., Hastings, N.B., Shors, T.J., Neurogenesis in adulthood. A possible role in learning, *Trends in Cognitive Science* 3 (1999) 186-92.
Gould, R., The phases of adult life: A study in developmental psychology, *American Journal of Psychiatry* 129 (1972) 521-531.
Gould, R., Lebensstufen. Entwicklung und Veränderung im Erwachsenenalter, Fischer, Frankfurt 1979.
Gould, S.J., Ontogeny and phylogeny, Harvard Univ. Press, Cambridge 1977.
Goulding, R.L., Goulding, M., McClure, M., Neuentscheidungstherapie, Klett, Stuttgart 1979.
Graber, G.H., Das persönliche Seelenleben und einige überbrückende Hinweise zum pränatalen und postnatalen Dasein, in: *Schindler* (1982).
Graber, G.H., Kruse, F., Vorgeburtliches Seelenleben, Goldmann, München 1973.
Graf, M., Reminiscenses of Professor Sigmund Freud, *Psychoanal. Quarterly* 2 (1942) 465-476.
Graeff, C., Konzentrative Bewegungstherapie in der Praxis, Hippokrates Verlag, Stuttgart 1986.
Granger, G.-G., La Science et les sciences, P.U.F, Paris 1993.
Grant, V.N., Der verunsicherte Mensch. Auf der Suche nach Gesundheit, Walter, Olten 1977.
Granzow, S., Das autobiographische Gedächtnis. Kognitionspsychologische und psychoanalytische Perspektiven. Quintessenz, Berlin, München 1994.
Gratch, G., Schatz, J.A., Cognitive development: The relevance of Piaget's infancy books, in: *Osofsky* (1987) 204-237.
Grathoff, R., Alltag und Lebenswelt als Gegenstand der phänomenologischen Sozialtheorie, in: *Hammerich, K., Klein, M.*, Materialien zur Soziologie des Alltags, Sonderheft 20, *Kölner Z. für Soziologie* (1978).
Grathoff, R., Milieu und Gesellschaft, *Phänomenologische Forschungen*, Freiburg 20 (1987) 36-68.
Grathoff, R., Über Typik und Normalität im alltäglichen Milieu, in: *Sprondel, Grathoff* (1979) 89 ff.
Grathoff, R., Sprondel, W., Maurice Merleau-Ponty und das Problem der Struktur in den Sozialwissenschaften, Stuttgart 1976.
Grathoff, R., Waldenfels, B., Sozialität und Intersubjektivität, Fink, München 1983.
Grätzel, S., Die philosophische Entdeckung des Leibes, Steiner, Stuttgart 1989.
Graumann, C., Grundlagen einer Phänomenologie und Psychologie der Perspektivität, Springer, Berlin 1961.
Graumann, C.F., Bewußtsein und Bewußtheit, Handbuch der Psychologie, Bd. I, 1. Halbband, Hogrefe, Göttingen 1966, 79-130.
Graumann, C.F., Ökologische Perspektiven in der Psychologie, Huber, Bern 1978.
Graumann, C.F., Bewußtsein und Verhalten, in: *Lenk, H.*, Handlungstheorien interdisziplinär III, 2. Halbband, Fink, München 1984, 547-573.
Graumann, C.F., Métraux, A., Schneider, G., Ansätze des Sinnverstehens, in: *Flick* (1991) 67-77.
Graumann, C., Willig, R., Wert, Wertung, Werthaltung, in: *Thomae, H.*, Theorien und Formen der Motivation, Enzyklopädie der Psychologie, Bd. C/IV/1, Hogrefe, Göttingen 1983, 312-452.
Grawe, K., Differentielle Psychotherapie I. Indikation und spezifische Wirkung von Verhaltenstherapie und Gesprächspsychotherapie, Huber, Bern 1976.
Grawe, K., Vergleichende Psychotherapieforschung, in: *Minsel, W.R., Scheller, R.* (Hrsg.), Brennpunkte der Klinischen Psychologie (Band 1) Psychotherapie, Urban & Schwarzenberg, München 1980a.
Grawe, K., Kulturelle und gesellschaftliche Funktionen einer Anwendungswissenschaft Psychotherapie, *Zeitschrift für personenzentrierte Psychologie* 1 (1985) 91-102.
Grawe, K., Die Effekte der Psychotherapie, in: *Amelang, A.* (Hrsg.), Bericht über den 35. Kongreß der Deutschen Gesellschaft für Psychologie in Heidelberg 1986, Verlag für Psychologie, Göttingen 1986, 515-534.
Grawe, K., Schema-Theorie und heuristische Psychotherapie. Forschungsberichte aus dem Psychologischen Institut der Universität Bern, Nr. 1, Bern 1987.
Grawe, K., Heuristische Psychotherapie. Eine schematheoretisch fundierte Konzeption des Psychotherapieprozesses, *Integrative Therapie* 4 (1988a) 309-325.
Grawe, K., Psychotherapeutische Verfahren im wissenschaftlichen Vergleich, *Praxis der Psychotherapie und Psychosomatik* 33 (1988b) 153-167.
Grawe, K., The myth of outcome equivalence. Vortrag auf der 3rd. European Conference on Psychotherapy Research (SPR), Bern, Schweiz 1989.

Grawe, K., Von der psychotherapeutischen Outcome-Forschung zur differentiellen Prozeßanalyse, *Zeitschrift für klinische Psychologie* 18 (1989a) 23-34.
Grawe, K., A comparison of the interrelations between input, process, and outcome variables of the generic model for different forms of psychotherapy. Paper presented at the 20th Annual of the Society for Psychotherapy Research, Toronto 1989b.
Grawe, K., Psychotherapieforschung zu Beginn der neunziger Jahre, *Psychologische Rundschau* (1992) 132-162.
Grawe, K., Therapeuten: unprofessionelle Psychospieler? *Psychologie Heute* 6 (1992) 22-28.
Grawe, K., Psychologische Therapie, Hogrefe, Göttingen 1998.
Grawe, K., Caspar, F., Die Plananalyse als Konzept und Instrument für die Psychotherapieforschung, in: *Baumann, U.*, Psychotherapieforschung. Makro- und Mikroperspektiven, Hogrefe, Göttingen 1984.
Grawe, K., Caspar, F., Ambühl, H., Die Berner Therapievergleichsstudie: Fragestellung und Versuchsplan, *Zeitschrift für klinische Psychologie* 19 (1990a) 294-315.
Grawe, K., Caspar, F., Ambühl, H., Die Berner Therapievergleichsstudie: Prozeßvergleich, *Zeitschrift für klinische Psychologie* 19 (1990b) 316-337.
Grawe, K., Caspar, F., Ambühl, H., Die Berner Therapievergleichsstudie: Wirkungsvergleich und differentielle Indikation, *Zeitschrift für klinische Psychologie* 19 (1990c) 338-361.
Grawe, K., Caspar, F., Ambühl, H., Die Berner Therapievergleichsstudie: Zusammenfassung und Schlußfolgerungen, *Zeitschrift für klinische Psychologie* 19 (1990d) 362-376.
Grawe, K., Donati, R., Bernauer, P., Psychotherapie im Wandel. Von der Konfession zur Profession, Hogrefe, Göttingen 1994.
Grawe, K., Dziewas, H., Interaktionelle Verhaltenstherapie, in: DGVT (Hrsg.), *Fortschritte in der Verhaltenstherapie, Kongreßbericht Berlin* 1977, *Sonderheft* I (1978) 27-49.
Gray, P., The assault on Freud, *Time International* 48 (1993) 37-41.
Greco, C., Hayne, H., Rovee-Collier, C., The roles of function, reminding, and variability in categorization by 3-month-old-infants, *Journal of Experimental Psychology: Learning, Memory, and Cognition* 23 (1990) 617-633.
Green, A., Un oil en trop, Paris 1960.
Green, C.R. et al., Do physical and sexual abuse differentially affect chronic pain states in woman? *Journal of Pain and Symptom Management* 18 (1999) 420-426.
Greenacre, Ph., The role of transference, *J. Amer. Psychoanal. Assn.* 2 (1954) 671-684.
Greenberg, L., Pinsof, W., The psychotherapeutic process: A research handbook, Guilford, New York 1986.
Greenberg, L., Rice, L. Elliott, R., Grundlagen einer Prozeß- und erlebnisorientierten Psychotherapie, Junfermann Verlag, Paderborn 2003.
Greenberg, L.S., Paivio, S.C., Working with emotions in psychotherapy, Guilford, New York 1997.
Greenberg, L.S., Safran, J.D., Emotion in psychotherapy. Affect, cognition and the process of change, Guilford Press, New York 1987.
Greenberg, L.S., Safran, J.D., Emotion in psychotherapy, *American Psychologist* 44 (1989) 19-29.
Greenberg, L.S., Watson, J.C., Experiential therapy of depression: differential effects of client-centred relationship conditions and process experiential interventions, *Psychotherapy Research 8,2* (1998) 210-224.
Greene, J.D., Sommerville, R.B., Nystrom, L.E., Darley, J.M., Cohen, J.D., An fMRI investigation of emotional engagement in moral judgement, *Science* 293 (2001) 2105- 2108.
Greenson, R., Das Arbeitsbündnis und die Übertragungsneurose, *Psyche* 2 (1966) 81-103.
Greenson, R., Technik und Praxis der Psychoanalyse, Klett, Stuttgart 1975.
Greenson, S.L., Psychopathology and adaptation in infancy and early childhood, International Universities Press, New York 1981
Greenspan, S.I., Consideration of some learning variables in the context of psychoanalytic theory. Toward a psychoanalytic learning perspective, Psychological Issues, Vol. IX 1, *Monograph* 33 (1975).
Greenspan, S.I., Clinical infant reports: No.1. Psychopathology and adaptation in infancy in early childhood, International Universities Press, New York 1981.
Greenspan, S.I., Development of the eagle. Implications for personality theory psychology and the psychotherapeutic process, International Universities Press, Madison Conn. 1989.
Greenspan, S.I., Greenspan, N.T., Das Erwachen der Gefühle. Die emotionale Entwicklung des Kindes, Piper, Zürich 1985.
Gregory, K.L., Native-view paradigmas, multiple cultures and culture conflicts in organisations, *Administrative Science Quaterly* 28 (1983) 359-376.
Greif, S., Konzepte der Organisationspsychologie, Huber, Bern 1983.
Griese, H.M., Sozialisation im Erwachsenenalter, Beltz, Weinheim 1979.
Griffin, S., Frau und Natur – Das Brüllen in ihr, Suhrkamp, Frankfurt 1987.
Grimal, P., Sénèque: traité sur *la vie heureuse* aux *Lettres à Lucilius, Vita Latina* 69 (1978) 2-11.
Grimm, J., Grimm, W., Deutsches Wörterbuch, Leipzig 1882 ff.
Gröbelbaur, G., Petzold, H.G., Gschwend, I., Patienten als "Partner" oder als "Widersacher" und "Fälle". Über die Beziehung zwischen Patienten und Psychotherapeuten - kritische Gedanken und Anmerkungen, *Gestalt* (Schweiz) 32 (1998) 15-41 und in: *Petzold, Orth* (1999a) sowie in: *Psychologishe Medizin* (Österr.) 1/1999 (S. 32.39) u. 2/1999 (S. 30-35).
Groddeck, G.W., Das Buch vom Es (1923), Limes, Wiesbaden 1961.
Groddeck, G.W., Der Seelensucher. Ein psychoanalytischer Roman, Internationaler Verlag, Leipzig, Wien 1921.
Groddeck, G.W., Psychoanalytische Schriften zur Literatur und Kunst, Fischer, Frankfurt 1978.
Groeben, N., Scheele, B., Argumente für eine Psychologie des reflexiven Subjekts, Steinkopff, Darmstadt 1977.
Groeben, N., Scheele, B., Emotionen in einer Psychologie über subjektive Theorien, Diskussionspapier, Universität Heidelberg, Heidelberg 1983.
Grof, St., Topographie des Unbewußten, Klett-Cotta, Stuttgart 1978.
Grof, St., Jenseits des Todes. An den Toren des Bewußtseins, Kösel, München 1985.
Grof, St., Folgerungen aus der Bewußtseinsforschung für die Psychotherapie und Selbsterfahrung, *Integrative Therapie* 3/4 (1985a) 290-300.
Gröschke, D., Kritik der Therapeutik in der Sozialarbeit – Wiederaufnahme eines unerledigten Themas, *Neue Praxis* 2 (1982) 160-171.

Gross, O., Von geschlechtlicher Not zur sozialen Katastrophe, Leipzig 1928.
Gross, P., Reflexion, Spontaneität und Interaktion. Zur Diskussion soziologischer Handlungstheorien, Fromman-Holzboog, Stuttgart 1972.
Grossmann, K.E., Die natürlichen Grundlagen zwischenmenschlicher Bindungen, in: *Niemitz, C.* (Hrsg.), Erbe und Umwelt – zur Natur von Anlage und Selbstbestimmung des Menschen, Suhrkamp, Frankfurt 1987, 200-234.
Grossmann, K.E., Longitudinal and systemic approaches in the study of biological high- and low-risk groups, in: *Rutter* (1988) 138-157.
Grossmann, K.E., Grossmann, K., Maternal sensitivity and newborn orientation responses as related to quality of attachment in northern Germany, in: *Bretherton, Waters* (1985).
Grossmann, K.E., Grossmann, K., Phylogenetische und ontogenetische Aspekte der Entwicklung der Eltern-Kind-Bindung und der kindlichen Sachkompetenz, *Zeitschrift für Entwicklungspsychologie und Pädagogische Psychologie* 18 (1986) 387-415.
Grossmann, K.E., Grossmann, K., Ist Kindheit doch Schicksal? *Psychologie Heute* 8 (1991) 21-27.
Grossmann, K.E. et al., Die Ontogenese emotionaler Integrität und Kohärenz, in: *Roth, E.* (Hrsg.), Denken und Fühlen, Springer, Berlin 1989, 36-55.
Grotstein, J.S., Perspectives on self psychology, in: *Goldberg* (1983) 165-201.
Grubitzsch, S., Psychologische Intervention, in: *Hörmann, Nestmann* (1988) 47-69.
Gruen, A., Der Wahnsinn der Normalität, Kösel, München 1987.
Grünbaum, A., Die Grundlagen der Psychoanalyse, Reclam, Stuttgart 1984.
Grünbaum, A., Psychoanalyse in wissenschaftstheoretischer Sicht, Universitäts Verlag, Konstanz 1987.
Grunberger, B., Über-Ich und Narzißmus in der analytischen Situation, *Psyche* 5 (1958/59) 270-290.
Grüntzig, M., Meyer-Leuzinger, M., Die fokussierende Beratung, *Psyche* 11 (1978) 1059-1088.
Guattari, F., La Transversalité, *Psychothérapie Institutionelle* 1 (1964/65) 91-106.
Guattari, F., Maschine und Struktur, in: Psychotherapie, Politik und die Aufgaben der institutionellen Analyse, Suhrkamp, Frankfurt 1976.
Guattari, F., Schizoanalyse und Wunschenergie, Edition Subversion, Verlag Impuls, Bremen 1983.
Gubar, H., Monotonie am Arbeitsplatz, Huber, Bern 1968.
Gubernik, D.J., Klopfer, P.H. (eds.), Parental care in mammals, Plenum Press, New York 1981.
Gubrium, J.F., Time roles and self in old age, Human Sciences Press, New York 1976.
Gudjons, H., Pieper, M., Wagener, B., Auf meinen Spuren: Das Entdecken der eigenen Lebensgeschichte, Rowohlt, Reinbek 1986.
Guidano, V.F., Liotti, G., Cognitive processes and emotional disorders, Guilford, New York 1983.
Guiliani, L., Bildnis und Botschaft. Hermeneutische Untesuchungen zur Bildkunst der römischen Republik, Suhrkamp, Frankfurt 1986.
Guitton, L., Le temps et éternité chez Plotin et Saint Augustin, Paris 1933.
Gullotta, T.P., Montemayor, R., Adams, G.R., Social competence in adolescence, Sage, Beverly Hills 1988.
Gunzelmann, T., Schiepek, G., Reinecker, H., Laienhelfer in der psychosozialen Versorgung: Meta-Analysen zur differentiellen Effektivität von Laien und professionellen Helfern, *Gruppendynamik* 18 (1987) 361-384.
Gurin, P., Brim, O.G., Change in self in adulthood: The example of sense of control, in: *Baltes, Brim* (1984) 281-334.
Gurwitsch, A., Studies in phenomenology and psychology, North Western University Press, Evanston 1966.
Gurwitsch, A., Das Bewußtseinsfeld, Springer, Berlin 1975.
Gurwitsch, A., Die mitmenschliche Begegnung in der Milieuwelt, Springer, Berlin 1977.
Gusdorf, G., Conditions and limits of autobiography, in: *Olney, J.*, Autobiography, Princetown Univ. Press, Princetown 1980.
Guski, E., Beratung im Stadtteil – Ein Beitrag zur präventiven Orientierung psychosozialer Praxis, Hofgarten, Berlin 1988.
Haag, H., Biblische Schöpfungslehre und kirchliche Erbsündenlehre, Stuttgart 1966.
Haag, K.H., Der Fortschritt in der Philosophie, Suhrkamp, Frankfurt 1983.
Haaken, H., Synergetics, an introduction: Non-equilibrium phase transitions and self-organisation in physics, chemistry and biology, Springer, Berlin 1977.
Haaken, H., Advanced synergetics, Springer, Berlin 1983.
Haan, N., Coping and defending. Process of self-environment organization, Academic Press, New York 1977.
Haan, N., Personality in midlife, in: *Hunter, Sundel* (1989) 145-157.
Haas, R., Psychodrama und sociodrama in American education, Beacon House, Beacon 1949.
Habermas, J., Zur Logik der Sozialwissenschaften, Suhrkamp, Frankfurt 1967, 1970.
Habermas, J., Theorie und Praxis, Suhrkamp, Frankfurt 1971a.
Habermas, J., Vorbereitende Bemerkungen zu einer Theorie der kommunikativen Kompetenz, in: *Habermas, J., Luhmann, E.*, Theorie der Gesellschaft oder Sozialtechnologie? Was leistet die Systemforschung, Suhrkamp, Frankfurt/M. 1971.
Habermas, J., Hermeneutik und Ideologiekritik, Suhrkamp, Frankfurt 1971.
Habermas, J., Wahrheitstheorien, in: *Fahrenbach, H.*, Wirklichkeit und Reflexion, Neske, Pfullingen 1973a.
Habermas, J., Erkenntnis und Interesse, Suhrkamp, Frankfurt 1968, mit neuem Nachwort 1973b.
Habermas, J., Legitimationsprobleme im Spätkapitalismus, Suhrkamp, Frankfurt 1973c.
Habermas, J., Kultur und Kritik, Suhrkamp, Frankfurt 1973[2].
Habermas, J., Philosophische Anthropologie, in: *Habermas (*1973[2]).
Habermas, J., Zur Rekonstruktion des historischen Materialismus, Suhrkamp, Frankfurt 1976.
Habermas, J., Zu *Gadamers* „Wahrheit und Methode", in: *Apel* et al. (1980) 45-57.
Habermas, J., Der Universalitätsanspruch der Hermeneutik (1980a), in: *Apel et al.* (1980) 120-149; in: *Habermas* (1971b) 120-159.
Habermas, J., Theorie des kommunikativen Handelns, 2 Bde., Suhrkamp, Frankfurt 1981.
Habermas, J., Dialektik der Rationalisierung: Jürgen Habermas im Gespräch mit Axel Honneth, Eberhard Knödler-Bunte und Arno Widmann, *Ästhetik und Kommunikation: Beiträge zur politischen Erziehung* 12 (1981) 126-155.
Habermas, J., Moralbewußtsein und kommunikatives Handeln, Suhrkamp, Frankfurt 1983.
Habermas, J., Diskursethik, Notizen zu einem Begründungsprogramm, in: *Habermas* (1983) 53-126.
Habermas, J., Vorstudien und Ergänzungen zur Theorie des kommunikativen Handelns, Suhrkamp, Frankfurt 1984.

Habermas, J., Der philosophische Diskurs der Moderne, Suhrkamp, Frankfurt 1985.
Habermas, J., Nachmetaphysisches Denken, Suhrkamp, Frankfurt 1986.
Habermas, J., Luhmann, E., Theorie der Gesellschaft oder Sozialtechnologie? Was leistet die Systemforschung, Suhrkamp, Frankfurt 1971.
Hadot, I., Seneca und die griechisch-römische Tradition der Seelenleitung, de Gruyter, Berlin 1969.
Hadot, P., Philosophie als Lebensform. Geistige Übungen in der Antike, Gatza, Berlin 1991.
Hafen, B.Q., Karren, K.J., Frandsen, K.J., Smith, N.L., Mind, body health, Allyn and Bacon, Boston 1996.
Haffner, S., Historische Variationen, Deutsche Verlagsanstalt, München 2001.
Häfner, H., Psychiatrische Epidemiologie – Geschichte, Einführung und ausgewählte Forschungsergebnisse, Springer, Heidelberg 1978.
Häfner, H., Philosophische Anthropologie, Kohlhammer, Stuttgart 1982.
Hagehülsmann, H., Begriff und Funktion von Menschenbildern in Psychologie und Psychotherapie, in: *Petzold* (1984a) 9-44.
Hagendorff, H., Zur Struktur ereignisbezogenen Wissens bei Kindern im Alter von 4 bis 6 Jahren, *Zeitschrift für Psychologie* 7 (1985).
Hager, F., KörperDenken. Aufgaben der Historischen Anthropologie, Reimer, Berlin 1996.
Haggard, P., Eimer, M., On the relation between brain potentials and the awareness of voluntary movements, *Experimental Brain Research* 126 (1999) 128-133.
Hahn, P., Psychosomatik, Beltz, Weinheim 1983.
Hahn, P., Herdieckerhoff, E., Materialien zur Psychoanalyse und analytisch orientierten Psychotherapie, Band XIII, Göttingen, Zürich 1987.
Haines, J., Interventionsprozesse in der sozialen Arbeit, Lambertus, Freiburg 1978.
Hainline, L., Developmental changes in visual scanning of faces and nonface patterns by infants, *Journal of Experimental Child Psychology* 25 (1978) 90-115.
Haisch, J., Gesundheitsrisiken. Wege zur Bewältigung, Asanger, Heidelberg 1996.
Haisch, J., Zeitler, H.-P., Gesundheitspsychologie, Asanger, Heidelberg 1991.
Haken, H., Principles of brain functioning. A synergetic approach to brain activity, behavior, and cognition, Springer, Berlin 1996.
Haken, H., Haken-Krell, M., Gehirn und Verhalten, DVA, Stuttgart 1997.
Haken, H., Kelso, J.A.S., Bunz, H., A theoretical model of phase transitions in human hand movements, *Biological Cybernetics* 51 (1985) 347-356.
Halbwachs, M., Les cadres sociaux de la mémoire, Paris 1952.
Halbwachs, M., La mémoire collective, Paris 1968, 1985.
Halbwachs, M., Das Gedächtnis und seine sozialen Bedingungen, Frankfurt 1985.
Halder, A., Ontologie – Ethik – Dialogik. Zum Problem der Mitmenschlichkeit im Ausgang von Emmanuel Lévinas, *Philosophisches Jahrbuch* 91 (1984) 107-118.
Haley, J., Strategies of psychotherapy, Stratton, New York 1963.
Haley, J., Gemeinsamer Nenner Interaktion, Pfeiffer, München 1978.
Hall, C.S., Lindsey, G., Theorien der Persönlichkeit, 2 Bde., Beck, München 1978.
Hammer, F., Die exzentrische Position des Menschen. Methode und Grundlinien der philosophischen Anthropologie Helmuth Plessners, Bouvier, Bonn 1967.
Hammond, B.L. (ed.), Psychology and learning. The master lecture series, American Psychological Association, Washington, DC 1985.
Hand, I., Wittchen, H.U. (Hrsg.), Verhaltenstherapie in der Medizin, Springer, Berlin 1989.
Handy, Ch.B., Understanding organisations, Penguin, Harmondsworth 1981.
Hankiss, A., Ontologies of the self: On the mythological rearranging of one's life history'. In: *D. Bertaux* (ed.) *Biography and Society*, Sage, Beverly Hills 1981.
Hannah, Th., Human aging and physical activity, *Somatics* 4 (1982) 16-20.
Happé, F., Ehlers, S., Fletscher, P., Frith, U., Johansson, M., Gillberg, C., Dolan, R., Frackowiak, R., Frith, C., „The theory of mind" in the brain. Evidence from a PET scan study of Asperger Syndrome, *Neuroreport* 8 (1996) 197-201.
Haraway, D., Die Neuerfindung der Natur. Primaten, Cyborgs und Frauen, Campus, Frankfurt 1995.
Harding, C., Golinkoff, R., The origins of intentional vocalizations in prelinguistic infants, *Child Development* 50 (1979) 33-40.
Hare, R.M., Survival of the weekest, in: *Gorovits, S., Jameton, A.L., Macklin, R.*, Moral problems in medicine, Prentice Hall, Englewood Cliffs 1976.
Harmat, P., Freud, Ferenczi und die ungarische Psychoanalyse, Edition diskord, Tübingen 1988.
Harper, E.A., Psychoanalysis and psychotherapy: 36 systems, Prentice Hall, Englewood Cliffs 1959.
Harper, E.A., The new psychotherapies, Prentice Hall, Englewood Cliffs 1975.
Harré, R.M., Social being, Basil Blackwell, Oxford 1979.
Harré, R.M., Identity projects, in: *Breakwell, G.M.* (ed.), Threatened identities, Blackwell, Oxford 1983.
Harré, R.M., Freiheit und Vernunft, Suhrkamp, Frankfurt 1983.
Harré, R.M., Personal being, Blackwell, Oxford 1984.
Harré, R.M., The step to social constructionism, in: *Richards, Light* (1986).
Harré, R.M., The social construction of emotions, Basil Blackwell, Oxford 1986.
Harré, R.M., Enlarging the paradigm, *New Ideas in Psychology* 5 (1987) 3-12.
Harré, R.M., Language games, and the text of identity, in: *Shotter, Gergen* (1989) 20-36.
Harré, R.M., Secord, P., The explanation of social behavior, Basil Blackwell, Oxford 1972.
Harrington, A., "Re-enchanted science". German holism from Wilhelm II. to Hitler, Princetown University Press, Princetown 1996.
Harriques, J., Holloway, W., Urwin, C., Venn, C., Walkerdine, V., Changing the subject: Psychology, social regulation and subjectivity, Methuen, London 1984.
Harris, P.L., Children and emotion. The development of psychological understanding, Basic Blackwell, London 1989.

Harris, P.L., Saarni, C., Children's understanding of emotion: An introduction, in: *Saarni, C., Harris, P.L.*, Children's unterstanding of emotion, Cambridge University Press, Cambridge 1989.
Harris, T., I'm OK –you're OK, Harper & Row, New York 1969.
Harris, T., Brown, G.W., Bifulco, A., Loss of parent in childhood and adult psychiatric disorder: The role of lack of adequate parental care, *Psychological Medicine* 16 (1986) 641-659.
Harris, T., Brown, G.W., Bifulco, A., Loss of parent in childhood and adult psychiatric disorder: The role of social class position and prematural pregnancy, *Psychological Medicine* 17 (1987a) 163-183.
Hart, J., Binder, J., Corriere, R., Lebendiges Fühlen, Fachbuchhandlung f. Psychologie, Klotz, Frankfurt/M. 1983.
Hart, J., Corriere, R., Binder, J., Going sane: an introduction to feeling therapy, Phoenix Books, Los Angeles 1975.
Harter, S., Effectance motivation reconsidered: towards a developmental model, *Human Development* 21 (1978) 34-68.
Harter, S., Developmental perspectives on the self-system, in: *Mussen* (1983) 275-386.
Harter, S., Psychotherapy as a reconstructive process: implications of integrative theories for outcome research, *International Journal of Personal Construct Psychology* 1 (1988) 349-367.
Harter, S., Processes underlying adolescent self-concept formation, in: *Montemayor* et al. (1990) 205-239.
Hartmann, E. v., Philosophie des Unbewußten, Berlin 1869.
Hartmann, H., Psychoanalysis as a scientific theory, in: *Hook, S.*, Psychoanalysis scientific method and philosophy, New York 1959.
Hartmann, H., Ich-Psychologie, Studien zur psychoanalytischen Theorie, Klett, Stuttgart 1972.
Hartmann, K., Das Problem der Intervention in der Rehabilitation, *Prax. Kinderpsychol. Kinderpsychiat.* 35 (1986) 146-149.
Hartmann, N., Zur Grundlegung der Ontologie, Hain, Meisenheim 1948[3].
Hartmann, N., Der philosophische Gedanke und seine Geschichte, Klett, Stuttgart 1982.
Hartmann, U., Schneider, U., Emrich, H.M., Auf der Jagd nach dem Glück, *Gehirn und Geist* 4 (2002) 10-15.
Hartmann-Kottek-Schröder, L., Klassifizierungsmerkmale früher Störungen, Paper im Rahmen der Psychotherapieweiterbildung, Hardtwaldklinik, Zwesten 1981.
Hartocollis, P., Time and timelessness, Intern. Univ. Press, New York 1983.
Hartwig, H., Ästhische Praxis als Gegenstand von Erinnerung und Theorie –Hinweise auf Symbolbegriff und Adoleszenzkonzept in Psychoanalyse und Aneignungstheorie, *Ästhetik und Kommunikation* 30 (1977).
Hasenbring, M., Zum Stellenwert subjektiver Theorien im Copingkonzert, in: *Muthny* (1990) 78-87.
Hass, W., Petzold, H.G., Die Bedeutung der Forschung über soziale Netzwerke, Netzwerktherapie und soziale Unterstützung für die Psychotherapie - diagnostische und therapeutische Perspektiven 1999, in: *Petzold, Märtens* (1999a) 193-272.
Hasselmo, M.E., Runaway synaptic modification in Models of Cortex. Implications for Alzheimer's disease, *Neural Networks* 7(1) (1994) 13-40.
Hassenstein, B., Verhaltensbiologie des Kindes, Urban & Schwarzenberg, München 1973.
Hatfield, E., Sprechner, S., Mirror mirror – the importance of looks in everyday life, State University of New York Press, Albany 1986.
Hatwell, Y., Streri, A., Gentaz, E. (2003): Touching for Knowing: Cognitive psychology of haptic manual perception. Amsterdam: Benjamins Publishing Company.
Hau, J.F., Schindler, S., Pränatale und perinatale Psychosomatik, Hippokrates, Stuttgart 1982.
Haugeland, J., Mind embodied and embedded, in: *Haugeland, J.*, Having Thought, MIT Press 1998, 3-38.
Hausbrandt, F., Gstirner, F., Handbuch der Störungen durch Phomata, Verlag f. Medizin, Rowohlt, Reinbek 1987.
Hauschild, Th., Der böse Blick, Verlag Mensch und Leben, Berlin 1982.
Hauser, M.D., Wolpoff, M., Ramachadran V.S. et al., Mirror Neurons and imitation learning, (2000), *Edge*, Reality Club, Mai 2001 http://www.edge.org/discourse/mirror_neurons.html
Hausmann, B., Arbeit mit Seilen in der Integrativen Bewegungstherapie mit Psychosepatienten, *Integrative Therapie* 2/3 (1987) 269-274.
Hausmann, B., Meier-Weber, U., Kreative Medien, Bewegung und bildnerisches Gestalten in der Integrativen Kurztherapie mit psychotischen Erwachsenen, in: *Petzold, Orth* (1990) 1011-1114.
Hausmann, B., Neddermeyer, R., Bewegt sein, Junfermann, Paderborn 1996.
Haußer, K., Identitätsentwicklung, Springer, New York 1983.
Hautzinger, M., Depressive Reaktionen aus psychologischer Sicht, in: *Hautzinger, M., Hoffmann, N.*, Depression und Umwelt, Müller, Salzburg 1979, 15-94.
Haviland, J.M., Lelwica, M., The induced affect response: 10-week-old infants' responses to three emotion expressions, *Child Development* 23 (1987) 97-104.
Havighurst, R.J., Developmental tasks and education, David McKay, New York 1948.
Havighurst, R.J., Dominant concerns in the life, in: *Schenk-Danzinger, L., Thomae, H.*, Gegenwartsprobleme der Entwicklungspsychologie, Hogrefe, Göttingen 1963, 27-37.
Hawellek, Ch., Gestalttherapie/Integrative Therapie und Experiment – methodologische und wissenschaftstheoretische Überlegungen, *Gestalt und Integration* (1988) 69-84.
Hawking, S.W., Eine kurze Geschichte der Zeit, Rowohlt, Reinbek 1988.
Hayles, N.K., How we became posthuman. Virtual bodies in cybernetics, literature, and informatics, The University of Chicago Press, Chicago 1999.
Haynal, B., Die Technikdebatte in der Psychoanalyse, Fischer Frankurt 1989.
Hayne, H., Rovee-Collier, C., Borza, M.A., Information for place information, *Memory* & *Cognition* 19 (1991) 378-386.
Hayne, H., Rovee-Collier, C., Perris, E.E., Categorization and memory retrieval by 3 month olds, *Child Development* 58 (1987) 750-767.
Hays, K.F., Working it out. The use of sport in psychotherapy, American Psychological Association, Washington 1999.
Haywood, K., Life span motor development, Human Kinetics, Champain III, 1986.
Hearnshaw, L.S., The shaping of modern psychology: An historical introduction, Routledge, London 1987.
Hebb, D.O., The organisation of behavior. A neurophysiological theory, John Wiley, New York 1949, repr. 1988.
Heckhausen, H., Motivation und Handeln, Springer, Heidelberg 1980, 1989[2].

Heckhausen, H., Emotionen im Leistungsverhalten aus ontogenetischer Sicht, in: *Eggers, C.* (Hrsg.), Emotionalität und Motivation im Kindes- und Jugendalter, Fachbuchhandlung für Psychologie, Klotz, Frankfurt/M. 1985, 95-132.
Heckhausen, J., Balancing for weakness and challenging developmental potential: A longitudinal study of mother-infant dyads in apprenticeship interactions, *Developmental Psychology* 23 (1987a) 762-770.
Heckhausen, J., How do mothers know? Infant's chronological age or infant's performance as determinants of adaptation in maternal instruction, *Journal of Experimental Child Psychology* 43 (1987b) 212-226.
Heckmann, H., Die andere Schöpfung. Geschichte der frühen Automaten in Wirklichkeit und Dichtung, Umschau-Verlag, Frankfurt 1982.
Heekerens, H.P., Aspekte der Berufstätigkeit von Gestalttherapeuten, *Integrative Therapie* 1/2 (1984) 162-170.
Heekerens, H.P., Zur Zukunft der Kinder- und Jugendlichenpsychotherapie, *Psychologie Report* 4 (1992) 8-18
Heft, H., Ecological Psychology in Context. Lawrence Erlbaum, Mahwah, NJ, London 2001.
Hegel, G.W.F., Phänomenologie des Geistes, hrsg. v. *Hoffmeister, J.*, Leipzig 1949; Suhrkamp, Frankfurt 1981.
Hegel, G.W.F., Sämtliche Werke, hrsg. v. *Glocker, H.*, Stuttgart 1956.
Hegel, G.W.F., Werke in zwanzig Bänden, Suhrkamp, Frankfurt 1971 ff.
Hegel, G.W.F., Enzyklopädie der philosophischen Wissenschaften im Grundrisse, Meiner, Hamburg 1975.
Hegi, F., Improvisation und Musiktherapie. Möglichkeiten und Wirkungen von freier Musik, Junfermann, Paderborn 1986.
Heidegger, M., Holzwege, Klostermann, Frankfurt 1957.
Heidegger, M., Identität und Differenz, Neske, Pfullingen 1957.
Heidegger, M., L'être sur l'humanisme, Aubier, Paris 1957.
Heidegger, M., Sein und Zeit (1927), 12. Aufl. Niemeyer, Tübingen 1977.
Heidegger, M., Prolegomena zur Geschichte des Zeitbegriffs, Klostermann, Frankfurt 1979.
Heidegger, M., Unterwegs zur Sprache, Neske, Pfullingen 1989.
Heigl, F., Indikation und Prognose in Psychoanalyse und Psychotherapie, Vandenhoek & Ruprecht, Göttingen 1978.
Heigl, F., Triebel, A., Lernvorgänge in der psychoanalytischen Therapie, Huber, Bern 1977.
Heigl-Evers, H., Heigl, I., Ott, J., Lehrbuch der Psychotherapie, Fischer, Stuttgart 1993.
Heim, C. et al., Abuse-related posttraumatic stress disorder and alterations of the hypothalamic-pituitary-adrenal axis in women with chronic pelvic pain, *Psychosomatic Medicine* 60 (1998) 309-318.
Heim, C. et al., Pituitary-adrenal and autonomic responses to stress in woman after sexual and physical abuse in childhood, *Journal of the American Medical Association JAMA* 284 (2000) 592-597.
Heim, E., Willi, J., Psychosoziale Medizin, Springer, Heidelberg 1986.
Heimannsberg, B., Schuld und Schuldgefühle in der klassischen Gestalttherapie und der Integrativen Therapie, *Integrative Therapie* 2-3 (1988) 183-198.
Heimberg, R.G., Becker, R.E., Comparative outcome research, in: *Hersen, M.* et al., Issues in psychotherapy research, Plenum, New York 1984, 251-283.
Heinecken, E., Bewußtsein und Gedächtnis, Fachbuchh. Psychol., Frankfurt 1987.
Heinermann, B., Arbeit mit Texten und Poesie in der Integrativen Therapie mit Jugendlichen, in: *Petzold, Orth* (1990a) Bd. 2, 975-1010.
Heinl, H., Körper und Symbolisierung, *Integrative Therapie* 3/4 (1985) 227-232.
Heinl, H., Störungen in der Arbeitswelt als Ursache psychosomatischer Schmerzsyndrome der Bewegungsorgane, *Gestalt und Integration* 1 (1990) 53-57.
Heinl, H., Ein Integriertes Kurzzeit-Gruppenpsychotherapiemodell zur Behandlung chronischer psychosomatischer Schmerzsyndrome des Bewegungssystems, *Integrative Therapie* 3 (1997) 316-330.
Heinl, H., Petzold, H.G., Körper- und Leibtherapie, *Gestalt-Bulletin* 2/3 (1980) 13-18.
Heinl, H., Petzold, H.G., Gestalttherapeutische Fokaldiagnose und Fokalintervention bei Störungen aus der Arbeitswelt, *Integrative Therapie* 1 (1981) 20-58.
Heinl, H., Petzold, H.G., Fallenstein, A., Das Arbeitspanorama, in: *Heinl, Petzold* (1983) 356-408.
Heinl, H., Petzold, H.G., Walch, S., Konzepte und Erfahrungen aus der gestalttherapeutischen Arbeit mit Angehörigen sozial benachteiligter Schichten, in: *Petzold, Heinl* (1983) 267-309.
Heinl, H., Petzold, H.G., Walch, S., Gestalttherapie mit Patienten aus benachteiligten Schichten, in: *Petzold, Heinl* (1983) 267-309.
Heinl, P., Die Interaktionsskulptur, *Integrative Therapie* 1/2 (1986) 77-109.
Heinl, P., Die visuelle Struktur und visuelle Analyse von Genogrammen (Familienstammbäumen), in: *Van Quekelberghe* (Hrsg.), Studien zur Handlungstheorie und Psychotherapie 3, EHW, Landau 1986.
Heinl, P., Therapie im sprachlosen Raum: HWS-Trauma in der Kindheit, *Praxis der Psychotherapie und Psychosomatik* 6 (1991) 324-330.
Heinroth, J.A.C., Lehrbuch der Störungen des Seelenlebens oder der Seelenstörungen, Vogel, Leipzig 1818, 2 Bde.
Heintz, R., Erkrankung durch Arzneimittel, Diagnostik, Klinik, Pathogenese, Therapie, Thieme, Stuttgart 1966.
Heinz, W.R., Berufliche Sozialisation, in: *Hurrelmann, Ulich* (1982) 499-520.
Heinze, T., Klusemann, H.U., Soeffner, H.G. (Hrsg.), Interpretation einer Bildungsgeschichte, päd. extra, Bensheim 1980.
Heisterkamp, G., Heilsame Berührungen. Praxis leibfundierter analytischer Psychotherapie. Reihe „Leben Lernen", Nr. 89, Pfeiffer, München 1993.
Heller, A., Theorie der Gefühle, VSA, Hamburg 1980.
Heller, A., The power of shame – A rational perspective, London 1985.
Hellerich, G., Homo therapeuticus. Der Mensch im Netz der Helfer, Psychiatrie Verlag, Bonn 1985.
Hellerich, G., Hilfe und Herrschaft. Eine Analyse des Wandels der psychosozialen Versorgung, Peter Lang, Frankfurt 1986.
Hellerich, G., Prävention, in: *Hörmann, Nestmann* (1988) 94-100.
Helson, H., Adaptation level theory, van Nostrand, New York 1964.
Helson, R., Mitchell, V., Personality, *Annual Review of Psychology* 29 (1978) 555-585.
Helson, R., Mitchell, V., Moane, G., Personality and adherence to the social dock, *J. Personality Social Psychol.* 46 (1984) 1079-1096.
Hemminger, H.-J., Flucht in die Innenwelt, Ullstein, Frankfurt 1980.

Hemminger, H.-J., Becker, V., Wenn Therapien schaden, Rowohlt, Reinbek 1985.
Hempel, C.G., The function of general laws in history, *The Journal of Philosophy* 39 (1942) 35-48.
Hempel, C.G., Wissenschaftliche und historische Erklärungen, in: *Albert, H.*, Theorie und Realität, Tübingen 1972.
Hendriks-Jansen, H., Catching Ourselves in the Act. Situated Activity, Interactive Emergence, Evolution, and Human Thought, MIT Press, Cambridge, MA 1996.
Henriques, J., Holloway, W., Urwin, C., Venn, C., Walkerdine, V., Changing the subject: Psychology, social regulation and subjectivity, Methuen, London 1984.
Henting, H. v., „Komplexitätsreduktion" durch Systeme oder „Vereinfachung" durch Diskurs? in: *Maciejewski, F.* (Hrsg.), Theorie der Gesellschaft oder Sozialtechnologie. Beiträge zur Habermas-Luhmann-Diskussion, Suhrkamp, Frankfurt 1975.
Heraklit, Fragmente in: *Diels, H., Kranz, W.*, Fragmente der Vorsokratiker, 3 Bde., Berlin 1961.
Herbart, J.F., Psychologie als Wissenschaft, neugegründet auf Erfahrung, Metaphysik und Mathematik (1824), in: Sämtliche Werke, Bd. 5-6, Voss, Leipzig 1850.
Herink, R. (ed.), The psychotherapy handbook: The A to Z guide to more than 250 different therapies in use today, New American Library, New York 1980.
Hermann, I., L'instinct filial, Denoël, Paris 1972.
Hermann, Th., Die Psychologie und ihre Forschungsprogramme, Hogrefe, Göttingen 1976.
Hermann, Th., Psychologie als Problem. Herausforderung an die Psychologische Wissenschaft, Klett, Stuttgart 1979.
Hermann, Th., Über begriffliche Schwächen kognitivistischer Kognitionstheorien: Begriffsinflation und Akteur-System-Kontamination, *Sprache und Kognition* (1982) 3-14.
Hermans, H.J. Kempen H.J. G., The Dialogical Self. Meaning as Movement. Akademic Press, London 1993.
Hermant, G., Le corps et sa mémoire, Doin, Paris 1986.
Hern, L.W., Psychische Präsenzzeit, *Z. f. Psychol. und Physiol. der Sinnesorgane* 13 (1987) 325-349.
Hernegger, R., Der Mensch auf der Suche nach Identität, Habelt, Bonn 1978.
Hernegger, R., Gesellschaft ohne Kollektiv-Identität, Leudemann, München 1982.
Hernegger, R., Psychologische Anthropologie, Beltz, Weinheim 1982.
Hernegger, R., Vom Reflex zur Selbststeuerung, Profil, München 1985.
Hernegger, R., Anthropologie zwischen Soziobiologie und Kulturwissenschaft, Habelt, Bonn 1989.
Herzog, W., Zur Kritik des Objektivismus in der Psychologie, *Psyche* 4 (1979) 289-305.
Herzog, W., Die wissenschaftstheoretische Problematik psychotherapeutischer Methoden, in: *Petzold* (1982g) 9-30.
Herzog, W., Plädoyer für Metaphern – Versuch, ein vergessenes pädagogisches Thema in Erinnerung zu rufen, *Vierteljahresschrift für wissenschaftliche Pädagogik* 59 (1983) 299-332.
Herzog, W., Diskrepanzen und Modelle: Auf der Suche nach dem Gegenstand der Psychologie, *Zeitschrift für Klinische Psychologie, Psychopathologie und Psychotherapie* 1 (1984) 21-42.
Herzog, W., Modell und Theorie in der Psychologie, Hogrefe, Göttingen 1984.
Herzog, W., Der Körper als Thema der Pädagogik, in: *Petzold* (1985g) 259-301.
Herzog, W., Das moralische Subjekt. Pädagogische Intuition und psychologische Theorie, Huber, Bern 1991.
Hesnard, A., Apport de la phénoménologie à la psychiatrie contemporaine. Rapport de psychiatrie présenté au Congrès de Psychiatrie et de Neurologie de langue française, Paris 1959.
Hesnard, A., L'oeuvre de Freud et son importance pour le monde moderne, Paris 1960.
Hess, E., The Tell-Tale-Eye, New York 1975.
Hesse, P., Cicchetti, D., Perspectives on an integrated theory of emotional development, in: *Cicchetti, D., Hesse, P.* (eds.), New directions for child development: Emotional development, No. 16, Jossey Bass, San Francisco 1982, 3-48.
Heteren, C.F., van, Boekkooi, P.F., Jongsma, H.W., Nijhuls, J.G., Fetal learning and memory, *Lancet* 356 (2000) 1169-70.
Hetherington, I.M., Socialisation, personality and social development, Handbook of Child Psychology, Vol. 4, Wiley, New York 1983.
Hilgard, E.R., Creativity and problem-solving, in: *Anderson* (1959).
Hilgard, E.R., A neodissociation interpretation of pain reduction in hypnosis, *Psychol. Rev.* 80 (1973) 396-411.
Hilgard, E.R., Divided consciousness: multiple controls in human thought and action, Wiley, New York 1977.
Hilgard, E.R., Hypnosis and pain, in: *Sternbach, R.A.*, The psychology of pain, Raven, New York 1978, 299-340.
Hilgard, E.R., Consciousness in contemporary psychology, *Ann. Rev. Psychol.* 31 (1980) 1-26.
Hilgard, E.R., Morgan, A.H., MacDonald, H., Pain and dissociation in the cold pressor test, *J. Abnorm. Psychol.* 84 (1975) 280-288.
Hill, C.E., Therapist techniques and client outcomes: Eight cases of brief psychotherapy, Sage, Newbury Park 1989.
Hill, C.E., Exploratory in-session process research in individual psychotherapy: A review, *J. of Consulting and Clinical Psychology* 58 (1990) 288-294.
Hill, C.E., Helms, J.E., Tichenor, V., Spiegel, S.B., O'Grady, K.E., Perry, E., The effects of therapist response modes in brief psychotherapy, *J. of Counseling Psychology* 35 (1988) 222-233.
Hill, W.H., Borovsky, D., Rovee-Collier, C., Continuities in infant memory development over the first half-year, *Developmental Psychbiology* 21 (1988) 43-62.
Hille, J., Gestaltberatung, in: *Gruppendynamik* 2 (1982) 91-105.
Hinde, R.A., Towards understanding relationships, Academic Press, London 1979.
Hinde, R.A., Attachment: Some conceptual and biological issues, in: *Parks, C.M., Stevenson-Hinde, J.* (eds.), The place of attachment in human behavior, Basic Books, New York 1982.
Hinde, R.A., Barden, L.D., The evolution of the teddy-bear, *Animal Behavior* 33 (1985) 1371-1373.
Hinde, R.A., Bateson, P., Discontinuities versus continuities in behavioral development and the neglect of process, *International Journal of Behavioral Development* 7 (1984) 129-143.
Hinde, R.A., Stevenson-Hinde, J., Relating childhood relationships to individual characteristics, in: *Hartup, W.W., Rubin, Z.* (eds.), Relationships and development, Erlbaum, Hillsdale 1986, 27-50.
Hinde, R.A., Stevenson-Hinde, J., Relations between relationships within families, Oxford University Press, New York 1988.
Hindel, U., Psychologische Gruppenarbeit mit Kindern – ein Bericht aus der VHS-Büttgen, *Volkshochschule im Westen* 6 (1971) 271-273.

Hinterhuber, H., Die Seele. Natur- und Kulturgeschichte von Psyche, Geist und Bewußtsein, Springer, Heidelberg 2001.
Hintikka, M.B., Hintikka, A.J., Investigating Wittgenstein, Basil Blackwell, Oxford 1986; dtsch. Untersuchungen zu Wittgenstein, Suhrkamp, Frankfurt 1990.
Hinze, U.M., Tantra vidya, Aurum Verlag, Freiburg 1983.
Hirsch, E., The concept of identity, Oxford University Press, New York 1982.
Hirschfeld, C.C.L., Theorie der Gartenkunst, Weidmanns Erben, Reich, Leipzig, 5 Bde. 1779-1785.
Hisamatsu, S., Additional note to: On the unconscious, the self and therapy, *Psychologia* 11 (1968) 25-32.
Hobfoll, S.E., The ecology of stress, Hemisphere, New York 1988.
Hobson, J.A.,The Dream Drugstore: Chemically Altered States of Consciousness Bradford Book, London 2001.
Hochberg, J.E., Attention, organisation and consciousness, in: *Mostofsky, D.J.*, Attention: contemporary theory and analysis, Appleton, New York 1970, 99-124.
Hochschild, A.R., Emotion work, feeling rules, and social structures, *American Journal of Sociology* 3 (1979) 551-575.
Hochschild, A.R., Das gekaufte Herz – Zur Kommerzialisierung der Gefühle, München 1989.
Hochstaffl, J., Negative Theologie, Kösel, Salzburg 1976.
Höchstetter, K., Gestalttherapie – eine organische Ethik, Münchner Gestalt Tage 1988, Eurasburg 1988, 152-162.
Hodapp, V., Analyse linearer Kausalmodelle. Methoden der Psychologie, Huber, Bern 1984.
Hodge, B.J., Anthony, W.P., Organisation theory, Wolff and Bacon, Boston 1984.
Hodges, J., Tizard, B., Social and family relation ships of ex-institutional adolescents, *Journal of Child Psychology and Psychiatry* 30 (1989) 77-97.
Hoeps, R., Bildsinn und religiöse Erfahrung, Peter Lang, Frankfurt 1984.
Hoff, E.-H., Frühes Erwachsenenalter: Arbeitsbiographie und Persönlichkeitsentwicklung, in: *Oerter, Montada* (1987) 361-374.
Hoffbauer, J. Ch., Untersuchungen über die Krankheiten der Seele und die verwandten Zustände, 3. Band: Psychologische Untersuchungen über den Wahnsinn, die übrigen Arten der Verrückung und die Behandlung derselben, Halle 1807.
Hoffbauer, J.C., Reil, J. C., Beiträge zur Beförderung einer Kurmethode auf psychischem Wege, Halle 1808.
Höffe, O., Einführung in die utilaristische Ethik: Klassische und zeitgenössische Texte, Beck, München 1975; Francke, Tübingen 1992.
Hoffmann, J., Das aktive Gedächtnis, Springer, Berlin 1983.
Hoffmann, J., Wird Wissen über Begriffe repräsentiert? *Sprache und Kognititon* 7 (1988) 193-204.
Hoffmann, K., Krieger, U., Hilbig, M., Symposion Maske, Teil 3, „Maske und Therapie", Medienzentrale der Ev. luth. Landeskirche Hannover, Hannover 1988.
Hoffmann, M.L., Empathy, its development and prosocial implications, *Nebraska Symposium on Motivation* 25 (1977).
Hoffmann, S.O., Deutung und Beziehung. Kritische Beiträge zur Behandlungskonzeption und Technik der Psychoanalyse, Frankfurt 1983.
Hoffmann, S.O., Hochapfel, G., Einführung in die Neurosenlehre und psychosomatische Medizin, Schattauer, Stuttgart 1987[3].
Höfling, S., Wirksamkeit und Nutzen psychotherapeutischer Behandlung, Deutscher Psychologen Verlag, Bonn 1988.
Höfner, H., Psychiatrische Epidemiologie, Springer, Berlin 1978.
Hofstätter, P.R., Der Primat des Handelns in der Philosophie nach Seneca, in: *Kühn, Petzold* (1992) 29-58.
Höhler, G., Die Bäume des Lebens: Baumsymbole in den Kulturen der Menschheit, Goldmann, München 1988.
Höhmann-Kost, A., Integrative Bewegungstherapie, Grad.-Arbeit, Fritz Perls Institut, Düsseldorf 1990.
Höhmann-Kost, A., Bewegung ist Leben, Junfermann, Paderborn 1991.
Höhmann-Kost, A., Bewegung ist Leben: Integrative Leib- und Bewegungstherapie – eine Einführung, Verlag Hans Huber, Bern, Göttingen, Toronto, Seattle 2002, 2. vollständig überarbeitete Auflage.
Hohmeier, J., Stigmatisierung als sozialer Definitionsprozeß, in: *Brusten, M., Hohmeier*, J., Stigmatisierung. Bd. 1, Luchterhand, Neuwied, Darmstadt 1975.
Hohmeier, J., Pohl, H.-J., Alter als Stigma, Suhrkamp, Frankfurt 1978.
Hohner, H.-U., Kontrollbewußtsein, Arbeit und Beruf, in: *Frey, Haußer* (1987) 88-102.
Hojat, M., Crandall, R., Loneliness – theory, research and applications, Sage Publications, Newbury Park 1989.
Holdstock, T.L., (Clinical) psychology in search of identity, VU Boekhandel, Uitgeverij Amsterdam, Freie Universität Amsterdam 1992.
Holle, B., Die motorische und perzeptuelle Entwicklung des Kindes, Psychologie Verlags Union, München 1988.
Holler-von-der Trenk, J., Atemarbeit in der Medau-Schule, *Atem* 3 (1965) 13-17.
Hollmann, W., Die biologische Bedeutung von Training und Sport für den älteren Menschen, *Praxis der Leibesübung* 16 (1975) 37-40.
Holquist, M., Dialogism. Bakhtin and His World, New Accents, Routledge, London 1990.
Holsboer, F., Psychiatric Implications of altered limbic-hypothalamic-pituitary-adrenocortical activity, *European Archives of Psychiatry and Neurological Sciences* 238 (1989) 302-322.
Holsboer, F., Stress und Hormone, *Spektrum der Wissenschaft* 5/93 (1993) 97-100.
Holst, E., von,The behavioral physiology of man and animals, in: *R. Martin* (ed.), the collected papers of Erich von Holst. University of Miami Press, Coral Gables, FL 1939/1973, 29.
Holt, R.R. (Hrsg.), Motives and thoughts. Psychoanalytic essays in honor of David Rapaport, Int. University Press, New York 1967.
Holt, R.R., Biographical sketch: Merton M. Gill, *Psychoanalytical Inquiry* 4 (1984) 315-323.
Holzhauer, F., Kriseninterventíon Wilhelmsburg, in: Leitner, A., Strukturen der Psychotherapie, Krammer Verlag, Wien 2001.
Holzkamp, K., Wissenschaft als Handlung. Versuch einer neuen Grundlegung der Wissenschaftslehre, de Gruyter, Berlin 1968.
Holzkamp, K., Kritische Psychologie. Vorbereitende Arbeiten, Fischer, Frankfurt 1972. *Holzkamp, K.*, Sinnliche Erkenntnis. Historischer Ursprung und gesellschaftliche Funktion der Wahrnehmung, Campus, Frankfurt/M. 1973.
Holzkamp, K., Kann es im Rahmen der marxistischen Theorie eine kritische Psychologie geben? in: *Braun, K.H., Holzkamp, K.* (Hrsg.), Kritische Psychologie Bericht, 1. Interner Kongreß Kritische Psychologie, 13. –15. Mai 1977, Pahl-Rugenstein, Köln 1977.
Holzkamp, K., Osterkamp, U., Grundlagen psychologischer Motivationsforschung, Bd. I., Campus, Frankfurt 1975.

Honig, A.S., Stress and coping in children, *Young Children*, May (1986) 50-63 and July (1986) 47-59.
Honig, A.S., Optimizing early child care and Education, Special Aspects of Education: 13, Gordon and Breach, New York 1990.
Honig, A.S., Early parenting and later child achievement, Special Aspects of Education: 14, Gordon and Breach, New York 1990.
Honneth, A., Kritik der Macht: Reflexionsstufen einer kritischen Gesellschaftstheorie, Suhrkamp, Frankfurt 1985.
Honneth, A., Die zerrissene Welt des Sozialen: Sozialphilosophische Aufsätze, Suhrkamp, Frankfurt 1990.
Honneth, A., Foucault und Adorno: Zwei Formen einer Kritik der Moderne, in: *Honneth* (1990) 73-92.
Honneth, A., Jaeggi, U. (Hrsg.), Arbeit, Handlung, Normativität: Theorien des Historischen Materialismus, Bd. II, Suhrkamp, Frankfurt 1980.
Honneth, A., Joas, H., Soziales Handeln und menschliche Natur. Anthropologische Grundlagen der Sozialwissenschaften, Athe-näum, Frankfurt 1980.
Hooper, J., Teresi, D., Das Drei-Pfund-Universum – Das Gehirn als Zentrum des Denkens und Fühlens, Düsseldorf 1988.
Hoose, W.H. van, Kottler, J.A., Ethical and legal issues in counseling and psychotherapy, San Francisco 1977.
Hopkins, J.B., Putting the motor back into development, Freie Universität Amsterdam, Inauguralvorlesung, VU Boekhandel, Amsterdam 1991.
Hopkins, J.B., Papoušek, H. et al. (eds.), Journal for Infant Development and Parenting, 1991 ff.
Hopkins, J.B., Pecheux, M.-G., Papoušek, H., Infancy and education: psychological considerations, *European Journal of Psychology and Education* 2 (1989) 201-210.
Hopkins, J.B., Vermeer, A., Kinderen in beweging, VU Uitgeverij, Amsterdam 1992.
Hopkins, J.B., Westra, T., Maternal expectations of motor development, *Developmental Medicine and Child Neurology* (1989) 384-390.
Horckheimer, M., Adorno, T. W., Dialektik der Aufklärung, Philosoph. Fragmente. Taschenbuchausgabe, Suhrkamp, Fischer Taschenbuch, Frankfurt am Main 1997, 10. Aufl.
Horetzky, O., Die Pantomime als Methode der Gruppenpsychotherapie, in: *Petzold* (1982a) 309-314.
Horkheimer, M., Adorno, T.W., Dialektik der Aufklärung (1944), Querido, Amsterdam 1947.
Hörisch, J., Das Sein der Zeichen und die Zeichen des Seins, in: *Derrida* (1979) 7-50.
Hörmann, G., Nestmann, F. (Hrsg.), Handbuch der psychosozialen Intervention, Westdeutscher Verlag, Opladen 1988.
Horn, J.L., The aging of human abilities, in: *Wolman, B.B.* (ed.), Handbook of developmental psychology, Prentice Hall, Englewood Cliffs 1982, 837-870.
Horn, K., Formierte Demokratie als kollektive Identität, *Das Argument* 9 (1967) 26-41.
Horn, K., Zur Formulierung der Innerlichkeit, in: *Schäfer, G., Nedelmann, C.*, Der CDU-Staat, 2 Bde., Suhrkamp, Frankfurt 1969, 315-350.
Horn, K., Psychoanalyse – Kritische Theorie des Subjekts, Roter Druckstock, Frankfurt 1972.
Horn, K., Gruppendynamik und der subjektive Faktor. Repressive Entsublimierung oder politische Praxis, Suhrkamp, Frankfurt 1972.
Horner, T.M., The psychic life of the young infant, review and critique of the psychoanalytic concepts of symbiosis and infantile omnipotence, *Am. J. Orthopsychiatry* 55 (1985) 324-344.
Horney, K., Neurosis and human gravity, Norton, New York 1950.
Horowitz, M., Stress response syndroms, Jason Aronson, New York 1986[2].
Horowitz, M., States of mind. Configurational analysis of individual psychology, Plenum, New York 1987.
Horowitz, M.J., Short-term dynamic therapy of stress response syndromes, in: *Crits-Christoph, Barber* (1991) 166-198.
Horowitz, R., Buber's way to „I and Thou". The historical analysis and the first publication of Martin Buber's lectures „Religion als Gegenwart", Lambert Schneider, Heidelberg 1978.
House, J.S., Social structure and personality, in: *Rosenberg, M., Turner, R.H.* (eds.), Sociological perspectives in social psychology, Basic Books, New York (ohne Jahresangabe), 525-561.
Howard, G.S., Nance, D.W., Meyers, P., Adaptive councelling on therapy. A systematic approach for selecting effective treatment, Jossey Bass, San Francisco 1987.
Hoyng, H., Spörl, G., Krieg aus Nächstenliebe. Bush und Amerikas Gotteskrieger rufen zum Endkampf gegen das Böse, *Der Spiegel* 8 (2003) 90-99.
Hubel, D.H., The brain, *Scientific American* (1979).
Hubel, D.H., Wiesel, T.N., Functional architecture of macaque monkey visual cortex, *Proceedings of the Royal Society London* 198 (1977) 1-59.
Huber, G., Die coenästhetische Schizophrenie, *Fortschr. Neurol. Psychiat.* 25 (1957) 491-520.
Huber, G., Die „coenästhetische Schizophrenie" als ein Prägnanztyp schizophrener Erkrankungen, *Acta psychiat. scand.* 47 (1971) 349-362.
Huber, G., Differentialdiagnose von Coenästhesien bei psychosomatischen Störungen, in: *Wieck, H.H., Hillemacher, A.* (Hrsg.), Therapie psychosomatischer Krankheiten in der Praxis, Erlangen 1982.
Huber, G., Psychiatrie, Schattauer, Stuttgart 1987[4].
Huber, G., Sport und Depression. Ein bewegungstherapeutisches Modell, Hari Deutsch, Frankfurt 1990.
Huber, M., Nur Gewinner? *Psychologie Heute* 14 (1987) 36-43.
Huber, R., Zur Psychologie der Selbstverwirklichung: Eine vergleichende Betrachtung psychologischer Selbstverwirklichungstheorien, Phil. Diss., Zürich, o. J.
Huf, A., Psychotherapeutische Wirkfaktoren, Psychologie-Verlagsunion, Weinheim 1992.
Hughston, G.A., Merriam, S.B., Reminiscence: a nonformal technique for improving cognitive functioning in the aged, *Int. J. Aging and Human Development* 2 (1982) 139-149.
Hultsch, D.F., Deutsch, F., Adult development and aging, McGraw-Hill, New York 1981.
Humboldt, W.v., Über die Verschiedenheit des menschlichen Sprachbaues, in: *Humboldt, W.v.*, Werke, ed. *A. Flitner, K. Giel*, 5 Bde., Stuttgart 1963.
Hummel, K., Öffnet die Altenheime, Beltz, Weinheim 1982.
Hummel, K., Die Psychiatrisierung der Alten- und Pflegeheime, *heim + anstalt* 15 (1984) 363-366.
Hummel, K., Freiheit statt Fürsorge, Vincentz Verlag, Hannover 1991.

Hundertmark, K., Petzold, H., Teegen, F., Allergischer Schnupfen. Perspektiven zu Genese und Therapie, *Integrative Therapie* 1/2 (1986) 49-76.
Hunt, M.M., Das Rätsel der Nächstenliebe. Der Mensch zwischen Egoismus und Altruismus, Campus-Verlag, Frankfurt 1992.
Hunter, S., Sundel, M., Midlife myth. Issues, findings and practice implications, Sage, Beverly Hills 1988.
Hurley, S., Consciousness in Action, Harvard University Press, Cambridges, MA 1998.
Hurrelmann, K. (Hrsg.), Sozialisation und Lebenslauf, Rowohlt, Reinbek 1976.
Hurrelmann, K., Einführung in die Sozialisationstheorie, Beltz, Weinheim 1986.
Hurrelmann, K., Sozialisation und Gesundheit. Somatische, psychische und soziale Risikofaktoren im Lebenslauf, Juventa, Weinheim 1988.
Hurrelmann, K., Kaufmann, F.X., Lösel, F., Social intervention: Potential and constraints, De Gruyter, Berlin/New York 1987.
Hurrelmann, K., Einführung in die Sozialisationstheorie, Beltz, Weinheim 1995.
Hurrelmann, K., Ulich, D., Handbuch der Sozialisationsforschung, Beltz, Weinheim 1980, 1982.
Hurrelmann, K., Ulich, D., Neues Handbuch der Sozialisationsforschung, Beltz, Weinheim 1991.
Hurrelmann, K., Ulich, D., Gegenstands- und Methodenfragen der Sozialisationsforschung, in: *Hurrelmann, Ulich* (1991) 3-20.
Husserl, E., Philosophie der Arithmetik, Halle 1891.
Husserl, E., Erfahrung und Urteil, Hamburg 1948.
Husserl, E., Husserliana, Werke, M. Nijhof, Den Haag, 1950ff.
Husserl, E., Ideen zu einer reinen Phänomenologie und phänomenologischen Psychologie, Husserliana, Bd. I, Den Haag 1950.
Husserl, E., Die Krisis der europäischen Wissenschaften und die transzendentale Phänomenologie – Eine Einleitung in die phänomenologische Philosophie (1936), hrsg. von *H. Biemel*, Nijhoff, Den Haag 1954, 1969.
Husserl, E., Phänomenologische Psychologie, Husserliana, Bd. IX, M. Nijhoff, Den Haag 1962.
Husserl, E., Cartesianische Meditationen, M. Nijhoff, Den Haag 1963.
Husserl, E., Die phänomenologische Methode. Ausgewählte Texte, fromman-holzboog, Stuttgart 1985.
Hutchinson, E.D., How to think creativity, Abington Cokesbury, New York, 1949.
Huth, W., Glaube, Ideologie, Wahn, Nymphenburger, München 1984.
Hüther, G., Biologie der Angst. Wie aus Streß Gefühle werden, Vandenhoeck & Ruprecht, Göttingen 1997.
Hüther, G., Bedienungsanleitung für ein menschliches Gehirn, Vandenhoeck & Ruprecht, Göttingen 2001.
Hutsch, D.F., Hickey, T., External validity in the study of human development. Theoretical and methodological issues, *Human Development* 21 (1978) 76-91.
Huyck, M.H., Hoyer, W.J., Adult development and aging, Wadsworth, Belmont 1982.
Huyssen, A., Scherpe, K.R., Postmoderne Zeichen eines kulturellen Wandels, Rowohlt-Taschenbuch Verlag, Reinbek 1986.
Hycner, R., Zwischen Menschen. Aufsätze zu einer Dialogischen Psychotherapie, Edition Humanistische Psychologie, Köln 1989.
Ichheiser, G., „Sein" und „Erscheinen". Ein Beitrag zur Psychologie des Selbstbewußtseins, *Jahrbuch der Charakterologie* 5 (1928) 21-66.
Ichheiser, G., Die Überschätzung der Einheit der Persönlichkeit als Täuschungsquelle bei der psychologischen Beurteilung des Menschen, *Zeitschr. f. angew. Psychol.* 33 (1929) 279-291.
Ichheiser, G., The image of the other man: A study of social psychology, *Sociometry* 3 (1940) 277-291.
Ichheiser, G., Misinterpretations of personality in every day life and the psychologist's frame of reference, *Character and Personality* 12 (1943) 145-160.
Ichheiser, G., Structure and dynamics of interpersonal relations, *Amer. Sociol. Rev.* 3 (1943) 302-305.
Ijzendoorn, M.H. van, The cross-cultural validity of the strange situation from a Vygotskian perspective, *Behavioral and Brain Sciences* 9 (1986) 558-559.
Iljine, V.N., Improvisiertes Theaterspiel zur Behandlung von Gemütsleiden, *Theatralny Kurier*, Beilage, Kiew 1909 (russ.).
Iljine, V.N., Kranke spielen Theater – ein Weg zur Heilung des Leibes und der Seele, *Theatralny Kurier*, Beilage, Kiew 1910 (russ.).
Iljine, V.N., Die Struktur des menschlichen Körpers, die Charakterologie und Bestimmung des Geistes, Budapest 1923 (russ.).
Iljine, V.N., Das therapeutische Theater, Sobor, Paris 1942 (russ.).
Iljine, V.N., Federov – Philosophie des gemeinsamen Werkes, Paris 1948 (unveröffentl.).
Iljine, V.N., Le corps et le coeur. Skriptum zur gleichlautenden Vorlesung am Institut St. Denis, Paris 1965 (mimeogr.).
Iljine, V.N, Therapeutisches Theater, in: *Petzold* (1972a) 168-172.
Iljine, V.N., Petzold, H.G., Sieper, J., Kokreation – die leibliche Dimension des Schöpferischen – Aufzeichnungen aus gemeinsamen Gedankengängen, in: *Petzold, Orth* (1990a) 203-213.
Illich, I., Entschulung der Gesellschaft, München 1972.
Illich, I., Die Enteignung der Gesundheit, Rowohlt, Reinbek 1974.
Illich, I., Entmündigung durch Experten, Rowohlt, Reinbek 1979.
Illich, I., Die Nemesis der Medizin, Rowohlt, Reinbek 1987.
Imhof, U., Das Europa der Aufklärung, Beck, München 1995, 2te Aufl.
Imhoff, A., Die gewonnenen Jahre – Von der Zunahme unserer Lebensspanne seit dreihundert Jahren oder die Notwendigkeit einer neuen Einstellung zu Leben und Sterben, Beck, München 1981.
Imhoff, A., Der Mensch und sein Körper, München 1983.
Imhoff, A., Die Lebenszeit –Vom aufgehobenen Tod und von der Kunst zu leben, Beck, München 1988.
Ingram, D., Habermas, Gadamer and Bourdieu on discourse: a communicative ethic reconsidered, *Man and World* 15 (1982) 149-161.
Ingram, D., Hermeneutics and truth, *Journal of the British Society for Phenomenology* 1 (1984) 62-78.
Ingram, D., Habermas and the dialectic of reason, Yale University Press, New Heaven 1987.
Ingram, R.E., Information processing approaches to psychopathology and clinical psychology, Academic Press, New York 1986.
Irle, M., Lehrbuch der Sozialpsychologie, Hogrefe, Göttingen 1975.
Isler, V., Schaut uns an. Portraits von Menschen über sechzig, Birkhäuser, Basel 1986.
Israel, H., Der Fall Freud. Die Geburt der Psychoanalyse aus der Lüge, Europäische Verlagsanstalt, Hamburg 1999.
Israel, J., Der Begriff der Entfremdung – Makrosoziologische Untersuchung von Marx bis zur Soziologie der Gegenwart, Rowohlt, Reinbek 1975, 3. Aufl.

Israel, J., Der Begriff der Entfremdung: Zur Verdinglichung des Menschen in der bürokratischen Gesellschaft, Rowohlt, Reinbek 1985.
Ivainer, T., Lengelet, R., Les Ignorances des savants, Maisonneuve et Larose, Paris 1996.
Iverson, J.M., Thelen, E., Hand, Mouth and Brain, The dynamic emergence of speech and gesture, in: *Núñez, Freeman* (1999) 19-40.
Ivey, A.-E., Developmental therapy, Jossey Bass, San Francisco 1986.
Izard, C.E., The face of emotion, Appleton-Century-Crofts, New York 1971.
Izard, C.E., Patterns of emotion: A new analysis of anxiety and depression, Academic Press, New York 1972.
Izard, C.E., Human emotion, Plenum Press, New York 1977; dtsch. Die Emotionen des Menschen, Beltz, Weinheim 1981.
Izard, C.E. (ed.), Emotion in personality and psychopathology, Plenum Press, New York 1979.
Izard, C.E., Cross-cultural perspectives on emotion and emotion communication, in: *Triandis, H.G., Lonner, W.* (eds.), Handbook of cross-cultural psychology, Vol. 3, Allyn & Bacon, Boston 1980, 185-221.
Izard, C.E., The emergence of emotions and the development of consciousness in infancy, in: *Davidson, J.M, Davidson, R.J.* (eds.), The psychobiology of consciousness, Plenum Press, New York 1980, 193-216.
Izard, C.E., Measuring emotions in infants and children, Cambridge Univ. Press, Cambridge 1982.
Izard, C.E., Emotion-cognition relationships and human development, in: *Izard, Kagan, Zajonc* (1984) 17-37.
Izard, C.E., Buechler, S., Emotion expressions and personality integration in infancy, in: *Izard* (1979) 445-472.
Izard, C.E., Kagan, J., Zajonc, R.B. (eds.), Emotions, cognition, and behavior, Cambridge University Press, New York 1984.
Izard, C.E., Malatesta, C.Z., Perspectives on emotional development: Differential emotions theory of early emotional development, in: *Osofsky* (1987) 494-554.
Izard, C.E., Tomkins, S.S., Affect and behavior. Anxiety as a negative affect, in: *Spielberger, C.D.* (ed.), Anxiety and behavior, Academic Press, New York 1966, 81-128.
Jacob, W., Kranksein und Krankheit. Anthropologische Grundlagen einer Theorie der Medizin, Hüthig, Heidelberg 1978.
Jacobi, J., Vom Bilderreich der Seele, Walter, Olten 1969.
Jacobson, E., Progressive Relaxation, University of Chicago Press, Chicago 1938.
Jacobson, E., Das Selbst und die Welt der Objekte, Frankfurt 1973.
Jacobson, E., Depression, Frankfurt 1977.
Jacoby, H., Die Bürokratisierung der Welt, Luchterhand, Neuwied, Berlin 1969.
Jacoby, R., Die Verdrängung der Psychoanalyse oder der Triumph des Konformismus, Fischer, Frankfurt 1985.
Jacoby, R., Laing, R.D., Cooper und das Verhältnis von Gesellschaftstheorie und Psychotherapie, *Das Argument* 89 (1975) 52-70.
Jacques, J., Raichvarg, D., Savants et ignorants. Une histoire de la vulgarisation des Sciences, Seuil, Paris 1991.
Jaeger, H.-E., Studien zur Frühgeschichte der Hermeneutik, *Archiv für Begriffsgeschichte* Bd. 18 (1974) 35-84.
Jaeggi, U., Honneth, A., Theorien des historischen Materialismus, Suhrkamp, Frankfurt 1977.
Jähning, D., Welt-Geschichte: Kunst-Geschichte, DuMont, Köln 1975.
Jahoda, G., Critical notes on social representations, *European Journal of Social Psychology* 18 (1988) 195-211.
Jahoda, M., Current concepts of positive mental health, Basic Books, New York 1958.
Jahoda, M., J'accuse, in: *Bond, M.H.* (ed.), The cross-cultural challenge to social psychology, Sage, London 1988, 86-95.
Jahoda, M., Lazarsfeld, P.F., Zeisel, H., Die Arbeitslosen von Marienthal. Ein soziographischer Versuch, Suhrkamp, Frankfurt 1960, 1975.
Jahrbuch für kritische Medizin, Bd. 1, Argument-Verlag, Berlin 1976.
James, M., Jongeward, D., Born to win. Transactional analysis with gestalt experiments, Addison-Wesley Reading, Mass. 1971.
James, W., On some omissions of introspecitve psychology, *Mind* 9 (1884) 1-26.
James, W., What is an emotion? *Mind* 9 (1884) 188-205.
James, W., The principles of psychology, 2 Bde., Holt, New York 1890, 1905.
James, W., Psychology: The briefer course (1892), Harper & Row, New York 1961.
James, W., Talk to teachers, Holt, New York 1899.
James, W., The energies of man. *The American Magazine* 1907. Abgedruckt in: Memories and studies, Longmans, Green & Co, New York, London 1911, 229-264.
James, W., Der Wahrheitsbegriff des Pragmatismus (1907), in: *Skirbekk, G.* (Hrsg.), Wahrheitstheorien, Frankfurt/M. 1977.
James, W., A pluralistic universe, Longmans, New York 1909.
James, W., Some problems of philosophy, Holt, New York 1911.
James, W., Essays in radical empiricism, Holt, New York 1912.
Jameson, F., The political unconscious: narrative as a socially symbolic act, Ithaca, New York 1981.
Janet, P., Les actes inconscients et le dédoublement de la personnalité, *Revue Philosophique* 22 (1886) 577-592.
Janet, P., Baco Verulamis alchemicis philosophis quid debuerit, Imprimerie Burdin, Angers 1889.
Janet, P., L'automatisme psychologique, Alcan, Paris 1889.
Janet, P., Etude sur un cas d'aboulie et d'idées fixes, *Revue Philosophique* I (1891) 258-287, 382-407.
Janet, P., Etude sur un cas d'amnesie retrograde dans la désagrégation psychologique, Int. Congr. Exp. Psychol. 1892, Williams & Norgate, London 1892, 26-30.
Janet, P., L'anesthésie hystérique, *Archives de Neurologie* 23 (1892) 323-352.
Janet, P., Quelques définitions récentes de l'hystérie, *Archives Neurologie* 25/26 (1893) 417-438, 1-29.
Janet, P., Histoire d'une idée fixe, *Revue Philosophique* I (1894) 121-168.
Janet, P., Note sur quelques spasmes des muscles du tronc chez les hystériques, *La France Médicale et Paris Médicale* 42 (1895) 769-776.
Janet, P., Sur la divination par les miroirs et les hallucinations subconscientes, *Bull. Univ. Lyon* 11 (1897) 261-274.
Janet, P., Névroses et idées fixes, Alcan, Paris 1898.
Janet, P., Les obsessions et la psychasthénie, Bd. I, Alcan, Paris 1903.
Janet, P., Les névroses, Flammarion, Paris 1909.
Janet, P., Diskussionsbeitrag, XVIIth Int. Congr. Medicine, London, Section YII, Part I, 1913, 13-64.
Janet, P., De l'angoise á l'extase, Alcan, Paris 1919.

Janet, P., Les médications psychologiques, 3 Bde., Alcan, Paris 1919.
Janet, P., La pensée intérieur et ses troubles, Metoine, Paris 1927.
Janet, P., L'évolution de la mémoire et de la notion du temps, Chahine, Paris 1928.
Janet, P., L'évolution psychologique de la personalité, Chahine, Paris 1929.
Janet, P., Les débuts de l'intelligence, Flammarion, Paris 1935.
Janet, P., L'intelligence avant le language, Flammarion, Paris 1936.
Janet, P., Le language inconsistant, *Theoria* III (1937) 57-71.
Janich, P., Grenzen der Naturwissenschaft. Erkennen als Handeln, Beck, München 1992.
Janich, P., Konstruktivismus und Naturerkenntnis. Auf dem Weg zum Kulturalismus, Suhrkamp, Frankfurt 1996.
Janning, J., Legrand, H. J., Zander, H., Friedensbewegungen, Verlag Wissenschaft und Politik, Köln 1987.
Janov, A., The primal scream – primal therapy: The cure for neurosis, Dell Publishing Co., New York 1970.
Janov, A., Primal man. The new consciousness, Thomas Y. Crowell, New York 1975.
Janssen, P.L., Psychoanalytische Therapie der Borderlinestörungen, Springer, Heidelberg 1990.
Jantsch, E., Die Selbstorganisation des Universums, Hanser, München 1982.
Jantzen, W. (Hrsg.), Die neuronalen Verstrickungen des Bewusstseins. Zur Aktualität von A. R. Lurijas Neuropsychologie, Münster/Hamburg 1994, 267 – 345.
Janzarik, W., Basisstörungen. Eine Revision mit strukturdynamischen Mitteln, *Nervenarzt* 54 (1983), 122-130.
Jaquenoud, R., Rauber, A., Intersubjektivität und Beziehungserfahrung als Grundlage der therapeutischen Arbeit in der Gestalttherapie, Beiheft 4 zur *Integrativen Therapie*, Junfermann, Paderborn 1981.
Jaroff, L., Lies of the mind. Repressed-memory therapy is harming patients devastating families and intensifying a backlash against mental health practioners, *Time International* 48 (1993) 42-47.
Jason-Michl, C., Gestalt, Erleben, Handeln, Pfeiffer, München 1981.
Jaspers, K., Allgemeine Psychopathologie, Springer, Berlin 1946.
Jaynes, J., Der Ursprung des Bewußtseins durch den Zusammenbruch der bikameralen Psyche, Rowohlt, Reinbek 1988.
Jeanneret, Y., Ecrire la science. Formes et enjeux de la vulganisation, P.U.F., Paris 1994.
Jeannerod, M., The Cognitive Neuroscience of Action, Blackwell, Oxford 1997.
Jenny, H., Kymatik, Wellen und Schwingungen. Ihre Struktur und Dynamik, Bd. 1 und 2, Basilius-Presse, Basel 1972.
Jerusalem, M., Persönliche Ressourcen, Vulnerabilität und Streßerleben, Hogrefe, Göttingen 1990.
Jervis, G., Kritisches Handbuch der Psychiatrie, Syndikat, Frankfurt 1978.
Jervis, G., Mastrangeli, G., Rozzi, R., Psychotherapie und Klassenkampf, Mervis, Berlin 1974.
Joas, H., Die gegenwärtige Lage der soziologischen Rollentheorie, Akademische Verlagsgesellschaft, Wiesbaden 1973, 1978[3].
Joas, H., George Herbert Mead, in: *Käsler, D.*, Die Klassiker soziologischen Denkens, Beck, München 1978, Bd. II, 7-39.
Joas, H., Soziales Handeln und menschliche Natur, Campus-Verlag, Frankfurt, New York 1980.
Joas, H., Praktische Intersubjektivität. Die Entwicklung des Werkes von G.H. Mead, Suhrkamp, Frankfurt 1982.
Joas, H., Das Problem der Intersubjektivität. Neuere Beiträge zum Werk G.H. Meads, Suhrkamp, Frankfurt 1985.
Jodelet, D., La représentation du corps, ses enjeux privés et sociaux, in: *Hainard, J., Kaehr, R.* (Hrsg.), Le corps en jeu, Musée d'Ethnographie, Neuchâtel 1983.
Jodelet, D., Représentations sociales: Phénomènes, concepts et théorie, in: *Moscovici, S.*, Psychologie sociale, Presse Universitaire Français, Paris 1984a, 357-379.
Jodelet, D., The representation of the body and its transformations, in: *Farr, R., Moscovici, S.* (eds.), Social representations, Cambridge University Press, Cambridge 1984b.
Jodelet, D., Les représentations sociales, Presse Universitaire Français, Paris 1989a.
Jodelet, D., Folies et représentations sociales, Presse Universitaire Français, Paris 1989b.
Johnson, D.M., The psychology of thought and judgement, Greenwood Press Publ., Westport 1971.
Johnson, D.M., Erneling, C.E. (ed.), The Future of the Cognitive Revolution, Oxford University Press, New York 1997.
Johnson, M., The Body in the Mind. The Bodily Basis of Meaning, Imagination and Reason, University of Chicago Press, Chicago 1987.
Jolles, E., Kleine Formen, Berlin 1938.
Jolly, M., Encyclopedia of Life Writing: autobiographical and biographical forms (2 vols), Fitzroy Dearborn, London 2001.
Jonas, D., Kurzpsychotherapie für Allgemeinärzte, Hippokrates, Stuttgart 1981.
Jonas, D., Kurzpsychotherapie der multiplen Sklerose, *Integrative Therapie* 2/3 (1983) 248-262.
Jonas, H., Das Prinzip Verantwortung, Suhrkamp, Frankfurt 1985.
Jonas, H., Technik, Medizin und Ethik, Insel Verlag, Frankfurt am Main 1996, 4te Aufl.
Jonas, P., Arbeitslosigkeit aus Sicht der Integrativen Therapie/Gestalttherapie, *Gestalt und Integration* Band 1 (1997/1998) 189-221.
Jones, E., Sigmund Freud: Life and work, Bd. 1: The young Freud, 1856-1900, Hogarth Press, London 1953; dtsch. Das Leben und Werk von Sigmund Freud. Bd. 1: Die Entwicklung der Persönlichkeit und die großen Entdeckungen, 1856-1900, übers. v. *Katherine Jones*, Hans Huber, Bern 1960.
Jones, E., Life and work, Bd. II: Years of maturity, 1901-1919, Hogarth Press, London 1955; dtsch. Das Leben und Werk von Sigmund Freud, Bd. II: Jahre der Reife, 1901-1919, übers. v. *Gertrud Meili-Dworetzki* unter Mitarbeit von *Katherine Jones*, Hans Huber, Bern 1962.
Jones, E., Sigmund Freud: Life and work, Bd. III: The last phase, 1919-1939, Hogarth Press, London 1957; dtsch. Das Leben und Werk von Sigmund Freud, Bd. III: Die letzte Phase, 1919-1939, übers. v. *Gertrud Meili-Dworetzki* unter Mitarbeit von *Katherine Jones*, Hans Huber, Bern 1962.
Jones, F.A., Green, V., Krauss, D.R., Maternal responsiveness of primiparous mothers during the postpartum period: Age differences, *Paediatrica* 65 (1980) 579-584.
Jones, M., Theorie und Praxis therapeutischer Gemeinschaften, in: *Petzold, H.G., Vormann, G.*, Therapeutische Wohngemeinschaften. Erfahrungen – Modelle – Supervision, Verlag J. Pfeiffer, München 1980, 58-67.
Jopt, U.-J., Schulische Tüchtigkeitserziehung und Identitätsentwicklung, in: *Frey, Haußer* (1987) 58-70.
Joslyn, M., Zen und Gestalttherapie, in: *Petzold* (1983d) 147-182.

Josselson, R., The Space Between Us. Exploring the dimensions of Human Relationship, Sage, London 1995.
Jourard, S.M., Disclosing man to himself, Litton, New York 1968.
Jourard, S.M., Healthy personality. An approach from the view point of humanistic psychology, Macmillan, New York 1974.
Jousse, M., Anthropologie du geste, Resma, Paris 1969; Gallimard, Paris 1974[2].
Jouvet, M., Coma and other disorders of consciousness, in: *Vinken, B.J., Bruyn, G.W.*, Disorders of higher nervous activity, North Holland Publ., Amsterdam 1964.
Jung, C.G., Diagnostische Assoziationsstudien, *J. Psychol. Neurol.* 3 (1906).
Jung, C.G., Gesammelte Werke, Rascher, Zürich, Stuttgart, 16 Bde. (zitiert als Jung GW).
Jung, C.G., Psychologie und Religion, Zürich 1937; engl. Psychology and religion, Pantheon, New York 1958.
Jungk, R. (Hrsg.), Delphinlösungen, Horizonte, Frankfurt 1991
Jurczyk, K., Lange, A., Familie und die Vereinbarkeit von Arbeit und Leben. Neue Entwicklungen, alte Konzepte, *Diskurs* 3 (2002) 9-16.
Jurczyk, K., Oechsle, M., Die fluide Gesellschaft. Entgrenzung ohne Ende? *Diskurs* 3 (2002) 4-8.
Jürgens, K., Arbeitszeitflexibilisierung. Marktanpassung oder neue Balance von Familie und Beruf? *Diskurs* 3 (2002) 17-23.
Jütte, R., Geschichte der Sinne, Beck, München 2000.
Jüttemann, G., Neue Aspekte klinisch-psychologischer Diagnostik, Hogrefe, Göttingen 1984.
Jüttemann, G., Komparative Kasuistik, Asanger, Heidelberg 1990.
Jüttemann, G., Die Seele. Ihre Geschichte im Abendland, Beltz, Weinheim 1991.
Jüttemann, G., Thomae, H., Biographie und Psychologie, Springer, Heidelberg 1987.
Kächele, H., Maschinelle Inhaltsanalyse in der psychoanalytischen Prozeßforschung, Springer, Berlin 1986.
Kächele, H., Aktuelle Trends der Ergebnisforschung in der Psychotherapie und deren Bedeutung für die Psychosomatik, *Psychother. med. Psychol.* 36 (1986) 307-312.
Kächele, H., Spezifische und unspezifische Faktoren in der Psychotherapie, *Prax. Psychother. Psychosom.* 33 (1988) 1-11.
Kächele, H., Entwicklung und Beziehung in neuem Lichte, *Praxis Psychother. Psychosomatik* 5 (1989) 241-249.
Kaczmarekt, L.K., Levitan, I. B., Neuromodualtion. The biocemical control of neuronal exitability, Oxford University Press, New York 1987.
Kadowaki, K., The Ignatian exercises and Zen, Jersey, New York 1979.
Kaffka, G., Über Uraffekte, *Acta Psychologica* 7 (1950) 256-278.
Kagan, J., On emotion and its development: A working paper, in: *Lewis, Rosenblum* (1978) 11-41.
Kagan, J., Constancy and change in human development, Harvard Univ. Press, Cambridge 1980.
Kagan, J., The second year of life: the emergence of self awareness, Havard Univ. Press, Cambridge 1981.
Kagan, J., The nature of the child, Basic Books, New York 1984.
Kagan, J., Die Natur des Kindes, Piper, München 1987.
Kahle, G., Logik des Herzens – Die soziale Dimension der Gefühle, Frankfurt/M. 1981.
Kähler, H.D., Der professionelle Helfer als Netzwerker, *Archiv für Wissenschaft und Praxis der Sozialen Arbeit* 4 (1983) 225-244.
Kahneman, D., Method, findings and theory in studies of visual masking, *Psychol. Bull.* 70 (1968) 404-425.
Kahneman, D., Attention and effort, Prentice Hall, Englewood Cliffs 1973.
Kalatzky, R.L., Gedächtnis und Bewußtsein, Klett-Cotta, Stuttgart 1989.
Kalish, R.A., Midlife loss. Coping strategies, Sage, Beverly Hills 1989.
Kaltenbrunner, G.-K., Die Gehäuse des Menschen: Selbstverwirklichung im Spannungsfeld der großen Institutionen, Herder, Freiburg 1975.
Kalverboer, A.F., Genta, M.L., Jopkins, J.B. (Hrsg.), Developmental Psychology; Kluver Academic Publishers; Niederlande 1999.
Kalverboer, A.F., Hopkins, B., Geuze, R., Motor development in early and later childhood. Longitudinal approaches, Cambridge University Press, New York 1993.
Kambartel, F., Moralisches Argumentieren, in: idem, Praktische Philosophie, konstruktive Wissenschaftstheorie, Suhrkamp, Frankfurt 1974.
Kambartel, F., Praktische Philosophie und konstruktive Wissenschaftstheorie, Suhrkamp, Frankfurt 1974.
Kames, H., Ein Fragebogen zur Erfassung der fünf Säulen der Identität (FESI), *Integrative Therapie* 4 (1992) 363-386.
Kaminski, G. (Hrsg.), Umweltpsychologie. Perspektiven – Probleme – Praxis, Klett, Stuttgart 1976.
Kaminsky, M., The uses of reminiscence: a discussion of the formative literature, *J. of Gerontological Social Work* 7 (1984) 137-156.
Kamlah, W., Philosophische Anthropologie, Hanser, München 1972.
Kamp van der, J., The information-based regulation of interceptive timing, Digital Printing Partners, Utrecht DV 1999.
Kamper, D., Einsamkeit, soziologisch betrachtet, in: *Bitter* (1967) 196-215.
Kamper, D., Zur Geschichte der Einbildungskraft, Hanser, München 1981.
Kamper, D., Rittner, V., Zur Geschichte des Körpers, Hanser, München 1976.
Kamper, D., Wulf, C., Die Wiederkehr des Körpers, Suhrkamp, Frankfurt 1982.
Kamper, D., Wulf, C., Der andere Körper. Verlag Volk und Leben, Berlin 1984.
Kamper, D., Wulf, C., Grausame Schnitte, Verlag Ästhetik und Kommunikation, Berlin 1986.
Kamper, D., Wulf, C., Transfigurationen des Körpers. Spuren der Gewalt, Dietrich Reimer, Berlin 1989.
Kandel, E.R., Hawkins, R.D., The biological basis of learning and individuality, *Scientific American* 267 (1992) 78-86.
Kandel, E.; Genes, Synapses, and long-Term Memory. APA's Marmor Award Lecture, APA 2001 Annual Meeting, New Orleans, 6.5.2001.
Kandel, E.R., Schwartz, J.H., Jessel, T.M., Principles of Neural Science, Elsevier, New York 1993.
Kandel, E. R., Schwarz, J. H., Jessell, T.J., Essentials of Neuronal Science and Behavior, Appleton & Lange, New York 1995; dtsch. Neurowissenschaften. Eine Einführung, Spektrum Akademischer Verlag, Heidelberg 1996.
Kanfer, F.H., Basiskonzepte in der Verhaltenstherapie: Veränderungen der letzten 30 Jahre, in: *Hand, Wittchen* (1989) 1-13.
Kanfer, F.H., Reinecker, H., Schmelzer, D. (Hrsg.), Selbstmanagement-Therapie, Springer, Heidelberg 1991.
Kant, I., Kritik der praktischen Vernunft. Grundlegungen zur Metaphysik der Sitten (um 1785), Werke Bd. 7, Suhrkamp, Frankfurt 1974.
Kant, I., Anthropologie, Werke, hrsg. v. *W. Weischedel*, Bd. VI., Wissenschaftliche Buchgesellschaft, Darmstadt 1964.

Kany, R., Mnemosyne als Programm. Geschichte, Erinnerung und die Andacht zum Unbedeutenden im Werk von Usener, Warburg und Benjamin, Niemeyer, Tübingen 1987.
Kaplan, A., The conduct of inquiry, Chandler Publishing Co., San Francisco 1964.
Kaplan, P.S., The human odyssey: Life span-development, West, St. Paul, New York 1988.
Karasu, T.B., The ethics in psychotherapy, *Am. J. Psychiat.* 137 (1980) 1502-1512.
Karasu, T.B., Recent developments in individual psychotherapy, *Hospital and Community Psychiatry* 1 (1984) 29-39.
Karasu, T.B., The psychotherapies: benefits and limitations, *American Journal of Psychotherapy* 3 (1986) 324-342.
Karasu, T.B., The specificity versus nonspecificity dilemma: Toward identifying therapeutic change agents, *Am. J. of Psychiatry* 143 (1986) 687-695.
Kardiner, A., My analysis with *Freud*, Norton, New York 1977; dtsch. Meine Analyse bei *Freud*, Kindler, München 1979.
Kardorff, E.v., Modellvorstellungen über psychische Störungen: Gesellschaftliche Entstehung, Auswirkungen, Probleme, in: *Keupp, Zaumseil* (1978) 539-590.
Kardorff, E.v., Soziale Kontrolle durch Psychologie und Psychologen, *Psychologie und Gesellschafiskritik* 31 (1984) 87-107.
Kardorff, E.v., Intervention: Kritik und Perspektiven, in: *Hörmann, Nestmann* (1988) 306-326.
Karoly, P., Kanfer, F.H., Self-management and behaviour change: From theory to practice, Pergamon, New York 1982.
Kassin, J.M., Pryor, J.B., The development of attribution processes, in: *Pryor, Day* (1985).
Kastner, P.M., Domestizierte Kreativität, Raith, Starnberg 1973.
Katchadourian, H., Fifty: Midlife in perspective, Freeman, New York 1987.
Katschnig, H. (Hrsg.), Sozialer Streß und psychische Erkrankung, Urban & Schwarzenberg, München 1981.
Katschnig, H., Simhandl, Ch., Neuere Ansätze in der Klassifikation und Diagnostik psychischer Krankheiten, in: *Simhandl* et al. (1987).
Katz, R.L., Empathy, its nature and uses, The Free Press, Glencoe 1963.
Katz-Bernstein, N., Phantasie, Symbolisierung und Imagination – „komplexes katathymes Erleben“ als Methode in der Integrativen Therapie mit Vorschulkindern, in: *Petzold, Orth* (1990a) 883-927.
Katzenbach, D., Die soziale Konstitution der Vernunft. Erklären, Verstehen und Verständigung bei Piaget, Freud und Habermas, Asanger, Heidelberg 1992.
Kaufmann, F.-X., Sicherheit als soziales und sozialpolitisches Problem, Enke, Stuttgart 1973[2].
Kaufmann, F.-X., Staatliche Sozialpolitik und Familie, Oldenburg 1982.
Kaufmann-Hayoz, R., Entwicklung der Wahrnehmung – kein Thema für deutschsprachige Entwicklungspsychologie? *Schweizerische Zeitschrift für Psychologie* 2/3 (1988) 193-202.
Kaufmann-Hayoz, R., Entwicklung der Wahrnehmung, in: *Keller* (1989) 401-418.
Kausler, D.H., Episodic memory, memorizing, performance, in: *Charness, N.* (ed.), Aging and human performance, Wiley, Chichester 1985, 101-141.
Kausler, D.H., Lichty, W., Hakami, M.K., Freund, J.S., Activity duration and adult age differences in memory for activity performance, *Psychology and Aging* 1 (1986) 80-81.
Kawai, M., Salvesbergh, G.J.P., Wimmers, R.H., Newborns spontaneous arm movements are influenced by the environment, *Early Human Development* 54 (1999) 15-27.
Kayser, E., Stättner-Kayser, M., Integrative Therapie-Theorie: Therapie als System-Regulation, *Integrative Therapie* 2/3 (1983) 137-157
Kazdin, A.E., Integration of psychodynamic and behavioral psychotherapies: Conceptual versus empirical synthesis, in: *Arkowitz, Messer* (1984).
Kazdin, A.E., Comparative outcome studies of psychotherapy: Methodological issues and strategies, *J. Consult. Clinical Psychol.* 54 (1986) 95-105.
Kazdin, A.E., Research designs and methodology, in: *Bergin, Garfield* (1986) 23-68.
Kazdin, A.E., Developmental psychopathology. Current research, issues and directions, *American Psychologist* 44 (1989) 180-187.
Keating, D.P., Keniston, A.H., Manis, F.R., Bobbit, B.L., Development of the search-processing parameter, *Child Development* 51 (1980) 39-44.
Kegan, R., Die Entwicklungsstufen des Selbst. Fortschritte und Krisen im menschlichen Leben, Kindt, München 1986.
Keith, J., Old people as people, Little, Brown, Boston 1982.
Keller, A., Allgemeine Erkenntnistheorie, Urban Taschenbücher/Kohlhammer, Stuttgart 1982.
Keller, E.F., Das Leben neu denken. Metaphern der Biologie im 20. Jahrhundert, Kunstmann, München 1998.
Keller, H., Handbuch der Kleinkindforschung, Springer, Heidelberg 1989.
Keller, H., Gauda, G., Eye contact in the first months of life and its developmental consequences, in: *Rauch, H., Steinhoenen, H.Ch.*, Psychology and early development, Elsevier Science Publishers, North Holland 1987, 129-143.
Keller, H., Gauda, G., Miranda, D., Schölmerich, A., Die Entwicklung des Blickkontaktverhaltens im ersten Lebensjahr, *Zeitschrift f. Entwicklungspsychologie und Pädagogische Psychologie* 3 (1985) 258-269.
Keller, H., Loewer, M., Runde, B., Analyse spontaner Sprache von Eltern in Interaktionssituationen mit ihren Säuglingen und Kleinkindern: Entwicklungsveränderungen und kulturspezifische Aspekte, *Zeitschrift für Entwicklungspsychologie und Pädagogische Psychologie* 4 (1990) 341-353.
Keller, H., Meyer, H.J., Psychologie der frühen Kindheit, Kohlhammer, Stuttgart 1982.
Keller, S., The urban neighbourhood: A sociological perspective, Random House, New York 1968.
Keller, W., Und werden zerstreut unter alle Völker, Droemer Knaur, München 1973.
Kelley, K.W., The Home Planet, New York 1988.
Kelly, E.L., Clinical psychology 1960. Report of survey findings, Newsletters: *Division of Clinical Psychology of American Psychological Association* 14 (1961) 1-11.
Kelly, G.A., The psychology of personal constructs, 2 Bde., Norton, New York 1955.
Kelso, J.A., Clark, J.E., The development of movement control and coordination, Wiley, Chichester 1982.
Kelso, J.A.S., Dynamic patterns. The self-organization of brain and behavior, The MIT Press, Cambridge, MA 1995.
Kemmler, L., Schelp, Th., Mecheril P., Sprachgebrauch in der Psychotherapie. Emotionales Geschehen in den Therapieschulen, Huber, Bern 1991.

Kemper, J., Was heißt altern? Psychotherapie mit alten Menschen, Pfeiffer, München 1988.
Kemper, T.A., A social interactional theory of emotions, Wiley, New York 1978.
Kendler, K.S., Eaves, L.J., Models for the joint effect of genotype and environment on liability to psychiatric illness, *American Journal of Psychiatry* 143 (1986) 279-289.
Kent, T., „Hermeneutics and Genre. Bakhtin and the Problem of Communicative Interaction." Landmark Essays on Bakhtin, Rhetoric, and Writing, *Farmer, F.* (Hrsg.), Mahwah, Hermagoras-Erlbaum, New Jersey 1998, S. 33-49.
Kepler, J., Weltharmonik, 1619, hrsg. v. *Caspar, M.*, München 1939.
Keppner, J.I., Körperprozesse. Ein gestalttherapeutischer Ansatz, Edition Humanistische Psychologie, Köln 1988.
Kern, H., Labyrinthe, Prestel, München 1983.
Kernberg, O., Borderline Störungen und pathologischer Narzißmus, Suhrkamp, Frankfurt 1975, 1979[3].
Kernberg, O., Objektbeziehungen und Praxis der Psychoanalyse, frommann-holzboog, Stuttgart 1981.
Kernberg, O., Severe personality disorders. Psychotherapeutic strategies, Yale University Press, New Haven, London 1984; dtsch. Schwere Persönlichkeitsstörungen, Klett-Cotta, Stuttgart 1988b.
Kernberg, O., Innere Welt und äußere Realität, Internationale Psychoanalyse, München, Wien 1988a.
Kernberg, P., Reflections in the mirror: Mother-Child interaction, self-awareness, and self-recognition, in: *Call, J., Galenson, E., Tyson, R.*, Frontiers of infant psychiatry, Basic Books, New York 1984, 101-110.
Kerz-Rühling, I., Freuds Theorie der Einsicht, *Psyche* 12 (1986) 97-123.
Kessler, R.C., Price, R.H., Wortmann, C.B., Social factors in psychopathology: Stress, social support and coping processes, *Annual Review of Psychology* (1985) 531-572.
Kestenberg, J.S., Sossin, K.M., Movement patterns in development, Vol. 2., Dance Notation Bureau Press, New York 1979.
Keupp, H. (Hrsg.), Der Krankheitsmythos in der Psychopathologie, Urban & Schwarzenberg, München 1972.
Keupp, H., Verhaltensstörung und Sozialstruktur, Urban & Schwarzenberg, München 1974.
Keupp, H., Normalität und psychische Abweichung, Urban & Schwarzenberg, München 1979.
Keupp, H., Gemeindepsychologie, in: *Asanger, R., Wensinger, G.*, Handbuch der Psychologie, Beltz, Weinheim 1980.
Keupp, H., Sozialisation in Institutionen der psychosozialen Versorgung, in: *Hurrelmann, Ulich* (1980/1982) 575-602.
Keupp, H., Sozialepidemiologie, in: *Keupp, Rerrich* (1982) 22-32.
Keupp, H., Zur Problematik der weiblichen Delinquenz, *Monatsschrift für Kriminologie und Strafrechtsform* 65 (1982) 219-229.
Keupp, H., Depression ... Frauen im Kontext der sozialepidemologischen Forschung, *Argument*, Sonderband 107 (1983) 131-141.
Keupp, H., Riskante Chancen. Das Subjekt zwischen Psychokultur und Selbstorganisation, Asanger, Heidelberg 1988.
Keupp, H., Bergold, J., Das Problem der Macht in der Psychotherapie unter spezieller Berücksichtigung der Verhaltenstherapie, *Zeitschrift f. klin. Psychol.* 20 (1970) 158-173.
Keupp, H., Rerrich, D., Psychosoziale Praxis - gemeindepsychologische Perspektiven, Urban & Schwarzenberg, München 1982.
Keupp, H., Röhrle, B., Soziale Netzwerke, Campus, Frankfurt 1987.
Keupp, H., Zaumseil, M. (Hrsg.), Die gesellschaftliche Organisierung psychischen Leidens. Zum Arbeitsfeld klinischer Psychologen, Suhrkamp, Frankfurt 1978.
Keyes, M.F., The inward journey, Celestial Arts, Millbrae, Ca. 1974.
Kierein, M., Pritz, A., Sonneck, G., Psychologengesetz und Psychotherapiegesetz: ein Kommentar, Orac, Wien 1990.
Kiernat, J.M., Environment: The hidden modality. *Physical & Occupational Therapy in Geriatrics* 1 (1982-1983) 3-12.
Kiesler, D.J., The 1982 interpersonal circle: A taxonomy for complementarity in human transactions, *Psychological Review* 90 (1983) 185-214.
Kihlstrom, J.F., The cognitive unconscious, *Science* 237 (1987) 1445-1452.
Kilian, H., Die Zukunft der Psychoanalyse und die Aufgabe einer Humanisierung der Wissenschaft, *Prisma* 18 (o. J.) 2-7.
Kilian, H., Kritische Theorie der Medizin. Ein Versuch zur Einführung in die medizinische Unheilkunde, *Das Argument* 60 (1970) 87-104.
Kimmerle, H., Einleitung, in: *Schleiermacher* (1959).
Kimura, B., Zur Wesensfrage der Schizophrenie im Lichte der japanischen Sprache, *Jb. Psychol. Psychother. Med. Anthropol.* (1969) 28-37.
Kinston, W., Bentovim, A., Creating a focus for brief marital therapy, in: *Budman, S.H.* (ed.), Forms of brief therapy, Guilford, New York 1981, 361-386.
Kirschbaum, C., Hellhammer, D. (Hrsg.), Psychoendokrinologie und Psychoimmunologie. Enzyklopädie der Psychologie, Band 3, Hogrefe, Göttingen 1999.
Kirchmann, E., Moderne Verfahren der Bewegungstherapie, Junfermann, Paderborn 1979.
Kitchener, R.F., Ethical relativism and behavior therapy, *Journal of Consulting and Clinical Psychology* 48 (1980) 1-7.
Kitchener, R.F., Ethical relativism, ethical naturalism and behavior therapy, *Journal of Consulting and Clinical Psychology* 48 (1980) 161-216.
Kitchener, R.F., Piaget's theory of knowledge: Genetic epistemology and scientific realism, Yale University Press, New Haven 1986.
Kiwitz, P., Lebenswelt und Lebenskunst, Fink, München 1986.
Kiwitz, P., Das Lebensweltkonzept und seine Bedeutung für die Sozialwissenschaften, in: *Petzold, Petzold* (1991) 2-19.
Kjellrup, M., Bewußt mit dem Körper leben, Spannungsausgleich durch Eutonie, Goldmann, München 1981.
Klatzky, R.L., Human memory: structures and processes, Freeman, New York 1980.
Klatzky, R.L., Memory and awareness, Freeman, New York 1984.
Kleiber, D.A., Maehr, M.L. (eds.), Motivation and adulthood, JAI Press, Greenwich, Conn. 1985.
Klein, A., Schmalz-Bruns, R. (Hrsg.), Politische Beteiligung und Bürgerengagement in Deutschland. Möglichkeiten und Grenzen, Bundeszentrale für politische Bildung, Bonn 1997.
Klein, D., Psychomotorik und Intelligenz, Verlag Buch & Sport, Köln 1985[2].
Klein, G.S., Psychoanalytic theory. An exploration of essentials, International Universities Press, New York 1976.
Klein, M., Contributions to psychoanalysis, Hogarth, London 1948.
Klein, M., Das Seelenleben des Kleinkindes und andere Beiträge zur Psychoanalyse, Klett, Stuttgart 1962.
Klein, M., On Mahler's autistic and symbiotic phases, *Psychoanalysis and Contemporary Thought* 4 (1981) 69-105.
Klein, M., Frühstadien des Ödipuskomplexes. Frühe Schriften, Fischer, Frankfurt 1984.

Kleinginna, P.R., Kleinginna, A.M., A categorized list of emotion definitions, with suggestions for a consensual definition, *Motivation and Emotion* 5 (1981) 345-379.
Kleist, H. v., Das Erdbeben in Chile und andere Prosastücke, Stuttgart 1806/1981.
Kleist, H. v., Über die allmähliche Verfertigung der Gedanken beim Reden, München/Wien 1977 (Orig. wahrscheinlich 1805/1806).
Kleves, J., Retroaktive Sozialisation. Einflüsse Jugendlicher auf ihre Eltern, Beltz, Weinheim 1983.
Kliegl, R., Smith, J., Baltes, P.B., Testing the limits and the study of adult age differences in cognitive plasticity of a mnemonic skill, *Developmental Psychology* 25 (1989) 247-256.
Kline, P., Fact and phantasy in Freudian theory, Methuen, London 1972.
Klinkenberg, N., Verhaltenstherapeutische Perspektive [der Körpertherapie], in: *Senf, Broda* (2000) 272-276.
Klinkert, M.D., Campos, J.J., Sorce, J.F., Emde, R.N., Syeida, M., Emotions as behavior regulators: Social referencing in infancy, in: *Plutchik, R., Kellermann, H.* (eds.), Emotions: Theory, research and experience, Vol. 2., Academic Press, New York 1983, 57-86.
Klix, F., Gedächtnis, Wissen, Wissensnutzung, Deutscher Verlag der Wissenschaften, Berlin 1984.
Klix, F., Hoffmann, J., Cognition and memory, Springer, Berlin 1983.
Klosowski, P., Bataille, G., Blanchot, M., Deleuze, G., Foucault, M., Sprachen des Körpers, Merve, Berlin 1979.
Klüver, H., Mescal in mechanisms of hallucinations, University of Chicago Press, Chicago 1966.
Klüwer, R., Über die Orientierungsfunktion eines Fokus bei der psychoanalytischen Kurztherapie, *Psyche* 24 (1970) 739-755.
Klüwer, R., Psychoanalytische Fokaltherapie, in: Die Psychologie des 20. Jahrhunderts, Kindler, Zürich 1976, 1135-1142.
Klüwer, R., Die Technik der Fokaltherapie, in: Provokation und Toleranz, Festschrift für Alexander Mitscherlich, Suhrkamp, Frankfurt 1978.
Klüwer, R., Versuch einer Standortbestimmung der Fokaltherapie als einer psychoanalytischen Kurztherapie, in: *Leuzinger-Bohleber* (1985) 94-113.
Knauf, W., Ziele und Zeit bei individueller Therapieplanung. Ein integratives Modell, *Integrative Therapie* 4 (1991) 450-465.
Knobel, R., Mankwald, B., Petzold, H.G., Sombrowsky, C., Qualitative Forschung als Grundlage therapeutischer Intervention in den Neuen Bundesländern – ein interdisziplinärer Ansatz, *Integrative Therapie* 4 (1992) 429-455.
Knopf, M., Gedächtnis im Alter, Springer, Heidelberg 1987.
Koch, E.R., Krebswelt, Fischer, Frankfurt 1984.
Koch, S., Psychology cannot be a coherent science, *Psychology Today* 3 (1969) 164-168.
Koch, S., The nature and limits of psychological knowledge, Lessons of a century qua ‚science', *American Psychologist* 36 (1981) 257-269.
Kocken, E.Th., van Til, K., Heef de patient iets te vertellen? VU Uitgeverei, Amsterdam 1986.
Koemeda-Lutz, M., Emmenegger, P.-A., Peter, H., Vorschlag zur systematischen Nutzung von visuellen Informationen in der (körper-)psychotherapeutischen Diagnostik. Ein empirisch abgeleitetes Screening-Raster, *Psychotherapie Forum* 11 (2003) 58-69.
Koemeda-Lutz, M., Kaschke, M., Revenstorf, D., Scherrmann, T., Weiss, H., Soeder, U., Zwischenergebnisse zur Wirksamkeit von ambulanten Körperpsychotherapien. Eine Multicenter-Studie in Deutschland und der Schweiz, *Psychotherapie Forum* 11 (2003) 70-79.
Koenig, O., Urmotiv Auge, Piper, München 1975.
König, B., Die Personenperson, Carl Hanser, München 1965.
Koeppler, K., Unterschwellig wahrnehmen – unterschwellig lernen, Klett, Stuttgart 1972.
Koffka, K., Zur Grundlegung der Wahrnehmungspsychologie, *Z. f. Psychol.* 73 (1915) 11-90.
Koffka, K., Principles of gestalt psychology, Kegan, Paul French, London 1935.
Kohlberg, L., Stage and sequence: The cognitive-development approach to socialization, in: *Goslin, D.A.* (ed.), Handbook of socialization theory and research, Rand-McNally, Chicago 1969, 347-480.
Kohlberg, L., Moral stages and moralization: The cognitive-developmental approach, in: *Lickona, T.* (ed.), Moral development and behavior, Holt, Rinehart and Winston, New York 1973, 152-187.
Kohlberg, L., Zur kognitiven Entwicklung des Kindes, Suhrkamp, Frankfurt 1974.
Kohlberg, L., Essays on moral development, Bd. I, San Francisco 1981.
Köhler, L., Neuere Ergebnisse der Kleinkindforschung. Ihre Bedeutung für die Psychoanalyse, *Forum der Psychoanalyse* 6 (1990) 32-51.
Köhler, W., Über unbemerkte Empfindungen und Urteilstäuschungen, *Z. f. Psychol.* 66 (1913) 51-80.
Köhler, W., Gestalt psychology, Liverright Publishing Cooperation, New York 1947.
Kohli, M., Soziologie des Lebenslaufs, Luchterhand, Neuwied 1978.
Kohli, M., Die Institutionalisierung des Lebenslaufs. Historische Befunde und theoretische Argumente, *Kölner Zeitschrift für Soziologie und Sozialpsychologie* 37 (1985) 1-29.
Kohli, M., Gesellschaftszeit und Lebenszeit. Der Lebenslauf im Strukturwandel der Moderne, in: *Berger, J.* (Hrsg.), Die Moderne - Kontinuitäten und Zäsuren. Sonderband 4 der Sozialen Welt, Göttingen 1986, 183-208.
Kohli, M., Normalbiographie und Individualität: Zur institutionellen Dynamik des gegenwärtigen Lebenslaufregimes, in: *Brose, H.-G., Hildenbrand, B.* (Hrsg.), Vom Ende des Individuums zur Individualität ohne Ende, Westdeutscher Verlag, Opladen 1988, 33-54.
Kohli, M., Robert, G. (Hrsg.), Biographie und soziale Wirklichkeit, Metzlersche Verlagsbuchhandlung, Stuttgart 1984.
Kohn, M.L., Persönlichkeit, Beruf und soziale Schichtung, Stuttgart 1981.
Kohn, M.L., Schooler, C. (eds.), Work and personality, Ablex, Norwood 1983.
Kohut, H., The analysis of the self, Int. Univ. Press, New York 1971.
Kohut, H., Narzißmus, Suhrkamp, Frankfurt 1974, 1978[2].
Kohut, H., Die Heilung des Selbst, Suhrkamp, Frankfurt 1979.
Kohut, H., The psychoanalytic treatment of narcissistic personality disorders, in: *Ornstein, P.* (ed.), The search for the self, Int. Univ. Press, New York 1988, 477-509.
Kohut, H., The search for the self; selected writings of Heinz Kohut, hrsg. von *Ornstein, P.H.*, Vol. 1 - 4, 1950-1981, International Universities Press, Madison 1990, 1991.

Kolb, D., Davis, C., Beutler, L., Patient and therapy process variables relating to dropout and change in psychotherapy, *Psychotherapy* 22 (1985) 702-710.
Kolbe, A.M., Theoriegeleitete Integration in der Psychotherapie auf der Basis des epistemologischen Paradigmas, Diss. Univ. Münster, Münster 1983.
Kolbe, A.M., Theoriegeleitete Integration in der Psychotherapie auf der Basis des epistemologischen Paradigmas, *Integrative Therapie* 2 (1985) 163-178.
Kolbe, A.M., Die „Personal Construct Theory" von G.A. Kelly, *Integrative Therapie* 2 (1985) 179-192.
Kolk, B.A. vd., Psychological trauma, American Psychiatric Press, Washington 1987.
Kolk, B.A. vd, The biological response to psychic trauma, in: *Ochberg* (1988) 25-38.
Kolk, B.A. vd., The body keeps the score. Memory and the evolving psychobiology of PTSD, *Harvard Review of Psychiatry* 1 (1994) 253-265.
Kolk, B.A. vd., McFarlane, A.C., Weisaeth, L. (Hrsg.), Traumatic stress. Grundlagen und Behandlungsansätze, dtsch. Ausg. *M. Märtens, H.G. Petzold*, Junfermann, Paderborn 2000.
Koller, H., Die Mimesis in der Antike, A. Francke, Bern 1954.
Köllermann, H. Tonarbeit und Gestalttherapie als kreativer Ansatz in der Integrativen Therapie, Grad. Arbeit, Fritz Perls Institut Düsseldorf 1979.
Kolligian, J., Sternberg, R., Perceptions of competence and incompetence across the life-span, Yale University Press, New Heaven 1989.
Koob, G.F., Nestler, E.J., The neurobiology of drug addiction, *J Neuropsychiatr Clin Neurosciences* 9 (1997) 482-497.
Kopp, S.B., Rollenschicksal und Freiheit, Junfermann, Paderborn 1981.
Korchen, S.J., Nonspecific factors in psychotherapy, in: *Minsel, W.R., Herff, W.* (eds.), Methodology in psychotherapy research, Lang, Frankfurt/M. 1983.
Kornblum, S., Attention and performance IV, Academic Press, New York 1973.
Körner, J., Vom Erklären und Verstehen in der Psychoanalyse, Vandenhoeck & Ruprecht, Göttingen 1985.
Körner, J., Das utopische Prinzip in der Psychoanalyse, *Forum der Psychoanalyse* 1 (1986) 77-79.
Körner, J., Kritik der „therapeutischen Ich-Spaltung", *Psyche* 5 (1989) 385-396.
Körner, W., Zygowski, H., Psychotherapie in der Sackgasse, DGVT, Tübingen 1985.
Korte, H. (Hrsg.), Gesellschaftliche Prozesse und individuelle Praxis - Bochumer Vorlesungen zu Norbert Elias' Zivilisationstheorie, Frankfurt/M. 1990.
Korvin-Krasinski, C. von, Trina Mundi Maschina. Die Signatur des alten Eurasien, Mathias Grünewald Verlag, Mainz 1986.
Köstlin-Gloger, G., Sozialisation und kognitive Stile, Beltz, München 1973.
Koukkou, M., Leuzinger-Bohleber, M., Mertens, W. (Hrsg.), Erinnerung von Wirklichkeiten. Psychoanalyse und Neurowissenschaften im Dialog, Band 1: Bestandsaufnahme, Verlag Internationale Psychoanalyse, Stuttgart 1998.
Kraft, V., Rationale Moralbegründung, Kommissionsverlag der Österreichischen Akademie, Wien 1963.
Krahé, B., Attributionsstrategien und Identitätsdynamik, in: *Frey, Haußer* (1987) 151-162.
Krahl, H.-J., Konstitution und Klassenkampf. Zur historischen Dialektik von bürgerlicher Emanzipation und proletarischer Revolution, Neue Kritik, Frankfurt 1971a.
Krahl, H.-J., Transzendentalität und Kapital – zur Konstitution der Arbeitszeit als des verhängnisvollen Naturgesetzes der kapitalistischen Entwicklung, 1971b, in: idem (1971a) 74-81.
Krahl, H.-J., Produktion und Klassenkampf, 1971c, in: idem (1971a) 384-406.
Krämer, H., Integrative Ethik, Suhrkamp, Frankfurt 1992.
Krampen, G., Handlungstheoretische Persönlichkeitspsychologie, Hogrefe, Göttingen 1987.
Krampen, G., Diagnostik von Attributionen und Kontrollüberzeugungen, Hogrefe, Göttingen 1989.
Krantz, D.L., Psychology's search for unity, *New Ideas in Psychology* 5 (1987) 329-339.
Krappmann, L., Soziologische Dimensionen der Identität, Klett, Stuttgart 1969, 1978^2.
Krappmann, L., Mead und die Sozialisationsforschung, in: *Joas* (1985) 156-179.
Krappmann, L., Identität, in: *Ammon, U., Dittmar, N., Mattheier, K.J.* (Hrsg.), Sociolinguistics. An international handbook of language and society, Berlin 1986.
Kraus, G., Over de psychopathologie en de psychologie van de waarneming van het eigen spiegelbeeld, *Nederlandse Tijdschrift voor Psychologie en haar Grensgebieden* 4 (1949) 1-37.
Krause Jacob, M., „Ich glaube inzwischen schon, daß ich eine Neurose habe" - Veränderung von subjektiven Theorien durch Interaktion mit professionellen Helfern, in: *Flick* (1991) 198-215.
Krause Jacob, M., Erfahrungen mit Beratung und Therapie. Veränderungsprozesse aus der Sicht von Klienten, Lambertus, Freiburg 1992.
Krause, R., Kreativität, Goldmann, München 1972.
Krause, R., Zur Onto- und Psychogenese des Affektsystems und ihre Beziehung zu psychischen Störungen, *Psyche* 11 (1983) 1016-1043.
Krause, R., Eine Taxonomie der Affekte und ihre Anwendung auf das Verständnis der „frühen Störungen", *Psychotherapie und Medizinische Psychologie* 38 (1988) 77-86.
Krause, R., Psychodynamik der Emotionsstörungen, in: *Scherer* (1990) 630-705.
Kreitler, H., Kreitler, S., The theory of cognitive orientation: widening the scope of behavior prediction, in: *Maher, B.A., Maher, W.B.*, Progress in experimental personality research, Bd. 11, Academic Press, New York 1982, 101-169.
Krens, I., Von Bindungswunsch und Bindungsangst (Teil 1) – Gedanken zur Arbeit mit Bindung in der Tiefenpsychologischen Körpertherapie, *Energie & Charakter* 22 (2000) 68-82.
Kreuzer, K.J., Handbuch der Spielpädagogik, 4 Bde., Schwann, Düsseldorf 1984.
Kris, E., Psychoanalytic exploration in art, Int. Univ. Press, New York 1952.
Kris, E., The recovery of childhood memories in psychoanalysis, *Psychoanal. Study Child* 11 (1956) 54-88.
Kristeva, J., Polylogue, Seuil, Paris 1962.
Kristeva, J., Die Revolution der poetischen Sprache, Suhrkamp, Frankfurt 1978.
Kristeva, J., Fremde sind wir uns selbst, Suhrkamp, Frankfurt 1990.

Kriz, J., Methodenkritik empirischer Sozialforschung, Teubner, Stuttgart 1981.
Kriz, J., Grundbegriffe der Psychotherapie, Urban & Schwarzenberg, München 1985, 1991[3].
Kriz, J., Dimensionen des Verstehens. Verstehensprozesse zwischen Hemeneutik und Empirik, in: *Ibsch, E., Schram, D.*, Rezeptionsforschung zwischen Hermeneutik und Empirik, Rodopoi, Amsterdam 1987.
Kriz, J., Lück, H.E., Heidbrink, H., Wissenschafts- und Erkenntnistheorie, Leske + Budrich, Opladen 1990.
Krohn, W., Küppers, G. (Hrsg.), Emergenz. Die Entstehung von Ordnung, Organisation und Bedeutung, Suhrkamp, Frankfurt/M. 1992.
Kropotkin, P., Mutual aid. A factor of evolution, London 1902, dtsch. 1904, 1977.
Kropotkin, P., Ethik: Ursprung und Entwicklung der Sitten (1920), Kramer, Berlin 1976. *Kropotkin, P.*, Gegenseitige Hilfe, Cramer, Berlin 1977.
Krueger, F., Zur Psychologie und Philosophie der Ganzheit, Springer, Heidelberg 1953.
Krüger, H.-H., Neue Wege durch die Jugendphase? Historische Ungleichzeitigkeiten und biographische Pluralität – zum Wechselverhältnis von Biographieanalysen und Modernisierungstheorie, in: *Combe, Helsper* (1991) 13-26.
Kruse, O., Emotionsdynamik und Psychotherapie, Beltz, Weinheim 1985a.
Kruse, O., Entwicklungsdynamik und Biographie, *Verhaltenstherapie und Psychosoziale Praxis* 17 (1985b) 42-55.
Kruse, O., Emotionstheoretische Erklärungsansätze in der Psychotherapie, *Verhaltenstherapie und Psychosoziale Praxis* 18 (1986a) 454-475.
Kruse, O., Emotion und Orientierung, in: *Holodynksi, M., Koch-Priewe, B., Seeger, D., Winter, F.* (Hrsg.), Studien zur Tätigkeitstheorie III, Universität Bielefeld, Bielefeld 1986b, 39-60.
Kruse, O., Emotionsentwicklung und Neurosenentstehung, Enke, Stuttgart 1991.
Kruse, L., Graumann, C.F., Lantermann, E.D., Ökopsychologie, Urban & Schwarzenberg, München 1990.
Krystal, H., Integration and self-healing: Affect, trauma, alexithymia, Analytic Press, Hillsdale 1988.
Kubie, L. S., Psychoanalyse und Genie. Der schöpferische Prozeß, Rowohlt, Reinbek 1966.
Küchenhoff, J., Psychoanalytische Perspektive [der Körpertherapie], in: *Senf, Broda* (2000) 269 – 272.
Küchler, Th., Eine konzeptionelle und empirische Studie zum nonverbalen und verbalen Gefühlsausdruck bei Patienten mit psychosomatischen Erkrankungen. Diss. Univ. Hamburg, Hamburg 1982.
Kuczaj, S.A., Crib speech and language play, Springer, New York 1983.
Kugler, P.N., A morphological perspective on the origin and evolution of movement patterns, in: *M.G. Whade, H.T.A. Whiting* (eds.), Motor development in children. Aspects of coordination and control, Martinus Nijhoff, Boston (1986) 459-525.
Kugler, P.N., Turvey, M.T., Information, natural law, and the self-assembly of rhythmic movement, Erlbaum, Hillsdale 1987.
Kuhl, J., Emotion, Kognition und Motivation: Auf dem Wege zu einer systemtheoretischen Betrachtung der Emotionsgenese, *Sprache und Kognition* 2 (1983) 1-27.
Kuhlmann, W., Reflexion und kommunikative Erfahrung, Suhrkamp, Frankfurt 1975.
Kuhn, A. (Hrsg.) Frauen in der Geschichte V, Schwann, Düsseldorf 1984.
Kuhn, M.A., McPartland, T.S., An empirical investigation of self-attitudes, *Am. Soc. Rev.* 19 (1954) 912-931.
Kuhn, Th., Logik der Forschung oder Psychologie der wissenschaftlichen Arbeit, in: *Lakatos, Musgrave* (1974).
Kuhn, Th., The structure of scientific revolutions, Chicago University Press, Chicago 1970; dtsch. Die Struktur der wissenschaftlichen Revolution, Suhrkamp, Frankfurt 1976, 1979.
Kuhn, T.S., Die Entstehung des Neuen. Studien zur Struktur der Wissenschaftsgeschichte, Suhrkamp, Frankfurt 1977.
Kühn, R., Sinn - Sein - Sollen. Beiträge zu einer phänomenologischen Existenzanalyse in Auseinandersetzung mit dem Denken Victor E. Frankls, Junghans, Cuxhaven 1991.
Kühn, R., Petzold, H.G., Psychotherapie & Philosophie, Junfermann, Paderborn 1992.
Kühnlein, P, Rieser, H., Zeevat, H., Perspectives on Dialogue in the New Millennium. Benjamins Publishing Company, Amsterdam 2003.
Kuiper, P.C., Die seelischen Krankheiten des Menschen, Klett, Stuttgart 1968, 1980[5].
Kuiper, P.C., Metapsychologie als therapeutisches Organ, *Psyche* 11 (1976) 961-977.
Kuiper, P.C., Die Verschwörung gegen das Gefühl. Psychoanalyse als Hermeneutik und Naturwissenschaft, Klett, Stuttgart 1980.
Kullmann, D.M., Synaptic and extrasynaptic roles of glutamate in the mammalian hippocampus, *Acta Physiologica Scandinavica* 166 (1999) 79-83.
Kundera, M., The book of laughter and forgetting, Penguin, Harmondsworth 1983.
Küng, H., Christ sein, Piper, München 1974.
Kunz, W., Röhrborn, H., Konzeptioneller Ansatz einer Methologie und Methodik der Psychotherapie, *Integrative Therapie* 4 (1991) 367-392.
Kuper, L., Genocide, its political use in the 20th century, Penguin, Harmondsworth 1981.
Kurthen, M., Das Problem des Bewußtseins in der Kognitionswissenschaft, Enke, Stuttgart 1990.
Kurtz, H.J., Stiefel, R.Th., Organisationsentwicklung für Management-Andragogen, Edition Academie, München 1985.
Kutter, P., Die menschlichen Leidenschaften, Kreuz, Stuttgart 1978.
Kwon, J.H., Zen-Kunst der Selbstverteidigung, O.W. Barth, München 1976.
Kyber, M., Tiergeschichten, Christian Wegner Verlag, Hamburg 1948.
LaBerge, D., Attention and the measurement of perceptual learning, *Mem. Cogn.* 1 (1973) 288-376.
LaBerge, D., Aquisition of automatic processing in perceptual and associative learning, in: *Rabbit, Dornic* (1975) 50-64.
Laborde, G.Z., Kompetenz und Integrität, Junfermann, Paderborn 1989.
Labouvie, E.W., The coping function of adolescent alcohol and drug use, in: *Silbereisen, Eyferth, Rudinger* (1986) 229-240.
Labouvie-Vief, G., Hakin-Larson, J., Developmental shifts in adulthood, in: *Hunter, Sundel* (1989) 69-98.
Labov, W., Language in the inner city. Philadelphiea Univ. Press, Philadelphia 1972.
Labov, W., Waletzky, J., Narrative analysis: Oral versions of personal experience, in: *Helm, J.*, Esseays of the verbal and visual arts. University of Washington Press, Seattle 1967.
Lacan, J., Les complexes familiaux dans la formation de l'individu: Essai d'analyse d'une fonction en psychologie, Navarin Editeur-Seuil, Paris 1938, 1984[2].
Lacan, J., Some reflections on the ego, *International Journal of Psychoanalysis* 34 (1953) 11-17.

Lacan, J., Ecrits, Seuil, Paris 1966; dtsch. Schriften, Walter, Olten, Bd. I 1973, Bd. II 1975.
Lacan, J., Das Spiegelstadium als Bildner der Ichfunktion, Schriften II, Walter Verlag, Freiburg 1975.
Lacan, J., Von dem, was uns vorausging, Schriften II, Walter Verlag, Freiburg 1980.
Ladenhauf, K.H., Integrative Therapie und Gestalttherapie in der Seelsorge, Junfermann, Paderborn 1988.
Laikin, M., Winston, A., McCullough, L., Intensive short-term dynamic psychotherapy, in: *Crits-Christoph, Barber* (1991) 80-109.
Laing, R.D., Undurchschaubarkeit und Evidenz in modernen Sozialsystemen, in: *Cooper, D.* (Hrsg.), Dialektik der Befreiung, Rowohlt, Reinbek 1972, 12-26.
Laing, R.D., Knoten, Rowohlt, Reinbek 1972.
Laing, R.D., Das Selbst und die anderen, Editione Continua, Erice 1973.
Laireiter, A.-R. (Hrsg.), Selbsterfahrung in Psychotherapie und Verhaltenstherapie - Empirische Befunde, dgvt-verlag, Tübingen 1999.
Laireiter, A. (Hrsg.), Diagnostik in der Psychotherapie, Springer, Wien 1999.
Lakatos, I., Die Methodologie wissenschaftlicher Forschungsprogramme. Philosophische Schriften, Band I, Vieweg, Braunschweig 1982.
Lakatos, I., Musgrave, A., Criticism and the growth of knowledge, Cambridge University Press, Cambridge 1970; dtsch. Kritik und Erkenntnisfortschritt, Vieweg, Braunschweig 1974.
Lakoff, G., Johnson, M., Philosophy in the Flesh, Basic Books, New York 1999.
Lakoff, G., Núñez, R., Where Mathematics Comes From. How the Embodied Mind Creates Mathematics, Basic Books, New York 2000.
Lamb, M.E., Interactions between eight-month-old children and their fathers and mothers, in: *Lamb, M.E.* (ed.), The role of the father in child development, Wiley, New York 1976.
Lamb, M.E., Easterbrooks, M.A., Individual differences in parental sensitivity: Origins, components and consequences, in: *Lamb, Sherrod* (1981) 127-153.
Lamb, M.E., Sherrod, L.R., Infant social cognition: Empirical and theoretical considerations, Erlbaum, Hillsdale 1981.
Lamb, M.E., Thompson, R.A., Gardner, W., Charnow, E.L., Estes, D., Security of infantile attachment as assessed in the strange situation: Its study and biological interpretation, *The Behavioral and Brain Sciences* 7 (1984) 127-171.
Lamb, M.E., Thompson, R.A., Gardner, W., Charnov, E.L., Infant-mother attachment: The origins and developmental significance of individual differences in strange situation behavior, Lawrence Erlbaum, Hillsdale 1985.
Lambert, M., Psychotherapy outcome research: Implications for integrative and eclectic theories, in: *Norcross, Goldfried* (1992) 92-123.
Lambert, M., Christensen, E.R., DeJulio, S.S. (eds.), The assessment of psychotherapy outcome, Wiley, New York 1983.
Lambert, M., Shapiro, D.A., Bergin, A.E., The effectiveness of psychotherapy, in: *Garfield* et al. (1986) 157-211.
Lancaster, J.B., Altmann, J., Rossi, A.S., Sherrod, L.R., Parenting across the life span. Biosocial dimensions, Aldine de Gruyter, New York 1987.
Landau, E., Psychologie der Kreativität, Reinhardt, München/Basel 1969.
Landauer, G., Ein Brief über den anarchistischen Kommunismus (1910), in: *Landauer, G.*, Beginnen. Büchse der Pandora, Wetzlar 1977.
Lander, H.M., Zahner, M.R., Meditatives Tanzen, Kreutz Verlag, Stuttgart 1987.
Landgarten, H.B., Clinical art therapy, Brunner & Mazel, New York 1981.
Landmann, M., Fundamental-Anthropologie, Bouvier, Bonn 1979.
Lang, H., Die Sprache und das Unbewußte. J. Lacan's Grundlegung der Psychoanalyse, Suhrkamp, Frankfurt 1973.
Lang, H., Zum Strukturbegriff der Psychoanalyse, in: *Grathoff, Sprondel* (1976) 153-166.
Lang, H., Geschichtlichkeit des Daseins oder Entwicklung des Soma? Überlegungen zum wissenschaftlichen Standort der Psychoanalyse, in: *Kraus, A.*, Leib, Geist, Geschichte. Festschrift für H. Tellenbach, Hüthig, Heidelberg 1978, 121-138.
Lang, H., Sprache – das Medium psychoanalytischer Therapie, in: *Gadamer, Boehm* (1980) 252-271.
Lang, P.J., Levin, D.N., Miller, G.A., Kozak, M.J., Fear behavior, fear imagery, and the psychophysiology of emotion: An information processing approach to affective response integration. Unpublished Manuscript at the University of Wisconsin, Madison, Department of Psychology, Madison, Wisconsin, 1982.
Langer, E., Rethinking the role of thought in social interaction, in: *Harvey, J., Ickes, W., Ridel, R.* (eds.), New directions in attribution research, Vol. II, Erlbaum, Hillsdale 1978, 35-58.
Langford, Th.A., Potert, W.H., Intellect and hope. Essays in the thought of M. Polanji, Durham 1968.
Langs, R., Modes of cure in psychoanalysis and psychoanalytic psychotherapy, *Int. J. Psychoanal.* 62 (1981) 199-214.
Lanteri-Laura, Y., Les problèmes de l'inconscient et la pensée phénoménologique, in: *Ey* (1966).
Lantermann, E.D., Interaktionen – Personen, Situationen und Handlungen, Urban & Schwarzenberg, München 1980.
Lantermann, E.D., Wechselwirkungen. Psychologische Analysen der Mensch-Umwelt-Beziehung, Hogrefe, Göttingen 1982.
Lapièrre, A., Aucouturier, B., La symbolique du mouvement, Epi, Paris 1975.
Laplanche, J., Leben und Tod in der Psychoanalyse, Freiburg 1974.
Laplanche, J., Pontalis, J.-B., Das Vokabular der Psychoanalyse, Suhrkamp, Frankfurt/M. 1972.
Lapsley, K., Continuity and discontinuity in adolescent social cognitive development, in: *Montemayor* et al. (1990) 183-204.
Lapsley, K., Power, F.C., Self, ego and identity: Integrative approaches, Springer, New York 1988.
Larbig, W., Schmerz. Grundlagen – Forschung – Therapie, Kohlhammer, Stuttgart 1982.
Largo, R.H., Molinari, L., Pinto, L.C., Weber, M., Duc, G., Language development during the first five years of life in term and preterm children: The role of pre-, peri- and postnatal factors, Universitäts-Kinderspital, Zürich 1985 (unveröffentl.).
Larssen, W.J., Human embryology, Ch. Livingstone 1992.
Lasch, Ch., The culture of narcissism: American life in an age of diminishing expectations, Norton & Company, New York 1979; dtsch. Das Zeitalter des Narzißmus, Bertelsmann, München 1982.
Latner, J., The gestalt therapy book, Julian Press, New York 1973.
Lauth, H.-J. (Hrsg.), Zur Relevanz theoretischer Diskurse. Überlegungen zu Zivilgesellschaft, Toleranz, Grundbedürfnissen, Normanwendung und sozialen Gerechtigkeitsutopien, Joh. Gutenberg Universität, Institut für Politikwissenschaft, Mainz 1992.

LaViolette, P.A., Thoughts about thoughts about thoughts: The emotional perceptive cycle theory, *Man-Environment Systems* 1 (1979).
Lawick-Goodall, van J., The behaviour of free-living chimpanzees in the Gombe Stream Area, *Animal Behaviour Monographs* 1 (1968) 161-311.
Lawler, D.A., Hopker, S.W., The effectiveness of exercise as an intervention in the management of depression. Systematic review and meta-regression analysis of randomised controlled trials, *British Medical Journal* 31 March (2001) 1-8.
Lawton, M.P., Liebowitz, B., Charon, H., Physical structure and the behavior of senile patients following ward remodeling, *Int. J. Aging and Human Development* 1 (1970) 231-239.
Lawton, M.P., Psychosocial and environmental approaches to the care of senile dementia patients, in: *Cole, W.E.* et al., Psychopathology in the aged, Raven Press, New York 1980, 265-280.
Lawton, M.P., Sensory Deprivation and the effect of the environment on management of the patient with senile dementia, in: *Miller, N.E., Cohen, G.D.* (eds.), Clinical aspects of Alzheimer's Disease and Senile dementia, Aging. Vol. 15, Raven Press, New York 1981.
Lazarus, A.A., Praxis der multimodalen Therapie. Systemische, umfassende und effektive Psychotherapie, dgvt Verlag, Tübingen 1995, Forum 25.
Lazarus, A.A., A plea for technical and theoretical breath, *AABT Newsletter* 3 (1968) 2.
Lazarus, A.A., Behavior therapy and beyond, McGraw-Hill, New York 1970.
Lazarus, A.A., A multimodal behavior therapy: treating the „basic ID“, *J. of Nervous and Mental Disease* 156 (1973) 401-411.
Lazarus, A.A., Multimodal behavior therapy, Springer, New York 1976.
Lazarus, A.A., Multimodal therapy, in: *Norcross* (1986).
Lazarus, A.A., Lazarus, C.N., Der kleine Taschentherapeut. In 60 Sekunden wieder o.k., Klett-Cotta, Stuttgart 1999.
Lazarus, R.S., The self-regulation of emotion , in: *Levi, L.* (ed.), Emotions: Their parameters and measurement, Raven Press, New York 1975, 47-67.
Lazarus, R.S., Transactional theory and research on emotions and coping, *Europ. J. of Personality* 1 (1987) 141-169.
Lazarus, R.S., Emotion and adaption, Oxford University Press, Oxford 1991.
Lazarus, R.S., Folkman, S., Stress, appraisal and coping, Springer, New York 1984.
Lazarus, R.S., Launier, R., Stress-related transactions between person and environment, in: *Pervin, Lewis* (1978) 287-327.
Lazarus, R.S., Launier, R., Streßbezogene Transaktionen zwischen Person und Umwelt, in: *Nitsch, J.* (Hrsg.), Streß, Theorien, Untersuchungen, Maßnahmen, Huber, Bern 1981, 213-259.
Leahy, R.L., The development of self, Academic Press, New York 1985.
Leary, M.R., Affective and behavioral components of shyness, in: *Jones, W.H.* (ed.), Shyness, Plenum Press, New York 1986, 27-38.
Leary, T., Interpersonal diagnosis of personality, The Ronald Press Company, New York 1957.
Lebovici, S., Der Säugling, die Mutter und der Psychoanalytiker. Die frühen Formen der Kommunikation, Klett-Cotta, Stuttgart 1985.
Lebovici, S., Diatkine, R., Kestemberg, E., Applications de la psychanalyse à la psychothérapie de groupe et à la psychothérapie dramatique en France, *Evol. Psychiatrique* 3 (1952) 397-412.
Lebovici, S., Diatkine, R., Kestemberg, E., Bilan de dix ans de thérapeutique par le psychodrame chez l'enfant et l'adolescent, *Psychiatrie de l'enfant* 1 (1958) 63-179.
LeDoux, J.E. In search of an emotional system in the brain. Leaping from fear to emotion and consciousness, in: *Gazzaniga, M.* (ed.), The cognitive Neurosciences, MIT Press, Cambridge 1995, 1049-1061.
LeDoux, J.E., The emotional brain, Simon & Schuster, New York 1996.
LeDoux, J.E., Das Netz der Gefühle. Wie Emotionen entstehen, Hanser, München 1998.
Lee, B., Noam, G., The self: psychology, psychoanalysis, anthropology, New York, 1981. *Lee, C.S.*, Algorhythmic of roses, Springer, Heidelberg 1991.
Lee, J.Y., The theology of change – a christian concept of God in an Eastern Perspective, Orbis Books, San Francisco 1979.
Leemrijse, Ch., Developmental coordination disorder: Evaluation and treatment, PrintPartners Ipskamp, Enschede 2000.
Leffers, C.-J., Zur Professionalisierung der Sozialtherapie. Auszug eines Vortrags anläßlich der Arbeitstagung der Sektion Sozialtherapie im April 1992, *Matrix* 3 (1992) 28-36.
Legewie, H., Interpretation und Validierung biographischer Interviews, in: *Jüttemann, G., Thomae, H.* (Hrsg.), Biographie und Psychologie, Berlin, Heidelberg 1987.
Lehmann, A., Erzählen eigener Erlebnisse im Alltag. Tatbestände, Situationen, Funktionen, *Zeitschrift für Volkskunde* II (1978).
Lehmann, G.E., Menschsein ist Mitsein. Das Selbst und die Phänomenologie des Zwischenmenschlichen in Psychologie und Psychotherapie, Vandenhoeck & Ruprecht, Göttingen 1982.
Lehr, U., Das mittlere Erwachsenenalter – ein vernachlässigtes Gebiet der Entwicklungspsychologie, in: *Oerter* (1978) 147-172.
Lehr, U., Körperliche und geistige Aktivität - eine Voraussetzung für ein erfolgreiches Altern, *Z. f. Gerontologie 11* (1978) 290-299.
Lehr, U., Interventionsgerontologie, Steinkopff, Darmstadt 1979a.
Lehr, U., Die Bedeutung des Sports im Rahmen der Interventionsgerontologie, in: *Müller, N., Roch, H.-E., Wischmann, B.* (Hrsg.), Alter und Leistung, Schors, Hochheim 1979b.
Lehr, U., Psychologie des Alterns, Quelle & Meyer, Heidelberg 1979c, 5. Aufl. 1984.
Lehr, U., Das Werden der Person – ein lebenslanger Prozeß? in: *Luyten* (1979d) 170-206.
Lehr, U., Altern bis zum Jahre 2000 und danach – die Herausforderung der Zukunft, in: *Lehr, U.*, Altern – Tatsachen und Perspektiven, Bouvier, Bonn 1983.
Lehr, U., Persönlichkeitsentwicklung im höheren Lebensalter – Differentielle Aspekte, in: *Lehr, Thomae* (1985) 39-44.
Lehr, U., Erträgnisse biographischer Forschung in der Entwicklungspsychologie, in: *Jüttemann, Thomae* (1987) 217-248.
Lehr, U., Psychologie des Alterns, Steinkopff, Darmstadt 1979, 1987.
Lehr, U., Birren, J.A., Psychologische Probleme des Erwachsenenalters, Huber, Bern 1983.
Lehr, U., Thomae, H., Formen seelischen Alterns. Ergebnisse der Bonner gerontologischen Längsschnittstudie (BOLSA), Enke, Stuttgart 1987.
Lehtmate, J., Dücker, G., Untersuchung zum Selbsterkennen im Spiegel bei Orang-Utans und einigen anderen Affenarten, *Zeitschrift f. Tierpsychologie* 33 (1973) 248-269.

Leibniz, G.W.v., Nouveaux essais sur l'entendement humain, 1704.
Leibniz, G.W.v., Monadologie (1714), durchges. und erw. Ausgabe Reclam, Stuttgart 1990.
Leiderman, P.H., Relationship disturbances and development through the life cycle, in: *Sameroff, Emde* (1989) 165-190.
Leires, M., Das Auge des Ethnologen, Matthes & Seitz, München 1984.
Leithäuser, T., Volmerg, B., Anleitung zur empirischen Hermeneutik, Suhrkamp, Frankfurt 1979.
Leithäuser, T., Volmerg, B., Psychoanalyse in der Sozialforschung, Westdeutscher Verlag, Opladen 1988.
Leitner, A., Fokaldiagnostik und -intervention bei psychosomatischen Patienten in der Integrativen Therapie, *Integrative Therapie* 1-2 (1991) 147-155.
Leitner, A. (Hrsg.), Strukturen der Psychotherapie, Verlag Krammer, Wien 2001.
Leitner, A., Die therapeutische Beziehung. Möglichkeiten, Wirkfaktoren und Grenzen, in: *Leitner* (2001), 11-23
Leitner, A. (Hrsg.), Entwicklungsdynamiken in der Psychotherapie, Verlag Krammer, Wien 2003.
Leitner, E., Bourdieus eingreifende Wissenschaft. Handhab(ung)en, Turia & Kant, Wien 2000.
Leitner, E.C., Schutz & Gegenwehr: Menschenleben und Widerstandswissen von Hesiod bis Bourdieu, Turia + Kant, Wien 2002
Lem, St., Nacht und Schimmel. Erzählungen, Suhrkamp, Frankfurt 1976.
Lem, St., Eine Minute der Menschheit. Eine Momentanalyse der Phantastik des Alltags, Suhrkamp, Frankfurt 1983.
Lemaire, A., Jaques Lacan, Routledge, London 1977.
Lemke, J., Die Gründer: Hildegund Heinl, Hilarion Petzold, Johanna Sieper, in: *Petzold, Sieper* (1993a).
Lemmens, F., Busschbach, J. van, de Ridder, D., van Lieshout, P., Psychotherapie in de RIAGG: een balans, *Maanblad Geestelijke Volksgezondheid* 4 (1990) 356-372.
Lemmens, F., de Ridder, D., van Lieshout, P., De fragmentatie van de psychotherapie, *Tijdschrift voor Psychotherapie* 17 (1991) 281-296.
Lemoine, G., Lemoine, P., Le psychodrame, Laffont, Paris 1972.
Lemoine, G., Lemoine, P., Zu einer psychoanalytischen Theorie des Psychodramas, in: *Petzold* (1982a) 127-147.
Lemoine, P., Un l'oeiul en trop, *Le Psychodrame Analytique* 1 (1978) 11-12.
Lendvoy, H.F., Physical activity and programming for the elderly, *Somatics* 4 (1982) 21-28.
Lenk, E., Die unbewußte Gesellschaft, Matthes & Seitz, München 1983.
Lenk, H., Staudinger, H., Ströker, I., Ethik der Wissenschaften, Bd. III, Humane Experimente, Biologie und Psychologie, Schöningh, Paderborn 1985.
Lenz, K., Prozeßstrukturen biographischer Verläufe in der Jugendphase und danach. Methodische Grundlagen einer qualitativen Langzeitstudie, in: *Combe, Helsper* (1991) 50-70
Leontjew, A.N., Probleme der Entwicklung der Psychischen, Volk und Wissen, Berlin 1967.
Leontjew, A.N., Tätigkeit, Bewußtsein, Persönlichkeit, Klett, Stuttgart 1977.
Lepenies, W., Soziologische Anthropologie, Ullstein, München 1977.
Lepenies, W., Melancholie und Gesellschaft, Suhrkamp, Frankfurt 1981.
Lerner, R.M., Concepts and theories of human development, Addison, Wesley, Reading 1986[2].
Lerner, R.M., Busch-Rossnagel, N.A. (eds.), Individuals as producers of their development. A life-span perspective, Academic Press, New York 1981.
Lerner, R.M., Skinner, E.A., Sorrel, G.T., Methodological applications of contextual/dialectical theories of development, *Human Development* 23 (1980) 225-235.
Lerner, R.M., Spanier, G.B., Adolescent development: A life-span perspective, McGraw-Hill, New York 1980.
Leroi-Gourhan, A., Hand und Wort. Die Evolution von Technik, Sprache und Kunst, Suhrkamp, Frankfurt 1988.
Lester, B.M., Infant crying, Plenum Press, New York 1985.
Leuner, H.C., Lehrbuch des katathymen Bilderlebens, Huber, Bern 1985.
Leuner, H., Kottje-Birnbacher, L., Sachsse, U., Wächter, M., Gruppenimagination. Gruppentherapie mit dem katathymen Bilderleben, Huber, Stuttgart, Bern 1986.
Leutz, G.A., Vom kindlichen Spiel zum Psychodrama, *Schweizer Theaterjahrbuch* 33 (1967).
Leutz, G.A., Psychodrama. Theorie und Praxis, Bd. 1, Springer, Berlin, Heidelberg 1974.
Leuzinger-Bohleber, M. (Hrsg.), Psychoanalytische Kurztherapien. Zur Psychoanalyse in Institutionen, Westdeutscher Verlag, Opladen 1985.
Leuzinger-Bohleber, M., Psychoanalytische Fokaltherapie – Eine klassische Kurztherapie in Institutionen, in: *Leutzinger-Bohleber* (1985) 54-93.
Leuzinger-Bohleber, M., Pfeifer, R., Erinnern in der Übertragung – Vergangenheit in der Gegenwart? Psychoanalyse und Embodied Cognitive Science. Ein interdisziplinärer Dialog zum Gedächtnis, *Psyche* 52 (9/10) (1998) 884-919.
Leuzinger-Bohleber, M., Mertens, W., Koukkou, M. (Hrsg.), Erinnerung von Wirklichkeiten. Psychoanalyse und Neurowissenschaften im Dialog, Band 2: Folgerungen für die psychoanalytische Praxis, Verlag Internationale Psychoanalyse, Stuttgart 1998.
Levenson, R.W., Ekman, P., Friesen, W.V., Voluntary facial action generates emotion-specific autonomic nervous system activity, *Psychophysiology* 27 (4) (1990) 363-84.
Leventhal, H., A perceptual-motor processing model of emotion, in: *Pliner, P., Blankstein, K., Spiegel, I.*, Advances in the study of communication and affect, Plenum Press, New York 1979.
Leventhal, H., Toward a perceptual-motor theory of emotion, in: *Berkowitz, L.* (ed.), Advances in experimental psychology, Vol. XIII, Academic Press, New York 1980.
Leventhal, H., The integration of emotion and cognition: A view from the perceptual-motor theory of emotion, in: *Clark, M.S., Fiske, S.T.* (eds.), Affect and cognition. The 17th annual Carnegie Symposium, Erlbaum, Hillsdale 1982.
Leventhal, H., Scherer, K., The relationship of emotion to cognition: A functional approach to a semantic controversity, *Cognition and Emotion* 1 (1987) 3-28.
Levinson, D.J., Das Leben des Mannes. Werdenskrisen, Wendepunkte, Entwicklungschancen, Kiepenheuer & Witsch, Köln 1979.
Levinson, D.J.,Toward a conception of the adult life course, in: *Smelser, N.J., Erikson, E.H.* (eds.), Themes of work and love in adulthood, Grant McIntyre, London 1980, 265-290.
Lévi-Strauss, C., Strukturale Anthropologie, Suhrkamp, Frankfurt 1958, 1972.
Lévi-Strauss, C., Anthropolgie structurale deux, Plon, Paris 1973.

Lévi-Strauss, C., Tristes tropiques, Plon, Paris 1977.
Lévi-Strauss, C., Medizinmänner und Psychoanalyse, *Integrative Therapie* 4 (1979) 297-302.
Lévi-Strauss, C., Das Ende des Totemismus, Suhrkamp, Frankfurt 1981a.
Lévi-Strauss, C., Das wilde Denken, Suhrkamp, Frankfurt 1981b.
Levin, F., Mapping the mind, Analytic Press, Hillsdale 1991.
Levinas, E., Le temps et l'autre, in: *Wahl, J.*, Le choix, le monde, l'existence, Paris 1947.
Levinas, E., Le temps et l'autre, Publications du Collège philosophique, Paris 1948; Fata Morgana, Montpellier 1979.
Levinas, E., La trace de l'autre, Paris 1963, dtsch. Die Spur des anderen, Alber, Freiburg 1983.
Levinas, E., Humanismus des anderen Menschen, Meiner, Hamburg 1989.
Levinas, E., Humanisme de l'autre homme, Paris 1972.
Levine, C., Kohlberg, L., Hewer, A., The current formulation of Kohlberg's theory and a response to critics, *Human Development* 28 (1985) 14-100.
Levy, E., Monologue as development of the text-forming, in: *Nelson* (1989a) 123-170.
Levy, R., Der Lebenslauf als Statusbiographie, Enke, Stuttgart 1977.
Lewcowicz, D.J., Turkewitz, G., Cross-modal equivalence in early infancy: Audio-visual intensity matching, *Developmental Psychology* 16 (1980) 597-607.
Lewin, K., Vorsatz, Wille und Bedürfnis, *Psychologische Forschung* 7 (1926) 330-385.
Lewin, K., Environmental forces in child behaviour and development, in: *Murchion, C.*, A handbook of child psychology, Worcester, Mass. 1931.
Lewin, K., Dynamic theory of personality, Harper, New York 1935.
Lewin, K., Principles of topological psychology, Harecourt Brace, New York 1936.
Lewin, K., Behavior and development as a function of the total situation, in: *Carmichael, L.*, Manual of child psychology, Wiley, New York 1946.
Lewin, K., Feldtheorie in den Sozialwissenschaften, Huber, Bern 1963.
Lewin, K., Kurt-Lewin Werkausgabe, hrsg. v. *Graumann, C.F.*, 4 Bde. Huber, Bern 1982.
Lewin, K., Kriegslandschaft, *Zeitschrift für angewandte Psychologie* 12 (1917) 440-447, Lewin Werkausgabe, Huber, Bern 1982, Bd. 4, 315-327.
Lewis, C.N., Reminiscence and self concept in old age, *J. of Gerontology*, Vol. 26 (1971) 240-243.
Lewis, D.A., Sesack, S.R., Dopamine systems in the primate brain, in: *Bloom, F.E.* et al. (Hrsg.), The primate nervous system, part I. Handbook of chemical neuroanatomy (vol 13), Elsevier, Amsterdam 1997, 263-375.
Lewis, M., The social network systems model: Toward a theory of social development, in: *Field, T.* (ed.), Review of human development, Vol. 1, Wiley, New York 1982.
Lewis, M., Social influences on development: An overview, in: *Lewis, M.* (ed.), Beyond the dyad, Plenum, New York 1984.
Lewis, M., Origins of self-knowledge and individual differences in early self-recognition, in: *Greenwald, A.G., Suls, J.*, Psychological perspective on the self, 3, Erlbaum, Hillsdale 1986, 55-78.
Lewis, M., Social development in infancy and early childhood, in: *Osofsky* (1987) 419-493.
Lewis, M., Cognition and Emotion. Comments on Frye's Paper, *European Journal of Psychology of Education* 2 (1989) 141-143.
Lewis, M., Cultural differences in children's knowledge of emotional scripts, in: *Saarni, Harris* (1989) 350-373.
Lewis, M., Scham. Annäherung an ein Tabu, Kabel, Hamburg 1993.
Lewis, M., Brooks, J., Self-knowledge and emotional development, in: *Lewis, Rosenblum* (1978) 77-124.
Lewis, M., Brooks-Gunn, J., Social cognition and the acquisition of self, Plenum Press, New York 1979.
Lewis, M., Brooks-Gunn, J., Auf der Suche nach den Ursprüngen des Selbst: Implikationen für das Sozialverhalten und für pädagogische und therapeutische Interventionen, in: *Montada, L.* (Hrsg.), Brennpunkte der Entwicklungspsychologie, Kohlhammer, Stuttgart 1979, 157-172.
Lewis, M., Brooks-Gunn, J., Jaskir, J., Individual differences in visual self-recognition as a function of mother-infant attachement relationship, *Developmental Psychology* 21 (1985) 1181-1187.
Lewis, M., Butler, R.N., Life review therapy, *Geriatrics*, Vol. 29, 11 (1974) 165-173.
Lewis, M., Feiring, C., McGuffog, C., Jaskir, J., Predicting psychopathology in six-year-olds from early social relations, *Child Development* 55 (1984) 123-136.
Lewis, M., Michalson, L., The socialization of emotions, in: *Field, Fogel* (1982) 189-211.
Lewis, M., Michalson, L., Children's emotions and moods: Development theory and measurement, Plenum Press, New York 1983.
Lewis, M., Miller, S.M., Handbook of Developmental Psychopathology, Plenum Press, New York 1990.
Lewis, M., Rosenblum, L.A., The effect of the infant on its caregiver, Wiley, New York 1974.
Lewis, M., Rosenblum, L.A., The development of affect, Plenum, New York 1978.
Lewis, M., Saarni, C., Culture and emotions, in: *Lewis, Saarni* (1985) 1-17.
Lewis, M., Saarni, C., The socialization of emotion, Plenum, New York 1985.
Lewis, M., Sullivan, M.W., Michalson, L., The cognitive-emotional fugue, in: *Izard, C.E., Kagan, J.*, Emotions, cognitions, and behavior, Cambridge University Press, Cambridge 1984, 264-288.
Lewis, R.A., The adult child and older parents, in: *Brubaker* (1990) 68-85.
Lewontin, R.G., Rose, S., Kamin, L.J., Die Gene sind es nicht, Psychologie Verlags Union, München 1988.
Leyendecker, B., Die ökologische Perspektive: Umweltpsychologie und ökologische Psychologie in der Kleinkindforschung, in: *Keller* (1989) 89-107.
Li, C., Hombert, J.-M., On the evolutionary origin of language, in: *Stamenov, Gallese* (2002) 175-206.
Libet, B., Do we have free will? In: *Libet* et al. (2000).
Libet, B., Freeman, A., Sutherland, K., The Volitional Brain. Towards a Neuroscience of Free Will, Imprint Academic, Exeter 2000.
Libet, B. Wright, E. W., Feinstein, B., and Pearl, D. K., Subjective referral of the timing for a conscious sensory experience, *Brain* 102 (1979) 193-224. (I)
Lichtenberg, J.D., The empathic mode of perception and alternative vantage points for psychoanalytic work, *Psychoanal. Inquiry* 1 (1981a) 329-356.

Lichtenberg, J.D., Implications for psychoanalytic theory or research on the neonate, *International Review of Psychoanalysis* 8 (1981b) 35-52.
Lichtenberg, J.D., An application of the self-psychological viewpoint to psychoanalytic technique, in: *Lichtenberg, Kaplan* (1983) 163-185.
Lichtenberg, J.D., Mirrors and mirroring: developmental experiences, in: *Wolf* (1985) 199-210.
Lichtenberg, J.D., Psychoanalysis and infant research, Erlbaum, Hillsdale 1983; dtsch. Psychoanalyse und Säuglingsforschung, Springer, Berlin 1991.
Lichtenberg, J.D., Einige Parallelen zwischen den Ergebnissen der Säuglingsbeobachtung und klinischen Beobachtungen an Erwachsenen, besonders Borderline-Patienten und Patienten mit narzißtischer Persönlichkeit, *Psyche* 10 (1990) 871-901; auch in: *Petzold* (1993c).
Lichtenberg, J.D., Kaplan, S. (eds.), Reflections on selfpsychology, Analytic Press, Hillsdale 1983.
Lichtenberg, J.D., Slap, J., On the defense mechanism: A survey and synthesis, *J. Am. Psychoanal. Assoc.* (1972) 776-792.
Lichtenthaeler, C., Geschichte der Medizin, Deutscher Ärzte Verlag, Köln 1982[3]
Lichtenthaeler, C., Der Hippokratische Eid, Deutscher Ärzte Verlag, Köln 1984.
Lidz, Th., Der gefährdete Mensch, Fischer, Frankfurt 1976.
Lidz, Th., Phases of adult life, in: *Norman, Scaramella* (1980) 20-37.
Lidz, Th., Flach, St., Die Familienumwelt der Schizophrenen, Klett-Cotta, Stuttgart 1965.
Lieb, H., Lutz, R., Verhaltenstherapie. Ihre Entwicklung – ihr Menschenbild, Verlag für Angewandte Psychologie, Göttingen 1992.
Liebermann, P., The biology and evolution of language, Harvard Univ. Press., Cambridge, MA 1984.
Liesen, H., Ausdauersport gegen frühzeitiges Altern, *Sportwissenschaft* 9 (1979) 111-114.
Lilly, J., Im Zentrum des Zyklons, Sphinx, Basel 1981.
Linde, E. van der, Morrongiello, B.A., Rovee-Collier, C.K., Determinants of retention in 8-week-old infants, *Development Psychology* 21 (1985) 601-613.
Lindemann, E., The meaning of crisis in individual and family living, *Teacher College Record* 57 (1956) 310-315.
Lindsay, P.H., Norman, D.A., Human information processing. An introduction to psychology, Academic Press, New York 1977[2].
Linsenhoff, A., Bastine, R., Kommer, D., Schulenübergreifende Perspektiven in der Psychotherapie, in: *Petzold* (1982g) 113-134.
Linton, S.J., A population-based study of the relationship between sexual abuse and back pain. Establishing a link, *Pain* 73 (1997) 47-53.
Lippe, R. zur, Am eigenen Leibe: Zur Ökonomie des Lebens, Syndikat, Frankfurt 1979
Lippe, R. zur, Leib, Arbeit und Arbeit am Leibe, in: *Petzold, Heinl* (1983) 74-118.
Lippitt, R., Watson, J., Westley, B., The dynamics of planned change, New York 1958.
Lipps, H., Die Verbindlichkeit der Sprache, Athenäum, Frankfurt 1958.
Lipps, Th., Das Wissen von fremden Ichen, in: *Lipps, Th.* (Hrsg.), Psychologische Untersuchungen, Engelmann, Leipzig 1907, 694-722.
Lipsitt, L.P., Advances in infancy research, Vol. 1, 2, Ablex, Norwood 1981, 1983.
Little, B.R., Psychological man as scientist, humanist and specialist. *J. Exper. Res. in Personality* 2 (1972) 95-118.
Litwak, E., Helping the elderly: The complementary roles of informal network and formal systems, Guilford, New York 1985.
Loch, W., Voraussetzungen, Mechanismen und Grenzen des psychoanalytischen Prozesses, Huber, Bern 1965.
Loch, W. (Hrsg.), Die Krankheitslehre der Psychoanalyse, Hirzel, Stuttgart 1971, 1977, 1983.
Loch, W., Zur Theorie, Technik und Therapie der Psychoanalyse, Suhrkamp, Frankfurt 1972.
Lockowandt, O., Zum Methodenproblem der „humanistischen Psychologie", in: *Petzold* (1982g) 303-322.
Loewald, H.W., Das Zeiterleben, *Psyche* 12 (1974) 1053-1062.
Loewenberg, F.M., Professional ideology, middle range theories and knowledge building for social work practice, *British Journal of Social Work* 4 (1984) 309-322.
Loftus, E.F., Eyewitness testimony, Harvard Univ. Press, Cambridge, Mass. 1979.
Loftus, E.F., Hoffmann, H.G., Misinformation and memory: The creation of new memories, *Journal of Experimental Psychology* 118 (1989) 100-104.
LoGerfo, M., Three ways of reminiscence in theory and practice, *Int. J. Aging and Human Development* 1 (1980) 39-48.
Lohmann, H.M. (Hrsg.), Das Unbehagen in der Psychoanalyse, Fischer, Frankfurt 1985.
London, P., Major issues in psychotherapy integration, *International Journal of Eclectic Psychotherapy* 3 (1986) 211-216.
London, P., Metamorphosis in psychotherapy: Slouching toward integration, *Journal of Integrative and Eclectic Psychotherapy* 1 (1988) 3-12.
Longo, G., The mathematical continuum. From intuition to logic, in: *Petitot, J.* et al., (ed.), Naturalizing phenomenology. Issues in contemporary phenomenology and cognitve science, Stanford University Press, Stanford 1998.
Lonngren, K., Alwyn, S., Solitons in action, New York 1978.
Looft, W.R., Reflections on intervention in old age: Motivs, goals and assumptions, *Gerontologist* 13 (1973) 6-13.
Lorand, S., Sandor Ferenczi 1873-1933. Pioneer of pioneers, in: *Alexander, F., Eisenstein, S., Grotjahn, M.* (eds.), Psychoanalytic pioneers, Basic Books, New York/London 1966, 14-35.
Lorenz, K., Gestaltwahrnehmung als Quelle wissenschaftlicher Erkenntnis, *Zeitschrift f. Exp. u. Angewandte Psychol.* 4 (1959) 118-220.
Lorenz, K., Das sogenannte Böse. Zur Naturgeschichte der Aggression, Piper, München 1963.
Lorenz, K., Analogy as a source of knowledge, Les Prix Nobel en 1973, The Nobel Foundation, Stockholm 1974.
Lorenz, K., Die Rückseite des Spiegels. Versuch einer Naturgeschichte des menschlichen Erkennens, Piper, München 1973.
Lorenz, K., Über tierisches und menschliches Verhalten, München 1980.
Lorenz, K., Der Abbau des Menschlichen, Piper, München 1983.
Lorenz, K., Wuketits, F.M., Die Evolution des Denkens, Piper, München 1983.
Lorenz, M., Kriminelle Körper. Gestörte Gemüter. Hamburger Edition, Hamburg 1999.
Lorenz, M., Leibhaftige Vergangenheit. Einführung in die Körpergeschichte. Edition Diskord, Berlin 2000.
Lorenzer, A., Kritik des psychoanalytischen Symbolbegriffs, Suhrkamp, Frankfurt 1970a.

Lorenzer, A., Sprachzerstörung und Rekonstruktion, Suhrkamp, Frankfurt 1970b, 1973[2].
Lorenzer, A., Zur Begründung einer materialistischen Sozialisationstheorie, Suhrkamp, Frankfurt 1972.
Lorenzer, A., Über den Gegenstand der Psychoanalyse oder Sprache und Interaktion, Suhrkamp, Frankfurt 1973.
Lorenzer, A., Die Wahrheit der psychoanalytischen Erkenntnis. Ein historisch-materialistischer Entwurf, Suhrkamp, Frankfurt 1974.
Lorenzer, A., Sprachspiel und Interaktionsformen, Suhrkamp, Frankfurt 1977.
Lorenzer, A., Das Konzil der Buchhalter, Europ. Verlags Anstalt, Frankfurt 1981.
Lorenzer, A., Was ist eine „unbewußte Phantasie"? in: *Schöpf, A.* (Hrsg.) Phantasie als anthropologisches Problem, Königshausen & Neumann, Würzburg 1981, 213-224.
Lorenzer, A., Sprache, Lebenspraxis und szenisches Verstehen in der psychoanalytischen Therapie, *Psyche* 2 (1983) 97-115.
Lorenzer, A., Kultur-Analysen, Fischer, Frankfurt 1986.
Lorenzer, A., Tiefenhermeneutische Kulturanalyse, in: *Lorenzer* (1986) 11-98.
Lorenzer, A., Die Sprache, der Sinn, das Unbewußte. Psychoanalytisches Grundverständnis und Neurowissenschaften, Klett-Cotta, Stuttgart 2002.
Lossky, V., Die mystische Theologie der morgenländischen Kirche, Styria, Graz 1961.
Lossky, V., Le buisson ardent, Aubier-Montaigne, Paris 1967.
Lossky, V., Die Schau Gottes, EVZ Verlag, Zürich 1968.
Louis, V., Individualpsychologische Psychotherapie, Reinhardt, München 1985.
Lovecraft, H.P., Supernatural horror in literature, Ben Abramson, New York 1945.
Lovecraft, H.P., Dreams and fancies, Arkham House, Salt Lake City 1962.
Lovecraft, H.P., At the mountains of madness and other novels, Arkham House, Salt Lake City 1964.
Lovecraft, H.P., Berge des Wahnsinns, Suhrkamp, Frankfurt 1975.
Lovecraft, H.P., Das Ding auf der Schwelle, Suhrkamp, Frankfurt 1976.
Lovecraft, H.P., Die Katzen von Uthar, Suhrkamp, Frankfurt 1980.
Lovecraft, H.P., Stadt ohne Namen, Suhrkamp, Frankfurt 1981.
Lovecraft, H.P., In der Gruft, Suhrkamp, Frankfurt 1982.
Lovecraft, H.P., Das Grauen im Museum, Suhrkamp, Frankfurt 1984.
Löwe, H., Einführung in die Lernpsychologie des Erwachsenenalters, Deutscher Verlag der Wissenschaften, Berlin/DDR 1975.
Löwe, H., Stand und Probleme der Psychologie des Erwachsenenalters, in: *Löwe, Lehr, Birren* (1983) 11-23.
Löwe, H., Lehr, U., Birren, J. (Hrsg.), Psychologische Probleme des Erwachsenenalters – Theoretische Positionen und empirische Untersuchungsergebnisse, Hans Huber, Bern, Stuttgart, Wien 1983.
Lowen, A., Physical dynamics of character structure, Grune & Stratton, New York 1958.
Lowen, A., Bioenergetik. Der Körper als Retter der Seele, Scherz, Bern 1975.
Lowen, A., Körperausdruck und Persönlichkeit, Kösel, München 1981.
Lowen, A., Narzißmus: Die Verleugnung des wahren Selbst, Kösel, München 1984.
Lowen, A., Lowen, L., The way to vibrant health, Harper Colophon, New York 1977.
Lowenthal, M.F., Social isolation and mental illness in old age, *Hum. Sociological Review* 29 (1964) 70-95.
Lowenthal, M.F., Antecedents of isolation and mutual illness in old age, *Archives of General Psychiatry* 12 (1965) 245-254.
Lowenthal, M.F., The relationship between social factors and mental health on the aged, in: *Simon, Epstein* (1968) 161-164.
Löwith, K., Max Weber und Karl Marx, in: *Archiv für Sozialwissenschaften und Sozialpolitik* 67, Tübingen 1932.
Löwith, K., Von Hegel zu Nietzsche, Kohlhammer, Stuttgart, Berlin, Köln, Mainz 1950.
Lowry, R.J. (ed.), The journals of A.H. Maslow, 2 Vol., Brooks/Cole Monterey 1979.
Luborsky, L., Measuring a pervasive psychic structure in psychotherapy: The core conflictual relationship theme, in: *Freedman, N., Grand, S.* (eds.), Communicative structures and psychic structures, Plenum, New York 1977.
Luborsky, L., Principles of psychoanalytic psychotherapy: A manual for supportive-expressive treatment, Basic Books, New York 1984.
Luborsky, L., Einführung in die analytische Psychotherapie, Springer, Heidelberg 1988.
Luborsky, L., Crits-Christoph, P., The assessment of transference by the CCRT method, in: *Dahl, H., Kächele, H., Thomä, H.* (eds.), Psychoanalytic process research strategies, Springer, Heidelberg 1988, 99-108.
Luborsky, L., Crits-Christoph, P., Understanding transference: The CCRT method, Basic Books, New York 1990.
Luborsky, L., Mark, D., Short-term supportive-expressive psychoanalytic psychotherapy, in: *Crits-Christoph, Barber* (1991) 110-136.
Luborsky, L., McLellan, A.T., Woody, G.E., O'Brien, C.P., Auerbach, A.H., Therapist success and its determinants, *Arch. Gen. Psychiatry* 42 (1985) 602-611.
Luborsky, L., Mintz, J., Auerbach, A.H., Christoph, P., Bachrach, H., Todd, T., Johnson, M., Cohen, M., O'Brien, P., Predicting the outcome of psychotherapy. Findings of the Penn Psychotherapy Project, *Arch. Gen. Psychiatry* 37 (1980) 471-481.
Luborsky, L., Singer, B., Luborsky, L., Comparative studies of psychotherapies: Is it true that „everybody has won and all must have prizes?", *Archives of General Psychiatry* 32 (1975) 995-1008.
Lück, H.E., Rechtien, W., Mitgefühl, in: *Euler, Mandl* (1983) 188-195.
Lückel, K., Begegnung mit Sterbenden, Kaiser, München 1981.
Lückel, R., Integrative Arbeit mit Märchen, Beiheft zur *Integrativen Therapie* 1, Junfermann, Paderborn 1979.
Lückert, H.R., Konfliktpsychologie, Reinhardt, München 1959.
Luckmann, T., Phänomenologie und Soziologie, in: *Sprondel, Grathoff* (1979) 196-206.
Luckmann, T., Persönliche Identität, soziale Rolle und Rollendistanz, in: *Marquard, Stierle* (1979) 293-313.
Luckmann, T., Lebenswelt und Gesellschaft, Schöningh, Paderborn 1980.
Luckmann, T., Keppler, A., Lebensweisheiten im Gespräch, in: *Kühn, Petzold* (1992) 201-224.
Ludwig-Körner, C., Übertragung und Gegenübertragung in der Psychoanalyse, Gestalttherapie und Integrativen Therapie, *Integrative Therapie* 4 (1991) 466-488.
Ludwig-Körner , C., Der Selbstbegriff in Psychologie und Psychotherapie, Deutscher Universitäts Verlag, Wiesbaden 1992.
Luhmann, N., Funktion und Folgen formaler Organisation, Berlin 1964.

Luhmann, N., Zweckbegriff und Systemrationalität. Über die Funktion von Zwecken in sozialen Systemen, Mohr, Tübingen 1968.
Luhmann, N., Sinn als Grundbegriff der Soziologie, in: *Habermas, Luhmann* (1971).
Luhmann, N., Soziologische Aufklärung. Aufsätze zur Theorie sozialer Systeme, Westdeutscher Verlag, Opladen 1971.
Luhmann, N., Formen des Helfens im Wandel gesellschaftlicher Bedingungen, in: *Otto, Schneider* (Hrsg.) Gesellschaftliche Perspektiven der Sozialarbeit, Bd. 1 1973, 21-43.
Luhmann, N., Vertrauen, ein Mechanismus zur Reduktion sozialer Komplexität, Enke, Stuttgart 1978.
Luhmann, N., Liebe als Passion – Zur Codierung von Intimität, Frankfurt/M. 1982.
Luhmann, N., Die Autopoiesis des Bewußtseins, *Soziale Welt, Z. f. soziale Forschung und Praxis* 4 (1985) 402-446.
Luhmann, N., Ökologische Kommunikation, Westdeutscher Verlag Opladen 1986
Luhmann, N., Beobachtungen der Moderne, Westdeutscher Verlag, Opladen 1992.
Lukács, G., Geschichte und Klassenbewußtsein. Studien über Marxistische Dialektik, de Munter, Amsterdam 1967; Luchterhand, Neuwied 1983.
Lukács, G., Die Verdinglichung und das Bewußtsein des Proletariats, in: idem, Geschichte und Klassenbewußtsein, Werke Bd. 2, Luchterhand, Darmstadt/Neuwied 1977, 257-397.
Lukács, G., Gelebtes Denken: Eine Autobiographie im Dialog, hrsg. v. *Eorsi, J.*, Suhrkamp, Frankfurt 1981.
Lukesch, H., Perrez, M., Schneewind, K.A., Familiäre Sozialisation und Intervention, Huber, Bern 1980.
Luquet, P., A propos des facteurs de guérison non verbalisables dans la cure analytique, *Rev. franc. Psychoanal.* 2 (1957) 182-209.
Lurija, A. R., Restoration of Brain Functions after War Trauma, Oxford 1963.
Lurija, A.R, Human Brain and Psychological Processes, New York. 1966.
Lurija, A. R., The working brain. An introduction to neuropsychology, Penguin Books, Harmondsworth 1976.
Lurija, A.R., The making of mind: A personal account of Soviet psychology, Harvard University Press, Cambridge, MA 1979.
Lurija, A. R., Die historische Bedingtheit individueller Erkenntnisprozesse, Beltz, Weinheim 1986.
Lurija, A. R., Das Gehirn in Aktion. Einführung in die Neuropsychologie, Reinbek 1998.
Lurker, M., Der Kreis als Symbol im Denken, Glauben und künstlerischen Gestalten der Menschheit, Wunderlich Verlag, Tübingen 1981.
Lüth, P., Kritische Medizin. Zur Theorie-Praxis-Problematik der Medizin und der Gesundheitssysteme, Rowohlt, Reinbek 1972.
Lutz, R. et al., Sehen und gesehen werden: Eine empirische Studie zum Selbstbild von Verhaltenstherapeuten, in: *Lieb, Lutz* (1992) 254-261.
Lutz, W., Grawe, K., Was ist Evidence Based Psychotherapy? In: *Integrative Therapie* 1,2, Jahrgang 27 (2001) S. 11-28.
Luyten, N.A. (Hrsg.), Aspekte der Personalisation. Auf dem Wege zum Personensein, Alber, Freiburg, München 1979.
Lynch, J., Education for citiziенship in a multicultural society, Cassell, London 1992.
Lyotard, J.-F., La condition postmoderne. Rapport sur le savoir, Paris 1979.
Lyotard, J.-F., Das postmoderne Wissen. Ein Bericht, Bremen 1982, 2. Aufl., Passagen Verlag, Graz-Wien 1986.
Lyotard, J.-F., La différence, Paris 1983.
Lyotard, J.-F., Das Erhabene und die Avantgarde, *Merkur* 38 (1984) 151-164.
Lyotard, J.-F., Grabmal der Intellektuellen, Passagen Verlag, Graz, Wien 1985.
Lyotard, J.-F., Grundlagenkrise, *Neue Hefte für Philosophie* 26 (1986) 1-33.
Lyotard, J.-F., Philosophie und Malerei im Zeitalter des Experimentes, Berlin 1986.
Lyotard, J.-F., Der Widerstreit, Fink, München 1987.
Lyotard, J.-F., Le nom et l'exception, in: *Nagl-Docekal, Vetter* (1987) 43-53.
Maaz, H.-J., Der Gefühlsstau – Ein Psychogramm der DDR, Berlin 1990.
Mac Cormac, E.R., Stamenov, M. I., Fractals of Brain, Fractals of Mind: In Searchg of a Symmetry Bond (Advances in Consciousness Research, No 7) . John Benjamins Pub Co., Amsterdam 1996.
MacDonald, M.L., Environmental programming for the socially isolated aging, *The Gerontologist* 18 (1978) 350-354.
MacDonald, M.L., Davidowitz, J.J., Gimbel, B., Foley, L.M., Physical and social environmental reprogramming as treatment for psychogeriatric patients, Int. J. of Behavioral Geriatrics 1 (1982) 15-32.
Mace, W.M., Gibson's strategy for proceeding: Ask not what's inside your head but what your head's inside of, in: *Shaw, R., Bransford, J.*, Proceeding, acting and knowing, Erlbaum, Hillsdale, N.J. 1977.
MacFarlane, A., Die Geburt, Klett-Cotta, Stuttgart 1978; (amerik. Orig. 1977).
Maciejewski, F., Theorie der Gesellschaft oder Sozialtechnologie. Beiträge zur Habermas-Luhmann-Diskussion, 3 Bde., Suhrkamp, Frankfurt 1974, 1975.
Macilwain, C., World leaders heap praise on human genome landmark, *Nature* 405 (2000) 983-4.
MacIntyre, A., Das Unbewußte. Eine Begriffsanalyse, Suhrkamp, Frankfurt 1968.
MacKay, C.K., Vom voroperatorischen Denken zum konkret operatorischen Denken, in: *Steiner, G.* (Hrsg.), Die Psychologie des 20. Jahrhunderts, BD. VII, Kindler, Zürich 1978, 121 ff.
Mackie, J.L., Ethik. Auf der Suche nach dem Richtigen und Falschen, Reclam, Stuttgart 1981.
Mackie, J.L., Das Wunder des Deismus. Argumente für und gegen die Existenz Gottes, Reclam, Stutgart 1985.
MacKinnon, D.W., Dukes, W.F., Depression, in: *Postman, L.* (ed.), Psychology in the making, Knopf, New York 1964, 622-744.
Macnab, F.A., Entfremdung und Interaktion. Erfahrungen mit Schizophrenen, Focus, Gießen 1975.
Mader, W., Paradoxien in psychotherapeutischem Handeln, in: *Weymann* (1989) 121-133.
Madison, G.B., Merleau-Ponty und die Postmodernität, in: *Métraux, Waldenfels* (1986) 162-193.
Maelicke, A., Vom Reiz der Sinne, Weinheim 1990.
Magill, R.A., Memory and control of action, NHC, Amsterdam 1983.
Magnusson, D., Path through life: A longitudinal research programme, Erlbaum, Hillsdale 1988.
Magnusson, D., Allen, V.L., Human development. An interactional perspective, Academic Press, New York 1983.
Magnusson, D., Bergman, L.R., A pattern approach to the study of pathways from childhood to adulthood, in: *Robins, Rutter* (1990) 101-115.
Magnusson, D., Ohman, A., Psychopathology: An interactual perspective, Academic Press, Orlando 1987.
Maher, B.A., Underpinnings of today's chaotic diversity, *International Newsletter of Paradigmatic Psychology* 1 (1985) 17-19.

Mahler, M., Kreativer Tanz, Zytglogge, Bern 1979.
Mahler, M.S., Die Bedeutung der Loslösungs- und Individualprozesse für die Beurteilung von Borderline-Patienten, *Psyche* 29 (1971) 1078-1085.
Mahler, M.S., On human symbiosis and the vicissitudes of individuation, Int. Univ. Press, New York 1968; dtsch. Symbiose und Individuation, Bd. 1: Psychosen im frühen Kindesalter, Klett, Stuttgart 1983[3].
Mahler, M.S., Symbiose und Individuation, Bd. I, Psychosen im frühen Kindesalter, Klett, Stuttgart 1979.
Mahler, M.S., Studien über die ersten beiden Lebensjahre, Klett, Stuttgart 1985.
Mahler, M.S., Pine, F., Bergmann, A., The psychological birth of the human infant, Basic Books, New York, 1975; dtsch. Die psychische Geburt des Menschen, Fischer, Frankfurt 1978.
Mahoney, M.J., Cognition and behaviour modification, Ballinger, Cambridge, Mass. 1974.
Mahoney, M.J., Reflections on the cognitive-learning trend in psychotherapy, *American Psychol.* 32 (1977) 5-13.
Mahoney, M.J., Freeman, A., Cognition and psychotherapy, Plenum, New York 1985.
Mahrer, A.R., New approaches to personality classification, Columbia Univ. Press, New York 1970.
Mahrer, A.R., Discovery-oriented psychotherapy research, *American Psychologist* 43 (1988) 694-702.
Mahrer, A.R., The integration of psychotherapies, Human Sciences Press, New York 1989.
Mahrer, A.R., Nadler, W.P., Good moments in psychotherapy: A preliminary review, a list, and some promising research avenues, *J. of Consulting and Clinical Psychology* 54 (1986) 10-15.
Main, M., Exploration, play, and cognitive functioning related to infant-mother attachment, *Infant Behavior and Development* 6 (1983) 167-174.
Maindok, H., Soziologie als Profession, Diss., Frankfurt 1977.
Malan, D.H., Psychoanalytische Kurztherapie. Eine kritische Untersuchung, Klett, Stuttgart 1965.
Malan, D.H., The frontier of brief-psychotherapy. An example of the convergence of research and clinical practice, Plenum, New York 1976a.
Malan, D.H., Toward the validation of dynamic psychotherapy. A replication, Plenum, New York 1976b.
Malatesta, C.Z., Infant emotion and the vocal affect lexicon, *Motivation and Emotion* 5 (1981) 1-23.
Malatesta, C.Z., Culver, C., Tesman, J.R., Shepard, B., The development of emotion expression during the first four years of life, *Monographs of the Society for Research in Child Development*, Series No. 219, Vol. 54 (1989).
Malatesta, C.Z., Haviland, J.M., Learning display rules: The socialization of emotional expression in infancy, *Child Development* 53 (1982) 991-1003.
Malatesta, C.Z., Izard, C.E., Emotion in adult development, Sage, Beverly Hills 1984.
Malt, U.F., Traumatischer Streß, in: *Schnyder, U., Sauvant, J.-D.*, Krisenintervention in der Psychiatrie, Huber, Bern 1993, 121-136.
Mandl, H., Spada, H. (Hrsg.), Wissenspsychologie, Psychologie Verlags Union, München 1988.
Mandler, G., Mind and emotion, Eilex, New York 1975a.
Mandler, G., Consciousness: respectable, useful and probably necessary, in: *Salso, R.L.*, Information processing and cognition, Erlbaum, Hillsdale 1975b.
Mandler, G., Denken und Fühlen. Zu einer kognitiven Theorie emotionaler Prozesse, Junfermann, Paderborn 1979.
Mandler, G., The generation of emotion: A psychological theory, in: *Plutchik, Kellerman* (1980).
Mandler, G., The Psychology of Facial Expression (Studies in Emotion & Social Interaction). Cambridge University Press, Cambridge 1997.
Mandler, G., Consciousness Recovered: Psychological Functions and Origins of Conscious Thought (Advances in Consciousness Research, 40). John Benjamins Pub Co. Amsterdam 2002.
Mann, J., Psychotherapie in 12 Stunden. Zeitbegrenzung als therapeutisches Instrument, Walter, Freiburg 1973.
Mann, J., Time limited psychotherapy, in: *Crits-Christoph, Barber* (1991) 17-45.
Mann, J., Goldmann, R., A casebook in time-limited psychotherapy, Mc-Graw-Hill, New York 1982.
Mannheim, K., The problem of the Intelligentsia: An inquiry into its past and present role, in: *Mannheim, E.* (ed.), Essays on the sociology of culture, London 1956.
Mansfeld, J., Die Vorsokratiker. Griechisch/Deutsch, Reclam, Stuttgart 1987.
Mansfeld, J., Heraclitus, Fragmenten, Amsterdam 1979.
Mantell, D.M., Familie und Aggression. Zur Einübung von Gewalt und Gewaltlosigkeit, Fischer, Frankfurt 1978.
MarcAurel, Wege zu sich selbst, herausgegeben von *Rainer Nicke* (griech./dtsch.), Wissenschaftliche Buchgemeinschaft, Darmstadt 1998; dtsch. auch als Selbstbetrachtungen, übers. *A. Wittstock*, Reclam, Stuttgart 1949; frz. Écrits pour-lui-même, hrsg. von *P. Hadot*, Les Belles Lettres, Paris 1998.
Marcel, A., Conscious and unconscious perception. Experiments on visual masking and word recognition, *Cognitive Psychology* 15 (1983a) 197-237.
Marcel, A., Conscious and unconscious perception. An approach to the relations between phenomenal experience and perceptual processes, *Cognitive Psychology* 15 (1983b) 238-300.
Marcel, G., Journal métaphysique, Alcan, Paris 1927.
Marcel, G., Être et avoir, Alcan, Paris 1935.
Marcel, G., Du refus à l'invocation, Alcan, Paris 1940.
Marcel, G., Homo Viator, Alcan, Paris 1945; dtsch. Bastion, Düsseldorf 1949.
Marcel, G., Geheimnis des Seins, Herola, Wien 1952.
Marcel, G., Sein und Haben, Schöningh, Paderborn 1954, 1968.
Marcel, G., Was erwarten wir vom Arzt? Hippokrates, Stuttgart 1956.
Marcel, G., Schöpferische Treue, Zürich 1961.
Marcel, G., Philosophie der Hoffnung, List, München 1964.
Marcel, G., Das ontologische Geheimnis. Drei Essays, Reclam, Stuttgart 1964.
Marcel, G., Die Erniedrigung des Menschen, Knecht, Frankfurt 1964.
Marcel, G., Die Menschwürde und ihr existentieller Grund, Knecht, Frankfurt 1967.
Marcel, G., Dialog und Erfahrung, Knecht, Frankfurt 1969.

Marcel, G., Prolegomena, in: *Petzold* (1974j) 5.
Marcel, G., Leibliche Begegnung, in: *Kraus, A.* (Hrsg.), Leib, Geist, Geschichte, Hüthing, Heidelberg 1978, 47-73, und in: *Petzold* (1985g) 15-46.
Marcel, G., Petzold, H.G., Anthropologische Bemerkungen zur Bildungsarbeit mit alten Menschen, in: *Petzold, Bubolz* (1976) 9-18.
Marcia, J.E., Development and validation of ego identity statuses, *Journal of Personality and Social Psychology* 3 (1966) 119-133.
Marcia, J.E., Identity six years after: A follow-up study, *Journal of Youth and Adolescence* 5 (1976) 145-160.
Marcia, J.E., Identity in adolescence, in: *Adelson, J.* (ed.), Handbook of adolescent psychology, Wiley, New York 1980, 159-187.
Marcuse, H., Über die philosophischen Grundlagen des wirtschaftswissenschaftlichen Arbeitsbegriffs, Archiv für Sozialwissenschaft und Sozialpolitik, Bd. 69, 1933, 257-292.
Marcuse, H., Der eindimensionale Mensch, Luchterhand, Neuwied 1967.
Marcuse, H., Wolff, R.P., Moore, B., Kritik der reinen Toleranz, Frankfurt 1966.
Margraf, J., Schneider, S., Panik – Angstanfälle und ihre Behandlung, Berlin 1989.
Markl, H., Constraints in human behavior and the biological nature of man, *J. of Social and Biological Structures* 5 (1982) 61-67.
Markowitsch, H.J. (Hrsg.), Klinische Neuropsychologie. Enzyklopädie der Psychologie. Themenbereich C, Theorie und Forschung, Serie 1, Biologische Psychologie, Band 2, Hogrefe, Göttingen 1997.
Markus, G., Über die erkenntnistheoretischen Ansichten des jungen *Marx*, in: *Schmidt, A.* (Hrsg.) Beiträge zur marxistischen Erkenntnistheorie (1969) 18-72.
Marmar, C.R., Psychotherapy process research: Progress dilemmas, and future directions, *J. of Consulting and Clinical Psychology* 58 (1990) 265-272.
Marmor, J., Recent trends in psychotherapy, *American Journal of Psychiatry* 137 (1980) 409-416.
Marquard, O., Schwierigkeiten mit der Geschichtsphilosophie, Suhrkamp, Frankfurt 1973.
Marquard, O., Lob des Polytheismus. Über Monomythie und Polymythie, in: Abschied vom Prinzipiellen, Reclam, Stuttgart 1981.
Marquard, O., Homo Compensator, in: *Frey, G., Zelger, J.*, Anthropologie der Gegenwart, Innsbruck 1983, 55-66.
Marquard, O., Das Über-Wir. Bemerkungen zur Diskursethik, *Poetik und Hermeneutik* XI (1984) 29-44.
Marquard, O., Apologie des Zufälligen, Reclam, Stuttgart 1986.
Marquard, O., Transzendentaler Idealismus, Romantische Naturphilosophie, Psychoanalyse, Dinter Verlag f. Philosophie, Köln 1987.
Marquard, O., Stierle, K., Identität, Fink, München 1979.
Marsh, P., Aggro. The illusions of violence, Dent & Sons, London 1978.
Marshall, V.W., Age and awareness of finitude in developmental gerontology, *Omega* 2 (1975) 113-129.
Marshall, V.W., Last chapters: A sociology of aging and dying, Brooks/Cole, Monterey, CA 1980.
Marshall, V.W., Later life. The social psychology of aging, Sage, Beverly Hills 1986.
Märtens, M., Leitner, A., Steffan, A., Telsemeyer, P., Petzold, H. G., Qualitätsicherung in der Weiterbildung „Psychotherapeutische Medizin" in Niederösterreich. Abschlußbericht für das von der Europäischen Akademie für psychosoziale Gesundheit im Auftrag der Niederösterreichischen Ärztekammer durchgeführte Forschungsvorhaben, Europäischen Akademie für psychosoziale Gesundheit, Düsseldorf/Hückeswagen 2002, auch in: *Leitner, A.*, Entwicklungsdynamik in der Psychotherapie, Kramer, Edition Donau-Universität Krems, Wien 2003, S. 357-429.
Märtens, M., Petzold, H.G., Perspektiven der Psychotherapieforschung und Ansätze für integrative Orientierungen, 1995a, *Integrative Therapie* 1 (1995) 7-44.
Märtens, M., Petzold, H.G., Psychotherapieforschung und kinderpsychotherapeutische Praxis, 1995b, in: *Metzmacher, Petzold, Zaepfel* (1995) 345-394.
Märtens, M., Petzold, H.G., Wer und was wirkt wie in der Psychotherapie? Mythos "Wirkfaktoren" oder hilfreiches Konstrukt? *Integrative Therapie* 1 (1998) 98-110.
Märtens, M., Petzold; H. G., Therapieschäden. Risiken und Nebenwirkungen von Psychotherapie, Grünewald, Mainz 2002.
Martin, K., Kreativitätstraining in der Erwachsenenbildung, in: *Petzold* (1973c) 233-244.
Martin, R.D., Primate Origin and Evolution: A Phylogenetic Reconstruction, Princeton Univ. Press, Princeton.
Martino, F. de, Rossetti, L., Rosati, P., Eraclito, Bibliografia 1970-1984 e complementi 1621-1969, Perugia 1986.
Marx, K., Die Frühschriften: Von 1837 bis zum Manifest der kommunistischen Partei 1848, hrsg. v. *Landshut, S.*, Kröner, Stuttgart 1971.
Marx, K., Werke: Karl Marx – Friedrich Engels (MEW), Ergänzungsband, Schriften bis 1844, Teil I, hrsg. v. Institut für Marxismus-Leninismus beim ZK der SED, Dietz, Berlin 1981.
Marx, K., Zur Judenfrage, MEW Bd.1, 1843.
Marx, K., Ökonomisch-philosophische Manuskripte aus dem Jahre 1844, in: MEW (1981) 465-588.
Marx, K., Grundrisse der Kritik der politischen Ökonomie, EVA Europa, Frankfurt, Wien 1857/58.
Marx, K., Das Kapital, MEW 23, Bd. 1, 1867.
Marx, K., Das Elend der Philosophie. Frühschriften, hrsg. v. *Landshut, S.*, Kröner, Stuttgart 1955.
Marx, K., Engels, F., Werke, in: MEW, Bd. 1-34, Berlin 1965-1972.
Marziali, E., Marmar, C.R., Krupnik, J., Therapeutic alliance scales: Development and relationship to psychotherapy outcome, *Am. J. of Psychiatry* 138 (1981) 361-364.
Maslow, A., Toward a psychology of being, Van Nostrand, New York 1962.
Maslow, A., Religion, values and peak-experiences, Ohio State University Press, Ohio 1964.
Maslow, A., The further reaches of the human nature, Viking, New York 1971.
Maslow, A, Psychologie des Seins, Kindler, München 1973.
Maslow, A., Motivation und Persönlichkeit, Walter, Olten 1977.
Masson, J.M, Was hat man dir, du armes Kind, getan? Sigmund Freuds Unterdrückung der Verführungstheorie, Rowohlt, Reinbek 1986.
Masten, A.S., Garmezy, N., Risk, vulnerability, and protective factors in developmental psychopathology, in: *Lahey, B.B., Kazdin, A.E.* (eds.), Advances in clinical child psychology, Vol. 8, Plenum, New York 1985, 1-52.

Matakas, F., Neue Psychiatrie, Vandenhoeck & Ruprecht, Göttingen 1992.
Matas, L., Arend, R., Sroufe, L.A., Continuity of adaptation in the second year of life. The relationship between quality of attachement and later competence, *Child Development* 49 (1978) 547-556.
Mateas, M., Sengers,P., Narrative Intelligence (Advances in Consciousness Research, 46). John Benjamins Pub Co., Amsterdam 2003.
Mathiesen, U., Das Dickicht der Lebenswelt und die Theorie des kommunikativen Handelns, Fink, München 1983.
Matt, G.E., Meta-Analyse deutschprachiger Psychotherapie-Effektstudien der Jahre 1971-1982, unveröffentl. Diplomarbeit, Psychol. Institut der Universität Freiburg, Freiburg 1983.
Matt, G.E., Behandlungseffekte und Studienmerkmale: Eine metaanalytische Untersuchung zur Praxis der Psychotherapieforschung, *Gruppendynamik* 18 (1987) 345-360.
Matt, G.E., Wittmann, W.W., Zum Status quo kontrollierter deutschsprachiger Psychotherapie-Effektforschung aus dem Blickwinkel einer Meta-Analyse, *Zeitschrift für Klinische Psychologie* 15 (1985) 295-312.
Matthes, J., Zur transkulturellen Relativität erzählanalytischer Verfahren in der empirischen Sozialforschung, *Kölner Zeitschrift für Soziologie* 37 (1985a) 310-326.
Matthes, J., Die Soziologen und ihre Wirklichkeit. Anmerkungen zum Wirklichkeitsverständnis der Soziologie, in: *Bonß, H. Hartmann, H.* (Hrsg.) Entzauberte Wissenschaft. Soziale Welt. Sonderband 3, Göttingen 1985b.
Matthews, S.H., The social world of old woman. Sage, Beverly Hills 1979.
Matthews, S.H., Friendships through the life course, Sage, Beverly Hills 1986.
Mattner, D., Zur Dialektik des gelebten Leibes. Eine ganzheitliche Analyse des menschlichen Körpers, Verlag modernes lernen, Dortmund 1987.
Maturana, H.R., Erkennen: die Organisation und Verkörperung von Wirklichkeit, Vieweg, Braunschweig 1982.
Maturana, H.R., Varela, F.J., Der Baum der Erkenntnis. Wie wir die Welt durch unsere Wahrnehmung erschaffen – die biologischen Wurzeln des menschlichen Erkennens, Scherz, Bern 1987.
Maturana, H., Varela, F., The Tree of Knowledge. The Biological Roots of Human Understanding, New Science Library, Boston 1987.
Maugham, B., Rutter, M., Black pupil's in secondary schools, *British Journal of Developmental Psychology* 4 (1986) 19-29.
Maurer, F., Lebensgeschichte und Identität, Fischer, Frankfurt 1981.
Maurer, F., Räumliche Umwelt und Identität, *Wege zum Menschen* 5/6 (1982) 193-204.
Maurer-Groeli, Y., Gruppentherapie mit Schizophrenen (Zur Einführung und Begründung der körperzentrierten Gruppentherapie mit schizophrenen Kranken) *Schweizer Archiv f. Neurochirugie und Psychiatrie* 117/2 (1975) 309-324.
Maurer, Y., Körperzentrierte Psychotherapie. Ganzheitlich orientierte Behandlungskonzepte und Therapiebeispiele, Hippokrates, Stuttgart 1993.
Maurer, Y., Der ganzheitliche Ansatz in der Psychotherapie, Springer, Wien/New York 1999.
Maurer, Y., Petzold, H., Die therapeutische Beziehung in der Gestalttherapie, in: *Battegay, R., Trenkel, A.*, Die therapeutische Beziehung unter dem Aspekt verschiedener psychotherapeutischer Schulen, Huber, Bern 1978, 95-116.
Mayes, A.R., Selective memory disorders, in: *Tulving, E., Craig, F.I.M.* (Hrsg.) (2000) 427-440.
Mayo, B., Ethics and the moral life, Macmillan, London 1958.
Mayring, P., Subjektives Wohlbefinden im Alter. Stand der Forschung und theoretische Weiterentwicklung, *Zeitschrift für Gerontologie* 20 (1987) 367-376.
Mayring, P., Pensionierung, in: *Mayring, Saup* (1990) 37-52.
Mayring, P., Psychologie des Glücks, Kohlhammer, Stuttgart 1991.
Mayring, P., Haußer, K., Kontrollüberzeugung und Identität bei Arbeitslosen, in: *Frey, Haußer* (1987) 205-216.
Mayring, P., Saup, W. (Hrsg.), Entwicklungsprozesse im Alter, Kohlhammer, Stuttgart 1990.
May-Tolzmann, U., Freuds frühe klinische Theorie (1894-1896). Wiederentdeckung und Rekonstruktion. Edition discord, Tübingen 1996.
Mazor, R., Drama therapy for the eldery, *Hospital* & *Community Psychiatry* 7 (1982) 577-579.
McCall, G., Simmons, J.L., Identität und Interaktion, Schwann, Düsseldorf 1974.
McCarthy, J.B., The critical theory of Jürgen Habermas, MIT Press, Cambridge 1978.
McCarthy, J.B., Death anxiety. The loss of the self, Gardener, New York 1980.
McClannahan, L.E., Risley, T.R., Design of living environments for nursing-home residents: increasing participation in recreation activities, *J. of Applied Behavior Analysis* 3 (1975) 261-268.
McComb, K., Moss, C., Durant, S.M., Sayialel, S., Matriarchs as repositories of social knowledge in african elephants, *Science* 292 (2001) 491-494.
McCormick, R.A., To save or to let die. The dilemma of modern medicine, *Journal of the American Medical Association* 229 (1974) 172-176.
McCormick, R.A., Life-saving and life-taking, *Linacre Quarterly* 42 (1975) 110-115.
McCormick, R.A., The quality of life. The sancity of life, *Hastings Century Post* 1 (1978) 30-36.
McEwen, B.S., Stress and hippocampal plasticity, *Annual Review of Neurosciences* 22 (1999a) 105-122.
McEwen, B.S., Glucortoids, 1999**b**, in: *Adelman, Smith* (1999) 821 - 823.
McGee, R.K., Crisis intervention in the community, University Park Press, Baltimore 1974.
McGinnies, G., Emotionality and perceptual defense, *Psychol. Rev.* 56 (1949) 244-251.
McGurk, H., MacDonald, J., Hearing lips and seeing voices, *Nature* 264 (1976) 746-748.
McKenzie, B., Day, R.H., Ihsen, E., Localization of events in space. Young infants are not always egocentric, *British Journal of Developmental Psychology* 2 (1984) 1-9.
McKibben, B., Das Ende der Natur, Paul List, München 1990.
McLaughlin, J.T., The relevance of infant observational research for the analytic understanding of adult's patients' nonverbal behaviors, in: *Dowling, S., Rothstein, A.* (eds.), The significance of the infant observational research for clinical work with children, adolescents, and adults. Workshop series, Am. Psychoanal. Assoc. Monograph V. Int. Univ. Press, Madison, 1989, 109-122.
McLeod, J., Narrative and Psychotherapy, Sage Publications, London u.a. 1997.
McMurray, J., Persons in relation, Faber and Faber, London 1961.

Mead, G.H., Image or sensation, *Journal of Philosophy* 3 (1904a) 77-112.
Mead, G.H., The relations of psychology and philology, *Psychological Bulletin* 1 (1904b) 375-391.
Mead, G.H., Social psychology as counterpart to physiological psychology, *Psychological Bulletin* 6 (1909) 401-408.
Mead, G.H., What social objects must psychology presuppose? *Journal of Philosophy* 7 (1910a) 174-180.
Mead, G.H., Social consciousness and the consciousness of meaning, *Psychological Bulletin* 7 (1910b) 397-405.
Mead, G.H., The social self, *Journal of Philosophy* 10 (1913) 374-380.
Mead, G.H., The genesis of the self and social control, *International Journal of Ethics* 35 (1924/1925) 251-277.
Mead, G.H., The objective reality of perspectives, *Proceedings of the Sixth International Congress of Philosophy* (1927) 75-85.
Mead, G.H., Scientific method and the moral sciences (1928) in: *Mead, G.H.,* Selected writings, hrsg. v. *Reck, A.J.,* Univ. of Chicago Press, Chicago 1981.
Mead, G.H., Das Wenn der Vergangenheit (1929) in: Gesammelte Aufsätze (1983).
Mead, G.H., A pragmatic theory of truth, in: Studies in the nature of truth, in: University of California Philosophy, Bd. II, University of California, Berkeley 1929b.
Mead, G.H., The nature of the past, in: *Coss, J.* (ed.), Essays in honor of John Dewey, Henry Holt, New York 1929c, 235-242.
Mead, G.H., The philosophy of the present, Univ. of Chicago Press, Chicago 1932.
Mead G. H., Mind, self and society, University of Chicago Press, Chicago 1934; dtsch. Geist, Identität, Gesellschaft, Suhrkamp, Frankfurt 1968, 1973, 1975, 1988.
Mead, G.H., The philosophy of the act, University of Chicago Press, Chicago 1938.
Mead, G.H., Philosophie der Sozialität. Aufsätze zur Erkenntnisanthropologie (1932), Suhrkamp, Frankfurt 1969.
Mead, G.H., Gesammelte Aufsätze, hrsg. v. *Joas, H.,* Suhrkamp, Frankfurt, Bd. I 1980, Bd. II 1983.
Mead, G.H., Die Definition des Psychischen, in: Gesammelte Aufsätze (1980) 83-148.
Meaney, M., Nature, nurture, and the Disunity of Knowledge, *Annals of the New York Academy of Sciences* 935 (2001) 50-61.
Mech, L.D., The arctic wolf, Voyager Press, Stillwater 1988.
Medau, H., Moderne Gymnastik, Celle 1967.
Mednik, M. T., Mednik, S. A., Incubation of creative performance and specific associative priming, *J. Abnorm. Soc. Psychol.* 69 (1964) 84-87.
Mees, U., Was meinen wir, wenn wir von Gefühlen reden? Zur psychologischen Textur von Emotionswörtern, *Sprache* & *Kognition* 1 (1985) 2-120.
Mei van der, S.H., Petzold, H.G., Bosscher, R.J., Runningtherapie, Stress, Depression – ein übungszentrierter Ansatz in der Integrativen leib- und bewegungsorientierten Psychotherapie, *Integrative Therapie* 3 (1997) 374-429.
Meichenbaum, D., Cognitive behaviour modification: an integrative approach, Plenum, New York 1977.
Meichenbaum, D., Methoden der Selbstinstruktion, in: *Kanfer, F., Goldstein, A.,* Möglichkeiten der Verhaltensänderung, Urban & Schwarzenberg, München 1977, 407-450.
Meier-Baumgartner, H.P., Mencke, K., Ich hörte einen Ruf: Gedichte alter Menschen, Vincentz-Verlag, Hannover 1987.
Meijer, O.G., The hierarchy debate. Perspectives for a theory and history of movement science, Free University Press, Amsterdam 1988.
Meijer, O.G., Roth, K. (eds.), Complex movement behavior. 'The' motor-action controversy, North Holland, Amsterdam 1988.
Meijering, E.P., Augustinus über Schöpfung, Ewigkeit und Zeit, Leiden 1979.
Meissner, S.J., Metapsychology – who needs it? *J. Am. Psychoanal. Ass.* 29 (1981) 921.
Meissner, W.W., Notes on the potential differentation of borderline condition, *International Journal of Psychoanal. Psychother.* 9 (1982) 3-49.
Meltzoff, A.N., Imitation, intermodal co-ordination and representation in early infancy, in: *Butterworth* (1981).
Meltzoff, A.N., Borton, W., Intermodal matching by human neonates, *Nature* 282 (1979) 403-404.
Meltzoff, A.N., Kornreich, M., Research in psychotherapy, Atherton-Press, New York 1970.
Meltzoff, A.N., Moore, M.K., Imitation of facial and manual gestures by human neonates, *Science* 198 (1977) 75-78.
Meltzoff, A.N., Moore, M.K., Letter to the editor, *Science* 205 (1979) 217-219.
Meltzoff, A.N., Moore, M.K., The origins of imitation in infancy: Paradigm, phenomena and theories, in: *Lipsitt, L.P.* (ed.), Advances in infancy research, Ablex, Norwood 1983.
Mensendiek, B., Körperkultur der Frau, Berlin 1906.
Mente, A., Spitler, H.-D., Erlebnisorientierte Gruppenpsychotherapie, Junfermann, Paderborn 1984.
Mentzos, St., Psychoanalyse – Hermeneutik oder Erfahrungswissenschaft, *Psyche* 27 (1973) 832-849.
Mentzos, St., Interpersonale und institutionalisierte Abwehr, Suhrkamp, Frankfurt 1976.
Mentzos, St., Hysterie. Zur Psychodynamik unbewußter Inszenierungen, Kindler, München 1980.
Mentzos, St., Neurotische Konfliktverarbeitung. Einführung in die psychoanalytische Neurosenlehre unter Berücksichtigung neuer Perspektiven, Kindler, München 1982; Fischer, Frankfurt 1984.
Mergner, T., Hlavacka, F. (eds.), Multisensory control of posture, Plenum Press, New York 1995.
Merlan, Ph., Time consciousness in Husserl und Heidegger, *Philosophy and Phenomenological Research* 8 (1947) 23-53.
Merleau-Ponty, M., Les dessins infantile, *Bulletin de Psychologie de l'Université de Paris* 8 (1950) 12-13; 9 (1950) 6-10.
Merleau-Ponty, M., La structure du comportement, Gallimard, Paris 1942; Übers. *Waldenfels, B.,* Struktur des Verhaltens, de Gruyter, Berlin 1976.
Merleau-Ponty, M., Phénoménologie de la perception, Gallimard, Paris 1945; dtsch. Phänomenologie der Wahrnehmung, De Gruyter, Berlin 1966.
Merleau-Ponty, M., L'oeil et l'esprit, Gallimard, Paris 1964; dtsch. Das Auge und der Geist, Rowohlt, Reinbek / Hamburg 1967.
Merleau-Ponty, M., Humanisme et terreur, Gallimard, Paris 1947; dtsch. Übers. v. *Moldenhauer,* Humanismus und Terror, Suhrkamp, Frankfurt 1976.
Merleau-Ponty, M., Sens et non-sens, Gallimard, Paris 1948.
Merleau-Ponty, M., Eloge de la philosophie, Gallimard, Paris 1953; dtsch. Übers. v. *Metraux, A.,* Vorlesungen I, de Gruyter, Berlin 1973.
Merleau-Ponty, M., Les adventures de la dialectique, Gallimard, Paris 1955; dtsch. Übers. v. *Schmidt, A. Schmidt, A.,* Die Abenteuer der Dialektik, Suhrkamp, Frankfurt 1968.

Merleau-Ponty, M., Préface à l'ouvrage de Hesnard: L'ouevre de Freud et son importance dans le monde moderne, Payot, Paris 1960.
Merleau-Ponty, M., Signes, Gallimard, Paris 1960.
Merleau-Ponty, M., The primacy of perception and other essays on phenomenology, the philosophy of art, history and politics, hrsg. v. *Edie, J.M.*, Evanston 1964.
Merleau-Ponty, M., L'oeil et l'esprit, Gallimard, Paris 1964; dtsch. Das Auge und der Geist, Rowohlt, Reinbek 1967; Felix Meiner Verlag, Hamburg 1984.
Merleau-Ponty, M., Le visible et l'invisible, Gallimard, Paris 1964; dtsch. Das Sichtbare und das Unsichtbare, Fink, München 1986.
Merleau-Ponty, M., La prose du monde, Gallimard, Paris 1969; dtsch. v. *Giuliani, R.*, Die Prosa der Welt, Fink, München 1983.
Merleau-Ponty, M., Das Sichtbare und das Unsichtbare, Fink, München 1986.
Merleau-Ponty, M., Von Marcel Mauss zu Claude Lévi-Strauss, in: *Métraux, Waldenfels* (1986) 13-28.
Merriam, S., The concept and function of reminiscence: a review of the research, *The Gerontologist* 5 (1980) 604-609.
Merten, R., Kinder, die uns herausfordern, *Gestalt und Integration* 1 (1992) 86-95.
Merten, R.D., Hirngröße und menschliche Evolution, *Spektrum der Wissenschaft, Dossier: Die Evolution des Menschen* 2 (2002) 72-79.
Mertens, W., Emotionale Sozialisation, in: *Hurrelmann, Ulich* (1980) 664-691.
Messer, S.B., A critical examination of belief structures in integrative and eclectic psychotherapy, in: *Norcross, Goldfried* (1992) 124-159.
Messer, S.B., Winokur, M., Some limits to the integration of psychoanalytic and behavior therapy, *American Psychologist* 9 (1980) 818-827.
Mèszàros, I., Der Entfremdungsbegriff bei Marx, List, München 1973.
Métraux, A., Waldenfels, B., Leibhaftige Vernunft. Spuren von Merleau-Pontys Denken, Fink, München 1986.
Metzger, W., Schöpferische Freiheit, Kramer, Frankfurt 1962.
Metzger, W., Psychologie, Steinkopff, Darmstadt 1963[3].
Metzger, W., Gesetze des Sehens, Kramer, Frankfurt 1975.
Metzinger, T., Bewußtsein. Beiträge aus der Gegenwartsphilosophie, Schönigh, Paderborn 1995.
Metzinger, T., Being no one, MIT Press, Cambridge 2003.
Metzmacher, B., Integrative Bewegungstherapie in der Behandlung von Kindern und Jugendlichen, in: *Petzold, Ramin* (1987) 227-256.
Metzmacher, B., Emotionale Kultur und fördernde Umwelt, *Gestalt und Integration* 1 (1992) 51-55.
Metzmacher, B., Petzold, H.G., Zaepfel, H., Therapeutische Zugänge zu den Erfahrungswelten des Kindes, Integrative Kindertherapie in Theorie und Praxis, Bd. 1, Junfermann, Paderborn 1995.
Metzmacher, B., Petzold, H.G., Zaepfel, H. (Hrsg.), Therapeutische Zugänge zu den Erfahrungswelten des Kindes von heute. Integrative Kindertherapie in Theorie und Praxis – Band 1, Junfermann Verlag, Paderborn 1996.
Metzmacher, B., Petzold, H.G., Zaepfel, H., Praxis der Integrativen Kindertherapie. Integrative Kindertherapie in Theorie und Praxis, Bd. 2, Junfermann, Paderborn 1996.
Metzmacher, B., Zaepfel, H., Kindheit u. Identitätsentwicklung im Zeichen (post-)modernen sozialen Wandels, in: *Metzmacher, B., Petzold, H.G., Zaepfel, H.* (Hrsg.), Therapeutische Zugänge zu den Erfahrungswelten des Kindes von heute. Integrative Kindertherapie in Theorie und Praxis – Band 1, Junfermann Verlag, Paderborn 1996, 19-73.
Metzmacher, B., Zaepfel, H., Methodische Zugänge zu den Erfahrungswelten des Kindes. Zur Verbindung von tiefenpsychologischem und sozialem Sinnverstehen in der Integrativen Kindertherapie, in: *Metzmacher, B., Petzold, H.G., Zaepfel, H.* (Hrsg.), Therapeutische Zugänge zu den Erfahrungswelten des Kindes von heute. Integrative Kindertherapie in Theorie und Praxis – Band 1, Junfermann Verlag, Paderborn 1996, 75-129.
Meusel, H., Sport, Spiel, Gymnastik in der zweiten Lebenshälfte, Limpert, Bad Homburg 1982.
Meyendorff, J. Introduction à l'étude de Grégoire Palamas, Patristica Sorbonne 3, Paris 1959a.
Meyendorff, J., Grégoire Palamas: Défense des saints hésychastes. Introduction, texte critique, traduction et notes, Louvain 1959b.
Meyer A.E. (ed.), The Hamburg Short Psychotherapy Comparision Experiment, *Psychotherapy and Psychosomatics* 35 (1981) 81-207.
Meyer, A.E., Eine Taxonomie der bisherigen Psychotherapieforschung, *Zeitschrift für klinische Psychologie* 14 (1990) 287-291.
Meyer, A.E., Richter, R., Grawe, K., Graf, J.M., Schulenburg, D. v., Schulte, B., Gutachten zu einem Psychotherapeuten-Gesetz, Bundesministerium für Gesundheit, Bonn 1991.
Meyer, A.E., Richter, R., Grawe, K., Graf v. Schulenburg, J.M., Schulte, D., Forschungsgutachten zu Fragen eines Psychotherapeutengesetzes im Auftrag des Bundesministeriums für Jugend, Familie, Frauen und Gesundheit, Universitätskrankenhaus, Hamburg-Eppendorf 1991.
Meyer, F.S., Handbuch der Ornamentik, Ch. Beck, München 1983.
Meyer, H., Alienation, Entfremdung und Selbstverwirklichung, Olms, Hildesheim 1984.
Meyer, J.E., Tod und Neurose, Göttingen 1973.
Meyer, J.E., Die Todesthematik in der Entstehung und im Verlauf von Zwangsneurosen, *Psychotherapie und Medizinische Psychologie* (1975) 124-128.
Meyer, J.E., Todesangst und Todesbewußtsein der Gegenwart, Berlin 1979.
Meyer-Drawe, K., Leiblichkeit und Sozialität, Fink, München 1984.
Meyer-Drawe, K., Zähmung eines wilden Denkens? Piaget und Merleau-Ponty zur Entwicklung der Rationalität, in: *Métraux, Waldenfels* (1986) 258-275.
Meyer-Probst, B., Teichmann, H., Risiken für die Persönlichkeitsentwicklung im Kindesalter, Thieme, Leipzig 1984.
Meyrink, G., Der Kardinal Napellus, in: *Meyrink, G.*, Fledermäuse, Kurt Wolf, Leipzig 1916.
Michaels, C., Beek, P., The state of ecological psychology, *Ecological Psychology* 7(4) (1996) 259-278.
Michaels, C.F., Carello, C., Direct perception, Prentice-Hall, Englewood Cliffs, NJ 1981.
Middendorf, I., Atem und seine Bedeutung für die Entwicklung und das Heilsein des Menschen, in: *Petzold* (1977n) 436-451.
Middendorf, I., Der erfahrbare Atem, Junfermann, Paderborn 1984.

Middleton, D., Edwards, D., Collective remembering, Sage, London 1990.
Mierke, K., Wille und Leistung, Hogrefe, Göttingen 1955.
Miksch, J., Plädoyer für kulturelle Vielfalt, *Materialien zur politischen Bildung* 2 (1989).
Milakovic, I., Pränatale Adaptationsprozesse und ihre psychophysischen Grundlagen, in: *Hau, Schindler* (1982) 124-131.
Milani-Comparetti, A., Fetal motility in the ontogenetical psycho-biological process, Tavola rotanda su „La Vita Psichica des Feto. Ed. C.I.C., Rom 1982.
Milasch, N., Das Kirchenrecht der morgenländischen Kirche, Mostar 1909.
Mill, J.St., Utilarismus (1871), Reclam, Stuttgart 1976.
Miller, A., Das Drama des begabten Kindes, Suhrkamp, Frankfurt 1979.
Miller, A., Du sollst nicht merken, Suhrkamp, Frankfurt 1981.
Miller, C.T., Berman, J.S., The efficacy of cognitive behavior therapies: a quantitative review of the research evidence, *Psychol. Bull.* 94 (1983) 39-53.
Miller, D.L., George Herbert Mead – self, language and the world, University of Austin Press, Austin 1973.
Miller, G.A., Galanter, E., Pribram, K.H., Strategien des Handelns, Klett, Stuttgart 1973.
Miller, P.H., Theories of developmental psychology, Freeman, San Francisco 1989[2].
Miltner, W., Birbaumer, N., Gerber, W.D., Verhaltensmedizin, Springer, Berlin 1986.
Milz, H., Ganzheitliche Medizin, Frankfurt 1991[2].
Minde, K., Minde, R., Infant psychiatry: An introductory textbook, Sage, Beverly Hills 1986.
Mindell, A., Dream body, Los Angeles 1981.
Mindell, A., Körpersymptome der Sprache und der Seele, Bonz, Fellbach-Oeffingen 1985.
Mindell, A., Der Leib und die Träume. Prozeßorientierte Psychologie in der Praxis, Junfermann, Paderborn 1987.
Mink, L., Narrative form as a cognitive instrument, in: *Canary, R.H., Kozieki, H.,* The writing of history. Literary form and historical understanding, Madisson, Wis. 1978.
Minkowski, E., Le temps vécu. Etudes phénomenologiques et psychopathologiques, Neuchâtel 1968; dtsch. Die gelebte Zeit, 2 Bde., Otto Müller, Salzburg 1970/72.
Minsel, W.R., Methodology in psychotherapy research, Bd. III, Peter Lang, Frankfurt 1982.
Minsky, M., Mentopolis, Klett-Cotta, Stuttgart 1994[2].
Mischel, Th., The self, Basil Blackwell, Oxford 1977.
Mitchell, W.J.T., On narrative, Univ. of Chicago Press, Chicago 1981.
Mitscherlich, A., Die Unfähigkeit zu trauern, Piper, München 1968.
Mitscherlich-Nielsen, M., Die Zukunft ist weiblich, Fischer, Frankfurt 1987.
Mittelstraß, J. (Hrsg.), Symposium wissenschaftlich-technischer Fortschritt als Aufgabe in einer freiheitlichen Kultur, Veröffentlichung der Hanns-Schleyer-Stiftung, Köln 1987.
Modell, A.H., A narcissistic defence against affects and the illusion of self-sufficiency, *Intern. J. Psychoanal.* 56 (1975) 275-282.
Modell, A.H., Comments on the rise of narcissism, in: *Goldberg, C.,* In defense of narcissism: the creative self in search of meaning, Gardner, New York 1980, 152.
Modell, A.H., The holding environment and the therapeutic action of psychoanalysis, *Psyche* 6 (1981) 788-808.
Modell, A.H., Gibt es eine Metapsychologie noch? *Psyche* 3 (1984) 214-234.
Modell, A.H., Other times, other realities, Harvard University Press, Cambridge 1990.
Moeller, M.L., Selbsthilfegruppen, Rowohlt, Reinbek 1978.
Mogdil, S., Mogdil, C., Lawrence Kohlberg – Consensus and controversity, Palmer Press, Philadelphia 1986.
Mohr, J., Schubert, Chr. (Hrsg.), Ethik in der Gesundheitsökonomie, Springer, Berlin 1992.
Mol, H., Identity and the sacred, Pergamon, Oxford 1976.
Molfese, V.J., Thomsen, B., Optimality versus complications: Assessing predictive value of perinatal scales, *Child Development* 56 (1985) 810-823.
Molinari, V., Reichlin, R.E., Life review reminiscence in the elderly: a review of the literature, *Int. J. Aging and Human Development* 20 (1985) 81-92.
Möller, H., Vernunft und Kritik. Deutsche Aufklärung 1740-1815, Suhrkamp, Frankfurt am Main 1993, 3te Auflage.
Möller, H.J., Hohe-Schramm, M., Zerssen, D.v., Operationalisierte Diagnostik endogener Psychosen nach RDC und DSM III: Übereinstimmung mit der ICD-Diagnostik, in: *Beckmann, H., Laux, G.,* Biologische Psychiatrie, Springer, Heidelberg 1988, 80-85.
Möller, H.J., Probleme der Klassifikation und Diagnostik, in: *Reinecker* (1990) 3-24.
Möller, M.L., Anders Helfen - Selbsthilfegruppen und Fachleute arbeiten zusammen, Klett-Cotta, Stuttgart 1989.
Monroe, K. R., The heart of altruism, perceptions of a common humanity, Princeton University Press, Princeton N.J. 1996.
Montada, L., Systematik der angewandten Entwicklungspsychologie: Probleme der Praxis, Beiträge der Forschung, in: *Oerter, Montada* (1987) 769-788.
Montagu, A., Körperkontakt, Klett, Stuttgart 1974.
Montemayor, R., Adams, G.R., Gullotta, T.P., From childhood to adolescence. The transitional period, Sage, Newbury Park 1990.
Moor, K.L., Embryologie – Jahrbuch und Atlas der Entwicklungsgeschichte des Menschen, Schattauer, Stuttgart 1980.
Moore, D., Schultz, N.R. (eds.), Loneliness at adolescence: Correlates, attributions and coping, *Journal of Youth and Adolescence* 12 (1983) 95-100.
Moore, F.J., Chernell, E., West, M.J., Television as a therapeutic tool, *Archives of General Psychiatry* 12 (1965) 217-220.
Moore, M.K., Meltzoff, A.N., Object permanence, imitation and language development in infancy: Toward a neo-Piagetian perspective on communicative and cognitive development, in: *Minifie, F.D., Lloyd, L.L.* (eds.), Communicative and cognitive abilities: Early behavioral assessment, University Park Press, Baltimore 1978.
Moore, R.A., Ethics in the practice of psychiatry: Origins, functions, models, and enforcement, *American Journal of Psychiatry* 133 (1978) 653-656.
Moos, R.H., Human adaption: Coping with life crises, Plenum, New York 1976.
Moos, R.H., The human context: Environmental determinants of behaviour, Wiley, New York 1976.
Moos, R.H., Coping with life crisis. An integrated approach, Plenum, New York 1986.

Moravec, H., Körper, Roboter, Geist, in: *Rötzer* (1996) 98-112.
Moreau-Dreyfus, J., Lebovici, S., La psychothérapie collective de l'enfant, *Sauvgarde* 15/16 (1947) 17-34.
Moreno, J.L., Homo juvenis (1909), in: Einladung zu einer Begegnung 1 (1914) 19-22; in unzuverlässiger engl. Übers. *Group Psychotherapy* 3/4 (1970) 79-83.
Moreno, J.L., Einladung zu einer Begegnung, Anzengruber, Wien 1914.
Moreno, J.L., Rede über den Augenblick, Anzengruber, Wien 1923.
Moreno, J.L., Das Stegreiftheater, Kiepenheuer, Potsdam 1924; 2. Aufl. Beacon House, Beacon 1970.
Moreno, J.L., Towards a curriculum of the impromptu play school, *Impromptu* 1 (1931) 20-23.
Moreno, J.L., Application of the group method to classification National Committee on Prisons and Prison Labor, Washington 1932.
Moreno, J.L., Who shall survive? A new approach to the problem of human interrelations, Nervous and Mental Disease Publ. Co., Washington 1934; erw. Ausg. Beacon House, Beacon 1953.
Moreno, J.L., Organization of the social atom, *Sociometric Review* 1 (1936b) 11-16; repr. *Sociometry* 3 (1947) 287-293.
Moreno, J.L., Interpersonal therapy and the psychopathology of interpersonal relations, *Sociometry* 1/2 (1937) 9-76; erweitert bzw. verändert in: *Moreno* (1946).
Moreno, J.L., The philosophy of the moment and the spontaneity theatre, *Sociometry* 2 (1941a) 205-226.
Moreno, J.L., Psychodrama, Bd. I, 1946, 3. Aufl. Beacon House, Beacon 1964.
Moreno, J.L., The future of man's world, *Psychodrama Monographs* 21 Beacon House, Beacon 1947a.
Moreno, J.L., The social atom and death, *Sociometry* 10 (1947b) 81-86.
Moreno, J.L., How *Kurt Lewin*'s „Research Center for Group Dynamics" started and the question of paternity, *Group Psychotherapy* 1/3 (1951) I-IV.
Moreno, J.L., Sociometry. Experimental method and the science of society, Beacon House, Beacon 1951; dtsch. Soziometrie als experimentelle Methode, Junfermann, Paderborn 1981.
Moreno, J.L., Interpersonal therapy, group-psychotherapy and the function of the unconscious, *Group Psychotherapy* 3/4 (1954) 191-204.
Moreno, J.L., Gruppenpsychotherapie und Psychodrama, Thieme, Stuttgart 1959, 1973[2].
Moreno, J.L., Interpersonal therapy and co-unconscious states, *Group Psychotherapy* 3/4 (1961b) 234-241.
Moreno, J.L., Psychodrama, Bd. III, Beacon House, Beacon 1969.
Moreno, J.L., Role theory and the emerge of the self, *Group Psychotherapy* 2 (1962a) 114-117; dtsch. Rollentheorie und das Entstehen des Selbst, in: *Petzold, Mathias* (1983) 291-296.
Moreno, J.L., The united role theory and the drama, *Group Psychotherapy* 3 (1962b) 252-254; dtsch. Die einheitliche Rollentheorie und das Drama, in: *Petzold, Mathias* (1983) 287-289.
Moreno, J.L., Gedanken zu meiner Gruppenpsychotherapie, *Ciba Symposium* 11 (1963) 148-157.
Moreno, J.L., The Viennese origins of the encounter movement, paving the way for existentialism, group psychotherapy and psychodrama, in: *Moreno, J.L., Moreno, Z.T.*, Origins of encounter groups, Psychodrama and Group Psychotherapy Monographs 45, Beacon House, Beacon 1970.
Moreno, J.L., Kanon der Kreativität und Analyse der Kreativitätscharta 1990, in: *Petzold, H.G., Orth, I.*, (1990a).
Moreno, J.L., Theorie der Spontanität Kreativität 1990, in: *Petzold, H.G., Orth, I.*, (1990a).
Moreno, J.L., Moreno, F.B., Spontaneity theory of child development, *Sociometry* 2 (1944) 87-128.
Morgenthaler, F., Zur Technik der psychoanalytischen Praxis, Suhrkamp, Frankfurt 1978.
Morrice, J.K.W., Crisis intervention. Studies in community care, Pergamon, London 1976.
Morris, D. B., Krankheit und Kultur. Plädoyer für ein neues Körperverständnis, Kunstmann, München 2000.
Morris, P.S., Mirroring and reflection: Some philosophical issues, in: *Wolf* (1985) 325-336.
Morrongiello, B.A., Auditory temporal pattern perception in six- and twelve-month-old infants, *Developmental Psychology* 20 (1984) 441-448.
Morrongiello, B.A., Rovee-Collier, C., Gekosi, M.J., Expectancies and memory retrieval in three-month-old infants, *Child Development* 55 (1984) 936-943.
Morss, J.R., The biologising of childhood, developmental psychology and the Darwian myth, Erlbaum, Hillsdale 1990.
Moscovici, S., La psychanalyse, son image et son public, Presses Universitaires de France, Paris 1961, 1976[2].
Moscovici, S., Sozialer Wandel durch Minoritäten, Urban & Schwarzenberg, München 1979.
Moscovici, S., The phenomenon of social representations, in: *Farr, R.M., Moscovici, S.* (eds.), Social representations, Cambridge University Press, Cambridge 1984, 3-69.
Moscovici, S., La machine à faire des dieux, Fayard, Paris 1988a.
Moscovici, S., Notes towards a description of social representation, *European Journal of Social Psychology* 18 (1988b) 211-250.
Moscovici, S., Reflexions on an unidentified social object, in: *Himmelweit, H., Gaskell, G.* (eds.), Societal psychology, Sage, London 1989.
Moscovici, S., Social psychology and developmental psychology: extending the conversation, in: *Duveen, G.*, Social Representations and the development of knowledge. Cambridge University Press, Cambridge 1990, 164-185.
Moscovici, S., Die prälogische Mentalität der Zivilisierten, in: *Flick* (1991) 245-268.
Moscovici, S., Social Representations. Explorations in Social Psychology, New York University Press, New York 2001.
Moscovici, S., Duveen, G., Social representations: Explorations in social Psychology, Universita Press New York, New York 2001.
Moscovici, S., Paichele, G., Arbeit einzelner und Gruppen, in: *Moscovici, S.*, Forschungsgebiete der Sozialpsychologie, 2 Bde., Athenäum, Kronberg 1976, II, 1-52.
Moscovitch, M., Infant memory, Plenum, New York 1984.
Moser, H., Aktionsforschung, Kösel, München 1975.
Moser, H., Methoden der Aktionsforschung, Kösel, München 1977a.
Moser, H., Praxis der Aktionsforschung, Kösel, München 1977b.
Moser, T., Der Psychoanalytiker als sprechende Attrappe: eine Streitschrift, Suhrkamp, Frankfurt 1989.
Moser, T., Körpertherapeutische Phantasien. Psychoanalytische Fallgeschichten neu betrachtet, Suhrkamp, Frankfurt/M. 1989.
Moser, T., Gottesvergiftung, Suhrkamp, Frankfurt 1989.

Moser, T., Das zerstrittene Selbst, Suhrkamp, Frankfurt 1990.
Moser, T., Vorsicht Berührung, Suhrkamp, Frankfurt 1992a.
Moser, T., Stundenbuch. Protokolle aus der Körperpsychotherapie, Suhrkamp, Frankfurt/M. 1992b.
Moser, U., Affektsignal und aggressives Verhalten. Zwei verbal formulierte Modelle der Aggression, *Psyche* 32 (1978) 229-258.
Moser, U., Beiträge zu einer psychoanalytischen Theorie der Affekte, Teil I (Bericht aus der interdisziplinären Konfliktforschungsstelle der Universität Zürich, Nr. 10) Zürich 1983.
Moser, U., Beiträge zu einer psychoanalytischen Theorie der Affekte, Teil II (Bericht aus der interdisziplinären Konfliktforschungsstelle der Universität Zürich, Nr. 14) Zürich 1985.
Mosig, D.W., Lovecraft: Der Dissonanz-Faktor in der phantastischen Literatur, in: *Lovecraft* (1981) 278-300.
Moskopp, D., Ries, F., Durwen, H.F., Linke, D.B., Zur Einteilung der Bewußtseinslagen, *Verhandl. der Dt. Ges. f. Neurol.* 4 (1987) 531-532.
Moustakas, C.E., Loneliness, Prentice Hall, New York 1961.
Mowat, F., Never cry wolf, Dell, New York 1965; dtsch. Ein Sommer mit Wölfen, Engelbert, Balve 1971.
Mowrer, H.O., Learning theory and behavior, Wiley, New York 1960.
Mrazek, J., Die Verkörperung des Selbst, *Psychologie Heute* 2 (1984) 50-58.
Mrazek, J., Selbstkonzept und Körperkonzept, *Schweizerische Zeitschrift für Psychologie* 43 (1984) 1-23.
Mühlum, A., Umwelt – Lebensumwelt. Beiträge zu Theorie und Praxis sozialer Arbeit, Diesterweg, Frankfurt 1986.
Müller, A.M.K., Die präparierte Zeit. Der Mensch in der Krise seiner eigenen Zielsetzungen, Radius, Stuttgart 1971, 2. Aufl. 1973.
Müller, A.M.K., Wende der Wahrnehmung, Erwägungen zur Grundlagenkrise in Physik, Medizin, Pädagogik und Theologie, Kösel, München 1978.
Müller, Ch., Lexikon der Psychiatrie, Springer, Heidelberg 1973.
Müller, I., Czogalik, D., Veränderungen nach Integrativer Therapie bei PatientInnen mit chronischen Rückenschmerzen – Auszug einer Evaluationsstudie über die Therapeutische Arbeit von H. Heinl, in: *Leitner, A.*, Entwicklungsdynamik in der Psychotherapie, Kramer, Edition Donau-Universität Krems, Wien 2003, 477-598.
Müller, I., Czogalik, D., Veränderungen nach Integrativer Therapie bei PatientInnen mit chronischen Rückenschmerzen – Auszug einer Evaluationsstudie über die therapeutische Arbeit von H. Heinl, in: *Leitner, A.* (Hrsg.) (2003) 477-598.
Müller, J., Grundlagen der systematischen Heuristiken und Probleme ihrer Anwendung, *Technik* 10 (1970a) 690-624.
Müller, J., Grundlagen der systematischen Heuristik, Berlin 1970b.
Müller, J., Lacan's mirror stage, in: *Wolf* (1985) 233-252.
Müller, L., Petzold, H.G., Projektive und semiprojektive Verfahren für die Diagnostik von Störungen, Netzwerken und Komorbidität in der Integrativen Therapie von Kindern und Jugendlichen, *Integrative Therapie* 3-4 (1998) 396-438.
Müller, L., Petzold, H.G., Identitätsstiftende Wirkung von Volksmusik - Konzepte moderner Identitäts- und Lifestyle-Psychologie für die Musiktherapie am Beispiel des Schweizer Volksliedes, *Integrative Therapie* 2-3 (1999) 187-250.
Müller, L. Petzold, H.G., Problematische und riskante Therapie (nicht nur) in der Arbeit mit älteren und alten Menschen in „Prekären Lebenslagen" – *„Client dignity?"* 2002a, in: *Märtens, Petzold* (2002) 293-332.
Müller, L, Petzold, H.G., Gerontotherapie: Psychotherapie mit älteren und alten Menschen – Forschungsergebnisse, protektive Faktoren, Resilienzen, Grundlagen für eine Integrative Praxis, 2002b, *Integrative Therapie* 1 (2002) 52-90.
Müller, L, Petzold, H.G., Protektive Faktoren in der Arbeit mit alten Menschen, *Integrative Therapie* (2004) (in Vorber.).
Müller, M., Freud und sein Vater, Beck, München 1979.
Müller, M., Petzold, H.G., Affiliation, Reaktanz, Übertragung, Beziehung – Modalitäten der Relationalität in der Supervision, 2003, bei *www. FPI-Publikationen.de/materialien.htm – SUPERVISION: Theorie – Praxis – Forschung.* Eine interdisziplinäre Internet-Zeitschrift – 08/2003.
Müller, S., Otto, H.-U. (Hrsg.), Verstehen oder kolonialisieren? Kleine, Bielefeld 1984.
Müller, W., Être-au-monde. Grundlinien einer philosophischen Anthropologie bei Maurice Merleau-Ponty, Bouvier, Bonn 1975.
Müller-Braunschweig, H., Die Wirkung der frühen Erfahrung. Das erste Lebensjahr und seine Bedeutung für die psychische Entwicklung, Klett, Stuttgart 1975.
Müller-Hofer, B., Geiser, C., Juchli, E., Laireiter, A.-R., Klientenzentrierte Körperpsychotherapie (GFK-Methode) – Ergebnisse einer Praxisevaluation, *Psychotherapie Forum*, 11/ 2, 2003.
Mullins, L.C., Johnson, D.P., Anderson, L., Loneliness of the elderly: The impact of family and friends, in: *Hojat, Crandall* (1989) 225-236.
Munroe, R.H., Munroe, R.L., Whiting, P.D., Handbook of cross-cultural human development, Garland, New York 1981.
Murch, G.M., Woodworth, G.L., Wahrnehmung, Kohlhammer, Stuttgart 1978.
Murphy, L.B., Moriarty, A.E., Vulnerability, coping, and growth. From infancy to adolescence, Yale University Press, New Haven 1976, 1978[2]
Murray, E.A., Memory for objects in nonhuman primates, in: *Gazzaniga M.S.* (Hrsg.), (2000) 753-763.
Musch, W., Tragische Literaturgeschichte, Huber, Bern 1948.
Muschg, A., Literatur als Therapie? Ein Exkurs über das Heilsame und das Unheilbare, Suhrkamp, Frankfurt 1981.
Muslin, H.L., Val, E.R., The psychotherapy of the self, Brunner & Mazel, New York 1987.
Mussen, P.H. (ed.), Handbook of infant development, Vol. 1: History, theory and methods; Vol. 2: Infancy and developmental psychobiology, Wiley, New York 1983.
Muthny, F.A. (Hrsg.), Krankheitsverarbeitung. Hintergrundtheorien, klinische Erfassung und empirische Ergebnisse, Springer, Berlin 1990.
Mutz, G., Sozialpolitik als soziale Kontrolle – am Beispiel der psychosozialen Versorgung, München 1983.
Myers, N.A., Clifton, R.K., Clarkson, M.G., When they were very young: Almost-threes remember two years ago, *Infant Behavior and Development* 10 (1987) 123-132.
Myers, N.A., Perlmutter, M., Memory in the years from two to five, in: *Ornstein* (1978).
Nadolny, St., Die Entdeckung der Langsamkeit, Piper, München 1990.
Nagl-Docekal, H., Vetter, H., Tod des Subjekts, Oldenbourg, Wien 1987.
Nagler, N., Einige Vorbemerkungen zum Leib-Seele-Problem in der Psychoanalyse Freuds, *Integrative Therapie* 4 (1987) 236-365.

Nagler, N., Die Seelensprache der Musik, in: *Hahn, P., Herdiekerhoff, E.*, Materialien zur Psychoanalyse und zu analytisch orientierten Psychotherapien, Bd. XIII, Göttingen 1987, 55-65.
Nagler, N., Die Mortifikation des Begriffes in den „modernen" Psychotherapien, *Gestalt und Integration* 1 (1988) 6-21.
Nagler, N., Die psychoanalytische Politik der Ausgrenzung, *Integrative Therapie* 2/3 (1988) 219-238.
Nair, S., Eine vielschichtige Universalität, *UNESCO Courier* 7/8 (1992) 12-14.
Napier, J., Hands, Pantheon Books, New York 1980.
Nash, H., The role of metaphor in psychological theory, *Behavioral Science* 8 (1963) 336-347.
Nassen, U. (Hrsg.), Klassiker der Hermeneutik, Schöningh, Paderborn 1982.
Nathan, T., Ideologie, Sexualität und Neurose, Suhrkamp, Frankfurt 1979.
Nathanson, D.L., The many faces of shame, Guilford Press, New York 1987.
Naumburg, M., Dynamical oriented art therapy: its principles and practice, Grune & Stratton, New York 1966.
Negt, O., Lebendige Arbeit, enteignete Zeit, Campus, Frankfurt 1987.
Neisser, U., Kognitive Psychologie, Klett, Stuttgart 1974.
Neisser, U., Kognition und Wirklichkeit, Klett, Stuttgart 1979.
Nelson, D.L., Remembering pictures and words: Appearance, significance and name, in: *Cermak, L., Craik, F.I.M.*, Levels of processing in human memory, Erlbaum, Hillsdale 1979.
Nelson, K., Structure and strategy in learning to talk, *Society for Research in Child Development Monographs* 38 (1973) 1-2.
Nelson, K., How young children represent knowledge of their world in and out of language, in: *Siegler, R.S.* (ed.), Children's thinking: What develops?, Erlbaum, Hillsdale 1978.
Nelson, K., Social cognition in a script framework, in: *Flavell, Ross* (1981) 97-118.
Nelson, K., Individual differences in language development: Implications for development and language, *Developmental Psychology* 17 (1981) 170-187.
Nelson, K., The derivation of concepts and categories form event representations, in: *Scholnick, E.* (ed.), New trends in conceptual representation: Challenges to Piaget's theory, Erlbaum, Hillsdale 1983a.
Nelson, K., The transition from infant to child memory, in: *Moscovitch, M.* (ed.), Infant memory, Plenum, New York 1984.
Nelson, K., Memories in the crib. Paper presented at the Biennial meeting of the Society for Research in Child Development, Toronto 1985.
Nelson, K., Event knowledge: Structure and function in development, Erlbaum, Hillsdale 1986.
Nelson, K., The ontogeny of memory for real events, in: *Neisser, U., Winograd, E.* (eds.), Remembering reconsidered: Ecological and traditional approaches to the study of memory, Cambridge University Press, New York 1988.
Nelson, K., Narratives from the crib, Harvard University Press, Cambridge, Massachusetts, London 1989a.
Nelson, K., Monologue as the linguistic construction of self in time, 1989b, in: *Nelson* (1989a) 284-208.
Nelson, K., Monologue as representation of real-life experience, 1989c, in: *Nelson* (1989a) 27-72.
Nelson, K., Remembering: A functional developmental perspective, in: *Solomon, P.R., Goethals, G.R., Kelley, C.M., Stephens, B.R.* (eds.), Memory: An interdisciplinary approach, Springer Verlag, New York 1990.
Nelson, K., Erinnern und Erzählen: eine Entwicklungsgeschichte, *Integrative Therapie* 1/2 (1993).
Nelson, K., Events, narratives, memory: What develops? in: *Petzold* (1993c).
Nelson, K., Brown, A.L., The semantic-episodic distinction in memory development, in: *Ornstein* (1978).
Nelson, K., Eigen, M.C., Evil, self and culture, Human Sciences Press, New York 1984.
Nelson, K., Fivush, R., Hudson, J., Lucariello, J., Scripts in the development of memory, *Contributions to Human Development* 9 (1983) 52-70.
Nelson, K., Gruendel, J., From personal episode to social script. Paper presented at the Biennial Meeting of the Society for Research in Child Development, San Francisco 1979.
Nelson, K., Gruendel, J., Generalized event representations: Basic building blocks of cognitive development, in: *Lamb, M.E., Brown, A.L.* (eds.), Advances in developmental psychology, Bd. 1, Erlbaum, Hillsdale 1981.
Nelson, K., Levy, E., Development of referential cohesion in a child's monologues, in: *Steele, R., Threadgold, R.* (eds.) Language topics, John Bejamins, Amsterdam 1987.
Nemeroff, C.B. et al., Elevated concentrations of CSF corticotropin-releasing factor-like immunoreactivity in depressed patients, *Science* 226 (1984) 1342-1344.
Nesse, R.M., Is depression an adaption? *Archives of General Psychiatry* 57 (2000) 14-20.
Nestmann, F., Beratung von sozialpädagogischen Institutionen – Plädoyer für einen eklektischen Ansatz, *Neue Praxis* 1 (1985) 12-25.
Nestmann, F., Alltägliche psychosoziale Intervention, in: *Hörmann, Nestmann* (1988) 160-169.
Nestmann, F., Die alltäglichen Helfer, de Gruyter, Berlin 1988.
Netelenbos, J.B., Cognitee en motoriek bij jonge kinderen, VU Uitgeverij, Amsterdam 1988.
Neubauer, W.F., Selbstkonzept und Identität im Kindes- und Jugendalter, München 1976.
Neubaur, C., Übergänge, Spiel und Realität in der Psychoanalyse D.W. Winnicotts, Athenäum, Frankfurt 1987.
Neugarten, B.L. (ed.), Middle age and aging: A reader in social psychology, University of Chicago Press, Chicago 1968.
Neugarten, B.L., Time, age, and the life cycle, *American Journal of Psychiatry* 136 (1979) 887-894.
Neurath, O., Soziologie im Physikalismus, *Erkenntnis* 2 (1931) 403.
Newcomb, T., Individual systems of orientation, in: *Koch, S.* (ed.), A study of a science, Vol. 3, McGraw-Hill, New York 1979, 384-422.
Newman, B.M., Newman, P.R., Development through life, Dorsey, Homewood 1975.
Newman, B.M., Newman, P.R., Personality development through the life span, Brooks/Cole, Monterey 1980.
Niceley, T., Adam and his works. A bibliography of sources by and about Paul Goodman, Scarecrow Press, Methuen, London 1979.
Nichols, M.P., Zax, M., Catharsis in psychotherapy, Wiley, New York 1977.
Nicholson, R.A., Berman, J.S., Is follow-up necessary in evaluating psychotherapy, *Psychological Bulletin* 93 (1983) 261-278.
Nickel, H., Entwicklungspsychologie des Kindes- und Jugendalters, Huber, Bern Bd. I 1972, Bd. II 1975.
Nicol, H.R., Longitudinal studies in child psychology and psychiatry, Practical lessons from research experience, Wiley Chichester 1985.

Niebuhr, R.R., Schleiermacher on language and feeling, *Theology Today* 17 (1960) 150-167.
Nielsen, G., Barth, K., Short-term-provoking psychotherapy, in: *Crits-Christoph, Barber* (1991) 45-79.
Niemitz, C. (Hrsg.), Erbe und Umwelt. Zur Natur von Anlage und Selbstbestimmung des Menschen, Suhrkamp, Frankfurt 1986.
Niethammer, L. (Hrsg.), Lebenserfahrung und kollektives Gedächtnis. Der Prozeß der „Oral History", Suhrkamp, Frankfurt 1980, 1985.
Nietzsche, F., Werke, Hrsg. K. Schlechta, 3 Bde., München 1955.
Niggl, G., Geschichte der deutschen Autobiographie im 18. Jahrhundert. Stuttgart 1977.
Niggl, G.(Hrsg.), Die Autobiographie. Zu Form und Geschichte einer literarischen Gattung. Darmstadt 1989
Niggl, G., Studien zur Literatur der Goethezeit, Duncker und Humblot, Berlin, 2001.
Nilsson, L., Ein Kind entsteht. Bilddokumentation über die Entwicklung des Lebens im Mutterleib, Mosaik, München 1990.
Nisbet, R., History of the idea of progress, Basic Books, New York 1980.
Nishitani, K., Intelligibility and the philosophy of nothingness, Tokio 1958.
Nishitani, K., Nihilism and Súnyatá, *The Eastern Buddhist* 2 (1971) 30-49; 1 (1972) 57-69; 2 (1972) 95-106.
Nitsch, J.R., Streß. Theorien, Untersuchungen, Maßnahmen, Huber, Bern, Wien 1981.
Nitzschke, B., Die reale Innenwelt, München 1978.
Noam, G., Kegan, R., Soziale Kognition und Psychodynamik. Auf dem Wege zu einer klinischen Entwicklungspsychologie, in: *Edelstein, Keller* (1982) 422-457.
Nobach, W., Die Gestaltung der therapeutischen Beziehung in der Kindertherapie, *Gestalt und Integration* 1 (1992) 128-154.
Noble, C.A., Self, P.A., Shafaie, M.S., The relationship of infant gaze aversion to other infant behaviors, Paper presented at the meeting of the Society for Research in Child Development, Detroit, Michigan 1983.
Nocquet, A., Der Weg des Aikido, Kristkeitz, Berlin 1985.
Nölke, A. (Hrsg.), Internationale Zivilgesellschaft, Leiziger Universitäts-Verlag, Leipzig 1997.
Norcross, J.C. (ed.), Handbook of eclectic psychotherapy, Brunner & Mazel, New York 1986a.
Norcross, J.C., Eclectic psychotherapy: an introduction and overview, in: *Norcross* (1986a).
Norcross, J.C., Special section: Toward a common language for psychotherapy, *Journal of Integrative and Eclectic Psychotherapy* 4 (1987) 165-205.
Norcross, J.C., The exclusivity myth and the equifinality principle in psychotherapy, *Journal of Integrative and Eclectic Psychotherapy* 7 (1988) 415-421.
Norcross, J.C., Personal therapy for psychotherapists: One solution, *Psychotherapy in Private Practice* 8 (1990) 45-59.
Norcross, J.C., Commentary: eclecticism misinterpreted and integration misunderstood, *Psychotherapy* 2 (1990) 297-300.
Norcross, J.C., Goldfried, M.R. (eds.), Handbook of psychotherapy integration, Basic Books, New York 1992.
Norcross, J.C., Grencavage, L.M., Eclecticism and integration in counseling and psychotherapy: Major themes and obstacles, *British Journal of Guidance and Counseling* 19 (1989) 227-247.
Norcross, J.C., Grencavage, L.M., Where are all commonalities among the common factors? *Professional Psychology: Research and Practice* 21 (1990) 372-378.
Norcross, J.C., Prochaska, J.O., A study of eclectic (and integrative) views revisited, *Professional Psychology* 19 (1988) 170-174.
Norcross, J.C., Thomas, B.L., What's stopping us now? Obstacles to psychotherapy integration, *Journal of Integrative and Eclectic Psychotherapy* 1 (1988) 74-80.
Norman, W.H., Scaramella, T.J., Mid-life: developmental and clinical issues, Brunner & Mazel, New York 1980.
Nougier, L.-R., L'art de la préhistoire, Librairie Générale Français, Paris 1993.
Nuechterlein, K.H., Childhood precursors of adult schizophrenia, *Journal of Child Psychology and Psychiatry* 27 (1986) 133-144.
Nuechterlein, K.H., Phips-Yonas, S., Driscoll, R., Garmezy, N., Vulnerability factors in children at risk: anomalies in attentional functioning and social behavior, in: *Rolf* et al. (1990) 445-479.
Núñez, R., What brain for God's-eye? Biological naturalism, ontological objectivism, and Searle, *Journal of Consciousness Studies* 2 (1995) 149-66.
Núñez, R., Eating soup with chopsticks. Dogmas, difficulties, and alternatives in the study of conscious experience, *Journal of Consciousness Studies* 4 (1997) 143-66
Núñez, R., Could the Future Taste Purple? Reclaiming mind, body, in: *Núñez, Freeman* (1999) 41-60.
Núñez, R., Edwards, L., Matos, J.F., Embodied cognition as grounding for situatedness and context in mathematics education, *Educational Studies in Mathematics* 39 (1-3) (1999) 45-65.
Núñez, R., Freeman, W.J., Reclaiming Cognition: The Primacy of Action, Intention and Emotion. Thorverton, Imprint Academic, Bowling Green 1999.
Nunner-Winkler, G., Identität und Individualität, *Soziale Welt* 36 (1985) 466-481.
Nunner-Winkler, G., Zur Bestimmung der moral-philosophischen und sozialwissenschaftlichen Beiträge zur Moralforschung, Suhrkamp, Frankfurt 1986.
Nunner-Winkler, G., Identitätskrise ohne Lösung: Wiederholungskrisen, Dauerkrise, in: *Frey, Haußer* (1987) 165-178.
Nyssen, E., Metz-Gückel, S., „Ja, die waren ganz einfach tüchtig" – Was Frauen aus der Geschichte lernen können, in: *Freier, A.-E., Oerter, R.* (Hrsg.) Entwicklung als lebenslanger Prozeß, Hoffmann & Campe, Hamburg 1978.
O'Neill, J., Perception, expression and history: The social phenomenology of M. Merleau-Ponty, Evanston 1970.
O'Neill, J., Five bodys: The human space of modern society, Ithaca 1985.
O'Neill, J., Der Spiegelleib. Merleau-Ponty und Lacan zum frühkindlichen Verständnis von Selbst und anderen, in: *Métraux, Waldenfels* (1986) 236-257.
Oaklander, V., Gestalttherapie mit Kindern und Jugendlichen, Klett, Stuttgart 1981.
Oberleder, M., Crisis therapy in mental breakdown of the aging, *Gerontologist* 10 (1970) 111-114.
Ochberg, F.M., Post-traumatic therapy and victims of violence, Brunner & Mazel, New York 1988.
Ockel, A., Cohn, R.C., Das Konzept des Widerstandes in der themenzentrierten Interaktion, in: *Petzold* (1981b) 255-283.
Odgen, T.H., On projective identification, *International Journal for Psychoanalysis* 60 (1979) 357-373.
Oelmüller, W., Normenbegründung, Normendurchsetzung, Schöningh, Paderborn 1978.
Oelmüller, W. (Hrsg.), Das Kunstwerk. Serie: Kolloquium zur Gegenwartsphilosophie, Schöningh, Paderborn 1983.
Oelmüller, W., Philosophie und Weisheit, Schöningh, Paderborn 1989.

Oelmüller, W., Dölle-Oelmüller, R., Geyer, C.-F., Diskurs sittliche Lebensformen, Philosophische Arbeitsbücher, Schöningh, Paderborn 1973.
Oelmüller, W., Dölle-Oelmüller, R., Geyer, C.F., Diskurs Metaphysik, Philosophische Arbeitsbücher, Schönigh, Paderborn 1983.
Oelmüller, W., Dölle-Oelmüller, R., Geyer, C.F., Diskurs Mensch, Philosphische Arbeitsbücher, Schöningh, Paderborn 1985.
Oeltze, H.-J., Johanna Sieper – Integrative Bildungsarbeit und kreative Medien, in: *Petzold, Sieper* (1993a).
Oerter, R., Moderne Entwicklungspsychologie, Auer, Donauwörth 1970[8], 1984[20].
Oerter, R. (Hrsg.), Entwicklung als lebenslanger Prozeß, Hoffmann & Campe, Hamburg 1978.
Oerter, R., Entwicklung der Motivation und Handlungssteuerung, in: *Oerter, Montada* (1987) 637-695.
Oerter, R., Montada, L., Entwicklungspsychologie. Ein Lehrbuch, Psychologie Verlags Union, München, Weinheim 1987, 2. völlig neubearbeitete, erweiterte Auflage.
Oerter, R., Schuster-Oeltzschner, M., Gedächtnis und Wissen, in: *Oerter, Montada* (1987) 537-577.
Oerter, R., v. Hagen, C., Röper, G., Noam, G. (Hrsg.), Klinische Entwicklungspsychologie, Ein Lehrbuch, Beltz/PsychologieVerlagsUnion, Weinheim 1999.
Oeser, E., Wissenschaft und Information, 3 Bde., Oldenbourg, Wien 1976.
Oeser, E., Wissenschaftstheorie als Rekonstruktion der Wissenschaftsgeschichte, 3 Bde., Oldenbourg, Wien 1979.
Oeser, E., Psychozoikum. Evolution und Mechanismus der menschlichen Erkenntnis, Parey, Berlin 1987.
Oettermann, St., Zeichen auf der Haut, Hain Verlag, Frankfurt 1985.
Oevermann, U., Zur Sache. Zur Bedeutung von Adornos methodologischem Selbstverständnis für die Begründung einer materialen soziologischen Strukturanalyse, in: *Friedeburg, L.v., Habermas, J.* (Hrsg.), Adorno-Konferenz, Frankfurt 1983, 234-282.
Oevermann, U., Genetischer Strukturalismus und das sozialwissenschaftliche Problem der Erklärung der Entstehung des Neuen, (Manuskript) Fachbereich Gesellschaftswissenschaften der Johann Wolfgang Goethe-Universität, Frankfurt 1989.
Oevermann, U., Allert, T., Konau, E., Krambeck, J., Die Methodologie einer objektiven Hermeneutik und ihre allgemeine forschungslogische Bedeutung in den Sozialwissenschaften, in: Soeffner, H.G. (Hrsg.), Interpretative Verfahren in den Sozial- und Textwissenschaften, Metzler, Stuttgart 1979, 352-434.
Offe, C., Strukturprobleme des kapitalistischen Staates, Suhrkamp, Frankfurt 1972.
Olbrich, E., Normative Übergänge im menschlichen Lebensverlauf, in: *Filipp* (1981) 123-138.
Olbrich, E., Frühes Erwachsenenalter: Entwicklung im Familienzyklus, in: Oerter, Montada (1987) 339-360.
Olbrich, I., Heilende Kräfte im kindlichen Spiel. Bewegen, Wahrnehmen, Spielen, Sprechen – Integrative Arbeit bei Kindern mit Sprachproblemen, *Gestalt und Integration* 1 (1992) 42-50.
Olson, D.S., The social foundation of language and thought: Essays in honor of J.S. Bruner, McLeod, Toronto 1980.
Olson, S.L., Bates, J.E., Bayles, K., Mother-infant interaction and the development of individual differences in children's cognitive competence, *Developmental Psychology* 20 (1984) 166-179.
Olweus, D., Bullying among school boys, in: *Barnan, R.* (ed.), Child and violence, Academic Literature, Stockholm 1980.
Olweus, D., Block, J., Radke-Yarrow, M., Development of antisocial and prosocial behavior, Academic Press, New York 1986.
Omer, H., London, P., Metamorphosis in psychotherapy: End of the system era, *Psychotherapy* 25 (1988) 171-180.
Opie, J., Opie, P., Games in streets and playgrounds, Oxford University Press, Oxford 1979.
Orbach, J., Traub, A.C., Olson, R., Psychophysical studies of body-image: II. Normative data on the adjustable body-distorting mirror, *Archives of General Psychiatry* 14 (1966) 41-47.
Orban, P., Psyche und Soma. Über die Sozialisation des Körpers, Athenäum, Frankfurt 1981.
Orlinsky, D.E., Grawe, K., Parks, B.K., Process and outcome in psychotherapy, in: *Bergin, Garfield* (1994) 270-376.
Orlinsky, D.E., Howard, K.I., Process and outcome in psychotherapy, in: *Garfield, Bergin* (1986).
Orlinsky, D.E., Howard, K.I., A generic model of psychotherapy, *J. of Integrative and Eclectic Psychotherapy* 6 (1986) 6-27; dtsch. *Integrative Therapie* 4 (1988) 281-308.
Ornstein, A.C., How to teach disadvantaged youth, McKay, New York 1969.
Ornstein, P.A. (ed.), Memory development in children, Erlbaum, Hillsdale 1978.
Ornstein, R.E., On the experience of time, Harmondsworth 1969.
Ornstein, R.E., Die Psychologie des Bewußtseins, Fischer, Frankfurt 1976.
Ornstein, R.E., Multimind. Ein neues Modell des menschlichen Geistes. Ergebnisse der Humanwissenschaften für Erziehung, Therapie und Management, Junfermann, Paderborn 1989.
Orth, E.W. (Hrsg.), Zeit und Zeitlichkeit bei Husserl und Heidegger, Phänomenologische Forschungen Bd. 14, 1983.
Orth, I., Integration als persönliche Lebensaufgabe, Vortrag 3. Dtsch. Kongreß f. Gestalttherapie und Integrative Therapie, 25.-28.02.1993, München 1993; in: *Petzold, Sieper* (1993a).
Orth, I., Das Unbewußte in der Integrativen Kunsttherapie, in: *Schmidt, Ch.* et al., Beiträge zur Integrativen Therapie, 1994.
Orth, I., Das Unbewußte in der therapeutischen Arbeit mit künstlerischen Methoden und kreativen Medien – Überlegungen aus der Sicht Integrativer Kunsttherapie, in: *Schmidt, Ch.* (Hrsg.), Beiträge zur Integrativen Therapie, Junfermann, Paderborn 1994.
Orth, I., Der „domestizierte Körper". Die Behandlung beschädigter Leiblichkeit in der Integrativen Therapie, *Gestalt* (Schweiz) 21 (1994) 22-36.
Orth, I., Weibliche Identität und Leiblichkeit – Prozesse „konvivialer" Veränderung und Entwicklung – Überlegungen für die Praxis, Düsseldorf/Hückeswagen 2002, FPI-Publikationen. www.FPI-Publikationen.de/materialien.htm: *POLYLOGE: Materialien aus der Europäischen Akademie für psychosoziale Gesundheit* – 15/2002, auch in *Integrative Therapie* 4, 2002, 303-324.
Orth, I., Petzold, H.G., Überlegungen zur Eigenständigkeit kunsttherapeutischer Methoden und Medien. Ausbildung in Poesie- und Bibliotherapie, in: *Petzold, Orth* (1985) 413-431.
Orth, I., Petzold, H.G., Metamorphosen – Prozesse der Wandlung in der intermedialen Arbeit der Integrativen Therapie, in: *Petzold, Orth* (1990a) II, 721-774.
Orth, I., Petzold, H.G., Körperbilder in der Integrativen Therapie. Darstellungen des phantasmatischen Leibes durch „Body Charts" als Technik projektiver Diagnostik und kreativer Therapie, *Integrative Therapie* 1/2 (1991) 117-146; in: *Petzold* (1993a) 1201-1230.

Orth, I., , Petzold, H.G., Beziehungsmodalitäten – ein integrativer Ansatz für Therapie, Beratung, Pädagogik, in: *Petzold, Sieper* 1993b, 117-124, dieses Buch.

Orth, I., Petzold, H.G., Integrative Leib- und Bewegungstherapie mit erwachsenen Patienten, in: *Petzold* (1992a) 1151-1200.

Orth, I., Petzold, H.G., Zur „Anthropologie des schöpferischen Menschen" 1993c, in: *Petzold, Sieper* (1993a) 93-116.

Orth, I., Petzold, H.G., Gruppenprozeßanalyse – ein heuristisches Modell für Integrative Arbeit in und mit Gruppen, 1995b, *Integrative Therapie* 2 (1995b) 197-212.

Orth, I., Petzold, H.G., Heilende Bewegung – die Perspektive der Integrativen Leib- und Bewegungstherapie 1998a, in: *Illi, U., Breithecker, D., Mundigler, S.* (Hrsg.), Bewegte Schule. Gesunde Schule, Internationales Forum für Bewegung (IFB), Zürich 1998, 183-199.

Ortony, A., Turner, T.J., What's basic about emotions? *Psychological Review* 97 (1990) 315-331.

Osofsky, J.D., Handbook of infant development, Wiley, New York 1982, 1987.

Osten, P., Die Anamnese in der Psychotherapie, Reinhardt, München 2000, 2., neu bearb. und erw. Auflage.

Oster, H., Pouts and horseshoe-mouth faces: Their determinants, affective meaning, and signal value in infants. Paper presented at the Symposium of the Psychobiology of Affective Development at the biennial meeting of the Intern. Conference on Infant Studies, Austin, Texas 1982.

Oster, H., Ekman, P., Facial behavior in child development, *Minnesota Symposium on Child Psychology* 11 (1978) 231-276.

Otto, G., Otto, M., Auslegen. Ästhetische Erziehung als Praxis des Auslegens in Bildern und des Auslegens von Bildern, Friedrich, Velbert 1987.

Otto, H., Group methods to actualize human potential – a handbook, Holistic Press, Beverly Hills 1970.

Ottomeyer, K., Soziales Verhalten und Ökonomie im Kapitalismus, Politladen, Gaiganz 1974.

Ottomeyer, K., Ökonomische Zwänge und menschliche Beziehungen. Soziales Verhalten im Kapitalismus, Rowohlt, Reinbek 1977.

Oudejans, R.R.D., The optics and actions of catching fly balls, PrintPartners Ipskamp, Enschede 1996.

Oyama, S., The Ontogeny of Information, Cambridge Univ. Press, Cambridge 1985.

Paflik, H., Das Phänomen Zeit in Kunst und Wissenschaft, VCH, Weinheim 1987.

Paivio, A., Imagery and verbal processes, Holt, Rinehart & Winston, New York 1971.

Paivio, A., Mental representations. A dual coding approach, Oxford University Press, New York 1986.

Palmer, G.B., Occhi, D. J., Languages of Sentiment: Cultural Constructions of Emotional Substrates. Benjamins Publishing Company. Amsterdam 1999.

Palmore, E., Normal aging, I., Duke University Press, Durham 1970.

Palmore, E., Normal aging, II., Duke University Press, Durham 1974.

Palmore, E., International handbook of aging, Greenwood, Westpoint 1980.

Palmore, E., Nowlin, J.B., Wang, H.S., Predictors of functioning among the old-old: A 10-years follow up, *J. Gerontol.* 40 (1985) 244-250.

Pankoke, E., Ökologische Intervention und soziale Aktion: zur Feldorientierung aktiver Sozialpolitik, *Brennpunkte Sozialer Arbeit* 1 (1986) 50-86.

Pankow, G., Gesprengte Fesseln der Psychose, Reinhardt, München 1968.

Pankow, G., L'homme et sa psychose, Aubier-Montaigne, Paris 1969.

Panksepp, J., Toward a general psychobiological theory of emotions, *The Behavioral and Brain Sciences* 5 (1982) 407-467.

Pannenberg, W., Hermeneutik und Universalgeschichte, in: *Gadamer, Boehm* (1980) 283-319.

Papoušek, H., Experimental studies of appetitional behavior in human newborns and infants, in: *Stevenson, H.W., Hess, H.E., Reingold, H.L.* (eds.), Early behavior: Comparative and developmental approaches, Wiley, New York 1967, 249-277.

Papoušek, H., Entwicklung der Lernfähigkeit im Säuglingsalter, in: *Nissen, G.* (Hrsg.), Intelligenz, Lernen und Lernstörungen, Springer, Berlin, Heidelberg, New York 1977.

Papoušek, H., Early human movements: Heritage and chance, Inauguralvorlesung, Vrije Universiteit Amsterdam, VU Uitgeverij, Amsterdam 1991.

Papoušek, H., Toward hemispheric specialization during infancy: Manual skills versus acquisition of speech, in: *Fitzgerald, H.E., Lester, B.M., Yogman, M.V.* (eds.), Theory and research in behavioral pediatrics, Vol. 5, Plenum, New York 1991, 209-215.

Papoušek, H., Bernstein, P., The functions of conditioning stimulation in human neonates and infants, in: *Ambrose, A.* (ed.), Stimulation in early infancy, Academic Press, London 1969, 229-252.

Papoušek, H., Papoušek, M., Mirror image and self-recognition in young infants: A new method of experimental analysis, *Developmental Psychobiology* 7 (1974) 149-157

Papoušek, H., Papoušek, M., Mothering and the cognitive head-start: Psychobiological considerations, in: *Schaffer, H.R.* (ed.), Studies in mother-infant-interaction, Academic Press, New York 1977, 63-85.

Papoušek, H., Papoušek, M., Lernen im ersten Lebensjahr, in: *Montada, L.* (Hrsg.), Brennpunkte der Entwicklungspsychologie, Kohlhammer, Stuttgart 1979, 194-212.

Papoušek, H., Papoušek, M., Early ontogeny of human social interaction, in: *Cranach, M.v., Foppa, K., Lepenies, W., Ploog, D.* (eds.), Human ethology, Cambridge University Press, Cambridge 1979, 456-489.

Papoušek, H., Papoušek, M., Neue Wege in der Verhaltensbeobachtung und Verhaltensmikroanalyse, *Sozialpädiatrie in Praxis und Klinik* 3 (1981a) 20-22.

Papoušek, H., Papoušek, M., Intuitives elterliches Verhalten im Zwiegespräch mit dem Neugeborenen, *Sozialpäd. Prax. Klin.* 3 (1981b) 229-238.

Papoušek, H., Papoušek, M., Die Rolle der sozialen Interaktionen in der psychischen Entwicklung und Pathogenese von Entwicklungsstörungen im Säuglingsalter, in: *Nissen, G.* (Hrsg.), Psychiatrie des Säuglings- und des frühen Kleinkindalters, Huber, Bern 1982, 69-74.

Papoušek, H., Papoušek, M., Intuitive parenting: a dialectic counterpart to the infants integrative competence, in: *Osofsky* (1982/1987) 669-720.

Papoušek, H., Papoušek, M., Biological basis of social interactions: Implications of research for an understanding of behavioural deviance, *J. Child. Psychol. Psychiatr.* 24 (1983) 117-129.

Papoušek, H., Papoušek, M., Frühe menschliche Kommunikation: Biologisches Erbe und Entwicklungspotential, in: *Viebrock, H., Holste, U.* (Hrsg.), Therapie, Anspruch und Widerspruch, Bremische Evangelische Kirche, Bremen 1991, 70-83.
Papoušek, H., Papoušek, M., Early integrative and communicative development: Pointers to humanity, in: *Emrich, H.M., Wiegand, M.* (eds.), Integrative biological psychiatry, Springer, Berlin 1992, 45-60.
Papoušek, H., Papoušek, M., Early interactional signalling. The role of facial movements, in: *Kalverboer* et al. (1993) 136-152.
Papoušek, H., Papoušek, M., Bornstein, M.H., The naturalistic vocal environment in young infants: On the significance of homogeneity and variability in parental speech, in: *Field, Fox* (1985).
Papoušek, H., Papoušek, M., Giese, R., Die Anfänge der Eltern-Kind-Beziehung, in: *Frick-Bruder, V., Platz, P.*, Psychosomatische Probleme in der Gynäkologie und Geburtshilfe, Springer, Berlin, Heidelberg 1984.
Papoušek, H., Papoušek, M., Harris, B.J., The emergence of play in parent-infant interactions, in: *Görlitz, D., Wohlwill, J.F.* (Hrsg.), Curiosity, imaginations and play. On the development of spontaneous cognitive and motivational processes, Erlbaum, Hillsdale 1987, 214-246
Papoušek, M., Wurzeln der kindlichen Bindung an Personen und Dinge: Die Rolle der integrativen Prozesse, in: *Eggers, C.* (Hrsg.), Bindungen und Besitzdenken beim Kleinkind, Urban & Schwarzenberg, München 1984, 155-184.
Papoušek, M., Die Rolle des Vaters in der frühen Kindheit: Ergebnisse der psychobiologischen Forschung. Kind und Umwelt, *Beiträge zur analytischen Kinder- und Jugendlichenpsychotherapie* 54 (1987) 29-49.
Papoušek, M., Frühe Phasen der Eltern-Kind-Beziehungen, Ergebnisse der entwicklungspsychobiologischen Forschung, *Praxis der Psychotherapie und Psychosomatik* 34 (1989) 109-122.
Parin, P., Das Ich und die Anpassungsmechanismen, in: *Parin, P.*, Der Widerspruch im Subjekt. Ethnopsychoanalytische Studien, Syndikat, Frankfurt 1978.
Parin, P., Der Widerspruch im Subjekt, Suhrkamp, Frankfurt 1978.
Parin, P., Warum Psychoanalytiker so ungern zu brennenden Zeitproblemen Stellung nehmen, in: *Dahmer* (1980a) 647.
Parin, P., Gesellschaftskritik im Deutungsprozeß, in: *Dahmer* (1980b) 511.
Parin, P., Der Medicozentrismus der Psychoanalyse, in: *Lohmann, H.M.*, Das Unbehagen in der Psychoanalyse, Bd. I, Qumran, Frankfurt 1983.
Parin, P., Morgenthaler, F., Parin-Matthéy, G., Fürchte Deinen Nächsten wie Dich selbst, Suhrkamp, Frankfurt 1971.
Parin, P., Parin-Matthey, G., Das obligat unmögliche Verhältnis der Psychoanalytiker zur Macht, in: *Lohmann, H.M.* (Hrsg.), Das Unbehagen in der Psychoanalyse, Fischer, Frankfurt 1985, 17.
Paris, E., Genocide in Kroatia, Paris 1968.
Park, D.C., Puglisi, J.T., Sovacool, M., Picture memory in older adults: Effects of contextual detail at encoding and retrieval, *Journal of Gerontology* 39 (1984) 213-215.
Park, D.C., Puglisi, J.T., Sovacool, M., Memory for pictures: Does an age-related decline exist? *Psychology and Aging* (1986) 11-17.
Parker, I. (ed.), Deconstructing psychotherapy, Sage, London 1999.
Parloff, M.B., Analytic group psychotherapy, in: *Marmor, J.* (ed.), Modern psychoanalysis, Basic Books, New York 1968.
Parloff, M.B., Contributions and limits of psychotherapy research, in: *Minsel* (1982).
Parloff, M.B., London, P., Wolfe, B., Individual psychotherapy and behavior change, *Annual Review of Psychology* (1986) 321-349.
Parloff, M.B., Waskow, I.E., Wolfe, B., Research on therapist variables in relation to process and outcome, in: *Garfield, Bergin* (1978) 233-282.
Parloff, M.B., Wolfe, B., Hadley, S., Waskow, I.E., Assessment of psychosocial treatment of mental disorders: Current status and prospects, National Institute of Mental Health, Rockville 1978.
Parmelee, A.H., Sigman, M.D., Perinatal brain development and behavior, in: *Haith, M.M., Campos, J.J.* (eds.), Infancy and developmenal psychology; in: *Mussen, P.H.* (ed.), Handbook of child psychology, Vol. II Wiley, New York 1983, 95-156.
Parsons, T., The social system, Free Press, New York 1951.
Parsons, T., Essays in the social theory, Free Press, New York 1954.
Parsons, T., Shils, E.A., Towards a general theory of action, Harper & Row, New York 1951.
Pascual-Leone, A. et al. (1995) Procedual learning and prefontal cortex, *Annual of the New York Academy of Sciences* 769 (1995) 61-70.
Patrick, C., How creative thought is related to thinking. *American Psychologist* 4 (1949) 266.
Patrick, C., What is creative thinking, New York 1955.
Patterson, C.H., Theory of counseling and psychotherapy, Harper & Row, New York 1973.
Patterson, C.H., The therapeutic relationship: foundation for an eclectic psychotherapy, Brooks/Cole, Monterey 1985.
Patterson, C.H., Eclecticism in psychotherapy: Is integration possible? *Psychotherapy* (1989) 157-161.
Patterson, C.H., On misrepresentation and misunderstanding (commentary on *Norcross*), *Psychotherapy* 2 (1990) 301.
Patterson, G.R., Behavior change, Chicago 1974.
Patterson, G.R., Coercive family process, Castalia, Eugene 1982.
Patterson, G.R., Maternal rejection: Determinant of product for deviant child behavior, in: *Hartup, W., Rubin, Z.* (Hrsg.), Relationship and development, Lawrence Erlbaum Associates, Hillsdale 1986a, 74-94.
Patterson, G.R., Dishion, T.J., A mechanism for transmitting the antisocial trait across generations, in: *Hinde, Stevenson-Hinde J.* (1988).
Paul, G., Gehirn, Sprache und Verslänge, Kumamoto 1984.
Pauls, H., Johann, A., Wie steuern Kinder ihre Eltern? *Psychologie in Erziehung und Unterricht* 31 (1984) 22-32.
Payk, R., Mensch und Zeit. Chronopathologie im Grundriß, Hippokrates, Stuttgart 1979.
Pearlin, L.I., Schooler, C., The structure of coping, *Journal of Health and Social Behavior* 19 (1978) 2-21.
Peccei, A., Zukunftschance Lernen, Goldmann, München 1980.
Pechtel, W., Die therapeutische Beziehung und die Funktion des Therapeuten in der bioenergetischen Analyse, in: *Petzold* (1980g) 189-210.
Pechtmann, T., Deutsch, W., From gestures to word and gesture, Linguistic Department, Stanford University, Stanford 1980.
Pechtmann, T., Deutsch, W., The development of verbal and nonverbal devices for reference, *J. Experimental Child Psychol.* 34 (1982) 330-341.

Peck, R., Psychological developments in the second half of life, in: *Neugarten, B.L.*, Middle age and aging, University of Chicago Press, Chicago 1968.
Pedhazur, E.J., Multiple regression in behavioral research. Explanation and prediction, Holt, Rinehart & Winston, New York 1982.
Pekrun, R., Die Entwicklung leistungsbezogener Identität bei Schülern, in: *Frey, Haußer* (1987) 43-57.
Peper, C.E., Tapping dynamics. CopyPrint 2000, Amsterdam 2000.
Peper, C.E., Beek, P.J., Wieringen, P.C.W., Frequency-induced transitions in bimanual tapping, *Biol. Cybern.* 73 (1995) 301-309.
Peplau, L.A., Perlman, D. (eds.), Loneliness: A sourcebook of current theory, research and therapy, Wiley Interscience, New York 1982.
Perenin, M.T., Jeannerod, M., Visual function within the hemianopic field following early cerebral hemidecortication in man, *Neuropsychologia* 16 (1978) 1-13.
Perks, R., Thomson, A., The Oral History Reader, London: Routledge 1998
Perlman, D., Further reflections on the present state of loneliness research, in: *Hojat, Crandall* (1989) 17-26.
Perlmutter, M., Mitchell, D.B., The appearance and disappearance of age-related deficits in adult memory, in: *Craik, F.I.M., Trehub, L.* (eds.), Aging and cognitive processes, Plenum, New York 1983, 127-144.
Perls, F.S., Ego, hunger and aggression, Durban 1942; 2. Aufl. Allen & Unwin, London 1947; Random House, New York 1969; dtsch. Das Ich, der Hunger und die Aggression, Klett, Stuttgart 1978.
Perls, F.S., Therapy and technique of personality integration, *American J. of Psychotherapy* 4 (1948) 565-586, dtsch. in: *Perls* (1980) 27-50.
Perls, F.S., Cowichan lecture on Gestalt Therapy and integration, Lake Cowichan 1969a.
Perls, F.S., Gestalt Therapy Verbatim, Real People Press, Lafayette 1969b; dtsch. Gestalttherapie in Aktion, Klett, Stuttgart 1974.
Perls, F.S., In and out the garbage pail, Real People Press, Lafayette 1969c; dtsch. Gestalt-Wahrnehmung. Verworfenes und Wiedergefundenes aus meiner Mülltonne. Verlag f. Humanist. Psychol. W. Flach, Frankfurt 1981.
Perls, F.S., The Gestalt approach, eye witness to therapy. Science and Behaviour Books, Ben Lomond 1973; dtsch. Grundlagen der Gestalttherapie, Pfeiffer, München 1976.
Perls, F.S., Gestalttherapie und Kybernetik, *Integrative Therapie* 1 (1975) 24-32.
Perls, F.S., Grundlagen der Gestalttherapie, Pfeiffer, München 1976.
Perls, F.S., Gestalt, Wachstum, Integration, Junfermann, Paderborn 1980, 1987[3].
Perls, F.S., Hefferline, R.F., Goodman, P., Gestalt Therapy, Julian Press, New York 1951; Dell, New York 1965.
Perls, F.S., Hefferline, R., Goodman, P., Gestalt Therapie, Lebensfreude und Persönlichkeitsentfaltung, Klett, Stuttgart 1979a.
Perls, F.S., Hefferline, R.F., Goodman, P., Gestalt Therapie, Wiederbelebung des Selbst, Klett, Stuttgart 1979b.
Perls, L., Begriffe und Fehlbegriffe der Gestalttherapie, *Integrative Therapie* 2/3 (1981) 138-166.
Perotti, A., Europas Zukunft: multikulturell oder interkulturell, *Die neue Gesellschaft* 6 (1989).
Perrez, M., Ist die Psychoanalyse eine Wissenschaft? Huber, Bern 1972, 1979[2].
Perrig, W., Wippich, W., Perrig-Chielo, P., Unbewusste Informationsverarbeitung, Huber, Bern 1993.
Perris, E.E., Myers, N.A., Clifton, R.K., Long-term memory for a single infancy experience, *Child Development* 61 (1990) 1796-1807.
Perry, D., Parent's perceptions of their newborn following structured interactions, *Nursing Research* 32 (1983) 208-212.
Perry, E. K. J., Benjamins Pub Co., Amsterdam 2002.
Pervin, L., Personality: Theory, assessment and research, Wiley, New York 1975.
Pervin, L., Current controversies and issues in personality, Wiley, New York 1978.
Pervin, L., Levis, M., Perspectives in interactional psychology, Academic Press, New York 1978.
Pesso, A., Movement in psychotherapy. Psychomotor techniques and training, International University Press, New York 1969.
Pesso, A., Experience in action. A psychomotor psychology, Intern. Univ. Press, New York 1973.
Pesso, A., Dramaturgie des Unbewußten, Klett, Stuttgart, 1973, 1986[2].
Peterfreund, E., Some critical comments on psychoanalytic conceptualizations of infancy, *International Journal of Psychoanalysis* 59 (1978) 427-441.
Peterfreund, E., The process of psychoanalytic therapy: models and strategies, Analytic Press, New York 1983.
Peters, T.J., Watermann, R.H., Auf der Suche nach Spitzenleistungen, Verlag Moderne Industrie, Landsberg/Lech 1983.
Petersen, A.C., Adolescent development, *Annual Review of Psychology* 39 (1988) 583-607.
Petersen, P., Politik des runden Tisches und Grundstruktur integrativer Therapie, in: *Petzold* (1982g) 177-222.
Peterson, J.A., The relationship of middle aged children and their parents, in: *Ragan, P.K.* (ed.), Aging parents, University of Southern California Press, Los Angeles 1979, 27-37.
Petö, A., Terrifying eyes, *The Psychoanalytic Study of the Child* 24 (1969) 197-212.
Petri, H., Soziale Schicht und psychische Erkrankungen im Kinder- und Jugendalter, Vandenhoeck u. Rupprecht, Göttingen 1979.
Petri, H., Verlassen und Verlassenwerden, Kreuz Verlag, Stuttgart 1991.
Petzold, Ch., Märchenerzählen – Werkmaterialien für die Arbeit mit alten und jungen Menschen, VHS Büttgen, Büttgen 1972a.
Petzold, Ch., Lebendige Geschichte – alte Menschen berichten, VHS Büttgen, Büttgen 1972b
Petzold, Ch., Malen und Tonarbeit mit Senioren, VHS Büttgen, Büttgen 1973.
Petzold, Ch., Integrative Bewegungstherapie mit alten Menschen, Fritz Perls Institut, Düsseldorf 1990.
***Petzold, Hilarion G.*, Die Titel von *H.G. Petzold* sind aufgeführt in der Gesamtbibliographie seiner Schriften, dieser Band, S. 1197-1225.**
Petzold, Hugo, Das Erleben des Lebenspanoramas, *Rosenkreuzer Zeitschrift* 6 (1935) 176-178.
Petzold-Heinz, I., Literarische Werkstätten im Altenheim, 1985a, in: *Petzold, Orth* (1985a) 377-386.
Petzold-Heinz, I., Petzold, H.G., Mutter und Sohn – Poesie und Therapie, in: *Frühmann* (1985) 339-360.
Peukert, U., Interaktive Kompetenz und Identität, Pathmos, Düsseldorf 1979.
Pfuetze, P.E., Moreno, J.L., Buber, M., The I and Thou theme, contemporary psychotherapy and psychodrama, *J. Pastoral Psychology*, June (1958).

Philipp, M., Maier, W., Benkert, O., Dimensional classification as an instrument for biological research in endogenous depression, in: *Hippius, H.* et al., New results in depression, Springer, Berlin 1986a, 145-155.
Philipp, M., Maier, W., Wilhelm, D., Das polydiagnostische Interview (PODI), *Psyche* 12 (1986) 394-395.
Piaget, J., Le language et la pensée chez l'enfant, Niestlé & Delachaux, Neuchâtel 1923.
Piaget, J., Le répresentation du monde chez l'enfant, Alcan, Paris 1926.
Piaget, J., Le jugement moral chez l'enfant, Alcan, Paris 1930.
Piaget, J., La naissance de l'intelligence chez l'enfant, Delachaux et Niestlé, Neuchâtel/Paris 1936.
Piaget, J., La construction du réel chez l'enfant, Delachaux et Niestlé, Neuchâtel/Paris 1937.
Piaget, J., Le développement de la notion du temps chez l'enfant, P.U.F., Paris 1946.
Piaget, J., Die Bildung des Zeitbegriffes beim Kinde, Rascher, Zürich 1955.
Piaget, J., Psychologie der Intelligenz, Rascher, Zürich 1964.
Piaget, J., Nachahmung, Spiel und Traum, Klett, Stuttgart 1969.
Piaget, J., L'évolution intelectuelle entre l'adolescence et l'âge adulte (1970); dtsch. in: Schöfthaler, R., Goldschmidt, D. (Hrsg.), Soziale Struktur und Vernunft, Suhrkamp, Frankfurt 1984, 47-60.
Piaget, J., Urteil und Denkprozeß des Kindes, Schwann, Düsseldorf 1972a.
Piaget, J., Sprechen und Denken beim Kinde, Schwann, Düsseldorf 1972b.
Piaget, J., Abriß der genetischen Epistemologie, Walter, Olten 1974.
Piaget, J., Der Aufbau der Wirklichkeit beim Kinde, Klett, Stuttgart 1974.
Piaget, J., Das Erwachen der Intelligenz beim Kinde, Klett, Stuttgart 1975.
Piaget, J., Die Equilibration der kognitiven Struktur, Klett-Cotta, Stuttgart 1976.
Piaget, J., Biologische Anpassung und Psychologie der Intelligenz, Klett, Stuttgart 1979.
Piaget, J., Inhelder, B., Entwicklung des räumlichen Denkens beim Kinde, Klett, Stuttgart 1976.
Picht, G., Die Erfahrung der Geschichte, Klostermann, Frankfurt 1958.
Picht, G., Zeit und die Modalitäten, in: *Duerr, H.P.*, Quanten und Felder. Physikalische und philosophische Betrachtungen zum 70. Geburtstag von Werner Heisenberg, Vieweg, München 1971.
Picker, R., Pluriformes Christentum, Herder, Wien 1970.
Picker, R., Die Substanz der Gestalttherapie, oder was bleibt vom Werk Fritz Perls', in: *Latka, H.F.* et al., Münchner Gestalt-Tage 1987, Gestalttherapie und Gestaltpädagogik zwischen Anpassung und Auflehnung, Marquartstein, Grassau 1987.
Picker, R., Gestalt pur, Diskussionsbeitrag auf der Jahrestagung der Sektion Gestalttheorie im ÖAGG, 3.-4.3.1989, Graz 1989.
Pierrakos, J., Core-Therapie, in: *Petzold* (1977n) 90-116.
Pierrakos, J., Die Energie Deines Zentrums, Synthesis Verlag, Essen 1988.
Pietropinto, A., Zugang zum Unbewußten durch Nonsens-Poesie. Ein Ansatz für literarische Werkstätten, in: *Petzold, Orth* (1985a) 387-412.
Pietschmann, H., Das Ende des naturwissenschaftlichen Zeitalters, Zsolnay, Wien 1980.
Pine, F., The symbiotic phase in light of current infant research, *Bull. Menniger Clin.* 50 (1986) 564-569.
Pines, M., Mirroring and child development, in: *Wolf* (1985) 211-232.
Piper, M., Erwachsenenalter und Lebenslauf. Zur Soziologie der Altersstufen, Kösel, München 1978.
Pitteneger, R.E., Hockett, C.F., Danehy, J.J., The first five minutes. A sample of microscopic interview analysis, Paul Martineau, New York 1960.
Pivceric, E., Phenomenology and philosophical understanding, Cambridge University Press, Cambridge 1975.
Plaum, E.F., Eklektizismus in der Psychologie, Aktuelle Diskussionsbeiträge, Asanger, Heidelberg 1988.
Plessner, H., Buytendijk, F.J.J., Die physiologische Erklärung des Fragens. Eine Kritik an der Theorie Pawlows, *Acta Biotheoretica*, Seria A, 13 (1935) 151-171.
Plessner, H., Die Einheit der Sinne, Köhn, Bonn 1922.
Plessner, H., Die Stufen des Organischen und der Mensch. Einleitung in die philosophische Anthropologie, de Gruyter, Berlin, Leipzig 1928, 1975; in: Gesammelte Schriften, hrsg. v. *Dux, G.v., Marquard, O.*, Suhrkamp, Frankfurt 1982 ff.
Plessner, H., Lachen und Weinen, van Loghum, Slaterus, Arnheim 1941.
Plessner, H., Conditio Humana, Neske, Pfullingen 1964.
Plessner, H., Die Deutung des mimischen Ausdrucks, in: idem, Zwischen Philosophie und Gesellschaft, Bern 1953.
Plessner, H., Zur Hermeneutik nichtsprachlichen Ausdrucks, in: *Gadamer, H.G.*, Das Problem der Sprache (8. Dt. Kongreß für Philosophie 1966), München 1967, 555-566.
Plessner, H., Sprachlose Räume, *Neue Rundschau* 29 (1968) 64-75.
Plessner, H., Philosophische Anthropologie, Suhrkamp, Frankfurt 1970.
Plessner, H., Der Aussagewert einer philosophischen Anthropologie, in: *Gadamer, Boehm* (1980) 134-151.
Plog, U., Differentielle Psychotherapie II. Zusammenhang zwischen Lebensbedingungen und spezifischen Therapieeffekten im Vergleich von Gesprächspsychotherapie und Verhaltenstherapie, Huber, Bern 1976.
Plomin, R., Development, genetics and psychology, Erlbaum, Hillsdale 1986.
Plomin, R., Developmental behavioral genetics and infancy, in: *Osofsky* (1987) 363-414.
Plomin, R., Nature and nurture. An introduction to human behavioral genetics, Brook/Cole, Pacific Grove Ca 1990.
Plomin, R., Genetics and experience. The interplay between nature and nurture, Sage, London 1994.
Plomin, R., Behavioral genetics, Worth Publishers, New York 2000.
Plomin, R., Dunn, J., The study of temperament: Changes, continuities and challenges, Erlbaum, Hillsdale 1986.
Plomin, R., Thompson, L., Life-span developmental behavioral genetics, in: *Baltes, Featherman, Lerner* (1988) 1-31.
Plooij, F.X., How wild chimpanzee babies trigger the onset of mother-infant play and what the mother makes of it, in: *Bullowa, M.* (ed.), Before speech, Cambridge University Press, Cambridge 1979, 223-243.
Plooij, F.X., The behavioural development of free-living chimpanzee babies and infants, Ablex, Norwood 1984.
Plooij, F., Rijt-Plooij, H. van de, Evolution of human parenting: Canalization, new types of learning instincts and mother-infant conflict, *European Journal of Psychology of Education. Special Issue on Infancy and Education* 4 (1989) 177-192.
Plügge, H., Über das Verhältnis des Ichs zum eigenen Leib, in: *Petzold* (1985g) 107-132.
Plum, J.B., The diagnosis of stupor and coma, Davis, Philadelphia 1980.

Plummer, K., Documents of Life 2: An invitation to critical humanism, Sage, London 2001.
Plutchik, R., Emotion – A psycho-evolutionary synthesis, Harper & Row, New York 1980a.
Plutchik, R., A general psychovoluntary theory of emotion, in: *Plutchik, Kellerman* (1980) 3-33.
Plutchik, R., Kellerman, H. (eds.), Theories of emotion, Academic Press, New York 1980.
Poe, E. A., Erzählungen, Winkler, München 1959.
Pohlen, M., Bautz-Holzherr, M., Eine andere Aufklärung – Das Freudsche Subjekt in der Analyse, Suhrkamp, Frankfurt 1991.
Pohlen, M., Bautz-Holzherr, M., Psychoanalyse - Das Ende einer Deutungsmacht, Rowohlt, Reinbek 1994.
Pohlen, M., Bautz-Holzherr, M., Eine andere Psychodynamik: Psychotherapie als Programm zur Selbstbemächtigung des Subjekts, Verlag Hans Huber, Göttingen 2001.
Poincaré, H., The foundation of science, Science Press, New York 1913.
Pokorny, V., Hochgerner, M., Cserny, S., Konzentrative Bewegungstherapie, Facultas, Wien 1996.
Polak, R.R., Emde, R.W., Spitz, R.A., The smiling response II. Visual discrimination and the onset of depth perception, *Journal of Nervous and Mental Diseases* 39 (1964) 407-415.
Polanji, M., Personal knowledge, Harper, New York 1964.
Polanji, M., The tacit dimension, New York 1966.
Polanji, M., Sinngebung und Sinndeutung, in: *Gadamer, Boehm* (1980) 118-133.
Polenz, S. v., Und er bewegt sich doch. Ketzerisches zur Körperabstinenz der Psychoanalyse, Suhrkamp, Frankfurt/M. 1994.
Polkinghorne, D.E., Narrative knowing and the human sciences, State University of New York Press, New York 1988.
Pollak, J., Flegenheimer, W., Winston, A., Brief adaptive psychotherapy, in: *Crits-Christoph, Barber* (1991) 199-219.
Pritz, A., Petzold, H.G., Der Krankheitsbegriff in den psychotherapeutischen Schulen, Junfermann, Paderborn 1991.
Polster, E., Jedes Menschenleben ist einen Roman wert, Edition Humanistische Psychologie, Köln 1987.
Polster, E., Polster, M., Gestalttherapie. Theorie und Praxis der Integrativen Gestalttherapie, Kindler, München 1975.
Polya, G., Schule des Denkens, Bern 1967.
Pongratz, L., Lehrbuch der klinischen Psychologie, Hogrefe, Göttingen, 1973, 1975².
Pongratz, L., Handbuch der Psychologie, Bd. 8, II: Klinische Psychologie, Hogrefe, Göttingen 1978.
Pop, F.A., Biologie des Lichts, Grundlagen der Ultraschwarz-Zellstrahlung, Berlin, Hamburg 1984.
Pöppel, E., Temporal constraints in speech perception, in: *Barry, W.J., Kohler, K.J.*, Arbeitsbericht 12, Institut für Phonetik, Universität Kiel, Kiel 1979, 221-247.
Pöppel, E., Lust und Schmerz. Neuronale Grundlagen menschlichen Erlebens und Verhaltens, Berlin 1982.
Pöppel, E., Musikerleben und Zeit-Struktur, in: Auge macht Bild, Ohr macht Klang, Hirn macht Welt, Wien 1983, 369-382.
Pöppel, E., Erlebte Zeit und die Zeit überhaupt: Ein Versuch der Integration, in: *Peisl, A., Mohler, A.* (Hrsg.), Die Zeit, München (1983) 369-382.
Pöppel, E., Grenzen des Bewußtseins, dtv, Stuttgart 1985, 1987².
Pöppel, E., Die Rekonstruktion der Zeit, in: *Paflik* (1987) 25-38.
Pöppel, E., Gegenwart – psychologisch gesehen, in: *Wendorff* (1989) 11-16.
Popper, K.R., Conjectures and refutations, Basic Books, New York 1962.
Popper, K.R., Logik der Forschung, 1935, Mohr, Tübingen 1966, 1973, 1982⁷.
Popper, K.R., Objective knowledge. An evolutionary approach, Oxford Universit Press, Oxford 1972; dtsch. Objektive Erkenntnis – Ein evolutionärer Entwurf, Hoffmann & Campe, Hamburg 1974, 1984⁴.
Popper, K.R., Eccles, J., The self and its brain, Springer, Heidelberg, London, New York 1977.
Port, R., Gelder, van T. (eds), Mind as Motion: Dynamics, Behavior, and Cognition, Cambridge: MIT Press, 1995.
Portele, H. (Hrsg.), Sozialisation und Moral. Neuere Ansätze zur moralischen Entwicklung und Erziehung, Beltz, Weinheim 1978.
Portele, H., Gestalttheorie, Theorie der Autopoiese und Gestalttherapie, *Gestalt Theory 7 (1985) 245-258.*
Portele, H., Gestalt-Theorie, Gestalt-Therapie und Theorien der Selbstorganisation, *Gestalttherapie* 1 (1987) 25-29.
Portele, H., Autonomie, Macht, Liebe, Suhrkamp, Frankfurt/M. 1989.
Portmann, A., Zoologie und das neue Bild des Menschen, Rowohlt, Reinbek 1952.
Portmann, A., Das Tier als soziales Wesen, Zürich 1956.
Portmann, A., Biologie und Geist, Suhrkamp, Frankfurt 1973.
Posner, M.I., Psychobiology of attention, in: *Gazzaniga, M.S., Blackemore, E.*, Handbook of psychobiology, Academic Press, New York 1975, 441-480.
Posner, M.I., Chronometric explorations of mind, Erlbaum, Hillsdale 1978.
Posner, M.I., Boies, S.J., Components of attention, *Psychol. Rev.* 78 (1971) 391-408.
Posner, M.I., Klein, R.M., On the emotions of consciousnees, in: *Kornblum* (1973) 21-35.
Posner, M.I., Snyder, C.R.R., Attention and cognition control, in: *Solso, R.L.*, Information processing and cognition, Erlbaum, Hillsdale 1975, 55-85.
Posner, M.I., Snyder, C.R.R., Facilitation and inhibition in the processing of signals, in: *Rabbit, Dornic* (1975) 669-682.
Posner, M.I., Warren, R., Traces, concepts and conscious constructions, in: *Melton, A.W., Martin, E.*, Coding theory in learning and memory, Winston, New York 1972, 25-43.
Post, A.A., Pijpers, J.R., Bosch, P., Boschker, M.S.J. (Hrsg.), Models in human movement sciences. Proceedings of the second symposium of the institute for fundamental and clinical human movement science, PrintPartners Ipskamp, Enschede 1998.
Post, R.M., Weiss, S.R.B., Smith, M., Li, H., McCann, U. Kindling versus Quenching. Implications for the Evolution and Treatment of Posttraumatic Stress Disorder, in: *Yehuda, McFarlane* (1997) 285-295.
Postman, N., Das Verschwinden der Kindheit, Fischer, Frankfurt/M. 1983.
Postman, N., Wir amüsieren uns zu Tode, Fischer, Frankfurt/M. 1985.
Poulton, J.L., Strassberg, D.S., The therapeutic use of reminiscence, *Int. J. Group Psychotherapy* 3 (1986) 381-398.
Prechtl, H.F.R., The study of neural development as a perspective of clinical problems, in: *Conolly, K.J., Prechtl, H.F.R.* (eds.), Maturation and development: Biological and psychological perspectives, W. Heinemann, London 1981, 188-215.
Prechtl, H.F.R., Regressions and transformations during neurological development, in: *Beyer, T.G.* (ed.), Regressions in mental development, Erlbaum, Hillsdale, 103-116.

Prechtl, H.F.R., Kontinuität der neuralen Funktionen von prä- zum postnatalen Leben, *Frühförderung interdisziplinär* 2 (1983) 112-115.
Prechtl, H.F.R. (ed.), Continuity of neural functions from prenatal to postnatal life, Spastics International Medical Publications, London 1984.
Premack, D., Premack, A., The mind of an ape. Norton, New York 1983.
Presson, C.C., Ihrig, L.H., Using mother as a spatial landmark: Evidence against egocentric coding in infancy, *Developmental Psychology* 18 (1982) 699-703.
Preuss-Lausitz, U., Körper und Politik, zur historischen Veranderung der Körpersozialisation im 20. Jahrhundert, in: *deutsche jugend* 35, 7-8 (1987) 299-312.
Preuss-Lausitz, U., Körpermanagement bei Kindern. Notwendigkeit und Grenzen der Selbstorganisation, *Diskurs* 3 (2002) 47-52.
Preyer, W., Mind of the child, Vol. 1, 2, Appleton, New York 1888-1889.
Pribram, K.H., Hologramme im Gehirn, *Psychologie Heute* 10 (1979) 33-42.
Pribram, K.H., Worum geht es beim holographischen Weltbild, in: *Wilber* (1986).
Pribram, K.H., Galanter, E., Miller, G.A., Strategien des Handelns, Klett, Stuttgart 1973.
Pribram, K.H., Gill, M.M., Freud's project reassessed, Hutchinson, London 1976.
Prieger, A., Schwinn, E., Im Knast Therapie – das schafft ihr nie. Gestalttherapie hinter Gittern. Erfahrungen mit Integrativer Therapie in einem Projekt für inhaftierte drogenabhängige Frauen, dipa-Verlag, Frankfurt 1988.
Priel, B., On mirror image anxiety. An observational study, *The Psychoanalytical Study of the Child* 40 (1985) 183-193.
Priel, B., De Schonen, S., Self-recognition: A study of a population without mirrors, *Journal of Experimental Child Psychology* 41 (1986) 237-250.
Prigogine, I., Vom Sein zum Werden. Zeit und Komplexität in den Naturwissenschaften, München 1979.
Prigogine, I., From Being to Becoming. Time and Complexity in the Physical Sciences, Freeman, San Francisco 1980.
Prinzhorn, H., Bildnerei der Geisteskranken, Springer, Berlin 1922.
Prioleau, L., Murdock, M., Brody, N., An analysis of psychotherapy versus placebo studies, *Behav. Brain Science* 6 (1983) 275-285.
Pritz, A., Das schmutzige Paradies. Psychoanalytische Beiträge zur ökologischen Bewegung, Böhlau 1986.
Pritz, A., Petzold, H.G., Der Krankheitsbegriff in der modernen Psychotherapie, Junfermann, Paderborn 1992.
Prochaska, J.O., Systems of psychotherapy. A transtheoretical analysis, Dorsey, Homewood, IL. 1984, 2. Aufl.
Prochaska, J.O., DiClemente, C.C., The transtheoretical approach, Crossing the traditional boundaries of therapy, Dow Jones-Irwin, Homewood, IL 1984.
Prochaska, J.O., DiClemente, C.C., The transtheoretical approach, in: *Norcross* (1986) 163-200.
Prochaska, J.O., DiClemente, C.C., Theoretical Integration. The Transtheoretical Approach, in: *Norcross, Goldfried* (1992) 292-325.
Prokop, L., Bachl, N., Alterssportmedizin, Springer, Wien 1984.
Proshansky, H.M., Ittelson, W.H., Rivlin, L.G., Environmental psychology. People and their physical settings, Holt, Rinehart & Winston, New York 1976.
Proteau, L., Elliott, D. (eds.), Vision and motor control, North-Holland, Amsterdam 1992, 3-31.
Proust, M., Auf der Suche nach der verlorenen Zeit, Suhrkamp, Frankfurt 1984.
Puech, H.C., En quête de la gnose, Paris 1978.
Pühl, H. (Hrsg.), Handbuch der Supervision, Berlin 1990.
Puntel, L.B., Wahrheitstheorien in der neueren Philosophie, Darmstadt 1978.
Purce, J., The mystic spiral: Journey of the soul, Avon, New York 1974; dtsch. bei Kösel, München 1988.
Pütz, P., Die deutsche Aufklärung. Wissenschaftliche Buchgesellschaft, Darmstadt 1991, 4te Aufl.
Pylyshyn, Z.W., What the mind's eye tells the mind's brain: A critique of mental imagery, *Psychol. Bull.* 80 (1973) 1-24.
Pylyshyn, Z.W., The imagery debate: Analogue media versus tacit knowledge, *Psychol. Rev.* 88 (1981) 16-45.
Pylyshyn, Z.W., Computation and cognition. Toward a foundation for cognitive science, MIT Press, Cambridge, Mass. 1984.
Quasthoff, U., Eine interaktive Funktion von Erzählung, in: *Soeffner* (1979) 104-125.
Quasthoff, U., Gemeinsames Erzählen als Form und Mittel im sozialen Konflikt oder Ein Ehepaar erzählt eine Geschichte, in: *Ehlich, K.* (Hrsg.), Erzählen im Alltag, Suhrkamp, Frankfurt 1980.
Quekelberghe, R.v., Systematik der Psychotherapie. Vergleich und kognitionspsychologische Grundlegung psychologischer Therapien, Urban & Schwarzenberg, München 1979.
Quint, R., Spinkart, K.P., Pädagogische Arbeit mit Senioren. Ein Kursbuch zum Altenclub, Bayrisches Staatministerium für Arbeit und Sozialordnung, München 1984.
Quinton, A., Utilitarian ethics, Mcmillan, London 1973.
Quinton, D., Rutter, M., Parenting break-down: the making and breaking of intergenerational links, Eveberry, Uldershot, England 1981.
Quittmann, H., Humanistische Psychologie, Hogrefe, Göttingen 1985.
Rabbit, P.M.A., Dornic, G.S., Attention and performance, V, Academic Press, New York 1975.
Rabbow, P., Seelenführung. Methodik der Exerzitien in der Antike, Kösel, München 1954.
Racker, H., Übertragung und Gegenübertragung. Studien zur psychoanalytischen Technik, Reinhardt, München, Basel 1978.
Radford, J., Reflections and introspection, *American Psychologist* 29 (1974) 245-250.
Radke-Yarrow, M., Sherman, T., Hard growing: Children who survive, in: *Rolf* et al. (1990) 97-119.
Rahm, D., Gestaltberatung, Junfermann, Paderborn 1979, 1985[3], 1990[6].
Rahm, D., Otte, H., Bosse, S., Ruhe-Hollenbach, H., Einführung in die Integrative Therapie. Grundlagen und Praxis, Junfermann, Paderborn 1992, revid. 1993[2].
Raknes, O., Wilhelm Reich und die Orgonomie, Fischer, Frankfurt 1973.
Ramachandran, V.S., MIRROR NEURONS and imitation learning as the driving force behind "the great leap forward" in human evolution, *EDGE* 69 – June 1, 2000.
Ramin, G., Petzold, H.G., Integrative Therapie mit Kindern, in: *Petzold, Ramin* (1987) 359-426; in *Petzold* (1991a) 1089-1150.
Rammstedt, O., Alltagsbewußtsein von Zeit, *Kölner Zeitschr. f. Sozialpsychol.* (1975) 47-64.

Rampon, C. et al., Effects of enviremental enrichment on gene expression in the brain, *Proceedings of the National Academy of Sciences* 97 (2000) 12880-12884.
Rangell, L., An overview at the ending of an analysis, in: *Litman, R.Z.*, Psychoanalysis in the Americans, Int. Univ. Press, New York 1966, 141-165.
Rank, O., Das Trauma der Geburt, Int. Psychoanalyse Verlag, Leipzig 1924.
Rank, O., Beyond psychology, Dover Publications, New York 1958.
Rank, O., Art and artist, Agathon Press, New York 1975.
Rank, O., Ferenczi, S., Entwicklungsziele der Psychoanalyse. Zur Wechselbeziehung von Therapie und Praxis, Internationaler Psychoanalytischer Verlag, Wien 1924.
Rapaport, D., On the psychoanalytic theory of motivation, in: *Jones, M.R.* (ed.), The Nebraska symposion on motivation, Vol. 8, University of Nebraska Press, Lincoln 1960.
Rapaport, D., The structure of psychoanalytic theory: A systematizing attempt, Int. Univ. Press, New York 1960; dtsch. Die Struktur der psychoanalytischen Theorie, Klett, Stuttgart 1970.
Ratey, J.J., Das menschliche Gehirn. Eine Gebrauchsanweisung, Patmos Verlag, Düsseldorf, Zürich 2001.
Rathmayr, B., Gewalt in den Medien und was sie in Kindern bewirkt, *Gestalt und Integration* 1 (1992) 18-28.
Ratner, H.H., Myers, N.A., Long-term memory and retrieval at ages 2, 3, 4, *Journal of experimental Child Psychology* 51 (1981) 365-386.
Ratzel, I., Schweizer, H., Seniorengymnastik, Badischer Turnbund, Karlsruhe 1978.
Rauchfleisch, U., Allmacht und Ohnmacht: Das Konzept des Narzißmus in Theorie und Praxis, Huber, Bern 1987.
Rauh, H., Diagnostik und Beratung in der frühkindlichen Entwicklung, in: *Brandtstädter, Gräser* (1985) 44-64.
Rauh, H., Frühe Kindheit, in: *Oerter, Montada* (1987) 131-203.
Rausch, E., Das Eigenschaftsproblem in der Gestalttheorie der Wahrnehmung, Handbuch der Psychologie 1, Hogrefe, Götttingen 1966.
Rebok, G.C., Life-span cognitive development, Holt, Rinehart & Winston, New York 1987.
Reck, S., Identität, Rationalität und Verantwortung, Frankfurt 1981.
Redlich, F., Mollica, R.F., Overview: Ethical issues in contemporary psychiatry, *American Journal of Psychiatry* 133 (1976) 125-136.
Redshaw, M., Cognitive development in human and gorilla infants, *Journal of Human Evolution* 7 (1978) 133-141.
Reed, E.S., Encountering the world: toward an ecological psychology. Oxford University Press, New York, Oxford 1996.
Reese, H.W., Overton, W.F., Models of development and theories of development, in: *Goulet, L.R., Baltes, P.B.*, Life-span developmental psychology – research and theory, Academic Press, New York 1970, 115-145.
Rehbein, J., Sequentielles Erzählen - Erzählstrukturen von Immigranten bei Sozialberatungen in England, in: *Ehlich* (1980) 64-108.
Rehberg, K.S., Die Theorie der Intersubjektivität als eine Lehre vom Menschen, in: *Joas* (1985) 60-92.
Reich, W., Character analysis, Orgone Institute Press, New York 1949[3].
Reich, W., Charakteranalyse, Kiepenheuer und Witsch, Köln 1970; Fischer, Frankfurt 1973.
Reich, W., Die Entdeckung des Orgons I: Die Funktion des Orgasmus, Kiepenheuer und Witsch, Köln 1972, 5. Aufl.
Reichel, G., Rabenstein, R., Thannhoffer, M., Bewegung für die Gruppe, Puppen & Masken, Frankfurt 1983.
Reichel, R., Integrative Supervision, *Integrative Therapie* 3/4 (1989) 284-205.
Reicherts, M., Diagnostik der Belastungsverarbeitung. Neue Zugänge zu Streßbewältigungsprozessen, Huber, Bern, 1988.
Reichertz, J., Probleme qualitativer Sozialforschung. Die Entwicklungsgeschichte der objektiven Hermeneutik, Campus, Frankfurt 1986.
Reicke, E., Der Gelehrte in deutscher Vergangenheit, Diederichs, Leipzig 1900.
Reil, J.Ch., Rhapsodien über die Anwendung der psychischen Curmethode auf Geisteszerrüttung, Halle 1803.
Reimann, H., Wohnverhältnisse und Wohnbedürfnisse älterer Menschen, in: *Reimann, H., Reimann, H.* (Hrsg.), Das Alter – Einführung in die Gerontologie, Enke, Stuttgart, 2. Aufl. 1983, 97-118.
Reinecker, H., Grundlagen der Verhaltenstherapie, Psychologie Verlags Union, Weinheim 1987.
Reinecker, H., Lehrbuch der klinischen Psychologie, Hogrefe, Göttingen 1990.
Reinecker H., Schiepek, G., Gunzelmann, T., Integration von Forschungsergebnissen: Meta-Analysen in der Psychotherapieforschung, *Zeitschrift für klinische Psychologie* 18 (1989) 101-106.
Reingold, H.L., The social and socializing infant, in: *Goslin* (1969) 779-790.
Reinhard, H.G., Entwicklung und psychische Störung im Jugendalter, Thieme, Stuttgart 1987.
Reiter, L., Ahlers, C. (Hrsg.), Systemisches Denken und therapeutischer Prozeß, Springer, Heidelberg 1991.
Reja, M., L'Art chez les fous, Mercure de France, Paris 1907.
Rellstab, F., Das Stanyslawsky-Buch, Stutz, Wädenswill 1976.
Remarque, E.M., Im Westen nichts Neues, Kiepenheuer & Witsch, Köln 1990.
Remschmidt, H., Die Bedeutung der Psychopathologie für das Verständnis psychischer Störungen und Erkrankungen für das Kindesalter, *Zeitschrift für Klinische Psychologie, Psychopathologie und Psychotherapie* 1 (1992) 1-19.
Rescher, N., The coherence theory of truth, Oxford 1973.
Revenstorf, D., Stärken und Schwächen der Meta-Analyse für den Therapievergleich, in: *Brengelmann, J.C., Bühringer, G.* (Hrsg.), Therapieforschung für die Praxis, Röttger, München 1984, 303-336.
Revere, V., Tobin, S.S., Myth and reality: the older persons' relationship to his past, *Int. J. Aging and Human Development* 1 (1980-1981) 15-26.
Revers, W.J., Gefühle, Wille, Persönlichkeit, in: *Katz, D., Katz, R.* (Hrsg.), Kleines Handbuch der Psychologie, Schwabe, Stuttgart 1972[3], 198-254.
Rhoads, J.M., The integration of behavior therapy and psychoanalytic theory, *Journal of Psychiatric Treatment und Evaluation* 3 (1981) 1-6.
Rhoads, J.M., Relationships between psychodynamic and behavior therapies, in: *Arkowitz, Messer* (1984) 195-212.
Rhode, E., Psyche, Mohr, Tübingen 1925.
Rhode, E., Psyche, Seelenkult und Unsterblichkeitsglaube der Griechen, Siebeck, Mohr, Tübingen 1925, 10. Aufl..
Rhode-Dachser, Ch., Das Borderline-Syndrom, Huber, Bern, Stuttgart, Wien 1979; 4. ergänzte Auflage 1989, Nachdruck 1991.

Rhode-Dachser, Ch., Feindbilder in der Psychoanalyse, *Forum der Psychoanalyse* 6 (1990) 135-146.
Rhode-Dachser, Ch., Expedition in den dunklen Kontinent - Weiblichkeit im Diskurs der Psychoanalyse, Springer, Heidelberg 1991.
Rhyne, J., The Gestalt art experience, Brook, Cole Publications Comp., Monterey 1973.
Richards, M., Light, P., Children of social worlds, Polity Press, Cambridge 1986.
Richir, M., Der Sinn der Phänomenologie in „Das Sichtbare und das Unsichtbare", in: *Métraux, Waldenfels* (1986) 86-110.
Richman, N., Stevenson, J., Graham, P.J., Pre-school to school: A behavioral study, Academic, London 1982.
Richter, H.E., Eltern, Kind und Neurose. Psychoanalyse der kindlichen Rolle, Rowohlt, Reinbek 1969.
Richter, H.E., Patient Familie. Die Entstehung, Struktur und Therapie von Konflikten in Ehe und Familie, Rowohlt, Reinbek 1970.
Richter, H.E., Die Gruppe, Rowohlt, Reinbek 1972.
Richter, H.E., Lernziel Solidarität, Rowohlt, Reinbek 1974.
Richter, H.E., Sterbeangst und Destruktivität, in: *Petzold* (1986a) 373-398.
Richter, H.E., Mitleidlos. Die Verdrängung der Opfer verdrängt die Menschlichkeit, *Integrative Therapie* 1/2 (1991) 195-196.
Richter, H.G., Therapeutischer Kunstunterricht, Schwann, Düsseldorf 1977.
Richter, K.F., Integrative Therapie, Gestaltarbeit und Forumtheater, *Gestalt und Integration* 2 (1989) 69-90.
Richter, K.F., Supervision in der Erwachsenenbildung, *Integrative Therapie* 3/4 (1989) 305-312.
Rickert, H., Abhandlung über die psychologische Kausalität und den psychophysischen Parellelismus, Philosophische Abhandlungen 1900.
Rickman, J., Selected contributions to psychoanalysis, Basic Books, New York 1957.
Ricœur, P., Philosophie de la volonté II: Finitude et culpabilité, 2 Bde., L'homme failible, II. La symbolique du mal. Gallimard, Paris 1960.
Ricœur, P., De l'interprétation. Essai sur Freud, Paris 1965; dtsch. Die Interpretation. Versuch über Freud, Suhrkamp, Frankfurt 1969.
Ricœur, P., Die Fehlbarkeit des Menschen, Alber Verlag, Freiburg 1971.
Ricœur, P., Hermeneutik und Strukturalismus, Kösel, München 1973.
Ricœur, P., Hermeneutik und Psychoanalyse, Kösel, München 1974.
Ricœur, P., The question of proof in Freud's psychoanalytic writings, *J. Amer. Psychoanal. Assn.* 25 (1977) 835-871.
Ricœur, P., Der Text als Modell: hermeneutisches Verstehen, in: *Boehm, G.*, Seminar: Die Hermeneutik und die Wissenschaft, Suhrkamp, Frankfurt 1978, 83-117.
Ricœur, P., Narrative time, in: *Mitchell* (1981) 165-186.
Ricœur, P., Temps et récit, Vol. 1, Gallimard, Paris 1983; dtsch. Zeit und Erzählung, Bd. 1, Fink, München 1988.
Ricœur, P., Jenseits von Husserl und Heidegger, in: *Métraux, Waldenfels* (1986) 56-63.
Ricœur, P., Die lebendige Metapher, Fink, München 1986.
Ricœur, P., Zeit und Erzählung, Fink, München 1986.
Ricœur, P., Marcel, G., Gespräche, Knecht, Frankfurt 1970.
Ricœur, P., Soi-même comme un autre, Gallimard, Paris 1990; dtsch. Fink, München 1996.
Riddoch, M.J., Humphreys, G.M., Coltheart, M., Funnell, E., Semantic systems or system? Neuropsychological evidence re-examined, *Cognitive Neuropsychology* 5 (1988) 3-25.
Riedel, M., Verstehen oder Erklären? Zur Theorie und Geschichte der hermeneutischen Wissenschaft, Klett-Cotta Stuttgart 1976.
Riedel, R., Schneider-Düker, M., Kontextbedingungen „kontrollierter" und „unkontrollierter" Psychotherapieforschung, *Psychologische Rundschau* 42 (1991) 19-28.
Riedl, I., Formen, Kreis, Kreuz, Dreieck, Quadrat, Spirale, Kreuz Verlag, Stuttgart 1985.
Riedl, R., Die Ordnung des Lebendigen, Systembedingungen der Evolution, Parey, Hamburg 1975.
Riedl, R., Die Strategie der Genesis. Naturgeschichte der realen Welt, Piper, München 1980.
Riedl, R., Biologie der Erkenntnis. Die stammesgeschichtlichen Grundlagen der Vernunft, Parey, Hamburg 1981.
Riedl, R., Die Spaltung des Weltbildes. Biologische Grundlagen des Erklärens und Verstehens, Parey, Berlin 1985.
Riedl, R., Wuketits, F.M. (Hrsg.), Die evolutionäre Erkenntistheorie, Parey, Berlin 1987.
Riegel, K., Psychology of development and history, Plenum, New York 1976.
Riegel, K., Meacham, J., The developing individual in a changing world, Aldine, Chicago 1978.
Riemann, F., Grundformen der Angst, Ernst Reinhard Verlag, München 1972, 1975.
Riemann, G., Das Fremdwerden der eigenen Biographie. Biographien von psychiatrischen Patienten. Eine empirische Untersuchung aus soziologischer Sicht, Fink, München 1988.
Riemann, G., Die Thematisierung der Biographie in neueren soziologischen Arbeiten, *Soziologische Revue* 12 (1989) 156-248.
Riemsdijk-Zandee, T. van, Schreeuwen tegen de angst, *Kunstschrift Openbaar Kunstbezit 6 (1985) 192-197.*
Riesmann, D., Die einsame Masse, Rowohlt, Reinbek 1960.
Rillaer, J.v., George Kelly's Therapie des Spiels von fixierten Rollen, in: *Petzold* (1982a) 234-243.
Rillaer, J. van, Les illusions de la psychanalyse, Pierre Mardaga, Brüssel 1980.
Rinast, M., Drogenabhängigkeit: Zu ihren Ursachen und Möglichkeiten ihrer Behandlung durch Integrative Bewegungstherapie, *Informationen aus der Therapiekette Niedersachsen* 1 (1979) 4. Jahrgang, Hannover.
Ritter, H., Vorwort, in: *Rousseau* (1981) 7-25.
Rizzolatti, G, Arbib, M.A., Language within our grasp, *Trends Neurosciences* 21 (1998) 188-194.
Rizzolatti, G, Fadiga, L., Gallese, V., Fogassi, L., Premotor cortex and the recognition of motor actions, *Cognitive Brain Research* 3 (1996) 131-141.
Rizzolatti, G, Fogassi, L., Gallese, V., Mirror neurons: Intentionality detectors? *Int J Psychology* 35 (2000) 205-205.
Rizzolatti, G, Fogassi, L., Gallese, V., Neurophysiological mechanisms underlying the understanding and imitation of action, *Nature Review Neurosciences* 2 (2001) 661-670.
Rizzolatti, G, Gartilucci, M., Camarda, R.M., Gallex, V., Luppino, G., Matelli, M., Fogassi, L., Neurons related to Reaching-Grasping Arm Movements in the Rostral Part of Area 6 (Area 6a), *Experimental Brain Research* 82 (1990) 337-350.
Roazen, P., Sigmund Freud und sein Kreis, Psychosozial Verlag, Gießen 1998.

Robbins, A., Sibley, L.B., Creative art therapy, Bruner & Mazel, New York 1976.
Roberts, M., Freud zwischen Moses und Ödipus, München 1975.
Roberts, W.L., Nonlinear models of development: An example from the socialization of competence, *Child Development* 57 (1986) 1166-1178.
Robins, L.N., Deviant children grown up, Williams & Williams, Baltimore 1966.
Robins, L.N., Rutter, M., Straight and devious pathways from childhood to adulthood, University of Cambridge Press, Cambridge 1990.
Robitscher, J., Informed consent for psychoanalysis, *Journal of Psychiatry and Law* 6 (1978) 409-415.
Rock, I., Indirect perception, MIT Press, Cambridge, MA 1997.
Röd, W., Descartes. Die Genese des Cartesianischen Rationalismus, Beck, München 1995, 3te Auflage.
Rogers, C., Encounter-Gruppen. Das Erleben der menschlichen Begegnung, Kindler, München 1970.
Rogers, C.R., Die Entwicklung der Persönlichkeit, Klett, Stuttgart 1973.
Rogers, C., Lernen in Freiheit, Kösel, München 1974.
Rogers, C., Auf dem Wege zu einer Theorie der Kreativität, in: *Petzold, Orth* (1990) 237-256.
Rogoff, B., Apprenticeship in Thinking. Cognitive Development in Social Context, Oxford University Press, New York 1990.
Rogoff, B., Wertsch, J.V. (Hrsg.), Children's learning in the »zone of proximal development«, *Series New Directions for Child Development* 23 (1984) 31-44.
Rogoff, B., Wertsch, J. V. (Hrsg.), Children Learning in the Zone of Proximal Development, Jossey Bass, San Francisco 1984.
Róheim, G.v., Spiegelzauber, Internationaler Psychoanalytischer Verlag, Wien, Leipzig 1919.
Rohracher, H., Die Arbeitsweise des Gehirns und die psychischen Vorgänge, Urban & Schwarzenberg, München 1967.
Rohracher, H., Einführung in die Psychologie, Urban & Schwarzenberg, München 1963, 1971.
Röhricht, F., Körperschema, Körperbild und Körperkathexis in der akuten Schizophrenie, in: *Röhricht, F., Priebe, S.* (Hrsg.), Körpererleben in der Schizophrenie, Hogrefe, Göttingen/Bern/Toronto/Seattle 1998b.
Röhricht, F., Körperorientierte Psychotherapie psychischer Störungen, Hogrefe-Verlag Göttingen/Bern/Toronto/Seattle 2000.
Röhricht, F., Priebe, S., Das Körpererleben von Patienten mit einer akuten paranoiden Schizophrenie – eine Verlaufsstudie, *Nervenarzt* 67 (1996) 602-607.
Röhrle, B., Stark, W. (Hrsg.), Soziale Netzwerke und Stützsysteme, dgtv, Tübingen 1985.
Rojas-Bermùdez, J., Handpuppen als Intermediär-Objekte in der Behandlung von Psychotikern, in: *Petzold* (1983a) 129-160.
Rojas-Bermùdez, J., Nucleo del Yo, Genitor, Buenos Aires 1979.
Rokeach, M., The open and closed mind, Basic Books, New York 1960.
Rolf, J., Masten, A.S., Cicchetti, D., Nuechterlein, K.H., Weintraub, S. (eds.), Risk and protective factors in the development of psychopathology, Cambridge University Press, Cambridge 1990.
Romaniuk, M., Romaniuk, J.G., Looking back: an analysis of reminiscence functions and triggers, *Experimental Aging Research*, 4 (1981) 477-489.
Rombach, H., Substanz, System, Struktur, 2 Bde., Alber Verlag, Freiburg 1965.
Rombach, H., Strukturontologie, Alber, Freiburg 1971.
Rombach, H., Leben des Geistes. Ein Buch der Bilder zur Fundamentalgeschichte der Menschheit, Alber, Freiburg 1977.
Rombach, H., Welt und Gegenwelt. Umdenken über die Wirklichkeit: Die philosophische Hermetik, Herder, Freiburg/Basel 1983.
Rombach, H., Strukturanthropologie: der menschliche Mensch, Alber, Freiburg 1987.
Rorty, R., Philosophy and the mirror of nature, Princeton Univ. Press, Princeton, New Jersey 1979.
Rorty, R., Contingency, irony and solidarity, Cambridge University Press, New York 1989.
Rose, G., The broken middle, Blackwell Publishers, Oxford 1992.
Rose, H., Love Power and Knowledge. Towards a Feminist Transformation of the Sciences, Polity, Cambridge 1994.
Rose, H., Changing Construction of Consciousness, in: *Núñez, Freeman* (1999) 251-258.
Rose, S.A., Ruff, H.A., Cross-modal abilities in human infants, in: *Osofsky* (1987) 318-362.
Rosemblith, J.F., Sims-Knight, J.E., In the beginning. Development in the first two years of life, Sage Publications, Newbury Park 1989.
Rosenberg, H., Christliche Bildmeditation, O.W. Barth, München 1975.
Rosenberg, M., Society and the adolescent self-image, Princetown Univ. Press, New Jersey 1965.
Rosenblatt, D.O., Türen öffnen. Was geschieht in der Gestalttherapie? Edition Humanistische Psychologie, Köln 1986.
Rosenfeld, H., Zur Psychopathologie und psychoanalytischen Behandlung einiger Borderline-Patienten, *Psyche* 35 (1982) 612-635.
Rosenkranz, M., Hände, in: *Brown, G., Petzold, H.G.*, Gefühl und Aktion, Verlag für Humanistische Psychologie, W. Flach, München 1978, 115-134.
Rosenstein, D., Oster, H., Facial expression as a means of exploring infants's taste responses. Paper presentend at the Symposium on the Development of Food and Flavor Preferences at the annual meeting of the Society for Research in Child Development, Boston 1981.
Rosenthal, R., Jacobson, E., Pygmalion im Klassenzimmer, Beltz, Weinheim 1971.
Rosenzweig, S., Some implicite common factors in diverse methods of psychotherapy, *Am. J. Orthopsychiatry* 6 (1936) 412-415.
Rosewitz, B., Wolf, H.K., Hurrelmann, K., Schulversagen und gestörte Identitätsentwicklung - Ansatzpunkte für soziale Prävention und Intervention, in: *Frey, Haußer* (1987) 233-244.
Rösing, I., Die Verbannung der Trauer. Nächtliche Heilungsrituale in den Hochanden Boliviens, MUNDO ANKARI I, Greno Verlag, Nördlingen 1987.
Rosow, J., Social integration of the old, The Free Press, Glencoe, New York 1967.
Rossaert, I., Reminiscentie: leven en werken met herinneringen. *Tijdschrift Gerontologie en Geriatrie* 20 (1989) 167-168.
Rossi, A. (ed.), Gender and the life course, Aldine de Gruyter, New York 1985.
Rossum, J.H.A. van, Motor development and practice, Free Univ. Press, Amsterdam 1987.
Rost, R., Sporttherapie und Bewegungstherapie, Deutscher Ärzte Verlag, Köln 1995.
Rost, W., Emotionen. Elixiere des Lebens, Springer, Berlin 1990.
Roth, G., Fühlen, Denken, Handeln, wie das Gehirn unser Verhalten steuert, Suhrkamp, Frankfurt am Main 2001.

Roth, G., Gleichtakt im Neuronennetz, *Gehirn und Geist* 1 (2002) 38-46.
Rothmann, K., Kleine Geschichte der deutschen Literatur, Reclam, Stuttgart 1979.
Rotondo, J. L. & Boker, S. M., Behavioral synchronization in human conversational interaction, in: *Stamenov, Gallese* (2002).
Rottensteiner, F., Über H.P. Lovecraft, Suhrkamp, Frankfurt 1984.
Rotter, J.B., An introduction to social-learning theory, in: *Rotter, J.B., Chance, J.E., Phares, E.J.*, Applications of a social-learning theory of personality, Holt, Rinehart & Winston, New York 1972, 1-43.
Rotter, J.B., Hochreich, D.J., Persönlichkeit, Springer, Heidelberg 1979.
Rötzer, F., Die Zukunft des Körpers, Themenheft, *Kunstforum* Bd. 133 (1996).
Roudinesco, E., Penser la folie. Essais sur Michel Foucault, Galilée, Paris 1992.
Rousseau, J.-J., Emile: oder über die Erziehung, Reclam, Stuttgart 1963.
Rousseau, J.-J., Schriften, Bd. I, hrsg. v. *Ritter, H.*, Ullstein, Frankfurt 1981.
Rousseau, J.-J., Abhandlung über die Wissenschaften und Künste, in: idem (1981) 27-60.
Rousseau, J.-J., Abhandlung über den Ursprung und die Grundlagen der Ungleichheit, in: idem (1981) 165-302.
Rousseau, J.-J., Vom Gesellschaftsvertrag: oder Grundsätze des Staatsrechts, Reclam, Stuttgart 1986.
Roussos, E.N., Heraklit-Bibliographie, Darmstadt 1971.
Roussot, A., L'art prehistorique, Éditions SudOuest, Luçon 1997.
Rovee-Collier, C.K., Infants as problem-solvers: A psychobiological perspective, in: *Zeiler, M.D., Harzem, P.* (eds.), Advances in analysis of behaviour: Vol. 3. Biological factors in learning, Wiley, Chichester 1983.
Rovee-Collier, C.K., The ontogeny learning and memory in human infancy, in: *Kail, R., Spear, N.E.* (eds.), Comparative perspectives on the development of memory, Erlbaum, Hillsdale 1984.
Rovee-Collier, C.K., Learning and memory in infancy, in: *Osofsky* (1987) 98-148.
Rovee-Collier, C.K., The „memory system" of prelinguistic infants, in: *Diamon, A.* (ed.), The development and neural bases of higher cognitive functions, Annals of the New York Academy of Sciences, New York 1991, 517-536.
Rovee-Collier, C.K., Infant learning and memory, Ablex, Norwood 1992.
Rovee-Collier, C.K., The Development of Implicit and Explicit Memory (Advances in Consciousness Research,Series B, V. 24). John Benjamins Pub Co., Amsterdam 2001.
Rovee-Collier, C.K., Bhatt, R., Langzeitgedächtnis im Säuglingsalter, in: *Petzold* (1993c).
Rovee-Collier, C.K., DuFault, D., Multiple contexts and memory retrieval at 3 months, *Developmental Psychobiology* 24 (1991) 39-49.
Rovee-Collier, C.K., Fagan, J.W., The retrieval of memory in early infancy, in: *Lipsitt, L.P.* (Hrsg.), Advances in infancy research (Vol. 1), Ablex, Norwood 1981.
Rovee-Collier, C.K., Fagan, J.W., La mémoire des nourrissons, *La Recherche* 15 (1984) 1096-1104.
Rovee-Collier, C.K., Greco-Vigorito, C., Hayne, H., The time-window hypothesis: Implications for categorization and memory modification, *Infant Behavior and Development* (in press).
Rovee-Collier, C.K., Griesler, P.C., Earles, L.A., Contextual determinants of retrieval in three-month-old infants, *Learning* & *Motivation* 16 (1985) 139-157.
Rovee-Collier, C.K., Hayne, H., Reactivation and infant long-term memory, in: *Reese, H.W.* (ed.), Advances in child development and behavior (Vol. 20), Academic, New York (in press).
Rovee-Collier, C.K., Lipsitt, L.P., Advances in Infancy Research, Vol. 6, Ablex Publishing Corporation, Norwood, 1990.
Rovee-Collier, C.K., Patterson, J., Hayne, H., Specificity in the reactivation of infant memory, *Developmental Psychobiology* 18 (1985) 559-574.
Rowan, J., Subpersonalities: The people inside, Routledge, London 1990.
Rowan, J., Cooper, M. (eds.), The plural self. Multiplicity in everyday life, Sage, London 1999.
Royce, J., The world and the individual, 2 Vol., New York 1900-1902.
Rubinstein, S.L., Grundlagen der allgemeinen Psychologie, Volk und Wissen, Berlin 1968.
Rudinger, G., Intelligenzentwicklungen unter unterschiedlichen sozialen Bedingungen, in: *Löwe, Lehr, Birren* (1983) 79-88.
Rudinger, G., Intellectual development in a longitudinal perspective, in: *Munnichs, J.M.A., Mussen, P., Olbrich, E.* (eds.) Life span and change in a gerontological perspective, Academic Press, New York 1986.
Rudolf, D., Untersuchung und Befund bei Neurosen und psychosomatischen Erkrankungen, Beltz, Weinheim 1981.
Ruhloff, J., Harmonisierung oder Widerstreit? Über die Bildungsaufgabe in der Kulturenvielfalt, *Materialien zur politischen Bildung*, Themenheft: „Multikulturelle Gesellschaft" 2 (1990).
Ruitenbeek, J., The new group therapies, Avon Books, New York 1970.
Rumelhart, D.E., Schemata: The building blocks of cognition, in: *Spiro, R.J., Bruce, B.C., Brewer, W.F.* (eds.), Theoretical issues in reading comprehension, Erlbaum, Hillsdale 1980.
Rummel, C., Das Psychotherapeutengesetz, Deutsches Jugendinstitut, München 1993 (mimeogr.).
Rumpf, H., Schumann, H., Möglichkeiten der Körperdiagnostik in der Therapie, *Gruppendynamik* 1 (1983) 25-33.
Russell, A., Stability of mother-infant interaction from 6 to 12 months, *Infant Behavior and Development* 6 (1983) 27-37.
Russel, B., Probleme der Philosophie, Suhrkamp, Frankfurt 1964.
Russelman, G.H.E., Van James Watt tot Sigmund Freud. – Van Loghum Slaterus, Deventer 1983.
Russelman, G.H.E., Der Energiebegriff in der Bioenergetik. Eine kritische Abhandlung, *Integrative Therapie* 1 (1988) 4-40.
Rutter, M., Children of sick parents: An environmental and psychiatric study, Oxford University Press, Oxford 1966.
Rutter, M., Parent-child separation: Psychological effects on the children, *Journal of Child Psychology and Psychiatry* 12 (1971) 233-260.
Rutter, M., Protective factors in children's responses to stress and disadvantage, in: *Kent, M.W., Rolf, J.* (eds.), Primary preventions of psychopathology, Vol. III: Social competence in children, University Press of New England, Hanover (N.H.), 1979a, 49-74.
Rutter, M., Scientific foundations of developmental psychiatry, Heinemann Medical, London 1980.
Rutter, M., Changing youth in a changing society, Harvard University Press, Cambridge 1980.
Rutter, M., Maternal deprivation re-assessed, Penguin, Harmondsworth 1981.
Rutter, M., Stress, coping, and development: Some issues and some questions, *Journal of Child Psychology and Psychiatry* 22 (1981) 323-356.

Rutter, M., Statistical and personal interactions: Facts and perspectives, in: *Magnusson, D., Allen, V.* (eds.), Human development: An interactive perspective, Academic Press, New York 1983, 295-319.
Rutter, M., Resilience in the face of adversity: Protective factors and resistance to psychiatric disorder, *British Journal of Psychiatry* 147 (1985) 598-611.
Rutter, M., Family and school influences on behavioral development, *Journal of Child Psychology and Psychiatry* 26 (1985b) 349-368.
Rutter, M., Continuities and discontinuities from infancy, in: *Osofsky* (1987a) 1256-1296.
Rutter, M., Intergenerational continuities and discontinuities in serious parenting difficulties, in: *Cicchetti, D., Carlson, V.* (eds.), Research on the consequences of child maltreatment, Cambridge University Press, New York 1987b.
Rutter, M., Longitudinal data in the study of causal processes: some uses and some pitfalls, Minster Lovell Workshop 1987c.
Rutter, M., Studies of psychosocial risk. The power of longitudinal data, Cambridge Univ. Press, Cambridge 1988.
Rutter, M., Pathways from childhood to adult life, *J. Child Psychology and Psychiatry* I (1989) 23-51; dtsch. *Integrative Therapie* 1/2 (1992) 11-44; *Petzold* (1993c).
Rutter, M., Psychosocial resilience and protective mechanism, in: *Rolf* et al. (1990) 181-214.
Rutter, M., A fresh look at 'maternal deprivation', in: *Bateson, P.* (ed.), The development and integration of behavior, Cambridge University Press, Cambridge 1991, 331-374.
Rutter, M., Garmezy, N., Developmental psychopathology, in: *Hetherington, E.M.* (ed.) Carmichael's Manual of Child Psychology, Vol. 4, Social and personality development, Wiley, New York 1983.
Rutter, M., Hay, D.F., Development Through Life. A handbook for clinicians, Blackwell Science, Oxford, London 1994.
Rutter, M., Hersov, L., Child and adolescent psychiatry: Modern approaches, Blackwell Scientific, Oxford 1985.
Rutter, M., Izard, C.E., Read, P.B., Depression in young people: Clinical and developmental perspectives, Guilford, New York 1986.
Rutter, M., Quinton, D., Hill, J., Adult outcome of institution-reared children: Males and females compared, in: *Robins, Rutter* (1990) 135-157.
Rutter, M., Robins, L., Straight and devious pathways from childhood to adulthood, Cambridge University Press, Cambridge 1990.
Rutter, M., Rutter, M., Developing minds. Challenge and continuity across the life span, Penguin Books, London 1992.
Ryff, C.D., The subjective construction of self and society: An agenda for life-span research, in: *Marshall* (1986) 33-74.
Ryle, G., The Concept of Mind, Barnes and Noble, New York 1949.
Sabetti, S., Lebensenergie. Wesen und Wirken jener Kraft, die unsere körperliche, geistige und seelische Verfassung steuert, Scherz, München 1985.
Sachs, H., Die Lehranalyse, 1930. Zehn Jahre Berliner psychoanalytisches Institut, Wien 1970.
Sachs, J.S., Negative factors in brief psychotherapy: An empirical assessment, *J. Consult. Clin. Psychol.* 51 (1983) 557-564.
Sachse, R., Dialog zwischen ExpertInnen oder das Ergänzungsverhältnis von Verhaltenstherapie, Kognitiver Therapie und Gesprächspsychotherapie, *Verhaltenstherapie und psychosoziale Praxis* (1990) 167-198.
Sackmann, S., Organisationskultur – Die unsichtbare Einflußgröße, *Gruppendynamik* 4 (1983) 393-406.
Sacks, O., Der Mann, der seine Frau mit einem Hut verwechselte, Rowohlt, Reinbek 1987.
Sacks, O., Der Tag, an dem mein Bein fortging, Rowohlt, Reinbek 1989.
Sade, Marquis, D.A.F. de, Der Greis in Charenton. Letzte Aufzeichnungen und Kalkulationen, Hanser, München 1972.
Sagan, C., Unser Kosmos, Knaur, Droemer, München 1982.
Saint-Exupéry, A. de, Der kleine Prinz, Schwann, Düsseldorf 1958.
Saint-Exupéry, A. de, Gesammelte Schriften in drei Bänden, Rauch, Düsseldorf 1959.
Sakai, T., Suboi, T., Genetic aspects of human behavior, Igaku-Shoin, Tokyo 1985.
Salapatek, P., Cohen, L.B., Handbook of infant perception, Vol. 2, From perception to cognition, Academic Press, New York 1987.
Salber, W., Der psychische Gegenstand. Untersuchungen zur Frage des psychologischen Erfassens und Klassifizierens, Bouvier, Bonn 1959.
Salber, W., Kunst - Psychologie - Behandlung, Bouvier, Bonn 1977.
Salber, W., Konstruktion psychologischer Behandlung, Bouvier, Bonn 1980.
Salber, W., Paradoxien von Behandlung, in: *Petzold* (1982g) 263-284.
Salmon, E. et al., Regional brain activity during working memory tasks, *Brain* 119 (1995) 1617-1625.
Salter, A., Conditioned reflex therapy, Capricorn, New York 1949.
Salthouse, T.A., Speed of behavior and its implication for cognition, in: *Birren, Schaie* (1977/1985) 400-426.
Salvesbergh, G.J.P., The development of coordination in infancy, Elsevier Science Publishers, North Holland 1993.
Salzmann, L., Psychoanalysis and behavior therapy, in: *Arkowitz, Messer* (1984) 335-349.
Sameroff, A.J., The etiology of cognitive competence. A systems perspective, in: *Kearsley, R.B., Sigel, J.E.* (eds.) Infants at risk: Assessment and cognitive functioning, Erlbaum, Hillsdale 1979, 115-151.
Sameroff, A.J., Developmental systems: Context and evolution, in: *Mussen, P.* (ed.), Handbook of child psychology, Wiley, New York 1983.
Sameroff, A.J., Principles of development and psychopathology, in: *Sameroff, Emde* (1989) 17-32.
Sameroff, A.J., Chandler, M.J., Reproductive risk and the continuum of caretaking casuality, in: *Horowitz*, F.D. (ed.), Review of child development research, University of Chicago Press, Chicago 1975, 87-244.
Sameroff, A.J., Emde, R.N., Relationship disturbances in early childhood, Basic Books, New York 1989.
Sameroff, A.J., Friese, B.H., Transactional regulation and early intervention, in: *Meisels, S.J., Shonkoff, J.P.* (eds.), Early intervention: A handbook of theory, practice and analysis, Cambridge University Press, New York 1989.
Sameroff, A.J., Seifer, R., Early contributors to developmental risk, in: *Rolf* et al. (1990) 52-66.
Sameroff, A.J., Seifer, R., Zax, M., Early development of children at risk for emotional disorder, *Monographs of the Society for Research in Child Development* 47 (1982).
Samuels, A., Dance therapy for geriatric patients. Proceedings of the 8th annual conference of the American Dance Therapy Association, American Dance Therapy Association, Maryland 1973, 27-30.
Samuels, A., The plural psyche: Personality, morality and the father, Routledge, London 1991.
Sander, L.W., Issues in early mother-child interaction, *Journal American Academy of Child Psychiatry* 1 (1962) 141-166.

Sander, L.W., Infant and caretaking environment: investigation and conceptualization of adaptive behavior in a system of increasing complexity, in: *Anthony, E.J.*(ed.), Explorations in child psychiatry, Plenum Press, New York 1975.
Sander, L.W., Investigation of the infant and its caretaking environment as a biological system, in: *Greenspan, S., Pollock, G.* (eds.), The course of life: Psychoanalytic contributions toward understanding personality development: Vol. 1. Infancy and childhood, National Institute of Mental Health, Washington 1980.
Sander, L.W., To begin with - reflections on ontogeny, in: *Lichtenberg, J., Kaplan, S.* (eds.), Reflections on selfpsychology, Analytic Press, Hillsdale, New York 1983.
Sanders, M.D., et al., „Blind sight": vision in a field defect, *The Lancet*, 20. April (1974) 707-708.
Sandler, J., Joffe, W.G., Zur Depression im Kindesalter, *Int. J. PsychoAnal.* 60 (1980) 413-429.
Sandner, D., Begrundung und Darstellung eines hermeneutischen Verfahrens zur Erfassung des Beziehungsgeschehen in der analytischen Gruppenpsychotherapie, in: *Sandner, D.*, Gruppenanalyse, Springer, Berlin Heidelberg New York, 1986, 152-161.
Sandner, D., Die Erfassung der unbewußten Beziehungsphantasie mit Hilfe der psychoanalytisch-empirischen Hermeneutik, *Forum der Psychoanalyse* 4 (1988) 333-344.
Sandner, D., Empirische Forschung und psychoanalytische Praxis, *Forum der Psychoanalyse* 2 (1989) 168-175.
Sandner, D., Fallstudie zur psychoanalytischen Abbildung des Beziehungsgeschehens in einer analytischen Gruppe, unveröffentlichtes Manuskript, München o. Jg.
Sandner, F., Gestaltwerden und Gestaltzerfall, Athen 1939.
Sandner, L., Toward a logic of organization in psychobiological development, in: *Klar, K., Siever, L.* (eds.), Biologic response styles: Clinical implications, American Psychiatric Press, Washington 1985.
Sapolsky, R.M., Why stress is bad for your brain, *Science* 273 (1996) 749-750.
Sapolsky, R. W., Stress in freier Natur. Die Männchen einer Gruppe Anubis-Paviane, Spektrum der Wissenschaft 3 (1999) 70-77.
Sapolsky, R.M., Packan, D.R., Vale, W.W., Glucocorticoid toxicity in the hippocampus, *Brain Research* 453 (1988) 367-371.
Sapolsky, R., Romero, M, Munck, A., How do glucocorticoids influence the stress-response? Integrating permissive, suppressive, stimulatory, and preparative actions, *Endocrine Reviews* 21 (2000) 55-89.
Sarason, I.G., Sarason, B.R., Social support: Theory, research and applications, Nijhoff, Dordrecht 1985.
Sarason, I.G., Sarason, B.R., Pierce, G.R. (eds.), Social support: An interactional view, Wiley, New York 1990.
Sarason, I.G., Sarason, B.R., Shearin, E.N., Social support as an individual difference variable: Its stability, origins and relational aspects, *J. of Person. and Soc. Psychol.* 50 (1986) 845-855.
Sarason, S.B., The psychological sense of community. Prospects for a community psychology, Jossey Bass, San Francisco 1974.
Sartre, J.-P., L'être et le néant, Gallimard, Paris 1943; dtsch. Das Sein und das Nichts. Versuch einer phänomenologischen Ontologie, Rowohlt, Reinbek 1962.
Sartre, J.-P., Marxismus und Existentialismus. Versuch einer Methodik, Rowohlt, Reinbek 1964.
Sartre, J.-P., Die Transzendenz des Egos. 3 Essays, Rowohlt, Reinbek 1964.
Sartre, J.-P., Esquisse d'un théorie des émotions, Herman, Paris 1963.
Sartre, J.-P., Kritik der dialektischen Vernunft. Theorie der gesellschaftlichen Praxis, Rowohlt, Reinbek 1967.
Sartre, J.-P., L'imaginaire, Gallimard, Paris 1948; dtsch. Das Imaginäre, Rowohlt, Reinbek 1971.
Saup, W., Übersiedlung ins Altenheim, Beltz, Weinheim 1984.
Saup, W., Übersiedlung und Aufenthalt im Alten- und Pflegeheim, in: *Mayring, Saup* (1990) 75-104.
Saup, W., Konstruktives Altern, Hogrefe, Göttingen 1991.
Saup, W., Alter und Umwelt - Eine Einführung in die ökologische Gerontologie, Kohlhammer, Stuttgart 1993.
Sautet, M., Ein Café für Sokrates. Philosophie für jedermann, Winkler, München 1997.
Savelsbergh, G.J.P., The development of coordination in infancy, North-Holland, Amsterdam 1993.
Sayons, K., Brown, A.E., Distorting mirror: Note on a new apparatus for investigaton of the self, *Canadian Journal of Psychology* 7 (1953) 86-87.
Scarr, S., McCartney, K., How people make their own environment: The theory of genotype and environment effects, *Child Development* 54 (1983) 425-435.
Schacht, L., Subjekt gebraucht Subjekt, *Psyche* 2 (1973) 151-168.
Schacht, T.E., The varieties of integrative experience, in: *Arkowitz, Messer* (1984) 107-131.
Schachter, S., The interaction of cognitive and physiological determinants of emotional states, in: *Berkowitz, L.* (ed.), Advances in experimental social psychology, Academic Press, New York 1964.
Schachter, S., Singer, J.F., Cognitive, social, and physiological determinants of emotional states, *Psychological Review* 69 (1962) 379-399.
Schactel, E.G., On memory and childhood amnesia, *Psychiatry* 10 (1947) 1-26.
Schacter, D., Moscovitch, M., Infants, amnesics, and dissociable memory systems, in: *Moscovitch, M.* (ed.), Infant memory, Plenum, New York 1984.
Schaetzing, E., Die verrückte Gegenwart, Müller-Stirnicke, München 1985.
Schafer, R., A new language for psychoanalysis, Yale Univ. Press, New Haven 1976; dtsch. Eine neue Sprache für die Psychoanalyse, Klett-Cotta, Stuttgart 1982.
Schafer, R., Narrative action in psychoanalysis, Clark University Press, Worcester, Mass. 1981a.
Schafer, R., Narration in the psychoanalytic dialogue, in: *Mitchel, W.J.T.*, On narrative, University of Chicago Press, Chicago 1981b, 25-50.
Schafer, R., The analytic attitude, Basic Books, New York 1983.
Schaff, A., Marxismus und das menschliche Individuum, Rowohlt, Reinbek 1970.
Schaffer, H.R. (ed.), Studies in mother-infant interaction, Academic Press, London, New York, San Francisco 1977.
Schaffer, J.B.P., Galinsky, M.D., Handbuch der Gruppenmodelle, 2. Bde., Burckardthaus Verlag, Gelnhausen 1977.
Schah, I., Die Suffis. Botschaft der Derwische, Diederich, Düsseldorf 1980.
Schaie, K.W., Methodological problems in descriptive developmental research on adulthood, in: *Nesselroade, J.R., Reese, H.W.* (eds.), Life-span developmental psychology: Methodological issues, Academic Press, New York 1973.
Schaie, K.W., Longitudinal studies of adult psychological development, Guilford, New York 1983. *Schaie, K.W., Willis, S.L.*, Adult development and aging, Little, Brown, Boston 1986.

Schandry, R., Biologische Psychologie, Beltz Verlage, Weinheim 2003.
Schank, R.C., Abelson R.P., Scripts, plans, goals and understanding, Erlbaum, Hillsdale, N.J. 1977.
Schapira, D., Werdende Gemeinschaft und die Vollendung der Welt. Martin Bubers sozialer Utopismus, in: *Buber* (1985) 417-461.
Schapp, W., In Geschichten verstrickt. Zum Sein von Mensch und Ding, Meiner, Hamburg 1953.
Scharfetter, Ch., Ego-psychopathology. The concept and its empirical evaluation, *Psychological Medicine* 11 (1981) 273-280.
Scharfetter, Ch., Leiborientierte Therapie schizophrener Ich-Störungen, in: *Helmchen, H., Linden, M., Rüger, U.* (Hrsg.), Psychotherapie in der Psychiatrie, Springer, Berlin/Heidelberg/New York 1982, 70-76.
Scharfetter, Ch., Schizophrene Menschen, Urban & Schwarzenberg, München 1983.
Scharfetter, Ch., Allgemeine Psychopathologie, Thieme, Stuttgart 1985.
Scharfetter, Ch., Die Indikation zu leib- und bewegungstherapeutischen Verfahren in der Psychiatrie, *Integrative Therapie* 1 (1989) 16-24.
Scharfetter, Ch., Ich-Psychopathologie und Leiberleben, in: *Röhricht, F., Priebe, S.* (Hrsg.), Körpererleben in der Schizophrenie, Hogrefe, Göttingen/Bern/Toronto/Seattle 1998.
Scharfetter, Ch., Bennedetti, G., Leiborientierte Therapie schizophrener Ich-Störungen. Vorschläge einer zusätzlichen Therapiemöglichkeit und grundsätzliche Überlegungen dazu, *Schweizer Archiv für Neurologie, Neurochirurgie, Psychiatrie* 123 (1978) 239-255.
Scharfetter, Ch., Benedetti, G., Psychodynamik der Zwangsneurose, Darmstadt 1978b.
Scharff, C., Chasing fate and function of new neurons in adult brains, *Current opinion in Neurobiology* 10 (2000) 774-783.
Scharfman, M.A., The therapeutic dyad in the light of infant observational research, in: *Dowling, S., Rothstein, A.* (eds.), The significance of the infant observational research for clinical work with children, adolescents, and adults. Workshop series, Am. Psychoanal. Assoc. Monographs V, Int. Univ. Press, Madison, 1989, 53-64.
Schatz, O., Entfremdung als anthropologisches Problem, in: *Schrey* (1975) 115-179.
Schaub, A., Bewältigungsstrategien bei schizophrenen Patienten, Diplomarbeit, Psychol. Inst. Universität Bonn, Bonn 1984.
Schay, P., Dreger, B., Siegele, F., Petzold, H.G., Die Wirksamkeit von Supervision für den Klienten. Eine Evaluationsstudie zur Wirksamkeit von Supervision für das Klientensystem in Einrichtungen der medizinischen Rehabilitation Drogenabhängiger, in: *Petzold, Schay, Ebert* (2003).
Schedlowski, M., Streß, Hormone und zelluläre Immunfunktionen, Ein Beitrag zur Psychoneuroimmunologie, Spektrum Akademischer Verlag, Heidelberg 1994.
Schedlowski, M., Tewes, U. (Hrsg.), Psychoneuroimmunologie, Spektrum Akademischer Verlag, Heidelberg 1996.
Schedlowski, M., Tewes, U. (Hrsg.), Psychoneuroimmunology: A textbook, Plenum, New York 1999.
Scheff, T., Das Etikett „Geisteskrankheit". Soziale Interaktion und psychische Störung, Fischer, Frankfurt 1973.
Scheff, T., The distancing of emotion in ritual, *Current Anthropology* 18 (1977) 483-505.
Scheff, T., Catharsis in healing, ritual and drama, Univ. of California Press, Berkeley 1979.
Scheff, T., Explosion der Gefühle, Beltz, Weinheim 1983.
Scheflen, A.E., Körpersprache und soziale Ordnung, Klett, Stuttgart 1976.
Scheibe, K.E., Historical perspectives on the presented self, in: *Schlenker, B.R.* (ed.), The self and social life, McGraw-Hill, New York 1985.
Scheidlinger, S., Conceptual pluralism: AGPAs shift from orthodoxy to an „umbrella" organization, *International Journal of Group Psychotherapy* 41 (1991) 217-226.
Schein, E.H., Wie vollziehen sich Veränderungen? in: *Bennis, Benne, Chin* (1975) 128-139.
Scheler, M., Die Wissensformen und die Gesellschaft, Francke, Bern 1926, 1980[3].
Scheler, M., Die Sinngesetze des emotionalen Lebens, Wesen und Formen der Sympathie, Föte-Bulmke, Bonn 1931.
Scheler, M., Über Scham und Schamgefühl, in: Schriften aus dem Nachlaß, Bd. 1, Berlin 1933.
Scheler, M., Wesen und Formen der Sympathie, 3. Aufl. Frankfurt/M. 1948.
Scheler, M., Der Formalismus in der Ethik und die materiale Wertethik: Neuer Versuch der Grundlegung eines ethischen Personalismus, Francke, Bern 1954, 1980[6].
Schell, J., Das Schicksal der Erde, dtv, München 1984.
Schelling, F.W.J. v., Werke, hrsg. v. *Schröter, M.*, Beck, München 1965.
Schelling, W.A., Lebensgeschichte und Dialog in der Psychotherapie. Tiefenpsychologie, Anthropologie und Hermeneutik im Gespräch, Vandenhoeck & Ruprecht, Göttingen 1985.
Schelp, T., Kemmler, L., Emotion und Psychotherapie, Huber, Bern 1988.
Scherer, K., Entwicklung der Emotionen, in: *Hetzer, H., Todt, E., Seiffge-Krenke I.* (Hrsg.), Angewandte Entwicklungspsychologie des Kindes- und Jugendalters, Quelle und Meier, Heidelberg 1979, 211-253.
Scherer, K., Prolegomena zu einer Taxonomie affektiver Zustände: Ein Komponenten-Prozeß-Modell, in: *Lüer, G.* (Hrsg.), Bericht über den 33. Kongreß der Deutschen Gesellschaft für Psychologie in Mainz 1982, Hogrefe, Göttingen 1983.
Scherer, K., On the nature and function of emotion: A component process approach, in: *Scherer, Ekman* (1984) 293-318.
Scherer, K., Streß und Emotion: Ein Ausblick in: *Scherer, K., Wallbott, H.G., Tolkmitt, F.J., Berman, G.* (Hrsg.), Die Streßreaktion: Physiologie und Verhalten, Hogrefe, Göttingen 1985, 195-205.
Scherer, K., Von den Schwierigkeiten im Umgang mit den Emotionen oder: Terminologische Verwirrungen, *Psychologische Rundschau* 40 (1989) 208-216.
Scherer, K., Psychologie der Emotionen, Enzyklopädie der Psychologie, Bd. III, Hogrefe, Göttingen 1990.
Scherer, K., Theorien und aktuelle Probleme der Emotionspsychologie, in: *Scherer* (1990) 1-38.
Scherer, K., Ekman, P., Approaches to emotion, Erlbaum, Hillsdale 1984.
Scherer, K., Wallbott, H.G., Ausdruck von Emotionen, in: *Scherer* (1990) 345-422.
Scheuerle, H.J., Die Gesamt-Sinnes-Organisation. Überwindung der Subjekt-Objekt-Spaltung in der Sinneslehre, Thieme, Stuttgart 1984, 2. Aufl.
Schiepek, G., Systemtheorie in der Klinischen Psychologie, Vieweg, Braunschweig 1991.
Schiepek, G., Die Grundlagen der Systemischen Therapie: Theorie – Praxis – Forschung, Vandenhoeck & Ruprecht, Göttingen 1999.

Schindler, S., Geburt - Eintritt in eine neue Welt, Hogrefe, Göttingen 1982.
Schindler, S., Zimprich, *H.*, Ökologie der Perinatalzeit, Hippokrates, Stuttgart 1983.
Schinkel, W., Das Entstehen des Bewußtseins in griechischem Denken. Grad. Arb. FPI, Düsseldorf 1989.
Schipperges, H., Am Leitfaden des Leibes. Zur Anthropologie und Therapeutik Friedrich Nietzsches, Klett, Stuttgart 1975.
Schipperges, H., Kosmos Anthropos. Entwürfe einer Philosophie des Leibes, Klett, Stuttgart 1981.
Schipperges, H., Das Konzept der Leiblichkeit bei Friedrich Nietzsche, in: *Petzold* (1985g) 133-148.
Schipperges, H., Der Arzt als Pädagoge, *Integrative Therapie* 4 (1986) 264-283.
Schipperges, H., Geschichte der Medizin in Schlaglichtern, Bibliographisches Institut, Mannheim 1990.
Schleiermacher, Fr.D.E., Hermeneutik, nach den Handschriften neu herausgegeben und eingeleitet von *Kimmerle, H.*, Winter, Heidelberg 1959.
Schleiermacher, Fr.D.E., Hermeneutik und Kritik, hrsg. v. *Frank, M.*, Suhrkamp, Frankfurt 1977.
Schlick, M., Facts and propositions, *Analysis* 2 (1934/35).
Schlick, M., Über das Fundament der Erkenntnis, in: *Erkenntnis* (1934).
Schlippe, A. von, Kriz, J., Skulpturarbeit und zirkuläres Fragen, *Integrative Therapie* 3 (1993) 222-241.
Schlüter, W., Sozialphilosophie für helfende Berufe, Reinhardt, München 1988.
Schmalbrock, G., Schoiswohl, V., Erzähl mir von deinem Leben, Kösel, Salzburg 1982.
Schmalohr, E., Frühe Mutterentbehrung bei Mensch und Tier, Kaiser, München 1980.
Schmid, W., Auf der Suche nach einer neuen Lebenskunst. Die Frage nach dem Grund und die Neubegründung der Ethik bei Foucault, Suhrkamp, Frankfurt 1998.
Schmid, W., Philosophie der Lebenskunst, Suhrkamp, Frankfurt 1999.
Schmid-Fieberg, U., Die Entwicklung des Selbsterkennens im Spiegel im zweiten Lebensjahr. Lizentiatsarbeit am Psychol. Inst. Univ. Zürich, Biol.-Math. Abt., Zürich 1989.
Schmidt, Ch., Gestalttherapie – Wege und Horizonte, *Integrative Therapie*, Beiheft 10 (1985) 19-42.
Schmidt, Ch., „Wir brauchen den Krieg". Psychologische Thesen zum Zeitgeschehen, *Integrative Therapie* 1/2 (1991) 197-199.
Schmidt, N., Ott, D., Funktionelle Gymnastik für Kinder und Jugendliche, Aachen 1996.
Schmidt, R.A., A schema theory of discrete motor skill learning, *Psychological Review* 82 (1975) 225-260.
Schmidt, R.C., Carello, C., Turvey, M.T., Phase transitions and critical fluctuations in the visual coordination of rhythmic movements between people, *Journal of Experimental Psychology: Human Perception and Performance* 16 (1990) 227-247.
Schmidt, W., Probleme einer Metakritik der Anthropologie: über Althussers Versuch einer ahumanistischen Neuinterpretation der marxistischen Theorie, Germinal, Bochum 1981.
Schmidt, W., Struktur, Bedingungen und Funktionen von Paradigmen und Paradigmenwechsel, Lang, Frankfurt 1981.
Schmidt-Atzert, L., Emotionspsychologie, Kohlhammer, Stuttgart 1981.
Schmidt-Atzert, L., Ströhm, W., Ein Beitrag zur Taxonomie der Emotionswörter, *Psychologische Beiträge* 25 (1983) 126-141.
Schmidt-Ranson, I., Brechts Lehrstücke in ihrer Beziehung zum Therapeutischen Theater Iljines und zum Psychodrama Morenos, *Integrative Therapie* 4 (1976) 205-218.
Schmitt, F.O. et al. (eds.), The organization of the cerebral cortex, Cambridge 1983.
Schmitz, H., System der Philosophie, 10 Bde. Bouvier, Bonn 1964-1981.
Schmitz, H., System der Philosophie, Bd.II, Der Leib, 1.Teil, Bouvier, Bonn 1965; Bd.III, Der Raum, 1.Teil: Der Leibliche Raum, Bouvier, Bonn 1967.
Schmitz, H., Das leibliche Befinden und die Gefühle, *Zeitschrift für Philosophische Forschung* 28 (1974) 325-338.
Schmitz, H., Leib und Seele in der abendländischen Philosophie, *Philosophisches Jahrbuch* 85 (1978) 221-241.
Schmitz, H., Neue Phänomenologie, Bouvier, Bonn 1980.
Schmitz, H., Herkunft und Zukunft der Seelenvorstellung, Klinische Psychologie IV, Huber, Bern 1981, 78-96.
Schmitz, H., Phänomenologie der Leiblichkeit, 1985, in: *Petzold* (1985g) 71-106.
Schmitz, H., Leib und Gefühl. Materialien zu einer philosophischen Therapeutik, Junfermann, Paderborn 1989.
Schmitz, H., Der unerschöpfliche Gegenstand, Bouvier, Bonn 1990.
Schmitz-Kurschildgen, E., Petzold-Heinz, I., Petzold, H.G., Hinter der Maske, Druck- und Verlagshaus Enger, Willich-Amrath 1984.
Schmitz-Scherzer, R., Konstanz und Veränderung der psychischen Leistungsfähigkeit, in: *Lehr, Thomae* (1987) 45-56.
Schmoll, D., Schizophrenie und Leiblichkeit. Zur Psychopathologie coenästhetischer Schizophrenien, Junfermann, Paderborn 1988.
Schnakenburg, R.v., Einbildungskraft und Zeit – Metareflexion und Praxisperspektiven zu Erkenntniszusammenhängen in der Integrativen Kunsttherapie, in: *Petzold, Orth* (1990) 549-581.
Schneewind, K.A., Wissenschaftstheoretische Grundlagen der Psychologie, Ernst Reinhardt, München 1977.
Schneewind, K.A., Familienpsychologie, Kohlhammer, Stuttgart 1991.
Schneewind, U.-J., Konzepte und Methoden Integrativer Einzelsupervision, *Integrative Therapie* 1/2 (1989) 313-335.
Schneewind, U.-J., Der Umgang mit der emotionalen Zerrissenheit – Zur Behandlung von Borlinepatienten in der Integrativen Kinder- und Jugendlichenpsychotherapie, *Gestalt und Integration* 2 (1991), 1 (1992) 56-68.
Schneider, K., Das Experiment in der Gestalttherapie, *Integrative Therapie* 3 (1979) 192-207.
Schneider, K., Skillfull Frustration, Konfrontation und Support als Interventionsstile in der Gestalttherapie, *Integrative Therapie* 1 (1981) 26-46.
Schneider, K., Grenzerfahrungen, Edition Humanistische Psychologie, Köln 1990.
Schneider, L., Mirrors in art, in: *Wolf* (1985) 283-324.
Schneider, M., Neurose und Klassenkampf. Materialistische Kritik und Versuch einer emanzipativen Neubegründung der Psychoanalyse, Rowohlt, Reinbek 1973.
Schneider, R., Schlafes Bruder, Reclam, Leipzig 1993.
Schneider-Düker, M., Psychodrama als Forschungsmethode und Forschungsgegenstand. Empirische Perspektiven für die Klinische Psychologie, in: *Vorwerg, M., Alberg, T.*, Psychodrama, Barth, Leipzig 1991, 33-43.
Schoetzau, A., Papoušek, H., Mütterliches Verhalten bei der Aufnahme von Blickkontakt mit dem Neugeborenen, *Zeitschrift für Entwicklungspsychologie und pädagogische Psychologie* 9 (1977) 1088-1089.

Schöner, G., Zanone, P.G., Kelso, J.A.S. Learning as a change of coordination dynamics: Theory and experiment, *Journal of Motor Behavior* 24 (1992) 29-48.
Schoop, T., Won't you join the dance, Palo Alto 1974; dtsch. Komm, tanz mit mir, Pan, Zürich 1981.
Schöpf, A., Sigmund Freud, Beck, München 1982.
Schott, H., Traum und Neurose. Erläuterungen zum Freudschen Krankheitsbegriff, Huber, Bern, Stuttgart, Wien 1979.
Schreiner, M., Die zukunftsbezogene Zeitperspektive bei alten Menschen, Diss. Univ. Bonn, Bonn 1967.
Schrey, H.-H., Von der Odyssee eines Begriffs: Gedanken zur Kategorie der Entfremdung, *Evangelische Kommentare* 6 (1973) 601-603.
Schrey, H.-H., Entfremdung, Wissenschaftliche Buchgesellschaft, Darmstadt 1975.
Schreyögg, A., Integrative Gestaltsupervision, *Gruppendynamik* 3 (1986) 301-317
Schreyögg, A., Supervision und Ethik. Überlegungen zum Stellenwert von Ethik in der Psychotherapie, *Integrative Therapie* 2/3 (1988) 158-171.
Schreyögg, A., Supervision therapeutischer Arbeit in Organisationen, *Integrative Therapie* 3/4 (1989) 260-283.
Schreyögg, A., Integrative Gestaltsupervision, ein methodenplurales Modell, in: *Pühl* (1990).
Schreyögg, A., Integrative Supervision – ein integratives Modell, Junfermann, Paderborn 1991.
Schreyögg, A., Der Supervisionszweig an FPI und EAG, *Gestalt und Integration* 2 (1992).
Schröder, H., Reschke, K., Psychosoziale Prävention und Gesundheitsförderung, Roderer, Regensburg 1992.
Schröder, W., Wolf, U., Gestalttherapie im klinischen Bereich. Fritz-Perls-Klinikum an der Hardtwaldklinik I in Zwesten, *Gestalt und Integration* 2 (1992).
Schroots, J.F.J., Aging, health and competence. The first generation of longitudinal research, Elsevier, Amsterdam 1993.
Schuch, A., Schuch, H.W., Einige psychologische und soziologische Aspekte professionell institutionalisierter Hilfe, *Gruppendynamik* 11 (1980) 42-53.
Schuch, B., Zum gegenwärtigen Stand der Social-Support-Forschung, *Gruppendynamik* 2 (1990) 221-234.
Schuch, H.W., Formierung psychosozialer Prozesse. Zur Problematik bürokratischer Hilfe, Focus, Gießen 1983.
Schuch, H.W., Psychotherapie zwischen Wertorientierung und Normierung, *Integrative Therapie* 2/3 (1988) 108-131.
Schuch, H.W., Ohne Sympathie keine Heilung, in: *Kleimann, Kollak* (Hrsg.) Lebensgestalt und Zeitgeschichte, FPI, Hamburg 1989, 126-149.
Schuch, H.W., Über Persönliches im Werk von Sandor Ferenczi, *Integrative Therapie* 1/2 (1990a) 134-152.
Schuch, H.W., Active psychoanalysis. *Sandor Ferenczi*'s contribution to the technique of psychotherapy. Vortrag für das 2. Norge Symposium für Integrative Therapy, 28. - 30.9.1990, verf. Man. 1990b.
Schuch, H.W., Apropos Technik-Debatte in der Psychotherapie, *Gestalt und Integration* (1990c) 115-122.
Schuch, H.W., Alles Übertragung? Anmerkungen zum Artikel von C. Ludwig-Körner, *Integrative Therapie* 4 (1991) 489-508.
Schuch, H.W., Geschichte und Psychotherapie, in: *Leitner, A.* (Hrsg.) (2003) 13-56.
Schuch, W., Grundzüge eines Konzepts und Modells Integrativer Psychotherapie, *Integrative Therapie* 2 (2000) 145-202.
Schuch, W., Geschichte und Psychotherapie. Chronosophische und Diskursanalytische Vorüberlegungen zur Geschichte und Mythologie der Psychotherapie aus integrativer Perspektive, *Gestalt* 41 (2001) S. 3-27.
Schüffel, W., Brucks, U., Johnen, R., Köllner, V., Lamprecht, F., Schnyder, U. (Hrsg.), Handbuch der Salutogenese, Konzept und Praxis, Ullstein Medical Verlagsgesellschaft, Wiesbaden 1998.
Schüle, K., Grundlagen der Sporttherapie, Urban & Fischer, Stuttgart 2000.
Schülein, J.A., Das Gesellschaftsbild der Freudschen Theorie, Campus, Frankfurt 1975.
Schülein, J.A., Selbstbetroffenheit. Über die Aneignung und Vermittlung sozialwissenschaftlicher Kompetenz, Syndikat, Frankfurt 1977.
Schülein, J.A., Theorie der Institution, Westdeutscher Verlag, Opladen 1987.
Schuller, H., Die Logik der Entfremdung. Versuch zu einer wissenschaftlichen Grundlegung der Entfremdungstheorie, Roderer, Regensburg 1991.
Schulmann, A.H., Kaplowitz, Ch., Mirror-image response during the first two years of life, *Developmental Psychobiology* 10 (1977) 133-142.
Schulte, A., Multikulturelle Gesellschaft – Chance, Ideologie oder Bedrohung? in: Aus Politik und Zeitgeschichte, Beilage zur Wochenzeitschrift *„Das Parlament"*, B 23-24, 1. Juni 1990.
Schulte, D., Diagnostik in der Verhaltenstherapie, Urban & Schwarzenberg, München 1976.
Schultz, H.J., Die neuen Alten. Erfahrungen aus dem Unruhestand, Kreutz, Stuttgart 1985.
Schulz, C., Soziale Intervention als Entpsychiatrisierung. Ein Centro di Medicina Sociale, in: *Wambach* (1980).
Schulze, G., Identität als Stilfrage? Über den kollektiven Wandel der Selbstdefinition, in: *Frey, Haußer* (1987) 105-124.
Schulz, H., Soziale Beziehungen im Alter. Integration durch „Insulation", Campus, Frankfurt/New York 1979.
Schulz-Henke, H., Lehrbuch der analytischen Psychotherapie, Thieme, Stuttgart, New York 1985.
Schumacher, E.F., Small is beautiful, Harper & Row, London 1973; dtsch. Die Rückkehr zum menschlichen Maß, Hamburg.
Schumann, R., Stimmer, F., Soziologie der Gefühle – Zur Rationalität und Emotionalität sozialen Handelns, Reihe: Soziologenkorrespondenz, Neue Folge 12, München 1986.
Schur, E.M., Radical non-intervention. Rethinking the deliquency problem, Prentice Hall, Englewood Cliffs 1973.
Schur, M., Sigmund Freud. Leben und Sterben, übers. v. *Müller, G.*, Suhrkamp, Frankfurt 1982.
Schur, M., Das Es und die Regulationsprinzipien des psychischen Geschehens, Fischer, Frankfurt 1984.
Schurig, V., Naturgeschichte des Psychischen, 2. Bde., Campus, Frankfurt 1975.
Schurig, V., Die Entstehung des Bewußtseins, Campus, Frankfurt 1976.
Schuster, M. Gedächtnisentwicklung im Alter, in: *Mayring, Saup* (1990) 125-144.
Schüßler, G., Bertl-Schüßler, A., Psychoanalytische Theorien der frühen Kindheit und Ergebnisse der Verhaltensforschung: Ist eine Revision notwendig? *Praxis der Psychotherapie und Psychosomatik* 5 (1989) 270-296.
Schütz, A., Der sinnhafte Aufbau der sozialen Welt, Springer, Wien 1932, 1974.
Schütz, A., Collected Papers, Nijhoff, Den Haag, Bd. 1 1962, Bd. II 1964, Bd. III 1966.
Schütz, A., On phenomenology and social relations, Univ. of Chicago Press, Chicago 1970.
Schütz, A., Gesammelte Aufsätze, Bd. 1, Das Problem der sozialen Wirklichkeit, Nijhoff, Den Haag 1971.

Schütz, A., Gesammelte Aufsätze, Bd. 2, Studien zur soziologischen Theorie, Nijhoff, Den Haag 1972.
Schütz, A., Luckmann, T., Strukturen der Lebenswelt, Luchterhand, Neuwied/Darmstadt, Bd. I 1979, 1985[2], Bd. II 1984.
Schütz, P., Neues vom Psychologen-Psychotherapeutengesetz in Österreich, *Gestalt und Integration* 1 (1990) 200-220.
Schütze, F., Biographieforschung und narratives Interview, *Neue Praxis* 3 (1983) 283-293.
Schütze, F., Zur Hervorlockung und Analyse von Erzählungen thematisch relevanter Geschichten im Rahmen soziologischer Feldforschung – dargestellt an einem Projekt zur Erforschung von kommunalen Machtstrukturen, in: Arbeitsgruppe Bielefelder Soziologen (Hrsg.), Kommunikative Sozialforschung, München 1976.
Schütze, F., Prozeßstrukturen des Lebensablaufs, in: *J. Matthes, A. Pfeiffenberger, M. Stosberg* (Hrsg.), Biographie in handlungswissenschaftlicher Perspektive, Nürnberg 1981.
Schutze, F., Das narrative Interview in Interaktionsfeldstudien, I. Kurseinheit, Fernuniversität Hagen, Hagen 1987.
Schwaner, B., Seniorensport, Pohl-Verlag, Celle 1978.
Schwartz, G.E., Weinberger, D.A., Singer, J.A., Cardiovascular differentiation of happiness, sadness, anger and fear following imaginery and exercise, *Psychosomatic Medicine* 4 (1981) 343-364.
Schwarz, L., Neurasthenie: Entstehung, Erklärung und Behandlung der nervösen Neurasthenie, Schwabe, Basel 1951a.
Schwarz, L., Die dynamische Psychologie von Pierre Janet, Schwabe, Basel 1951b.
Schwarzer, R., Streß, Angst und Hilflosigkeit, Kohlhammer, Stuttgart 1987[2].
Schwarzer, R., Jerusalem, M., Erfassung leistungsbezogener und allgemeiner Kontroll- und Kompetenzerwartungen, in: *Krampen, G.* (Hrsg.), Diagnostik von Attributionen und Kontrollüberzeugungen, Hogrefe, Göttingen 1989, 127-133.
Schwarzer, R., Leppin, A., Sozialer Rückhalt und Gesundheit. Eine Meta-Analyse, Hogrefe, Göttingen 1989.
Schwarzer, R., Leppin, A., Sozialer Rückhalt und Wohlbefinden, in: *Abele, Becker* (1991) 175-190.
Schwarzer, R., Schwarzer, C., Ärger als Zustand und als Disposition, *Zeitschrift für Differentielle und Diagnostische Psychologie* 3 (1982) 27-33.
Schweitzer, A., Kultur und Ethik, Beck, München 1981.
Schweitzer, J. Retzer, A., Fischer, H.R. (Hrsg.), Systemische Praxis und Postmoderne, Suhrkamp, Frankfurt/M. 1992.
Schwemmer, O., Handlung und Struktur. Zur Wissenschaftstheorie der Kulturwissenschaften, Frankfurt 1987.
Schwendter, R., Zur Geschichte der Zukunft: Zukunftsforschung und Sozialismus, Bd. I, Syndikat, Frankfurt 1982.
Schwendter, R., Totale Institutionen, *Gestalt und Integration* 2 (1990) 64-71.
Schwenk, Th., Das sensible Chaos, Verlag Freies Geistesleben, Stuttgart 1984.
Searle, J.R., Sprechakte, Suhrkamp, Frankfurt/M. 1973.
Searles, H.F., Der psychoanalytische Beitrag zur Schizophrenieforschung, Kaiser, München 1975.
Séchéhaye, M.A., La réalisation symbolique, Paris 1947; dtsch. Die symbolische Wunscherfüllung, Huber, Bern 1955.
Seefranz, B.v., Gestalttherapie im Strafvollzug, Graduierungsarbeit am Fritz Perls Institut, Düsseldorf 1978.
Seiderer-Hartig, M., Die Rolle des Therapeuten und die therapeutische Beziehung in der Verhaltenstherapie, in: *Petzold* (1980f) 223-285.
Seidmann, E. (ed.), Handbook of social intervention, Sage, Beverly Hills 1983.
Seifer, R., Sameroff, A.J., Baldwin, C.P, Baldwin, A., Child and family factors that ameliorate risk between 4 and 13 years of age, *Journal of the American Academy of Child and Adolescent Psychiatry* 3 (1992) 893-903.
Seiffge-Krenke, I., Probleme und Ergebnisse der Kreativitätsforschung, Huber, Bern 1974.
Seiffge-Krenke, I., Problembewältigung im Jugendalter. Habilitationsschrift des Fachbereichs 06 Psychologie, Universität Gießen, Gießen 1984.
Seiffge-Krenke, I., Psychoanalytische Therapie Jugendlicher, Stuttgart 1986.
Seligman, M.E.P., Helplessness, Freeman, San Francisco 1978.
Seligmann, S., Die Zauberkraft des Auges und das Berufen, Hamburg 1922; Nachdr. J. Couvreur, Amsterdam o.J.
Selman, R.L., Die Entwicklung des sozialen Verhaltens, Suhrkamp, Frankfurt 1984.
Selver, Ch., Brooks, C., Sensory awareness 1974, in: *Petzold* (1974j) 59-78.
Sen, F., Europa: Ein Grundstein für die multikulturelle Gesellschaft, *Materialien zur politischen Bildung* 2 (1989).
Seneca, Lucius Annaeus, Philosophische Schriften [Nachdruck von 1924], übers. *O. Apel*, Meiner, Leipzig 1993.
Senf, W., Broda, M., Praxis der Psychotherapie. Ein integratives Lehrbuch: Psychoanalyse, Verhaltenstherapie, Systemische Therapie, Thieme, Stuttgart 2000.
Sennett, R., Verfall und Ende des öffentlichen Lebens. Die Tyrannei der Intimität, Fischer, Frankfurt/M. 1987[3]; orig. The fall of public man, Alfred Knopf, New York 1974.
Sennett, R., Der flexible Mensch, Berlin Verlag, Berlin 1998.
Sennettt, R., Respekt im Zeitalter der Ungleichheit, Berlin Verlag, Berlin 2002.
Sensat, J., Habermas and Marxism. An appraisal, Sage, Beverly Hills 1979.
Sereni, C., Sereni, D., On ne soigne pas les femmes comme les hommes, Odile Jacob, Paris 2002.
Sève, L., Marxismus und Theorie der Persönlichkeit, Verlag Marxistische Blätter, Frankfurt/M. 1972.
Sève, L., Marxistische Analyse der Entfremdung, Verlag Marxistische Blätter, Frankfurt/M. 1973.
Seyle, H., The stress of life, rev. ed., McGraw-Hill, New York 1978.
Seyle, H., Geschichte und Grundzüge des Streßkonzeptes, in: *Nitsch* (1981) 168-187.
Shane, M., Shane, E., Psychoanalytic developmental theories of the self: an integration, in: *Goldberg* (1980) 23-46.
Shapiro, D.A., Recent applications of meta-analysis in clinical research, *Clinical Psychology Review* 1 (1985) 13-34.
Shapiro, D.A., Shapiro, D., Meta-analysis of comparative therapy outcome reseach: a critical appraisal, *Behav. Psychother.* 10 (1982a) 4-25.
Shapiro, D.A., Shapiro, D., Meta-analysis of comparative therapy outcome studies: a replication and refinement, *Psychol. Bull.* 92 (1982b) 581-604.
Shapiro, D.A., Shapiro, D., Comparative therapy outcome research: methodological implications of meta-analysis, *J. Consult. Clin. Psychol.* 51 (1983) 42-53.
Shapiro, D.A., Walsh, R., Meditation: Classical and contemporary perspectives, Aldine, New York 1984.
Shapiro, G., Sica, A., Hermeneutics: Questions and prospects, Amherst 1984.
Shapiro, T., On the quest for the origin of conflict, *Psychoanal. Quaterly* 50 (1981) 1-21.

Shaw, M.E., Group dynamics: The social psychology of small group behavior, McGraw Hill, New York 1966, 1981[3.]
Shaw, R.E., Turvey, M.T., Ecological Foundations of Cognition II. Degrees of freedom and conserved quantities in animal-environment systems, in: *Núñez, Freeman* (1999) 111-123.
Sheets-Johnstone, M., The Primacy of Movement. Amsterdam, John Benjamins 1999.
Sheldrake, R., Das Gedächtnis der Natur, Scherz, Bern 1990.
Sheldrake, R., Das schöpferische Universum, Meyster Verlag, München 1983.
Sheleen, L., Maske und Individuation, Junfermann, Paderborn 1987.
Sheridan, D., Street, B, Bloome, D., Writing Ourselves: Literacy Practices and the Mass-Observation Project , Cresskill, NJ: Hampton Press 2000.
Sherrod, L.R., Issues in cognitive perceptual development: The special case of social stimuli, in: *Lamb, M.E., Sherrod, L.R.* (eds.), Infant social cognition, Erlbaum, Hillsdale 1981.
Shibutani, T., Society and personality, Prentice Hall, Englewood Cliffs, New York 1961.
Shields, P.J., Rovee-Collier, C., Long-term memory for context-specific category information at 6 months, *Child Development* 63 (1992) 175-214.
Shiffrin, R.M., Schneider, W., Controlled and automatic human information processing, *Psychol. Rev.* 84 (1977) 127-190.
Shin, L.M., Dougherty, D., Macklin, M. L., Orr, S.P.,Pitmkan, R.K., Rauch, S.L., Activation of paralimbic structures during guilt-related script-driven imagery, *Biol. Psychiatry* 48 (2000) 43-50.
Shin, L.M., Whalen, P.J., Pitman, R.K., Bush, G., Macklin, M.L., Lasko, N.B., Orr, S.P., Melnerny, S.C., Rauch, S.L., An fMRI study of anterior cingulate function in posttraumatic stress disorder, *Biol. Psychiatry* 50 (2001) 932-942.
Shors, T.J., Miesegaes, G., Beylin, A., Zhao, M., Rydel, T., Gould, E., Neurogenesis in the adult is involved in the formation of trace memories, *Nature* 410 (2001) 372-6.
Shotter, J., Social accountability and selfhood, Blackwell, Oxford 1984.
Shotter, J., Gergen, K.J., Texts of identity, Sage, Newbury Park 1987.
Shotter, J., Conversational Realities, Sage, London 1993.
Shotter, J., Life inside dialogically structured mentalities 1999, in: *Rowan, Cooper* (1999) 71-92.
Shotter, J., Gergen, K.D., Texts of Identity, Sage, London 1989.
Siegel, E., Tanztherapie, Klett, Stuttgart 1986.
Siegel, E., Tanztherapie - ein analytisch orientiertes Verfahren der Bewegungstherapie, in: *Hölter, G.* (Hrsg.) Bewegung und Therapie, Verlag modernes lernen, Dortmund 1988.
Siegert, M.T., Chapman, M., Identitätsformen im Erwachsenenalter, in: *Frey, Haußer* (1987) 139-150.
Siegrist, J. et al., Soziale Belastungen und Herzinfarkt, Stuttgart 1980.
Siegrist, J. et al., The social context of active distress in patients with early myocardial infarction, *Social Science Medicine* (1982) 443-453.
Sieferle, R.P., Fortschrittsfeinde? Opposition gegen Technik und Industrie von der Romantik bis zur Gegenwart, Beck, München 1984.
Sieper, J., Die Theologie des Bildes im alten Orient, Publ. Inst. St. Denis, Paris 1970.
Sieper, J., Kreativitätstraining in der Erwachsenenbildung, *Volkshochschule im Westen* 2 (1971) 220-221.
Sieper, J., Bildungspolitische Hintergrunddimensionen für Integrativ-agogische Arbeit an FPI und FPA, *Integrative Therapie* 3/4 (1985) 340-359.
Sieper, J., Das behaviorale Paradigma im „Integrativen Ansatz" klinischer Therapie, Soziotherapie und Agogik: Lernen und Performanzorientierung, Behaviourdrama, Imagiantionstechniken und Transfertraining, *Integrative Therapie* 1 (2001) 105-144.
Sieper, J, Petzold, H.G., Integrative Agogik - ein kreativer Weg des Lehrens und Lernens, 1993c, in: *Petzold, Sieper* (1993a) 359-370.
Sieper, J., Petzold, H.G., Der Begriff des „Komplexen Lernens" und seine neurowissenschaftlichen und psychologischen Grundlagen – Dimensionen eines „behavioralen Paradigmas" in der Integrativen Therapie. Lernen und Performanzorientierung, Behaviourdrama, Imaginationstechniken und Transfertraining. Düsseldorf/Hückeswagen 2002. Bei www. FPI-Publikationen.de/materialien.htm – *POLYLOGE: Materialien aus der Europäischen Akademie für psychosoziale Gesundheit* – 10/2002 und gekürzt in: *Leitner, A.*, Entwicklungsdynamiken der Psychotherapie, Kramer, Edition Donau-Universität, Wien 2003, 183-251.
Sieper, J., Schmiedel, I., Überblick über die innovatorischen Aktivitäten von Hilarion G. Petzold im Bereich der Psychotherapie und psychosozialen Arbeit, in: *Petzold, Sieper* (1993).
Sievers, B. (Hrsg.), Organisationsentwicklung als Problem, Stuttgart 1977.
Sifneos, P.E., Short-term psychotherapy and emotional crisis, Harvard University Press, Cambridge, Mass. 1973.
Sifneos, P.E., Short-term dynamic psychotherapy: Evaluation and technique, Plenum, New York 1979.
Sifneos, P.E., Anhedonia and alexithymia: A potential correlation? in: *Clark, D.C., Fawcett, J.*, Anhedonia and affect deficit states, PMA Publishing, New York 1987, 255-262.
Sigerist, H. E., Anfänge der Medizin. Von der primitiven und archaischen Medizin bis zum Goldenen Zeitalter in Griechenland, Europa Verlag, Zürich 1963.
Signer-Brandau, D., Imagination in der Gestalttherapie, in: *Singer, J.L., Pope, K.S.*, Imaginiative Verfahren in der Psychotherapie, Junfermann, Paderborn 1978, 1986[2], 431-450.
Silbereisen, R.K., Eyferth, K., Rudinger G. (eds.), Development as action in context, Springer, Berlin 1986.
Silbereisen, R.K., Reizle, M., Freizeitpräferenzen und Drogengebrauch im Jugendalter, in: *Frey, Haußer* (1987) 125-138.
Silver, D., Mirror in dreams: Symbol of mother's face, in: *Wolf* (1985) 253-257.
Silver, R.L., Wortman, C.G., Coping with undesiderable life events, in: *Garber, J., Seligman, M.E.P.* (eds.), Human helplessness: Theory and applications, Academic Press, New York 1980, 279-340.
Simenauer, E., Freud und die jüdische Tradition, Jahrbuch der Psychoanalyse, Bd. 24, fromman-holzboog, Stuttgart 1989, 29-60.
Simhandl, Ch., Berner, P., Luccioni, H., Alf, C. (Hrsg.), Klassifikationsprobleme in der Psychiatrie. 14 namhafte Autoren geben einen internationalen Überblick über die Thematik, Medizinisch-Pharmazeutische Verlagsgesellschaft, Pukersdorf 1987.
Simkin, J.S., Gestalt Therapy mini-lectures, Celestial Arts, Millbrae 1976.
Simmel, G., Über sociale Differenzierung: Sociologische und psychologische Untersuchungen, Duncker & Humblot, Leipzig 1890.

Simmel, G., Soziologie. Untersuchungen über die Formen der Vergesellschaftung, Leipzig 1908; 4. Aufl. 1958.
Simmel, G., How is society possible? *Amer. J. Sociol.* 31 (1910/11) 372-391.
Simmel, G., Zur Philosophie des Schauspielers, *Logos* 9 (1921/22) 339-362; auch in: *Simmel* (1923) 231-265.
Simmel, G., Fragmente und Aufsätze, München 1923.
Simmel, G., Der Schauspieler und die Wirklichkeit, in: Brücke und Tür, Stuttgart 1957.
Simmons, M., Dreaming the dark - Magic, sex and politics, Beacon, Boston 1982; dtsch. Wilde Kräfte, Bauer, Freiburg 1987.
Simon, A., Epstein, J.L., Aging in modern society, Psychiatric Research Reports of the American Psychiatric Association, Washington 1968.
Singer, L., Infant recognition memory as a measure of intelligence, in: *Lipsitt, L., Rovee-Collier, C.* (eds.), Advances in infancy research, Vol. 2, Ablex, Norwood, NJ 1983.
Singer, P., Praktische Ethik, Reclam, Stuttgart 1969.
Singer, P., Befreiung der Tiere. Eine neue Ethik zur Beachtung der Tiere, Hirthammer, München 1982.
Singer, P., Verteidigt die Tiere. Überlegungen für eine neue Menschlichkeit, Neff, Wien 1986.
Singer, R. (Hrsg.), Alterssport. Versuch einer Bestandsaufnahme, Hofmann, Schorndorf 1981.
Singer, W., The formation of cooperative cell assemblies in the visualo cortex, *European Jounal of Neuroscience* 1 (1999a) 1-26.
Singer, W., Der Beobachter im Gehirn, Suhrkamp, Frankfurt 2002.
Singer, W., Ein neues Menschenbild, Suhrkamp, Frankfurt 2003.
Singer, W., Gray, C.M., Visual feature integration and the temporal correlation hypothesis, *Annual Review of Neuroscience* 18 (1995) 555-586.
Skarda, C.A., The Perceptual Form of Life, in: *Núñez, Freeman* (1999) 79-93.
Slipp, S.S., Nissenfeld, S., An experimental study of psychoanalytic theories of depression, *Journal of The American Academy of Psychoanalysis* 9 (1981) 583-600.
Sloane, R.B., Staples, F.R., Cristol, H.H., Yorkstone, N.J., Whipple, K., Psychotherapy versus behavior therapy, Harvard Univ. Press, Cambridge 1975.
Sloterdijk, P., Kritik der zynischen Vernunft, 2 Bde., Suhrkamp, Frankfurt 1983.
Smith, E., Grawe, K., Wirkfaktoren, *Psychotherapeuten Forum* 6 (1999) 5-8.
Smith, E., Regli, D., Grawe, K., Wenn Therapie weh tut. Wie können Therapeuten zu fruchtbaren Problemaktualisierungen beitragen? *Verhaltenstherapie und Psychosoziale Praxis* 2 (1999) 227-251.
Smith, M.L., Glass, G.V., Miller, T.I., The benefits of psychotherapy, John Hopkins University Press, Baltimore 1980.
Smith, P., Pederson, D., Maternal sensitivity and patterns of infant-mother attachment, *Child Development* 59 (1988) 1097-1101.
Smuts, J., Holism and evolution, Macmillan, New York 1926, 1929.
Snell, B., Die Entdeckung des Geistes, Göttingen 1980[5].
Snyder, C.R., Ford, C.E., Coping with negative life events: clinical and social psychological perspectives, Plenum Press, New York 1987.
Snyder, M., Self-monitoring of expressive behavior, *Journal of Personality and Social Psychology* 30 (1974) 526-537.
Snyder, M., Self-monitoring processes, in: *Berkowitz, L.* (ed.), Advances in experimental social psychology, Vol. 12, Academic Press, New York 1979, 85-128.
Snyder, M., Selfregistratie en selfpresentatie, *Psychologie* 2 (1983) 26-30.
Sober, E., Unto others. The evolution and psychology of unselfish behavior, Cambridge University Press, MS: Cambridge 1998.
Sobey, F., The nonprofessional revolution in mental health, Columbia University Press, New York 1970.
Soeffner, H.G. (Hrsg.), Interpretative Verfahren in den Sozial- und Textwissenschaften, Metzler, Stuttgart 1979.
Soeffner, H.G., Überlegungen zur sozialwissenschaftlichen Hermeneutik am Beispiel der Interpretation eines Textausschnittes aus einem „freien" Interview, in: *Heinze, T., Klusemann, H.U., Soeffner, H.G.* (Hrsg.), Interpretation einer Bildungsgeschichte, päd extra, Bensheim 1980, 170-196.
Soeffner, H.G., Hermeneutik – Zur Genese einer wissenschaftlichen Einstellung durch die Praxis der Auslegung, in: *Soeffner, H.G.* (Hrsg.), Beiträge zu einer Soziologie der Interaktion, Campus, Frankfurt 1984, 9-52.
Soeffner, H.G., Auslegung des Alltags - der Alltag der Auslegung. Zur wissenssoziologischen Konzeption einer sozialwissenschaftlichen Hermeneutik, Campus, Frankfurt 1989.
Sohn-Rethel, A., Geistige und körperliche Arbeit, Suhrkamp, Frankfurt 1970.
Sohn-Rethel, A., Warenform und Denkform, Aufsätze, Europäische Verlagsanstalt, Frankfurt 1971.
Söll, H., Psychomotorische Entwicklung im Kindes- und Jugendalter, Verlag Carl Hofmann, Schorndorf 1982.
Sollai, F., Forschungshypothesen zum pränatalen Leben, in: *Keller* (1989) 371-380.
Sölle, D.O., Grün des Fingers Gottes. Texte von Hildegard von Bingen, Hammer, Wuppertal 1989.
Sollmann, U., Bioenergetische Analyse, Synthesis, Essen 1984.
Solms, M., Traumdeutung und Neurowissenschaften, in: *Grubrich-Simitis, I., Solms, M.*, 100 Jahre Traumdeutung, Fischer, Frankfurt a. M. 2000.
Somers, M., „Citizenship" zwischen Staat und Markt. Das Konzept der Zivilgesellschaft und das Problem der „dritten Sphäre", *Berliner Journal für Soziologie* 4 (1998) 489-505.
Sommer, G., Kommer, B., Kommer, D., Malchow, C., Quack, L., Gemeindepsychologie, in: Handbuch der Psychologie, Bd. 8: Klinische Psychologie, 2. Halbbd., Hogrefe, Göttingen 1978, 2913-2979.
Sommer, K., Therapeutische Arbeit mit Masken. Grundformen der Theatertherapie. Gesichter der Frauen – ein Frauenseminar, Junfermann, Paderborn 1991.
Sorce, J.F., Emde, R.N., Mother's presence is not enough: Effect of emotional availability on infant exploration, *Developmental Psychology* 17 (1981) 737-745.
Sosna, U., Soziale Isolation und psychische Erkrankung im Alter, Campus, Frankfurt 1983.
Spacapan, S., Oskamp, St., The social psychology of aging, Sage, London 1989.
Spaemann, R., Kaslowski, P., Löw, R., Evolutionstheorie und menschliches Selbstverständnis, Civitas Resultae Bd. 6, Acta Humaniora Verlag, Weinheim 1984.
Speck, J., Handbuch wissenschaftstheoretischer Begriffe, Vandenhoeck & Ruprecht, UTB, Göttingen 1980.
Spelke, E.S., The development of intermodal perception, in: *Cohen, Salapatek* (1982).

Spence, D.P., Psychoanalytic competence, *Int. J. Psychoanal.* 62 (1981) 113-124.
Spence, D.P., Narrative truth and historical truth, Norton, New York 1982a.
Spence, D.P., Narrative truth and theoretical truth, *Psychoanalytic Quaterly LI* (1982b) 43-67.
Spence, D.P., The Freudian metapher – towards paradigmes change in psychoanalysis, Norton, New York 1987.
Sperry, R., Lateral specialisation in the surgically separated hemispheres, in: *Schmitt, F.O., Worden, F.G.*, The neurosciences – third study program, Cambridge 1975, 5-19.
Spiegel, R., Editorial: On psychoanalysis, values, and ethics, *Journal of the American Academy of Psychoanalysis* 6 (1978) 271-273.
Spiegel, Y., Der Prozeß des Trauerns, 2 Bde., Kaiser, München 1972.
Spiegel-Rösing, I., Petzold, H.G., Die Begleitung Sterbender, Theorie und Praxis der Thanatotherapie, Junfermann, Paderborn 1984, 1992[2].
Spiegelberg, H., Phenomenology in psychology and psychiatry, North Western Univ. Press, Evanston 1972.
Spieker, S.J., Infant recognition of invariant categories of faces: Person, identity and facial expression, Unpublished doctoral dissertation, Cornell University 1982.
Spielberger, C.D., Anxiety, cognition and affect: A state-trait perspective, in: *Tuma, H., Maser, J.* (eds.), Anxiety and anxiety disorders, Erlbaum, Hillsdale 1985, 171-182.
Spinner, H.F., Pluralismus als Erkenntnismodell, Suhrkamp, Frankfurt 1974.
Spinoza, B., Werke, hrsg. v. *Gebhardt, B.*, 4 Bde., Bensch, Buchenau, 5 Bde., Heidelberg 1925 ff.; dtsch. 5 Bde. Reclam, Leipzig 1887.
Spitz, R., La cavité primitive, *Revue Française de Psychanalyse* 2 (1959) 205-235.
Spitz, R., Vom Säugling zum Kleinkind, Klett, Stuttgart 1967.
Spitzer, M., Geist im Netz. Modelle für Lernen, Denken und Handeln, Spektrum Akademischer Verlag, Heidelberg, Berlin 2000.
Spitzer, M., Ketchup und das kollektive Unbewusste. Geschichten aus der Nervenheilkunde, Schattauer, Stuttgart, New York 2001.
Spitzer, M., Lernen. Spektrum Akademischer Verlag, Heidelberg 2002.
Sponsel, R., Handbuch Integrativer Psychologischer Psychotherapie IPPT, IEC, Erlangen 1995.
Sponsel, R., Einführung in eine allgemeine und integrative psychologische Lehre der Heilwirkfaktoren, *Integrative Therapie* 3 (1997) 273-288.
Sporken, P., Sterbebeistand: Aufgabe und Ohnmacht, in: *Engelke, E.* (Hrsg.), Sterbebeistand bei Kindern und Erwachsenen, Enke, Stuttgart 1979, 99-107.
Sprent, J., Tough, D.F., Lymphozyte life-span and memory, *Sciences* 265 (1994) 1395-1400.
Spritzing, G., Fotopsychologie. Die subjektive Seite des Objektivs, Beltz, Weinheim 1985.
Sprondel, W.M., Grathoff, R. (Hrsg.), Alfred Schütz und die Idee des Alltags in den Sozialwissenschaften, Stuttgart 1979.
Spurling, L., Phenomenology and the social world. The philosophy of *Merleau-Ponty* and its relation to the social sciences, Routledge, London 1977.
Sroufe, L.A., Knowing and enjoying your baby, Spectrum, New York 1977.
Sroufe, L.A., Socioemotional development, in: *Osofsky, J.D.*, Handbook of infant development, Wiley, New York 1979, 462-516.
Sroufe, L.A., Infant-caregiver attachment and adaptation in the preschool. The roots of competence and maladaptation, in: *Perlmutter, M.* (ed.), Development of cognition, affect, and social relations, Lawrence Erlbaum Associates, Hillsdale 1983, 41-81.
Sroufe, L.A., The organization of emotional development, in: *Scherer, Ekman* (1984) 109-128.
Sroufe, L.A., Relationships and relationship disturbances, in: *Sameroff, Emde* (1989) 97-124.
Sroufe, L.A., Relationships, self, and individual adaptation, in: *Sameroff, Emde* (1989) 70-96.
Sroufe, L.A., Rutter, M., The domain of developmental psychopathology, *Child Development* 55 (1984) 17-29.
Sroufe, L.A., Waters, E., The ontogenesis of smiling and laughter: A perspective on the organization of development in infancy, *Psychological Review* 83 (1976) 173-189.
Staats, A.W., Psychology's crisis of disunity: Philosophy and method for an unified science, Praeger, New York 1983.
Staats, A.W., Unified positivism and unification psychology: Fad or new field? *American Psychologist* 46 (1991) 899-912.
Staemmler, F.M., Kultivierte Unsicherheiten – Gedanken zu einer gestalttherapeutischen Haltung, *Integrative Therapie* 20/3 (1994) 272-288.
Staemmler, F., Bock, R., Neuentwurf der Gestalttherapie, Pfeiffer, München 1987.
Stamenov, M.I., Gallese, V. (eds.), Mirror Neurons and the Evolution of Brain and Language. John Benjamins Publishing Co. Amsterdam, the Netherlands 2002.
Stanislavskij, C., La formation de l'acteur, Oliver Perrin, Paris 1958.
Stanislavskij, C., Stanislavski's legacy, hrs. v. *Hapgood, E.R.*, Theatre Arts Book, New York 1968.
Steele, R.S., Psychoanalysis and hermeneutics, *International Rev. Psychoanal.* 6 (1979) 389-411.
Steele, R.S., Freud and Jung. Conflicts of interpretation, Routledge, London 1982.
Steen, M.P. van der, Vermeer, A., Competentie en bewegingsbeinvloeding, *Bewegen & Hulpverlening* 2 (1987) 92-111.
Steffan, A., Integrative Therapie in der Praxis. Ergebnisse einer Psychotherapie-Evaluation im ambulanten Setting, Logos, Berlin 2002.
Stegmüller, W., Das Wahrheitsproblem und die Idee der Semantik, Springer, New York, Wien 1968.
Stegmüller, W., Probleme und Resultate der Wissenschaftstheorie und analytischen Philosophie, Bd. I-V, Theorie und Erfahrung, Springer, Berlin 1969-1973; Bd. I: Erklärung, Begründung, Kausalität, Springer, Berlin 1973, 1983[2].
Stegmüller, W., Theoriedynamik und logisches Verstehen, in: *Diederich, W.* (Hrsg.), Theorien der Wissenschaftsgeschichte. Beiträge zur diachronen Wissenschaftstheorie, Suhrkamp, Frankfurt 1974, 167-209.
Stegmüller, W., Hauptströmungen der Gegenwartsphilosophie, 2 Bde., Körner, Stuttgart 1978.
Stein, D.M., Lambert, M.J., On the relationship between therapists' experiences and psychotherapy outcome, *Clin. Psychol. Rev.* 4 (1984) 1-6.
Stein, H., Zur Entwicklung der psychoanalytischen Selbstpsychologie, *Psyche* 118 (1974) 984-1002.
Stein, H., Psychoanalytische Selbstpsychologie und die Philosophie des Selbst, Hain, Meisenheim 1979.
Steiner, C., Scrips people live, Grove, New York 1974; dtsch. Wie man Lebenspläne verändert: Die Arbeit mit Skripts in der Transaktionsanalyse, Junfermann, Paderborn 1982, 1985.

Steinert, H., Symbolische Interaktion, Klett, Stuttgart 1973.
Steinfath, H., Was ist ein gutes Leben? Suhrkamp, Frankfurt/M. 1998.
Steinmüller, W., Schaefer, K., Fortwängler, M. (Hrsg.), Gesundheit – Lernen – Kreativität: Alexander-Technik, Eutonie Gerda Alexander und Feldenkrais als Methoden zur Gestaltung somatopsychischer Lernprozesse, Verlag Hans Huber, Göttingen 2001.
Stekel, W., Die Technik der analytischen Psychotherapie, Huber, Bern 1938.
Stelmach, G.E., Vroon, P.A., Advances in psychology, North Holland, Amsterdam 1988.
Sterba, R., Das Schicksal des Ich im therapeutischen Verfahren, *Int. Z. Psychoanal.* 20 (1934) 60-73.
Sterling-Honig siehe unter Honig, A.S.
Stern, D.N., Mother and infant at play: The dyadic interaction involving facial, vocal and gaze behaviors, in: *Lewis, M., Rosenblum, L.A.* (Hrsg.), The effect of the infant on its caregiver, Wiley, New York 1974, 87-213.
Stern, D.N., The first relationship: Infant and mother, Fontana/Open Books, London 1977; dtsch. Mutter und Kind. Die erste Beziehung, Klett, Stuttgart 1979.
Stern, D.N., The early development of schemas of self, other and „self with other", Paper presented at the Symposium on Reflections on Self Psychology, Boston Psychoanalytic Society and Institute, Boston 1980; auch in: *Lichtenberg, Kaplan* (1983).
Stern, D.N., The interpersonal world of the infant, Basic Books, New York 1985; dtsch. Die Lebenserfahrung des Säuglings, Klett-Cotta, Stuttgart 1992.
Stern, D.N., The representation of relational patterns: developmental considerations, in: *Sameroff, Emde* (1989a) 52-69; dtsch. in: *Petzold* (1993c).
Stern, D.N., Crib monologues from a psychoanalytic perspective, in: *Nelson* (1989) 309-320.
Stern, D.N., Diary of a baby, Basic Books, New York 1990.
Stern, D.N., Beebe, B., Jaffe, J., Bennett, S.L., The infant's stimulus world during social interaction: a study of caregiver behaviours with particular reference to repetition and timing, in: *Schaffer, H.R.*, Studies in mother-infant interaction. Proceedings of the Loch Lomond Symposion, Ross Priory, University of Strathclyde, Academic, New York 1977, 177-202.
Stern, D.N., Beebe, B., Spieker, S., Early transmission of affect: Some research issues, in: *Call, J.D., Galenson, F., Tyson, R.L.* (eds.), Frontiers of infant psychiatry, Basic Books, New York 1983.
Stern, D.N., Jaffe, J., Beebe, B., Bennett, S.L., Vocalizing in unison and in alternation: Two modes of communication within the mother-infant dyad, *Annals of the New York Academy of Sciene* 263 (1974) 89-100.
Stern, L.W., Psychologie der frühen Kindheit bis zum sechsten Lebensjahr, Quelle & Meyer, Leipzig 1914; 4. Aufl. 1927.
Stern, L.W., Psychische Präsenzzeit, *Zeitschrift für Psychologie und Physiologie der Sinnesorgane* 13 (1987) 325-349.
Stern, P.J., C.G. Jung, Prophet des Unbewußten, Heyne, München 1977.
Sternberg, R., Wagner, R., Practical intelligence: Origins of competence in everyday world, Cambridge University Press, New York 1986.
Sternberg, R.J., Kolligian, J., Competence considered, Yale Univ. Press, New Haven 1990.
Stevens, B., Gestalt-Körperarbeit, 1977, in: *Petzold* (1977n) 218-243.
Stevens, J.O., Die Kunst der Wahrnehmung, Kaiser, München 1975n, 1979².
Stevens, J.O. (ed.), Gestalt is, Real People Press, Moab, Utah 1975b.
Stevens, R., Understanding the self. Sage, London 1996, 1997.
Stevenson, I.N., Colerine: Reactions to emotional stress in the Peruvian Andes, *Social Science and Medicine* 11 (1977) 303-307.
Steward, I., Strogatz, S.H., Gekoppelte Oszilatoren und biologische Synchronisation, *Spektrum der Wissenschaft* 74, Februar (1994).
Stiles, W.B., Shapiro, D.A., Elliott, R., Are all psychotherapies equivalent? *American Psychologist* 41 (1986) 165-180.
Stöckler, M., Einsamkeit macht krank, Grad.-Arbeit, Fritz Perls Institut, Düsseldorf 1990.
Stoerig, P., Leib und Psyche. Eine interdisziplinäre Erörterung des psycho-physischen Problems, Fink, München 1985.
Stöhr, R., Bewältigungsstrategien bei schizophrenen Patienten, Diplomarbeit, Psychologisches Institut Universität Bonn, Bonn 1986.
Stokols, D., Environmental psychology, *Annual Review of Psychology* 29 (1978) 253-296.
Stoller, F.H., Group psychotherapy on television: An innovation with hospitalized patients, *American Psychologist* 22 (1967) 158-162.
Stolze, H., Konzentrative Bewegungstherapie, in: *Petzold* (1974j/1977²) 157-176.
Stolze, H., Konzentrative Bewegungstherapie, in: Psychologie des 20. Jahrhundert, Bd. 3, München 1977.
Stolze, H., Die konzentrative Bewegungstherapie. Grundlagen und Erfahrungen, Springer, Heidelberg 1984.
Stolze, H., Die konzentrative Bewegungstherapie. Grundlagen und Erfahrungen, Verlag Mensch und Leben, Berlin 1984; 2. Aufl. Springer, Heidelberg 1988.
Stolze, H., Wege zu den leiborientierten Therapien, *Praxis der Psychotherapie und Psychosomatik* 2 (1991) 58-67.
Stolzenberg, St. v., Chymisches Lustgärtlein, Reprographischer Nachdruck, Lucae Jennis, Franckfurt 1624, mit einem Anhang von *Ferdinand Weinhandl*: Einführung in die Alchimie des „chymischen Lustgärtleins" und ihre Symbolik, Wisschenschaftliche Buchges., Darmstadt 1987.
Stone, J., Smith, H., Murphy, L. (eds.), The competent infant, Basic Books, New York 1973.
Stone, V.E., Baron-Cohen, S. Knight, R.T., Frontal lobe contribushion to theory of mind, *J. Cognitive neurosc.* 10 (1998) 640-656.
Stork, J., Die Ergebnisse der Verhaltensforschung im psychoanalytischen Verständnis 1986a, in: Stork (1986).
Stork, J., Zur Psychologie und Psychopathologie des Säuglings, frommann-holzboog, Stuttgart/Bad Cannstadt 1986.
Strasser, S., Emmanuel Lévinas: Ethik als erste Philosophie, in: *Waldenfels* (1978) 218-265.
Strasser, S., Jenseits von Sein und Zeit. Eine Einführung in die Emmanuel-Lévinas-Philosophie, Nijhoff, Den Haag 1978.
Straub, J., Historisch-psychologische Biographieforschung, Asanger, Heidelberg 1989.
Straus, E., Der Seufzer. Einführung in eine Lehre vom Ausdruck (1952), in: *Bräutigam, W.* (Hrsg.), Medizinisch-psychologische Anthropologie, Wissenschaftl. Buchges., Darmstadt 1980, 145-168.
Strauss, A.L., Mirrors and masks: The search for identity, Sociology Press, New York 1969.
Strauss, A.L., A social world perspective, in: *Denzin, M.K.*, Studies in symbolic interaction, Vol. I, JAI Press, Greenwich 1978, 119-128.

Strauss, A.L., Social worlds and legitimation processes, in: *Denzin, N.K.* (ed.), Studies in symbolic interaction, JAI Press, Vol. 4, Greenwich, CT 1982.

Strauss, A.L., Qualitative analysis for social scientists, Cambridge University Press, Cambridge 1987.

Strauss, A.L., Corbin, J., Groundes theory research: Procedures, canons, and evaluative criteria, *Qualitative Sociology* 13 (1990) 3-21.

Strauss, J.S., Harding, C.M., Relationships between adult development and the course of mental disorder, in: *Rolf* et al. (1990) 514-525.

Streb-Lieder, C., Wie therapiert man einen Cyborg? Integrative Therapie und die Herausforderung des Posthumanismus, Graduierungsarbeit am Fritz Perls Institut, Hückeswagen/Düsseldorf 2002.

Streek, U., Lehranalyse und psychoanalytische Ausbildung, Vandenhoeck & Ruprecht, Göttingen 199[illegible].

Streek-Fischer, A., Sachsse, U., Özkan, I., Körper, Seele, Trauma. Biologie, Klinik, Praxis, Vandenhoeck & Ruprecht, Göttingen 2001.

Streller, J. (Hrsg. u. Übers.), Das Sein und das Nichts. Versuch einer phänomenologischen Ontologie, Rowohlt, Reinbek 1952.

Stroebe, W., Hewistone, M., Codol, J.-P., Stephenson, G.M., Sozialpsychologie, Springer, Heidelberg 1992.

Stroebe, W., Hewstone, M., Stevenson, G.M., Sozialpsychologie. Eine Einführung, Springer, Heidelberg 2003[3].

Stross, A.M., Ich-Identität. Zwischen Fiktion und Konstruktion, Reimer, Berlin 1991.

Strotzka, H., Psychotherapie: Grundlagen, Verfahren, Indikationen, Urban & Schwarzenberg, München 1978.

Strotzka, H., Der Psychotherapeut im Spannungsfeld der Institution, Urban & Schwarzenberg, München 1980.

Strube, G., Assoziation. Der Prozeß des Erinnerns und die Struktur des Gedächtnisses, Springer, Berlin 1984.

Strupp, H.H., On the basic ingredients of psychotherapy, *J. Consult. & Clinical Psychol.* 41 (1973) 1-8.

Strupp, H.H., Psychotherapie: Zeitgenössische Strömungen, *Psychotherapie Forum* 1(1993) 1-7.

Strupp, H.H., Binder, J.L., Kurzpsychotherapie, Klett-Cotta, Stuttgart 1991.

Strupp, H.H., Binder, J.L., Psychotherapy in a new key, Basic Books, New York 1984; dtsch. Kurzpsychotherapie, Klett-Cotta, Stuttgart 1991.

Strupp, H.H., Hadley, S.W., Specific vs. nonspecific factors in psychotherapy, *Arch. Gen. Psychiatry* 36 (1979) 1125-1136.

Strupp, H.H., Hadley, S.W., Gomes-Schwartz, B., Psychotherapy for better or worse: an analysis of the problem of negative effects, Jason Aronson, New York 1977.

Stuhr, U., Aktionsforschung und gestalttherapeutische Veränderungsstrategien in der Institutionsberatung, *Integrative Therapie* 3 (1979) 208-223.

Stuhr, U., Deneke, F.-W. (Hrsg.), Die Fallgeschichte, Asanger, Heidelberg 1993.

Stüwe, G., Der Mythos einer monolithischen Gesellschaft zerbricht, *Materialien zur politischen Bildung 2* (1989).

Suarez, S.D., Gallup, G.G., Self-recognition in chimpanzees and orang-utans, but not gorillas, *Journal of Human Evolution* 10 (1981) 87-99.

Suchey, H.H., Entfremdung, Wissenschaftliche Buchgesellschaft, Darmstadt 1975.

Sugarman, L., Life-span development: Concepts, theories and interventions, Methuen, New York 1986.

Sullivan, H.S., The interpersonal theory of psychiatry, Norton, New York 1953; dtsch. Die interpersonale Theorie der Psychiatrie, Fischer, Frankfurt/M. 1980.

Sulloway, F.J., Freud, biologist of the mind. Beyond the psychoanalytic legend, Basic Books, New York 1972; dtsch. Freud, Biologe der Seele, Hohenheim, Köln 1979.

Super, C.M., Behavioral development in infancy, in: *Munroe* et al. (1981) 121-270.

Super, C.M., Harkness, S., The development niche: A conceptualization at the interface of child and culture, *International Journal of Behavioral Development* 9 (1986) 545-569.

Supper, D.E., The psychology of career, Harper, New York 1957.

Süskind, P., Das Parfüm, Diogenes, Zürich 1985.

Suthues, B., Elterliche Arbeitszeit und Kinderalltag. Zwei Fallstudien zu Zeithoheit und Zeitsouveränität von Grundschulkindern, *Diskurs* 3 (2002) 24-31.

Suzuki, D.T., Leben aus Zen, Barth, München 1987.

Szasz, T.S., The myth of mental illness, Harper & Row, New York 1961.

Szasz, T.S., The ethics of psychoanalysis. The theory and method of autonomous psychotherapy, Harper & Row, New York 1965.

Szczepanski, J., Die biographische Methode, in: *René König* Hg., Handbuch der empirischen Sozialforschung. Hand 4, Stuttgart 3. Aufl. Enke 1974, S. 226-252.

Szczepanski, J., On Biography, in: *Bertaux* (1981).

Szopocnik, J., Murray, A. et al., Structural family versus psychodynamic children therapy for troubled hispanic boys, *J. Consult. Clin. Psychol.* 57 (1989) 571-578.

Taft, L.B., Nehrke, M.F., Reminiscence, life review and ego integrity in nursing home residents, *Int. J. Aging and Human Development* 3 (1990) 189-196.

Taifel, M., The social psychology of minorities, Minority Rights Group Report, No. 38, London 1980.

Taifel, M., Social identity and intergroup relations, Cambridge University Press, Cambridge 1982.

Taifel, M., The social dimension: European developments in social psychology, 2 Vols., Cambridge University Press, Cambridge 1984.

Takeno, S. (ed.), Dynamical problems in soliton systems, New York 1985.

Tamboer, J.W.I., Mensbeelden achter bewegingsbeelden: Kinanthropologische analysis vanuit het perspectiv van de Lichamelijke Opvoeding, De Vrieseborch, Haarlem 1985.

Tamboer, J.W.I., Relationsmodalitäten statt Leib-Seele-Verhältnisse, *Integrative Therapie* 1/2 (1991) 58-84.

Taminiaux, J., Maurice Merleau-Ponty – Auf dem Weg von der Dialektik zur Hyperdialektik, in: *Métraux, Waldenfels* (1986) 64-85.

Tanner, J.M., Fetus into man: Physical growth from conception to maturity, Harvard University Press, Cambridge 1978.

Tansley, D.V., Subtle body, Thomas & Hudson, London 1977; dtsch. Kösel, München 1986.

Tarman, V.I., Autobiography: The negotiation of a lifetime, *Int. Aging and Human Development* 3 (1988) 171-191.

Tarr-Krüger, I., Wenn die Seele schreit, schreit der Körper. Integrative Musiktherapie bei Kindern mit psychosomatischen Störungen, *Integrative Therapie* 1/2 (1991) 156-163.
Tarski, A., Der Wahrheitsbegriff in den formalisierten Sprachen, in: Studia Philosophica 1., Lwow 1935.
Tart, Ch., Altered states of consciousness, Anchor, New York 1972.
Tatschmurat, C., Arbeit und Identität. Zum Zusammenhang zwischen gesellschaftlichen Lebens- und Arbeitsbedingungen weiblicher Identitätsfindung, Frankfurt 1980.
Taylor, Ch., Erklärung und Interpretation in den Wissenschaften vom Menschen, Suhrkamp, Frankfurt 1975.
Taylor, Ch., Hegel, Suhrkamp, Frankfurt 1978, 1983².
Taylor, Ch., Leibliches Handeln, in: *Métraux, Waldenfels* (1986) 194-217.
Teasdale, G.M., Jennet, B., Assessment of coma and impaired consciousness: a practical scale, *Lancet* 2 (1974) 81-84.
Teichmann, S., Der Mensch und seine Tempel. Megalithkultur in Irland, England und in der Bretagne, Urachhaus, Stuttgart 1983.
Teilhard de Chardin, P., Der Mensch im Kosmos, Beck, München 1959.
Teilhard de Chardin, P., Die menschliche Energie, Walter, Olten 1966.
Ten Have, T.T., Gent, B. van, Andralogie, Alphen aan den Rhijn 1972.
Tenbruck, F.H., George Herbert Mead und die Ursprünge der Soziologie in Deutschland und Amerika, in: *Joas* (1985) 179-243.
Tennov, D., Love and limerance. Stein & Day, New York 1979.
Terhart, E., Intuition – Interpretation – Argumentation. Zum Problem der Geltungsbegründung von Interpretationen, *Zeitschrift für Pädagogik* 27 (1981) 269-288.
Tews, H.P., Soziologie des Alterns, Quelle & Meyer, Heidelberg 1979.
Textor, M. (Hrsg.), Integrative Psychotherapie. Münchner Beiträge zur Integrationsforschung, Schobert, München 1983.
Textor, M., Psychotherapie – Charakteristika und neue Entwicklungen, *Integrative Therapie* 4 (1988) 269-280.
Textor, M., Integrative Familientherapie. Eine systematische Darstellung der Konzepte, Hypothesen und Techniken amerikanischer Therapeuten, Springer, Berlin 1985.
Thamm, A., Poesie und Integrative Therapie. Linguistische Überlegungen zu einem besonderen Sprachspiel, in: *Petzold, Orth* (1985) 135-158.
Thelen, E., Expression as action: A motor perspective of the transition from spontaneous to instrumental behaviors, in: *Zivin* (1985) 221-248.
Thelen, E., Development of locomotion from a dynamic systems approach. Movement disorders in children, *Medicine and Sport Science* 36 (1992) 159-168.
Thelen, E., Smith, L.B., A dynamic systems approach to the development of cognition and action, MIT Press, Cambridge 1994.
Theweleit, K., Männerphantasien, Verlag Roter Stern, Frankfurt, 2 Bde., 1977, 1978.
Thoits, P.A., Dimensions of life events that influence psychological distress: An evaluation and synthesis of literature, in: *Kaplan, H.B.*, Psychosocial stress: Trends in theory and research, Academic Press, New York 1983, 33-103.
Tholey, P., Empirische Untersuchungen über Klarträume, *Gestalt Theory* 3 (1981) 21-62.
Tholey, P., Gestalt Therapy made-in-USA and made elsewhere, *Gestalt Theory* 2 (1984) 171-174.
Tholey, P., Deshalb Phänomenologie! Anmerkungen zur phänomenologisch-experimentellen Methode, *Gestalt Theory* 2 (1986) 144-163.
Thom, R., Structural stability and morphogenesis, Benjamin, Reading 1975.
Thom, R., Mathematical models of morphogenesis, Horwood, Chicester 1983.
Thomä, H., Der „Neubeginn“ Michael Balints (1932) aus heutiger Sicht, *Psyche* 6 (1984) 516-543.
Thomä, H., Idee und Wirklichkeit der Lehranalyse (I), *Psyche* 5 (1991) 385-433.
Thomä, H., Kächele, H., Lehrbuch der psychoanalytischen Therapie, Bd. I, Springer, Berlin 1985; 2. korr. Nachdruck 1989.
Thomae, H., Die existentielle Lage im Sinngefüge menschlichen Handelns, *Zeitschrift für Angewandte Psychologie und Charakterkunde* 63 (1943) 121-160.
Thomae, H., Lage und Lageschema; in: *Perpeet, H.* (Hrsg.), Konkrete Vernunft, Bouvier, Bonn 1958, 289-297.
Thomae, H., Entwicklung und Prägung, in: idem, Handbuch der Psychologie, Bd. 3: Entwicklungspsychologie, Hogrefe, Göttingen 1959, 240-311.
Thomae, H., Das Individuum und seine Welt, Verlag für Psychologie, Hogrefe, Göttingen 1968; 2. neu bearbeitete Aufl. 1988.
Thomae, H., Theory of aging and cognitive theory of personality, *Human Development* 13 (1970) 1-16.
Thomae, H., Die Bedeutung einer kognitiven Persönlichkeitstheorie für die Theorie des Alterns, *Zeitschrift für Gerontologie* 4 (1971) 8-18.
Thomae, H., Ökologische Aspekte der Gerontologie, *Zeitschrift für Gerontologie* 9 (1976) 407-410.
Thomae, H., Patterns of aging, Karger, Basel 1976.
Thomae, H., Alternsstile und Alternsschicksale. Ein Beitrag zur differentiellen Gerontologie, Huber, Bern 1983.
Thomae, H., Das Problem der Personwerdung. Entwicklungs- und persönlichkeitspsychologische Aspekte, in: *Luyten* (1979) 141-160.
Thomae, H., Response hierarchies related to different areas of life stress. A contribution to the person – situation issue, in: *Angleitner, A., Furnham, A., van Heck, G.* (eds.), Personality psychology in Europe, Vol. 2, Swets & Zeitlinger, Lisse 1986, 47-62.
Thomae, H., Psychologische Biographik als Synthese idiographischer und nomothetischer Forschung, in: *Jüttemann, Thomae* (1987) 108-116.
Thomae, H., Das Lebensweltkonzept im Lichte einer kognitiven Theorie des Alterns, in: *Petzold, Petzold* (1991) 51-64.
Thomae, H., Lehr, U., Stichprobe und Ablauf der Untersuchung in der Bonner Gerontologischen Längsschnittstudie (BOLSA), in: *Lehr, Thomae* (1987) 7-17.
Thomas, A., Chess, S., Temperament and development, Brunner/Mazel, New York 1977; dtsch. Temperament und Entwicklung, Enke, Stuttgart 1980.
Thomas, G., Unterschicht, Psychosomatik & Psychotherapie, Junfermann, Paderborn 1986.
Thomas, G., Evaluationsforschung in der Psychotherapie. Ein Überblick für Gestalttherapeuten, *Integrative Therapie* 4 (1987) 304-336.
Thomas, G., Thomas, C., Integrative Therapie bei Arbeiterehepaaren mit einem psychosomatisch erkrankten Partner, *Integrative Therapie* 1/2 (1986) 21-38.

Thomas, R.M., Motordevelopment during childhood and adolescence, Burgess, Minneapolis 1984.
Thomas, R.M., Comparing theories of child development, Wadsworth, Belmont CA 1985².
Thomas, R.M., Counseling and life span-development, Sage Publications, Newbury Park 1989.
Thomas, W.I., Person und Sozialverhalten, Soziologische Texte Bd. 26, Luchterhand, Neuwied 1965.
Thomas, W.I., Znaniecki, F., The polish peasant in Europe and America. Badger, Boston 1918, 1958.
Thomassen, J.S.M., Consult analyse. Communicatieve en kwalitatieve aspecten van hulpverlenen in de huisarts praktijk, VU Uitgeverei, Amsterdam 1986.
Thommen, B., Ammann, R., Cranach, R. v., Handlungsorganisation durch soziale Repräsentation, Huber, Bern 1988.
Thompson, R.A., Empathy and emotional understanding: The early development of empathy, in: *Eisenberg, N., Strayer, J.* (eds.), Empathy and its development, Cambridge University Press, Cambridge 1987, 119-145.
Thorne, C.F., Principles of personality counseling, Chin-Psychol. Publ., Brandon 1950.
Thorne, C.F., Integrative psychology handling, 2 Bde., Chin-Psychol. Publ., Brandon 1967.
Thorne, C.F., Psychology case handling, 2 Bde., Chin-Psychol. Publ., Brandon 1968.
Thorne, C.F., Eklektische Psychotherapie, in: *Petzold* (1982g) 135-160.
Thornton, S., Brochtie, J., Reminiscence: A critical review of the empirical literature, *Br. J. of Clinical Psychology* 26 (1987) 93-111.
Tiedemann, P., Über den Sinn des Lebens. Die perspektivische Lebensform, Wissenschaftliche Buchgesellschaft, Darmstadt 1993.
Tiemersma, D., Body schema and body image. An interdisciplinary and philosophical study, Swets & Zeitlinger, Amsterdam/Lisse 1989.
Tienari, P., Sorri, A., Lahti, I., Mahrala, M., Wahlberg, K.-E., Pohjolaj, M., Moring, J., Interaction of genetic and psychosocial factors in schizophrenia, *Acta Psychiatrica Scandinavica* 71 (1985) 19-30.
Tillich, P., The courage to be. Yale Univ. Press, New Haven 1952.
Tillich, P., Existenzphilosophie, in: idem, Gesammelte Werke, Bd. 4, Evang. Verlagswerk, Stuttgart 1961.
Tilliette, X., Métraux, A., Maurice Merleau-Ponty: Das Problem des Sinnes, in: *Speck, J.*, Grundprobleme der großen Philosophen, Philosophie der Gegenwart II, Vandenhoeck & Ruprecht, Göttingen 1973.
Timberlake, W., Behavior systems and reinforcement: An integrative approach, *Journal of Experimental Analysis of Behavior* 60 (1993) 105-128.
Timmons, C.R., Interactions of independent memories in six-month-olds, Unpublished dissertation, Rutgers University, New Brunswick 1990.
Ting, L., Praying mantis Kung-Fu, Wing Chung, Martial Art Association, Hongkong 1980
Titze, M., Die „konspirative Methode" der Teleoanalyse, *Partnerberatung* 15 (1978a) 222-230.
Titze, M., Alfred Adler und die Grundlagen der Humanistischen Psychologie, *Integrative Therapie* 3/4 (1978b) 222-230.
Titze, M., Lebensziel und Lebensstil, Grundzüge der Teleoanalyse nach *A. Adler*, Pfeiffer, München 1979.
Titze, M., Individualpsychologie. Ziel ist die Gemeinschaft, in: *Petzold* (1984a) II, 7-100.
Tobin, St., Self-disorders, Gestalt Therapy and self-psychology, *Gestalt Journal* 2 (1982) 3-44.
Todt, E., Das Interesse, Huber, Bern 1985.
Tokarski, W., Lebens- und Freizeitstile älterer Menschen. Eine sozialgerontologische Studie, Habilitationsschrift, Kassel 1987.
Tokarski, W., Schmitz-Scherzer, R., Lebenswelten im Wandel – der Beitrag der gerontologischen Longitudinalforschung für das Verständnis der Veränderung von Lebenswelten, in: *Petzold, Petzold* (1991) 86-95.
Tolstoi, L., Die Schule von Jasnaja Poljana, Verlag Die Büchse der Pandora, Telgte 1973.
Tolstoi, L., Herr und Knecht, Reclam, Stuttgart 1963.
Toman, W., Egg, R., Psychotherapie. Ein Handbuch, 2 Bde. Kohlhammer, Stuttgart 1985.
Tomatis, A., Der Klang des Lebens, Rowohlt, Reinbek 1987, 1990².
Tomkins, S.S., Affect, imagery, consciousness, Vol. I, The positive affects, Springer, New York 1962.
Tomkins, S.S., Affect, imagery, consciousness, Vol. II, The negative affects, Springer, New York 1963.
Tomkins, S.S., Script theory: Differential magnifications of affects, Nebraska Symposion of Motivation, Vol. 26, University of Nebraska Press, Lincoln, Nebraska 1979, 201-236.
Tomkins, S.S., McCarter, R., What and where are the primary affects? Some evidence for a theory, *Perceptual and Motor Skills* 18 (1964) 119-158.
Toomey, T. et al., Relationship of sexual and physical abuse to pain and psychological assessment variables in chronic pelvic pain patients, *Pain* 53 (1993) 105-109.
Topitsch, E. (Hrsg.), Logik der Sozialwissenschaften, Köln/Berlin 1970.
Townsend, P., Familiy life of old people, Routledge, London 1957.
Track (Duck), Ella, das Maskottchen, *Donald Duck* 121 (1992) 25-46.
Trad, P.V., Infant and childhood depression, Wiley, New York 1987.
Traub, A.C., Orbach, J., Psychophysical studies of body-image: The adjustable body-disorting mirror, *Archives of General Psychiatry* 11 (1964) 53-66.
Traue, H.C., Gefühlsausdruck, Hemmung und Muskelspannung unter sozialem Streß, Hogrefe, Göttingen 1989.
Traue, H., Gehemmte Expressivität, Arousal und soziale Unterstützung, in: *Haisch, Zeitler* (1991) 345-360.
Traue, H.C., Emotion und Gesundheit, Spektrum Akademischer Verlag, Heidelberg 1998.
Trautmann-Voigt, S., Tanztherapie – Frauensache? – oder: Anmerkungen zum Zeitgeist der „goldenen 20er Jahre" und zur Zweischneidigkeit von Sonderwelten, *Zeitschrift für Tanztherapie – Körperpsychotherapie* 6 (1998/1999) 20-25.
Trautmann-Voigt, S., Voigt, B. (Hrsg.), Freud lernt laufen. Herausforderungen analytischer Tanz- und Bewegungstherapie für Psychoanalyse und Psychotherapie, Brandes & Apsel, Frankfurt/M. 1997.
Trautmann-Voigt, S., Voigt, B. (Hrsg.), Bewegung ins Unbewußte. Beiträge zur Säuglingsforschung und analytischen Körperpsychotherapie, Brandes & Apsel, Frankfurt/M. 1998.
Trautner, H.M., Lehrbuch der Entwicklungspsychologie, Hogrefe, Göttingen, Bd. I 1978, Bd. II 1991².
Trautner, H.M., Geschlecht, Sozialisation und Identität, in: *Frey, Haußer* (1987) 29-42.
Treisman, A.M., Contextual cues in selective listening, *J. Exp. Psychol.* 12 (1960) 242-248.
Treisman, A.M., Strategies and models of selective attention, *Psychol. Rev.* 76 (1969) 282-299.
Trescher, H.-G., Psychoanalytische Pädagogik, *Integrative Therapie* 3/4 (1989) 375-380.

Tresilian, J.R., Visually timed action: time-out for tau? *Trends Cognit. Sci.* 3 (1999) 301-310.
Tress, W., Psychotherapeutische Verläufe. Drei Therapieverfahren phobischer Syndrome im gruppenstatistischen Vergleich, Enke, Stuttgart 1983.
Tress, W., Die positive frühkindliche Bezugsperson – Der Schutz vor psychogenen Erkrankungen, *Psychotherapie, Psychosomatik, medizinische Psychologie* 36 (1986) 51-57.
Trevarthen, C., Descriptive analysis of infant communicative behavior, in: *Schaffer* (1977) 227-270.
Trevarthen, C., Neurological development and the growth of psychological functions, in: *Sants, J.* (ed.), Developmental psychology and society, Macmillan, London 1980, 46-94.
Trevarthen, C., The foundations of intersubjectivity: Development of interpersonal and cooperative understanding in infants, in: *Olsen, D.R.* (ed.), The social foundations of language and thought: Essays in honor of Jerome Bruner, Norton, New York 1980.
Trevarthen, C., Emotions in infancy: Regulations of contact and relationships with persons, in: *Scherer, Ekman* (1984a) 129-162.
Trevarthen, C., How control of movement develops, in: *Whiting* (1984b) 223-261.
Trevarthen, C., Form, significance and psychological potential of hand gestures of infants, in: *Nespoulous, A.R., Pirron, P., Lecours, A.R.*, The biological foundations of gestures: Motor and semiotic aspects, Erlbaum, Hillsdale 1986, 244-282.
Trevarthen, C., Communication and cooperation in early infancy. A description of primary intersubjectivity, in: *Bullowa, M.*, Before speech: The beginnings of interpersonal communication, Cambridge University Press, Cambridge 1979, 321-347.
Trevarthen, C., Hubley, P., Secondary intersubjectivity: confidence, confiding and acts of meaning in the first year, in: *Lock, A.* (ed.), Action, gesture and symbol: The emergence of language, Academic Press, London 1978, 183-229.
Trichtel, F., Ärzte, Bastler und Schamanen. Kritische Auseinandersetzung mit den Irrwegen der Medizin und deren Lösungsversuchen, Haag + Herchen, Frankfurt am Main 1995.
Troisfontaines, R., De l'existence à l'être. La philosophie de Gabriel Marcel, Löwen 1968.
Troll, L.E., Early and middle adulthood, Brooks/Cole, Belmont, CA 1985.
Troll, L.E., Miller, S.J., Atchley, R., Families in later life, Wadsworth, Belmont 1979.
Tronick, E., Social interchange in infancy: Affect, cognition and communication, University Park Press, Baltimore 1982.
Trotzki, L.T., Denkzettel. Politische Erfahrungen im Zeitalter der permanenten Revolution, Suhrkamp, Frankfurt 1981.
Troy, M., Sroufe, L.A., Victimization among preschoolers: The role of attachment relationship history, *Journal of the American Academy of Child and Adolescent Psychiatry* 26 (1987) 166-172.
Trüb, H., Heilung aus der Begegnung, Klett, Stuttgart 1948.
Trudewind, C., Probleme einer ökologischen Orientierung in der Entwicklungspsychologie, in: *Graumann* (1978) 33-48.
Trungpa, T., Aktive Meditation, Walter, Olten 1972.
Tscheulin, D., Gemeinsame Grundelemente in verschiedenen Therapieformen, in: *Rey, E.R.* (Hrsg.), Klinische Psychologie, G. Fischer, Stuttgart 1980.
Tschuschke, V., Czogalik, D., Psychotherapie – Welche Effekte verändern? Springer, Berlin 1990.
Tufnell, M., Crickmay, C., Body, space, image. Notes toward improvisation and performance, Virago Press, London 1990.
Tugendhat, E., Selbstbewußtsein und Selbstbestimmung, Suhrkamp, Frankfurt 1970, 1978².
Tulving, E., Episodic and semantic memory, in: *Tulvin, E., Donaldson, W.* (eds.), Organization of memory, Academic Press, New York 1972.
Tulving, E., Elements of episodic memory, Oxford University Press, New York 1983.
Tulving, E., Organization of memory. Quo vadis? In: *Gazzaniga, M.S.* (Hrsg.), (1995) S. 839-847.
Tulving, E., Concepts of memory, in: *Tulving, E., Craig, F.I.M.* (Hrsg.), (2000) 33-43.
Tulving, E., Craig, F.I.M. (Hrsg.), The Oxford handbook of memory, Oxford University Press, Oxford 2000.
Tulving, E., Madigan, S.A., Memory and verbal learning, *Annual Review of Psychology* (1970) 437-484.
Tuma, A.H., Maser, J.D. (eds.), Anxiety and the anxiety disorders, Erlbaum, Hillsdale 1987.
Turiel, E., The development of social knowledge. Morality and convention, Cambridge University Press, Cambridge 1983.
Turkle, S., Leben im Netz. Identität in Zeiten des Internet, Rowohlt, Reinbek 1998.
Turner, F., Pöppel, E., The neuronal lyre: Poetic meter, the brain and time, *Poetry* (1983) 227-309.
Turner, J., Helms, D., Lifespan development (5. Auflage), Harcourt Brace, London 1994.
Turner, V., Social dramas and stories about them, in: *Mitchell* (1981) 137-164.
Turvey, M.T., Preliminaries to a theory of action with reference to vision, in: *Shae, R., Bransford, J.* (eds.), Perceiving, acting, and knowing, Erlbaum, Hillsdale 1977, 211-265.
Turvey, M.T., Coordination, *American Psychologist* 45 (1990) 938-953.
Turvey, M.T., Kugler, P.N., Ecological approach to perception and action, in: *Whiting* (1984) 373-412.
Turvey, M.T., Shaw, R.E., Ecological Foundation of Cognition I. Symmetry and specific of anaimal-envirement systems, in: *Núñez, Freeman* (1999) 95-110.
Tutt, I., Seniorentanz, Kuratorium Deutsche Altershilfe, Köln 1977.
Tymieniecka, A.D., The crisis of culture. Steps to reopen the phenomenological investigation of men, Dordrecht 1976.
Uchtenhagen, A., Zieglgänsberger, W. (Hrsg.), Suchtmedizin. Konzepte, Strategien und therapeutisches Management, Urban & Fischer, München, Jena 2000.
Uexküll, J. v., Umwelt zur Innenwelt der Tiere, Berlin 1921.
Uexküll, J. v., Theoretische Biologie, Suhrkamp, Frankfurt 1973.
Uexküll, J. v., Kriat, G., Streifzüge durch die Umwelten von Tieren und Menschen, Rowohlt, Reinbek 1972.
Uexküll, Th. v., Psychosomatische Medizin, Urban & Schwarzenberg, München 1986.
Ukhtomsky, A.A., Izbrannye Trudy, Nauka, Moscow 1978.
Ulich, D., Das Gefühl. Eine Einführung in die Emotionspsychologie, Psychologie Verlags Union, München 1982, 1989².
Ulich, D., Psychologie der Hoffnung, *Zeitschrift für personenzentrierte Psychologie und Psychotherapie* 3 (1984) 375-385.
Ulich, D., Krise und Entwicklung – Zur Psychologie der seelischen Gesundheit, Psychologie Verlags Union, München, Weinheim 1987.
Ulich, D., Sozialisation und Entwicklung von Emotionen, *Gestalt und Integration* 1 (1992) 7-17.
Ulich, D., Haußer, K., Mayring, P. Strehmel, P., Kandler, M., Degenhardt, B., Psychologie der Krisenbewältigung. Eine Längsschnittuntersuchung mit arbeitslosen Lehrern, Beltz, Weinheim 1985.

Ulich, D., Hurrelmann, K. (Hrsg.), Neues Handbuch der Sozialisationsforschung, Weinheim/Basel 1991.
Ulich, D., Mayring, Ph., Psychologie der Emotionen, Kohlhammer, Stuttgart 1992.
Ullmann, G., Kreativität, Beltz, Weinheim 1968
Ullmann, R., Basiskonzepte der Integrativen Bewegungstherapie, Fritz Perls Institut, Düsseldorf 1986 (mimeogr.)
Ullmann, R., Integrative Bewegungstherapie, in: *Maurer, Y.*, Bedeutende Psychotherapieformen der Gegenwart, Hippokrates, Stuttgart 1985, 185-197.
Ullmann, R., Lernen, den Leib zu (be)achten. Integrative Bewegungserziehung in der Prävention, *Zeitschrift für Humanistische Psychologie* 3/4 (1981) 43-45.
Ungerer, J., Brody, L., Zelazo, P., Long-term memory for speech in 2- to 4-week-old infants, *Infant Behavior & Development* 1 (1978) 177-186.
Unruh, D.R., The social organization of older people: a social world perspective, in: *Denzin, N.K.* (ed.), Studies in symbolic interaction, Vol. 4, JAI Press, Greenwich, 1980a, 147-170.
Unruh, D.R., The nature of social worlds, *Pacific Soc. Rev.* 23 (1980b) 271-296.
Unruh, D.R., Invisible lifes. Social worlds of the aged, Sage Publications, Beverly Hills 1983a.
Unruh, D.R., Death and personal history: strategies of identity preservation, *Social Problems* 30 (1983b) 3-17.
Urban, H.B., Ford, D.H., Some historical and conceptual perspectives on psychotherapy and behavior change, in: *Bergin, Garfield* (1971) 3-35.
Urban, W., Integrative Therapy, in: *Corsini, R.*, Handbook of innovative psychotherapies, Wiley, New York 1981, 416-429.
Urwin, C., Developmental psychology and psychoanalysis: Splitting the difference, in: *Richards, Light* (1986).
Uslar, D., Die Wirklichkeit des Psychischen, Neske, Pfullingen 1969.
Uzgiris, I.C., Patterns of vocal and gestural imitation in infants, in: *Stone, L.J., Smith, H.T., Murphy, L.B.* (Hrsg.), The competent infant, Tavistock, London 1974.
Uzgiris, I.C., Organization and sensorimotor intelligence, Plenum, New York 1976.
Uzgiris, I.C., Imitation in infancy: Its interpersonal aspects, in: *Perlmutter, M.* (ed.), Parent-child interaction in child development. The Minnesota Symposium on Child Psychology, Vol. 17, Erlbaum, Hillsdale 1984.
Uzgiris, I.C., Hunt, J. McV., Assessment in infancy: Ordinary scales of psychological development, University of Illinois Press, Urbana 1975.
Vaillant, G., Adaptation to life, Little Brown, Boston 1977; dtsch. Werdegänge. Erkenntnisse der Lebenslaufforschung, Rowohlt, Reinbek 1980.
Valenti, S. S., Pittenger, J.B. (eds.), Studies in perception and action II. Erlbaum, Hillsdale 1993.
Valsiner, J., Culture and the development of children's action, Wiley, Chichester 1987.
Valsiner, J., Developmental psychology in the Soviet Union, Harvester, Brighton 1988.
Vandenbos, G.R. (ed.), Psychotherapy: Practice, research, policy, Sage Publications, Beverly Hills 1980.
Vandenbos, G.R., Pino, C.D., Research on the outcome of psychotherapy, in: *Vandenbos* (1980) 23-70.
Van Gent, B., ten Have, T.T., Andragologie, Alphen aan de Rijn, 1972.
Varela, F., Principles of biological autonomy, Amsterdam 1979.
Varela, F., Die Biologie der Freiheit, *Psychologie Heute* 9/11 (1982) 82-93.
Varela, F., Das Gehen ist der Weg, in: *Kakuska, R.* (Hrsg.), Andere Wirklichkeiten, München 1984.
Varela, F., Connaître les Sciences Cognitives. Tendances et Perspectives, Seuil, Paris 1989.
Varela, F., Present-time consciousness, *Journal of Consciousness Studies* 6 (2-3) (1999) 111-40.
Varela, F.J., Bourgine, T., Toward a practice of automous Systems, Bradford Books/MIT Press, Cambridge, M.A. 1992.
Varela, F., Thompson, E., Rosch, E., The embodied Mind. Cognitive Science and Human Experience, MIT Press, Cambridge, MA 1991.
Varela, F.J., Thompson, E., Rosch, E., Der Mittlere Weg der Erkenntnis. Der Brückenschlag zwischen wissenschaftlicher Theorie und menschlicher Erfahrung, Scherz, München 1992.
Varga von Kibed. M., Der Körper als Wahrnehmungsorgan in der systemischen Aufstellungsarbeit, in: *Baxa* et al. (2002) 40-58.
Varnhagen, R., Wiesel, P., Briefwechsel 1808-1832, Berlin 1982.
Vassilikos, V., Ein goldenes Zeitalter des Dialogs, *UNESCO Courier* 7/8 (1992) 51-54.
Vasta, R., Six theories of child development: Revised formulations and current issues, Annals of Child Development 6, JAI Press, Greenwich 1989.
Vedeler, D., Intentionality and intersubjectivity, in: *Valenti, Pittenger* (1993) 145-149.
Veelken, L., Soziale Geragogik: soziologische und sozialpädagogische Hilfen zur Altersvorbereitung und zur Daseinsbewältigung im Alter, Haag + Herchen, Frankfurt 1983.
Veiel, H.O.F., Einige kritische Anmerkungen zum Unterstützungskonzept, *Zeitschr. f. klin. Psychol.* 16 (1987) 397-399.
Vernon, M.D., Wahrnehmung und Erfahrung, DuMont, Köln 1974.
Verres, R., Krankheit und Emotion, in: *Euler, Mandl* (1983) 283-294.
Verres, R., Sobez, J., Ärger, Aggression und soziale Kompetenz: Zur konstruktiven Veränderung destruktiven Verhaltens, Klett, Stuttgart 1980.
Vester, F., Unsere Welt – ein vernetztes System, Dt. Taschenbuch-Verlag, München 1986.
Vester, F., Neuland des Denkens: Vom technokratischen zum kybernetischen Zeitalter, Dt. Taschenbuch-Verlag, München 1986.
Vetter, H., Nagl, L., Die Philosophen und Freud, Oldenbourg, Wien 1988.
Vico, G., Die neue Wissenschaft über die gemeinschaftliche Natur der Völker (1744), übers. v. *Auerbach, E.*, Philosophie der Neuzeit, Rowohlts Klassiker, Literatur und die Wissenschaft, Rowohlt, Reinbek 1966.
Victoroff, D., Mead, G.H., Sociologie et philosophie, P.U.F., Paris 1953.
Vieth-Fleischhauer, H., Petzold, H.G., Ausdruck und Verstehen in der musikalischen Improvisation. Perspektiven Integrativer Musiktherapie, *Integrative Therapie* 2-3 (1999) 139-168.
Vincent, J.-D., Biologie des Begehrens – Wie Gefühle entstehen, Rowohlt, Reinbek 1990.
Vinge, L., The narcissism theme in western europe up to the early 19th century, Lund 1967.
Virillo, C., La ésthetique de la disparition, Balland, Paris 1980.

Vitiello, F., Corsi, P., Gennarini, G., Di Benedetta, G., Neurobiology of development: Normal aspects and impacts of some environmental factors, *Argomenti di ostetricia e ginecologia* (1982) 6-38.
Voelke, A.-J., La philosophie comme thérapie de l'ame. Études de phisosophie hellénistique, Vrin, Fribourg/Paris 1993.
Vogeley, K., Repräsentation und Identität. Zur Konvergenz von Hirnforschung und Gehirn-Geist-Philosophie, Dunker und Humblot, Berlin 1995.
Vogeley, K., Bussfeld, P., Newen, A., Herrmann, S., Happé, F., Shah, N.J., Fink, G.R., Zilles, K., Mind reading: Neural mechanisms of theory of mind and self-perspective, *Neuroimage* 14 (2001) 170-181.
Vogeley, K., Kurthen, M., Falkai, P., Maier, W., The prefrontal cortex generates the basic constituents of the self, *Conse. Cognition* 8 (1999) 343-363.
Vogt, H.-H., Das programmierte Leben, Albert Müller Verlag, Rüschlikon-Zürich, Stuttgart, Wien 1969.
Volkan, V.D., Psychoanalyse der frühen Objektbeziehungen. Zur psychoanalytischen Behandlung psychotischer, präpsychotischer und narzißstischer Störungen, Klett-Cotta, Stuttgart 1978.
Vollmer, S., Evolutionäre Erkenntnistheorie, Hirzel, Stuttgart 1975.
Volpert, W., Emotionen aus der Sicht der Handlungstheorie, in: *Janssen, J.P., Hahn, E.* (Hrsg.), Aktivierung, Motivation, Handlung und Coaching im Sport, Karl Hofmann, Schondorf 1983, 193-207.
Vööbus, K., L'analyse corporelle, approche nouvelle pour l'intégration personelle, Wilhelm Reich Research Center, Montreal 1956.
Vööbus, K., Gegen die Psychotechniker oder ein Plädoyer für die Gestaltanalyse als Einzeltherapie, *Integrative Therapie* 2/3 (1975) 102-109.
Vries, de. J.I.P., Visser, G.H.A., Prechtl, H.F.R., The emergence of fetal behavior, I. Qualitative aspects, *Early Human Development* 7 (1982) 301-322
Vygotski, L., Thought and Language, MIT Press, Cambridge, MA 1986.
Vygotsky, L., Consciousness as a problem of psychology of behavior (1925), *Soviet Psychology* 17 (1979) 5-35.
Vygotsky, L.S., Thought and language (Orig. russ. 1934), MIT Press, Cambridge, 1962, 1978.
Vygotsky, L.S., Denken und Sprechen (Orig. russ. 1934), Fischer, Stuttgart 1964, 1974[5].
Vygotsky, L.S., Development of the higher mental functions, Psychological research in the USSR, Progress Publisher, Moskau 1966.
Vygotsky, L.S., Mind in Society. The Development of Higher Psychological Processes, Harvard University Press, Cambridge 1978.
Vygotsky, L.S., The collected works of L.S. Vygotsky, Plenum, New York 1987.
Vygotsky, L.S. Razvitie vysšich psichiceskich funktie (Entwicklung der höheren psychischen Funktionen), Verlag der APW der RSFSR, Moskau 1960. Teilweise übersetzt in ders. Geschichte der höheren psychischen Funktionen, LIT- Verlag, Münster 1992.
Vyt, A., The second year of life as a developmental turning point: implications for sensitive caretaking, *European Journal of Psychology of Education* 2 (1989) 145-158.
Vyt, A., The amazing twos: Cognitive development in the second year of life and its implications on parent-infant interaction, Doctoraatsverhandeling, Rijksuniversiteit Gent, Gent 1990.
Vyt, A., Das Tonband-Modell und das transaktionale Modell für die Klärung früher psychischer Entwicklung. Zu einigen Mythen über allumfassende Einflüsse und weitreichende Auswirkungen der frühen Kindheit, *Integrative Therapie* 1/2 (1992) 101-138 und in: *Petzold* (1993b).
Vyt, A., Hinter dem Spiegel, in: *Petzold* (1993b).
Vyt, A., Daemen, M., Automutilatie bij residentieel opgenomen jongeren: Controle o'p het scherp van de snee', Reports in Psychology, Rijksuniversiteit Gent, Gent 1991.
Wachs, T.D., Specifity on environmental action as manifest in environmental correlates of infant's mastery motivation, *Developmental Psychology* 6 (1987) 782-790.
Wachtel, P.L., Psychoanalysis and behavior therapy: Toward an integration, Basic Books, New York 1977.
Wachtel, P.L., What can dynamic therapies contribute to behavior therapy? *Behavior Therapy* 13 (1982) 594-609.
Wachtel, P.L., Integration misunderstood, *British Journal of Clinical Psychology* 22 (1983) 129-130.
Wachtel, P.L., On theory, practice, and the nature of integration in: *Arkowitz, Messer* (1984).
Wachtel, P.L., McKinney, M.K., Cyclical psychodynamics and integrative psychodynamic therapy, in: *Norcross, Goldfried* (1992) 326-361.
Waddington, C.H., Principles of embryology, Macmillan, New York 1956.
Waddington, C.H., The evolution of an evolutionist, Edinburgh Univ. Press., Edinburgh 1975.
Wade, M.G., Whithing, H.T.A., Motordevelopment in children: Aspects of coordination and control, Nijhoff, Dordrecht 1986.
Wadeson, H., Art psychotherapy, Wiley, New York 1980.
Waehlens, A. de, Les problèmes de l'inconscient et la pensée phénoménologique, in: *Ey* (1966).
Waelder, R., Das Prinzip der mehrfachen Funktion. Bermerkungen zur Überdeterminierung, *Int. Z. Psychoanal.* 16 (1930) 285-300.
Waelder, R., Psychoanalysis, scientific methods and philosophy, *J. Am. Psychoanal. Assn.* 10 (1962) 617-637.
Waelder, R., Die Grundlagen der Psychoanalyse, Huber, Bern 1963.
Waelti, P., Dickinson, A., Schultz, W., Dopamine responses comply with basic assumptions of formal learning theory, *Nature* 412 (2001) 43-8.
Wagner, H., Die Würde des Menschen: Wesen und Normfunktion, Königshausen und Neumann, Würzburg 1992.
Wagner, H.L., MacDonald, C.J., Manstead, A.S.R., Communication of individual emotions by spontaneous facial expression, *Journal of Personality and Social Psychology* 50 (1986) 737-743.
Wagner, R.F., Becker, P. (Hrsg.), Allgemeine Psychotherapie. Neue Ansätze zu einer Integration psychotherapeutischer Schulen, Hogrefe, Göttingen 1999.
Wahl, H., Narzißmus?, Kohlhammer, Stuttgart 1985.
Wahl, R., Hautzinger, M. (Hrsg.), Verhaltensmedizin. Konzepte, Anwendungsgebiete, Perspektiven, Deutscher Ärtze-Verlag, Köln 1989.
Walch, S., Einige Überlegungen zur Phänomenologie und Psychotherapie, *Gestalt und Integration* 1 (1990) 123-137.
Waldegrave, C., „Just Therapy“, *Dulwich Centre Newsletter* 1 (1990) 6-46.

Waldenfels, B., Das Zwischenreich des Dialogs, Nijhoff, Den Haag 1971.
Waldenfels, B., Die Verschränkung von innen und außen im Verhalten, Phänomenologische Forschungen II, Alber, Freiburg 1976.
Waldenfels, B., Der Spielraum des Verhaltens, Suhrkamp, Frankfurt 1978.
Waldenfels, B., Phänomen und Struktur bei Merleau-Ponty, *Integrative Therapie* 2/3 (1981) 120-137.
Waldenfels, B., Phänomenologie in Frankreich, Suhrkamp, Frankfurt 1983.
Waldenfels, B., In den Netzen der Lebenswelt, Suhrkamp, Frankfurt 1985.
Waldenfels, B., Das Problem der Leiblichkeit bei Merleau-Ponty, in: *Petzold* (1985a) 149-172.
Waldenfels, B., Das Zerspringen des Seins. Ontologische Auslegung der Erfahrung am Leitfaden der Malerei, in: *Métraux, Waldenfels* (1986) 144-161.
Waldenfels, B., Ordnung im Zwielicht, Suhrkamp, Frankfurt 1987.
Waldenfels, B., Broeckman, J.M., Pazanin, A., Phänomenologie und Marxismus, 4 Bde., Suhrkamp, Frankfurt 1977-1979.
Waldenfels, H., Absolutes Nichts. Zur Grundlegung des Dialogs zwischen Buddhismus und Christentum, Herder, Freiburg 1976.
Walkerdine, V., The mastery of reason: Cognitive development and the production of rationality, Routledge, London 1987.
Wallace, S.A. (ed.), Perspectives on the coordination of movement, North Holland, Amsterdam 1989.
Wallas, G., The art of thought, Harcourt Brace, New York 1926.
Wallerstein, R.S., One psychoanalysis or many? *International Journal of Psychoanalysis* 5 (1988) 5-23.
Wallerstein, R.S., Psychoanalysis: the common ground, *International Journal of Psychoanalysis* 3 (1990) 3-20.
Wallerstein, R.S., Sampson, H., Issues in research in the psychoanalytic process, *International Journal of Psychoanalysis* 52 (1971) 11.
Wallner, F., Acht Vorlesungen über den konstruktiven Realismus, WUV, Wien 1990.
Wallon, H., La conscience et la conscience du moi, *Journal de Psychologie* 18 (1921) 51-64
Wallon, H., Comment se developpe, chez l'enfant, la notion du corps propre, *Journal de Psychologie* 28 (1931) 705-748.
Wallon, H., Les origines du caractère chez l'enfant, P.U.F., Paris 1949.
Wallon, H., Psychologie et éducation de l'enfance, Buts et méthodes de la psychologie, 1959, in: *Enfance*, Sonderausgabe 1959/1963.
Wallon, H., De l'acte à pensée. Essai de psychologie comparée, P.U.F., Flammarion, Paris 1942 ; 5. Aufl. 1972.
Walter, H.-J., Sozialisationsforschung, 3 Bde., fromman-holzboog, Stuttgart 1975.
Walter, H.-J., Gestalttheorie und Psychotherapie, Diss. TH Darmstadt 1977, Steinkopff, Darmstadt 1978, 2. erw. Aufl. Westdeutscher Verlag, Wiesbaden 1985.
Walter, H.-J., Gestalttheorie als klinisch-psychologische Theorie der Selbstorganisation, *Gestalt Theory* 7 (1985) 260-272.
Walter, H.-J., Sind Gestalttheorie und Theorie der Autopoiese miteinander vereinbar? Eine polemische Erörterung am Beispiel des *Stadler/Kruseschen* Kompilierungsversuchs, *Gestalt Theory* 1 (1988) 57-69.
Walter, H.-J., Walter, I., Die klinische Psychologie muß 'Gestalt' annehmen, *Psychologie Heute* 6 (1979) 45-55.
Wambach, M.M. (Hrsg.), Museen des Wahnsinns und die Zukunft der Psychiatrie, Suhrkamp, Frankfurt 1980.
Warren, W.H., Action modes and laws of control for the visual guidance of action, in: O.G. Meijer & K. Roth (Hrsg.), Complex movement behaviour. The mator-action controversy, Elsevier, Amsterdam 1988, S. 339-380.
Warren, The perception-action coupling, in: *Bloch, H., Bertenthal, B.I.*, Sensory-motor organizations and development in infancy and early childhood, Kluwer Academic Publishers, Dordrecht 1990, 23-37.
Warta, D., Die Zeit im Gefängnis, *Integrative Therapie* 3 (1986) 224-236.
Watson, J.B., Rayner, R., Conditioned emotional reactions, *Journal of Experimental Psychology* 3 (1920) 1-14.
Watts, A.W., Zen. Tradition und lebendiger Weg, Zero, Rheinberg 1981.
Watzlawick, P., Die Möglichkeit des Andersseins, Huber, Bern 1977.
Watzlawick, P., Beavin, J. H., Jackson, D. D., Menschliche Kommunikation, Formen, Störungen, Paradoxien, Huber, Bern 1969, 1974[4].
Wawrzyn, L., Der Automatenmensch, Wagenbach, Berlin 1976.
Weakland, J.H., Herr, J.J., Beratung älterer Menschen und ihrer Familien. Die Praxis der angewandten Gerontologie, Huber, Bern 1986.
Weber, M., Wirtschaft und Gesellschaft, Tübingen 1921.
Wedewer, R., Zur Sprachlichkeit von Bildern, DuMont, Köln 1985.
Wegman, J., Psychoanalysis and cognitive psychology, Academic Press, Orlando 1985.
Wehler, U.-H., Geschichte und Psychoanalyse, Kiepenheuer & Witsch, Köln 1971.
Weiner, B., An attributional theory of achievement motivation and emotion, *Psychological Review* 92 (1985a) 548-573.
Weiner, B., „Spontaneous" causal thinking, *Psychological Bulletin* 97 (1985b) 74-84.
Weiner, B., An attributional theory of motivation and emotion, Springer, New York 1986.
Weiner, B., Motivationspsychologie, Psychologie Verlags Union, München 1988[2].
Weiner, H., Psychobiology of human desease, Elsevier, Amsterdam 1977.
Weiner, M., Therapist disclosure. The use of the self in psychotherapy, Butterworth, Boston 1978.
Weingart, P., Wissensproduktion und soziale Struktur, Suhrkamp, Frankfurt 1976.
Weingart, P., Wissenschaftsforschung, Campus, Frankfurt 1979.
Weingärtner, P., Wissenschaftstheorie, 3 Bde., Kohlhammer, Stuttgart 1971.
Weinhandl, F., Die Gestaltanalyse, Stenger, Erfurt 1927.
Weinhandl, F., Charakterdeutung auf gestaltanalytischer Grundlage, Beyer, Langensalzach 1931.
Weinhandl, F., Die Bedeutung der Gestalt in unserem Alltagsdenken und -tun. Gestaltanalyse im Alltag, *Unser Weg* 4 (1960) 171-175.
Weintraub, S., Winters, K.C., Neale, J.M., Competence and vulnerability in children with an affectively disordered parent, in: *Rutter, M., Izard, C.E., Read, P.B.* (eds.), Depression in young people, Guilford, New York 1986.
Weir, R., Language in the crib, Mouton, The Hague 1962.
Weiskrantz, L., Varities of residual experience, *Q. J. Exp. Psychol.* 32 (1980) 365-386.
Weiskrantz, L., Warrington, E.K., Sanders, M.D., Marschal, J., Visual capacity in the hemianopic field following a restricted occipital ablation, *Brain* 97 (1974) 709-728.

Weiss, P., Principles of development, Holt, New York 1939.
Weiss, R.S., Loneliness: The experience of emotional and social isolation, MIT Press, Cambridge 1973.
Weiss, R.S., Issues in the study of loneliness, in: *Peplau, Perlman* (1982) 71-80.
Weiss, R.S., Reflections on the present state of loneliness research, in: *Hojat, Crandall* (1989) 1-16.
Weiss, S.R.B., Li., X.-L., Noguera, E.C., Heynen, T., Li, H., Rosen, J.B., Post, R.M., Quenching. Persistent alterations in seizure and afterdischarge threshold following low-frequency stimulation, in: *Corcoran, V.M., Moshe, S.* (eds.), Kindling, Plenum Press, New York1997.
Weiss, S.R.B., Li, X.-L., Rosen, J.B., Li, H., Heynen, T., Post, R.M., Quenching. Inhibition of development and expression of amygdala kindled seizures with low frequenzy stimulation, *Neuro Report* 6 (1995) 2171-2176.
Weiß, B., Maske und Therapie im integrativen Ansatz der Arbeit mit kreativen Medien und der Kunsttherapie – Ein Überblick, in: *Petzold, Orth* (1990) 777-804.
Weizsäcker, C.F. v., Die Einheit der Natur, Piper, München 1971.
Weizsäcker, C.F. v., Bedingungen der Freiheit. Reden 1989-1990, Hanser, München 1990.
Weizsäcker, C.F. v., Der Mensch in seiner Geschichte, Hanser, München 1991.
Weizsäcker, C.F. v., Bewußtseinswandel, dtv, München 1992.
Weizsäcker, C.F. v., Der Garten des Menschlichen. Beiträge zur geschichtlichen Anthropologie, Fischer, Frankfurt 1984, 1992².
Weizsäcker, V. v., Wege psychophysischer Forschung, in: Sitzungsberichte der Heidelberger Akademie der Wissenschaften, 4. Abhandlung (1934) 1-15.
Weizsäcker, V. v., Gestalt und Zeit, Vandenhoeck & Ruprecht, Göttingen 1946, 1960², 1980.
Weizsäcker, V. v., Der Gestaltkreis (1947), Suhrkamp, Frankfurt 1973, 1983.
Weizsäcker, V. v., Der Begriff sittlicher Wissenschaft, Schulte-Blumke, Frankfurt 1948.
Weizsäcker, V. v., Grundfragen medizinischer Anthropologie, Furche Verlag, Hamburg 1948.
Weizsäcker, V. v., Begegnung und Entscheidung, Klett, Stuttgart 1950.
Wellek, E., Ganzheitspsychologie und Strukturtheorie, Bern 1955.
Wellendorf, T., Supervisionale Institutionsanalyse, in: *Pühl, H., Schmidbauer, W.*, Supervision und Psychoanalyse, München 1986.
Weller, W., Meier-Räder, D., Arbeits- und Tätigkeitsfeld von Gestalttherapeuten in der Bundesrepublik Deutschland. Ergebnis einer Umfrage 1986/87, *Gestalt und Integration* 1 (1990) 91-105.
Wellmer, A., Kritische Gesellschaftstheorie und Positivismus, Suhrkamp, Frankfurt 1969, 1977².
Welsch, W., Unsere postmoderne Gesellschaft, Acta Humaniora, Weinheim 1987, 1988².
Welsch, W., Vernunft, Suhrkamp, Frankfurt 1996.
Welsen, P., Philosophie und Psychoanalyse, Niemeyer, Tübingen 1986.
Welter, R., Der Begriff der Lebenswelt. Theorien vortheoretischer Erfahrungswelt, Fink, München 1986.
Welwood, J., Exploring mind: Form, emptyness and beyond, *J. Transpersonal. Psychol.* 8 (1976) 89-99.
Welwood, J., Meditation and the unconscious, *J. Transpersonal Psychol.* 9 (1979a) 1-26.
Welwood, J., Self knowledge, *J. Transpersonal Psychol.* 11 (1979b) 23-40.
Welwood, J., Das holographische Weltbild und die Struktur der Erfahrung, in: *Wilber* (1986) 130-140.
Wendorff, R., Im Netz der Zeit, Hirzel, Stuttgart 1989
Wendt, C.S., Deutung und Wirklichkeit, Wissenschaftliche Buchgesellschaft, Darmstadt 1984.
Wentworth, W.M., Context and understanding. An inquiry into socialization theory, Elsevier, New York 1980.
Wenzel, E., Ökologie des Körpers, Suhrkamp, Frankfurt 1986.
Werder, L.v., Triffst Du nur das Zauberwort. Eine Einführung in die Schreib- und Poesietherapie, Urban & Schwarzenberg, München 1986.
Werder, L.v., Schreiben als Therapie, Pfeiffer, München 1988.
Werder, L.v., Lehrbuch des kreativen Schreibens, ifk-Verlag, Berlin 1990.
Werner, E.E., Smith, R.S., Vulnerable but invincible. A longitudinal study of resilient children and youth, McGraw-Hill, New York 1982.
Werner, E.E., Stress and protective factors in children's lifes, in: *Nicol* (1985) 335-355.
Werner, H., The comparative psychology of mental development, International Universities Press, New York 1948.
Werner, J., Perlmutter, M., Development of visual memory in infants, in: *Reese, H., Lipsitt, L.* (eds.), Advances in child development and behavior, Academic Press, New York 1979.
Wernet, M.C., Integrative Therapie mit geistig und autistisch behinderten Kindern – Begegnung im Spiel als heilende Kraft, *Gestalt und Integration* 1 (1992) 78-85.
Werth, R., Bewußtsein. Psychologische, neurologische und wissenschaftstheoretische Aspekte, Springer, Heidelberg 1983.
Wertheimer, M., Produktives Denken, Kramer, Frankfurt 1964.
Wertsch, J., Culture, communication and cognition: Vygotskian perspectives, Cambridge, Univ. Press, Cambridge 1985.
Wertsch, J., McNamee, G., McLane, J.B., Budwig, N.A., The adult-child dyad as a problem-solving system, *Child Development* 51 (1980) 1215-1221.
Westerman, M.A., Meaning and psychotherapy: A hermeneutic reconceptualization of insight-oriented, behavioural and strategic approaches, *International Journal of Eclectic Psychotherapy* 1 (1986) 47-68.
Westermann, C., Der Segen in der Bibel und im Leben der Kirche, München 1968.
Westmeyer, H., Kritik der psychologischen Unvernunft, Kohlhammer, Stuttgart 1973.
Westmeyer, H., Verhaltenstherapie: Anwendung von Verhaltenstheorien oder kontrollierte Praxis? in: *Gottwald, P., Kraiker, Chr.* (Hrsg.), Zum Verhältnis von Theorie und Praxis in der Psychologie, Sonderheft I der *„Mitteilungen der DGVT e.V.“* (1976) 9-31.
Westmeyer, H., Psychologie und Wissenschaftstheorie: Einige Überlegungen aus analytischer Sicht, in: *Schneewind, K.A.* (Hrsg.), Wissenschaftstheoretische Grundlagen der Psychologie, E. Reinhardt, München 1977, 71-92.
Wetherington, E., Kessler, R.C., Perceived support, received support and adjustment to stressful life events, *J. of Health and Social Behavior* 27 (1986) 78-81.
Wetzel, E., Erkenntnistheorie. Die Gegenstandsbeziehung und Tätigkeit des erkennenden Subjekts als Gegenstand der Erkenntnistheorie, Fink, München 1978.

Weyde, R., Leiberfahrung und Darstellung, in: *Petzold* (1985a) 431-452.
Weyde, R., Lebenspanorama: Von Therapie für Unterricht lernen, *Integrative Therapie* 2 (1985) 130-141.
Weymann, A., Handlungsspielräume, Enke, Stuttgart 1989.
Whalen. P.J., et al., The emotional counting stroop paradigm. A fMRI probe of the anterior cingulate affective devision, *Biol. Psychiatry* 44 (1998a) 1219-1228.
Whalen, P.J. et al., Masked presentations of emotional facial expressions modulate amygdala activity without explicit knowledge, *J. of Neuroscience* 18, 1 (1998b) 411-418.
Whitbourne, S.K., The psychological construction of life-span, in: *Birren, Schaie* (1985) 594-618.
Whitbourne, S.K., The me I know. A study of identity, Springer, New York 1986a.
Whitbourne, S.K., Adult development, Praeger, New York 1986b.
Whitbourne, S.K., Personality development in adulthood and old age: Relationships among identitystyle, health and well-being, *Annual Review of Gerontology and Geriatry* 7 (1987) 189-216.
Whitbourne, S.K., Weinstock, C.S., Die mittlere Lebensspanne. Entwicklungspsychologie des Erwachsenenalters, Urban & Schwarzenberg, München 1982.
Whitbourne, S.K., Weinstock, C.S., Adult development, Praeger, New York 1986[2].
White, H., The narrativisation of real events, in: *Mitchell* (1981) 249-254.
White, H., Das Problem der Erzählung in der modernen Geschichtstheorie, in: *Rossi, P.*, Theorie der modernen Geschichtstheorie, Suhrkamp, Frankfurt 1987.
White, R.W., Motivation reconsidered: The concept of competence, *Psychological Review* (1959) 297-333.
Whitebourne, S.K., The me I know: A study of adult identity, Springer, New York 1986a.
Whitehead, A.N., Wissenschaft und moderne Welt, Zürich 1949.
Whitehead, A.N., Russel, B., Principia Mathematica, Cambridge University Press, Cambridge 1910, paperback edition 1967.
Whiting, B.B., Whiting, J.W.M., Children of six cultures: a psychocultural analysis, Harvard University Press, Cambridge MA 1975.
Whiting, H.T.A., Human motor actions: Bernstein reassessed, North-Holland, Amsterdam 1984.
Whiting, H.T.A., Meijer, O.G., van Wieringen, P.C.W. (eds.), The natural-physical approach to movement control, Free University Press, Amsterdam 1990.
Whorf, B.L., Sprache-Denken-Wirklichkeit, Rowohlt, Reinbek 1984.
Wickert, J., Heiraten im Alter, in: *Mayring, Saup* (1990) 15-35.
Wieczerkowski, W., zur Oeveste, H., Lehrbuch der Entwicklungspsychologie, 2 Bde., Schwann, Düsseldorf 1982.
Wiedemann, P.M., Erzählte Wirklichkeit. Zur Theorie und Auswertung narrativer Interviews, Psychologie Verlags Union, Weinheim, München 1986.
Wieltschnig, E., Unabhängigkeit im Alter, Haupt, Bern 1982.
Wiesel, T.N., Postnatal development of the visual cortex and the influence of environment, *Nature* 229 (1982) 583-591.
Wigand, P., Der menschliche Körper im Munde des deutschen Volkes, Frankfurt 1899; 2. Aufl., Lit, Münster 1981.
Wihl, R., Ressentiment und Reflexion – Versuchung oder Wahrheit eines Theorems von Nietzsche, *Nietzsche Studien* 2 (1973) 61-90.
Wilber, K., Das holographische Weltbild, Scherz, München 1986.
Wilber, K., Das Spektrum des Bewußtseins, Scherz, München 1987.
Wilber, K., Engler, J., Brown, D., Psychologie der Befreiung, Scherz, München 1988.
Wildgen, W., Narrative Strukturen in den Erzählungen ausländischer Arbeitnehmer, in: *Klein, W.*, Methoden der Textanalyse, Heidelberg 1977, 100-118.
Wildman, R.W., Wildman, R.W.jr., The practice of clinical psychology in the United Staates, *J. of Clinical Psychology* 23 (1967) 292-295.
Wilensky, H.L., Jeder Beruf eine Profession? in: *Luckmann, T, Sprondel, W.M.*, Berufssoziologie, Westdeutscher Verlag, Köln 1972, 198-215.
Wilhelm, H., Becker, D., EEG-Veränderungen bei subliminaler Darbietung emotionell unterschiedlich wirksamer Wörter, Ber. 29, Kongreß der Deutschen Gesellschaft für Psychologie, Salzburg 1974, Hogrefe, Göttingen 1975, Bd. 1, 126-128.
Willi, J., Die Zweierbeziehung, Rowohlt, Reinbek 1975.
Willi, J., Ko-Evolution. Die Kunst des gemeinsamen Wachsens, Rowohlt, Reinbek 1985.
Willi, J., Ökologische Psychotherapie, Hogrefe, Göttingen 1996.
Williams, A.M., Davids, K., Williams, J.G., Visual perception and action in sport, E & FN SPON, London 1999.
Williams, S.M., Goldman-Rakic, P.S., Widespread origin of the primate mesofrontal dopamine system, *Cerebral Cortex* 8 (1998) 321-345.
Willick, M.S., On the concept of primitive defenses, in: *Blum* (1985) 175-200.
Willis, S.L., Schaie, K.W., Practical intelligence in later adulthood, in: *Sternberg, Wagner* (1986) 236-270.
Willke, E., Tanztherapie. Zur Verwendung des Mediums Tanz in der Psychotherapie, in: *Petzold* (1985g) 265-298.
Willke, E., Integrative Tanztherapie – ein Weg kreativitätstherapeutischer Arbeit, in: *Petzold, Orth* (1990) 831-848.
Willke, E., Hölter, G., Petzold, H.G., Tanztherapie - Theorie und Praxis. Ein Handbuch, Junfermann, Paderborn 1991.
Willke, H., Systemtheorie. Eine Einführung in die Grundprobleme, Stuttgart 1992.
Willms, H., Musiktherapie bei psychotischen Erkrankungen, Fischer, Stuttgart 1975.
Wilms, H., Die Geschichte der deutschen Dominikanerinnen, Laumann, Dülmen 1920.
Wilson, E.O., Sociobiology: The new synthesis, Harvard Univ. Press, Cambrigde 1975.
Wilson, G.T., Psychotherapy process and outcome: the behavioral mandate, *Behavior Therapy* (1982) 291-312.
Wilson, G.T., Evans, I.M., The therapist-client relationship in behavior therapy, in: *Gurman, A.S., Razin, A.M.* (eds.), Effective psychotherapy. A handbook of research, Pergamon, Oxford 1977, 544-565.
Wilson, J.P., Raphael, B., International handbook of traumatic stress syndromes, Plenum Press, New York 1993.
Wilson, R.S., Risk and resilience in early mental development, *Developmental Psychology* 21 (1985) 795-806.
Wimmers, R.H., Grasping developmental change. Theory, methodology and data, PrintPartners Ipskamp B.V., Enschede 1996.

Wine, J.D., Evaluation anxiety: A cognitive-attentional construct. in: *Krohne, H.W., Laux, L.* (eds.), Achievement, stress, and anxiety, Hemisphere, Washington 1982, 207-219.
Wine, J.D., Smye, M.D., Social competence, Guilford, New York 1981.
Winnicott, D.W., Transitional objects and transitional phenomena: a study of first not-me possession, *International Journal Psycho-Analysis* 3 (1953) 89-97; dtsch. Übergangsobjekte und Übergangsphänomene, *Psyche* 23 (1969) 666-682.
Winnicott, D.W., The maturational process and the facilitating environment: studies in the theory of emotional development, Hogarth Press, London, 1965, 1972[2]; dtsch. Reifungsprozeß und fördernde Umwelt, Kindler, München 1974.
Winnicott, D.W., Die Spiegelfunktion von Mutter und Familie in der kindlichen Entwicklung (1967), in: *Bittner, G., Harms, E.*, Erziehung in früher Kindheit: Pädagogische, psychologische und psychoanalytische Texte, Piper, München 1986.
Winnicott, D.W., Playing and reality, Tavistock, London 1971.
Winnicott, D.W., Vom Spiel zur Kreativität, Klett, Stuttgart 1973, 1979[2].
Winograd, T., Flores, F., Understanding computers and cognition, Addison-Wesley, Reading 1986.
Wippich, W., Bildhaftigkeit und Organisation: Untersuchungen zu einer differenzierten Organisationshypothese, Steinkopff, Darmstadt 1980.
Wippich, W., Lehrbuch der angewandten Gedächtnispsychologie, 2 Bde. Kohlhammer, Stuttgart 1984, 1985.
Wippich, W., Wagner, V., Auch Hände haben ein Gedächtnis: Implizite und explizite Erinnerungen an haptische Erfahrungen, *Sprache & Kognition* 8 (1989) 166-177.
Wirbel, U., Verletzungen in der Therapie, *Integrative Therapie* 4 (1987) 407-423.
Wirsching, M., Stierlin, H., Krankheit und Familie. Konzepte, Forschungsergebnisse, Therapie, Klett-Cotta, Stuttgart 1982.
Wittchen, H.U., Kokoschka, K., Fichter, M., Winkler B., Zur Situation der Fort- und Weiterbildung im Bereich der Psychotherapie, *Report-Psychologie* 4 (1979) 11-27.
Witte, K.H., Die Einheit der Persönlichkeit als Einheit der Zeit, *Z. f. Individualpsychologie* 10 (1985) 89-105.
Wittenberg, E.G., Clinical innovations and theoretical controversy, *Contemporary Psychoanalysis* 2 (1987) 183-198.
Wittgenstein, L., Philosophische Untersuchungen, Suhrkamp, Frankfurt 1969, 1980.
Wittgenstein, L., Tractatus logico-philosophicus, Suhrkamp, Frankfurt 1970.
Wittmann, L., Verhaltenstherapie und Psychodynamik. Therapeutisches Handeln jenseits der Schulengrenzen, Beltz, Weinheim 1981.
Wittmann, W.W., Evaluationsforschung. Aufgaben, Probleme und Anwendungen, Springer, Berlin 1985.
Wittmann, W.W., Matt, G.E., Meta-Analyse als Integration von Forschungsergebnissen am Beispiel deutschsprachiger Arbeiten zur Effektivität von Psychotherapie, *Psychologische Rundschau* 37 (1986) 20-40.
Wittreich, W., Visual perception and personality, *Scientific American* 200 (1959) 56-60.
Witzel, A., Verfahren der qualitativen Sozialforschung, Überblicke und Alternativen, Frankfurt/New York 1982.
Wohlwill, J.F., The study of behavioral development, New York 1973.
Wohlwill, J.F., Strategien entwicklungspsychologischer Forschung, Klett-Cotta, Stuttgart 1977.
Wohlwill, J.F., Cognitive development in childhood, in: *Brim, O.G., Kagan, J.* (eds.), Constancy and change in human development, Harvard University Press, Cambridge 1980, 359-444.
Wohlwill, J.F., Carson, D., Environment and the social sciences, American Psychological Association, Washington 1972.
Wolberg, L., Kurzzeit-Psychotherapie, Thieme, Stuttgart 1983.
Wolf, E., Ambience and abstinence, *Annual of Psychoanalysis* 4 (1976) 101-115.
Wolf, E., The search for confirmation: Technical aspects of mirroring, *Psychoanalytic Inquiry* 5 (1985) 271-283.
Wolff, P.H., The causes, controls, and organization of the neonate, *Psychological Issues* 17 (1966) 5.
Wolff, P.H., Mother-infant relations at birth, in: *Howells, S.G.* (ed.), Modern perspectivities in international child psychiatry, Oliver & Boyd, Edingburgh 1969, 80-97.
Wolff, P.H., Development of behavioural states and the expression of emotions in early infancy, University of Chicago Press, Chicago 1987.
Wolff, W., Die Medien, das sind wir selbst, Rowohlt, Reinbek 1989.
Woll-Schumacher, I., Desozialisation im Alter, Enke, Stuttgart 1980.
Wood, S., Moriarty, K.M., Gardner, B.T., Gardner, R.A., Object permanence in child and chimpanzee, *Animal Learning and Behaviour* 8 (1980) 3-9.
Woodruff, G., Premack, D., Intentional communication in the chimpanzee: The development of deception, *Cognition* 7 (1979) 333-362
Woody, C.D., Memory, learning, and higher brain function, Springer, Berlin 1982.
Wosien, G., Das Mukabele der Mevlevi-Derwische, München 1972.
Wright, Ch., Rembrandt: Self-portraits, Gordon Fraser, London 1982.
Wright, G.H. v., Erklären und Verstehen, Athenäum, Frankfurt 1974.
Wrightsman, L.S., Personality development in adulthood, Sage, Beverly Hills 1988.
Wuchterl, K., Ludwig Wittgenstein mit Selbstzeugnissen und Bilddokumenten, Rowohlt, Reinbek 1979.
Wulff, E., Psychiatrischer Bericht aus Vietnam – Grundfragen der transkulturellen Psychiatrie, in: Psychiatrie und Klassengesellschaft, Athenäum, Frankfurt 1972.
Wunderlich, H.G., Die Steinzeit ist noch nicht zu Ende. Eine Topologie der menschlichen Seele, Rowohlt, Reinbek 1977.
Wundt, W., Grundzüge der physiologischen Psychologie, Leipzig 1874, 1908-1911[6]
Wundt, W., Grundriß der Psychologie, Leipzig 1896, Stuttgart 1922[15]
Wundt, W., Einführung in die Psychologie, Hirzel, Leipzig 1911.
Wurmser, L., Die Wirklichkeit, Springer, Heidelberg 1989.
Wynne, L. et al., Schizophrenie und Familie, Suhrkamp, Frankfurt 1977.
Wynne, L., The epigenesis of relational systems: A model for understanding family development, *Family Process* 23 (1984) 297-318.
Wyss, D., Strukturen der Moral, Vandenhoeck & Ruprecht, Göttingen 1970.
Wyss, D., Lehrbuch der medizinischen Psychologie und Psychotherapie, Vandenhoeck & Ruprecht, Göttingen 1971.
Wyss, D., Beziehung und Gestalt, Vandenhoeck & Ruprecht, Göttingen 1973.

Wyss, D., Die tiefenspychologischen Schulen von den Anfängen bis zur Gegenwart, Vandenhoeck & Ruprecht, Göttingen 1973, 1977.
Wyss, D., Zwischen Logos und Antilogos, Vandenhoeck & Ruprecht, Göttingen 1980.
Wyss, D., Der Kranke als Partner. Lehrbuch der anthropologisch-integrativen Psychotherapie, 2 Bde., Vandenhoeck & Ruprecht, Göttingen 1982.
Wyss, D., Traumbewußtsein, Vandenhoeck & Ruprecht, Göttingen 1988.
Yalom, I.D., Theory and practice of group psychotherapy, Basic Books, New York 1975.
Yates, F.A., Gedächtnis und Erinnern. Mnemonik von Aristoteles bis Shakespeare, Acta Humaniora, Weinheim 1990.
Yehuda, R., Sensitization of the Hypothalamic-Pituitary-Adrenal Axis in Posttraumatic Stress Disorder, in: *Yehuda, McFarlane* (1997) 57-75.
Yehuda, R., Die Neuroendokrinologie bei posttraumatischer Belastungsstörung im Lichte neuroanatomischer Befunde, in: *Streek-Fischer* (2001) 43-71.
Yehuda, R. et al., Plasma norepinephrine and 3-methoxy-4-hydroxyphenylglycol concentrations and severity of depression in combat posttraumatic stress disorder and major depressive disorder, *Biological Psychiatry* 44(1) (1998) 56-63.
Yehuda, R., McFarlane, A.C. (eds.), Psychobiology of Posttraumatic Stress Disorder, The New York Academy of Sciences, New York 1997.
Young, M., Willmott, P., The symmetrical familiy, London 1975.
Youniss, J., Die Entwicklung und Funktion von Freundschaftsbeziehungen, in: *Edelstein, W., Keller, M.* (Hrsg.), Perspektivität und Interpretation, Suhrkamp, Frankfurt/M. 1982, 78-109.
Youniss, J., My friends, my parents and me: a Sullivan-Piaget perspective, Univ. of Chicago Press, Chicago 1988.
Yovell, Y., From Hysteria to Posttraumatic Stress Disorder. Psychoanalysis and the Neurobiology of Traumatic Memories, *Neuro-Psychoanalysis* 2 (2000) 171-181.
Yule, W., Rutter, M., Language development and disorders: Clinics in developmental medicine, MacKeith/Blackwell, London 1987.
Zacher, A., Die Tiefe der Tiefenpsychologie und die Geschichte des einzelnen, *Psychother. Med. Psychol.* 38 (1988) 167-174.
Zaepfel, H., Metzmacher, B., Kindheit und Identitätsentwicklung im Zeichen postmodernen sozialen Wandels, in: *Metzmacher, Petzold, Zaepfel* (1995) 19-74.
Zaepfel, H., Metzmacher, B., Die Konstruktion innerseelischer und sozialer Wirklichkeit im therapeutischen Prozeß: Sozialkonstruktivistische Überlegungen zum Verfahren der Integrativen Kinder- und Jugendlichentherapie, in: *Metzmacher* et al. (1996) 57-108.
Zaepfel, H., Metzmacher, B., Postmoderne Identitätsbildung, ein Leben mit riskanten Freiheiten oder: Psychotherapie und die Macht der Verheißung, *Integrative Therapie* 4 (1996) 451-488.
Zaepfel, H., Metzmacher, B., Kinder- und Jugendlichentherapie in komplexen Lebenswelten. Das Konzept des Sozialen Sinnverstehens, *Integrative Therapie* 3-4 (1998) 314-335.
Zahavi, D., Self-Awareness and Alterity: A Phenomenological Investigation (Studies in Phenomenology and Existential Philosophy. Northwestern University Press, Evanston 1999.
Zahavi, D., Exploring the Self: Philosophical and Psychopathological Perspectives on Self-Experience (Advances in Consciousness Research, Series B, Vol 23), John Benjamins Pub Co., Amsterdam 2000.
Zahn-Waxler, C., Cummings, E.M., Iannotti, R. (eds.), Altruism and aggression: biological and social origins, Cambridge University Press, Cambridge 1991.
Zahn-Waxler, C., Radke-Yarrow, M., Kling, R., Child rearing and children's prosocial initiations toward victims of distress, *Child Development* 50 (1979) 319-330)
Zajonc, R.B., Feeling and thinking. Preferences need no interferences, *American Psychologist* 35 (1980) 151-175.
Zajonc, R.B., On the primacy of affect, *American Psychologist* 39 (1984) 117-212.
Zazzo, R., La genese de la conscience de soi (La reconnaisance de soi dans l'image du miroir). In: Psychologie de la connaissance de soi: Symposium de l'Association de Psychologie Scientifique de Langue Française, P.U.F., Paris 1975, 145-188.
Zazzo, R., Des enfants, des singes et des chiens devant le miroir, *Revue de Psychologie Appli*quée 2 (1979) 235-246.
Zazzo, R., The person: Objective approaches, in: *Hartup, W.W.* (ed.), Review of child development research, The University of Chicago Press, Chicago 1982, 247-290.
Zehnder-Juvalta, M., Sexuelle Übergriffe in der Psychotherapie, *Gestalt* 8 (Zürich, 1990) 12-25.
Zehnder-Juvalta, M. et al., Replik zu P. Schulthess' Artikel in Gestalt 8, *Gestalt* 9 (Zürich, 1990) 4-5.
Zeier, H., Zur Evolution von Gehirn und Geist, in: *Eccles, H., Zeier, H.*, Gehirn und Geist, Zürich 1980.
Zeitlin, H., The natural history of disorder and childhood, Maudsley Monograph 29, Oxford University Press, Oxford 1986.
Zenkovskij, B., Geschichte der russischen Philosophie, Paris, Bd. I 1948, Bd II 1950 (russ.); engl. The history of russian philosophy, London, Bd. I 1953, Bd. II 1955.
Zenser, H., Max Beckmann – Selbstbildnisse, Schirmer/Mazel, München 1984.
Zentner, M.R., Die Wiederentdeckung des Temperaments. Die Entwicklung des Kindes im Licht moderner Temperamentforschung und ihrer Anwendungen, Junfermann Verlag, Paderborn 1993.
Zepf, S., Hartmann, S., Psychoanalytische Praxis und Theoriebildung: Verstehen und Begreifen, Springer, Berlin 1989.
Zernov, N., The Russian religious renaissance of the twentieth century, Longman & Todd, Darton 1963.
Zerssen, D. v., Diagnose, 1973a, in: *Müller* (1973).
Zerssen, D. v., Nosologie, 1973b, in: *Müller* (1973).
Zerssen, D. v., Möller, H.J., Baumann, U., Bühringer, G., Evaluative Psychotherapieforschung in der BRD und West-Berlin, *Psychother. med. Psychol.* 36 (1986) 8-17.
Ziegler, A.J., Wirklichkeitswahn. Die Menschheit auf der Flucht vor sich selbst, Schweizer Spiegel, Zürich 1983.
Ziegler, R.G., Winnicott's squiggle game: Its diagnostic and therapeutic usefulness, *Art Psychotherapy* 3 (1976) 177-185.
Zieglgänzberger, W., Belohnungssysteme, in: *Uchtenhagen, Zieglgänzberger* (2000) 27-29.
Ziehe, T., Pubertät und Narzißmus. Sind Jugendliche entpolitisiert? Frankfurt/Köln 1975.
Zihl, A.J., „Blindsight", Improvement of visually guided eye movements by systematic practice in patients with cerebral blindness, *Neuropsycholoia* 18 (1980) 71-77.

Zihl, A.J., Cramon, D. v., Pöppel, E., Sensorische Rehabilitation bei Patienten mit postchiasmatischen Sehstörungen, *Nervenarzt* 49 (1978) 101-111.
Zillig, W., Integrative Psychotherapie: Fiktion oder Fakt? Überarbeitete Fassung einer Podiumsdiskussion, *Report Psychologie* 46 (1992) 34-48.
Zimbardo, P.G., Shyness, Addison-Wesley, Reading 1977.
Zimen, E., Der Wolf. Verhalten, Ökologie und Mythos, Goldmann, München 1993.
Zimmer, D., Die therapeutische Beziehung, Edition Psychologie, Weinheim 1983.
Zimmer, K., Nilsson, L., Erziehung schon im Mutterleib? *Süddeutsche Zeitung Magazin* 15 (1992) 10-16.
Zimmermann, D., Soziale Isolation und Einsamkeit bei psychiatrischen Langzeitpatienten, Beltz, Weinheim 1982.
Zimmermann, J., Wittgensteins sprachphilosophische Hermeneutik, Klostermann, Frankfurt 1975a.
Zimmermann, J., Psychische Realität, Aspekte einer hermeneutischen Grundlegung der Psychoanalyse, in: *Goepert, G.*, Die Beziehung zwischen Arzt und Patient, List, München 1975b, 265-289.
Zimmermann-Brunner, G., Der schuldfähige Mensch: ein integratives Therapieziel? *Integrative Therapie* 2 (2003) (im Druck)
Zinbert, N., Altered states of consciousness, New York 1979.
Zinker, J., Das phänomenologische Hier und Jetzt als Grundlage der Gestalttherapie, *Integrative Therapie* 1 (1975) 13-22.
Zinker, J., Gestalttherapie als kreativer Prozeß, Junfermann, Paderborn 1983.
Zinkernagel, R.M. et al., On immunological memory, *Annual Review of Immunology* 14 (1996) 333-367.
Zinkin, L., Malignant mirroring, *Group Analysis* 16 (1983) 113-126.
Zinnecker, J., Zur Modernisierung von Jugend in Europa. Adoleszente Bildungsschichten im Gesellschaftsvergleich, in: *Combe, Helsper* (1991) 71-98.
Zinnecker, J., Selbstsozialisation – Essay über ein aktuelles Konzept, *Zeitschrift für Sozialisationsforschung und Erziehungssoziologie* 2000, 20, 272-290.
Zitzlaff, D., Multikulturelle Gesellschaft und politisches Lernen, Eine Auswahlbibliographie 1984-1989, *Materialien zur politischen Bildung* 2 (1989).
Zivin, G. (ed.), The development of expressive behavior: Biology environment, interactions, Academic Press, Orlando 1985.
Zottl, A., Otto Rank, Kindler, München 1982.
Zundel, E., Fittkau, B., Spirituelle Wege und transpersonale Psychotherapie, Junfermann, Paderborn 1989.
Zundel, R., Hilarion Petzold – Integrative Therapie, in: *Zundel, E., Zundel, R.*, Leitfiguren der Psychotherapie, Kösel, München 1987, 191-214.
Zundel, E., Zundel, R., Leitfiguren der Psychotherapie, Kösel, München 1987.
Zurcher, L.A., The mutable self, Beverly Hills 1977.
Zwiebel, R., Das Konzept der projektiven Identifikation, *Psyche* 39 (1985) 456-468.
Zygowsky, H. (Hrsg.), Psychotherapie und Gesellschaft. Therapeutische Schulen in der Kritik, Rowohlt, Reinbek 1987.
Zygowsky, H., Rehabilitation, in: *Hörmann, Nestmann* (1988) 128-139.

Gesamtbibliographie Hilarion Gottfried Petzold

(*25.3.1944)
1958 - 2003

BIBLIOGRAPHIE I: 350 Titel (1965 - 1988)
Psychologische, psychotherapeutische, pädagogische und sozialwissenschaftliche Publikationen

In dieser Liste ist die Vielzahl der vornehmlich in der Zeitschrift „Integrative Therapie" erschienenen Rezensionen nicht aufgeführt. Die im Band **I, 1** und **I, 2** der „Ausgewählten Werke" (**1988n** bzw. in der **1996a** revidierten Neuauflage) enthaltenen durchgesehenen Arbeiten sind durch **Fettdruck** gekennzeichnet. Die **Bibliographien I, II, III** betreffen **psychologische, psychotherapeutische, pädagogische und sozialwissenschaftliche Publikationen** aus dem Zeitraum von 1965 – 2003 und sind hintereinadergestellt. Die **Biliographie VI** umfaßt philosophische, theologische, orientalistische Publikationen und Varia **1958ff**. Bei Veröffentlichungen mit Mitautoren oder in Autorengruppen erfolgt die Reihung in der alphabetischen Folge des ersten Mitautors/der ersten Mitautorin.

1965

Petzold, H.G., 1965. Géragogie – nouvelle approche de l'éducation pour la vieillesse et dans la vieillesse. *Publications de L'Institut St. Denis* 1, 1-16; dtsch. in: *Petzold* (1985a) 11-30.

1968

Petzold, H.G., 1968a. Überforderungserlebnis und nostalgische Reaktion bei ausländischen Arbeitern in der Autoindustrie in der BRD und in Frankreich. Genese, Diagnose, Therapie, Thèse de Licence, Paris.

Petzold, H.G., 1968b. Arbeitspsychologische und soziologische Bemerkungen zum Gastarbeiterproblem in der BRD, *Zeitschrift f. Prakt. Psychol.* 7, 331-360.

Petzold, H.G., 1968c. Überforderungserlebnis und nostalgische Reaktion als pädagogisches Problem an Auslandsschulen. *Der deutsche Lehrer im Ausland* 1, 2-9.

1969

Petzold, H.G., 1969a. Die verhaltenstherapeutische Komponente im Psychodrama. Überlegungen zum Konzept eines Behaviourdramas, Paris, mimeogr. Inst. St. Denis, Semin. Psychol. Prof. Vladimir Iljine; teilweise dtsch. in: (1971e).

***Petzold, H.G.*, 1969b.** L'analyse progressive en psychodrame analytique, Inst. St. Denis, Semin. Psychol. Prof. Vladimir Iljine, mimeogr.; auszugsweise dtsch. in: **Bd. I, 2 (1996a [S. 455-491],o).**

Petzold, H.G., 1969c. Les Quatre Pas. Concept d'une communauté thérapeutique. Inst. St. Denis, Semin. Psychol. Prof. Vladimir Iljine Paris, mimeogr.; teilweise dtsch. in: (1974l).

1970

Petzold, H.G., 1970a. Le „Gestaltkibbouz“ modèle et méthode thérapeutique. Inst. St. Denis, Semin. Psychol. Prof. Vladimir Iljine Paris, mimeogr.

Petzold, H.G., 1970b. Some important techniques of psychodrama. Vidareutbildningskurs i psykiatri. Hrsg. *E. Franzke, St. Sigfrid Sjuknus, Växjö* 1970b. Teilweise dtsch. in: *Petzold* (1977a).

Petzold, H.G., 1970c. Thérapie du mouvement, training relaxatif, thymopratique et éducation corporelle comme integration, Paris, Inst. St. Denis, Semin. Psychol. Prof. Vladimir Iljine, auszugsweise dtsch. in: (1992b) 841 ff.

Petzold, H.G., 1970d. Psychodramatische Techniken in der Therapie mit Alkoholikern. *Zeitschr. f. prakt. Psychol.* 8, 387-408; überarbeitete Fassung in *Petzold* (1977a).

Petzold, H.G., 1970e. Bibliographie zur Gruppenpsychotherapie und zum Psychodrama. *Zeitschr. f. prakt. Psychol.* 8 (1970e) 454-474; überarbeitete Fassung (750 Titel) in: *Petzold* (1972a).

Petzold, H.G., Sieper, J., Zur Verwendung des Psychodramas in der Erwachsenenbildung, *Zeitschrift f. prakt. Psychol.* 8 (1970) 392-447; repr. in (1973c).

1971

Petzold, H. G., 1971. „Philosophie Clinique, Thérapeutique philosophique, Philopraxie“, Antrittsvorlesung anläßlich der Berufung zum Professor für „Psychologie Pastorale“ am Institut St. Denis, Etablissement d'Enseignement Supérieur Libre des Sciences Théologiques et Philosophiques, Paris.

Petzold, H.G., 1971a. Die therapeutischen Möglichkeiten der psychodramatischen Magic-Shop Technik, *Zeitschr. f. klin. Psychol. Psychother*, 4, 345-396; erweiterte Fassung in: *Petzold* (1977h).

Petzold, H.G., 1971b. Psychodramatisch gelenkte Aggression in der Therapie mit Alkoholikern, *Gruppenpsychotherapie und Gruppendynamik* 3, 268-281.

Petzold, H.G., 1971. Möglichkeiten der Psychotherapie bei drogenabhängigen Jugendlichen, 1971c, in: *G. Birdwood*, Willige Opfer, Rosenheim: Rosenheimer Verlag, S. 212-245.

Petzold, H.G., 1971d. Triadisches Psychodrama in der Erwachsenenbildung. *Volkshochschule im Westen* 3, 120-132.

Petzold, H.G., 1971e. Behaviourdrama, eine verhaltenstherapeutische Variante des Psychodramas. Ref. auf der I. Tagung der Europäischen Gesellschaft für die Modifikation und Therapie des Verhaltens, Müchen 20.-23. Juli, in: *Samenspel* 6/7 (1975) 139-146.

Petzold, H.G., 1971f. Chemische Aversionskonditionierung, nondirektive Gruppenpsychotherapie, Gruppenhypnose, klassisches und tetradisches Psychodrama in der Behandlung von Alkoholikern, ein Methodenvergleich. Referat auf dem VI. Int. Kongreß f. Psychodrama und Soziodrama, Amsterdam 22.-26. Aug.

Petzold, H.G., 1971g. La méthode spectrométrique en psychodrame, thérapie de groupe et dynamique de groupe, *Folia Psychodramatica* 3 *(Louvain)* 65-73.

Petzold, H.G., 1971h. Einige psychodramatische Initial-, Handlungs- und Abschlußtechniken. *Zeitschr. f. Psychother. med. Psychol.* 6, 209-227; auch in: *Petzold, H.G.* (1977h).

Petzold, H.G., 1971i. Moderne Methoden psychologischer Gruppenarbeit in der Erwachsenenbildung, *Erwachsenenbildung* 3, 160-178; auch in: *Petzold* (1973c).

Petzold, H.G., 1971j. Die psychodramatische Technik der Zukunftsprojektion. Referat VI. Intern. Kongr. f. Psychodrama und Soziodrama, Amsterdam 22.-26. Aug. 71, erweiterte Fassung in: *Petzold* (1979k).

Petzold, H.G., 1971k. Der Beitrag kreativer Therapieverfahren zu einer erlebnisaktivierenden Erwachsenenbildung, Vortrag auf der Arbeitstagung „Kreativitätstraining, kreative Medien, Kunst- und Kreative Therapie“, VHS Dormagen und Büderich 1.6.1971; VHS Büderich, mimeogr.

1972

Petzold, H.G., 1972a (Hrsg.) Angewandtes Psychodrama in Therapie, Pädagogik, Theater und Wirtschaft, Junfermann, Paderborn. 2. überarbeitet und erweitert in 1977h.

Petzold, H.G., 1972b. Situationsanalyse und intensiviertes Rollenspiel in der Industrie. In: *Petzold* (1972a) 358-372.

Petzold, H.G., 1972c. Psychodrama als Instrument der Pastoraltherapie, der religiösen Selbsterfahrung und der Seelsorge, *Wege zum Menschen* 2/3, 41-56. Erweiterte Fassung in: *Petzold* (1972a) 265-283.

Petzold, H.G., 1972e. Komplexes Kreativitätstraining mit Vorschulkindern. *Schule und Psychologie* 3, 146-157.

Petzold, H.G., 1972f. Methoden in der Behandlung Drogenabhängiger. Vierstufentherapie. Komplexes katathymes Erleben, Psychosynthesis, Gestalttherapie, Psychodrama, Nicol, Kassel.

Petzold, H.G., 1972g. Curriculum zur psychotherapeutischen und soziotherapeutischen Zusatzausbildung im Bereich der Suchtkrankenhilfe, Gesamtverband für Suchtkrankenhilfe, Kassel, (mimeogr.). Teilweise abgedruckt in: *Petzold* (1974h).

Petzold, H.G., Osterhues, U.J. 1972. Zur Verhaltenstherapeutischen Verwendung von gelenkter katathymer Imagination und Behaviourdrama in einem Lebenshilfezentrum. In: *Petzold* (1972a) 232-241.

Petzold, H.G., Schmidt, I. 1972. Psychodrama und Theater. In: *Petzold* (1972a) 13-44.

Petzold, H.G., Schulwitz, I. 1972. Tetradisches Psychodrama in der Arbeit mit Schulkindern. In: *Petzold* (1972a) 394-413.

Petzold, H.G., Geibel, Ch. 1972. „Komplexes Kreativitätstraining“ in der Vorschulerziehung durch Psychodrama, Puppenspiel und Kreativitätstechniken. In: *Petzold* (1972a) 331-334.

Petzold, H.G., Osterhues, U.J. 1972. Ekklesiogene Neurosen und Sexualität – Standortbestimmung und Ansatz zur gruppenpsychotherapeutischen Behandlung. *Zeitschr. f. prakt. Psychol.*, Separatum.

Petzold, H.G., Iljine, V.N., Zenkovskij, B. 1972. Das Didaktische Theater in der Schulischen Erziehung. *Internationale Zeitschr. f. Erziehungswissenschaften* 2, 232-237.

Petzold, H.G., Iljine, V.N., Schmidt, I. 1972. Didaktisches „Théatre permanent" in der Erwachsenenbildung. *Volkshochschule im Westen* 2.
Petzold, H.G., Sieper, J. 1972a. Präambel, 1. Jahresprogramm des Fritz Perls Instituts für Integrative Therapie, Gestalttherapie und Kreativitätsförderung, Basel, Würzburg, Düsseldorf.
Petzold, H.G., Sieper, J. 1972b. Ausbildungsrichtlinien des Fritz Perls Instituts, Basel, Würzburg, Düsseldorf.

1973

Petzold, H.G., Supervision in der Drogentherapie, Supervisionsbericht für die Therapiekette Hannover, Hannover 1973.
Petzold, H.G. 1973a. Gestalttherapie und Psychodrama, Nicol, Kassel.
Petzold, H.G., 1973b. Das „Therapeutische Theater" als Form dramatischer Therapie. In: *Petzold* (1973a) 97-133, nachgedr. in: (1982a) 88-109.
Petzold, H.G., 1973c. (Hrsg.) Kreativität & Konflikte. Psychologische Gruppenarbeit mit Erwachsenen, Junfermann, Paderborn.
Petzold, H.G., 1973d. Das Soziodrama als Instrument kreativer Konfliktlösung. In: *Petzold* (1973c) 244-256; nachgedr. (1982a) 252-261.
Petzold, H.G., 1973e. Analytische Gruppenpsychotherapie, Gruppendynamik und szenisches Spiel als „triadisches Psychodrama" in der Arbeit mit Studenten. In: *Petzold* (1973c) 167-205.
Petzold, H.G., 1973f. Gestalttherapie und direkte Kommunikation in der Arbeit mit Elterngruppen. In: *Petzold* (1973c) 271-289.
Petzold, H.G., 1973g. Die spektrometische Methode in der Psychotherapie und psychologischen Gruppenarbeit. *Zeitschr. f. klinische und Psychol. Psychotherapie* 2, 110-128.
Petzold, H.G., Sieper, J. 1973. Zur Verwendung des Psychodramas in der Erwachsenenbildung. In: *Petzold* (1973c) 56-85; repr. von (1970).

1974

Petzold, H.G., Ausbildungscurriculum zum Systemsupervisor, Fritz Perls Institut, Düsseldorf 1974.
Petzold, H.G., 1974a. Die Rollentheorie Morenos – Grundlagen und Materialien zur Praxis. Fritz Perls Institut, Düsseldorf 1974 mimeogr.; teilweise verwendet in: *Petzold* (1979a).
Petzold, H.G., 1974b (Hrsg.). Drogentherapie – Methoden, Modelle, Erfahrungen, Junfermann/Hoheneck, Paderborn; 3.Aufl. Fachbuchhandlung für Psychologie, D. Klotz, Frankfurt 1983.
Petzold, H.G., 1974c. Die diagnostischen und therapeutischen Möglichkeiten des Psychodramas im „tetradischen System". *Dynamische Psychiatrie* 3, 151-181; überarbeitete Fassung in: *Petzold* (1977h).
Petzold, H.G., 1974d. Therapeutische Modelle und Methoden in der Behandlung Drogenabhängiger. In: *Petzold* (1974b) 41-61.
Petzold, H.G., 1974e. Daytop – das „Konzept" einer Therapeutischen Gemeinschaft zur Behandlung Drogenabhängiger. In: *Petzold* (1974b) 62-95.
Petzold, H.G., 1974f. Das Vierstufenmodell der Therapeutischen Kette in der Behandlung Drogenabhängiger. In: *Petzold* (1974b) 133-222.
Petzold, H.G., 1974g. Tetradisches Psychodrama in der Behandlung von Alkoholikern. In: *Petzold* (1974b) 269-346 und (1977h) 268-311.
Petzold, H.G., 1974h. Programmatische und curriculare Überlegungen zur Ausbildung von Suchtkrankentherapeuten und -betreuern. In: *Petzold* (1974b) 473-502.
Petzold, H.G., 1974i. Planspiel und methodenvariables Laboratorium in der Ausbildung von Suchtkrankentherapeuten. In: *Petzold* (1974b) 503-513.
Petzold, H.G., 1974j. (Hrsg.) Psychotherapie und Körperdynamik, Junfermann, Paderborn, 3. Aufl. 1979.
***Petzold, H.G.,* 1974k.** Integrative Bewegungstherapie. In: *Petzold* (1974j), 285-404; **revid. in Bd.I. 1(1996a [S. 59-172]).**
Petzold, H.G., 1974l. Konzepte zur Drogentherapie. In: *Petzold* (1974b) 524-529.
Petzold, H.G., 1974m. Phoenix und Odyssey Houses als Modelle in der Behandlung Drogenabhängiger. In: *Petzold* (1974b) 122-132.
Petzold, H.G., Berger, A. 1974a. Integrative Bewegungserziehung. In: *Petzold* (1974j) 403-431.
Petzold, H.G., Berger, A. 1974b. Integrative Bewegungstherapie. *Atem* 2.

1975

Petzold, H.G., 1975a. Integrative Therapie. Zeitschrift für Verfahren Humanistischer Psychologie und Pädagogik. Begründet von *Charlotte Bühler* und *Hilarion Petzold* 1975 ff; ab 1991 mit dem geänderten Untertitel: Zeitschrift für vergleichende Psychotherapie und Methodenintegration.
Petzold, H.G., 1975b. Das „Therapeutische Theater" V.N. ILJINES. *Gruppendynamik* 6, 117-126; auch in: *Petzold* (1977h) 228-237.
Petzold, H.G., 1975c. Masken und Märchenspiel in der Integrativen Therapie. *Integrative Therapie* 1, 44-48; auch in (1982a) 303-308.
Petzold, H.G., 1975d. Die Arbeit mit Puppen und Großpuppen in der Integrativen Therapie. *Integrative Therapie* 4, 197-207; erw. in (1983a).
***Petzold, H.G.,* 1975e.** Thymopraktik als körperbezogene Arbeit in der Integrativen Therapie. *Integrative Therapie* 2/3, 115-145; erweiterte Fassung in: *Petzold* 1977n; **revid. Bd. I, 2 (1996a [S. 341-406]).**

Petzold, H.G., 1975f. Psychophysische Körper- und Bewegungstherapie – eine Literaturübersicht. *Integrative Therapie* 2/3, 156-164.
Petzold, H.G., 1975g. Ich bin o.k. – Du bist so là là. Die Transaktionsanalyse Eric Bernes, *Psychologie Heute* 9, 35-45.
Petzold, H.G., 1975h. Integrative Therapie ist kreative Therapie. Fritz Perls Institut, Düsseldorf.
Petzold, H.G., 1975i. Psychodrama and role-playing in group work. In: *Benne, K.D., Bradford, L.P., Gibb, J.R., Lippitt, R.D.* (Hrsg.). The Laboratory Methods of Changing and Learning, Science and Behaviour Books, Palo Alto, 365-392.
Petzold, H.G., 1975j. Behaviourdrama, *Samenspel* 6/7, 139-146.
Petzold, H.G., 1975k. Editorial, *Integrative Therapie* 1 (1975) 1-2.
Petzold, H.G., 1975l. Editorial, *Integrative Therapie* 4 (1975) 177.

1976

Petzold, H.G., 1976a. Psychodrama und dramatische Therapie – eine Literaturübersicht. *Integrative Therapie* 4, 236-246.
Petzold, H.G., 1976b. Dramatische Therapie. *Integrative Therapie* 4, 178-189; auch in (1982a) 9-12.
Petzold, H.G., 1976c. Konzepte der Transaktionalen Analyse. In: *Petzold, H., Paula, M.* (1976) 13-72.
Petzold, H.G., 1976d. Einführung zur transaktionsanalytischen Skriptanalyse. In: *Petzold, H., Paula, M.* (1976) 7-12.
Petzold, H.G., 1976e. Die Verbindung von Transaktionaler Analyse, kreativer Medien und TA-Psychodrama. Beispiele aus der Paartherapie. *Partnerberatung* 3, 119-124; 4, 1973-191, gekürzt in (1982a) 262-284.
Petzold, H.G., 1976f. Zur Entwicklung der Ich-Zustände in der transaktionalen Analyse – ein Beitrag zur Strukturanalyse zweiter Ordnung. *Integrative Therapie* 1, 37-47.
Petzold, H.G., 1976g. Vorwort zu: *W. Kempler,* Gestalt-Familientherapie. Klett, Stuttgart.
Petzold, H.G., 1976h. Vorwort zu. *F. Perls,* Grundlagen der Gestalttherapie. Pfeiffer, München.
Petzold, H.G., 1976i. Editorial, *Integrative Therapie* 2/3, 65-66.
Petzold, H.G., Amt, D. 1976. Dramatisches Spiel im Rahmen Integrativer Therapie. In: *Velzeboer, J.* (Hrsg.), Kongreßbericht, 2. Intern. Kongr. f. edukatives Drama, Utrecht, 11. – 17. Aug. 1975. NCA, Maarssen 1976, 133-140.
Petzold, H.G., Paula, M. 1976. (Hrsg.) Transaktions- und Skriptanalyse. Aufsätze und Vorträge von Fanita English, Wissenschaftlicher Verlag Altmann, Hamburg.
Petzold, H.G., Bubolz, E. 1976a. (Hrsg.) Bildungsarbeit mit alten Menschen. Klett, Stuttgart.
Petzold, H.G., Bubolz, E. 1976b. Konzepte zu einer integrativen Bildungsarbeit mit alten Menschen. In: *Petzold, Bubolz,* 37-60.
Petzold, H.G., Bubolz, E. 1976c. Literatur zur Altenbildung (500 Titel). In: *Petzold, Bubolz,* 297-315.
Petzold, H.G., Marcel, G. 1976. Anthropologische Bemerkungen zur Bildungsarbeit mit alten Menschen. In: *Petzold, Bubolz,* 9-18.
Petzold, H.G., Thomson, G. 1976. Zur Verbindung von Transaktionsanalyse und Gestalttherapie, *Integrative Therapie* 1 (1976) 42-77; ital. Verso il collegamento dell' analisi transaxionale a la terapia della gestalt. *Arca* 3 (1976); holl. Ets over het gekommbineerde gebruik van transaktionele analyse en gestalttherapie, *Samenspel* 12 (1976) 264-272.
Petzold, H.G., Sieper, J. 1976. Zur Ausbildung von Gestalttherapeuten. *Integrative Therapie* 2/3, 120-144.

1977

***Petzold, H.G.,* 1977a.** Thymopraktik als Verfahren Integrativer Therapie. In: *Petzold* (1977n) 252-396; **revid. in: Bd. I, 2 (1996a [S. 341-406])** 341-406.
Petzold, H.G., 1977b. Gestaltpädagogik. In: *Petzold, H., Brown, G.I.,* Hrsg., 7-13.
Petzold, H.G., 1977c. Die Rolle der Medien in der integrativen Pädagogik. In: *Petzold, Brown,* 101-123.
Petzold, H.G., 1977d. Confluent education als integrative Erwachsenenbildung. Gruppendynamik in der Schule. *Beiheft 1 zu Gruppendynamik im Bildungsbereich,* 190-201.
Petzold, H.G., 1977e. Integrative Geragogik – Gestaltmethoden in der Bildungsarbeit mit alten Menschen. In: *Petzold, Brown,* 214-246; repr. (1985a) 31-68.
Petzold, H.G., 1977f. Behaviourdrama als verhaltensmodifizierende Phase des tetradischen Psychodramas. *Integrative Therapie* 1, 20-39; auch in (1982a) 219-233.
Petzold, H.G., 1977g. Der Gestaltansatz in der psychotherapeutischen, soziotherapeutischen und pädagogischen Arbeit mit alten Menschen. *Gruppendynamik* 8, 32-48.
Petzold, H.G., 1977h. (Hrsg.) Angewandtes Psychodrama in Therapie, Pädagogik und Theater. Überarbeitete und erweiterte Fassung von Petzold 1972a. Junfermann, Paderborn.
Petzold, H.G., 1977i. Krisenintervention und Krisenprävention. Seminarnachschrift von *A. Rauber.* Bern, Schule für soziale Arbeit. mimeogr. In Auszügen in *Rahm, D.* et al. 1993: Einführung in die Integrative Therapie, Junfermann, Paderborn, 2. Aufl. Kapitel: Krisenintervention.
Petzold, H.G., 1977j. Prozessuale Diagnostik und Erstinterview. Seminarnachschrift von *A. Rauber.* Bern, Schule für soziale Arbeit. mimeogr.
Petzold, H.G., 1977k. Ablösung und Trauerarbeit in der Gestalttherapie mit Abhängigen. *Drogen Informationsdienst aus der Therapiekette Hannover* 2; erw. in: *Petzold, Vormann* (1980) 250-282.
Petzold, H.G., 1977l. Gegen den Mißbrauch von Körpertherapie. Risiken und Gefahren bioenergetischer, primärtherapeutischer und thymopraktischer Körperarbeit. *Sensus-Kommunikation* 3, 3-7; auch in: *Petzold* (1977n) 478-490.
Petzold, H.G., 1977m. Theorie und Praxis der Traumarbeit in der integrativen Therapie. *Integrative Therapie* 3/4, 147-175.
Petzold, H.G. (Hrsg.), Die neuen Körpertherapien, Junfermann, Paderborn 1977n; dtv, München 1992, 2. Aufl. 1993.
Petzold, H.G., 1977o. Gestalttherapie, in: *E. Meyer* (Hrsg.) Handbuch Gruppenpädagogik und Gruppendynamik, Quelle & Meyer, Heidelberg, 22-24.
Petzold, H.G., 1977p. Soziodrama, in: *E. Meyer,* Handbuch, 76-78.

Petzold, H.G., 1977q. Humanistische Psychologie – Was ich darunter verstehe. *DGHP-Nachrichten* 1 und *Integrative Therapie* 2, 128-141.
Petzold, H.G., 1977r. Editiorial, *Integrative Therapie* 3/4 (1977) 145-146.
Petzold, H.G., 1977s. Editorial, *Integrative Therapie* 2 (1977) 71.
***Petzold, H.G., Berger, A.* 1977.** Integrative Bewegungstherapie in der Arbeit mit psychiatrischen Patienten. In: *Petzold* (1977n) 457-477. Gekürzt auch in: Gezondheit Symposiumsbundel. Interfaculteit Lichnamelijke Opvoeding. Vrije Universiteit Amsterdam, De Vrieseborch, Haarkin.; **revid. Bd. I, 2 (1996a [S. 493-518]).**
Petzold, H.G., Brown, G. (1977): (Hrsg.) Gestaltpädagogik. Konzepte der integrativen Erziehung. München: Pfeiffer.
Petzold, H.G., Sieper, J. 1977. Quellen und Konzepte der Integrativen Pädagogik. In: *Petzold, Brown* (1977) 14-36.
Petzold, H.G., Vööbus, K. (1977). Thymopraktik als kreative Therapie am Leibe, *Sensus-Kommunikation* 6, 9-12, holl. *Samenspel* 3 (1977).

1978

Petzold, H.G., 1978a. Das Psychodrama als Methode der klinischen Psychotherapie. In: Handbuch der Psychologie. Bd. 8, II. Hogrefe, Göttingen, 2751-2795; erweiterte und überarbeitete Fassung in: *Petzold* 1979k.
Petzold, H.G., 1978b. Integrative Gestalttherapie in der Ausbildung von Seelsorgern. Vortrag Graz 1978; ausgearbeitet Fassung in: *Scharfenberg, H.J.,* Freiheit und Methode. Wege christlicher Einzelseelsorge. Vandenhoeck & Ruprecht, Göttingen 1979, 113-135.
Petzold, H.G., 1978c. Das Ko-respondenzmodell in der Integrativen Agogik. *Integrative Therapie* 1, 21-58; revid. und erw (1991a) 19-90.
Petzold, H.G., 1978d. Theatrum mundi. *Sensus-Kommunikation* 6, 12-16.
Petzold, H.G., 1978e. Lewin und Moreno. *Gruppendynamik* 9, 208-211.
Petzold, H.G., 1978f. Integrative Körper- und Bewegungserziehung. In: *Brown/Petzold* (1978) 100-114.
Petzold, H.G., 1978g. Überlegungen zum Entwurf einer gestalttheoretisch fundierten Psychotherapie von *H.J. Walter. Integrative Therapie* 3/4, 271-277.
***Petzold, H.G., Berger, A.* 1978a.** Die Rolle der Gruppe in der Integrativen Bewegungstherapie, *Integrative Therapie* 2, 79-100; holl. *Tijdschrift Psychomotorische Therapie* 3, 108-114; 149-159; 5, 201-207; gekürzt in: *Petzold, Frühmann* (1986) II, 95-126; **revid. in Bd. I, 2 (1996a [419-453])**.
Petzold, H.G., Berger, A. 1978b. Integrative Bewegungstherapie und Bewegungserziehung in der Arbeit mit alten Menschen. *Integrative Therapie* 3/4, 249-271; erweitert in: *Petzold, Bubolz* (1979), 379-426; teilweise auch in: **Bd. I, 2 (1996a [S. 519-562]).**
Petzold, H.G., Brown, G. 1978. *(Brown, Petzold)* Hrsg., Gefühl und Aktion – Gestaltmethoden im Integrativen Unterricht. W. Flach Verlag für Humanistische Psychologie, Frankfurt.
Petzold, H.G., Mathias, U. 1978. Integrative Pädagogik in der Arbeit mit behinderten und verhaltensgestörten Kindern. In: *Brown, Petzold,* 156-166.
Petzold, H.G., Maurer, Y. 1978. Die therapeutische Beziehung in der Gestalttherapie. In: *Battegay, R., Trenkel, A.* Die therapeutische Beziehung. Huber, Bern, 95-116.
Petzold, H.G., Kost, U., Middendorf, I. 1978. Editorial. *Integrative Therapie* 2 (1978) 77-78.

1979

Petzold, H.G., 1979a. Konzepte zu einer integrativen Rollentheorie auf der Grundlage der Rollentheorie Morenos. Fritz Perls Institut, Düsseldorf, mimeogr., erw. in: *Petzold, Mathias* (1983).
Petzold, H.G., 1979b. Psychodrama, Therapeutisches Theater und Gestalt als Methoden der Intenventionsgerontologie und der Alterspsychotherapie. In: *Petzold/Bubolz* (1979) 147-260; auch in: *Petzold* (1979k) gekürzt.
Petzold, H.G., 1979c. Zur Veränderung der sozialen Mikrostruktur im Alter – eine Untersuchung von 40 „sozialen Atomen" alter Menschen. *Integrative Therapie* 1/2, 51-78.
Petzold, H.G., 1979d. Die Doppeltechnik im Psychodrama. In: *Petzold* (1979k) 139-197.
Petzold, H.G., 1979e. Der Gestaltansatz in einer integrativen psychotherapeutischen, soziotherapeutischen und agogischen Arbeit mit alten Menschen. In: *Petzold/Bubolz* (1979) 261-294.
Petzold, H.G., 1979f. Die Technik der Zukunftsprojektion – Zur Zeitstrukturierung im Psychodrama. In: *Petzold* (1979k) 198-250.
***Petzold, H.G.,* 1979g.** Zur Rolle der Musik in der Integrativen Bewegungstherapie. *Zeitschrift für humanistische Psychol.* 1; auch in: *Petzold, Frohne* (1983) und holl. Het gebruik van muziek in de Integrative Bewegingsterapie. *Tijdschrift Psycho-motorische Therapie* 1, 2-13; **revid. in: Bd. I, 1(1996a [S. 407-417]).**
Petzold, H.G., 1979h. Zur Situation der Gestalttherapie – ein Interview. *Gestaltbulletin* 3, 67-78 (erstveröffentlicht; PSY. *Fachschaft Psychologie Trier* 6 (1978) 23-28.
Petzold, H.G., 1979i. Psychodrama und Rollenspiel – eine Literaturübersicht. *Integrative Therapie* 1/2 (1979) 144-160.
Petzold, H.G., 1979j. Das Therapeutische Theater V.N. Iljines in der Arbeit mit alten Menschen. *Zeitschrift für Humanist. Psychol.* 3/4, 105-119; auch in: (1982a) 318-334.
Petzold, H.G., 1979k. Psychodrama-Therapie. „Beihefte zur Integrativen Therapie" 3, Junfermann, Paderborn, 2. Aufl. 1985.
Petzold, H.G., 1979l. Die inhumane Situation alter Menschen und die Humanisierung des Alters. *Z. f. humanistische Psychol.* 3/4, 54-63.
Petzold, H.G., 1979m. Wie ich an Patienten herangehe – zu den Bewertungsparametern in der Therapie und ihren Hintergründen, *Gestalt-Bulletin* 1, 67-72.
Petzold, H.G. 1979n. Die Zeit zu kurz betrachtet, *Integrative Therapie* 4, 331-332.

Petzold, H.G., Bubolz, E. 1979. Psychotherapie mit alten Menschen, Junfermann, Paderborn.
Petzold, H.G., Laschinsky, D., Rinast, M. 1979. Exchange Learning – ein Konzept für die Arbeit mit alten Menschen. *Integrative Therapie* 3, 224-245; repr. (1985a) 69-92.
Petzold, H.G., Lemke, J. (1979): Gestaltsupervision als Kompetenzgruppe, *Gestalt-Bulletin* 3, 88-94.

1980

Petzold, H.G., 1980a. Integrative Arbeit mit einem Sterbenden, *Integrative Therapie* 2/3, 181-193; engl. Gestalt Therapy with the dying patient, *Death Education* 6 (1982) 246-264.
Petzold, H.G., 1980b. Modelle und Konzepte zu integrativen Ansätzen der Therapie, *Integrative Therapie* 4, 323-350; auch in *Petzold* (1982g) 83-112.
Petzold, H.G., 1980c. Zum Konzept der Therapiekette und zur Karriere Drogenabhängiger, in: *Petzold, Vormann* (1980) 208-228.
Petzold, H.G., 1980d. Ablösung und Trauerarbeit im Four-Steps-Modell der gestalttherapeutischen Wohngemeinschaft für Drogenabhängige, in: *Petzold, Vormann* (1980) 250-282.
Petzold, H.G., 1980e. Wohnkollektive – eine Alternative für die Arbeit mit alten Menschen, in: *Petzold, Vormann* (1980) 423-462; repr. (1985a) 202-236.
Petzold, H.G., 1980f. Die Rolle des Therapeuten und die therapeutische Beziehung, Junfermann, Paderborn.
Petzold, H.G., 1980g. Die Rolle des Therapeuten und die therapeutische Beziehung in der integrativen Therapie, in: *Petzold* (1980f) 223-290.
Petzold, H.G., 1980h. Einleitung zu *Perls, F.S.,* Gestalt, Wachstum, Integration, Junfermann, Paderborn, 7-16.
Petzold, H.G., 1980i. Curriculum zur Ausbildung von Supervisoren, Kath. Akademie Trier/Fritz Perls Institut, Düsseldorf, mimeogr.
Petzold, H.G., 1980j. Moreno – nicht Lewin, der Begründer der Aktionsforschung, *Gruppendynamik* 2, 142-160.
Petzold, H.G., 1980k. Moreno und Lewin und die Ursprünge der psychologischen Gruppenarbeit, *Zeitsch. f. Gruppenpädagogik* 6, 1-18; Nachdr. in *Schwalbacher Blätter* 3 (1981) 96-112.
Petzold, H.G., 1980l. Konflikt in der Institution, Steierischer Lehrertag, Tag der Verantwortlichen, Bischöfl. Ordinariat Graz, Schulamt Graz, mimeog.
Petzold, H.G., 1980m. Die Lehrer sollten sich mehr in die Rolle der Schüler hineindenken, *Die Wende* (Graz) 51, 6-7.
Petzold, H.G., 1980n. Editorial. *Integrative Therapie* 1, 1-2.
Petzold, H.G., 1980o. Editorial. *Integrative Therapie* 2/3, 93-94.
Petzold, H.G., 1980p. Das Psychodrama Morenos als Methode der humanistischen Psychologie, in: *U. Völker,* Humanistische Psychologie, Beltz, Weinheim 1980, 193-218.
Petzold, H.G., 1980q. Zur Methodenintegration in der Psychotherapieausbildung, *Gestalt-Bulletin* 2/3, 5-14.
Petzold, H.G., Heinl, H. 1980. Körper- und Leibtherapie, *Gestalt-Bulletin* 2/3, 13-18.
Petzold, H.G., Vormann, G. 1980 (Hrsg.): Therapeutische Wohngemeinschaften, Erfahrungen – Modelle – Supervision. München: Pfeiffer.
Petzold, H.G., Heinl, H. 1980. Gestalttherapeutische Fokaldiagnose und Fokalintervention bei Störungen aus der Arbeitswelt, *Integrative Therapie* 1, 20-57; auch in: *Petzold, Heinl* (1983).
Petzold, H.G., Berger, A. 1980. Integrative movement therapy, in: *G. Kogan,* Your body works, Transformations Press-And/Or Press, Berkeley 1980, 1981², 48-56.

1981

Petzold, H.G., 1981a. Fritz Perls der Begründer der Gestalttherapie, Einführung zu: *F.S. Perls,* Verlorenes und Wiedergefundenes aus meiner Mülltonne, Verlag für Humanistische Psychologie, W. Flach, Frankfurt, S. 9-12.
Petzold, H.G., 1981b. (Hrsg.) Widerstand – ein strittiges Konzept der Psychotherapie, Junfermann, Paderborn.
Petzold, H.G., 1981c. Konzept des Widerstandes in der Psychotherapie, in: *Petzold, H.G.* (1981b), S. 7-37.
Petzold, H.G., 1981d. Gestalttherapie, in: *R. Bastine* et al., Grundbegriffe der Psychotherapie, edition psychologie, Weinheim, S. 140-142.
Petzold, H.G., 1981e. Das Hier-und-Jetzt-Prinzip in der psychologischen Gruppenarbeit, in: *C. Bachmann,* Kritik der Gruppendynamik, Fischer, Frankfurt 1981, S. 214-299.
Petzold, H.G., 1981f. Grundfragen der menschlichen Kommunikation im Lebensverlauf, *Gestalt-Bulletin* 1/2, S. 54-69; repr. in: *Petzold, Stöckler* (1988) 47-64.
Petzold, H.G., 1981g. Sich selbst im Lebensganzen verstehen lernen. In: *Pro Senectute, H.D. Schneider,* (Hrsg.), Vorbereitung auf das Alter, Schöningh, Paderborn 1981, S. 89-112; repr. (1985a) 93-122.
Petzold, H.G., 1981h. Leibzeit, *Integrative Therapie* 2/3, S. 167-178; auch in: *Kamper, D., Wulf, Ch.,* Die Wiederkehr des Körpers, Suhrkamp, Frankfurt 1982, 68-81.
Petzold, H.G., 1981i. Integrative Dramatherapie, *Integrative Therapie* 1, S. 46-61, auch in: *Petzold* (1982g).
Petzold, H.G., 1981j. Der Mensch lebt nicht in freier Wildbahn, *Psychologie Heute* 10, 32.
Petzold, H.G., 1981k. Vorsorge – ein Feigenblatt der Inhumanität – Prävention, Zukunftsbewußtsein und Entfremdung, *Zeitschrift für Humanistische Psychologie* 3/4, S. 82-90; auch in *Gestalt-Bulletin* 2/3 (1980) 94-105.
Petzold, H.G., 1981l. Transcultural aspects of therapeutic communities, International Congress of Therapeutic Communities, Manila, 15-20. November 1981, Proceedings, Dare Foundation, Manila.
Petzold, H.G., 1981m. (Hrsg.) Freud und Moreno und das analytische Psychodrama (Vorwort), In: *Basquin, Testemale-Monod, Dubuisson, Samuel-Lajeunesse,* Analytisches Psychodrama, Bd. I, Junfermann, Paderborn 9-12.
Petzold, H.G., 1981n. Therapie in der Gesellschaft (Podiumsdiskussion), *Zeitschr. f. Humanist. Psychol.* 1/2, 43-55.

Petzold, H.G., Heinl., H., 1981a. Einige Gedanken zu Inhalt und Struktur von Supervision in der Psychotherapieausbildung, *Gestalt-Bulletin* 1/2, 38-41.
Petzold, H.G., Heinl, H. 1981b. Körpertherapie in: *R. Bastine* et al., Grundbegriffe der Psychotherapie, edition psychologie, Weinheim, S. 209-211.
Petzold, H.G., Stahl, Th. 1981. Vorwort an den deutschen Leser, In: *Bandler, Grinder,* Neue Wege der Kurzzeit-Therapie. Neurolinguistische Programme, Junfermann, Paderborn, 7-12.

1982

Petzold, H.G., 1982. Methodenintegration in der Psychotherapie, Junfermann, Paderborn.
Petzold, H.G., 1982a. Dramatische Therapie. Neue Wege der Behandlung durch Psychodrama, Rollenspiel, therapeutisches Theater, Hippokrates, Stuttgart.
Petzold, H.G., 1982b. Der Mensch ist ein soziales Atom, *Integrative Therapie* 3, 161-165.
Petzold, H.G., 1982d. Kranke lassen sich nicht „recyclen", *Zeitschrift für Humanistische Psychologie* 1/2, 21-33, Schwerpunktheft I; Humanisierung des Krankenhauses, *Hrsg. H. Petzold.*
Petzold, H.G., 1982e. Rollentheoretische Entwicklungen in der argentinischen Schule des Psychodramas, *Integrative Therapie* 1/2, 4-12.
Petzold, H.G., 1982f. Gestaltdrama, Totenklage und Trauerarbeit in: *Petzold* (1982a) 335-368; repr. (1985a) 500-537.
Petzold, H.G., 1982g. Theater – oder das Spiel des Lebens, Verlag für Humanistische Psychologie, W. Flach, Frankfurt.
Petzold, H.G., 1982h. Puppenspiel in der therapeutischen und geragogischen Arbeit mit alten Menschen, *Integrative Therapie* 1/2, 74-122; auch in *Petzold* (1983a), (1985a) 294-337.
Petzold, H.G., 1982i. Symbolspiele mit Puppen, *Animation 7,* 249-251.
Petzold, H.G., 1982j. Poesie- und Bibliotherapie mit Alten und Sterbenden, *Integrative Therapie* 4; auch in *Altenpflege* 10, 393-395; 11, 430-433; 12, 462-464 und *Petzold* (1985a) 338-382.
Petzold, H.G., 1982k. Gestaltsupervision, in: *R. Rienas,* Die Handlungsorientierung der gestalttherapeutisch orientierten Supervision, Diplomarbeit, Gesamthochschule Kassel, Abt. Sozialwesen, Kassel 1982 Bd. II, Interview 6, 1-31.
Petzold, H.G., 1982l. Over de opleiding van dynamisch georienteerde bewegingstherapeuten, *Tijdschrift Psychomotorische Therapie* 1 (1982) 29-48; dtsch. (1983i).
Petzold, H.G., 1982m. Sterben – ein Lebensprozeß, *Sensus-Kommunikation 2,* 1982, 3-9.
Petzold, H.G., 1982n. Gestalttherapeutische Perspektiven zu einer „engagierten Thanatotherapie", 1. Tagungsbericht für Thanatopsychologie, Univ. Oldenburg, Abt. Vechta 4.-6. Nov. 1982, Tagungsbericht, Vechta; Proceedings, Klotz, Frankfurt 1983; repr. (1985a) 538-552.
Petzold, H.G., 1982o. Welttheater, in: *Petzold* (1982a) 22-37.
Petzold, H.G., 1982p. Bewegungs- und Leibtherapie, *Sensus-Kommunikation* 1, 3-6.
Petzold, H.G., 1982q. Poesie- und Bibliotherapie, *Gestalt-Bulletin* 1/3, 60-64.
Petzold, H.G., 1982r. Krisenintervention, *Gestalt-Bulletin* 1/3, 64-67.
Petzold, H.G., 1982s. Psychodramaliteratur in den Lateinamerikanischen Ländern, Literaturbericht 3, *Integrative Therapie* 1/2, 113-121.
Petzold, H.G., 1982t. Psychodrama, Rollenspiel, Planspiel, dramatische Therapie, Literaturbericht 4, *Integrative Therapie* 1/2, 128-157.
Petzold, H.G., 1982u. Integrative Intervention – a system approach to the planning and realization of drug therapy programs, Proceedings of the 12th Int. Conf. on Drug Dependence, 22.-26.3.1982, Bangkok, International Council on Alcohol and Addictions, Lausanne/Genf 1982, 48-80.
Petzold, H.G., 1982v. An integrated model of identity and its impact on the treatment of the Drug addict, Proceedings of the 12th Int. Conf. on Drug Dependence, 22.-26.3.1982, Bangkok, International Council on Alcohol and Addictions, Lausanne/Genf 1982, 260-276.
Petzold, H.G., 1982w. Zur Geschichte des Rollenspiels als Methode der Verhaltensmodifikation, *Schwalbacher Blätter* 4, 155-164.
Petzold, H.G., Orth, I. 1982. Editorial, *Integrative Therapie* 4, 265-266.

1983

*Petzold, H.*G. (1983): Wie ein Zeichen ... Foucault und IBT, *Tijdschrift Psychomotorische Therapie* 1, 33–34.
Petzold, H.G., 1983a (Hrsg.). Puppen und Puppenspiel in der Psychotherapie, Pfeiffer, München, pp. 328.
Petzold, H.G., 1983b. Die Geheimnisse der Puppen, in: *Petzold* (1983a) 19-31, auch *Integrative Therapie* 1, (1983) 9-19.
Petzold, H.G., 1983c. Puppen und Großpuppen als Medien in der Integrativen Therapie, in: *Petzold* (1983a) 32-57.
Petzold, H.G., 1983d (Hrsg.). Psychotherapie, Meditation, Gestalt, Junfermann, Paderborn.
Petzold, H.G., 1983e. Nootherapie und „säkulare Mystik" in der Integrativen Therapie, in: *Petzold* (1983d) 53-100.
Petzold, H.G., 1983f. Der Verlust der Arbeit durch die Pensionierung als Ursache von Störungen und Erkrankungen – Möglichkeiten der Intervention durch Soziotherapie und Selbsthilfe-Gruppen, in: *Petzold, Heinl* (1983) 409-449.; repr. (1985a) 123-158.
Petzold, H.G., 1983g. Der Schrei in der Psychotherapie, in: Schreien. *Trans. Magazin für therapeutische Kultur,* Kaiser Verlag, München; erweitert in: (1985g) 547-572.
Petzold, H.G., 1983h (Hrsg.). Schwerpunktheft Körpertherapie, *Gruppendynamik* 1.
***Petzold, H.G.,* 1983i** (Hrsg.). Zur Ausbildung von dynamisch orientierten Leib- und Bewegungstherapeuten, Schwerpunktheft Körpertherapie, *Gruppendynamik* 1, 1-84; repr. (1985g) und **revid. in: Bd. I, 2 (1996a [S. 583-600]).**
Petzold, H.G., 1983j (Hrsg.) Humanisierung des Krankenhauses, Schwerpunktheft II, *Z. f. Humanist. Psychol.* 3/4, 4-12.
Petzold, H.G., 1983k. Vorwort, Humanisierung des Krankenhauses, Schwerpunktheft II, *Z. f. Humanist. Psychol.* 3/4, 13-14.

Petzold, H.G., 1983l. Was ist und woher kommt die Humanistische Psychologie? Humanisierung des Krankenhauses, Schwerpunktheft II, *Z. f. Humanist. Psychol.* 3/3, 4-12.
***Petzold, H.G.,* 1983m.** Zur Arbeit mit Musik in der Integrativen Bewegungstherapie, in: *Petzold, Frohne* (1983) 113-123; repr. von (1979g); **revid. in: Bd. I, 2 (1996a [S. 407-417]).**
Petzold, H.G., 1983n. Gestalttherapie, *Guten Tag* 4, (F. Reinecke, Hamburg) 34-36.
Petzold, H.G., 1983o Editorial. *Integrative Therapie* 1, 1-2.
Petzold, H.G., 1983p. Editorial. *Integrative Therapie* 2/3, 81-83.
Petzold, H.G., 1983q. Bewegungstherapie, in: *Daumenlang, Andre,* Taschenbuch der Schul- und Erziehungsberatung, Päd. Verlag, Burgbücherei Schneider, Baltmannsweiler (1983) 46-48.
Petzold, H.G., 1983r. Geragogik, in: *Daumenlang, Andre,* Taschenbuch der Schul- und Erziehungsberatung, Päd. Verlag, Burgbücherei Schneider, Baltmannsweiler (1983) 104-105.
Petzold, H.G., 1983s. Gestalttherapie, in: *Daumenlang, Andre,* Taschenbuch der Schul- und Erziehungsberatung, Päd. Verlag, Burgbücherei Schneider, Baltmannsweiler (1983) 115-116.
Petzold, H.G., 1983t. Krisenintervention, in: *Daumenlang, Andre,* Taschenbuch der Schul- und Erziehungsberatung, Päd. Verlag, Burgbücherei Schneider, Baltmannsweiler (1983) 170-173.
Petzold, H.G., 1983u. Poesie- und Bibliotherapie, in: *Daumenlang, Andre,* Taschenbuch der Schul- und Erziehungsberatung, Päd. Verlag, Burgbücherei Schneider, Baltmannsweiler (1983) 211-213.
Petzold, H.G., Bäumges, U., 1983. Integrative Therapie mit älteren Glaukom-Patienten, *Integrative Therapie* 2, 198-238; repr. in: (1985a) 383-427.
Petzold, H.G., Frohne, I. et. al. 1983 (Hrsg.). Poesie- und Musiktherapie, Junfermann, Paderborn.
Petzold, H.G., Heinl, H. 1983 (Hrsg.) Psychotherapie und Arbeitswelt, Junfermann, Paderborn.
Petzold, H.G., Heinl, H., Walch, S., 1983. Gestalttherapie mit Patienten aus benachteiligten Schichten, in: *Petzold, Heinl* (1983) 267-309.
Petzold, H.G., Heinl, H., Fallenstein, A., 1983. Das Arbeitspanorama, in: *Petzold, Heinl* (1983) 356-408.
Petzold, H.G., Landsberg, W., Metzmacher, B., Schneewind, U., 1983. Weiterbildungscurriculum Integrative Kinder- und Jugendlichenpsychotherapie. Düsseldorf: Fritz Perls Institut.
Petzold, H.G., Mathias, U., 1983. Rollenentwicklung und Identität. Paderborn: Junfermann.
Petzold, H.G., Reinhold, K., 1983. Humanistische Psychologie, Integrative Therapie und Erwachsenenbildung, in: *Garnitschnik, K.,* Festschrift f. Ingnaz Zangerle, Herold, Wien, 49-67.

1984

Petzold, H.G., 1984a (Hrsg.). Wege zum Menschen. Methoden und Persönlichkeiten moderner Psychotherapie. Ein Handbuch. 2 Bde., Junfermann, Paderborn.
Petzold, H.G., 1984b. Psychodrama. Die ganze Welt ist eine Bühne, in: *Petzold* (1984a) Bd. 1, 111-216.
Petzold, H.G., 1984c. Integrative Therapie – der Gestaltansatz in der Begleitung und psychotherapeutischen Betreuung sterbender Menschen, in: *Petzold, Spiegel-Rösing* (1984) 431-501.
Petzold, H.G., 1984d. Die Wahrheit der Maske, in: *Petzold, Petzold/-Heinz, Schmitz-Kurschildgen* (1984) 1-5.
Petzold, H.G., 1984e. Bewegungs- und Leibtherapie, in: *Battegay, Glatzel, Pöldinger, Rauchfleisch,* Handwörterbuch der Psychiatrie, Ferd. Enke, Stuttgart (1984) 81-85.
Petzold, H.G., 1984f. Gestalttherapie, in: *Battegay, Glatzel, Pöldinger, Rauchfleisch,* Handwörterbuch der Psychiatrie, Ferd. Enke, Stuttgart (1984) 215-218.
Petzold, H.G., 1984g. Editorial. *Integrative Therapie* 1, 1-4.
Petzold, H.G., 1984h. Die Gestalttherapie von Fritz Perls, Lore Perls und Paul Goodmann, *Integrative Therapie* 1/2, 5-72.
Petzold, H.G., 1984i. Vorüberlegungen und Konzepte zu einer integrativen Persönlichkeitstheorie, *Integrative Therapie* 1/2, 73-115.
Petzold, H.G., 1984j. Editorial. *Integrative Therapie* 2, 103-104.
Petzold, H.G., 1984k. Editorial. *Integrative Therapie* 4, 291-293.
Petzold, H.G., 1984l. Homosexuality and Gestalt Therapy. An Interview, *Self and Society* Vo. XII, No. 6. Nov./Dec., 312-317.
Petzold, H.G., 1984m. Fehlmeinungen und Vorurteile zur Gestalttherapie, *Verhaltenstherapie und psychosoziale Praxis* 16, 592-596.
Petzold, H.G., 1984n (Hrsg.). Vorwort, in: *Adamson,* Kunst als Heilungsprozeß, Bd. 1 der Reihe: Kunst – Therapie – Kreativität, Junfermann, Paderborn (1984) 7-8.
Petzold, H.G., 1984o. Vorwort. Analytisches Psychodrama – dramatische Psycho-analyse, in: *Anzieu, D.,* Analytisches Psychodrama, Bd. II, Analytisches Psycho-drama mit Kindern und Jugendlichen, Junfermann, Paderborn (7-8).
Petzold, H.G., Epe, C., Das Spiel und seine Bedeutung für die stationäre Langzeittherapie mit drogenabhängigen Jugendlichen in der Integrativen Gestalttherapie, in: *Kreuzer* (Hrsg.), Handbuch der Spielpädgogik, Bd. 4, Schwann, Düsseldorf (1984), 399-421.
Petzold, H.G., Huck, K., 1984. Death Education, Thanatagogik – Modelle und Konzepte, in: *Petzold, Spiegel-Rösing* (1984) 501-576.
Petzold, H.G., Metzmacher, B., 1984. Kreative Medien, Awareneness-Training und Interaktionsspiele der Integrativen Gestalttherapie in der Arbeit mit Kindern und Jugendlichen, in: *Kreuzer (Hrsg.),* Handbuch der Spielpädagogik, Bd. 4, Schwann, Düsseldorf (1984), 253-267.
Petzold, H.G., Petzold-Heinz, I., Schmitz-Kurschildgen, E., 1984 (Hrsg.). Hinter der Maske, Egger-Verlag, Willich-Anrath.
Petzold, H.G., Spiegel-Rösing, I., (Hrsg.) 1984. Die Begleitung Sterbender – Theorie und Praxis der Thanatotherapie. Ein Handbuch. Junfermann, Paderborn.

1985

Petzold, H.G., 1985a. Mit alten Menschen arbeiten, Pfeiffer, München.
Petzold, H.G., 1985b. Angewandte Gerontologie als Bewältigungshilfe für das Altwerden, das Alter und im Alter, in: *Petzold* (1985a) 11-30; Übers. von *Petzold* (1965) 1-16.
Petzold, H.G., 1985c. Gestalttherapeutische Perspektiven zu einer „engagierten Thanatotherapie", erw. repr. von 1982n, in: (1985a) 538-552.
Petzold, H.G., 1985d. Die Verletzung der Alterswürde – zu den Hintergründen der Mißhandlung alter Menschen und zu den Belastungen des Pflegepersonals, in: *Petzold* (1985a) 553-572.
Petzold, H.G., 1985e. Die Rolle der Gruppe in der therapeutischen Arbeit mit alten Menschen – Konzepte zu einer „Integrativen Intervention", in: *Petzold,* (1985a) 409-446; revid. in: *Petzold, Frühmann* Bd. II (1986).
Petzold, H.G., 1985f. Bewegung ist Leben – körperliche Gesundheit, Wohlbefinden und Lebensfreude im Alter durch Integrative Bewegungstherapie, Tanztherapie und Isodynamik, in: *Petzold* (1985a) 428-466; **repr. (1996a)519-562**.
Petzold, H.G., 1985g (Hrsg.). Leiblichkeit. Philosopische, gesellschaftliche und therapeutische Perspektiven, Junfermann, Paderborn, pp. 604.
Petzold, H.G., 1985h. Der Schrei in der Therapie, in: *Petzold* (1985g) 547-572; erweiterte Fassung von *Petzold* (1983g).
***Petzold, H.G.,* 1985i.** Die modernen Verfahren der Bewegungs- und Leibtherapie und die „Integrative Bewegungstherapie", in: *Petzold* (1985g) 347-390; revid. **Bd. I, 1 (1996a [S. 21-58])**.
Petzold, H.G., 1985j. Die klassische Gestalttherapie, in: *Toman, W., Egg, R.* (Hrsg.), Psychotherapie. Ein Handbuch, Kohlhammer, Stuttgart, Bd. 1, 178-200.
Petzold, H.G., 1985k. Die »nonverbalen Thereapieverfahren« – Moderne Methoden der Leib- und Bewegungstherapie in: *Toman, W., Egg, R.* (Hrsg.), Psychotherapie. Ein Handbuch, Kohlhammer, Stuttgart, Bd. 1, 100-123.
Petzold, H.G., 1985l. Über innere Feinde und innere Beistände, in: *Bach, G., Torbet, W.,* Ich liebe mich – ich hasse mich, Rowohlt, Reinbek, 11-15.
Petzold, H.G., 1985m. Neue Körpertherapien für den bedrohten Körper. Leiblichkeit, Zeitlichkeit und Entfremdung, in: *Petzold, Scharfe,* 131-158; repr. (1986a) 223-250.
Petzold, H.G., 1985n. Editorial, *Integrative Therapie* 2, 103-104.
Petzold, H.G., 1985o. Editorial, *Integrative Therapie* 3-4, 221-224.
Petzold, H.G., 1985p. Gestalttherapie – Fragen, Wege und Horizonte. Abschließende Überlegungen zur ersten deutschen Tagung für Gestalttherapie, in: *Petzold,Schmidt* (1985) 74-96.
Petzold, H.G., 1985q. Episkript – Wirklichkeiten und Realitäten. Umkreisungen des Wunsches. *Integrative Therapie* 3/4, 381-384.
Petzold, H.G., 1985r. „Identität und Leiblichkeit", in: *Protokolle* 7 (Bildungshaus Neuwaldegg, Wien) 31-68.
Petzold, H.G., 1985s. Trends and Developments of Gestalt Therapy in Europe – European Sources of Gestalt Therapy, *Bulletin van de Nederlandse Vereniging voor Gestalttherapie* 1, 14-27.
Petzold, H.G., 1985t. Autobiographisches Postscriptum, in: *Petzold* (1985a) 573-580.
Petzold, H.G., 1985u. Arbeit mit alten Menschen, Schwerkranken und Sterbenden als persönliche Erfahrung. Ein Interview. *Jahrbuch der Zeitschr. f. Humanistische Psychologie,* Friedensinitiativen und Friedensarbeit, DGHP, Eschweiler Jg. 8 (1985) 35-50.
Petzold, H.G., Lückel, K., 1985. Die Methode der Lebensbilanz und des Lebenspa-noramas in der Arbeit mit alten Menschen, Kranken und Sterbenden, in: *Petzold* (1985a) 467-499.
Petzold, H.G., Maurer, Y., 1985. Integrative Gestaltpsychotherapie, in: *Maurer, Y.,* Bedeutende Psychotherapieformen der Gegenwart, Hippokrates, Stuttgart, 61-86.
Petzold, H.G., Orth, I. 1985a (Hrsg.). Poesie und Therapie. Über die Heilkraft der Sprache. Poesietherapie, Bibliotherapie, Literarische Werkstätten, Junfermann, Paderborn.
Petzold, H.G., Orth, I., 1985b. Poesie- und Bibliotherapie. Entwicklung, Konzepte, Theorie – Methodik und Praxis des Integrativen Ansatzes, in: *Petzold, Orth* (1985a) 21-102.
Petzold, H.G., Orth, I., 1985c. Überlegungen zur Eigenständigkeit kunsttherapeutischer Medien. Ausbildung in Poesie- und Bibliotherapie, in *Petzold, Orth* (1985a) 413-431.
Petzold, H.G., Petzold-Heinz, I. 1985. Mutter und Sohn – Poesie und Therapie, in *Frühmann, R.,* Frauen und Therapie, Junfermann, Paderborn, 339-359.
Petzold, H.G., Scharfe, H. (Hrsg.), 1985. Kreative Aggression. Festschrift für George Bach, Junfermann, Paderborn.
Petzold, H.G., Schmidt, Chr. J. 1985 (Hrsg.) Gestalttherapie – Wege und Horizonte, Junfermann, Paderborn.
Petzold, H.G., Spiegel-Rösing, I. 1985. Psychotherapie mit alten Menschen, Kranken und Sterbenden, in: *Toman, W., Egg, R.* (Hrsg.), Psychotherapie. Ein Handbuch, Kohlhammer, Stuttgart, Bd. 2, 264-284.
Petzold, H.G., Zander, B. 1985. Stadtteilarbeit mit alten Menschen – ein integrativer Ansatz zur Verhinderung von Segregation, in: *Petzold* (1985a) 159-201.

1986

Petzold, H.G., 1986a (Hrsg.). Psychotherapie und Friedensarbeit, Junfermann, Paderborn 1986.
Petzold, H.G., 1986b. Was nicht mehr vergessen werden kann. Psychotherapie mit politisch Verfolgten und Gefolterten. In: *Petzold* (1986a) 357-372; auch in: *Integrative Therapie* 3/4, 268-280.
Petzold, H.G., 1986c. Editorial, *Integrative Therapie* 1/2, 1-2.
Petzold, H.G., 1986d. Umgang mit Sterbenden. Die Bedeutung der Lebensbilanz, *Altenpflege* 10, 593-596.
Petzold, H.G., 1986e. Konfluenz, Kontakt, Begegnung und Beziehung im Ko-respondenz-Prozeß der Integrativen Therapie, *Integrative Therapie* 4, 320-341.
Petzold, H.G., 1986f. Über die Bedeutung der Lebensbilanz im Umgang mit alten Menschen und Sterbenden, *Ärztliche Praxis und Psychotherapie* 5-6, 3-10.

Petzold, H.G., 1986g. Zeit und Psychotherapie. *Integrative Therapie* 3, 155-162.
Petzold, H.G., 1986h. Zur Psychodynamik der Devolution, *Gestalt-Bulletin* 1, 75-101.
Petzold, H.G., 1986i. Berufspolitische Überlegungen zur Situation der Kunsttherapie, in: *Kunst in Therapie und Prophylaxe, Schriftenreihe des Instituts für Bildung und Kultur,* Remscheid, 155-168.
***Petzold, H.G., Berger, A.* 1986.** Die Rolle der Gruppe in der Integrativen Bewegungstherapie, in: *Petzold, Frühmann* (1986) Bd. II, 95-126; repr. von: *Petzold, Berger* (1978a); revid. **Bd. I, 2 (1996a) 419-453**.
Hundertmark, K., Teegen, F. Petzold, H.G 1986. Allergischer Schnupfen. Perspektiven zur Genese und Therapie, *Integrative Therapie* 1/2, 49-75.
Petzold, H.G., Frühmann, R. (Hrsg.), 1986a. Modelle der Gruppe in Psychotherapie und psychosozialer Arbeit, 2 Bde., Junfermann, Paderborn 1986.
Petzold, H.G., Frühmann, R. 1986b. Historische und kritische Bemerkungen zu verdeckten ideologischen Momenten in der psychologischen Gruppenarbeit, in: *Petzold, Frühmann* (1986) Bd. II., 377-398.
Petzold, H.G., Schneewind, U. 1986a. Konzepte zur Gruppe und Formen der Gruppenarbeit in der Integrativen Therapie und Gestalttherapie, in: *Petzold, Frühmann* (1986) Bd. I, 109-254.
Petzold, H.G., Schneewind, U. 1986b. Die Interventionsstrategien in der Gruppenarbeit der „Integrativen Therapie" und ihr konzeptueller Hintergrund, *Gestalt-Bulletin* 1, 26-41.
Petzold, H.G., Vermeer, A. 1986. Actief blijven in de ourderdom door sport, spel en dans, *Bewegen* & *Hulpverlening* 2, 101-117.

1987

Petzold, H.G., 1987a. Puppen und Puppenspiel in der Integrativen Therapie mit Kindern, in: *Petzold, Ramin* (1987) 427-490.
Petzold, H.G., 1987b. Gong-Singen, Gong-Bilder und Resonanzbewegung als „Sound Healing". Intermediale Prozesse in der Integrativen Therapie, *Integrative Therapie* 2/3, 194-234; repr. (1989c).
Petzold, H.G., 1987c. Überlegungen und Konzepte zur Integrativen Therapie mit kreativen Medien und einer intermedialen Kunstpsychotherapie, *Integrative Therapie* 2/3, 104-141, erw. in *Petzold, Orth* (1990a) 585-637.
Petzold, H.G., 1987d. Kunsttherapie und Arbeit mit kreativen Medien – Wege gegen die „multiple Entfremdung" in einer verdinglichenden Welt, in: *Richter, K.* (Hrsg.), Psychotherapie und soziale Kulturarbeit – eine unheilige Allianz? *Schriftenreihe des Instituts für Bildung und Kultur,* Bd. 9, Remscheid, 38-95; repr. in: *Matthies, K.,* Sinnliche Erfahrung, Kunst, Therapie, Bremer Hochschulschriften, Univ. Druckerei, Bremen 1988.
Petzold, H.G., 1987e. Pedagogia de la gestalt, *Educacion* Vol. 35, Institut für wiss. Zusammenarbeit, Tübingen (1987) 47-54 (engl. Introduction to Gestalt Education, *Education* Vol. 36, Inst. f. wiss. Zusammenarbeit, Tübingen, 75-81; übers. von (1977b).
Petzold, H.G., 1987f. Zu Paul Goodmans Ausstieg aus der Gestalttherapie und der „Psychoszene". *Gestalt-Bulletin* 1, 102-105.
Petzold, H.G., 1987g. Vertrauenstherapeuten, *Gestalt-Bulletin* 1, 120-124.
Petzold, H.G., 1987h. Rückschritte der Gestalttherapie, *Integrative Therapie* 4, 440-446.
Petzold, H.G., 1987i. Geschichten zwischen Patient und Therapeut, *Integrative Therapie* 4, 455-456.
Petzold, H.G., 1987j. Vom Unfug „pädagogischer Psychotherapie". Stellungnahme zum Diskussionsbeitrag Pädagogische Psychotherapie/konfliktorientierte Erwachsenenbildung von K. Lumma, i:W, *Informationen Weiterbildung in NW* 5, 13-14.
Petzold, H.G., 1987k. Form als fundierendes Element in der Integrativen Therapie mit kreativen Medien, *Kunst* & *Therapie* 11, 59-86.
Petzold, H.G., Metzmacher, B. 1987. Integrative Bewegungstherapie met kinderen, *Bewegen und Hulpverlening* 2, 112-134.
Petzold, H.G., Ramin, G., 1987: Schulen der Kindertherapie, Junfermann, Paderborn.
Ramin, G., Petzold, H.G., 1987. Integrative Therapie mit Kindern, in: *Petzold, Ramin* (1987) 359-427.
Petzold, H.G., Schobert, R. 1987. Empirische Studien über die Effizienz gestalttherapeutischer Interventionen. *Gestalt-Bulletin* 1, 55-79.
Petzold, H.G., Sieper, J. 1987a. Therapeutische Arbeit mit kreativen Medien, *Integrative Therapie* 2/3, 97-103.
Petzold, H.G., Sieper, J. 1987b. Zur Kritik psychotherapeutischer Konzepte, Methoden und Institutionen, *Integrative Therapie* 4, 297-303.

1988

***Petzold, H.G.*, 1988a.** Integrative Therapie als intersubjektive Hermeneutik bewußter und unbewußter Lebenswirklichkeit, Fritz Perls Institut, Düsseldorf; revid. **Bd. II, 1(1991a) S. 153-332; (2003a) S. 181-298**.
***Petzold, H.G.*, 1988b.** Zur Hermeneutik des sprachlichen und nichtsprachlichen Ausdrucks in der Integrativen Therapie, Fritz Perls Institut, Düsseldorf; revid. als: Konzepte zu einer mehrperspektivischen Hermeneutik leiblicher Erfahrung und nicht-sprachlichen Ausdrucks **Bd. II, 1 (1991a) S. 98-152; (2003a) S. 141-180**.
Petzold, H.G., 1988c. Heraklitische Wege – Gestalttherapie und Integrative Therapie: Bezüge, Gemeinsamkeiten und Divergenzen, in: *Latka, H.F., Maak, N., Merten, R., Trischkat, A.,* Gestalttherapie und Gestaltpädagogik zwischen Anpassung und Auflehnung. Dokum. d. Münchner Gestalt-Tage '87, 34-92.
***Petzold, H.G.*, 1988d.** Die „vier Wege der Heilung und Förderung" in der „Integrativen Therapie" und ihre anthropologischen und konzeptuellen Grundlagen – dargestellt an Beispielen aus der „Integrativen Bewegungstherapie", Teil I, Integrative Therapie 4, 325-364; Teil II, IT 1 (1989) 42-96; **revid.** als „Die vier Wege der Heilung und Förderung", in: **Bd. I, 1 (1996a [S.173-283])**.
Petzold, H.G., 1988e. Künstler in der Therapie. *Kultur – Kontakte. Projektztg. d. Inst. f. Bildung u. Kultur* Nr. 4, 26-27.
Petzold, H.G., 1988f. „Multiple Stimulierung" und „Erlebnisaktivierung", in: *Petzold, Stöckler* (1988) 65-86.
Petzold, H.G., 1988g. Bewegungsaktivierung in der Arbeit bei alten Menschen, in: *Petzold, Stöckler* (1988) 87-96.

Petzold, H.G., 1988h. Grundfragen der menschlichen Kommunikation im Lebensverlauf, in: *Petzold, Stöckler* (1988) 47-64; repr. von (1981f).

Petzold, H.G., 1988i. Das Leib-Seele-Geist-Problem in der Integrativen Therapie – Überlegungen zu einem differentiellen, emergenten Monismus, Fritz Perls Institut, Düsseldorf.

***Petzold, H.G.,* 1988j.** Beziehung und Deutung in der „Integrativen Bewegungstherapie" und in leiborientierten Formen der Psychotherapie, in: *Reinelt, Datler* (Hrsg.), Beziehung und Deutung im psychotherapeutischen Prozeß, Springer, Heidelberg; erw. in **Bd. I, 1 (1996a [S. 285-340])**.

Petzold, H.G., 1988k. Progredierende Analyse und narrative Praxis in der Therapeutik der Integrativen Therapie, MS Fritz Perls Institut, Düsseldorf.

Petzold, H.G., 1988l. Organismuskonzept und Anthropologie, *Integrative Therapie* 4, **auch in (1988n [S. 276-283])**.

***Petzold, H.G.,* 1988m.** Das Bewußtseinsspektrum und das Konzept „komplexen Bewußtseins", *Integrative Therapie* 4; Auszug aus (1975h); auch in **Bd. I, 1 (1996a [S. 278-281])**.

***Petzold, H.G.,* 1988n. Integrative Bewegungs- und Leibtherapie. Ausgewählte Werke Bd. I, 1 und I, 2 Junfermann, Paderborn, 3. revid. und überarbeitete Auflage 1996a.**

***Petzold, H.G.,* 1988o.** Progredierende Analyse – Kinderanalyse mit psychodramatischen und bewegungstherapeutischen Mitteln (auszugsweise übers. von 1969b) in: **Bd. I, 2 (1988n) S. 455-492; 1996a [S. 455-491])**.

***Petzold, H.G.,* 1988p**. Beziehung und Deutung in der Integrativen Bewegungstherapie **Bd. I, 1 1988n, S. 285 – 340**, erw. in: *Petzold* **(1996a) 285-340**.

Petzold, H.G., 1988q. Psychotherapie als neue Heilslehren oder als Möglichkeit persönlicher Suche nach Sinn, in: *Ladenhauf, K.H.,* Symposionsbericht, Inst. f. Pastoraltheologie, Univ. Graz.

Petzold, H.G., 1988r. Gestalttherapie in der BRD – berufs- und institutionspolitische Initiativen des FPI, *Gestalt 2, Publ. d. Schweiz. Vereins f. Gestalttherapie* (1988) 24-39.

***Petzold, H.G.,* 1988s.** Curriculum zur Ausbildung in Integrativer Bewegungstherapie, in: **Bd. I, 1 (1988n/1996a [S. 601-638])**.

Petzold, H.G., 1988t. Methoden des therapeutischen Umgangs mit Symbolen und Symbolisierungsprozessen – Überlegungen zu Kernqualitäten des Menschenwesens – , Vortrag auf dem 7. Deutschen Symposium für Kunsttherapie, 27.-30.11.1988, Fritz Perls Akademie, Hückeswagen.

Petzold, H.G., 1988u. Therapie und Integration, *Integrative Therapie* 4, 259-269.

Drefke, H., Petzold, H.G., 1988. Die Integrative Bewegungstherapie und ihre Bedeutung in der Ausbildung von Sportlehrern und Bewegungswissenschaftlern, in: *Hölter, G.,* Bewegung und Therapie – interdisziplinär betrachtet, verlag modernes lernen, Dortmund, 106-125.

Petzold, H.G., Heinl, H., 1988. Weiterbildungsrichtlinien „Integrative Therapie/Gestalttherapie, psychotherapeutischer Zweig", 4. überarb. Aufl., Fritz Perls Akademie, Hückeswagen.

***Petzold, H.G., Orth, I.,* 1988a**. Methodische Aspekte der Integrativen Bewegungstherapie im Bereich der Supervision, *Motorik, Zeitschr. f. Motopäd. u. Motother.* 2 44-56; revid. in **(1988n/1996a [S. 563-581])**.

Petzold, H.G., Orth, I., 1988c. Metamorphosen – zur Arbeit mit kreativen Medien in der Integrativen Therapie, Fritz Perls Institut Düsseldorf, erw. in: *Petzold, Orth* (1990a).

Petzold, H.G., Sieper, J., 1988a. Integrative Therapie und Gestalttherapie am Fritz Perls Institut – Begriffliche persönliche und konzeptuelle Hintergründe und Entwicklungen, *Gestalttherapie & Integration, Gestalt-Bulletin* 1, 22-96.

Petzold, H.G., Sieper, J., 1988b. Die FPI-Spirale – Symbol des „heraklitischen Weges", *Gestalttherapie & Integration, Gestalt-Bulletin* 2, 5-33.

Petzold, H.G., Stöckler, M., 1988 (Hrsg.). Aktivierung und Lebenshilfen für alte Menschen. Aufgaben und Möglichkeiten des Helfers, *Integrative Therapie Beiheft* 13, Junfermann, Paderborn 1988.

BIBLIOGRAPHIE II: 184 Titel (1989-1995*)
Psychologische, psychotherapeutische, pädagogische und sozialwissenschaftliche Publikationen

1989

***Petzold, H.G.*, 1989a.** Gestalt und Rhizom – Marginalien zu Einheit und Vielfalt, *Gestalt & Integration, Gestalt-Bulletin* 1, 34-50; repr. **Bd.II, 1, (1991a) S. 397- 411** und **(2003a) S. 341-349**.

Petzold, H.G., 1989b. Belastung, Überforderung, Burnout – Gewaltprobleme in Heimen, *Behinderte in Familie, Schule, Gesellschaft* 4, 17-44.

Petzold, H.G., 1989c. Heilende Klänge. Der Gong in Therapie, Meditation und Sound Healing, Junfermann, Paderborn.

Petzold, H.G., 1989d. Die „Brille von vorgestern" – Vergangenheitsprojektion und Zeitreisen in der Erinnerungs- und Antizipationsarbeit der Integrativen Therapie, *Gestalt und Integration 2*, 44-52

Petzold, H.G., 1989e. Das Käutzchen vom Lambertusturm – ein Märchen über Reisen in der Zeit, *Gestalt und Integration* 2, 34-42.

Petzold, H.G., 1989f. Zeitgeist als Sozialisationsklima – zu übergreifenden Einflüssen auf die individuelle Biographie, *Gestalt und Integration* 2, 140-150.

Petzold, H.G., 1989g. Konzepte zum Thema „Trauerarbeit und Neuorientierung" in der Psychotherapie, *Gestalt und Integration* 2, 231-232.

*Petzold, H.G.,*1989h. *„Leben ist Bewegung" – Überlegungen zum „komplexen Bewegungsbegriff" und zum Konzept der „Kommotilität" in der Integrativen Bewegungstherapie, Vortrag auf der Studientagung „Klinische Bewegungstherapie", 6. Juni 1989, Freie Universität Amsterdam, 1989h; repr. als: „Leben ist Bewegung" – Überlegungen zu einem integrativen Bewegungsbegriff und zur Kommotilität, in:* **Bd. II, 3 (1993a) S. 1337-1348** und **(2003a) S. 977-1050**.

Petzold, H.G., 1989i. Supervision zwischen Exzentrizität und Engagement, *Integrative Therapie* 3/4, 352-363. Repr. in (1998a) 179-190.

Petzold, H.G., 1989j. Psychotherapie und Pädagogik – Pädagogik und Therapie, *Integrative Therapie* 3/4, 365-374.

Petzold, H.G., 1989k. Grundkonzepte der Integrativen Agogik, *Integrative Therapie* 3/4, 392-398.

Petzold, H.G., 1989l. Nachwort. Drei Pioniere der Bewegungsarbeit: Laban, Alexander und Feldenkrais und ihre Metakonzepte, in: *Friedmann, E. D.,* Laban, Alexander, Feldenkrais, Pioniere bewußter Wahrnehmung durch Bewegungserfahrung, Junfermann, Paderborn, 119-127.

Petzold, H.G., 1989m. Introduction to Gestalt Education, *Indian Journal of Community Guidance Service* 3, 1-9.

Petzold, H.G., Verweij, E., 1989. Kijkgedrag van Zuigelingen Tijdens de Moeder-Kind Interactie. Een Vergelijkende Studie tussen Mensen en Mensapen, Faculty of Human Movement Sciences, Dep. Movement Education, Clinical Movement Therapy, Freie Universität Amsterdam.

1990

***Petzold, H.G.*, 1990a.** Die Behandlung und Aktivierung alter Menschen durch Integrative Tanz- und Bewegungstherapie, Vortrag auf der Fachtagung „Arbeiten und Leben mit verwirrten alten Menschen und Hochbetagten", 8.-9. Oktober 1990, Düsseldorf; repr. *Praxis der Psychotherapie und Psychosomatik* 36, 195-206; erw. **Bd. II, 3, (1993a) 1231-1263** und **(2003 a) S. 905-926**.

Petzold, H.G., 1990b. „Form und Metamorphose" als fundierende Konzepte für die Integrative Therapie mit kreativen Medien – Wege intermedialer Kunstpsychotherapie, in: *Petzold, Orth* (1990a) II, 639-720 (gänzlich überarbeitet und ergänzt von 1987k).

Petzold, H.G., 1990c. Pathogenese im Lebensverlauf, Autoreferat, in: *Hausmann, Meier-Weber,* in: *Petzold, Orth* (1990a) II, 1022-1023.

Petzold, H.G., 1990d. Editorial. Der Tod, die Psychotherapie und die Verdrängung des Todes, *Integrative Therapie* 3, 171-174.

***Petzold, H.G.*, 1990e.** „Entwicklung in der Lebensspanne und Pathogenese", Vortragsreihe auf der Tagung „Bewegungstherapie und Psychomotorik", 22.-23.11.1990 an der Freien Universität Amsterdam; erw. als: „Integrative Therapie in der Lebensspanne", , **Bd. II, 2, (1992a) S. 649-788** und **(2003 a) S. 512-606**

Petzold, H.G., 1990f. Krisenintervention und empathisch-intuierende Identifikation in der niedrigschwelligen Drogenarbeit, *Gestalt und Integration* 2, 185-187.

Petzold, H.G., 1990g. Vorlesungen zur Sozialgerontologie I: Nonverbale Interaktion, II: Prinzipien der Organisationsentwicklung im Heimwesen, Vorlesungen auf dem Studientag von Pro Senectute Österreich, 7.12.1990, Batschuns, Vorarlberg.

Petzold, H.G., 1990h. Der „Tree of Science" als Erklärungs- und Erkenntnismodell für Theorie und Praxis der Integrativen Therapie, bearbeitet von *Bernd Heinermann,* Fritz Perls Institut, Düsseldorf.

Petzold, H.G., 1990i. Selbsthilfe und Professionelle – Gesundheit und Krankheit, Überlegungen zu einem „erweiterten Gesundheitsbegriff", Vortrag auf der Arbeitstagung „Zukunftsperspektiven der Selbsthilfe", 8.-10. Juni 1990, Dokumentation, Düsseldorf, auch in: *Petzold, Schobert* (1991) 17-28

Petzold, H.G., 1990j. Drogenabhängigkeit als Krankheit, *Gestalt & Integration* 2, 149-159.

* Die in den „ausgewählten Schriften" Bd. I, 1 und I, 2 (1996a) sowie Bd. II, 1 (1991a), II, 2 (1992a) und II, 3 (1993a) – jetzt **2003a** – nachgedruckten, zumeist revidierten Fassungen früherer Arbeiten sind in **Fettdruck** gekennzeichnet und stellen die derzeitige Endversion dar, nach der zitiert werden sollte.

Petzold, H.G., 1990k. Drogentherapie heißt Karrierebegleitung, Reflexionen nach 20 Jahren Arbeit im Felde der Drogenarbeit am Beispiel des Stufenmodells therapeutischer Wohngemeinschaften und des Konzeptes der therapeutischen Kette, Vortrag auf dem Therapiekette-Niedersachsen-Seminar 11, 1989, STEP, Hannover.

Petzold, H.G., 1990l. Die Botschaft des Symptoms, Festrede zum 10jährigen Jubiläum der Elisabethklinik für Kinder- und Jugendlichenpsychotherapie, 4. Oktober 1989, Dortmund, Fritz Perls Institut, Düsseldorf.

Petzold, H.G., 1990m. Kindliche Entwicklung, kreative Leiblichkeit und Identität. Basiskonzepte für die Arbeit mit Kindern im Vorschulbereich, in: *Kerschbaumer, F.X.,* Mit Kindern auf dem Weg. Gedanken, Referate, Zusammenfassung, NÖ Kindergartensymposion 1987 – 1989, NÖ Schriften, Wien, 50-69.

***Petzold, H.G.,* 1990n**. Ethische Konzepte für die Psychotherapie – Die diskursive und situationsbezogene Ethik der Integrativen Therapie, *Gestalt* 9 (Zürich) 6-12; revid. **Bd. II, 2, (1992a) S. 300-313** und **(2003a) S. 312-322**.

***Petzold, H.G.,* 1990o**. Konzept und Praxis von Mehrperspektivität in der Integrativen Supervision, dargestellt an Fallbeispielen für Einzel- und Teambegleitung, *Gestalt und Integration* 2, 7-37; erw. **Bd. II, 3, (1993a) 1291-1336** und **(2003a) S. 947-976**.

***Petzold, H.G.,* 1990p.** Integrative Dramatherapie und Szenentheorie – Überlegungen und Konzepte zur Verwendung dramatherapeutischer Methoden in der Integrativen Therapie, in: *Petzold, Orth* (1990a) II, 849-880; völlig überarb. von (1981i); repr. **Bd. II, 2, (1992a) S. 897-925** und **(2003a) S. 681-700**.

Petzold, H.G., 1990q. Terzo congresso della European association for Gestalt Therapy (EGGT), *Caleidoscopio* 2, 84-85.

Petzold, H.G., 1990r. Die Krankheit der Inhumanität, *Altenpflege* 9, 498-506.

Petzold, H.G., 1990s. Belastung – Überforderung, *Altenpflege* 10, 566-604.

Petzold, H.G., 1990t. Belastung, Überforderung, Burnout, *Altenpflege* 11, 648-680.

Petzold, H.G., 1990u. Integrative Bewegungstherapie als Verbindung funktionaler und psychotherapeutischer Behandlung, *Krankengymnastik* 11, 1238-1241.

Petzold, H.G., 1990v. Omgang met stervenden, in: Hospice Terminale Thuiszorg, Landelijke Stichting Elckerlijc, Amsterdam, 11-18.

Petzold, H.G., 1990w. „Komplexes katathymes Erleben" – Arbeit zwischen Imagination und Aktion – Vorlesungsnachschrift von *N. Katz-Bernstein,* in: *Petzold, Orth* (1990a) II, 908-912.

Petzold, H.G., 1990x. Handpuppenspiel löst seelische Konflikte, *Senioren & Behinderten Journal* 4 (Jg. 3) 4-5.

Petzold, H.G., 1990y. Integrative Kunsttherapie und Arbeit mit kreativen Medien in der Begleitung Sterbender, in: *Petzold, Orth* (1990a) II, 1171-1200.

Petzold, H.G., 1990z. Ausbildungscurriculum zum Diplom-Supervisor, Freie Universität Amsterdam, Amsterdam.

Petzold, H.G., 1990ä. Klinischer Unfug, in: *Goldner, C.,* Rebirthing: Gefährlicher Weg zurück zur Geburt, *Psychologie Heute* 7 (1990) 33 und in: *Goldner, C.,* Rebirthing: Mißgeburt des New Age, *Kölner Stadt Revue* 11, 28.

Petzold, H.G., Heinermann, B., 1990. Psychotherapie mit Jugendlichen – Adoleszenz, ein vernachlässigtes Thema psychotherapeutischer Theorie und Praxis, *Gestalt und Integration* 2, 232-233.

Iljine, V. N., Petzold, H.G, Sieper, J. (1990): Kokreation – die leibliche Dimensio des Schöpferischen – Aufzeichnungen aus gemeinsamen Gedankengängen. In: *Petzold, Orth* (1990a), Bd. I, 203-212.

Petzold, H.G., Kirchmann, E., 1990. Selbstdarstellungen mit Ton in der Integrativen Kindertherapie, in: *Petzold, Orth* (1990a) II, 933-974.

Petzold, H.G., Orth, I., 1990a. Die neuen Kreativitätstherapien. Handbuch der Kunsttherapie, 2 Bde., Junfermann, Paderborn.

Petzold, H.G., Orth, I., 1990b. Die neuen Kreativitätstherapien – Formen klinischer Kunsttherapie und Psychotherapie mit kreativen Medien, in: *Petzold, Orth* (1990a) I, 15-30.

Orth, I., Petzold, H.G., 1990c. Metamorphosen – Prozesse der Wandlung in der intermedialen Arbeit der Integrativen Therapie, in: *Petzold, H.G., Orth, I.,* 1990a. Die neuen Kreativitätstherapien. Handbuch der Kunsttherapie, 2 Bde., Junfermann, Paderborn

Petzold, H.G., Petzold, H., 1990. Portrait und Selbstportrait als Wege der Selbsterkenntnis, Fritz Perls Institut, Düsseldorf.

Petzold, H.G., Schlippe, A. von, 1990. Editorial. Die Familie und das schwerkranke Mitglied. Therapeutische Hilfen für Fatum-Familien, *Integrative Therapie* 4, 271-275.

Petzold, H.G., Schreyögg, A., Frühmann, R., Melchard, E., 1990. Editorial, *Gestalt und Integration* 2, 5-6.

Petzold, H.G., Sieper, J., 1990a. Kunst und Therapie, Kunsttherapie, Therapie und Kunst – Überlegungen zu Begriffen, Tätigkeiten und Berufsbildern, in: *Petzold, Orth* (1990a) I, 169-186.

Petzold, H.G., Sieper, J., 1990b. Die neuen – alten – Kreativitätstherapien. Marginalien zur Psychotherapie mit kreativen Medien, in: *Petzold, Orth* (1990a) II, 519-548.

1991

***Petzold, H.G.,* 1991a. Integrative Therapie. Ausgewählte Werke Bd. II, 1: Klinische Philosophie, Junfermann, Paderborn. Überarb. Neuauflage 2003a.**

***Petzold, H.G.,* 1991b**. Die Chance der Begegnung. Dapo, Wiesbaden; repr. **Bd. II, 3 (1993a) S. 1047-1087; (2003a) S. 871-808**.

Petzold, H.G., 1991c. Die Ursachen hinter den Ursachen, in: Festrede zum 50jährigen Geburtstag von Rolf Schwendter, Wien; erw. in (1994c).

Petzold, H.G., 1991d. Masken – die „andere Identität des Selbst", in: *Sommer, K.,* Therapeutisches Maskenspiel – Grundformen der Theatertherapie – Gesichter der Frauen – ein Frauenseminar, Junfermann, Paderborn, 9-17.

***Petzold, H.G.,* 1991e**. Das Ko-respondenzmodell als Grundlage der Integrativen Therapie und Agogik, überarbeitet und erw. von (1978c); in **(1991a) 19-90; (2003a) S. 93-140**.

Petzold, H.G. (Hrsg.) 1991f. Editorial. Differenzierung und Integration, *Integrative Therapie* 4, 353-366.

Petzold, H.G., 1991g. Therapeutische Identität und plurale therapeutische Kultur – Überlegungen am Beispiel Gestalttherapie/ Integrative Therapie, *Gestalt* 11, 14-34; erw. (1993n).

Petzold, H.G., 1991h. Die Behandlung alter Menschen durch Integrative Tanz- und Bewegungstherapie in der Arbeit mit alten Menschen, in: *Willke, E., Hölter, G., Petzold, H.G.*, Tanztherapie – Theorie und Praxis. Ein Handbuch. Junfermann, Paderborn, 413-446, auch in: *Suden-Weickmann, A. tum* (Hrsg.), Physiotherapie in der Geriatrie. Grundlagen und Praxis, Pflaum, München 1993, 229-253.

Petzold, H.G., 1991i. Podiumsdiskussion mit Vertretern verschiedener Therapierichtungen, in: *Sell, M.*, Lesebuch. Zusammenstellung von Kongreßbeiträgen des 11. Kongresses der Deutschen Gesellschaft für Transaktionsanalyse, INITA, Hannover 1991, 23-63.

Petzold, H.G., 1991j. Bedrohte Lebenswelten, in: *Petzold, Petzold* (1991) 248-293, erw. von (1989b).

***Petzold, H.G.*, 1991k.** Der „Tree of Science" als metahermeneutische Folie für die Theorie und Praxis der Integrativen Therapie, Fritz Perls Institut, Düsseldorf, repr. **Bd. II, 2 (1992a) S. 457-647; (2003a) S. 383-514.**

Petzold, H.G., 1991l. Menschenbilder als bestimmendes Moment von Grundhaltungen und Konzepten in der Drogenhilfe, Eröffnungsvortrag auf dem 14. Bundeskongreß, 10.-13. Juni 1991, FDR, in: Was hilft! Grundhaltung – Menschenbild – Konzepte, Fachverband Drogen und Rauschmittel, Braunschweig 1992, 16-41, und in: *Gestalt und Integration* 1, 1994, 7-32.

Petzold, H.G., 1991m. Editorial. Das Körper-Seele-Problem und die Therapie, *Integrative Therapie* 1/2, 1-8.

Petzold, H.G., 1991n. Die Bedeutung und Praxis der Kontrollanalysen in der Integrativen Therapie, Fritz Perls Institut, Düsseldorf, erw. in: *Petzold, Frühmann* (1993).

***Petzold, H.G.*, 1991o.** Zeit, Zeitqualitäten, Identitätsarbeit und biographische Narration – Chronosophische Überlegungen, FPI Düsseldorf, **Bd. II, 1 (1991a) S. 333-395; (2003a) S. 299-340.**

Petzold, H.G., 1991p. Krisen der Helfer – Überforderung, zeitextendierte Belastung und Burnout, Vortrag auf dem Symposion „Krisenintervention Heute", 25./26. Oktober 1991, Inselspital, Kinderklinik, Bern, erw. (1993g).

Petzold, H.G., Frühmann, R., Melchard, E., Schreyögg, A., 1991. Editorial, Schwerpunktheft Integrative Supervision in Institutionen und Teams, *Gestalt und Integration* 1, 5-6.

Petzold, H.G., Goffin, J.J.M., Oudhof, J., 1991. Protektive Faktoren – eine positive Betrachtungsweise in der klinischen Entwicklungspsychologie, Faculty of Human Movement Sciences, Dep. Movement Education, Clinical Movement Therapy, erw. in: *Petzold, Sieper* (1993a) 173-266 und in: *Petzold* (1993c) 345-497.

Petzold, H.G., Groot, de L., 1991. Therapeutische Arbeit mit Frühgeborenen, Faculty of Human, Movement Sciences, Dept. Movement Education, Clinical Movement Therapie, Amsterdam.

Petzold, H.G., Hentschel, U., 1991. Niedrigschwellige und karrierebegleitende Drogenarbeit als Elemente einer Gesamtstrategie der Drogenhilfe, *Wiener Zeitschrift für Suchtforschung* 1, 11-19 und in: *Scheiblich, W.*, Sucht aus der Sicht psychotherapeutischer Schulen, Lambertus, Freiburg 1994, 89-105.

Kühn, R., Petzold, H.G., 1991. Psychotherapie und Philosophie, Junfermann, Paderborn.

***Petzold, H.G., Orth, I.*, 1991a.** Körperbilder in der Integrativen Therapie – Darstellungen des phantasmatischen Leibes durch „Body Charts" als Technik projektiver Diagnostik und kreativer Therapeutik, *Integrative Therapie* 1, 117-146; repr. **Bd. II, 3 (1993a) S. 1201-1230; (2003a) S. 885-904.**

***Orth, I., Petzold, H.G.*, 1991b.** Integrative Leib- und Bewegungstherapie mit erwachsenen Patienten, Fritz Perls Institut, Düsseldorf; als: Zur Theorie und Praxis Integrativer Leib- und Bewegungstherapie, *Energie & Charakter* 1. Teil, 4, 136-158, 2. Teil, 5 (1992) 100-115; repr. **Bd. II, 3 (1993a) S. 1151-1199; (2003a) S. 851-884.**

Petzold, H.G., Petzold, Ch., 1991a. Lebenswelten alter Menschen, Vincentz, Hannover.

***Petzold, H.G., Petzold, Ch.*, 1991b.** Soziale Gruppe, „social worlds" und „narrative Kultur" als bestimmende Faktoren der Lebenswelt alter Menschen und gerontotherapeutischer Arbeit, in: *Petzold, Petzold* (1991a) 192-217; repr. **Bd. II, 2 (1992a) S. 871-986; (2003a) S. 663-680.**

Pritz, A., Petzold, H.G., 1991. Der Krankheitsbegriff in der modernen Psychotherapie, Junfermann, Paderborn.

Petzold, H.G., Schobert, R., 1991. Selbsthilfe und Psychosomatik, Junfermann, Paderborn.

Petzold, H.G., Schobert, R., Schulz, A., 1991. Anleitung zu „wechselseitiger Hilfe" – Die Initiierung und Begleitung von Selbsthilfegruppen durch professionelle Helfer – Konzepte und Erfahrungen, in: *Petzold, Schobert* (1991) 207-259.

Petzold, H.G., Schuch, W., 1991. Der Krankheitsbegriff im Entwurf der Integrativen Therapie, in: *Petzold, Pritz* (1991) 371-486.

Willke, E., Hölter, G., Petzold, H.G., 1991. Tanztherapie – Theorie und Praxis. Ein Handbuch. Junfermann, Paderborn.

1992

***Petzold, H.G.*, 1992a. Integrative Therapie. Ausgewählte Werke Bd. II, 2: Klinische Theorie, Junfermann, Paderborn. Überarbeite Neuauflage (2003a).**

***Petzold, H.G.*, 1992b.** Konzepte zu einer integrativen Emotionstheorie und zur emotionalen Differenzierungsarbeit als Thymopraktik, **Bd. II, 2 (1992a) S. 789-870; (2003a) S. 607-663** und revid. in (1995g).

Petzold, H.G., 1992c. Bemerkungen zur Bedeutung frühkindlicher Gedächtnisentwicklung für die Theorie der Pathogenese und die Praxis regressionsorientierter Leib- und Psychotherapie, *Gestalt und Integration* 1, 100-109.

Petzold, H.G., 1992d. Empirische Baby- und Kleinkindforschung und der Paradigmenwechsel von psychoanalytischer Entwicklungsmythologie und humanistisch-psychologischer Unbekümmertheit zu einer „mehrperspektivischen, klinischen Entwicklungspsychologie", (Editorial) *Integrative Therapie* 1/2, 1-10.

***Petzold, H.G.*, 1992e.** Integrative Therapie in der Lebensspanne, erw. von (1990e); repr. **Bd. II, 2 (1992a) S. 649-788; (2003a) S. 515-606** und in (1994j).

Petzold, H.G., 1992f. Gebt Narziß seinen ehrlichen Namen zurück – Überlegungen zu einem Buch über „Narzißmus", *Integrative Therapie* 3, 323-325.

***Petzold, H.G.*, 1992g.** Das „neue" Integrationsparadigma in Psychotherapie und klinischer Psychologie und die „Schulen des Integrierens" in einer „pluralen therapeutischen Kultur", **Bd. II, 2 (1992a) S. 927-1040; (2003a) S. 701-1037:**

***Petzold, H.G.*, 1992h.** Integrative Beratungsarbeit – Gestaltberatung, Dokumentation zur 17. Konferenz der Evangelischen Eheberaterinnen und Eheberater Europas, 22.-26. Juni 1992, Dresden 1992, teilweise in: **Bd. II, 3 (1993a) S. 1283-1290; (2003a) S. 781-808.**

Petzold, H.G., 1992i. Diskussionsbeiträge, in: Integrative Psychotherapie: Fiktion oder Fakt?, überarbeitete Fassung einer Podiumsdiskussion auf „Tage der Klinischen Psychologie“, Mannheim, 3. November 1991, *Report Psychologie* 7, 34-48.
Petzold, H.G., 1992j. Bewegungs- und Leibtherapie, in: *Battegay, R., Glatzel, J., Pöldinger, W., Rauchfleisch, U.*, Handwörterbuch der Psychiatrie, Enke, Stuttgart, 87-91; revid. von 1984e
Petzold, H.G., 1992k. Gestalttherapie/Integrative Therapie, in: *Battegay, R., Glatzel, J., Pöldinger, W., Rauchfleisch, U.*, Handwörterbuch der Psychiatrie, Enke, Stuttgart, 221-224; revid. von 1984f.
Petzold, H.G., 1992l. Poesie- und Bibliotherapie, in: *Battegay, R., Glatzel, J., Pöldinger, W., Rauchfleisch, U.*, Handwörterbuch der Psychiatrie, Enke, Stuttgart, 420-423.
Petzold, H.G., 1992m. Die heilende Kraft des Schöpferischen, *Orff-Schulwerk-Informationen* 50, 6-9, repr. in: *Integrative Bewegungstherapie* 1, 1993, 10 14.
Petzold, H.G., 1992n. Editorial. Psychotherapie und Interventionsforschung, *Integrative Therapie* 4, 341-345.
Petzold, H.G., 1992o. Nur zwei Grundorientierungen oder eine plurale Psychotherapie?, *Integrative Therapie* 4, 467-471.
Petzold, H.G., 1992p. Regelungen für Suchtkrankentherapeuten?, *Integrative Therapie* 4, 471-475
Petzold, H.G., 1992q. Die Bedeutung der Charta für die Zukunft der Psychotherapie und deren Auswirkungen in Europa, Vortrag zur Unterzeichnung der Charta am 10.03.1993, Zürich, ersch. in: *Forum Psychotherapie* 2 (Zürich 1993) 17-19 und *Gestalt* 17 (Zürich 1993) 38-39.
Petzold, H.G., 1992r. Für und wider die Gestalt"therapie", *Christlich Pädagogische Blätter* 2, 95-98.
*Knobel, R., Mankwald, B., Sombrowski, C., Petzold, H.G.*1992. Qualitative Forschung als Grundlage therapeutischer Intervention in den Neuen Bundesländern – ein interdisziplinärer Ansatz, *Integrative Therapie* 4, 429-454.

1993

***Petzold, H.G.*, 1993a. Integrative Therapie. Ausgewählte Werke Bd. II, 3: Klinische Praxeologie, Junfermann, Paderborn. Überarbeite Neuauflage (2003a).**
Petzold, H.G., 1993b. Die Wiederentdeckung des Gefühls. Emotionen in der Psychotherapie, Fritz Perls Institut, Düsseldorf, repr. als Einleitung (1995g).
Petzold, H.G., 1993c. Frühe Schäden, späte Folgen. Psychotherapie und Babyforschung, Bd. I, Junfermann, Paderborn.
Petzold, H.G., 1993d. Identität und Entfremdung, Fritz Perls Institut, Düsseldorf.
Petzold, H.G., 1993e. Integrative Therapie mit depressiven Patienten, Fritz Perls Institut, Düsseldorf.
Petzold, H.G., 1993f. Integrative Therapie, in: *Stumm, G., Wirth, B.*, Psychotherapie: Schulen und Methoden, Falter, Wien 1994, 242-251.
Petzold, H.G., 1993g. Die Krisen der Helfer, in: *Schnyder, U., Sauvant, Ch.*, Krisenintervention in der Psychiatrie, Huber, Bern, 157-196.
Petzold, H.G., 1993h. Grundorientierungen, Verfahren, Methoden – berufspolitische, konzeptuelle und praxeologische Anmerkungen zu Strukturfragen des psychotherapeutischen Feldes und psychotherapeutischer Verfahren aus integrativer Perspektive, *Integrative Therapie* 4, 341-379 und in: *Hermer, M.* (Hrsg.), Psychologische Beiträge, Pabst Science Publishers, Lengerich 1994, 248-285.
Petzold, H.G., 1993i. Zur Integration motopädagogischer, psychotherapeutischer und familientherapeutischer Interventionen in der Arbeit mit geistig Behinderten, in: *Koch, U., Lotz, W., Stahl, B.* (Hrsg.), Die psychotherapeutische Behandlung geistig behinderter Menschen, Huber, Bern 1994, 226-240.
***Petzold, H.G.*, 1993j.** Epilog, **Bd. II, 3. (1993a) S. 1349- 1352 (2003a) S. 1051-1055**.
Petzold, H.G., 1993k. Dramatische Therapie – Herkunft, Entwicklung, Konzepte, in: *Klosterkötter-Prisor, B.*, Grenzüberschreitungen – Theater, Theaterpädagogik, Therapie, RAT, Remscheider Arbeitshilfen und -texte, Remscheid.
Petzold, H.G., 1993l. Ethische Fragestellungen in der Psychotherapeutenausbildung an FPI und EAG, in: *Petzold, Sieper* (1993a) 687-693.
Petzold, H.G., 1993m. „Kontrollanalyse“ und Gruppensupervision in „Kompetenzgruppen“ – zwei unverzichtbare, aber unterschiedliche Methoden der psychotherapeutischen Weiterbildung in einer integrativen Perspektive, in: *Frühmann, Petzold* (1993a) 479-616.
Petzold, H.G., 1993n. Zur Frage nach der „therapeutischen Identität“ in einer pluralen therapeutischen Kultur am Beispiel von Gestalttherapie und Integrativer Therapie – Überlegungen (auch) in eigener Sache, in: *Petzold, Sieper* (1993a) 51-92.
Petzold, H.G., 1993o. Leben als Integrationsprozeß und die Grenzen des Integrierens, in: *Petzold, Sieper* (1993a) 385-394.
***Petzold, H.G.*, 1993p.** Integrative fokale Kurzzeittherapie (IFK) und Fokaldiagnostik – Prinzipien, Methoden, Techniken, in: *Petzold, Sieper* (1993a) 267-340; repr. in **Bd. II, 3 (2003a) 985 – 1050**.
Petzold, H.G., 1993q. Integratieve lichaams- en bewegingstherapie, *Bewegen & Hulpverlening* 1, 60-67.
Petzold, H.G., 1993r. Editorial. Psychotherapie zwischen gesetzlicher Regelung und emanzipatorischem Freiraum, *Integrative Therapie* 4, 321-323.
Petzold, H.G., 1993s. Zur Aus- und Weiterbildung von Psychotherapeuten für Integrative Leib- und Bewegungstherapie, in: *Frühmann, Petzold* (1993a) 303-330.
Frühmann, R., Petzold, H.G. 1993a. Lehrjahre der Seele, Junfermann, Paderborn.
Petzold, H.G., Frühmann, R., 1993b. Weiterbildung von Lehrtherapeuten an FPI und EAG, in: *Petzold, Sieper* (1993a) 659-666.
Petzold, H.G., Goffin, J.J.M., Oudhof, J., 1993. Protektive Faktoren und Prozesse – die „positive“ Perspektive in der longitudinalen, „klinischen Entwicklungspsychologie“ und ihre Umsetzung in die Praxis der Integrativen Therapie, in: *Petzold* (1993c) und in : *Petzold, Sieper* (1993a) 173-266.
Petzold, H.G., Hentschel, U., 1993. Drogenarbeit und Suchtkrankenhilfe an FPI und EAG – Konzepte, Innovation, Interventionen, Weiterbildung, Supervision, in: *Petzold, Sieper* (1993a) 619-633.
Lobnig, H., Petzold, H.G. 1993. Kunsttherapie/Gestaltungstherapie, in: *Stumm, G., Wirth, B.*, Psychotherapie: Schulen und Methoden, Wien.

Petzold, H.G., Michelmann, A., Hein, J., Linster, H. W., 1993. Aufruf zur Bewahrung und Gewährleistung der Methodenvielfalt in der Psychotherapie, *Gestalt Theory* 2, 146-150.
Petzold, H.G., Orth, I., 1993a. Therapietagebücher, Lebenspanorama, Gesundheits-/Krankheitspanorama als Instrumente der Symbolisierung, karrierebezogenen Patientenarbeit und Lehranalyse in der Integrativen Therapie, *Integrative Therapie* 1/2 (1993) 95-153; auch in: *Frühmann, Petzold* (1993a) 367-446.
Orth, I., Petzold, H.G. 1993b. Beziehungsmodalitäten – ein integrativer Ansatz für Therapie, Beratung, Pädagogik, in: *Petzold, Sieper* (1993a) 117-124.
Orth, I., Petzold, H.G. 1993c. Zur „Anthropologie des schöpferischen Menschen", in: *Petzold, Sieper* (1993a) 93-116.
Petzold, H.G., Orth, I., 1993d. Integrative Kunstpsychotherapie und Arbeit mit „kreativen Medien" an der Europäischen Akademie für psychosoziale Gesundheit, in: *Petzold, Sieper* (1993a) 559-574.
Petzold, H.G., Orth, I., 1993e. Integrative Leibtherapie – Thymopraktik, die Arbeit mit Leib, Bewegung und Gefühl, Weiterbildung am Fritz Perls Institut und an der EAG, in: *Petzold, Sieper* (1993a) 519-536.
Petzold, H.G., Orth, I., 1993f. Curriculum für die Ausbildung von Lehrtherapeuten und Lehrbeauftragten, in: *Petzold, Sieper* (1993a) 667-680.
Petzold, H.G., Orth, I. 1993g. La thérapie intégrative du corps et du mouvement. In: *Meyer, R., Liénard, G.*, Les somatothérapies. Historique – Classification – Présentation. Paris: Simep, 89-129.
***Petzold, H.G., Petzold, Ch.*, 1993a**. Soziotherapie als methodischer Ansatz in der Integrativen Therapie, in: *Petzold, Sieper* (1993a) 459-482; repr. **Bd. II, 3 (1993a) S. 1263-1290; (2003a) S. 927-946**.
Petzold, H.G., Petzold, Ch., 1993b. Integrative Arbeit mit alten Menschen und Sterbenden – gerontotherapeutische und nootherapeutische Perspektiven in der Weiterbildungspraxis an FPI/EAG, in: *Petzold, Sieper* (1993a) 633-647.
Petzold, H.G., Sieper, J., 1993a. Integration und Kreation, 2 Bde., Junfermann, Paderborn, 2. Aufl. 1996.
Petzold, H.G., Sieper, J., 1993b. Einführung. Integration und Kreation – Der Integrative Ansatz in der Weiterbildung von Angehörigen helfender und psychosozialer Berufe. Festschrift 20 Jahre Bildungsarbeit an FPI und EAG, in: *Petzold, Sieper* (1993a) 11-14.
Sieper, J., Petzold, H.G. 1993c. Integrative Agogik – ein kreativer Weg des Lehrens und Lernens, in: *Petzold, Sieper* (1993a) 359-370.

1994

Petzold, H.G. (1994a): Mehrperspektivität – ein Metakonzept für die Modellpluralität, konnektivierendeTheorienbildung für sozialinterventives Handeln in der Integrativen Supervision, *Gestalt und Integration* 2, 225-297 und in: *Petzold* (1998a) 97-174.
Petzold, H.G. (1994b): Mut zur Bescheidenheit. In: *Standhardt, R., Löhmer, C.* (1994): Zur Tat befreien: Gesellschaftspolitische Perspektiven der TZI-Gruppenarbeit. Mainz: Matthias Grünewald. 161-169.
Petzold, H.G. (1994c): Metapraxis: Die „Ursachen hinter den Ursachen" oder das „doppelte Warum" – Skizzen zum Konzept „multipler Entfremdung" und einer „anthropologischen Krankheitslehre" gegen eine individualisierende Psychotherapie, in: *Hermer, M.* (Hrsg.). (1995): Die Gesellschaft der Patienten. Tübingen: dgvt-Verlag. 143-174.
Petzold, H.G. (1994d): „Das Fremde, die eigene Identität und die Angst – Chancen und Hindernisse interkultureller Arbeit": Vortrag auf dem Studientag des Carl-Orff-Institutes am 14.12.1993 in Salzburg. Düsseldorf: Fritz Perls Institut.
Petzold, H.G. (1994e): „Psychotherapie mit alten Menschen – die social network perspective" als Grundlage integrativer Intervention, Vortrag auf der Fachtagung „Behinderung im Alter" am 22.-23.11.1993 in Köln. In: *Berghaus, H.C., Sievert, U.* (Hrsg.). (1994): Behinderung im Alter. Köln: Kuratorium Deutsche Altershilfe, 68-117.
Petzold, H.G., (1994f): Jugend und Gewaltprobleme – Gedanken unter einer longitudinalen Entwicklungsperspektive, Vortrag gehalten auf der Tagung der Landesarbeitsgemeinschaft für Erziehungsberatung, Hamburg 10.12.1993, Dokumentation 1994 und in *Gestalt* (Schweiz) 24, 1995, 4-21.
Petzold, H.G. (1994g): Unterwegs zu einer allgemeinen Psychotherapiewissenschaft: „Integrative Therapie" und ihre Heuristik der „14 healing factors" – theoriegeschichtliche, persönliche und konzeptuelle Perspektiven und Materialien. Überarbeitete und ergänzte Fassung eines Vortrages auf dem Symposion der Rheinischen Landesklinik in Düren, 10.09.1994. In: *Weißig, N.* (Hrsg.). (1995): Differenzierung und Integration. Köln: Kohelet Press, 6-83.
Petzold, H.G. (1994h): Therapieforschung und die Praxis der Suchtkrankenarbeit – programmatische Überlegungen. *Drogalkohol* 3, 144-158.
Petzold, H.G. (1994i): „Ich kann nur warnen, sich solchen Behandlern anzuvertrauen ...", ein Interview, in: *Platta, H.*, New-Age-Therapien. Pro und Contra, Beltz, Weinheim. 205-224.
Petzold, H.G.. (1994j): Psychotherapie und Babyforschung, Bd. 2: Die Kraft liebevoller Blicke. Paderborn: Junfermann.
Petzold, H.G. (1994k): Zum Problem von Metakonzepten in Supervision und Organisationsberatung. *Organisationsberatung, Supervision, Clinical Management* 1, 87-90.
Petzold, H.G. (1994l): Entwicklungen in der Gestalttherapie von Fritz Perls. In: *Freiler, Ch.* et al. (1994): 100 Jahre Fritz Perls, Internationale Psychotherapietagung der Fachsektion für Integrative Gestalttherapie. Wien: ÖAGG, Facultas, 15-72.
Petzold, H.G. (1994m): Stellungnahme zur Erhebung des Wissenschaftsbeirats des SPV, *Gestalt* 21, 55-65.
Petzold, H.G. (1994n): Musisch-künstlerische Heilpädagogik – auf dem Wege zu einer künstlerischen und wissenschaftlichen Disziplin. *Orff-Schulwerk-Informationen* 53, 24-30.
Petzold, H.G. (1994o): Integrative Therapie und Psychotherapieforschung oder: Was heißt „auf das richtige Pferd setzen?" *Gestalt* (Schweiz) 37-45.
Petzold, H.G. (1994p): Therapieforschung und die Praxis der Suchtkrankenarbeit – programmatische Überlegungen. *Step intern* 3 (1996).
Petzold, H.G., Beek, Y van, Hoek, A.-M. van der,(1994a): Grundlagen und Grundmuster „intimer Kommunikation und Interaktion" – „Intuitive Parenting" und „Sensitive Caregiving" von der Säuglingszeit über die Lebensspanne. In: *Petzold* (1994j) 491-646.

Petzold, H.G., Lemke, J., Rodriguez-Petzold, F. (1994b): Die Ausbildung von Lehrsupervisoren. Überlegungen zur Feldentwicklung, Zielsetzung und didaktischen Konzeption aus Integrativer Perspektive. *Gestalt und Integration* 2 (1994) 298-349.
Petzold, H.G., Orth, I. (1994a): Kreative Persönlichkeitsdiagnostik durch „mediengestützte Techniken" in der Integrativen Therapie und Beratung. *Integrative Therapie* 4 (1994) 340-391.
Petzold, H.G., Orth, I. (1994b): Weiterbildung von Lehrtherapeuten – ein Muß für die Qualitätssicherung in der Ausbildung von Psychotherapeuten. Konzepte für die Mitarbeiterfortbildung an FPI und EAG. In: *Petzold, Orth, Sieper* (1995a) 30-66.
Petzold, H.G., Orth, I. (1994c): Integrative Kunsttherapie – ein kreativer Ansatz der Kulturarbeit und der Krankenbehandlung. In: *Faust, J., Marburg, F.* (Hrsg.). (1994): Zur Universalität des Schöpferischen. Münster: Lit Verlag. 196-215.
Petzold, H.G., Thomas, G. (1994): Integrative Suchttherapie und Supervision, Sonderausgabe von *Gestalt und Integration.* Düsseldorf: FPI-Publikationen.

1995

Petzold, H.G. (1995a): Weggeleit und Schutzschild: Arbeit mit protektiven Prozessen und sozioökologische Modellierungen in einer entwicklungsorientierten Kindertherapie. In: *Metzmacher, Petzold, Zaepfel* (1995) 169-280.
Petzold, H.G. (1995b): Integrative Kindertherapie als sozialökologische Praxis beziehungszentrierter und netzwerkorientierter Entwicklungsförderung, Teil II. In: *Metzmacher, Petzold* (1996) 143-188.
Petzold, H.G. (1995c): Geleitwort, in: *Osten, P.* (1995): Die Anamnese in der Psychotherapie. München: Reinhardt. 11-14.
Petzold, H.G. (1995d): Das Körper-Seele-Geist-Problem – Überlegungen aus der Sicht der Integrativen Therapie. Düsseldorf: Fritz, Perls Institut.
Petzold, H.G. (1995e): Jugend und Gewaltprobleme – Gedanken unter einer longitudinalen Entwicklungsperspektive. *Gestalt* (Schweiz) 24 (1995) 4-21.
Petzold, H.G. (1995f): Fremdheit, Entfremdung und die Sehnsucht nach Verbundenheit – anthropologische Reflexionen, Vortrag auf dem internationalen Symposion des Orff-Instituts am 29.06.1995 in Salzburg. In: *Orff-Schulwerk Forum Salzburg* (Hrsg.). (1995): Das Eigene – das Fremde – das Gemeinsame, Dokumentation. Salzburg: Mozarteum, 20-32.
Petzold, H.G. (1995g): Die Wiederentdeckung des Gefühls. Emotionen in der Psychotherapie und der menschlichen Entwicklung. Paderborn: Junfermann.
Petzold, H.G. (1995h): Schulenübergreifende Perspektiven zu einer integrierten Psychotherapie und einer allgemeinen Psychotherapiewissenschaft – der Beitrag von Gestalttherapie und Integrativer Therapie. In: Berufsverband deutscher Psychologen (Hrsg.). (1995): Gegenwart und Zukunft der Psychotherapie im Gesundheitswesen. Bonn: Deutscher Psychologen Verlag. 71-94.
Petzold, H.G. (1995i): Integrative Eltern- und Familientherapie bzw. -beratung (IFT) – einige Kernkonzepte. In: *Metzmacher, B., Petzold, H.G., Zaepfel, H.* (1996): Praxis der Integrativen Kindertherapie. Integrative Kindertherapie in Theorie und Praxis. Bd. 2. Paderborn: Junfermann. 189-198.
Petzold, H.G. (1995n): Therapeutische Beziehung und „shared meaning" in der Integrativen Kindertherapie. Düsseldorf: Fritz Perls Institut.
Petzold, H.G., Hass, W., Jakob, S., Märtens, M., Merten, P. (1995): Evaluation in der Psychotherapieausbildung: Ein Beitrag zur Qualitätssicherung in der Integrativen Therapie. In: *Petzold, Orth, Sieper* (1995a) 180-223.
Josić, S., Petzold, H.G. (1995): Kriegstraumatisierung, posttraumatischer Streß – diagnostische und therapeutische Dimensionen, Zentrum für Kriegshilfe, Belgrad (serb.).
Märtens, M., Petzold, H.G. (1995a): Perspektiven der Psychotherapieforschung und Ansätze für integrative Orientierungen. *Integrative Therapie* 1, 7-44.
Märtens, M., Petzold, H.G. (1995b): Psychotherapieforschung und kinderpsychotherapeutische Praxis. In: *Metzmacher, Petzold, Zaepfel* (1995) 345-394.
Petzold, H.G., Märtens, M. (1995c): The „Ghent declaration for children and adolescents psychotherapy". In: *Petzold, Orth, Sieper* (1995a) 276-277.
Petzold, H.G., Müller, L. (1995): Integrative Musiktherapie – eine Ausbildung mit klinischer und psychotherapeutischer Schwerpunktbildung. *Informationsblatt des Schweizerischen Fachverbandes für Musiktherapie SFMT* 26, 10-17.
Metzmacher, B., Petzold, H.G., Zaepfel, H. (1995): Therapeutische Zugänge zu den Erfahrungswelten des Kindes. Integrative Kindertherapie in Theorie und Praxis. Bd. 1. Paderborn: Junfermann.
Orth, I., Petzold, H.G. (1995a): Kritische Überlegungen zu offenen und verdeckten Ideologien in der Psychotherapie – Überlieferungen und Veränderungen im psychotherapeutischen Feld – Präzisierungen Integrativer Positionen. Düsseldorf: Fritz Perls Institut. Erw. in: *Petzold, Orth* (1999) 125-261.
Orth, I., Petzold, H.G., (1995b): Gruppenprozeßanalyse – ein heuristisches Modell für Integrative Arbeit in und mit Gruppen. *Integrative Therapie* 2, 197-212.
Petzold, H.G., Orth, I. (1995c): Weiterbildung von Lehrtherapeuten – ein Muß für die Qualitätssicherung in der Ausbildung von Psychotherapeuten. Konzepte für die Mitarbeiterfortbildung an FPI und EAG. In: *Petzold, Orth, Sieper* (1995a) 30-66.
Petzold, H.G., Orth, I., Sieper, J.(Hrsg.). (1995a): Qualitätssicherung und Didaktik in der therapeutischen Aus- und Weiterbildung. Sonderausgabe *Gestalt und Integration.* Düsseldorf: FPI-Publikationen.
Orth, I., Petzold, H.G., Sieper, J. (1995b): Ideologeme der Macht in der Psychotherapie – Reflexionen zu Problemen und Anregungen für alternative Formen der Praxis. In: *Petzold, Orth, Sieper* (1995a) 119-179.
Petzold, H.G., Orth, I., Sieper, J. (1995c): Curricular strukturierte Psychotherapieausbildung. Überlegungen zur strukturierten Vermittlung psychotherapeutischer Kompetenz und Performanz. In: *Petzold, Orth, Sieper* (1995a) 12-29.
Petzold, H.G., Sieper, J., Rodriguez-Petzold, F. (1995): Das Wissenschaftsverständnis und die Therapie- und Forschungsorientierung der Integrativen Therapie – Stellungnahme zur Erhebung des Wissenschaftsbeirates des SPV. In: *Petzold, Orth, Sieper* (1995a) 93-111.

BIBLIOGRAPHIE III: 235 Titel (1996-2003)
Psychologische, psychotherapeutische, pädagogische und sozialwissenschaftliche Publikationen

1996

Petzold, H.G. (1996a): Integrative Bewegungs- und Leibtherapie. Ein ganzheitlicher Weg leibbezogener Psychotherapie. Ausgewählte Werke Bd. I, 1 und Bd I, 2, 3. revidierte und überarbeitete Auflage von 1988n. Paderborn: Junfermann.

Petzold, H.G. (1996b): Ganzheitlicher leben lernen – die Behandlung krebskranker Menschen als integrative und kreative Arbeit für die Neugestaltung des Lebens. *Freundeskreis Sonnenberg-Klinik* 23 (1996) 17-22.

Petzold, H.G. (1996c): Schulenübergreifende Dialoge im „neuen Integrationsparadigma": Vielfalt erhalten – Schulen des Integrierens – Humantherapie: Vortrag auf dem 1. Wiss. Kongreß der die Charta f. Psychotherapie unterzeichnenden Ausbildungsinstitutionen und Fachverbände vom 10.-12.5.1996 in Zürich. *Gestalt* (Schweiz) 6 (1996) 37-39.

Petzold, H.G. (1996d): Psychotherapie, ein integrativer Ansatz oder weiterhin schulengebundene Ideologie? Probleme, Hintergründe, Argumente, Vortrag auf der Internationalen Psychotherapietagung des ÖAGG vo. 22.-26.11.1995. Schriftliche Fassung im Tagungsbericht von: *Gollner, Ch., Nausner, L., Bösel, R.* (Hrsg). (1996): Integrative Gestalttherapie. Wien: Edition Praesens. 150-199.

Petzold, H.G. (1996e): Ereignisketten und Schutzfaktoren – das neue Paradigma entwicklungszentrierter Psychotherapie. Vortrag auf der Münchner VAGP-Tagung am 02.11.1996. Erschienen im Tagungsband.

Petzold, H.G. (1996f): Krankheitsursachen im Erwachsenenleben – Perspektiven für Diagnostik, Therapie und Lebenshilfe aus integrativtherapeutischer Sicht. *Integrative Therapie* 2/3, 288-318.

Petzold, H.G. (1996g): Überlegungen zu Richtlinien für die Weiterbildung von Lehrsupervisoren. In: *Deutsche Gesellschaft für Supervision* (Hrsg.), Lehrsupervision, Köln, 31-40.

Petzold, H.G. (1996h): Integrative Therapie und/oder Gestalttherapie. *Gestalt* (Schweiz) 27 (1996) 19-52.

Petzold, H.G. (1996i): Probleme und offene Fragen in den Supervisionsrichtlinien für die Psychotherapie. Düsseldorf: Fritz Perls Institut.

Petzold, H.G. (1996j): Identitätsvernichtung, Identitätsarbeit, „Kulturarbeit" – Werkstattbericht mit persönlichen und prinzipiellen Überlegungen aus Anlaß der Tagebücher von *Victor Klemperer,* dem hundertsten Geburtstag von *Wilhelm Reich* und anderer Anstöße. *Integrative Therapie* 4, 371-450.

Petzold, H.G. (1996k): Der „Andere" – das Fremde und das Selbst. Tentative, grundssätzliche und persönliche Überlegungen für die Psychotherapie anläßlich des Todes von *Emmanuell Lévinas* (1906-1995). *Integrative Therapie* 2-3, 319-349; auch in: *Petzold, Orth* (1999a) 337-360.

Petzold, H.G. (1996l): Editorial. *Integrative Therapie* 2/3, 119-120.

Petzold, H.G. (1996m): Creative jogging – the art, science and joy of running, Vortrag auf dem Studientag: Running Therapy. Freie Universität Amsterdam, 26.4.1996.

Petzold, H.G. (1996n): Die normierende Macht der Leitbilder und Qualitätsstandards. *Aktuell DGSv* 2, 23-28.

Petzold, H.G. (1996o): Anmerkungen zur Berufsordnung für Supervisoren. *Aktuell DGSv* 2, 29-31.

Petzold, H.G. (1996p): Offener Brief zu Peter Rumpler „Das Geschluckte und das Gekaute in der Gestalttherapie". *Gestalttherapie* 2, 97-99.

Petzold, H.G. (1996q): Offener Brief an die psychoanalytischen Fachgesellschaften, *Integrative Therapie* 4, 489-490.

Petzold, H.G. (1996r): Die eigene Lebensgeschichte verstehen lernen. Vortrag mit der Volkshochschule München. In: Dokumentation der 10ten Münchner Gestalttage. Prozeß und Diagnose – Gestalttherapie und Gestaltpädagogik in Praxis, Theorie und Wissenschaft. GFE-Verlag: Eurasburg. S. 25-50.

Petzold, H.G., Iturra, P. (1996): Working with traumatized refugees, an integrated body oriented approach, Postgraduate Programme IBT, Facultuy of Human Movement Sciences, Free University of Amsterdam.

Metzmacher, B., Petzold, H.G., Zaepfel, H. (1996): Praxis der Integrativen Kindertherapie. Integrative Kindertherapie in Theorie und Praxis. Bd. 2. Paderborn: Junfermann.

Petzold, H.G., Orth, I. (1996b): Das Konflux-Modell und die Arbeit mit kokreativen Prozessen in Teamsupervision und Organisationsberatung. Düsseldorf :Fritz Perls Institut. Erw. *Kunst & Therapie* 1 (1997) 1-46. Erw. in: *Petzold* (1998a) 255-304.

Petzold, H.G., Orth, I. (1996c): Heilung durch Bewegung – Überlegungen zu Diagnostik, Indikation und Therapeutik in der Integrativen Leib- und Bewegungstherapie. Düsseldorf: Fritz Perls Institut.

Petzold, H.G., Orth, I. (1996e): „Life supervision und "reported supervision" mit Teams in „klinischen Kontexten" – Überlegungen zu Supervisionsformen. Düsseldorf: Fritz Perls Institut.

Petzold, H.G., Petzold, Ch. (1996b): Erosion persönlicher Tragfähigkeit, traumatischer Job-Streß – Ursachen und Strategien des „debriefings" – maligner Burnout in helfenden Berufen. Düsseldorf: Fritz Perls Institut.

Petzold, H.G., Petzold, Ch., Rodriguez-Petzold, F. (1996): Kundenorientierung in psychosozialen Institutionen und Organisationen – kritische Überlegungen zu einer neuen Mode und zu einem „differentiellen Kundenbegriff". Düsseldorf: Fritz Perls Institut. Erw. *Gruppendynamik* 2 (1998) 207-230, und in: *Petzold* (1998a) 395-431.

Petzold, H.G., Rodriguez-Petzold, F. (1996): Geht es nur um Schweigepflicht oder um praktische Ethik? Eine Stellungnahme und empirische Erkundung zur Weitergabe von Geheimnissen und zur Anonymisierung in der Supervision, *Organisationsberatung Supervision Clinical Management* (*OSC*) 3, 277-288. Erw. in *Familiendynamik* 3 (1997) 289-311 und *Petzold* 1998a, 191-211.

Petzold, H.G., Rodriguez-Petzold, F., Sieper, J. (1996a): „Supervisorische Kultur" und Transversalität – Grundkonzepte Integrativer Supervision. Düsseldorf: Fritz Perls Institut. Erw. *Integrative Therapie* 1-2 (1997) 17-59; Teil II: *Integrative Therapie* 4 (1997) 472-511 und in: *Petzold* (1998a) 23-100.

Petzold, H.G., Rodriguez-Petzold, F. Schneiter, U. (1996): „Reflexives Management", Metaconsulting und Kartierung der Managementqualität (MQC) – Konzepte und Wege zur koreflexiven Optimierung von Management als Systemfunktion. Erw. in: *Petzold* (1998a) 215-254 und in: *Pühl, H.* (Hrsg.). (1998): Handbuch 3 – Supervision und Organisationsentwicklung, Leske und Budrich, Leverkusen.

Petzold, H.G., Schigl, B. (1996): Evaluation eines Supervisionslehrgangs für Altenarbeit, Forschungsbericht des Österreichischen Bundesministeriums für Wissenschaft und Forschung, hrsg. v. Dr.-Karl-Kummer-Institut f. Sozialpolitik und Sozialreform. Wien. pp. 320.

Petzold, H.G., Schneiter, U., Rodriguez-Petzold, F. (1996): *„Culture Charts" und „Power Maps" – kokreative Ansätze in Supervision, Metaconsulting und Organisationsentwicklung. Düsseldorf: Fritz Perls Institut. Erw. in: Petzold* (1998a) 305-350 und *Kunst & Therapie* (Teil 1) 2 (1997) 00 101.

1997

Petzold, H.G. (Hrsg.). (1997a): Schwerpunktheft 25 Integrative Therapie in Deutschland. *Integrative Therapie* 3.

Petzold, H.G. (1997b): Zehn Jahre Pro-Senectute Österreich. Ein Interview. *Pro Senectute, Zeitschrift für Geriatrie und Altenpflege* 1 (1997) 4-11.

Petzold, H.G., (1997c): Soziotherapie – ein Beruf ohne Chance? in: *Sticht, U.* (Hrsg.). (1997): Gute Arbeit in schlechten Zeiten – Suchtkrankenhilfe im Umbruch. Freiburg: Lambertus. 57-115.

Petzold, H.G. (1997d): Eine Entmythologisierung der Mythen, Buchbesprechung des Buches von Norbert Bischof: Das Kraftfeld der Mythen, *Psychologie Heute* 4, 70-71.

Petzold, H.G. (1997f): Der „Blick von innen" und der „Blick von außen" – some comments nach 28 Jahren in der deutschsprachigen Gestaltarbeit zu Lannie Peytons „Gestalttherapie zwischen politischer Profilierung und Harmlosigkeit". *Gestalttherapie* 2 (1997) 99-125.

Petzold, H.G. (1997h): Integrative Therapie ist nicht Gestalttherapie. *Gestalt* (Schweiz) 29 (1997) 39-46.

Petzold, H.G. (1997i): Begegnungs- und Beziehungsphilosophie und die Psychotherapie – Auseinandersetzung und Resonanzen. Düsseldorf: Fritz Perls Institut.

Petzold, H.G. (1997j): Integrative Therapie, Gestalttherapie im „neuen Integrationsparadigma" – kritische Perspektiven und Entwicklungen. Fritz Perls Institut, Düsseldorf. Erw. in: *Fuhr, R., Screckovic, M., Gremmler-Fuhr, M.* (1999): Handbuch der Gestalttherapie. Göttingen: Hogrefe. S. 309-328.

Petzold, H.G. (1997k): Differentielle Teamarbeit – Konzepte aus integrativer Sicht. Düsseldorf: Fritz Perls Institut. In: *Petzold* (1998a) 433-453.

Petzold, H.G. (1997 l): Multitheoretische und transdisziplinäre Perspektiven für den Diskurs im supervisorischen Feld. *Aktuell DGSv* 3 (1997) 24-26.

Petzold, H.G. (1997m): Integrative Musiktherapie – eine Ausbildung mit klinischer, ästhetischer und psychotherapeutischer Schwerpunktbildung. In: *L. Müller, H.G. Petzold* (Hrsg.). (1997): Musiktherapie in der klinischen Arbeit: Integrative Modelle und Methoden. Stuttgart u.a.: Gustav Fischer. S. 278-295.

Petzold, H.G. (1997n): Supervision, Organisationsentwicklung und globalisierte Moderne: Editorial. *OSC* 2, 1997,99-100.

Petzold, H.G. (1997o): Integrative Musiktherapie – eine Ausbildung mit klinischer, ästhetischer und psychotherapeutischer Schwerpunktbildung. In: *L. Müller, H.G. Petzold* (Hrsg.). (1997): Musiktherapie in der klinischen Arbeit: Integrative Modelle und Methoden. Stuttgart u.a.: Gustav Fischer. S. 278-295.

Petzold, H.G., (1997p): Das Ressourcenkonzept in der sozialinterventiven Praxeologie und Systemberatung, *Integrative Therapie* 4 (1997) 435-471 und in: *Petzold* (1998a) 353-394.

Petzold, H.G. (1997q): Abstinenz – eine sinnvolle Interventionskonzeption für die Supervision oder eine dysfuktionale Stragie? Düsseldorf: Fritz Perls Institut.

Petzold, H.G. (1997r): Marionnettes et jeu de marionnettes dans la thérapie avec des enfants. *Marionnette et thérapie, Bulletin Trimestriel* 4, 24-43.

Petzold, H.G. (1997s): „Gestalt Therapy and Cybernetics" – ein verschollener Text von Fritz Perls, vorgestellt und kommentiert aus integrativer Sicht. *Gestalt* (Schweiz) 30 (1997) 53-62.

Petzold, H.G. (1997t): Movement is life: Physical health, well-being and vitality in old age through Integrative Movement Therapy, isodynamics and dance-therapy. In: *Vermeer, A., Bosscher, R.J., Broadhead, G.D.* (Hrsg.) (1997): Movement Therapy across the Life-Span. Amsterdam: VU University Press. S. 307-336.

Petzold, H.G., Ebert, W. (1997): Konzepte und Methoden der Fachklinik für Drogenkrankheiten/Sozialtherapeutisches Jugenddorf „Heilstätte Sieben Zwerge". Verbindung anthroposophischer und integrativ-therapeutischer Konzepte. Hückeswagen: EAG.

Petzold, H.G., Metzmacher, B. (1997): Integrative Movement Therapy for children. In: *Vermeer, A., Bosscher, R.J., Broadhead, G.D.* (Hrsg.) (1997): Movement Therapy across the Life-Span. Amsterdam: VU University Press. S. 15-45.

Müller, L., Petzold, H.G. (1997): Musiktherapie in der klinischen Arbeit. Integrative Modelle und Methoden. Stuttgart: Gustav Fischer Verlag.

Petzold, H.G., Müller, L. (1997): Wie wirkt Integrative Musiktherapie im gerontopsychiatrischen Kontext? In: *Müller, Petzold* (1997) 248-277.

Petzold, H.G., Orth, I. (1997a): Integrative body and movement therapy: A multimodal approach to the „bodysubject". In: *Vermeer, A., Bosscher, R.J., Broadhead, G.D.* (Hrsg.) (1997): Movement Therapy across the Life-Span. Amsterdam: VU University Press. S. 163-190.

Petzold, H.G., Orth, I. (1997b): Wege zu „fundierter Kollegialität" – innerer Ort und äußerer Raum der Souveränität, , *ÖAGG* 3 (Wien 1997) 31-37 und *Report Psychologie* 3 (1998) 234-239. Erw. und ergänzt in. *Slembek, E., Geissner, H.* (1998): Feedback. Das Selbstbild im Spiegel der Fremdbilder. St. Ingbert: Röhrig Universitätsverlag. 107-126.

Petzold, H.G., Orth, I. (1997c): Integrative Therapie im Kontext. Schulenübergreifende Dialoge im „neuen Integrationsparadigma": Vielfalt erhalten – Schulen des Integrierens – Humantherapie. *Integrative Therapie* 3 (1997) 226-242.

Petzold, H.G., Petzold, Ch. (1997): Kunden ohne Kundenkarte, *Caritas, Zeitschrift für Caritasarbeit und Caritaswissenschaft* 10, 463-481.

Petzold, H.G., Petzold, Ch. (1997a): Supervision als Praxisberatung und Hilfe zu normativer Orientierung und Reflexion in Einrichtungen der Altenarbeit und Gerontopsychiatrie. In: *Blonski, H.* (Hrsg.). (1997): Ethik in Gerontologie und Altenpflege. Hagen: Brigitte Kunz Verlag. 165-178.

Petzold, Ch., Petzold, H.G., (1997b): Supervision in geriatrischen und gerontopsychiatrischen Einrichtungen. In: *Eck, D.* (Hrsg.). (1998): Supervision in der Psychiatrie. Bonn: Psychiatrie Verlag. 240-257.

Petzold, H.G., Rodriguez-Petzold, F. (1997). Anonymisierung und Schweigepflicht in supervisorischen Prozessen – ein methodisches, ethisches, klinisches und juristisches Problem, *Familiendynamik* 3 288-311. Erw. in: *Petzold* (1998a) 191-212 und in: *Eck, D.* (Hrsg.) (1998): Supervision in der Psychiatrie. Bonn: Psychiatrie-Verlag. 79-98.

Petzold, H.G., Rodriguez-Petzold, F., Sieper, J.,(1997): „Supervisorische Kultur" und Transversalität – Grundkonzepte Integrativer Supervision. *Integrative Therapie* 4 (Teil II) 472-511.

Schigl, B., Petzold, H.G., (1997): Evaluation einer Ausbildung in Integrativer Supervision mit Vertiefungsschwerpunkt für den klinisch-geriatrischem Bereich – ein begleitendes Forschungsprojekt. *Integrative Therapie* 1-2, 85-145.

Mei, S. van der, Petzold, H.G., Bosscher, R. (1997): Runningtherapie, Streß, Depression – ein übungszentrierter Ansatz in der Integrativen leib- und bewegungsorientierten Psychotherapie, *Integrative Therapie* 3 374-428.

1998

Petzold, H.G. (1998a): Integrative Supervision, Meta-Consulting & Organisationsentwicklung. Modelle und Methoden reflexiver Praxis. Ein Handbuch. Band I. Paderborn: Junfermann.

Petzold, H.G. (1998b): Psychotherapieschäden, „riskante Therapie", „iatrogene Behandlungen". FPI/EAG. auch in: *Petzold, Orth* (1999a). 393-400.

Petzold, H.G. (1998c): Methodenübergreifende Supervision „made in USA" und „made in Europe" – zwei Supervisionskulturen begegnen sich (Nachwort). In: *Holloway, E.* (1998): Supervision in psychosozialen Feldern. Paderborn: Junfermann. 235-247.

Petzold, H.G. (1998e): Editorial. Schwerpunktheft „Reich, Ferenczi, Rank", *Integrative Therapie* 2, 123-130.

Petzold, H.G. (1998f): Konnektivierung, Integration, Pluralität – Auswirkungen der Moderne auch im psychotherapeutischen Feld, *Gestalt* (Schweiz) 33 (1998) 26-64.

Petzold, H.G. (1998g): Entwicklungen, Kritische Wertschätzung und Qualität- eine Stellungnahme. *Gestalt* (Schweiz) 33 (1998) 65-69.

Petzold, H.G. (Hrsg.). (1998h): Identität und Genderfragen in Psychotherapie. Soziotherapie und Gesundheitsförderung. Bd. 1 und 2, Sonderausgabe von *Gestalt und Integration.* Düsseldorf: FPI-Publikationen.

Petzold, H.G. (1998i): „Psychotherapie der Zukunft", Vortrag gehalten auf dem 4. Deutschen Psychologentag, Würzburg 5.10.1998. Düsseldorf: Fritz Perls Institut. Erw. Veröffentlichung als (1999p).

Petzold, H.G., (1998j): Gegen die Verarmung der Psychotherapie. Eine „Deutsche Akademie für Psychotherapie" statt einer Zwei-Konfessionen-Regelung – Vorüberlegungen, Konzepte. In: *Petzold* 1998h, 535-538.

Petzold, H.G., (1998k): Bewertungs- und Evaluationsverfahren an FPI/EAG. In: *Petzold* (1998h) 550-570.

Petzold, H.G., (1998l): Felder empirischer Säuglingsbeobachtung – ein Überblick. In: *Hochgerner, M., Wildberger, E.* (Hrsg.): Frühe Schädigungen, späte Störungen. Wien: Facultas.

Petzold, H.G., Gröbelbaur, G., Gschwend, I. (1998): Patienten als „Partner" oder als „Widersacher" und „Fälle". Über die Beziehung zwischen Patienten und Psychotherapeuten – kritische Gedanken und Anmerkungen, *Gestalt* (Schweiz) 32, 15-41 und in: *Petzold, Orth* (1999a) 363-392 sowie in: *Psychologische Medizin* (Österr.) 1/1999 (S. 32.39) u. 2/1999 (S. 30-35).

Petzold, H.G., Hass, W., Märtens, M. (1998a): Qualitätssicherung durch Evaluation in der Psychotherapieausbildung. Ein Beitrag aus dem Bereich der Integrativen Therapie, in: *Laireiter, A., Vogel, H.* (Hrsg.). (1998): Qualitätssicherung in der Psychotherapie. Ein Werkstattbuch, DGVT-Verlag, Tübingen, 683-711.

Hass, W., Petzold, H.G., Märtens, M. (1998b): Akzeptanzstudie zur Einführung eines Qualitätssicherungssystems in der ambulanten Integrativen Psychotherapie aus Therapeutensicht. In: *Laireiter, A., Vogel, H.* (Hrsg.). (1998): Qualitätssicherung in der Psychotherapie. Ein Werkstattbuch, DGVT-Verlag, Tübingen, 157-178.

Petzold, H.G., Hass, W., Märtens, M. (1998c): EAG. Bericht des Forschungsinstituts an der Europäischen Akademie. In. *Petzold* (1998a) 503-534.

Petzold, H.G., Leuenberger, R., Steffan, A. (1998): Ziele in der Integrativen Therapie In: *Ambühl, H., Strauß, B.* (Hrsg.), Therapieziele. Göttingen: Hogrefe. Und erweitert in: *Petzold* (1998h) 142-188.

Märtens, M., Petzold, H.G. (1998a): Kriterien zur Standardisierung der Prüfung von: Wirksamkeit, Zweckmäßigkeit und Wirtschaftlichkeit von Psychotherapiemethoden aus der Sicht der „Integrativen Therapie" unter Einbezug der „Gestalttherapie" und der „Integrativen Leib- und Bewegungstherapie", *Gestalt* (Schweiz) 32, 48-51.

Märtens, M., Petzold, H.G. (1998b): Wer und was wirkt wie in der Psychotherapie? Mythos „Wirkfaktoren" oder hilfreiches Konstrukt? *Integrative Therapie* 1, 98-110.

Märtens, M., Petzold, H.G., (1998c): Stellungnahme der Charta-Institutionen – SEAG und FPI, Gestalt (Schweiz) 32, 52-54.

Petzold, H.G., Märtens, M., Steffan, A. (1998a): Bericht des Forschungsinstituts an der Europäischen Akademie für psychosoziale Gesundheit. In: *Petzold* (1998h) 503-527.

Märtens, M., Merten, P., Petzold, H.G. (1998b): Tätigkeitsfelder und Arbeitsbedingungen Integrativer Therapeuten – eine empirische Bestandsaufnahme. In: *Petzold* (1998h) 483-502.

Müller, L., Petzold, H.G. (1998): Projektive und semiprojektive Verfahren für die Diagnostik von Störungen, Netzwerken und Komorbidität in der Integrativen Therapie von Kindern und Jugendlichen, *Integrative Therapie* 3-4, 396-438

Orth, I., Petzold, H.G. (1998a). Heilende Bewegung – die Perspektive der Integrativen Leib- und Bewegungstherapie. In: *Illi, U. Breithecker, D., Mundigler, S.* (Hrsg.). (1998): Bewegte Schule. Gesunde Schule. Zürich: Internationales Forum für Bewegung (IFB), S. 183-199.

Petzold H.G., Orth, I., (1998b): Ökopsychosomatik – die heilende Kraft der Landschaft, Europäische Akademie für psychosoziale Gesundheit. Düsseldorf: FPI/EAG.

Orth, I., Petzold, H.G. (Hrsg.). (1998c): Poesie- und Bibliotherapie, Schwerpunktheft von Kunst & Therapie 1-2.

Petzold, H.G., Osten, P. (1998): Diagnostik und mehrperspektivische Prozeßanalyse in der Integrativen Therapie. In: *Laireiter, A.* (Hrsg.). (1998): Diagnostik in der Psychotherapie. Wien: Springer und erweitert in: *Petzold* (1998h) 118-141.

Petzold, H.G., Sieper, J. (1998): Einige Überlegungen zur geschlechtsspezifischen Betrachtung von Identitätsprozessen. In: *Petzold* (1998h) 265-299.

1999

Petzold, H.G. (1999a): Prominente Bewegingswetenschappers.Interview von Jan Bloem und Petra Moget mit Prof. Dr. Petzold. *Bewegen. Kwartblaad „Studiosi Mobilae". Werkgoep Bewegingswetenschappen. Reichsuniversität Groningen.* 1. November 1999, 12-18.

Petzold, H.G. (1999b): Psychotherapie in der Lebensspanne, *Gestalt* (Schweiz) 34, 43-46.

Petzold, H.G. (1999c): Gong-Singen, Gong-Bilder und Resonanzbewegung – Intermediale Prozesse in der Integrativen Therapie. In: Frohne-Hagemann, Isabelle (Hrsg.): (1999): Musik und Gestalt: Klinische Musiktherapie als integrative Psychotherapie. 2. Auflage. Göttingen: Vandenhoeck & Ruprecht. S. 192-241. Repr. von (1987b).

Petzold, H.G.(1999d): Gestalttherapie aus der Sicht der Integrativen Therapie. In: *Fuhr, R., Sreckovic, M., Gremmler-Fuhr, M.* (1999): Handbuch der Gestalttherapie (S. 309-327). Göttingen: Hogrefe.

Petzold, H.G. (1999e): Palermo- und was danach? Überlegungen zu Parrhesie, Innovation und Kongressdidaktik aus Integrativer Sicht. *Gestalt* (Schweiz) 35, 44-62.

Petzold, H.G. (1999f): Die Behandlung krebskranker Menschen als integrative und kreative Arbeit für die Neugestaltung des Lebens. *Orff Schulwerk Informationen,* Heft 62, S. 32-37.

Petzold, H.G. (1999g): Gedanken zur Eröffnung der Ausstellung „Kunst sublimiert Genuss". In: Genuss zwischen Wahn und Sinn, Tagungsband der 17. Goldecker Dialoge (10.-13.6.1998), S. 217-220. Goldegg: Kulturverein Schloß Goldegg.

Petzold, H.G. (1999h): Psychotherapieschäden, „riskante Therapie", „iatrogene Behandlungen". In *Petzold, Orth* (1999a) S. 393-400.

Petzold, H.G. (1999i): Body Narratives. *Integrative Bewegungstherapie* 1-2/1999, 4-30.

Petzold, H.G. (1999k): „Lebensgeschichten verstehen lernen heißt, sich selbst und andere verstehen lernen – über Biographiearbeit, traumatische Belastungen und Neuorientierung". *Behinderte in Familie, Schule und Gesellschaft* 6/99, 41-62.

Petzold, H.G. (1999l): Psychotherapeutische Begleitung von Sterbenden – ein integratives Konzept für die Thanatotherapie. *Vortrag im Rahmen der Vortragsreihe „Umgang mit Sterbenden Heute".* (17. November 1997, Universität Mainz). Schriftenreihe zur Thanatologie, Universiät Mainz. Erw. in *Psychologische Medizin* (Graz) 2(2000) 20-35.

Petzold, H.G. (1999m): Editorial: Musiktherapie – Fluktuationen zwischen Kunst und Wissenschaft, Persönlichkeitsbildung und Psychotherapie. *Integrative Therapie* 2-3, 115-120.

Petzold, H.G. (1999n): Wie wissenschaftlich ist Musiktherapie? *Integrative Therapie* 2-3,289-292.f

Petzold, H.G. (1999p): Psychotherapie der Zukunft – Reflexionen zur Zukunft und Kultur einer korrespondierenden und evidenzbasierten Humantherapie. *Integrative Therapie* 4, 338-393

Petzold, H.G. (1999q): Das Selbst als Künstler und Kunstwerk – Rezeptive Kunsttherapie und die heilende Kraft „ästhetischer Erfahrung". Düsseldorf/Hückeswagen: FPI/EAG. Und in: *Kunst & Therapie* 1-2/1999, 105-145. Auch in: Düsseldorf/Hückeswagen. Bei www. FPI-Publikationen.de/materialien.htm – *POLYLOGE: Materialien aus der Europäische Akademie für psychosoziale Gesundheit* – 07/2001.

Petzold, H.G. (1999r): Integrative Supervision – Ideen, Modelle, Konzepte, Vortrag gehalten auf dem regionalen Studientag für Supervision an der Hochschule Den Haag, Abt. Supervision, Abstract: *Forum voorheen supervisores. Nieuwsbrief* 4, September 1999, 21-23.

Petzold, H.G., (1999s): Editorial: „This is the end of a period". *Integrative Therapie* 4, 331-337.

Petzold, H.G., Ebert, W. & Sieper, J. (1999/2001): Kritische Diskurse und supervisorische Kultur. Supervision: Konzeptionen, Begriffe, Qualität. Probleme in der supervisorischen „Feldentwicklung" – transdisziplinäre, parrhesiastische und integrative Perspektiven. Düsseldorf/Hückeswagen: FPI/EAG. Erw. und überarbeitet 2001, in: Düsseldorf/Hückeswagen. Bei *www. FPI-Publikationen.de/materialien.htm – SUPERVISION: Theorie – Praxis – Forschung.* Eine interdisziplinäre Internet-Zeitschrift – 01/2001

Hass, W., Petzold, H.G., (1999): Die Bedeutung der Forschung über soziale Netzwerke, Netzwerktherapie und soziale Unterstützung für die Psychotherapie – diagnostische und therapeutische Perspektiven. In: *Petzold, Märtens* (1999a) 193-272.

Petzold, H.G., Hass, W., Jakob, S., Märtens, M., Merten, P. (1999): Evaluation in der Psychotherapieausbildung: Ein Beitrag zur Ausbildungsforschung und Qualitätssicherung am Beispiel der Integrativen Therapie. In: *Petzold, Märtens* (1999a) 351-400.

Petzold, H.G., Märtens, M. (Hrsg.) (1999a): Wege zu effektiven Psychotherapien. Psychotherapieforschung und Praxis. Band 1: Modelle, Konzepte, Settings. Opladen: Leske + Budrich.

Müller, L., Petzold, H.G. (1999): Identitätsstiftende Wirkung von Volksmusik – Konzepte moderner Identitäts- und Lifestyle-Psychologie für die Musiktherapie am Beispiel des Schweizer Volksliedes. *Integrative Therapie* 2-3, 187-250.

Petzold, H.G., Orth, I. (1999a): Die Mythen der Psychotherapie. Ideologien, Machtstrukturen und Wege kritischer Praxis. Paderborn: Junfermann.

Petzold, H.G. & Orth, I. (1999b): Kritische Überlegungen zu offenen und verdeckten Ideologien in der Psychotherapie. Überlieferungen und Veränderungen im psychotherapeutischen Feld – Präzisierungen Integrativer Positionen. In: *Petzold, Orth* (1999a) S. 125-262.

Petzold, H.G., Orth, I. & Sieper, J. (1999a): Psychotherapie, Mythen und Diskurse der Macht und der Freiheit. In: *Petzold, Orth* (1999a) S. 15-66.

Petzold, H.G., Petzold, C. (1999): Supervision als Praxisberatung und Hilfe zu normativer Orientierung und Reflexion in Einrichtungen der Altenarbeit und Gerontopsychiatrie. In: *Blonski, H.*, Ethik in Gerontologie und Altenpflege: Leitfaden für die Praxis. Hagen: Brigitte Kunz Verlag (o. J.) S. 165 – 178.

Orth, I., Petzold, H.G. & *Sieper, J.* (1999a): Ideologeme der Macht in der Psychotherapie – Reflexionen zu Problemen und Anregungen für alternative Formen der Praxis. In: *Petzold, Orth* (1999a) S. 269.334.

Petzold, H.G. & *Steffan, A.* (1999a): Selbsterfahrung in der Ausbildung von PsychotherapeutInnen – empirische Perspektiven aus der Sicht der Integrativen Therapie. In: *Laireiter, A.-R.* (Hrsg.), Selbsterfahrung in Psychotherapie und Verhaltenstherapie – Empirische Befunde (S. 297-327). Tübingen: dgvt-verlag.

Petzold, H.G. & *Steffan, A.* (1999b): Ausbildung, Selbsterfahrung und Selbstmodelle in der Integrativen Therapie – Hintergründe, Konzepte und Forschungsergebnisse zu einer „transversalen" Weiterbildungskultur. In: *Gestalt (Schweiz)* 37 (Februar 2000), 25-65.

Vieth-Fleischhauer, H., Petzold, H.G. (1999): Ausdruck und Verstehen in der musikalischen Improvisation. Perspektiven Integrativer Musiktherapie. *Integrative Therapie* 2-3, 139-168.

Zdunek, K., Petzold, H.G. (1999): Feldexploration, Professionalisierung, Qualitätsentwicklung und Forschung, *Kunst* & *Therapie* 1-2, S. 156-178.

2000

Petzold, H.G. (2000a): Eine „Grundregel" für die Integrative Therapie als Verpflichtung zur Transparenz und Anstoß, „riskanter Therapie", Fehlern und Ungerechtigkeiten in der Psychotherapie entgegenzuwirken. Vortrag an der EAG, Düsseldorf/Hückeswagen Mai 2000. Bei *www. FPI-Publikationen.de/materialien.htm – POLYLOGE*: Materialien aus der Europäischen Akademie für psychosoziale Gesundheit – 12/2001.

Petzold, H.G. (2000b): Arbeitsgruppe „Supervision als Beruf?" – „Berufsordnung" an der EAG, *Ebert, W., Lemke, J., Oeltze, J., Petzold H.G., Schneiter, U., Sieper, J.* u.a. (2000): „Berufsordnung" und Professionalität als Strategie der Kontrolle oder als Leitlinie verantwortlichen Handelns – eine offene Stellungnahme. DGSv-aktuell, 1/2000.

Petzold, H.G. (2000c): Body narrative – traumatische und posttraumatische Erfahrungen aus Sicht der Integrative Therapie (Teil 1). *Energie* & *Charakter* 21, Juli 2000, 45-63.

Petzold, H.G.(2000d): Client Dignity konkret – PatientInnen und TherapeutInnen als Partner in „kritischer Kulturarbeit" – eine Initiative. *Integrative Therapie* 2/3, 388 – 396.

Petzold, H.G. (2000e): Hermeneutische und dialogische Gestalttherapie oder integrative Wege hermeneutischer Existenzauslegung? Düsseldorf/Hückeswagen: Europäische Akademie für psychosoziale Gesundheit.

Petzold, H.G. (2000f): Integrative Therapie – ein körper- und bewegungsorientiertes Behandlungsverfahren zwischen Psychotherapie und Psychomotorik. In: *Toussaint, C., van Hoeve, J.* Liber Amicorum Piet van der Klis. Deventer: Dienst KIO & Preventie, Adhesie, 32-40.

Petzold, H.G. (2000g): Integrative Traumatherapie: Integrierende und Differentielle Regulation (IDR-T) für postraumatische Belastungsstörungen – „quenching" the trauma physiology. *Integrative Therapie* 2/3, 367-388.

Petzold, H.G. (2000h): Wissenschaftsbegriff, Erkenntnistheorie und Theorienbildung der„IntegrativenTherapie"und ihrer biopsychosozialen Praxis für „komplexe Lebenslagen" (Chartacolloquium III). Düsseldorf/Hückeswagen: Europäische Akademie für Psychosziale Gesundheit. Überarbeitet 2002 in: Düsseldorf/Hückeswagen. Bei *www. FPI-Publikationen.de/materialien.htm – POLYLOGE: Materialien aus der Europäische Akademie für Psychosziale Gesundheit* – 01/2002.

Petzold, H.G. (2000i): Body narrative – traumatische und posttraumatische Erfahrungen aus Sicht der Integrative Therapie (Teil 2). *Energie* & *Charakter* 22, Dezember 2000, 26-41.

Petzold, H.G. (2000k): Sinn – Sinnerfahrung – Sinnstiftung als Thema der Psychotherapie heute. *Integrative Therapie* 4, 403-414.

Bräutigam, B., Märtens, M., Petzold, H.G. (2000): Leitgedanken für Eltern und Angehörige traumatisierter Kinder. In: *van der Kolk, B., McFarlane, A., Weisaeth, L.*: Traumatic Stress. Paderborn: Junfermann, 425-443.

Petzold, H.G., Hass, W., Märtens, M., Steffan, A.. (2000): Wirksamkeit Integrativer Thersapie in der Praxis -Ergebnisse einer Evaluationsstudie im ambulanten Setting. *Integrative Therapie 2*/3, 277-355.

Josić, Z., Petzold, H. G. (2000b): Traumatherapie, in: *Stumm, G., Pritz, A.,* Wörterbuch der Psychotherapie. Wien, Springer, S. 725-727.

Märtens, M., Petzold, H. G. (2000a): Therapieschäden, in: *Stumm, G., Pritz, A.,* Wörterbuch der Psychotherapie. Wien, Springer, S. 702-703.

Märtens, M., Petzold, H.G. (2000b): Probleme helfender Berufe, in: *Uchtenhagen, A., Zieglgängsberger, W.* (Hrsg.). (2000): Suchtmedizin. München u. Jena: Urban & Schwarzenberg. S. 457-461.

Meili, E., Petzold, H.G. (2000): Aus der Praxis für die Praxis: Übergangsobjekte und Intermediärobjekte in der Kindertherapie, *Integrative Therapie* 1, 118-123.

Orth, I., Petzold, H.G. (2000): Integrative Therapie: Das „biopsychosoziale" Modell kritischer Humantherapie. *Integrative Therapie* 2/3, 131-144.

Petzold, H.G., *Orth, I., Sieper, J.* (2000a): Transgressionen I – das Prinzip narrativierender Selbst- und Konzeptentwicklung durch „Überschreitung" in der Integrativen Therapie – Hommage an Nietzsche. *Integrative Therapie* 2/3, 231-277.

Petzold, H.G., *Orth, I., Sieper, J.* (2000b): Curriculum „Postgraduale Weiterbildung" Integrative Psychotherapie mit Schwerpunkt: Psychodrama, Gestalttherapie und körperorientierte Methoden". Düsseldorf, Hückeswagen: Europäische Akademie für psychosoziale Gesundheit.

Petzold, H.G., Scheiblich, W., Thomas, G., (2000): Psychotherapeutische Maßnahmen bei Drogenabhängigkeit. In: *Uchtenhagen, A., Zieglgänsberger, W.* (Hrsg.). (2000): Suchtmedizin. Urban & Schwarzenberg, München u. Jena, S. 322-341.

Petzold, H.G., Schuch, W., Steffan, A. (2000): Theorienbildung und Praxisstrategien in der „Integrativen Therapie" – Zur Konnektivierung von Menschen- und Weltbild, Heuristiken und Wirkfaktoren im Rahmen der therapeutischen Beziehung (Chartacolloquium II). Düsseldorf/Hückeswagen: Europäische Akademie für Psychosoziale Gesundheit. (Überarbeitet in: *Petzold, Orth, Schuch, Steffan* 2002)

Sieper, J., Petzold, H.G. (2000): Spiritualität, engagierte Hilfe, ontologische Erfahrung – über kategoriale Differenzierungen und Kategorienfehler. *Integrative Therapie* 4, 493-496.

Petzold, H.G., Steffan, A. (2000a*)*: Gesundheit, Krankheit, Diagnose- und Therapieverständnis ‚Ziele in der „Integrativen Therapie" und „Integrativen Leib- und Bewegungstherapie *Integrative Therapie* 2, 203-230 und: *Psychologische Medizin* 1/2001, S. 34-46.

Petzold, H.G., Steffan, A. (2000b): Ausbildungsevaluation und Qualitätssicherung in der Integrativen Therapie – das EAG-Qualitätssicherungssystem. *Integrative Therapie* 2/3, 355 – 366.

Petzold, H.G., Steffan, A., Schuch, W. (2000): Praxiststrategien und Theoriebildung – Überlegungen zu Wirkprozessen und Wirkfaktoren im Rahmen der therapeutischen Beziehung in der „Integrativen Therapie" vor dem Hintergrund ihres Menschen- und Weltbildes.(Chartacolloqium II). Düsseldorf: Europäische Akademie für psychosoziale Gesundheit. Gänzlich überarbeitet und ergänzt *Petzold* (2003e).

Petzold, H.G., Steffan, A. Zdunek, K. (2000b). Qualitätssicherung in der Ausbildung von Integrativer Psychotherapie an FPI/EAG – Dargestellt an Ergebnissen einer Veranstaltungsevaluation im EAG-Qualitätssystem. Integrative Therapie 1, 96-117.

Petzold, H.G., Wolff, U., Landgrebe, B., Josic, Z., Steffan, A. (2000): Integrative Traumatherapie – Modelle und Konzepte für die Behandlung von Patienten mit „posttraumaitischer Belastungsstörung". In: *van der Kolk, B., McFarlane, A., Weisaeth, L.*: Traumatic Stress. Paderborn: Junfermann. 445-579.

2001

Petzold, H.G. (2001a): Integrative Therapie – Das „biopsychosoziale" Modell kritischer Humantherapie und Kulturarbeit. Ein „lifespan developmental approach". Paderborn: Junfermann.

Petzold, H.G. „et al." (2001b): „Lebensgeschichten verstehen, Selbstverstehen, Andere verstehen lernen" – Polyloge collagierender Hermeneutik und narrative „Biographiearbeit" bei Traumabelastungen und Behinderungen. Düsseldorf/Hückeswagen. Düsseldorf/Hückeswagen. Bei www. FPI-Publikationen.de/materialien.htm – *POLYLOGE: Materialien aus der Europäischen Akademie für Psychosziale Gesundheit* – 04/2001 auch in: *Integrative Therapie* 4/2002, 332-416.

Petzold, H.G. (2001c): Überlegungen zu Praxeologien körper- und bewegungsorientierter Arbeit mit Menschen aus integrativer Perspektive. In: *W.Steinmüller* et al.: Gesundheit – Lernen – Kreativität. Methoden zur Gestaltung somatopsychischer Lernprozesse. Bern: Huber. 225-243.

Petzold, H.G. (2001d): „Goodmansche" Gestalttherapie als „klinische Soziologie" konstruktiver Aggression? – 50 Jahre „Goodman et al. 1951" mit kritischen Anmerkungen zu Blankertz „Gestalt begreifen" – ein Beitrag aus integrativer Perspektive, *Gestalt* (Schweiz) Teil I 40, 48-66; Teil II, 43, 2001, S. 35-58; Teil III, 44, 2002, S. 19-57. Auch als: „Konstruktive Aggression?" – „Goodmansche" Gestalttherapie als „klinische Soziologie"– 50 Jahre „Goodman et al. 1951" – kritische Reflexionen aus integrativer Perspektive und alternative Konzepte zu einer „Integrativen Aggressionstheorie, bei www. FPI-Publikationen.de/materialien.htm, Düsseldorf/Hückeswagen – *POLYLOGE: Materialien aus der Europäischen Akademie für psychosoziale Gesundheit* – 11/2001.

Petzold, H.G. (2001e): Forschung an der „Europäischen Akademie für Psychosoziale Gesundheit"(Chartacolloqium VI). Düsseldorf/Hückeswagen bei www. FPI-Publikationen.de/materialien.htm – *POLYLOGE: Materialien aus der Europäischen Akademie für psychosoziale Gesundheit* – 06/2001.

Petzold, H. (2001f): „Sinnfindung über die Lebensspanne". In: *Kulturverein Goldegg* (Hrsg.): Abschied und Aufbruch: Verändern und Loslassen. Goldegg: Kulturverein Goldegg, Eigenverlag. S. 95-136.

Petzold H.G. (2001g): INTEGRATIVE THERAPY IN A NUTSHELL – INTEGRATIVE THERAPIE KOMPAKT – Englisch und Deutsch – The history and development of „Integrative Therapy"- an Innovative Approach of „Biopsychosocial". Psychotherapy and Body Oriented Intervention. Belgrad: Center Susret ATIP. Düsseldorf/Hückeswagen. Bei www.FPI-Publikationen.de/materialien.htm – *POLYLOGE: Materialien aus der Europäischen Akademie für psychosoziale Gesundheit* – 01/2001.

Petzold, H.G. (2001h): Vorwort zu *Wolfgang Ebert.* Systemtheorie und Supervision. Opladen: Leske + Budrich.

Petzold, H.G. (2001i) (Hrsg.): Wille und Wollen. Psychologische Modelle und Konzepte. Göttingen. Vandenhoeck & Ruprecht.

Petzold, H.G. (2001j): Der Wille und das *„andere"* Wollen – Überlegungen (nicht nur) für die Arbeit von Psychotherapeuten. In: *Petzold* (2001i) 235-256.

Petzold, H.G. (2001k): Sinnfindung über die Lebensspanne: Gedanken über **Sinn**, Sinnlosigkeit, **Abersinn** – integrative und differentielle Perspektiven zu transversalem, ***polylogischem*** SINN. Düsseldorf/Hückeswagen, bei www. FPI-Publikationen.de/materialien.htm – POLYLOGE: Materialien *aus der Europäische Akademie für psychosoziale Gesundheit* – 03/2001.

Petzold, H. G. (2001l): Quellen der Integrativen Therapie: Michel Foucault. *Gestalt* 43, Februar 2002, S. 58-60.

Petzold, H.G. (2001m): Trauma und „Überwindung" – Menschenrechte,Integrative Traumatherapie und „philosophische Therapeutik" 4, 344-412; auch in *Petzold, Wolf* et al. (2002) 344-412.

Petzold, H.G. (2001n): Zukunftsorientierung, Transgression: Nachgedanken zu „Gestalt, Integration und Gesundheit". In: *Gestalt* (Schweiz) 41, S. 49.

Petzold, H.G. (2001o): Der Chartaprozess – die „Charta-Wissenschaftscolloquien" 2000 – 2001 – Ausgewählte Texte. Düsseldorf/Hückeswagen, bei www. FPI-Publikationen.de/materialien.htm – *POLYLOGE: Materialien aus der Europäische Akademie für psychosoziale Gesundheit* – 09/2001.

Petzold, H.G. (2001p): „Transversale Identität und Identiätsarbeit". Die Integrative Identitätstheorie als Grundlage für eine entwicklungspsychologisch und sozialisationstheoretisch begründete Persönlichkeitstheorie und Psychotherapie. Düsseldorf/Hückeswagen, bei www. FPI-Publikationen.de/materialien.htm – *POLYLOGE: Materialien aus der Europäische Akademie für psychosoziale Gesundheit* – 10/2001.

Petzold, H.G. (2001q): Entwicklungen dramatischer Therapieformen – Konzepte und Kontexte. In: *Landschaftsverband Rheinland* (2001): Vorhang auf! Tanz- und Dramatherapie im Rheinland. Pulheim: Rhein Eifel Mosel-Verlag. S. 98-114.

Petzold, H.G. (2001r): Goodman, die Situation der Psychotherapeuten heute und eine Welt voller Aggression – Integrative und gestalttherapeutische Aggressiontheorie angesichts von Terror, Gegenterror, Terrorismus (Teil II). *Gestalt* 42, 2001, S. 35-58.

Petzold, H.G. (2001t): Integrativna Therapija. Istoria i Razvoj. *Psihologija u Svetu* (Psychology in the World) VI, 1, 3-13 (serb.)

Krakau, H., Petzold, H.G. (2001): Das Schulprogramm als Steuerungsinstrument in Organisations- und Qualitätsentwicklung von Schulen. In*: Neue Praxis der Schulleitung 2, 56 Länderausgabe Berlin,* 12.15, 1- 22.

Petzold, H.G., Sieper, J. (2001a): Psychotherapie – ein „lernendes System" für den Umgang mit „Evidenzen", *Integrative Therapie,* 1, 3-9.

Sieper, J., Petzold, H.G. (2001b): Der Therapeut – ein „kreatives Medium", Identitätsarbeit – ein kreativer Prozess, *Integrativer Therapie,* 1, 201-206.

Sieper, J., Petzold, H.G. (2001c): „Eingreifende Wissenschaft" für „Menschenarbeiter", *Integrative Therapie,* 1, 208-209.

Petzold, H.G., Sieper, J. (2001d): Das „wertgeschätzte Differente" in einer engagierten, eingreifenden Wissenschaft: Problematisierungen des „Wissenschaftlichkeitsvorbehalts" in der Charta, Vorschläge und Alternativen. In: *Gestalt* 41, S. 52-68. Fortgesetzt in dieselben: Düsseldorf/Hückeswagen. Bei www. FPI-Publikationen.de/materialien.htm – *POLYLOGE: Materialien aus der Europäischen Akademie für Psychosoziale Gesundheit* – 02/2001

Petzold, H.G., *Sieper, J.* (2001e): Psychotherapie als „fundierte Pluralität" – Damit das wegweisende Projekt der „Charta" nicht scheitert, weil man „auf's falsche Pferd setzt". Düsseldorf/Hückeswagen. Bei www. FPI-Publikationen.de/materialien.htm – *POLYLOGE: Materialien aus der Europäischen Akademie für psychosoziale Gesundheit* – 08/2001

Müller, L., Petzold, H.G. (2001): Integrative Kinder- und Jugendlichenpsychotherapie – diagnostische und therapeutische Perspektiven.(Chartacolloquium I, Kindertherapie). Düsseldorf/Hückeswagen. Bei www. FPI-Publikationen.de/materialien.htm – *POLYLOGE: Materialien aus der Europäischen Akademie für psychosoziale Gesundheit* – 05/2001

Petzold, H.G., Steffan, A. (2001a): Gesundheit, Krankheit, Diagnose- und Therapieverständnis in der „Integrativen Therapie" und „Integrativen Leib- und Bewegungstherapie" (Charta Colloquium I). In: *Psychologische Medizin,* 1, (Graz) 2001. S. 34-46.

Steffan, A., Petzold, H.G. (2001b): Das Verhältnis von Theorie, Forschung und Qualitätsentwicklung in der Integrativen Therapie.(Charta-Colloquium IV). *Integrative Therapie* 1, 63-104 und in: *Leitner, A.* (2001): Strukturen der Psychotherapie. Wien: Krammer Verlag. 447-491.

2002

Petzold, H. (2002a): Integrative Therapie in Kontext und Kontinuum. Düsseldorf/Hückeswagen, FPI-Publikationen. www.FPI-Publikationen.de/materialien.htm: *POLYLOGE: Materialien aus der Europäischen Akademie für psychosoziale Gesundheit* – 11/2002; als „Einführung" in: *Petzold* 2003a: Integrative Therapie. 3 Bde. Paderborn: Junfermann, (überarb. und ergänzte Neuauflage von 1991a/1992a/1993a) S. 25-95.

Petzold, H. G. (2002b): Zentrale Modelle und KERNKONZEPTE der „INTEGRATIVEN THERAPIE". Düsseldorf/Hückeswagen. Bei www. FPI-Publikationen.de/materialien.htm – *POLYLOGE*: Materialien *aus der Europäischen Akademie für psychosoziale Gesundheit* – 03/2002.

Petzold. H.G. (2002c): POLYLOGE: die Dialogzentrierung in der Psychotherapie überschreiten. Perspektiven „Integrativer Therapie" und „klinischer Philosophie". Düsseldorf/Hückeswagen. Bei www. FPI-Publikationen.de/materialien.htm – *POLYLOGE: Materialien aus der Europäischen Akademie für psychosoziale Gesundheit* – 04/2002.

Petzold, H.G. (2002d): Die Leiden der Gestalttherapie: Über notwendige Überschreitungen alter Konzepte in die rechte Richtung – Fragen der Legitimität von Veränderung (Teil III von 2001d). *Gestalt* (Schweiz) 44, 19-57.

Petzold, H.G. (2002e): Traumatherapie braucht Integrative Modelle, in: *Petzold, Wolff* et al. (2002) 3-7.

Petzold, H.G. (2002g): Coaching als „soziale Repräsentation" – sozialpsychologische Reflexionen Untersuchungsergebnisse zu einer modernen Beratungsform. Düsseldorf/Hückeswagen, FPI-Publikationen. www.FPI-Publikationen.de/materialien.htm: in *SUPERVISION: Theorie – Praxis – Forschung.* Eine interdisziplinäre Internet-Zeitschrift – 02/2002.

Petzold, H.G. (2002h): „Klinische Philosophie" – Menschen zugewandtes Lebenswissen von Natur und Kultur. Über die Quellen der Integrativen Therapie, biographische Einflüsse und ReferenztheoretikerInnen. Düsseldorf/Hückeswagen. Bei www. FPI-Publikationen.de/materialien.htm – *POLYLOGE: Materialien aus der Europäischen Akademie für psychosoziale Gesundheit* – 06/2002.

Petzold, H.G. (2002i): Eine „andere" Psychodynamik – eine „andere" Psychoanalyse? – Überlegungen zu einem innovativen Buch von Pohlen/Bautz-Holzherr, *Integrative Bewegungstherapie* 1, 39-46 und in *Psychotherapie Forum,* Vol. 10, No. 4, 2002, 247-250.

***Petzold, H.G.* (2002j)**: Der „informierte Leib" – embodied and embedded in Kontext/Kontinuum. Düsseldorf/Hückeswagen. Bei www. FPI-Publikationen.de/materialien.htm – *POLYLOGE: Materialien aus der Europäischen Akademie für Psychosoziale Gesundheit* 07/2002; **repr. Bd. II, 1051-1092.**

Petzold, H.G. (2002k): Engagierte Arbeit statt „Vermarktung". *Psychoscope* (Schweiz) 3, 9.

Petzold, H.G. (2002l): Supervision? – Die gibt man, die 'nimmt' man doch nicht!" – „Führen, das kann man, oder lernt es nie!" in: In: *Zeitschrift für Supervision* 3, 2002. S. 75-80 und in www. FPI-Publikationen.de/materialien.htm In: *SUPERVISION: Theorie – Praxis – Forschung.* Eine interdisziplinäre Internet-Zeitschrift – 03/2002

Petzold, H.G. (2002m): Balkanski konflikt je poebna vrsta trauma, *Reporter-Weekly,* Belgrade, 28.05. 2002, 70-72 (serb.).

Petzold, H.G. (2002o): Vi ste defanzivni, *NIN-Weekly* 6.6.2002, 29-30 (serb.).

Ebert, W., Oeltze, J., Petzold, H.G. (2002c): Die Wirksamkeit der Integrativen Supervision – eine quantitative und qualitative Evaluationsstudie zur Qualitätsentwicklung im EAG-Qualitätssicherungssystem. Düsseldorf/Hückeswagen. Bei www. FPI-Publikationen.de/materialien.htm – *POLYLOGE:* Materialien *aus der Europäischen Akademie für psychosoziale Gesundheit* – 13/2002

Fischer, M., Fürnkranz, W., Schigl, Petzold, H.G. (2002): Wirkfaktoren und Qualitätskriterien von Supervisonsprozessen – eine explorative Studie. Düsseldorf: Europäische Akademie für psychosoziale Gesundheit und Krems: Zentrum für psychosoziale Medizin, Donau-Universität.

Märtens, M., Leitner, A., Steffan, A., Telsemeyer, P., Petzold, H. G. (2002): Qualitätsicherung in der Weiterbildung „Psychotherapeutische Medizin" in Niederösterreich. Abschlußbericht für das von der Europäischen Akademie für psychosoziale Gesundheit im Auftrag der Niederösterreichischen Ärztekammer durchgeführte Forschungsvorhaben. Düsseldorf/Hückeswagen: Europäischen Akademie für psychosoziale Gesundheit. Auch in: *Leitner, A.* (2003): Entwicklungsdynamik in der Psychotherapie. Wien: Kramer, Edition Donau-Universität Krems, S. 357-429.

Märtens, M., Petzold; H. G. (2002): Therapieschäden. Risiken und Nebenwirkungen von Psychotherapie. Mainz: Grünewald.

Märtens, M., Petzold, H.G., (2002a): Einführung: Die schwierige Entdeckung von Nebenwirkungen, in: *Märtens, Petzold* (2002) 16-39.

Petzold, H.G., Märtens, M. (2002b): Ausblick: Überlegungen, Perspektiven und Konsequenzen – Zum Stand der Risikendebatte in der Psychotherapie und der psychotherapeutischen Schadensforschung, in: *Märtens, Petzold* (2002) 424-452.

Müller, L., Petzold, H.G. (2002a): Problematische und riskante Therapie (nicht nur) in der Arbeit mit älteren und alten Menschen in „Prekären Lebenslagen" – *„Client dignity?"*, in: *Märtens, Petzold* (2002) 293-332.

Müller, L., Petzold, H.G. (2002b): Gerontotherapie: Psychotherapie mit älteren und alten Menschen – Forschungsergebnisse, protektive Faktoren, Resilienzen, Grundlagen für eine Integrative Praxis, (Teil 1), *Integrative Therapie* 1, 2002, 52-90.

Petzold, H.G., Müller, L. (2002c): Gerontotherapie. Psychotherapie mit älteren und alten Menschen – Forschungsergebnisse, protektive Faktoren, Resilienzen, Grundlagen für eine Integrative Praxis, (Teil 2), *Integrative Therapie* 2, 2002, 109-134.

Oeltze, H.-J., Ebert, W., Petzold, H. G. (2002): Integrative Supervision in Ausbildung und Praxis – eine empirische Evaluationsstudie im Mehrebenenmodell. Düsseldorf/Hückeswagen, FPI-Publikationen. www.FPI-Publikationen.de/materialien.htm: *SUPERVISION: Theorie – Praxis – Forschung.* Eine interdisziplinäre Internet-Zeitschrift – 01/2002

Petzold, H.G., Oeltze, J., Ebert, W. (2002a): Mythos „Gütesiegel" – „Supervision", ein Markenzeichen ohne Standards? Qualitätssicherung und die Weiterbildungspläne der DGSv – Probleme, Befunde aus der Forschung und ExpertInnenmeinungen von der Basis. Düsseldorf/Hückeswagen. Bei www. FPI-Publikationen.de/materialien.htm In: *SUPERVISION: Theorie – Praxis – Forschung.* Eine interdisziplinäre Internet-Zeitschrift – 04/2002

Sieper, J., Petzold, H.G. (2002): Der Begriff des „Komplexen Lernens" und seine neurowissenschaftlichen und psychologischen Grundlagen – Dimensionen eines „behavioralen Paradigmas" in der Integrativen Therapie. Lernen und Performanzorientierung, Behaviourdrama, Imaginationstechniken und Transfertraining. Düsseldorf/Hückeswagen. Bei www. FPI-Publikationen.de/materialien.htm – *POLYLOGE: Materialien aus der Europäischen Akademie für psychosoziale Gesundheit* – 10/2002 und gekürzt in *Leitner, A.* (2003): Entwicklungsdynamiken der Psychotherapie. Wien: Kramer, Edition Donau-Universität. S. 183-251.

Sieper, J., Petzold, H.G. (2002a): Europäische Akademie für psychosoziale Gesundheit. *Psychotherapieforum* 10, 84-85.

Petzold, H.G., Orth, S., Sieper, J., Telsemeyer, P. (2002): Mythos Supervision? – Zur Notwendigkeit von „konzeptkritischen" Untersuchungen im Hell- und Dunkelfeld zu Risiken, Nebenwirkungen und Rechtsverletzungen. Düsseldorf/Hückeswagen. Bei www. FPI-Publikationen.de/materialien.htm – In: *SUPERVISION: Theorie – Praxis – Forschung.* Eine interdisziplinäre Internet-Zeitschrift – 05/2002 und *POLYLOGE: Materialien aus der Europäischen Akademie für psychosoziale Gesundheit* – 08/2002.

Petzold, H.G, Wolff, H.-U., Landgrebe, B., Josic, Z. (2002): Das Trauma überwinden. Integrative Modelle der Traumatherapie. Paderborn: Junfermann.

2003

Petzold, H.G. (2003). Gesamtbibliographie. Bei www. FPI-Publikationen.de/materialien.htm *POLYLOGE: Materialien aus der Europäischen Akademie für psychosoziale Gesundheit – 01/2003* (auch in 2003a), 1195-1223.

***Petzold, H.* (2003a): Integrative Therapie. 3 Bde. Paderborn: Junfermann, überarb. und ergänzte Neuauflage von 1991a/1992a/1993a.**

Petzold, H.G. (2003b): Integrative Beratung, differentielle Konflikttheorie und „komplexe soziale Repräsentationen". Düsseldorf/Hückeswagen. Bei *www. FPI-Publikationen.de/materialien.htm – SUPERVISION: Theorie – Praxis – Forschung.* Eine interdisziplinäre Internet-Zeitschrift 01/2003

Petzold, H.G. (2003c): Aggression. Perspektiven Integrativer Therapie – Impulse zu Diskursen. Düsseldorf/Hückeswagen. Bei www. FPI-Publikationen.de/materialien.htm – POLYLOGE: *Materialien aus der Europäischen Akademie für psychosoziale Gesundheit* – 01/2002

Petzold, H.G. (2003d): Unrecht und Gerechtigkeit, Schuld und Schuldfähigkeit, Menschenwürde – der „Polylog" klinischer Philosophie zu vernachlässigten Themen in der Psychotherapie. Bei *www. FPI-Publikationen.de/materialien.htm.* POLYLOGE: *Materialien aus der Europäischen Akademie für psychosoziale Gesundheit* – 02/2002, auch in *Integrative Therapie* 1/2003, 27 – 64.

Petzold (2003e): Menschenbilder und Praxeologie. 30 Jahre Theorie- und Praxisentwicklung am „Fritz Perls Institut für Integrative Therapie, Gestalttherapie und Kreativitätsförderung" (1972-2002) Teil I, *Gestalt* 46 (Schweiz) 3-50.

Petzold, H.G. (2003f): Interdisziplinär beraten – sich ergänzen: Überlegungen zu „Beratung" als Disziplin und Praxeologie in der modernen Wissensgesellschaft. Autonome Provinz Bozen. Südtirol. Abteilung 40. Meran: Medus. Auch bei *www. FPI-Publikationen.de/materialien.htm – SUPERVISION: Theorie – Praxis – Forschung.* Eine interdisziplinäre Internet-Zeitschrift 02/2003

Petzold, H. G. (2003g): Lebensgeschichten erzählen. Biographiearbeit, narrative Therapie, Identität. Paderborn: Junfermann.

Petzold, H. G. (2000h): Wird Psychotherapie Menschen „gerecht"? – Was Patientinnen wirklich brauchen, wird allzuoft übergangen". *Integrative Therapie* 1, 3-10.

Petzold, H. G. (2003i): Psychotherapie, die Menschen Menschen „gerecht" wird? – Einige Überlegungen zu „Just therapy". Langversion von (2000h): *POLYLOGE: Materialien aus der Europäischen Akademie für psychosoziale Gesundheit* – 06/2003.

Petzold, H. G. (2003j): Der Hospizgedanke – ein Weg zur Verwirklichung von Hominität und Humanität ... nicht nur am Lebensende. Bei www. FPI-Publikationen.de/materialien.htm. *POLYLOGE: Materialien aus der Europäischen Akademie für psychosoziale Gesundheit* – 07/2003.

Petzold, H.G. (2003k): Lebensqualität im Alter – Chancen für eine alternde Gesellschaft. Diakonie Salzburg: Salzburg. (in Vorbereitung).

Petzold, H.G. (2003l): Editorial – Sinn und Schuld. *Integrative Therapie* 2/2003.

Disler, T., Petzold, H.G. (2003): Akzeptanz und Effizienz von Supervision und Coaching im Qualitätsmanagement – eine empirische Vergleichsstudie zwischen verschiedenen professionellen Arbeitsfeldern. In: Düsseldorf/Hückeswagen. Bei *www. FPI-Publikationen.de/materialien.htm – SUPERVISION: Theorie – Praxis – Forschung.* Eine interdisziplinäre Internet-Zeitschrift – 04/2003.

Eichert, H.-Ch., Petzold, H. G. (2003a): Supervision und innerinstitutionelle Schweigepflicht. Vrije Universiteit Amsterdam Faculteit der Bewegingswetenschappen – Postgradualer Studiengang Supervision Amsterdam. Bei www.fpi-publikationen.de/supervision – *SUPERVISION: Theorie – Praxis – Forschung.* Eine interdisziplinäre Internet-Zeitschrift – 11/2003

Eichert, H.-Ch., Petzold, H.G. (2003b): Hilflosigkeit, Kontrolle, Bewältigung – Kernkonzepte und Materialien für die Supervision. Bei www.fpi-publikationen.de/supervision – *SUPERVISION: Theorie – Praxis – Forschung.* Eine interdisziplinäre Internet-Zeitschrift – 12/2003

Eichert, H.-Ch., Petzold, H.G. (2003c): Kausalattribution und Kontrollüberzeugung und deren Bedeutung für die Supervision. – Bei www.fpi-publikationen.de/supervision – *SUPERVISION: Theorie – Praxis – Forschung.* Eine interdisziplinäre Internet-Zeitschrift – 13/2003

Gottfried, K., Petitjean, S., Petzold, H.G. (2003): Supervision in der Psychiatrie – eine Multicenterstudie (Schweiz), in: *Petzold, H., Schigl* et al. (2003).

Höhmann-Kost, A., Petzold, H.G. (2003): Medien, Materialien und kreative Prozesse in der Supervision. Bei *www. FPI-Publikationen.de/materialien.htm – SUPERVISION: Theorie – Praxis – Forschung.* Eine interdisziplinäre Internet-Zeitschrift – 09/2003

Petzold, H. G., Engemann, K., Zachert, D. (2003): Effektive Performanz. Komplexes Lernen in Supervision und Coaching Düsseldorf/Hückeswagen. Bei www. FPI-Publikationen.de/materialien.htm – SUPERVISION: Theorie – Praxis – Forschung. Eine interdisziplinäre Internet-Zeitschrift – 03/2003

Petzold, H.G., Grund, O., Richter, K., Schwedland-Schulte, G. (2003): Das Modell „komplexen Bewußtseins" der Integrativen Therapie. Beispiele der Anwendung in verschiedenen Tätigkeitsfeldern. Düsseldorf/Hückeswagen. Bei www. FPI-Publikationen.de/materialien.htm – *POLYLOGE: Materialien aus der Europäischen Akademie für psychosoziale Gesundheit* – 11/2003.

Petzold, H. G., Hentschel, U., Schay, P. (2003): Niedrigschwellige Drogenarbeit und „intermittierende Karrierebegleitung" als Elemente einer Gesamtstrategie der Drogenhilfe. In: *Petzold, Schay, Ebert* (2003)

Petzold, H. G., Josić, Z. (2003): Un Café pour Europe. Transkulturelle Kulturarbeit auf dem Balkan. Düsseldorf/Hückeswagen. Bei www.FPI-Publikationen.de/materialien.htm – *POLYLOGE: Materialien aus der Europäischen Akademie für psychosoziale Gesundheit* – 12/2003.

Petzold, H.G., Josić, Z., Erhard, J. (2003):INTEGRATIVE FAMILIENTHERAPIE als „NETZWERKINTERVENTION" bei TRAUMABELASTUNGEN und SUCHTPROBLEMEN. Bei www. FPI-Publikationen.de/materialien.htm. POLYLOGE: *Materialien aus der Europäischen Akademie für psychosoziale Gesundheit* – 03/2002 und in *Petzold, Schay, Ebert* (2003).

Märtens, M., Leitner, T., Steffan, A., Telsemeyer, P., Petzold, H. G. (2003): Qualitätssicherung in der Weiterbildung „Psychotherapeutische Medizin", in: *Leitner, A.* (2003): Entwicklungsdynamik in der Psychotherapie. Wien: Kramer, Edition Donau-Universität Krems, S. 357-429.

Moser, J., Petzold, H. G. (2002): Supervison und Ethik – Theorien, Konzepte, Praxis. Düsseldorf/Hückeswagen. Bei *www. FPI-Publikationen.de/materialien.htm – SUPERVISION: Theorie – Praxis – Forschung.* Eine interdisziplinäre Internet-Zeitschrift – 07/2003

Müller, L., Petzold, H.G. (2003): Resilienz und protektive Faktoren im Alter und ihre Bedeutung für den Social Support und die Psychotherapie bei älteren Menschen. Düsseldorf/Hückeswagen. Bei www. FPI-Publikationen.de/materialien.htm – *POLYLOGE: Materialien aus der Europäischen Akademie für psychosoziale Gesundheit* – 10/2003.

Müller, M., Petzold, H.G. (2003): Affiliation, Reaktanz, Übertragung, Beziehung – Modalitäten der Relationalität in der Supervision. Bei *www. FPI-Publikationen.de/materialien.htm – SUPERVISION: Theorie – Praxis – Forschung.* Eine interdisziplinäre Internet-Zeitschrift – 08/2003

Ossola, E., Petzold, H.G. (2003): Moderne Beratungspsychologie – ihre Bedeutung für psychosoziale Arbeit und Supervision. Düsseldorf/Hückeswagen Bei *www. FPI-Publikationen.de/materialien.htm – SUPERVISION: Theorie – Praxis – Forschung.* Eine interdisziplinäre Internet-Zeitschrift – 06/2003

Petzold, H.G., Schay, P., Ebert, W. (2003): Integrative Suchttherapie. Opladen, Düsseldorf: Leske + Budrich.

Petzold, H.G., Schigl, B., Fischer, M., Höfner, C., Telsemeyer, P., Leitner, T. (2003): Supervision auf dem Prüfstand. Wirksamkeit, Forschung, Anwendungsfelder, Innovation. Opladen: Leske + Budrich.

Pezold, H.G., Sieper, J. (2003) (Hrsg.): Wille und Wollen in der Psychotherapie. 2 Bde. Göttingen: Vandenhoek & Ruprecht.

Petzold, H.G., Sieper, J. (2003a): Der Wille und das Wollen, Volition und Kovolition – Überlegungen, Konzepte und Perspektiven aus Sicht der Integrativen Therapie. Bei www. FPI-Publikationen.de/materialien.htm. POLYLOGE: *Materialien aus der Europäischen Akademie für psychosoziale Gesundheit* – 04/2002.

Schay, P., Dreger, B., Siegele, F., Petzold, H.G. (2003): Die Wirksamkeit von Supervision für den Klienten. Eine Evaluationsstudie zur Wirksamkeit von Supervision für das Klientensystem in Einrichtungen der medizinischen Rehabilitation Drogenabhängiger. In: *Petzold, Schay, Ebert* (2003).

2004

Petzold, H.G., Orth, I. (2004): Sinn und Sinnerfahrung in der Psychotherapie (in Vorber.).

BIBLIOGRAPHIE VI: 61 Titel (1958-1977)
Theologie, Philosophie, Orientalistik, Varia

(Diese Bibliographie IV hat eine eigene, in den Bibliographien I, II, III nicht berücksichtigte Siglen-Zählung. Sie wird bibliographisch zitiert durch Zufügung der **II**, z.B. Petzold 1968IIa.)

1958

Petzold, H.G. (1958): Das Käuzchen vom Lambertusturm. Erzählung. Von der Stadt Düsseldorf anläßl. des Jan Wellem Jahres mit dem 1. Preis ausgezeichnet. Veröffentl. *Düsseldorfer Nachrichten* 1958; repr. *Gestalttherapie* & *Integration* 2 (1989) 36-42.

1961

Petzold, H.G. (1961a): Gräser im bromium racemosi. Landwirtschaftsschule Neuss. November 1961 mimeogr.
Petzold, H.G. (1961b): Zur Pflege des Dauergrünlandes. Landwirtschaftsschule Neuss. Dezember 1961 mimeogr.

1962

Petzold, H.G. (1962): Frühjahrsklauenpflege. Landwirtschaftsschule Neuss, Januar 1962 mimeogr.

1963

Petzold, H.G. (1963II): Über die Symbole und Sinnbilder der Bibel. *Orthodoxie Heute* 6, 1963, (Düsseldorf)7-16; erw. *Erbe und Auftrag. Benediktinische Monatsschrift* 2, 1966, 119-130.

1964

Petzold, H.G. (1964II): Nosema-prophylaxis. *L'Apiculteur.* Januar 1964, 2-3.

1965

Petzold, H.G. (1965II): Zum Fest der Christgeburt und seiner Ikonographie. *Kyrios. Z. f. osteuropäische Kirchen und Geistesgeschichte* 1, 1965, 193-203.

1966

Petzold,H.G. (1966IIa): Vom Geist und Wesen der Ikonen. *Wort und Antwort* 6, 1966 Mainz, 172-176.
Petzold, H.G. (1966IIb): Abgestiegen zur Unterwelt. Zur Ikonographie des Osterfestes. *Echo der Zeit* 15, 1966, 16.
Petzold, H.G. (1966IIc): Esprit et nature des icones. Reflexions d'un orthodoxe. *Cahiers Saint-Irénée* 57, 1966 Paris, 15-22.
Petzold, H.G. (1966IId): Das Wesen der Orthodoxie nach der Auffassung der Serbischen Kirche des Mittelalters. *Concilium* 7, 1966, 515-519.
Petzold, H.G. (1966IIf): Dreifaltigkeit und Geistsendung. *Echo der Zeit* 23, 1966, 13-15.
Petzold, H.G., Sieper, J. (1966II): Mysterium des Kreuzes. Seine Deutung in liturgischen und patristischen Texten. *Erbe und Auftrag. Benediktinische Monatsschrift* 5, 363-374.

1967

Petzold, H.G. (1967IIa): Geisteskrankheit, Ehe und Ordination im Orientalischen Kirchenrecht. *Österreichisches Archiv für Kirchenrecht* 3, 325-338.
Petzold, H.G. (1967IIb): Das Verhältnis des Subdiakonats zum Weihesakrament in der alten Kirche und seine Stellung im klassisch-orthodoxen Kirchenrecht. *Österreichisches Archiv für Kirchenrecht* 4, 394-455.
Petzold, H.G. (1967IIc): Der heilige Baum. *Quatember* 1, 1967/68, 2-6.
Petzold, H.G. (1967IId): Die Christgeburt in der Sicht der orthodoxen Theologie. *Kirche in der Zeit* 12, 7-11.
Petzold, H.G. (1967IIe): Antinomie und Synthese in Kirche und Kosmos. *Kyrios* 3/4, 229-251.

Petzold, H.G. (1967IIf): Von Geist und Bedeutung der Weihnachtsikone. *Stimme der Gemeinde* 24, 763.
Petzold, H.G. (1967IIg): Rabi'a al-, adawiyya al-quasyya de Basra et les animaux. *Cahiers Persannes* 2, 7-11.
Petzold, H. G. (1967IIh): La mystique séculier d'Omar Khayyam. *Cahier Persannes* 4, 19-25.
Petzold, H.G. (1967IIi): Das Osterfest in der orthodoxen Kirche. *Stimme der Gemeinde* 8, 263.
Petzold, H.G. (1967IIj): Besprechung: A. Posow, Osnovi drevne-zerkovnoi antropologii. Madrid 1965. *Kyrios* 1, 1967, 59-60.
Petzold, H.G. (1967IIk): Besprechung: A. Frontrier, Saint Nectaire d'Egine, Esquisse Biographique. Paris 1965. *Kyrios* 1, 1967, 60-61.
Petzold, H.G. (1967l): Besprechung: V. Bourne, La Queste de Vérité d'Irénée Winnaert, Genf 1966. *Kyrios* 1, 1967, 61.

1968

Petzold, H.G. (1968IIa): Gottes heilige Narren. *Hochland* 2, 1968, 97-109.
Petzold, H.G. (1968IIb): Bemerkungen zur Erforschung der altserbischen Kirchenmusik und zu drei neumennotierten Gesängen einer HS aus Fruschkagora. *Kyrios* 3/4, 129-145.
Petzold, H.G. (1968IIc): Orthodoxe Zeitschriften in Westeuropa. *Una Sancta* 3, 137-138.
Petzold, H.G. (1968IId): Die Lehre von der Kirche bei Metropolit Antonius Khrapovitzkij. *Trierer theologische Zeitschrift* 6, 379-389.
Petzold, H.G. (1968IIe): Der Subdiakonat im Byzantinischen Eherecht unter Berücksichtigung der gegenwärtigen Praxis in den orthodoxen Kirchen und im römisch-katholischen Ostkirchenrecht. *Kyrios* 1/2, 163-221.
Petzold, H.G. (1968IIf): Strittige Probleme im orthodoxen Eherecht unter besonderer Berücksichtigung partikularrechtlicher Probleme der Gemeinden des abendländischen (gallikanischen) Ritus. Diss. Fac. Theol., Institut St. Denis, Paris. *Publications de l'Institut St. Denis,* Paris pp. 575.
Petzold, H.G. (1968IIg): Die heilige Höhle. *Erbe und Auftrag. Benediktinische Monatszeitschrift* 6, 450-467.
Petzold, H.G. (1968IIh): L'ivresse mystique chez Omar Khayyam. *Cahiers Persannes* 1, 7-12.
Petzold, H.G. (1968IIi): Besprechung: A. Lampart, Ein Märtyrer der Union mit Rom: Josef I. (1681-1696) Patriarch der Chaldäer, Einsiedeln 1966. *Kyrios* 3/4, 1968, 236-237.
Petzold, H.G. (1968IIj): Besprechung: L. Müller, Die Scholien zu Buch 21, Titel 1 der Basilisken, Berlin 1966. *Kyrios* 3/4, 1968, 232-233.
Petzold, H.G. (1968IIk): Besprechung: E. Schneeweis, Serbokroatische Volkskunde, Berlin 1961. *Kyrios* 3/4, 1968, 233-234.
Petzold, H.G. (1968IIl): Besprechung: Speculum Iuris et Ecclesiarum. Festschrift für Willibald Plöchl, Wien 1966. *Kyrios* 3/4, 1968, 234-235.
Petzold, H.G. (1968IIn): Besprechung: M. Hayek, Liturgie Maronite: Histoire et Textes Eucharistiques, Tours 1964. *Kyrios* 3/1, 236.
Petzold, H.G. (1968IIm): Besprechung: K. Wessel, Die byzantinische Email-Kunst, Recklinghausen 1967. *Kyrios* 1/2 1968, 120-121.
Petzold, H.G. (1968IIo): Besprechung: Y. Congar, Heilige Kirche, Stuttgart 1966. *Kyrios* 1/2, 1968, 123-124.
Petzold, H.G. (1968IIp): Besprechung: Sophia, Quellen östlicher Theologie, Band 1-8, Freiburg i. Br. *Kyrios* 1/2, 1968, 125.
Petzold, H.G. (1968IIq): Besprechung: M. Restle, Die byzantinische Wandmalerei in Kleinasien, Bd. 1-3, Recklinghausen 1967. *Kyrios* 1/2, 121.
Petzold, H.G. (1968IIr): Besprechung: K. Weitzmann et al., Frühe Ikonen, Wien 1965. *Kyrios* 1/2, 123.

1969

Petzold, H.G. (1969IIa): Die altdeutsche Predigt als geschriebenes und gesprochenes Wort. *Theologie und Philosophie* 2, 196-232.
Petzold, H.G. (1969IIb): Die Auffassung über die Spendung des Ehesakramentes in Recht und Usus der Orthodoxen Kirche. *Kyrios* 4, 193-221.
Petzold, H.G. (1969IIc): Bemerkungen zur orthodoxen Ekklesiologie anläßlich eines Buches zu diesem Thema. *Kyrios* 1, 58-61.
Petzold, H.G. (1969IId): Weltvollendung und Verklärung der Schöpfung. Zur Theologie des Eschatons aus der Sicht der Ostkirche. *Ostkirchliche Studien* 4, 309-319.
Petzold, H.G. (1969IIe): Das Bild des Menschen im Lichte der orthodoxen Anthropologie, (mit *B. Zenkovsky,* Verlag R.F. Edel,) Marburg, pp. 135.
Petzold, H.G. (1969IIf): Leben und Werk von Otto Marx (1887-1963). Gedanken zum „Plein-air" am Niederrhein. *Das Tor* 10, Düsseldorf, 203-213.
Petzold, H.G. (1969IIg): Jakob Heinz zum 40. Todestag. *Das Tor* 6, 118-122.
Petzold, H.G. (1969IIh): Die Kunst der Naiven. Adalbert Trillhaase (1858-1936). Ein Maler des einfältigen Herzens. *Das Tor* 4, 65-70.
Petzold, H.G. (1969IIi): Die Bedeutung von Ariel im AT und auf der Mescha-Stele, verbunden mit einem Beitrag zur altorientierten Feldzeichenkunde. *Theologia* 1/4, Athen 1969, 372-415.
Petzold, H.G. (1969IIj): Die Geschichte der Bibliothek des Dominikanerklosters zu Düsseldorf an der Herzogstraße. *Das Tor* 7, 144-148.

1970

Petzold, H.G. (1970II): Die Kerzen sind verlöscht vor den Ikonen. Christliche Elemente im russischen Totenbrauchtum. *Kirche im Osten,* Bd. 13, 18-52.

1971

Petzold, H.G. (1971IIa): Bruchstücke eines unveröffentlichten Briefwechsels von Nikolaj Berdjaev. *Kyrios* 1, 21-50.
*Petzold, H.*G. (1971IIb): Eschatologie und Anthropologie aus der Sicht ostkirchlicher Religionsphilosophie und -psychologie. Diss. Fac. phil., Institut St. Denis, Paris 1971.

1972

Petzold, H.G. (1972IIa): Die eschatologische Dimension der Liturgie in Schöpfung, Inkarnation und Mysterium pascale. *Kyrios* 1/2, 67-95.
*Petzold, H.*G. (197II2b): Zum Frömmigkeitsbild der heiligen Säulensteher. *Kleronomia* 2, Thessaloniki 1972, 251-266.
Petzold, H.G. (1972IIc): Pierre Kovalevsky: Bibliographie de ses oeuvres. Paris: Librairie des cinq continents.

1974

Petzold, H.G. (1974II): Leben und Werk von Vladimir N. Iljine. *Kyrios* 4, 253-272.

1976

Petzold, H.G. (1976II): Integrative Kunst, in: *I. Petzold-Heinz,* Intervalle, Bläschke, Darmstadt 1976, 34-36.

1977

Petzold, H.G. (1977II): Zur Frömmigkeit der heiligen Narren, in: Die Einheit der Kirche. Festschrift für Peter Meinhold, hrsg. v. Lorenz Hein. Franz Steiner Verlag, Wiesbaden, 140-153.

Abbildungsverzeichnis

Teilband 1

Teilband 2

Teilband 3

Autorenverzeichnis

C

L

M

S

T

U

V

W

Stichwortverzeichnis

In diesem Sachwortregister stehen wichtige Begriffe aus dem begrifflichen Apparat der „Integrativen Therapie" in **Fettdruck** (z. T. auch, wenn sie in diesem Werk nicht ausführlich behandelt werden, dann findet sich aber im Text ein entsprechender Literaturverweis). Bei Definitionen oder grundsätzlicheren Ausführungen stehen die Seitenangaben in **Fettdruck**. Auf diese Weise kann das Sachwortregister auch als **Glossar** dienen.

B

E

F

G

Q

R

S

U

X

Y

Z

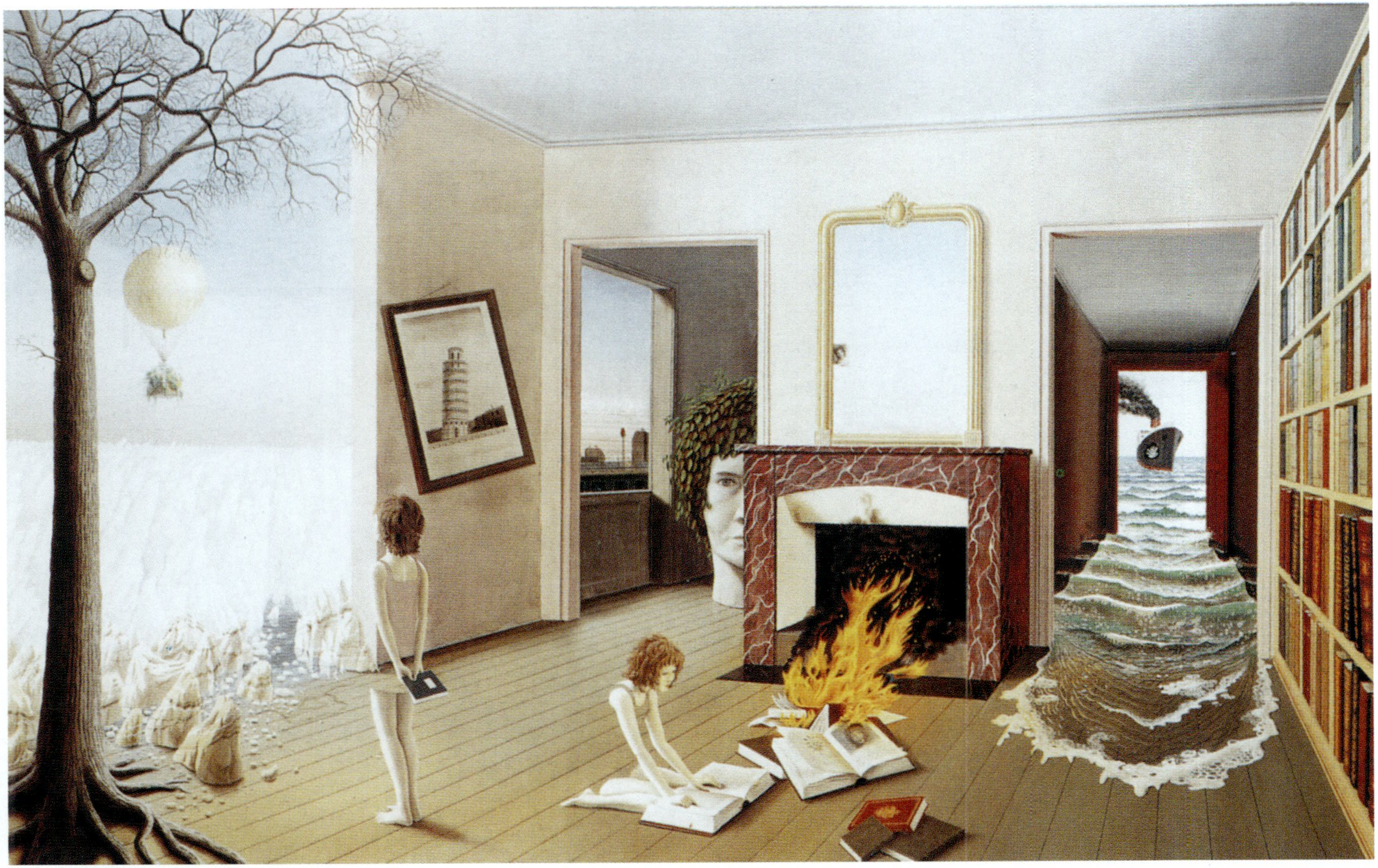

„Entre les trous de la mémoires"
Abb. 1: Dominique Appia 1973, Acryl auf Leinwand, 247 cm/155 cm, aus „APPIA", Julliard/L´âge d´homme, Paris 1985 (siehe S. 858)

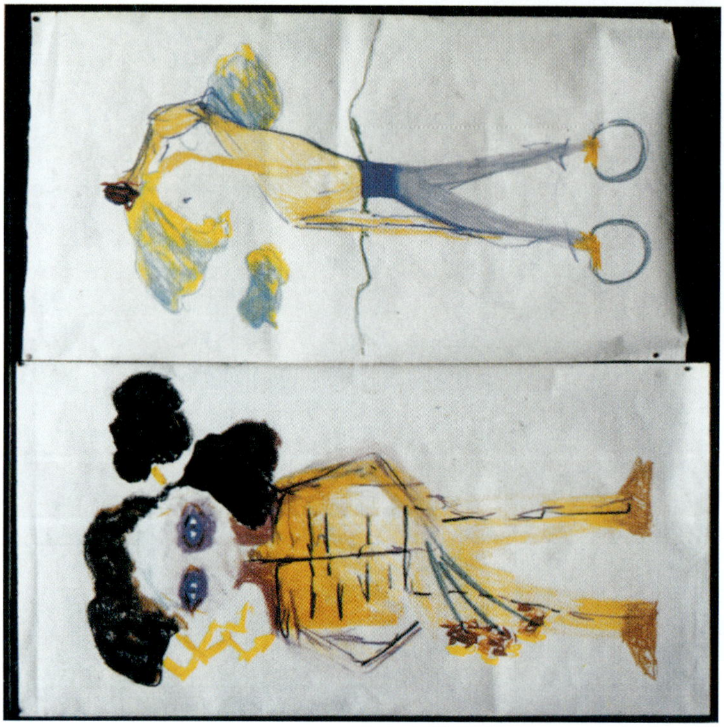

Abb. 2: Franz (siehe S. 879)

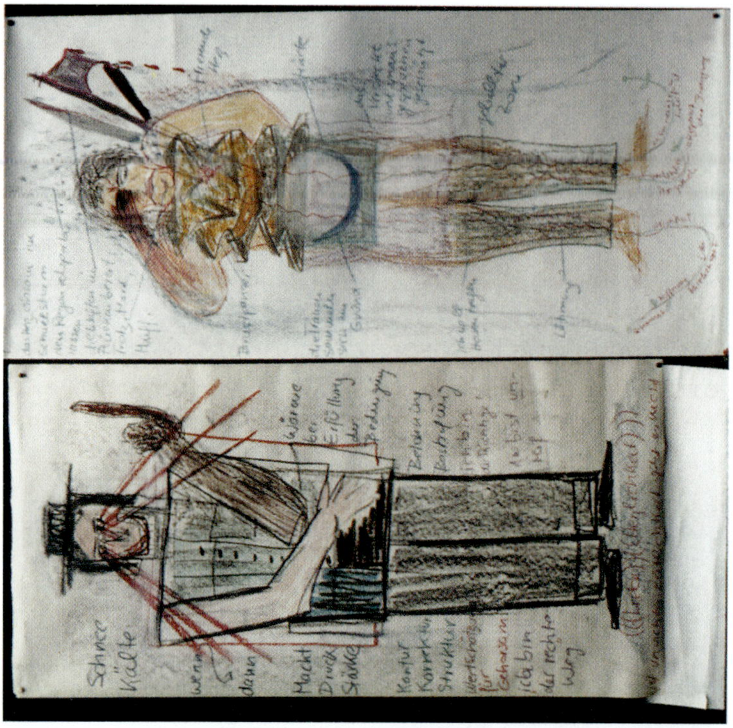

Abb. 3: Lilo (siehe S. 879)

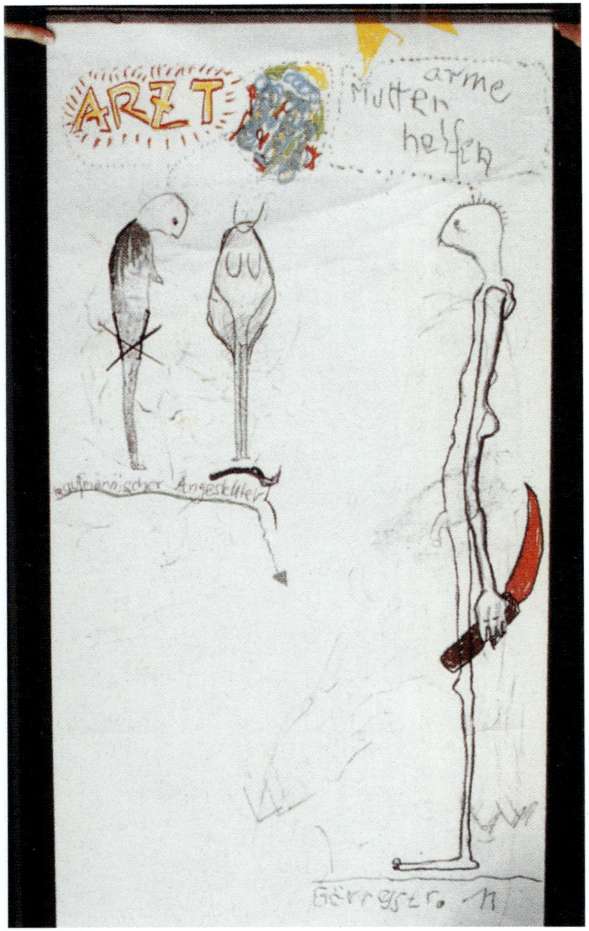

Abb. 4: Karl (siehe S. 882)

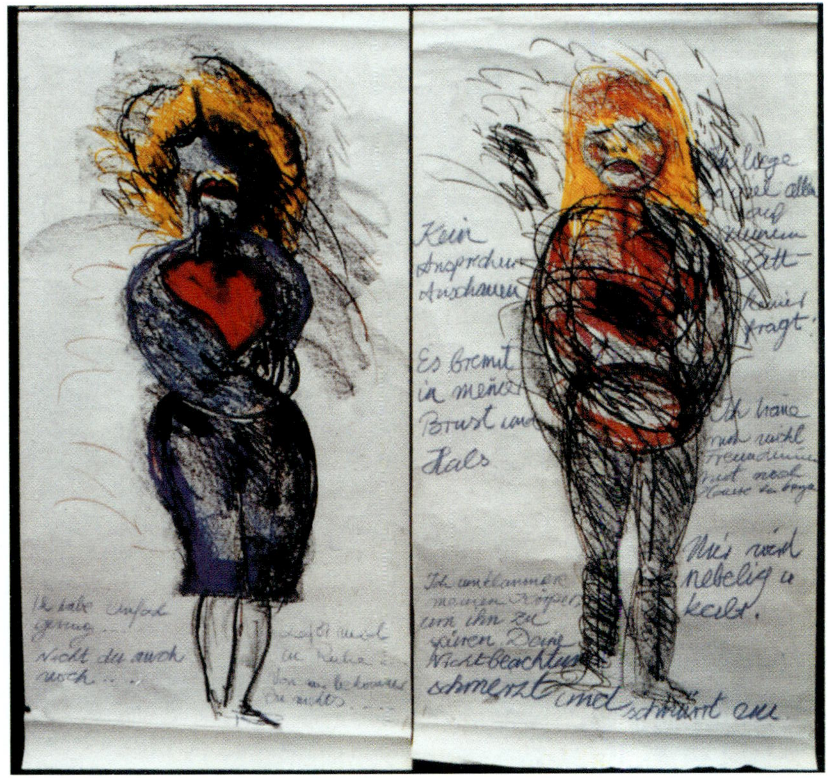

Abb. 5: Veronika (siehe S. 882)

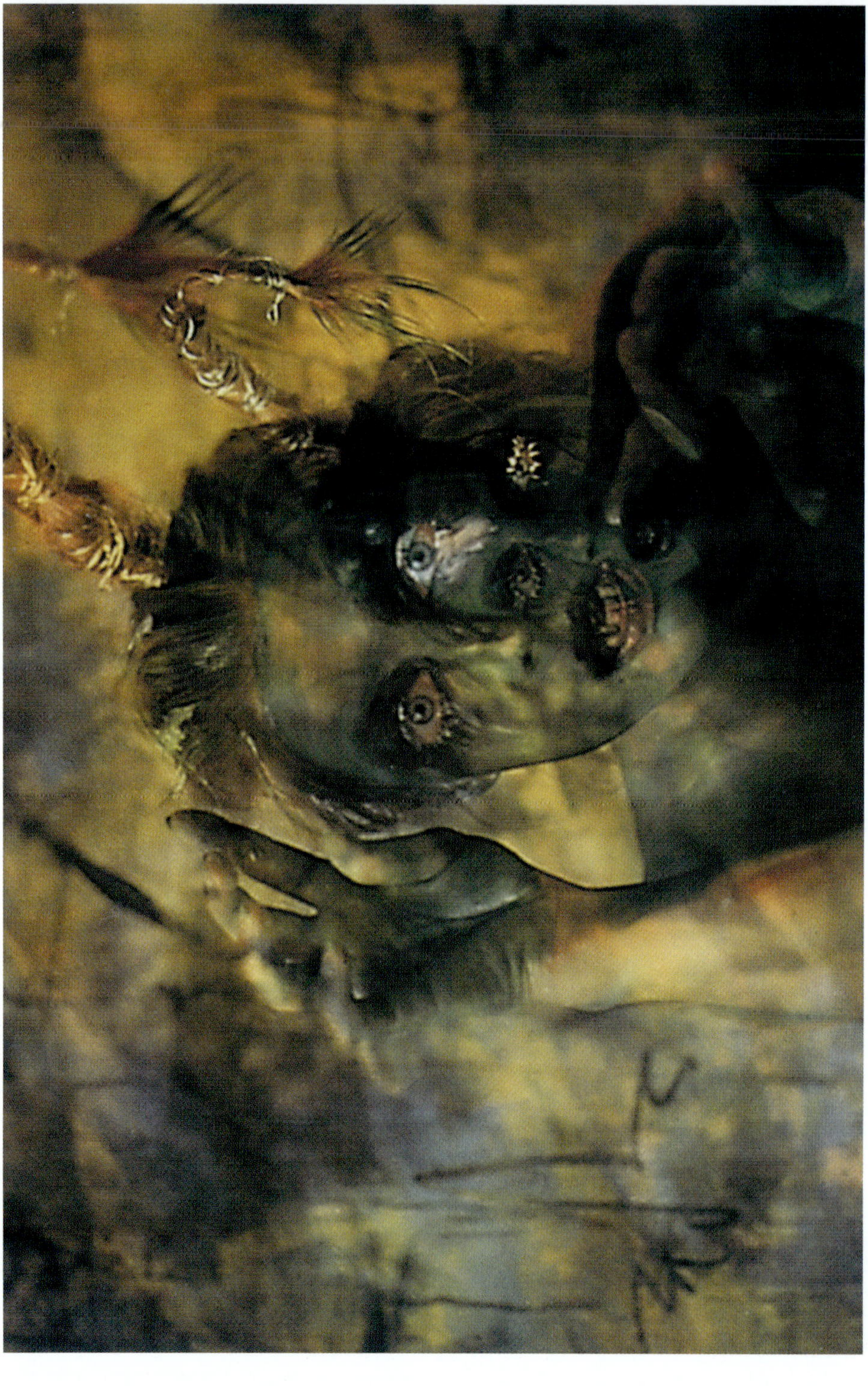

Abb. 1: Schminkmaske (siehe S. 887)

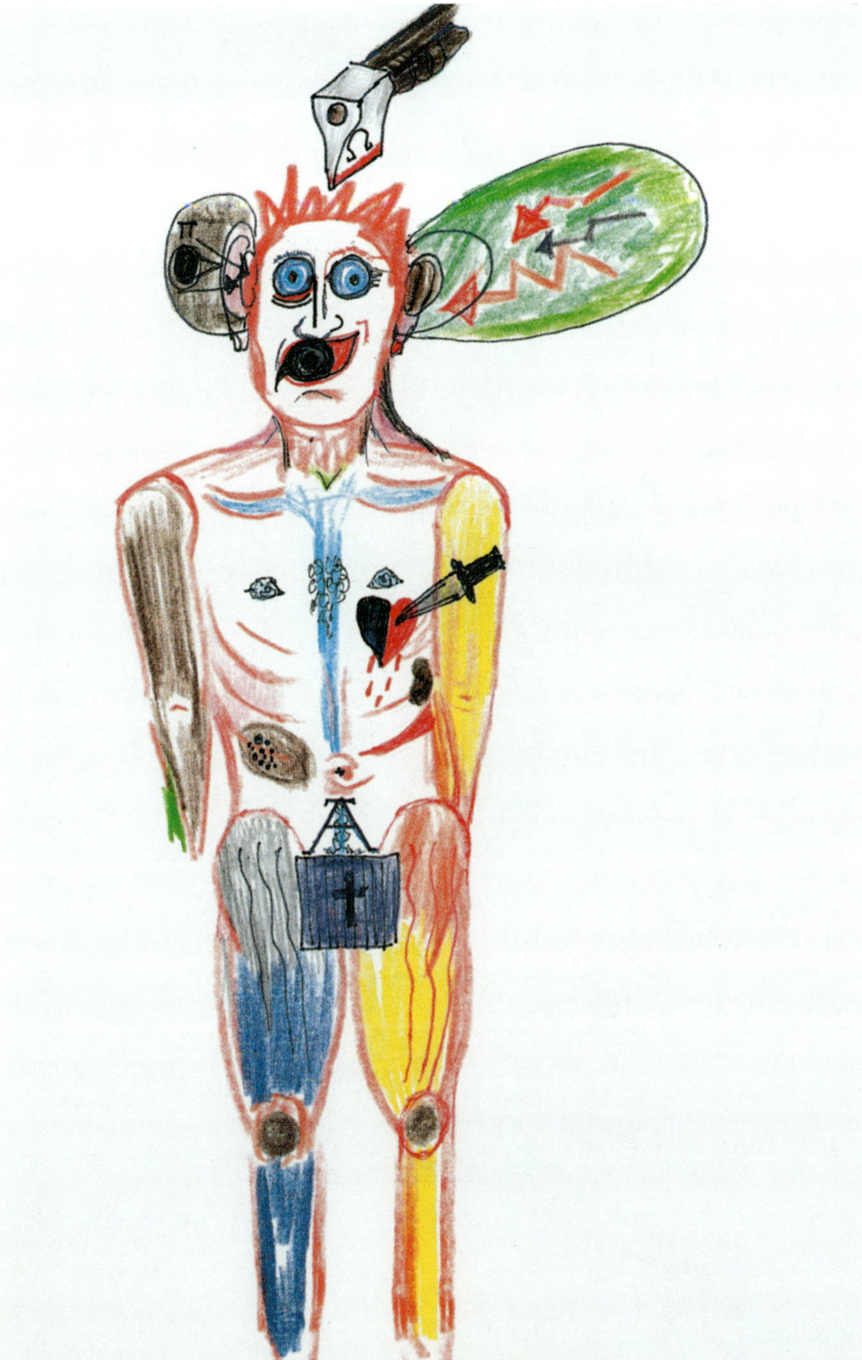

Abb. 2: Pieter (siehe S. 891)

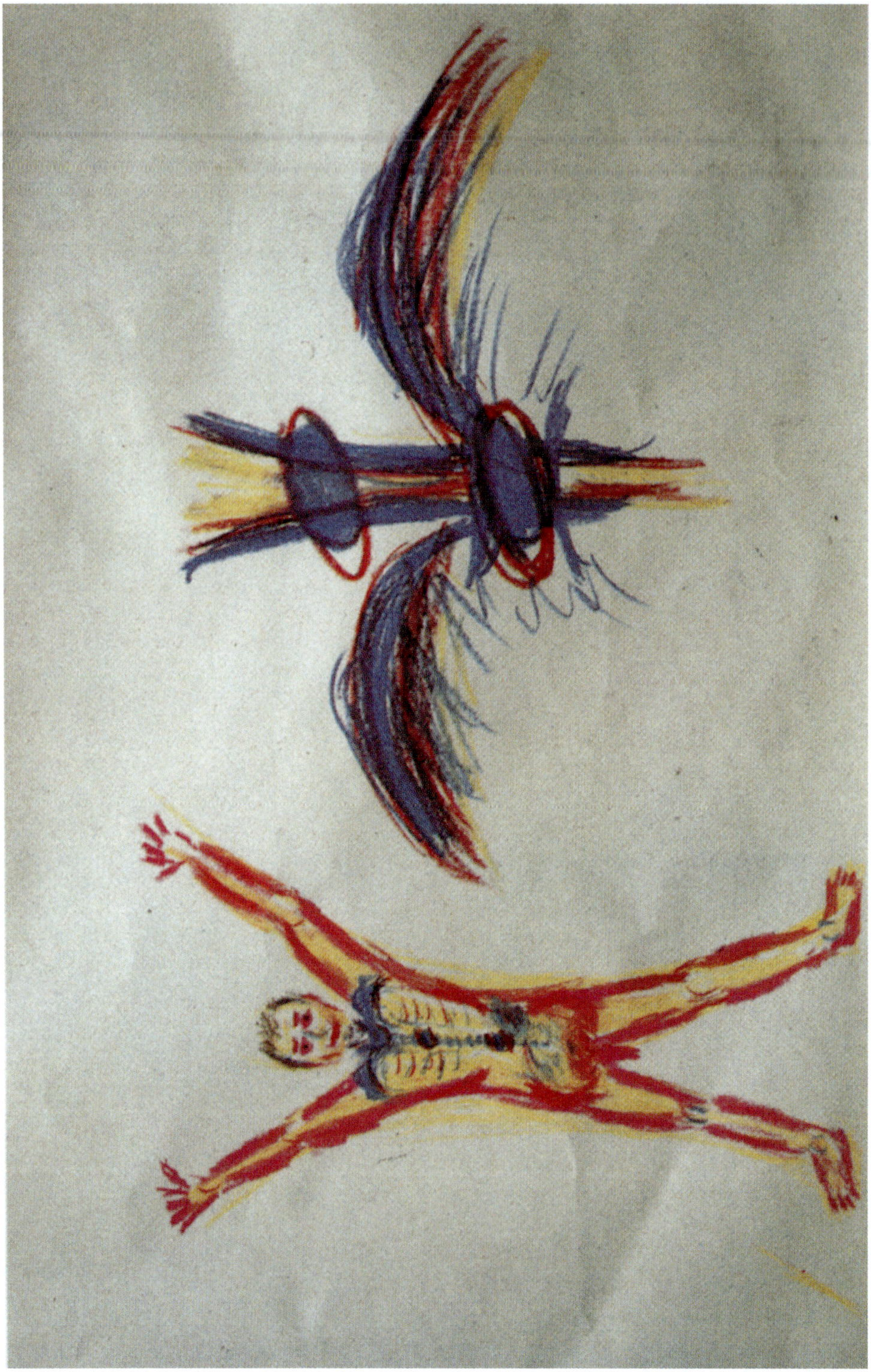

Abb. 3: Hermann und sein Schatten (siehe S. 898)

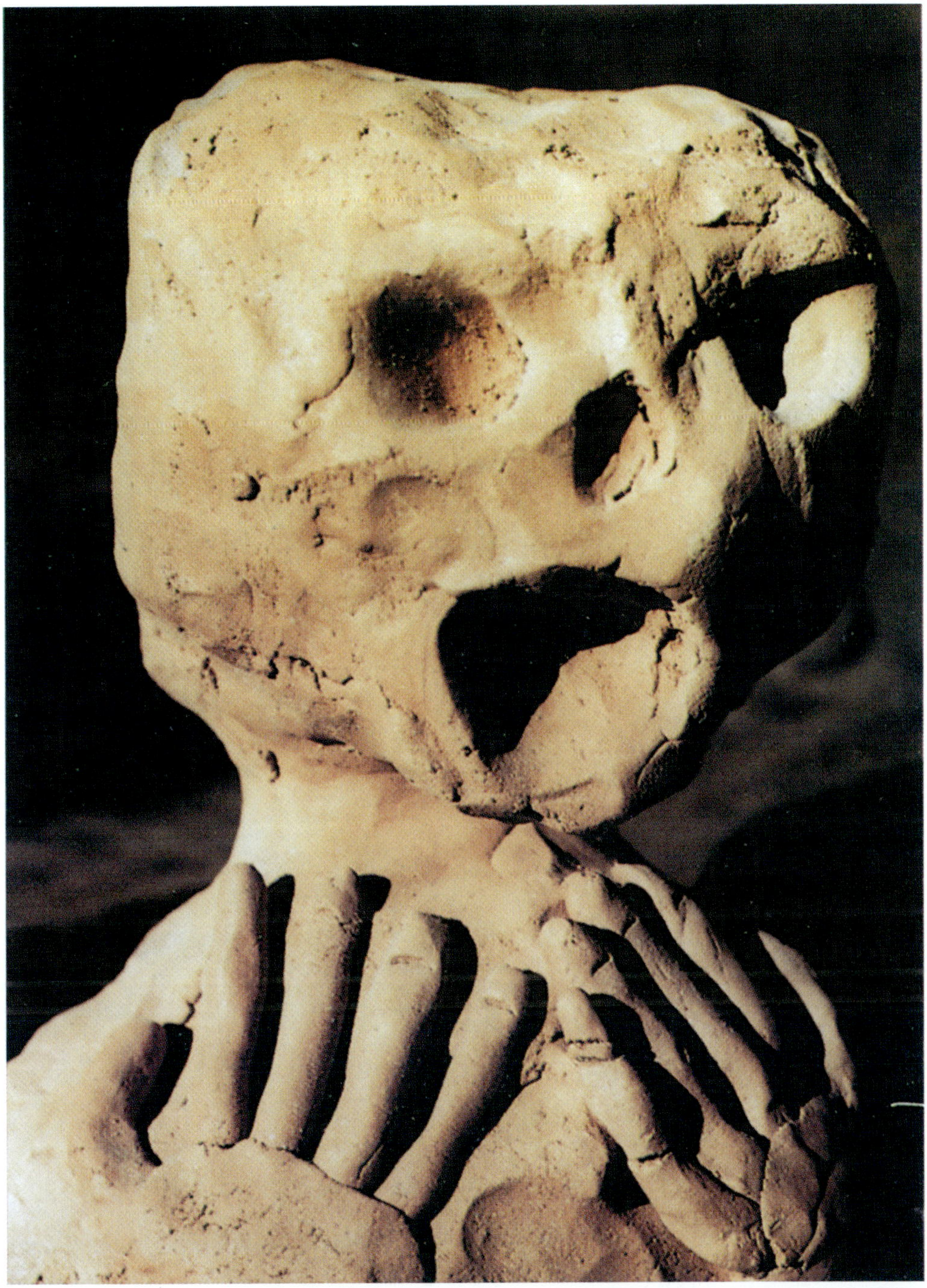

Abb. 4: Hermann der „stumme Schrei" (siehe S. 898)

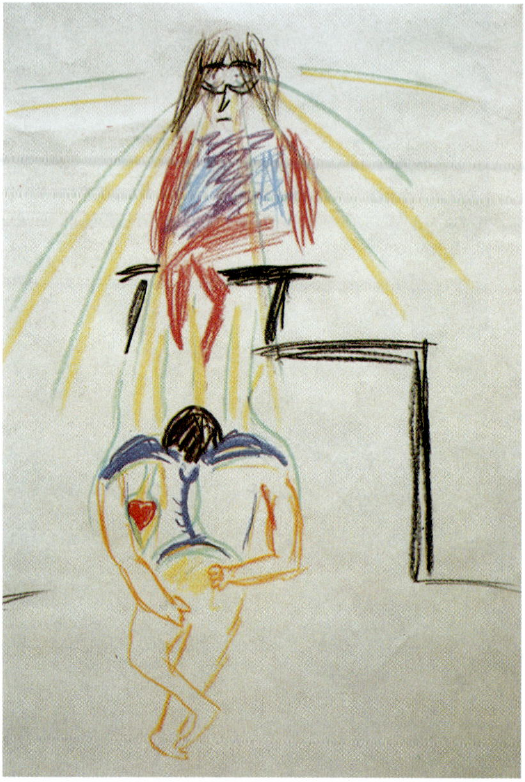

Abb. 5: Hermann und seine Mutter (siehe S. 899)

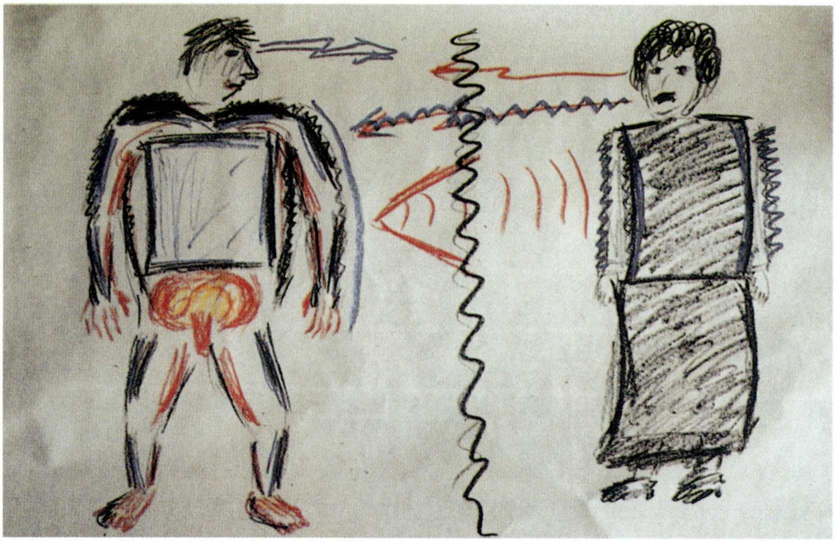

Abb. 6: Hermann und seine Mutter (siehe S. 899)

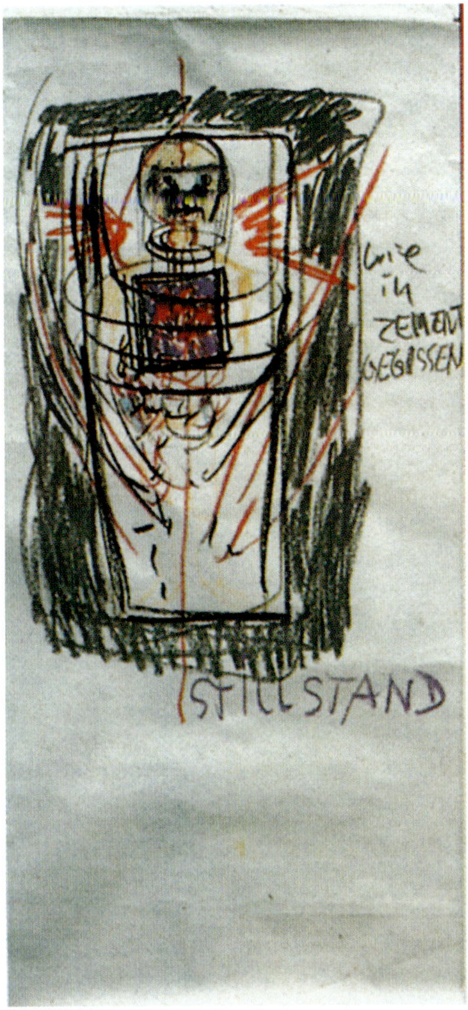

Abb. 7: Gerda (siehe S. 901)

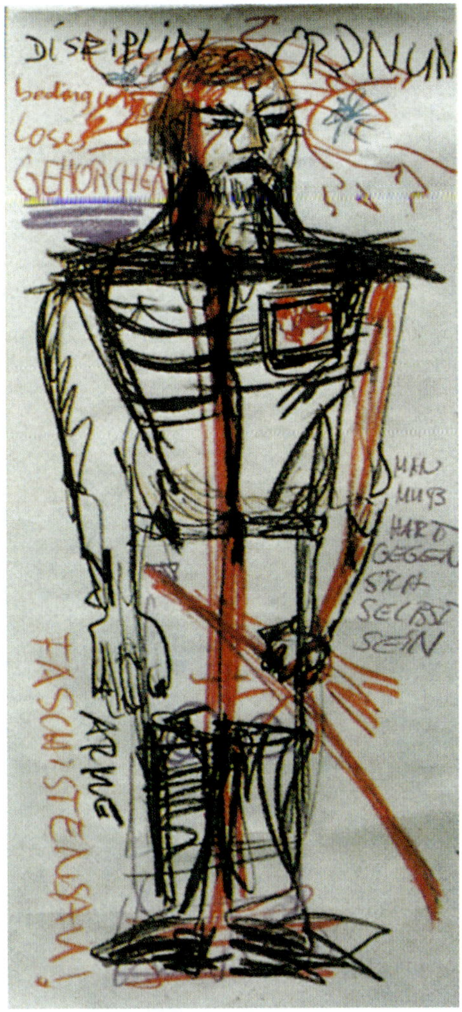

Abb. 8: Gerdas Vater (siehe S. 902)

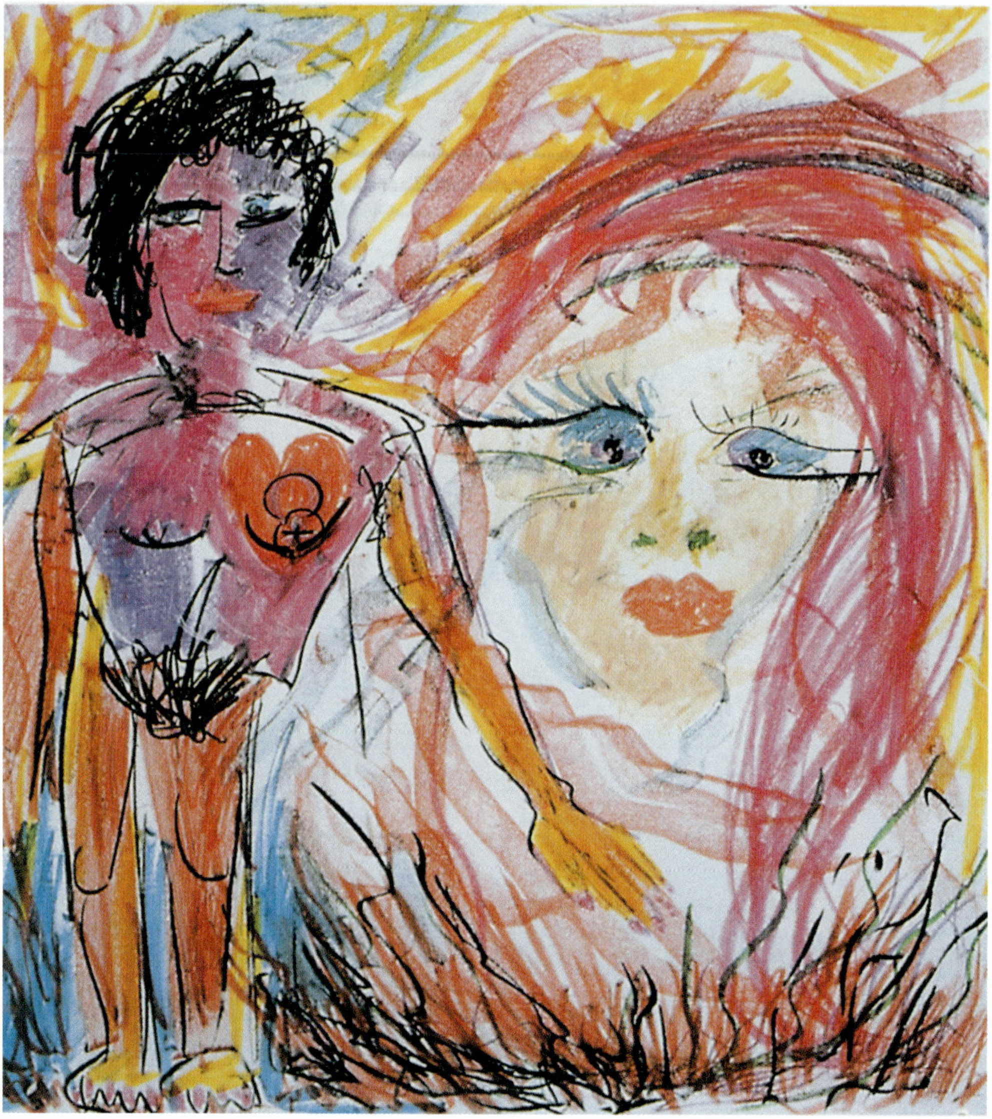

Abb. 9: Gerda – Projektives Köperbild (siehe S. 903)

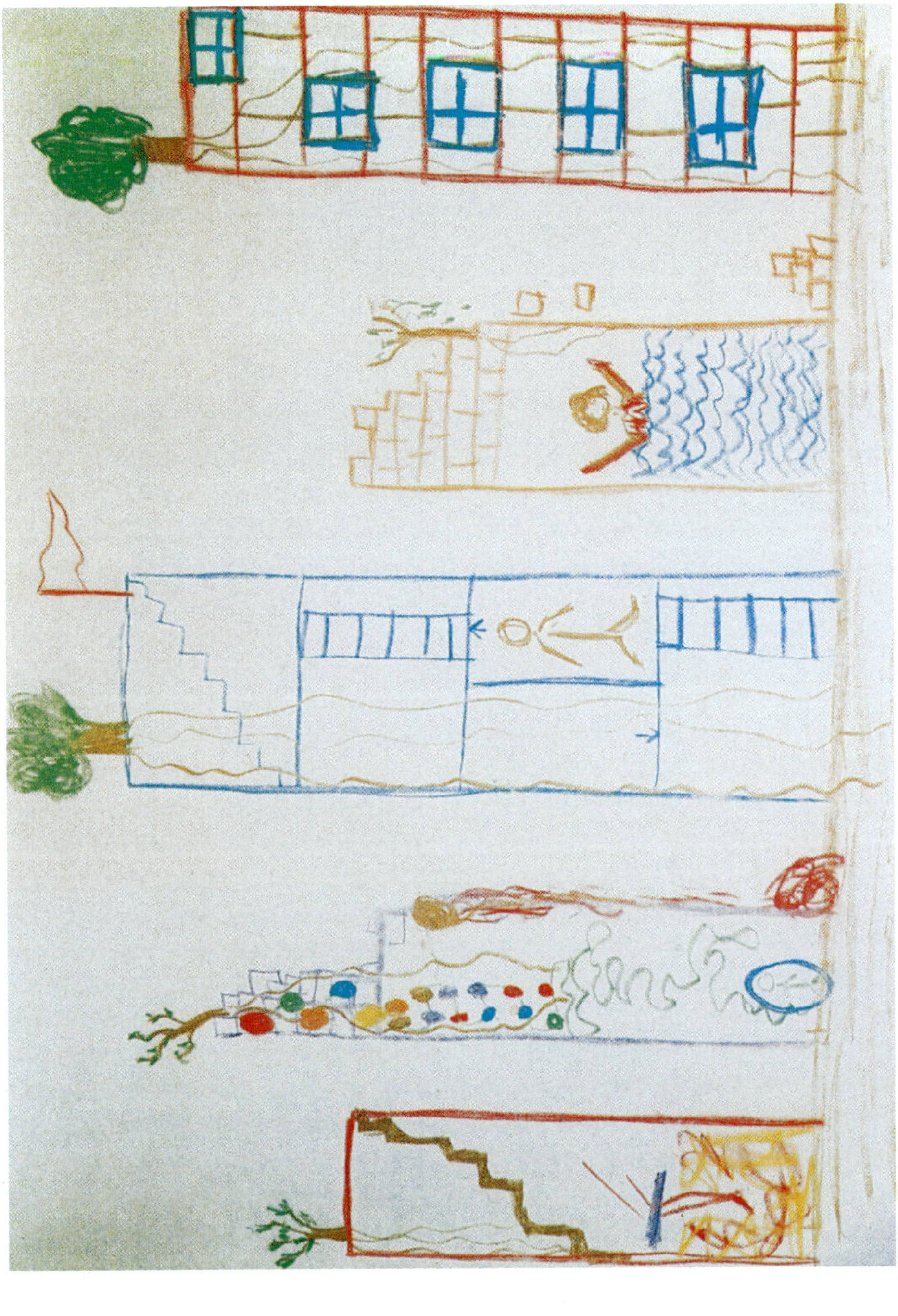

Abb. 2: Identitätsbild von Karin M. – Identitätssäulen (siehe S. 996)

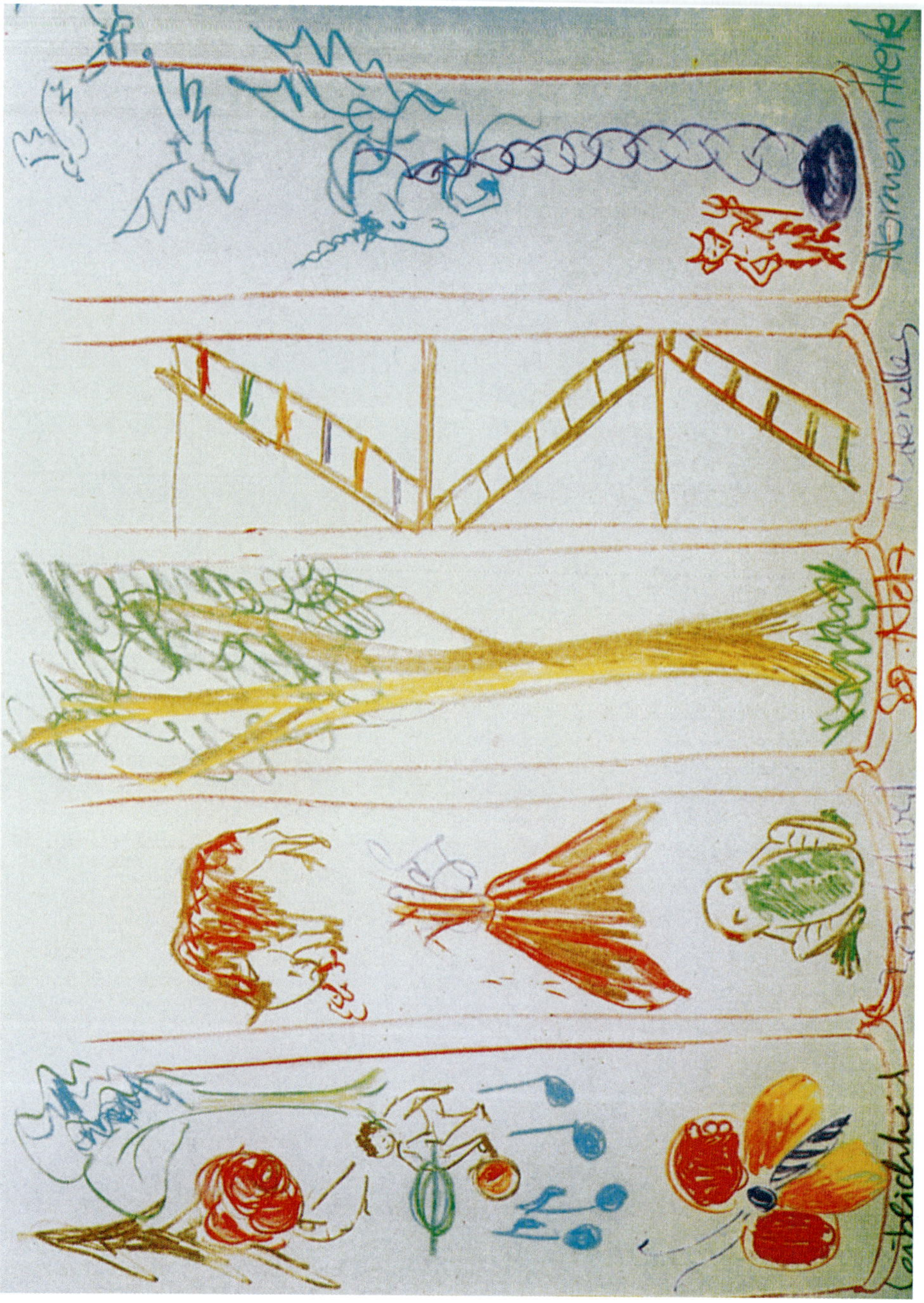

Abb. 3: Identitätsbild von Johanna H. – Identitätssäulen (siehe S. 996)

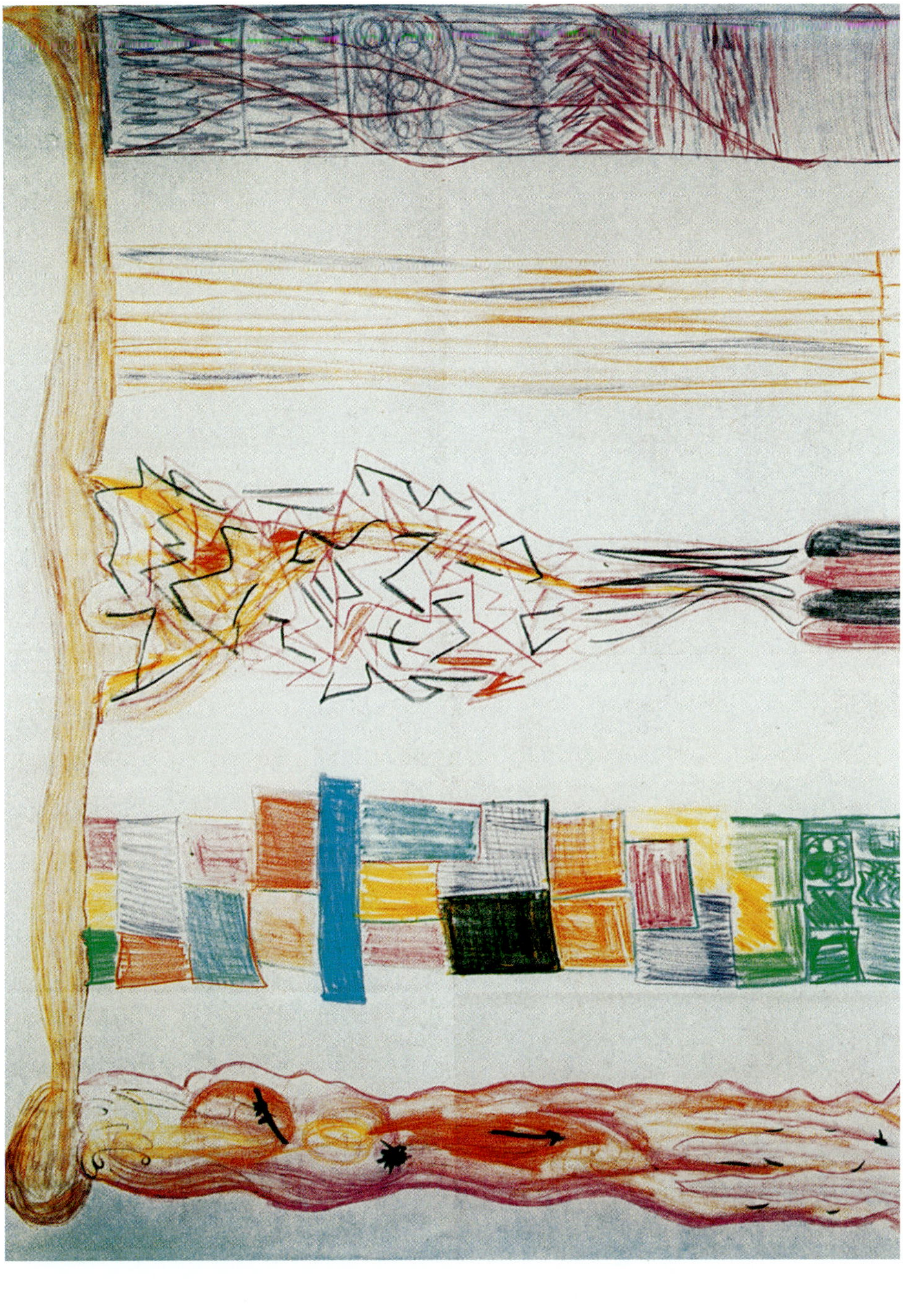

Abb. 4: Identitätsbild – Identitätssäulen (siehe S. 996)

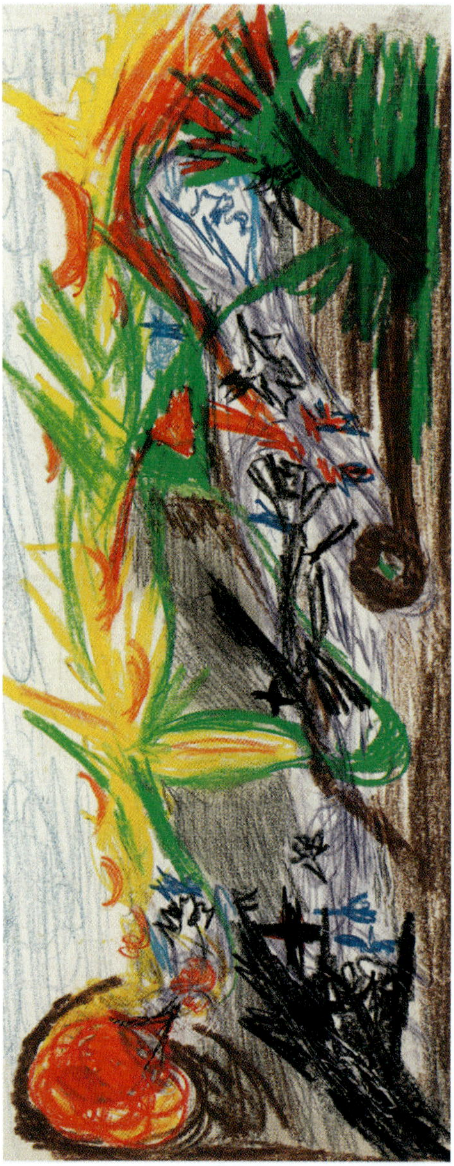

Abb. 7: Dreizügiges Karrierepanorama von Klaus O. (siehe S. 1020)

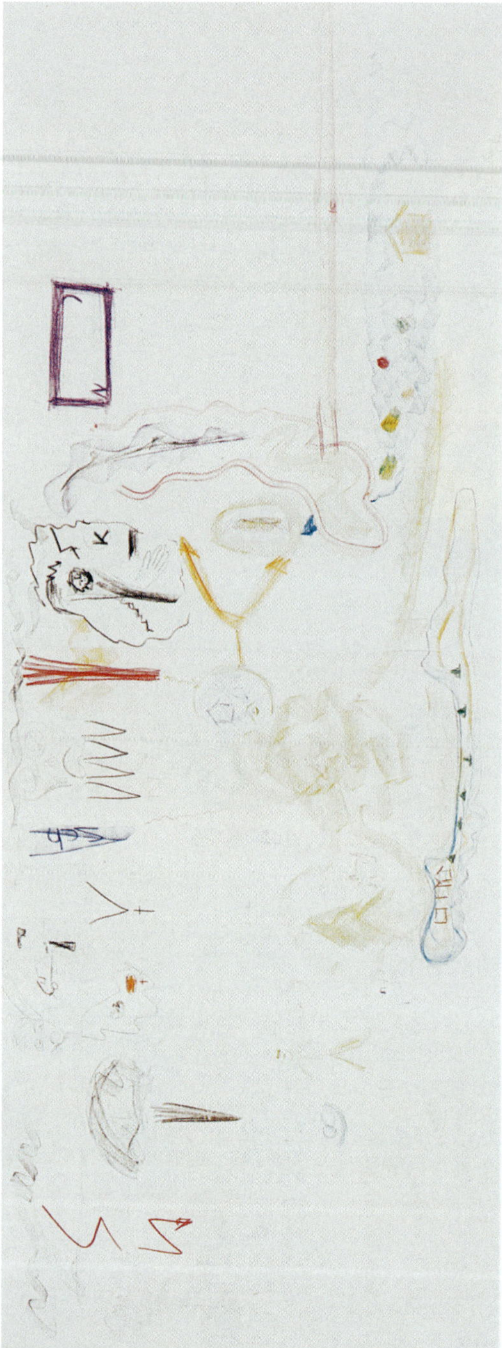

Abb. 9: Dreizügiges Karrierepanorama von Sylvia F. (siehe S. 1031)

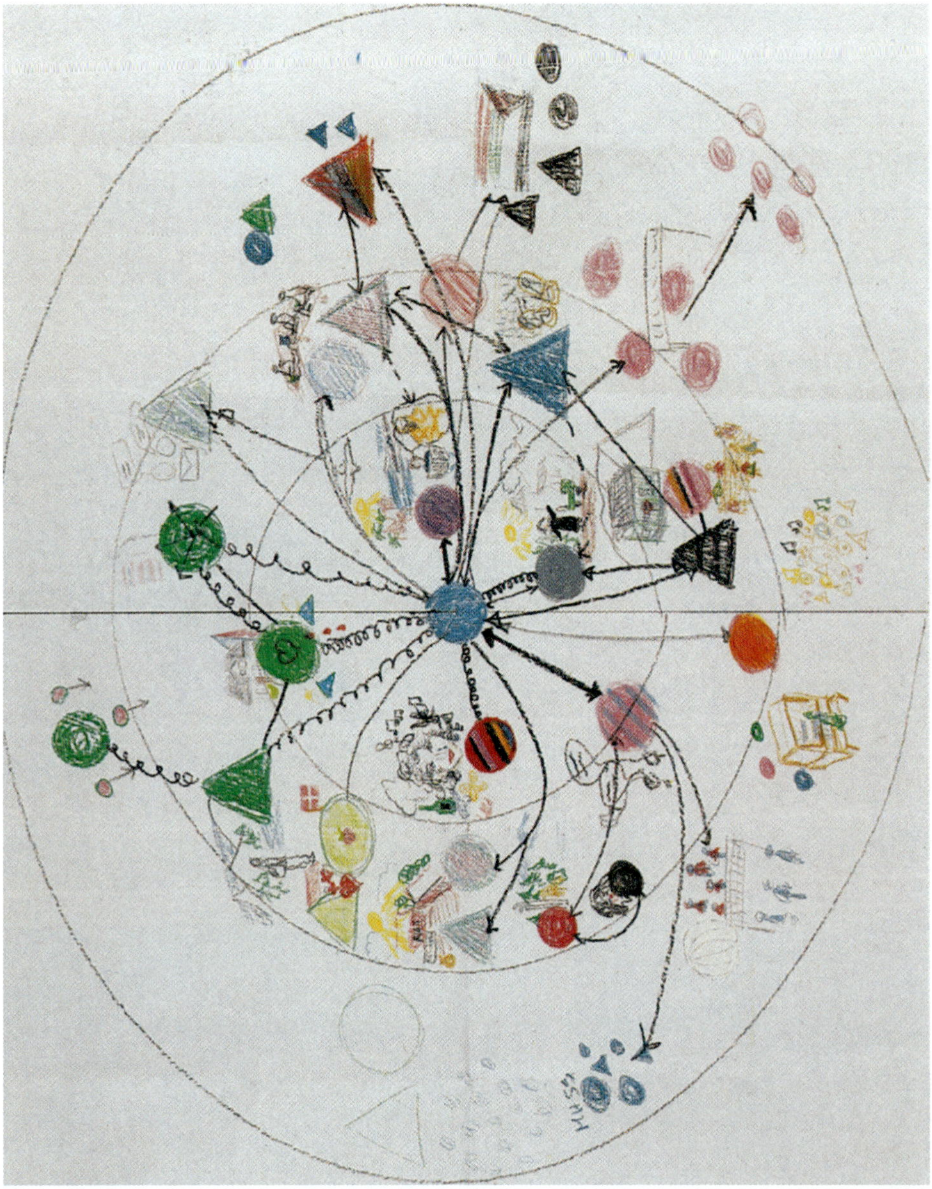

Abb. 10: Soziales Atom (siehe S. 1045)

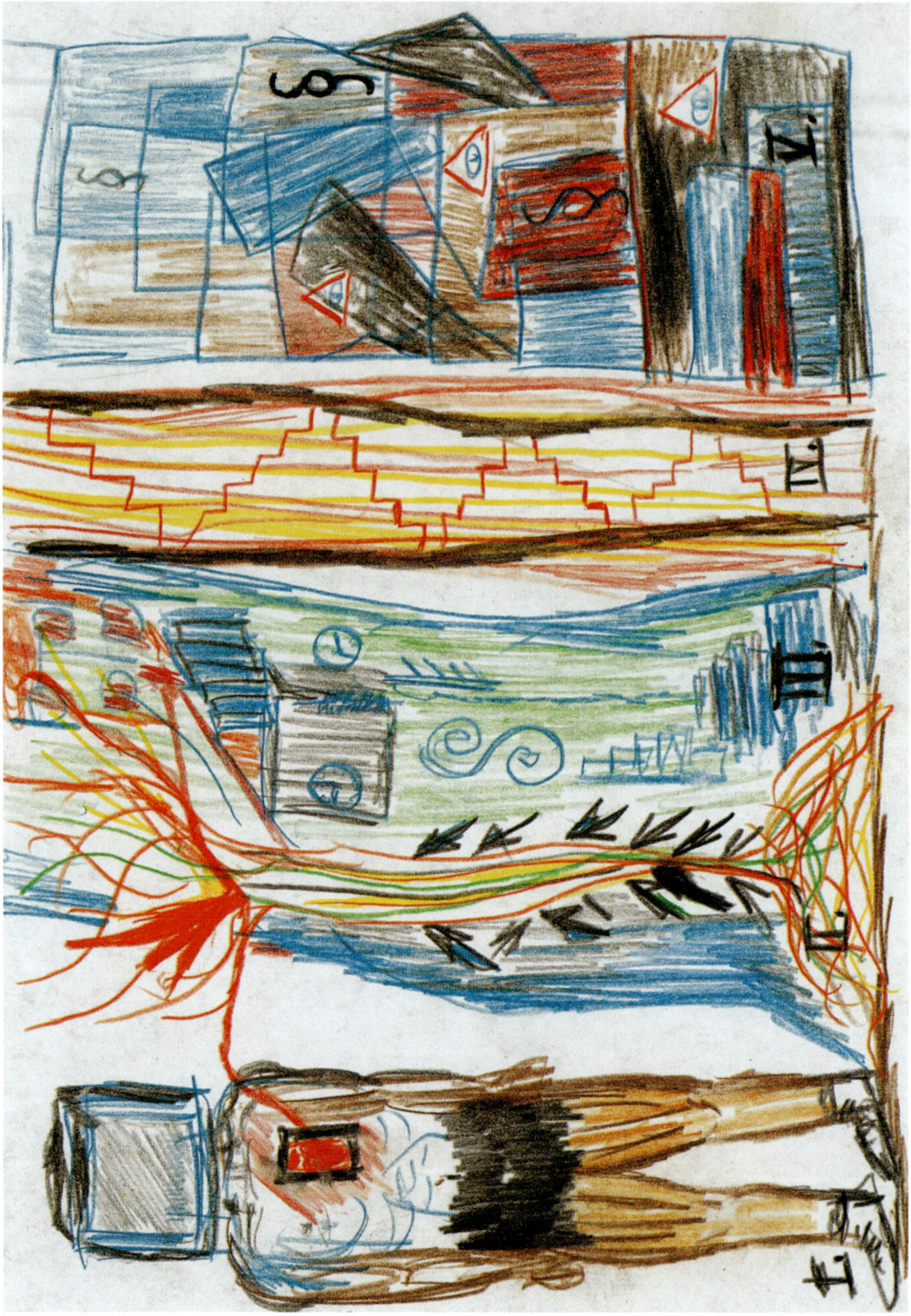

Abb. 8: Identitätssäulen von Klaus O. (siehe S. 1023)